RADIOLOGIA

Nota: A medicina é uma ciência em constante evolução. À medida que novas pesquisas e experiências ampliam os nossos conhecimentos, são necessárias mudanças no tratamento clínico e medicamentoso. Os autores e o editor fizeram verificações junto a fontes que se acredita sejam confiáveis, em seus esforços para proporcionar informações acuradas e, em geral, de acordo com os padrões aceitos no momento da publicação. No entanto, em vista da possibilidade de erro humano ou mudanças nas ciências médicas, nem os autores e o editor nem qualquer outra parte envolvida na preparação ou publicação deste livro garantem que as instruções aqui contidas são, em todos os aspectos, precisas ou completas, e rejeitam toda a responsabilidade por qualquer erro ou omissão ou pelos resultados obtidos com o uso das prescrições aqui expressas. Incentivamos os leitores a confirmar as nossas indicações com outras fontes. Por exemplo e em particular, recomendamos que verifiquem as bulas em cada medicamento que planejam administrar para terem a certeza de que as informações contidas nesta obra são precisas e de que não tenham sido feitas mudanças na dose recomendada ou nas contraindicações à administração. Esta recomendação é de particular importância em conjunto com medicações novas ou usadas com pouca frequência.

RADIOLOGIA
Manual de Revisão

7ª Edição

Wolfgang Dähnert, M.D.
Department of Radiology
Aurora BayCare Medical Center
Green Bay, Wisconsin

Revisão Técnica
Flávia Djahjah
Graduada em Medicina pela UFRJ
Residência Médica em Radiologia pela UERJ
Médica-Radiologista da Rede Labs D´Or, Rio de Janeiro

Bruno Hochhegger
Doutorado em Ciências Pneumológicas pela Universidade Federal do Rio Grande do Sul
Pós-Doutorado em Radiologia pela Universidade Federal do Rio de Janeiro
Coordenador do Laboratório de Pesquisa em Imagens Médicas da UFCSPA-ISCMPA
Professor de Radiologia da Universidade Federal de Ciências da Saúde de Porto Alegre (UFCSPA)
Médico-Radiologista Torácico do Pavilhão Pereira Filho - Santa Casa de Porto Alegre (ISCMPA)

Andrea Ginelli Nardi
Médica-Radiologista do Serviço de Imagem do Hospital São Vicente de Paulo e do
CT-Scan da Beneficência Portuguesa do Rio de Janeiro
Mestrado em Radiologia pela Universidade Federal do Rio de Janeiro

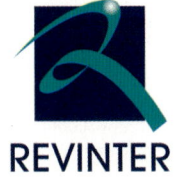

REVINTER

Radiologia – Manual de Revisão, Sétima Edição
Copyright © 2016 by Livraria e Editora Revinter Ltda.

ISBN 978-85-372-0628-7

Todos os direitos reservados.
É expressamente proibida a reprodução
deste livro, no seu todo ou em parte,
por quaisquer meios, sem o consentimento,
por escrito, da Editora.

Tradução:

SILVIA SPADA (Partes 1 e 2)
Tradutora Especializada na Área da Saúde, SP

EDIANEZ CHIMELLO (Partes 3 e 4)
Tradutora Especializada na Área da Saúde, SP

JÉSSICA LYN BAYER PINHEIRO (Partes 5 e 6)
Enfermeira, Tradutora Especializada na Área da Saúde, RS

NANCY DOS REIS JUOZAPAVÍCIUS (Partes 7 e 9)
Tradutora Especializada na Área da Saúde, SP

LUCIANA CRISTINA BALDINI PERUCA (Partes 8 e 10)
Médica-Veterinária, Tradutora Especializada na Área da Saúde, SP

NELSON GOMES DE OLIVEIRA (Parte 11)
Médico, Tradutor Especialista na Área da Saúde, RJ

SUELI TOLEDO BASILE (Partes 12, 13 e 14)
Tradutora Especializada na Área da Saúde, SP

Revisão Técnica:

FLÁVIA DJAHJAH (Partes 1 a 4)
Graduada em Medicina pela UFRJ
Residência Médica em Radiologia pela UERJ
Médica-Radiologista da Rede Labs D´Or, Rio de Janeiro

BRUNO HOCHHEGGER (Partes 5 a 8 e 10 a 14)
Doutorado em Ciências Pneumológicas pela Universidade Federal do Rio Grande do Sul
Pós-Doutorado em Radiologia pela Universidade Federal do Rio de Janeiro
Coordenador do Laboratório de Pesquisa em Imagens Médicas da UFCSPA-ISCMPA
Professor de Radiologia da Universidade Federal de Ciências da Saúde de Porto Alegre (UFCSPA)
Médico-Radiologista Torácico do Pavilhão Pereira Filho - Santa Casa de Porto Alegre (ISCMPA)

ANDREA GINELLI NARDI (Parte 9)
Médica-Radiologista do Serviço de Imagem do Hospital São Vicente de Paulo e do CT-Scan da Beneficência Portuguesa do Rio de Janeiro
Mestrado em Radiologia pela Universidade Federal do Rio de Janeiro

---

CIP-BRASIL. CATALOGAÇÃO NA PUBLICAÇÃO
SINDICATO NACIONAL DOS EDITORES DE LIVROS, RJ

D129r
7. ed.

Dähnert, Wolfgang
  Radiologia: manual de revisão/Wolfgang Dähnert; tradução Silvia Spada ... [et al.]. – 7. ed. – Rio de Janeiro: Revinter, 2016.
  il.

  Tradução de: Radiology review manual
  Inclui bibliografia e índice
  ISBN 978-85-372-0628-7

  1. Radiologia médica. 2. Diagnóstico por imagem. I. Título.

15-28872
CDD: 616.0757
CDU: 616-073.5

A Lippincott Williams & Wilkins/Wolters Kluwer Health não teve participação na tradução desta obra.

Título original:
Radiology Review Manual, Seventh Edition
Copyright © 2011 by Lippincott Williams & Wilkins, a Wolters Kluwer business
ISBN 978-1-45111-812-4

Livraria e Editora REVINTER Ltda.
Rua do Matoso, 170 – Tijuca
20270-135 – Rio de Janeiro – RJ
Tel.: (21) 2563-9700 – Fax: (21) 2563-9701
livraria@revinter.com.br – www.revinter.com.br

"Se ter pouco conhecimento é perigoso, onde está o homem que o tenha tanto para estar fora de risco?"

T. H. Huxley, 1825-1895
De *Elementary Instruction in Physiology* publicado em 1877

"A tragédia do mundo é que ninguém sabe o que não sabe – e quanto menos sabe um homem, mais ele tem certeza de que ele sabe tudo."

Joyce Cary, autor britânico 1888-1957

"Nada no mundo pode substituir a persistência.
O talento não pode; nada é mais comum que homens talentosos e malsucedidos.
Os gênios não podem; um gênio não premiado é quase um provérbio.
A educação não pode; o mundo está repleto de educadores desamparados.
A persistência e a determinação sozinhas são onipotentes."

Calvin Coolidge 1872-1933
Vice President 1921-1923
President 1923-1929

Esta edição é dedicada à memória de meu pai **Fritz Karl Dähnert**
(6 de janeiro de 1920 – 8 de junho de 2010), *de minha mãe* **Margot Ottilie Dähnert**, **née Kersten**
(1º de janeiro de 1922 – 20 de maio de 1957) e de minha vice-mãe **Barbara Dähnert**, **née Koch**
(14 de abril de 1931 – 11 de fevereiro de 2009).

❋ ❋ ❋

À minha esposa Sue Ann e meus filhos Mathias e Patrick.
Obrigado por seu amor e apoio.

Sobre o Autor

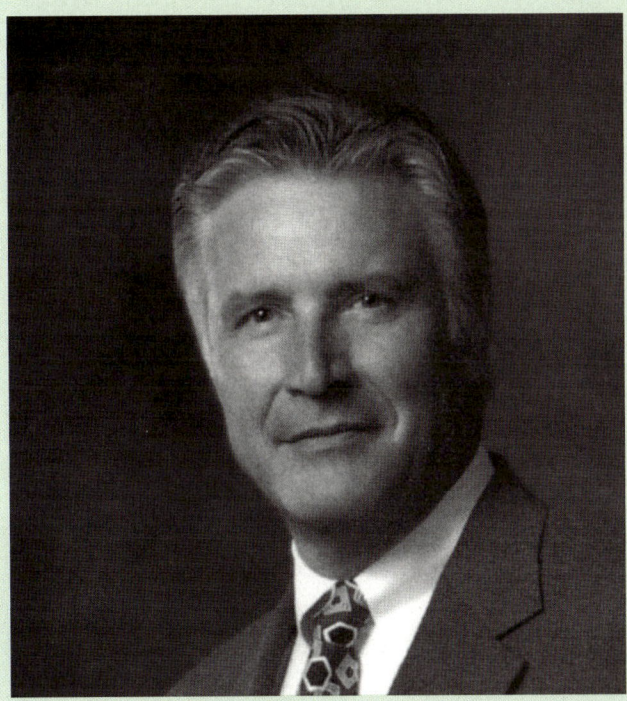

Wolfgang Dähnert, M.D.

Wolfgang Dähnert nasceu em Hamburgo, Alemanha. Após graduar-se no Wilhelm-Gymnasium High School em Braunschweig, Baixa Saxônia, em 1966 ele se alistou na Força Aérea Alemã por quatro anos. Após a baixa dos serviços nas Forças Armadas, ele estudou medicina na Universidade Heinrich-Heine, em Düsseldorf, Norte do Reno-Westphalia, durante seus anos pré-clínicos e na Universidade Johannes-Gutenberg, em Mainz, Rhineland-Palatinate, durante seus anos de clínica. Formou-se na escola de medicina em 1975 e recebeu seu título de doutor em medicina logo após, com base em sua dissertação *Pulse Flow Photocytometry of Prostate Punch Biopsies*. Após um ano de residência alternando entre urologia, medicina interna e medicina esportiva, na Universidade Johannes-Gutenberg e na Clínica Dr. Horst Schmidt, em Wiesbaden, iniciou residência de um ano em cirurgia geral no Deutsches Rotes Kreuz Krankenhaus, em Mainz. Em 1978, iniciou residência em radiologia no hospital-escola municipal em Darmstadt, Hesse, sob a direção do Prof. H.K. Deininger. Continuou seus estudos em radiologia diagnóstica e terapêutica na Universidade Johannes-Gutenberg, em Mainz, sob a direção do Prof. Manfred Thelen e do Prof. Rolf W. Gunther recebendo o certificado alemão de radiologia, em 1982. O Dr. Dähnert iniciou especialização de dois anos em ultrassonografia e tomografia computadorizada no Hospital Johns Hopkins, em Baltimore, em 1984, sob a liderança de Roger Sanders/Ulrike Hamper e Stanley Siegelman/Elliot Fishman sendo apontado como Instrutor Clínico em 1986. Em 1985, realizou prova de licença federal e, em 1987, fez seu exame oral em radiologia diagnóstica em Louisville, Kentucky. Foi aprovado no programa de especialização de dois anos da *American Board of Radiology* em lugar da residência em radiologia. A fundação de **Radiologia – Manual de Revisão** foi lançada durante os três anos no Hopkins enquanto se preparava para o seu exame na ABR. Entre 1987 e 1989, trabalhou como Professor-Assistente de Radiologia em ultrassom no Hospital Thomas Jefferson, na Filadélfia, sob a direção de Barry Goldberg. Durante este período na Filadélfia, os frutos de **Radiologia – Manual de Revisão** atingiram seu ponto culminante com a publicação de sua primeira edição em 1991. O Dr. Dähnert associou-se ao grupo do *Clinical Diagnostic Radiology & Nuclear Medicine em Phoenix*, Arizona, em 1989, como diretor de ultrassonografia. Este serviço contava com o grupo de aproximadamente 25 radiologistas, em sua maioria especializados por *fellowship*, e atendia três hospitais centrais da cidade e seus programas afiliados de residência em radiologia, o último no St. Joseph's Hospital and Medical Center, antes do encerramento de suas atividades em 2006, causado por uma cultura e estilo de administração insustentável em termos fiscais. Em setembro de 2004, o Dr. Dähnert mudou-se para Green Bay, Wisconsin, onde se uniu a um grupo de oito radiologistas integrantes de um serviço multidisciplinar no Aurora BayCare Medical Center, o centro de atividades do norte do Aurora Health Care, um dos maiores empregadores do setor privado de Wisconsin.

PREFÁCIO

A prática da radiologia continua a evoluir em uma direção imprevista desde quando a primeira edição de *Radiologia – Manual de Revisão* foi publicada. A maioria dos residentes em radiologia acrescenta mais um ano de treinamento na subespecialidade e, então, associam-se a um grupo de radiologia com membros suficientes capazes de exercer sua subespecialidade. Em reconhecimento à modificação do padrão dos serviços, a *American Board of Radiology* está prestes a responder com uma alteração em seu exame tradicional e testará a competência em até três áreas de subespecialidade de escolha do candidato. Não obstante, a radiologia geral está aqui para ficar. Em média, pelo menos 10 a 20% do trabalho de um especialista consiste em radiologia geral, e os exames preliminares e de recertificação da ABR continuarão a cobrir toda a radiologia. A aprendizagem vitalícia continuará a ser uma necessidade com uma perspectiva global e ampla experiência em todos os aspectos no estudo por imagens. Muitos radiologistas praticantes não estão interessados em reduzir seu espectro de capacidades temendo diminuir a sua possibilidade de "comercialização" em um futuro incerto no sistema americano de cuidados com a saúde. A profundidade do conhecimento médico e o escopo de interpretação de imagem esperados de um radiologista geral continuam a aumentar exponencialmente. Muitos radiologistas praticantes ocasionalmente têm necessidade de uma rápida revisão dos achados de imagens, informações sobre doenças e a sua correlação patológica ou os diagnósticos diferenciais antes de publicar um relatório.

Radiologia – Manual de Revisão tornou-se a minha bagagem portátil de memória, na tentativa de colocar em uma só referência muitas informações que são ou podem ser relevantes para a minha prática. Eu o utilizo como um dicionário, sempre disponível em meu local de trabalho. A popularidade do "gigante verde" ou da "bíblia verde", como o apelidaram os residentes, e o contínuo número impressionante de vendas confirmam a utilidade deste tipo de publicação. O estilo esquemático escolhido por poupar espaço oferece apenas um extrato de informações e pode, às vezes, comprometer o significado pretendido das afirmações sem qualquer conhecimento prévio básico do assunto. Consequentemente, este livro não se destina a novatos.

Como usar este livro:
Selecionei uma das possíveis maneiras de como organizar um livro com esta meta impressionante. O objetivo principal era apresentar o material anatomicamente da cabeça aos pés. Para evitar repetição, as entidades pediátricas não são separadas. Todos os achados de imagens são apresentados com esta especialidade. Entretanto, a medicina nuclear é tratada em seção separada, quando a ênfase está na técnica, e os aspectos funcionais não são cobertos em outra parte. Capítulos breves sobre estatística e meios de contraste são acrescentados no final. A parte interna da última capa dá acesso imediato a terapias aceitas para reações ao meio de contraste. A organização dentro dos capítulos individuais segue a abordagem prática de leitura de filmes. A etapa inicial da interpretação de filme é a descrição dos padrões radiológicos que serve para identificar categorias às quais pertencem. Portanto, os padrões radiológicos para os diagnósticos diferenciais são encontrados na primeira porção do capítulo. Depois de revisadas as possibilidades diagnósticas em breve resumo, pode-se procurar informações detalhadas sobre uma entidade patológica no último segmento do capítulo. As entidades patológicas são apresentadas em ordem alfabética. Ambos os segmentos são separados por algumas páginas de aspectos funcionais, anatômicos ou embriológicos. Ocasionalmente, importantes sinais clínicos e seus diagnósticos diferenciais, relevantes para a prática de radiologia, são incluídos na primeira porção do capítulo. Foi necessário fazer escolhas para apresentar doenças sistêmicas dentro do esquema topográfico. As mnemônicas (que eu pessoalmente detesto) foram liberalmente acrescentadas a pedido. Os sumários e as abreviaturas usados ao longo deste livro são encontrados nas páginas preliminares. Páginas novas incluídas contêm referências a desenhos e tabelas. O índice remissivo, que remete seletivamente a estas páginas com informações significativas, conclui o manual e geralmente é o ponto de partida para muitos. O índice também inclui as chamadas "palavras-chave" que estão miraculosamente ligadas às doenças.

A espinha dorsal deste livro são as entidades patológicas, sintomas radiológicos, assim como listas de diagnósticos diferenciais. As entidades patológicas são encabeçadas por seu nome de uso mais comum sendo listadas abaixo as outras denominações. Como um diagnóstico radiológico pode ser considerado no contexto com a probabilidade de estar correto, são incluídas liberalmente porcentagens relativas à frequência dos sinais e sintomas, quase sempre dando o menor e o maior número encontrado na literatura. A verdade pode estar em algum ponto intermediário em uma população de pacientes não selecionados, e ocasionalmente um terceiro número é apresentado entre o maior e o menor número como aquele que é citado com mais frequência. Escolhas arbitrárias foram feitas em situações em que resultados diferentes ou contraditórios são encontrados na literatura – infelizmente, uma ocorrência não de todo infrequente.

As listas de diferentes diagnósticos podem ser apresentadas de muitas formas. Não há maneira correta ou errada, mas certamente há uma abordagem caótica *versus* organizada. Um processo ordenado de raciocínio caracteriza a familiaridade com um problema. Os examinandos sempre perceberam que "pegar" o diagnóstico é secundário, mas incluí-lo na consideração é da maior importância para o sucesso em um exame. Consequentemente, fez-se uma tentativa de classificar as considerações ou etiologias dos diagnósticos diferenciais de certas doenças de maneira digerível para a recapitulação. Faz parte da experiência comum que isto nem sempre seja possível, logicamente satisfatório, ou completo.

Agradecimento:
As informações contidas neste livro foram reunidas ao longo de muitos anos e derivam de várias fontes. Numerosos indivíduos deram maior ou menor colaboração. Seus nomes foram mencionados em edições anteriores. Os recursos mais significativos são os jornais dedicados a imagens, com brilhantes artigos de revisão, em especial, a publicação orientada à prática da *Radiographics*, os planos de estudo do ACR, os folhetos dos vários cursos do CME, as notas escritas à mão durante palestras, assim como as respostas que os candidatos obtiveram no exame do Colégio de Radiologia. Informações de livros-texto importantes, muito numerosas para serem listadas, estão contidas nestas páginas. Não é mais possível rastrear as contribuições empíricas. Consequentemente, nenhum material deste livro se baseia em minha própria pesquisa ou em meus próprios escritos, o que é verdadeiro para a maioria dos livros-texto de radiologia. Em vez disto, esta é a compilação e a extração do traba-

lho de outrem apresentado sob a minha perspectiva de relevância e talvez com omissões que ignoro. Nossos ancestrais radiológicos, mentores, professores e da mesma forma cientistas, em todo o mundo, merecem nossa admiração e gratidão pelo conhecimento coletivo a nós transmitido em benefício de nossa profissão e nossos pacientes. Eu percebo, em retrospectiva, que a omissão de referências pode representar um problema quando certas afirmações parecem improváveis e sua verificação fica a cargo do leitor. Em minha defesa, posso dizer que tentei extrair todos os dados da maneira mais diligente possível.

Espero, sinceramente, que *Radiologia – Manual de Revisão* seja útil na preparação de seus exames, em situações de ensino e, particularmente, no exercício diário do seu trabalho – da mesma forma que continua a me ajudar.

Green Bay, maio de 2010

SUMÁRIO

Abreviaturas xvii
Acrônimos e Mnemônicas xxv
Sumário de Figuras xxix
Sumário de Tabelas xxxvii
Índice de Doenças xli
Tratamento de Reações Adversas ao Contraste na Parte Interna da Última Capa

SISTEMA MUSCULOESQUELÉTICO

Diagnóstico Diferencial das Desordens Musculoesqueléticas . 1
    Diagnóstico Diferencial Universal 1
    Gama de Diagnóstico Diferencial das Desordens Ósseas . . 1
    Claudicação Infantil 1
    Idade Óssea Atrasada 1
    Esclerose Óssea 1
    Osteopenia 3
    Tumor Ósseo 5
    Lesão Intraóssea 8
    Nanismo 9
    Anomalias de Redução dos Membros 11
    Supercrescimento Ósseo 11
    Reação Periosteal/Periostite 11
    Trauma Ósseo 12
    Epífise 12
    Articulações 13
    Costelas 17
    Clavícula 19
    Punho e Mão 19
    Ombro 20
    Quadril 21
    Joelho 22
    Pé 23
    Tecidos Moles 24
    Dispositivos de Fixação 28
Anatomia e Metabolismo do Osso 30
    Minerais Ósseos 30
    Medula Óssea 30
    Hormônios 30
    Fise 31
    Anatomia da Articulação Normal do Ombro 31
    Cotovelo 35
    Ossos do Carpo 35
    Extremidade Inferior 36
    Pé e Tornozelo 41
Desordens Ósseas e dos Tecidos Moles 46

SISTEMA NERVOSO CENTRAL

Diagnóstico Diferencial das Doenças do Crânio e da Coluna . . 181
    Lombalgia 181
    Crânio 181
    Maxila e Mandíbula 184
    Junção Craniovertebral 188
    Atlas e Áxis 188
    Disrafismo Espinhal 189
    Corpo Vertebral 190
    Tumores Vertebrais 193
    Massas Paravertebrais 194
    Sacro 194
    Disco Intervertebral 194
    Medula Espinhal 195
    Tumores Neurogênicos Musculoesqueléticos 196
    Dispositivos de Fixação Espinhal 196
Anatomia do Crânio e da Coluna 198
    Forames da Base do Crânio 198
    Junção Craniovertebral 198
    Meninges da Medula Espinhal 199
    Biomecânica da Coluna Vertebral 200
    Posição Normal do Cone Medular 202
Doenças de Crânio e Coluna 203
Diagnóstico Diferencial de Doenças Cerebrais 233
    Trauma de Nascimento 233
    Pressão Intracraniana Aumentada 233
    Elevação de Prolactina 233
    AVC 233
    Ataque Isquêmico Transitório 234
    Demência 235
    Neuropatia do Trigêmeo 235
    Classificação das Anomalias do CNS 235
    Doenças Degenerativas dos Hemisférios Cerebrais . . . 236
    Doença Vascular do Cérebro 236
    Atrofia do Cérebro 237
    Herniação do Cérebro 238
    Lesões Cerebrais Hipodensas 239
    Lesões Intracranianas Hiperdensas 240
    Massas Cerebrais 241
    Lesões Cerebrais com Realce 243
    Ventrículos Cerebrais 245
    Região Periventricular 246
    Núcleos da Base 248
    Meninges 249
    Lesões Extra-Axiais 250
    Fossa Posterior 251
    Sela 251
    Glândula Pineal 253
Anatomia do Cérebro 255
    Embriologia 255
    Couro Cabeludo 255
    Meninges do Cérebro 255
    Classificação da Anatomia do Cérebro 256
    Glândula Hipofisária 256
    Septo Pelúcido 258
    Núcleos da Base 258
    Glândula Pineal 258
    Nervo Óptico (II) 259
    Nervo do Trigêmeo (V) 259
    Nervo Facial (VII) 260
    Fissuras Peri-Hipocampais 261
    Líquido Cefalorraquidiano 261
    Vasos Cerebrais 261
    Vasos Cerebelares 264
Doenças Cerebrais 266

ÓRBITA

Diagnóstico Diferencial de Doenças Oculares e Orbitárias ... 339
    Oftalmoplegia ... 339
    Anopsia ... 339
    Órbita ... 339
    Massa Orbitária ... 341
    Globo ... 341
    Nervo Óptico ... 343
    Glândula Lacrimal ... 343
Anatomia da Órbita ... 344
    Órbita ... 344
    Conexões Orbitárias ... 344
    Globo ... 345
    Cristalino ... 345
    Bainha do Nervo Óptico ... 345
Doenças Orbitárias e Oculares ... 346

ORELHA, NARIZ E GARGANTA

Diagnóstico Diferencial de Doenças da Orelha, Nariz e Garganta . 359
    Paralisia do Nervo Facial ... 359
    Orelha ... 359
    Seios ... 361
    Nariz ... 361
    Faringe ... 362
    Laringe ... 363
    Vias Aéreas ... 363
    Pescoço ... 364
    Glândulas Salivares ... 365
    Tireoide ... 365
Anatomia e Funcionamento dos Órgãos do Pescoço ... 370
    Seios Paranasais ... 370
    Unidade Ostiomeatal ... 371
    Pilares Faciais ... 372
    Desenvolvimento da Fenda Branquial ... 372
    Cavidade Oral ... 373
    Orofaringe ... 373
    Hipofaringe ... 373
    Laringe ... 373
    Espaços Profundos da Cabeça e Pescoço Supra-Hióideo ... 374
    Osso Temporal ... 377
    Orelha Média ... 380
    Orelha Interna ... 380
    Glândula Parótida ... 380
    Glândula Tireoide ... 380
    Glândulas Paratireóideas ... 380
    Linfonodos do Pescoço ... 381
Doenças da Orelha, Nariz e Garganta ... 383

TÓRAX

Diagnóstico Diferencial de Doenças Torácicas ... 413
    Hemorragia Pulmonar ... 413
    Aspiração ... 413
    Doença Pulmonar Associada ao Tabagismo ... 414
    Hipersensibilidade ao Pó Orgânico ... 414
    Dano Pulmonar Induzido por Drogas ... 414
    Desordens com Manifestações Hepáticas e Pulmonares ... 415
    Edema Pulmonar ... 415
    Pneumonia ... 418
    Doença Pulmonar Neonatal ... 421
    Malformação Congênita Pulmonar ... 421
    Padrões Pulmonares Anormais ... 421
    Padrão Alveolar (Consolidante) ... 421
    Doença Pulmonar Intersticial ... 423
    Doença Pulmonar Difusa na HRCT ... 428
    Nódulo/Massa Pulmonar ... 432
    Pneumoconiose ... 437
    Calcificações Pulmonares ... 438
    Lesões Pulmonares Densas ... 438
    Lesões Pulmonares Lucentes ... 441
    Pleura ... 443
    Mediastino ... 448
    Timo ... 454
    Traqueia e Brônquios ... 454
    Diafragma ... 456
    Parede Torácica ... 456
Anatomia e Função do Pulmão ... 459
    Vias Aéreas ... 459
    Circulação Pulmonar ... 463
    Função Pulmonar ... 463
    Mediastino ... 464
    Timo ... 466
    Dispositivos Médicos no CXR ... 466
Doenças Torácicas ... 468

MAMA

Diagnóstico Diferencial de Doenças Mamárias ... 553
    Variações no Desenvolvimento Mamário ... 553
    Avaliação Mamográfica de Risco ... 553
    Densidade da Mama ... 553
    Aumentos de Lesões na MR de Mama ... 554
    Lesões de Mama Ovais ... 554
    Calcificações Mamárias ... 557
    Mamilo e Pele ... 558
    Padrões de Realce na MR ... 560
    Abordagem Prática ... 561
    Relatório da Mamografia ... 561
Anatomia da Mama e Técnica de Mamografia ... 563
    Desenvolvimento Mamário ... 563
    Anatomia Mamária ... 563
    Técnica de Leitura de Filme Mamográfico ... 565
    Técnica Mamográfica ... 565
Doenças Mamárias ... 567

CORAÇÃO E GRANDES VASOS

Diagnóstico Diferencial de Doenças Cardiovasculares ... 589
    Doença Cardíaca Congênita ... 589
    Avaliação de Desvio ... 591
    Doença Cardíaca Cianótica ... 591
    Doença Cardíaca Acianótica ... 592
    Vascularidade Pulmonar ... 593
    Artéria Pulmonar ... 593
    Hipertensão Pulmonar ... 594
    Cardiomegalia ... 596
    Doença Cardíaca Adquirida ... 598
    Aorta ... 598
    Situs ... 600
    Tumor Cardíaco ... 601
    Calcificações Cardíacas ... 601
    Pericárdio ... 603
    Veia Cava ... 604

Vasculite 605
Cirurgia Cardíaca 606
Pulso Alternante 607
Anatomia cardiovascular 608
Tamanho do Coração 609
Válvulas Cardíacas 609
Átrios 609
Padrões de Ramificação do Arco Aórtico 611
Anatomia da Aorta 611
Artéria Pulmonar 611
Artérias Coronárias 611
Pericárdio 615
Embriogênese da Veia Cava 616
Circulação Colateral da Mão 617
Sistema Venoso da Extremidade Inferior 618
Conteúdo do Triângulo Femoral 619
Pulsatilidade 620
Hemoglobina 620
Doenças Cardiovasculares 621

FÍGADO, DUCTOS BILIARES, PÂNCREAS E BAÇO

Diagnóstico Diferencial dos Distúrbios Hepáticos, Biliares,
  Pancreáticos e Esplênicos 679
  Dor no Quadrante Superior Direito 679
  Fígado 679
  Massa Hepática 680
  Circulação Hepática 683
  Vesícula Biliar 685
  Ductos Biliares 687
  Pâncreas 690
  Baço 692
Anatomia do Fígado, Ductos Biliares, Pâncreas e Baço 695
  Fígado 697
  Ductos Biliares 699
  Vesícula Biliar 700
  Pâncreas 701
  Baço 702
  Metabolismo do Ferro 703
Distúrbios do Fígado, Trato Biliar, Pâncreas e Baço 704

TRATO GASTROINTESTINAL

Diagnóstico Diferencial de Doenças Gastrointestinais 769
  Abdômen Agudo em Crianças 769
  Hemoperitônio 769
  Hemorragia Gastrointestinal 769
  Anormalidades GI em Falência Renal Crônica e
    Transplante Renal 770
  Enteropatia 770
  Massa Abdominal 771
  Ar Intra-Abdominal Anormal 771
  Calcificações Abdominais e Opacidades 773
  Fluido Intra-Abdominal Anormal 774
  Fluido Retroperitoneal 775
  Obstrução Intestinal Mecânica 775
  Íleo 779
  Esôfago 780
  Estômago 784
  Duodeno 788
  Intestino Delgado 790

Ceco 795
Cólon 796
Estratificação Mural do Trato Intestinal 799
Reto e Ânus 800
Peritônio 800
Mesentério e Omento 801
Linfadenopatia Abdominal 802
Anatomia e Funções do Trato Gastrointestinal 804
  Hormônios Gastrointestinais 804
  Embriologia do Trato Alimentar 805
  Suprimento Vascular do Intestino 805
  Esôfago 807
  Função da Deglutição 807
  Estômago 808
  Intestino Delgado 808
  Cólon 809
  Função Intestinal 809
  Peritônio 810
Doenças Gastrointestinais 812

TRATO UROGENITAL

Diagnóstico Diferencial de Distúrbios Urogenitais 895
  Insuficiência Renal 895
  Diabetes *Insipidus* 896
  Aldosteronismo Primário 896
  Hipercalcemia 896
  Policitemia 897
  Hipertensão Arterial 897
  Hipotensão Arterial 898
  Infecção do Trato Urinário 898
  Gases no Trato Urinário 898
  Retroperitônio 898
  Glândula Suprarrenal 899
  Critérios Morfológicos do Incidentaloma Suprarrenal ... 900
  Rim 902
  Massas Renais 905
  Doença Renal Cística 908
  Nefrograma Anormal 909
  Sistema Coletor 911
  Calcificação Renal 913
  Doença Renovascular 914
  Ureter 915
  Bexiga Urinária 916
  Disfunção do Esvaziamento 919
  Escroto 920
  Próstata 923
  Pênis 924
  Uretra 924
  Calcificações do Trato Genital Masculino 925
  Genitália Ambígua 925
  Infertilidade Masculina 926
Anatomia e Função do Trato Urogenital 927
  Embriologia Urogenital 927
  Desenvolvimento Sexual 928
  Anatomia Renal 928
  Retroperitônio 929
  Hormônios Renais 930
  Fisiologia Renal 930
  Glândula Suprarrenal 932
  Bexiga 932

Escroto 932
Anatomia Zonal da Próstata 933
Uretra 933
Distúrbios Renais, Suprarrenais, Ureterais, Vesicais e Escrotais . 935

OBSTETRÍCIA E GINECOLOGIA

Diagnóstico Diferencial de Doenças Obstétricas e
  Ginecológicas 1013
  Obstetrícia Geral 1013
  Triagem Sérica Materna 1013
  Volume do Líquido Amniótico 1015
  Achados Anormais no Primeiro Trimestre 1016
  Placenta 1016
  Cordão Umbilical 1017
  Feto Pequeno para a Idade Gestacional (SGA) 1018
  Distúrbio de Excesso de Crescimento Fetal 1019
  Displasia Esquelética Fetal 1019
  Anomalias Fetais do CNS 1019
  Anomalias Orbitárias Fetais 1020
  Anomalias do Pescoço Fetal 1020
  Anomalias do Tórax Fetal 1021
  Anomalias Cardíacas Fetais 1022
  Anomalias Gastrointestinais Fetais 1023
  Anomalias do Trato Urinário Fetal 1025
  Ginecologia Geral 1025
  Massa Pélvica 1027
  Anexos 1028
  Tumor Ovariano com Hiperestrogenismo 1030
  Útero 1030
  Vagina 1032
  Gás no Trato Genital 1032
Anatomia e Fisiologia do Sistema Reprodutor Feminino 1033
  Gonadotropina Coriônica Humana 1033
  Anatomia da Gestação 1033
  Placenta 1035
  Maturação Fetal 1036
  Avaliação do Bem-Estar Fetal 1037
  Avaliação Fetal Invasiva 1038
  Gestação Múltipla 1039
  Útero 1041
  Tuba Uterina (= de Falópio) 1043
  Ovário 1043
Doenças Obstétricas e Ginecológicas 1045

MEDICINA NUCLEAR

Controle de Qualidade 1093
  Radiofármacos 1093
  Calibradores 1093
  Câmara de Cintilação 1094
  Controle de Qualidade do Spect 1095
  Fontes de Artefatos 1095
Tomografia por Emissão de Pósitrons 1096
  Imagens Híbridas PET/CT 1098
Imunocintilografia 1099
Linfocintilografia 1100
  Distúrbios do Fluxo Linfático 1100
Cintilografia de Corpo Inteiro para Órgãos
  Não Específicos 1101
  Agentes para Inflamação 1101
  Citrato de Gálio-67 1102

Cintilografia Óssea 1105
  Agentes Ósseos 1105
  Agentes da Medula Óssea 1105
Cintilografia Cerebral 1109
  Angiografia de Radionuclídeos 1109
  Tomografia por Emissão de Pósitrons 1110
  Cisternografia com Radionuclídeos 1111
Cintilografia da Tireoide e Paratireoide 1112
  Cintilografia da Tireoide 1112
  Cintilografia da Paratireoide 1113
Cintilografia Pulmonar 1115
  Agentes de Perfusão 1115
  Agentes de Ventilação Pulmonar 1115
  Imagens de Tumores Pulmonares 1116
  Imagem Quantitativa de Perfusão Pulmonar 1117
  Tromboembolismo Pulmonar 1119
Cintilografia Cardíaca 1122
  Opções das Imagens Cardíacas 1122
  Isquemia Miocárdica e Viabilidade 1122
  Imagem Planar 1123
  Imagens por *Spect* de Perfusão Miocárdica (MPI) 1123
  Fração de Ejeção 1125
  Agentes do Reservatório Sanguíneo 1125
  Função Ventricular 1126
  Agentes para Imagens de Perfusão Miocárdica 1127
  Teste de Estresse 1130
  Imagem de Infarto Ávido 1131
  Imagem de Infarto Não Ávido Realçado 1132
  Desvios Intracardíacos 1132
Cintilografia dos Tratos Hepático e Gastrointestinal 1133
  Cintilografia Biliar 1133
  Cintilografia Hepática 1134
  Cintilografia Esplênica 1135
  Cintilografia Gastrointestinal 1135
Cintilografia Renal e Suprarrenal 1138
  Agentes Renais 1138
  Função Renal Diferencial 1140
  Cistograma com Radionuclídeos 1140
  Cintilografia Adrenocortical 1140
  Cintilografia de Tumores Neuroendócrinos 1141

ESTATÍSTICAS

Terminologia 1143
Teorema de Bayes 1144
Características de Operação do Receptor (ROC) 1144
Limite de Confiança 1145
Epidemiologia Clínica 1145
Coeficiente de Kappa 1146

MEIOS DE CONTRASTE SOLÚVEIS EM ÁGUA

Monômeros Iônicos 1147
Dímeros Iônicos 1147
Monômeros Não Iônicos 1147
Dímeros Não Iônicos 1148
Material de Contraste em Pediatria 1149
Reações Adversas ao Meio de Contraste 1149
Nefrotoxicidade 1149
Fibrose sistêmica Nefrogênica 1151
Tratamento de Reações de Contraste 1151

Índice Remissivo 1153

ABREVIATURAS

√	sinal radiológico	AMA	anticorpo antimitocondrial
•	sinal clínico, sintoma	aML	folheto anterior da valva mitral
=	igual, é	AML	angiomiolipoma; leucemia mieloblástica aguda
@	localização anatômica de	AMLs	angiomiolipomas
/	ou, por	an.	ano(s)
+	e, mais, com	ANA	anticorpos antinucleares
±	com ou sem	ANCA	autoanticorpos citoplasmáticos antineutrófilos
<	menor que	Ângio	angiografia
>	maior que, acima	ANT	anterior
>>	método	Ao	aorta
◊	comentário importante	AP	anteroposterior
→	leva a	APA	adenoma produtor de aldosterona
↑	aumentado	approx.	aproximadamente
↑↑	muito aumentado	APUD	precursor da captação de aminas e descarboxilação
↓	diminuído	APUDomas	tumores de células endócrinas
↓↓	muito diminuído	APVR	retorno venoso pulmonar anômalo
≈	levemente, correspondente a	APW	porcentagem absoluta de *washout*
2-D	bidimensional	ARA-C	arabinosídeo C
3-D	tridimensional	ARDS	síndrome da angústia respiratória aguda
5-HIAA	ácido 5-hidroxi-indoleacético	ARF	insuficiência renal aguda
AAA	aneurisma aórtico abdominal	AS	estenose aórtica
AAAs	aneurismas aórticos abdominais	ASA	ácido acetilsalicílico
ABC	cisto ósseo aneurismático	ASD	defeito septal atrial
ABER	abdução + rotação externa	ASH	hipertrofia septal assimétrica
ABO	grupo sanguíneo	AST	aspartato aminotransferase
ABR	*American Board of Radiology*	ATN	necrose tubular aguda
AC	circunferência abdominal	ATP	adenosina trifosfato
ACA	artéria cerebral anterior	AV	arteriovenoso; atrioventricular
ACE-I	enzima conversora da angiotensina I	AVC	acidente vascular cerebral
ACEI	inibidores da enzima conversora da angiotensina	AVF	fístula arteriovenosa
ACL	ligamento cruzado anterior	AVM	malformação arteriovenosa
ACR	*American College of Radiology*	AVMs	malformações arteriovenosas
ACTH	hormônio adrenocorticotrófico	AVN	necrose avascular
ADC	coeficiente de difusão aparente	AVNA	artéria do nodo atrioventricular
ADH	hormônio antidiurético; hiperplasia ductal atípica	Ba	bário
ADPKD	doença renal policística adulta	BAH	hiperplasia adrenal bilateral
AF-AFP	líquido amniótico-alfafetoproteína	BAL	lavagem broncoalveolar
AFI	índice de líquido amniótico	BCG	bacilo de Calmette-Guérin
AFP	alfafetoproteína	BCNU	bis-cloronitrosoureia
AICA	artéria cerebelar anterior inferior	BDI	intervalo básio-dente
AIDS	síndrome da imunodeficiência adquirida	BE	enema de bário
AIP	pneumonia intersticial aguda	BF	fluxo sanguíneo
AJCC	*American Joint Committee on Cancer*	BI-RADS	*Breast Imaging Report and Data System*
AlkaPhos	fosfatase alcalina	BIDA	ácido butil iminodiacético
ALL	leucemia linfoblástica aguda	BIH	hipertensão intracraniana benigna
ALPSA	avulsão labroligamentar periosteal anterior	BKG	*background*
ALSA	artéria subclávia aberrante esquerda	BKGcounts	contagens de *background*
ALT	alanina aminotransferase	BLC	complexo bíceps-labral

BMD	densidade medular óssea	cm	centímetro
BOOP	pneumonia organizante e bronquiolite obliterante	cm^2	centímetro quadrado
		cm^3	centímetro cúbico
BP	pressão sanguínea	CMC	carpometacárpico
BPD	diâmetro biparietal	CME	educação médica continuada
BPH	hiperplasia prostática benigna	CML	leucemia mieloide crônica
bpm	batimentos por minuto	CMV	citomegalovírus
BPP	perfil biofísico	CN	nervo craniano
Bq	Becquerel (1 Bq = uma desintegração de núcleo por segundo)	CNS	sistema nervoso central
		CO	monóxido de carbono
BRCA	gene supressor do câncer de mama	CoA	coarctação da aorta
BSA	área de superfície corporal	Comant.	artéria comunicante anterior
BSO	salpingo-ooforectomia bilateral	COPD	doença pulmonar obstrutiva crônica
Bx	biopsia	CP	cerebelopontino
C/T	índice cardiotorácico	CPA	ângulo cerebelopontino
c-anca	padrão citoplasmático de autoanticorpos citoplasmáticos antineutrófilos	CPAP	pressão positiva contínua da via aérea
		CPD	doença cardiopulmonar
Ca.	cerca de, aproximadamente	CPDN	nefroblastoma diferenciado parcialmente cístico
Ca	cálcio	cpm	contagens por minuto
Ca^{2+}	íon cálcio	CPPD	pirofosfato di-hidratado de cálcio
CA-125	antígeno do câncer 125	CPR	ressuscitação cardiopulmonar
CABG	cirurgia de revascularização do miocárdio	cps	contagens por segundo
CAD	doença arterial coronariana	cRCC	câncer de célula renal convencional; câncer de célula renal cístico
CADASIL	arteriopatia cerebral autossômica dominante com infartos subcorticais e leucoencefalopatia	CRF	insuficiência renal crônica
		CRL	comprimento cabeça-nádega
CAM	malformação adenomatoide cística	CRT	tubo de raio catódico
CBD	ducto biliar comum	CSF	líquido cefalorraquidiano/liquor
CBF	fluxo sanguíneo cerebral	CSI	*chemical shift imaging* – desvio químico
cBPD	diâmetro biparietal corrigido	CST	teste de estresse de contração
CBV	volume sanguíneo cerebral	CT	tomografia computadorizada
CC	craniocaudal	CTA	ângio CT
CCA	artéria carótida comum	CVJ	junção craniovertebral
CCK	colecistoquinina	CVS	amostragem de vilo coriônico
CCMC	articulação carpometacarpiana comum	CWP	pneumoconiose dos trabalhadores de carvão
CCNU	1-(2-cloroetil)-3-ciclo-hexil-1-nitrosoureia	Cx	complicação
CD4	linfócito especializado responsável pela imunidade mediada por células	CXR	radiografia de tórax
		CXRs	radiografias de tórax
CDC	*Centers for Disease Control*	d	dia(s)
CEA	antígeno carcinoembrionário	D	direita
CECT	tomografia computadorizada com contraste	D5W	solução de glicose a 5%
CEF	fluido extracelular	DCBE	enema de bário com duplo contraste (clister opaco)
CEMR	MR com contraste		
CF	fibrose cística	DCIS	carcinoma ductal *in situ*
CFI	imagem de fluxo colorida	DDH	displasia desenvolvimental do quadril
CFTR	gene regulador transmembrana da fibrose cística	DDx	diagnóstico diferencial
		DES	dietilestilbestrol
cGy	*centigray* = rad	DEXA	absorciometria com raios X de dupla energia
CHAOS	síndrome da obstrução da via aérea superior congênita	DIC	coagulação intravascular disseminada
		DIDA	ácido dietil iminodiacético
CHD	defeito cardíaco congênito; ducto hepático comum	DIP	interfalangiano distal; pneumonia intersticial descamativa
CHF	insuficiência cardíaca congestiva		
CLL	leucemia linfática crônica		

DISH	hiperostose esquelética difusa idiopática	FAP	polipose adenomatosa familiar
DISIDA	ácido di-isopropil iminodiacético	FDA	*Federal Drug Administration*
dist	distal	FDG	fluorodesoxiglicose
DIT	di-iodotirosina	Fe^{2+}	íon ferroso
DLCL	linfoma difuso de células grandes	Fe^{3+}	estado férrico
D_LCO	capacidade de difusão pulmonar do dióxido de carbono	FEV	volume expiratório forçado
DMSA	ácido dimercaptossuccínico	FEV_1	FEV em 1 segundo
DORV	dupla via de saída do ventrículo direito	FEV_3	FEV em 3 segundos
DPLD	doença pulmonar parenquimatosa difusa	FHM	movimento cardíaco fetal
DSA	angiografia de subtração digital	FIGO	Federação Internacional de Ginecologia e Obstetrícia
DTPA	ácido dietilenotriamina pentacético	FISH	hibridização *in situ* por fluorescência
DVT	trombose de veia profunda	FK-506	código numérico para tacrolimus
DWI	imagens ponderadas de difusão	FL	comprimento do fêmur
Dx	diagnóstico	FLAIR	sequência de inversão recuperação com atenuação do fluido
E	esquerda		
EAC	canal auditivo externo	FLASH	*fast low-angle shot*
EBV	vírus Epstein-Barr	FN	falso negativo
EC-cells	células enterocromafins	FNAB	biopsia por aspiração com agulha fina
ECA	artéria carótida externa	FNH	hiperplasia nodular focal; hiperplasia nodular folicular
ECD	defeito do coxim endocárdico; etil cisteinato dímero	FP	falso-positivo
ECG	eletrocardiograma	Fr	French = unidade de medida linear de circunferência (1 F = 1/3 mm ≈ 1 mm de diâmetro)
ECHO	ecocardiograma; vírus órfãos citopáticos entéricos humanos		
EDD	diâmetro diastólico final	FRC	capacidade residual funcional
EDTA	ácido etilenodiaminotetracético	FS	encurtamento fracionado
EDV	volume diastólico final	FSE	*fast spin echo*
EEG	eletroencefalograma	FSH	hormônio foliculoestimulante
EF	fração de ejeção	FVC	capacidade vital forçada
EFW	peso fetal estimado	FWHM	largura total à metade de seu ponto máximo
e.g.	por exemplo	Fx	fratura
EG	granuloma eosinofílico	γGT	gamaglutamiltransferase
EGA	idade gestacional estimada	GA	idade gestacional
EHDP	etileno hidroxifosfonato	GB	vesícula biliar
EKG	eletrocardiograma	GBM	glioblastoma multiforme
ELISA	ensaio imunoenzimático	GCT	tumor de células gigantes; tumor de células da granulosa
EMA	antígeno de membrana epitelial		
ErbB	gene receptor do fator de crescimento epidérmico	GCTs	tumores de células gigantes
		Gd	gadolínio
ERC	colangiografia endoscópica retrógrada	GDA	artéria gastroduodenal
ERCP	colangiopancreatografia endoscópica retrógrada	GE	gastroesofagiano
ERPF	fluxo plasmático renal efetivo	GER	refluxo gastroesofagiano
ERV	volume de reserva expiratória	GERD	doença do refluxo gastroesofagiano
ESD	diâmetro sistólico final	GFR	taxa de filtração glomerular
esp.	especialmente	GH	hormônio do crescimento
ESR	velocidade de hemossedimentação	GHA	glico-heptano
ESV	volume sistólico final	GI	gastrointestinal
EtOH	etanol	GIST	tumor estromal gastrointestinal
F	feminino; flúor	GMP	guanosina monofosfato
Fab	fragmento de ligação ao antígeno	GMRH	hemorragia relacionada à matriz germinal
FAI	impacto femoroacetabular	GN	glomerulonefrite

GNRH, GnRH	hormônio liberador de gonadotrofina	HU	unidade Hounsfield
GRASS	gradiente de aquisição em estado estável	HV	veia hepática
GRE	gradiente-eco refocalizado	Hx	histórico
GS	saco gestacional	hypoPT	hipoparatireoidismo
GSV	veia safena magna	IAC	canal auditivo interno
GU	geniturinário	ICA	artéria carótida interna
Gy	1 gray = absorção de 1 joule de radiação ionizante por 1 kg de matéria = 1 J • kg^{-1} = 1 m^2 • s^{-2}	ICBT	artéria do tronco brônquica intercostal
		ICP	pressão intracraniana
		IDA	ácido iminodiacético
h	hora	IDC	carcinoma ductal invasivo
HAART	terapia antirretroviral altamente ativa	IDDM	*diabetes mellitus* dependente de insulina
HAGL	avulsão umeral do ligamento glenoumeral	IDM	criança de mãe diabética
HAS	hipertensão arterial sistêmica	*i.e.*	isto é
Hb	hemoglobina	IgA	imunoglobulina A
HBME-1	anticorpo monoclonal de camundongo para mesentelioma	IgE	imunoglobulina E
		IgG	imunoglobulina G
HBP	pressão sanguínea alta	IGHLC	complexo labroligamentar glenoumeral inferior
HBV	vírus da hepatite B	IGL	ligamento glenoumeral inferior
HC	circunferência da cabeça	IgM	imunoglobulina M
HCC	carcinoma hepatocelular	IHSS	estenose subaórtica hipertrófica idiopática
HCCs	carcinomas hepatocelulares	IIP	pneumonia intersticial idiopática
hCG	gonadotrofina coriônica humana	ILC	carcinoma lobular invasivo
HCl	ácido clorídrico	IM	intramuscular
Hct	hematócrito	IMA	artéria mesentérica inferior
HD	doença de Hodgkin	IMH	hematoma intramural
HELLP	hemólise, enzimas hepáticas elevadas, plaquetas baixas	In	índio
		inf	inferior
Hg	mercúrio	intermed	intermediário
HHV8	herpesvírus humano tipo 8	IPF	fibrose pulmonar idiopática
HIAA	ácido hidroxiindolacético	IPH	hemorragia intraparenquimatosa; hemossiderose pulmonar idiopática
HIDA	ácido hepático 2,6-dimetil iminodiacético		
HIV	vírus da imunodeficiência humana	IPMT	tumor intraductal mucinoso papilar
HL	linfoma de Hodgkin	IQ	quociente intelectual
HLA	antígeno leucocitário humano	IR	recuperação em inversão
HMB-45	anticorpo monoclonal contra melanoma negro humano	IRP	preparação de referência internacional
		IRU	articulação radiounlar inferior
HMPAO	hexametilpropilenoneamina oxima = exametazima	IRV	volume de reserva inspiratória
		IS	iliossacral; padrão internacional
HNP	herniação do núcleo pulposo	IU	unidade internacional = quantidade de uma substância baseada na atividade biológica medida ou efeito
HOCM	cardiomiopatia obstrutiva hipertrófica; meio de contraste de alta osmolaridade		
HPF	campo de alto poder (aumento de 400 ×)	IUD	dispositivo intrauterino
HPO	osteopatia pulmonar hipertrófica	IUGR	crescimento intrauterino com retardo
HPS	estenose pilórica hipertrófica	IUP	gravidez intrauterina
HPT	hiperparatireoidismo	IV	intravenoso
HPV	papilomavírus humano	IVC	veia cava inferior
HRCT	tomografia computadorizada de alta resolução	IVDA	abuso de droga intravenosa
HRT	terapia de reposição hormonal	IVH	hemorragia intraventricular
HSA	albumina sérica humana	IVP	pielograma intravenoso
HSG	histerossalpingografia	IVS	septo intraventricular
HSV	vírus do herpes simples	IVU	urografia excretora
HTN	hipertensão	JAA	justaposição de apêndices atriais

KCC	carcinoma de células de Kulchitsky	M	masculino
kDa	peso atômico em termos de quilodáltons	m	metro
keV	1 quiloelétron volt = $1.6027646 \times 10^{-16}$ joules	m.	músculo
KUB	rim + ureter + bexiga em um filme	MA	idade menstrual
kV	quilovolt	MAA	albumina macroagregada
kVp	pico de quilovolt	MAG	mercaptoacetiltriglicina
L-DOPA	3(3,4-di-hidroxifenil)-levo-alanina	MAI	*Mycobacterium avium* intracelular
LA	átrio esquerdo	MALT	tecido linfoide associado à mucosa
LAD	artéria descendente esquerda	Mammo	mamografia
LAO	oblíquo anterior esquerdo	máx.	máximo
LAT	lateral	MBC	capacidade respiratória máxima
LATS	estimulação tireoidiana de longa duração	MBq	Megabecquerel = 100 Bq
lbs	libras (*Libra pondo*, latim)	MCA	artéria cerebral média
LCA	artéria coronária esquerda	MCDK	rim displásico multicístico
LCH	histiocitose de células de Langerhans	mCi	millicurie (1 mCi = $3,7 \times 10^7$ desintegração por segundo)
LCIS	carcinoma lobular *in situ*		
LCL	ligamento colateral lateral	MCL	ligamento colateral medial
LCx	artéria coronária esquerda circunflexa	MCP	metacarpofalangiano
LDH	desidrogenase láctica	MDMA	3,4-metilenodioximetanfetamina
LE	lúpus eritematoso	MDP	metilenodifosfato
LES	esfíncter esofagiano inferior	MEA	adenomas endócrinos múltiplos
LFTs	testes de função hepática	MED	medial
LGA	grande para a idade gestacional	MELAS	miopatia mitocondrial, encefalopatia ácidose láctica e episódios semelhantes a acidente vascular cerebral
LH	hormônio luteinizante		
LHBB	cabeça longa do bíceps braquial		
LHRH	hormônio liberador do hormônio luteinizante	MEN	neoplasias endócrinas múltiplas
lig.	ligamento	mEq	miliequivalente
ligg.	ligamentos	mets	metástases
LIP	pneumonite intersticial linfocítica	MFH	histiocitoma fibroso maligno
LL	lobos inferiores	MGL	ligamento glenumeral mediano
LLL	lobo inferior esquerdo	mGy	energia absorvida de radiação ionizante (1 Gy = 1 J • kg^{-1} = 1 m^2 • s^{-2})
LLQ	quadrante inferior esquerdo		
LM	lateromedial	MHA	teste de micro-hemaglutinação
LMP	período menstrual tardio	MIBG	metaiodobenzilguanidina
Lnn	linfonodos	MIBI	metoxisobutilisonitril
LOCM	meio de contraste com baixa osmolaridade	min	minuto(s)
		mín.	mínimo
LPA	artéria pulmonar esquerda	MIP	projeção em intensidade máxima
LPD	doença linfoproliferativa	MIT	monoiodotirosina
LPO	oblíquo posterior esquerdo	mIU	1 • 10^{-6} IU
LPV	veia porta esquerda	ML	lobo médio
LSA	artéria subclávia esquerda	MLCN	nefroma cístico multiocular
LSD	ácido lisérgico dietilamina	MLO	oblíquo mediolateral
LUL	lobo superior esquerdo	MMAA	albumina coloidal minimicroagregada
LUQ	quadrante superior esquerdo	MMFR	taxa de fluxo médio expiratório máximo
LV	ventrículo esquerdo	mo	mês/meses
LVEF	fração de ejeção ventricular esquerda	MoM	múltiplo da mediana
LVET	tempo de ejeção ventricular esquerda	MPA	artéria pulmonar principal
LVFT1	tempo de enchimento rápido ventricular esquerdo	MPS	mucopolissacaridose
		MPV	veia porta principal
LVOT	via de fluxo ventricular esquerdo	MR	ressonância magnética
LVPW	parede posterior ventricular esquerda	MRA	angiografia pela ressonância magnética

MRCP	colangiopancreatografia por ressonância magnética	PAPVR	retorno venoso pulmonar anômalo parcial
MRV	ressonância magnética venosa	PAS	ácido periódico de Schiff
MS-AFP	alfafetoproteína do soro materno	PASH	hiperplasia estromal pseudoangiomatosa
mSv	milissievert (1 SV = 1 J/kg)	Path	patologia
MT	metatarsiano	PAVM	malformação arteriovenosa pulmonar
MTP	metatarsofalangiano	PAWP	pressão arterial pulmonar
MTT	tempo médio de trânsito	PBF	fluxo sanguíneo pulmonar
MUGA	aquisição com múltiplas amostragens	PCA	artéria cerebral posterior
MV	valva mitral	PCKD	doença renal policística
MVA	acidente com veículo motorizado	PCL	ligamento cruzado posterior
MVC	colisão com veículo motorizado	Comp.	artéria comunicante posterior
Myelo	mielografia	PCP	pneumonia por *Pneumocystis carinii*
NASCET	estudo norte-americano de endarterectomia sintomática	PCWP	pressão capilar pulmonar
NCCT	tomografia computadorizada não contrastada	PD	artéria descendente posterior
NECT	tomografia computadorizada sem contraste	PDA	persistência do canal arterial
NF	neurofibromatose	PE	embolia pulmonar
NG	nasogástrico	PEEP	pressão expiratória final positiva
NHL	linfoma não Hodgkin	PEP	período de pré-ejeção
NIDDM	*diabetes mellitus* não dependente de insulina	PET	tomografia por emissão de pósitron
nn.	nervos	pHPT	hiperparatireoidismo primário
NPO	*nulla per os*	PHPV	persistência hiperplásica do vítreo primário
NPV	valor preditivo negativo	PHypoPT	pseudo-hipoparatireoidismo
NRC	*Nuclear Regulatory Commission*	PICA	artéria cerebelar inferior posterior
NSAID	droga anti-inflamatória não esteroidal	PID	doença inflamatória pélvica
NSAIDs	drogas anti-inflamatórias não esteroidais	PIE	enfisema intersticial pulmonar; infiltrado pulmonar com eosinofilia
NSIP	pneumonia intersticial não específica	PIOPED	*Prospective Investigation of Pulmonary Embolus Detection* (Investigação Prospectiva de Detecção de Êmbolo Pulmonar)
NST	teste sem estresse		
NTD	defeito de tubo neural	PIP	interfalangiano proximal
NTDs	defeitos de tubos neurais	PIPIDA	ácido iminodiacético paraisopropílico
NUC	medicina nuclear	PLCH	histiocitose de células de Langerhans pulmonar
OB	obstétrico	PLSA	artéria de segmento posterolateral
OB-US	ultrassom obstétrico	PML	folheto posterior da valva mitral
OBL	oblíquo	PMMA	polimetilmetacrilato
OFD	diâmetro occipitofrontal	PMN	polimorfonuclear
OHSS	síndrome da hiperestimulação ovariana	PMNs	polimofornucleares
OI	osteogênese imperfeita	PMT	tubo fotomultiplicador
OIH	ortoiodo-hipurato	PNET	tumor neuroectodérmico primitivo
OKC	ceratocisto odontogênico	PNST	tumor da bainha do nervo periférico
ORL	ouvido, nariz e garganta	PO	via oral
P	fósforo	pO_2	pressão de oxigênio
p-ANCA	autoanticorpos citoplasmáticos antineutrófilos perinucleares	POST	posterior
		PPD	derivado de proteína purificada
p. ex.	por exemplo	PPG	fotopletismografia
PA	artéria pulmonar; posteroanterior	PPHypoPT	pseudopseudo-hipoparatireoidismo
PACs	extrassístoles atriais	ppm	partes por milhão
PAH	para-amino-hipurato; hipertensão arterial pulmonar pré-capilar	PPROM	ruptura prematura pré-termo das membranas
		PPV	valor preditivo positivo; ventilação a pressão positiva
PALM	prematuro com maturidade pulmonar acelerada		
PAP	pneumonia atípica primária; proteinose alveolar pulmonar	pRCC	câncer de células renais papilares
		preval	prevalência

PS	estenose pulmonar		RPV	veia porta direita
PSA	antígeno específico da próstata		RPW	porcentagem relativa de *washout*
PSS	esclerose sistêmica progressiva		RSV	vírus sincicial respiratório
PSV	velocidade sistólica de pico		RTA	acidose tubular renal
PTA	angioplastia transluminal percutânea		RUL	lobo superior direito
PTC	colangiografia trans-hepática percutânea		RUQ	quadrante superior direito
PTH	hormônio paratireóideo (paratormônio)		RV	ventrículo direito; volume residual
pTL	folheto posterior da valva tricúspide		RVOT	trato de saída ventricular direito
PTU	propiltiouracil		RVT	trombose de veia renal
PV	veia porta		Rx	tratamento
PVC	cloreto de polivinil		s/	sem
PVCs	extrassístoles ventriculares		S/P	*status post*
PVH	hipertensão venosa pulmonar		S1Q3T3	onda S proeminente na derivação onda I + Q e onda T invertida na derivação III
PVL	leucomalacia periventricular			
PVNS	sinovite vilonodular pigmentada		SAE	arteriopatia arteriosclerótica subcortical
PVP	fase venosa portal		SAG	sagital
PVR	registro de volume de pulso; volume residual pós-eliminação		SAH	hemorragia subaracnóidea
			SBE	endocardite bacteriana subaguda
PYP	pirofosfato		SBFT	estudo do intestino delgado
QPS	SPECT de perfusão quantitativa		SBO	obstrução do intestino delgado
RA	artrite reumatoide; átrio direito		SCBE	enema baritado com contraste único
RAA	arco aórtico direito; apêndice atrial direito		SD	desvio padrão
Rad	dose absorvida de radiação, em 1975 substituída por gray (Gy)		SDS	escore somado de diferença
			SE	*spin eco*
RAIU	captação de iodo radioativo		sem.	semana(s)
RAO	oblíquo anterior direito		Sens	sensibilidade
Rb	rubídio		SGA	pequeno para a idade gestacional
RB-ILD	doença pulmonar intersticial associada a bronquiolite respiratória		SGHL	complexo loboligamentar glenoumeral superior
			SGL	ligamento glenoumeral superior
RBC	hemácia		sHPT	hiperparatireoidismo secundário
RBCs	hemácias		SI	índice de rigidez; intensidade de sinal
RCA	artéria coronária direita		SIJ	articulação sacroilíaca
RCC	carcinoma coronariano direito		SIS	*Second International Standard*
RCCs	carcinoma de células renais		SLAP	laceração do lábio superior de anterior para posterior
RDS	síndrome da angústia respiratória			
rel	relativo		SLE	lúpus eritematoso sistêmico
RES	sistema reticuloendotelial		SMA	artéria mesentérica superior
RHV	veia hepática direita		SMV	veia mesentérica superior
RI	índice de resistência		Sn	estanho
RIBA	ensaio *immunoblot* recombinante		SNHL	perda auditiva sensorineural
RIND	déficit neurológico isquêmico reversível		SOB	dispneia
RISA	albumina sérica radioiodada		Specif.	especificidade
RLAT	lateral direito		SPECT	tomografia computadorizada por emissão de fóton único
RLL	lobo inferior direito			
RLQ	quadrante inferior direito		SQ	subcutâneo
RML	lobo médio direito		SRS	escore somado de repouso
RMS	raiz quadrada média		SSS	escore somado de estresse
ROC	*receiver operating characteristic*		STH	hormônio somatotrófico
ROI	região de interesse		STIR	recuperação de inversão tau curto
ROIs	regiões de interesse		Surg	cirurgia
RPF	fluxo plasmático renal		SUV	valores padronizados de captação
RPO	oblíquo posterior direito		SVC	veia cava superior

SVCs	veias cavas superiores	uE3	estriol não conjugado
T1WI	imagem ponderada em T1	UGI	série gastrintestinal superior
T2WI	imagem ponderada em T2	UICC	*Union Internationale Contre le Cancer*
TAH	histerectomia abdominal total	UIP	pneumonia intersticial usual
TAPVR	retorno venoso pulmonar totalmente anômalo	UL	lobo superior
TB	tuberculose	UPJ	junção pieloureteral
TBG	globulina ligadora de tiroxina	US	ultrassom; ultrassonografia
Tc	tecnécio	USA	Estados Unidos da América
TCC	carcinoma de células transicionais	USP	*United States Pharmacopoeia*
TDLU	unidade lobular ductal terminal	USP XX	*United States Pharmacopoeia* 20ª edição
TDLUs	unidades lobulares ductais terminais	UTI	infecção do trato urinário
TE	*echo time*	UTIs	infecções do trato urinário
TEF	fístula traqueoesofágica	UVJ	junção ureterovesical
TGA	transposição de grandes artérias	U_{vol}	volume de urina
TGV	transposição de grandes vasos	V/Q	ventilação/perfusão
tHPT	hiperparatireoidismo terciário	VACTERL	anomalias vertebrais, anorretais, cardiovasculares, fístula traqueoesofágica, anomalias renais e de membros
TIA	ataque isquêmico transitório		
TIAs	ataques isquêmicos transitórios		
TLC	capacidade pulmonar total	VC	capacidade vital
Tm	transporte máximo através de células tubulares	VCUG	uretrocistografia miccional
$T_{máx}$	tempo até o pico máximo	VDRL	*Venereal Disease Research Laboratory*
TMB-IDA	ácido 2,4,6-trimetilbromoacetanilida iminodiacético	vHL	doença de von Hippel-Lindau
		VIP	peptídeos intestinais vasoativos
TN	verdadeiro negativo	VMA	ácido vanilmandélico
TNF	fator de necrose tumoral	VMI	veia mesentérica inferior
TNM	tumor, linfonodos, metástases (*tumor, nodes, metastasis*)	VP	ventriculoperitoneal
		VR	espaço de Virchow-Robin
TOA	abscesso tubovariano	VSD	defeito septal ventricular
TOF	tetralogia de Fallot	VSDs	defeitos septais ventriculares
TORCH	toxoplasmose, rubéola, citomegalovírus, herpesvírus	VUR	refluxo vesicoureteral
		vv.	veias
TP	verdadeiro positivo	WAGR	tumor de Wilms, aniridia, anormalidades genitais, retardo mental
TPN	nutrição parenteral total		
TPROM	ruptura prematura a termo das membranas	WBC	leucócitos
TR	tempo de repetição	WDHA	diarreia aquosa, hipocalemia, acloridria
TRH	hormônio liberador de tireotrofina	WDHH	diarreia aquosa, hipocalemia, hipocloridria
TRV	transverso	WM	substância branca
TSC	esclerose tuberosa	WPW	Wolff-Parkinson-White
TSH	hormônio estimulador da tireoide	wt/vol	porcentagem peso-volume = quantidade de um soluto por g por quantidade de solução em mL
TURP	ressecção transuretral da próstata		
TV	volume corrente	XGP	pielonefrite xantogranulomatosa
UA	artéria umbilical	YS	saco vitelino
UCL	ligamento colateral ulnar		

ACRÔNIMOS E MNEMÔNICAS

3-6-9-12 809
3 C's 14
3 Hs 3 Ls CICA 451
3 Ts e PIP 19
4 H FM 899
4 Hs TAM GV 683
4 M's 499
4 T's 451
5 CS + 1M 1106
5 M'S To PROoF 1
5 Ps 706
5 T's + CAD 591
6 Cs & 2Ps 912
6 Ds 134
A Careta Glacial PG 52
A VP-Shunt Can Decompress The Hydrocephalic Child (Todo Shunt VP Pode Descomprimir A Criança Hidrocefálica) 301
AAIIMM 778
AB 627
ABAFAS 440
ABCD e F 1079
ABCDEF 181
ABCDEFGHI–PRN 416
AEREI 16
AFAN 183
AFETEN 182
AGITE o C 6
AH SIM! MED 195
AJC2PAD 1133
All Summer Long Emily Ogled Peter's Sporty Isuzu (Ali Sozinha Logo Emília Olhou Para Seu Isuzu) 261
AMp-C 480
APERVITAM 191
APITEH 19
AROMA 903
ARTEPIBI 475
ARTICA 832
BAD HELP 789
BAD MEAT 672
BBPG 498
BE MACHO 242
BELCT FPAT 843
BIC BANG CHIMPS 443
BICTI 442
BIRTH 249
BISH 271
BLUSCHINGS 775
Ca2 e COME 243
CACIFE 9
CADA N 10
Cada Outro Paciente Fica Ruim Ou Então Mente 6
CAJVIT 436
CAL MICE 244

CALHAPAC 3MS 433
CALL HOME 193
CASSET 425
CATCH LAMP 368
CCHUTIN 910
CCMMTR 746
CD2 1133
CE IPTU 687
CECUM ATIPALE 796
células Pequenas e Escamosas são Centrais 485
Certos Cânceres Entram Também Pela Mácula Linfática *519*
CETO E *35*
CHA 688
CHAMAS 252
CHAMIL 694
CHANT AN OLD PSALM 1104
CHAP VAN 1020
CHAT CIN 1140
CHAVIT 778
CHEETAH 1027
CHEGA o PAI e TIA F 422
CHEST 525
CHIMF 746
CHOW FADA etc. etc. 194
CIA 427
CIAAA 1132
Cisne Desliza e Dança na Água do Lago ao Morno Entardecer 139
CLIMRAGE 785
COAG 914
COBRE LTTDD 2
CODEES 581
Com Bondade e Menos Brutalidade, a Inteligência é o Luminar do Progresso 125
COM PANES 194
COME 746
CONQTSH 1107
CONMAN 251
COPUBES 801
CRAP TRAP 16
CRIER 846
Criva Giganta 52
CUM TAPPIT RV 603
CUSPIR ECA 422
CV 240
D4E2S 133
DAE TACO EH 781
DAIAC 87
Deixe Ligado Hoje de Manhã e Amanhã Ligue Então Sem Gasto 771
DELATAR 189
DICIONARE + ATP 470
DIDI *440*

DITATOM 1
DOA 137
DOM MARRINE 183
DOSE H 16
DRIPP 1015
DURMO 916
E e M 1006
E MORTE 183
EI CELSC 1129
ELECTS 425
EMA 592
EMAX 1006
EPAEE 782
EPATES DID 792
EPIC 439
ESCARED CELL-MATE 797
Eu Li Para Poder Tirar Tais Conclusões Hipercríticas 35
Existem Realmente Muitos Tipos de Neoplasias Horríveis e Pavorosas Tomando o Osso de Pacientes Sofridos 125
FASE BALDA *425*
FAT CHANCE 438
FECAL P 271
FEDE GEME SETE TH 444
FEDELHA TEM O Pé Limpo 18
FEDI 426
FEMALE 6
feme: 398
FETICH 190
FHC 454
FLANMHAM 899
FOG MACHINES 8
FOG P 903
FROPACHO 188
G CHATO 680
G. WILLIAMS M. 792
GAL 251
GAMEBEI 713
GAMMAGARPS 427
GANDHANA 904
GEICE 685
GEM DHI 9
GEM MINER CO 1014
GIM com SAL 19
GINU BATAVO 788
GOLPEC 746
GULAS DE 2PP 441
H DIMPL 861
H LEMMON 5
H MITTE 367
HÁ 4 M 183
HA GUIDI 871
HAD IT 1017
HALL 916
HAM 192
HAPDIM 182
HELP MDT HOLE 183

HELP 426
HERDAI 5
HERI 1016
HHONRA 913
HIDE FACTS 424
HITA 184
HITCH 694
HMFFS 773
HM RANT 1106
Hoje Meu Nariz Arde Com Sal 11
HOME 630
HULA 983
IDDY BidDy BaBy Doo Doo 295
I HEAR 421
IH SEDE 11
I'M Slow 348
ITHACANS 241
LADE 1024
L-CHAIM 1134
LEDS 343
Lembre os Ps 779
LEOAH 13
LETTERS MC 783
LFT'S 1102
LO VISHON 341
LUCIFER M 890
Ma McCae & Co 598
MABEL 250
MACACA TET 455
MACHADO T 14
MaCK CLaN 797
MADAME SHEMLEN 191
MAGICAL DR 245
MALTS 437
maluco, mudável, molhado 301
MAMA N 196
Mamãe e Papai Ouviam Rock no Clube 24
MAN *593*
MANDELIN 196
Marilyn Monroe Revivida por Madonna Hoje, Ontem Perdeu a Chance de Gravar 340
Massa do Ângulo CerebeloPontino É Grave 251
Massas Hiperecoicas Acometendo Lobos Inteiros do Fígado 681
MEAN 1051
MEGO 243
MEGO TP 221
MEL e NATTA 986
MELD 343
MELT 190
MENGH 913
Metástases Celulares Semelhantes a escamas Tendem a Cavitar 526
MI MCA 797
MILL P3 798
Minha Mãe Espancou Com Força Ontem 7

MIM   871
MISME   322
MODA CE   24
MOLD   *340*
MONGE LL   8
MR CT BB   312
MTMDL   447
MUSIC   641
NADA DE PTS   1131
NASAL PIPE   361
NATI MAN   1106
NAVE GI   598
NAVEL (de lateral a medial)   619
NMR CT   *342*
NNSSLL   5
O alfabeto   418
O CADET   13
O CHATO   194
O FATO   9
O PM TOMA MOLHO F   192
Oh, Oh, Oh Tantos Toques Assim Fazem Várias Garotas Vaginas Até Hymens   258
OMPHALOCele   1070
OPA   262
P2 TETT   592
PAM the HAM   301
PAN TC   687
PATO   21
PELAS   188
PERIOSTEAL OSSAA   11
PESALM II   796
PESHI GATO De BATA   428
PESO   16
PESTE FEMD   427
PETEL e 3Cs   422
PHLMPS   454
PINEEAL   240
PLEADE   767
PLUMP FACIES   361
PODO   152
POMBA CD   421
PONGS   13
PORO   16
POSTCARD   961
PPD ADH PORSOI   182
PPES   441
PSEO   791
PUBAICS   787
RADOCA   421
Razão da Filtração Glomerular Ganha Muitos Apontamentos   932
RIP R HIP   904
RITA EME   159
ROE   198
ROTE   526

SAFE POET   1117
SAL   9
SATCHMO   252
SEDA CLEINN   3
SEM Ligar Grace Conseguiu Pular a Grade de Ferro Tingida   436
SHAMPOO TAII   896
SHIADU   418
SHOTO   195
SIEP   845
Siga o Ganso Sara!   37
SIRS   31
SLAM DA PIG   437
SPICER   786
SR DEMLEV   1129
STABS   1016
STALLAG   422
STARFASH   556
TA SHERIF   424
TACHE   907
TALT   448
TAMBELL   453
TAPICES   436
TARDI   1015
TATA PEDE SPLASH DEE   20
TEACH   243
TEM CAPETAS   19
TEMPEST   428
THE CLIP   1051
THRILLEr   367
TICCS BEV   595
TIN   183
TIRE CC   918
TO A PE   193
TO PAGO   11
TOM TOM   126
TOMATO   525
TP   240
TPAV   1013
TREMEI   916
TRINI   448
Tumores Cancerosos Recidivantes e Comuns Podem Matar o Paciente   126
TV SHAMME   438
USED   893
VA BADD TU BADD   776
VACTERL   833
VEIN   963
VINDICATE   1
VENTE   863
WEIRD HOLAS   436
WHAT causes HCC?   739
Wilson, PAGODI e 6 Hs   14
YES CT   995
ZEAL VOLUMES C3P3   788

SUMÁRIO DE FIGURAS

SISTEMA MUSCULOESQUELÉTICO

Localização do Tumor 6
Média Etária de Ocorrência de Tumores Ósseos Benignos e
    Malignos 7
Padrão de Distribuição das Lesões Artríticas. 15
Avaliação Inicial da Artroplastia Total do Quadril 1 21
Avaliação Inicial da Artroplastia Total do Quadril 2 21
Parafuso Canulado 28
Parafuso Cortical 28
Parafuso Esponjoso 28
Parafuso Maleolar 28
Parafuso Herbert 28
Parafuso Interferência 28
Washer 28
Prego de Jewett 28
Parafuso de Compressão Dinâmica 28
Grampo de Fixação 29
Grampo de Mesa 29
Grampo Coventry 29
Placa de Compressão Dinâmica 29
Placa Maleável de Reconstrução 29
Placa em L 29
Placa em Folha de Trevo 29
Placa em Forma de T 29
Placa em Lâmina 29
Pinos + Cerclagem de Tensão em Forma de Oito 29
Pino Rush 29
Prótese Charnley-Mueller 29
Prótese Thompson 29
Prótese Austin-Moore 29
Musculatura Torácica 31
Manguito Rotador 31
Arco Coracoacromial 31
Tipo I Acrômio Chato 32
Tipo II Acrômio Curvado para Baixo 32
Tipo III Acrômio Curvado para Baixo em Gancho 32
Tipo IV Acrômio Curvado para Cima 32
Tipo I Complexo Bíceps-Labial 32
Tipo II Complexo Bíceps-Labial 32
Tipo III Complexo Bíceps-Labial 32
Anatomia Normal do Ombro Direito Frontal 32
Complexo de Buford 33
Secção Transversa através da Porção Superior do Braço 34
Secção Transversa através da Porção Média do Braço 34
Secção Transversa através do Cotovelo 34
Secção Transversa através do Antebraço Proximal 34
Secção Transversal através da Porção Média do Antebraço 34
Secção Transversa através do Punho 34
Ocorrência de Centros Ósseos no Úmero Distal 35
Túnel do Carpo 35
Segmentos Centrais dos Ligamentos Escafolunato e
    Lunotriquetral 35
Secção Transversa da Articulação do Punho Radioulnar
    Distal com os Seis Compartimentos Extensores 36
Segmentos Palmar e Dorsal dos Ligamentos Escafolunato e
    Lunotriquetral 36
Ligamentos Extrínsecos do Carpo, aspecto palmar 36

Ligamentos Extrínsecos do Carpo, aspecto dorsal 36
Flexores do Quadril 37
Secção Transversa através de L4-5 38
Secção Transversa através L5-S1 38
Secção Transversa através de S1-S2 38
Secção Transversa através de S4 38
Secção Transversa através do Teto Acetabular 38
Secção Transversa através do Trocanter Maior 38
Secção Transversa ao Nível do Trocanter Menor 39
Secção Transversa ao Nível do Forame Obturador 39
Secção Transversa através da Coxa Proximal 39
Secção Transversa através da Coxa Média Direita 39
Secção Transversa da Coxa Direita Distal 39
Secção Transversa através da Panturrilha Direita 39
Plexo Lombossacral 40
Coxins Adiposos do Quadril Direito na Posição AP Perfeita 40
Forame Ciático Maior 40
Pontos de Referência Óssea do Quadril Direito em
    Posição AP Perfeita 40
Inserção dos Ligamentos Cruzados e Meniscos no Platô Tibial 41
Nervo Fibular Proximal 41
Nervo Tibial Posterior 43
Nervo Fibular Distal 43
Secção Transversa através da Perna Direita Distal 43
Compartimentos Plantares do Médio Pé 43
Compartimentos Plantares do Antepé 43
Angulação Calcânea 44
Ângulo de Boehler 44
Ângulo Talocalcâneo em Incidência Lateral 44
Ângulo Intermetatarsal 44
Tornozelo Valgo 44
Ângulo Talocalcâneo em Incidência AP 44
Ângulo das Cabeças dos Metatarsianos 44
Linhas Radiográficas da Posição da Articulação do Quadril 68
Vista Coronal do Quadril Esquerdo 69
Ângulos do Setor Acetabular 70
Sinais de Luxação Patelar em imagens de MR 71
Lesão da Cartilagem Glenoide (plano axial) 72
Deslocamento do Punho (projeção lateral) 74
Linha de Klein no Quadril Normal 78
Impacto Femoroacetabular Tipo Cam 80
Impacto Femoroacetabular Tipo Pincer 80
Fraturas por Fadiga (Estresse) e Insuficiência do Quadril 86
Classificação de Salter-Harris de Lesão da Placa Epifisária 88
Adições de Rang e Ogden às Classificações de Salter-Harris 88
Linha Umeral Anterior e Coxins Adiposos do Cotovelo 89
Fraturas Tipo Monteggia – Bado Tipo I 90
Fraturas Tipo Monteggia – Bado Tipo II 90
Fraturas Tipo Monteggia – Bado Tipo III 90
Fraturas Tipo Monteggia – Bado Tipo IV 90
Fratura de Essex-Lopresti 90
Fratura de Galeazzi 90
Fratura de Smith 91
Fratura de Barton 91
Fratura de Colles 91
Fratura do Chofer 91
Fraturas do Acetábulo – Fratura Transversa 92
Fraturas do Acetábulo – Fratura da Coluna Anterior 92

Fraturas do Acetábulo – Fratura da Coluna Posterior 92
Fraturas do Acetábulo – Fratura da Parede Anterior 92
Fraturas do Acetábulo – Fratura de Ambas as Colunas 92
Fraturas do Acetábulo – Fratura em Forma de T 92
Fraturas do Acetábulo – Fratura de Parede Anterior +
    Hemitransversa Posterior 92
Fraturas do Acetábulo – Fratura de Parede Anterior +
    Fratura de Coluna Posterior 92
Fratura de Malgaigne 93
Fratura de Duverney 93
Fratura de Segond 93
Fratura de Segond Reversa 93
Doença de Pellegrini-Stieda 94
Fratura por Avulsão do ACL 94
Fratura do Platô Tibial Tipo I 95
Fratura do Platô Tibial Tipo II 95
Fratura do Platô Tibial Tipo III 95
Fratura do Platô Tibial Tipo IV 95
Fratura do Platô Tibial Tipo V 95
Fratura do Platô Tibial Tipo VI 95
Fraturas do Tornozelo – Supinação-Adução 95
Fraturas do Tornozelo – Supinação-Abdução 95
Fraturas do Tornozelo – Pronação Rotação Externa 95
Fraturas do Tornozelo – Fratura de Le Fort 95
Fraturas do Tornozelo – Fratura de Tillaux 95
Fratura de Maisonneuve 96
Fratura de Lisfranc-Deslocamento 96
Fratura por Avulsão do Fibular Curto 96
Fratura de Shepherd 96
Fratura de Jones 96
Projéteis 103
Artrite Hemofílica 106
Herniação Cística (Radiografias AP e LAT) 107
Lesões de Anterior para Posterior do Lábrum
    Superior – SLAP I 114
Lesões de Anterior para Posterior do Lábrum
    Superior – SLAP II 114
Lesões de Anterior para Posterior do Lábrum
    Superior – SLAP III 114
Lesões de Anterior para Posterior do Lábrum
    Superior – SLAP IV 114
Lesões de Anterior para Posterior do Lábrum
    Superior – SLAP V 114
Lesões de Anterior para Posterior do Lábrum
    Superior – SLAP VI 114
Lesões de Anterior para Posterior do Lábrum
    Superior – SLAP VII 114
Lesões de Anterior para Posterior do Lábrum
    Superior – SLAP VIII 114
Lesões de Anterior para Posterior do Lábrum
    Superior – SLAP IX 114
Ruptura do Menisco Medial 122
Ruptura do Menisco Lateral 122
Orientação da Ruptura do Menisco 122
Padrão Característico de Ruptura do Menisco 123
Subluxações na Artrite Reumatoide – Dedo em Marreta 157
Subluxações na Artrite Reumatoide – Deformidade "em
    Botoeira" 157
Subluxações na Artrite Reumatoide – Deformidade em
    "Pescoço de Cisne" 157
Os Acromiale 161

SISTEMA NERVOSO CENTRAL

Centros de Ossificação Primária e Secundária – Áxis 188
Centros de Ossificação Primária e Secundária – Atlas 188
Escoliose – Método de Lippmann-Cobb 190
Fendas no Arco Neural 190
Sindesmófitos – Espondilite Anquilosante 192
Sindesmófitos – Psoríase e Síndrome de Reiter 192
Sindesmófitos – Espondilose deformante 192
Anomalias da Placa Terminal Vertebral – Normal 192
Anomalias da Placa Terminal Vertebral – Vértebras em Cunha .. 192
Anomalias da Placa Terminal Vertebral – Vértebra de Peixe .. 192
Anomalias da Placa Terminal Vertebral – Vértebra
    em Panqueca 192
Anomalias da Placa Terminal Vertebral – Vértebra em H 192
Anomalias da Placa Terminal Vertebral – Nódulos de Schmorl .. 192
Hastes de Cotrel-Dubousset e Parafusos Pediculares 197
Haste de Knodt 197
Haste de Luque 197
Placa de Steefee 197
Dispositivos de Fixação Espinhal – Haste de Dunn 197
Dispositivos de Fixação Espinhal – Haste de Harrington 197
Dispositivos de Fixação Espinhal – Cabo de Dwyer 197
Linhas da Base Craniana em Vista Lateral 199
Vista Odontoide de Boca Aberta 199
Relação Normal de Junção Craniovertebral 199
Articulações e Ligamentos da Região Occipitoatlantoaxial ... 200
Meninges da Medula Espinhal 200
Vértebra Cervical Típica 200
Secções Transversais através da 5ª Vértebra Lombar 201
Anatomia da Junção Discovertebral 201
Dermátomos 202
Rupturas Anulares do Disco 207
Perda de Sinal de Disco Grau I 207
Perda de Sinal de Disco Grau II 207
Perda de Sinal de Disco Grau III 207
Perda de Sinal de Disco Grau IV 207
Perda de Sinal de Disco Grau V 207
Descritor de Localização de HNP em Imagem Axial 208
Descritor de Localização de HNP em Imagem Sagital 208
Disco Protuberante e Herniações – Abaulamento 208
Disco Protuberante e Herniações – Protrusão em Base Larga .. 208
Disco Protuberante e Herniações – Protrusão Focal 208
Disco Protuberante e Herniações – Extrusão 208
Herniação de Disco Lateral 209
Avaliação do Deslocamento Atlantoccipital 210
Razão de Potência 211
Fraturas de LeFort – Tipo I 212
Fraturas de LeFort – Tipo II 212
Fraturas de LeFort – Tipo III 212
Fraturas do Atlas – Fratura do Arco Anterior 214
Fraturas do Atlas – Fratura do Arco Posterior 214
Fraturas do Atlas – Fratura da Massa Lateral 214
Fraturas do Atlas – Fratura de Jefferson 214
Fraturas do Áxis – Fratura em Lágrima 214
Fraturas do Áxis – Fratura do Enforcado 214
Fraturas Dentais – Tipo I 214
Fraturas Dentais – Tipo II 214
Fraturas Dentais – Tipo III 214
Variantes Dentais – Osso Odontoide 214
Variantes Dentais – Ossículo Terminal 214

Variantes Dentais – Hipoplasia do Dente.................. 214
Variantes Dentais – Aplasia do Dente..................... 214
Lesão da Coluna Torácica – Fratura em Lágrima 216
Lesão da Coluna Torácica – Instabilidade da Flexão......... 216
Lesão da Coluna Torácica – Faceta Impactada Unilateral 216
Lesão da Coluna Torácica – Deslocamento por Hiperextensão .. 216
Lesão da Coluna Torácica – Faceta Impactada Bilateral..... 216
Sinais Ultrassonográficos Cranianos de Mielomeningocele.. 222
Sinal do Chapéu de Napoleão 228
Espondilólise – Radiografia Oblíqua de L5 228
Espondilólise – CT através do Corpo Vertebral Médio 228
Sinal de Reversão 237
Desvios Intracranianos – Desvio Circular 239
Desvios Intracranianos – Desvio Distal 239
Desvios Intracranianos – Desvio Proximal 239
Desvios Intracranianos – Desvio Quadrado 239
Triângulo Silviano 239
Distribuição de Tumores Intracranianos na População Adulta... 241
Padrões de Realce – Leptomeníngeo 244
Padrões de Realce – Paquimeníngeo 244
Padrões de Realce – Giral Cortical e Periventricular 244
Padrões de Realce – Nodular Subcortical................. 244
Padrões de Realce – Cauda Dural......................... 244
Padrões de Realce – Anel Aberto e Suave................. 244
Padrões de Realce – Anel Fechado e Suave 244
Padrões de Realce – Anel Necrótico..................... 244
Sinal do Olho-do-Tigre 249
Meninges do Cérebro..................................... 255
Seção Sagital através do Cérebro em Gestação de 10-11 Semanas.. 256
Seio Cavernoso.. 256
Corte Axial ao Nível do Terceiro Ventrículo 257
Corte Coronal através da Comissura Anterior 257
Corte Coronal através da Parte Ventral da Ponte 257
Núcleos Cranianos do Tronco Cerebral e Formação Reticular... 259
Nervo Trigêmeo.. 259
Anatomia Intracranial do Segmento do Nervo Facial........ 260
Canal Auditivo Interno 260
Corte Coronal através do Lobo Temporal Mesial Direito..... 261
Artéria Oftálmica 262
Círculo Arterial do Cérebro 262
Veias Cerebrais... 263
Suprimento Arterial do Cerebelo – Projeção Inferior....... 264
Suprimento Arterial do Cerebelo – Projeção Lateral 264
Artéria Cerebelar Inferior Posterior 265
Territórios Vasculares de Cerebelo 265
Territórios Vasculares do Tronco Cerebral 265
Mudanças de Sinal em T1 e T2 na Evolução do
 Hematoma Intracerebral 295
Configuração Ventricular em Holoprosencefalia Alobar..... 298

ÓRBITA

Tipos de Anopsia 339
Tomografia Orbitária Coronal através da Órbita Média..... 344
Tomografia Orbitária Sagital através da Órbita Média 344

ORELHA, NARIZ E GARGANTA

Laringograma Frontal durante a Fonação 370
Varredura Coronal da Anatomia do Recesso Frontal........ 370
Laringograma Lateral.................................... 370
Varredura Sagital da Anatomia do Recesso Frontal 370

Visão da Parede Nasal Lateral 371
Varredura Coronal da Unidade Ostiomeatal 372
Pilares Faciais 372
Aparelho Branquial 373
Corte Transversal pela Base do Crânio................... 375
Corte Transversal pelo Antro Superior................... 375
Corte Transversal pelo Antro Inferior 375
Corte Transversal pela Crista Alveolar.................. 376
Corte Transversal pela Mandíbula 376
Corte Transversal por C4................................ 376
Corte Transversal por C6................................ 377
Corte Transversal por C7................................ 377
Articulação Temporomandibular 377
Corte Transversal do Pescoço ao Nível do Osso Hioide 378
Corte Transversal do Pescoço ao Nível Supraglótico Médio .. 378
Corte Transversal do Pescoço ao Nível da Glote 378
Corte Transversal do Pescoço ao Nível Supraglótico Alto 378
Corte Transversal do Pescoço ao Nível Supraglótico Baixo ... 378
Corte Transversal do Pescoço ao Nível da Face Inferior de
 Corda Vocal Verdadeira................................. 378
Tomograma Coronal do Osso Temporal 379
Tomograma Axial do Osso Temporal........................ 379
Varredura Coronal da Orelha Direita Normal –
 Mais Anterior pela Cóclea 379
Varredura Coronal da Orelha Direita Normal – Pelo Nível
 do Vestíbulo 379
Varredura Coronal da Orelha Direita Normal –
 Mais Posterior pela Janela Redonda 379
Varredura Axial da Orelha Direita Normal –
 Mais Superior pelo Canal Semicircular Lateral 379
Varredura Axial da Orelha Direita Normal –
 Pelo Nível do Vestíbulo 379
Varredura Axial da Orelha Direita Normal – Mais Inferior
 pelo Giro Basilar da Cóclea 379
Sistema de Numeração dos Dentes para Arco Permanente ... 381
Nível de Linfonodos do Pescoço.......................... 382
Estenose da Carótida 385
Velocidade Sistólica e Diastólica de Pico em Estenose da
 Artéria Carótida Interna 386
Taxa de Velocidade Sistólica e Diastólica em Estenose da
 Artéria Carótida Interna 386
Parâmetros Doppler em Estenose da Artéria Carótida Interna 386

TÓRAX

Doença Difusa do Parênquima Pulmonar (DPLD) 424
Padrão de Doença Brônquica – Bronquíolo Normal 430
Padrão de Doença Brônquica – Parede Brônquica Engrossada .. 430
Padrão de Doença Brônquica – Bronquíolo Dilatado........ 430
Padrão de Doença Brônquica – Impactação Brônquica...... 430
Padrão de Doença Brônquica – Aparência de
 "Árvore em Botão" 430
Tamanho Estimado do Pneumotórax....................... 444
Posição da Linha Venosa Central 458
Anatomia Broncopulmonar 459
Árvore Brônquica em Projeção Lateral 460
Nível do Brônquio Segmentar Apical 461
Nível do Brônquio Lobar Médio Direito 461
Nível do Brônquio do Lobo Superior Direito 461
Nível do Brônquio Segmentar Superior Esquerdo 461
Nível do Brônquio Intermediário........................ 461

Nível do Brônquio Lobar Inferior........................ 461
O Nódulo Pulmonar Secundário 461
Vias Aéreas Terminais dentro do Lóbulo Pulmonar Secundário . 461
Anatomia Transversal dos Segmentos Pulmonares –
   Nível do Arco Aórtico 462
Anatomia Transversal dos Segmentos Pulmonares –
   Nível da Artéria Pulmonar Direita 462
Anatomia Transversal dos Segmentos Pulmonares –
   Nível da Artéria Pulmonar Esquerda 462
Anatomia Transversal dos Segmentos Pulmonares –
   Nível do Ventrículo Esquerdo....................... 462
Volumes e Capacidades Pulmonares 463
Compartimentos do Mediastino......................... 464
Linhas e Tarjas na Radiografia Torácica Frontal 465
Contagem de Linfócito CD4 *versus* Doença Pulmonar 468
Tipos de Aspergilose Relativa ao Estado Imune 474
Enfisema Centrolobular................................ 500
Enfisema Panacinar 500
Apresentação da Equinococose Pulmonar................ 509

MAMA

Deformidade de Contorno 560
Mudança na Posição de Visualização MLO para
   Visualização ML................................. 560
Unidade Lobular Ductal Terminal 563
Padrões Parenquimais de Mamas 564
Distribuição de Cânceres de Mama na População Analisada. . 567
Doença Benigna da Unidade Lobular Ductal Terminal –
   Normal 579
Doença Benigna da Unidade Lobular Ductal Terminal –
   Adenose.. 579
Doença Benigna da Unidade Lobular Ductal Terminal –
   Adenose Esclerosante............................. 579
Doença Benigna da Unidade Lobular Ductal Terminal –
   Adenose no Ducto Fechado 579
Doença Benigna da Unidade Lobular Ductal Terminal –
   Mudança Fibrocística............................. 579
Doença Benigna da Unidade Lobular Ductal Terminal –
   Cisto de Tensão.................................. 579

CORAÇÃO E GRANDES VASOS

Padrões de Compressão Vascular do Esôfago e Traqueia –
   Endentação Traqueal Anterior 599
Padrões de Compressão Vascular do Esôfago e Traqueia –
   Endentação Traqueal Anterior 599
Padrões de Compressão Vascular do Esôfago e Traqueia –
   Impressão Esofágica Posterior Pequena................ 599
Padrões de Compressão Vascular do Esôfago e Traqueia –
   Endentação Traqueal Posterior + Impressão Esofágica
   Anterior.. 599
Anomalias de *Situs* – *Situs solitus* 600
Anomalias de *Situs* – *Situs inversus*.................... 600
Anomalias de *Situs* – Isomerismo Esquerdo 600
Anomalias de *Situs* – Isomerismo Direito 600
Vasculites Não Infecciosas............................. 605
Procedimento de Fontan 606
Procedimento de Norwood............................. 606
Procedimento de Mustard 606
Procedimento de Waldhausen.......................... 606
Pressões Sanguíneas Normais 608
Desenvolvimento dos Grandes Vasos Sanguíneos 608
Ventrículo Direito Visto de Frente 608
Posições de Válvula Cardíaca 609
Diagrama do Relacionamento das Quatro Válvulas
   Cardíacas em Corte Transversal 610
Visualização do Eixo Longo Paraesternal.................. 610
Eixo Paraesternal Longo e Curto 610
Variantes do Istmo Aórtico Normal em Projeção Oblíqua
   Anterior Esquerda em 45° – Fuso Aórtico.............. 611
Variantes do Istmo Aórtico Normal em Projeção Oblíqua
   Anterior Esquerda em 45° – Canal Divertículo Clássico ... 611
Variantes do Istmo Aórtico Normal em Projeção Oblíqua
   Anterior Esquerda em 45° – Canal Divertículo Atípico 611
Angiografia da Artéria Coronária Direita em
   Visualização de Projeção Oblíqua Anterior Direita........ 612
Angiografia da Artéria Coronária Esquerda em
   Visualização de Projeção Oblíqua Anterior Direita........ 612
Angiografia da Artéria Coronária Direita em
   Visualização de Projeção Oblíqua Anterior Esquerda...... 612
Angiografia da Artéria Coronária Esquerda em
   Visualização de Projeção Oblíqua Anterior Esquerda...... 612
Circulação Dominante Direita (Visualização Oblíqua
   Anterior Esquerda e Direita) 613
Circulação Dominante Esquerda (Visualização Oblíqua
   Anterior Esquerda e Direita) 613
Circulação Equilibrada (Visualização Oblíqua Anterior
   Esquerda e Direita)............................... 613
Anatomia da Artéria Coronária Direita (Projeção Craniana
   Oblíqua Anterior Direita) 613
Anatomia da Artéria Coronária Esquerda (Projeção
   Craniana Oblíqua Anterior Esquerda) 613
Visualização AP do Coração e das Artérias Coronárias 614
Artérias Coronárias – Anatomia Normal.................. 614
Artérias Coronárias – Circunflexa Anômala............... 614
Artérias Coronárias – LCA Anterior Anômala.............. 614
Artérias Coronárias – LCA Posterior Anômala............. 614
Artérias Coronárias – RCA Interatrial Anômala............ 614
Artérias Coronárias – LCA Interarterial Anômala........... 614
Artérias Coronárias – RCA Anômala Posterior 614
Artérias Coronárias – LCA Intramural Anômala............ 614
Seios e Recessos Pericárdicos – No Nível da Artéria
   Pulmonar Principal 615
Seios e Recessos Pericárdicos – Abaixo do Nível da Artéria
   Pulmonar Direita................................. 615
Desenvolvimento do Sistema Venoso Maior 616
Arco Palmar Superficial Incompleto 617
Sistema Venoso Profundo da Extremidade Inferior 618
Sistema Venoso Superficial da Extremidade Inferior 619
Anatomia Arterial Inguinal RPO 619
Anatomia Arterial Inguinal PA.......................... 619
Anatomia Arterial Inguinal RAO 619
Pulsatilidade.. 620
Formas de Onda de Doppler das Veias Hepáticas.......... 620
Artéria Pulmonar Esquerda Aberrante 621
Retorno Venoso Pulmonar Anômalo Total Tipo I 622
Retorno Venoso Pulmonar Anômalo Parcial Tipo I 623
Parede Aórtica Normal 623
Aneurisma Verdadeiro................................ 623
Aneurisma Falso..................................... 623
Tipos de Endovazamento.............................. 627
Dissecção Aórtica DeBakey Tipo I 628

Dissecção Aórtica DeBakey Tipo II 628
Dissecção Aórtica DeBakey Tipo III 628
Defeitos Atriais Septais 633
Coração de Recém-Nascido Normal 633
Defeito no *Ostium Primum* 633
Defeito no *Ostium Secundum* 633
Defeito no Seio Venoso 633
Coarctação da Aorta – Coarctação Localizada 639
Coarctação da Aorta – Hipoplasia Tubular 639
Desenvolvimento Hipotético do Arco Aórtico de Edwards ... 644
Arco Aórtico Duplo 644
Anomalia de Ebstein 645
Interrupção do Arco Aórtico 651
Arco Aórtico Direito com Artéria Subclávia Esquerda
    Aberrante 665
Arco Aórtico Direito com Ramificação em Espelho 666
Tetralogia de Fallot 669
Transposição das Grandes Artérias 670
Variações de Transposição 671
Variações no Tronco Arterioso 675
Tronco Arterioso – Tipo I 675
Tronco Arterioso – Tipo II 675
Tronco Arterioso – Tipo III 675
Tronco Arterioso – Tipo IV 675

FÍGADO, DUCTOS BILIARES, PÂNCREAS E BAÇO

Classificação dos Cistos Biliares Congênitos – Cisto do
    Colédoco 690
Classificação dos Cistos Biliares Congênitos – Divertículo do
    Colédoco 690
Classificação dos Cistos Biliares Congênitos – Coledococele . 690
Classificação dos Cistos Biliares Congênitos – Dilatação
    Sacular de CBD + Ductos Intra-hepáticos 690
Classificação dos Cistos Biliares Congênitos – Dilatação
    Secular de CBD 690
Classificação dos Cistos Biliares Congênitos – Doença de
    Carole 690
Tributárias da Veia Porta Extra-hepática 695
Ramos da Veia Porta Intra-hepática 695
Variações do Sistema Venoso Portal Intra-hepático 695
Anatomia Funcional Segmentar Hepática 3D 696
Anatomia Segmentar Hepática a Nível de Junção da Veia
    Hepática 696
Anatomia Segmentar Hepática a Nível da Veia Porta Direita ... 696
Anatomia Segmentar Hepática a Nível da Veia Porta Esquerda .. 696
Anatomia Segmentar Hepática a Nível da Veia Esplênica 696
Anatomia Arterial Hepática – Michel Tipo 1 697
Anatomia Arterial Hepática – Michel Tipo 2 697
Anatomia Arterial Hepática – Michel Tipo 3 697
Anatomia Arterial Hepática – Michel Tipo 4 697
Anatomia Arterial Hepática – Michel Tipo 5 697
Anatomia Arterial Hepática – Michel Tipo 6 697
Anatomia Arterial Hepática – Michel Tipo 7 697
Anatomia Arterial Hepática – Michel Tipo 9 697
Fissuras Hepáticas 698
Variantes dos Ductos Biliares 699
Variantes Anatômicas da Inserção do Ducto Cístico –
    Lateral Direita 700
Variantes Anatômicas da Inserção do Ducto Cístico –
    Espiral Anterior 700
Variantes Anatômicas da Inserção do Ducto Cístico –
    Espiral Posterior 700
Variantes Anatômicas da Inserção do Ducto Cístico –
    Proximal 700
Variantes Anatômicas da Inserção do Ducto Cístico –
    Medial Baixa 700
Variantes Anatômicas da Inserção do Ducto Cístico –
    Lateral Baixa com Bainha Comum 700
Diâmetros Pancreáticos 701
Desenvolvimento Embriológico do Pâncreas 701
Variações na Anatomia do Ducto Pancreático – Descendente .. 701
Variações na Anatomia do Ducto Pancreático – Vertical .. 701
Variações na Anatomia do Ducto Pancreático – Sigmoide .. 701
Variações na Anatomia do Ducto Pancreático – Em Alça .. 701
Variações na Anatomia do Ducto Pancreático – União
    Anômala do ducto Pancreático e Ducto Biliar 701
Variações na Anatomia do Ducto Pancreático – Persistente
    de Santorini 701
Variações na Anatomia do Ducto Pancreático – De Santorini
    Persistente 701
Variações na Anatomia do Ducto Pancreático – Pâncreas
    Divisum 701
União Normal entre CBD e Ducto Pancreático – Canal
    Comum Curto 702
União Normal entre CBD e Ducto Pancreático – Ausência de
    Canal Comum 702
União Normal entre CBD e Ducto Pancreático – Canal
    Comum Longo 702
Espaços Extraperitoneais 703
Tipo I de Cistos do Colédoco 715
Cistos Congênitos do Colédoco 715
Atresia Biliar 722
Ciclo Parasítico do *Echinococcus granulosus* 723
Tumor Mucinoso Papilar Intraductal (IPMT) – IPMT do
    Ducto Principal 742
Tumor Mucinoso Papilar Intraductal (IPMT) – IPMT do
    Ramo do Ducto 742
Síndrome de Mirizzi – Cálculo do Ducto Cístico 747
Síndrome de Mirizzi – Cálculo no Colo da Vesícula Biliar ... 747
Síndrome de Mirizzi – Cálculo no Remanescente do Ducto
    Cístico 747
Pâncreas *Divisum* – Completo 750
Pâncreas *Divisum* – Incompleto 750
Transplante Pancreático 755
Conexões Cirúrgicas Portossistêmicas – *Shunt* Portocava .. 762
Conexões Cirúrgicas Portossistêmicas – *Shunt* Esplenorrenal . 762
Conexões Cirúrgicas Portossistêmicas – *Shunt* Mesocava ... 762
Conexões Cirúrgicas Portossistêmicas – *Shunt* Mesorrenal &
    Portocava Laterolateral 762

TRATO GASTROINTESTINAL

Procedimentos Cirúrgicos Gástricos – Procedimento
    Billroth I 787
Procedimentos Cirúrgicos Gástricos – Procedimento de
    Billroth II 787
Procedimentos Cirúrgicos Gástricos – Procedimento de
    Whipple 787
Procedimentos Cirúrgicos Gástricos – Em Y de Roux 787
Procedimentos Cirúrgicos Gástricos – Sapateiro 787
Procedimentos Cirúrgicos Gástricos – Retrocólica (Polia) ... 787

Procedimentos Cirúrgicos Gástricos – Gastroenterostomia do Tipo Alça – Esquerda para Direita = Isoperistáltica 787
Procedimentos Cirúrgicos Gástricos – Gastroenterostomia do Tipo Alça – Direita para Esquerda = Asntiperistáltica ... 787
Procedimentos Cirúrgicos Gástricos – *Bypasses* Gástricos – Gastroplastia de Anel Silástico Vertical 787
Procedimentos Cirúrgicos Gástricos – *Bypasses* Gástricos – Anel Vertical em Y de Roux 787
Procedimentos Cirúrgicos Gástricos – *Bypasses* Gástricos – Gastrojejunostomia em Y de Roux..................... 787
Procedimentos Cirúrgicos Gástricos – *Bypasses* Gástricos – Gastrojejunostomia em Alça 787
Calibre e Contorno Anormal do Intestino Delgado 793
Estágios da Rotação Intestinal – Rotação do Duodeno + Intestino Grosso Distal em 90° em Sentido Anti-Horário .. 805
Estágios da Rotação Intestinal – Rotação do Duodeno em 90° Adicionais em Sentido Anti-Horário................. 805
Estágios da Rotação Intestinal – Rotação Final 90° Sentido Anti-Horário do Duodeno 805
Estágios da Rotação Intestinal – Posição Final da Rotação Normal do Intestino....................................... 805
Suprimento de Sangue do Estômago, Duodeno e Pâncreas ... 806
Suprimento Sanguíneo do Intestino Grosso 806
Ultrassom Endoscópico do Esôfago...................... 807
Anatomia Muscular Pilórica........................... 808
Mensurações do Assoalho Pélvico na MR................. 809
Mensurações Defecográficas........................... 810
Ligamentos e Espaços Peritoneais no Abdômen Superior 810
Distribuição de Lesões Hepáticas Traumáticas 824
Atresia Esofágica com Fístula Traqueoesofágica (TEF) 832
Classificação de Park de Fístula Perianal 835
Secção Transversal do Cólon.......................... 837
Divertículos Duodenais............................... 839
Vólvulo Organoaxial 852
Vólvulo Mesenteroaxial............................... 852
Estenose Pilórica Hipertrófica 858
Anatomia da Intussuscepção........................... 861
Posição Normal do Duodeno 869
Não Rotação do Duodeno............................. 869
Duodeno e Jejuno em Rolha........................... 869
Rotação Parcial do Duodeno com Jejuno no Quadrante Superior Direito 869
Rotação Parcial do Duodeno com Junção Duodenal sobre o Pedículo Direito 869
Duodeno Redundante Má Rotação para a Direita da Coluna... 869

TRATO UROGENITAL

Idade mais Comum de Apresentação de Neoplasias Renais Sólidas 905
Mesonefro... 927
Diferenciação do Metanefro Masculino................... 927
Metanefro... 927
Diferenciação do Metanefro Feminino 927
Anatomia das Artérias Renais.......................... 929
Suprimento Sanguíneo do Parênquima Renal.............. 929
Fáscia de Gerota.................................... 930
Espaços Pararrenais 930
Acidificação Renal 931
Reabsorção de Sódio 931
Suprimento Arterial do Escroto 933
Secção Transversa Através da Próstata com BPH 933
Secção Mediossagital Através da Próstata Normal 933
Uretrograma: Pregas Uretrais Normais em LPO........... 934
Necrose Papilar..................................... 961
Classificação do Câncer Testicular 994
Sistema de Classificação do Traumatismo Renal – Hematoma Renal Subcapsular 997
Sistema de Classificação do Traumatismo Renal – Laceração Renal Superficial com Hematoma Perirrenal .. 997
Sistema de Classificação do Traumatismo Renal – Laceração Renal Profunda sem Extensão ao Sistema Coletor 997
Sistema de Classificação do Traumatismo Renal – Laceração Renal Profunda com Extensão ao Sistema Coletor 997
Sistema de Classificação do Traumatismo Renal – Trombose do Ramo Arterial Segmentar com Infartação .. 997
Sistema de Classificação do Traumatismo Renal – Oclusão da Artéria Renal Principal pela Lesão da Íntima... 997
Sistema de Classificação do Traumatismo Renal – Avulsão da Artéria Renal Principal 997
Sistema de Classificação do Traumatismo Renal – Rim Fraturado 997
Graduação do Refluxo Vesicoureteral 1010

OBSTETRÍCIA E GINECOLOGIA

Vista de Eixo Curto Fetal.............................. 1023
Vista de Quatro Câmaras Fetal 1023
Anatomia da Gestação................................ 1033
Estádio de Dupla Vesícula Simples 1034
Ducto Vitelino...................................... 1034
Cordão Umbilical Enrolado Inicial....................... 1034
Morfologia Placentária Variante – Placenta Bilobada........ 1035
Morfologia Placentária Variante – Lobo Sucenturiado...... 1035
Morfologia Placentária Variante – Placenta Membranácea .. 1035
Placenta Extracorial – Normal 1035
Placenta Extracorial – Circum-Marginada 1035
Placenta Extracorial – Circunvalada..................... 1035
Gemelarização – Gêmeos Dicoriônicos Diamnióticos....... 1040
Gemelarização – Gêmeos Monocoriônicos Diamnióticos... 1040
Gemelarização – Gêmeos Monocoriônicos Monoamnióticos .. 1040
Endométrio Pré-Menopáusico Normal – Durante Menstruação..................................... 1042
Endométrio Pré-Menopáusico Normal – Fase Proliferativa Avançada... 1042
Endométrio Pré-Menopáusico Normal – Fase Secretória ... 1042
Sinais Intrauterinos de uma Gravidez Ectópica............. 1055
Fendas Faciais – Normal 1060
Fendas Faciais – Labial Unilateral....................... 1060
Fendas Faciais – Labial + Palatina Unilateral............... 1060
Fendas Faciais – Mediana 1060
Fendas Faciais – Labial Bilateral 1060
Fendas Faciais – Labial + Palatina Bilateral 1060
Efeito do Peso ao Nascimento sobre a Morbidade e a Mortalidade Perinatais.............................. 1066
Hematomas Placentários.............................. 1078
Placenta Prévia – Central.............................. 1079
Placenta Prévia – Parcial 1079
Placenta Prévia – Marginal 1079
Placenta Prévia – Situação Baixa........................ 1079
Agenesia/Hipoplasia Mülleriana Combinada 1085
Útero Septado com Lado Esquerdo Obstruído 1085

Útero Subseptado (Septo Parcial) 1085
Útero Unicorne... 1085
Útero Bicorne Parcial................................... 1085
Útero Didelfo 1085
Útero Arqueado 1085
Útero Bicorne Unicolo.................................. 1085
Útero Bicorne Bicolo 1085
Septo Vaginal Transverso............................... 1085
Septo Vaginal Longitudinal 1085
Hímen Imperfurado.................................... 1085

MEDICINA NUCLEAR

Projeções de Territórios Vasculares na Cintilografia
    Cerebral – Visão Anterior 1109
Projeções de Territórios Vasculares na Cintilografia
    Cerebral – Visão Posterior........................ 1109
Projeções de Territórios Vasculares na Cintilografia
    Cerebral – Visão Axial Alta 1109
Projeções de Territórios Vasculares na Cintilografia
    Cerebral – Visão Lateral Esquerda 1109
Segmentos Pulmonares – RAO (Oblíquo Anterior Direito)... 1118
Segmentos Pulmonares – ANT (Anterior) 1118
Segmentos Pulmonares – LAO (Oblíquo Anterior Esquerdo) . . 1118
Segmentos Pulmonares – LPO (Oblíquo Posterior
    Esquerdo) 1118
Segmentos Pulmonares – POST (Posterior) 1118
Segmentos Pulmonares – RPO (Oblíquo Posterior Direito) . 1118
Segmentos Pulmonares – R LAT (Lateral Direita) 1118
Segmentos Pulmonares – L LAT (Lateral Esquerda) 1118
Interpretação Combinada de Varreduras de V/Q e Raios X
    de Tórax – Normal............................... 1119
Interpretação Combinada de Varreduras de V/Q e Raios X
    de Tórax – Baixa Probabilidade..................... 1119
Interpretação Combinada de Varreduras de V/Q e Raios X
    de Tórax – Moderada Probabilidade................. 1119
Interpretação Combinada de Varreduras de V/Q e Raios X
    de Tórax – Alta Probabilidade...................... 1119
Interpretação Combinada de Varreduras de V/Q e Raios X
    de Tórax – Indeterminada 1119
Planos de Reconstrução Planar – Projeção Anterior 1122
Planos de Reconstrução Planar – Projeção Lateral Esquerda. . 1122
Planos de Reconstrução Planar – Projeção Oblíqua Anterior
    Esquerda 1122
Mapa Polar para Imagem de Perfusão Miocárdica por SPECT . 1123
Planos de Reconstrução por SPECT – Eixo Curto 1124
Planos de Reconstrução por SPECT – Eixo Longo Vertical. . 1124
Planos de Reconstrução por SPECT – Eixo Longo Horizontal. . 1124
Curvas da Atividade Pulmonar – Normal 1132
Curvas da Atividade Pulmonar – Desvio Esquerdo – Direito. . . 1132
Curvas da Atividade Pulmonar – Método da Razão de
    Duas Áreas 1132
Renogramas - Períodos de Atividade 1139
Classificação da Função Renal Diferencial................ 1140

ESTATÍSTICAS

Características de Operação do Receptor para 3 Testes
    Diferentes 1144
Interpretação das Características de Operação do Receptor... 1144
Características de Operação do Receptor para Valor
    Preditivo Positivo de Vários Testes com Sensibilidades e
    Especificidades Diferentes......................... 1144
Características de Operação do Receptor para Valor
    Preditivo Negativo de Vários Testes com Sensibilidades e
    Especificidades Diferentes......................... 1144

MEIOS DE CONTRASTE SOLÚVEIS EM ÁGUA

Acetrizoato 1147
Diatrizoato 1147
Ioxaglato (Hexabrix®) 1147
Metrizamida 1147
Ioexol (Omenipaque®) 1147
Iopamidol (Isovue®) 1147
Ioversol (Opetiray®) 1147
Iotrolan (Iotrol®) 1148

SUMÁRIO DE TABELAS

SISTEMA MUSCULOESQUELÉTICO

Articulações da Mão e do Punho ... 15
Diagnóstico Diferencial da Doença Articular Sacroilíaca ... 16
DDx de Calcificações de Tecido Mole ... 26
Inserções Musculares do Ombro ... 33
Inserções Musculares da Coxa ... 37
Inervação da Pelve e Músculos da Coxa ... 40
Localização dos Recessos e Bursas Sinoviais Comuns ... 42
Ossículos Acessórios do Pé e Tornozelo ... 45
Classificação em MR de Necrose Asséptica
 (Classificação de Mitchell) ... 52
Classificação da Condromalacia Patelar ... 60
Encondroma versus Condrossarcoma no
 Esqueleto Apendicular ... 61
Tipos de Quadris Sonográficos ... 69
Tipos de Fraturas ... 85
Lesões Apofisárias por Avulsão ... 88
Diferenças entre Homocistinúria e Marfan ... 108
Diferenças entre HPT Primário e Secundário ... 109
Diferenças entre os Vários Tipos de Hipotireoidismo ... 111
Critérios para Diagnóstico de Síndrome de Marfan
 (Classificação de Ghent) ... 120
Classificação de Lesão do Menisco por MR ... 123
Mucopolissacaridoses ... 128
Sinais Diferenciais entre PHypoPT e PPHypoPT ... 152

SISTEMA NERVOSO CENTRAL

Classificação de Discograma de Dallas Modificada ... 206
Incidência de Tumores Cerebrais ... 242
Diferenças de Alguns Tumores de CNS Pediátricos ... 242
Massa Extra- versus Intra-Axial ... 250
Tumor da Fossa Posterior em Adultos ... 251
Nervos Cranianos ... 258
Diferenças entre Cisto Epidermoide e Aracnoide ... 272
Classificação de Astrocitomas da WHO ... 273
Escala de Coma de Glasgow ... 293
Resposta Motora ... 293
Aparência de MR de Hematoma Intracerebral ... 296
Análise de CT de Perfusão de
 Derrame Isquêmico Hiperagudo ... 303
Mapa de DWI e ADC em Derrame Agudo ... 303
Diferenças entre Meningioma e Schwannoma ... 311

ORELHA, NARIZ E GARGANTA

Hormônios da Tireoide ... 380
Identificação Duplex de Artérias Carótidas ... 381
Sítios de Preferência de Estenose Arterial ... 384
Redução em Diâmetro Luminar vs. Área de
 Corte Transversal ... 385
Análise do Espectro Doppler (Consensus Conference of
 Society of Radiologists in Ultrasound 2002) ... 387
Erro em Alinhamento de "Cursor Correto do Ângulo"
 Doppler em Velocidade Real de 50 cm/s ... 387
Classificação Arteriográfica de Lesões ... 390

TÓRAX

Sinais Radiográficos em Edema por Pressão ... 416
Manifestações Torácicas da Doença Vascular do Colágeno ... 426
Possibilidade de Malignidade para Nódulo Pulmonar
 Solitário Indeterminado ... 433
Acompanhamento de Nódulo Pulmonar Incidental por CT
 para Pessoas > 35 anos ... 435
Anatomia Broncopulmonar ... 459
Interstício Pulmonar ... 462
Estágios de TNM no Câncer Pulmonar ... 483
Sistema Internacional de Estágios do Câncer Pulmonar ... 484
Sequestração Broncopulmonar ... 488
Classificação de Estágios de Ann Arbor para HD ... 508
Classificação de Estágios do NHL do St. Jude Children
 Hospital ... 520
Grau de Malignidade vs. Tipo de Linfoma em FDG PET ... 520
Comparação com Classificação Histológica de NHL ... 521
Diferenças entre NHL e Doença de Hodgkin ... 522
Diferenças entre NHL no Adulto e na Infância ... 522
Frequência de Metástase Pulmonar ... 525
Probabilidade Clínica de PE: Escore de Wells ... 533
Classificação Clínica da Doença Tromboembólica
 Pulmonar de Acordo com a Gravidade ... 533
Classificação da WHO para Tumores Epiteliais Tímicos ... 547

MAMA

Descobertas Sonográficas de Malignidade
 (de acordo com dados de A.T. Stavros) ... 556
Características Sonográficas Benignas
 (de acordo com dados de A.T. Stavros) ... 556
Defeito de Enchimento da Galactografia ... 559
Categorias BI-RADS® (American College of Radiology) ... 562
Composição da Mama e Padrão Parenquimal ... 564
Descritor de Aumento de Sinal em MR de Mama ... 565
Valor Preditivo de Sinais Radiográficos de Malignidade
 Relacionada com Descobertas Clínicas ... 573
Indicação para MR de Triagem de Mama (se contagem > 2,0) ... 575
Contagem BI-RADS® para MR de Mama ... 575
Classificação de Mudanças Fibrocísticas ... 580

CORAÇÃO E GRANDES VASOS

Abordagem para Doença Cardíaca Congênita ... 589
Idade em que a CHD se Apresenta ... 590
Diagnóstico Diferencial de Desvios E – D ... 591
Avaliação do Filme Pulmonar da Vasculatura no Peito Ereto ... 595
Abordagem para Doença Cardíaca Adquirida ... 598
Ecocardiograma da Raiz Aórtica ... 610
Ecocardiograma do Ventrículo Direito e Esquerdo ... 610
Estenoses Aórticas Supravalvulares ... 632
Síndromes de Heterotaxia ... 649

FÍGADO, DUCTOS BILIARES, PÂNCREAS E BAÇO

Características Típicas da MR de Tumores
 Hepáticos Benignos ... 681
Constrição de CBD Maligna vs. Benigna ... 689

Anatomia Funcional Segmentar Hepática 696
Goldsmith & Woodburne 696
Couinaud & Bismuth 696
Padrões Hepáticos Semiespecíficos na Cirrose 719
Padrões de Deposição de Ferro 731
Marcadores Virais da Hepatite 738
Estratégias de Contraste Intravenosa para Lesões Hepáticas .. 745
Tipos de Neoplasia Endócrina Múltipla 748
Índice de Balthazar de Gravidade da CT para
    Pancreatite Aguda 757
Shunts Espontâneos Portossistêmicos 761
Estudo de Base Pré- e Pós-TIPS 762

TRATO GASTROINTESTINAL

Diagnóstico Diferencial de Pólipos Colônicos 799
Valores Alternativos de Fluido 822
Categorias de Lesão Esplênica 822
Categorias de Lesão no Fígado 823
Classificação de Câncer Colorretal *(Classificação de Dukes
    modificada = classificação de Astler-Coller)* 830
Classificação de Câncer Colorretal *(Sistema de Classificação
    de Câncer Colorretal UICC-AJCC)* 830
Classificação Patológica de Câncer Retal 831
Úlcera Gástrica 851
DDx entre Doença de Crohn e
    Colite Ulcerativa 890
MR de Doença de Crohn *versus* Colite Ulcerativa 891

TRATO UROGENITAL

Eliminação Absoluta e Relativa de Massas Suprarrenais
    Szolar DH et al.: Radiology 2005; 234:479-485 900
Características das Lesões Renais Císticas na CT/MR
    Classificação de Bosniak 909
Estadiamento do Câncer de Próstata
    Comissão Mista Americana sobre Câncer 967
Estadiamento do Câncer de Próstata
    *Sistema de Associação Urológica Americana (Sistema de
    Estadiamento Jewitt-Whitmore modificado)* 967
Variantes das Ondas de Doppler da Artéria Renal Normal ... 975
Resultados Duplex para > 60% de Estenose da Artéria Renal .. 975
Diferenciação de Lesões Renais pela CT 977
Disfunção do Aloenxerto Renal
    Relacionada com o Tempo desde a Cirurgia 981
Cintigrafia do Transplante Renal 981
Grupo Etário de Tumores Testiculares 993
Estadiamento do Câncer Testicular 994
Estadiamento do Câncer Testicular *(Comitê da Junta
    Americana sobre Câncer)* 994
Escala de Lesão Renal
    Associação Americana de Cirurgiões de Trauma 998
Estágios do Carcinoma Uracal 1001
Sistema de Classificação de Lesão Uretral na Uretrografia
    (Goldman) 1003
Frequência e Opacidade Radiográfica da Urolitíase 1005
Estadiamento de Câncer de Célula Transicional do Rim 1007
Estadiamento do Câncer de Bexiga 1008
Graduação da Varicocele 1009
Graus de Refluxo Vesicoureteral pelo VCUG 1010
Estágio do Tumor de Wilms *(Grupo de Estudo Nacional do
    Tumor de Wilms)* 1010

OBSTETRÍCIA E GINECOLOGIA

Níveis de Alfafetoproteína 1013
Risco Aneuploide de Grandes Anomalias 1014
Comparação de Achados Sonográficos Antenatais em
    Síndromes de Excessivo Crescimento Fetal 1018
Prevalência das Displasias Esqueléticas Fetais 1019
Subclassificação dos Tumores Ovarianos 1029
"Regra 1–7–11" 1033
Precisão da Biometria (intervalo de confiança de 95%) 1036
Resultados de Escore de Perfil Biofísico (incluindo NST para
    um máximo de 10 pontos) 1038
Eventos Embriológicos na Gemelaridade Monozigótica 1039
Estadiamento do Câncer Cervical
    Fédération Internationale de Gynécologie et d'Obstétrique .. 1049
Gêmeos Conjugados
    *Classificados de acordo com o Local mais Proeminente de
    Conexão* 1052
Características Sonográficas dos Dermoides 1053
Probabilidade de Gravidez Ectópica
    *Sem Gravidez Intrauterina (IUP) ou Sintomas Clínicos de
    uma Gravidez Ectópica Acoplados com* 1054
Câncer Endometrial 1057
Comprimento Normal do Colo 1065
Critérios Sonográficos de IUGR 1067
Estadiamento do Câncer de Ovário 1070
Doenças Sexualmente Transmitidas (STD) 1075

MEDICINA NUCLEAR

Tabela de Doses, Energia, Meia-Vida, Doses de Radiação ... 1091
Dose de Radiação 1092
Controles de Qualidade para Calibradores de Dose 1093
Controle de Qualidade para Câmaras Gama 1094
Radiofarmacêuticos Comuns na Tomografia por
    Emissão de Pósitrons 1096
Efeito do Nível de Glicose Sanguínea na Captação de FDG .. 1097
Classificação e Prognóstico para Gliomas 1110
Agentes Tireoidianos 1112
Varreduras Pulmonares de V/Q Indeterminadas 1120
Efeito da Probabilidade Clínica de PE na Varredura de
    V/Q na Presença de PE 1120
Critérios de Interpretação para as Varreduras
    Pulmonares de Ventilação e Perfusão 1120
Resultados do Estudo de Investigação Prospectiva de
    Diagnóstico de Embolia Pulmonar (PIOPED) 1121
Critérios para a Interpretação de Probabilidade Muito
    Baixa de Varreduras de V/Q (ventilação e perfusão)
    Pulmonares (< 10% de PPV para tromboembolismo) 1121
Influência de Doença Cardiopulmonar (CPD) e Varredura
    de V/Q (ventilação e perfusão) na presença de PE 1121
Correlação entre Varredura de V/Q (ventilação e
    perfusão) e Radiografia Torácica (CXR) 1121
Perfusão Miocárdica por SPECT para a Detecção e
    Controle de Doença Arterial Coronariana (CAD) 1124
Interpretação de Imagens de Estresse com Tálio 1127
Agentes para Cintilografia Renal 1138

ESTATÍSTICAS

Matriz de Decisão.................................... 1143
Teste A: Exatidão de 90% (número equivalente de doentes e não doentes) 1143
Teste B: Exatidão de 90% (número não equivalente de doentes e não doentes)................................. 1143
Teste C: Prevalência de 10%, Sensibilidade 90% + Especificidade 90%................................... 1144
Teste D: Prevalência de 90%, Sensibilidade 90% + Especificidade 90%................................... 1144
Estudos de Casos-Controle 1146

MEIOS DE CONTRASTE SOLÚVEIS EM ÁGUA

Propriedades Físico-Químicas de Meios de Contraste Radiográficos Usados Comumente 1148
Prevalência de Reações Adversas ao Meio de Contraste..... 1149
Fatores de Risco e a Incidência de Reações Adversas para os Meios de Contraste de Alta e Baixa Osmolaridade 1149
Agentes de Contraste à Base de Gadolínio............... 1150

ÍNDICE DE DOENÇAS

DESORDENS ÓSSEAS E DOS TECIDOS MOLES

ABC (Cisto Ósseo Aneurismático) 49
Acondrogênese 46
Acondroplasia 46
Acrocefalossindactilia 47
Acromegalia 47
Acropaquia Tireoidiana 175
Acrosteólise Familiar 47
Acrosteólise Idiopática Familiar 79
Actinomicose 47
Adamantinoma 48
Ainhum (Doença de) 48
Amiloidose 49
Anemia de Fanconi 79
Anemia Falciforme 165
Anemia Hemolítica 105
Anemia por Deficiência de Ferro 112
Angiomatose 50
Angiossarcoma 50
Artrite de Lyme 118
Artrite Psoriática 153
Artrite Reumatoide 157
Artrite Séptica 164
Artrogripose 51
Artropatia de Jaccoud 112
Brucelose 56
Calcinose Tumoral 177
Cisto Epidermoide 77
Cisto Ósseo Solitário 168
Cisto Sinovial 170
Coalizão Tarsal 172
Coccidioidomicose 62
Condroblastoma 58
Condrodisplasia Metafisária 124
Condrodisplasia Puntiforme 59
Condroma de Tecidos Moles 168
Condromalacia Patelar 60
Condrossarcoma 60
Defeito Cortical Benigno 56
Defeito Fibroso Cortical 81
Deformidade de Sprengel 169
Depleção Mieloide 131
Dermatofibrossarcoma Protuberante 66
Dermatomiosite 66
Desmoide Cortical 63
Desordens Mieloproliferativas 131
Discondroesteose 75
Disostose Cleidocraniana 62
Displasia Camptomélica 58
Displasia Condroectodérmica 59
Displasia Desenvolvimental do Quadril (DDH) 67
Displasia Diastrófica 70
Displasia Epifisária Hemimélica 75
Displasia Epifisária Múltipla 129
Displasia Espondiloepifisária 168
Displasia Fibrosa 82
Displasia Focal Fibrocartilaginosa da Tíbia 84
Displasia Metatrófica 127
Displasia Osteofibrosa 140
Displasia Tanatofórica 174
Displasia Torácica Asfixiante 51
Distrofia Reflexa Simpática 154
Doença da Deposição do Pirofosfato Di-Hidratado de Cálcio 57
Doença de *Caisson* (Doença dos Caixões) 57
Doença de Engelmann-Camurati 77
Doença de Farber 80
Doença de Gaucher 98
Doença de Osgood-Schlatter 135
Doença de Paget 149
Doença de Sinding-Larsen-Johansson 167
Doença de Van Buchem 179
Doença de Wilson 179
Echinococcus Ósseo 75
Elastofibroma Dorsal 76
Encondroma 76
Encondromatose 76
Encurvamento Tibial Anterior 50
Envenenamento por Fósforo 150
Epicondilite Lateral 115
Epifisiólise da Cabeça Femoral 78
Esclerose Diafisária Múltipla Hereditária 107
Esclerosteose 164
Escorbuto 164
Esferocitose Hereditária 107
Exostose de Turget 178
Exostose Subungueal 169
Fasciite Necrosante 132
Fenilcetonúria 150
Fibrocondrogênese 80
Fibrodisplasia Ossificante Progressiva 80
Fibroma Condromixoide 60
Fibroma da Bainha Tendínea 81
Fibroma Desmoplásico 67
Fibroma Ossificante 135
Fibromatose Musculoaponeurótica Profunda 65
Fibromatoses Superficiais 169
Fibrossarcoma 81
Fístula Arteriovenosa do Osso 51
Fratura 84
Ganglion 97
Geladura 97
Gota 101
Granuloma Reparador de Células Gigantes 99

ÍNDICE DE DOENÇAS

Hemangioma ... 103
Hemangiopericitoma ... 104
Hematopoese Extramedular ... 79
Hemocromatose ... 105
Hemofilia ... 106
Herniação Cística (*Hermation Pit*) ... 107
Hibernoma ... 107
Hiperfosfatasia Hereditária ... 106
Hiperostose Cortical Infantil ... 112
Hiperostose Difusa Esquelética Idiopática ... 70
Hiperparatireoidismo ... 108
Hipervitaminose A ... 110
Hipervitaminose D ... 110
Hipofosfatasia ... 111
Hipoparatireoidismo ... 111
Hipotireoidismo ... 111
Histiocitoma Fibroso ... 83
Histiocitose de Células de Langerhans ... 114
Homocistinúria ... 107
Ilha Óssea ... 56
Impacto Femoroacetabular ... 80
Infarto Ósseo ... 56
Insensibilidade Congênita à Dor com Anidrose ... 62
Intoxicação por Chumbo ... 116
Lepra ... 116
Lesão do Ligamento Cruzado ... 64
Lesão Musculotendinosa ... 130
Lesão Óssea por Radiação ... 153
Lesão por Arma de Fogo ... 103
Lesões do Manguito Rotador ... 160
Leucemia do Osso ... 116
Linfangioma ... 119
Linfangiomatose do Osso ... 119
Linfoma de Osso ... 119
Lipoblastoma ... 117
Lipoma de Tecidos Moles ... 117
Lipoma do Osso ... 117
Lipossarcoma ... 118
Luxação ... 71
Macrodistrofia Lipomatosa ... 119
Melorreostose ... 122
Metástases Ósseas ... 125
Mielofibrose ... 130
Mieloma Múltiplo ... 129
Miosite Ossificante ... 131
Mucopolissacaridoses ... 127
Nanismo Mesomélico ... 124
Necrose Avascular ... 51
Neuroma de Morton ... 127
Neuropatia Ulnar ... 179
Ocronose ... 135
Osteíte Condensante do Ílio ... 136
Osteoartrite ... 136
Osteoartropatia Hipertrófica ... 110
Osteoartropatia Neuropática ... 133
Osteoblastoma ... 137
Osteocondroma ... 138
Osteocondromatose Sinovial ... 170
Osteocondrose Dissecante ... 139
Osteodistrofia Renal ... 155
Osteogênese Imperfeita ... 140
Osteólise Essencial ... 78
Osteoma de Tecidos Moles ... 168
Osteoma Osteoide ... 141
Osteoma ... 142
Osteomielite ... 142
Osteopatia Estriada ... 144
Osteopatia por Metotrexato ... 127
Osteopetrose ... 144
Osteopoiquilose ... 145
Osteoporose Regional Transitória ... 175
Osteossarcoma ... 145
Oxalose ... 148
Paquidermoperiostose ... 148
Paraosteoartropatia ... 150
Pé Diabético ... 70
Picnodisostose ... 153
Pilomatricoma ... 151
Plasmacitoma Solitário do Osso ... 168
Policondrite Recorrente ... 155
Poliomielite ... 151
Progéria ... 151
Pseudoacondroplasia ... 152
Pseudofraturas ... 152
Pseudo-Hipoparatireoidismo ... 152
Pseudopseudo-Hipoparatireoidismo ... 152
Pseudoxantoma Elástico ... 152
Queloide ... 112
Raquitismo ... 159
Rubéola ... 163
Ruptura de Menisco ... 122
Ruptura do Ligamento Colateral Ulnar ... 179
Ruptura do Tendão Patelar ... 150
Rupturas Labrais do Ombro ... 113
Sarcoidose ... 164
Sarcoma de Ewing ... 78
Sarcoma Epitelioide ... 78
Sarcoma Granulocítico ... 102
Sarcoma Hemangioendotelial ... 103
Sarcoma Sinovial ... 171
Sífilis Óssea ... 172
Síndrome Cerebrocostomandibular ... 58
Síndrome da Costela Curta-Polidactilia ... 165
Síndrome da Criança Espancada ... 55
Síndrome da Trissomia do Grupo D ... 176
Síndrome da Trissomia do Grupo E ... 176
Síndrome de Apert ... 50
Síndrome de Carpenter ... 58
Síndrome de Cornelia de Lange ... 63
Síndrome de Crouzon ... 63

Síndrome de Down 74	Estenose Espinhal. 227
Síndrome de Ehlers-Danlos 75	Fibroma Ossificante 223
Síndrome de Gardner. 98	Fístula Liquórica 206
Síndrome de Holt-Oram 107	Fixação da Rotação Atlantoaxial 204
Síndrome de Klinefelter 112	Fraturas da Coluna Cervical 213
Síndrome de Klippel-Trénaunay. 113	Fraturas da Coluna Toracolombar 215
Síndrome de Laurence-Moon-Biedl 116	Fraturas do Crânio 212
Síndrome de Marfan 120	Glioma da Medula Espinhal 217
Síndrome de Noonan 134	Hemangioblastoma da Coluna 218
Síndrome de Pierre Robin 150	Hematoma Epidural da Coluna 212
Síndrome de Poland 151	Lesão do Plexo Braquial. 204
Síndrome de Reiter 154	Linfoma da Medula Espinhal 220
Síndrome de Rubinstein-Taybi 163	Lipoma da Coluna 219
Síndrome de Treacher-Collins. 175	"Lückenschädel" 220
Síndrome de Trombocitopenia e Ausência de Rádio 174	Malformação Arteriovenosa da Medula Espinhal. 204
Síndrome de Turner 178	Medula Ancorada. 230
Síndrome de Williams 179	Meningioma da Coluna 220
Síndrome do "Cri-Du-Chat" 63	Metástases para a Medula Espinhal 220
Síndrome do Nevo de Células Basais 54	Metástases para as Vértebras 220
Síndrome do *Stress* Tibial Medial 165	Mielocistocele Terminal. 230
Síndrome do Túnel do Carpo 58	Mielocistocele 221
Síndrome do Túnel do Tarso 173	Mielomeningocele 221
Síndrome Orodigitofacial 135	Neuroma Traumático 230
Síndrome Sapho 163	Osteomielite da Vértebra 223
Síndrome Unha-Patela 132	Paraganglioma 223
Síndromes Talassêmicas. 173	Seio Dérmico Dorsal 211
Sinovite Transitória do Quadril. 175	Síndrome de Klippel-Feil. 218
Sinovite Vilonodular Pigmentada 150	Síndrome de Regressão Caudal 204
Tuberculose Óssea 177	Síndrome do Notocórdio Dividido 227
Tumor de Células Gigantes 99	Siringo-Hidromielia 229
Tumor Glômico 101	Teratoma da Coluna. 230
Varíola 168	Teratoma Sacrococcígeo 225
	Tuberculose da Coluna 231

DOENÇAS DO CRÂNIO E COLUNA

Abscesso Epidural da Coluna 211	Tumor da Bainha Nervosa Periférica 223
Aracnoidite 203	Tumor Neuroectodérmico Primitivo da Coluna Espinhal . . . 225
Cisto Aracnoide da Coluna 204	Ventrículo Terminal. 231

DOENÇAS CEREBRAIS

Cisto Leptomeníngeo. 219	Abscesso do Cérebro 266
Cisto Meníngeo 220	Acrania 266
Cisto Neuroentérico 223	Adenoma Hipofisário. 325
Cordoma 205	Adrenoleucodistrofia 266
Dermoide da Coluna 209	Agenesia do Corpo Caloso 267
Deslocamento da Coluna. 210	AIDS 268
Diastematomielia 209	Anencefalia 269
Discite 209	Aneurisma da Veia de Galeno (Cerebral Magna) 335
Divertículo Aracnóideo 204	Aneurisma de CNS. 269
Doença de Kümmell. 219	Angioma Cavernoso do Cérebro 276
Doença de Scheuermann 226	Angiopatia Amiloide Cerebral 278
Doença Discal Degenerativa 206	Anomalia do Desenvolvimento Venoso 284
Epidermoide da Coluna 211	Apoplexia Hipofisária 326
Espondilite Anquilosante. 203	Astrocitoma Cerebelar 278
Espondiloartrite Soronegativa. 226	Astrocitoma. 273
Espondilólise 228	Ataxia-Telangiectasia 275
Espondilolistese 228	

Carcinomatose Meníngea	309
Cefalocele	276
Célula de Origem	292
Cerebrite	278
Cisticercose do Cérebro	282
Cisto Aracnoide	272
Cisto Coloide	280
Cisto da Fenda de Rathke	327
Cisto do Plexo Coroide	280
Cisto Neuroepitelial	318
Cisto Pineal	324
Contusão Cortical	281
Coristoma	280
Craniofaringioma	281
Dermoide de CNS	284
Displasia Septo-Óptica	328
Doença de Alexander	269
Doença de Alzheimer	269
Doença de Binswanger	275
Doença de Canavan	275
Doença de Hallervorden-Spatz	293
Doença de Jakob-Creutzfeldt	306
Doença de Moyamoya	313
Doença de Pelizaeus-Merzbacher	323
Doença de Pick	324
Doença de Von Hippel-Lindau	337
Doença Hidátida do Cérebro	299
Empiema Cerebral	287
Encefalite	287
Ependimoma	288
Epidermoide de CNS	288
Esclerose Difusa Mielinoclástica	314
Esclerose Difusa	285
Esclerose Lateral Amiotrófica	269
Esclerose Múltipla	313
Esclerose Temporal Mesial	312
Esclerose Tuberosa	333
Esquizencefalia	328
Estenose Aqueductal	271
Fístula Arteriovenosa	272
Funcionamento Não Satisfatório de Revascularização Ventrículo-Peritoneal	336
Germinoma	291
Germinoma Pineal	324
Glioblastoma Multiforme	291
Glioma	292
Hamartoma de CNS	293
Hamartoma Hipotalâmico	301
Hemangioblastoma do CNS	295
Hematoma do Cérebro	296
Hematoma Epidural do Cérebro	289
Hematoma Subdural do Cérebro	330
Hemorragia Intracraniana Neonatal	315
Hemorragia Subaracnoide	329
Hidranencefalia	299
Hidrocefalia	299
Higroma Subdural	332
Hipertensão Intracraniana Idiopática	301
Hipofisite Linfoide	307
Hipotensão Intracraniana	305
Holoprosencefalia	298
Infarto Cerebral	302
Infecção em Pacientes Imunocomprometidos	305
Infecção por Citomegalovírus	283
Iniencefalia	305
TIA e RIND	305
Larva Migrans Visceral do Cérebro	337
Lesão Axonal Difusa	285
Leucodistrofia da Célula Globoide	293
Leucodistrofia Metacromática	312
Leucoencefalopatia Espongiforme	329
Leucoencefalopatia Multifocal Progressiva	327
Linfoma	307
Lipoma	306
Lissencefalia	307
Macrocefalia Benigna na Infância	275
Malformação Arteriovenosa	272
Malformação de Chiari	278
Malformação de Dandy-Walker	283
Meduloblastoma	308
Megalencefalia Unilateral	335
Melanose Neurocutânea	318
Meningioma	309
Meningite	311
Metástases para o Cérebro	312
Microangiopatia Mineralizante	313
Microcefalia	313
Neuroblastoma	317
Neurocitoma Intraventricular	305
Neurofibromatose	318
Neuroma	322
Oligodendroglioma	323
Papiloma do Plexo Coroide	280
Paragonimíase do Cérebro	323
Porencefalia	326
Sarcoidose de CNS	328
Seio Pericraniano	329
Síndrome da Leucoencefalopatia Reversível Posterior (PRES)	327
Síndrome da Sela Vazia	286
Síndrome de Cockayne	280
Síndrome de Desmielinização Osmótica	276
Síndrome de Dyke-Davidoff-Mason	286
Síndrome de Joubert	306
Síndrome de Reye	328
Síndrome de Sturge-Weber-Dimitri	329
Substância Cinzenta Heterotópica	297
Telangiectasia Capilar	275
Teratocarcinoma Pineal	324
Teratoma de CNS	332
Teratoma Pineal	324

Toxoplasmose do Cérebro	332
Traumatismo Craniano	293
Trombose do Seio Dural	285
Tuberculose	332
Tumor da Célula Ganglionar	290
Tumor Neuroectodérmico Primitivo	327
Tumor Neuroepitelial Disembrioplásico (DNET)	286
Tumores de Células Pineais	325
Ventriculite	336

DOENÇAS ORBITÁRIAS E OCULARES

Astrocitoma da Retina	355
Buftalmo	346
Catarata Congênita	347
Cisto Dermoide da Órbita	347
Coloboma	347
Dacrioadenite	347
Dacriocistite	347
Descolamento Coroidal	346
Descolamento da Retina	355
Doença de Coats	347
Doença de Norrie	351
Doença de Warburg	358
Drusen Óptico	352
Endoftalmite	347
Estafiloma	358
Fibroplasia por Trás do Cristalino	357
Fístula do Seio Carótico-Cavernoso	346
Glioma da Via Óptica	352
Hemangioma Coroidal	346
Hemangioma da Órbita	349
Infecção da Órbita	350
Linfangioma da Órbita	350
Linfoma da Órbita	351
Meduloepitelioma	351
Melanoma Coroidal	346
Melanoma da Úvea	358
Meningioma da Bainha do Nervo Óptico	353
Metástases para a Órbita	351
Neurite Óptica	354
Oftalmopatia de Graves	348
Osteoma Coroidal	347
Pseudotumor da Órbita	355
Rabdomiossarcoma	357
Retinite Induzida por CMV	355
Retinoblastoma	355
Trauma Ocular	351
Trombose da Veia Oftálmica Superior	358
Variz da Órbita	358
Vítreo Primário Hiperplásico Persistente	354

DOENÇAS DA ORELHA, NARIZ E GARGANTA

Abscesso da Faringe	403
Abscesso/Hemorragia Retrofaríngea	404
Adenoma da Tireoide	408
Adenoma Paratiróideo	403
Adenoma Pleomórfico	403
Angina de Ludwig	396
Angiofibroma Juvenil	394
Angiolipoma da Glândula Parótida	383
Anomalias da Fenda Branquial	383
Atresia de Coana	388
Bócio Multinodular Tóxico	410
Bócio	392
Carcinoma Cístico Adenóideo	383
Carcinoma da Laringe	394
Carcinoma da Tireoide	408
Carcinoma do Seio Paranasal	402
Carcinoma Hipofaríngeo	393
Carcinoma Mucoepidermoide	399
Cisto de Thornwaldt	407
Cisto do Ducto Tiroglosso	407
Cisto Mucoso de Retenção	399
Colesteatoma	388
Condrossarcoma Laríngeo	395
Crupe	389
Dacriocistocele	389
Dermoide/Epidermoide de Cabeça e Pescoço	389
Displasia da Cápsula Ótica	399
Displasia do Canal Auditivo Externo	391
Dissecção de Artérias Cervicocefálicas	390
Doença de Graves	393
Doença de Madelung	398
Epiglotite	391
Estenose da Artéria Carótida	384
Estenose Subglótica	407
Estesioneuroblastoma	391
Fibromatose Cervical	392
Glioma Nasal	399
Granuloma de Células do Plasma	403
Granuloma de Colesterol	389
Hemangioma da Laringe	395
Hemangioma da Parótida	403
Labirintite	394
Laringocele	396
Laringomalacia	396
Linfangioma	397
Mucocele	398
Mucormicose Rinocerebral	404
Nódulo Tóxico Autônomo	410
Otite Externa Maligna	398
Otomastoidite	400
Otosclerose	400
Papiloma Invertido	393
Papilomatose da Laringe	395
Paraganglioma	401
Parotidite por HIV	393
Petrosite Apical	383
Plasmacitoma da Laringe	396
Plasmacitoma Extramedular	392
Polipose Sinonasal	405

Rabdomiossarcoma 404
Rânula 404
Sarcoidose 404
Sialadenite Recorrente Crônica 389
Sialose 405
Síndrome de Cogan 389
Síndrome de Pendred 403
Síndrome de Ramsay-Hunt 404
Síndrome de Sjögren 406
Sinusite 405
Tendinite do Músculo Longo do Pescoço 396
Tireoide Lingual 396
Tireoidite 410
Tuberculose 411
Tumor de Pindborg 403
Tumor de Warthin 411
Tumor do Saco Endolinfático Papilar 400

DOENÇAS TORÁCICAS

Adenoma Brônquico 479
Agenesia Pulmonar Unilateral 551
AIDS 468
Alveolite Extrínseca Alérgica 503
Amiloidose 471
Asma 476
Aspergilose 473
Aspiração de Corpos Estranhos Sólidos 475
Atresia Brônquica 481
Baritose 477
Beriliose 477
Blastomicose 477
Bronquiectasias 481
Bronquiolite Obliterante 482
Candidíase 489
Carcinoma Broncogênico 483
Carcinoma Bronquioloalveolar 482
Carcinomatose Linfangítica 519
Cisto Broncogênico 486
Cisto Tímico 546
Cisto Traumático do Pulmão 549
Coccidioidomicose 493
Costocondrite 495
Criptococose 495
Deficiência de Alfa 1-Antitripsina 470
Displasia Broncopulmonar 487
Doença de Castleman 490
Doença de Hodgkin 507
Doença Hidática 509
Doença Linfoproliferativa após Transplante 523
Doença Relacionada com o Asbesto 472
Doença Tromboembólica Pulmonar 533
Doença Veno-Oclusiva Pulmonar 537
Embolia Gordurosa 504
Embolia por Líquido Amniótico 471
Embolia Pulmonar Séptica 542
Empiema 501
Enfisema Lobar Congênito 494
Enfisema Pulmonar Intersticial 532
Enfisema 500
Esquistossomíase Cardiopulmonar 489
Fibrose Cística 496
Fibrose Progressiva Maciça 530
Fibrose Pulmonar Idiopática 513
Fístula Broncopleural 487
Fratura da Traqueia/Brônquio 504
Granuloma do Pulmão 505
Granulomatose Broncocêntrica 483
Granulomatose de Wegener 551
Granulomatose Linfomatoide 522
Granulomatose Pulmonar da Linha Média 532
Granulomatose Sarcoide Necrotizante 527
Hamartoma da Parede Torácica 505
Hamartoma do Pulmão 505
Hemangiomatose Capilar Pulmonar 531
Hemossiderose Pulmonar Idiopática 513
Hérnia Diafragmática 498
Hiperplasia Tímica 547
Histiocitose Pulmonar de Células de Langerhans ... 514
Histoplasmose 506
Infarto Pulmonar 532
Infecção Micobacteriana Não Tuberculosa do Pulmão ... 527
Linfangiectasia Congênita 494
Linfangiomatose Pulmonar 532
Linfangiomiomatose 517
Linfoma 520
Lipomatose Mediastinal 523
Líquido Pulmonar Fetal Retido 539
Lúpus Eritematoso Sistêmico 544
Malformação Adenomatoide Cística 495
Malformação Arterial Pulmonar 531
Mediastinite Crônica 491
Mesotelioma 524
Metástase para Pleura 526
Metástases para Pulmão 525
Microlitíase Alveolar 470
Nocardiose 527
Pambronquiolite 528
Paraganglioma Torácico 546
Paragonimíase do Pulmão 528
Pneumatocele 529
Pneumocistose 529
Pneumoconiose dos Trabalhadores de Carvão ... 493
Pneumonia Eosinofílica 501
Pneumonia Intersticial de Células Gigantes 504
Pneumonia Intersticial Idiopática (IIP) 510
Pneumonia Linfoide Intersticial 519
Pneumonia Lipoide 515
Pneumonia Neonatal 527
Pneumonia Organizante Focal 504
Pneumonia Pneumocócica 529

Pneumonia por Aspiração	476
Pneumonia por Klebsiella	514
Pneumonia por Legionella	515
Pneumonia por Micoplasma	526
Pneumonia por Pseudomonas	531
Pneumonia por Sarampo Atípico	476
Pneumonia por *Staphylococcus*	543
Pneumonia por *Streptococcus*	543
Pneumonia por Varicela-Zoster	551
Pneumonia Pós-Obstrutiva	530
Pneumonite por Radiação	537
Pneumonite Química	490
Proteinose Alveolar	471
Pseudolinfoma	530
Pseudotumor Mioblástico Inflamatório	514
Pulmão Reumatoide	539
Quase Afogamento	526
Quilotórax	493
Sarcoidose	540
Sequestração Broncopulmonar	487
Siderose	542
Silicose	542
Síndrome da Angústia Respiratória no Adulto	469
Síndrome da Angústia Respiratória no Recém-Nascido	538
Síndrome de Aspiração Meconial	523
Síndrome de Behçet	477
Síndrome de Churg-Strauss	492
Síndrome de Goodpasture	505
Síndrome de Kartagener	514
Síndrome de Swyer-James	543
Síndrome de Williams-Campbell	552
Síndrome de Wilson-Mikity	552
Síndrome Pulmonar Hipogenética	510
Síndrome Venolobar Pulmonar Congênita	494
Talcose	545
Telangiectasia Hemorrágica Hereditária	506
Timolipoma	547
Timoma	547
Tórax Pneumectomizado	530
Torção Pulmonar	548
Transplante de Medula Óssea	479
Transplante Pulmonar	516
Traqueobroncomegalia	548
Traqueobroncopatia Osteocondroplástica	548
Trauma Torácico Fechado	478
Tuberculose	549
Tumor Teratoide do Mediastino	545
Variz Venosa Pulmonar	537
Zigomicose	552

DOENÇAS MAMÁRIAS

Abscesso Crônico na Mama	577
Adenoma Lactante	582
Câncer de Mama	567
Carcinoma em Mama Masculina	577
Cicatriz Radial	587
Cisto de Inclusão Epidérmica	577
Cisto na Mama	576
Doença de Mondor	585
Doença de Paget no Mamilo	586
Ectasia Ductal Mamária	583
Fibroadenoma	578
Galactocele	581
Ginecomastia	581
Hamartoma de Mama	581
Hematoma de Mama	582
Hiperplasia Estroma Pseudoangiomatosa	587
Linfadenopatia Dermatopática	577
Linfoma de Mama	583
Lipoma de Mama	582
Mamoplastia	583
Mastite	585
Metástase de Mama	585
Mudanças Fibrocísticas	579
Necrose Adiposa da Mama	577
Nódulo Fibroso da Mama	580
Papiloma da Mama	586
Papilomatose Juvenil	582
Sarcoma de Mama	587
Seroma de Mama	588
Tumor Celular Granular	581
Tumores Filoides	586

DOENÇAS CARDIOVASCULARES

Abuso de Drogas Recreacional	663
Amiloidose	621
Aneurisma Aórtico	623
Aneurisma do Seio de Valsalva	666
Aneurisma na Artéria Esplênica	666
Aneurisma no Ducto Arterioso	644
Aneurisma Ventricular	676
Anomalia de Ebstein	645
Aortite Sifilítica	667
Arco Aórtico Direito	665
Arco Aórtico Duplo	644
Arco Aórtico Esquerdo com Artéria Subclávia Direita Aberrante	652
Artéria Coronária Esquerda Anômala	621
Artéria Pulmonar Esquerda Aberrante	621
Arterite de Takayasu	667
Arterite Temporal	668
Aterosclerose Obliterante	633
Atresia Pulmonar	661
Atresia Tricúspide	673
Ausência Congênita da Válvula Pulmonar	640
Cardiomiopatia	638
Circulação Fetal Persistente	659

Cisto Pericárdico 658
Coágulo Cardíaco. 638
Coarctação da Aorta. 639
Complexo de Eisenmenger 645
Continuação Ázigo da IVC 635
Coração Triatrial. 642
Defeito Atrial Septal. 633
Defeito no Coxim Endocárdico 646
Defeito Pericárdico. 658
Defeito Septal Ventricular 676
Dilatação Idiopática do Tronco Pulmonar. 650
Displasia Fibromuscular 647
Dissecção Aórtica. 627
Doença Cardíaca Isquêmica 651
Doença de Buerger. 635
Doença de Estase Venosa Crônica 639
Doença Veno-Oclusiva Pulmonar 662
Ducto Arterioso Patente 657
Dupla Via de Saída do Ventrículo Direito 644
Endocardite Bacteriana 635
Estenose Aórtica. 631
Estenose Mitral. 654
Estenose Pulmonar. 662
Estenose Tricúspide 674
Falência Cardíaca Congestiva Esquerda. 640
Fibroelastoma Papilar. 657
Fibroelastose Endocárdica 647
Fibroma Cardíaco. 636
Fístula Aortoentérica 632
Fístula na Artéria Coronária 642
Hemangioma Cardíaco 636
Hipertensão Pulmonar Primária. 660
Infarto do Miocárdio 655
Infecção no Enxerto Protético Aórtico. 630
Insuficiência Pulmonar 662
Insuficiência Tricúspide. 674
Interrupção da Artéria Pulmonar 651
Interrupção do Arco Aórtico. 650
Janela Aortopulmonar 633
Leiomiossarcoma da IVC 652
Lesão Aórtica Traumática 672
Linfoma Cardíaco. 652
Lipoma Cardíaco 636
Mesotelioma Pericárdico 659
Miocardite. 656
Mixoma 656
Parada Cardíaca 636
Paraganglioma Cardíaco 637
Pericardite Constritiva 641
Persistência do Canal Arterial. 657
Poliangiite Microscópica 653
Poliarterite Nodosa. 659
Prolapso da Válvula Mitral 655
Pseudoaneurisma na Artéria Pulmonar. 661
Pseudocoarctação. 661
Rabdomioma do Coração 665
Regurgitação Aórtica 630
Regurgitação Mitral 653
Retorno Venoso Pulmonar Anômalo 621

Rompimento Aórtico. 631
Sarcomas Cardíacos 637
Síndrome da Veia Cava Superior. 667
Síndrome de Compressão da Artéria Inominada Anômala . . . 621
Síndrome de Coração Esquerdo Hipoplásico 649
Síndrome de Eisenmenger 645
Síndrome de Heterotaxia 648
Síndrome de Kawasaki 652
Síndrome de May-Thurner 653
Síndrome de Rauynaud 663
Síndrome de Trousseau 674
Síndrome do Aprisionamento da Artéria Poplítea . . . 660
Síndrome do Desfiladeiro Torácico 670
Síndrome do Roubo da Subclávia 667
Tamponamento Cardíaco 638
Teratoma Pericárdico 659
Tetralogia de Fallot. 669
Transposição de Grandes Artérias 670
Trombose Venosa Profunda 642
Tronco Arterioso 674
Úlcera Aórtica Penetrante 658
Válvula Mitral Instável 648
Ventrículo Direito Hipoplásico 650
Ventrículo Único 666

DISTÚRBIOS DO FÍGADO, TRATO BILIAR, PÂNCREAS E BAÇO

Abscesso Hepático 732
Adenocarcinoma Ductal Pancreático 750
Adenoma Hepático. 733
Adenoma Papilar dos Ductos Biliares 759
Angiomiolipoma Hepático 734
Angiossarcoma Esplênico 766
Angiossarcoma Hepático 734
Ascaridíase 705
Atresia Biliar Congênita 722
Baço Acessório 704
Baço Errante 768
Candidíase do Fígado 707
Carcinoma Celular Acinar Pancreático 750
Carcinoma da Vesícula Biliar 729
Carcinoma Hepatocelular 739
Cirrose 719
Cisto do Colédoco 715
Cisto Epidermoide do Baço 725
Cisto Hepático 735
Cistoadenocarcinoma Biliar 705
Cistoadenocarcinoma Mucinoso do Pâncreas . . . 748
Cistoadenoma Biliar 705
Cistoadenoma Seroso do Pâncreas 765
Clonorquíase 722
Colangiocarcinoma 708
Colangiopatia Eosinofílica 725
Colangite 710
Colecistite 713
Colecistose Hiperplásica 741
Coledococele 716
Colelitíase 716
Congestão Hepática Passiva 760

Doença de Armazenamento do Glicogênio.............. 730
Doença de Caroli................................. 708
Doença Equinocócica do Fígado 723
Doença Granulomatosa Crônica da Infância............ 718
Doença Hepática Venoclusiva....................... 737
Doença Policística Dominante Autossômica........... 705
Esplenose.. 767
Esquistossomíase................................. 764
Fibrose Hepática Congênita 723
Fígado Gorduroso 726
Fístula Entérica Biliar........................... 706
Gastrinoma....................................... 752
Glucagonoma...................................... 753
Hamartoma Esplênico.............................. 766
Hamartoma Mesenquimal do Fígado................... 744
Hamartomas do Ducto Biliar Múltiplo 748
Hemangioendotelioma Epitelioide................... 726
Hemangioma Esplênico............................. 766
Hemangioma Hepático.............................. 735
Hemocromatose.................................... 730
Hepatite... 737
Hepatoblastoma................................... 738
Hiperplasia Nodular Focal........................ 727
Hiperplasia Regenerativa Nodular 749
Hipertensão Portal............................... 760
Infarto Esplênico................................ 767
Insulinoma....................................... 753
Leite Biliar Cálcico............................. 747
Linfoma do Fígado................................ 744
Lipoma do Fígado................................. 743
Lipomatose Pancreática........................... 754
Metástases de Pâncreas........................... 746
Metástases de Vesícula Biliar.................... 745
Metástases Hepáticas............................. 745
Neoplasia Cística Mucinosa do Pâncreas............ 747
Neoplasia Endócrina Múltipla..................... 748
Nesidioblastose.................................. 749
Pâncreas Anular.................................. 704
Pâncreas *Divisum*............................... 750
Pancreatite...................................... 755
Pancreatoblastoma................................ 759
Peliose.. 760
Perfuração Espontânea do Ducto Biliar Comum 767
Pseudocisto Pancreático.......................... 754
Rabdomiossarcoma Embrionário da Árvore Biliar..... 725
Sarcoma Indiferenciado do Fígado................. 768
Síndrome da Bile Espessada 742
Síndrome de Banti................................ 705
Síndrome de Budd-Chiari.......................... 706
Síndrome de Mirizzi.............................. 747
Síndrome de Richter.............................. 764
Síndrome de Schwachman-Diamond................... 765
Síndrome Pós-Colecistectomia..................... 764
Tirosinemia...................................... 768
Torotrastose..................................... 767

Transplante Hepático............................. 743
Transplante Pancreático.......................... 755
Trombose da Veia Porta........................... 763
Tumor Ampolar.................................... 704
Tumor Mucinoso Papilar Intraductal do Pâncreas ... 742
Tumor Produtor de ACTH........................... 752
Tumor Sólido Pseudopapilar do Pâncreas........... 765
Tumores das Células da Ilhota Pancreática........ 751
Vesícula Biliar de Porcelana..................... 760

DOENÇAS GASTROINTESTINAIS

Acalasia Cricofaríngea........................... 833
Acalasia... 812
Acantose por Glicogênio.......................... 854
Adenocarcinoma do Intestino Delgado.............. 813
Adenoma do Intestino Delgado..................... 812
Adenoma Viloso................................... 891
Aids... 813
Amebíase... 815
Amiloidose....................................... 816
Anel de Schatzki................................. 885
Angiodisplasia do Cólon.......................... 817
Anisaquíase...................................... 817
Antro Gástrico Retido............................ 884
Ânus Imperfurado................................. 859
Apendagite Epiploica............................. 842
Apendicite....................................... 818
Ascaridíase...................................... 820
Atresia Colônica................................. 829
Atresia Duodenal................................. 838
Atresia Esofágica Congênita e Fístula Traqueoesofágica..... 832
Atresia Intestinal Congênita..................... 833
Atresia Jejunal.................................. 863
Bandas de Ladd................................... 865
Bezoar... 821
Calásia.. 828
Câncer Esofágico................................. 842
Carcinoide....................................... 826
Carcinoma Colorretal............................. 829
Carcinoma Gástrico............................... 849
Cisto de Duplicação.............................. 839
Cisto Entérico................................... 842
Cisto Mesotelial................................. 875
Cisto Retal (Cauda).............................. 888
Colite Cística Profunda.......................... 828
Colite Infecciosa................................ 860
Colite Isquêmica................................. 863
Colite Pseudomembranosa.......................... 882
Colite Ulcerativa................................ 890
Cólon Catártico.................................. 828
Defeito Pós-Cricoide............................. 880
Deficiência de Dissacaridase..................... 837
Diafragma Mucoso Antral.......................... 818
Divertículo de Meckel............................ 871

ÍNDICE DE DOENÇAS

Divertículo de Zenker 892
Divertículo Duodenal Intraluminal 861
Divertículo Duodenal 839
Divertículo Gástrico 850
Doença de Chagas 828
Doença de Cowden 834
Doença de Crohn 834
Doença de Hirschsprung 858
Doença de Ménétrier 873
Doença de Whipple 892
Doença Diverticular do Cólon 837
Doença Diverticular Jejunoileal 864
Doença do Diafragma 836
Doença Enxerto-*versus*-Hospedeiro 855
Enterocolite Necrosante 877
Esclerose Sistêmica Progressiva 880
Esofagite 846
Esôfago de Barrett 820
Espru 886
Estenose Pilórica Hipertrófica (HPS) 858
Estrongiloidíase 887
Gastrite 853
Gastroenterite Eosinofílica 842
Giardíase 854
Hemangioma do Intestino Delgado 855
Hérnia 856
Hiperplasia de Glândula de Brunner 825
Hiperplasia Linfoide 866
Íleo Biliar 848
Íleo Meconial 871
Infecção por *Helicobacter Pylori* 855
Intussuscepção 861
Isquemia Mesentérica 873
Leiomioma 865
Leiomiossarcoma 866
Lesão por Radiação 883
Linfadenite Mesentérica 873
Linfangiectasia Intestinal 860
Linfangioma 866
Linfogranuloma Venéreo 866
Linfoma de Burkitt 825
Linfoma do Mesentério 868
Linfoma do Trato Gastrointestinal 867
Lipoma 866
Lipomatose Pélvica + Fibrolipomatose 878
Má Rotação 869
Macroglobulinemia de Waldenström 891
Malformações Anorretais 817
Mastocitose 870
Megacólon Tóxico 888
Melanoma Maligno 868
Melanose Coli 872
Membrana Esofágica 845
Mesenterite Esclerosante 884

Mesotelioma Peritoneal 878
Metástases Colônicas 875
Metástases para o Estômago 876
Metástases para o Intestino Delgado 876
Metástases Peritoneais 879
Mucocele do Apêndice 877
Mucosa Antral Prolapsada 882
Pâncreas Ectópico 841
Paraganglioma Gangliocítico 848
Peritonite Meconial 872
Pólipo Colônico Adenomatoso 812
Pólipo Gástrico 850
Pólipo Hiperplásico do Cólon 858
Polipose Adenomatosa Familiar 848
Polipose Juvenil 864
Polipose Pós-Inflamatória 880
Presbioesôfago 880
Pseudodiverticulose Intramural Esofágica 844
Pseudomixoma Peritoneal 883
Pseudo-Obstrução Intestinal 860
Púrpura de Henoch-Schönlein 855
Rotura Esofágica Intramural 861
Sarcoma de Kaposi 864
Schwannoma 885
Síndrome Compartimental Abdominal 812
Síndrome da Artéria Mesentérica Superior 888
Síndrome da Úlcera Retal Solitária 885
Síndrome de Alça Aferente 813
Síndrome de Bannayan-Riley-Ruvacalba 820
Síndrome de Behçet 821
Síndrome de Boerhaave 825
Síndrome de Cronkhite-Canada 836
Síndrome de Dumping 838
Síndrome de Gardner 849
Síndrome de Mallory-Weiss 869
Síndrome de Obstrução Intestinal Distal 837
Síndrome de Peutz-Jeghers 879
Síndrome de Turcot 889
Síndrome de Zollinger-Ellison 893
Síndrome do Cólon Esquerdo Pequeno 885
Síndrome do Nevo em Bolha de Borracha Azul . 821
Síndrome do Plug de Mecônio 872
Tiflite 889
Trauma Abdominal Fechado 822
Trauma Esofágico 844
Tuberculose Abdominal 888
Tumor Desmoplásico de Pequenas Células Redondas 836
Tumor Estromal Gastrointestinal 853
Tumor Glômico do Estômago 854
Úlcera Duodenal 839
Úlcera Gástrica 851
Varizes Duodenais 839
Varizes Esofágicas 845
Varizes Gástricas 852

Vólvulo Colônico 831
Vólvulo do Intestino Delgado 885
Vólvulo Gástrico 852
Vólvulo no Intestino Médio 876
Yersioniose 892

DISTÚRBIOS RENAIS, SUPRARRENAIS, URETERAIS, VESICAIS E ESCROTAIS

Abscesso Escrotal 990
Abscesso Renal/Perirrenal 973
Acidose Tubular Renal 985
Adenoma Adrenocortical 937
Adenoma Metanéfrico 955
Adenoma Nefrogênico 959
Adenoma Renal 973
Agenesia Renal 973
AIDS 935
Amiloidose 940
Angiomiolipoma 940
Anomalias Uracais 1000
Atrofia de Refluxo 972
Atrofia Renal Pós-Inflamatória 966
Atrofia Renal Pós-Obstrutiva 966
Bexiga Neurogênica 960
Cálice Abortivo 935
Câncer de Próstata 966
Carcinoma Adrenocortical 938
Carcinoma de Células Escamosas Renais 992
Carcinoma de Células Renais 976
Carcinoma Renal Cromofobo 942
Carcinoma Uracal 1001
Carcinoma Urotelial 1007
Cistite e Pielite Alcalino-Encrustadas 940
Cistite 944
Cisto da Vesícula Seminal 991
Cisto Renal 978
Cisto Suprarrenal 936
Colesteatoma 942
Conexão Renal Arteriovenosa 941
Diabetes Mellitus 945
Disfunção Eretil 946
Disgenesia Renal 979
Divertículo Pielocalicial 969
Divertículo Ureteral 1003
Divertículo Vesical 941
Doença Cística Localizada 951
Doença Cística Medular 953
Doença de Addison 936
Doença de Wolman 1011
Doença Policística Renal 963
Doença Renal Cística Adquirida 935
Duplicação Ureteral 1001
Epididimite 945
Esquistossomíase 990

Estenose da Artéria Renal 974
Extrofia Vesical 942
Feocromocitoma 962
Fibrose Retroperitoneal 987
Ganglioneuroblastoma 946
Ganglioneuroma 947
Gangrena de Fournier 946
Glomerulonefrite Crônica 942
Hemangioma da Bexiga Urinária 947
Hemangioma de Glândula Suprarrenal 947
Hemoglobinúria Noturna Paroxística 962
Hemorragia Suprarrenal 937
Hidrocele 948
Hidronefrose 948
Hiperplasia Adrenocortical 939
Hipertrofia Prostática Benigna 941
Hipoplasia Renal Congênita 942
Infarto Renal 979
Infarto Testicular 992
Leiomioma Renal 980
Leiomiossarcoma Retroperitoneal 988
Leucemia 950
Leucoplaquia 951
Linfocele 951
Linfoma do Rim 951
Lipomatose do Seio 991
Lipossarcoma Retroperitoneal 988
Malacoplaquia 952
Megacalicose 954
Megaureter 954
Metástase na Glândula Suprarrenal 955
Metástase Renal 955
Micetoma 957
Microlitíase Testicular 993
Mielolipoma 958
Mieloma Múltiplo 957
Necrose Cortical Aguda 935
Necrose Papilar 961
Necrose Tubular Aguda 936
Nefrite Bacteriana Difusa Aguda 936
Nefrite Crônica Hereditária 948
Nefrite Intersticial Aguda 936
Nefrite por Radiação 972
Nefroblastomatose 958
Nefroma Mesoblástico 955
Nefropatia Analgésica 940
Nefropatia de Refluxo 972
Nefropatia por Contraste 943
Neuroblastoma 959
Obstrução da Junção Ureteropélvica 1002
Oncocitoma 960
Orquite 961
Pielonefrite 969
Pieloureterite Cística 972
Pionefrose 972
Plasmocitoma Renal 963

Poliorquidismo ... 965
Priapismo ... 966
Pseudotumor Inflamatório da Bexiga ... 950
Rabdomiossarcoma, Geniturinário ... 989
Refluxo Vesicouretérico ... 1009
Rim de Page ... 961
Rim Displásico Multicístico ... 956
Rim em Ferradura ... 948
Rim Esponjoso Medular ... 954
Rim Supranumerário ... 992
Rim Unicaliciado (Unipapilar) ... 1000
Sarcoma Renal de Células Claras ... 942
Sarcoma Renal ... 981
Síndrome "da Ameixa Seca" ... 968
Síndrome Adrenogenital ... 939
Síndrome de Conn ... 943
Síndrome de Cushing ... 943
Síndrome de Meckel-Gruber ... 953
Síndrome de Zellweger ... 1011
Síndrome Hemolítico-Urêmica ... 947
Síndrome Megabexiga-Microcólon ... 954
Teratoma Retroperitoneal ... 989
Testículos Mal Posicionados ... 952
Torção do Cordão Espermático ... 991
Transplante Renal ... 981
Traumatismo Renal ... 997
Traumatismo Testicular ... 993
Traumatismo Uretral ... 1003
Trombose da Veia Renal ... 986
Tuberculose ... 999
Tumor de Wilms ... 1010
Tumor Justaglomerular ... 950
Tumor Rabdoide Renal ... 989
Tumor Renal Cístico Multilocular ... 957
Tumor Renal Medular ... 953
Tumor Renal Ossificante da Infância ... 961
Tumor Testicular ... 993
Ureter Retrocaval ... 987
Ureterocele ... 1002
Urinoma ... 1004
Urolitíase ... 1004
Valvas Uretrais Posteriores ... 965
Varicocele ... 1009

DOENÇAS OBSTÉTRICAS E GINECOLÓGICAS

Aborto ... 1045
Acardia ... 1046
Adenomiose ... 1046
Agenesia Vaginal ... 1090
Anomalias Uterinas ... 1084
Artéria Umbilical Única ... 1081
Câncer Cervical ... 1049
Câncer do Ovário ... 1070
Câncer Endometrial ... 1057
Carcinoma Endometrioide do Ovário ... 1058
Cisto de Ducto de Gartner ... 1062
Cisto de Ducto Onfalomesentérico ... 1070
Cisto de Inclusão Peritoneal ... 1077
Cisto de Ovário ... 1072
Cisto de Teca Luteínica ... 1083
Cisto Paraovariano ... 1075
Cistoadenofibroma ... 1052
Cistoadenoma Paraovariano ... 1075
Colo Incompetente ... 1065
Complexo Membros–Parede Corporal ... 1068
Cordão Nucal ... 1069
Corioangioma ... 1050
Coriocarcinoma Ovariano Primário ... 1080
Coriocarcinoma ... 1051
Dermoide ... 1053
Descolamento da Placenta ... 1077
Disgerminoma ... 1053
Dispositivo Contraceptivo Intrauterino ... 1066
Disritmias Cardíacas Fetais ... 1060
Doença Inflamatória Pélvica ... 1075
Doença Trofoblástica do Local Placentário ... 1080
Doença Trofoblástica Gestacional ... 1063
Eclampsia ... 1054
Ectopia Cordis ... 1054
Edema Massivo do Ovário ... 1069
Endometriose ... 1058
Exposição a Dietilestilbestrol (DES) ... 1053
Fendas Faciais ... 1059
Fenótipo de Pena-Sholker ... 1077
Fibroma de Ovário ... 1074
Gastrosquise ... 1062
Gêmeo Colado ... 1082
Gêmeos Conjugados ... 1051
Gravidez Anembriônica ... 1047
Gravidez Ectópica ... 1054
Hidro/Hematometrocolpo ... 1065
Hidropisia Fetal ... 1061
Inserção Velamentar do Cordão ... 1090
Liomioma Uterino ... 1087
Liomiossarcoma do Útero ... 1089
Lobo Sucenturiado da Placenta ... 1082
Macrossomia ... 1068
Malformação Arteriovenosa do Útero ... 1048
Mola Hidatiforme ... 1064
Morte do Embrião ... 1056
Morte Fetal *In Utero* ... 1061
Neoplasma de Células Claras do Ovário ... 1051
Onfalocele ... 1069
Pentalogia de Cantrell ... 1077
Placenta Accreta ... 1079
Placenta Prévia ... 1079
Pré-Eclampsia ... 1080
Prolapso do Cordão ... 1052
Restrição do Crescimento Intrauterino ... 1066
Ruptura Prematura das Membranas ... 1080
Ruptura Uterina na Gravidez ... 1089
Separação Corioamniótica ... 1050

Síndrome de Asherman 1048
Síndrome de Banda Amniótica 1047
Síndrome de Beckwith-Wiedemann 1048
Síndrome de Embolização Gemelar 1084
Síndrome de Hiperestimulação Ovariana 1074
Síndrome de Meigs 1069
Síndrome de Perlman 1077
Síndrome de Pós-Maturidade 1080
Síndrome de Seckel 1080
Síndrome de Stein-Leventhal 1081
Síndrome de Transfusão Intergemelar 1084
Síndrome Hellp 1064
Teratoma do Ovário 1082
Teratoma do Pescoço 1082
Teratoma Imaturo do Ovário 1065
Torção de Ovário 1083
Trauma Fetal 1062
Trauma Uterino Durante Gravidez 1090
Triploidia 1083
Trissomia 13 1083
Trissomia 18 1084
Trombose de Veia Ovárica 1075
Tumor de Brenner 1048
Tumor de Células da Granulosa 1063
Tumor de Células da Teca do Ovário 1082
Tumor de Células de Sertoli–Estromais do Ovário ... 1081
Tumor de Células Germinais do Ovário 1062
Tumor de Krukenberg 1068
Tumor Mucinoso do Ovário 1069
Tumor Ovariano Seroso 1081
Tumores de Células Esteroides 1082
Vasa Previa 1090

RADIOLOGIA

SISTEMA MUSCULOESQUELÉTICO
DIAGNÓSTICO DIFERENCIAL DAS DESORDENS MUSCULOESQUELÉTICAS

DIAGNÓSTICO DIFERENCIAL UNIVERSAL
Mnemônica: VINDICATE
Vascular e cardíaca
Infecciosa, Inflamatória
Neoplasia
Drogas
Iatrogênica, Idiopática, Intoxicação
Congênita
Autoimune, Alérgica
Trauma
Endócrina e metabólica

GAMA DE DIAGNÓSTICO DIFERENCIAL DAS DESORDENS ÓSSEAS
Condições a serem consideradas = Disseque a doença óssea com um "DITATOM"
Displasia + **D**istrofia
Infecção
Trauma
Anomalias do desenvolvimento
Tumor + condições semelhantes a tumores
Osteocondrite + necrose isquêmica
Metabólica (doença)
Displasia = distúrbio do crescimento ósseo
Distrofia = distúrbio da nutrição

CLAUDICAÇÃO INFANTIL

Claudicação Infantil de 1–4 Anos
A. CONGÊNITA
1. Displasia desenvolvimental do quadril
B. TRAUMÁTICA
1. Fratura do berçário ("Toddler's")
2. Trauma não acidental
3. Outras fraturas
4. Corpo estranho
C. INFLAMATÓRIA
1. Discite
2. Artrite séptica
3. Osteomielite
4. Sinovite transitória do quadril

Claudicação Infantil de 4–10 Anos
A. TRAUMÁTICA
B. INFLAMATÓRIA
1. Artrite séptica
2. Osteomielite
3. Sinovite transitória do quadril
4. Discite
5. Artrite reumatoide juvenil
C. VASCULAR
1. Doença de Legg-Perthes

Claudicação Infantil de 10–15 Anos
A. TRAUMÁTICA
1. Fratura de estresse
2. Osteocondrite dissecante
3. Doença de Osgood-Schlatter
B. INFLAMATÓRIA
1. Artrite reumatoide juvenil
2. Espondilite anquilosante
3. Artrite séptica
4. Osteomielite
C. HORMONAL
1. Epifiseólise da cabeça femoral

IDADE ÓSSEA ATRASADA
A. CONSTITUCIONAL
1. Familiar
2. IUGR
B. METABÓLICA
1. Hipopituitarismo
2. Hipotireoidismo
3. Hipogonadismo (síndrome de Turner)
4. Doença de Cushing, terapia esteroidal
5. *Diabetes mellitus*
6. Raquitismo
7. Desnutrição
8. Irradiação do cérebro (para tumor cerebral/ALL)
C. DOENÇA SISTÊMICA
1. Doença cardíaca congênita
2. Doença renal
3. Doença GI: doença celíaca, doença de Crohn, colite ulcerativa
4. Anemia
5. Transplante de medula óssea (< 5 anos de idade)
D. SÍNDROMES
1. Trissomias
2. Doença de Noonan
3. Síndrome de Cornelia de Lange
4. Displasia cleidocraniana
5. Doença de Lesch-Nyhan
6. Nanismo metatrófico

ESCLEROSE ÓSSEA

Osteoclerose Difusa
Mnemônica: 5 M'S To PROoF
Metastasis (Metástases)
Myelofibrosis (Mielofibrose)
Mastocytosis (Mastocitose)
Melorheostosis (Melorreostose)
Metabolic (Metabólica: hipervitaminose D, fluorose, hipotireoidismo, envenenamento por fósforo)
Sickle cell anemia (anemia falciforme)
Tuberous sclerosis (esclerose Tuberosa)
Pyknosysostosis, Paget disease (Picnodisostose, doença de Paget)
Renal osteodystrophy (osteodistrofia Renal)
Osteopetrosis (Osteopetrose)
Fluorosis (Fluorose)

Doença Óssea Esclerosante Constitucional
1. Doença de Engelmann-Camurati
2. Hiperostose cortical infantil
3. Melorreostose
4. Osteopatia estriada
5. Osteopetrose
6. Osteopoiquilose
7. Paquidermoperiostose
8. Picnodisostose
9. Doença de van Buchem
10. Síndrome de Williams

Displasia Óssea Esclerosante

A. DISPLASIAS DE OSSIFICAÇÃO ENDOCONDRAL (ESPONJOSA PRIMÁRIA)
   = falha na reabsorção + remodelamento da esponjosa imatura primária por osteoclastos
   √ Acúmulo de matriz cartilaginosa calcificada envolvendo a cavidade medular
   Locais-alvo: ossos tubulares + chatos, vértebras, base craniana, etmoides, terminações da clavícula
   1. Osteopetrose
   2. Picnodisostose

B. DISPLASIAS DE OSSIFICAÇÃO ENDOCONDRAL (ESPONJOSA SECUNDÁRIA)
   = erros de reabsorção + remodelamento da esponjosa secundária
   √ Densidades/estriações focais
   1. Enostose
   2. Osteopoiquilose
   3. Osteopatia estriada

C. DISPLASIAS DE OSSIFICAÇÃO INTRAMEMBRANOSA
   = desequilíbrio entre a formação de osso periosteal + reabsorção óssea endosteal
   Locais-alvo: córtex de ossos tubulares + chatos, crânio, ossos da face superior, partes timpânicas do osso temporal, vômer, pterigoide medial
   1. Displasia diafisária progressiva
   2. Esclerose diafisária múltipla hereditária (doença de Ribbing)
   3. Hiperostose cortical generalizada
      – doença de van Buchem
      – esclerosteose (doença de Truswell-Hansen)
      – doença de Worth
      – doença de Nakamura
   4. Displasia diafisária com anemia
   5. Displasia oculodento-óssea
   6. Displasia tricodento-óssea
   7. Síndrome de Kenny-Caffey

D. DISPLASIAS ESCLEROSANTES MISTAS
   (a) predominantemente um distúrbio endocondral
       1. Disosteosclerose
       2. Displasia metafisária (doença de Pyle)
       3. Displasia craniometafisária
       4. Displasia frontometafisária
   (b) predominantemente defeitos intramembranosos
       1. Melorreostose
       2. Displasia craniodiafisária
       3. Nanismo hiperostótico de Lenz-Majewski
       4. Displasia diafisária progressiva

Lesão Osteoclerótica Solitária

A. DESENVOLVIMENTAL
   1. Ilha óssea (ilhota de osso denso/compacto)
B. VASCULAR
   1. Infarto ósseo antigo
   2. Necrose asséptica/isquêmica/vascular
C. LESÃO ÓSSEA CICATRICIAL
   (a) trauma: formação de calo em fratura de estresse
   (b) tumor benigno: defeito fibroso cortical/fibroma não ossificante, tumor marrom, cisto ósseo
   (c) tumor maligno: metástase lítica após rádio, químio e hormonoterapia
D. INFECÇÃO/INFLAMAÇÃO
   (infecção crônica de baixo grau/infecção em regressão)
   1. Osteoma osteoide
   2. Osteomielite crônica/cicatrizada: bacteriana, tuberculosa, fúngica
   3. Osteomielite esclerosante de Garré
   4. Granuloma
   5. Abscesso de Brodie
E. TUMOR BENIGNO
   1. Osteoma
   2. Osteoblastoma
   3. Fibroma ossificante
   4. Defeito cortical fibroso cicatrizado
   5. Encondroma/osteocondroma
F. TUMOR MALIGNO
   1. Metástase osteoblástica (próstata, mama)
   2. Linfoma
   3. Sarcoma: osteossarcoma, condrossarcoma, sarcoma de Ewing
G. OUTROS
   1. Fase esclerótica da doença de Paget
   2. Displasia fibrosa

Lesão Esclerótica Cortical na Criança

1. Osteoma osteoide
2. Fratura de estresse
3. Osteomielite crônica
4. Defeito cortical fibroso cicatrizado

Múltiplas Lesões Osteoescleróticas

A. FAMILIAR
   1. Osteopoiquilose
   2. Endocondromatose = doença de Ollier
   3. Melorreostose
   4. Osteomas múltiplos: associados à síndrome de Gardner
   5. Osteopetrose
   6. Picnodisostose
   7. Osteopatia estriada
   8. Condrodistrofia calcificante congênita = epífises pontilhadas congênitas
   9. Displasia epifisária múltipla = doença de Fairbank
B. DOENÇA SISTÊMICA
   1. Mastocitose = urticária pigmentosa
   2. Esclerose tuberosa

Aparência de Osso dentro de Osso

= nova formação óssea endosteal
1. Normal
   (a) vértebras torácicas + lombares (em bebês)
   (b) restabelecimento das linhas de crescimento (após a infância)
2. Hiperostose cortical infantil (Caffey)
3. Anemia falciforme/talassemia
4. Sífilis congênita
5. Osteopetrose/oxalose
6. Radiação
7. Acromegalia
8. Doença de Paget
9. Doença de Gaucher

Mnemônica: "COBRE LTTDD"
   Chumbo (ingestão)
   Osteopetrose (petrose)
   Bismuto (ingestão)
   Raquitismo
   Escorbuto
   Leucemia
   Tório (ingestão)
   Tuberculose
   D (toxicidade da vitamina D)
   Distrofia reflexa simpática (RSD)

Bandas Metafisárias Densas
 Mnemônica: SEDA CLEINN
  Sistêmica (doença)
  Estrógeno para a mãe durante a gravidez
  D (intoxicação por vitamina D)
  Arsênico elementar e metais pesados (chumbo, bismuto, fósforo)
  Cretinismo (hipotireoidismo precoce)
  Leucemia
  Escorbuto, sífilis congênita, anemia falciforme
  Infecção (TORCH), hipercalcemia Idiopática
  Normal (variante)
  Nunca esqueça o raquitismo cicatrizado
  também: terapia com metotrexato

OSTEOPENIA
 = diminuição da quantidade de osso mantendo a qualidade normal
 √ Aumento da radiolucência do osso:
  √ Estriações verticais nos corpos vertebrais
  √ Acentuação de trabéculas tensas + compressivas de fêmur proximal
  √ Linhas de reforço (= barras ósseas) que cruzam a cavidade medular próximo ao joelho
  √ Reabsorção cortical do segundo metacarpiano:
   √ Mensurar diâmetro cortical externo (W) e largura da cavidade medular (m) na porção média do osso e relatar a espessura cortical combinada (CCT)
  √ Túnel subperiosteal
 Categorias:
  A. OSTEOPENIA DIFUSA
   1. Osteoporose = diminuição da produção de osteoide
   2. Osteomalacia = submineralização de osteoide
   3. Hiperparatireoidismo
   4. Mieloma múltiplo/metástases difusas
   5. Drogas
   6. Mastocitose
   7. Osteogênese imperfeita
  B. OSTEOPENIA REGIONAL

Osteoporose
 = massa óssea reduzida de composição normal secundária a:
  (a) reabsorção osteoclástica (85%) (trabecular, endosteal, intracortical, subperiosteal)
  (b) reabsorção osteocítica (15%)
 Incidência: 7% de todas as mulheres de 35–40 anos de idade; 1 em 3 mulheres > 65 anos de idade
 Etiologia:
  A. DESORDENS CONGÊNITAS
   1. Osteogênese imperfeita
    ◊ A única osteoporose com curvatura!
   2. Homocistinúria
  B. IDIOPÁTICA (perda óssea começa mais cedo + prossegue mais rapidamente em mulheres)
   1. Osteoporose juvenil: < 20 anos
   2. Osteoporose adulta: 20–40 anos
   3. Osteoporose pós-menopausa > 50 anos
    (densidade mineral óssea trabecular 40–50% mais baixa em mulheres idosas que em jovens)
   4. Osteoporose senil: > 60 anos
    densidade óssea que diminui progressivamente a uma taxa de 8% em mulheres e 3% em homens
  C. DISTÚRBIOS NUTRICIONAIS
   escorbuto; deficiência de proteína (desnutrição, nefrose, doença hepática crônica, alcoolismo, anorexia nervosa, kwashiorkor, inanição), deficiência de cálcio
  D. ENDOCRINOPATIA
   doença de Cushing, hipogonadismo (síndrome de Turner, eunucoidismo) hipertireoidismo, hiperparatireoidismo, acromegalia, doença de Addison, *diabetes mellitus*, gravidez, fenômeno paraneoplásico em tumores hepáticos
  E. OSTEODISTROFIA RENAL
   diminuição/inalterado/aumento no osso trabecular espinhal; perda rápida no esqueleto apendicular
  F. IMOBILIZAÇÃO = osteoporose do desuso
  G. DOENÇA DO COLÁGENO, ARTRITE REUMATOIDE
  H. SUBSTITUIÇÃO DA MEDULA ÓSSEA
   infiltração por linfoma/leucemia (ALL), mieloma múltiplo, metástases difusas, hiperplasia medular secundária à anemia hemolítica
  I. FARMACOTERAPIA
   heparina (15.000–30.000 U por > 6 meses), metotrexato, corticosteroides, consumo excessivo de álcool, tabagismo, Dilantin
  J. RADIOTERAPIA
  K. OSTEOPOROSE LOCALIZADA
   distrofia de Sudeck, osteoporose transitória do quadril, osteoporose migratória regional das extremidades inferiores
 • cálcio sérico, fósforo, fosfatase alcalina frequentemente normal
 • hidroxiprolina pode ser elevada durante estágio agudo

Preditores significativos de fraturas osteoporóticas:
 1. Idade
 2. História de fratura
 3. Teste da cadeira falhou = incapacidade de se levantar da cadeira em 3 sucessões sem usar os braços)
 4. Queda nos últimos 12 meses

Técnica:
 (1) **absorciometria de fóton único**
  mensura, principalmente, osso cortical de ossos apendiculares, fonte de radioisótopo I–125 de energia única
  Local: rádio distal (= densidade óssea do punho), calcâneo
  Dose: 2–3 mrem
  Precisão: 1–3%
 (2) **absorciometria de fóton duplo**
  fonte de energia radiativa com dois picos de fótons; deve ser reservada para pacientes < 65 anos de idade em razão da interferência de osteofitose + calcificações vasculares
  Local: vértebras, colo femoral
  Dose: 5–10 mrem
  Precisão: 2–4%
 (3) **absorciometria de raio X único**
  = técnica projetiva de área para mensuração de densidade óssea quantitativa
  Local: rádio distal, calcâneo
  Dose: baixa
  Precisão: 0,5–2%
 (4) **absorciometria de raios X de dupla energia (DEXA)**
  ◊ A técnica mais precisa e de uso mais amplo!
  = radiografia digital quantitativa
  = feixes com dois níveis distintos de energia permitem a identificação de osso trabecular e cortical
  • substituiu a absorciometria de fóton dual e é produzida por tubo de raios X com fluxo de radiação maior do que a fonte de radioisótopo

Sítio: espinha lombar, colo femoral, corpo inteiro, antebraço
Dose: < 3 mrem; Precisão: 1–2%
Dados coletados:
BMD (densidade de medula óssea) valor (g/cm^2)
% BMD comparada a adultos jovens
% BMD comparada a adultos de mesma idade
escore T (SD da média do jovem-adulto)
escore Z (SD da média entre os de mesma idade)

(5) **tomografia computadorizada quantitativa**
= determina a verdadeira densidade volumétrica (mg/cm^3)
- alto *turnover* de osso esponjoso é importante para a força vertebral e tem alta responsividade
- osso trabecular + baixo *turnover* de osso compacto podem ser mensurados separadamente

√ Comparada a um fantasma de referência mineral óssea externa com varredura efetuada simultaneamente com o paciente para calibrar as mensurações de atenuação da CT
√ Secção de 10 mm de espessura com correção de ângulo do *gantry* através do centro do corpo vertebral
Sítio: vértebras L1-L3, outros locais
Uso: avaliação de risco de fratura vertebral; mensuração de perda óssea relacionada com a idade; acompanhamento de osteoporose + doença óssea metabólica
(a) energia única: 300–500 mrem; precisão: 6–25%
(b) energia dupla: 750–800 mrem; precisão: 5–10%
◊ A técnica mais sensível!

(6) **CT quantitativa periférica**
= localização tridimensional exata de volumes-alvo com capacidade de aquisição de dados multissecionais cobrindo um grande volume de osso
Sítio: rádio distal

(7) **ultrassom quantitativo do calcanhar**
= determina o índice de rigidez (SI) US usando a fórmula
SI = 0,67 · BUA [dB/MHz] + 0,28 · SOS [m/s] − 420
SOS = velocidade do som
BUA = atenuação de ultrassom de banda larga para 200–600 kHz
como um risco independente da DEXA
◊ Aumento de risco de fratura com diminuição do SI
Precisão: 2,2%

Localização: esqueleto axial (espinha dorsal inferior + lombar), úmero proximal, colo do fêmur, punho, costelas

◊ Radiografias são insensíveis antes da perda óssea de 25–30%
◊ Cintilografias ósseas NÃO mostram o aumento difuso de atividade
√ Diminuição do número + espessura das trabéculas
√ Afilamento cortical (reabsorção endosteal + intracortical)
√ Osteopenia justa-articular com predominância de osso trabecular
√ Cicatrização tardia de fratura com precária formação de calo ósseo
(DDx: abundante formação de calo na osteogênese imperfeita + síndrome de Cushing)
Cx: (1) fraturas em locais ricos em osso trabecular fraco (p. ex., vértebras, punho) na osteoporose pós-menopausa
(2) fraturas nos locais que contêm osso cortical + osso trabecular (p. ex., quadril) na osteoporose senil
Rx: calcitonina, fluoreto de sódio, difosfonatos, suplementos do hormônio paratireóideo, reposição de estrogênio

Osteoporose da Coluna
√ Densidade radiográfica diminuída
√ Estriações verticais (= marcado afinamento das trabéculas transversas com relativa acentuação das trabéculas verticais ao longo das linhas de estresse)
√ Acentuação dos platôs vertebrais
√ "Em moldura" (= acentuação do contorno cortical com preservação das dimensões externas secundárias à reabsorção endosteal + intracortical)
√ Deformidades de compressão com protrusão dos discos intervertebrais:
 √ Vértebras bicôncavas
 √ Nódulos de Schmorl
 √ Pinçamentos
 √ Diminuição da altura das vértebras
√ Ausência de osteófitos

Osteomalacia
= acúmulo de quantidades excessivas de osteoides não calcificados com amolecimento ósseo + mineralização insuficiente do osteoide em decorrência de:
(a) alta taxa de remodelamento: excessiva formação de osteoides + mineralização normal/pouca
(b) baixa taxa de remodelamento: produção normal de osteoides + mineralização diminuída
Etiologia
(1) deficiência dietética de vitamina D3 + falta de irradiação solar
(2) deficiência do metabolismo de vitamina D:
 — doença tubular renal crônica
 — administração crônica de fenobarbital (via hepática alternada)
 — difenil-hidantoína (interfere na ação da vitamina D no intestino)
(3) absorção diminuída de vitamina D:
 — síndromes de má absorção (mais comum)
 — gastrectomia parcial (autorrestrição de alimentos gordurosos)
(4) deposição diminuída de cálcio no osso
 — difosfonatos (para tratamento da doença de Paget)
Histologia: excesso de suturas osteoides + taxa de aposição diminuída
- dor óssea/sensibilidade; fraqueza muscular
- cálcio sérico ligeiramente baixo/normal
- diminuição do fósforo sérico
- fosfatase alcalina sérica elevada
√ Osteopenia uniforme
√ Detalhe trabecular indistinto da superfície endosteal
√ Trabéculas desgastadas grosseiramente diminuídas em número + tamanho
√ Córtex fino de osso longo
√ Deformidade óssea decorrente de amolecimento:
 √ Tórax em ampulheta
 √ Arqueamento de ossos longos
 √ Protrusão acetabular
 √ Pelve fraturada/comprimida
 √ Corpos vertebrais bicôncavos
√ Maior incidência de fraturas de insuficiência
√ Pseudofraturas = zonas de Looser
√ Crânio mosqueado

Osteopenia Localizada/Regional
1. Osteoporose do desuso/atrofia
Etiologia: imobilização local secundária a
(a) fratura (mais pronunciada distal ao local da fratura)
(b) paralisia neural
(c) paralisia muscular

2. Distrofia simpático-reflexa = distrofia de Sudeck
3. Osteoporose migratória regional, osteoporose regional transitória do quadril
4. Desordens reumatológicas
5. Infecção: osteomielite, tuberculose
6. Tumor osteolítico
7. Fase lítica da doença de Paget
8. Fase inicial do infarto ósseo e hemorragia
9. Queimaduras + geladura

Edema de Medula Óssea
= hipointenso em ponderada em T1 + hiperintenso em ponderada T2 em relação à medula gordurosa
1. Trauma
   (a) "abrasão óssea"
   (b) fratura aguda oculta em radiografia
   (c) cirurgia recente
2. Infecção = osteomielite
3. Artrite asséptica
4. Osteonecrose = estágio inicial de NAV
5. Osteoartropatia neuropática
6. Distrofia simpático-reflexa (alguns casos)
7. Osteoporose transitória do quadril
8. Neoplasia infiltrativa

Linhas Metafisárias Lucentes Transversas
Mnemônica: NNSSLL
    Normal (variante)
    Neuroblastoma
    Sífilis
    Sistêmica (doença)
    Linhas de crescimento
    Leucemia

Metáfises Desgastadas
Mnemônica: HERDAI
    Hipofosfatasia
    Escorbuto
    Raquitismo
    Disostose metafisária
    Acondroplasia
    Infecções congênitas (rubéola, sífilis)

TUMOR ÓSSEO

Papel do Radiologista
1. Há uma lesão?
2. É um tumor ósseo?
3. O tumor é benigno ou maligno?
4. É necessária biopsia?
5. O diagnóstico histológico é compatível com a imagem radiográfica?

Avaliação da Agressividade
A. BENIGNO
   1. Diagnóstico certo: não é necessário exame adicional
   2. Lesão <u>assintomática</u> com alta probabilidade de diagnóstico benigno pode ser acompanhada clinicamente
   3. Lesão <u>sintomática</u> com alta probabilidade de diagnóstico benigno pode ser tratada sem exame adicional
B. LESÃO ENGANOSA
   Não é claramente classificada como benigna ou maligna; precisa de exame de estadiamento
C. MALIGNO: precisa de exame de estadiamento

Exame de estadiamento:
  Cintilografia óssea: identifica lesões poliostóticas (p. ex., mieloma múltiplo, doença metastática, osteossarcoma primário com formação de metástases ósseas, histiocitose, doença de Paget)
  CT de tórax: identifica depósitos metastáticos + alterações além de promover exame e terapia
Estadiamento local com imagens de MR:
  (1) margens: encapsuladas/infiltrativas
  (2) compartimento: intra/extracompartimental
  (3) extensão intraóssea + lesões salteadas
  (4) extensão de tecido mole (DDx: hematoma, edema)
  (5) envolvimento articular
  (6) envolvimento neurovascular
Avaliação local com imagens de CT:
  √ Calcificações da matriz/margem

ENVOLVIMENTO DE VASO E NERVO
√ Envoltório tumoral do feixe neurovascular por:
  – 180-360° = indica infiltração por tumor
  – 90-180° = indeterminado para infiltração por tumor
  – 0-90° = infiltração improvável pelo tumor

Condições Semelhantes ao Tumor
1. Cisto ósseo solitário
2. Cisto justa-articular ("sinovial")
3. Cisto ósseo aneurismático
4. Fibroma não ossificante; defeito cortical; desmoide cortical
5. Granuloma eosinofílico
6. Granuloma reparativo de célula gigante
7. Displasia fibrosa (monostótica; poliostótica)
8. Miosite ossificante
9. "Tumor marrom" de hiperparatireoidismo
10. Osteólise maciça

Aparência Pseudomaligna
1. Osteomielite
2. Osteoporose agressiva

Padrão de Destruição Óssea
A. DESTRUIÇÃO ÓSSEA GEOGRÁFICA
   Causa: (a) um tumor benigno geralmente de crescimento lento
       (b) raramente maligno: mieloma de plasmócitos
       (c) infecção: osteomielite granulomatosa
   √ Margem lisa bem definida/irregular
   √ Curta zona de transição
B. DESTRUIÇÃO ÓSSEA EM "ROEDURA DE TRAÇA"
   Causa: (a) tumor ósseo maligno de crescimento rápido
       (b) osteomielite
   √ Margem menos bem definida/lesional demarcada
   √ Zona maior de transição
   Mnemônica: H LEMMON
       Histiocitose X
       Linfoma
       Ewing (sarcoma)
       Metástase
       Mieloma múltiplo
       Osteomielite
       Neuroblastoma
C. DESTRUIÇÃO ÓSSEA PERMEATIVA
   Causa: tumor ósseo agressivo com potencial para rápido crescimento (p. ex., sarcoma de Ewing)
   √ Lesão mal demarcada que se funde imperceptivelmente com osso não envolvido
   √ Longa zona de transição

Tamanho, Forma e Margem da Lesão Óssea

◊ Tumores malignos primários são maiores que os benignos
√ Lesão alongada (= diâmetro maior > 1,5 vez o menor diâmetro): sarcoma de Ewing, linfoma histiocítico, condrossarcoma, angiossarcoma
√ Margem esclerótica (= reação de tecido hospedeiro ao tumor)

Posição do Tumor no Plano Transverso

A. LESÃO MEDULAR CENTRAL
 1. Encondroma
 2. Cisto ósseo solitário
B. LESÃO MEDULAR EXCÊNTRICA
 1. Tumor de célula gigante
 2. Sarcoma osteogênico, condrossarcoma, fibrossarcoma
 3. Fibroma condromixoide
C. LESÃO CORTICAL
 1. Fibroma não ossificante
 2. Osteoma osteoide
D. LESÃO PERIOSTEAL/JUSTACORTICAL
 1. Condroma/osteossarcoma justacortical
 2. Osteocondroma
 3. Sarcoma osteogênico parosteal

Posição Tumoral no Plano Longitudinal

A. LESÃO EPIFISÁRIA
 1. Condroblastoma (antes do fechamento da placa de crescimento)
 2. Gânglio intraósseo, cisto subcondral
 3. Tumor de célula gigante (originária da metáfise)
 4. Condrossarcoma de célula clara
 5. Displasia fibrosa
 6. Abscesso
Mnemônica: AGITE o "C"
 Aneurismático (cisto ósseo)
 Geode
 Infecção
 Tumor de célula gigante
 Eosinofílico (granuloma)
 Condroblastoma
  (após os 40 anos descarte "CEA" e insira metástases/mieloma)
B. LESÃO METAFISÁRIA
 1. Fibroma não ossificante (próximo da placa de crescimento)
 2. Fibroma condromixoide (contíguo à placa de crescimento)
 3. Cisto ósseo solitário
 4. Osteocondroma
 5. Abscesso de Brodie
 6. Sarcoma osteogênico, condrossarcoma

C. LESÃO DIAFISÁRIA
 1. Tumor de célula redonda (p. ex., sarcoma de Ewing)
 2. Fibroma não ossificante
 3. Cisto ósseo solitário
 4. Cisto ósseo aneurismático
 5. Encondroma
 6. Osteoblastoma
 7. Displasia fibrosa
Mnemônica: FEMALE
 Fibrosa (displasia)
 Eosinofílico (granuloma)
 Metástase
 Adamantinoma
 Leucemia, Linfoma
 Ewing (sarcoma de)

Tumores Localizados na Medula Hematopoiética

1. Metástases
2. Mieloma plasmocítico
3. Sarcoma de Ewing
4. Linfoma histiocítico

Anormalidades Difusas da Medula Óssea na Infância

A. SUBSTITUÍDA POR CÉLULAS TUMORAIS
 (a) doença metastática
  1. Neuroblastoma (em criança pequena)
  2. Linfoma (em criança mais velha)
  3. Rabdomiossarcoma (em criança mais velha)
 (b) neoplasia primária
  1. Leucemia
B. SUBSTITUÍDAS POR HEMÁCIAS
 = **Hiperplasia de hemácias** = reconversão
 (a) anemia grave: anemia falciforme, talassemia, esferocitose hereditária
 (b) grave perda sanguínea crônica
 (c) substituição da medula pela neoplasia
 (d) tratamento com fator estimulador de colônia de granulócito-macrófago
C. SUBSTITUÍDA POR GORDURA
 1. Depleção mieloide = anemia aplástica
D. SUBSTITUÍDA POR TECIDO FIBROSO
 1. Mielofibrose

Incidência de Tumores Ósseos Malignos

◊ 80% dos tumores ósseos estão corretamente determinados com base apenas na idade!

Tumores Ósseos Benignos Mais Frequentes

1. Osteocondroma 20–30%
2. Encondroma 10–20%
3. Cisto ósseo simples 10–20%
4. Osteoma osteoide
5. Fibroma não ossificante
6. Cisto ósseo aneurismático 5%
7. Displasia fibrosa
8. Tumor de célula gigante

Tumores Ósseos Malignos Mais Frequentes

1. Metástase
2. Mieloma múltiplo
3. Osteossarcoma
4. Condrossarcoma
5. Sarcoma de Ewing

Sarcomas por Idade

Mnemônica: Cada Outro Paciente Fica Ruim Ou Então Mente
 Condrossarcoma . . . . 40–50 anos
 Osteogênico (sarcoma) . . . . 10–30 anos

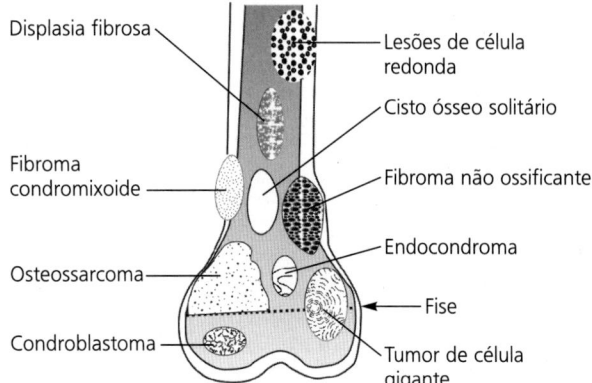

Localização do Tumor

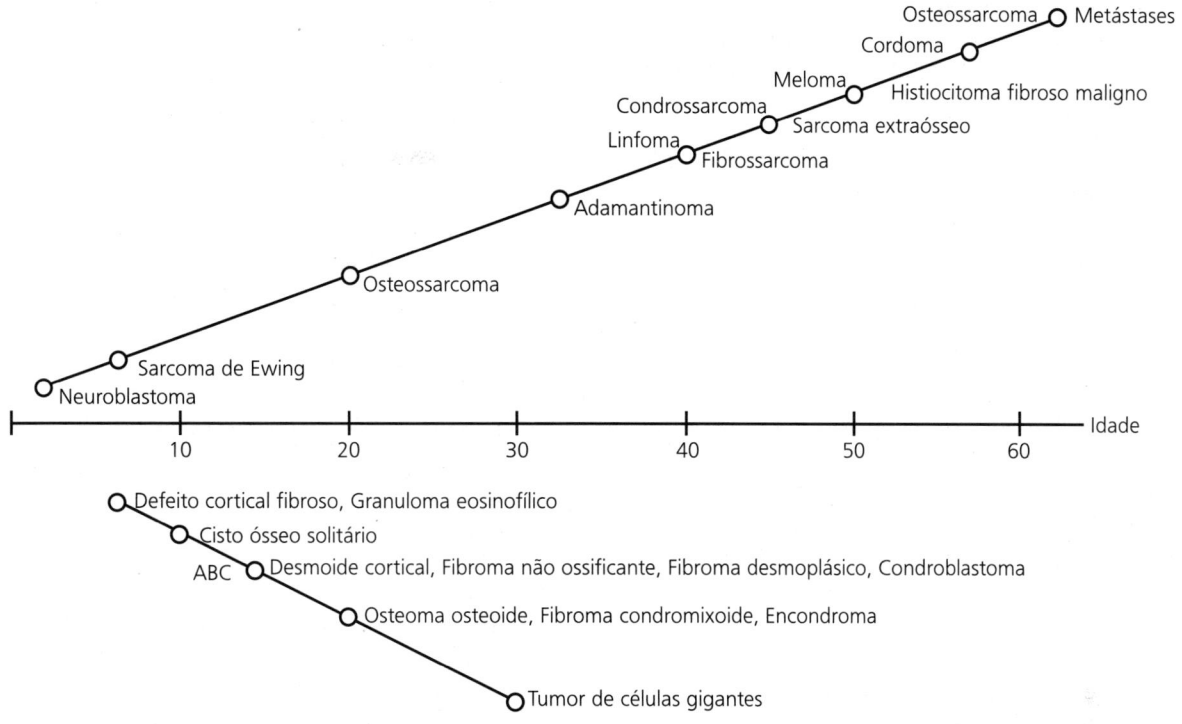

Média Etária de Ocorrência de Tumores Ósseos Benignos e Malignos

Parosteal (sarcoma)............ 40–50 anos
Fibrossarcoma................. 20–40 anos
Reticular (sarcoma de célula)..... 20–40 anos
Osteossarcoma................. 60–70 anos
Ewing (sarcoma de)............ 0–10 anos
Metástases .... 60–70 anos

Malignidade com Envolvimento de Tecido Mole
Mnemônica: **M**inha **M**ãe **E**spancou **C**om **F**orça **O**ntem
Metástases
Mieloma
Ewing (sarcoma de)
Condrossarcoma
Fibrossarcoma
Osteossarcoma

Matriz Tumoral de Tumores Ósseos

Tumores Ósseos Formadores de Cartilagem
√ Radiodensidades em forma de anel com localização central/floculentas/semelhantes a manchas
A. BENIGNO
 1. Encondroma
 2. Condroma parosteal
 3. Condroblastoma
 4. Fibroma condromixoide
 5. Osteocondroma
B. MALIGNO
 1. Condrossarcoma
 2. Osteossarcoma condroblástico

Tumores Formadores de Osso
√ Coleções radiodensas não homogêneas/homogêneas de tamanho + extensão variáveis
A. BENIGNO
 1. Osteoma
 2. Osteoma osteoide
 3. Osteoblastoma
 4. Fibroma ossificante

B. MALIGNO
 1. Sarcoma osteogênico

Tumores do Tecido Conectivo Fibroso
A. LESÕES ÓSSEAS FIBROSAS BENIGNAS
 (a) cortical
  1. Defeito cortical benigno
  2. Irregularidade cortical por avulsão
 (b) medular
  1. Herniação por forame
  2. Fibroma não ossificante
  3. Fibroma ossificante
  4. Fibromatose generalizada congênita
 (c) corticomedular
  1. Fibroma não ossificante
  2. Fibroma ossificante
  3. Displasia fibrosa
  4. Querubismo
  5. Fibroma desmoplásico
  6. Fibromixoma
B. MALIGNO
 1. Fibrossarcoma

Tumores de Origem Histiocítica
A. LOCALMENTE AGRESSIVO
 1. Tumor de célula gigante
 2. Histiocitoma fibroso benigno
B. MALIGNO
 1. Histiocitoma fibroso maligno

Tumores de Origem em Tecido Adiposo
A. BENIGNO
 1. Lipoma intraósseo
 2. Lipoma parosteal
B. MALIGNO
 1. Lipossarcoma intraósseo
◊ Lipomas seguem a intensidade de sinal de gordura subcutânea em todas as sequências!

Tumores de Origem Vascular
< 1% de todos os tumores ósseos
- A. BENIGNO
    1. Hemangioma
    2. Tumor glômico
    3. Linfangioma
    4. Angiomatose cística
    5. Hemangiopericitoma
- B. MALIGNO
    1. Hemangiopericitoma maligno
    2. Angiossarcoma = hemangioendotelioma

Locais metastáticos: pulmão, cérebro, linfonodos, outros ossos

Tumores de Origem Neural
- A. BENIGNO
    1. Neurofibroma solitário
    2. Neurilemoma
- B. MALIGNO
    1. Sarcoma neurogênico = schwannoma

Tumores Ósseos com Níveis de Fluido-Fluido
1. Cisto ósseo aneurismático
2. Osteossarcoma telangiectásico
3. Tumor de célula gigante
4. Condroblastoma
5. Displasia fibrosa

Tumores de Células Redondas
√ Surgem na diáfise média
√ Lesão osteolítica
√ Nova formação óssea reativa
√ Nenhum osso novo tumoral
Mnemônica: MONGE LL
   Mieloma múltiplo
   Osteomielite
   Neuroblastoma
   Granuloma eosinofílico
   Ewing (sarcoma)
   Leucemia
   Linfoma

LESÃO INTRAÓSSEA

Lesão Óssea Bolhosa
Mnemônica: FOG MACHINES
   Fibrosa (displasia), defeito cortical **F**ibroso
   Osteoblastoma
   Gigante (tumor de célula)
   Mieloma (plasmacitoma), **M**etástases do rim, tireoide, mama
   Aneurismático (cisto ósseo)/**A**ngioma
   Condromixoide (fibroma), **C**ondroblastoma
   Hiperparatireóideo (tumor marrom), **H**emangioma, **H**emofilia, **H**istiocitose X
   Infecção (abscesso de Brodie, *Echinococcus*, coccidioidomicose)
   Não ossificante (fibroma)
   Eosinofílico (granuloma), **E**ncondroma, cisto de inclusão **E**pitelial
   Solitário (cisto ósseo)

Lesão Bolhosa Infecciosa
1. Abscesso de Brodie (*Staphylococcus aureus*)
2. Coccidioidomicose
3. *Echinococcus*
4. Micobactéria atípica
5. Tuberculose cística

Lesão "em Explosão"
- A. METÁSTASES
    carcinoma de tireoide, rim, mama
- B. TUMOR ÓSSEO PRIMÁRIO
    1. Fibrossarcoma
    2. Mieloma múltiplo (algumas vezes)
    3. Cisto ósseo aneurismático
    4. Pseudotumor hemofílico

Defeito Ósseo Não Expansivo Unilocular Bem Demarcado
1. Defeito cortical fibroso
2. Fibroma não ossificante
3. Cisto ósseo simples unicâmara
4. Tumor de células gigantes
5. Tumor marrom do HPT
6. Granuloma eosinofílico
7. Encondroma
8. Cisto de inclusão epidermoide
9. Cisto degenerativo/pós-traumático
10. Pseudotumor da hemofilia
11. Gânglio intraósseo
12. Histiocitoma
13. Lesão artrítica
14. Sinovite vilonodular endosteal pigmentada
15. Displasia fibrosa
16. Lesão infecciosa

Defeito Ósseo Não Expansivo Multilocular Bem Demarcado
1. Cisto ósseo aneurismático
2. Tumor de células gigantes
3. Displasia fibrosa
4. Cisto ósseo simples

Osteólise Expansiva Unilocular Bem Demarcada
1. Cisto ósseo simples unicâmara
2. Encondroma
3. Cisto ósseo aneurismático
4. Condroma justacortical
5. Fibroma não ossificante
6. Granuloma eosinofílico
7. Tumor marrom do HPT

Lesão Osteolítica Mal Demarcada sem Reação Periosteal
- A. NÃO EXPANSIVA
    1. Metástase de qualquer neoplasia primária
    2. Mieloma múltiplo
    3. Hemangioma
- B. EXPANSIVA
    1. Condrossarcoma
    2. Tumor de células gigantes
    3. Metástases de rim/tireoide

Lesão Osteolítica Mal Demarcada com Reação Periosteal
1. Osteomielite
2. Sarcoma de Ewing
3. Osteossarcoma

Lesão Mista Lítica e Esclerótica

Lesão Óssea Mista com Sequestro "em Botão"
√ Opacidade óssea circundada por uma área lucente bem definida

Comum:
1. Osteomielite
2. Granuloma eosinofílico
3. Fibrossarcoma, fibroma desmoplásico, MFH
4. Linfoma

Incomum:
lipoma intraósseo parcialmente calcificado, osteíte tuberculosa, necrose por radiação, carcinoma metastático, displasia fibrosa, cisto dermoide e epidermoide, hemangioma, meningioma

Lesão Óssea Mista sem Sequestro
1. Osteomielite
2. Tuberculose
3. Sarcoma de Ewing
4. Metástase
5. Osteossarcoma

Lesão Óssea Trabeculada
1. Tumor de células gigantes: trabéculas finas delicadas
2. Fibroma condromixoide: trabéculas espessas grosseiras
3. Fibroma não ossificante: lobulado
4. Cisto ósseo aneurismático: trabéculas delicadas, com orientação horizontal
5. Hemangioma: trabéculas com irradiação estriada

Lesão Óssea Lítica Circundada por Esclerose Marcada
Mnemônica: O FATO
- **O**steoblastoma
- **F**ratura de estresse
- **A**bscesso de Brodie
- **T**uberculose
- **O**steoma osteoide

Múltiplas Lesões Líticas
Mnemônica: GEM DHI
- **G**ranuloma eosinofílico
- **E**ncondromas
- **M**etástases, **M**ieloma múltiplo
- **D**isplasia fibrosa
- **H**iperparatireoidismo (tumores marrons), **H**emangiomas
- **I**nfecção

Múltiplas Lesões Líticas na Criança
1. Histiocitose X
2. Neuroblastoma metastático/leucemia
3. Displasia fibrosa
4. Encondromatose
5. Raro: angiomatose cística, osteomielite multifocal

Lesões Ósseas Líticas em Pacientes < 30 Anos de Idade
Mnemônica: CACIFE
- **C**ondroblastoma
- **A**neurismático (cisto ósseo)
- **C**isto ósseo solitário
- **I**nfecção
- **F**ibroma não ossificante
- **E**osinofílico (granuloma)

Lesão Óssea Lítica em Ambos os Lados da Articulação
Mnemônica: "SAL"
- **S**inovioma
- **A**ngioma
- **L**esão condroide

Lesões Ósseas Múltiplas e Tumor de Tecido Mole
1. Neurofibromatose e fibroxantomas
2. Síndrome de Maffucci = encondromatose e hemangioma
3. Síndrome de Mazabraud = displasia fibrosa e mixoma
4. Metástases
   (a) mieloma múltiplo
   (b) melanoma maligno
   (c) linfoma

Lesão Óssea Osteoblástica
A. BENIGNA
1. Ilha óssea
2. Osteoma
3. Osteoma osteoide

B. MALIGNA
1. Osteossarcoma
2. Sarcoma parosteal

Lesões Osteocleróticas Disseminadas
1. Metástases: próstata, mama, pulmão, bexiga, pâncreas, estômago, cólon, carcinoide, cérebro
2. Doença de Paget
3. Sarcoma
4. Mielofibrose
5. Mastocitose

NANISMO
Classificação:
(1) OSTEOCONDRODISPLASIA
= anormalidades da cartilagem/crescimento ósseo e do desenvolvimento
(a) identificável ao nascimento:
— geralmente letal: acondrogênese, fibrocondrogênese, displasia tanatofórica, síndrome da costela curta
— geralmente não letal: condrodisplasia puntiforme, displasia campomélica, acondroplasia, displasia diastrófica, displasia condroectodérmica, síndrome de Jeune, displasia espondiloepifisária congênita, displasia mesomélica, displasia cleidocraniana, síndrome otopalatodigital
(b) identificável em fase tardia da vida: hipocondrodisplasia, discondroesteose, displasia espondilometafisária, displasia acromícrica
(c) densidade óssea anormal: osteopetrose, picnodisostose, síndrome de Melnick-Needles

(2) DISOSTOSE
= malformação dos ossos individuais apenas/em combinação
(a) com envolvimento craniano + facial:
craniossinostose, disostose craniofacial (Crouzon), acrocefalossindactilia, acrocefalopolissindactilia, síndromes do arco branquial (Treacher-Collins, Franceschetti), disostose acrofacial, disostose oculoauriculovertebral, microssomia hemifacial, síndrome oculomandibulofacial
(b) com envolvimento axial predominante:
defeitos da segmentação vertebral (Klippel-Feil), anomalia de Sprengel, disostose espondilocostal, síndrome oculovertebral
(c) com envolvimento predominante das extremidades:
aqueiria (= ausência de mãos), **apodia** (= ausência de pés), polidactilia, sindactilia, camptodactilia, síndrome de Rubinstein-Taybi, síndrome de pancitopenia-dismelia (Fanconi), anemia de Blackfan-Diamond com anomalia no polegar, síndrome de trombocitopenia-aplasia radial, síndromes cardiomélicas (Holt-Oram), deficiência femoral focal, sinostoses múltiplas

(3) OSTEÓLISE IDIOPÁTICA
= desordens associadas à reabsorção multifocal de osso
(4) ABERRAÇÃO CROMOSSOMAL
(5) DESORDEM METABÓLICA PRIMÁRIA
   (a) cálcio/fósforo: hipofosfatasia
   (b) carboidratos complexos: mucopolissacaridoses

Terminologia:
Micromelia = o encurtamento envolve o membro inteiro (isto é, úmero, rádio + ulna, mão)
Rizomelia = o encurtamento envolve o segmento proximal (isto é, úmero)
Mesomelia = o encurtamento envolve o segmento intermediário (isto é, rádio + ulna)
Acromelia = o encurtamento envolve o segmento distal (isto é, a mão)

Nanismo Micromélico
= encurtamento desproporcional da perna inteira
A. Nanismo micromélico leve
   1. Síndrome de Jeune
   2. Síndrome de Ellis-van Creveld
      = displasia condroectodérmica
   3. Nanismo diastrófico
B. Nanismo micromélico curvo leve
   1. Displasia campomélica
   2. Osteogênese imperfeita, tipo III
C. Nanismo micromélico grave
   1. Displasia tanatofórica
   2. Osteogênese imperfeita, tipo II
   3. Acondroplasia homozigótica
   4. Hipofosfatasia
   5. Síndrome da costela curta e polidactilia
   6. Fibrocondrogênese

Nanismo Acromegálico
= encurtamento distal (mãos, pés)
1. Displasia torácica asfixiante

Nanismo Rizomélico
= encurtamento dos segmentos proximais (úmero, fêmur)
Mnemônica: **CADA N**
Condrodisplasia puntiforme (autossômica recessiva)
Acondroplasia heterozigótica
Displasia tanatofórica
Acondrogênese (encurtamento mais grave)
Nanismo metatrófico

Osteocondrodisplasia
A. Insuficiência de:
   (a) cartilagem articular: displasia espondiloepifisária
   (b) centro de ossificação: displasia epifisária múltipla
   (c) cartilagem proliferante: acondroplasia
   (d) formação esponjosa: hipofosfatasia
   (e) absorção esponjosa: osteopetrose
   (f) osso periosteal: osteogênese imperfeita
   (g) osso endosteal: osteoporose idiopática
B. Excesso de:
   (a) cartilagem articular: displasia epifisária hemimélica
   (b) cartilagem hipertrófica: encondromatose
   (c) esponjosa: exostose múltipla
   (d) osso periosteal: displasia diafisária progressiva
   (e) osso endosteal: hiperfosfatemia

Displasia Óssea Letal
em ordem de frequência:
1. Displasia tanatofórica
2. Osteogênese imperfeita tipo II
3. Acondrogênese tipo I + II
4. Síndrome de Jeune (pode ser não letal)
5. Hipofosfatasia, forma letal congênita
6. Displasia condroectodérmica (normalmente não letal)
7. Condrodisplasia puntiforme, tipo rizomélico
8. Displasia campomélica
9. Síndrome da costela curta e polidactilia
10. Acondroplasia homozigótica
◊ As displasias letais de membro curto são tipicamente manifestas nos ultrassonogramas antes de 24 semanas MA!

Nanismo Não Letal
1. Acondroplasia (heterozigótica)
2. Displasia torácica asfixiante
3. Displasia condroectodérmica
4. Condrodisplasia puntiforme
5. Displasia espondiloepifisária (congênita)
6. Nanismo diastrófico
7. Nanismo metatrófico
8. Hipocondroplasia

Nanismo de Início Tardio
1. Displasia espondiloepifisária tardia
2. Displasia epifisária múltipla
3. Pseudoacondroplasia
4. Condrodisplasia metafisária
5. Discondrosteose
6. Disostose cleidocraniana
7. Displasia diafisária progressiva

Hipomineralização do Feto
A. DIFUSA
   1. Osteogênese imperfeita
   2. Hipofosfatasia
B. ESPINHA
   1. Acondrogênese

Macrocefalia no Feto
1. Acondroplasia
2. Displasia tanatofórica

Tórax Estreito no Feto
1. Síndrome da costela curta e polidactilia
2. Displasia torácica asfixiante
3. Displasia condroectodérmica
4. Displasia campomélica
5. Nanismo tanatofórico
6. Acondroplasia homozigótica
7. Acondrogênese
8. Hipofosfatasia

Platispondilia
1. Displasia tanatofórica
2. Osteogênese imperfeita tipo II
3. Acondroplasia
4. Síndrome de Morquio

Ossos Longos Curvos no Feto
1. Displasia campomélica
2. Osteogênese imperfeita
3. Displasia tanatofórica
4. Hipofosfatasia

Fraturas Ósseas no Feto
1. Osteogênese imperfeita
2. Hipofosfatasia
3. Acondrogênese

ANOMALIAS DE REDUÇÃO DOS MEMBROS
Amelia = ausência de membros
Hemimelia = ausência das partes distais
Focomelia = redução proximal com as partes distais conectadas ao tronco

Aplasia/Hipoplasia do Rádio
Mnemônica: **H**oje **M**eu **N**ariz **A**rde **C**om **S**al
    Holt-Oram (síndrome de)
    Miosite ossificante progressiva (hálux apenas)
    Nanismo diastrófico ("polegar de caroneiro")
    Anemia de Fanconi
    Cornelia de Lange (síndrome de)
    Síndrome da trombocitopenia-ausência de rádio

Mau Desenvolvimento do Osso Pubiano
Mnemônica: **IH SEDE**
    Idiopático
    Hipospádia
    Siringomielia
    Epispádia
    Disostose cleidocraniana
    Extrofia da bexiga

SUPERCRESCIMENTO ÓSSEO

Superdesenvolvimento Ósseo
1. Síndrome de Marfan
2. Síndrome de Klippel-Trénaunay
3. Macrodactilia orientada para território de nervo
    (a) macrodistrofia lipomatosa
    (b) hamartoma fibrolipomatoso com macrodactilia

Deformidade "em Frasco de Erlenmeyer"
= expansão da extremidade distal dos ossos longos, geralmente fêmur
1. Doença de Gaucher, doença de Niemann-Pick
2. Anemia hemolítica: talassemia, célula falciforme
3. Osteopetrose
4. Envenenamento com metal pesado
5. Displasia metafisária = doença de Pyle
6. Raquitismo
7. Displasia fibrosa
8. Síndrome de Down
9. Acondrodisplasia
10. Artrite reumatoide
11. Hipofosfatasia
12. Leucemia

Mnemônica: **TO PAGO**
    Talassemia
    Osteopetrose
    Pyle (doença de)
    Aclasia diafisária
    Gaucher (doença de)
    Ollier (doença de)

REAÇÃO PERIOSTEAL/PERIOSTITE
1. Trauma, hemofilia
2. Infecção
3. Inflamatória: artrite
4. Neoplasia
5. Congênita: fisiológica no recém-nascido
6. Metabólica: osteoartropatia hipertrófica, acropaquia tireóidea, hipervitaminose A
7. Vascular: estase venosa

Reação Periosteal Sólida
= reação a irritante periosteal
√ Espessura regular + uniforme > 1 mm
√ Persistente + inalterada por semanas
Padrões:
    (a) fino: granuloma eosinofílico, osteoma osteoide
    (b) ondulante denso: doença vascular
    (c) ondulante fino: osteoartropatia pulmonar
    (d) elíptico denso: osteoma osteoide; doença maligna de longa duração (com destruição)
    (e) oculto: doença do armazenamento; infecção crônica

Reação Periosteal Interrompida
= pleomórfica, processo rapidamente progressivo que sofre constante alteração
(a) em reforço = formação óssea periosteal funde-se com o córtex subjacente: granuloma eosinofílico
(b) laminado = *"casca de cebola"*: osteomielite aguda; tumor maligno (osteossarcoma, sarcoma de Ewing)
(c) espículas radiantes = *"resplendor"*: osteossarcoma; sarcoma de Ewing; condrossarcoma; fibrossarcoma; leucemia; metástase; osteomielite aguda
(d) espículas perpendiculares = "cabelo na ponta": sarcoma de Ewing
(e) amorfa: malignidade (depósitos podem representar extensão de tumor/resposta periosteal); osteossarcoma
(f) triângulo de Codman: hemorragia; malignidade (osteossarcoma, sarcoma de Ewing); osteomielite aguda; fratura

Reação Periosteal Simétrica na Vida Adulta
1. Estase venosa (extremidade inferior)
2. Osteoartropatia hipertrófica
3. Paquidermoperiostose
4. Acropaquia tireóidea
5. Fluorose
6. Artrite reumatoide
7. Artrite psoriática
8. Síndrome de Reiter
9. Idiopática-degenerativa

Reação Periosteal na Infância
(a) benigna
    1. Fisiológica (até 35%): envolvimento simétrico das diáfises durante os primeiros 1-6 meses de vida
    2. Trauma não acidental = síndrome da criança espancada
    3. Hiperostose cortical infantil: < 6 meses de idade
    4. Hipervitaminose A
    5. Escorbuto
    6. Osteogênese imperfeita
    7. Sífilis congênita
(b) maligna
    1. Osteossarcoma multicêntrico
    2. Metástases de neuroblastoma + retinoblastoma
    3. Leucemia aguda

Mnemônica: **PERIOSTEAL OSSAA**
    Prostaglandina fisiológica
    Eosinofílico (granuloma)
    Raquitismo
    Infantil (hiperostose cortical)
    Osteomielite
    Sífilis
    Trauma

Escorbuto
Abuso infantil
Leucemia + neuroblastoma
Osteossarcoma
Sarcoma de Ewing
Síndrome dos cabelos torcidos
Anemia falciforme
A (hipervitaminose)

Reação Periosteal no Bebê
- antes dos 6 meses de idade
    1. Hiperostose cortical infantil
    2. Fisiológica
    3. Oxigenação com membrana extracorpórea
- após os 6 meses de idade
    1. Hipervitaminose A
    2. Escorbuto
    3. Raquitismo
- a qualquer momento durante a infância
    1. Trauma não acidental
    2. Sífilis
    3. Neuroblastoma metastático/leucemia
    4. Terapia com prostaglandina: dentro de 40 dias
    5. Dactilite falciforme

DDx: artefato de movimento

Entesopatia
[*en*, grego = em; *thesis*, grego = posição]
Entese = fixação óssea do tendão composta de 4 zonas, isto é, o próprio tendão + fibrocartilagem não mineralizada + fibrocartilagem mineralizada + osso

Causa:
1. Desordem degenerativa
2. Artropatias soronegativas: espondilite anquilosante, doença de Reiter, artrite psoriática
3. Hiperostose esquelética idiopática difusa
4. Acromegalia
5. Artrite reumatoide (ocasionalmente)

Localização: no lugar do tendão + inserção do ligamento
√ Proliferação óssea (entesófito)
√ Calcificação do tendão + ligamento
√ Erosão

TRAUMA ÓSSEO

Fraturas na Infância
1. Fratura em "galho verde"
2. Fratura em curvatura
3. Epifisiólise traumática
4. Síndrome da criança espancada
5. Lesão da placa epifisária

Pseudoartrose de Ossos Longos
1. Não união de fraturas
2. Displasia fibrosa
3. Neurofibromatose
4. Osteogênese imperfeita
5. Congênita: pseudoartrose clavicular

Formação Excessiva de Calo
1. Corticoterapia/síndrome de Cushing
2. Artropatia neuropática
3. Osteogênese imperfeita
4. Insensibilidade congênita à dor
5. Paralisia
6. Osteodistrofia renal
7. Mieloma múltiplo
8. Síndrome da criança espancada

EPÍFISE

Ossificação Epifisária Prematura
@ epífises femoral e umeral proximais
1. Displasia torácica asfixiante de Jeune
2. Displasia condroectodérmica de Ellis-van Creveld

Lesão Epifisária/Apofisária
1. Condroblastoma
2. Abscesso de Brodie
3. Infecção fúngica/tuberculosa
4. Histiocitose de células de Langerhans
5. Osteoma osteoide
6. Fibroma condromixoide
7. Encondroma
8. Cisto ósseo
9. Granuloma de corpo estranho

Lesão Subarticular
1. Tumor de células gigantes
2. Cisto subcondral solitário
3. Gânglio intraósseo
4. Abscesso de Brodie
5. Condrossarcoma de células claras

Epífises "Pontilhadas"
1. Variante normal
2. Necrose avascular
3. Hipotireoidismo
4. Condrodisplasia puntiforme
5. Displasia epifisária múltipla
6. Displasia espondiloepifisária
7. Hipoparatireoidismo
8. Síndrome de Down
9. Trissomia do 18
10. Síndrome fetal decorrente de warfarina
11. Homocistinúria (radial distal + epífise ulnar = PATOGNOMÔNICO)
12. Síndrome cérebro-hepatorrenal de Zellweger

Alargamento e Irregularidade Fisária/Metafisária
1. Raquitismo
2. Hipofosfatasia
3. Condroplasia metafisária

Supercrescimento Epifisário
1. Artrite reumatoide juvenil
2. Hemofilia
3. Doença de Legg-Perthes cicatrizada
4. Artrite tuberculosa
5. Artrite piogênica (crônica)
6. Artrite fúngica
7. Displasia epifisária hemimélica
8. Displasia fibrosa da epífise
9. Síndrome de Winchester

Epifisiólise
= EPÍFISE DESLOCADA (zona de cartilagem hipertrófica madura afetada, não é zona de proliferação)
1. Epifisiólise idiopática/juvenil
    Idade: 12–15 anos (? desregulagem hormonal relacionada com a puberdade)
    • tipo adiposogenital; alta estatura

2. Osteodistrofia renal
3. Hiperparatireoidismo em doença renal crônica
4. Hipotireoidismo
5. Radioterapia

ARTICULAÇÕES
Abordagem à Artrite
Mnemônica: "O CADET"
- **Ó**ssea (mineralização)
- **C**artilagem (perda de)
- **A**linhamento
- **D**istribuição
- **E**rosão
- **T**ecidos moles

Sinais de Artrite
Prevalência da artrite: 15% da população nos Estados Unidos
Raios X convencional:
- √ Estreitamento do espaço articular radiológico:
  - (a) uniforme = artrite inflamatória
  - (b) não uniforme = artrite degenerativa
- √ Evidência de doença em ambos os lados da articulação:
  - √ Osteopenia
  - √ Esclerose subcondral
  - √ Erosão
  - √ Formação cística subcondral
  - √ Mau alinhamento
  - √ Efusão articular
  - √ Corpos articulares

NUC:
- √ Aumento no fluxo sanguíneo regional (doença ativa)
- √ Distribuição da doença

MR:
- √ Irregularidade + estreitamento da cartilagem articular
- √ Intensificação da sinóvia com Gd-DTPA (doença ativa)

Classificação das Artrites
A. ARTRITE SÉPTICA
  1. Tuberculosa
  2. Piogênica
  3. Artrite de Lyme
  4. Artrite fúngica: *Candida, Coccidioides immitis, Blastomyces dermatitidis, Histoplasma capsulatum, Sporothrix schenckii, Cryptococcus neoformans, Aspergillus fumigatus*

  Observação: artrite fúngica + tuberculosa mostra osteoporose proeminente + taxa mais lenta de destruição + menos estreitamento articular que em uma infecção piogênica (**tríade de Phemister**)

B. ARTRITE DA DOENÇA DO COLÁGENO/SIMILAR À DOENÇA DO COLÁGENO
  1. Artrite reumatoide
  2. Espondilite anquilosante
  3. Artrite psoriática
  4. Febre reumática
  5. Sarcoidose

C. ARTRITE BIOQUÍMICA
  1. Gota
  2. Condrocalcinose
  3. Ocronose
  4. Artrite hemofílica

D. DOENÇA DEGENERATIVA DA ARTICULAÇÃO = Osteoartrite

E. TRAUMÁTICA
  1. Osteoartrite secundária
  2. Artrite neurotrófica
  3. Sinovite vilonodular pigmentada

F. ARTROPATIA ENTEROPÁTICA
  (a) DOENÇA INFLAMATÓRIA INTESTINAL
    1. Colite ulcerativa (em 10–20%)
    2. Doença de Crohn (em 5%): a artrite periférica aumenta com a doença cólica
    3. Doença de Whipple (em 60–90% poliartrite intermitente transitória: sacroileíte, espondilite)
    ◊ A ressecção do intestino doente está associada à regressão da sintomatologia artrítica!
  (b) DOENÇA INTESTINAL INFLAMATÓRIA
    agentes infecciosos: *Salmonella, Shigella, Yersinia*
  (c) após cirurgia de desvio intestinal

Espondiloartrite e o Complexo de Histocompatibilidade HLA-B 27 positivo
1. Espondilite anquilosante 95%
2. Doença de Reiter 80%
3. Artropatia da doença inflamatória intestinal 75%
4. Espondilite psoriática 70%
5. População normal 10%

Monoartrite

Monoartrite Destrutiva
◊ Qualquer monoartrite destrutiva deve ser considerada como infecção até prova em contrário!
A. Artrite séptica
B. Apresentação monoarticular de uma artrite sistêmica
  1. Artrite reumatoide
  2. Gota
  3. Amiloidose
  4. Artrite soronegativa
C. Tumor articular
  1. PVNS
  2. Condromatose sinovial
  3. Hemangioma articular

Monoartrite Não Séptica
1. Gota
2. Ombro de Milwaukee
3. Doença articular rapidamente destrutiva
4. Artropatia amiloide
5. Artropatia hemofílica
6. Osteocondromatose sinovial primária
7. Sinovite vilondular pigmentada
8. Artropatia neuropática
9. Sinovite de corpo estranho

Artrite sem Desmineralização
1. Gota
2. Artropatia neuropática
3. Psoríase
4. Doença de Reiter
5. Sinovite vilonodular pigmentada

Mnemônica: PONGS
- **P**soriática (artrite)
- **O**steoartrite
- **N**europática (articulação)
- **G**ota
- **S**arcoidose

Artrite com Desmineralização
Mnemônica: "LEOAH"
- **L**úpus eritematoso sistêmico
- **E**sclerodermia
- **O**steomielite

Artrite reumatoide, doença de Reiter
Hemofilia

Artrite Deformante não Erosiva
1. Doença do colágeno-vascular, especialmente SLE
2. Artrite reumatoide (rara)
3. Febre reumatoide (artrite de Jaccoud) (rara)

Artrite com Periostite
1. Artrite reumatoide juvenil
2. Artrite psoriática
3. Síndrome de Reiter
4. Artrite infecciosa

Osteoartrite Prematura
Mnemônica: MACHADO T
Marfan (síndrome de)
Artropatia por pirofosfato de cálcio di-hidratado
Charcot (articulação de) = neuroartropatia
Hemofílico (artropatia do)
Acromegalia
Displasia epifisária
Ocronose
Trauma

Doença Sinovial com Diminuição da Intensidade do Sinal
= deposição de hemossiderina
1. Sinovite vilonodular pigmentada
2. Artrite reumatoide
3. Hemofilia

Condrocalcinose
Mnemônica: Wilson, PAGODI e 6 Hs
Wilson (doença de)
Pseudogota (CPPD)
Artrite (reumatoide, pós-infecciosa, traumática, degenerativa), **A**miloidose, **A**cromegalia
Gota
Ocronose
Diabetes mellitus
Idiopático (envelhecimento)
Hemocromatose, **H**emofilia, **H**ipotireoidismo, **H**iperparatireoidismo primário (15%), **H**ipofosfatasia, **H**ipomagnesemia familiar

Mnemônica: 3 C's
Cristais	CPPD, urato de sódio (gota)
Cátions	cálcio (qualquer causa de hipercalcemia), cobre, ferro
Cartilagem (degeneração da)	osteoartrite, acromegalia, ocronose

Cisto Subcondral
= CISTO SINOVIAL = PSEUDOCISTO SUBARTICULAR
= PSEUDOCISTO NECRÓTICO = GEODES
Etiologia: a necrose óssea permite a introdução induzida por pressão de líquido sinovial dentro do osso subcondral; em condições com inflamação sinovial
Causas: 1. Osteoartrite
2. Artrite reumatoide
3. Osteonecrose
4. CPPD
√ Tamanho do cisto geralmente 2–35 mm
√ Pode ser grande + expansivo (especialmente no CPPD)
DDx: (1) tumor de células gigantes
(2) sinovite vilonodular pigmentada
(3) metástases
(4) *ganglion* intraósseo
(5) hemofilia

Cisto Periarticular
= cisto localizado na vizinhança de uma articulação sinovial
1. **Ganglion**
= cisto contendo mucina que surge da bainha tendínea/cápsula articular/bursa/osso subcondral revestido com células fusiformes chatas
2. **Cisto sinovial**
= cisto contínuo com cápsula articular revestida com células sinoviais (o termo é usado por alguns como sinônimo de *ganglion*)
3. **Cisto meniscal**
= associado à laceração do menisco, em > 90% de uma laceração com componente horizontal
4. **Bursa**
= revestimento sinovial, forma-se em uma área de fricção, pode-se comunicar com a articulação

Corpos Intra-Articulares Soltos
1. Osteocondrose dissecante
2. Osteocondromatose sinovial
3. Fratura em lasca decorrente de trauma
4. Doença articular degenerativa grave
5. Artropatia neuropática

Corpos em Arroz
= subgrupo de corpos soltos como uma resposta inespecífica à inflamação sinovial crônica semelhante ao arroz polido
1. Artrite reumatoide
2. Artrite reumatoide juvenil
3. Artrite tuberculosa
Patogênese:
(1) microinfarto de sinóvia (descolamento da sinóvia hipertrofiada → a sinóvia solta cai na articulação → coberta com fibrinogênio
(2) precipitado de fibrina + fibronectina/núcleo de células mononucleares, células sanguíneas e material amorfo
MRI:
√ Nódulos bem definidos de intensidade intermediária de sinal em T1WI + relativamente baixa intensidade de sinal
DDx:
(1) osteocondromatose sinovial (monoarticular, grande articulação, componentes hiperintensos de cartilagem em T2WI)
(2) sinovite vilonodular pigmentada (monoarticular, grande articulação, deposição de hemossiderina)

Processo Intra-Articular com Erosão Cortical
1. Sinovite vilonodular pigmentada
2. Osteocondromatose sinovial
3. Artrite reumatoide
4. Gota
5. Hemangioma sinovial
6. Lipoma arborescente

Erosão de Articulações DIP (Interfalangianas Distais)
1. Osteoartrite inflamatória
2. Artrite psoriática
3. Gota
4. Retículo-histiocitose multicêntrica
5. Hiperparatireoidismo
6. Geladura
7. Artrite séptica

Desordens Articulares da Mão e Punho

1. **Osteoartrite** = doença articular degenerativa
   = estresse anormal com episódios traumáticos menores + maiores
   Áreas-alvo: DIP, PIP, primeira CMC, trapezioescafoide; bilateral simétrica/assimétrica
   √ Estreitamento do espaço articular
   √ Eburnação subcondral
   √ Osteófitos marginais + ossículos pequenos
   √ Subluxação radial da primeira base metacárpica
   ◊ Articulação radiocárpica normal a não ser que haja história de trauma

2. **Osteoartrite erosiva** = osteoartrite inflamatória
   Idade: predominantemente mulheres de meia-idade/pós-menopausa
   • episódios inflamatórios agudos
   Áreas-alvo: DIP, PIP, primeira CMC, trapezioescafoide bilateral simétrica/assimétrica
   √ Erosões centrais combinadas com osteófitos
     = erosões subcondrais em "asa de gaivota"
   √ Estreitamento do espaço articular + esclerose
   √ Anquilose rara

3. **Artrite psoriática**
   = variante espondiloartropatia reumatoide/soronegativa; manifestações periféricas na monoartrite/oligoartrite assimétrica/poliartrite simétrica
   Áreas-alvo: toda a mão + articulações do punho (comumente distais); alterações poliarticulares bi/unilaterais assimétricas
   √ Erosões marginais em "orelhas de rato"
   √ Excrescências ósseas intra-articulares

   √ Nova formação óssea ± fusão
   √ Osteoporose pode estar ausente

4. **Artrite reumatoide**
   = tecido de granulação sinovial proliferativo = *pannus*
   Áreas-alvo: PIP (inicialmente na terceira), MCP (alterações mais precoces na segunda + terceira), todas as articulações do punho (inicialmente na RC, IRU), estiloide da ulna; ambas as mãos de maneira simétrica relativa
   √ Edema fusiforme de tecido mole
   √ Osteoporose periarticular regional
   √ Perda difusa dos espaços articulares
   √ Erosões marginais + centrais mal definidas
   √ Deformidades articulares

5. **Artrite gotosa**
   • cristais de urato monossódico no líquido sinovial
   • períodos assintomáticos de meses a anos
   Áreas-alvo: comumente CCMC + todas as articulações da mão
   √ Desenvolvimento da gota tofácea crônica
     = massas lobuladas de tecido mole
   √ Erosões bem definidas com margens muito salientes (com frequência periarticular) + margens escleróticas
   √ Preservação dos espaços articulares
   √ Ausência de osteoporose
   √ Alterações mais extensas no compartimento carpometacárpico comum:
     √ Erosões recortadas das bases dos metacárpicos ulnares

6. Doença da deposição de cristais de pirofosfato di-hidratado de cálcio = **CPPD**
   Áreas-alvo: MCP (segunda, terceira), radiocárpica; alterações bilaterais simétricas/assimétricas
   √ Condrocalcinose + calcificações periarticulares:
     √ Calcificação da fibrocartilagem triangular

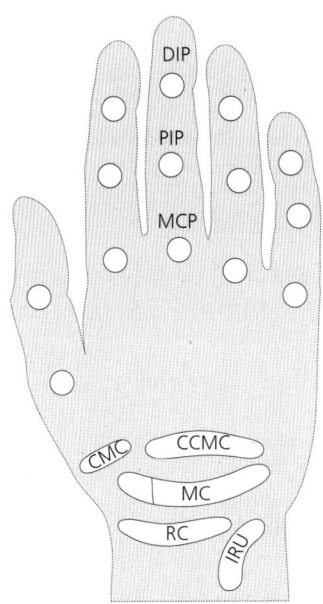

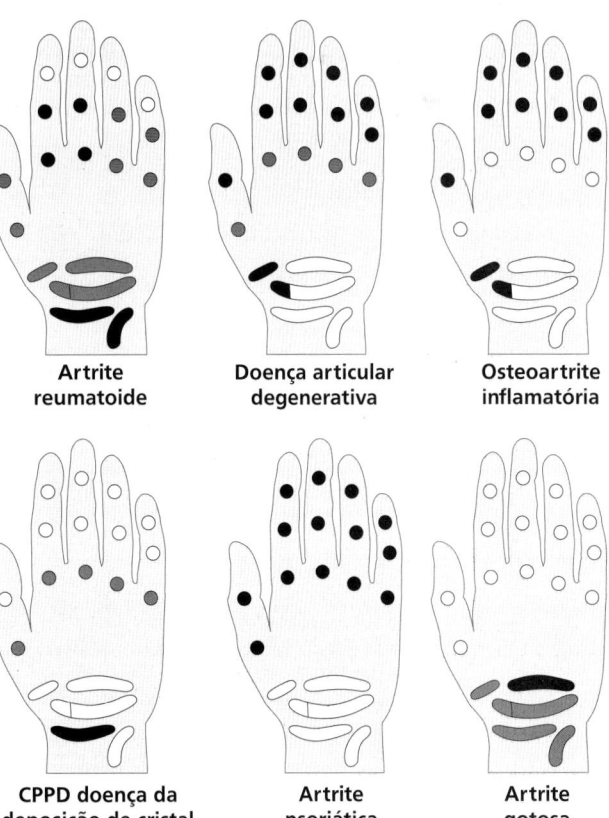

Padrão de Distribuição das Lesões Artríticas
(adaptada de Donald Resnick, M.D.)

Articulações da Mão e do Punho			
CCMC	carpometacárpica comum	MC	mediocárpica (região trapezioescafoide separada por linha vertical)
CMC	primeira carpometacárpica	MCP	metacarpofalangiana
DIP	interfalangiana distal	PIP	interfalangiana proximal
IRU	radioulnar inferior	RC	radiocárpica

√ "Alterações degenerativas" em localizações não usuais:
  √ Estreitamento ± obliteração do espaço entre o rádio distal e o escafoide ± fragmentação de superfícies
  √ Separação do escafossemilunar
  √ Destruição do espaço trapezioescafoide
√ Sem erosões
√ + osteófitos grandes = hemocromatose

7. **SLE**
   = miosite, poliartrite simétrica, artropatia não erosiva deformante, osteonecrose
   Áreas-alvo: PIP, MCP
   √ Deformidades reversíveis

8. **Esclerodermia** = esclerose sistêmica progressiva (PSS)
   Áreas-alvo: DIP, PIP, primeira CMC
   √ Reabsorção em "tufos"
   √ Calcificações dos tecidos moles

Artrite Envolvendo as Articulações Interfalangianas Distais

Mnemônica: PORO
Psoriática (artrite)
Osteoartrite
Retículo-histiciocitose multicêntrica
Osteoartrite erosiva

Anquilose das Articulações Interfalangianas

Mnemônica: PESO
1. **P**soriática (artrite)
2. **E**spondilite anquilosante
3. **S**till (doença de)
4. **O**steoartrite erosiva

Sacroileíte

Anatomia articular:
- porção ligamentar (dois terços superiores a metade da articulação): formada pelo ligamento sacroilíaco interósseo
- componente sinovial (terço inferior a metade da articulação): a superfície sacral é revestida por cartilagem hialina com 3–5 mm de espessura; a superfície ilíaca da articulação é revestida por cartilagem fibrosa com 1 mm de espessura
- 2–5 mm de largura articular normal

Posicionamento: incidência oblíqua + incidência modificada de Ferguson
= projeção AP com angulação de 23° em direção à cabeça

√ Predominam achados no lado ilíaco (cartilagem interna)

A. BILATERAL SIMÉTRICA
  1. Espondilite anquilosante
     √ Pequena erosão regular + perda de definição da linha branca cortical no lado ilíaco (inicialmente)
     √ Esclerose subcondral = anquilose subsequente
     √ Ossificação dos ligamentos intraósseos
  2. Artropatia enteropática
     √ Mesmos sinais da espondilite anquilosante
  3. Artrite reumatoide (em estágios tardios)
     √ Estreitamento do espaço articular sem reparação
     √ Osteoporose
     √ Pode ocorrer anquilose
  4. Artropatia de deposição: gota, CPPD, ocronose, acromegalia
     √ Perda lenta da cartilagem
     √ Osso reparador subcondral + osteófitos
  5. Osteíte condensante dos ilíacos
  DDx: hiperparatireoidismo (reabsorção de osso subcondral no lado ilíaco semelhante a erosão + alargamento da articulação)

B. BILATERAL ASSIMÉTRICA
  1. Artrite psoriática
     √ Grande extensão erosiva
     √ Esclerose subcondral + anquilose ocasional
  2. Síndrome de Reiter
  3. Artrite reumatoide juvenil

C. UNILATERAL
  1. Infecção
  2. Osteoartrite decorrente de estresse mecânico anormal
     √ Sem erosões
     √ Estreitamento irregular do espaço articular com esclerose subcondral
     √ Osteófitos no aspecto anterossuperior/inferior da articulação (pode assemelhar-se à anquilose)
  DDx: artrite psoriática, síndrome de Reiter, trauma, gota, sinovite vilonodular pigmentada, osteíte condensante dos ilíacos

Alargamento da Articulação Sacroilíaca

Mnemônica: CRAP TRAP
Colite
Reumatoide (artrite)
Abscesso (infecção)
Paratireoide (doença da)
Trauma
Reiter (síndrome de)
Anquilosante (espondilite)
Psoríase

Fusão da Articulação Sacroilíaca

Mnemônica: AEREI
Artrite psoriática
Espondilite colítica
Reiter (síndrome de)
Espondilite anquilosante
Infecção (TB)

Alargamento da Sínfise Púbica

Mnemônica: DOSE H
Disostose cleidocraniana
Osteogênese imperfeita
Síndrome *prune belly* (ameixa seca)
Extrofia da bexiga
Hipotireoidismo

Artrite da Articulação Interfalangiana do Hálux

1. Artrite psoriática
2. Doença de Reiter
3. Gota
4. Doença articular degenerativa

Diagnóstico Diferencial da Doença Articular Sacroilíaca			
	Osteoartrite	Espondilite Anquilosante dos Ilíacos	Osteíte Condensante
Idade	Idoso	Jovem	Jovem
Sexo	M, F	M > F	F > M
Distribuição	Bi/unilateral simétrica	Bilateral simétrica	Bilateral
Esclerose	Ilíaca focal leve	Ilíaca ± extensa	Ilíaca triangular
Erosões	Ausente	Comum	Ausente
Anquilose intra-articular	Rara	Comum	Ausente
Ossificação ligamentar	Menos comum	Comum	Ausente

COSTELAS

Deformidade Torácica

Tórax Carinado = Peito de Pombo
= deslocamento anterior do esterno
Incidência: 1÷1.500 nascimentos vivos; em 25% é familiar
Em > 30% é associado a: escoliose
Tipos:
  (a) deformidade condrogladiolar = protrusão do esterno médio + inferior
    [*gladiolus*, latim, diminutivo de *gladius* = espada]
  (b) deformidade condromanubrial (síndrome de Currarino-Silverman) = protrusão do manúbrio + esterno superior
    [*manubrium*, latim = uma alça]
- dispneia, intolerância ao exercício
√ Aumento do diâmetro AP
√ Índice peitoral (diâmetro TRV÷diâmetro AP do peito): < 1,42–1,98

Tórax Escavado = Peito em Funil
= depressão posterior do esterno com redução do espaço pré-vertebral comprimindo o coração contra a coluna
Incidência: 1÷400 a 1÷1.000 nascimentos vivos; M÷F = 4÷1
Causa: crescimento rápido e mal direcionado das cartilagens costais inferiores
◊ A deformidade congênita mais comum do esterno
◊ Geralmente é uma anomalia isolada (em 45% é familiar)!
Pode estar associada a:
  prematuridade, homocistinúria, síndrome de Marfan, síndrome de Poland, síndrome de Noonan, síndrome alcoólica fetal, doença cardíaca congênita
Em > 20% está associada a: escoliose
- diminuição da capacidade pulmonar total
- diminuição do volume de ejeção cardíaco
√ Posição deprimida do esterno (LATERAL)
√ Margem cardíaca direita indistinta simulando o processo de lobo médio direito (FRONTAL) = deslocamento à esquerda + rotação axial do coração
√ Diminuição da densidade cardíaca (FRONTAL)
√ Deslocamento à esquerda do coração simulando cardiomegalia (FRONTAL)
√ Curso horizontal da porção posterior das costelas
√ Curso descendente acentuado das porções anteriores das costelas (FRONTAL)
CT:
√ Índice peitoral (diâmetro TRV ÷ diâmetro AP do peito): > 2,56 ± 0,35
Rx: correção cirúrgica com índice peitoral > 3,25

Tórax em Barril
= grande diâmetro sagital do tórax
Causa: COPD, enfisema
√ Segmentos laterais das costelas alongados + apontando reto na vertical (FRONTAL)
√ Forma quadrada em secção transversal (CT)

Anomalias Congênitas das Costelas
Prevalência: 1,4%
1. **Costela cervical** (0,2–1–8%)
   M < F
   - normalmente assintomática
   - síndrome do desfiladeiro torácico (em razão da elevação do assoalho do triângulo escaleno com diminuição do espaço costoclavicular):
   ◊ 10–20% dos pacientes sintomáticos têm uma costela cervical responsável
   ◊ 5–10% das costelas cervicais completas causam sintomas
   Pode estar associada a: anomalia de Klippel-Feil
   √ Uni/bilateral
   √ Pode-se fundir com as primeiras costelas anteriormente
   √ Processo transverso adjacente angulado inferiormente
   Cx: dilatação aneurismática da a. subclávia
   DDx: processo transverso alongado da sétima vértebra cervical; primeira costela torácica hipoplásica
2. **Costelas bífidas/bifurcadas** (0,6%) = duplicação da porção anterior
   Localização: quarta costela (mais frequente)
   Podem estar associadas a: síndrome do nevo de células basais de Gorlin
   ◊ Uma costela bífida é com mais frequência, um achado incidental normal!
3. **Fusão de costelas** (0,3%)
   Pode estar associada a: anomalias da segmentação vertebral
   Localização: primeira + segunda costela/várias costelas adjacentes
   Local: porção posterior/anterior
4. **Ponte óssea** = união focal por crescimento ósseo acentuado
   Causa: congênita/pós-traumática
   Localização: qualquer lugar ao longo de um par de costelas/várias costelas adjacentes
   √ Ponte completa/pseudartrose
5. **Costela rudimentar/hipoplásica** (0,2%)
   Localização: primeira costela (normalmente)
   √ Processo transverso angulado superiormente
   DDx: costela cervical
6. **Pseudartrose da primeira costela** (0,1%)
   √ Linha radiolucente através da porção média com densas margens escleróticas
7. **Costela intratorácica/pélvica** (rara)
8. **Número anormal de costelas**
   (a) supernumerária: trissomia do 21, síndrome VATER
   (b) 11 pares: indivíduos normais (5–8%); trissomia do 21 (33%); displasia cleidocraniana; displasia campomélica

Costelas Curtas
1. Displasia tanatofórica
2. Displasia torácica asfixiante de Jeune
3. Displasia condroendodérmica de Ellis-van Creveld
4. Síndromes da costela curta-polidactilia (Saldino-Noonan, Majewski, Verma-Naunmoff)
5. Acondroplasia
6. Acondrogênese
7. Nanismo mesomélico
8. Displasia espondiloepifisária
9. Encondromatose

Lesões das Costelas
A. TUMOR COSTAL BENIGNO
  1. Displasia fibrosa (lesão benigna mais comum)
     √ Predominantemente em localização posterior
  2. Osteocondroma/exostose: na junção costocondral/costovertebral
     Associada a: hemotórax espontâneo
  3. Histiocitose de células de Langerhans (granuloma eosinofílico)
  4. Defeito cortical benigno
  5. Hemangioma ósseo

6. Encondroma: na junção costocondral/costovertebral
7. Tumor de células gigantes
8. Cisto ósseo aneurismático
9. Osteoblastoma
10. Osteoma osteoide
11. Condroblastoma
12. Enostose = ilha óssea (0,4%)
13. Doença de Paget
14. Tumor marrom da HPT
15. Xantogranuloma
B. TUMOR COSTAL PRIMÁRIO MALIGNO
1. Condrossarcoma (matriz calcificada); mais comum
2. Plasmacitoma
3. Linfoma
4. Osteossarcoma
5. Fibrossarcoma
6. Tumor neuroectodérmico primitivo (= tumor de ASKIN)
C. TUMOR COSTAL SECUNDÁRIO MALIGNO
— *em adultos:* 1. Metástase (lesão maligna mais comum)
2. Mieloma múltiplo
3. Tumor desmoide
— *em crianças:* 1. Sarcoma de Ewing (tumor maligno mais comum que afeta as costelas de crianças + adolescentes)
2. Neuroblastoma metastático
D. DESORDEM COSTAL TRAUMÁTICA
1. Fratura cicatrizante
2. Osteíte por radiação
DDx: nódulo pulmonar
E. INFECÇÕES GRANULOMATOSAS AGRESSIVAS
= osteomielite

Lesão costal expansiva

Mnemônica: FEDELHA TEM O Pé Limpo
   Fibroma condromixoide
   Eosinofílico (granuloma)
   Displasia fibrosa
   Encondroma (7% de todos os tumores benignos das costelas)
   Leucemia/Linfoma
   Hematopoiese
   Aneurismático (cisto ósseo)
   Tuberculose
   Ewing (sarcoma de)
   Metástase
   Osteocondroma (25% de todos os tumores benignos das costelas)
   Plasmacitoma
   Linfangiomatose

Forma Anormal da Costela

Incisura Costal na Margem Inferior

= recorte côncavo mínimo/cristas profundas ao longo do sulco neurovascular com esclerose reativa
◊ Ondulações mínimas nas costelas inferiores são normais!
◊ O terço medial das costelas posteriores perto do processo transverso das vértebras pode ter incisuras normais!
A. ARTERIAL
Causa: artérias intercostais funcionam como colaterais para a aorta descendente/pulmonar
(a) aorta: coarctação (normalmente afeta da quarta à oitava costela; é rara antes dos 8 anos de idade), trombose
(b) artéria subclávia: *shunt* de Blalock-Taussig
(c) artéria pulmonar: estenose pulmonar, tetralogia de Fallot, artéria pulmonar ausente
B. VENOSA
Causa: aumento de tamanho das veias intercostais
(a) malformações AV da parede torácica
(b) obstrução da veia cava superior
C. NEUROGÊNICA
1. Neuroma intercostal
2. Neurofibromatose tipo 1
3. Poliomielite/tetraplegia/paraplegia
D. ÓSSEA
1. Hiperparatireoidismo
2. Talassemia
3. Síndrome de Melnick-Needles

Incisura Unilateral de Costela na Margem Inferior

1. *Shunt* de Blalock-Taussing pós-operatório (artéria subclávia para pulmonar)
2. Coarctação entre origem da a. inominada + a. subclávia E
3. Coarctação proximal a. via aberrante

Incisura de Costela na Margem Superior

1. Artrite reumatoide
2. Esclerodermia
3. Lúpus eritematoso sistêmico
4. Hiperparatireoidismo
5. Doença pulmonar restritiva
6. Síndrome de Marfan

Costela Displásica em "Fita Torcida"

1. Osteogênese imperfeita
2. Neurofibromatose

Aumento Bulboso da Junção Costocondral

1. Rosário raquítico
2. Escorbuto
3. Acondroplasia
4. Hipofosfatasia
5. Condrodisplasia metafisária
6. Acromegalia

Costelas Alargadas

1. Hiperplasia da medula (anemias)
2. Displasia fibrosa
3. Doença de Paget
4. Acondroplasia
5. Mucopolissacaridoses

Costelas Finas

1. Síndrome de trissomia do 18
2. Neurofibromatose

Costelas Densas

1. Esclerose tuberosa
2. Osteopetrose
3. Mastocitose
4. Fluorose
5. Displasia fibrosa
6. Infecção crônica
7. Trauma
8. Ressecção de costela subperiosteal

Costelas Hiperlucentes

Costelas Congenitamente Lucentes

1. Osteogênese imperfeita
2. Acondrogênese

3. Hipofosfatasia
4. Displasia campomélica

Costelas Lucentes Adquiridas
1. Doença de Cushing
2. Acromegalia
3. Escorbuto

CLAVÍCULA

Ausência da Extremidade Externa da Clavícula
1. Artrite reumatoide
2. Hiperparatireoidismo
3. Osteólise pós-traumática
4. Metástases/mieloma múltiplo
5. Displasia cleidocraniana
6. Síndrome do nevo de células basais de Gorlin

Extremidade Distal da Clavícula Afilada
Mnemônica: APITEH
  Artrite reumatoide
  Progeria
  Infecção
  Trauma
  Esclerodermia
  Hiperparatireoidismo

Destruição da Extremidade Medial da Clavícula
Mnemônica: GIM com SAL
  Granuloma eosinofílico
  Infecção
  Metástases
  Sarcoma
  Artrite reumatoide
  Linfoma

PUNHO E MÃO

Ângulo Cárpico
= ângulo de 130° formado pelas tangentes, proximal à sequência de ossos cárpicos
A. DIMINUIÇÃO DO ÂNGULO CÁRPICO (< 124°)
  1. Síndrome de Turner
  2. Síndrome de Hurler
  3. Síndrome de Morquio
  4. Deformidade de Madelung
B. AUMENTO DO ÂNGULO CÁRPICO (> 139°)
  1. Síndrome de Down
  2. Artrogripose
  3. Displasia óssea com envolvimento epifisário

Sinal Metacárpico
= encurtamento relativo do quarto e quinto metacárpicos
√ Tangente ao longo das cabeças do quarto e do quinto metacárpico fazendo intersecção com o terceiro metacárpico
1. Idiopático
2. Pseudopseudo e pseudo-hipoparatireoidismo
3. Síndrome do nevo de células basais
4. Displasia epifisária múltipla
5. Síndrome de Beckwith-Wiedemann
6. Anemia falciforme
7. Artrite crônica juvenil
8. Disgenesia gonadal: síndrome de Turner, síndrome de Klinefelter
9. Displasia ectodérmica = síndrome de Cornelia de Lange
10. Exostoses múltiplas hereditárias
11. Disostose periférica
12. Melorreostose

Mnemônica: 3Ts e PIP
  Trauma
  Turner (síndrome de)
  Trissomia 13–18
  Pseudo-hipoparatireoidismo
  Idiopático
  Pseudopseudo-hipoparatireoidismo

Lesão Lucente no Dedo
A. TUMOR BENIGNO
  1. Encondroma
  2. Cisto de inclusão epidermal
  3. Tumor de células gigantes
  4. Granuloma reparador
  5. Sarcoidose
  6. Tumor glômico (raro)
  outros: cisto ósseo aneurismático, tumor marrom, pseudotumor hemofílico, cisto ósseo solitário, osteoblastoma
B. TUMOR MALIGNO
  1. Osteossarcoma
  2. Fibrossarcoma
  3. Metástase dos pulmões, mama, melanoma maligno
Mnemônica: TEM CAPETAS
  Tumor glômico
  Encondroma
  Metástase (pulmão, mama)
  Cisto simples (inclusão)
  Artrite (reumatoide, gota)
  Pancreatite
  Epidermoide
  Tumor de células gigantes
  Aneurismático (cisto ósseo)
  Sarcoide

Dactilite
= expansão do osso com alterações císticas
1. Dactilite tuberculosa (= *spina ventosa*)
2. Infecção piogênica/fúngica
3. Dactilite sifilítica
4. Sarcoidose
5. Hemoglobinopatias
6. Hiperparatireoidismo
7. Leucemia

Reabsorção dos Tufos Terminais
A. TRAUMA
  1. Amputação
  2. Queimaduras, lesões elétricas
  3. Geladuras
  4. Envenenamento por cloreto de vinila
B. NEUROPÁTICA
  1. Indiferença congênita à dor
  2. Siringomielia
  3. Mielomeningocele
  4. *Diabetes mellitus*
  5. Lepra
C. DOENÇA DO COLÁGENO-VASCULAR
  1. Esclerodermia
  2. Dermatomiosite
  3. Doença de Raynaud
D. METABÓLICA
  1. Hiperparatireoidismo

E. HERDADA
1. Acro-osteólise familiar
2. Picnodisostose
3. Progeria = síndrome de Werner
4. Paquidermoperiostose
F. OUTROS
1. Sarcoidose
2. Artropatia psoriática
3. Epidermólise bolhosa

Acro-Osteólise
1. Acro-osteólise: (a) adquirida, (b) familiar
2. Osteólise maciça
3. Osteólise essencial
4. Doença ainhum

Acro-osteólise Adquirida
Mnemônica: TATA PEDE "SPLASH DEE"
    Tromboangeíte obliterante
    Arteriosclerose obliterante
    Trabalhador do PVC (cloreto de polivinila)
    Artrite reumatoide
    Psoríase, **P**orfiria
    Ehlers-Danlos (síndrome de)
    Doença de Raynaud
    *E*rgot (terapia com)
    Siringomielia, **S**índrome de Reiter, **S**arcoidose
    Progeria, **P**icnodisostose
    Lepra, **L**esão (queimaduras elétricas + térmicas, congelamento)
    Ausência de dor
    Síndrome de Lesch-Nyhan
    Hiperparatireoidismo
    Diabetes, **D**ermatomiosite, terapia com **D**ilantin
    Epidermólise bolhosa
    Esclerodermia
    também em: bouba; sarcoma de Kaposi; paquidermoperiostose
- √ Processo lítico destrutivo envolvendo falanges distais + médias
- √ SEM reação periosteal
- √ Epífises resistem a osteólise

Acro-osteosclerose
= áreas focais opacas + espessamento endosteal
1. Incidental em mulheres de meia-idade
2. Artrite reumatoide
3. Sarcoidose
4. Esclerodermia
5. Lúpus eritematoso sistêmico
6. Doença de Hodgkin
7. Desordens hematológicas

Calcificações nas Pontas dos Dedos
1. Esclerodermia/síndrome CREST
2. Doença de Raynaud
3. Lúpus eritematoso sistêmico
4. Dermatomiosite
5. Calcinose circunscrita universal
6. Hiperparatireoidismo

Braquidactilia
= encurtamento/alargamento dos metacárpicos ± falanges
1. Idiopática
2. Trauma
3. Osteomielite
4. Artrite
5. Síndrome de Turner
6. Osteocondrodisplasia
7. Pseudo-hipoparatireoidismo, Pseudopseudo-hipoparatireoidismo
8. Mucopolissacaridoses
9. Síndrome de Cornelia de Lange
10. Síndrome do nevo de células basais
11. Exostoses múltiplas hereditárias

Clinodactilia
= curvatura do dedo no plano mediolateral
1. Variante normal
2. Síndrome de Down
3. Displasia múltipla
4. Trauma, artrite, contraturas

Polidactilia
Geralmente associada a:
1. Síndrome de Carpenter
2. Síndrome de Ellis-van Creveld
3. Síndrome de Meckel-Gruber
4. Síndrome polissindactilia
5. Síndrome da costela curta-polidactilia
6. Trissomia do 13

Sindactilia
= fusão óssea ± cutânea dos dedos
1. Síndrome de Apert
2. Síndrome de Carpenter
3. Síndrome de Down
4. Neurofibromatose
5. Síndrome de Poland
6. Outros

OMBRO
Instabilidade do Ombro
= subluxação/deslocamento recorrente da cabeça umeral fora do soquete glenoide durante atividades que causam sintomas
Estabilizador: complexo labroligamentar glenoumeral inferior = IGHLC (mais importante); complexo labroligamentar anterior
Lesões após o primeiro deslocamento anterior:
(1) **t**raumática, **u**nidirecional, **B**ankart, **c**irúrgica (TUBCS)
    Idade: (<) 40 anos
- queda sobre a mão estendida (FOOSH)
- √ Avulsão capsulolabral (lesão de Bankart/suas variantes)
- √ Instabilidade anteroinferior

(2) **a**traumática, **m**ultidirecional, **b**ilateral, responsiva à **r**eabilitação, desvio capsular **i**nferior (AMBRI)
    Idade: > 40 anos
- √ Laceração do tendão supraespinal (33%)
- √ Fratura da tuberosidade maior (33%)
- √ Avulsão subescapular do úmero (33%)

Lesões de instabilidade:
- √ Descolamento do lábio anteroinferior
  - √ Ruptura do periósteo escapular = **lesão de Bankart:**
    - √ Sem fragmento ósseo = *Bankart mole*
    - √ Com fragmento ósseo = *Bankart óssea*
  - √ Periósteo escapular intacto:
    - √ Lábio deslocado = avulsão labroligamentar periosteal anterior = **ALPSA**
    - √ Lábio não deslocado = **lesão de Perthes**
  - √ Cartilagem articular fraturada = **GLAD** [ruptura articular glenolabral]
  - √ Avulsão de descolamento umeral do ligamento glenoumeral inferior = **HAGL**
- √ Descolamento do lábio posterior

QUADRIL

Síndrome do Ressalto do Quadril
A. INTRA-ARTICULAR
   1. Corpos osteocartilaginosos
B. EXTRA-ARTICULAR = deslizamento tendinoso
   1. Fáscia lata/glúteo máximo sobre o trocanter maior
   2. Tendão do iliopsoas sobre a eminência iliopectínea
   3. Cabeça longa do bíceps femoral sobre a tuberosidade isquial
   4. Ligamento iliofemoral sobre a porção anterior da cápsula do quadril

Aumento da Largura do Sinal da Lágrima
√ Aumento da distância entre o sinal da lágrima + cabeça femoral
  Causa: derrame da articulação do quadril
√ Aumento de tamanho mediolateral do sinal da lágrima
  Causa: displasia do quadril, derrame crônico da articulação do quadril durante maturação esquelética

Acetábulo Protruso
= protrusão do assoalho acetabular no interior da pelve
√ Ângulo de Wiberg centro-margem > 40°
√ Parede medial do acetábulo projetando-se medialmente à linha ilioisquial em > 3 mm (em homens)/> 6 mm (em mulheres)
√ Cruzamento de componentes medial + lateral do sinal da lágrima pélvico (área radiodensa em forma de U medial à articulação do quadril)
  Anatomia:
    (a) aspecto lateral = superfície articular da fossa acetabular
    (b) aspecto medial = margem anteroinferior da superfície quadrilateral do ílio)
√ Sinal da lágrima obscurecido = sinal da lágrima pélvico obscurecido pela cabeça femoral
A. UNILATERAL
   1. Artrite tuberculosa
   2. Trauma
   3. Displasia fibrosa
B. BILATERAL
   1. Artrite reumatoide
   2. Doença de Paget
   3. Osteomalacia
Mnemônica: PATO
  Paget (doença de)
  Artrite reumatoide
  Trauma
  Osteomalacia (HPT)

Dor com Próteses de Quadril
aproximadamente 120.000 próteses de quadril por ano nos Estados Unidos
1. Ossificação heterotópica
2. Bursite trocantérica
3. Fratura protética/fratura periprotética/fratura do cimento
4. Deslocamento (em decorrência de frouxidão capsular/colocação incorreta do componente)
5. Afrouxamento asséptico
   Incidência: 50% das próteses após 10 anos
   Causa:
     (a) desgaste mecânico + laceração
     (b) doença das pequenas partículas (= reação inflamatória-imune aos fragmentos de metilmetacrilato/metálicos ativa os fagócitos com secreção de citocinas + enzimas proteolíticas levando à osteólise)
   Rx: 30% requerem artroplastia de revisão em um só estágio
6. Infecção (= afrouxamento séptico)
   Incidência: 1–9%
   Organismos: Staphylococcus epidermidis (31%), *Staphylococcus aureus* (20%), *Streptococcus viridans* (11%), *Escherichia coli* (11%), *Enterococcus faecalis* (8%), *Streptococcus* do grupo B (5%)
   Momento do início: 33% dentro de 3 meses, 33% dentro de 1 ano, 33% > 1 ano após a cirurgia
   Rx: artroplastia excisional + curso prolongado de terapia antimicrobiana + artroplastia de revisão
   Radiografia simples:
   √ Migração dos componentes protéticos comparada com a radiografia anterior:
     √ Subsidência da prótese (até 5 mm é normal para o componente femoral não cimentado nos primeiros meses)
   √ Fratura de cimento/prótese
   √ Movimento dos componentes em imagens com estresse/fluoroscopia
   √ Alargamento da interface prótese-cimento
   √ Lucência na interface cimento-osso > 2 mm

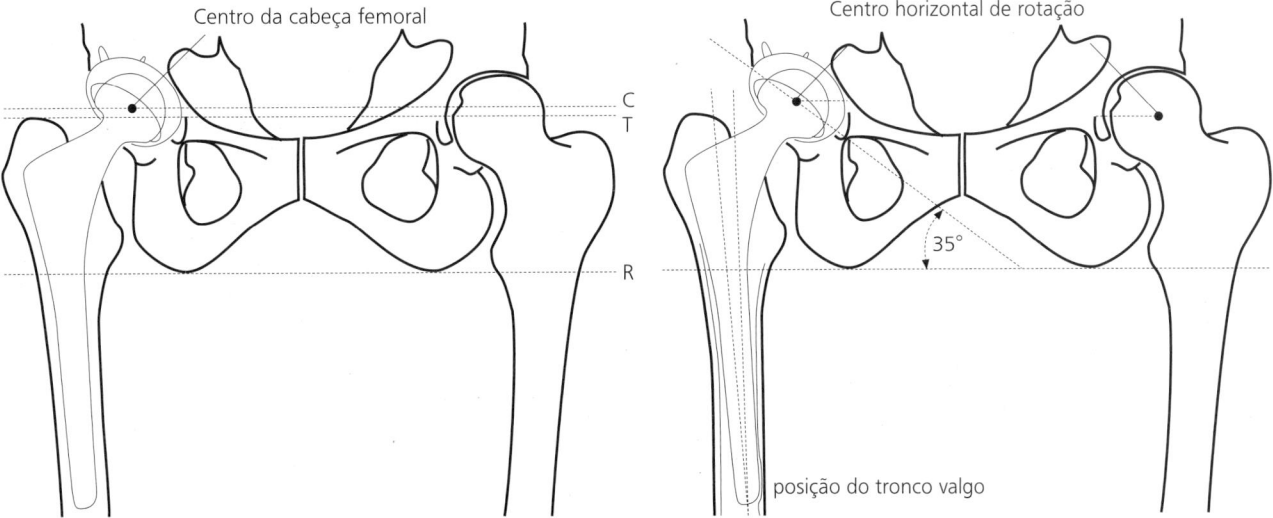

Avaliação Inicial da Artroplastia Total do Quadril

C = linha do centro da cabeça femoral   T = linha da tuberosidade maior   R = linha de tuberosidade transisquial

√ Alargamento progressivo da lucência cimento-osso após 12 meses de pós-operatório
√ Área lítica focal (em virtude de *debris* particulados com granuloma/abscesso de corpo estranho)
√ Periostite extensa (em infecção, mas rara)
NUC (83% sensível; 88% específica):
√ Aumento da captação do agente ósseo, gálio 67, leucócitos marcados com índio 111, coloide de enxofre marcado com tecnécio complementar + combinações
Cintilografia:
√ Normal = forte evidência contra uma anormalidade protética (= alto NPV)
√ Captação intensa difusa ao redor do componente femoral (= osteólise generalizada associada a afrouxamento asséptico ou infecção)
√ Captação focal na ponta distal do componente em prótese > 1 ano = afrouxamento asséptico
Cintilografia óssea sequencial com gálio:
√ Distribuição espacial congruente de ambos os traçadores com intensidade de gálio inferior ao traçador ósseo = sem infecção
√ Espacialmente incongruente/intensidade de gálio excede a do agente ósseo = infecção
√ Espacialmente congruente + intensidade similar de ambos os traçadores = inconclusivo
Cintilografia com leucócito marcado medular combinadas
Acurácia: > 90%
Conceito: mapas de coloide de enxofre com Tc-99m localizados de forma aberrante na medula óssea normal como um ponto de referência para o traçador leucocitário
√ Distribuição espacialmente congruente de ambos os radiotraçadores = sem infecção
√ Atividade leucocitária marcada sem correspondente atividade de coloide de enxofre = infecção
Artrografia:
√ Irregularidade da pseudocápsula articular
√ Enchimento dos espaços não bursais/tratos sinusais/cavidades com abscesso
Aspiração de fluido sob fluoroscopia
(12–93% sensível, 83–92% específicos para infecção):
√ Injeção de material de contraste para confirmar localização intra-articular

Avaliação de Artroplastia Total do Quadril
MEDIDAS
Linha de referência: linha de tuberosidade transisquial (R)
1. Comprimento da perna = posição vertical do componente acetabular
 = comparando o nível da tuberosidade maior/menor (T) em relação à linha R
 Colocação alta: perna mais curta, músculos menos efetivos cruzando a articulação do quadril
 Colocação baixa: perna mais longa, músculos esticados até o ponto do espasmo com risco de deslocamento
2. Centro vertical de rotação
 = distância do centro da cabeça femoral (C) até a linha R
3. Centro horizontal de rotação
 = distância do centro até a cabeça femoral (C) até o sinal da lágrima/outro ponto de referência medial
 Posição lateral: tendão iliopsoas cruza medialmente ao centro de rotação da cabeça femoral, aumentando o risco de deslocamento
4. Inclinação acetabular lateral = versão horizontal = ângulo de cúpula em referência à linha R (40° ± 10° desejáveis)
 Menos angulação: quadril estável, abdução limitada
 Angulação maior: risco de deslocamento do quadril
5. Posição do tronco varo/neutro/valgo
 Posição valga: ponta do tronco repousa contra endósteo lateral, risco aumentado de afrouxamento
 Posição vara: ponta do tronco repousa contra endósteo medial, não é um problema significativo
6. Anteversão acetabular (15° ± 10° desejáveis)
 = radiografia lateral da virilha
 Retroversão: risco de deslocamento do quadril
7. Anteversão do colo femoral
 opera de maneira sinergística com a anteversão acetabular, ângulo verdadeiro avaliado por CT

Achados Radiográficos na Artroplastia Total do Quadril
A. NORMAL
√ Interface irregular cimento-osso
 = interdigitação normal de PMMA (polimetilmetacrilato) com remodelagem óssea adjacente fornecendo uma união mecânica
 ◊ PMMA não é cola!
√ Linha lucente fina ao longo da interface cimento-osso
 = 0,1–1,5 mm de membrana de tecido mole fina ("demarcação") ao longo da interface cimento-osso acompanhada por linha fina de esclerose óssea
B. ANORMAL
√ Ampla zona lucente na interface cimento-osso
 = linha lucente (≥) 2 mm ao longo da interface cimento-osso por causa da membrana granulomatosa
 Causa: afrouxamento do componente ± reação aos *debris* particulados (p. ex., PMMA, polietileno)
√ Zona lucente na interface metal-cimento ao longo do aspecto lateral proximal do tronco femoral
 = contato metal-cimento subótimo no momento da cirurgia/afrouxamento
√ Área bem definida de destruição óssea
 (= resposta histiocítica, doença granulomatosa agressiva)
 Causa: reação granulomatosa em resposta aos debris particulados/infecção/tumor
√ Posicionamento assimétrico da cabeça femoral dentro do componente acetabular
 Causa: desgaste acetabular/deslocamento da cabeça femoral/ruptura acetabular/deslocamento do revestimento/deformidade
√ Fratura do cimento
 Causa: afrouxamento

JOELHO

Padrão de Contusão Óssea
√ Edema da porção média do côndilo femoral lateral
 Causa: **lesão de diáfise pivotal** = carga valga + rotação externa da tíbia/rotação externa do fêmur aplicada aos vários estados de flexão (lesão sem contato)
 Predisposição: esquiador, jogador de futebol
 Associada à lesão de:
 (1) ligamento cruzado anterior (substância média > local de inserção femoral > inserção tibial)
 (2) cápsula articular posterior + ligamento arqueado
 (3) corno posterior do menisco lateral/medial
 (4) ligamento colateral medial

√ ± edema da superfície patelar posterior
   Causa: **lesão em painel** = força sobre a tíbia proximal anterior com o joelho em posição flexionada
   Associada a:
   (1) ruptura do ligamento cruzado posterior (substância média > da inserção femoral > local de inserção tibial)
   (2) laceração da cápsula articular posterior
   (3) fratura/lesão osteocondral da patela
   (4) lesão do quadril
√ Padrão de contusão óssea em "beijo" = aspecto anterior do platô tibial + aspecto anterior do côndilo femoral
   Causa: **lesão em hiperextensão** = força direta sobre a tíbia anterior enquanto o pé é plantado/força indireta de movimento vigoroso de chute
   Associada a:
   (1) lesão ao ligamento cruzado posterior/anterior
   (2) lesão meniscal
   (3) deslocamento do joelho
   (4) lesão neurovascular poplítea
   (5) ruptura completa do complexo posterolateral
√ Edema no aspecto lateral do côndilo femoral (secundária a golpe direto)
√ Pequena área de edema no côndilo femoral medial (por causa de estresse avulsivo no ligamento colateral medial)
   Predisposição: jogador de futebol
   Causa: **lesão em clipe** = estresse valgo puro com joelho em flexão leve
   Associada à lesão de:
   (1) ligamento colateral medial (no local de inserção femoral)
   (2) ligamento cruzado anterior
   (3) menisco medial
   (4) combinação dos três = **tríade de O'Donaghue**
√ Aspecto anterolateral do côndilo femoral lateral
√ Aspecto inferomedial da patela
   Predisposição: atletas adolescentes/adultos jovens com sulco troclear raso
   Causa: **deslocamento patelar lateral** = movimento de torção com o joelho em flexão + contração do quadríceps
   Associado à lesão de:
   (1) retináculo medial
   (2) ligamento patelofemoral medial (próximo do local de inserção femoral) mais importante que estabiliza a estrutura)
   (3) ligamento patelotibial medial

Sinal Duplo de PCL na MR
1. Laceração em alça de balde do menisco medial/lateral
2. Ligamento meniscofemoral anterior (Humphrey)
3. ACL lacerado
4. Fragmentos de fratura
5. Osteófito
6. Corpo solto

Sinal em gravata borboleta ausente
1. Laceração em alça de balde do menisco medial
2. Menisco congenitamente hipoplásico/em forma de anel
3. Menisco pequeno em criança/adulto pequeno
4. Meniscetomia parcial
5. Degeneração artrítica

Lesões Tibiais Únicas
1. Displasia fibrosa
2. Fibroma ossificante
3. Adamantinoma

Inclinação Tibiotalar
= inclinação descendente da superfície tibial medial
1. Hemofilia
2. Doença de Still
3. Doença falciforme
4. Displasia epifisária
5. Trauma

PÉ

Posições Anormais do Pé
A. ANTEPÉ
   1. **Varo** = adução
      = eixo do primeiro metatarsiano desviado medialmente em relação a eixo do talo
   2. **Valgo** = abdução
      = eixo do primeiro metatarsiano desviado lateralmente em relação ao eixo do talo
   3. **Inversão** = supinação
      = rotação para dentro da sola do pé
   4. **Eversão** = pronação
      = rotação para fora da sola do pé
B. RETROPÉ
   talipes = qualquer anormalidade do tornozelo e do retropé
   [*talus*, latim = tornozelo; *pés*, latim = pé]
   1. Equino
      = anormalidade do retropé com reversão do grau de inclinação do calcâneo, de modo que o calcanhar não pode tocar o chão
   2. Pé calcâneo
      = ângulo de inclinação do calcâneo muito alto de modo que o antepé não pode tocar o chão
   3. Pé plano = pé chato
      = ângulo de inclinação do calcâneo baixo + (geralmente) calcanhar valgo + eversão do antepé
   4. Pé cavo
      = ângulo de inclinação do calcâneo alto (arco fixo alto)

Pé Torto = *Talipes Equinovarus*
deformidade congênita grave e comum caracterizada por:
• calcanhar equino (reversão do ângulo de inclinação do calcâneo)
• calcanhar varo (ângulo talocalcâneo de quase zero em vista AP com ambos os ossos em paralelo)
• metatarso aduto (eixo do primeiro metatarso desviado medialmente, em relação ao eixo do talo)
1. Artrogripose múltipla congênita
2. Condrodisplasia puntiforme
3. Neurofibromatose
4. Espinha bífida
5. Mielomeningocele

Pé Chato em Gangorra = Talo Vertical
√ Talo orientado verticalmente com aumento do ângulo talocalcâneo em incidência lateral
√ Deslocamento navicular dorsal na articulação talonavicular
√ Calcanhar equino
√ Deformidade rígida
   Associada a: Artrogripose múltipla congênita; espinha bífida; trissomia do 13-18

Bico Talar = Hipertrofia da Crista do Talo
1. Tipo talocalcâneo da coalescência tarsal
2. Hiperostose esquelética idiopática difusa (DISH)
3. Acromegalia
4. Artrite reumatoide

Espessamento dos Tecidos Moles do Calcanhar
= espessamento dos tecidos moles do calcanhar > 25 mm (normal < 21 mm)
Mnemônica: MODA CE
- **M**ixedema
- **O**besidade
- **D**ifenil-hidantoína (terapia com)
- **A**cromegalia
- **C**alo
- **E**dema periférico

Massas de Tecido Mole do Pé + Tornozelo
A. NÃO TUMORAIS
  (a) proliferações sinoviais
    1. Sinovite vilonodular pigmentada (PVNS)
    2. Tumor de células gigantes (GCT) da bainha tendínea
  (b) pós-traumáticas
    1. Fasciite plantar
  (c) inflamatórias
  (d) origem incerta
    1. *Ganglion*
    2. Cisto epidermoide
    3. Neuroma de Morton
    4. Periostite reativa florida
    5. Nódulos reumatoides
B. TUMORES BENIGNOS
    1. Fibromatose plantar
    2. Fibromatose profunda
    3. Fibromatose digital infantil
    4. Hemangioma
    5. Tumor da bainha tumoral
    6. Lipoma, angiolipoma

TECIDOS MOLES
Categorias de Massas de Tecido Mole
A. Neoplásicas
  Incidência: 300÷100.000 anualmente; benigno÷maligno = 100÷1
  (a) benignas (listadas com mais frequência)
    1. Lipoma
    2. Hemangioma
    3. Tumor desmoide
    4. *Ganglion*
    5. Sinovite vilonodular pigmentada
    6. Neurofibroma (5%)
  (b) malignas (listadas com mais frequência)
    Frequência: 1% de todos os cânceres em adultos, aumentando com a idade
    1. Histiocitoma fibroso maligno
    2. Lipossarcoma
B. Inflamatórias
C. Traumáticas
D. Vasculares

Massa de Tecido Mole Superficial
A. TUMOR MESENQUIMATOSO
  (a) cutânea
    1. Dermatofibrossarcoma protuberante
  (b) subcutânea
    1. Lipoma/lipossarcoma
    2. Angioma (hemangioma, linfangioma, misto)
    3. Tumor de bainha nervosa periférica
    4. Histiocitoma fibroso maligno
    5. Leiomiossarcoma
    6. Sarcoma epitelioide
  (c) fascial
    1. Fasciite nodular
    2. Fibromatose

B. LESÃO DE APÊNDICE CUTÂNEO
    1. Cisto de inclusão epidérmica
    2. Pilomatricoma
    3. Cistoadenoma écrino/hidrocistoma
       = ectasia cística da porção dérmica do ducto écrino
    4. Cilindroma (cabeça, pescoço, couro cabeludo em mulheres)
    5. Siringoma (pálpebras, bochecha superior)
C. TUMOR METASTÁTICO
   ◊ 5–10% de todos os pacientes com câncer desenvolvem metástases cutâneas
    1. Carcinoma
       Mnemônica: **M**amãe e **P**apai **O**uviam **R**ock no **C**lube
       - **M**ama
       - **P**ulmão
       - **O**vário
       - **R**ins
       - **C**ólon
    2. Melanoma (em 30% dos pacientes)
    3. Mieloma (em < 5% dos pacientes com mieloma múltiplo)
D. OUTROS TUMORES E LESÃO SEMELHANTE A TUMOR
    1. Mixoma
       √ Intensidade de sinal tipo líquido homogêneo
    2. Linfoma
    3. Granuloma anular
E. LESÃO INFLAMATÓRIA
    1. **Celulite**
       = inflamação/infecção da cútis + tecidos subcutâneos, sem supuração macroscópica
       √ Pele espessa com intensidade de sinal tipo fluido reticulado
    2. **Fasciite**
       = inflamação/infecção da fáscia
       √ Espessamento + aumento da fáscia
    3. **Adenite**
       √ Intensidade de sinal intermediária em T2 sem supressão de gordura
    4. **Abscesso**
       = coleção focal confinada de pus ou tecido necrótico + leucócitos + bactérias
       √ Intensidade de sinal tipo líquido + margem de intensificação
    5. **Fleimão**
       = região mal definida com padrão semelhante a edema e margens indistintas

Classificação Histológica das Lesões de Tecidos Moles
A. GORDUROSO
    1. Lipoma
    2. Angiolipoma
    3. Lipossarcoma
B. FIBROSO
    1. Fibroma
    2. Fasciite nodular
    3. Fibromatose agressiva/desmoide
    4. Fibrossarcoma
C. MÚSCULO
    1. Rabdomioma
    2. Leiomioma
    3. Rabdomiossarcoma
    4. Leiomiossarcoma
D. VASCULAR
    1. Hemangioma
    2. Hemangiopericitoma
    3. Hemangiossarcoma

E. LINFA
      1. Linfangioma
      2. Linfangiossarcoma
      3. Linfadenopatia em linfoma/metástase
   F. SINOVIAL
      1. Sinovite nodular
      2. Sinovite pigmentar vilonodular
      3. Sarcoma sinovial
   G. NEURAL
      1. Neurofibroma
      2. Neurilemoma
      3. Ganglioneuroma
      4. Neuroblastoma maligno
      5. Neurofibrossarcoma
   H. CARTILAGEM E OSSO
      1. Miosite ossificante
      2. Osteoma extraesquelético
      3. Condroma extraesquelético
      4. Condrossarcoma extraesquelético
      5. Osteossarcoma extraesquelético

Tumores de Tecido Mole Benignos mais Frequentes

8 diagnósticos patológicos compõem 70% de todos os tumores benignos!
1. Lipoma 16%
2. Histiocitoma fibroso 13%
3. Fasciite nodular 11%
4. Neoplasia neurogênica 10%
5. Hemangioma 7%
6. Fibromatose 7%
7. PVNS/tumor de células gigantes da bainha tendínea . . . 4%
8. *Ganglion*

Tumores de Tecido Mole Malignos mais Frequentes

7 diagnósticos patológicos compõem 70% de todos os tumores malignos!
1. Sarcoma pleomórfico indiferenciado
   (= histiocitoma fibroso maligno)   29%
2. Lipossarcoma   14%
3. Sarcoma espinocelular não específico   12%
4. Leiomiossarcoma   8%
5. Tumor maligno de bainha de nervo periférico   6%
6. Dermatofibroma protuberante   6%
7. Sarcoma sinovial   5%

Massas de Tecidos Moles Contendo Tecido Gorduroso
   A. TUMORES LIPOMATOSOS BENIGNOS
      1. Lipoma
      2. Lipoma intra/intermuscular
      3. Lipoma sinovial
      4. Lipoma arborescente = lipoma sinovial difuso
      5. Fibrolipoma neural = tumor fibrolipomatoso do nervo
      6. Macrodistrofia lipomatosa
   B. VARIANTES DE LIPOMA
      1. Lipoblastoma (exclusivamente na infância + fase pré-escolar)
      2. **Lipomatose** = supercrescimento difuso de tecido adiposo maduro infiltrando através de tecidos moles da extremidade afetada/tronco
      3. **Hibernoma** = tumor benigno raro de gordura marrom; frequentemente na região peri/interescapular, axila, coxa, parede torácica
         √ Hipervascularidade acentuada
   C. TUMOR LIPOMATOSO MALIGNO
      1. Lipossarcoma
   D. OUTROS TUMORES CONTENDO GORDURA
      1. Hemangioma
      2. Elastofibroma
   E. LESÕES QUE SIMULAM TUMORES CONTENDO GORDURA
      1. Tumores mixoides: mixoma intramuscular, condrossarcoma mixoide extraesquelético, histiocitoma fibroso mixoide maligno
      2. Tumores neurais: neurofibroma, neurilemoma, schwannoma maligno
         √ 73% possuem atenuação tecidual menor que a do músculo
      3. Hemorragia

Tumores de Tecidos Moles Fibrosos Benignos
   A. Proliferações miofibroblásticas benignas
      1. Fasciite nodular
      2. Fasciite/miosite proliferativa
      3. Fibroma da bainha tendínea
      4. Cicatriz queloide e hipertrófica
      5. Elastofibroma
   B. Fibromatoses
      (a) fibromatoses fasciais superficiais
         1. Fibromatose palmar (doença de Dupuytren)
         2. Fibromatose plantar (doença de Ledderhose)
         3. Fibromatose peniana (doença de Peyronie)
         4. Almofadas dos dedos
      (b) fibromatoses musculoaponeuróticas profundas
         1. Fibromatose intra-abdominal (mesentérica, pélvica)
         2. Fibromatose abdominal
         3. Fibromatose extra-abdominal

Tumores Extraesqueléticos Ósseos + Cartilaginosos
   A. TUMORES ÓSSEOS DE TECIDOS MOLES
      √ Calcificação em nuvem, em forma de cúmulos
      1. Miosite ossificante
      2. Fibrodisplasia ossificante progressiva
      3. Osteoma de tecidos moles
      4. Osteossarcoma extraesquelético
      5. Miosite ossificante variante
         (a) paniculite ossificante
         (b) fasciite ossificante
         (c) pseudotumor fibro-ósseo dos dedos
   B. TUMORES CARTILAGINOSOS DE TECIDOS MOLES
      √ Calcificações em espículas e flocos, arcos e anéis
      1. Osteocondromatose sinovial
      2. Condroma de tecidos moles
      3. Condrossarcoma extraesquelético
   DDx:
      (1) sarcoma sinovial
      (2) mesenquimoma benigno
         = lipoma com metaplasia condroide/óssea
      (3) mesenquimoma maligno
         = dois ou mais componentes sarcomatosos não relacionados
      (4) tofo de gota calcificado/ossificado
      (5) massas de tecidos moles ossificadas da melorreostose
      (6) calcinose tumoral
      (7) **pilomatricoma** = epitelioma calcificante de Malherbe
         • a lesão surge de células da matriz pilosa com crescimento lento confinada ao tecido subcutâneo da face, pescoço e extremidades superiores
         √ Calcificações centrais arenosas (84%)
         √ Ossificação periférica (20%)

Calcificação de Tecidos Moles
Calcificação Metastática/Metabólica
= depósitos de sais de cálcio em tecidos previamente normais
   (1) como resultado da elevação do produto do Ca × P acima de 60–70
   (2) com produto de Ca × P normal após transplante renal

Localização: pulmão (septo alveolar, parede brônquica, parede vascular), rins, mucosa gástrica, coração, vasos periféricos

Causas:
(a) ossificação esquelética
  1. HPT primário
  2. Produção ectópica de paratormônio (tumor pulmonar/renal)
  3. Osteodistrofia renal + HPT secundário
  4. Hipoparatireoidismo
  5. Imobilização prolongada
(b) destruição óssea maciça
  1. Metástases ósseas disseminadas
  2. Mieloma de células plasmáticas
  3. Leucemia
(c) hipercalcemia
  1. Hiperparatireoidismo primário
  2. Hipervitaminose D
  3. Síndrome leite-álcali
  4. Sarcoidose
  5. Doença da deposição de hidroxiapatita
  6. Administração IV de sais de cálcio
(d) hipercalcemia idiopática
(e) hiperuricemia
  1. Gota tofácea

Calcificação Distrófica
= depósito de sais de cálcio em tecido danificado por lesão/inflamação (com alterações de eletrólito local/enzimáticas) na presença de níveis séricos normais de Ca + P

Causa:
(a) desordem metabólica sem hipercalcemia
  1. Osteodistrofia renal com HPT secundário
  2. Hipoparatireoidismo
  3. Pseudo-hipoparatireoidismo
  4. Pseudopseudo-hipoparatireoidismo
  5. Gota
  6. Pseudogota = condrocalcinose
  7. Ocronose = alcaptonúria
  8. *Diabetes mellitus*
(b) desordem do tecido conectivo
  1. Esclerodermia = esclerose sistêmica progressiva
  2. Dermato e polimiosite
  3. Lúpus eritematoso sistêmico
  4. Desordens do tecido conectivo mistas
(c) trauma
  1. Calcificações neuropáticas
  2. Geladura
  3. Miosite ossificante progressiva
(d) infestação
  1. Cisticercose
  2. Dracunculose (verme da Guiné)
  3. Loíase
  4. Filariose de Bancroft
  5. Doença hidática
  6. Lepra
(e) doença vascular
  1. Aterosclerose
  2. Esclerose média (Mönckenberg)
  3. Calcificações venosas
  4. Infarto tecidual (p. ex., infarto do miocárdio)
(f) miscelânea
  1. Síndrome de Ehlers-Danlos
  2. Pseudoxantoma elástico
  3. Síndrome de Werner = Progéria
  4. Calcinose (circunscrita, universal, calcinose tumoral)
(g) doença neoplásica
  1. Sarcoma sinovial
  2. Osteossarcoma
  3. Condrossarcoma
  4. Tumor necrótico
(h) doença degenerativa
  1. Doença da deposição de pirofosfato de cálcio
  2. Tendinite calcificada (em 3% dos adultos)
     Localização: ombro > quadril > cotovelo > punho > joelho
  3. Bursite calcificada
(i) metaplasia
  1. Osteocondromatose sinovial

CALCINOSE GENERALIZADA
(a) desordens vasculares do colágeno
  1. Esclerodermia
  2. Dermatomiosite
(b) calcinose idiopática universal

Calcificação Idiopática
1. Calcinose tumoral
   • cálcio normal + níveis elevados de fosfato

Calcinose Intersticial

Calcinose Circunscrita
  • pápulas dérmicas, firmes, brancas, geralmente ulceradas/placas/nódulos subcutâneos que expelem material branco calcário de hidroxiapatita
1. Acroesclerose: depósitos granulares em torno das articulações dos dedos das mãos, pés e pontas dos dedos
2. Esclerodermia + síndrome CREST: acroesclerose + absorção das extremidades das falanges distais
3. Dermatomiosite: extensos depósitos subcutâneos
4. Varicosidades: particularmente na panturrilha
5. Hiperparatireoidismo primário: calcinose periarticular infrequente

DDx de Calcificações de Tecido Mole		
Calcificações Metastáticas	Calcificações Distróficas	Calcinose
Hiperparatireoidismo	Tumor de tecido mole: lipoma, sarcomas (sinovial, osteossarcoma, condrossarcoma)	Calcinose tumoral idiopática
Hipoparatireoidismo	Desordem hereditária: Ehlers-Danlos, pseudoxantoma	Calcinose intersticial universal
Síndrome leite-álcali	Infecção parasitária	Calcinose no SLE, esclerodermia, dermatomiosite
Excesso de vitamina D	Gota tofácea	
Sarcoidose		
Hipercalcemia paraneoplásica		
Doença óssea destrutiva		

6. Osteodistrofia renal com hiperparatireoidismo secundário: extensos depósitos vasculares mesmo em indivíduos jovens
7. Hipoparatireoidismo: ocasionalmente em torno das articulações; simetricamente nos núcleos da base
8. Intoxicação por vitamina D: periarticular na artrite reumatoide (em forma de pasta); depósitos de cálcio nos tofos

Calcinose Universal
doença progressiva de origem obscura
Idade: crianças + adultos jovens
Associada a: poli e dermatomiosite
√ Depósitos em forma de placas/lâminas na pele + tecidos subcutâneos; algumas vezes em tendões + músculos + fáscia
√ NENHUMA formação óssea verdadeira

Ossificação de Tecidos Moles
= formação de osso trabecular
1. Miosite ossificante progressiva/circunscrita
2. Paraosteoartropatia
3. Osteossarcoma de tecidos moles
4. Osteossarcoma periosteal
5. Periostite pós-traumática = periosteoma
6. Cicatriz cirúrgica
7. Paciente gravemente queimado

Doença do Tecido Conectivo
= DTC = [DOENÇA VASCULAR DO COLÁGENO]
= grupo de desordens que compartilham várias características clínicas + características laboratoriais:
- características:
  (a) relativamente específicas: artrite, miosite, fenômeno de Raynaud com ulceração digital, pele ancorada nas extremidades + tronco, erupção cutânea malar poupando o sulco nasolabial, rigidez matinal
  (b) relativamente não específicas: poliartralgias (sintoma inicial mais comum), mialgias, extremidades mosqueadas, fraqueza muscular + sensibilidade
- achados laboratoriais:
  (a) relativamente específicos: ANA na margem periférica/padrão nucleolar, anti-DNA, enzimas musculares elevadas
  (b) relativamente não específicos: ANA em padrão homogêneo, anti-DNA de cadeia única, fator reumatoide positivo

Tipos e padrões mais característicos:
1. Artrite reumatoide
   fator reumatoide positivo, rigidez matinal proeminente, artrite erosiva simétrica
2. Lúpus eritematoso sistêmico
   erupção cutânea malar, fotossensibilidade, serosidade, desordens renais com anemia hemolítica, leucopenia, linfopenia, trombocitopenia, anticorpo antinuclear (ANA) positivo
3. Síndrome de Sjögren
   olhos + boca secos, teste de Schirmer anormal
4. Esclerodermia
   fenômeno de Raynaud, espessamento da pele das extremidades distais, continuando até incluir extremidades proximais + tórax + abdome, ANA – positivo em padrão nucleolar
5. Poliomiosite/dermatomiosite
   erupção cutânea heliotrópica sobre os olhos, fraqueza muscular proximal, enzimas musculares elevadas, inflamação à biopsia muscular

Doença Mista do Tecido Conectivo
= desordem que compartilha traços característicos de duas ou mais doenças do tecido conectivo no mesmo paciente (*i.e.*, características sobrepostas de SLE, PSS, poliomiosite)

- hipertensão pulmonar (em razão de fibrose intersticial pulmonar/proliferação intimal de arteríolas pulmonares)

Músculo
intensidade de sinal de MR do músculo normal:
√ Maior que água + menor que gordura em T1WI
√ Muito menor que água + gordura em T2WI

Massa Intramuscular
A. NEOPLASIA
B. INFECÇÃO/INFLAMAÇÃO
   1. Abscesso intramuscular
   2. Miosite focal = pseudotumor inflamatório benigno
   3. Fasciite necrosante
   4. Sarcoidose
      √ Nódulos com área central em forma de estrela de fibrose circundada por granuloma
C. MIONECROSE
   1. Crise falciforme
   2. *Diabetes* mal controlado
   3. Síndrome compartimental
   4. Lesão por esmagamento
   5. Isquemia grave
   6. Quimioterapia intra-arterial
   7. **Rabdomiólise** = lesão muscular grave com perda de integridade das membranas celulares musculares
      Causa: trauma, exercício intenso, isquemia, queimadura, toxina, terapia IV com heparina, inflamação autoimune
      Cx: dano renal decorrente de mioglobulinemia, tetania síndrome compartimental
D. TRAUMA
   1. Hematoma intramuscular (p. ex., grave luxação muscular, laceração, contusão, espontâneo)
   2. Miosite ossificante traumática

Edema Muscular
√ Hiperintensidade do músculo em imagens STIR
A. INFLAMAÇÃO
   1. Dermatomiosite
   2. Polimiosite
   3. Radioterapia: margens retas pronunciadas, envolve músculo + gordura subcutânea
   4. Estágio inicial de miosite ossificante
B. INFILTRADO CELULAR
   1. Linfoma
C. INFECÇÃO
   1. Miosite bacteriana/infecciosa
      (a) extensão direta da infecção adjacente (p. ex., osteomielite, abscesso subcutâneo)
      (b) hematogênica
   2. Miosite de corpos de inclusão (provavelmente decorrente de infecção por paramixovírus) semelhante à poliomiosite
D. RABDOMIÓLISE
   1. Lesão esportiva/elétrica
   2. Infarto muscular diabético
   3. Miosite nodular focal
   4. Miopatia metabólica: por exemplo, deficiência de fosfofrutoquinase, hipocalemia, excesso de álcool
   5. Miosite viral
E. TRAUMA
   1. **Denervação muscular subaguda**
      Momento do início: 2–4 semanas após a denervação

Mecanismo:
   lesão da medula espinhal, poliomielite, lesão/compressão de nervo periférico (cisto *ganglion*, esporão ósseo), doença de Graves, neurite
2. Contusão muscular (decorrente de golpe direto)
3. **Luxação muscular** (= lesão na junção musculotendínea decorrente de contração muscular demasiado vigorosa)
   Predileção por: tendão do jarrete, músculo gastrocnêmio, músculo bíceps braquial)
4. **Sensibilidade muscular de início tardio**
   = lesão por atividade excessiva que se torna sintomática horas/dias depois do episódio de excesso de atividade
5. **Síndrome compartimental**
   = aumento da pressão dentro do espaço não distensível da fáscia confinante levando à oclusão venosa, músculo + isquemia do nervo, oclusão arterial, necrose tecidual
   Causa: trauma, queimaduras, exercício pesado, pressão extrínseca, hemorragia intramuscular
   - dor intensa
   - disfunção dos nervos sensorial + motor que passam através do compartimento afetado
6. Crise falciforme

Infiltração Gordurosa do Músculo
1. Estágio crônico de denervação muscular (p. ex., poliomielite, acidente vascular cerebral, lesão do nervo periférico)
2. Desuso crônico (p. ex., laceração crônica do tendão, osteoartrite grave)
3. Estágio final de lesão muscular grave
4. Medicação corticosteroide em alta dose a longo prazo afetando os músculos tronculares

Ruptura do Tendão
Localização: quadríceps, tendão do calcâneo, manguito rotador, bíceps braquial
Causa:
A. Traumática
B. Espontânea
   = ruptura durante o movimento e atividade que normalmente não danifica a unidade musculotendínea
   Fatores de risco: hiperparatireoidismo, insuficiência renal crônica, gota, síndrome de Reiter, obesidade, leucemia, artrite reumatoide, *diabetes mellitus*, lúpus eritematoso sistêmico, infecção, doenças metabólicas, psoríase, abuso/injeções de esteroide, síndrome de Marfan, tumores, imobilização
Classificação e achados da MR:
(a) laceração parcial
   √ Aumento do sinal dentro do tendão em T1WI + T2WI com extensão para a superfície do tendão
   √ Aumento ou atrofia focal/difusa
   √ Ruptura parcial das fibras tendíneas
   √ Fluido intratendinoso focal
   √ Aumento do tendão
(b) laceração completa
   √ Descontinuidade + separação das pontas laceradas do tendão
   √ Edema interposto + hemorragia

DISPOSITIVOS DE FIXAÇÃO
Dispositivos de Fixação Interna
A. Parafusos
   1. Parafuso cortical = finamente rosqueado ao longo de seu comprimento, roscas rasas, ponta romba
      Uso: fixação de placas
   2. Parafuso esponjoso = amplo diâmetro de rosca com comprimento variável, com haste lisa entre a cabeça + roscas
      Uso: compressão através do local da fratura
   3. Parafuso maleolar = parcialmente rosqueado
   4. Parafuso de interferência = curto, totalmente rosqueado, padrão de rosca canelado, ponta de autoimpacto, cabeça com arruela
      Uso: dentro do túnel que segura o enxerto ósseo de reconstruções ACL e PCL
   5. Parafuso canulado = rosca oca inserida sobre um pino-guia
      Uso: fratura de colo femoral
   6. Parafuso de Herbert = parafuso canulado com roscas em ambas as extremidades, mas com diferentes pontas, sem cabeça
      Uso: fratura do escafoide

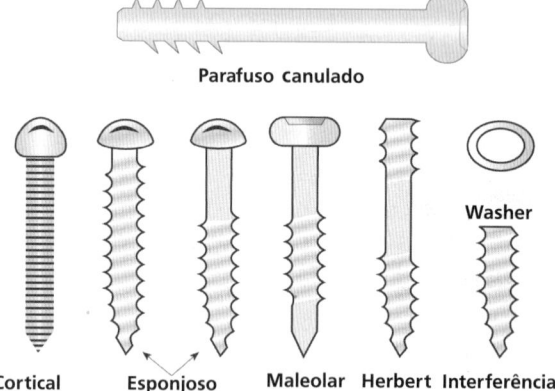

Parafuso canulado

Cortical Esponjoso Maleolar Herbert Interferência Washer
Parafusos

   7. Parafuso de compressão dinâmica = parafuso livre para deslizar dentro do cano da placa lateral permitindo a impactação da fratura durante a cicatrização sem perfuração do córtex subarticular
      Uso: fratura subcapital, intertrocantérica, subtrocantérica

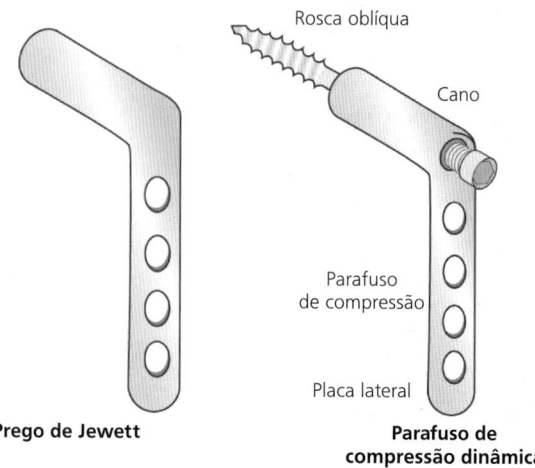

Prego de Jewett — Parafuso de compressão dinâmica (Rosca oblíqua, Cano, Parafuso de compressão, Placa lateral)

B. Washer
   1. *Washer* achatado = aumenta a superfície da área sobre a qual a força é distribuída

2. *Washer* serrilhado = bordas em cavilhas usada para a fixação de ligamentos avulsionados
C. Placas
— placa de compressão
  Uso: compressão de fraturas estáveis
— placa de neutralização = protege as fraturas contra o encurvamento, rotação + carga de forças axiais
— placa de reforço = suporte de fraturas instáveis em cargas de compressão/axiais
  1. Placa reta
     (a) placa reta com orifícios circulares
     (b) placa de compressão dinâmica = orifícios ovais
     (c) placa tubular = placa fina, dobrável, com superfície interna côncava
     (d) placa de reconstrução = placa dobrável para permitir recurvamento, torção e contornos
  2. Placas especiais
     em formas de T, de L, e de Y, em folha de trevo, colher, cobra, placa de lâmina condilar, sistema de parafuso de compressão dinâmica

(c) garra de interfixação = pinos acessórios/parafusos/barbatanas desdobráveis posicionados para impedir rotação
   1. Pino *rush* = extremidade biselada + extremidade em gancho
   2. Garra de Ender = oval na secção transversal
   3. Haste de Sampson = haste rígida, levemente curva, com superfície canelada
   4. Garra de Küntscher = em forma de folha de trevo na secção transversal e de extremidade arredondada

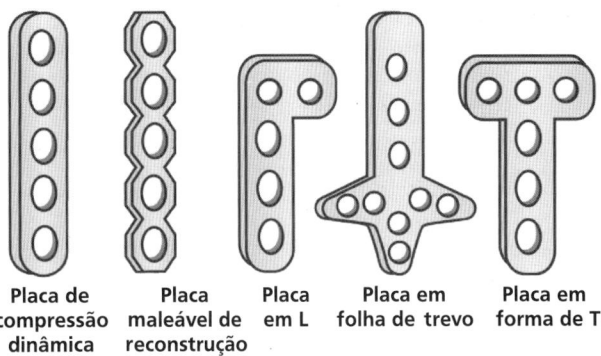

Placa de compressão dinâmica | **Placa maleável de reconstrução** | **Placa em L** | **Placa em folha de trevo** | **Placa em forma de T**

Placas

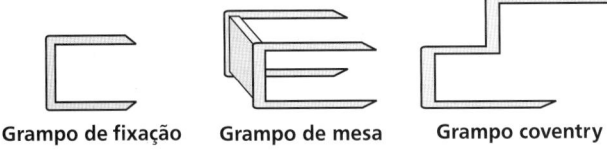

Grampo de fixação | **Grampo de mesa** | **Grampo coventry**

Grampos

D. Grampos
fixação = osso = epífise = grampos de fratura com superfície lisa/rugosa
— Coventry = grampo de osteotomia progressiva
— *stone* = grampo de mesa

E. Fios de metal
  1. Fios K = segmentos não rosqueados de fios de metal de espessura variável
     Uso: fixação temporária
  2. Fios de cerclagem = fios posicionados em torno do osso
     Uso: fixação de fratura cominutiva da patela, mantendo os enxertos em posição
  3. Cerclagem em banda de tensão = cerclagem de tensão em forma de oito lateral ao osso
     Uso: fraturas de olécrano/patela

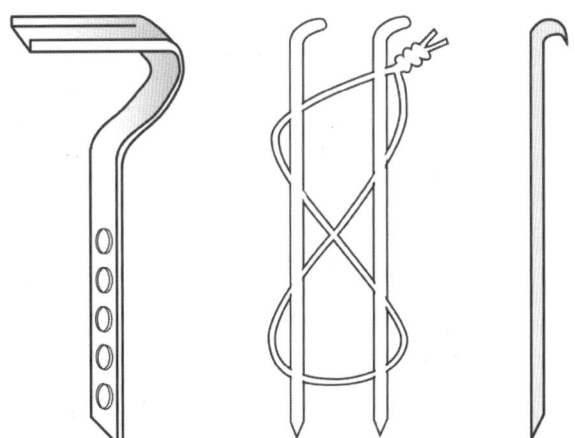

Placa em lâmina | **Pinos + cerclagem de tensão em forma de oito** | **Pino Rush**

Dispositivos de Fixação Externa
= fios/pinos lisos/rosqueados fixados a uma armação externa
(a) pino unilateral = entra no osso somente de um lado
  1. Pino de Steinman = fio de aço de grande calibre com ponta aguda
  2. Pino *rush* = pino liso intramedular
  3. Parafuso de Schanz = pino rosqueado em uma das extremidades, para fixar o córtex; liso na outra extremidade, para conectar-se ao sistema de fixação externa
  4. Pino de Knowles (para fratura do colo femoral)
(b) pino de transfixação = passa através da extremidade, com o suporte do sistema de fixação externa em ambas as extremidades

Dispositivos de Fixação Intramedulares
Uso: fraturas de diáfise de osso longo
(a) garra = introduzido no osso sem alargar o furo
(b) haste = dispositivo sólido/oco com ponta romba impulsionado para dentro de um canal alargado (o alargamento rompe o suprimento sanguíneo e pode diminuir a velocidade de cicatrização da fratura)

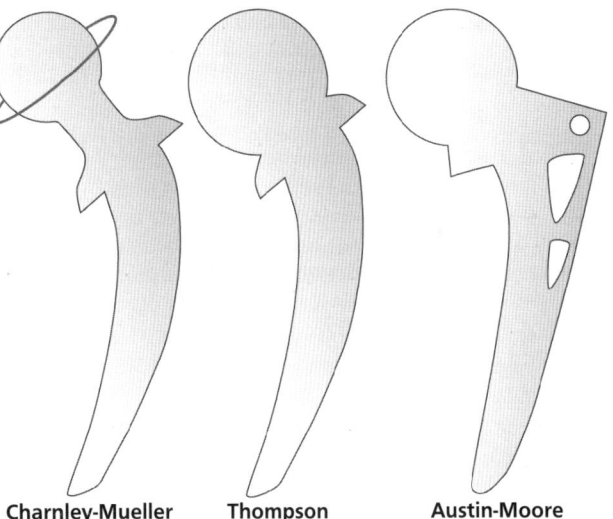

Charnley-Mueller | **Thompson** | **Austin-Moore**

Próteses de quadril

ANATOMIA E METABOLISMO DO OSSO

MINERAIS ÓSSEOS

Cálcio
A. 99% no osso
B. Cálcio sérico
  (a) fração ligada à proteína (albumina)
  (b) iônico (dependente do pH), 3% como citrato de cálcio/fosfato no soro

Absorção: facilitada pela vitamina D
Excreção: relacionada com a ingestão da dieta; > 500 mg/24 h = hipercalciúria

Fósforo
Absorção: requer sódio: diminuída por gel de hidróxido de alumínio no intestino
Excreção: aumentada por estrogênio, diminuição do paratormônio pela vitamina D, hormônio do crescimento, glicocorticoides

MEDULA ÓSSEA
O quarto maior órgão, 5% do peso corporal
Componentes: trabéculas, células hematopoiéticas, células adiposas, estroma e células RES, sinusoides

A. **Medula vermelha**
= hematopoeticamente ativa com um suprimento vascular rico + extenso, composto de eritrócitos + leucócitos + precursores de plaquetas
– em adolescentes: 40% de gordura, 40% de água, 20% de proteína
– aos 70 anos de idade: 60% de gordura, 30% de água, 10% de proteína

B. **Medula amarela/gordurosa**
com rede vascular esparsa;
– composta de 80% de gordura, 15% de água, 5% de proteína

Distribuição: alterações ao longo da vida com conversão de medula vermelha em amarela
  @ ao nascimento: a medula contém principalmente células hematopoeticamente ativas
  @ 1 ano: falanges dos pés
  @ puberdade: diáfise dos ossos longos
  @ primeiras duas décadas: a conversão começa no esqueleto apendicular progredindo para o esqueleto axial; a conversão nos ossos longos começa na diáfise > metáfise distal > metáfise proximal
  @ terceira década: a medula vermelha residual permanece no crânio, coluna, esterno, ossos chatos, extremidades proximais do úmero + fêmur; acetábulo superiormente + medialmente > ílio > em torno das articulações sacroilíacas

Sítios anatômicos para varredura da medula com MR:
– coluna (imagens SAG)
– pelve + fêmur (imagens COR)

√ Medula vermelha:
  √ Isointensa/ligeiramente hiperintensa comparada com músculo em T1 + T2 (tempo de relaxamento mais longo em T1)
  √ Hipotensa comparada com a medula gordurosa (tempo de relaxamento menor em T2)

√ Medula amarela:
  √ Isointensa comparada com a gordura subcutânea em T1 (tempo de relaxamento relativamente menor comparado com água)
  √ Isointensa/hipointensa comparada com a gordura subcutânea em T2
  √ Hiperintensa comparada com músculo em T2 (tempo de relaxamento longo comparado com água)

◊ Diferenças de intensidade de sinal são maximizadas em T1, mas diminuídas em T2
◊ Sinal da medula isointenso/hipointenso para músculo + disco em T1 em adultos é anormal!
◊ Após os 10 anos de idade a medula vermelha é hiperintensa para músculo em T1
◊ T2-FSE com supressão de gordura e STIR são muito sensíveis para patologia!

Reconversão da Medula Óssea
= reversão de medula amarela para vermelha
1. Obesidade
2. Patologia pulmonar
3. Tabagismo
4. Grandes altitudes
5. Atletas de alta *performance*
6. GCSF (fator estimulador de granulócito)

HORMÔNIOS

Paratormônio
Estímulo principal: baixos níveis séricos de íons cálcio (a ação requer a presença de vitamina D)
Órgãos-alvo:
  OSSO: o aumento da atividade osteocítica + atividade osteoclástica mobiliza cálcio + fosfato = reabsorção óssea
  RIM: (1) aumento da reabsorção tubular de Ca^{2+}
    (2) diminuição da reabsorção tubular de fosfato (+ aminoácidos)
    = diurese de fosfatos
  INTESTINO: absorção aumentada de cálcio + fósforo
Função principal:
- aumento dos níveis séricos de cálcio
- aumento na fosfatase alcalina sérica (50%)

	Ação do PTH	Efeito Líquido
Função principal:	diurese de fosfato reabsorção de Ca + P do osso	Soro: aumento de Ca diminuição de P
Função secundária:	reabsorção intestinal de Ca reabsorção de Ca do túbulo renal	Urina: aumento de Ca aumento de P

Metabolismo de Vitamina D
necessária para:
(1) absorção adequada de cálcio pelo intestino
(2) síntese da proteína ligadora de cálcio na mucosa intestinal
(3) efeitos do paratormônio (estimulação da reabsorção osteoclástica + osteocítica do osso)

Bioquímica:
forma inativa da vitamina D_3 presente na dieta/exposição à luz solar (fotoconversão de 7-deidrocolesterol na pele para colecalciferol); a vitamina D_3 é convertida em 25-OH-vitamina D_3 pelo fígado e, então, é convertida em 1,25-OH vitamina D_3 (forma biologicamente mais ativa = hormônio) pelo rim

Estímulo para conversão: (1) hipofosfatemia
(2) elevação no PTH
Ação:
  (a) INTESTINO: (1) aumento da absorção do cálcio no intestino
  (2) aumento da absorção do fosfato no intestino delgado distal
  (b) OSSO: (1) mineralização apropriada do osteoide
  (2) mobilização do cálcio + fosfato (potencializa a ação do PTH)
  (c) RIM: (1) aumento da absorção de cálcio no túbulo renal
  (2) aumento da absorção de fosfato no túbulo renal
  (d) CÉLULA: liga-se ao receptor no núcleo, o que leva à ativação dos genes envolvidos na homeostasia de cálcio

Calcitonina
secretada pelas células parafoliculares da tireoide
Estímulo principal: aumento de cálcio sérico
Órgãos-alvo:
  (a) OSSO: (1) inibe a osteoclase induzida pelo paratormônio, reduzindo o número de osteoclastos
  (2) aumenta a deposição de fosfato de cálcio; é responsável pela esclerose na osteodistrofia renal
  (b) RIM: inibe a reabsorção de fosfatos no túbulo renal
  (c) INTESTINO: aumenta a excreção de sódio + água no intestino
Função principal: diminui cálcio sérico + fosfato

FISE
= placa do crescimento
quatro zonas distintas de cartilagem em camadas longitudinais
(1) zona germinal = células pequenas adjacentes ao centro de ossificação epifisário
(2) zona de proliferação = células achatadas arranjadas em colunas
(3) zona de hipertrofia = células vacuoladas inchadas
  (a) zona de maturação
  (b) zona de degeneração
  (c) zona de calcificação provisória
(4) zona de esponjosa primária e secundária

ANATOMIA DA ARTICULAÇÃO NORMAL DO OMBRO

Músculos Manguitos Rotadores
Mnemônica: SIRS
Supraespinhal
Infraespinhal
Redondo maior
Subescapular

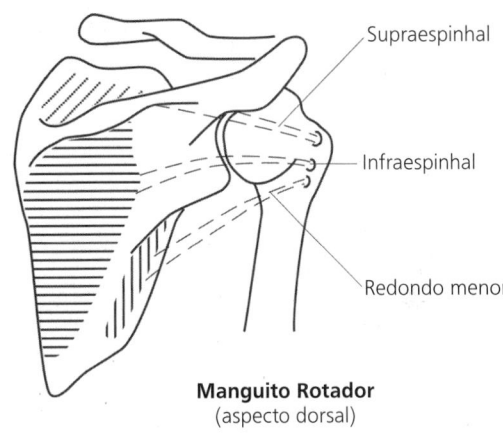

Manguito Rotador
(aspecto dorsal)

Labrum Glenoidal
= margem fibrocartilaginosa triangular com 4 mm de largura, com considerável variação de forma, fixada à fossa glenoide
Função: estabiliza a articulação glenoumeral por aprofundamento da fossa glenoide + fornecendo fixação para os ligamentos glenoumerais e tendão da cabeça longa do bíceps
√ Baixa intensidade de sinal em todas as sequências de pulso; suscetível a artefato de ângulo mágico em 55°
√ Variações na fixação acima da linha epifisária (= junção dos terços superior + médio da fossa do corpo glenoide): limitado

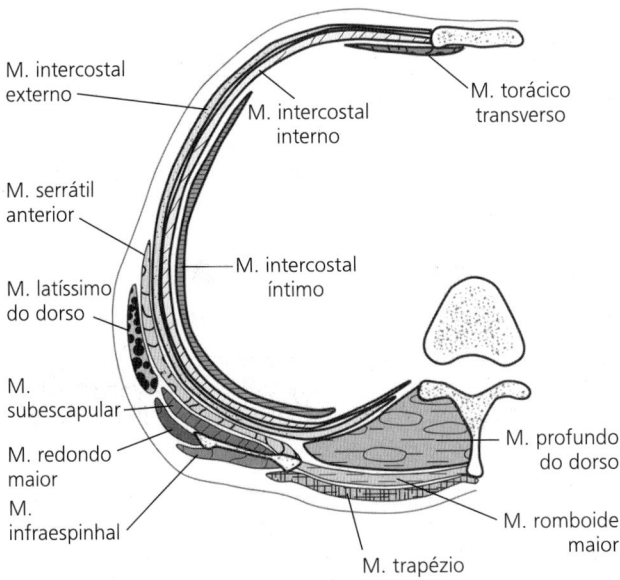

Musculatura Torácica

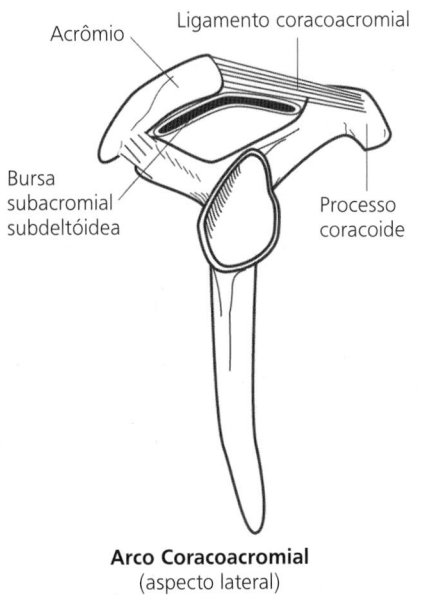

Arco Coracoacromial
(aspecto lateral)

ao setor de posição 11 a 3 horas (anterior = 3 horas, posterior, 9 horas, superior, 12 horas, inferior, 6 horas)
√ O *labrum* continua com a cartilagem glenoide articular inferior até a linha epifisária
√ Forma triangular/arredonda na imagem em secção transversal
  √ *Labrum* anterior redondo/clivado/chato
  √ *Labrum* posterior menor chato/redondo
√ Mistura-se superiormente com o tendão bicipital

Sulco/Recesso Sublabial Superior
= variações em profundidade do sulco entre margem glenoide + *labrum*
Localização: em posição de 12 horas no local de inserção do tendão bicipital (no plano sagital); NÃO posterior à inserção labial da cabeça longa do bíceps
Tamanho: largura consistente de 1–2 mm ao longo de sua extensão
Tipos de inserção do complexo bíceps-labral (BLC):
 (1) BLC firmemente aderente ao polo superior da glenoide sem sulco/forame sublabial
 (2) sulco pequeno: BLC inserido a vários milímetros medialmente; cartilagem hialina sob o lábio: pode ser contínua com o forame sublabial que é anterior ao BLC
 (3) sulco patente-sonda profunda = lábio meniscoide com grande sulco entre o lábio e a cartilagem hialina
√ Pode ser contínuo com o forame sublabial
√ Visualizado melhor em CT/MR coronal oblíqua
DDx: lesão SLAP II (mais lateral no plano coronal oblíquo)

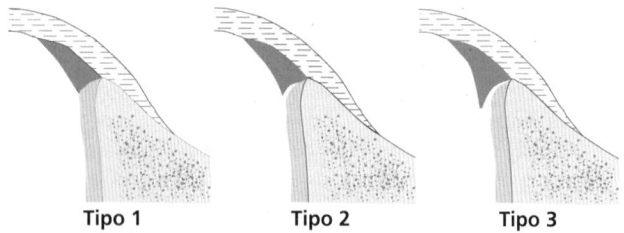

Tipos de Inserção do Complexo Bíceps-Labial

Tendão do Bíceps Braquial
= cabeça longa do músculo bíceps
√ Inserido ao aspecto anterossuperior da margem glenoide com fibras para
 (a) *labrum* anterossuperior (complexo bíceps-labial)
 (b) *labrum* posterossuperior (complexo bíceps-labial)
 (c) tubérculo supraglenoide
 (d) base do processo coracoide
√ Sai da articulação através do sulco intertubercular
√ Preso ao sulco intertubercular pelo ligamento transverso

Ligamentos Glenoumerais
= bandas espessas da cápsula articular que funcionam como estabilizadores do ombro

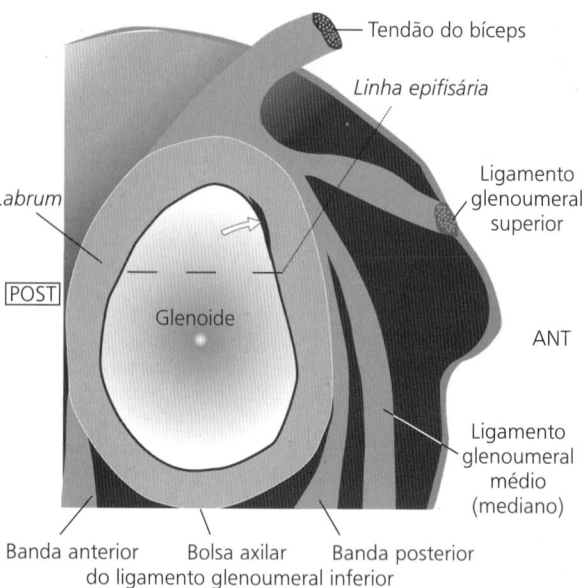

Anatomia Normal do Ombro Direito Frontal
(seta no forame sublabial)

Ligamento Glenoumeral Superior
= é identificado de modo mais consistente
√ Surge do polo superior da cavidade glenoide e base do processo coracoide
√ Insere-se no ligamento glenoumeral médio + *labrum* anterossuperior + tendão do bíceps
√ Insere-se exatamente superior à tuberosidade menor na região do sulco bicipital
√ Seu curso é em plano perpendicular até o ligamento glenoumeral médio + paralelo ao processo coracoide
√ Visualizado melhor em CT/MR transversa

Ligamento Glenoumeral Mediano (MGL)
= varia mais em tamanho + inserção; pode estar ausente
• ligamento estirado quando o braço é girado externamente
√ Seu curso é oblíquo de superomedial para inferolateral
√ Insere-se medialmente no colo escapular/porção superior da margem glenoide anterior
√ Insere-se no aspecto anterior do colo anatômico do úmero medial à tuberosidade menor

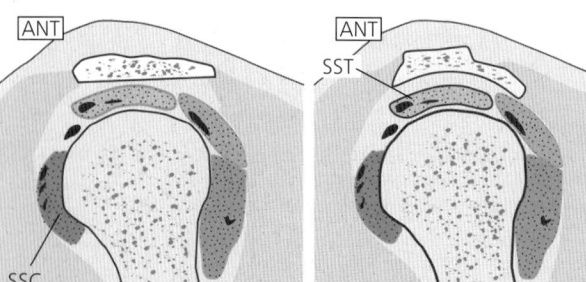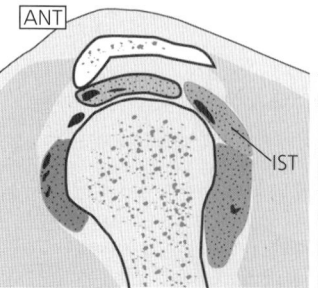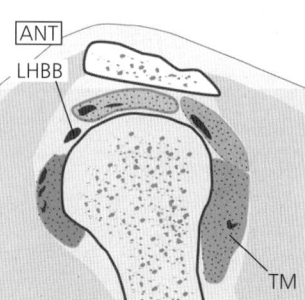

Tipo I = chato **Tipo II = curvado para baixo** **Tipo III = curvado para baixo em gancho** **Tipo IV = curvado para cima**

Tipos de Acrômio
(em vista sagital do ombro)
IST = infraespinhal, LHBB = cabeça longa do bíceps braquial, SSC = subescapular; SST supraespinhal; TM = redondo menor

ANATOMIA E METABOLISMO DO OSSO

Inserções Musculares do Ombro

Nome do Músculo	Origem	Inserção
Deltoide	Terço lateral da clavícula	Tuberosidade deltóidea do úmero
	Margem lateral do acrômio	Tuberosidade deltóidea do úmero
	Parte inferior do processo espinhoso da escápula	Tuberosidade deltóidea do úmero
Subescapular	Dois terços mediais da superfície costal da escápula	Aspecto superior do tubérculo menor do úmero
Peitoral maior		
– porção clavicular	Metade medial da clavícula	Crista do tubérculo maior do úmero
– porção esternocostal	Manúbrio + corpo do esterno	Crista do tubérculo maior do úmero
– porção abdominal	Bainha anterior do reto abdominal	Crista do tubérculo maior do úmero
Peitoral menor	Segunda/terceira-quinta costelas	Aspecto superomedial do processo coracoide
Bíceps braquial		
– cabeça longa	Tubérculo supraglenoide da escápula	Tuberosidade do rádio
– cabeça curta	Ponta do processo coracoide	Tuberosidade do rádio
Coracobraquial	Ponta do processo coracoide	Superfície medial do terço médio do úmero
Supraespinhal	Fossa supraespinhal da escápula	Tubérculo maior do úmero, faceta maior
Infraespinhal	Fossa infraespinhal da escápula	Tubérculo maior do úmero, faceta média
Redondo menor	2/3 superiores da margem lateral da escápula	Tubérculo maior do úmero, faceta inferior
Redondo maior	Dorso do ângulo inferior da escápula	Crista inferior do tubérculo menor do úmero

√ Pode ser grosso + filamentar
√ Visualizado melhor em CT/MR sagital/transversa

Ligamento Glenoumeral Inferior (IGL)

= importante estabilizador da articulação anterior do ombro, isto é, contrai-se durante a abdução + rotação externa (ABER) + impede o deslocamento glenoumeral na extremidade da amplitude de movimento
- ligamento + *labrum* funcionam como uma só unidade
  = **complexo labroligamentar glenoumeral inferior** (IGHLC)
√ Insere-se nos dois terços inferiores da circunferência do lábio inteiro por uma distância variável
√ Insere-se no úmero lateralmente

Partes:
1. Banda anterior do IGL = extensão espessada do ligamento anterossuperior
2. Bolsa axilar
3. Banda posterior do IGL (normalmente mais fina)

Variantes Anatômicas Normais do Ombro

Forame Sublabral = Orifício Sublabral

= orifício sublabral entre *labrum* + glenoide
Incidência: 12% dos indivíduos
Localização: em posição de 2 horas anterior à inserção do tendão bicipital
√ Pode coexistir com o recesso sublabral
DDx: laceração labral (lacerações isoladas são raras nessa região)

Complexo de Buford

= espessamento filamentar do ligamento glenoumeral médio inserindo-se diretamente na glenoide anterossuperior + ausência do *labrum* anterossuperior
Incidência: 1,5% dos indivíduos
Localização: em posição de 2 horas anterior à inserção do tendão bicipital
√ O curso do ligamento glenoumeral pode ser seguido em imagens seriais desde a origem até a inserção
√ Pode coexistir com o recesso sublabral
DDx: fragmento labral deslocado anterossuperior

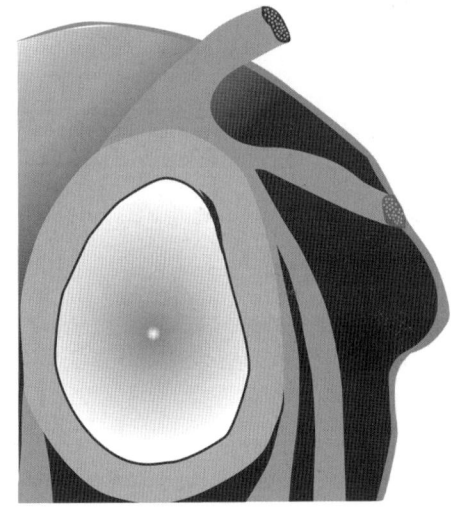

Complexo de Buford

Cistos e Bursas do Ombro

1. Bursa subacromial-subdeltóidea
2. Recesso subescapular
   (a) **forame de Weitbrecht**
       = abertura entre o SGHL e o MGHL
   (b) **forame de Rouviére**
       = abertura entre o MGHL e o IGHL
3. Bursa subcoracoide
   Localização: anterior ao tendão subescapular
   √ Sem comunicação com a articulação glenoumeral
   √ Pode comunicar-se com a bursa subacromial-subdeltóidea
   √ Geralmente associados a rupturas de intervalo + manguito rotador
4. Cisto articular AC
5. Cisto labral glenoide

Tipos de Acrômio

as variantes anatômicas normais podem causar compressão com maior incidência de lacerações do manguito rotador com acrômios de tipo II e tipo III de acordo com estudos em cadáveres

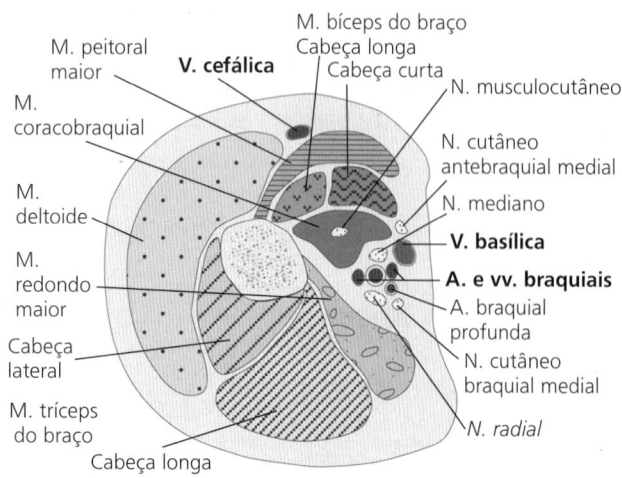

Secção Transversa através da Porção Superior do Braço

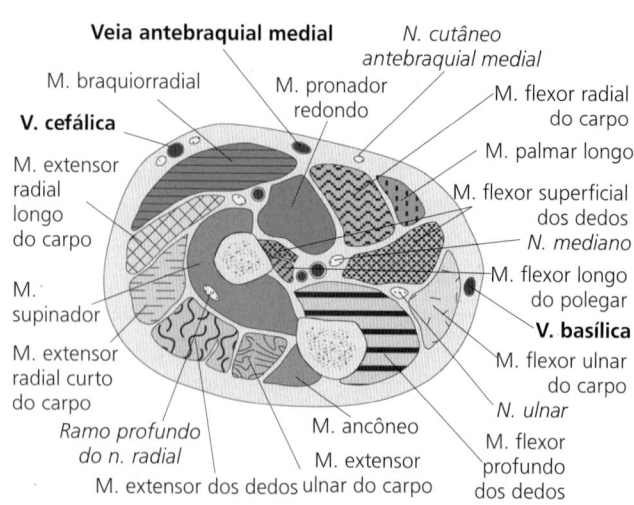

Secção Transversa através do Antebraço Proximal

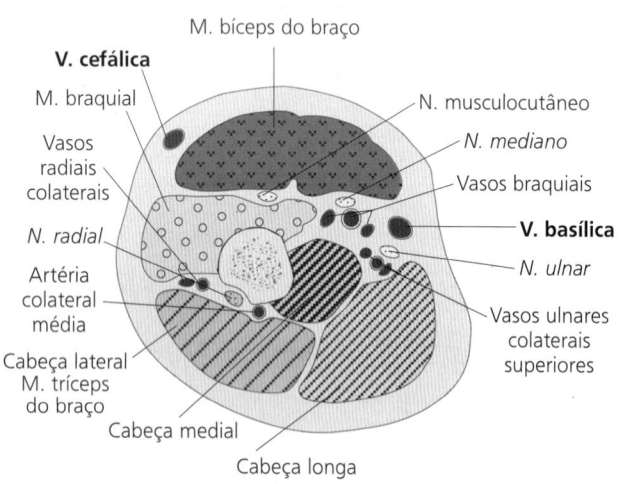

Secção Transversa através da Porção Média do Braço

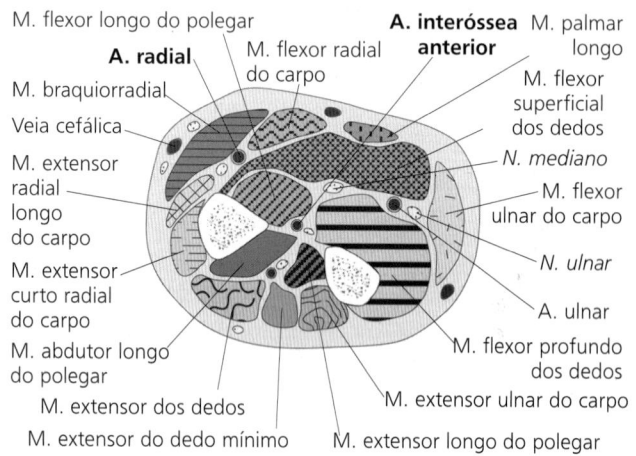

Secção Transversal através da Porção Média do Antebraço

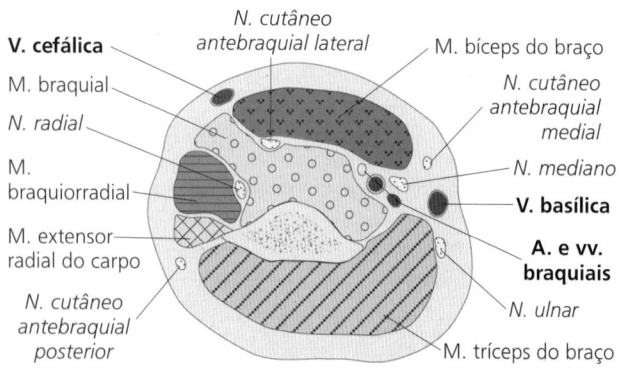

Secção Transversa através do Cotovelo

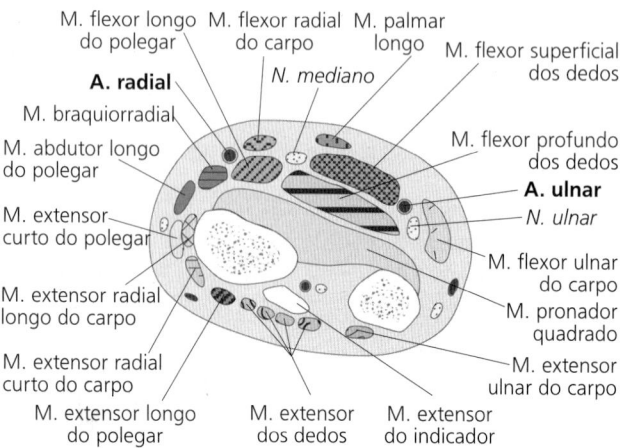

Secção Transversa através do Punho

COTOVELO

Ocorrência de Centros Ósseos no Cotovelo

Mnemônica: CETO E

Cabeça radial	4 anos	(3–6 anos)
Epicôndilo medial	7 anos	(5–7 anos, último a fundir)
Tróclea	10 anos	(9–10 anos)
Olécrano	10 anos	(6–10 anos)
Epicôndilo lateral	11 anos	(9–13 anos)

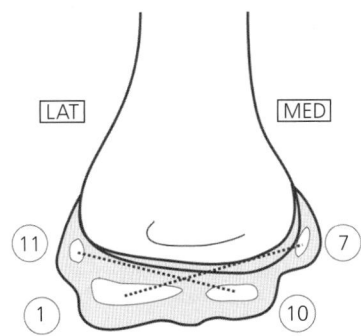

Ocorrência de Centros Ósseos no Úmero Distal
(números de anos)
Mnemônica: X de Nelson: 1, 7, 10, 11 anos"

Cistos e Bursas do Cotovelo

1. Bursa do olécrano
2. Bursa epicondilar medial + lateral
3. Bursa do túnel cubital
4. Bursa do tendão bicipital
   (a) bursa bicipitorradial
       Localização: lateral à inserção bicipital
       • compressão do nervo interósseo posterior
   (b) bursa interóssea
       Localização: medial à inserção do bíceps
       • compressão do nervo mediano
5. *Ganglion*

OSSOS DO CARPO

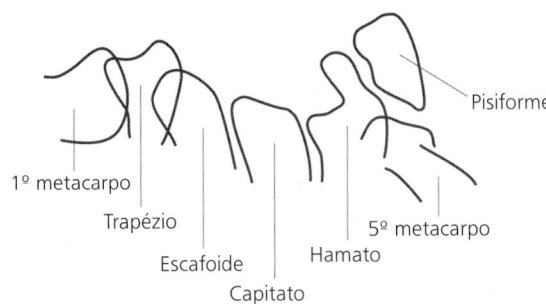

Túnel do Carpo
(radiografia)

Mnemônica: Eu Li Para Poder Tirar Tais Conclusões Hipercríticas

Fileira proximal	Fileira distal
Escafoide	Trapézio
Lunato	Trapezoide
Piramidal	Capitato (grande osso)
Pisiforme	Hamato (ganchoso)

◊ Lembre-se que, mesmo no dicionário, trapézio também vem antes de trapezoide!

◊ Espaços entre os ossos do carpo: ≤ 3 mm de largura (comparação interna com a articulação capitatolunar).

Escafoide

[*scaphon*, grego = barco]
◊ O maior osso da série carpiana proximal!
Função: age como um segmento intercalado entre semilunar proximalmente + trapézio e trapezoide distalmente
Divisão: terço proximal; terço médio com cintura; terço distal com tuberosidade na superfície palmar
Suprimento sanguíneo: ramos da artéria radial; 80% do suprimento sanguíneo entra na cintura do escafoide dorsalmente; supre a porção proximal de maneira retrógrada

Lunato

[*luna*, latim = lua]
= configuração em forma de lua em vista LAT
Partes: corpo, polo volar, polo dorsal
Função: age como a pedra angular da série carpiana proximal
Suprimento sanguíneo: vaso único (20%); 2 artérias nutrícias não articulares com consistente anastomose intraóssea (80%)

Suprimento Sanguíneo do Osso Carpiano

◊ Os vasos sanguíneos frequentemente entram na metade distal do osso pondo o osso proximal em risco de necrose avascular!

Suprimento arterial único (em 20%)	escafoide, capitato, lunato
Duas artérias nutrícias sem anastomose intraóssea	trapezoide, hamato
Duas artérias nutrícias com anastomose intraóssea	trapézio, tríquetro, pisiforme, lunato (em 80%)

Variação Ulnar

= VARIAÇÃO DE HULTEN = ÍNDICE RADIOULNAR
= comprimentos relativos das superfícies articulares do rádio e ulna
Definição:
— neutro = ambas as superfícies ao mesmo nível = comprimento igual de ulna + rádio
— positivo = superfície ulnar distal à superfície radial = ulna longa
— negativo = superfície ulnar proximal à superfície radial = ulna curta

Efeito da posição do punho:
(a) aumento da variação da ulna

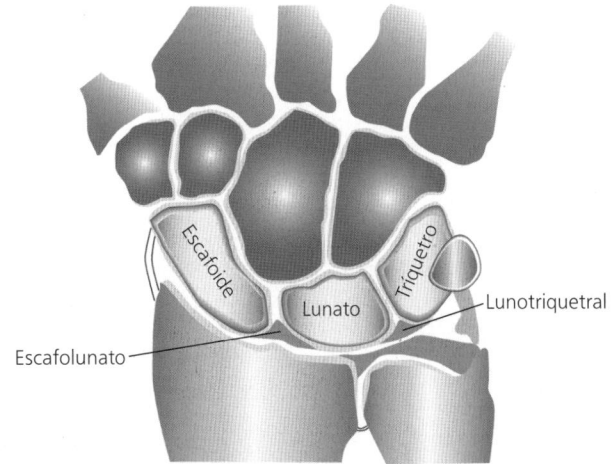

Segmentos Centrais dos Ligamentos Escafolunato e Lunotriquetral
(coronal)

1. Pronação máxima do antebraço
2. Preensão firme
(b) diminuição da variação ulnar
   1. Supinação máxima do antebraço
   2. Cessação da preensão
Incidência radiográfica padrão do punho sem carga: rotação posteroanterior neutra do antebraço, cotovelo flexionado a 90°, ombro abduzido a 90°

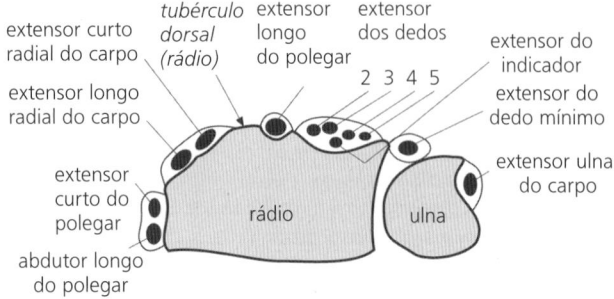

Secção Transversa da Articulação do Punho Radioulnar Distal com os Seis Compartimentos Extensores
(aspecto dorsal)

Canal de Guyon
[Jean Casimir Félix Guyon (1831–1920), primeira cadeira francesa em urologia na Universidade de Paris]
= canal do nervo ulnar = *loge de Guyon* (francês)
= estrutura como um pequeno túnel superficial na base do hipotênar
Assoalho: depressão entre pisiforme + gancho do hamato
Teto: ligamento volar do carpo e ligamento piso-hamato; retináculo flexor da mão; m. flexor ulnar do carpo
Conteúdos: nervo ulnar com bifurcação em ramos superficial e profundo; artéria ulnar
Significado clínico: local de lesão por compressão por músculo anômalo, *ganglion*, fratura do hamato (grande osso)

Importantes Ligamentos Estabilizadores do Punho
τ Importante para a estabilidade do carpo
A. Intrínseco
   = entre os ossos do carpo
   1. Ligamento escafolunato
   2. Ligamento lunotriquetral

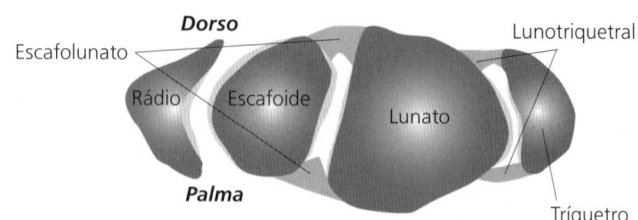

Segmentos Palmar e Dorsal dos Ligamentos Escafolunato e Lunotriquetral
(transverso)

B. Extrínseco
   = entre os ossos do carpo + metacarpo ou entre os ossos do carpo + rádio/ulna
   (a) palmar: estabilidade do carpo
      1. Ligamento colateral radial
      2. Ligamento radiolunotriquetral (RLTL): prevenir a translação ulnar
      3. Ligamento radioescafocapitato (RSCL): mantém o escafoide em posição
   (b) ligamento radiocarpiano dorsal: previne a instabilidade do perilunato + instabilidade do segmento volar intercalado
   (c) ligamento intercarpiano dorsal: previne a instabilidade do perilunato + instabilidade do segmento dorsal intercalado

EXTREMIDADE INFERIOR

Cistos e Bursas do Quadril
1. Bursa do iliopsoas
   Localização: em torno do tendão do iliopsoas
   √ A maior bursa do corpo
   √ Comunicação com o quadril em 15%
2. Bursa do trocanter maior
   (a) bursa trocantérica
      Localização: cobre a faceta posterior, embaixo do músculo glúteo máximo + trato iliotibial
   (b) bursa do subglúteo médio
      Localização: cobre a porção superior da faceta lateral, sob a porção lateral do músculo glúteo médio
   (c) bursa do subglúteo mínimo
      Localização: cobre a porção superomedial da faceta anterior, embaixo + medial ao músculo glúteo mínimo

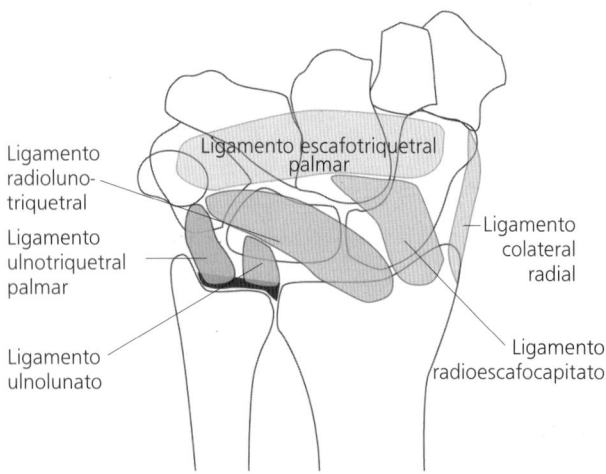

Ligamentos Extrínsecos do Carpo, aspecto palmar
(punho direito)

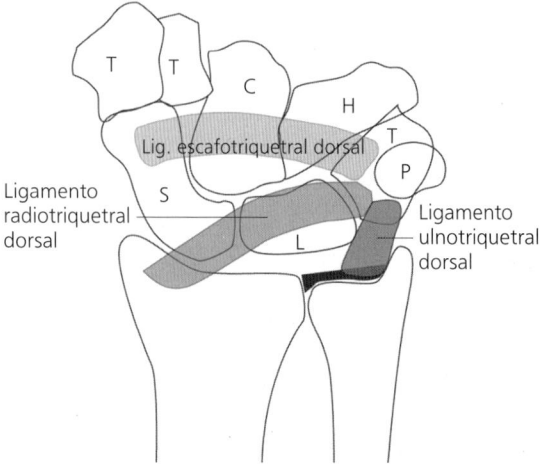

Ligamentos Extrínsecos do Carpo, aspecto dorsal
(punho direito com abreviações dos ossos do carpo)

ANATOMIA E METABOLISMO DO OSSO

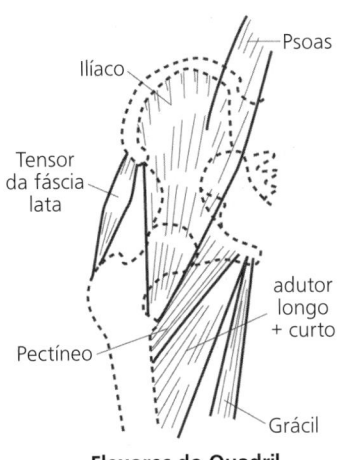

Flexores do Quadril

Inserções Musculares da Coxa		
Nome do Músculo	*Origem*	*Inserção*
Grácil	ramo púbico inferior	*pes anserinus*
Semimembranoso	tuberosidade isquial	côndilo tibial medial
Semitendinoso	tuberosidade isquial	*pes anserinus*
Bíceps femoral		
– cabeça longa	tuberosidade isquial	cabeça fibular
– cabeça curta	linha áspera lateral	cabeça fibular
Adutor		
– longo	ramo púbico superior	linha áspera medial
– magno	ramo púbico inferior	linha áspera medial
Sartório	espinha ilíaca anterior superior	*pes anserinus*
Quadríceps		
– reto	espinha ilíaca anterior inferior	tendão patelar
– vasto lateral	trocanter maior	tendão patelar
– vasto medial	linha intertrocantérica medial	tendão patelar
Iliopsoas		
– ilíaco	ílio	trocanter menor
– psoas	coluna lombar	trocanter menor
Tensor da fáscia lata	coluna ilíaca anterossuperior	tíbia anterolateral

3. Bursa isquiotrocantérica
4. Bursa do obturador externo
   Localização: comunicação posteroinferior da cápsula articular do quadril
5. Bursa isquial (= *assento de tecelão*)
6. Cisto paralabral

Pes Anserinus (pata de ganso)
[*pes*, latim = pé; *anser*, latim = ganso]
= configuração tendinosa de três flexores + rotadores mediais da articulação do joelho inserindo-se inferomedialmente à tuberosidade tibial
Mnemônica: **S**iga o **G**anso **S**ara!
   Sartório, tendão (anterior)
   Grácil, tendão (médio)
   Semitendinoso, tendão (posterior)

Trato Iliotibial
Função: estrutura estabilizadora primária do joelho anterolateral com os ligamentos capsulares laterais
Consiste em:
1. Extensão distal das camadas superficial e profunda da fáscia lata
2. Tensor da fáscia lata
3. M. glúteo máximo
4. M. glúteo médio
Inserção:
   (a) tubérculo supracondilar do côndilo femoral lateral
   (b) septo intermuscular do fêmur distal (componente profundo)
   (c) **tubérculo de Gerdy** (principal local do componente superficial)
      = tubérculo anterolateral da tíbia
      [Pierre Nicholas Gerdy (1797–1856), cirurgião em Paris]
   (d) patela + ligamento patelar

Tendão do Jarrete
   (a) tendão do jarrete medial
      1. M. semimembranoso
      2. M. semitendinoso
   Função: flexão + rotação medial da articulação do joelho
   (b) tendão do jarrete lateral
      = cabeça longa + curta do m. bíceps femoral
   Função: flexão + rotação lateral da articulação do joelho

Extensores do Joelho
= músculo quadríceps que consiste em:
   1. M. vasto medial
   2. M. vasto lateral
   3. M. vasto intermédio
   4. M. reto femoral
Inserção: combinada como tendão quadricipital na patela

Ligamentos Cruzados
◊ Ambos os ligamentos cruzados são intracapsulares, mas extrassinoviais!

Ligamento Cruzado Anterior (ACL)
Função: limita a translação tibial anterior
Origem: face interna do côndilo femoral lateral
Inserção: região não cartilaginosa do aspecto anterior da eminência intercondilar da tíbia
Anatomia: vários feixes distintos de fibras
   (1) Grande volume posterior = espiralando-se juntos na origem femoral
   (2) Pequeno feixe anteromedial que diverge na inserção tibial
√ Banda escura retesada, fina e sólida (MR sagital com o joelho em extensão) quase paralela ao teto intercondiler
(= linha de Blumensaat):
   √ Com a banda retesada posterolateral com o joelho em extensão
   √ Com crescente flexão:
      banda anteromedial se torna mais retesada + banda posterolateral mais frouxa
√ Banda fina hipotensa paralela ao aspecto interno do côndilo femoral lateral + configuração em leque na direção da espinha tibial (MR coronal)
√ Banda hipointensa ovoide fina proximalmente, configuração elíptica distalmente com maior intensidade (MR axial)

SISTEMA MUSCULOESQUELÉTICO

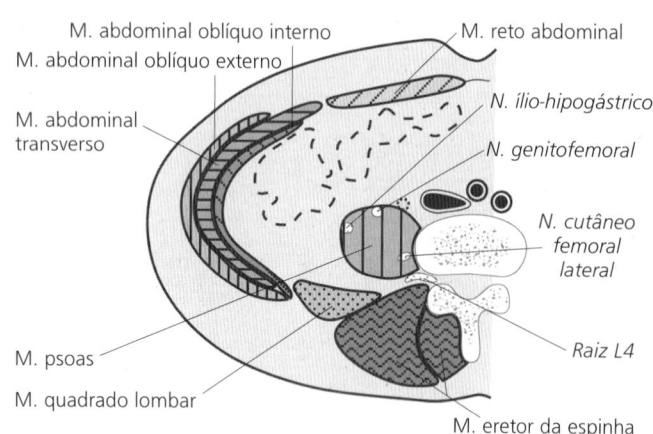

Secção Transversa através de L4-5

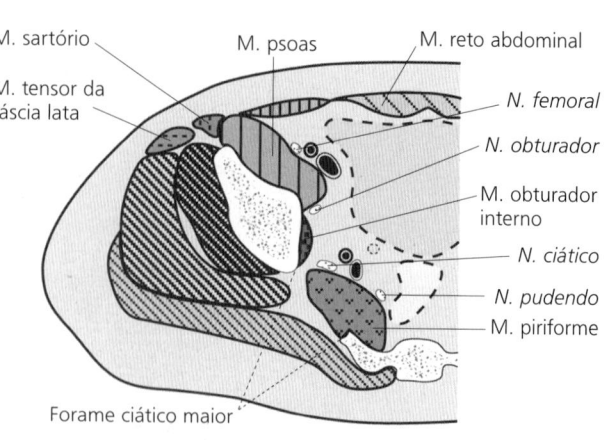

Secção Transversa através de S4

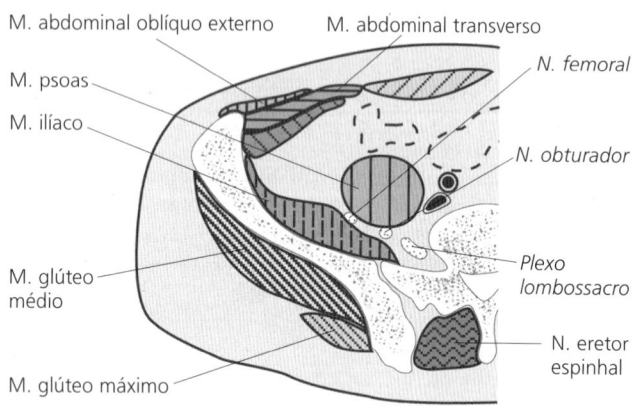

Secção Transversa através L5-S1

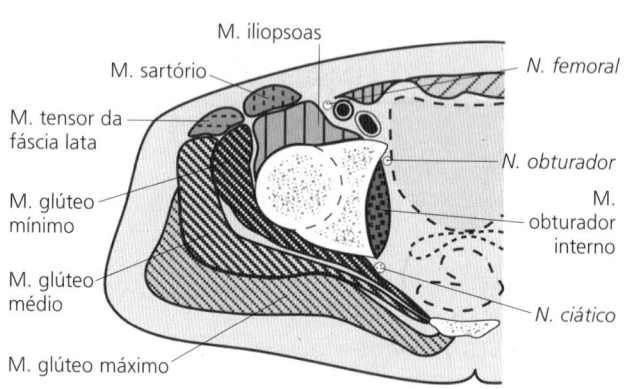

Secção Transversa através do Teto Acetabular

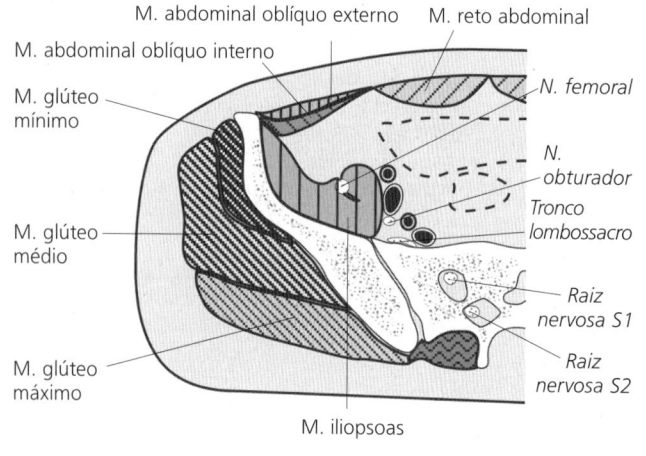

Secção Transversa através de S1-S2

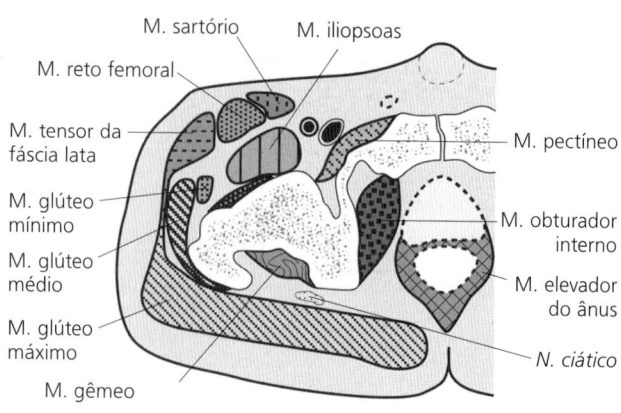

Secção Transversa através do Trocanter Maior

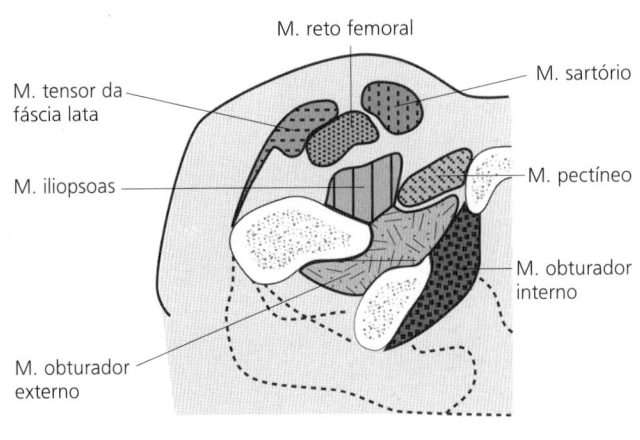

Secção Transversa ao Nível do Trocanter Menor

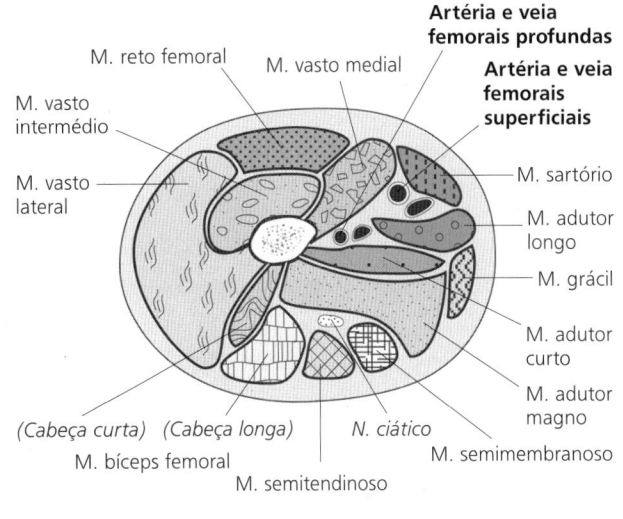

Secção Transversa através da Coxa Média Direita

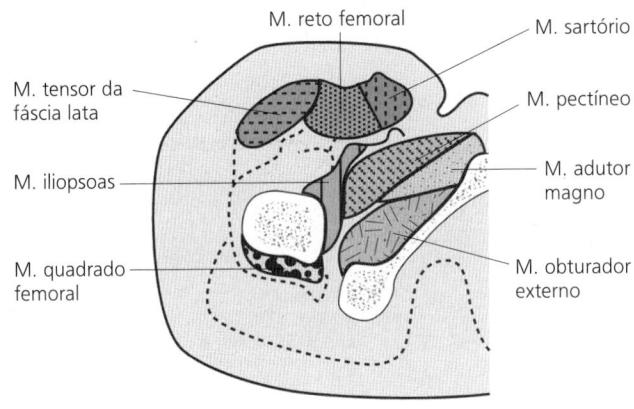

Secção Transversa ao Nível do Forame Obturador

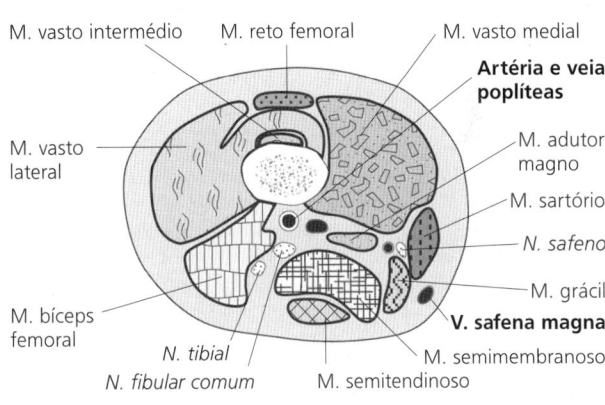

Secção Transversa da Coxa Direita Distal

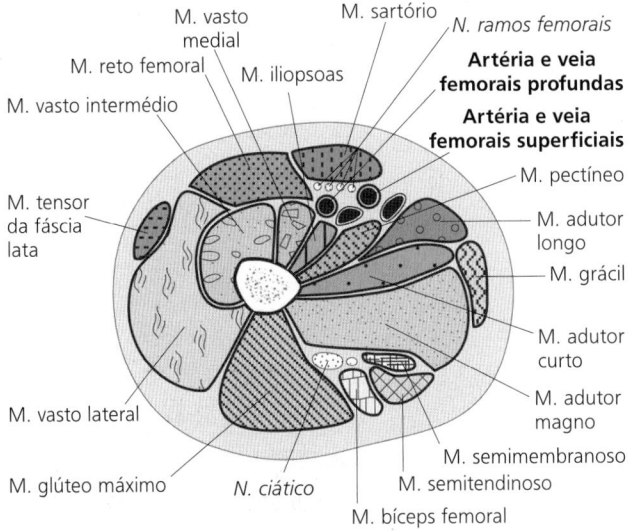

Secção Transversa através da Coxa Proximal

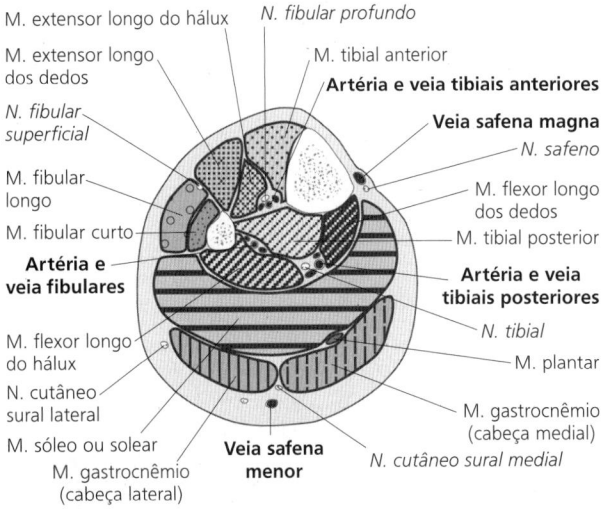

Secção Transversa através da Panturrilha Direita

Inervação da Pelve e Músculos da Coxa	
Nervo Supridor	*Músculos Inervados*
Plexo sacral	Piriforme, gêmeo inferior e superior, obturador interno, quadrado femoral
Nervo femoral	Iliopsoas, pectíneo, quadríceps (reto femoral, vasto lateral, vasto medial, vasto intermédio), sartório
Nervo obturador	Adutor curto, adutor longo, cabeça anterior do adutor magno (também suprida pelo nervo ciático), obturador externo, grácil
Nervo ciático	
divisão tibial	Cabeça longa do bíceps femoral, semitendinoso, semimembranoso, adutor magno
divisão fibular	Cabeça curta do bíceps femoral
Nervo glúteo superior	Glúteo médio, glúteo mínimo, tensor da fáscia lata
Nervo glúteo inferior	Glúteo máximo

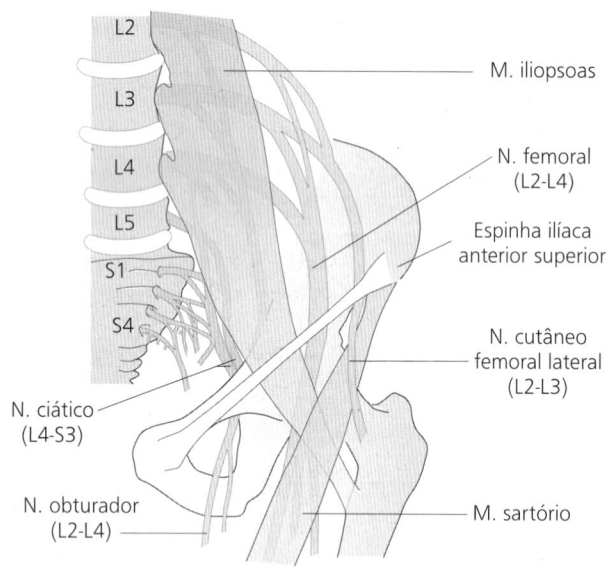

Plexo Lombossacral
(incidência anterior)

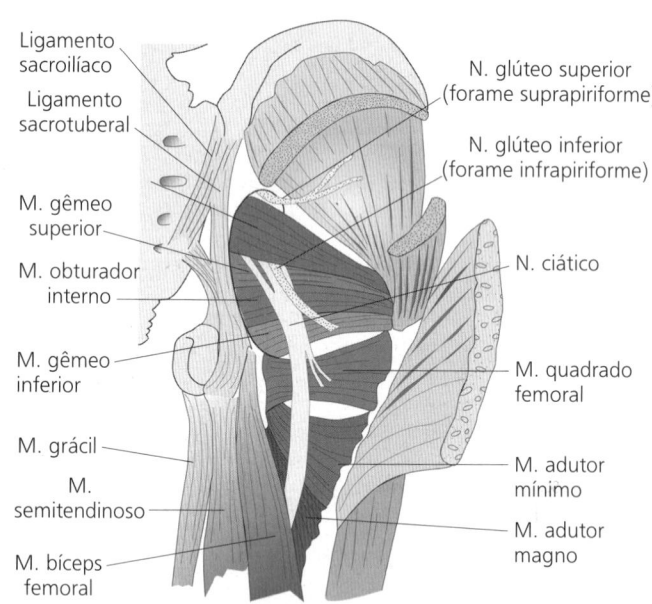

Forame Ciático Maior
(incidência posterior)

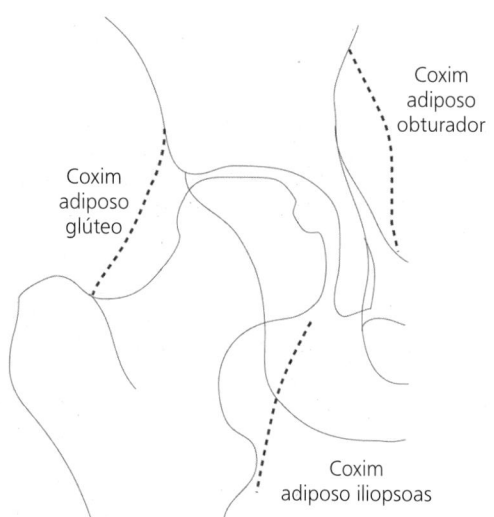

Coxins Adiposos do Quadril Direito na Posição AP Perfeita

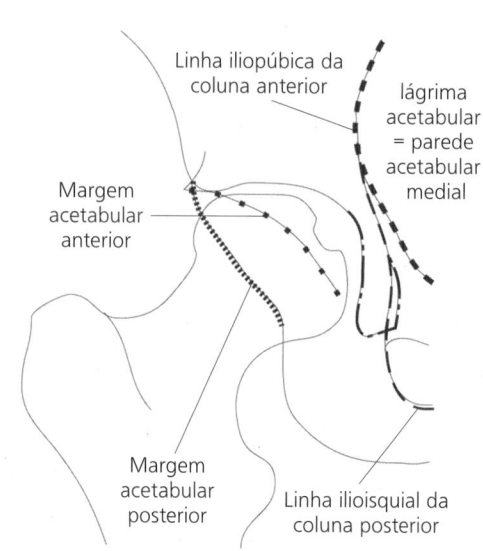

Pontos de Referência Óssea do Quadril Direito em Posição AP Perfeita

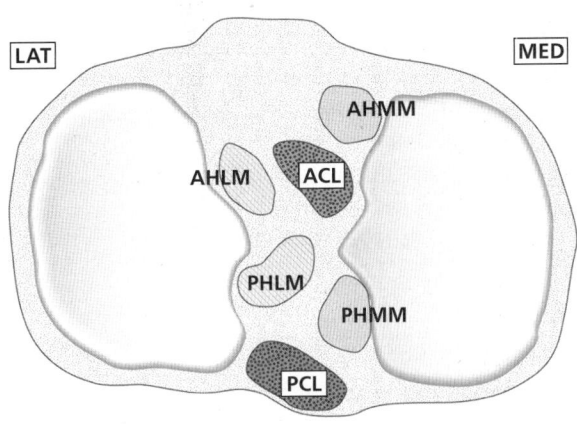

Inserção dos Ligamentos Cruzados e Meniscos no Platô Tibial

ACL	ligamento cruzado anterior
AHMM	corno anterior do menisco medial
AHLM	corno anterior do menisco lateral
PCL	ligamento cruzado posterior
PHMM	corno posterior do menisco medial
PHLM	corno posterior do menisco lateral

√ Maior intensidade de sinal do que o ligamento cruzado posterior (em razão da anatomia)

Ligamento Cruzado Posterior (PCL)

Função: limita a translação da tíbia posterior
Origem: em uma depressão posterior à região intercondilar da tíbia abaixo da superfície articular
Inserção: mais distal + aspecto anterior da face interna do côndilo femoral medial
√ Banda escura espessa ligeiramente convexa posteriormente (curso tipo arco na MR sagital com o joelho em extensão)
√ Medial ao ACL (MR coronal)

Ligamentos Colaterais da Articulação do Joelho

Ligamento Colateral Medial (Tibial)

Origem: exatamente distal ao tubérculo adutor do fêmur
Inserção: face anteromedial da tíbia distal ao nível do tubérculo tibial cerca de 5 cm abaixo da linha articular
(a) porção profunda:
 – ligamento meniscofemoral
 – ligamentos meniscotibiais
(b) porção superficial:
 – banda vertical do epicôndilo femoral ao *pes anserinus* (pata de ganso)
 – ligamento oblíquo posterior = banda oblíqua posterior do epicôndilo femoral ao tendão semimembranoso
√ Bandas escuras profunda e superficial separadas por uma fina bursa + tecido adiposo (em MR coronal)

Ligamento Colateral Lateral (Fibular)

Origem: aspecto lateral do côndilo femoral lateral
Inserção: processo estiloide da cabeça fibular
√ Tendão bicipital + banda iliotibial une o ligamento colateral lateral

Complexo Arqueado

Função: provê estabilização posterolateral
Consiste em: ligamento colateral lateral (fibular)
 + tendão bicipital femoral
 + músculo e tendão poplíteos
 + ligamento meniscal poplíteo
 + ligamento fibular poplíteo
 + ligamento poplíteo oblíquo
 + ligamento arqueado
 + ligamento fabelofibular
 + músculo gastrocnêmio lateral

Ângulo Posteromedial do Joelho

1. Tendão semimembranoso
   Inserção: tubérculo infraglenoide da tíbia posteromedial; cápsula articular posterior; corno posterior do menisco medial
2. Cápsula articular posterior
3. Ligamento oblíquo posterior

Cistos e Bursas do Joelho

1. Bursa suprapatelar
2. Bursa poplítea
3. Bursa do *pes anserinus*
4. Bursa do ligamento semimembranoso-colateral tibial
5. Bursa pré-patelar
6. Bursa infrapatelar
7. Bursa do ligamento colateral tibial
8. Cisto articular tibiofibular
9. Bursa poplítea
10. Cisto meniscal
11. Cisto do ligamento cruzado
12. *Ganglion* (degeneração mucinosa do ACL)

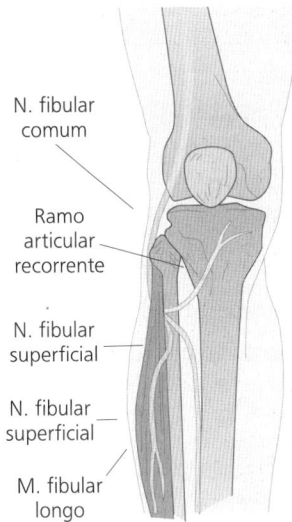

Nervo Fibular Proximal

PÉ E TORNOZELO

Tendões do Tornozelo Posterior

Tendão do Calcâneo (Tendão de Aquiles)

Tamanho: 7 mm em espessura AP (o maior tendão do corpo)
Origem: músculo gastrocnêmio + sóleo
√ Circundado por paratendão frouxo sem bainha tendínea

Tendão Plantar

√ É paralelo ao tendão do calcâneo anteromedialmente
Inserção: tendão do calcâneo, calcâneo, fáscia plantar

Tendões Flexores Mediais

Tendão Tibial Posterior

Tamanho: duas vezes o tamanho de tendão flexor longo dos dedos
Curso: sob os maléolos mediais (usados como polias)

Localização dos Recessos e Bursas Sinoviais Comuns		
Articulação	*Recesso ou Bursa*	*Localização*
Ombro	Subescapular	Entre escápula + músculo subescapular, estendendo-se acima + (algumas vezes) anterior ao tendão subescapular
	Subcromial-subdeltoide	Entre o músculo deltoide + cápsula articular, estendendo-se sob o acrômio + ligamento coracoacromial
	Subcoracoide	Entre a superfície anterior do tendão subescapular + coracoide
Cotovelo	Olécrano	Posterior ao processo do olécrano da ulna
	Bicipitorradial	Entre o tendão bicipital distal + rádio proximal
Quadril	Trocantérica	Entre o glúteo máximo/trato iliotibial + faceta posterior do trocanter
	Iliopsoas	Entre o aspecto anterior da articulação do quadril + tendão iliopsoas
	Obturador externo	Entre a margem superior do obturador externo + cápsula articular posteroinferior do quadril
Joelho	Gastrocnêmio-semimembranoso	Joelho posteromedial que se estende entre o tendão distal do semimembranoso + tendão proximal da cabeça medial do gastrocnêmio
	Suprapatelar	Entre a superfície posterior da patela + coxim adiposo pré-femoral
	Pré-patelar	Tecidos subcutâneos anteriores à patela
	Pes anserinus	Profundo aos tendões distais do sartório, grácil, semitendinoso, onde se inserem no aspecto medial da tíbia proximal
Tornozelo e pé	Retrocalcâneo	Entre o tendão do calcâneo (de Aquiles) + superfície posterossuperior do calcâneo
	Intermetatársico	Entre as cabeças metatarsianas

Inserção: navicular, todos os cuneiformes, base dos primeiros quatro metatarsianos, osso navicular

Flexor Longo dos Dedos

Flexor Longo do Hálux
Curso: sulco entre o processo posterior do tálus, sob o sustentáculo do talo
Inserção: base da falange distal do hálux

Cistos e Bursas do Tornozelo e Pé
1. Bursa maleolar
2. Bursa retrocalcânea
3. Bursa tendocalcânea
4. *Ganglion* do túnel do tarso
5. Bursa do seio do tarso
6. Bursas intermetatarsianas

Compartimentos do Pé
(a) compartimento medial
    Margem: septo medial, estendendo-se da aponeurose plantar ao osso navicular, osso cuneiforme medial, superfície plantar do primeiro osso metatársico
    Conteúdo: m. abdutor do hálux + m. flexor curto do hálux + tendão flexor longo do hálux
(b) compartimento lateral
    Margem: septo lateral (que se estende da aponeurose plantar até a superfície medial do quinto osso metatársico)
    Conteúdo: m. abdutor + m. flexor curto + m. oponente do quinto pododáctilo
(c) compartimento central
    Margem: septos medial + lateral; comunica-se diretamente com o compartimento posterior da panturrilha; subdivididos por septos horizontais: m. adutor do hálux separado do m. quadrado plantar
    Conteúdo: m. flexor curto dos dedos + tendão flexor longo dos dedos + m. quadrado plantar + mm. lumbricais + m. adutor do hálux
(d) subcompartimento profundo
    Margem: fáscia transversa do antepé; separada do m. quadrado plantar
    Conteúdo: m. adutor do hálux

ANATOMIA E METABOLISMO DO OSSO

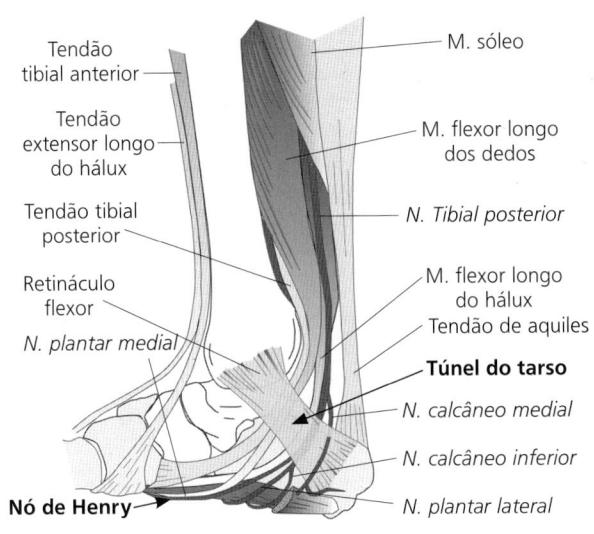

Nervo Tibial Posterior

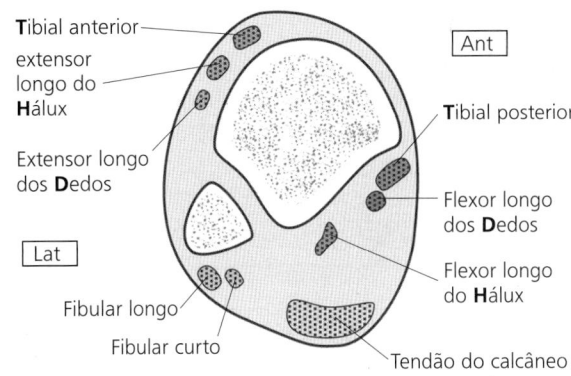

Secção Transversa através da Perna Direita Distal

Mnemônica para os tendões mediais: Tom, Dick e Harry de medial a lateral.

Tibial posterior
Dedos (flexor longo dos)
Hálux (flexor longo do)

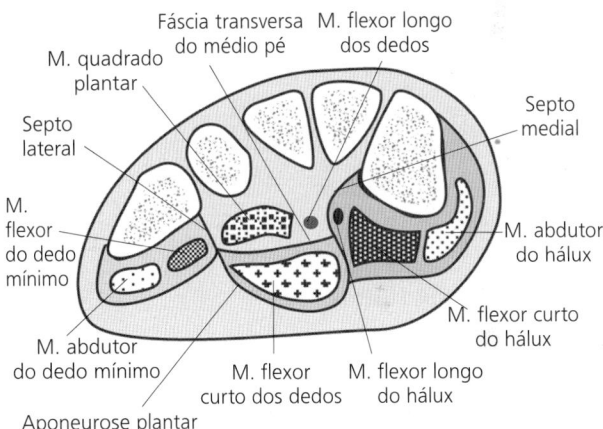

Compartimentos Plantares do Médio Pé

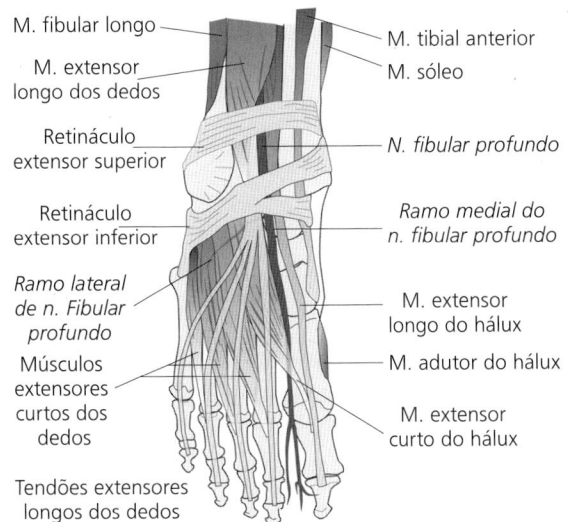

Nervo Fibular Distal

Compartimentos Plantares do Antepé

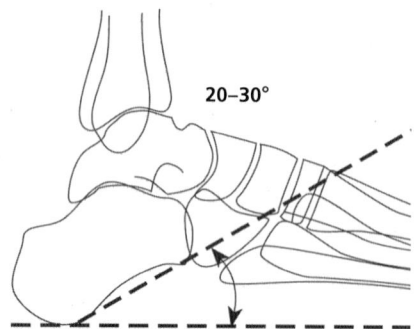

**Angulação Calcânea
= Ângulo de Inclinação do Calcâneo**

= determina o arco longitudinal do pé; ângulo entre a linha desenhada ao longo da borda inferior do calcâneo, conectando as proeminências anterior e posterior + linha representando a superfície horizontal

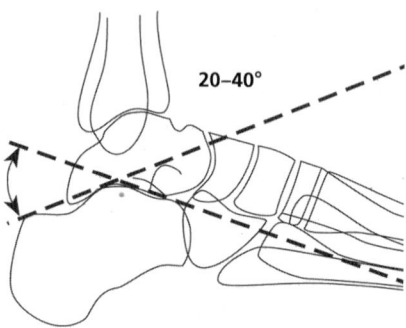

Ângulo de Boehler

= ângulo entre a primeira linha desenhada da proeminência posterossuperior do calcâneo anteriormente ao sustentáculo do talo + segunda linha desenhada da proeminência anterossuperior posterior ao sustentáculo do talo; mede a integridade do calcâneo

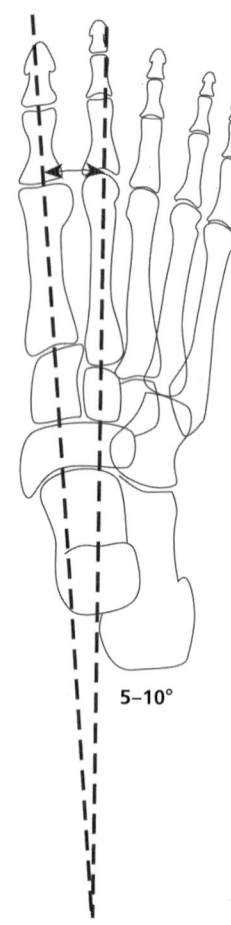

Ângulo Intermetatarsal
Quantidade em que o primeiro e o segundo metatarsiano divergem entre si

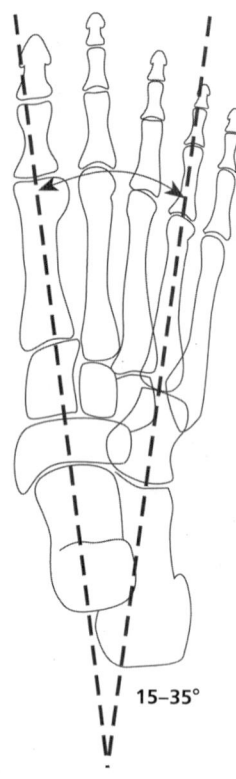

Ângulo Talocalcâneo em Incidência AP

= ÂNGULO DE KITE = linhas mediotalar e mediocalcânea paralelas ao 1º + 4º metatarsianos; o ângulo é maior em crianças

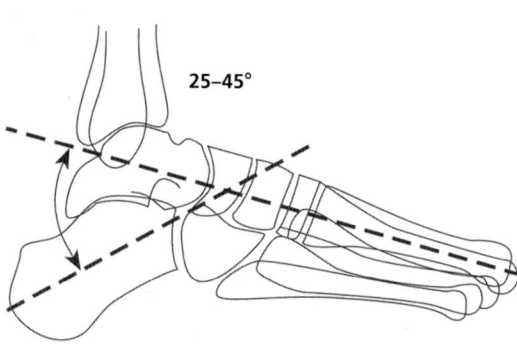

Ângulo Talocalcâneo em Incidência Lateral

= ângulo entre as linhas desenhadas através dos planos mediotransversos do talo + calcâneo; a linha mediotalar paralela ao eixo longitudinal do primeiro metatarsiano

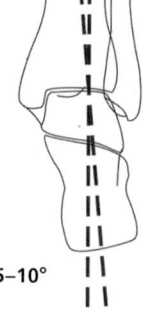

Tornozelo Valgo
Não pode ser medido diretamente em radiografias, mas estimado a partir do ângulo talocalcâneo e em secções coronais da tomografia computadorizada.

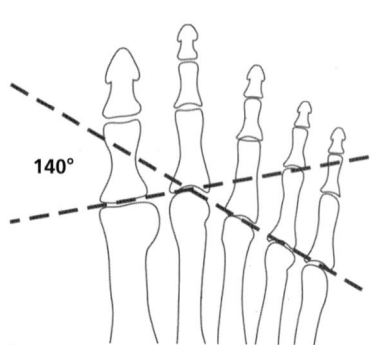

Ângulo das Cabeças dos Metatarsianos

= ângulo obtuso formado por linhas tangenciais às cabeças dos metatarsianos

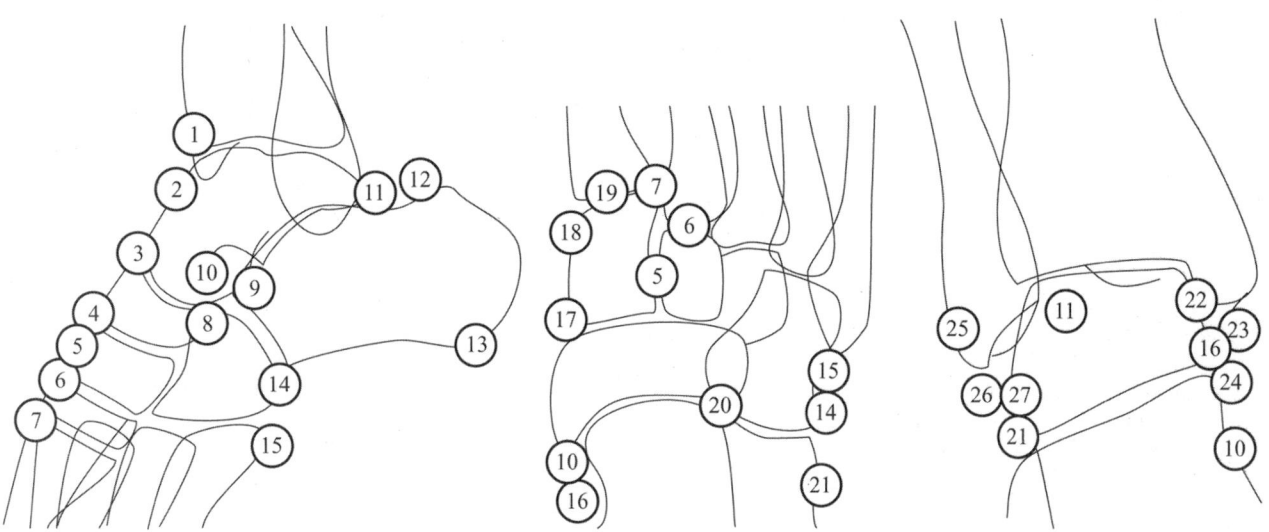

Ossículos Acessórios do Pé e Tornozelo		
1. Osso talotibial	10. Osso tibial externo	19. Osso cuneometatarsiano plantar
2. Osso supratalar	11. Trígono	20. Cuboide secundário
3. Osso supranavicular	12. Osso acessório supracalcâneo	21. Osso troclear calcâneo
4. Osso infranavicular	13. Osso subcalcâneo	22. Sesamoide do talo – maléolo interno
5. Osso intercuneiforme	14. Osso fibular	23. Osso subtibial
6. Osso cuneometatarsal II dorsal	15. Osso vessaliano	24. Osso sustentáculo
7. Osso intermetatarsal	16. Talo acessório	25. Osso retináculo
8. Cuboide secundário	17. Osso cuneonavicular medial	26. Osso subfibular
9. Calcâneo secundário	18. Sesamoide tibial anterior	27. Talo secundário

DESORDENS ÓSSEAS E DOS TECIDOS MOLES

ACONDROGÊNESE

= condrodistrofia letal autossômica recessiva caracterizada por extrema micromelia, tronco curto e crânio grande

Tríade: (1) grave nanismo de membros curtos
(2) falta de calcificação vertebral
(3) grande cabeça com ossificação da calota normal/diminuída

Prevalência ao nascimento: 2,3÷100.000
Patologia: desorganização da cartilagem

A. TIPO I = **doença de Parenti-Fraccaro**
= ossificação encondral + membranosa defeituosa
√ Completa falta de ossificação da calota + coluna + pelve
√ Sacro + osso pubiano ausente
√ Ossos longos extremamente curtos sem encurvamento, especialmente o fêmur, rádio, ulna
√ Costelas finas com múltiplas fraturas (frequente)

B. TIPO II = **doença de Langer-Saldino**
= somente ossificação encondral defeituosa
√ Boa ossificação da calota craniana
√ Não ossificação das vértebras lombares inferiores + sacro
√ Costelas horizontais curtas + espessas sem fraturas

- geralmente edema subcutâneo

√ Metáfises irregulares e alargadas (especialmente úmero)
√ Tronco curto com tórax estreito + abdome protruso
√ Tecidos moles redundantes
√ Poli-hidrâmnio (comum)
√ Aumento da relação HC÷AC

Prognóstico: letal quase sempre no útero/dentro de poucas horas ou dias após o nascimento (insuficiência respiratória)
DDx: geralmente confundido com nanismo tanatofórico

ACONDROPLASIA

Acondroplasia Heterozigota

◊ Protótipo de nanismo rizomélico!
= doença autossômica dominante/esporádica (80%) com formação óssea encondral quantitativamente defeituosa; relacionada com idade paterna avançada; maturação epifisária + ossificação não afetada

Incidência: 1÷26.000–66.000 nascimentos, displasia óssea não letal mais comum; M < F

- inteligência + função motora normais
- defeitos neurológicos
- classicamente anões de circo

@ crânio
- base do nariz recuada (base do crânio hipoplásica)
- macrocefalia + braquicefalia com grande proeminência da fronte (hidrocefalia não progressiva)
- prognatismo relativo
√ Calota espessa com bossa frontal
√ Depressão do násio
√ Mandíbula alargada
√ Base do crânio encurtada + forame magno pequeno
√ Hidrocefalia comunicante causada por obstrução das cisternas da base + aqueduto

Cx: apneia + morte súbita (por causa de compressão da medula espinhal + tronco cerebral inferior

@ tórax
√ Estreitamento anteroposterior do tórax
√ Costelas côncavas alargadas e curtas anteriormente
√ Margem escapular inferior de forma de quadrado

@ coluna
√ Vértebras hipoplásicas "em bala"/em cunha:
  √ Formação de "bicos" arredondados anteriormente na coluna lombar superior (DDx: doença de Hurler)
  √ Redução da altura vertebral
√ Margem vertebral côncava recortada posteriormente
√ Escoliose:
  √ Cifose angular toracolombar (giba)
  √ Lordose sacral exagerada
√ Estenose da coluna lombar:
  √ Estreitamento do espaço interpedicular por causa do espessamento laminar
  √ Estreitamento ventrodorsal da coluna por causa de pedículos curtos
  √ Abaulamento/herniação dos discos intervertebrais
√ Forames intervertebrais largos

@ pelve
- abdome protuberante
- nádegas proeminentes
- marcha balançada decorrente de inclinação posterior da pelve e articulações do quadril
√ Ossos ilíacos em forma de quadrado com configuração em "lápide"
√ Entrada pélvica em forma de "taça de champanhe"
√ Sem alargamento das asas ilíacas
√ Acetábulo horizontal (ângulo acetabular aplanado)
√ Goteira sacroisquiática pequena

@ extremidades
- membros + dedos grossos
- *mão em tridente* = separação do segundo + terceiro dígitos e impossibilidade de aproximar o terceiro e o quarto dedo
- amplitude de movimento limitada do cotovelo
√ Micromelia predominantemente rizomélica de ossos longos (fêmur, úmero):
  √ Aparência "em trompete" = encurtamento com largura metafisária desproporcional (na realidade, a largura normal da metáfise)
  √ Colos femorais curtos
  √ Encurvamento dos membros
√ Epífise em "bola e soquete" = metáfise femoral alargada em forma de V, em que a epífise é incorporada
√ Posição alta da cabeça fibular (fíbula desproporcionalmente longa)
√ Ulna curta com extremidade proximal espessa + distal delgada
√ Braquidactilia (ossos tubulares curtos da mão + pés), especialmente falanges proximais curtas + médias

OB-US (diagnóstico > 21–27 semanas GA):
√ Encurtamento dos ossos longos proximais: comprimento femoral < percentil 99 entre 21 e 27 semanas de MA
√ BPD, HC, HC÷AC aumentados
√ Relação fêmur÷BPD diminuída
√ Mineralização normal, nenhuma fratura
√ Tórax normal + relação cardiotorácica normal
√ Mão "em garfo"(= tridente) = 2º + 3º + 4º dedos com comprimento igualmente curto sem a aproximação completa entre si (= PATOGNOMÔNICO)

Cx: (1) hidrocefalia + siringomielia (forame magno pequeno)
(2) infecção auricular recorrente (ossos faciais mal desenvolvidos)
(3) complicações neurológicas (compressão da medula espinhal, tronco cerebral inferior, cauda equina, raízes nervosas): apneia e morte súbita
(4) dentição apinhada + maloclusão

Prognóstico: longa vida
DDx: várias mucopolissacaridoses

Acondroplasia homozigótica

= doença hereditária autossômica dominante com características graves da acondroplasia (encurtamento desproporcional dos membros, mais marcado proximalmente que distalmente)
Risco: casamento entre dois acondroplatas
√ Crânio grande com base curta + face pequena
√ Ponte nasal achatada
√ Costelas curtas com extremidades alargadas
√ Corpos vertebrais hipoplásicos
√ Diminuição da distância interpedicular
√ Ossos inominados encurtados "em quadrado"
√ Teto acetabular achatado
√ Goteira ciática pequena
√ Ossos dos membros curtos com metáfises alargadas
√ Ossos tubulares das mãos largamente espaçados, alargados e curtos
Prognóstico: geralmente natimorto; letal no período neonatal (de insuficiência respiratória)
DDx: displasia tanatofórica

Pseudoacondroplasia

= parte de osteocondroplasias
Prevalência: 4÷1.000.000
Etiologia: mutação de genes codificadores de proteína da matriz oligomérica da cartilagem (COMP) no cromossomo 19 (estreitamente relacionado com displasia epifisária múltipla)
Idade de apresentação: 2–4 anos
• características faciais e inteligência normais
• altura de adulto 82–130 (média, 118) cm
• distúrbio da marcha
• frouxidão articular
@ crânio: normal
@ coluna
  √ Corpos vertebrais ovalados persistentes
  √ Formação de osteófitos anteriores, platispondilia
  √ Displasia odontoide
  √ Alargamento do espaço discal
@ extremidades
  √ Ossos longos curtos com metáfises alargadas
  √ Epífises pequenas, irregulares e alargadas com retardo de desenvolvimento
  √ Formação de bicos mediais do colo femoral proximal (CARACTERÍSTICO)
  √ Genuvalgo, genuvaro, joelho recurvado
  √ Encurtamento + alargamento das falanges e metacarpos + metatarsos
@ pelve
  √ Cartilagem trirradiada alargada
Cx: osteoartrite prematura
DDx: (1) acondroplasia (cabeça grande com região frontal proeminente + ponte nasal deprimida, epífises normais, mãos em tridente)
  (2) displasia epifisária múltipla (pelve quase normal)
  (3) displasia congênita espondiloepifisária (articulações do quadril mais afetadas + extremidades quase normais)
  (4) nanismo diastrófico (contraturas articulares e escoliose ao nascimento/no início da infância)
  (5) nanismo metatrófico (ossos longos em forma de halteres + vértebras achatadas na infância, menos envolvimento epifisário)

ACROCEFALOSSINDACTILIA

= síndrome caracterizada por:
  (1) aumento da altura da calota craniana em virtude da craniossinostose generalizada (= acrocefalia, oxicefalia)
  (2) sindactilia dos dedos/artelhos
tipo I : síndrome de Apert = acrocefalossindactilia
tipo II : cefalossindactilia de Vogt
tipo III : acrocefalossindactilia com assimetria do crânio + sindactilia leve
tipo IV : tipo Wardenburg
tipo V : tipo Pfeiffer

ACRO-OSTEÓLISE FAMILIAR

herança dominante
Idade: início na segunda década; M÷F = 3÷1
• alterações sensoriais nas mãos + pés
• destruição das unhas
• hipermobilidade articular
• edema da planta do pé com grande úlcera profunda + ejeção de fragmentos ósseos
@ crânio
  √ Ossos vermianos
  √ Craniossinostose
  √ Impressão basilar
  √ Occipital protuberante
  √ Reabsorção dos processos alveolares + perda dos dentes
@ coluna
  √ Osteoporose espinhal ± fratura
  √ Cifoescoliose + diminuição progressiva da altura

ACROMEGALIA

Etiologia: excesso de hormônio de crescimento em decorrência do adenoma eosinofílico/hiperplasia na hipófise anterior
• gigantismo em crianças: idade óssea avançada + altura excessiva (DDx: gigantismo cerebral da **síndrome de Sotos** = crânio grande, retardo mental, atrofia cerebral, idade óssea avançada)
√ Aumento ósseo (tufos falangianos, vértebras)
√ Extremidades alargadas dos ossos longos
√ Alterações císticas no carpo, trocanteres femorais
√ Osteoporose
@ mão
  • mão "em pá"
  √ Alargamento dos tufos falangianos
@ crânio
  √ Prognatismo (= alongamento da mandíbula) em alguns casos
  √ Aumento selar + erosão
  √ Aumento dos seios paranasais: grandes seios frontais (75%)
  √ Hiperostose da calota (especialmente tábua interna)
  √ Aumento da protuberância occipital
@ vértebras
  √ Recorte posterior em 30% (secundário à pressão dos tecidos moles aumentados)
  √ Novo osso anterior
  √ Perda dos espaços discais (enfraquecimento da cartilagem)
@ tecidos moles
  √ Coxim calcâneo > 25 mm
@ articulações
  √ Osteoartrite prematura (comum nos joelhos)

ACTINOMICOSE

= infecção supurativa crônica caracterizada pela formação de múltiplos abscessos, seios de drenagem, abundante tecido de granulação secundário à ruptura da mucosa + tensão de oxigênio tecidual baixa

Organismo: *Actinomyces israelii/naeslundii/viscosus/eriksonii*, pequena bactéria anaeróbica, gram-positiva e pleomórfica, não acidorresistente e filamentar, com atividade proteolítica, lembrando superficialmente a morfologia de um fungo com hifas (filamentos de coloração positiva de metenanina-prata de Gomori); estreitamente relacionada com micobactérias

Disseminação:
(a) contígua: a produção de enzimas proteolíticas permite o cruzamento de barreiras anatômicas normais
(b) hematogênica

Histologia: forma micelial nos tecidos; como patógenos oportunistas em forma de bastonete na orofaringe (cárie dentária, margens gengivais, criptas tonsilares) + trato gastrointestinal

Predisposição: indivíduos com higiene dentária precária, pacientes imunossuprimidos

Localização: mandibulofacial > intestinal > pulmões

Tipos clínicos:
(1) **actinomicose mandíbulo/cervicofacial** (55%)
  Causa: precária higiene oral
  - seios cutâneos de drenagem
  - "grânulos de enxofre" no escarro/exsudato = colônias de organismos arranjados de maneira circular = acúmulos de micélios com hifas delgadas de 1–2 mm de diâmetro
  √ Osteomielite da mandíbula (osso envolvido com mais frequência) com destruição da mandíbula em torno do alvéolo dentário
  √ Nenhuma nova formação óssea
  √ Disseminação para os tecidos moles no ângulo da mandíbula + intracervical

(2) **actinomicose abdominal/ileocecal/abdominopélvica** (20%)
  Causa: ruptura ou cirurgia do apêndice; uso de IUD (25% dos IUDs tornam-se eventualmente colonizados por infecções graves em 2–4%)
  Localização: inicialmente localizada no ceco/apêndice
  - febre, leucocitose, anemia leve
  - perda de peso, náusea, vômito
  - dor no baixo abdome
  - seio crônico na virilha, secreção vaginal
  - grânulos de enxofre amarelos/marrons no esfregaço de Papanicolaou cervical
  √ Espessamento de dobras + ulcerações (semelhantes à Doença de Crohn)
  √ Ruptura de víscera oca abdominal (geralmente o apêndice)
  √ Formação de fístula
  √ Abscesso no fígado (15%), retroperitônio, músculo psoas, pelve, abscesso tubovárico (contendo "grânulos de enxofre" amarelos = colônia de 1–2 mm de bacilos gram-positivos)
  √ Hidronefrose (por causa de compressão ureteral pelo abscesso pélvico)

(3) **actinomicose pleuropulmonar/torácica** (15%)
  Causa: disseminação hematogênica/aspiração de material infectado da orofaringe
  Predisposição: alcoólicos
  Histologia: massas de leucócitos PMN contendo grânulos redondos actinomicóticos/sulfúricos circundados por uma margem de tecido de granulação
  @ pulmão
   - seios de drenagem na parede torácica (disseminação através dos planos fasciais)
   √ Consolidação segmentar crônica transfissural extensa e com realce (raramente pneumonia aguda dos espaços aéreos); normalmente unilateral + predominância do lobo superior
   √ Lesão cavitária (abscessos) com realce anelar
   √ Pleurite fibrótica
   √ Derrame pleural crônico/empiema
  CT:
   √ Áreas centrais de pouca atenuação dentro da consolidação
   √ Espessamento pleural adjacente
  DDx: carcinoma, tuberculose, pneumonia bacteriana/ fúngica
  @ vértebra + costelas
   √ Destruição da vértebra com preservação do disco + pequeno abscesso paravertebral sem calcificação (DDx de tuberculose: disco destruído, grande abscesso com cálcio)
   √ Espessamento das vértebras cervicais em torno das margens
   √ Destruição/espessamento das costelas

(4) órgãos mistos (10%)
  @ ossos tubulares das mãos
   √ Lesão destrutiva do tipo miliar e infiltrativa
   √ Destruição da cartilagem + defeitos erosivos subarticulares nas articulações (simulando TB)
  @ pele, cérebro pericárdio

Dx: cultura anaeróbica; anticorpos específicos de espécie
Rx: debridamento cirúrgico + penicilina em altas doses

ADAMANTINOMA
= (MALIGNO) ANGIOBLASTOMA
= lesão localmente agressiva/maligna
Histologia: massas celulares pseudoepiteliais com células colunares periféricas em um padrão em paliçada, com variada quantidade de estroma fibroso; áreas de transformação vascular/escamosa/tubular/alveolar; vascularização proeminente; semelhante ao ameloblastoma da mandíbula
Idade: 25–50 anos, mais comum na terceira e quarta décadas
- história de trauma frequente
- edema local ± dor
Localização: terço médio da tíbia (90%), fíbula, ulna, carpo, metacarpo, úmero, corpo do fêmur
√ Lesão osteolítica circular e excêntrica com margem esclerótica, podendo ter focos adicionais em continuidade com a lesão maior (CARACTERÍSTICO)
√ Pode mostrar densidade mosqueada
√ Expansão óssea frequente
√ Geralmente múltiplas
Prognóstico: tendência a recorrer após excisão local; após algumas recorrências, podem-se desenvolver metástases pulmonares
DDx: displasia fibrosa (possivelmente relacionada)

AINHUM (DOENÇA DE)
= DACTILÓLISE ESPONTÂNEA
[*ainhum*, língua tribal brasileira = fissura, serra, espada]
Etiologia: desconhecida
Histologia: epiderme hiperceratótica com espessamento fibrótico dos feixes de colágeno embaixo; reação inflamatória linfocítica crônica pode estar presente; paredes arteriais podem estar espessadas com luz vascular estreitada
Incidência: até 2%
Idade: normalmente em homens na quarta + quinta década; negros (África Ocidental) + seus descendentes; M > F
- sulco profundo em tecido mole que se forma no aspecto medial da superfície plantar da falange proximal com edema distalmente
- pode-se desenvolver ulceração dolorosa

Localização: principalmente quarto/quinto dedos do pé (raramente dedo da mão); próximo da articulação interfalangiana; geralmente bilateral
√ Reabsorção óssea progressiva bem demarcada da falange distal/média com estreitamento da falange proximal até a autoamputação completa (após uma média de 5 anos)
√ Osteoporose
Rx: ressecção cirúrgica precoce do sulco com Z-plastia
DDx: (1) distúrbios neuropáticos (diabetes, hanseníase, sífilis)
(2) trauma (queimaduras, geladura)
(3) acrosteólise decorrente de artrite inflamatória, infecção, exposição ao cloreto de polivinila
(4) bandas congenitamente contraídas na síndrome da banda amniótica

AMILOIDOSE
= deposição extracelular de um grupo quimicamente diverso de proteína e polissacarídeos nos tecidos corporais (2-microglobulina); tende a formar-se em torno de capilares + células endoteliais de grandes vasos sanguíneos causando, ao final, obliteração vascular com infarto
β2-microglobulina = proteína sérica de baixo peso molecular não filtrada por membranas de diálise padrão
Patologia: cora-se com vermelho do Congo
Em risco: pacientes em hemodiálise a longo prazo
- dor óssea (ex. dor no ombro)
- edema dos tecidos moles periarticulares com consistência de borracha + rigidez (ombros, quadris, dedos):
  - síndrome do túnel do carpo (comumente bilateral)
- proteína de Bence-Jones (sem mieloma)

Artropatia Amiloide
= padrão sinovial-articular de amiloidose
Localização: coluna cervical, quadril, ombro, cotovelo
√ Edema de tecido mole justa-articular (amiloide depositado na sinóvia, cápsula articular, tendões, ligamentos) ± erosão óssea extrínseca
√ Osteoporose periarticular leve
√ Cistos subcondrais + margem esclerótica bem definida
√ Espaço articular preservado até o curso tardio da doença
√ Subluxação do úmero proximal + colo do fêmur
MR:
√ Deposição extensa de tecido mole anormal de intensidade de sinal baixa a intermediária em T1WI + T2WI cobrindo a membrana sinovial, preenchendo defeitos subcondrais, estendendo-se para dentro do tecido periarticular
√ Derrame articular
DDx: artrite inflamatória

Deposição Amiloide Difusa na Medula Óssea
√ Osteoporose generalizada
√ Padrão trabecular grosseiro (*DDx:* sarcoidose)
√ Colapso patológico do corpo vertebral pode ocorrer

Amiloidoma
= lesão destrutiva localizada de amiloidose (a forma mais rara)
Localização: apendicular > esqueleto axial
√ Lesão lítica medular focal com recorte endosteal (+/- invasão secundária + erosão do osso articular)
Cx: fratura patológica

ABC (CISTO ÓSSEO ANEURISMÁTICO)
= lesão lítica expansiva patologicamente benigna do osso contendo cavidades císticas de paredes finas preenchidas por produtos derivados do sangue; nome derivado da aparência aos raios X

Etiologia:
(a) ABC primário (65–99%)
distúrbio circulatório local como resultado de trauma
(b) ABC secundário (1–35%)
surgindo em tumor preexistente que causa obstrução venosa/fístula arteriovenosa: tumor de células gigantes (39%), angioma, osteoblastoma, condroblastoma, osteossarcoma telangiectásico, cisto ósseo solitário, displasia fibrosa, xantoma, fibroma condromixoide, fibroma não ossificante, carcinoma metastático
Histologia: "malformação arteriovenosa intraóssea" com espaços em favo de mel cheios de sangue + revestidos com tecido de granulação/osteoide; áreas de hemorragia livre; algumas vezes com células gigantes multinucleadas; predomina o componente sólido em 5–7%
Tipos:
1. ABC INTRAÓSSEO
   = tumor primário cístico/telangiectásico da família das células gigantes, originando-se da cavidade da medula óssea, com lenta expansão do córtex, raramente relacionado com história de trauma
2. ABC EXTRAÓSSEO
   = cisto hemorrágico pós-traumático, originando-se na superfície dos ossos, causando erosão através do córtex até a medula
Idade: pico etário aos 16 anos (faixa de 10–30 anos); em 75% < 20 anos; F > M
- dor de início relativamente aguda com aumento rápido de intensidade durante 6–12 semanas
- ± história de trauma
- sinais neurológicos (radiculopatia ou quadriplegia), se na coluna
Localização: (a) coluna (12–30%) com leve predileção para os elementos posteriores; coluna torácica > coluna lombar > coluna cervical (22%); envolvimento do corpo vertebral (40–90%); pode envolver duas vértebras contíguas (25%)
(b) ossos longos: excêntrico na metáfise do fêmur, tíbia, úmero, fíbula; pelve
√ Radiolucência excêntrica puramente lítica
√ Lesão agressiva expansiva em balonamento com padrão em "bolha de sabão" + trabeculações internas finas
√ Rápida progressão dentro de 6 semanas a 3 meses
√ Porção interna esclerótica
√ Córtex fino, quase invisível (CT mostra integridade)
√ O tumor respeita a placa epifisária
√ Nenhuma reação periosteal (exceto quando fraturada)
CT:
√ "Esponja cheia de sangue" = níveis líquido-líquido/hematócrito em virtude da formação de camadas do sangue (em 10–35%)
MR:
√ Múltiplos cistos de diferentes intensidades de sinal representando diferentes estágios dos produtos do sangue:
√ Níveis líquido-líquido dentro de loculações refletindo hemorragia com sedimentação
√ Margem de intensidade de baixo sinal = membrana de periósteo espessada intacta
√ Realce heterogêneo
NUC:
√ "Sinal da rosquinha" = captação periférica aumentada (64%)
Angiografia:
√ Hipervascularidade na periferia da lesão (em 75%)
Prognóstico: taxas de recorrência 20–30%
Rx: emboloterapia pré-operatória; ressecção completa; radioterapia (sarcoma subsequente possível)
Cx: (1) fratura patológica (frequente)
(2) bloqueio extradural com paraplegia

DDx: (1) tumor de células gigantes (particularmente na coluna)
(2) cisto hemorrágico (extremidade do osso/epífise, não expansivo)
(3) encondroma
(4) metástases (carcinoma renal + carcinoma tireoidiano)
(5) plasmocitoma
(6) condro e fibrossarcoma
(7) displasia fibrosa
(8) pseudotumor hemofílico
(9) cisto hidático

ANGIOMATOSE
= infiltração difusa do osso/tecido mole por lesões hemangiomatosas/linfangiomatosas
Idade: primeiras 3 décadas de vida
Pode estar associada a:
quilotórax, quiloperitônio, linfedema, hepatosplenomegalia, higroma cístico

A. ANGIOMATOSE ÓSSEA (30–40%)
- curso indolente
Localização: fêmur > costelas > coluna > pelve > úmero > escápula > outros ossos longos > clavícula
√ Osteólise com aparência em favo de mel/treliça ("buraco dentro de buraco")
√ Pode ocorrer em ambos os lados da articulação
DDx: hemangioma ósseo solitário

B. ANGIOMATOSE CÍSTICA
= envolvimento extenso do osso
Histologia: cistos ósseos que revestem o endotélio
Idade: pico 10–15 anos; variação de 3 meses a 55 anos
Localização: ossos longos, crânio, ossos chatos
√ Múltiplas lesões osteolíticas metafisárias de 1–2 mm a alguns centímetros com margens finas escleróticas + relativa preservação da cavidade medular
√ Pode mostrar supercrescimento de ossos longos
√ Espessamento endosteal
√ Algumas vezes associada a massas dos tecidos moles ± flebólitos
√ Derrame pleural quiloso sugere um prognóstico fatal
DDx: (outras doenças poliostóticas como) histiocitose X, displasia fibrosa, metástase, doença de Gaucher, fibromatose congênita, neurofibromatose, encondromatose, síndrome de Maffucci

C. ANGIOMATOSE DE TECIDO MOLE (60–70%)
= ANGIOMATOSE VISCERAL
- mau prognóstico

D. SÍNDROMES ANGIOMATOSAS
1. Síndrome de Maffucci
2. Síndrome de Osler-Weber-Rendu
3. Doença de Klippel-Trénaunay-Weber
4. Síndrome de Kasabach-Merritt
5. Doença de Gorham

ANGIOSSARCOMA
= malignidade vascular agressiva com frequente recorrência local + metástases distantes
M÷F = 2÷1
Histologia: canais vasculares circundados por elementos celulares hemangiomatosos/linfomatosos com alto grau de anaplasia
Associado a: **Síndrome de Stewart-Treves**
= angiossarcoma com linfedema crônico que se desenvolve em pacientes pós-mastectomia
Localização: pele (33%); tecido mole (24%); osso (6%): tíbia (23%), fêmur (18%), úmero (13%), pelve (7%)
DDx: hemangioendotelioma, hemangiopericitoma

ENCURVAMENTO TIBIAL ANTERIOR
= SÍNDROME DE WEISSMAN-NETTER
= encurvamento anterior da perna, congênito, não progressivo, bilateral e indolor
Idade: começa na tenra infância
- pode ser acompanhada de retardo mental, bócio, anemia
√ Encurvamento anterior da tíbia + fíbula, bilateralmente, simetricamente na mediodiáfise
√ Espessamento do córtex tibial posterior + córtex fibular
√ Encurvamento radioulnar mínimo
√ Cifoescoliose
√ Extensa calcificação dural
DDx: "tíbia em sabre" luética (encurvamento da extremidade inferior da tíbia + espessamento cortical anterior)

SÍNDROME DE APERT
= ACROCEFALOSSINDACTILIA TIPO I
Frequência: 5,5÷1.000.000 recém-nascidos
Etiologia: autossômica dominante com penetrância incompleta; esporádica (na maioria)
Associada a anomalias do CNS:
megalocefalia, anormalidades do giro, substância branca hipoplásica, substância cinza heterotópica, encefalocele frontal, agenesia do corpo caloso, Kleeblattschädel, fenda palatal, ventriculomegalia
(? relacionada com hipolasia da base craniana, raramente progressiva)
- O IQ varia, dependendo das anomalias do CNS (em 50% normais)
- otite média (alta prevalência)
- úvula bífida
- perda auditiva condutiva (comum em decorrência da malformação da orelha externa + média)
@ crânio
- boca virada para baixo
√ Crânio braquicefálico (por causa de craniossinostose coronal) + occipital achatado
√ Suturas metópicas + sagitais estendendo-se da glabela até a fontanela posterior (fechando-se entre 2 e 4 anos de idade)
√ Hipoplasia/retrusão da porção facial média
  √ Hipertelorismo
  √ Órbitas rasas com proptose
  √ Seios paranasais mal desenvolvidos
  √ Mal desenvolvimento da maxila com prognatismo
√ Arco do palato alto
√ Crista proeminente vertical medianamente na fronte (aumento da pressão intracraniana)
√ Fossa anterior em forma de "V" por causa da elevação das margens laterais da asa menor do esfenoide
√ A sela pode estar aumentada
√ Calcificação do ligamento estilo-hióideo (38–88%)
√ Coluna cervical pode estar fundida (em até 71%), geralmente da quinta à sexta vértebra
√ Estenose coanal
@ mãos e pés
√ Sindactilia simétrica grave = fusão das porções distais das falanges, metacarpos/carpos (segundo, terceiro + quarto dedos da mão mais frequentemente)
√ Ausência de falanges médias
√ Ossos do carpo e tarso que faltam/supernumerários
√ Pseudartroses
@ GU (10%)
- criptorquidismo
√ Hidronefrose
√ Rins policísticos (raros)
√ Útero bicorno (raro)

FÍSTULA ARTERIOVENOSA DO OSSO
Etiologia: (a) adquirida (geralmente ferida por arma de fogo)
(b) congênita
Localização: extremidade inferior é a mais frequente
√ Massa de tecido mole
√ Presença de grandes vasos
√ Flebólitos (DDx: varicosidades de longa duração)
√ Crescimento ósseo acelerado
√ Defeito osteolítico cortical (= via para grandes vasos em direção à medula)
√ Aumento da densidade óssea

ARTROGRIPOSE
= ARTROGRIPOSE MÚLTIPLA CONGÊNITA
= complexo sindrômico congênito não progressivo, caracterizado por músculos mal desenvolvidos + contraídos, articulações deformadas com cápsula periarticular espessada e sistema sensorial intacto
Fisiopatologia:
defeito congênito/adquirido da unidade motora (células do corno anterior, raízes nervosas, nervos periféricos, placas motoras terminais, músculo) Início da vida fetal com imobilização das articulações em vários estágios dos seus desenvolvimentos.
Causa: ? agentes neurotrópicos, produtos químicos tóxicos, uso de drogas pesadas, hipertermia, agentes de bloqueio neuromuscular, anormalidades mitóticas, imobilização mecânica
Incidência: 0,03% das crianças recém-nascidas; 5% de risco de recorrência em um irmão
Patologia: diminuição do tamanho das fibras musculares + depósitos gordurosos nos tecidos fibrosos
Associada a:
(1) desordens neurogênicas (90%)
(2) desordens miopáticas
(3) displasias esqueléticas
(4) limitação de movimentos intrauterinos (miomatose, banda amniótica, gêmeo, oligo-hidrâmnio)
(5) desordens dos tecidos conectivos
Distribuição: todas as extremidades (46%), extremidades inferiores somente (43%), extremidades superiores somente (11%); articulações periféricas > articulações proximais; simétrica
- pé torto congênito
- deslocamento congênito do quadril
- mão em garra
- diminuição da massa muscular
- tramas cutâneas
√ Contraturas em flexão + extensão
√ Osteopenia ± fraturas patológicas
√ Deslocamento congênito do quadril
√ Coalizão carpiana
√ Talo vertical
√ Deformidade valga do calcâneo

DISPLASIA TORÁCICA ASFIXIANTE
= DOENÇA DE JEUNE
= desordem autossômica recessiva
Incidência: 100 casos
Associada a: anomalias renais (hidroureter), PDA
- desconforto respiratório em virtude da mobilidade torácica reduzida (respiração abdominal) + infecções pulmonares frequentes
- insuficiência renal progressiva + hipertensão
@ tórax
√ Tórax acentuadamente estreito + alongado e em forma de sino
√ Diâmetro torácico significativamente diminuído em comparação com o do abdômen
√ Tamanho normal do coração deixando pouco espaço para os pulmões
√ Clavículas horizontais ao nível da sexta vértebra cervical
√ Costelas curtas e horizontais + junção costocondral irregular e bulbosa
@ pelve
√ Pelve em tridente (retardo da ossificação da cartilagem trirradiada)
√ Crista ilíaca pequena e alargada + encurtada no diâmetro cefalocaudal (pelve em "taça de vinho")
√ Ísquio curto + púbis
√ Ângulo acetabular reduzido + esporões acetabulares
√ Ossificação prematura da epífise da cabeça femoral
@ extremidades
√ Braquimelia rizomélica (úmero, fêmur) = ossos longos mais curtos + mais largos que o normal
√ Irregularidade metafisária
√ Hexadactilia pós-axial (ocasionalmente)
√ Encurtamento das falanges distais + epífises em forma de cone das mãos + pés
√ Epífises proximais umerais + femorais ossificadas ao nascimento (frequentemente)
@ rins
√ Doença renal cística medular = aumento dos rins com contorno linear ao nefrograma (na vida adulta)
OB-US:
√ Encurtamento proporcional dos ossos longos
√ Tórax pequeno com diminuição da circunferência
√ Índice cardiotorácico aumentado
√ Polidactilia ocasional
√ Poli-hidrâmnio
Prognóstico: morte neonatal em 80% (insuficiência respiratória + infecções)
DDx: síndrome de Ellis-van-Creveld

NECROSE AVASCULAR
= AVN = OSTEONECROSE = NECROSE ASSÉPTICA
= consequência da interrupção do suprimento sanguíneo ao osso com morte dos elementos celulares
Terminologia (atualmente com frequência é usada de maneira intercambiável):
(1) osteonecrose = morte do osso isquêmico por causa de sepse
(2) necrose avascular = necrose óssea avascular e asséptica
(3) necrose isquêmica = necrose do osso epifisário + subarticular
(4) infarto ósseo = necrose metafisária + osso diafisário
Histologia:
(a) isquemia celular levando à morte das células hematopoéticas (em 6–12 horas), osteócitos (em 12–48 horas) e lipócitos (em 2–5 dias)
(b) *debris* necróticos nos espaços intertrabeculares + proliferação e infiltração por células mesenquimais + capilares
(c) células mesenquimais diferenciam-se em osteoblastos na superfície da trabécula morta, sintetizando novas camadas de osso + resultando em espessamento trabecular
Patogênese:
(1) obstrução dos vasos extra e intraósseos por embolia arterial, trombose venosa, lesão traumática, compressão externa (aumento da pressão no espaço da medula óssea)
(2) estresse cumulativo em função de fatores citotóxicos
Causa:
◊ NENHUM fator predisponente em 25%!
A. Interrupção traumática de artérias
@ cabeça femoral:
1. Fratura do colo cervical (60–75%)
2. Deslocamento da articulação do quadril (25%)
3. Deslizamento da epífise femoral capital (15–40%)

@ escafoide carpiano:
  4–6 meses após fratura (em 10–15%), em 30–40% de não uniões da fratura do escafoide
  Local: fragmento proximal (mais comum)
@ cabeça umeral (infrequente)
@ tálus (após fratura do colo talar)
  B. Embolização de artérias
    1. Hemoglobinopatia: anemia falciforme
    2. Bolhas de nitrogênio: doença de *caisson*
    3. Gordura: abuso de etanol com pancreatite
  C. Vasculite
    1. Doença do colágeno-vascular: SLE
    2. Exposição à radiação
  D. Acúmulo anormal de células
    1. Histiócitos contendo lipídios: doença de Gaucher
    2. Células adiposas: terapia com esteroides
  E. Idiopática
    1. Osteonecrose espontânea do joelho
    2. Doença de Legg-Calvé-Perthes
    3. Doença de Freiberg (microtrauma repetitivo)

Mnemônica: A Careta Glacial PG
  Alcoolismo
  Caisson (doença de)
  Aterosclerose
  Radioterapia
  Esteroides
  Trauma (fratura do colo do fêmur, luxação do quadril)
  Artrite reumatoide
  Gaucher (doença de)
  Legg-Perthes (doença de)
  Amiloide
  Colágeno (SLE)
  Idiopático (doença de Legg-Perthes), **I**nfecção
  Anemia falciforme
  Lúpus eritematoso sistêmico
  Pancreatite
  Gravidez

Mnemônica: Criva Giganta
  Caisson (doença de)
  Renal (insuficiência + diálise)
  Irradiação
  Vasculite (SLE, poliarterite nodosa, artrite reumatoide)
  Ambiental (queimadura, geladura)
  Gaucher (doença de)
  Idiopática (Legg-Calvé-Perthes, Köhler, Chandler)
  Gordura (uso prolongado de corticosteroide aumenta a medula)
  Anemia falciforme
  Neoplasia (coagulopatia associada)
  Trauma (fratura do colo femoral, luxação do quadril)
  Alcoolismo

Localização: cabeça femoral (mais comum), cabeça umeral, côndilos femorais

Radiografia:
  √ Osso osteonecrótico denso (por causa da falta de reabsorção relativa a osso osteopênico saudável + osso novo assentado sobre as trabéculas necróticas)
  √ Margem radiolucente em torno da área de osteonecrose (em razão de absorção em torno do osso necrótico)

Necrose avascular do quadril
  ◊ Envolvimento de um quadril aumenta o risco de envolvimento contralateral em até 70%!
  Idade: 20–50 anos
  • dor no quadril/virilha/coxa/joelho
  • limitação da amplitude de movimentos

Radiografia simples (positiva somente alguns meses após os sintomas):
  √ Esclerose relativa sutil da cabeça femoral secundária à reabsorção de osso vascularizado circundante (o sinal mais precoce)
  √ Crescente radiolucente paralelo à superfície articular em porção sustentadora de peso secundário a colapso estrutural subcondral de segmento necrótico
    Local: porção anterossuperior da cabeça femoral (vista melhor em incidência *frog leg*)
  √ Preservação do espaço articular (DDx: artrite)
  √ Achatamento da superfície articular
  √ Aumento da densidade da cabeça femoral (compressão das trabéculas ósseas após microfratura de osso não viável, calcificação de medula dendrítica, substituição deformante = deposição de osso novo)

Classificação (Steinberg):
  estágio 0 = normal
  estágio I = normal/padrão miliar trabecular manchado pouco detectável; cintilografia óssea/MR anormal
  estágio IIA = esclerose focal + osteopenia
  estágio IIB = esclerose distinta + osteoporose + sinal do crescente precoce
  estágio IIIA = afundamento subcondral ("sinal do crescente") + formação cística
  estágio IIIB = leve alteração no contorno da cabeça femoral/fratura subcondral + espaço articular normal
  estágio IV = colapso acentuado da cabeça femoral + significativo envolvimento acetabular
  estágio V = estreitamento do espaço articular + alterações acetabulares degenerativas

Classificação em MR de Necrose Asséptica *(Classificação de Mitchell)*			
Estágio	*T1*	*T2*	*Análogo a*
A	Alto	Intermediário	Gordura
B	Alto	Alto	Sangue subagudo
C	Baixo	Alto	Fluido/edema
D	Baixo	Baixo	Fibrose

NUC (80%–85% de sensibilidade):
  ◊ Imagens da medula óssea (com radiocoloides) mais sensíveis que as imagens ósseas (com difosfonatos)
  ◊ Mais sensíveis que radiografias simples na AVN precoce (evidência de isquemia vista até um ano antes)
  ◊ Menos sensível que a MR
  Técnica: melhoria da imagem com contagem dupla e colimação com orifícios estreitos
  √ Precoce: frio = defeito fotopênico (interrupção do suprimento sanguíneo)
  √ Tardio: "sinal da rosquinha" = *spot* frio circundado por aumento na captação secundária a:
    (a) revascularização capilar + síntese de osso novo
    (b) osteoartrite degenerativa

CT (utilizada para estagiamento de doença conhecida):
  √ O estagiamento melhora em 30%, se comparado com radiografias simples

MR (90%–100% de sensibilidade, 85% de especificidade para doença sintomática):
  Prevalência de doença clinicamente oculta: 6%
    ◊ Alterações nas imagens de MR refletem a morte de células adiposas medulares (e não a morte de osteócitos com lacunas vazias)!
    ◊ Imagens sagitais particularmente úteis!

NECROSE AVASCULAR PRECOCE:
- √ Realce diminuído pelo Gd em imagens STIR de recuperação-inversão-curta (muito precocemente)
- √ Banda com sinal de baixa intensidade com interface interna nítida + margem externa borrada em T1WI dentro de 12-48 horas (= mesenquimal + tecido de reparo fibroso, *debris* celulares amorfos, osso trabecular espesso) visto como:
    (a) banda estendendo-se até a placa óssea subcondral
    (b) anel completo (menos frequente)
- √ "Sinal de dupla linha" em T2WI (em 80%) [MAIS ESPECÍFICO] = justaposição da banda hiperintensa interna (tecido de granulação) + banda hipointensa externa (artefato químico/fibrose + esclerose)

NECROSE AVASCULAR AVANÇADA
- √ "Padrão de edema pseudo-homogêneo"
    = grandes áreas não homogêneas de intensidade de sinal diminuídas principalmente em T1WI
- √ Lesão hipo ou hiperintensa em T2WI
- √ Realce pelo meio de contraste na interface + medula óssea circundante + dentro da lesão

FRATURA SUBCONDRAL
- √ Predileção para a porção anterossuperior da cabeça femoral (imagens sagitais)
- √ Fenda de baixa intensidade de sinal correndo paralela à placa óssea subcondral, dentro de áreas de sinal de intensidade semelhante ao da gordura em T1WI
- √ Banda hiperintensa (= fenda de fratura preenchida com líquido articular/edema) dentro da medula óssea necrótica de sinal intermediário ou de baixa intensidade em T2WI
- √ Falta de realce dentro + em torno da fenda da fratura

COLAPSO EPIFISÁRIO
- √ Depressão focal do osso subcondral

Cx: osteoartrite precoce em todo o colapso da cabeça femoral + incongruência articular em 3-5 anos, se não tratada
Rx: (1) descompressão interna (para graus 0-II): sucesso maior com < 25% de envolvimento da cabeça femoral
(2) osteotomia (graus 0-II)
(3) artroplastia/artrodese/prótese total de quadril (para grau > III)
DDx: edema da medula óssea (alterações na medula óssea mal definidas, nenhuma interface reativa); fratura epifisária (áreas salpicadas/hipointensas lineares, depressão focal do contorno epifisário, espondiloartropatia

Doença de Blount
= TÍBIA VARA
= necrose avascular do côndilo tibial medial
Idade: > 6 anos
- claudicação, encurvamento lateral da perna
- √ Côndilo tibial medial aumentado + deformado (DDx: síndrome de Turner)
- √ Irregularidade da metáfise (prolongada com bico medialmente + posteriormente)

Doença de Calvé-Künnel-Verneuil
= OSTEOCONDROSE VERTEBRAL = VÉRTEBRA PLANA
= NECROSE AVASCULAR DO CORPO VERTEBRAL
Idade: 2-15 anos
- √ Colapso uniforme do corpo vertebral em um disco fino e chato
- √ Aumento da densidade da vértebra
- √ Arcos neurais NÃO afetados
- √ Os discos são normais com espaço de disco intervertebral normal
- √ Sinal da fenda com vácuo intravertebral (PATOGNOMÔNICO)

DDx: granuloma eosinofílico, doença metastática

Doença de Freiberg
[Albert Henry Freiberg (1868-1940), cirurgião ortopédico em Cincinnato; Ohio]
= osteocondrose da cabeça do segundo (terceiro/quarto) metatarso
Idade: 10-18 anos; M÷F = 1÷3
- metatarsalgia, edema, sensibilidade

Fase inicial:
- √ Achatamento, aumento da densidade, lesões císticas da cabeça metatarsiana
- √ Alargamento da articulação metatarsofalangiana

Fase tardia:
- √ Fragmento osteocondral
- √ Esclerose + achatamento da cabeça metatarsiana
- √ Aumento do espessamento cortical

Doença de Kienböck
= LUNATOMALACIA
[Robert Kienböck (1871-1953), radiologista em Viena, Áustria]
= necrose avascular de osso lunato
Predisposição: indivíduos cuja atividade é o trabalho manual com episódio único/repetido de trauma
Idade: 20-40 anos
Associada a: variante de ulna menor (ulna curta) em 75%
- dor progressiva + edema de tecido mole do punho
Localização: uni > bilateral (normalmente a mão direita)
- √ Inicialmente radiografia normal
- √ Fratura osteonecrótica do lunato carpiano
- √ Aumento de densidade + alteração da forma + colapso do lunato

Cx: separação do escafolunato, desvio ulnar do tríquetro, doença articular degenerativa nos compartimentos radiocarpiano/mediocarpiano
Rx: alongamento ulnar/encurtamento radial, substituição do lunato

Doença de Köhler
= necrose avascular do escafoide do tarso
Idade: 3-10 anos; meninos
- √ Contorno irregular
- √ Fragmentação
- √ Compressão tipo disco em direção AP
- √ Aumento de densidade
- √ Manutenção do espaço articular
- √ Diminuição/aumento da captação em estudo com radionuclídeos

Doença de Legg-Calvé-Perthes
= COXA PLANA
= necrose avascular idiopática da cabeça femoral em crianças; um dos locais mais comuns de AVN; em 5-10% bilateral
Idade: (a) 2-12 (pico, 4-8) anos: M÷F = 5÷1
(b) fase adulta: doença de Chandler
Causa: trauma em 30% (fratura subcapital, epifiseólise, deslocamento posterior esp.), redução fechada do deslocamento congênito de quadril, intervalo prolongado entre lesão e redução
Fisiopatologia:
suprimento sanguíneo insuficiente na cabeça femoral (placa epifisária age como barreira nas idades de 4-10 anos; vasos do ligamento redondo tornam-se não funcionais; suprimento sanguíneo é da artéria circunflexa medial + somente artéria epifisária lateral)
Estágios:
I = diagnóstico histológico + clínico sem achados radiográficos
II = esclerose ± alterações císticas com preservação do contorno + superfície da cabeça femoral
III = perda de integridade estrutural da cabeça femoral
IV = além da perda de integridade estrutural do acetábulo

- duração de 1 semana–6 meses (média 2,7 meses) dos sintomas antes da apresentação inicial: claudicação, dor

NUC (pode auxiliar no diagnóstico precoce):
- √ Captação diminuída (inicial) na cabeça femoral = interrupção de suprimento sanguíneo
- √ Captação aumentada (tardia) na cabeça femoral =
  - (a) revascularização + reparo ósseo
  - (b) osteoartrite degenerativa
- √ Maior atividade acetabular com doença articular degenerativa associada

RAIOS X:

Sinais iniciais:
- √ Epífise femoral menor que a porção contralateral (96%)
- √ Esclerose da epífise da cabeça femoral (sequestro + compressão) (82%)
- √ Leve alargamento do espaço articular em virtude do espessamento da cartilagem, falha no crescimento epifisário, presença de fluido articular, frouxidão articular (60%)
- √ Desmineralização do osso ipsilateral (46%)
- √ Alteração de contorno do tecido mole pericapsular por causa de atrofia dos tecidos moles periarticulares ipsilaterais (73%)
- √ Rarefação das áreas metafisárias lateral + medial do pescoço
- √ NUNCA ocorre destruição do córtex articular como na artrite bacteriana

Sinais tardios:
- √ Maturação óssea tardia de grau leve
- √ "Linha radiolucente crescente" de fratura subcondral = pouca lucência subcortical em forma de arco (32%)
- √ Fratura subcortical na superfície articular anterior (vista melhor na incidência vista *frog leg*)
- √ Fragmentação da cabeça femoral
- √ Cistos de colo femoral (decorrentes de hemorragia intramedular em resposta a fraturas de estresse)
- √ Corpos soltos (encontrados somente em homens)

Sinais regenerativos:
- √ Coxa plana = coleção achatada de fragmentos escleróticos (mais de 18 meses)
- √ Coxa magna = remodelamento da cabeça femoral para se tornar mais larga + mais achatada em configuração em cogumelo para se equiparar à metáfise alargada + placa epifisária

CT:
- √ Perda do sinal de "asterisco" (padrão estrelado de trabéculas cruzadas no centro da cabeça femoral) com distorção do asterisco e extensão para a superfície da cabeça femoral

MR:
- √ Intensidade de sinal normal na medula da epífise femoral substituída por baixa intensidade de sinal em T1WI + alta intensidade de sinal em T2WI = sinal do "asterisco"
- √ Sinal de "linha dupla" (80%) = margem esclerótica sem sinal produzindo uma linha entre o osso necrótico + viável com uma margem hiperintensa de tecido de granulação
- √ Fluido dentro do plano da fratura
- √ Incongruência da articulação do quadril: cabeça femoral lateral descoberta, inversão labral, deformidade da cabeça femoral

Cx: grave doença articular degenerativa no início da vida adulta
Rx: repouso no leito, órtese de abdução (para reduzir o estresse sobre a cabeça infartada)

Osteonecrose Metadiafisária
- √ Margem hipointensa bem definida em serpentina circundando uma região central de intensidade de sinal de gordura em T1WI
- √ Sinal de "linha dupla" = bandas de baixa + alta intensidade de sinal que seguem juntas em paralelo em torno de uma região central de baixa intensidade de sinal (= osso necrótico) em T2WI (praticamente PATOGNOMÔNICO)

Doença de Panner
(NÃO é osteonecrose)
= desordem benigna autolimitada de ossificação fragmentada na epífise do capítulo)
Idade: crianças de 7–12 anos de idade

Doença de Preiser
= osteonecrose não traumática do escafoide

Osteonecrose Espontânea do Joelho
= SONK
Causa: ? laceração do menisco (78%), trauma com microfraturas resultantes, insuficiência vascular, doença articular degenerativa, condromalacia grave, gota, artrite reumatoide, corpos articulares, injeção de esteroide intra-articular (45–85%)
Idade: sétima década (faixa 13–83 anos)
- início agudo da dor

Localização: côndilo medial de sustentação de peso mais na direção do epicôndilo (95%), côndilo lateral (5%), pode envolver o platô tibial
- √ Radiografias geralmente normais (em 3 meses após o início)
- √ Cintilografia óssea positiva em 5 semanas (mais sensível)
- √ Achatamento do segmento de sustentação de peso do epicôndilo femoral medial
- √ Foco radiolucente no osso subcondral + zona periférica de osteoclerose
- √ Fratura subcondral horizontal (em 6–9 meses) + fragmento osteocondral
- √ Reação periosteal ao longo do lado medial da diáfise femoral (30–50%)

Cx: osteoartrite

Necrose Avascular (AVN) Talar
◊ Fraturas envolvendo o corpo talar têm maior prevalência de AVN
Risco de AVN:
  (a) fratura não deslocada
    – fratura de colo talar (tipo I de Hawkins) 0–15%
  (b) fratura com deslocamento/luxação de:
    – articulação subtalar (tipo II de Hawkins) 20–50%
    – articulações do tornozelo + subtalar (tipo III de Hawkins) . . . . quase 100%
    – articulações subtalar tibiotalar + talonavicular (tipo IV de Hawkins) 100%
- √ Aumento da opacidade do domo talar/esclerose
- √ Deformidade + colapso articular + fragmentação óssea
- √ Sinal de Hawkins ausente = linha radiolucente subcondral fina ao longo do domo talar (por osteopenia por desuso) indica um adequado suprimento sanguíneo

SÍNDROME DO NEVO DE CÉLULAS BASAIS
= SÍNDROME DO CARCINOMA BASOCELULAR NEVOIDE = SÍNDROME DE GORLIN-GOLTZ
= síndrome de herança autossômica dominante caracterizada por
  (1) múltiplos carcinomas basocelulares cutâneos durante a infância
  (2) ceratocistos odontogênicos da mandíbula
  (3) calcificações ectópicas
  (4) anomalias esqueléticas (hipoplasia mediofacial, formação de bossa frontal, prognatismo)

- múltiplos carcinomas nevoides células basais (nariz, boca, tórax, dorso) em idade média de 19 anos; após a puberdade são agressivos, podem-se metastatizar
- pequenos defeitos em depressões nas palmas + solas
- retardo mental

Associação a: alta incidência de meduloblastomas em crianças; fibroma ovariana (em 17%); fibroma cardíaco (em 14%)

√ Hipoplasia mandibular:
  √ Múltiplos cistos mandibulares + maxilares (cistos dentários + dentição ectópica)
√ Anomalias das cinco costelas superiores:
  √ Costela bifurcada = bífida (com mais frequência da quarta costela)
  √ Agenesia/costelas supernumerárias
  √ Fusão de costelas adjacentes
  √ Costelas displásicas distorcidas
√ Processos espinhosos bífidos, espinha bífida
√ Escoliose (cervical + torácica superior)
√ Hemivértebra + vértebra em bloco
√ Deformidade de Sprengel (escápula elevada, hipoplásica, encurvada)
√ Deficiência de clavícula lateral
√ Braquidactilia
√ Extensa calcificação da foice + tentório
√ Calcificações ectópicas do tecido subcutâneo, ovários, ligamentos sacrotuberosos, mesentério
√ Ponte óssea da sela túrcica
√ Macrocefalia

SÍNDROME DA CRIANÇA ESPANCADA

= SÍNDROME DE CAFFEY-KEMPE = ABUSO DE CRIANÇAS = SÍNDROME DO ESTRESSE TRAUMÁTICO INFANTIL/FAMILIAR = TRAUMA NÃO ACIDENTAL

◊ Causa mais comum de lesões intracranianas sérias em crianças < 1 ano de idade; terceira causa mais comum de morte em crianças após a síndrome de morte súbita infantil + acidentes verdadeiros

Prevalência: 1,7 milhão de casos publicados + 883.000 comprovados nos Estados Unidos em 1990 (45% crianças negligenciadas, 25% fisicamente maltratadas, 16% sofreram abuso sexual); resultando em 2.500–5.000 mortes a cada ano; 5–10% das crianças atendidas em serviços de emergência

Idade: geralmente < 2 anos

- queimaduras cutâneas, abrasões, lacerações, hematomas (SNAT = suspeita de trauma não acidental)

@ trauma esquelético (50–80%)
  Sítio: múltiplas costelas, esterno, separação costocondral/costovertebral, acrômio, crânio, formação vertebral em cunha anterior-superior, tíbia, metacarpo
  Locais não usuais: fratura transversa do esterno, extremidade lateral das clavículas, escápula, compressão vertebral, deslocamento de fratura vertebral, estreitamento do espaço discal, processos espinhosos
  Outros indícios: fraturas bilaterais agudas, fraturas das extremidades inferiores em crianças que ainda não andam
  √ Múltiplas fraturas assimétricas em diferentes estágios de reparo (lesão repetida = MARCA DE DISTINÇÃO)
  √ Formação exuberante de calos em locais de fratura
  √ Fratura por avulsão de inserção ligamentar; observada com frequência SEM reação periosteal
  @ epífise
    √ Separação das epífises distais
  @ metáfise
    √ Irregularidade marcante + fragmentação das metáfises (DDx: estágio de osteocondrite da sífilis congênita; infrações do escorbuto)
    √ Fratura do "canto" (11%) = fratura "em alça de balde" = avulsão de um fragmento metafisário arqueado sobrejacente à cartilagem epifisária lucente
      Causa: súbito movimento de torção da extremidade (periósteo puxado da diáfise, mas inserido fortemente à metáfise)
      Localização: joelho, cotovelo, tíbia distal, fíbula, rádio, ulna
  @ diáfise
    √ Fratura em espiral isolada (15%) secundária a uma força rotatória externa aplicada ao fêmur/úmero
    √ Extensa reação periosteal proveniente de hemorragia subperiosteal aparente 7–14 dias após lesão (DDx: escorbuto, deficiência de cobre)
    √ Hiperostose cortical estendendo-se às placas epifisárias (DDx: não na hiperostose cortical infantil)

@ traumatismo craniano (13–25%)
  ◊ Causa mais comum de morte + incapacidade física!
  (1) lesão de impacto com forças translacionais: fratura de crânio (calota flexível + meninges reduzem a probabilidade de fraturas do crânio), hematoma subdural, contusão cerebral, hemorragia cerebral, infarto, edema generalizado
  (2) lesão em chicote com força rotacional: lesões por cisalhamento + hemorragia subaracnoide associada
- fontanelas abauladas, convulsões
- lesões oculares, descolamento de retina

Raios X de crânio (fratura associada em 1%):
  √ Fratura linear > fratura cominutiva > diástase (notavelmente ausentes)
CT:
  √ Hemorragia subdural (mais comum): localização inter-hemisférica mais comum
  √ Hemorragia subaracnóidea
  √ Hemorragia epidural (incomum)
  √ Edema cerebral (focal, multifocal, difuso)
  √ Contusão cerebral aguda como coleção ovoide de sangue intraparenquimatoso com edema circundante
MR:
  ◊ Mais sensível na identificação de hematomas em diferentes idades
  √ Lesões de estiramento da substância branca visualizadas como áreas de T1 + T2 prolongados na junção corticomedular, centro semioval, corpo caloso

@ trauma visceral (3%)
  ◊ Segunda causa importante de morte na criança espancada
  Causa: trauma fechado no abdômen (soco, chute)
  Idade: geralmente > 2 anos
  √ Intestino delgado/ruptura gástrica
  √ Hematoma do duodeno/jejuno
  √ Contusão/laceração do pulmão, pâncreas, fígado, baço, rim
  √ Pseudocisto traumático pancreático

Cx: (1) atrofia cerebral (até 100%)
(2) infarto (50%)
(3) higroma subdural
(4) encefalomalacia
(5) porencefalia

DDx: periostite normal da infância, terapia ventilatória a longo prazo na prematuridade, osteogênese imperfeita, insensibilidade congênita à dor, hiperostose cortical infantil, síndrome do cabelo crespo de Menkes, displasia condrometafisária tipo Schmid, escorbuto, metafisite sifilítica congênita

DEFEITO CORTICAL BENIGNO

= defeito ósseo intracortical do desenvolvimento

Idade: geralmente 1ª–2ª década; incomum em meninos < 2 anos de idade; incomum em meninas < 4 anos de idade

- assintomático

Sítio: metáfise de ossos longos

√ Lucência oval/circular bem definida intracortical
√ Geralmente < 2 cm de comprimento
√ Margens escleróticas

Cx: fratura patológica/avulsão após trauma leve (infrequente)

Prognóstico: (1) cicatrização espontânea resultando em esclerose/desaparecimento
(2) balonamento da superfície endosteal do córtex = defeito fibroso cortical
(3) extensão medular resultando em fibroma não ossificante

INFARTO ÓSSEO

Etiologia:
A. Oclusão de vaso:
   (a) trombo: doença tromboembólica, anemia falciforme (hemoglobina SS + SC), policitemia vera rubra
   (b) gordura: pancreatite (necrose gordurosa intramedular decorrente de lipase circulante), alcoolismo
   (c) gás: doença de *caisson*, astronautas
B. Doença da parede vascular:
   1. Arterite: SLE, artrite reumatoide, poliarterite nodosa, sarcoidose
   2. Arteriosclerose
C. Compressão vascular por deposição de:
   (a) gordura: terapia com corticosteroides (p. ex., transplante renal, doença de Cushing)
   (b) sangue: trauma (fraturas + deslocamentos)
   (c) células inflamatórias: osteomielite, infecção, histiocitose X
   (d) edema: radioterapia, hipotireoidismo, geladura
   (e) substâncias: doença de Gaucher (compressão vascular por histiócitos cheios de lipídios), gota
D. Outros: idiopática, hipopituitarismo, feocromocitoma (doença trombótica microscópica), osteocondroses

Infarto Medular

◊ Artéria nutrícia é o único suprimento para a diáfise!

Localização: fêmur distal, tíbia proximal, asas ilíacas, costelas, úmero

(a) fase aguda:
   √ Não há alterações radiográficas sem envolvimento cortical
   √ Área de rarefação
   √ Área infartada hipointensa em T1WI + hiperintensa em T2WI
   √ Cintilografia da medula óssea: captação diminuída no RES medular por longo período de tempo
   √ Cintilografia óssea: lesão deficiente em fótons dentro de 24–48 horas: aumento da captação após circulação colateral estabelecida

(b) fase de cicatrização (cicatrização completa/fibrose/calcificação)
   √ Demarcação por zona de calcificação serpiginosa/linear + ossificação paralela ao córtex
   √ Osso denso indicando revascularização
   √ Lesão focal com intensidade de sinal de medula adiposa centralmente + margem hipointensa circundante (correspondente a osso reativo/esclerótico)

Infarto Cortical

◊ Requer comprometimento de
   (a) artéria nutrícia e (b) vasos periosteais!

Idade: particularmente na infância quando o periósteo é facilmente elevado por edema

√ Necrose avascular = osteonecrose
√ Osteocondrose dissecante

Cx: (1) distúrbios do crescimento
   √ Epífises em taça/triangulares/em cone
   √ Corpos vertebrais em forma de "H"
(2) fibrossarcoma (mais comum), histiocitoma fibroso maligno, cistos benignos
(3) osteoartrite

ILHA ÓSSEA

= ENOSTOSE = ENDOSTEOMA = ILHA COMPACTA
= ESCLEROSE FOCAL = ILHA ÓSSEA ESCLERÓTICA
= DEFEITO MEDULAR CALCIFICADO
= lesão focal de osso densamente esclerótico (compacto) localizada dentro da esponjosa

Idade: qualquer idade (principalmente 20–80 anos de idade); cresce mais rapidamente em crianças

Histologia: ninhos lamelares de osso compacto com sistema harversiano incrustado no canal medular

Patogênese: ? hamartoma cortical deslocado
? erro do desenvolvimento da ossificação endocondral como uma coalescência de trabéculas ósseas maduras, com insuficiência para desenvolver remodelamento; não herdada

- assintomático

Localização: ílio + fêmur proximal (88–92%), costelas, coluna (1–14%), úmero, falanges (não no crânio)

√ Lesão osteoblástica solitária oblonga/circular/oval com abrupta transição para o osso trabecular normal
√ Eixo longo das ilhas ósseas paralelas ao eixo longo do osso
√ Geralmente com tamanho de 2 mm–10 mm; lesão > 2 cm no maior eixo = **ilha óssea gigante**
√ Margens em "borda de pincel" = "radiações espinhosas" = margens nitidamente demarcadas com radiações periféricas plumosas (MARCA DE DISTINÇÃO) misturadas a trabéculas de esponjosa circundante
√ Pode mostrar atividade na cintigrafia óssea, esp. se grande (33%)
√ Pode mostrar crescimento lento/diminuição de tamanho (32%)
√ NENHUM envolvimento do córtex/radiolucências/reação periosteal

Prognóstico: pode aumentar para 8–12 cm com o passar dos anos (40%); pode diminuir/desaparecer

DDx: (1) metástase osteoblástica (agressiva, destruição do córtex, reação periosteal)
(2) osteossarcoma de baixo grau (espessamento cortical, extensão além da cavidade medular)
(3) osteoma osteoide (dor aliviada por aspirina, ninho)
(4) osteoblastoma benigno
(5) fibroma não ossificante involuntário substituído por densa cicatriz óssea
(6) foco excêntrico de displasia fibrosa monostótica
(7) osteoma (lesão de superfície)

BRUCELOSE

= zoonose multissistêmica de distribuição mundial; endêmica na Arábia Saudita, Península Arábica, América do Sul, Espanha, Itália (secundária à ingestão de leite não pasteurizado/produtos do leite)

Organismo: pequeno cocobacilo gram-negativo não móvel, não formador de esporos, aflagelado e não encapsulado: *Brucella abortus, B. suis, B. canis, B. melitensis*

Modo de transmissão: manuseio de produtos de animais contaminados (excretas de animais infectados, como urina, fezes, leite, produtos de concepção) ou consumo de produtos lácteos feitos com leite não pasteurizado

Histologia: pequenos patógenos intracelulares causam um granuloma pequeno não caseoso dentro do RES

Localização: o local mais comum de envolvimento é o sistema reticuloendotelial; sistema musculoesquelético

- 1–3 semanas entre a infecção inicial + sintomas
  ◊ Evidência radiológica de doença em 69% dos locais sintomáticos!

@ espondilite brucelar (53% = o local mais comum)

Idade: a idade média no início é 40 anos
- dor, sensibilidade localizada, radiculopatia, mielopatia

Localização: lombar (71%) > toracolombar (10%) > lombossacra (8%) > cervical (7%) > torácica (4%)

(a) forma focal
  √ Destruição do osso na junção discovertebral (aspecto anterior do platô vertebral superior)
  √ Associada à esclerose óssea + formação anterior de osteófitos + pequena quantidade de gás
(b) forma difusa: acometimento de todo o platô vertebral/corpo vertebral com disseminação para os discos adjacentes + corpos vertebrais
  √ Destruição óssea associada à esclerose
  √ Pequena quantidade de gás intradiscal (25–30%)
  √ Envolvimento da articulação da faceta
  √ Obliteração dos planos gordurosos da musculatura paraespinhal
  √ Pequeno abscesso paraespinhal (menos que na TB)
  √ Nenhuma/mínima extensão epidural
  DDx: TB (abscesso paraespinhal, giba)

@ doença extraespinhal
(a) sinovite brucelar (81%)
  Localização: joelho > junção sacroilíaca > ombro > quadril > articulação esternoclavicular > tornozelo > cotovelo
  Localização: organismo localizado na membrana sinovial
  - efusão articular estéril serossanguinolenta
(b) artrite destrutiva brucelar (9%)
  √ Indistinguível da artrite tuberculosa/piogênica
(c) osteomielite brucelar (2%)
  - dor, edema, sensibilidade
(d) miosite brucelar (2%)

Dx: testes sorológicos (ELISA, contraimunoeletroforese, teste da rosa de begala)
Rx: combinação de aminoglicosídeos + tetraciclinas
DDx: displasia fibrosa, tumor benigno, osteoma osteoide

DOENÇA DE *CAISSON* (DOENÇA DOS CAIXÕES)

= SÍNDROME DA DESCOMPRESSÃO = CURVAS

Etiologia: durante a descompressão muito rápida = redução da pressão circundante (ascensão de um mergulho, saída de uma câmara tipo caixão (*caisson*)/hiperbárica, ascensão à altitude) bolhas de nitrogênio se formam (o nitrogênio é mais solúvel na gordura do panículo adiposo, medula espinal, cérebro, ossos contendo medula óssea)

- "curvas" = dor local nos joelhos, cotovelo, ombro, quadril
- sintomas neurológicos (parestesia, envolvimento importante espinhal/cerebral)
- "asfixia" = desconforto subesternal + tosse (embolia dos vasos pulmonares)

Localização: principalmente nos ossos tubulares longos das extremidades inferiores (extremidade distal da diáfise + porção epifisária); lesões simétricas

√ Precocemente: área de rarefação
√ Fase de cicatrização: formação irregular de novo osso com maior densidade
√ Zona periférica de calcificação/ossificação
√ Necrose isquêmica da superfície articular com osteoartrite secundária

DOENÇA DA DEPOSIÇÃO DO PIROFOSFATO DI-HIDRATADO DE CÁLCIO

= CPPD = PSEUDOGOTA = CONDROCALCINOSE FAMILIAR

◊ Artropatia cristalina mais comum

Tipos:
1. Forma osteoartrítica (35–60%)
2. Pseudogota = sinovite aguda (10–20%)
3. Forma reumatoide (2–6%)
4. Artropatia pseudoneuropática (2%)
5. Assintomática com pseudogota tofácea (comum)

Associada a: hiperparatireoidismo, hipotireoidismo, hemocromatose, hipomagnesemia

Prevalência: disseminada na população idosa; M÷F = 3÷2

- cristais de pirofosfato de cálcio no líquido sinovial + dentro de leucócitos (padrão birrefringente de difração caracteristicamente fracamente positivo)
- inflamação articular aguda/subaguda/crônica

Localização:
(a) joelho (especialmente menisco + cartilagem da articulação patelofemoral)
(b) punho (fibrocartilagem triangular na articulação radioulnar bilateralmente)
(c) pelve (articulação sacroilíaca, sínfise)
(d) coluna (ânulo fibroso dos discos intervertebrais lombares; NUNCA no núcleo pulposo como na ocronose)
(e) articulações do ombro glinoide, quadril (lábio), cotovelo, tornozelo, acromioclavicular

√ Condrocalcinose poliarticular (na cartilagem fibro e hialina)
√ Grande cisto subcondral (MARCA DE DISTINÇÃO)
√ Corpos intra-articulares numerosos (fragmentação do osso subcondral)
√ Envolvimento de tendões, bursas, pavilhão auricular

Observação: a artropatia por pirofosfato assemelha-se à osteoartrite: estreitamento do espaço articular + esclerose subcondral extensa

@ mão
Distribuição: compartimento radiocarpiano; articulação trapezioescafoide + articulações 1 CMC+; 2, 3 MCP+; simétrica bilateral

√ Semelhante à doença articular degenerativa (sem envolvimento de DIP e PIP)
√ Pequenos osteócitos semelhantes a ganchos no aspecto radial das cabeças metacárpicas 2 e 3
√ Extenso estreitamento/obliteração do espaço articular entre o rádio distal + escafoide:
  √ Incorporação de escafoide na superfície articular do rádio
  √ Cistos proeminentes
√ Calcificação da fibrocartilagem triangular
√ Separação do escafolunato
√ Destruição do espaço trapezioescafoide

@ joelho
  √ Compartimentos femorotibial medial + patelofemoral envolvidos em geral simultaneamente (como na osteoartrite), mas com maior destruição óssea + fragmentação
  √ Estreitamento desproporcional da articulação patelofemoral
@ coluna
  √ Condrocalcinose/calcificações de fibras externas do ânulo fibroso semelhantes a sindesmófitos
  √ Linha radiodensa vertical na sínfise púbica

DISPLASIA CAMPTOMÉLICA
= nanismo autossômico recessivo/esporádico
Incidência: 0,05÷10.000 nascimentos
Associada a:
1. Hidrocefalia (23%)
2. Doença cardíaca congênita (30%): VSD, ASD, tetralogia, AS
3. Hidronefrose (30%)
- mácula pré-tibial
√ Macrocefalia, fenda palatina, micrognatia (90–99%)
@ tórax e coluna
  √ Escápula hipoplásica (92%)
  √ Tórax estreito em forma de sino
  √ corpos vertebrais hipoplásicos + pedículos não mineralizados (especialmente coluna cervical inferior)
@ pelve
  √ Ossos ilíacos estreitados verticalmente
  √ Inclinação vertical do ísquio
  √ Sínfise alargada
  √ Ossos ilíacos estreitados com pequenas asas
  √ Acetábulo raso
@ extremidades (extremidade inferior mais gravemente afetada)
  √ Deslocamento dos quadris + joelhos
  √ Encurvamento anterior dos ossos longos (= campto): marcado na tíbia + moderado no fêmur
  √ Fíbula hipoplásica
  √ Pequeno centro de ossificação secundário do joelho
  √ Pequeno centro de ossificação primário do talo
  √ Pé torto congênito
OB-US:
  √ Encurvamento da tíbia + fêmur
  √ Diminuição da circunferência torácica
  √ Escápula hipoplásica
  √ ± fenda palatal
Prognóstico: morte geralmente < 5 meses de idade (dentro do primeiro ano em 97% por insuficiência respiratória)

SÍNDROME DO TÚNEL DO CARPO
= síndrome de compressão causada por pressão crônica no nervo mediano no túnel do carpo
Etiologia:
(a) intrínseco: tendinite do flexor ou tenossinovite, desordem infiltrativa, massa, cisto, hipertrofia muscular (decorrente de flexão repetitiva do punho/dedo), origem anômala dos músculos lumbricais
(b) extrínseca: massa, instabilidade do carpo, doença de Keinböck
Patogênese: provavelmente isquemia com congestão venosa (estágio 1), edema do nervo por dano anóxico ao endotélio capilar (estágio 2), comprometimento do retorno venoso + suprimento arterial (estágio 3)
- desconforto noturno na mão
- fraqueza, dificuldade de manejo, parestesias digitais
MR:
  √ "Pseudoneuroma" do nervo mediano = edema do nervo mediano proximal ao túnel do carpo
  √ Edema do nervo dentro do túnel do carpo
  √ Aumento da intensidade do sinal do nervo em T2
  √ Encurvamento volar do retináculo dos flexores
  √ Edema da bainha dos tendões (por causa de tenossinovite)
  √ Massa(s) dentro do túnel do carpo
  √ Intensificação acentuada (edema do nervo = quebra da barreira sangue-nervo)
  √ Nenhum reforço (isquemia) provocado pela posição viciosa do punho em extensão/flexão

SÍNDROME DE CARPENTER
= ACROCEFALOPOLISSINDACTILIA TIPO 2
autossômica recessiva
- retardo
- hipogonadismo
√ Canal arterial patente
√ Acro(oxi)cefalia
√ Polissindactilia pré-axial + sindactilia dos tecidos moles

SÍNDROME CEREBROCOSTOMANDIBULAR
= rara desordem óssea de transmissão incerta
- desconforto respiratório (em razão de tórax flutuante + anormalidades das vias aéreas)
√ 11 pares de costelas:
  √ Articulações costovertebrais anormais
  √ Intervalos de ossificação posterior semelhantes a fraturas
√ Microcefalia
√ Micrognatia
√ Doença cardíaca congênita
DDx: fraturas múltiplas

CONDROBLASTOMA
= TUMOR DE CODMAN = CONDROBLASTOMA BENIGNO = TUMOR DE CÉLULAS GIGANTES CONTENDO CARTILAGEM
Incidência: 1% das neoplasias ósseas primárias (700 casos na literatura mundial)
Idade: pico na segunda década (faixa de 8–59 anos); 10–26 anos (90%); M÷F = 2÷1; ocorre antes da cessação do crescimento ósseo encondral
Patologia: derivado de células da cartilagem primitiva
Histologia: condroblastos poliédricos + células gigantes multinucleadas + nódulos de material amorfo róseo (= condroide) = tumor de células gigantes condromatoso epifisário (semelhante ao fibroma condromixoide); calcificação em "rede de arame" = a deposição pericelular de calcificação é praticamente PATOGNOMÔNICA
- sintomático por meses ou anos antes do tratamento
- leve dor articular, sensibilidade, edema (derrame articular)
- limitação do movimento
Localização:
(a) ossos longos (80%): fêmur proximal + trocanter maior (23%), fêmur distal (20%), tíbia proximal (17%), úmero proximal (17%)
  ◊ Dois terços nas extremidades inferiores, em torno de 50% nos joelhos
  ◊ Pode ocorrer em apófises (trocanteres menor + maior, patela, tuberosidade maior do úmero)
(b) ossos chatos: próximo à cartilagem trirradiada do osso inominado, costela (3%)
(c) ossos tubulares curtos da mão + pés
Localização: excêntrica, medular, subarticular, com placas de crescimento abertas (98% começa na epífise); o crescimento tumoral pode continuar até envolver a metáfise (50%) + raramente a diáfise
√ Lesão lítica oval/circular da epífise excentricamente posicionada
√ 1–4 cm de diâmetro ocupando < metade da epífise

√ Margem esclerótica bem definida, lobulada em 50%
√ Calcificações puntiformes/irregulares em 25–30–50% (grupamentos cartilaginosos visualizados melhor por CT)
√ Borda cortical recortada intacta
√ Reação periosteal espessa na metáfise (50%)/envolvimento articular
√ Periostite da metáfise adjacente/diáfise (30–50%)
√ Placa de crescimento aberta na maioria dos pacientes
MR:
  ◊ MR tende a superestimar a extensão + agressividade em decorrência de uma grande área de edema reacional!
  √ Intensidade do sinal intermediária a baixa em T2WI em relação à gordura
  √ Extensas anomalias de sinal intramedulares compatíveis com edema da medula óssea
  √ Margem periférica de muito baixa intensidade de sinal
  √ Alterações hipointensas em T1WI + hiperintensas em T2WI nos tecidos moles adjacentes (edema muscular) em 50%
  √ ± derrame articular
Prognóstico: quase sempre benigno; pode-se tornar localmente agressivo; raramente metastatiza
Dx: biopsia cirúrgica
Rx: curetagem + tamponamento com esquírolas ósseas (recidiva em 25%)
DDx: (1) necrose isquêmica da cabeça femoral (pode ser indistinguível, de configuração mais irregular)
  (2) tumor de células gigantes (geralmente maior + menos bem demarcado, não calcificado, grupo etário idoso com placa de crescimento fechada)
  (3) fibroma condromixoide
  (4) encondroma
  (5) osteomielite (menos bem definida, margens variáveis)
  (6) cisto ósseo aneurismático
  (7) *ganglion* intraósseo
  (8) histiocitose de células de Langerhans (menos bem definida, margens variáveis)
  (9) sarcoma de osso primário

CONDRODISPLASIA PUNTIFORME
= EPÍFISE PONTILHADA CONGÊNITA = DISPLASIA EPIFISÁRIA PUNCTATA = CONDRODISTROFIA CALCIFICANTE CONGÊNITA
Etiologia: desordem peroxissomal caracterizada por deficiência do plasmalogênio fibroblástico
Incidência: 1÷110.000 nascimentos
  A. CONDRODISPLASIA PUNTIFORME AUTOSSÔMICA RECESSIVA = TIPO RIZOMÉLICO
  Associada a: CHD (comum)
  • face achatada
  • cataratas congênitas
  • espessamento cutâneo ictiótico
  • retardo mental
  • fenda palatina
  √ Múltiplas e pequenas calcificações puntiformes de vários tamanhos nas epífises (joelho, quadril, ombro, punho), na base do crânio, nos elementos posteriores das vértebras, na cartilagem respiratória dos tecidos moles (pescoço, extremidades costais) antes do surgimento dos centros de ossificação
  √ Encurtamento proeminente simétrico do fêmur + úmero (raramente todos os membros simetricamente afetados)
  √ Luxação congênita do quadril
  √ Contraturas em flexão das extremidades
  √ Pé torto congênito
  √ Divergência metafisária dos ossos tubulares proximais (em particular próximo ao joelho)
  √ Espessamento das diáfises
  √ Calcificações vertebrais + calcificações paravertebrais proeminentes
  √ Fendas coronais nos corpos vertebrais
  Prognóstico: morte geralmente < 1 ano de idade
  DDx: síndrome de Zellweger
  B. DOENÇA DE CONRADI-HÜNERMANN = TIPO NÃO RIZOMÉLICO
  variedade mais comum mais leve e não letal; autossômica dominante
  • inteligência normal
  √ Mais disseminada, porém com envolvimento mais leve, como acima
  Prognóstico: sobrevida geralmente até a vida adulta
Cx: insuficiência respiratória (grave subdesenvolvimento das costelas), estenose traqueal, compressão da medula espinhal
DDx: (1) cretinismo (pode mostrar fragmentação epifisária, calcificações muito maiores dentro da epífise)
  (2) embriopatia pelo uso de varfarina
  (3) síndrome de Zellweger

DISPLASIA CONDROECTODÉRMICA
= SÍNDROME DE ELLIS-VANCREVELD = DISPLASIA MESODÉRMICA
= nanismo acromesomélico autossômico recessivo
Incidência: 120 casos; em comunidades fechadas (Amish)
Associada a: cardiopatia congênita em 50% (átrio único, ASD, VSD)
• displasia ectodérmica:
  – unhas em forma de baqueta hipoplásicas e quebradiças ausentes
  – dentes irregulares + pontiagudos, displásicos, anodontia parcial, os dentes podem estar presentes ao nascimento
  – cabelos finos e escassos
• obliteração do espaço mucobucal maxilar (frênulo espesso entre a mucosa alveolar + lábio superior)
• estrabismo
• malformações genitais: epispádia, hipospádia, genitália externa hipoplásica, não descida dos testículos
√ Hepatosplenomegalia
√ Maturação esquelética acelerada
√ Coluna normal
@ crânio
  √ Ossos vermianos
  √ Fenda labial
@ tórax
  √ Tórax longo e estreito em AP + dimensões transversas exagerando o tamanho cardíaco
  √ Cardiomegalia (frequentemente ASD/átrio único)
  √ Costelas horizontais curtas + expansão óssea anterior
  √ Clavículas elevadas
@ pelve
  √ Ílio pequeno e achatado
  √ Acetábulo em forma de tridente com endentação no teto + esporão ósseo (quase PATOGNOMÔNICO)
  √ Exostoses acetabular + tibial
@ extremidades
  √ Variedade de micromelia (= espessamento + encurtamento de todos os ossos longos):
    √ Acromelia = hipoplasia/ausência de falanges terminais
    √ Mesomelia = encurtamento dos antebraços + pernas inferiores (rádio + tíbia > úmero + fêmur)
  √ Epífises em forma de cone
  √ Ossificação prematura das epífises umeral proximal + femoral
@ extremidade superior
  √ Antebraço em "baqueta de tambor" = edema da extremidade proximal da ulna + extremidade distal do rádio

√ Deslocamento anterior da cabeça radial (em decorrência do encurtamento da ulna)
√ Fusão cárpica/tarsiana = fusão frequente de dois ou mais ossos do carpo (hamato + capitato) + do tarso (após a ossificação completa)
√ Ossos do carpo supranumerários
√ Polidactilia pós-axial comum (geralmente dedos, raramente artelho) ± sindactilia das mãos + pés

@ extremidade inferior
√ Genuvalgo:
  √ Inclinação da metáfise tibial proximal (= desenvolvimento retardado do platô tibial)
  √ Encurtamento excessivo da fíbula
  √ Alargamento da diáfise tibial proximal
  √ Exostose diafisária tibial medial

OB-US:
√ Encurtamento proporcional dos ossos longos
√ Tórax pequeno com diminuição da circunferência
√ Aumento do índice cardiotorácico
√ ASD
√ Polidactilia

Prognóstico: morte dentro do primeiro mês de vida em 33–50% (por causa de insuficiência respiratória/complicações cardíacas)
DDx: displasia torácica asfixiante (distinção difícil); acondroplasia rizomélica

CONDROMALACIA PATELAR
= amolecimento patológico da cartilagem patelar levando a defeitos de superfície (*chondrosis*)/osteoartrite
Causa: trauma, anormalidade da posição da patela
• dor no joelho anterior
• assintomática (diagnóstico artroscópico acidental)

FIBROMA CONDROMIXOIDE
Tumor cartilaginoso raro e benigno, inicialmente surgindo no córtex
Incidência: < 1% de todos os tumores ósseos
Histologia: tecido mixoide + condroide + fibroso (relacionado com o condroblastoma); pode ser confundido com o condrossarcoma
Idade: pico na segunda e terceira décadas (faixa de 5–79 anos); M÷F = 1÷1
• dor local lentamente progressiva, edema, restrição dos movimentos
Localização: (a) ossos longos (60%): próximo ao joelho (50%), tíbia proximal (82% das lesões tibiais), fêmur distal (71% das lesões femorais), fíbula
(b) ossos tubulares curtos da mão + pés (20%)
(c) ossos chatos: pelve, costelas (clássico, mas incomum)

Sítio: metafisário excêntrico (47–53%), metadiafisário (20–43%), metaepifisário (26%), diafisário (1–10%), epifisário (3%)
√ Lesão ovoide expansiva com centro radiolúcido + forma oval em cada extremidade da lesão
√ Maior eixo paralelo ao eixo longo do osso acometido (1–10 cm de comprimento e 4–7 cm de largura)
√ Destruição óssea geográfica (100%)
√ Margem esclerótica bem definida (86%)
√ Cápsula expandida = córtex sobrejacente adelgaçado + protruso (68%)
√ Erosão cortical parcial (68%)
√ Margem recortada (58%)
√ Septações (57%) podem mimetizar trabeculações
√ Calcificações pontilhadas dentro do tumor em lesões avançadas (7%)
√ NENHUMA reação periosteal (a menos que fraturada)
Prognóstico: 25% de recorrência após curetagem
Cx: degeneração maligna distintamente não usual
DDx: (1) cisto ósseo aneurismático
(2) cisto ósseo simples
(3) fibroma não ossificante
(4) displasia fibrosa
(5) encondroma
(6) condroblastoma
(7) granuloma eosinofílico
(8) defeito fibroso cortical
(9) tumor de células gigantes

CONDROSSARCOMA
A. CONDROSSARCOMA PRIMÁRIO
   sem lesão preexistente
B. CONDROSSARCOMA SECUNDÁRIO
   como complicação de uma anormalidade esquelética preexistente como:
   1. Osteocondroma
   2. Encondroma
   3. Condroma parosteal
Disseminação: via cavidade da medula/periósteo
Metástases (incomuns) para: pulmão, espaço epidural
CT:
√ Mineralização da matriz condroide de "anéis e arcos" (CARACTERÍSTICO) em 70%
√ Porção não mineralizada de tumor hipodenso para o músculo (alto conteúdo de água da cartilagem hialina)
√ Extensão para os tecidos moles
MR:
√ Intensidade de sinal baixa a intermediária em T1
√ Alta intensidade de sinal em T2 + áreas hipointensas (por causa de mineralização/septos fibrosos)

Classificação da Condromalacia Patelar		
Grau	Patologia Artroscópica	T1WI da MR
1	amolecimento + edema da cartilagem articular (condrose)	áreas focais hipointensas que não se estendem para a superfície da cartilagem/osso subcondral (MR/artrografia por MR não confiáveis); ± edema de cartilagem
2	formação de bolhas da cartilagem articular produzindo deformidades na superfície < 1 cm em diâmetro	áreas focais hipointensas que se estendem para a superfície da articular, com preservação das margens nítidas de cartilagem; afinamento/edema de cartilagem
3	irregularidade de superfície + fibrilação com extensão mínima para o osso subcondral > 1 cm de diâmetro	cartilagem em "carne de caranguejo" = áreas focais hipointensas que se estendem para a superfície articular, mas não para a superfície óssea; perda da margem escura nítida entre a cartilagem articular da patela + tróclea
4	ulceração com exposição do osso subcondral	áreas focais hipointensas que se estendem do osso subcondral até a superfície da cartilagem; osso subcondral exposto/anormalidades de sinal do osso

√ Realce das septações fibrosas

Condrossarcoma central
= CONDROSSARCOMA INTRAMEDULAR = CONDROSSARCOMA ENDOSTEAL

Incidência: terceiro tumor ósseo primário mais comum (primeiro mieloma múltiplo, segundo osteossarcoma); 8–17% de tumores ósseos primários biopsiados

Patologia: morfologia lobular com quantidades variáveis de cálcio; a presença de bandas fibrosas na interface tumor-medula sugere malignidade (DDx de encondroma atípico)

Histologia: surge dos condroblastos (o osteoide tumoral nunca é formado)

Idade: 45 anos em média; 50% > 40 anos; 10% em crianças (rapidamente fatal); M÷F = 2÷1

- hiperglicemia como síndrome paraneoplásica (85%)

Localização: cabeça do fêmur, ramo púbico, úmero proximal, costelas (19%), crânio (osso esfenoide, ângulo pontocerebelar, mandíbula), esterno, coluna (3–12%)

Sítio: central dentro do canal medular + meta/diáfise

√ Lesão expansiva osteolítica 1 – alguns centímetros de tamanho
√ Curta zona de transição ± margem esclerótica (bem definida do osso acometido)
√ ± tipo de calcificação puntiforme, pequena e irregular/em floco de neve única/múltipla
√ Tardio: perda de definição + quebra do córtex
√ Espessamento endosteal cortical, algumas vezes a distância do tumor (por causa de invasão do sistema haversiano)
√ Presença de grandes massas de tecido tumoral de partes moles

DDx: encondroma benigno, osteocondroma, osteossarcoma, fibrossarcoma

Condrossarcoma Periférico
= CONDROSSARCOMA EXOSTÓTICO
= degeneração maligna de múltiplas osteocondromatoses hereditárias e raramente de uma exostose solitária (começando pela capa cartilaginosa da exostose)

Frequência: 8% de todos os condrossarcomas

Média etária: 50–55 anos para exostose solitária; 25–30 anos para osteocondromatose hereditária múltipla; M÷F = 1,5÷1

Histologia: baixo grau histológico em 67–85%

- crescimento após maturidade esquelética
- dor gradualmente crescente, em geral piora à noite
- edema local/massa palpável (45%)

Localização: pelve, escápula, esterno, costelas, extremidades do úmero/fêmur, crânio, ossos faciais

√ Crescimento de um osteocondroma previamente inalterado em um paciente com esqueleto maduro
√ Geralmente grandes massas de tecidos moles (= capa de cartilagem hialina) que contém calcificação condroide flocular/estriada (CARACTERÍSTICA):
 √ Capa de cartilagem com 1,5–12 cm (média, 5,5–6 cm) de espessura
 ◊ > 1,5 cm é suspeito de transformação maligna
√ Superfície da lesão irregular/indistinta:
 √ Centro radiopaco denso com estrias irradiando-se para a periferia com perda de margem regular
√ Regiões focais de radiolucência no interior da lesão
√ Erosão/destruição de osso adjacente

Metástases: em 3–7%, com mais frequência para o pulmão
Rx: ressecção ampla
Prognóstico: sobrevida a longo prazo de 70–90%
DDx: (1) osteocondroma (densamente calcificado com múltiplas calcificações puntiformes)
 (2) osteossarcoma periosteal (osteoide calcificado de densidade mais homogênea)

Condrossarcoma de Células Claras
◊ Geralmente confundido com o condroblastoma por causa da malignidade de baixo grau (pode estar relacionado)!

Histologia: pequenos lóbulos de tecido compostos de células com núcleos vesiculares centralmente preenchidos, circundados por um grande citoplasma claro

Idade: 19–68 anos, predominantemente após a fusão epifisária

Localização: fêmur proximal, úmero proximal, ulna proximal, lâmina das vértebras (5%); ramo púbico

Encondroma *versus* Condrossarcoma no Esqueleto Apendicular		
	Encondroma	*Condrossarcoma Intramedular*
Média etária e proporções entre os sexos	40 anos; M÷F = 2÷3	50 anos: M÷F = 11÷9
Massa palpável	28%	82%
Dor	40% (fratura associada)	95% (duração mais longa + gravidade crescente)
Localização da lesão	Mãos, pés	Esqueleto axial (coluna, pelve)
Local	Diáfise	Metáfise, diáfise
Tamanho da lesão	< 5 cm	> 5-6 cm
Recorte endosteal (*scalloping*)		
Relativo à espessura cortical	90% < 2/3 da espessura cortical	90% > 2/3 de espessura cortical
Relativo à extensão da lesão	66% ao longo de < 2/3 da lesão	79% ao longo de > 2/3 da lesão
Remodelamento cortical (radiografia)	15%	47%
Espessamento cortical (radiografia)	17%	47%
Reação periosteal (radiografia)	3%	47%
Fratura patológica (radiografia)	5%	27%
Mineralização da matriz (CT)	100% (mais extensa)	94% (menos extensa)
Destruição cortical (CT)	8%	88%
Extensão de tecido mole (MR)	3%	76%
Pequenos focos hiperintensos (T1W1)	65%	35%

Local: epífise
√ Lesão única lobulada e oval/circular, de margens nítidas 1–2 cm de tamanho
√ Densidade óssea circundante aumentada
√ Crescimento ósseo rápido e agressivo acima dos 3 cm
√ Pode conter calcificações
√ Osso geralmente aumentado
√ Indistinguível do condrossarcoma convencional/condroblastoma (crescimento lento durante os anos)

Condrossarcoma Extraesquelético
Incidência: 2% de todos os sarcomas de tecidos moles

Condrossarcoma Extraesquelético Mixoide
(mais comum)
Média etária: 50 anos (faixa dos 4–92 anos); M > F
Histologia: circundado por uma cápsula fibrosa + dividido em múltiplos lóbulos por septos fibrosos; feixes delicados de pequenos condroblastos alongados são suspensos em uma abundante matriz mixoide; focos de cartilagem hialina madura são raras
- massa de tecido mole de crescimento lento
- dor + sensibilidade (33%)
◊ Metastático em 40–45% no momento da apresentação!
Localização: extremidades (a coxa é mais comum)
Sítio: tecidos moles profundos; subcútis (25%)
√ Massa de tecido mole lobulada SEM calcificação/ossificação
√ Geralmente entre 4–7 cm de diâmetro
MR:
  √ Aproximadamente igual ao músculo em T1WI + igual à gordura em T2WI
  √ Pode mimetizar um cisto/mixoma
Prognóstico: sobrevida em 10 anos de 45%; sobrevida de 5–15 anos após o desenvolvimento de metástases

Condrossarcoma Mesenquimal Extraesquelético
◊ 50% de todos os condrossarcomas mesenquimais surgem em tecidos moles
Histologia: proliferação de pequenas células primitivas mesenquimais com ilhas dispersas de cartilagem; padrão vascular semelhante ao hemangiopericitoma
Distribuição etária bimodal: M = F
  (a) tumores de cabeça + pescoço terceira década (comum): meninges, região periorbital
  (b) tumores da coxa + tronco na quinta década
- geralmente emitem metástases para os pulmões + linfonodos
√ Matriz de mineralização (50–100%) caracterizadas como anéis + arcos/floculares + calcificação puntiforme/mineralização densa
MR:
  √ Aproximadamente igual ao músculo em T1 + igual à gordura em T2
  √ Sinais nulos das calcificações
  √ Realce homogêneo
Prognóstico: índice de sobrevida de 25% em dez anos

DISOSTOSE CLEIDOCRANIANA
= DISPLASIA CLEIDOCRANIANA = DISOSTOSE MUTACIONAL
= ossificação tardia das estruturas da linha média (particularmente do osso membranoso)
Doença autossômica dominante
@ crânio
  - cabeça aumentada
  √ Diminuição/ausência de ossificação do crânio (no início da infância)
  √ Ossos vermianos
  √ Fontanelas alargadas + suturas com fechamento tardio
  √ Persistência da sutura metópica
  √ Braquicefalia + bossa proeminente
  √ Mandíbula grande
  √ Palato alto e estreito (± fenda)
  √ Seios paranasais hipoplásicos
  √ Dentição tardia/defeituosa
@ tórax
  √ Hipoplasia/ausência das clavículas (10%) (desenvolvimento defeituoso geralmente da porção lateral, D > E) (DDx: pseudoartrose congênita da clavícula)
  √ Tórax pode estar estreitado + em forma de sino
  √ Costelas supranumerárias
  √ Esterno incompletamente ossificado
  √ Hemivértebra, espondilose (frequente)
@ pelve
  √ Ossificação tardia dos ossos que formam a sínfise púbica (DDx: extrofia vesical)
  √ Ossos ilíacos hipoplásicos
@ extremidades
  √ Rádio curto/ausente
  √ Segundo metacárpico alongado
  √ Pseudoepífises das bases metacárpicas
  √ Falanges distais das mãos encurtadas e hipoplásicas
  √ Extremidades distais pontiagudas
  √ Epífises em cone
  √ Coxa vara = colo femoral ausente/deformado
  √ Epífises acessórias nas mãos + pés (comum)
OB-US:
  √ Desproporção cefalopélvica (grande cabeça fetal + canal do parto estreito da pelve materna afetada), necessitando de cesariana

COCCIDIOIDOMICOSE
Histologia: processo granulomatoso crônico nos ossos, articulações e estruturas periarticulares
Localização: (a) ossos: local mais frequente na extremidade do osso/proeminências ósseas dos tubérculos tibiais, tornozelos, acrômio, extremidade medial da clavícula, coluna, costelas, pelve
  (b) articulações de suporte de peso (33%): joelho, tornozelo, punho, cotovelo
    - "reumatismo do deserto" = artrite mediada por imunocomplexo
  (c) tenossinovite: mão, bursite
√ Áreas focais de destruição, formação de cavidades (precocemente) = lesão óssea bolhosa
√ Esclerose do osso circunjacente a osteólise (tardiamente, rara)
√ Proliferação do periósteo sobrejacente
√ Destruição da vértebra com preservação do espaço discal
√ Abscesso do psoas indistinguível do abscesso da tuberculose; pode calcificar-se
√ Articulações raramente infectadas (geralmente monoarticular, proveniente da extensão direta de um foco de osteomielite); efusão sinovial, osteopenia, estreitamento do espaço articular, destruição óssea, anquilose
√ Abscessos de tecidos moles comuns
DDx: tuberculose

INSENSIBILIDADE CONGÊNITA À DOR COM ANIDROSE
= rara desordem autossômica recessiva, presumivelmente com base no desenvolvimento anormal da crista neural
Idade: presente ao nascimento
Incidência: 15 casos publicados

Patologia: ausência dos gânglios da raiz dorsal + gânglios simpáticos, deficiência das fibras neurais < 6 μm de diâmetro + número desproporcional de fibras de 6–10 μm de diâmetro
- história de lesões indolores + queimaduras (DDx: disautonomia familiar, neuropatia sensorial congênita, neuropatia radicular sensorial hereditária, neuropatia sensorial adquirida, siringomielia)
- dor anormal + percepção da temperatura
- queimaduras, escoriações, infecções são comuns
- lesões em mordeduras dos dedos, lábios, língua
- ausência de sudorese
- retardo mental

Critérios: (1) o defeito deve estar presente ao nascimento
(2) insensibilidade geral à dor
(3) retardo mental/físico generalizado

√ Separação epifisária na infância (lesões epifisárias resultam em problemas de crescimento)
√ Fraturas metafisárias no início da infância
√ Fraturas diafisárias tardiamente da infância
√ Articulações de Charcot = articulações neurotróficas (geralmente articulações de sustentação de peso) com efusões + espessamento sinovial
√ Frouxidão ligamentar
√ Deformidades bizarras + deslocamento grosseiro + hemorragia considerável (fraturas não descobertas + deslocamentos)
√ Osteomielite + artrite séptica pode ocorrer + progressão extensa

DDx: (1) neuropatias sensoriais (exemplo, *diabetes mellitus*)
(2) histeria
(3) sífilis
(4) deficiência mental
(5) siringomielia
(6) doença organocerebral

SÍNDROME DE CORNELIA DE LANGE
= NANISMO DE AMSTERDAM
- retardo mental (IQ < 50)
- hirsutismo, genitália hipoplásica
- choro fraco em grunhido
- fronte alta; pescoço curto
- palato arqueado
- sobrancelhas espessas encontrando-se na linha média + cílios longos e curvos
- nariz pequeno com a ponte deprimida; narinas desviadas para cima; excessiva distância entre o nariz + lábio superior

√ Crânio pequeno + braquiocefálico
√ Hipoplasia dos ossos longos (extremidade superior mais acometida)
√ Ossos do antebraço podem estar ausentes
√ Rádio curto + deslocamento do cotovelo
√ Polegar implantado proximalmente (primeiro metacarpo hipoplásico)
√ Falanges curtas + clinodactilia do quinto dedo

DESMOIDE CORTICAL
= IRREGULARIDADE CORTICAL AVULSIVA = DESMOIDE PERIOSTEAL/SUBPERIOSTEAL = ABRASÃO CORTICAL/SUBPERIOSTEAL = DEFEITO CORTICAL SUBPERIOSTEAL
= rara lesão fibrosa do periósteo

Idade: pico em 14–16 anos (faixa 3–17 anos); M÷F = 3÷1
Histologia: defeito raso preenchido com fibroblastos em proliferação, pequenos e múltiplos fragmentos de ossos em reabsorção (microavulsões) nas inserções tendinosas
- nenhum sinal/sintoma de localização

Localização: aspecto posteromedial do epicôndilo medial do fêmur ao longo da margem medial da linha áspera, na inserção da aponeurose do adutor magno; um terço bilateral

√ Área de espessamento cortical
√ Cratera côncava e em forma de pires, com margem nítida, irregular e rasa de 1–2 cm
√ Reação periosteal lamelada
√ Hiperostose cortical localizada proximalmente (fase de cicatrização)
◊ Pode ser confundida com um tumor maligno (isto é, osteossarcoma)/osteomielite!

SÍNDROME DO "CRI-DU-CHAT"
= deleção do braço curto do quinto cromossomo (5p)
- nanismo generalizado por causa de um grande atraso de crescimento
- dificuldade em se desenvolver
- choro peculiar como um miado de gato (*cri-du-chat*) (laringe hipoplásica)
- fissuras palpebrais antimongoloides
- estrabismo
- retardo mental profundo
- face arredondada
- implantação baixa das orelhas

Associada a: doença cardíaca congênita (obter radiografia de tórax!)

√ Agenesia do corpo caloso
√ Microcefalia
√ Hipertelorismo
√ Mandíbula pequena
√ Desenvolvimento defeituoso dos ossos longos
√ Terceiro, quarto e quinto metacarpos curtos
√ Segunda, terceira, quarta e quinta falanges proximais longas
√ Rim em ferradura

Dx: feito clinicamente

SÍNDROME DE CROUZON
= SINOSTOSE/DISOSTOSE CRANIOFACIAL
= síndrome de Apert, sem sindactilia
= caracterizada por deformidades do crânio + base do crânio secundárias à craniossinostose, hipoplasia maxilar, órbitas pequenas e proptose ocular, vulva bífida e fenda palatina

Prevalência: 1÷25.000
Etiologia: herança autossômica dominante (em 67%)
Associada a anomalias intracranianas: drenagem venosa anômala, hidrocefalia (quase sempre progressiva), malformação de Chiari I (71%)

- nariz em bico de papagaio
- estrabismo
- surdez
- retardo mental
- anomalias dentais
- úvula bífida
- acantose *nigricans* (= lesões hiperceratóticas hiperpigmentadas no pescoço + flexuras da articulação próxima)

√ Craniossinostose prematura: acro(oxi)cefalia/braquicefalia/escafocefalia/trigonocefalia/turricefalia
√ Hipertelorismo + exoftalmo (por causa de órbitas rasas)
√ Maxila hipoplásica (proeminência relativa da mandíbula)
√ Fenda palatina
√ Calcificação do ligamento estilo-hióideo (em 50% dos pacientes > 4 anos de idade)
√ Anormalidades espinais em C2 a C5 (em até 40%)
√ Malformação do cotovelo (18%)
√ Deformidades menores da mão (10%)
√ Anomalias viscerais (7%)
√ Deformidades musculoesqueléticas (7%)

OB-US:
- √ Aparência em turricefalia (visão coronal) + indentações frontais bilaterais (vista axial) do crânio
- √ Aumento da distância interorbital + proptose ocular
- √ Ventriculomegalia moderada

LESÃO DO LIGAMENTO CRUZADO
A. RUPTURA COMPLETA
- √ Impossibilidade de identificar o ligamento
- √ Áreas amorfas de alta intensidade de sinal em T1 + T2 com impossibilidade de identificar as fibras ligamentares
- √ Ruptura completa, focal e discreta de todas as fibras visíveis

B. RUPTURA PARCIAL/INTRASSUBSTANCIAL
- √ Intensidade de sinal anormal dentro da substância do ligamento com algumas fibras intactas + algumas descontínuas

Lesão do Ligamento Cruzado Anterior (ACL)
Frequência: em até 69% de todos os pacientes submetidos à artroscopia: em até 72% dos joelhos com lesão aguda com hemartrose

Mecanismo: torção, impactação valga + rotação interna, hiperextensão do joelho com o pé plantado (futebol)/giro forçado da parte inferior da perna externamente durante flexão do joelho (queda para trás enquanto pratica esqui)

- teste de *pivot shit* (sensibilidade de 82–90%) = o examinador aplica estresse valgo na perna girada internamente enquanto flexiona o joelho; a subluxação rotatória anterolateral induzida reduz espontaneamente em 40° a flexão com um "pop" audível
- sinal da gaveta anterior (sensibilidade de 22–80%) = a tíbia proximal desloca-se anteriormente com o joelho flexionado a 60°–90°
- teste de Lachman (sensibilidade de 77–99%) = o mesmo que o teste da gaveta anterior com o joelho flexionado a 10°–20°

Localização: substância média do ligamento/próximo da inserção femoral (em adultos)/avulsão da eminência intercondilar anterior ou espinhas tibiais (em crianças)

◊ Se o ACL parecer intacto em uma das sequências oblíquas sagitais, os achados discordantes em outras sequências podem ser desconsiderados!

Sítio: ruptura intrassubstância próximo à inserção do côndilo (frequentemente); avulsão óssea (raramente)

- √ Perda de continuidade da fibra + orientação anormal da fibra em imagem PD
- √ Sinal hiperintenso (= coleção de fluido focal/edema de tecido mole) substituindo a substância do tendão na ruptura aguda em T2WI
- √ Pseudomassa (hematoma + fibras rotas) em incisura intercondilar próxima à inserção femoral
- √ Concavidade da margem anterior do ligamento
- √ Fratura de avulsão não deslocada da eminência tibial e crianças (T1WI coronal)

<u>Sinais secundários</u> (baixa sensibilidade, alta especificidade):
- √ Translação anterior da tíbia (= sinal da gaveta anterior) por > 5 mm em relação ao fêmur medidos em plano sagital mediano do côndilo femoral lateral
- √ "Revelando" o menisco lateral = deslocamento posterior do corno posterior do menisco lateral > 3,5 mm atrás do platô tibial
- √ PCL curvado em virtude do aumento de frouxidão = ângulo entre os membros distal + proximal do PCL < 105°

Sinais associados:
- por instabilidade rotatória anterolateral (futebol, esqui):
  - √ Contusão óssea no compartimento lateral (tíbia posterolateral + sulco terminal do côndilo femoral lateral) em 40–90% em T2 com supressão de gordura
    ◊ ACL intacto em 28% dos adolescentes com contusão óssea
  - √ Linha de baixa intensidade de sinal circundada pela região de edema medular de baixa intensidade de sinal em aspecto posterior do platô tibial lateral (= fratura oculta) em imagem STIR
- por lesão de hiperextensão:
  - √ Contusão óssea em platô tibial anterior + côndilos femorais
- estresse varo com rotação externa:
  - √ Avulsão da cápsula articular a partir da margem tibial lateral (fratura de Segond)
  - √ Aprofundamento do sulco femoral lateral > 1,5 mm (por causa de lesão de impacto osteocondral quando o fêmur golpeia o platô tibial posterior)

Diagnóstico falso-positivo:
(1) fatia grossa/intervalo muito grande entre fatias
(2) fluido adjacente/proliferação sinovial
(3) cisto sinovial/*ganglion* cruzado

Lesões associadas: ruptura do menisco (lateral > medial) em 65%

Rx: (1) conservador: alongamento do músculo quadríceps + órtese para atividades
(2) reconstrução artroscópica com autoenxerto (tendão patelar/tendões do semitendinoso e grácil combinados) ou aloenxerto (tendão patelar/do calcâneo cadavérico)

Ruptura Subaguda do ACL
Definição: algumas semanas após lesão
- √ Fibras são definidas melhor quando hemorragia + edema cedem
- √ Alteração no contorno da fibra + ângulo dos fragmentos residuais

Ruptura Crônica do ACL
Definição: meses a anos após a lesão
- √ Unindo cicatriz fibrosa dentro da incisura intercondilar (simulando um ligamento intacto com sua baixa intensidade de sinal)
- √ Tecido de cicatrização desorganizado em vez de fibras paralelas lineares
- √ Fragmento principal distal do ACL assume uma orientação mais horizontal (= menos íngreme que o teto da incisura intercondilar ou linha de Blumensaat)
- √ ACL pode-se fundir ao ligamento cruzado posterior
- √ Ausência completa do ligamento

Ruptura Parcial do ACL (15%)
◊ Extremamente difícil diagnosticar! 40–50% das rupturas parciais são omitidas em MR!
- teste de Lachman positivo (em 12–30%)
- √ Sinal de MR primário positivo para lesão (em 33–43%)

Lesão do Ligamento Cruzado Posterior (PCL)
Prevalência: 2–23% de todas as lesões do joelho
- √ A substância média do PCL é envolvida com mais frequência (imagens sagitais são melhores)
- √ Avulsão óssea a partir da inserção tibial posterior (< 10%), vista melhor em radiografia simples

Mecanismo:
(1) trauma direto na tíbia anterior e proximal com o joelho fletido (acidente colidindo com o painel do carro)
- √ Ruptura da substância média do PCL
- √ Lesão da cápsula articular posterior
- √ Contusão óssea no platô tibial anterior + côndilos femorais mais distante posteriormente
(2) hiperextensão dos joelhos
- √ Avulsão da inserção tibial do PCL (com preservação da substância do PCL)
- √ ± ruptura do ACL

√ Contusão óssea no platô tibial anterior + aspecto anterior dos côndilos femorais
(3) graves forças de ab/adução + rotacionais
√ + lesão dos ligamentos colaterais
Associada a: lesão ligamentar coexistente em 70%:
ligamento cruzado anterior 27–38%
ligamento colateral medial 20–23%
ligamento colateral lateral 6–7%
ruptura meniscal medial 32–35%
ruptura meniscal lateral. 28–30%
lesão da medula óssea. 35–36%
efusão 64–65%
◊ Em 30% dos casos, a lesão do PCL é isolada!
- frouxidão tibial anterior
- dificuldade para avaliar artroscopicamente, a menos que haja ruptura do ACL

FIBROMATOSE MUSCULOAPONEURÓTICA PROFUNDA
= TUMORES DESMOIDES [desmos, grego = faixa/tendão]
Origem: tecido conectivo de músculo, fáscia, aponeurose
Genética: trissomias dos cromossomos 8 + 20 (em muitos casos)
Classificação: de acordo com a localização
MR:
√ Margem infiltrativa com uma cauda fascial
√ Realce moderado a marcado
√ Faixas hipointensas em 86% (= conglomeração de feixes de colágeno)
(a) lesão hipercelular em estágio inicial
√ Lesão predominantemente hiperintensa em T2WI
(b) lesão colagenosa madura
√ Diminuição do sinal em T2WI
Prognóstico: taxa de recorrência de 50% após excisão local
DDx: histiocitoma fibroso maligno, fibrossarcoma, massa densamente calcificada, tumor de células gigantes da bainha tendínea

Fibromatose Infantil Agressiva
= equivalente da infância da fibromatose profunda
Idade: primeiros 2 anos de vida; raramente > 5 anos de idade; M > F
Histologia: pode simular o fibrossarcoma infantil
- massa de tecido mole nodular firme dentro do músculo esquelético/fáscia/periósteo
Localização: cabeça, pescoço (língua, mandíbula, mastoide), ombro, coxa, pé

Fibromatose Abdominal
= tumor benigno incomum do subgrupo de fibromatoses que consiste em tecido fibroso com crescimento insidioso
Localização: musculoaponeurose do reto, músculo oblíquo interno; ocasionalmente, músculo oblíquo externo
Patologia: tumor trabeculado grosseiro mal circunscrito, semelhante a tecido de cicatrização, confinado à musculatura + aponeurose sobrejacente
Histologia: célula fusiforme alongada de aparência uniforme, septada por densas faixas de colágeno, infiltração de tecido adjacente (DDx: fibrossarcoma de baixo grau, fibrose reativa)
Associada a: gravidez (durante gravidez/dentro do primeiro ano após o parto)
- crescimento firme e lento de massa com assentamento profundo
Tamanho: diâmetro de 5–20 cm
MR:
√ Hipointensa ao músculo em T1WI + intensidade variável em T2WI

CT:
√ Massa mal definida/bem circunscrita
√ Normalmente maior atenuação do que no músculo
√ ± realce
√ Retração, angulação, distorção do intestino delgado/grosso com infiltração mesentérica
US:
√ Massa com nítida definição + margens uniformes de baixa/média/alta ecogenicidade
Cx: compressão/deslocamento do intestino/ureter, perfuração intestinal
Prognóstico: crescimento localmente agressivo; taxa de recidiva de 25–65%
Rx: ressecção local + radioterapia, terapia antiestrogênica
DDx: (1) tumor maligno: metástase, fibrossarcoma, rabdomiossarcoma, sinoviossarcoma, lipossarcoma, histiocitoma fibroso, linfoma
(2) tumor benigno; neurofibroma, neuroma, leiomioma
(3) hematoma agudo

Tumor Desmoide Extra-Abdominal
= FIBROMATOSE AGRESSIVA = FIBROMATOSE PROFUNDA = FIBROMATOSE MUSCULOAPONEURÓTICA
= tumor de tecido mole comum e benigno, de crescimento agressivo, surgindo do tecido conectivo de músculo, fáscia, aponeurose externa à cavidade abdominal
Frequência: 3,7 casos novos ÷ 1 milhão de pessoas ÷ ano
Idade de pico: 25–40 anos; M÷F = 1÷1,8
Histologia: série halo paralela de fibroblastos uniformes circundada por quantidades altamente variáveis de fibras de colágeno com padrão de crescimento infiltrativo
- massa de tecido mole indolor
Localização: extremidades (70%); ombro (20%), parede torácica + costas (15%), coxa (12%), mesentério (10%), pescoço, (10%), joelho (7%); solitário (maioria)/multicentricidade sincronizada na mesma extremidade (10–15%)
◊ Tumor de tecido mole benigno, mais comum, do pé
Local: fáscia em/ao redor do músculo
Tamanho: principalmente entre 5 e 10 cm de diâmetro
@ osso
√ Deformidade em frasco de Erlenmeyer em fibromatose multicêntrica (infrequente)
@ parede abdominal
Prevalência: em 87% das mulheres em idade reprodutiva
Predileção: terapia com estrógenos/durante ou após a gravidez; trauma; polipose adenomatosa familiar; síndrome de Gardner
- história passada de cirurgia abdominal/pélvica
Localização: aponeurose do músculo reto abdominal, oblíquo interno
DDx: hematoma, fibrossarcoma, linfoma, rabdomiossarcoma, neurofibroma, tumor fibroso benigno, tumor neuroectodérmico primitivo
CT:
√ Atenuação homogênea/heterogênea
√ Hipo, iso/hiperdenso comparado ao músculo
√ Grau variável de realce
MR:
√ Lesão mal definida (com invasão de gordura/músculo)/bem definida lobulada
√ Hipo/isointenso ao músculo em T1W1
√ Hiperintenso (hipercelular)/hiperintenso com áreas de baixa intensidade (entremeada com componentes fibrosos)/hipointenso (hipocelular) em T2WI
√ Intensidade de sinal heterogênea

√ Intensificação moderada a acentuada (90%)
Cx: comprime/engole/invade estruturas adjacentes; NÃO é metastático
Prognóstico: recorrência de 20–75% em 2 anos após excisão cirúrgica dependendo da localização + extensão (até 87% de recorrência local em < 30 anos de idade; taxa de recorrência de 20% em > 20 anos de idade)

Fibromatose Intra-abdominal
Idade: idade de pico na terceira década, 70% entre 20 e 40 anos de idade; M÷F = 1÷3
Localização: pelve, mesentério (mais comum primário mesentérico)
Pode estar associada a: polipose adenomatosa familiar (síndrome de Gardner)

Miofibromatose Infantil
= HAMARTOMATOSE GENERALIZADA = FIBROMATOSE MÚLTIPLA CONGÊNITA = LEIOMIOMAS VASCULARES MÚLTIPLOS = DESMOFIBROMATOSE
= desordem rara caracterizada por proliferação de fibroblastos
Causa: desconhecida
Frequência: fibromatose mais comum na infância
Idade: ao nascimento (em 60%), < 2 anos (em 89%); M÷F = 1,7÷1
Patologia: lesão de tecido mole bem marginada de 0,5–3 cm de diâmetro com consistência cicatricial ± infiltração de tecidos circundantes
Histologia: células fusiformes em pequenos feixes e fascículos na periferia da lesão com características de músculo liso + fibroblastos/padrão em hemangiopericitoma no centro com necrose, hialinização, calcificação
(1) lesão solitária (50–75%)
  Localização: derme, subcútis, músculo (86%); cabeça, pescoço, tronco, osso (9%), trato GI (4%)
  Prognóstico: regressão espontânea em 100%; recorrência após excisão cirúrgica em 7–10%
(2) doença multicêntrica (25–50%)
  Localização: pele (98%), subcútis (98%), músculo (98%), osso (57%), víscera (25–37%), pulmão (28%), coração (16%), trato GI (14%), pâncreas (9%), fígado (8%)
  Prognóstico: relacionado com extensão + localização das lesões viscerais com envolvimento cardiopulmonar + envolvimento GI como precursor de mau prognóstico (óbito em 75–80%); regressão espontânea (33%)
• nódulos firmes na pele, subcútis, músculo
• ± cicatrização sobrejacente da pele com ulceração
@ esqueleto
  Localização: qualquer osso pode ser envolvido; em geral no fêmur, tíbia, costela, pelve, corpos vertebrais, crânio; em geral é simétrico
  Sítio: metáfise de ossos longos
  √ Focos líticos lobulados excêntricos com margens uniformes de 0,5–1 cm
  √ Bem definido com estreita zona de transição
  √ Inicialmente sem esclerose; margem esclerótica com cicatrização
  √ Focos ósseos podem aumentar de tamanho e número
  √ A cicatrização deixa pouca anormalidade residual
  √ Achados ósseos incomuns
  √ Reação periosteal, fratura patológica
  √ Vértebra plana, cifoescoliose com recorte posterior dos corpos vertebrais
  NUC (cintilografia óssea):
  √ Aumento/pouca captação do radiomarcador
  DDx: (1) histiocitose de células de Langerhans (lesões cutâneas)
    (2) neurofibromatose (múltiplas massas)
    (3) hemangiomas ósseos/linfangiomatose/lipomatose
    (4) neuroblastoma metastático
    (5) múltiplos fibromas não ossificantes
    (6) encondromatose
    (7) osteomielite hematogênica (organismo incomum)
    (8) displasia fibrosa
@ tecido mole
  √ Massa sólida com necrose central
  √ Calcificações central/periférica solitária/múltiplas
  √ Vascularização proeminente das lesões de pele que se assemelham a hemangiomas
  CT:
  √ Aumento de atenuação comparado ao músculo, antes e depois de realce pelo meio de contraste
  MR:
  √ Massa hipo/hiperintensa em T1 + T2
  DDx: (1) neurofibromatose
    (2) fibrossarcoma infantil, leiomiossarcoma
    (3) angiomatose
@ pulmão
  √ Fibrose intersticial, infiltrados reticulonodulares
  √ Massa isolada
  √ Broncopneumonia generalizada
@ trato GI
  √ Estreitamento difuso/múltiplos pequenos defeitos de enchimento

DERMATOFIBROSSARCOMA PROTUBERANTE
Incidência: 6% de todos os sarcomas de tecido mole
Localização: surge da derme (= lesão cutânea)
MR:
√ Massa nodular não mineralizada
√ Intensidade de sinal inespecífica ± áreas de hemorragia
√ Extensão linear ao longo da superfície cutânea
√ Realce moderado

DERMATOMIOSITE
= miopatia inflamatória autoimune com inflamação difusa não supurativa do MÚSCULO estriado + pele
Causa: ataque imunomediado por células (tipo IV) no músculo estriado
Fisiopatologia: sulfato de condroitina danificado não mais inibe a calcificação
Patologia: atrofia dos feixes musculares seguida por edema e necrose de coagulação, fibrose, calcificação
Histologia: degeneração mucoide com infiltrado de linfócitos concentrados em torno dos vasos sanguíneos
Idade: bimodal: 5–15 e 50–60 anos; M÷F = 1÷2
• início gradual de fraqueza muscular
• enzimas musculares elevadas (creatinina quinase, aldolase)
• autoanticorpos específicos da miosite: Anti-Jo-1
  (a) antiaminoacill-tRNA sintetase
    • artrite, fenômeno de Raynaud, febre, fadiga
    • doença pulmonar intersticial
    Prognóstico: requer tratamento prolongado
  (b) anticorpos anti-Mi-2:
    • erupção cutânea torácica em forma de V (= erupção cutânea em mantilha)
    • supercrescimento cuticular
    Prognóstico: boa resposta à medicação

(c) anticorpos de partícula de reconhecimento antissinal
- miosite de início abrupto ± envolvimento cardíaco

@ musculatura esquelética
Localização: coxa (vasto lateral + m. intermédio poupando relativamente o m. reto + m. bíceps femoral) > cintura pélvica > extremidade superior > flexores do pescoço > músculos faríngeos
√ Edema simétrico bilateral nos músculos pélvicos + da coxa
√ Infiltração gordurosa + atrofia muscular (durante meses a anos)
√ Calcificações lineares + confluentes nos tecidos moles das extremidades (quadríceps, deltoide, músculos da panturrilha, ombros, joelhos, mãos, parede abdominal, parede torácica, axila, região inguinal) em 75%

@ esqueleto
√ Aguçamento e reabsorção das tuberosidades terminais
√ Artrite semelhante à artrite reumatoide (rara)
√ Sinal do "polegar em bambu"
Cx: contraturas flexurais; ulceração de tecido mole

@ tórax
- fraqueza da musculatura respiratória
√ Infiltrados pulmonares disseminados (lembrando o escleroderma)
√ Elevação diafragmática com redução dos volumes pulmonares + atelectasia basilar
√ Fibrose intersticial (5–30%), mais grave nas bases pulmonares
√ Fino padrão reticular que progride para um padrão reticulonodular grosseiro + em favo de mel
√ Bronquiolite obliterante organizando pneumonia (BOOP)
√ Dano alveolar difuso
HRCT:
√ Anormalidades predominantemente lineares + atenuação em vidro fosco
√ Consolidação em espaço aéreo nas zonas pulmonares média + inferior com distribuições peribronquiais + subpleurais
Cx: pneumonia por aspiração (achado mais comum por causa de fraqueza do músculo faríngeo)

@ miocárdio
√ Alterações similares aos músculos esqueléticos

@ trato gastrointestinal (GI)
- fraqueza progressiva do músculo estriado proximal
- disfagia
√ Atonia + dilatação do esôfago
√ Atonia do intestino delgado + cólon

Formas clínicas:
(1) FORMA AGUDA
- febre, dor articular, linfadenopatia, esplenomegalia, edema subcutâneo
√ Dermatomiosite mais grave
Prognóstico: morte dentro de poucos meses
(2) FORMA CRÔNICA = forma de início adulto
= início insidioso com períodos de remissão espontânea e recidiva
- febre de baixa intensidade, dores musculares + dores, edema
- fraqueza muscular (por inflamação ativa, necrose, atrofia muscular com substituição gordurosa, miopatia induzida por esteroide)
◊ Primeiro sintoma em 50%
- eritema cutâneo: erupção cutânea em heliotrópio (= eritema escuro das pálpebras) com edema periorbital, sinal de Gottron (= pápulas eritematosas descamativas dos nós dos dedos, principais articulações e parte superior do corpo)
◊ Primeiro sintoma em 25%
Cx: prevalência aumentada de neoplasias malignas no trato gastrointestinal (GI), pulmões, rins, ovário, mama
Dx: biopsia muscular (normal em até 15%)

Polimiosite
= envolve apenas a musculatura esquelética
Idade: quarta década

FIBROMA DESMOPLÁSICO
= TUMOR DESMOIDE INTRAÓSSEO
= neoplasia rara, benigna e localmente agressiva do osso com malignidade limítrofe, lembrando desmoides de tecidos moles/fibromatose musculoaponeurótica
Incidência: 107 casos na literatura mundial
Histologia: material colagenoso intracelular nos fibroblastos, com pequenos núcleos
Idade: média de 21 anos (variação de 15 meses a 75 anos); em 90% < 30 anos; M÷F = 1÷1
- dor lentamente progressiva + sensibilidade local
- massa palpável
Localização: mandíbula (26%), ílio (14%), > 50% em ossos longos (fêmur [14%], úmero [11%], rádio [9%], tíbia [7%], clavícula), escápula, vértebra, calcâneo
Sítio: central meta/diafisário (se com placa de crescimento aberta); pode estender-se para dentro da epífise com localização subarticular (se a placa de crescimento estiver fechada)
√ Destruição óssea geográfica (96%)/"roído de traça"(4%) sem matriz de mineralização
√ Zona de transição estreita (96%)/mal definida (4%)
√ Nenhuma esclerose marginal (94%)
√ Colunas residuais de osso com "pseudotrabéculas" são CLÁSSICAS (91%)
√ Expansão óssea (89%); pode crescer até um tamanho maciço (simulando cisto ósseo aneurismático/carcinoma renal metastático)
√ Ruptura do córtex + massa de tecido mole (29%)
Cx: fratura patológica (9%)
Prognóstico: 52% de recorrência local
Rx: excisão alargada
DDx:
(1) tumor de células gigantes (circulares em vez de ovais, podem se estender para dentro da epífise + placa óssea subcondral)
(2) displasia fibrosa (ocupa os ossos longos, contém matriz mineralizada, em geral com anel esclerótico)
(3) cisto ósseo aneurismático (aparência excêntrica em explosão em vez de fusiforme)
(4) fibroma condromixoide (excêntrico com margem esclerótica delicada + margem recortada)

DISPLASIA DESENVOLVIMENTAL DO QUADRIL (DDH)
= DISPLASIA CONGÊNITA DO QUADRIL
= deformidade do acetábulo em virtude da quebra de relação entre a cabeça femoral e o acetábulo
◊ Displasia acetabular (sem suluxação/deslocamento femoral) pode ser determinada somente por imagens!
Etiologia:
A. Evento intrauterino tardio (98%)
(a) mecânico
— oligo-hidrâmnio (espaço restrito no útero)
— primogênito (musculatura materna estreita)
◊ Em 60% dos pacientes com DDH
— posição pélvica (a hiperflexão do quadril resulta em encurtamento do músculo iliopsoas; E÷D = 4÷1)
◊ Em 30–50% dos pacientes com DDH
◊ Somente 2–4% dos partos são pélvicos
(b) fisiológico (mulheres são mais sensíveis a ele):
— estrógeno materno (não inativado pelo fígado fetal imaturo) bloqueia a ligação cruzada das fibrilas de colágeno
— hormônio da gravidez relaxina

B. Teratológico (2%) em decorrência da desordem neuromuscular (mielodisplasia, artrogripose) que ocorre durante a 12ª–18ª semana de GA
C. Início pós-natal (< 1%)

Incidência: 0,15% dos neonatos (Austrália 1%; Holand 3,7%, Polônia 3,9%, Israel 5,9%, Áustria 6,6%, Noruega 16,9%)

Idade: mais deslocamentos provavelmente ocorrem após o nascimento; M÷F = 1÷4–1÷8; caucasianos > negros

Risco aumentado:
(1) bebês nascidos em franca apresentação pélvica (25%; risco de pélvica÷cefálica = 6–8÷1)
(2) torcicolo congênito (10–20%)
(3) deformidades de moldagem do crânio; escoliose; frouxidão articular generalizada (síndrome de Larsen, síndrome de Ehlers-Danlos, síndrome de Down [5%]; desordens neuromusculares (p. ex., mielodisplasia, espinha bífida, agenesia sacral, artrogripose múltipla)
(4) história familiar de DDH (6–20%); risco de 6% para o irmão subsequente de genitores normais; risco de 36% para irmão subsequente se 1 genitor afetado; risco de 12% para os próprios filhos do paciente
(5) deformidades do pé [metatarso *adductus*, pé torto (2%)
(6) hiperextensão neonatal dos quadris; enfaixamento dos bebês na extensão do quadril/amarrar na borda do berço

Anatomia: o acetábulo tem um pequeno componente ósseo + um grande componente cartilaginoso ao nascimento: acetábulo altamente suscetível à modelagem nas primeiras 6 semanas de idade + menos suscetível > 16 semanas de idade

Classificação:
1. Quadril normal
2. **Frouxo = quadril subluxável**
   ◊ A subluxação de até 6 mm é normal em recém-nascidos (ainda sob a influência dos hormônios maternos); diminuindo para 3 mm no segundo dia de vida
3. **Quadril instável deslocado concêntrico**
   = frouxidão articular permitindo que a cabeça femoral não deslocada se torne subluxada/deslocada sob estresse
   Incidência: 0,25–0,85% de todos os recém-nascidos (dois terços são primogênitos)
   • positivo para Barlow
   √ Ligeiro aumento da anteversão femoral
   √ Leves anormalidades marginais na cartilagem acetabular
   √ Eversão labial precoce
   Prognóstico: 60% tornam-se estáveis após 1 semana; 88% tornam-se estáveis aos 2 meses de idade
4. **Quadril subluxado descentralizado**
   = cabeça femoral rasa na localização
   √ Perda de esfericidade da cabeça femoral
   √ Aumento da anteversão femoral
   √ Inversão labial precoce
   √ Acetábulo raso
5. **Quadril deslocado excêntrico**
   = cabeça femoral francamente deslocada do acetábulo
   (a) redutível = Ortolani positivo
   (b) irredutível = Ortolani negativo
   √ Achatamento acentuado da cabeça femoral
   √ Acetábulo raso
   √ Formação de limbo (= crescimento interno + hipertrofia do lábio)
• "clique do quadril" = geralmente resulta de estiramento da cápsula articular e tendão + estalo (geralmente confundido com "*clunk* do quadril")

• resultado positivo de exame (até 3 meses de idade)
• **teste de redução de Ortolani** positivo = redução da cabeça femoral deslocada dentro do acetábulo por levantamento da coxa fletida + empurrando o trocanter maior anteriormente; pode estar associado a um *clunk* audível
• **teste de deslocamento de Barlow** positivo = deslocamento posterior do fêmur proximal não deslocado por adução progressiva com pressão descendente (manobra do pistão) nos quadris e joelhos flexionados associado a um *clunk* audível
• sinais de advertência ao exame físico
• adução limitada do quadril no lado afetado
• encurtamento da coxa no lado afetado
• coxa assimétrica/dobras glúteas
• sinal de Allis = sinal de Galeazzi = o joelho afetado é mais baixo com os joelhos curvados em posição supina
• teste de Trendelenburg = visivelmente pendido + encurtamento no lado deslocado com a criança em pé em ambos os pés, depois em um pé

Localização: esquerda ÷ direita ÷ bilateral = 11÷1 ÷4

Linhas radiológicas:

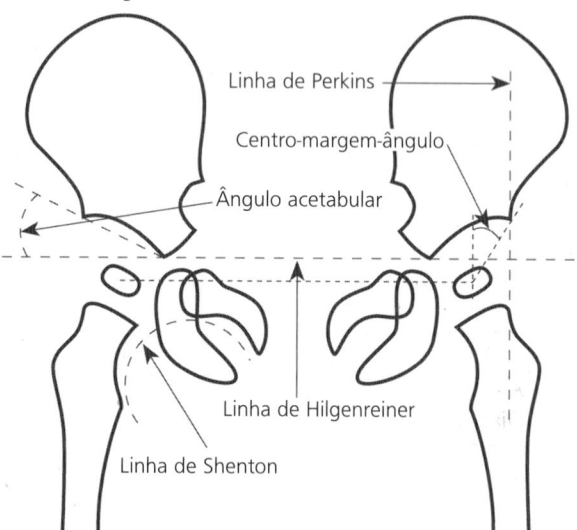

Linhas Radiográficas da Posição da Articulação do Quadril

1. Linha de Hilgenreiner
   = linha de conexão das margens superolaterais da cartilagem trirradiada
2. Índice/ângulo acetabular
   = inclinação do teto acetabular = ângulo situado entre a linha de Hilgenreiner e uma linha desenhada a partir da margem ossificada superolateral do acetábulo até a margem superolateral da cartilagem trirradiada
3. Linha de Perkin
   = linha vertical à linha de Hilgenreiner através da margem lateral do acetábulo
4. Linha curva de Shenton
   = arco formado pela superfície inferior do ramo púbico superior (= alto do forame obturador) + superfície medial da metáfise femoral proximal até o nível do trocanter menor
   √ Ruptura da linha (DDx: coxa valga)
5. Centro-margem-ângulo de Wiberg = ângulo subentendido por uma linha desenhada da margem acetabular até o centro da cabeça femoral + segunda linha perpendicular à linha de conexão dos centros das cabeças femorais
   √ < 25° sugere instabilidade da cabeça femoral

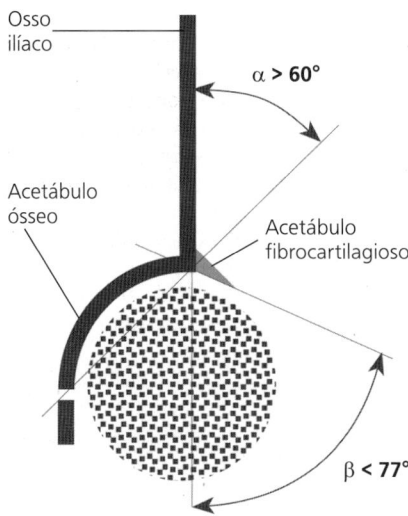

Vista Coronal do Quadril Esquerdo

Tipos de Quadris Sonográficos			
Tipo	Descrição	Ângulo α	Ângulo β
1	Quadril maduro	> 60°	
1A	Teto cartilaginoso estreito		< 55°
1B	Teto cartilaginoso largo		> 55°
2	Acetábulo ósseo deficiente		
2A	Fisiológico < 3 meses	50–59°	
2B	Ossifcação tardia > 3 meses		
2C	Instável, mas concêntrico; variação crítica	43–49°	70–77°
2D	Descentrado = subluxado		> 77°
3	Excêntrico = deslocado	< 43°	
4	Displasia grave com *labrum* invertido		

Ângulo α = ângulo entre a margem lateral reta do ílio + margem acetabular óssea (em vista coronal); determina o tipo sonográfico de quadril

Ângulo β = ângulo entre a margem lateral reta do ílio + acetábulo fibrocartilaginoso; determina as nuances de tipo sonográfico de quadril

Radiografia AP pélvica: > 4–6 meses de idade (vista de von Rosen = pernas abduzidas a 45° + coxas giradas internamente)
  ◊ Não confiável nos primeiros 3 meses de vida!
  √ Migração proximal + lateral do colo femoral:
    √ Posição excêntrica da epífise femoral proximal (posição estimada por um círculo desenhado com um diâmetro equivalente à largura do colo femoral)
    √ Arco descontínuo interrompido da linha de Shenton
    √ Linha desenhada ao longo do eixo da diáfise femoral não passará através da margem superior do acetábulo, mas intersecta a espinha ilíaca anterior superior (durante manobra de Barlow)
    √ Ápice da metáfise lateral à margem do acetábulo
    √ Diáfise femoral acima da linha horizontal desenhada através da sincondrose em Y
    √ Encurtamento unilateral da distância vertical do núcleo ossificado femoral/metáfise femoral até a linha de Hilgenreiner
    √ Núcleo ossificado femoral/bico medial da metáfise femoral fora do quadrante interno de coordenadas estabelecidas pelas linhas de Hilgenreiner + Perkins
  √ Displasia acetabular = acetábulo raso incompletamente desenvolvido:
  √ Ângulo acetabular > 30° sugere fortemente displasia
  √ Desenvolvimento de falso acetábulo
  √ Ossificação tardia da epífise femoral geralmente evidente aos 4 meses (variação, segundo ao oitavo mês) de vida

US (prática somente):
Período de triagem: > 2 semanas até 4–6 meses de idade
  ◊ Instabilidade com frequência se resolve espontaneamente com 2 semanas de idade!
  ◊ Exame impraticável além dos 4–6 meses de idade
(1) avaliação estática (popularizada na Europa por Graf)
(2) avaliação dinâmica (polarizada nos USA por Harcke)
@ relação da cabeça femoral e acetábulo
  √ Posição da cabeça femoral e repouso na posição neutra
  √ Instabilidade do quadril em movimento + manobras de estresse
  √ Quadril deslocado (= excêntrico) pode ser reduzido (Ortolani positivo):
  √ Cabeça femoral hipoecoica não centrada sobre a cartilagem trirradiada entre o púbis + ísquio (no plano transverso)
  √ Quantidade aumentada de ecos de tecido mole ("pulvinar") entre a cabeça femoral e o acetábulo
  √ Lábio acetabular cartilaginoso interposto entre a cabeça femoral e o acetábulo (*labrum* invertido)
  √ Deslocamento posterior + superior da cabeça contra o ílio
  √ Sinal do equador = < 50% da cabeça femoral situa-se medial à linha desenhada ao longo do osso ilíaco (em incidência coronal): > 58% de cobertura é normal; 58% a 33% de cobertura é indeterminado < 33% de cobertura é anormal
@ cabeça femoral
  √ Disparidade de tamanho da cabeça femoral não ossificada diretamente visualizada
  √ Disparidade na presença + tamanho do núcleo ossificado
@ acetábulo
  √ Ossificação tardia do canto acetabular
  √ Contorno ondulado do acetábulo ósseo com apenas uma leve curvatura
  √ Ângulo alfa anormalmente agudo (= ângulo entre margem reta lateral do élio + margem acetabular óssea)
    √ α > 60° em um recém-nascido é normal
    √ α 55–60° pode ser normal < 4 semanas de idade
    √ α < 55° ocorre em acetábulo imaturo
  ◊ Variação de 4°-6° entre observadores!
Prognóstico: ângulo alfa < 50° ao nascimento/50°–59° após 3 meses indica risco significativo para deslocamento sem tratamento; o acompanhamenrto a intervalos de 4 semanas é recomendado

CT (durante tratamento com tala/tentada a redução fechada):
  √ Ângulo do setor = ângulo entre a linha desenhada do centro da cabeça femoral até a margem acetabular + eixo horizontal da pelve (= reflexo do suporte acetabular)
  √ Ângulo do setor acetabular anterior < 50°
  √ Ângulo do setor acetabular posterior < 90°
Cx: (1) doença articular degenerativa
      (2) necrose avascular da cabeça femoral

Obstáculos à redução:
(1) obstáculo intra-articular à redução
   (a) pulvinar = tecido fibroadiposo no ápice do acetábulo
   (b) hipertrofia do ligamento redondo (teres)

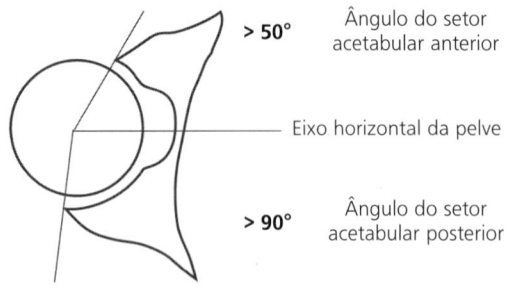

Ângulos do Setor Acetabular
(CT do quadril direito normal)

   (c) hipertrofia/inversão labral
(2) obstáculo extra-articular à redução (*impringement* do tendão do iliopsoas na cápsula articular com dobraduras de cápsula articular)
Prognóstico: 78% dos quadris tornaram-se espontaneamente normais na quarta semana + 90% na nona semana; > 90% das anormalidades identificadas por ultrassonografia resolvem-se espontaneamente
Rx: (1) órtese de rotação flexão-abdução-externa (suspensório de Pavlik)/tala/*spica*
(2) osteotomia vara femoral
(3) rotação pélvica acetabular (Salter)
(4) aumento da profundidade acetabular (Pemberton)
(5) medialização da cabeça femoral (Chiari)

PÉ DIABÉTICO

Causa: calo/trauma cutâneo menor (p. ex., corte de unha do dedo do pé)
Fisiopatologia: pontos de pressão → calo → ulceração → osteomielite
Localização:
   @ locais típicos: cabeças do primeiro + quinto ossos metatarsianos, calcâneo, maléolos
   @ locais adicionais em decorrência de deformidades do pé neuropático: cuboide, mesopé (decorrente do colapso do arco), dorso dos dedos do pé
• má cicatrização em decorrência de doença vascular
MR:
   (a) sinais ósseos primários:
      √ Sinal medular baixo em T1WI + alto em T2WI
      √ Realce cortical
      √ Intensificação medular
      √ Periostite = edema linear/realce ao longo da margem cortical externa
   (b) sinais secundários (tecido mole) (em > 90%):
      √ Úlcera = interrupção do sinal cutâneo
      √ Celulite
      √ Realce focal do tecido mole com efeito de massa e edema (= fleimão)
      √ Sinal de fluido focal com realce da margem = abscesso
      √ Sinal linear fino de tecido mole com realce das margens (alto em T2WI) = trato sinusal
Cx:
   (1) tecido desvitalizado = gangrena sem infecção
      √ Área focal sem realce, quase sempre triangular, de variável intensidade de sinal
      √ Tecido central normalmente de alta intensidade de sinal em T2WI ± ausência de sinal (*voids*) do ar
      √ Realce da zona marginal
   (2) infarto ósseo
      √ Medula sem realce nitidamente demarcada
   (3) disseminação de infecção aos compartimentos do pé, tendão, articulação (= artrite séptica), osso (= osteomielite)
DDx: osteoartropatia neuropática (deslocamento, desorganização, debris, destruição, densidade preservada; levemente sintomática, derrame articular, múltiplas articulações envolvidas, edema medular, realce periarticular; mais comum no tornozelo/articulações de Lisfranc e Chopart)

DISPLASIA DIASTRÓFICA

= NANISMO DIASTRÓFICO = DISOSTOSE EPIFISÁRIA
= grave nanismo rizomélico autossômico recessivo secundário a uma doença generalizada da cartilagem, seguida por cicatrizes fibrosas + ossificações
• diastrófica = aspecto corporal "contorcido"
• "orelha em couve-flor" = deformidade da orelha por deformação do pavilhão
• laringomalacia
• articulações rígidas + flácidas com contraturas
• desenvolvimento intelectual normal
@ esqueleto axial
   √ Fenda palatina (25%)
   √ Espinha bífida cervical oculta
   √ Hiplopasia do odontoide
   √ Grave cifoescoliose progressiva da coluna lombar (não presente ao nascimento)
   √ Estreitamento do espaço interpedicular na coluna lombar
   √ Ossos pélvicos curtos + alargados
   √ Inclinação posterior do sacro
@ extremidades
   √ Micromelia grave (predominantemente rizomélica = úmero + fêmur mais curtos que os ossos longos distais)
   √ Metáfise alargada
   √ Epífise achatada (retardo da ossificação epifisária) com invaginação dos centros de ossificação para dentro das extremidades distais do fêmur
   √ Múltiplas contraturas articulares em flexão (notavelmente das grandes articulações)
   √ Deslocamento de uma ou mais das grandes articulações (quadril, cotovelo), deslocamento lateral da patela
   √ Coxa vara (comum)
   √ Metatarsos medialmente encurvados
   √ Pé torto congênito = grave talipe equinovaro
   √ Desvio ulnar das mãos
   √ Primeiro osso metacárpico hipoplásico + oval + polegar proximalmente posicionado e abduzido = "polegar do caroneiro" (CARACTERÍSTICO)
   √ Ossos cárpicos bizarros com centros supranumerários
   √ Dedos largamente espaçados
OB-US:
   √ Ossos longos proporcionalmente encurtados
   √ Polegar do caroneiro
   √ Pé torto congênito
   √ Contraturas articulares
   √ Curvatura espinhal anormal
Prognóstico: morte na infância (em virtude do amolecimento anormal da cartilagem traqueal)

HIPEROSTOSE DIFUSA ESQUELÉTICA IDIOPÁTICA

= DISH = DOENÇA DE FORESTIER = HIPEROSTOSE ANQUILOSANTE
= diátese ossificante comum caracterizada por proliferação de osso em locais de inserção tendinosos + ligamentosos (entese)

Etiologia:
(1) pode ser causada por metabolismo alterado da vitamina A (níveis plasmáticos elevados de retinol não ligado)
(2) ingestão a longo prazo de derivados do retinol para tratamento da acne (isto é, Accutane®)? variante hipertrófica da espondilose deformante
Idade: > 50 anos, M÷F = 3÷1
- dor, sensibilidade nas localizações extraespinhais
- movimento restrito da coluna vertebral
- hiperglicemia
- HLA-B27 positivo em 34%

√ Aumento da incidência de hiperostose frontal interna
@ coluna
  Localização: coluna torácica inferior + média > coluna cervical inferior > toda a coluna lombar
  √ Ossificação contínua de pelo menos quatro corpos vertebrais contíguos:
    √ Osteófitos anteriores + laterais, do lado direito da coluna vertebral (não à esquerda por causa da aorta)
    √ Osteófitos maiores no nível de disco intervertebral
    √ Radiolucência sob o osso depositado
  √ Espaços discais bem preservados, sem anquilose apofisária, sem sacroileíte
@ pelve
  √ União através do aspecto superior da sínfise púbica
  √ Ossificação dos ligamentos iliolombar + sacrotuberal + sacroilíaco (alta probabilidade de presença de DISH espinhal, DDx: fluorose)
  √ *Whiskering* na crista ilíaca, tuberosidade ísquia, trocânteres
  √ Osteófitos largos na borda acetabular lateral, porções inferiores das articulações sacroilíacas
@ extremidades
  √ Grandes esporões calcâneos (na superfície plantar + posterior do calcâneo)
  √ Esporão dos processos do olécrano ulnar
  √ Esporão na superfície anterior da patela
  √ Ossificação do ligamento coracoclavicular, ligamento patelar, tuberosidade tibial, membranas interósseas
Cx: formação óssea heterotópica pós-operatória (quadril)
DDx: (1) fluorose (aumento da densidade esquelética)
  (2) acromegalia (recorte posterior, características cranianas)
  (3) hipoparatireoidismo
  (4) raquitismo hipofosfatêmico resistentes à vitamina D ligado ao X
  (5) espondilite anquilosante (quadratura dos corpos vertebrais, sindesmófitos grosseiros, sacroileíte, alteração apofisária)
  (6) osteocondrose intervertebral (fenômeno do vácuo, esclerose vertebral óssea marginal, diminuição da altura do disco intervertebral)

LUXAÇÃO

Luxação do Quadril
Incidência: 5% de todas as luxações
A. DESLOCAMENTO POSTERIOR DO QUADRIL (80–85%)
  Mecanismo: lesão clássica de colisão com painel de carro (= joelho fletido bate no painel do carro)
  Associado a: fraturas da margem posterior do acetábulo, cabeça femoral
  • adução da extremidade inferior, fletida no quadril
B. DESLOCAMENTO ANTERIOR DO QUADRIL (5–10%)
  Mecanismo: abdução forçada + rotação externa
  Associado a: fraturas da margem acetabular, trocanter maior, colo femoral, cabeça femoral (depressão característica na porção posterossuperior e lateral)
  Subtipos: 1. Luxação do obturador anterior
    2. Luxação do quadril superoanterior/púbica
  • extremidade inferior em rotação externa
  √ Trocanter menor proeminente
  √ Posição obturatória da cabeça femoral
C. LUXAÇÃO-FRATURA ACETABULAR CENTRAL
  Mecanismo: força aplicada à porção lateral do trocanter

Luxação Patelar
= LUXAÇÃO PATELAR LATERAL TRANSITÓRIA
Incidência: 2–3% de todas as lesões no joelho
Mecanismo: durante tentativa de diminuir o movimento para frente enquanto gira medialmente em pivô sobre um pé plantado; rotação interna do fêmur na tíbia fixada enquanto o joelho é flexionado + contração do quadríceps produzem uma força lateral líquida; trauma direto (raro)
Em risco: displasia patelar (com a superfície articular achatada); sulco troclear raso do fêmur; hipermobilidade passiva lateral da patela; um terço displásico distal do músculo vasto medial oblíquo; síndrome unha-patela
Associado a: ruptura medial do menisco/lesão ligamentar importante em 31%
Idade: 13–20 anos (pessoas jovens fisicamente ativas); M < F
• 50–75% sem diagnóstico clínico inicialmente em virtude da autorrelocalização!
√ Inclinação patelar lateral
√ Hemartrose (causa mais comum de hemartrose em jovens recrutas)
√ Deformidade de impactação côncava da patela inferomedial (ALTAMENTE ESPECÍFICA de luxação patelar prévia)
√ Ossificação parapatelar medial (por causa de instabilidade crônica com estresse repetitivo ao ligamento patelofemoral medial)

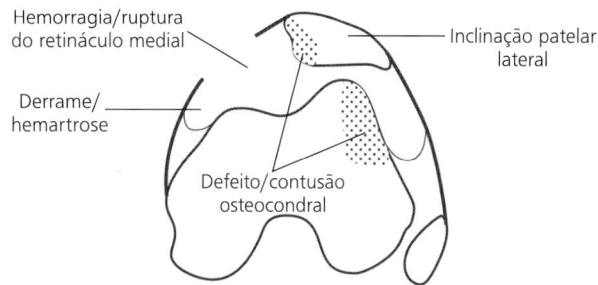

Sinais de Luxação Patelar em imagens de MR

MR:
  √ Contusão óssea/microfratura do tipo beijo (*kissing*)
  √ Lesão osteocondral de côndilo femoral anterolateral + faceta patelar medial (sensibilidade de 90%):
    √ Corpos intra-articulares (= fragmentos osteocondrais avulsionados de patela ou côndilo femoral lateral)
  √ Aumento da intensidade de sinal com distensão/ruptura/avulsão do retináculo patelar medial + ligamento patelofemoral medial + ligamento patelotibial medial
  √ Edema/hemorragia em ± elevação do músculo vasto medial oblíquo
  √ Derrame da articulação do joelho = profundidade do fluido > 4 mm no recesso suprapatelar (imagem SAG da linha média) ou > 10 mm no recesso lateral (em imagem SAG lateral):

√ Hemartrose com nível fluido-fluido (= sedimentação dos componentes sanguíneos com sinal baixo/intermediário T2WI)

Rx: (1) imobilização temporária + reabilitação: bem-sucedida em 75%
(2) cirurgia: fixação de fragmentos osteocondrais se > 1 cm², reparo da cápsula medial, liberação retinacular lateral, rearranjo do vasto medial e lateral, alargamento retinacular medial

Luxação do Ombro

Deslocamento Esternoclavicular (3%)

Deslocamento Esternoclavicular Posterior
= deslocamento posterior da cabeça da clavícula
Causa: trauma ao ombro/clavícula medial
Cx: lesão aos vasos sanguíneos mediastinais, traqueia, esôfago

Deslocamento Esternoclavicular Anterior
= deslocamento anterior da cabeça clavicular (mais comum)
Causa: trauma anterior ao ombro
- a cabeça clavicular protrusa pode ser palpada

Cx: dor crônica, anquilose, deformidade
Rx: terapia conservadora

Deslocamento Acromioclavicular (12%)

Grau 1 (estiramento)
= estiramento/ruptura parcial das fibras do ligamento acromioclavicular
√ Edema de tecido mole
√ Articulação AC estável sem alargamento

Grau 2 (subluxação)
= ruptura do ligamento acromioclavicular + estiramento do ligamento coracoclavicular
√ Elevação da clavícula de < 100% da largura da diáfise (sustentação de peso!)
√ Alargamento da articulação AC

Grau 3 (deslocamento superior)
= ruptura dos ligamentos acromioclavicular + coracoclavicular
√ Alargamento da articulação AC
√ Elevação da clavícula > 100% da largura da diáfise

Grau 4 (deslocamento posterior)
√ Posição posterior da clavícula em relação ao acrômio

Grau 5 (lesão fascial)
√ Penetração da clavícula através da fáscia deltotrapezoidal

Grau 6 (deslocamento inferior)
√ Posição inferior da clavícula em relação ao acrômio

Deslocamento Glenoumeral (85%)

◊ Os deslocamentos da articulação glenoumeral constituem > 50% de todos os deslocamentos!

Deslocamento Anterior/Subcoracoide do Ombro
(95% de todas as luxações do ombro)
Tipos: subcoracoide, subglenoide, subclavicular, intratorácico
Mecanismo: rotação externa + abdução (queda sobre o braço esticado/mão atrás do *occiput*) recidiva de 40%
Idade: em indivíduos na adolescência

(1) **lesão de Bankart** – avulsão capsulolabial anterior [Arthur Sydney Blundell Bankart (1879–1951) cirurgião ortopédico inglês]

√ Descolamento do complexo labroligamentar glenoumeral anterior inferior (IGHLC = lábio glenoide anterior-inferior incluindo inserção labial do ligamento glenoide inferior) da glenoide em posição de 3 a 6 horas (= Bankart cartilaginoso)
√ Levantamento com ruptura do periósteo escapular
√ Lábio flutua no espaço articular anterior

(a) Bankart mole
√ Sem avulsão óssea
(b) Bankart ósseo
√ Fratura da margem anterior da glenoide

Pode estar associada a:
√ Fratura da tuberosidade maior (15–33%)
√ **Defeito de Hill-Sachs** (50%) = depressão/fratura impactada da superfície posterolateral da cabeça umeral no/acima do nível do processo coracoide (por causa da impactação contra a borda anterior da margem glenoide no tipo subglenoide) (Harold Arthur Hill [1901–1973] e Maurice David Sachs (1909–1987), radiologistas em San Francisco, CA)

(2) **lesão de Perthes** (variante de Bankart)
◊ Detectada melhor em posição ABER
√ Periósteo escapular desnudado medialmente, mas intacto
√ Avulsão do lábio não deslocado (DDx com ALPSA)

(3) avulsão labroligamentar periosteal anterior (**ALPSA**)
= Bankart medializada
◊ Detectada melhor na posição ABER
√ Avulsão completa do *labrum* glenoidal anteroinferior
√ Periósteo escapular avulsionado intacto
√ Complexo labroligamentar enrolado + torna-se deslocado medialmente + inferiormente
- deslocamentos umerais anteriores recorrentes por causa da banda anterior incompetente do IGHL
- pode cicatrizar em um *labrum* deformado, e então difícil de diagnosticar

(4) ruptura articular do *labrum* glenoide (**GLAD**)
√ Avulsão completa do *labrum* glenoide anteroinferior
√ Pequeno fragmento de cartilagem articular também descolada

(5) avulsão umeral do ligamento glenoumeral (**HAGL**)
Prevalência: 2–9% de instabilidade glenoumeral
Idade: 28 (variação, 12-54) anos; M÷F = 92÷8

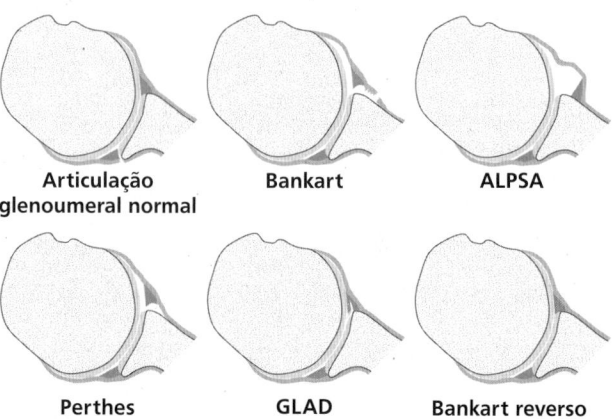

Lesão da Cartilagem Glenoide (plano axial)

√ Sinal em J/J reverso (para ombro RT/LT) = extremidade descolada da banda anterior/posterior do IGHL cai fora inferiormente do colo do úmero
√ Extravasamento de derrame articular/meio de contraste na inserção umeral da cápsula rota
(6) Bankart reverso
Prevalência: 2–4% de toda a instabilidade do ombro
Mecanismo: força excessiva aplicada ao ombro enquanto aduzido + rodado internamente, como na natação, lançamento, esmurrar, convulsão
√ Ruptura labral posterior

MR (artrografia melhora a sensibilidade em 89–99% e especificidade para > 90%):
√ Efusão hemorrágica (na lesão aguda)
√ Maior intensidade de sinal no *labrum* anterior-inferior + cápsula (DDx: artefato de ângulo mágico)
√ Ruptura isolada/fragmentação do *labrum*
√ ± ruptura do ligamento glenoumeral médio
√ Ruptura do tendão supraespinhal degenerado (em 33% dos pacientes > 40 anos de idade)
√ Ruptura do tendão subescapular degenerado (em 33% dos pacientes > 40 anos de idade)
√ Cistos paralabrais geralmente associados a rupturas labrais; podem causar denervação do nervo supraescapular que simula síndrome do *impringement* (pinçamento) (DDx: degeneração relacionada com a idade)
Cx: (1) deslocamentos recorrentes (em até 90% dos indivíduos jovens ativos)
(2) deslocamentos repetidos por causa de cicatrização incompleta/inadequada = instabilidade crônica recorrente do ombro anterior
(3) artrite (com subluxações repetidas)
Rx: (1) tratamento conservador para a maioria
(2) fixação cirúrgica para jovens atletas

Deslocamento Posterior do Ombro (2–4%)

Causa: (a) traumática: desordens convulsivas/terapia com choque elétrico
(b) não traumática: voluntária, involuntária, congênita, desenvolvimental
Tipos: subacromial, subglenoide, subespinhoso
◊ Em > 50% inicialmente irreconhecível + diagnóstico errôneo subsequente como ombro congelado!
◊ Intervalo médio entre lesão e diagnóstico é de 1 ano!
√ Sinal da margem (66%) = distância entre a margem medial da cabeça umeral + margem glenoide anterior < 6 mm
Pode estar associada a:
√ Sinal da calha (75%) = "Hill-Sachs reverso" = fratura por compressão da cabeça umeral anteromedial (incidência tangencial de Grashey da glenoide!)
√ Fratura da margem posterior da glenoide
√ Fratura por avulsão da tuberosidade menor
MR:
√ Ruptura do tendão subescapular
√ Sulco bicipital vazio (= tendão bicipital deslocado)

Deslocamento Inferior do Ombro (1–2%)

= LUXATIO ERECTA
= extremidade mantida acima da cabeça em posição fixa com o ombro flexionado
Mecanismo: hiperabdução grave do braço resultando em impacto da cabeça umeral contra o acrômio
√ A superfície articular umeral aponta inferiormente
Cx: ruptura do manguito rotador; fratura do acrômio ± fossa glenoide inferior ± tuberosidade maior, lesão neurovascular

Deslocamento Superior do Ombro (< 1%)

= cabeça umeral impulsionada para cima através do manguito rotador
Pode estar associado a: fratura do úmero, clavícula, acrômio
DDx: inclinação do ombro (fenômeno transitório após fratura do colo cirúrgico do úmero por causa de hemartrose/desequilíbrio muscular)

Artrografia do Ombro com Gadolínio

√ Inserção de agulha guia por fluoroscopia a partir de uma abordagem anterior
√ Confirmação de colocação da agulha com meio de contraste iodado
√ Injeção de 12–20 mL de solução de quelato de gadolínio diluído:
• 0,1 mL de DTPA gadolínio (469 mg/mL) em
• 20 mL de solução salina bacteriostática
√ O braço e o ombro do paciente são movidos através de toda a amplitude de movimento

Luxação do Punho/Carpo

Mecanismo: queda com a mão hiperestendida
Incidência: 10% de todas as lesões cárpicas
◊ Até 25% negligenciados no exame inicial!

Deslocamento do Lunato

= estágio final da lesão perilunato com maior grau de instabilidade
√ Sinal da xícara de chá derramada = deslocamento do lunato em direção volar (em vista LAT)
√ Resto do carpo assume um alinhamento com o rádio

Deslocamento Perilunato

= deslocamento da cabeça do capitato a partir da concavidade do lunato distal
Prevalência: 2–3 vezes mais comum que o deslocamento do lunato
Mecanismo: hiperextensão de alta energia do punho (MVC, queda de altura, esportes) com lesão sequencial do escafolunato → lunocapitato → articulações lunotriquetrais → deslocamento completo
Média etária: 30 anos; M > F
Associado a: fratura em 75%
√ Ruptura dos arcos cárpicos (incidência AP)
√ Sinal de Terry-Thomas = alargamento de espaço entre o escafoide e o lunato (incidência AP)
√ Lunato triangular (incidência AP)
√ Deslocamento posterior da cabeça do capitato em relação ao lunato (incidência LAT)

Lesão do Arco Menor

= ruptura ligamentar pura em torno do lunato
√ Deslocamento mais comumente dorsal
Rx: redução aberta + fixação interna

Lesão do Arco Maior

= deslocamento perilunato + fratura do escafoide/trapézio/capitato/hamato/tríquetro
◊ Duas vezes mais comum que a lesão do arco menor

◊ É mais comum o deslocamento do perilunato transescafoide
√ Fratura de qualquer osso cárpico ao redor do lunato

Subluxação Rotatória do Escafoide
= DISSOCIAÇÃO DO ESCAFOLUNATO
= ruptura dos ligamentos interósseos do lunato, escafoide, capitato
Mecanismo: dorsiflexão aguda do punho; pode ser associada à artrite reumatoide
√ Fenda > 4 mm entre o escafoide + lunato (radiografia em PA)
√ Encurtamento anterior do escafoide
√ Sinal do anel do polo distal do escafoide

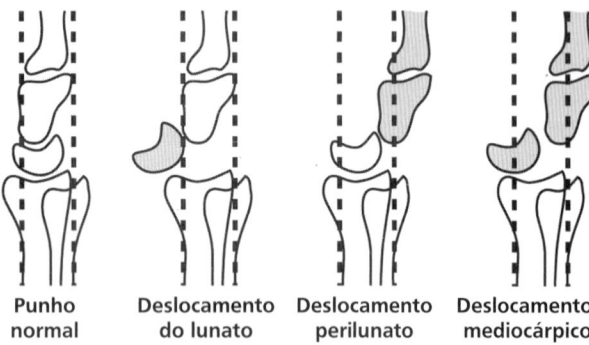

Deslocamento Mediocárpico

Punho normal | Deslocamento do lunato | Deslocamento perilunato | Deslocamento mediocárpico

Deslocamento do Punho (projeção lateral)

SÍNDROME DE DOWN
= MONGOLISMO = TRISSOMIA DO 21
Cromossomos: 95% não disjunção, 5% translocação
Incidência: 1÷870 nascimentos vivos, mais comum anormalidade de cariótipo/cromossomo nos USA
- retardo mental
- hipotonia na infância
- face característica
- prega simiesca

@ crânio
  √ Hipotelorismo
  √ Sutura metópica persistente (40–79%) após a idade de 10 anos
  √ Hipoplasia dos seios + ossos faciais
  √ Microcrania (braquicefalia)
  √ Fechamento tardio das suturas + fontanelas
  √ Anormalidades dentárias (subdesenvolvimento do segundo dente)
  √ Nariz com a base achatada

@ esqueleto axial
  √ Subluxação atlantoaxial (25%)
  √ Escalonamento anterior dos corpos vertebrais
  √ "Quadratura dos corpos vertebrais" = centro alto e estreito = índice lombar lateral positivo (relação entre os diâmetros horizontais e verticais de L2)

@ tórax
  √ Doença cardíaca congênita (40%); defeito do coxim endocárdico, VSD, tetralogia de Fallot
  √ Hipersegmentação do manúbrio = 2–3 centros de ossificação (90%)
  √ Costelas grácies; 11 pares de costelas (25%)

@ pelve (vista frontal)
  √ Alargamento das cristas ilíacas (= rotação das asas ilíacas na direção do plano coronal nas articulações sacroilíacas) = "orelhas de Mickey Mouse"/"orelhas de elefante":
    √ Diminuição do ângulo ilíaco + índice (em 70–80%)
  √ Achatamento do teto acetabular (pequeno ângulo acetabular)
  √ Ísquio alongado + afunilado

@ extremidades
  √ Alargamento metafisário
  √ Clinodactilia (50%); espaço alargado entre os dois primeiros dedos das mãos + pés
  √ Falanges médias hipoplásicas e triangulares + falanges distais do quinto dedo = acromicria (DDx: indivíduos normais, cretinos, anões acondroplásicos)
  √ Pseudoepífises do 1º e 2º metacárpicos

@ gastrointestinal
  √ Hérnia umbilical
  √ Sinal da "dupla bolha" (8–10%) = atresia duodenal/estenose/pâncreas anular
  √ Fístula traqueoesofágica
  √ Anomalias anorretais
  √ Doença de Hirschsprung

OB-US:
- idade materna avançada
  ◊ Em 1÷385 nascimentos vivos para mulheres > 35 anos de idade
  ◊ ENTRETANTO: 80% dos fetos com síndrome de Down são nascidos de mães < 35 anos de idade
- teste quad (triagem sérica materna no segundo trimestre):
  (1) alfafetoproteína (0,7 MoM) materna baixa (20–30%)
  (2) hCG aumentada (2,04 MoM) (DDx: diminuída na trissomia do 18)
  (3) estriol (0,79 MoM) não conjugado diminuído (uE3)
  (4) níveis diminuídos de inibina A dimérica
  ◊ Tempo ótimo para o teste entre 15 e 16 semanas de GA
  ◊ Detecta 75% dos casos com síndrome de com uma taxa de 5% de tiragem positiva
  Desvantagem: realização tardia no segundo trimestre, 25% dos casos de síndrome de Down não são detectados, muitas amniocenteses recomendadas desnecessariamente
- proteína A plasmática baixa associada à gravidez (PAPP-A @ 10–14 semanas de EGA)
√ Marcadores ultrassonográficos no primeiro semestre:
  √ Translucência nucal
    = mensuração do espaço entre a coluna e a pele sobrejacente no plano mediossagital
    Melhor momento: 10 semanas e 3 dias – 13 semanas e 6 dias de EGA
    √ ≥ 5 mm durante 14–18 semanas
    √ ≥ 6 mm durante 19–24 semanas
    Causa: insuficiência cardíaca, matriz extracelular anormal, desenvolvimento linfático anormal
  √ Osso nasal ausente
    Melhor momento: entre 10 e 14 semanas de EGA
  √ Fluxo do Doppler ausente/reverso no ducto venoso durante contração atrial
√ Principais malformações estruturais:
  Melhor momento: 18 semanas de EGA
  √ VSD/canal AV completo (50%)
  √ Higroma cístico, resolvido na vigésima semana da data da última semana (DDx: síndrome de Turner, trissomia do 18, trissomia do 13, triploidia)
  √ Onfalocele
  √ Bolha dupla de atresia duodenal (8–10%), não aparente antes de 22 semanas de GA
  √ Hidrotórax
  √ Dilatação ventricular cerebral leve
  √ Agenesia do corpo caloso
  √ Ânus imperfurado
√ Marcadores menores:
  √ BPD elevado/proporção do fêmur (secundária a fêmur encurtado)

√ Relação entre o comprimento femoral medido e o esperado ≤ 0,91 [comprimento femoral esperado: –9,3105 + 0,9028 x BPD] (sensibilidade de 40%, especificidade de 95%, taxa de falsos-positivos de 2–7%, valor positivo preditivo [PPV] de 0,3% para a população de baixo risco [1÷700], 1% de PPV para população de alto risco [1÷250])
√ Relação entre o comprimento medido do úmero e o esperado ≤ 0,90 [comprimento umeral esperado: –7,9404 + 0,8492 × BPD] (1–2% PPV para população de baixo risco; PPV de 3% para população de alto risco)
√ Crista ilíaca alargada = asas ilíacas giradas na direção do plano coronal:
  √ Ângulo ilíaco médio em nível mais superior de 95,6 ± 11,7° (comparado a 76,4 ± 16,8° para fetos euploides)
√ Deformidade em espaço de sandália = separação do hálux (45%)
√ Hipoplasia da falange média do quinto dedo resultando em clinodactilia (= encurvamento para dentro) em 60%
√ Pielectasia fetal leve (17–25%)
√ Intestino ecogênico em < 20 semanas GA (15%, em 0,6% dos normais)
√ Foco intracardíaco ecogênico, normalmente no ventrículo esquerdo = espessamento do músculo papilar (18%, em 5% dos normais)
√ Encurtamento do lobo frontal (medido a partir da tábua interna do osso frontal para a margem posterior do tálamo)
√ Braquicefalia
√ Cerebelo pequeno
√ IUGR (em 30%)
√ Poli-hidrâmnio
Cx: leucemia (aumento de 3–20 vezes na frequência)

DISCONDROESTEOSE
= SÍNDROME DE LÉRI-LAYANI-WEILL
= encurtamento mesomélico dos ossos longos (antebraço + perna); autossômico dominante
M÷F = 1÷4
- movimento limitado do cotovelo + punho
√ Deformidade de Madelung bilateral
  √ Encurtamento radial em relação à ulna
  √ Encurvamento do rádio lateralmente + dorsalmente
  √ Subluxação dorsal da extremidade distal da ulna
  √ Encunhamento carpal entre o rádio e a ulna (em decorrência da forma triangular da epífise radial distal + subdesenvolvimento da ulna)
DDx: pseudodeformidade de Madelung (por trauma/infecção)

DISPLASIA EPIFISÁRIA HEMIMÉLICA
= DOENÇA DE TREVOR = ACLASIA TARSOEPIFISÁRIA
= desordem esquelética do desenvolvimento incomum representando um osteocondroma epifisário
Incidência: 1÷1.000.000
Idade: 2–4 anos; M÷F = 3÷1
Causa: falha de progressão normal da quebra da cartilagem celular (= aclasia); ocorrência espontânea
Patologia: massa lobulada protraindo-se a partir da epífise com uma capa cartilaginosa
Histologia: osso normal + cartilagem hialina com ossificação encondral abundante (= atividade celular anormal no centro de ossificação cartilaginoso)
Tipos:
 (1) forma localizada = envolvimento monostótico: normalmente no retropé e tornozelo
 (2) forma clássica (> 66%) = mais de uma área de envolvimento em uma só extremidade com distribuição hemimélica característica: tálus, fêmur distal, tíbia distal
 (3) forma generalizada/grave = doença envolvendo toda a extremidade inferior
  √ Envolvimento pélvico: cabeça femoral, sínfise púbica, cartilagem trirradiada
  √ Hipertrofia do osso ilíaco ipsilateral
- marcha antálgica (= evitar a dor); massa palpável
- deformidade vara/valga; discrepância de comprimento dos membros
- mobilidade articular e função limitadas
Localização: extremidade inferior (no tarso, joelho, tornozelo); é rara na extremidade superior (úmero, ulna, escápula)
Sítio: restrito à porção medial OU lateral do membro (= hemimélico), i. e., medial÷lateral = 2÷1
@ bebê e criança pequena
 √ Aparência prematura de um centro de ossificação excêntrico, lobulado, com supercrescimento, assimétrico
 √ Calcificação puntiforme da cartilagem anômala
@ infância
 √ Calcificação epifisária desorganizada acompanhada de ossificação irregular
 √ Crescimento tipo osteocondroma em um lado da epífise
 √ Fechamento prematuro da fise resulta em deformidade do membro e discrepância no comprimento dos membros
 √ Superfície articular irregular combinada com deformidade angular
 √ Subtubulação de osso como consequência de envolvimento secundário da metáfise
Cx: osteoartrite secundária prematura
DDx: osteocondroma

ECHINOCOCCUS ÓSSEO
Ocorre ocasionalmente nos USA; normalmente em indivíduos de origem estrangeira; envolvimento ósseo em 1%
Histologia: sem barreira de tecido conectivo; cistos-filhos estendem-se diretamente para dentro do osso
@ pelve, sacro, raramente ossos tubulares longos
 √ Regiões redondas/irregulares de rarefação
 √ Lesão multilocular (em cacho de uvas)
 √ Sem marcação nítida (DDx: condroma, tumor de células gigantes) com infecção secundária:
  √ Espessamento das trabéculas com condensação perifocal generalizada
  √ Avanço cortical de massa de tecido mole
@ vértebra
 √ Esclerose sem fratura patológica
 √ Discos intervertebrais não afetados
 √ Lâmina vertebral geralmente envolvida
 √ Frequentemente o envolvimento das costelas adjacentes

SÍNDROME DE EHLERS-DANLOS
= grupo de doenças autossômicas dominantes do tecido conectivo caracterizadas por síntese anormal de colágeno
Tipos: dez tipos que foram descritos diferem clínica, bioquímica e geneticamente
Idade: presentes ao nascimento: predominantemente em homens
- hiperelasticidade da pele
- pele frágil e quebradiça com feridas em fenda e má cicatrização
- pseudotumores moluscoides sobre os pontos de pressão
- hiperextensibilidade das articulações
- contraturas articulares com a idade avançada
- tendência ao sangramento (fragilidade dos vasos sanguíneos)
- esclera azulada, microcórnea, miopia, ceratocone, ectopia do cristalino

@ tecidos moles
- √ Múltiplas calcificações ovoides (2–10 mm) na subcútis/em cistos gordurosos ("esferoides"), mais frequentes nas áreas periarticulares das pernas
- √ Formação ectópica de osso

@ esqueleto
- √ Hemartrose (particularmente no joelho)
- √ mau alinhamento/subluxação/deslocamento das articulações em radiografias de estresse
- √ Deslocamentos recorrentes (quadril, patela, ombro, rádio, clavícula)
- √ Osteoartrose precoce (predominantemente nos joelhos)
- √ Sinostose ulnar
- √ Cifoescoliose
- √ Espondilolistese
- √ Espinha bífida oculta

@ tórax
- √ Hérnia diafragmática
- √ Enfisema panacinar + formação de bolha
- √ Traqueobroncomegalia + bronquiectasia

@ artérias
- √ aneurismas dos grandes vasos, dissecção aórtica, tortuosidade do arco, ectasia das artérias pulmonares
  - ◊ AORTOGRAFIA CONTRAINDICADA!
    (Cx: após arteriografia; ruptura aórtica, hematomas)

@ trato GI
- √ Ectasia do trato gastrointestinal

ELASTOFIBROMA DORSAL

= pseudotumor fibroso degenerativo/reativo que se forma como uma reação à fricção mecânica crônica

Incidência: em 24% das mulheres + 11% dos homens > 55 anos (estudo de autopsia); em 2% da população da CT
Idade: > 55 anos (média, 70 anos); M÷F = 1÷2
Histologia: fibras hipereosinofílicas elásticas, aumentadas, irregulares e serrilhadas, colágeno, fibroblastos dispersos, lóbulos ocasionais de tecido adiposo assintomático; ausência de cápsula

- crescimento lento quase sempre assintomático + clinicamente inaparente
- rigidez (25%), dor moderada (10%) se > 5 cm de diâmetro
- ruído de "clique"/estalo/"*clunk*" da escápula

Localização: profundo ao serrátil anterior + latíssimo do dorso na margem inferomedial da escápula; D > E; bilateral em 25-60%
em < 1%: trocanter maior, olécrano, parede torácica
PET: achado casual
CT:
- √ Lesão heterogênea mal definida com atenuação de tecido mole similar ao músculo

MR:
- √ Lesão heterogênea bem definida com intensidade de sinal intermediária similar ao músculo, com áreas interpenetradas de sinal com intensidade da gordura em T1WI + T2WI
- √ Realce heterogênea

Rx: excisão local para lesões sintomáticas
DDx: desmoide extra-abdominal, neurofibroma, histiocitoma fibroso maligno

ENCONDROMA

= crescimento cartilaginoso benigno na cavidade medular; ossos pré-formados na cartilagem são afetados (NÃO o crânio)

Incidência: 3-17% de tumores ósseos primários biopsiados
  ◊ Segundo tumor mais comum contendo cartilagem!
Etiologia: crescimento contínuo de restos benignos residuais da cartilagem deslocada da placa de crescimento
Idade: 10–30 anos; M÷F = 1÷1
Histologia: lóbulos de pura cartilagem hialina

- geralmente assintomáticos, edema indolor

Localização: (geralmente solitário; múltiplos = encondromatose)
(a) em 40% ossos pequenos tubulares do punho + mão (tumor mais frequente aqui), distal + aspectos intermediários dos metacárpicos, falanges proximais/médias
(b) fêmur proximal, úmero proximal tíbia, rádio, ulna, pé, costela (3%)

Sítio: central dentro do canal medular + metafisário; epífise afetada somente após o fechamento da placa de crescimento

- √ Área oval/circular de destruição geográfica com contorno lobulado + fina linha marginal
- √ Endósteo cortical recortado
- √ Aparência em "vidro moído"
- √ Calcificações distróficas dentro dos pequenos nódulos de cartilagem/fragmentos de osso lamelar: padrão em cabeça de alfinete, pontilhado, flocular, em "anéis e arcos"
- √ Expansão bulbosa do osso com afinamento do córtex em ossinhos tubulares da falange, costela, fíbula
- √ Deformidade de Madelung = encurvamento deformado dos membros, comprimento discrepante
- √ NENHUM avanço cortical/reação periosteal

MR:
- √ Intensidade de sinal baixa a intermediária em T1WI + alta intensidade de sinal alta em T2WI
- √ Calcificações da matriz com baixa intensidade de sinal
- √ Medula normal entremeada com gordura entre os nódulos da cartilagem
- √ Padrão de realce periférico

Cx: (1) fratura patológica
(2) degeneração maligna nos encondromas de ossos longos em 15–20% (dor que aumenta gradualmente em um paciente adulto)

DDx: (1) cistos de inclusão epidermoides (tuberosidades falangianas, história de trauma, mais lucentes)
(2) cisto ósseo unicameral (raro nas mãos, mais radiolucentes)
(3) tumor de células gigantes da bainha dos tendões (geralmente causam erosão óssea, massa de tecidos moles fora do osso)
(4) displasia fibrosa (raro nas mãos, principalmente poliostótica)
(5) infarto ósseo
(6) condrossarcoma (extremamente raro nas falanges, metacárpicos, metatarsianos)

ENCONDROMATOSE

= DOENÇA DE OLLIER = DISCONDRODISPLASIA
= ENCONDROMATOSE MÚLTIPLA

= insuficiência não hereditária na ossificação da cartilagem

Causa: distúrbio do crescimento cartilaginoso que resulta na migração de restos cartilaginosos a partir da placa epifisária para dentro da metáfise, onde proliferam
Idade: apresentação precocemente na infância
Associação: tumor ovariano de células da granulosa juvenil

- disparidade no crescimento com encurtamento da perna/braço
- deformidade da mão + pé

Localização: predominantemente de distribuição unilateral monomélica (a) localizada (b) regional (c) generalizada

- √ Radiolucências circulares bem demarcadas/linhas colunares de densidade diminuída da placa epifisária para dentro das diáfises de ossos longos = restos cartilaginosos
- √ Remodelagem expansiva do osso afetado:
  - √ Deformidade em baqueta/expansão da região metafisária

√ Afinamento predominante de córtex + recorte endosteal
√ Esporões ósseos apontando para a articulação (DDx: exostoses apontam para longe delas)
√ Áreas cartilaginosas mostram calcificações puntiformes com a idade:
  √ Mineralização da matriz com lesões condroides com TÍPICA aparência em "arcos e anéis"
√ Associada a nanismo do osso envolvido em decorrência do comprometimento da fusão epifisária
√ Deformidade em encurvamento dos ossos dos membros
√ Discrepância no comprimento = deformidade de Madelung (rádio, ulna)
√ Ossinhos dos pés + mãos: tumores agressivos deformantes que podem-se romper e invadir o córtex, secundário a uma tendência a continuar a proliferação
√ Radiação tipo leque da cartilagem do centro para a crista ilíaca
Cx: transformação sarcomatosa (em 25–30%): osteossarcoma (adultos jovens); condro/fibrossarcoma (em pacientes mais velhos)

Síndrome de Maffucci

= displasia mesodérmica não hereditária caracterizada por encondromatose + múltiplos hemangiomas cavernosos de tecidos moles + menos comumente linfangiomas
Idade: 25% durante o primeiro ano de vida; 45% antes dos 6 anos; 78% antes da puberdade; M > F
Associação: tumor ovariano de células da granulosa juvenil
- múltiplos nódulos subcutâneos azuis particularmente nos dedos + extremidades (hemangiomas cavernosos)
- inteligência normal

Localização: envolvimento unilateral (50%)/assimetria marcada; predileção característica pelos ossos tubulares das mãos + pés
√ Flebólitos podem estar presentes
√ Marcante tendência dos encondromas de serem muito grandes, projetando-se para dentro de tecidos moles
√ Distúrbio do crescimento dos ossos longos (comum)
Cx: (a) transformação maligna de
  (1) encondroma para condrossarcoma/fibrossarcoma (15–20%)
  (2) hemangioma cavernoso para hemangiossarcoma/hemangioendotelioma/linfangiossarcoma (em 3–5%)
  (b) maior prevalência de carcinoma ovariano, carcinoma pancreático, glioma do CNS, adenocarcinoma gastrointestinal
  Prevalência de malignidade: 23–100%
DDx: doença de Ollier (sem hemangiomas)

DOENÇA DE ENGELMANN-CAMURATI

= DISPLASIA DIAFISÁRIA PROGRESSIVA = DOENÇA DE CAMURATI-ENGELMANN
Causa: doença autossômica dominante por causa de uma mutação no gene do fator de transformação de crescimento β1 no cromossomo 19q13.1; distúrbio na formação do osso intramembranoso + modelagem (como ocorre no córtex dos ossos longos, calota, mandíbula, ossos faciais, segmento médio da clavícula)
Idade: 5–25 anos (principalmente na infância); M > F
- distrofia neuromuscular = atraso na deambulação (18–24 meses) com marcha instável e de base alargada; geralmente diagnosticada erroneamente como distrofia muscular/poliomielite
- fraqueza + fadiga fácil nas pernas
- dor óssea + sensibilidade geralmente na diáfise média dos ossos longos
- subdesenvolvimento dos músculos secundário à má nutrição
- valores laboratoriais NORMAIS

Localização: geralmente assimétrica; NENHUM envolvimento das mãos, pés, costelas, escápula
@ crânio (inicialmente afetado)
  √ Aumento amorfo na densidade da base do crânio
  √ Invasão do seio frontal + esfenoide; poupando o seio maxilar
  √ Mandíbula raramente é afetada
@ ossos longos (distribuição bilateral simétrica)
  Local: tíbia > fêmur > fíbula > úmero > ulna > rádio
  √ Aumento fusiforme das diáfises com espessamento cortical (adição endosteal + periosteal de osso novo mosqueado) e obliteração progressiva da cavidade medular
  √ Progressão das lesões ao longo do eixo longitudinal dos ossos em direção às extremidades
  √ Demarcação abrupta das lesões (metáfises + epífises poupadas)
  √ Alongamento relativo das extremidades
Rx: corticosteroides em baixa dose
DDx: (1) osteomielite crônica (único osso)
  (2) hiperfosfatasemia (altos níveis de fosfatase alcalina)
  (3) doença de Paget (idade, nova formação de osso, aumento da fosfatase alcalina)
  (4) hiperostose cortical infantil (febre, mandíbula, clavícula, costela; regride < 1 ano de idade)
  (5) displasia fibrosa (predominantemente unilateral, novo osso subperiosteal)
  (6) osteopetrose (muito pouco aumento ósseo)
  (7) envenenamento por vitamina A

CISTO EPIDERMOIDE

= CISTO INFUNDIBULAR = CISTO SEBÁCEO (termo impróprio)
= proliferação das células de superfície epidérmica dentro da derme
Histologia: produção de queratina dentro do espaço fechado revestido por epiderme superficial
Associado a: pacientes com síndrome nevoide basocelular (síndrome de Gorlin) têm alta prevalência dos cistos epidérmicos/dermoides
√ Massa pequena unilocular/(raramente) multilocular grande
US:
  √ Massa circunscrita circular/hipoecoica oval em US
  √ Geralmente associada ao folículo piloso
MR:
  √ Isointenso/levemente hipointenso em relação ao músculo em T1WI
  √ Hiperintenso com áreas focais de diminuição de sinal em T2WI
  √ Sem realce apreciável

Cisto de Inclusão Epidermoide

= CISTO INTRAÓSSEO DE QUERATINA = CISTO DE IMPLANTAÇÃO
Idade: segunda a quarta décadas; M > F
Histologia: epitélio escamoso estratificado, queratina, cristais de colesterol (conteúdos caseosos brancos e moles)
- história de trauma (implante de epitélio sob a pele secundário à erosão óssea)
- assintomático
Localização: ossos situados superficialmente, como a calota (tipicamente no osso frontal/parietal), falange (geralmente tuberosidade terminal do dedo médio), mão E > D, ocasionalmente no pé
√ Osteólise circular bem definida com margem esclerótica
√ Córtex frequentemente expandido + afinado
√ SEM calcificações/reação periosteal/edema de tecido mole
√ Fratura patológica quase sempre sem reação periosteal

DDx: (a) no dedo: tumor glômico, encondroma (raro na falange terminal)
(b) no crânio: infecção, metástase (mal definido), granuloma eosinofílico (margem biselada)

EPIFISIÓLISE DA CABEÇA FEMORAL
= DESLIZAMENTO DA EPÍFISE DA CABEÇA FEMORAL
= fratura atraumática através da zona hipertrófica da placa fiseal
Frequência: 2÷100.000 pessoas
Etiologia: estirão do crescimento, osteodistrofia renal, raquitismo, irradiação na infância, terapia com hormônio de crescimento, trauma (lesão epifisária de Salter-Harris tipo I)
Patogênese: alargamento da placa epifisária durante o estirão de crescimento + alteração na orientação da fise de horizontal a oblíqua aumenta as forças de cisalhamento
Idade: em adolescentes do sexo masculino com sobrepeso de 8-17 anos (média etária 13 anos, para menino e 11 anos, para meninas); M÷F = 3÷1; negros > brancos
Associada a:
(a) má nutrição, anormalidade endócrina, displasia do desenvolvimento do quadril (durante a adolescência)
(b) maturação esquelética tardia (após a adolescência)
• dor no quadril (50%)/dor no joelho (25%) por 2-3 semanas
Localização: geralmente unilateral; bilateral em 20-37% (na apresentação inicial em 9-18%)
√ Alargamento da placa de crescimento epifisária (*fase pré-deslizamento*):
  √ Irregularidade + apagamento da fise fisária
  √ Desmineralização do colo metafisário
√ Deslocamento posteromedial da cabeça (*deslizamento agudo*):
  √ Diminuição do ângulo de colo-diáfise com alteração do alinhamento na placa de crescimento para uma orientação mais vertical
  √ Linha de Klein (= linha desenhada ao longo da margem superior do colo femoral) não intersecta com a cabeça femoral
  √ A epífise parece menor em decorrência de deslizamento posterior: os primeiros deslizamentos são vistos melhor em perfil *cross-table*
  CUIDADO: o posicionamento em vista *frog leg* pode causar mais deslocamento
√ Esclerose + irregularidade de fise alargada (*deslizamento crônico*):
  √ Sinal de descoloração metafisária = área de maior opacidade na parte proximal da metáfise (resposta de cicatrização)

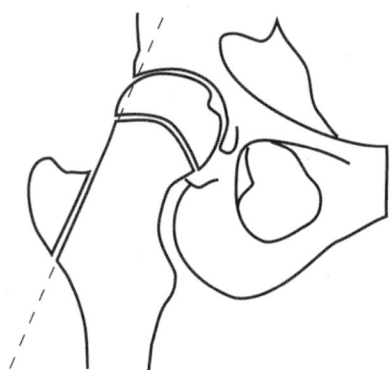

Linha de Klein no Quadril Normal

Graduação (baseada na posição da cabeça femoral):
 leve = deslocado por < 1/3 do diâmetro metafisário
 moderado = deslocado por 1/3-2/3 de diâmetro
 grave = deslocado por > 2/3 de diâmetro
Cx: (1) condrólise = necrose aguda da cartilagem (7-10%)
 = rápida perda de > 50% da espessura da cartilagem
 √ Espaço articular < 3 mm
(2) necrose avascular da cabeça femoral (10-15%): o risco aumenta com o grau avançado do deslizamento, retardo da cirurgia para o deslizamento agudo, colocação de pino anterior, grande número de pinos de fixação, osteotomia subcapital
(3) deformidade em empunhadura de pistola= alargamento + encurtamento do colo femoral em deformidade vara
(4) osteoartrite degenerativa (90%)
(5) discrepância no comprimento dos membros por causa de fechamento prematuro da fise
Rx: (1) limitação da atividade
(2) colocação profilática de pino
(3) osteotomia
◊ Tentativas de redução aumentam o risco de AVN!

SARCOMA EPITELIOIDE
Incidência: 1-2% de todos os sarcomas de tecido mole
Idade: 10-35 anos; M > F
• nódulo sólido firme/múltiplos nódulos
Localização: antebraço, mão, dedo
 ◊ 21-29% de todas as lesões malignas da mão + punho
√ Massa de tecido mole ± calcificações salpicadas
√ Afinamento cortical/erosões ósseas

OSTEÓLISE ESSENCIAL
= doença de reabsorção progressiva lenta do osso
Histologia: proliferação + hiperplasia das células musculares lisas das arteríolas sinoviais
√ Osteólise progressiva dos ossos cárpicos + tarsais
√ Extremidades proximais afiladas dos metacarpianos + metatarsianos
√ Cotovelos mostram o mesmo tipo de destruição
√ Depressão batirocefálica da base do crânio
DDx: (1) osteólise maciça = doença de Gorham (destruição local de ossos contíguos, geralmente não afetando mãos e pés)
(2) formas mutilantes de artrite reumatoide
(3) *tabes dorsalis*
(4) lepra
(5) siringomielia
(6) esclerodermia
(7) doença de Raynaud
(8) osteólise regional pós-traumática
(9) acropatia ulceromutilante
(10) formas mutilantes de artrite reumatoide
(11) acrodinia mutilante (não hereditária)

SARCOMA DE EWING
= TUMOR DE EWING
Incidência: 4-10% de todos os tumores ósseos (menos comum que o osteo/condrossarcoma); tumor ósseo maligno mais comum em crianças; o quarto tumor ósseo mais comum em geral
◊ Clinicamente, radiologicamente e histologicamente muito semelhante ao PNET!
Histologia: pequenas células redondas, uniformemente do mesmo tamanho + solidamente agrupadas (DDx: linfoma, osteossarcoma, mieloma, neuroblastoma, carcinoma, granuloma eosinofílico), invadindo a cavidade medular e entrando no subperiósteo via canais harvesianos, produzindo periostite, massas de tecidos moles, osteólise; grânulos de glicogênio presentes (DDx com o sarcoma reticulocelular); ausência de fosfatase alcalina (DDx com osteossarcoma); imunorreatividade de superfície celular MIC2 (em 100%)

Idade: pico em 15 anos (variação 5 meses-54 anos); em 95% 4–25 anos; em 30% < 10 anos; em 39% 11–15 anos; em 31% > 15 anos; em 50% < 20 anos; M÷F = 1÷2; brancos em 96%
- dor óssea grave e localizada
- massa de tecido mole
- febre, leucocitose, anemia (nas metástases precoces) simulando infecção

Localização:
fêmur (25%), pelve-ílio (14%), tíbia (11%), úmero (10%), fíbula (8%), costelas (6–10%)
- (a) ossos longos em 60%: metadiáfise (44%), mediodiáfise (33%), metáfise (15%), metaepifisário (6%), epifisário (2%); geralmente nenhum envolvimento da epífise, pois o tumor origina-se na cavidade medular com invasão do sistema harversiano
- (b) ossos chatos em 40%: pelve, escápula, crânio, vértebra (em 3–10%; sacro > lombar > torácico > coluna cervical); costelas (em 7% > 10 anos de idade; em 30% < 10 anos de idade)
   ◊ > 20 anos de idade predominantemente em ossos chatos
   ◊ < 20 anos de idade predominantemente em ossos cilíndricos (tumor derivado da medula vermelha)

√ Lesão lítica longa de 8–10 cm na diáfise do osso (62% lítica, 23% densidade mista, 15% densa)
√ Lesão mosqueada em "roído de traça" destrutiva e infiltrante (72%) (achado tardio)
√ Penetração nos tecidos moles (55%) com preservação dos planos teciduais (DDx: osteomielite com edema difuso dos tecidos moles)
√ Reação periosteal precoce fusiforme lamelada em "casca de cebola" (53%)/espiculada = em "raios de sol"/em "pontas de cabelo"(23%), triângulo de Codman
√ Espessamento cortical (16%)
√ Destruição cortical (18%)
√ ± sequestro cortical
√ Novo osso esclerótico reativo (30%)
√ Expansão óssea (12%)
@ sarcoma de Ewing da costela:
  √ Primariamente lítico/esclerótico mistura de lise + esclerose
  √ Massa de tecido mole desproporcionalmente grande e não homogênea
  √ Grande componente intratorácico + mínimo componente extratorácico
  √ Pode-se disseminar para dentro do canal espinhal via forame intervertebral

Metástases para: pulmão, ossos, linfonodos regionais em 11–30% no momento do diagnóstico, em 40-45% dentro de 2 anos do diagnóstico
Cx: fratura patológica (5–14%)
Prognóstico: 60–75% sobrevida em 5 anos
DDx: (1) mieloma múltiplo (grupo etário idoso)
(2) osteomielite (duração da dor < 2 semanas)
(3) granuloma eosinofílico (reação periosteal sólida)
(4) osteossarcoma (ossificação dos tecidos moles, em torno dos 20 anos de idade, nenhuma reação periosteal lamelar)
(5) sarcoma reticulocelular (clinicamente saudáveis, entre 30 e 50 anos, sem glicogênio)
(6) neuroblastoma (< 5 anos)
(7) carcinoma metastático anaplásico (> 30 anos)
(8) osteossarcoma
(9) doença de Hodgkin

HEMATOPOESE EXTRAMEDULAR
= resposta compensatória à produção celular deficiente da medula óssea

Etiologia: deficiência prolongada de eritrócitos por causa de:
(1) destruição de hemácias (RBC): anemia hemolítica congênita (anemia falciforme, talassemia, esferocitose hereditária), anemia hemolítica adquirida, anemia idiopática grave, eritroblastose fetal
(2) incapacidade dos órgãos formadores de sangue em produzir eritrócitos: anemia ferropriva, anemia perniciosa, mielofibrose, mieloesclerose, policitemia vera, substituição carcinomatosa/linfomatosa da medula óssea (leucemia mieloide crônica, doença de Hodgkin)
◊ NENHUMA doença hematológica em 25%
- ausência de dor, erosão óssea, calcificação
- anemia crônica

Locais: em áreas de eritropoese fetal
@ baço
  √ Esplenomegalia
  √ Massas focais isodensas na CT intensificada
@ fígado, linfonodos
@ tórax: mediastino, coração, timo, pulmão
  √ Massas paraespinhais lobuladas uniformes uni/bilaterais entre T8 e T12
  √ Extremidades da costela anterior expandidas por massas
@ coluna
  ◊ Afetada por talassemia com mais frequência
  - dor nas costas, sintomas de compressão da medula espinhal
  √ Trabeculação grosseira
  √ Hematopoese extramedular no espaço epidural
@ glândulas suprarrenais
@ pelve renal
@ linfonodos gastrointestinais
@ dura-máter (foice cerebral e sobre a convexidade cerebral)
@ cartilagem, ligamentos largos
@ trombos, tecido adiposo
@ reconversão da medula óssea = conversão de medula gordurosa em hematopoética
  Sequência: vértebras > ossos chatos da pelve > ossos longos das extremidades (metáfise proximal > metáfise distal > diáfise)
√ Ausência de calcificação/erosão óssea

ACRO-OSTEÓLISE IDIOPÁTICA FAMILIAR
= SÍNDROME DE HAJDU-CHENEY
= entidade rara e bizarra de origem desconhecida
Localização: pode ser unilateral
- unhas continuam intactas
- alterações sensoriais + úlceras plantares raras
√ Pseudobaqueteamento dos dedos + dedos do pé com osteólise das falanges terminal + mais proximal
√ Genuvaro/genuvalgo
√ Hipoplasia da extremidade proximal do rádio
√ Subluxação da cabeça radial
√ Escafocefalia, impressão basilar
√ Suturas largas, sutura metópica persistente, ossos wormianos, seios mal desenvolvidos
√ Cifoescoliose
√ Osteoporose grave + fraturas em múltiplos locais (na coluna)
√ Protrusão do acetábulo

ANEMIA DE FANCONI
= doença autossômica recessiva com anemia hipoplásica grave + pigmentação cutânea + anomalias esqueléticas e urogenitais
- pigmentação cutânea (depósitos de melanina) em 74% (tronco, axila, prega inguinal, pescoço)
- anemia com início entre 17 meses e 22 anos de idade
- tendência à hemorragia (pancitopenia)
- hipogonadismo (40%)
- microftalmia (20%)

√ Anomalias do componente radial da extremidade superior (fortemente sugestivo):
  √ Polegar ausente/hipoplásico/supranumerário
  √ Rádio hipoplásico/ausente
  √ Osso multiangular maior/navicular hipoplásico/ausente
√ Nanismo leve/moderado
√ Microcefalia mínima
√ Anomalias renais (30%): aplasia renal, ectopia, rim em ferradura
Prognóstico: fatal dentro de cinco anos após o início da anemia; a família do paciente mostra alta tendência para leucemia

DOENÇA DE FARBER
= LIPOGRANULOMATOSE DISSEMINADA
Histologia: granulomas de células em espuma, armazenamento lipídico no tecido neuronal (acúmulo de ceramídeos + gangliosídeos)
- choro fraco e rouco
- edema das extremidades; edema generalizado das articulações
- granulomas subcutâneos + periarticulares
- febre e dispneia intermitentes
- linfadenopatia
√ Distensão capsular de múltiplas articulações (mão, cotovelo, joelho)
√ Erosões ósseas justarticulares pelos granulomas dos tecidos moles
√ Subluxação/deslocamento
√ Desossificação por esteroides/desuso
Prognóstico: morte por insuficiência respiratória em 2 anos

IMPACTO FEMOROACETABULAR
= microtrauma repetitivo por causa de conflito anatômico entre o fêmur proximal + margem acetabular no extremo da amplitude de movimento, especialmente a flexão do quadril e rotação interna
Média etária: 20–45 anos; em pacientes com maior atividade física; M÷F = 3÷2 a 9÷1
Prevalência: 10–15%
Causa: variações anatômicas; displasia do desenvolvimento do quadril; deslizamento da epífise femoral; Legg-Calvé-Perthes; deformidade pós-traumática
Fisiopatologia:
labrum capturado entre a cabeça femoral e o acetábulo (impacto) → ruptura da *labrum* tipicamente em direção anterossuperior → dano condral → osteoartrite secundária (outras causas de rupturas labrais: trauma; frouxidão capsular; displasia; degeneração)

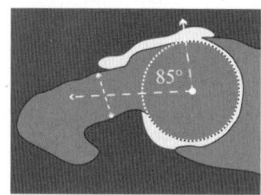 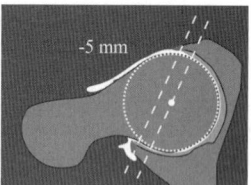
Tipo cam Tipo pincer
Impacto Femoroacetabular

Tipos:
(1) **FAI tipo Cam** (56% de todas as rupturas labrais decorrentes de lesão esportiva)
  = forma não esférica da cabeça femoral com *profundidade reduzida da cintura femoral* (= deficiência da cintura femoral) leva ao encostamento da junção cabeça-colo femoral contra a margem acetabular
  Idade: 20–30 anos em homens
  √ Cabeça femoral asférica (colisão óssea)/junção cabeça-colo (50%)
  √ Grandes áreas de avulsão labral
  √ Amplas áreas de lesões cartilaginosas quase sempre com > 1 cm de largura
  √ Fenômeno do carpete = delaminação da cartilagem focal
  √ Ângulo α > 55° (medido na posição anterossuperior em imagens radiais giradas em torno de uma linha central do colo femoral)
(2) **FAI tipo Pincer** (12% de todas as rupturas labrais decorrentes de lesão esportiva)
  = sobrecobertura *acetabular* limita a amplitude de movimento
  Causa: protrusão do acetábulo, retroversão acetabular
  Idade: 30–40 anos em mulheres
  √ Acetábulo profundo (centro da cabeça a > 5 mm abaixo da margem)
  √ Retroversão acetabular = margem acetabular anterior sobrepõe-se à margem posterior em AP
  √ Colisão óssea que deforma a junção cabeça-colo femoral (33%)
  √ Avulsão labial anterossuperior (FAI tipo Pincer)
  √ Margem fina da lesão cartilaginosa adjacente quase sempre com < 5 mm de largura
(3) padrão misto (*frequente*)
- dor inguinal (83%) decorrente inicialmente da excessiva participação em atividades + osteoartrite tardia.; capacidade prejudicada de agachar
- diminuição da amplitude de movimentos (ROM)
- teste de impacto positivo em posição supina:
  (a) impacto anterior (= dor inguinal durante flexão passiva + adução + rotação interna do quadril)
  (b) impacto posterior (= dor inguinal durante extensão + rotação externa do quadril)
√ Alterações proliferativas císticas/ósseas na junção cabeça-colo femoral
√ Ossículo ao longo da margem acetabular/osso acetabular
Cx: osteoartrite prematura inicialmente com dano à cartilagem + rupturas labrais
DDx: displasia do quadril adulta, sobrecobertura pseudoacetabular na hiperostose esquelética idiopática difusa (espinha torácica anormal)/espondilite anquilosante (articulações sacroilíacas anormais)
Rx: cirurgia em pacientes sem osteoartrite consistindo em remodelação da cintura femoral/aparamento da margem acetabular/osteotomia periacetabular

FIBROCONDROGÊNESE
= displasia esquelética autossômica recessiva letal de membros curtos
Incidência: 5 casos
√ Micromelia grave + metáfises alargadas em forma de haltere
√ Corpos vertebrais achatados + fendidos e em forma de pera
√ Costelas curtas + em taça
√ Bossa frontal
√ Orelhas malformadas e com implantação baixa
Prognóstico: natimorto/morte logo após o nascimento
DDx: (1) displasia tanatofórica
  (2) displasia metatrópica
  (3) displasia espondiloepifisária

FIBRODISPLASIA OSSIFICANTE PROGRESSIVA
= MIOSITE OSSIFICANTE PROGRESSIVA (nome errôneo já que os tecidos conectivo s são principalmente afetados)
= doença rara progressiva e esporádica/autossômica dominante com penetração variável caracterizada por remissões + exacerbações da proliferação fibroblástica, calcificação subsequente + ossificação da gordura subcutânea, músculos esqueléticos tendões, aponeuroses, ligamentos
Histologia: edema com proliferação de fibroblastos em uma matriz mixoide frouxa; deposição subsequente de

colágeno mais calcificação + ossificação do tecido fibroso colagenizado no centro dos nódulos
Idade: apresentação em torno da idade de 2 anos (50%)
- inicialmente massas subcutâneas dolorosas no pescoço, ombros, extremidades superiores
- envolvimento progressivo da musculatura restante das costas, tórax, abdômen, extremidades inferiores
- as lesões podem ulcerar e sangrar
- músculos dorsais + extremidade proximal tornam-se rígidos, seguidos por cifose torácica
- inanição secundária a trismo mandibular (masseter, músculo temporal)
- "pescoço torto" = torcicolo (por causa da restrição do músculo esternocleidomastóideo)
- insuficiência respiratória (músculos torácicos afetados)
- perda auditiva condutiva (fusão dos ossículos da orelha média)
  A. OSSIFICAÇÃO ECTÓPICA
     √ Calcificação circular/linear no pescoço/ombros, região paravertebral, quadris, extremidade proximal, tronco, fáscia palmar + plantar formando barras ossificadas + pontes ósseas
     √ Ossificação de músculos voluntários, completa em 20–25 anos (poupando os esfíncteres + cabeça)
  B. ANOMALIAS ESQUELÉTICAS
     podem aparecer antes da ossificação ectópica
     - clinodactilia
     √ Microdactilia do hálux (90%) e polegar (50%) = em geral somente uma grande falange presente/sinostose do metacarpiano + falange proximal (primeiro sinal)
     √ Encurtamento falangiano da mão + pé (falange média do quinto dedo da mão)
     √ Primeiro metatarso encurtado + hálux valgo (75%)
     √ Metacarpos + metatarsos encurtados
     √ Acetábulo raso
     √ Colo femoral curto e alargado
     √ Espessamento do córtex medial da tíbia
     √ Fusão progressiva dos arcos posteriores da coluna cervical
     √ Diâmetro AP estreitado dos corpos vertebrais cervicais + lombares
     √ ± anquilose óssea
CUIDADO: a cirurgia é arriscada causando aceleração da ossificação no local cirúrgico

FIBROMA DA BAINHA TENDÍNEA
Histologia: tumor paucicelular com miofibroblastos fusiformes espalhados incrustados em estroma colagenoso + canais vasculares em rachaduras e espaços em fenda = cruzamento com tumor de células gigantes de bainha tendínea
Idade: 20–50 anos (média, 31 anos); M÷F = 2÷1
Localização: bainha tendínea da extremidade superior (dedos, mãos, punhos) em 82%
Tamanho: geralmente < 3 cm (variação, 1–5 cm)
- principalmente massa de tecido mole indolor
MR:
  √ Nódulo pequeno hipointenso em todas as sequências de pulso comparados ao músculo
  √ Áreas de alta intensidade de sinal (= alteração mixoide)
  √ Realce acentuado/moderado/nenhum
  √ Inserção na bainha tendínea
Rx: excisão local (taxa de recorrência de 24%)
DDx: tumor de células gigantes da bainha tendínea (artefato em florescência por causa da deposição de hemossiderina)

FIBROSSARCOMA
Incidência: 4% de todos os tumores ósseos primários
Etiologia:
  A. FIBROSSARCOMA PRIMÁRIO (70%)
  B. FIBROSSARCOMA SECUNDÁRIO (30%)
     1. Após radioterapia para tumores de células gigantes/linfoma/câncer de mama
     2. Lesão benigna subjacente: doença de Paget (comum); tumor de células gigantes, infarto ósseo, osteomielite, fibroma desmoplásico, encondroma, displasia fibrosa (raro)
     3. Desdiferenciação de condrossarcoma de baixo grau
Histologia: espectro de tecido fibroso de bem a mal diferenciado; não produzirá matriz osteoide/condroide/óssea
Idade: predominantemente na terceira e quinta décadas (variação 8–88 anos); M÷F = 1÷1
Metástases para: pulmão, linfonodos
- massa localizada e dolorosa
Localização: ossos tubulares em jovens e ossos chatos em pacientes idosos; fêmur (40%), tíbia (16%) (próximo do joelho em 30–50%); mandíbula, pelve (9%); raro em ossinhos da mão + pé ou coluna vertebral
Sítio: excêntrico na junção diafisária-metafisária dentro da metáfise; intramedular/periosteal
  C. FIBROMA CENTRAL
     = intramedular
     √ Lesão óssea lucente bem definida
     √ Córtex fino e expandido
     √ Osteólise agressiva com destruição óssea infiltrativa geográfica, esfiapada + ampla zona de transição
     √ Ocasionalmente grande lesão osteolítica com destruição cortical, reação periosteal + invasão de tecido mole
     √ Pode estar presente o sequestro de osso (DDx: granuloma eosinofílico, granuloma bacteriano)
     √ Proliferação periosteal esparsa (incomum)
     √ Disseminação descontínua intramedular
     √ Sem calcificação
     DDx: histiocitoma fibroso maligno, mieloma, osteossarcoma telangiectático, linfoma, fibroma desmoplásico, metástase osteolítica
  D. FIBROSSARCOMA PERIOSTEAL
     = tumor raro que surge do tecido conectivo
     Localização: ossos longos da extremidade inferior, mandíbula
     √ Irregularidade de contorno da margem cortical
     √ Reação periosteal com formação óssea perpendicular pode estar presente
     √ Raramente extensão para o interior da cavidade medular
Cx: fratura patológica (incomum)
Prognóstico: sobrevida em 10 anos de 20%
DDx: (1) osteossarcoma osteolítico (segunda–terceira décadas)
       (2) condrossarcoma (normalmente contém calcificações características)
       (3) cisto ósseo aneurismático (aparência insuflante excêntrica) com rápida progressão
       (4) tumor de células gigantes (começa na metáfise e estende-se para a articulação)

DEFEITO FIBROSO CORTICAL
Incidência: 30% das crianças; M÷F = 2÷1
Idade: pico etário de 7–8 anos (variação 2–10 anos); principalmente antes do fechamento epifisário
Histologia: tecido fibroso por invasão pelo periósteo do córtex subjacente
- assintomático
Localização: córtex metafisário de ossos longos; aspecto medial posterior do fêmur distal, tíbia proximal, fêmur proximal, úmero proximal, costelas, ílio, fíbula

√ Circulares quando pequenas lesões, diâmetro médio de 1–2 cm
√ Oval, estendendo paralelamente ao eixo longitudinal do osso acometido
√ Pode ocorrer adelgaçamento cortical + expansão
√ Margens suaves bem definidas/recortadas
√ Grandes lesões são multiloculares
√ Involução durante 2–4 anos

Prognóstico:
(a) potencial para crescer e invadir a cavidade medular, levando ao fibroma não ossificante
(b) ilhas ósseas no adulto podem ser o resíduo de um defeito cortical incompletamente involuído

DISPLASIA FIBROSA

= OSTEODISTROFIA FIBROSA = OSTEÍTE FIBROSA DISSEMINADA
= DOENÇA DE LICHTENSTEIN-JAFFÉ
= anomalia fibro-óssea benigna do desenvolvimento do precursor mesenquimatoso do osso, manifestada como um defeito da diferenciação e maturação osteoblástica

Causa: provável mutação genética durante a embriogênese
Idade: primeira e segunda décadas (incidência mais alta entre 3 e 15 anos), 75% antes da idade dos 30 anos; progride até cessar o crescimento; M÷F = 1÷1
Patologia: esponjosa da cavidade medular preenchida com tecido fibroso anormal contendo trabéculas mal calcificadas
Histologia: matriz de colágeno imatura contém pequenas trabéculas e forma irregular de "trama" óssea inadequadamente mineralizada; trabéculas não marginadas por osteoblastos (DDx: fibroma ossificante); ilhas cartilaginosas presentes em 10% (DDx: condrossarcoma)

Tipos clínicos:
A. FORMA MONOSTÓTICA (70–80%)
 • geralmente assintomática até a segunda e terceira décadas
 Localização: costelas (28%), fêmur proximal (23%), tíbia, ossos craniofaciais (10–25%), úmero
B. FORMA POLIOSTÓTICA (20–30%)
 Idade: média etária de 8 anos
 • dois terços sintomáticos em torno de 10 anos de idade
 • dor na perna, fratura patológica (75%)
 • sangramento vaginal anormal (25%)
 • *manchas café com leite de Maine* = algumas placas amareladas a amarronzadas de pigmentação cutânea com margem irregular/serrilhada, predominantemente no dorso do tronco (30-50%), glúteos, pescoço, ombros: quase sempre ipsilateral às lesões ósseas (DDx: manchas onduladas lembrando a "costa da Califórnia" de neurofibromatose mais numerosas e mais claras)
 Associada a: endocrinopatia (em 2–3%)
 Localização: geralmente unilateral + assimétrica; fêmur (91%), tíbia (81%), pelve (78%), pé (73%), costelas, crânio + ossos faciais (50%), extremidades superiores, coluna lombar (14%), clavícula (10%), coluna cervical (7%)
 Sítio: metadiáfise
 √ Discrepância no comprimento das pernas (70%)
 √ Deformidade em "cajado de pastor" (35%)
 √ Assimetria facial
 √ Encurvamento tibial
 √ Deformidade costal
 √ Padrão em "raio" = envolvimento de todas as falanges + osso metacárpico de um só dedo
C. FORMA CRANIOFACIAL = LEONTÍASE ÓSSEA
 Incidência: em 10–25% da forma monostótica/em 50% da forma poliostótica/isolada
 • assimetria craniana
 • deformidade facial
 • rigidez nasal
 • proptose
 • comprometimento visual/cegueira unilateral
 Localização: ossos esfenoide, frontal, maxilar, etmoide > occipital, temporal
 √ Supercrescimento unilateral dos ossos faciais + calota craniana (NENHUMA lesão extracraniana)
 √ Expansão além da tábua externa mantendo a convexidade (DDx: doença de Paget com destruição da tábua interna + externa)
 √ Proeminência da protuberância occipital externa
 Cx: déficit neurológico secundário ao estreitamento dos forames cranianos (p. ex., cegueira)
D. QUERUBISMO (variante especial)
 = DISPLASIA FIBROSA FAMILIAR
 = desordem autossômica dominante de penetrância variável
 Idade: infância; mais grave em homens
 • em toda a mandíbula bilateral + leve giro dos olhos para cima
 √ Massas císticas multiloculares expansivas bilaterais com envolvimento simétrico de mandíbula + maxila
 Cx: problemas com a dentição após a perfuração do córtex
 Prognóstico: regressão após a adolescência

Pode estar associado a:
(a) desordens endócrinas:
 — puberdade precoce em meninas
 — hipertireoidismo
 — hiperparatireoidismo: cálculos renais, calcinose
 — acromegalia
 — *diabetes mellitus*
 — síndrome de Cushing: osteoporose, acne
 — atraso de crescimento
(b) mixoma de tecidos moles (raro) = síndrome de Mazabraud: tipicamente múltiplas lesões intramusculares na vizinhança do osso afetado com mais gravidade

VARIANTE: **síndrome de McCune Albright** (10%)
 Sexo: quase exclusivamente meninas
 (1) displasia fibrosa unilateral poliostótica
 (2) manchas irregulares tipo "costa do Maine" em "café com leite" (35%)
 (3) endocrinopatia: precocidade sexual periférica (menarca na infância [20%], hipertireoidismo
 • edema + sensibilidade
 • coxeadura, dor ± fratura patológica)
 • aumento da fosfatase alcalina
 • maturação esquelética + somática avançada (precoce)
 Localização comum: gradil costal (30%), ossos craniofaciais (calota, mandíbula) (25%), colo femoral + tíbia (25%), pelve
 Sítio: a metáfise é o seu local primário com extensão para dentro da diáfise (raramente no comprimento inteiro do osso)
√ Arquitetura normal do osso alterada + remodelada
√ Lesões na cavidade medular: radiolucentes/aparência em "vidro fosco"/aumento da densidade
√ Aparência trabeculada por causa do reforço das bordas ósseas subperiosteais na parede da lesão
√ Expansão de córtices (costelas, crânio, ossos longos) com aparência em "explosão"
√ Margem esclerótica bem definida de osso reativo = casca
√ Recorte endosteal com afinamento/perda do córtex (costelas, ossos longos) e córtex normal entremeado é CARACTERÍSTICO
√ A lesão pode sofrer calcificação + formação de osso encondral = displasia fibrocartilaginosa

√ Aumento da atividade na cintilografia óssea durante a perfusão precoce + nas imagens tardias

CT:
- ◊ A maioria dos casos de displasia fibrosa monostótica consiste em achados casuais ao exame de CT!
- √ Lucências em vidro fosco
- √ Margens escleróticas + margens bem definidas
- √ Expansão do osso

MR:
- ◊ MR não deve ser usada para diferenciar displasia fibrosa de outras entidades por causa da extrema variabilidade na aparência das lesões ósseas!
- √ Intensidade de sinal em T2 baixa/intermediária/hiperintensa à gordura (60%) das lesões medulares homogêneas/levemente heterogêneas
- √ Lesões medulares hipointensas ao músculo em T1

NUC:
- √ Maior captação do traçador em cintilografias ósseas (as lesões permanecem metabolicamente ativas na vida adulta)

@ crânio
- • deformidade craniana com comprometimento dos nervos cranianos
- • proptose
- *Localização:* osso frontal > osso esfenoide; envolvimento hemicraniano (DDx: a doença de Paget é bilateral)
- √ Lesões císticas da calota "bolhosas"/"vesiculares" (CARACTERÍSTICAS), geralmente com suturas cruzadas
- √ Base craniana esclerótica, pode estreitar os forames neurais (perda visual + auditiva)
- √ Espaço diploico alargado com deslocamento da tábua externa; a tábua interna é poupada (DDx: doença de Paget, tábua interna envolvida)
- √ Obliteração dos seios esfenoidal + frontal por causa de invasão por osso displásico fibroso
- √ Deslocamento inferolateral da órbita
- √ Esclerose da placa orbital + órbita pequena + hipoplasia dos seios frontais (DDx: doença de Paget, meningioma em placa)
- √ Espessamento occipital
- √ Lesão mandibular cística (muito comum)
  = osteocementoma, fibroma ossificante

@ pelve + costelas
- √ Lesões císticas bolhosas (extremamente comuns)
- √ Aumento fusiforme das costelas + perda do padrão trabecular normal + córtex fino preservado (em até 30%)
  - ◊ Displasia fibrosa é a causa mais comum de uma lesão expansiva benigna de uma costela!
  - ◊ A costela é o local mais comum de displasia fibrosa monostótica!
- √ Acetábulo protruso

@ extremidades
- • baixa estatura quando adulto/nanismo
- √ Fusão prematura dos centros de ossificação
- √ Epífises raramente afetadas por causa de fechamento da placa do crescimento
- √ Deformidades em curvatura + discrepância no comprimento dos membros (tíbia, fêmur) por causa do estresse na sustentação de peso normal
- √ Deformidade em "cajado do pastor" do colo femoral = coxa vara
- √ Pseudoartrose na infância = displasia osteofibrosa (DDx: neurofibromatose)
- √ Início prematuro de artrite

Cx: (1) diferenciação em osteo/fibro (raramente)/condrossarcoma ou histiocitoma fibroso maligno (0,5–1%, com mais frequência na forma poliostótica)
- • dor crescente
- √ Massa de tecido mole em crescimento
- √ Lesão previamente mineralizada torna-se lítica

(2) fraturas patológicas: pode-se observar transformação de trama óssea em osso lamelar, cicatrização subperiosteal sem cicatrização endosteal

DDx:
(1) doença de Paget (padrão em mosaico histológica e radiograficamente semelhante à lesão craniana monostótica, tábua externa envolvida, ossos faciais poupados)
(2) neurofibromatose (raramente lesões ósseas, coluna vertebral é o alvo principal, costelas em fita, raro neurofibroma intraósseo cístico, manchas em "café com leite" suaves, doença familiar)
(3) HPT (problema principalmente histológico, alterações químicas, desossificações generalizadas, reabsorção subperiosteal)
(4) displasia osteofibrosa (quase exclusivamente na tíbia de crianças < 10 anos + encurvamento anterior, monostótica, benigna, a lesão começa no córtex, regressão espontânea)
(5) fibroma não ossificante
(6) cisto ósseo simples
(7) tumor de células gigantes (nenhuma margem esclerótica)
(8) encondromatose
(9) granuloma eosinofílico (margem biselada no crânio, em "buraco negro" na CT de baixa densidade)
(10) osteoblastoma
(11) hemangioma
(12) meningioma

Prognóstico: lesões ósseas normalmente não progridem além da puberdade

HISTIOCITOMA FIBROSO

Histiocitoma Fibroso Benigno

Incidência: 0,1% de todos os tumores ósseos
Histologia: feixes entrelaçados de tecido fibroso em padrão espiralado (redemoinhos/entrelaçamentos), intercalados com células mono/multinucleadas semelhantes a histiócitos, células benignas gigantes e macrófagos contendo lipídios; semelhante ao fibroma não ossificante/fibroxantoma
Idade: 23–60 anos
- • edema localizado de tecido mole intermitentemente doloroso
Localização: osso longo, pelve, vértebras (raro)
Sítio: tipicamente na epífise/equivalente epifisário
- √ Lesão radiolucente bem definida com septos/aparência em "bolha de sabão"/nenhuma matriz definida
- √ Pode haver margem esclerótica de reação
- √ Zona de transição estreita (= lesão não agressiva)
- √ Nenhuma reação periosteal

Rx: curetagem
DDx: fibroma não ossificante (infância/adolescência, assintomático, localização excêntrica metafisária)

Histiocitoma Fibroso Benigno Atípico

Histologia: "características "atípicas e agressivas" = figuras mitóticas presentes
- √ Defeito lítico com margens irregulares
Prognóstico: pode metastatizar

Histiocitoma Fibroso Maligno

= MFH = XANTOMA FIBROSO MALIGNO
= XANTOSSARCOMA = HISTIOCITOMA MALIGNO
= VARIANTE DE FIBROSSARCOMA

Histologia: neoplasia de células fusiformes com uma mistura de fibroblastos + células gigantes semelhantes a his-

tiócitos com atipia nuclear e pleomorfismo com arranjo em "raios de roda de bicicleta"; muito semelhante ao fibrossarcoma de alto grau (= células fibroblásticas arranjadas em padrão uniforme, separadas por fibras colagenosas)
  (a) subtipo pleomórfico-espiralado (50–60%)
  (b) subtipo mixoide (25%)
  (c) subtipo de células gigantes (5–10%)
  (d) subtipo inflamatório (5–10%)
  (e) subtipo angiomatoide (< 5%)

Idade: 10–90 anos (média 50); pico de prevalência na quinta década; mais frequente em brancos; M÷F = 3÷2
Localização: potencial para surgir em qualquer órgão (tecido mesenquimal onipresente); tecidos moles > osso

MFH de Tecidos Moles

Incidência: 20–24–30% de todos os sarcomas de tecidos moles; tumor maligno primário de tecidos moles mais comum na fase avançada da idade adulta
◊ Qualquer massa intramuscular profunda e invasiva em paciente > 50 anos de idade mais provavelmente será MFH!
Localização: extremidades (75%), [extremidade inferior (50%), extremidade superior (25%)], retroperitônio (15%), cabeça e pescoço (5%), subcútis (7-10%)
Sítio: dentro de grandes grupos musculares
• grandes massas indolores de tecidos moles com aumento progressivo durante alguns meses
√ Massa geralmente 5–10 cm de tamanho com aumento durante meses/anos
√ Calcificações/ossificações mal definidas curvilíneas/puntiformes periféricas (em 5–20%)
√ Erosão cortical do osso adjacente (CARACTERÍSTICA ALTAMENTE SUGESTIVA)
CT:
√ Massa de tecido mole bem definida com área hipodensa central = MFH mixoide (DDx: hemorragia, necrose, leiomiossarcoma com necrose, lipo/condrossarcoma mixoide
√ Realce dos componentes sólidos
MR:
√ Lesão não homogênea mal definida iso/hiperintensa em relação ao músculo em T1 + hiperintensa em T2
Prognóstico: tumores maiores + mais profundamente localizados têm pior prognóstico; taxa de sobrevida em 2 anos de 60%; taxa de sobrevida em 5 anos de 50%; taxa de recorrência local de 44%; taxa metastática de 42% (pulmão, linfonodos, fígado, osso)
DDx: (1) lipossarcoma (paciente jovem, presença de gordura em > 40%, calcificações raras)
  (2) rabdomiossarcoma
  (3) sarcoma sinovial (erosão cortical)

MFH Ósseo

Prevalência: 5% de todos os tumores malignos ósseos primários
• massa dolorosa, sensível, de rápido crescimento
• fratura patológica (20%)
Associado a: radioterapia prévia, infartos ósseos, doença de Paget, displasia fibrosa, osteonecrose, fibroxantoma (= fibroma não ossificante), encondroma, osteomielite crônica
  ◊ 20% de todos os MFH ósseos surgem em áreas de osso anormal!
Localização: fêmur (45%), tíbia (20%), 50% próximo ao joelho; úmero (10%); ílio (10%); coluna; esterno, clavícula; raramente nos ossos pequenos das mãos + pés
Sítio: metáfise central de ossos longos (90%); excêntrico na diáfise de ossos longos (10%)
√ Defeito radiolucente com margens mal definidas (2,5–10 cm de diâmetro)
√ Extensa mineralização/pequenas áreas de calcificação focal metaplásica
√ Permeação + destruição cortical
√ Expansão em pequenos ossos (costelas, esterno, fíbula, clavícula)
√ Ocasionalmente, reação periosteal lamelar (especialmente na presença de fratura patológica)
√ Extensão para os tecidos moles
Cx: fratura patológica (30–50%)
DDx: (1) metástases
  (2) fibrossarcoma (geralmente com sequestro)
  (3) sarcoma reticulocelular
  (4) osteossarcoma
  (5) tumor de células gigantes
  (6) plasmacitoma

MFH Pulmonar (Extremamente Raro)

√ Nódulo pulmonar solitário sem calcificação
√ Infiltrado difuso
NUC:
√ Aumento da captação de Tc-99 m MDP (mecanismo não conhecido)
√ Aumento da captação de Ga-67 citrato
US:
√ Massa bem definida com áreas hiperecoicas + hipoecoicas (necrose)
CT:
√ Massa de densidade muscular com áreas hipodensas (necrose)
√ Invasão da musculatura abdominal, mas não IVC/veias renais (DDx com carcinoma renal)
Angiografia:
√ Hipervascularidade + retorno venoso precoce

DISPLASIA FOCAL FIBROCARTILAGINOSA DA TÍBIA

Associada a: tíbia vara
Idade: 9–28 meses
Histologia: tecido fibroso hipocelular denso semelhante a tendão, com formação de lacuna
• leve encurtamento da perna afetada
Localização: inserção do *pes anserinus* (= inserção tendinosa dos músculos grácil, sartório e semitendinoso) distal à fise tibial proximal, envolvimento unilateral
√ Tíbia vara unilateral
√ Defeito lucente elíptico orientado obliquamente e bem definido no córtex metadiafisário tibial medial
√ Esclerose ao longo da margem lateral da lesão
√ Ausência de margem óssea superomedialmente
Prognóstico: resolução em 1–4 anos
DDx: (1) doença de Blount unilateral (tipicamente bilateral em crianças, angulação vara da porção superior da tíbia, diminuição da altura da metáfise tibial medial, fise irregular)
  (2) fibroma condromixoide, granuloma eosinofílico, osteoma osteoide, osteoma, fibroma, condroma (não associado à tíbia vara, massa de tecido mole).

FRATURA

= lesão de tecidos moles em que houve quebra de continuidade do osso ou cartilagem

Descrição geral:
(1) ABERTA/FECHADA
  Fx aberta = comunicação entre o osso fraturado + pele
(2) COMPLETA/INCOMPLETA
  Fx completa = todas as superfícies corticais rotas
  F incompleta = separação parcial do osso
  Fraturas pediátricas incompletas:
    (a) força compressiva longitudinal:
      Fx em fivela toro = deformidade focal angular na junção metafisária-diafisária dos ossos longos
      Fx encurvada = deformidade plástica de osso longo fino (ulna > clavícula, fíbula)
    (b) força perpendicular ao eixo longo do osso
      Fx em galho verde = quebra do córtex ósseo no lado convexo somente com periósteo intacto
    (c) fratura de combinação
      Fx em cano de chumbo = combinação de F em galho verde + tórus
(3) SIMPLES/COMINUTIVA
  Fx simples = não cominutiva
  Fx cominutiva = > 2 fragmentos
  Fx segmentar = segmento isolado de diáfise
  Fragmento em borboleta = fragmento em forma de V não completamente circunscrita pelo córtex
(4) DIREÇÃO DA LINHA DE FRATURA
  em relação ao osso longo do osso:
    transversa, oblíqua, oblíqua-transversa, espiral

Terminologia especial:
Fx por avulsão = fragmento arrancado do tendão/cápsula articular/ligamento do osso matriz
Fx traqueocondral = superfície cartilaginosa envolvida
Fx condral = somente cartilagem é envolvida
Fx osteocondral = cartilagem + osso subjacente envolvidos

Descrição de alterações de posição anatômica:
= alteração da posição de fragmento de fratura distal em relação ao fragmento de fratura proximal
COMPRIMENTO
= alteração longitudinal dos fragmentos
  distração = aumento do comprimento anatômico original
  encurtamento = diminuição do comprimento anatômico original
  – **impactado** = fragmentos impulsionados uns contra os outros
  – **em cavalgadura** = também inclui alterações de latitude
  – **sobreposto** = aposição em baioneta
DESLOCAMENTO
= alteração de latitude do eixo anatômico:
  – não deslocado
  – anterior, posterior, medial/ulnar, lateral/radial
ANGULAÇÃO/INCLINAÇÃO
= eixos longos de fragmentos intersectam-se no ápice da fratura:
  – medial/lateral, ventral/dorsal
  – varo = desvio angular de fragmento distal na direção da linha média em projeção frontal
  – valgo = desvio angular de fragmento distal longe da linha média em projeção frontal
  por exemplo, "angulação ventral do ápice da fratura"
  por exemplo, "em alinhamento anatômico/quase anatômico"

ROTAÇÃO
  ◊ Difícil de detectar radiograficamente!
  √ Diferenças nos diâmetros dos fragmentos apostos
  √ Disparidade na geometria da linha de fratura
  — rotação interna/externa

NUC:
Curso típico com o tempo:
1. Fase aguda (3–4 semanas)
   anormal em 80% < 24 horas, em 95% < 72 horas
   ◊ Pacientes idosos mostram a aparência tardia da imagem positiva
   √ Ampla área de aumento de captação do traçador (mais larga que a linha de fratura
2. Fase subaguda (2–3 meses) = período de acúmulo mais intenso do traçador
   √ Captação aumentada e mais focal do traçador correspondente à linha de fratura
3. Fase crônica (1–2 anos)
   √ Lento declínio no acúmulo do traçador
   √ Em 65% é normal após 1 ano; > 95% normais após 3 anos

Volta ao normal:
  ◊ Osso não sustentador de peso volta ao normal mais rapidamente que o osso sustentador de peso
  ◊ Fraturas de costelas voltam ao normal mais rapidamente
  ◊ Fraturas complicadas com aparelhos de fixação ortopédica levam mais tempo para voltar ao normal
1. Fratura simples: 90% normais em 2 anos
2. Redução aberta/fixação: < 50% normais em 3 anos
3. Atraso na união: mais lenta que o normal para o tipo de fratura
4. Não união: captação persistente intensa em 80%
5. União complicada (pseudartrose verdadeira, interposição de tecido mole, suprimento sanguíneo comprometido, presença de infecção)
   √ Captação aumentada nas extremidades da fratura
   √ Captação diminuída no local da fratura
6. Fraturas de compressão vertebral: 60% normais em 1 ano; 90% em 2 anos; 97% em 3 anos

Tipos de Fraturas		
Tipo	Qualidade do Osso	Carga
Traumático	Normal	Única e grande
Fadiga (estresse)	Normal	Repetitiva
Insuficiência (estresse)	Anormal (metabólica)	Mínima
Patológico	Anormal (tumor)	Mínima

Fratura Patológica
= fratura em local de anormalidade óssea preexistente
Causa: tumor, osteoporose, infecção, desordem metabólica

Fratura de Estresse
= fraturas produzidas em consequência de ação muscular repetitiva prolongada em osso que não se acomodou a tal ação

Fratura de Estresse por Insuficiência
= estresse fisiológico normal aplicado ao osso com resistência elástica anormal/mineralização deficiente
Causa:
1. Osteoporose
2. Osteodistrofia renal
3. Osteomalacia/raquitismo
4. Hiperparatireoidismo
5. Radioterapia
6. Artrite reumatoide
7. Doença de Paget
8. Displasia fibrosa

9. Osteogênese imperfeita
10. Osteopetrose
11. Tratamento prolongado com corticosteroide
12. Tratamento de tumor com ifosfamida, metotrexato

Localização: vértebras torácicas, sacro, osso púbico, ílio, extremidade inferior (calcâneo, tíbia, fíbula)
Orientação da fratura: perpendicular ao osso longo do osso
Radiografia simples/CT (1–2 semanas depois do início da fratura):
   √ Geralmente normal no estágio inicial da fratura
   √ Lucência linear cortical (por causa de ruptura = linha de fratura)
   √ Espessamento cortical
   √ Formação de osso novo periosteal
   √ Esclerose medular (formação de calo endosteal)
MR:
   √ Zona de baixa intensidade de sinal em T1 + intensidade variável em T2 (= linha de fratura isolada)
   √ Circundada por edema medular difuso (hipointenso + hiperintenso em T1) = reação a estresse
   √ Componentes hiperintensos de reação periosteal circunferencial + calo inicial + edema circundante adjacente ao osso em T2 com realce após Gd-quelato IV (DDx: osteomielite com mais envolvimento excêntrico)
NUC (cintilografia óssea):
   √ Aumento da captação anormal

Fratura de Estresse por Insuficiência Pélvica

- dor intensa na região lombar + articulações sacroilíacas; irradia-se para os glúteos, quadril, virilha, pernas; piora com a sustentação de peso
- capacidade de andar prejudicada

Incidência: 1,8–5% das mulheres > 55 anos
Predisposição: mulheres em pós-menopausa
Localização: ala sacral, região parassinfisária do osso púbico, ramos púbicos, região supra-acetabular, lâminas ilíacas, porção superomedial do ílio
Tipos:
(a) fratura oculta:
   Sítio: sacro > supra-acetábulo, ílio
   √ Faixa esclerótica, ruptura cortical, linha de fratura
   ◊ Geralmente obscurecida por gás intestinal sobrejacente + osteopenia!
(b) fratura agressiva:
   Local: parassínfise, ramos púbicos
   √ Exuberante formação de calo, osteólise + fragmentos (com cicatrização prolongada ou retardada/não união crônica)

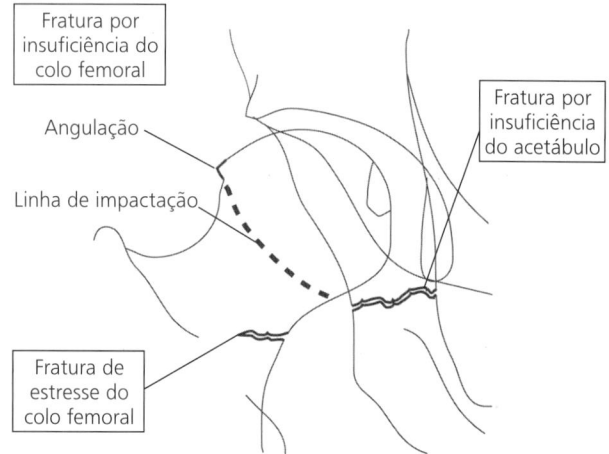

Fraturas por Fadiga (Estresse) e Insuficiência do Quadril

CUIDADO: a fratura pode ser erroneamente diagnosticada como neoplasia; a interpretação também é histologicamente difícil
NUC:
   √ Em forma de borboleta/de H ("sinal de Honda")/padrão em forma de H incompleto assimétrico de captação sacral
   √ Incidência pélvica para fratura parassinfisária
CT e MR (modalidades mais acuradas):
   √ Faixa esclerótica, linha de fratura linear, ruptura cortical, fragmentação, deslocamento
   √ Edema de medula óssea
   ◊ Exclui destruição óssea + massas de tecido mole!
Prognóstico: cicatrização em 12–30 meses

Fratura por Insuficiência Femoral

Sítio: subcapital
   √ Angulação sutil do colo femoral
   √ Angulação trabecular
   √ Linha de impactação subcapital

Fratura de Estresse por Fadiga

= osso normal submetido a estresses repetitivos (nenhum dos quais é singularmente capaz de produzir uma fratura) levando, com o tempo, à falha mecânica

Fatores de risco: atividade repetitiva nova/diferente/rigorosa; sexo feminino; idade avançada; raça branca; baixa densidade óssea; baixa ingestão de cálcio; tratamento com fluoreto para osteoporose; condição que resulta em marcha alterada

- dor relacionada com a atividade que é atenuada com o repouso
- dor constante com a atividade contínua

@ coluna
1. Fratura dos escavadores de argila: processo espinhoso inferior da coluna cervical inferior/coluna torácica superior
2. Espondilólise = parte interarticular das vértebras lombares: balé, levantamento de objetos pesados, esfregar pisos
3. Costelas: carregar pacotes pesados, golfe, tossir

@ extremidade superior
1. Clavícula: pós-operatório (dissecção radical no pescoço)
2. Processo coracoide da escápula: tiro ao alvo
3. Processo coronoide da ulna: arremesso de bolas, lançamento de dardos, trabalho com forcado, impulsionar cadeiras de rodas
4. Diáfise distal do úmero: lançamento de bolas
5. Gancho do hamato: girar o taco de golfe/raquete de tênis/bastão de beisebol

@ coluna
1. Parte interarticular das vértebras lombares: balé, ginástica, mergulho

@ pelve
1. Anel do obturador da pelve: inclinação, boliche, ginástica
   Local: ramo púbico superior/inferior
2. Sacro (< 2%): corredor de longa distância, recrutas militares
   Sítio: unilateral (?por causa da discrepância de tamanho da perna)

@ extremidade inferior
1. Fêmur
   – pescoço: balé, corredor de longa distância
     Sítio: colo femoral medial
     √ Lucência sutil/esclerose (= fratura aguda)
     √ Linha de lucência circundada por esclerose (= fratura subaguda)

- diáfise: balé, marcha, corrida de longa distância, ginástica
3. Patela: salto
4. Diáfise tibial:
    - diáfise proximal: corrida
    - diáfise medial + distal: balé, *cooper*
5. Fíbula (diáfise distal): corrida de longa distância, salto, paraquedismo

@ pé (em ordem de frequência):
1. Segundo metatarso: marcha, salto no chão, permanência prolongada em pé, balé, corrida de longa distância, pós-operatório de cirurgia de retirada de joanete
2. Calcâneo: salto, paraquedismo, permanência prolongada em pé, imobilização recente
    √ Orientação vertical/oblíqua da fratura anterior à tuberosidade
3. Navicular tarsal: salto no chão, marcha, corrida de longa distância, permanência prolongada em pé, balé
    √ Fratura orientada verticalmente na parte corporal média
    ◊ Fraturas do mesopé são difíceis de diagnosticar por radiografia convencional; CT + MR com frequência são úteis
4. Sesamoides metatarsianos: permanência prolongada em pé, ginástica, saltos longos

RAIOS X (sensibilidade de 15% em fraturas iniciais, aumentando para 50% no acompanhamento):
- osso esponjoso (trabecular) (notavelmente difícil de detectar)
    √ Apagamento sutil das margens trabeculares
    √ Área esclerótica radiopaca indistinta de calo peritrabecular (alteração de 50% na densidade óssea necessária)
    √ Faixa esclerótica (em virtude da compressão trabecular + formação de calo) normalmente perpendicular ao córtex
- osso compacto (corticoide)
    √ "Sinal do córtex cinza" = má definição sutil do córtex
    √ Estriações intracorticais radiolucentes (inicialmente)
    √ Formação de osso novo periosteal lamelar espesso e sólido
    √ Espessamento endosteal (tardiamente)
    ◊ Radiografia de acompanhamento após 2–3 semanas de terapia conservadora

NUC (não mais o "padrão ouro" comparada à MR):
◊ Ineficaz em lesões corticais de estresse iniciais
√ Captação anormal dentro de 6–72 horas de lesão (antes da anormalidade radiográfica)
√ "Reação ao estresse" = foco de captação sutilmente aumentado
√ Área fusiforme focal de intensa captação cortical
√ Captação anormal persiste por meses

MR (modalidade muito sensível; técnica de saturação de gordura mais sensível uma vez que detecta um aumento no conteúdo de água do edema medular/hemorragia):
√ Intensidade de sinal medular aumentada em T2WI + STIR (microfraturas extensas causam edema e hemorragia, que podem obscurecer a linha da fratura); resolve-se em 6 meses em 90%
√ Faixa de baixa intensidade contígua ao córtex em T2WI = linha de fratura de lesão mais avançada
√ Intensidade de sinal medular diminuída em T1WI da linha de fratura (menos útil)
√ Edema periosteal = linha hiperintensa ao longo da superfície periosteal em T2WI

CT (melhor modalidade para anormalidades corticais):
útil em: fratura de estresse longitudinal da tíbia; na confusão com fratura de estresse pediátrica (para detectar a formação de osso endosteal)
√ Anormalidades corticais:
    √ Osteopenia = hipoatenuação aumentada
    √ Cavidades de reabsorção = defeito intracortical de hipoatenuação arredondado/oval
    √ Estriações = linhas intracorticais de hipoatenuação sutil

DDx: (1) fraturas tibiais (atividade não aumentada na fase angiográfica/fase de *pool* sanguíneo)
    √ Captação linear longa (músculo sóleo)/córtex tibial anterolateral (músculo tibial anterior) em imagens retardadas (decorrentes de estresse no periósteo em local de inserção muscular)
(2) osteoma osteoide (sólido, em ninho, reação periosteal excêntrica, dor noturna)
(3) osteomielite esclerosante crônica (densa, esclerótica, envolvendo toda a circunferência, pouca alteração em radiografisa em série)
(4) osteomalacia (ossos longos curvos, zonas mais flácidas, fraturas grosseiras, desmineralização)
(5) sarcoma osteogênico (metafisário, reação periosteal agressiva)
(6) tumor de Ewing (aparência destrutiva lítica com componente de tecido mole, pouca alteração nas radiografias em série)

Lesão na Placa Epifisária

Prevalência: 6–18–30% de todas as lesões ósseas em crianças < 16 anos de idade
Idade de pico: 12 anos
Localização: rádio distal (28%), falanges da mão (26%), tíbia distal (10%), falanges distais do pé (7%), úmero distal (7%), ulna distal (4%), rádio proximal (4%), metacarpos (4%), fíbula distal (3%)
Mecanismo: força de cisalhamento em 80%; compressão em 20%
Resistência ao trauma: ligamento > osso > fise (zona hipertrófica mais vulnerável)
MR:
√ Área linear escura focal (= linha de clivagem) dentro da fise brilhante em imagens de *gradiente-eco* (GRE)
Cx: (1) deformidade angular progressiva decorrente de parada segmentar de crescimento da zona germinal com formação de ponte óssea através da fise = "barra óssea"
(2) discrepância de comprimento dos membros decorrente de cessação total do crescimento
(3) incongruência articular decorrente de ruptura da superfície articular
(4) infarto ósseo na metáfise/epífise

Classificação de Salter-Harris:
(considerar a probabilidade de distúrbio do crescimento)
(Robert Bruce Salter [1924-] e W. Robert Harris [1922-], cirurgiões ortopédicos em Toronto, Canadá)
◊ O prognóstico é pior nas extremidades inferiores (tornozelo + joelho) independentemente do tipo de Salter-Harris!

Mnemônica: DAIAC

Deslize da fise	=	tipo 1
Acima da fise	=	tipo 2 (distal)
Inferior à fise	=	tipo 3 (proximal)
Atravessa a fise	=	tipo 4
Comprime a fise	=	tipo 5

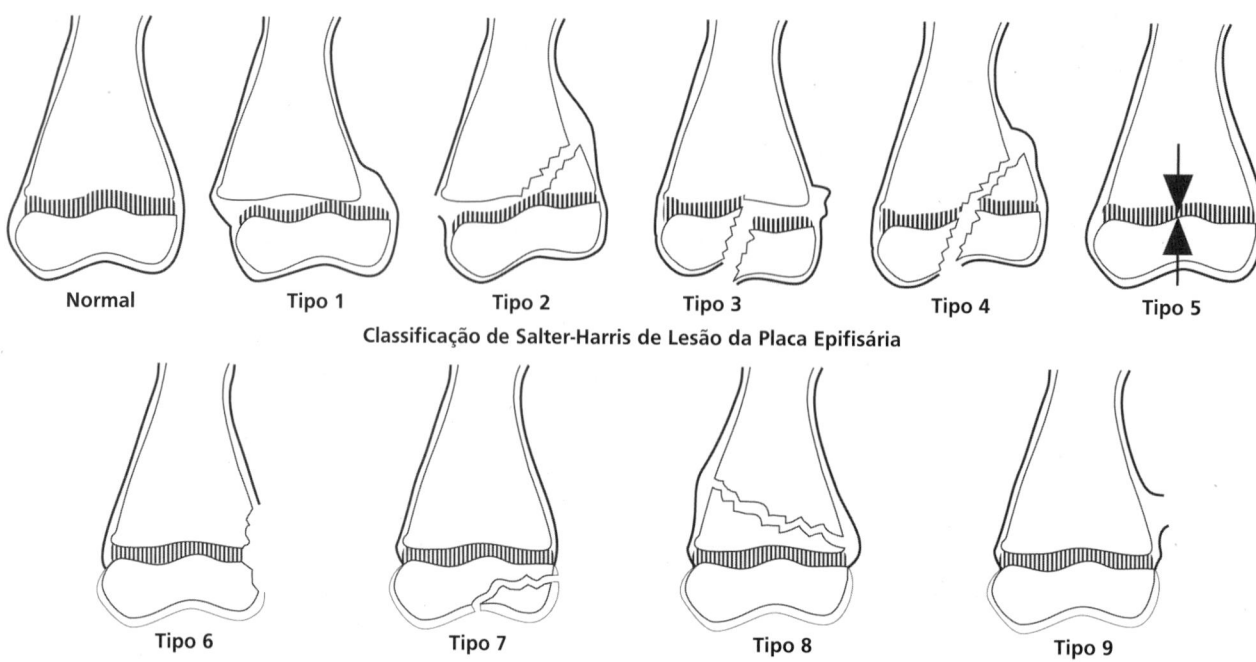

Classificação de Salter-Harris de Lesão da Placa Epifisária

Adições de Rang e Ogden às Classificações de Salter-Harris

Salter Tipo 1 (6–8,5%)
= deslize da epífise por causa das forças de cisalhamento que a separam da fise
Linha de clivagem: confinada à fise
Localização: é mais comum nas falanges, rádio distal (inclui: avulsão da apófise, deslize da epífise femoral capital)
√ Alargamento da placa de crescimento
√ Deslocamento do centro de ossificação epifisário
Prognóstico: favorável independentemente da localização

Salter Tipo 2 (73–75%)
= força de cisalhamento divide a placa de crescimento
Linha de fratura: atravessa fise + estende-se através da margem da metáfise separando um fragmento metafisário triangular (= "sinal do canto")
Localização: rádio distal (33–50%), tíbia distal + fíbula, falanges
Prognóstico: bom, pode resultar em encurtamento mínimo

Salter Tipo 3 (6,5–8%)
= fratura intra-articular, quase sempre ocorrendo após fechamento parcial da fise
Linha de fratura: verticalmente/obliquamente através da epífise + estende-se horizontalmente até a periferia da fise
Localização: tíbia distal, falange distal, raramente fêmur distal
√ Epífise divide-se verticalmente
Prognóstico: moderado (redução imprecisa leva à alteração na linearidade do plano articular)

Salter Tipo 4 (10–12%)
Localização: côndilo lateral do úmero, tíbia distal
√ Fratura envolve metáfise + fise + epífise
Prognóstico: reservado (pode resultar em deformidade + angulação)

Fratura em Três Planos (6%)
Localização: tíbia distal, côndilo lateral do úmero distal
√ Fratura vertical da epífise + plano de clivagem horizontal dentro da fise + fratura oblíqua de metáfise adjacente

Salter Tipo 5 (<1%)
= lesão por esmagamento com lesão ao suprimento vascular
Localização: fêmur distal, tíbia proximal, tíbia distal
Geralmente associada a: fratura da diáfise adjacente
√ Sem achado radiográfico imediato
√ Encurtamento do osso + epífise em cone/deformidade angular em acompanhamento
Prognóstico: mau (comprometimento do crescimento em 100%)

Lesão Apofisária = Fratura por Avulsão

Lesões Apofisárias por Avulsão	
Localização	Origem/Inserção do Músculo
Espinha ilíaca anterior superior	Músculo sartório + músculo tensor da fáscia lata
Espinha ilíaca anterior inferior	Músculo reto femoral
Trocanter menor	Músculo ilipsoas
Tuberosidade isquial	Tendão do jarrete
Trocanter maior	Glúteo médio + mínimo, obturador interno, gêmeo, piriforme
Crista ilíaca	Musculatura abdominal
Sínfise púbica + ramo púbico inferior	Adutores longo + curto, grácil

Mecanismo: força avulsiva excessiva
◊ Fise sob centro de ossificação secundária é a parte mais fraca!
Em risco: jovens atletas: corredores de corridas de obstáculos, velocistas, líderes de torcida (adução/abdução repetitiva em vaivém + flexão/extensão)
Idade: crianças > adultos

◊ Lesão por avulsão do trocanter menor em adultos sugere doença maligna de base
- dor, sensibilidade local, edema
√ Irregularidade no local da avulsão
√ Pedaços deslocados de osso de tamanho variável:
　√ Opacidade óssea em crescente se vista na tangente
　√ Opacidade em forma de disco muito sutil, se vista de frente
√ Focos anormais de ossificação heterotópica (tardia)
√ Formação óssea proeminente na lesão por avulsão crônica decorrente de atividade excessiva com microtraumas repetidos
DDx de lesão aguda e cicatrização: osteomielite, sarcoma de Ewing

Fratura da Parede Torácica

Fratura de Costela
　◊ Lesão esquelética mais comum no trauma torácico fechado (em 50%)
　Associada a: pneumotórax, hemotórax, contusão/laceração pulmonar
　@ primeira – terceira costela
　　◊ Indica trauma de alta energia (por causa da localização protegida)
　　Causa: trauma agudo/fratura de fadiga (de carregar mochila pesada)
　　Associada a: lesão aórtica/grande vaso + vascular subclávia; lesão do plexo braquial; fratura vertebral torácica; fratura escapular
　@ costelas inferiores
　　Associada a: lesão no fígado, baço, rim, diafragma
　Cx: atelectasia + pneumonia subsequente (em virtude do movimento respiratório limitado)

TÓRAX INSTÁVEL
= fratura de > 3 costelas contíguas em > 2 locais (= fratura segmentar)
Em > 50% associada a: lesão intratorácica significativa que requer tratamento cirúrgico
- movimento paradoxal da parede torácica fraturada com a respiração
- insuficiência respiratória
Rx: ventilação mecânica por períodos prolongados

FRATURA POR TOSSE
Localização: quarta a nona costela na linha axilar anterior

Fratura da Escápula
Prevalência: 3–5% de todas as fraturas da cintura escapular
　　◊ Em 3,7% dos pacientes com múltiplas lesões
Causa: acidente com veículo motorizado, queda de grande altura
Associada a: pneumotórax, hemotórax, lesão pulmonar, lesão espinhal (em 35–98%)
Prognóstico: fratura intra-articular com glenoide deslocada + *fratura justa-articular deslocada requer o tratamento cirúrgico*

Fratura do Esterno
Causa: desaceleração, golpe direto
Associada a: hemorragia mediastinal anterior

Fratura do Cotovelo
comum em crianças de 2–14 anos de idade
@ tecido mole
　√ Deslocamento de coxins adiposos anterior + posterior (= derrame articular do cotovelo com fraturas supracondilar/condilar lateral/ulnar proximal)
　√ Coxim adiposo do supinador (= fratura do rádio proximal)
　√ Edema focal medialmente (= fratura do epicôndilo medial)/lateralmente (= fratura de côndilo lateral)
@ úmero (80%)
　Fratura supracondilar (55%)
　Mecanismo: hiperextensão com estresse vertical
　　√ Linha de fratura transversa
　　√ Fragmento distal deslocado posteriormente/inclinado
　　√ Linha umeral anterior intersectando o terço anterior a posterior do capítelo (na radiografia lateral)
　Fratura condilar lateral (20%)
　Mecanismo: hiperextensão com estresse varo
　　√ Linha de fratura entre o côndilo lateral + tróclea através do capítelo
　Fratura Epicondilar Medial (5%)
　Mecanismo: hiperextensão com estresse valgo
　　√ Avulsão do epicôndilo medial (pelos músculos flexores do antebraço)
　　√ Pode-se tornar capturado no espaço articular (após redução concomitante de deslocamento do cotovelo)
@ rádio (10%)
　Mecanismo: hiperextensão com estresse valgo
　　√ Fratura de Salter-Harris tipo II/IV
　　√ Fratura metafisária transversa/de colo radial
　Mecanismo: hiperextensão com estresse varo
　　√ Deslocamento como parte de fratura de Monteggia (decorrente de fratura do ligamento anular)
@ ulna (10%)
　√ Fratura linear longitudinal através da diáfise proximal
　Mecanismo: hiperextensão com estresse vertical
　√ Fratura transversa através do olécrano
　Mecanismo: hiperextensão com estresse valgo/varo; golpe no cotovelo posterior em posição fletida
　√ Avulsão do processo coronoide
　Mecanismo: hiperextensão-rotação associada à contração vigorosa do músculo braquial

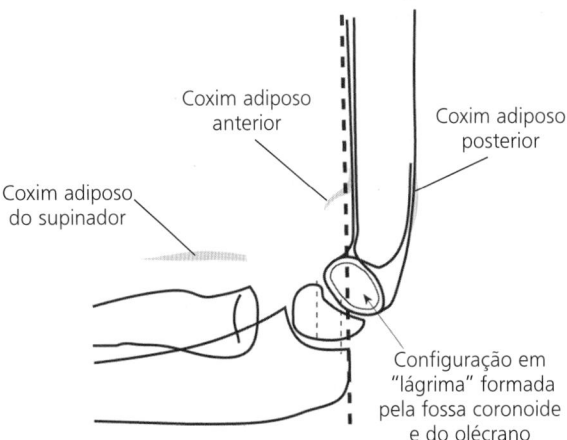

Linha Umeral Anterior e Coxins Adiposos do Cotovelo

Fratura do Antebraço

Fratura de Barton
[John Rhea Barton (1794-1871), cirurgião ortopédico no Pennsylvania Hospital, Philadelphia]
Mecanismo: queda com a mão estendida
√ Fratura oblíqua intra-articular do lábio ventral/dorsal do rádio distal
√ Carpo desloca-se com fragmento distal acima e atrás do rádio

Fratura do Chofer
= FRATURA DE HUTCHINSON = FRATURA DO TRANCO
= FRATURA DO CHOFER DE CAMINHÃO
[Jonathan Hutchinson (1828–1913), cirurgião britânico]
= nome derivado de trauma direto ao lado radial do punho ocorrido pelo recuo da manivela usada na era da manivela manual para dar partida em automóveis
Mecanismo: dorsiflexão aguda + abdução da mão
√ Fratura triangular do processo estiloide radial

Fratura de Colles
[Abraham Colles (1773–1843), cirurgião em Dublin, Irlanda)
= FRATURA DE POUTEAU (termo usado na França)
[Claude Pouteau (1725–1775), cirurgião em Lyon, França]
◊ Fratura mais comum do antebraço!
Mecanismo: queda com a mão estendida
√ Fratura radial não articular nos 2 cm distais
√ Deslocamento dorsal do fragmento distal + angulação volar do ápice da fratura
√ ± fratura estiloide ulnar
√ Deformidade "em garfo de prata"
Cx: artrite pós-traumática
Rx: importante a redução anatômica
Significativa deformidade pós-redução:
1. Variação ulnar positiva residual > 5 mm indica um resultado insatisfatório em 40%
2. Angulação dorsal da depressão palmar > 15° diminui a força de preensão + resistência em > 50%

√ Subluxação/deslocamento da articulação radioulnar distal
√ Variação ulnar maior (= encurtamento radial) de > 10 mm implica a completa ruptura da membrana interóssea
= instabilidade completa da articulação radioulnar
Cx: (1) alta incidência de não união, união tardia, união inadequada (fratura instável)
(2) limitação da pronação/supinação

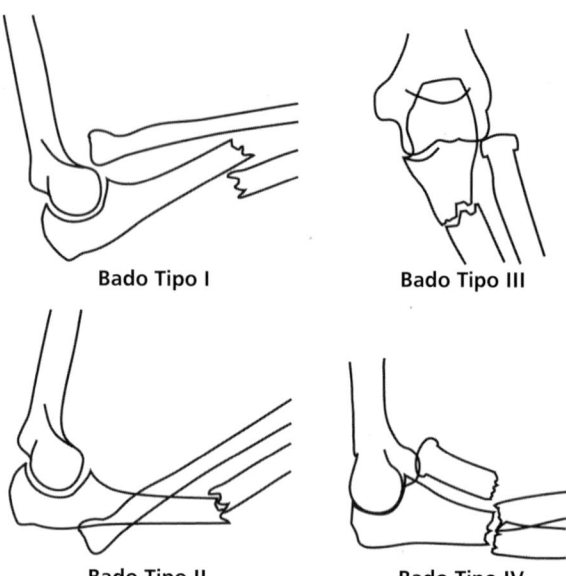

Bado Tipo I   Bado Tipo III
Bado Tipo II   Bado Tipo IV

Fraturas tipo Monteggia

Fratura de Monteggia
= fratura da diáfise ulnar + deslocamento da cabeça radial
Classificação de Bado:
[Jose Luis Bado (1903–1977), cirurgião ortopedista do Uruguai)
Tipo I = fratura de Monteggia clássica
[Giovanni Battista Monteggia (1762–1815), cirurgião italiano]
Mecanismo: golpe direto no antebraço
√ Fratura ulnar proximal angulada anteriormente
√ Deslocamento anterior da cabeça radial
√ Pode haver lesão do punho associada
Cx: não união, limitação do movimento no cotovelo, anormalidades nervosas
Tipo II = fratura de Monteggia reversa
√ Cabeça radial deslocada posteriormente/posterolateralmente
√ Fratura ulnar proximal angulada dorsalmente
Tipo III
√ Deslocamento anterior/anterolateral da cabeça radial
√ Fratura metafisária ulnar
Tipo IV
√ Deslocamento anterior da cabeça radial
√ Fratura do terço proximal do rádio + ulna no mesmo nível

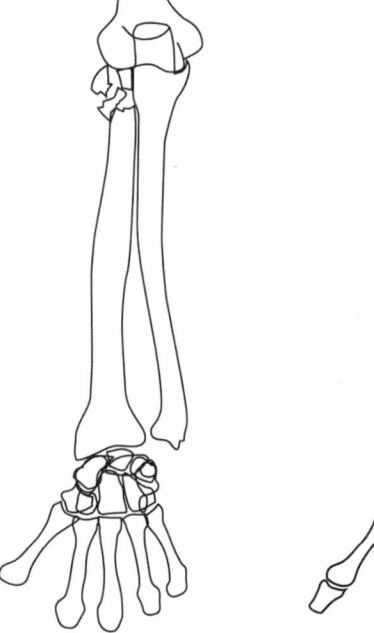

Fratura de Essex-Lopresti   Fratura de Galeazzi

Fratura de Essex-Lopresti
[Peter Gordon Essex-Lopresti (1918–1951), cirurgião no Birmingham Accident Center, Inglaterra]
√ Fratura cominutiva deslocada da cabeça radial
√ Deslocamento da articulação radioulnar distal

Fratura de Galeazzi
[Ricardo Galeazzi (1866–1952), cirurgião ortopédico na Itália]
= FRATURA PIEDMONT
Mecanismo: queda com a mão estendida e o cotovelo fletido
√ Fratura da diáfise (com mais frequência) na junção do terço distal a médio com angulação dorsal

Fratura de Smith
= FRATURA DE COLLES REVERSA = FRATURA DE BARTON REVERSA = FRATURA DE GOPYRAND (termo usado na França)
[Robert William Smith (1807–1873), sucedendo Colles como professor de cirurgia no Trinity College em Dublin, Irlanda]
Mecanismo: hiperflexão com queda sobre o dorso da mão
√ Fratura radial distal não articular
√ Deslocamento ventral do fragmento
√ Desvio radial da mão
√ Deformidade em "pá de jardim"
Cx: função alterada do carpo

Lesão do Carpo

Fratura do Navicular
= FRATURA DO ESCAFOIDE
◊ De todos os ossos do carpo, é o fraturado com mais frequência (90%)!
Idade: homens ativos durante a segunda e a terceira década
Mecanismo: queda com a mão em dorsiflexão e estendida (lesão de hiperextensão)
Localização: punho (80%) > polo proximal
Orientação da fratura: oblíqua horizontal, oblíqua vertical, transversa
• dor + sensibilidade na tabaqueira anatômica
Omissões radiográficas: 25–33–65%
  Observação: se as radiografias iniciais forem negativas, re-examine em 2 + 6 semanas após o tratamento com imobilização com gesso antebraquial curto ou realização de CT/MR!
CT: sensibilidade de 89–97%; especificidade de 85–100%; NPV 97–99%; tempo de exame de 6–12 segundos
MR: alta sensibilidade; tempo de exame de 30-40 minutos
Cintilografia óssea: sensibilidade de até 100%; PPV após 2–3 dias
Prognóstico: depende dos seguintes fatores:
√ Fratura deslocada = > 1 mm de compensação/angulação/rotação dos fragmentos (menos favorável)
√ Localização (suprimento sanguíneo derivado da parte distal):
  – terço distal (10%) = fragmentos geralmente são reunidos
  – terço médio (70%) = falha de 30% na reunião
  – terço proximal (20%) = falha de 90% na reunião
√ Orientação da fratura
  – transversa/horizontal/oblíqua = relativamente estável
  – oblíqua vertical (menos comum) = instável
◊ Bom prognóstico com fratura distal + nenhum deslocamento + sem lesão ligamentar!
◊ Prognóstico menos favorável com fratura cominutiva deslocada + fratura do polo proximal!
Cx: (1) necrose avascular do fragmento proximal (13–50%); maior prevalência se o polo proximal estiver fraturado
  (2) deslocamento progressivo do fragmento
  (3) má união; união tardia; não união

Fratura do Hamato
Prevalência: 1,7% de todas as fraturas do carpo
Mecanismo: cabo da raquete/bastão/taco pressiona contra o gancho protruso; força de carga axial sobre o corpo com o punho fechado; queda com a mão estendida
Pode estar associada a: deslocamento do perilunato
Localização:
  (a) gancho do hamato na superfície palmar não articular
  (b) corpo
• força de preensão
• dor com resistência à flexão do quinto dedo
√ Hámulo não individualizado na vista PA padrão
√ Densidade cortical do hámulo inferior à normal
Cx: ruptura do tendão flexor do quinto dedo; paralisia do nervo ulnar; não união do gancho
DDx: osso próprio do hámulo (osso ovoide/piramidal com osso cortical periférico)
Rx: redução aberta com fixação interna de fraturas deslocadas > 1 mm

Fratura do Lunato
Prevalência: 4% de todas as fraturas do carpo
Mecanismo: compressão axial direta da cabeça do capitato impulsionada dentro do lunato
Localização: polo volar; polo dorsal; corpo
Orientação da fratura: transversa, sagital
Cx: não união → doença de Kienböck

Fratura do Pisiforme
Prevalência: 1,3% de todas as fraturas do carpo (somente 50% são diagnosticadas em radiografia PA)
Mecanismo: queda com a mão estendida com impacto direto sobre o osso pisiforme
Pode estar associada a: deslocamento do carpo, fratura radial distal
Tipo de fratura: linear, cominutiva, em lasca
Cx: lesão do nervo ulnar
Rx: excisão do osso pisiforme

Fratura Triquetral
Prevalência: 18% de toda as fraturas do carpo
Mecanismo: hiperextensão do punho com desvio ulnar → impactação do processo estiloide ulnar contra a superfície dorsal do tríquetro
Localização:
  (a) fratura da crista dorsal
  (b) fratura do corpo triquetral (em combinação com deslocamento do perilunato)
√ Fragmento ao longo da margem dorsal do tríquetro (vista LAT em leve pronação)

Fratura do Trapézio
Prevalência: 3–5% de todas as fraturas do carpo
Mecanismo: golpe direto/avulsão na superfície volar
Localização: crista do trapézio (= proeminência vertical no aspecto volar); corpo
Associada a: envolvimento da articulação carpometacárpica; fratura através da base do primeiro metacarpo/escafoide

Fratura da Mão

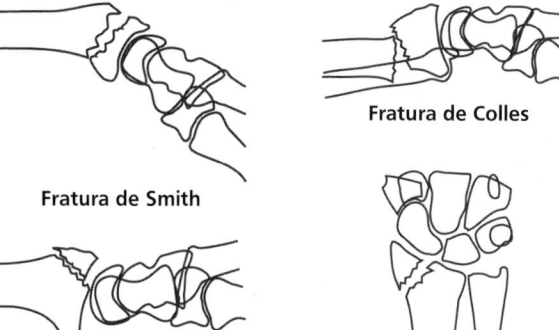

Fratura de Colles
Fratura de Smith
Fratura de Barton
Fratura do Chofer

Fratura de Bennett
[Edward Halloran Bennett (1837–1907), cirurgião em Dublin, Irlanda]
Mecanismo: abdução forçada do polegar
√ Fratura intra-articular–deslocamento da base do primeiro metacarpo
√ Pequeno fragmento do primeiro metacarpo continua a se articular com o trapézio
√ Retração lateral da diáfise do primeiro metacarpo pelo abdutor longo do polegar
Rx: redução anatômica importante, difícil manter em alinhamento
Cx: pseudartrose

Fratura do Boxeador

Mecanismo: golpe direto com o punho fechado
√ Fratura transversa do metacarpo distal (geralmente o quinto)

Polegar do "Guarda-Caça"

= POLEGAR DO ESQUIADOR; originalmente descrita como lesão crônica de caçadores que estrangulavam coelhos

Incidência: 6% de todas as lesões de esqui; 50% das lesões na mão na prática do esqui

Mecanismo: abdução violenta do polegar com lesão do ligamento colateral ulnar (UCL) no primeiro MCP (falha no manuseio do bastão do esqui)

√ Ruptura do ligamento colateral ulnar da primeira articulação MCP, que, em geral, ocorre distalmente próximo à inserção na falange distal
√ Fragmento avulsionado (em 12% das lesões)
√ Exame do estresse radial resulta em ângulo de abdução > 35–45° ou > 10° superior ao lado oposto
  ◊ Manobra controversa para documentar a ruptura do ligamento, visto que pode completar a ruptura incompleta
√ Deslocamento do UCL superficial para aponeurose do adutor do polegar (= **lesão de Stener**) (ruptura da extremidade distal do UCL pode ser marcada por fragmento ósseo avulsionado)

Fratura de Rolando

[Silvio Rolando (?-1931?), cirurgião em Genoa, Itália]
√ Fratura-deslocamento intra-articular cominutiva/em forma de Y-T através da base do metacarpo do polegar

Prognóstico: pior que o da fratura de Bennett (difícil de reduzir)

Fratura Pélvica

Fraturas pélvicas instáveis:
(a) compressão anterior
  1. Fraturas dos ramos púbicos verticais bilaterais
  2. Sínfise + diástase da articulação sacroilíaca
(b) compressão lateral
  1. Fratura de Malgaigne *(fratura anterior + posterior ipsilateral)
  2. Em "alça de balde" (fratura anterior + posterior contralateral)
(c) cisalhamento vertical
  1. Deslocamento superior da pélvis

Fratura Acetabular

Anatomia e função:
a porção mais importante do acetábulo é teto/domo; a superfície de sustentação de peso para todo o membro inferior é derivada + suportada por duas colunas que são orientadas em Y invertido e unem-se acima do teto acetabular em um ângulo de 60°:

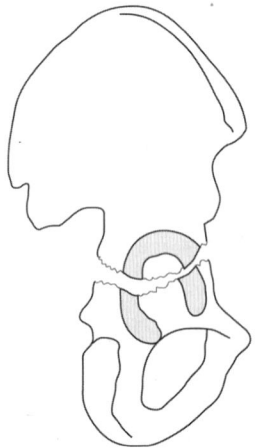
Fratura transversa

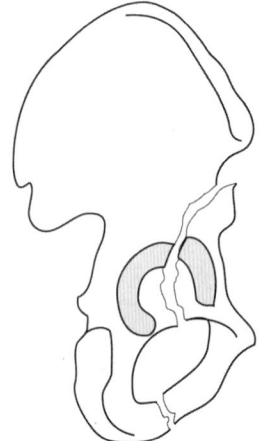
Fratura da coluna anterior

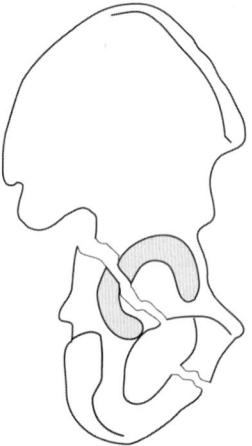
Fratura da coluna posterior

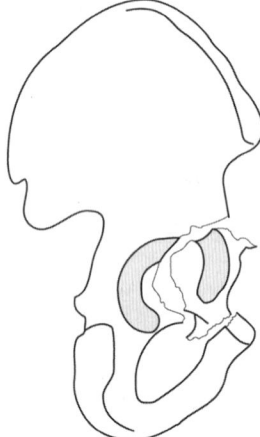
Fratura da parede anterior

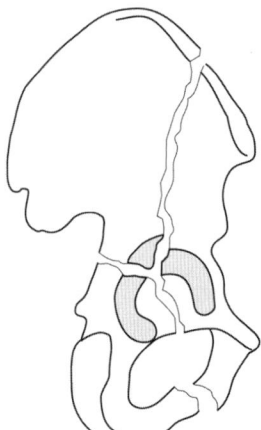
Fratura de ambas as colunas

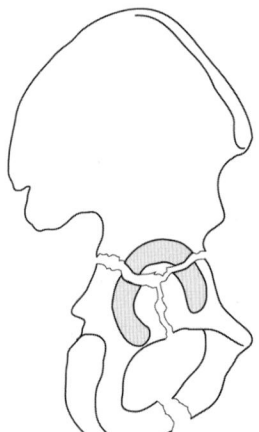
Fratura em forma de T

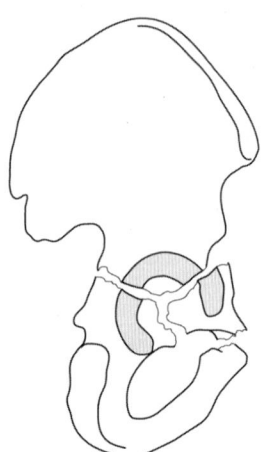
Fratura de parede anterior + hemitransversa posterior

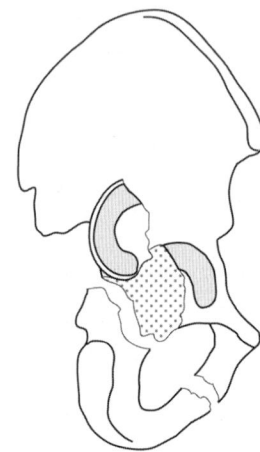
Fratura de parede anterior + fratura de coluna posterior

Fraturas do acetábulo

(a) coluna iliopúbica anterior do acetábulo
(b) coluna ilioisquial posterior do acetábulo

Classificação (Jude e Letournel):
A. Fraturas elementares
    Parede posterior   27%   Coluna anterior   5%
    Transversa   9%   Coluna posterior   4%
    Parede anterior   2%
B. Fraturas associadas
    Parede transversa + posterior................27%
    Ambas as colunas 19%
    Em forma de T................................6%
    Parede anterior + posterior hemitransversa 5%
    Coluna posterior + parede posterior 3%

FRATURA DA PAREDE POSTERIOR (LÁBIO/MARGEM) (27%)

Mecanismo: força indireta transmitida através da extensão do fêmur com a articulação do quadril fletida (o joelho bate no painel do carro)
Associada a: deslocamento posterior do fêmur

FRATURA TRANSVERSA (9%)

Observação: mais difícil de diagnosticar + compreender
√ Faz a transecção das colunas iliopúbica + ilioisquial com a linha de fratura em direção anteroposterior

FRATURA DA COLUNA ANTERIOR (5%)

Mecanismo: golpe no trocanter maior com o quadril girado externamente
Associada a: fratura de coluna posterior/transversa
√ Fratura começa entre as espinhas ilíacas anteriores + atravessa a fossa acetabular + termina no ramo isquiopúbico

FRATURA DA COLUNA POSTERIOR (4%)

Mecanismo: força indireta transmitida através da extensão do fêmur com o quadril abduzido
Associada a: deslocamento posterior de fêmur + lesão do nervo ciático
√ Fratura começa na incisura maior do ciático + atravessa o aspecto posterior da fossa acetabular + termina no ramo isquiopúbico

FRATURA DA PAREDE ANTERIOR (2%)

Mecanismo: força transmitida através do trocanter maior
Associado a: deslocamento posterior do fêmur + lesão do nervo ciático
√ Fratura começa na margem anterior do acetábulo + emerge no aspecto lateral do ramo púbico superior

Fratura de Malgaigne

[Joseph François Malgaigne (1806-1865), historiador cirúrgico francês, publicou o primeiro livro abrangente sobre fraturas]
= fratura-deslocamento de um lado da pelve com ruptura anterior + posterior do anel pélvico
Mecanismo: trauma direto
• encurtamento da extremidade envolvida
√ Fraturas verticais através de um dos lados do anel pélvico
    (1) superior ao acetábulo (ílio)
    (2) inferior ao acetábulo (ramos púbicos)
    (3) ± deslocamento sacroilíaco/fratura
√ Fragmento instável lateral contém acetábulo

Fratura em Alça de Balde

√ Fratura dupla vertical através dos ramos púbicos superior e inferior + deslocamento da articulação sacroilíaca no lado contralateral

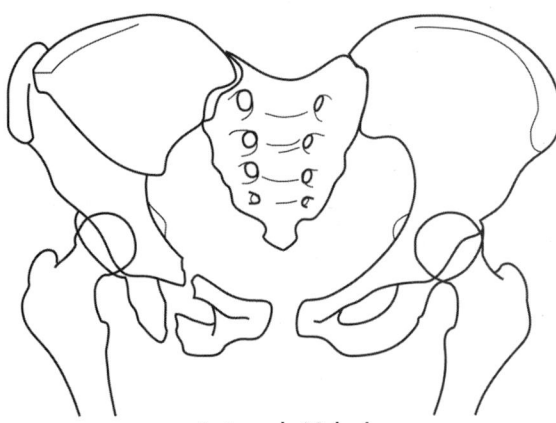
Fratura de Malgaigne

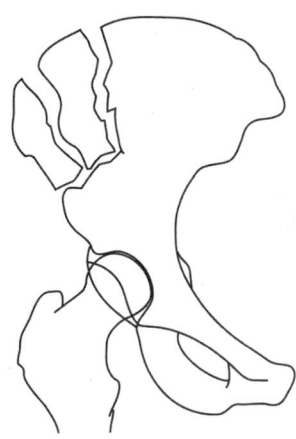
Fratura de Duverney

Fratura de Duverney

[Joseph Guicherd Duverney (1648–1730), cirurgião francês]
√ Fratura isolada da asa ilíaca

Fraturas do Joelho

Fratura de Segond

[Paul Ferdinand Segond (1851–1912), cirurgião-chefe no Salpêtrière em Paris, França]
= avulsão cortical da inserção tibial do terço médio do ligamento capsular lateral ± avulsão do trato iliotibial ± banda oblíqua anterior
Mecanismo: rotação interna + estresse varo
Pode estar associada a:
    lesão do ligamento cruzado anterior (75–100%), ruptura de menisco (67%), avulsão da inserção fibular da cabeça longa do tendão bicipital femoral + ligamento colateral fibular
• dor na linha de fratura lateral

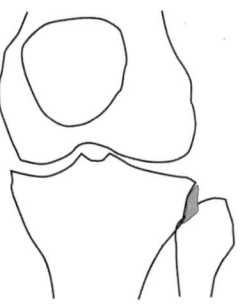
Fratura de Segond

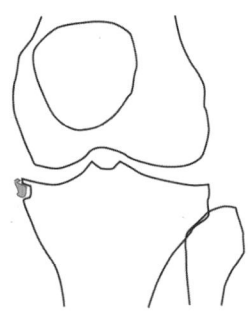
Fratura de Segond Reversa

- instabilidade rotacional anterolateral do joelho
√ "Sinal capsular lateral" = pequeno fragmento elíptico da margem lateral proximal da tíbia, imediatamente distal ao platô lateral paralelo à tíbia (em AP)
√ Edema medular na MR

Fratura de Segond Reversa
= avulsão cortical da inserção tibial do componente capsular profundo do ligamento colateral medial
Mecanismo: rotação externa + estresse valgo
Pode estar associada a:
ruptura da substância média do ligamento cruzado posterior; avulsão do platô tibial posterior do PCL; ruptura do menisco medial
√ Fragmento ósseo elíptico que surge do aspecto medial da tíbia proximal

Fratura por Avulsão do Ligamento Cruzado Anterior
Idade: crianças > adultos
Mecanismo:
(a) crianças: flexão forçada do joelho + rotação interna
(b) adultos: grave hiperextensão
Pode estar associada a: contusão óssea "kissing" + ruptura do ligamento colateral medial + PCL
- joelho flexionado doloroso
- sinais de instabilidade anterior
√ Avulsão do ACL a partir de seu local de inserção distal exatamente medial e anterior à eminência tibial

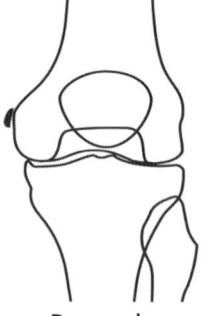
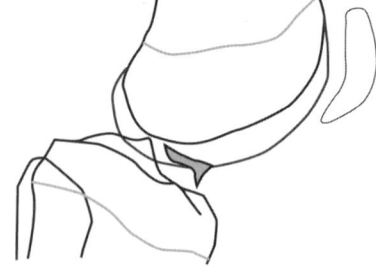

Doença de Pellegrini-Stieda   Fratura por avulsão do ACL

Fratura por Avulsão do Complexo Arqueado
Mecanismo: golpe direto na tíbia anteromedial com o joelho em extensão/força vara à tíbia rodada externamente/súbita hiperextensão
Pode estar associada a:
ruptura de ACL e PCL, ligamento capsular lateral, trato iliotibial, músculo poplíteo, meniscos, dano ao nervo fibular
- achado físico sutil
- edema leve + sensibilidade
√ "Sinal arqueado" = fragmento ósseo elíptico avulsionado no processo estiloide fibular com seu eixo longo orientado horizontalmente (em AP)
√ Edema de medula óssea na cabeça da fíbula + edema de tecido mole adjacente

Fratura por Avulsão do Tendão Bicipital Femoral
Pode estar associada a:
ruptura do ligamento colateral lateral, fratura de Segond, dano à unidade musculotendinosa poplítea
√ Fragmento ósseo irregular fora da cabeça fibular lateral no aspecto posterolateral da articulação do joelho (DDx: sinal arqueado = fragmento elíptico orientado horizontalmente fora do processo estiloide fibular)

√ Avulsão + retração do tendão bicipital femoral

Fratura por Avulsão do Trato Iliotibial
= estrutura estabilizadora primária do joelho anterolateral
Mecanismo: força vara pura (rara)
Pode estar associada a: lesão de ACL
√ Avulsão + retração do trato iliotibial a partir de sua inserção distal na tuberosidade lateral da tíbia (tubérculo de Gerdy)

Fratura por Avulsão do Ligamento Cruzado Posterior
Localização: no local de inserção tibial (40–55%)
Mecanismo: golpe direto na tíbia anterior com o joelho flexionado (lesão por painel de carro); hiperextensão grave
Pode estar associada a:
ruptura dos complexos ligamento colateral medial/lateral; ruptura do menisco medial/lateral; contusão óssea da tíbia anterior + côndilo femoral lateral
√ Descontinuidade focal da superfície articular posterior (em perfil)

Fratura por Avulsão do Tendão Quadricipital
Causa: forte desaceleração em jovens atletas
Mecanismo: súbita contração do músculo quadríceps durante salto/chute
√ Fragmentos ósseos cominutivos fora do aspecto superior da patela (incidência LAT)
√ Deformidade em patela baixa = posição normalmente baixa da patela em relação ao fêmur
√ Edema medular no polo superior da patela
√ Derrame articular suprapatelar
DDx: ruptura do tendão quadricipital (na junção musculotendinosa; microtrauma repetitivo/doenças sistêmicas como HPT, diabetes, doença vascular do colágeno, gota)

Fratura por Avulsão do Tendão Semimembranoso
Mecanismo: rotação externa + abdução do joelho flexionado; força vara aplicada ao joelho flexionado; força valga aplicada à tíbia
Pode estar associada a:
ACL; corno posterior do menisco medial; separação meniscocapsular posterior
√ Diminutos fragmentos ósseos avulsionados da tíbia deslocada em direção posterossuperior (difícil de ver em vista LAT)

Fraturas do Platô Tibial (Classificação de Schatzker)
tipo I = fratura de clivagem pura em forma de cunha 6%
√ Depressão/deslocamento < 4 mm
√ ± lesão de distração ao MCL/ACL
tipo II = combinação de fratura de clivagem + compressão do platô lateral 25%
√ Lesão de distração do MCL/menisco medial em 20%
tipo III = fratura em compressão pura do platô tibial lateral 36%
√ Depressão da superfície articular:
√ Depressão lateral (tipo IIIA)
√ Depressão central (tipo IIIB)
tipo IV = fratura do platô medial com uma ruptura/cominuição deprimida 10%
√ ± lesão de distração do joelho lateral com ruptura do LCL/lesão do canto posterolateral
√ ± fratura/deslocamento da fíbula proximal
Cx: lesão do nervo fibular/vasos poplíteos
tipo V = fratura em cunha do platô medial + lateral em ... 3%

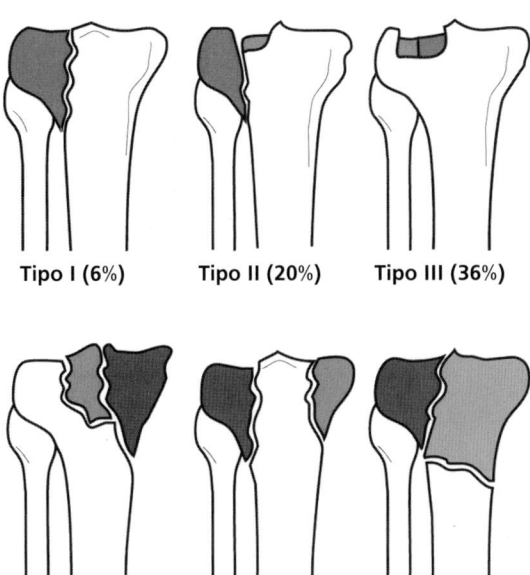

Tipo I (6%)   Tipo II (20%)   Tipo III (36%)

Tipo IV (10%)   Tipo V (3%)   Tipo VI (20%)

Fratura do Platô Tibial

√ Quase sempre com aparência de Y invertido
√ Depressão articular tipicamente do platô tibial lateral
√ ± fratura da eminência intercondilar (= fratura instável em quatro partes)
√ Descolamento do menisco periférico (50%)
√ Lesão por avulsão do ACL (33%)
tipo VI = fratura transversa/oblíqua com separação da metáfise da diáfise 20%
√ Fratura aberta em 33%
◊ Fraturas do platô lateral (tipos I-III) são as mais comuns!
◊ Fraturas do platô medial são associadas a mais violência e maior porcentagem de lesões associadas!

Mecanismo:
(a) para tipos I + II = força valga combinada com carga axial ("fratura em para-choque"/"para-lama" decorrente de força lateral do automóvel contra o joelho fixo de um pedestre)/força de compressão quase sempre em joelho estendido
(b) para tipo IV = força vara combinada com carga axial em joelho hiperestendido
(c) tipos V + VI = combinação de estresses valgo + varo combinados com carga axial

Fratura do Tubérculo Tibial

Classificação de Ogden
tipo 1: envolvimento da porção distal do tubérculo
1A: sem deslocamento
2A: com deslocamento
tipo 2: envolvimento de todo o centro de ossificação
2A: separação do tubérculo da tíbia proximal
2B: fratura cominutiva
tipo 3: envolvimento da epífise tibial proximal dentro do espaço articular
3A: sem deslocamento
3B: com deslocamento

Fratura do Pé

Fratura do Tornozelo

Incidência: lesões do tornozelo correspondem a 10% de todos os atendimentos de emergência; 85% de todas as torções envolvem os ligamentos laterais

Conexões ligamentares no tornozelo:
(a) ligando a tíbia + fíbula
 1. Ligamento tibiofibular anterior inferior (= sindesmose tibiofibular)
 2. Ligamento tibiofibular posterior inferior
 3. Ligamento tibiofibular transverso
 4. Membrana interóssea
(b) maléolo lateral
 85% de todas as torções do tornozelo envolvem estes ligamentos:
 1. Ligamento talofibular anterior
 2. Ligamento talofibular posterior
 3. Ligamento calcaneofibular
(c) maléolo medial = ligamento deltoide com:
 1. Porção navicular
 2. Porção do sustentáculo
 3. Porção talar

FRATURAS MALEOLARES LATERAIS

Weber Tipo A
[Bernard Georg Weber (1929–), cirurgião ortopédico em St. Gall, Suíça]
= LESÃO POR SUPINAÇÃO-ADUÇÃO = LESÃO POR INVERSÃO-ADUÇÃO

Mecanismo:
(1) forças de avulsão que afetam as estruturas laterais do tornozelo
(2) forças de impacto secundárias ao deslocamento de estresse das estruturas talares mediais
√ Torção/ruptura do ligamento colateral lateral
 ◊ Rupturas do ligamento tibiofibular anterior isoladamente em 66%
 ◊ Lesão dos três ligamentos laterais em 20%
Prognóstico: instabilidade crônica do tornozelo lateral em 10–20%

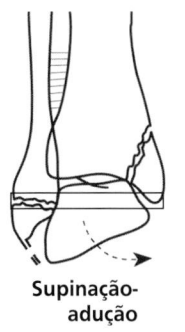 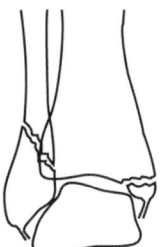 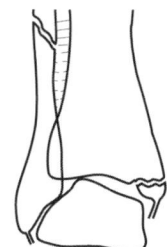

Supinação-adução   Supinação-abdução   Pronação rotação externa

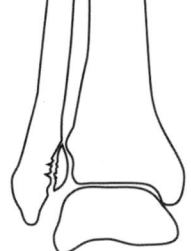 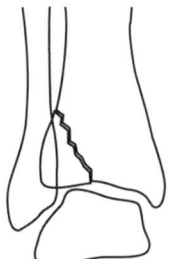

Fratura de Le Fort   Fratura de Tillaux

Fraturas do Tornozelo

√ Avulsão transversa do maléolo poupando os ligamentos tibiofibulares
√ ± fratura oblíqua do maléolo medial
√ ± fratura do lábio posterior da tíbia

Weber Tipo B
= LESÃO SUPINAÇÃO-ABDUÇÃO = EVERSÃO-ROTAÇÃO EXTERNA
Mecanismo:
(1) forças de avulsão nas estruturas mediais
(2) forças de impacto nas estruturas laterais (impacto talar)
√ Fratura oblíqua/espiral do maléolo lateral começando ao nível do espaço articular e estendendo-se proximalmente
√ Subluxação lateral do talo
√ Ruptura parcial do ligamento tibiofibular
√ ± distensão/ruptura/avulsão do ligamento deltoide
√ ± fratura transversa do maléolo medial
(a) fratura de Dupuytren
[Guillaume Dupuytren (1777–1835), cirurgião francês]
√ Fratura da fíbula distal acima de um ligamento tibiofibular roto + ruptura do ligamento deltoide
(b) fratura de Le Fort do Tornozelo
[Leon Clement Le Fort (1829–1893), cirurgião francês]
√ Fratura vertical da porção medial anterior da fíbula distal
√ Avulsão anterior do ligamento tibiofibular

Weber Tipo C
= PRONAÇÃO-ROTAÇÃO EXTERNA = EVERSÃO + ROTAÇÃO EXTERNA
√ Fratura fibular mais alta que a articulação do tornozelo (fratura de Maisonneuve se ao redor do joelho)
√ ± ruptura do ligamento deltoide
√ ± fratura maleolar medial
√ Ruptura do ligamento tibiofibular/avulsão do tubérculo anterior (Tillaux-Chaput)/avulsão do tubérculo posterior (Volkman)
√ Ruptura da membrana interóssea = instabilidade lateral
(a) **fratura de Tillaux**
[Paul Jules Tillaux (1834–1904), cirurgião e anatomista francês]
√ Lesão por avulsão do tubérculo tibial anterior na inserção do ligamento tibiofibular anterior distal
√ Lesão da placa epifisária tipo 3 em crianças
√ CT mais sensível na identificação de deslocamento da fratura > 2 mm (marca do corte que requer redução)
(b) **fratura de Maisonneuve**
[Jacques Gilles Maisonneuve (1809–1897), estudante de Dupuytren]
√ Ruptura da sindesmose tibiofibular distal + membrana interóssea
√ Fratura espiral do terço superior da fíbula
√ Fratura associada do maléolo medial/ruptura do ligamento deltoide profundo

Fratura de Chopart
[François Chopart (1743–1795), cirurgião em Paris, França]
√ Fratura/deslocamento através da articulação mediotarsal/Chopart (calcaneocuboide + talonavicular)
√ Geralmente associada a fraturas dos ossos de suporte articular

Fratura de Jones
[Robert Jones (1857–1933), cirurgião ortopédico britânico e pioneiro em radiologia na descrição de fratura nos *Ann Surg*, 1902]
Mecanismo: adução do antepé com flexão plantar do tornozelo
√ Fratura transversa na base do quinto metatarso na junção da diáfise e metáfise (> 1,5 cm distal à ponta proximal da tuberosidade metatarsal)
Cx: união retardada/não união (suprimento sanguíneo pobre)

Fratura por Avulsão do Fibular Curto
= FRATURA DA TUBEROSIDADE DO QUINTO METATARSO
◊ Fratura mais comum do osso quinto metatarso proximal
Mecanismo: flexão + inversão plantar (pisar fora do meio-fio)
√ Fratura por avulsão transversa da base do quinto osso metatarsal
Localização: proximal à tuberosidade metatarsal (inserção do tendão do fibular curto); normalmente extra-articular
DDx: fratura de Jones (localização ligeiramente diferente)

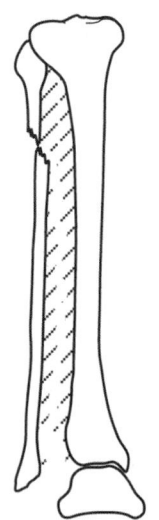

Fratura de Maisonneuve

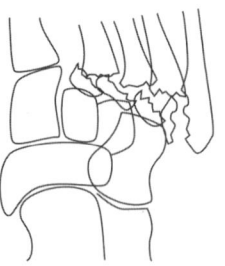

Fratura de Lisfranc-Deslocamento

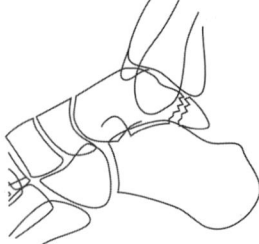

Fratura de Shepherd

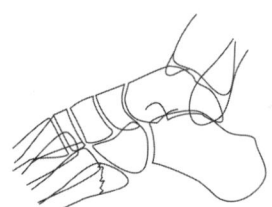

Fratura por Avulsão do Fibular Curto

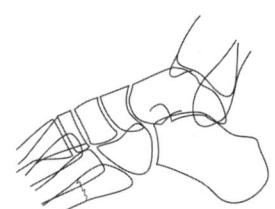

Fratura de Jones

Fratura de Lisfranc
[Jacques Lisfranc De Saint Martin (1790–1847), cirurgião do exército de Napoleão)
Mecanismo: fixação das cabeças metatarsianas e flexão plantar forçada da retropé, estando em rotação
√ Fratura-deslocamento/fratura-subluxação das articulações tarsometatarsianas (tipicamente segundo ao quinto)
√ Deslocamento lateral dos metatarsos

Fratura de Shepherd
[Francis J. Shepherd (1851–1929), demonstrador em anatomia na McGill University em Montreal, Canadá]
√ Fratura do tubérculo lateral do processo posterior do talo
DDx: osso triangular

Fratura do calcâneo
Incidência: osso tarsal fraturado mais comumente; 60% de todas as fraturas tarsais; 2% de todas as fraturas do corpo; geralmente bilateral
Mecanismo: queda de altura
Pode estar associada a: fratura de vértebras lombares
Idade: 95% em adultos; 5% em crianças
 – adultos: intra-articular (75%), extra-articular (25%)
 – infância: extra-articular (63–92%)
Classificação:
 (a) fratura extra-articular da tuberosidade do calcâneo; em forma de bico, vertical, horizontal, avulsão medial
 (b) fratura intra-articular
  – envolvimento subtalar: não deslocada, deslocada, cominutiva
  – envolvimento da articulação calcaneocuboide
√ O ápice do processo talar lateral não aponta para o "ângulo crucial" de Gissane
√ Ângulo de Boehler diminuído abaixo de 28–40%

GELADURA
Causa: (1) lesão celular + necrose decorrente de processo de congelamento
(2) cessação da circulação secundária à formação de agregados celulares + trombos como resultado da exposição a temperaturas abaixo de -13°C (geralmente ar frio)
• áreas dormentes e esbranquiçadas na pele (separação da interface epiderme-derme)
Localização: pés, mãos (geralmente poupa o polegar por causa da posição do punho cerrado)
Alterações iniciais:
 √ Edema de partes moles + perda dos tecidos nas pontas dos dedos
CRIANÇAS
√ Fragmentação/fusão prematura/destruição das epífises das falanges distais
√ Infecção secundária, lesão da cartilagem articular, estreitamento do espaço articular, esclerose, osteofitose da DIP
√ Encurtamento + desvio/deformidade dos dedos
ADULTOS
√ Osteoporose (4–10 semanas após a lesão)
√ Periostite
√ Acromutilação (secundária à osteomielite + remoção cirúrgica) + reabsorção da tuberosidade distal (resultante da Perda de tecidos moles)
√ Pequenas áreas circulares e lucentes próximas à borda da articulação
√ Anomalias das articulações interfalangianas (simulando osteoartrite)
√ Calcificação/ossificação do pavilhão auricular

Angiografia:
 √ Vasospasmo, estenose, oclusão
 √ Proliferação de colaterais arteriais/venosos (na fase de recuperação)
Cintilografia óssea:
 √ Ausência persistente de captação (= falta de perfusão vascular) indica tecido não viável
Rx: angiografia seletiva com reserpina intra-arterial

GANGLION
Origem: coalescência de cistos menores formados por degeneração mixomatosa de tecido conectivo periarticular; herniação sinovial improvável (ausência frequente de comunicação com a articulação, infrequente associação a derrame articular/de bainha tendínea, faltam células sinoviais de revestimento)
Patologia: cápsula de tecido conectivo fibrosa e densa
Causa: estresse repetitivo
Localização: cápsula articular, tendão, intra-articular, intraóssea, periosteal
Prognóstico: sintomático; erosão óssea; resolução espontânea frequente em casos pediátricos

Ganglion de Tecidos Moles
= lesão cística semelhante a um tumor aderida a uma bainha tendínea
Incidência: 50% dos punhos adultos
• assintomático/dor
• edema uni/multilocular
Localização: mão periarticular, punho, pé (no dorso)
Sítio: surge do tendão, músculo, cartilagem semilunar
√ Massa de tecido mole com reabsorção óssea na superfície
√ Nova formação óssea periosteal
√ Artrografia pode demonstrar comunicação com a articulação/bainha tendínea
√ Septações internas
√ Configurações lobuladas com pseudopodia periférica cheia de fluido ("cacho de uvas")
√ Hipointensa em relação ao músculo em T1/hiperintensa (com alto conteúdo mucinoso, hemorragia)
√ Hiperintensa em relação à gordura em T2
√ Sem realce
Prognóstico: pode-se resolver espontaneamente
Rx: injeção de esteroides pode melhorar a sintomatologia
DDx na MR: lipoma mixoide, tumor altamente necrótico

Ganglion Intraósseo
= lesão radiolucente subcondral SEM artrite degenerativa
• leve dor localizada (4% dos pacientes com dor no punho inexplicável)
Idade: meia-idade
Origem: (1) degeneração mucoide do tecido conectivo intraósseo talvez por causa de trauma/isquemia
(2) penetração do *ganglion* de tecido mole no osso (= herniação sinovial) subjacente (ocasionalmente)
Patologia: cisto uni/multilocular circundado por revestimento fibroso, contendo material gelatinoso
Localização: epífise de ossos longos (maléolo medial, cabeça femoral) tíbia proximal, ossos carpais/osso chato subarticular (acetábulo)
√ Lesão lítica solitária bem demarcada de 0,6–6 cm
√ Margem esclerótica
√ NENHUMA comunicação com a articulação
√ Captação aumentada de radiotraçador na cintilografia óssea (em 10%)
DDx: cisto pós-traumático/degenerativo

Ganglion Periosteal
= estrutura cística com conteúdos viscosos/mucinosos
Incidência: 11 casos na literatura
Idade: 39–50 anos; M > F
- edema, leve sensibilidade
Localização: ossos tubulares longos das extremidades inferiores
√ Erosão cortical/recorte/formação óssea reativa
√ NENHUM componente intraósseo (superfície endosteal intacta)
CT:
  √ Massa de tecido mole bem definida adjacente ao córtex ósseo com conteúdo fluido
MR:
  √ Sinal homogêneo e isointenso ao músculo em T1
  √ Sinal homogêneo e hiperintenso à gordura em T2
  √ NENHUMA septação interna (DDx com *ganglion* de tecido mole)
DDx: condroma periosteal sem matriz calcificante, desmoide cortical, cisto ósseo aneurismático subperiosteal, hematoma subperiosteal agudo (história de trauma/discrasia sanguínea), abscesso subperiosteal (envolvimento da medula óssea adjacente)
Rx: excisão cirúrgica (recorrência local possível)

SÍNDROME DE GARDNER
= síndrome autossômica dominante caracterizada por:
  (1) osteomas
  (2) tumores de tecidos moles
  (3) pólipos colônicos
Localização dos osteomas: seios paranasais; tábua externa do crânio (frequente); mandíbula (no ângulo)
√ Espessamento cortical endosteal/osteomas em qualquer osso
√ Pode haver espessamento sólido cortical periosteal
√ Osteomas/exostoses podem protrair para a superfície periosteal
√ Espessamento cortical ondulado do aspecto superior das costelas
√ Pólipos: cólon, estômago, duodeno, ampola de Vater, intestino delgado
Cx: alta incidência de carcinoma do duodeno/ampola de Vater

DOENÇA DE GAUCHER
= rara desordem autossômica recessiva/dominante (em poucos); desordem do armazenamento de lipídios; desordem de armazenamento lisossomal mais comum
M = F
Incidência: 1÷50.000–100.000 (população geral);
  1÷500–1.000 (em judeus asquenazes)
Etiologia: deficiência da hidrolase ácida betaglicosidase lisossomal (= glicocerebrosidase), levando ao acúmulo de glicosilceramida dentro das células do RES (fígado, baço, medula óssea, pulmão, linfonodos)
Histologia: aspirado de medula óssea mostra células de Gaucher (histiócitos contendo queratina) de 20–100 μm de diâmetro com uma aparência de papel amassado espumoso
Tipos clínicos:
  (1) forma adulta/não neuropática crônica
    = tipo 1 (forma mais comum nos USA)
    Idade de início: terceira-quarta década
    - sem sinais clínicos (principalmente)
    Prognóstico: tempo mais longo de sobrevida; envolvimento pulmonar/insuficiência hepática pode levar a morte precoce
  (2) forma infantil rapidamente fatal/neuropática aguda
    = tipo 2
    Idade de início: 1–3–12 meses
    - início precoce de significativa hepatosplenomegalia
    - sintomas neurológicos progressivos e graves: convulsões, retardo mental, estrabismo espasticidade
    √ Manifestações esqueléticas são raras
    Prognóstico: fatal durante os primeiros 2 anos de vida
  (3) forma juvenil/neuropática subaguda
    = tipo 3 (tipo mais raro)
    Idade de início: 2–6 anos
    - hepatosplenomegalia variável
    - leve envolvimento neurológico: convulsões
    √ Início tardio de manifestações esqueléticas
    Prognóstico: sobrevida até a adolescência
- hepatosplenomegalia, comprometimento da função hepática, ascite
- fosfatase ácida sérica elevada
- pancitopenia, anemia (fadiga crônica), leucopenia, trombocitopenia (fácil contusão, hiperesplenismo)
- hemocromatose (pigmentação castanho-amarelada da conjuntiva + pele)
- dor óssea profunda (envolvimento ósseo em 75%)
Localização: predominantemente ossos longos (fêmur distal), esqueleto axial, quadril, ombro, pelve; bilateral
√ Osteopenia generalizada (diminuição na densidade óssea trabecular):
  √ Marcante adelgaçamento cortical + alargamento ósseo
  √ Recorte endosteal (por causa de compactação medular)
√ Numerosas lesões líticas e nitidamente circunscritas semelhantes a metástases/mieloma múltiplo (substituição da medula óssea)
√ Reação periosteal = encapamento
√ <u>Deformidade do frasco de Erlenmeyer</u> do fêmur distal + tíbia proximal (secundária à infiltração medular) MAIS CARACTERÍSTICA
√ Enfraquecimento do osso subcondral:
  √ Osteonecrose (comum, geralmente da cabeça femoral)
  √ Artrite degenerativa
√ Infartos ósseos nas metáfises dos ossos longos (mais comum nas cabeças femoral + umeral)
  √ Área focais/serpentinas de esclerose
  √ Aparência de um osso dentro de outro
√ Vértebra em forma de H/bicôncava "em boca de peixe" (DDx: anemia falciforme)
MR:
  √ A substituição focal/difusa de adipócitos na medula óssea por células de Gaucher resulta em diminuição do sinal medular em T1+T2 (envolvimento medular segue a distribuição da medula hematopoética na coluna, pelve, metáfise femoral proximal; de proximal a distal no esqueleto apendicular):
    √ Epífises geralmente não são envolvidas
  √ Medula mielofibrótica de baixa intensidade de sinal em T1WI + T2WI (na doença prolongada)
@ fígado
  √ Hepatomegalia
  √ Alterações gordurosas + cirróticas inespecíficas a isointensas
  √ Lesões focais hipointensas em T1W1 + hiperintensas em T2W1
@ baço
  √ Esplenomegalia + linfadenopatia
  √ Múltiplas lesões nodulares (agrupamentos de células RES contendo glicosilceramida)
    √ Hipodensa sem realce na CT
    √ Hipoecoica/hipercoica em US
    √ Ligeiramente hipointensa a isointensa em T1W1
    √ Hipointensa (células de Gaucher/fibrose) ou hiperintensa (sinusoides dilatados com sangue ao redor de infiltrados de células de Gaucher) em T2W1
  √ Infartos esplênicos que induzem fibrose, especialmente no baço massivamente aumentado.

@ pulmão
  √ Normal
  √ Infiltrados difusos reticulonodulares não específicos/miliares nas bases pulmonares (= infiltrado com células de Gaucher)
Dx: atividade sérica elevada de -glicocerebrosidase; genotipagem
Cx: ◊ > 90% têm complicações ortopédicas em algum momento
  (1) fraturas patológicas + fraturas de compressão das vértebras
  (2) necrose avascular da cabeça femoral, cabeça umeral, punho, tornozelo (comum)
  (3) osteomielite (incidência aumentada)
  (4) mieloesclerose na doença de longa duração
  (5) infecções pulmonares de repetição
  (6) câncer de origem hematopoética (risco de 14,7 vezes)
Prognóstico: curso clínico altamente variável; forte relação entre o volume esplênico e a gravidade da doença
Rx: sem cura; transplante de medula óssea; terapia de reposição de enzimas com Cerezyme
DDx: doença metastática, mieloma múltiplo, leucemia, anemia falciforme, displasia fibrosa

GRANULOMA REPARADOR DE CÉLULAS GIGANTES

= REAÇÃO DE CÉLULAS GIGANTES = GRANULOMA DE CÉLULAS GIGANTES

Causa: ? processos inflamatório reativo a trauma/infecção (não é uma neoplasia verdadeira)
Histologia: numerosas células gigantes em uma matriz fibrosa exuberante, arranjada em grupos em torno de focos de hemorragia + com mais frequente mostra formação de osteoide (incomum em tumor de células gigantes); indistinguível de tumor marrom de HPT; degeneração cística + componentes ABC caracteristicamente incomuns
Idade de pico: segunda e terceira década (variação desde a infância até 76 anos); 74% < 30 anos de idade; M÷F = 1÷1
Pode estar associada a: encondromatose, síndrome de Goltz, displasia fibrosa, doença de Paget
Localização:
  @ gnática (1–7% de todos os tumores orais benignos): gengiva + mucosa alveolar da mandíbula, maxila
    (a) tipo central = no osso
    (b) tipo periférico = no tecido mole gengival
    M÷F = 1÷2
  • dor não específica + edema (que aumenta durante a gravidez)
  √ Remodelamento expansível do osso com aparência multilocular
  √ Córtex afinado normalmente intacto
  DDx: indistinguível do cisto odontogênico, ABC, ameloblastoma, mixoma odontogênico, fibroma odontogênico
  @ ossículos da mão + pés (menos comum); falanges da mão > Metacarpos > metatarsos > ossos do carpo > ossos tarsais > Falanges do pé
    M÷F = 1÷1
  • dor inespecífica + edema durante meses a anos
  Sítio: metáfise ± extensão para dentro da diáfise; extensão para o interior da epífise é INCOMUM
  √ Defeito lítico expansível de 2–2,5 cm de diâmetro com trabeculações internas
  √ Afinamento do córtex sobrejacente
  √ Mineralização da matriz pode ser vista (DDx para GCT)
  √ Reação periosteal é incomum (como no GCT)
  √ Extensão além do córtex é incomum
  @ outras localizações (raras): seio etmoidal, seio esfenoidal, osso temporal, crânio, coluna, clavícula, tíbia, úmero, costelas, fêmur
Cx: fratura patológica
Prognóstico: pode recorrer; não há transformação maligna
Rx: curetagem (taxa de recidiva de 22–50%)/excisão local
DDx:
  (1) encondroma (mesma localização, calcificação da matriz)
  (2) cisto ósseo aneurismal (raro em ossos pequenos da mão + pés, tipicamente antes do fechamento epifisário)
  (3) tumor de células gigantes (aparência mais agressiva)
  (4) infecção (clínica)
  (5) tumor marrom do HPT (reabsorção óssea periosteal, níveis anormais de Ca + P)

TUMOR DE CÉLULAS GIGANTES

= OSTEOCLASTOMA = OSTEOBLASTOCLASTOMA = TUMOR DO MIELOPLEXO = SARCOMA MIELOIDE
= lesão metafisária excêntrica lítica não mineralizada envolvendo um osso longo com extensão até o osso subarticular no paciente com esqueleto maduro

Origem: surge provavelmente de zona de intensa atividade osteoclástica (de ossificação endocondral) em pacientes esqueleticamente imaturos
Incidência: 4–9,5% de todos os tumores primários; 18–23% dos tumores esqueléticos benignos; prevalência incomumente elevada na China + sul da Índia
Patologia: estroma vascular friável de numerosos capilares de parede fina com necrose + hemorragia + formação cística (DDx: cisto ósseo aneurismal sem áreas sólidas)
Histologia: grande número de células gigantes multinucleadas osteoclásticas em distribuição difusa em fundo mononuclear misturadas ao longo de um estroma de célula fusiforme (DDx: as células gigantes são características de todas as doenças ósseas reativas, como na sinovite vilonodular pigmentada, condroblastoma benigno, fibroma não osteogênico, fibroma condromixoide, displasia fibrosa)
Idade: picos na terceira década; 1–3% < 14 anos de idade; 80% entre 20 e 50 anos; 9–13% > de 50 anos de idade; M÷F = 1÷1,1 a 1÷1,5 (na coluna 1÷2,5)
Pode estar associado a: doença de Paget (em 50–60% localizada no crânio + ossos faciais)
Estagiamento:
  estágio 1: aparência radiográfica indolente + histológica (10–15%)
  estágio 2: aparência radiográfica mais agressiva com remodelamento mais agressivo (70–80%)
  estágio 3: extensão para os tecidos moles adjacentes com aparência histologicamente benigna (10–15%)
• dor no local afetado (mais comum – em 10% fratura patológica)
• edema local + sensibilidade
• fraqueza + déficits sensoriais (se na coluna)
Localização:
  @ ossos longos (75–85–90%)
    — extremidade inferior (50–65% próximo ao joelho): extremidade distal do fêmur (23–30%) > proximal da tíbia (20–25%) > fêmur proximal (4%) > tíbia distal (2–5%) > fíbula proximal (3–4%) > pé (1–2%)
      – RARO na patela (o maior osso sesamoide) + trocanter maior (equivalente epifisário)
    — extremidade superior (longe do cotovelo): extremidade distal do rádio (10–12%) > extremidade proximal do úmero (4–8%) > mão e punho (1–5%)

@ ossos chatos (15%)
- pelve: sacro perto da SIJ (4%), osso ilíaco (3%)
- coluna (3-6%): coluna torácica > cervical > lombar (frequência tumoral em segundo apenas ao cordoma)
- costela (extremidade anterior/posterior)
- crânio (osso esfenoide)

Sítio: excêntrico (42-93%) na metáfise dos ossos longos adjacente à linha epifisária ossificada; extensão até dentro de 1 cm do osso subarticular (84-99%) após fusão da placa epifisária (MAIS TÍPICA) com possível disseminação transarticular
  ◊ A placa epifisária aberta age como uma barreira ao crescimento do tumor!

√ Lesão óssea lítica solitária, bem demarcada, expansível, com zona de transição estreita:
  √ Larga zona de transição (10-20%)
  √ Lesões grandes localizam-se mais centralmente
√ Aparência em "bolha de sabão" (47-60%) = remodelamento expansível com aparência multilocular
  √ SEM mineralização interna da matriz tumoral
  √ Trabeculação proeminente (33-57%)
    (a) reativa com crescimento ósseo aposicional
    (b) pseudotrabeculação das cristas ósseas no recorte endosteal
√ Sem esclerose (80-85%)/reação periosteal (10-30%) por causa do crescimento rápido e agressivo da fratura
√ Penetração cortical (33-50%):
  √ Afinamento crítico
  √ Invasão de tecido mole (25%)
  √ Fratura patológica completa/incompleta (11-37%)
√ Destruição do corpo vertebral com invasão secundária dos elementos posteriores (DDx: ABC, osteoblastoma)
√ Frequentemente colapso vertebral
√ Envolve os discos intervertebrais + vértebras, cruza a articulação sacroilíaca
√ Pode cruzar o espaço articular nos ossos longos (extremamente raro)
NUC:
  √ Aumento difuso de captação ± sinal em "rosquinha" (57%) de fotopenia central em cintilografia óssea tardia
  √ Aumento de captação através de uma articulação + em articulações adjacentes (62%) por causa do aumento do fluxo sanguíneo + osteoporose por desuso e NÃO por extensão tumoral
Angiografia:
  √ Lesão hipervascular (60-65%)/hipovascular (20%)/avascular (10%)
CT:
  √ Tumor de atenuação de tecido mole semelhante ao músculo com focos de baixa atenuação (hemorragia/necrose);
  √ SEM mineralização da matriz
  √ Margens bem definidas ± margem fina de esclerose (em até 20%)
  √ Extensão de tecido mole (33-44%) em geral na extremidade metafisária do tumor
  √ Componentes de cisto ósseo aneurismático (em 14%) de baixa densidade com níveis de fluido
  √ Envolvimento articular é incomum, exceto no caso da articulação sacroilíaca (38%) com lesão sacral
  √ Realce significativo
MR:
  √ Lesão relativamente bem definida de intensidade de sinal heterogênea com intensidade baixa a intermediária em T1WI + T2WI (63-96%) por causa de maior celularidade + alto conteúdo de colágeno + hemossiderina
    ◊ Característica ÚTIL para distinção de outras lesões subarticulares (cisto subcondral solitário, *ganglion* intraósseo, abscesso de Brodie, condrossarcoma de células claras com matriz hiperdensa em T2WI)
  √ Componentes de cisto ósseo aneurismal focal (em 14%) no centro do tumor com marcada hiperintensidade em T2WI
    ◊ Biopsia direta de componente tecidual sólido periférico para prevenir diagnóstico errôneo!
  √ Margem de baixa intensidade de sinal (= esclerose óssea)/pseudocápsula
  √ Realce significativo de componente de tecido sólido
Cx: em 5-10 ocorre transformação maligna nos primeiros 5 anos (M÷F = 3÷1); metástases para o pulmão
Prognóstico: localmente agressivo; taxa de recorrência de 80-90% nos primeiros 3 anos após o tratamento inicial
Rx: curetagem + enxerto ósseo (40-60% de recorrência); curetagem com enchimento de vazio com broca de alta velocidade + polimetacrilato (recorrência de 2-25%); ressecção ampla (recorrência de 7%) e reconstrução com aloenxertos/prótese metálica; radioterapia para GCT intratável (recorrência de 39-63%)
DDx: (1) cisto ósseo aneurismal (contém somente regiões císticas; em elementos posteriores da coluna)
     (2) tumor marrom de HPT (valores laboratoriais)
     (3) osteoblastoma
     (4) tumor cartilaginoso; condroblastoma; encondroma (não epifisário), fibroma condromixoide, condrossarcoma
     (5) fibroma não ossificante
     (6) abscesso ósseo
     (7) hemangioma
     (8) displasia fibrosa
     (9) granuloma reparador e células gigantes

Tumor Multifocal de Células Gigantes

= GCT adicional (= até um máximo de 20) que se desenvolve de maneira sincrônica/metassincrônica por até 20 anos sem aumento de risco de metástases pulmonares
Incidência: < 1% de todos os casos de GCT
Idade: 25 anos (variação, 11-62 anos); M < F
Pode estar associado a:
  doença de Paget, normalmente poliostótica (o GCT desenvolve-se em uma média etária de 61 anos + após um lapso de tempo médio de 12 anos) com envolvimento de ossos do crânio + faciais
Localização: aumento da prevalência das mãos + pés

Tumor Maligno de Células Gigantes

= grupo de lesões contendo células gigantes capazes de comportamento maligno + metástases pulmonares
Prevalência: 5-10% de todos os GCTs
Idade: mais velhos que os pacientes com GCTs benignos
Tipos:
  (1) GCT benigno que se metastatiza
      Prevalência: 1-5%
      √ Metástases pulmonares podem permanecer estáveis/regredir espontaneamente
      √ Nódulos pulmonares podem mostrar ossificação periférica
      Prognóstico: morte em 13%
  (2) transformação maligna do GCT primário
      = tumor maligno de osso composto de um crescimento sarcomatoso justaposto a zonas de GCT benigno típico sem história de radioterapia/curetagem/ressecção repetida
      Prognóstico: sobrevida média de 4 anos

(3) GCT maligno secundário (86%)
= crescimento sarcomatoso que ocorre no local de um GCT previamente documentado após radioterapia (80%)/ressecções repetidas
Prognóstico: tempo de sobrevida média de 1 ano
(4) sarcoma osteoclástico (célula gigante)
= tumor altamente maligno composto de células gigantes tipo osteoclásticas anaplásicas sem tumor osteoide/osso/cartilagem

TUMOR GLÔMICO

= hemartoma composto de células derivadas do aparelho neuromioarterial (que regula o fluxo sanguíneo na pele)
Corpo glômico = órgão oval encapsulado de 300 μm de comprimento; localizado na derme reticular (= camada mais profunda da pele); concentrado nas pontas dos dedos (93–501/cm^2); composto por uma arteríola aferente, um vaso anastomótico (= canal de Sucquet-Hoyer revestido por endotélio + circundado por fibras de tecido liso), uma veia primária coletora, o retículo intraglomerular + cápsula
Histologia: Formas (a) vascular (b) mixoide (c) sólida
Prevalência: 1–5% de tumores de tecido mole da mão
Idade: principalmente quarta–quinta década
- sensibilidade + dor articular (em média com 4–7 anos de duração antes do diagnóstico)
- teste de Love = desencadear a dor pela aplicação de pressão precisa com a ponta de um lápis
- sinal de Hildreth = desaparecimento da dor após aplicação de um torniquete proximalmente no braço (PATOGNOMÔNICO)

@ TUMOR GLÔMICO SUBUNGUEAL
 √ Maior distância entre o dorso da falange + lado inferior da unha (25%)
 √ Erosão óssea extrínseca (14–25–65%), quase sempre com margem esclerótica
 √ Pequeno tumor hipoecoico por US (detectável > 3 mm)
 √ Lesão com alta intensidade de sinal homogeneamente alta em T2 (detectável se > 2 mm de diâmetro)
@ TUMOR GLÔMICO DO OSSO ocasionalmente dentro do osso
 √ Assemelha-se ao encondroma
DDx: (1) cisto mucoide (indolor, na dobra ungueal proximal, que se comunica com a articulação DIP, associado à osteoartrite)
 (2) angioma (localizado mais superficialmente)

GOTA

= caracteriza-se por desarranjo do metabolismo de purina que se manifesta por:
(1) hiperuricemia
(2) deposição de cristais de urato mono-hidratado monossódico positivamente birrefringentes em leucócitos do fluido sinovial
(3) depósitos grosseiros de urato de sódio nos tecidos moles periarticulares (membranas sinoviais, cartilagem articular, ligamentos, bursas)
(4) episódios recorrentes de artrite
Idade: > 40 anos; homens (em mulheres a gota pode ocorrer após a menopausa)
Causas:
 A. **Gota primária** (90%)
  Incidência: 0,3%; M÷F = 20÷1
   5% em mulheres em pós-menopausa
  Distúrbio:
   - superprodução de ácido úrico devido a erro inato de metabolismo
   - defeito hereditário na excreção renal de urato

  (a) idiopática (99%)
   - excreção urinária normal (80–90%)
   - aumento da excreção urinária (10–20%)
  (b) enzima específica/defeito metabólico (1%)
   (1) aumento da atividade de PP-ribose-P sintase
   (2) deficiência parcial de hipoxantina-guanina fosforibosiltransferase
 B. **Gota secundária** (10%)
  ◊ Raramente causa doença radiograficamente aparente
  (a) aumento da rotatividade de ácidos nucleicos:
   (1) desordens mieloproliferativas + sequelas de seus tratamentos: policitemia vera, leucemia, linfoma, mieloma múltiplo
   (2) discrasias sanguíneas: hemólise crônica
  (b) aumento de nova síntese de purina por causa de defeitos enzimáticos:
   (1) doença do armazenamento do glicogênio tipo 1 (von Gierke = deficiência de glicose-6-fosfatase)
   (2) síndrome de Lesch-Nyhan (coreoatetose, espasticidade, retardo mental, automutilação dos lábios + pontas dos dedos) por causa de ausência de hipoxantina-guanina fosforibosiltransferase
  (c) defeito adquirido na excreção renal de uratos (devido à redução da função renal):
   (1) insuficiência renal crônica
   (2) drogas, toxinas: envenenamento por chumbo
   (3) endocrinológica: mixedema, hipo/hiperparatireoidismo
   (4) vascular: infarto do miocárdio, hipertensão
Histologia: tofo (LESÃO PATOGNOMÔNICA) composto por uratos cristalinos/amorfos circundados por tecido altamente vascularizado rico em histiócitos, linfócitos, fibroblastos, corpo estranho de células gigantes (semelhante ao corpo estranho do granuloma)
Estágios clínicos em ordem cronológica:
(1) **hiperuricemia assintomática**
(2) **artrite gotosa aguda**
 ◊ A gota responde por 5% de todos os casos de artrite
 Precipitada por: trauma, cirurgia, álcool, dieta indiscriminada, infecção sistêmica
 - monoarticular (90%)
 - poliarticular (10%): qualquer articulação pode ser afetada
 Prognóstico: normalmente é autolimitada (a dor resolve-se em algumas horas/dias) sem tratamento
(3) **gota tofácea crônica**
 = grandes depósitos múltiplos de urato em localização intra-articular, extra-articular, intraóssea
 Prevalência: < 50% dos pacientes que sofrem crises agudas: M÷F = 20÷1
 Histologia: degeneração + destruição da cartilagem, proliferação sinovial + *pannus*, destruição de osso subarticular + proliferação de osso marginal
 Distribuição: doença poliarticular simétrica (semelhante à artrite reumatoide), doença poliarticular assimétrica, doença monoarticular
 - crises mais prolongadas e graves
 - pode ulcerar excretando material gredoso esbranquiçado
 Cx: ruptura do tendão, compressão do nervo/paralisia
(4) **nefropatia gotosa/nefrolitíase**
 (a) nefropatia aguda por urato
 (b) urolitíase por ácido úrico
 ◊ Pode preceder a artrite em até 20% dos casos!
 - hipertensão renal
 - isostenúria (incapacidade de concentrar urina)

- proteinúria
- pielonefrite

Cx: maior incidência de cálculos de oxalato de cálcio (cristais de urato servem como ninho)

Localização:
(a) articulações: mãos + pés (primeira articulação MTP é afetada com mais frequência = podagra) > tornozelos > calcanhares > punhos (compartimento carpometacárpico especialmente comum e grave) > dedos > cotovelos; joelhos; ombro; articulação sacroilíaca (15%, unilateral);
◊ envolvimento do quadril + coluna é raro
(b) ossos, tendão, bursa
(c) orelha externa: pontos de pressão sobre o cotovelo, antebraços, joelhos, pés

◊ Características radiológicas normalmente não são observadas até 6–12 anos após a crise inicial
◊ Características radiológicas presentes em 45% dos pacientes acometidos

@ tecidos moles
√ Massas de tecido mole lobuladas, excêntricas, justa-articulares (mão, pé, cotovelo, joelho)
Sítio: tendência para os tendões extensores, por exemplo, tendões quadricipital, tricipital, calcâneo
√ Depósitos de cálcio na periferia dos tofos gotosos em 50% (cristais de urato de cálcio não são radiopacos, os tofos são radiograficamente visíveis somente após deposição de cálcio de uma anormalidade subjacente do metabolismo do cálcio)
√ Derrame bilateral de bursa olecraniana (PATOGNOMÔNICO), bursa pré-patelar
√ Calcificação aural

@ articulações
√ Derrame articular (sinal mais precoce)
√ Edema periarticular (na gota monoarticular aguda)
√ Preservação do espaço articular até a fase tardia da doença (PISTA IMPORTANTE):
√ Destruição da cartilagem (fase tardia do curso da doença)
√ Ausência de desmineralização periarticular (por causa da curta duração das crises; DDx importante para artrite reumatoide)
√ Erosões excêntricas com margens escleróticas finas:
√ Erosão recortada (*scaleoped*) das bases dos metacarpos ulnares
√ Condrocalcinose (5%):
Localização: meniscos (fibrocartilagem somente)
◊ Os pacientes com gota têm predisposição à doença por depósito de pirofosfato di-hidratado de cálcio (CPPD)
Cx: osteoartrite secundária
√ Cistos subarticulares redondos/ovais bem marginados (pseudotumor) com até 3 cm (contendo tofos/fluido rico em cristais de urato)
DDx: artrite reumatoide (erosões marginais sem margem esclerótica, desmineralização periarticular)

@ osso
√ Lesões ósseas líticas deprimidas ± esclerose da margem = "mordida de roedor"/de camundongo" decorrente de erosão de tofo de tecido mole de longa duração
√ "Margem pendular" (40%) = espícula óssea elevada que separa o nódulo tofáceo da erosão adjacente (em localizações intra e extra-articular) (marca de distinção)
√ Alterações ósseas proliferativas:
√ Metatarsos, metacarpos e falanges em forma de baqueta
√ Aumento de tamanho do processo estiloide ulnar
√ Espessamento diafisário
√ Necrose isquêmica das cabeças femoral/umeral
√ Calcificação intraóssea:
√ Calcificações pontilhadas/circulares das regiões subcondrais/subligamentares (DDx: encondroma)

√ Infarto ósseo por causa dos depósitos na membrana basal vascular (DDx: ilha óssea)

@ rim
√ Cálculos renais (em até 20%):
- cálculos de ácido úrico puro (84%): radiolucentes em radiografias, hiperdensos em CT
- ácido úrico + oxalato de cálcio (4%)
- oxalato de cálcio/fosfato de cálcio puro (12%)

MR:
√ Tofo (com mais frequência) isointenso ao músculo em T1WI
√ Intensidade de sinal baixa a intermediária em T2WI
√ Realce homogêneo intenso

Rx: colchicina, alopurinol (tratamento efetivo normalmente não melhora as radiografias)

DDx:
(1) CPPD (sintomatologia de pseudogota, condrocalcinose poliarticular envolvendo cartilagem hialina e fibrocartilagem + artropatia degenerativa com estreitamento do espaço articular)
(2) psoríase (destruição progressiva do espaço articular, ossificação paravertebral, envolvimento da articulação sacroilíaca)
(3) artrite reumatoide (erosões de osso marginal não proliferativas, edema fusiforme de tecido mole, distribuição simétrica, estreitamento precoce do espaço articular, osteopenia)
(4) infecção articular (destruição rápida do espaço articular, perda de córtex articular em um segmento contínuo)
(5) amiloidose (envolvimento simétrico bilateral, osteopenia periarticular)
(6) xantomatose (exame laboratorial)
(7) osteoartrite (distribuição simétrica, mulheres idosas)

SARCOMA GRANULOCÍTICO

= CLOROMA = MIELOBLASTOMA
= tumor sólido extramedular que consiste em precursores primitivos da série granulocítica leucocitária (mieloblastos, promielócitos, mielócitos)

Quadro clínico:
(1) paciente com leucemia mielógena aguda (em 3–8%)
(2) precursor de AML em paciente não leucêmico (que normalmente se desenvolve em 1 ano)
(3) indicador de crise explosiva iminente na CML (em 1%), transformação leucêmica em síndromes mielodisplásicas (policetemia rubra vera, mielofibrose com metaplasia mieloide, síndrome hipereosinofílica)
(4) evento isolado

• 60% são de cor verde (cloroma) por causa dos altos níveis de mieloperoxidase (30% são brancos/cinzentos/marrons dependendo da preponderância de tipo celular + estado oxidativo da mieloperoxidase)

Localização: órbita, tecido mole, pele, seio paranasal, linfonodos, periósteo, órgãos, intestinos; geralmente múltiplos

Sítio: propensão para a medula óssea (surge da medula óssea seguindo pelo canal haversiano + alcançando o periósteo), tecido perineural + epidural

√ Osteóllise com margens mal definidas
√ Realce homogêneo na CT/MR (DDx: com hematoma/abscesso).

MR:
√ Isointenso em relação ao cérebro/medula óssea/músculo em T1 + T2

Prognóstico: resolução sob quimioterapia ± radioterapia; taxa de recorrência de 23%

DDx: osteomielite, histiocitose X, neuroblastoma, linfoma, mieloma múltiplo

LESÃO POR ARMA DE FOGO

Armas de fogo: revólver, rifle (grande energia), espingarda
Projéteis:
(a) bala:
– bala encapada com manto de cobre
– bala semiencapada = chumbo exposto na ponta
– bala não encapada
(b) chumbinho:
– caçar pássaros = bolinhas finas
– chumbo de caça = bolinhas grossas

Avaliação:
(1) tipo de projétil
√ Balas completamente encapadas não mostram traços de fragmentos de chumbo
√ Balas não encapadas/semiencapadas distribuem os fragmentos de chumbo ao longo do rastro da bala
√ Balas com ponto oco transformam-se em forma de cogumelo
√ "Nevada de chumbo" de balas de rifle alta velocidade:
  √ Distribuição cônica com o ápice apontando na direção do local de entrada
√ As bolinhas de aço permanecem arredondadas, enquanto as de chumbo ficam deformadas + fragmentadas
(2) trajeto do projétil
√ As pontas de bala entram na ferida (após cambalhota de 180°)
√ Deformação do impacto da bala modifica a queda/trajetória
√ Bala + fragmentos ósseos depositados ao longo do trajeto
√ Fratura óssea biselada na direção do deslocamento
(3) extensão da lesão
Cx: embolização da bala, magnetização na MR

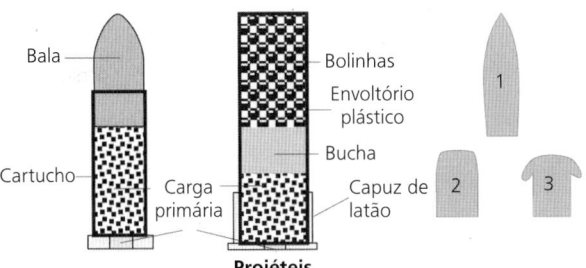

1 bala de rifle totalmente encapada
2 bala com ponta mole
3 bala com ponta oca

SARCOMA HEMANGIOENDOTELIAL
= HEMANGIOENDOTELIOMA = HEMANGIOEPITELIOMA
= neoplasia de células endoteliais vasculares de agressividade intermediária com comportamento benigno ou maligno
Histologia: canais vasculares anastomosantes irregulares revestidos por uma/algumas camadas de células endoteliais anaplásicas atípicas
Idade: quarta–quinta década; M÷F = 2÷1
• história de trauma/irradiação

Hemangioendotelioma de Tecido Mole (Comum)
Localização: tecidos profundos das extremidades
Sítio: 50% estreitamente relacionado com um vaso (quase sempre uma veia)

Hemangioendotelioma Ósseo (Raro)
Idade: segunda-terceira década de vida; M > F
Localização: calota, coluna vertebral, fêmur, tíbia, úmero, pelve; lesões multicêntricas em 30%, em geral com distribuição regional (menos agressiva)

√ Lesões excêntricas nas metáfises dos ossos longos
√ Área destrutiva agressivamente osteolítica com margens indistintas (alto grau)
√ Margens bem demarcadas com trabéculas ósseas esparsas (baixo grau)
√ Área osteoblástica na vértebra, contígua por algumas vértebras
Metástases para: pulmão (inicialmente)
Prognóstico: taxa de sobrevida em 5 anos de 26%
DDx: cisto ósseo aneurismático, fibrossarcoma mal diferenciado, metástases altamente vasculares, rabdomiossarcoma alveolar

HEMANGIOMA
◊ Tumor de tecido mole de origem vascular benigno mais comum!
Histologia: frequentemente contendo quantidades de elementos não vasculares: gordura, musculatura lisa, tecido fibroso, osso, hemossiderina, trombo
  ◊ Supercrescimento gorduroso pode ser tão extenso que uma lesão pode ser diagnosticada erroneamente como lipoma!

A. HEMANGIOMA CAPILAR (mais comum)
= vasos de pequeno calibre revestidos com epitélio achatado
Sítio: pele, tecido subcutâneo; corpo vertebral
Idade: primeiros poucos anos de vida
(a) hemangioma capilar juvenil = nevo em morango
  Prevalência: 1÷200 nascimentos; em 20% é múltiplo
  Prognóstico: involui em 75–90% aos 7 anos de idade
(b) hemangioma capilar verrucoso
(c) hemangioma capilar senil
√ Artérias alargadas + *shunt* arteriovenoso
√ Acúmulo de material de contraste

B. HEMANGIOMA CAVERNOSO
= espaços dilatados cheios de sangue, revestidos com endotélio achatado
Sítio: tecidos moles mais profundos, frequentemente intramuscular; calota
Idade: infância
√ Flebólitos = calcificação distrófica em trombos organizados (em quase 50%)
√ Grandes espaços císticos
√ Artérias alargadas + *shunt* arteriovenoso
√ Acúmulo de material de contraste
Prognóstico: SEM involução

C. HEMANGIOMA ARTERIOVENOSO
= persistência do leito capilar fetal com comunicações anormais de um número aumentado de artérias e veias normais/anormais
Etiologia: (?) malformação arteriovenosa congênita
Idade: pacientes jovens
Sítio: tecidos moles
(a) lesão superficial sem *shunt* arteriovenoso
(b) lesão profunda com *shunt* arteriovenoso
  • aumento de tamanho do membro, sopro
  • veias distendidas, calor na pele sobrejacente
  • sinal de Branham = bradicardia reflexa após compressão
√ Grandes vasos nutrícios tortuosos, serpenteantes
√ Fluxo sanguíneo rápido + coloração densa
√ Veias de drenagem precoces

D. HEMANGIOMA VENOSO
= vasos de parede espessa contendo músculo
Local: tecidos moles profundos do retroperitônio, mesentério, músculos das extremidades inferiores
Idade: vida adulta
√ ± flebólitos
√ Vasos serpenteantes com fluxo sanguíneo lento

√ Vasos orientados ao longo do eixo longo da extremidade (em 78%) + feixe neurovascular (em 64%)
√ Envolvimento multifocal (em 37%)
√ Atrofia muscular com aumento da gordura subcutânea
√ Pode estar normal em angiografia arterial

Hemangioma Ósseo
Incidência: 10%
Histologia: principalmente cavernoso; o tipo capilar é raro
Idade: quarta-quinta década; M÷F = 2÷1
- normalmente assintomático

@ vértebra (28% de todos os hemangiomas esqueléticos)
  Incidência: em 5–11% de todas as autopsias; múltiplo em um terço
  Histologia: hemangioma capilar entremeado na matriz de gordura
  ◊ Quanto maior o grau de supercrescimento de gordura, menor a probabilidade da lesão ser sintomática!
  Idade: > 40 anos; sexo feminino
  Localização: na coluna torácica inferior/lombar superior
  √ Vértebra em "sanfona"/"veludo cotelê"/"favo de mel"
    = trabéculas verticais grosseiras com reforço ósseo adjacente à reabsorção óssea causada por canais vasculares (também no mieloma múltiplo, linfoma, metástase)
  √ Abaulamento do córtex posterior
  √ Extensão extraóssea além da lesão óssea dentro do canal espinhal (com compressão medular)/forames neurais
  √ Extensão ao tecido mole paravertebral
  √ Realce da lesão (em razão da hipervascularidade)
  CT:
    √ Aparência em bolinhas = pequenas áreas pontilhadas de esclerose (= trabéculas vertebrais espessadas)
  MR:
    √ Padrão mosqueado de intensidade baixa a alta em T1 + intensidade muito alta em T2, dependendo do grau de tecido adiposo (CARACTERÍSTICO)
  Cx: colapso vertebral (incomum), compressão de medula espinhal

@ calota (20% de todos os hemangiomas)
  Localização: região frontal/parietal
  Sítio: díploe
  √ < 4 cm em torno da lesão osteolítica com aparência de espessamento trabecular em raios solares/trama/roda raiada
  √ Expansão da tábua externa a uma extensão maior que a da tábua interna produzindo um nódulo palpável

@ ossos chatos e ossos longos (raros)
  – costelas, clavícula, mandíbula, zigoma, ossos nasais, extremidades metafisárias dos ossos longos (tíbia, fêmur, úmero)
  √ Espessamento trabecular irradiante
  √ Lise óssea bolhosa criando uma aparência em "favo de mel"/treliça/"buraco dentro de buraco"
  MR:
    √ Canais vasculares serpenteantes com baixa intensidade de sinal em T1 + alta intensidade de sinal em T2 (= fluxo sanguíneo lento)/baixo sinal em todas as sequências (= fluxo sanguíneo alto)
  NUC (osso/cintilografia com hemácias marcadas):
    √ Fotopenia/atividade moderada aumentada

Hemangioma de Tecido Mole
Incidência: 7% de todos os tumores benignos; tumor mais frequente da lactância + infância
Idade: principalmente em crianças; M < F
Pode estar associado a: síndrome de Marffuci (= hemangiomas cavernosos múltiplos) + encondromas
- alteração intermitente de tamanho
- doloroso
- descoloração azulada da pele sobrejacente (raro)
- pode aumentar drasticamente de tamanho durante a gravidez
Localização: geralmente intramuscular; sinóvia (< 1% de todos os hemangiomas); comum na cabeça e pescoço
√ Massa não específica de tecido mole
√ Lesão infiltrativa de vasos serpenteantes interdigitados com tecido fibroadiposo (em hemangioma cavernoso)
√ Pode-se estender para dentro do osso criando áreas sutis arredondadas/lineares de hiperlucência (rara)
√ ± supercrescimento ósseo longitudinal/axial (secundário à hiperemia crônica)
√ Pode conter flebólitos (30% das lesões, ESPECÍFICO)
√ Calcificações curvilíneas/amorfas não específicas
√ Pode conter quantidades tão grandes de gordura que se torna indistinguível do lipoma
CT:
  √ Massa mal definida com atenuação similar ao músculo
  √ Áreas de atenuação diminuída que se aproxima da gordura subcutânea (= supercrescimento de gordura) mais proeminente na periferia da lesão
MR:
  √ Massa mal marginada hipo/isointensa ao músculo em T1
  √ Áreas com aumento de intensidade de sinal em T1 na periferia da lesão que se estende em septações (= gordura)
  √ Massa acentuadamente hiperintensa bem marginada em T2 (aumento do teor de água livre no sangue estagnado) com configuração estriada/septada
  √ Estruturas tubulares com fluxo sanguíneo característico (realce no *flow-void*/influxo; realce acentuado pelo contraste)
  √ Flebólitos como áreas de baixa intensidade dentro da lesão
  √ Área de alta intensidade de sinal em T1 + T2 (= hemorragia)
US:
  √ Massa complexa
  √ Sinal arterial de baixa resistência (ocasionalmente)

Hemangioma Sinovial
- sangramento repetitivo dentro da articulação
Localização: joelho (60%), cotovelo (30%)
DDx: artropatia hemofílica (poliarticular)

HEMANGIOPERICITOMA
= tumor limítrofe com comportamento benigno/localmente agressivo/maligno (correspondente ao tumor glômico)
Idade: quarta–quinta década; M÷F = 1÷1
Patologia: grandes vasos predominantemente na periferia tumoral
Histologia: células agrupadas em torno dos canais vasculares contendo áreas císticas + necróticas; surgindo das células de Zimmerman que estão localizadas ao redor dos vasos

@ tecido mole
  = *lesão bem circunscrita, profunda, que surge no músculo*
  Localização: extremidade inferior em 35% (coxa), cavidade pélvica, retroperitônio
  - massa indolor de crescimento lento até 20 cm

@ osso (raro)
  Localização: extremidade inferior, vértebra, pelve, crânio (dura similar ao meningioma)
  √ Lesões osteolíticas nas metáfises de ossos longos/chatos

√ Grande lesão superiosteal em explosão (similar ao cisto ósseo aneurismático)
Angiografia:
√ Deslocamento da artéria principal
√ Artérias no pedículo nutridor do tumor
√ Arranjo em forma de aranha dos vasos em torno do tumor
√ Pequenas artérias "saca-rolhas"
√ Denso contraste do tumor
DDx: hemangioendoteliona, angiossarcoma

HEMOCROMATOSE
= excessiva deposição de ferro nos tecidos (hemossiderose) resultando em lesão tecidual

Hemocromatose Primária/Idiopática
= distúrbio genético autossômico recessivo (gene contendo ferro anormal no braço curto do cromossomo 6) na talassemia, anemia sideroblástica
Defeito: aumento da absorção + acúmulo parenquimatoso de ferro dietético
Órgãos: fígado, pâncreas, coração (sobrecarga de ferro parenquimatoso)
Frequência homozigótica: 1÷200; M÷F = 1÷1
Idade: > 30 anos (M), geralmente após a menopausa (F); mulheres protegidas pela menstruação
- cirrose (geralmente presente no momento do diagnóstico)
- "diabetes bronzeado" (50%) = diabetes dependente de insulina (o excesso de ferro intracelular reduz a função das células beta das ilhotas enquanto a capacidade de reserva da função exócrina não for excedida pelos efeitos tóxicos de ferro)
- cardiomiopatia congestiva (o músculo miocárdico acumula níveis tóxicos de ferro intracelular)
- pigmentação da pele
- hipogonadismo + diminuição da libido (secundário à disfunção de hipófise)
- sintomas artríticos lentamente progressivos (30%)
- aumento do nível de ferro sérico + ferritina (não específico)
- saturação de transferrina + ferritina sérica (específico)
@ esqueleto
Distribuição: com mais frequência nas mãos (cabeças metacarpianas, particularmente a segunda + terceira articulações MCP), articulações carpianas (30–50%) + interfalangianas proximais, joelhos, quadris, cotovelos
√ Osteoporose generalizada
√ Pequenas rarefações subcondrais tipo cistos com fina margem de esclerose (cabeças metacarpianas)
√ Artropatia em 50% (deposição de ferro na sinóvia)
√ Estreitamento do espaço articular uniforme simétrico (incomum no caso de doença articular degenerativa)
√ Aumento de tamanho das cabeças metacarpianas:
√ Osteófitos tipo gancho no aspecto radial das cabeças metacarpianas (CARACTERÍSTICO)
√ Condrocalcinose em > 60%, joelhos afetados com mais frequência
(a) deposição de pirofosfato de cálcio (inibição da enzima do pirofosfato dentro da cartilagem que hidrolisa o pirofosfato em ortofosfato solúvel)
(b) calcificação de cartilagem triangular do punho, meniscos, ânulo fibroso, ligamento amarelo, sínfise púbica, tendão calcâneo, fáscia plantar
@ cérebro
√ Acentuada perda de intensidade do sinal do lobo anterior da glândula hipófise (deposição de ferro)
@ abdome
√ Diminuição da intensidade de sinal T2 no fígado, pâncreas
√ Intensidade de sinal T2 normal do baço em T2WI + T2*
Dx: biopsia do fígado com índice hepático de ferro > 2 (= concentração de ferro em μmol/g de peso seco dividida pela idade do paciente em anos)
Cx: hepatoma em 14% (o ferro estimula o crescimento de neoplasias)
Prognóstico: morte decorrente de CHF (30%), morte de insuficiência hepática (25%) morte decorrente de HCC (em até 33%)
Rx: (1) flebotomia (volta da expectativa de vida ao normal, se instituída antes de complicações)
(2) rastreamento dos membros da família (o gene pode ser localizado por tipagem de antígeno leucocitário humano)
DDx: (1) pseudogota (sem artropatia)
(2) artrite psoriática (pele + alterações ungueais)
(3) osteoartrite (predominantemente articulações distais nas mãos)
(4) artrite reumática
(5) gota (pode também ter condrocalcinose)

Hemocromatose Secundária
= sobrecarga não genética de ferro
(1) eritropoese ineficaz: talassemia maior aumentou a demanda por ferro resultando em maior absorção + retenção de ferro dietético
Cx: aumento do ferro parenquimatoso
(2) siderose de Bantu: sobrecarga de ferro parenquimatosa + no RES em razão do uso extenso de panelas de ferro na cozinha

Siderose Transfusional
= sobrecarga de ferro do RES (NÃO é uma forma de hemocromatose secundária); ferro menos tóxico [siderose = exposição ao excesso de ferro]
Fisiopatologia: grande número de eritrócitos danificados das transfusões de sangue são incorporados às células do RES + sofrem lise com a liberação de ferro da hemoglobina (hemólise extravascular)
Órgãos do RES: células de Kupffer, baço, medula óssea
√ Diminuição da intensidade de sinal do fígado + baço em T2
Capacidade de armazenamento de ferro do RES: 10 g (equivalentes a 40 unidades de hemácia agrupadas)

ANEMIA HEMOLÍTICA
Causa:
A. Anemia:
1. Anemia falciforme
2. Talassemia
3. Esferocitose hereditária
4. Hemoglobinúria noturna paroxística
B. Perda sanguínea crônica/grave
C. Substituição da medula por células neoplásicas
D. Tratamento com fator estimulador de colônia de granulócitos-macrófagos
Reconversão = recrutamento de medula amarela para hematopoiese uma vez que a capacidade hematopoiética de reservas de medula vermelha existente está excedida
Ordem de reconversão: coluna > ossos chatos > crânio > ossos longos (metáfise proximal > distal > diáfise > epi/apófises)
MR:
√ Intensidade de sinal da medula hiperplásica para o músculo em T1WI + T2WI + STIR
√ Medula vermelha hipointensa relativa à gordura em T2WI

√ Baixa intensidade de sinal do córtex renal em T1WI + T2WI em virtude da deposição de hemossiderina (após hemólise intravascular)

Cx:
(1) hemossiderose (termo histológico de deposição de ferro no tecido) = excesso de ferro nas células do RES secundário a transfusões de sangue repetidas
  √ Os efeitos da suscetibilidade magnética de hemossiderina produzem a medula hipointensa em T2WI (+ T1WI, se a hemossiderose for grave)
(2) infarto medular (comum na anemia falciforme)

DDx: leucemia (hiperintensa em STIR)

HEMOFILIA

= deficiência ligada ao X/anormalidade funcional do fator de coagulação VIII (= hemofilia A) em > 80%/fator IX (= hemofilia B = doença de Christmas)

Incidência: 1÷10.000 homens

Artropatia Hemofílica (mais Comum)

Causa: sangramento repetitivo na articulação sinovial
Patologia: formação de pano causa erosão na cartilagem com perda de placa óssea subcondral e formação de cistos subarticulares
Histologia: hiperplasia sinovial, alterações inflamatórias crônicas, fibrose, siderose da membrana sinovial
Idade: primeira e segunda décadas

- articulação quente, vermelha e tensa com diminuição na amplitude dos movimentos (espasmo muscular)
- febre, leucocitose (DDx: artrite séptica)

Localização: nos joelhos > tornozelo > cotovelo > ombro; geralmente bilateral embora episódios de sangramento tendam a recidivar na mesma articulação

√ Derrame articular (= hemartrose)
√ Aumento da epífise (secundário à inflamação sinovial + hiperemia)
√ Osteoporose justarticular (secundária à inflamação sinovial + hiperemia)
√ Afinamento da cartilagem articular (particularmente a patela), secundária à desnudação da cartilagem
√ Erosão da superfície articular com múltiplos cistos subcondrais
√ Esclerose + osteofitose (secundárias à doença articular degenerativa sobreposta)

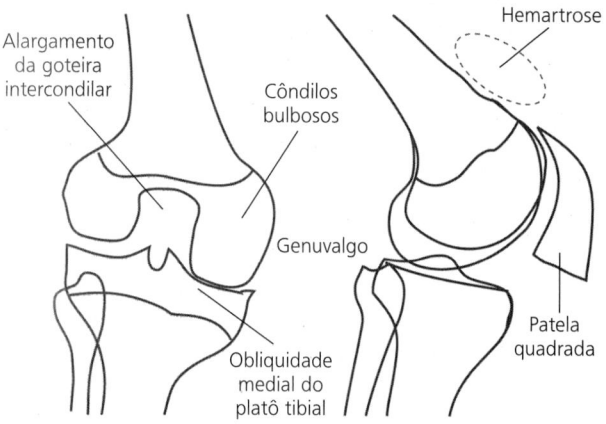

Artrite Hemofílica

@ joelho
√ Patela "quadrada"
√ Alargamento da goteira intercondilar
√ Achatamento da superfície condilar
√ "Obliquidade" medial da articulação tibiotalar

MR:
√ Baixa intensidade de sinal da membrana sinovial hipertrofiada em todas as sequências de pulso (por causa do efeito de suscetibilidade magnética da hemossiderina)
√ Intensidade variável dos defeitos subarticulares (dependendo do substrato: fluido/tecido mole/hemossiderina)

Pseudotumor Hemofílico (1–2%)

= edema cístico pós-hemorrágico dentro do músculo + osso caracterizado por necrose de pressão + destruição

(a) forma juvenil = geralmente lesões expansivas múltiplas intramedulares sem massas de tecidos moles nos pequenos ossos das mãos/pés (antes do fechamento epifisário)
(b) forma adulta = geralmente lesão única expansiva intramedular com grande massa de tecido mole no ílio/fêmur
(c) envolvimento de tecidos moles do retroperitônio (músculo psoas), parede de alça intestinal, sistema coletor renal

√ Lesão expansiva cística mista
√ Erosão óssea + fratura patológica

CT:
√ Algumas vezes, massa encapsulada contendo áreas de baixa atenuação + calcificações

MR:
√ Hemorragias de várias idades

Cx: contratura articular (após sangramentos repetidos no músculo)
Observação: aspiração por agulha/biopsia/excisão podem causar fístula/infecção/sangramento não controlado!
Rx: radioterapia paliativa (destrói os vasos que tendem a sangrar) + transfusão de concentrado de fatores pró-coagulação

HIPERFOSFATASIA HEREDITÁRIA

= "DOENÇA DE PAGET JUVENIL"
= rara doença autossômica recessiva com elevação sustentada dos níveis séricos de fosfatase alcalina, especialmente em indivíduos de descendência porto-riquenha

Histologia: rápido *turnover* do osso lamelar sem formação de osso cortical; a trama de osso imaturo é rapidamente depositada, mas a destruição rápida e simultânea evita a maturação normal

Idade: 1º–3º ano; geralmente natimorto

- rápido aumento da calota + ossos longos
- nanismo
- déficit de nervos cranianos (cego, surdo)
- hipertensão
- infecções respiratórias frequentes
- pseudoxantoma elástico
- fosfatase alcalina elevada

√ Desossificação = diminuição da densidade dos ossos longos com padrão trabecular grosseiro
√ Deficiência do crescimento metafisário
√ Linhas epifisárias irregulares e largas (semelhante ao raquitismo na infância), defeitos metafisários persistentes (40% dos adultos)
√ Encurvamento dos ossos longos + fraturas com calo irregular
√ Canal medular alargado com afinamento cortical (córtex modelado a partir do osso trabecular)
√ Crânio muito espessado com tábuas espessas, aparência em fibras de algodão
√ Vértebra plana

OB-US:
√ Suspeita de diagnóstico no útero de 20%

Cx: fraturas patológicas; vértebra plana universal
DDx: (1) osteogênese imperfeita
(2) displasia fibrosa poliostótica

(3) doença de Paget (> idade de 20 anos, não generalizada)
(4) doença de Pyle (poupa a diáfise média)
(5) síndrome de van Buchem (somente diáfises > 20 anos de idade, sem encurvamento dos ossos longos)
(6) síndrome de Engelmann (membros inferiores)

ESCLEROSE DIAFISÁRIA MÚLTIPLA HEREDITÁRIA
= DOENÇA DE RIBBING
= desordem autossômica recessiva similar à doença de Engelmann-Camurati
Idade: após a puberdade
- sintomas neuromusculares leves

Localização: somente ossos longos
√ Esclerose unilateral assimétrica/esclerose bilateral assíncrona
DDx: doença de Engelmann-Camurati (começa na infância, sintomas neuromusculares graves, esclerose bilateral simétrica de ossos longos, crânio envolvido

ESFEROCITOSE HEREDITÁRIA
= anemia hemolítica congênita autossômica dominante
Idade: a anemia começa na tenra infância até tardiamente na vida adulta
- raramente anemia grave
- icterícia
- esferócitos no esfregaço periférico

√ Alterações ósseas raras (por causa da leve anemia); ossos longos raramente afetados
√ Alargamento da díploe com deslocamento + adelgaçamento da tábua externa
√ Aspecto com "pelos nas extremidades"
Rx: esplenectomia corrige a anemia mesmo que os esferócitos persistam
√ Melhora nas alterações esqueléticas após a esplenectomia

HERNIAÇÃO CÍSTICA (*hermation pit*)
= FOSSA DE HERNIAÇÃO SINOVIAL = DEFEITO DE CONVERSÃO
= crescimento fibroso + elementos cartilaginosos da articulação adjacente através de perfuração no córtex
Histologia: tecido fibroalveolar
Idade: normalmente em indivíduos idosos
- pode ser sintomática
- sem significado clínico

Localização: aspecto superolateral anterior do colo femoral proximal; uni ou bilateral
Sítio: subcortical

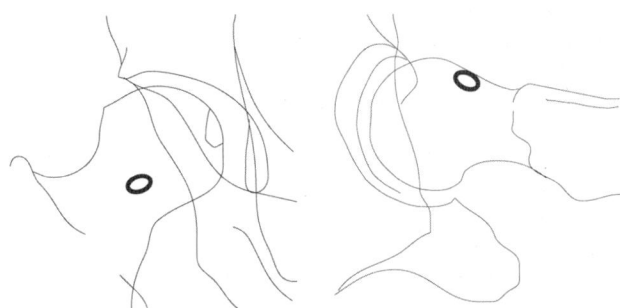

Herniação Cística (Radiografias AP e LAT)

√ Lucência arredondada bem circunscrita
√ Normalmente < 1 cm de diâmetro; pode aumentar com o tempo
√ Margem esclerótica fina reativa
√ Área hiperintensa em T2WI (= intensidade de fluido sinal)
√ Cintilografia óssea pode ser positiva

HIBERNOMA
[*hibernus*, latim = inverno]
= tumor benigno raro de tecidos moles composto de gordura marrom
Histologia: mistura de gordura marrom (adipócito multivacuolado contém múltiplos vacúolos citoplasmáticos finos granulares) + gordura branca + material mixoide + células fusiformes
Localização: coxa, glúteos, região escapular, tronco, pescoço, mediastino, parede torácica, perirrenal, mama, couro cabeludo, região periuretérica
- massa firme, indolor, de crescimento lento
- pele sobrejacente quente (por causa da atividade mitocondrial metabólica + vascularidade relativamente aumentada)

Tamanho médio: 9,4 (variação, 1–24) cm
√ Sem calcificações
US:
√ Massa ecogênica com margem bem/mal definida
√ Fluxo aumentado nos grandes vasos superficiais
CT:
√ Lesão hipoatenuada bem definida com septos intratumorais
√ Realce dos septos +/-massa inteira
MR:
√ Em geral ligeiramente hipointensa relativa à gordura subcutânea em T1WI
√ Intensidade variável em T2WI
√ Hiperintensa à gordura subcutânea em STIR
√ Realce variável de contraste das septações
√ Raramente isointensa para gordura subcutânea em todas as sequências (se adipócitos multivacuolados constituírem < 70% de massa)
PET:
√ Valores padronizados de captação (SUV) muito altos: 1,9–26,7

SÍNDROME DE HOLT-ORAM
Autossômica dominante; M < F
Associada a CHD: ASD do segundo tipo (mais comum), VSD, persistente SVC esquerda, tetralogia, coarctação
- arritmia cardíaca intermitente
- bradicardia (50–60/min)

Localização: somente extremidade superior envolvida; a simetria das lesões é a regra; o lado esquerdo pode ser afetado mais gravemente
√ Aplasia/hipoplasia das estruturas radiais: polegar, primeiro metacarpo, ossos do carpo, rádio
√ Polegar hipoplásico "dedilhado"/polegar trifalangeado
√ Ossos do carpo delgados, hipoplásicos e alongados + metacarpianos
√ Rádio hipoplásico; estiloide radial ausente
√ Fossa glenoide rasa (o deslocamento voluntário do ombro é comum)
√ Clavícula hiploplásica
√ Palato alto e arqueado
√ Escoliose cervical
√ Peito escavado

HOMOCISTINÚRIA
Desordem autossômica dominante
Etiologia: deficiência da cistationina B sintetase resulta no metabolismo defeituoso da metionina, com acúmulo de homocistina + homocisteína no sangue e na urina; causa um defeito na estrutura do colágeno/elastina
- fenômenos tromboembólicos por causa da viscosidade das plaquetas
- frouxidão ligamentar
- deslocamento inferior e interno do cristalino (DDx: deslocamento superior e externo da síndrome de Marfan)

- leve/moderado retardo mental
- cavalgamento dos dentes maxilares e protrusão dos incisivos
- rubor malar
- √ Aracnodactilia em um terço (DDx: síndrome de Marfan)
- √ Microcefalia
- √ Aumento dos seios paranasais
- √ Osteoporose das vértebras (bicôncava/achatada/vértebra alargada)
- √ Escoliose
- √ *Pectus excavattum/caninatum* (75%)
- √ Osteoporose dos ossos longos (75%) com encurvamento + fraturas
- √ Crianças: metáfises em concha (50%); aumento dos centros de ossificação em 50% (joelho, ossos do carpo); calcificações epifisárias (especialmente no punho, semelhantes à fenilcetonúria); ossificação tardia
- √ Linhas de Harris = múltiplas linhas de crescimento
- √ Genuvalgo, coxa valga, coxa magna, pé cavo
- √ Calcificações prematuras vasculares

Prognóstico: morte por doença oclusiva vascular/trauma vascular menor

Diferenças entre Homocistinúria e Marfan		
	Homocistinúria	*Síndrome de Marfan*
Herança	autossômica recessiva	autossômica dominante
Defeito bioquímico	cistationina sintetase	não
Osteoporose	sim	não conhecido
Coluna	vértebra bicôncava	escoliose
Deslocamento do cristalino	para baixo	para cima
Aracnodactilia	33%	100%

HIPERPARATIREOIDISMO

= produção descontrolada de paratormônio

Idade: 3ª-5ª décadas; M÷F = 1÷3

Histologia: massa óssea reduzida secundária ao aumento de osteoclastos, aumento do volume osteoide (defeito na mineralização), número de osteoblastos levemente aumentado

- aumento no hormônio da paratireoide (100%)
- aumento da fosfatase alcalina sérica (50%)
- elevação do cálcio sérico (por causa do *turnover* ósseo acelerado e absorção aumentada de cálcio) + diminuição da fosfatase sérica (30%)
- hipotonicidade dos músculos, fraqueza, constipação, dificuldade na deglutição, úlcera péptica duodenal/gástrica (secundária à hipercalcemia)
- poliúria, polidipsia (hipercalciúria + hiperfosfatúria)
- cólica renal + insuficiência renal (nefrocalculose + nefrocalcinose)
- dor óssea reumática + sensibilidade (particularmente no local do tumor marrom), fratura patológica secundária a tumor marrom

A. REABSORÇÃO ÓSSEA
   (a) subperiosteal (achado mais constante/específico; praticamente PATOGNOMÔNICO de hiperparatireoidismo):
   - √ Irregularidade em forma de laço da margem cortical; pode progredir para recorte/formação de espículas (pseudoperiostite)

   Sítio: tuberosidade falangiana (envolvimento mais precoce), aspecto radial da falange média do segundo + terceiro dedos, começando na região metafisária proximal (envolvimento precoce) zona em banda de reabsorção na região média/basal da tuberosidade terminal, extremidade distal das clavículas, platô tibial medial, colo umeral medial, colo femoral medial, ulna distal, margens superiores + inferiores das costelas na linha medioclavicular, lâmina dura do crânio e dentes

   (b) subcondral:
   - √ Pseudoalargamento do espaço articular
   - √ Colapso do osso cortical + cartilagem sobrejacente com desenvolvimento de erosão, cisto, estreitamento da articulação (similar à artrite reumatoide)

   Sítio: articulação DIP (mais comumente quarto + quinto dígito), articulação MCP, articulação PIP, clavícula distal, articulação acromioclavicular (lado clavicular), "pseudoalargamento" da articulação sacroilíaca (lado ilíaco), articulação esternoclavicular, sínfise púbica, "recorte" da superfície posterior da patela, nódulos de Schmorl; tipicamente poliarticular

   (c) cortical (por causa da atividade osteoclástica dentro do canal haversiano):
   - √ Tunelização intracortical
   - √ Recorte ao longo da superfície cortical interna (reabsorção endosteal)

   (d) trabecular:
   - √ Desossificação múltipla com padrão trabecular indistinto + grosseiro
   - √ Crânio granular de "sal e pimenta"
   - √ Perda da distinção entre a tábua interna e externa
   - √ Aparência opaca

   (e) subligamentar:
   - √ Reabsorção óssea com margens suaves e recortadas/mal definidas

   Sítio: superfície inferior do calcâneo (tendões plantares longos + aponeurose), aspecto inferior da clavícula distal (ligamento coracoclavicular), grande trocanter (abdutores do quadril), trocânter menor (iliopsoas), espinha ilíaca anteroinferior (reto femoral), tuberosidade umeral (manguito rotador), tuberosidade isquial (jarrete), superfície extensora proximal da ulna (ancôneo), olécrano posterior (tríceps)

B. AMOLECIMENTO ÓSSEO
   - √ Impressão basilar do crânio
   - √ Vértebra em cunha, cifoescoliose, deformidades vertebrais bicôncavas
   - √ Encurvamento dos ossos longos
   - √ Deslocamento da epífise da cabeça femoral

C. TUMOR MARROM
   = OSTEOCLASTOMA

   Causa: atividade osteoclástica estimulada pelo PTH (mais frequente no HPT primário; em 1,5% no HPT secundário)

   Patologia: substituição localizada do osso por tecido fibroso vascular (osteíte fibrosa cística) contendo células gigantes; as lesões podem-se tornar císticas após a necrose + liquefação

   Localização: mandíbula, pelve, costelas, metáfises de ossos longos (fêmur), ossos faciais, esqueleto axial

   Sítio: amiúde excêntrico/cortical; frequentemente solitário
   - √ Lesão cística lítica, expansiva e bem definida (DDx: tumor de células gigantes) sem formação óssea reativa adjacente
   - √ Recorte endosteal
   - √ Destruição das porções médias das falanges distais com condensação

D. OSTEOSCLEROSE
   Causa mais frequente de HPT secundário

   Causa: atividade osteoblástica estimulada pelo PTH? papel da calcitonina? (mal conhecida)

Sítio: forte predileção para o esqueleto axial, pelve, costelas, clavículas, metáfises + epífises do esqueleto apendicular
√ Coluna dos "jogadores de futebol americano do Jersey"
E. CALCIFICAÇÃO DOS TECIDOS MOLES
mais frequente no HPT secundário; calcificação metastática quando o produto cálcio x potássio > 70 mg/dL
(a) córnea, víscera (pulmão, estômago, rim)
(b) periarticular no quadril, joelho, ombro, punho
(c) túnica média arterial (semelhante ao *diabetes mellitus*)
(d) condrocalcinose (15–18%) = calcificação da cartilagem hialina/fibrosa nos meniscos, punho, ombro, quadril, cotovelo
F. ARTROPATIA EROSIVA
• assintomática
√ Simula a artrite reumatoide com espaços articulares preservados
G. FORMAÇÃO DE NOVO OSSO PERIOSTEAL
Causa: estimulação pelo PTH dos osteoblastos
Sítio: ramo púbico ao longo da linha pectínea (mais frequente), úmero, fêmur, tíbia, rádio, ulna, metacarpos, metatarsos, falanges
√ Novo osso linear paralelo à superfície cortical; pode ser laminado; frequentemente separado do córtex por uma zona radiolucente
√ Aumento da espessura cortical (se a reação periosteal se torna incorporada ao osso adjacente)
Sequelas:
1. Cálculos renais/nefrocalcinose (70%)
2. Aumento na atividade osteoblástica (25%)
   • aumento na fosfatase alcalina
   (a) osteíte fibrosa cística
       √ Reabsorção óssea subperiosteal + tunelização cortical
       √ Tumores marrons (HPT primário)
   (b) amolecimento ósseo
       √ Fraturas
3. Doença péptica ulcerativa (aumento da secreção gástrica pelo gastrinoma)
4. Calcificações pancreáticas
5. Calcificações nos tecidos moles (HPT secundário)
6. Erosões marginais articulares + colapso subarticular (DIP, PIP, MCP)

Hiperparatireoidismo Primário

= pHPT = HPT primário = hipercalcemia em virtude da secreção incontrolada de paratormônio por uma ou mais glândulas paratireóideas hiperfuncionantes, apresentando:
(1) tumor marrom
(2) condrocalcinose (20–30%)
◊ Requer tratamento (Rx) cirúrgico
Incidência: 25÷100.000 casos por ano; incidência das lesões ósseas no HPT é 25–40%
Etiologia:
(1) adenoma paratireóideo (87%); único (80%); múltiplo (7%)
(2) hiperplasia paratireóidea (10%); célula principal (5%); célula clara (5%)
(3) carcinoma paratireóideo (3%)
Histologia: aumento no número de osteoclastos, aumento no volume de osteoides (defeito na mineralização), leve aumento dos osteoblastos = massa óssea reduzida
Idade: terceira–quinta década; M÷F = 1÷3
Associado a:
(a) síndrome de Werner = MEA I (+ adenoma hipofisário + tumor da célula da ilhota pancreática)
(b) síndrome de Sipple = MEA II (+ carcinoma medular da tireoide + feocromocitoma)

RAIOS X (envolvimento esquelético em 10–20%):
√ Córtices delgados com padrão cortical rendado (reabsorção óssea subperiosteal)
√ Tumor marrom (particularmente na mandíbula + ossos longos)
√ Osteíte fibrosa cística (= tecido conectivo fibroso intertrabecular)
NUC:
√ Cintilografia óssea normal em 80%
√ Focos de captação anormais: calota (especialmente na periferia), mandíbula, esterno, articulação acromioclavicular, epicôndilos umerais laterais, mãos
√ Aumento da captação nos tumores marrons
√ Captação extraesquelética: córnea, cartilagem, cápsulas articulares, tendões, áreas periarticulares, pulmões, estômago
√ Excreção renal normal (exceto na doença calculosa/nefropatia cálcica [10%])
Rx: glândulas patológicas identificadas por cirurgiões experientes em 90–95% em explorações iniciais do pescoço (glândulas ectópicas + supranumerárias frequentemente ignoradas na operação); hipercalcemia recorrente em 3–10%
Risco cirúrgico para cirurgia repetida:
6,6% lesão de nervo laríngeo recorrente
20,0% hipoparatireoidismo permanente
< 1,0% mortalidade perioperatória

Diferenças entre HPT primário e secundário		
Achados Esqueléticos	*HPT Primário*	*HPT Secundário*
Osteopenia difusa	Presente	Presente
Osteoesclerose regional/difusa	Raro	Menos comum
Reabsorção óssea	Comum	Comum
Tumor marrom	Comum	Comum
Calcificação de tecido mole	Não infrequente	Comum
Condrocalcinose	Não infrequente	Raro

Hiperparatireoidismo Secundário

= sHPT = HPT secundário = hiperplasia difusa/adenomatosa das quatro glândulas paratireóideas como um mecanismo compensatório em qualquer estado de hipocalcemia, mostrando: (1) calcificações de tecidos moles (2) osteoesclerose
◊ Requer tratamento (Rx) clínico
Etiologia:
(a) osteodistrofia renal (insuficiência renal + osteomalacia/raquitismo)
(b) privação de cálcio, hipoparatireoidismo materno, gravidez, hipovitaminose D
(c) aumento no fosfato sérico levando à diminuição no mecanismo de retroalimentação do cálcio
• níveis de cálcio baixo a normais
• produtos de solubilidade do $Ca_3(PO_4)_2$ frequentemente em excesso
NUC:
√ Superscan no HPT secundário:
  √ Ausência do sinal renal
  √ Aumento da relação de captação entre osso e tecido mole
  √ Aumento da captação na calota, mandíbula, região acromioclavicular, esterno, vértebra, terço distal dos ossos longos, costelas
√ Captação difusa do Tc-99 m MDP nos pulmões (60%)

Hiperparatireoidismo Terciário

= tHPT = HPT terciário = desenvolvimento de adenoma secretor de PTH autônomo em pacientes com glândulas paratireóideas cronicamente superestimuladas (insuficiência renal + diálise renal prolongada)
◊ Requer tratamento (Rx) cirúrgico
Pista: (a) hipercalcemia intratável
(b) incapacidade de controlar a osteomalacia pela administração de vitamina D

Produção Ectópica de Paratormônio

= pseudo-hiperparatireoidismo como uma síndrome paraneoplásica no carcinoma broncogênico + carcinoma de células renais

OSTEOARTROPATIA HIPERTRÓFICA

= OSTEOARTROPATIA HIPERTRÓFICA PULMONAR (HPO)
= DOENÇA DE MARIE-BAMBERGER
= síndrome paraneoplásica

Etiologia: (1) liberação de vasodilatadores que não são metabolizados pelo pulmão
(2) aumento do fluxo através de *shunts* AV
(3) vasodilatação reflexa periférica (impulsos vagais)
(4) hormônios: estrogênios, hormônio do crescimento, prostaglandinas

Histologia: infiltração de células redondas da camada fibrosa externa do periósteo seguida por proliferação de osso novo

A. CAUSAS TORÁCICAS
(a) tumor maligno (0,7–12%): carcinoma broncogênico (88%), mesotelioma, linfoma, metástases pulmonares de sarcoma osteogênico, melanoma, carcinoma de células renais, câncer de mama
◊ 4–17% dos pacientes com carcinoma broncogênico pode desenvolver HPO!
(b) tumores benignos: fibroma pleural benigno, tumor das costelas, tinoma leiomioma esofágico, hemangioma pulmonar, cisto pulmonar congênito
(c) infecção/inflamação crônica: abscesso pulmonar, bronquiectasias, blastomicose, tuberculose (muito raro); fibrose cística, fibrose intersticial
(d) doença cardíaca congênita cianótica com *shunt* direito-esquerdo

B. CAUSAS EXTRATORÁCICAS (menos comuns)
(a) trato GI: colite ulcerativa, disenteria amebiana + bacilar, tuberculose intestinal, doença de Whipple, doença de Crohn, úlcera gástrica, linfoma intestinal, carcinoma gástrico
(b) doença hepática: cirrose biliar + alcoólica, cirrose pós-hepática, hepatite crônica ativa, carcinoma do ducto biliar, estenose benigna do ducto biliar, amiloidose, abscesso hepático
(c) carcinoma nasofaríngeo indiferenciado, carcinoma pancreático, leucemia mieloide crônica

- dor em queimação, edema doloroso dos membros inferiores e rigidez das articulações: tornozelos (88%), punhos (83%), joelhos (75%), cotovelos (17%), ombros (10%), dedos (7%)
- desordens neurovasculares periféricas: cianose local, áreas de sudorese aumentada, parestesias, eritema crônico, rubor + palidez da pele
- dedos hipocráticos + dedos do pé (baqueteamento)
- hipertrofia das extremidades (edema de tecidos moles)

Localização: tíbia + fíbula (75%), rádio + ulna (80%), falanges proximais (60%), fêmur (50%), metacarpo + metatarso (40%), úmero + falanges distais (25%), pelve (5%); unilateral (raro)
◊ Coluna, pelve, costelas normalmente poupadas!

Sítio: nas regiões diametafisárias
√ Espessamento cortical
√ Proliferação periosteal lamelar de osso novo, primeiramente liso, depois ondulante + rugosa
Local: mais evidente na concavidade de ossos longos (aspectos dorsais + mediais)
√ Edema de tecidos moles ("baqueteamento") das falanges distais

Cintilografia óssea (revela alterações precoces com maior sensibilidade + clareza):
√ Sinal do "trilho paralelo"/"faixa dupla"/"linha férrea" = captação aumentada simétrica difusamente linear, em placas, ao longo das margens corticais de metáfise + diáfise de ossos tubulares (= periostite)
√ Captação periarticular aumentada (= sinovite)
√ Envolvimento escapular em dois terços dos casos
√ Mandíbula + maxila anormais em 40%

Prognóstico: tratamento da condição de base leva à remissão dos sintomas muitas vezes dentro de 24 horas + regressão dos achados radiográficos em meses

DDx: (1) paquidermoperiostose (autolimitada, adolescência, autossômica dominante, M > F)
(2) metástases (esqueleto axial, distribuição assimétrica focal)
(3) insuficiência vascular crônica
(4) acropaquia tireóidea
(5) hipervitaminose A

HIPERVITAMINOSE A

Idade: geralmente lactentes + crianças
Causa: superdosagem de vitamina A, ácido 13-cis-retinoico (tratamento para neuroblastoma)

- anorexia, irritabilidade
- perda de cabelo, pele seca, prurido, fissura nos lábios
- icterícia, aumento do fígado

√ Separação das suturas cranianas secundária à hidrocefalia (coronal > lambdóidea) em crianças < 10 anos de idade pode aparecer em poucos dias
√ Formação de osso novo sólido periosteal e simetricamente ao longo das diáfises de ossos longos + curtos (ulna, clavícula)
√ Fechamento epifisário prematuro + adelgaçamento das placas epifisárias
√ Aceleração do crescimento
√ Calcificações tendinosas, ligamentares, pericapsulares
√ As alterações geralmente desaparecem após a cessação da ingestão de vitamina A

DDx: hiperostose cortical infantil (mandíbula envolvida)

HIPERVITAMINOSE D

= excessiva ingestão de vitamina D (grandes doses agem como o paratormônio)

- perda de apetite, diarreia, sonolência, cefaleia
- poliúria, polidipsia, dano renal
- convulsões
- fosfatúria excessiva (o paratormônio diminui a absorção tubular)
- hipercalcemia + hipercalciúria; anemia

√ Desossificação
√ Alargamento da zona provisional de calcificação
√ Espessamento cortical + trabecular
√ Bandas alternadas de densidade aumentada + diminuída próximas/dentro das epífises (zona de calcificação temporária)
√ Vértebra contornada por densa banda óssea + linha adjacente radiolucente
√ Calvária espessa
√ Calcinose metastática em
(a) paredes arteriais (entre 20 e 30 anos)
(b) rins = nefrocalcinose

(c) tecido periarticular (como uma massa)
(d) calcificação prematura da foice cerebral (sinal mais consistente!)

HIPOPARATIREOIDISMO
- tetania = excitabilidade neuromuscular hipocalcêmica (dormência, cãibras, espasmo carpopedal, estridor laríngeo, convulsões generalizadas)
- hipocalcemia + hiperfosfatemia
- fosfatase alcalina sérica normal/baixa

√ Fechamento prematuro das epífises
√ Hipoplasia do esmalte dental + dentina; raízes despontando
√ Aumento generalizado na densidade óssea em 9%;
  √ Espessamento localizado do crânio
  √ Esclerose sacroilíaca
  √ Densidade tipo faixa na metáfise dos ossos longos (25%), crista ilíaca, corpos vertebrais
  √ Lâmina dura espessada (tábua interna) + díploe alargada
  √ Quadris deformados com espessamento + esclerose da cabeça femoral + acetábulo

@ tecido mole
  √ Calcificações intracranianas nos núcleos da base, plexo coroide, ocasionalmente no cerebelo
  √ Calcificação dos ligamentos espinais e outros
  √ Calcificações subcutâneas
  √ Ossificação das inserções musculares
  √ Formação óssea ectópica

Hipoparatireoidismo Idiopático
= condição rara de causa desconhecida
- face de lua cheia, baixa estatura, obesidade
- face redonda, baixo do tipo nanismo, obeso
- retardo mental
- cataratas
- pele seca e quebradiça, atrofia das unhas
- hipoplasia dentária (erupção tardia dos dentes, impactação dos dentes, dentes supranumerários)

Hipoparatireoidismo Secundário
= remoção acidental/dano às glândulas paratireóideas durante a cirurgia da tireoide/dissecção cervical radical (5%); terapia com I-131 (raro); radioterapia externa; hemorragia; infecção; carcinoma da tireoide; hemocromatose (deposição de ferro)

HIPOFOSFATASIA
= doença congênita autossômica recessiva com baixa atividade da fosfatase alcalina óssea, sérica e hepática, resultando em mineralização pobre (geração deficiente de cristais de osso)

Incidência: 1÷100.000
Histologia: indistinguível do raquitismo
- fosfoetanolamina na urina como precursor da fosfatase alcalina
- cálcio + fósforo séricos normais

A. GRUPO I = neonatal = forma letal congênita
  √ Marcante desmineralização da calota (*caput membranaceum* = crânio mole)
  √ Falta de calcificação das extremidades metafisárias de ossos longos
  √ Margens de calcificações irregulares, raiadas e focais
  √ Metáfises em conchas
  √ Fraturas anguladas das diáfises com abundante formação de calo
  √ Costelas curtas e precariamente ossificadas
  √ Vértebras precariamente ossificadas (especialmente os arcos neurais)
  √ Pequenos ossos pélvicos
  OB-US:
    √ Alta incidência de morte intrauterina
    √ Aumento da ecogenicidade da foice (aumento da transmissão do som secundário à precária mineralização da calota craniana)
    √ Ossos tubulares curtos encurvados e pobremente mineralizados + fraturas múltiplas
    √ Coluna mal mineralizada
    √ Costelas curtas e mal ossificadas
    √ Poli-hidrâmnio
  Prognóstico: morte dentro de 6 meses

B. GRUPO II = forma juvenil grave
  início dos sintomas dentro de semanas a meses
  - nanismo moderado/grave
  - atraso na sustentação de peso
  √ Lembra o raquitismo
  √ Suturas cranianas separadas; cranioestenose no segundo ano
  Prognóstico: 50% de mortalidade

C. GRUPO III = forma adulta leve
  reconhecida tardiamente na infância/adolescência/vida adulta
  - nanismo
  - Pé torto, genuvalgo
  √ Desmineralização dos centros de ossificação (ao nascimento/3–4 meses de idade)
  √ Metáfises alargadas
  √ Ossos wormianos
  Prognóstico: excelente; após um ano nenhuma progressão

D. GRUPO IV = forma latente estado heterozigótico
  - níveis normais/limítrofes de fosfatase alcalina
  - pacientes são pequenos para a idade
  - distúrbios da dentição primária
  √ Fragilidade óssea + fraturas cicatrizadas
  √ Aumento das extremidades condrais das costelas
  √ Formação de goteiras nas metáfises de ossos longos
  √ Deformidade do frasco de Erlenmeyer do fêmur

HIPOTIREOIDISMO

Hipotireoidismo durante a Infância = Cretinismo
Frequência: 1÷4.000 nascimentos vivos têm hipotireoidismo congênito
Causa: hipoplasia esporádica/ectopia da tireoide

√ Atraso da maturação esquelética (aparência + crescimento dos centros de ossificação, fechamento epifisário)
√ Epífises pontilhadas fragmentadas
√ Suturas amplas/fechamento tardio das fontanelas
√ Atraso na dentição
√ Pneumatização tardia/diminuída dos seios + mastoides
√ Hipertelorismo
√ Margens vertebrais densas
√ Desmineralização
√ Falanges hipoplásicas do quinto dedo

Diferenças entre os Vários Tipos de Hipotireoidismo				
	HypoPT	Pseudo-HypoPT	Pseudopseudo HypoPT
Ca sérico	↓	↓	↔
P sérico			↔
Fosfatase alcalina	↓ ou ↔	↓ ou ↔	↔
Resposta à injeção-PTH			
AMP urinário	↑	↔	
P urinário	↑	↔	
AMP plasmático	↑	↔	

MR:
   √ Mielinização reduzida do cérebro (geralmente começa nos meados da gestação)
OB-US:
   √ Bócio fetal (especialmente nas mães com hipertireoidismo tratadas com metimazol/propiltiouracil/I-131)

Hipotireoidismo durante a Vida Adulta
√ Espessamento da calota craniana/esclerose
√ Encunhamento dos corpos vertebrais dorsolombares
√ Coxa vara com achatamento da cabeça femoral
√ Aterosclerose prematura
◊ Nenhuma alteração esquelética com início na vida adulta!

HIPEROSTOSE CORTICAL INFANTIL
= DOENÇA DE CAFFEY
= doença óssea incomum proliferativa e autolimitada da infância; remissão + exacerbações são comuns
Causa: infecciosa?; autossômica dominante com expressão variável + penetrância incompleta/ocorrência esporádica (rara)?
Idade: < 6 meses, relatada intraútero; M÷F = 1÷1
Histologia: inflamação da membrana periosteal, proliferação de osteoblastos + células do tecido conectivo, deposição de trabéculas ósseas imaturas
- edema de tecidos moles sobre o osso súbito, duro e extremamente sensível
- irritabilidade, febre
- ± ESR elevada, fosfatase alcalina elevada
- leucocitose, anemia

Localização: mandíbula (80%) > clavícula > ulna + outros (exceto falanges + vértebras + ossos redondos dos punhos e tornozelos)
Sítio: hiperostose afeta a diáfise dos ossos tubulares assimetricamente, epífises poupadas
√ Formação periosteal maciça de novo osso + edema de tecidos moles perifocais
√ Costelas "duplamente expostas"
√ estreitamento do espaço medular (= proliferação do endósteo)
√ Expansão óssea com remodelamento do córtex antigo
Prognóstico: geralmente recuperação completa em 30 meses
Rx: analgésicos leves, esteroides

Hiperostose Infantil Crônica
- doença pode persistir ou recorrer intermitente por anos
- desenvolvimento muscular atrasado, deformidades mutilantes
√ Deformidades em encurvamento, pontes ósseas, expansão diafisária
DDx: (1) hipervitaminose A (raramente < 1 ano de idade)
      (2) periostite da prematuridade
      (3) raquitismo cicatrizado
      (4) escorbuto (incomum < 4 meses de idade)
      (5) sífilis (destruição focal)
      (6) criança maltratada
      (7) administração de prostaglandinas (normalmente após 4–6 semanas de terapia)
      (8) osteomielite
      (9) leucemia
      (10) neuroblastoma
      (11) síndrome do "cabelo retorcido"
      (12) hiperfosfatasia hereditária

ANEMIA POR DEFICIÊNCIA DE FERRO
Idade: bebês afetados
Causas:
  (1) reservas de ferro inadequadas ao nascimento
  (2) deficiência de ferro na dieta
  (3) absorção gastrointestinal de ferro prejudicada
  (4) excessiva demanda de ferro pela perda sanguínea
  (5) policitemia *vera*
  (6) CHD cianótico
√ Alargamento da díploe + adelgaçamento das tábuas, poupando o occipício (não há medula vermelha)
√ Aspecto do "cabelo na extremidade" no crânio
√ Osteoporose dos ossos longos (mais proeminente nas mãos)
√ Ausência de envolvimento dos ossos faciais

ARTROPATIA DE JACCOUD
após a remissão das crises frequentes e graves de febre reumática
Patologia: fibrose periarticular fascial + tendões sem sinovite
- doença valvar reumática

Localização: envolvimento primário das mãos; ocasionalmente, no hálux
√ Atrofia muscular
√ Edema periarticular das pequenas articulações das mãos + pés
√ Desvio ulnar + flexão das articulações MCP mais marcadas no quarto + quinto dedo
√ NENHUM estreitamento articular/erosão

QUELOIDE
= proliferação fibroblástica benigna que surge da derme
Idade: 15–45 anos
Predisposição: pessoas de descendência africana/chinesa
Associada a: trauma, infecção, doença do tecido conectivo (em locais de maior tensão cutânea)
Histologia: lesões hipocelulares densamente colagenosas
Localização: face, ombros, antebraço, mão
- efeito de massa, prurido, parestesia, deformidade cosmética

MR:
   √ Relaxamento breve em T2
Rx: excisão cirúrgica combinada com injeção cirúrgica de corticosteroides/radioterapia pós-cirúrgica

SÍNDROME DE KLINEFELTER
47, XXY (raramente XXYY), anormalidade cromossomal
Incidência: 1÷750 nascimentos vivos (provavelmente a aberração cromossomal mais comum)
- atrofia testicular (hialinização dos túbulos seminíferos) = testículos pequenos/ausentes, esterilidade (azoospermia)
- constituição eunucoide: ginecomastia; falta de pelos na face + tórax; arranjo feminino dos pelos pubianos
- leve retardo mental
- altos níveis de gonadotrofinas urinárias + baixos níveis de 17-cetosteroides após a puberdade
◊ NENHUM achado radiológico característico!
√ Pode apresentar maturação óssea retardada
√ Falha de desenvolvimento do seio frontal
√ Pequena sela turca
√ ± escoliose, cifose
√ ± coxa valga
√ ± sinal do metacarpiano (quarto metacarpiano curto)
√ Epífises acessórias dos segundos metacarpianos, bilateralmente
Cx: câncer de mama (risco de 3% + aumento de 20 vezes em incidência em virtude da elevada proporção de estrógeno÷andrógeno)

47, XXX = Síndrome da Superfêmea
- geralmente acima de 1,80 m de altura; inteligência subnormal; com frequência comportamento antissocial

SÍNDROME DE KLIPPEL-TRÉNAUNAY

= rara anormalidade mesodérmica esporádica (não hereditária) que geralmente afeta um único membro inferior, caracterizada por uma tríade de:
  (1) nevo em vinho do porto = grande hemangioma plano infiltrativo capilar cutâneo unilateral, geralmente em distribuição dermatomal no membro afetado; pode desaparecer na segunda–terceira décadas
  (2) gigantismo = supercrescimento dos dedos distais/todo o membro (especialmente durante o estirão da adolescência) envolvendo tecido mole + osso
  (3) veias varicosas no aspecto lateral do membro afetado; geralmente ipsilateral ao angioma

Patogênese:
canais venosos laterais superficiais de grande calibre, que provavelmente representam veias embrionárias laterais do membro fetal que não regrediram; o supercrescimento tecidual é secundário ao comprometimento do retorno venoso

Idade: geralmente em crianças; M÷F = 1÷1

Associado a:
— polidactilia, sindactilia, clinodactilia, oligodactilia, ectrodactilia, deslocamento congênito do quadril
— hemangiomas do cólon/bexiga (3–10%)
— hemangiomas espinhais + AVMs
— hemangiomas do fígado/baço
— linfangiomas dos membros

Localização: extremidade inferior (10–15 vezes mais comum que a extremidade superior); bilateralmente em < 5%; pode ocorrer extensão para dentro do tronco

- dor na extremidade
- hemorragia cutânea espontânea
- insuficiência venosa crônica
- vasos linfáticos cutâneos, linforreia

√ Alongamento dos ossos:
  √ Discrepância de comprimento da perna
  √ Aumento de tamanho metatarso/metacarpo + falange
√ Espessamento cortical
√ Hipertrofia de tecido mole (ao nascimento/em fase tardia da vida)
√ Calcificações puntiformes (flebólitos) na pelve (parede do cólon, bexiga)
√ Varicosidades das veias pulmonares
√ Lesões císticas pulmonares

Venograma:
  √ Dilatação extensa das veias superficiais
  √ Veias perfurantes aumentadas
  √ Aplasia/hipoplasia das veias das extremidades inferiores (18–40%): fluxo seletivo do material de contraste até o canal venoso lateral pode não tornar opaco o sistema venoso profundo?
  √ Canais venosos colaterais incompetentes desprovidos de válvulas (veia embrionária lateral do membro persistente? = veia de Klippel-Trénaunay) surge próximo ao tornozelo + estende-se a uma distância variável até a extremidade + drena na veia femoral profunda/veias ilíacas (em > 66%)

US Doppler colorido:
  √ Veias profundas normais

Linfangiografia:
  √ Hipoplasia do sistema linfático

Cx: tromboflebite, trombose venosa profunda, embolia pulmonar, linfangite

Rx: (1) conservador: aplicação de meias compressivas graduadas, aparelhos pneumáticos de compressão, esclerose percutânea de malformações venosas localizadas/varicosidades superficiais
  (2) cirúrgico: epifisiodese, excisão de hipertrofia de tecido mole, ablação de veia

DDx: (1) síndrome de Parkes-Weber
  = persistência congênita de múltiplas fístulas AV microscópicas + espectro de síndrome de Klippel-Trénaunay-Weber (pulsatilidade, tremor, sopro)
  (2) neurofibromatose (manchas em café com leite, manchas axilares, neurofibromas cutâneos, macrodactilia secundária a neurofibromas plexiformes, reação cortical ondulante, fusão precoce das placas de crescimento, hipertrofia dos membros não tão extensa/bilateral)
  (3) síndrome de Beckwith-Wiedemann (aniridia, macroglossia, criptorquidismo, tumor de Wilms, metáfises largas, córtex de ossos longos espessado, idade óssea avançada, formação periosteal de novo osso, hemi-hipertrofia)
  (4) macrodistrofia lipomatosa (hiperlucência da gordura, falanges distais afetadas com mais frequência, o supercrescimento cessa com a puberdade, normalmente limitado aos dedos)
  (5) síndrome de Maffucci (hemangiomas cavernosos, hipertrofia de tecidos moles, flebólitos, múltiplos encondromas)

RUPTURAS LABRAIS DO OMBRO

Ruptura do Lábrum Anterior

Localização: lábrum anteroinferior > todo o lábrum anterior > ruptura isolada do lábrum anterossuperior

Subtipos de rupturas labrais anteroinferiores:
  (1) lesão de Bankart
  (2) avulsão da bainha periosteal labroligamentar anterior
  (3) lesão de Perthes

√ Ausência/descolamento do lábrum
√ Lábrum esfiapado com margem irregular

DDx: (1) ligamentos glenoumeral médio + inferior em estreita aposição ao lábrum anterior
  (2) recesso entre o lábrum anterior + margem glenoide
  (3) recesso entre os ligamentos médio + inferior

Lesão SLAP

= lesão anterior para posterior do lábrum superior centrada na inserção do tendão bicipital

Mecanismo: queda sobre a mão estendida (mais comum), deslocamento do ombro anterior, atividade esportiva com movimento do braço acima da cabeça

- dor, sensação de clique
- após queda sobre a mão estendida (31%) o paciente em geral apresenta lesões SLAP III, IV, V

SLAP I = lábrum superior esfiapado; comum em idosos como uma laceração degenerativa

SLAP II = descolamento do complexo superior bíceps-labral da margem glenoide
  DDx: recesso labral superior (menor distância entre o lábrum + glenoide, sem aparência irregular, sem extensão lateral do defeito)

SLAP III = ruptura em alça de balde do lábrum superior deixando o tendão bicipital inserido na glenoide

SLAP IV = ruptura em alça de balde do lábrum superior com laceração que se estende para dentro do tendão bicipital

SLAP V = lesão de Bankart dissecante para cima envolvendo o tendão bicipital

SLAP VI = ruptura instável radial/de retalho com separação da âncora bicipital

SLAP VII = ruptura labral superior que se estende para dentro do ligamento glenoumeral médio

SLAP VIII = SLAP II + ruptura labral posterior inteira; lábrum inferior anterior não envolvido
SLAP IX = ruptura labral circunferencial

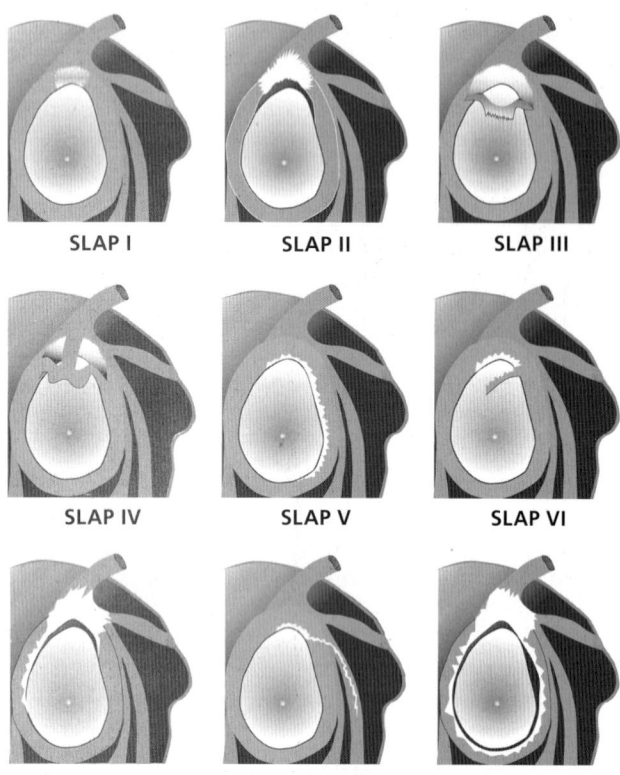

Lesões de Anterior para Posterior do Lábrum Superior

HISTIOCITOSE DE CÉLULAS DE LANGERHANS

= LCH = HISTIOCITOSE X (nome antigo)
= grupo mal compreendido de desordens caracterizadas por proliferação de células de Langerhans (normalmente responsáveis pela primeira linha de defesa imunológica na pele)
Causa: incerta (? Desordem proliferativa primária possivelmente decorrente de defeito na imunorregulação; neoplasia; vírus)
Prevalência: 0,2 a 2÷100.000 crianças < 15 anos de idade
Patologia: influxo de leucócitos eosinofílicos que simula inflamação; células reticulares acumulam colesterol + lipídios (= células espumosas); lâminas ou nódulos de histiócitos podem-se fundir para formar células gigantes, o citoplasma contém (?viral) corpos de Langerhans
Histologia: células de Langerhans são semelhantes aos macrófagos mononucleares + células dendríticas como os dois principais tipos de células mononucleares não linfoides envolvidas na resposta inflamatória imune + não imune; derivadas de promonócitos (= células-tronco da medula óssea)
Idade: qualquer idade; a maioria apresentando-se com 1–4 anos; os adultos são afetados em < 30%; M÷F = 1÷1
Localização: osso + medula óssea, linfonodos, timo, orelha, fígado e baço, vesícula biliar, trato GI, sistema endócrino
DDx: osteomielite, sarcoma de Ewing, leucemia, linfoma, neuroblastoma metastático
Manifestações clínicas:
A. LCH localizada (70%) = granuloma eosinofílico
B. LCH disseminada (30%)
  1. LCH disseminada crônica (20%) = doença de Hand-Schüller-Christian
  2. LCH disseminada fulminante (10%) = doença de Letterer-Siwe

Granuloma Eosinofílico (70%)

= a variedade mais benigna da histiocitose X (60–80%) localizada no osso
Idade: 5–10 anos (frequência mais alta); variação: 2–30 anos; < 20 anos (em 75%); M÷F = 3÷2
Patologia: erosões ósseas que surgem dentro do canal medular (RES)
Histologia: número considerável de eosinófilos além do constituinte dominante de células de Langerhans
• lesão óssea sensível e dolorosa + edema de tecido mole
• febre, leucocitose, elevada velocidade de hemossedimentação
• eosinofilia no sangue + CSF
Localização: osso (em crianças) ou pulmão (em adultos)
Sítios: envolvimento monostótico em 50–75%
  (a) ossos chatos: calota > mandíbula > costelas > pelve > vértebras (raramente elementos posteriores)
  (b) ossos longos: diafisário (58%) + metafisário (28%) + metadiafisário (12%) + epifisário (2%) no úmero, fêmur, tíbia
√ Lesões ósseas com 1–15 cm de diâmetro
  √ Configuração geográfica/permeativa/"roída de traça"
  √ Margens bem/mal definidas
  DDx: metástases de neuroblastoma, leucemia, linfoma
@ crânio (50%)
  Local: espaço diploico do osso parietal (envolvido com mais frequência) + osso temporal (crista petrosa, mastoide)
  √ Lesão em saca-bocado redonda/oval:
    DDx: lago venoso, granulação aracnóidea, forame parietal, cisto epidermoide, hemangioma
    √ Margem biselada/aspecto do "buraco dentro de buraco" (por causa da destruição assimétrica da tábua interna + tábua externa)
    √ Margem nítida sem borda esclerótica (DDx: epidermoide com esclerose óssea)
    √ Margem esclerótica durante a fase de cicatrização (50%)
  √ "Sequestro do botão" = restos de ossos como uma densidade óssea central dentro de uma lesão lítica que consiste em acúmulo erosivo de histiócitos
  √ Massa de tecido mole cobrindo o processo lítico na calota (quase sempre palpável)
@ órbita
  √ Massa focal benigna ± infiltração dos ossos orbitários
@ processo mastoide
  • otite média intratável com drenagem crônica da orelha (em envolvimento de osso temporal)
  √ Lesão destrutiva próxima ao antro mastóideo
  DDx: mastoidite, colesteatoma, metástase
  Cx: extensão para a orelha média pode destruir ossículos levando à surdez
@ mandíbula
  • edema de tecido mole gengival + contíguo
  √ Dentes "flutuantes" = destruição de osso alveolar
  √ Fratura mandibular
@ esqueleto axial (25%)
  √ "Vértebra plana" = "moeda na borda" = doença de Calvé (6%) = colapso da vértebra (mais comum na torácica):
    ◊ Causa mais comum de vértebra plana em crianças
    √ Espaço discal preservado
    √ Raro o envolvimento dos elementos posteriores
    √ Nenhuma cifose
  √ Lesão lítica na região supra-acetabular
@ ossos longos proximais (15%)
  Sítio: principalmente diafisário; lesões epifisárias são incomuns

√ Lesão lítica expansiva com bordas mal definidas/escleróticas
√ Recorte endosteal, alargamento da cavidade medular
√ Afinamento cortical, tunelagem intracortical
√ Erosão do córtex + massa de tecido mole
√ Reação periosteal laminada (frequente), pode mostrar interrupções
√ Pode aparecer rapidamente dentro de 3 semanas
√ Lesões respeitam o espaço articular + placa do crescimento
@ envolvimento pulmonar (20%)
  Incidência: 0,05–0,5÷100.000 anualmente
  Idade: pico entre 20 e 40 anos
  ◊ Forte associação entre tabagismo + histiocitose de células de Langerhans pulmonar primária!
  √ Nódulos de 3–10 mm
  √ Padrão reticulonodular com predileção para os ápices
  √ Pode evoluir para o pulmão em favo de mel
  √ Pneumotórax recorrentes (25%)
  √ Lesões costais com fratura (comum)
  √ Derrame pleural, adenopatia hilar (não usual)
@ envolvimento do CNS (4%)
  Sítio: predileção pelo eixo hipotalâmico-hipofisário
  • diabetes insípido (em 5–50%)
  √ Espessamento da haste infundibular > 3 mm
  √ Massa isodensa que se realça de forma marcadamente homogênea no aspecto superior da haste/hipotálamo
  √ Perda de hiperintensidade normal da glândula hipófise posterior em T1WI
  √ Sela parcialmente/completamente vazia
  √ Estreitamento filamentar do infundíbulo (< 1 mm)
NUC:
  √ Cintilografias ósseas negativas em 35% (radiografias mais sensíveis)
  √ Lesões ósseas geralmente não são ávidas por Ga-67
  √ Ga-67 pode ser útil para a detecção de processos não ósseos
Prognóstico: excelente com resolução espontânea das lesões ósseas em 6–18 meses

Doença de Hand-Schüller-Christian (20%)

= forma crônica disseminada de LCH caracterizada por uma tríade CLÁSSICA (em 10–15%) de:
  (1) exoftalmia (efeito de massa no osso orbital)
  (2) *diabetes insipidus* (doença craniana basilar/infiltração direta da glândula hipófise posterior)
  (3) lesões ósseas destrutivas (quase sempre na calota)
Patologia: proliferação de histiócitos, pode simular sarcoma de Ewing
Idade no início: < 5 anos (variação do nascimento até os 40 anos); M÷F = 1÷1
• diabetes insípido (30–50%) geralmente com grandes lesões líticas no osso esfenoide/pan-hipopituitarismo
• otite média com invasão do mastoide + orelha interna
• exoftalmia (33%), algumas vezes com destruição da parede orbitária
• lesões cutâneas eczematoides generalizadas (30%)
• úlceras das membranas mucosas (gengiva, palato)
Sítios: osso, fígado, baço, linfonodos, pele
@ osso
  √ Lesões cranianas osteolíticas com nódulos de tecidos moles sobrejacentes
  √ "Crânio geográfico" = destruição ovoide/serpiginosa de uma grande área
  √ "Dentes flutuantes" com envolvimento mandibular
  √ Destruição da crista petrosa + mastoides + sela turca
@ órbita
  √ Doença orbital difusa com múltiplas lesões ósseas osteolíticas

@ fígado
  √ Hepatosplenomegalia (rara)
  √ Granuloma hepático ecogênico disseminado/hipoatenuante
  √ Linfadenopatia (pode ser maciça)
  √ Espessamento da parede da vesícula biliar (decorrente de infiltração)
@ pulmão
  √ Cisto + formação de bolha com pneumotórax espontâneo (25%)
  √ Infiltrado nodular difuso mal definido geralmente progredindo para fibrose + pulmão em favo de mel
@ timo
  √ Timo aumentado + calcificações pontilhadas
Prognóstico: remissões espontâneas + exacerbações; fatal em 15%

Doença de Letterer-Siwe (10%)

= forma aguda disseminada e fulminante de LCH caracterizada por perda muscular, pancitopenia (decorrente de disfunção da medula óssea), linfadenopatia generalizada, hepatosplenomegalia
Incidência: 1÷2.000.000
Idade: algumas semanas após o nascimento até os 2 anos
Patologia: envolvimento generalizado das células reticuloendoteliais; pode ser confundida com leucemia
• hemorragia; púrpura (secundária à coagulopatia)
• anemia grave e progressiva/pancitopenia
• febre intermitente
• atraso do crescimento/má absorção + hipoalbuminemia
• erupção cutânea: pápulas marrons a vermelhas do tipo seborreia eritematosa descamativa
  Localização: especialmente pronunciada atrás das orelhas, nas áreas axilar, inguinal e perineal
Sítios: fígado, baço, medula óssea, linfonodos, pele
√ Hepatoesplenomegalia + linfadenopatia (com mais frequência cervical)
√ Icterícia obstrutiva
@ envolvimento ósseo (50%):
  √ Lesões líticas múltiplas e disseminadas; padrão em "gotas de chuva" na calota
Prognóstico: rapidamente progressiva com taxa de mortalidade de 70%

EPICONDILITE LATERAL

= COTOVELO DE TENISTA = TENDINITE (epicondilite é um termo impróprio)
= síndrome do uso excessivo crônico que envolve a origem do tendão do extensor radial curto do carpo
Idade: 35–50 anos
Causa: tênis, esportes de arremesso, natação, carpintaria, encanamentos (pronação + supinação repetitiva do antebraço com extensão do punho)
• dor + sensibilidade na região do epicôndilo lateral que se irradia para dentro do antebraço
Histologia: microlacerações do tendão seguidas pela formação de hiperplasia angiofibrótica (tecido reativo não inflamatório)
MR (imagens coronais oblíquas):
  √ Sinal focalmente hiperintenso comparado com o músculo + menos intenso que o fluido em todas as sequências
Rx: (1) manejo conservador: evitar atividade dolorosa, aplicação de gelo, NSAID
  (2) talas, injeção de esteroides
  (3) excisão de tecido anormal + descorticação do epicôndilo + reinserção do tendão

DDx de cotovelo doloroso: lesão do ligamento colateral radial/tendão do extensor radial longo do carpo, defeito de cartilagem

SÍNDROME DE LAURENCE-MOON-BIEDL
- retardo
- obesidade
- hipogonadismo
- √ Craniossinostose
- √ Polissindactilia

INTOXICAÇÃO POR CHUMBO
= PLUMBISMO
Patologia: concentrações de chumbo nas metáfises de ossos em crescimento (fêmur distal > ambas as extremidades da tíbia > rádio distal) levando à não remoção das trabéculas cartilaginosas calcificadas na zona provisional
- perda de apetite, vômito, constipação, cãibras abdominais
- neurite periférica (adultos), meningoencefalite (crianças)
- anemia
- linha de chumbo nas gengivas (adultos)
- √ Faixas de maior densidade nas metáfises dos ossos tubulares (somente em osso em crescimento)
- √ As linhas de chumbo podem persistir
- √ Baqueteamento, se a intoxicação for grave (anemia)
- √ Aparência de osso dentro de osso

DDx: (1) raquitismo curado
(2) densidade aumentada normal em bebês < 3 anos de idade

LEPRA
= DOENÇA DE HANSEN
Organismo: Mycobacterium leprae
Tipos:
(1) lepromatosa: na pele, membranas mucosas, vísceras
(2) neural: troncos nervosos endurecidos, nodulares e aumentados; anestesia, atrofia muscular, alterações neurotróficas
(3) forma mista
@ alterações ósseas (em 15–54% dos pacientes)
√ Sinais específicos:
Localização: centro da extremidade distal das falanges/excêntrica
√ Áreas mal definidas de descalcificação, padrão trabecular reticulado, pequenas lesões circulares osteolíticas, erosões corticais
√ Espaços articulares preservados
√ Fase cicatricial: resolução completa/defeito ósseo com margem esclerótica + espessamento endosteal
√ Absorção da espinha nasal + destruição da maxila, ossos nasais, crista alveolar
√ Foramens nutrícios aumentados na mão em forma de garra
√ Alterações erosivas nas tuberosidades ungueais
√ Sinais não específicos:
√ Edema de tecidos moles; calcificações dos nervos
√ Contraturas/ulcerações profundas
√ Articulações neurotróficas (falanges distais nas mãos, MTP nos pés, articulações de Charcot no tarso)

LEUCEMIA DO OSSO
A. INFÂNCIA
a malignidade mais comum da infância: um terço de todas as malignidades
Histologia:
1. Leucemia linfocítica aguda (ALL em 75%) com mais frequência em crianças < 5 anos de idade
√ É raro o aumento de tamanho do linfonodo
2. Leucemia mielógena aguda (AML) tende a afetar crianças mais velhas + adolescentes
√ É comum o aumento do linfonodo
- artralgias migratórias para-articulares (25–50%) por causa das lesões metafisárias adjacentes (pode ser confundida com febre reumática aguda/artrite reumatoide)
- febre baixa, hematoma, fadiga
- dor óssea (por causa do aumento de pressão intraóssea decorrente de proliferação de células malignas)
- velocidade de hemossedimentação elevada, anemia
- hepatosplenomegalia, ocasionalmente linfadenopatia
◊ Os esfregaços do sangue periférico podem ser negativos nas formas aleucêmicas!

Manifestações esqueléticas em 50–90%:
Localização: metáfises proximais + distais de ossos longos, ossos chatos, coluna

(a) **osteopenia difusa** (padrão mais comum)
√ Desmineralização difusa da coluna + ossos longos (= infiltração leucêmica da medula óssea + catabolismo proteico/metabolismo mineral)
√ Trabeculação grosseira da esponjosa (por causa da destruição das trabéculas mais finas)
√ Colapso de múltiplas vértebras bicôncavas/parcial (14%)

(b) **"linhas leucêmicas"** (40–53% na leucemia linfoblástica aguda):
√ Bandas metafisárias transversas radiolucentes + regulares ao longo da largura das metáfises
(= infiltração leucêmica da medula óssea/osteoporose em locais de rápido crescimento)
Localização: grandes articulações (tíbia proximal, fêmur distal, úmero proximal, rádio distal + ulna)
√ Bandas horizontais/curvilíneas nos corpos vertebrais + bordas da crista ilíaca
√ Densas linhas metafisárias após o tratamento

(c) **destruição focal** de ossos chatos/tubulares
√ Múltiplas pequenas lesões osteolíticas claramente definidas ovais/esferoides (destruição da esponjosa, mais tarde o córtex) em 30–60%
√ Aspecto de "roído de traças", alargamento das suturas, impressões proeminentes convolucionais no crânio
◊ Lesões líticas distais ao joelho/cotovelo em crianças são sugestivas de leucemia (em vez de metástases)!

(d) **periostite isolada** dos ossos longos (infrequente):
√ Padrão suave/lamelado/em raios de sol da reação periosteal (penetração cortical por camadas de células leucêmicas dentro do subperiósteo) em 12–25%

(e) **osteosclerose metafisária** + lesão osteoblástica focal (muito rara)
√ Lesões osteoscleróticas (tardiamente na doença por causa da proliferação osteoblástica reativa)
√ Lesões mistas (líticas + formadoras de osso) em 18%

Dx: aspirado de medula óssea/esfregaço sanguíneo periférico
Cx: proliferação das células leucêmicas na medula óssea leva à hematopoiese extraesquelética
DDx: neuroblastoma metastático, histiocitose de células de Langerhans

B. ADULTOS
◊ A morte ocorre geralmente antes que as anormalidades esqueléticas se manifestem
√ Osteoporose
√ Focos radiolucentes solitários (colapso vertebral)
√ Lesões mosqueadas radiolucentes infiltrativas (úmero proximal)

MR:
- √ Diminuição difusa da intensidade de sinal comparada com a medula normal T1WI
- √ Isointensa/levemente hiperintensa comparada à medula normal em T2WI (por causa do alto conteúdo de água das células leucêmicas + deslocamento de gordura)
- √ Anormalmente hiperintensa relativa à medula normal em STIR

LIPOBLASTOMA

= proliferação pós-natal benigna rara de células mesenquimais com um espectro de diferenciação variando desde pré-lipoblastos (células em fuso) a adipócitos maduros

Origem: derivado do tecido adiposo fetal

Tipos:
(a) o próprio lipoblastoma = forma circunscrita, encapsulada, no tecido adiposo superficial (dois terços)
(b) lipoblastomatose = forma infiltrativa não encapsulada, difusa, no tecido adiposo profundo (um terço)

Incidência: 30% dos tumores adipocíticos em crianças

Patologia: tecido adiposo imaturo encapsulado (gordura embrionária) separado por septos em múltiplos lóbulos

Histologia: lipoblastos uni ou multivacuolados intercalados entre as células mesenquimais em feixe/estreladas; suspensas em um estroma mixoide

Características moleculares: translocação envolvendo 8q11–13 com rearranjo do gene Plag1

Média etária: 12–18 meses de idade (variação, recém-nascido a 16 anos); < 3 anos de idade (em > 90%); M÷F = 2÷1

Localização: tecido subcutâneo das extremidades (70%) cabeça e, pescoço, tronco mediastino, mesentério, períneo, retroperitônio

Tamanho: 3–5 cm

- massa de tecido mole, indolor, de crescimento gradual
- √ Nenhum realce para tumores compostos puramente de lipócitos
- √ Acentuado realce homogêneo para tumores composto predominantemente por lipoblastos

US:
- √ Massa ecogênica com textura homogênea fina (relativa ao fígado/músculo adjacente)
- √ Pode conter ocasionalmente áreas hipoecoicas císticas/focais

CT:
- √ Tumor de densidade gordurosa separada por septos fibrosos
- √ Filamentos de gordura intratumoral

MR (preferida avaliação pré-operatória):
- √ Intensidade de sinal principalmente alta em T1WI + T2WI com predominância de lipócitos
- √ Textura heterogênea (com áreas hipointensas em T1WI + hiperintensa em T2WI) atribuída a excessiva quantidade de gordura imatura (lipoblastos) + tecido estromal mixocolagenoso, infarto intratumoral, mucoide extensa + degeneração cística
- √ Áreas de maior intensidade após supressão de gordura por causa da predominância de mixocolágeno (DDx com lipoma)

Prognóstico: pode evoluir para lipoma maduro; capaz de invadir tecidos ao redor (= lipoblastomatose); NENHUM potencial metastático

Rx: ressecção cirúrgica ampla; recorrência em 10–25% para lipoblastomatose

DDx: teratoma (calcificações), lipoma (muito raro em crianças) lipossarcoma (não há características para distinção de imagem, extremamente raro em crianças), cisto dermoide

LIPOMA DO OSSO

= LIPOMA INTRAÓSSEO

Incidência: < 1÷1.000 dos tumores ósseos primários

Idade: qualquer (quarta–sexta década); M÷F = 1÷1

Pode estar associado a: hiperlipoproteinemia

- assintomático/dor óssea localizada

Localização: calcâneo, extremidades (fêmur proximal > tíbia, fíbula, úmero), ílio, crânio, mandíbula, maxila, costelas, vértebras, sacro, cóccix, rádio

Sítio: metáfises

- √ Lesão radiolucente não agressiva e expansiva
- √ Aspecto loculado/septado (trabéculas)
- √ Margem esclerótica fina e bem definida
- √ ± córtex afinado (NENHUMA destruição cortical)
- √ NENHUMA reação periosteal
- √ Pode conter um acúmulo de calcificação centralmente (= calcificação distrófica por necrose da gordura)
  ◊ POSSÍVEL DIAGNÓSTICO:
  @ calcâneo
  - √ Na região triangular entre os grupos de trabéculas maiores (projeção lateral)
  - √ Ninho calcificado/ossificado
  @ fêmur proximal
  - √ Em/acima da linha intertrocantérica
  - √ Marcante ossificação nas margens da lesão
- ◊ Aspecto radiográfico similar ao do cisto ósseo unicameral (lipoma infartado = cisto ósseo unicameral?)

DDx: displasia fibrosa, cisto ósseo simples, cisto pós-traumático, tumor de células gigantes, fibroma desmoplásico, fibroma condromixoide, osteoblastoma

LIPOMA DE TECIDOS MOLES

Tumor mesenquimal mais comum composto de tecido adiposo maduro

Histologia: células fetais maduras (adipócitos) com tamanho + forma uniformes, ocasionalmente têm septações de tecido conectivo fibroso; gordura não disponível para o metabolismo sistêmico

Características moleculares: translocação de 12q13–15; ausência de amplificação de MDM2 + CDK4 (= lipossarcoma)

- tamanho estável após um período inicial de crescimento perceptível

Idade: quinta–sexta década; M > F

Localização:
(a) superficial = lipoma subcutâneo (mais comum) na parte posterior do tronco, pescoço, extremidades proximais
(b) lipoma profundo do retroperitônio, parede torácica, tecidos moles profundos das mãos + pés; múltiplos em 5–7% (até algumas centenas de tumores)
  ◊ Na massa de gordura localizada mais profunda + mais centralmente reside a maior probabilidade de malignidade!

- √ Massa com opacidade da gordura/densidade/intensidade idêntica à da gordura subcutânea
- √ Nenhum realce
- √ Espessamento cortical (com o lipoma adjacente ao periósteo)

CT:
- √ Tumor bem definido + homogêneo com baixo coeficiente de atenuação (-65 a -120 HU)
- √ Nenhum realce após material de contraste IV

MR:
- √ Bem definido + homogêneo, em geral com septações
- √ Intensidade de sinal caracteristicamente similar à da gordura subcutânea: hiperintensa em T1WI + moderadamente intensa em T2WI
- √ Septações finas de baixa intensidade de sinal (não é incomum) correspondem a tecido conectivo fibroso

√ Diferenciação de outras lesões pela técnica de supressão da gordura
Rx: ressecção com < 5% de recorrência

Angiolipoma
= lesão composta de gordura separada por pequenos ramos vasculares
Idade: segunda + terceira década; 5% de incidência familiar
• mole
Localização: extremidade superior, tronco
√ Características de sinal da gordura + mista com número variável de grandes/pequenos vasos
√ Lesão principalmente encapsulada, pode-se infiltrar

Mesenquimoma Benigno
= lipoma de longa duração com metaplasia condroide + óssea

Lipoma Infiltrante
= LIPOMA INTRAMUSCULAR = tumor benigno
= tumor lipomatoso relativamente comum que se estende entre as fibras musculares, que se tornam variavelmente atróficas
Idade de pico: quinta–sexta década; M > F
Localização: coxa (50%), ombro, braço

Lipoma Arborescente
= LIPOMA SINOVIAL DIFUSO
= lesão semelhante ao lipoma composta de vilos hipertróficos sinoviais distendidos com gordura, provavelmente processo reativo à sinovite crônica
Localização: joelho; monoarticular
Frequentemente associado a:
doença degenerativa articular, artrite reumatoide crônica, trauma anterior

Fibrolipoma Neural
= HAMARTOMA FIBROLIPOMATOSO DO NERVO
= condição rara tipo tumoral caracterizada por aumento em forma de salsicha/fusiforme de um nervo por tecido fibroadiposo
Idade: início da vida adulta antes dos 30 anos de idade/ao nascimento
Histologia: infiltração do epineuro + períneo por tecido fibroadiposo com separação de feixes nervosos
• massa de crescimento lento e mole
• dor, sensibilidade, diminuição da sensação, parestesia
Localização: aspecto volar da mão, punho, antebraço
Sítio: nervo mediano (mais frequentemente), nervo ulnar, nervo radial, plexo braquial;
Pode estar associado a:
macrodactilia (em dois terços) = macrodistrofia lipomatosa
√ Pode não ser visível em radiografias
MR:
√ Estruturas cilíndricas, lineares/serpiginosas, com orientação longitudinal com ausência de sinal, com cerca de 3 mm de diâmetro (= fascículos nervosos com fibrose epi e perineural) separados por áreas de intensidade de sinal de gordura (= gordura madura infiltrando-se no tecido conectivo interfascicular)
US:
√ Aparência de "cabo elétrico" = bandas hiper e hipoecoicas em US
DDx: cisto, *ganglion*, lipoma, neuroma traumático, neurofibroma plexiforme, malformação vascular

LIPOSSARCOMA
= tumor maligno de origem mesenquimal com massa de tecido tumoral diferenciada em tecido adiposo
Incidência: 12–16–18% de todos os tumores malignos de tecidos moles; segundo sarcoma de tecidos moles mais comum em adultos (depois do histiocitoma fibroso maligno)
Idade: quinta–sexta década; M÷F = 1÷1
Histologia: raramente surge de um lipoma
(a) tipo mixoide (mais comum) em 40–50%: vários graus de mucina + tecido fibroso + lipídios relativamente pequenos (< 10%) = diferenciação intermediária
√ Densidade entre água + músculo em CT
√ Prolongamento em T1 + T2 com aparência cística
√ Realce completo/heterogêneo
(b) tipo lipogênico: lipoblastos malignos com grandes quantidades de lipídios + matriz mixoide escassa = bem diferenciado
√ Massa redonda/lobulada de densidade de gordura deslocando-as estruturas em torno
√ Septos grossos + áreas sólidas mal definidas:
√ Alta atenuação em CT
√ Hipointenso relativo ao músculo esquelético em T1WI + iso a hiperintenso em T2WI
√ Realce
√ Calcificações/ossificação = sinal de desdiferenciação com mau prognóstico
(c) tipo pleomórfico (menos comum): pleomorfismo celular acentuado, escassez de lipídios + mucina
= altamente indiferenciado
√ Intensidade de músculo (sem distinção das características de imagem de outros sarcomas de tecido mole) em 84%
√ Focos pequenos, em laços/lineares/amorfos contendo < 1% de gordura em 27%
√ Necrose tumoral em 81%
Características moleculares: cromossomo anelar derivado do cromossomo 12; amplificação de MDM2 + CDK4
• massa geralmente indolor (pode ser dolorosa em 10–15%)
Localização: extremidade inferior (45%), cavidade abdominal + retroperitônio (14%), tronco (14%), extremidade superior (7,6%), cabeça + pescoço (6,5%), diversos (13,5%)
Disseminação: hematogênica para os pulmões, órgãos viscerais; o lipossarcoma mixoide mostra tendência a superfícies serosas + pleurais, tecido subcutâneo, osso; metástases na região nodal (em < 10%)
√ Massa de tecido mole não específica (em geral gordura é radiologicamente não detectável)
√ Massa não homogênea com componentes de tecido mole + gordura
√ Realce após material de contraste IV (contradistinção com lipoma)
√ Massa concomitante no retroperitônio/coxa (em até 10% dos lipossarcomas mixoides) como lesões multicêntricas/metástases
CT:
√ Atenuação de gordura
MR:
√ Predominantemente hiperintensa em T1
√ Isointensa em T2
√ Hipointensa com saturação de gordura
Rx: ampla ressecção ± radiação pré-operatória (recorrência local de 50% em 5 anos)

ARTRITE DE LYME
Agente: espiroqueta *Borrelia burgdoferi*; transmitida pelo carrapato *Ixodes dammnini*
Histologia: fluido sinovial inflamatório, sinóvia hipertrófica com proliferação vascular + infiltrado celular
• história de eritema crônico migratório
• áreas endêmicas: Lyme, Connecticut, primeira localidade reconhecida; agora também nos Estados Unidos, Europa, Austrália
• crises recorrentes de artralgias em dias a 2 anos após a picada do carrapato (80%)

Localização: mono/oligoliartrite de grandes articulações (especialmente joelhos)
√ Erosão da cartilagem/osso (4%)
Rx: antibióticos
DDx: (1) febre reumática
(2) artrite reumatoide
(3) artrite gonocócica
(4) síndrome de Reiter

LINFANGIOMA
= tecido linfoide sequestrado não comunicante revestido com endotélio linfático
Causa: obstrução congênita da drenagem linfática
Subtipos:
(1) linfangioma capilar (raro)
  Localização: tecido subcutâneo
(2) linfangioma cavernoso
  Localização: próximo da boca + língua
(3) linfangioma cístico (mais comum)
  = higroma cístico
  Associado a: hidropisia fetal, síndrome de Turner
  Localização: cabeça, pescoço (75%), axila (20%), extensão ao mediastino (3–10%)
  • massa mole flutuante
  ◊ Os linfangiomas com frequência são uma mistura de subtipos!
Idade: encontrado ao nascimento em 50–65%, dentro dos primeiros 2 anos de vida (90%)
Localização: tecido mole; osso (raro)
√ Lesão cística multilocular com septações fibrosas
√ Ocasionalmente canais vasculares serpenteantes
√ Opacificação durante linfangiografia/punção direta
√ Fluido claro/leitoso à aspiração
DDx: hemangioma (sangue à aspiração)

LINFANGIOMATOSE DO OSSO
= OSTEÓLISE MACIÇA = DOENÇA DE GORHAM-STOUT = DOENÇA ÓSSEA EVANESCENTE = DOENÇA DO OSSO FANTASMA
= desordem infrequente do osso + tecidos moles secundária à persistência de linfonodos dilatados da 14ª–20ª semana EGA
Incidência: > 100 casos descritos
Histologia: proliferação maciça de tecido hemangiomatoso/linfangiomatoso com grandes espaços sinusoides + fibrose
Idade: bebês + crianças, M = F
Associada a: higroma cístico (pescoço, axila, parede torácica, mediastino), cistos esplênicos, quilotórax, hemangiomas de tecido mole sem calcificações
• frequentemente história de trauma grave (50%)
• pouca/nenhuma dor
Localização: qualquer osso (em geral em múltiplas localizações); mais comum nos principais ossos longos (úmero, ombro, mandíbula), pelve, coluna, tórax, pequenos ossos tubulares da mão + pés (incomum)
√ Reabsorção progressiva contínua/destruição do osso:
  √ Osteopenia em placas (inicialmente)
  √ Lesão expansiva intramedular (posteriormente)
  √ Reabsorção completa de todos os segmentos ósseos (tardia)
√ Sem reação (não há reação periosteal, esclerose mínima)
√ Margem de destruição que avança sem contorno nítido
√ Margens que se estreitam de extremidades ósseas nos locais de osteólise com espícula óssea em cone (alterações iniciais)
√ Não respeita as articulações
DDx: histiocitose de células de Langerhans, displasia fibrosa, tumor marrom de hiperparatireoidismo

LINFOMA DE OSSO
= SARCOMA DE CÉLULA RETICULAR = LINFOMA HISTIOCÍTICO = LINFOMA PRIMÁRIO DE OSSO
= lesão óssea singular
◊ A forma generalizada de sarcoma de célula reticular é linfoma
Prevalência: 5% de todos os tumores ósseos primários; < 1% de todos os linfoma não Hodgkin (NHL); 2–6% de todos os tumores ósseos malignos primários em crianças
Incidência de envolvimento da medula óssea:
5–15% na doença de Hodgkin;
25–40% no linfoma não Hodgkin
◊ Envolvimento da medula óssea indica progressão da doença
◊ Imagens de medula óssea guiada por biopsia!
NUC: sensibilidade de 40%; especificidade de 88%
MR: sensibilidade de 65%; especificidade de 90%
Histologia: categoria principalmente de grandes células B; lâminas de células reticulares, maiores que as do sarcoma de Ewing (DDx: mieloma, inflamação, osteossarcoma, granuloma eosinofílico)
Idade: distribuição bimodal com picos na segunda-terceira e quinta-sexta décadas; 50% < 40 anos; 35% < 30 anos; M÷F = 2÷1
• dor maçante crônica
• contraste evidente entre o tamanho da lesão + bem-estar do paciente
Localização: fêmur inferior, tíbia superior (40% próximos ao joelho), úmero, pelve, escápula, costelas, vértebras
Sítio: diáfises/metáfises
√ Erosão de osso esponjoso (sinal mais precoce)
√ Padrão mosqueado permeante de áreas coalescentes separadas
√ Destruição cortical tardia
√ Resposta periosteal lamelar/em raios solares (rara e menos do que no sarcoma de Ewing)
√ Formação de osso novo lítica/reativa
√ Associado à massa de tecido mole sem calcificação (70%)
√ Sinovite da articulação do joelho é comum
Cx: fratura patológica (mais comum em tumores ósseos malignos)
Prognóstico: sobrevida de 54% em 5 anos
DDx: (1) osteossarcoma (menor extensão medular, pacientes mais jovens)
(2) tumor de Ewing (sintomas sistêmicos, debilidade, pacientes mais jovens)
(3) malignidade metastática (múltiplos ossos envolvidos, mais destrutiva)

MACRODISTROFIA LIPOMATOSA
= forma rara congênita, não hereditária, de gigantismo localizado
  = fibrolipoma neural com macrodactilia
Patologia: evidente aumento de tecido adiposo em uma rede fibrosa fina que envolve o periósteo, medula óssea, bainha nervosa, músculo, tecido subcutâneo
Pode estar associada a: sinodactilia/clinodactilia/polidactilia
• indolor
Localização: segundo ou terceiro dedo da mão/pé; unilateral; um/alguns dedos adjacentes podem estar envolvidos na distribuição dos nervos mediano/plantar
√ Falanges largas + amplas com deposição óssea endosteal + periosteal
√ Supercrescimento de tecido mole, maior nos aspectos volar + distal
√ Inclinação das superfícies articulares
√ Áreas lucentes de gordura (DIAGNÓSTICO)
Prognóstico: maturação acelerada possível; o crescimento para na puberdade

DDx: hamartoma fibrolipomatoso associado à macrodistrofia lipomatosa (indistinguível), síndrome de Klippel-Trénaunay, linfangiomatose, hemangiomatose, neurofibromatose, estimulação vascular crônica, síndrome de Proteus

SÍNDROME DE MARFAN
= ARACNODACTILIA
= desordem de tecido conectivo autossômica dominante multissistêmica com alta penetrância, mas com expressão extremamente variável; novas mutações esporádicas em 25–30%
Etiologia: defeito do gene da fibrilina-1 (FBN1) no cromossomo 15 que normalmente codifica uma grande glicoproteína como um componente de microfibrilas extracelulares que resulta em fragmentação das fibras elásticas + ligação cruzada anormal das fibras de colágeno
Prevalência: 2–3÷10,000; M÷F = 1÷1
Causa mais comum de morte: dissecção aórtica, CHF, doença valvar cardíaca

Critérios para Diagnóstico de Síndrome de Marfan
(Classificação de Ghent)

Sistema Afetado	Critérios Maiores	Critérios Menores
Cardiovascular	√ dilatação da aorta ascendente ± regurgitação aórtica envolvendo > 1 seio de Valsalva √ dissecção da aorta descendente	√ dilatação/dissecção da aorta descendente < 50 anos de idade
Musculoesquelético	√ escoliose com curvatura > 20%/espondilolistese √ *pectus carinatum* √ *pectus escavatum* que requer cirurgia √ protrusão acetabular √ proporção reduzida entre segmento superior e inferior/proporção de envergadura para altura do braço > 1,05 √ sinal do punho e polegar √ extensão reduzida do cotovelo < 170° √ deslocamento medial do maléolo medial causando pé plano	√ peito escavado de gravidade moderada √ hipermobilidade articular √ palato altamente arqueado com apinhamento dental √ aparência facial anormal (dolicocefalia, hipoplasia malar, enoftalmia, retrognatismo, inclinação descendente das fissuras palpebrais)
CNS	√ ectasia dural lombossacral	
Pulmão		√ pneumotórax espontâneo √ bolhas apicais
Olho	√ Ectopia lenticular	√ córnea plana anormal √ aumento do comprimento axial do globo ocular √ íris hipoplásica/músculo ciliar causando diminuição da miose
Pele		√ estrias atróficas √ hérnia recorrente/incisional

A. MANIFESTAÇÕES MUSCULOESQUELÉTICAS
- estatura alta; magro, com membros longos, envergadura dos braços maior que a altura (geralmente em jogadores de basquetebol + voleibol)
- hipoplasia muscular + hipotonicidade
- escassez da gordura subcutânea (aspecto emaciado)

√ Osteopenia generalizada
@ crânio
- face alongada
√ Dolicocefalia
√ Mandíbula proeminente
√ Palato alto e arqueado

@ mão
√ Aracnodactilia = alongamento das falanges + metacarpos:
- **sinal de Steinberg** = protrusão do polegar além dos confins do punho fechado (encontrado em 1,1% da população normal)
- **índice metacárpico** (média entre os quatro comprimentos através do segundo ao quinto metacarpo divididos por suas respectivas larguras de mediodiáfises) > 8,8 (homens) ou 9,4 (mulheres)

√ Deformidade em flexão do quinto dedo

@ pé
√ Pé plano (25%)/planovalgo (por causa da flacidez ligamentar aumentada)
√ Pé torto
√ Hálux valgo
√ Hálux em martelo
√ Alongamento desproporcional do primeiro dedo do pé

@ deformidade da parede torácica (66%)
Causa: supercrescimento longitudinal das costelas durante os períodos de rápido crescimento (adolescência)
- redução da capacidade pulmonar + capacidade vital forçada + volume expiratório forçado em 1 segundo

√ *Pectus escavatum* = retração da porção inferior do esterno:
√ Deslocamento do coração + pulmões + diafragma
Rx: cirurgia (procedimento de Ravitch/Nuss) para índice peitoral > 3,25 (dividindo a largura da parede torácica em seu ponto mais largo pela distância entre a superfície do esterno e superfície anterior da coluna) após maturação do esqueleto

√ *Pectus carinatum* = protrusão anterior da porção superior do esterno
Rx: cirurgia por razões cosméticas

@ coluna
- relação das medidas entre a sínfise e o assoalho + vértice e o piso > 0,45
√ Escoliose/progressiva rígida grave (45–62%)/cifose (16%)/cifoescoliose
◊ Manifestação mais frequente + potencialmente grave da síndrome de Marfan
Idade: paciente jovem, M÷F = 1÷1
Rx: órtese para uma curvatura < 25°; correção cirúrgica para uma curvatura > 40°

√ Translação atlantoaxial (54%)
√ Aumento da incidência dos nodos de Schmorl (doença de Scheuermann) e espondilolistese

- √ Síndrome das costas retas
- √ Escápula alada
- √ Ectasia dural (56–65%) da coluna lombossacral:
  = balonamento/alargamento do saco dural ± bainhas da raiz nervosa
  - normalmente assintomática
  - ocasionalmente dor nas costas, cefaleia, déficit neurológico
    Localização: coluna lombossacral
    Pode estar associada a: erosão óssea, meningocele, cisto aracnoide
- √ Aumento da distância interpedicular
- √ Recorte posterior do corpo vertebral
- √ Dilatação da bainha da raiz nervosa
- √ Expansão do canal sacral vertebral
- √ Meningoceles pré-sacrais + sacrais laterais
- √ Aumento dos forames sacrais

@ articulações
- frouxidão ligamentar + hipermobilidade + instabilidade
- √ Osteoartrite prematura
- √ Patela alta
- √ *Genu recurvatum*
- √ Luxação recorrente da patela, quadril, clavícula, mandíbula
- √ Deslocamento da epífise da cabeça femoral
- √ Protrusão progressiva do acetábulo (16–27%),
  Localização: bilateral > unilateral, F > M
  - rotação interna limitada + abdução do quadril
  - √ Aumento do centro-margem do ângulo de WIberg > 40°
  - √ Sinal da lágrima obscurecido

B. MANIFESTAÇÕES OCULARES
- ectopia bilateral do cristalino, geralmente para cima + para fora (secundária à enfraquecida inserção zonular)
- glaucoma, macroftalmia
- hipoplasia da íris + corpo ciliar
- miose (= pupilas contraídas) por causa da ausência do efeito dilatador do músculo ciliar hipoplásico)
- miopia (aumento do comprimento axial do globo ocular)
- descolamento de retina
- estrabismo, ptose
- esclera azul
- megalocórnea = córnea plana espessada

C. MANIFESTAÇÕES CARDIOVASCULARES (60–98%) afetando a valva mitral, aorta ascendente, artéria pulmonar, artérias esplênica + mesentérica (ocasionalmente)
◊ Causa de morte em 93%!
- dor torácica, palpitações, respiração curta, fadiga
- murmúrio sistólico médio a tardio + um/ou mais estalidos

Associado a: defeito cardíaco congênito (33%): *i. e.*, coarctação incompleta, ASD

@ aorta (causa de morte em 55%)
Histologia: degeneração do tecido elástico em meio aórtico + necrose medial cística de células da musculatura lisa

1. **Ectasia anuloaórtica** (60–80% na vida adulta)
   Progressão: dilatação da raiz aórtica → junção sinotubular → ânulo aórtico
   - causa principal da insuficiência valvar aórtica
   - √ "Bulbo em tulipa" = dilatação simétrica dos seios aórticos de Valsalva que se estendem ligeiramente para dentro da aorta ascendente (58%)
   - √ Defeito de coaptação triangular das cúspides valvares durante o fechamento mesodiastólico (= em 70% do intervalo R-R de uma CT *gated*) como sinal radiográfico de insuficiência aórtica
   - √ Cúspides valvares presas na abertura mesossistólica (= em 10% do intervalo R-R de uma *gated* CT) secundária à dilatação do seio de Valsalva
   Cx: regurgitação aórtica (em 81% se o diâmetro da raiz > 5 cm; em 100% se o diâmetro da raiz > 6 cm), dissecção da raiz aórtica, ruptura
   Rx: cirurgia profilática em um diâmetro de seio de 5,5 cm na vida adulta + 5,0 cm na infância/expansão de aneurisma de > 1 cm por ano

2. **Aneurisma aórtico**
   Idade: em pacientes mais jovens que nos aneurismas ateroscleróticos
   - √ Dilatação fusiforme da aorta ascendente, raramente além da artéria inominada (rápido aumento de tamanho, paciente jovem)
   - √ Aumento mais rápido do que nos aneurismas ateroscleróticos
   - √ Raramente calcificações da íntima da parede aórtica
   DDx: aneurisma aterosclerótico (pacientes idosos, aumento menos rápido, trombose frequente, comuns as calcificações da íntima)

3. **Dissecção aórtica**
   Rx tórax:
   - √ Aumento aórtico progressivo em imagens em série
   - √ Aumento do arco aórtico
   - √ Contorno duplo do arco aórtico
   - √ Deslocamento de calcificações da íntima > 6 mm
   - √ Novo derrame pericárdico/pleural
   CT:
   - √ Retalho de íntima + falsa luz (em 70%) PATOGNOMÔNICO
   - √ Maior atenuação da falsa luz trombosada
   - √ Deslocamento interno de calcificação da íntima
   - √ Hematoma mediastinal/pericárdico
   - √ Infarto de órgãos supridos por ramos de vasos de falsa luz
   Prognóstico: recidiva comum
   Rx: enxerto composto para substituir a raiz aórtica (procedimento de Bentall); medicação anti-hipertensiva

@ valva mitral
Histologia: degeneração mixomatosa da valva leva à redundância + frouxidão
- sopro sistólico médio a tardio + um ou mais cliques
- √ "Síndrome da valva flexível" (95%) = cordas tendíneas redundantes com prolapso + regurgitação da valva mitral
Cx: (1) regurgitação mitral
     (2) ruptura das cordas tendíneas (rara)

@ coarctação (maioria não grave)
@ aneurisma da artéria pulmonar + dilatação da raiz da artéria pulmonar (43%)
@ cor pulmonale (secundário à deformidade do tórax)

D. MANIFESTAÇÕES PULMONARES (RARO)
- √ Cistos pulmonares, vesículas, bolhas com enfisema bolhoso apical difuso
- √ Malformação congênita do brônquio, bronquiectasia
- √ Pneumotórax espontâneo recorrente (4-15%; 10 vezes mais comum que na população em geral)
- √ Doença parenquimal intersticial + em favo de mel

E. MANIFESTAÇÕES ABDOMINAIS
- √ Obstrução biliar recorrente

F. INTEGUMENTO
- estrias atróficas
- √ Hérnia incisional recorrente

Prognóstico: expectativa de vida próxima à normal; morte (em 90% da dissecção aórtica, CHF, doença valvar)
DDx: (1) homocistinúria (osteoporose)
(2) síndrome de Ehlers-Danlos
(3) aracnodactilia contratural congênita (deformidades na orelha, NENHUMA anormalidade ocular/cardíaca)
(4) MEN tipo III (carcinoma medular da tireoide, neuromas mucosos, feocromocitoma, hábito marfanoide)

MELORREOSTOSE
= DOENÇA DE LÉRI [*melos*, grego = membro; *rhein*, grego = fluxo]
= displasia óssea esclerosante rara que aparece caracteristicamente com hiperostose de fluxo
Idade: geralmente oculta até a vida adulta; curso progressivo crônico lento em adultos; progressão rápida em crianças
Causa: erro de desenvolvimento da formação óssea intramembranosa relacionado com a mutação em LEMD3 no cromossomo 12q, que codifica para a proteína da membrana nuclear interna responsável pela inibição do fator b transformador de crescimento + proteína morfogênica óssea
Patologia: superprodução de matriz óssea + aumento da angiogênese
Associada a: osteopoiquilose, osteopatia estriada, tumores/malformações dos vasos sanguíneos (hemangioma, nevo vascular, tumor glômico, AVM, aneurisma, linfedema, linfangiectasia)
• geralmente assintomático e achado casual
• dor intensa + limitação do movimento articular (o osso pode comprimir nervos, vasos sanguíneos ou articulações)
• espessamento + fibrose da pele sobrejacente (semelhante à esclerodermia)
• atrofia muscular (frequente)
Localização:
comum: na diáfise do esqueleto apendicular (extremidade inferior > superior); geralmente monomélica, pelo menos dois ossos envolvidos em distribuição dermatomal (segue os esclerótomos de nervos sensoriais espinhais)/monostótico/polistótico rara: no esqueleto axial (crânio, coluna, costelas)
Sítio: córtex inteiro/limitado a um dos lados do córtex
Padrões: (1) tipo osteoma, (2) tipo miosite ossificante, (3) tipo osteopatia estriada, (4) tipo "gotas de vela" clássico, (5) misto (síndrome sobreposta)
√ "Gotas de vela de cera" = fileiras/corredeiras contínuas/interrompidas de hiperostose cortical irregular ao longo dos ossos tubulares começando na extremidade proximal e que se estende distalmente, com progressão lenta
√ Pode cruzar uma articulação com derrame articular
√ Pequenas opacidades na escápula + hemipelve (similares à osteopoiquilose)
√ Crescimento discrepante dos membros
√ Contraturas em flexão do quadril + joelho
√ Genuvaro/genuvalgo
√ Luxação da patela
√ Massas de tecidos moles ossificadas (27%)
DDx: (1) osteopoiquilose (generalizada)
(2) displasia fibrosa (estrutura óssea normal, nem perdida nem densa)
(3) doença de Engelmann
(4) hiperostose da neurofibromatose, esclerose tuberosa, hemangiomas
(5) osteoartropatia

RUPTURA DE MENISCO
Causa: lesão aguda, degeneração relacionada com o envelhecimento
Tipo de ruptura transversal:
(a) ruptura vertical com padrão de superfície longitudinal/radial/oblíqua
(b) ruptura horizontal em padrão de superfície longitudinal/oblíquo/de clivagem
(c) padrão misto
Tipo de padrão de superfície artroscópica:
A. RUPTURA LONGITUDINAL
= ruptura orientada em paralelo com a margem externa do menisco
(a) ruptura vertical
• ruptura em espessura total = extensão para as superfícies inferior + superior
• ruptura em espessura parcial = extensão somente para uma superfície
Rx: pode ser tratável para reparo, se:
(a) Em parte externa vascularizada de 3–5 mm
(b) Entre 7 e 40 mm de comprimento
(c) Sem alterações degenerativas
1. Ruptura vertical longitudinal periférica única
Causa: traumática
√ Ruptura vertical no terço periférico do menisco
2. Ruptura em alça de balde
= ruptura vertical longitudinal com fragmento interno deslocado instável inserido (= alça de balde)
Sensibilidade da MR: 60–88%
Causa: traumática
Idade: frequentemente em indivíduos jovens
Prevalência: 9–19% de pacientes sintomáticos; 10% de todas as rupturas de menisco
• joelho travado, falta de extensão total do joelho
Sítio: menisco medial÷lateral = 2÷1
√ Sinal da gravata-borboleta ausente (imagem sagital) = imagem periférica não consegue demonstrar a configuração normal em gravata-borboleta em > 2 imagens consecutivas (sensibilidade de 71–98%, especificidade de 63%)
√ Fragmento central do menisco
√ Sinal do fragmento em incisura (imagem coronal) = fragmento deslocado na incisura intercondilar
√ Sinal do menisco virado

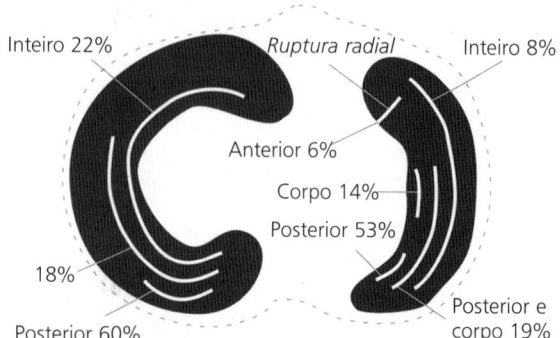

Ruptura do Menisco Medial   **Ruptura do Menisco Lateral**

Orientação da Ruptura do Menisco

√ Cornos anterior + posterior hipoplásico/truncado na imagem sagital
√ Sinal duplo do PCL (imagem sagital) = fragmento medial do menisco deslocado para dentro da incisura entre o PCL e a eminência tibial medial (ACL intacto age como uma barreira contra mais deslocamento lateral) orientado em paralelo ao PCL (> 98% de especificidade, 27–53% de sensibilidade, PPV de 93%)
   DDx: ligamento meniscofemoral anterior (Humphy) (menor e mais fino, muito próximo ao PCL); ligamento meniscomeniscal oblíquo
   Rx: reparo artroscópico/cirúrgico (reinserção/excisão)
3. Ruptura em alça de balde quebrada
4. Ruptura em alça de balde longitudinal dupla/tripla vertical

(b) ruptura horizontal (Ruptura em Clivagem)
= o menisco se divide em fragmentos superior + inferior
Causa: normalmente degenerativa
Associada a: cisto meniscal
Sítio: envolve principalmente o plano horizontal central do menisco começando na margem interna
Rx: meniscectomia parcial

B. RUPTURA RADIAL = RUPTURA TRANSVERSA (6%)
= ruptura vertical perpendicular à borda livre do menisco; pode-se estender parcialmente/completamente através do menisco até sua circunferência externa
• rupturas < 3 mm podem ser assintomáticas
Sítio: posterior + terço médio do menisco lateral
◊ Normalmente vista somente em 1 imagem
√ Borramento da margem interna do menisco (se o plano da imagem for paralelo à ruptura)
√ Menisco mal definido com intensidade de sinal difusamente aumentado (se a ruptura se estender à margem externa)

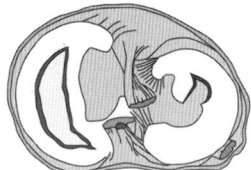
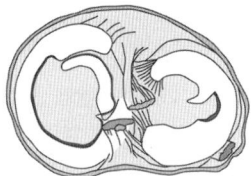
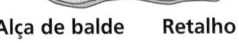

Alça de balde   Retalho   Em alça de balde virada   Em bico de papagaio

Padrão Característico de Ruptura do Menisco

Classificação de Lesão do Menisco por MR			
Grau	Tipo	Achado em MR	PPV para Ruptura
0	0	Menisco normal	1%
1	I	Sinal intrameniscal globular/pontilhado	2%
2	II	Sinal linear que não se estende para a superfície	5%
	III	Ápice curto estreitado do menisco	23%
	IV	Ápice truncado/embotado do menisco	71%
3	V	Sinal que se estende para uma única superfície	85%
3	VI	Sinal que se estende para ambas as superfícies	95%
3	VII	Padrão de sinal reticulado cominutivo	82%

√ Menisco normal em seções adjacentes
√ Foco vertical isolado de maior intensidade de sinal (se o plano da imagem for perpendicular à ruptura)
Cx: falta de resistência aos estresses em aro
Rx: ressecção parcial muitas vezes é necessária

1. **Ruptura em bico de papagaio**
   = desgaste da borda livre com componente vertical + horizontal
   Causa: geralmente degenerativa
   Sítio: no corpo do menisco lateral, próximo à junção do corpo + corno posterior
   √ Desgaste da margem livre
2. **Ruptura da raiz**
   = ruptura do corno anterior/posterior

C. RUPTURA OBLÍQUA/EM RETALHO
= composta por rupturas radiais que se curvam em uma ruptura longitudinal
Causa: traumática, às vezes degenerativa
Frequência: tipo mais comum de ruptura
Sítio: comum na porção média do menisco medial
√ Componentes tanto horizontais quanto verticais
√ Que se estende comumente para a superfície anterior do menisco
Rx: meniscectomia parcial

D. SEPARAÇÃO MENISCOCAPSULAR
= ruptura Periférica
= rupturas das inserções periféricas do menisco
√ Região linear de fluido que separa o menisco da cápsula
√ Descobrindo uma porção do platô tibial por causa do movimento para dentro do menisco separado

Local da lesão:
(a) menisco medial em 45%; nenhuma ruptura isolada de corpo/corno anterior
(b) menisco lateral em 22%; corno posterior envolvido em 80% de todas as rupturas de menisco lateral
(c) ambos os meniscos envolvidos em 33%
Associada a: lesão ligamentar
• assintomática em até 20% dos indivíduos idosos
MR:
(a) sinais diretos:
   √ Sinal que se estende até a superfície articular:
      √ ≥ 2 imagens com sinais que contatam a superfície (PPV 95%)
      √ 1 imagem com sinal para a superfície (PPV 33%)
      ◊ Diagnóstico de ruptura depende do envolvimento da superfície!
      ◊ Sinal intrameniscal pode ser um sinal de:
         (a) degeneração mixoide
         (b) feixes de colágeno normais
         (c) vascularidade persistente em crianças + adultos jovens
         (d) contusão
      ◊ Artefato truncado + artefato de ângulo mágico podem causar aumento de sinal intrameniscal!
   √ Distorção da forma do menisco
(b) sinais indiretos
   √ Cisto meniscal (ruptura de menisco em 98–100%) em continuidade com clivagem horizontal/ruptura complexa do menisco
      = acúmulo de fluido sinovial no tecido degenerado
      Localização: intrameniscal, margem meniscocapsular, parameniscal
   √ Contusão do osso do platô tibial medial ao lábio posterior (PPV de 64% para rupturas de menisco principalmente na periferia)
   √ Fascículo popliteomeniscal lacerado (PPV 79%)

Sensibilidade, especificidade e acurácia da MR:

Ruptura de	Sensibilidade	Especificidade	Acurácia
Menisco medial	95%	88%	59–92%
Menisco lateral	81%	96%	87–92%
Ligamento cruzado anterior			91–96%
Ligamento cruzado posterior			Até 99%

◊ MR tem um alto valor preditivo negativo!
◊ 60–97% de acurácia para artrografia
◊ 84-99% de acurácia para artroscopia (precário no corno posterior do menisco medial)

Erros de interpretação (12% para o radiologista experiente)
menisco lateral: 5,0% FN (corno médio + posterior)
1,5% FP (corno posterior)
menisco medial 2,5% FN (corno posterior)
2,5% FP (corno posterior)

ARMADILHAS:
A. Variantes normais que simulam ruptura:
  1. Recesso superior no corno posterior do menisco medial
  2. Hiato poplíteo
     √ Hiato do tendão poplíteo separa o menisco lateral da cápsula articular
     ◊ Visto acima do aspecto posterior do menisco lateral na fatia sagital mais superficial!
     ◊ Tendão move-se atrás + inferior ao menisco nas seções mais profundas adjacentes!
  3. Ligamento transverso
     Curso: conecta os cornos anteriores de ambos os meniscos
     √ Cavalga o aspecto superior dos meniscos antes de se fundir completamente nos meniscos
     ◊ Rastreia a seção transversal do ligamento transverso através do coxim adiposo infrapatelar nas imagens mais centrais!
  4. Ligamentos meniscofemorais
     Origem: aspecto superior + medial do corno posterior do menisco lateral
     Inserção: côndilo femoral medial
     √ Demonstrado em um terço dos casos das imagens SAG
     (a) ligamento meniscofemoral posterior (Wrisberg)
        √ Posterior ao ligamento cruzado posterior
     (b) ligamento meniscofemoral anterior (Humphrey)
        √ Anterior ao ligamento cruzado posterior
           mnemônica: sob a protuberância (do PCL)
     ◊ Achado normalmente limitado à única imagem mais medial!
  5. Ligamento meniscomeniscal oblíquo (1–4%)
     √ Fossa intercondilar transversa entre ACL e PCL
     (a) ligamento meniscomeniscal oblíquo medial
        √ Corno anterior do menisco medial → corno posterior do menisco lateral
     (b) ligamento meniscomeniscal oblíquo lateral
        √ Corno anterior do menisco lateral → corno posterior do menisco medial
  6. Tecido mole entre a cápsula + menisco medial
B. Menisco curado
   √ Sinal persistente de grau 3 pelo menos até 6 meses
   √ Meniscetomia S/P (achado falso-positivo tipo IV)
C. Alterações degenerativas
   √ Sinal de grau 1 = aumento globular de intensidade
   √ Sinal de grau 2 = sinal linear que não se estende até a superfície articular
D. Menisco discoide
   = menisco aumentado em forma anormal de disco
   Prevalência: em 1,5-3% para o menisco lateral; 0,12–0,3% para menisco medial

Idade: crianças, adolescentes
Local: menisco lateral÷medial = 10÷1
√ > 2 fatias em gravata-borboleta na imagem sagital
√ > 15 mm de largura na imagem coronal
√ Fragmento centralmente deslocado com o menisco aparentemente de tamanho normal (imagens coronais)

Lesão Meniscal Facilmente Omitida
1. Rupturas radiais
2. Rupturas de retalho deslocados
3. Separação meniscocapsular

NANISMO MESOMÉLICO
= displasia óssea hereditária com encurtamento dos segmentos intermediários (raio + ulna ou tíbia + fíbula)
A. Tipo Langer autossômico recessivo
  • retardo mental
  √ Encurtamento mesomélico dos membros
  √ Hipoplasia da ulna + fíbula
  √ Hipoplasia da mandíbula com côndilos curtos
B. Tipo Nievergelt autossômico dominante
  √ Grave encurtamento mesomélico dos membros inferiores
  √ Marcante espessamento da tíbia + fíbula na porção central
  √ Pé equinovaro (frequente)
C. Tipo Reinhardt: autossômico dominante
D. Tipo Robinow: autossômico dominante
E. Tipo Werner: autossômico dominante
F. Tipo Lamy-Bienenfeld autossômico dominante
  • frouxidão ligamentar
  √ Encurtamento do rádio + ulna + tíbia
  √ Fíbula ausente
  √ Fêmur normal + úmero
√ Encurtamento de todos os ossos longos no nascimento, mais pronunciado na tíbia + rádio
√ Deformidade modeladora com alargamento da diáfise
√ Encurvamento leve a moderado
√ Hipoplasia da fíbula com maléolo lateral ausente
√ Ulna curta + grossa com extremidade distal hipoplásica
√ Deformidade de Madelung no punho
√ Hipoplasia do corpo vertebral pode estar presente

CONDRODISPLASIA METAFISÁRIA
= grave nanismo de membros curtos
√ Alargamento gradual da metáfise (deformidade do frasco Erlenmeyer) estendendo-se pela diáfise
A. **Tipo Schmid** (mais comum)
   autossômico dominante
   • marcha com bamboleio, gingado
   Distribuição: mais marcada nos membros inferiores; leve envolvimento das mãos + punhos
   √ Ossos longos encurtados e curvos
   √ Placas de crescimento epifisário alargadas
   √ Metáfises alargadas, irregulares e "em taça"
   √ Coxa vara
   √ Genuvaro
   DDx: raquitismo refratário à vitamina D
B. **Tipo McKusick**
   autossômico recessivo (p. ex., em "Amish")
   • cabelos quebradiços e esparsos, pigmentação deficiente
   • inteligência normal
   √ Encurtamento dos ossos longos com largura normal
   √ Metáfises em taça + alargadas com defeitos radiolucentes
   √ Falanges médias curtas + falanges distais estreitas, que se tornam triangulares e em forma de "projétil" (mais frequentes nas mãos que nos pés)
   √ Junções costocondrais alargadas + lucências císticas

C. **Tipo Jansen** (menos comum)
ocorrência esporádica com amplo espectro
- inteligência normal/retardada
- níveis séricos do cálcio amiúde elevados

Distribuição: envolvimento simétrico de todos os ossos longos + ossos tubulares curtos

√ Alargamento das placas epifisárias
√ Metáfises expandidas e irregulares + fragmentadas (cartilagem não ossificada estendendo-se para dentro da diáfise)

DDx: raquitismo

D. **Doença de Pyle = displasia metafisária**
- frequentemente altos
- em geral assintomáticos

Distribuição: ossos longos maiores, ossos tubulares das mãos, extremidade medial da clavícula, extremidade externa das costelas, osso inominado

√ Achatamento e encurvamento das extremidades proximais + distais dos ossos longos com córtex adelgaçado
√ Constrição relativa da porção central da diáfise
√ Hiperostose craniofacial
√ Genuvalgo

METÁSTASES ÓSSEAS

◊ 15–100 vezes mais comuns que as neoplasias primárias esqueléticas!

Frequência:

Se primária conhecida		Se primária desconhecida	
Mama	35%	Próstata	25%
Próstata	30%	Linfoma	15%
Pulmão	10%	Mama	10%
Rim	5%	Pulmão	10%
Útero	2%	Tireoide	2%
Estômago	2%	Cólon	1%
Outros	13%		

LESÃO ÓSSEA SOLITÁRIA

◊ De todas as causas, somente 7% decorrem de metástases
◊ Em pacientes com lesões ósseas solitárias malignidades conhecidas são por causa de metástases (55%), trauma (25%), infecção (10%)

Localização: esqueleto axial (64–68%), costelas (45%), extremidades (24%), crânio (12%)

Mnemônica: **E**xistem **R**ealmente **M**uitos **T**ipos de **N**eoplasias **H**orríveis e **P**avorosas **T**omando o **O**sso de **P**acientes **S**ofridos

Escamoso (carcinoma de células)
Renal (tumor)
Mama (câncer)
Tireoide (câncer)
Neuroblastoma
Hodgkin (doença)
Pulmão (câncer)
Testicular (câncer)
Ovariano (câncer)
Próstata (câncer)
Sarcoma

Câncer de mama: extensas lesões osteolíticas; envolvimento de todo o esqueleto; comum às fraturas patológicas

Tireoide/rim: geralmente solitários; rápida progressão com expansão óssea (bolhosa); com frequência associados a massas de tecidos moles (característico)

Reto/cólon: pode assemelhar-se ao osteossarcoma com o padrão em raios de sol + reação osteoblástica

Tumor de Hodgkin: coluna lombar superior + torácica inferior, pelve, costelas; lesões osteolíticas/ocasionalmente lesões osteoblásticas

Osteossarcoma: 2% com metástases distantes, terapia adjuvante alterou a história natural da doença já que ocorrem metástases ósseas em 10% dos osteossarcomas sem metástases para o pulmão

Sarcoma de Ewing: reação extensa osteolítica/osteoblástica (13% com metástases distantes)

Neuroblastoma: extensa destruição, assemelha-se à leucemia (banda metafisária de rarefação), destruição craniana mosqueada + elevação da pressão intracraniana, espículas ósseas perpendiculares

Modo de disseminação: através da corrente sanguínea/linfonodos/extensão direta

Localização: predileção por esqueleto contendo medula óssea (crânio, coluna, costelas, pelve, úmero, fêmur)

√ Lesões únicas/múltiplas de vários tamanhos
√ Normalmente não expansiva
√ Espaços articulares + espaços intervertebrais preservados (cartilagem é resistente à invasão)

Metástases Ósseas Osteolíticas

Causa mais comum: neuroblastoma (na infância); câncer de pulmão (no homem adulto); câncer de mama (na mulher adulta), câncer de tireoide; rim; cólon

√ Pode começar no osso esponjoso (associada a massa de tecido mole nas costelas)
√ Pedículos vertebrais geralmente envolvidos (não no mieloma múltiplo)

Metástases Ósseas Osteoblásticas

= evidência de neoplasia de crescimento lento

Primária: próstata, mama, linfoma, carcinoide maligno, meduloblastoma, adenocarcinoma mucinoso do trato gastrointestinal, TCC da bexiga, pâncreas, neuroblastoma

Causa mais comum: câncer de próstata (no homem adulto); câncer de mama (na mulher adulta)

Mnemônica: **C**om **B**ondade e **M**enos **B**rutalidade, a **I**nteligência é o **L**uminar do **P**rogresso

Cérebro (meduloblastoma)
Brônquio
Mama
Bexiga
Intestino (especialmente carcinoide)
Linfoma
Próstata

√ Frequente na vértebra + pelve
√ Pode ser indistinguível da doença de Paget

Metástases Ósseas Mistas

mama, próstata, linfoma

Metástases Ósseas Expansivas/Bolhosas

rim, tireoide

Metástases Ósseas Infiltrativas

linfoma de Burkitt, micose fungoide

Metástases Ósseas com Reação Periosteal "em Raios de Sol" (infrequente):

carcinoma prostático, retinoblastoma, neuroblastoma (crânio), trato gastrointestinal

Metástases Ósseas com Massa de Tecido Mole
tireoide, rim

Metástases Ósseas Calcificantes
Mnemônica: TOM TOM
Testículo
Osteossarcoma
Mama
Tireoide
Ovário
Mucinoso (adenocarcinoma do trato GI)

Metástases Esqueléticas em Crianças
1. Neuroblastoma (mais frequente): difuso, focal
2. Linfoma
3. Rabdomiossarcoma
4. Sarcoma de Ewing
5. Retinoblastoma
6. Hepatoma

Metástases Esqueléticas em Adultos
Mnemônica: Tumores Cancerosos Recidivantes e Comuns Podem Matar o Paciente
Tireoide
Carcinoide
Rins
Cólon
Próstata
Mama
Pulmão

Papel da Cintilografia nas Metástases Ósseas
Fisiopatologia: acúmulo do traçador nos locais de formação óssea reativa
Cintilografia falso-negativa: metástases muito agressivas
Cintilografia falso-positiva: degeneração, fraturas em cicatrização, desordens metabólicas
Cintilografia de linha de base:
(a) alta sensibilidade para muitos tumores metastáticos para o osso (particularmente os carcinomas de mama, pulmão, próstata); 5% das metástases tem cintilografia normal; 5–40% ocorrem no esqueleto apendicular
(b) substancialmente menos sensível que as radiografias nas lesões infiltrativas da medula óssea (mieloma múltiplo, neuroblastoma, histiocitose)
(c) avaliação de pacientes assintomáticos
— útil em: câncer de próstata, câncer de mama
— não útil em: carcinoma broncogênico de células não pequenas, malignidade ginecológica, câncer de cabeça e pescoço
√ Múltiplas áreas assimétricas de maior captação
√ Esqueleto axial > apendicular (dependente da distribuição da medula óssea); vértebra, costelas e pelve envolvidos em 80%
√ *Superscan* nas metástases ósseas difusas
Cintilografia de acompanhamento:
√ Cintilografia estável = sugestivo de prognóstico relativamente bom
√ Aumento da atividade em:
(a) aumento das lesões ósseas/surgimento de novas lesões indica progressão da doença
(b) fenômeno de "reforço da cicatrização" (em 20–61%) = aumento transitório na atividade da lesão secundário à cicatrização sob tratamento antineoplásico, concomitante com esclerose aumentada, detectada em 3,2 ± 1,4 meses após o início da quimioterapia/tratamento hormonal; de nenhum valor prognóstico favorável adicional
(c) necrose avascular particularmente dos quadris, joelhos, ombros causada pela terapia com esteroides
(d) osteorradionecrose/osteossarcoma radioinduzido
√ Diminuição da atividade em:
(a) destruição predominantemente osteolítica
(b) metástases sob radioterapia; tão precoces quanto 2–4 meses, com um mínimo de 2.000 rads
DDx: metástase pulmonar (SPECT é útil para distinguir a captação da costela pulmonar não óssea da sobrejacente

Papel da Cintilografia Óssea no Câncer de Mama
Cintilografia óssea pré-operatória de rotina não justificada:
estágio I : metástases não suspeitadas em 2%, principalmente em lesão única
estágio II : metástases não suspeitadas em 6%
estágio III: metástases não suspeitadas em 14%
Cintilografia óssea de acompanhamento:
em 12 meses sem novos casos; em 28 meses, em 5%, novas metástases; em 30 meses, em 29%, novas metástases
Conversão para o normal:
estágio I : em.................. 7%
estágio II : em.................. 25%
estágio III: em.................. 58%
◊ Com o envolvimento de linfonodos axilares, a taxa de conversão é de 2,5 vezes daqueles sem esse envolvimento!
◊ Exames de acompanhamento e série são importantes para a avaliação da eficácia terapêutica + prognóstico!

Papel da Cintilografia Óssea no Câncer de Próstata
estágio B: 5% com metástases esqueléticas
estágio C: 10% com metástases esqueléticas
estágio D: 20% com metástases esqueléticas
Sensibilidade dos testes para detecção de metástases ósseas:
(a) cintilografia 1,00
(b) avaliação radiográfica 0,68
(c) fosfatase alcalina 0,50
(d) fosfatase ácida 0,50

Papel da Ressonância Nuclear Magnética nas Metástases Ósseas
ideal para a imagem da medula óssea por causa do alto contraste entre a gordura da medula óssea + depósitos metastáticos contendo água
◊ Com mais frequência as metástases são encontradas em locais de medula hematopoética dominante por causa do seu rico suprimento vascular!
Em crianças: metáfises proximal + distal dos ossos longos, ossos chatos, coluna
Em adultos: calota, coluna, ossos chatos, umeral proximal + metáfises femorais
(1) lesão lítica focal (usual):
√ Hipointensa em T1WI (mais evidente quando as circunjacências contêm grande número de células adiposas)
√ Hiperintensa em T2WI/STIR (por causa do maior conteúdo de água de tecido tumoral hipercelular)
√ Ocasionalmente circundada por edema leve
(2) lesão esclerótica focal:
(p. ex., meduloblastoma, retinoblastoma)
√ Hipointensa em T1WI + T2WI (produção óssea)
(3) lesões não homogêneas difusas (p. ex., neuroblastoma):
√ Hipointensas e não homogêneas em T1WI + hiperintensa em T2WI
(4) lesões homogêneas difusas:
√ Homogeneamente hipointensas em T1WI + hiperintensa em T2WI

Diferenciação entre Fraturas Osteoporóticas Metastáticas e Agudas na Coluna
Achados que favorecem a osteoporose:
√ Retropulsão do fragmento ósseo dentro do canal vertebral

√ Poupada intensidade de sinal da medula óssea do corpo vertebral
√ Banda de baixa intensidade de sinal em T1WI + T2WI
√ "Sinal de fluido" = intensidade de sinal tipo fluido circunscrito em T2WI + STIR subjacente ao platô fraturado
√ Múltiplas fraturas por compressão

Achados que favorecem a metástase:
√ Massa de tecido mole paravertebral focal
√ Intensidade de sinal anormal do pedículo ou dos elementos posteriores em T1WI com supressão de gordura e realce pelo contraste
√ Massa epidural com envoltório
√ Margem convexa posterior do corpo vertebral
√ Medula óssea do corpo vertebral completamente substituída (por células tumorais antes das trabéculas criticamente enfraquecidas)
√ Outros locais das metástases vertebais sem fraturas de compressão

DISPLASIA METATRÓFICA
= ACONDROPLASIA HIPERPLÁSICA = NANISMO METATRÓFICO

metatrófico = "alterável" (altera-se na proporção entre o tronco e membros com o tempo secundário ao desenvolvimento de cifoescoliose na infância)
- dobra cutânea dupla longitudinal sobre o cóccix
√ Ossos longos curtos com configuração em haltere/trompete (alargamento metafisário exagerado)
√ Falanges "em ampulheta" (curta com terminações alargadas)
√ Ampla separação dos espaços articulares maiores (espessamento da cartilagem articular)
√ Ossificação retardada das epífises chatas irregulares
@ tórax
  √ Tórax cilíndrico, estreitado e alongado
  √ Costelas curtas + alargadas
  √ Peito carinado
@ vértebra
  √ Hipoplasia do odontoide com instabilidade atlantoaxial
  √ Cifoescoliose progressiva
  √ Platispondilia + espaços intervertebrais muito separados
  √ Corpos vertebrais em cunha/carinado
@ pelve
  √ Apêndice coccígeo similar a uma cauda (raro, porém CARACTERÍSTICO)
  √ Ossos ilíacos curtos e quadrangulares + acetábulo irregular
  √ Incisura isquiática maior estreitada
Prognóstico: compatível com a vida, aumento da incapacidade pela cifoescoliose
DDx: acondroplasia, mucopolissacaridoses

OSTEOPATIA POR METOTREXATO
= síndrome que consiste em:
(1) dor óssea
(2) osteopenia
(3) fraturas patológicas

Metotrexato
= inibidor da di-hidrofolato redutase com mais frequência usado em crianças para o tratamento de ALL/osteossarcoma/tumor cerebral
◊ Achados radiográficos semelhantes ao escorbuto:
  √ Osteopenia
  √ Zonas temporárias densas de calcificação
  √ Fraturas patológicas (com mais frequência metafisária)
  √ Epífises nitidamente delineadas
  √ NENHUMA hemorragia subperiosteal maciça
  √ Comprometimento da cicatrização de fraturas

NEUROMA DE MORTON
= NEUROMA INTERDIGITAL (neuroma é um termo impróprio)
= lesão não neoplásica benigna em virtude de fibrose + degeneração em torno do nervo digital plantar
Idade: maior prevalência na quinta-sexta década; M÷F = 1÷4
Patologia: fibrose perineural que comprime um nervo digital plantar
Com frequência associado a: bursite intermetatársica
Histologia: tecido colagenoso denso + fibroso
- dormência; queimação/dor com formigamento elétrico no antepé que aumenta com a atividade + uso de sapatos apertados
- sinal de Mulder = clique palpável doloroso quando as cabeças metatársicas são apertadas juntas com uma mão + espaço metatársico envolvido simultaneamente comprimido entre o polegar e o indicador da outra mão
Localização: lado plantar do ligamento intermetatarsal transverso profundo além da articulação MTP
Sítio: tipicamente segundo/terceiro espaço intermetatarsal (raramente primeiro/quarto)
√ Alargamento das cabeças metatársicas em lesão grande
MR (sensibilidade de 87%, especificidade de 100%)
  ◊ Representado melhor em pronação (alterações da posição)
  √ Massa pequena, bem demarcada, em forma de lágrima, isointensa ao músculo em T1WI + hipointensa à gordura em T2WI
  √ Variavelmente hiperintensa em FS T1WI com realce pelo gadolínio (mais fácil para visualizar)
  √ ± fluido na bursa intermetatarsal (com orientação vertical entre as cabeças metatársicas)
Rx: tratamento conservador; excisão cirúrgica para neuromas > 5 mm em diâmetro transverso (com mais frequência sintomático)

MUCOPOLISSACARIDOSES
= desordem do armazenamento lisossômico herdado pela deficiência de enzimas lisossomais específicas, envolvidas na degradação de mucopolissacarídeos (= incapacidade de quebrar glicosaminoglicans)
Tipos:
  tipo I   = Hurler
  tipo II = Hunter
  tipo III = Sanfilipo
  tipo IV = Morquio (mais comum)
  tipo V   = Scheie
  tipo VI = Maroteaux-Lamy
  tipo VII = Sly
◊ Todos os tipos são autossômicos recessivos exceto Hunter (ligado ao X!)
Associadas a: doença cardíaca valvar
- opacificação da córnea
- elevação de glicosaminoglicano na urina
- retardo mental (proeminente nos tipos I, II, III, VII)
- o envolvimento esquelético domina nos tipos IV e VI
√ Escafocefalia, macrocefalia; calota espessada; hipertelorismo
√ Platispondilia com cifose + nanismo
√ Irregularidade do aspecto anterior dos corpos vertebrais
√ Subluxação atlantoaxial + instabilidade (frouxidão do ligamento transverso/hipoplasia ou ausência de odontoide)
√ Contraturas dos membros
√ Mãos grandes + bradidactilia
√ Hepatosplenomegalia
@ cérebro
  √ Atrofia cerebral
  √ Vários graus de hidrocefalia
  √ Espaços de Virchow-Robin dilatador (do acúmulo de glicosaminoglicano) resultando em aparência cribriforme da substância branca, corpo caloso e núcleos da base

√ Aumento da intensidade de sinal da substância branca que circunda os espaços de Virchow-Robin em T2WI + FLAIR (= edema, gliose, desmielinização)
√ ± cisto aracnóideo (decorrente de deposição de glicosaminoglicano meníngea)
Cx: compressão medular na articulação atlantoaxial (Tipos IV + VI)
Dx: combinação das características clínicas, anormalidades radiográficas correlacionadas com estudos genéticos + bioquímicos
Dx pré-natal: análise ocasionalmente bem-sucedida de fibroblastos da cultura do líquido amniótico
DDx: doença de Gaucher, doença de Niemann-Pick

Síndrome de Hurler

= GARGULISMO = DOENÇA DE PFAUNDLER-HURLER
= MPS I-H
= doença autossômica recessiva
Causa: homozigótica para o gene MPS III com o excesso de condroitina sulfato B por causa da iduronidase X-L deficiente (= fator corretivo de Hurler)
Incidência: 1÷10.000 nascimentos
Idade: geralmente aparece > 1º ano
- nanismo
- degeneração mental progressiva após 1–3 anos
- cabeça grande; ponte nasal aplainada; hipertelorismo
- opacificação corneana precoce progredindo para a cegueira
- face gargúlica = lábios evertidos + língua protrusa
- dentes amplamente separados + malformados
- estreitamento progressivo das vias aéreas nasofaríngeas
- abdome protuberante (secundário à cifose dorsolombar + hepatosplenomegalia)
- excreção urinária de condroitina sulfato B (dermatan sulfato) + heparan sulfato
- corpos de Reilly (grânulos metacromáticos) nos leucócitos ou nas células da medula óssea

@ crânio (alterações mais precoces > 6 meses de idade)
√ Bossa frontal
√ Espessamento da calota
√ Fusão prematura das suturas sagital + lambdoide
√ Aprofundamento do quiasma óptico
√ Sela alargada em forma de "J" (destruição do processo clinoide anterior)
√ Ossos faciais pequenos
√ Ângulo mandibular alargado + subdesenvolvimento dos côndilos
√ Hidrocefalia comunicante

@ extremidades
√ Espessamento da cobertura periosteal das diáfises dos ossos longos (alterações precoces)
√ Edema/aumento das diáfises + afinamento cortical (por causa da dilatação do canal medular + afinamento de ambas as extremidades: úmero distal, rádio, ulna, extremidades proximais dos metacarpianos
√ Desossificação com densidade óssea heterogênea + trabeculação grosseira (por causa da deposição de metabólitos precursores acumulados na medula óssea)
√ Deformidades de flexão dos joelhos + quadris
√ Mãos em tridentes; garra (ocasional)
√ Maturação retardada dos ossos carpianos irregulares

@ coluna
√ Cifose toracolombar com giba lombar
√ Centro oval com altura normal/aumentada + formação de "bico" anteriormente em T12/L1/L2
√ Pedículos longos e delgados
√ Costelas finas e longas proximalmente ao nível do pescoço + largas distalmente = configuração costal espatulada

@ pelve
√ Asas ilíacas amplamente alargadas com afinamento inferior
√ Constrição dos ossos ilíacos
√ Coxa valga

Prognóstico: morte em torno dos 10–15 anos

Síndrome de Morquio

= QUERATOSSULFATÚRIA = MPS IV (tipo mais comum)
= autossômica recessiva; excesso de queratossulfato
Incidência: 1÷40.000 nascimentos
Etiologia: deficiência de N-acetilgalactosamina-6-sulfatase, resultando na degradação defeituosa de queratina sulfato (principalmente na cartilagem, núcleo pulposo e córnea)
Idade: normal no nascimento; alterações esqueléticas manifestam-se dentro de 18 meses; M÷F = 1÷1
- excessiva excreção urinária de queratan sulfato
- inteligência normal
- fraqueza muscular + hipotonia

			Mucopolissacaridoses		
Tipo	Epônimo	Herança	Deficiência de Enzima	Glicosaminoglicano Urinário	Sinais Neurológicos
I-H	Hurler	Autossômica recessiva	Alfa-L-iduronidase	Dermatan sulfato	Acentuados
II	Hunter	Recessiva ligada ao X	Iduronato sulfatase	Dermatan/ heparan sulfato	Leve a moderados
III	Sanfilippo	Autossômica recessiva		Heparan sulfato	Degeneração mental
	A		Heparan sulfato sulfatase		
	B		N-acetil-alfa-D-glicosaminidase		
	C		alfa-glicosamina-N-acetil-transferase		
	D		N-acetilglicosamina-6-sulfato sulfatase		
IV	Morquio	Autossômica recessiva	N-acetilgalactosamina-6-sulfato sulfatase	Queratan sulfato	Nenhum
	A-D		Beta-galactosidase		
I-S(V)	Scheie	Autossômica recessiva	Alfa-L-iduronidase	Heparan sulfato	Nenhum
VI	Maroteaux-Lamy	Autossômica recessiva	Arilsulfatase B	Dermatan sulfato	Nenhum
VII	Sly	Autossômica recessiva	Beta-glicuronidase	Dermatan/ heparan sulfato	Variável

- frouxidão ligamentar, mas rigidez articular
- nanismo com tronco curto (< 1,20 m de altura)
- cabeça deslocada para frente + "afundada" entre os ombros altos
- opacificações corneanas evidentes em torno dos 10 anos de idade
- surdez progressiva
- face grosseira com nariz curto, boca larga, bastante espaçamento entre os dentes com esmalte fino
- postura de semiagachamento + genuvalgo pelas deformidades na flexão dos joelhos + quadris

@ crânio
  √ Leve dolicocefalia
  √ Hipertelorismo
  √ Mal desenvolvimento das células mastóideas
  √ Nariz curto + depressão da ponta do nariz
  √ Maxila proeminente

@ tórax
  √ Diâmetro A-P aumentado + marcante peito carinado (esterno protuberante horizontal)
  √ Leve lordose com costelas amplas e curtas
  √ Junções costocondrais bulbosas
  √ Insuficiência na fusão dos segmentos esternais

@ coluna
  √ Hipoplasia/ausência do processo odontoide de C2
  √ Instabilidade de C1-C2 com subluxação atlantoaxial anterior (com risco de vida) + mielopatia progressiva incapacitante
  √ Corpo de C2 espessado com estreitamento do canal vertebral
  √ Atlas próximo ao occipício/arco posterior de C1 dentro do forame magno
  √ Platispondilia = vértebra plana universal esp. afetando a coluna lombar aos 2 anos de idade (DDx: altura normal da síndrome de Hurler)
  √ Corpos vertebrais ovoides com bico central anterior/proeminência nas vértebras torácicas inferiores/lombares superiores
  √ Pequena giba na transição toracolombar = cifose dorsal baixa
  √ Lordose lombar exagerada
  √ Alargamento dos espaços discais intervertebrais

@ pelve
  √ Pelve "em cálice"/"taça de vinho" = ossos ilíacos constritos + hiato pélvico alongado + asas ilíacas largas "separadas"
  √ Tetos acetabulares oblíquos e hipoplásicos

@ fêmur
  √ Epífises da cabeça femoral inicialmente bem formadas, então involução + fragmentação em torno de 3–6 anos
  √ Subluxação lateral das cabeças femorais; mais tarde, deslocamento do quadril
  √ Colo femoral amplo + deformidade em coxa valga

@ tíbia
  √ Ossificação retardada da epífise tibial lateral proximal
  √ Sobreposição da margem superior do plató tibial lateralmente + genuvalgo grave

@ mão e pé
  √ Ossos do antebraço curtos com alargamento das extremidades proximais
  √ Surgimento retardado + irregularidade dos centros carpianos
  √ Ossos do carpo pequenos e irregulares
  √ Metacarpianos 2-5 curtos e proximalmente pontiagudos
  √ Articulações aumentadas; deformidades da mão + pé (pé plano)
  √ Desvio ulnar da mão

Cx: mielopatia cervical (quadriplegia traumática/dores na perna/anormalidade neurológica sutil) causa de morte mais comum secundária à anormalidade de C2; infecções respiratórias frequentes (pela paralisia respiratória)
Rx: fusão precoce de C1-C2
Prognóstico: pode viver até a vida adulta (terceira-quarta década)
DDx: (1) síndrome de Hurler (altura vertebral normal/aumentada; proeminência vertebral inferior)
(2) displasia espondiloepifisária (autossômica dominante, presente ao nascimento, ausência da separação ilíaca/ossificação acetabular deficiente, pequeno ângulo acetabular, ossificação deficiente dos ossos púbicos, deformidade vara do colo femoral, mínimo envolvimento da mão + pé, miopia)

DISPLASIA EPIFISÁRIA MÚLTIPLA
= DOENÇA DE FAIRBANK
= forma tardia da condrodistrofia calcificante congênita?
√ Leve encurtamento dos membros
√ Calcificações irregulares mosqueadas das epífises (na infância + adolescência)
√ Irregularidades epifisárias + doença articular degenerativa prematura, especialmente dos quadris (no adulto)
√ Falanges curtas
DDx: doença de Legg-Perthes, hipotireoidismo

MIELOMA MÚLTIPLO
= malignidade caracterizada por proliferação monoclonal de plasmócitos malignos
◊ A neoplasia maligna primária mais comum em adultos!
◊ A neoplasia primária da medula óssea mais frequente!
Histologia: células plasmáticas normais/pleomórficas (não PATOGNOMÔNICAS), podem ser confundidas com linfócitos (linfossarcoma, sarcoma retículo celular, tumor de Ewing, neuroblastoma)
  (a) infiltração difusa: células do mieloma intimamente misturadas com células hematopoéticas
  (b) nódulos tumorais: deslocamento das células hematopoéticas por massas inteiramente compostas por células do mieloma
Idade: geralmente quinta–oitava década; 98% > 40 anos de idade; raro < dos 30 anos; M÷F = 2÷1
  (a) FORMA DISSEMINADA: > 40 anos de idade (98%); M÷F = 3÷2
  (b) FORMA SOLITÁRIA: idade média de 50 anos

- dor óssea (68%)
- nódulos cutâneos/subcutâneos (em < 5%)
- anemia normocrômica normocítica (62%)
- formação de *rouleaux* no hemograma completo (RBC)
- insuficiência renal (55%)
- hipercalcemia (30–50%)
- proteinúria (88%)
- proteinúria de Bence-Jones (50%)
- aumento da produção de globulinas (gamopatia monoclonal)

Localização:
A. FORMA DISSEMINADA:
  esparsa; o esqueleto axial é o local predominante; vértebras (50%) > costelas > crânio > pelve > ossos longos (a distribuição correlaciona-se com os locais normais de medula óssea vermelha)
B. PLASMACITOMA SOLITÁRIO DO OSSO:
  vértebras > pelve > crânio > esterno > costelas
C. MIELOMA ESPINHAL DE CÉLULAS PLASMÁTICAS
  √ Poupando os elementos posteriores (sem medula vermelha)
  (DDx: doença metastática)
  √ Massas paraespinhais de tecidos moles com extensão extradural

√ Irregularidades nas margens anteriores dos corpos vertebrais (pressão óssea exercida pelos linfonodos adjacentes aumentados)
√ Osteopenia generalizada com acentuação do padrão trabecular, especialmente na coluna (precocemente)
√ Lesões osteolíticas em "saca-bocado" disseminadas (crânio, ossos longos), com irregularidades endosteais e tamanho uniforme
√ Osteólise difusa (pelve, sacro)
√ Lesões expansivas osteolíticas (balonamento) nas costelas, pelve, ossos longos
√ Massa de tecido mole adjacente à destruição óssea (= massa extrapleural + paraespinhal adjacente às costelas/coluna vertebral)
√ Formação de osso novo periosteal excessivamente rara
√ Envolvimento da mandíbula (raramente afetada por doença metastática)
√ Pode ocorrer esclerose após quimioterapia, radioterapia, administração de fluoreto
√ Forma esclerótica do mieloma múltiplo (1–3%)
  (a) lesão esclerótica solitária: frequentemente na coluna
  (b) esclerose difusa
  Associada à: síndrome POEMS (*mnemônica:* POMPA)
    Polineuropatia
    Organomegalia
    M ileoma esclerótico
    Pele (alterações)
    Anormalidades endócrinas
MR (o reconhecimento dependente do conhecimento da variação normal da aparência da medula óssea de acordo com a idade)
  √ Múltiplas áreas focais hipointensas em T1 (25%)
  √ Múltiplas áreas focais hiperintensas em T2 (53%)
  √ Ausência de infiltração gordurosa (não específica)
  ◊ A infiltração difusa é aparente somente se, pelo menos, 20–30% de medula óssea infiltrada
SENSIBILIDADE DA CINTILOGRAFIA ÓSSEA *VERSUS* RADIOGRAFIA
  Radiografias: em 90% dos pacientes e 80% dos locais
  Cintilografias ósseas: em 75% dos pacientes e 24–54% dos locais
  Cintilografia com gálio: em 55% dos pacientes e 40% dos locais
  ◊ 30% das lesões são detectadas somente em radiografias
  ◊ 10% das lesões são detectadas somente em cintilografias ósseas
Cx: (1) envolvimento renal frequente
  (2) predileção por pneumonias recorrentes (leucopenia)
  (3) amiloidose secundária em 6–15%
  (4) fraturas patológicas ocorrem frequentemente
Prognóstico: sobrevivência em 5 anos de 20%; morte por insuficiência renal, infecção bacteriana, tromboembolismo
DDx:
— com osteopenia
  (1) osteoporose pós-menopausal
  (2) hiperparatireoidismo
— com lesão lítica
  (1) doença metastática
  (2) amiloidose
  (3) metaplasia mieloide
— com lesão esclerótica
  (1) osteopoiquilose
  (2) linfoma
  (3) metástase osteoblástica
  (4) mastocitose
  (5) mieloesclerose
  (6) fluorose
  (7) linfoma
  (8) osteodistrofia renal

Mielomatose
√ Desossificação generalizada sem tumores isolados
√ Aplanamento das vértebras

LESÃO MUSCULOTENDINOSA

Contusão Muscular
Causa: trauma direto, normalmente por objeto rombo
Sítio: profundamente dentro do ventre muscular
• lesão no ponto de impacto
√ NENHUMA alteração na arquitetura
√ Aparência plumosa de edema muscular difuso
√ Cintura muscular aumentada
√ Hematoma intramuscular profundo (com trauma grave que resulta em ruptura das fibras musculares):
  √ Alta intensidade de sinal em T1WI (= encurtamento T1 de metemoglobina)
  √ Baixa intensidade de sinal em T2WI (= encurtamento T2 de hemossiderina)
√ Florescência com sequência gradiente-eco

Estiramento Miotendinoso
Causa: evento traumático único decorrente de alongamento excessivo
  Fatores de suscetibilidade
    (1) músculo composto de fibras tipo II (contração rápida)
    (2) forma muscular fusiforme
    (3) extensão através de duas articulações
    (4) localização superficial do músculo
    (5) ação muscular excêntrica
Sítio: junção miotendinosa (= ponto mais fraco da unidade musculotendinosa)
Classificação:
  1° grau = lesão por estiramento (algumas rupturas de fibras)
    • não ocorre perda de função muscular
      Patologia: edema intersticial + hemorragia na junção miotendinosa com extensão dentro das fibras do músculo adjacente
    √ Aparência plumosa do músculo
  2° grau = ruptura parcial sem retração
    • perda leve da função muscular
    √ Hematoma na junção miotendinosa
    √ Acúmulo de fluido perifascial
  3° grau = ruptura completa
    • perda completa da função muscular
    √ Tendão muscular retraído
    √ Hematoma na junção miotendinosa

Lesão por Avulsão Aguda
Causa: vigoroso desequilíbrio quase sempre com contração muscular
Patologia: desnudamento periosteal com hematoma no local de inserção do tendão
Sítio: na inserção do tendão
• perda de função, grave sensibilidade
√ Ondulação + retração na ponta lacerada do tendão com fragmento de osso/cartilagem

MIELOFIBROSE
= MIELOESCLEROSE = METAPLASIA MIELOIDE AGNOGÊNICA = SÍNDROME MIELOPROLIFERATIVA = PSEUDOLEUCEMIA
= desordem hematológica de etiologia desconhecida com substituição gradual de elementos da medula óssea por tecido fibrótico

Caracterizada por:
(1) hematopoese extramedular
(2) esplenomegalia progressiva
(3) anemia
(4) alterações variáveis no número dos granulócitos + plaquetas quase sempre precedida por policitemia *vera*

Causa:
(a) primária: rara em crianças
(b) secundária: radioterapia/quimioterapia para leucemia ou linfoma ou doença metastática; doença de Gaucher

Idade: normalmente > 50 anos
Patologia: substituição fibrosa/óssea da medula óssea; hematopoese extramedular
Associada a: carcinoma metastático, intoxicação por substância química, infecção crônica (tuberculose), leucemia mielógena aguda, policitemia *vera*, síndrome de McCune-Albright, histiocitose

- dispneia, fraqueza, fadiga, perda de peso, hemorragia
- anemia normocítica normocrônica; policitemia pode preceder mieloesclerose em 59%
- aspirado medular seco

Localização: medula vermelha – contendo ossos em 40% (gradil torácico, pelve, fêmur, diáfises umerais, coluna lombar, crânio, ossos periféricos)

√ Esplenomegalia
√ Aumento muito difuso da densidade óssea (em vidro moído)
√ Costelas em "grades de celas"
√ Coluna em sanduíche/colete de rúgbi
√ Aumento generalizado na densidade óssea no crânio + obliteração do espaço diploico; pequenas lesões redondas, esparsas, radiolucentes ou uma combinação ou ambas

MR:
√ Medula hipointensa em T1WI + T2WI
√ Intensidade de sinal ligeiramente mais alta do que no músculo em STIR

NUC:
√ Aumento difuso da captação do traçador ósseo no esqueleto afetado, possivelmente "*superscan*"
√ Aumento da captação nas extremidades dos ossos longos

DDx: (1) com esplenomegalia: leucemia crônica, linfoma, mastocitose
(2) sem esplenomegalia: metástases osteoblásticas, intoxicação por flúor, osteopetrose, doença renal crônica

DEPLEÇÃO MIELOIDE
= ANEMIA APLÁSTICA

Causa: idiopática? Sequelas de infecção viral, medicação, toxina, quimioterapia/radioterapia
Patologia: medula normal substituída por células adiposas

MR:
√ Alta intensidade de sinal em T1WI
√ Baixa intensidade de sinal em T2WI com supressão de gordura
◊ É vista melhor em áreas com alta porcentagem da medula hematopoiética: metáfises femorais proximais, coluna

DESORDENS MIELOPROLIFERATIVAS
= desordem clonal autônoma iniciada por uma célula-tronco hematopoiética pluripotencial adquirida

Tipos:
1. Policitemia *vera*
2. Leucemia granulomatosa crônica = leucemia mieloide crônica
3. Trombocitopenia idiopática essencial
4. Metaplasia mieloide agnogênica (= mielofibrose primária + hematopoiese extramedular no fígado + baço)

Fisiopatologia:
— proliferação celular hematopoiética intra e extramedular, autoperpetuante sem estímulo
— pan-mielose trilinear (hemácias, leucócitos, plaquetas)
— mielofibrose com progressão para mieloesclerose
— metaplasia mieloide = hematopoese extramedular (anemia normocítica, anemia leucoeritroblástica, reticulocitose, contagem baixa de plaquetas, contagem leucocitária normal/baixa)

MIOSITE OSSIFICANTE
= TUMOR ÓSSEO PSEUDOMALIGNO DE TECIDO MOLE
= FORMAÇÃO EXTRAÓSSEA LOCALIZADA NÃO NEOPLÁSICA DE OSSO E CARTILAGEM = MIOSITE OSSIFICANTE CIRCUNSCRITA = OSSIFICAÇÃO HETEROTRÓPICA
= massa de tecido mole de ossificação autolimitada, benigna e solitária, que ocorre tipicamente dentro do músculo esquelético
◊ Miosite é um termo impróprio, pois não há inflamação!

Causa: trauma direto (75%), paralisia, queimadura, tétano, hematoma intramuscular, espontânea
Idade: adolescentes, adultos jovens atléticos; M > F
Patologia: lesão limitada por tecido conectivo compressivo + circundada por músculo esquelético atrófico (miosite = nome errôneo, pois não está presente inflamação primária do músculo)

Histologia:
(a) precocemente: hemorragia focal + degeneração + necrose do músculo lesado; invasão histiocítica; núcleo central não ossificado de fibroblastos benignos em proliferação + miofibroblastos; células mesenquimais contidas na substância basal assumem características de osteoblastos com mineralização subsequente + formação óssea periférica
(b) idade intermediária: (3–6 semanas): "zona do fenômeno", com área central de variação celular e figuras mitóticas atípicas (impossível de se diferenciar do sarcoma de tecidos moles); zona intermediária de osteoide imaturo; zona externa de osso denso maturo, trabeculado e bem formado

- dor, sensibilidade, massa de tecido mole

Localização: grandes músculos das extremidades (80%)
(a) dentro do músculo: aspecto anterolateral da coxa + braço; músculo temporal; pequenos músculos das mãos; músculos glúteos; "osso do cavaleiro" (adutor longo); "osso do esgrimista" (braquial); "osso do dançarino" (sóleo); mama, cotovelo, joelho
(b) periosteal na inserção do tendão: **doença de Pellegrini-Stieda** (no/próximo do ligamento colateral medial do joelho) como resultado de uma **fratura de Stieda** (= lesão por avulsão do côndilo femoral medial na origem do ligamento colateral tibial)
[Augusto Pellegrini (1877–1958), cirurgião em Florença, Itália]
[Alfredo Stieda (1869–1945) cirurgião em Königsberg, Alemanha)

√ Calcificações indistintas desenvolvem-se em 2–6 semanas após o início dos sintomas
√ Massa de tecido mole bem definida e parcialmente ossificada, aparente em torno de 6–8 semanas, tornando-se menor + madura em 5–6 meses
√ Zona radiolucente separando a lesão do osso (DDx: sarcoma periosteal no pedículo)
√ ± reação periosteal

CT:
√ Mineralização bem definida na periferia da lesão após 4–6 semanas + centro lucente menos distinto (DDx: sarcoma com periferia mal definida + centro ósseo calcificado)
√ Ossificação difusa na lesão madura

MR:
- √ Edema muscular heterogêneo inicialmente
- √ Progressão para região tipo massa de alta intensidade de sinal em T2WI (durante os primeiros dias a semanas após a lesão)

Fase inicial:
- √ Massa com margens mal definidas
- √ Não homogênea e hiperintensa em relação à gordura em T2WI
- √ Isointensa ao músculo em T1WI
- √ Realce pelo meio de contraste

Fase intermediária:
- √ Núcleo isointenso/levemente hiperintenso em T1WI, aumentando de intensidade em T2WI
- √ Halo de áreas curvilíneas de intensidade de sinal diminuída circundando a lesão (= mineralização/ossificação periférica)
- √ Intensidade de sinal peritumoral aumentada em T2WI (= edema da miosite difusa)
- √ Anormalidade focal de sinal dentro da medula óssea (= edema da medula óssea)

Fase madura:
- √ Massa bem definida não homogênea com intensidade de sinal próxima à da gordura
- √ Intensidade de sinal diminuída circundando a lesão + dentro (densa ossificação + fibrose, hemossiderina decorrente de hemorragia prévia)

NUC:
- √ Intenso acúmulo do traçador na cintilografia óssea (diretamente relacionada com a deposição de cálcio no músculo lesionado)
- √ Na fase de ossificação madura, a atividade torna-se reduzida + a cirurgia pode ser executada com pouco risco de recorrência

Angiografia:
- √ Rubor tumoral difuso + fina neovascularidade na fase ativa precoce
- √ Massa avascular na fase de cicatrização madura

Prognóstico: reabsorção em um ano?

DDx:
- ◊ Nos estágios iniciais, é difícil de diferenciar histologicamente + radiologicamente dos sarcomas de tecidos moles!
  (1) osteossarcoma
  (2) sarcoma sinovial
  (3) fibrossarcoma
  (4) condrossarcoma
  (5) rabdomiossarcoma
  (6) sarcoma periosteal (normalmente metafisário com inserção no osso espessada e densamente mineralizada)
  (7) periostite pós-traumática (ossificação do hematoma subperiosteal com inserção de base alargada no osso)
  (8) osteomielite aguda (substancial edema de tecidos moles + reação periosteal precoce)
  (9) calcinose tumoral (massas cálcicas periarticulares de padrão lobular com septos radiolúcidos intercalados)
  (10) osteocondroma (localização contígua ao córtex normal adjacente + espaço medular)

Variantes de Miosite Ossificante

Paniculite Ossificante
Localização: subcútis principalmente das extremidades superiores
- √ Fenômeno de zona menos proeminente

Fasciite Ossificante
Localização: fáscia

Pseudotumor Fibro-ósseo dos Dedos
= PERIOSTITE REATIVA FLORIDA
= processo não neoplásico solitário, autolimitado, de patogênese desconhecida, provavelmente relacionado com trauma

Idade: média de 32 anos (variação 4–64 anos); M÷F = 1÷2
- edema fusiforme de tecido mole/massa

Localização: predominantemente ossos tubulares da mão e do pé (segunda > terceira > quinta)
Sítio: falange proximal > distal > média
- √ Massa de tecido mole radiopaca com banda radiolucente entre a massa + córtex
- √ Calcificações visíveis (50%)
- √ Espessamento periosteal focal (50%)
- √ Erosão cortical (ocasionalmente)

Rx: excisão local
DDx: sarcoma osteogênico parosteal/periosteal, condrossarcoma periférico, condroma periosteal, condroma de tecido mole

SÍNDROME UNHA-PATELA
= DOENÇA DE FONG = CORNOS ILÍACOS = ONICO-OSTEODISPLASIA FAMILIAR/HEREDITÁRIA = ÓSTEO-ONICODISOSTOSE = SÍNDROME DE HOOD = SÍNDROME COTOVELO-PATELA
= desordem autossômica dominante rara caracterizada por anomalias simétricas meso e ectodérmicas

Etiologia: defeito enzimático no metabolismo do colágeno?
Idade: evidente na segunda + terceira décadas
- unhas em colher quebradiças/divididas dos dedos, bilateralmente
- marcha anormal
- pigmentação anormal da íris
- disfunção renal (secundária à membrana basal glomerular anormal); proteinúria, hematúria, insuficiência em fase tardia da vida

√ 4 características-chave:
- aplasia/hipoplasia do polegar + unhas dos indicadores
- √ Fragmentação patelar/hipoplasia/ausência da patela (20%); frequentemente com deslocamentos laterais recorrentes
- √ Cornos ilíacos bilaterais e posteriores (= exostoses) em 80% (ocasionalmente encapados por uma epífise) SÃO DIAGNÓSTICOS
- √ Cabeça radial/hipoplasia do capítulo com subluxação/deslocamento da cabeça radial dorsalmente e aumento do ângulo de transporte do cotovelo (DDx: deslocamento congênito da cabeça radial)

- √ Crista ilíaca alargada com espinhas ilíacas anteriores protuberantes
- √ Genuvalgo em razão do desenvolvimento assimétrico dos côndilos femorais
- √ Tubérculos tibiais proeminentes
- √ Clinodactilia do quinto dedo
- √ Quinto metacarpo curto
- √ Contraturas da flexão do quadril, joelho, cotovelo, dedos, pé com incapacidade para a total extensão
- √ Hipoplasia do deltoide, tríceps, quadríceps
- √ Cistos mandibulares (ocasionalmente)
- √ Escoliose
- √ Osteodistrofia renal

DDx: (1) síndrome de Seckel = nanismo "cabeça de pássaro"
  (2) síndrome do pterígio poplíteo (ausência da patela, displasia do artelho)

FASCIITE NECROSANTE
Incidência: 500 casos na literatura
Idade: 58 ± 14 anos; M > F
Causa: infecção interna profunda/malignidade (úlcera duodenal perfurada/apêndice retroperitoneal/infecção perirretal, carcinoma retal infiltrativo/sigmoide
Predisposição: pacientes com diabetes, câncer, abuso de álcool/drogas, má nutrição

Organismo: Staphylococcus, E. coli, Bacteroides, Streptococcus, Peptostreptococcus, Klebsiella, Proteus, C. perfringens (5–15%) (múltiplos organismos em 75%)
Histologia: fáscia superficial necrótica, infiltração leucocitária das camadas fasciais profundas; trombose fibrinoide das arteríolas + vênulas com necrose da parede do vaso; infiltração microbiana da fáscia destruída
- indolente (1–21 dias de demora antes do diagnóstico)
- sintomas não específicos: dor intensa, febre, leucocitose, choque, estado mental alterado
- crepitação (50%), a pele sobrejacente pode estar intacta

Localização: extremidade inferior, braço, pescoço, costas períneo/bolsa escrotal masculina (= gangrena de Fournier)
√ Espessamento fascial assimétrico com filamentos de gordura (80%) pelo fluido
√ Gás nos tecidos moles que se dissecam ao longo dos planos fasciais provenientes dos organismos formadores de gás (em 55%)
√ Abscesso profundo associado (35%)
√ ± secundário a envolvimento muscular
Prognóstico: precário com retardo do diagnóstico
Rx: desbridamento cirúrgico extenso
DDx: (1) mionecrose (infecção originária do músculo)
(2) síndromes de fasciite + paniculite (edema crônico da pele + tecidos moles subjacentes + planos fasciais no braço + panturrilha)
(3) edema de tecido mole da CHF/cirrose (filamentos de gordura difusos, simétricos)

OSTEOARTROPATIA NEUROPÁTICA

= ARTICULAÇÃO NEUROTRÓFICA = ARTICULAÇÃO DE CHARCOT = "OSTEOARTRITE COM ÍMPETO"
= desordem articular degenerativa + destrutiva progressiva em pacientes com sensação dolorosa anormal + propriocepção
Causa:
A. Congênita
1. mielomeningocele
2. indiferença congênita à dor = assimbolia
3. disautonomia familiar (síndrome de Riley-Davis)
4. neuropatia sensorial e motora hereditária (síndrome de Charcot-Marie-Tooth)
B. Adquirida
(a) neuropatia central
1. Lesão cerebral/medula espinhal
2. Siringomielia (em um terço dos pacientes); ombros, cotovelo
3. Neurossífilis = tabes dorsal (em 15–20% dos pacientes): quadril, joelho, tornozelo, tarso
4. Tumores/infecção da medula espinhal
5. Compressão extrínseca da medula espinhal
6. Esclerose múltipla
7. Alcoolismo
(b) neuropatia periférica
1. *Diabetes mellitus* (a causa mais comum, apesar da incidência baixa): mesopé articulações tarsometatársicas (cuneiforme médio + base do segundo osso metatársico afetada primeiro), articulações intertarsais, articulações subtalares, articulações metatarsofalangianas, tornozelo
2. Lesão do nervo periférico
3. Tumor do nervo periférico
4. Lepra (doença de Hansen)
5. Poliomielite
(c) outros
1. Esclerodermia, doença de Raynaud, síndrome de Ehlers-Danlos
2. Artrite reumatoide, psoríase
3. Infiltração amiloide dos nervos, hipercorticismo suprarrenal
4. Uremia
5. Anemia perniciosa
C. Iatrogênica
1. Uso prolongado de drogas para aliviar a dor
2. Injeções intra-articulares/sistêmicas de esteroides
Mnemônica: D4E2S
Diabetes
Esteroides
Esclerodermia
Espinhal (lesão da medula)
Espinha bífida
Siringomielia
Sífilis

Fisiopatologia:
perda da propriocepção com déficits sensoriais que surgem em medula espinhal/nervos periféricos
(1) teoria neurotraumática
= trauma repetitivo com ausência de *feedback* sensorial protetor normal
(2) teoria neurovascular
= ausência de estímulos neurais leva à perda de tônus simpático resultando em vasodilatação e hiperemia, o que promove reabsorção óssea + enfraquecimento do osso subcondral

Patologia:
(a) padrão atrófico (mais comum):
destruição articular, reabsorção de fragmentos (osteoclastos + macrófagos removem *debris* de osso + de cartilagem), dissolução/"amputação" de ossos periarticulares, derrame articular
- ausência notável de osteosclerose + formação de osteófitos
Associada a: siringomielia, lesão de nervo periférico, também no diabetes
Localização: articulações que não sustentam peso da extremidade superior
DDx: amputação cirúrgica, artrite séptica
(b) padrão hipertrófico (somente nervos sensoriais afetados):
destruição articular, fragmentação do osso, debris ósseos periarticulares)
- osteosclerose + formação de osteófitos (inicialmente, alcançando um tamanho enorme)
DDx: osteoartrite grave
(c) padrão misto
(d) comum a:
desorganização articular, grande derrame articular sanguinolento persistente
- sem história de trauma
- articulação edemaciada + quente com leucograma (WBC) + ESR normal (infecção pode coexistir)
- normalmente a articulação não é dolorosa; dor à apresentação (em um terço) com diminuição da resposta à dor profunda + propriocepção
- alterações articulares frequentemente precedem o déficit neurológico
- fluido sinovial: frequentemente cristais lipídicos xantocrômicos/sanguinolentos (da medula óssea)
√ Derrame articular persistente (primeiro sinal)
√ Estreitamento do espaço articular
√ Calcificação pontilhada no tecido mole (= calcificação da membrana sinovial)

- √ Fragmentação do osso subcondral endurecido
- √ SEM osteoporose justa-articular (a menos que esteja infectada)
- √ Aparência de "saco de ossos" em estágio avançado (= acentuadas deformidades em torno do joelho)
    - *Mnemônica:* 6Ds
        - √ **D**enso (osso subcondral) (= esclerose)
        - √ **D**egeneração (= reparo tentado pelos osteófitos)
        - √ **D**estruição do córtex articular (com margens agudas semelhantes às da amputação cirúrgica)
        - √ **D**eformidade ("em ponta de lápis" das cabeças metatársicas)
        - √ **D**ebris (corpos soltos)
        - √ **D**eslocamento (não traumático)
- √ Subluxação das articulações (frouxidão dos tecidos moles periariculares)
- √ Reabsorção óssea progressiva rápida
- √ Distensão articular (por fluido, sinovite hipertrófica, osteófitos, subluxação)
- √ Fratura: cura com exuberante e bizarra formação de calo

MR:
- √ Diminuição da intensidade de sinal na medula óssea em T1WI + T2WI (por causa de alterações osteoscleróticas)

@ ombro
- *Causa:* siringomielia, trauma medular com paraplegia
- massa no ombro (por causa da distensão por fluido)
- √ Aparência amputada do úmero proximal
- √ Deslocamento
- √ Grande derrame articular
- √ *Debris* ósseos fragmentados na cápsula articular + bursa subacromial-subdeltóidea
- *DDx:* condrossarcoma

@ mãos + pés
- *Causa:* lepra (por causa de trauma + infecção bacteriana secundária)
- √ Mãos em garra/dedos dos pés em garra
- √ Aparência de "bengalinhas de doce lambidas" do osso metatársico/falange estreitada (por causa de atrofia óssea concêntrica com diminuição de comprimento + largura do osso)
- *DDx:* *diabetes mellitus*, geladura, anemia perniciosa, esclerodermia, siringomielia, tabes dorsal, neuropatia sensorial familiar

@ coluna (envolvida em 6-21%)
- *Causa:* lesão traumática da medula espinhal, siringomielia, sífilis inadequadamente tratada, amiloidose, insensibilidade congênita à dor, *diabetes mellitus*
- *Sítio:* junção toracolombar, coluna lombar
- √ Estreitamento do espaço discal
- √ Osteólise/esclerose das vértebras + articulações da faceta
- √ Subluxação
- √ Curvatura abrupta
- √ Escoliose
- √ Calcificação de tecido mole paraespinhal
- √ Grande protuberância em bico hipertrófica dos osteófitos da placa terminal
- √ Fragmentação óssea extensa com extensão além dos confins da margem do corpo vertebral dentro da musculatura paraespinhal + dentro do canal espinhal
- *DDx:* espondilite infecciosa, metástase, infecção granulomatosa, doença discal degenerativa grave

@ pé + tornozelo
- *Causa:* *diabetes mellitus* de longa data mal controlado, sífilis
- edema de tecido mole, aquecimento, eritema
- *Sítio:* quase sempre começa no mesopé
- √ Calcificações vasculares
- √ Subluxação que começa na segunda articulação tarsometatársica

Histologia: feixes enroscados intercalados de fibroblasto fusiforme + células gigantes multinucleadas dispersas + células espumosas xantomatosas; grau variável de hemossiderina; normalmente celular com pequenas quantidades apenas de colágeno
Idade: 8–20 anos; 75% na segunda década de vida
- normalmente assintomático; se grande, há dor

Localização: diáfise de osso longo; principalmente em ossos da extremidade inferior, em especial perto do joelho (fêmur distal + tíbia proximal); tíbia distal; fíbula
Sítio: região metadiafisária excêntrica/cortical, vários centímetros na direção do corpo da epífise, principalmente intramedular, é raro que seja puramente diafisária
- √ Área osteolítica multilocular oval espumosa
- √ Alinhamento ao longo do eixo longo, cerca de 2 cm abaixo no comprimento
- √ Margem esclerótica densa na direção da medula; formato em V ou em U em uma extremidade
- √ Remodelagem expansiva leve = irregularidade endosteal + afinamento ± abaulamento sobrejacente
- √ Migra em direção ao centro da diáfise
- √ Resolve-se com a idade

NUC:
- √ Captação mínima/leve em cintilografia óssea

MR:
- √ 80% hipointensa em T1WI + T2WI (tecido fibroso hipocelular extenso, pigmento de hemossiderina)
- √ 20% hipointensa em T1WI + hiperintensa em T2WI (agregação maciça de histiócitos epumosos)
- √ Margem hipointensa periférica + separação interna (esclerose reativa marginal + trabeculação)
- √ Edema medular adjacente geralmente ausente
- √ Intenso realce pelo meio de contraste (em 80%)/realce septal marginal (em 20%) em T1WI

CUIDADO: lesões > 33 mm de comprimento envolvendo > 50% do diâmetro ósseo transverso requerem observação
Prognóstico: cura espontânea na maioria dos casos
Cx: (1) fratura patológica (não é rara)
(2) raquitismo hipofosfatêmico resistente à vitamina D + osteomalacia (o tumor pode secretar substância que aumenta a reabsorção renal de fósforo)
DDx: (1) adamantinoma (diáfise tibial média)
(2) fibroma condromixoide (abaulamento do córtex é mais evidente, hiperintenso em T2WI)
(3) displasia fibrosa (septações internas raras)
(4) cisto ósseo aneurismático (heterogeneamente hiperintenso com níveis de fluido-fluido)
(5) ganglion intraósseo (hiperintenso em T2WI)

Fibroxantomas Múltiplos (em 8–10%)
Associados a: neurofibromatose, displasia fibrosa, síndrome de Jaffé-Campanacci

Síndrome de Jaffé-Campanacci
= fibroma não ossificante com manifestações extraesqueléticas em crianças
- retardo mental
- hipogonadismo
- defeito ocular
- defeito congênito cardiovascular
- manchas "café com leite"

SÍNDROME DE NOONAN
= PSEUDO-TURNER = SÍNDROME DE TURNER DO HOMEM
= fenótipo similar ao da síndrome de Turner, porém com cariótipo normal (ocorre em homens + mulheres)

Marcante incidência familiar
- baixa estatura/estatura pode ser normal
- pescoço palmado
- agonadismo/gônadas normais
- puberdade retardada
- retardo mental

√ Osteoporose
√ Idade óssea retardada
√ Cúbito valgo
@ crânio
  √ Hipoplasia mandibular com maloclusão dentária
  √ Hipertelorismo
  √ Forames biparietais
  √ Dolicocefalia, microcefalia/aumento craniano
  √ Pescoço palmado
@ tórax
  √ Deformidade no esterno: peito escavado/carinado
  √ Doença cardíaca congênita direita (estenose pulmonar valvar, ASD, hipertrofia excêntrica do ventrículo esquerdo, PDA, VSD)
  √ Fendas coronais da coluna
  √ Pode haver linfangiectasias pulmonares
@ trato gastrointestinal
  √ Linfangiectasia intestinal
  √ Eventração do diafragma
  √ Má rotação renal, duplicação renal, hidronefrose, grande pelve extrarrenal redundante
DDx: síndrome de Turner (retardo mental raro, anomalias renais frequentes)

OCRONOSE
= ALCAPTONÚRIA
= ausência herdada de ácido homogentísico oxidase com produção excessiva de ácido homogentísico + deposição nos tecidos conectivos incluindo cartilagem, sinóvia e osso

Histologia: cartilagem anormalmente pigmentada de preto submetidas à deterioração, resultando em calcificação + desnudação do tecido cartilaginoso

M÷F = 2÷1
- pigmento negro nos tecidos moles (na segunda década): pele amarelada; pigmentação cinzenta da esclera; tingimento azulado da cartilagem das orelhas + nasal
- alcaptonúria com tingimento negro das fraldas
- insuficiência cardíaca, insuficiência renal (deposição do pigmento)

@ coluna
  Idade: meia-idade
  Sítio: região lombar com ascensão progressiva
  √ Calcificação laminada de múltiplos discos intervertebrais
  √ Grave estreitamento do espaço discal invertebral
  √ Múltiplos fenômenos de vácuo (comuns)
  √ Osteoporose das vértebras adjacentes
  √ Osteofitose maciça = anquilose da coluna (em pacientes mais velhos)
  √ Calcificações localizadas nos tecidos anteriores aos corpos vertebrais
@ articulações
  √ Alterações hipertróficas da cabeça umeral
  √ Graves alterações osteoartríticas prematuras e progressivas no ombro, joelho, quadril coluna de pacientes jovens
  √ Corpos ósseos intra-articulares
  √ Pequenas calcificações nos tecidos moles para-articulares + inserções tendíneas

SÍNDROME ORODIGITOFACIAL
= SÍNDROME OROFACIODIGITAL
= grupo de defeitos heterogêneos, provavelmente representando expressividade variável, envolvendo face, cavidade oral e membros
Etiologia: trissomia autossômica do cromossomo 1 ao 47; dominante ligada ao X
Sexo: padrão de cromatina nuclear feminino (letal no sexo masculno)
Associada a: doença policística renal
- retardo mental
- hipertelorismo
- fenda labial + língua, hamartoma lingual
- ponta nasal bífida
√ Fenda palatal + osso da mandíbula
√ Hipoplasia da mandíbula (micrognatia) + occipício do crânio
√ Hipodontia
√ Clinodactilia, sindactilia, braquidactilia (os metacarpos podem estar alongados), polissindactilia, duplicação do hálux

DOENÇA DE OSGOOD-SCHLATTER
[Robert B. Osgood (1873–1956), cirurgião ortopédico em Boston]
[Carl Schlatter (1864–1934), cirurgião em Zurique, Suíça]
= lesão por avulsão crônica da inserção do ligamento patelar na tuberosidade tibial (NÃO osteonecrose); bilateral em 25–50%
Idade: 10–15 anos; M > F
Anatomia: desenvolve-se o tubérculo tibial como uma extensão anterior da fise tibial proximal; próximo aos 13–15 anos (em meninas) e 15–19 anos (em meninos)
Causa: microtrauma repetitivo (comum em esportes que envolvem saltos, chutes, agachamento)
- dor local + sensibilidade à pressão
- edema visível doloroso dos tecidos moles sobrejacentes +
√ Edema de tecidos moles adiante da tuberosidade = edema da pele + tecido subcutâneo)
√ Espessamento + calcificação da porção distal do tendão patelar
√ Margem indistinta do tendão patelar
√ Obliteração do ângulo inferior do coxim adiposo infrapatelar
√ Avulsão com separação de vários pequenos ossículos do centro de ossificação em desenvolvimento da tuberosidade tibial (formação de osso heterotópico secundário reativo)
√ Única/múltiplas ossificações no fragmento arrancado
√ Comparação com o outro lado (desenvolvimento irregular normal)
MR:
  √ Aumento do tendão patelar
  √ Intensidade de sinal aumentada no local de inserção tibial do tendão patelar em T1 + T2
  √ Distensão da bursa infrapatelar profunda
  √ Edema da medula óssea adjacente à tuberosidade tibial + apófise tibial (raro)
  √ Cartilagem espessada anterior ao tubérculo tibial
Cx: fratura do tubérculo tibial com não união dos fragmentos ósseos, subluxação da patela, condromalacia, avulsão do tendão patelar, *genu recurvatum*
Rx: imobilização/injeção de esteroides
DDx: (1) padrão irregular normal de ossificação da tuberosidade tibial entre as idades de 8–14 anos (sem sintomas)
       (2) osteíte: tuberculosa/sifilítica
       (3) sarcoma de tecido mole com calcificação

FIBROMA OSSIFICANTE
Estreitamente relacionado à displasia fibrosa + adamantinoma
Idade: segunda-quarta década; M < F
Histologia: células fusiformes fibrosas maturadas com atividade osteoblástica que produzem muitas densidades cartilaginosas + ósseas calcificadas
Localização: em geral na face

@ mandíbula, maxila
- expansão indolor da porção mandibular de sustentação dos dentes
√ Tumor redondo/oval, de 1–1,5 cm, bem circunscrito
√ Expansão moderada do córtex intacto
√ Matriz tumoral homogênea
√ Desalojamento dos dentes
@ tíbia
√ Lesão excêntrica em "vidro moído" (semelhante à displasia fibrosa)
Cx: recidivas frequentes

OSTEÍTE CONDENSANTE DO ÍLIO
Incidência: 2% da população
Causa: estresse crônico secundário à instabilidade da sínfise púbica
Idade: mulheres jovens e multíparas
- associada à lombalgia inferior quando a instabilidade da sínfise púbica está presente
√ Área triangular de esclerose ao longo do aspecto inferior do ílio, adjacente à articulação SI (espaço articular não envolvido)
√ Triângulo similar de osso reparativo no lado sacral
√ Em geral bilateral + simétrico; ocasionalmente unilateral
√ A esclerose desaparece em 3–20 anos após estabilização da sínfise púbica
DDx: (1) espondilite anquilosante (afeta o ílio + sacro, espaço articular estreitado, envolvimento de outros ossos)
   (2) artrite reumatoide (destruição articular, assimétrica)
   (3) doença de Paget (padrão trabecular espessado)

OSTEOARTRITE
= DOENÇA ARTICULAR DEGENERATIVA
= degeneração predominantemente não inflamatória nas articulações sinoviais
Causa: (1) forças anormais que atuam na articulação normal (p. ex., deslocamento da epífise da cabeça femoral)
   (2) forças normais que atuam sobre a articulação normal em virtude da:
      (a) anormalidade da cartilagem
      (b) anormalidade de osso subcondral
Patologia: a diminuição do sulfato de condroitina com a idade cria fibrilas de colágeno fracas seguida por degeneração irreversível da cartilagem hialina (= incapacidade de regeneração)
√ Estreitamento do espaço articular (estágio III) = indicador impreciso da integridade da cartilagem
√ Esclerose/eburnação do osso subcondral em áreas de estresse
√ Formação subcondral de cistos (geodes)
√ Aumento do fluido articular
√ Inflamação sinovial (na osteoartrite grave)
√ Osteofitose na margem articular/áreas não estressadas
MR:
   @ cartilagem
      Estágios de dano à cartilagem:
      I   edema + amolecimento da cartilagem (decorrente de dano à matriz de colágeno → diminuição do conteúdo de proteoglicano + aumento do conteúdo de água)
      II   aumento da espessura da cartilagem (decorrente da proliferação de condrócitos)
      III   perda de cartilagem (em virtude da diminuição da proliferação celular de condrócitos → fibrilação + erosão + quebra da cartilagem articular)
√ Aumento de intensidade de sinal da cartilagem anormal em T2 (= aumento da quantidade de água livre)
√ Defeitos morfológicos na superfície da cartilagem (vistos melhor na spoiled gradient-echo MR com supressão de gordura)

Pontuação de dano à cartilagem na MR:
   0   normal
   1   aumento de intensidade de sinal T2
   2   defeito em espessura parcial < 50%
   3   defeito em espessura parcial > 50%
   4   defeito em espessura total
@ osso
√ Lesão tipo edema de medula óssea subcondral hiperintensa (por causa de aumento de consumo de ácido graxo) em T2/STIR com supressão de gordura
√ Pseudocistos subcondrais em áreas de suporte de peso (= necrose óssea contusional/intrusão de fluido sinovial através da cartilagem danificada)
√ Esclerose subcondral (= deposição de osso novo induzida por estresse + microfraturas trabeculares + formação de calo) hipointensa em todas as sequências
√ Osteófitos nas margens articulares (= estimulação de ossificação encondral em áreas de baixo estresse)
√ Achatamento ou depressão do córtex articular (= atrito ósseo)
@ sinóvia
√ Espessamento sinovial com correlação positiva entre dor e grau de sinovite
√ Derrame articular
√ Fluido de bursa poplítea (comum)
√ Corpos articulares
   Origem: fragmentos condrais, osteófitos descolados, fragmentos de menisco, osteocondromatose sinovial
@ mão + pé
   Áreas-alvo: primeira MCP; trapezioescafoide; DIP > PIP; primeira MTP
√ Perda de espaço articular, eburnação subcondral, osteófitos marginais, ossículos em DIP + PIP
   √ **Nódulos de Bouchard** = osteófitos na articulação IFP
   √ **Nódulos de Heberden** = osteófitos na articulação ID: M÷F = 1÷10
√ Subluxação radial da base do primeiro metacarpo
√ Estreitamento + eburnação do espaço articular da área trapezioescafoide
@ ombro
√ Elevação da cabeça umeral + envolvimento não significativo da articulação glenoumeral (DDx: artrite reumatoide)
@ quadril
   Predisposição: displasia do quadril, deslocamento da epífise da cabeça femoral, síndrome de Legg-Calvé-Perthes, fratura do colo femoral mal unido, impactação femoroacetabular
√ Osteófitos femorais + acetabulares, esclerose, formação de cisto subcondral
√ Espessamento/reforço do córtex femoral medial/calcar
√ Migração da cabeça femoral:
   √ Subluxação superolateral da cabeça femoral
   √ Subluxação medial/axial ± protrusão dos acetábulos (em 20%)
   √ Protrusão hereditária primária = pelve de Otto (M < F)
@ joelho
   Localização: medial > femorotibial lateral > compartimento patelofemoral
√ Deformidade vara (M > F)
Associada a:
   rupturas de menisco medial (66%), lateral (24%), bilaterais (10%) (em 60% para pacientes da mesma forma assintomáticos + sintomáticos), geralmente associadas à extrusão do menisco da linha articular

@ coluna
　√ Esclerose + estreitamento das articulações apofisárias intervertebrais
　√ Osteofitose normalmente associada à doença discogênica
@ articulação sacroilíaca
　◊ a desordem mais comum das articulações sacroilíacas
　Localização: bilateral/unilateral (SIJ contralateral com quadril ruim)
　√ Perda difusa de espaço articular
　√ Fenômeno de vácuo
　√ Linha bem definida de esclerose especialmente no lado ilíaco da articulação
　√ União proeminente com o osteófito nos limites superior + inferior da articulação
　DDx: metástase osteoblástica

Osteoartrite Erosiva
= forma inflamatória de osteoartrose
Predisposição: em mulheres em pós-menopausa
Local: distribuição idêntica à da osteoartrite não inflamatória: articulações DIP > PIP > MCP das mãos; aspecto radial do punho; bilateral + simétrica
√ Configuração da articulação em "asa de pássaro"/"gaivota" = erosões centrais + osteofitose
√ Pode levar à anquilose óssea
DDx: artrite reumatoide, doença de Wilson, doença hepática crônica, hemocromatose

Osteoartrite Precoce
Mnemônica: DOA
　Displasia epifisária múltipla
　Ocronose
　Acromegalia

Ombro de Milwaukee
= associação de
　(1) laceração completa do manguito rotador
　(2) alterações osteoartríticas
　(3) derrame articular não inflamatório contendo hidroxiapatita de cálcio e cristais de pirofosfato di-hidratado de cálcio (CPPD)
　(4) hiperplasia da sinóvia
　(5) destruição da cartilagem + osso subcondral
　(6) múltiplos corpos soltos osteocondrais
Idade: mulher idosa
• história frequente de trauma
• artrite do ombro rapidamente progressiva
Radiografia:
　√ Estreitamento do espaço articular
　√ Esclerose subcondral + formação de cisto
　√ Destruição de osso subcondral
　√ Edema de tecidos moles
　√ Calcificações capsulares
　√ Corpos soltos intra-articulares
MR:
　√ Grande derrame
　√ Laceração completa do manguito rotador
　√ Estreitamento da articulação glenoumeral

Doença Articular Rapidamente Destrutiva
= forma incomum de osteoartrite envolvendo tipicamente o quadril (quase sempre unilateral)
Idade: mulheres idosas
Associada a: osteoartrite convencional nas mãos, punhos, joelhos, quadril oposto
• dor no quadril
√ Perda progressiva de espaço articular
√ Perda de osso subcondral na cabeça femoral + acetábulo resultando em deformidade em "machadinha" da cabeça femoral
√ Subluxação superolateral da cabeça femoral/deformidade de intrusão no ílio
√ Sem/pequenos osteófitos
Prognóstico: destruição rápida do quadro dentro de 14 meses após início dos sintomas
Rx: substituição total da articulação
DDx: osteonecrose, artrite séptica, neuroartropatia, artropatia induzida por cristais

OSTEOBLASTOMA
= OSTEOMA OSTEOIDE GIGANTE = FIBROMA OSTEOGÊNICO DO OSSO = FIBROMA OSSIFICANTE
= tumor benigno raro com potencial de crescimento ilimitado + capacidade de transformação maligna
Incidência: < 1% de todos os tumores ósseos primários; 3% de todos os tumores ósseos benignos
Idade: média etária de 16–19 anos; 6–30 anos (90%); segunda década (55%); terceira década (20%); M÷F = 2÷1
Patologia: lesão > 1,5 cm; lesões menores são classificadas como osteoma osteoide
Histologia: numerosas células gigantes multinucleadas (osteoclastos), arranjo irregular de osteoide + osso; estroma de tecido conectivo muito vascularizado com osso trabecular de interconexão; trabéculas mais largas + maiores que no osteoma osteoide
• assintomático em < 2%
• dor maçante localizada de início insidioso (84%), pior à noite em 7–13%
• resposta a salicilatos em 7%
• edema localizado, sensibilidade, diminuição da amplitude de movimentos (29%)
• escoliose dolorosa em 50% (com localização espinhal/costal) secundária a espasmo muscular, pode ser convexa na direção do lado do tumor
• parestesias, leves fraquezas musculares, paraparesia, paraplegia (por causa da compressão medular)
• toxicidade sistêmica ocasional (leucograma alto, febre)
Localização: (raramente multifocal)
　(a) coluna (33–37%): 62–94% em elementos posteriores, secundário à extensão para dentro do corpo vertebral (28–42%); coluna cervical (31%), coluna torácica (34%), coluna lombar (31%), sacro (3%)
　(b) ossos longos (26–32%): fêmur (50%), tíbia (19%), úmero (19%), rádio (8%), fíbula (4%); incomum no colo do fêmur
　(c) ossos pequenos das mãos + pés (15–26%); colo do talo dorsal (62%), calcâneo (4%), escafoide (8%), metacarpos (8%), metatarsos (8%)
　(d) calvária + mandíbula (= cementoblastoma)
Sítio: diafisário (58%), metafisário (42%); excêntrico (46%), intracortical (42%), cêntrico (12%), pode ser periosteal
√ Similar ao osteoma osteoide:
　√ Nido radiolucente com tamanho > 2 cm (variação de 2–12 cm)
　√ Bem demarcado (83%)
　√ ± manchas pequenas pontilhadas/tipo anel de calcificação da matriz
　√ Esclerose reativa (22–91%)/sem esclerose (9–56%)
√ lesão expansiva progressiva que pode aumentar de tamanho rapidamente (25%):
　√ Expansão cortical (75–94%)/destruição (20–22%)
　√ Matriz tumoral radiolucente (25–64%)/ossificada (36–72%)
　√ Componente de tecido mole bem definido

√ Casca fina do osso periosteal novo (58–77%)/sem reação periosteal
√ Escoliose (35%)
√ Osteoporose por desuso + hiperemia em localização talar
√ Calcificação rápida após radioterapia
CT:
  √ Mineralização da matriz multifocal, esclerose
  √ Remodelagem óssea expansiva, casca óssea fina
NUC:
  √ Intenso acúmulo focal de agente ósseo (100%)
  Angiografia:
  √ Rubor tumoral na fase capilar (50%)
MR:
  √ Intensidade de sinal baixa a intermediária em T1
  √ Intensidade mista intermediária a alta em T2
  √ Edema circundante
Prognóstico: recorrência de 10% após excisão; curetagem incompleta pode efetuar a cura em virtude da produção de cartilagem + captura de osso lamelar hospedeiro
DDx: (1) osteocondrossarcoma/condrossarcoma (osso novo periosteal)
  (2) osteoma osteoide (calcificação densa + halo de esclerose óssea, lesão estável (tamanho < 2 cm por causa da limitado potencial de crescimento)
  (3) tumores cartilaginosos (calcificação da matriz nodular)
  (4) tumor de células gigantes (sem calcificação, envolvimento epifisário)
  (5) cisto ósseo aneurismal
  (6) osteomielite
  (7) hemangioma
  (8) lipoma
  (9) epidermoide
  (10) displasia fibroide
  (11) metástase
  (12) sarcoma de Ewing

OSTEOCONDROMA

= EXOSTOSE OSTEOCARTILAGINOSA
= distúrbio ósseo de desenvolvimento hiperplásico/displásico composta por osso esponjoso circundado por osso cortical; o crescimento termina quando a placa epifisária mais próxima se funde
◊ Crescimento benigno mais comum do esqueleto!
◊ Tumor benigno contendo cartilagem mais benigno!
Etiologia: separação de um fragmento de cartilagem fisária herniado através da bainha periosteal que circunda a placa de crescimento (*enconche* de Ranvier): o fragmento continua a crescer e sofre ossificação encondral
  (a) microtrauma/lesão de Salter-Harris com transplante *in vivo* de tecido fisário
  (b) radioterapia (em 6–24%) com período de latência de 3–17 anos em pacientes entre 8 meses e 11 anos de idade que recebem 1.500–5.500 cGY (frequentemente para tratamento de neuroblastoma/tumor de Wilms)
    ◊ Tumor benigno induzido por radiação mais comum
Patologia: continuidade da lesão com medula + córtex do osso hospedeiro (CARACTERÍSTICO)
Histologia: capa de cartilagem hialina contendo uma superfície basal com ossificação encondral (córtex fino + osso trabecular + espaço medular)
√ Continuidade de córtex ósseo com córtex ósseo hospedeiro
√ Continuidade do espaço medular com o osso hospedeiro
√ Capa de cartilagem hialina:
  √ Calcificações em arcos/anéis/floculantes em radiografias
√ Crescimento apontando para longe da articulação mais próxima + direção do centro da diáfise:
  √ No ângulo de 90 graus no lado diafisário da haste
  √ Declive no lado epifisário
CT:
  √ Representação ótima da continuidade cortical + medular com osso hospedeiro (PATOGNOMÔNICO)
  √ Capa não mineralizada da cartilagem hipodensa para músculo (em 75–80%):
    √ 6–8 mm de espessura em pacientes com esqueleto maduro
    √ Até 30 mm de espessura em pacientes com esqueleto imaturo
MR:
  √ Continuidade cortical + medular (MR é a melhor modalidade)
  √ Capa de cartilagem hialina muito hiperintensa em T2 + intensidade baixa a intermediária em T1 refletindo alto conteúdo de água:
    √ Áreas mineralizadas hipointensas de cartilagem
    √ Periferia hipointensa = pericôndrio
    √ Realce septal + periférico leve
US:
  √ Capa cartilaginosa não mineralizada hipoecoica facilmente distinguida do músculo e gordura
  √ Sombreamento acústico posterior para a porção mineralizada
NUC:
  √ Lesão ativa (predominantemente em paciente jovem)
  √ Lesão quiescente em paciente idoso
Prognóstico: a exostose começa na infância; para de crescer quando o centro epifisário mais próximo se funde
Rx: excisão cirúrgica (taxa de recidiva de 2%, taxa de complicação de 13% [neuropraxia, laceração arterial, síndrome compartimental, fratura])
Cx:
  (1) deformidade óssea e cosmética (mais frequente)
    • limitação mecânica do movimento articular
    • tendão/ligamento estalante
    • hematúria (osteocondroma púbico irritante)
    √ "Saucerização"/recorte do córtex do osso adjacente por causa da erosão de pressão extrínseca (de ossos tubulares pareados)
    √ Osteoartrite prematura
    √ Derrame pleural/hemotórax (por causa de lesão irritante da costela)
  (2) fratura através do pedículo do osteocondroma
  (3) comprometimento vascular
    – estenose venosa/arterial
    – oclusão arterial/trombose venosa
    – formação pseudoaneurismática
      Causa: trauma repetitivo na parede do vaso
      Idade: próximo ao final do crescimento esquelético normal
      Localização: a. poplítea; a. braquial; a. femoral superficial; a; tibial posterior
  (4) comprometimento neurológico
    – compressão do nervo periférico com neuropatia de compressão; pé caído com envolvimento do nervo fibular (mais frequente)
    – compressão do nervo central: déficit do nervo craniano, radiculopatia, síndrome da cauda equina, compressão medular com mielomalacia
      √ Localização de inserção geralmente muito estreita
      √ Difícil diagnóstico por imagem por causa da anatomia complexa da base craniana (TP 21%)
      √ Osteocondroma do canal espinhal (FN 15%)

(5) formação de bursa reativa (em 1,5%)
- massa que aumenta de tamanho sobrejacente a um osteocondroma simulando transformação maligna
  Localização: escápula (> 50%), trocanter menor, ombro
  √ Massa cheia de líquido ± defeitos de enchimento condral:
    √ Mineralização dos corpos condrais intrabursais podem simular uma capa espessa de cartilagem com crescimento
  Cx: inflamação, infecção, hemorragia dentro da bursa, secundários à condromatose sinovial
(6) transformação maligna em condrossarcoma/osteosssarcoma secundário/periférico
  Frequência: 1% no osteocondroma solitário; 3–5% na osteocondromatose múltipla hereditária
  Localização: local mais comum no osso ilíaco
  ◊ Qualquer capa de cartilagem > 1,5 cm de espessura/crescimento contínuo após a maturação esquelética é suspeita de transformação maligna!
  Mnemônica: **C**isne **D**esliza e **D**ança na **Á**gua do **L**ago ao **M**orno **E**ntardecer
  Crescimento após fechamento fisário
  Destruição (cortical)
  Dor após a puberdade
  Atividade cintilográfica adicional
  Lucência (nova radiolucência)
  Massa de tecidos moles
  Espessada > 1,5 cm (capa de cartilagem)

Variantes Osteocondromatosas
1. Displasia epifisária hemimélica
2. Exostose subungueal
3. Exostose em torre
4. Exostose em tração (nas inserções tendíneas)
5. Proliferação osteocondromatosa parosteal bizarra = lesão de Nora
6. Periostite reativa exuberante

Osteocondroma Solitário
Frequência: 1–2%; 20–50% de tumores ósseos benignos; 10–15% de todos os tumores ósseos
Idade: primeira–terceira década; M÷F = 1,6÷1 – 3,4÷1
- massa insensível e indolor casual próxima das articulações
- sintomática (em 75% antes dos 20 anos de idade)
Sítio: metáfise de ossos longos; raramente diáfise
Localização: em qualquer osso que desenvolve calcificação encondromal; fêmur (30%), tíbia (15–20%), próximo do joelho (40%), úmero (10–20%), mãos e pés (10%), pelve (5%), escápula (4%), costela (3%), coluna (2%, cervical [esp. C2] > torácico [T8 > T4] > lombar)
Tipo: (a) osteocondroma pediculado = haste estreita
(b) osteocondroma séssil = base larga

Exostoses Múltiplas Hereditárias
= ACLASIA DIAFISÁRIA (ACLASIA)
= OSTEOCONDROMAS MÚLTIPLOS
= OSTEOCONDROMATOSE FAMILIAR
= a osteocondrodisplasia mais comum caracterizada pela formação de múltiplas exostoses
Prevalência: 1÷50.000 – 1÷100.000
1÷1.000 em Guam/Ilhas Marianas
Genética: autossômica dominante (penetração incompleta em mulheres); 3 lócus distintos nos cromossomos 8, 11, 19
◊ Dois terços dos indivíduos afetados têm história familiar positiva
Idade: forma-se logo após o nascimento; praticamente todos os pacientes descobertos por volta dos 12 anos de idade; M÷F = 1,5÷1,0

- baixa estatura (40%) por causa do desenvolvimento de exostoses à custa de crescimento ósseo longitudinal
Localização: múltiplas + geralmente bilateral; joelho (70–98%), úmero (50–98%), escápula + costela (40%), cotovelo (35–40%), quadril (30–90%), punho (30–60%), tornozelo (25–54%), mão (20–30%), pé (10–25%), pelve (5-15%), vértebras (7%)
Sítio: metáfises de ossos longos próximo da placa epifisária (a distância até a linha epifisária aumenta com o crescimento)
√ Encurtamento desproporcional de uma extremidade (50%)
@ extremidade superior
  √ Deformidade pseudo-Madelung:
    √ Encurtamento ulnar + rádio encurvado mais longo
    √ Inclinação ulnar da superfície articular radial distal
    √ Desvio ulnar da mão
  √ Deslocamento da cabeça radial
  √ Sinostose radioulnar
  √ Encurtamento do quarto-quinto metacarpo
  √ Dedos/mão/pé supernumerários
@ extremidade inferior
  √ Coxa valga (25%)
  √ Genuvalgo (20–40%)
  √ Deformidade valga do tornozelo = inclinação tibiotalar (45–54%)
  √ Subtubulação com junção metadiafisária alargada:
    √ Deformidade em frasco de Erlenmeyer do fêmur distal
CT:
  √ Sinal da pelve ondulada = pequena lesão séssil cria contorno cortical ondulado

OSTEOCONDROSE DISSECANTE
= OSTEOCONDRITE DISSECANTE = FRATURA OSTEOCONDRAL
= fragmentação + possível separação de uma porção da superfície articular
Etiologia:
(1) fratura subcondral de fadiga como resultado de forças de cisalhamento, rotatórias/de impacto, tangencialmente alinhadas/microtrauma repetitivo
(2) ?característica autossômica dominante associada à baixa estatura, disfunção endócrina, doença de Scheuermann, doença de Osgood-Schlatter, tíbia vara, síndrome do túnel do carpo
Idade: adolescência; M > F
- assintomático/queixas vagas
- cliques, travamento, limitação dos movimentos
- edema, dor agravada por movimentos
Localização:
(a) joelho: côndilo medial (em 10% lateral) próximo à fossa intercondilar; bilateral em 20–30%
(b) cabeça umeral
(c) capítulo do cotovelo
(d) talo
√ Fragmento puramente cartilaginoso não reconhecido em radiografias simples
√ Linhas de fratura paralelas à superfície articular
√ "Mouse" = fragmento osteocondrótico
  Localização: região posterior da articulação do joelho, fossa olecraniana, recesso axilar/subescapular da articulação glenoumeral
√ Leito do "mouse" = fossa esclerosada na superfície articular
√ Edema de tecidos moles, derrame articular
MR:
  √ Foco de sinal anormal na medula subarticular
  √ Defeito na cartilagem sobrejacente
  √ Corpos soltos de heterogênea baixa intensidade de sinal na fossa coronoide + olecraniana delineada pelo fluido articular hiperintenso em T2

DDx: osteonecrose espontânea, neuroartropatia, doença articular degenerativa, osteocondromatose sinovial

Osteocondrite Dissecante no Capítulo
Idade: meninos adolescentes de 13–16 anos de idade
Causa: atividade de arremesso por sobre a cabeça/ginástica
- dor maçante mal localizada no cotovelo
- extensão limitada + travamento do cotovelo
- √ Defeito lucente dentro do capítulo
- √ Achatamento da margem anterior do capítulo

DISPLASIA OSTEOFIBROSA
= entidade previamente confundida com displasia fibrosa
Idade: recém-nascido até 5 anos
Histologia: tecido fibroso circundando as trabéculas em um padrão espiralado e turbilhonado
Localização: normalmente confinada à tíbia (mediodiáfise em 50%), a lesão começa no córtex anterior; fíbula ipsilateral afetada em 20%
- √ Aumento da tíbia com encurvamento anterior
- √ Córtex fino/invisível
- √ Expansão periosteal
- √ Margem esclerótica (DDx: fibroma não osteogênico, fibroma condromixoide)
- √ Regressão espontânea em um terço

Cx: fratura patológica em 25%, as fraturas cicatrizam com a imobilização; são complicadas por pseudoartrose com pouca frequência
DDx: displasia fibrosa, doença de Paget

OSTEOGÊNESE IMPERFEITA
= PSATIROSE = OSSO FRÁGIL = DOENÇA DE LOBSTEIN
= grupo heterogêneo de uma desordem generalizada do tecido conectivo levando ao nanismo micromélico, caracterizado por fragilidade óssea, escleras azuis e dentinogênese imperfeita
Incidência: global de 1÷28.500 (variação 1÷20.000 – 1÷60.000) nascimentos vivos; M÷F = 1÷1
Histologia: matriz de colágeno imatura (por causa da síntese diminuída/defeituosa de colágeno tipo I)
Genética: mutação do gene COL1A1 no cromossomo 17 e gene COL1A2 no cromossomo 7
- crânio mole *(caput membranaceum)*
- hiperfrouxidão das articulações
- esclera azul
- má dentição
- otosclerose
- pele fina solta
- √ Desmineralização difusa, estrutura trabecular deficiente, afinamento cortical
- √ Osso cortical defeituoso: aumento do diâmetro das extremidades proximais dos úmeros + fêmures; osso frágil fino; múltiplas áreas tipo cistos
- √ Múltiplas fraturas + pseudartrose com encurvamento (corpos vertebrais, ossos longos)
- √ Formação de calo normal/exuberante
- √ Afinamento/incisura da costela
- √ Calota fina
- √ Aumento de tamanho de célula sinusal/mastoide
- √ Otosclerose = otoespongiose (= cápsula ótica submineralizada espessada por causa de ossificação acentuadamente retardada + deficiente das três camadas)
- √ Microfraturas + deformidades dos ossículos da orelha média (*crus* do estribo + cabo do martelo)
- √ Ossos wormianos que persistem na vida adulta
- √ Impressão basilar (= platibasia)
- √ Corpos vertebrais bicôncavos + nodos de Schmorl, altura aumentada do espaço discal intervertebral
- √ Deformidades encurvadas após a criança começar a andar

Cx: (1) audição comprometida/surdez decorrente de otosclerose (20–60%)
(2) morte por hemorragia intracraniana (função plaquetária anormal)
Dx: amostragem de vilos coriônicos

Osteogênese Imperfeita Congênita Tipo I
= OSTEOGÊNESE IMPERFEITA TARDIA
◊ A forma mais comum da doença leve a moderada
Transmissão: autossômica dominante com expressão variável; compatível com a vida
Idade de apresentação: 2–6 anos
- escleras azuis (50%)
- perda auditiva pré-senil (50%)
- dentinogênese normal/anormal
- √ Bebês de peso + comprimento normal
- √ Osteoporose
- √ Fraturas em recém-nascidos (que ocorrem durante o parto)

OB-US:
- √ Curvatura acentuada dos ossos longos
- √ SEM IUGR

Osteogênese Imperfeita Tipo II
= OSTEOGÊNESE IMPERFEITA CONGÊNITA LETAL
= forma perinatal (obstétrica) letal
Transmissão: novas mutações dominantes esporádicas/autossômicas recessivas
Incidência: 1÷54.000 nascimentos; variedade mais frequente
- a doença manifesta-se ao nascimento (no útero)
- escleras azuis
- perda auditiva
- frouxidão ligamentar + pele frouxa
- √ Ossos longos encurtados, enrugados e alargados
- √ Angulações ósseas, encurvamento, desmineralização
- √ Espessamento ósseo localizado pela formação de calo
- √ Costelas finas e em rosário ± fraturas resultando em tórax em forma de sino/tórax estreito
- √ Crânio fino e mal ossificado
- √ Ossos wormianos (presentes na maioria dos casos)
- √ Osteopenia espinal
- √ Platispondilia

OB-US:
◊ Um ultrassom normal após 17 semanas de amenorreia (MA) exclui o diagnóstico!
- √ Transmissão através do crânio aumentada (mineralização extremamente pobre)
  - √ Incomumente boa visualização da superfície cerebral
  - √ Incomumente boa visualização das órbitas
  - √ Visualização aumentada das pulsações arteriais intracranianas
- √ Compressibilidade anormal da calota craniana com transdutor
- √ Visualização diminuída do esqueleto
- √ Múltiplas fraturas fetais + deformidades de ossos longos + costelas:
  - √ Aparência enrugada do osso (= mais de uma fratura em um único osso)
  - √ Costelas em rosário (formação de calos em torno das fraturas)
- √ Membros anormalmente curtos
- √ Tórax pequeno (colapso da caixa torácica)
- √ Diminuição dos movimentos fetais
- √ Crianças pequenas para a idade gestacional (frequente)
- √ Poli-hidrâmnio + hidropisia não imune

Prognóstico: natimorto/morte logo após o nascimento por hipoplasia pulmonar
DDx: hipofosfatasia congênita, acondrogênese tipo I; displasia campomélica

Osteogênese Imperfeita Tipo III
= OSTEOGÊNESE IMPERFEITA GRAVE E PROGRESSIVAMENTE DEFORMANTE
Transmissão: autossômica recessiva; desordem progressivamente deformante compatível com a vida
- escleras azuladas durante a infância que se tornam pálidas com o tempo
- hiperfrouxidão articular (50%)
- perda auditiva (comum)
√ Ossificação do crânio diminuída
√ Vértebras normais + pelve
√ Ossos longos encurtados + encurvados
√ Deformidades progressivas dos membros + coluna na vida adulta
√ ± fraturas costais
√ Múltiplas fraturas presentes ao nascimento em dois terços dos casos
√ As fraturas consolidam-se bem
OB-US:
√ Ossos longos curtos + encurvados
√ Fraturas
√ Forma do úmero quase normal
√ Circunferência torácica normal
Prognóstico: deformidades progressivas dos membros + coluna durante a infância/adolescência

Osteogênese Imperfeita Tipo IV
Transmissão: autossômica dominante; forma mais leve com melhor prognóstico
- cor da esclera normal
- pouca tendência a desenvolver perda auditiva
√ Ossos tubulares de comprimento normal; pode ocorrer leve encurvamento femoral
√ Osteoporose
OB-US:
√ Encurvamento dos ossos longos

OSTEOMA OSTEOIDE
= neoplasia esquelética benigna composta de osteoide + trama óssea, por definição com menos de 1,5 cm de diâmetro
Incidência: 12% das neoplasias benignas esqueléticas
Etiologia: resposta inflamatória?
Histologia: pequenos nichos de osteoide contendo trabéculas interligadas, com áreas de tecido conectivo fibroso altamente vascularizadas circundadas por zona de esclerose óssea reativa; formação de anel circunjacente osteoblástico; indistinguível do osteoblastoma
Idade: 10–20 anos (51%); segunda + terceira década (73%); 5–25 anos (90%); variação 19 meses–56 anos; incomum < 5 e > 40 anos de idade; M÷F = 2÷1; incomum em negros
- sensível ao toque + pressão
- dor local (95–98%), semanas ou anos de duração, pior à noite, diminuída pela atividade
- os salicilatos dão alívio em 20–30 minutos em 75–90%
- prostaglandina E2 elevada 100–1.000 vezes o normal dentro do nicho (provável causa de dor e vasodilatação)
Localização:
(a) metadiáfise/diáfise de ossos longos (73%): extremidade superior do fêmur (43%), mãos (8%), pés (4%); frequente na tíbia proximal + colo femoral, fíbula, úmero; nenhum osso está isento
(b) coluna (10–14%): predominantemente nos elementos posteriores (50% no pedículo + lâmina + processo espinhoso; 20% no processo articular) segmentos da coluna lombar (59%), cervical 27%), torácica (12%), sacral (2%)
- escoliose dolorosa, dor focal/radicular
- distúrbio da marcha, atrofia muscular
(c) crânio, costela, ísquio, mandíbula, patela
√ Nicho radiolucente redondo/oval (75%) tamanho < 1,5 cm
√ Esclerose variável circundante ± calcificação central
√ Escoliose côncava dolorosa na direção da lesão/cifoescoliose/hiperlordose/torcicolo com localização espinhal (por causa de espasmo)
√ Pode mostrar extensa sinovite + derrame + perda prematura de cartilagem com localização intra-articular (sinovite linfofolicular)
√ Osteoartrite (50%) com localização intra-articular 1,5–22 anos depois do início da sintomatologia
√ Osteoporose regional (provavelmente por causa de desuso)
◊ Áreas radiograficamente difíceis: coluna vertebral, colo femoral, ossos pequenos das mãos + pés
NUC:
√ Aumento intenso de captação do radiotraçador (aumento do fluxo sanguíneo + formação de osso novo)
√ Sinal de dupla intensidade = pequena área de atividade focal (nicho) sobreposta em área maior de grande captação do radiotraçador
CT (para detecção + localização mais precisa do nicho):
√ Pequeno nicho redondo/oval bem definido circundado por quantidade variável de esclerose
√ O nicho intensifica-se na imagem dinâmica
√ Nicho com variável quantidade de mineralização (50%); pontilhado/amorfo/anelar/denso
MR (evidência diminuída da lesão comparada à CT):
√ Nicho isointenso para o músculo em T1WI
√ Intensidade de sinal aumenta até aquela intermediária de músculo + gordura/permanece baixa em T2WI
√ Inflamação perinidal de medula óssea (63%)
√ Inflamação/edema de tecido mole perinidal (47%)
√ Sinovite + derrame articular com localização intra-articular
Angiografia:
√ Nicho altamente vascularizado com intenso rubor circunscrito na fase arterial inicial + persistente na fase tardia na fase venosa
Prognóstico: sem progressão do crescimento, regressão infrequente
Rx: (1) excisão cirúrgica completa do nicho (o osso reativo regride subsequentemente)
(2) remoção percutânea guiada por CT
(3) ablação percutânea com eletrodo/*laser*/álcool de radiofrequência
DDx: (1) osteoma osteoide cortical: abscesso de Brodie, osteomielite esclerosante, sífilis, ilhota de osso denso, fratura de estresse, osteossarcoma, sarcoma de Ewing, metástase osteoblástica, linfoma, cisto ósseo aneurismático subperiosteal, osteoblastoma (crescimento progressivo)
(2) osteoma osteoide intra-articular: artrite inflamatória/séptica/tuberculosa/reumatoide, sinovite inespecífica/doença de Legg-Calvés-Perthes

Osteoma Osteoide Cortical (mais comum)
= nicho dentro do córtex
√ Reação periosteal sólida/laminada
√ Espessamento cortical esclerótico e fusiforme na diáfise de ossos longos
√ Área radiolúcida dentro do centro de osteosclerose

Osteoma Osteoide do Osso Esponjoso (frequência intermediária)
= intramedular
◊ Lesão intra-articular difícil de identificar, com retardo do diagnóstico de até 4 meses a 5 anos!
Sítio: justa/intra-articular no colo femoral, elementos vertebrais posteriores, ossos pequenos das mãos + pés

√ Pouco córtex osteosclerótico/esclerótico distante do nicho (diferença funcional do periósteo intra-articular)
√ Espaço articular ampliado (efusão, sinovite)

Osteoma Osteoide Subperiosteal (raro)
= massa de tecido mole esférica adjacente ao osso
Sítio: justa/intra-articular no aspecto medial do colo femoral, mãos, pés (colo do talo)
√ Massa justacortical que escava o córtex (atrofia por pressão óssea) com quase nenhuma esclerose reativa

OSTEOMA
= tumor benigno do osso membranoso (hamartoma)
Idade: vida adulta
Associado a: síndrome de Gardner (osteomas múltiplos + polipose colônica)
Localização: tábua interna/externa da calota (geralmente da tábua externa), seios paranasais (frontal/seios etmoidais), mandíbula, ossos nasais
√ Lesão sem estrutura, bem circunscrita, circular e extremamente densa, normalmente < 2 cm

Osteoma Fibroso
provavelmente uma forma de displasia fibrosa
Idade: infância
√ Menos densa que o osteoma/radiolucente
√ Expande a tábua externa sem afetar a tábua interna
DDx: endostoma, ilha óssea, infarto ósseo (localizado na medula)

OSTEOMIELITE
= infecção do osso causada por bactérias, fungos, parasitas, vírus

Osteomielite aguda
Idade: afeta mais comumente as crianças
Organismos:
(a) recém-nascidos: *S. aureus, Streptococcus* do grupo B, *Escherichia coli*
(b) crianças: *S. aureus* (hemoculturas positivas em 50%)
(c) adultos: *S. aureus* (60%), espécies entéricas (29%), *Streptococcus* (8%)
(d) usuários de drogas: *Pseudomonas* (86%), *Klebsiella*, enterobactérias (atraso no diagnóstico de 57 dias em média)
(e) anemia falciforme: *S. aureus, Salmonella*
(f) diabéticos: geralmente múltiplos organismos, como *S. aureus, Streptococcus, E. coli, Klebsiella*, clostrídios, *Pseudomonas* (no solo + sola dos sapatos)
Causa:
(1) infecção do trato geniturinário (72%)
(2) infecção pulmonar (14%)
(3) infecção dermatológica (14%): contaminação direta de uma lesão em tecido mole no paciente diabético
Patogênese:
(a) disseminação hematogênica
(b) implante direto por uma fonte traumática/iatrogênica
(c) extensão de uma infecção vizinha em tecidos moles
Localização:
@ extremidade inferior (75%) sobre pontos de pressão em pé diabético
@ vértebras (53%): lombar (75%) > torácica > cervical (= espondilite infecciosa)
@ estiloide radial (24%)
@ articulação sacroilíaca (18%)
• leucocitose + febre (66%)

Radiografias convencionais (insensíveis):
√ Radiografias iniciais com frequência são normais (notoriamente pobres na fase aguda de infecção por 10–14 dias)
DDx: infarto (achados radiográficos similares)
√ Edema localizado dos tecidos moles adjacentes à metáfise, com obliteração dos planos gordurosos usuais (após 3–10 dias)
√ Osteólise metafisária difusa (intervalos de 7–14 dias após alterações patológicas)
√ Erosão endosteal
√ Fissuras intracorticais
√ Invólucro = capa de reação periosteal lamelada/espiculada (desenvolve-se após 20 dias)
√ Sequestro em botão = osso cortical necrótico destacado (desenvolve-se após 30 dias)
√ Formação de cloaca = espaço no qual o osso morto reside
US:
√ Alterações em tecido mole, acúmulo de fluido, reação periosteal
CT:
√ Densidade medular de >+20 unidade Houns field de diferença do lado saudável indica infecção medular
MR (82% de sensibilidade, 80% de especificidade em diabéticos):
◊ Demonstra extensa infecção
◊ Medula normal/baixa intensidade de sinal em T2WI exclui osteomielite!
√ Medula óssea hipointensa em T1WI + hiperintensa em relação à medula gordurosa normal em T2WI (= tecido inflamatório rico em água + fluido de edema)
◊ edema de medula óssea periarticular pode ser visto adjacente às articulações envolvidas por artropatia inflamatória não infecciosa/osteoartrite e não indica osteomielite de modo confiável!
DDx: artropatia inflamatória não infecciosa (articulação de Charcot), osteoartrite, celulite
√ Realce variável após administração IV de Gd-quelado
√ Envolvimento hiperintenso cortical linear/focal em T2WI
√ Infecção subperiosteal = halo hiperintenso circundando o córtex em T2WI
√ Trato sinusal (= comunicação de acúmulo de fluido medular com acúmulo de fluido de tecido mole através de ruptura cortical) = linha hiperintensa em T2WI que se estende do osso até a superfície cutânea + realce de suas bordas
√ Sequestro = área central hipointensa em T2WI
Características do abscesso:
√ Borda com realce hiperintenso (= zona hiperêmica) em torno de um foco central de baixa intensidade (= tecido necrótico/desvitalizado) em T1WI pós-contraste
√ Acúmulo de fluido hiperintenso circundado por pseudocápsula hipointensa em T2WI + intensificação de contraste do tecido de granulação
√ Tecidos moles adjacentes hiperintensos em T2WI
√ Imagem intensificada com contraste com supressão da gordura (sensibilidade de 88% + especificidade de 93% comparada com 79% + 53% em imagens de MR não contrastada)
NUC (acurácia aproximada de 90%):
Vantagem: imagens de todo o esqueleto!
(1) varredura com Ga-67: sensibilidade de 100%; aumento da captação 1 dia mais cedo que Tc-99m MDP
◊ O gálio é útil para a osteomielite crônica!
(2) Tc-99m difosfonato estático: sensibilidade de 83%, taxa de 5–60% de falso-negativos em neonatos + crianças por causa de
(a) efeito mascarador das placas epifisárias

(b) fluxo sanguíneo precocemente diminuído com a infecção
(c) espectro de padrão de captação que vai de frio a quente
(3) cintilografia esquelética em três fases:
sensibilidade de 92%, especificidade de 87%
fase 1: angiografia por radionuclídeos = fase de aumento perfusão do fluxo sanguíneo regional
fase 2: imagens em "*pools* sanguíneos"
fase 3: "captação óssea" (aumento da atividade osteoblástica)
Limitações: dificuldades diagnósticas em crianças em estados pós-traumáticos/pós-operatórios, neuropatia diabética (precário suprimento sanguíneo), neoplasia, artrite séptica, doença de Paget, osteomielite cicatrizada, processo inflamatório não infeccioso
DDx: celulite/osteomielite (diminuição na atividade com o tempo)
(4) varredura de leucócitos:
(a) em leucócitos marcados com In-111: melhor agente para infecções agudas
(b) leucócitos marcados com Tc-99m hexametilpropilenoamina oxima: de preferência às imagens com In-111, especialmente nas extremidades
◊ As varreduras leucocitárias em grande parte substituíram as imagens com gálio para a osteomielite aguda por causa do melhor influxo de fótons + melhorias na dosimetria (altas doses permitidas relativas ao In-111), permitindo imagens mais rápidas + melhor resolução
(5) imagens da medula óssea (coloide de enxofre marcado com TC-99m) em combinação com varredura de leucócitos)
√ Área "fria" no início da osteomielite tornando-se "quente" subsequentemente, se localizada em ossos longos/pelve (não vistas nos corpos vertebrais)
√ Aumento local na captação do radiofármaco (positivo dentro de 24–72 horas)
Cx: (1) abscesso de tecido mole
(2) formação de fístula
(3) fratura patológica
(4) extensão para dentro da articulação
(5) distúrbio do crescimento por causa do envolvimento epifisário
(6) neoplasia
(7) amiloidose
(8) deformidade grave com o atraso no tratamento

Osteomielite Neonatal Aguda
Idade: início < 30 dias de idade
• pouco/nenhum distúrbio sistêmico
√ Envolvimento multicêntrico mais comum; geralmente com envolvimento articular
√ Cintilografia óssea negativa/equívoca em 70%

Osteomielite Aguda na Lactância
Idade: < 18 meses de idade
Mecanismo patológico: disseminação para a epífise porque os vasos transfisários cruzam a placa de crescimento para dentro da epífise
√ Marcante componente de tecidos moles
√ Abscesso subperiosteal com novo osso periosteal extenso
Cx: envolvimento articular frequente
Prognóstico: cicatrização rápida

Osteomielite Aguda da Infância
Idade: 2–16 anos de idade

Mecanismo patológico:
vasos transfisários fechados; os vasos metafisários adjacentes à placa de crescimento voltam-se em direção à metáfise, localizando o foco primário da infecção dentro da metáfise; formação de abscesso na medula com disseminação cortical
Localização: fêmur, tíbia
√ Sequestro frequente
√ Elevação periosteal (com interrupção do suprimento sanguíneo periosteal)
√ Área osteolítica pequena e única/múltiplas na metáfise
√ Extensa reação periosteal paralela à diáfise (após 3–6 semanas); pode ser "lamelar nodular" (DDx: osteoblastoma, granuloma eosinofílico)
√ Encurtamento do osso com destruição da cartilagem epifisária
√ Estimulação do crescimento por hiperemia + maturação prematura da epífise adjacente
√ Osteomielite da diáfise média é o local menos frequente
√ Trato serpiginoso com pequena margem esclerótica (PATOGNOMÔNICO)

Osteomielite Aguda no Adulto
Associada a: abscesso de tecido mole, fratura patológica
Fatores de risco: uso de drogas IV, trauma prévio, estado imunossuprimido, diabetes
√ Novo osso periosteal delicado
√ Envolvimento articular comum

Osteomielite Crônica
√ Osso espessado, irregular e esclerótico com radiolucências, periósteo elevado, seio com drenagem crônica

Osteomielite Esclerosante de Garré
= OSTEOMIELITE ESTÉRIL
= infecção de baixo grau, sem exsudato purulento
Localização: mandíbula (mais comumente)
√ Abaulamento focal de córtex espessado (reação periosteal esclerosante)
DDx: osteoma osteoide, fratura de estresse

Osteomielite Crônica Recorrente Multifocal
= doença benigna, autolimitada, de etiologia desconhecida
◊ Pode ser idêntica à osteomielite esclerosante crônica de Garré; equivalente pediátrico da síndrome SAPHO
Idade: crianças + adolescentes; M÷F = 1÷2
Histologia: osteomielite não específica subaguda/crônica
• dor, edema de tecidos moles com sensibilidade
• limitação da amplitude de movimentos
• ESR + proteína C reativa elevada; leucócitos normais
Associada a: psoríase, pustulose palmoplantar, doença intestinal inflamatória
Localização: tíbia > fêmur > clavícula > fíbula
◊ Imagens de corpo inteiro (cintilografia óssea com Tc-99 m, MR) mostra normalmente localizações adicionais insuspeitadas)
Local: metáfises de ossos longos (75%); em geral é simétrica
√ SEM formação de abscesso, fístula, sequestro
INICIALMENTE:
√ Pequenas áreas de lise óssea, em geral confluentes
√ Esclerose progressiva que circunda focos osteolíticos
MR:
√ Edema de medula óssea, periostite, inflamação de tecido mole, doença transfisária
√ Derrame periarticular (30%), espessamento sinovial, destruição da cartilagem, destruição do osso subcondral

FASE TARDIA:
√ Esclerose + hiperostose
Prognóstico: resolução tardia espontânea
DDx: osteomielite infecciosa aguda/crônica; histiocitose; hipofosfatasia; malignidade (leucemia, linfoma, sarcoma de Ewing)

Abscesso de Brodie
= osteomielite piogênica subaguda (infecção indolente latente)
Organismo: S. aureus (mais comum); geralmente as culturas são negativas
Histologia: tecido de granulação + eburnação
Idade: mais comum em crianças; M > F
Localização: predileção para as extremidades dos ossos tubulares (metáfises tibiais proximais/distais mais comuns); carpo + ossos do tarso
Local: metáfises, raramente atravessando a placa de crescimento aberta; epífise (crianças + lactentes)
√ Lesão lítica em geral em configuração oval que é orientada ao longo do eixo do osso
√ Circundada por densa e espessa margem de esclerose reativa que desaparece imperceptivelmente dentro do osso ao redor
√ Canal tortuoso que se estende na direção da placa de crescimento antes do fechamento fisário (PATOGNOMÔNICO)
√ Formação de novo osso periosteal
√ Edema de tecido mole ± adjacente
√ Pode persistir por muitos meses
MR:
√ Efeito de "linha dupla" = alta intensidade de sinal do tecido de granulação circundado por baixa intensidade de sinal da esclerose óssea em T2WI
√ Lesão bem definida com sinal baixo a intermediário, delineado pela borda de baixo sinal em T1WI
√ Geralmente circundado por edema medular
√ Realce da margem/sem realce após Gd quelado IV
DDx: osteoma osteoide

Carcinoma Epidermoide
Etiologia: complicação da osteomielite crônica (0,2–1,7%)
Histologia: carcinoma de células escamosas (90%); ocasionalmente: carcinoma basocelular, adenocarcinoma, fibrossarcoma, angiossarcoma, sarcoma reticulocelular, sarcoma de células fusiformes, rabdomiossarcoma, osteossarcoma periosteal, plasmocitoma
Idade: 30–80 anos (média 55); M > F
Período de latência: 20–30 (média de 1,5–72) anos
• história de osteomielite pediátrica
• exacerbação dos sintomas com aumento da dor, massa expansiva
• alteração de característica/quantidade de drenagem sinusal
Localização: no local de um seio que drena intermitentemente/cronicamente; tíbia (50%), fêmur (21%)
√ Lesão lítica sobreposta em alterações de osteomielite crônica
√ Massa de tecido mole
√ Fratura patológica
Prognóstico:
(1) metástases precoces em 14–20–40% (dentro de 18 meses)
(2) nenhuma recorrência em 80%

OSTEOPATIA ESTRIADA
= DOENÇA DE VOORHOEVE
= desordem autossômica dominante/herdada esporadicamente
• geralmente assintomática (similar à osteopoiquilose)
Localização: todos os ossos longos afetados; a única esclerose óssea que envolve principalmente as metáfises (com extensão para dentro da epífise e diáfise)
√ Estriações longitudinais de osso denso na metáfise

√ Densidades radiantes em "raios de sol", surgindo do acetábulo para dentro do íleo

OSTEOPETROSE
= DOENÇA DE ALBERS-SCHÖNBERG = DOENÇA DO OSSO DE MÁRMORE
[Heinrich Ernst Albers-Schönberg (1865–1921), radiologista, fundador do jornal Fortschrite auf dem Gebiete der Röntgenstrahlen]
= rara desordem hereditária
Patologia: função osteoclástica defeituosa com insuficiência da absorção apropriada + remodelação da substância esponjosa primária; osso esclerótico + grosso, mas estruturalmente fraco + quebradiço
Cx: (1) normalmente fraturas transversas (comuns em decorrência dos ossos quebradiços) com calo abundante + cicatrização normal
(2) apinhamento de medula (anemia mielotísica + hematopoese extramedular)
(3) em geral termina em leucemia aguda
Rx: transplante de medula óssea
DDx: (1) intoxicação por metal pesado
(2) melorreostose (limitada à uma extremidade)
(3) hipervitaminose D
(4) picnodisostose
(5) displasia fibrosa do crânio/face

Osteopetrose Infantil Autossômica Recessiva
= forma grave mais congênita
Causa: defeito no cromossomo 11q13
• dificuldade em se desenvolver
• aparência senil prematura da face
• cárie dental grave
• pancitopenia (= anemia, leucocitopenia, trombocitopenia) por causa de grave depressão da medula óssea
• compressão de nervo craniano (atrofia óptica, surdez)
• hepatosplenomegalia (hematopoese extramedular)
• linfadenopatia
• hemorragia subaracnóidea (em decorrência de trombocitopenia)
Pode estar associada a: acidose tubular renal + calcificação cerebral
√ Esqueleto denso
√ Metáfises chanfradas + junções costocondrais
√ Fraturas por trauma menor (em decorrência de ossos quebradiços)
Prognóstico: natimorto, sobrevida além da meia-idade é incomum (morte por infecção recorrente, hemorragia maciça, leucemia terminal)
DDx: insuficiência renal crônica, oxalose, picnodisostose, esclerose fisiológica

Osteopetrose Adulta Benigna Autossômica Dominante
Causa: defeito no cromossomo 1p21
• 50% assintomático
• fraturas recorrentes, anemia leve
• ocasionalmente paralisias de nervos cranianos
√ Deformidade em frasco de Erlenmeyer = baqueteamento dos ossos longos em virtude da falta de tubularização + alargamento das extremidades
Fenótipo I:
√ Osteoesclerose difusa = ossos com estrutura amorfa, densa e generalizada com obliteração do padrão trabecular normal; mandíbula envolvida com menos frequência
√ Espessamento cortical com compactação medular
Fenótipo II:
√ Ossos com aspecto de osso dentro do osso (= endo-ossos)
√ Vértebra "em sanduíche"/coluna dos *rugger-jersey* (N. do T.: semelhantes às listras das camisas dos jogadores de rúgbi.)

√ Linhas metafisárias alternantes escleróticas + radiolúcidas transversas (falanges, ossos ilíacos) como indicadores do curso flutuante da doença
√ Estriações metafisárias longitudinais
√ Obliteração das células mastóideas, seios paranasais, forames basais pela osteosclerose
√ Esclerose envolvendo, predominantemente, a base do crânio; calota geralmente poupada
Prognóstico: expectativa de vida normal

OSTEOPOIQUILOSE
= OSTEOPATIA CONDENSANTE DISSEMINADA
= rara displasia óssea esclerosante com padrão de herança autossômica dominante
Idade: sem predileção por idade; M = F
Histologia: ilhas de osso compacto (= trabéculas densas do osso esponjoso)no osso esponjoso/córtex interno do osso
Associada a:
@ desordens dermatológicas:
1. Dermatofibrose lenticular disseminada (síndrome de Buschke-Ollendorf) = pequenas pápulas cor da pele no tronco + extremidades (em 25%)
2. Esclerodermia
3. Formação de queloide
@ anormalidades ósseas:
1. Melorreostose
2. Osteopatia estriada
3. Condromatose sinovial
4. Artrite reumatoide
• geralmente assintomática
• leve dor articular + derrame articular (15–20%)
Localização: metáfises + epífises (raramente se estendendo para dentro da diáfise média) de ossos tubulares longos; concentrada na glenoide + acetábulo, ossos társicos, cárpicos e metacárpicos, tornozelo, pelve, escápula; rara no crânio, costelas, centro das vértebras, mandíbula
√ Múltiplos focos ósseos redondo/ovoide/lenticular (2–10 mm) em distribuição quase sempre simétrica:
  √ Eixo longo das lesões paralelo ao eixo longitudinal do osso
  √ Pode aumentar/diminuir de tamanho e número
  √ Pode desaparecer
√ Atividade cintilográfica óssea em geral normal/levemente aumentada (similar a foco/enostose óssea)
√ características de sinal de MR equivalentes às do osso cortical
Prognóstico: não progressiva, nenhuma alteração após a cessação do crescimento
DDx: (1) displasia epifisária (metáfise normal)
(2) melorreostose (envolvimento diafisário)
(3) mastocitose
(4) esclerose tuberosa
(5) metástases osteoblásticas

OSTEOSSARCOMA
Tumor ósseo primário maligno mais comum em adultos jovens + crianças; segundo tumor ósseo maligno primário mais comum depois do mieloma múltiplo
Prevalência: 4–5÷1.000.000; 15% de todos os tumores ósseos primários confirmados por biopsia
Tipos e frequência:
A. osteossarcoma convencional:
   – intramedular de alto grau 75%
   – telangiectásico 4,5–11%
   – intraósseo de baixo grau 4–5%
   – células pequenas 1–4%
   – osteossarcomatose 3–4%
   – gnático 6–9%
B. Osteossarcoma superficial/justacortical 4–10%
   – intracortical .... raro
   – parosteal 65%
   – periosteal 25%
   – superficial de alto grau 10%
C. Extraesquelético 4%
D. Osteossarcoma secundário 5–7%
Exame: estadiamento local por MR antes da biopsia; estadiamento distante com cintilografia óssea + CT torácica
Prognóstico: dependente de idade, sexo, tamanho do tumor, local, classificação; o melhor preditor é o grau de necrose tecidual em amostra pós-ressecção após quimioterapia (sobrevida de 91% com necrose tumoral > 90%, sobrevida de 14% com < 90% de necrose tumoral)

Osteossarcoma Extraesquelético
= localizado dentro do tecido mole sem inserção no osso/periósteo
Incidência: 1,2% de sarcomas de tecido mole
Histologia: quantidades variáveis de osteoide neoplásica + osso + cartilagem; frequentemente associado a fibrossarcoma, histiocitoma fibroso maligno, tumor da bainha de nervo periférico maligno
Média etária: 50 anos; 94% > 30 anos de idade; M > F
Localização: extremidade inferior (coxa em 42–47%), extremidade superior (12–23%), retroperitônio (8–17%), glúteo, costas, órbita, submental, axila, abdome, pescoço, rim, mama
• massa firme de tecido mole de crescimento lento
• doloroso + sensível (25–50%)
• história de trauma (12–31%): na miosite ossificante preexistente/local de injeção intramuscular
• níveis elevados de fosfatase alcalina (prognóstico)
√ Quase sempre de origem profunda + tumor fixo de tecido mole (diâmetro médio de 9 cm)
√ Área focal/maciça de mineralização (> 50%)
√ Realce não homogêneo moderado fraco
√ Captação de radionuclídeo aumentada na cintilografia óssea
Prognóstico:
(1) múltiplas recorrências locais (80–90%) após o intervalo de 2 meses a 10 anos
(2) metástases após o intervalo de 1 mês a 4 anos: pulmões (81–100%), linfonodos (25%), osso, subcútis, fígado
(3) morte dentro de 2–3 anos (> 50%) com tamanho de tumor como o principal preditor

Osteossarcoma Intramedular de Alto Grau
= OSTEOSSARCOMA CENTRAL = OSTEOSSARCOMA CONVENCIONAL
Histologia: que surge de tecido mesenquimal indiferenciado; formando matriz fibrosa/cartilaginosa/óssea (principalmente mista) que produz osso osteoide/imaturo
(a) osteoblástico (50–80%)
(b) condroblástico (5–25%)
(c) fibroblástico-fibro-histiocítico (7–25%)
Idade: distribuição bimodal 10–25 anos e > 60 anos; 21% < 10 anos; 68% < 15 anos; 70% entre 10 e 30 anos; M÷F = 3÷2 a 2÷1;
> 35 anos: relacionado com uma condição preexistente
• edema doloroso (duração de 1–2 meses)
• febre (frequente)
• leve elevação da fosfatase alcalina
• *diabetes mellitus* (síndrome paraneoplásica) em 25%

Localização: ossos longos (70–80%), fêmur (40–45%), tíbia (16–20%); 50–55% próximo ao joelho; úmero proximal (10–15%); ossos faciais (8%); osso cilíndrico < 30 anos; osso chato (ílio) > 50 anos
Sítio: origem na metáfise (90–95%)/diáfise (2–11%)/epífise (< 1%); crescimento através da fise aberta com extensão para dentro da epífise (75–88%)
Tempo de duplicação: 20–30 dias
√ Normalmente grande lesão óssea de > 5–6 cm quando detectado pela primeira vez
√ Densidade nebulosa (90%)/densidade quase normal/osteolítica (tipo fibroblástico)
√ Reação periosteal agressiva: em raios de sol, "em pente de cabelo"/em casca de cebola = laminada/triângulo de Codman
√ Destruição óssea em "roído de traça" + ruptura cortical
√ Massa de tecido mole com tumor de osso novo (tipo ósseo/cartilaginoso)
√ Disseminação transfisária antes do fechamento da placa (75–88%); a fise NÃO age como uma barreira à disseminação tumoral
√ Pneumotórax espontâneo (por causa de metástases subpleurais)
NUC (cintilografia óssea):
√ Atividade intensamente aumentada no fluxo sanguíneo, *pool* de sangue, imagens atrasadas (hipervascularidade, formação de osso novo)
√ Extensão de tecido mole demonstrada, especialmente com SPECT
√ Cintilografia óssea estabelece extensão local (extensão do envolvimento facilmente superestimado em virtude da intensidade da captação), lesões saltadas, metástases para o osso + tecidos moles
CT:
√ Atenuação de tecido mole (porção não mineralizada) substituindo a medula óssea gordurosa
√ Baixa atenuação (conteúdo mais alto de água de componente condroblástico/hemorragia/necrose)
√ Atenuação muito alta (matriz mineralizada)
MR (modalidade preferida):
√ Tumor de intensidade de sinal intermediária em T1WI + alta intensidade de sinal em T2WI
√ Define claramente a extensão medular (melhor em T1WI), envolvimento vascular, componente de tecido mole (melhor em T2WI)
Avalie para:
(1) extensão do envolvimento da medula + tecido mole
(2) invasão de epífise
(3) envolvimento articular (19–24%) + neurovascular
(4) tumor viável + matriz mineralizada para biopsia
Metástases (em 2% à apresentação):
(a) metástases pulmonar hematogênica (15%): calcificação; pneumotórax espontâneo secundário a nódulos cavitantes subpleurais que se rompem dentro do espaço pleural
(b) linfonodos, fígado, cérebro (podem ser calcificados)
(c) metástases esqueléticas incomuns (ao contrário do sarcoma de Ewing); lesões saltadas = focos tumorais descontínuos na cavidade medular em 1–25%
Cx: (1) fratura patológica (15–20%)
(2) osteossarcoma induzido por radiação (retardo de 30 anos)
Rx: quimioterapia seguida por ressecção cirúrgica ampla
Prognóstico: sobrevida de 60–80% em 5 anos
(1) amputação: sobrevida de 20% em 5 anos; 15% desenvolvem metástases esqueléticas; 75% morrem dentro < 2 anos
(2) quimioterapia com múltiplas drogas: sobrevida em 4 anos de 55%, as lesões mais proximais acarretam maior mortalidade (sobrevida de 0%–2 anos para o axial primário).

Preditores de resultado:
metástase à apresentação, massa de tecido mole > 20 cm, fratura patológica, lesões saltadas na medula
Preditores de resposta inadequada à quimioterapia:
sem alteração/aumento de tamanho da massa de tecido mole, aumento de destruição óssea
DDx: osteoma osteoide, osteomielite esclerosante, articulação de Charcot

Osteossarcoma Superficial de Alto Grau
Localização: fêmur, úmero, fíbula
Local: diáfise
√ Similar ao osteossarcoma periosteal
√ Quase sempre envolve toda a circunferência do osso
√ Invasão frequente do canal medular
Prognóstico: idêntico ao osteossarcoma intramedular convencional

Osteossarcoma Intracortical
A forma mais rara de osteossarcoma
Histologia: variante esclerosante de osteossarcoma que pode conter pequenos focos de condrossarcoma ou fibrossarcoma
Localização: fêmur, tíbia
√ Tumor < 4 cm de diâmetro
√ Lise óssea geográfica intracortical
√ Margem tumoral pode estar bem definida com espessamento de córtex circundante
√ Metástases em 29%

Osteossarcoma Intraósseo de Baixo Grau
= OSTEOSSARCOMA BEM DIFERENCIADO/ESCLEROSANTE
Patologia: penetração entre as trabéculas ósseas; estroma fibroso algumas vezes sem atipia nuclear + pleomorfismo; quantidade altamente variável de produção de osteoide tumoral; pode ser mal interpretado como displasia fibrosa
Idade: mais frequente na terceira década; M÷F = 1÷1
• curso clínico prolongado com sintomas não específicos
Localização: próximo ao joelho; fêmur envolvido em 50%
Sítio: metáfise; quase sempre com extensão dentro da epífise
√ Pode ter margens bem definidas + borda esclerótica
√ Esclerose difusa
√ Remodelagem expansiva do osso
√ Sinais sutis de agressividade: lise óssea, margem focalmente indistinta, destruição cortical, massa de tecido mole, reação periosteal
Observação: aparência relativamente benigna resultou em diagnóstico errôneo como uma entidade benigna!
Cx: transformação em osteossarcoma de alto grau
Prognóstico: similar ao osteossarcoma parosteal; taxa de 80–90% de sobrevida em 5 anos; recidiva local em 10% (por causa da ressecção inadequada)
DDx: displasia fibrosa, fibroma não ossificante, condrossarcoma, fibroma condromixoide

Osteossarcoma Mandibular
= OSTEOSSARCOMA GNÁTICO
Média etária: 34 anos (10–15 anos mais do que no osteossarcoma convencional)
Histologia: predominância condroblástica (~50%), predominância osteoblástica (~25%); mais bem diferenciado (grau 2 ou 3) que o osteossarcoma convencional (grau 3 ou 4)
• simulando doença periodontal: massa que aumenta rapidamente, caroço, edema
• parestesia (se o nervo alveolar inferior estiver envolvido)
• dentes dolorosos/soltos, gengivas sangrantes

Localização: corpo da mandíbula (lítica), crista alveolar da maxila (esclerótica), antro maxilar
√ Padrão osteolítico/osteoblástico/misto
√ Matriz osteoide (60–80%)
√ Reação periosteal agressiva para lesão mandibular
√ Massa de tecido mole (100%)
√ Opacificação do seio maxilar (frequente nas lesões maxilares)
Prognóstico: taxa de sobrevida de 40% em 5 anos (menor probabilidade de metástases, grau mais baixo)
DDx: doença metastática (pulmão, mama, rim), mieloma múltiplo, invasão direta por tumor contíguo da cavidade oral, sarcoma de Ewing, linfoma primário do osso, condrossarcoma, fibrossarcoma, osteomielite aguda, ameloblastoma, histiocitose de células de Langerhans, granuloma reparativo de células gigantes, "tumor marrom" do HPT

Osteossarcomatose

= OSTEOSSARCOMA MULTIFOCAL = OSTEOSSARCOMA ESCLERÓTICO MÚLTIPLO
Frequência: 2,7–4,2% de osteossarcoma
Etiologia:
(a) tipo multicêntrico de osteossarcoma
(b) múltiplas lesões ósseas metastáticas
Classificação (Amstutz):
tipo I   múltiplas lesões ósseas síncronas que ocorrem dentro de 5 meses do diagnóstico + paciente ≤ 18 anos de idade
tipo II   múltiplas lesões ósseas síncronas que ocorrem dentro de 5 meses da apresentação + paciente > 18 anos de idade
tipo IIIa   osteossarcoma metastático metácrono inicial que ocorre 5 a 24 meses após o diagnóstico
tipo IIIb   osteossarcoma metastático metácrono tardio que ocorre 24 meses após o diagnóstico
Idade: Amstutz tipo I = 4–18 (média 11) anos
Amstutz tipo II = 19–63 (média 30) anos
Sítio: metástase de ossos longos; pode-se estender para dentro da placa epifisária/começa na epífise
√ Lesões multicêntricas que aparecem simultaneamente com um tumor radiologicamente dominante (97%)
√ Lesões menores são densamente opacas (osteoblásticas)
√ Lesões bilaterais + simétricas
√ Iniciais: focos ósseos
√ Tardias: toda a metáfise se preenche de lesões escleróticas que rompem o córtex
√ As lesões têm o mesmo tamanho
√ Metástases pulmonares (62%)
Prognóstico: uniformemente precário com sobrevida média de 12 meses (variação, 6–37)
DDx: intoxicação por metal pesado, osteíte esclerosante, displasia diafisária progressiva, melorreostose, osteopoiquilose, infarto ósseo, osteopetrose.

Osteossarcoma Parosteal

Frequência: 4% de todos os osteossarcomas; 65% de todos os osteossarcomas justacorticais
Origem: camada externa do periósteo; lesão de crescimento com curso fulminante se o tumor alcançar o canal medular
Histologia: lesão de baixo grau com regiões de grau mais alto (22–64%), invasão de canal medular (8–59%); estroma fibroso + osteoide extenso com pequenos focos de cartilagem
Idade: pico de 38 anos (variação de 12–58 anos); 50% > 30 anos de idade (para osteossarcoma central de 75% < 30 anos de idade); M÷F = 2÷3

Localização: aspecto posterior do fêmur distal (50-65%), também extremidade da tíbia, úmero proximal, fíbula, raro em outros ossos longos
Sítio: metáfise (80–90%)
• massa palpável
√ Grande massa ossificada homogênea, lobulada, "semelhante à couve-flor" que se estende para longe do córtex
√ "Sinal do cordão" = inicialmente linha radiolucente fina separando massa tumoral do córtex (30–40%)
√ Pedículo tumoral (= inserção no córtex) cresce com o tumor obliterando o plano radiolucente de clivagem
√ Espessamento cortical sem reação periosteal agressivo
√ Periferia tumoral menos densa que o centro (DDx: miosite ossificante com periferia mais densa que o centro + sem inserção no córtex)
√ Grande componente de tecido mole com elementos ósseos + cartilaginosos
Prognóstico: taxas de sobrevida de 80–90% em 5–10 anos (o melhor prognóstico de todos os osteossarcomas)
DDx: osteocondroma, miosite ossificante, hematoma justacortical, osteossarcoma extraósseo

Osteossarcoma Periosteal

Origem: camada profunda de periósteo
Histologia: lesão de grau intermediário; lesão altamente condroblástica com áreas menores de formação osteoide
Idade: 20 anos em média (variação de 13–70 anos); M÷F = 1,7÷1
Localização: tíbia (40%), fêmur (38%), ulna e úmero (5–10%)
Sítio: diáfise anteromedial da tíbia proximal + fêmur médio/distal; limitado à periferia do córtex com margem endosteal normal + canal medular (assemelha-se ao sarcoma parosteal)
√ Massa de tecido mole de base ampla inserida no córtex sobre toda a extensão do tumor (100%):
  √ Tumor de 7–12 cm de comprimento, 2–4 cm de largura
  √ Envolvendo 50–55% de circunferência óssea
√ Espessamento cortical (82%); sólido não agressivo (51%)
√ Recorte extrínseco do córtex (92%)
  √ Afetando somente o córtex espessado (68%)
  √ Envolvendo o córtex nativo (32%)
√ Reação periosteal (95%):
  √ Espículas pequenas de osso novo perpendicular à diáfise que se estende para dentro da massa de tecido mole (51%)
  √ Reação periosteal agressiva de aparência laminada/triângulo de Codman (11%)
  √ Ambos os padrões (38%)
√ NENHUMA destruição cortical/invasão de cavidade medular:
  √ Anormalidade de sinal medular em MR normalmente por causa de alterações reativas – a menos que seja contínuo com componente de superfície (2%)
√ Áreas adicionais de calcificação da matriz por CT (91%)
√ Áreas condroblásticas (80%) com alto conteúdo de água inerente de cartilagem hialina:
  √ Hipodensa em CT comparada ao músculo (91%)
  √ Intensidade de sinal muito alta em T2WI (83%)
  ◊ Biopsia pode levar ao diagnóstico errôneo do condrossarcoma!
NUC (cintilografia óssea):
  √ Captação excêntrica (100%)
Prognóstico: taxa de cura de 80–90% (melhor prognóstico que o osteossarcoma central com sobrevida de 50% em 5 anos, mas pior do que o osteossarcoma parosteal)

DDx:
(1) condrossarcoma justacortical (quarta-quinta década, osteoide extenso + mineralização condroide, sem reação periosteal perpendicular)
(2) sarcoma de Ewing (raramente é periosteal, sem reação periosteal perpendicular, componente de tecido mole não mineralizada + não é de baixa atenuação + não é de intensidade muito alta)
(3) osteossarcoma parosteal (terceira + quarta década, metáfise distal posterior do fêmur, inserido no osso por pedículo fino, sem reação periosteal perpendicular)
(4) osteossarcoma superficial de alto grau (envolve > 50% de circunferência óssea, invasão frequente da cavidade medular, sem conteúdo de água na massa de tecido mole)

Osteossarcoma Secundário

◊ Em sua maioria os osteossarcomas em pacientes > 60 anos de idade são secundários!
Causa: transformação maligna dentro do processo benigno
(1) doença de Paget (67–90%)
   ◊ 0,2–7,5% dos pacientes com doença do Paget desenvolvem osteossarcoma dependente da extensão da doença
(2) sequelas de irradiação (6–22%) de 2–40 anos atrás (histiocitoma fibroso maligno mais comum; fibrossarcoma é o terceiro mais comum)
   ◊ 0,02–4% dos pacientes com radioterapia desenvolvem osteossarcoma relacionado com a dose de exposição (normalmente > 1.000 cGy)
(3) osteonecrose, displasia fibrosa, implantes metálicos, osteogênese imperfeita, osteomielite crônica, retinoblastoma (tipo bilateral familiar)
Patologia: tecido anaplásico de alto grau com pouca/nenhuma mineralização
Idade: meia-idade/fase tardia da vida adulta
√ Destruição óssea agressiva em área de condição preexistente associada a grande massa de tecido mole
Prognóstico: taxa de sobrevida > 5% em 5 anos

Osteossarcoma de Células Pequenas

Idade: similar ao osteossarcoma convencional; M÷F = 1÷1
Histologia: células pequenas azuis (similares às do sarcoma de Ewing) sem uniformidade e que produzem osteoide reticular fino de forma consistente
Localização: fêmur distal
Sítio: metáfise com frequente extensão para dentro da epífise; diáfise (em 15%)
√ Lesão medular lítica predominantemente permeativa
√ Ruptura cortical
√ Reação periosteal agressiva
√ Massa de tecido mole associada
Prognóstico: extremamente precário

Osteossarcoma Telangiectático

= ANEURISMA ÓSSEO MALIGNO
Frequência: 3–12% de todos os osteossarcomas
Idade: 3–67 (média 20) anos; M÷F = 3÷2
Patologia: sarcoma ósseo formador de osteoide destrutivo maligno com > 90% do volume tumoral que consiste em grandes cavidades hemorrágicas + necróticas que simulam um cisto ósseo aneurismático
Histologia: vasos cavernosos repletos de sangue revestidos com células gigantes osteoclásticas
Localização: próximo do joelho (62%); fêmur distal (48%), tíbia proximal (14%), úmero proximal (16%), fêmur proximal, fíbula, fêmur médio, úmero médio, mandíbula
Sítio: cavidade medular de metáfise (90%); extensão para dentro da epífise (87%)
√ Destruição óssea geográfica com ampla zona de transição
√ Marcada expansão aneurismática do osso (19%)
√ Recorte endosteal
√ Extensa invasão de tecidos moles circundantes
MR:
   √ Intensidade de sinal heterogênea com níveis de fluido (89%)
   √ Periferia tumoral nodular espessada + septos contrastados
CT:
   √ Focos calcificados nodulares de mineralização da matriz osteoide (58–85%) na periferia/dentro dos septos = ESPECÍFICO
   √ níveis de fluidos (49%)
NUC:
   √ "Sinal da rosquinha" = aumento da captação periférica com fotopenia central na cintilografia óssea = TÍPICO
Cx:
   √ Fratura patológica
DDx: cisto ósseo aneurismático (septos periféricos finos com 2–3 mm de espessura sem nodularidade, nenhuma borda com realce de tumor viável ao longo da lesão periférica, sem envolvimento de tecido mole), sarcoma de Ewing, condrossarcoma, linfoma

OXALOSE

Erro inato raro de metabolismo
Etiologia: excessivas quantidades de ácido oxálico combinam-se com o cálcio e depositam-se por todo o corpo (rins, tecidos moles, osso)
• hiperoxalúria = excreção urinária de ácido oxálico > 50 mg/dia
• insuficiência renal progressiva
√ Osteoporose = rarefação cística + margens escleróticas nos ossos tubulares no lado metafisário, podendo-se estender pela diáfise
√ Erosões no lado côncavo das metáfises próximas à epífise (DDx: hiperparatireoidismo)
√ Aspecto de osso dentro do osso na coluna
√ Nefrocalcinose (HPT secundário: reabsorção subperiosteal, coluna do tipo *rugger-jersey*, bandas metafisárias escleróticas)
Cx: fraturas patológicas

PAQUIDERMOPERIOSTOSE

= OSTEODERMOPATIA HIPERTRÓFICA (TOURAINE-SOLENTE-GOLE) = OSTEOARTROPATIA HIPERTRÓFICA PRIMÁRIA
Autossômica dominante
Idade: 3–38 anos com progressão para os últimos 20/30 anos; M > F
• grandes pregas da pele na face + escalpo
Localização: epífises + região diametafisária dos ossos tubulares; terço distal dos ossos das pernas + antebraços (precocemente); falanges distais raramente envolvidas
√ Aumento dos seios paranasais
√ Proliferação periosteal irregular das falanges + região distal dos ossos longos (mãos + pés), começando na região epifisária no tendão/inserções ligamentares
√ Córtex espessado, MAS NENHUM estreitamento da medula óssea
√ Baqueteamento
√ Pode ter acrosteólise
Prognóstico: autolimitada = a progressão cessa após alguns anos
DDx: osteoartropatia pulmonar hipertrófica, acropatia tireoidiana

DOENÇA DE PAGET

= OSTEÍTE DEFORMANTE
= doença esquelética crônica multifocal caracterizada por remodelagem óssea desordenada e exagerada

Etiologia: infecção crônica por paramixovírus?
Prevalência: 3% dos indivíduos > 40 anos; 10% das pessoas > 80 anos; maior prevalência em latitudes nórdicas; segunda doença mais comum (depois da osteoporose) que afeta idosos
Idade: caucasianos > 55 anos (em 3%); > 85 anos (em 10%); não usual < 40 anos; M÷F = 2÷1
Histologia: reabsorção + formação óssea aumentadas; o osso neoformado é anormalmente macio com padrão trabecular desorganizado ("padrão em mosaico"), causando deformidade

(a) FASE ATIVA = FASE OSTEOLÍTICA
 = intensa atividade osteoclástica = reabsorção óssea agressiva com lesões líticas
 Patologia: substituição da medula óssea hematopoiética por tecido conectivo fibroso com canais vasculares grandes e numerosos
 √ Osteoporose circunscrita do crânio
 √ Radiolucência em forma de chama que se estende da ponta de um osso longo para dentro da diáfise
(b) FASE MÉDIA/MISTA (comum)
 = diminuição da atividade osteoclástica + aumento da atividade osteoblástica
 √ coexistência de fases lítica + esclerótica
(c) FASE INATIVA/TARDIA = FASE QUIESCENTE
 = diminuição da atividade osteoblástica com diminuição da renovação óssea
 Patologia: perda de vascularidade excessiva
 √ Osteosclerose + adição cortical (p. ex., corpo vertebral "em marfim"

- assintomático (1/5–3/4)
- fadiga
- aumento de tamanho do "chapéu"
- compressão de nervos periféricos
- desordens neurológicas pela compressão do tronco cerebral (invaginação basilar)
- perda auditiva, cegueira, paralisia facial (estreitamento dos forames neurais) – raro
- dor decorrente de: (a) processo primário da doença – raro
  (b) fratura patológica
  (c) transformação maligna
  (d) doença articular degenerativa/desordem reumática agravada por deformidade esquelética
- hipertermia local da pele sobrejacente
- insuficiência cardíaca congestiva de alto débito por perfusão acentuadamente aumentada (raro)
- aumento da fosfatase alcalina (formação óssea aumentada)
- hidroxiprolina aumentada (reabsorção óssea aumentada)
- cálcio sérico normal + fósforo

Sítios: geralmente poliostótico + assimétrico; pelve (75%) > coluna lombar > coluna torácica > fêmur proximal > calvária > escápula > fêmur distal > tíbia proximal > úmero proximal
Sensibilidade: cintilografia + radiografia (60%)
  cintilografia somente (27–94%)
  radiografia somente (13–74%)
√ Expansão óssea
√ Trabéculas grosseiras
√ Espessamento cortical
√ Áreas semelhantes a cistos (cavidade medular preenchida com gordura/sinusoides cheios de sangue/degeneração com liquefação + necrose do tecido fibroso proliferativo)
@ crânio (envolvimento em 29–65%)
 √ Tábua interna + tábua externa envolvidas
 √ Alargamento diploico
 √ Osteoporose circunscrita = lise bem definida, com mais frequência na calota anteriormente, ocasionalmente em ossos longos (estágio ativo destrutivo)
 √ Aspecto "em fibras de algodão" = padrão misto lítico + blástico de espessamento da calota (estágio tardio)
 √ Impressão basilar com compactação do forame magno
 √ Desossificação + esclerose da maxila
 √ Esclerose da base do crânio
@ ossos longos (quase invariável na extremidade do osso; raramente na diáfise)
 √ Lise em "chama de vela"/"folha de grama" = defeito lítico progressivo com ponta em forma de V, na diáfise do osso longo, originando-se em localização subarticular (CARACTERÍSTICO)
 √ Curvatura lateral do fêmur, curvatura anterior da tíbia (geralmente resultando em fratura)
@ costelas (envolvimento em 1–4%)
@ ossos pequenos/chatos
 √ destruição bolhosa + sucessivas camadas periosteais
@ pelve
 √ Trabéculas espessadas no sacro, ílio; rarefação na porção central do ílio
 √ Espessamento da linha iliopectínea
 √ Protrusão acetabular (DDx: doença metastática não deformante) + doença articular degenerativa secundária
@ coluna (cervical superior, dorsal inferior, lombar média)
 √ Trabeculações líticas/grosseiras na periferia do osso
 √ "Vértebra em quadro emoldurado" = aspecto de osso dentro do osso = corpo vertebral quadrado e aumentado com trabéculas periféricas reforçadas + aspecto interno radiolúcido, tipicamente na coluna lombar
 √ "Vértebra em marfim" = vértebra blástica com densidade aumentada
 √ Ossificação dos ligamentos espinhais, tecidos moles paravertebrais, espaços discais

Cintilografia óssea (sensibilidade de 94%):
 √ Em geral captação marcantemente aumentada (lesões sintomáticas fortemente positivas por causa do aumento do fluxo sanguíneo + atividade osteoblástica)
 √ Varreduras normais em algumas lesões escleróticas extintas
 √ Captação marginal nas lesões líticas
 √ Aumento + deformidade dos ossos

Cintilografia da medula óssea:
 √ A captação pela medula óssea do coloide sulfuroso está diminuída (substituição da medula óssea por tecido fibrovascular celular)

MR:
 Indicações: imagens de complicações (estenose espinal, impressão basilar, estadiamento de sarcoma)
 √ Áreas de diminuição de intensidade de sinal dentro da medula em T1WI + intensidade aumentada em T2WI (= tecido fibrovascular semelhante ao tecido de granulação)
 √ Área hipointensa/área de sinal nulo em T1WI + T2WI (espessamento cortical, trabeculação grosseira)
 √ Redução do tamanho + intensidade de sinal da cavidade medular (substituição da medula óssea gordurosa de alta intensidade de sinal por formação óssea medular aumentada)
 √ Áreas focais de intensidade de sinal mais alta que a de medula óssea gordurosa (= espaços semelhantes a cistos preenchidos com gordura)
 √ Alargamento do osso

Cx: (1) neoplasia associada (0,7–1–20%)
   (a) transformação sarcomatosa em osteossarcoma (22–90%), fibrossarcoma/histiocitoma fibroso maligno (29–51%), condrossarcoma (1–15%)
   √ Osteólise na pelve, fêmur, úmero
   Prognóstico: < 10% de sobrevida em 5 anos
   (b) tumor de células gigantes multicêntricas (3–10%)
   √ Lesão expansiva lítica no crânio, ossos faciais
   (c) linfoma, mieloma plasmocítico
(2) fratura de insuficiência
   (a) "fratura da banana" = diminutas infrações corticais horizontais nas superfícies convexas dos ossos longos da extremidade inferior (encurvamento lateral do fêmur, encurvamento anterior da tíbia)
   (b) fraturas por compressão das vértebras (osso mole apesar da densidade aumentada)
(3) compressão neurológica
   (a) impressão basilar com hidrocefalia + compressão do tronco cerebral + siringomielia
   (b) estenose espinal com bloqueio espinal extradural (expansão óssea/osteossarcoma/retropulsão vertebral por causa da fratura de compressão)
(4) osteoartrite de início precoce
   Patogênese: biomecânica alterada através das articulações afetadas
Rx: calcitonina, bifosfonato, mitramicina
Detecção da recorrência:
   (a) em um terço detectado por cintilografia óssea
   (b) em um terço detectado por biomarcadores (fosfatase alcalina, hidroxiprolina urinária)
   (c) em um terço por cintilografia + biomarcadores simultaneamente
√ Aumento difuso (mais comum)/focal na captação do traçador
√ Extensão da captação além dos limites da lesão inicial
DDx: metástases osteoescleróticas, metástase osteolítica, doença de Hodgkin, hemangioma vertebral

PARAOSTEOARTROPATIA

= FORMAÇÃO ÓSSEA HIPERTRÓFICA = OSSIFICAÇÃO ECTÓPICA = MIOSITE OSSIFICANTE
Complicação comum após manipulação cirúrgica, prótese total de quadril (62%) e imobilização crônica (lesão de medula espinhal/desordens neuromusculares
Mecanismo: células mesenquimais pluripotenciais originam uma matriz para a formação de osso heterotópico similar ao osso endosteal
Causas: paraplegia/quadriplegia (40–50%), mielomeningocele, poliomielite, traumatismo craniano grave, doença cerebrovascular, infecções do sistema nervoso central (tétano, raiva), cirurgia (comum após prótese total de quadril)
Evolução: calcificações vistas 4–10 semanas após o insulto; progressão por 6–14 meses; trabeculações em 2–3 meses; em 5% anquilose óssea lamelar estável em 12–18 meses
√ Maior quantidade de calcificações em torno das articulações, especialmente quadril e ao longo dos planos fasciais
√ Osteoporose por desuso das extremidades inferiores
√ Cálculos renais (elevação dos níveis de cálcio sérico)
Sistema de graduação radiográfica (Brooker):
  0   nenhuma ossificação de tecidos moles
  I   pequenos focos separados de calcificação
  II espaço > 1 cm entre as superfícies ósseas opostas das ossificações heterotópicas
  III espaço < 1 cm entre as superfícies ósseas opostas
  IV ossificação formando pontes

Cintilografia óssea:
√ Acúmulo do traçador no osso ectópico
√ Avaliação da maturidade para o momento adequado para a ressecção cirúrgica (indicada pela mesma quantidade de captação como no osso normal)
Cx: anquilose em 5%
Rx: 1.000–2.000 rads dentro de 4 dias após a remoção cirúrgica

RUPTURA DO TENDÃO PATELAR

Causa: (a) trauma agudo (b) microtrauma repetitivo
Mecanismo: contração excêntrica do quadríceps com o pé plantado + joelho flexionado
Predisposição: diabetes, lúpus eritematoso sistêmico, edema crônico de tecidos moles
√ Patela alta = patela *high-riding*

FENILCETONÚRIA

Alta incidência de alterações radiográficas nas crianças com restrição de fenilalanina
√ Deformação em taça das metáfises dos ossos longos (30–50%), especialmente no punho
√ Espículas calcificadas que se estendem verticalmente da metáfise para dentro da cartilagem epifisária (DDx com raquitismo)
√ Margens metafisárias escleróticas
√ Osteoporose
√ Maturação esquelética tardia
DDx: homocistinúria

ENVENENAMENTO POR FÓSFORO

Etiologia:
(1) ingestão de fósforo metálico (fósforo amarelo)
(2) tratamento do raquitismo ou tuberculose com óleo de fígado de bacalhau fosforilado
Localização: ossos tubulares longos, ílio
√ Múltiplas linhas transversas (tratamento intermitente com fósforo)
√ As linhas desaparecem após alguns anos

SÍNDROME DE PIERRE ROBIN

Pode ser associada a: CHD, defeitos dos olhos e ouvidos, hidrocefalia, microcefalia
• glossoptose
√ Micrognatia = mandíbula retraída e hipoplásica
√ Palato arqueado + fendido
√ Pseudartrose das costelas
Cx: obstrução das vias aéreas (língua relativamente grande), aspiração

SINOVITE VILONODULAR PIGMENTADA

= PNVS = lesão inflamatória benigna com extensa proliferação sinovial intra-articular altamente vascularizada/tumor benigno de origem histiocítica
Causa: frequentemente história de trauma antecedente
Patologia: muitas proliferações vilosas/sinoviais semelhantes a frondes
Histologia: (1) hiperplasia de tecido conectivo indiferenciado com grandes células multinucleadas que captam hemossiderina/lipoide (células espumosas/gigantes)
(2) aspecto vilonodular da membrana sinovial ± fibrose
(3) erosão por pressão/invasão do osso adjacente
Idade: principalmente terceira-quarta década (variação de 12–68 anos); 50% < 40 anos; M÷F = 1÷1

- efusão hemorrágica "em chocolate"/serossanguinolenta/xantocrômica sem trauma
- início insidioso de edema, dor de longa duração
- rigidez articular com diminuição da amplitude de movimentos, travamento articular

Localização: joelho (80%) > quadril > tornozelo > ombro > cotovelo, articulações do tarso + carpo; predominantemente monoarticular
(DDx: artrite degenerativa)

√ Edema dos tecidos moles em torno da articulação (efusão + proliferação sinovial):
  √ Derrame articular no joelho, mas não é relevante em outras articulações
√ Tecidos moles densos (depósitos de hemossiderina)
√ Erosão de pressão subcondral (56%) nas margens em ambos os lados da articulação
√ Múltiplos locais de defeitos radiolucentes irregulares aparecendo como cistos por causa da invasão de osso
√ SEM calcificações, osteoporose, estreitamento do espaço articular (até tardiamente)

CT:
√ Pequenas erosões radiograficamente invisíveis
√ Massa de tecido mole justa-articular com alta atenuação

MR:
√ Massas lobuladas intra-articulares de tecido sinovial em uma articulação com derrame
√ Coxim adiposo pré-femoral recortado/truncado
√ Intensidade de sinal predominantemente baixa em todas as sequências (por causa da presença de ferro) é CARACTERÍSTICA
√ Com frequência, intensidade de sinal heterogênea baixa + alta em T2:
  √ Perda de sinal acentuada na periferia das lesões (efeito de suscetibilidade magnética de hemossiderina)
    DDx: depósitos de hemossiderina em outras doenças (p. ex., artrite reumatoide)
  √ Áreas de alta intensidade de sinal (por causa de gordura, derrame, edema, inflamação)

Rx: sinovectomia (taxa de recorrência de 50%), artrodese, artroplastia, irradiação

DDx: (1) artrite degenerativa/traumática
(2) sarcoma sinovial (massas calcificadas solitárias fora da articulação)
(3) hemangioma esclerosante
(4) xantoma benigno
(5) xantogranuloma

Sinovite Nodular Localizada Intra-Articular
= revestimento sinovial sem hemossiderina

Tumor Tenossinovial de Células Gigantes
= formas localizadas de PVNS que envolvem somente a bainha tendínea

PILOMATRICOMA
= tumor calcificado benigno que surge de células primitivas do apêndice cutâneo que normalmente se diferenciam em células das matrizes pilosas

Incidência: < 1% de todos os tumores cutâneos
◊ O tumor cutâneo sólido mais comum em pacientes < 20 anos
Idade: dois picos de < 20 anos e 50–65 anos
- tumor de crescimento lento confinado à subcútis
Localização: face, pescoço, braços
√ É tipicamente calcificado no centro (85%)

SÍNDROME DE POLAND
Pode ser associada a: aplasia do mamilo/mama
Autossômica recessiva
√ Ausência unilateral da cabeça esternocostal do músculo peitoral maior
√ Sindactilia + braquidactilia ipsilateral
√ Anomalias costais

POLIOMIELITE
√ Osteoporose
√ Calcificação de tecidos moles/ossificação
√ Calcificação do disco intervertebral
√ Erosão costal em geral na margem superior da terceira + quarta costelas (secundária à pressão exercida pela escápula)
√ Coluna de "bambu" (lembrando a espondilite anquilosante)
√ Estreitamento da articulação sacroilíaca

PROGÉRIA
= SÍNDROME DE HUTCHINSON-GILFORD
= herança autossômica recessiva; com mais frequência nas populações com casamentos consanguíneos (japoneses, judeus)
Idade: logo após a adolescência; M÷F = 1÷1
- hábito característico + estatura:
  - retardo simétrico do crescimento
  - ausência do estirão de crescimento da adolescência
  - anão com baixa estatura + peso corporal leve
  - extremidades compridas e magras com tronco atarracado
  - nariz em forma de bico + órbitas rasas
- senescência prematura:
  - aspecto "como um pássaro"
  - cabelos grisalhos + calvície prematura
  - hiperpigmentação
  - alteração da voz
  - arteriosclerose difusa
  - catarata bilateral
  - osteoporose
- alterações cutâneas que lembram a esclerodermia:
  - pele + músculo atróficos
  - hiperqueratose circunscrita
  - telangiectasia
  - pele rígida
  - ulcerações cutâneas
  - calcificações localizadas de tecidos moles
- anormalidades endócrinas:
  - diabetes
  - hipogonadismo
√ Osteoporose generalizada
@ crânio
  √ Calota craniana fina
  √ Fechamento retardado das suturas + ossos wormianos
  √ Ossos faciais hipoplásicos (maxila + mandíbula)
@ tórax
  √ Tórax estreito + costelas delgadas
  √ Reabsorção progressiva com substituição fibrosa das porções externas das clavículas afinadas (CARACTERÍSTICA)
  √ Calcificações na artéria coronária + valvas cardíacas com dilatação cardíaca
@ extremidades e articulações
  √ Ossos curtos + longos delgados
  √ Coxa valga
  √ Deformidade valga da cabeça umeral
  √ Acrosteólise das falanges terminais (ocasionalmente)
  √ Deformidades em flexão + extensão do hálux (hálux valgo, pé plano)
  √ Doença articular degenerativa excessiva das articulações maiores + periféricas
  √ Lesões articulares neurotróficas (pés)
  √ Osteomielite disseminada + artrite séptica (mãos, pés, membros)

@ tecidos moles
  √ Atrofia dos tecidos moles das extremidades
  √ Calcificações dos tecidos moles em torno das proeminências ósseas (tornozelo, punho, cotovelo, joelho)
  √ Calcificações vasculares periféricas = arteriosclerose prematura
Prognóstico: a maioria dos pacientes morre nos seus 30/40 anos por complicações de arteriosclerose (infarto do miocárdio, acidente vascular cerebral) ou neoplasia (sarcoma, meningioma, carcinoma tireoidiano)
DDx: Síndrome de Cockayne (retardo mental, atrofia retiniana, surdez, história familiar)

PSEUDOACONDROPLASIA
- face + cabeça normais
√ Encurtamento dos membros
√ Epífises irregulares
√ Escoliose
√ Coxa vara
√ Marcante encurtamento dos ossos nas mãos + pés

PSEUDOFRATURAS
= LINHAS TÊNUES = ZONAS TÊNUES = "JUNÇÃO OSTEOIDE" = SÍNDROME DE MILKMAN
= fraturas de estresse por insuficiência + não união (cicatrização incompleta por causa de uma deficiência mineral)
Patologia: áreas de osso imaturo e não mineralizado ocorrendo nos locais de estresse mecânico/entrada de vasos nutrícios
Associadas a:
  (1) osteomalacia/raquitismo
  (2) doença de Paget ("fratura de banana")
  (3) osteogênese imperfeita tardia
  (4) displasia fibrosa
  (5) doença renal orgânica em 1%
  (6) disfunção tubular renal
  (7) hipofosfatasia congênita
  (8) hiperfosfatasia congênita ("doença de Paget juvenil")
  (9) má absorção/deficiência de vitamina D
  (10) neurofibromatose
Mnemônica: PODO
  Paget
  Osteomalacia
  Displasia fibrosa
  Osteogênese imperfeita
Localizações comuns:
  escápula (margem axilar, margem lateral + superior), colo femoral medial + diáfise, ramo púbico + ísquio, costelas, trocanter menor, tuberosidade isquial, terço proximal da ulna, terço distal do rádio, falanges, metatarsianos, metacarpianos, clavícula
√ Tipicamente bilateral + simétrica nos ângulos retos em relação à margem óssea
√ Esclerose marginal paralela nos estágios tardios
√ Fratura cicatrizante com pouca ou nenhuma formação de calo
√ Faixa de lucência de 2–3 mm em ângulos retos com o córtex = junções osteoides formadas dentro das infrações induzidas pelo estresse (PATOGNOMÔNICO) + não união (= cicatrização incompleta por causa da deficiência mineral)

PSEUDO-HIPOPARATIREOIDISMO
= PHypoPT = anormalidade congênita dominante ligada ao X com resistência renal + esquelética ao PTH por causa de:
  (1) resistência de órgão terminal
  (2) presença de antienzimas
  (3) hormônio defeituoso

Pode estar associado a: hiperparatireoidismo por causa de hipocalemia: F > M
- baixa estatura, fácies redonda
- retardo mental
- opacidade corneana + lenticular
- dentição anormal (hipoplasia, erupção retardada, cáries excessivas)
- hipocalcemia + hiperfosfatemia (resistente à injeção de PTH)
- níveis normais de PTH
√ Braquidatilia em ossos nos quais a epífise aparece mais tarde (ossos metacarpianos, metatarsianos I, IV, V) (75%)
√ Maturação acelerada da epífise resultando em nanismo + coxa vara/valga
√ Exostoses diafisárias múltiplas (ocasionalmente)
√ Calcificação dos gânglios basais + núcleo denteado
√ Calcificação/ossificação da pele + tecido subcutâneo

PSEUDOPSEUDO-HIPOPARATIREOIDISMO
= PPHypoPT = expressão diferente do mesmo distúrbio familiar com características clínicas + radiográficas idênticas ao pseudo-hipoparatireoidismo, mas normocalcêmica
Causa: resistência de órgão terminal ao PTH
- baixa estatura, fácies redonda
- NENHUMA alteração química do sangue (cálcio + fósforo normais)
- resposta normal à injeção de PTH
√ Braquidactilia

Sinais Diferenciais entre PHypoPT e PPHypoPT		
	PHypoPT	PPHypoPT
√ calcificação dos gânglios basais	44%	8%
√ calcificações dos tecidos moles	55%	40%
√ encurtamento metacarpiano (4 + 5 sempre envolvidas)	75%	90%
√ encurtamento metatarsiano (3 + 4 envolvidos)	70%	99%

PSEUDOXANTOMA ELÁSTICO
= desordem sistêmica hereditária recessiva caracterizada por degeneração de tecido elástico
@ pele
- Dobras de pele redundantes, particularmente nas regiões flexoras
- Pápulas xantomatosas amareladas
√ Grandes depósitos calcificados amorfos em tecido mole próximo das articulações
@ olhos
- diminuição da acuidade visual por causa da alteração da estrutura coriorretiniana
- estrias angioides = linhas serrilhadas marrom-avermelhadas que se estendem do disco óptico como os raios de uma roda
@ artérias
- claudicação + pulsos diminuídos
Histologia: degeneração tecidual da lâmina elástica interna + espessamento medial
√ Aparência lobulada de artérias (semelhante à hiperplasia fibromuscular)
√ Formação de aneurisma
√ Calcificação do vaso em estágio inicial
Cx: hemorragia do trato GI

ARTRITE PSORIÁTICA

Doença incomum envolvendo a sinóvia + inserções ligamentares com propensão à sacroileíte/espondilite, classificadas como espondilopatia soronegativa 6/c

Incidência: 20% dos pacientes com psoríase (artrite periférica em 5%, sacroileíte em 29%, artrite periférica + sacroileíte em 10%)

Patologia: inflamação sinovial (menos proeminente que na artrite reumatoide) com fibrose precoce da sinóvia proliferativa; proliferação nas margens articulares/inserções tendíneas/subperiósteo

Tipos:
(1) artrite psoriática verdadeira (31%)
(2) artrite psoriática semelhante à artrite reumatoide (38%)
(3) artrite reumatoide + psoriática concomitantes (31%)

- erupção cutânea precede/desenvolve-se simultaneamente com o início da artrite em 85%
  ◊ A artrite precede as alterações dermatológicas em um intervalo de até 20 anos!
- erosões, descoloração, hiperqueratose, separação subungueal, enrugamento das unhas (em 80%)
- HLA-B27 positivo em 80%
- fator reumatoide negativo

Localização: distribuição amplamente variável + assimetria com envolvimento das extremidades inferiores + superiores; padrão característico: articulações interfalangianas terminais, distribuição em raio, distribuição poliarticular unilateral assimétrica

√ NENHUMA/mínima osteoporose justa-articular (estágio inicial); osteoporose frequente (estágios finais)
√ Erosões marginais
√ Reação periosteal frequente
√ Excrescências ósseas intra-articulares

@ mãos + pés
  Áreas-alvo: DIP, PIP, MCP
  √ "Dedo em salsicha" = edema de tecido mole de todo o dedo
  √ Destruição assimétrica das articulações interfalangianas distais (poliartrite erosiva) + reabsorção óssea
  √ Anquilose óssea (10%)
  √ Deformidade em "lápis na xícara" = erosões com margens mal definidas + proliferação adjacente no novo osso periosteal (CARACTERÍSTICO)
  √ Falange "em marfim" = esclerose da falange terminal (28%)
  √ Destruição da articulação interfalangiana do primeiro dedo do pé com exuberante reação periosteal + proliferação óssea na base falangiana distal (PATOGNOMÔNICO)
  √ Nova formação óssea difusa mal definida na inserção do tendão do calcâneo + aponeurose plantar
  √ Erosões na margem superior/posterior do calcâneo (20%)
  √ Acrosteólise (ocasionalmente)

@ esqueleto axial
  √ Osteófito "flutuante" = grande e volumosa ossificação de tecido mole com orientação paravertebral verticalmente (vista AP):
    √ Excrescência mal definida que se estende através da junção discovertebral a partir da porção média de uma vértebra para a seguinte
    Localização: coluna cervical inferior, torácica, lombar superior; assimétrica/unilateral
  √ Quadratura das vértebras na região lombar
  √ Sacroileíte (40%) = (com mais frequência) bilateral + alargamento sacroilíaco simétrico, aumento de densidade, fusão
  √ Estreitamento da articulação apofisária + esclerose
  √ Subluxação atlantoaxial + anormalidades odontoides

DDx: (1) síndrome de Reiter (afeta somente a extremidade inferior)
(2) espondilite anquilosante
(3) artrite reumatoide (erosões simétricas bilaterais bem definidas, osteoporose justa-articular)

PICNODISOSTOSE

= DOENÇA DE MAROTEAUX-LAMY
= doença hereditária autossômica recessiva; provavelmente uma variante de disostose cleidocraniana

Causa: mutação no gene da catepsina K
Idade: crianças; $M \div F = 2 \div 1$

- nanismo
- retardo mental (10%)
- mãos + pés largos
- unhas distróficas
- descoloração amarelada dos dentes
- face característica (nariz em bico, mandíbula recuada)

√ Braquicefalia + platibasia
√ Suturas cranianas largas, ossos wormianos
√ Base do crânio espessa
√ Hipoplasia da mandíbula + ângulo mandibular obtuso
√ Hipoplasia + não pneumatização dos seios paranasais
√ Não segmentação de C1/2 e L5/S1
√ Aumento generalizado da densidade dos ossos longos com córtices espessados (semelhante à osteopetrose, mas com preservação do canal medular)
√ Displasia clavicular
√ Tuberosidades terminais dos dedos hipoplásicas e com afinamento progressivo (= acrosteólise)
√ Múltiplas fraturas espontâneas

DDx: (1) osteopetrose (sem nanismo, nenhuma anormalidade mandibular/craniana, não há hipoplasia falangiana, não há bandas metafisárias transversas, anemia, deformidade do frasco de Erlenmeyer; aspecto de "osso dentro do osso")
(2) disostose cleidocraniana (não há ossos densos/hipoplasia das falanges terminais, baixa estatura)

LESÃO ÓSSEA POR RADIAÇÃO

Patogênese: comprometimento vascular com endarterite obliterativa + periarterite seguida de dano aos osteoblastos + osteoclastos com diminuição de produção da matriz (osso em crescimento + osso novo periosteal mais sensível)

Efeitos da dose:
dependem da idade do paciente, dose absorvida, tamanho do campo de radiação, energia do feixe, fracionamento
> 300 rad: alterações microscópicas
> 400 rad: retardo de crescimento
< 600–1.200 rad: recuperação histológica mantida
> 1.200 rad: dano celular pronunciado aos condrócitos; atrofia de medula óssea + degeneração de cartilagem após > 6 meses; fibrose vascular

A. DEPLEÇÃO MEDULAR FOCAL
  Fisiopatologia: edema da medula, congestão vascular, supressão da hematopoiese; substituição dos elementos medulares por fibrose + gordura (completo em 3 meses)
  √ Sinal homogêneo de alta intensidade dentro do portal de radiação em T1WI
  √ Ocasionalmente aparência em bandas caracterizada por zona periférica de baixa intensidade de sinal (medula vermelha) e uma zona central de alta intensidade de sinal (medula gordurosa) em T1WI

B. DISTÚRBIO DO CRESCIMENTO ÓSSEO
@ esqueleto apendicular
- √ Alargamento do espaço articular (por causa da hipertrofia da cartilagem) após 8–10 meses
- √ Alargamento da placa de crescimento em 1–2 meses, com frequência retornando ao normal em 6 meses
- √ Alteração permanente no comprimento/tamanho do osso (por causa da fusão prematura da fise)
- √ Encurvamento metafisário
- √ Bandas metafisárias escleróticas
- √ Irregularidade metafisária + desgaste semelhante a raquitismo
- √ Estriações longitudinais
- √ Supertubulação (= estreitamento anormal do eixo diafisário)

Cx: deslizamento da epífise femoral/umeral
± necrose isquêmica (após doses de > 25 Gy)

@ esqueleto axial (dose de < 15 Gy)
- √ Aparência de "osso dentro de osso" após 9–12 meses
- √ Recorte + irregularidade irreversível do platô vertebral com diminuição da altura das vértebras (= falha de crescimento vertical)
- √ Escoliose côncava para o lado da irradiação (por causa do crescimento vertebral assimétrico + fibrose muscular)
- √ Hipoplasia do ílio + costelas
- √ Displasia acetabular, coxa vara/valga

C. OSTEÍTE POR RADIAÇÃO = OSTEORRADIONECROSE
= NECROSE POR RADIAÇÃO
= mosqueamento do osso por causa da osteopenia + trabeculação grosseira + aumento focal da densidade óssea (por causa de tentativas de reparo ósseo com deposição de osso novo nas trabéculas isquêmicas)

Dose: > 6.000 cGy em adultos: > 2.000 cGy em crianças
Momento do início: 1-3 anos após radioterapia
Localização: mandíbula, costelas, clavícula, úmero, coluna, pelve, fêmur
- √ Área lítica focal com matriz óssea anormal:
  - √ Radiolucência confinada ao campo de radiação com zona de transição estreita
- √ Periostite
- √ Aumento da fragilidade com a esclerose (= fratura por insuficiência patológica)
- √ ± afinamento cortical decorrente de infecção crônica

MR:
- √ Intensidade aumentada da medula óssea espinal em T1WI + T2WI correspondendo ao portal de radiação (infiltração gordurosa)

NUC:
- √ Cintilografia óssea com diminuição da captação no campo de radiação

Cx: maior suscetibilidade do osso irradiado à infecção
DDx: malignidade recorrente, sarcoma induzido por radiação (massa de tecido mole), infecção

D. NEOPLASIA BENIGNA
mais provavelmente em pacientes < 2 anos de idade ao tratamento, com doses de 1.600–6.425 rads
Período de latência: 1,5–5–14 anos
1. Osteocondroma = exostose (exclusivamente em crianças com menos de 2 anos durante o tratamento)
2. Osteoblastoma

E. NEOPLASIA MALIGNA
= SARCOMA INDUZIDO POR RADIAÇÃO
Período de latência: 3–55 (média de 11–14) anos
Dose mínima: 1.660–3.000 rad

Critérios:
(a) malignidade que ocorre dentro do campo irradiado
(b) período de latência de > 5 anos
(c) prova histológica de sarcoma
(d) evidência microscópica de histologia alterada da lesão original

Histologia:
1. osteossarcoma (90%) = 4–11% de todos os sarcomas osteogênicos
2. fibrossarcomas > condrossarcoma > histiocitoma fibroso maligno

- massa de tecido mole, dolorosa, progressão rápida da lesão

DISTROFIA REFLEXA SIMPÁTICA
= CAUSALGIA = SÍNDROME OMBRO-MÃO
= OSTEOPOROSE PÓS-TRAUMÁTICA = DISTROFIA DE SUDECK
= condição séria + potencialmente debilitante com causa + origem pouco conhecida

Etiologia:
(1) trauma em > 50% (fratura, geladura; pode ser trivial)
  ◊ Afeta 0,01% de todos os pacientes de trauma
(2) idiopática em 27% (imobilização, infecção)
(3) isquemia miocárdica em 6%
(4) desordens do CNS em 6%
  ◊ Afeta 12–21% dos pacientes com hemiplegia
(5) doença discogênica em 5%

- dor em queimação, sensibilidade, alodinia, hiperpatia
- edema dos tecidos moles ± edema desproporcional ao grau de lesão
- pele distrófica + alterações nas unhas
- alterações sudomotoras: hiperidrose + hipertricose
- instabilidade vasomotora (fenômeno de Raynaud, vasoconstrição/vasodilatação local)
- estágio terminal (após 6–12 meses): contratura, atrofia da pele + tecidos moles

Localização: mãos e pés distais à lesão
- √ Edema dos tecidos moles periarticulares
- √ Osteopenia irregular (50%) já em 2–3 semanas após o início dos sintomas (DDx: osteopenia por desuso)
- √ Osteopenia generalizada = aspecto "em vidro moído" com escavação endosteal + intracortical:
- √ Reabsorção do osso subperiosteal
- √ Lise de osso justarticular + subcondral
- √ Preservação de espaço articular (DDx: artrite reumatoide/séptica)

NUC: (cintilografia em três fases):
- √ Aumento do fluxo + aumento do *pool* sanguíneo + aumento de captação periarticular nas imagens tardias na porção afetada (60%)
- √ Diminuição do fluxo/captação retardada (15–20%)

Rx: bloqueios simpáticos, agentes bloqueadores alfa e beta-adrenérgicos, anti-inflamatórios não esteroidais, radioterapia, hipnose, acupuntura, acupressão, estimulação nervosa transcutânea, fisioterapia, calcitonina, corticosteroides, mobilização precoce

SÍNDROME DE REITER
Tríade de
(1) artrite
(2) uveíte
(3) uretrite

M÷F = 98÷2

Tipos:
(1) endêmica (venérea)
(2) epidêmica (pós-disentérica)

- história de exposição sexual/diarreia 3–11 dias antes do início da uretrite
- lesões mucocutâneas (queratose, blenorragia, balanite circinada seca)
- uveíte, conjuntivite
- HLA-B27 positivo em 76%

Localização: assimétrica mono/pauciarticular
√ Poliartrite
√ Edema das partes moles articulares + estreitamento do espaço articular em 50% (particularmente joelhos, tornozelos, pés)
√ Alargamento + inflamação do tendão do calcâneo + tendões patelares
√ Reação periosteal "fofa" (CARACTERÍSTICA) nos colos dos metatarsianos, falanges proximais, esporão do calcâneo, tíbia + fíbula, no tornozelo e joelho
√ Osteoporose justarticular (rara no estágio agudo)

Alterações crônicas:
- crises recorrentes de artralgias em poucos casos
√ Esporão de calcâneo na inserção da fáscia plantar + tendão do calcâneo
√ Desossificação periarticular
√ Erosões marginais, perda do espaço articular
√ Alterações sacroilíacas bilaterais indistinguíveis da espondilite anquilosante/psoriática (em 10–40%)
√ Ossificação paravertebral = "osteófito flutuante" isolado normalmente na área toracolombar

Cx: úlcera gástrica + hemorragia; incompetência aórtica; bloqueio cardíaco; amiloidose

POLICONDRITE RECORRENTE

= desordem rara caracterizada por inflamação recorrente generalizada + destruição da cartilagem nas articulações, orelhas, nariz, laringe, vias aéreas

Etiologia: desordem metabólica adquirida (metabolismo anormal do mucopolissacarídeo ácido?/hipersensibilidade?/processo autoimune (anticorpos direcionados contra o colágeno tipo II?)

Histologia: perda do citoplasma nos condrócitos; infiltração de plasmócitos + linfócitos

Idade: 40–60 anos (sem predileção etária)

- condrite nasal = deformidade do nariz em sela
- condrite auricular bilateral = orelhas edemaciadas + sensíveis, orelhas em "couve-flor"
- perda de audição (obstrução do meato acústico externo/dano audiovestibular)
- inflamação ocular
- tosse, rouquidão, dispneia (colapso da traqueia)
- poliartrite inflamatória soronegativa não erosiva = artralgia

@ cabeça
√ Calcificação do lóbulo da orelha

@ Tórax
√ Artropatia manubrioesternal/costocondral (30%)

@ trato respiratório (em até 70%)
√ Ectasia + colapsabilidade (destruição cartilaginosa) da traqueia e brônquios principais com espessamento focal (edema de mucosa) + estreitamente luminal (fibrose)
√ Bronquiectasia
√ Enfisema generalizado + localizado

@ cardiovascular (em 15-46%)
√ Aneurisma aórtico (4–10%), principalmente na aorta ascendente, pode ser múltiplo/dissecante
√ Insuficiência de valva aórtica/mitral (8%)
√ Vasculite sistêmica (13%)

@ osso
√ Osteoporose periarticular
√ Alterações erosivas nos ossos do carpo semelhante à artrite reumatoide
√ Edema de tecidos moles em torno das articulações + processo estiloide da ulna
√ Irregularidades erosivas nas articulações sacroilíacas
√ Erosão do espaço discal + aumento da densidade dos platôs articulares

Rx: corticosteroides, imunossupressão

Prognóstico: taxa de sobrevida de 74% em 5 anos; taxa de sobrevida de 55% em 10 anos; tempo médio de sobrevida de 11 anos; as complicações de vias aéreas são responsáveis por > 50% das mortes

OSTEODISTROFIA RENAL

= conjunto de anormalidades musculoesqueléticas que ocorrem com a insuficiência renal crônica como uma combinação de
(a) osteomalacia (adultos)/raquitismo (crianças)
(b) HPT secundário com osteíte fibrosa cística + calcificações de tecidos moles
(c) osteosclerose
(d) calcificações de tecidos moles + vasculares

Classificação:
(a) forma glomerular = doença renal adquirida: glomerulonefrite crônica (comum)
(b) forma tubular = osteodistrofia renal congênita:
  1. Raquitismo resistente à vitamina D = raquitismo hipofosfatêmico
  2. Síndrome de Fanconi = reabsorção prejudicada de glicose, fosfatos, aminoácidos, bicarbonato, ácido úrico, sódio, água
  3. Acidose tubular renal

Patogênese:
(1) a insuficiência renal causa a diminuição da conversão de vitamina D na forma ativa $1,25(OH)_2D_3$ (feita por 25-OH-D-1-alfa-hidroxilase, que é exclusiva da mitocôndria do tecido renal); a deficiência de vitamina D alentece a reabsorção intestinal de cálcio; a resistência à vitamina D predomina e os níveis de cálcio mantêm-se baixos (o produto de Ca × P continua quase normal, secundário à hiperfosfatemia); os baixos níveis de cálcio levam à OSTEOMALACIA; os fatores adicionais responsáveis pela osteomalacia são os inibidores da calcificação produzidos no estado urêmico, toxicidade por alumínio, disfunção do sistema enzimático hepático
(2) a insuficiência renal com diminuição da filtração resulta em retenção de fosfato; manutenção do produto Ca × P reduz o cálcio sérico diretamente, que, por sua vez, aumenta a produção de PTH (HPT secundário); o HPT secundário predomina, associado a leve resistência à vitamina D e leva ao aumento no produto de Ca × P com CALCIFICAÇÃO DE TECIDOS MOLES nos rins, pulmões, articulações, bursas, vasos sanguíneos, coração, assim como OSTEÍTE FIBROSA
(3) combinação de (1) e (2): o fosfato sérico aumentado inibe a ativação da vitamina D via regulação *feedback*

- retenção de fosfato
- hipocalcemia

A. OSTEOPENIA (em 0–25–83%)
= diminuição do número de trabéculas + espessamento das trabéculas estressadas = aumento do padrão trabecular

Causa: efeito combinado de:
(1) osteomalacia (redução da mineralização óssea por causa da insensibilidade adquirida à vitamina D/fator antivitamina D)
(2) osteíte fibrosa cística (reabsorção óssea)
(3) osteoporose (diminuição na quantidade óssea)

Fatores contribuintes:
acidose metabólica crônica, pobre estado nutricional, azotemia pré e pós-transplante, uso de esteroides, hiperparatireoidismo, níveis baixos de vitamina D

Cx: predisposição às fraturas (diminuição da força estrutural) com trauma mínimo/espontaneamente; a prevalência de fraturas aumenta com a duração da hemodiálise + continua inalterada após o transplante renal

Sítio: corpo vertebral (3–25%), ramo púbico, costela (5–25%)

√ Fratura de Milkman/zonas mais fracas (em 1%)
√ Fraturas metafisárias

Prognóstico: a osteopenia pode continuar inalterada/piorar após o transplante renal + durante hemodiálise

B. RAQUITISMO (crianças)
Causa: em CRF, os vasos normais não se desenvolvem de maneira ordenada ao longo das colunas de cartilagem na zona de calcificação provisional; isto resulta em proliferação desorganizada da zona de maturação + hipertrofia da cartilagem e distúrbio da calcificação endocondral

Localização: mais aparente nas áreas de rápido crescimento, como articulações dos joelhos

√ Desmineralização óssea difusa
√ Alargamento da placa de crescimento
√ Zona irregular de calcificação provisional
√ Metáfises em cúpula + desgaste
√ Encurvamento de ossos longos, escoliose
√ Impressão côncava difusa em múltiplas placas terminais vertebrais, invaginação basilar
√ Deslocamento da epífise (10%): cabeça femoral, úmero proximal, fêmur distal, rádio distal, cabeças dos metacarpianos + metatarsianos
√ Atraso geral na idade óssea

C. HPT SECUNDÁRIO (em 6–66%)
Causa: a incapacidade dos rins em excretar adequadamente o fosfato leva à hiperplasia das células principais da paratireoide (HPT secundário); o excesso de PTH afeta o desenvolvimento de osteoclastos, osteoblastos e osteócitos

- hiperfosfatemia
- hipocalcemia
- aumento dos níveis de PTH

√ Reabsorção óssea subperiosteal, cortical, subcondral, trabecular, endosteal, subligamentar
√ Osteoclastoma = tumor marrom = osteíte fibrosa cística em 1,5–1,7% (em virtude da atividade osteoclástica estimulada por PTH; mais comum no HPT primário)
√ Formação de novo osso periosteal (8–25%)
√ Condrocalcinose (mais comum no HPT primário)

D. OSTEOSCLEROSE (9–34%)
◊ Uma das mais comuns manifestações radiológicas; com mais frequência com a glomerulonefrite crônica; pode ser a única manifestação da osteodistrofia renal

√ Densidade difusa semelhante ao giz: coluna toracolombar em 60% ("coluna dos *rugger-jersey*"); também na pelve, costelas, ossos longos, ossos faciais, base do crânio (crianças)

Prognóstico: pode aumentar/regredir após transplante renal

E. CALCIFICAÇÕES DE TECIDOS MOLES
= **calcinose tumoral urêmica** = calcinose tumoral secundária = calcinose pseudotumor
◊ A causa mais frequente de uma massa calcificada periarticular!

Causa: ?
(a) metastática
secundária à hiperfosfatemia (solubilidade do produto para o cálcio + fosfato [$Ca^{2+} \times PO_4^{2-}$] excede 60–75 mg/dL no fluido extracelular), hipercalcemia, alcalose com precipitação de sais de cálcio
(b) distróficas
secundária à lesão tecidual local

Localização:
— arterial (27–83%):
na túnica média + tecido elástico da íntima
Sítio: artéria dorsal do pé, antebraço, mão, punho, perna
√ Aspecto em tubo sem envolvimento luminal proeminente
— periarticular (0,5–1,2%):
multifocal, frequentemente simétrico, pode-se estender para dentro da articulação adjacente
- fluido calcário/material semelhante a pasta
- resposta inflamatória no tecido tenossinovial adjacente
√ Densas áreas enevoadas isoladas
√ Nível líquido-líquido na calcinose tumoral
Prognóstico: geralmente regride com o tratamento
— visceral (79%): coração, pulmão, estômago, rim
√ Calcificação amorfa "fofa" "tumoral"

Rx: (1) diminuição da absorção de fósforo no intestino (na hiperfosfatemia)
(2) administração de vitamina D_3 (se a resistência à vitamina D predominar)
(3) paratireoidectomia para o HPT terciário (= HPT autônomo)

Desordens Relacionadas com a Diálise
1. Osteomielite
2. Osteonecrose
3. Deposição de cristal
4. Espondiloartropatia destrutiva
5. Amiloidose
6. Cistos da diálise

Osteodistrofia Renal Congênita

Raquitismo Resistente à Vitamina D
= DIABETES FOSFATÊMICO = HIPOFOSFATEMIA PRIMÁRIA = RAQUITISMO HIPOFOSFATÊMICO FAMILIAR
= desordem dominante ligada ao X de reabsorção tubular renal caracterizada por:
(a) reabsorção prejudicada de fosfato no túbulo renal proximal (por causa de defeito na membrana da borda em escova renal)
(b) síntese baixa inadequada de 1,25-di-hidroxivitamina D3 [1,25(OH)2D3] nos túbulos renais resultando em diminuição da reabsorção de cálcio intestinal + fosfato

Idade: < 1 ano

- hipofosfatemia + hiperfosfatúria
- fosfatase alcalina sérica elevada
- plasma normal + cálcio urinário
- 1,25(OH)2D3 sérica normal/baixa

√ Alterações raquíticas clássicas
√ Deformidade esquelética, particularmente pernas curvadas
√ Idade óssea atrasada; nanismo, se não for tratada
√ Osteosclerose/espessamento ósseo (decorrente de superabundância de matriz incompletamente calcificada)

Rx: infusão de fosfato + altas doses de vitamina D

DDx: raquitismo dependente de vitamina D e deficiente em vitamina D (ausência de fraqueza muscular + crises epilépticas + tetania)

Síndrome de Fanconi
Tríade de:
(1) hiperfosfatúria
(2) aminoacidúria
(3) glicosúria renal (glicose sanguínea normal)
Etiologia: defeito tubular renal
√ Raquitismo, osteomalacia, osteíte fibrosa, osteosclerose
Prognóstico: comprometimento funcional renal provavelmente quando ocorrem as alterações renais
Rx: altas doses de vitamina D + alcalinização

Acidose Tubular Renal
- acidose sistêmica, lesões ósseas
√ Raquitismo, osteomalacia, pseudofraturas, nefrocalcinose, osteíte fibrosa (rara)
(a) síndrome de Lightwood = nefrite com perda de sal (forma transitória autolimitada)
- SEM nefrocalcinose
(b) síndrome de Butler-Albright (forma grave)
- nefrocalcinose

ARTRITE REUMATOIDE
= doença sistêmica crônica do tecido conectivo
= hipersensibilidade tipo III = hipersensibilidade retardada
= doença de imunocomplexos (= formação de complexos antígeno-anticorpo com fixação de complemento) com autorreatividade mediada por células T contra um componente articular
Prevalência: 0,5–1,0% de população
Causa: predisposição genética; reação ao antígeno do vírus Epstein-Barr/certas cepas de *E. coli*?
Pico etário: 45–65 anos; M÷F = 1÷3 se < 40 anos; M÷F = 1÷1 se > 40 anos
Patogênese: lesão às células endoteliais sinoviais; sinovite com hiperplasia sinovial e formação de *pannus* mediada por TNF (fator de necrose tumoral) e IL-1 (interleucina-1) levando à invasão por macrófagos locais, fibroblastos e linfócitos ativados; invasão de cartilagem articular + osso pela secreção de enzimas de degradação (metaloproteinases)
Critérios diagnósticos da American Rheumatism Association (Associação Americana de Reumatismo) (pelo menos quatro critérios devem estar presentes):
(1) rigidez matinal por ≥ 1 antes da melhora
(2) edema de ≥ 3 articulações, particularmente punho, articulações metatarsofalangianas ou interfalangianas proximais por > 6 semanas
(3) edema simétrico
(4) alterações radiológicas típicas
(5) nódulos reumatoides subcutâneos
(6) teste positivo para fator reumatoide
- rigidez matinal
- fadiga, perda ponderal, anemia
- síndrome do túnel do carpo
- fator reumatoide positivo (85–94%) = anticorpo IgM
  = aglutinação de hemácias de ovinos sensibilizadas que se correlacionam estreitamente com a gravidade da doença
  Falso-positivo: normal (5%), trabalhadores de asbestos com alveolite fibrosante (25%), infecção viral/bacteriana/parasitária, outras doenças inflamatórias
- anticorpos antinucleares (positivos em muitos)
- células LE (positivas em alguns)
- teste de floculação do látex positivo
- influência hormonal
  (a) diminuição da atividade durante a gravidez
  (b) homens com artrite reumatoide têm baixos níveis de testosterona
Localização: envolvimento simétrico de > 3 articulações diartrodiais (poliartrite)
◊ Artrite simétrica de múltiplas articulações pequenas da mão em > 60% dos pacientes à apresentação inicial

Sinais iniciais:
MR & US: (métodos de escolha)
√ Hiperemia sinovial (na doença aguda + exacerbação da doença crônica)
√ Edema sinovial (edema + infiltrados celulares)
√ *Pannus* = proliferação focal semelhante a tumor de tecido inflamatório com destruição de cartilagem e osso
√ Cistos subcorticais pré-erosivos
√ Derrame articular
√ Edema de medula óssea
Radiografia (indireta & não específica):
√ Edema de tecido mole periarticular fusiforme (resultado do derrame)
√ Osteoporose para-articular (inatividade decorrente de dor + hipertermia inflamatória local)
√ Placa terminal subcondral translúcida
√ Espaço articular alargado (edema + fluido sinovial)
√ Esvaecimento dos coxins adiposos
√ Cisto sinovial subcortical
√ Erosão (até 47% dentro de 1 ano após o início) inicialmente em área desnuda (= local de inserção da camada sinovial interna da cápsula articular) por causa da falta de camada protetora de cartilagem

Sinais tardios:
√ Espaço articular concêntrico (por causa da destruição de cartilagem, formação de tecido cicatricial, fibrose)
√ Subluxação (por causa da frouxidão da cápsula + ligamentos decorrente da destruição inflamatória/por causa de encolhimento capsular decorrente de fibrose + formação de cicatriz):
√ Dedo em marreta = falange distal pendente por causa de ruptura no local de inserção do tendão extensor
√ Deformidade "em pescoço de cisne" = hiperextensão em PIP + flexão em DIP
√ Deformidade "em botoeira" = flexão em DIP + hiperextensão em DIP
√ Deformidade do caroneiro = flexão em MCP + hiperextensão em DIP
√ Deslocamento
√ Acentuada destruição + fraturas das extremidades ósseas:
√ Corpos soltos intra-articulares
√ Corpos "em arroz" = subgrupo de corpos soltos semelhantes ao arroz polido

Dedo em marreta   Deformidade "em botoeira"

Deformidade em "pescoço de cisne"

Subluxações na Artrite Reumatoide

@ mão e punho (típicos)
  Áreas-alvo:
    as cinco MCP, DIP, articulação interfalangiana do polegar, todos os compartimentos do punho (especialmente radiocarpiano, radioulnar inferior, articulações pisisformes-triquetrais); alterações mais precoces vistas em MCP 2 + 3, IFP 3
  √ Erosões marginais + centrais (menos comuns nas grandes articulações); o local da primeira erosão é classicamente a base da falange proximal do quarto dedo
  √ Alterações no estiloide ulnar + articulação radioulnar distal (sinal inicial)
  √ Contraturas de flexão + extensão com subluxação ulnar + deslocamento
@ espinha cervical
  √ Erosões do processo odontoide (1) entre o arco anterior do atlas + dente, (2) entre o ligamento transverso do atlas + dente, (3) na ponta do processo odontoide
  √ Subluxação atlantoaxial anterior (em > 6%): > 2,5 mm em adultos, > 4,5 mm em crianças durante flexão do pescoço
  √ Impactação atlantoaxial (*cranial settling*) = processo odontoide projeta-se para a base do crânio em virtude da significativa doença das articulações atlanto-occipital e atlantoaxial.
  √ Inclinação lateral da cabeça = subluxação lateral = assimetria entre o processo odontoide + massas laterais do atlas
  √ "Aspecto em escada portátil" da coluna cervical por causa de subluxações subaxiais + ausência de osteofitoses:
    √ Destruição + estreitamento dos espaços discais
    √ Contornos de corpo vertebral irregulares
    √ Erosão + destruição de articulações zigapofiseais
    √ Reabsorção de processos espinhosos
  √ Osteoporose
  Cx: compressão da medula espinhal
@ costelas
  √ Erosão das margens superiores das porções posteriores das costelas 3–5
@ ombro
  √ Perda simétrica de espaço articular glenoumeral:
    √ Erosões marginais no aspecto superolateral da cabeça umeral
    √ Osteoporose
    √ Elevação da cabeça umeral = estreitamento da distância acromioumeral (secundária à ruptura/atrofia do manguito rotador)
  √ Alargamento da articulação acromioclavicular:
    √ Erosões na extremidade acromial + clavicular
    √ Margens afuniladas da clavícula distal
  √ Erosão recortada na subsuperfície da clavícula distal oposta ao processo coracoide (inserção do ligamento coracoclavicular)
@ articulação sacroilíaca (raramente afetada)
  √ Distribuição unilateral tipicamente assimétrica
  √ Erosões rasas + leve esclerose
  √ Rara anquilose
@ quadril (raramente afetado)
  √ Geralmente parece normal durante o processo inicial da doença
  √ Formação de *pannus* (imagem de MR)
  √ Perda simétrica do espaço articular com migração axial da cabeça femoral
  √ Erosões ósseas marginais + centrais, cistos, esclerose localizada
  √ Descompressão de derrame articular dentro da bursa do ilipsoas através de cápsula anterior que desloca o músculo + vasculatura
  √ Ruptura do tendão glúteo
  √ Acetábulo protruso (pela osteoporose)
@ joelho
  Localização: compartimentos femorotibiais medial + lateral; bilateral simétrica
  √ Perda difusa de espaço articular
  √ Osteoporose
  √ Erosões superficiais + marginais profundas + centrais
  √ Esclerose subcondral (especialmente na tíbia)
  √ Herniação sinovial + cistos (p. ex., cisto poplíteo)
  √ Angulação vara/valga (por causa de esfacelamento de osso osteoporótico da tíbia + anormalidades ligamentares)
@ pé (típica)
  Áreas-alvo:
    aspecto medial das cabeças metatarsianas (2, 3, 4), aspecto medial + lateral da MT5 (sinal mais precoce); articulações interfalangianas do pé (especialmente hálux); articulações do mesopé; articulações talonavicular, subtalar, tarsometatarsianas; bilateral + simétrica
  • síndrome do seio do tarso = compressão do nervo tibial
  √ Esporão plantar do calcâneo
  √ Bursite retrocalcânea
DDx: SLE, espondiloartropatias soronegativas (alterações proliferativas no osso + locais de inserção tendíneas, anquilose óssea)

MANIFESTAÇÕES EXTRA-ARTICULARES (76%)
  (a) **síndrome de Felty** (< 1%)
      = artrite reumatoide (presente por > 10 anos) + esplenomegalia + neutropenia
      Idade: 40–70 anos; F > M; rara em negros
      • rápida perda ponderal
      • terapia refratária em úlcera de perna
      • pigmentação marrom nas superfícies expostas das extremidades
  (b) síndrome de Sjögren (15%)
      = ceratoconjuntivite + xerostomia + artrite reumatoide
  (c) manifestações pulmonares
      √ Derrame pleural, na maioria unilateral, sem alterações por meses, normalmente não associadas à doença parenquimatosa
      √ Fibrose intersticial com predominância nos lobos inferiores
      Prevalência: 2–9% dos pacientes reumatoides
      √ Nódulos reumatoides (30%): bem circunscritos, periféricos, com cavitação frequente
      √ **Síndrome de Caplan** (= reatividade hiperimune à inalação de sílica com desenvolvimento rápido de nódulos pulmonares)
      √ Hipertensão pulmonar secundária à arterite
  (d) **nódulos subcutâneos**
      (em 5–35% com artrite ativa) nas superfícies extensoras do antebraço + outros pontos de pressão (p. ex., olécrano) sem calcificações (DDx para gota)
  (e) envolvimento cardiovascular
      1. Pericardite (20–50%)
      2. Miocardite (arritmia, bloqueio cardíaco)
      3. Aortite (5%) da aorta ascendente + insuficiência da valva aórtica
  (f) **vasculite reumatoide**
      = lesão leucocitoclástica de pequenas vênulas que mimetiza a periarterite nodosa;
      • polineuropatia, ulceração cutânea, gangrena, polimiopatia, infarto do miocárdio/visceral
  (g) sequelas neurológicas
      1. Neuropatia distal (relacionada com vasculite)
      2. Pinçamento de nervos (subluxação atlantoaxial, síndrome do túnel do carpo, cisto de Baker)

(h) linfadenopatia (até 25%)
√ Esplenomegalia (1–5%)

Artrite Reumatoide Cística
= lesões císticas intraósseas como característica dominante
Patogênese: a pressão aumentada no espaço sinovial pelo derrame articular descomprime-se através de microfraturas do córtex marginal enfraquecido para dentro do osso subarticular
◊ Aumento de tamanho + extensão dos cistos correlaciona-se com o nível aumentado de atividade + ausência de cistos sinoviais
Idade: como mencionado anteriormente; M÷F = 1÷1
- soronegativos em 50%
√ Lesões líticas subcorticais justarticulares com margens escleróticas bem definidas
√ Relativa falta de perda de cartilagem, osteoporose, ruptura de articulações
DDx: gota (presença de cristais de urato), sinovite pigmentada vilonodular (monoarticular)

Artrite Reumatoide Juvenil
= artrite reumatoide em pacientes < 16 anos de idade; M < F
- rigidez matinal, artralgia
- nódulos subcutâneos (10%)
- erupção cutânea (50%)
- febre, linfadenopatia
Localização: envolvimento inicial das grandes articulações (quadris, joelhos, tornozelos, punhos, cotovelos); posteriormente das mãos + pés
√ Sinais radiológicos similares aos da artrite reumatoide (exceto no caso de envolvimento das grandes articulações primeiro, início tardio de alterações ósseas, mais anquilose, metáfises largas)
√ Edema de tecido mole periarticular
√ Afinamento da cartilagem articular
√ Grandes lesões semelhantes a cistos removidas da superfície articular (invasão de osso por *pannus* inflamatório); rara em crianças
√ Erosões articulares nos locais de inserção ligamentar + tendínea
√ Destruição articular pode assemelhar-se às articulações neuropáticas
√ Osteoporose justarticular
√ "Epífises em balão" + "ossos gráceis" (supercrescimento epifisário + fusão precoce com encurtamento ósseo secundário a hiperemia)
@ mão/pé
√ Falanges "retangulares" (periostite + espessamento cortical)
√ Anquilose nas articulações do carpo
@ esqueleto axial
Localização: predominantemente na coluna cervical superior
√ Anquilose da coluna cervical (articulações apofisárias), articulações sacroilíacas
√ Diminuição do tamanho dos corpos vertebrais + discos intervertebrais atróficos
√ Subluxação da articulação atlantoaxial (66%)
√ Fraturas de compressão espinal torácica
@ tórax
√ Costelas "em fita"
√ Derrame pleural + articular
√ Lesões pulmonares intersticiais (simulando esclerodermia, dermatomiosite)
√ Nódulos pulmonares solitários, podem-se cavitar
Prognóstico: recuperação completa (30%), amiloidose secundária
Classificação clínica:
(1) início juvenil – tipo adulto (10%)
- fator IgM RA positivo; idade 8–9 anos; mau prognóstico
√ Alterações erosivas; reação periosteal difusa; doença da articulação do quadril com protrusão

(2) poliartrite do tipo espondilite anquilosante
- iridociclite; meninos de 9–11 anos
√ Artrite periférica; fusão do trocanter maior; fusão completa de ambos os quadris; esporão do calcâneo
(3) **doença de Still**
(a) sistêmica
(b) poliarticular
(c) pauciarticular + iridociclite (30%)
- febre, *rash*, linfadenopatia, hepatosplenomegalia; pericardite, nanismo
- doença renal fatal em 20%
Idade: 2–4 e 8–11 anos de idade; M < F
Localização: envolvimento das articulações carpometacarpianas ("carpo esmagado" no adulto), retropé, quadril (40–50%)
√ reação periosteal das falanges; alargamento dos ossos; maturação óssea acelerada + fusão precoce (parada do crescimento)

RAQUITISMO
= osteomalacia durante o crescimento ósseo endocondral
Idade: 4–18 meses
Histologia: a zona de maturação tem número maior de células de cartilagem em maturação com perda colunar do arranjo normal; a zona de calcificação preparatória não se forma; insuficiência da mineralização osteoide também nas diáfises, de modo que a produção de osteoide eleva o periósteo
- irritabilidade, dor óssea, sensibilidade
- craniotabes
- rosário raquítico
- pernas encurvadas
- dentição retardada
- edema dos punhos + tornozelos
Localização: são particularmente envolvidas as metáfises de ossos longos submetidas a estresses (punhos, tornozelos, joelhos); junção costocondral das costelas
√ Centros epifisários irregulares mal mineralizados com surgimento tardio
√ Alargamento axial da placa de crescimento = aumento de distância entre a extremidade da diáfise e o centro epifisário em virtude do aumento de produção de osteoide (alterações mais precoces)
√ Deformidade em cúpula + perda de nitidez das metáfises com sombras em formas de faixas para dentro da cartilagem epifisária (ossos de sustentação de peso)
√ Esporões corticais projetando-se em ângulos retos em relação às metáfises
√ Trabeculação grosseira (NENHUM padrão opaco, como no escorbuto)
√ Pode estar presente reação periosteal
√ São comuns as deformidades (encurvamento da diáfise macia, moldagem da epífise, fraturas)
√ Encurvamento de ossos longos
√ Bossa frontal
Mnemônica: RITA EME
Reação do periósteo pode ocorrer
Indistinto córtex
Trabeculação grosseira
Afetados principalmente joelhos + punhos, tornozelos
Epifisárias (placas alargadas + irregulares)
Metáfise tremenda (desgaste, achatamento, formação de cúpula)
Esporão (metafisário)
Cx: fratura de estresse, deformidade em curvatura

Causas do Raquitismo
I. ANORMALIDADE NO METABOLISMO DA VITAMINA D
Associado a hiperparatireoidismo reativo

A. Deficiência de vitamina D (causa mais comum)
   (a) falta dietética de vitamina D = **osteomalacia carencial**
       = falta nutricional de precursores vitamínicos (dieta vegetariana, amamentação total prolongada sem suplementação de vitamina D)
   (b) falta de exposição ao sol
       por exemplo, residência e grandes altitudes, roupas que protegem contra o sol, evitar os raios solares por religião; razões culturais, forte pigmentação cutânea
   (c) má absorção da vitamina D
       = **raquitismo gastroenterogênico** por causa de:
       1. Pancreatite + doença do trato biliar
       2. Esteatorreia, doença celíaca, pós-gastrectomia
       3. Doença intestinal inflamatória
B. Conversão defeituosa da vitamina D para 25-OH-colecalciferol (vitamina D_3) no fígado
   1. Doença hepática
   2. Terapia com drogas anticonvulsivantes (= indução das enzimas hepáticas que aceleram a degradação de metabólitos biologicamente ativos da vitamina D)
C. Conversão defeituosa do 25-OH-D3 em 1,25-OH-D3 no rim
   1. Insuficiência renal crônica = osteodistrofia renal
   2. Raquitismo dependente de vitamina D = defeito autossômico recessivo da enzima 1-OHase

II. ANORMALIDADE NO METABOLISMO DO FOSFATO
    não associada a hiperparatireoidismo secundário ao cálcio sérico normal
    A. Deficiência de fosfato
       1. Má absorção intestinal de fosfatos
       2. Ingestão de sais de alumínio [Al(OH)2] formando complexos insolúveis com fosfato
       3. Baixa alimentação de fosfato em bebês prematuros
       4. Estado de má absorção grave
       5. Hiperalimentação parenteral
    B. Desordens da reabsorção tubular renal de fosfato
       1. Acidose tubular renal (perda renal de álcali)
       2. Síndrome de Toni-Debré-Fanconi
          = hipofosfatemia, glicosúria, aminoacidúria
       3. Raquitismo resistente à vitamina D
       4. Cistinose
       5. Tirosinose
       6. Síndrome de Lowe
       7. Nefrotoxicidade por ifosfamida (para o tratamento de rabdomiossarcoma, tumor de Wilms)
    C. Hipofosfatemia com tumores não endócrinos
       = raquitismo oncogênico = elaboração de substância umeral que inibe a reabsorção tubular renal de fosfatos (fenômeno paraneoplásico)
       1. Fibroma não ossificante
       2. Hemangioma esclerosante
       3. Hemangiopericitoma
       4. Tumor mesenquimal ossificante
    D. Hipofosfatasia
III. DEFICIÊNCIA DE CÁLCIO
    1. Raquitismo dietético = dieta sem leite (extremamente raro)
    2. Má absorção
    3. Consumo de substâncias que formam quelatos com cálcio

Classificação do Raquitismo
I. Raquitismo primário por deficiência de vitamina D
II. Má absorção gastrointestinal
    A. Gastrectomia parcial
    B. Doença do intestino delgado: enteropatia sensível ao glúten/enterite regional
    C. Doença hepatobiliar: atresia biliar/obstrução biliar crônica/cirrose biliar que resulta em falha na ação de emulsificação dos sais biliares (vitamina lipossolúvel) ou falha de conversão
    D. Doença pancreática: pancreatite crônica
III. Hipofosfatemia primária: raquitismo com deficiência de vitamina D
IV. Doença renal
    A. Insuficiência renal crônica
    B. Desordens tubulares renais: acidose tubular renal
    C. Múltiplos defeitos renais
V. Hipofosfatasia + pseudo-hipofosfatasia
VI. Fibrogênese óssea imperfeita
VII. Osteomalacia axial
VIII. Miscelânea:
    hipoparatireoidismo, hiperparatireoidismo, tireotoxicose, osteoporose, doença de Paget, ingestão de fluoretos, ureterossigmoidostomia, neurofibromatose, osteopetrose, macroglobulinemia, malignidade

LESÕES DO MANGUITO ROTADOR
Patogênese: (controversa)
(1) terapia extrínseca (Neer):
    (a) alterações hipertróficas do acrômio
    (b) osteófitos da articulação acromioclavicular
    (c) acrômio em gancho tipo 3
    → impacto da bursa subacromial-subdeltóidea e manguito rotador
(2) teoria intrínseca (intratendínea): degeneração do tendão → ruptura em espessura parcial → migração superior da cabeça umeral → abrasão do manguito rotador contra a subsuperfície do acrômio → ruptura em espessura total

Síndrome de Dor Subacromial
(1) síndrome do impacto
(2) tendinite do manguito rotador
(3) degeneração sem impacto
(4) instabilidade do ombro com impacto secundário
(5) instabilidade sem impacto

Síndrome do Impacto (*Impingement*)
= diagnóstico clínico que consiste em dor no ombro lateral com abdução e flexão para a frente; NÃO é diagnóstico radiográfico
Causa: espaço inadequado para o movimento normal do manguito rotador
Idade: processo vitalício; primeiro estágio < 25 anos; segundo estágio 25–40 anos; ruptura completa do manguito rotador > 40 anos
Fisiopatologia:
o movimento do úmero empurra os tendões do manguito rotador contra o arco coracoacromial, resultando em microtrauma, que causa inflamação da bursa subacromial (= espessamento fibroso da bursa subacromial/manguito rotador (zona crítica do manguito rotador = tendão do supraespinhal a 2 cm de sua inserção no úmero)
◊ A fisiopatologia do impacto pode ser secundária à instabilidade primária!
Anatomia do impacto:
estreitamento do espaço subacromial secundário a:
(1) adquirido
    (a) osteófitos/entesófitos subacromiais degenerativos decorrentes de

- entesófito de tração do ligamento coracoacromial (= esporão subacromial)
- osteófitos da hipertrofia da articulação acromioclavicular na osteoartrose
   (b) hipertrofia do ligamento coracoacromial
   (c) bursite primária na artrite reumatoide
   (d) tendão do supraespinhal edemaciado ± tendinose calcificada que se impactam sobre o arco coracoacromial
 (2) congênito
   (a) curvatura do acrômio no terço anterior (SAG)
      - chato (tipo 1)
      - curvado para baixo (tipo 2)
      - com gancho para baixo (tipo 3)
      - curvado para cima (tipo 4)
      ◊ Os processos acromiais de tipo 3 e possivelmente tipo 2 têm maior prevalência de rupturas do rotador do lado da bursa!
   (b) ângulo acromial lateral (COR)
      √ Inclinação inferior do acrômio em direção lateral
   (c) *os acromiale* = não fusão da apófise acromial (8% da população)
   ◊ A síndrome do impacto pode existir sem anatomia de impacto!
- arco doloroso de movimento
- dor noturna

Raios X (saída do supraespinhal + incidência com inclinação caudal):
 √ Inclinação anterior/posição baixa do acrômio
 √ Esporão subacromial anterior (= entesófito) no local de inserção do ligamento coracoacromial

MR (pode identificar a anatomia predisponente ao impacto):
 √ *Os acromiale* instável puxado para baixo pelo músculo deltoide durante a abdução
 √ Espessamento do ligamento coracoacromial
 √ Osteoartrite da articulação acromioclavicular ± esporão ósseo

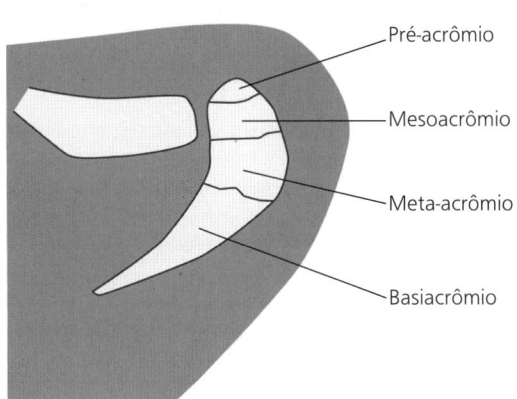

Os Acromiale (axial)

US:
 √ Agrupamento (*bunching*) da bursa subdeltóidea durante abdução do braço
 ◊ US pode direcionar injeção de esteroide dentro da bursa
Cx: (1) ruptura parcial/completa (pode ser precipitada por evento traumático agudo em alterações degenerativas preexistentes; causa comum de rupturas do manguito rotador)
    (2) tendinite do manguito/tendinose degenerativa
Dx: teste do impacto com lidocaína (= a injeção de lidocaína subacromial alivia a dor)
Rx: acromioplastia (= remoção de uma porção do acrômio), remoção de osteófitos subacromiais, remoção/lise/debridamento do ligamento coracoacromial, ressecção da clavícula distal, remoção de osteófitos da articulação acromioclavicular

Impacto Interno
 √ Cistos/defeitos da cabeça umeral
 √ Degeneração da subsuperfície + ruptura dos tendões do supraespinhal posterior e infraespinhal anterior
 √ Ruptura labral posterossuperior
 √ Lesão condral glenoide posterossuperior + cisto

Instabilidade Glenoumeral
a estabilidade glenoumeral é dependente de uma unidade anatômica funcional (= mecanismo capsular anterior) formada por: *labrum* glenoide, cápsula articular, ligamentos glenoumerais superior + médio + anteroinferior + posteroinferior, ligamento coracoacromial, tendão subescapular, manguito rotador
Idade: < 35 anos
Frequência: aguda, recorrente, fixa
Causa: traumática, microtraumática, atraumática
Direção: anterior > multidirecional > inferior > posterior
Tipos de lesões: anormalidades labrais (compressão, avulsão, cisalhamento), ruptura capsular/ligamentar/avulsão
Lesões associadas:
 fratura de Hill-Sachs, linha de fratura deprimida, fratura de glenoide, cisto labral
 ◊ Fendas labrais normais podem existir!
Falso-positivo para separação labral:
 (1) cartilagem articular profunda ao *labrum*
 (2) ligamentos glenoumerais que passam adjacentes ao *labrum*

Ruptura do Manguito Rotador
Etiologia:
 (1) alteração por atrito + degeneração do tendão por envelhecimento, microtrauma repetido como resultado de impactos entre a cabeça umeral + arco coracoacromial, uso excessivo do ombro em atividades profissionais/atléticas
 (2) trauma agudo (raro)
Idade: com mais frequência > 50 anos; paciente atleta jovem pode ter ruptura "rasgão da rima" (= avulsão da inserção na tuberosidade maior)
Localização:
 Ruptura do tendão supraespinhal:
 - "zona crítica" do tendão do supraespinhal 1 cm medial à inserção do tendão (área de relativa hipovascularidade)
 Ruptura do tendão do infraespinal (30–40%)
 - impede o reparo artroscópico
 - pior prognóstico pós-operatório
 - ruptura isolada mais comum em esportes de arremesso
 Ruptura do tendão do redondo menor (rara):
 - também afetado por instabilidade posterior
 Ruptura do tendão do subescapular:
 - mais comum na superfície articular superior
 - associado à ruptura do tendão do supraespinhal + lesão do intervalo rotador + patologia do tendão bicipital
 - cistos da tuberosidade menor + edema (comum)
Classificação:
 (1) profundidade da ruptura
   (a) ruptura incompleta = ruptura parcial envolve ou a superfície bursal ou a sinovial ou permanece intratendinosa
      ◊ Ruptura da superfície articular em espessura parcial > ruptura em espessura parcial da superfície da bursa
      - PASTA = avulsão do tendão articular do supraespinhal em espessura parcial (na inserção do tendão à tuberosidade maior = *footprint*)
      - PAINT = ruptura articular parcial com extensão intratendinosa

√ Defeito repleto de fluido que não se estende através de toda a largura do tendão
√ Ruptura das fibras do tendão superior/inferior somente
(b) ruptura completa = ruptura em espessura completa unindo a bursa subacromial à articulação glenoumeral
— ruptura transversa pura
— ruptura vertical pura/longitudinal
— ruptura com retração das margens do tendão
— ruptura global = ruptura/avulsão maciça do manguito envolvendo mais de um dos tendões
(2) tamanho da ruptura
Profundidade da ruptura parcial (espessura normal = 12 mm):
(a) pequena = grau 1 (< 25%) = < 3 mm
(b) média = grau 2 (25–50%) = 3–6 mm
(c) grande = grau 3 (> 50%) = > 6 mm
Maior dimensão da ruptura em espessura total:
(a) pequena = < 1 cm
(b) média = 1–3 cm
(c) grande = 3–5 cm
(d) maciça = > 5 cm
(3) geometria da ruptura (conforme é vista da superfície do tendão)
(a) em crescente = retração mínima do tendão
(b) em forma de U = ruptura maciça que pode-se estender até o nível da fossa glenoide
(c) em forma de L = ruptura maciça com componente longitudinal
(4) extensão da lesão (até estruturas adjacentes)
(a) na direção anterior: tendão do supraespinhal → aspecto medial do ligamento coracoumeral (intervalo rotador) → fibras do tendão do subescapular superior
(b) na direção posterior: tendão do supraespinhal → tendão do infraespinhal → tendão do redondo menor
(c) envolvimento da cabeça longa do tendão do bíceps braquial
◊ Lesão/ruptura da LHBB em até 77%
◊ Subluxação/deslocamento em até 44%
(5) atrofia muscular (diminuição de volume, infiltração gordurosa) como o prognosticador mais forte do resultado cirúrgico
◊ A mensuração da área transversal do músculo correlaciona-se com a força do músculo!
√ Em plano SAG OBL ao nível do processo coracoide medial:
√ Sinal de tangente = músculo supraespinhal não cruza uma linha desenhada através da margem superior da espinha escapular + margem superior do processo coracoide
√ Proporção escapular de < 50% = proporção entre a ocupação da área transversal do músculo supraespinhal e a da fossa do supraespinhal
(6) anatomia do impacto – ver "Anatomia do impacto" (pág. 160 do original)
Raios X (achados tardios):
√ Migração superior da cabeça umeral
√ Remodelagem da subsuperfície acromial
◊ As alterações ósseas na tuberosidade maior não se correlacionam com doença do manguito!
Artrografia (sensibilidade de 71–100%, especificidade de 71–100% para rupturas combinadas completas + rupturas de espessura parcial)
√ Opacificação da bursa subacromial-subdeltóidea
√ O contraste penetra na substância dos tendões do manguito rotador
MR (sensibilidade de 41–100% e especificidade de 79–100% para rupturas combinadas completas + espessura parcial):
√ Descontinuidade do manguito com retração da junção musculotendinosa
√ Intensidade de sinal focal/generalizada intensa/acentuadamente aumentada em T2WI (= fluido dentro do defeito do manguito) em < 50%
√ Fluido dentro da bursa subacromial-subdeltóidea (MAIS SENSÍVEL)
√ Intensidade de sinal baixa/moderada em T2WI (= tendão gravemente degenerado, superfície bursal/sinovial intacta, tecido de granulação/cicatricial preenchendo a região das fibras tendinosas)
√ Defeito do manguito com irregularidades de contorno
√ Alteração abrupta no caráter do sinal na fronteira da lesão
√ Atrofia do músculo supraespinhal (MAIS ESPECÍFICA)
Armadilhas:
√ Foco hiperintenso no tendão supraespinhal distal
√ Sinal cinza isointenso ao músculo em todas as sequências de pulso:
(a) efeito de volume parcial com o tendão infraespinhal superior + lateral
(b) área de "divisor de águas" vascular
(c) efeito de ângulo "mágico" = orientação das fibras de colágeno a 55° em relação ao campo magnético principal
√ Foco hiperintenso dentro do manguito rotador em T2WI:
(a) efeito de volume parcial com fluido na bainha do tendão bicipital/bursa subescapular
(b) efeito de volume parcial com gordura proveniente da gordura peribursal
(c) artefato de movimento: respiração, pulsação vascular, movimento do paciente
√ atrofia adiposa do músculo
(a) impacto dos nervos axilar/supraescapular = síndrome do espaço quadrilateral
DDx: (1) ruptura em espessura parcial com intensidade difusa menos que fluida em T2WI
(2) degeneração do tendão (tendinopatia)
(3) tendinite
(4) ruptura total contendo tecido de granulação
US (varreduras em posição de hiperextensão, sensibilidade de 75–100%, especificidade de 43–97%, valor preditivo negativo de 65–95%, valor preditivo positivo de 55–75%)
√ Não visualização do manguito rotador (ruptura grande), sinal mais confiável:
√ Músculo deltoide diretamente no alto da cabeça umeral
√ Defeito preenchido com bursa hipoecoica espessada + gordura (com hipervascularidade em Doppler colorido) entre o deltoide e a cabeça umeral
√ Não visualização focal do manguito rotador, sinal confiável de:
√ "Sinal da tuberosidade desnuda" = tendão retraído deixa uma área descoberta de osso
√ Formação de dobras na bursa + tecido adiposo peribursal dentro do defeito focal
√ Descontinuidade do manguito rotador preenchida com fluido articular/tecido reativo hipoecoico
√ Afinamento focal demarcado de forma nítida + abrupta
√ Pequena área em forma de vírgula de hipercogenicidade (pequena ruptura preenchida com tecido de granulação/sinóvia hipertrofiada)
Falso-negativo: ruptura longitudinal, ruptura parcial
Falso-positivo: tendão bicipital intra-articular, calcificação de tecido mole, pequena cicatriz/tecido fibroso

Bursite Subacromial-Subdeltóidea

achado comum nas lesões do manguito rotador
√ Gordura peribursal totalmente/parcialmente obliterada + substituída por tecido de baixa intensidade de sinal em todas as sequências de pulso
√ Acúmulo de fluido dentro da bursa

Tendinopatia/Tendinose Supraespinhal

= degeneração crônica do tendão com reparo desorganizado
Causa: impacto, estresse agudo/crônico
Histologia: degeneração mucinosa + mixoide
√ Aumento da intensidade de sinal no tendão nas imagens de densidade protônica sem ruptura do tendão
√ Aumento tendinoso + padrão de sinal não homogêneo
√ As fibras na superfície superior + inferior do tendão permanecem visíveis e contíguas
Cx: o principal fator de risco para ruptura subsequente do manguito rotador (não impacto)
DDx: ruptura do supraespinhal (o tendão tem intensidade de fluido)

RUBÉOLA

= RUBÉOLA CONGÊNITA = SARAMPO ALEMÃO
Incidência: taxa endêmica de 0,1%
Idade: bebês (transmissão no útero)
- nanismo neonatal (retardo do crescimento intrauterino)
- dificuldade em se desenvolver
- retinopatia, cataratas, glaucoma, microftalmia
- surdez
- deficiência mental com encefalite + microcefalia
- púrpura trombocitopênica, petéquias, anemia

√ Sinal do "talo de aipo" (50%) = margens metafisárias irregulares + trabeculação grosseira que se estende longitudinalmente da epífise; extremidade distal do fêmur > extremidade proximal da tíbia, úmero
√ Nenhuma reação periosteal
√ Hepatosplenomegalia + adenopatia
√ Pneumonite
@ cardiovascular:
  √ Doença cardíaca congênita (PDA, VSD)
  √ Estenose da artéria pulmonar periférica
  √ Necrose do miocárdio
@ CNS
  √ Calcificações pontilhadas/nodulares
  √ Cistos porencefálicos
  √ Ocasionalmente microcefalia
Prognóstico: manifestações ósseas desaparecem em 1–3 meses; graves defeitos congênitos decorrentes de infecção durante o primeiro trimestre
DDx: (1) CMV
(2) sífilis congênita (diafisite + epifisite)
(3) toxoplasmose

SÍNDROME DE RUBINSTEIN-TAYBI

= SÍNDROME DO POLEGAR LARGO
= síndrome esporádica rara sem marcadores cromossômicos/bioquímicos conhecidos; M÷F = 1÷1
- baixa estatura
- retardo mental, motor, de linguagem
@ fácies característica
  - nariz em bico/reto ± septo nasal baixo
  - inclinação antimongoloide das fissuras palpebrais
  - dobras epicantais
  - ponte nasal larga e carnuda
  - palato alto arqueado
  - anormalidades dentais
@ achados oftalmológicos
  - estrabismo, ptose, erros de refração
@ Achados cutâneos
  N. do T.: (calcificações cerebrais, não vistas na rubéola)
  - queloides, hirsutismo, dobra simiesca
  - hemangioma capilar plano na testa/pescoço

@ achados musculoesqueléticos
  √ Falanges terminais "espatuladas", curtas e largas, do polegar e hálux ± deformidade de angulação (ACHADO MAIS COMPATÍVEL + CARACTERÍSTICO)
  √ Angulação radial da falange distal (50%) causada por forma trapezoidal/delta da falange proximal
  √ Tuberosidade dos dedos "em forma de cogumelo" + formação da membrana
  √ Ossos tubulares finos das mãos + pés
  √ Pé torto
  √ Retardo de maturação esquelética
  √ Costelas displásicas
  √ Espinha bífida oculta
  √ Escoliose
  √ Ângulo acetabular plano + alargamento dos ílios
@ anomalias do trato geniturinário
  √ Duplicação renal bilateral
  √ Agenesia renal
  √ Ureter bífido
  √ Descida dos testículos incompleta/tardia
@ anormalidades cardiovasculares
  √ Defeito septal atrial
  √ Persistência do canal arterial
  √ Coarctação da aorta
  √ Estenose valvar aórtica
  √ Estenose pulmonar
OB-US:
  √ Diminuição da circunferência da cabeça
  √ Pequeno para a idade gestacional
Cx na lactância: obstipação, problemas alimentares, infecção respiratória superior recorrente

SÍNDROME SAPHO

= **S**inovite, **A**cne, **P**ustulose **P**almoplantar, **H**iperostose, **O**steíte
= ARTROSTEÍTE PUSTULOSA = HIPEROSTOSE ESTERNOCLAVICULAR
= associação entre lesões reumatológicas e cutâneas
(= espondiloartropatia soronegativa)
◊ Retardo de vários anos podem separar lesões ósseas de cutâneas!
Etiologia: variante de psoríase?
Idade: adultos jovens a meia-idade; M÷F = 1÷1
- pustulose palmoplantar (52%) = erupção crônica de pústulas estéreis intradérmicas amareladas nas palmas + solas
- acne grave (15%) = acne fulminante, acne conglobata
- dor, edema de tecido mole, limitação de movimento no local esquelético do envolvimento
@ articulação esternoclavicular (70–90%)
  Local: inserção de ligamento costoclavicular, clavículas, manúbrio esternal
  √ Osteólise no início da doença
  √ Hiperostose + osteosclerose
  √ Anquilose de articulação esternoclavicular
  NUC (cintilografia óssea):
    √ Sinal da cabeça de "touro" = aumento da captação do radiotraçador no manúbrio esternal + articulações esternoclaviculares (ALTAMENTE ESPECÍFICO)
@ esqueleto axial (33%)
  √ Osteosclerose de um/mais corpos vertebrais
  √ Estreitamento do espaço discal + erosão do platô vertebral
  √ Ossificações paravertebrais (simulando sindesmófitos marginais/não marginais/união maciça)
  √ Sacroileíte unilateral + osteosclerose associada de osso ilíaco adjacente

MR:
- √ Anormalidades de sinal da medula óssea focais/difusas
- √ Edema de tecido mole paravertebral hiperintenso
- √ Irregularidades do platô vertebral + erosão de canto de corpo vertebral anterior CARACTERÍSTICA em múltiplos níveis
- √ Intensidade de sinal de disco aumentada em T2
- √ Realce do disco após administração de contraste

DDx: espondilite infecciosa (abscesso, envolvimento epidural, nível único de envolvimento)

@ esqueleto apendicular (30%)
Localização: fêmur distal, tíbia proximal, fíbula, úmero, rádio, ulna
Sítio: metáfise
- √ Osteosclerose/osteólise + formação periosteal de osso novo

@ articulações
Localização: joelho, quadril, DIP da mão
- √ Inflamação sinovial com osteoporose justarticular (inicialmente)
- √ Estreitamento articular, erosão marginal, hiperostose, entesopatia (posteriormente)

Prognóstico: curso crônico com exacerbações imprevisíveis + remissões
Rx: Drogas anti-inflamatórias não esteroides, corticosteroides, analgésicos, ciclosporina
DDx: osteomielite infecciosa/espondilite, osteossarcoma, sarcoma de Ewing, metástase, doença de Paget, necrose asséptica da clavícula

SARCOIDOSE

Envolvimento ósseo em 6–15–20%
- função articular não prejudicada, as articulações são raramente envolvidas

Localização: pequenos ossos das mãos + pés (falanges médias + distais)
- √ Padrão trabecular reticulado "entrelaçado" nas extremidades metafisárias das falanges médias + distais, metacarpianos, metatarsianos
- √ Lesões bem definidas semelhantes a cistos de vários tamanhos
- √ Destruição semelhante à neuropática das falanges terminais (DDx: esclerodermia)
- √ Esclerose endosteal falangiana + novo osso periosteal (infrequente)
- √ Envolvimento vertebral não usual: lesões destrutivas com margem esclerótica
- √ Esclerose difusa de múltiplos corpos vertebrais
- √ Massa paravertebral de tecidos moles (DDx: indistinguível da tuberculose)
- √ Alterações osteolíticas no crânio

ESCLEROSTEOSE

= herança autossômica recessiva
Causa: mutação no gene codificador de esclerostina no cromossomo 17q12-q21 levando à hiperatividade do osteoblasto
Idade: manifestação na lactância
- inicialmente paralisia de nervo craniano
- pressão intracraniana aumentada (em 80%)
- √ Queixo quadrado prognático maciço
- √ Bossa frontal
- √ Esclerose da calota

@ mão
- √ Desvio radial
- √ Sindactilia

Cx: morte súbita por causa de impacto do tronco cerebral no forame estreito (com aumento da pressão intracraniana)
DDx: doença de Van Buchen

ESCORBUTO

= DOENÇA DE BARLOW = HIPOVITAMINOSE C
= deficiência de vitamina C (= ácido ascórbico) com osteogênese defeituosa decorrente de função osteoblástica anormal

Escorbuto Infantil

Idade: 6–9 meses (a vitamina C materna protege nos primeiros 6 meses)
Predisposição: alimentação com leite pasteurizado/fervido
Patogênese: formação de colágeno anormal

- irritabilidade
- sensibilidade + fraqueza dos membros inferiores
- rosário escorbútico nas costelas
- sangramento das gengivas (dentição)
- pernas puxadas para cima + bem afastadas = pseudoparalisia

Localização: fêmur distal (especialmente lado medial), tíbia proximal e distal + fíbula, rádio distal + ulna, úmero proximal, extremidade esternal das costelas
- √ Aspecto "de vidro moído" da osteoporose (CARACTERÍSTICO)
- √ Afinamento cortical
- √ Edema de partes moles (raro)

@ metáfise
- √ Linha clara = zona metafisária de calcificação preparatória (DDx: envenenamento por chumbo/fósforo, tratamento com bismuto, raquitismo em processo de cura)
- √ Zona de Trümmerfeld = zona radiolucente no eixo diafisário da linha clara de Fränkel (local de infração subepifisária)
- √ Esporões de Pelkan = esporões metafisários projetando-se em ângulos retos em relação ao eixo da diáfise
- √ Sinal do canto de Park = infração subepifisária/cominuição resultando em formações como cogumelos/deformação em cúpula da epífise (DDx: sífilis, raquitismo)

@ epífise
- √ Anel de Wimberger = anel esclerótico em torno das epífises, indicando perda da densidade epifisária

@ diáfise
- √ Hematoma subperiosteal com calcificação do periósteo elevado (sinal radiográfico seguro de cicatrização)

@ dentes
- √ formação de cistos + hemorragia no esmalte

DDx: infecções TORCH, leucemia, neuroblastoma

Escorbuto em Adultos

Incidência: rara
- √ Hemartrose + sangramento na sincondrose

ARTRITE SÉPTICA

Observação: EMERGÊNCIA MÉDICA = tratamento imediato necessário para prevenir o dano articular permanente!

Organismo:
com mais frequência *Staphylococcus aureus*;
gonorreia (artrite séptica multifocal em adultos jovens; indistinguível da artrite tuberculosa, mas a evolução é mais rápida);
artrite brucelar (indistinguível da tuberculose, infecção lenta);
Salmonella (associação com mais frequência a anemia falciforme/doença de Gaucher)

(a) bebês, recém-nascidos: estreptococos do grupo D
(b) < 4 anos de idade: *Haemophilus influenzae*, *Streptococcus pyogenes*, *S. aureus*
(c) > 4 anos de idade: *S. aureus*
(d) > 10 anos de idade: *S. aureus*, *Neisseria gonorrhoeae*
(e) adultos: *S. aureus*

Fisiopatologia:
  enzimas líticas no fluido articular purulento destroem cartilagens articulares + epifisárias
Cx: (1) distúrbio do crescimento ósseo (alongamento, encurtamento, angulação)
  (2) artrite degenerativa crônica
  (3) anquilose
  (4) osteonecrose = necrose avascular

SÍNDROME DO ESTRESSE TIBIAL MEDIAL

= DOLORIMENTO NA CANELA ("CARELITE")
= SÍNDROME SOLEAR
= termo não específico descrevendo a dor ao esforço na porção inferior da perna
Incidência: 75% da dor na perna ao esforço
Causa: fratura de estresse atípica, periostite de tração, síndrome compartimental?
• sensibilidade difusa ao longo da tíbia posteromedial em seu aspecto medial a distal
Localização: córtex tibial posterior/posteromedial
Radiografias simples:
  √ Osso novo periosteal normal/longitudinal
Cintilografia óssea:
  √ Angiograma com radionuclídeos normal + fase de pool de sangue (DDx fratura de estresse)
  √ Captação longitudinal linear em imagens retardadas
MR:
  √ Edema/hemorragia medular
  √ Fluido periosteal

SÍNDROME DA COSTELA CURTA-POLIDACTILIA

= grupo de desordens autossômicas recessivas caracterizadas por displasia de membros curtos, tórax constrito, polidactilia pós-axial (no lado ulnar/fibular)
tipo I = SÍNDROME DE SALDINO-NOONAN
tipo II = TIPO MAJEWSKI
tipo III = TIPO NAUMOFF
tipo IV = BEEMER
√ Micromelia grave
√ Fêmur pontiagudo em ambas as extremidades (tipo I); metáfises alargadas (tipo III)
√ Tórax estreito
√ Costelas extremamente curtas e orientadas horizontalmente
√ Corpos vertebrais subossificados e distorcidos + fendas coronais incompletas
√ Polidactilia
√ Fenda labial/palatal
Prognóstico: uniformemente letal

ANEMIA FALCIFORME

= condição genética autossômica recessiva com 2 genes β-globina anormais (homozigoto/heterozigoto em combinação com outras hemoglobinas anormais) caracterizada por hemácias em forma de foice
Hemoglobina no adulto normal:
  Hb A = 2 cadeias de α-globina no cromossomo 16p13.3 (duplicada em cada cromossomo = 4 lócus de genes) + 2 cadeias de β-globina no cromossomo 11p15.5 (uma cópia em cada cromossomo = 2 lócus de genes)
    • constitui 96–98% do componente hemoglobina
Hemoglobinas anormais (hemoglobinopatia):
  Hb S = mutação pontual no DNA no sexto códon no gene da β-globina localizado no braço curto do cromossomo 11 → ácido glutâmico na posição 6 na cadeia β é substituído por valina (α2βS2)
  Hb C = mutação pontual no DNA substitui o ácido glutâmico na posição 6 na cadeia β com lisina (α2βC2)
Definição:
  anemia falciforme = qualquer formação de Hb S em combinação com outra hemoglobina anormal:
    (a) homozigoto (com outra cadeia de célula falciforme Hb S)
      1. Hb SS = **anemia falciforme**
    (b) heterozigoto (com outra cadeia anormal, não Hb S)
      2. doença Hb Sc
      3. Hb S-thal
  • diminui a gravidade da infecção com malária falcípara
Incidência: 8–13% dos afro-americanos são portadores do fator falciforme (gene para Hb S); 1÷600 de afro-americanos nos Estados Unidos são homozigotos (Hb SS) e têm anemia falciforme; 1÷40 com traço falciforme manifestará anemia falciforme; 1÷20 com traço falciforme manifestará doença Hb SC; afeta pessoas do Oriente Médio + região leste do Mediterrâneo
Patogênese:
  Desoxigenação de Hb S → agregação de moléculas de Hb anormais em cadeias longas (= polimerização em filamentos de molécula Hb semelhante a uma corda torcida com ligação entre as cadeias) → distorção + plasticidade alterada de hemácias em forma de foice → aumento da viscosidade do sangue, estase na microvasculatura (oclusão em "monte de toras" dos pequenos vasos) → infarto, necrose, superinfecção
Localização: dano na íntima ocorre com mais frequência nos vasos com altas taxas de fluxo (ICA terminal);
  A falcização ocorre em áreas de:
    (a) fluxo lento (baço, fígado, medula renal)
    (b) metabolismo rápido (cérebro, músculo, placenta)
• vasoclusão (manifestação mais precoce + mais comum):
  • acidente vascular cerebral
  • hemorragias retinianas
  • perda auditiva sensorineural
  • crise abdominal
  • úlceras crônicas na perna (sobre proeminências ósseas)
  • priapismo
  • dor articular tipo reumatismo
  • dor óssea (crise vasoclusiva:osteomielite = 50÷1)
  • asplenia funcional (em virtude de autoinfarto esplênico)
• anemia hemolítica normocítica crônica (= hemólise intravascular de hemácias falciformes + redução do ciclo de vida da hemácia falciforme a 1/10 de sua duração normal por sequestro no baço)
  • débito cardíaco aumentado + grande velocidade do fluxo sanguíneo
  • icterícia
  • esplenomegalia (em crianças + bebês)
• infecção (maior suscetibilidade a bactérias encapsuladas como *Haemophilus influenzae* tipo b, *Streptococcus pneumoniae*, Streptococcus do grupo b, *Neisseria meningitides, Klebsiella, Salmonella*):
  • osteomielite
  • celulite
Cx: alta incidência de infecções (pulmão, osso, cérebro)
Prognóstico: morte < 40 anos (diminuição da expectativa de vida média em 25–30 anos)
(1) DESOSSIFICAÇÃO DECORRENTE DE HIPERPLASIA MEDULAR
  Patogênese: suspensão da conversão de medula vermelha para amarela → persistência da medula vermelha apendicular nos tornozelos + punhos + diáfises dos ossos longos
  √ Aparência granular do crânio por causa da diminuição porosa na densidade óssea do crânio (25%)
  √ Alargamento da díploe com afinamento das tábuas interna e externa (22%)

- √ Estriações verticais tipo "pelo de escova" que se projetam da abóbada craniana externa (5%) devido o trabeculado proeminente + osso novo
- √ Trabeculado grosseiro da mandíbula
- √ Osteopenia com afinamento do trabeculado
- √ Vértebras bicôncavas em "boca de peixe" (= compressão dos platôs vertebrais pelos discos intervertebrais secundária a amolecimento ósseo) em 70%
    Cx: cifose decorrente do colapso vertebral
- √ Alargamento do espaço medular + afinamento dos córtices
    Cx: fratura patológica
- √ Grosseiro padrão trabecular em ossos longos + chatos
- √ Incisura da costela

(2) HEMATOPOIESE EXTRAMEDULAR
mais comum em outras anemias hemolíticas
Localização: fígado, baço, região paravertebral, rim, glândula suprarrenal, pele, seio paranasal
- √ Intensidades de sinal intermediárias em T1WI + T2WI
- √ Captação de coloide sulfúrico Tc-99m

(3) trombose e infarto do osso
Localização: na diáfise dos pequenos ossos tubulares (crianças): na metáfise + subcôndrio dos ossos longos (adultos)
- √ Dactilite falciforme = síndrome mão-pé (em 50%):
    Idade: 6 meses – 2 anos; rara > 6 anos (por causa da regressão da medula vermelha)
    Causa: vasoconstrição induzida pelo frio
    • edema dolorido da mão/pé com redução do movimento; febre
    - √ Áreas em placas de lucência + reação periosteal
    - √ ± destruição óssea com deformidade resultante
- √ Osteólise (no infarto AGUDO)
- √ Esclerose óssea (= calcificação medular distrófica) na pelve, costelas, coluna
- √ Aparência de osso dentro de osso = reação periosteal/depósitos de osso novo em camadas ao longo da superfície interna do córtex infartado
- √ Esclerose justacortical
- √ Sinal de Reynold = vértebra em H = depressão em degrau no platô vertebral
- √ Desintegração articular
- √ Infarto epifisário (em 50% por volta de 35 anos)
    = necrose avascular = frequentemente colapso bilateral da cabeça femoral (DDx: Perthes com envolvimento da metáfise)/cabeça umeral
    • dor articular + movimento limitado

NUC (agente ósseo):
- √ Captação diminuída/normal do radiotraçador (nos primeiros dias)
- √ Captação aumentada (com revascularização)
- √ Retorno ao normal (após alguns meses em infartos antigos com adequado suprimento sanguíneo)
- √ Focos fotopênicos (no osso avascular de infartos antigos)

MR:
- √ Alta intensidade de sinal do edema de medula óssea em STIR
- √ Sinal da dupla linha serpiginosa em T2WI = margem interna hiperintensa (por causa da resposta inflamatória com tecido de granulação) + periferia hipointensa (por causa da interface de osso reativo)
- √ Realce heterogêneo na borda
- √ ± hemorragia subperiosteal + acúmulo de líquido

(4) OSTEOMIELITE SECUNDÁRIA (18%)
Patogênese: hipoesplenismo → fagocitose comprometida, disfunção do complemento
Organismo: Salmonella em frequência incomum (*S. typhimurium, S. enteriditis, S. choleraesuis, S. paratyphi* B) > *Staphylococcus aureus* (10%) > bacilos entéricos gram-negativos
Localização: ossos longos (principalmente), vértebras
• hemocultura positiva (50%)
- √ Veja Osteomielite na página 142

(5) EFEITOS NO CRESCIMENTO (secundário à diminuição do suprimento sanguíneo)
Localização: particularmente no metacarpo/falange
- √ Encurtamento ósseo = fusão prematura da fise infartada
- √ Deformidade epifisária com metáfise em taça
- √ Inclinação tibiotalar
- √ Protrusão do acetábulo (20%)
- √ Defeito em taça/cavilha no orifício do fêmur distal
- √ Diminuição da altura vertical (encurtamento da estatura + escoliose)
- √ Vértebras em forma de H com infarto da placa do crescimento central
- √ Vértebras em torre = alongamento compensatório das vértebras adjacentes às vértebras em forma de H

@ cérebro
Fisiopatologia:
anemia crônica produz hiperemia cerebral, hipervolemia, autorregulação comprometida
(a) o fluxo sanguíneo cerebral não pode ser aumentado levando ao infarto no momento da crise
(b) fluxo sanguíneo cerebral aumentado produz hiperplasia epitelial dos grandes vasos intracranianos (ICA terminal/MCA proximal) resultando na formação de trombo
• acidente vascular cerebral (5–17%): infarto isquêmico (70%), isquemia da substância branca profunda (25%), hemorragia (20%), infarto hemorrágico
- √ Tortuosidade arterial (= resposta adaptativa à anemia crônica):
    - √ Ectasia do segmento arterial
    - √ Aumento anormal do comprimento de um segmento arterial → inclinação evidente de um segmento arterial

Angiografia (anormal em 87%):
- √ Estenose/oclusão arterial da porção supraclinoide da ICA + segmentos proximais da ACA e MCA
- √ Síndrome moyamoya (35%)
- √ Oclusão do ramo distal (secundária à trombose/embolia)
- √ Aneurisma (raro)

CT:
- √ Infarto cerebral (média etária de 7,7 anos)
- √ Hemorragia subaracnóidea (média etária de 27 anos)

@ tórax
- √ Cardiomegalia + CHF

@ vesícula biliar
- √ Colelitíase

@ rim
• hematúria por causa de infartos múltiplos
• hipostenúria
• síndrome nefrótica
• acidose tubular renal (distal)
• hiperuricemia (por causa do aumento do *turnover* celular)
• insuficiência renal progressiva
- √ Urograma normal (70%)
- √ Necrose papilar (20%)
- √ Cicatrização renal focal (20%)
- √ Rim aumentado (4%)

MR:
- √ Diminuição do sinal cortical em imagens ponderadas em T2 (deposição de ferro cortical renal)

@ baço
  √ Esplenomegalia < 10 anos (em pacientes com anemia falciforme heterozigótica)
  Cx: ruptura esplênica
  √ Infarto esplênico
  √ Hemossiderose
Cintilografia da medula óssea:
  √ Normalmente acentuada expansão simétrica da medula hematopoiética além dos 20 anos de idade envolvendo todo o fêmur, calota, pequenos ossos da mão + pés (normalmente apenas no esqueleto axial + fêmur proximal e úmero)
  √ Defeito da medula óssea indicativo de infarto agudo/antigo
Varredura com difosfonato Tc-99 m:
  √ Aumento da captação esquelética geral (elevada proporção osso:tecido mole)
  √ Atividades proeminentes nos joelhos, tornozelos, úmero proximal (fechamento epifisário retardado/fluxo sanguíneo aumentado para a medula óssea
  √ Expansão da medula óssea (espessamento da calota relativa à diminuição da atividade ao longo da inserção da foice)
  √ Captação diminuída/normal na cintilografia óssea dentro de 24 h no infarto agudo/fase pós-cura após infarto (formação de cisto)
  √ Aumento da captação na cintilografia óssea 2–10 dias persistente por várias semanas no infarto curado
  √ Aumento da captação na cintilografia óssea 24–48 h na osteomielite
  √ Aumento da atividade de *pool* sanguíneo + imagem retardada normal na cintilografia óssea na celulite
  √ Aumento de tamanho renal com acentuada retenção de traçador no parênquima renal (isquemia medular + insuficiência do sistema contracorrente) em 50%
  √ Captação esplênica persistente (secundária à degeneração, atrofia, fibrose, calcificações)

Asplenia Funcional
= baço não funcional anatomicamente presente
- corpos de Howell-Jolly, siderócitos, anisocitose, células irreversivelmente falciformes
√ Baço de tamanho normal/aumentado na CT
√ Ausência de captação do traçador na varredura com coloide sulfúrico

Autoesplenectomia
= autoinfarto do baço na anemia falciforme homozigótica (função perdida aos 5 anos)
Histologia: fibrose perivascular extensa com deposição de hemossiderina + cálcio
√ Baço pequeno (tão pequeno quanto 5–10 mm) densamente calcificado

Crise do Sequestro Esplênico Agudo
= captura súbita de grande quantidade de sangue no baço
Causa: obstrução pequenas veias intraesplênicas/sinusoides; evento deflagrador desconhecido
Idade: (a) homozigoto: lactância/infância
(b) heterozigoto: qualquer idade
- dor no LUQ
- aumento de tamanho esplênico maciço súbito
- queda rápida na hemoglobina, hematócrito, plaquetas (o baço captura grandes volumes de sangue)
- elevação nos reticulócitos
√ Baço aumentado
√ Múltiplas lesões na periferia do baço: hipoecoico por US, de baixa atenuação por CT
√ Áreas hiperdensas (por causa da hemorragia aguda)
√ Áreas hiperintensas em T1WI + T2WI (em virtude de hemorragia subaguda)
√ Principais vasos esplênicos patentes por US Doppler

Prognóstico: morte em 50% < 2 anos de idade (por causa do choque hipovolêmico)

Característica Falciforme = Traço Falciforme
= doença leve com poucos episódios de crise + infecção; Falcização provocada apenas sob estresse extremo (aeronave despressurizada, anoxia com CHD, anestesia prolongada, correr em maratona)
Incidência: 8–10% de afro-americanos
Composição: formação de Hb AS (55% Hb A + 45% Hb S)
- assintomático
- pode apresentar testes laboratoriais normais = SEM anemia
- hematúria macroscópica recorrente
√ Infarto esplênico

Doença SC
Incidência: 3% dos afro-americanos (a forma mais comum, porém menos grave que a anemia falciforme)
- sintomas menos frequentes + menos graves da anemia falciforme
- ocasionalmente níveis de Hb normais
- hemorragias retinianas
- hematúria macroscópica em virtude de infartos múltiplos
√ Necrose asséptica da cabeça femoral
Rx: semelhante ao da anemia falciforme

Doença Falciforme-Thal = β-Talassemia (rara)
[*thalassa,* grego = mar]
= subprodução da cadeia β devido a mutações no gene *HBB* no cromossomo 11
Composição: Hb SA (65–90% Hb S + 5–25% Hb A + Hb A2 elevada e Hb F)
- clinicamente semelhante aos pacientes com Hb SS
- anemia (sem hemoglobina normal no adulto)
√ Esplenomegalia persistente

DOENÇA DE SINDING-LARSEN-JOHANSSON
= osteocondrose *do polo inferior da patela*, frequentemente bilateral (NÃO é osteonecrose/epifisite/osteocondrite)
Causa: tendinite de tração + avulsão traumática do osso; subluxação repetida ± deslocamento da patela
Mecanismo: contração vigorosa do quadríceps contra resistência
Idade: adolescentes (geralmente entre 10 e 14 anos)
Predisposição: crianças com paralisia cerebral espática
- sensibilidade + edema dos tecidos moles sobre o polo inferior da patela
√ Edema dos tecidos moles peripatelares
√ Calcificação/ossificação do tendão patelar
√ Deformidade patelar alta = posição anormalmente elevada da posição da patela em relação ao fêmur (vista LAT)
√ Pequenos fragmentos ósseos no polo inferior da patela (vista LAT)
MR:
  √ Área hipointensa em T1WI + hiperintensa em T2WI no polo inferior da patela + porção proximal do tendão patelar + tecidos moles circundantes
DDx:
1. **Joelho de Saltador**
   = síndrome dolorosa envolvendo a inserção proximal/distal do tendão patelar, geralmente visto em jovens atletas
   Causa: estresse crônico + inflamação
   √ Espessamento do tendão patelar sem ruptura/avulsão
2. **Avulsão da manga patelar**
   = cartilagem do polo patelar inferior puxado fora da patela muitas vezes em combinação com pequeno fragmento ósseo avulsionado (= lesão da cartilagem)

Mecanismo: contração vigorosa do quadríceps aplicada ao joelho fletido
Idade: 8–12 anos (exclusiva da população pediátrica)
√ Pequeno fragmento ósseo inferior ao polo inferior da patela
√ Patela alta
√ Derrame articular
√ Edema da medula óssea da patela (MR!)

VARÍOLA
5% das crianças
Localização: cotovelos bilateral; metáfises de ossos longos
√ Rápida destruição óssea espalhando-se pela diáfise
√ Reação periosteal
√ Esclerose endosteal + cortical frequente
√ Fusão epifisária prematura com deformidade grave
√ Anquilose é frequente

CONDROMA DE TECIDOS MOLES
= CONDROMA EXTRAESQUELÉTICO = CONDROMA DE PARTES MOLES
Incidência: 1,5% de todos os tumores benignos de partes moles
Idade: 30–60 anos (variação 1–85 anos); M÷F = 1,2÷1
Histologia: cartilagem hialina tipo adulto com áreas de calcificação + ossificação; alteração mixoide; regiões de celularidade aumentada + atipia citológica
- massa de tecido mole de crescimento lento
- ocasionalmente dor + sensibilidade

Localização: mão (54–64%) + pé (20–28%)
√ Massa extraesquelética lobulada e bem definida com tamanho < 2 cm
√ Pode conter calcificações (33–70%) do tipo anelar/ossificações
√ Irregularidades do osso adjacente com reação esclerótica
MR:
√ Alta intensidade de sinal em T2WI
√ Sinal intermediário em T1WI
Rx: excisão local
Prognóstico: taxa de recorrência de 15–25%
DDx: (1) condrossarcoma mixoide extraesquelético (profundamente localizado nos grandes músculos + extremidades inferiores, cintura pélvica e escapular)
(2) condroma periosteal

OSTEOMA DE TECIDOS MOLES
= OSTEOMA DE PARTES MOLES (extremamente raro)
Histologia: osso lamelar maduro com sistema haversiano bem definido; medula óssea, tecido conectivo mixoide, vascular e fibroso entre as trabéculas ósseas; cápsula de colágeno fundida com a cartilagem hialina
Localização: cabeça (geralmente parte posterior da língua), coxa
√ Massa ossificada
NUC:
√ Intenso acúmulo do traçador, maior que no osso adjacente

CISTO ÓSSEO SOLITÁRIO
= CISTO ÓSSEO UNICAMERAL/SIMPLES
Incidência: até 5% das lesões ósseas primárias
Etiologia: Trauma? (aprisionamento sinovial na reflexão capsular), anomalia vascular? (bloqueio da drenagem intersticial)
Histologia: cisto preenchido com líquido claro e amarelado, geralmente sob pressão, paredes revestidas com tecido fibroso + hemossiderina, podendo estar presentes células gigantes
Idade: 3–19 anos (80%); ocorre durante a fase ativa do crescimento ósseo; M÷F = 3÷1
- assintomático; a menos que fraturado

Localização: fêmur proximal + úmero proximal (60–75%), fíbula, na base do colo do calcâneo (4%, > 12 anos de idade), talo; raro nas costelas, ílio, pequenos ossos das mãos + pés (raro), NÃO na coluna/calota; lesão solitária
Sítios: centros metafisários intramedulares, adjacentes à cartilagem epifisária (durante a fase ativa)/migrando para dentro da diáfise com o crescimento (durante a fase latente), não cruza a placa epifisária
√ Radiolucência oval de 2–3 cm com o eixo longo paralelo ao eixo longo do osso acometido
√ Fina margem esclerótica
√ Impressão (*scalloping*) + erosão do aspecto interno do córtex subjacente
√ Área fotopênica na cintilografia óssea (se não fraturada)
√ Sinal do "fragmento caído", se fraturado (20%) = fragmento deslocado centralmente cai em uma posição dependente
Prognóstico: mais provavelmente regressão espontânea
Cx: fratura patológica (65%)
DDx: (1) encondroma (pontilhado calcificado)
(2) displasia fibrosa (lucência mais irregular)
(3) granuloma eosinofílico
(4) condroblastoma (epifisário)
(5) fibroma condromixoide (mais excêntrico + expansivo)
(6) tumor de células gigantes
(7) cisto ósseo aneurismal (excêntrico)
(8) cisto hemorrágico
(9) tumor marrom

PLASMACITOMA SOLITÁRIO DO OSSO
= representa o estágio inicial do mieloma múltiplo, precede-o em 1–20 anos
Idade: quinta-sétima década
- aspiração medular negativa; nenhuma espícula IgG no soro/urina

A. MIELOMA ÓSSEO SOLITÁRIO
Sítio: coluna torácica/lombar (mais comum) > pelve > costelas > esterno, crânio, fêmures, úmeros
√ Lesão expansiva grosseiramente osteolítica "borbulhante" solitária
√ Margens mal definidas, padrão em queijo suíço
√ Geralmente fratura patológica (colapso das vértebras)
DDx: tumor de células gigantes, cisto ósseo aneurismático, osteoblastoma, metástase solitária de carcinoma de células renais/tireóideo

B. PLASMACITOMA EXTRAMEDULAR
Localização: a maioria na cabeça + pescoço; 80% na cavidade nasal, seios paranasais, vias aéreas superiores da traqueia, parênquima pulmonar

DISPLASIA ESPONDILOEPIFISÁRIA

Displasia Espondiloepifisária Congênita
autossômica dominante/esporádica (a maioria)
- nanismo desproporcional à coluna + quadris mais envolvidos que as extremidades
- marcha "bamboleante" + fraqueza muscular
- fácies achatada
- pescoço curto
- surdez
√ fenda palatina
@ esqueleto axial
√ Corpos vertebrais ovoides + platispondilia grave (fusão incompleta dos centros de ossificação + achatamento dos corpos vertebrais)
√ Hipoplasia do processo odontoide (Cx: mielopatia cervical)

√ Cifoescoliose progressiva (tronco curto) envolvendo a coluna torácica + lombar
√ Estreitamento dos espaços discais (resultando em tronco curto)
√ Bases ilíacas largas + ossificação deficiente do púbis
√ Teto acetabular baixo
@ tórax
  √ Tórax em forma de sino
  √ Peito carinado
@ extremidades
  √ Membros normais/levemente encurtados
  √ Coxa vara grave + genuvalgo
  √ Múltiplas epífises acessórias nas mãos + pés
  √ Talipes equinovaro
Cx: (1) descolamento de retina, miopia (50%)
       (2) artrite secundária nas articulações de sustentação de peso

Displasia Espondiloepifisária Tardia
= forma recessiva ligada ao sexo com manifestações mais leves + início clínico tardio
Idade: aparente em torno dos 10 anos de idade; exclusivo do sexo masculino
√ Osso novo hiperostótico ao longo dos dois terços posteriores do platô vertebral (PATOGNOMÔNICO)
√ Platispondilia com depressão do terço anterior do corpo vertebral
√ Estreitamento com calcificação dos espaços discais + formação de pontes ósseas espondilíticas
√ Tronco curto
√ Articulações displásicas (isto é, cabeças femorais achatadas)
√ Osteoartrite prematura
DDx: ocronose

DEFORMIDADE DE SPRENGEL
= falha na descida da escápula secundária à conexão omovertebral fibrosa/óssea
Associada a: síndrome de Klippel-Feil, anomalias renais
• pescoço alado
• imobilidade do ombro
√ Elevação da escápula + rotação medial da escápula

EXOSTOSE SUBUNGUEAL
= EXOSTOSE DE DUPUYTREN
Causa: trauma repetitivo (14–25%)
Idade: segunda-terceira década (variação, 7–58 anos)
Histologia: fibroblastos proliferantes que se desenvolvem em fibrocartilagem + osso
Localização: dedos dos pés (86–90%, hálux em 77–80%), polegar + dedo indicador (10–14%, mão dominante em 75%)
Sítio: aspecto dorsal/dorsomedial da falange distal
• massa sob/adjacente ao leito ungueal ± crescimento rápido
• pode ser doloroso com ulceração da pele sobrejacente
√ Massa ossificada distal à cicatriz fisária:
√ SEM continuidade para o córtex/medula do osso acometido
√ Base larga/estreita
√ Capa bem demarcada/indistinta da cartilagem maior que a base
Rx: excisão cirúrgica completa
Prognóstico: taxa de recorrência de 11–53%
DDx: osteocondroma (exostose contínua com o córtex e a medula do osso acometido)

FIBROMATOSES SUPERFICIAIS
= doença benigna com um comportamento biológico um tanto agressivo entre aquele da proliferação fibrosa e fibrossarcoma que surge da fáscia ou aponeurose
Histologia: células miofibroplásticas fusiformes em depósitos densos de fibras colagenosas intercelulares com quantidades variáveis da matriz mixoide extracelular + vasos alongados compactados

Fibromatose Digital Infantil
= TUMOR DE REYE = FIBROMA DIGITAL INFANTIL = MIOFIBROBLASTOMA DIGITAL INFANTIL
= protrusão dérmica única/múltipla de tecido fibroso na superfície extensora dos dedos
Idade: primeiro ano de vida (> 80%); congênita em 30%
Histologia: corpos de inclusão perinucleares infracitoplasmáticos
Localização: dedos (60%), artelhos (40%)
Sítio: aspecto lateral da falange distal/média
√ Massa de tecido mole não específica que afeta um dedo
√ Envolvimento ósseo infrequente
Prognóstico: regressão espontânea (em 8%); taxa de recorrência de 60% após excisão

Fibroma Aponeurótico Juvenil
= FIBROMA APONEURÓTICO CALCIFICADO
= tumor fibroso benigno raro localmente agressivo
Histologia: tecido fibroso celular denso com elementos condrais focais infiltrando estruturas adjacentes (= tumor cartilaginoso)
Idade: crianças + adolescentes (nas primeiras duas décadas de vida); M÷F = 2÷1
• massa assintomática de tecido mole de crescimento lento
Localização: fáscia palmar profunda da mão + punho (67%); plantas dos pés
√ Massa de tecido mole não específica sobrejacente à bursa inflamada (geralmente confundida com bursite calcificada)
√ Calcificação pontilhada (frequente)
√ Massa de tecido mole interóssea do antebraço + punho
√ Erosão/irregularidades ósseas podem ocorrer
Prognóstico: taxa de recorrência > 50% após ressecção
Dx: por biopsia para diferenciar do sarcoma sinovial
DDx: sarcoma sinovial (geralmente se calcifica, erosão óssea), condroma, fibrossarcoma, osteossarcoma, miosite ossificante

Fibromatose Palmar
= DOENÇA DE DUPUYTREN
◊ O tipo mais comum de fibromatose superficial
Prevalência: 1–2%
Idade: normalmente em pacientes > 30 anos, em 24% das pessoas > 65 anos; M÷F = 4÷1
• nódulos subcutâneos na superfície palmar da dobra distal da mão progredindo para cordas e faixas
• contraturas de flexão dos dedos (secundário à inserção fibrosa dos tendões flexores)
Localização: aponeurose ao longo do aspecto volar (= tendões flexores) do quarto + quinto (com mais frequência) > segundo + terceiro dedo; bilateral em 42–50–60%
(a) estágio inicial de lesão hipercelular mitoticamente ativa
  √ Intensidade de sinal alta a intermediária em T2WI
(b) lesão madura com alto conteúdo de colágeno
  √ Baixa intensidade de sinal em T2WI
Rx: excisão cirúrgica (da lesão madura)
Prognóstico: taxa de recorrência de 70% para a doença em estágio inicial

Fibromatose Plantar
= FASCIITE PLANTAR = DOENÇA DE LEDDERHOSE
Causa: trauma; provavelmente múltiplos fatores
Idade: 30–50 anos; M÷F = 2÷1
Patologia: tecido fibroso anormal substituindo a aponeurose plantar e tecido subcutâneo infiltrativo + pele

Histologia: proliferação não encapsulada de fibroblastos separada por quantidades variáveis de colágeno
Em risco: corredores, pacientes obesos
Associada a (em 50%): contratura de Dupuytren (10 a 65%), doença de Peyronie
- dor no calcanhar (uma das causas mais comuns)
- nódulos único/múltiplos subcutâneos firmes fixos
Localização: porção proximal/central da aponeurose plantar; bilateral em 20–50%
Sítio: aspecto médio a medial do arco plantar; pode envolver a pele + estruturas mais profundas do pé
√ Esporão calcâneo
MR:
 √ Um ou múltiplos nódulos/massa heterogênea infiltrativa mal definida isointensa/hipointensa comparados aos músculos plantares em T1WI + T2WI
 √ Acentuado realce pelo meio de contraste em 50%
 √ ± edema subcutâneo
Rx: excisão local com margens amplas (para lesão dolorosa ou incapacitante); injeção de esteroide intralesional; radioterapia pós-operatória

CISTO SINOVIAL
◊ Em geral usado intercambiavelmente com *ganglion* (revestido por células fusiformes chatas)
Histologia: revestido por células sinoviais
Causa: herniação da membrana sinovial através da cápsula articular; distensão do fluido da bursa para-articular

Cisto Poplíteo
= CISTO DE BAKER
= cisto sinovial no aspecto posterior da articulação do joelho que se comunica com a cápsula articular posterior
Prevalência: 19% em geral em pacientes ortopédicos, 61% em pacientes com artrite reumatoide
Fisiopatologia:
 formado pelo escape de efusão sinovial dentro de uma das bursas; fluido capturado pelo mecanismo valvular de uma via
  (a) valva tipo Bunsen = cisto expansivo comprime o canal de comunicação
  (b) valva tipo bola = bola composta de fibrina + restos celulares tamponam o canal de comunicação
Etiologia:
 (1) artrite (degenerativa, reumatoide, piogênica)
 (2) desarranjo interno (rupturas do ligamento meniscal/cruzado anterior)
 (3) sinovite vilonodular pigmentada
- síndrome pseudotromboflebite (= dor + edema na panturrilha)
- celulite (após extravasamento/ruptura)
Localização:
 (a) bursa do gastrocnêmio-do semimembranoso = posterior ao músculo gastrocnêmio ao nível do côndilo medial
 (b) bursa supralateral = entre a cabeça lateral do músculo gastrocnêmio + extremidade distal do músculo bíceps superior ao côndilo lateral (incomum)
 (c) bursa poplítea = embaixo do menisco lateral + anterior ao músculo poplíteo (incomum)
√ Comunicação com a bursa (documentada na artrografia)
√ Coleção hipointensa bem delineada em T1 + hiperintensa em T2
√ Septos em 50%
Tipos:
 1. Cisto intacto
  √ Contorno regular
 2. Cisto dissecado
  √ Com torno regular que se estende ao longo dos planos fasciais (normalmente entre o gatrocnêmio e o sóleo)
 3. Cisto roto
  √ Extravasamento dentro dos tecidos da panturrilha
DDx de outros cistos sinoviais próximos ao joelho:
 (1) cisto meniscal (na porção lateral/medial da linha articular; associado a lacerações da clivagem horizontal)
 (2) cisto tibiofibular (na articulação tibiofibular proximal, que se comunica com a articulação do joelho em 10%)
 (3) cisto cruzado (circunjacente aos ligamentos cruzado anterior/posterior após lesão ligamentar)

OSTEOCONDROMATOSE SINOVIAL
= CONDROMATOSE SINOVIAL = CONDROMA ARTICULAR

Osteocondromatose Sinovial Primária
= desordem monoarticular benigna autolimitada caracterizada pela proliferação + transformação metaplásica da sinóvia com formação de múltiplos nódulos cartilaginosos intrassinoviais/osteocartilaginosos
Causa: sinóvia hiperplásica com metaplasia cartilaginosa (focos < 2–3 cm); corpos soltos podem continuar livres flutuando/conglomerados com outros corpos soltos em grandes massas/reinsere-se à sinóvia com reabsorção ou continua o crescimento
Histologia: focos de cartilagem hialina com matriz mineralizada condroide abaixo da superfície sinovial + dentro do tecido conectivo sinovial; hipercelularidade + atipia nuclear pode ser confundida com malignidade
 Composição dos corpos cartilaginosos:
  cartilagem somente/cartilagem + osso/osso maduro + medula gordurosa
Idade: presente na 3ª–5ª décadas; M÷F = 2÷1 – 4÷1
Fase:
 (a) inicial = massas cartilaginosas de sinóvia sem corpos soltos intra-articulares
 (b) tardia = corpos osteocondrais dentro da cavidade articular
- massa de tecido mole de crescimento lento na articulação
- dor articular progressiva durante vários anos com limitação/travamento do movimento
- ± derrame articular hemorrágico
Localização: joelho (mais comum com > 50%, em 10% bilateral) cotovelo > quadril > ombro > tornozelo > punho; geralmente monoarticular, ocasionalmente bilateral
Sítios: articulação/bainha do tendão/gânglio/bursa/periarticular
√ Múltiplos corpos livres ossificados/calcificados em uma única articulação (é rara a presença de casca óssea de osso lamelar remodelado) em morfologia anelar e em arco
√ O tamanho dos nódulos varia de poucos milímetros a alguns centímetros
√ Vários graus de mineralização óssea (25–30% dos condromas não mostram qualquer radiopacidade)
√ Erosão de pressão do osso adjacente nas articulações com cápsula firme (p. ex., quadril)
√ Alargamento dos espaços articulares (pelo acúmulo de corpos livres)
√ Derrame articular incomum
√ NÃO há osteoporose
CT:
 √ Múltiplos corpos intra-articulares calcificados/ossificados
 √ Massa de tecido mole intra-articular de atenuação quase aquosa contendo múltiplas calcificações pequenas

MR:
- √ Massa intra-articular lobulada homogênea isointensa em músculo na T1WI + hiperintensa em músculo em T2WI ± corpos osteocondrais

DDx: grande derrame, tumor de tecido mole
- √ Corpos osteocondrais:
    - √ Múltiplos focos de baixa intensidade de sinal
    - √ Realce pelo contraste periférico das lesões condrais
    - √ Área central de alta intensidade de sinal em T1WI para corpos intra-articulares com medula gordurosa

Cx: (1) doença de longa duração pode levar à doença articular degenerativa (a partir de irritação mecânica crônica + destruição da cartilagem articular por corpos soltos)
(2) Diferenciação maligna em condrossarcoma

Rx: remoção de corpos soltos (a recorrência é comum)

DDx: (1) sarcoma sinovial, condrossarcoma
(2) fratura osteocondral (história de trauma), osteocondrite dissecante, osteonecrose
(3) secundário à osteocondromatose
(4) sinovite pigmentada vilonodular, hemangioma, lipoma arborescente

Osteocondromatose Sinovial Secundária

= desintegração da superfície articular

Causa: trauma, osteonecrose, artrite reumatoide, artropatia neuropática, artrite tuberculosa, doença articular degenerativa

- √ Corpos intra-articulares tendem a ser maiores, menos numerosos, tamanho mais variável, comparados à osteocondromatose sinovial primária
- √ Osteoartrite proeminente

SARCOMA SINOVIAL

= SINOVIOMA MALIGNO = SARCOMA TENDOSSINOVIAL = SARCOMA SINOVIOBLÁSTICO = ENDOTELIOMA SINOVIAL

= tumor maligno expansivo de crescimento lento originando-se com um extenso potencial metastático

Incidência: o quarto sarcoma de tecido mole mais comum (após o histiocitoma fibroso maligno, lipossarcoma, rabdomiossarcoma); 2–10% de todas as malignidades primárias de tecido mole em todo o mundo

Histologia: em 90% cora-se positivamente para queratina (marcador epitelial), panqueratina, EMA, CK7 (ausente no tumor de bainha de nervo periférico maligno + sarcoma de Ewing)
(a) bifásico (20–30%): célula fusiforme mesenquimatosa + componente epitelial normalmente formando glândulas
(b) monofásico (50–60%): componente de célula fusiforme com padrão de crescimento de entrelaçamento fascicular predominante
(c) mal diferenciado (15–25%): geralmente epitelioide com grande atividade mitótica + necrose geográfica

Citogenética: t(X;18) translocação + produtos de fusão do gene SYT-SSX (identificado por estudos de FISH/RT-PCR)

Média etária: 30–38 (84% ente 15 e 50 anos); M÷F = 1,0–1,2÷1,0

- massa de tecido mole ocasionalmente dolorosa, de crescimento lento, palpável (2–4 anos de duração média dos sintomas) com frequência confundida com processo indolente benigno

Sítio: no revestimento sinovial/bursa/bainha do tendão adjacente à articulação (40–50%)/dentro de 5 cm da articulação (60–75%); incomume intra-articular (em 5–10%)

Localização: 80–95% nas extremidades; pelve (8%); tronco (7%); cabeça e pescoço (5%); retroperitônio (0,3%); extremidade inferior (dois terços): fossa poplítea (mais comum), quadril, pé e tornozelo (18%); extremidade superior (um terço): cotovelo, punho, mãos, pés; normalmente solitário

- √ Grande massa de tecido mole, esferoide, bem definida
- √ Lesão de cerca de 1 cm removida da cartilagem articular
- √ Calcificações/ossificações pontilhadas amorfas (um terço), em geral excêntricas ou na periferia tumoral
    - ◊ Calcificações em outros sarcomas do tecido conectivo de tecido mole são incomuns!
- √ Em geral aparência indolente, não agressiva, de envolvimento do osso adjacente (11–20%):
    - √ Reação periosteal
    - √ Remodelamento ósseo (pressão do tumor)
    - √ Invasão do córtex com ampla zona e transição
- √ Osteoporose justa-articular

CT:
- √ Massa de tecido mole multinodular heterogênea, com localização profunda e atenuação levemente menor que no músculo
- √ Morfologia multinodular com margens bem definidas (53%)/irregulares (47%)
- √ Áreas de menor atenuação representam necrose/hemorragia
- √ Predominantemente áreas de baixa atenuação simulando hematoma/massa cística (em 6%)
- √ Calcificações (em 27–41%)
- √ Erosão óssea/invasão medular (25%)
- √ Intensificação heterogênea (89–100%)

MR:
- √ Massa de tecido mole proeminentemente heterogênea com intensidade de sinal semelhante a/ligeiramente maior que a do músculo em T1WI
- √ Massa predominantemente bem definida de textura homogênea para lesões < 5 cm (raro) que simula um processo benigno
- √ Sinal triplo em T2WI (em 35–57%)
    = acentuada heterogeneidade com uma mistura de áreas de:
    (1) tecido colagenizado (calcificado/fibrótico),
    (2) elementos isointensos (elementos celulares sólidos) e
    (3) elementos hiperintensos (hemorragia/necrose)
- √ Sinal em cacho de uvas = grandes espaços císticos multilobulados multiloculares + focos hemorrágicos proeminentes separados por septos (67–75%) em T2WI
- √ Níveis de fluido-fluido (10–25%) por causa de hemorragia prévia
- √ Invasão da medula óssea/erosão cortical (em até 21%)
- √ Encasement neurovascular (17–24%)

Ressonância magnética com contraste:
- √ Realce proeminente heterogêneo (83%)/homogêneo (17%)
- √ Realce periférico/nodular para tumor necrótico
- √ Canais vasculares serpentinos (um terço)
- √ Aumento linear progressivo, inicialmente rápido, na intensidade de sinal seguida por *washout* (60%)/aumento tardio contínuo (40%)

US:
- √ Massa de tecido mole arredondada focal nodular/sólida lobulada hipoecoica (66%)
- √ Textura heterogênea com margens irregulares

Angiografia:
- √ Tumor hipervascular que desloca vasos nativos
- √ Formação de *shunt* arteriovenoso (em 24%)

NUC:
- √ Captação proeminentemente aumentada do fluxo sanguíneo + imagens de *pool* sanguíneo de cintilografia óssea (por causa de aumento da vascularidade tumoral)
- √ Captação leve heterogênea (por causa de mistura de tecido viável + necrótico) talvez associada a calcificações

PET:
- √ Atividade acentuadamente aumentada com alto SUV

Disseminação: metástases distantes desenvolvem-se em 41% dentro de 2 a 5 anos; pulmão (94%) > linfonodos (4–18%) > osso (8–11%)
◊ Metástase presente em 16–25% à apresentação
Rx: excisão local/amputação + radioterapia + quimioterapia
Prognóstico: recorrência local em 30–50%; taxa de sobrevida de 36–76% em 5 anos; taxa de sobrevida de 20–63% em 10 anos; tamanho do tumor > 5 cm, localização no tronco *versus* periférica e presença de áreas mal diferenciadas são maus prognosticadores

SÍFILIS ÓSSEA

Sífilis Congênita
◊ A transmissão transplacentária não pode ocorrer em < 16 semanas de idade gestacional
- reagina plasmática rápida positiva (mede a quantidade de anticorpos para acessar nova infecção/eficácia do tratamento)
- teste de microaglutinação positivo para *Treponema pallidum* (continua reativo por toda a vida)
√ Pneumonia alba
√ Hepatomegalia
Localização: osteomielite bilateral simétrica envolvendo múltiplos ossos (CARACTERÍSTICO)

A. Fase inicial
◊ Radiografias esqueléticas anormais em 19% dos recém-nascidos infectados sem doença clínica!
1. **Metafisite**
   √ Banda metafisária lucente adjacente à zona delgada/alargada de calcificação provisional (distúrbio do crescimento do osso encondral)
   √ Desgaste da junção metafisária-fisária (osteocondrite) = erosões + defeitos líticos
2. Periostite diafisária = "**diafisite luética**"
   √ Crescimento de novo osso periosteal sólido/lamelado = aspecto de osso dentro de osso
3. Fraturas epifisárias espontâneas que causam **pseudoparalisia de Parrot** (DDx: síndrome da criança espancada)
4. Destruição óssea
   √ Destruição marginal da esponjosa + córtex ao longo da diáfise juntamente com alargamento do canal medular (em ossos tubulares curtos)
   √ Rarefação irregular na diáfise
5. **Sinal de Wimberger**
   √ Destruição óssea focal simétrica da porção medial da metáfise tibial proximal (QUASE PATOGNOMÔNICO)

B. Fase tardia
- tríade de Hutchinson = anormalidade dentária, ceratite intersticial, surdez (acometimento do oitavo nervo)
√ Bossa frontal de Parrot = espessamento difuso da tábua externa
√ Nariz em sela + palato alto (condrite sifilítica + rinite)
√ Maxila curta (osteíte maxilar)
√ Espessamento da extremidade esternal da clavícula
√ Deformidade da "tíbia em sabre" = encurvamento convexo anterior dos dois terços superiores da tíbia com espessamento ósseo

Sífilis Adquirida
= SÍFILIS TERCIÁRIA SEMELHANTE À OSTEOMIELITE CRÔNICA
√ Densa esclerose óssea de ossos longos
√ Proliferação periosteal irregular + espessamento endosteal com medula estreita
√ Extensa proliferação óssea da calota com padrão mosqueado (metade anterior + crânio lateral) na tábua externa (DDx: displasia fibrosa, doença de Paget)
√ Lesão lítica destrutiva mal definida no crânio, coluna, ossos longos (formação de goma)
√ Aumento da clavícula (osso novo cortical + endosteal)
√ Artropatia de Charcot das extremidades inferiores + coluna

COALIZÃO TARSAL
= fusão fibrosa/cartilaginosa/óssea anormal de dois ou mais ossos tarsais ossificados
◊ Problema congênito clinicamente mais importante do calcâneo
Prevalência: 1–2% da população
Causa: segmentação anormal de mesênquima primitivo com falta de formação articular
Idade: coalizão fibrosa ao nascimento, ossificação durante a segunda década de vida com início dos sintomas; M÷F = 1÷1
- assintomática; em geral notado primeiro após trauma antecedente/ganho de peso/aumento da atividade atlética
- pé plano espástico fibular/rígido (= pé chato) no ajuste para o calcâneo valgo (= calcanhar valgo)
- dor ou rigidez no retropé/tarsal
√ Ambos os pés afetados em 20–50%
√ Barras ósseas entre os ossos do retropé/ossos em estreita proximidade com superfícies irregulares
MR (espaço articular):
√ Contiguidade da medula óssea (coalizão óssea)
√ Intensidade de fluido/cartilagem (coalizão cartilaginosa)
√ Intensidade de sinal intermediária a baixa (coalizão fibrosa)
√ Alterações ósseas periarticulares reativas
√ Edema da medula óssea juntamente com articulações fundidas (imagens STIR)
Tipos:
(1) **coalizão calcaneonavicular** (45%)
   Idade: 8–12 anos (por causa da ossificação precoce)
   - pé chato rígido ± dor na segunda década de vida
   Radiografias:
   √ Articulação calcaneonavicular estreitada com margens articulares indistintas (ossos que normalmente não se articulam)
   √ Alargamento/achatamento anteromedial do calcâneo
   √ "Nariz de tamanduá" = alongamento do calcâneo dorsal anterior na radiografia lateral
   √ Cabeça talar hipoplásica
   CT (varredura axial):
   √ Alargamento do aspecto medial do calcâneo anterodorsal em aposição ao navicular
   √ Estreitamento do espaço entre os dois ossos + esclerose reativa marginal mínima
   Dx: principalmente diagnosticada em filmes oblíquos em 45°
(2) **coalizão talocalcânea** (45%)
   Idade: 12–16 anos
   - pé chato espástico fibular doloroso, aliviado com o repouso
   Sítio: faceta média ao nível do sustentáculo talar (com mais frequência)
   Sinais radiográficos secundários (por causa da alteração na biomecânica do retropé):
   √ Ponta talar proeminente (66%) que surge do aspecto dorsal da cabeça/colo do talo (por causa de movimento articular subtalar comprometido)
   √ Arredondamento do processo talar lateral
   √ Estreitamento da articulação subtalar posterior
   √ Falta de representação das facetas médias
   √ Articulação talocalcânea anterior assimétrica
   √ Encaixe do tornozelo em "bola e soquete" nos casos graves

√ "Sinal do C" = contorno em forma de C do domo talar medial + sustentáculo posteroinferior naradiografia lateral (da ponte óssea entre o domo talar + sustentáculo)

CT (varredura coronal):
√ Barra óssea formando uma ponte com a faceta média da articulação subtalar
√ Faceta média estreitada com alterações císticas reativas + hipertróficas
√ Inclinação descendente ou horizontal do sustentáculo, em vez de ascendente

Dx: requer obtenção de imagens transversais para diagnóstico
(3) coalizão talonavicular
(4) coalizão calcaneocuboide
(5) coalizão cubonavicular

Rx: ortótica, imobilização, NSAID, injeções de esteroide, fisioterapia, ressecção, artrodese

DDx: anquilose intertarsal adquirida (infecção trauma, artrite, cirurgia)

SÍNDROME DO TÚNEL DO TARSO
= neuropatia de pinçamento/compressão (análoga à síndrome do túnel do carpo) de:
(a) nervo tibial posterior (mais comum)
(b) ramos terminais (= nervos plantares medial e lateral, nervo calcâneo medial)

Túnel do tarso = passagem fibro-óssea a partir do nível do maléolo medial para o osso navicular distalmente

Assoalho médio: tíbia, talo, sustentáculo talar, parede medial do calcâneo

Teto lateral: fáscia profunda da perna, retináculo flexor = ligamento laciniado, abdutor do hálux

Conteúdos: tendões mediais do tornozelo (tibial posterior, flexor longo do hálux, flexor longo dos dedos) + nervo tibial posterior e artéria e veias

Causa:
(a) intrínseca (efeito de massa): cisto ganglionar, bainha neural, tumor, lipoma, tenossinovite do flexor longo do hálux, acentuadas varicosidades, músculo acessório, fratura, fibrose da distensão crônica do tornozelo, artrite reumatoide, diabetes
(b) extrínseca (tensão): coalizão tarsal, pronação excessiva, calcanhar valgo/varo, estresse repetitivo (pé de corredor)

• dor em queimação, formigamento, dormência, parestesia noturna ao longo da superfície plantar do calcanhar, pé e dedos do pé
• irradiação da parestesia para o aspecto medial da panturrilha (fenômeno de Valleix)
• sinal de Tinel positivo = percussão do nervo tibial posterior posteroinferiormente a partir do maléolo medial causa parestesia
√ Massa no túnel do tarso (*ganglion*, neurilemoma, lipoma, retináculo flexor espessado, músculo)
√ Edema muscular decorrente de denervação no abdutor do hálux (suprido pelo nervo plantar medial)/abdutor do dedo mínimo (suprido pelo nervo plantar lateral)
√ Fratura do sustentáculo talar/tubérculo medial do processo talar posterior
√ Varicosidades serpiginosas

Rx: ortótica, liberação

SÍNDROMES TALASSÊMICAS
= desordens herdadas da síntese de hemoglobina são vistas tipicamente em indivíduos de descendência mediterrânea

Hemoglobinas fisiológicas
(a) na vida adulta:
Hb A (98% = 2 cadeias alfa e 2 beta);
Hb A2 (2% = 2 cadeias alfa e 2 delta)
(b) na vida fetal:
Hb F (= 2 cadeias alfa e 2 cadeias gama) diminuindo rapidamente em até 3 meses no período neonatal

A. TALASSEMIA ALFA
= síntese diminuída das cadeias alfa levando ao excesso de cadeias beta + cadeias gama (Hb H = 4 cadeias beta; Hb Bart = 4 cadeias gama)
• a doença começa na vida intrauterina, pois nenhuma hemoglobina fetal é produzida
• a homozigosidade é letal (falta de transporte de oxigênio)

B. TALASSEMIA BETA
= síntese diminuída de cadeias beta levando ao excesso de cadeias alfa + cadeias gama (= hemoglobina fetal)
• a doença manifesta-se no início da infância:
(a) defeito homozigótico = talassemia maior = anemia de Cooley
(b) defeito heterozigótico = talassemia menor

Talassemia Maior
= ANEMIA DE COOLEY = ANEMIA DO MEDITERRÂNEO
= LEPTOCITOSE HEREDITÁRIA = β-TALASSEMIA
= a forma mais grave com traço herdado de ambos os pais (= forma homozigótica)

Incidência: 1% dos afro-americanos; 7,4% da população grega; 10% de certas populações italianas

Idade: desenvolve-se após o período pós-natal nos primeiros 2 anos de vida

• crescimento retardado
• bilirrubina sérica elevada
• hiperpigmentação da pele
• hiperuricemia
• características sexuais secundárias retardadas, rara a menstruação normal (insuficiência primária de gonadotrofina por sobrecarga de ferro na hipófise)
• anemia microcítica hipocrômica (Hb 2–3 g/dl), hemácias nucleadas, células em alvo, reticulocitose, redução na sobrevida das hemácias, leucocitose
• suscetível à infecção (leucopenia secundária à esplenomegalia)
• diátese hemorrágica (secundária à trombocitopenia)

@ crânio:
• fácies mongoloide
√ Expansão medular do díploe:
  √ Alargamento dos espaços diploicos com trabeculações grosseiras e deslocamento (pela hiperplasia da medula óssea = hematopoiese extramedular)
  √ Afinamento da tábua externa
  √ Bossa frontal
  √ Aspecto avançado de "pelo de escova" (osso frontal, NÃO inferior à protuberância occipital interna)
√ Expansão medular nos seios paranasais:
  √ Pneumatização comprometida do antro maxilar + seios mastóideos
  √ Estreitamento da cavidade nasal
  √ "Face de roedor" = deslocamento ventral dos incisivos (supercrescimento da medula óssea no osso maxilar) com maloclusão dentária
√ Deslocamento lateral das órbitas

@ esqueleto periférico:
• alterações mais precoces nos ossos das mãos + pés (> 6 meses de idade)
√ Osteopenia difusa:
√ Atrofia + engrossamento das trabéculas (hiperplasia da medula óssea)
√ Proeminência dos forames nutrientes

- √ Espaços medulares alargados com adelgaçamento dos córtices
- √ Deformidade do frasco Erlenmeyer = proeminência dos contornos normalmente côncavos das metáfises
- √ Fusão prematura das epífises (10%), geralmente no úmero proximal + fêmur distal
- √ Artropatia (secundária à hemocromatose + CPPD + artrite gotosa aguda)
- √ Egressão das alterações esqueléticas periféricas (tão logo a medula vermelha torne-se amarela)

@ tórax
- √ Aumento cardíaco + insuficiência cardíaca congestiva (secundária à anemia)
- √ Massas paravertebrais (= hematopoiese extramedular)

@ costelas
- √ Osteomas costais = alargamento bulboso do aspecto posterior das costelas expandido com córtices delgados
- √ Costelas alargadas subtubulares
- √ Ossificação heterogênea das costelas
  - √ Lucências localizadas
  - √ Erosão cortical
  - √ Aparência de costela dentro de costela

@ abdômen
- √ Hepatosplenomegalia
- √ Cálculos vesiculares

Cx: (1) fraturas patológicas
(2) sobrecarga de ferro + hemossiderose por frequentes hemoterapias (puberdade ausente, *diabetes mellitus*, insuficiência suprarrenal, insuficiência miocárdica)

Prognóstico: geralmente morte dentro da primeira década
Rx: transfusão sistemática diminui a gravidade das anormalidades esqueléticas
DDx: anemia crônica, doenças do armazenamento, displasia fibrosa

Talassemia Intermediária
= subgrupo da forma homozigótica
- apresentação clínica mais leve
- não requer hipertransfusão para manter um hematócrito adequado

Prognóstico: expectativa de vida mais longa

Talassemia Menor
= traço de talassemia beta herdado de um dos pais (= heterozigótico)
- geralmente assintomático, exceto nos períodos de estresse (gravidez, infecção)
- anemia microcítica hipocrômica (Hb 9–11 g/dL)
- icterícia ocasional + esplenomegalia

DISPLASIA TANATOFÓRICA
= displasia esquelética esporádica e letal caracterizada por rizomelia grave (nanismo micromélico) transmitida por mutação genética dominante

Incidência: 6,9÷100.000 nascimentos; 1÷6.400–16.700 nascimentos
◊ Displasia óssea letal mais comum após osteogênese imperfeita tipo II

- grave desconforto respiratório (no início da vida)
- bebês hipotônicos
- abdômen protuberante
- braços estendidos + coxas rodadas e abduzidas externamente

@ cabeça
- √ Cabeça grande com base do crânio curta + osso frontal proeminente
- √ Ocasionalmente crânio trilobado
  = "Kleeblattschädel"

@ radiografia de tórax (PATOGNOMÔNICA)
- √ Tórax estreito
- √ Costelas horizontais curtas
  - √ Que não se estendem além da linha axilar anterior
  - √ Extremidades anteriores em cúpula
- √ Úmeros curtos e curvos em "receptor de aparelho telefônico"
- √ Vértebras planas em forma de H/U
- √ Escápula pequena + clavículas normais

@ coluna
- √ Comprimento normal do tronco
- √ Redução do espaço interpedicular das últimas vértebras lombares
- √ Platispondilia generalizada extrema = vértebra plana em forma de H/U grave
- √ Altura excessiva do espaço intervertebral

@ pelve (ossos ilíacos hipoplásicos)
- √ Asas ilíacas pequenas + quadradas (encurtamento vertical, porém amplas horizontalmente)
- √ Acetábulo plano
- √ Incisura sacroisquiática estreita
- √ Ossos púbicos curtos

@ extremidades
- √ Grave micromelia + encurvamento das extremidades
- √ Alargamento metafisário = aspecto dos ossos longos em "receptor do aparelho telefônico"
- √ Projeções espinhosas na área metafisária
- √ Polidactilia

OB-US (os achados podem ser vistos muito precocemente na gravidez):
- √ Poli-hidrâmnio (71%)
- √ Nanismo de membros curtos com fêmures extremamente curtos + encurvados e em forma de "receptor de aparelho telefônico"
- √ Tórax hipoplásico e extremamente pequeno com costelas curtas + dimensão anteroposterior estreitadas
- √ Abdome protuberante
- √ Macrocrania com bossa frontal ± hidrocefalia (aumento da relação HC:AC)
- √ Crânio trilobado (em 14%) (DDx: encefalocele)
- √ Platispondilia difusa
- √ Tecidos moles redundantes

Prognóstico: em geral natimorto; uniformemente fatal dentro de poucas horas/dias após o nascimento (insuficiência respiratória)

DDx: (1) síndrome de Ellis-van Creveld (dedo extra, membros curtos acromesomélicos)
(2) displasia torácica asfixiante (encurtamento ósseo menos marcante, poupa vértebras)
(3) síndrome da costela curta – polidactilia
(4) acondroplasia homozigótica*
(*ambos os pais afetados)
(5) acondrogenesia

SÍNDROME DE TROMBOCITOPENIA E AUSÊNCIA DE RÁDIO
= SÍNDROME TAR
= rara desordem autossômica recessiva

Pode estar associada a: CHD (33%): ASD, tetralogia
- contagem de plaquetas < 100.000/mm³ (diminuição da produção pela medula óssea)
- √ Normalmente aplasia/hipoplasia radial bilateral
- √ Ulna/úmero hipoplásicos uni/bilateralmente/ausentes
- √ Defeitos nas mãos, pés, pernas

Prognóstico: morte em 50% no início da infância (hemorragia)

ACROPAQUIA TIREOIDIANA
Início: após > 18 meses após ablação cirúrgica/radioativa da glândula tireoide por hipertireoidismo (não ocorre com medicação antitireoidiana)
Incidência: 0,5–1% dos pacientes com tireotoxicose
- baqueteamento, edema de tecidos moles, SEM dor
- estado eutireóideo/hipotireóideo/hipertireóedo

Localização: metacarpos + falanges da mão; com menos frequência pés, parte inferior das pernas, antebraços
√ Reação periosteal "emplumada" e enlaçada, espiculada, grossa, em distribuição assimétrica; principalmente no aspecto radial do osso
DDx: (1) osteoartropatia pulmonar (dolorosa)
(2) paquidermoperiostose
(3) fluorose (calcificações ligamentares)

OSTEOPOROSE REGIONAL TRANSITÓRIA
= EDEMA TRANSITÓRIO DA MEDULA ÓSSEA
Causa: desconhecida; superatividade do sistema nervoso simpático? + hiperemia local similar à síndrome da distrofia simpático-reflexa, trauma, sinovite, isquemia transitória

Osteoporose Migratória Regional
= início rápido de episódios autolimitados de osteoporose grave, localizada e dolorosa, porém ocorrência repetitiva dos mesmos sintomas em outras regiões da mesma extremidade ou da extremidade oposta
- início rápido de dor local
- eritema difuso, edema, calor local
- debilidade significativa por causa da dor intensa à sustentação do peso

Idade: homens de meia-idade
Localização: geralmente extremidade inferior (i. e., tornozelo, joelho, quadril, pé)
√ Osteoporose rápida e localizada dentro de 4–8 semanas após o início da migração de uma articulação para outra; pode afetar o osso trabecular/cortical
√ Reação periosteal linear/ondulada
√ Preservação do osso cortical subcondral
√ Nenhum estreitamento do espaço articular ou erosão óssea
MR:
√ Área afetada tem baixa intensidade de sinal em T1WI, alta intensidade de sinal em T2WI (= edema de medula óssea)
NUC:
√ Atividade aumentada
Prognóstico: persiste por 6–9 meses em uma área; o ciclo de sintomas pode durar vários anos
Rx: resposta variável aos analgésicos/corticosteroides

Osteoporose Parcial Transitória
= variante de osteoporose migratória regional com padrão mais focal de osteoporose, que pode, eventualmente, tornar-se mais generalizada
(a) forma zonal = porção do osso envolvida, ou seja, um côndilo femoral/um quadrante da cabeça femoral
(b) forma radial = somente um/dois raios da mão/pé afetados

Osteoporose Transitória do Quadril
= doença autolimitada de etiologia desconhecida
Idade: tipicamente em homens de meia-idade/mulheres no terceiro trimestre da gestação; envolvendo o quadril esquerdo M > F
- início espontâneo de dor no quadril e virilha, geralmente progressiva durante várias semanas
- edema doloroso da articulação seguido de desmineralização progressiva
- rápido desenvolvimento de debilidade, coxeadura, diminuição da amplitude de movimentos

Sítio: quadril afetado com mais frequência; geralmente uma articulação por vez
√ Osteoporose progressiva acentuada da cabeça femoral, colo, acetábulo (3–8 semanas após o início da doença)
√ Perda importante praticamente PATOGNOMÔNICA do córtex subcondral da cabeça femoral + região do colo
√ SEM estreitamento do espaço articular/colapso do osso subcondral
NUC:
√ Captação acentuadamente aumentada na cintilografia óssea sem *spots* frios/não homogeneidades (positivo antes da radiografia)
MR:
√ Edema difuso da medula óssea envolvendo a cabeça + colo femoral + algumas vezes a região intertrocanteriana,
√ Pequeno derrame articular
Cx: fratura patológica é comum
Prognóstico: recuperação espontânea dentro de 2–6 meses; possível recorrência em 2 anos em outra articulação
DDx: (1) AVN (alterações císticas + escleróticas, destruição subcondral precoce
(2) artrite séptica/tuberculosa (aspiração articular!)
(3) artrite reumatoide monoarticular
(4) metástase
(5) distrofia simpático-reflexa
(6) atrofia por desuso
(7) condromatose sinovial
(8) sinovite vilonodular

SINOVITE TRANSITÓRIA DO QUADRIL
= QUADRIL DE OBSERVAÇÃO = SINOVITE TRANSITÓRIA = SINOVITE TÓXICA = COXITE FUGAZ
= reação inflamatória não específica
◊ A causa não traumática mais comum de coxeadura aguda em crianças
Etiologia: desconhecida; nenhum organismo na aspiração articular
Idade: 5–10 anos (média 6); M÷F = 2÷1
- história de doença viral recente (65%)
- desenvolvimento da coxeadura durante 1–2 dias
- dor no quadril, coxa, joelho
- febre leve (25%), ESR levemente elevada (50%)
√ Radiografias geralmente normais
√ Derrame articular:
√ Deslocamento do fêmur a partir do acetábulo
√ Deslocamento da linha do psoas
√ Deslocamento lateral da linha glútea (menos sensível + menos confiável)
√ Osteoporose regional (hiperemia, desuso?)
NUC:
√ Aumento leve/normal de atividade (excluindo osteomielite + necrose avascular)
Prognóstico: recuperação completa dentro de poucas semanas
Dx: por exclusão
Rx: não sustentação de peso
DDx: trauma, doença de Legg-Perthes, artrite reumatoide aguda, febre reumática aguda, artrite séptica, tuberculose, malignidade

SÍNDROME DE TREACHER-COLLINS
= DISOSTOSE MANDIBULOFACIAL
= doença autossômica dominante (com novas mutações em 60%) caractere\ada por malformações bilaterais dos olhos, ossos malares, mandíbula e orelhas, resultando em face de pássaro
Incidência: 1÷50.000 nascimentos
Causa: defeito de crescimentos do primeiro + terceiro arcos branquiais antes da sétima à oitava gestação

- ◊ NENHUMA anomalia do membro (importante DDx!)
- extensão de crescimento do couro cabeludo até a bochecha
- microstomia
- √ Craniossinostose
- √ Estreitamento do espaço retrofaríngeo (apneia, dificuldades de fala)

@ olhos
- obliquidade do olho antimongoloide (queda da pálpebra inferior lateral por causa de hipoplasia do tendão canal lateral do músculo orbicular)
- cílios esparsos/ausentes/coloboma nas pálpebras inferiores
- √ Órbitas em forma de ovo = queda do rebordo orbital inferior externo
- √ Hipoplasia da parede lateral das órbitas + assoalho orbital raso/incompleto

@ nariz
- nariz largo/protruso
- √ Encurtamento das coanas

@ osso malar
- √ Afundamento da bochecha por causa de acentuada hipoplasia/agenesia dos arcos zigomáticos (= hipoplasia malar)

@ maxila
- √ Hiperplasia da maxila + seio maxilar
- √ Superprojeção/estreitamento da maxila
- √ Palato alto e arqueado/estreito

@ mandíbula
- retrusão do queixo, retrognatismo
- maloclusão dental
- √ Micrognatia pronunciada = hipoplasia mandibular com curva côncava larga na margem inferior do corpo

@ orelhas
- orelhas displásicas, de implantação baixa
- pólipos cutâneos pré-auriculares/fístulas
- perda auditiva condutiva (comum)
- √ microtia com pequena cavidade da orelha média
- √ Ossículos auditivos deformados/fundidos/ausentes
- √ Atresia/estenose do canal auditivo externo

OB-US:
- √ Poli-hidrâmnio (por dificuldade de deglutição)

Prognóstico: problemas respiratórios inicias (língua relativamente muito grande para a mandíbula hipoplásica)

Rx: correção cirúrgica

DDx: (1) síndrome de Goldenhar-Gorlin (microtia unilateral + anomalias da porção média da face, hemivértebras, bloco de vértebras, hipoplasia vertebral, microftalmia, coloboma da pálpebra superior
(2) displasia acrofacial (malformações do membro)
(3) doença de Crouzon (hipoplasia maxilar com protrusão da mandíbula, hipertelorismo, exoftalmia, craniossinostose)

SÍNDROME DA TRISSOMIA DO GRUPO D
= síndrome da trissomia do grupo 13–15

Etiologia: cromossomo adicional no grupo D; idade materna avançada
- retardo mental grave
- bebê hipertônico
- fenda labial + palatal

Associada a: hemangiomas capilares da face + tronco superior
- hipotelorismo
- coloboma, catarata, microftalmia
- orelha malformada com canal auditivo externo hipoplásico
- unhas hiperconvexas
- √ Polidactilia pós-axial

@ crânio
- √ Ossificação deficiente do crânio
- √ Ausência/fenda das estruturas da linha média dos ossos faciais
- √ Órbitas malformadas
- √ Inclinação dos ossos frontais
- √ Microcefalia
- √ Arrinencefalia
- √ Holoprosencefalia

@ tórax
- √ Costelas finas e malformadas
- √ Hérnia diafragmática (frequente)
- √ Doença cardíaca congênita

Prognóstico: morte dentro de 6 meses de idade

SÍNDROME DA TRISSOMIA DO GRUPO E
= síndrome da trissomia do grupo 16–18

Etiologia: cromossomo adicional 18 ou em localização no grupo E

Sexo: geralmente feminino
- ◊ Acentuada variabilidade fenotípica!
- bebês espásticos hipertônicos
- retardo mental + psicomotor
- fácies típica: micrognatia, palato alto e estreito com pequena cavidade bucal, orelhas malformadas e de implantação baixa
- dedos fletidos e desviados para o lado ulnar + polegar curto e aduzido
- segundo dedo sobrepondo-se ao terceiro (CARACTERÍSTICO)

Associada a: doença cardíaca congênita em 100% (PDA, VSD); hérnias; anomalias renais; eventração do diafragma
- √ Epífises mosqueadas

@ crânio
- √ Calota fina
- √ Sutura metópica persistente
- √ Dolicocefalia com occipício proeminente
- √ Micrognatia por causa de mandíbula hipoplásica (característica mais constante) + maxila

@ tórax
- √ Aumento do diâmetro AP do tórax
- √ Deformidade "em escudo" devido a esterno hipoplásico curto
- √ Clavículas hipoplásicas (DDx: disostose cleidocraniana)
- √ 11 pares de costelas com costelas finas hipoplásicas + costelas afiladas
- √ Eventração diafragmática (comum)

@ pelve
- √ Pelve pequena com rotação para adiante das asas ilíacas
- √ Aumento da obliquidade do acetábulo
- √ Ângulo ilíaco agudo (DIAGNÓSTICO)

@ mãos e pés
- √ Polegar aduzido = primeiro metacarpo + falanges curtos (DIAGNÓSTICO)
- √ Sobreposição do segundo e terceiro dedos (DIAGNÓSTICO)
- √ Dedos fletidos e com desvio ulnar
- √ Hálux pequeno
- √ Deformidade vara do antepé + dorsiflexão dos pododáctilos
- √ "Pé de cadeira de balanço"/pé plano extremo (frequente)

OB-US:
- √ Hidrocefalia
- √ Higroma cístico
- √ Hérnia diafragmática
- √ Pé equinovaro
- √ Sobreposição do dedo indicador
- √ Cisto de plexo coroide (30%)

Prognóstico: a criança raramente sobrevive além dos 6 meses de idade

DDx: osteogênese imperfeita, síndrome da trissomia do 13, síndrome de Cockayne, doença de Werdnig-Hoffmann

TUBERCULOSE ÓSSEA

Incidência: 1–3–5% dos pacientes tuberculosos, 30% em pacientes com tuberculose extrapulmonar
Idade: qualquer, rara no primeiro ano de vida, M÷F = 1÷1
- teste cutâneo negativo exclui o diagnóstico
- história de doença pulmonar ativa (em 50%)

Localização: coluna vertebral, quadril, joelho, punho, cotovelo
Associada a: tuberculose intratorácica ativa concomitante em < 50%
Patogênese:
1. Disseminação hematogênica de:
   (a) infecção primária do pulmão (particularmente em crianças)
   (b) local primário pulmonar quiescente/foco extraósseo
2. Reativação: especialmente no quadril

Artrite Tuberculosa

= envolvimento articular geralmente secundário à osteomielite adjacente/disseminação hematogênica
Incidência: 84% da tuberculose esquelética
Fisiopatologia: sinovite com formação de *pannus* levando à condronecrose
Idade: meia-idade/idosos
- dor crônica, fraqueza, atrofia muscular
- edema de tecidos moles, drenagem de seios
- fluido articular: alta contagem de leucócitos, baixo nível de glicose, precária formação de coágulo de mucina (similar à artrite reumatoide)

Localização: quadril, joelho (grandes articulações de sustentação de peso) > cotovelo, punho, articulação sacroilíaca, glenoumeral, articulações das mãos + pés
   ◊ envolvimento monoarticular é típico!
√ Tríade de Phemister:
  1. Estreitamento do espaço articular por causa da lenta destruição da cartilagem (DDx: a destruição da cartilagem na artrite piogênica é muito mais rápida)
  2. Erosões ósseas perifericamente localizadas (= marginal)
  3. Osteoporose justa-articular
  (*DDx:* doença fúngica, artrite reumatoide)

<u>Radiografias precoces:</u>
√ Derrame articular (quadril em 0%, joelho em 60%, tornozelo em 80%)
√ Osteopenia periarticular extensa (deossificação) adjacente às articulações sustentadoras de peso
√ Tecidos moles normais

<u>Radiografias tardias:</u>
√ Pequenas erosões em forma de cistos ao longo das margens articulares nas linhas de não sustentação de peso, opondo-se umas às outras (DDx: a artrite piogênica causa erosão da cartilagem articular)
√ Nenhum estreitamento do espaço articular por meses (CLÁSSICO)
√ Destruição do osso cortical articular mais precoce nas articulações com poucas superfícies não opostas (quadril, ombro)
√ "Sequestros *kissing*" = áreas de necrose cuneiforme em ambos os lados da articulação por causa da infecção do osso subcondral
√ Aumento da densidade com extensas calcificações dos tecidos moles na fase de cicatrização
√ Corpos "em arroz"

Cx: anquilose fibrosa, encurtamento da perna
Dx: biopsia sinovial (positiva em 90% dos casos), cultura do líquido sinovial (positiva em 80%)
DDx: artrite piogênica (erosão central de cartilagem articular, inicialmente estreitamento do espaço articular, anquilose óssea)

Osteomielite Tuberculosa

Incidência: 16% da tuberculose esquelética
Idade: criança < 5 anos de idade (0,5–14%), raro em adultos
- edema indolor da mão/pé
Localização: fêmur, tíbia, ossos pequenos da mão + pé (mais comum); qualquer osso pode ser envolvido
Sítio:
  (a) metáfise (TIPICAMENTE) com disseminação transfisária (em criança) (DDx: a infecção piogênica em geral não se estende através da fise)
  (b) epífise com disseminação para a articulação/disseminação a partir da articulação afetada (mais comum)
  (c) diáfise (< 1%)
√ Lesão lítica inicialmente oval/circular mal definida com esclerose circundante mínima/ausente
√ Quantidade variável de abrasão + periostite
√ Maturidade epifisária avançada/supercrescimento (por causa da hiperemia) ± encurtamento do membro por fusão fisária prematura
√ Tuberculose cística = lesões radiolucentes bem delimitadas redondas/ovais com variável quantidade de esclerose
  (a) em crianças (frequente): no esqueleto periférico, ± distribuição simétrica, sem esclerose
  (b) em adultos (rara): no crânio/ombro/pelve/coluna, com esclerose
  (*DDx:* granuloma eosinofílico, arcoidose, angiomatose cística, mieloma plasmocitário, cordoma, infecções fúngicas, metástases)
√ Dactilite tuberculosa = dedo com exuberante formação de osso novo periosteal sólido/lamelado e edema de tecidos moles fusiforme (crianças > adultos):
  √ *Spina ventosa* (= dactilite tuberculosa) = dactilite com balonamento formando uma cavidade aumentada tipo cisto com erosão do córtex endosteal (doença em estágio final)
DDx: (1) osteomielite piogênica (sem disseminação transfisária)
      (2) dactilite sifilítica (envolvimento simétrico bilateral, menos edema de tecido mole e sequestro)
      (3) sarcoidose, hemoglobinopatias, hiperparatireoidismo, leucemia

CALCINOSE TUMORAL

= LIPOCALCINOGRANULOMATOSE
= doença rara com massas de tecido mole calcificadas, justa-articulares, grandes nodulares e progressivas, em pacientes com cálcio + fósforo séricos normais e nenhuma evidência de doenças renal, metabólica ou do colágeno vascular

Etiologia: autossômica dominante (um terço), com expressividade clínica variável; defeito bioquímico desconhecido do metabolismo do fósforo responsável pela reabsorção anormal de fosfato + formação de 1,25-di-hidroxi-vitamina D
Patologia: lesões císticas multiloculares, com fluido branco cremoso (hidroxiapatita) + muitas células gigantes (reação granulomatosa a corpo estranho), circundada por cápsula fibrosa
Idade: início, principalmente, dentro da primeira/segunda décadas (variação de 1–79 anos); M÷F = 1÷1; predominantemente em negros
- massa de tecido mole progressiva e dolorosa/indolor, com ulceração cutânea sobrejacente + trato sinusal drenando fluido leitoso
- edema
- limitação dos movimentos
- hiperfosfatemia + hipervitaminose D
- cálcio sérico normal, fosfatase alcalina, função renal e hormônio paratireoidiano

@ tecidos moles
  Localização: para-articular nos quadris > cotovelos > ombros > pés, costelas, espinhas isquiáticas; única/múl-

tiplas articulações; QUASE NUNCA nos joelhos; normalmente ao longo da superfície extensora das articulações (inicialmente uma bursite calcificada?)
- √ Massa de tecido mole densa, loculada e homogeneamente calcificada, de 1–20 cm de tamanho
- √ Aparência cística com septos radiolucentes (= tecido conectivo)
- √ "Sinal de sedimentação" = níveis fluido-fluido com consistência de "leite de cálcio"
- √ Ossos subjacentes NORMAIS
- √ Captação aumentada do traçador pelos tecidos moles na cintilografia óssea

  MR:
  - √ Alta intensidade de sinal não homogênea em T2WI (apesar da grande quantidade de cálcio)
  - √ Lesão não homogênea com baixa intensidade de sinal em T1WI

  @ osso
  - √ Reação periosteal diafisária (diafisite)
  - √ Áreas irregulares de calcificação na cavidade medular (mielite por calcificação)
  - √ Captação aumentada na cintilografia óssea

  @ dentes
  - √ Aumento bulboso da raiz
  - √ Pedras na polpa = calcificações intrapolpa

  @ Características semelhantes ao pseudoxantoma elástico
  - √ Calcinose cutânea = calcificações cutâneas
  - √ Calcificações vasculares
  - √ Estrias angioides na retina

Prognóstico: tendência à recorrência após excisão incompleta
Rx: depleção de fosfato
DDx: Insuficiência renal crônica em hemodiálise, CPPD, paraosteoartropatia, hiperparatireoidismo

SÍNDROME DE TURNER

= por causa da não desunião dos cromossomos sexuais como:
(1) monossomia completa (45, XO)
(2) monossomia parcial (segundo cromossomo X estruturalmente alterado),
(3) mosaicismo (XO + outro cariótipo sexual)

Incidência: 1÷3.000–5.000 nascimentos vivos
Associada a: coarctação, estenose aórtica, rim em ferradura (mais comum)

- infantilismo sexual (puberdade espontânea em 5–15%)
  - amenorreia primária
  - ausência de características sexuais secundárias
- baixa estatura; ausência do estirão de crescimento pré-puberal
- pescoço alado; implantação baixa da linha nucal do cabelo
- tórax em escudo + mamilos amplamente separados
- deficiência mental (ocasionalmente)
- palato alto; tireomegalia
- múltiplos nevos pigmentados; formação de queloide
- hipertensão idiopática; gonadotrofinas urinárias elevadas

@ geral
- √ Maturação esquelética normal com interrupção do crescimento esquelético na idade de 15 anos
- √ Fusão retardada das epífises > idade de 20 anos
- √ Osteoporose durante/após a segunda década (deficiência de Hormônio gonadal)
- √ Coarctação da aorta (10%); estenose aórtica
- √ Ectopia renal/rim em ferradura
- √ Linfedema

@ crânio
- √ Impressão basilar; ângulo basal > 140 graus
- √ Afinamento parietal
- √ Sela pequena e unida por ponte óssea
- √ Hipertelorismo

@ esqueleto axial
- √ Hipoplasia do processo odontoide + C1
- √ Osteocondromas das placas vertebrais
- √ Vértebras lombares quadradas; cifoescoliose
- √ Desossificação das vértebras
- √ Asas ilíacas pequenas; fusão tardia das cristas ilíacas
- √ Antro pélvico androide com arco púbico estreitado + pequenas goteiras sacroisquiáticas

@ tórax
- √ Adelgaçamento do aspecto lateral das clavículas
- √ Costelas delgadas + estreitas com formação de pseudogoteiras

@ braço e mão
- √ Sinal metacarpiano positivo = encurtamento relativo do terceiro + quarto metacarpianos
- √ Sinal carpiano positivo = estreitamento do ângulo escafoide – lunar – triquetral < 117°
- √ Preponderância falangiana = comprimento da falange proximal + distal excede o comprimento do quarto metacarpiano em > 3 mm
- √ Encurtamento da segunda + quinta falanges médias (também na síndrome de Down)
- √ Falanges distais em "baquetas de tambor" = diáfise delgada + grande cabeça distal
- √ "Implantação" das epífises para dentro das bases das metáfises adjacentes (falanges + metacarpianos)
- √ Deformidade de Madelung = encurtamento da ulna/ausência do processo estiloide ulnar
- √ Cúbito valgo = encurvamento radial bilateral da superfície articular da tróclea
- √ Desossificação dos ossos carpianos

@ joelhos
- √ Tíbia vara = côndilo femoral medial aumentado + depressão do platô medial tibial (DDx: doença de Blount)
- √ Pequenas projeções semelhantes a exostoses da margem medial da metáfise tibial proximal

@ pé
- √ Desossificação dos ossos tarsais
- √ Encurtamento do primeiro, quarto e quinto metatarsianos
- √ Pé cavo

US:
- √ Útero pré-puberal
- √ Ovários não visualizados/estriados (em monossomia completa); ovários normais (cariótipo em mosaico)

OB-US:
- √ Grande higroma cístico nucal
- √ Linfangiectasia com hidropisia generalizada
- √ Edema simétrico do dorso do pé
- √ CHD (20%): coarctação da aorta (70%), lesões cardíacas esquerdas
- √ Rim em ferradura

Síndrome de Bonnevie-Ullrich
= forma infantil da síndrome de Turner
(1) pescoço alado congênito
(2) mamilos largamente separados
(3) linfedema das mãos + pés

EXOSTOSE DE TURGET

Causa: trauma com formação de hematoma subperiosteal
- nódulo imóvel, ocasionalmente doloroso, no dorso do dedo
- capacidade reduzida de flexionar o dedo (= hematoma ossificada diminui a excursão do tendão extensor)

Localização: dorso da falange proximal/média da mão
- √ Massa extracortical em forma de domo regular

RUPTURA DO LIGAMENTO COLATERAL ULNAR
Causa: uso excessivo crônico em arremesso/outro movimento acima da cabeça (p. ex., saque de tênis) gerando maior estresse valgo
- início agudo/início gradual de dor crescente no cotovelo medial
- disfunção do nervo ulnar (40%); dor, parestesia do antebraço + no quarto e quinto dedos

√ Ossificação dentro do ligamento colateral ulnar (UCL)
√ Corpos soltos
√ Osteoartrite da articulação ulnoumeral
√ Osteocondrite dissecante do capitelo
√ Excessiva abertura da articulação medial em radiografias com estresse

MR (placa coronal):
√ Flacidez/descontinuidade do UCL
√ Intensidade de sinal aumentada do UCL + tecidos circunjacentes
√ Margens ligamentares mal definidas

Rx: repouso, aplicação de gelo, NSAID, exercício, injeções de esteroide; reconstrução de ligamento

NEUROPATIA ULNAR
= SÍNDROME DO CANAL DE GUYON
= compressão do nervo ulnar/lesão no punho (segundo local mais comum depois do cotovelo)

Causa:
(1) Pressão repetitiva contínua no nervo ulnar em esportes: ciclismo (especialmente ciclismo em montanha), artes marciais, esporte com raquete
(2) Exposição a frequente vibração: trabalho em fundição/com furadeiras pneumáticas
(3) Massa adjacente: cisto ganglionar, lipoma, artéria ulnar, aneurisma, deslocamento do osso pisiforme, fratura do hâmulo, osso próprio do hâmulo, osteoartrite da articulação pisotriquetral, músculo anômalo (abdutor do dedo mínimo, flexor curto dos dedos), tendão anormal (flexor ulnar do carpo)

- sensibilidade sobre o canal de Guyon
- sinal de Tinel = formigamento que se irradia para o quarto + quinto dedos
- redução da força de preensão
- perda de função motora (= lesão da zona 2): paralisia do guidão
- perda sensorial (= lesão da zona 3) na eminência hipotênar + quarto dedo + parte do quinto dedo
- combinação de função motora + sensorial (lesão de zona 1): lesão proximal à bifurcação do nervo ulnar

DOENÇA DE VAN BUCHEM
= HIPEROSTOSE CORTICAL GENERALIZADA
= doença recessiva homozigótica extremamente rara pertencente às hiperostoses craniotubulares; pode estar relacionada com a hiperfosfatasemia

Causa: defeito no cromossomo 17q12-q21
- distorção facial
- cefaleias recorrentes + tontura (por causa do reduzido espaço intracraniano + aumento da pressão intracraniana)
- paralisia do nervo facial
- distúrbios auditivos + oculares (na fase tardia da adolescência, secundários à estenose dos forames)
- aumento da fosfatase alcalina (em 50%)

Localização: crânio, mandíbula, clavículas, costelas, diáfises de ossos longos

√ Esclerose generalizada simétrica + espessamento do córtex endosteal
√ Obliteração da díploe
√ Processos espinhosos espessados + escleróticos

MR:
√ Herniação das tonsilas cerebrais
√ Depleção subtotal de espaço subaracnoide
√ Distensão do espaço subaracnóideo ao longo das bainhas do nervo óptico

DDx: (1) osteopetrose (esclerose de todos os ossos não limitada às diáfises)
(2) hiperostose generalizada com paquidermia (envolve os ossos longos por inteiro, dor considerável, alterações cutâneas)
(3) hiperfosfatasia (infância, ossos aumentados, mas com densidade cortical diminuída)
(4) doença de Engelmann (raramente generalizada, envolve os membros inferiores)
(5) doença de Pyle (não afeta as mediodiáfises)
(6) displasia fibrosa poliostótica (generalizada, raramente é simétrica, seios paranasais anormais, envolvimento craniano)
(7) esclerosteose = doença de Truswell-Hansen (sindactilia do segundo + terceiro dedos, displasia ungueal, alta estatura)

SÍNDROME DE WILLIAMS
= HIPERCALCEMIA IDIOPÁTICA DA INFÂNCIA
- peculiar fácies de duende, dentição displásica
- hipercalcemia neonatal (não em todos os pacientes)
- retardo mental + físico

@ manifestações esqueléticas
√ Osteosclerose (secundária ao espessamento trabecular)
√ Zona larga densa de calcificação provisional
√ Bandas metafisárias radiolucentes
√ Platôs vertebrais + tetos acetabulares densos
√ Ilhas ósseas na esponjosa
√ Calcificação metastática
√ Cranioestenose

@ manifestações cardiovasculares
√ Estenose aórtica supravalvar (33%), hipoplasia aórtica
√ Estenose da artéria pulmonar valvar + periférica
√ ASD, VSD
√ Estenose dos vasos grandes (artérias inonimada, carótida, renais)

@ trato GI e geniturinário
√ Divertículos cólicos
√ Divertículo vesical

Prognóstico: resolução espontânea após 1 ano na maioria
Rx: retirar vitamina D + cálcio
DDx: hipervitaminose D

DOENÇA DE WILSON
= DEGENERAÇÃO HEPATOLENTICULAR
= doença autossômica recessiva com retenção excessiva de cobre (= toxicose pelo cobre)

Prevalência: 1÷33.000–200.000; 1÷90 das pessoas é um portador heterozigoto

Causa: alteração no cromossomo 13 resultando em defeito da excreção biliar do cobre, hipoteticamente por causa de:
(a) defeito lisossomal nos hepatócitos, ou
(b) deficiência das proteínas biliares ligantes de cobre, ou
(c) persistência do metabolismo fetal do cobre, ou
(d) síntese hepática de proteínas ligantes com alta afinidade por cobre

Idade de início: 7–50 anos; as manifestações hepáticas predominam nas crianças; as manifestações neuropsiquiátricas predominam nos adolescentes + adultos

Histologia: deposição de gorduras macrovesiculares nos hepatócitos, degeneração do glicogênio do núcleo do hepatócito, hipertrofia da célula de Kupffer

estágio 1 acúmulo assintomático de cobre no citoplasma no citosol do hepatócito
estágio 2 redistribuição do cobre dentro dos lisossomos hepáticos + circulação do citosol hepatocítico saturado
   (a) a redistribuição gradual é assintomática
   (b) a redistribuição rápida causa insuficiência hepática fulminante/hemólise intravascular aguda
estágio 3 cirrose, disfunções renal, neurológica, oftalmológica podem ser reversíveis com a terapia

- tremor, rigidez, disartria, disfagia (excessiva deposição de cobre na região lenticular do cérebro)
- comprometimento intelectual, distúrbios emocionais
- anel de Kayser-Fleisher (= pigmentação verde circundando o limbo da córnea) é DIAGNÓSTICO
- icterícia/hipertensão portal (cirrose hepática)
- concentração elevada de cobre na ceruloplasmina sérica (MELHOR TESTE DE TRIAGEM)
- diminuição da incorporação de cobre oral radiomarcado em ceruloplasmina recém-sintetizada

Manifestações esqueléticas (em dois terços):
  √ A desossificação generalizada pode produzir fraturas patológicas
@ articulações: ombro (frequente), joelho, quadril, punho, segunda–quarta articulações MCP
- sintomas articulares em 75%: dor, rigidez, limitação articular
  √ Cistos subarticulares
  √ Osteoartrite prematura (estreitamento do espaço articular + formação de osteófitos)
  √ Osteocondrite dissecante
  √ Condrocalcinose
  √ Osteoartrose prematura da coluna, nódulos de Schrmol proeminentes, acunhamento das vértebras e irregularidades dos platôs vertebrais
@ fígado (em crianças)
  √ Atenuação hepática normal (infiltração gordurosa + deposição de cobre cancelam-se mutuamente)
  √ Tempo de relaxamento T1 normal (apesar dos efeitos paramagnéticos do cobre)
@ cérebro (adolescentes + adultos)
  Localização: núcleos da base, raramente tálamo
  √ Atrofia da substância branca cerebral
  √ Hipodensidades, prolongamento de T1 + T2
Cx: raquitismo + osteomalacia (secundária à disfunção tubular renal) na minoria dos pacientes
Rx: terapia farmacológica de longa duração com agentes quelantes (penicilamina/trientina/zinco); transplante hepático.

SISTEMA NERVOSO CENTRAL
DIAGNÓSTICO DIFERENCIAL DAS DOENÇAS DO CRÂNIO E DA COLUNA

LOMBALGIA
Lombalgia em Adultos
◊ 80% da população sofre de lombalgia em algum momento em suas vidas
◊ Uma causa específica é determinada com acurácia em 5–10% dos pacientes com sintomas agudos + em 50% com sintomas crônicos

Causa: viscerogênica, vascular, psicogênica, neurogênica
(a) doença espondilogênica/degenerativa (mais prevalente)
  Idade: 50% aos 40 anos; > 85% aos 80 anos
  1. Hérnia de disco
  2. Doença de facetária
  3. Estenose adquirida
  4. Espondilolistese
(b) infecções
  1. Discite
  2. Osteomielite
(c) inflamatória
  1. Artrite reumatoide
  2. Espondilite anquilosante
  3. Sacroileíte
(d) trauma, iatrogênica
(e) congênita: estenose congênita
(f) metabólica: osteoporose
(g) neoplásica: primária, metastática

Lombalgia na Infância
1. Espondilólise, espondilolistese
2. Osteomielite, discite
3. Leucemia
4. Histiocitose X
5. Ostema osteoide

Síndrome Lombossacral Pós-Cirúrgica
= SÍNDROME DO FRACASSO PÓS-CIRÚRGICO DA COLUNA
= sinais de disfunção e incapacidade + dor e parestesia após cirurgia
◊ Interpretação difícil no período pós-operatório imediato, a estabilização dos achados ocorre em 2–6 meses

Frequência: não ocorre melhora em 5–15%
A. CAUSA ÓSSEA
  (a) instabilidade mecânica
    1. Espondilolistese
    2. Pseudartrose
  (b) estenose óssea
    1. Estenose central
    2. Estenose foraminal
B. CAUSAS DE TECIDO MOLE
  1. Hemorragia intrarraqueana peroperatória (início < 1 semana)
  2. Hérnia de disco residual (início < 1 semana)
  3. Hérnia de disco recorrente (início 1 semana – 1 mês)
    √ Nenhum realce em T1WI inicialmente (aparece realce ≥ 30 min pós-injeção)
  4. Inflamação/infecção vertebral/meníngea/neural (início 1 semana – 1 mês) = **discite pós-operatória**
    • ESR elevado + leucograma geralmente normal
    √ Intensidade de sinal da medula óssea reduzido em T1WI
    √ Realce pelo meio de contraste do disco + corpos vertebrais adjacentes
  5. Formação de cicatriz intraespinhal (início > 1 semana)
    (a) **fibrose epidural** (cicatrização)
      √ Realce da placa/massa epidural
      √ Realce heterogêneo em T1WI inicial (máximo em cerca de 5 min pós-injeção) mais pronunciada dentro de 9 meses da cirurgia
    (b) **aracnoidite fibrosante** = aracnoidite adesiva
      √ Raízes nervosas agrupadas, irregulares, espessadas
      √ Adesão das raízes à parede do saco tecal
      √ Realce anormal das meninges espessadas + raízes nervosas emaranhadas
C. ERROS CIRÚRGICOS
  1. Nível/lado errôneo da cirurgia
  2. Lesão direta do nervo
D. Fenômenos remotos não relacionados com a coluna

Mnemônica: ABCDEF
Aracnoidite
Bleeding (sangramento)
Contaminação (infecção)
Disco (residual/recorrente/nível novo)
Erro (disco excisado erroneamente)
Fibrose (cicatriz)

Síndrome da Cauda Equina
= conjunto de sinais + sintomas resultantes de uma lesão compressiva no canal vertebral lombar inferior
Causa:
  (1) fragmento discal deslocado
  (2) tumor intra/extramedular
  (3) ósseo: doença de Paget, osteomielite, osteoartrose das facetas articulares, complicação da espondilite anquilosante
• diminuição na sensação nos dermátomos lombares inferiores + sacrais
• atrofia + fraqueza dos músculos
• diminuição dos reflexos do tornozelo
• impotência
• distúrbio da função esfincteriana + incontinência por transbordamento
• diminuição do tônus esfincteriano

CRÂNIO
Anomalias Suturais
Suturas Alargadas
= > 10 mm ao nascimento, > 3 mm aos 2 anos, > 2 mm aos 3 anos de idade; (as suturas são separáveis até a idade de 12–15 anos; fechamento completo em torno dos 30 anos)
A. VARIANTE NORMAL
  em neonatos + prematuros; o estirão do crescimento ocorre aos 2–3 anos e 5–7 anos
B. SUBOSSIFICAÇÃO CONGÊNITA
  osteogênese imperfeita, hipofosfatasia, raquitismo, hipotireoidismo, picnodisostose, displasia cleidocraniana
C. DOENÇA METABÓLICA
  hipoparatireoidismo; intoxicação por chumbo; hipo/hipervitaminose A

D. ELEVAÇÃO DA PRESSÃO INTRACRANIANA
Causa:
(1) tumor intracerebral
(2) hematoma subdural
(3) hidrocefalia
Idade: vista somente se < 10 anos de idade
Localização: sutura coronal > sagital > lambdoide > escamosa

E. INFILTRAÇÃO DAS SUTURAS
Causa: metástases para as meninges de:
(1) neuroblastoma
(2) leucemia
(3) linfoma
√ Margens mal definidas

F. RECUPERAÇÃO
de: (1) nanismo carencial
(2) doença crônica
(3) prematuridade
(4) hipotireoidismo

Craniossinostose

= CRANIOESTENOSE = fechamento prematuro das suturas (normalmente em torno dos 30 anos de idade)
Idade: geralmente presente ao nascimento; $M \div F = 4 \div 1$
Etiologia:
A. Craniossinostose primária
B. Craniossinostose secundária
   (a) hematológica: anemia falciforme, talassemia
   (b) metabólica: raquitismo, hipercalcemia, hipertireoidismo, hipervitaminose D
   (c) displasia óssea: hipofosfatasia, acondroplasia, displasia metafisária, mongolismo, doença de Hurler, hiperostose craniana, síndrome de Rubinstein-Taybi
   (d) síndromes: Crouzon, Apert, Carpenter, Treacher-Collins, crânio bífido, displasia craniotelencefálica, arrinencefalia
   (e) microcefalia: atrofia cerebral/disgenesia
   (f) após procedimentos de derivação liquórica

Tipos:
sutura sagital afetada com mais frequência seguida pela sutura coronal
1. **Escafocefalia = Dolicocefalia** (55%): fechamento prematuro da sutura sagital (crânio longo)
2. **Braquicefalia = Turricefalia** (10%): fechamento prematuro das suturas coronal/lambdoide (crânio curto e alto)
3. **Plagiocefalia** (7%): fusão precoce unilateral da sutura coronal + lambdoide (crânio assimétrico)
4. **Trigonocefalia:** fechamento prematuro da sutura metópica (crânio pontiagudo anteriormente)
5. **Oxicefalia:** fechamento prematuro das suturas coronal, sagital e lambdoide
6. **Crânio trilobado = Kleeblattschädel:** fechamento intrauterino prematuro das suturas sagital, coronal e lambdoide
   Pode estar associada à: displasia tanatofórica

√ Margens das suturas nitidamente definidas espessadas e escleróticas
√ Crescimento retardado do diâmetro biparietal no início da gravidez

Ossos Wormianos

= ossículos intrassuturais nas suturas lambdoides, sagital posterior e temporoescamosas; normais até 6 meses de idade (com mais frequência)

Mnemônica: PPD ADH PORSOI
Picnodisostose
Progeria
Disostose cleidocraniana
Acrosteólise primária (Hajdu-Cheney)
Down (síndrome de)
Hipotireoidismo/Hipofosfatasia
Paquidermoperiostose
Osteogênese imperfeita
Raquitismo na face de cura
Síndrome do cabelo retorcido
Otopalatodigital (síndrome)
Idiopático

Espessura do Crânio Aumentada

A. GENERALIZADA
1. Anemia crônica grave (p. ex., talassemia, anemia falciforme)
2. Atrofia cerebral após derivação de hidrocefalia
3. Doença de Engelman: principalmente base do crânio
4. Hiperparatireoidismo
5. Acromegalia
6. Osteopetrose

B. FOCAL
1. Meningioma
2. Displasia fibrosa
3. Doença de Paget
4. Síndrome de Dyke-Davidoff-Mason
5. Hiperostose frontal interna = densa hiperostose da tábua interna do osso frontal; M < F

Mnemônica: HAPDIM
Hiperostose frontal interna
Anemia (falciforme, deficiência de ferro, talassemia, esferocitose)
Paget (doença)
Displasia fibrosa
Idiopático
Metástases

Crânio em Pelo de Escova

Mnemônica: AFETEN
Anemia falciforme
Ferro (deficiência de)
Esferocitose hereditária
Talassemia maior
Enzima (deficiência de: glicose-6-fosfatase desidrogenase causa anemia hemolítica)
Neuroblastoma

Leontíase Óssea

= supercrescimento dos ossos da face originando a fácies leonina
1. Displasia fibrosa
2. Doença de Paget
3. Displasia craniometafisária
4. Hiperfosfatasia

Crânio Anormalmente Fino

A. GENERALIZADO
1. Hidrocefalia obstrutiva
2. Disostose cleidocraniana
3. Progeria
4. Raquitismo
5. Osteogênese imperfeita
6. Craniolacunia

B. FOCAL
  1. Neurofibromatose
  2. Hematoma subdural crônico
  3. Cisto aracnóideo

Calcificação Inadequada da Calota Craniana
1. Acondroplasia
2. Osteogênese imperfeita
3. Hipofosfatasia

Lesão Osteolítica do Crânio
A. VARIANTE NORMAL
  1. **Veia emissária**
     conectando o sistema venoso dentro + fora do crânio
     √ Canal ósseo < 2 mm de largura
  2. **Lago venoso**
     = apêndice de uma veia diploica
     √ Extremamente variável em tamanho, forma e número
     √ Contorno irregular e bem demarcado
  3. **Granulações de Pacchioni**
     = aglomeração de vilos aracnóideos hipertróficos que se comunicam com o seio dural
     Idade: > 18 meses; geralmente na vida adulta
     √ Geralmente múltiplas lesões deprimidas com contornos irregulares em localização parassagital
     Localização: dentro dos 3 cm do seio sagital superior, osso frontal anterior > posterior
     Local: tábua interna > díploe > tábua externa
  4. **Forames parietais**
     não ossificação de restos embrionários na fissura parietal; bilateral nos ângulos superiores e posteriores do osso parietal; transmissão hereditária
B. TRAUMA
  1. Orifício de trepanação
  2. Cisto leptomeníngeo
C. INFECÇÃO
  1. Osteomielite
  2. Doença hidática
  3. Sífilis
  4. Tuberculose
D. CONGÊNITA
  1. Epidermoide/dermoide
  2. Neurofibromatose (defeito asterional)
  3. Meningoencefalocele
  4. Displasia fibrosa
  5. Osteoporose circunscrita da doença de Paget
E. TUMOR BENIGNO
  1. Hemangioma
  2. Encondroma
  3. Tumor marrom
  4. Granuloma eosinofílico
F. TUMOR MALIGNO
  1. Metástase solitárias/múltiplas
  2. Mieloma múltiplo
  3. Leucemia
  4. Neuroblastoma

Lesão Lítica Solitária do Crânio
Mnemônica: HELP MDT HOLE
  Hemangioma
  Epidermoide/Dermoide
  Leptomeníngeo (cisto)
  Pós-operatório, doença de **P**aget
  Metástase, **M**ieloma
  Displasia fibrosa
  Tuberculose
  Hiperparatireoidismo
  Osteomielite
  Lambdoide, defeito (neurofibromatose)
  Eosinofílico (granuloma)

Múltiplas Lesões Líticas do Crânio
Mnemônica: HÁ 4 M
  Histiocitose
  Amiloidose
  Marrom (tumor)
  Malformação arteriovenosa (AVM)
  Mieloma
  Metástase

Área Lítica em Retalho Cutâneo
Mnemônica: TIN
  Tumor
  Infecção
  Necrose (radiação e avascular)

Sequestro "em Botão"
Mnemônica: E MORTE
  Eosinofílico (granuloma)
  Metástase
  Osteomielite
  Radiação
  Tuberculose
  Epidermoide

Ausência da Asa Maior do Esfenoide
Mnemônica: DOM MARRINE
  Displasia fibrosa
  Óptico (glioma)
  Meningioma
  Metástase
  Aneurisma
  Retinoblastoma
  Recidiva de hematoma
  Idiopático
  Neurofibromatose
  Eosinofílico (granuloma)

Ausência da Linha Inominada
= LINHA CAROTÍDEA OBLÍQUA
= linha vertical que se projeta para o interior da órbita (em filme PA de crânio) produzida pelo processo orbital do esfenoide
A. CONGÊNITA
  1. Displasia fibrosa
  2. Neurofibromatose
B. INFECÇÃO
C. TUMOR

Fissura Orbital Superior Alargada
Mnemônica: AFAN
  Aneurisma (artéria carótida interna)
  Fístula (seio cavernoso)
  Adenoma (hipofisário)
  Neurofibroma

Tumores da Base do Crânio Central
A. RELACIONADOS COM O DESENVOLVIMENTO
  1. Encefalocele
B. INFECÇÃO/INFLAMAÇÃO
  1. Extensão dos seios paranasais/infecção mastóidea
  2. Complicação de trauma
  3. Doença fúngica: mucormicose em diabéticos, aspergilose em pacientes imunocomprometidos
  4. Sarcoidose sinusal + nasofaríngeas
  5. Necrose por radiação

C. BENIGNO
1. Angiofibroma juvenil
2. Meningioma
3. Cordoma
4. Tumor hipofisário
5. Doença de Paget
6. Displasia fibrosa
D. MALIGNO
1. Metástases: próstata, pulmão, mama
2. Condrossarcoma
3. Carcinoma nasofaríngeo
4. Rabdomiossarcoma
5. Disseminação de tumor perineural: neoplasia de cabeça + pescoço

Síndromes Craniofaciais
= malformações desenvolvimentais da face + crânio associadas a malformações do CNS
1. Fendas da porção facial média
2. Síndrome de Goldenhar
3. Síndrome de Apert
4. Síndrome de Crouzon
5. Síndrome de Treacher-Collins

MAXILA E MANDÍBULA

Hipoplasia Maxilar
1. Síndrome de Down
2. Drogas (álcool, dilantina, valproato)
3. Síndrome de Apert/Crouzon
4. Acondroplasia
5. Fenda labial/palatina

Hipoplasia Mandibular = Micrognatia
A. COM ORELHAS ANORMAIS
1. Síndrome de Treacher-Collins
2. Síndrome de Goldenhar (microssomia hemifacial) = espectro facioauriculovertebral (raios X das vértebras!)
3. Síndrome de Langer-Giedion (restrição de crescimento intrauterino retardado, orelhas protrusas)
B. ANORMALIDADES DAS ORELHAS + OUTROS ÓRGÃOS
1. Síndrome de Miller (graves anomalias pós-axiais da mão)
2. Síndrome velocardiofacial (lesões da mão + cardíacas)
3. Síndrome otopalatodigital – tipo II (anormalidades da mão)
4. Síndrome de Stickler (anomalias das orelhas não graves)
5. Síndrome de Pierre-Robin (orelhas grandes e carnudas)
C. SEM ANOMALIAS NA ORELHA
1. Picnodisostose
D. OUTROS
1. Síndrome de Seckel (nanismo com cabeça de pássaro)
2. Síndrome de múltiplos pterígios
3. Síndrome de Perna-Shokeir
4. Síndrome de Beckwith-Wiedemann
5. Artrogripose
6. Displasias esqueléticas
7. Trissomias do 13, 18, 9 (cariótipo anormal em 25%)

Destruição da Articulação Temporomandibular
Mnemônica: HITA
Hiperparatireoidismo
Infecção
Trauma
Artrite reumatoide

Lesão Mandibular por Localização
A. Mandíbula anterior
1. Tumor odontogênico adenomatoide
2. Displasia cementária periapical
3. Displasia osseocementária florida
4. Granuloma de células gigantes
5. Odontoma
B. Mandíbula posterior
1. Cisto folicular (dentígero)
2. Queratocisto odontogênico
3. Cisto ósseo solitário
4. Ameloblastoma
5. Cementoblastoma
6. Fibroma ossificante
7. Carcinoma ameloblástico
8. Cisto de Stafne
9. Metástase
C. Localização não específica
1. Cisto periapical (radicular)

Lesão Radiolucente da Mandíbula
A. LESÃO DE MARGENS DEFINIDAS
(a) em torno do ápice do dente
1. Cisto radicular
2. Cementoma
(b) em torno do dente não eclodido
1. Cisto dentígero
2. Ameloblastoma
(c) não relacionado com dente
1. Cisto ósseo simples
2. Doença de Fong
3. Síndrome do nevo basocelular
B. LESÃO DE MARGENS MAL DEFINIDAS
√ "Dentes flutuantes"; sugestivo de malignidade primária/secundária
√ Reabsorção da raiz dental: característico do processo benigno
(a) infecção
Causa: principalmente cáries dentais → pulpite irreversível → cisto periapical → granuloma → abscesso
1. Periodontite apical
√ Espaço do ligamento periodontal espessado (o sinal mais precoce da forma cística)
√ Realce anelar pelo meio de contraste do abscesso
2. Osteomielite
= infecção óssea e medular
√ Lesões radiopacas/radiolucentes focais/difusas
(b) radioterapia
1. Osteorradionecrose
√ Lesão esclerótica + lítica disseminada
√ Espaços trabeculares aumentados
√ Osso sequestrado
(c) neoplasia maligna
1. Osteossarcoma (1/3 lítica, 1/3 esclerótica, 1/3 mista)
2. Invasão local de neoplasias gengivais/bucais (mais comuns)
3. Metástase da mama, pulmão, rim em 1% (adenocarcinoma em 70%)
Localização: corpo e ângulo posteriores em virtude de maior vascularidade medular
(d) outros
1. Granuloma eosinofílico: "dentes flutuantes"
2. Displasia fibrosa
3. Osteocementoma
4. Fibroma ossificante (muito comum)

Lesão Cística da Mandíbula

1. **Cisto radicular = cisto periapical**
   ◊ O cisto mais comum da mandíbula
   Causa: lesão inflamatória periapical secundária à necrose pulpar em lesão cariosa profunda/obturação profunda
   Idade: 30–50 anos
   Patogênese: secundária à periodontite apical → granuloma → abscesso → cisto
   Local: estreitamente associada ao ápice de dente desvitalizado
   √ Lesão periapical lucente bem definida, redonda/em forma de pera, unilocular, normalmente com < 1 cm de diâmetro
   √ Marginada por rima fina, esclerótica, de osso cortical
   √ ± deslocamento dos dentes adjacentes
   √ ± leve reabsorção da raiz
   DDx: granuloma periapical

2. **Cisto dentígero = cisto folicular**
   ◊ O tipo mais comum de cisto ondotogênico não inflamatório do desenvolvimento
   Patologia: cisto com revestimento epitelial proveniente do epitélio em desenvolvimento em torno da coroa e do dente não eclodido
   Histologia: acúmulo de fluido entre as camadas de epitélio do esmalte em torno da coroa
   Idade: 30–40 anos
   • tipicamente sem dor
   Localização: mandíbula, maxila (pode-se expandir dentro do seio maxilar)
   Local: em torno da coroa de um dente não irrompido (normalmente o 3º molar)
   √ Lesão pericoronal expansiva, cística, contendo a coroa de um dente impactado que se projeta no interior da cavidade cística (PATOGNOMÔNICO)
   √ A raiz do dente geralmente fora da lesão
   √ Lesão lucente corticada, redonda/ovoide, lucente ± remodelamento mandibular em vez de expansão
   Cx: pode degenerar se em ameloblastoma mural (raro)
   DDx: queratocisto odontogênico unilocular

3. **Queratocisto odontogênico (QCO)**
   Origem: lâmina dental + outras fontes de epitélio odontogênico
   Prevalência: 5–15% de todos os cistos mandibulares
   Idade: 2ª-4ª década
   Associado a: nevo basocelular (Gorlin-Goltz) Síndrome se for em múltiplos QCO
   Patologia: cistos-filhos + ninhos de epitélios císticos na vizinhança (alta taxa de recorrência)
   Histologia: epitélio de revestimento paraqueratinizado + material "caseoso" no lúmen da lesão
   Localização: corpo + ramo da mandíbula (com mais frequência); pode ocorrer em qualquer lugar da mandíbula/maxila
   √ Lesão unilocular lucente com margem corticalizada uniforme
   √ Em geral associada a dente impactado
   √ ± margens ondulantes/aparência multilocular (cistos-filhos)
   √ ± afinamento/erosão cortical, deslocamento dental, reabsorção da raiz
   Prognóstico: alta taxa de recorrência após ressecção
   DDx: indistinguível do cisto dentígero (sem erosão cortical ou expansão)/ameloblastoma

4. **Cisto primordial**
   que surge do folículo do dente que nunca se desenvolveu
   Causa: folículo dental sofre degeneração cística
   √ Lesão não expansiva radiolucente bem definida

5. **Cisto de Stafne**
   = CAVIDADE ÓSSEA ESTÁTICA = DEFEITO DE INCLUSÃO DA GLÂNDULA SALIVAR LINGUAL
   = depressão bem definida na superfície lingual da mandíbula (= cisto de Stafne)
   Patologia: cavidade preenchida com gordura +/− tecido glandular submandibular aberrante
   • assintomático
   Localização: mandíbula posterior, normalmente próximo ao ângulo mandibular
   Local: logo acima da margem inferior da mandíbula, anterior ao ângulo da mandíbula, inferior ao canal mandibular, posterior ao 3º molar
   √ Oval/redondo/retangular bem definido, radiolucente
   √ Tipicamente < 2 cm
   √ Margem circundada por uma linha opaca
   √ Pode-se estender ao córtex bucal
   DDx: malformação arteriovenosa

6. **Cisto ósseo solitário**
   = CISTO ÓSSEO TRAUMÁTICO = CISTO ÓSSEO SIMPLES CISTO ÓSSEO HEMORRÁGICO
   = não é cisto verdadeiro, pois não há camada epitelial
   Patogênese: trauma → hemorragia intramedular → reabsorção
   Idade: 2ª década
   • assintomático
   Localização: espaço medular da mandíbula posterior
   √ Defeito lucente, unilocular, com margens bem definidas
   √ Margem superior irregular CARACTERÍSTICA com projeções tipo digital que se estendem entre as raízes dos dentes adjacentes
   √ ± afinamento do córtex mandibular ± expansão óssea
   DDx: lesão vascular, granuloma central de células gigantes, fibroma ossificante

7. **Cisto residual**
   = qualquer cisto que permanece após intervenção cirúrgica

Prevalência de Lesão Cística Mandibular

A. Mais comum
   1. Cisto periapical (radicular)
   2. Folicular (dentígero)
B. Razoavelmente comum
   1. Queratocisto odontogênico
   2. Cisto de Stafne
   3. Cisto ósseo solitário
C. Raro
   1. Cisto ósseo aneurismático
   2. Cisto odontogênico calcificado

Lesão da Mandíbula Benigna Sólida

Tumor Odontogênico Primário da Mandíbula

1. **Odontoma**
   = malformação hamartomatosa odontogênica
   Prevalência: tumor odontogênico mais comum (67%)
   Idade: 2ª década; antes ou após a erupção
   Histologia: vários componentes do dente incluindo dentina + esmalte
   Associado a: dente impactado (em 50%)
   Localização: entre as raízes dentais
   √ Lesão inicialmente radiolucente +/− pequenas calcificações
   √ Massa rádio-opaca com margem lucente, tardiamente
   √ 1–3 cm de diâmetro
   √ Pode ser circundado por folículo lucente

Tipos:
(a) odontoma composto (mais comum)
√ Componentes dentais identificáveis (dentes abortivos)
(b) odontoma complexo
= múltiplas massas de tecido dental
√ Lesão bem definida com calcificações amorfas
Cx: impactação, mau posicionamento, reabsorção de dentes adjacentes
DDx: displasia cemento-óssea focal, fibrodontoma ameloblástico, tumor odontogênico adenomatoide

2. **Ameloblastoma = Adamantinoma da mandíbula**
= neoplasia epitelial benigna, localmente agressiva
Prevalência: 10% dos tumores odontogênicos
Origem: epitélio odontogênico formador de esmalte que não conseguiu regredir durante o desenvolvimento embrionário; 30–50% surgem do epitélio do cisto dentígero (= ameloblastoma mural)
Idade: 3ª-5ª década; M÷F = 1÷1
• massa indolor de crescimento lento
Localização: ramo + corpo posterior da mandíbula (75%), maxila (25%)
Local: na região de bicúspides, molares, tipicamente o 3º molar (o ângulo da mandíbula geralmente é afetado)
√ Lesão lucente unilocular, bem corticalizada, bem definida (DDx: queratocisto odontogênico, cisto dentígero)
√ Lesão multilocular com septações internas (aparência de favo de mel/bolha de sabão)
√ Tipicamente expansível com margem irregular
√ Pode perfurar o córtex lingual + infiltrar tecidos moles adjacentes
√ Erosão de raízes dos dentes adjacentes (ÚNICO)
√ Em geral associado à coroa de um dente impactado/não rompido
Prognóstico: em geral recorrência local até mais agressiva após a excisão
Cx: pode sofrer alteração carcinomatosa

3. **Mixoma odontogênico**
= clinicamente + radiograficamente indistinguível do ameloblastoma
Prevalência: 3–6% dos tumores odontogênicos
Origem: tecido odontogênico mesenquimatoso
Idade: 10–30 anos: M < F
• geralmente indolor
Localização: maxila > mandíbula
√ Lesão lítica bem demarcada/mal definida de tamanho variável
√ Em geral multilocular com trabéculas internas semelhantes a favo de mel
√ Focos de calcificações irregulares (frequente)
Cx: pode ser localmente agressivo, causando considerável destruição ao osso adjacente + infiltração de tecido mole
DDx: malignidade, cisto ósseo traumático, granuloma de células gigantes centrais, tumor odontogênico epitelial calcificante

4. **Tumor odontogênico epitelial calcificado**
= TUMOR DE PINDBORG
Histologia: células epiteliais em um estroma fibroso
Associado a: coroa do dente impactado
Localização: região pré-molar/molar da mandíbula
√ Radiolucente com componentes calcificados disseminados

5. **Cementoblastoma**
= neoplasia rara verdadeira de cemento
Idade: < 25 anos
Localização: ápice do primeiro molar
√ Massa redonda, opaca, em raios solares, bem demarcada + margem radiolucente
DDx: osteíte condensante (espaço do ligamento periodontal não obscurecido)

6. **Fibroma ameloblástico**
Histologia: epitélio representando o esmalte + tecido conectivo embrionário
Associado a: dente impactado
Localização: mandíbula posterior
√ Lesão radiolucente pericoronal bem definida
√ Principalmente multilocular

7. **Tumor odontogênico adenomatoide**
= tumor raro
Idade: 2ª década; M << F
Localização: 70% na maxila
√ Lesão radiolucente bem demarcada + calcificações pontilhadas
DDx: cisto dentígero (localização menos apical)

Tumor Não Odontogênico Primário da Mandíbula

1. **Fibroma ossificante**
= FIBROMA CEMENTO-OSSIFICANTE = FIBROMA CEMENTIFICANTE = FIBROMA CONVENCIONAL DE CRESCIMENTO LENTO = FIBROMA OSSIFICANTE AGRESSIVO ATIVO JUVENIL
= neoplasia benigna encapsulada circunscrita
Histologia: tecido conectivo fibroso altamente celular contendo quantidades variáveis de osteoide, osso, tecido calcificado semelhante a cemento
Idade: 3ª-4ª década
• assintomático
• assimetria facial em virtude da expansão óssea
• deslocamento dental
Localização: mandíbula posterior
√ Lesão inicialmente lucente + posteriormente em geral é opaca (dependendo do grau de calcificação) semelhante à displasia fibrosa
√ Circundado por fina linha de lucência (= cápsula fibrosa) + por sua vez circundado por fina margem esclerótica de osso reativo
√ Intensa captação focal na cintilografia óssea
DDx: odontoma, sequestro, displasia fibrosa (sem margem radiolucente), lesão vascular

2. **Displasia cementária periapical (= cementoma)**
= FIBROSTEOMA
Idade: 30–40 anos de idade; principalmente em mulheres
Histologia: proliferação de tecido conectivo dentro da membrana periodontal
• assintomático
Localização: entre os dentes caninos mandibulares
Local: no ápice de um dente vitalizado
√ Em geral multicêntrica
√ Lesão inicialmente radiolucente, posteriormente mista lucente + esclerótica com pouca expansão, calcifica-se com o tempo
√ Circundada por margem radiolucente
DDx: fibroma ossificante displasia fibrosa, doença de Paget

3. **Displasia cemento-óssea florida**
= forma difusa de displasia cementária periapical
Idade: vida adulta

- assintomática
  Localização: envolve toda a mandíbula
  √ Distribuição difusa em múltiplos quadrantes de alterações ósseas mistas lucentes/opacas
4. **Displasia cemento-óssea focal**
  = lesão fibro-óssea benigna não neoplásica
  Idade: vida adulta
  - assintomática
  Localização: mandíbula > maxila
  √ Uma/mais lesões, em estreita aposição/confluentes, redondas/ovoides lucentes com quantidades variáveis de opacidade
  √ Inicialmente cística + posteriormente é progressivamente mais opaca internamente
  √ Sem extensão para dentro do osso adjacente
  √ Sem expansão cortical
  DDx: periodontite periférica, fibroma ossificante

Prevalência de Lesões Mandibulares Benignas Sólidas
A. Mais comum
  1. Odontoma
B. Razoavelmente comuns
  1. Ameloblastoma
  2. Displasia cementária periapical
  3. Displasia cementária florida
  4. Fibroma ossificante
C. Menos comuns
  1. Tumor odontogênico epitelial calcificante (tumor de Pindborg)
  2. Fibroma ameloblástico
  3. Mixoma odontogênico
  4. Cementoblastoma
D. Raros
  1. Tumor odontogênico adenomatoide
  2. Fibroma ossificante juvenil
  3. Tumor odontogênico de células claras
  4. Tumor odontogênico escamoso
  5. Cisto odontogênico calcificante

Lesões Vasculares da Mandíbula
1. **Granuloma de células gigantes centrais** (comum)
   = lesão única de resposta vascular alterada e reativa dentro do osso
   Idade: < 30 anos (75%); em meninas + mulheres jovens
   - edema indolor, sensível à palpação
   Localização: mandíbula÷maxila = 2÷1
   Local: anterior ao primeiro (= dentes decíduos): propensão a cruzar a linha média (especialmente na maxila)
   √ Pequena área unilocular de lucência (inicial)
   √ Favo de mel multilocular com septos internos em tufos (tardiamente)
   √ Expansão + erosão/remodelamento do córtex do osso
   √ Deslocamento dos dentes + reabsorção da raiz
   √ Em geral margem bem definida
   DDx: tumor marrom de HPT (histologicamente semelhante)
2. **Tumor marrom do hiperparatireoidismo**
   = osteoclastoma = lesão de células gigantes centrais em pacientes com HPT de longa duração
   - hipercalcemia, hipofosfatemia
   - níveis elevados de hormônio paratireóideo
   √ Margem definida variável + expansão cortical
   √ Desmineralização generalizada dos ossos medulares da mandíbula
   √ Margem de lâmina dura em torno dos dentes

3. **Malformação arteriovenosa**
   ◊ Extração de dente pode resultar em exsanguinação letal!
   - ocasionalmente edema pulsátil de tecido mole
   Localização: ramo + corpo posterior da mandíbula
   √ Tipo cisto em virtude de reabsorção óssea ± calcificações
   √ ± multilocular ± expansão óssea
   √ ± margens erosivas
   √ Angiograma confirma diagnóstico
   DDx: cisto ósseo traumático, granuloma de células gigantes, fibroma ossificante

Lesão Maligna Sólida da Mandíbula
1. **Carcinoma odontogênico**
   = lesão intraóssea agressiva rara
   Histologia: células epiteliais mal diferenciadas + claras
   √ Lesão radiolucente difusa tipo favo de mel
   √ Destruição cortical circundante
   Prognóstico: alta taxa de recorrência
2. **Carcinoma ameloblástico**
   = AMELOBLASTOMA MALIGNO
   √ Características agressivas de destruição cortical, extensão extraóssea, componentes sólidos extensos
3. Sarcoma
   Histologia: osteossarcoma, condrossarcoma, fibrossarcoma, leiomiossarcoma
   √ Membrana periodontal simetricamente alargada em um único dente (sinal mais precoce de sarcoma osteogênico da mandíbula)
4. Carcinoma mucoepidermoide
   ◊ Origina-se tipicamente de glândulas salivares da mucosa bucal
5. Linfoma/leucemia
6. Mieloma múltiplo
   - pode-se apresentar com dormência no queixo (pelo envolvimento do nervo alveolar inferior)

Prevalência de Lesões Mandibulares Malignas Sólidas
A. Mais comum
  1. Carcinoma de células escamosas que surge da mucosa adjacente
B. Razoavelmente comuns
  1. Mieloma múltiplo, plasmocitoma
  2. Linfoma, leucemia
  3. Metástase
  4. Carcinoma mucoepidermoide que surge da mucosa adjacente
  5. Carcinoma cístico adenoide que surge da mucosa adjacente
C. Raros
  1. Sarcoma não odontogênico
  2. Carcinoma odontogênico
  3. Sarcoma odontogênico
  4. Carcinossarcoma odontogênico

Lesão Esclerótica da Mandíbula
1. Cementoma
2. Cementoma verdadeiro = cementoblastoma benigno
3. Cementoma gigantiforme
4. **Hipercementose**
   = aumento de tamanho bulboso de uma raiz
   (a) idiopático
   (b) associada à doença de Paget
5. Lesões fibro-ósseas benignas
   (a) fibroma ossificante: adultos jovens; mandíbula > maxila
   (b) displasia fibrosa monostótica: M < F, pacientes jovens
   (c) osteíte condensante – osteíte esclerosante focal crônica
   √ Próximo ao ápice de dente não vitalizado

6. **Doença de Paget**
   envolvimento da mandíbula em 20%; maxila > mandíbula
   Localização: envolvimento bilateral, simétrico
   √ Cristas alveolares alargadas
   √ Palato plano
   √ Afrouxamento dos dentes
   √ Hipercementose
   √ Pode causar destruição da lâmina dura
7. Osteodistrofia renal
8. Metástase esclerosante/mieloma múltiplo
9. **Tórus mandibular** = exostose
   Local: linha média do palato duro; superfície lingual da mandíbula na região das bicúspides

JUNÇÃO CRANIOVERTEBRAL

Anomalia da Junção Craniovertebral

Invaginação Basilar
= anomalia primária do desenvolvimento com posição anormalmente alta da coluna vertebral, ocorrendo prolapso desta para dentro da base craniana
Associada a: malformação de Chiari, siringo-hidromielia em 25–35%
Causa:
1. **Condylus tertius** = ossículo na extremidade distal do clivo
   √ Pseudoarticulação com processo odontoide/arco anterior de C1
2. **Hipoplasia condilar**
   √ As massas laterais do atlas podem estar fundidas aos côndilos
   √ Violação da linha de Chamberlain
   √ Alargamento do ângulo do eixo articular atlantoaxial
   √ Ponta do odontoide > 10 mm acima da linha bimastóidea
3. **Hipoplasia basioccipital**
   √ Encurtamento do clivo
   √ Violação da linha de Chamberlain
   √ Ângulo clivo-canal tipicamente diminuído
4. **Assimilação atlantoaxial**
   = falha completa/parcial da segmentação entre o crânio + primeira vértebra cervical
   √ Violação da linha de Chamberlain
   √ Diminuição do ângulo clivo-canal
   Pode estar associada a: fusão de C2 + C3
   Cx: subluxação atlantoaxial (50%); morte súbita
• limitação da amplitude de movimento da junção
√ Craniometria anormal
√ Coluna cervical + forame magno protruso no interior da cavidade craniana
√ Elevação do arco posterior de C1

Impressão Basilar
= forma adquirida da invaginação basilar protuberante da coluna cervical e do forame magno para dentro da cavidade craniana
√ A ponta do processo odontoide projeta-se > 5 mm acima da linha de Chamberlain (= linha entre o palato duro + opísto)
Causa: doença de Paget, osteomalacia, raquitismo, displasia fibrosa, hiperparatireoidismo, síndrome de Hurler, osteogênese imperfeita, infecção da base do crânio
   Mnemônica: FROPACHO
   Fibrosa (displasia)
   Raquitismo
   Osteogênese imperfeita
   Paget (doença de)
   Acondroplasia
   Cleidocraniana (displasia)
   Hiperparatireoidismo, síndrome de Hurler
   Osteomalacia

Platibasia
= termo antropométrico que se refere ao achatamento da base do crânio
Pode estar associada a: invaginação basilar
• sintomas medulares
√ Craniovertebral = o ângulo clivo-canal torna-se agudo (< 150°)
√ Ângulo basal de Welcher = ângulo esfenoide > 140°
√ Deformidade em arco da junção cervicomedular

ATLAS E ÁXIS
Anomalias do Atlas
A. ANOMALIAS DO ARCO POSTERIOR
   1. Raquisquise do arco posterior do atlas (4%)
      Localização: linha média (97%), lateral através do sulco da artéria vertebral (3%)
      √ Ausência da linha arco-canal (vista LAT)
      √ Sobreposto no processo odontoide/eixo corporal simulando uma fratura (vista odontoide de boca aberta)
   2. Aplasia total do arco posterior do atlas
   3. Aplasia tipo Kepler com persistência do tubérculo posterior
   4. A aplasia com raquisquise da linha média + uni/bilateral remanescente
   5. Hemiaplasia parcial/total do arco posterior
B. ANOMALIAS DO ARCO ANTERIOR
   1. Raquisquise do arco anterior isolada (0,1%)
   2. Atlas dividido = raquisquise anterior + posterior
      √ Arco anterior arredondado, rotundo, sobrepondo-se ao processo odontoide tornando impossível a identificação do espaço pré-dental (vista LAT)
      √ Margens anteriores duplicadas (vista LAT)

Anomalias do Áxis
1. Ossículo terminal persistente = ossículo de Bergman
   √ Processo odontoide não fundido > 12 anos de idade
   DDx: fratura odontoide tipo 1
2. Aplasia odontoide (extremamente rara)
3. Osso odontoide
   = osso independente em localização cranial ao eixo corporal do processo odontoide
   √ Ausência do processo odontoide
   √ Arco anterior do atlas hipertrófico + situado muito posterior em relação ao eixo corporal
   Cx: instabilidade atlantoaxial
   DDx: fratura odontoide tipo 2 (margem não corticada)

Erosão Odontoide
Mnemônica: PELAS
   Psoríase
   Espondilite anquilosante
   Lúpus eritematoso
   Artrite reumatoide
   Síndrome de Down

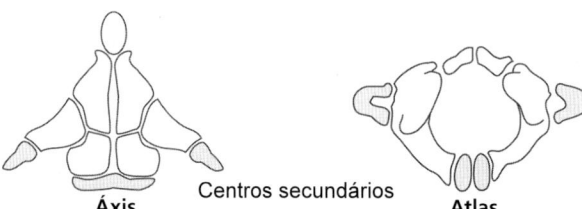

Centros de Ossificação Primária e Secundária

Subluxação Atlantoaxial
= deslocamento do atlas em relação ao áxis
(1) subluxação atlantoaxial posterior (raro)
(2) subluxação atlantoaxial anterior (comum)
= distância entre o dente + arco anterior de C1 (medida ao longo do plano médio do atlas em vista lateral):
(a) espaço pré-dental: > 2,5 mm
> 4,5 mm (em crianças)
(b) espaço retrodental: < 18 mm

Causas de subluxação:
(a) congênita
1. Occipitalização do atlas
0,75% da população; fusão do básio + arco anterior do atlas
2. Insuficiência congênita do ligamento transverso
3. Osso odontoide/aplasia do dente
4. Síndrome de Down (20%)
5. Síndrome de Morquio
6. Displasia óssea
(b) artrite psoriática
decorrente da frouxidão do ligamento transverso ou erosão do dente
1. Artrite reumatoide
2. Artrite psoriática
3. Síndrome de Reiter
4. Espondilite anquilosante
5. Lúpus eritematoso sistêmico
raro: na gota + CPPD
(c) processo inflamatório
infecção faríngea na infância, abscesso retrofaríngeo, coriza, otite média, mastoidite, adenite cervical, parotidite, abscesso alveolar
√ Deslocamento 8–10 dias após o início dos sintomas
(d) trauma (muito raro sem fratura de odontoide)
(e) doença de Marfan
Mnemônica: DELATAR
Down (síndrome de)
Espondilite anquilosante
Lúpus eritematoso
Artrite reumatoide juvenil
Trauma (acidente)
Artrite psoriática
Retrofaríngeo (abscesso)

Pseudossubluxação da Coluna Vertebral
= a frouxidão ligamentar nas crianças permite o movimento dos corpos vertebrais uns sobre os outros, especialmente C2 sobre C3

DISRAFISMO ESPINHAL
= fusão anormal/incompleta das estruturas embriológicas da linha média mesenquimais, neurológicas e ósseas
Sinais externos (em 50%):
- lipoma subcutâneo
- hipertricose
- nevo pigmentado
- mancha cutânea
- disfunção vesical + intestinal
- distúrbio espástico da marcha
- deformidades do pé
- ausência dos reflexos tendinosos
- trato sinusal
- resposta plantar patológica

Espinha Bífida
= fechamento incompleto/anormal dos elementos ósseos da coluna (lâmina + processos espinhosos) posteriormente

Espinha Bífida Oculta
= DISRAFISMO ESPINHAL OCULTO
= medula fendida/presa coberta COM pele
Frequência: 15% dos disrafismos espinhais
- raramente leva ao déficit neurológico por si só
Associada a:
(a) defeito vertebral (85–90%)
(b) lesão dérmica lombossacra (80%), ou seja, tufo de cabelos (= hipertricose), ondulação, trato sinusal, nevo, hiperpigmentação, hemangioma, massa subcutânea
1. Diastematomielia
2. Lipomeningocele
3. Síndrome da medula ancorada
4. Lipoma do filamento terminal
5. Epidermoide intraespinhal
6. Cisto epidermoide
7. Mielocistocele
8. Síndrome do notocórdio dividido
9. Meningocele
10. Seio dérmico dorsal
11. Síndrome do filamento terminal espessado

Espinha Bífida Aberta
= ESPINHA BÍFIDA CÍSTICA
= protrusão posterior de todo/partes do conteúdo do canal espinhal através de um defeito espinhal ósseo
Frequência: 85% dos disrafismos espinhais
Associada a: hidrocefalia, malformação de Arnold-Chiari II
◊ A forma mais comum de defeito de fusão da linha média
- placódio neural SEM cobertura de pele
- associada a déficit neurológico em > 90%
1. **Meningocele simples**
= herniação de saco preenchido por CSF sem elementos neurais
2. **Mielocele**
= placa na linha média de tecido neural estando exposto na superfície cutânea
3. **Mielomeningocele**
= mielocele elevada acima da superfície cutânea pela expansão do espaço subaracnóideo ventral à placa neural
4. **Mielosquise**
= apresentação na superfície dos elementos neurais completamente descobertos pelas meninges

Anomalias Espinhais Caudais
= malformação da espinha distal e medula em associação a anomalias da parte intestinal traseira, renal e geniturinária
1. Mielocistocele terminal
2. Meningocele lateral
3. Regressão caudal

Anomalias de Segmentação dos Corpos Vertebrais
dois centros de ossificação durante a 9ª–12ª semana de gestação se formam para as metades ventral + dorsal dos corpos vertebrais
1. **Assomia** = agenesia do corpo vertebral
√ Ausência completa de corpo vertebral
√ Elementos posteriores hipoplásicos podem estar presentes
2. **Hemivértebra**
(a) vértebras unilaterais em cunha
√ Hemivértebra direita/esquerda
√ Escoliose ao nascimento
(b) hemivértebra dorsal
√ Cifoescoliose rapidamente progressiva
(c) hemivértebra ventral (extremamente rara)
3. **Fenda coronal**
= falha de fusão dos centros de ossificação anterior + posterior

Pode estar associada a: bebê prematuro do sexo masculino, condrodistrofia calcificante congênita
Localização: geralmente na porção torácica inferior + coluna lombar
√ Banda radiolucente vertical logo atrás da porção média do corpo vertebral; desaparece principalmente por volta dos 6 meses de idade

4. **Vértebra em borboleta**
= falha na fusão das metades laterais secundárias à persistência de tecido do notocórdio
Pode estar associada a: espinha bífida anterior ± meningocele anterior
√ Corpo vertebral alargado com configuração em borboleta (vista AP)
√ Adaptação das placas terminais dos corpos vertebrais

5. **Bloco vertebral**
= fusão vertebral congênita
Localização: lombar/cervical
√ Altura dos corpos vertebrais fundidos equivale à soma das alturas dos corpos envolvidos + disco intervertebral
√ "Cintura" ao nível do espaço do disco intervertebral

6. Vértebra hipoplásica
7. Síndrome de Klippel-Feil

Corpo Vertebral Pequeno
1. Radioterapia
   durante o início da infância com doses excedendo 1.000 rads
2. Artrite reumatoide juvenil
   Localização: coluna cervical
   √ Subluxação atlantoaxial pode estar presente
   √ Pode ocorrer fusão vertebral
3. Granuloma eosinofílico
   Localização: coluna lombar/torácica inferior
   √ Deformidade por compressão/vértebra plana
4. Doença de Gaucher
   = depósitos de glicocerebrosídeos dentro do RES
   √ Deformidade por compressão
5. Platispondilia generalizada
   = corpos vertebrais achatados associados a muitas desordens sistêmicas hereditárias (acondroplasia, displasia espondiloepifisária tardia, mucopolissacaridoses, osteopetrose, neurofibromatose, osteogênese imperfeita, nanismo tanatofórico)
   √ Espaços discais de altura normal

Vértebra Plana
Mnemônica: FETICH
 Fratura (trauma, osteogênese imperfeita)
 Eosinofílico (granuloma)
 Tumor (metástase, mieloma, leucemia)
 Infecção
 Corticoides (necrose avascular)
 Hemangioma
Mnemônica: MELT
 Metástase/Mieloma
 Eosinofílico (granuloma)
 Linfoma
 Trauma/TB

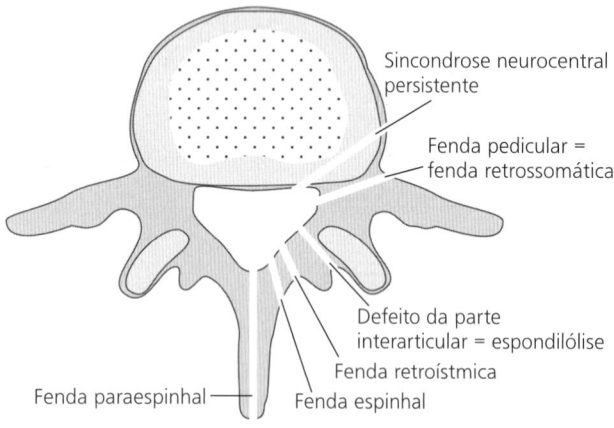

Fendas no Arco Neural

CORPO VERTEBRAL

Destruição do Corpo Vertebral
A. NEOPLASIA
  1. Metástase
  2. Neoplasia primária: linfoma, mieloma múltiplo, cordoma
B. INFECÇÃO
  1. Osteomielite vertebral piogênica
  2. Espondilite tuberculosa
  3. Brucelose
  4. Doença fúngica
  5. Equinococose
  6. Sarcoidose

Gás no Corpo Vertebral
1. Osteonecrose = doença de Kümmell: coleção linear
2. Osteomielite: pequenas bolhas de gás ± extensão para os tecidos moles adjacentes
3. Deslocamento intraósseo de nódulo cartilaginoso/de Schmorl: padrão gasoso ramificado
4. Malignidade

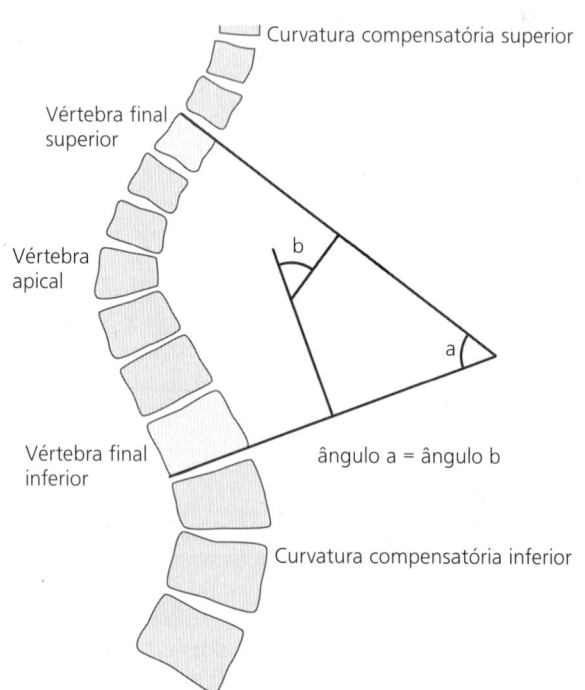

Grau de Curvatura Escoliótica (Método de Lippmann-Cobb)
vértebra apical – vértebra com rotação mais grave e compressão em cunha (wedging)
vértebra final = vértebra que se inclina ao máximo dentro da concavidade da curva estrutural

Sinais de Colapso Vertebral Agudo na MR
1. OSTEOPOROSE
   √ Retropulsão de fragmento ósseo posterior
2. MALIGNIDADE
   √ Massa de tecido mole epidural
   √ Nenhuma intensidade de sinal na medula normal residual
   √ Realce anormal

Corpo Vertebral Aumentado
1. Doença de Paget
   √ "Moldura de quadro"; esclerose óssea
2. Gigantismo
   √ Aumento de altura do corpo vertebral + disco
3. Miosite ossificante progressiva
   √ Corpos com altura maior que a largura
   √ Osteoporose
   √ Ossificação do ligamento nucal

Aumento do Forame Vertebral
1. Neurofibroma
2. Ausência congênita/hipoplasia do pedículo
3. Ectasia dural (síndrome de Marfan, síndrome de Ehlers-Danlos)
4. Neoplasia intraespinhal
5. Destruição metastática do pedículo

Fusão da Coluna Cervical
Mnemônica: APERVITAM
  Anquilose hipertrófica senil (DISH)
  Psoríase
  Espondilite anquilosante
  Reiter (doença de)
  Vértebra em bloco (Klippel-Feil)
  Infecção (tuberculose)
  Trauma
  Artrite reumatoide (juvenil)
  Miosite ossificante progressiva

Anomalia da Margem Vertebral

Retificação da Margem Anterior
1. Espondilite anquilosante
2. Doença de Paget
3. Artrite psoriática
4. Doença de Reiter
5. Artrite reumatoide
6. Variante normal

Irregularidade Anterior das Vértebras
1. Aneurisma aórtico
2. Linfadenopatia
3. Tuberculose
4. Mieloma múltiplo (massa de tecido mole paravertebral)

Irregularidade Posterior das Vértebras
em condições associadas à ectasia dural
A. AUMENTO DA PRESSÃO INTRAESPINHAL
   1. Hidrocefalia comunicante
   2. Ependimoma
B. FROUXIDÃO DOS TECIDOS MESENQUIMAIS
   1. Neurofibromatose (secundária à ectasia dural/tumor espinhal)
   2. Síndrome de Marfan
   3. Síndrome de Ehlers-Danlos
   4. Meningocele posterior
C. AMOLECIMENTO ÓSSEO
   1. Mucopolissacaridoses: Hurler, Hunter, Morquio, Sanfilippo
   2. Acromegalia (vértebras lombares)
   3. Espondilite anquilosante (dura flácida que atua sobre vértebra osteoporótica)
   4. Acondroplasia

Mnemônica: MADAME SHEMLEN
  Meningioma
  Acromegalia
  Dermoide
  Acondroplasia
  Mucopolissacaridoses
  Ependimoma
  Siringoidromielia
  Hidrocefalia
  Ehlers-Danlos
  Marfan
  Lipoma
  Espondilite anquilosante
  Neurofibromatose

Projeções Ósseas das Vértebras
A. INFÂNCIA
   1. Síndrome de Hurler = gargulismo
      √ Aparência esférica dos corpos vertebrais
      √ Leve curvatura cifótica com corpos vertebrais menores no ápice da cifose, apresentando projeções semelhantes a línguas, na metade anterior (geralmente em T12/L1)
      √ Deformidades "em declive" ao longo das margens anteriores
   2. Síndrome de Hunter
      √ Alterações menos graves que na síndrome de Hurler
   3. Doença de Morquio
      √ Corpos vertebrais achatados + alargados
      √ Alongamentos anteriores "em línguas" da porção central dos corpos vertebrais
   4. Hipotireoidismo = cretinismo
      √ Corpos vertebrais pequenos e achatados
      √ Deformidade anterior "em língua" (em crianças somente)
      √ Espaços discais alargados + placas terminais irregulares
B. ADULTOS
   1. **Espondilose deformante**
      √ Osteofitose ao longo dos aspectos anteriores + laterais das placas terminais com curso horizontal + vertical como resultado de estiramento das fibras anulares externas (fibras de Sharpey que conectam o ânulo fibroso ao corpo vertebral adjacente)
   2. **Hiperostose esquelética difusa idiopática** (DISH)
      √ Calcificações contínuas + ossificação ao longo do aspecto anterolateral de > 4 corpos vertebrais torácicos contíguos ± osteofitose
   3. **Espondilite anquilosante**
      √ Sindesmófitos bilaterais assimétricos (ossificação do ânulo fibroso)
      √ Coluna "em bambu"
      √ "Balonamento discal" = discos intervertebrais biconvexos secundários à deformidade osteoporótica das placas terminais
      √ Retificação das margens anteriores dos corpos vertebrais (erosão)
      √ Ossificação do ligamentos paraespinhais
   4. Fluorose
      √ Osteofitose vertebral + hiperostose
      √ Corpos vertebrais escleróticos + cifoescoliose
      √ Calcificação dos ligamentos paraespinhais
   5. Acromegalia
      √ Aumento do diâmetro posteroinferior das vértebras + concavidade na porção posterior
      √ Aumento de tamanho do disco intervertebral
   6. Hipoparatireoidismo

7. Artropatia neuropática
8. Hiperostose esternoclavicular

Ossificação da Coluna
1. Sindesmófitos = ossificação do ânulo fibroso
   √ Projeção vertical delgada que se estende da margem de um corpo vertebral para o seguinte
   Associada a: espondilite anquilosante, ocronose
2. Osteófito
   = ossificação do ligamento longitudinal anterior
   √ Projeção inicialmente triangular a vários milímetros da margem do corpo vertebral
   Associada a: osteoartrite
3. Ossificação anterior contínua
   = ossificação do disco, ligamento longitudinal anterior e tecidos moles paravertebrais
   Associada a: hiperostose esquelética difusa idiopática
4. Ossificação paravertebral
   √ Ossificação paravertebral inicialmente irregular/mal definida eventualmente fundida com o corpo vertebral
   Associada a: artrite psoriática, síndrome de Reiter

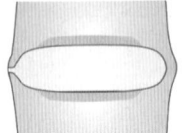 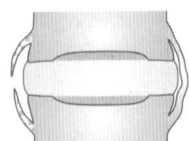 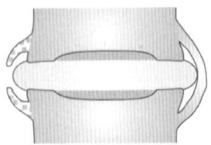

Espondilite anquilosante — **Psoríase Síndrome de Reiter** — **Espondilose deformante**

Sindesmófitos

Anomalia da Placa Terminal Vertebral
1. Vértebra em arco de Cupido
   Causa: (variante normal)?
   Localização: 3ª-5ª vértebra lombar
   √ Duas concavidades posteriores parassagitais do aspecto inferior do corpo vertebral (vista AP)
2. Osteoporose (senil/induzida por corticoide)
   (a) "vértebra de peixe"/"boca de peixe"
      Causa: osteomalacia, doença de Paget, hiperparatireoidismo, doença de Gaucher
      √ Vértebra bicôncava
      √ Esclerose óssea ao longo das placas terminais
   (b) vértebra em forma de cunha
      √ Altura da margem anterior reduzida em > 4 mm comparada à altura da margem posterior
   (c) vértebra em "panqueca"
      √ Achatamento total da vértebra
3. vértebra em "H"
   = compressão das porções centrais por infartos subcondrais
   Causa: anemia falciforme + outras anemias, doença de Gaucher
4. Nódulos de Schmorl
   = herniação intraóssea do núcleo pulposo no centro de uma placa terminal enfraquecida
   Causa: doença de Scheuermann, trauma, hiperparatireoidismo, osteocondrose
5. Vértebra em borboleta
   Causa: defeito congênito
6. Epífise em "anel"
7. *Limbus vertebrae*
   = herniação intraóssea do material discal na junção da margem óssea vertebral dos centros + placa terminal (ângulo anterossuperior)

8. Coluna em *rugger-jersey*
   Causa: hiperparatireoidismo, mielofibrose
   √ Esclerose horizontal subjacente a placas terminais vertebrais com densidade óssea normal interposta (semelhante às faixas horizontais do uniforme dos jogadores de rúgbi do New Jersey)
9. Vértebra em "sanduíche"/"hambúrguer"
   Causa: osteopetrose, mielofibrose
   √ Placas terminais escleróticas alternam-se com porções médias radiolucentes dos corpos vertebrais

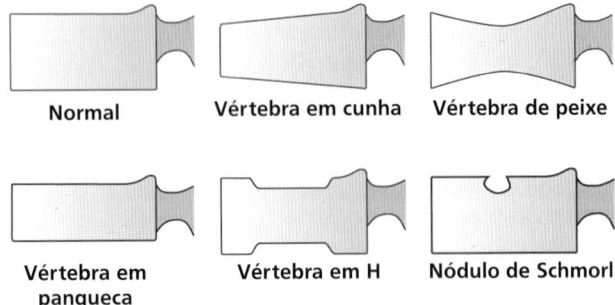

Normal — Vértebra em cunha — Vértebra de peixe
Vértebra em panqueca — Vértebra em H — Nódulo de Schmorl

Anomalias da Placa Terminal Vertebral

Epífise em Anel
= aspecto normal de uma vértebra em desenvolvimento (entre 6 e 12 anos de idade)
√ Pequeno recesso semelhante a um degrau no ângulo anterior da borda do corpo vertebral
1. Osteoporose
2. Raquitismo curado
3. Escorbuto

Corpo Vertebral em Forma de Projétil
Mnemônica: HAM
   Hipotireoidismo
   Acondroplasia
   Morquio (síndrome de)

Vértebra com Aspecto de "Osso dentro de Osso"
= "vértebra fantasma" após evento traumatizante durante a fase de crescimento vertebral na infância
1. Linha de estresse de causa desconhecida
2. Leucemia
3. Envenenamento por metais pesados
4. Injeção de thorotrast, tuberculose
5. Raquitismo
6. Escorbuto
7. Hipotireoidismo
8. Hipoparatireoidismo

Vértebra de Marfim
= aumento da opacidade do corpo vertebral retendo tamanho e contornos
Causa: estimulação dos osteoblastos, trabéculas grosseiras, formação óssea reativa
   (a) em adultos: metástase (próstata, mama), linfoma (linfoma de Hodgkin), doença de Paget, osteossarcoma, carcinoide
   (b) em crianças: linfoma de Hodgkin >> osteossarcoma, neuroblastoma metastático, meduloblastoma, neuroblastoma
Mnemônica: O PM TOMA MOLHO F
   Osteopetrose
   Paget
   Mieloesclerose
   Trauma

Osteomielite esclerosante crônica
Mieloma
Anemia falciforme
Metástase osteoblástica
Osteodistrofia renal
Linfoma
Hemangioma
Osteossarcoma
Fluorose

Pedículo Esclerótico
1. Osteoma osteoide
2. Espondilólise unilateral
3. Ausência congênita do pedículo contralateral

TUMORES VERTEBRAIS
Lesão Expansiva da Vértebra
A. ENVOLVIMENTO DE MÚLTIPLAS VÉRTEBRAS
metástases, mieloma múltiplo/plasmacitoma, linfoma, hemangioma, doença de Paget, angiossarcoma, granuloma eosinofílico
B. ENVOLVIMENTO DE DUAS/MAIS VÉRTEBRAS CONTÍGUAS
osteossarcoma, cordoma, cisto ósseo aneurismático, mieloma
C. LESÃO BENIGNA
1. **Osteocondroma** (1–5% com osteocondromas solitários, 7–9% com exostoses múltiplas) geralmente na coluna cervical/especialmente, na segunda vértebra cervical (C2); surgindo quase sempre dos elementos posteriores
2. **Osteoblastoma** (30–40% na coluna)
M÷F = 2÷1; distribuição igual na coluna; elementos posteriores (lâmina, pedículo), pode envolver o corpo se for grande; lesão expansiva com margens semelhantes a concha/esclerótica, focos de matriz tumoral calcificada em 50%
3. **Tumor de células gigantes** (5–7% na coluna)
geralmente no sacro, lesão lítica expansiva do corpo vertebral com margens bem definidas; invasão secundária de elementos posteriores; degeneração maligna em 5–20% após radioterapia
4. **Osteoma osteoide** (10–25% na coluna)
em geral na coluna torácica inferior/lombar alta, elementos posteriores (pedículo, lâmina, processo espinhoso), escoliose dolorosa com concavidade na direção da lesão
5. **Cisto ósseo aneurismático** (12–30% na coluna)
coluna torácica > lombar > cervical, elementos posteriores com frequente extensão para o interior dos corpos vertebrais, margens bem definidas, pode surgir de lesão óssea primária (tumor de células gigantes, displasia fibrosa) em 50%, pode envolver duas vértebras contíguas
6. **Hemangioma** (30% na coluna)
10% de incidência na população geral; comum na coluna torácica inferior/lombar superior, corpo vertebral, aspecto em "acordeão"/"veludo cotelê"
7. **Cisto hidático** (1% na coluna)
lesão destrutiva de crescimento lento, margens escleróticas bem definidas, áreas endêmicas
8. **Doença de Paget**
corpo vertebral ± elementos posteriores, aumento do osso, "moldura de quadro"; esclerose óssea
9. **Granuloma eosinofílico** (6% na coluna)
com mais frequência na coluna cervical/coluna lombar, corpo vertebral, "vértebra plana": é comum o envolvimento múltiplo
10. **Displasia fibrosa** (1% na coluna)
corpo vertebral, aspecto trabecular não homogêneo "em vidro moído"
11. **Enostose** (1–14% na coluna)
Localização: primeira–sétima vértebra torácica (T1–T7) > segunda–terceira vértebra lombar (L2–L3)

D. MALIGNO
1. **Cordoma** (15% na coluna)
tumor maligno primário mais comum da coluna em adultos; particularmente na segunda vértebra cervical (C2), dentro do corpo vertebral; viola o espaço discal
2. **Metástase** (especialmente do pulmão, mama)
Idade: > 50 anos de idade
Pista: pedículos geralmente destruídos
3. **Mieloma múltiplo/plasmacitoma**
Pista: poupa geralmente os pedículos
4. **Angiossarcoma**
10% envolve a coluna, mais comum na coluna lombar
5. **Condrossarcoma** (3–12% na coluna)
segundo tumor maligno primário não linfoproliferativo da coluna mais comum em adultos
Local: corpo vertebral (15%), elementos posteriores (40%), ambos (45%)
√ Envolvimento de vértebras adjacentes por extensão através do disco (35%)
6. **Sarcoma de Ewing** e **PNET**
tumor maligno primário não proliferativo mais comum da coluna em crianças; metátases mais comuns que as primárias
Local: corpo vertebral com extensão para os elementos posteriores
√ Esclerose difusa + osteonecrose (69%)
7. **Osteossarcoma** (0,6–3,2%)
Média etária: 4ª década
Localização: segmentos lombossacros
Local: corpo vertebral, elementos posteriores (10–17%)
√ Pode apresentar-se como "vértebra de marfim"
8. Linfoma

Lesão Blowout dos Elementos Posteriores
Mnemônica: TO A PE
Tumor de células gigantes
Osteoblastoma
Aneurismático (cisto ósseo)
Plasmocitoma
Eosinofílico (granuloma)

Tumores Ósseos com Predileção por Corpos Vertebrais
Mnemônica: CALL HOME
Cordoma
Aneurismático (cisto ósseo)
Leucemia
Linfoma
Hemangioma
Osteoma osteoide, **O**steoblastoma
Mieloma, **M**etástase
Eosinofílico (granuloma)

Tumores Vertebrais Primários em Crianças
em ordem de frequência:
1. Osteoma osteoide
2. Osteoblastoma benigno
3. Cisto ósseo aneurismático
4. Sarcoma de Ewing

Tumor Primário dos Elementos Posteriores
Mnemônica: O CHATO
- **O**steoblastoma
- **C**isto hidático
- **H**emangioma
- **A**neurismático (cisto ósseo)
- **T**umor de células gigantes
- **O**steoma osteoide

MASSAS PARAVERTEBRAIS
1. Hematopoiese extramedular
   - anemia hemolítica/mielofibrose
2. Doença de Castleman
   - √ Forte realce homogêneo
   - √ Calcificações frequentes
3. Linfoma
   - √ Forte realce homogêneo
4. Tumor neurogênico
   - √ Geralmente erosões das vértebras ± costelas
   - √ Realce homogêneo moderado

SACRO
Lesão Destrutiva do Sacro
Mnemônica: COM PANES
- **C**ordoma
- **O**steomielite
- **M**etástase
- **P**lasmacitoma
- **A**neurismático (cisto ósseo)
- **N**euroblastoma
- **E**pendimoma
- **S**arcoma

Tumor Sacral
Tumor Ósseo Sacral
A. BENIGNO
1. Tumor de células gigantes (2º tumor primário mais comum)
2. Cisto ósseo aneurismático (raro)
3. Hemangioma cavernoso (muito raro)
4. Osteoma osteoide/osteoblastoma (muito raro)

B. MALIGNO
1. Metástases (neoplasia sacral mais comum)
   - hematogênica: pulmão, mama, rim, próstata
   - contígua: reto, útero, bexiga
2. Plasmacitoma, mieloma múltiplo
3. Linfoma, leucemia
4. Cordoma (tumor primário mais comum)
   ◊ 2-4% de todas as neoplasias ósseas!
5. Teratoma sacrococcígeo
6. Sarcoma de Ewing (raro)

Tumor do Canal Sacral (menos comum)
A. BENIGNO
1. Neurofibroma: múltiplos sugestivos de neurofibromatose
2. Schwannoma (raro)
3. Meningioma (muito raro)

B. MALIGNO
1. Ependimoma
2. "Drop" metástases
3. Tumor carcinoide

DISCO INTERVERTEBRAL
Perda de Espaço Discal
1. Doença discal degenerativa
2. Osteoartropatia neuropática
3. Espondiloartropatia com amiloidose associada à diálise
4. Ocronose
5. Espondilite anquilosante com pseudartrose
6. Sarcoidose

Fenômeno de Vácuo Espinhal
(a) núcleo pulposo	Osteocondrose
(b) ânulo fibroso	Espondilose deformante
(c) disco dentro do corpo vertebral	Nódulo cartilaginoso
(d) disco dentro do canal espinhal	Herniação de disco intraespinhal
(e) articulação apofisária	Osteoartrite
(f) corpo vertebral	Necrose isquêmica

Fenômeno de Vácuo no Espaço do Disco Intervertebral
= liberação de gás nitrogênio a partir dos tecidos circundantes através de fendas com um núcleo anormal ou inserção do ânulo
Prevalência: em até 20% das radiografias simples/em até 50% das tomografias de coluna em pacientes > 40 anos de idade
Causa:
1. Degeneração primária/secundária do núcleo pulposo
2. Herniação intraóssea do disco (= nódulo de Schmorl)
3. Espondilose deformante (gás no ânulo fibroso)
4. Doença vertebral metastática adjacente com colapso vertebral
5. Infecção (extremamente raro)

Calcificação do Disco Intervertebral
Mnemônica: CHOW FADA etc. etc.
- **C**PPD
- **H**emocromatose, **H**omocistinúria, **H**iperparatireoidismo, **H**iperostose
- **O**cronose
- **W**ilson (doença de)
- **F**usão espinhal
- **A**miloidose
- **D**egenerativa, **T**raumática, **I**nfecção
- **A**cromegalia
- **E**spondilite anquilosante
- **E**tcetera: Gota e outras causas de condrocalcinose

Ossificação de Disco Intervertebral
Associada a: fusão de corpos vertebrais
1. Espondilite anquilosante
2. Ocronose
3. Sequelas de trauma
4. Sequelas de infecção no espaço discal
5. Doença degenerativa

Schmorl = Nódulo Cartilaginoso
= herniação superior/inferior de material discal através da área enfraquecida da placa terminal
Patogênese: ruptura de placa cartilaginosa do corpo vertebral durante regressão da corda dorsal, intervalos de ossificação, canais vasculares anteriores
Causa:
(a) óssea: osteoporose, osteomalacia, doença de Paget, hiperparatireoidismo, infecção, neoplasia
(b) cartilaginosa: osteocondrose intervertebral, infecção discal, cifose juvenil

√ Defeitos côncavos nas placas terminais superiores e inferiores com margens nítidas
MR:
√ Nódulo com intensidade de sinal semelhante à do disco
√ Baixa intensidade de sinal da margem
√ Associado a espaço discal estreito

Mnemônica: SHOTO
 Scheuermann (doença de)
 Hiperparatireoidismo
 Osteoporose
 Trauma
 Osteomalacia

MEDULA ESPINHAL
◊ A maioria das neoplasias da medula espinhal é maligna!
◊ 90–95% são classificados como gliomas

Lesão Intramedular
Prevalência: 4–10% de todos os tumores do CNS; 20% de todos os tumores intraespinhais em adultos (35% em crianças)

A. TUMOR
 √ Expansão da medula
 √ Sinal heterogêneo na ponderação em T2 WI
 √ Cistos + necrose
 √ Realce variável (a maioria com algum realce)
 (a) primária:
  1. Ependimoma 60%
   ◊ O tumor glial mais comum em adultos
  2. Astrocitoma 25%
   ◊ O tumor intramedular mais comum em crianças
  3. Hemangioblastoma 5%
  4. Oligodendroglioma 3%
  5. Epidermoide, dermoide, teratoma 1–2%
  6. Ganglioglioma 1%
  7. Lipoma 1%
  Localização:
   — região cervical: astrocitoma
   — região torácica: teratoma-dermoide, astrocitoma
   — região lombar: ependimoma, dermoide
 (b) metastático: por ex., melanoma maligno, mama, pulmão

B. LESÃO CÍSTICA
 √ Fluido insointenso em CSF
 √ Margens internas bem definidas regulares
 √ Parênquima adjacente delgado
 √ Atrofia da medula
 √ Sem realce pelo meio de contraste
 (a) cisto peritumoral = siringomielia
  √ Cistos polares/satélite = cistos rostrais/caudais representando dilatação reativa do canal central
   ◊ A localização mais superior dentro do canal espinhal gera a possibilidade de desenvolvimento de siringe
  Prevalência: em 60% de todos os tumores intramedulares
  1. Siringomielia
  2. Hidromielia
  3. Cisto reativo
 (b) cisto tumoral
  √ Mostra realce periférico
  1. Ganglioma (em 46%)
  2. Astrocitoma (em 20%)
  3. Ependimoma (em 3%)
  4. Hemangioblastoma (2–4%)

C. VASCULAR
 1. Concussão medular = edema local reversível
 2. Contusão hemorrágica
 3. Transecção medular
 4. AVM

D. INFECÇÃO CRÔNICA
 1. Sarcoide
 2. Mielite transversa
 3. Esclerose múltipla

Mnemônica: AH SIM! MED
 Astrocitoma
 Hematoma, **H**emangioblastoma, **H**idromielia
 Siringomielia
 Inflamação (esclerose múltipla, sarcoidose, mielite)
 Metástase, **M**alformação arteriovenosa
 Meduloblastoma
 Ependimoma
 Dermoide

Lesão Neoplásica Intramedular
A. NEOPLASIA GLIAL (90–95%)
 1. Ependimoma 60%
 2. Astrocitoma 33%
 3. Ganglioglioma 1%
B. NEOPLASIA NÃO GLIAL
 (a) lesões altamente vascularizadas
  1. Hemangioblastoma
  2. Paraganglioma
 (b) lesões raras
  3. Metástases
  4. Linfoma
  5. Tumor neuroectodérmico primitivo
C. NEOPLASIA GERALMENTE EXTRAMEDULAR
 1. Meningioma intramedular
 2. Schwannoma intramedular

Massa Não Neoplásica Intramedular
1. Epidermoide
2. Lipoma congênito
3. Pseudocisto pós-traumático
4. Granuloma de Wegener
5. Malformação cavernosa
6. Abscesso

Lesão Não Neoplásica Intramedular
Prevalência: 4%
√ Sem expansão medular
1. Doença desmielinizante
2. Sarcoidose
3. Angiopatia amiloide
4. Pseudotumor
5. Fístula arteriovenosa dural
6. Infarto medular
7. Aracnoidite crônica
8. Mielomalacia crônica

Lesões Medulares
A. INFLAMAÇÃO
 1. Esclerose múltipla
 2. Encefalomielite disseminada aguda
 3. Mielite transversa aguda
  √ Envolve da área transversal da medula
 4. Doença de Lyme
 5. Síndrome de Devic
B. INFECÇÃO
 1. Citomegalovírus
 2. Leucoencefalopatia multifocal progressiva
 3. HIV
C. VASCULAR
 1. Infarto da artéria espinhal anterior
  √ Afeta primeiro a substância cinzenta central
  √ Estende-se para os dois terços anteriores da medula

2. Infarto/isquemia venosos
√ Começa centralmente progredindo em direção centrípeta
D. NEOPLASIA

Massa Extramedular Intradural
1. Tumor da bainha do nervo (35%)
2. Meningioma (25%)
3. Lipoma
4. Dermoide
   geralmente cone/cauda equina; associada a disrafismo espinhal (1/3)
5. Ependimoma
   geralmente no filamento terminal; SEM disrafismo espinhal
6. Metástase
   (a) "drop" metástases dos tumores do CNS
   (b) metástases de fora do CNS
8. Cisto aracnóideo
9. Cisto neuroentérico
10. Hemangioblastoma
11. Paraganglioma
Mnemônica: MAMA N
   Metástase
   Aracnoidite
   Meningioma
   Aracnóideo (cisto), AVM
   Neurofibroma

Lesão Extramedular Epidural
= LESÕES EXTRADURAIS DA COLUNA
surgem do osso, gordura, vasos, linfonodos, elementos neurais extramedulares
Prevalência: 30% de todos os tumores espinhais
A. TUMOR
   (a) benigno
      1. Dermoide, epidermoide
      2. Lipoma: sobre vários segmentos
      3. Fibroma
      4. Neurinoma (com componente intradural)
      5. Meningioma (com componente intradural)
      6. Ganglioneuroblastoma, ganglioneuroma
   (b) maligno
      1. Doença de Hodgkin
      2. Linfoma: com mais frequência no espaço dorsal
      3. Metástase: mama, pulmão – com mais frequência das vértebras envolvidas sem extensão através da dura
      4. Neuroblastoma paravertebral
B. DOENÇA DISCAL
   1. Disco protuberante
   2. Núcleo pulposo herniado
   3. Núcleo pulposo sequestrado
C. OSSO
   1. Tumor da vértebra
   2. Estenose espinhal
   3. Espondilose
D. INFECÇÃO: abscesso epidural
E. SANGUE: hematoma
F. OUTROS: cisto sinovial, cisto aracnoide, lipomatose extradural, hematopoiese extramedular
Mnemônica: MANDELIN
   Metástase ("drop" metástases do tumor do CNS),
      Meningioma
   Aracnoidite, **C**isto **A**racnoide
   Neurofibroma
   Dermoide/epidermoide
   Ependimoma
   Lipoma

Infecção (tuberculose, cisticercose)
Normais, mas tortuosas (raízes)

Atrofia Medular
1. Esclerose múltipla
2. Esclerose lateral amiotrófica
3. Espondilose cervical
4. Sequela de trauma
5. Isquemia
6. Radioterapia
7. AVM medular

Captação Tardia de Contraste Hidrossolúvel em Lesão Medular
1. Siringo-hidromielia
2. Tumor cístico da medula
3. Osteomalacia
extremamente raros:
   4. Doença desmielinizante
   5. Infecção
   6. Infarto

Mielografia Extra-aracnóidea
A. INJEÇÃO SUBDURAL
   √ Medula espinhal, raízes nervosas e vasos sanguíneos não identificados
   √ Defeitos de enchimento irregulares
   √ Fluxo lento do meio de contraste
   √ Pulsações diminuídas do CSF
   √ O meio de contraste acumula-se no local de injeção dentro dos compartimentos anterior/posterior
B. INJEÇÃO EPIDURAL
   √ Extravasamento de contraste ao longo das raízes nervosas
   √ O material de contraste localiza-se próximo à periferia do canal espinhal
   √ As estruturas espinhais não são bem delineadas

TUMORES NEUROGÊNICOS MUSCULOESQUELÉTICOS
A. TUMOR NEUROGÊNICO BENIGNO
   1. Neuroma traumático
   2. Neuroma de Morton
   3. Fibrolipoma neural
   4. Gânglio da bainha do nervo
   5. Tumores da bainha nervosa periférica (PNST) benignos
      (a) schwannoma = neurilemoma
      (b) neurofibroma: localizado, difuso
      (c) neurofibroma plexiforme
B. NEOPLASIA NEUROGÊNICA MALIGNA
   = tumor da bainha nervosa periférica (MPNST) malignos

DISPOSITIVOS DE FIXAÇÃO ESPINHAL
Função:
(1) restaurar o alinhamento anatômico em fraturas (redução de fratura)
(2) estabilizar doença degenerativa
(3) corrigir deformidades congênitas (escoliose)
(4) substituir vértebras doentes/anormais (infecção, tumor)

Dispositivos de Fixação Posterior
que utilizam hastes pareadas/não pareadas
1. Cerclagem sublaminar
   = passagem de fios metálicos ao redor da lâmina + bastão
2. Cerclagem interespinhal
   = passando um fio metálico através de um orifício no processo espinhoso; um botão de Drummond impede que o fio metálico se estenda através do osso

3. Cerclagem articular
   = passagem de fio metálico em torno da faceta articular
4. Ganchos laminares/sublaminares
   usados nas hastes para compressão/dissipação de forças a serem aplicadas nos pedículos/lâminas
   (a) gancho para cima curva-se sob a lâmina
   (b) gancho para baixo curva-se sobre a lâmina
5. Parafusos pediculares/transpediculares
6. Hastes
   (a) haste de Luque = haste mole reta/em "L", com 6–8 mm de diâmetro
   (b) fixador em anel (O-ring), barra de forma romboide, retângulo de Luque, retângulo segmentar = alça pré-moldada para formar um retângulo plano
   (c) haste de distração de Harrington
   (d) haste de compressão de Harrington
   (e) haste de Knodt = haste de fixação rosqueada com uma porca fixa centralmente e com padrão rosqueado oposto
   (f) hastes de Cotrel-Dubousset = par de hastes com uma superfície serrilhada conectada por uma haste cruzada com ≥ 4 ou mais ganchos laminares/parafusos pediculares

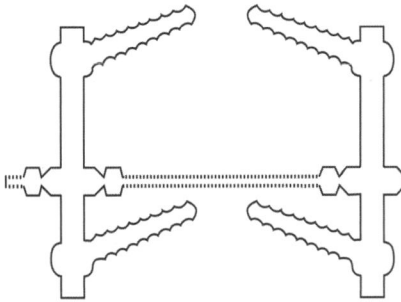

Hastes de Cotrel-Dubousset e Parafusos Pediculares

7. Placas
   (a) placas de Roy-Camille
      = placas simples e retas com orifícios circulares
   (b) placas de Luque
      = orifícios longos e ovais com clipes circundando a placa
   (c) placas de Steffee = placas retas com longas fendas

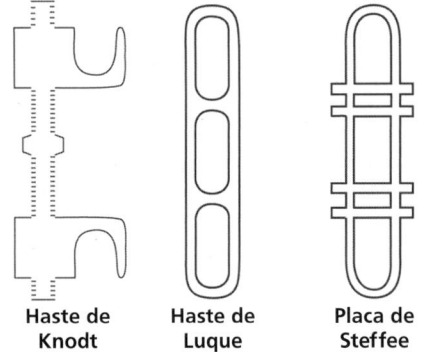

Haste de Knodt | **Haste de Luque** | **Placa de Steffee**

8. Parafuso translaminar
   = parafusos para osso esponjoso para fusão de um único nível
9. Pinagem percutânea
   = parafusos de interferência (ocos) colocados através do nível discal

Sistemas de Fixação Anterior

1. Sistema de Dwyer
   = parafusos com roscas para o interior do corpo vertebral sobre grampos incrustados no corpo vertebral e conectados por fios de titânio; posicionados no lado convexo da coluna

2. Sistema de Zielke
   = sistema de Dwyer modificado que substitui o cabo metálico por uma haste sólida
3. Sistema de Kaneda
   = 2 placas vertebrais curvas com grampos fixados aos corpos vertebrais com parafusos, placas conectadas por 2 hastes rosqueadas e presas às cabeças dos parafusos
4. Sistema de Dunn (similar ao sistema de Kaneda, mas é descontínuo)

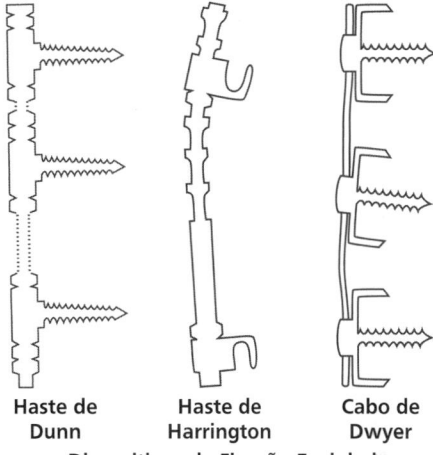

Haste de Dunn | **Haste de Harrington** | **Cabo de Dwyer**
Dispositivos de Fixação Espinhal

Reconstrução após Discectomia/Corpectomia

1. Bloqueio ósseo com autoenxerto/aloenxerto
2. Suporte com aloenxerto (p. ex., fíbula, úmero)
3. Gaiola *cage* óssea de enxerto/fusão: metálica/radiolucente

Complicações de Instrumentação Espinhal

1. Pseudartrose
   √ Lucência linear corticada através do material do enxerto
   √ Aumento focal de sinal em T2WI
   √ Aumento da atividade de traçador em cintilografia óssea
2. Parafusos de pedículo mal posicionados (taxa de complicações de 2,4%)
   • irritação da raiz nervosa (angulação medial do parafuso)
   √ Ruptura do osso cortical
      (a) desvio medial
      (b) desvio lateral
      (c) Penetração de córtex anterior
   √ Margem lucente ao redor da rosca do parafuso (em decorrência do afrouxamento)
3. Placa cervical anterior mal posicionada
   √ Penetração no espaço discal adjacente/forame transverso/medula espinal/raízes nervosas
4. Herniação do material do enxerto
   √ Enxerto deslocado anteriormente/posteriormente
5. Hematoma pós-operatório
6. Cirurgia em nível errado
7. Alterações degenerativas aceleradas/instabilidade ligamentar/fratura em níveis adjacentes
8. Infecção superficial/profunda (discite, osteomielite)
9. Aracnoidite

Avaliação de Fusão Espinhal em Ponte

Tempo da cirurgia: 6–9 meses
√ < 3° de alteração da posição intersegmentar na flexão lateral + vistas de extensão
√ Formação óssea visível em/perto do material de enxerto
√ Perda mínima de altura do disco
√ Ausência de lucência em torno do implante
√ Ausência de fratura do dispositivo/vértebra/enxerto

ANATOMIA DO CRÂNIO E DA COLUNA

FORAMES DA BASE DO CRÂNIO
No aspecto interno da fossa craniana média, 3 forames são orientados ao longo de uma linha oblíqua na asa maior esfenoidal, no sentido anteromedial atrás da fissura orbital superior à posterolateral

Mnemônica: ROE
- forame **R**edondo
- forame **O**val
- forame **E**spinhoso

Forame Redondo
= canal dentro da asa maior do esfenoide conectando a fossa craniana média + fossa pterigopalatina

Localização: inferior e lateral à fissura orbitária superior
Curso: estende-se obliquamente para frente + ligeiramente inferior em direção sagital, paralelo à fissura orbitária superior
Conteúdo:
 (a) nervos: V_2 (nervo maxilar)
 (b) vasos
  (1) artéria do forame redondo
  (2) veias emissárias
√ Visualizado melhor por CT coronal

Forame Oval
= canal conectando a fossa craniana média + fossa infratemporal

Localização: aspecto medial do osso esfenoide, situado posterolateral ao forame redondo (aspecto endocraniano) + na base da placa pterigóidea lateral (aspecto extracraniano)

Conteúdo:
 (a) nervos
  (1) V_3 (nervo mandibular)
  (2) nervo petroso menor (ocasionalmente)
 (b) vasos
  (1) artéria meníngea acessória
  (2) veias emissárias

Forame Espinhoso
Localização: na asa maior do esfenoide posterolateral ao forame oval (aspecto endocraniano) + lateral à tuba de Eustáquio (aspecto exocraniano)
Conteúdo:
 (a) nervos
  (1) ramo meníngeo recorrente do nervo mandibular
  (2) nervo petroso menor superficial
 (b) vasos
  (1) artéria meníngea média
  (2) veia meníngea média

Forame Lácero
revestimento de fibrocartilagem (ocasionalmente), a artéria carótida interna repousa sobre o aspecto endocraniano da fibrocartilagem

Localização: na base da placa pterigóidea
Conteúdo: (inconstante)
 (a) nervo: nervo do canal pterigóideo (realmente perfura a cartilagem)
 (b) vaso: ramo meníngeo da artéria faríngea ascendente

Forame Magno
Conteúdo:
 (a) nervos
  (1) medula oblonga
  (2) XI nervo craniano (nervo acessório espinhal)
 (b) vasos
  (1) artéria vertebral
  (2) artéria espinhal anterior
  (3) artéria espinhal posterior

Canal Pterigóideo
= CANAL VIDIANO
= dentro do corpo do esfenoide que conecta anteriormente a fossa pterigopalatina ao forame lácero posteriormente

Localização: na base da placa pterigóidea abaixo do forame redondo
Conteúdo:
 (a) nervos: nervo vidiano = nervo do canal pterigóideo
  = continuação do nervo petroso superficial maior (a partir do VII nervo craniano) após sua união com o nervo petroso profundo
 (b) vaso: artéria vidiana = artéria do canal pterigóideo
  = ramo da porção terminal da artéria maxilar surgindo da fossa pterigopalatina + passando através do forame lácero, posteriormente ao nervo vidiano

Canal do Hipoglosso
= CANAL CONDILAR ANTERIOR

Localização: na fossa craniana posterior anteriormente e acima do côndilo, começando acima da parte anterolateral do forame magno, continuando em direção anterolateral + saindo medialmente ao forame jugular
Conteúdo:
 (a) nervos: XII nervo craniano (nervo hipoglosso)
 (b) vasos
  (1) artéria faríngea
  (2) ramos da artéria meníngea

Forame Jugular
Localização: na extremidade posterior da sutura petroccipital diretamente posterior ao orifício carotídeo
(a) parte anterior
 (1) seio petroso inferior
 (2) ramos meníngeos da artéria faríngea + artéria occipital
(b) parte intermediária
 (1) IX nervo craniano (nervo glossofaríngeo)
 (2) X nervo craniano (nervo vago)
 (3) XI nervo craniano (nervo acessório espinhal)
(c) parte posterior: veia jugular interna

JUNÇÃO CRANIOVERTEBRAL
Craniometria:
— VISÃO LATERAL
1. **Linha de Chamberlain** = linha ligando o polo posterior do palato duro + opístio (= margem posterior do forame magno)
 √ Geralmente, a ponta do processo odontoide está abaixo/tangente à linha de Chamberlain
 √ A ponta do processo odontoide pode estar até 1 ± 6,6 mm acima da linha de Chamberlain
2. **Linha de McGregor** = linha entre o polo posterior do palato duro + porção mais caudal da superfície escamosa occipital
 ◊ Substitui a linha de Chamberlain, se o opístio não for visível
 √ Ponta do odontoide < 5 mm acima dessa linha

3. **Linha basal do clivo de Wackenheim**
   = LINHA BASILAR = LINHA DO CLIVO = linha ao longo do clivo
   √ Geralmente, passa tangencial ao aspecto posterior da ponta do processo odontoide
4. **Ângulo craniovertebral** = ângulo clivo-canal
   = ângulo formado pela linha ao longo da superfície posterior do corpo do eixo e o processo odontoide + linha basilar
   √ Varia de 150° em flexão a 180° de extensão
   √ A compressão medular ventral pode ocorrer em < 150°
5. **Ângulo basal de Welcher**
   = formado pela linha tubérculo-násio e linha tubérculo-básio
   √ A média do ângulo é 132° (deve ser < 140°)
6. **Linha de McRae** = linha entre o lábio anterior (= básio) e o lábio posterior (= opístio) do forame magno
   √ A ponta do processo odontoide deve estar abaixo desta linha

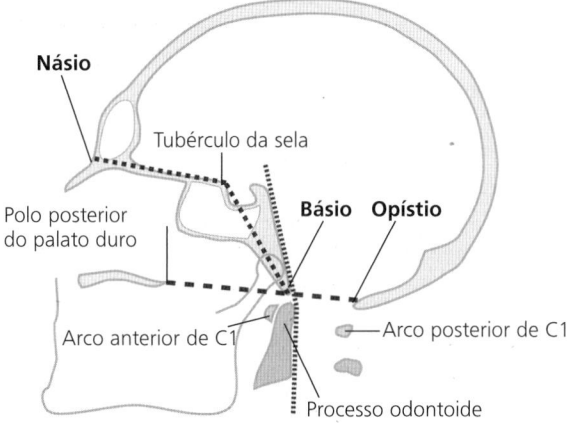

- - - - - Linha de Chamberlain
·········· Ângulo basal de Welcher (≤ 140°)
············ Ângulo craniovertebral (150°–180°)

Linhas da Base Craniana em Vista Lateral

— INCIDÊNCIA ANTEROPOSTERIOR (= incidência odontoide/"de boca aberta")
7. **Ângulo da articulação atlantoccipital**
   = formado pelas linhas traçadas paralelas a ambas as articulações atlantoccipitais
   √ As linhas intersectam-se no centro do processo odontoide
   √ O ângulo médio é de 125° (variação de 124° a 127°)
8. **Linha digástrica** = linha entre as incisuras mastóideas (origem dos músculos digástricos)
   √ A ponta do processo odontoide deve estar abaixo dessa linha

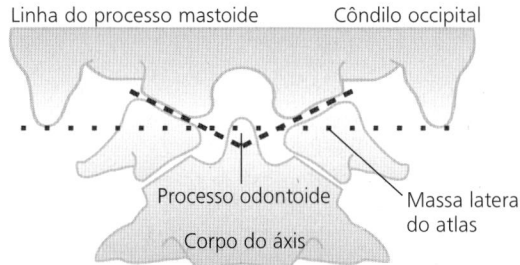

- - - - Ângulo do áxis articular atlantoccipital (124°–127°)
· · · · Linha bimastóidea

Vista Odontoide de Boca Aberta

9. **Linha bimastoide** = linha que conecta as pontas de ambos os processos mastóideos
   √ A ponta do processo odontoide está < 10 mm acima dessa linha

Dimensões normais em adultos:
[linha axial posterior = linha vertical desenhada ao longo do aspecto posterior do corpo subdental da C2]
Intervalo basiodental (em 95%) . . . . < 12 mm
Intervalo da linha axial basioposterior (em 98%)
   posterior ao dente . . . . < 12 mm
   anterior ao dente . . . . < 4 mm
Tecidos pré-vertebrais em C2 . . . . < 6 mm
Intervalo atlantodental anterior . . . . < 2 mm
Intervalo atlantodental lateral (lado a lado) . . . . < 3 mm
Articulação atlantoccipital . . . . < 2 mm
Articulação atlantoaxial . . . . < 3 mm

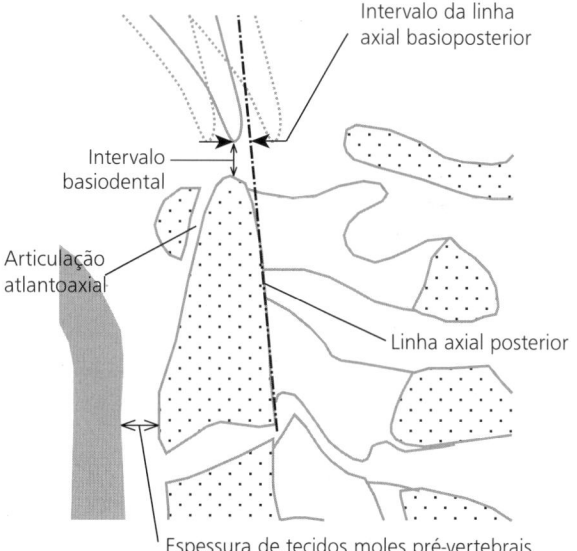

Relação Normal de Junção Craniovertebral
(variação das duas posições normais extremas do básio é desenhada em pontinhos)

MENINGES DA MEDULA ESPINHAL

A. PERIÓSTEO
   = continuação da camada externa da dura-máter cerebral
B. ESPAÇO EPIDURAL
   = espaço entre dura-máter + osso contendo plexo rico de veias epidurais, canais linfáticos, tecido conectivo, gordura
   (a) coluna cervical + torácica: espaçosa posteriormente, espaço potencial anteriormente
      √ Espessura normal da gordura epidural 3–6 mm em T7
   (b) coluna lombar + sacra: pode ocupar mais da metade da área de secção transversa
C. DURA
   = continuação da meninge/camada interna da dura-máter cerebral; termina ao nível da segunda vértebra sacral + forma o ligamento coccígeo em torno do filo terminal; envia extensões tubulares em torno dos nervos espinhais; é contígua com o epineuro dos nervos periféricos
   Inserções: na circunferência do forame magno, corpos da 2ª e 3ª vértebras cervicais, ligamento longitudinal posterior (pelas faixas de tecido conectivo)
D. ESPAÇO SUBARACNÓIDEO
   = espaço entre a aracnoide e a pia-máter contendo CSF, chegando tão longe quanto os gânglios espinhais

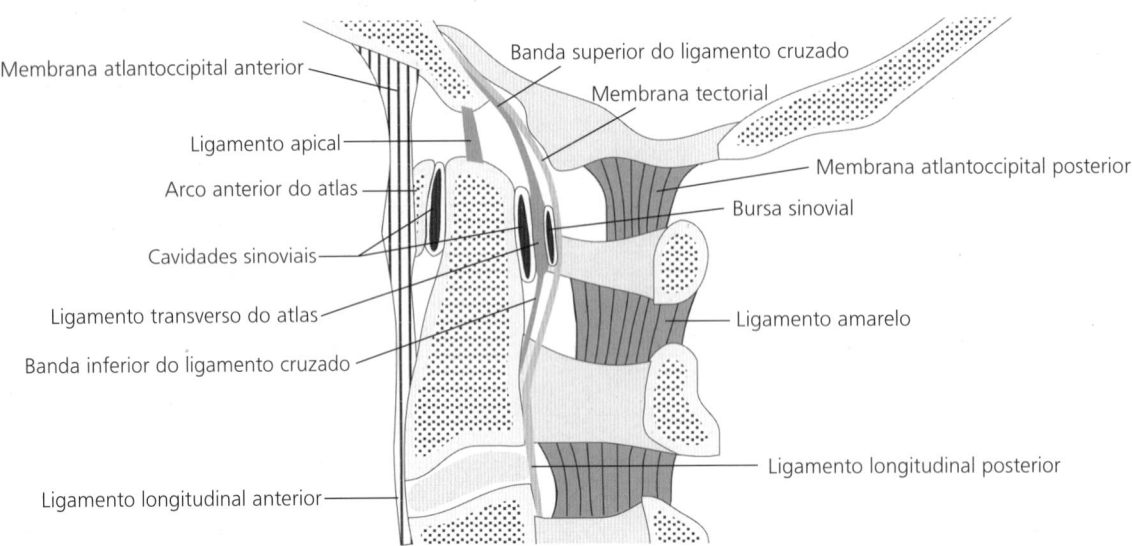

Articulações e Ligamentos da Região Occipitoatlantoaxial

ligamento denteado divide parcialmente o espaço CSF em um compartimento anterior + posterior estendendo-se do forame magno até a primeira vértebra lombar, sendo contíguo com a pia-máter da medula medialmente = dura-máter lateralmente (entre as saídas dos nervos)

septo subaracnóideo dorsal conecta a aracnoide à pia-máter (septo cribriforme)

E. PIA-MÁTER
= membrana firme e vascular estreitamente aderente à medula espinhal, funde-se com a dura-máter no forame intervertebral em torno do gânglio espinhal, forma o filo terminal, funde-se com o perióstio do primeiro segmento coccígeo

B. **Coluna média**
= 1/3 posterior do corpo vertebral, núcleo pulposo, ânulo fibroso posterior, ligamento longitudinal posterior
Função: suportar alguma carga axial, resistir à flexão
◊ Integridade da coluna média é sinônimo de estabilidade!

C. **Coluna posterior**
= elementos posteriores (pedículos, facetas, lâminas) + ligamentos (ligamento amarelo, ligamento interespinhal, ligamento supraespinhal)
Função: resistir à flexão, estabilizar a rotação + curvatura lateral

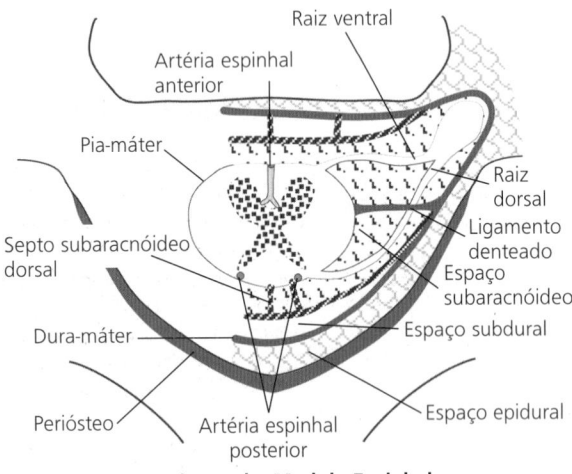

Meninges da Medula Espinhal

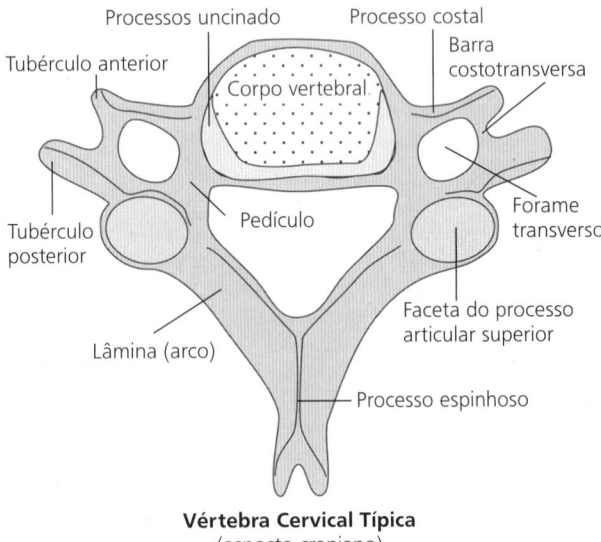

Vértebra Cervical Típica
(aspecto craniano)

BIOMECÂNICA DA COLUNA VERTEBRAL

= suporte estrutural primário do corpo humano (Francis Denis, 1983)
(a) transmitindo carga axial da maior parte do peso corporal
(b) restringindo o movimento durante flexão, extensão, rotação, curvatura lateral

A. **Coluna anterior**
= ligamento longitudinal anterior, ânulo fibroso anterior, 2/3 anteriores do corpo vertebral
Função: suportar a carga axial, resistir à extensão

Coluna Torácica

– 12 vértebras de suporte de carga
– arco posterior (= pedículos, lâminas, facetas, processos transversos), forças de cabos de tensão
– corpos vertebrais
  (a) altura das vértebras anteriormente 2–3 mm menor que posteriormente = leve curvatura cifótica
  (b) diâmetro AP: aumento gradual de T1 a T12
  (c) diâmetro transverso; aumento gradual da T3 à T12

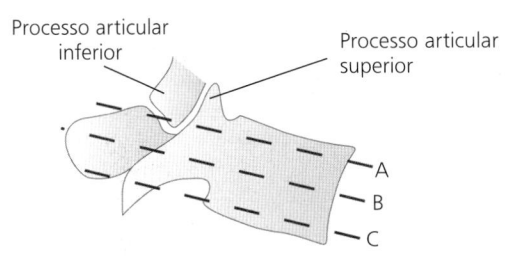

Vista Exploratória Lateral da L5

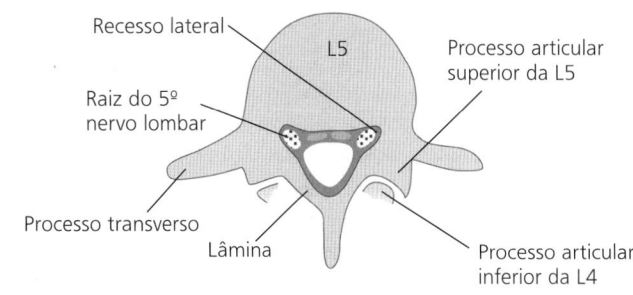

Secção Transversal através de A

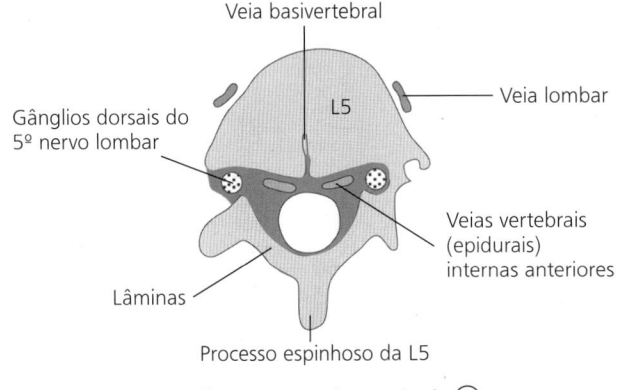

Secção Transversal através de B

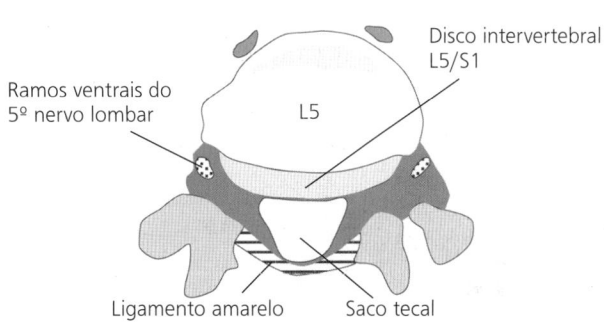

Secção Transversal através de C

Secções Transversais através da 5ª Vértebra Lombar

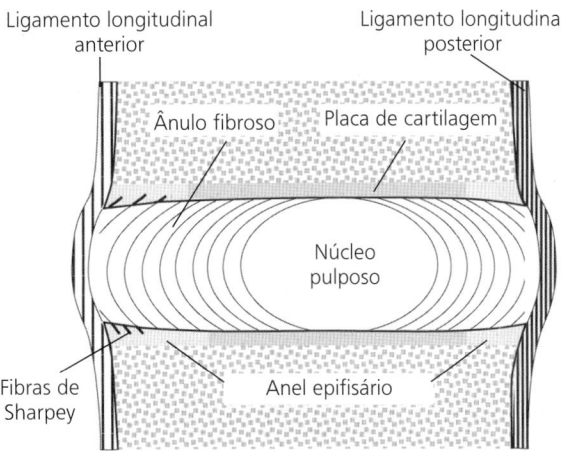

Anatomia da Junção Discovertebral

O ligamento longitudinal anterior insere-se na superfície anterior do corpo vertebral; é menos aderente ao disco intervertebral; o ligamento longitudinal posterior aplica-se ao dorso do disco intervertebral e corpos vertebrais

Coluna Toracolombar (T11-L2)

Vértebras Transicionais

= vértebras que mantêm características parciais dos segmentos abaixo e acima; número total de vértebras geralmente imutável

Prevalência: 20%
- achado incidental

Localização:
quase sempre uma junção sacrococcígea + lombossacra
√ "L5 sacralizada" = L5 incorporada ao sacro
√ "S1 lombarizada" = S1 incorporada à coluna lombar
Cx: confusão com a denominação/designação dos níveis vertebrais durante o planejamento de tratamento

POSIÇÃO NORMAL DO CONE MEDULAR

◊ Corpos vertebrais desenvolvem-se mais rapidamente que a medula espinhal durante o período fetal < 19 semanas MA!
◊ Sem diferença significativa independentemente da idade!

Aspecto mais inferior do cone:
Nível L1-L2:	normal (variação T12 a L3)
L2-L3 ou acima:	em 97,8%
Nível L3:	indeterminada (em 1,8%)
L3-L4/inferior:	anormal
Por volta do 3º mês:	acima da placa terminal inferior da L2 (em 98%)

Observação: Se o cone estiver em/abaixo do nível da L3, deve-se fazer uma busca por massa limitante, esporão ósseo, filo espesso!

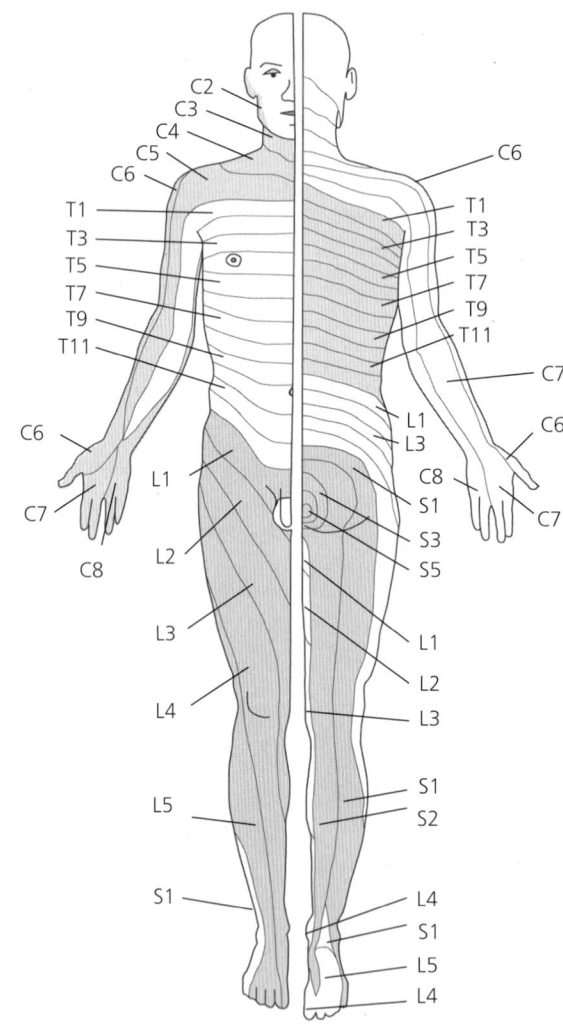

Dermátomos
(aspectos anterior e posterior)

DOENÇAS DE CRÂNIO E COLUNA

ESPONDILITE ANQUILOSANTE
= doença autoimune de etiologia desconhecida que afeta principalmente o esqueleto axial
Idade: 15–35 anos; M÷F = 3÷1 = 10÷1; caucasianos: negros = 3÷1
Associada a: (1) colite ulcerativa; enterite regional
(2) irite em 25%
(3) insuficiência aórtica + defeito de condução atrioventricular
- positivo para HLA-B27 em 96%
- início insidioso de lombalgia inferior + rigidez

Patologia: envolve articulações sinovial + cartilaginosas e locais de inserção ligamentar
Localização:
(a) esqueleto axial: articulações sacroilíacas, junções toracolombar + lombossacral
  ◊ CARACTERÍSTICO é o envolvimento da articulação sacroilíaca!
(b) esqueleto periférico (10–20%); articulação esternal, sínfise púbica, articulação glenoumeral
(c) inserções tendíneas a pelve + fêmur proximal
Curso temporal: anormalidades iniciais das articulações sacroilíacas + junção toracolombar com envolvimento gradual do resto da coluna

@ crânio
√ Estreitamento do espaço temporomandibular, erosões, osteofitose

@ mão (30%)
√ Proliferação óssea exuberante
√ Osteoporose, estreitamento do espaço articular, erosões ósseas (deformidades menos evidentes que a artrite reumatoide)

@ articulação sacroilíaca/sínfise púbica
√ Inicialmente esclerose das margens articulares principalmente no lado ilíaco (bilateral + simétrica na fase tardia da doença, pode ser unilateral + assimétrica no início da doença)
√ Irregularidades tardias + alargamento da articulação (= destruição da cartilagem)
√ Fusão óssea

@ pelve
√ "Formação pilosa" periosteal; tuberosidade isquiática, crista ilíaca, ramos isquiopubianos, trocanter maior femoral, protuberância occipital externa, calcâneo

@ coluna
√ Margens vertebrais anteriores quadradas = retas/convexas = osteíte erosiva dos cantos anteriores
√ "Cantos brilhantes" = esclerose reativa dos cantos do corpo vertebral
√ Discite = anomalias erosivas da junção discovertebral
√ "Balonamento discal" = forma biconvexa do disco intervertebral relacionada com deformidade osteoporótica + calcificação discal
√ Formação de margem de sindesmófitos = espículas vertebrais verticais radiodensas que unem os corpos vertebrais = ossificação das fibras externas do ânulo fibroso (NÃO no ligamento longitudinal anterior)
  √ "Coluna em bambu" em vista AP = contorno ondulante em virtude da sindesmofitose
  Cx: propensão à fratura resultando em pseudartrose
√ Erosões assimétricas dos processos laminares + espinhoso da coluna lombar
√ Ossificação dos ligamentos supraespinhoso + interespinhoso:
  √ "Sinal da adaga" = linha única radiodensa = linha central
  √ "Sinal do trilho de bonde" em vista AP = linha central de ossificação com ossificação das duas linhas laterais (cápsulas articulares apofisárias)
√ Anquilose da articulação apofisária + costovertebral (em vistas oblíquas)
√ Divertículos aracnóideos dorsais na coluna lombar com erosão dos elementos posteriores (Cx: síndrome da cauda equina)
√ Subluxação atlantoaxial

@ tórax
Incidência: 1% dos pacientes com espondilite anquilosante
Histologia: fibrose intersticial + pleural com focos de densa deposição de colágeno, SEM granulomas
- manifestação óssea óbvia + grave
Localização: ápices/campos pulmonares superiores
√ Irregularidades articulares esternomanubriais + esclerose
√ Fibrose grosseira unilateral/bilateral do lobo pulmonar superior com retração ascendente dos hilos (DDx: tuberculose)
√ Opacidades reticulonodulares progressivamente confluentes nos ápices pulmonares
√ Bulas apicais + cavitação (simulando TB)
HRCT:
  √ Doença pulmonar intersticial periférica
  √ Bronquiectasia
  √ Enfisema paraseptal
  √ Fibrose apical
Cx: superinfecção, especialmente com aspergilose (formação de micetoma)/micobactéria atípica
DDx: outras causas de fibrose apical pulmonar (infecção fúngica primária/micobactérias; câncer)

@ cardiovascular
1. Aortite (5%) da aorta ascendente +/− insuficiência de valva aórtica

Prognóstico: 20% progridem para incapacidade significativa; ocasionalmente morte decorrente de fratura da coluna cervical/aortite
DDx: (1) síndrome de Reiter (envolvimento articular SI assimétrico unilateral)
(2) artrite psoriática (envolvimento articular SI assimétrico unilateral, ossificação paravertebral)
(3) doença inflamatória intestinal
(4) hiperostose esternoclavicular (pustulose palmar + plantar)

ARACNOIDITE
Etiologia: trauma, cirurgia lombar, meningite, hemorragia subaracnóidea, pantopaque na mielografia (efeito inflamatório potencializado pelo sangue), idiopática
Associada a: siringe
Mielo:
√ Atenuação dos manguitos das raízes nervosas
√ Raízes nervosas bloqueadas sem deslocamento da medula (2/3)
√ Estriação + acúmulo de contraste
CT:
√ Fusão/agrupamento das raízes nervosas
√ Pseudomassa intradural
√ Cistos intradurais
√ "Saco tecal vazio" = saco aparentemente vazio descaracterizado com raízes nervosas aderentes à parede (estágio final)

CISTO ARACNOIDE DA COLUNA
Localização: dorsal à medula na região torácica
Local:
- (a) cisto extradural secundário ao defeito dural congênito/adquirido
- (b) intradural secundário à deficiência congênita dentro da aracnoide (= cisto aracnoide verdadeiro)/aderência proveniente de uma infecção prévia ou trauma (= loculação aracnoide)

√ Massa oval extramedular nitidamente demarcada
√ Preenchimento com contraste imediato/tardio, dependendo da abertura entre o cisto e o espaço subaracnóideo
√ Deslocamento local + compressão da medula espinhal
√ Intensidade de sinal mais elevada que a do CSF (por falta relativa de pulsações do CSF)

DIVERTÍCULO ARACNÓIDEO
= alargamento da bainha radicular com o espaço aracnóideo ocupando > 50% do diâmetro transverso total da raiz + bainha juntos
Causa: congênito/traumático, aracnoidite, infecção?
Patogênese: pressão hidrostática do CSF
√ Irregularidades das margens posteriores dos corpos vertebrais
√ O material de contraste mielográfico preenche o divertículo

MALFORMAÇÃO ARTERIOVENOSA DA MEDULA ESPINHAL
Classificação:
1. Verdadeira malformação intramedular
   = ninho de estrutura arteriovenosa anormal intermediária com múltiplos *shunts*
   Idade: 2ª–3ª década
   Cx: hemorragia subaracnóidea, paraplegia
   Prognóstico: precário (especialmente na localização mediotorácica)
2. Fístula arteriovenosa intradural
   = *shunt* único entre uma/várias artérias medulares + única veia perimedular
3. Fístula arteriovenosa dural
   = único *shunt* entre artérias meníngeas + veia intradural
4. Angiomatose metamérica

FIXAÇÃO DA ROTAÇÃO ATLANTOAXIAL
- história de trauma cervical insignificante/infecção do trato respiratório
- movimento cervical doloroso limitado
- cabeça mantida em posição de "melro" + incapacidade de virar a cabeça

√ Assimetria atlanto-odontoide (vista odontoide de boca aberta):
  √ Diminuição do espaço atlanto-odontoide + alargamento da massa no lado ipsilateral à rotação
  √ Aumento do espaço atlanto-odontoide + estreitamento da massa lateral no lado contralateral à rotação
√ A assimetria atlantoaxial permanece constante com a cabeça virada em posição neutra

Tipos:
- I deslocamento anterior < 3 mm do atlas no eixo
- II deslocamento anterior 3–5 mm
- III deslocamento anterior > 5 mm
- IV deslocamento posterior do atlas no eixo

DDx: torcicolo (simetria atlantoaxial reverte-se ao normal com a cabeça virada em posição neutra)

LESÃO DO PLEXO BRAQUIAL
1. **Erb-Duchenne:** lesão por adução que afeta C5-C6 (deslocamento descendente do ombro)
2. **Klumpke:** lesão por abdução em C7, C8, T1 (braço esticado acima da cabeça)

√ Manguito da raiz em forma de saco no local da avulsão
√ Raízes nervosas assimétricas
√ Extravasamento de contraste que se acumula na axila
√ Metrizamida nos forames neurais (mielografia-CT)

SÍNDROME DE REGRESSÃO CAUDAL
= AGENESIA SACRAL = SEQUÊNCIA DE DISPLASIA CAUDAL
= defeito de fechamento da linha média do tubo neural com um espectro de anomalias incluindo agenesia completa/parcial do sacro + vértebras lombares e deformidade pélvica
Etiologia: distúrbio do mesoderma caudal < 4ª semana de gestação por agressão tóxica/infecciosa/isquêmica
Prevalência: 1÷7.500 nascimentos; 0,005–0,01% da população; em 0,1–1% das gestações de mulheres com diabetes
Predisposição: bebês de mães diabéticas; aumento de risco em 200–400 vezes em mulheres dependentes de insulina
  ◊ 16–22% das crianças com agenesia sacral têm mães com diabetes melito
◊ NÃO associada à síndrome VATER!

A. Anomalias musculoesqueléticas
   @ extremidade inferior
   - sintomas decorrentes de fraqueza muscular menor para completar a paralisia sensório-motora de ambas as extremidades inferiores
   √ Deslocamento do quadril
   √ Hipoplasia das extremidades inferiores
   √ Contraturas em flexão das extremidades inferiores
   √ Deformidades do pé
   @ coluna lombossacral = AGENESIA SACRAL
   Espectro:
   - tipo 1 = agenesia parcial unilateral localizada no sacro/cóccix
   - tipo 2 = defeitos simétricos parciais bilaterais do sacro + articulação iliossacral
   - tipo 3 = agenesia sacral total + articulação iliolombar
   - tipo 4 = agenesia sacral total + fusão ilioilial posteriormente
   √ Não ossificação da coluna inferior
   √ Fusão da 2ª ou 3ª vértebra mais caudal
   √ Espinha bífida (lipomielomeningocele geralmente não em combinação com malformação de Arnold-Chiari)
   √ Estreitamento do canal espinhal rostral à última vértebra intacta
   √ Asas ilíacas hipoplásicas

B. Anomalias da medula espinhal
   √ Configuração característica em forma de baqueta/de cunha do cone medular (hipoplasia da medula espinhal distal)
   √ ± medula espinhal presa anevoada
   √ ± estenose do saco dural com terminação alta
   √ ± lipoma da medula espinhal, teratoma, cisto de cauda equina
   √ ± siringe

C. Anomalias geniturinárias
   - bexiga neurogênica (se > 2 segmentos estiverem faltando)
   - genitália externa malformada
   √ ± aplasia renal bilateral com hipoplasia pulmonar ± fácies de Potter

D. Anomalias do intestino posterior
   - falta de controle intestinal
   √ Atresia anal

OB-US:
- ânus normal/imperfurado
√ Comprimento cabeça-nádegas pequeno no primeiro trimestre (embriopatia diabética)

- √ Sistema urinário normal/levemente dilatado
- √ Líquido amniótico normal/aumentado
- √ 2 artérias umbilicais
- √ 2 extremidades inferiores hipoplásicas não fundidas
- √ Agenesia sacral, vértebras ausente da coluna torácica inferior/lombar superior

Observação: cérebro, coluna proximal e medula espinhal são notavelmente poupados!

Sirenomelia

= extremidades inferiores fundidas assemelhando-se a uma sereia

Causa: vaso aberrante que desvia sangue da aorta abdominal alta para o cordão umbilical (fenômeno de roubo), resultando em grave isquemia da porção caudal do feto

◊ NÃO associada a diabetes melito materna!
- hipoplasia pulmonar + fácies de Potter
- ausência de ânus
- genitália ausente
- √ Agenesia renal bilateral/disgenesia (letal)
- √ Oligo-hidrâmnio marcante
- √ Artéria umbilical única aberrante
- √ Cordão umbilical com dois vasos
- √ Extremidade inferior única/fundida geralmente com ossos das pernas menores que o normal
- √ Agenesia sacral, pelve ausente, "cauda" lombossacral, raquisquise lombar

Prognóstico: incompatível com a vida

CORDOMA

◊ Cordoma é o tumor maligno mais comum da coluna em adultos, excluindo neoplasias linfoproliferativas!

Prevalência: 1÷2.000.0000; 2–4% de todas as neoplasias malignas do osso; 1% de todos os tumores intracranianos

Etiologia: origina-se de remanescentes do notocórdio/focos cordais ectópicos (o notocórdio surge entre a 4ª e 7ª semanas de desenvolvimento, estende-se do saco de Rahtke até o cóccix e forma o núcleo pulposo)

Idade: 30–70 anos (pico etário na 5ª–7ª década); M÷F = 2÷1; altamente maligno em crianças

Patologia: tumor lobulado contido na pseudocápsula

Histologia:
(1) cordoma típico + grupamentos de grandes **células fisalíforas** (coloração PAS positiva) em um arranjo lobular com um grande citoplasma multivacuolado semelhante a bolha contendo gotas mucosas intracitoplasmáticas; deposição abundante de muco extracelular + área de hemorragia
(2) cordoma condroide: cartilagem em vez de matriz extracelular mucinosa

Localização: linha média/paramediana
    (a) 50% no sacro
    (b) 35% no clivus
    (c) 15% nas vértebras
    (d) outros locais (5%) na mandíbula, maxila, escápula

- √ Calcificação amorfa (50–75%)
- √ Realce heterogêneo

CT:
- √ Baixa atenuação dentro da massa de tecido mole (em virtude de tecido tipo mixoide)
- √ Pseudocápsula fibrosa com atenuação mais alta

MR (modalidade de escolha)
- √ Intensidade baixa a intermediária em T1WI, ocasionalmente hiperintensa (em decorrência do alto conteúdo de proteína):
- √ Textura interna heterogênea em decorrência de calcificação, necrose, acúmulos mucoides gelatinosos
- √ Intensidade de sinal muito alta em T2WI (devido a células fisalíferas semelhantes ao núcleo pulposo com alto conteúdo de água)

Angiografia:
- √ Coloração vascular proeminente

MN
- √ Lesão fria em cintilografia óssea
- √ Nenhuma captação na varredura com gálio

Metástases (em 5–43%) para: fígado, pulmão, linfonodo regional, peritônio, pele (tardia), coração

Prognóstico: taxa de recorrência de quase 100% apesar de cirurgia radical

Cordoma Sacrococcígeo (50–70%)

◊ Segundo tumor sacral maligno mais comum após a doença linfoproliferativa!

Pico etário: 40–60 anos; M÷F = 2–3÷1

Patologia: tumor de crescimento lento responsável pelo grande tamanho à apresentação

- lombalgia inferior (70%)
- ciática + fraqueza no quadril/membros inferiores (em virtude da compressão da raiz sacral)
- constipação, frequência, urgência, esforço à micção (compressão pelo tumor) massa sacral (17%)
- sangramento retal (42%)
- disfunção autonômica (incontinência urinária/fecal)
- massa pré-sacral ao exame digital (17%)

Localização: especialmente no 4º–5º segmento sacral

- √ Massa pré-sacral com tamanho médio de 10 cm que se estende superiormente + inferiormente; raramente de localização posterior
- √ Deslocamento do reto + bexiga
- √ Tumor sólido com áreas císticas (em 50%)
- √ Massa osteolítica da linha média no sacro + cóccix
- √ Calcificações periféricas amorfas (15–89%)
- √ Esclerose óssea secundária na periferia tumoral (50%)
- √ Padrão em "favo de mel" com trabeculações (10–15%)
- √ Pode cruzar a articulação sacroilíaca

CT:
- √ Destruição óssea associada à massa lobulada de tecido mole
- √ Áreas de baixa atenuação dentro da massa (= alto conteúdo de água de propriedades mixoides)

MR:
- √ Massa hipointensa/isointensa relativa ao músculo em T1WI
- √ Áreas hiperintensas intrínsecas em T1WI (em virtude de hemorragia/material mucinoso)
- √ Massa hiperintensa semelhante ao núcleo pulposo em T2WI
- √ Realce heterogêneo

Prognóstico: média de sobrevida de 7–10 anos
    taxa de sobrevida em 5 anos (adultos) de 50–74%
    taxa de sobrevida em 10 anos de 52–64%; sobrevida em 20 anos de 52%; taxa de recorrência local de 70% após excisão

Dx: biopsia com aspiração com agulha fina
Rx: excisão cirúrgica radical (mais crítica); radioterapia

DDx:
– tumor neural primário: schwannoma, neurofibroma, meningioma, ependimoma mixopapilar (de dentro do canal espinhal, realce mais intenso)
– tumor ósseo primário; tumor de células gigantes (segundo tumor primário mais comum; sacro superior, pode ser excêntrico; intensidade em T2 de baixa a intermediária, ± níveis fluido-fluido); cisto ósseo aneurismático; osteoblas-

toma; linfoma; condrossarcoma (fora da linha média do espaço cartilaginoso da articulação sacroilíaca, intensidade heterogênea em T2, nenhuma hemorragia)
- metástase, plasmacitoma
- neoplasia de tecido mole: hemangioma atípico, carcinoma prostático, osteossarcoma, osteomielite

Cordoma Esfenoccipital (15–35%)

Idade: paciente mais jovem (pico etário em 20–40 anos); M÷F = 1÷1
- cefaleia orbitofrontal
- distúrbios visuais, ptose
- paralisia do 6° nervo/paraplegia

Localização: clivo, sincondrose esfenoccipital

√ Destruição óssea (em 90%): clivo > sela > osso petroso > órbita > assoalho da fossa craniana média > fossa jugular > atlas > forame magno
√ Esclerose óssea reativa (rara)
√ Calcificações/fragmentos ósseos (20–70%)
√ Extensão de tecido mole para o inferior da nasofaringe (comum), dentro dos seios esfenoidais + etmoidais (ocasionalmente), pode alcançar a cavidade nasal + antro maxilar
√ Grau variável de realce

MR:
√ Grande massa intraóssea com extensão para a cisterna pré-pontina, seio esfenoidal, fossa craniana média, nasofaringe
√ Deslocamento posterior do tronco cerebral
√ Ocasionalmente isointenso em relação ao cérebro/ocasionalmente não homogeneamente hiperintenso em T1WI
√ Hiperintenso em T2WI

Prognóstico: sobrevida média de 4–5 anos

DDx: meningioma, metástase, plasmocitoma, tumor de células gigantes, cisto de seio esfenoidal, carcinoma nasofaríngeo, condrossarcoma

Cordoma Vertebral/Espinhal (15–20%)

◊ Mais agressivo que os cordomas sacrais/cranianos

Idade: paciente mais jovem; M÷F = 2÷1
- lombalgia inferior + radiculopatia

Localização: cervical (8% – particularmente C2) coluna torácica (4%), coluna lombar (3%)

Local: centros da linha média poupando os elementos posteriores; surgindo na musculatura perivertebral (incomum)

√ Massa espinhal solitária da linha média
√ Calcificação tumoral em 30%
√ Esclerose/"vértebra de marfim" em 43–62%
√ Destruição total da vértebra, inicialmente não acompanhada por colapso
√ Crescimento expansivo:
√ Viola o espaço discal para envolver corpos adjacentes (10–14%) simulando infecção
√ Extensão variável para dentro do espaço epidural da coluna
√ Massa de tecido mole exofítica anterior
√ Expansão para dentro do forame neural que simula o tumor da bainha nervosa

Cx: bloqueio espinhal completo
Prognóstico: sobrevida média de 4–5 anos
DDx: metástase, tumor ósseo primário, tumor primário de tecidos moles, neuroma, meningioma

FÍSTULA LIQUÓRICA

Causa:
(1) trauma na base do crânio (com mais frequência)
 ◊ 2% de todos os traumas cranianos desenvolvem fístulas liquóricas
(2) tumor: especialmente aqueles que surgem na glândula hipofisária
(3) anomalias congênitas: encefaloceles

- extravasamento traumático: geralmente unilateral; início dentro de 48 horas após o trauma, geralmente escasso; resolve-se em uma semana
- extravasamento não traumático: fluxo profuso, pode persistir por anos
- anosmia (em 78% dos casos de trauma)

Localização: fraturas através do complexo frontoetmoidal + fossa craniana média (mais comum)

√ CT de alta resolução em cortes finos e no plano coronal reescaneada após baixa dose de material de contraste intratecal instilado no espaço subaracnóideo lombar

Cx: infecção (em 25–50% dos casos não tratados)

DOENÇA DISCAL DEGENERATIVA

◊ A tomada de decisão terapêutica deve ser fundamentada somente na avaliação clínica!
◊ Não há indicadores prognósticos em imagens em pacientes com radiculopatia lombar aguda!
◊ 35% dos indivíduos sem problemas de coluna têm achados anormais (HPN, disco protuberante, degeneração da faceta, estenose espinhal)
◊ A obtenção de imagens justifica-se apenas em pacientes para os quais a cirurgia é considerada!

Fisiopatologia:
a perda de altura discal leva ao estresse nas articulações da faceta + articulações uncovertebrais (= processo uncinado), movimento articular exagerado com desalinhamento (= subluxação rostrocaudal) de articulações facetarias, instabilidade da coluna com artrite, hipertrofia capsular, hipertrofia dos ligamentos posteriores, fratura de faceta

Classificação de Discograma de Dallas Modificada	
Grau	Descrição
0	Contraste confinado ao núcleo pulposo
1	O contraste estende-se ao terço interno do ânulo
2	O contraste estende-se ao terço médio do ânulo
3	Terço externo do ânulo + < 30° da circunferência
4	Terço externo do ânulo + > 30° de circunferência
5	Extensão do contraste além do ânulo

Radiografia simples:
√ **Osteocondrose intervertebral** = doença do núcleo pulposo (dessecação = perda de água discal)
 √ Estreitamento do espaço discal
 √ Fenômeno de vácuo no disco = acúmulo de nitrogênio no interespaço radiolucente nos locais de pressão negativa
 √ Calcificação de disco
 √ Esclerose óssea dos corpos vertebrais adjacentes
√ **Espondilose deformante** = degeneração das fibras externas do ânulo fibroso:
 √ Osteofitose da placa terminal crescendo inicialmente em direção horizontal + então verticalmente vários milímetros da junção discovertebral (secundário a deslocamento do núcleo pulposo em direção anterior + anterolateral produzindo tração na inserção óssea do ânulo fibroso [= fibras de Sharpey])
 √ Aumento de tamanho dos processos uncinados
√ **Osteoartrite** = doença degenerativa das articulações costovertebrais/apofisárias revestidas pela sinóvia:
 √ Espondilolistese degenerativa
√ Nódulo cartilaginoso = herniação de disco intraósseo

Mielografia:
√ Delineamento do saco tecal, medula espinhal, raízes nervosas emergentes
CT (precisão > 90%):
√ Doença articular da faceta (esclerose marginal, estreitamento articular, formação de cisto, supercrescimento ósseo)
√ Doença articular uncovertebral da espinha cervical (osteófitos, projetam-se para dentro do canal espinhal lateral + neuroforame)
MR:
√ **Irregularidades da medula** (imagens T2WI FSE/GRE):
√ Invasão anterior pelo disco/espondilose
√ Invasão posterior por hipertrofia do ligamento amarelo
√ **Perda de sinal discal** (em virtude da dessecação secundária a uma diminuição de proteoglicanos ligados à água e aumento do colágeno dentro do núcleo pulposo) em T2WI:

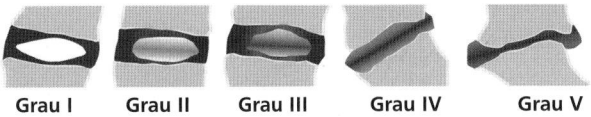

Perda de Sinal de Disco

grau I = núcleo pulposo homogeneamente hiperintenso claramente distinto das fibras anulares hipointensas
grau II = núcleo pulposo não homogêneo com bandas hipointensas horizontais em uma configuração em sanduíche
grau III = partes internas não homogêneas com intermediário sinal
grau IV = intermediária/baixa intensidade de sinal das partes centrais com perda de distinção entre partes internas + externas do disco
grau V = colapso discal

√ **Ruptura anular:**
(1) ruptura concêntrica – separação das lamelas anulares
(2) ruptura transversa
(3) ruptura radial – cruzando múltiplas lamelas anulares com maior dimensão vertical + extensão horizontal mais limitada
• dor discogênica
◊ Não implica herniação de disco
Localização: inserção inferior/superior na margem posterior do ânulo
√ Intervalo perto da parte média do ânulo
√ Divisão da alta intensidade em um ânulo externo normalmente hipointenso em T2WI
√ Realce pelo contraste (secundário ao tecido de granulação/hiperemia/inflamação)

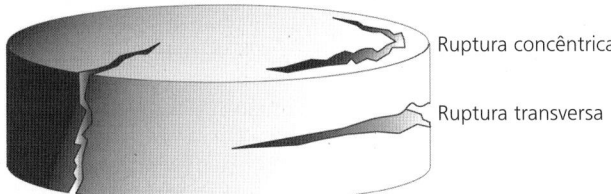

Rupturas Anulares do Disco

√ **Redução da altura do disco** (tardia):
√ Nódulo de Schmorl
√ Intensificação uniforme linear moderada em T1WI
√ Fenômeno de vácuo com baixo sinal em T1WI

√ **Alterações do platô + medula óssea** (Modic e DeRoos):
= alterações lineares de sinal em paralelo dos platôs adjacentes
(a) tipo I (4%) = padrão de edema
Causa: substituição de medula óssea por tecido fibrovascular hiperêmico + edema
• em degeneração aguda de disco
√ Hipointensa em T1WI + hiperintensa em T2WI
√ Realce pelo contraste da medula óssea
(b) tipo II (16%) = *padrão de medula gordurosa*
Causa: substituição da medula óssea por gordura
• na degeneração crônica de disco
√ Sinal hiperintenso da medula em T1WI
√ Isointenso a levemente hiperintenso em T2WI
(c) tipo III = padrão de esclerose óssea
Causa: substituição da medula óssea por osso esclerótico
• na degeneração crônica de disco após alguns anos
√ Sinal medular hipointenso em T1WI + T2WI
√ **Cisto sinovial** justa-articular no canal espinhal posterolateral (com mais frequência em L4-L5):
√ Massa adjacente extradural uniforme e bem definida adjacente à articulação facetária
√ Padrão variável de sinal (em decorrência de componentes de fluido gelatinosos, mucinoso, seroso, ar, hemorragia)
√ Perímetro hipointenso (= cápsula fibrosa com cálcio + hemossiderina) com intensificação com contraste
MN:
imagens SPECT das vértebras podem ajudar a localizar aumento da captação dos corpos vertebrais, elementos posteriores etc.
√ Aumento da captação situada excentricamente em ambos os lados do espaço intervertebral (osteófitos, esclerose discogênico)
Sequelas: (1) abaulamento discal
(2) hérnia discal
(3) estenose espinhal
(4) doença articular facetária
(5) instabilidade
√ Deslizamento dinâmico > 3 mm em flexão-extensão
√ Deslizamento estático > 4,5 mm
√ Esporões de tração
√ Fenômeno de vácuo
DDx: **esclerose segmentar idiopática do corpo vertebral** (paciente de meia-idade/jovem, esclerose hemisférica no aspecto anteroinferior das vértebras lombares inferiores com pequeno foco osteolítico, somente um leve estreitamento do disco intervertebral; causa desconhecida)

Disco Protuberante = Abaulamento Discal

= expansão concêntrica uniforme de material discal amolecido além dos limites dos platôs com extensão externa de disco envolvendo > *50% da circunferência discal*
Causa: ânulo fibroso enfraquecido e alongado, porém intacto + ligamento longitudinal posterior
Idade: achado comum em indivíduos > 40 anos de idade
Localização: L4-L5, L5-S1, C5-C6, C6-C7
√ Defeito simétrico arredondado localizado no nível do espaço discal
√ Endentação côncava regular do saco tecal anterior
√ Invasão da porção inferior do neuroforame
√ Acentuado por mielografia *upright*
MR:
√ Núcleo pulposo hipointenso em T1WI + hiperintensa em T2WI (dessecação = perda de água através de degeneração + fibrose)

Herniação do Núcleo Pulposo

= HNP = protrusão focal do material discal > 3 mm além das margens das placas vertebrais terminais adjacentes, envolvendo ≤ 50% da circunferência discal

Causa: ruptura do ânulo fibroso com material discal confinado ao ligamento longitudinal posterior

◊ 21% da população assintomática tem herniação discal!
- dor somática espinhal local = aguda/latejante, profunda, localizada
- dor de irradiação centrífuga = aguda, bem circunscrita, superficial, "elétrica", confinada ao dermátomo
- dor referida centrífuga = maçante, mal definida, profunda ou superficial, latejante ou constante, confinada ao somátomo (= dermátomo + miótomo + esclerótomo)

Local:
(a) posterolateral (49%) = ponto mais fraco ao longo da margem posterolateral do disco no recesso lateral do canal espinhal (o ligamento longitudinal posterior é fortemente aderente às margens posteriores do disco)
(b) posterocentral (8%)
(c) bilateral (em ambos os lados do ligamento longitudinal posterior)
(d) lateral/foraminal (< 10%)
(e) extraforaminal = anterior (geralmente desprezada) (29%)
(f) intraósseo/vertical = nódulo de Schmorl (14%)

Mielografia:
√ Endentação angular aguda no aspecto lateral do saco tecal, com extensão acima e abaixo do nível do espaço discal (a projeção ipsilateral oblíqua é a melhor incidência)
√ Assimetria da margem discal posterior
√ Duplo contorno secundário à superposição do lado normal + anormal (visão lateral com feixe horizontal)
√ Estreitamento do espaço discal intervertebral (mais comumente um sinal de degeneração discal)
√ Desvio da raiz/bainha nervosa

√ Aumento da raiz nervosa secundário a edema ("sinal do trompete")
√ Raiz nervosa amputada/truncada (não preenchimento do manguito da raiz)

MR:
√ O material discal de baixa intensidade de sinal desloca o ligamento longitudinal posterior e a gordura epidural de relativa intensidade de sinal alta em T1WI
√ Efeito de "creme dental espremido" = aparência de ampulheta de disco herniado da margem discal posterior em imagem sagital
√ Assimetria da margem discal posterior em imagem axial

Cx: (1) estenose espinhal
leve = <1/3
moderada = 1/3 a 2/3
grave = > 2/3
(2) estenose neuroforaminal

Prognóstico:
terapia conservadora reduz o tamanho da herniação em:
0–50% em ....11% dos pacientes
50–75% em ....36% dos pacientes
75–100% em ....46% dos pacientes
(secundária ao crescimento de tecido de granulação)

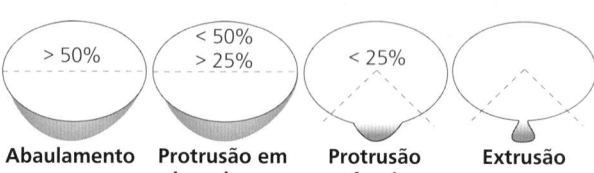

Disco Protuberante e Herniações

Protrusão do Disco em Base Larga
√ Forma triangular de herniação com base mais larga que o raio de sua profundidade
√ 25–50% da circunferência do disco

Protrusão Focal do Disco
√ Forma triangular de herniação com base mais larga que o raio de sua profundidade
√ < 25% da circunferência de disco

Extrusão de Disco
= extensão focal proeminente do material discal através do ânulo com somente um istmo de conexão ao disco matriz + ligamento longitudinal posterior intacto/roto
√ Herniação em forma de cogumelo com base mais estreita que o raio de sua profundidade
√ "Sinal de creme dental espremido"

Sequestro de Disco
= HERNIAÇÃO COM FRAGMENTO LIVRE
= completa separação do material discal do disco matriz com ruptura através do ligamento longitudinal posterior para dentro do espaço epidural
◊ Fragmentos soltos desgarrados são uma causa comum de insucesso na cirurgia lombar!
√ Migração em direção superior/inferior para longe do espaço discal com compressão da raiz nervosa acima/abaixo do nível da herniação discal
√ Material discal notado > 9 mm de distância do espaço intervertebral discal = SEM continuidade
√ Densidade de tecido mole com valor mais alto que o do saco tecal

DDx: (1) fibrose peridural (retração do saco tecal no lado da cirurgia)
(2) tumor epidural

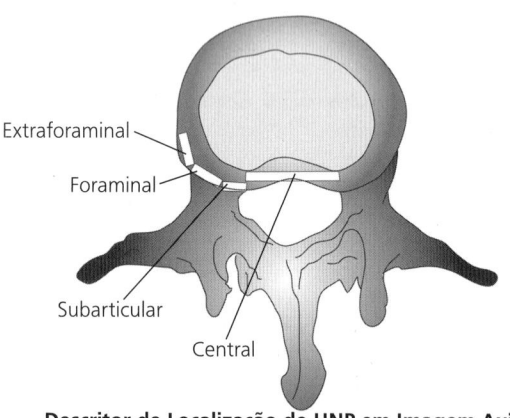

Descritor de Localização de HNP em Imagem Axial

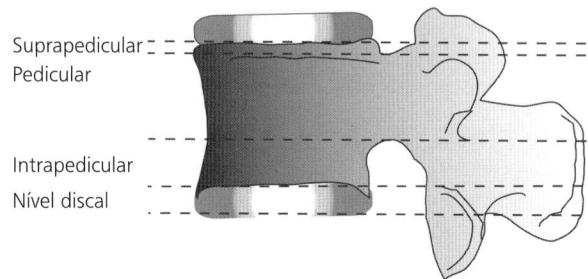

Descritor de Localização de HNP em Imagem Sagital

(3) cisto de Tarlov (manguito da raiz nervosa dilatado)
(4) raiz nervosa conjunta (2 raízes nervosas surgindo do saco tecal, simultaneamente, representando uma massa no aspecto ventrolateral do canal espinhal; variante normal em 1–3% da população)

Migração de Fragmento Livre
= o material discal separado desloca-se acima/abaixo no espaço de disco intervertebral
√ ± Continuidade

Herniação de Disco Cervical
Pico etário: 3ª–4ª década
- rigidez do pescoço, imobilização muscular
- perda sensorial dermatômica
- fraqueza + atrofia muscular
- perda de reflexos

Locais: C6-C7 (69%); C5-C6 (19%); C7-T1 (10%); C4-C5 (2%)
Sequelas:
(1) compressão das raízes nervosas correspondente com dor que se irradia para ombro, braço, mão
(2) compressão medular (estenose espinhal + ruptura maciça do disco)

Herniação de Disco Torácico
Prevalência: 1% de todas as herniações de disco
Locais: T11-T12
√ Calcificação dos fragmentos de disco + disco matriz (frequente)

Herniação de Disco Lombar
- ciática =
  (1) rigidez nas costas
  (2) dor irradiada para baixo até a coxa/panturrilha/pé
  (3) parestesia/fraqueza/alterações dos reflexos
- dor exagerada por tosse, espirro, atividade física + piora ao sentar-se/endireitar a perna

Locais: L4-L5 (35%) > L5/S1 (27%) > L3-L4 (19%) > L2-L3 (14%) > L1-L2 (5%)

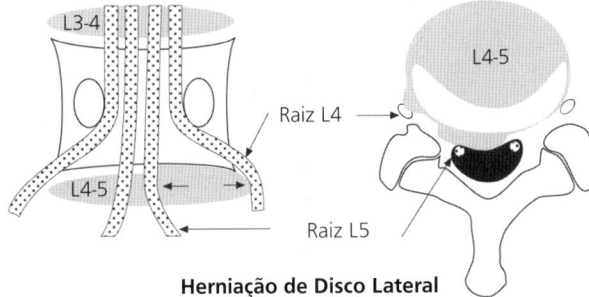

Herniação de Disco Lateral
A compressão do nervo ocorre posterolateralmente (aqui em L4-L5); portanto, uma compressão atípica (aqui na raiz L4) direciona a cirurgia para o nível errôneo mais cranial (disco L3-L4)

DERMOIDE DA COLUNA
= tumor cístico unilocular/multilocular revestido por uma membrana composta epitélio escamoso contendo anexos de pele (folículos pilosos, glândulas sudoríparas, glândulas sebáceas)

Causa:
(a) restos dérmicos congênitos/expansão focal do seio dérmico
(b) adquirido por implante de tecido epidérmico viável (por agulha espinhal sem mandril)

Prevalência: 1% dos tumores da medula espinhal
Idade na apresentação: < 20 anos; M÷F = 1÷1
Pode estar associado a: seio dérmico (em 20%)
- mielopatia lentamente progressiva
- início agudo de meningite química (secundária à ruptura do cisto com liberação de cristais inflamatórios de colesterol dentro do CSF)

Localização: lombossacral (60%), cauda equina (20%)
Local: extramedular (60%), intramedular (40%)
√ Quase sempre há bloqueio espinhal completo à mielografia
√ Intensidade da gordura
√ Ocasionalmente hipointenso em T1WI + hipodenso em CT (secreções das glândulas sudoríparas dentro do tumor)
√ SEM realce pelo contraste
√ Mielografia CT facilita a detecção

DIASTEMATOMIELIA
= MEDULA DIVIDIDA = MIELOSQUISE
= divisão sagital da medula em duas hemimedulas, cada uma contendo um canal central, um corno dorsal + um corno ventral

Etiologia: malformação congênita como resultado de adesões do ectoderma e do endoderma; M÷F = 1÷3

Patologia
(a) 2 hemimedulas, cada uma coberta com uma camada de pia-máter, dentro do espaço subaracnóideo + saco dural (60%); não acompanhada por esporão ósseo/banda fibrosa
(b) 2 hemimedulas com suas próprias bainhas: pial, subaracnóidea + dural (40%); acompanhadas por banda fibrosa (em 25%), esporões ósseos/cartilaginosos (em 75%)

Associada a: mielomeningocele
- hipertricose, nevo, lipoma, depressão, hemangioma sobre a coluna (26–81%)
- pé equinovaro (50%)
- atrofia muscular, fraqueza no tornozelo em uma das pernas

Localização: coluna torácica inferior/lombar superior > torácica superior > cervical

√ Fenda sagital na medula espinhal resultando em 2 hemimedulas assimétricas
√ As 2 hemimedulas em geral reúnem-se caudais à fenda
√ Ocasionalmente 2 cones medulares
√ Canal central excêntrico dentro de ambas as hemimedulas
√ Esporão ósseo através do centro do canal espinhal que surge do aspecto posterior dos centros (< 50%)
√ Filamento terminal espessado > 2 mm (> 50%)
√ Medula ancorada (> 50%)
√ Cone medular baixo inferior ao nível da vértebra L2 (> 75%)
√ Defeito no saco tecal no mielograma
@ vértebras
√ Escoliose congênita (50–75%)
◊ 5% dos pacientes com escoliose congênita têm diastematomielia
√ Espinha bífida em múltiplos níveis
√ Estreitamento anteroposterior dos corpos vertebrais
√ Alargamento da distância interpedicular
√ Estreitamento do espaço discal com hemivértebra, vértebra em borboleta, vértebra em bloco
√ Fusão + espessamento das lâminas adjacentes (90%)
(a) fusão da lâmina ipsilateral nos níveis adjacentes
(b) fusão diagonal à lâmina adjacente contralateral = fusão laminar intersegmentar

Cx: disfunção medular progressiva

DISCITE
◊ Problema de coluna pediátrico mais comum!
Etiologia:
(1) invasão bacteriana hematogênica da vértebra, infectando o disco por meio dos vasos comunicantes dos platôs
◊ Osteomielite vertebral + discite podem ser a mesma entidade!
(2) procedimento invasivo: cirurgia, discografia, mielografia, quimionucleólise

Agentes:
   (a) piogênicos: *Staphylococcus aureus* (é o mais comum), bastonetes Gram-negativos (em usuários de drogas IV/pacientes imunocomprometidos)
   (b) não piogênicos: tuberculose, coccidioidomicose
      ◊ TB tem propensão a se estender sob os ligamentos longitudinais com envolvimento de múltiplos níveis vertebrais
Patogênese: a infecção começa no disco (ainda vascularizado em crianças)/no canto anterior inferior do corpo vertebral (em adultos), com disseminação através do disco para o platô vertebral adjacente
Pico etário: 6 meses–4 anos e 10–14 anos; média etária de 6 anos à apresentação
- durante 2–4 semanas, irritabilidade gradualmente progressiva, mal-estar, astenia, febre baixa
- dor nas costas/dor referida no quadril, coxeadura
- recusa em carregar peso
- elevada velocidade de hemossedimentação (VHS), leucograma (WBC) quase normal
Localização: L3/4, L4/5, incomum acima da vértebra T9; em geral, envolvimento de um espaço discal (ocasionalmente 2)
Radiografia simples (positiva 2–4 semanas após o início dos sintomas):
   √ Diminuição da altura do espaço discal (sinal mais precoce) = herniação intraóssea do núcleo pulposo pelo platô enfraquecido para dentro do corpo vertebral
   √ Indistinção dos platôs adjacentes com destruição
   √ Esclerose do platô (durante a fase de cicatrização começando em qualquer período, de 8 semanas a 8 meses após o início)
   √ Fusão óssea (após 6 meses a 2 anos)
CT:
   √ Massa inflamatória paravertebral
   √ Extensão epidural de tecido mole com deformidade do saco tecal
MR (modalidade preferida; sensibilidade de 93%, especificidade de 97%, acurácia de 95%):
   ◊ Modalidade muito sensível no início do processo (especialmente T1WI com contraste + supressão de gordura)
   √ Diminuição da intensidade da medula óssea em T1WI em duas vértebras contíguas
   √ Em estágio inicial, há preservação da altura do disco com intensidade variável em T2WI (em geral aumentada)
   √ Nos estágios finais, perda da altura discal com intensidade aumentada em T2WI
NUC (sensibilidade de 41%, especificidade de 93%, acurácia de 68% em cintilografias com leucócitos marcados com MDP + Tc-99m):
   √ Positivo antes das radiografias
   √ Aumento de captação no platô adjacente ao disco
   √ Cintilografia óssea geralmente é positiva na vértebra adjacente (até os 20 anos de idade) secundária ao suprimento vascular via placas terminais; pode ser negativo após os 20 anos
Cx: abscesso epidural/paravertebral, cifose
Rx: imobilização em molde gessado corporal por cerca de ~4 semanas
DDx: doença neoplásica (sem ruptura do platô, espaço discal geralmente intacto)

Discite Pós-Operatória
Frequência: 0,75–2,8%
Organismo: S. aureus; muitas vezes nenhum organismo é recuperado
- dorsalgia grave e recorrente 7–28 dias após a cirurgia, acompanhada por diminuição nos movimentos da coluna lombar, espasmo muscular, teste da elevação da perna estendida positivo
- febre (33%)
- infecção da ferida (8%)
- VHS persistentemente elevada/aumentada
MR:
   √ Diminuição da intensidade do sinal dentro do disco + medula óssea do corpo vertebral adjacente em T1WI
   √ Aumento da intensidade do sinal no disco + medula óssea adjacente em T2WI, geralmente com obliteração da fenda intranuclear
   √ Realce pelo contraste da medula óssea vertebral ± espaço discal
DDx: doença discal degenerativa do tipo I (nenhum realce do disco pelo gadolínio)

DESLOCAMENTO DA COLUNA

Deslocamento Atlantoccipital
= LESÃO DE DISTRAÇÃO ATLANTOCCIPITAL
= ruptura da membrana tectorial + ligamentos alares pareados em lesão macroscópica instável

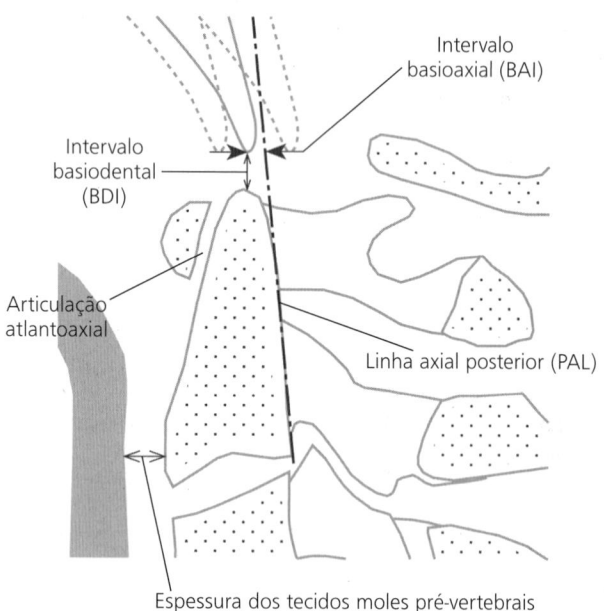

Avaliação do Deslocamento Atlantoccipital
(pontos de referência adicionais na radiografia lateral)

◊ Diagnóstico difícil de fazer!
Causa: desaceleração rápida com hiperextensão ou hiperflexão
Idade: infância (em virtude do tamanho maior da cabeça em relação ao corpo, aumento da flacidez dos ligamentos, articulação occipitoatlantoaxial com orientação horizontal, côndilos occipitais hipoplásicos)
Pode estar associado a: fratura de côndilo occipital
- sintomas neurológicos: varia desde a respiratória com tetraplegia até o exame neurológico normal
- desconforto, rigidez
Direção do deslocamento/subluxação: anteriormente, posteriormente, superiormente
Radiografia lateral:
   √ **Razão de potência** (avaliação para a subluxação anterior)
   = razão BC÷OA > 1 = razão da distância entre básio + espinolaminar da C1 e a distância entre o córtex posterior do tubérculo anterior de C1 + opístio
   √ **Intervalo basiodental** (BD) > 12 mm sem tração imposta sobre cabeça/pescoço
   √ **Intervalo basioaxial** > 12 mm anteriores/> 4 mm posteriores à linha axial posterior (PAL)

√ > 10 mm de edema de tecido mole anterior a C2 + convexidade patológica de tecidos moles (80%)

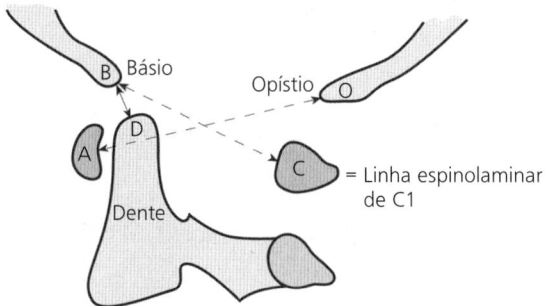

Razão de Potência = BC/OA

CT:
- √ Sangue na região da membrana tectorial + ligamentos alares
- √ Fratura condilar +/− extensão da fratura pelo canal do hipoglosso (para o XII nervo craniano)
- √ Alargamento/incongruidade da articulação entre os côndilos occipitais + massas laterais de C1

MR:
- √ Fluido nas cápsulas articulares, ligamento nucal, ligamento interespinhal

Cx: (1) lesão em nervos cranianos caudais + 3 nervos cervicais superiores
(2) hematoma epidural com compressão do tronco cerebral + lesão da medula espinal superior
(3) vasospasmo/dissecção da carótida interna e artérias vertebrais

Prognóstico: geralmente fatal

Distração Atlantoccipital

= lesão ao ligamento atlantal transverso, ligamento alar, membrana tectorial entre vértebras C1 e C2, ruptura das cápsulas articulares

Pode estar associada a: fratura dental tipo 1
- √ Edema de tecido mole pré-vertebral
- √ Subluxação com aumento do espaço pré-dental para:
  > 5 mm em crianças < 9 anos de idade
  > 3 mm em adultos
- √ Alargamento das facetas C1-C2

MR:
- √ Edema pré-vertebral, interespinhal, de ligamento nucal
- √ Alargamento/fluido em faceta
- √ Aumento da intensidade de sinal da medula espinal
- √ ± hematoma epidural

SEIO DÉRMICO DORSAL

= tubo dural revestido de epitélio estendendo-se da superfície cutânea até o espaço intracanalicular + comunicando-se geralmente com o CNS/suas coberturas

Causa: área focal de separação incompleta do ectoderma cutâneo do ectoderma neural durante a neurulação
Idade: encontrado da lactância–3ª década; M÷F = 1÷1
- depressão na linha média/óstio puntiforme
- mancha hiperpigmentada/nevo piloso/angioma capilar

Localização: lombossacral (60%), occipital (25%), torácica (10%), cervical (2%), sacrococcígea (1%), ventral (8%)
Curso: em direção cranial a partir do nível cutâneo em direção à medula (em virtude da ascensão da medula em relação ao canal espinhal durante embriogênese)
◊ 50% dos seios dérmicos dorsais terminam em cistos dermoides/epidermoides!
◊ 20–30% de cistos dermoides/tumores dermoides estão associados aos tratos do seio dermal!

Mielografia-CT (melhor modalidade para definir a anatomia intraespinhal):
- √ Sulco na superfície superior do processo espinhoso + lâmina da vértebra
- √ Processo espinhoso hipoplásico
- √ Processo espinhoso bifurcado único
- √ Espinha bífida focal em múltiplos níveis
- √ Defeito laminar
- √ Ancoramento dorsal da dura + aracnoide
- √ O seio pode terminar em cone medular/filamento terminal/raiz nervosa/nódulo fibroso no aspecto dorsal da medula/dermoide/epidermoide
- √ Raízes nervosas unidas à capsula do cisto dermoide/epidermoide
- √ Deslocamento/compressão da medula por dermoides/epidermoides extramedulares
- √ Expansão da medula por dermoides/epidermoides intramedulares
- √ Agrupamento das raízes nervosas decorrente de aracnoidite adesiva

Cx: (1) meningite (bacteriana/química)
(2) abscesso subcutâneo/epidural/subdural/subaracnóideo/subpial (ascensão bacteriana)
◊ Cálculos para o seio dérmico para até 3% dos abscessos na medula espinhal!
(3) compressão das estruturas neurais

DDx: seio pilonidal/depressão sacral simples (sem extensão para estruturas neurais)

EPIDERMOIDE DA COLUNA

= tumor cístico revestido por uma membrana composta de elementos epidérmicos da pele

Causa:
(a) restos dérmicos congênitos/expansão focal do seio dérmico
(b) adquirido por implante de tecido epidérmico viável (agulha espinhal sem mandril)

Prevalência: 1% dos tumores de medula espinhal
Idade à apresentação: 3ª–5ª década; M > F
Pode estar associado a: seio dérmico
- mielopatia lentamente progressiva
- início agudo de meningite química (secundária à ruptura do cisto com liberação de cristais inflamatórios de colesterol dentro do CSF)

Localização: coluna torácica superior (17%), torácica inferior (26%), lombossacral (22%), cauda equina (35%)
Local: extramedular (60%), intramedular (40%)
- √ Quase sempre há bloqueio espinhal completo à mielografia
- √ Deslocamento da medula espinhal/raízes nervosas
- √ Pequenos tumores isointensos com CSF
- √ SEM realce pelo meio de contraste
- √ A mielografia–CT facilita a detecção

ABSCESSO EPIDURAL DA COLUNA

Causa: discite, osteomielite, idiopática
- dor nas costas, dor radicular
- febre, leucocitose

MR:
- √ Espessamento dos tecidos epidurais (estágio inicial)
  - √ Isointensos em T1WI
  - √ Moderadamente hiperintensos em T2WI
- √ Cavidade do abscesso liquefeita de forma oval em imagens axiais:
  - √ Hipointensos em T1WI + hiperintensos em T2WI
- √ Celulite circundando o abscesso:
  - √ Mais bem vistos nas sequências pós-contraste (tecido hipervascular inflamado) + supressão de gordura

HEMATOMA EPIDURAL DA COLUNA

Causa: (1) trauma (71%)
    (a) fratura vertebral/luxação
    (b) punção lombar traumática
    (c) cirurgia da coluna (somente em 0,1–3%)
  (2) hipertensão
  (3) gravidez
  (4) AVM
  (5) hemangioma vertebral
  (6) diátese hemorrágica/anticoagulação/hemofilia
  (7) idiopático (45%)

Fisiopatologia: ruptura de veias epidurais
Média etária: 41–52 anos
- dor radicular aguda
- paraplegia

Localização: coluna cervical > torácica > lombar
Local: anterior/posterior à medula
√ Compressão da medula espinhal
√ Lesão de alta atenuação na CT
MR:
  √ Lesão isointensa/hiperintensa em T1WI + hiperintensa em T2WI comparada à medula espinhal (intensidades bastante varáveis)
  √ Intensidade de sinal surpreendentemente baixa em sequências gradiente-eco (desoxi-hemoglobina)
Rx: tratamento conservador

FRATURAS DO CRÂNIO

1. **Fratura linear** (tipo mais comum)
   √ Linha negra e profunda nitidamente definida
   DDx:
   (1) sulco vascular, especialmente em artéria temporal (linha cinza, margem ligeiramente esclerótica, ramificação arbórea, localização típica (a artéria temporal projeta-se atrás da sela dorsal)
   (2) sutura
2. **Fratura com afundamento**
   - geralmente palpável
   √ Densidade em osso sobre osso
   Rx: cirurgia indicada se o afundamento for > 3–5 mm (em virtude da ruptura aracnóidea/lesão cerebral)
   Observação: CT/MR obrigatórias para avaliar a extensão da lesão cerebral subjacente
3. **Fratura da base do crânio** = fratura craniana basilar
   - rinorreia (CSF)
   - otorreia (CSF/hemotímpano)
   - olhos de guaxinim = equimose periorbital
   √ Pneumocefalia
   √ Ar nos sulcos
   √ Nível de ar-fluido nos seios
   Cx: infecção aguda/déficit retardado de nervo craniano, laceração/dissecção/oclusão/infarto vascular
4. **Fratura craniana em cicatrização**
   @ bebês: em 3–6 meses sem um sinal
   @ crianças (5–12 anos): em 12 meses
   @ adultos: em 2–3 anos
   √ Lucência persistente que simula um sulco vascular
   Cx: cisto leptomeníngeo (= fratura do crescimento)

Fratura de LeFort
[René Le Fort (1869–1951), cirurgião francês]
◊ Todas as fraturas de LeFort envolvem o processo pterigóideo!

A. **LeFort I** = fratura maxilar transversa causada por um golpe na pré-maxila
   Linha de fratura:
   (a) crista alveolar
   (b) abertura lateral do nariz
   (c) parede inferior do seio maxilar
   √ Descolamento do processo alveolar da maxila
   √ Dentes contidos no fragmento descolado

B. **LeFort II** = "fratura em pirâmide"
   ◊ Pode ser unilateral
   Linha de fratura: arco através de:
   (a) crista alveolar posterior
   (b) margem orbital medial
   (c) através dos ossos nasais
   √ Separação da porção média da face
   √ Assoalho da órbita + palato duro + cavidade nasal envolvida

C. **LeFort III** = **"disjunção craniofacial"**
   Linha de fratura: curso horizontal através:
   (a) da sutura nasofrontal
   (b) sutura maxilofrontal
   (c) parede orbital
   (d) arco zigomático
   √ Separação de toda a face da base do crânio

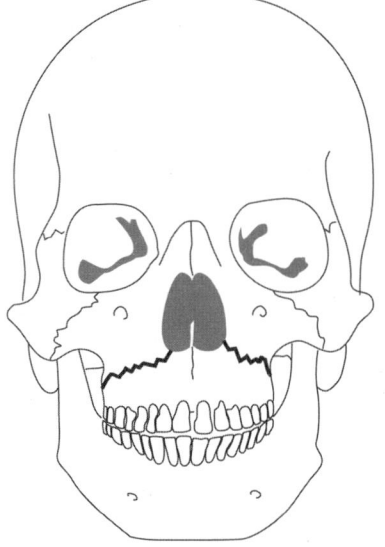 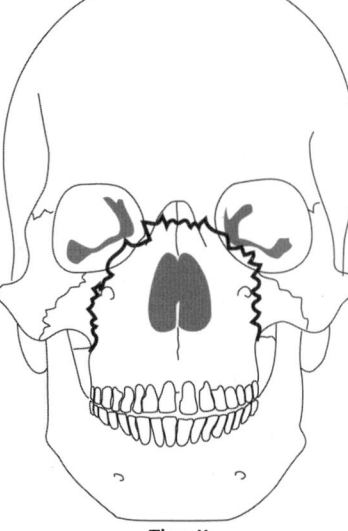 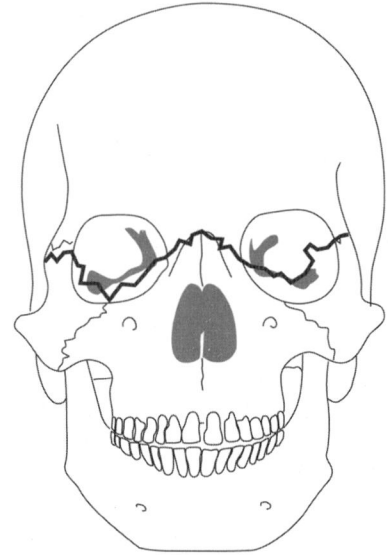

Tipo I   Tipo II   Tipo III

Fraturas de LeFort

Fratura do Osso Esfenoide
Prevalência: envolvida em 15% das fraturas da base do crânio
- rinorreia/otorreia de CSF
- hematotímpano
- sinal de Battle = equimose da região mastóidea
- "olhos de guaxinim" = equimose periorbital
- paralisia do 7º e 8º nervos
- disfunção muscular; problemas com a motilidade ocular, mastigação, fala, deglutição, função da tuba auditiva

√ Nível ar-líquido nos seios + mastoide
√ Cortes tomográficos axiais finos de alta resolução para melhor delineação das fraturas
√ Material de contraste intratecal hidrossolúvel para fístula de CSF

Fratura do Osso Temporal

Fratura Longitudinal do Osso Temporal (75%)
= fratura paralela ao eixo da pirâmide petrosa que surge na escamosa do osso temporal através do tegmento timpânico, EAC (canal auditivo externo), orelha média, terminando no forame lácero
- sangramento do EAC (ruptura da membrana timpânica)
- otorreia (extravasamento do CSF com membrana timpânica rota; raro)
- perda auditiva condutiva (deslocamento dos ossículos auditivos — com mais frequência o osso bigorna por ser o ossículo menos ancorado)
  - SEM perda auditiva neurossensorial
- paralisia do nervo facial (10–20%) em decorrência de edema/fratura do canal facial próximo do gânglio geniculado; é frequente a recuperação espontânea

√ Pneumoencéfalo
√ Herniação do lobo temporal
√ Deslocamento articular incudoestapedial (a articulação mais fraca):
  √ "Sorvete" (martelo) caiu fora do "cone" (bigorna) na imagem de CT coronal direta
  √ Fratura do "dente molar" em imagem de CT sagital direta
√ Células mastóideas opacas de ar/com nível de ar-fluido

Incidências radiográficas simples: projeção de Stenvers/Owens

Fratura Transversa do Osso Temporal (25%)
= fratura perpendicular ao eixo da pirâmide petrosa que se origina no osso occipital e se estende anteriormente através da base do crânio + através da pirâmide petrosa
- perda auditiva neurossensorial irreversível (linha de fratura através do ápice do IAC/cápsula labiríntica com lesão em ambas as partes do VIII nervo craniano)
- vertigem persistente
- paralisia do nervo facial (VII nervo craniano) em 50% (lesão no IAC); a recuperação espontânea é menos frequente em virtude da ruptura das fibras nervosas
- rinorreia (extravasamento do CSF com membrana timpânica intacta)
- sangramento na orelha média

Incidências radiográficas simples: projeção posteroanterior (transorbital) + Towne

Fratura Zigomaticomaxilar
= FRATURA EM "TRIPÉ" = FRATURA DO COMPLEXO MALAR/ZIGOMÁTICO
Causa: golpe direto na eminência malar
- perda de sensibilidade na face abaixo da órbita
- mastigação deficiente
- visão dupla/oftalmoplegia
- deformidade facial

Linha de fratura:
(a) parede lateral do seio maxilar
(b) margem orbital próxima ao forame infraorbital
(c) assoalho da órbita
(d) sutura zigomaticofrontal/arco zigomático

Fratura em Explosão
= fratura isolada do assoalho orbital
Causa: pancada súbita e direta no globo ocular (bola ou punho), com aumento da pressão intraorbital transmitida ao fraco assoalho da órbita
- diplopia à mirada vertical (aprisionamento dos músculos reto inferior + oblíquo inferior)
- enoftalmo
- anestesia facial

Associada a: fratura da lâmina papirácea fina (= parede orbital medial) em 20–50%

√ Massa de tecido mole estendendo-se para dentro do seio maxilar (= herniação da gordura orbital)
√ Completa opacificação do seio maxilar (edema + hemorragia)
√ Depressão do assoalho orbital (= processo orbital da maxila)
√ Atrofia pós-traumática da gordura orbital leva ao enoftalmo
√ Opacificação das células aéreas etmoidais adjacentes
√ Ruptura do ducto lacrimal

FRATURAS DA COLUNA CERVICAL
Fatores associados a risco maior de fratura:
(1) escala de Coma de Glasgow < 14
(2) sensibilidade no pescoço
(3) perda de consciência
(4) déficit neurológico
(5) ingestão de droga
(6) mecanismo específico de lesão; acidente com veículo motorizado, queda de altura > 3 m

Indicações para avaliação por CT da coluna cervical:
pacientes adultos de alto risco (= > 5% de probabilidade pré-teste de lesão) definida por:
(1) acidente com veículo em alta velocidade (> 35 mph)
(2) colisão resultando em óbito na cena do acidente
(3) queda de altura > 3 m
(4) lesão cefálica fechada significativa (hemorragia intracraniana vista na CT)
(5) sinais neurológicos/sintomas referidos à coluna cervical
(6) fraturas múltiplas pélvica/extremidade

Frequência: 1–3% de todos os casos traumáticos; C2, C6 > C5, C7 > C3, C4 > C1
  ◊ Trauma de coluna cervical responsável por 2/3 de todas as lesões da medula espinhal!

- dano neurológico/medula espinal (39–50%)

Localização:
(a) coluna cervical alta = C1/2 (19–25%): atlas (4%), odontoide (6%)
(b) coluna cervical baixa = C3-C7 (75–81%)
(c) junção cervicotorácica (9–18%)
(d) múltiplas fraturas espinhais não contíguas (15–20%)

Local: arco vertebral (50%), corpo vertebral (30%), disco intervertebral (25%), ligamentos posteriores (16%), dente (14%), facetas impactadas (12%), ligamento anterior (2%)

Associadas à lesão a:
cabeça (70%), coluna torácica (15%), coluna lombar (10%), tórax (35%), pelve (15%), extremidade superior (10%), extremidade inferior (30%)

Observação: 5–8% dos pacientes com fraturas podem ter radiografias normais!
  ◊ A maioria das fraturas omitidas envolvem C1 (8%), C2 (34%), C4 (12%), C6-C7 (14%), côndilos occipitais

◊ Espaço C7–T1 não visualizado em pelo menos 26% de todos os pacientes com trauma
Cx: degeneração neurológica com retardo no diagnóstico

A. LESÃO POR HIPERFLEXÃO (46–79%)
   1. Fratura do odontoide
   2. Fratura em cunha simples (estável)
   3. **Fratura de flexão em "lágrima":** avulsão do canto anteroinferior pelo ligamento anterior (instável)
      ◊ Lesão mais grave + mais instável da coluna cervical
      Localização: C5, C6, C7
      √ Fragmento triangular em tecidos moles anterior ao corpo vertebral
      √ Retrolistese
      √ Aumento das facetas
      √ Estreitamento do canal espinhal
      √ Cifose leve
      Associada a: rupturas de ligamento, compressão da medula espinhal
   4. Subluxação anterior
   5. **Facetas bilaterais impactadas** = superfícies articulares integrados (instável)
      √ Anterolistese de vértebra afetada em 1/2 do corpo vertebral
      √ Cifose focal leve
      √ Edema de tecido mole
      √ Sem rotação
   6. Estreitamento do espaço discal anterior
   7. Fratura do processo espinhoso = **fratura do "cavador de argila"** = súbita sustentação de carga com a coluna fletida, associada à avulsão fratura de C6/C7/T1 (estável)
   8. **Instabilidade na flexão** = ruptura isolada dos ligamentos posteriores
      ◊ Diagnóstico pode ser omitido sem incidências de flexão retardada
      √ Sem fratura
      √ Aumento interespinhoso
      √ Perda de paralelismo da faceta
      √ Aumento da porção posterior do disco
      √ Anterolistese > 3 mm
      √ Cifose focal

B. LESÃO POR HIPEREXTENSÃO (20–38%)
   ◊ Alto risco de déficit neurológico!
   ◊ As radiografias podem ser completamente normais!
   1. Espaço discal aumentado anteriormente
   2. Edema pré-vertebral
   3. **Fratura em lágrima à extensão**
      Localização: C2, C3
   4. Fratura do arco neural de C1 (estável = anel anterior + ligamento transverso intacto)
   5. Subluxação (anterior/posterior)
   6. **Fratura do enforcado** (instável)
      = ESPONDILOLISTESE TRAUMÁTICA
      √ Fratura de parte bilateral da C2
      √ Edema dos tecidos moles pré-vertebrais > 5 mm na margem anterior-inferior da C2
      √ Subluxação anterior de C2 sobre C3
      √ Ruptura da linha espinolaminar C1-C2

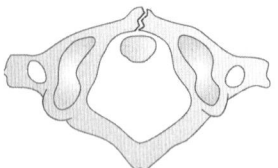
Fratura do arco anterior

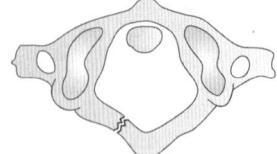
Fratura do arco posterior

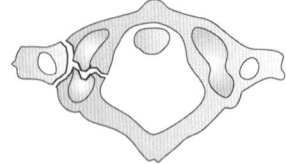
Fratura da massa lateral

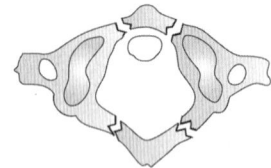
Fratura de Jefferson

Fraturas do Atlas

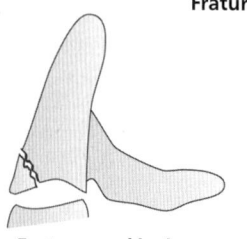
Fratura em lágrima

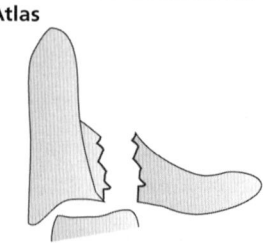
Fratura do enforcado

Fraturas do Áxis

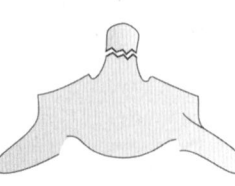
Tipo I

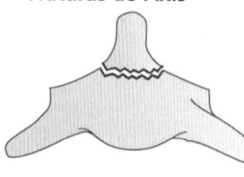
Tipo II

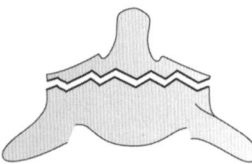
Tipo III

Fraturas Dentais

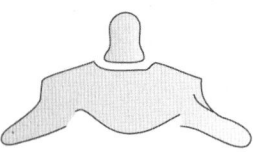
Osso odontoide

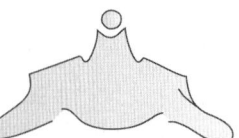
Ossículo terminal

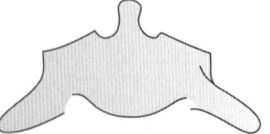
Hipoplasia do dente

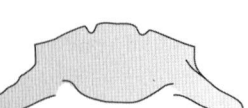
Aplasia do dente

Variantes Dentais

√ Ruptura da linha do corpo vertebral posterior C2–C3
√ Avulsão do canto anteroinferor da C2 (ruptura do ligamento longitudinal anterior)

C. LESÃO POR FLEXÃO-ROTAÇÃO (12%)
1. **Facetas impactadas unilaterais** (incidências oblíquas!, estável)
   √ Anterolistese < 1/4 da largura do corpo vertebral
   √ Sinal da "gravata-borboleta" = as 4 facetas giradas na vista LAT
   √ Diminuição do espaço espinolaminar
   √ Rotação do processo espinhoso (em vista AP)
   √ "Faceta nua" (na CT)

D. COMPRESSÃO VERTICAL (4%)
1. **Fratura de Jefferson**
   [Sir Geoffrey Jefferson (1886–1961), neurocirurgião em Manchester, Inglaterra)
   √ Fratura cominutiva do anel de C1 (instável) com fraturas anterior + posterior unilaterais/bilaterais ipsilaterais
   √ Deslocamento lateral da massa lateral (autodescompressão) em vista AP
   (DDx: fratura de pseudo-Jefferson = compensação lateral das massas laterais do atlas sem fratura nas anomalias de fusão anterior/posterior dos arcos de C1, em crianças, pois as massas laterais do atlas ossificam-se antes de C2)
2. **Fratura em explosão** *burst* = disco intervertebral deslocado para dentro do corpo vertebral inferior (estável)
   √ Perda de altura do corpo vertebral posterior com vários fragmentos:
     √ Componente de fratura sagital que se estende para a placa terminal inferior
     √ Fragmento retropulsado da margem superior posterior no canal espinhal
     √ Alargamento interpedicular
     √ Fratura do elemento posterior
   Associada a: alargamento das articulações apofisárias, fratura dos arcos vertebrais posteriores

E. FLEXÃO/ESTIRAMENTO LATERAL (4–6%)
1. Fratura uncinada
2. Fratura isolada do pilar
3. Fratura do processo transverso
4. Compressão vertebral lateral

Sinais de Trauma Vertebral Cervical Significativo
(a) mais confiável + específico
   √ Aumento do espaço interespinhoso (43%)
   √ Alargamento da articulação da faceta (39%)
   √ Deslocamento da tira de gordura pré-vertebral (18%)
(b) confiável, mas não específico
   √ Espaço retrofaríngeo largo > 7 mm (31%)
     (DDx: hemorragia mediastinal de outra causa, choro em crianças, intubação S/P difícil)
(c) não específicos
   √ Perda de lordose (63%)
   √ Anterolistese/retrolistese (36%)
   √ Angulação cifótica (21%)
   √ Desvio traqueal (13%)
   √ Espaço discal: estreito (24%), largo (8%)

Fraturas do Atlas
Prevalência: 4% das lesões da coluna cervical
Local: arco posterior, arco anterior, massa lateral, fratura de Jefferson
Associadas a: fraturas de C7 (25%), pedículo de C2 (15%), fraturas extraespinhais (58%)

Fraturas do Áxis
Prevalência: 6% das lesões cervicais espinhais
Associadas a: fraturas de C1 em 8%
   tipo I = avulsão da ponta do odontoide (5–8%)
      √ Difícil de detectar
   tipo II = fratura através da base do dente (54–67%)
      Cx: não união
        ◊ CT axial isolada omite > 50%!
   tipo III = fratura subdental (30–33%)
      Prognóstico: bom
DDx: osso odontoide, ossículo terminal, hipoplasia do dente, aplasia do dente

FRATURAS DA COLUNA TORACOLOMBAR
◊ 40% de todas as fraturas vertebrais que causam déficit neurológico, principalmente complexas (corpo + elementos posteriores envolvidos)
Localização: 2/3 na junção toracolombar
√ Diástases das articulações apofisárias
√ Ruptura do ligamento interespinhoso
√ Retropulsão dos fragmentos do corpo para dentro do canal espinhal
√ Fragmentos "explodidos" na superfície superior do corpo

Fratura da Coluna Torácica Superior (T1 a T10)
Frequência: em 3% de todos os traumas torácicos fechados
Tipos:
1. Fratura por carga axial/compressão (mais comum)
   √ Encunhamento do corpo vertebral
   √ Retropulsão dos fragmentos ósseos
   √ Herniação discal pós-traumática
2. Fratura em explosão
   √ Fratura associada do arco neural posterior
   √ Fragmentos ósseos retropulsados cominutivos
3. Fratura em fatia sagital
   √ A vértebra de cima encurta-se dentro da vértebra debaixo, deslocando-a lateralmente
4. Deslocamento anterior/posterior
   √ Ligamento longitudinal anterior/posterior roto
   √ Deslocamento da faceta
◊ Fraturas relativamente estáveis em virtude do gradil costal + ligamentos costovertebrais fortes + orientação mais horizontal das articulações da faceta!
◊ Somente 51% detectadas em CXR inicial!
Geralmente associadas a: fratura do esterno
√ Alargamento das linhas paraespinhais
√ Aumento mediastinal
√ Perda de altura do corpo vertebral
√ Obscurecimento do pedículo
√ Capa apical esquerda
√ Desvio da sonda nasogástrica

Sinais de Instabilidade Espinhal
= incapacidade de manter as associações normais entre os segmentos vertebrais enquanto sob carga fisiológica
√ Vértebras deslocadas
√ Aumento da distância interespinhal/interlaminar
√ Deslocamento da faceta
√ Ruptura da linha do corpo vertebral posterior

Fraturas da Junção Toracolombar (T11 a L2)
= área de transição entre um segmento rígido + móvel da coluna
• déficit neurológico (em até 40%)
Classificação com base na lesão da coluna média:
(1) **lesão de hiperflexão** (mais comum)
   = compressão da coluna anterior + distração dos elementos espinhais posteriores

(a) fratura de hiperflexão-compressão
  √ Perda de altura do corpo vertebral anteriormente + lateralmente
  √ Cifose/escoliose focal
  √ Fratura de placa terminal anterossuperior
(b) lesão de flexão-rotação (incomum)
  ◊ Muito instável!
  • sequelas neurológicas catastróficas: paraplegia
  √ Subluxação/deslocamento
  √ Alargamento da distância interespinhosa
  √ Fraturas da lâmina, processo transverso, facetas, costelas adjacentes
(c) fratura-deslocamento por cisalhamento
  = dano das 3 colunas secundário à força de impacto horizontal
(d) lesão de flexão-distração: fratura de Chance
(2) **lesão de hiperextensão** (extremamente incomum)
  √ Espaço discal alargado anteriormente
  √ Subluxação posterior
  √ Avulsão do canto vertebral anterior superior
  √ Fratura do arco posterior
(3) **fratura por compressão axial**
  ◊ Instável!
  √ Fratura em explosão com herniação do disco intervertebral através das placas terminais + cominuição do corpo vertebral
  √ Acentuado encunhamento do corpo vertebral anterior
  √ Fragmento ósseo retropulsado
  √ Aumento da distância interpediculada
  √ ± fratura vertical através do corpo vertebral, pedículo, lâmina

Fratura de Chance
= FRATURA DO CINTO DE SEGURANÇA
[George Quentin Chance, radiologista britânico em Manchester, Inglaterra]
Mecanismo: lesão de flexão-distração por cisalhamento (lesão com cinto de segurança do tipo abdominal em passageiros do banco traseiro)
• déficit neurológico infrequente (20%)
Localização: L2 ou L3
√ Divisão horizontal do processo espinhoso, pedículos, lâminas + porção superior do corpo vertebral

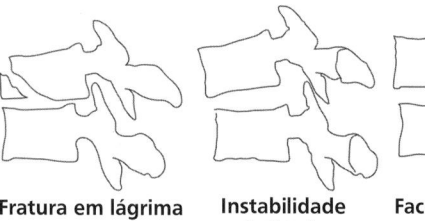

Fratura em lágrima **Instabilidade da flexão** **Faceta impactada unilateral**

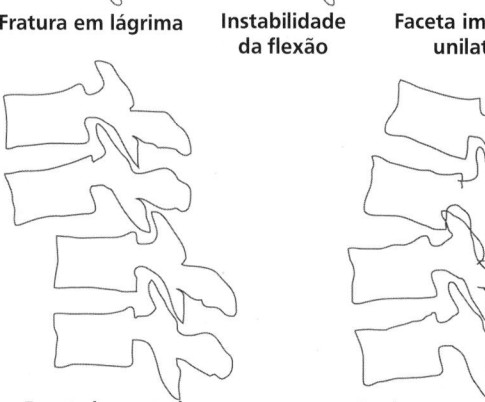

Faceta impactada bilateral **Deslocamento por hiperextensão**

Lesão da Coluna Torácica

√ Ruptura dos ligamentos
√ Distração do disco intervertebral + articulações das facetas
◊ Fratura geralmente instável!
Com frequência associada a:
  (1) outra lesão óssea
    fraturas de costelas ao longo do curso da faixa diagonal; fraturas do esterno; fraturas claviculares
  (2) lesão de tecido mole
    ruptura transversa do músculo reto abdominal; ruptura peritoneal anterior; ruptura do diafragma
  (3) lesão vascular
    ruptura vascular mesentérica; transecção da artéria carótida comum; lesão da artéria carótida interna, artéria subclávia, veia cava superior; ruptura aórtica torácica; transecção aórtica abdominal
  (4) lesão visceral
    perfuração do jejuno + íleo > intestino grosso > duodeno (fluido intraperitoneal livre em 100%, infiltração mesentérica em 88%, parede intestinal espessada em 75%, ar extraluminal em 56%), laceração/ruptura do fígado, baço, rins, pâncreas, distensão da bexiga; lesão uterina

Equivalente de Chance
= ruptura puramente ligamentar levando a subluxação/deslocamento lombar
√ Ligeiro aumento do aspecto posterior do espaço discal afetado
√ Articulações facetárias alargadas
√ Dilatação dos processos interespinhosos = "sinal do buraco vazio" em vista AP

Fratura de Holdsworth
[Sir Frank Wild Holdsworth (1904–1969), ortopedista britânico pioneiro em reabilitação de lesões espinhais]
Localização: junção toracolombar
√ Fratura-deslocamento da coluna espinhal instável com fratura através do corpo vertebral + processos articulares
√ Ruptura dos ligamentos espinhais posteriores

Lesão do Cinto de Segurança
= lesão causada por contenção do tipo três pontos (dispositivo abdominal e para ombros combinado)
• contusão no tecido subcutâneo + gordura da parede torácica anterior
• abrasões cutâneas estão associadas a lesões internas significativas (em 30%)
@ esqueleto
  esterno, costelas (ao longo do curso diagonal da extensão do cinto para os ombros), clavícula, processos transversos de C7 ou T1
@ cardiovascular
  transecção aórtica, contusão cardíaca, ruptura ventricular, artéria subclávia, SVC
@ vias respiratórias
  ruptura traqueal/laríngea, ruptura diafragmática

Fratura do Processo Transverso da Coluna Lombar
Causa: trauma direto, forças de violenta flexão-extensão lateral, avulsão do músculo psoas, fratura de Malgaigne
Frequência: 7%
Em 21–51% lesão associada:
  lesão genitourinária, laceração hepática + esplênica
Localização: L3 > L2 > L1 > L4 > L5; Esq÷Dir = 2÷1; múltiplo: único = 2÷1
√ Fraturas unilaterais÷horizontais (94%÷6%)
√ Fraturas em explosão lombar/de compressão associadas

◊ Detecção por radiografia convencional em 40% somente!
Prognóstico: lesão menor e estável; mortalidade 10%

Fratura Sacral
zona 1 = fratura lateral aos forames sacrais
- déficit neurológico significativo (incomum)

zona 2 = fratura através ≥ 1 forame
- radiculopatia lombar/sacral unilateral (rara)

zona 3 = fratura através do canal central
- dano neurológico bilateral significativo (frequente): incontinência intestinal/vesical

Cx: incapacidade crônica (em até 50%)

GLIOMA DA MEDULA ESPINHAL

Astrocitoma da Medula Espinhal
◊ A neoplasia intramedular mais comum em crianças!
◊ Segunda neoplasia intramedular mais comum em adultos
Frequência: 30% dos tumores de medula espinhal; secundário ao ependimoma em prevalência em adultos
Média etária: 29 anos; M÷F = 58÷42
Patologia: aumento fusiforme mal definido sem cápsula/plano de clivagem
Histologia: hipercelularidade com crescimento infiltrativo ao longo da estrutura de astrócitos normais, oligodendrócitos e axônios
    grau I   astrocitoma pilocítico (75%), normalmente mais comum no cerebelo
    grau II   tipo fibrilar de baixo grau
    grau III   astrocitoma anaplásico com necrose (em até 25%)
    grau IV   glioblastoma multiforme com proliferação endotelial (0,2–1,5%)
Localização: medula torácica (67%), medula cervical (49%), cone medular (3%); em média em 4–7 segmentos vertebrais envolvidos; a apresentação holomedular (em até 60% das crianças); com frequência estendendo-se para dentro do tronco cerebral
Local: excêntrico dentro da medula espinhal (57%)
- dor + déficit sensorial (54%)
- disfunção motora (41%)
- anormalidades da marcha (27%)
- torcicolo (27%)

Radiografias:
√ Escoliose (24%)
√ Aumento da distância interpedicular
√ Erosão óssea

MR:
√ Normalmente tumor medular mal definido extenso, homogêneo, com expansão da medula espinhal:
    √ Isointenso a hipointenso à medula em T1WI
    √ Hiperintenso em T2WI
    √ Margens mal definidas
√ Veias dilatadas na superfície da medula
√ Irregularidades e heterogeneidade no realce pelo gadolínio na MR
√ Cistos tumorais irregulares excêntricos + cistos polares + siringe (comum):
    √ O contraste mielográfico hidrossolúvel entra no espaço cístico nas imagens tardias de CT
√ Disseminação leptomeníngea (em 60% dos glioblastomas multiformes)

Rx: retirada de volume do tumor + radioterapia
Prognóstico: sobrevida de 95% em 5 anos em tumores de baixo grau; taxa de mortalidade mais elevada que do ependimoma

DDx: ependimoma (sinal da capa, localização central, bem definido, hemorragia é comum, intensificação focal do contraste, predileção pelo cone)

Ependimoma da Medula Espinhal
◊ Neoplasia espinhal intramedular mais comum em adultos!
Frequência: 40–60% dos tumores primários da medula espinhal; 90% dos tumores primários no filamento terminal
Média etária: 39 anos; M÷F = 57÷43
Origem: células ependimais que revestem o canal central (62–76%)
Patologia: expansão medular simétrica com deslocamento do tecido neural produzindo um plano de clivagem
Histologia: pseudorrosetas perivasculares; degeneração cística (50%); hemorragia nas margens superior + inferior do tumor
    Subtipos: celular (mais comum), papilar, de células claras, tanicítico, mixopapilares (ao longo do filamento terminal), melanótico
Localização: medula cervical somente (44%)/com extensão para dentro da medula torácica (23%); medula torácica somente (26%); cone medular (7%); estende-se sobre vários segmentos vertebrais (em média, 3,6 segmentos envolvidos)
    <u>ectópico</u>: região sacrococcígea, ligamento largo do ovário (associado à espinha bífida oculta [33%])
Local: central dentro da medula espinhal
- longa história antecedente (duração média de 37 meses) em virtude do lento crescimento do tumor:
  - dor nas costas/pescoço (67%) = compressão/interrupção dos tratos espinotalâmicos primeiro
  - déficits sensoriais (52%), fraqueza motora (46%)
  - disfunção intestinal/vesical (15%)

Metástases para: pulmão, retroperitônio, linfonodos
√ Tumor medular bem demarcado/difusamente infiltrativo
√ Associado a, pelo menos, um cisto (em 78–84%):
    √ Cistos polares (62%) no aspecto craniano e caudal do tumor, que não contém células malignas
    √ Cistos tumorais (4–50%), que podem conter tumor
    √ Siringomielia (9–50%)

Radiografias:
√ Escoliose (16%)
√ Alargamento do canal espinhal (11%):
    √ Irregularidades do corpo vertebral
    √ Erosão do pedículo, afinamento laminar

Mielografia:
√ Aumento da medula com bloqueio completo/parcial do fluxo do material de contraste

CT:
√ Massa medular isointensa/ligeiramente hiperatenuada
√ Realce pelo meio de contraste intenso

MR:
√ Massa isointensa/hipointensa (raramente hiperintensa por hemorragia) relativa à medula espinhal em T1WI
√ Hiperintensa/isointensa em T2WI
√ "Sinal da capa" = margem extremamente hipointensa nos polos tumorais em T2WI (em 20–33%) em virtude dos depósitos de hemossiderina provenientes de hemorragia prévia
√ Edema medular (60%)
√ Realce principalmente intenso homogêneo pelo contraste na MR com gadolínio (84%)
√ Margens bem definidas em imagens contrastadas (89%)

Prognóstico: taxa de sobrevida de 82% em 5 anos

DDx: astrocitoma (tumor pediátrico, localização excêntrica, mal definido, hemorragia incomum, intensificação irregular e desigual)

Ependimoma Mixopapilar da Medula Espinhal
= variante especial de ependimoma da medula espinhal inferior
Prevalência: 13% de todos os ependimomas espinhais; a neoplasia mais comum do cone medular (83%)
Média etária: 35 anos; M > F
Origem: glia ependimal do filamento terminal
Patologia: tumor heterogêneo com produção generosa de mucina
- região lombar inferior/perna/plano sacral
- fraqueza/disfunção esfinctérica

Localização: cone medular, filamento terminal; ocasionalmente múltiplo (14–43%)
√ Isointensa em T1WI + hiperintensa em T2WI
√ Ocasionalmente hiperintenso em T1WI + T2WI em virtude do conteúdo de mucina/hemorragia
√ Quase sempre intensificação do contraste
√ Ocasionalmente grande área lítica de destruição óssea

Subependimoma da Medula Espinhal
= variante do ependimoma do CNS
Origem: tanicitos [*tanyos*, grego = estiramento] que unem as camadas da pia + ependimal
Média etária: 42 anos; M÷F = 74÷26
Histologia: células ependimais dispersas de maneira esparsa entre astrócitos fibrilares predominantes
- duração média dos sintomas de 52 meses:
  - dor, disfunção motora + sensorial
  - atrofia de uma/ambas as extremidades superiores (83%)

Localização: sistema ventricular do cérebro, alguns na medula cervical
√ Dilatações fusiformes da medula espinhal:
  √ Lesão intensificada com margens bem definidas (50%)
  √ Lesão não intensificada com difuso aumento medular simétrico
√ Massa com localização excêntrica
√ ± edema

Ganglioglioma da Medula Espinhal
= GANGLIOGLIONEUROMA = NEUROMA GANGLIÔNICO = NEUROASTROCITOMA = NEUROGANGLIOMA = GLIOMA GANGLIÔNICO = NEUROGLIOMA = NEUROMA GANGLIOCELULAR
Prevalência: 0,4–6,2% de todos os tumores do CNS; 1,1% de todas as neoplasias espinhais
Média etária: 12 anos; crianças > adultos; M÷F = 1÷1
Histologia: mistura de elementos neuronais maduros neoplásicos orientada de maneira irregular (neurônios/células ganglionárias) + elementos gliais (astrócitos neoplásicos), arranjados em agrupamentos = lesões de grau I ou II
Localização: medula cervical (48%), medula torácica (22%), cone, holomedula (extensão média de 8 segmentos vertebrais); geralmente supratentorial (lobo temporal)
- duração dos sintomas entre 1 mês e 5 anos
√ Escoliose (44%), remodelamento espinhal (93%) em virtude de um crescimento relativamente lento (raro no estrocitoma/ependimoma)
√ Excêntrico
√ Pequenos cistos tumorais (em 46%)
√ Calcificações (raras, em comparação ao tumor intracraniano)
MR:
  √ Intensidades de sinal mistas do tumor em T1WI (em 84%)
  √ Tumor homogeneamente hiperintenso em T2WI
  √ Edema circundante (menos comum que no ependimoma/astrocitoma)
  √ Intensificação desigual (65%)/nenhuma do tumor (15%)
  √ Intensificação da superfície da pia (58%)
Cx: transformação maligna (10%)
Prognóstico: crescimento lento; taxa de sobrevida de 89% em 5 anos e de 83% em 10 anos; taxa de recorrência de 27%

HEMANGIOBLASTOMA DA COLUNA
= ANGIOBLASTOMA = ANGIORRETICULOMA
Prevalência: 1–7,2% de todos os tumores da medula espinhal; principalmente esporádicos
Associado a: doença de von Hippel-Lindau (em 1/3)
Recomendação: avaliação por imagem MR do cérebro + coluna em pacientes com doença de von Hippel-Lindau
Idade: meia-idade; M÷F = 1÷1
Patologia: massas nodulares isoladas, não gliais, altamente vascularizadas, contíguas às leptomeninges com proeminentes vasos dilatados + tortuosos na superfície medular posterior
Histologia: grandes células estromais pálidas de origem desconhecida, agrupada entre vasos sanguíneos de vários tamanhos
Localização: intramedular (75%), radicular (20%), intradural extramedular (5%), medula torácica/medula cervical (40%); solitário em > 80%; lesões múltiplas indicam síndrome de von Hippel-Lindau + requer avaliação de toda a coluna
Local: aspecto subpial da coluna dorsal; pode-se estender exofiticamente para dentro do espaço subaracnóideo/extradural
- a duração média dos sintomas é de 38 meses:
  - alterações sensoriais (39%); propriocepção comprometida
  - disfunção motora (31%), dor (31%)
√ Aumento da distância interpedicular (efeito de massa)
Angiografia:
  √ Massa altamente vascularizada com denso rubor prolongado
  √ Grandes veias de drenagem formam massa sinuosa ao longo do aspecto medular posterior
MR:
  √ Expansão medular difusa isointensa (50%)/hiperintensa (25%) em T1WI
  √ Lesão hiperintensa com *flow-void* ou ausência focal heterogêneo em T2WI
    √ Áreas curvilíneas de ausência de sinal
  √ Formação de cistos/siringomielia (em até 100%):
    √ Componente cístico intratumoral (50–60%)
    √ Ocasionalmente massa cística com realce do nódulo mural (CLÁSSICO de hemangioblastoma cerebelar)
  √ Nódulo tumoral densamente realçado
  √ ± edema circundante e sinal da capa
  √ Massa bem demarcada com contraste por gadolínio
Cx: hemorragia intramedular, hematomielia, hemorragia subaracnóidea (rara)
DDx: fístula arteriovenosa (mal circunscrita, intensidade de sinal heterogênea)

SÍNDROME DE KLIPPEL-FEIL
= BREVICOLO
= sinostose de um/mais segmentos cervicais
Pode estar associada a:
platibasia, siringomielia, encefalocele, assimetria craniana + facial, deformidade de Sprengel (25–40%), sindactilia, pé equinovaro, vértebra lombar hipoplásica; anomalias renais em 50% (agenesia, disgenesia, má rotação, duplicação, ectopia renal); doença cardíaca congênita em 5% (comunicação interatrial, coarctação)

- tríade clínica de:
  (1) pescoço curto
  (2) restrição do movimento cervical
  (3) linha de implante posterior do cabelo baixa
- surdez (30%)
- pescoço alado

Localização: coluna cervical
√ Fusão dos corpos vertebrais e elementos posteriores
√ ± hemivértebra
√ Pode haver fusão cervicotorácica/cervical/atlantoccipital
√ Torcicolo
√ Escoliose
√ Fusão costal
√ Deformidade de Sprengel (25–40%)
√ Anomalias da orelha: ausência do canal auditivo, microtia, ossículos deformados, desenvolvimento incompleto do labirinto ósseo

DOENÇA DE KÜMMELL
= FENÔMENO DO VÁCUO INTRAVERTEBRAL
= colapso do corpo vertebral pós-traumático tardio
Causa: necrose isquêmica, semanas a meses após uma fratura aguda
Fisiopatologia: forma fendas ósseas por diminuição do volume vertebral; baixa pressão dentro das fendas permite o acúmulo de gás (principalmente nitrogênio)
Idade: > 50 anos
Localização: com mais frequência na junção toracolombar
√ Colapso do corpo vertebral
√ Radiolucência linear transversa/semilunar com localização central dentro do/adjacente ao platô vertebral
√ Acúmulo de gás aumenta com a extensão + tração, diminuindo com a flexão

CISTO LEPTOMENÍNGEO
= **fratura "em crescimento"** = loculação do CSF dentro/através do crânio
Prevalência: 1% de todas as fraturas de crânio pediátricas
Patogênese: fratura de crânio com lesão dural leva à formação de herniação aracnóidea dentro do defeito dural; as pulsações do CSF produzem a diastase da fratura + erosão das margens ósseas (aparente 2–3 meses após o trauma)
√ Defeito craniano com margens irregulares indistintas
√ Cisto com densidade de CSF adjacente ao/no crânio, pode conter tecido cerebral
MR:
  √ Cisto isointenso com o CSF + comunicante com o espaço subaracnóideo
  √ Área de encefalomalacia subjacente à fratura (frequente)
  √ Tecido intracraniano que se estende entre as bordas do osso

LIPOMA DA COLUNA
= massa de gordura + tecido conectivo parcialmente encapsulados em continuidade com as leptomeninges/medula espinhal
- massa dorsal subcutânea recoberta por pele, ocasionalmente associada à lesão hemangiomatosa/pilosa
- deficiência sensorial, paresia, bexiga neurogênica

Tipos:
  (a) lipomielomeningocele (84%)
  (b) fibrolipoma do filamento terminal (12%)
  (c) lipoma intradural (4%)
Localização: região lombossacral
◊ Lipomas intradurais + lipomielomeningoceles representam 35% das massas lombossacras cobertas com pele + 20–50% dos disrafismos espinhais ocultos!

Lipoma Intradural
= massa subpial justamedular totalmente fechada dentro de um saco dural intacto
Prevalência: < 1% dos tumores primários intraespinhais
Etiologia: neurulação embrionária anormal
Picos etários: primeiros 5 anos de vida (24%), 2ª + 3ª década (55%), 5ª década (16%)
- mono/paraparesia lentamente ascendente, espasticidade, perda da sensibilidade cutânea, sensação profunda prejudicada (com lipomas intradurais cervicais + torácicos)
- paralisia flácida das pernas, disfunção dos esfíncteres (com lipomas intradurais lombossacrais)
- pele sobrejacente geralmente normal
- elevação da proteína no CSF (30%)

Localização: cervical (12%)/cervicotorácico (24%)/torácico (30%)
Local: aspecto dorsal (75%), lateral/anterolateral (25%) da medula
√ Medula espinhal aberta na linha média dorsalmente
√ Lipoma na abertura entre os lábios do placoide
√ Componente exofítico no polo superior/inferior do lipoma
√ Siringo-hidromielia (2%)
√ Aumento focal do canal espinhal ± forames neurais adjacentes
√ Espinha bífida estreita localizada

Lipomielomeningocele
= lipoma fortemente aderido na superfície dural exposta do placoide neural, mesclando-se com a gordura subcutânea
Prevalência: 20% das massas lombossacrais cobertas com pele; até 50% dos disrafismos espinhais ocultos
Idade: tipicamente < 6 meses de idade M < F
- massa lombossacral semiflutuante com a pele sobrejacente intacta
- perda sensorial nos dermátomos sacrais, perda motora, disfunção vesical
- deformidade do pé, dor na perna

Localização: lombossacral; extensão longitudinal sobre toda a extensão do canal espinhal (em 7%)
Local:
  – lipoma dorsalmente contínuo com gordura subcutânea
  – o lipoma pode estender-se para cima dentro do canal espinhal externo até a dura (= "lipoma epidural")
  – o lipoma pode entrar no canal central e estender-se rostralmente (= "lipoma intradural intramedular")
√ Medula espinhal ondulante deformada com fenda dorsal
√ Medula ancorada
√ Raízes dorsais + ventrais deixam o placoide neural ventralmente
√ Espaço subaracnóideo dilatado
US:
  √ Massa intraespinhal ecogênica adjacente à medula espinhal deformada + contínua com gordura subcutânea ligeiramente hipoecoica
@ alterações vertebrais
  √ Grande canal espinhal
  √ Erosão do corpo vertebral + pedículos
  √ Irregularidades posteriores (50%)
  √ Espinha bífida focal
  √ Anomalias segmentares/vértebra em borboleta (até 43%)
  √ Forames sacrais confluentes/agenesia sacral parcial (em até 50%)

Fibrolipoma do Filamento Terminal
Prevalência: 6% das autopsias
- assintomático
Localização: filamento intradural, filamento extradural, envolvimento de ambas as porções
√ Massa linear contendo gordura do filamento terminal

Prognóstico: potencial para desenvolvimento de sintomas de medula ancorada

"LÜCKENSCHÄDEL"
= CRANIOLACUNIA = CRÂNIO LACUNAR
= displasia mesenquimal da ossificação da calvária craniana (distúrbio do desenvolvimento)
Idade: presente no nascimento
Associado a:
(1) meningocele/mielomeningocele/encefalocele
(2) espinha bífida
(3) fenda palatina
(4) malformação de Arnold-Chiari tipo II
• pressão intracraniana normal
Localização: particularmente na área parietal superior
√ Aspecto "em favo de mel" com cerca de 2 cm de diâmetro (adelgaçamento do espaço diploico)
√ Fechamento prematuro das suturas (turricefalia/escafocefalia)
Prognóstico: regressão espontânea dentro dos primeiros seis meses de vida
DDx: (1) impressões circunvolucionais = impressões "digitais" (visíveis aos 2 anos, maximamente aparentes aos 4 anos, desaparecendo em torno dos 8 anos de idade)
(2) aspecto de "prata batida" pelo aumento da pressão intracraniana

LINFOMA DA MEDULA ESPINHAL
Prevalência: 3,3% do linfoma do CNS, 1% de todos os linfomas
Média etária: 47 anos; M < F
Histologia: coleção monótona de linfócitos fortemente agrupados no espaço perivascular; predominantemente a população de linfócitos B; sem necrose
• fraqueza, dormência, dificuldade progressiva na ambulação
Localização: medula cervical > torácica > lombar
Local: em compartimento extradural (mais comum)
MR:
√ Principalmente solitário, raramente multicêntrico
√ Isointenso relativo à medula em T1WI
√ Hipointenso com medula em T2WI (relacionado com a alta proporção nuclear-citoplasmática
√ Edema medular extenso
√ Forte intensificação heterogênea/homogênea
√ Difusão restrita (em virtude da alta celularidade + matriz extracelular reduzida)
Cx: compressão medular em virtude do estreitamento do canal espinhal
Rx: resposta inicial aos esteroides; a radioterapia resulta em rápida redução de tamanho + efeitos compressivos

CISTO MENÍNGEO
= dilatação anormal das meninges dentro do canal sacral/forames ± componente pré-sacral
Prevalência: 5%
Causa: divertículo do saco meníngeo espinhal/bainha da raiz nervosa/aracnoide
√ Cisto unilocular/multilocular
√ Remodelamento por erosão do canal/forame sacral (em decorrência de pulsações do CSF)
√ Margens corticais afiladas
DDx do cisto pré-sacral: teratoma sacrococcígeo cístico; cisto do ducto anal; tumor neurogênico degenerativo; cisto dos anexos

Cisto Sacral Perineural/Cisto de Tarlov
= bainha da raiz nervosa como variante normal
Localização: radículas posteriores (mais comum S2 + S3)
• sintomas neurológicos, se o cisto for grande
√ O cisto comunica-se livremente com o espaço subaracnóideo

Cisto Meníngeo Sacral/Aracnóideo
= MENINGOCELE SACRAL OCULTO
• geralmente assintomático
√ O cisto não se comunica com o espaço subaracnóideo

MENINGIOMA DA COLUNA
Prevalência: 25–45% de todos os tumores da coluna; 2–3% dos tumores espinhais pediátricos; 12% de todos os meningiomas
Idade: > 40 anos + mulheres (80%)
Localização: região torácica (82%); coluna cervical na superfície anterior da medula próximo ao forame magno (2ª localização mais comum); 90% no aspecto lateral
Local: extramedular intradural (50%); inteiramente epidural; intradural + epidural
• compressão da medula espinhal/raiz nervos
√ Erosão óssea em < 10%
√ Irregularidade do aspecto posterior do corpo vertebral
√ Aumento da distância interpedicular
√ Aumento do forame intervertebral
√ Podem calcificar-se (não tão facilmente quanto os meningiomas intracranianos)
CT:
√ Massa sólida suavemente delimitada e isodensa em relação ao músculo
√ Realce acentuado
MR:
√ Isointenso na medula espinhal em T1WI + T2WI
√ ± cauda dural refletindo disseminação tumoral/alterações reativas
√ Rápido + denso realce após Gd-DTPA
DDx: tumor da bainha nervosa

METÁSTASES PARA AS VÉRTEBRAS
Fonte:
(a) tumores metastáticos: mama, próstata, pulmão, rim, linfoma, melanoma maligno
(b) tumor primário: mieloma múltiplo
Patogênese: disseminação hematogênica para os corpos vertebrais (ossos com maior vascularização)
MR:
√ Lesões multifocais, nodulares relativamente bem definidas
√ Sinal diminuído em T1WI com o alto sinal de gordura medular de fundo
√ Aumento de sinal em T2WI (exceto no caso de metástases blásticas com diminuição dos sinais T1 + T2)
√ Realce pelo contraste em T1WI (maioria)
√ Fratura por compressão patológica:
√ Fratura somente após substituição de toda a gordura do corpo vertebral
√ Hiperintensa em imagens ponderadas de difusão (DDx: fratura osteoporótica benigna hipointensa)
DDx: (1) infecção (centrada em torno do espaço discal)
(2) tumor vertebral primário (raro em pacientes idosos, quase sempre benigno em pacientes < 21 anos de idade)

METÁSTASES PARA A MEDULA ESPINHAL
Metástase Intramedular
Prevalência: 0,9–2,1% de metástases do CNS (autopsia)
Origem: pulmão (40–85%), mama (11%), melanoma (5%), célula renal (4%), colorretal (3%), linfoma (3%), meduloblastoma cerebelar; 5% de origem desconhecida

Disseminação:
  (a) Comum: hematogênica (via suprimento arterial)/extensão direta das leptomeninges
  (b) Rara: disseminação ao longo do canal central/extensão ao longo do plexo venoso de Batson do tumor primário/extensão ao longo dos ductos linfáticos perineurais
- sintomático por < 1 mês (em 75%):
  - fraqueza motora, disfunção intestinal/vesical (60%)
  - dor (70%), parestesia (50%)

Localização: cervical (45%), torácica (35%), medula lombar (8%)

Mielografia (até 40% não detectado)

MR:
  √ Leve expansão medular sobre vários segmentos (extensão média de 2–3 segmentos vertebrais)
  √ Área central de baixa intensidade de sinal (simulando siringe) em T1WI
  √ Alta intensidade de sinal em T2WI (refletindo edema/infiltração tumoral)
  √ Intenso realce pelo meio de contraste, homogêneo
  √ Quantidade desproporcionalmente grande de edema circundante

Prognóstico: 66% morrem em 6 meses
Rx: radioterapia, corticosteroides

Metástase Intradural
= CARCINOMATOSE MENÍNGEA DA COLUNA
√ Massas redondas multifocais com substancial variação de tamanho desde alguns milímetros até > 10 mm
√ Aumento da medula (decorrente de cobertura tumoral difusa da medula espinhal) simulando uma lesão intramedular
√ Espessamento das meninges (especialmente no linfoma, câncer de mama, câncer de próstata)
√ Raízes nervosas emaranhadas espessadas + nodulares
√ Saco tecal nodular + irregularmente estreitado
√ Realce pelo Gd-DTPA (difícil de detectar em virtude da gordura adjacente + realce do plexo venoso epidural)

Dx: análise do CSF (mais sensível que as imagens)
DDx: meningite moderada a grave; aracnoidite pós-operatória benigna, neurofibromatose

Metástases Vindas de Fora do CNS
(a) com hemorragia subaracnóidea: melanoma maligno, coriocarcinoma, hipernefroma, carcinoma broncogênico
(b) outros: mama (mais comum), linfoma
√ Predominantemente de localização dorsal

Metástases Drop
= SEMEADURA DE CSF DAS NEOPLASIAS INTRACRANIANAS

Idade: ocorre com mais frequência no grupo etário pediátrico que em adultos
Localização: coluna lombossacral + torácica dorsal (em decorrência de fluxo/gravitação de CSF)
Local: na pia-máter/aracnoide espinhal

Tumores do CNS que causam drop metástases:
  1. Tumor neuroectodérmico primitivo
  2. Meduloblastomas: até 33%
  3. Glioma anaplásico
  4. Ependimoma: após recorrência local, mais comum em ependimomas infratentoriais que em supratentoriais
  5. Germinoma
  6. Pinealoblastoma, pineocitoma

Menos comuns: papiloma maligno do plexo coroide, teratoma, meningioma angioblástico

Mnemônica: MEGO TP
  Meduloblastoma
  Ependimoma
  Glioblastoma multiforme
  Oligodendroglioma
  Teratoma
  Pineoblastoma, **P**NET

MIELOCISTOCELE
= SIRINGOCELE
= medula espinhal hidromiélica + aracnoide herniada através de espinha bífida posterior; a forma menos comum de disrafismo espinhal

Pode ser associada a: anomalias do trato gastrointestinal, anomalias do trato geniturinário
- massa cística coberta por pele sobre a coluna
- extrofia cloacal (frequente)

Localização: coluna lombar > cervical > coluna torácica
√ Continuidade direta da meningocele com o espaço subaracnóideo
√ Cisto comunicante com o canal central da medula espinhal alargado tipicamente em direção posterior + inferior à meningocele
√ Lordose, escoliose, agenesia sacral parcial (comum)

MIELOMENINGOCELE
= saco coberto pelas leptomeninges contendo CSF + quantidade variável de tecido neural; herniado através de um defeito nos elementos posteriores/anteriores da coluna

Prevalência: 1÷1.000–2.000 nascimentos (na Grã-Bretanha 1:200 nascimentos); duas vezes mais comuns em bebês de mães com > 35 anos de idade; caucasianas > negras > orientais; anomalia congênita mais comum do CNS
Etiologia: defeito localizado de fechamento do neuroporo caudal (geralmente fechado em torno de 28 dias); persistência de placoide neural causa desarranjo no desenvolvimento de estruturas mesenquimais + ectodérmicas

- história familiar positiva em 10%
- placoide neural = tecido neural avermelhado na metade dorsal composta por medula espinhal aberta
- pele normal/anomalia cutânea: nevo pigmentado, distribuição anormal de pelos, depressão cutânea, angioma, lipoma
- MS-AFP (≥ 2,5 SD acima da média) permite a detecção em 80% (valor preditivo positivo de 2–5%), se o defeito não estiver coberto pela pele em toda a sua espessura

Taxa de recorrência: 3–7% de chance de NTD (defeito do tubo neural) com irmão previamente afetado/em feto de pai ou mãe afetado

Associada a:
(1) hidrocefalia (70–90%); necessitando de derivação ventriculoperitoneal em 90%
  ◊ 25% dos pacientes com hidrocefalia possuem espinha bífida!
(2) malformação de Chiari II (99%)
(3) cifoescoliose congênita/adquirida (90%)
(4) anomalias vertebrais (fusão do corpo vertebral, hemivértebra, vértebra em fenda, vértebra em borboleta)
(5) diastematomielia (20–46%): divisão da medula espinhal acima (31%), abaixo (25%), no mesmo nível (22%) da mielomeningocele
(6) duplicação do canal central (5%) cefálico para + no mesmo nível do placoide
(7) **hemimielocele** (10%) = duas hemimedulas em tubos neurais separados, separados por esporão ósseo/fibroso: uma hemimedula com mielomeningocele em um dos lados da

linha média, uma hemimedula normal/com mielomeningocele menor em um nível inferior
  • função neurológica prejudicada no lado da hemimielocele
(8) hidromielia (29–77%) cranial ao placoide como resultado de distúrbio da circulação do CSF
(9) anomalias cromossomais (10–17%): trissomia do 18, trissomia do 13, triploidia, translocação desiquilibrada
  ◊ Em 20% nenhuma anomalia detectada!
(10) medula espinhal ancorada (70–90%)
(11) cisto aracnóideo (2%) em virtude do desenvolvimento de deficiência durante a formação de dura-máter/aracnoide com uma localização subdural

Distribuição: torácica (2%), toracolombar (32%), lombar (22%), lombossacral (44%)

Localização:
(a) **meningocele dorsal/posterior**
  – lombossacral (70% abaixo de L2), pode estar associada à medula ancorada, agenesia sacral parcial
  – suboccipital
(b) **meningocele sacral anterior** = prolapso anterior através do defeito ósseo sacral; ocasionalmente associada à neurofibromatose tipo I, síndrome de Marfan, agenesia sacral parcial, ânus imperfurado, estenose anal, medula ancorada, anomalias do trato GU/colônicas; M÷F = 1÷4
(c) **meningocele torácica lateral** através de um forame intervertebral aumentado para dentro do aspecto extrapleural do tórax; lado direito > esquerdo, bilateral em 10%; com frequência associada à neurofibromatose (85%) + escoliose nitidamente angulada convexa à meningocele
  √ Canal espinhal expandido
  √ Erosão da superfície posterior do corpo vertebral
  √ Adelgaçamento do arco neural
  √ Forame neural aumentado
(d) **meningocele lombar lateral** através de um forame neural aumentado para dentro do tecido subcutâneo/retroperitônio; geralmente associada à neurofibromatose/síndrome de Marfan
  √ Canal espinhal expandido
  √ Erosão da superfície posterior do corpo vertebral
  √ Adelgaçamento do arco neural
  √ Forame neural aumentado
(e) **meningocele traumática** = avulsão das raízes nervosas espinhais secundárias à lesão da bainha meníngea da raiz nervosa; na coluna cervical após lesão do plexo braquial (mais comum)
  √ Pequeno divertículo aracnóideo irregular com extensão para fora do canal espinhal
(f) meningocele craniana = encefalocele

OB-US:
taxa de detecção de 85–90%; sensibilidade dependendo da GA (a coluna fetal pode ser adequadamente visualizada após 16–20 semanas de GA); taxa de falso-negativo de 24%
  √ Nível espinhal estimado contando-se a partir do último centro de ossificação sacral = S4 no segundo trimestre + S5 no terceiro trimestre (79% de acurácia para ± nível espinhal)
  √ Pode haver pé equinovaro/deformidade em concavidade inferior
  √ Poli-hidrâmnio
  @ coluna:
    √ Perda de integridade epidérmica dorsal
    √ Massa de tecido mole que se protrai posteriormente + visualização do saco
    √ Alargamento da coluna lombar com aumento fusiforme do canal espinhal
    √ Separação (= posição divergente) dos centros de ossificação das lâminas com padrão em cúpula/cunha (no plano transverso = secção mais importante para o diagnóstico)
    √ Ausência da linha posterior = elementos vertebrais posteriores (no plano sagital)
    √ Irregularidade grosseira no paralelismo das linhas representando as lâminas das vértebras (no plano coronal)
    √ Anomalias da segmentação/hemivértebra (33%) com cifoescoliose de raio curto
    √ Medula ancorada (com mielomeningocele lombar/lombossacral)
  @ cabeça
    √ "Sinal do limão" = anormalidade do contorno frontal côncavo/linear localizada na sutura coronal fortemente associada à espinha bífida
    √ "Sinal da banana"
      Prevalência: em 96% dos fetos ≤ 24 semanas; em 91% dos fetos > 24 semanas
    √ "Não visualização" do cerebelo
    √ Obliteração da cisterna magna (sensibilidade de 100%)
      ◊ Uma cisterna magna normal tem profundidade de 3–10 mm e geralmente é visualizada em 97% em 15–25 semanas de GA
    √ BPD abaixo do percentil < 5 durante o 2° trimestre (sensibilidade de 65–79%)
    √ HC abaixo do percentil < 5 (sensibilidade de 35%)
    √ Dilatação ventricular (40–90%) com o plexo coroide preenchendo incompletamente os ventrículos (sensibilidade de 54–63%) = coroide "pendente" no lado acometido
      Prevalência: em 44% das mielomeningoceles < 24 semanas de GA; em 94% das mielomeningoceles durante o terceiro trimestre

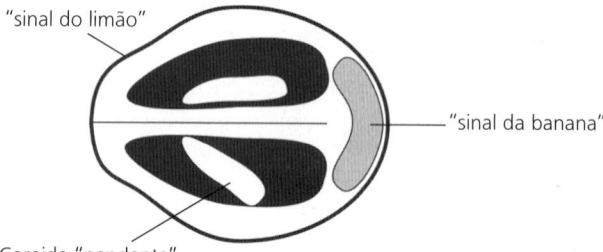

Sinais Ultrassonográficos Cranianos de Mielomeningocele

Raios X simples:
  √ Defeito ósseo no arco neural
  √ Deformidade + falha na fusão da lâmina
  √ Ausência do processo espinhoso
  √ Distância interpedicular aumentada
  √ Canal espinhal aumentado

Rx: (1) possivelmente, secção cesariana eletiva em 36–38 semanas de GA (pode diminuir o risco de contaminação/ruptura do saco de meningomielocele)
  (2) reparo dentro de 48 horas

Complicações pós-operatórias:
(1) ancoragem da medula espinhal pelo placódio/cicatriz
(2) constrição por anel dural
(3) compressão medular por lipoma/cisto dermoide/epidermoide
(4) isquemia por comprometimento vascular
(5) siringo-hidromielia

Prognóstico:
(1) mortalidade de 15% aos 10 anos de idade
(2) inteligência: IQ < 80 (27%); IQ > 100 (27%); incapacidade no aprendizado (50%)

(3) incontinência urinária: 85% alcançam a continência social (cateterização programada intermitente)
(4) função motora: algum déficit (100%); melhora após reparo (37%)
(5) disfunção do metencéfalo associada à malformação de Chiari II (32%)
(6) ventriculite: 7% no reparo inicial em 48 horas, mais comum no reparo tardio em > 48 horas

CISTO NEUROENTÉRICO

= separação incompleta do tubo digestivo anterior e notocórdio com persistência do canal de Kovalevski entre o saco vitelino + notocórdio; cisto conectado às meninges através do defeito da linha média

Incidência: a mais rara das malformações do tubo digestivo broncopulmonar (sequestro pulmonar, cisto broncogênico, cisto entérico)
Associado a: neurofibromatose; meningocele; malformação espinhal (o pedículo conecta-se ao cisto e ao canal neural; geralmente não há nenhum pedículo entre o cisto e o esôfago)
Localização: anterior ao canal espinhal no lado mesentérico da alça
√ Massa mediastinal posterior
√ Nível de ar-fluido (se houver comunicação com o trato GI através do defeito diafragmático)
√ Disrafismo espinhal no mesmo nível:
  √ Fenda na linha média (acomoda o pedículo)
  √ Espinha bífida anterior/posterior
  √ Anomalias do corpo vertebral (vértebra ausente, vértebra em borboleta, hemivértebra, escoliose), no mesmo nível
  √ Diastematomielia
  √ Mielomeningocele torácica

FIBROMA OSSIFICANTE

Pico de incidência: primeiras 2 décadas de vida
Histologia: áreas de tecido ósseo misturadas com um tecido fibroso altamente celular
Local: osso da maxila > frontal > etmoide > mandíbula (raramente visto em outro lugar)
√ Áreas de atenuação aumentada + diminuída
√ Tábua interna + externa íntegra
√ Lesão expansiva de crescimento lento
√ Geralmente unilateral + monostótica
DDx: pode ser impossível diferenciar de displasia fibrosa

OSTEOMIELITE DA VÉRTEBRA

Prevalência: 2–10% de todos os casos de osteomielite
Causas:
(1) trauma penetrante direto (mais comum); após remoção cirúrgica do núcleo pulposo
(2) hematogênica: associada a infecções do trato urinário/após cirurgias GU/instrumentação; diabetes melito; uso de drogas
Fisiopatologia: a infecção começa em arcadas vasculares terminais de baixo fluxo, adjacentes à placa subcondral
Organismo: *Staphyloccocus aureus, Salmonella*
Pico etário: 5ª–7ª década
• dor na região dorsal, pescoço, tórax, abdome, flanco, quadril
• déficit neurológico
• febre (sintoma de apresentação mais comum), leucocitose
• aumento da ESR
• hemocultura/urinocultura positivas
√ Estreitamento do espaço discal (sinal radiográfico mais precoce)
√ Desmineralização dos platôs vertebrais adjacentes
√ Abaulamento das linhas paraespinhais
√ Captação do traçador em porções adjacentes de dois corpos vertebrais
√ Diminuição da intensidade de sinal da medula óssea em T1WI
√ Sinal da medula óssea iso/hipointenso em T2WI
Cx: a infecção secundária do disco intervertebral é frequente
Rx: uso de antibióticos IV por mais de 4 semanas
DDx: discite

PARAGANGLIOMA

Média etária: 46 anos; M > F
Patologia: massa hemorrágica mole levemente encapsulada (75%) suprida por numerosas artérias de alimentação
Histologia: células principais + células sustentaculares circundadas por estroma fibrovascular; ninhos de células principais em clássica configuração "Zellballen'
• duração média dos sintomas por 4 anos
  • lombalgia, ciática
Localização: cauda equina, filamento terminal
Local: compartimento extramedular intradural
CT:
√ Erosão óssea da coluna
MR:
√ Tamanho médio do tumor 3,3 cm (variação 1,5–10,0 cm)
√ Massa bem circunscrita isointensa na coluna em T1WI
√ Iso a hiperintensa em T2WI:
  √ Sinal da capa = margem de baixa intensidade de sinal em T2WI por hemorragia
  √ ± aparência em "sal e pimenta"
√ Realce intenso
√ Área serpenginosa de ausência de sinal ao longo da superfície + dentro do nódulo tumoral
√ ± siringo-hidromielia
Angiografia:
√ Intenso *blush* inicial que persiste bem na fase arterial tardia + fase venosa precoce

TUMOR DA BAINHA NERVOSA PERIFÉRICA

Incidência: 1÷100.000 indivíduos ao ano
Idade: 20–50 anos; M÷F = 1÷1
Tamanho: 0,1–2,5 cm no momento da cirurgia

Tumor da Bainha Nervosa Periférica Benigno

= (PNSP benigno) = TUMOR BENIGNO DA BAINHA NERVOSA = NEURINOMA
Incidência: 10% de tumores de tecidos moles benignos
Histologia: composto por uma linhagem celular dominante semelhante às células de Schwann normais

célula de Schwann = célula que circunda os nervos cranianos, espinhais e periféricos que produzem bainha de mielina em torno de axônios proporcionando, assim, uma proteção mecânica, servindo como um trato de regeneração do nervo
◊ NOTE que as bainhas de mielina dentro da substância cerebral são compostas por oligodendrócitos!

• distúrbios de nervo motor + sensorial
Radiografia simples:
√ Massa fusiforme delineada por gordura circundante
√ Supercrescimento de tecido mole e ósseo
√ Envolvimento ósseo + mineralização (osteoide/condroide/amorfo) somente em lesões grandes
Angiografia:
√ Deslocamento das principais estruturas vasculares
√ Vasos do tipo saca-rolhas no polo superior/inferior do tumor (= hipertrofia da vasculatura do nervo nutriente)
MR, CT:
√ Massa fusiforme em distribuição típica do nervo (94%):
  √ Entrando + saindo do nervo (intradural/extradural)

√ Em forma de haltere com extensão para dentro do forame neural alargado (intra e extradural)
√ Baixa atenuação (de apenas 5–25 HU) em virtude de:
  (a) alto conteúdo lipídico de mielina das células de Schwann
  (b) captura de gordura
  (c) tecido mixoide endoneural com alto conteúdo de água (áreas de Antoni B)
√ Isointenso em músculo em T1WI + ligeiramente hiperintenso em relação à gordura em T2WI
√ Margens hiperdensas/hipointensas bem definidas
√ Hipointenso em T2WI nos neurofibromas difusos
√ "Sinal do alvo":
  √ Centro hipo a isointenso + periferia hiperintensa em T2WI (em 50–70%); quase PATOGNOMÔNICO) = tecido fibrocolagenoso centralmente + tecido mixomatoso perifericamente
  DDx: tumor neural benigno atípico, tumor neural maligno (sinal do alvo ausente)
  √ Centro hiperdenso + periferia hipodensa
√ "Sinal fascicular" = múltiplas estruturas pequenas anelares com alta intensidade de sinal em T2WI
√ "Sinal de divisão de gordura" = margem de gordura circundando a massa sugere uma origem tumoral no espaço intermuscular
√ Intensificação marcada e uniforme (mais útil para lesões intradurais)
√ Atrofia muscular com conteúdo de gordura estriada maior (em 23%)
Cintilografia em Ga-67:
  √ Captação significativa no PNSP

Schwannoma = Neurilemoma

= neoplasia benigna e encapsulada, geralmente solitária, de crescimento lento das células de Schwann, resultando em deslocamento excêntrico das fibras nervosas
◊ Raiz nervosa NÃO incorporada
Prevalência: 5% de todos os tumores de tecidos moles benignos
Idade: 20–30 anos
É incomum estar associado a: neurofibromatose
Patologia: massa fusiforme que entra + sai do nervo circundada por uma cápsula verdadeira de epineuro; massa exofítica/excêntrica ao nervo envolvido com fibras nervosas estendidas em torno da neoplasia nos grandes nervos
Histologia: positivo para proteína S-100
  (a) componente celular (tecido do **tipo Antoni A**): área mais organizada composta por células fusiformes densamente agrupadas em arranjos em pequenos feixes/fascículos entrelaçados
    Localização: mediastino posterior, retroperitônio, 25% das lesões da extremidade
    √ Hipointenso em T2WI
  (b) componente mixoide (tecido do **tipo Antoni B**): área menos organizada e com arranjos livres de tecido mixoide hipocelular com alto conteúdo de água
    √ Hiperintenso em T2WI
  (c) Schwannoma: alterações degenerativas de formação de cisto, calcificação, hemorragia, fibrose
Localização:
  (a) extracraniano: pescoço, superfícies flexoras das extremidades superiores + inferiores, mediastino posterior, retroperitônio
    Local: nervo ulnar, nervo fibular
    ◊ Geralmente solitário, mas em 5% está associado à neurofibromatose do tipo 1 (= >2 schwannomas/1 neurofibroma plexiforme
  (b) coluna
    Local: raízes nervosas espinhais e simpáticas; mais comum na coluna torácica inferior + lombar
  (c) intracraniano: principalmente dos nervos sensoriais, nervo vestibulococlear (VIII) nervo craniano (mais comum), nervo trigêmeo (V) (segundo mais comum) > VII
    ◊ Geralmente, é um tumor esporádico, mas 5–20% dos pacientes com schwannomas intracranianos solitários têm neurofibromatose do tipo 2!
  (d) mediastino posterior + retroperitônio
• massa indolor, bastante móvel
• ± sintomas neurológicos
√ Lesão solitária, fusiforme, bem encapsulada, < 5 cm
√ Crescimento lento
MR:
  √ Massa bem delineada de intensidade de sinal intermediária em T1
  √ Massa heterogênea de hiperintensidade moderada em T2WI:
    √ Focos hipointensos centralmente relacionados com colágeno denso + células de Schwann
    √ Geralmente, margem de baixa intensidade de sinal (= cápsula)
  √ Edema peritumoral em 33%
  √ Zonas de sinal fluido = degeneração cística
  √ Realce homo/heterogêneo (33%)
DDx: pode parecer similar ao meningioma
Cx: transformação maligna rara
Rx: excisão (o nervo afetado geralmente é separável da neoplasia após incisão do epineuro)

Neurofibroma

= geralmente, múltiplos tumores infiltrativos da bainha do nervo separando as fibras nervosas, o que resulta em aumento fusiforme do nervo
Prevalência: 5% de todos os tumores benignos de tecidos moles
Patologia: não encapsulado + inseparável do nervo principal (localização intrínseca)
Histologia: turbilhão de elementos neuronais, contendo células de Schwann, fibras nervosas, fibroblastos, colágeno em uma matriz mixoide/mucinosa
Idade: 20–30 anos; M÷F = 1÷1
Em 10% está associado a: lesão CARACTERÍSTICA de NF 1 (neurofibromatose do tipo 1)
Localização: pele, tecidos moles, vísceras; qualquer nível, mas particularmente cervical
  (a) nervos periféricos
    √ Massa fusiforme bem circunscrita e não encapsulada dos nervos periféricos
  (b) Massa intradural extramedular
    ◊ O neurofibroma espinhal raramente é esporádico e, em geral, um sinal de neurofibromatose do tipo 1!
    √ Massa bem definida com configuração em haltere (= componente extradural, que se estende através do forame neural)
    √ Aumento do forame intervertebral + erosão dos pedículos
    √ Irregularidades dos corpos vertebrais
    √ Hipodenso, aproxima-se das características de densidade da água (CARACTERÍSTICO)/isodenso ao músculo esquelético
    √ Geralmente, SEM reforço com contraste
MR:
  √ Massa homogênea isodensa em relação à medula em T1WI

√ Tumor ligeiramente hiperintenso em T2WI, comparado à gordura circundante (em virtude da degeneração de matriz mixoide/cística)
√ "Sinal do alvo" = centro de baixa intensidade de sinal em T2WI (em virtude de colágeno + células de Schwann condensadas) em 70% dos neurofibromas extracranianos
√ Aumento anelar das áreas de baixo sinal T2 (= arranjo fascicular complexo)
√ ± atrofia muscular
DDx: bainha de raiz nervosa conjunta
Cx: transformação maligna extremamente rara
Rx: ressecção cirúrgica com sacrifício do nervo (tumor não separável do nervo normal)

Neuroma Localizado
Prevalência: 90% de todos os neurofibromas
Patologia: tumor fusiforme, que geralmente permanece dentro do epineuro como uma cápsula verdadeira
Histologia: fascículos entrelaçados de células ondulantes alongadas contendo abundantes quantidades de colágeno
- massa fusiforme indolor
Localização: afetando, principalmente, os nervos cutâneos superficiais, algumas vezes os nervos de assentamento mais profundo
√ Lesão de crescimento lento, principalmente solitária, de tamanho < 5 cm

Neurofibroma Difuso
Idade: crianças + adultos jovens
Patologia: lesão mal definida dentro da gordura subcutânea, que se infiltra ao longo dos septos teciduais, inseparável do tecido nervoso normal
Histologia: colágeno fibrilar proeminente, uniforme
Localização: com mais frequência nos tecidos subcutâneos da cabeça + pescoço
- elevação tipo placa da pele com espessamento de toda a subcútis
√ Lesão isolada em 90% não associado a NF 1
√ Sempre com margens infiltrativas indistintas em virtude da disseminação subcutânea ao longo dos septos teciduais

Neurofibroma Plexiforme
= envolvimento de um longo segmento de nervo + ramos que se estendem para dentro do músculo adjacente, gordura, tecido subcutâneo
Localização: plexo nervoso/fascículos múltiplos em nervo de tamanho médio a grande
= PATOGNOMÔNICO de neurofibromatose do tipo 1
√ Aparência de "saco de minhocas" serpentiformes = emaranhados tortuosos/aumento fusiforme de uma ramificação do nervo periférico
√ Massa semelhante à corda envolvendo nervo não ramificado
- padrão ramificado linear reticulado dentro de tecido subcutâneo
Cx: potencial para transformação maligna em tumor de bainha nervosa periférica maligno

Tumor de Bainha Nervosa Periférica Maligno
= TUMOR MALIGNO DA BAINHA NERVOSA (MPNST)
= NEUROFIBROMA = SCHWANNOMA MALIGNO
= SARCOMA DE CÉLULA FUSIFORME NEUROGÊNICO
Prevalência: 5–6–10% de todos os sarcomas de tecido mole; 4–5% em risco vitalício em NF 1
Idade: 20–50 anos (média, 26 anos); M÷F = 8÷1
Associado a: neurofibromatose tipo 1 (em 25–50–70%), radioterapia (em 11% de todos os PNSTs malignos após o período de latência de 10–20 anos)
Patologia: massa fusiforme + frequentemente áreas de necrose
Histologia: células tumorais arranjadas em fascículos semelhantes ao fibrossarcoma; focos heterotópicos adicionais com cartilagem e osso maduros, elementos do rabdomiossarcoma, componentes glandulares e epiteliais (em 10–15%)
- dor, fraqueza motora, déficits sensoriais na extremidade
- tumores clinicamente silenciosos no abdome + retroperitônio
Localização: região paraespinhal do abdome (nervo ciático, plexo sacral, plexo braquial)
Metástases: pulmão, osso, pleura, retroperitônio (60%); linfonodos regionais (9%)
√ Massa fusiforme com nervo de entrada + saída tipicamente maior que o PNST típico
√ Frequentemente margens indistintas
√ Aumento súbito de tamanho de um neurofibroma previamente estável
√ Geralmente, áreas de hemorragia + necrose
Rx: ressecção + quimio + radioterapia adjuvante com recorrência local em 40%
Prognóstico: tumor altamente agressivo com 44% de sobrevida em 5 anos

TUMOR NEUROECTODÉRMICO PRIMITIVO DA COLUNA ESPINHAL
Prevalência: 20 casos relatados na literatura
Localização: medula espinhal, compartimento intradural-extramedular, compartimento extradural
Idade: mais comum em adultos do que em crianças; M÷F = 6÷4
Histologia: pequenas células redondas, azuis, com núcleos hipercromáticos + citoplasma escasso, mitoses frequentes
- fraqueza, parestesia, distúrbio da marcha, dor
Disseminação: através do espaço do CSF dentro do crânio, pulmão, osso, linfonodo
√ Prolongamento T1 e T2
Prognóstico: em > 50% de óbitos em 2 anos

TERATOMA SACROCOCCÍGEO
Prevalência: 1÷40.000 nascimentos vivos; tipo I + tipo II (80%); tumor sólido congênito mais comum no recém-nascido; M÷F = 1÷4
Patogênese:
(1) crescimento de células pluripotenciais residuais primitivas derivadas da linha primitiva + nó (nodo de Hensen) do desenvolvimento embrionário muito precoce
(2) tentativa de gravidez gemelar
- prevalência aumentada de gêmeos na família
Histologia:
(1) **teratoma maduro** (55–75%) com elementos provenientes da glia, intestino, pâncreas, mucosa brônquica, anexos cutâneos, músculo liso + estriado, alças intestinais, componentes ósseos (ossos metacarpianos + dedos), dentes bem formados, estruturas do plexo coroide (produção de CSF)
◊ TERATOMA MADURO = tumor benigno composto de tecidos estranhos ao local anatômico nos quais eles surgem, geralmente contendo tecidos de pelo menos 2 camadas de células germinativas
(2) **teratoma imaturo** (11–28%): misto com tecido primitivo neuroepitelial/renal
◊ TERATOMA IMATURO = teratoma benigno com elementos embrionários
(3) **tumor de células germinais malignas**
(a) teratoma maligno misto (7–17%): elementos do tumor do seio endodérmico (= tumor do saco vitelino) + ambas as formas de teratoma (ou uma ou a outra)

(b) tumor do seio endodérmico puro (raro)
(c) seminoma (disgerminoma), carcinoma embrionário, coriocarcinoma (extremamente raro)

Metástases para: pulmão, osso, linfonodos (inguinais, retroperitoneais), fígado, cérebro

Idade: 50–70% durante os primeiros dias de vida; 80% em torno dos 6 meses de idade; < 10% > 2 anos de idade; raro na vida adulta; M÷F = 1÷4

Classificação (Altman):
- tipo I   lesão predominantemente externa coberta com pele com apenas um mínimo componente pré-sacral (47%)
- tipo II   tumor predominantemente externo com componente pré-sacral significativo (35%)
- tipo III componente predominantemente sacral + extensão externa (8%)
- tipo IV   tumor pré-sacral com nenhum componente externo (10%)

Associado a: outras anomalias congênitas (em 18%):
(1) musculoesqueléticas (5–16%): disrafismo espinhal, agenesia sacral, deslocamento do quadril
(2) anomalias renais: hidronefrose, displasia renal cística, síndrome de Potter
(3) trato GI: ânus imperfurado, gastrosquise, constipação
(4) hidropisia fetal (decorrente de insuficiência cardíaca de alto débito)
(5) placentomegalia (decorrente de hidropisia fetal)
(6) defeito sacrococcígeo curvilíneo (rara herança autossômica dominante com igual incidência nos sexos, baixo potencial maligno, ausência de calcificações) + estenose anorretal/atresia, refluxo vesicoureteral

- AFP elevada com teratoma maligno misto + tumor do seio endodérmico (CAVO: soro fetal + recém-nascido contém AFP, o qual alcança níveis do adulto até em torno de 8 meses de idade)
- trabalho de parto prematuro (em decorrência de poli-hidrâmnio + grande massa)
- útero grande para a idade gestacional
- dor radicular, constipação, frequência urinária/incontinência

Radiografia simples:
√ Calcificações amorfas, puntiformes, espiculadas, possivelmente lembrando osso (36–50%); sugestivos de tumor benigno
√ Massa de tecido mole na pelve que se protrai anteriormente + inferiormente

BE (enema baritado):
√ Deslocamento anterossuperior da bexiga
√ Desenvolvimento de obstrução de colo vesical

Urografia excretora:
√ Deslocamento da bexiga em direção anterossuperior
√ Desenvolvimento de obstrução do colo da bexiga

Mielografia:
√ Componente intraespinhal pode estar presente

Angiografia:
√ Neovascularização (suprimento arterial pelos ramos glúteos médios + laterais + sacrais da artéria ilíaca interna, ramos da artéria femoral profunda)
√ Dilatação dos vasos nutridores
√ *Encasement* arterial
√ *Shunt* arteriovenoso
√ Enchimento venoso precoce com veias tumorais sinuosas dilatadas

US/CT:
√ Massa sacral sólida (25%)/mista (60%)/cística (15%)
√ 1–30 cm (média de 8 cm) de diâmetro
√ Poli-hidrâmnio (2/3)
√ Oligo-hidrâmnio, hidronefrose fetal, hidropisia fetal com ascite, derrames pleurais, edema cutâneo, placentomegalia são fatores de mau prognóstico

MR:
√ Tumor lobulado + nitidamente demarcado extremamente heterogêneo em T1WI como resultado de alto sinal pela gordura, sinal intermediário pelos tecidos moles, sinal baixo pelo cálcio
√ Melhor modalidade para a detecção a invasão do canal espinhal

Prognóstico: a prevalência de tumores malignos das células germinativas aumenta com a idade do paciente
◊ Predominantemente tumores de tecido adiposo em geral são benignos
◊ Hemorragia/necrose é sugestiva de malignidade
◊ Lesões císticas têm menor probabilidade de serem malignas
◊ Destruição sacral indica malignidade
◊ Pacientes > 2 meses de idade têm uma probabilidade de 50–90% de terem um tumor maligno

Cx: (1) distocia em 6–13%
(2) hemorragia intratumoral maciça
(3) morte fetal no útero/natimorto

Rx: 1. Ressecção tumoral completa + coccigectomia + reconstrução do assoalho pélvico: taxa de recorrência de até 37%, especialmente sem a coccigectomia
2. Quimioterapia com múltiplos agentes (na malignidade), com taxa de sobrevida de 50% a longo prazo

DDx: (1) mielomeningocele (região superior até a sacrocócigea, não septada, alterações ósseas axiais)
(2) duplicação retal, meningocele anterior (puramente cística)
(3) hemangioma, linfangioma, lipomeningocele, lipoma, cisto epidérmico, cordoma, sarcoma, ependimoma, neuroblastoma

DOENÇA DE SCHEUERMANN

= OSTEOCONDROSE ESPINHAL = CIFOSE DORSAL JUVENIL = EPIFISITE VERTEBRAL

= desordem que consiste em encunhamento vertebral + irregularidade da placa terminal + estreitamento do espaço discal intervertebral

Prevalência: em 31% dos homens + 21% das mulheres com dor na região lombar
Idade: início da puberdade
Localização: vértebras torácicas inferiores/vértebras lombares superiores; em casos leves, limitada a 3–4 corpos vertebrais

√ Encunhamento anterior do corpo vertebral de > 5°
√ Aumento do diâmetro anteroposterior do corpo vertebral
√ Leve estreitamento do espaço discal
√ Cifose de > 40°/perda da lordose; escoliose
√ Nódulos de Schmorl (herniação intravertebral do núcleo pulposo para dentro do corpo vertebral) = depressão no contorno no platô vertebral na metade posterior do corpo vertebral; encontrado em até 30% dos adolescentes + adultos jovens
√ Área achatada na superfície superior do anel epifisário anteriormente = fratura por avulsão no anel apofisário em virtude da migração do núcleo pulposo através do ponto fraco entre o anel apofisário + platô vertebral (a fusão do anel apofisário geralmente ocorre em torno de 18 anos de idade)
√ Anel epifisário destacado anteriormente

DDx: (1) desenvolvimento de goteira anteriormente nas vértebras (SEM encunhamento ou nódulos de Schmorl)
(2) osteocondrodistrofia (precocemente na vida, as extremidades mostram as mesmas alterações)

ESPONDILOARTRITE SORONEGATIVA

= grupo de condições articulares não associadas a fator reumatoide/nódulos reumatoides
Prevalência: 0,5–1,9%
◊ Risco 20 vezes maior de desenvolver espondiloartrite em pacientes positivos para antígeno HLA-B 27

Subgrupos:
1. Espondilite anquilosante..............0,86%
2. Espondiloartrite indiferenciada.........0,67%
   √ Sem sacroileíte
3. Artrite psoriática....................0,29%
   √ Parassindesmófitos
4. Artrite reativa (p. ex., doença de Reiter)
5. Artropatia de doença inflamatória intestinal

Envolvimento extra-axial:
- uveíte
- √ Entesite do calcâneo
- √ Artrite periférica

Prognóstico: espondilite anquilosante
Rx NSAID, TNF (fator de necrose tumoral) – inibidores, fisioterapia intensiva

Espondilite Anterior e Posterior
= LESÃO DE ROMANUS (ENTESITE)
= inflamação da inserção do ânulo fibroso no platô vertebral (margem do platô)
√ Irregularidades/erosões envolvendo margens anterior/posterior dos platôs vertebrais (anel epifisário)
√ "Cantos brilhantes" = alterações escleróticas de margens dos platôs vertebrais
MR:
  √ Hipointensa em T1WI + hiperintensa em STIR (edema da medula óssea/osteíte durante a fase aguda)
  √ Hiperintensa em T1WI (degeneração adiposa pós-inflamatória da medula óssea durante a fase crônica)

Espondilodiscite
= LESÃO DE ANDERSON = ESPONDILODISCITE REUMÁTICA
= inflamação de disco intervertebral
Prevalência: 8% dos pacientes com espondilite anquilosante
√ Irregularidades/erosão da porção central dos platôs vertebrais
MR:
  √ Hipointensa em T1WI + hiperintensa em sinais de disco em STIR envolvendo uma/ambas as metades de corpos vertebrais adjacentes (na fase edematosa aguda)

ESTENOSE ESPINHAL
= invasão do canal espinhal central, recesso lateral ou neuroforame por osso/tecido mole
Causa:
A. Pedículos congenitamente encurtados
   (a) idiopática
   (b) do desenvolvimento: síndrome de Down, acondroplasia, hidrocondroplasia, doença de Morquio
B. Adquirida
   1. Hipertrofia do ligamento amarelo = distorção do ligamento secundário a deslizamento articular na osteoartrite da articulação da faceta (mais comum)
   2. Hipertrofia da articulação da faceta
   3. Disco abaulado/herniado degenerado
   4. Espondilose, espondilolistese
   5. Fusão cirúrgica
   6. Fratura
   7. Ossificação do ligamento longitudinal posterior
   8. Doença de Paget
   9. Lipomatose epidural

Idade: meia-idade por causa congênita/idade avançada durante 6ª–8ª década por causa adquirida; M > F
Localização: geralmente envolve canal espinhal; canal espinhal cervical pode ser igualmente afetado

√ Obliteração de gordura epidural
√ Distância interpedicular < 25 mm
◊ Mensurações não são um indicador válido da doença!

Estenose Espinhal Cervical
Localização: múltiplos níveis na coluna cervical média e inferior
√ Diâmetro sagital do canal espinhal cervical < 13 mm
√ Estreitamente em ampulheta do saco tecal com irregularidades nas margens dorsal + ventral da medula
√ Maior grau de estenose na posição hiperestendida (em virtude da distorção do ligamento amarelo):
  √ Pode ser parecido com um bloqueio espinhal no pescoço hiperestendido em incidências AP

Estenose Espinhal Lombar
Causa:
1. Acondroplasia
   √ Distância interpedicular estreitada progressiva em direção à coluna lombar
2. Doença de Paget: supercrescimento ósseo
3. Espondilolistese
4. Fusão espinhal posterior operante
5. Disco herniado
6. Metástase para a vértebra
7. Do desenvolvimento/congênito

Idade: apresentação entre 30 e 50 anos de idade
- com frequência assintomática até a meia-idade (até o desenvolvimento de alterações degenerativas secundárias)
- lombalgia inferior
- "claudicação neurogênica/espinal" = dor bilateral nas extremidades inferiores, dormência, fraqueza piora durante a marcha (alívio na posição em pé + posição supina e flexão
- síndrome da cauda equina: paraparesia, incontinência, achados sensoriais em padrão em sela, arreflexia

√ Diâmetro sagital do canal espinhal < 16 mm (variação normal em adultos: 15–23 mm)
√ Área do saco dural < 100 mm^2
√ Quantidade diminuída de CSF + agrupamento de raízes nervosas
√ Pequena quantidade incomum de material de contraste para preencher o saco tecal
√ Constrição do diâmetro do canal espinhal anteroposterior + interpedicular
√ Configuração em ampulheta (incidências SAG)
√ Forma triangular/trevo do saco tecal (incidência AXIAL)
√ Raízes nervosas serpiginosas redundantes + estenose abaixo
√ Processo articular espessado, pedículos, lâminas, ligamentos
√ Discos abaulados

SÍNDROME DO NOTOCÓRDIO DIVIDIDO
= espectro de anomalias com conexões persistentes entre o intestino + ectoderma dorsal
Etiologia: falha na separação completa do ectoderma a partir do endoderma com subsequente divisão do notocórdio e mesoderma em torno da aderência, em torno da 3ª semana de gestação
√ Fístula/divertículo isolado/duplicação/cisto/cordão fibroso/seio ao longo do trato

Tipos:
1. **Fístula entérica dorsal**
   = fístula entre a cavidade intestinal + linha média dorsal atravessando o tecido mole pré-vertebral, corpo vertebral, canal espinhal, elementos posteriores da coluna
   - óstio exposto/almofada de membrana mucosa na linha média dorsal do recém-nascido
   - pela abertura passa mecônio + fezes

√ Hérnia intestinal dorsal para dentro de um saco dorsal coberto com pele/membrana após passar por uma espinha bífida combinada anterior + posterior

2. **Seio entérico dorsal**
    = remanescente cego da parte posterior do trato, com abertura na linha média para a superfície cutânea externa dorsal
3. **Cisto enterógeno entérico dorsal**
    = cisto pré-vertebral/pós-vertebral/intraespinhal com revestimento entérico derivado de parte intermediária do trato
    Cisto entérico intraespinhal:
    Idade de apresentação: 20–40 anos
    - dor intermitente local/radicular piorada pela elevação da pressão intraespinhal
    Localização: intraespinhal na região cervical baixa/torácica alta
    √ Canal espinhal aumentado no local do cisto
    √ Hemivértebra, defeito de segmentação, fusão parcial, escoliose na região do cisto
4. **Divertículo entérico dorsal**
    = divertículo tubular/esférico que surge da margem mesentérica dorsal do intestino como uma porção persistente do trato entre o intestino + coluna vertebral
5. **Cisto neuroentérico dorsal**
    = involução da porção do divertículo próximo ao intestino
    - massa no abdômen/mediastino (em virtude da rotação do intestino)

ESPONDILOLISTESE
= deslocamento anterior de uma vértebra sobre a outra
Direção: anterolistese, retrolistese, translação lateral
Prevalência: 4% da população
Causas (classificação de Newman):
   I congênita/displásica
   II ístmica/espondilítica
   III degenerativa (doença discal)
   IV traumática (fratura)
   V patológica (tumor ósseo)
   VI pós-cirúrgica (remoção de > 50% da articulação da faceta)
Graus I–IV (método de Meyerding): cada grau equivale 1/4 de subluxação anterior do corpo vertebral superior sobre o inferior

Espondilolistese Ístmica = Tipo Arco Aberto
= defeito da parte interarticular entre os processos articulares superior + inferior quando a porção mais fraca de unidade espinhal com separação da parte anterior (corpo vertebral, pedículos, processos transversos, faceta articular superior) que desliza para frente a partir da parte posterior (faceta inferior, lâminas, processo espinhoso dorsal)
Causa: geralmente, espondilólise bilateral
Idade: com frequência < 45 anos
Localização: L5–S1 (mais comum) ou L4–L5
- sintomática, se o disco intervertebral + aspecto posterossuperior do corpo vertebral invade a porção superior do neuroforame causando compressão da raiz nervosa
- dor nas costas ± dor na perna
- ciática ± dor nas costas

√ Alongamento do canal espinhal no diâmetro anteroposterior
√ Configuração bilobada do neuroforame
√ Razão entre o diâmetro anteroposterior máximo do canal espinhal em qualquer nível dividida pelo diâmetro em L1 > 1,25
√ Sinal do chapéu de Napoleão invertido (incidência AP) = subluxação grave do corpo L5 (= cúpula do chapéu) projeta-se sobrepondo o sacro com processos transversos formando a aba afunilada do chapéu

Espondilolistese Degenerativa = Tipo Arco Fechado
= PSEUDOESPONDILOLISTESE
Causa: doença articular degenerativa/inflamatória (p. ex., artrite reumatoide)
Fisiopatologia: excesso de movimento das articulações da faceta que permite o movimento para frente/posterior
Idade: geralmente > 60 anos; M < F (em L4-L5)
- geralmente, sintomática em virtude de estenose espinhal + estreitamento do neuroforame
- Estreitamento do canal espinhal
√ Hipertrofia das articulações da faceta
√ Razão entre diâmetro anteroposterior máximo do canal espinhal em qualquer nível pelo diâmetro em L1 < 1,25

ESPONDILÓLISE
= degeneração/desenvolvimento deficiente da porção articular de uma vértebra
Prevalência: 3–7% da população; aumenta com a idade; em 30–70% há outros membros da família acometidos
Idade: incomum em crianças; M÷F = 3÷1; brancos÷negros = 3÷1
Causa:
   (a) a pseudartrose após fratura de estresse (fadiga) da *pars interarticularis* (na maioria das vezes) por trauma repetitivo menor; é comum em ginastas (30%), mergulhadores, esportes de contato (futebol, futebol americano, hóquei, lacrosse)
   (b) hipoplasia hereditária da porção leva à fratura de insuficiência; por exemplo, defeito da *pars interarticularis* em 34% dos esquimós
   (c) espondilólise secundária; neoplasia, osteomielite, doença de Paget, osteomalacia, osteogênese imperfeita
   (d) malformação congênita; geralmente associada à espinha bífida oculta de S1, corpo da L5 dorsalmente em cunha, hipoplasia de L5; NO ENTANTO; nenhum defeito da *pars interarticularis* foi identificado em cadáveres fetais
- sintomática em 50% (se associada à doença discal degenerativa/espondilolistese)
Localização: L5 (67–95%); L4 (15–30%); L3 (1–2%); bilateral em 75%
Radiografia simples:
   √ Banda radiolúcida margem esclerótica semelhante a uma "coleira de cachorro" (no plano oblíquo)
   √ Pode estar associada à espondilolistese
   √ Subluxação da vértebra envolvida (se houver defeito da faceta bilateralmente)

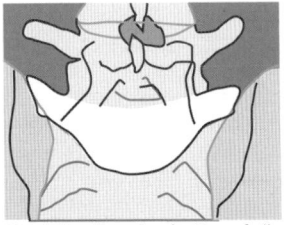

Sinal do Chapéu de Napoleão

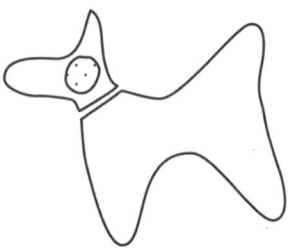

Radiografia oblíqua de L5

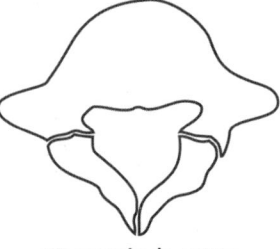

CT através do corpo vertebral médio

Espondilólise

√ Síndrome de Wilkinson = esclerose reativa + hipertrofia óssea do pedículo contralateral + lâmina (produzida por alterações de estresse relacionadas com o enfraquecimento do arco neural no defeito da porção articular unilateral)
◊ Cintilografia linear/SPECT ósseo pode ser útil!
CT:
√ Defeito localizado da *pars interarticularis* 10–15 mm acima do espaço discal
√ Contorno interno do canal espinhal interrompido

Espondilólise da Coluna Cervical

= degeneração progressiva dos discos intervertebrais levando a alterações proliferativas do osso + meninges; mais comum que a herniação do disco como causa de radiculopatia cervical
Prevalência: 5–10% aos 20–30 anos de idade; > 50% aos 45 anos de idade; > 90% em torno dos 60 anos de idade
- desordem da marcha espástica
- dor cervical

Localização: C4–5; C5–6; C6–7 (maior movimento cervical normal nesses níveis)
Sequelas:
(a) compressão direta da medula espinhal
(b) estenose do forame neural
(c) isquemia em virtude de comprometimento vascular
(d) trauma repetido por flexão normal/extensão
DDx de mielopatia:
artrite reumatoide, anomalias congênitas da junção craniocervical, tumor extramedular intradural, metástases da coluna, tumor da medula espinhal cervical, malformação arteriovenosa, esclerose lateral amiotrófica, esclerose múltipla, neurossífilis

SIRINGO-HIDROMIELIA

= SIRINGOMIELIA = SIRINGE (usado de maneira geral refletindo a dificuldade na classificação)
= cavidades longitudinalmente orientadas preenchidas com CSF + gliose dentro da medula espinhal, geralmente envolvendo parênquima + canal central
Idade: primariamente na infância/adultos jovens
Causa: malformação de Chiari I (41%), trauma (28%), neoplasia (15%), idiopática (15%)
- perda da sensação à dor + temperatura (interrupção dos tratos espinotalâmicos)
- alterações tróficas (lesões cutâneas; articulações de Charcot em 25% [ombro, cotovelo, punho])
- fraqueza muscular (envolvimento de células do corno anterior)
- espasticidade, hiper-reflexia (envolvimento do neurônio motor superior)
- reflexos plantares anormais do trato (envolvimento do trato piramidal)

Localização: predominantemente na extremidade inferior da medula cervical; extensão para dentro do tronco cerebral (= siringobulbia)
CT:
√ Área distinta de diminuição da atenuação dentro da medula espinhal (100%)
√ Medula edemaciada/de tamanho normal/atrófica
√ Nenhum realce pelo contraste
√ Borda vertebral achatada (raro) com aumento do diâmetro transverso da medula
√ Alteração de forma + tamanho da medula com alterações na posição (raro)
√ Preenchimento da siringo-hidromielia com contraste intratecal
    (a) preenchimento precoce via comunicação direta com o espaço subaracnóideo
    (b) preenchimento tardio após 4–8 horas (80–90%) secundário à permeação do material de contraste

Mielografia:
√ Medula aumentada (DDx: tumor intramedular)
√ "Sinal da medula colabada" = colapso da medula com gás mielográfico à medida que o conteúdo líquido move-se caudalmente na posição ereta (raro)
MR:
√ Área cística de baixa intensidade de sinal em T1WI, aumento de intensidade em T2WI
√ Presença de sinal nulo do CSF (= baixo sinal em T2WI) dentro da cavidade, decorrente de pulsações
√ Cavidade em forma de contas em decorrência de múltiplas septações incompletas
√ Aumento da medula espinhal
DDx: **pseudossiringe** = artefato truncado que consiste em sinal anormal linear dentro da medula em imagens sagitais na direção da fase da codificação (em virtude do número limitado das frequências para transformação rápida de Fourier)

Hidromielia

= SIRINGO-HIDROMIELIA PRIMÁRIA/CONGÊNITA
= dilatação do canal central persistente da medula espinhal (em 70–80% está obliterado) que se comunica com o 4º ventrículo (= siringomielia comunicante)
Histologia: revestida com tecido ependimal
Associada a:
(1) malformação de Chiari em 20–70%
    √ Haustrações metaméricas dentro da cavidade em T1WI sagital
(2) disrafismo espinhal
(3) mielocele
(4) síndrome de dandy-walker
(5) diastematomielia
(6) escoliose em 48–87%
(7) síndrome de klippel-feil
(8) defeitos da segmentação espinhal
(9) medula ancorada (em até 25%)
DDx: dilatação transitória do canal central (achado transitório no recém-nascido durante as primeiras semanas de vida)

Siringomielia

= SIRINGO-HIDROMIELIA ADQUIRIDA/SECUNDÁRIA
= qualquer cavidade dentro da substância da medula espinhal que pode-se comunicar com o canal central, estendendo-se geralmente por alguns segmentos vertebrais
Histologia: não revestida por tecido ependimal
Fisiopatologia: fluxo interrompido de CSF através dos espaços perivasculares da medula entre o espaço subaracnóideo + canal central
Causas:
1. Siringomielia pós-traumática
    Prevalência: em 3,2% após trauma da medula espinhal
    Localização: 68% na medula torácica
    √ 0,5–40 cm (média de 6 cm) de comprimento
    √ A siringe pode estar septada (áreas paralelas de cavitação) em T1WI axial
    √ Perda da interface nítida medula-CSF (obliteração do espaço subaracnóideo pelas aderências)
    √ Em 44% associado a loculações aracnóideas (cisto aracnóideo extramedular) no aspecto superior da siringe
2. Siringomielia pós-inflamatória
    hemorragia subaracnóidea, aderências aracnóideas, cirurgia S/P, infecção (tuberculose, sífilis)
3. Siringomielia associada a tumor
    tumores da medula espinhal, disco herniado; secundário a distúrbios circulatórios + atrofia da medula torácica
4. Insuficiência vascular

Cisto Reativo
= CISTO MEDULAR PÓS-TRAUMÁTICO
= cisto preenchido por CSF adjacente ao nível do trauma; geralmente único (75%)
- deterioração tardia em pacientes com lesão da medula espinhal (não relacionada com a gravidade da lesão original)

Rx: o *shunt* leva à melhora clínica

TERATOMA DA COLUNA
= neoplasia contendo tecido pertencente às três camadas germinais em locais onde esses tecidos não ocorrem normalmente

Prevalência: 0,15% (excluindo o teratoma sacrococcígeo)
Idade: todas as idades; M÷F = 1÷1
Patologia: sólida, fina/parcialmente de paredes espessas/completamente cístico com líquido claro/leitoso/líquido cístico escuro uni/multilocular, presença de osso/cartilagem
Localização: intra/extramedular
√ Bloqueio completo à mielografia
√ Siringomielia acima do nível do tumor
√ O canal espinhal pode estar totalmente alargado

MIELOCISTOCELE TERMINAL
= combinação de espinha bífida posterior + meningocele + medula ancorada + hidromielia + dilatação cística do canal central distal

Causa: distúrbio da circulação do CSF resultando em dilatação do ventrículo terminal + ruptura do mesênquima dorsal
Associada a: anomalias anorretais + geniturinárias + vertebrais (atresia anal, extrofia da cloaca, escoliose, agenesia sacral)
- massa coberta de pele na região lombossacral
√ Medula espinhal circundada dorsalmente + ventralmente por espaço subaracnóideo dilatado da meningocele
√ Raiz nervosa sai ventralmente
√ Medula espinhal bífida
√ Hidromielia

MEDULA ANCORADA
= SÍNDROME DO FILAMENTO TERMINAL ESPESSADO = CONE MEDULAR BAIXO
= filamento terminal anormalmente curto + espessado com a posição do cone medular abaixo de L2–L3 (localização normal da ponta do cone medular: L4/L5 em 16 semanas de gestação, L2/L3 ao nascimento, L1–L2 > 3 meses de idade)
◊ REGRA DE TRÊS: acima da L3 aos 3 meses de idade!

Etiologia: involução incompleta da medula espinhal distal com falha na subida do cone
Fisiopatologia: o estiramento do cordão leva à insuficiência vascular ao nível do cone
Idade de apresentação: 5–15 anos (nos anos do estirão de crescimento); M÷F = 2÷3
Associada a: lipoma filar em 29–78%, cisto filar, diastematomielia, ânus imperfurado
- nevo dorsal, trato sinusal dérmico, placa pilosa (50%)
- disfunção intestinal + vesical na infância
- marcha espástica com rigidez muscular
- fraqueza na extremidade inferior + atrofia muscular
- hiporreflexia assimétrica + fasciculações
- anomalias ortopédicas: escoliose, pé cavo, tendão calcâneo contraído
- hipalgesia, disestesia
- paraplegia, paraparesia
- radiculopatia (adultos)
- reflexos tendinosos profundos hiperativos
- respostas do extensor plantar
- dor anal/perineal (em adultos)
- lombalgia inferior (particularmente a esforço)

@ filamento contraído
√ Diâmetro do filamento terminal > 2 mm (variação normal de 0,5 a 2 mm) ao nível de L5-S1 (55%)
√ Pequeno fibrolipoma dentro do filamento espessado (23%)
√ Pequeno cisto filar (3%)
√ Medula espinhal terminando em um pequeno lipoma (13%)

@ medula ancorada (100%)
√ Cone medular abaixo do nível de L3 ao nascimento e abaixo da L2 aos 12 anos (86%)
√ Fixação dorsal anormal da medula adjacente aos arcos vertebrais (em posição prona)
√ Movimento pulsátil reduzido/ausente da medula + raízes nervosas (em escaneamento em modo M)
√ Saco tecal triangular alargado em tenda posteriormente (saco tecal puxado posteriormente pelo filamento)
√ Curso lateral anormal das raízes nervosas (ângulo > 15° relativo à medula espinhal)

@ vértebra
√ Espinha bífida lombar com alargamento interpedicular
√ Escoliose (20%)

MR:
√ Prolongado relaxamento de T1 no centro da medula espinhal em T1WI em 25% (mielomalacia hidromielia leve?)

Rx: laminectomia descompressiva/remoção parcial do lipoma ± liberação da medula
Dx: ponta do cone medular abaixo de L2-L3

NEUROMA TRAUMÁTICO
= proliferação não neoplásica da extremidade proximal de um nervo lesado cortado/transecção parcial

Histologia: massas axonais regenerativas, não encapsuladas, emaranhadas e multidirecionais + células de Schwann + células endo e perineurais em densa matriz colagenosa com fibroblastos circundantes

Tipos:
(a) neuroma fusiforme = edema fusiforme focal interno lesionado, mas o tronco do nervo está intacto
Causa: fricção crônica/irritação de lesão não interrompida mas tronco nervoso intacto
(b) neuroma lateral/terminal
Causa: trauma grave com avulsão parcial/ruptura/transecção total do nervo

Momento do início: 1–12 meses após a lesão
- dor
- sinal de Tinel: palpitação/punção da lesão reduz a dor

Localização: extremidade inferior (após amputação), cabeça e pescoço (após extração dentária), nervo radial, plexo braquial

√ Massa fusiforme/aumento focal com nervo de entrada e saída (tipo fusiforme)
√ Massa bulbosa em continuidade com o nervo normal proximalmente (tipo lateral/terminal)

MR:
√ Isointensa ao músculo em T1WI
√ Intensidade de sinal heterogênea intermediária a alta em T2WI
√ "Sinal fascicular" = padrão anelar heterogêneo em T2WI

Rx: acupuntura, injeção de cortisona, estimulação nervosa transcutânea/direta, fisioterapia, ressecção cirúrgica

TUBERCULOSE DA COLUNA

Meningite Tuberculosa
√ Loculação do CSF
√ Obliteração do espaço subaracnóideo
√ Perda de contorno da medula espinhal (coluna cervicotorácica)
√ Enredamento das raízes nervosas (coluna lombar)
√ Realce espesso intradural nodular linear
Cx: siringomielia

Espondilite Tuberculosa
= DOENÇA DE POTT
[Percival Pott (1714–1788), cirurgião em Londres, Inglaterra associou o câncer de escroto ao alcatrão de carvão em limpadores de chaminés]
= destruição do corpo vertebral + disco intervertebral por *Mycobacterium tuberculosis*
Incidência: 5% dos pacientes com tuberculose; 25–50–60% de todas as tuberculoses esqueléticas
Idade: crianças/adultos de 50 anos; M > F
- início insidioso da dor na região dorsal, rigidez
- sensibilidade local
- SEM lesões pulmonares em 50%
Localização: coluna superior + coluna torácica inferior (L1 mais comum); TIPICAMENTE mais de uma vértebra (até 5–10) afetada
Local: corpo vertebral (82%) com predileção pela parte anterior adjacente à placa óssea subcondral superior/inferior > elementos posteriores (18%)
Disseminação:
(a) contígua dentro do disco por penetração do platô subcondral + platô cartilaginoso
(b) disseminação subligamentar sob os ligamentos longitudinais anteriores/posteriores para os corpos vertebrais adjacentes
(c) disseminação hematogênica via plexo venoso paravertebral de Batson: focos distintos em 1–4%
√ Desmineralização (reabsorção de margem densa) dos platôs vertebrais (a alteração mais precoce):
  √ "Defeito em goiva" = leve irregularidade do contorno do aspecto anterior e lateral do corpo vertebral (= erosão decorrente de extensão subligamentar do abscesso tuberculoso)
  √ Esclerose reativa/reação periosteal TIPICAMENTE ausente
  √ Anquilose das vértebras através do espaço discal com cicatrização
√ Colapso do corpo vertebral:
  √ Vértebra plana em crianças
  √ Deformidade cifótica angular (= em giba) em virtude do envolvimento anterior preferencial em adultos
√ Vértebra dentro de vértebra (= linhas de recuperação de crescimento)
√ "Vértebra em marfim" (= reossificação como resposta de cicatrização à osteonecrose)
√ Colapso do espaço do disco intervertebral
  Observação: o espaço discal vertebral é mantido por mais tempo na artrite piogênica (o disco é preservado, mas fragmentado)
√ Infecção paraespinhal:
  √ Grande abscesso fusiforme frio nas goteiras paravertebrais/psoas (abscesso de Pott), geralmente bilateral +/– irregularidades anterolaterais dos corpos vertebrais
  √ Calcificação quase PATOGNOMÔNICA amorfa/em forma de lágrima na área paraespinhal entre L1 + L5
    (DDx: o abscesso não tuberculoso raramente se calcifica)
  √ O abscesso pode estender-se para dentro da virilha/coxa/víscera interna
Cx: cifose angular (= deformidade em giba), escoliose, anquilose, osteonecrose, paralisia (compressão da medula espinhal pelo abscesso, tecido de granulação, fragmentos ósseos, aracnoidite)
Prognóstico: taxa de mortalidade de 26–30%
DDx: (1) espondilite piogênica (destruição rápida, múltiplas cavidades de abscessos, nenhum espessamento/calcificação da margem do abscesso, pequena formação de novo osso, elementos posteriores não envolvidos)
(2) brucelose (gás dentro do disco, massa paraespinhal mínima, sem cifose, predileção pela coluna lombar inferior)
(3) sarcoidose
(4) espondilite fúngica
(5) neoplasia (múltiplas lesões não contíguas, sem destruição de discos, pequeno envolvimento dos tecidos moles, elementos posteriores envolvidos)

Espondilite Tuberculosa sem Discite
tipo de tuberculose cada vez mais comum
Predileção: estrangeiros (África Subsaariana)
Idade: 40 anos (10 anos mais jovem)
√ Ausência de destruição discal
√ Envolvimento vertebral multifocal inicial em 42%
√ Envolvimento esquelético extraespinhal (frequente)

VENTRÍCULO TERMINAL
= pequeno cisto oval revestido por epêndima na transição da ponta do cone medular à origem do filamento terminal
Origem: resulta da canalização e diferenciação regressiva da extremidade caudal da medula espinhal em desenvolvimento durante a embriogênese
Tamanho: 8–10 mm de comprimento, diâmetro de 2–4 mm
◊ Regride durante as primeiras semanas após o nascimento

DIAGNÓSTICO DIFERENCIAL DE DOENÇAS CEREBRAIS

TRAUMA DE NASCIMENTO
1. **Caput succedaneum**
   = edema Localizado na porção de apresentação do couro cabeludo, frequentemente associado à hemorragia microscópica e hiperemia subcutânea
   Causa: comum após o parto vaginal
   - edema depressível, superficial e mole
   √ Atravessa linhas de sutura
2. **Hematoma subgaleal**
   = hemorragia entre a gálea aponeurótica (= fáscia central formada pelos músculos occipitofrontais e temporoparietais) e o periósteo da tábua externa
   - pode-se tornar sintomática após perda de sangue significativa em crianças
   - massa flutuante e firme aumentando em tamanho após o nascimento
   - pode-se dissecar no tecido subcutâneo do pescoço
   - geralmente se resolve entre 2–3 semanas
   ◊ Ocasionalmente, em virtude de descompressão espontânea do hematoma intracraniano (epidural)
3. **Cefalematoma**
   = hematoma sob camada externa do periósteo
   Causa: aplicação incorreta dos fórceps obstétricos/fratura craniana durante o parto
   Incidência: 1–2% de todos os partos
   Local: o mais comum é parietal
   - massa tensa e firme
   - geralmente aumenta em tamanho após o parto
   - resolução em poucas semanas a meses
   √ Lesão de formato crescente, adjacente à tábua externa do crânio
   √ Não atravessará a linha de sutura craniana
   √ Pode-se calcificar/ossificar, causando espessamento do díploe
4. **Fratura craniana**
   Incidência: 1% de todos os partos
   √ CT demonstra hemorragia intracraniana associada
5. **Hemorragia subdural**
   (a) hematoma convexo
   (b) hematoma inter-hemisférico
   (c) hematoma de fossa posterior
6. **Efusão subdural benigna**
   = condição benigna que se resolve espontaneamente
   - fluido xantocrômico/claro com nível de proteína elevado
   √ Acúmulo de fluido extracerebral acompanhado por dilatação ventricular (= hidrocefalia comunicante causada pela absorção prejudicada de líquido cefalorraquidiano (CSF) desses acúmulos de fluido subdural)

PRESSÃO INTRACRANIANA AUMENTADA
1. Massa intracraniana
2. Hidrocefalia
3. Hipertensão maligna
4. Edema cerebral difuso
5. Pressão venosa aumentada
6. Proteína de CSF aumentada
7. Pseudotumor cerebral
- papiledema
√ Dilatação do espaço subaracnoide do nervo perióptico

ELEVAÇÃO DE PROLACTINA
Nível normal: até 25 ng/mL
Causa:
1. Interferência com eixo hipotalâmico-hipofisário
   (a) tumor hipotalâmico
   (b) tumor parasselar
   (c) adenoma hipofisário
   (d) sarcoidose
   (e) histiocitose
   (f) transecção infundibular traumática
2. Agentes farmacológicos
   alfametildopa, reserpina, fenotiazina, butirofenona, antidepressivos tricíclicos e anticoncepcionais orais
3. Hipotireoidismo (O hormônio de liberação da tirotripina [TRH] também estimula a prolactina)
4. Insuficiência renal
5. Cirrose
6. Estresse/cirurgia recente
7. Exame da mama
8. Gravidez
9. Lactação

AVC
= insulto intracraniano súbito, que deixa um residual neurológico permanente.
Incidência:
3ª maior causa de óbito nos USA (após doença cardíaca e câncer); 2ª maior causa de óbito em razão de doença cardiovascular nos USA; 2ª maior causa de óbito em pacientes com mais de 75 anos de idade; 450.000 novos casos por ano; 160 novos AVCs por população de 100.000 ao ano; a maior causa de óbito no Oriente
Idade: > 55 anos (12% ocorrem em adultos jovens); M÷F=2÷1
Fatores de risco: hereditariedade, hipertensão (50%), tabagismo, diabetes (15%), obesidade, hipercolesterolemia familiar, infarto do miocárdio, fibrilação atrial, insuficiência cardíaca congestiva, abuso de álcool, abuso de drogas, anticoncepcionais orais, gravidez, nível elevado de ansiedade e de estresse
Etiologia:
A. NÃO VASCULAR (5%): p. ex., tumor, hipóxia
B. VASCULAR (95%)
   1. Infarto cerebral = infarto isquêmico (80%)
      (a) doença ateromatosa oclusiva de artérias extracranianas (35%) e intracranianas (10%) = doença de vasos grandes entre a aorta e arteríolas penetrantes
         — estenose crítica, trombose
         — placa hemorrágica/ulceração/embolia
      (b) doença de vasos pequenos de artérias penetrantes (25%) = infarto lacunar
      (c) êmbolos cardiogênicos (6–15–23%)
         — doença cardíaca isquêmica com trombose mural
            - infarto agudo do miocárdio (3% de risco/ano)
            - arritmia cardíaca
         — doença de válvula cardíaca
            - valvulite pós-inflamatória (reumática)
            - endocardite infecciosa (20% de risco/ano)
            - endocardite trombótica não bacteriana (30% de risco/ano)
            - prolapso de válvula mitral esquerda (baixo risco)
            - estenose mitral esquerda (20% de risco/ano)
            - válvulas protéticas (1–4% de risco/ano)
         — fibrilação atrial não valvular (6% de risco/ano)
         — mixoma atrial esquerdo (27–55% de risco/ano)
      (d) doença não ateromatosa (5%)
         — alongamento, molas, acotovelamento (kinks) (até 20%)

— displasia fibromuscular (tipicamente poupa a origem e o segmento proximal da artéria carótida interna)
— aneurisma (raro) pode ocorrer na porção cervical/petrosa/intracraniana
— dissecação: traumática/espontânea (2%); até 15% dos AVCs em adultos jovens
— arterite cerebral (Takayasu, doença do colágeno, granulomatose linfoide, arterite temporal, doença de Behçet, meningite crônica, sífilis)
— trombose pós-endarterectomia/embolia/reestenose
  (e) coagulação hiperativa (5%)
2. Derrame hemorrágico (20%)
  (a) hemorragia intracerebral primária (15%)
    — hemorragia hipertensiva............45%
    — angiopatia amiloide...............7–17%
    — malformação vascular, aneurisma......5%
    — uso de drogas.....................6%
    — anticoagulantes...................10%
    — discrasia sanguínea (p. ex., hemofilia) . < 1%
    — tumor........................5–10%
    — enxaqueca severa
    — cirurgia (endarterectomia de carótida, coração)
  (b) vasospasmo decorrente de hemorragia subaracnoide (SAH) não traumática (4%)
    — aneurisma rompido............75–80%
    — malformação vascular..........10–15%
    — SAH "não aneurismal"..........5–15%
  (c) doença veno-oclusiva (1%): trombose do seio
• pode ser precedida por ataque isquêmico transitório (TIA)
  ◊ 10–14% de todos os AVCs são precedidos por TIA!
  ◊ 60% de todos os AVCs atribuídos à doença da carótida são precedidos por TIA!
Prognóstico:
  (1) óbito durante a internação (25%): alteração de consciência, preferência da mirada do olhar, a hemiplegia densa tem 40% de índice de mortalidade
  (2) sobrevida com graus variados de déficit neurológico (75%)
  (3) recuperação funcional boa (40%)
  ◊ A hipodensidade envolvendo mais de 50% do território da artéria cerebral média (MCA) tem resultado fatal em 85%!
  ◊ Diagnóstico clínico impreciso em 13%!
Papel da investigação por imagem:
  1. Confirmação do diagnóstico clínico
  2. Identificação da hemorragia intracerebral primária
  3. Detecção de lesões estruturais imitando o AVC: tumor, malformação vascular, hematoma subdural
  4. Detecção de complicações iniciais do AVC: herniação cerebral, transformação hemorrágica
Indicações para os estudos cerebrovasculares:
  1. TIA: ataque isquêmico transitório
  2. Progressão de doença da carótida até 95–98% de estenose
  3. Êmbolos cerebrais cardiogênicos
Classificação temporal:
  1. **TIA** = ataque isquêmico transitório
    • dura de 5 a 30 min.
  2. **RIND** = déficit neurológico isquêmico reversível
    = evento isquêmico prolongado e totalmente reversível causando disfunção neurológica menor
    • > 24 h e < 8 semanas
    Incidência: 16 por 100.000 da população ao ano
  3. **AVC progressivo/AVC progressive e intermitente**
    = déficit neurológico gradativo/acumulativo e progredindo gradualmente, evoluindo em horas/dias
  4. **AVC lento** = síndrome clínica rara apresentando-se com desenvolvimento de fadiga neuronal, com fraqueza em extremidade superior proximal/inferior, após esforço; ocorre em pacientes com artéria carótida interna ocluída
  5. **AVC completo** = déficit neurológico estável, persistente e intenso = infarto cerebral (morte de tecido neuronal), como último estágio de isquemia prolongada > 21 dias
    • nível de consciência bem correlacionado com o tamanho do infarto
    Prognóstico: 6–11% do índice do AVC recorrente

ATAQUE ISQUÊMICO TRANSITÓRIO

= episódio breve de um déficit neurológico, focal e transitório, em decorrência de isquemia de < 24 h de duração, com retorno ao *status* de pré-ataque
Incidência: 31 por 100.000 da população ao ano; aumentando com a idade até 300; 105.000 novos casos ao ano nos USA; M > F
Causa:
  (1) embólica: geralmente de placa ulcerativa na bifurcação da carótida
  (2) hemodinâmica: queda na pressão de perfusão, distal a uma estenose/oclusão de alto grau
Fatores de risco:
  (1) hipertensão (aumento linear na probabilidade de AVC, com aumento na pressão arterial diastólica)
  (2) transtornos cardíacos (infarto do miocárdio médio, *angina pectoris*, doença cardíaca valvular, disritmia, insuficiência cardíaca congestiva)
  (3) diabetes melito
  (4) fumante de cigarros (fraco)
Prognóstico: 5,3% de índice de AVC ao ano, durante 5 anos, após o primeiro TIA; 12% de aumento, por ano, de AVC/infarto do miocárdio/óbito; AVC completo em 33% dentro de 5 anos; AVC completo em 5% em 1 mês

Ataque Isquêmico Transitório da Carótida (2/3)

• ataques da carótida < 6 h em 90%
• fraqueza temporária/disfunção sensorial CLASSICAMENTE na
  (a) mão/rosto com evento embólico
  (b) braço proximal e extremidade inferior com evento hemodinâmico (área fronteiriça-watershed)
— disfunção motora = fraqueza, paralisia, inabilidade de um/ambos os membros no mesmo lado
— alteração sensorial = dormência, perda de sensação, parestesia de um/ambos os membros no mesmo lado
— distúrbio da fala/linguagem = dificuldade da fala (dis-/afasia)/escrita, na compreensão da linguagem/leitura/realizando cálculos
— distúrbio visual = perda da visão em um olho, hemianopsia homônima, amaurose fugaz
• paresia (mono-, hemiparesia) em 61%
• parestesia (mono-, hemiparestesia) em 57%
• amaurose fugaz (= ataque premonitório e transitório da visão comprometida em virtude de isquemia da retina) em 12% causada pela hipotensão transitória ou êmbolos de plaquetas/cristais de colesterol, que podem ser revelados pela fundoscopia
• Parestesia facial em 30%

Ataque Isquêmico Transitório Vertebrobasilar (1/3)

• eventos vertebrobasilares < 2h em 90%
— disfunção motora = como o TIA da carótida, mas, às vezes, muda de lado incluindo quadriplegia, diplopia, disartria e disfasia

— alteração sensorial = como a TIA da carótida, geralmente envolvendo um/dois lados da face/boca/língua
— perda visual = como a TIA da carótida, incluindo hemianopsia uni-/bilateral homônima
— desequilíbrio da marcha/distúrbio postural, ataxia, desequilíbrio/instabilidade
— ataque com queda = caída súbita ao assoalho, sem perda de consciência
- distúrbio visual e binocular em 57%
- vertigem em 50%
- parestesia em 40%
- diplopia em 38%
- ataxia em 33%
- paresia em 33%
- cefaleias em 25%
- convulsões em 1,5%

TIA Crescente/Acelerado
= eventos periódicos e repetidos de disfunção neurológica com recuperação completa ao normal na interfase

Rx:
1. Endarterectomia da carótida (1% de mortalidade, 5% de AVC)
2. Anticoagulação
3. Agentes antiplaquetários: aspirina, ticlopidina (Ticlid®)
   — em pacientes com TIA sintomática e recente/AVC menor + > 70% da estenose da artéria carótida: endarterectomia profilática da carótida + terapia crônica de aspirina de dose baixa

DEMÊNCIA
1. Doença de Alzheimer
2. Demência vascular
3. MELAS
4. Trombose venosa cortical
5. Doença de Pick
6. Hidrocefalia com pressão normal
7. Hematoma subdural
8. Tumor encefálico (Linfoma de CNS e outras neoplasias)
9. Encefalite viral (p. ex. encefalite por herpes crônica)

NEUROPATIA DO TRIGÊMEO
- dor facial, dormência, fraqueza dos músculos mastigatórios, trismo
- reflexo da córnea diminuído/ausente
- reflexo da mandíbula anormal
- sensação decrescente de dor/toque/temperatura
- atrofia dos músculos mastigatórios
- tique doloroso = dor facial paroxística (geralmente limitada a V2 e V3) causada geralmente pela compressão neurovascular (artéria cerebelar superior, alongada e tortuosa/artéria cerebelar inferior e anterior/dolicoectasia vertebrobasilar/compressão venosa)

A. LESÃO DO TRONCO CEREBRAL
  1. Vascular: infarto, malformação arteriovenosa (AVM)
  2. Neoplásica: glioma, metástase
  3. Inflamatória: esclerose múltipla (1–8%), rombencefalite por herpes
  4. Outras: siringobulbia
B. CAUSAS ASSOCIADAS ÀS CISTERNAS
  1. Vascular: aneurisma, AVM, compressão vascular
  2. Neoplásica: schwannoma acústico, meningioma, schwannoma do trigêmeo, cisto epidermoide, lipoma, metástase
  3. inflamatória: neurite
C. CAVIDADE DE MECKEL + SEIO CAVERNOSO
  1. Vascular: aneurisma da carótida
  2. Neoplásica: meningioma, schwannoma do trigêmeo, cisto epidermoide, lipoma, adenoma hipofisário, neoplasia da base craniana, metástase, propagação do tumor perineural
  3. Inflamatória: síndrome de Tolosa-Hunt
D. EXTRACRANIANA
  1. Neoplásica: tumor neurogênico, carcinoma de células escamosas, adenocarcinoma, linfoma, carcinoma adenoide cístico, carcinoma mucoepidermoide, melanoma, metástase, propagação do tumor perineural
  2. Inflamatória: sinusite
  3. Outras: abscesso do espaço mastigador, trauma

CLASSIFICAÇÃO DAS ANOMALIAS DO CNS
A. ANOMALIA DA INDUÇÃO DORSAL
  = defeitos de fechamento do tubo neural
  1. Anencefalia
  2. Cefalocele: .... em 4 semanas
  3. Malformação de Chiari: .... em 4 semanas
  4. Disrafismo espinhal
  5. Hidromielia
B. ANOMALIA DE INDUÇÃO VENTRAL
  = defeitos na formação das vesículas cerebrais e face
  1. Holoprosencefalia: .... 5–6 semanas
  2. Displasia septo-óptica: .... 6–7 semanas
  3. Malformação de Dandy-Walker: ..... 7–10 semanas
  4. Agenesia de septo pelúcido
C. PROLIFERAÇÃO NEURONAL e histogênese
  1. Neurofibromatose: .... 5 semanas–6 meses
  2. Esclerose tuberosa: .... 5 semanas–6 meses
  3. Hidranencefalia primária: .... > 3 meses
  4. Neoplasia
  5. Malformação vascular (veia de Galeno, AVM hemangioma)
D. ANOMALIA DE MIGRAÇÃO NEURONAL
  em decorrência de infecção, isquemia, transtornos metabólicos
  1. Esquizencefalia: .... 2 meses
  2. Agisia + paquigiria: .... 3 meses
  3. Heterotopia da substância cinzenta: .... 5 meses
  4. Disgenesia de corpo caloso: .... 2–5 meses
  5. Lisencefalia
  6. Polimicrogiria
  7. Megalencefalia unilateral
E. LESÕES DESTRUTIVAS
  1. Hidranencefalia
  2. Porencefalia
  3. Hipóxia: leucomalacia periventricular, hemorragia de matriz germinal
  4. Toxicose
  5. Infecções (TORCH)
    (a) **T**oxoplasmose
    (b) **O**utras: sífilis, hepatite, zoster
    (c) **R**ubéola
      √ Calcificações pontilhadas/nodulares
      √ Cistos porencefálicos
      √ Ocasionalmente microcefalia
    (d) **C**itomegalovírus – doença de inclusão
      √ Calcificações periventriculares tipicamente pontilhadas/curvilíneas
      √ Frequentemente hidroencefalia
    (e) **H**erpes simples

Ausência de Septo Pelúcido
1. Holoprosencefalia
2. Agenesia do corpo caloso
3. Displasia septo-óptica

4. Esquizencefalia
5. Hidrocefalia crônica e intensa
6. Porencefalia destrutiva

Facomatoses
[phako, grego = objeto com formato de lente/lentilha]
= SÍNDROMES NEUROCUTÂNEAS
= DISPLASIAS NEUROECTODÉRMICAS
= desenvolvimento de tumores benignos/malformações em órgãos de origem ectodérmica (CNS, olho, pele)
(a) autossômica dominante
1. Neurofibromatose (von Recklinghausen)
2. Esclerose tuberosa (Bourneville)
3. Hemangioblastoma retinocerebelar (von Hippel-Lindau)
4. Melanose neurocutânea
(b) autossômica não dominante
5. Angiomatose encefálica do trigeminal (Sturge-Weber-Dimitri)
6. Ataxia-telangiectasia

DOENÇAS DEGENERATIVAS DOS HEMISFÉRIOS CEREBRAIS
= doença fatal e progressiva, caracterizada pela destruição/alteração da substância cinzenta e branca
Etiologia: genética; infecção viral; transtornos nutricionais (p. ex., anorexia nervosa, síndrome de Cushing); transtornos do sistema imunológico (p. ex., AIDS); exposição a toxinas (p. ex., CO); exposição a drogas (p. ex. álcool, metotrexato + radiação)

Leucodistrofia
= esclerose difusa e degenerativa com lesões simétricas e bilaterais na substância branca

Leucoencefalopatia
= doença da substância branca

Doença Mielinoclástica e Desmielinizante
= doença que destrói a mielina normalmente formada
◊ Geralmente afeta crianças mais velhas/adultos
(a) infecciosa
1. Leucoencefalopatia multifocal progressiva
2. Panencefalite esclerosante subaguda (SSPE)
3. Encefalomielite disseminada aguda (ADEM)
(b) não infecciosa
1. Radiação
2. Anoxia
3. Encefalopatia hipertensiva
4. Leucoencefalopatia necrotizante disseminada (da terapia com metotrexato)
(c) outras
1. Esclerose múltipla (doença desmielinizante e primária mais frequente)
2. Doença de Alzheimer (doença degenerativa mais comum da substância cinzenta definida)
3. Doença de Parkinson (doença degenerativa subcortical mais comum)
4. Doença de Creutzfeldt-Jakob
5. Doença de Menkes (transtorno do metabolismo de cobre ligado ao sexo, recessivo)
6. Leucodistrofia de células globoides
7. Degeneração espongiforme
8. Síndrome de Cockayne
9. Leucoencefalopatia espongiforme
10. Esclerose difusa mielinoclástica (doença de Schilder)

Doença Desmielinizante
= transtorno metabólico (= deficiência enzimática) resultando em bainhas de mielina deficientes/ausentes
◊ Geralmente, apresenta-se nos primeiros 2 anos/1ª década de vida!
◊ Associada à atrofia da substância branca
(a) macroencefálica
1. Doença de Alexander (áreas frontais afetadas primeiro)
2. Doença de Canavan (substância branca afetada difusamente)
(b) tálamos hiperdensos, núcleos caudados, corona radiata
1. Doença de Krabbe
(c) histórico familiar (recessivo ligado ao X)
1. Adrenoleucodistrofia ligada ao X
2. Doença de Pelizaeus-Merzbacher
(d) outras
1. Leucodistrofia metacromática (leucodistrofia hereditária mais comum)
2. Doença de Binswanger (SAE)
3. Demência por múltiplos infartos (MID)
4. Doença de Pick
5. Doença de Huntington
6. Doença de Wilson
7. Síndrome de Reye
8. Microangiopatia mineralizante
9. Esclerose difusa

DOENÇA VASCULAR DO CÉREBRO
Classificação das Anomalias Vasculares do CNS
A. MALFORMAÇÃO VASCULAR
(a) arterial = malformação arteriovenosa (AVM)
1. Malformação arteriovenosa cerebral/facial
2. Malformação da veia de Galeno
(b) capilar = telangiectasia capilar
1. Angioma capilar
2. Mancha de vinho do porto na face
(c) venosa = malformação venosa
1. Anomalia de desenvolvimento venoso
2. *Sinus pericranii*
(d) linfática
1. Higroma cístico
(e) Combinações
1. Doença de Sturge-Weber
2. Doença de Rendu-Osler-Weber
B. TUMOR VASCULAR
1. Hemangioma
(a) hemangioma capilar: observado em crianças, involução aos 7 anos de idade em 95%
(b) Hemangioma cavernoso: observado em adultos, sem a involução
2. Hemangiopericitoma
3. Hemangioendotelioma
4. Angiossarcoma

Doença Vascular Oclusiva
(a) estado embólico
√ Território vascular único
(b) estado de hipoperfusão
√ Territórios vasculares múltiplos
Causa:
1. Vasospasmo da hemorragia subaracnoide
2. Infarto embólico (50%)
(a) trombos (fibrilação atrial, doença valvular, placas ateromatosas de artérias extracerebrais, displasia fibro-

muscular, aneurisma intracraniano, cirurgia, êmbolos paradoxos, anemia falciforme, arteriosclerose, púrpura trombocitopênica trombótica)
- pressão arterial flutuante
- hipercoagulabilidade

√ Hemorragia petequial cerebral dentro da substância cinzenta basal/cortical durante a 2ª semana (de fragmentos de êmbolos) em até 40%; isquemia inicial é seguida pela reperfusão (= CARACTERÍSTICA do infarto embólico)

√ "Artéria supernormal" na tomografia computadorizada sem contraste (NECT) = material de alta densidade alojado em vaso cerebral, próximo às bifurcações principais

√ Estreitamento ateromatoso dos vasos

(b) gordura
(c) nitrogênio

3. Infarto tipo zona de transmissão *watershed* envolvendo substância branca profunda entre dois leitos vasculares adjacentes em hipoperfusão global, secundário ao débito cardíaco insatisfatório/oclusão da artéria carótida cervical
   ◊ 6% dos infartos cerebrais tem hemorragia (transformação hemorrágica)
   - AVC (3ª causa mais comum de óbito nos USA, 5% das síndromes de AVC são causadas por tumores subjacentes)
   - TIA = ataque isquêmico transitório: melhora dentro de 24 h
   - RIND = déficit neurológico isquêmico e reversível: ainda evidente > 24 h, com a eventual recuperação total
   - amaurose fugaz = cegueira monocular transitória
   - fraqueza/dormência em uma extremidade
   - afasia
   - tontura, diplopia, disartria (isquemia vertebrobasilar)

4. Hipertensão
   (a) encefalopatia hipertensiva
       √ Hipodensidade difusa da substância branca (edema secundário ao espasmo arterial)
   (b) hemorragia hipertensiva
       Localização: núcleos da base (putâmen, cápsula externa), tálamo, ponte, cerebelo
   (c) infarto lacunar
   (d) encefalopatia arteriosclerótica subcortical

5. Amiloidose
   envolvimento de artérias pequenas e médias das meninges e córtex
   - paciente normotenso > 65 anos de idade
   √ Hemorragias corticais e recorrentes/simultâneas e múltiplas

6. Vasculite
   (a) meningite bacteriana, TB, sífilis, fungo, vírus, riquétsia
   (b) doença vascular do colágeno: granulomatose de Wegener, poliarterite nodosa, SLE, esclerodermia, dermatomiosite
   (c) angiite granulomatosa: arterite de células gigantes, sarcoidose, doença de Takayasu, arterite temporal
   (d) arterite inflamatória: arterite reumatoide, arterite de hipersensibilidade, doença de Behçet, granulomatose linfomatoide
   (e) induzida por drogas: anfetamina IV, preparações de ergot, contraceptivos orais
   (f) arterite de radiação = microangiopatia mineralizante
   (g) doença de Moyamoya

7. Encefalopatia anóxica
   parada cardiorrespiratória, quase afogamento, overdose de drogas, envenenamento por monóxido de carbono (CO)

8. Trombose venosa

Infartos Múltiplos
◊ Típicos em doença oclusiva extracraniana, problemas com débito cardíaco, doença de pequenos vasos; em 6% de uma emissão súbita de êmbolos ("chuveirada")
Localização: geralmente bilateral e supratentorial (3/4); supra- e infratentorial (1/4)

Sinal de Reversão
= inversão da relação de atenuação normal entre a substância cinzenta e branca (substância cinzenta de atenuação mais baixa que a da substância branca adjacente dos tálamos, tronco cerebral, cerebelo) na NECT do cérebro
Patogênese: não completamente compreendido
Causa: lesão cerebral global com insulto anóxico, em virtude de traumatismo craniano, trauma não acidental, hipóxia, afogamento, estado epiléptico, hipotermia, meningite bacteriana, estrangulamento
Prognóstico: não é bom, em decorrência do estrago irreversível do cérebro; sobreviventes com déficits neurológicos profundos e retardo de desenvolvimento intenso

ATROFIA DO CÉREBRO

Atrofia Cerebral
= perda irreversível da substância cerebral e aumento subsequente de espaços contendo CSF intra- e extracerebral (hidrocefalia *exvacuo* = ventriculomegalia)

A. ATROFIA DIFUSA DO CÉREBRO
   Causa:
   (a) trauma, terapia de radiação
   (b) drogas (dilantina, esteroides, metotrexato, marijuana, drogas pesadas, quimioterapia), alcoolismo, hipóxia
   (c) doença desmielinizante (esclerose múltipla, encefalite)
   (d) doença degenerativa
       p. ex., Doença de Alzheimer, doença de Pick, doença de Jakob-Creutzfeldt
   (e) doença cerebrovascular e múltiplos infartos
   (f) idade avançada, anorexia, insuficiência renal
   √ Ventrículos e sulcos dilatados

B. ATROFIA CEREBRAL FOCAL
   Causa: vascular/química/metabólica/traumática/idiopática (síndrome de Dyke-Davidoff-Mason)

C. PROCESSO REVERSÍVEL SIMULANDO ATROFIA (em pessoas mais jovens)
   Causa: anorexia nervosa, alcoolismo, tratamento com esteroides catabólicos, malignidade pediátrica

√ Sulcos proeminentes
√ Dilatação ipsilateral das cisternas basais e ventrículos
√ Dilatação ex-vácuo dos ventrículos
√ Afinamento dos giros
√ Áreas focais periventriculares com intensidade de sinal elevado
√ Deposição aumentada de ferro no putâmen, aproximando-se da concentração no *globus pallidus*
√ Dilatação do espaço perivascular de Virchow-Robin

Atrofia Cerebelar
A. COM ATROFIA CEREBRAL
   = atrofia cerebral senil generalizada

B. SEM ATROFIA CEREBRAL
1. Degeneração olivopontocerebelar/ataxia de Marie/ataxia de Friedreich
   - início de ataxia em adultos jovens
2. Ataxia-telangiectasia
3. Toxidade por etanol: afetando predominantemente a linha média (vérmis)
4. Toxidade por fenitoína: afetando predominantemente os hemisférios cerebelares
5. Degeneração idiopática secundária ao carcinoma (= paraneoplásica), geralmente carcinoma de pequenas células do pulmão
6. Radioterapia
7. Atrofia cerebelar focal
   (a) infarto
   (b) lesão traumática

Atrofia Hipocampal
1. Doença de Alzheimer
2. Esclerose mesial temporal
   - convulsões parciais complexas
3. Normal em octogenários

HERNIAÇÃO DO CÉREBRO
= desvio do cérebro normal para outro sítio, em decorrência do efeito de massa pelo tumor, trauma ou infecção

Herniação Transtentorial
(a) descendente = para baixo em direção à fossa posterior
   - paresia oculomotora (Nervo craniano IIII)
     - pupila ipsilateral dilatada em decorrência da atividade simpática sem oposição, enquanto as fibras parassimpáticas que se movem fora do CN III são comprimidas pelo úncus
     - músculos extraoculares anormais (EOMs)
   - hemiparesia contralateral em razão da compressão de pedúnculos cerebrais ipsilaterais acima do cruzamento dos tratos corticoespinhais
   - hemiparesia ipsilateral (localizador falso) em decorrência da translação lateral intensa do tronco cerebral atravessando a cisterna perimesencefálica e empurrando o CN III contralateral e pedúnculos contra a borda tentorial oposta
   √ Alargamento da *cisterna ambiens* ipsilateral
   √ Alargamento da cisterna pré-pontina ipsilateral
   √ Alargamento do corno temporal contralateral
   Cx[crônico]:
   (1) infarto occipital (compressão da artéria cerebral posterior e ipsilateral contra o pedúnculo cerebral pelo úncus e giro hipocampal)
   (2) hemorragia de Duret = hemorragia do tronco cerebral dorsolateral/ponte, através do estiramento de perfuradores pontinos, pelo deslocamento descendente da ponte
   (3) incisura de Kernohan = hemorragia no mesencéfalo central, em virtude da compressão do pedúnculo cerebral contralateral contra a incisura
   — herniação transtentorial do úncus (mais comum)/anterior, causada pela lesão na metade anterior do cérebro
     √ Úncus deslocado para dentro da cisterna suprasselar
     √ Aparência truncada de estrela de seis pontas da cisterna suprasselar
   — posterior: herniação do giro para-hipocampal
   — total: herniação do hipocampo inteiro
(b) ascendente = para cima (vérmis superior): deslocamento de cerebelo através da incisura tentorial
   Causa: processo de crescimento lento do cerebelo/tronco cerebral
   - náusea e vômito → embotamento → coma
   √ Aparência de "pião girando" do mesencéfalo, em virtude da compressão bilateral no aspecto posterolateral do mesencéfalo
   √ Estreitamento da *cisterna ambiens*
   √ Estreitamento da cisterna da placa quadrigeminal
   Cx: hidrocefalia

Herniação Subfalcina
= desvio contralateral das estruturas da linha média sob a foice do cérebro
Pode estar associada à: herniação transtentorial
- cefaleia → fraqueza da perna contralateral
√ Obliteração do corno frontal ipsilateral
√ Espaço liquárico dilatado na foice contralateral anterior
√ Grau de desvio medido em mm entre linha reta formada pela foice posterior + *localização* do septo pelúcido na imagem axial
√ Desvio do giro do ângulo sob a foice
Cx: infarto cerebral anterior, distal e ipsilateral

Herniação Esfenoide/Retroalar/Alar
= herniação do lobo frontal posteriormente, atravessando a borda da crista esfenoidal
Associada a: herniação transtentorial e subfalcina
- escassez de sintomatologia clínica, clinicamente oculta
— posterior: massa do lobo frontal
— anterior: lesão no lobo temporal/ínsula
√ Deslocamento da MCA

Herniação Transforaminal
= herniação descendente das porções mesiais inferiores do cerebelo através do forame magno (= amígdala inferior)
√ Amígdalas cerebelares ao nível do dente do axis em imagens axiais
√ Amígdalas cerebelares ≥ 5 mm abaixo do forame magno em adultos, ≥ 7 mm em crianças nas imagens sagitais/coronais
Cx: embotamento → óbito

Deslocamento de Vasos
A. DESVIO ARTERIAL
   (a) Artérias pericalosas
   1. Desvio circular = lesão frontal anterior à sutura coronal
   2. Desvio quadrado = lesão atrás do forame interventricular do cérebro na metade inferior do hemisfério
   3. Desvio distal = posterior à sutura coronal na metade superior do hemisfério
   4. Desvio proximal = lesão basifrontal/fossa craniana média anterior, incluindo o lobo temporal anterior
   (b) Triângulo silviano
   = ramos da MCA dentro de uma fissura silviana na superfície externa da ínsula formam uma alça ao atingirem a margem superior da ínsula; serve como marca angiográfica, para localizar massas supratentoriais
   Localização da lesão:
   — silviana anterior — região frontal
   — suprassilviana — frontal posterior e parietal
   — retrossilviana — occipital, parietoccipital
   — infrassilviana — lobo temporal e região extracerebral
   — intrassilviana — geralmente em decorrência de um meningioma
   — silviana lateral — frontal, frontotemporal, parietotemporal
   — silviana central — frontal posterior profunda, núcleos da base

B. VEIAS CEREBRAIS
   = indicam a linha média da parte posterior do prosencéfalo, mostrando a localização exata do teto do terceiro ventrículo

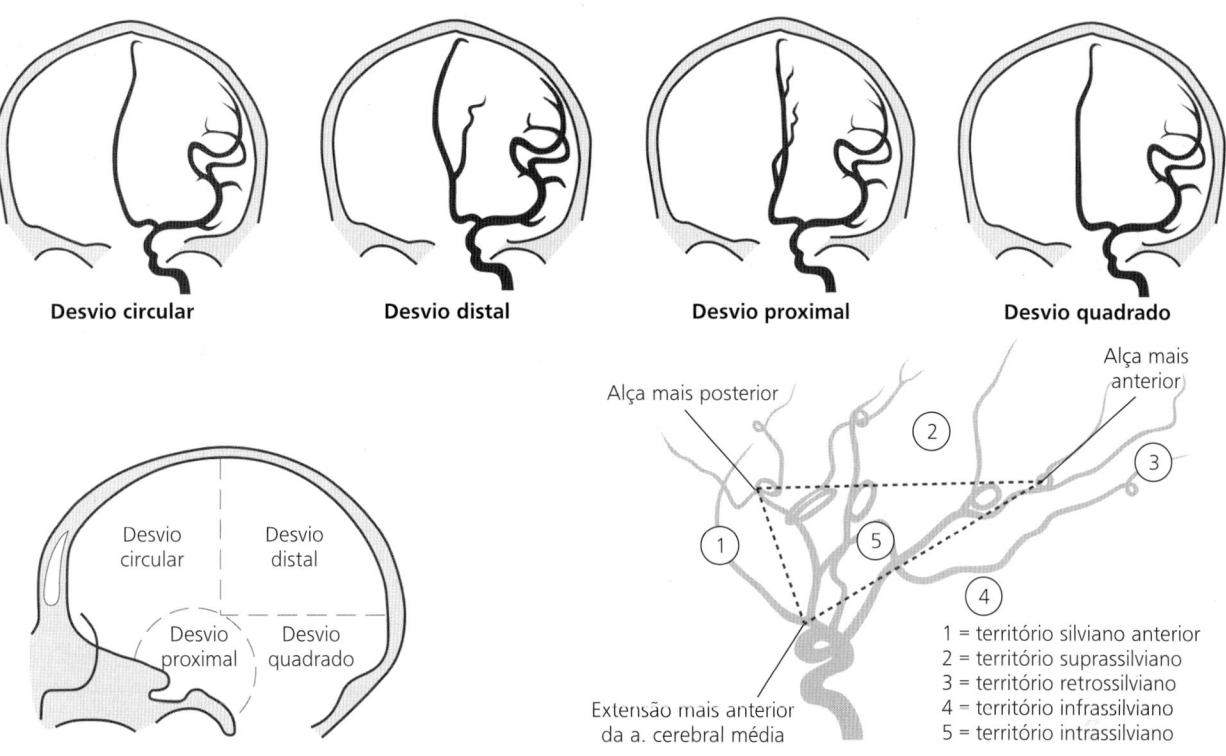

Triângulo Silviano e Desvios Intracranianos

LESÕES CEREBRAIS HIPODENSAS

Hemisférios Difusamente Inchados

A. METABÓLICAS
1. Encefalopatia metabólica: p. ex., uremia, síndrome de Reye, cetoacidose
2. Anóxia: parada cardiopulmonar, quase afogamento, inalação de fumaça, ARDS

B. NEUROVASCULARES
1. Encefalopatia hipertensiva
2. Trombose de seio sagital superior
3. Traumatismo craniano
4. Pseudotumor cerebral

C. INFLAMAÇÃO
p. ex., encefalite por herpes, CMV, toxoplasmose

Edema Cerebral

= aumento no volume do cérebro, em virtude do conteúdo aumentado de tecido-água (80% para substância cinzenta e 68% para substância branca é normal)

Etiologia:

(a) **edema citotóxico**
aumento reversível no conteúdo de água intracelular secundário à isquemia/anóxia (palidez axonal), que leva à depleção de ATP com disfunção de bomba de íons, atravessando a membrana da célula glial e um aumento no Na^+ e K^+ intracelular
- observado caracteristicamente no infarto cerebral
- 30–60 min após começo dos sintomas
- √ Investigação por imagens ponderadas em difusão positiva

(b) **edema vasogênico** (forma mais comum)
vazamento de água dos capilares para dentro do espaço interstício extracelular, em consequência de danos ao endotélio capilar; aumento na atividade pinocitótica, com passagem de proteínas através da parede do vaso para dentro do espaço intercelular (ausência de realce pelo meio de contraste significa que a destruição da barreira hematoencefálica não é a causa)
- associado a neoplasia cerebral primária, metástases, hemorragia, inflamação, infarto
- dura > 3–6 h; necessita de fluxo sanguíneo restabelecido/residual

DDx: colapso da barreira hematoencefálica após 8–10 dias

Tipos:
1. Edema hidrostático
aumento/diminuição rápidos da pressão intracraniana
2. Edema intersticial
aumento dos espaços intersticiais periventriculares secundário ao fluxo transependimário de CSF com pressão intraventricular elevada
3. Edema hipo-osmótico
produzido pela hiperidratação de fluxo IV/secreção inapropriada do hormônio antidiurético
4. Inchaço congestivo do cérebro
acúmulo rápido de água extravascular como resultado de traumatismo craniano; pode tornar-se irreversível (óbito cerebral), se a pressão intracraniana se igualar à pressão arterial sistólica

√ Distinção menor entre substância cinzenta e substância branca
√ Ventrículos laterais comprimidos como fendas
√ Compressão dos sulcos cerebrais e das cisternas perimesencefálicas

CT:
√ Áreas de hipodensidade
◊ O edema é sempre maior na substância branca!
√ Efeito de massa: achatamento dos giros, deslocamento e deformação de ventrículos, desvio da linha média
√ Retorno ao normal do edema não hemorrágico/atrofia cerebral em decorrência da lesão por cisalhamento da substância branca

MR:
√ Intensidade diminuída em T1W1
√ Intensidade aumentada em T2W1
√ Realce pelo gadolínio

US:
- √ Aumento difuso/focal da ecogenicidade parenquimatosa com aparência sem características típicas
- √ Índices de resistência diminuídos

Cisto da Linha Média
1. *Cavum do septo pelúcido* = "5° ventrículo"
   = membrana triangular fina, composta de duas camadas gliais, coberta lateralmente com epêndima separando os cornos frontais dos ventrículos laterais
   Incidência: em 80% dos bebês nascidos a termo; em 15% dos adultos
   Localização: posterior ao joelho do corpo caloso, inferior ao corpo do corpo caloso, anterossuperior ao pilar anterior do fórnix
   - √ Estende-se até ao forame interventricular do cérebro
   - √ Pode-se dilatar e causar hidrocefalia obstrutiva (rara)
2. *Cavum vergae* = "6° ventrículo"
   = cavidade posterior às colunas do fórnix; sofre contração aproximadamente após o 6° mês de gestação
   Incidência: em 30% dos bebês nascidos a termo; em 15% de adultos
   Localização: posterior do fórnix, anterior ao esplênio do corpo caloso, inferior à estrutura do corpo caloso, superior à foice transversal
   - √ Continuação da linha média posterior ao *cavum* do septo pelúcido, além do forame interventricular do cérebro (Monro)
3. *Cavum veli interpositi*
   = extensão da cisterna da placa quadrigeminal acima do 3° ventrículo ao forame interventricular do cérebro, delimitada lateralmente pelas colunas do fórnix e do tálamo
4. Cisto coloide
   anterior e superior ao *cavum* do septo pelúcido
5. Cisto aracnoide
   na região da cisterna da placa quadrigeminal
   - √ Margens curvilíneas

Cisto com Nódulo Mural
1. Astrocitoma pilocítico (infância)
2. Ganglioglioma
3. Xantoastrocitoma pleomórfico
4. Glioblastoma multiforme
5. Hemangioblastoma (fossa posterior, medula espinhal)

Cistos do CNS Minúsculos e Múltiplos
A. DOENÇA DEGENERATIVA DIFUSA
B. PROCESSO INFLAMATÓRIO DIFUSO
C. NEOPLASIA CÍSTICA DE BAIXO GRAU
   1. Ganglioglioma
   2. Astrocitoma pilocítico
   3. Xantoastrocitoma pleomórfico

Lesões do CNS Contendo Colesterol
1. Cisto de inclusão epidermoide
2. Granuloma de colesterol
3. Epidermoide adquirido da orelha média
4. Colesteatoma congênito da orelha média
5. Craniofaringioma

Lesão Mesencefálica de Baixa Densidade
1. Normal: cruzamento dos pedúnculos cerebelares superiores ao nível do colículos inferiores
2. Siringobulbia
   encontrada em conjunto com siringomielia, malformação de Arnold-Chiari, traumatismo
   - √ Densidade central de CSF
   - √ Contraste intratecal entra na cavidade central
3. Infarto do tronco cerebral
   - √ Realce pelo meio de contraste anormal após 1 semana
   - √ Região de baixa atenuação e bem definida, sem realce após 2–4 semanas
4. Mielinólise pontina central
5. Glioma do tronco cerebral
   - √ Massa com margens indistintas e realce vago
6. Metástase
   - √ Realce pelo meio de contraste bem definido
7. Granuloma em TB/sarcoidose (rara)

Pneumoencéfalo Intracraniano
A. TRAUMA (74%)
   (a) traumatismo fechado
       em 3% de todas as fraturas cranianas; em 8% das fraturas envolvendo seios paranasais (frontal > etmoidal > esfenoide > mastoide) ou a base do crânio
   (b) lesão penetrante
B. NEOPLASIA INVADINDO O SEIO (13%)
   1. Osteoma do seio frontal/etmoide
   2. Adenoma hipofisário
   3. Mucocele, epidermoide
   4. Malignidade dos seios paranasais
C. INFECÇÃO COM ORGANISMO FORMADOR DE GÁS (9%)
   em mastoidite, sinusite
D. CIRURGIA (4%)
   hipofisectomia, cirurgia do seio paranasal
Mecanismo de laceração dural:
   (1) mecanismo de válvula de balcão, durante esforço, tosse, espirro
   (2) fenômeno de vácuo secundário à perda de CSF
Tempo de latência: na apresentação inicial (25%), geralmente observada dentro de 4–5 dias, demora de até 6 meses (33%)
Mortalidade: 15%
Cx: (1) rinorreia de CSF (50%)
      (2) meningite/epidural/abscesso cerebral (25%)
      (3) pneumoencéfalo extracraniano
          = coleção de ar em espaço subaponeurótico

LESÕES INTRACRANIANAS HIPERDENSAS

Calcificações Intracranianas
Mnemônica: PINEEAL
   Physiological (Fisiológica)
   Infecção (Infection)
   Neoplasia (Neoplasm)
   Endócrina (Endocrine)
   Embriológica (Embryologic)
   Arteriovenosa (Arteriovenous)
   Ls Residual (Leftover Ls)
A. CALCIFICAÇÕES INTRACRANIANAS FISIOLÓGICAS
B. INFECÇÃO
   TORCH (toxoplasmose, outros [sífilis, hepatite, zoster], CMV, rubéola, herpes), abscesso cicatrizado, cisto hidático, granuloma (tuberculoma, actinomicose, coccidioidomicose, criptococose, mucormicose), cisticercose, triquinose, paragonimíase
   Mnemônica:
      as calcificações de **CMV** são **c**irc**unv**entriculares
      as calcificações de **Toxo**plasma são **intrap**arenquimatosas
C. NEOPLASIA
   craniofaringioma (40–80%), oligodendroglioma (50–70%), cordoma (25–40%), papiloma do plexo coroide (10%), meningioma (20%), adenoma hipofisário (3–5%), pinealoma (10–20%), dermoide (20%), lipoma de corpo caloso, ependimoma (50%), astrocitoma (15%), após radioterapia, metástases (1–2%, pulmão > mama > trato GI)

Observação: os astrocitomas se calcificam menos frequentemente, mas são os tumores mais comuns!
D. ENDÓCRINA
hiperparatireodismo, hipervitaminose D, hipoparatireodismo, pseudo-hipoparatireoidismo, envenenamento por CO, envenenamento por chumbo
E. EMBRIOLÓGICA
síndromes neurocutâneas (esclerose tuberosa, Sturge-Weber, neurofibromatose), doença de Fahr, síndrome de Cockayne, síndrome de nevo de célula basal
F. ARTERIOVENOSA
aterosclerose, aneurisma, AVM, malformação vascular oculta, hemangioma, hematomas subdurais e epidurais, hemorragia intracerebral
G. Ls RESIDUAIS
lipoma, proteinose lipoide, lissencefalia

Calcificação Intracraniana Fisiológica

1. **Calcificação pineal**
   Idade: sem a calcificação < 5 anos de idade, em 8–10% na faixa de 8–14 anos de idade, em 40% até 20 anos de idade, 2/3 da população adulta
   √ Calcificação amorfa/circular < 3 mm da linha média, geralmente < 10 mm em diâmetro
   √ Aproximadamente 30 mm acima da elevação posterior mais alta das pirâmides
   CUIDADO: calcificação pineal > 14 mm sugere neoplasia pineal (teratoma/pinealoma)
2. **Habênula**
   Incidência: aproximadamente em 1/3 da população
   Idade: > 10 anos
   √ Calcificação com o formato de C e aberta posteriormente, 4–6 mm anterior à glândula pineal
3. **Plexo coroide**
   pode-se calcificar em todos os ventrículos: mais comumente no glomo dentro do átrio dos ventrículos laterais, próximo ao forame interventricular do cérebro, tela coróidea do terceiro ventrículo, teto do quarto ventrículo, pelos forames de Luschka
   Idade: > 3 anos
   √ 20–30 mm atrás e ligeiramente abaixo do pineal na projeção lateral, simétrico na projeção AP
   DDx: neurofibromatose
4. **Dura, foice cerebral, foice do cerebelo, tentório**
   Incidência: 10% da população
   Idade: > 3 anos
   DDx: síndrome de nevo da célula basal (síndrome de Gorlin), pseudoxantoma elástico, distrofia miotônica congênita
5. **Ligamento petroclinóideo** (= reflexão do tentório entre ponta da sela dorsal e o ápice do osso petroso)
   Idade: > 5 anos
6. **Ligamento interclinóideo**
   = ponte interclinóidea
7. **Arteriosclerose:** particularmente no segmento intracavernoso da ICA, a. basilar, a. vertebral
8. **Núcleos da base**

Densidade Aumentada da Foice Cerebral

1. Hemorragia subaracnoide
2. Hematoma subdural inter-hemisférico
3. Edema cerebral difuso (= densidade aumentada em relação ao cérebro de baixa densidade)
4. Calcificações durais (hipercalcemia de insuficiência renal crônica, síndrome de nevo da célula basal, hiperparatireoidismo)
5. Foice cerebral normal (pode ser normal na população pediátrica)

Hemorragia Intraparenquimatosa

Mnemônica: "ITHACANS"
Infarto (hemorrágico) (**I**nfarction-hemorrhagica)
Traumatismo (**T**rauma)
Hemorragia Hipertensiva (**H**ypertensive hemorrhage)
Arteriovenosa, Malformação (**A**rteriovenous malformation)
Coagulopatia (**C**oagulopathy)
Aneurisia, **A**ngiopatia **A**miloide (**A**neurysm, **A**myloid angiopathy)
Neoplasia: metástase/neoplasia primária (**N**eoplasm: metaestase/primary neoplasm)
Seio, Trombose do (**S**inus thrombosis)

Massa Cerebral Densa

Substrato: calcificação/hemorragia/proteína densa
A. VASO
1. Aneurisma
2. Malformação arteriovenosa
3. Hematoma (agudo/subagudo)
B. TUMOR
1. Linfoma
2. Meduloblastoma
3. Meningioma
4. Metástase
   (a) do adenocarcinoma que produz mucina
   (b) metástases hemorrágicas: melanoma, coriocarcinoma, hipernefroma, carcinoma broncogênico, carcinoma de mama (raro)

MASSAS CEREBRAIS

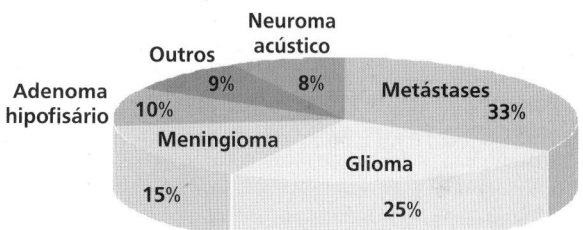

Distribuição de Tumores Intracranianos na População Adulta

Classificação de Tumores Primários de CNS

Incidência: 9% de todas as neoplasias primárias (5ª neoplasia primária mais comum); 5–10 casos por população de 100.000 ao ano; são responsáveis por 1,2% de óbitos na autopsia

A. TUMORES DE CÉREBRO E MENINGES
(a) gliomas
ASTROCITOMA (50%)
1. Astrocitoma (astrocitoma graus I–II)
2. Glioblastoma (astrocitoma graus III–IV)
OLIGODENDROGLIOMA
PARAGLIOMA
1. Ependimoma
2. Papiloma do plexo coroide
GANGLIOGLIOMA
MEDULOBLASTOMA
(b) tumor pineal
1. Germinoma
2. Teratoma
3. Pineocitoma
4. Pineoblastoma
(c) tumor hipofisário
1. Adenoma hipofisário
2. Carcinoma hipofisário

(d) meningioma
(e) tumor de bainha de nervo
  1. Schwannoma
  2. Neurofibroma
(f) diversos
  1. Sarcoma
  2. Lipoma
  3. Hemangioblastoma
B. TUMORES DE RESÍDUOS EMBRIONÁRIOS
(a) craniofaringioma
(b) cisto coloide
(c) tumor teratoide
  1. Epidermoide (0,2–1,8%)
  2. Dermoide
  3. Teratoma

Incidência de Tumores Cerebrais			
Todos os Grupos Etários		Grupo de Idade Pediátrica	
Glioma	34%	Astrocitoma	50%
Meningioma	17%	Meduloblastoma	15%
Metástase	12%	Ependimoma	10%
Adenoma hipofisário	6%	Craniofaringioma	6%
Neurinoma	4%	Papiloma do plexo coroide	2%
Sarcoma	3%		
Granuloma	3%		
Craniofaringioma	2%		
Hemangioblastoma	2%		

Apresentação de Tumores CNS no Nascimento
1. Astrocitoma hipotalâmico
2. Papiloma/carcinoma do plexo coroide
3. Teratoma
4. Tumor neuroectodérmico primitivo
5. Meduloblastoma
6. Ependimoma
7. Craniofaringioma

Tumores do CNS no Grupo de Idade Pediátrica
Incidência:
  2,4 ÷ 100.000 (< 15 anos de idade); 2º tumor pediátrico mais comum (após leucemia); 15% de todas as neoplasias pediátricas; 15–20% de todos os tumores cerebrais primários; M > F
- pressão intracraniana aumentada
- perímetro cefálico aumentado

A. SUPRATENTORIAL (50%)
  Idade: primeiros 2–3 anos de vida
  Cobertura do cérebro : sarcoma dural, schwannoma, meningioma (3%)
  Hemisfério cerebral : astrocitoma (37%), oligodendroglioma
  Corpo caloso : astrocitoma
  Terceiro ventrículo : cisto coloide, ependimoma
  Ventrículo lateral : ependimoma (5%), papiloma do plexo coroide (12%)
  Quiasma óptico : craniofaringioma (12%), glioma do nervo óptico (13%), teratoma, adenoma hipofisário
  Hipotálamo : glioma (8%), hamartoma
  Região pineal : germinoma, pinealoma, teratoma (8%)

B. INFRATENTORIAL (50%)
  Idade: 4–11 anos
  Cerebelo : astrocitoma (31%–33%), PNET/meduloblastoma (26%–31%)
  Tronco cerebral : glioma (16%–21%)
  Quarto ventrículo : ependimoma (6%–14%), papiloma do plexo coroide
  Mnemônica: "BE MACHO"
  Brainstem glioma (Glioma do Tronco Cerebral)
  Ependimoma (Ependymoma)
  Meduloblastoma (Medulloblastoma)
  AVM
  Cístico, Astrocitoma (Cystic astrocytoma)
  Hemangioblastoma (Hemangioblastoma)
  Outros (Other)

Diferenças de Alguns Tumores de CNS Pediátricos			
	PNET	Ependimoma	Astrocitoma
CT	hiper	iso	hipo
T2W1	intermed.	intermed.	aumentado
Realce	moderado	mínimo	nódulo
Calcificação	10–15%	40–50%	< 10%
Formação de cisto	rara	comum	típica
Germinação de CSF	15–40%	rara	rara
Disseminação pelo forame	não	sim	não

Tumor Supratentorial com Nódulo Mural
1. Ependimoma extraventricular
2. Xantoastrocitoma pleomórfico
3. Astrocitoma pilocítico hemisférico
4. Ganglioglioma
5. Tumor neuroepitelial disembrioplásico (DNET)

Tumores de Linha Média Supratentorial
1. Glioma hipotalâmico e óptico (39%)
2. Craniofaringioma (20%)
3. Astrocitoma (9%)
4. Pineoblastoma (9%)
5. Germinoma (6%)
6. Lipoma (6%)
7. Teratoma (3,5%)
8. Adenoma hipofisário (3,5%)
9. Meningioma (2%)
10. Papiloma do plexo coroide (2%)

Classificação pela Histologia
1. Tumores astrocíticos (33,5%)
2. Tumor neuroectodérmico "primitivo" = PNET (21%) neoplasias altamente malignas, originários da matriz germinal e contendo elementos gliais e neurais
   — meduloblastoma (16%)
   — ependimoblastoma (2,5%)
   — PNET do hemisfério cerebral (2,5%)
3. Gliomas mistos (16%)
4. Tumores de malformação (11,5%)
   — craniofaringioma (5,5%)
   — lipoma (4,5%)
   — cisto dermoide (1%)
   — cisto epidermoide (0,5%)
5. Tumores do plexo coroide (4%)
6. Tumores ependimais (4%)

7. Tumores de tecidos meníngeos (3,5%)
   — meningioma (3%)
   — sarcoma meníngeo (0,5%)
8. Tumores de células germinativas (2,5%)
   — germinoma (1,5%)
   — tumor teratomatoso (1%)
9. Tumores neuronais
   — gangliocitoma (1,5%)
10. Tumores de origem neuroendócrina
    — adenoma hipofisário (1%)
11. Tumores oligodendrogliais (0,5%)
12. Tumores de vasos sanguíneos
    — hemangioma (1%)

Gliomas Superficiais
= neoplasias corticais localizadas perifericamente, servindo de foco para convulsão
1. Ganglioglioma
2. Ganglioglioma infantil desmoplásico
3. Gangliocitoma
4. Gangliocitoma cerebelar displásico
5. Xantoastrocitoma pleomórfico
6. Tumor neuroepitelial desembrioplásico

Tumores Multifocais de CNS
A. METÁSTASES DE TUMOR DE CNS PRIMÁRIO
   (a) pelas passagens comissurais: corpo caloso, cápsula interna, massa intermediária
   (b) pelo CSF: ventrículos/cisternas subaracnoides
   (c) metástases satélite
B. TUMOR DE CSF MULTICÊNTRICO
   (a) gliomas multicêntricos verdadeiros (4%)
   (b) tumores concorrentes de histologia diferente (coincidente)
C. MENINGIOMAS MULTICÊNTRICOS (3%) sem neurofibromatose
D. LINFOMA DE CNS PRIMÁRIO E MULTICÊNTRICO
E. FACOMATOSES
   1. Neurofibromatose generalizada: meningiomatose, neuromas acústicos bilaterais, gliomas bilaterais do nervo óptico, gliomas cerebrais, papilomas do plexo coroide, tumores múltiplos da coluna vertebral, AVMs
   2. Esclerose tuberosa: Tuberosidades subependimárias, gliomas intraventriculares (astrocitoma de células gigantes), ependimomas
   3. Doença de von Hippel-Lindau: angiomatose retinal, hemangioblastomas, cistos congênitos do pâncreas e fígado, tumores renais benignos, rabdomiomas cardíacos

Massas Hemisféricas Multifocais e Profundas
1. Linfoma primário de CNS
2. Gliomatose cerebral
   √ Extensão do tumor sem realce (comum)

Tumores de CNS com Metástases para Fora do CNS
Mnemônica: MEGO
   Meduloblastoma
   Ependimoma
   Glioblastoma multiforme
   Oligodendroglioma

Massa Intracerebral Grande e Heterogênea
1. Glioma de alto grau
   √ Aumento do volume sanguíneo cerebral relativo (rCBV) na zona do edema nas imagens ponderadas com perfusão
2. Metástase
   √ Redução do volume sanguíneo cerebral relativo (rCBV) na zona do edema nas imagens ponderadas com perfusão

Massa com Vasos de Tumor Grandes e Edema
1. Glioblastoma multiforme
2. Meningioma

Massa Cerebral não Vascular
Mnemônica: TEACH
   Tumor: astrocitoma, metástase, oligodendroglioma
   Edema
   Abscesso
   Cisto, **C**ontusão
   Hematoma, **H**erpes

Massa Intracraniana Calcificada
1. Oligodendroglioma (tumor frequente, mas raro)
2. Astrocitoma de baixo grau (em 10–20%)
Mnemônica: Ca^{2+} COME
   Craniofaringioma (**C**raniopharyngioma)
   Astrocitoma, **A**neurisma (**A**strocytoma, **A**neurysm)
   Coroide, Papiloma do plexo (**C**horoid plexus papilloma)
   Oligodendroglioma (**O**ligodendroglioma)
   Meningioma (**M**eningioma)
   Ependimoma (**E**pendymoma)

LESÕES CEREBRAIS COM REALCE

Realce Paquimeníngeo
= REALCE DURAL-ARACNOIDE
Sítio: periósteo da tábua interna e camada meníngeo
Localização: reflexões durais da foice cerebral e tentório do cerebelo e seio cavernoso; subcortical
√ Realce inconspícuo contra tábua interna em CT
√ Realce descontínuo, linear e fino em T1WI
Causa:
   A. BENIGNA
      1. Realce pós-operatório transitório
      2. Hipotensão intracraniana
      3. Doença granulomatosa de meninges basais (sarcoidose, tuberculose, granulomatose de Wegener, goma luética, nódulos reumatoides, doença fúngica)
      4. Punção lombar descomplicada (em < 5%)
   B. MALIGNA
      1. Meningioma
      2. Linfoma de CNS secundário
      3. Metástases (mama, próstata, melanoma, RCC)

Realce Leptomeníngeo
= REALCE PIA-ARACNOIDE
Sítio: superfície pial do cérebro
Localização: espaços subaracnoideos dos sulcos e cisternas
√ Realce giriforme/serpinginoso
Causa:
1. Meningite infecciosa (bacteriana, viral, fúngica)
2. Meningite carcinomatosa
   (a) tumor de CNS primário: meduloblastoma, ependimoma, glioblastoma, oligodendroglioma
   (b) tumor secundário: linfoma, câncer de mama

Realce Giral
√ Realce serpinginoso
A. VASCULAR
   • início abrupto dos sintomas
   √ Frequente no território da artéria única (MCA em 60%)
   1. Reperfusão do cérebro isquêmico

2. Fase vasodilatadora das enxaquecas
3. Síndrome de encefalopatia reversível e posterior
4. Vasodilatação com convulsões
5. Hemorragia subaracnoide
   (realçando a proliferação fibroblástica)
6. Infarto cerebral subagudo/agudo: perfusão de luxo
7. Trombose do seio dural: congestão venosa

B. INFLAMATÓRIO
   • cefaleia/letargia não específicas
   √ Territórios múltiplos
   1. Encefalite por herpes simples

C. NEOPLÁSICO
   1. Carcinomatose meníngea do tumor sistêmico, p. ex., carcinoma da mama, carcinoma das células pequenas do pulmão, melanoma maligno, linfoma/leucemia
   2. Implante do tumor de CNS primário
      1. Meduloblastoma
      2. Pineoblastoma
      3. Ependimoma

Mnemônica: CAL MICE
   Cerebrite (**C**erebritis)
   Arteriovenosa, Malformação (**A**rteriovenous malformation)
   Linfoma (**L**ymphoma)
   Meningite (**M**eningitis)
   Infarto (**I**nfarct)
   Carcinomatose (**C**arcinomatosis)
   Encefalite (**E**ncephalitis)

Realce Nodular Cortical /Subcortical
Causa: disseminação hematogênica
   1. Metástase
   2. Êmbolos de coágulos
√ Lesões circunscritas pequenas de < 2 cm, próximas à junção das substâncias cinzenta-branca

Lesão Esférica Pequena com Realce Anelar na Margem Corticomedular e Volume Substancial de Edema Vasogênico
1. Metástase
2. Abscesso do cérebro
   (a) bacteriano, fúngico, granulomatoso
   (b) parasitário: cisticercose, paragonimíase, equinococose
3. Infarto subagudo
4. Hematoma em processo de resolução

Lesão Profunda com Realce Anelar
Causa:
1. Glioma (40%): lesão única em 77%
2. Metástase (30%): lesão única em 45%
3. Abscesso (8%): lesões múltiplas em 75%
4. Doença desmielinizante (6%): lesões múltiplas em 85%
5. Neoplasia primária necrótica de alto grau (glioblastoma multiforme)
   √ Margem ondulante irregular de > 10 mm em espessura
6. Neoplasia primária de baixo grau produtora de fluido (astrocitoma pilocítico, hemangioblastoma)
   √ Nódulo mural com realce dentro do cisto

Patogênese:
(1) margem hipervascular da lesão = tecido de granulação/canais vasculares periféricos/cápsula do tumor hipervascular
(2) colapso da barreira hematoencefálica = vazamento do meio de contraste dos vasos anormalmente permeáveis para dentro do espaço de fluido extracelular
(3) centro hipodenso = não vascular/hipovascular (requer tempo para preencher-se)/degeneração cística

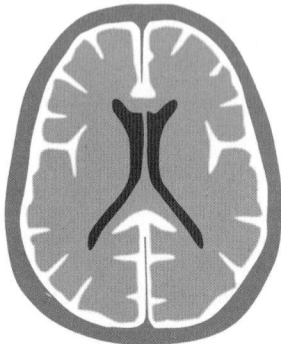 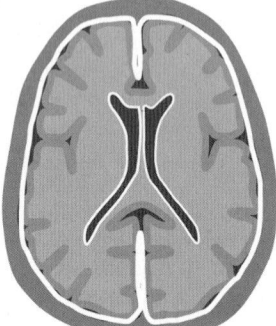 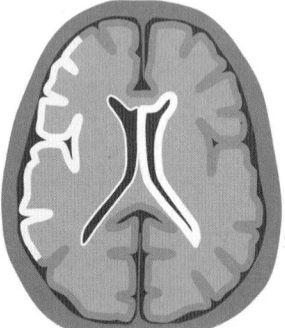 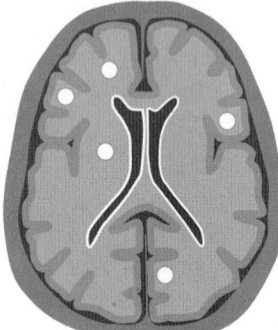
Leptomeníngeo — Paquimeníngeo — Giral cortical e periventricular — Nodular subcortical

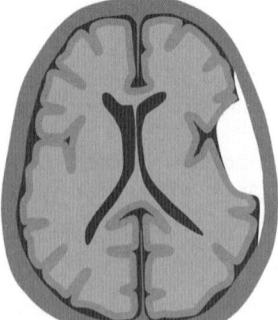 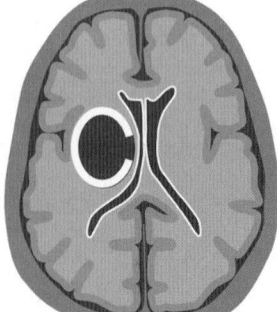 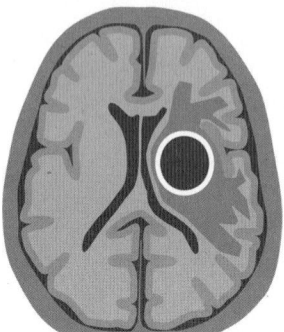 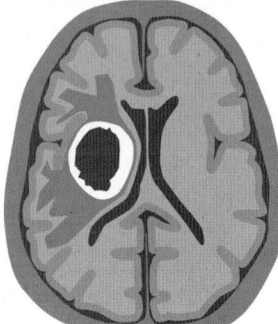
Cauda dural — Anel aberto e suave — Anel fechado e suave — Anel necrótico

Padrões de Realce

Incidência de rubor do anel (ring blush):
   abscesso (em 73%); glioblastoma (em 48%); metástase (em 33%); astrocitoma grau II (em 26%) [NÃO em astrocitoma grau I]

Lesões Múltiplas de Realce Anelar em Paciente Imunocomprometido
1. Linfoma (necrótico)
   √ Realce anelar do nódulo espesso
2. Doença metastática
3. Múltiplos abscessos
   √ Difusão restrita (valores de ADC mais baixos que linfoma/doença metastática/toxoplasmose)

Lesão Cerebral Solitária com Realce Anelar
A. NEOPLASIA
   1. Neoplasia primária: glioma de alto grau, meningioma, linfoma, leucemia, macroadenoma hipofisário, neuroma acústico
   2. Carcinoma metastático e sarcoma
B. INFECÇÃO/INFLAMAÇÃO
   1. Abscesso: bacteriano, fúngico, parasitário
   2. Empiema de espaços epidurais/subdurais/intraventriculares
C. LESÃO HEMORRÁGICA-ISQUÊMICA
   1. Infarto em processo de resolução
   2. Hematoma em envelhecimento
   3. Leito cirúrgico após ressecção
   4. Aneurisma trombosado
D. TRANSTORNO DESMIELINIZANTE
   1. Necrose de radiação
   2. Lesão desmielinizante e tumefativa ("esclerose singular")
   3. Leucoencefalopatia necrotizante após metotrexato

Mnemônica: MAGICAL DR
   Metástase (**M**etaestase)
   Abscesso/cerebrite (**A**bcess, cerebritis)
   Glioblastoma Multiforme, **G**lioma (**G**lioblastoma multiforme, **G**lioma)
   Infarto (em resolução), **I**mpacto (**I**nfarct, **I**mpact)
   Contusão (**C**ontusion)
   AIDS, **T**oxoplasmose de (**A**IDS toxoplasmosis)
   Linfoma (frequentemente relacionado com a AIDS)(**L**ymphoma [often AIDS-related])
   Doença **D**esmielinizante (**D**emyelinating disease)
   Radionecrose, hematoma em **R**esolução (**R**adiation necrosis, **R**esolving hematoma)

Realce Periventricular
1. Linfoma primário de CNS
2. Tumor glial primário
3. Ependimite infecciosa

Massa Superficial com Realce Bem Definido
A. Tumor extra-axial com base dural
   √ Deslocamento de córtex subjacente
   √ Espessamento dural adjacente
   √ Alterações ósseas reativas
   √ Suprimento através de artérias durais
   1. Meningioma
   2. Metástase (próstata, mama, melanoma, RCC)
   3. Linfoma
B. Intra-axial
   1. Glioblastoma multiforme

Lesões Densas e com Realce
1. Aneurisma
2. Meningioma
3. Linfoma de CNS
4. Meduloblastoma
5. Metástase

Lesões com Realce Multifocal
1. Infartos múltiplos
2. Malformações arteriovenosas
3. Neoplasias multifocais primárias/secundárias
4. Processos infecciosos multifocais
5. Doença desmielinizante: p. ex., esclerose múltipla

Vários Nódulos Cerebrais Pequenos com Realce
A. METÁSTASES
B. LINFOMA PRIMÁRIO DE CNS
C. INFECÇÃO DISSEMINADA
   1. Cisticercose
   2. Histoplasmose
   3. Tuberculose
D. INFLAMAÇÃO
   1. Sarcoidose
   2. Esclerose múltipla
E. INFARTOS MULTIFOCAIS E SUBAGUDOS
   de hipoperfusão, êmbolos múltiplos, vasculite cerebral (SLE), meningite, trombose de veia cortical

Lesão em Canal Auditivo Interno com Realce
A. NEOPLÁSICA
   1. Schwannoma acústico
   2. Hemangioma ossificante
   3. Linfoma
   4. Metástase
B. NÃO NEOPLÁSICA
   1. Sarcoidose
   2. Meningite
   3. Fibrose pós-meningite/pós-craniotomia
   4. Alça vascular de a. cerebelar inferior e anterior
   5. Sífilis

VENTRÍCULOS CEREBRAIS

Ventriculomegalia
A. MACROCEFALIA
   • pressão intraventricular aumentada
   (a) obstrução do fluxo de CSF
      1. Hidrocefalia comunicante
      2. Hidrocefalia não comunicante
   (b) superprodução de CSF
      = hidrocefalia não obstrutiva
   (c) neoplasia
B. MICROCEFALIA
   • pressão intraventricular normal
   (a) insuficiência primária do crescimento cerebral
      — disgenesia
         1. Holoprosencefalia
         2. Síndromes aneuploides (trissomias)
         3. Migracional (< 6 camadas)
      — ambiental: álcool, drogas, toxinas
      — infecção: TORCH
   (b) perda do manto cerebral
      — infecção: TORCH
      — acidente vascular
         1. Hidraencefalia
         2. Esquizencefalia
         3. Porencefalia
      — hemorragia
         1. Porencefalia
         2. Leucomalacia
C. NORMOCEFALIA

Colpocefalia
= dilatação dos trígonos, cornos occipitais, cornos temporais e posteriores de ventrículos laterais
1. Agenesia do corpo caloso
2. Malformação de Arnold-Chiari
3. Holoprosencefalia

Margens Ventriculares com Realce
(a) disseminação subependimal de tumor metastático
1. Carcinoma broncogênico (especialmente carcinoma de células pequenas)
2. Melanoma
3. Carcinoma da mama
(b) semeadura subependimal de CNS primário
1. Glioma
2. Ependimoma
3. Astrocitoma de células gigantes
(c) semeadura ependimal de CNS primário
1. Meduloblastoma
2. Germinoma
(d) linfoma primário de CNS/linfoma sistêmico
(e) ventriculite inflamatória

Tumor Intraventricular
Prevalência: 10% de todas as neoplasias intracranianas
1. Ependimoma: 20%
2. Astrocitoma: 18%
3. Cisto coloide: 12%
4. Meningioma: 11%
5. Papiloma do plexo coroide: 7%
6. Epidermoide/dermoide: 6%
7. Craniofaringioma: 6%
8. Meduloblastoma: 5%
9. Cisticercose: 5%
10. Cisto aracnoide: 4%
11. Subependimoma: 2%
12. AMV: 2%
13. Teratoma: 1%
14. Metástase
15. Neurocitoma intraventricular
16. Oligodendroglioma

Tumores Intraventriculares Supratentoriais
(a) ventrículo lateral (3/4)
1. Tumor do plexo coroide (44%)
2. Astrocitoma de células gigantes em esclerose tuberosa (19%)
3. Hemangioma na síndrome Sturge-Weber (12%)
(b) terceiro ventrículo (1/4)
1. Astrocitoma (13%)
2. Tumor do plexo coroide (6%)
3. Meningioma (6%)

TUMOR DE REALCE UNIFORME NO TRÍGONO DO VENTRÍCULO LATERAL
1. Papiloma do plexo coroide
2. Ependimoma
3. Malformação vascular
4. Meningioma

LESÃO DENSA PRÓXIMA AO FORAME INTERVENTRICULAR DO CÉREBRO
A. LESÃO INTRAVENTRICULAR
1. Cisto coloide
2. Meningioma
3. Tumor do plexo coroide/granuloma
4. AVM de veias cerebrais internas, talamoestriadas e septais

B. MASSA PERIVENTRICULAR
1. Linfoma primário de CNS
2. Esclerose tuberosa
    (a) túber subependimário
    (b) astrocitoma de células gigantes
3. Metástase de adenocarcinoma produtor de mucina/adenocarcinoma/hemorragia metastática (melanoma, coriocarcinoma, hipernefroma, carcinoma broncogênico, carcinoma da mama)
4. Glioblastoma do septo pelúcido
C. MASSAS PROJETADA SUPERIORMENTE A PARTIR DA BASE CRANIANA
1. Adenoma hipofisário
2. Craniofaringioma
3. Aneurisma
4. Artéria basilar dolicoectasiada

Tumor no 3º Ventrículo
1. Cisto coloide
2. Glioma
3. Aneurisma
4. Craniofaringioma
5. Ependimoma
6. Meningioma
7. Papiloma do plexo coroide
8. Neurocitoma intraventricular

Tumor no 4º Ventrículo
1. Papiloma do plexo coroide
2. Ependimoma/glioma
3. Hemangioblastoma
4. Metástase vermiana
5. AVM
6. Tumor epidermoide (raro)
7. Massa inflamatória
8. Cisto

REGIÃO PERIVENTRICULAR
Calcificações Periventriculares na Infância
1. Esclerose tuberosa
2. Infecção congênita: CMV, toxoplasmose

Hipodensidade Periventricular
1. Encefalomalacia
    √ Ligeiramente mais densa que o CSF
2. Porencefalia
    = cavidade comunicando-se com ventrículo/cisterna a partir de hemorragia intracerebral
    Associada a: ventrículo dilatado, sulcos e fissuras
    √ Densidade de CSF
3. Hematoma em resolução
    • história de hematoma demonstrado anteriormente
    √ Poderá demonstrar realce anelar e compressão de estruturas adjacentes
4. Tumor cístico
    √ Efeito de massa e realce pelo meio de contraste

Lesões Periventriculares Hiperintensas em T2
Histologia: mielina reduzida, perda axonal, gliose astrocística
Associadas a: demência, anomalias da marcha, depressão tardia
A. NORMAL (aumentando com a idade)
    Frequência: 22% entre 0 e 20 anos; 22% entre 21 e 40 anos; 51% entre 41 e 60 anos; 92% acima de 60 anos

1. **Espaços perivasculares de Virchow-Robin aumentados**
   = invaginações pequenas do espaço subaracnoide, acompanhando a pia máter, ao longo dos vasos terminais nutrientes e perfurantes para dentro da substância cerebral
   Localização: artérias lenticuloestriadas; artérias medulares perfurantes sobre convexidades altas; mesencéfalo; terceira parte inferior do putâmen = (cribriforme/formato de peneira); geralmente bilateral
   √ Sem a difusão restrita
   √ Sem realce
   √ Intensidade de sinal normal de parênquima circundante
   √ Intensidade de sinal em T1WI ocasionalmente alta e central (em virtude do efeito do influxo)
   √ Lesões circulares e pequenas de 1–2 mm, isointensas ao CSF
   √ Lesões circulares e moderadas de 2–5 mm, isointensas ao CSF
   √ Conjuntos de espaços císticos bizarros de tamanhos variáveis, marginando os ventrículos/espaço subaracnoide
   Cx: hidrocefalia
2. **Ependimite granular**
   = áreas focais e simétricas, de hiperintensidade em T2WI, em indivíduos normais
   Localização: anterior e lateral aos cornos frontais
   √ Pontilhado/até 1 cm em diâmetro
   √ Grosseiramente triangular em formato
   Histologia: perda irregular de epêndima, com escassez de mielina hidrofóbica (gliose astrocítica), que permite a migração de fluido para fora do ventrículo e para dentro do interstício
3. **Cisto neuroepitelial**
   = anomalia de desenvolvimento rara de origem ependimária
   Histologia: cisto com conteúdo em formato de CSF, revestido por epitélio fino
   Localização: hemisfério cerebral, tálamo, ponte, mesencéfalo, vérmis cerebelar, lobo temporal médio (próximo à fissura coróidea), intraventricular (ventrículos laterais, quarto ventrículo)
   Tamanho: até vários cm
   √ Sinal de intensidade esférico/ovoide, semelhante a CSF
   √ Sem realce, sem a gliose circundante
- B. DOENÇA DESMIELINIZANTE
  1. Esclerose múltipla
  2. Encefalomielite disseminada aguda (ADEM)
  3. Leucoencefalopatia multifocal
  4. Granulomatose linfomatoide
- C. DOENÇA VASCULAR
  1. **Arteriosclerose**/doença de vasos pequenos
     = MICROANGIOPATIA = ARTERIOSCLEROSE
     = isquemia de substância branca profunda
     = número extenso de espaços de fluido perivascular, predominantemente ao nível arteriolar como parte da encefalopatia arteriosclerótica subaguda
     ◊ Presume-se que a doença de vasos pequenos seja a causa principal!
     Causa: isquemia crônica, em virtude da arteriosclerose das artérias penetrantes longas, originando-se do polígono de Willis (lenticuloestriada e talamoperfurantes)
     Predisposição: fumante de cigarros, hipertensão crônica, *diabetes mellitus*, angiopatia amiloide cerebral
     Histologia: depósitos de lipoialina dentro das paredes dos vasos, seguidos de desmielinização parcial, gliose e edema intersticial
     Incidência: em 2–10% sem fatores de risco, em 84% com fatores de risco e sintomas
     Idade: > 60 anos (em 30–60%)
     > 65 anos quase universal; M÷F = 1÷1
     Localização: substância branca periventricular > radiação óptica > núcleos da base > centro semioval > tronco cerebral (geralmente poupa o corpo caloso e fibras em U subcorticais)
     √ Lesões focais e múltiplas < 2 mm
     √ Lesões pequenas e localizadas aleatoriamente ao longo da substância branca subcortical e profunda, núcleos da base
  2. **Infartos lacunares**
     Localização: núcleos da base, tálamo, cápsulas interna e externa, ponte ventral, substância branca periventricular
     √ Lesões assimétricas, frequentemente em forma de cunha e > 5 mm
     (a) fase aguda (12 h a 7 dias)
         √ Lesões hiperintensas em DWI e T2WI e FLAIR
         √ Hipointensas no mapa de ADC e T1WI
     (b) fase crônica
         √ Hiperintensas em T2WI
         √ Hipointensas em T1WI
         √ Margem hiperdensa (= gliose) ao redor do centro hipointenso no FLAIR
         √ DWI normal
         √ Pode realçar até 8 semanas, após evento agudo
  3. **Enxaqueca**: em 41% com enxaqueca clássica, em 57% com enxaqueca complicada; presume-se representar infartos pequenos induzidos por vasculite
  4. **Vasculite**
     angiite primária de CNS (PACNS), poliarterite nodosa, granulomatose de Wegener, SLE, doença de Behçet, sífilis, síndrome de Sjögren, anemias falciformes
  5. Sarcoidose
  6. Anticorpos antifosfolipídeos (não SLE)
  7. Síndrome de Susac
  8. Leucomalacia periventricular cística
- D. INFECÇÃO/INFLAMAÇÃO
  1. Encefalite por HIV
     √ "Irregular" bem definida/"substância branca suja" mal definida
     √ Atrofia central
  2. Encefalopatia de Lyme
  3. Neurocisticercose
  4. Doença fúngica: criptococose
- E. TUMOR
  1. Tumor subependimário
  2. Metástases parenquimatosas múltiplas
  3. Linfoma intravascular (angiocêntrico)
- F. TRAUMA
  1. Lesão difusa axonal/de cisalhamento
  2. Lesão difusa de substância branca
     = desmielinização, induzida por radioatividade, de substância branca periventricular
     Causa: irradiação do cérebro inteiro
     • subclínica
  3. Leucoencefalopatia necrotizante difusa
     Causa: metotrexato intratecal ± irradiação do cérebro inteiro
     • curso clínico deteriorando rapidamente

√ Padrão confluente com margens recortadas dentro da substância branca periventricular, estendendo-se até fibras de U subcorticais
G. METABÓLICA
1. Deficiência de vitamina B12
2. Hidrocefalia = fluxo de CSF transpendimário
√ Halo macio de espessura uniforme
3. Pseudotumor cerebral
4. Mucopolissacaridose
H. GENÉTICA
1. Neurofibromatose 1
2. Arteriopatia cerebral dominante e autossômica com infartos subcorticais e leucoencefalopatia (CADASIL)
3. Doença de Fabry

Pontos Pretos Multifocais em T2 + GRE e T2*
= microssangramentos crônicos/partículas metálicas "desabrochando" em T2* GRE
1. Doença amiloide cerebral
2. Micro-hemorragias hipertensivas
3. Infartos lacunares hemorrágicos
4. Malformações vasculares múltiplas (telangiectasia capilar, malformação cavernosa)
5. Lesão axonal, difusa e traumática
6. Metástases hemorrágicas
7. Microêmbolos metálicos de válvulas coronárias artificiais
8. CADASIL

NÚCLEOS DA BASE

Lesões de Núcleos da Base Bilaterais na Infância
◊ Os núcleos da base estão suscetíveis a prejuízos durante a infância, em virtude das necessidades de alta energia (ATP), impondo suprimento rico de sangue e concentração alta de metais de traço (ferro, cobre, magnésio)
• irritabilidade aumentada, letargia, distonia
• convulsão, mudanças de comportamento
√ Necrose bilateral de núcleos da base

Lesões Agudas aos Núcleos da Base na Infância
A. Comprometimento de suprimento vascular
1. Síndrome urêmico-hemolítica causando microtrombose dos núcleos da base, tálamos, hipocampos, córtex
2. Encefalite (geralmente agentes virais)
B. Comprometimento de suprimento de nutrientes
1. Hipóxia: parada respiratória, quase afogamento, estrangulamento, intoxicação por barbitúricos
2. Hipoglicemia
√ Hemorragia raramente observada
3. Mielinólise osmótica
√ Localização pontina central associada é comum
C. Envenenamento agudo
1. Monóxido de carbono
√ Afeta preferencialmente o globo pálido
Raro em crianças:
2. Sulfeto de hidrogênio
3. Envenenamento por cianida
4. Envenenamento por metanol

Lesões Crônicas de Núcleos da Base na Infância
A. Erros inatos de metabolismo
1. **Doença de Leigh**
= encefalomielopatia necotrizante subaguda
= transtorno autossômico recessivo caracterizado por deficiências em piruvato carboxilase, complexo de piruvato desidrogenase, citocromo e oxidase, resultando em produção de ATP anaeróbico
• acidose láctica (proporção elevada de lactato em relação ao piruvato em CSF e soro)
√ Propensão a envolver putâmen
2. **Doença de Wilson**
= degeneração hepatolenticular
= deposição aumentada de cobre no cérebro e fígado
• níveis reduzidos de cobre sérico e ceruloplasmina
• excreção urinária aumentada de cobre
√ Dano celular do núcleo lenticular (configuração de putâmen e globo pálido em forma de lentilha)
3. **Encefalomielopatias mitocondriais**
= subconjunto de acidemias lácticas com mitocôndria estruturalmente anormais
• fibras "vermelhas irregulares" na biopsia do músculo
4. **Doença urinária de xarope de bordo**
= inabilidade de catabolizar aminoácidos de cadeia ramificada (leucina, isoleucina, valina)
• a urina cheira a xarope de bordo
5. **Acidemia metilmalônica**
= grupo de transtornos autossômicos recessivos geneticamente distintos de metabolismo de ácido orgânico afetando a conversão de metilmalonil-CoA para succinil-CoA
• acúmulo de ácido metilmalônico no sangue e na urina
B. Doença degenerativa
1. Doença de Huntington
2. Calcificações distróficas
C. Doença desmielinizante
os núcleos da base são uma mistura de substância branca e cinzenta
1. Doença de Canavan
2. Leucodistrofia metacromática
D. Outras
1. Neurofibromatose tipo 1

Lesão de Baixa Atenuação em Núcleos da Base
1. Envenenamento: monóxido de carbono, intoxicação por barbitúricos, envenenamento por sulfeto de hidrogênio, envenenamento por cianida, intoxicação por metanol
2. Hipóxia
3. Hipoglicemia
4. Hipotensão (infartos lacunares)
5. Doença de Wilson

Calcificação de Núcleos da Base
Prevalência em crianças: 1,1–1,6%
A. FISIOLÓGICA COM AVANÇO DE IDADE
B. ENDÓCRINA
1. Hipoparatireoidismo, pseudo~, pseudopseudo~ (60%)
2. Hiperparatireoidismo
3. Hipotireoidismo
C. METABÓLICA
1. Doença de Leigh
2. Citopatia mitocondrial
(a) **síndrome de Kearns-Sayre** = oftalmoplegia, degeneração pigmentária retinal, bloqueio completo de coração, estatura baixa, deterioração mental
(b) **MELAS** = **M**iopatia mitocondrial (Mitochondrial myopathy), **E**ncefalopatia (Encephalopathy), Acidose **L**áctica (Lactic Acidosis), e (**A**nd) Episódios semelhantes a acidente vascular (**S**trokelike episodes)
(c) **MERRF** = Epilepsia Mioclônica com Fibras Vermelhas Irregulares (**M**yoclonic **E**pilepsy with **R**agged **R**ed **F**ibers)
3. Doença de Fahr = ferrocalcinose cerebrovascular familiar

D. CONGÊNITA/DE DESENVOLVIMENTO
1. Calcificação familiar de núcleos da base simétricos e idiopáticos
2. Síndrome de Hastings-James
3. Síndrome de Cockayne
4. Proteinose lipoide = hialinose cutis
5. Neurofibromatose
6. Esclerose tuberosa
7. Doença oculocraniossomática
8. Metemoglobinopatia
9. Síndrome de Down

E. INFLAMAÇÃO/INFECÇÃO
1. Toxoplasmose, rubéola congênita, CMV
2. Sarampo, catapora
3. Pertússis, vírus de Coxsackie B
4. Cisticercose
5. Lúpus eritematoso sistêmico
6. AIDS

F. TRAUMA
1. Leucemia na infância seguida de terapia com metotrexato
2. Terapia de radiação S/P
3. Anóxia de nascimento, hipóxia
4. Evento cardiovascular

G. TÓXICA
1. Envenenamento por monóxido de carbono
2. Intoxicação por chumbo
3. Síndrome nefrótica

Mnemônica: "BIRTH"
- **B**irth anoxia (Anóxia de Nascimento)
- **I**diopático (mais comum), **I**nfarto (**I**diopathic [most common], **I**nfarct)
- **R**adioterapia (**R**adiation therapy)
- **T**oxoplasmose/CMV (**T**oxoplasmosis/CMV)
- **H**ipoparatireoidismo/pseudo HPT (**H**ypoparathyroidism/pseudo HPT)

Múltiplas Lesões Pequenas com Realce em Núcleos Profundos

1. Metástases
2. Linfoma primário de CNS
3. Infecção disseminada
4. Processo inflamatório não infeccioso
5. Infarto multifocal subagudo
6. Vasculite

Focos Ecogênicos Lineares no Tálamo e Gânglios Basais

A. INFECÇÃO INTRAUTERINA
= **vasculopatia mineralizante** = destruição da parede das artérias lenticuloestriadas e substituição por depósitos de material basofílico, granular e amorfo
1. Agentes de TORCH: toxoplasma, outros (sífilis, hepatite, zóster) vírus de rubéola, citomegalovírus, vírus de herpes
2. Sífilis
3. Vírus da imunodeficiência humana

B. ANORMALIDADE CROMOSSÔMICA
1. Síndrome de Down
2. Trissomia 13

C. OUTROS (lesão anóxica?)
1. Asfixia perinatal, síndrome de angústia respiratória, doença cardíaca congênita e cianótica, enterocolite necrotizante
2. Síndrome fetal de álcool
3. Hidropisia não imune

Sinal do Olho-do-Tigre

= globo pálido acentuadamente hipointenso em T2WI, em torno de um centro de intensidade maior

Causa: acúmulo excessivo de ferro e gliose central

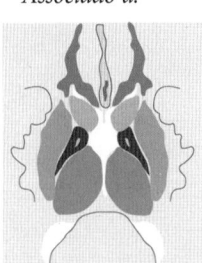

Associado a: síndrome de Hallervorden-Spatz (doença de Hallervorden-Spatz, demência, tetraparesia, novelos neurofibrilares, retinite pigmentosa, acantocitose, degeneração pálida, transtornos ligados ao X com retardo mental e malformação de Dandy-Walker, transtornos com corpos de Lewy); transtornos parkinsonianos extrapiramidais

Lesões Hipotalâmicas

- transtornos hormonais; síndrome diencefálica (déficit de desenvolvimento, vômito, emaciação), puberdade precoce, crescimento raquítico, diabetes insípido
- transtornos neurológicos: epilepsia (ataques de riso)

(a) cistos de desenvolvimento
1. Cisto epidermoide/dermoide
2. Cisto da fenda de Rathke
3. Cisto coloide

(b) tumores de desenvolvimento
1. Craniofaringioma
2. Germinoma
3. Hamartoma
4. Lipoma

(c) inflamatórios
1. Histiocitose das células de Langerhans
2. Infundíbulo neuro-hipofisite linfocítica
3. Sarcoidose

(d) tumores vasculares
1. Hemangioblastoma
2. Cavernoma

(e) tumores primários de CNS
1. Glioma quismático-hipotalâmico
2. Ganglioglioma
3. Coristoma

MENINGES

Espessamento Dural Difuso

1. Metástase: próstata, melanoma, seios, mama, reto, linfoma
2. Meningioma
3. Granuloma: TB, sarcoide, sífilis
4. Granulomatose de Wegener
5. Angiíte granulomatosa
6. Doença de Erdheim-Chester (granulomatose lipídica)
7. Artrite reumatoide
8. Neuroblastoma
9. Paquimeningite hipertrófica e idiopática
10. Paquimeningite interna e hemorrágica (metástases para as mamas)

Sinal da Cauda Dural

= área curvilínea de realce que desaparece da margem da lesão, ao longo da superfície dural (em virtude da infiltração do tumor dural/hipervascularidade inflamatória e reativa)

1. Meningioma
2. Schwannoma acústico

<u>Outras massas superficiais</u>

3. Cloroma

4. Linfoma primário de CNS
5. Sarcoidose
6. Goma sifilítica
7. Metástase

Doença Leptomeníngea
A. INFLAMAÇÃO
1. Histiocitose das células de Langerhans
2. Sarcoidose
3. Granulomatose de Wegener
4. Meningite química: ruptura epidermoide

B. INFECÇÃO
1. Meningite bacteriana
2. Meningite tuberculosa
3. Meningite fúngica
4. Neurossífilis

C. TUMOR
(a) tumor meníngeo primário
1. Meningioma
2. Glioma: glioblastomatose/gliossarcomatose leptomeníngea primária
3. Melanoma/melanocitoma
4. Sarcoma
5. Linfoma

(b) propagação de CSF do tumor primário de CNS
1. Meduloblastoma
2. Germinoma
3. Pineoblastoma

(c) metástase
1. Carcinoma de mama
2. Linfoma/leucemia
3. Carcinoma de pulmão
4. Melanoma maligno
5. Carcinoma gastrointestinal
6. Carcinoma geniturinário

D. TRAUMA
1. Hemorragia subaracnoide antiga
2. Cicatrizes cirúrgicas após craniotomia
3. Punção lombar

LESÕES EXTRA-AXIAIS

Massa Extra- versus Intra-Axial		
	Intra-Axial	*Extra-Axial*
Relação com a dura	sem ligação até grau avançado	contígua
Alterações ósseas locais	incomum	comum
Córtex deslocado	em direção ao osso	longe do osso, deformação da massa cinzenta e branca, deslocamento de vasos
Cisterna subaracnoide	apagada	alargada, fissura de CSF
Artérias de alimentação	piais	durais

Tumor Extra-Axial
Mnemônica: MABEL
Meningioma (**M**eningioma)
Aracnoide, Cisto (**A**racnoid cyst)
Bony lesion (Lesão óssea)
Epidermoide (**E**pidermoid)
Leucêmica, Infiltração/linfomatosa
(**L**eukemic/lymphomatous infiltration)

Lesão Extra-Axial de Atenuação Baixa
1. Schwannoma acústico (ocasionalmente massa de baixa densidade)
2. Tumor epidermoide
3. Cisto aracnoide

Coleta de Fluido Pericerebral na Infância
A. ESPAÇO SUBARACNOIDE AUMENTADO
(a) em decorrência de macrocefalia
(b) em decorrência de atrofia cerebral
√ Veias corticais superficiais atravessam o espaço subaracnoide para alcançar o seio sagital superior
√ Sulcos largos, configuração normal dos giros
√ Tamanho normal/proeminente dos ventrículos

B. ACÚMULO DE FLUIDO SUBDURAL
(1) higroma subdural
(2) empiema subdural/abscesso (decorrente de meningite)
(3) hematoma subdural
√ Veias corticais superficiais são impedidas de atravessar o espaço subaracnoide pela presença da neomembrana/aracnoide
√ Fissura inter-hemisférica larga

Acúmulo de Fluido Subdural
A. Hiperdenso = hematoma subdural agudo
B. Isodenso = hematoma subdural subagudo
C. Hipodenso
1. Hematoma subdural crônico
2. Higroma subdural
3. Efusão da meningoencefalite

Massa de Forame Jugular
A. ENTIDADES NÃO NEOPLÁSICAS
1. Forame jugular aumentado assimetricamente
2. Bulbo jugular alto
3. **Bulbo jugular deiscente**
   - umbido pulsátil
   - membrana timpânica vascular
   √ Massa de partes moles da orelha média contígua com forame jugular (= bulbo jugular protraindo-se para dentro da cavidade da orelha média)
   √ Ausência da placa óssea separando o bulbo jugular da cavidade posteroinferior da orelha média
   DDx: megabulbo jugular (sobe acima do assoalho do canal auditivo externo [EAC], mas com preservação da placa óssea)
4. Trombose da veia jugular

B. NEOPLASIA
1. Paraganglioma = tumor do glomo
2. Tumor da bainha do nervo = neuroma
3. Meningioma
4. Metástase vascular (renal/câncer de tireoide)

C. LESÃO ÓSSEA PRIMÁRIA
1. Mieloma múltiplo
2. Linfoma
3. Histiocitose das células de Langerhans

Massa de Halteres Abrangendo o Ápice Petroso
1. Schwannoma do trigêmeo grande
2. Meningioma
3. Cisto epidermoide

Tumor de Ângulo Cerebelopontino
= tumor extra-axial surgindo no espaço preenchido com CSF, vinculado à ponte, ao hemisfério cerebelar e ao osso petroso
Incidência: 5–10% de todos os tumores intracranianos
- neuropatia craniana: perda de audição de alta frequência (n. VIII), zumbido e disfunção motora facial (n. V II), disfunção sensorial facial (n. V), distúrbio gustativo (corda timpânica)

- sinais de efeito de massa da fossa posterior: cefaleia, náusea, vômito, desequilíbrio, ataxia
- espasmo hemifacial, neuralgia do trigêmeo (tic doloroso)

√ Pode alargar o espaço de CSF (cisterna) em 25%
√ Erosão óssea/hiperostose
√ Margeamento agudo com cérebro

Tipos:
1. Neuroma acústico = schwannoma (80–90%): da porção intracanalicular do 8º nervo craniano
2. Meningioma (10–18%): a 2ª massa extra-axial mais comum na fossa posterior; < 5% de todos meningiomas intracranianos; mais hemisférico e maior em formato e realce mais homogêneo do que neuroma acústico
3. Cisto de inclusão epidermoide (5–9%)
4. Cisto aracnoide (< 1%)
5. Aneurisma de artéria cerebelar basilar/vertebral/inferior posterior: aneurisma congênito em amora/aneurisma sacular/dolicoectasia arterosclerótica
6. Papiloma do plexo coroide
7. Ependimoma
8. Neuroma do trigêmeo do gânglio gasseriano dentro da caverna de Meckel, na porção mais anteromedial da pirâmide petrosa/raiz do nervo do trigêmeo
9. Tumor do glomo jugular: dentro da adventícia do bulbo da veia jugular na base do osso petroso, com a invasão da fossa posterior
10. Cordoma
11. Glioma exofítico do tronco cerebral
    Histologia: geralmente astrocitoma fibrilar difuso
12. Metástase (0,2–2%)
13. Lipoma (< 1%)

Mnemônica: Massa do Ângulo CerebeloPontino É Grave

Meningioma, **M**etástase (**M**eningioma, **M**etastasis)
Acústico e do trigêmeo, Neuroma; **A**neurisma da artéria basilar e vertebral; cisto **A**racnoide (**A**coustic and trigemonal neuroma, **A**neurysm of basilar/vertebral artery, **A**racnoid cyst)
Condroma, **C**ordoma, **C**olesteatoma (**C**hondroma, **C**hordoma, **C**holesteatoma)
Pontino, glioma (exofítico) (**P**ontine glioma (exophytic)); Tumor hipofisário (**P**ituitary tumor)
Epidermoide (**E**pidermoide)
Glomo jugular, Tumor do (**G**lomus jugulare tumor)

Lesão do Corpo Caloso

A. TUMOR
1. Glioblastoma multiforme (GBM)
2. Linfoma
3. Metástase

B. TRAUMA
1. Lesão de cisalhamento

C. DOENÇA DA SUBSTÂNCIA BRANCA
1. Esclerose múltipla
2. Leucoencefalopatia multifocal progressiva
3. Adrenoleucodistrofia
4. Doença de Marchiafava-Bignami

D. INFECÇÃO
1. Toxoplasmose

Lesão com Realce Anelar Atravessando o Corpo Caloso

Mnemônica: GAL

Glioblastoma multiforme (glioma borboleta)
Astrocitoma
Linfoma

FOSSA POSTERIOR

Tumor da Fossa Posterior em Adultos	
Extra-Axial	*Intra-Axial*
1. Neuroma acústico	1. Metástase (pulmão, mama)
2. Meningioma	2. Hemangioblastoma
3. Cordoma	3. Linfoma
4. Papiloma do plexo coroide	4. Lipoma
5. Epidermoide	5. Glioma

Malformação Cística da Fossa Posterior
1. Malformação de Dandy-Walker
2. Variante de Dandy-Walker
3. Megacisterna magna
4. Bolsa aracnoidea

Massa Cística no Hemisfério Cerebelar
1. Hemangioblastoma
2. Astrocitoma cerebelar
3. Metástase
4. Meduloblastoma lateral (= "sarcoma cerebelar")
5. Papiloma do plexo coroide com extensão lateral

SELA

Destruição da Sela
1. Adenoma hipofisário
2. Tumor suprasselar
3. Carcinoma de seio esfenoide e seio etmoide posterior
   √ Opacificação de seio e destruição das paredes
   √ Associado à massa nasofaríngea (comum)
4. Carcinoma nasofaríngeo
   (a) carcinoma das células escamosas
   (b) linfoepitelioma = tumor de Schmicke
       = forma não ceratinizante do carcinoma das células escamosas
   √ Esclerose de osso adjacente
5. Metástase para o esfenoide a partir da mama, rim, tireoide, cólon, próstata, pulmão, esôfago
6. Tumor primário do osso esfenoidal (raro), sarcoma osteogênico, tumor de células gigantes, plasmocitoma
7. Cordoma
8. Mucocele do seio esfenoidal (incomum)
9. 3º ventrículo aumentado: estenose aqueductal da massa infratentorial, mau desenvolvimento

Sela em formato de "J"

Mnemônica: "CONMAN"

Crônica, Hidrocefalia (**C**ronic hydrocephalus)
Óptico, Glioma **O**steogênese imperfeita (**O**ptic glioma, **O**steogenesis imperfecta)
Neurofibromatose (**N**eurofibromatosis)
Mucopolissacaridose (**M**ucopolysaccharidosis)
Acondroplasia (**A**chondroplasia)
Normal, Variante (**N**ormal variant)

Sela Dilatada

A. TUMOR PRIMÁRIO
1. Adenoma hipofisário
2. Craniofaringioma
3. Meningioma: hiperostose
4. Glioma óptico: sela em formato de "J"

B. HIPERPLASIA HIPOFISÁRIA
1. Hipotireoidismo

2. Hipogonadismo
3. Síndrome de Nelson (ocorrendo em 7% dos pacientes, subsequente à adrenalectomia)
C. ESPAÇO DE CSF
1. 3º ventrículo aumentado
2. Hidrocefalia
3. Sela vazia
D. VASO
1. Aneurisma arterial
2. Artéria carótida interna ectasiada

Mnemônica: CHAMAS
Craniofaringioma
Hidrocefalia (sela vazia)
AVM, Aneurisma
Meningioma
Adenoma Hipofisário
Sarcoidose, TB

Dilatação da Glândula Hipofisária
1. Neoplasia: p. ex., adenoma da glândula hipofisária
2. Hipertrofia: puberdade precoce primária, hipotireoidismo primário
3. Hipofisite linfocítica
4. Infecção
5. Fístula AV dural intensa

Complexo Selar/Cisto Parasselar
1. Craniofaringioma cístico
2. Adenoma hipofisário hemorrágico
3. Cisto da fenda de Rathke proteináceo/hemorrágico

Massa Intrasselar
1. Adenoma/carcinoma hipofisário (a causa mais comum)
2. Craniofaringioma (2ª causa mais comum)
3. Meningioma: da superfície do diafragma/sela do tubérculo
4. Cordoma
5. Metástase: pulmão, mama, próstata, rim, trato GI, propagação da nasofaringe
6. Aneurisma de ICA intracavernoso: bilateral em 25%
7. Abscesso hipofisário: massa expandindo-se rapidamente, associada à meningite
8. Sela vazia
9. Cisto da fenda de Rathke: geralmente na junção da glândula hipofisária posterior e anterior
10. Coristoma: neoplasia benigna da glândula hipofisária posterior
11. Granuloma: sarcoidose, granuloma de células gigantes, TB, sífilis, granuloma eosinofílico
12. Adeno-hipofisite linfoide
13. Hiperplasia hipofisária, p. ex., na síndrome de Nelson

Lesão Hipointensa da Sela
1. Sela vazia
2. Cálculo hipofisário (= pituilith)
   = sequelas da autonecrose do adenoma hipofisário
3. Aneurisma intrasselar
4. Artéria do trigêmeo persistente
5. Meningioma calcificado
6. Hemocromatose hipofisária (apenas o lobo hipofisário anterior)

Massa Parasselar
1. Meningioma: tentório cerebral
2. Neurinoma (III, IV, V1, V2, VI)
3. Metástase: pulmão, mama, rim, trato GI, propagação a partir da nasofaringe
4. Epidermoide
5. Aneurisma
6. Fístula da carótida-cavernosa

Massa Suprasselar
1. Meningioma
2. Craniofaringioma: em 80% suprasselar
3. Glioma do quiasma e do nervo óptico
   em 38% de neurofibromatoses; meninas adolescentes;
   DDx: neurite do quiasma
4. Glioma hipotalâmico
5. Hamartoma do *tuber cinereum*
6. Tumor infundibular
   metástase (esp. mama); glioma; linfoma/leucemia; histiocitose do X; sarcoidose, tuberculose
   √ Diâmetro de infundíbulo > 4,5 mm imediatamente acima do nível do dorso; em formato de cone (em exame coronal)
7. Germinoma
   = tumor maligno semelhante ao seminoma (= pinealoma ectópico)
   √ Frequentemente calcificado (teratoma)
   √ Disseminação de CSF (germinoma e teratocarcinoma)
   √ Realce em Tomografia Computadorizada com Contraste (CECT) (comum)
8. Epidermoide/dermoide
   √ Lesão cística contendo calcificações e gordura
   √ Mínimo/sem realce de contraste
9. Cisto aracnoide
   • hidrocefalia (comum), comprometimento visual
   • disfunção endócrina
   Idade: mais comum na infância
10. 3º ventrículo aumentado, estendendo-se até a fossa hipofisária
11. Aneurisma suprasselar
    √ Calcificação de rim e posição excêntrica

Massa Suprasselar na Idade Adulta
Mnemônica: SATCHMO
Sarcoidose, neoplasia da **S**ela com extensão superior (**S**arcoidosis, **S**ella neoplasm with superior extension)
Aneurisma (carótida ectasiada, fístula carótico-cavernosa), cisto **A**racnoide, **A**denoma (hipofisário) (**A**neurysm [ectatic carotid, carotid-cavernous sinus fistula], **A**racnoid cyst, **A**denoma [pituitary]),
Tuberculose, **T**eratoma: disgerminoma (geralmente), dermoide, epidermoide (**T**uberculosis, **T**eratoma: dysgerminoma [usually], dermoid, epidermoid)
Craniofaringioma, **C**ordoma (**C**raniopharyngioma, **C**hordoma)
Hipotalâmico, Glioma; **H**istiocitoma, **H**amartoma (**H**ypothalamic glioma, **H**istiocytoma, **H**amartoma)
Meningioma, doença **M**etatástica, **M**ucocele (**M**eningioma, **M**etastatic disease, **M**ucocele)
Óptico, Glioma do nervo; neuroma (**O**ptic nerve glioma, neuroma)

Massa Suprasselar com Baixa Atenuação
1. Craniofaringioma
2. Dermoide/epidermoide
3. Cisto aracnoide
4. Lipoma
5. Cisto hipofisário simples
6. Glioma do hipotálamo

Lesão Suprasselar de Baixa Densidade com Hidrocefalia
A. CISTO
1. Cisto aracnoide
2. Cisto ependimário do terceiro ventrículo
3. Cisto parasítico do terceiro ventrículo (cisticercose)
4. Terceiro ventrículo dilatado (em estenose aqueductal)

B. MASSA CÍSTICA
1. Epidermoide
2. Astrocitoma pilocítico hipotalâmico
3. Craniofaringioma cístico

Observação: lesão cística pode não aparecer dentro do CSF circundante; cisternografia com metrizamida auxilia na detecção e exclusão da estenose aqueductal

Massa Suprasselar com Atenuação Mista
A. EM CRIANÇAS
1. Glioma quiasmático-hipotalâmico
2. Craniofaringioma
3. Hamartoma do *tuber cinereum*
4. Histiocitose
B. EM ADULTOS
1. Extensão suprasselar do adenoma hipofisário
2. Craniofaringioma
3. Cisto epidermoide
4. Aneurisma trombosado
5. Glioma hipotalâmico de baixo grau/óptico
6. Lesão inflamatória: sarcoidose, TB, mucocele esfenoidal

Massa Suprasselar com Calcificação
A. CURVILÍNEA
1. Aneurisma gigante da carótida
2. Craniofaringioma
B. GRANULAR
1. Craniofaringioma
2. Meningioma
3. Granuloma
4. Cisto dermoide/teratoma
5. Glioma hipotalâmico/óptico (raro)

Massa Suprasselar Hiperintensa em T1WI
1. Craniofaringioma
   √ Material viscoso na região cística (concentração de proteína de 10–30%)
   √ Componente intrasselar em 70%
2. Germinoma
   √ Contendo hemorragia (metemoglobina)
   • mais comum em meninas adolescentes
   • diabetes insípido
3. Aneurisma trombosado
   √ Arquitetura interna laminada em virtude de trombos de diferentes idades (mais bem visualizado em T2)
4. Cisto da fenda de Rathke
   √ Contendo material espesso mucinoso
   √ Sem realce pelo meio de contraste
   √ Localização intra-/suprasselar
5. Cisto dermoide
   √ Com material predominantemente sebáceo
   √ Suprimido pela sequência de saturação de gordura
6. Lipoma no assoalho do terceiro ventrículo
   √ Circular e homogêneo
   √ Suprimido pela sequência de saturação de gordura
7. Neuro-hipofisite ectópica
   √ Ao longo do assoalho do 3º ventrículo
   √ Bastante pequena
8. Angioma cavernoso
   = acúmulo de espaços sinusoidais
   • ocasionalmente familiar
   √ Agregado multinodular de "pipoca" com zonas centrais de encurtamento de T1, rodeado por anel de encurtamento de T2
   √ Frequentemente múltiplo
   √ Oculto na angiografia críptico
9. Metástase hemorrágica

Massa Suprasselar com Realce Uniforme
1. Adenoma hipofisário
2. Hiperplasia hipofisária
   √ Contorno simétrico em forma de massa
   • contexto clínico apropriado (hipotireoidismo, gestação)
3. Meningioma
   √ Lesão suprasselar da linha média
4. Adeno-hipofisite linfocítica
   • geralmente em mulheres durante o pós-parto
   • diabetes insípido é comum
   √ Extensão suprasselar é comum
5. Glioma quiasmático/hipotalâmico
6. Craniofaringioma incomum
7. Histiocitose de Langerhans
8. Germinoma

Massa com Realce Supra e Intrasselar
1. Adenoma hipofisário
2. Meningioma
3. Germinoma
4. Glioma hipotalâmico
5. Craniofaringioma

Lesão Vascular Perisselar
1. Aneurisma de ICA (artéria carótida interna)
   ◊ Aneurismas gigantes são > 2,5 cm em diâmetro
   √ Destruição da sela óssea/fissura orbitária superior
   √ Parede calcificada/trombo
   √ Realce na CECT, não uniforme com trombose
2. Artéria carótida ectasiada
   √ Calcificações curvilíneas
   √ Invasão na sela túrcica
3. Fístulas do seio carótido-cavernoso

Lesão que Expande o Seio Cavernoso
A. TUMOR
1. Schwannoma do trigêmeo
2. Adenoma hipofisário
3. Meningioma parasselar
4. Metástase parasselar
5. Invasão por tumor da base craniana
B. VASO
1. Aneurisma da artéria carótida interna
2. Fístula carótido-cavernosa
3. Trombose do seio cavernoso
C. SÍNDROME de Tolosa-Hunt
   = invasão granulomatosa do seio cavernoso

GLÂNDULA PINEAL

Classificação dos Tumores da Glândula Pineal
Incidência da massa pineal:
   < 1% de todos os tumores intracranianos, 4% de todas as massas intracranianas na infância, 9% de todas as massas intracranianas na Ásia
A. TUMOR PRIMÁRIO
   (a) origem da célula germinal (2/3)
      — formando tecido embrionário
         1. Germinoma (40–50%)
         2. Carcinoma de células embrionárias
         3. Teratoma (15%): teratoma maduro e benigno, teratoma imaturo e benigno, teratoma maligno
      — formando tecido extraembrionário
         4. Coriocarcinoma (< 5%)
         5. Tumor do seio endodermoide = tumor do saco vitelino

(b) origem da célula parenquimatosa pineal (< 15%)
   1. Pineocitoma
   2. Pineoblastoma
(c) origem de outras células
   1. Retinoblastoma (retinoblastoma trilateral = olho esquerdo + olho direito + glândula pineal)
   2. Astrocitoma
   3. Ependimoma
   4. Meningioma
   5. Hemangiopericitoma
   6. Glioma pineal e tectal
   7. Hemangioma cavernoso
   8. Meningioma
(d) cistos
   1. Cisto pineal
   2. Teratoma maligno
   3. AVM, aneurisma da veia de Galeno
   4. Cisto aracnoide
   5. Cisto de inclusão (dermoide/epidermoide)

B. TUMOR SECUNDÁRIO
Metástase: p. ex., carcinoma de pulmão
Considerações de DDx:

mulher:	provavelmente NÃO é tumor de célula germinal
matriz hipodensa:	provavelmente NÃO é tumor da célula pineal
margens distintas do tumor:	provavelmente pineocitoma/teratoma/germinoma
calcificação:	provavelmente NÃO é teratocarcinoma, metástase, germinoma
dissseminação pelo CSF:	NÃO é teratoma
realce intenso:	provavelmente NÃO é teratoma

Marcadores séricos:

coriocarcinoma	β-HCG
carcinoma de células embrionárias	α-FP E β-HCG
tumor do seio endodermoide	α-FP
teratoma	β-HCG e α-FP
germinoma	fosfatase alcalina placentária

Massa com Realce Intenso na Região Pineal
1. Germinoma
2. Pineocitoma/pineoblastoma
3. Teratocarcinoma pineal
4. Glioma do tronco cerebral/tálamo
5. Meningioma subesplênico
6. Aneurisma da veia de galeno

ANATOMIA DO CÉREBRO

EMBRIOLOGIA
Neurulação
- placa neural = CNS tem origem como uma placa de ectoderma espesso no aspecto dorsal do embrião
- crista neural = elevação das margens laterais da placa neural; forma o sistema nervoso periférico
- tubo neural = invaginação entre duas cristas neurais; sua parede forma o cérebro e a medula espinhal; seu lúmen forma os ventrículos e o canal espinhal
- MA de 4,6 semanas: formação de tubo neural
- MA de 5,6 semanas: fechamento do neurópoco rostral
- MA de 5,9 semanas: fechamento do neurópoco caudal
- MA de 6 semanas: desenvolvimento das 3 vesículas cerebrais primárias (prosencéfalo, mesencéfalo, rombencéfalo); desenvolvimento da flexura cervical
- MA de 7 semanas: 2 vesículas cerebrais primárias adicionais são formadas do rombencéfalo (a flexura pontina divide-se em mielencéfalo, metencéfalo)
- MA de 15 semanas: porção dorsal das placas alares invadindo o 4º ventrículo se fundiram na linha média, para formar o vérmis cerebelar

Crescimento do Cérebro
= aumento na espessura do manto cerebral com largura ventricular relativamente constante
◊ Crescimento do cérebro mais rápido na GA de 12 a 24 semanas!

Migração Neuronal
- 7ª semana: proliferação neuronal subependimária = matriz germinal
- 8ª semana: migração radial ao córtex ao longo das fibras gliais radiais

Mielinização
Progressão: caudal-craniana; posteroanterior
MR: sequência ponderada em T1 se < 7 meses de idade; T2WI se > 7 meses de idade
Marcas oficiais:
 nascimento a termo: tronco cerebral, cerebelo, braço posterior da cápsula interna
 2 meses: braço anterior da cápsula interna
 3 meses: esplênio do corpo caloso
 6 meses: joelho do corpo caloso
Substância branca occipital:
 √ Central aos 5 meses (T1WI), 14 meses (T2WI)
 √ Periférica aos 7 meses (T1WI), 15 meses (T2WI)
Substância branca frontal:
 √ Central aos 6 meses (T1WI), 16 meses (T2WI)
 √ Periférica aos 11 meses (T1WI), 18 meses (T2WI)

COURO CABELUDO
◊ As três camadas externas são frequentemente rasgadas como uma unidade em acidentes; lesões não se abrem se o epicrânio não estiver envolvido
A. PELE
B. SUBCUTÂNEO
= tecido fibroadiposo intimamente aderente à pele e epicrânio subjacente
C. EPICRÂNIO e GÁLEA APONEURÓTICA
= músculos occipitofrontais e temporoparietais, formando centralmente a aponeurose epicraniana
D. ESPAÇO SUBGALEAL
= tecido areolar subaponeurótico entre periósteo da tábua externa e gálea
E. PERICRÂNIO = periósteo da tábua externa
F. ESPAÇO SUBPERIOSTEAL
= criado quando o periósteo da tábua externa se torna separado da calvária (= céfalo-hematoma)

MENINGES DO CÉREBRO

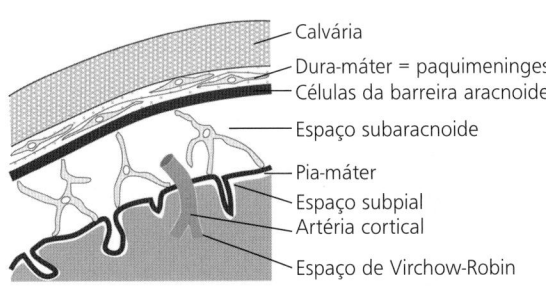

Meninges do Cérebro

A. CALVÁRIA = parte superior do crânio encerrando o cérebro
   (a) tábua externa do osso compacto e resiliente
   (b) díploe = osso trabecular contendo medula óssea vermelha
   (c) tábua interna de osso compacto fino e frágil
B. ESPAÇO EPIDURAL
   = criado quando a camada externa da dura (periósteo da tábua interna) se separa da calvária
C. Paquimeninges = DURA-MÁTER
   (a) camada dural externa
       = periósteo da tábua interna altamente vascularizado
   (b) espaço para seios venosos
   (c) camada dural interna
       = camada meníngea derivada da meninge
D. ESPAÇO SUBDURAL
   = fenda formada em estados patológicos dentro da camada interna da dura
E. LEPTOMENINGES
   1. Aracnoide
      = intimamente aplicadas à superfície interna da dura
   2. Espaço subaracnoide
      Histologia: tecido conectivo fino e septos celulares ligam a pia e a aracnoide
      – contém CSF drenado através das válvulas de granulações aracnoides para dentro dos seios venosos
      – formam cisternas basais
   3. Pia-máter
F. ESPAÇO SUBPIAL
   = espaço perivascular = espaço de VR (Virchow-Robin)
   [Rudolf Virchow (1821–1902), patologista em Berlim, Alemanha]
   [Charles P. Robin (1821–1885), anatomista em Paris, França]
   Histologia: sem a comunicação com o espaço subaracnoide; o espaço de VR em torno da artéria intracortical continua dentro do espaço subaracnoide; o espaço de VR em torno da veia cerebral é contínuo com o espaço subpial
   Função: sistema de drenagem linfática do cérebro

Localização: tipo I = artérias lenticuloestriadas
tipo II = artérias medulares sobre convexidades altas
tipo III = artérias coliculares no mesencéfalo
√ Intensidade de sinal visualmente semelhante à do CSF (na verdade, mais baixa quando medida, pois espaços de VR são aprisionamentos do fluido intersticial)
√ Sem a difusão restrita e sem realce
√ Efeitos de influxo em T1WI sensível ao fluxo
Espaços de Virxchow-Robin atípicos:
(a) envolvimento unilateral
(b) espaços gigantes de VR
= conjuntos de cistos de tamanhos variáveis com configuração cística bizarra e efeito de massa
√ ± hidrocefalia
√ ± gliose reativa circundante
DDx: neoplasia cística, cisto parasítico, infarto lacunar, cisto neuroepitelial, mucopolissacaridose
G. EPÊNDIMA

CLASSIFICAÇÃO DA ANATOMIA DO CÉREBRO

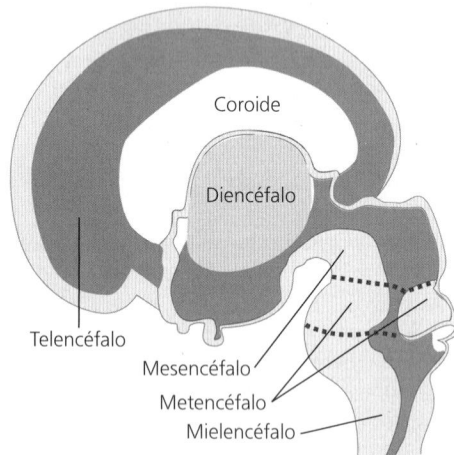

Seção Sagital através do Cérebro em Gestação de 10-11 Semanas

A. PROSENCÉFALO = cérebro anterior
√ Cérebro, ventrículos laterais, coroide, tálamos, cerebelo sonograficamente visíveis em gestação com idade gestacional de 12 semanas
1. Telencéfalo = cérebro
= hemisférios cerebrais, putâmen, núcleo caudado
2. Diencéfalo
= tálamo, hipotálamo, epitálamo (= glândula pineal e habénula), globo pálido
B. MESENCÉFALO = cérebro mediano
= segmento curto do tronco cerebral acima da ponte; atravessa o hiato no tentório cerebelar; contém pedúnculos cerebrais, tecto, colículos (corpúsculos quadrigeminais)
C. ROMBENCÉFALO = cérebro posterior
√ Espaço cístico posterior do 4º ventrículo sonograficamente detectável entre 8 e 10 semanas de idade gestacional
1. Metencéfalo = hemisférios cerebelares, vérmis
2. Mielencéfalo = medula oblonga, ponte
D. TRONCO CEREBRAL = mesencéfalo e mielencéfalo contendo:
(a) núcleos do nervo craniano
(b) tratos motor e sensorial entre o tálamo, córtex cerebral e medula espinhal
(c) formação reticular controlando a respiração, pressão arterial, função gastrointestinal, centros para despertar e vigília

Hipotálamo

[hypo, Grego = abaixo; thalamus, Grego = leito]
= parte do diencéfalo abaixo do tálamo
Origem: neuroectoderma
Fronteiras:
(a) anterior = lâmina terminal estendendo-se da comissura anterior ao quiasma óptico
(b) posterior = linha estendendo-se dos corpos mamilares à comissura posterior
(c) lateral = tálamo medial
(d) inferior = tuber cinereum (posteriormente) e eminência mediana (meio) e pedúnculo infundibular (anteriormente)
Função: homeostase para pressão arterial, temperatura do corpo, equilíbrio de fluido e eletrólitos, peso corporal
Mecanismo regulatório:
(a) secreção endócrina
– estímulo neuronal da glândula hipofisária posterior via infundíbulo
– fatores de liberação hipotalâmica à glândula hipofisária anterior via plexo portal como canal vascular
(b) função autônoma
(c) emoções

GLÂNDULA HIPOFISÁRIA

= hipófise do cérebro dentro da fossa hipofisária do esfenoide, coberta superiormente pelo diafragma selar (= dura-máter) que possui uma abertura para o infundíbulo centralmente

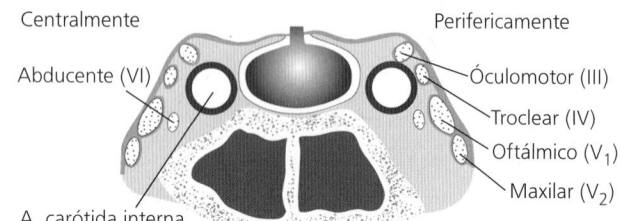

Seio Cavernoso
(projeção coronal)

Tamanho:
tamanho adulto é alcançado na puberdade
Altura em mulheres adultas = 7 (Variação de 4–10) mm
Altura em homens adultos = 5 (Variação de 3–7) mm
Formato:
√ Plano/borda superior convexa descendente
√ Convexo ascendente durante a puberdade, gestação, em hipotireoidismo (decorrente de hiperplasia)

Lobo Anterior da Glândula Hipofisária

= porção anterior maior da adeno-hipófise, compondo 80% do volume da glândula hipofisária
Origem: derivado ectodermal do *stomodeum*
Função:
(a) células cromófilas
1. Células acidófilas = células alfa
hormônio de crescimento = somatotropina (STH), prolactina = hormônio lactogênico (LTH)
2. Células basófilas = células β
adrenocorticotropina = hormônio adrenocorticotrópico (ACTH), tirotropina = hormônio estimulador da tireoide (TSH), hormônio estimulador de folículos (FSH), hormônio estimulador da célula intersticial

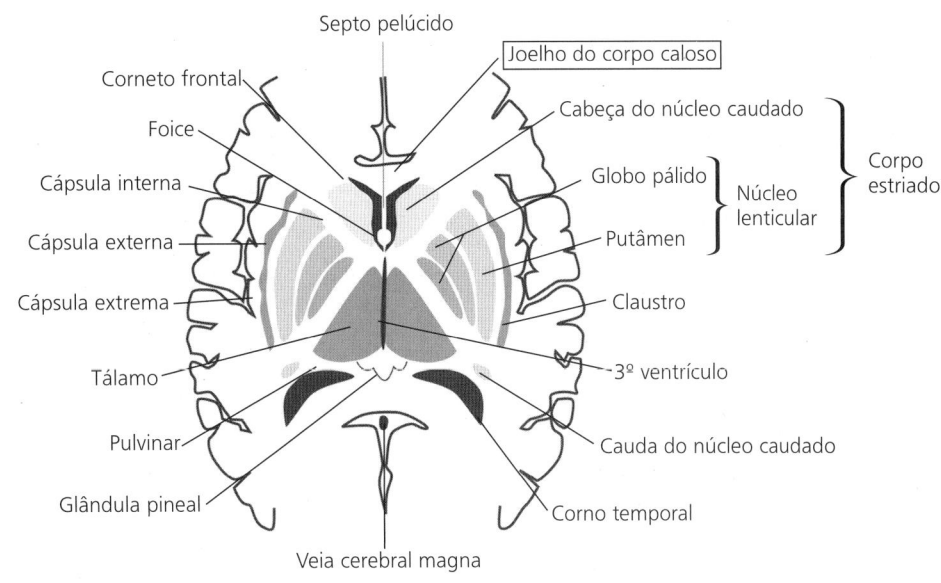

Corte Axial ao Nível do Terceiro Ventrículo

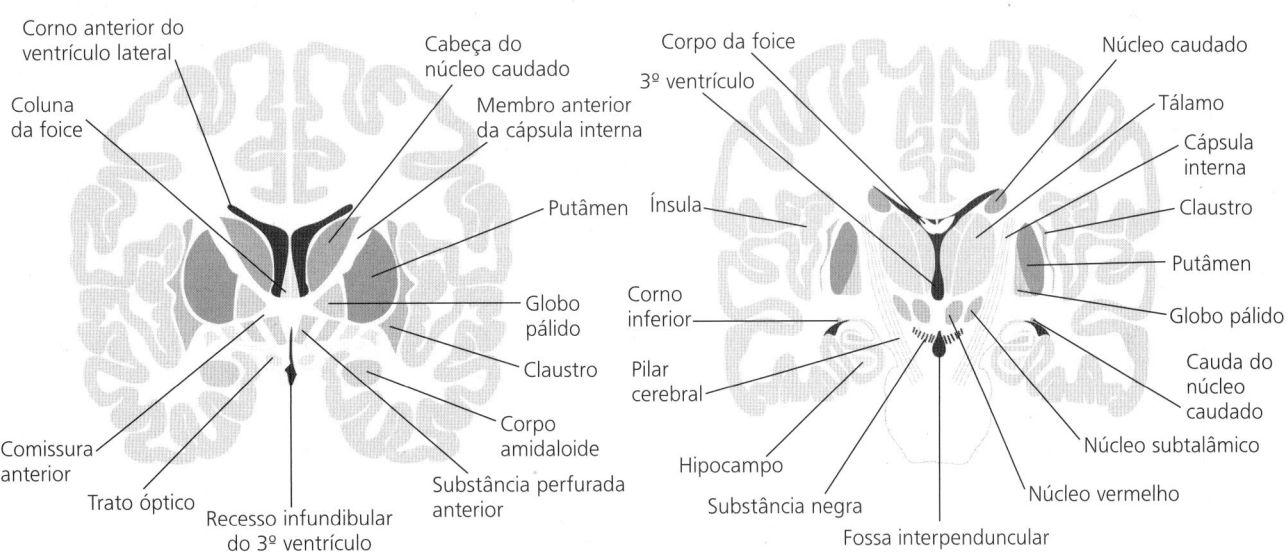

Corte Coronal através da Comissura Anterior   **Corte Coronal através da Parte Ventral da Ponte**

(ICSH), hormônio luteinizante (LH), hormônio estimulante de melanócitos (MSH)
(b) células cromofóbicas = 50% da população de células epiteliais, de significado desconhecido

MR:
√ Componente maior e homogêneo isointenso em relação à substância branca em T1WI + T2WI
√ Realce pelo meio de contraste proeminente (durante primeiros 3 minutos), em virtude da falta de barreira hematoencefálica
√ Hiperintenso no recém-nascido desvanecendo para sinal normal no adulto por volta do 2º mês de vida

Parte Intermediária da Glândula Hipofisária

= porção posterior da adeno-hipófise; separada do lobo anterior pela fenda hipofisária na vida fetal
Origem: fissura de Rathke/bolsa dentro do lobo intermediário da glândula hipofisária
Função: ponto de término de axônios hipotalâmicos curtos elaborando hormônios trópicos (= fatores liberadores e fator inibidor de prolactina), que são carregados ao lobo anterior através do sistema portal
√ Invisível com técnicas de investigação por imagens

Lobo Posterior da Glândula Hipofisária

= porção maior da neuro-hipófise
Origem: protuberância diencefálica (ponto de término de axônios dos núcleos supraópticos + paraventriculares do hipotálamo)
Função: sítio de armazenamento para vasopressina (= hormônio antidiurético [ADH] e oxitocina transportada dos núcleos paraventriculares e supraópticos do hipotálamo ao longo do trato hipotálamo-hipofisário neurossecretório

MR:
√ Hipertenso crescente em T1WI + isotenso em T2WI, em comparação com o lobo anterior (em virtude do lipídio nos pituicitos de células gliais e fosfolipídios da vasopressina)
√ Isotenso em 10% dos indivíduos normais

Pedúnculo Hipofisário/Infundíbulo

origina-se do aspecto anterior do assoalho do 3º ventrículo (recesso infundibular)

Histologia: formado de axônios de células posicionadas nos núcleos do hipotálamo supraópticos e paraventriculares

√ Une-se ao lobo posterior na junção dos lobos anterior e posterior
√ Até 3 mm de espessura superiormente, até 2 mm de espessura inferiormente
√ Geralmente na linha média, pode ser ligeiramente inclinado para um lado

MR:
√ Realce pelo contraste proeminente

SEPTO PELÚCIDO

= duas lâminas verticais e finas de elementos semelhantes a glias, que se encostam à linha média, com um espaço em potencial entre elas separando o corno frontal direito do esquerdo; cavidade semelhante a uma fenda (em 10%) = 5º ventrículo

Margens:
abaixo: coluna e corpo do fórnix
acima: corpo caloso
ventral: contínuo com septo pré-comissural e giros subcaloso

NÚCLEOS DA BASE

= GÂNGLIOS BASAIS (designação incorreta anterior)
A. Corpo amigdaloide
B. Claustro
C. Corpo estriado
  (1) caudado
  (2) núcleo lentiforme
    (a) pálido = globo pálido
    (b) putâmen

GLÂNDULA PINEAL

Desenvolvimento: da área do espessamento ependimário na porção mais caudal do teto do 3º ventrículo, que evagina em massa de formato de pinha durante a 7ª semana de gestação; inicialmente contém um revestimento de epêndima na cavidade central que se conecta com o 3º ventrículo

Função:
1. Regulação do ritmo biológico a longo prazo (p. ex., começo da puberdade)
2. Regulação do ritmo biológico a curto prazo (p. ex., diurno/circadiano), em virtude dos indícios fotoperiódicos, através do canal óptico acessório

		Nervos Cranianos	
#	Nome	Núcleos	Função
I	Olfatório	Núcleo olfatório anterior	Transmite sentido do olfato; Localizado nos forames olfatórios do etmoide
II	Óptico	Núcleo geniculado lateral	Transmite informação visual ao cérebro; Localizado no canal óptico
III	Oculomotor	Núcleo oculomotor, Núcleo de Edinger-Westphal	Inerva o levantador das pálpebras superiores, reto superior, reto medial, reto inferior e oblíquo inferior; Localizado na fissura orbitária superior
IV	Troclear	Núcleo Troclear	Inerva o músculo oblíquo superior; Localizado na fissura orbitária superior
V	Trigêmeo	N. ppal. do trigêmeo sensorial, Núcleo do trigêmeo espinhal, Núcleo do trigêmeo mesencefálico, Núcleo do trigêmeo motor	Recebe sensação da face e inerva os músculos da mastigação; Localizado na fissura orbitária superior (ramo oftálmico), forame redondo (ramo maxilar) e forame oval (ramo mandibular)
VI	Abducente	Núcleo abducente	Inerva o reto lateral; Localizado na fissura orbitária superior
VII	Facial	Núcleo facial, Núcleo solitário, Núcleo salivar superior	Alimenta inervação motora aos músculos da expressão facial e do estapédio, recebe sentido especial do paladar de 2/3 anteriores da língua e alimenta inervação secretomotora às glândulas salivares (exceto a parótida) e à glândula lacrimal; localizado, corre pelo canal acústico interno para o canal facial e sai pelo forame estilomastoide
VIII	Vestibulococlear (vestibular e n. estatoacústico)	Núcleo vestibular Núcleo coclear	Sentidos do som, da rotação e da gravidade; Localizado no canal acústico interno
IX	Glossofaríngeo	Núcleo ambíguo Núcleo salivar inferior Núcleo solitário	Recebe paladar do 1/3 posterior da língua, alimenta inervação secretomotora à glândula da parótida e inervação motora ao estilofaríngeo (essencial à sensação tátil, da dor e térmica). A sensação é retransmitida ao tálamo oposto e alguns núcleos hipotalâmicos. Localizado no forame jugular
X	Vago	Núcleo ambíguo Núcleo vagal motor dorsal Núcleo solitário	Alimenta inervação branquiomotora à maioria dos músculos laríngeos e faríngeos; alimenta fibras parassimpáticas para quase todas as vísceras torácicas e abdominais até a flexão esplênica, e recebe sensação especial de paladar na epiglote. Função maior: controla músculos da voz e ressonância e palato mole. Localizado no forame jugular
XI	Acessório	Núcleo ambíguo Núcleo acessório espinhal	Controla músculos do pescoço e se sobrepõe à função do vago; Localizado no forame jugular
XII	Hipoglosso	Núcleo do hipoglosso	Alimenta inervação motora aos músculos da língua e outros músculos glossos. Importante para deglutição (formação de *bolus*) e articulação de fala. Localizado no canal do hipoglosso
Mnemônica: "Oh, Oh, Oh To Touch and Feel Various Girls' Vaginas and Hymens" (Oh, Oh, Oh Tantos Toques Assim Fazem Várias Garotas Vaginas Até Himens)			

ANATOMIA DO CÉREBRO

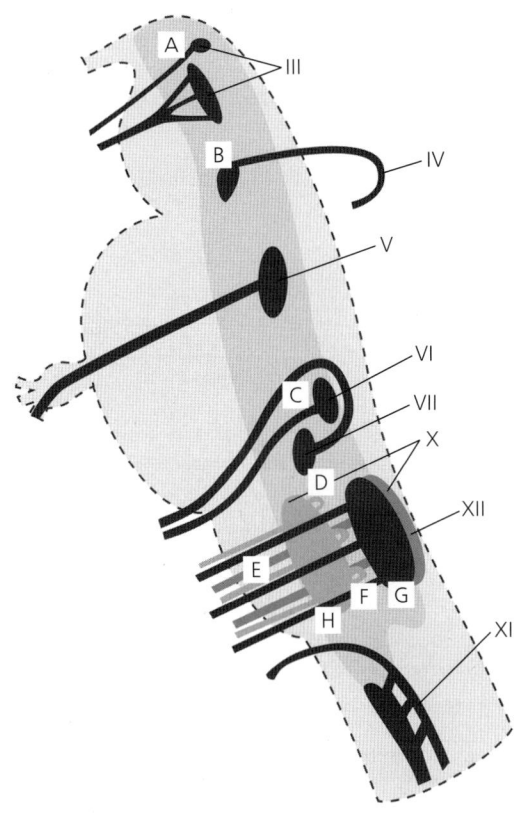

Núcleos Cranianos do Tronco Cerebral e Formação Reticular

A = sono, vigília, consciência

B = orientação espacial visual, coordenação autonômica mais alta de ingestão de alimentos

C = centro pneumotáxico, coordenação da respiração e da circulação

D = deglutição

E = pressão arterial, atividade cardíaca, tônus vascular

F = expiração

G = área postrema = zona de desencadeamento de vômito

H = inspiração

Histologia:
  (a) pinealócitos com processos dendríticos (= células neuronais) compõem até 95% da população
  (b) células de suporte neuroglial compõem até 5% da população
Localização: ligados ao aspecto superior da borda posterior do 3° ventrículo, repousam no CSF da cisterna quadrigeminal; anterior à glândula pineal está a cisterna da tela coróidea do 3° ventrículo ou do *velum interpositum* (= cisterna da fissura transversa)
Tamanho: 8 mm de comprimento, 4 mm de largura

NERVO ÓPTICO (II)

Segmentos:
  A. Segmento retinal: deixa o globo ocular pela lâmina cribosa da esclera
  B. Segmento orbitário: viaja no centro da órbita preenchida com gordura
    √ Circundado pela bainha dural contendo CSF
  C. Segmento canalicular: posicionado no canal óptico abaixo da artéria oftálmica; frequentemente ignorado nas imagens radiológicas
  D. Segmento cisternal: na cisterna suprasselar levando ao quiasma óptico
    √ A. cerebral anterior passa sobre o aspecto superior do nervo

NERVO DO TRIGÊMEO (V)

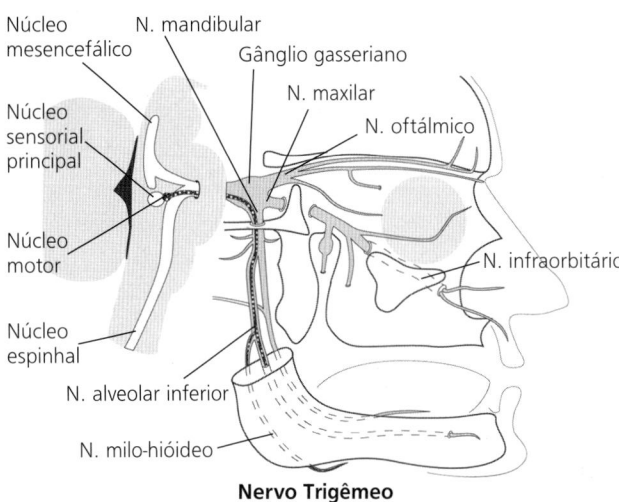

Nervo Trigêmeo

Núcleos:
  (1) núcleo mesencefálico: a propriocepção se estende ao nível do colículo inferior
  (2) núcleo sensório principal: sensação tátil
  (3) núcleo motor: inervação motora
  (4) núcleo espinhal: sensação de dor e de temperatura se estendem ao nível da 2ª vértebra cervical
Localização: tegumento da ponte lateral, ao longo do aspecto anterolateral do 4° ventrículo

Curso:
  — através da cisterna pré-pontina
  — sai pelo poro do trigêmeo (= abertura na dura)
  — entra na cavidade de Meckel com dura-máter e leptomeninges formando a cisterna do trigêmeo (= espaço subaracnoide preenchido com CSF) na porção mais anteromedial da pirâmide petrosa
  — forma gânglio gasseriano (= gânglio do trigêmeo), que contém corpos de células de fibras sensoriais, exceto aqueles para propriocepção

Trifurcação em 3 ramos principais:
  (1) **nervo oftálmico** (V1)
    Curso: na parede lateral do seio cavernoso
    Saída: fissura orbitária superior
    Suprimento: inervação sensorial do couro cabeludo, fronte, nariz, globo
    • faz a mediação do aspecto aferente do reflexo corneal
  (2) **nervo maxilar** (V2)
    Curso: entre parede dural lateral do seio cavernoso e base craniana
    Saída: através do forame redondo para dentro da fossa pterigopalatina
    Suprimento: inervação sensorial do terço médio da face, dentes superiores
    Tronco principal: nervo infraorbitário
  (3) **nervo mandibular** (V3)
    Curso: NÃO é através do seio cavernoso
    Saída: através do forame oval para dentro do espaço mastigatório

Suprimento:
(a) inervação sensorial do terço inferior da face, língua, assoalho da boca, mandíbula
(b) inervação motora de músculos mastigatórios (masseter, temporal, pterigóideo medial + lateral), m. milo-hióideo, ventre anterior do m. digástrico, m. tensor do tímpano, m. tensor do véu palatino.

NERVO FACIAL (VII)

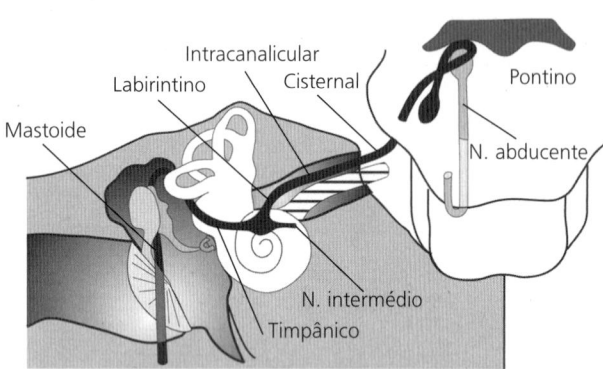

Anatomia Intracranial do Segmento do Nervo Facial
(observada anteriormente)

Função:
1. Lacrimação (através do nervo petroso superficial maior)
2. Reflexo estapédio: atenuação de som
3. Paladar dos 2/3 anteriores da língua (através do nervo da corda timpânica ao nervo lingual)
4. Expressão facial (platisma)
5. Secreção de glândulas lacrimais + submandibulares + sublinguais (através do nervo intermediário)

Núcleos:
(1) núcleo motor: ventrolateral, profundamente na formação reticular da parte caudal da ponte
   Curso intrapontino:
   — em orientação dorsomedial em direção ao 4° ventrículo
   — curvando-se em sentido anterolateral em torno do polo superior do núcleo abducente (= **geniculum**)
   — descendo anterolateralmente pela formação reticular
   Inervação para: m. estapédio, m. estilo-hióideo, ventre posterior do m. digástrico, m. occipital, bucinador, músculos da expressão facial, platisma
(2) núcleo solitário (núcleo sensorial)
   — **nervo intermédio**: sensação dos 2/3 anteriores da língua, pele sobre e adjacente à orelha
(3) núcleos salivatórios superiores (inervação secretomotora e parassimpática)
   — n. petroso maior: secreção de glândulas lacrimais, cavidade nasal, seios paranasais
   — cordas timpânicas: glândula submandibular, glândulas sublinguais

Curso e segmentos
(a) segmento intracraniano
   do tronco cerebral ao poro acústico interno:
   — <u>segmento pontino</u>: fibras da raiz motora de n. facial conectam-se em torno do núcleo abducente formando o colículo facial (= elevação no assoalho do 4° ventrículo); o nervo continua lateralmente a partir do trato corticoespinhal
   — <u>segmento cisternal</u>: n. facial emerge do aspecto lateral da junção ponto-medular e tem seu curso em sentido anterolateral na cisterna do ângulo cerebelopontino ao canal auditivo interno (IAC)
(b) segmento intracanalicular
   = raiz motora do n. facial dentro do canal auditivo interno no sulco anteros**up**erior do n. vestibulococlear, com o nervo intermédio entre eles
   Mnemônica: "seven up, coke down"

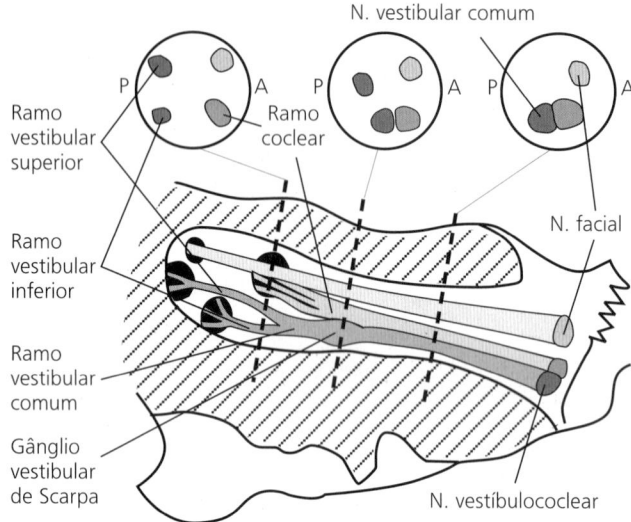

Canal Auditivo Interno
Parede posterior do canal auditivo interno IAC é removida; seções transversais através do IAC são demonstradas acima; A = anterior, P = posterior

(c) segmento labirintino
   o segmento curto de n. facial viaja dentro de seu próprio canal ósseo (= **canal falopiano**) encurvando-se anteriormente sobre o topo da cóclea; termina no joelho anteromedial (**gânglio geniculado**)
(d) segmento timpânico
   = segmento do joelho anterior a posterior, exatamente subjacente ao canal semicircular e lateral
   — <u>segmento horizontal</u>: n. facial faz um ângulo de 130° posterior e horizontalmente ao longo da parede medial do mesotímpano, lateral ao vestíbulo entre o canal semicircular lateral (acima) e janela oval (abaixo)
   — <u>segmento piramidal</u>: n. facial vira inferiormente no **segundo joelho** na eminência piramidal; dá origem ao nervo para o músculo estapédio
(e) segmento mastóideo
   n. facial desce do joelho posterior através do mastóideo anterior (= parede medial do *aditus ad antrum*) e dá origem à corda timpânica, exatamente antes de sair da base craniana, pelo forame estilomastóideo
(f) segmento da parótida/extracraniano
   n.facial tem seu curso adiante entre lobos superficial e profundo da glândula lateral ao processo estiloide + a. carótida externa + a v. retromandibular

Ramos:
(1) **nervo petroso superficial maior** (fibras parassimpáticas e motoras) origina-se do gânglio geniculado, corre em sentido anteromedial e sai no hiato facial na superfície anterior do osso temporal, passando sob a cavidade de Meckel, próximo ao *foramen lacerum*
   — forma o **nervo vidiano**, após receber fibras simpáticas do nervo petroso profundo, que circunda a artéria da carótida interna

(2) o **nervo estapédio** (fibras motoras) origina-se do n. facial descendente e proximal
(3) a **corda timpânica** (fibras sensoriais e parassimpáticas) deixa o n. facial aproximadamente 6 mm acima do forame estilomastóideo
— ascende para frente em um canal ósseo (= canalículo posterior)
— perfura a parede posterior da cavidade timpânica
— cruza medialmente para manobrar o maléolo, subjacente à mucosa da cavidade timpânica
— entra novamente no osso na extremidade medial da fissura petrotimpânica (= canalículo posterior)
— adere ao nervo lingual (= ramo de V3), contendo fibras sensoriais dos 2/3 anteriores da língua e fibras secretomotoras para as glândulas submandibular e sublingual

FISSURAS PERI-HIPOCAMPAIS

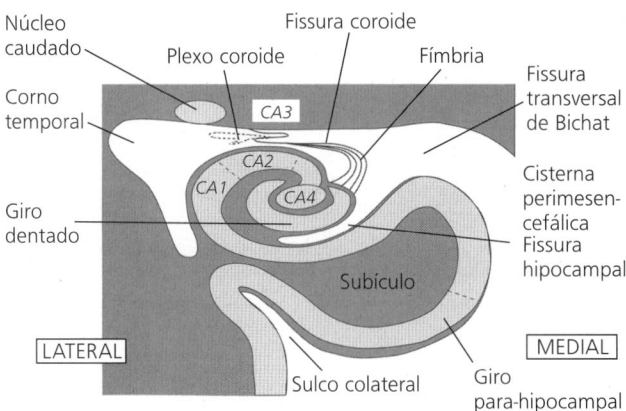

Corte Coronal através do Lobo Temporal Mesial Direito
(CA1 até CA4 = hipocampo)

1. Fissura transversa de Bichat
   = extensão lateral da cisterna perimesencefálica separando o tálamo acima do giro para-hipocampal abaixo
2. Fissura coróidea
   = extensão lateral e superior da fissura transversa estendendo-se superiormente para o hipocampo
3. Fissura hipocampal
   = extensão lateral e inferior da fissura transversa estendendo-se entre o hipocampo e o giro para-hipocampal
4. Corno temporal do ventrículo lateral
   = margem lateral do hipocampo; separada da fissura transversa pela fímbria e plexo coroide
   ◊ Não se comunica com fissura transversa

LÍQUIDO CEFALORRAQUIDIANO
Volume total:
50 mL em recém-nascidos, 150 mL em adultos
Composição:
sais inorgânicos como aqueles no plasma, traços de proteína e glicose
Produção:
0,3–0,4 mL/min., resultando em 500 mL/d; secretados nos ventrículos pelos plexos coroides (80–90%), 10–20% formados pelo parênquima do cérebro e medula espinhal
Circulação:
a partir dos ventrículos através dos forames de Magendie e de Luschka do 4° ventrículo para dentro da cisterna magna + cisternas basais; 80% de CSF fluem inicialmente para dentro da cisterna suprasselar + cisterna da lâmina terminal, cisternas cerebelares ambiente + superior, por fim ascendendo sobre aspectos superolaterais de cada hemisfério; 20% inicialmente entram no espaço subaracnoide espinhal e por fim circulam novamente no espaço subaracnoide cerebral
Absorção:
dentro do sistema venoso por:
(a) vilosidades aracnoides de seio sagital superior (vilosidades comportam-se como válvulas de via única, com pressão de abertura entre 20–50 mm de CSF)
(b) nervos cranianos e espinhais com absorção final pelos linfáticos (50%)
(c) canais pré-linfáticos de capilares dentro do parênquima cerebral
(d) plexos venosos vertebrais, veias intervertebrais, veias lombares superiores e intercostais posteriores nas veias ázigos e hemiázigos
Pressão de abertura: 80–180 mm H_2O

Aqueduto Cerebral
fluxo pulsátil (em virtude do movimento cerebral durante ciclo cardíaco) + escoamento bruto no 4° ventrículo; diâmetro de 2,6–4,2 mm; velocidade de pico de escoamento de 6–51 mm/s.; velocidade de influxo de 3–28 mm/s

VASOS CEREBRAIS
Artéria Carótida Comum
- 70% do fluxo sanguíneo são enviados à artéria carótida interna (ICA)
√ Compartilha características de formato de onda em ambas as artérias carótidas interna e externa
√ Velocidade aumenta em direção à aorta (9 cm/s. para cada cm de distância da bifurcação da carótida)

Bifurcação da Carótida
= estenose fisiológica, em virtude das forças inerciais do fluxo sanguíneo desviando o fluxo principal dos vasos médios para uma passagem ao longo da margem do vaso no divisor de fluxo
Localização: borda lateral para superior da cartilagem da tireoide; ao nível do disco intervertebral de C3-4
Ramos: a artéria carótida externa (ECA) surge anterior e medialmente à ICA (95%)

Ramos da Artéria Carótida Externa
Mnemônica: All Summer Long Emily Ogled Peter's Sporty Isuzu
(Ali Sozinha Logo Emília Olhou Para Seu Isuzu)
Ascendente, Artéria faríngea (**A**scending pharyngeal artery)
Superior da tireoide, Artéria (**S**uperior thyroid artery)
Lingual, Artéria (**L**ingual artery)
Externa, Maxilar = artéria facial (**E**xternal maxillary = facial artery)
Occipital, Artéria (**O**ccipital artery)
Posterior, Artéria auricular (**P**osterior auricular artery)
Superficial, Artéria temporal (**S**uperficial temporal artery)
Interna, Artéria maxilar (**I**nternal maxillary artery)

Artéria Carótida Interna
A. SEGMENTO CERVICAL
ascende posterior e medialmente à ECA; entra no canal da carótida do osso petroso; SEM ramificações
Bulbo da carótida = seio da carótida
= parte de ICA proximal e dilatada, com média mais fina e adventícia mais espessa contendo muitos terminais receptores do nervo glossofaríngeo

Função: barorreceptor responsivo a mudanças na pressão de sangue arterial
- seio da carótida hipersensível
 = toque ligeiro/inicia movimento da cabeça
 (a) vasodilatação com queda na pressão arterial
 (b) estímulo vagal com bloqueio cardíaco sinoatrial/atrioventricular
 √ Turbilhão estagnado que gira na margem externa do vaso

B. SEGMENTO PETROSO
ascende brevemente no canal da carótida e encurva-se em sentido anteromedial, em curso horizontal (anterior à cavidade timpânica e cóclea); sai próximo ao ápice petroso através da porção posterior do *foramen lacerum*; ascende à localização justasselar, onde perfura a camada dural do seio cavernoso
Ramos:
 1. **A. caroticotimpânica**: para a cavidade timpânica, forma anastomose com ramo
 timpânico anterior da a. maxilar + da a. estilomastoide.
 2. **A. pterigoide (vidiana)**: através do canal pterigóideo; forma anastomose com ramo
 recorrente de a. palatina maior

C. SEGMENTO CAVERNOSO
ascende para o processo clinoide posterior, então vira em sentido anterior + superomedial pelo seio cavernoso; sai em sentido medioanterior ao processo clinoide anterior perfurando a dura
Ramos:
 1. **Tronco meningo-hipofisário**
 (a) ramo tentorial
 (b) ramo meníngeo dorsal
 (c) ramo hipofisário inferior
 2. **A. meníngea anterior**: alimenta a dura de fossa anterior; forma anastomose com ramo meníngeo da a. etmoidal posterior
 3. Os ramos cavernosos alimentam o gânglio do trigêmeo + as paredes dos seios cavernoso e petroso inferior

D. SEGMENTO SUPRACLINOIDE
ascende posterior + lateralmente entre os nervos oculomotor e óptico
Ramos:
 Mnemônica: OPA
 A. **O**ftálmica (**O**phtalmic a.)
 A. comunicante **P**osterior (**P**osterior communicating a.)
 A. coroide **A**nterior (**A**nterior choroidal a.)

 1. A **a. oftálmica** sai da ICA medial ao processo clinoide anterior e corre pelo canal óptico inferolateral em direção ao nervo óptico
 (a) ramo meníngeo recorrente: dura da fossa craniana média e anterior
 (b) a. etmoidal posterior: alimenta a dura do plano esfenoidal
 (c) a. etmoidal anterior
 2. **A. hipofisária** superior: quiasma óptico, lobo anterior da hipofisária
 3. **A. comunicante posterior** (Comp)
 4. **A. coroide anterior**
 5. **Artérias cerebrais média e anterior** (MCA, ACA)

Sifão Carotídeo
Direção de fluxo: C4–C1
 (a) segmento C4 = antes da origem da a. oftálmica
 (b) segmento C3 = joelho de ICA
 (c) segmento C2 = segmento supraclinoide após origem da a. oftálmica
 (d) segmento C1 = segmento terminal de ICA entre Comp e ACA

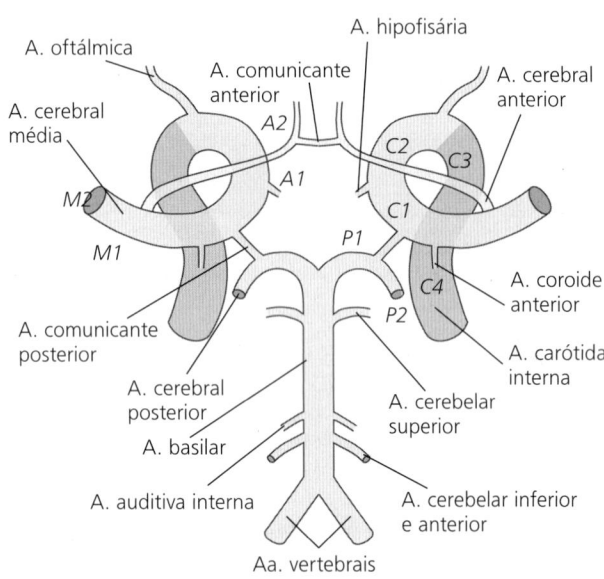

Círculo Arterial do Cérebro (Willis)

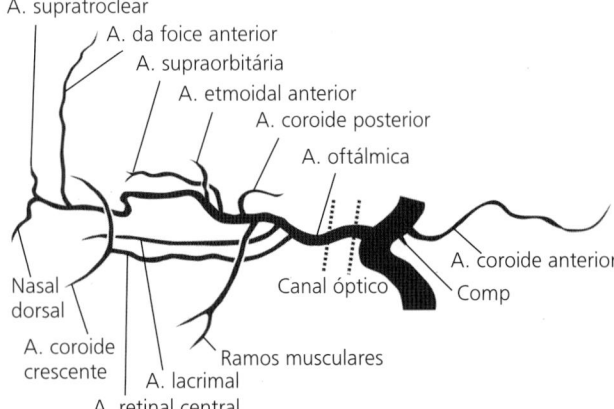

Artéria Oftálmica

Artéria Cerebral Anterior (ACA)
A1 segmento (horizontal) entre a origem e a. comunicante anterior (Comant)
 (a) ramos inferiores alimentam a superfície superior do nervo óptico e o quiasma
 (b) ramos superiores penetram o cérebro para alimentar o hipotálamo anterior, septo pelúcido, comissura anterior, colunas do fórnix, porção inferior e anterior do corpo estriado
 (c) artéria lentículo-estriada medial = a maior artéria estriada = **artéria recorrente de Heubner** para a porção anteroinferior do caudado, putâmen, braço anterior da cápsula interna)
A2 segmento (inter-hemisférico) após origem da a. comunicante anterior (Comant); ascende na cisterna da lâmina terminal
Ramos:
 1. **A. orbitofrontal medial**: ao longo do giro reto
 2. **A. frontopolar**

3. **A. calosomarginal**: dentro do giro cingulado
4. **A. pericalosa**: sobre o corpo caloso dentro da cisterna calosa
   (a) a. parietal interna superior: porção anterior do pré-cúneo e da convexidade do lóbulo parietal superior
   (b) a. parietal interna inferior
   (c) a. pericalosa posterior
      da artéria calosomarginal/artéria pericalosa:
      — aa. frontais internas anterior + média + posterior
      — a. paracentral: alimenta os giros pré- + pós-centrais
Suprimento: 2/3 anteriores da superfície cerebral média + 1 cm do cérebro superomedial sobre a convexidade

Artéria Cerebral Média
= o maior ramo da ICA, surgindo lateralmente ao quiasma óptico
M1 segmento (horizontal) = tem seu curso na direção lateral
   Ramos: aa. lentículo-estriadas laterais
   Suprimento: uma parte da cabeça e corpo do caudado, globo pálido, putâmen e braço posterior de cápsula interna
M2 segmento (silviano) = entra na fissura silviana bem ventral à substância perfurada anterior; divide-se em divisões superiores e inferiores com 2/3/4 ramos
   Ramos: lobo temporal e córtex insular (área de linguagem sensorial de Wernicke, lobo parietal (áreas corticais e sensoriais), lobo frontal inferolateral
M3 segmento (cortical) = ramos distais lateralmente ao córtex insular = candelabro [candelabrum, Latim = castiçal decorativo/lâmpada com vários braços ou ramos]
Ramos:
1. **A. temporal anterior**
2. **A. frontal ascendente**/a. pré-frontal
3. **A. pré-central** = a. pré-Rolândica
4. **A. central** = a. Rolândica
5. **A. parietal anterior** = a. pós-Rolândica
6. **A. parietal posterior**
7. **A. angular**
8. **A. temporal média**
9. **A. temporal posterior**
10. **A. têmporo-occipital**

Suprimento: cérebro lateral, ínsula, lobos temporais anterior e lateral

Artéria Cerebral Posterior
origina-se da bifurcação da artéria basilar dentro da cisterna interpeduncular (em 15% como continuação direta da artéria comunicante posterior); repousa sobre o nervo oculomotor e circunda o mesencéfalo, acima do tentório cerebelar
Ramos:
1. Ramos perfurantes mesencefálicos: pedúnculos tectal + cerebral
2. AA. talamoperfurantes posteriores: linha média do tálamo + hipotálamo
3. AA. talamogeniculadas: corpos geniculados + pulvinar
4. A. corióideia medial posterior: circunda o mesencéfalo paralelamente à PCA; penetra no aspecto lateral da cisterna quadrigeminal; passa lateral e acima da glândula pineal e penetra no teto do 3º ventrículo; alimenta a placa quadrigeminal + a glândula pineal
5. A. corióideia lateral posterior: tem seu curso lateralmente e penetra na fissura coroide; ramo anterior ao corno temporal e ramo posterior ao plexo coroide do trígono e do ventrículo lateral + corpo geniculado lateral
6. Ramos corticais
   (a) a. temporal inferior anterior
   (b) a. temporal inferior posterior
   (c) a. parieto-occipital
   (d) a. calcarina
   (e) a. pericalosa posterior
Suprimento: lobo temporal posterior + medial, lobo parietal medial, lobo occipital

Anastomoses Arteriais do Cérebro

Anastomoses através de Artérias na Base do Cérebro
A. Polígono de Willis (círculo arterial cerebral)
   1. ICA direita ↔ ACA direita ↔ Comant ↔ ACA esquerda ↔ ICA esquerda
   2. ICA ↔ Comp ↔ a. basilar
   3. ICA ↔ a. corióideia anterior ↔ a. corióideia posterior ↔ PCA ↔ a. basilar
B. Anomalia de desenvolvimento
   três anastomoses caroticobasilar embrionárias e transitórias, aparecendo consecutivamente na vida fetal:
   1. **Artéria hipoglossa primitiva**
      = conexão arterial entre porção intrapetrosa da ICA e porção proximal da a. basilar
   2. **Artéria (ótica) acústica** primitiva
      = conexão arterial entre a porção cervical da ICA + a artéria vertebral na região do 12º nervo
   3. **Artéria do trigeminal primitiva e persistente**
      Incidência: 1–2/1.000 angiogramas
      √ Conexão larga e curta entre a porção cavernosa da ICA e o terço superior da artéria basilar (embaixo da artéria comunicante posterior)
      √ Dilatação da ICA ipsilateral
      √ Vaso ectópico atravessando a cisterna pontina para formar anastomose com a artéria basilar

Anastomoses pelos Vasos de Superfície
A. Anastomoses leptomeníngeas do cérebro: ACA ↔ MCA ↔ PCA
B. Anastomoses leptomeníngeas do cerebelo: a. cerebelar superior ↔ AICA ↔ PICA

Rete Mirabile
ECA ↔ a. meníngea média/a. temporal superficial ↔ aa. leptomeníngeas ↔ ACA/MCA

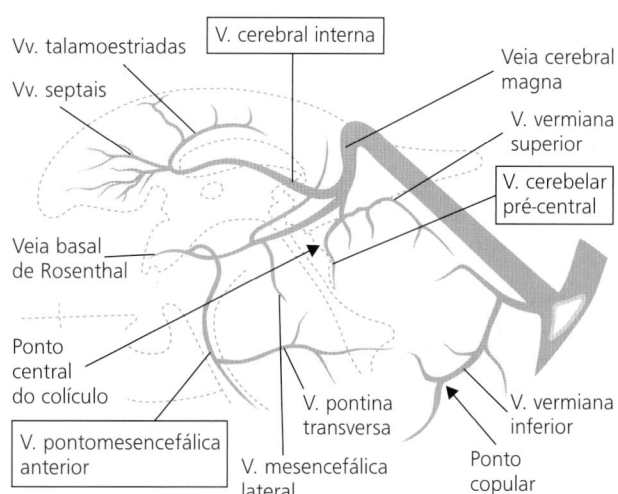

Veias Cerebrais

Veias Cerebrais

marcadores vasculares importantes:
1. V. pontomesencefálica = borda anterior do tronco cerebral
2. V. cerebelar pré-central = posição do tecto
   ◊ Ponto coliculocentral = ponto médio da linha de Twining no joelho da veia cerebelar pré-central
3. Ângulo venoso = ângulo agudo na junção da v. talamoestriada com a v. cerebral interna = aspecto posterior do forame interventricular
4. Vv. cerebrais internas = demarcam de Monro borda caudal do esplênio do corpo caloso superiormente + glândula pineal inferiormente
5. Ponto de cópula = junção das tributárias retrotonsilares inferior + superior que drenam as tonsilas cerebelares na região das pirâmides de cópula do vérmis

VASOS CEREBELARES

Artéria Vertebral

origina-se da a. subclávia, proximal ao tronco tireocervical; a a. vertebral esquerda é geralmente maior que a direita e pode-se originar diretamente da aorta (5%)

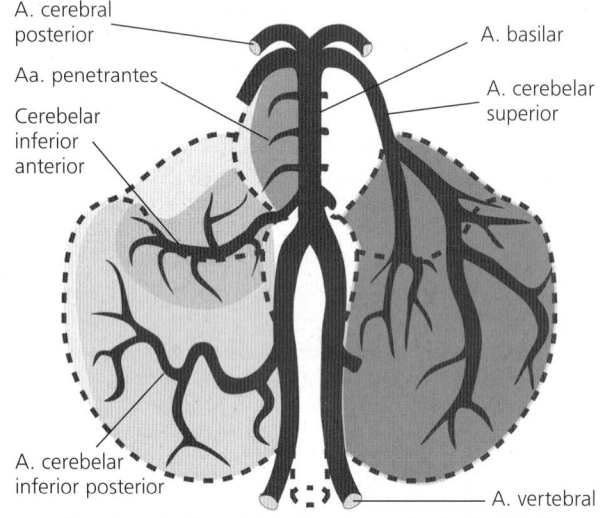

Suprimento Arterial do Cerebelo – Projeção Inferior

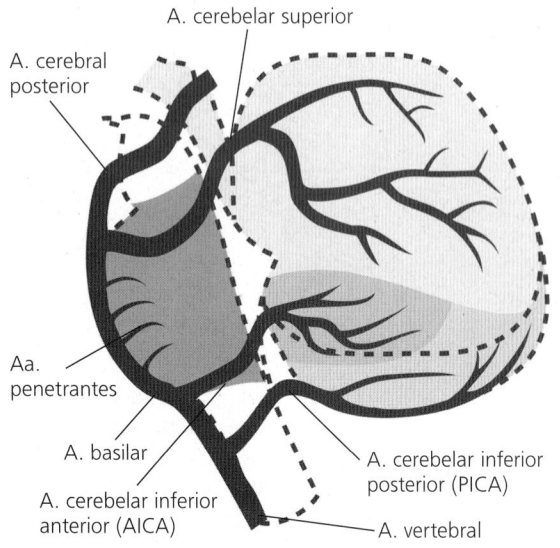

Suprimento Arterial do Cerebelo – Projeção Lateral

A. SEGMENTO PRÉ-VERTEBRAL (V1)
   ascende em orientação posterosuperior entre os músculos longo do pescoço e o escaleno; atravessa o forame em C6
   Ramos: ramos musculares
B. SEGMENTO MÉDIO-CERVICAL (V2)
   ascende através dos forames transversos de C6 a C2 muito próximo aos processos uncinados
   Ramos¨
   1. **A. meníngea anterior**
C. SEGMENTO ATLÂNTICO = *Loop* do Atlas (V3)
   surge do forame transverso do atlas, passa posteriormente em um sulco na superfície superior do arco de atlas posterior; pinça a membrana atlanto-occipital e a dura-máter para penetrar na cavidade craniana
   Ramos:
   1. **Ramo meníngeo posterior** para a foice posterior e o tentório
D. SEGMENTO INTRACRANIANO (V4)
   ascende em orientação anterior e lateral ao redor da medula para alcançar a linha média na junção ponto medular; forma anastomose com o lado contralateral para formar a artéria basilar no *clivus*
   Ramos:
   1. A. espinhal anterior e posterior
   2. A. cerebelar inferior posterior (PICA)
   3. A. cerebelar inferior anterior (AICA)
   4. A. auditiva interna
   5. Artéria cerebelar superior
   6. A. cerebral posterior (PCA)
   7. Ramos perfurantes medular e pontino
   ◊ Pode terminar em um tronco comum AICA-PICA

Artéria Cerebelar Inferior Anterior

= AICA = primeiro ramo da artéria basilar
Suprimento: porção lateroinferior da ponte, pedúnculo cerebelar médio, região flocular, superfície petrosa anterior do hemisfério cerebelar
◊ Curso + suprimento vascular muito variáveis com relação recíproca entre os territórios vasculares de AICA e PICA!

Artéria Cerebelar Inferior Posterior

= PICA = último e maior ramo da artéria vertebral
Suprimento: superfície inferoposterior do hemisfério cerebelar adjacente ao osso occipital, parte ipsilateral do vérmis inferior, somente a porção inferior da substância branca profunda

Partes:
1. Segmento pré-medular = *Loop* caudal ao redor da medula; pode descer abaixo do nível do forame magno
2. Segmento retromedular = porção ascendente até o nível do 4º ventrículo e das tonsilas
3. Segmento supratonsilar = o ponto mais craniano é o ponto coroidal
Segmento P1 = segmento horizontal entre a origem da PICA + Comp
Segmento P2 = segmento descendente a partir do ponto de partida das Comp
Variações: geralmente assimétrica; hipoplásica/ausente em 20% [o suprimento vascular é fornecido pela artéria cerebelar inferior anterior (AICA)]

Ponto coroide ortotópico estabelecido por:
1. Linha perpendicular do ponto coroide para a linha de Twining = linha-TTT (linha Tubérculo-Torcular de Twining divide a linha-TTT (comprimento da porção anterior 52–60%)

ANATOMIA DO CÉREBRO

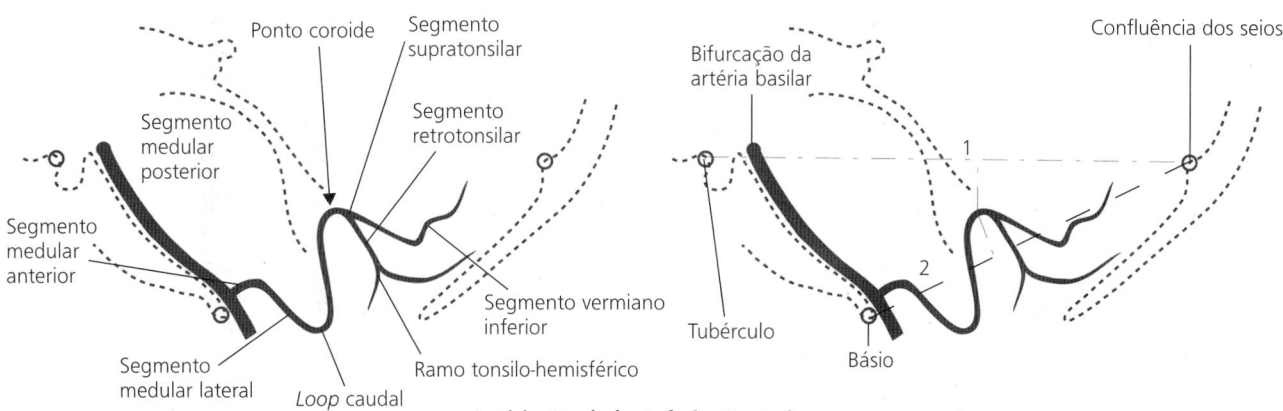

Artéria Cerebelar Inferior Posterior
1 = a linha tubérculo-tórcula de Twining e 2 = a linha tórcula-clivo estabelecem um ponto coroide ortopédico (para detalhes, veja texto)

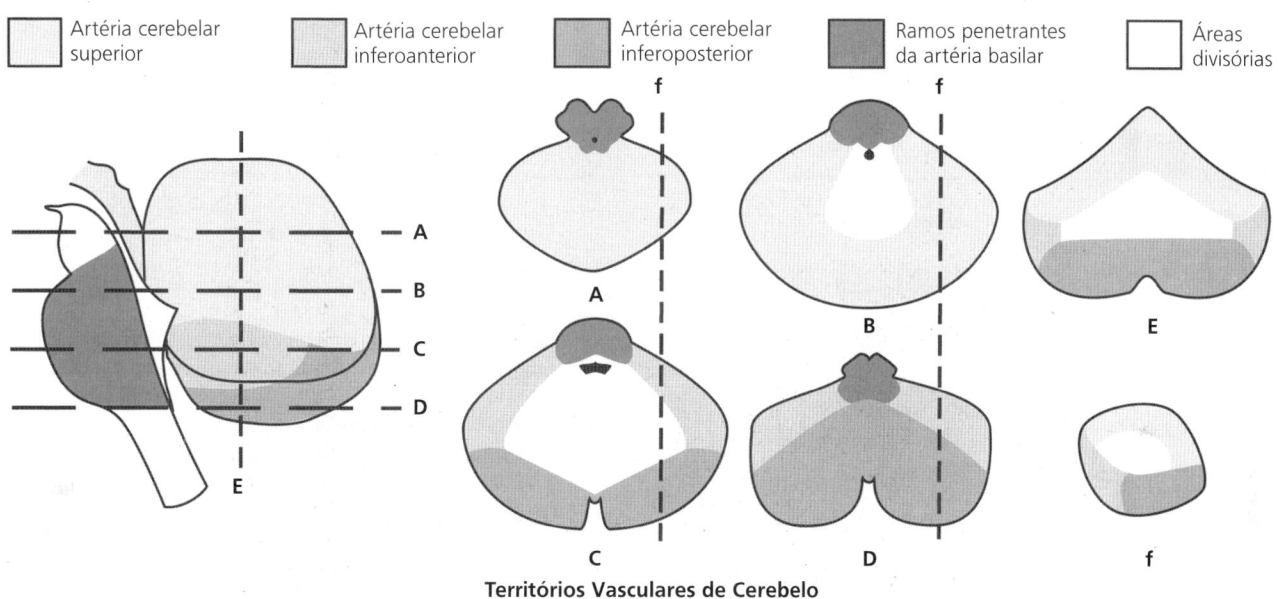

Territórios Vasculares de Cerebelo

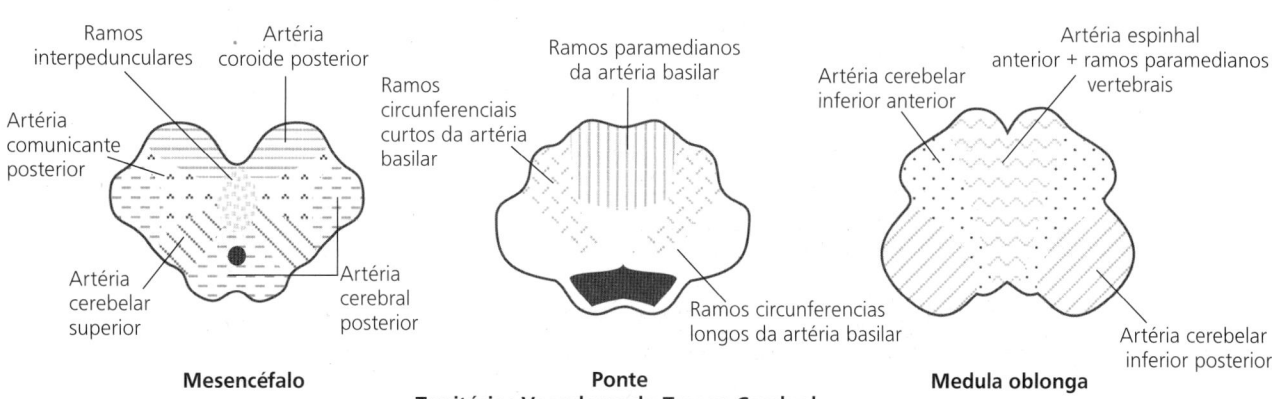

Territórios Vasculares do Tronco Cerebral
Mesencéfalo — Ponte — Medula oblonga

2. A linha perpendicular do ponto coroide corta a linha CT (linha Clivo-Torcular) < 1 mm anterior/< 3 mm posterior à junção dos terços anterior e médio da linha CT

Artéria Cerebelar Superior

SCA = penúltimo ramo da artéria basilar
Suprimento: aspecto superior do hemisfério cerebelar (superfície tentorial), vérmis superior ipsilateral, a maior parte da substância branca profunda, incluindo núcleo dentado e ponte

DOENÇAS CEREBRAIS

ABSCESSO DO CÉREBRO
Abscesso Piogênico
= área focal de necrose iniciando-se na área da cerebrite com formação de membrana circundante
Causa:
1. Extensão da infecção do seio paranasal (41%)/mastoidite/otite média (5%)/infecção das partes moles da face/abscesso dentário
2. Septicemia generalizada (32%)
   (a) pulmão (mais comum): bronquiectasia, empiema, abscesso de pulmão, fístula broncopleural, pneumonia
   (b) coração (menos comum): CHD com *shunt* de D–E (em crianças > 60%), AVM, endocardite bacteriana
   (c) osteomielite
3. Trauma penetrante ou cirurgia
4. Criptogênico (25%)

Predisposição: *diabetes mellitus*, pacientes em tratamento com esteroides/drogas imunossupressoras, deficiência imunológica adquirida/congênita
Organismo: estreptococo anaeróbico (mais comum), bacteroides, estafilococo; organismos múltiplos em 20%; conteúdo estéril em 25%
Fisiopatologia:
  estágio I: congestão vascular, hemorragia petequial, edema
  estágio II: amolecimento cerebral e necrose
  estágio III: (após 2–3 semanas) liquefação, cavitação + cápsula contendo camada interna de tecido granuloso, uma camada mediana colagenosa e uma camada externa astroglial; edema fora da cápsula do abscesso
- cefaleia, tontura, confusão, convulsão
- déficit neurológico focal
- febre, leucocitose (se resolve com encapsulação)

Localização: tipicamente na junção corticomedular; lobos frontal + temporal; supratentorial ÷ infratentorial = 2÷1

NCCT:
√ Zona de baixa densidade com efeito de massa (92%)
√ Densidade da borda ligeiramente aumentada (4%); o desenvolvimento da camada de colágeno leva de 10–14 dias
√ Gás dentro da lesão (4%) é diagnóstico de organismo formador de gás

CECT:
√ Realce anelar (90%) com zona periférica de edema
√ Realce homogêneo em lesões < 0,5 cm
√ Edema e realce pelo meio de contraste suprimidos por esteroides
√ Parede com espessura 1–3 mm, regular e macia com afinamento relativo da parede medial (secundário ao fornecimento sanguíneo mais fraco da substância branca)
√ Multiloculação e abscesso-filha subjacente na substância branca

MR: (modalidade mais sensível)
√ Intensidade centralmente aumentada/variável com borda hipointensa em T2W1
√ Margem externa de intensidade de sinal aumentada em T2WI (edema)
√ Difusão restrita no centro do abscesso (CARACTERÍSTICO)

Cx: (1) desenvolvimento de abscessos-filha em direção à substância branca
     (2) ruptura dentro do sistema ventricular/espaço subaracnoide (formação de cápsula de abscesso mais fina em parede medial do abscesso, relativa a menos vasos sanguíneos), produzindo ventriculite ± meningite

Características auxiliares de Dx:
- lesões múltiplas na transição das substâncias cinzenta-branca
- histórico clínico de *status* imune alterado
- Shunt direito-esquerdo: p. ex., fístula AV pulmonar
- viagem ao exterior
- comportamento de alto risco: p. ex., abuso de drogas IV

DDx: neoplasia primária/metástase, infarto subagudo, hematoma em resolução

Abscesso Granulomatoso
1. Tuberculoma
2. Abscesso sarcoide
3. Abscesso fúngico: coccidioidomicose, mucormicose (em diabetes), aspergilose, criptococose

Predisposição: hospedeiro imunocomprometido (cândida, aspergilus)
√ Realce de superfície leptomeníngea
√ Lesão parenquimatosa nodular/com realce anelar
Cx: hidrocefalia comunicante (secundária ao exudado espesso bloqueando as cisternas basais)

ACRANIA
= EXENCEFALIA
= anomalia de desenvolvimento caracterizada pela ausência parcial/completa do neurocrânio membranoso e desenvolvimento do tecido craniano completo, embora anormal
Incidência: 25 casos relatados
Causa: migração prejudicada do mesênquima para sua localização normal, sob o ectoderma da calvária, resultando na falência do desenvolvimento da dura-máter + crânio + musculatura
Tempo: desenvolve-se após o fechamento do neuroporo anterior, durante a 4ª semana
Pode estar associada a:
  fenda labial, ausência bilateral dos assoalhos orbitais, metatarso varo, pé torto, espinha bífida cervicotorácica
- ± elevação do soro materno de AFP
√ Ausência da calvária
√ Ossificação normal de condocrânio (face, base craniana)
√ Hemisférios circundados por membrana fina
Prognóstico: uniformemente letal; progressão para anencefalia (destruição cerebral após exposição ao fluido amniótico e trauma mecânico)
DDx: encefalocele, anencefalia, osteogênese imperfeita, hipofosfatasia

ADRENOLEUCODISTROFIA
= ENCEFALOMIELITE ESCLEROSANTE E BRONZEADA
= transtorno metabólico hereditário caracterizado pela desmielinização progressiva da substância branca e insuficiência suprarrenal
Etiologia: oxidação de ácidos lipídicos peroxissomais e defeituosos, em virtude da função prejudicada da lignoceril-coenzima A ligase, com acúmulo de ácidos graxos de cadeia muito longa e saturada (ésteres de colesterol) na substância branca e córtex suprarrenal e testículos
Dx: ensaio de plasma, células vermelhas, cultura fibroblastos da pele, para a presença de quantidades aumentadas de cadeia muito longa de ácidos graxos

Modo de hereditariedade:
  (a) recessiva e ligada ao X, em meninos (comum)
  (b) recessiva e autossômica em recém-nascidos (incomum)
Histologia: inclusões citoplásmicas de PAS no cérebro, suprarrenais, outros tecidos
Idade: 3–10 anos (recessiva e ligada ao X)
- ataxia
- visão deteriorada (27%), perda de audição (50%)
- palidez do disco óptico
- insuficiência da glândula suprarrenal (pigmentação aumentada e anormal, níveis de ACTH elevados)
- comportamento alterado, transtorno da atenção, deterioração mental, óbito

Localização: processo da doença geralmente começa na substância branca occipital central, avança anteriormente pelas cápsulas internas + externas + centro semioval, progressão centrípeta para envolver substância branca subcortical, propagação inter-hemisférica através do corpo caloso, particularmente o esplênio, envolvimento de radiação óptica ± sistema auditivo ± trato piramidal

CT:
√ Lesões de densidade baixa, simétricas e grandes na substância branca occipitoparietotemporal (80%), avançando em direção aos lobos frontais e cerebelo
√ Bordas finas, curvilíneas/dentadas e com realce, próximas às margens da lesão
√ Envolvimento inicial do lobo frontal (12%)
√ Calcificações dentro de áreas hipodensas (7%)
√ Atrofia cerebral em estágio final (perda progressiva de neurônios corticais)

MR:
√ Hipointensidade em T1WI em áreas afetadas (esplênio do corpo caloso atrófico e hipointenso)
√ Áreas confluentes, bilaterais e hiperintensas em T2WI

Prognóstico: geralmente fatal dentro de alguns anos após início de sintomas

Adrenomieloneuropatia
= forma clinicamente mais leve, com latência em idade mais avançada
- sintomas de desmielinização de medula espinhal e neuropatia periférica

AGENESIA DO CORPO CALOSO
= DISGENESIA COMPLETA DO CORPO CALOSO
= falha na formação do corpo caloso que se origina da lâmina terminal em 7–13 semanas, de onde uma falange de tecido caloso se estende para trás, arqueando-se sobre o diencéfalo; geralmente desenvolvida por volta de 20 semanas

Incidência: 0,7–5,3%
Causa: congênita, adquirida (infarto de ACA)
Histologia: axônios dos hemisférios cerebrais que normalmente atravessariam, continuam ao longo das paredes mediais dos ventrículos laterais como feixes longitudinais calosos de Probst, que terminam aleatoriamente em lobos occipitais + temporais

Associada a:
  (a) anomalias de CNS (85%):
    1. Cisto de Dandy-Walker (11%)
    2. Cisto aracnoide inter-hemisférico pode ser contínuo com ventrículos 3° e laterais
    3. Hidrocefalia (30%)
    4. Lipoma do corpo caloso intracerebral da linha média, frequentemente circundado por um anel de cálcio (10%)
    5. Malformação de Arnold-Chiari II (7%)
    6. Encefalocele da linha média
    7. Porencefalia
    8. Holoprosencefalia
    9. Síndrome de fissura mediana de hipertelorismo
    10. Polimicrogiria, heterotopia de substância branca
  (b) anomalias cardiovasculares, gastrointestinais, geniturinárias (62%)
  (c) cariótipo anormal (trissomia 13, 15, 18)
- função cerebral normal em agenesia isolada
- comprometimento intelectual; convulsões

√ Ausência de septo pelúcido + corpo caloso + cavidade do septo pelúcido
√ Feixes longitudinais de Probst criam ventrículos laterais crescêntricos:
  √ Colpocefalia (= dilatação dos trígonos e cornos occipitais e cornos temporais posteriores na ausência do esplênio)
  √ Ventrículos laterais com aparência de "asa-de-morcego" (= separação ampla de ventrículos laterais com orientação parassagital, paralela e reta, com corpo caloso ausente)
  √ Cornos lateralmente frontais e convexos, em caso de ausência do joelho do corpo caloso
√ "3° ventrículo elevado" = deslocamento ascendente do 3° ventrículo alargado, frequentemente para nivelar os corpos do ventrículo lateral
√ Fissura inter-hemisférica anterior se junta ao 3° ventrículo elevado ± comunicação (PATOGNOMÔNICO)
√ "Cisto inter-hemisférico" = coleta inter-hemisférica de CSF como extensão ascendente do 3° ventrículo
√ Forames interventriculares do cérebro dilatados
√ "Padrão sunburst de giro" = disgenesia de giro cingulado com orientação radial característica dos sulcos cerebrais do teto do 3° ventrículo (em imagens sagitais)
√ Insuficiência da convergência normal e sulcos parieto-occipitais e calcarinos
√ Eversão persistente de giro cingulado (rotacionado inferior e lateralmente) com ausência nas imagens mediossagitais
√ Formação incompleta do corno de Ammon no hipocampo

OB-US (> 22 semanas GA):
√ Ausência de septo pelúcido
√ Ventriculomegalia em "lágrima" = aumento desproporcional dos cornos occipitais = colpocefalia
√ Terceiro ventrículo dilatado e elevado
√ Padrão radial de disposição ou arranjo dos sulcos cerebrais médios

Angiografia:
√ Curso posterior reto e errante das artérias pericalosas (projeção lateral)
√ Ampla separação de artérias pericalosas secundária ao 3° ventrículo interveniente (projeção anterior)
√ Separação de veias cerebrais internas
√ Perda de formato U na veia de Galeno

DDx: (1) cavidade proeminente do septo pelúcido + *cavum vergae* (não devem ser confundidas com o 3° ventrículo)
  (2) cisto aracnoide na linha média (suprasselar, placa colicular), elevando e deformando o 3° ventrículo e causando hidrocefalia

Agenesia Parcial do Corpo Caloso
= forma mais leve de disgenesia (mais bem observada em MR), dependendo do tempo de crescimento detido (desenvolvimento anteroposterior do joelho + corpo + esplênio; porém, o rostro forma-se por último)
(a) apenas o joelho
(b) joelho + parte do corpo
(c) joelho + corpo inteiro
(d) joelho + corpo + esplênio (sem rostro)

AIDS

= infecção de retrovírus de DNA atacando monócitos + macrófagos, o que leva à imunidade mediada por células deficientes

Incidência: 1% da população nos USA é HIV-soropositiva: 187.000 novos casos em 1991

Histologia: formação de nódulos microgliais, em vez de granulomas em 75–80% de cérebros autopsiados

- sintomas neurológicos como queixa inicial em 7%–10%, atingindo por fim até 40–60%: mudanças de personalidade e no estado mental, cefaleia, perda de memória, dificuldade de concentração, depressão, confusão, demência, novo início de convulsões, déficit focal resultante de lesão de massa.
◊ Qualquer homem com sintomas neurológicos entre 20 e 50 anos de idade tem AIDS até que prove o contrário
◊ Apresentações não usuais são dicas de infecção de HIV: pansinusite, mastoidite, cistos da parótida, adenopatia cervical, espinha hipointensa

A. ATROFIA:
  (1) desnutrição, desidratação, terapia com esteroides, diálise crônica, envelhecimento normal
  (2) **complexo de demência por AIDS** (ADC)
    = ENCEFALITE SUBAGUDA = ENCEFALITE POR HIV
    = distúrbios cognitivos que progridem à demência
    Etiologia: infecção por HIV-1 dos micrófagos do CNS, gerando fatores neurotóxicos
    Prevalência: 7–27% de pacientes com AIDS
    Histologia: encefalite por HIV predominantemente perivascular; leucoenfalopatia por HIV caracterizada pela perda difusa de mielina e infiltração por macrófagos
    √ Atrofia cerebral
    √ Intensidades de sinal sutilmente aumentadas em T2 e sequências de FLAIR sem efeito de massa (de capilares com vazamento e saída de água):
      √ Focal/difusa
      √ Simétrica/assimétrica
      √ Reversível/irreversível

B. LESÃO INTRA-AXIAL SEM EFEITO DE MASSA
  (1) **leucoencefalopatia multifocal e progressiva**
    Prevalência: 4% dos pacientes com AIDS
    Etiologia: reativação de papovavírus de JC onipresente
    Histologia: lise de oligodendrócitos, resultando em desmielinização
    - estado mental alterado
    - distúrbios de fala, visuais e motores
    Localização: hemisférios cerebrais frontoparietais > temporo-occipitais; tratos de substância branca no cerebelo, tronco cerebral, substância cinzenta profunda
    √ Lesões bilaterais de substância branca (92%); confluentes (94%); discretas (67%) na região periventricular + centro semioval + substância branca subcortical
    √ Lesões de substância cinzenta no tálamo + núcleos de base (do envolvimento de atravessar ou de cruzar dos tratos de substância branca)
    √ Atrofia cortical leve (até 69%)
    √ Dilatação ventricular (50%)
    CT:
      √ Lesão(ões) única/múltiplas da substância branca, hipoatenuante, sem edema ou efeito de mama
    MR:
      √ Lesões hipointensas em T1WI
      √ Lesões hiperintensas em T2 e imagens ponderadas em FLAIR
      √ Sem realce
    Prognóstico: óbito dentro de 2–5 meses

C. LESÃO EXPANSIVA
  ◊ Com múltiplas lesões de CNS, a encefalite toxoplasmática é o diagnóstico mais provável!
  ◊ Com uma lesão única de CNS, a probabilidade de linfoma é pelo menos igual à da toxoplasmose!
  (1) **toxoplasmose**
    ◊ Lesão de substância cerebral mais comum em AIDS!
    ◊ 2–3 vezes mais frequente que o linfoma!
    Organismo: *Toxoplasma gondii*, reservatórios nas fezes do gato domesticado + carne mal cozida (por ex. porco, frango não industrializado)
    Propagação: hematogênica
    Incidência: 3–40% de pacientes com AIDS; 20–70% da população adulta normal são soropositivos para anticorpos
    CT:
      √ Massas hipoatenuantes pequenas e múltiplas com < 2 cm com realce anelar
    MR:
      √ Difusão restrita semelhante a um abscesso
    Rx: terapia empírica (pirimetamina e sulfadiazina por 3 semanas)
    Dx: biopsia
  (2) **linfoma primário de CNS** (PCNSL)
    = NHL de células B, de alto grau, com forte associação à infecção pelo vírus de Epstein-Barr
    Prevalência: 2–10%
    ◊ Manifestação inicial em 0,6% dos pacientes com AIDS
    ◊ Segunda causa mais comum de massa de CNS em pacientes com AIDS
    Localização: em qualquer lugar; principalmente periventricular; pode encapsular ventrículos pela propagação subependimária (= linfoma-borda); atravessa o corpo caloso (DDx: edema da infecção não o faz)
    √ Lesões uni- ou multifocais e efeito de massa variável
    √ Duplicando-se em tamanho dentro de 2 semanas
    √ Falta de edema
    NECT:
      √ Atenuação frequentemente aumentada (em virtude da proporção elevada núcleo:citoplasma)
    MR:
      √ Iso- a hipointenso em T1WI
      √ Intensidade variável em T2/FLAIR; pode ser hipointenso (em virtude da densidade celular alta)
      √ Realce homogêneo; realce anelar frequente em pacientes com AIDS (em virtude da necrose central)
      ◊ Esteroides podem inibir realce pelo meio de contraste
    TI-201 SPECT (100% sensível, 93% específico):
      √ Captação (DDx: toxoplasmose não ávida)
    Dx: biopsia cerebral para lesão unifocal
    Rx: sensível à radioterapia
  (3) infecção fúngica, granulomatosa, viral e bacteriana
    (a) **criptococose**
      = fungo comum do solo *Cryptococcus neoformans* infectando os pulmões, seguido de propagação hematogênica
      ◊ Causa mais comum de infecção fúngica oportunista em pacientes imunocomprometidos e com AIDS
      Rota: plexite coroide, meningite, encefalite (falta de fatores anticriptococos no CSF)
      Incidência: 5% de todos os pacientes com AIDS
      - cefaleia, mal-estar, febre, náusea, vômito

Localização: da base da extensão cerebral ao longo dos espaços de Virchow-Robin
√ Hidrocefalia + atrofia central/cortical (com resposta imune inadequada)
√ Meningite granulomatosa com realce (com resposta imune suficiente), mais pronunciada na base cerebral
√ Aumento dos espaços de Virchow-Robin (em virtude da distensão com material gelatinoso mucoide da cápsula do organismo) frequentemente nos núcleos da base, tálamos e mesencéfalo → pseudocistos gelatinosos
CT:
 √ Frequentemente normal
 √ Lesões perivasculares pseudocísticas na região dos núcleos da base
MR:
 √ Intensidade de sinal em T1 baixa e em T2 alta, sem realce na região lenticoestriada (= pseudocisto gelatinoso = material mucoide da cápsula do organismo)
 √ Lesões hiperintensas em FLAIR
 √ Difusão restrita, se conteúdo for de viscosidade alta
 √ Realce leptomeníngeo
Dx: detecção de antígeno do criptococo em CSF
Cx: hidrocefalia (em virtude de exudado meníngeo agudo/adesões meníngeas)
Prognóstico: sobrevivência média de 2–3 meses
DDx: espaços de Virchow-Robin aumentados (hipointensos em imagens de FLAIR)
 (b) outras infecções de CNS oportunistas: tuberculose, neurossífilis
Rx: azidotimidina (AZT)

DOENÇA DE ALEXANDER
= LEUCODISTROFIA FIBRINOIDE
Idade: nas primeiras semanas de vida
- macrocefalia
- falha em atingir as etapas de desenvolvimento
- quadriparesia espástica e progressiva
- falência intelectual
Localização: substância branca frontal, estendendo-se gradual e posteriormente para dentro da região parietal e cápsula interna
CT:
 √ Lesão da substância branca de densidade baixa
 √ Realce pelo meio de contraste próximo à ponta do corneto frontal
MR:
 √ Tempos de relaxamento prolongados de T1 e T2
Prognóstico: óbito na fase neonatal/início da infância

DOENÇA DE ALZHEIMER
= doença da substância cinzenta difusa com perda significativa de células do córtex cerebral + de outras áreas
◊ O transtorno de demência mais comum em idosos!
Incidência: 10% das pessoas com > 65 anos de idade; 50% das pessoas com > 85 anos de idade
- perda de memória lentamente progressiva, demência (sobreposição significativa com outras demências de idosos)
√ Aparência de "noz rachada" = sulcos alargados simetricamente em área de convexidade alta
√ Mudança atrófica focal no lobo temporal medial (82% sensíveis, 75% específicas, 80% precisas):
 √ Perda de volume do hipocampo e giro para-hipocampal
 √ Ampliação das cissuras peri-hipocampais
√ Halo de hiperintensidade periventricular e regular (50%)

ESCLEROSE LATERAL AMIOTRÓFICA
= forma mais comum de doença neural e motora (sem envolvimento autonômico/sensorial/cognitivo)
Causa: prejuízo de radicais livres a neurônios/processo autoimune/toxicidade por metal pesado
Idade: meia-idade – idade adulta tardia; M > F
Rota: atrofia do giro pré-central
Histologia: perda de células de Betz + piramidais no córtex motor; perda do corno anterior na medula espinhal; inchaço de axônios proximais de células neuronais
- transtorno neurodegenerativo progressivo
  - sintomas neuronais superiores: hiper-reflexia, espasticidade
  - sintomas neuronais inferiores: fasciculação, atrofia
MR:
 √ Tratos corticoespinhais hiperintensos (*corona radiata*, corpo caloso, braço posterior da cápsula interna, aspecto ventral do tronco cerebral, coluna anterolateral da medula espinhal) em T2WI
 √ Intensidade de sinal baixa no córtex motor em T2WI (em decorrência da deposição de ferro)
DDx: ataxia de Friedreich, deficiência de vitamina B_{12} (sinal anormal limitado à cápsula interna)

ANENCEFALIA
= anomalia letal com falha de fechamento do terminal rostral do tubo neural até 5,6 semanas de gestação
◊ Associada aos valores mais altos de AF-AFP e MS-AFP; > 90% serão detectados com MS-AFP ≥ 2,5 MoM
Incidência: 1÷1.000 nascimentos (3,5÷1.000 no sul do país de Gales); M÷F = 1÷4; o defeito congênito de CNS mais comum; 50% de todos os defeitos de tubo neural
Índice de recorrência: 3–4%
Etiologia: multifatorial (genética + ambiental)
Rota: ausência de hemisférios cerebrais + abóbada craniana; ausência parcial/completa de estruturas diencefálicas + mesencefálicas; hipófise + estruturas rombencefálicas, geralmente preservadas
Fatores de risco: histórico familiar de defeito no tubo neural; gestação de gêmeos
Anomalias associadas:
 disrafismo espinhal (17–50%), fenda labial/palatina (2%), pé torto (2%), hérnia umbilical, síndrome da faixa amniótica
√ Ausência de calvária óssea ascendente em direção às órbitas
√ ± massa craniana de partes moles (= estroma angiomatoso)
√ Olhos esbugalhados semelhantes aos do sapo
√ Pescoço curto
√ Poli-hidrâmnio (40–50%) após 26 semanas GA (em virtude da falha de ingestão fetal normal)/oligo-hidrâmnio
Dx: em 100% > 14 semanas GA
Prognóstico: uniformemente fatal dentro das primeiras horas a dias de vida; em 53% dos nascimentos prematuros; em 68% dos natimortos
DDx: acrania, encefalocele, síndrome da faixa amniótica

ANEURISMA DE CNS
Etiologia:
 (a) congênito (97%) = "aneurisma em amora" em 2% da população (em 20% múltiplo); associado à coarctação da aorta e doença de rim policístico em adultos
 (b) infeccioso (3%) = aneurisma micótico
 (c) arteriosclerótico: forma fusiforme
 (d) traumático
 (e) neoplásico
 (f) doença fibromuscular

Fatores de risco:
(1) histórico familiar para aneurismas em parentes de 1º/2º graus
(2) sexo feminino
(3) idade avançada > 50 anos
(4) hipertensão
(5) tabagismo
(6) malformação arteriovenosa cerebral
(7) desordem de tecido conectivo: síndrome de Marfan, síndrome de Ehlers-Danlos tipo IV, doença renal policística, dominante e autossômica, pseudoxantoma elástico, neurofibromatose tipo I
(8) vasculite
(9) contraceptivos orais/gestação
(10) assimetria do círculo arterial do cérebro (polígono de Willis)
Patogênese: parede arterial deficiente na túnica média + lâmina elástica externa (ocorrência natural com idade avançada)
Aneurisma pela forma:
  A. Sacular
    = evaginação com aparência de amora
    Causa: estresse hemodinâmico + prejuízo endotelial repetido, secundários ao fluxo sanguíneo turbulento
    Sítio: bifurcação arterial
    Localização: circulação anterior
  B. Fusiforme
    = envolvimento circunferencial da parede
    Causa: degeneração predominantemente arteriosclerótica
    Localização: circulação posterior
    (a) serpentina
      = em parte com trombose, contendo canais vasculares tortuosos
      Causa: ciclos de trombose recorrentes + recanalização dentro do aneurisma fusiforme
Localização de aneurisma:
  A. Pela autopsia
    (a) polígono de Willis (85%):
      Comant (25%), Comp (18%), bifurcação de MCA (25%), ACA distal (5%), ICA na bifurcação (4%), a. oftálmica (4%), a. corióidea anterior (4%)
    (b) fossa posterior (15%):
      bifurcação basilar (7%), tronco basilar (3%), PICA-vertebral (3%), PCA (2%)
  B. Por angiografia (= aneurismas sintomáticos)
    Comp (38%) > Comant (36%) > bifurcação de MCA (21%) > bifurcação de ICA > ponta da artéria basilar (2,8%)
  C. Por risco de sangramento: 1–2% ao ano
    Comant (70% de sangramento), Comp (2º risco mais alto)
  ◊ Aneurismas nas bifurcações/pontos de ramificação estão com risco maior de ruptura!
CECT endovenoso:
  índice de detecção de aneurismas em Comp (40%), Comant/MCA, artéria basilar (80%)
Angiografia (todos os 4 vasos):
  √ Evaginação de contraste
  √ < 2 mm infundibular, ocorrendo tipicamente em Comp/origem de a. coroide anterior
  √ Efeito de massa em aneurisma com trombose
  ◊ Segundo a arteriografia dentro de 1–2 semanas detecta aneurisma em 10–20% após primeira angiografia negativa!
Prognóstico:
(1) óbito de 10% dentro de 24 h pela hemorragia intracerebral concomitante, herniação cerebral extensiva, infartos e hemorragia de grande porte dentro do tronco cerebral; 45% de mortalidade dentro de 30 dias (25% antes da admissão)
(2) recuperação completa em 58% dos sobreviventes
(3) isquemia e infarto cerebral
(4) índice de ressangramento: 12–20% dentro de 2 semanas, 11–22% dentro de 30 dias, até 50% dentro de 6 meses (mortalidade aumentada);
  Daí em diante: 1–2–4% de risco/ano
Cx: hematoma subdural
Índice de mortalidade cirúrgica: 50% para aneurismas rompidos, 1–3% para não rompidos

Aneurisma do Seio Cavernoso
Idade: 20–70 anos, pico na 5ª–6ª década; F >> M
Causa: tromboflebite de seio
• déficit visual progressivo
• **síndrome do seio cavernoso**: dor no nervo trigeminal, paralisia do nervo oculomotor
Sítio: porção extradural de ICA do seio cavernoso
√ Subsecção do processo clinoide anterior
√ Erosão da metade lateral da sela
√ Erosão de processo clinoide posterior
√ Invasão de fossa craniana média
√ Aumento de fissura orbitária superior
√ Erosão de ponta da pirâmide petrosa
√ Calcificação em forma de borda (33%)
√ Deslocamento de margens ósseas finas, sem esclerose
Rx: frequentemente inoperável; embolização com balão ± oclusão da artéria mãe

Aneurisma Gigante
= aneurisma > 25 mm em diâmetro, geralmente apresentando efeito de massa intracraniana
  ◊ Risco de ruptura aumenta proporcionalmente com o tamanho!
Incidência: 5% de todos os aneurismas intracranianos
Idade: 5ª–7ª década; M < F
• imita tumor de crescimento lento
• distúrbio visual; paralisia de nervo craniano; convulsão
• TIA/infarto (em virtude de êmbolos trombóticos do aneurisma)
Tipo: sacular >> fusiforme
Localização: (surge das artérias na base do cérebro)
  (a) fossa média: segmento cavernoso da ICA (43%), segmento supraclinoide da ICA, bifurcação terminal da ACI, artéria cerebral média
  (b) fossa posterior: na ponta da artéria basilar, AICA, artéria vertebral
Radiografia do crânio:
  √ Calcificação predominantemente curvilínea e periférica (22%)
  √ Efeito de massa:
    √ Erosão óssea (44%)
    √ Alteração da pressão na sela túrcica (18%)
CT:
  √ Massa extra-axial ligeiramente hiperatenuante, lobulada/redonda, bem delineada
  √ Frequentemente trombose calcificada luminal/intramural periférica
CECT com contraste endovenoso:
  √ "Sinal do alvo" = lúmen de vaso opacificado centralmente, anel de trombose + parede externa fibrosa e realçada
  √ Rubor anelar simples (75%) da parede externa fibrosa com trombose total
  √ ausência /pouco edema circundante
MR:
  √ Intensidade de sinal heterogênea e mista de aparência laminada (combinação de hemorragia subaguda + crônica, calcificação)

Cx: 6% de risco anual de ruptura; hemorragia subaracnoide em > 50%
Mortalidade de aneurisma gigante não tratado:
68% aos 2 anos, 80% aos 5 anos

Aneurisma em Amora Rompido
Incidência: 28.000 casos/ano = 10 casos/10.000 pessoas/ano
Idade: 50–60 anos de idade; M÷F = 1÷2
Tamanho de ruptura: 5–15 mm
- "pior cefaleia de sua vida" ± meningismo
- rigidez do pescoço, náusea, vômito
- perda repentina de consciência (até 45%)
- histórico de aviso de vazamento/hemorragia sentinela horas a dias antes

Dicas de qual aneurisma está sangrando:
(a) o maior aneurisma (87%)
(b) artéria comunicante anterior (70%)
(c) lado contralateral de todos os aneurismas visualizados (60%), não visualização em decorrência de espasmo
Mnemônica: BISH
Biggest (Maior)
Irregular, Contorno (**I**rregular contour)
Spasm (Espasmo) (adjacente)
Hematoma, Localização do (**H**ematoma location)

Localização de sangue, sugerindo precisamente o sítio do aneurisma rompido em 70%:
(a) de acordo com a localização da <u>hemorragia subaracnoide</u>:
1. Cisterna quiasmática anterior: Comant.
2. Septo pelúcido: Comant.
3. Fissura inter-hemisférica: Comant.
4. Intraventricular: Comant., ICA, MCA
5. Fissura silviana: MCA, ICA, Comp.
6. Cisterna pericalosa anterior: ACA, Comant.
7. Cisterna pré-pontina: a. basilar
8. Forame magno: PICA
9. Distribuição simétrica no espaço subaracnoide: ACA + a. basilar
(b) de acordo com localização de <u>hematoma cerebral</u>
1. Lobo frontal inferomedial: Comant.
2. Lobo temporal: MCA
3. Corpo caloso: a. pericalosa
(c) <u>hemorragia intraventricular</u>
de aneurismas em Comant., MCA, artéria pericalosa
DICA: sangue pode ter entrado de modo retrógrado a partir da localização subaracnoide

Aneurismas Múltiplos de CNS
Causa: congênitos em 20–30%, micóticos em 22%
Mnemônica: FECAL P
Fibromuscular, Displasia (**F**ibromuscular dysplasia)
Ehlers-Danlos, Síndrome de (**E**hlers-Danlos syndrome)
Coarctação (**C**oarctation)
Arteriovenosa, Malformação (**A**rteriovenous malformation)
Lúpus eritematoso (**L**upus erythematosus)
Policística renal, Doença (em adulto) (**P**olycystic kidney disease)
◊ 35% dos pacientes com um aneurisma de MCA também apresentam outro aneurisma no lado contralateral (= aneurismas em imagem de espelho)!
◊ Aneurisma simultâneo e AVM em 4–15%

Aneurisma Micótico
= 3% de todos os aneurismas intracranianos, múltiplo em 20%
Fonte: endocardite bacteriana subaguda (65%), endocardite bacteriana aguda (9%), meningite (9%), tromboflebite séptica (9%), mixoma

Localização: distal à primeira bifurcação de um vaso calibroso principal (64%); frequentemente localizado próximo à superfície do cérebro, especialmente sobre as convexidades
(a) cisterna suprasselar = polígono de Willis
(b) fissura silviana inferolateral = trifurcação de artéria cerebral média
(c) joelho do corpo caloso = origem de artéria calosomarginal
(d) na base do terceiro ventrículo = a. pericalosa
NCCT:
√ Aneurisma raramente visualizado; evidência indireta do hematoma focal, secundário à ruptura
√ Zona de densidade aumentada/calcificação
√ Densidade aumentada em espaços subaracnoides, intraventriculares, intracerebrais (sangue extravasado)
√ Hipodensidade focal/difusa do cérebro (edema/infarto/vasospasmo)
CECT:
√ Realce homogêneo intenso em massa circular/oval contígua aos vasos
√ Opacificação incompleta com trombose mural
Cx: desenvolve sangramento recorrente mais frequentemente que os aneurismas congênitos

Aneurisma de Carótida Supraclinoide
= 38% dos aneurismas intracranianos
Sítio: (a) na origem da Comp (65%)
(b) na bifurcação da artéria de carótida interna (23%)
(c) na origem da artéria oftálmica (12%), medialmente ao processo clinoide anterior; maior probabilidade de se transformar em aneurisma gigante
Apresentação: hemianopsia bitemporal (compressão extrínseca sobre o quiasma)
√ A calcificação é rara (frequente no aneurisma do seio cavernoso aterosclerótico)

ESTENOSE AQUEDUCTAL
= redução focal em tamanho do aqueduto ao nível dos colículos superiores/sulcos intercoliculares (faixa normal, 0,2–1,8 mm^2)
Embriologia:
o aqueduto se desenvolve aproximadamente na 6ª semana de gestação e diminui em tamanho até nascimento, em virtude da pressão de crescimento de estruturas mesencefálicas adjacentes
Incidência: 0,5–1÷1.000 nascimentos; causa mais frequente de hidrocefalia congênita (20–43%); índice de recorrência em irmãos de 1–4,5%; M÷F = 2÷1
Etiologia:
(a) <u>pós-inflamatória</u> (50%): secundário à infecção perinatal (toxoplasmose, CMV, sífilis, caxumba, vírus da gripe) ou hemorragia intracraniana = destruição de revestimento ependimal de aqueduto com gliose fibrilar adjacente acentuada
(b) <u>de desenvolvimento:</u> bifurcação do aqueduto (= ramificação acentuada do aqueduto em canais)/estreitamento/septo transverso (herança recessiva ligada ao X em 25% dos homens)
(c) <u>neoplásica: (extremamente rara): pinealoma, meningioma, astrocitoma tectal (pode não ser detectado em exames de CT de rotina, facilmente diferenciado por MR)</u>
Pode estar associada a: outras anomalias congênitas (16%): deformidades do polegar
√ Aumento dos ventrículos laterais + 3º ventrículo, com 4º ventrículo de tamanho normal (o 4º ventrículo pode ser normal com hidrocefalia comunicante)
Prognóstico: 11–30% de mortalidade

CISTO ARACNOIDE

= cisto intra-aracnoide contendo CSF sem comunicação ventricular/desenvolvimento cerebral precário

Incidência: 1% de todas as massas intracranianas

Origem:
(1) congênita: surgindo das fissuras/duplicação/"separação" de membrana aracnoide com expansão pelo CSF, em decorrência da atividade secretória de células aracnoides = **cisto aracnoide** verdadeiro
(2) adquirida: após cirurgia/trauma/hemorragia subaracnoide/infecção no período neonatal/associado a neoplasia extra-axial = loculação de CSF circundado por cicatrização aracnoide com expansão pela filtração osmótica/mecanismo de válvula de bola = **cisto leptomeníngeo** = **cisto aracnoide secundário** = **cisto aracnoide adquirido**

Histologia: cisto preenchido com fluido claro, parede fina composta de membrana aracnoide clivada e revestida por células ependimais/meningoteliais

Idade: apresentação em qualquer período de vida
- frequentemente assintomático
- sintomático, em virtude do efeito de massa, hidrocefalia, convulsões, cefaleias, hemiparesia, hipertensão intracraniana, craniomegalia, atraso no desenvolvimento, perda visual, puberdade precoce, síndrome da cabeça de boneca sacolejante

Localização: (surge nas cisternas de CSF entre cérebro + dura)
(a) assoalho da fossa média próximo à ponta do lobo temporal (fissura silviana) em 50%
(b) cisterna quiasmática/suprasselar (pode produzir endocrinopatia) em 10%
(c) fossa posterior (1/3): ângulo cerebelopontino (11%), cisterna da placa quadrigeminal (10%), em relação ao vérmis (9%), cisterna pré-pontina/interpeduncular (3%)
(d) fissura inter-hemisférica, convexidade cerebral, linha média infratentorial anterior

√ Curvatura para frente da parede anterior da fossa craniana e elevação da crista esfenoidal
√ Cisto de densidade de CSF, com parede fina, unilocular e extra-axial com bordas angulares, regulares e bem definidas
√ Compressão de espaço subaracnoide e cérebro subjacente (efeito de massa mínimo)
√ Pode erodir tábua interna do crânio
√ SEM realce (o contraste intratecal penetra no cisto em varreduras tardias)
√ SEM calcificações

MR (a melhor modalidade):
√ Lesão bem circunscrita com intensidade de sinal uniforme igual ao do CSF, incluindo difusão ± efeito de massa

Cx: (1) hidrocefalia (30–60%)
(2) hemorragia intracística/subdural e concorrente

Prognóstico: favorável, se removido antes do início do dano cerebral irreversível

Rx: fenestração/derivações peritoneal-cisto

Diferenças entre Cisto Epidermoide e Aracnoide

	Cisto Epidermoide	Cisto Aracnoide
Densidade de CT	± hiperdenso ao CSF	semelhante ao CSF
Margens	onduladas	lisas
Vasos	encaixotados	deslocados
Densidade de prótons	desvia-se do CSF	semelhante ao CSF
Difusão	restrita	semelhante ao CSF

CT-DDx: cisto epidermoide, dermoide, higroma subdural, infarto, porencefalia

US-DDx: cisto do plexo coroide, cisto porencefálico (comunica-se com ventrículo) tumor cístico\(componentes sólidos), cisto da linha média, associado à agenesia do corpo caloso, cisto dorsal associado à holoprosencefalia, cisto de Dandy-Walker (extensão do 4º ventrículo, atraso no desenvolvimento) aneurisma da veia cerebral magna (de Galeno)

FÍSTULA ARTERIOVENOSA

= comunicação anormal entre artéria + veia, resultando em uma quantidade enorme de fluido, em virtude do gradiente de alta pressão levando à dilatação + alongamento das veias de drenagem

Causa:
(1) dilaceração de vaso (atraso entre trauma e manifestação clínica em decorrência de lise atrasada do hematoma ao redor da dilaceração arterial)
(2) angiodisplasia: doença fibromuscular, neurofibromatose, síndrome de Ehlers-Danlos
(3) fístula congênita

- massa pulsátil e sibilo/sopro
- ± sintomas neurológicos/déficit (em virtude do roubo arterial)

Localização:
(a) fístula do seio carótico-cavernoso (o mais comum)
(b) fístula da artéria vertebral
(c) fístula de carótida externa (rara)

MALFORMAÇÃO ARTERIOVENOSA

= anomalia congênita composta de um *nidus* de artérias tortuosas, dilatadas e anormais + veias com emaranhado racemoso de vasos patológicos compactados resultando no desvio de sangue do lado arterial para o venoso, sem leito capilar intermediário

Prevalência: 0,1%
◊ O tipo mais comum de malformação vascular sintomática!

Histologia: as artérias afetadas têm paredes finas (nenhuma estabilidade elástica, pequena quantidade de túnica muscular); parênquima cerebral gliótico interveniente entre vasos

Idade: 80% ao final da 4ª década; 20% < 20 anos de idade; idade-pico 20–40 anos

Associada a: aneurisma na artéria de nutrição em 10%

- cefaleias, convulsões (não focais em 40%), deterioração mental
- déficit neurológico hemisférico e progressivo (50%)
- icto da hemorragia intracraniana aguda (50%): em vários compartimentos em 31%, subaracnoide em 30%, parenquimatosa em 23%, intraventricular em 16%

Localização: geralmente solitária (2% múltiplo)
(a) supratentorial (90%): parietal > frontal > lobo temporal > paraventricular > região intraventricular > lobo occipital
(b) infratentorial (10%)

Suprimento vascular:
(a) ramos piais de ICA em localização supratentorial em 73%, na fossa posterior em 50%
(b) ramos durais de ECA em 27% com lesões infratentoriais
(c) misto

√ SEM efeito de massa (em virtude de substituição de tecido cerebral normal), a menos que seja complicado por hemorragia + edema
√ Atrofia de parênquima adjacente (em virtude de roubo vascular e isquemia)

Radiografia do crânio:
- √ Calcificações pontilhadas/em forma de anel (15–30%)
- √ Estreitamento/espessamento do crânio na área de contato com AVM
- √ Sulcos vasculares proeminentes na tábua interna do crânio (artérias de nutrição dilatadas e veias de drenagem) em 27%

NCCT:
- √ Lesão irregular com artérias de nutrição grandes e veias de drenagem
- √ Densidade mista (60%): vasos grandes e densos, hemorragia e calcificações
- √ Lesão isodensa (15%): pode ser reconhecível pelo efeito de massa
- √ Densidade baixa (15%): atrofia cerebral decorrente de isquemia
- √ Não visualizada (10%)

CECT:
- √ Realce denso serpiginoso em 80% (vasos dilatados e tortuosos)
- √ Sem realce em AVM com trombose
- √ Sem espaços não vasculares dentro da AVM
- √ Falta de efeito de massa/edema (a menos que estejam com trombose/sangramento)
- √ Derivação rápida
- √ Cobertura aracnoide espessada
- √ Cérebro atrofiado adjacente

MR:
- √ Flow void (ausência de sinal) em decorrência da revascularização arteriovenosa rápida (investigação por imagens com técnica de gradiente-eco GRASS + sequências longas de TR)
- √ 3-D TOF demonstra artérias de nutrição + nicho + veias de drenagem

  Armadilhas: (1) ausência de sinal em vasos tortuosos (2) não visualização de veias de drenagem resultante da saturação do *spin*; (3) dificuldade na diferenciação entre fluxo sanguíneo e coágulo de sangue

Angiografia:
- √ Vasos eferentes e aferentes grosseiramente dilatados com emaranhado racemoso ("saco de minhocas")
- √ *Shunt* arteriovenoso para pelo menos uma veia de drenagem inicial
- √ Arteriografia negativa (compressão por hematoma/trombose)

Cx: (1) hemorragia (comum): sangramento no lado venoso, em decorrência de pressão aumentada/aneurisma rompido (5%)
(2) infarto

Prognóstico: 10% de mortalidade; 30% de morbidade; 2–3% ao ano de chance inicial no aumento de sangramento para 6% ao ano após o 1º sangramento + 25% ao ano após o 2º sangramento

Síndrome de Wyburn-Mason

= telangiectasia de aneurisma cirsoide retinal e de pele e AVM envolvendo trato óptico inteiro (nervo óptico, tálamo, corpos geniculados, córtex calcarino)

Pode estar associada a: AVMs de fossa posterior, pescoço, mandíbula/maxilar que se apresentam na infância

ASTROCITOMA

Incidência: 70–75% de todos os tumores intracranianos; o tumor cerebral mais comum em crianças (40–50% de todas as neoplasias intracranianas pediátricas primárias)

Localização:
hemisfério cerebral (lobar), tálamo, ponte e mesencéfalo; pode espalhar-se pelo corpo caloso (incidência de ocorrência proporcional à quantidade de substância branca); nenhuma distribuição lobar em particular;
(a) em adultos: substância branca central do cérebro (15–30% de todos os gliomas)
(b) em crianças: cerebelo (40%) e tronco cerebral (20%), supratentorial (30%)

Astrocitoma de Baixo Grau = Bem Diferenciado

Incidência: 9% de todos os tumores intracranianos primários; 10–15% de gliomas

Idade: 20–40 anos; M > F

Patologia: não metastatizante e benigno; bordas mal definidas com infiltração de substância branca + núcleos da base + córtex; NENHUMA vascularização/necrose/hemorragia de tumor significativo; a barreira hematoencefálica pode permanecer intacta

Histologia: homogêneo e com aparência relativamente uniforme, com proliferação de astrócitos protoplásmicos/fibrilares, multipolares e bem diferenciados; pleomorfismo nuclear leve + hipercelularidade leve; mitoses raras

Localização: fossa posterior em crianças, supratentorial em adultos (tipicamente lobar); distribuição proporcional à quantidade de substância branca

√ Pode desenvolver um cisto com alto teor de proteína (raro)

CT:
- √ Lesão geralmente hipodensa com efeito de massa mínimo e edema peritumoral mínimo/AUSENTE
- √ Margens de tumor bem definidas
- √ Calcificações centrais (15–20%)
- √ Realce pelo meio de contraste mínimo/ausente (células endoteliais capilares normais)

MR:
- √ Lesão hipointensa e bem definida com pouco efeito de massa/edema vasogênico/heterogeneidade em T1WI
- √ Hiperintenso em T2WI
- √ Pouco/nenhum realce mediante Gd-DTPA
- √ Cisto com conteúdo hiperintenso ao CSF (conteúdo de proteína)
- √ Área hiperintensa dentro da massa do tumor (efeito paramagnético da metemoglobina)

Classificação de Astrocitomas da WHO		
Grau I	Astrocitoma circunscrito	geralmente tumor benigno e bem circunscrito, características histológicas, únicas e específicas para cada tumor, astrocitoma pilocítico (mais comum), astrocitoma de células gigantes subependimais; nenhuma tendência de progredir para grau mais alto; baixo índice de recorrência
Grau II	Astrocitoma	infiltração difusa; bem diferenciado; pleomorfismo mínimo ou atipia nuclear; sem proliferação/necrose vascular
Grau III	Astrocitoma anaplástico	pleomorfismo e atipia nuclear; celularidade aumentada; atividade mitótica; proliferação vascular + necrose ausente
Grau IV	Glioblastoma multiforme	proliferação vascular acentuada e necrose; celularidade aumentada; anaplasia + pleomorfismo; atividade mitótica variável; o tipo de célula pode ser mal diferenciado, fusiforme, circular ou multinucleado

√ Nódulo do tumor com realce de gadolínio-DTPA não homogêneo
Angiografia:
√ A maioria avascular
Prognóstico: 3–10 anos de sobrevivência pós-operatória; convertendo-se ocasionalmente em forma mais maligna vários anos após apresentação

Astrocitoma Anaplásico
Incidência: 11% de todas as neoplasias intracranianas primárias; 25% dos gliomas
Patologia: frequentemente edema vasogênico; NENHUMA necrose/hemorragia
Histologia: bem menos diferenciado com grau mais alto de hipercelularidade + pleomorfismo, astrócitos fibrilares/protoplásmicos e multipolares; mitoses + proliferação endotelial vascular comum
Localização: tipicamente lobos frontal + temporal
Distribuição: proporcional à quantidade de substância branca
MR:
√ Efeito de massa moderado
√ Lesão hipointensa, ligeiramente heterogênea e bem definida em T1WI, com edema vasogênico prevalente
√ Hiperintenso em T2WI
√ ± realce em Gd-DTPA
Prognóstico: 2 anos de sobrevida pós-operatória

Astrocitoma Pilocítico
= ASTROCITOMA PILOCÍTICO JUVENIL
= subtipo histológico de astrocitoma mais benigno, sem progressão para glioma de alto grau
Incidência: 0,6–5,1% de todas as neoplasias intracranianas
◊ Glioma pediátrico mais comum; 85% de todos os astrocitomas cerebelares + 10% dos cerebrais em crianças
Idade: predominantemente em crianças e adultos jovens; 75% nas primeiras duas décadas de vida; idade pico entre nascimento e 9 anos de idade; M÷F = 1÷1
Histologia: padrão bifásico de astrócitos pilocíticos bipolares e compactos (semelhante a cabelos), organizados principalmente em torno dos vasos + astrócitos protoplásmicos livremente agregados sofrendo degeneração microcística
Associado a: neurofibromatose tipo I (em 15–21% de pacientes com NF 1 como o tumor mais comum)
Localização:
 comum: cerebelo, hipotálamo (em torno do 3° ventrículo), nervo óptico/quiasma
 menos comum: hemisférios cerebrais (adultos), ventrículos cerebrais, tela coróidea do 3° ventrículo, medula espinhal
Sítio: próximo aos ventrículos (82%)
Padrões de investigação de imagens:
 (1) cisto com nódulo mural com realce interno (67%)
  (a) parede de cisto sem realce (21%)
  (b) parede de cisto com realce (46%)
 (2) massa sólida (33%)
  (a) zona necrótica central sem realce (16%)
  (b) componente cístico mínimo/ausente (17%)
CT:
√ Massa oval/redonda, com contornos regulares e características císticas
√ Calcificações ocasionais
√ Realce intenso (94%)
√ Aparência de halteres/multilobulada ao longo da via óptica
√ Nódulo tumoral mural localizado na parede do cisto cerebelar

MR:
√ Cérebro normal a isointenso em T1WI e hiperintenso em T2WI
√ Halo pequeno de edema vasogênico (atividade biológica baixa)
√ Intensidade de sinal aumentada e heterogênea em T1WI precoce com Gd-DTPA; realce homogêneo em imagens tardias
Prognóstico: curso clínico relativamente benigno, quase nunca se repete após excisão cirúrgica; 94% e 79% de sobrevivência pós-cirúrgica em 10 anos + 20 anos respectivamente; NENHUMA transformação maligna para a forma anaplásica
DDx: metástase, hemangioblastoma, meduloblastoma atípico

Astrocitoma Pilocítico Cerebelar
• cefaleia, vômito, distúrbio da marcha
• visão turva, diplopia, dor no pescoço
• hidrocefalia, ataxia do tronco, dismetria apendicular
• papiledema, paralisia do 6° nervo, nistagmo
Localização: hemisfério cerebelar (29–53%), tronco cerebral (34%), vérmis (16–71%)

Astrocitoma Pilocítico do Tronco Cerebral
• náusea, vômito, ataxia, torcicolo
• papiledema, nistagmo, paralisia do 6° e 7° nervos
√ Extensão exofítica a partir da superfície dorsal
√ Obliteração do 4° ventrículo
DDx: astrocitoma fibrilar (prognóstico sombrio)

Astrocitoma Pilocítico Hipotalâmico
• obesidade, diabetes insípido
• síndrome diencefálica (= emaciação não obstante ingestão calórica normal/ligeiramente diminuída, aparência de alerta, hipercinesia, irritabilidade, crescimento normal/acelerado)
• hemiparesia (compressão dos tratos corticoespinhais)
√ Hidrocefalia
Prognóstico: pode regredir espontaneamente

Astrocitoma Pilocítico Cerebral
• cefaleia, atividade de convulsão, hemiparesia, ataxia, náusea, vômito
Localização: lobo temporal

Astrocitoma Pilocítico da Via Óptica

Xantoastrocitoma Pleomórfico
= tumor supratentorial localizado superficialmente que envolve as leptomeninges
Prevalência: 1% de todas as neoplasias cerebrais
Idade: idade média de 26 anos (faixa de 5–82 anos)
Patologia: tumor circunscrito, ligado às meninges com infiltração no cérebro circundante
Histologia: células tumorais fusiformes e pleomórficas (reativas à proteína acídica, fibrilar e glial) com depósitos lipídicos (xantomatosos) e intracitoplásmicos em rede reticulada e intercelular; células gigantes; corpos granulares eosinófilos; tumor de grau II na classificação da WHO
• histórico longo de convulsões (71%)
Localização: supratentorial (98%): temporal (49%)/parietal (17%)/frontal (10%)/lobo occipital (7%); tálamo; cerebelo; medula espinhal
◊ Sua localização periférica é a única característica de investigação por imagens mais consistente
√ Massa supratentorial cística (48%) com nódulo mural
√ Realce intenso nas porções sólidas
√ Envolvimento CARACTERÍSTICO de leptomeninges (71%)

√ Edema vasogênico peritumoral/calcificação/erosão craniana são incomuns
CT:
√ Massa hipo-/isoatenuante
MR:
√ Hipo- a isointenso em relação à substância cinzenta em T1WI
√ Hiper- a isointenso em T2WI
Rx: ressecção cirúrgica (não responde à quimioterapia e à radioterapia)
Prognóstico: 81% de índice de sobrevivência em 5 anos; 70% de índice de sobrevivência em 10 anos; índice alto de recorrência; transformação maligna em 20%
DDx: meningioma, glioblastoma multiforme, oligodendroglioma, doença metastática, infecção

ATAXIA-TELANGIECTASIA

= transtorno autossômico recessivo caracterizado por telangiectasias de pele + olhos, ataxia cerebelar, infecções de seios + pulmonares, imunodeficiências, propensão a desenvolver malignidades
Incidência: 1 ÷ 40.000 de nascidos vivos
Patologia: degradação neuronal e atrofia de córtex cerebelar (? resultantes de anomalias vasculares)
- ataxia cerebelar no início da idade de andar
- deterioração neurológica progressiva
- anomalias oculomotoras, fala disártrica, coreoatetose, abalos mioclônicos
- telangiectasias mucocutâneas, conjuntiva bulbar, orelhas, face, pescoço, paladar, dorso das mãos, fossa antecubital + poplítea
- infecções sinopulmonares bacterianas + virais recorrentes
√ Atrofia cortical + cerebelar: tamanho cerebelar diminuído, dilatação do 4° ventrículo, proeminência do sulco cerebelar aumentada
√ Hemorragia cerebral (ruptura dos vasos telangiectásicos)
√ Infarto cerebral (êmbolos desviados pelas malformações vasculares no pulmão)
Cx: (1) bronquiectasia + falência pulmonar (causa mais comum de óbito)
(2) malignidades (10–15%): linfoma, leucemia, malignidades epiteliais

MACROCEFALIA BENIGNA NA INFÂNCIA

= DILATAÇÃO BENIGNA DOS ESPAÇOS SUBARACNOIDES
= COLEÇÕES EXTRA-AXIAIS BENIGNAS NA INFÂNCIA
= HIDROCEFALIA EXTERNA
Causa: reabsorção defeituosa de CSF nas vilosidades aracnoides; comumente familiar com hereditariedade dominante autossômica
Idade: apresentação entre 3 e 12 meses
- bebê com macrocefalia (= perímetro cefálico > 90° percentil)
- desenvolvimento motor atrasado, hipotonia (até 30%)
Localização: área frontoparietal bilateral + fissura inter-hemisférica, fissura silviana + cisternas basais
√ Espaços subaracnoides aumentados
√ Veias corticais "flutuantes"
√ Dilatação ventricular leve/AUSENTE
Cx: hematoma subdural em resposta aos impactos menores
Prognóstico: desenvolvimento transitório e autolimitante que geralmente se resolve por volta dos 2–3 anos
DDx: (1) atrofia cerebral (acentuação difusa dos sulcos não localizada na área frontoparietal)
(2) hematoma subdural espontâneo (12%)

DOENÇA DE BINSWANGER

= ENCEFALOPATIA SUBCORTICAL PROGRESSIVA
= LEUCOARAIOSE = ENCEFALOPATIA ARTERIOSCLERÓTICA SUBCORTICAL (SAE)
Causa: arteriosclerose afetando as artérias distais penetrantes e mal colateralizadas (artérias medulares perfurantes, talamoperfuradoras, lenticulostriadas, perfuradoras pontinas; correlação positiva com hipertensão + envelhecimento
Patologia: desmielinização isquêmica/infarto
Idade: > 60 anos
- mudanças psiquiátricas, dano intelectual, demência lentamente progressiva, déficits neurológicos transitórios, convulsões, espasticidade, síncope
Localização: substância branca periventricular, centro semioval, núcleos da base; as fibras "U" de substância branca subcortical e corpo caloso são poupados
√ Lesões hipodensas multifocais (periventriculares, centro semioval) com preservação das fibras "U"
√ Infartos lacunares em núcleos da base
√ Acentuação dos sulcos e ventrículos laterais dilatados (atrofia cerebral)
MR:
√ Áreas focais de intensidade de sinal aumentada em T2WI (= "objetos brilhantes não identificados")
DDx: leucodistrofia, leucoencefalopatia multifocal progressiva, esclerose múltipla

DOENÇA DE CANAVAN

= LEUCODISTROFIA ESPONGIFORME
= forma rara de leucodistrofia, como transtorno autossômico recessivo, mais comum em Judeus de Asquenaze
Incidência: < 100 casos relatados
Causa: deficiência de aspartoacilase levando ao acúmulo de ácido N-acetilaspártico no cérebro, plasma, urina, CSF
Histologia: degeneração esponjosa de substância branca com inchaço astrocítico e alongamento mitocondrial
Idade: 3–6 meses
- hipotonia acentuada
- megalencefalia progressiva
- convulsões
- falha em atingir etapas motoras
- espasticidade
- falência intelectual
- atrofia óptica com cegueira
- prejuízo da deglutição
√ Anomalia de substância branca simétrica e difusa
√ Pode envolver núcleos da base
√ Atrofia cortical
CT:
√ Substância branca de densidade baixa
MR:
√ Substância branca hipointensa em T1WI e hiperintensa em T2WI
Prognóstico: óbito na 2ª–5ª década de vida
Dx: (1) elevação de ácido N-acetilaspartato na urina
(2) deficiência de aspartoacilase na cultura de fibroblastos cutâneos

TELANGIECTASIA CAPILAR

= ANGIOMA CAPILAR
= coleção de capilares dilatados, separados por tecido neural normal; comumente "críptica"

Pode estar associada a:
síndrome hereditária de Rendu-Osler-Weber hereditária, síndrome de talangiectasia-ataxia, irradiação (período de latência de 5 meses a 22 anos)
Idade: tipicamente em idosos
- geralmente assintomática (achado incidental na necropsia)
Localização: maior parte na ponte/mesencéfalo > córtex cerebral > medula espinhal; geralmente múltipla/pode ser solitária
√ Área mal definida de vasos dilatados (semelhante a petéquias)
√ Mais bem delineada com MR (em virtude da hemorragia) com foco de intensidade de sinal aumentado em estudos contrastados
Cx: hemorragia pontilhada (incomum), gliose e calcificações (raras)
Prognóstico: sangramento na ponte geralmente fatal
DDx: angioma cavernoso (idêntico em imagens)

ANGIOMA CAVERNOSO DO CÉREBRO
= HEMANGIOMA CAVERNOSO = CAVERNOMA
= malformação vascular benigna
Rota: nódulo bem circunscrito de espaços dilatados semelhante a colmeias, revestidos com endotélio e separados por faixas colagenosas e fibrosas, sem tecido neural interveniente
Idade: 3ª–6ª década; M > F
- convulsões (a apresentação de sintomas é comum)
Localização: cérebro (principalmente subcortical superficial em contato íntimo com espaço subaracnoide/ventrículos) > ponte > cerebelo; solitário > múltiplo
√ SEM efeito de massa /edema óbvios
√ Geralmente contém produtos de degradação sanguínea em estágios diferentes
√ Fluxo sanguíneo lento em canais vasculares
NCCT:
√ Calcificações extensas = hemangioma calcificado (20%)
√ Região hiperdensa circular e pequena (DICA)
√ Edema circundante mínimo
CECT:
√ Realce mínimo/intenso
√ Áreas de atenuação baixa, em decorrência das porções com trombose
MR (DIAGNÓSTICO):
√ Aparência típica de pipoca com centro lobulado brilhante em T1WI + T2WI
√ Área central bem definida de intensidade de sinal mista (= lesão com formato de amora) com uma mistura de:
 √ Intensidade de sinal aumentada (= metemoglobina extracelular/fluxo sanguíneo lento/trombose)
 √ Intensidade diminuída (= desoxi-hemoglobina/metemoglobina intracelular/hemossiderina/calcificação)
√ Circundado por borda hipointensa (= hemossiderina) em T2WI
Angiografia:
√ Negativo = "malformação vascular oculta/críptica"
Cx: hemorragia de idades variadas
DDx: (1) neoplasia hemorrágica (edema, efeito de massa)
 (2) AVM pequeno (vasos de nutrição pequenos e com trombose, hemorragia associada)
 (3) angioma capilar (nenhuma diferença)

SÍNDROME DE DESMIELINIZAÇÃO OSMÓTICA
= MIELINÓLISE PONTINA CENTRAL
= MIELINÓLISE OSMÓTICA
Predisposição: alcoólatra (60–70%); paciente desnutrido; paciente submetendo-se à correção rápida de hiponatremia; uso prolongado de diuréticos; insuficiência hepática; transplante do fígado com uso de ciclosporina; queimaduras extensas
Etiologia: desconhecida; insulto osmótico + comprometimento metabólico: paciente comatoso recebendo correção rápida/correção intensiva de hiponatremia severa > 12 mmol/L/d (após administração prolongada de fluido IV)
Fisiopatologia:
correção rápida de sódio libera compostos mielotóxicos pelos componentes da substância cinzenta → destruição dos invólucros de mielina de oligodendrócitos (mielinólise osmótica com divisão intramielinítica, vacuolização + ruptura de invólucro de mielina); preservação de neurônios + axônios
Histologia: histiócitos espumantes e abundantes sem linfócitos/neutrófilos; a coloração com Luxol azul firme demarca a desmielinização; a coloração do neurofilamento demonstra axônios neuronais preservados
Idade: meia-idade; M > F
- quadriplegia espástica e paralisia pseudobulbar (= fraqueza de cabeça e pescoço, disfagia, disartria)
- encefalopatia com convulsões e mudança aguda de estado mental
- progressão para pseudocoma (síndrome de encarceramento) em 3–5 dias
Localização: (a) lesão de ponte isolada (mais comum)
 (b) tipo combinado: áreas central + extrapontina: núcleos da base, substância branca cerebelar, tálamo, núcleo caudado, substância branca cerebral subcortical, corona radiata, hipocampo, corpo geniculado lateral
CT:
√ Atenuação diminuída na região basilar central da ponte sem efeito de massa
√ Áreas hipoatenuadas nos núcleos da base e tálamo
MR (positiva 1–2 semanas após início dos sintomas):
√ Lesão de ponte isolada, central e simétrica da linha média:
 √ Formato de tridente, simétrico e hiperintenso/circular (plano coronal) e configuração em formato de asa de morcego (plano sagital) em T2WI e FLAIR
 √ Hipointensa/(menos comum) isointensa em T1WI
 √ Preservação da ponte ventrolateral e porções pontinas dos tratos corticoespinhais
√ Lesões bem delineadas, simétricas e bilaterais em gânglios basais ± outros sítios extrapontinos
√ Difusão restrita (24 h após início de sintomas)
√ Sem realce de lesões
Prognóstico: 5–10% de sobrevivência além dos 6 meses; sequelas neurológicas significativas (na maioria)
DDx: hipóxia, doença de Leigh, doença de Wilson

CEFALOCELE
= defeito mesodérmico no crânio + dura com extensão extracraniana de estruturas intracranianas com conexão persistente ao espaço subaracnoide
MENINGOCELE CRANIANA = herniação só de meninges + CSF
ENCEFALOCELE = herniação de meninges + CSF + tecido neural
Nomenclatura:
com base na origem de seu teto e assoalho, p. ex. frontonasal: osso frontal = teto, osso nasal = assoalho
Prevalência:
1–4 por 10.000 nascimentos a termo; 5–6–20% de todas as malformações cranioespinhais; anomalia de eixo neural predominante em fetos abortados espontaneamente < 20 semanas GA; 3% de anomalias fetais detectadas com triagem de MS-AFP; 6% de todos os defeitos detectados no tubo neural em fetos

Causa:
　falha do ectoderma de superfície para se separar do neuroectoderma no início do desenvolvimento embrionário
　@ base craniana
　　(1) fechamento defeituoso do tubo neural (o osso craniano membranoso não pode-se desenvolver sem o mesênquima)
　　(2) falha de união dos centros de ossificação basilar
　@ crânio
　　(1) indução defeituosa do osso
　　(2) erosão por pressão do osso pela massa intracraniana/cisto
Em 60% associada a:
　1. Espinha bífida (7–30%)
　2. Disgenesia/agenesia do corpo caloso
　3. Malformação de Chiari
　4. Malformação de Dandy-Walker
　5. Hipoplasia cerebelar
　6. Síndrome da faixa amniótica: encefaloceles múltiplas, assimétricas e irregulares fora da linha média
　7. Anomalias de migração
　8. Anomalias cromossômicas em 44% (trissomia 18)
- MS-AFP elevado em 3% (coberta de pele em 60%)
- rinorreia de CSF
- meningite

Prognóstico: depende das malformações associadas e do tamanho e conteúdo da lesão; 21% de nascimentos a termo; 50% de sobrevivência em nascimentos a termo, 74% de retardados
　◊ Resultado é pior quanto maior o volume craniano
Risco de recorrência: 3% (25% com síndrome de Meckel)
DDx: teratoma, higroma cístico, iniencefalia, edema do couro cabeludo, hemangioma, cisto da fissura branquial, crânio em folha de trevo

Encefalocele Occipital (75%)
encefalocele mais comum no Hemisfério Ocidental
Associada a:
　(1) síndrome de Meckel-Gruber
　　= encefalocele occipital + microcefalia + rins displásicos e císticos + polidactilia
　(2) malformação de Dandy-Walker
　(3) malformação de Chiari
- massa occipital externa

Localização: estruturas supra e infratentoriais, com frequência igual de envolvimento
√ Defeito craniano (visualizado em 80%)
√ Achatamento da parte basilar do *occipitus*
√ Ventriculomegalia
√ Sinal do limão = depressão interna de ossos frontais (33%)
√ Cisto-dentro-de-um-cisto (ventriculocele = herniação do 4º ventrículo em cefalocele)
√ Ângulo agudo entre massa + linha de pele do pescoço e do *occipitus*
DDx: higroma cístico

Encefalocele Sincipital (13%–15%)
variedade mais comum no Sudeste da Ásia!
Localização: face média em torno do dorso do nariz, órbitas e têmpora
Causa: insuficiência do neuroporo anterior localizado próximo ao recesso óptico para fechar normalmente na 4ª semana GA
Tipos:
　1. **Frontonasal** (40%–60%)
　　= herniação da dura-máter, pelo forame *cecum* + fontículo frontal
　2. **Nasoetmoide** (30%)
　　= herniação persistente de divertículo dural pelo forame *cecum* para o espaço pré-nasal
　3. Combinação de ambos (10%)

Associada a: disrafismo craniofacial da linha média (disgenesia do corpo caloso, lipoma inter-hemisférico, anomalias de migração neural, fenda facial, esquizencefalia)
- massa óbvia, raiz nasal larga, hipertelorismo
- congestão nasal, rinorreia
- mudança de tamanho durante choro/manobra de Valsalva
- teste de Fürstenberg positivo = mudança em tamanho durante compressão jugular

√ Massa de partes moles estendendo-se à glabela/cavidade nasal
√ Massa intranasal pedunculada, estendendo-se da cavidade nasal superomedial para baixo
√ Forame *cecum* aumentado
OB-US:
　√ Distância interorbital aumentada
CT:
　√ *Crista galli* ausente/bífida
　√ Ausência de placa cribriforme/osso frontal
MR:
　√ Isointensa em relação à substância cinzenta
　√ Pode ser hiperintensa em T2WI (em decorrência de gliose)
Observação: biopsia é CONTRAINDICADA (em virtude do potencial de vazamentos de CSF, convulsões, meningite)
Risco de recorrência: 6% de anomalias de CNS congênitas para irmãos mais jovens
Rx: ressecção cirúrgica completa com reparo da dura-máter (SEM déficit neurológico, em virtude da função anormal de cérebro herniado)
DDx: (1) dacriocistocele/mucocele nasolacrimal
　　　(2) glioma nasal (nenhuma conexão subaracnoide na cisternografia)

Encefalocele Esfenoidal (10%)
= ENCEFALOCELE BASAL
Idade: presente no final da primeira década de vida
- oculta clinicamente
- massa na cavidade nasal, nasofaringe, boca, porção posterior da órbita
- respiração pela boca, em decorrência da obstrução nasofaríngea
- massa nasofaríngea aumentando com Valsalva
- acuidade visual diminuída com hipoplasia de discos ópticos
- disfunção hipotalâmico-hipofisária

Associada a: agenesia de corpo caloso (80%)
Tipos:
　(a) esfenofaríngea = pelo corpo esfenoidal
　(b) esfeno-orbital = pela fissura orbital superior
　(c) esfenoetmoidal = pelo esfenoide e etmoide
　(d) transetmoidal = pela placa cribriforme
　(e) esfenomaxilar = pelo seio maxilar

Encefalocele Parietal (10%–12%)
Associada a: disgenesia do corpo caloso, cisto grande inter-hemisférico
√ Buraco no osso esfenoide (visto na radiografia do vértice do submento)
√ Crânio bífido = craniosquise = "crânio dividido" (= defeito craniano) = abertura regular com borda esclerótica bem definida do osso cortical
√ Hidrocefalia em 15–80% (de estenose do aqueduto associada, malformação de Arnold-Chiari, cisto de Dandy-Walker)
√ Massa paracraniana homogênea, expansível e sem realce
√ Manto de tecido cerebral, frequentemente difícil de detectar por imagem em encefalocele (exceto com MR)
√ Comunicação intracraniana frequentemente não visualizada
√ A ventriculografia com metrizamida/radionuclídeo é diagnóstica

√ Microcefalia (20%)
√ Poli-hidrâmnio
DDx: (1) artefato de refração sonográfica na borda craniana
(2) crânio em formato de folha de trevo (pode haver ausência parcial do osso temporal)

ASTROCITOMA CEREBELAR

2º tumor da fossa posterior mais comum em crianças
Incidência: 10–20% de tumores cerebrais pediátricos
Histologia: principalmente grau I
Idade: crianças > adultos; nenhuma idade-pico específica; M÷F = 1÷1
Patologia:
(1) lesão cística com nódulo tumoral ("nódulo mural") em parede de cisto (50%); astrocitomas císticos da linha média em 50%, astrocitomas císticos hemisféricos em 80%)
(2) massa sólida com centro cístico (= necrótico) (40–45%)
(3) tumor sólido sem necrose (< 10%)
- sinais cerebelares: ataxia do tronco, disdiadococinesia
Localização: originando-se na linha média com extensão no hemisfério cerebelar (30%) > vérmis > tonsilas > tronco cerebral
√ Calcificações (20%): densas/fracas/reticulares/pontilhadas/globulares; na maior parte em variedade sólida
√ Pode desenvolver hidrocefalia extrema (bastante grande quando finalmente se tornar sintomática)
CT:
√ Cisto circular/oval com densidade de fluido cístico > CSF
√ Nódulo mural circular/oval/semelhante a uma placa com realce homogêneo intenso
√ Parede de cisto ligeiramente hiperdensa e sem realce (= tecido cerebelar comprimido)
√ Cisto uni-/multilocular (= necrose) com realce irregular de porções de tumor sólidas
√ Tumor sólido, iso-/hipodenso, relativamente bem definido, lobulado, circular/oval, com realce hetero-/homogêneo
MR:
√ Hipointenso em T1WI e hiperintenso em T2WI
√ Realce da porção sólida do tumor
Angiografia:
√ Não vascular
Prognóstico:
transformação maligna muito rara
— 40% de sobrevida em 25 anos para astrocitoma cerebelar sólido
— 90% de sobrevida em 25 anos para astrocitoma pilocítico juvenil
DDx de astrocitoma sólido:
(1) meduloblastoma (massa hiperdensa, não calcificada)
(2) ependimoma (4º ventrículo, 50% calcificado)
DDx de astrocitoma cístico:
(1) hemangioblastoma (lesão < 5 cm)
(2) cisto aracnoide
(3) 4º ventrículo encarcerado
(4) megacisterna magna
(5) cisto de Dandy-Walker

ANGIOPATIA AMILOIDE CEREBRAL

= deposição de proteína amiloide-β na média + na adventícia de vasos pequenos + médios do córtex cerebral, subcórtex e leptomeninges
Idade: aumenta com idade; 33% em 60–70 anos, 75% em > 90 anos
Tipos: forma esporádica (comum), forma hereditária (rara)
Patologia: necrose fibrinoide, fragmentação de parede de vaso focal, microaneurisma → vazamento do vaso + hemorragia franca; estreitamento luminal → lesão isquêmica
Histologia: depósitos birrefringentes amarelo-verdes (sob luz polarizada) ao longo da parede do vaso com corante vermelho do Congo
- assintomático (em muitos): quase nunca reconhecido com micro-hemorragias petequiais ≤ 5 mm
- cefaleias, êmese, déficit neurológico focal, convulsão, coma com macro-hemorragia > 5 mm
- ataque isquêmico transitório, demência
- idosos normotensos sem trauma
√ Hemorragia intracerebral crônica (ICH)/aguda
◊ A angiopatia amiloide cerebral representa 2% de todas as ICH
Localização: cortical/subcortical em qualquer lobo; preservação de substância branca profunda, a núcleos da base e tronco cerebral
√ Pode estar associada à hemorragia subaracnoide/subdural
√ Leucoencefalopatia ± envolvimento de fibras U
√ Atrofia cerebral
MR:
√ Focos múltiplos de perda de sinal acentuada na investigação por imagens em GRE (sequência mais sensível para hemossiderina)
DDx: hemorragia hipertensiva (núcleos da base, tálamos, tronco cerebral)

CEREBRITE

= área focal de inflamação dentro da substância cerebral
CT:
√ Área de densidade diminuída ± efeito de massa
√ Sem realce pelo meio de contraste (inicialmente)/realce pontilhado ou central (depois)
MR:
√ Área focal de intensidade aumentada em T2WI
Cx: abscesso cerebral

MALFORMAÇÃO DE CHIARI

Malformação de Chiari I (Adulto)

= ECTOPIA TONSILAR CEREBELAR
= herniação de tonsilas cerebelares abaixo de uma linha conectando o básio e o opístio
(= forame magno)
◊ Anomalia do rombencéfalo frequentemente isolada e de poucas consequências, sem anomalias supratentoriais!
Causas propostas:
(a) fossa posterior pequena
(b) absorção desproporcional de CSF do espaço espinhal subaracnoide
(c) supercrescimento cerebelar
Associada a:
(1) hidrossiringomielia (20–30%)
(2) hidrocefalia (25–44%)
(3) malformação da base craniana e espinha cervical
(a) impressão basilar (25%)
(b) fusão craniovertebral, p. ex., occipitalização de C1 (10%), ossificação incompleta de anel de C1 (5%)
(c) anomalia de Klippel-Feil (10%)
(d) platibasia
◊ NÃO associada à mielomeningocele!
- ectopia cerebelar benigna < 3 mm de nenhuma consequência clínica; 3–5 mm de significância incerta; > 5 mm provavelmente sintomas clínicos
- sem sintoma na infância (a menos que associada à hidrocefalia/siringomielia)
- pode ter disfunção do nervo craniano/anestesia dissociada de extremidades inferiores em adultos

√ Deslocamento para baixo das tonsilas cerebelares + parte medial dos lobos inferiores do cerebelo, 5 mm abaixo do nível do forame magno
√ Tonsilas triangulares/semelhantes a cavilhas apontando em direção inferior
√ Obliteração de cisterna magna
√ Alongamento de 4º ventrículo, que permanece na posição normal
√ Leve angulação anterior do tronco cerebral inferior

Malformação de Chiari II (Infância)

= MALFORMAÇÃO DE ARNOLD-CHIARI
= complexo de anomalias mais comum e grave por causa da fossa posterior pequena demais, envolvendo o rombencéfalo, espinha, mesoderma
A MARCA DE DISTINÇÃO é a disgenesia do rombencéfalo com
  (1) 4º ventrículo deslocado em sentido caudal
  (2) tronco cerebral deslocado em sentido caudal
  (3) herniação vermiana + tonsilar pelo forame magno
Associada a:
  (a) anomalias espinhais
    (1) mielomeningocele lombar (> 95%)
    (2) hidrossiringomielia
  (b) anomalias supratentoriais
    (1) disgenesia de corpo caloso (80–85%)
    (2) hidrocefalia obstrutiva (50–98%) após fechamento de mielomeningocele
    (3) ausência do septo pelúcido (40%)
    (4) giro cortical excessivo (estenogiria = córtex histologicamente normal; polimicrogiria = córtex histologicamente anormal)
  ◊ NÃO associado à impressão basilar/assimilação de C1/deformidade de Klippel-Feil!
• recém-nascido: angústia respiratória, períodos com apneia, bradicardia, deglutição prejudicada, reflexo de ânsia insuficiente, retrocolo, espasticidade de extremidades superiores
• adolescência: perda gradual de função e espasticidade de extremidades inferiores
Radiografia do crânio:
  √ **Lückenschädel** (o mais proeminente próximo à confluência dos seios/vértice) em 85% = displasia de crânio membranoso desaparecendo até 6 meses de idade
  √ Ondulação do clivo e aspecto posterior de pirâmides petrosas (em decorrência da pressão do cerebelo) em 70–90%, levando ao encurtamento do IAC
  √ Fossa posterior pequena
  √ Forame magno aumentado e canal espinhal superior dilatado após moldagem em 75%
  √ Arco de C1 posterior ausente/hipoplásico (70%)
@ supratentorial
  √ Hidrocefalia (ducto silviano disfuncional, mas a sonda é patente); pode não se tornar evidente até depois do reparo de mielomeningocele (90%)
  √ Colpocefalia (= aumento de cornos occipitais e dos átrios) em virtude dos lobos occipitais mal desenvolvidos
  √ Hipoplasia/ausência de esplênio e rostro de corpo caloso (80–90%)
  √ Configuração de "asa de morcego" dos cornos frontais em projeções coronais = cornos frontais apontando inferiormente com ângulo obtuso superolateral depois das impressões proeminentes pelo núcleo caudado aumentado
  √ "Ventrículo em ampulheta" = 3º ventrículo bicôncavo e pequeno, secundário à massa intermédia grande
  √ Interdigitação de giros corticais mediais (hipoplasia e fenestração de foice em até 100%)
  √ Cisternas pré-pontinas e supracerebelares largas
  √ Não visualização de aqueduto (em até 70%)
  √ Estenogiria = giros estreitamente espaçados, pequenos e múltiplos no aspecto medial do lobo occipital, secundário à displasia (em até 50%)
@ cerebelo
  √ "Cavilha cerebelar" = protrusão do vérmis e hemisférios pelo forame magno (90%), resultando no alongamento craniocaudal do cerebelo
  √ Cerebelo pouco diferenciado e hipoplásico (pouca visualização das folhas em imagens sagitais), secundário à degeneração severa
  √ 4º ventrículo de tubo fino, orientado verticalmente, alongado/obliterado, com diâmetro de AP estreitado, saindo abaixo do forame magno (40%)
  √ Obliteração de cisterna de CPA e cisterna magna pelo cerebelo crescendo em torno do tronco cerebral
  √ Tentório displástico com incisão ampla em formato de U inserindo-se próximo ao forame magno (95%)
  √ "Bico tectal" = fusão de colículos do mesencéfalo em um bico único, apontando para trás e invaginando-se para dentro do cerebelo
  √ Cisterna da placa quadrigeminal alargada, em formato de V (em decorrência da hipoplasia do giro cingulado)
  √ "Cerebelo elevado" = "pseudomassa" = extensão cerebelar acima da incisura do tentório
  √ Configuração em pico triplo = cantos do cerebelo envolvidos em torno do tronco cerebral apontando em direção anterior + lateral (em imagens axiais)
  √ Porção superior do cerebelo nivelada, após herniação temporoparietal
  √ Orientação vertical do seio reto encurtado
@ medula espinhal
  √ Medula + ponte deslocadas para dentro do canal cervical
  √ "*Kink* cervicomedular" = herniação medular posterior à medula espinhal (até 70%) ao nível dos ligamentos dentados
  √ Espaço subaracnoide anterior ampliado ao nível do tronco cerebral e espinha cervical superior (40%)
  √ Diâmetro AP da ponte estreitado
  √ Raízes do nervo cervical superior ascendem em direção ao seus forames de saída
  √ Hidrossiringomielia
  √ Cone medular abaixo de L2, frequentemente ancorado e em posição inferior
OB-US:
  √ Hidrocefalia
  √ "Sinal da banana" = cerebelo envolvido em torno do tronco cerebral posterior e obliteração da cisterna magna, como resultado de fossa posterior pequena e tração para baixo da medula espinhal na malformação de Chiari II

Malformação de Chiari III

anomalia rara e mais severa; provavelmente não relacionada com malformação de Chiari tipos I e II
√ Meningomieloencefalocele occipital baixa/cervical alta
Prognóstico: sobrevivência geralmente não além da infância

Malformação de Chiari IV

anomalia extremamente rara, provavelmente incluída de forma errônea no tipo de malformação de Chiari
√ Agenesia de cerebelo
√ Hipoplasia de ponte
√ Fossa posterior pequena + formato de funil

CORISTOMA
= INFUNDIBULOMA = TUMOR DE CÉLULAS GRANULARES
= glioma de baixo grau, benigno e de crescimento lento
Incidência: tumor raro (70 casos relatados na literatura)
Origem: pituícito (= astrócito modificado)
Idade: 4ª–5ª década; M÷F = 1÷2
Localização: ao longo do neuro-hipófise (sela, cisterna supras-selar)
- déficit do campo visual
- pan-hipopituitarismo, diabetes insipido (raro)

MR:
√ Componente sólido iso- a ligeiramente hipointenso ao cérebro em T1WI + T2WI
√ ± componente cístico
√ Realce heterogêneo
Prognóstico: nenhuma invasão, nenhuma recorrência

CISTO DO PLEXO COROIDE
= cisto surgindo da dobra do neuroepitélio com aprisionamento de produtos secretórios e células descamadas
Incidência: 0,9–3,6% da população sonográfica; 50% de cérebros autopsiados
Histologia: sem revestimento epitelial, preenchido com fluido claro ± resíduos
Pode estar associado a:
  aneuploidia (76% com trissomia 18, 17% com trissomia 21, 7% com triploidia/síndrome de Klinefelter)
  ◊ Na ausência de outras anomalias, 1% de fetos com cistos do plexo coroide terão trissomia 18!
  ◊ Na presença de outras anomalias, 4% dos fetos com cistos do plexo coroide terão trissomia 18!
  ◊ 40–71% de fetos autopsiados com trissomia 18 apresentam cistos do plexo coroide bilateralmente > 10 mm em diâmetro
  ◊ Risco de anomalia cromossômica não ligado ao tamanho, bilateralidade, aparição/desaparecimento na idade gestacional
- geralmente assintomático
Localização: frequentemente ao nível do átrio; uni-/bilateral
√ Cistos anecoicos circulares únicos/múltiplos
√ ≥ 3 mm em tamanho (média de 4,5 m até 25 mm)
Cx: hidrocefalia (se cisto for grande)
Prognóstico: 90% desaparecem até 28ª semana, pode persistir, sem significado em 95%
Conduta de OB:
  um cisto do plexo coroide deve estimular um exame sonográfico minucioso em > 19 semanas; se nenhuma outra anomalia sonográfica for identificada, a produção de cariótipo anormal será baixa, fazendo com que o risco de trissomia 18 (1÷450–500) seja menor do que o risco de perda fetal, em decorrência da amniocentese (aproximadamente 1÷200–300)
Risco de anomalia de cariótipo:
  10 vezes com 1 defeito adicional
  600 vezes com ≥ 2 defeitos adicionais
DDx: pseudocisto do plexo coroide no aspecto inferolateral do átrio (? corpo estriado) no plano coronal oblíquo, que se alonga ao se girar o transdutor

PAPILOMA DO PLEXO COROIDE
Incidência: 0,5–0,6% de todos os tumores intracranianos primários; 2–5% de tumores cranianos na infância; 5% de todos os tumores supratentoriais em crianças; 60–70% de tumores da coroide
Idade: 20–40% < 1 ano de idade; 86% < 5 anos de idade; em 75% < 2 anos de idade; M >> F
Patologia: agregação grande de vilosidades coroides, produzindo grandes volumes de CSF; às vezes encontrado incidentalmente no exame pós-óbito
Fisiopatologia: índice anormal de produção de CSF de 1,0 mL/min. (índice normal = 0,2 mL/min.)
Pode estar associado a: síndrome de von Hippel-Lindau (papilomas em localizações não usuais)
- sinais de pressão intracraniana aumentada
Localização:
  (a) glomo do plexo coroide em trígono dos ventrículos laterais, E > D (em crianças)
  (b) 4º ventrículo e ângulo cerebelopontino (em adultos)
  (c) 3º ventrículo (não usual)
  (d) múltiplo em 7%
√ Massa grande com borda lobulada regular
√ Focos pequenos de calcificações (comum)
√ Imersão de glomos do plexo coroide (característica distinta)
√ Dilatação ventricular difusa e assimétrica = hidrocefalia comunicante (superprodução de CSF/absorção diminuída após obstrução de granulações aracnoides de hemorragia oculta repetida)
√ Dilatação de corno temporal em localização atrial (obstrução)
√ Crescimento ocasional na substância branca circundante (mais comumente uma característica do carcinoma do plexo coroide)

CT:
√ Massa iso-/ligeiramente hiperdensa e homogênea
CECT pós-contraste:
√ Realce homogêneo intenso
MR:
√ Lesão isointensa/ligeiramente hiperintensa em T1WI e ligeiramente hipointensa em T2WI em relação à substância branca
√ Circundado pelo sinal hipointenso em T1WI + sinal hiperintenso em T2WI (CSF)
√ Ilha de tumor com realce intraventricular com Gd-DTPA
US:
√ Massa ecogênica adjacente ao plexo coroide normal
Angiografia:
√ Alimentado pelas artérias corõideas anteriores e posteriores
Cx: (1) transformação em papiloma maligno do plexo coroide = carcinoma do plexo coroide (em 5%)
     (2) hidrocefalia (em crianças) após aumento da pressão intracraniana resultante da superprodução de CSF
Rx: remoção cirúrgica (24% de mortalidade operatória) cura a hidrocefalia
DDx: meningioma intraventricular, ependimoma, metástase, angioma cavernoso, xantogranuloma, astrocitoma

SÍNDROME DE COCKAYNE
= doença desmielinizante difusa, recessiva e autossômica
Idade: começando na idade de 1 ano
- nanismo
- deterioração mental e física progressivas
- atrofia da retina e surdez
√ Atrofia cerebral/microcefalia
√ Calcificações nos núcleos da base e cerebelo
√ Mudanças esqueléticas superficiais, semelhantes à progeria
DDx: progeria

CISTO COLOIDE
Incidência: 2% de tumores gliais de origem ependimal; 0,5–1% de tumores de CNS
Origem: neuroepitelial/endodérmica
Histologia: camada única de epitélio ciliado e colunar; secretor de mucina; células escamosas de origem ependimal; cápsula fibrosa resistente; preenchido com muco viscoso e grosso, compondo-se de produtos de sangue, macrófagos, cristais de colesterol, numerosos íons metálicos

Idade: 5ª–6ª Década: M>F
- cefaleias posicionais (obstrução transitória secundária ao mecanismo de válvula de esfera no forame interventricular do cérebro)
- hipogonadismo, galactorreia (para localização intra/suprasselar)
- apraxia da marcha
- mudança no estado mental ± demência (relacionada com a pressão intracraniana aumentada)
- papiledema (pode tornar-se uma emergência médica com herniação aguda)

Localização: aspecto inferior do septo pelúcido projetando-se para dentro da porção anterior do terceiro ventrículo, entre as colunas da foice; cisterna suprasselar (rara)

√ ± erosão selar
√ Lesão esférica iso/hiperdensa em Tomografia Computadorizada sem contraste com superfície lisa
√ Conteúdo de fluido:
  (a) em 20%, semelhante ao CSF (isodenso)
  (b) em 80%, fluido mucinoso, detritos de proteína, hemossiderina, células descamadas (= hiperdenso)
√ Pode demonstrar realce da borda (plexo coroide/cápsula drapeados)
√ Aumento do terceiro ventrículo (para acomodar cisto anteriormente)
√ Aumento ventricular lateral e assimétrico (invariavelmente)
√ Às vezes dilata o septo pelúcido

MR:
√ Lesão com intensidade de sinal variável (em decorrência da composição do muco)
√ Hiperintenso em T1WI (relacionado com as moléculas de proteína grandes/efeito paramagnético do magnésio, cobre e ferro no cisto)
√ Iso a hipotenso em T2WI (mais comum)

DDx: meningioma, ependimoma do 3º ventrículo (raro) com realce

CONTUSÃO CORTICAL
= CONTUSÃO CEREBRAL = CONTUSÃO DO CÉREBRO
= lesão traumática na superfície cortical do cérebro

Incidência: tipo mais comum de lesão intra-axial primária; em 21% dos pacientes com traumatismo craniano; criança:adultos = 2÷1

Patogênese: a ruptura capilar leva ao extravasamento do sangue total, do plasma (edema) e dos eritrócitos (Eritrócitos)

Via: hemorragia petequial (= mistura de sangue com tecido nativo) seguida por liquefação e edema após 4–7dias, necrose do tecido

Mecanismo: forças lineares de aceleração-desaceleração/trauma penetrante

1. **Golpe** (mesmo lado do impacto)
   = área pequena de impacto direto no cérebro estacionado
   Associado a: fratura do crânio
2. **Contragolpe** (180° do lado oposto ao do impacto)
   = área larga de impacto como resultado do cérebro em movimento contra o crânio estacionado
   Associada a: queda

Localização: lesões bilaterais múltiplas;
— comum: ao longo das superfícies anterior + lateral + inferior do lobo frontal (nos giros orbitofrontal, frontal inferior e retal, acima da placa cribriforme, plano esfenoidal, asa esfenoide menor) e lobo temporal (um pouco acima do osso petroso/posterior à asa esfenoide maior)
— menos comum: em lobos parietais + occipitais, hemisférios cerebelares, vérmis, tonsilas cerebelares
— frequentemente bilateral/subjacente a hematoma subdural agudo

- confusão (prejuízo inicial leve)
- disfunção cerebral focal
- convulsões, mudanças de personalidade
- déficits neurológicos focais (mudanças tardias)

CT (sensível à hemorragia apenas na fase aguda):
  ◊ Procure o inchaço do couro cabeludo, para focar sua atenção na *Localização* do golpe!
  √ "Lesão de sal e pimenta" = densidades manchadas/salpicadas, como áreas focais/múltiplas (29%) mal definidas de atenuação baixa, com contorno irregular (edema) e misturadas com poucas áreas minúsculas de densidade aumentada (hemorragia petequial)
  √ Hipodensidade cerebral difusa + inchaço sem hemorragia no período imediatamente pós-traumático (comum em crianças) em decorrência de hiperemia/edema isquêmico
  √ Algum degrau de realce por contraste (vazamento de capilares novos)
  √ Hemorragia isodensa após 2–3 semanas
  √ A extensão verdadeira das lesões torna-se mais evidente com a progressão do edema + a necrose celular + o efeito de massa nas semanas seguintes

MR: (a melhor modalidade para detecção inicial do edema de contusão + interpretação precisa da extensão das lesões):
  √ Lesões hemorrágicas (detectadas em 50% de todas as contusões):
    √ Intensidade inicialmente diminuída (desoxi-hemoglobina de hemorragia aguda) e circunscrita pelo edema hiperintenso em T2WI
    √ Hiperintensas em T1WI + T2WI em fase subaguda (secundária a Met-Hb)
    √ Gliose hiperintensa + hemossiderina hipointensa em T2WI na fase crônica
  √ Lesões hipointensas não hemorrágicas em T1WI + hiperintensas em T2WI

Cx:
(1) progressão para hematoma cerebral
(2) encefalomalacia (= cérebro com cicatrizes)
(3) porencefalia (= formação de cavidade cística revestida com cérebro gliótico e comunicando-se com ventrículos/espaço subaracnoide)
(4) hidrocefalia como resultado de aderências *causa*das pelo sangue subaracnoide

CRANIOFARINGIOMA
Incidência: 3–4% de todas as neoplasias intracranianas; 15% de tumores supratentoriais e 50% de suprasselares em crianças; massa suprasselar mais comum

Origem: de resíduos epiteliais ao longo do duto craniofaríngeo vestigial + epitélio bucal primitivo (fenda/bolsa de Rathke dentro do lobo intermediário da glândula hipofisária)

Patologia: cístico (rico em colesterol líquido)/complexo/sólido

Idade: do nascimento – 7ª década; distribuição bimodal de idade: picos de idade na 1ª–2ª décadas (75%) + na 4ª–6ª décadas (25%); M > F

- diabetes insípido (compressão da glândula hipofisária)
- retardo do crescimento (compressão do hipotálamo)
- hemianopsia bitemporal (compressão do quiasma do nervo óptico)
- cefaleias da hidrocefalia (compressão do forame interventricular do cérebro/aqueduto de *sylvius*)

Localização: em qualquer *local* ao longo do pedúnculo infundibular do assoalho do 3º ventrículo até a glândula hipofisária
  (a) suprasselar (20%)
  (b) intrasselar (10%)
  (c) intra e suprasselar (70%)
  Craniofaringioma ectópico:
  (d) assoalho do 3º ventrículo anterior (mais comum em adultos)
  (e) osso esfenoide

Radiografias do crânio:
- √ Sela normal (25%)
- √ Sela alargada com formato de "J" e dorso truncado
- √ Espessamento + densidade aumentada da lâmina dura no assoalho da sela (10%)
- √ Destruição extensiva da sela (75%)
- √ Ossificação curvilínea/floculenta/com calcificações pontilhadas/lamelar/; calcificações observadas em jovens em 70–90%; em adultos 30–40%

CT:
- √ Massa suprasselar não homogênea multilobulada
- √ Lesão sólida (15%)/mista (30%)/cística (54–75%) [aparência cística, secundária ao colesterol, queratina e detritos necróticos com densidade mais alta que a do CSF]
- √ Realce da lesão sólida, realce periférico da lesão cística
- √ Lesão hiperdensa marginal (calcificação/ossificação) em 70–90% em tumores infantis + 30–50% em tumores de adultos
- √ ± hidrocefalia obstrutiva
- √ Extensão para dentro da fossa craniana média > anterior > posterior (25%)

MR (relativamente não efetivo em demonstrar calcificações):
- √ Principalmente hiperintenso, mas também iso-/hipointenso em T1WI (variável, secundário à hemorragia/fluido proteico contendo colesterol)
- √ Marcadamente hiperintenso em T2WI
- √ Realce heterogêneo de componentes sólidos e paredes do cisto com gadolínio IV

Angiografia:
- √ Geralmente avascular
- √ Deslocamento lateral, elevação, estreitamento do segmento supraclinoide de ICA
- √ Deslocamento posterior da artéria basilar

DDx: (1) epidermoide (sem realce pelo meio de contraste)
(2) cisto da fenda de Rathke (lesão intrasselar pequena)

CISTICERCOSE DO CÉREBRO

= NEUROCISTICERCOSE

larva da tênia de porco (*Taenia solium*) envolvendo, frequentemente, o CNS, olhos, músculo, coração, tecido adiposo e pele

Rota de infecção:
(1) ingestão de ovos pela via fecal-oral através de alimentos/água contaminados ou autoinfecção; o embrióforo é dissolvido pelo ácido gástrico e enzimas e a oncoesfera é liberada.
(2) ingestão de carne de porco contaminada e malcozida contendo cisticercos; a tênia se desenvolve no lúmen intestinal e libera os ovos

Organismo:
os embriões invadem a parede intestinal e entram a circulação disseminando-se para várias partes do corpo; o embrião se desenvolve em um cisticerco (= parede complexa em torno da cavidade, contendo fluido vesicular + escólex); após a ingestão do cisticerco pelo hospedeiro definitivo, a tênia desenvolve-se dentro do trato intestinal

Incidência: infecção parasitária mais comum envolvendo o CNS em países em desenvolvimento; esse envolvimento do CNS chega até 90%

Endêmica em: México, América do Sul, África, Leste da Europa, Ásia e Indonésia

Localização: meninges (39%) especialmente em cisternas basais, parênquima (20%), intraventricular (17%), mista (23%), intraespinhal (1%)

Semeadura: através do espaço subaracnoide e sistema intraventricular

Sítio no cérebro: junção das substâncias cinzenta e branca, núcleos da base, cerebelo, tronco cerebral

A. ESTÁGIO DA INVASÃO DO TECIDO LARVAL
- assintomático
- Foco localizado de edema em T2WI
- √ Realce nodular tecidual

B. ESTÁGIO VESICULAR
= inerte antigeneticamente, portanto sem reação inflamatória/edema *circunjacente*
- assintomático
- √ Cistos esféricos únicos/múltiplos de 4–20 mm, com paredes finas e sem realce:
    - √ Centro com fluido transparente com densidade de CSF
    - √ Nódulo mural de 2–3 mm (= escólex), isotenso ao parênquima cerebral

C. ESTÁGIO VESICULAR COLOIDAL
= o escólex morre, e sua destruição metabólica (suspensão coloidal) resulta na meningoencefalite focal com destruição da barreira hematoencefálica
- convulsões focais (em países endêmicos é a causa mais comum de epilepsia inicial em adultos)
- cefaleia, sinais de pressão intracraniana aumentada
- √ Cápsula com realce ávido em T1WI
- √ Centro hipointenso à substância branca e hiperintenso ao CSF em T1WI e marcadamente hiperintenso em T2WI (em virtude da natureza proteica do fluido do cisto)
- √ Nódulo mural hipointenso em T2WI com realce homogêneo forte
- √ Edema extensivo circunjacente da substância branca
  (*DDx:* metástase sem edema)

D. ESTÁGIO NODULAR-GRANULAR
= degeneração do cisticerco com mineralização
- √ Edema ao redor da lesão desaparecendo gradualmente
- √ Esvaziamento do cisto com parede de cisto retraída e espessa tornando-se isointensa ao cérebro em T1WI + hipointensa ao cérebro em T2WI
- √ Hipointenso em todas as sequências de pulso, quando completamente calcificado
- √ Lesão isoatenuante com realce anelar nodular espesso na CT

E. ESTÁGIO CALCIFICADO
= involução completa da lesão com mineralização continuada
- assintomático/convulsões pós-tratamento
- √ Calcificações focais pequenas; podem aparecer dentro de 8 meses a 10 anos após infecção aguda
- √ Calcificações musculares "em formato de arroz" raramente visíveis
- √ Escólex calcificado na sequência GRE

Tipos radiográficos:
1. **Tipo parenquimatoso**
   - √ Lesões císticas múltiplas/solitárias com tamanho de até 6 cm:
       - √ Os cistos grandes são geralmente multiloculados
   - √ Muitos terminam como granulomas calcificados (larvas não morrem a menos que calcificadas completamente)
   - √ A forma encefalítica pode ocorrer em crianças
2. **Neurocisticercose racemosa/subaracnoide**
   = infiltração de cisternas basais + fissuras silvianas associadas à inflamação meníngea/fibrose
   - √ Lesões císticas brilhantes de até vários cm nas cisternas basais (= cistos racemosos) com realce variável, geralmente localizadas no ângulo cerebelopontino/cisterna suprasselar
   - *Cx:* hidrocefalia; infartos dispersos (em decorrência da vasculite dos vasos perfurantes basais)

3. **Neurocisticercose intraventricular**
   √ Hidrocefalia obstrutiva causada pelo bloqueio (obstrução) dentro das várias porções do sistema ventricular a partir de cistos solitários/múltiplos (OCULTOS na CT!)
4. Tipo misto (com frequência, estágios diferentes no mesmo paciente)

INFECÇÃO POR CITOMEGALOVÍRUS

= vírus de DNA de cadeia dupla, com replicação dentro do núcleo da célula, *causa*ndo infecção lítica produtiva/latente; membro da família *Herpes viridae* (com vírus da varicela-zoster, vírus de Epstein-Barr, vírus do herpes simples tipos 1 e 2)
◊ Infecção intrauterina mais comum!

Incidência: 0,4–2,4% de bebês nascidos vivos; 40.000 bebês nascidos a cada ano com infecção por CMV

Transmissão:
(a) horizontalmente pelo contato com saliva/urina ou sexualmente
(b) verticalmente da mãe ao feto através da placenta; propagações hematogênicas pelo feto
   ◊ Morbidade fetal severa, se infectado durante a primeira metade da gestação!

Histologia: processo inflamatório necrotizante
Predileção: O CMV tem afinidade especial por neuroblastos da matriz germinal metabolicamente ativos
Triagem pré-natal:
anticorpos em 30–60% de mulheres grávidas; infecção primária por CMV em 2,5% das mulheres grávidas
Triagem pós-natal:
10% dos recém-nascidos excretam o vírus
1,6% dos recém-nascidos eliminam o CMV na urina/saliva

- assintomático e subclínico (90%)
- sintomático no nascimento (5–10%):
  - surdez sensitivo-neural, retardo mental, déficits neurológicos, convulsões
  - anormalidades oculares (15–50%): coriorretinite, neurite óptica, atrofia óptica, hipoplasia e coloboma do nervo óptico, uveíte anterior, anoftalmia, microftalmia, catarata, ciclopia
  - icterícia, anemia hemolítica, púrpura trombocitopênica
  ◊ *Causa* principal de doença cerebral e perda de audição em crianças!
- sintomático em adultos (em até 15%):
  - febre, faringite, linfadenopatia, poliartrite

√ Retardo do crescimento intrauterino
√ Hepatoesplenomegalia (insensível)
√ Ascite
√ Hidropisia
√ Pneumonite
@ CNS
√ Cistos subependimais periventriculares (= áreas focais de necrose e reação glial)
√ Calcificações intracranianas:
  √ Calcificações pós-inflamatórias periventriculares
  √ Calcificações dispersas em núcleos da base e tálamos
  √ Paredes de vasos lentículo-estriados espessas e altamente ecogênicas (= vasculopatia mineralizada com deposição de material basofílico e amorfo nas paredes arteriais)
  √ Calcificações por todo o parênquima cerebral
√ Dilatação ventricular (em virtude de ventriculite/obstrução pelo exsudato inflamatório/atrofia cerebral)
√ Septos intraventriculares
√ Microcefalia (em decorrência do efeito encefaloclástico do vírus/transtorno da proliferação da célula resultando em atrofia cerebral)
√ Lissencefalia, displasia/atrofia cortical, heterotopia, polimicrogiria, esquizencefalia (em virtude de migração neuronal perturbada)
√ Hipoplasia difusa intensa/displasia do cerebelo

Dx: cultura viral positiva dentro das primeiras 2 semanas de vida
Rx: sem tratamento efetivo para infecção materna
DDx: toxoplasmose, teratoma, esclerose tuberosa, síndrome de Sturge-Weber, trombose do seio venoso

MALFORMAÇÃO DE DANDY-WALKER

= caracterizada por: (1) fossa posterior aumentada com posição alta do tentório; (2) disgenesia/agenesia do vérmis cerebelar; (3) dilatação cística do 4º ventrículo preenchendo quase toda a fossa posterior

Incidência: 12% de todas as hidrocefalias congênitas
Patologia: defeito no vérmis conectando um cisto retrocerebelar revestido com epêndima com o 4º ventrículo (PATOGNOMÔNICO)
Causa: dismorfogênese do teto do 4º ventrículo com falha de incorporação da área membranosa ao plexo coroide em desenvolvimento; originalmente proposto como atresia congênita do forame de **L**uschka (**l**ateral) e **M**agendie (**m**édia) não provável, pois os forames não são patentes até o 4º mês

Anomalias associadas:
— anomalias do CNS da linha média (em > 60%)
   (1) disgenesia do corpo caloso (20–25%), lipoma do corpo caloso
   (2) holoprosencefalia (25%)
   (3) malformação dos giros cerebrais (displasia do giro do cíngulo) (25%)
   (4) heterotopia cerebelar e malformação de folias cerebelares (25%)
   (5) malformação do núcleo olivário inferior
   (6) hamartoma do *tuber cinereum*
   (7) siringomielia
   (8) fenda palatina
   (9) encefalocele occipital (< 5%)
— outras anomalias do CNS
   (1) polimicrogiria/heterotopia da substância cinzenta (5–10%)
   (2) esquizencefalia
   (3) meningocele lombossacral
— anomalias fora do CNS (25%)
   (1) polidactilia, sindactilia
   (2) síndrome de Klippel-Feil
   (3) síndrome de Cornelia de Lange
   (4) fenda palatina
   (5) angioma facial
   (6) anomalias cardíacas

Radiografia do crânio:
√ Crânio grande secundário à hidrocefalia e dolicocefalia
√ Sutura lambdoide diastática
√ Fossa posterior desproporcionalmente grande e expandida
√ *Torcular Herophili* (confluência dos seios) e seios laterais muito acima do ângulo lambdoide = inversão torcular-lambdoide

CT/US/MR:
√ Ausência/hipoplasia de vérmis cerebelar: total (25%), parcial (75%)
√ Vérmis cerebelar deslocado superiormente
√ Hemisférios cerebelares separados pouco + amplamente
√ Deslocamento lateral + anterior de hemisférios cerebelares ± hipoplásicos
√ Grande cisto da fossa posterior com extensão pelo forame magno = divertículo do 4º ventrículo sem teto

√ Inserção elevada do tentório cerebelar
√ Hemisférios cerebelares em justaposição sem vérmis interveniente após procedimento de drenagem
√ Ausência da foice cerebelar
√ Remodelamento (em forma de concaridade) das pirâmides petrosas
√ Ventriculomegalia (em 72%, comunicação aberta com 3º ventrículo; em 39%, 4º ventrículo patente; em 28%, estenose do aqueduto; em 11%, obstrução de incisional); presente no pré-natal em 30%, aos 3 meses de idade em 75%
√ Deslocamento anterior da ponte

Angiografia:
√ Posição alta do seio transverso
√ Veia de Galeno elevada
√ Vasos cerebrais posteriores elevados
√ Artérias cerebelares superiores deslocadas em sentido anterossuperior acima das artérias cerebrais posteriores
√ Artéria cerebelar inferior posterior (PICA) ausente/pequena, com alça tonsilar elevada

Cx: aprisionamento do cisto acima do tentório = "configuração em buraco de fechadura"

Prognóstico: óbito fetal em 66%; 22–50% de mortalidade durante primeiro ano de vida

DDx: (1) cisto extra-axial da fossa posterior
(2) cisto aracnoide (4º ventrículo normal, forames patentes, *vermis intacto*)
(3) quarto ventrículo isolado
(4) megacisterna magno = cisterna magna gigante (fossa posterior aumentada, cisterna magna aumentada, *vermis intacto*, 4º ventrículo normal)
(5) porencefalia

Variante de Dandy-Walker

caracterizada por:
(1) hipoplasia variável da porção posteroinferior do vérmis, levando à comunicação entre o 4º ventrículo e cisterna magna
(2) disgenesia cerebelar
(3) dilatação cística do 4º ventrículo
(4) SEM aumento da fossa posterior
◊ Mais comum que malformação de Dandy-Walker; responsável por 1/3 de todas as malformações da fossa posterior

Causa: insulto focal ao cerebelo em desenvolvimento

Anomalias de CNS associadas:
agenesia do corpo caloso (21%), malformação dos giros cerebrais (21%), heterotopia, holoprosencefalia (10%), cisto diencefálico (10%), meningoencefalocele da fossa posterior (10%)

Outras anomalias associadas:
polidactilia; anomalias cardíaca, renal, facial; cariótipo anormal (29%)

√ 4º ventrículo menor e mais bem formado
√ Cisto retrocerebelar menor
√ Pode ocorrer comunicação entre cisto retrocerebelar e espaço subaracnoide, através da abertura patente do 4º ventrículo (forame de Magendie)
√ Fossa posterior menor que o normal na síndrome de Dandy-Walker

ULTRASSOM OBSTÉTRICO (US-OB):
√ Fechamento incompleto do vérmis é normal até 18 semanas de idade gestacional!

Complexo de Dandy-Walker

= um contínuo de anomalias, incluindo malformação de Dandy-Walker + variante de Dandy-Walker + megacisterna magna, caracterizadas por disgenesia do vérmis cerebelar

Causa: insulto amplo à placa alar por uma variedade de anomalias

Associada a:
A. Síndromes genéticas hereditárias
— recessivas autossômicas
1. Síndrome de Meckel-Gruber
2. Síndrome de Ellis-van Creveld
3. Síndrome de Walker-Warburg
— dominantes autossômicas
1. Hipoplasia cerebelar ligada ao X
2. Síndrome de Aicardi
B. Cariótipo anormal (33%)
1. Duplicações de cromossomos 5p, 8p, 8q
2. Trissomias 9, 13, 18
C. Infecção
1. Vírus: CMV, rubéola
2. Protozoário: toxoplasmose
D. Teratógenos: álcool, warfarina sódica
E. Multifatorial

Pseudomalformação de Dandy-Walker

= rombencéfalo normal em desenvolvimento, durante 1º trimestre
√ Espaço preenchido por fluido no aspecto posterior da cabeça fetal

DERMOIDE DE CNS

= massa pilossebácea revestida com apêndices de pele originando-se da inclusão de células epiteliais + apêndices de pele durante o fechamento do tubo neural

Incidência: 1% de todos os tumores intracranianos

Patologia: lesão ectodérmica + mesodérmica = epitélio escamoso, células mesodérmicas (folículos pilosos, glândulas sebáceas + sudoríparas)

Idade: < 30 anos (aparece em adultos secundário ao crescimento lento): M < F

Localização:
(a) canal raqueano (mais comum): extra/intramedular na região lombossacral
(b) fossa posterior dentro do vérmis/4º ventrículo (predileção para a linha média)
(c) fissura orbitária posterior a superior, pode estar associada à deformidade óssea

• surtos possíveis de meningite química/bacteriana
√ Massa não homogênea de parede espessa, com áreas focais de gordura
√ Calcificações murais/centrais/ósseas (possível)
√ Pode apresentar trato sinusal à superfície da pele (seio dermal), se localizado na linha média na região occipital/nasofrontal
√ Nível de gordura-fluido, se o cisto se romper dentro dos ventrículos, gotas de gordura entram no espaço subaracnoide
√ SEM realce de contraste

MR:
√ Intensidade variada em T1WI (hiperintenso com conteúdo de produtos de colesterol liquefeitos)
√ Encurtamento dos tempos de relaxamento de T1 + T2 (= gordura)

ANOMALIA DO DESENVOLVIMENTO VENOSO

= ANGIOMA VENOSO
= conjunto de veias medulares dilatadas que é drenado em uma veia alargada; raramente sangra
◊ Pode ser considerado uma variante do normal!

Histologia: canais venosos sem lâmina elástica interna, separados por tecido neural gliótico que pode calcificar; provavelmente representando um sistema venoso fetal persistente; parênquima cerebral interveniente normal

Associado a: incidência aumentada de angiomas cavernosos que podem sangrar!
- macio + passível de compressão sem frêmitos/pulsações
- distensão com manobra de Valsalva
- comumente assintomático

Localização: substância branca cerebelar/cerebral profunda; mais comumente adjacente ao corno frontal
√ Sem vaso arterial
√ Configuração como cabeça de medusa/"guarda-chuva/raios de roda"
= múltiplas veias pequenas e orientadas radialmente na periferia da lesão, convergindo para uma veia mais abrangente e única

Cx (incomum): hemorragia, isquemia
DDx: doença de Sturge-Weber (angiomatose pial difusa com capilares tipo venosos)

LESÃO AXONAL DIFUSA
= LESÃO DE CISALHAMENTO DA SUBSTÂNCIA BRANCA

Incidência: tipo mais comum de lesão traumático primário em pacientes com traumatismo craniano intenso (48%)

Causa: trauma de alta velocidade (MVA) causando lesão indireta, em virtude das forças <u>rotacionais</u>/angulares (especialmente coronais) de aceleração/desaceleração (não necessariamente um impacto direto à cabeça ou fratura)

Patogênese:
córtex e estruturas profundas movimentando-se em velocidades diferentes e causando *stress* de cisalhamento de
(1) axônios resultando em lacerações axonais seguidas de degeneração waleriana
(2) vasos pequenos de substância branca causando pequenas hemorragias petequiais menores

Patologia: a maior parte da lesão é apenas microscópica
Histologia: múltiplas bolas de retração axonal (MARCA REGISTRADA), hemorragias perivasculares numerosas

- prejuízo intenso imediato da consciência na hora do impacto
- estado vegetativo persistente

Localização (de acordo com intensidade do trauma):
(a) substância branca lobar na junção corticomedular (67%); região parassagital do lobo frontal + região periventricular do lobo temporal; ocasionalmente nos lobos parietal + occipital
(b) cápsula interna + externa/núcleos da base, coroa radiada, pedúnculos cerebelares
(c) corpo caloso (21%); 3/4 das lesões sob a superfície do corpo posterior + do esplênio
   √ Associada frequentemente à hemorragia intraventricular
(d) tronco cerebral: quadrantes posterolaterais do mesencéfalo + da ponte superior; pedúnculos cerebelares superiores, especialmente vulneráveis

√ Poupando o córtex
√ 20% das lesões com áreas centrais menores de hemorragia petequial

CT (negativa em 30% dos casos positivos na MR):
√ Focos de densidade diminuída (geralmente visualizados quando > 1,5 cm de tamanho)

MR (modalidade mais sensível):
√ Múltiplos focos pequenos redondos/ovais de intensidade de sinal diminuída em T1WI + sinal aumentado em T2WI

Prognóstico:
(1) ruim, em virtude das sequelas (o paciente pode ir a óbito sem sinais de pressão intracraniana alta)
(2) atrofia do cérebro com aumento de sulcos + ventrículos

ESCLEROSE DIFUSA
Esporádica, adultos jovens, curso fulminante
- demência, surdez
√ Regiões de baixa atenuação em ambos os hemisférios, sem simetria

TROMBOSE DO SEIO DURAL
= TROMBOSE DO SEIO SAGITAL SUPERIOR/VENOSA
◊ O radiologista pode ser o primeiro a sugerir o diagnóstico!

Causa:
A. Idiopática = espontânea (10–30%)
B. Causas sépticas (especialmente na infância): sinusite, otite, mastoidite, empiema sub-/epidural, meningite, encefalite, abscesso cerebral, celulite de face + couro cabeludo, septicemia
C. Causas assépticas
   (a) tumor comprimindo o seio: meningioma, crise blástica de leucemia mielocítica crônica
   (b) trauma: fratura através da parede de seio, cirurgia craniana, cateterização da veia jugular
   (c) estado de fluido baixo: CHF, CHD, desidratação, choque
   (d) hipercoagulabilidade: deficiência de antitrombina III, síndrome de antifosfolipídios, deficiência de proteína S, resistência à proteína C, gestação, estado periparto, contraceptivos orais, policitemia vera, trombocitose idiopática, trombocitopenia, anemia falciforme, criofibrinogenemia, coagulopatia intravascular disseminada
   (e) quimioterapia: p. ex., ARA-C, L-asparaginase
D. Causas não usuais
   doença de Behçet, AIDS, colite ulcerativa, lúpus eritematoso sistêmico, síndrome nefrótica, sarcoidose

Fisiopatologia:
a trombose do seio dural leva à congestão venosa, infarto venoso cerebral, edema cerebral, apagamento dos sulcos, hemorragia, ocasionalmente hidrocefalia (em vitude da absorção reduzida de CSF)

- sintomas de pressão intracraniana aumentada: cefaleias, náusea, vômito, visão turva, papiledema

Frequentemente confundida com: cefaleias tensionais, enxaqueca
- sonolência, confusão, atividade mental diminuída, letargia, embotamento
- sintomatologia de AVC (disfasia, paralisia do nervo craniano, falta de coordenação cerebelar), convulsões
- febre

Localização: seio sagital superior > transverso > sigmoide > reto

NCCT (geralmente achados sutis):
√ Material hiperatenuante (sangue coagulado) no seio sagital/seio reto/veias corticais cerebrais = "sinal do triângulo denso"/"sinal do cordão" (20%)
√ Compressão dos ventrículos laterais em 32% (infarto/edema)
√ Hemorragia parenquimatosa unilateral (2/3)/bilateral (1/3) envolvendo as substâncias cinzenta e branca (20%)
√ Coleção subdural
√ AVC (frequentemente hemorrágico)

CECT venoso (30–40 seg. de *delay*):
√ "Sinal do delta vazio"/"triângulo vazio" = falha de enchimento no seio reto/seio sagital superior circunscrito por uma área triangular de realce (em 25–35–70%)
   Falso-positivo: hematoma subdural/empiema/granulações aracnoides
   Falso-negativo: média do volume parcial, trombo pequeno, trombo recanalizado
√ Aumento da veia com trombose próximo à obstrução

√ Contorno irregular e desgrenhado das veias (= realce de veias colaterais pequenas próximo à veia obstruída)
√ Realce giral na periferia do infarto (30–40%)
√ Realce tentorial intenso, secundário às colaterais (raro)
√ Veia medular transcortical densa
Vantagens sobre MR: tempo de exame mais curto
MR:
√ Substituição da ausência de fluxo (*flow void*) pela intensidade de sinal anormal
   (a) trombose aguda (primeiros dias)
      √ Coágulo isointenso a substância cinzenta em T1WI (e, portanto, facilmente perdido) + hipointenso em T2WI
      √ Intensidade de sinal baixa em vez de *flow void* normal em T1WI
   (b) trombose crônica (quando a maioria dos casos é diagnosticada)
      √ Trombose hiperintensa dentro do seio em T1WI (em virtude da metemoglobina intra e extracelular
      √ Trombose iso/hiperintensa em T2WI (em virtude da metemoglobina extracelular)
         Observação: trombo hipointenso em T2WI (em virtude da metemoglobina intracelular) pode imitar *flow void* de um seio dural patente
√ Infartos hemorrágicos subcorticais (em virtude da extensão retrógada do trombo)
√ Realce da parede do seio dural com trombose
Venografia por MR:
√ Ausência de realce relacionado com o fluxo
   Armadilha: trombo hiperintenso no TOF (*time-of-flight*) em T1WI pode simular realce relacionado com o fluxo
Angiografia:
√ Não preenchimento do seio com trombose
√ Preenchimento das veias corticais, sistema venoso profundo, seio cavernoso
√ Hemorragias parassagitais (altamente específicas para trombose de seio sagital superior) após infarto venoso cortical
Prognóstico: índice elevado de mortalidade
Rx: heparina (recuperação completa em 70%)

SÍNDROME DE DYKE-DAVIDOFF-MASON

= HEMIATROFIA CEREBRAL = HEMIPLEGIA INFANTIL/CONGÊNITA = SÍNDROME DE HEMICONVULSÕES, HEMIPLEGIA E EPILEPSIA
= atrofia cerebral unilateral com crânio ipsilateral pequeno
Causa: insulto ao cérebro imaturo, causando perda neuronal + prejuízo no crescimento cerebral:
   (a) pré-natal: malformação congênita, infecção, insulto vascular
   (b) perinatal: toco trauma, anóxia, hipóxia, hemorragia intracraniana
   (c) pós-natal: trauma, tumor, infecção, convulsões febris prolongadas
Idade: apresenta-se na adolescência
• convulsões
• hemiparesia (tipicamente hemiplegia espástica)
• retardo mental
√ Espessamento unilateral do crânio
√ Diminuição unilateral no tamanho da fossa craniana
√ Superdesenvolvimento unilateral dos seios
√ Contração de um hemisfério/lobo
√ Aumento compensatório do ventrículo + sulcos adjacentes com desvio da linha média

TUMOR NEUROEPITELIAL DISEMBRIOPLÁSICO (DNET)

= tumor benigno de origem neuroepitelial, originando-se da substância cinzenta profunda/cortical
Origem: derivado das camadas germinativas secundárias; originalmente diagnosticado como astrocitoma de baixo grau
Histologia: elemento glioneuronal específico em padrão colunar, orientado perpendicular à superfície cortical; uma mistura de astrócitos + elementos oligodendrogliais, em associação a "neurônios flutuantes" e degeneração mucinosa; ± arquitetura multinodular
Idade: geralmente < 20 anos; M > F
• crises parciais clinicamente refratárias
• déficits neurológicos raros
Localização: temporal (62%)/lobo frontal (31%); núcleo caudado; cerebelo; ponte
CT:
√ Massa hipoatenuante ± calcificações
√ Remodelação da tábua interna do crânio
MR:
√ Massa cortical, sem edema vasogênico circundante:
   √ Hipointensa em T1WI e hiperintensa em T2WI
   √ "Bolha de sabão"/aparência de megagiro na margem cortical = aumento da superfície cortical
   √ Realce pelo meio de contraste (em 33%)
Prognóstico: ressecção parcial freia atividade de convulsão; raramente ocorre
DDx: astrocitoma difuso, ganglioglioma, oligodendroglioma

SÍNDROME DA SELA VAZIA

= extensão do espaço subaracnoide dentro da sela túrcica, que se torna exposta às pulsações de CSF, secundárias à defeito na sela do diafragma; caracterizada pela glândula hipofisária normal/moldada e sela normal ou aumentada (sela vazia = termo impróprio)
Incidência: 24% em estudo de autopsia
√ Aumento da sela lentamente progressivo e simétrico/assimétrico (assoalho duplo)
√ Lâmina dural remodelada permanece mineralizada
√ Borda pequena de tecido hipofisário deslocada posteriormente + inferiormente
√ Sinal do infundíbulo = o infundíbulo estende-se para o assoalho da sela
DDx: tumor cístico, 3º ventrículo aumentado e herniado (infundíbulo deslocado)

Sela Vazia Primária (Espectro Anatômico)

Incidência: 10% da população adulta; M÷F = 1÷4
Causas prováveis:
   (1) aumento hipofisário, seguido pela regressão, durante a gestação
   (2) involução de um tumor hipofisário
   (3) fraqueza congênita da sela do diafragma
◊ Ocorre mais frequentemente em pacientes com pressão intracraniana aumentada
• geralmente assintomática
• risco aumentado de rinorreia de CSF
• SEM anomalia endócrina

Sela Vazia Secundária

= pós-cirúrgica quando ocorreu rompimento da sela do diafragma
• distúrbio visual
• cefaleias

EMPIEMA CEREBRAL

Causa: sinusite, otite média, osteomielite do crânio, infecção após craniotomia ou colocação de drenagem ventricular, lesão penetrante, contaminação de coleção subdural induzida pela meningite

Empiema Subdural

20% de todas as infecções bacterianas intracranianas

Localização: espaço cranianofrontal + inferior em proximidade íntima aos seios paranasais; 80% sobre convexidade, estendendo-se até fissura inter-hemisférica ou fossa posterior

√ Zona hipo-/isodensa, crescente/lentiforme, adjacente à tábua interna
√ Pode demonstrar efeito de massa (apagamento dos sulcos, compressão ventricular, desvio)
√ Realce curvilíneo, fino e periférico (após 7–10 dias), adjacente ao cérebro
√ Sinusite intensa/mastoidite (pode ser indicador mais significativo)

Mortalidade: 30% (emergência neurocirúrgica)
Cx: trombose venosa, infarto, convulsões, hemiparesia, hemianopsia, afasia, abscesso cerebral
DDx: hematoma subdural subagudo/crônico

Empiema Epidural

- sem déficit neurológico (a dura minimiza a pressão exercida no cérebro)

√ Realce periférico espesso

ENCEFALITE

= termo geralmente reservado para o processo inflamatório difuso da etiologia viral, mais comumente arbovírus transmitido por artrópodes (encefalite equina do leste e oeste, encefalite do vírus de Califórnia, encefalite de St. Louis)

√ Edema cerebral leve e difuso
√ Infartos pequenos/hemorragia (menos frequente)
√ Hiperintensidade em T2WI em áreas de envolvimento cortical

Herpes de Encefalite Simples (HSE)

= causa mais comum meningoencefalite necrotizante e não epidêmica em indivíduos imunocompetentes nos USA

◊ Emergência neurológica, em virtude da elevada morbidez e mortalidade

Organismo: HSV tipo I (em adultos); HSV tipo II (em recém-nascidos com infecção transplacentária

- síndrome viral precedente
- mudanças no estado mental: confusão, desorientação, alucinação, mudança de personalidade, afasia
- febre de baixo grau, cefaleia, convulsões

Localização: lobos temporais e inferomediais > frontais > parietais; propensão para sistema límbico (trato olfatório, lobos temporais, giro cingulado, córtex insular); inicialmente predominantemente unilateral

√ Realce inrregular e moderado periférico/giral/cisternal (50%), pode persistir por vários meses

CT:
√ Pode ser negativo nos primeiros 3 dias
√ Áreas bilaterais e mal definidas de atenuação levemente diminuída em um/ambos os lobos temporais e ínsulas
√ O putâmen poupado forma bordas côncavas agudas e nitidamente retas (*DDx,* infarto, glioma)
√ Efeito de massa leve com compressão de ventrículos laterais e perda de fissura silviana (edema cerebral)
√ Tendência para hemorragia e disseminação rápida no cérebro

MR (estudo de escolha, positivo dentro de 2 dias):
√ Intensidade de sinal aumentada em T2WI e hipointensidade leve a moderada em T1WI
√ Sinal aumentado em imagens ponderadas em difusão (edema citotóxico)
√ Pequenos focos de hemorragia (comum)

NUC:
Agentes: investigação padrão por imagens do cérebro (p. ex. Tc-99m DTPA), agentes do cérebro mais novos (p. ex. iodo anfetamina I-123/HMPAO Tc-99m)
◊ Investigação por imagens SPECT melhora sensibilidade
√ Aumento focal característico da atividade em lobos temporais em cintilografia (destruição da barreira hematoencefálica)

Dx: (1) identificação do vírus dentro do CSF (usando a técnica de reação de cadeia de polimerase)
(2) coloração fluoresceína de anticorpos/cultura viral da biopsia cerebral

Mortalidade: 30–70%
Rx: arabinosida adenina
DDx: (1) infarto (envolve lobo temporal média ou lateral, quase exclusivamente unilateral)
(2) glioma de baixo grau
(3) abscesso

Encefalite pelo Vírus da Imunodeficiência Humana

frequentemente em combinação com encefalite de CMV

Histologia: nódulos microgliais e células gigantes multinucleadas acompanhados de gliose de substância profunda branca e cinzenta

√ Atrofia do CNS predominantemente central
√ Doença de substância branca periventricular simétrica/difusa, sem efeito de massa (hipodensa em CT, intensidade alta em T2WI)

Encefalite Pós-Infecciosa

após doença viral exantematosa (sarampo, caxumba, rubéola, varíola, vírus de Epstein-Barr, varicela, coqueluche)/vacinação

Encefalomielite Disseminada Aguda (ADEM)

= LEUCOENCEFALOPATIA PÓS-VIRAL
= reação autoimune contra a substância branca do paciente

- 7–14 dias/várias semanas após infecção viral exantematosa/vacinação
- confusão, cefaleias, febre
- convulsões, déficits neurológicos focais

Histologia: processo inflamatório perivenoso e difuso causando áreas de desmielinização.

Localização: substância branca subcortical de ambos os hemisférios assimetricamente; pode envolver tronco cerebral/fossa posterior

√ Lesões podem demonstrar realce pelo meio de contraste

CT:
√ Anomalias da substância branca hipodensas e multifocais
√ Substância cinzenta cortical poupada, ocasionalmente com envolvimento de substância cinzenta profunda
√ Sem lesões adicionais em exame de controle evolutivo

MR:
√ Áreas confluentes de hiperintensidade multifocal extensas/pontiformes em FLAIR/T2WI

Rx: os corticosteroides resultam em melhora dramática
Prognóstico: resolução completa de déficits neurológicos dentro de 1 mês (80–90%)/alguns danos neurológicos permanentes (10–20%)

DDx: esclerose múltipla (episódios recorrentes raros como em esclerose múltipla); vasculite autoimune; cérebro em processo de envelhecimento

Leucoencefalite Hemorrágica Aguda
= doença de CNS mielinoclástica fulminante
= forma hiperaguda de encefalomielite disseminada aguda
Causa: doença imunorreativa após doença prodromal (infecção viral respiratória menor, colite ulcerativa)
Patologia: edema marcado, amolecimento do cérebro
Histologia: angiite necrotizante de vênulas + capilares dentro da substância branca com extravasamento de PMNs + linfócitos; necrose fibrinoide dos capilares afetados e dos tecidos ao redor; hemorragias confluentes com configuração de bola-e-anel em virtude de diapedese de eritrócitos
- coma progressivo, distúrbio motor, dificuldade de fala, convulsões
- pirexia, leucocitose
- pleocitose, proteína elevada no liquor

Localização: doença unilateral; substância branca frontal posterior + parietal ao nível do centro semioval (poupando as fibras em U subcorticais + o córtex) > núcleos da base, cerebelo, tronco cerebral, medula espinhal
√ Desenvolvimento rápido do efeito de massa profundo parecido com infarto
√ Hemorragias múltiplas da substância branca petequiais
√ Hipoatenuação externa, virtualmente confinada à substância branca hemisférica
Prognóstico: geralmente leva ao óbito
DDx: (1) encefalite por herpes simples (lesões corticais em lobos frontais inferiores + temporais + região insular, sem achado na investigação por imagens até 3–5 dias após início de sintomas significativos)
(2) esclerose múltipla tumefativa
(3) desmielinização osmótica
(4) encefalopatia tóxica: solvente lipofílico, metanol
(5) encefalopatia hipertensiva: eclampsia, púrpura trombocitopênica trombótica

EPENDIMOMA
= na maioria dos casos, uma neoplasia benigna e de crescimento lento, de células ependimárias maduras e bem diferenciadas revestindo os ventrículos
Incidência: mais comum em crianças; 5–9% de todas as neoplasias de CNS primários; 15% dos tumores da fossa posterior em crianças; 63% dos gliomas intramedulares espinhais
Histologia: agregados benignos de ependimócitos em forma de pseudorrosetas perivasculares; pode ter padrão papilar (*DDx* difícil com papiloma do plexo coroide)
Idade: (a) supratentorial: em qualquer idade (átrio; forame interventricular do cérebro)
(b) fossa posterior: < 10 anos; picos de idade em 5 e 34 Anos; M÷F = 0,8 ÷ 1
Associado a: neurofibromatose
- pressão intracraniana aumentada (90%)
Localização:
(a) infratentorial: assoalho do 4° ventrículo (70% de todos os ependimomas intracranianos)
(b) supratentorial: frontal > parietal > temporoparietal > região justaventricular (intraventricular incomum), ventrículo lateral, 3° ventrículo
(c) cone (40–65% de todos os gliomas intramedulares espinhais)
Em crianças: infratentorial em 70%, supratentorial em 30%

√ Áreas císticas pequenas em 15–50% (necrose central)
√ Calcificações multifocais pontilhadas e finas (25–50%)
√ Hemorragia intratumoral (10%)
√ Cresce frequentemente no interior do parênquima cerebral, estendendo-se para a superfície cortical (particularmente nos lobos parietal + frontal)
√ Pode invaginar para o interior dos ventrículos
√ Frequente expansão através da abertura lateral do 4° ventrículo (forame de Luschka, para dentro do ângulo cerebelopontino (15%) ou pela abertura mediana do 4° ventrículo (forame de Magendie em sentido ascendente para a cisterna magna (até 60%) (CARACTERÍSTICA)
√ Invasão direta do tronco cerebral/cerebelo (30–40%)
√ Insinuação em torno dos vasos sanguíneos e nervos cranianos
√ Hidrocefalia comunicante (100%) após exsudato de proteína elaborado por entupimento das vias de reabsorção pelo tumor
CT:
√ Massa do 4° ventrículo iso/ligeiramente hiperdensa multilobulada e nitidamente margeada
√ Halo de baixa atenuação, bem definido e fino (4° ventrículo apagado e distendido)
√ Realce heterogêneo/moderadamente uniforme de porções sólidas (80%)
MR:
√ Sinal de intensidade heterogêneo, baixo a intermediário em T1WI
√ Margens de tumor hipointensas, em T1WI e T2WI em 64% (depósitos de hemossiderina)
√ Focos de intensidade de sinal alto em T2WI (áreas necróticas/cistos) e intensidade de sinal baixo (= calcificação/hemorragia)
√ Nível de fluido-fluido dentro dos cistos
√ Realce homogêneo do tumor pelo Gd-DTPA
Cx: disseminação subaracnoide através de CSF (rara) (*DDx:* ependimoma maligno, ependimoblastoma)
Rx: cirurgia (difícil para ressecar em virtude da aderência ao cérebro circundante) + radiação (parcialmente radiossensível) + quimioterapia
DDx do ependimoma cerebelar:
(1) astrocitoma (hipodenso, desloca o 4° ventrículo da linha média, hipodensidade cística, intramedular)
(2) meduloblastoma (hiperdenso, calcificações em apenas 10%)
(3) 4° ventrículo aprisionado (sem realce pelo meio de contraste)

EPIDERMOIDE DE CNS
= CISTO EPIDERMOIDE [DE INCLUSÃO]
= tumor benigno congênito com crescimento linear extremamente lento e resultando da descamação de células epiteliais da parede tumoral
Incidência: 0,2%–1,8% de todas as neoplasias intracranianas primárias; tumor intracraniano congênito mais comum
Origem: inclusão de tecido epitelial ectodérmico de bolsa faríngea de Rathke/células pluripotenciais durante fechamento do tubo neural na 5ª semana da vida fetal (a inclusão inicial resulta em lesão da linha média, a inclusão posterior resulta em localização mais lateral)
Patologia: "tumor perolado" = lesão sólida bem definida com superfície nodular, irregular e brilhante; detritos queratináceos e descamados, ricos em colesterol + triglicérides = **colesteatoma congênito/primário**
Histologia: tumor revestido por epitélio escamoso, cuboidal, estratificado e simples; circundado por faixa fina de tecido conectivo colagenoso; centro tumoral de aparência lamelar, em decorrência da descamação

Idade: 10–60 anos, pico de idade na 4ª a 5ª década; o tumor se expande lentamente durante décadas por meio de descamação continuada do revestimento, tornando-se, assim, sintomático na vida adulta; M÷F = 1÷1
- dor facial
- paralisias do nervo craniano por epidermoide no ângulo cerebelopontino (50%)
- anomalia visual + distúrbio endocrinológico (p. ex., diabetes insípido) em epidermoide suprasselar
- hidrocefalia em epidermoides suprasselares
- meningite química (secundária ao vazamento do conteúdo tumoral no espaço subaracnoide) em epidermoides da fossa craniana média

Sítio: linha média/linha paramédia; intradural (90%)/extradural; crescimento transespacial
(= extensão de um para outro espaço intracraniano)

Localização:
(a) ângulo cerebelopontino (40% são responsáveis por 5% dos tumores do ângulo CP)
(b) região suprasselar, cisternas perimesencefálicas (14%)
(c) em ventrículos, tronco cerebral, parênquima cerebral
(d) abóbada craniana

√ Lesão mole tomando a forma e moldando-se em torno das superfícies cerebrais
√ Pode circundar intimamente os vasos + nervos cranianos, em vez de deslocá-los (ressectabilidade limitada)
√ Efeito de massa limitado, sem edema/hidrocefalia
√ SEM realce pelo meio de contraste
√ Pode estar associado ao quadro de *sinus tract* de seio dermoide na região nasofrontal/occipital, quando localizado na linha média

CT:
√ Massa tipicamente homogênea, redonda, lobulada, com densidade semelhante à do CSF (entre água e – 20 UH)
√ Ocasionalmente hiperdenso em virtude do conteúdo de proteína alta, saponificação dos detritos queratináceos, hemorragia prévia no cisto, pigmento ferrocálcico/contendo ferro, abundância de PMNs
√ Erosão óssea, com margens corticais bem definidas
√ Calcificação (25%)
√ Realce periférico (inflamação de lesão periférica)

MR:
√ Aparência de casca de cebola lamelada com septações (acréscimo tipo camada em camada de material descamado)
√ "Epidermoide preto" = intensidade de sinal semelhante à do CSF: lesão de hipointensa e heterogênea em T1WI e hiperintensa em T2WI (em virtude de colesterol em estado cristalino sólido, queratina dentro do tumor e CSF dentro dos interstícios tumorais)
√ "Epidermoide branco" (raro) = hiperintenso em T1WI + iso-a hiperintenso em T2WI, em virtude da presença de triglicérides + ácidos graxos poli-insaturados
√ Hipointenso em T2WI (muito raro), em virtude das calcificações periféricas, hidratação baixa, secreção viscosa, pigmento paramagnético contendo ferro
√ Supressão da intensidade do sinal em sequência com supressão de gordura (*DDx:* lipoma exibe maior supressão)
√ Hiperintenso em relação ao CSF em FLAIR (*DDx:* cisto aracnoide)

Angiografia:
√ Avascular

Cisternografia:
√ Superfície papilar/semelhante à fronde com meio de contraste estendendo-se para o interior dos interstícios tumorais

Rx: ressecção cirúrgica (complicada pela aderência ao cérebro circundante + nervos cranianos, derramamento do conteúdo do cisto com meningite química, semeadura de CSF e implantação)

DDx: cisto aracnoide (superfície macia, difusão mais precoce, igual ao CSF), lipoma, schwannoma cístico, tumor adenomatoide, meningioma atípico, condroma, condrossarcoma, cordoma, tumor neurogênico calcificado, teratoma, astrocitoma calcificado, ganglioglioma

HEMATOMA EPIDURAL DO CÉREBRO
= HEMATOMA EXTRADURAL
= hematoma dentro de espaço potencial, entre tábua interna nua do crânio + periósteo da díploe (camada dural interna), que se une firme e em sentido descendente ao crânio nas margens de sutura (= hematoma subperiosteal da tábua interna)

Incidência: 2% de todas as lesões cranianas graves; em < 1% de todas as crianças com traumatismo craniano; incomum em bebês

Causa: o impacto no crânio causa laceração da camada periosteal da tábua externa e fratura linear; deslocamento temporário de fragmentos para dentro lacera os vasos meníngeos e desnuda ambas as camadas durais da tábua interna, enquanto a camada interna (dura meníngea) permanece intacta; o sangue se acumula entre tábua interna nua e a dura

Idade: mais comum em pacientes mais jovens 20–40 anos (dura arrancada mais facilmente do crânio)

Associada a:
(1) fratura do crânio em 75–85–95% (mais bem demonstrada em radiografias do crânio)
◊ As fraturas do crânio são frequentemente invisíveis em crianças ("fratura pingue-pongue")!
(2) hemorragia subdural
(3) contusão

Origem do sangramento:
(a) laceração da artéria meníngea (média) (pressão alta)/veia meníngea (pressão baixa), adjacente à tábua interna da fratura da calvária (91%)
(b) rompimento dos seios venosos durais (seio transverso/sagital superior) com pressão baixa + fluxo alto, em virtude da fratura diastática da sutura/lambdoide coronal [causa principal em crianças mais novas]
(c) avulsão das veias diploicas/sinusoides da medula óssea em pontos de perfurações calvariais

Tempo de apresentação: dentro dos primeiros dias de lesão (80%), 4–21 dias (20%)
- perda temporária de consciência (= período breve de inconsciência por causa da concussão do tronco cerebral)
- "intervalo lúcido" (em < 33%)
- sonolência tardia (24–96 h após acidente), em razão de acúmulo do hematoma epidural:
◊ PERIGOSO, em virtude do efeito de massa focal + início rápido (emergência neurocirúrgica a menos que seja pequena)!
- deterioração progressiva da consciência ao coma
- sinais neurológicos focais: paralisia do 3º nervo (sinal de herniação cerebral), hemiparesia
◊ Apenas uma minoria de fraturas cranianas atravessando a fenda da artéria meníngea média resulta em hematoma epidural!

Tipos:
I hematoma epidural agudo (58%) pelo sangramento arterial
II hematoma subagudo (31%)
III hematoma crônico (11%) pelo sangramento venoso

Fatores que determinam o índice de expansão epidural:
lesão à artéria ou veia, espasmo de artéria, contenção de sangramento através de pseudoaneurisma ou tamponamento,

descompressão de hematoma nas veias meníngeas + diploicas ou através da fratura para o couro cabeludo
Localização:
- ◊ Mais comumente significativo em termos clínicos, se localizado na região temporoparietal!
  (a) em 66% é temporoparietal (mais frequentemente da laceração da artéria meníngea média)
  (b) em 29% no polo frontal, região parieto-occipital, entre os lobos occipitais, fossa posterior (mais frequentemente da laceração de seios durais pela fratura)
- ◊ SEM atravessar as suturas, a menos que seja uma fratura diastática de sutura!

CT:
- √ Linha de fratura em área de hematoma epidural
- √ Coleção de fluido extra-axial biconvexo (lenticular = elíptico) em expansão = sob pressão alta:
  - √ Geralmente não atravessa linhas de sutura
  - √ Separação de seios venosos/foice da tábua interna
    - ◊ A ÚNICA hemorragia deslocando seios venosos e foice da tábua interna!
- √ Hematoma geralmente homogêneo:
  - √ Sangue fresco extravasado (30–50 HU)/sangue coagulado (50–80 HU) em estágio agudo
  - √ Raramente com "redemoinho" hipoatenuado (em virtude da mistura de sangue fresco com sangue coagulado em sangramento ativo)
- √ Efeito de massa ("efeito de cone de compressão") com apagamento dos giros e sulcos de:
  — hematoma epidural (57%)
  — contusão hemorrágica (29%)
  — inchaço edematoso cerebral (14%)
- √ Alongamento acentuado de vasos
- √ Sinais de lesão arterial (raros): extravasamento de contraste, fístula arteriovenosa, oclusão de artéria meníngea média, formação de pseudoaneurisma

MR:
- √ Baixa intensidade da dura-máter fibrosa permite diferenciação do sangue epidural do subdural na fase subaguda tardia (metemoglobina extracelular) com hiperintensidade em T1WI + T2WI

Angiografia:
- √ Artérias meníngeas deslocadas para longe da tábua interna do crânio
- √ Pseudoaneurisma = extravasamento de material de contraste
- √ Fístula arteriovenosa na linha de fratura

Cx: herniação, coma, óbito (15–30%)
Rx: após drenagem cirúrgica, retorno do sistema ventricular à linha média
- ◊ Hematoma epidural em outro sítio pode ser desmascarado após a descompressão cirúrgica

DDx: hematoma subdural crônico (pode ter formato biconvexo semelhante, atravessa linhas de sutura, estaciona na foice, sem a fratura de crânio associada, sem deslocamento da dura na MR)

TUMOR DA CÉLULA GANGLIONAR
Gangliocitoma
= tumor benigno raro, composto de células ganglionares maduras
Prevalência: 0,1–0,5% de todos os tumores cerebrais
Idade: crianças + adultos jovens
Associado a: cérebro malformado + displásico
Causa: ? cérebro displásico
Histologia: tumor puramente neuronal composto de células ganglionares maduras anormais, sem células gliais neoplásicas (= sem a imunorreatividade para proteína acídica fibrilar e glial)

Localização: assoalho do 3º ventrículo > lobo temporal > cerebelo > região parieto-occipital > lobo frontal > medula espinhal

CT:
- √ Massa hiperatenuante com pouco efeito de massa

MR:
- √ Iso- a hipointenso em T1WI + T2WI
- √ Brilhante em imagens com densidade de prótons

Gangliocitoma Cerebelar Displásico
= DOENÇA DE LHERMITE-DUCLOS
= transtorno hamartomatoso raro
Idade média: 34 anos; ocasionalmente em pacientes pediátricos
Associado a: polidactília, gigantismo parcial, hemangiomas múltiplos, leontíase óssea
Forte associação a: síndrome de Cowden (= complexo de neoplasia-hamartoma dominante e autossômico, caracterizado por lesões mucocutâneas, macrocefalia, hamartomas e neoplasia da mama, tireoide, cólon, órgãos geniturinários, CNS [meningioma, glioma]
Patologia: rompimento da estrutura laminar cerebelar normal
Histologia: células ganglionares hipertróficas displásicas expandindo camada granular; mielinização aumentada de camada molecular do córtex cerebelar; perda de células de Purkinje e de substância branca: redução marcada na mielinização da substância branca central das folhas cerebelares

- assintomática/sintomas de pressão intracraniana aumentada (cefaleias, visão turva, vômito)
- síndrome cerebelar progressiva e lenta (40%)
- megalencefalia (50%); retardo mental

Raios-X:
- √ Afinamento do crânio em região occipital

CT:
- √ Massa cerebelar hipo-/isoatenuante
- √ Hidrocefalia, secundária à compressão de 4º ventrículo e obliteração de cisterna de ângulo cerebelopontino
- √ Calcificação incomum
- √ Sem realce

MR:
- √ Massa cerebelar com sinal de cerebelo estriado = padrão de folhas laminadas de veludo/listrado de tigre, de faixas de intensidade alternada em T1WI + T2WI
  - √ Hiper- e isointenso em relação à substância cinzenta em T2
  - √ Iso- e hipointenso em relação à substância cinzenta em T1
- √ Realce extremamente incomum
- √ ± siringoidromielia

Rx: descompressão de ventrículos + ressecção de massa
DDx: meduloblastoma

Ganglioglioma
= tumor benigno relativamente incomum e de crescimento lento, composto de células neurais e gliais
Prevalência: 0,4–1,3% de todas as neoplasias intracranianas; 1–4% de todas as neoplasias pediátricas do CNS
Pico de Idade: 10–20 anos; em 80% < 30 anos de idade; M > F
Histologia: contém elementos ganglionares e gliais: células ganglionares (neurônios) surgem dos neuroblastos primitivos e amadurecem durante o crescimento; geralmente as células gliais astrocíticas predominam em vários estádios de diferenciação neoplásica

- cefaleias
- convulsões clinicamente refratárias
  - ◊ Causa mais comum de epilepsia crônica do lobo temporal

Localização: frequentemente acima do tentório: na periferia do hemisfério cerebral [lobos temporal (38%)]/parietal (30%)/frontal (18%)]; tronco cerebral; cerebelo; região pineal; medula óssea; nervo óptico; quiasma óptico; ventrículos; envolvimento local do espaço subaracnoide
√ Massa circunscrita de crescimento lento:
  √ Combinação sólida (43%)/puramente cística (5%)/sólido-cística (52%)
√ Calcificações (30%)
√ Efeito de massa com pouca associação/edema vasogênico
CT:
  √ Massa hipoatenuante (38%)/atenuação mista (32%); isoatenuante (15%)/hiperatenuante (15%)
  √ ± remodelação do crânio
  √ Realce pelo meio de contraste (16–80%)
  ◊ Ocasionalmente completamente indetectável por CT
MR:
  √ Aparência de MR inespecífica variável (hipo-/isointensa) em T1WI
  √ Comumente pelo menos uma região hiperintensa em T2WI
  √ Componente cístico pode ter intensidade de sinal maior que a do CSF (em virtude do material gelatinoso)
  √ Realce intenso, homogêneo/em forma de anel/sem realce
Prognóstico: favorável, degeneração maligna (6%)
Rx: ressecção total e bruta (com resolução de atividade de convulsão na maioria dos pacientes)

Ganglioglioma Infantil e Desmoplásico
= ASTROCITOMA INFANTIL E DESMOPLÁSICO
= ASTROCITOMA CEREBRAL SUPERFICIAL, LIGADO À DURA
= variedade incomum de ganglioglioma exclusivamente em bebês
Idade: < 18 meses (a maioria); M÷F = 2÷1
Histologia: neoplasia de células fusiformes com núcleos moderadamente pleomórficos alongados/ovais + conjuntos de células maiores com núcleos excêntricos, proeminentes e grandes, e citoplasma contendo corpos de Nissl
• circunferência da cabeça aumentando rapidamente
• atividade de convulsão (incomum)
Localização: lobos frontais + parietais > temporais > occipitais
√ Massa excepcionalmente grande e heterogênea:
  √ Porção sólida, ligeiramente hiperatenuante, tipicamente localizada ao longo da margem cortical
  √ Componentes císticos
√ Realce intenso do componente sólido
√ Extensão de realce CARACTERÍSTICA à margem leptomeníngea (em virtude da ligação dural firme)
√ Edema vasogênico raro
√ SEM A calcificação
Prognóstico: bom
Rx: ressecção cirúrgica

Ganglioneuroma
= células ganglionares predominam sobre as células gliais

GERMINOMA
Origem: células germinais
Idade: infância + adultos jovens; M = F
Localização:
  (a) região pineal
  (b) região hipotalâmica: talo infundibular, assoalho do 3º ventrículo
  (c) sincrônico (10% de todos os tumores intracranianos de células germinais)
• hipotalâmico: diabetes insípido, emaciação, puberdade precoce (tumor pode ser pequeno/radiologicamente invisível)
√ Massa sólida, redonda, com margens bem definidas e homogêneas
√ Realce pelo meio de contraste homogêneo, imediato
MR:
  √ Substância cinzenta iso- a hipointensa em T1WI
  √ Conteúdo de água livre, diminuído, iso- a ligeiramente hiperintenso em T2WI
  √ Ausência de lobo hiposisário posterior hiperintenso (em virtude do bloqueio do infundíbulo pela massa)

GLIOBLASTOMA MULTIFORME
forma mais maligna de todos os gliomas/astrocitomas; estádio terminal de anaplasia intensa e progressiva do astrocitoma Grau I/II preexistente (e não dos glioblastos embriológicos)
Incidência: tumor cerebral primário mais comum: 50% de todos os tumores intracranianos; 1–2% de todas as malignidades; 20.000 casos por ano
Idade: todas as idades: incidência de pico aos 65–75 anos; M÷F = 3÷2; mais frequente em caucasianos
Genética: síndrome de Turcot, neurofibromatose tipo 1, síndrome de Li-Fraumeni (neoplasias familiais em vários órgãos, com base no gene anormal supressor de tumor p53)
Patologia: aparência multilobulada; edema vasogênico bastante extensivo (transudação pelos canais vasculares estruturalmente anormais do tumor); neoplasia profundamente infiltrante; hemorragia; a necrose é essencial para o diagnóstico patológico (MARCA DE DISTINÇÃO)
Histologia: astrócitos multipolares, não diferenciados/frequentemente, bizarramente pleomórficos, altamente celulares; mitoses comuns e proliferação endotelial vascular proeminente; sem a cápsula; pseudopaliçadas (= células neoplásicas viáveis formando uma borda irregular em torno dos detritos necróticos, enquanto o tumor supera seu suprimento sanguíneo)
  Subtipos:
    (a) GBM de células gigantes = sarcoma monstrocelular
    (b) GBM de células pequenas = gliossarcoma = tumor de Feigin
Localização:
  (a) hemisférica: substância branca do centro semioval: lobos frontal > temporal; comum na ponte, tálamo, região quadrigeminal; poupando relativamente os núcleos da base e a substância cinzenta
    DDx: metástase solitária, lesão desmielinizante tumefativa ("esclerose singular"), abscesso atípico
  (b) calosa: "glioma borboleta" pode crescer exofiticamente no ventrículo
  (c) fossa posterior: astrocitoma pilocítico, astrocitoma do tronco cerebral
  (d) extra-axial: glioblastomatose leptomeníngea primária
  (e) multifocal: em 2–5%
Propagação:
  (a) extensão direta ao longo dos tratos de substância branca: corpo caloso (36%), corona radiata, pedúnculos cerebrais, comissura anterior, fibras arqueadas
    √ Atravessa prontamente a linha média = glioma "borboleta" (dica: invasão de septo pelúcido)
    √ Gliomas frontais + temporais tendem a invadir os núcleos da base
    √ Pode invadir a pia, a aracnoide e a dura (imitando meningioma)
  (b) tapete subependimário após atingir a superfície dos ventrículos
  (c) pelo CSF (< 2%)

(d) hematogênico (extremamente raro)
√ Lesão óssea osteoblástica

NECT:
√ Massa de baixa densidade não homogênea, com formato irregular + margens mal definidas (tumor sólido hipodenso/necrose cavitária/cisto tumoral/edema digitiforme peritumoral)
√ Efeito de massa considerável: compressão + deslocamento de ventrículos, cisternas, parênquima cerebral
√ Porções iso-/hiperdensas (hemorragia) em 5%
√ Calcifica-se raramente (se coexistente com glioma de grau mais baixo/após radio- ou quimioterapia

CECT:
Padrão de realce: realce pelo meio de contraste, em virtude da destruição da barreira hematoencefálica/neovascularização/áreas de necrose
  (a) realce homogêneo difuso
  (b) realce heterogêneo
  (c) padrão de anel (realça ocasionalmente a massa dentro do anel)
  (d) lesão de baixa densidade com nível de fluido-contraste (vazamento de contraste)
√ Quase sempre realce anelar de espessuras variáveis: multirrecortado ("guirlanda"), redondo/ovoide; pode ser observado circundando os ventrículos (Propagação subependimária); o tumor geralmente se estende além das margens do realce
√ Nível de sedimentação secundária aos debris celulares/hemorragia/material de contraste acumulado no cisto tumoral

MR:
√ Lesão mal definida com algum efeito de massa/edema vasogênico/heterogeneidades
√ Depósitos de hemossiderina (imagens gradiente-eco)
√ Hemorragia (hipointensidade em T2WI e T2WI*)
√ T1WI + realce de DTPA-gadolínio separam nódulos tumorais do edema circundante, necrose central e formação de cisto

Angiografia:
√ Neovascularização descontroladamente irregular + veias de drenagem precoce
√ Lesão avascular

PET:
√ Aumento no índice de uso de glicose

Rx: cirurgia, radioterapia e quimioterapia
Prognóstico: 16–18 meses de sobrevida pós-operatória (recorrência de tumor frequente, em virtude da incerteza sobre as margens do tumor durante cirurgia)

GBM Multifocal
(1) propagação de GBM primário
(2) áreas múltiplas de degeneração maligna em astrocitoma de baixo grau e difuso ("gliomatose cerebral")
(3) anomalia genética herdada/adquirida

GLIOMA
= tumores malignos de células gliais crescendo ao longo de tratos de substância branca, tendência a aumentar em grau com o tempo; podem ser multifocais
Incidência: 30–40% de todos os tumores intracranianos primários
50% das massas supratentoriais solitárias
√ Realce pelo meio de contraste:
  ◊ Aumenta em proporção ao grau de anaplasia
  ◊ Diminui intensidade do realce com terapia esteroide

CÉLULA DE ORIGEM
1. Astrócito   Astrocitoma
2. Oligodendrócito Oligodendroglioma
3. Epêndima   Ependimoma
4. Meduloblasto   Meduloblastoma;
                    (PNET = tumor neuroectodérmico primitivo)
5. Plexo coroide   Papiloma do plexo coroide

FREQUÊNCIA DOS GLIOMAS INTRACRANIANOS
Glioblastoma multiforme 51%
Astrocitoma 25%
Ependimoma 6%
Oligodendroglioma 6%
Espongioblastoma polar 3%
Gliomas mistos 3%
Astroblastoma 2%

Pico de idade: vida média de adulto
Localização: hemisférios cerebrais; coluna vertebral; tronco cerebral + cerebelo (em crianças)

Glioma do Tronco Cerebral
Incidência: 1%; 12–15% de todos os tumores cerebrais pediátricos; 20–30% de tumores cerebrais infratentoriais em crianças
Histologia: geralmente astrocitoma anaplásico/glioblastoma multiforme com infiltração ao longo dos tratos fibrosos
Idade: em crianças e adultos jovens; idade pico 3–13 anos; M÷F = 1÷1

• torna-se clinicamente aparente antes da ocorrência da obstrução ventricular
• paralisias ipsilaterais progressivas múltiplas do nervo craniano
• hemiparesia contralateral
• disfunção cerebelar: ataxia, nistagmo
• causando insuficiência respiratória

Localização: ponte > mesencéfalo > medula; frequentemente unilateral na junção medulopontina
◊ Gliomas mesencefálicos e medulares são mais benignos que os gliomas pontinos!

Padrão de crescimento:
  (a) infiltração difusa do tronco cerebral com expansão simétrica e propagação rostro-caudal na medula/tálamo e propagação ao cerebelo
  (b) crescimento focalmente exofítico nas cisternas adjacentes (cerebelopontina, pré-pontina, cisterna magna)

√ Tronco cerebral expandido assimetricamente
√ Achatamento e deslocamento posterior do 4º ventrículo e aqueduto do mesencéfalo
√ Compressão de cisterna pré-pontina e interpeduncular (em herniação transtentorial para cima)
√ Alargamento paradoxal da cisterna do ângulo CP com extensão tumoral para o ângulo CP
√ Deslocamento anterior paradoxal do 4º ventrículo com extensão tumoral para a cisterna magna

CT:
√ Massa isodensa/hipodensa com margens indistintas
√ Focos hiperdensos (= hemorragia) incomuns
√ Realce pelo meio de contraste ausente/mínimo/irregular (50%)
√ Realce anelar em tumores necróticos/císticos (mais agressivos)
√ Realce proeminente em lesão exofítica
√ Hidrocefalia incomum (por causa da sintomatologia inicial)

MR: (a melhor avaliação em casos sutis)
√ Hipointenso em T1WI + hiperintenso em T2WI
√ Frequentemente apenas realce sutil
√ ± imersão da artéria basilar

Angiografia:
√ Deslocamento anterior da artéria basilar + veia pontomesencefálica anterior

√ Deslocamento posterior de veia cerebelar pré-central
√ Deslocamento posterior de segmentos de PICA supratonsilares e medulares posteriores
√ Deslocamento lateral de segmento de PICA medular lateral
Prognóstico: índice de sobrevivência de 10–30% por ano
Rx: radioterapia
DDx: encefalite focal, hematoma em resolução, malformação vascular, tuberculoma, infarto, esclerose múltipla, metástase, linfoma

Glioma Quiasmático-Hipotalâmico

Origem: frequentemente indeterminável: os gliomas hipotalâmicos invadem quiasmas, gliomas quiasmáticos invadem hipotálamo
Incidência: 10–15% de tumores supratentoriais em crianças
Idade: 2–4 anos; M÷F = 1÷1
Associado a: doença de von Recklinghausen (20–50%)
- acuidade visual diminuída (50%) com atrofia óptica
- síndrome diencefálica (até 20%): emaciação acentuada, palidez, vigília incomum, hiperatividade, euforia
- estatura baixa (da redução no hormônio de crescimento) em 20%
- criança obesa
- sexualidade precoce
- diabetes insípido

√ Massa lobulada, hipodensa, suprasselar, com realce denso não homogêneo
√ Lesão heterogênea em virtude da formação de cisto, necrose, calcificações
√ Hipointenso em T1WI + hiperintenso em T2WI + FLAIR
√ Hidrocefalia obstrutiva
DDx: hamartoma hipotalâmico, ganglioglioma, coristoma

LEUCODISTROFIA DA CÉLULA GLOBOIDE

= DOENÇA DE KRABBE
Causa: deficiência de galactosilceramida betagalactosidase, resultando no acúmulo de cerebrosida + destruição de oligodendrócitos
Dx: análise bioquímica de leucócitos/fibroblastos de pele
Idade: 3–6 meses
- inquietação e irritabilidade
- espasticidade acentuada
- atrofia óptica
- hiperacusia

√ Lesões hiperdensas simétricas em tálamos, núcleos caudados, corona radiata
√ Atenuação diminuída da substância branca
√ Atrofia cerebral com aumento dos ventrículos
Prognóstico: óbito nos primeiros anos de vida

DOENÇA DE HALLERVORDEN-SPATZ

= transtorno metabólico, neurodegenerativo, familial raro, com retenção anormal de ferro nos núcleos da base
Idade: 2ª década de vida
Histologia: hiperpigmentação + destruição simétrica de globo pálido + substância negra
- prejuízo progressivo da marcha + rigidez de membros
- lentidão de movimentos voluntários, disartria
- transtorno do movimento coreoatetótico
- demência progressiva

CT:
√ Baixa (= destruição de tecido)/alta densidade (= calcificação distrófica) no globo pálido

MR:
√ Sinal do "olho-do-tigre":
√ Inicialmente globo pálido hipointenso em T2WI (= deposição de ferro)
√ Depois, focos hiperintensos centrais em T2WI (= destruição de tecido e gliose)

HAMARTOMA DE CNS

tumor raro
(a) esporádico
(b) associado à esclerose tuberosa; pode degenerar em astrocitoma de células gigantes
Idade: 0–30 anos
Localização: lobo temporal, hamartoma do *tuber cinereum*, subependimal em esclerose tuberosa
√ Cisto com efeito de massa pequeno, possivelmente com calcificações focais
√ Geralmente sem realce

TRAUMATISMO CRANIANO

= TRAUMA DE CNS
Incidência: 0,2–0,3% anualmente nos USA são significativos; pico em 550 ÷ 100.000 pessoas de idades entre 15–24 anos; segundo pico > 50 anos de idade
Causa: acidentes de veículos (51%), quedas (21%), assaltos e violência (12%), esporte e recreação (10%)
Classificação:
A. Lesão traumática primária
  (a) lesão neuronal primária
    1. Contusão cortical
    2. Lesão axonal difusa
    3. Lesão da substância cinzenta subcortical
       = lesão ao tálamo ± núcleos da base
    4. Lesão do tronco cerebral primário
  (b) hemorragias primárias (de lesão a artéria cerebral/veia/capilar)
    1. Hematoma subdural
    2. Hematoma epidural
    3. Hematoma intracerebral
    4. Hemorragia difusa (intraventricular, subaracnoide)
  (c) lesões vasculares primárias
    1. Fístula carótido-cavernosa
    2. Pseudoaneurisma arterial
       Localização: ramos de ACA e MCA, porção de ICA intracavernosa, pCom
    3. Dissecção/laceração/oclusão arterial
    4. Laceração/oclusão do seio dural

Escala de Coma de Glasgow			
Resposta	*Contagem*	*Resposta*	*Contagem*
Abertura de Olhos		**Resposta Verbal**	
espontânea	4	orientada	5
à voz	3	confusa	4
à dor	2	palavras inapropriadas	3
nenhuma	1	incompreensível	2
		nenhuma	1
Resposta Motora			
obedece comandos	6	Localiza a dor	5
afastamento (dor)	4	flexão (dor)	3
extensão (dor)	2	nenhuma	1

(d) lesão traumática da pia-aracnoide
  1. Cisto aracnoide pós-traumático
  2. Higroma subdural
(e) lesão do nervo craniano
B. Lesão traumática secundária
  • deterioração de consciência/novos sinais neurológicos algum tempo depois da lesão inicial
  1. Infarto arterial territorial de grande porte
    Causa: herniação subfalcina/transtentorial prolongada pinçando a artéria contra uma margem dural rígida
    Localização: território da PCA, ACA
  2. Infarto na fronteira e zona terminal
  3. Lesão hipóxica difusa
  4. Inchaço/edema difuso do cérebro
  5. Necrose de pressão pela herniação cerebral
    Causa: pressão intracraniana aumentada
    Localização: giros cingulado, uncal, para-hipocampal, tonsilas cerebelares
  6. Hemorragia secundária "tardia"
  7. Lesão secundária ao tronco cerebral (compressão mecânica, hemorragia secundária (Duret) em tegumento da ponte rostral e do mesencéfalo, infarto de artérias perfurantes paramedianas/médias, necrose)
  8. Outros (p. ex., embolia gordurosa, infecção)
  • **hemorragia de Duret**
    = hemorragia secundária atrasada em aspectos paramedianos e ventrais do tronco cerebral superior (mesencéfalo e ponte), em virtude da herniação massiva do lobo temporal, causando alongamento e laceração dos ramos perfurantes pontinos da artéria basilar
  • **fenômeno de Kernohan**
    = contusão do tronco cerebral contralateral causada pela pressão da margem livre do tentório
    Fisiopatologia:
      a massa supratentorial em expansão força o aspecto medial do lobo temporal para baixo sobre o tentório, comprimindo o nervo oculomotor vizinho (III); pressão lateral no mesencéfalo comprime o pilar oposto do cérebro contra a margem livre do tentório, formando indentação no pilar (incisura de Kernohan)
      • dilatação pupilar ipsilateral
      • paralisia do nervo oculomotor ipsilateral
      • hemiparesia ipsilateral (sinal de localização falsa)

Patomecanismo:
A. Impacto direto no cérebro, em decorrência de fratura/distorção do crânio
  √ Couro cabeludo/crânio anormal
  √ Prejuízo neural superficial localizado na proximidade imediata da lesão do crônio
  1. Laceração cortical, em virtude do fragmento de fratura pressionado
  2. Hematoma epidural
B. Lesão indireta independente de deformação do crânio
  √ Couro cabeludo/crânio normal
  (a) tensão de compressão-rarefação = mudança em volume celular, sem mudança em formato (rara)
  (b) deformação de cisalhamento = mudança em formato, sem mudança em volume por:
    — forças de aceleração rotacional (mais comum)
      √ Lesões profundas/superficiais, múltiplas e bilaterais, possivelmente remotas do sítio de impacto
      1. Contusão cortical (superfície cerebral)
      2. Lesão axonal difusa (substância branca)
      3. Tronco cerebral + núcleos de massa cinzenta profunda
    — forças de aceleração lineares (menos comum)
      1. Hematoma subdural
      2. Contusão superficial pequena

Prognóstico: 10% fatal, 5–10% com déficits residuais

Abordagem centrípeta na busca da lesão:
A. Couro cabeludo
  1. Abrasão do couro cabeludo: invisível
  2. Laceração do couro cabeludo: inclusão de ar
  3. Contusão do couro cabeludo: densidades de sal e pimenta
B. Hematoma subgaleal
  Localização: entre periósteo da tábua externa e gálea (= embaixo da gordura do couro cabeludo)
C. Fratura de crânio
  linear~, estrelada~, comprimida~, basilar~, casca-de-ovo~
D. Hematoma epidural
E. Hematoma subdural
F. Hemorragia subaracnoide
G. Lesão cerebral
  1. Contusão/edema
  2. Hematoma cerebral
H. Hemorragia ventricular

Indicações para radiografias em série do crânio:
apenas em conjunto com achados de exame-TC positivos!
  1. Avaliação da fratura de crânio comprimida/fratura da base craniana

Indicações para CT:
  1. Perda de consciência (mais do que transitória)
  2. Estado mental alterado durante observação
  3. Sinais neurológicos focais
  4. Fratura basilar clinicamente suspeita
  5. Fratura do crânio deprimida (= tábua externa de fragmento abaixo do nível da tábua interna da calvária)
  6. Lesão penetrante (p. ex., bala)
  7. Hemorragia subaracnoide aguda suspeita, hematoma parenquimatoso/subdural/epidural

O relatório de CT deve abordar:
  √ Desvio da linha média
  √ Efeito de massa localizado
  √ Distorção/apagamento das cisternas quadrigeminais, supraselares, perimesencefálicas
  √ Pressão de tronco cerebral, anomalia do tronco cerebral
  √ Hemorragia/contusão: extra-axial, intra-axial, subaracnoide, intraventricular
  √ Edema: generalizado/localizado
  √ Hidrocefalia
  √ Presença de corpos estranhos, bala, fragmentos ósseos, ar
  √ Base do crânio, face, órbita
  √ Inchaço do couro cabeludo

Indicações para MR:
  1. Sintomatologia pós-concussão
  2. Diagnóstico de hematoma sub-/epidural pequeno
  3. Suspeita de lesão axonal (cisalhamento) difusa, contusão cortical, lesão primária do tronco cerebral
  4. Dano vascular (p. ex., formação pseudoaneurisma em virtude de fratura basilar de crânio)

Sequelas de lesão craniana:
  1. Hidrocefalia pós-traumática (1/3)
    = obstrução do canal de CSF secundária à hemorragia intracraniana; desenvolve-se dentro de 3 meses
  2. Atrofia cerebral generalizada (1/3)
    = resultado de isquemia + hipóxia
  3. Encefalomalacia
    √ Áreas focais de densidade diminuída, mas geralmente de maior densidade que CSF

4. Pseudoporencefalia
   = espaço preenchido de CSF comunicando-se com ventrículo/espaço subaracnoide resultante de degeneração cística
5. Higroma subdural
6. Cisto leptomeníngeo
   = protrusão progressiva de leptomeninges através do defeito traumático da calvária
7. Vazamento de fluido cerebroespinhal
   - rinorreia, otorreia (indicando fratura basilar com rompimento meníngeo)
8. Abscesso pós-traumático
   secundário a (a) lesão penetrante (b) fratura craniana basilar (c) infecção do hematoma traumático
9. Lesão parenquimatosa
   atrofia cerebral, produtos residuais de degradação, degeneração de hemoglobina axonal tipo-walleriano, desmielinização, cavitação, cicatrização microglial

Prognóstico: até 10% fatal; 5–10% com algum grau de déficit neurológico
Mortalidade: 25/100.000 por ano (20–50% relacionados com acidentes de trânsito, 20–40%, tiros de arma de fogo; quedas)

Hemorragia Extracerebral
1. Hematoma subdural
   em adultos: a dura inseparável do crânio
2. Hematoma epidural
   em crianças: a dura facilmente destacada do crânio
3. Hemorragia subaracnoide
   acompanhamento comum do trauma cerebral intenso

Hemorragia Intracerebral
1. Hematoma
   = sangue separando neurônios relativamente normais
   (a) lesão de estiramento-cisalhamento (mais comum)
   (b) trauma penetrante/cego (FAP, picador de gelo, fragmento de fratura craniana)
   Incidência: 2–16% de vitimas de trauma
   Localização: substância branca temporal anterior e frontal inferior/núcleos da base (80%–90%)
   - frequentemente sem a perda de consciência
   - o desenvolvimento pode ser tadio em 8% dos traumatismos cranianos
   √ Densidade aumentada homogeneamente e bem definida
2. **Contusão cortical**
   = sangue misturado com cérebro edematoso
   √ Área pouco definida de densidades mistas altas e baixas, podendo aumentar com o tempo
3. **Hemorragia intraventricular**
   = complicação em potencial de qualquer hemorragia intracraniana
   ◊ Para detecção inicial, foque nos cornos occipitais!

Outras Lesões pós-traumáticas
1. Pneumocefalia
2. Corpo estranho penetrante

HEMANGIOBLASTOMA DO CNS
= tumor de origem vascular, dominante, autossômico, benigno
Incidência: 1%–2,5% de todas as neoplasias intracranianas; a neoplasia tentorial e primária mais comum em adultos (10% de tumores de fossa posterior)
Idade: (a) em adultos (> 80%); 20–50 anos, idade média de 33 anos; M > F
(b) infância (< 20%): na doença de von Hippel-Lindau (10%–20%); meninas
Associado a:
(a) doença de von Hippel-Lindau (em 20%), pode ter hemangioblastomas múltiplos (apenas 20% dos pacientes demonstram outros estigmas)
(b) feocromocitoma (frequente familial)
(c) siringomielia
(d) hemangioblastomas da medula espinhal
- cefaleias, ataxia, náusea, vômito
- eritrocitemia em 20% (o tumor elabora o estimulante)

mnemônica:			IDDy BidDy BaBy DooDoo em T1/T2
Escuro-Escuro (**Dark-Dark**)	agudo	0–2 d	desoxi-hemoglobina intracelular
Brilhante-Escuro (**Bright-Dark**)	subagudo, precoce	3–7 d	metemoglobina intracelular
Brilhante-Brilhante (**Bright-Bright**)	subagudo, tardio	8–30 d	metemoglobina "livre" extracelular
Escuro-Escuro (**Dark-Dark**)	borda crônica	> 30 d	hemossiderina intracelular

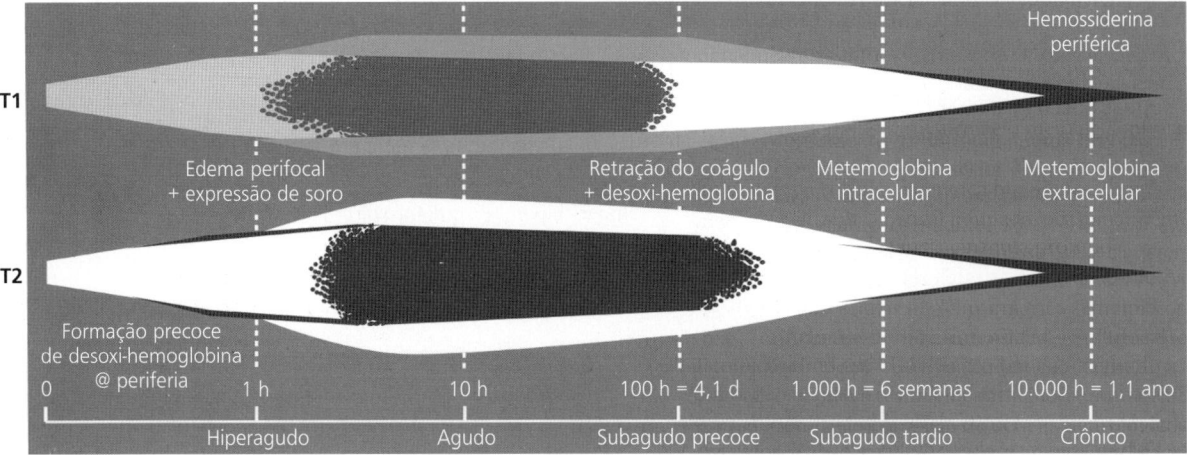

Mudanças de Sinal em T1 e T2 na Evolução do Hematoma Intracerebral

Localização: hemisfério cerebelar paravermiano (85%) > medula óssea > hemisfério cerebral/tronco cerebral; lesões múltiplas em 10%
√ Sólida (1/3)/cística/cística + nódulo mural
√ Com frequência, porção sólida intensamente hemorrágica
√ Calcifica-se muito raramente
CT:
  √ Massa com margens nitidamente císticas de densidade de CSF (2/3)
  √ Nódulo mural periférico com realce homogêneo (50%)
  √ Ocasionalmente sólida com realce homogêneo intenso
MR:
  √ Massa de tumor bem delineada, moderadamente hipointensa em T1WI + T2WI
  √ Áreas hiperintensas em T1WI (= hemorragia)
  √ Áreas hipointensas em T1WI + áreas hiperintensas em T2WI (= formação de cisto)
  √ Áreas vermiformes intralesionais de evasão de sinal (= fluxo sanguíneo de alta velocidade)
  √ Realce heterogêneo pelo Gd-DTPA com focos sem realce na formação cística + calcificação + fluxo rápido de sangue
  √ Áreas com realce pelo Gd-DTPA ao redor da lesão nos vasos sanguíneos de fluxo lento alimentando e drenando o tumor
  √ Borda periférica hiperintensa em T2WI (= edema)
Angiografia:
  √ Ninho do tumor densamente realçado dentro do cisto ("carregamento de contraste")
  √ Realce na borda inteira do cisto
  √ Veia de drenagem
Prognóstico: > 85%; índice de sobrevivência pós-cirúrgico de 5 anos
DDx: (1) astrocitoma cístico (> 5 cm, calcificações, nódulo maior, lesão com parede espessa, sem realce do nódulo mural no contraste angiográfico, sem eritrocitemia)
(2) cisto aracnoide (se nódulo mural não visualizado)
(3) metástase (edema mais circundante)

HEMATOMA DO CÉREBRO
= HEMATOMA INTRACEREBRAL
Etiologia:
  A. Muito comum
  1. Hipertensão crônica (50%)
     Idade: > 60 anos
     Localização: cápsula externa e núcleos da base (putâmen em 65%)/tálamo (25%), ponte (5%) e tronco cerebral (10%), cerebelo (5%), hemisfério cerebral (5%)
  2. Trauma
  3. Aneurisma
  4. Malformação vascular: AVM, hemangioma cavernoso, angioma venoso, telangiectasia capilar
  B. Comum
  1. Infarto hemorrágico = transformação hemorrágica de AVC isquêmico
  2. Angiopatia amiloide (20%): pacientes idosos
  3. Coagulopatia (5%): DIC, hemofilia, púrpura trombocitopênica idiopática; aspirina, heparina, coumadina
  4. Abuso de drogas (5%): anfetaminas, cocaína, heroína
  5. Sangramento em tumor
     (a) primário: GBM, ependimoma, oligodendroglioma, adenoma hipofisário
     (b) metastático: melanoma, coriocarcinoma, câncer renal, câncer de tireoide, adenocarcinoma
  C. Incomum
  1. Infarto venoso
  2. Eclampsia
  3. Êmbolos sépticos
  4. Vasculite (especialmente fúngica)
  5. Encefalite

Estádios de Hematomas Cerebrais
Progressão: hematoma se transforma em "bolas de neve" em tamanho, disseca-se ao longos dos tratos de substância branca; pode sofrer descompressão dentro do sistema ventricular/espaço subaracnoide
Resolução: reabsorção de fora para o centro; índice depende do tamanho do hematoma (geralmente 1–6 semanas)
CT FALSO-NEGATIVA:
  1. Coagulação danificada
  2. Anemia
  √ Estádio iso-/hipodenso

Hemorragia Cerebral Hiperaguda
Período de tempo: 4–6h

Aparência de MR de Hematoma Intracerebral						
Fase	Idade	Compartimento	Hemoglobina	T1	T2	Comentários
Hiperaguda	< 24 h	intracelular	oxi-hemoglobina	iso	≈hiper	sangramento hiperagudo em < 1 h desoxigenação
Aguda	1–3 d	intracelular	desoxi-hemoglobina	≈hipo	hipo	dentro de eritrócitos hipóxicos intactos coagulados
		extracelular	desoxi-hemoglobina	iso	iso	após lise de eritrócitos
Subaguda						oxidação
precoce	> 3 d	intracelular	metemoglobina	↑↑hiper	hipo	dentro de eritrócitos intactos nos coágulos em retração
tardia	> 7 d	extracelular	metemoglobina	↑↑hiper	↑↑hiper	após lise de Eritrócitos
Crônica	> 1 min					
centro		extracelular	hemacromos	iso	≈hiper	pigmentos de heme sem ferro
borda		extracelular	hemossiderina	≈hipo	↓↓hipo	dentro de macrófagos, presentes por anos
		tecido fibroso		hipo	hipo	
		edema		iso	hiper	

Substrato: o sangue arterial oxigenado fresco contém 95% de oxi-hemoglobina (Fe^{2+}) intracelular diamagnética (= sem elétron não pareados) com conteúdo de água maior que de substância branca; a oxi-hemoglobina persiste por 6–12 h

NCCT:
- √ Lesão de alta densidade, consolidada e homogênea (50–70 HU) com margens irregulares bem definidas, e aumentando em densidade durante o dia 1–3 (atenuação do hematoma dependente da concentração de hemoglobina + índice de retração de coagulação)
- √ Geralmente circundado por baixa atenuação (edema, contusão) aparecendo dentro de 24–48 h
  - (a) formato irregular em traumatismo
  - (b) hemorragia espontânea solitária e esférica
- √ Efeito de massa menor, comparado com neoplasias

MR (menos sensível que CT durante primeiras horas):
- √ Pequena diferença do parênquima cerebral normal
  = centro do hematoma iso- a hipointenso em T1WI + minimamente hiperintenso em T2WI
- √ Borda periférica de hipodensidade (= produtos de sangue degradados como dica para presença de hemorragia)

Hematoma Cerebral Agudo

Período de tempo: 12–48 h
Substrato: paramagnético (= 4 elétrons não pareados) desoxi-hemoglobina intracelular (Fe^{2+}); desoxi-hemoglobina persiste por 3 dias

MR:
- √ Ligeiramente hipo-/isotenso em T1WI (= desoxi-hemoglobina paramagnética dentro de eritrócitos hipóxicos coagulados e intactos não causa encurtamento de T1)
- √ Muito hipointenso em T2WI (concentração progressiva de eritrócitos, retração de coágulo sanguíneo e produção de fibrina encurtam T2WI)
- √ Tecido circundante isotenso em T1WI/hiperintenso em T2WI (edema)

Hematoma Cerebral Subagudo Precoce

Período de tempo: 3–7 dias
Substrato: metemoglobina (Fe^{3+}) intracelular fortemente paramagnética (= 5 elétrons não pareados), distribuída não homogeamente dentro das células

NCCT:
- √ Aumento no tamanho da área hemorrágica durante dias/semanas
- √ Lesão de alta densidade dentro da 1ª semana; frequentemente com formação de camadas

MR:
- √ Muito hiperintenso em T1WI (= oxidação de desoxi-hemoglobina para metemoglobina resulta em encurtamento nítido de T1)
  - (a) começo periférico nos hematomas parenquimatosos
  - (b) começo central em aneurisma com trombose parcial (tensão de oxigênio mais alta no lúmen)
- *DDx:* melanina, concentração de alta proteína, realce relacionado com o fluxo, agente de contraste com base em gadolínio
- √ Muito hipointenso em T2WI (= metemoglobina intracelular causa encurtamento de T2)

Hematoma Cerebral Subagudo Tardio

Período de tempo: > 1 semana
Substrato: metemoglobina extracelular, fortemente paramagnética (distribuída homogeneamente)

NCCT:
- √ Diminuição gradual em densidade a partir da periferia interna (1–2 UH por dia) durante a 2ª e a 3ª semana

CECT:
- √ Realce de borda periférica na margem interna da hipodensidade ao redor da lesão (1–6 semanas após lesão) em 80% (secundária à destruição da barreira hematoencefálica/perfusão de luxo/formação de tecido de granulação hipervascular)
- √ O realce anelar pode diminuir pela administração de corticosteroides

MR:
- √ Hiperintenso em T1WI (= a lise de eritrócitos permite passagem livre de moléculas de água através da membrana celular)
- √ Hiperintenso em T2WI (= compartimentalização de metemoglobina é perdida, em virtude da lise de eritrócitos)
- √ Edema circundante isointenso em T1WI + hiperintenso em T2WI

Hematoma Cerebral Crônico

Período de tempo: > 1 mês
Substrato: **ferritina** superparamagnética (= solúvel + armazenada em compartimento intracelular) e **hemossiderina** (= insolúvel e armazenada em lisossomos) causam não homogeneidades de campo acentuadas

NCCT:
- √ Hematoma isodenso da 3ª–10ª semana com hipodensidade ao redor da lesão

CT:
- √ Fase hipodensa (4–6 semanas), secundária ao acúmulo de fluidos por osmose
- √ Densidade diminuída (3–6 meses)/invisível
- √ Após 10 semanas de hematoma brilhante (encefalomalacia em virtude de proteólise e fagocitose e atrofia circundante) com realce anelar (*DDx:* tumor)

MR:
- √ Borda ligeiramente hipointensa em T1WI e muito hipointensa em T2WI (= hemossiderina + ferritina superparamagnéticas dentro dos macrófagos); borda aumenta gradualmente durante semanas em espessura, e por fim preenche o hematoma = MARCA OFICIAL
- √ Centro hiperintenso em T1WI + T2WI (= metemoglobina extracelular de eritrócitos lisados dentro do anel mais escuro de hemossiderina); presente por meses a 1 ano
- √ Hiperintensidade circundante em T2WI (= edema + soro extraído do coágulo) com efeito de massa deve ser reabsorvida dentro de 4–6 semanas
  (*DDx:* hemorragia maligna)

Prognóstico:
  (1) herniação (se 3–4 cm em tamanho)
  (2) óbito (se > 5 cm em tamanho)

Hematoma de Núcleos da Base

= ruptura de microaneurismas pequenos em artérias lenticolostriadas em pacientes com hipertensão arterial sistêmica mal controlada

Cx: (1) dissecção em ventrículos adjacentes (2/3)
  (2) porencefalia
  (3) atrofia com dilatação ventricular ipsilateral

SUBSTÂNCIA CINZENTA HETEROTÓPICA

= coleção de neurônios corticais em localização anormal, secundária ao aprisionamento de neuroblastos migratórios de paredes ventriculares para a superfície do cérebro entre 7–24 semanas de GA

Frequência: 3% da população sadia
Pode estar associada a: agenesia do corpo caloso, estenose do aqueduto, microcefalia, esquizencefalia
- convulsões

Localização:
(1) formato nodular: geralmente simétrica bilateralmente na região subependimária/substância branca periventricular com predileção pelos cornos frontais + occipitais
(2) formato laminar: regiões subcorticais/profundas dentro da substância branca (menos comum)

√ Nódulos subependimários bilaterais únicos/múltiplos, ao longo dos ventrículos laterais
√ SEM edema circundante, isointensa com substância cinzenta em todas as sequências, sem realce de contraste

DDx: propagação subependimária de neoplasia, hemorragia subependimária, malformação vascular, esclerose tuberosa, meningioma intraventricular, neurofibromatose

HOLOPROSENCEFALIA

= perda de clivagem/diverticulação do cérebro anterior (= prosencéfalo) lateralmente (= hemisférios cerebrais), transversalmente (telencéfalo, diencéfalo), horizontalmente (estruturas ópticas + olfatórias) como consequência do crescimento ventricular lateral aprisionado, em embrião de 6 semanas; tecido do cérebro cortical desenvolve-se para cobrir o monoventrículo e se funde na linha média; parte posterior do monoventrículo torna-se aumentada e em forma de bolsa

◊ Septo pelúcido sempre ausente!

Incidência: 1÷16.000; M÷F = 1÷1

A. **ALOBAR** = sem desenvolvimento hemisférico
B. **SEMILOBAR** = algum desenvolvimento hemisférico
C. **LOBAR** = lobação temporal e frontal e monoventrículo pequeno

Associada a: poli-hidrâmnio (60%), anomalias cardíacas e renais; anomalias cromossômicas (predominantemente trissomias 13 e 18)

Síndromes limítrofes associadas secundárias à malformação do diencéfalo:
1. Anoftalmia
2. Microftalmia
3. Aplasia de glândula hipofisária
4. displasia olfatogenital
5. Displasia septo-óptica

DDx:
(1) hidrocefalia intensa (córtex grosseiramente estreitado e simétrico)
(2) cisto de Dandy-Walker (sistema ventricular supratentorial normal)
(3) hidranencefalia (córtex frontal + parietal afetados mais intensamente)
(4) agenesia do corpo caloso com cisto na linha média (ventrículos laterais amplamente separados com margem superolateral com ponta)

Holoprosencefalia Alobar

= forma extrema na qual o prosencéfalo não se divide
- atividade motora mínima, pouca resposta sensorial (função cerebral não efetiva); convulsões
- anomalias faciais intensas ("a face prediz o cérebro")
  1. Face normal em 17%
  2. **Ciclopia** (= órbita única da linha média); pode haver probóscide (= proeminência supraorbitária de carne) + nariz ausente
  3. **Etmocefalia** = 2 órbitas hipotelóricas + probóscides entre os olhos e ausência de estruturas nasais
  4. **Cebocefalia** = 2 órbitas hipotelóricas + narina única com nariz achatado pequeno + septo nasal ausente
  5. Fenda do lábio médio + fenda palatina + hipotelorismo
  6. Outros: micrognatia, trigonocefalia (fechamento precoce de sutura metópica), microftalmia, microcefalia

√ Tálamos fundidos
√ Protrusão de tálamos fundidos e localizados anteriormente e núcleos da base para dentro do monoventrículo
√ Ausência de: septo pelúcido, 3º ventrículo, fórnix, fissura inter-hemisférica cerebral, corpo caloso, foice, tratos ópticos, bulbo olfatório (= arrinencefalia), veias cerebrais internas, seio sagital reto inferior + superior, veia cerebral magna, tentório, fissura silviana, córtex opercular
√ Holoventrículo de formato crescente = ventrículo grande único, sem cornos occipitais ou temporais
√ Cisto dorsal grande ocupando a maior parte da calvária e amplamente comunicante com ventrículo único
√ Configuração do cérebro em "ferradura"/"bumerangue" = borda periférica do córtex cerebral deslocada em sentido rostral (plano coronal)
  (a) configuração de panqueca = córtex cobre monoventrículo à borda do cisto dorsal
  (b) configuração de xícara = mais córtex visível posteriormente
  (c) configuração de bola = cobertura completa de monoventrículo sem cisto dorsal
√ Mesencéfalo, tronco cerebral, cerebelo estruturalmente normais
√ Cérebro em forma de panqueca no crânio posterior
√ Manto cerebral paquigírico
√ Fendas da linha média em maxilares + palato

Prognóstico: óbito no primeiro ano de vida/natimorto
DDx: hidrocefalia maciça, hidranencefalia

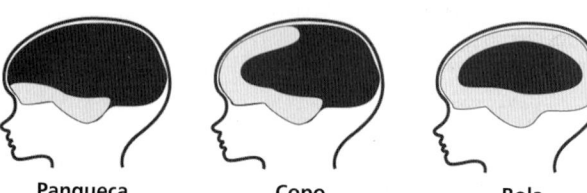

Configuração Ventricular em Holoprosencefalia Alobar
(Panqueca, Copo, Bola)

Holoprosencefalia Semilobar

= formato intermediário com clivagem incompleta de prosencéfalo (diferenciação mais na linha média + começo da separação sagital)
- anomalias faciais leves: fenda labial + palatina na linha média
- hipotelorismo
- retardo mental

√ Câmara ventricular única, com cornos occipitais parcialmente formados + cornos temporais rudimentares
√ Borda periférica do tecido cerebral tem vários cm de espessura
√ Tálamos fundidos parcialmente, localização anterior + rotação anormal resultando em um 3º ventrículo pequeno
√ Ausência de septo pelúcido, de corpo caloso + de bulbo olfatório
√ A foice cerebral rudimentar + a fissura inter-hemisférica formam-se em sentido caudal com separação parcial dos lobos occipitais
√ Formação incompleta do hipocampo

Prognóstico: bebês sobrevivem frequentemente até a vida adulta

Holoprosencefalia Lobar

= forma mais leve com dois hemisférios cerebrais + dois ventrículos laterais distintos
◊ Podem ser parte de displasia septo-óptica!

- geralmente não associada a anomalias faciais, exceto hipotelorismo
- retardo mental leve a intenso, espasticidade, movimentos atetoides
√ Corpos intimamente associados de ventrículos laterais com cornos distintos, occipitais + frontais
√ Dilatação leve de ventrículos laterais
√ Colpocefalia
√ <u>Cornos frontais não separados</u> de formato quadrado angular e teto achatado (em imagens coronais), em virtude de <u>lobos frontais displásicos</u>
√ <u>Foice anterior displásica</u> + fissura inter-hemisférica
√ <u>Ausência do septo pelúcido</u> + fissuras silvianas
√ Corpo caloso geralmente presente
√ Formação do hipocampo quase normal
√ Núcleos da base + tálamos podem estar fundidos/separados
√ Paquigiria (= giros anormalmente largos + roliços), lissencefalia (= giros moles)

Prognóstico: sobrevivência até a vida adulta

DOENÇA HIDÁTIDA DO CÉREBRO
= tênia canina (*Echinococcus granulosus*) em áreas de pasto de ovelhas e gado
Localização: fígado (60%), pulmão (25%), CNS (2%) subcortical
√ Geralmente cisto único, grande, redondo e com parede hipodensa, macia e nitidamente margeada
√ Sem edema circundante significativo; sem realce na borda
√ Desenvolvimento de cistos-filhas (após ruptura/após punção diagnóstica)

HIDRANENCEFALIA
= necrose de liquefação de hemisférios cerebrais, substituídos por uma bolsa com membrana fina de leptomeninges em camada externa + resíduos de córtex e substância branca em camada interna, preenchidos com detritos necróticos de CSF
Incidência: 0,2% de autopsias de bebês
Etiologia: ausência de sistema supraclinoide da ICA(? oclusão vascular/infecção por toxoplasmose ou CMV) = formato final de porencefalia
- convulsões; insuficiência respiratória; flacidez generalizada
- estado de descerebração com existência vegetativa
√ Tamanho de crânio normal/macrocrania/microcrania
√ Preenchimento completo de hemicrânio com bolsa membranosa
√ Ausência de manto cortical (aspecto inferomedial do lobo temporal, aspecto inferior do lobo frontal, lobo occipital pode ser identificado em alguns pacientes)
√ Tronco cerebral frequentemente atrófico
√ Cerebelo quase sempre intacto
√ Estruturas talâmicas, hipotalâmicas e mesencefálicas geralmente preservadas e que se projetam para dentro da cavidade cística
√ Tecido cerebral central pode ser assimétrico
√ Plexo coroide presente
√ Foice cerebral + tentório do cerebelo geralmente intactos, podem ser desviados em envolvimento assimétrico, podem estar incompletos/ausentes

Prognóstico: incompatível com vida extrauterina prolongada (sem a melhora intelectual resultante de revascularização)
DDx: (1) hidrocefalia intensa (parte do córtex presente identificável)
(2) holoprosencefalia alobar (anomalias faciais da linha média)
(3) esquizencefalia (uma parte do manto cortical poupada)

HIDROCEFALIA
= excesso de CSF, em virtude do desequilíbrio da formação e absorção do CSF, resultando em pressão intraventricular aumentada
Fisiopatologia:
A. Excesso de produção (raro)
B. Absorção prejudicada
1. Bloqueio do fluxo de CSF dentro do sistema ventricular, cisterna magna, cisternas basilares, convexidades cerebrais
2. Bloqueio de vilosidades aracnoides/canais linfáticos dos nervos cranianos, nervos espinhais, adventícia de vasos cerebrais

Radiografia do crânio: <u>sinais de pressão intracraniana aumentada</u>
A. BEBÊ JOVEM/RECÉM-NASCIDO
√ Aumento da proporção craniofacial
√ Abaulamento da fontanela anterior
√ Diástase de sutura
√ Macrocefalia + relevo frontal
√ "Bronze batido" = aparência de "prata martelada" = impressões digitais proeminentes (ampla faixa de normais entre 4–10 anos de idade)
B. ADOLESCENTE/ADULTO (mudanças na sela túrcica)
√ Atrofia de parede anterior do dorso da sela
√ Encurtamento do dorso da sela produzindo aparência pontuda
√ Erosão/afinamento/descontinuidade do assoalho da sela
√ Depressão do assoalho da sela com abaulamento para dentro do seio do esfenoide
√ Dilatação da sela túrcica

DDx: sela osteoporótica (envelhecimento, excesso de hormônio esteroide)

<u>Sinais favorecendo a hidrocefalia sobre atrofia da substância branca:</u>
√ Dilatação comensurada de corno temporal com ventrículos laterais (sinal mais confiável)
√ Estreitamento do ângulo ventricular (= ângulo entre margens anterior/superior dos cornos frontais, ao nível do forame interventricular do cérebro) em virtude da dilatação concêntrica:
√ Orelhas de Mickey Mouse em imagens axiais
√ Aumento do raio do corno frontal (= diâmetro mais largo dos cornos frontais obtido em um ângulo de 90° em relação ao eixo longo do corno frontal):
√ Arredondamento do formato do corno frontal
√ Aumento do sistema ventricular desproporcional ao aumento dos sulcos corticais (em virtude da compressão do tecido cerebral contra o crânio + estreitamento consequente do sulco)
√ Edema intersticial de fluxo transependimário de CSF:
√ Hipodensidade periventricular
√ Borda de tempos de relaxação prolongados de T1 e T2 em torno dos ventrículos laterais
√ Distorção hidrocefálica dos ventrículos e cérebro:
√ Divertículo atrial = herniação de parede ventricular através da fissura coroide do trígono ventricular para dentro das cisternas supracerebelares + quadrigeminais
√ Dilatação de recesso suprapineal expandindo-se para dentro do espaço da incisura posterior e resultando no deslocamento inferior da glândula pineal/encurtamento do teto em direção do rostro-caudal/elevação da veia cerebral magna
√ Aumento do recesso anterior do 3° ventrículo estendendo-se para dentro da cisterna suprasselar

Hidrocefalia Compensada
= equilíbrio novo estabelecido a uma pressão intracraniana mais alta em virtude da abertura de caminhos alternativos (membrana aracnoide/estroma do plexo coroide/espaço extracelular de manto cortical = fluxo transependimário de CSF)

Hidrocefalia Obstrutiva
= obstrução ao fluxo e à absorção normais de CSF

Hidrocefalia Comunicante
= HIDROCEFALIA EXTRAVENTRICULAR
= pressão intraventricular elevada secundária ao bloqueio além da saída do 4º ventrículo dentro das rotas subaracnoides
Incidência: 38% de hidrocefalias congênitas
Fisiopatologia: fluxo de CSF desimpedido pelos ventrículos; fluxo de CSF impedido sobre convexidades por aderências/reabsorção impedida pelas vilosidades aracnoides
Causa:
micro-hemorragia subaracnoide repetitiva (causa mais comum), imaturidade de vilosidades aracnoides, carcinomatose meníngea (meduloblastoma, germinoma, leucemia, linfoma, adenocarcinoma), meningite purulenta/tuberculosa, hematoma subdural, craniossinostose, acondroplasia, síndrome de Hurler, obstrução venosa (obliteração de seio sagital superior), ausência de granulações de Pacchioni
√ Aumento simétrico de ventrículos lateral, do 3º e frequentemente do 4º ventrículo
√ Dilatação de cisternas subaracnoides
√ Sulcos cerebrais normais/apagados
√ Atenuação baixa e simétrica da substância branca periventricular (fluxo de CSF transependimário)
√ Ascensão tardia do rastreador de radionuclídeos sobre as convexidades
√ Persistência do rastreador de radionuclídeos em ventrículos laterais de até 48 h
Mudanças após drenagem bem-sucedida:
√ Tamanho diminuído de ventrículos + proeminência aumentada dos sulcos
√ Abóbada craniana pode-se tornar espessa
Cx: hematoma subdural (resultante da descompressão precipitante)

Hidrocefalia Não Comunicante
= HIDROCEFALIA INTRAVENTRICULAR
= bloqueio de fluxo de CNS dentro do sistema ventricular com dilatação de ventrículos proximal à obstrução
Patogênese: a pressão de CSF aumentada causa achatamento ependimário com destruição da barreira CSF-cérebro, levando à destruição de mielina + compressão do manto cerebral (dano cerebral)
Localização:
(a) obstrução ventricular lateral
 Causa: ependimoma, glioma intraventricular, meningioma
(b) obstrução do forame interventricular do cérebro
 Causa: cisto coloide do 3º ventrículo, da tuberosidade, papiloma, meningioma, cisto do septo pelúcido/glioma, membrana fibrosa (pós-infecção), astrocitoma de células gigantes
(c) obstrução do 3º ventrículo
 Causa: adenoma hipofisário grande, teratoma, craniofaringioma, glioma do 3º ventrículo, glioma hipotalâmico
(d) obstrução do aqueduto
 Causa: teia congênita, atresia (frequentemente associada à malformação de Chiari), aqueduto fenestrado, tumor de mesencéfalo/glândula pineal, meningioma tentorial, hemorragia intraventricular S/P ou infecção
(e) obstrução do 4º ventrículo
 Causa: obstrução congênita, malformação de Chiari, síndrome de Dandy-Walker, inflamação (TB), tumor dentro do 4º ventrículo (ependimoma), compressão extrínseca do 4º ventrículo (astrocitoma, meduloblastoma, tumores de CPA grandes, massa da fossa posterior), 4º ventrículo isolado/aprisionado
√ Ventrículos laterais aumentados (o aumento dos cornos occipitais precede o aumento dos cornos frontais)
√ Sulcos cerebrais apagados
√ Edema periventricular com margens indistintas (especialmente cornos frontais)
√ Cisternografia com radioisótopos: sem a obstrução, se o rastreador alcançar o ventrículo
√ Mudança em RI indica pressão intracraniana aumentada (ΔRI 47–132% *versus* 3–29% em normais)

Hidrocefalia Não Obstrutiva
= secundária à produção rápida de CSF
Causa: papiloma do plexo coroide
√ Ventrículo próximo ao papiloma aumenta
√ Absorção intensa de radionuclídeos em papiloma
√ Artéria coroide anterior/posterior aumentada e rubor

Hidrocefalia Congênita
= malformação de CNS multifatorial durante 3ª/4ª semana após a concepção
Etiologia:
(1) estenose do aqueduto (43%)
(2) hidrocefalia comunicante (38%)
(3) síndrome de Dandy-Walker (13%)
(4) outras lesões anatômicas (6%)
 (a) fatores genéticos: espinha bífida, estenose do aqueduto (traço recessivo, ligado ao X com 50% de índice de recorrência para fetos masculinos), atresia congênita de forame de Luschka e Magendie (síndrome de Dandy-Walker; traço recessivo autossômico, com 25% de índice de recorrência), agenesia cerebelar, crânio em folha de trevo, trissomia 13–18
 (b) etiologia não genética: tumor comprimindo 3º/4º ventrículo, obliteração de rota subaracnoide em virtude de infecção (sífilis, CMV, rubéola, toxoplasmose), proliferação de tecido fibroso (síndrome de Hurler), malformações de Chiari, aneurisma da veia cerebral magna, papiloma do plexo coroide, intoxicação por vitamina A
Incidência: 0,3–1,8÷1.000 gestações
Associada a:
(a) anomalias intracranianas (37%): hipoplasia de corpo caloso, encefalocele, cisto aracnoide, malformação arteriovenosa
(b) anomalias extracranianas (63%): espinha bífida em 25–30% (com hidrocefalia da espinha bífida está presente em 80%), agenesia renal, rim displásico e multicístico, VSD, tetralogia de Fallot, agenesia anal, má rotação do intestino, fenda labial/palatina, síndrome de Meckel, disgenesia gonadal, artrogripose, sirenomelia
(c) anomalias cromossômicas (*11%*): trissomias 18 + 21, mosaicismo, translocação equilibrada
- nível elevado de α-fetoproteína amniótica

OB-US (avaliação difícil antes de 20 semanas de GA porque os ventrículos costumam constituir a grande porção da abóbada craniana):
- √ "Sinal do plexo coroide pendurado":
    - √ Plexo coroide não tocando nas paredes laterais + mediais dos ventrículos laterais
    - √ Plexo coroide descendente afastando-se da parede medial e pendurando-se da tela coroide
    - √ Coroide ascendente afastando-se da parede lateral
- √ Largura lateral do átrio ventricular ≥ 10 mm (tamanho geralmente constante entre 16 semanas e termo)
    - ◊ 88% dos fetos, com anomalias de eixo neurais detectadas sonograficamente tem largura atrial > 10 mm
- √ BPD > 95º percentual (geralmente não anterior ao 3º trimestre)
- √ Poli-hidrâmnio (em 30%)

Índice de recorrência: < 4%
Mortalidade: (1) óbito fetal em 24%
(2) óbito neonatal em 17%
Prognóstico: ruim com
(1) anomalias associadas
(2) desvio da linha média (porencefalia)
(3) circunferência da cabeça > 50 cm
(4) ausência de córtex (hidranencefalia)
(5) espessura cortical < 10 mm

Hidrocefalia Infantil
- distúrbios oculares: paralisia do olhar para cima, paresia do nervo abducente, nistagmo, ptose, resposta pupilar à luz diminuída
- espasticidade das extremidades inferiores (de estiramento desproporcional das fibras corticoespinhais paracentrais)

Etiologia:
  Mnemônica: A VP-Shunt Can Decompress The Hydrocephalic Child (Todo **S**hunt **VP p**ode **d**escomprimir **A C**riança **H**idrocefálica)
   Tumor (**T**umor)
   Superior, Obstrução de veia cava (**S**uperior vena cava obstruction)
   Veia cerebral magna, Aneurisma da (**V**ein of Galen Aneurysm)
   Pós-infeccioso (**P**ostinfectious)
   Dandy-Walker, Síndrome de (**D**andy-Walker syndrome)
   Aqueduto, Estenose do (**A**queductal stenosis)
   Chiari II, Malformação de (**C**hiari II malformation);
   Coroide, Papiloma do plexo (**C**oroid plexus papilloma)
   Hemorragia (**H**emorrhage)

Doppler:
- √ RI > 0,8 (sinal de ICP aumentado) em recém-nascido:
- √ RI de 0,84 ± 13% diminuindo para 0,72 ± 11% após drenagem
- √ RI > 0,65 (sinal de ICP aumentado) em crianças mais velhas

Hidrocefalia de Pressão Normal
= NPH = SÍNDROME DE ADAM
= gradiente de pressão entre ventrículo e parênquima cerebral apesar de a pressão de CSF estar normal
   ◊ Causa de demência potencialmente tratável em idosos!
Causa: hidrocefalia comunicante com obstrução aracnoide incompleta da hemorragia intraventricular do recém-nascido, hemorragia subaracnoide espontânea, trauma intracraniano, infecção, cirurgia, carcinomatose
  Mnemônica: PAM the HAM
   Paget, Doença de (**P**aget disease)
   Aneurisma (**A**neurysm)
   Meningite (**M**eningitis)
   Hemorragia do trauma (**H**emorrhage [do trauma])
   Acondroplasia (**A**chondroplasia)
   Mucopolissacaridose (**M**ucopolysaccharidosis)

Fisiopatologia de CSF:
(?)cérebro empurrado em direção ao crânio por causa do aumento ventricular; cérebro incapaz de se expandir durante sístole, comprimindo, assim, os ventrículos lateral e 3º, e expressando volume grande de CSF pelo aqueduto; dinâmica reversa durante diástole; força de "martelo de água" de expansão ventricular recorrente causando prejuízo nos tecidos periventriculares
Idade: 50–70 anos
- pressão de abertura normal na punção lombar
- demência, apraxia da marcha, incontinência urinária
  Mnemônica: "Maluco, mudável, molhado"
- √ Hidrocefalia comunicante com cornos temporais proeminentes
- √ Ventrículos dilatados desproporcionais a qualquer ampliação dos sulcos
- √ Curva para cima do corpo caloso
- √ Achatamento dos giros corticais contra tábua interna da calota (*DDx:* giros arredondados em atrofia generalizada)

MR:
- √ Ausência de fluxo ("void") do aqueduto acentuado (em virtude da complacência reduzida da hidrocefalia de pressão normal)
- √ Hiperintensidade periventricular (em virtude do fluxo de CSF transependimário)

Rx: drenagem liquórica (melhora em apenas 50% dos casos)

HAMARTOMA HIPOTALÂMICO
= HAMARTOMA DO TUBER CINEREUM
= malformação congênita de desenvolvimento rara composta de tecido neuronal normal, surgindo do hipotálamo posterior, na região do *tuber cinereum*

Idade: 1ª–2ª década; M > F
Histologia: coleção heterotópica de neurônios, astrócitos, células oligodendrogliais (estreitamente semelhante ao padrão histológico de *tuber cinereum*)
- atraso de neurodesenvolvimento

Localização: corpos mamilares/*tuber cinereum*, hipotálamo
(a) hamartoma **para-hipotalâmico** (comum)
- puberdade precoce isossexual (em virtude da secreção de LHRH)
- √ Massa pedunculada ligada ao *tuber cinereum*/corpos mamilares por pedúnculo fino

(b) hamartoma **intra-hipotalâmico** (raro)
- convulsões gelásticas, hiperatividade
- √ Massa séssil com ligação larga ao hipotálamo
- √ Distorção do 3º ventrículo

Tamanho: até 4 cm de diâmetro
- √ Massa oval/redonda bem definida projetando-se da base do cérebro para dentro da cisterna suprasselar/interpeduncular
- √ Estável em tamanho ao longo do tempo

CT:
- √ Massa homogênea e redonda, isodensa com o tecido cerebral
- √ SEM realce

MR:
- √ Massa pedunculada, redonda e bem definida, suspensa do *tuber cinereum*/corpos mamilares
- √ Características da substância cinzenta na investigação por imagens:
    - √ Iso- a levemente hipointensa em T1
    - √ Iso- a ligeiramente hiperintensa em T2
- √ Sem realce pelo gadolínio

HIPERTENSÃO INTRACRANIANA IDIOPÁTICA
= PSEUDOTUMOR CEREBRAL = HIPERTENSÃO INTRACRANIANA BENIGNA (BIH)

secundária a:
(a) elevação no volume sanguíneo (85%)
(b) diminuição no fluxo de sangue cerebral regional com absorção tardia de CSF (10%)

Etiologia:
1. Doença sinovenosa oclusiva, oclusão de SVC, obstrução do seio dural, obstrução de ambas as veias jugulares internas
2. AVM dural
3. Biopsia cerebral S/P com edema
4. Endocrinopatias
5. Hipervitaminose A
6. Hipocalcemia
7. Disfunção menstrual, gestação, menarca, pílulas para controle de natalidade
8. Terapia medicamentosa

Predileção por: mulheres obesas jovens até a meia-idade
- cefaleia
- papiledema
- pressões de abertura elevadas em punção lombar (faixa normal de 80–180 mm H_2O em decúbito lateral horizontal)

√ Tamanho ventricular normal/ventrículos pinçados
√ Volume aumentado do espaço subaracnoide

INFARTO CEREBRAL

= óbito de células cerebrais levando à necrose por coagulação

Causa: oclusão de vasos grandes de ICA/MCA/PCA (50%), em virtude dos êmbolos de estenose aterosclerótica, lacunas de vasos pequenos (25%), causa cardíaca (15%), transtorno sanguíneo (5%), não aterosclerótico (5%)
◊ 33% de TIAs levarão ao infarto!

Fisiopatologia:
a *microstasia* distal ocorre dentro de 2 min, após oclusão da artéria cerebral; fluxo sanguíneo cerebral regional é diminuído profundamente na área do infarto e permanece reduzido por vários dias no centro da isquemia; o tempo de circulação arterial pode ser prolongado no hemisfério inteiro; desenvolvimento rápido da vasodilatação em decorrência de hipóxia, hipercapnia, acidose tecidual; preenchimento + esvaziamento tardios dos canais arteriais na área do infarto (= bloqueio capilar-arteriolar) bem na fase venosa; no fim da 1ª semana, fluxo sanguíneo regional geralmente aumenta a índices até acima daqueles requeridos para necessidades metabólicas (= fase hiperêmica = perfusão de luxo)
- AVC

DDx: hemorragia intracerebral, hematoma subdural, cerebrite, enxaqueca hemiplégica/hemissensorial, tumor, malformação arteriovenosa

Índice de detecção por CT:
80% para córtex e manto, 55% para núcleos da base, 54% para fossa posterior
◊ Correlação positiva entre grau de déficit clínico e sensibilidade de CT

Sensibilidade de CT:
no dia do ictus.................48%
após 1–2 dias..................59%
após 7–10 dias.................66%
após 10–11 dias................74%

Localização: cérebro ÷ cerebelo = 19 ÷ 1
(a) supratentorial
— manto cerebral (70%) em território de MCA (50%), ACP (10%), zona fronteiriça entre MCA e ACA (7%), ACA (4%)
— núcleos da base e cápsula interna (20%)
(b) infratentorial (10%)
cerebelo superior (5%), cerebelo inferior (3%), ponte + medula (2%)

Infarto Isquêmico Hiperagudo

Período de tempo: < 12 h
CT s/contraste (100% específica):
Sensibilidade: 57% (com largura e nível de janela padrão 40/20 UH; aumentou para 71% com 8/32 UH)
√ Normal (em 10–60%)
√ Identifica hemorragia
◊ Contraindicação à terapia trombolítica!
√ Redução sutil da atenuação dentro da área cerebral afetada em decorrência de edema citotóxico:
√ Sinal de núcleos da base desaparecendo = obscurecimento e perda de diferenciação da substância branco-cinzenta em núcleos da base: o núcleo lentiforme torna-se isodenso em relação à cápsula interna e externa dentro de 2 h após início do AVC
√ Sinal da fita insular = perda de diferenciação da substância branco-cinzenta no córtex insular (em 50–80% de oclusões de MCA)
√ Sinal de vaso hiperdenso (altamente específico):
√ Sinal de "artéria cerebral média hiperdensa" = trombose intraluminal aguda de 80 UH (em virtude de extrusão de soro do trombo) *vs.* 40 HU de sangue fluindo no segmento M1; fenômeno transitório
Incidência: 17–35–50% de oclusões de MCA agudas
Associada a: mau resultado clínico
DDx: hematócrito alto, policitemia, calcificação de parede de vaso (geralmente bilateral), dolicoectasia arterial
√ Sinal de ponto de MCA = foco pontuado de hiperatenuação na fissura silviana (segmento de MCA em $M2/M^3$), em virtude de tromboembolia (38% sensível, 100% específica)
√ Êmbolo intraluminal calcificado (raro)
√ Êmbolo de gordura hipoatenuante (raro)
√ Efeito de massa do inchaço do cérebro:
√ Apagamento/compressão de sulcos corticais hemisféricos
√ Estreitamento da fissura silviana (em infarto de MCA)

Perfusão por CT:
= monitorando a primeira passagem do *bolus* pequeno com meio de contraste iodado através da circulação cerebral, com investigação contínua por cineimagens durante 45 s sobre a mesma placa de tecido
◊ Artefatos de movimento na ROI invalidam o estudo!
(1) as curvas de atenuação de tempo para ROI arterial em ACA/MCA não afetadas + ROI venosa em seio sagital superior/confluência dos seios venosos (*torcular Herofili*) e em cada pixel parenquimatoso
(2) mapas de perfusão codificados por cor para:
(a) tempo médio de passagem (MTT)
= desconvolução matemática na curva de atenuação de tempo de cada pixel relativa à curva arterial
◊ Muito sensível ao rompimento de perfusão cerebral
◊ MTT está correlacionado diretamente à pressão de perfusão
Aumento em: isquemia (núcleo e penumbra do infarto), estenose de vaso assintomática, vasospasmo
(b) volume sanguíneo cerebral (CBV)
= áreas divisórias sob curva em pixel parenquimatoso por área sob curva em pixel arterial
√ CBV mais alto em núcleos da base altamente vascularizados e na superfície cortical que na substância branca
√ CBV aumentado na penumbra (→ autorregulação de funcionamento → dilatação de vasos)
√ CBV reduzido em infarto central (→ perda de autorregulação → vasos sanguíneos não se dilatam mais)
(c) fluxo sanguíneo cerebral (CBF = CBV/MTT)
◊ É o parâmetro mais importante!

Normal: > 50 mL/100 g de tecido cerebral
Isquemia no limiar: 10–15 mL/100 g
(3) mapa de síntese de porcentagem de incompatibilidade
= área de CBV: área de CBF
√ Área isquêmica = MTT prolongado:
(a) tecido infartado não recuperável e irreversível ("infarto central") = CBF marcadamente decrescente e CBV marcadamente decrescente
(b) circundado por células atordoadas que recebem suprimento de sangue colateral ("penumbra") = CBF decrescente + CBV aumentado levemente/normal (secundário aos mecanismos autorreguladores)

Análise de CT de Perfusão de Derrame Isquêmico Hiperagudo			
Entidade	Tempo Médio de Passagem	Fluxo de Sangue Cerebral	Volume de Sangue Cerebral
Penumbra	↑ (> 145%)	↓	↔/↑
Infartação central	↑	⇓	⇓ (< 2 mL/100 g)

MR: rotineiramente positivo em 4–6 h pós-ictus):
√ Mudanças parenquimatosas:
√ Sinal brilhante de menor perda de sinal (em decorrência do movimento restrito das moléculas de água em edema citotóxico) em DWI e ADC reduzido
Sensibilidade e especificidade: 88–100% e 86–100%
√ Sinal hiperintenso em T2WI + FLAIR envolvendo substância cinza cortical
√ Perda de diferenciação da substância branca-cinzenta em T2WI
√ Inchaço parenquimatoso sutil com apagamento dos sulcos, em virtude do edema citotóxico (= água intracelular aumentada) pode ser observado até 2 h pós-ictus (melhor em T1WI)
√ Fluorescência anormal em T2WI = identifica hemorragia
√ Sinais de vasos:
√ Perda de vácuos de fluxo intravascular normal em T2WI
√ Intensidade de sinal baixo intravascular em T2WI + intensidade de sinal alto em FLAIR (semelhante ao sinal de MCA hiperdensa)
√ Estase de material de contraste dentro de artérias afetadas, em virtude da estase de fluxo distal ao trombo
√ Penumbra isquêmica = a combinação de perfusão + imagens ponderadas em difusão permite identificação de áreas em risco de infarto

Mapa de DWI e ADC em Derrame Agudo		
Curso de Tempo	Sinal de DWI	ADC
30 min – 5 dias	brilhante (por causa da difusão restrita)	reduzido
1–4 semanas	levemente brilhante (brilho em T2 do tecido infartado)	pseudonormal
semanas a meses	variável	aumentado

NUC:
◊ Agentes mais novos de investigação por imagens (p. ex., Tc-99m HMPAO) podem ser positivos dentro de minutos do evento, embora com CT e MR normais
√ Hipoperfusão hemisférica durante todas as fases
√ Deformidade correspondendo ao território vascular não perfundido
√ "Sinal *flip-flop*" no angiograma com radionuclídeo (15%)
= absorção decrescente durante fase capilar + arterial, seguida de absorção aumentada durante a fase venosa

√ "Síndrome de perfusão de luxo" (14%) = perfusão aumentada
Rx: ativador de plasminogênio de tecido recombinante (tPA), se início de sintomas for < 3 h atrás e além

Infarto Isquêmico Agudo
Histologia: edema citotóxico cortical (= acúmulo de água intracelular, em decorrência do dano da membrana celular), seguido do edema vasogênico da substância branca
√ Lesão brilhante em difusão muito evidente dentro de 0–6 h após início de sintomas e até 14 dias após íctus (coeficiente de difusão é a medida da mobilidade de prótons no tecido)
• um coeficiente baixo (infarto agudo) fornece um sinal hipertenso
• um coeficiente alto (CSF) fornece um sinal hipointenso
◊ DWI falso-positivo:
o coeficiente de difusão dos infartos é influenciado por propriedades de T2 + valor-b da força de gradiente (brilho completo de T2)
◊ 5% de DWI falso-negativo
√ Sinal hipointenso em mapa de ADC (negando o efeito de brilho completo de T2) dentro de 24 h
(mapa de ADC demonstra características puras de difusão sem efeito de T2, mas lesão tem baixa evidência)
• um coeficiente baixo (infarto agudo) fornece um sinal hipointenso
• um coeficiente alto (CSF) fornece um sinal hiperintenso

Infarto Isquêmico Agudo Precoce
Período de tempo: 12–24 h
NCCT:
√ Lesão de baixa densidade (30–60% de invisibilidade)
√ Perda de diferenciação entre substância cinzenta cortical e substância branca subjacente:
√ Indefinição da claridade da cápsula interna
√ "Sinal de fita insular" = cápsula extrema hipodensa, não mais distinguível do córtex insular
√ Apagamento sutil do sulco (8%)
CECT:
√ Sem acúmulo de iodo na região cortical afetada
√ Realce giriforme meníngeo
MR:
√ Estreitamento sutil dos sulcos
√ Indefinição na junção da substância branco-cinzenta em T2– e imagens de densidade de prótons
√ Aumento na espessura do córtex (= inchaço giral)
√ Intensidade sutil de sinal baixo em T1WI, intensidade de sinal alto em T2WI (mascarando os infartos girais em T2WI pesado, em virtude da intensidade de CSF do sulco)
◊ T2WI falso-negativo em 20–30% durante as primeiras 24 h
MRA:
√ ausência de fluxo para infartos > 2 cm em diâmetro

Infarto Isquêmico Agudo Tardio
Período de tempo: 1–3–7 dias
NCCT:
√ Lesão hipodensa em forma de cunha com base no córtex em distribuição vascular (em 70%), em virtude de edema citotóxico e vasogênico
√ Efeito de massa (23–75%: apagamento do sulco, herniação transtentorial, cisternas subaracnoides e ventrículos deslocados
√ "Infarto leve" pode ser transformado em infarto hemorrágico após 2–4 dias (em decorrência do vazamento de san-

gue do endotélio capilar danificado, após lise do coágulo intraluminal + reperfusão arterial)
CECT:
- √ Realce de contraste intravascular e meníngeo diminuído
- √ Realce parenquimatoso aumentado

MR:
- √ Sinal de realce intravascular (77%)
  = realce de Gd-pentetato dos vasos arteriais corticais na área da lesão cerebral após 1–3 dias (em virtude do fluxo de sangue arterial lento fornecido pela circulação colateral, via anastomoses leptomeníngeas)
- √ Sinal de realce meníngeo (33%) = realce de Gd-pentetato de meninges adjacentes ao infarto após 2–6 dias (em decorrência de inflamação meníngea)

Angiografia:
- √ Vasos estreitados/oclusos alimentando a área do infarto
- √ Esvaziamento + preenchimento tardio dos vasos envolvidos
- √ Veia de drenagem precoce
- √ Perfusão de luxo de área infartada (rara) = perda de autorregulação de vasos pequenos, em virtude do aumento local do pH

Infarto Isquêmico Subagudo

Período de tempo: 7–30 dias = fase paradóxica com resolução de edema e início de necrose de coagulação

NCCT:
- √ "Fenômeno de nebulização" = área de baixa densidade menos aparente
- √ Diminuição de efeito de massa + dilatação *ex-vacuo* dos ventrículos (em 57%)
- √ ± calcificação transitória (especialmente em crianças)

CECT:
- √ Rubor giral e realce anelar (destruição de barreira hematoencefálica) por 2–8 semanas (65–80% dentro das primeiras 4 semanas)
- √ Sem realce em 1/5 dos pacientes

MR:
- *Histologia:* edema vasogênico (= aumento da água extracelular) em decorrência de ruptura da barreira hematoencefálica
- √ Hipointenso em T1WI, hiperintenso em T2WI
- √ Sinais de realce meníngeos e intravasculares se resolvem ao final da 1ª semana
- √ Realce giriforme e parenquimatoso pelo gadolínio
  ◊ Realce parenquimatoso giriforme permite diferenciação entre infarto subagudo e crônico!
- √ *Flip-flops* de infarto de lesão hiperintensa a iso/hipointensa em mapas de ADC 5–10 dias após ictus

Infarto Isquêmico Crônico

Período de tempo: meses a anos (> 30 dias)
Histologia: desmielinização + gliose completa (atrofia cerebral focal após 8 semanas)
- √ Atrofia cerebral + encefalomalacia + gliose (MARCAS OFICIAIS)
- √ Possível calcificação (especialmente em crianças)

NCCT:
- √ Focos císticos de densidade de CSF (= encefalomalacia) na distribuição vascular

MR:
- √ Região manchada com intensidade aumentada em T2WI
- √ Gliose (hiperintensa em T2WI) frequentemente circundando região com encefalomalacia
- √ Degeneração waleriana = degeneração anterógrada de axônios secundária à lesão neuronal de tratos corticoespinhais no rastro de infartos grandes e antigos que envolvem o córtex motor

Infarto Hemorrágico

Etiologia: lise de êmbolo/abertura de colaterais/restauração da pressão arterial normal após hipotensão/hipertensão/anticoagulação causam extravasamento em cérebro isquêmico reperfusado
Incidência: 6% de infartos cerebrais diagnosticadas clinicamente, 20% de infartos cerebrais autopsiados
Patologia: hemorragias de petéquias em vários graus de coalescência
Localização: junção corticomedular

CT:
- √ Hiperdensidade (56–76 UH) aparecendo dentro de um infarto isquêmico agudo hipodenso anteriormente investigado = transformação hemorrágica (em 50–72%)
  Falso-negativo: hematoma isoatenuante, se hematócrito < 20%

MR:
- √ Área hipointensa em T2WI dentro dos giros marcando o edema = desoxi-hemoglobina de hemorragia aguda
- √ Área hiperintensa em T1WI = metemoglobina de hematoma subagudo

Infarto dos Núcleos da Base

= oclusão de artérias penetrantes pequenas na base do cérebro (artérias lentículo-estriadas/ talamoperfurantes) = infarto lacunar (infartos < 1 cm em tamanho)

Causa:
(1) embolia
(2) hipoperfusão
(3) envenenamento por monóxido de carbono
(4) afogamento
(5) vasculopatia (hipertensão, microvasculopatia, envelhecimento)

- √ realce homogêneo e denso delineando o núcleo caudado, putâmen, globo pálido, tálamo
- √ realce nodular, redondo e denso/realce anelar periférico

Necrose Laminar

= mudanças isquêmicas afetando camadas profundas do córtex (as camadas 3, 5 e 6 são muito sensíveis à falta de oxigênio)

MR:
(a) estágio agudo
- √ Hiperintensidade cortical e linear em T1WI
- √ Realce pelo meio de contraste
- √ Edema de substância branca em T2WI

(b) estágio crônico
- √ Córtex hipointenso e fino
- √ Substância branca hiperintensa
- √ Aumento dos espaços de CSF

Infarto Lacunar

[*lacuna*, Latim = buraco]
= infartos profundos e pequenos em distribuição distal dos vasos penetrantes (artérias lenticulostriadas, talamoperfurantes e pontina, artéria estriada distal medial [artéria de Heubner recorrente])
Causa: oclusão de artérias finais penetrantes e pequenas surgindo das artérias vertebrais, ACA, basilares, PCA e MCA na base do cérebro em virtude da degeneração fibrinoide
Idade: geralmente > 55 anos; M÷F = 1÷1
Predisposição: hipertensão/diabetes
Incidência: 15–20% de todos os AVCs

Patologia: lacuna = buraco pequeno de encefalomalacia atravessado por filamentos fibrosos como teias; se for múltipla = estado lacunar

Histologia: "microateroma" = hialinização + esclerose arteriolar resultando em espessamento da parede do vaso + estreitamento luminal

- AVC puramente sensorial/puramente motor
- hemiparesia atáxica
- demência vascular

Localização: dois terços superiores do putâmen > caudado > tálamo > ponte > cápsula interna

√ Focos discretos e pequenos de hipodensidade entre 3 mm e 15 mm em tamanho (a maioria < 1 cm em diâmetro)

MR:
(a) infarto lacunar aguda (entre 12 horas e 7 dias)
√ Região pequena de intensidade de sinal alto em T2WI e FLAIR
√ Área hipointensa em T1WI
√ Intensidade de sinal alto em difusão e intensidade de sinal baixo correspondente em mapa de ADC
(b) infarto lacunar crônico
√ Intensidade de sinal alto em T2WI
√ Intensidade de sinal baixo em T1WI
√ Centro hipointenso e borda hiperintensa (em virtude da gliose) em FLAIR
√ Intensidade de sinal normal em DWI

√ Pode realçar no estágio subagudo inicial/agudo final (até 8 semanas)

√ Infartos pontinos unilaterais são nitidamente demarcadas na linha média

DDx: espaços de Virchow-Robin aumentados, neurocisticercose

TIA E RIND

√ Lesões pequenas e hipodensas localizadas perifericamente próximo/dentro do córtex sem realce
√ Lesões detectadas em apenas 14%, lesão contralateral presente em 14% (CT de valor marginal)

INFECÇÃO EM PACIENTES IMUNOCOMPROMETIDOS

Causa: malignidade subjacente, doença de colágeno, terapia de câncer, AIDS, terapia imunossupressora em transplantes de órgãos

Organismo: Toxoplasma, Nocardia, Aspergillus, Candida, Criptococo

√ Zonas hipodensas mal definidas com aumento rápido em tamanho e número, afetando particularmente núcleos da base e centro semioval (infecção encapsulada e mal localizada com prognóstico ruim)
√ Realce nodular/anelar (defesas imunes suficientes): Toxoplasma, Nocardia
√ Realce pode ser enfraquecido pelo tratamento com esteroides

A AIDS pode estar associada a:
trombocitopenia, linfoma, plasmacitoma, sarcoma de Kaposi, leucoencefalopatia multifocal e progressiva

INIENCEFALIA

= anomalia de desenvolvimento complexo, caracterizada por
(1) lordose exagerada
(2) raquísquise
(3) formação imperfeita da base do crânio no forame magno

M ÷ F = 1 ÷ 4

Associada a outras anomalias em 84%:
anencefalia, encefalocele, hidrocefalia, ciclopia, ausência de mandíbula, fenda labial/palatina, hérnia diafragmática, onfalocele, gastrosquise, artéria umbilical única, CHD, doença de rim policístico, artrogripose, pé torto

√ Flexão dorsal da cabeça
√ Coluna vertebral deformada e anormalmente curta

Prognóstico: quase uniformemente fatal

DDx: (1) anencefalia
(2) síndrome de Klippel-Feil
(3) mielomeningocele cervical

HIPOTENSÃO INTRACRANIANA

= Causa rara de cefaleia ortostática, piorando na posição ereta

Causa:
(a) vazamento persistente de CSF
diagnóstico de punção lombar, anestesia espinhal, mielografia, craniotomia, cirurgia da coluna vertebral, trauma
(b) espontaneamente
ruptura do cisto de Tarlov, desidratação, hiperipnea, uremia, coma diabético

- pressão de abertura de CSF baixa de < 80 mm de H_2O

√ Curvatura da fossa posterior:
√ Tonsilas cerebelares em posição baixa
√ Alongamento de quarto ventrículo
√ Apagamento da cisterna pré-pontina
√ Realce paquimeníngeo linear macio e difuso (em virtude do fluxo sanguíneo venoso intracraniano aumentado compensando a perda de CSF)
√ Efusões subdurais bilaterais
√ Gânglio hipofisário aumentado

Rx: terapia conservadora com repouso na cama; tampão sanguíneo epidural autólogo

NEUROCITOMA INTRAVENTRICULAR

= NEUROBLASTOMA INTRAVENTRICULAR
= neoplasia primária benigna dos ventrículos lateral e terceiro

Incidência: desconhecida; tumor frequentemente confundido com oligodendroglioma intraventricular

Idade: 20–40 anos

Histologia: células redondas uniformes com núcleo central e redondo e cromatina puntiforme e fina pontilhando ± pseudorrosetas perivasculares, microcalcificações focais (intimamente semelhantes ao oligodendroglioma, mas com diferenciação neuronal nas junções semelhantes a sinapses)

Localização: corno frontal ± corporal do ventrículo lateral; pode-se estender para dentro do 3° ventrículo

√ Tumor bem delineado inteiramente intraventricular, calcificado grosseiramente (69%), contendo espaços císticos (85%)
√ Realce pelo meio de contraste moderado a leve
√ Ligação ao septo pelúcido CARACTERÍSTICA
√ ± hemorragia dentro do tumor/ventrículo
√ Hidrocefalia
√ Edema peritumoral extremamente incomum

MR:
√ Isointenso em relação à substância cinzenta cortical em T1WI + T2WI com áreas heterogêneas, em virtude de calcificações, espaços císticos, ausência de fluxo vascular (62%)

Rx: ressecção cirúrgica completa

DDx:
(1) oligodendroglioma intraventricular (sem a hemorragia)
(2) astrocitoma (edema peritumoral em 20%)
(3) meningioma (quase exclusivamente em trígono, > 30 anos de idade)
(4) ependimoma (dentro + em torno do 4° ventrículo/trígono, na infância)
(5) subependimoma (dentro + em torno do 4° ventrículo, adultos jovens)
(6) papiloma do plexo coroide (corpo + corno posterior de ventrículo lateral, realce intenso, paciente mais jovem)

(7) cisto coloide (3º ventrículo anterior/forame interventricular do cérebro, calcificações incomuns)
(8) craniofaringioma (origem extraventricular)
(9) teratoma + cisto dermoide (atenuação de gordura)

DOENÇA DE JAKOB-CREUTZFELDT
[Hans Gerhard Creutzfeldt (1885–1964), neuropatologista alemão]
[Alfons Maria Jakob (1884–1931), neurologista alemão]
= transtorno neurológico subagudamente progressivo e raro em virtude da doença infecciosa transmissível, desenvolvendo-se em semanas

Causa: "príon" = proteína desprovida de ácido nucleico funcional, convertida em partículas de encefalopatia espongiforme infecciosa proteica que se acumulam dentro e em torno dos neurônios, levando à morte das células; "kuru" entre os aborígenes de Fore da Nova Guiné (rituais de ingestão de partes do corpo)
[encefalopatia espongiforme = os animais afetados arranham-se compulsivamente contra rochas, árvores ou cercas]

Causas iatrogênicas: transplante da córnea, ingestão de hormônio de crescimento humano contaminado por príon, transplante de dura-máter de cadáver

Idade: adultos mais velhos (57–73 anos)
Histologia: classificada de "encefalopatia espongiforme"
• demência rapidamente progressiva, ataxia, mioclono generalizado
• descargas sincrônicas em EEG, como complexos de onda aguda periódica em 60%
• proteína de CSF 14-3-3 (96% específica e 96% sensível)
Localização: córtex cerebral, núcleos da base (núcleo caudado), tálamo

CT:
√ Geralmente normal
√ Mudanças atróficas rapidamente progressivas

MR:
√ Lesões de intensidade de sinal alto em DWI (em virtude da vacuolização de neutrófilos, levando à gliose e astrocitose e restrição de difusão de água) e ADC diminuído (94% sensível, 92% específico – melhor do que FLAIR ou T2
  Localização: córtex cerebral, núcleos da base
√ Lesões de T2 hiperintensas em núcleos da base (cabeça de núcleo caudado + putâmen), tálamo, córtex occipital, bilateralmente (79% sensível)
√ SEM realce pelo gadolínio das lesões
√ SEM envolvimento da substância branca
Prognóstico: geralmente fatal dentro de 2 anos de início dos sintomas (média de 8,8 meses)

SÍNDROME DE JOUBERT
= desordem autossômica recessiva caracterizada pela apresentação clínica de:
• hipotonia
• ataxia
• atraso de desenvolvimento global
• hiperpneia episódica
• movimento anormal dos olhos
• retardo mental

Patologia:
(1) aplasia quase total do verme cerebelar
(2) displasia + heterotopia do núcleo cerebelar
(3) ausência quase total de intersecção piramidal
(4) anomalias na estrutura de núcleos olivários inferiores, trato do trigêmeo descendo, fascículo solitário, núcleos da coluna dorsal

√ 4º ventrículo de formato triangular em nível médio e com formato de asa de morcego superiormente
√ Os hemisférios cerebelares se colocam lado a lado na linha média
√ Pedúnculos cerebelares superiores circundados pelo CSF
√ Istmo + mesencéfalo pequenos em diâmetro de AP (em virtude da ausência de interseção dos pedúnculos cerebelares superiores)
√ "Sinal do dente molar" = tronco cerebral pequeno + pedúnculos cerebelares superiores espessados e alongados (praticamente PATOGNOMÔNICO)
√ Anomalias supratentoriais distintamente incomuns (exceto displasia cortical + heterotopia da substância cinzenta)
DDx: malformação de Dandy-Walker

LIPOMA
= tumor congênito incomum, desenvolvendo-se no espaço subaracnoide, como resultado da diferenciação anormal da meninge primitiva (que se diferencia em pia-máter, aracnoide, camada meníngea interna da dura-máter)
Incidência: < 1% dos tumores cerebrais
Idade: apresentação na infância/vida adulta
Associado a anomalias congênitas:
(a) em localização anterior: vários graus de agenesia do corpo caloso (em 50–80%)
(b) em localização posterior (em < 33%)
• assintomático em 50%
Localização: tendência a envolver estruturas da linha média (geralmente em espaço subaracnoide) cisterna calosa (25–50%), fissura silviana, cisterna quadrigeminal, cisterna quiasmática, cisterna interpeduncular, cisterna do ângulo CP, cisterna cerebelomedular, *tuber cinereum*, plexo coroide do ventrículo lateral

CT:
√ Massa bem circunscrita com densidade na CT de – 100 UH
√ Borda ocasionalmente calcificada (especialmente em corpo caloso)
√ Sem realce

MR:
√ Massa hiperintensa em T1WI e menos hiperintensa em T2WI (CARACTERÍSTICO)

Lipoma do Corpo Caloso
= tumor pericaloso congênito, na verdade não envolvendo o corpo caloso como resultado da disjunção deficiente do neuroectoderma da ectoderme cutânea durante o processo de neurulação
Incidência: aproximadamente 30% dos lipomas intracranianos
Associado a:
(1) anomalias de corpo caloso (30% com lipoma posterior pequeno, 90% com lipoma anterior grande)
(2) defeito do osso frontal (frequente) = encefalocele
(3) lipoma frontal cutâneo
• sintomático em 50%:
• transtornos de convulsões, retardo mental, demência
• instabilidade emocional, cefaleias
• Hemiplegia

Radiografia simples:
√ Calcificação de linha média com luminosidade associada da densidade de gordura

CT:
√ Área de hipodensidade marcada imediatamente superior aos ventrículos laterais com possível extensão descendente entre ventrículos/anteriormente dentro da fissura inter-hemisférica
√ Calcificação curvilínea periférica/central e nodular dentro da cápsula fibrosa (mais comum em lipomas anteriores, comparando-se com os posteriores)

MR:
√ Massa hiperintensa da linha média superior e posterior ao corpo caloso em T1WI
√ SEM A fibra calosa dorsal ao lipoma

√ Ramos da artéria pericalosa frequentemente têm seu curso através do lipoma
DDx: dermoide (mais denso, extra-axial), teratoma

Osteolipoma Hipotalâmico
Incidência: extremamente rara (30 casos na literatura)
Localização: entre corpos mamilares + pedúnculo infundibular
- raramente sintomático: variedade de sintomas neurológicos + distúrbios endocrinológicos

√ Uma/mais massas, diretamente atrás do pedúnculo infundibular
√ Adipose central (hiperintensa em T1WI + T2WI com supressão positiva de gordura) e tecido ósseo periférico (hipointenso em T1WI + T2WI)
√ Tamanho consistente

LISSENCEFALIA
= COMPLEXO AGIRIA-PAQUIGIRIA
= "cérebro macio" = a mais grave das anomalias da migração neuronal; doença recessiva autossômica com estratificação cortical anormal

agiria = ausência de giros na superfície do cérebro
paquigiria = área focal/difusa de alguns de giros planos e largos

A. LISSENCEFALIA COMPLETA = AGIRIA
   Localização mais frequentemente parieto-occipital
B. LISSENCEFALIA INCOMPLETA
   = áreas de agiria + paquigiria, áreas paquigíricas mais frequentemente nas regiões frontal + temporal

Histologia: substância branca fina + cinzenta espessa e com apenas quatro camadas corticais I, III, V, VI (em vez de seis camadas)

Frequentemente associada a:
(1) anomalias de CNS: microcefalia, hidrocefalia, agenesia do corpo caloso, tálamo hipoplásico
(2) micromelia, pé torto, polidactilia, camptodactilia, sindactilia, atresia duodenal, micrognatia, onfalocele, hepatosplenomegalia, anomalias cardíacas + renais

- microencefalia
- retardo mental intenso
- hipotonia + espasmo mioclônico ocasional
- convulsões iniciais refratárias à medicação

√ Córtex espesso e macio com substância branca diminuída
√ Aparência do número oito do cérebro nas imagens axiais, em virtude das fissuras silvianas verticalmente orientadas, alargadas e rasas
√ Sucos e giros rasos/ausentes (o cérebro parece semelhante àquele em fetos < 23 semanas GA)
√ Artérias cerebrais médias próximas à tábua interna da calvária (ausência de sulcos)
√ Esplênio pequeno + rostro ausente do corpo caloso
√ Tronco cerebral hipoplásico (falta de formação tratos corticobulbares e corticoespinhais)
√ Ventriculomegalia (átrio e cornos occipitais)
√ Calcificação redonda da linha média na área do septo pelúcido (CARACTERÍSTICA)
√ Poli-hidrâmnio (50%)
Prognóstico: óbito até idade de 2 anos
DDx: polimicrogiria (= formação de giros pequenos e múltiplos imitando paquigiria em CT e MR, mais comum em torno das fissuras silvianas, giros espessados e largos com gliose frequente subjacentes ao córtex polimicrogírico, como sendo a característica de diferenciação mais importante)

HIPOFISITE LINFOIDE
= transtorno autoimune inflamatório raro com infiltração linfocítica da glândula hipofisária
Associada a: tirotoxicose + hipopituitarismo
Idade: quase exclusivamente em mulheres no começo do pós-parto
- cefaleias, perda de visão, incapacidade de amamentar/de retomar a menstruação normal
√ Glândula hipofisária com realce homogeneamente aumentado
Prognóstico: regressão espontânea
Rx: esteroides (redução do tamanho hipofisário no acompanhamento)

LINFOMA
A. LINFOMA PRIMÁRIO DE CNS (PCNSL) em 93%
   = SARCOMA DE CÉLULA RETICULAR = LINFOMA HISTIOCÍTICO = MICROGLIOMA
   = NHL de células B de alto grau com associação forte com infecção pelo vírus de Epstein-Barr
   Risco: aumentado (350 vezes mais) em pacientes imunocomprometidos: AIDS (2–10%), transplante de rins, síndrome de Wiskott-Aldrich, deficiência de imunoglobulina A, artrite reumatoide, leucoencefalopatia multifocal e progressiva
   Associado a: linfoma intraocular
B. LINFOMA SISTÊMICO = SECUNDÁRIO (7%)
   Tipo: NHL > doença de Hodgkin
   Localização: tendência pela dura-máter + leptomeninges
   - paralisias de nervos cranianos III, VI, VII
   √ Hidrocefalia
◊ Linfoma primário é indistinguível do secundário!
Dicas: (1) envolvimento multicêntrico de hemisférios profundos
(2) associação com imunossupressão
(3) regressão rápida com corticosteroides/terapia de radiação = "tumor fantasma"
Prevalência: 0,3–2% de todos os tumores intracranianos; 7–15% de todos os tumores cerebrais primários (equivalentes a meningioma e astrocitoma de baixo grau); M > F
Idade-pico: 30–50 anos; M÷F = 2÷1
Histologia: células B pleomórficas atípicas, misturadas com células T reativas infiltrando paredes de vasos sanguíneos e agrupamento dentro de espaços perivasculares (Virchow-Robin), simulando vasculite
- sintomas de massa aumentando rapidamente (60%)
- sintomas de encefalite (< 25%)
- AVC (7%)
- paralisia do nervo craniano, doença desmielinizante
- mudanças de personalidade, cefaleias, convulsões
- sinais cerebelares, disfunção motora
- citologia de CSF positiva em 4–25–43%: proteína elevada, células de linfoma mononucleares/explosão/outras
Localização: fossa supratentorial: posterior = 3–9÷1; estruturas paramedianas preferencialmente afetadas; substância branca + corpo caloso (55%), substância cinzenta profunda de núcleos da base + tálamo + hipotálamo (17%), fossa posterior + cerebelo (11%), medula óssea (1%); multicentralidade em 11–47%
Sítio: epêndima ventricular confinado e meninges (12–30%); "padrão borboleta" de linfoma do lobo frontal; envolvimento dural pode imitar meningioma (raro)
Propagação: tipicamente infiltrante; pode atravessar fronteiras anatômicas + linha média (atravessa corpo caloso), propagação leptomeníngea difusa; propagação subependimal com encaixotamento ventricular (= linfoma-borda)
√ Lesão solitária discreta + comumente grande (57%)
   ◊ Lesão grande sugere linfoma!
√ Lesões nodulares múltiplas simétricas e pequenas (43–81%)
√ Lesão difusamente infiltrante com margens indefinidas
√ Regressão espontânea (característica única)
   ◊ Esteroides podem inibir o realce pelo meio de contraste

CT:
- √ Geralmente ligeiramente hiperdensa (33%) por causa da alta proporção núcleo-citoplasma
- √ Área ocasionalmente isodensa/de baixa densidade (menos comum)
- √ Pouco efeito de massa com escassez de edema peritumoral
- √ Realce de contraste periventricular homogeneamente denso + bem delineado/irregular + desigual
- √ Comumente realce anelar de paredes espessadas em paciente imunocompetente

MR (superior à CT):
- √ Massa bem delineada e redonda/oval/formato de giro (raro)
- √ Relativamente pouco efeito de massa para o tamanho
- √ Isointenso/ligeiramente hipointenso (em virtude da densidade alta da célula), em relação à substância cinzenta em T1WI
- √ Hipo- a isointenso/hiperintenso (menos comum) em relação à substância cinzenta em T2/FLAIR:
  - √ Padrão de anelar (= necrose central com borda celular densa em "mar de edema" típico) em pacientes imunocomprometidos
  - √ Realce pelo meio de contraste em formato de anel intenso em T1WI
- √ Realce pelo meio de contraste irregular sinuoso/semelhante a um giro ou realce homogêneo:
  - √ Realce homogêneo sólido em paciente imunocompetente
  - √ Massa em formato de anel heterogênea e irregular em paciente imunocomprometido
- √ Realce periventricular é altamente ESPECÍFICO
  (*DDx*: ependimite por CMV)

Angiografia:
- √ Massa avascular/neovascularização do tumor
- √ Rubor focal em fase arterial-a-capilar tardia, persistindo bem dentro da fase venosa
- √ *Encasement* arterial
- √ Veias medulares profundas dilatadas

NUC:
- √ Ingestão aumentada de tallium-201 em SPECT (100% sensível, 93% específica)
- √ Ingestão aumentada de metionina C-11 em PET

Prognóstico: sobrevivência média de 45 dias para pacientes de AIDS; sobrevivência média de 3,3 meses para pacientes imunocomprometidos; melhora com terapia de radiação (4,5–20 meses) e quimioterapia

Rx: sensível à terapia de radiação

DDx:
- A. Transtornos neoplásicos
  - (1) glioma (pode ser bilateral com envolvimento dos núcleos da base + corpo caloso; pode demonstrar realce homogêneo e denso com vascularidade)
  - (2) metástases (conhecidas como primárias, na junção das substâncias branco-cinzenta)
  - (3) tumor neuroectodérmico primitivo
  - (4) meningioma
- B. Doença infecciosa (multicentricidade)
  - (1) abscesso, especialmente toxoplasmose (edema grande)
  - (2) sarcoidose
  - (3) tuberculose
- C. Doença desmielinizante
  - (1) esclerose múltipla
  - (2) leucoencefalopatia multifocal progressiva

Linfoma Epidural Espinhal
- (a) invasão do espaço epidural pelo forame intervertebral a partir dos nódulos linfáticos paravertebrais
- (b) destruição óssea com colapso vertebral (menos comum)
- (c) envolvimento direto do CNS (raro)

Leucemia
CNS afetado em 10% dos pacientes com leucemia aguda
- √ Aumento dos ventrículos e sulcos em decorrência de atrofia (31%)
- √ Realce da cisterna/da fissura/do sulco (infiltração meníngea) em 5%

Prognóstico: 3–5 meses de sobrevivência, se não for tratado

MEDULOBLASTOMA
◊ A neoplasia infratentorial mais maligna; é a neoplasia mais comum da fossa posterior na infância (seguido pelo astrocitoma pilocítico cerebelar)

Incidência: 15–20% de todos os tumores intracranianos pediátricos; 30–40% de todas as neoplasias da fossa posterior em crianças; 2–10% de todos os gliomas intracranianos

Origem: camada granular externa do véu medular inferior (= teto do 4º ventrículo)

Histologia: células não completamente diferenciadas (50%), variedade desmoplástica (25%), diferenciação glial/neuronal (25%)

Idade: 40% dentro dos primeiros 5 anos de vida; 75% na primeira década, entre 5 e 14 anos (2/3); entre 15 e 35 anos (1/3); M÷F = 2–4÷1

- duração de sintomas < 1 mês antes do diagnóstico: náusea, vômito, cefaleia, aumento do perímetro cefálico, ataxia

Sítio:
- (a) verme do cerebelo + teto do 4º ventrículo (grupo mais jovem) em 91%
- (b) hemisfério cerebelar (grupo mais velho)

Tamanho: geralmente > 2 cm em diâmetro

- √ Massa vermiana bem definida com alargamento de espaço entre as tonsilas cerebelares
- √ Invasão no 4º ventrículo/aqueduto com hidrocefalia (85–95%)
- √ Desvio/invaginação do 4º ventrículo
- √ Crescimento rápido com extensão para o hemisfério cerebelar/tronco cerebral (mais frequente em adultos)
- √ Extensão para a cisterna magna + medula cervical superior, ocasionalmente pelo forame de Luschka para dentro da cisterna do ângulo cerebelopontino
- √ Edema circundante leve/moderado (90%)

CT:
Características clássicas em 53%:
- √ Lesão mista (10%)/isodensa (20%)/ligeiramente hiperdensa (70%)
- √ Realce homogêneo intenso e rápido (97%) em virtude da natureza geralmente sólida do tumor

Características atípicas:
- √ Áreas necróticas/císticas (10–16%) com falta de realce
- √ Calcificações em 13%
- √ Hemorragia em 3%
- √ Extensão supratentorial

MR:
- √ Misto/hipotenso em T1WI
- √ Hipo-/iso-/hipertenso em T2WI
- √ Geralmente realce de Gd-DTPA homogêneo com borda hipointensa
- √ Camadas finas cerebelares não definidas

Cx:
- (1) propagação metastática subaracnoide (30–100%) via o caminho do CSF para a medula óssea e cauda equina ("metástases em gota" em 40%), convexidades cerebrais, fissura silviana, cisterna suprasselar, retrógrada para dentro dos ventrículos lateral e 3º
  - √ "Congelamento" contínuo do tumor na pia [máter]
- (2) metástases fora do CNS (esqueleto axial, linfonodos, pulmão) após cirurgia

Rx: cirurgia + radioterapia (extremamente radiossensível)
DDx de meduloblastoma da linha média:
  ependimoma, astrocitoma (hipodenso)
DDx de meduloblastoma excêntrico:
  astrocitoma, meningioma, neuroma acústico

CARCINOMATOSE MENÍNGEA

Fonte:
  A. Tumor de CNS primário: meduloblastoma, glioblastoma, tumores pineais
  B. Tumor secundário: mama, pulmão, melanoma
Histologia: adenocarcinoma (75%)
Propagação: hematogênea, linfática, perineural de metástases parenquimatosas
◊ ocorrência simultânea de sintomas localizados em mais de uma área!
• cefaleias (50%)
• déficits do nervo craniano (40%): distúrbios visuais, diplopia, perda de audição, dormência facial
• mudanças de estado mental: letargia + confusão (20%)
• convulsões (15%)
• fraqueza assimétrica e progressiva das extremidades
• síndrome de cauda equina
Dx: punção lombar positiva em 45–55% (1ª punção), 80% (após várias pressões)
Localização: cisternas basais, coluna lombar (áreas de estase de CSF)
√ Hidrocefalia comunicante (tumor interfere com reabsorção de CSF em granulações da aracnoide, próximo ao vértice)
√ Mudanças isquêmicas, secundárias à vasculite (rara)
Padrões:
  1. **Carcinomatose meníngea dural**
     • raramente associada à citologia positiva
     √ Cortes finos, descontínuos e curtos de realce localizado/curvilíneo e difuso em baixo da tábua interna em posição esperada da dura
  2. **Carcinomatose leptomeníngea**
     • frequentemente associada à citologia positiva
     √ Borda fina de realce subaracnoide após convoluções de giros "revestindo a superfície do cérebro"
     √ Nódulos leptomeníngeos discretos
     √ Invasão de cérebro subjacente com efeito de massa e edema
DDx:
  meningite fúngica/bacteriana, mudanças pós-operatórias (fibrose), hemorragia subaracnoide anterior, paquimeningite craniana idiopática, vasculite, hematopoiese extramedular, gliomatose leptomeníngea primária, amiloidose, heterotopia glioneural, doença de Castleman, doença de Gaucher

MENINGIOMA

Incidência: é o tumor extra-axial mais comum; 15–18% dos tumores intracranianos em adultos; 1–2% de tumores cerebrais primários em criança; 33% de todas as neoplasias intracranianas incidentais
Origem: derivado das células meningoteliais concentradas nas vilosidades aracnoides (= "células aracnoides de cobertura"), que penetram na dura (as vilosidades são numerosas em seios durais grandes, em veias menores, ao longo das bainhas da raiz de nervos cranianos e espinhais emergentes, plexo coroide)
Classificação histológica:
  — padrão de comportamento benigno
    (a) tipo fibroblástico = tipo fibroso
        faixas entrelaçadas de células fusiformes + colágeno + fibras reticulíneas
    (b) tipo de transição = tipo misto
        características de formas meningoteliais + fibroblásticas
  — aparência agressiva na investigação por imagens
    (c) tipo meningotelial = tipo sincicial formando um sincício de células compactadas com bordas indistintas
    (d) tipo angioblástico/maligno
        provavelmente hemangiopericitoma/hemangioblastoma surgindo dos pericitos vasculares
Idade: incidência de pico aos 45 anos (faixa de 35–70 anos); raro < 20 anos (em crianças > 50% maligno, M > F); M÷F = 1÷2 para 1÷4
Associado a: neurofibromatose tipo 2 (meningiomas múltiplos, ocorrência na infância), síndrome de nevo de células basais
  ◊ 10% de pacientes com meningiomas múltiplos apresentam neurofibromatose tipo 2!
  ◊ Tumor mais comum de CNS induzido por radiação, com período de 19–35 anos, variando com dosagem!
Tipos:
  (1) **meningioma globular** (mais comum)
      massa arredondada compacta com invaginação do cérebro; achatada na base; contato com foice/tentório/dura basal/dura da convexidade
  (2) **meningioma em placa**
      hiperostose pronunciada de osso adjacente, particularmente ao longo da base do crânio; difícil distinguir hiperostose do tumor mascarando a tábua interna (DDx: donça de Paget, osteomielite crônica, displasia fibrosa, metástase)
  (3) **meningioma multicêntrico** (2–9%)
      16% em séries de autopsia; tendência a se localizar em um único hemicrânio; presente clinicamente em idade precoce; global/misto; semeadura de CSF é excepcional; em 50% associado à neurofibromatose tipo 2
Localização:
  A. Supratentorial (90%)
    (a) convexidade = hemisfério lateral (20–34%)
    (b) parassagital = hemisfério mediano (18–22%): meningioma falcino (5%) abaixo do seio sagital superior, geralmente se estendendo para ambos os lados
    (c) crista do esfenoide e fossa craniana média (17–25%)
    (d) frontobasal no sulco olfatório (10%)
  B. Infratentorial (9–15%)
    (a) convexidade cerebelar (5%)
    (b) tentório do cerebelo (2–4%)
    (c) ângulo cerebelopontino (2–4%)
    (d) clivo (< 1%)
  C. Coluna vertebral (12%)
Localização atípica:
  (a) ângulo cerebelopontino (< 5%)
  (b) bainha do nervo óptico (< 2%)
  (c) intraventricular (2–5%): 80% no lateral (E > D), 15% no 3º; 5% no 4º ventrículo; a partir do envolvimento do tecido meníngeo durante formação do plexo coroide
     ◊ Massa intraventricular trigonal mais comum nos adultos!
  (d) ectópico = extradural (< 1%): espaço intradiploico, tábua externa do crânio, couro cabeludo, seio paranasal, glândula da parótida, espaço parafaríngeo, mediastino, pulmão, glândula suprarrenal
Radiografia simples:
√ Hiperostose no sítio próximo/dentro do osso (exostose, enostose, esclerose)
  ◊ A hiperostose NÂO indica infiltração de tumor!

- √ Bolhas nos seios paranasais (etmoide, esfenoide) ± esclerose (= *pneumosinus dilatans*)
- √ Sulcos meníngeos aumentados (se localizado na abóbada), forame espinhoso aumentado
- √ Calcificação (= corpos de psamoma)

CT:
- √ Massa em crescimento lento, bem circunscrita, nitidamente demarcada
- √ Ligação larga à dura-máter adjacente
- √ "Deformação cortical" do cérebro subjacente
- √ Hiperdenso (70–75%, em virtude das calcificações psamomatosas)/lesão isodensa em NECT
- √ Calcificações em padrão radial/circular em 20–25% (*DDx*: osteoma)
- √ "Meningioma intraósseo" = permeação do osso com componente de partes moles intra e extracerebral (*DDx*: displasia fibrosa)
- √ Hiperostose de osso adjacente (18%)
- √ Realce em CECT intenso e uniforme (ausência da barreira hematoencefálica)
- √ Edema peritumoral mínimo (até 75%): SEM A correlação entre tamanho de tumor e quantidade de edema (*DDx*: lesão intra-axial)
- √ Componente cístico: maior em 2%, menor em 15%

MR: (índice de 100% de detecção com gadolínio DTPA):
- √ Hipo a isointenso em T1WI + iso a hiperintenso em T2WI (intensidade depende da quantidade de celularidade *versus* elementos de colágeno):
- √ Tende a seguir intensidade de sinal cortical
- √ Textura homogênea/heterogênea (vascularidade de tumor, mudanças císticas, calcificações)
- √ Abaulamento arqueado da substância branca + apagamento cortical
- √ Interface tumor-cérebro de vasos com intensidade baixa + fenda cerebroespinhal com alta intensidade em T2WI
- √ Realce de contraste por 3–60 min em T1WI de até 148% sobre o parênquima cerebral
- √ Sinal de "cauda dural" (em 60–72% dos meningiomas)
- √ *Encasement* + estreitamento de vasos

Angiografia:
- √ Fenômeno de "sogra" (material de contraste aparece cedo e permanece mais tarde na fase venosa)
- √ Padrão "sunburst"/"spoke-wheel" de vascularidade do tumor com coloração hipervascular semelhante a nuvens
- √ Veia de drenagem precoce (rara: talvez em meningioma angioblástico)
- √ O meningioma em placa é pouco vascularizado

Suprimento vascular:
A. Artéria carótida externa (quase sempre)
   1. Abóbada: artéria meníngea média
   2. *Planum sphenoidale* + tubérculo: ramo meníngeo recorrente de a. oftálmica
   3. Tentório: ramo meníngeo de tronco meningo-hipofisário de ICA
   4. Clivo + fossa posterior: artéria vertebral/artéria faríngea ascendente
   5. Foice: artéria meníngea média parcial + outras
B. Artéria carótida interna (rara)
   1. Intraventricular: vasos coroidais

Cx: invasão local de seios venosos

Meningioma Atípico (15%)
1. Área de necrose de baixa atenuação, hemorragia antiga, formação de cisto, gordura (*DDx*: glioma maligno, metástase)

(a) **meningioma cístico** (2–4%)
   Frequência: 55–65% no primeiro ano de vida; 10% em crianças
   tipo I = cisto intratumoral central/excêntrico (necrose isquêmica, degeneração microcística, destruição de produtos hemorrágicos); frequentemente associado a subtipos histológicos meningoteliais/microcísticos/atípicos/malignos
   tipo II = cisto intraparenquimatoso extratumoral (cisto aracnoide/gliose reativa/necrose liquefativa de cérebro adjacente)
   tipo III = CSF aprisionado (*DDx*: glioma necrótico/cístico)

(b) **meningioma xantomatoso/lipoblástico** (5%)
   mudança metaplástica de células meningoteliais em adipócitos

2. Realce anelar/heterogêneo (secundário ao infarto leve de tumor/necrose em variantes histológicas agressivas/formação de cisto verdadeira de acúmulo de fluido benigno)
3. Morfologia "em plaque"
4. "Formato de vírgula" = combinação de componente semilunar delimitado pela interface dural + componente esférico crescendo além da margem dural
5. Transformação sarcomatosa com propagação no hemisfério + invasão de parênquima cerebral (suprimento leptomeníngeo)
6. **Hemangiopericitoma meníngeo**
   - √ Contorno multilobulado
   - √ Base dural estreita/formato de "cogumelo"
   - √ Sinais vasculares intratumorais grandes
   - √ Erosão do osso
   - √ Edema peritumoral proeminente
   - √ Vasos de alimentação irregulares e múltiplos em angiografia

Meningioma da Asa Esfenoide
1. Meningioma "en plaque" hiperostótico
   - exoftalmia indolor unilateral e lentamente progressiva
   - dormência na distribuição do nervo craniano $V_1 + V_2$
   - cefaleias, convulsões
2. Meningioma surgindo do terço médio da crista esfenoide
   - cefaleias, convulsões
   - √ Compressão de lobos regionais frontais + temporais
3. Meningioma surgindo do processo clinoide
   - √ *Encasement* de artérias carótida + cerebral média
   - √ Compressão de nervo óptico + quiasma
4. Meningioma do *planum sphenoidale*
   - √ Crescimento subfrontal + crescimento posterior na sela túrcica e no clivo
   - √ Bolhas hiperostóticas do *planum sphenoidale*

Meningioma Suprasselar
Incidência: 10% de todos os meningiomas intracranianos
Origem: da aracnoide + dura ao longo do tubérculo da sela túrcica/clinoides/diafragma da sela/seio cavernoso com extensão secundária dentro da sela; NÃO de dentro da fossa hipofisária

- disfunção hipotalâmica/hipofisária (rara)
- √ Hiperosteose irregular = bolhas adjacentes ao seio (MARCA OFICIAL de meningiomas no *planum sphenoidale*/tubérculo da sela)
- √ Pneumatose esfenoidal = pneumatização aumentada do esfenoide em área de clinoides anteriores + dorso da sela (DDx: variante normal)

√ Base ampla de ligação
√ Realce homogêneo intenso (pode ser impossível diferenciar de aneurisma da carótida supraclinoide em CT)
√ Suprimento de sangue: ramos etmoidais posterior de artéria oftálmica, ramos de tronco meningo-hipofisário

MR:
  √ Grande massa isointensa à substância cinzenta em T1WI + T2WI
  √ Glândula hipofisária achatada e hiperintensa dentro do assoalho da sela
  √ Realce marcadamente homogêneo em T1WI

DDx: metástase, glioma, linfoma

Diferenças entre Meningioma e Schwannoma		
	Meningioma	*Schwannoma*
Ângulo com dura	obtuso	agudo
Cauda dural	frequente	raro
Calcificação	20%	raro
Cístico/necrótico	raro	10%
Envolvimento de IAC	raro	80%
NECT	hiperdenso	isodenso
Realce	uniforme	32% não uniforme

MENINGITE

= infecção da pia-máter + aracnoide + CSF adjacente
1. Paquimeningite: infecção da dura-máter
2. Leptomeningite: infecção da pia-máter/aracnoide (mais comum) + CSF

- cefaleias, torcicolo
- confusão, desorientação
- análise de laboratório de CSF positiva

PAPEL de CT e MR:
  (1) excluir abscesso parenquimatoso, ventriculite, empiema localizado
  (2) avaliar seios paranasais/osso temporal com fonte de infecção
  (3) monitorar complicações: hidrocefalia, efusão subdural, infarto

Meningite Bacteriana/Purulenta

Causa: otite média/sinusite
Organismo:
  (a) adultos: Meningococo, *Diplococcus Pneumoniae, Haemophilus influenzae, Neisseria* meningitidis, *Staphylococcus aureus*
  (b) crianças: *Escherichia coli, Citrobacter, Streptococcus* β-hemolítico

- febre, cefaleia, convulsões
- consciência alterada, torcicolo

NECT:
  √ Frequentemente normal
  √ Densidade aumentada no espaço subaracnoide (vascularidade aumentada), especialmente em crianças
  √ Ventrículos pequenos, secundários ao edema cerebral difuso

CECT:
  √ Realce meníngeo marcadamente curvilíneo sobre cérebro (lobos frontal + parietal) e fissuras inter-hemisférica + silviana
  √ Obliteração de cisternas basais com realce (comum)

MR (modalidade mais sensível):
  √ Sem a anomalia em MR não realçado na maioria dos casos
  √ Cisternas basais obliteradas e hiperintensas em imagens de densidade de prótons e intensidade intermediária em T1WI
  √ Placas hiperintensas em T2WI
  √ Realce leptomeníngeo com Gd-DTPA (em infecção crônica)

Cx:
  (1) cerebrite
  (2) ventriculite = ependimite (secundário à propagação retrógada)
  (3) atrofia cerebral
  (4) infarto cerebral (artrite, trombose venosa)
  (5) efusão subdural [efusão subdural estéril, secundária à meningite por *H. influenzae* (em crianças) pode-se transformar em empiema subdural]
  (6) hidrocefalia (detritos celulares bloqueando o forame interventricular do cérebro, aqueduto, saída de quarto ventrículo/septos intraventriculares/aderências aracnoides)
  (7) disfunção do nervo craniano

Prognóstico:
  ◊ Infarto cerebral + edema são prognósticos de resultado ruim
  ◊ Aumento de ventrículos + espaços subaracnoides + efusões subdurais não têm valor prognóstico

Mortalidade: 10% para *H. influenza* e meningococo, 30% para pneumococo (5ª causa comum de óbito em crianças entre 1 e 4 anos de idade)

DDx: carcinomatose meníngea

Meningite Granulomatosa

Histologia: exsudação espessa, inflamação perivascular, tecido de granulação + fibrose reativa

(1) **meningite tuberculosa** = meningite basilar: parte da tuberculose miliar generalizada/infecção tuberculosa primária
(2) **sarcoidose** (em 5% de casos de sarcoidose)
  Histologia: infiltração granulomatosa de leptomeninges
  √ Padrão nodular (*DDx* de causas bacterianas)
  √ Placas meníngeas espessas sobre convexidades (imitando o meningioma)
  √ Realce acentuado
  √ Pode estar associado a massas intravertebrais únicas/múltiplas
  Cx: paralisia do nervo craniano, disfunção hipofisário-hipotalâmica, meningite crônica
(3) **meningite fúngica**: criptococose, candidíase, cocidioidomicose (endêmica), blastomicose, mucormicose (diabetes), nocardiose, actinomicose, aspergilose (sob terapia crônica com corticosteroides)

- processo agudo e com risco de vida/doença indolente e crônica

Pode estar associado a: cerebrite, formação de abscesso
√ Hidrocefalia

CT:
  √ Obliteração de cisternas basais, fissura silviana, cisterna suprasselar (cisternas isodensas, secundárias ao preenchimento com detritos)
  √ Realce de contraste intenso de giros + espaços subaracnoides envolvidos
  √ Calcificação de meninges
  √ Atenuação diminuída de substância branca

MR:
  √ Intensidade de sinal alto de cisternas basilares em T2WI
  √ Realce com dimeglumina gadopentetato

Cx: (1) hidrocefalia (obliteração de cisternas basais; bloqueio de fluxo de CSF e absorção de CSF)
(2) infarto (em decorrência de artrite)

ESCLEROSE TEMPORAL MESIAL
Causa: epilepsia do lobo temporal de longa data
Histologia: perda neuronal marcada pelos subcampos hipocampais, poupando relativamente o subcampo CA2
Mecanismo para óbito neuronal induzido por excitotoxicidade:
as convulsões causam despolarização neuronal excessiva, levando à superprodução de neurotransmissores de aminoácido de excitação, o que causa a ativação excessiva de receptores de N-metil-D-aspartato e entrada desregulada de Ca^{2+}; o resultado é o inchaço neuronal com edema citotóxico
√ Aumento da intensidade de sinal + redução do volume do hipocampo, em comparação com o outro lado em T2WI
Achados associados do sistema límbico:
 √ Atrofia da foice ipsilateral (55%)
 √ Atrofia ipsilateral do corpo mamilar (26%)
Anomalias extra-hipocampais associadas:
 √ Intensidade de sinal aumentada do córtex do lobo temporal anterior (38%)
 √ Hemiatrofia cerebral (1%)

LEUCODISTROFIA METACROMÁTICA
= MLD = leucodistrofia (transtorno de desmielinização) hereditária (recessiva e autossômica) mais comum
Causa: deficiência de arilsulfatase A, resultando em deficiência intensa de sulfatida de lipídios mielinos, dentro de macrófagos + células de Schwann
Idade de apresentação: antes dos 3 anos (2/3), na adolescência (1/3)
A. FORMA INFANTIL TARDIA
 Idade: 2º ano de vida
 • transtorno da marcha + estrabismo
 • prejuízo da fala
 • espasticidade + tremor
 • deterioração intelectual
 Prognóstico: óbito dentro de 4 anos após início
B. FORMA JUVENIL
 Idade: 5–7 anos
C. FORMA ADULTA
 • síndrome mental orgânica
 • sinais corticoespinhais, corticobulbares, cerebelares e extrapiramidais progressivos
√ Perda progressiva do tecido cerebral hemisférico
CT:
 √ Densidade baixa e simétrica de substância branca, adjacente aos ventrículos (especialmente no centro oval e cornos frontais)
 √ Atrofia progressiva
 √ Sem realce de contraste
MR:
 √ Áreas simétricas e progressivas de hipointensidade em T1WI
 √ Hiperintensidade em T2WI (aumento de água)
√ Preservação inicial de cápsula interna + fibras-U subcorticais
Prognóstico: óbito em alguns anos

METÁSTASES PARA O CÉREBRO
Incidência: 14–37% de todos os tumores intracranianos
 ◊ É a neoplasia intracraniana mais comum!
 ◊ Massa infratentorial mais comum no adulto
Metástase primária:
seis tumores são responsáveis por 95% de todas as metástases cerebrais:

1. Carcinoma bronquial (47%): RARAMENTE carcinoma de células escamosas
2. Carcinoma de mama (17%)
3. Tumores do trato GI (15%): cólon, reto
4. Hipernefroma (10%)
5. Melanoma (8%)
6. Coriocarcinoma

Na infância:
1. Leucemia/linfoma
2. Neuroblastoma

◊ As metástases cerebrais de sarcomas são excepcionalmente raras!
Localização:
 (a) Junção corticomedular do cérebro (mais característico)
 (b) Espaço subaracnoide = meningite carcinomatosa (15%)
 (c) Propagação subependimal (frequente em carcinoma de mama)
 (d) Crânio (5%)
Observação: METÁSTASES CORTICAIS
 √ Mínima/sem edema
 √ Pode não ser identificada em T2WI
 √ Realce pelo meio de contraste essencial para Detecção
Apresentação:
 — lesões múltiplas (2/3), lesão única (1/3)
 — hemisférios cerebrais (57%), cerebelo (29%), tronco cerebral (32%)
 — depósitos nodulares à dura são comuns
√ Geralmente massas redondas, bem definidas
 √ Lesões múltiplas de tamanhos + localização diferentes
√ Edema circundante geralmente excedendo o volume do tumor
◊ Realce pelo meio de contraste para revelar lesões adicionais!
CT:
 √ Hipodensa em NECT (a não ser hemorrágico/hipercelular)
 √ Realce sólido em pequenos tumores/realce em formato de anel em tumores grandes
MR (combinação de T2 + realce pelo meio de contraste T1WI oferecem maior sensibilidade):
 √ Hipointensa em T1WI
 √ Massa hipointensa em relação ao edema/intensidade variável em T2WI (em virtude de hemorragia, necrose, formação de cisto):
  √ Hipointensidade mais pronunciada em melanoma + adenocarcinoma mucinoso (efeito paramagnético)
 √ Realce misto nodular, anelar, homogêneo após Gd-DTPA; frequentemente mais de um foco metastático identificado na região do edema
 √ Realce assimétrico da dura com propagação dural
 √ Realce leptomeníngeo (p. ex., em ependimoma metastático)
DDx: glioma (borda indistinta, menos bem definida, menor quantidade de edema vasogênico), lesões inflamatórias multifocais

Metástase Hemorrágica Cerebral (em 3%–4%)
1. Melanoma maligno
2. Câncer de mama
3. Coriocarcinoma
4. Carcinoma de células pequenas do pulmão
5. Carcinoma de células renais
6. Carcinoma de tireoide
√ Hiperdenso sem contraste
√ Hipervascular com contraste
Mnemônica: MR CT BB
 Melanoma (**M**elanoma)
 Renais, Carcinoma de células (**R**enal cell carcinoma)
 Coriocarcinoma (**C**horiocarcinoma)

Tireoide, Carcinoma de (**T**hyroid carcinoma)
Broncogênico, Carcinoma (**B**ronchogenic carcinoma)
Breast carcinoma (Carcinoma de Mama)

Metástase Cística para o Cérebro
1. Carcinoma de células escamosas do pulmão
2. Adenocarcinoma de pulmão

DDx: cisto benigno, abscesso

Metástase Calcificada para o Cérebro
1. Neoplasia produtora de mucina: GI, mama
2. Sarcoma formador de osso/cartilagem
3. Rádio e quimioterapia efetivas

Melanoma Maligno e Metastático para o Cérebro
Prevalência: 39% na autopsia
Localização: cérebro > cerebelo; geralmente lesões múltiplas
- grau variável de pigmentação
◊ Sem consenso claro da contribuição de efeito paramagnético de produtos de sangue *versus* melanina
√ Tendência a hemorragia
1. Padrão melanótico (em 24–54%)
   √ Hiperintenso em relação ao córtex em T1WI
   √ Iso/hipointenso em relação ao córtex em T2WI
   Causa: radicais livres em melanina e produtos de sangue
2. Padrão amelanótico (38%)
   ◊ Padrão semelhante a outra neoplasia cerebral
   √ Hipo/isointenso em T1WI
   √ Hiper/isointenso em T2WI
3. Outros padrões
   √ Isointenso em T1WI
   √ Hiperintenso em T2WI

Prognóstico: sobrevida média de 113 dias, após descoberta
DDx: melanoma de CNS maligno e primário (1% de todos os casos de melanoma; lesão solitária; localização leptomeníngea/plexo coroide)

MICROCEFALIA
= síndrome clínica caracterizada pela circunferência da cabeça abaixo da faixa normal
Incidência: 1,6÷1.000 ou 1÷6.200 a 1÷8.500 nascimentos
Etiologia:
(1) infecção intrauterina não diagnosticada (toxoplasmose, rubéola, CMV, herpes, sífilis), agentes tóxicos, drogas, hipóxia, irradiação, fenilcetonuria materna
(2) craniossinostose prematura
(3) anomalias cromossômicas (trissomias 13, 18, 21)
(4) síndrome de *Meckel-Gruber*

Frequentemente associada a:
microencefalia, macrogiria, paquigiria, atrofia de núcleos da base, diminuição de arborização dendrítica, holoprosencefalia
√ Discrepância de AC÷HC
√ Circunferência da cabeça < 3 S.D. abaixo da média
√ Inclinação da fronte semelhante à do macaco
√ Dilatação de ventrículos laterais
√ Crescimento escasso do crânio fetal
√ Conteúdo intracraniano pode não ser visível (raro)
Prognóstico: retardo mental normal a intenso (dependendo do grau de microcefalia)

MICROANGIOPATIA MINERALIZANTE
= LEUCOENCEFALOPATIA INDUZIDA POR RADIAÇÃO
= sequelas de radioterapia combinada com terapia com metotrexato para leucemia
Incidência: em 25–30% após > 9 meses após tratamento
Idade: infância

Causa: depósito de cálcio dentro de vasos pequenos de parênquima cerebral anteriormente irradiado
- 85% sem déficits neurológicos

CT:
√ Calcificações pontilhadas/lineares e dentadas/finas reticulares próximas à junção corticomedular, especialmente em núcleos basais e lobos parietais posteriores e frontais
√ Processo simétrico de atenuação baixa na substância branca, próximo à área corticomedular

MR:
√ Distribuição periventricular, difusa e confluente, propagando-se perifericamente com crista recortada e irregular

DOENÇA DE MOYAMOYA
= atrite cerebral oclusiva/obstrutiva progressiva afetando ICA distal na bifurcação em seus ramos (2/3 anteriores ao círculo arterial do cérebro), geralmente envolvendo ambos os hemisférios
Etiologia: desconhecida
Idade: predominantemente em crianças + adultos jovens
Patologia: hiperplasia endotelial + fibrose sem reação inflamatória associada
- cefaleias
- distúrbios de comportamento
- ataques hemiparéticos recorrentes
√ Estenose bilateral/oclusão de porção supraclinoide da carótida interna, estendendo-se às porções proximais das artérias cerebrais média + anterior
√ Grande rede de vasos nos núcleos da base ("nuvem de fumaça") + tronco cerebral superior alimentados pela artéria basilar, artérias cerebrais anterior + média (dilatação de artérias lentículo-estriadas + talamoperfurantes)
√ Anastomoses entre a dura meníngea + as artérias leptomeníngeas
Cx: hemorragia subaracnoide (ocasionalmente)

Síndrome de Moyamoya
Etiologia: síndromes neurocutâneas (neurofibromatose), meningite bacteriana, periarterite nodosa, traumatismo craniano, tuberculose, anticoncepcionais orais, aterosclerose, anemia de células falciformes

ESCLEROSE MÚLTIPLA
= forma mais frequente da doença inflamatória crônica desmielinizante, de etiologia desconhecida, que reduz o conteúdo lipídico e o volume cerebral; caracterizada por curso recidivante + remitente
Prevalência: 6÷10.000 (frequência mais alta em climas mais frescos; Incidência aumentada com história familiar positiva)
Causa: mecanismo viral/autoimune?
Idade de pico: 25–30 (faixa de 20–50) anos; M÷F = 2÷3
Histologia:
(a) estágio agudo: inflamação perivenular (nas junções das veias piais) com
— hipercelularidade (= infiltração de macrófagos carregados com lipídios + linfócitos)
— desmielinização bem delineada (destruição de oligodendroglia com perda da bainha de mielina)
— astrocitose reativa (= gliose), inicialmente com preservação de axônios (= axônios desnudados), resultando em cicatriz (= placa de substância branca)
(b) estágio crônico: placas avançam para a gliose fibrilar com redução no componente inflamatório

Formas clínicas:
(a) remissão de recidiva
(b) recidivamente progressiva
(c) cronicamente progressiva

- curso crescente e minguante com
  - dormência, disestesia, sensações de queimação
  - sinais de neoplasma cerebral: cefaleias, convulsões, tontura, náusea, fraqueza, estado mental alterado
  - ataxia, diplopia
  - neurite óptica = dor retrobulbar, perda central de visão, deformidade pupilar aferente (pupila de Marcus Gunn)
  - neuralgia do trigêmeo (1–2%)
- <u>critérios de Schumacher</u>
  (1) disfunção de CNS
  (2) envolvimento de duas/mais partes de CNS
  (3) envolvimento predominante de substância branca
  (4) dois/mais episódios com duração > 24 h com intervalos inferiores a um mês
  (5) progressão lenta e gradativa de sinal + de sintomas
  (6) início aos 10–50 anos de idade
- <u>sinais de alerta de Rudick</u> (sugerindo diagnóstico diferente de MS):
  (1) sem achado de visão
  (2) sem a remissão clínica
  (3) doença totalmente localizada
  (4) sem achado sensorial
  (5) sem envolvimento da bexiga
  (6) sem a anomalia de CSF

@ no cérebro
  ◊ O número + a extensão das placas correlacionam-se com a duração de doença + o grau do dano cognitivo
  Localização:
  localização periventricular subependimária (junto aos aspectos laterais dos átrios + cornos occipitais), corpo caloso, cápsula interna, centro semioval, corona radiata, nervos ópticos, quiasma, trato óptico, tronco cerebral (aspecto ventrolateral da ponte na entrada da raiz do 5º nervo), pedúnculos cerebelares (CLÁSSICOS), cerebelo; envolvimento bastante simétrico dos hemisférios cerebrais; fibras U subcorticais NÃO poupadas
  ◊ 10% de lesões de MS ocorrem na substância cinzenta!
  √ Tamanho da lesão de 1–25 (maioria entre 5 e 10) mm:
    √ Lesões grandes podem-se disfarçar em tumores cerebrais
    √ Efeito de massa/edema em lesões ativas (não frequentes)
  √ Lesões ovoides (86%) orientadas com seus eixos longos perpendiculares às paredes ventriculares (em virtude da desmielinização perivenosa; descritas patologicamente como "dedos de Dawson")
  √ Placas crônicas não realçam (em virtude da barreira hematoencefálica intacta)
  √ Atrofia cerebral difusa (21–45–78%) em MS crônica: ventrículos dilatados, sulcos proeminentes
  √ Realce de lesão (em virtude da destruição da barreira hematoencefálica em processo de desmielinização independente dos sintomas clínicos:
    √ Realce periférico da lesão
    √ Realce central ocasional
  CT:
    √ Exame de CT normal (18%)
    √ Lesões inconfluentes, multifocais e periventriculares (próximas aos átrios) com margens distintas (localização nem sempre bem correlacionada aos sintomas)
      (a) NECT: isodensas/luminosas
      (b) CECT: realce transitório durante estágio agudo (desmielinização ativa) por aproximadamente 2 semanas; pode requerer dose dupla de contraste; desaparecimento final/cicatriz permanente
  MR: (modalidade de escolha; 95–99% específico):
    √ Focos discretos bem delineados, de tamanhos variados com intensidade de sinal alto em T2WI + imagens de densidade de prótons (= a perda de mielina hidrofóbica produz aumento no conteúdo de água); hipointenso em T1WI
    √ Sinal anormalmente brilhante do nervo óptico + inchaço variável (neurite óptica) com perda de sinal de rosquinha do complexo normal do nervo óptico
    √ Realce de Gd-DTPA de lesões em T1WI (até 8 semanas após a desmielinização aguda, com destruição da barreira hematoencefálica)
      √ Caracteristicamente uma lesão sólida/anelar incompleta
    √ Lesões em superfície inferior do corpo caloso (CARACTERÍSTICA em imagens sagitais)

@ na coluna vertebral (até 80%)
  ◊ Processo desmielinizante mais comum de medula espinhal!
  ◊ Em 12–33% sem placas intracranianas coexistentes!
  - número + extensão das placas correlacionados com o grau de incapacidade
  Localização: predileção para medula cervical
  Sítio: envolvimento excêntrico dos elementos dorsais + laterais confinando o espaço subaracnoide
  √ Placas atróficas orientadas ao longo do eixo da medula espinhal
  √ Comprimento da placa geralmente inferior ao de dois segmentos vertebrais + largura menor que a metade da seção transversal
  √ EM aguda e tumefata = inchaço de medula e realce
  √ Atrofia da medula em MS crônica
  DDx: (1) mielite aguda e transversal
         (2) tumor de medula (acompanhamento após 6 semanas sem diminuição no tamanho da lesão)
         (3) trauma
         (4) infarto
         (5) síndromes pós-virais
Rx: esteroides (incitando redução rápida no tamanho das lesões e perda de realce);
DDx:
  (1) encefalomielite disseminada e aguda (ADEM), panencefalite esclerosante e subaguda (lesões de idade semelhante)
  (2) encefalopatia de Lyme (erupção cutânea)
  (3) síndrome de Susac (encefalopatia + oclusão do ramo de artéria retinal e perda auditiva)
  (4) isquemia de pequenos vasos (pacientes > 50 anos de idade, lesões < 5 mm, não infratentorial)
  (5) espaços de Virchow-Robin tipo II aumentados
  (6) AIDS, vasculite de CNS, enxaqueca, lesão de radiação, linfoma, sarcoidose, tuberculose, lúpus eritematoso sistêmico, cisticercose, metástases, glioma multifocal, neurofibromatose, contusões

ESCLEROSE DIFUSA MIELINOCLÁSTICA
= DOENÇA DE SCHILDER
= transtorno desmielinizante raro com recorrência e remissão episódicas
Idade: crianças > adultos; M÷F = 1÷1
Histologia: desmielinização confluente seletiva com relativa preservação axonal relativa, infiltração inflamatória perivascular, astrocitose reativa (indistinguível da esclerose múltipla)
- hemiplegia, afasia, ataxia, cegueira
- dificuldades de deglutição, demência progressiva
- pressão intracraniana aumentada
Localização: centro semioval
√ Grandes lesões de substância branca bilaterais com efeito de massa
√ Realce com material de contraste IV
Rx: geralmente responde aos corticosteroides

DDx: (1) encefalomielite disseminada aguda (história de doença viral recente, curso monofásico, lesões menos confluentes, sem efeito de massa/realce)
(2) adrenoleucodistrofia (lesões bilateralmente simétricas e confluentes, localização parietal)
(3) tumor, abscesso, infarto

HEMORRAGIA INTRACRANIANA NEONATAL
Sangramento da Matriz Germinal
= HEMORRAGIA RELACIONADA COM A MATRIZ GERMINAL

Anatomia da matriz germinal:
= tecido subependimal, gelatinoso, altamente vascular, adjacente aos ventrículos laterais, nos quais as células compondo o cérebro são geradas; tem seu volume maior em torno de 26 semanas de idade gestacional (GA); diminui em tamanho com maturidade fetal crescente; geralmente involui por volta de 32–34 semanas de gestação

Localização: maior porção da matriz germinal, acima do núcleo caudado no assoalho do ventrículo lateral, afunilando-se enquanto se infiltra posteriormente do corno frontal para dentro do corno temporal, teto do 3º + 4º ventrículos

Suprimento arterial: via artéria de Heubner a partir da ACA, ramos estriados da MCA, a. coroide anterior, ramos perfurantes das aa. meníngeas

Rede capilar: rede vascular imatura e persistente
= canais forrados com endotélio irregular e grande, desprovidos de suporte de tecido conectivo (colágeno e músculo)

Drenagem venosa: vv. terminais, v. coroide, curso de v. talamostriada anteriormente e alimentando-se na v. cerebral interna, que tem um curso posterior

Fatores de risco:
(1) pré-maturidade
(2) peso baixo ao nascer
(3) sexo (M÷F = 2÷1)
(4) gestações múltiplas
(5) trauma no parto
(6) trabalho de parto prolongado
(7) hiperosmolaridade
(8) hipocoagulação
(9) pneumotórax
(10) ducto anterior patente

Etiologia: hipóxia com perda de autorregulação

Patogênese: ruptura de leito vascular frágil, em decorrência de
(1) fluxo sanguíneo cerebral flutuante em bebês prematuros com angústia respiratória
(2) aumento em fluxo sanguíneo cerebral com
  (a) hipertensão sistêmica (pneumotórax, sono REM, manipulação, sucção traqueal, ligação de PDA, convulsões, instilação de midriátricos)
  (b) expansão rápida de volume (sangue, coloide, glicose hiperosmolar/bicarbonato de sódio)
  (c) hipercarbia (RDS, asfixia)
(3) aumento na pressão venosa cerebral com trabalho de parto e parto, asfixia (= prejuízo na troca de oxigênio e dióxido de carbono), distúrbios respiratórios
(4) diminuição no fluxo sanguíneo cerebral com hipotensão sistêmica seguida por reperfusão
(5) distúrbios de coagulação e de plaquetas

Incidência: em recém-nascidos prematuros < 32 semanas de idade; em 43% de bebês < 1.500 g (em 65% de bebês pesando 500–700 g, em 25% de bebês pesando 701–1.500g); em até 50% sem cuidados pré-natais, em 5–10% com cuidados pré-natais

Tempo de latência: 36% no primeiro dia, 32% no segundo dia, 18% nos 3 primeiros dias de vida; por volta do 6º dia, ocorreram 91% de todos os sangramentos intracranianos

Localização: região do núcleo caudado e sulco talamostriado (= incisura caudotalâmica) permanecem ativos metabolicamente por mais tempo; em 80–90% em bebês < 28 semanas de idade

GRAUS (classificação de Papile):
I: hemorragia subependimal confinada à matriz germinal (GMH) em um/ambos os lados
II: hemorragia subependimal rompida para dentro do ventrículo não dilatado (IVH)
III: hemorragia intraventricular (IVH) com aumento ventricular: (a) leve, (b) moderada, (c) intensa
IV: extensão de hemorragia da matriz germinal para dentro do parênquima cerebral (IPH)

US (100% de sensibilidade e 91% de especificidade para lesões > 5 mm; 27% de sensibilidade + 88% de especificidade para lesões ≤ 5 mm):

1. **Hemorragia de matriz germinal** (grau I)
   √ Área ovoide bem delineada de ecogenicidade aumentada (= malha de fibrina dentro do coágulo) inferolateral ao assoalho do corno frontal ± corpo do ventrículo lateral
   √ Aumento bulboso do sulco caudotalâmico anterior à terminação do plexo coroide
   DDx: o plexo coroide (ligado ao aspecto inferomedial do assoalho ventricular se afunila em direção ao sulco caudotalâmico, nunca anterior ao forame interventricular do cérebro)
   √ O sangramento em resolução desenvolve sonoluscência central
   √ Resultado: (1) involução completa (2) cicatriz ecogênica e fina (3) cisto subependimal

2. **Hemorragia intraventricular leve** (grau II)
   √ Material ecogênico preenchendo uma porção de ventrículos laterais (fase aguda) tornando-se sonolucente em algumas semanas
   √ Coágulo pode gravitar em cornos occipitais
   √ Faixa vertical de ecogenicidade entre tálamos em exames coronais (sangue em 3º ventrículo)
   √ Plexo coroide volumoso e irregular (coágulo em camada na superfície do plexo coroide)
   √ Ecogenicidade da parede ventricular temporariamente aumentada (= halo branco subependimal entre 7 dias e 6 semanas após evento hemorrágico)

3. **Hemorragia intraventricular extensa** (grau III)
   √ Molde de sangue intraventricular distendendo os ventrículos laterais
   √ ± extensão de hemorragia para dentro das cisternas basais, cavidade do septo pelúcido
   √ A hemorragia torna-se progressivamente menos ecogênica
   √ Paredes ecogênicas de ventrículos temporariamente espessadas ("ventriculite")

4. **Hemorragia intraparenquimatosa** (grau IV)
   Causa:
   (a) extensão de hemorragia originando-se da matriz germinal (incomum)
   (b) hemorragia separada dentro de tecido periventricular infartado (frequente)
   Localização: no lado de maior quantidade de IVH, comumente lateral aos cornos frontais/em lobo parietal, raro em lobo occipital + tálamo

√ Massa homogênea intraparenquimatosa altamente ecogênica com bordas irregulares
√ Hipoecogenicidade central (hematoma em liquefação após 10–14 dias)
√ O coágulo retraído transfere-se para posição dependente (3–4 semanas)
√ A resolução completa até 8–10 semanas resulta em área anecoica (= cisto porencefálico)
Varreduras em série: 5–10 dias de intervalo
CT:
o meio mais sensível e definitivo para definir sítio e extensão da hemorragia, especialmente em hemorragia subdural, hemorragia do parênquima cerebral e lesão da fossa posterior
√ Sangramento hiperdenso apenas visível até 7 dias, antes de se tornar isodenso
Cx:
(1) **hidrocefalia pós-hemorrágica** (30–70%)
◊ Intensidade da hidrocefalia diretamente proporcional ao tamanho de hemorragia original!
Causa:
(a) bloqueio temporário de vilosidades aracnoides pelo coágulo de partículas de sangue (dentro de dias), frequentemente transitório com resolução parcial/total
(b) aracnoidite fibrosante e obliterativa frequentemente em cisterna magna (dentro de semanas); frequentemente leva à dilatação ventricular progressiva e permanente (50%)
√ Paredes ventriculares ecogênicas espessadas
Tempo de latência: até 14 dias (em 80%)
• sinais clínicos atrasados em virtude do parênquima cerebral prematuro e compressível
√ Dilatação ventricular particularmente afetando cornos occipitais (quantidade de substância branca imatura e compressível é maior na parte posterior)
DDx: ventriculomegalia, secundária à atrofia cerebral periventricular (ocorrendo lentamente por várias semanas)
(2) **formação de cisto**
(a) cavitação de hemorragia
(b) cisto subependimal unilocular
(c) cisto porencéfalico unilocular
(3) retardo mental, paralisia cerebral
(4) óbito em 25% (IVH é a causa mais comum de óbito neonatal)
Prognóstico:
(1) grau I + II: bom com pontuação de desenvolvimento normal (12–18% risco de deficiência)
(2) grau III + IV: 54% de mortalidade; 30–40% de risco de deficiência (diplegia espástica, quadriparesia espástica, retardo intelectual)

Hemorragia do Plexo Coroide

afeta primariamente bebês a termo
Causa: trauma de parto, asfixia, apneia, convulsões
√ Ecogenicidade do plexo coroide igual à da hemorragia
√ Nodularidade de plexo coroide
√ Aumento de plexo coroide > 12 mm em diâmetro AP
√ Assimetria esquerda-direita > 5 mm
√ Hemorragia intraventricular sem hemorragia subependimal
Cx: hemorragia intraventricular (25%)

Hemorragia Intracerebelar

Causa:
(a) bebê a termo: parto traumático, ventilação de pressão positiva intermitente, coagulopatia
(b) bebê prematuro: hemorragia de matriz germinal subependimal até 30 semanas de gestação
Incidência: 16–21% das autopsias
√ Ecogenicidade do verme igual à da hemorragia
√ Massa ecogênica em hemisfério cerebelar ecogênico (exame coronal mais útil)
√ Não visualização/deformidade do 4º ventrículo
√ Assimetria em espessura da ecogenicidade paratentorial é sinal de hemorragia subaracnoide
Prognóstico: ruim e frequentemente fatal

Hemorragia Intraventricular

Etiologia:
(a) a hemorragia de matriz germinal surge através do revestimento ependimal em sítios múltiplos
(b) sangramento de plexo coroide
Rota da hemorragia:
o sangue dissipa-se por todo o sistema ventricular e pelo aqueduto do mesencéfalo, passa pelos forames do 4º ventrículo e acumula-se na cisterna basilar da fossa posterior
• convulsões, distonia, embotamento, acidose intratável
• fontanela anterior saliente, queda em hematócrito, CSF sangrento/com proteínas
√ IVH geralmente esvaziado dentro de 7–14 dias
Cx: (1) hemorragia intracerebral
(2) hidrocefalia

Leucoencefalopatia Periventricular

Leucomalacia Periventricular

= PVL = encefalopatia perinatal isquêmico-hipóxica
= lesão isquêmica principal do bebê prematuro, caracterizada necrose de coagulação focal de substância branca profunda, como resultado de infarto isquêmico envolvendo zonas de separação (= borda arterial) entre vascularização periférica e central
Suprimento vascular:
(a) ramos ventriculopetais penetrando o cérebro a partir da superfície pial são derivados de MCA ± PCA ± ACA
(b) ramos ventriculofugais se estendendo da superfície ventricular são derivados das artérias coroides ± artérias estriadas
Incidência: 7–22% na autopsia (88% de bebês entre 900 e 2.200 g sobrevivendo mais de 6 dias; em 34% de bebês < 1.500 g; em 59% de bebês sobrevivendo mais que 1 semana em ventilação assistida; apenas 28% detectados pela sonografia craniana
Histologia: edema, necrose de substância branca, evolução de cistos + cavidades/mielina diminuída; PVL não hemorrágica: hemorrágica = 3÷1
Patogênese:
A autorregulação imatura dos vasos periventriculares secundária à deficiência muscular de arteríolas limita a vasodilatação em resposta à hipoxemia + hipercapnia + hipotensão de asfixia perinatal (encefalopatia isquêmico-hipóxica)
• "paralisia cerebral" (em 6,5% de bebês < 1.800 g)
• diplegia espástica (81%) > quadriparesia (necrose de fibras descendentes do córtex motor)

- coreoatetose, ataxia
- ± retardo mental
- dano intenso de visão/audição
- transtornos convulsivos

Localização: substância branca bilateral subjacente ao ângulo externo dos trígonos ventriculares laterais, envolvendo particularmente o centro semioval (corno frontal + corpo), radiações ópticas (corno occipital) e acústicas (corno temporal)

US (50% de sensibilidade + 87% de especificidade):
 Mudanças iniciais (2 dias a 2 semanas após insulto)
  √ Ecogenicidade periventricular aumentada (PVE)
   DDx: halo periventricular ecogênico/rubor de tratos fibrosos em recém-nascidos normais, gliose de substância branca, infartação cortical estendendo-se para dentro da substância branca profunda)
  √ Zonas bilaterais frequentemente assimétricas estendendo-se às vezes para o córtex
  √ Raramente acompanhada pelo IVH
 Mudanças tardias (1–3–6 semanas após desenvolvimento de ecodensidades):
  √ PVL cística periventricular = degeneração cística de áreas isquêmicas (= múltiplos cistos periventriculares pequenos e nunca separados em relação aos ventrículos laterais: quanto maiores as ecodensidades, mais cedo ocorrerá a formação de cisto)
  √ Atrofia cerebral secundária ao afinamento da substância branca periventricular, sempre nos trígonos, ocasionalmente envolvendo o centro semioval
  √ Ventriculomegalia (após desaparecimento de cistos) com esboço irregular do corpo e do trígono dos ventrículos laterais
  √ Sulcos proeminentes e profundos, confinando os ventrículos com pouca/sem a substância branca interposta (*DDx:* esquizencefalia)
  √ Fissura inter-hemisférica aumentada
 CT (não sensível em fase inicial):
  √ Hipodensidade periventricular (*DDx:* cérebro imaturo com aumento de água e mielinização incompleta)
 MR: (não sensível em fase inicial):
  √ Áreas hipointensas em T1WI
  √ Sinais periventriculares e hiperintensos em T2WI em região peritrigonal
  √ Afinamento do corpo posterior + esplênio do corpo caloso (= degeneração de fibras transcalosas)
 Prognóstico: problema neurológico grave/óbito em até 62%; PVL localizada nos lobos frontais demonstra desenvolvimento normal e relativo; PVL generalizada resulta em déficits neurológicos em quase 100%
 DDx: dano no tecido por ventriculite (sequelas de meningite), transtornos metabólicos, em isquemia de útero (p. ex. abuso materno de cocaína)

Infarto Hemorrágico Periventricular
= LEUCOMALACIA PERIVENTRICULAR CÍSTICA
= leucoencefalopatia resultando do evento hipóxico-isquêmico pré/perinatal
Incidência: em 15–25% de bebês com IVH
Patogênese:
 (a) hemorragia de matriz germinal com coágulo de sangue intraventricular (em 80%)
 (b) leucomalacia periventricular isquêmica levando à obstrução de veias terminais com sequência de congestão venosa + trombose + infartação

Histologia: hemorragia perivascular de veias medulares próximo ao ângulo ventricular
Associado aos: casos mais intensos de hemorragia intraventricular
Idade: pico de ocorrência no 4º dia após o nascimento
- hemiparesia espástica (afetando extremidades inferiores + superiores igualmente) quadriparesia assimétrica (em 86% de sobreviventes)
Localização: ângulo lateral a externo do ventrículo lateral no lado da IVH mais marcada: 67% unilateral; 33% bilateral, mas assimétrica
Estágios: congestão vascular → necrose coagulativa → cavitação
US:
 Mudanças iniciais (horas a dias após IVH maior):
  √ Ecodensidades "em leque", triangulares, bilaterais, assimétricas/unilaterais
  √ Extensão das regiões frontais para as parieto-occipitais/localizada (particularmente na porção anterior da lesão)
 Mudanças tardias:
  √ Cisto grande único = porencefalia
  √ Ventrículo irregular/ventrículo acessório falso
MR:
 √ Intensidade de sinal aumentada em substância branca periventricular em T2WI + FLAIR
 √ Perda acentuada de substância branca (predominantemente na região periatrial)
 √ Aumento ventricular focal, compensatório e adjacente
 √ Afinamento secundário do corpo caloso
 √ Relativa preservação do manto cortical sobreposto
 √ Circundada por gliose, facilmente representada em FLAIR
Prognóstico: 59% de mortalidade em geral com ecodensidades > 1 cm; em 64% déficits intelectuais maiores
DDx: espaços de Virchow-Robin aumentados

Encefalomalacia
= danos cerebrais mais extensos que os da PVL; pode incluir toda a substância branca em subcórtex + córtex
Associada a:
 (1) asfixia neonatal
 (2) vasospasmo
 (3) inflamação de CNS
US:
 √ Ventrículos pequenos (edema) com danos difusos
 √ Ecogenicidade parenquimatosa aumentada, criando a dificuldade de definir as estruturas normais
 √ Pulsações vasculares reduzidas
 √ Doppler transcraniano:
  (a) grupo I (prognóstico bom)
   √ Perfil de fluxo normal, velocidades normais, índice de resistência normal
  (b) grupo II (prognóstico cuidadoso)
   √ Aumento em velocidades de fluxo sistólico-pico + diastólico-final + índice de resistência reduzido
  (c) grupo III (prognóstico desfavorável)
   √ Fluxo diastólico reduzido + velocidades sistólica e diastólica de pico reduzidas + índice de resistência aumentado
 √ Dilatação + atrofia ventriculares
 √ Encefalomalacia multicística extensa, com cistos frequentemente não comunicantes

NEUROBLASTOMA
Idade na apresentação: < 2 anos (50%); < 4 anos (75%); < 8 anos (90%); idade-pico < 3 anos
- massa abdominal (45%)
- sinais neurológicos (20%)

- dor óssea/claudicação (20%)
- equimose orbitária/proptose (12%)
- produção de catecolamina (95%) com episódios paroxísticos de rubor, taquicardia, hipertensão, cefaleias, suor, diarreia intratável, encefalopatia cerebelar aguda
- aspiração positiva da medula óssea (70%)

Localização: glândula suprarrenal (67%), tórax (13%), pescoço (5%), intracraniana (2%); envolvimento comum de múltiplos sítios do esqueleto

NUC (sensibilidade geral de detecção melhor que radiografia):
DICA: metástases de neuroblastoma líticas e simétricas ocorrem frequentemente nas áreas metafisárias, nas quais a atividade epifisária normal obscurece as lesões
√ Lesões puramente líticas podem-se apresentar como áreas fotopênicas
√ Ingestão de fosfato de Tc-99m pelas partes moles em 60%
√ Ingestão frequente de Ga-67 em sítio primário do neuroblastoma

Prognóstico: sobrevivência de 2 anos (a) em 60% para idade < 1 ano (b) em 20% para idades de 1–2 anos (c) em 10% para idades > 2 anos

A. NEUROBLASTOMA CEREBRAL PRIMÁRIO (raro)
   Idade: infância/início da adolescência
   √ Massa grande e hipodensa/densidade mista com margens bem definidas
   √ Calcificações intratumorais densas e grosseiras
   √ Zonas necróticas/císticas e centrais com hemorragia
   Cx: forma metástases via espaço subaracnoide para a dura + o calvário

B. NEUROBLASTOMA SECUNDÁRIO (comum)
   metástático para:
   @ fígado
   @ esqueleto
     √ Osteólise com formação de osso novo periosteal
     √ Diástase sutural
     √ Aparência de cabelo-em-pé do crânio
   @ órbita
     √ Proptose unilateral
   ◊ Neuroblastoma geralmente não metástático para o cérebro!

Neuroblastoma Olfatório
= tumor muito maligno surgindo da mucosa olfatória
Tipos:
1. Estesioneuroepitelioma
2. Estesioneucitoma
3. Estesioneuroblastoma

√ Massa em cavidade nasal superior com extensão para dentro dos seios etmoide + maxilar
Cx: metástases distantes em 20%

MELANOSE NEUROCUTÂNEA
= síndrome congênita, esporádica e rara, caracterizada por nevos melanocíticos, múltiplos e grandes (em 5–15%) e lesões melanóticas de CNS (em 40–60%)
Idade: primeiros 2 anos de vida (maior parte); 2ª/3ª década (menos comum); M÷F = 1÷1
Causa: migração anormal de precursores melanocíticos, expressão anormal de genes produzindo melanina dentro das células leptomeníngeas, proliferação rápida de células leptomeníngeas produzindo melanina
Histologia: abundância anormal de células melanocíticas (que são encontradas normalmente em leptomeninges basilares) com infiltração concomitante de espaços perivasculares
- pressão intracraniana aumentada
- convulsões, ataxia, paralisias dos nervos cranianos VI + VII
√ Atenuação alta de pigmentos de melanina em exame de CT
√ Hiperintensa em T1WI, hipointensa em T2WI (efeito paramagnético de radicais livres de oxigênio na melanina)
√ Melanose leptomeníngea = focos de leptomeninges com espessura anormal
   Localização: superfície inferior do cerebelo; superfície inferior dos lobos frontal, temporal e occipital; aspecto ventral de ponte, cérebro; pedúnculos, medula óssea cervical superior
√ Melanose parenquimatosa (menos comum)
   Localização: cerebelo, lobos temporal e anterior (especialmente a tonsila)
√ Massa invasiva necrótica e francamente hemorrágica com transformação em melanoma maligno
√ Hidrocefalia
√ Cisto de fossa posterior
√ Hipoplasia cerebelar
√ Malformação de Dandy-Walker
√ Siringomielia
√ Cisto aracnoide intraespinhal
√ Lipoma intraespinhal
Prognóstico: deterioração rápida + óbito dentro de 3 anos do diagnóstico em virtude do desenvolvimento de melanoma maligno/complicação de hidrocefalia

CISTO NEUROEPITELIAL
= CISTO EPENDIMAL = CISTO GLIOEPENDIMAL
= lesão congênita, benigna e rara
Causa: desenvolvimento a partir do epêndima
Histologia: cisto revestido por epitélio fino, colunar/cuboidal com conteúdo semelhante ao CSF
Localização: hemisférios cerebrais, tálamo, mesencéfalo, ponte, verme cerebelar, lobo temporal médio, dentro/próximo à fissura coroidal, intraventricular (ventrículos laterais + 4º ventrículo) sem comunicação
Tamanho: até vários cm em diâmetro
- tipicamente assintomático
- sintomático, se fluxo de CSF obstruído
√ Lesão de intensidade de sinal de CSF esférica/ovoide
√ Hiperintenso ao CSF em T2WI com conteúdo proteínaceo
√ ± efeito de massa
√ Sem realce, sem edema adjacente, sem a massa de partes moles, sem a gliose
DDx: cisto do plexo coroide (DWI geralmente anormal), cisto aracnoide, espaço de Virxhow-Robin aumentado (sem a característica diferencial na investigação por imagens; diagnose patológica), cisto porencefálico, cisto epidermoide

NEUROFIBROMATOSE
= transtorno hereditário autossômico dominante, provavelmente originado da crista neural e afetando todas as 3 camadas de células germinais; capaz de envolver qualquer sistema orgânico
Patologia: frequentemente combinação de
   (1) neurofibromas puros (= tumor da bainha do nervo com envolvimento do nervo; as fibras neurais correm pela massa)
   (2) neurilemomas (= fibras neurais divergem e têm seu curso sobre a superfície da massa do tumor) veja "Schwannoma = Neurilemoma" na página 224
      (a) neurofibroma localizado (mais comum, 90%)
      (b) neurofibroma difuso
         na maior parte, solitário + não associado a NF 1

(c) neurofibroma plexiforme (PATOGNOMÔNICO de NF 1)
  ◊ Frequentemente precede o desenvolvimento de neurofibromas cutâneos!
Histologia: proliferação de fibroblastos e células de Schwann
◊ Envolvimento mais frequente de nervos grandes e profundos (nervo ciático, plexo braquial) em NF 1, em contradistinção aos neurofibromas isolados, sem NF 1!

Neurofibromatose Periférica (90%)

= NEUROFIBROMATOSE TIPO 1 = DOENÇA DE VON RECKLINGHAUSEN
[Friedrich von Recklinghausen (1833–1910), patologista em Königberg, Würzburg e Strassburg]
= displasia de tecido mesodérmico + neuroectodérmico com potencial para envolvimento sistêmico e difuso; autossômica e dominante com anormalidades localizadas na região pericentromérica do cromossomo 17 (sítio de neurofibromina do gene supressor do tumor); 50% mutantes espontâneos; expressidade variável
Mnemônica: 'von Recklinghausen' tem **17** letras
Incidência: 1÷3.000; M÷F = 1÷1; todas as etnias
  ◊ Uma das doenças genéticas e facomatoses mais comuns!
Fator predisponente: idade paterna avançada > 35 anos (aumento duplo em mutações novas)
Critérios diagnósticos clínicos (pelo menos dois devem estar presentes):
(1) ≥ 6 manchas café com leite
  – > 5 mm em indivíduos pré-puberdade
  – > 15 mm em indivíduos pós-puberdade
(2) ≥ 2 neurofibromas de qualquer tipo/≥ 1 neurofibroma plexiforme
(3) sardas axilares/inguinais
(4) glioma de via óptica
(5) ≥ 2 nódulos de Lisch (= hamartomas de íris pigmentados)
(6) lesão esquelética característica
  – displasia de osso esfenoide
  – displasia e afinamento do córtex de ossos longos
(7) parente de primeiro grau (pais, irmãos, criança) com NF 1
TRÍADE CLASSICA:
(1) lesões cutâneas
(2) deformidade esquelética
  ◊ Anomalias musculoesqueléticas predominantes em NF 1!
(3) deficiência mental
Pode estar associada a:
(1) MEA IIb (feocromocitoma e carcinoma medular da tireoide + neuromas múltiplos)
(2) CHD (aumento de 10 vezes): estenose de válvula pulmonar, ASD, VSD, IHSS
Cx: transformação maligna para neurofibromas malignos + schwannomas malignos (2–5–29%), glioma, leucemia xantomatosa
Episódios rápidos de crescimento de neurofibromas:
  puberdade, gestação, malignidade

A. MANIFESTAÇÕES DE CNS
  @ intracraniana
    1. **Glioma da via óptica**
      isoladas ao nervo óptico único ± extensão para outro nervo óptico, quiasma, tratos ópticos
      Idade: < 6 anos; M÷F = 1÷2
      Histologia: astrocitoma pilocítico com propagação perineural/subaracnoide (nervo óptico é embriologicamente parte do hipotálamo e desenvolve gliomas em vez de schwannomas)
      ◊ O tumor mais comum em até 15–21% de todos os pacientes de neurofibromatose
      ◊ 10% de todos os gliomas do nervo óptico estão associados à neurofibromatose
    2. **Glioma cerebral**
      astrocitomas de teto, tronco cerebral, gliomatose cerebral (= confluência incomum de astrocitomas)
    3. **Hidrocefalia**
      obstrução geralmente no aqueduto do mesencéfalo
      Causa: estenose do aqueduto benigna, glioma de teto/tegumento de mesencéfalo
    4. **Displasia vascular**
      = oclusão/estenose de artéria da carótida interna distal, artéria cerebral anterior/proximal média
      √ Fenômeno de moyamoya (60–70%)
    5. **Neurofibroma** (= surgindo das células de Schwann e fibroblastos) nervos cranianos III-XII (mais comumente V + VIII)
      ◊ 30% de pacientes com neurofibromas solitários têm NF 1
      ◊ Praticamente todos os pacientes com neurofibromas múltiplos têm NF 1
    6. **Neurofibromas plexiformes craniofaciais**
      = lesão congênita e localmente agressiva, composta de cordas tortuosas de células de Schwann, neurônios + colágeno, com progressão ao longo do nervo de origem (geralmente nervos pequenos não identificados)
      Localização: geralmente o ápice orbitário, fissura orbitária superior
      ◊ Os neurofibromas plexiformes são PATOGNOMÔNICOS para NF 1
    7. **Hamartoma de CNS** (até 75–90%)
      = provavelmente lesões desmielinizantes (podem-se resolver)
      Localização: ponte, gânglios basais (mais comum em globo pálido), tálamo, substância branca cerebelar
      √ Focos múltiplos de isointensidade em T1WI + hiperintensidade em T2WI, sem efeito de massa (= "objetos brilhantes não identificados")
    8. **Mielinopatia espongiótica/vacuolar** (em 66%)
      Localização: núcleos da base (especialmente no globo pálido), cerebelo, cápsula interna, tronco cerebral
      √ Focos hiperintensos e sem realce em T2WI

  @ na medula óssea
    1. **Neurofibroma do cordão**
      √ Massas tubulares/redondas e macias, de vários tamanhos, em quase todos os níveis da medula óssea
      √ Medula óssea deslocada para o lado contralateral
      √ Aumento de forame neural, em virtude do neurofibroma de "halteres" de nervos espinhais (em 30%)
      √ Massa esférica/fusiforme e macia:
        √ Massa hipoatenuante (20–30 HU) em até 73%, em virtude da degeneração cística, características xantomatosas, áreas confluentes de hipocelularidade, células de Schwann, ricas em lipídios
        √ Áreas de atenuação mais alta, em decorrência dos componentes celulares densos/regiões ricas em colágeno
        √ Ligeiramente hiperintenso ao músculo em T1WI, periferia hiperintensa + núcleo hipointenso em T2WI

√ Lesão cilíndrica, bem circunscrita, heterogênea, hipoecoica, com variável pela transmissão
  2. **Neurofibroma pré-sacral/paraespinhal**
   Localização: adjacente ao músculo psoas em níveis único/múltiplos de corpo vertebral na distribuição do plexo lombossacral
   √ Ecotextura heterogênea com variável pela transmissão
   √ Massas paraespinhais macias e redondas/simétricas e tubulares/assimétricas
      √ Hipoatenuante homogeneamente (20–25 HU) em até 73%, em virtude do estroma mixoide e mucinoso
      √ Áreas focais de atenuação mais alta, devido ao excesso de colágeno
      √ Realce homo/heterogêneo a 30–50 HU em CECT em 50%
   √ Aumento do forame neural e adjacente em 30%
  3. **Meningocele intratorácica anterior/lateral**
   = divertículos de bolsa tecal, estendendo-se através de forames neurais dilatados/defeitos na vértebra
   Causa: displasia de meninges esticadas focalmente pelas pulsações de CSF (em decorrência das diferenças de pressão entre tórax + espaço subaracnoide superposto no defeito do osso vertebral
   Localização: nível torácico (mais comum)
   √ Erosão de elementos ósseos com ondulação posterior acentuada
   √ Alargamento dos forames neurais (em virtude da protrusão das meninges espinhais)
   DDx: abscesso mediastinal/de pulmão
B. MANIFESTAÇÕES DO ESQUELETO (em 25–40%)
  • nanismo causado pela escoliose
  @ órbita
   √ Aparência de arlequim à órbita = ausência parcial de asas maior e menor do osso esfenoide e placa orbitária do osso frontal (falha de desenvolvimento de osso membranoso)
   √ Hipoplasia e elevação da asa menor do esfenoide
   √ Defeito no osso esfenoide ± extensão de estruturas da fossa craniana média para dentro da órbita
   √ Aumento concêntrico de forame óptico (glioma óptico)
   √ Aumento de margens orbitais + fissura orbitária superior (neurofibroma plexiforme de nervos periféricos e simpáticos dentro da órbita/glioma do nervo óptico)
   √ Esclerose nas proximidades do forame óptico (meningioma da bainha do nervo óptico)
   √ Deformidade + tamanho reduzido do seio etmoide ipsilateral e maxilar
  @ crânio
   √ Macrocrânio + macroencefalia
   √ defeito calvarial do lado esquerdo, adjacente à sutura lambdoide = mastoide parietal (raro)
  @ na coluna vertebral
   √ Cifoescoliose focal com ângulo agudo (50%) na coluna lombar + torácica inferior; cifose predomina sobre escoliose; incidência aumenta com a idade
   Causa: desenvolvimento anormal de corpos vertebrais
   √ Hipoplasia de pedículos, processos transversais + espinais
   √ Ondulação posterior de corpos vertebrais, em virtude da ectasia dural (secundário às meninges enfraquecidas, permitindo a transmissão de pulsações de CSF normais)
   √ Aumento em forma de halteres de forames neurais
  @ esqueleto apendicular
   √ Abaulamento anterolateral da metade inferior da tíbia (mais comum)/fíbula (frequente)/extremidade superior (incomum), secundário à desossificação
   √ Pseudoartrose após fratura em curva (*bowing fracture*) (particularmente na tíbia) no primeiro ano de vida
   √ Fíbulas atróficas e afinadas/ausentes
   √ Displasia do periósteo = hemorragia subperiosteal e traumática com separação anormalmente fácil do periósteo do osso
   √ Esclerose subendosteal
   √ Erosão óssea de neurofibromas periosteais/de partes moles
   √ Faixas longitudinais e intramedulares de densidade aumentada
   √ Fibromas não ossificantes múltiplos/fibroxantomas
   √ Lesões císticas/únicas/múltiplas dentro do osso (? desossificação/fibroma não ossificante)
   √ Gigantismo focal = supercrescimento unilateral de um osso de um membro; aumento acentuado de um dígito na mão/pé (supercrescimento de centro de ossificação)
C. MANIFESTAÇÕES PULMONARES
  @ pulmão
   • dispneia de esforço
   √ Meningoceles intratorácicas lateral + anterior
   √ Nódulo pulmonar periférico = neurofibromas intercostais pedunculados
   √ Fibrose intersticial pulmonar progressiva com predomínio do campo do pulmão inferior (em até 20%)
   √ Bolhas grandes e de paredes finas, com predominância assimétrica do lobo superior
  @ no mediastino
   ◊ Os tumores neurogênicos são responsáveis por 9% das massas mediastinais primárias em adultos e + de 30% em crianças
   √ Massas mediastinais:
      √ Massa redonda/elíptica, macia e bem marginada
      √ Massa extensa fusiforme e infiltrante
   √ Neurofibromas paravertebrais
  @ parede torácica
   √ Numerosos neurofibromas subcutâneos, pequenos e bem definidos
   √ Costelas torcidas "como rédeas" em segmentos torácicos superiores em decorrência de displasia óssea/múltiplos neurofibromas de nervos intercostais:
      √ Pontos corticais e localizados/depressão de margens inferiores de costelas (*DDx:* coarctação aórtica)
   √ Parede torácica invadindo/corroendo/destruindo as costelas adjacentes
D. TUMORES DE CRISTA NEURAL
  1. Feocromocitoma
   • hipertensão em adultos (em crianças com NF 1, associada mais comumente com vasculopatia)
   √ Solitário e unilateral (em 84%)
   √ Bilateral (em 10%)
   √ Extrassuprarrenal (em 6%)
  2. Adenomas paratireoides
   • hiperparatireoidismo
E. LESÕES VASCULARES
  = proliferação de células de Schwann dentro da parede do vaso

1. Estenose de artéria craniana
2. Estenose de artéria renal: muito proximal, com formato de funil (uma das causas mais comuns de hipertensão na infância)
3. Aneurisma da artéria renal
4. Coarctação aórtica abdominal/torácica

F. MANIFESTAÇÕES DO TRATO GI (10–25%)
1. Neurofibroma
    - na maior parte, oculto clinicamente
    - sangramento intestinal (hematemese, melena, hematoquezia) com envolvimento mucoso
    - obstrução com náusea, vômito, distensão abdominal (intussuscepção intestinal, vólvulo, simulação da doença de Hirschspring com neurofibromas plexiformes do cólon)

    Localização: jejuno > estômago > íleo > duodeno; retroperitoneal/paraespinhal
    Sítio: mesentérico, subseroso, plexos mientéricos
    Associado a: prevalência aumentada de tumores carcinoides + tumores estromais de GI

    (a) padrão solitário = neurofibroma único, neuroma, ganglioneuroma, schwannoma
        √ Defeito de preenchimento subseroso/submucoso ("ganglioneurofibromatose mucosa")
        √ Deslocamento de intestino
        √ Efeito de massa externo em superfície serosa
        √ massas polipoides infiltrantes mucosas/submucosas
        √ Espessamento mural de atenuação de partes moles com quantidade variável de estreitamento luminal
    (b) padrão plexiforme = aumento regional de troncos de raiz neural
        √ Efeito de massa em alças adjacentes preenchidas com bário
        √ Múltiplos defeitos de preenchimento polipoides excêntricos envolvendo o lado mesentérico do intestino delgado
        √ Gordura mesentérica presa dentro de rede emaranhada (15–30 HU) CARACTERÍSTICA
        √ Leiomiomas múltiplos ± úlcera
        √ Massas hipoecoicas, homo- ou heterogêneas e bem definidas
        √ Massas iso- ou hipoatenuantes
    Cx: intussuscepção

2. Tumor maligno da bainha do nervo periférico
    ◊ Tumor abdominal maligno mais comum em NF 1
3. Ganglioneuroma
4. Carcinoide
    - mais comum em NF 1 do que na população em geral
    Localização: próximo à ampola hepatopancreática (de Vater)
    Histologia: somatoestatinoma psamomatoso
5. Tumor estromal gastrointestinal

G. MANIFESTAÇÕES GENITURINÁRIAS (raras)
1. Estenose de artéria renal
    √ Neurofibroma plexiforme com estreitamento vascular
2. Massa de bexiga urinária
    Origem: vesicoprostática (masculino)/plexo neural uretrovaginal (feminino)
    - sintomas de obstrução do trato urinário: frequência, urgência, incontinência, hematúria, dor abdominal
    √ Massa solitária e hipoecoica da parede da bexiga
    √ Espessamento difuso da parede da bexiga; a massa pode circunscrever o útero, vagina e cólon sigmoide
    √ Contorno ondulado da bexiga urinária
    Cx: hidronefrose

H. MANIFESTAÇÕES OCULARES (6%)
- exoftalmia pulsátil/proptose unilateral (herniação de espaço subaracnoide e lobo temporal para dentro da órbita)
- buftalmo
1. Neurofibroma plexiforme (mais comum)
2. **Nódulos de Lisch**
    = hamartomas melanocíticos da íris < 2 mm de tamanho
    - elevações nodulares, pigmentadas de marrom/amarelo projetando-se da superfície da íris; quase sempre bilaterais
    - assintomático
    Idade: aparece na infância; > 20 anos de idade em > 90%
3. Glioma óptico: em 12% dos pacientes, em 4% bilateral; 75% na 1ª década
    √ Extensão para dentro do quiasma óptico (até 25%), tratos ópticos + radiação óptica
    √ Intensidade aumentada em T2WI, se houver envolvimento das vias de quiasma + visuais
4. Meningioma perióptico
5. Hamartoma coroide: em 50% dos pacientes

I. MANIFESTAÇÕES NA PELE
1. Manchas café com leite
    = máculas cutâneas pigmentadas
    ≥ 6 em número
    > 5 mm no maior diâmetro, anterior à puberdade
    > 15 mm em indivíduos pós-puberdade
    - frequentemente ovoides
    - tipo "costa de Califórnia" (= contorno suave)
    Idade: durante primeiro ano de vida/pode estar presente no nascimento
        ◊ Uma das primeiras manifestações de NF 1
    Histologia: pigmento de melanina aumentado na camada epidérmica basal
    DDx: esclerose tuberosa, displasia fibrosa
    Extensão: frequentemente paralelas à intensidade da doença
2. Sardas
    = máculas cutâneas pigmentadas < 5 mm em tamanho
    Idade: 3–5 anos
    Localização: pele de axila intertriginosa (em 66%), virilha, dobra submamária, pescoço
3. Neurofibroma dérmico (cutâneo)
    Idade: começa a aparecer precocemente na infância/puberdade subsequente à detecção de manchas café-com-leite
    (a) localizado = ***fibroma moluscum*** = cordão de pérolas ao longo do nervo periférico
        - tumor móvel, firme e bem circunscrito
        - mole e compressível
        Cx: SEM degeneração maligna!
    (b) neurofibroma plexiforme = rede interdigitante/embaraçada, tortuosa e multilobulada de tumor ao longo de um nervo e de seus ramos
        ◊ Visto exclusivamente em NF 1
        - tumor frequentemente hiperpigmentado, arenoso e suave, parecendo um "saco de minhocas"/cordas trançadas
        - pode-se tornar muito grande, pendurado em forma de pêndulo associado à dilatação significativa e desfigurante de uma extremidade (= **elefantíase neuromatosa**)
        √ ± hipertrofia óssea (em virtude da hiperemia crônica)
    Cx: pode-se transformar em tumor maligno da bainha do nervo periférico (MPNST)!

Neurofibromatose com Neuromas Acústicos Bilaterais

= NEUROFIBROMATOSE TIPO 2 = NF 2 = NEUROFIBROMATOSE CENTRAL

= síndrome dominante, autossômica e rara, caracterizada pela propensão de desenvolver schwannomas, meningiomas e gliomas múltiplos de revascularização ependimal

Mnemônica: MISME

Multiple **I**nherited **S**chwannomas (Schwannomas Múltiplos Herdados)

Meningiomas (Meningiomas)

Ependimomas (Ependymomas)

Incidência: 1÷50.000 nascimentos

Etiologia: deleção no braço longo do cromossomo 22; em 50% nova mutação espontânea

◊ Neurofibromatose **2** está localizada no cromossomo **22**!

Idade sintomática: durante 2ª/3ª década de vida

Critérios diagnósticos:
(1) massas bilaterais do 8º nervo craniano
(2) primeiro grau em relação à massa unilateral do 8º nervo, neurofibroma, meningioma, glioma (ependimoma espinhal), schwannoma, opacidade lenticular subcapsular, posterior e juvenil

- SEM nódulos de Lisch, displasia esquelética, glioma de via óptica, displasia vascular, incapacidade de aprendizado
- manchas café-com-leite (< 50%): pálidas, < 5 em número
- neurofibroma cutâneo: mínimo em tamanho + número/ausente

@ intracraniano
1. Schwannomas acústicos bilaterais (condição essencial)
   Sítio: divisão superior/inferior de nervo vestibular
   √ Geralmente assimétrico em tamanho
2. Schwannoma de outros nervos cranianos
   frequência: n. trigêmeo > n. facial
   ◊ Nervos sem células de Schwann são excluídos: nervo olfatório, nervo óptico
3. Meningiomas múltiplos: intraventricular no plexo coroide do trígono, parassagital, crista esfenoide, sulco olfatório, ao longo dos nervos intracranianos
4. Meningiomatose = dura repleta de inúmeros meningiomas pequenos
5. Glioma de revascularização ependimal

@ espinhal
- sintomas de compressão da medula
A. Extramedular
   1. Neurofibromas paraespinhais múltiplos
   2. Meningioma da medula espinhal (região torácica)
B. Intramedular
   1. Ependimomas da medula espinhal

NEUROMA

Prevalência: 8% de todos os tumores intracranianos
Idade: 20–50 anos
- crescimento lento; indolor

Schwannoma Vestibular

= NEUROMA ACÚSTICO = SCHWANNOMA ACÚSTICO = NEURILEMOMA

◊ Neoplasia mais comum do canal auditivo interno/ângulo cerebelopontino!

Prevalência: 6–10% de todos os tumores intracranianos; 85% de todos os neuromas intracranianos; 60–90% de todos os tumores do ângulo cerebelopontino

Idade: (a) tumor esporádico: 35–60 anos; M÷F = 1÷2
(b) neurofibromatose tipo 2: segunda década

Histologia:
neoplasma encapsulado, composto de células de Schwann fusiformes + proliferativas, com
(a) regiões densas altamente celulares (Antoni A) com reticulina e colágeno e
(b) áreas soltas com células amplamente separadas (Antoni B) em uma matriz mixoide e reticulada; mudanças degenerativas comuns com formação de cistos, características vasculares, células de espuma carregadas de lipídios

Pode estar associado a: neurofibromatose central

◊ O schwannoma intracraniano solitário está associado à neurofibromatose tipo 2 em 5–25%!

◊ Os schwannomas acústicos e bilaterais permitem um diagnóstico presumido de neurofibromatose do tipo 2!

- história longa de perda auditiva sensitivo-neural unilateral e lentamente progressiva, afetando mais intensamente sons de alta frequência (em 95%)
- zumbido, dor
- reflexo corneal diminuído
- instabilidade, vertigem, ataxia, tontura (< 10%)

Tempo de duplicação: 2 anos

Localização:
(a) surge do canal auditório interno (IAC) em 80%/cóclea
(b) pode surgir em cisterna de ângulo cerebelopontino, na abertura de IAC (= poro acústico) com extensão intracanalicular em 5%

Sítio: (a) em 85% da porção vestibular do 8º nervo (em torno do gânglio vestibular (de Scarpa)/na junção da célula de Schwann-glial) posterior à porção coclear
(b) em 15% da porção coclear

√ Massa redonda centrada no eixo longo de IAC, formando ângulos agudos com superfície dural do osso petroso

√ Componente em formato de funil estendendo-se para dentro do IAC

√ Aumento de IAC/erosão (70–90%)

√ Alargamento/obliteração de cisterna do ângulo cerebelopontino ipsilateral

√ Desvio/assimetria do 4º ventrículo com hidrocefalia

√ Mudanças degenerativas (áreas císticas ± hemorragia) com tumores > 2–3 cm

Radiografia simples:
√ Poro acústico cintilante
√ Erosão de IAC: uma diferença em altura de canal de > 2 mm é anormal e indica um schwannoma em 93%

CT:
√ Tumor sólido, isodenso e pequeno/hipodenso e grande
√ Formação de cisto em tumor (= necrose central em 15% dos tumores grandes)/cisto aracnoide, extramural e coexistente, adjacente ao tumor
√ Realce de tumor usual e uniformemente denso, com pequenos tumores (50% podem não ser detectados na CECT)/realce anelar com tumores grandes
√ SEM calcificação
√ Contraste intratecal/insuflação de dióxido de carbono (para tumores < 5 mm)

MR: (o teste mais sensível com realce de Gd-DTPA):
√ Iso/ligeiramente hipointenso em T1WI em relação ao cérebro
√ Massa homogênea e com realce intenso/realce circular (se cístico) após Gd-DTPA
√ Hiperintenso em T2WI (*DDx:* meningioma permanece hipo-/isointenso)

Angiografia:
- √ Elevação + deslocamento posterior de artéria cerebelar, inferior e anterior (AICA) na projeção basal
- √ Elevação de artéria cerebelar superior (tumores grandes)
- √ Deslocamento anterior/posterior da artéria basilar + contralateral
- √ Compressão/deslocamento posterior + lateral da veia petrosa
- √ Deslocamento posterior do ponto coroide de PICA
- √ Suprimento vascular frequentemente dos ramos da artéria carótida externa
- √ Tumor com rubor, raramente hipervascular

DDx: hemangioma ossificante (espiculações ósseas)

Neuroma do Trigêmeo
= SCHWANNOMA DO TRIGÊMEO
Incidência: 2–5% de neuromas intracranianos, 0,26% de todos os tumores cerebrais
Origem: surgindo do gânglio gasseriano, dentro da cavidade de Meckel, na porção mais anteromedial da pirâmide petrosa/raiz do nervo trigêmeo
Idade: 35–60 anos; M÷F = 1÷2

- sintomas de localização na fossa craniana média
  - parestesia/hipestesia facial
  - exoftalmia, oftalmoplegia
- sintomas de localização na fossa craniana posterior
  - paralisia do nervo facial
  - prejuízo auditivo, zumbido
  - ataxia, nistagmo

Localização: (em qualquer segmento do nervo trigêmeo)
 (a) fossa craniana média (46%) = gânglio gasseriano
 (b) fossa craniana posterior (29%)
 (c) em ambas as fossas (25%)
 (d) fossa pterigoide/seios paranasais (10%)

- √ Erosão de ponta petrosa
- √ Aumento de fissuras, forame e canais contíguos
- √ Massa em halteres/formato da sela (extensão para dentro da fossa craniana média e através da incisura tentorial para dentro da fossa posterior)
- √ Massa isodensa com realce não homogêneo e denso (necrose de tumor + formação de cisto)
- √ Distorção da cisterna quadrigeminal ipsilateral
- √ Deslocamento + corte de 3º ventrículo posterior
- √ Deslocamento anterior de corno temporal
- √ Massa angiograficamente avascular/hipervascular

OLIGODENDROGLIOMA
= forma incomum de glioma de crescimento lento; apresentando tamanho grande à época do diagnóstico
Incidência: 5–18% de todas as neoplasias gliais; 2–5% de todos os tumores cerebrais
Histologia: células gliais mistas (50%), componentes astrocíticos (30%); microcalcificações (90%); degeneração cística/mucoide (frequente); hemorragia não frequente (*DDx:*   neurocitoma central)
Idade: 30–50 anos; adulto: criança = 8÷1; M > F
 ◊ Idade mais avançada está associada ao comportamento mais agressivo do tumor!

- apresentação clínica longa > 5 anos
- convulsões (35–85%), cefaleia, alteração de estado mental
- paralisia (50%), perda visual (49%), papiledema (47%)
  - ◊ Prognóstico pior com déficit neurológico!
- ataxia (39%), reflexos anormais (37%), meningismo

Localização: lobo frontal (50–65%); lobo temporal (47%); lobo parietal (7–20%); lobo occipital (1–4%); cerebelo (3%); tronco cerebral e medula espinhal (1%); leptomeninges ("**oligodendrogliomatose**"); ângulo cerebelopontino; ventrículos cerebrais (3%–8%) = "**oligodendroglioma subependimal**"; retina; nervo óptico

Sítio: mais comumente envolvendo córtex + substância branca subcortical; ocasionalmente através do corpo caloso como "glioma borboleta"

- √ Aglomerados nodulares e grandes de calcificações (em 45% em radiografia simples; em 20–91% em CT)

CT:
- √ Massa redonda/oval hipodensa (60%)/isodensa (23%)/hiperdensa (6%)
- √ Degeneração cística e hemorragia (incomum)
- √ ± erosão de tábua interna do crânio
- ◊ Pode não ser detectado de maneira alguma em CT!

CECT:
- √ Realce mal definido e sutil (15–20%) associado a tumor de grau mais alto
- √ Pode estar aderente à dura (meningiomas de imitação)
- √ Edema (em 50% de tumores de grau baixo, em 80% de tumores de grau alto)

MR:
- √ Tumor bem circunscrito de intensidade heterogênea:
  - √ Hipo-/isotenso, em comparação à substância cinzenta em T1WI
  - √ Hiperintenso em T2WI
  - √ Restrição de água em DWI em tumores de grau alto (de ácido hialurônico extracelular decrescente) + valores de ADC mais altos em tumores de grau baixo
- √ Pouco edema/efeito de massa (comum)
- √ Realce moderado misto/periférico/sólido
- √ Calcificação pode não ser detectada

SPECT (Tl-201) E PET (C-11 metilmetionina L):
- √ Índice metabólico correlacionado com grau histológico
- √ Detecta regiões hipermetabólicas dentro do tumor

Cx: semeadura leptomeníngea via CSF (1–15%)
Rx: ressecção total e bruta; quimioterapia de PCV (procarbazina, lomustina, vincristina); irradiação reservada para falha de quimioterapia
Prognóstico: 46% e 10 anos de índice de sobrevivência com baixo grau;
 20 e 10 anos de índice de sobrevivência com alto grau;
 3 a 17 anos de média de sobrevivência pós-operatória

DDx: (1) astrocitoma (sem a calcificação grande)
 (2) ganglioglioma (em lobos temporais e tecidos cerebrais profundos)
 (3) ependimoma (tumor com realce, frequentemente com sangramento interno, produzindo níveis de fluido)
 (4) glioblastoma (infiltrante, com realce, edema, sem calcificações)

PARAGONIMÍASE DO CÉREBRO
= trematódeo pulmonar oriental (*Paragonimus westermani*) produtor da aracnoidite, de granulomas parenquimatosos e abscessos encapsulados
- √ Massas isodensas/não homogêneas circundadas por edema
- √ Realce anelar

DOENÇA DE PELIZAEUS-MERZBACHER
= leucodistrofia sudanofílica rara e ligada ao X (5 tipos com tempos diferentes de latência, índice de progressão, transmissão genética)
Idade: período neonatal

- nistagmo pendular e bizarro + tremor da cabeça
- ataxia cerebelar
- desenvolvimento psicomotor lento

CT:
- √ Substância branca hipodensa
- √ Atrofia progressiva de substância branca

MR:
- √ Falta de mielinização (aparência de recém-nascido retida)
- √ Cápsula interna hiperintensa, radiações ópticas, corona radiata proximal em T1WI
- √ Ausência quase completa de hipointensidade em região supratentorial em T2WI
- √ Sulcos corticais de proeminência leve/moderada

Prognóstico: óbito na adolescência/início da vida adulta

DOENÇA DE PICK

= forma rara de demência pré-senil, semelhante à doença de Alzheimer; pode ser herdada com modo dominante autossômico; M < F
- √ Atrofia cortical e focal de lobos temporais frontal e anterior
- √ Dilatação de cornos frontal e temporal de ventrículo lateral

CISTO PINEAL

= cisto da glândula pineal pequeno e não neoplásico

Incidência: 25–40% na autopsia, 4% em MR

Tipos:
(a) de desenvolvimento = persistência de divertículo pineal com revestimento ependimal
(b) degenerativo = cavitação secundária e com revestimento glial dentro da área de gliose

- nunca associado à síndrome de Parinaud
- causa rara de hidrocefalia (compressão/oclusão de aqueduto)
- pode ser sintomático quando grande
  - √ ± calcificação

CT:
- √ Glândula de tamanho normal (80%), ligeiramente > 1 cm em 20%, pode ser > 2 cm em tamanho
- √ Isodenso ao CSF na cisterna circundante (nem sempre notado)

MR:
- √ Massa ovoide agudamente marginada em região pineal
- √ Leve impressão nos colículos superiores (imagem sagital)
- √ Isotenso ao CSF em T1WI + ligeiramente hiperintenso ao CSF em T2WI (em virtude da fase de coerência em cistos, mas em CSF em movimento)
- √ Pode ter intensidade de sinal mais alta do que CSF em virtude do conteúdo alto de proteína
- √ O meio de contraste pode-se difundir da borda realçada do tecido pineal residual para o centro do fluido (sem barreira hematoencefálica) nas imagens das sequências tardias

Prognóstico: falta de crescimento por período longo

GERMINOMA PINEAL

= DESGERMINOMA = PINEALOMA = TERATOMA ATÍPICO (termos imprecisos e antigos)
◊ "pinealoma" = termo impróprio referente a qualquer massa pineal

= neoplasia maligna de células germinais primitivas

Incidência: tumor pineal mais comum (> 50% de todos os tumores pineais, 66% de todos os tumores pineais de células germinais)

Histologia: idêntico ao seminoma testicular e desgerminoma ovariano, a AUSÊNCIA da cápsula facilita invasão

Idade: 10–25 anos; M÷F = 10÷1 a 33÷1

Pode estar associado a: pinealoma ectópico = foco secundário em porção inferior do terceiro ventrículo

- puberdade precoce frequente em crianças < 10 anos de idade
- **síndrome de Parinaud** = paralisia de olhar ascendente (compressão do teto mesencefálico)

Localização dos germinomas: glândula pineal (80%), região suprasselar (20%), núcleos da base, tálamo

- √ Deslocamento da glândula pineal calcificada
- √ Hidrocefalia (compressão do aqueduto do mesencéfalo)
- √ Lesão bem definida, restrita à glândula pineal
- √ Pode-se infiltrar na placa quadrigeminal/tálamo

CT:
- √ Massa homogênea infiltrante e de densidade variada/frequentemente hiperdensa (atenuação geralmente semelhante à da substância cinzenta)
- √ Raramente calcificações psamomatosas dentro do tumor, mas calcificações pineais em 100% (40% na população normal)
- √ Realce pelo meio de contraste moderado/acentuadamente uniforme

MR:
- √ Massa redonda/lobular bem circunscrita e relativamente homogênea, isointensa à substância cinzenta:
  - √ Intensidade intermediária em T1WI
  - √ Massa ligeiramente hipointensa em T2WI (ocasionalmente)
- √ Realce forte com Gd-DTPA

Cx: disseminação pelo CSF (frequente, citologia de CSF mais sensível que a investigação por imagens, contraste de MR de todo o eixo neural)

Rx: combinação de irradiação (muito radiossensível) + quimioterapia (doxorubicina, cisplatina, ciclofosfamida)

Prognóstico: 75% de sobrevivência após radioterapia de radiação apenas

TERATOCARCINOMA PINEAL

= variante altamente maligna de tumores de células germinais

Tipos:
1. Coriocarcinoma
2. Carcinoma de células embrionárias
3. Tumor do seio endodermal

Histologia: surgindo das células germinais primitivas, frequentemente contendo mais do que um tipo de célula

Idade: < 20 anos; homens

- síndrome de Parinaud
- marcadores de tumor elevados no soro + CSF
- √ Hemorragia intratumoral (especialmente coriocarcinoma)
- √ Invasão de estruturas adjacentes
- √ Realce pelo contraste homogêneo e intenso

Cx: disseminação via CSF

TERATOMA PINEAL

= tumor benigno contendo uma/todas as três camadas de células germinais (a região pineal é o sítio mais comum de teratomas)

Incidência: 15% de todas as massas pineais (segundo tumor mais comum na região pineal)

Idade: < 20 anos; M÷F = 2÷1 a 8÷1

- **síndrome de Parinaud** = paralisia de olhar ascendente (compressão/infiltração de colículos superiores)
- sintomas hipotalâmicos
- cefaleias
- sonolência (relacionada com hidrocefalia)

Localização: pineal, parapineal, suprasselar, 3º ventrículo

- √ Massa heterogênea de gordura, cartilagem, pelos, calcificações lineares/nodulares + cistos
  - ◊ A gordura está ausente em todos os outros tumores pineais!
- √ Pode demonstrar realce pelo contraste heterogêneo/semelhante a uma borda (limitado às áreas de tecido sólido)

Angiografia:
- √ Elevação de veia cerebral interna
- √ Deslocamento posterior de veia pré-central

CT:
- √ Massa heterogênea com gordura, calcificação, áreas císticas + sólidas

MR:
- √ Aparência matizada em todas as sequências de pulso:
- √ Áreas hiperintensas de gordura em T1WI com artefato de desvio químico (*chemical shift*)

Cx: meningite química com ruptura espontânea

TUMORES DE CÉLULAS PINEAIS
- √ Aparência semelhante à das investigações por imagens
- √ Calcificação pineal normal preexistente e perifericamente deslocada (= "padrão pineal explodido")

Pineoblastoma
= tumor altamente maligno e derivado das células parenquimatosas pineais e primitivas

Histologia: tumor primitivo de células redondas pequenas, significativamente não encapsulado (semelhante ao meduloblastoma, neuroblastoma, retinoblastoma)

Idade: qualquer idade, mais comum em crianças; M < F
- √ Geralmente uma grande massa

CT:
- √ Massa mal marginada, iso-/levemente hiperdensa
- √ Pode conter calcificações de tumor denso
- √ Realce pelo contraste homogêneo e intenso

MR:
- √ Iso-/moderadamente hipointenso em T1WI + iso-/hiperintenso em T2WI
- √ Realce pelo Gd-DTPA homogêneo e denso

Propagação:
(1) extensão direta posteriormente com invasão de vérmis cerebelar e anteriormente para dentro do 3º ventrículo
(2) disseminação pelo CSF (frequente) ao longo das meninges/via ventrículos

Pineocitoma
= tumor não encapsulado, de crescimento lento e raro, composto de células parenquimatosas, pineais e maduras

Idade: qualquer idade; M÷F = 1÷1
- √ Tumor pequeno

CT:
- √ Massa isodensa/ligeiramente hiperdensa e bem marginada
- √ Possíveis calcificações de tumor focal denso
- √ Realce acentuadamente homogêneo e bem delineado

MR:
- √ Intensidade intermediária em T1WI + T2WI
- √ Pode ser isointenso ao CSF, mas contendo trabeculações (*DDx* ao cisto pineal)
- √ Realce pelo Gd-DTPA leve a moderado

Cx: alguns formam metástase via CSF

ADENOMA HIPOFISÁRIO
= neoplasia benigna de crescimento lento surgindo da adeno-hipófise (= lobo anterior); tumor de adeno-hipófise mais comum

Prevalência: 5–10–18% de todas as neoplasias intracranianas; < 3% de pacientes são portadores de MEN 1 subjacente

- hiperfunção /hipofunção da hipofisária/deficiência de campo visual

Radiografia simples: (NÃO CONFIÁVEL!)
- √ Aumento da sela + inclinação de assoalho selar
- √ Erosão de processos clinoides anterior + posterior
- √ Erosão do dorso da sela
- √ Calcificação em < 10%
- √ Pode apresentar massa na nasofaringe

CECT (seção fina de SAG + COR com injeção de bolo dinâmico):
- √ Convexidade ascendente da glândula
- √ Altura aumentada > 10 mm
- √ Desvio do pedúnculo hipofisário (inespecífico + não confiável)
- √ Erosão do assoalho da sela
- √ Assimetria da glândula
- √ Hipodensidade focal (mais específica para adenoma) antes e depois da administração de contraste IV
- √ Desvio do tufo da hipofisária/mudança de densidade em região de adenoma

MR (seção fina SAG + COR com campo visual pequeno):
- ◊ Sensibilidade maior em T1WI coronal sem realce (70%) e sequência + 3-D FLASH (69%) + combinação de ambos (90%)
- ◊ 1/3 das lesões é perdido com realce
- ◊ 1/3 das lesões é perdido sem realce
- √ Foco de intensidade de sinal baixa em T1WI
- √ Foco de intensidade de sinal alto em T2WI
- √ Hipointensidade focal dentro de glândula com realce normal

DDx: cisto hipofisário simples (= cisto da fenda de Rathke)

Adenoma Hipofisário Ativo
- ◊ O adenoma pode produzir hormônios múltiplos!

1. PROLACTINOMA (30%)
o mais comum dos adenomas hipofisários; aproximadamente 50% de todos os tumores cranianos na autopsia; M << F
- os níveis de prolactina não estão intimamente correlacionados com o tamanho do tumor
- ◊ Qualquer massa comprimindo o hipotálamo/pedículo hipofisário diminui o efeito inibitório e tônico dos fatores dopaminérgicos que aí se originam resultando em hiperprolactinemia!

Mulheres:
Idade: 15–44 anos (durante idade reprodutiva)
- infertilidade
- amenorreia
- galactorreia
- níveis elevados de prolactina (normal < 20 ng/mL)
- ◊ > 75% de pacientes com níveis de prolactina e soro > 200 ng/mL mostrarão um tumor hipofisário!

Homens:
- cefaleia
- impotência + libido decrescente
- distúrbio visual

- √ Localização lateral característica, anteriormente/inferiormente; variável em tamanho

Rx: bromocriptina

2. ADENOMA CORTICOTRÓFICO (14%)
Função: tumor produtor de ACTH
Idade: 30–40 anos; M÷F = 1÷3
- doença de Cushing
- √ Localização central; lobo posterior; geralmente < 5 mm em tamanho
- √ Amostragem de seios petrosos inferiores (95% de precisão diagnóstica, comparada com 65% em MR)

Rx: (1) supressão com altas doses de dexametasona de 8 mg/d
(2) ressecção cirúrgica difícil porque adenomas de ACTH geralmente requerem ressecção de uma glândula aparentemente normal (tumor pequeno e geralmente não na superfície)

3. Adenoma SOMATRÓFICO (14%)
- gigantismo, acromegalia, GH > 10 ng/mL elevado, sem aumento em GH após administração de glicose/TRH

Histologia: (a) tipo com granulação densa
(b) tipo com granulação escassa: clinicamente mais agressivo
√ Região hipodensa, pode ser menos bem definida, tamanho variável
4. ADENOMA DE CÉLULA GONADOTRÓFICA (7%)
produz o hormônio estimulador de folículos (FSH)/hormônio luteinizante (LH)
√ De crescimento lento, frequentemente estendendo-se além da sela
5. ADENOMA DE CÉLULA TIROTRÓFICA (< 1%)
produz o hormônio estimulador da tireoide (TSH)
√ adenoma hipofisário frequentemente grande e invasivo
6. ADENOMA HIPOFISÁRIO PLURI-HORMONAL (> 5%)

Adenoma Hipofisário Inativo
1. ADENOMA DE CÉLULAS NULAS
= tumor hipofisário inativo em termos hormonais, sem marcadores histológicos/imunológicos/ultraestruturais que indiquem sua derivação celular
Prevalência: 17% de todos os tumores hipofisários
Idade: paciente mais idoso
√ De crescimento lento
2. ONCOCITOMA
Prevalência: 10% de todos os tumores hipofisários
• clínica + morfologicamente semelhante ao adenoma de células nulas

Macroadenoma Hipofisário
= tumor > 10 mm em tamanho
Incidência: 10% (70–80% de adenomas hipofisários); M÷F = 1÷1
Idade: 25–60 anos
• sintomas de efeito de massa: hipopituitarismo, hemianopsia bitemporal (com extensão superior), apoplexia hipofisária, hidrocefalia, envolvimento de nervos cranianos (III, IV, VI)
• geralmente inativo em termos endócrinos
Extensão para dentro: cisterna suprasselar/seio cavernoso/seio esfenoide + nasofaringe (até 67% são invasivos)
√ Ocasionalmente hemorragia tumoral
√ As áreas brilhantes correspondem a cistos/necrose focal
√ Invasão de seio cavernoso: aprisionamento da artéria carótida (sinal mais seguro)
CT:
√ Tumor isodenso ao tecido cerebral
√ Erosão óssea (p. ex., assoalho da sela)
√ Calcificação não frequente
MR: (permite diferenciação do aneurisma)
√ Realce homogêneo
Cx:
(1) hidrocefalia obstrutiva (no forame interventricular do cérebro)
(2) aprisionamento da artéria carótida
(3) apoplexia hipofisária (rara)
DDx:
(1) metástase (mais destruição óssea, crescimento rápido)
(2) abscesso hipofisário

Microadenoma Hipofisário
= adenomas muito pequenos < 10 mm
• em geral, tornam-se clinicamente aparentes pela produção de hormônios
(20%–30% de todos os adenomas hipofisários)
◊ Elevação de prolactina (> 25 ng/mL em mulheres)
4–8 × normal: adenoma demonstrado em 71%
> 8 × normal: adenoma demonstrado em 100%
• **incidentaloma** = cisto hipofisário/microadenoma inativo

√ SEM aspectos de investigação por imagens para fazer a distinção entre os diferentes tipos de adenomas
MR:
√ Massa pequena e sem realce de hiperintensidade em pré- e pós-contraste em T1WI
√ Ocasionalmente isotenso em imagens pré-contraste + hiperintenso em imagens pós-contraste
√ Realce em imagens tardias
√ Saliência focal na superfície da glândula
√ Depressão focal do assoalho da sela
√ Desvio do pedículo hipofisário

APOPLEXIA HIPOFISÁRIA
Causa: hemorragia significativa dentro do adenoma hipofisário (especialmente em pacientes tratados com bromocriptina para adenoma hipofisário)/necrose drástica/infartação repentina de glândula hipofisária
◊ 25% de pacientes com hemorragia hipofisária apresentarão apoplexia!
Síndrome de Sheehan = infarto pós-parto de glândula hipofisária anterior
• cefaleia intensa, náusea, vômito
• hipertensão
• pescoço rígido
• falha repentina do campo visual, oftalmoplegia
• embotamento (frequente)
• hipopituitarismo (p. ex., hipotireoidismo secundário)
◊ Área de destruição deve ser > 70% para produzir insuficiência hipofisária!
√ Aumento da glândula hipofisária
NCCT:
√ Densidade aumentada ± nível do fluido
MR:
√ Sinal brilhante da presença de hemoglobina em T1WI, com persistência sobre hiperintensidade em T2WI
√ Intensidade de sinal intermediário de desoxi-hemoglobina em T1WI + T2WI

PORENCEFALIA
= cavidade focal como resultado de destruição cerebral localizada
A. PORENCEFALIA agenética
= Esquizencefalia (= porencefalia verdadeira)
B. PORENCEFALIA ENCEFALOCLÁSTICA
Momento da lesão: durante primeira metade da gestação
Histologia: tecido necrótico completamente reabsorvido sem reação glial circundante (= necrose de liquefação)
MR:
√ Cavidade de paredes macias preenchida com CSF em todas as sequências de pulso (= cisto porencefálico)
√ Revestida com substância branca
C. ENCEFALOMALACIA
= pseudoporencefalia = porencefalia adquirida
Causa: infecciosa, vascular
Momento da lesão: após final do 2° trimestre (cérebro desenvolveu capacidade para resposta glial)
Localização: áreas divisórias parassagitais com preservação da região periventricular e parede ventricular
CT:
√ Regiões hipodensas
MR:
√ Hipointensa em T1WI + hiperintensa em T2WI
√ Borda hiperintensa circundante em T2WI = gliose)
√ Septos gliais cursando através da cavidade identificados em T1WI + imagens de densidade de prótons

US:
√ Septações em cavidade bem visualizadas

SÍNDROME DA LEUCOENCEFALOPATIA REVERSÍVEL POSTERIOR (PRES)
= SÍNDROME DE LEUCOENCEFALOPATIA POSTERIOR REVERSÍVEL = ENCEFALOPATIA HIPERTENSIVA
= coleção heterogênea de transtornos associados ao colapso em mecanismos autorreguladores de perfusão cerebral
◊ Condição de emergência, pois o paciente pode evoluir para infarto cerebral e óbito, se não for tratado!
Causa: aumento agudo em pressão arterial sistêmica, pré-eclampsia ou eclampsia, síndrome urêmico-hemolítica, crioglobulinemia, SLE, após tratamento imunossupressor com ciclosporina A, cisplatina, tacrolimo (= Imunossupressor de macrolídeo de Tsukuba = FK-506)
Fisiopatologia: edema vasogênico relacionado com a inervação simpática e escassa na circulação posterior
• cefaleia, náusea, vômito, mudanças visuais, estado de alerta decrescente, convulsões
Localização: substância branca da metade posterior do cérebro
√ Substância branca hipodensa na NECT
√ Lesão hipointensa em T1WI + hiperintensa em T2WI (em virtude do edema vasogênico = extravasamento dentro do interstício)
√ Lesão hipo a isointensa na difusão hiperintensa em mapa de ADC (em virtude do efeito de rede de coeficiente de difusão elevada do edema vasogênico + efeito do brilho através de T2)
√ Sem realce pelo contraste
Cx: infarto (lesões desenvolvem sinal de DWI alto e sinal de ADC normal)
Rx: controle rápido de pressão arterial/retirada de droga ofensiva

TUMOR NEUROECTODÉRMICO PRIMITIVO
= PNET = NEUROBLASTOMA CEREBRAL PRIMÁRIO
= grupo de tumores pouco diferenciados surgindo das células de matriz germinal do tubo neural primitivo
Incidência: < 5% de neoplasias supratentoriais em crianças, 30% de tumores de fossa posterior
Idade: principalmente em crianças < 5 anos de idade; M÷F = 1÷1
Patologia: forma mais não diferenciada de neoplasias malignas de células pequenas agrupada com sarcoma de Ewing, tumor de Askin
Histologia: tumores altamente celulares, compostos de > 90–95% de células não diferenciadas (semelhantes histologicamente ao meduloblastoma, pineoblastoma, neuroblastoma periférico)
• sinais de pressão intracraniana aumentada/convulsões
Localização:
(a) supratentorial: substância branca cerebral profunda (mais comum no lobo frontal), glândula pineal, em territórios talâmico + suprasselar (menos frequentemente)
(b) fossa posterior (= meduloblastoma)
(c) externos ao CNS: parede torácica, região paraespinhal, rins
√ Massa heterogênea, grande (hemisférica), com tendência a necrose (65%), formação de cisto, calcificações (71%), hemorragia (10%)
√ Borda fina de edema
√ Realce moderado/leve de porção sólida de tumor
CT:
√ Porções de tumor sólido hiperdensas (em virtude da alta proporção entre núcleo e citoplasma
MR:
√ Levemente hipointenso em T1WI + hiperintenso em T2WI
√ Acentuadamente não homogêneo, em virtude da formação de cisto + necrose
√ Áreas de ausência de sinal em decorrência das calcificações

√ Áreas hiperintensas em T1WI + intensidade variável (geralmente intermediária) em T2WI, em virtude da hemorragia
√ Massa com realce, moderadamente não homogênea, com nódulos tumorais + áreas circulares circundando a necrose central após Gd-DTPA
Cx: disseminação subaracnoide e meníngea (15–40%)

LEUCOENCEFALOPATIA MULTIFOCAL PROGRESSIVA
= doença desmielinizante, rapidamente progressiva e fatal em pacientes com sistema imune prejudicado (leucemia linfocítica crônica, linfoma, doença de Hodgkin, carcinomatose, AIDS, tuberculose, sarcoidose, transplante de órgão)
Etiologia: reativação de papovavírus JC onipresente
Fisiopatologia: destruição de oligodendroglióticos levando a áreas de desmielinização e edema
Histologia: corpos de inclusão intranuclear dentro de oligodendrócitos inchados (partículas virais em núcleos), ausência de inflamação perivenosa significativa
• déficits neurológicos progressivos, distúrbios visuais, demência, ataxia, espasticidade
• fluido de CSF normal
Localização: predileção pela região parieto-occipital
Sítio: substância branca subcortical propagando-se centralmente para dentro do tronco cerebral, substância cinzenta profunda
√ Lesões bilaterais da substância branca (92%); confluentes (94%); discretas (67%) na região periventricular e centro semioval + substância branca subcortical
√ Lesões de substância cinzenta no tálamo e núcleos basais (do envolvimento de atravessar os tratos de substância branca)
√ Preservação da substância cinzenta cortical
√ Atrofia cortical leve (até 69%)
√ Dilatação ventricular (50%)
√ SEM realce pelo contraste
CT:
√ Lesões de substância branca confluentes e multicêntricas, de baixa atenuação, com bordas onduladas ao longo do córtex
√ SEM efeito de massa, SEM edema
MR:
√ Lesões hipointensas em T1WI
√ Lesões manchadas de substância branca de alta intensidade, longe do epêndima em distribuição assimétrica em T2 e FLAIR
Prognóstico: óbito geralmente dentro de 6 meses
DDx em estágios iniciais: linfoma primário de CNS

CISTO DA FENDA DE RATHKE
Histologia: revestido com epitélio; conteúdo de CSF/mucopolissacarídeo
• frequentemente assintomático
• hipopituitarismo, distúrbio visual, cefaleia (em pacientes mais velhos)
Localização: comumente na junção glândula hipofisária anterior e posterior, anterior ao pedículo infundibular; intrasselar e suprasselar (71%); puramente suprasselar (raro)
√ Pode conter material mucinoso e espesso
√ Sem realce de contraste
√ Calcificações raras
MR:
√ Cisto redondo de parede fina nitidamente definido
√ Realce de parede em virtude de metaplasia escamosa/borda deslocada de tecido hipofisário
√ Conteúdos de cisto simples/complexos ± nível de fluido-fluido
DDx: craniofaringioma, macroadenoma

SÍNDROME DE REYE
= hepatite e encefalite após infecção viral de trato respiratório superior, com história de ingestão de altas doses de aspirina
Idade: em crianças + adultos jovens
- embotamento progredindo rapidamente para coma
√ Inicialmente (dentro de 2–3 dias) ventrículos pequenos
√ Aumento progressivo posterior de ventrículos laterais + sulcos
√ Atenuação de substância branca nitidamente diminuída
Mortalidade: 15–85% (do edema da substância branca + desmielinização)
Dx: biopsia de fígado

SARCOIDOSE DE CNS
= doença multissistêmica e inflamatória caracterizada por granulomas não caseosos
Incidência: envolvimento do CNS em 1–5–10% (em até 15% das autopsias)
Idade: 20–40 anos (mais comum em mulheres e pessoas de descendência do oeste da África); negro ÷ branco = 10÷1
- neuropatia craniana (nervos facial > acústico > óptico > trigêmeo) após infiltração granulomatosa e fibrose leptomeníngea (50–75%)
- neuropatia periférica + miopatia
- meningite asséptica (20%)
- encefalopatia difusa, demência
- disfunção hipofisária e hipotalâmica (p. ex., diabetes insípido em 5–10%)
- convulsões generalizadas/focais (anunciam prognóstico pior)
- sintomas múltiplos semelhantes aos da esclerose (por causa do envolvimento parenquimatoso multifocal)
- melhora imediata após terapia com esteroides
Localização: leptomeninges, dura-máter, espaço subaracnoide, nervos periféricos, parênquima cerebral, sistema ventricular; predileção por base cerebral
  ◊ Afeta mais frequentemente as meninges e os nervos cranianos que o cérebro!
@ invasão meníngea/ependimal
  √ Espessamento meníngeo difuso + realce (mais comum)/nódulos meníngeos (menos comum)
    Sítio: particularmente nas cisternas basais (regiões suprasselar, selar, subfrontal) com extensão ao quiasma óptico, hipotálamo, glândula hipofisária, nervos cranianos ao saírem do tronco cerebral
    Cx: hidrocefalia obstrutiva/comunicante é o achado mais comum (resultante da aracnoidite/aderências)
    DDx: meningite carcinomatosa/fúngica/tuberculosa
  √ Realce denso de foice + tentório (invasão granulomatosa da dura)
  √ Massa de base dural solitária/múltipla
  √ Realce ependimário
  √ Lesões difíceis de visualizar: isointensas em relação à substância cinzenta em T1WI + hipointensas em T2WI
  √ Realce meníngeo intenso
@ doença parenquimatosa (em virtude da extensão a partir das superfícies meníngeas/ventriculares)
  √ Realce homogêneo hiperdenso/isodenso dos nódulos pequenos únicos/múltiplos (invasão de parênquima cerebral via espaços perivasculares de Virchow-Robin)
    Sítio: periferia de parênquima, intraespinhal
    Cx: estenose/oclusão de vasos sanguíneos
  √ Alteração isquêmica de vasos pequenos
  √ Infarto lacunar (especialmente tronco cerebral + núcleos da base)
  √ Infartos generalizados/focais de substância cinzenta periférica/na junção da substância branco-cinzenta (periarterite)
  √ Edema vasogênico subcortical e reativo

ESQUIZENCEFALIA
= PORENCEFALIA AGENÉTICA = PORENCEFALIA VERDADEIRA
= "cérebro dividido"
= malformação rara de CNS consistindo em fenda parenquimatosa preenchida de CSF de espessura total, revestida por substância cinzenta estendendo-se do espaço subaracnoide ao subepêndima dos ventrículos laterais
Frequência: 1÷1.650
Causa: falha de desenvolvimento segmentário da migração celular, para formar córtex cerebral/isquemia vascular da porção da matriz germinal
Momento da lesão: 30–60 dias de gestação
Frequentemente associada a: polimicrogiria, microcefalia, heterotopia da substância cinzenta, displasia septo-óptica

Tipos:
(1) **esquizencefalia de lábio fechado** = lábios revestidos com substância cinzenta em contato entre si (pode não ser detectada em planos de investigação por imagens paralelos ao plano da fenda)
  √ As paredes se opõem entre si anulando o espaço de CSF
(2) **esquizencefalia de lábio aberto** = lábios separados
  √ O CSF preenche a fenda desde a parede do ventrículo lateral até a superfície pial
- transtorno de convulsão
- atraso de desenvolvimento leve/moderado
- faixa de desenvolvimento mental normal a retardo mental intenso
- possível cegueira (hipoplasia do nervo óptico em 33%)
Localização: mais comum próximo aos giros pré- e pós-centrais (fissura silviana); uni-/(na maior parte) bilateral; em distribuição da artéria cerebral média
√ Fenda da parede do ventrículo lateral até a superfície pial
  √ Fenda de espessamento total pelo hemisfério com margens irregulares
  √ Dilatação assimétrica de ventrículos laterais com desvio da linha média
  √ Separação ampla de ventrículos laterais e quadratura de lobos frontais
  √ A parede de ventrículo pode estar em forma de tenda, apontando para o defeito
√ Fenda revestida pela substância cinzenta (PATOGNOMÔNICA)
√ Ausência da cavidade do septo pelúcido (66%)
√ Ausência/afinamento focal de corpo caloso
√ Polimicrogiria (66%) e heterotopias (comum)
  √ Polimicrogiria/paquigiria adjacentes à fissura
√ Cistos intracranianos bilaterais, frequentemente simétricos, geralmente em torno da fissura silviana
Prognóstico: danos intelectuais intensos, tetraplegia espástica, cegueira
DDx: (1) pseudoporencefalia = porencefalia adquirida = destruição parenquimatosa local secundária a insulto vascular/infeccioso/traumático (quase sempre unilateral)
  (2) cisto aracnoide
  (3) tumor cístico

DISPLASIA SEPTO-ÓPTICA
= SÍNDROME DE DEMORSIER
= anomalia rara da linha média anterior com
  (1) hipoplasia de nervos ópticos
  (2) hipoplasia/ausência de septo pelúcido
◊ Frequentemente considerada uma forma leve de holoprosencefalia lobar M÷F = 1÷3
Causa: insulto entre 5ª–7ª semana de GA

Associada a: esquizencefalia (50%)
- hipopituitarismo hipotalâmico (66%), diabetes insípido (em 50%), retardo de crescimento (secreção deficiente de hormônio do crescimento + hormônio de estimulação da tireoide)
- acuidade visual diminuída (hipoplasia de discos ópticos), nistagmo, ocasionalmente hipotelorismo
- convulsões, hipotonia
- √ Canais ópticos pequenos
- √ Hipoplasia de nervos ópticos + quiasma + infundíbulo
- √ Dilatação de cisternas quiasmáticas + suprasselares
- √ Cornos frontais dilatados e fundidos, semelhantes a uma caixa, com formato triangular em sentido dorsal e apontando para baixo
- √ Dilatação bulbosa do recesso anterior do 3º ventrículo
- √ Septo pelúcido ausente/hipoplásico
- √ Corpo caloso fino

SEIO PERICRANIANO

= angiomas venosos e subperiósteos aderentes ao crânio e conectados por veias diploicas anômalas a um seio/veia cortical
- massa de couro cabeludo indolor e mole, que se reduz sob compressão

Localização: osso frontal
√ Afinamento + defeito da calvária
CT:
√ Massa de realce denso, homogênea e séssil e nitidamente margeada, adjacente à tábua externa do crânio, perfurando-o e conectando-o com outra estrutura semelhante, sob a tábua interna
Angiografia:
√ O seio extracalvarial pode não se opacificar após fluxo lento

LEUCOENCEFALOPATIA ESPONGIFORME

Rara, hereditária
Idade: > 40 anos
- função mental em deterioração
√ Áreas confluentes de atenuação diminuída

SÍNDROME DE STURGE-WEBER-DIMITRI

= ANGIOMATOSE ENCEFALOTRIGEMINAL
= ANGIOMATOSE MENINGOFACIAL
= malformação vascular com angiomas venosos capilares, envolvendo face, coroide de olho, leptomeninges

Causa: persistência do estágio transitório do plexo sinusoidal primordial de desenvolvimento de vaso; geralmente esporádico
- convulsões (80%) no primeiro ano de vida: geralmente focal, envolvendo o lado do corpo contralateral ao *nevus flammeous*
- deficiência mental (> 50%)
- aumento de hemiparesia transversal (35–65%)
- hemiatrofia de corpo contralateral ao nevo facial (secundária à hemiparesia)
- hemianopia homônima

@ NA MANIFESTAÇÃO FACIAL
- mancha facial congênita em vinho-do-Porto (*nevus flammeus*)
  = telangiectasia da região do trigêmeo; geralmente 1ª ± 2ª divisões do 5º nervo; geralmente unilateral
  — V_1 associada à angiomatose do lobo occipital
  — V_2 associada à angiomatose do lobo parietal
  — V_3 associada à angiomatose do lobo frontal

@ NA MANIFESTAÇÃO DE CNS
√ Angiomas venosos leptomeníngeos confinados à pia-máter
Localização: lobos parietal > occipital > frontal
√ Hemiatrofia cortical sob angioma meníngeo, em virtude de anoxia (roubo)
√ Calcificações corticais, giriformes e em "trilho-de-bonde", > 2 anos de idade; em camadas 2–3 (–4–5) de giros opostos subjacentes à angiomatose pial; bilaterais em até 20%

Localização: área temporoparietoccipital, ocasionalmente frontal, rara em fossa posterior
√ Substância branca subjacente, hipodensa em CT com ligeiro prolongamento de tempos de relaxamento de T1 + T2 (gliose)
√ Dilatação do plexo coroide ipsilateral à angiomatose
√ Espessamento ipsilateral de crânio + órbita (aposição óssea como resultado de hematoma subdural secundário à atrofia cerebral)
√ Elevação da asa do esfenoide + borda petrosa
√ Seios paranasais ipsilaterais aumentados + células mastoides aéreas
√ Calvária espessada (= dilatação de espaço diploico)
Angiografia:
√ Rubor capilar
√ Veias anormalmente grandes em regiões subependimais + periventriculares
√ Veias medulares, profundas e anormais drenando para dentro da veia cerebral interna (= desvio venoso)
√ Falha em opacificar veias corticais e superficiais em região calcificada (fluxo sanguíneo marcadamente lento/trombose de veias superficiais e disgenéticas

@ MANIFESTAÇÃO ORBITÁRIA (30%)
ipsilateral ao *nevus flammeus*:
- glaucoma congênito (30%)
√ Hemangioma coroide (71%)
√ Dilatação + tortuosidade de vasos da conjuntiva + episclera + íris + retina
√ Buftalmo
Cx: descolamento da retina

@ NA MANIFESTAÇÃO VISCERAL
√ Malformação angiomatosa localizada/difusa
Localização: intestino, rins, baço, ovários, tireoide, pâncreas, pulmões

DDx: síndrome de Klippel-Trénaunay, síndrome de Wybun-Mason

HEMORRAGIA SUBARACNOIDE

= sangue entre pia + membrana aracnoide
Causa:
A. Espontânea
(1) aneurisma rompido (72%)
(2) malformação AV (10%)
(3) hemorragia hipertensiva
(4) hemorragia de tumor
(5) infarto hemorrágico e embólico
(6) discrasia de sangue, terapia de anticoagulação
(7) eclampsia
(8) infecção intracraniana
(9) malformação vascular espinhal
(10) criptogênica em 6% (angiografia de 4 vasos negativa; raramente recorrente)
B. Trauma (comum)
concomitante à contusão cerebral
(1) lesão aos vasos leptomeníngeos no vértice
(2) ruptura dos principais vasos intracerebrais (menos comum)
Localização:
(a) focal, sítio sobrejacente da contusão/hematoma subdural
(b) fissura inter-hemisférica, paralelamente à foice cerebral
(c) propagação difusa por todo o espaço subaracnoide (raro em trauma): sulcos de convexidade > cisternas basais

Fisiopatologia: irritação das meninges pelo sangue + volume de fluido extra que aumenta a pressão intracraniana; pode levar ao vasospasmo em 2–41%
- cefaleia intensa e aguda ("a pior na vida"), vômito
- estado de consciência alterado: sonolência, sono, estupor, inquietação, agitação, coma
- análise espectrofotométrica de CSF, obtida pela punção lombar

NECT (60–90% de precisão de detecção dependendo do momento do exame; sensibilidade depende da quantidade de sangue; precisão alta dentro de 4–5 dias do início):
  ◊ Se sutil, poderá ocorrer em apenas duas localizações!
  √ Densidade aumentada em cisternas basais, cisterna cerebelar superior, fissura silviana, sulcos corticais. intraventricular
  √ Ao longo da fissura inter-hemisférica = no padrão dentado e irregular no aspecto lateral em virtude da extensão para dentro dos sulcos paramedianos com desobstrução rápida após alguns dias
  √ Sinal da veia cortical = visualização de veias corticais atravessando a coleção de fluido extra-axial

MR (relativamente insensível nas primeiras 48 h):
  √ Sulcos e cisternas hiperintensos em FLAIR (mais sensível que CT para quantidades pequenas de sangue)
  √ CSF "sujo" isointenso ao cérebro em T1WI e T2WI
  √ Intensidade de sinal baixo nas superfícies do cérebro em hemorragias subaracnoides recorrentes (deposição de hemossiderina)

Prognóstico: o curso clínico depende da quantidade de sangue subaracnoide

Cx:
(1) hidrocefalia obstrutiva aguda (em < 1 semana) secundária à hemorragia intraventricular/ependimite obstruindo aqueduto do mesencéfalo ou saída do 4º ventrículo
(2) hidrocefalia comunicante tardia (após 1 semana) secundária à proliferação fibroblástica em espaço subaracnoide e vilosidades aracnoides interferindo com reabsorção de CSF
(3) vasospasmo cerebral + infarto (desenvolve-se após 72 h, no máximo entre 5–17 dias; a quantidade de sangue é parâmetro de prognóstico)
(4) herniação transtentorial (hematoma cerebral, hidrocefalia, infarto, edema cerebral)

HEMATOMA SUBDURAL DO CÉREBRO

= acúmulo de sangue em espaço potencial entre membrana pia aracnoide (leptomeninges) e dura-máter (= "espaço epiaracnoide")

Incidência: em 5% de pacientes de traumatismo craniano; em 15% de lesões de cabeças fechadas; em 65% de lesões de cabeça com interrupção prolongada de consciência

Idade: meia-idade propensa a acidentes; também em bebês e idosos (espaço subaracnoide grande com liberdade de se movimentar em atrofia cerebral)

Causa: trauma intenso, diátese hemorrágica

Fonte de sangue:
(1) artérias e veias corticais e piais: trauma direto = lesão penetrante
(2) contusões grandes: trauma direto/indireto = "cérebro reduzido a polpa"; ocasionalmente em transtorno de coagulação de sangue/durante terapia de anticoagulação
(3) veias corticais de ligação diláceradas: indireto, em virtude da desaceleração/aceleração repentina; também com tosse/espirros fortes/vômito em idosos
  Predisposição dos idosos: em virtude das veias de ligação mais longas na atrofia senil do cérebro
  ◊ Sem relação coerente com as fraturas cranianas!

Patogênese:
movimento diferencial de cérebro + veias corticais aderentes com relação ao crânio + seios durais ligados laceram as "veias de ligação" (= veias subdurais) que conectam o córtex cerebral aos seios durais e viajam pelo espaço subaracnoide e subdural

Localização: hematoma estendendo-se livremente pelas linhas de sutura, limitado apenas pela fissura e tentório inter-hemisféricos

- cefaleias inespecíficas, sinais não localizadores
- letargia, confusão
- punção lombar geralmente negativa
- EEG de baixa voltagem

CT:
  √ Hiperdenso 65–90 HU (< 1 semana)/isodenso 20–40 HU (1–2 semanas)/hipodenso 0–22 HU (3–4 semanas)
  Exame de CT falso-negativo:
    localização de alta convexidade, artefato de feixe de endurecimento, volume médio com alta densidade da calvária obscurecendo hematoma achatado "em placa", configuração de janela estreita demais, hematoma isodenso, em virtude do atraso na investigação por imagens 10–20 dias pós-lesão/em decorrência do conteúdo baixo de hemoglobina no sangue/falta de coagulação, diluição de CSF resultante de laceração aracnoide associada
    ◊ 38% de hematomas subdurais pequenos são perdidos!
  Auxílios na detecção de hematoma subdural agudo:
    √ Espessamento de porção ipsilateral do crânio (hematoma de brilho de pixel semelhante ao osso)
    √ Configuração de "janela subdural" = nível de janela de 40 HU e largura de janela de 400 HU
    √ Apagamento de sulcos adjacentes
    √ Sulcos não rastreáveis à superfície do cérebro
    √ Compressão/distorção ventricular ipsilateral
    √ Deslocamento de interface da substância cinzento-branca, longe da tábua interna ipsilateral
    √ Desvio da linha média (frequentemente maior do que largura do hematoma subdural, em virtude da contusão do cérebro subjacente)
    √ Realce de contraste de córtex, mas não do hematoma subdural
  Auxílios na detecção de hematomas subdurais bilaterais:
    √ Ventrículos de "parênteses"
    √ Ventrículos pequenos demais para idade do paciente

MR: *ver* "Hematoma do Cérebro" na p. 296

US (recém-nascido):
  √ Espaço linear/elíptico entre abóbada craniana e cérebro
  √ Giros achatados + sulcos proeminentes
  √ ± distorção de ventrículos, extensão para espaço inter-hemisférico

Limitações:
(a) hematoma de convexidade pode ser obscurecido pela exposição em forma de torta + perda de resolução de campo próximo
  ◊ Utilize a abordagem transtemporal e contralateral!
(b) loculações pequenas podem ser perdidas

Prognóstico: ruim (em virtude da associação com outras lesões)

DDx: (1) cisto aracnoide (extensão para dentro da fissura silviana)
       (2) hemorragia subaracnoide (extensão para dentro dos sulcos)

Hematoma Subdural Agudo

geralmente, ocorre após traumatismo intenso, manifestando-se dentro de horas após lesão

Momento de ocorrência: < 7 dias de idade

Associado a: lesão cerebral subjacente (50%) com prognóstico a longo prazo pior que o do hematoma, fratura craniana (1%)

Localização:
(a) sobre convexidade cerebral, extensão frequente para dentro da fissura inter-hemisférica, ao longo das margens tentoriais, sob os lobos temporal + occipital; SEM cruzamento da linha média
(b) bilateral em 15–25% dos adultos (comum nos idosos) e em 80–85% em bebês

√ Coleção de fluido periférico extra-axial crescente/convexo, entre crânio e hemisfério cerebral, geralmente com:
  √ Margem interna côncava (hematoma pressionando minimamente para dentro da substância cerebral)
  √ Margem externa convexa seguindo contorno normal da abóbada craniana
  √ Coleção hiperdensa de 65–100 HU, hipodensa se hematócrito < 29%
  √ Sinal de turbulência = mistura de sangue coagulado e não coagulado
  √ Ocasionalmente com nível sangue-fluido
√ Após evacuação cirúrgica: a lesão parenquimatosa subjacente torna-se mais óbvia
√ Após cicatrização: aumento sulcal + ventricular

Cx: fístula arteriovenosa (artéria + veia meníngeas presas em linha de fratura)
Prognóstico: pode progredir para o estágio subagudo + crônico/pode desaparecer espontaneamente
Rx: evacuação, mas com resposta fraca (em virtude da pressão intracraniana alta e incontrolável de lesões associadas)
Mortalidade: 35–50% (número mais alto em virtude da lesão cerebral associada, efeito de massa, idade avançada, lesões bilaterais, índice rápido de acúmulo de hematoma, evacuação cirúrgica > 4 h)

Hematoma Subdural Inter-Hemisférico

o achado mais comum e agudo em casos de abuso infantil (lesão tipo "chicote" em cabeça grande com músculos de pescoço fracos)
√ Predomínio para porção posterior de fissura inter-hemisférica
√ Contorno crescêntrico com borda medial plana
√ Atenuação unilateral aumentada com extensão ao longo do curso do tentório
√ Extensão anterior ao nível do joelho do corpo caloso

Hemorragia Subdural em Recém-Nascido

Causa: trauma mecânico durante parto (moldura vertical excessiva da cabeça)

1. **Hemorragia de fossa posterior**
   (a) laceração tentorial com ruptura de veia cerebral magna/seio reto/seio transversal
   (b) osteodiástase occipital = separação da porção escamosa da porção exo-occipital do osso occipital
   √ Espessamento de alta densidade da folha tentorial afetada estendendo-se para baixo posteriormente até o hemisfério cerebelar (mais bem visualizado em projeções coronais)
   √ Coleção subtentorial levemente ecogênica
   Cx: óbito por compressão do tronco cerebral, hidrocefalia aguda

2. **Hemorragia supratentorial**
   (a) laceração da foice próximo à junção com tentório com ruptura de seio sagital inferior (menos comum que laceração tentorial)
     √ Hematoma sobre corpo caloso no aspecto inferior da fissura inter-hemisférica

   (b) hematoma de convexidade resultante da ruptura de veias corticais superficiais
     √ Hematoma de convexidade subdural geralmente unilateral, acompanhado por sangue subaracnoide
     √ Contusão cerebral subjacente
     √ Visualização sonográfica difícil de convexidades

Hematoma Subdural e Subagudo

Período de tempo: 7–22 dias
CT:
  √ Hematoma isodenso de 25–45 HU (1–3 semanas), pode ser reconhecível pelo efeito de massa:
    √ Apagamento de sulcos corticais
    √ Desvio de ventrículo lateral
    √ Desvio da linha média
    √ Deformação da substância branca
    √ Deslocamento de junção das substâncias cinzento-branca
  √ Realce de contraste de membrana interna
  Auxílio em Dx: realce pelo meio de contraste define interface subdural-cortical
MR (modalidade de escolha em estágio subagudo):
  √ Densidade alta para Met-Hb em T1WI (superior à da CT durante a fase isodensa para hematoma subdural pequeno e para hematomas orientados no plano de investigação da CT, p. ex., hematoma tentorial subdural):
    √ Hiperintenso em T1WI

Hematoma Subdural e Crônico

Período de tempo: > 22 dias de idade
Causa: traumatismo craniano leve não lembrado?
Patogênese: a fragilidade do vaso é responsável por episódios repetidos de ressangramento (em 10–30%), após lesões menores que rompem a camada capilar frágil, dentro do hematoma subdural de neomembrana circundante.
Fatores predisponentes:
alcoolismo, idade avançada, epilepsia, coagulopatia, colocação anterior de desvio ventricular
  ◊ > 75% ocorrem em pacientes > 50 anos de idade!
Histologia: hematoma encerrado por membrana espessa e vascular que se forma após 3–6 semanas
• história de trauma antecedente frequentemente ausente (25–48%)
• sinais e sintomas neurológicos maldefinidos: déficit cognitivo, anormalidade de comportamento, cefaleia inespecífica
• déficit neurológico progressivo
• EEG de baixa voltagem, CSF normal
√ Configuração frequentemente lenticular e biconvexa = medialmente côncava, especialmente após compartimentalização secundária à formação de septos fibrosos
√ Lesão de baixa densidade de 0–25 HU (= atenuação intermediária entre CSF e cérebro):
  √ Atenuações diferentes dentro dos compartimentos
  √ Às vezes tão baixo quanto CSF
  √ Componentes de coleção de alta densidade (após ressangramento comum)
  √ Níveis de sedimentação de fluido (sangue fresco sedimentado com fluido proteináceo em camadas acima)
√ Deslocamento/ausência de sulcos, deslocamento de ventrículos e parênquima
√ Sem desvio da linha média, se for bilateral (25%)
√ Sinal de veia cortical e ausente = veias corticais vistas ao longo da periferia da coleção de fluido sem atravessá-la (1–4 semanas após lesão)
DDx: hematoma epidural e agudo (formato biconvexo semelhante)

HIGROMA SUBDURAL
= EFUSÃO SUBDURAL TRAUMÁTICA
= coleção localizada de fluido de CSF dentro do espaço subdural
Causa: (a) trauma menor resultando na separação da dura e da aracnoide; proliferação da camada de células da borda dural resulta na neomembrana com capilares hiperpermeáveis + efluxo de fluido seroso para o espaço subdural
(b) rompimento traumático na aracnoide com mecanismo secundário de válvula de esfera
Idade: mais frequentemente em idosos + crianças jovens
Tempo de latência: 6–30 dias após trauma
- assintomático na maioria
- nível decrescente de consciência, confusão
- cefaleias, sonolência
√ Coleção de formato crescente e radiolucente (como no hematoma subdural agudo) de densidade de CSF
√ Sem a evidência de derivados de sangue (*DDx* a hematoma subdural)
MR:
√ Isointenso ao CSF/hiperintenso ao CSF em T1WI (conteúdo proteico aumentado)
Prognóstico: reabsorção espontânea e frequente; pode evoluir para um hematoma subdural e crônico
DDx: (1) espaço subaracnoide aumentado
(2) empiema subdural
(3) hematoma subdural e crônico
(4) atrofia cerebral

TERATOMA DE CNS
Incidência: 0,5% das neoplasias intracranianas primárias; 2% de tumores intracranianos antes dos 15 anos de idade
Histologia: na maioria benigno, ocasionalmente contendo elementos primitivos + altamente malignos
Localização: região pineal + parapineal > assoalho do 3º ventrículo > fossa posterior > coluna vertebral (associado à espinha bífida)
√ Lesão heterogênea da linha média, ocasionalmente massa homogênea de partes moles (*DDx:* astrocitoma)
√ Contém gordura + cálcio
√ Hidrocefalia (comum)

TOXOPLASMOSE DO CÉREBRO
Organismo: parasita *Toxoplasma gondii*, protozoário intracelular e compulsório, pode viver em qualquer célula, exceto em eritrócitos não nucleados; os felinos são hospedeiros definitivos (fezes do gato doméstico)
Infecção: ingestão de carne malcozida (p. ex. porco, aves não industrializadas) contendo cistos ou oocistos esporulados/transmissão transplacentária de trofozoítos; adquirida pela transfusão de sangue + transplante de órgãos; propagação hematogênea
Prevalência de soropositividade:
até 20% de adultos urbanos nos USA;
até 90% de adultos europeus
Histologia: granulomas inflamatórios sólidos/císticos como resultado de reação mesenquimal e glial, circundada pelo edema e microinfartações em virtude da vasculite
Tecido afetado:
@ na massa cerebral cinzenta + branca
◊ Causa mais comum de efeito de massa de infecção focal do CNS focal no efeito de massa em pacientes com AIDS!
@ na retina: infecção retinal mais comum em AIDS
@ nas células de revestimento alveolar (4%): imita pneumonia por *Pneumocystis carinii*
@ no coração (raro): tamponamento cardíaco/falha biventricular
@ no músculo esquelético
- assintomático
- linfadenopatia
- mal-estar, febre

A. INFECÇÃO DE AIDS = encefalite toxoplásmica
= reativação de infecção latente e crônica em > 95%
Incidência: 3–40% de pacientes de AIDS
Patologia: processo granulomatoso, indolente e bem localizado/encefalite necrotizante e difusa
- déficit neurológico focal de início subagudo (50–89%)
- convulsões (15–25%)
- síndrome pseudomotora do cérebro
Localização: núcleos da base (75%) espalhados pelo parênquima cerebral na junção da substância cinzento-branca
√ Lesões < 2 cm múltiplas/solitárias (até 39%) com realce de anel nodular/com paredes finas (comum)
√ Edema de substância branca circundante
√ Exames de CT tardios e com dose dupla com índice de detecção mais alto para lesões múltiplas (64–72%)
√ ± hemorragia e calcificações após terapia
MR:
√ Difusão restrita em DWI semelhante a um abscesso
Dx: melhora da terapia com pirimetamina e sulfadiazina dentro de 1–3 semanas/biopsia
DDx: linfoma de CNS (particularmente com lesão única)
◊ Lesões múltiplas sugerem toxoplasmose!

B. INFECÇÃO INTRAUTERINA
Tempo de infecção fetal: chances de transmissão transplacentária maiores na gestação tardia
Triagem: impraticável em virtude do alto índice de resultados falsos-positivos
- *Toxoplasma gondii* encontrado no fluido ventricular
- coriorretinite
- retardo mental
√ Abóbada espessada, suturas apostas/sobrepostas
√ Hidrocefalia com retorno ao normal/persistência em cabeça grande
√ Calcificações intracerebrais no aspecto posterior do cérebro
√ Calcificações múltiplas irregulares, nodulares/semelhantes a cistos/curvilíneas em área periventricular + tálamo + núcleos da base + plexo coroide (= focos necróticos); bilateral; 1–20 mm em tamanho; aumentando em número e tamanho (geralmente não desenvolvida à época do nascimento)
OB-US (tão cedo quanto 20 semanas MA):
√ Achados sonográficos em apenas 36%
√ Ventriculomegalia simétrica em evolução
√ Densidades intracranianas periventriculares + hepáticas
√ Espessura aumentada da placenta
√ Ascite
◊ Microcefalia NÃO é característica de toxoplasmose!
Dx: níveis de IgM no sangue fetal são toxoespecíficos e elevados
Dx: demonstração de trofozoítos em formato de lágrima alongada em cortes histológicos de tecido

TUBERCULOSE
Meningite Tuberculosa Craniana
Causa: ruptura de foco inicial subependimal /subpial (foco de Rich) de tuberculose da disseminação hematogênea anterior para dentro do espaço de CSF
Predisposição: em pacientes com AIDS, bebês e crianças pequenas (parte da tuberculose miliar generalizada/infecção tuberculosa primária)

Localização: cisternas basais, fissura inter-hemisférica, fissura silviana, sulcos de convexidades cerebrais

CT:
- √ Meninges iso-/hiperatenuantes relativas às cisternas basais
- √ Realce pelo meio de contraste frequentemente homogêneo estendendo-se até as fissuras inter-hemisféricas + superfícies corticais

MR:
- √ SE normal, sem realce (no estágio inicial)
- √ Distensão dos espaços subaracnoides afetados com encurtamento leve em tempos de relaxamento T1 e T2, comparados com CSF
- √ Realce meníngeo anormal em cisternas basais (mais pronunciado) em T1WI com realce de gadolínio (corresponde ao exsudato gelatinoso)
- √ Realce anormal do plexo coroide + revestimento ependimal (raro)

Cx: (1) hidrocefalia comunicante (mais comum)/hidrocefalia obstrutiva (rara)
(2) infartos isquêmicos de núcleos da base + cápsula interna (em virtude da compressão vascular/pan-arterite oclusiva em cisternas basais); distribuição de MCA mais frequente

DDx: infecção (bactérias não tuberculosas, vírus, fungos, parasitas), doença inflamatória (doença reumatoide, sarcoidose), neoplasia (meningiomatose, neoplasia com disseminação pelo CSF)

Meningite Tuberculosa Espinhal

MR:
- √ Lóculos de fluido cerebroespinhal com compressão da medula
- √ Obliteração de espaço subaracnoide espinhal:
  - √ Perda do delineamento da medula óssea na porção cérvico-torácica da coluna vertebral
  - √ Entrançamento das raízes neurais na região lombar
- √ Realce de meninges intradural, linear, espesso e nodular

Cx: siringomielia, siringobulbia

Tuberculoma do Cérebro

= resulta da formação de granulomas dentro da substância cerebral

Incidência: 0,15% de massas intracranianas em países do Ocidente, 30% em países emergentes

Idade: bebê, criança pequena, adulto jovem

Associado a: meningite tuberculosa em 50%

- história de TB extracraniana anterior (em 60%)

Localização: mais comum na fossa posterior (62%), hemisférios cerebelares (lobos frontal + parietal); pode estar associado à meningite tuberculosa

- √ Lesões solitárias (70%)/múltiplas (30–60%); podem ser multiloculadas

NCCT:
- √ Lesões isodensas (72%)/hiperdensas e arredondadas/lobuladas, de 0,5–4 cm em diâmetro com efeito de massa (93%)
- √ Edema circundante moderado (72%) menos acentuado que no abscesso piogênico
- √ Calcificação central (29%)

CECT:
- √ Realce homogêneo
- √ Realce anelar (quase todos) com margens macias/ligeiramente felpudas e parede irregular + espessa em torno do centro isodenso
  (*DDx:* abscesso piogênico menos espesso e mais regular)
- √ "Sinal de alvo" = calcificação central em lesão isodensa e realce anelar (*DDx:* aneurisma gigante)
- √ Realce homogêneo em tuberculoma na placa ao longo do plano dural (6%) (*DDx:* placa de meningioma)

MR:
(a) granuloma não caseoso
- √ Hipointenso em relação ao cérebro em T1WI
- √ Hiperintenso em T2WI
- √ Realce nodular homogêneo

(b) granuloma caseoso
- √ Isotenso a acentuadamente hiperintenso em T2WI
- √ Realce periférico em T1WI
  - com centro sólido
    - √ Núcleo hipo-/isointenso em T1WI
    - √ Núcleo iso- a hipointenso em T2WI
    - √ Tipicamente associado a edema circundante
  - com centro necrótico
    - √ Núcleo hiperintenso em T2WI

DDx: outras infecções de CNS (especialmente toxoplasmose, cisticercose, fungo), linfoma, meningioma atípico, radionecrose

ESCLEROSE TUBEROSA

= TSC = DOENÇA DE BOURNEVILLE = EPIPLOIA

= transtorno neuroectodérmico, dominante, autossômico e hereditário, caracterizado por hamartomas sistêmicos e multifocais e malformações que podem afetar o CNS, rins, pulmões, pele, coração com um espectro de expressões fenotípicas

TRÍADE CLÁSSICA: (Vogt, 1908) em apenas 29% dos pacientes:
(1) angiofibroma facial
(2) convulsões epilépticas
(3) retardo mental

Mnemônica: zits, fits, nitwits

Prevalência: 1÷10.000 a 1÷150.000 nascimentos vivos

- histórico familiar de TSC em 25–50%

Causa: autossômica e dominante com baixa penetrância (saltos frequentes nas gerações); mutação da linha germinal dos genes supressores de tumor TSC1 no gene 9q34 e TSC2 no 16p13; mutações esporádicas em 50–60–80%

Dx: A. Características principais
(1) tubérculos corticais/subcorticais
(2) astrocitoma subependimal de células gigantes
(3) rabdomioma cardíaco
(4) angiofibroma facial
(5) hamartoma retinal
(6) angiomiolipoma renal
(7) manchas de Shagreen
(8) máculas hipomelânicas (*ash-leaf spots*)
(9) linfangioleiomiomatose

B. Características menores
(1) fibroma gengival
(2) cáries dentárias
(3) pólipos retais hamartomatosos
(4) cistos renais
(5) linhas de migração da substância branca cerebral
(6) lesões cutâneas semelhantes a confete
(7) cistos ósseos

O diagnóstico é definitivo com 2 características principais/1 principal + 2 menores!

Prognóstico: 30% de óbitos até os 5 anos de idade; 75% mortos até os 20 anos

Rx: medicação antiepiléptica; dieta cetogênica

@ ENVOLVIMENTO DO CNS (> 95%)

- convulsões mioclônicas (75–80%): com frequência, é o primeiro e mais comum sinal de esclerose tuberosa, surgindo no 1º–2º ano e diminuindo em frequência com a idade
- retardo mental (50–82%): leve a moderado (1/3), moderado a intenso (2/3); progressivo; observado nos adultos; comum, se as convulsões aparecerem antes dos 5 anos de idade
- autismo, transtornos do sono e de comportamento e psiquiátricos

1. **Hamartomas subependimais**
   Localização: ao longo da superfície ventricular do núcleo caudado, nas lâminas do sulco talamostriado, imediatamente posterior ao forame interventricular do cérebro (mais frequente), ao longo dos cornos frontais + temporais ou 3º + 4º ventrículo (menos comum)
   √ Nódulos subependimais múltiplos de 1–12 mm:
   √ Aparência de "gotas de vela"
   √ Calcificação com aumento de idade (até 88%)
   MR:
   √ Nódulos subependimais projetando-se no ventrículo adjacente, isointenso com substância branca
   √ Iso-/hiperintenso em T1WI + hiper- + hipointenso em T2WI, em relação à substância cinzenta e branca
   √ Realce pelo contraste mínimo (em até 56%)

2. **Astrocitoma de células gigantes** (em 15%)
   = tumor benigno subependimal com tendência à aumento e crescimento para dentro do ventrículo
   Incidência: 5–15%; M÷F = 1÷1
   Localização: na região do forame interventricular do cérebro
   √ Massa redonda bem demarcada e hipo-/isodensa:
   √ 2–3 cm em diâmetro com crescimento de intervalo
   √ Parcialmente calcificado
   √ Realce uniforme
   √ Extensão frequente para dentro do corno frontal/corpo do ventrículo lateral
   √ Hipo-/isointenso em T1WI + hiperintenso em T2WI
   √ Hidrocefalia (obstrução no forame interventricular do cérebro)
   Cx: degeneração em astrocitoma de grau mais alto

3. **Tuberosidades subcorticais/corticais** (em 56%)
   = HAMARTOMAS CORTICAIS/SUBCORTICAIS
   Histologia: conjuntos de células gliais e atípicas, circundados por células gigantes com calcificações frequentes (se > 2 anos de idade) = hamartomas
   Frequência: múltiplos (75%); bilaterais (30%)
   √ Giros alargados, grandes e sem forma com regiões hipodensas centrais (em virtude da mielinização anormal)
   √ Calcificação semelhante a massa/curvilínea de tuberosidades corticais (em 15% < 1 ano de idade, em 50% até os 10 anos de idade)
   MR:
   √ Tempo de relaxamento semelhante ao da substância branca (se não calcificada)
   √ Nódulos múltiplos hiperintensos em T2WI/FLAIR + iso a hipointensos em T1WI (gliose fibrilar/desmielinização)
   √ Realce extremamente raro

4. **Ilhas de substância cinzenta heterópticas em substância branca**
   Histologia: agrupamento de células neuronais gigantes e bizarras associado à gliose e áreas de desmielinização
   Frequência: em até 93%
   Localização: ao longo das linhas de migração neuronal
   √ Faixas curvilíneas/retas estendendo-se radialmente da parede ventricular
   √ Lesão de formato de cunha com ápice na parede ventricular
   √ Massas conglomeradas
   √ Calcificação de todo/parte do nódulo
   √ Pode demonstrar realce de contraste
   CT:
   √ Regiões bem definidas e hipodensas na substância branca cerebral
   MR:
   √ Região iso- a hipointensa em T1WI + área hiperintensa bem definida em T2WI em relação à substância branca normal

DDx de lesões de CNS:
(1) CMV intrauterina/infecção por Toxoplasma (lesões menores, atrofia cerebral, microcefalia)
(2) calcificação em núcleos da base em hipoparatireoidismo/doença de Fahr (Localização)
(3) AVM calcificado, Sturge-Weber (atrofia difusa, não focal)
(4) substância cinzenta heterotópica (ao longo da parede ventricular medial, isodensa, associada à agenesia do corpo caloso, malformação de Chiari)
(5) displasia cortical focal
(6) heterotopia subependimal

@ ENVOLVIMENTO DE PELE
- angiofibroma facial (termo impróprio antigo: adenoma sebáceo) em 80–90% = nódulos de cor vermelho-amarronzado, com aparência de verruga, com tamanho médio de 4 mm e distribuição bimalar ("erupção de borboleta")
   Idade: descoberta inicialmente entre 1–5 anos de idade; histórico familiar em 30%
   Patologia: hamartomas pequenos dos elementos neurais com hiperplasia de vaso sanguíneo = angiofibromas
   Localização: dobras nasolabiais cobrindo, por fim, o nariz + metade das bochechas
- manchas de pele áspera de Shagreen (80%) = "pele de porco" = "pele de laranja" = manchas de hiperplasia fibrosa; intertriginosas e localização lombar
- máculas hipomelânicas = máculas hipopigmentadas em formato de folha de cinza/folha de hortelã no tronco e extremidades (manifestação inicial na infância); podem ser visíveis apenas sob luz ultravioleta
- fibromas ungueais (15–50%):
  sub- /periungueal com erosão de tufo distal
- manchas café-com-leite
   Incidência: semelhante àquela na população em geral
   DDx: neurofibromatose tipo 1, displasia fibrosa

@ ENVOLVIMENTO OCULAR
- facoma (> 5%) = hamartoma retinal em formato de disco, de cor esbranquiçada
  = proliferação astrocítica em/próxima ao disco óptico, frequentemente múltiplo e geralmente em ambos os olhos
  √ Calcificações pequenas na região da cabeça do nervo óptico
  √ Glioma de nervo óptico

@ ENVOLVIMENTO RENAL
- geralmente assintomático
- dor no flanco, hematúria
- insuficiência renal em casos intensos (5%); hipertensão
  ◊ 75% de pacientes morrem de complicações de insuficiência renal até os 20 anos

1. **Angiomiolipoma** (38–89%): geralmente múltiplo + bilateral; < 1 cm em diâmetro
   Cx: hemorragia retroperitoneal e espontânea (subcapsular/perinéfrica) com choque
2. **Cistos múltiplos** de tamanho variável em córtex + medula, imitando doença de rim policística de adulto (15%)
   Patologia: cistos revestidos por epitélio colunar com focos de hiperplasia, projetando-se para dentro do lúmen do cisto
   √ Envolvimento policístico em bebês
3. **Carcinoma de célula renal** (1–3%), bilateral em 40%: geralmente durante a idade adulta
   ◊ Apenas 17 casos documentados na literatura até 1998

Recomendação: avaliação de US a cada 2–3 anos antes da puberdade e depois anualmente para identificar lesões em crescimento

@ ENVOLVIMENTO DE PULMÃO (1–4%)
Idade: 3ª–5ª década; em mulheres
- insuficiência respiratória progressiva
√ Fibrose intersticial em campos inferiores do pulmão e padrão nodular miliar podem progredir para o quadro de pulmão em favo de mel
linfangioleiomiomatose = proliferação de músculo liso em torno de vasos sanguíneos
√ Cistos pequenos, bilaterais e múltiplos no parênquima pulmonar em CT (26–39%)
√ Episódios repetidos de pneumotórax espontâneo (50%)
√ Quilotórax
√ *Cor pulmonale*

@ ENVOLVIMENTO DO CORAÇÃO em crianças
Prevalência: diminui com o aumento da idade (em virtude da regressão espontânea do tumor e melhor sobrevivência de pacientes sem tumor cardíaco)
- cardiomiopatia congênita
- clínica e tipicamente silencioso
√ Rabdomioma subendocárdico difuso/circunscrito (em 5–30%) de ventrículo (70%)/átrio (30%)
√ Aneurisma aórtico

@ ENVOLVIMENTO ÓSSEO
√ Manchas calvariais e escleróticas (45%) = "ilhas de ossos" envolvendo a tábua interna e a díploe; localização frontal e parietal
√ Espessamento da díploe (terapia com fenitoína a longo prazo)
√ Ilhas de ossos em borda pélvica, vértebras, ossos longos
√ Expansão + esclerose de costela (podem ser isoladas)
√ Espessamento periosteal de ossos longos
√ Cistos ósseos com reação periosteal e ondulante em falanges distais (mais comum), metacarpos, metatarsos (*DDx:* sarcoide, neurofibromatose)

@ OUTROS ENVOLVIMENTOS VISCERAIS
1. Adenomas + lipomiomas de fígado
2. Adenomas de pâncreas
3. Tumores de baço

@ ENVOLVIMENTO VASCULAR (raro)
√ Aneurismas arteriais torácicos + abdominais
Patologia: displasia vascular com anormalidades mediais + íntimas de artérias grandes, musculares + musculoelásticas
Prognóstico: 75% de mortalidade por volta dos 20 anos

MEGALENCEFALIA UNILATERAL

= supercrescimento hamartomatoso de todos/parte de um hemisfério cerebral, com defeitos de migração neuronal
- transtorno de convulsão intratável em idade precoce, hemiplegia
- atraso de desenvolvimento
√ Aumento moderado/acentuado de hemisfério
√ Ventriculomegalia ipsilateral proporcional ao aumento do hemisfério afetado
√ Corno frontal esticado de ventrículo ipsilateral apontando em orientação anterolateral
√ Defeitos de migração neuronal:
 √ Polimicrogiria
 √ Paquigiria
 √ Heterotopia da substância cinzenta
 √ Gliose da substância branca (densidade baixa em substância branca em CT, tempos de relaxamento T1 + T2 prolongados em MR)
Rx: ressecção hemisférica parcial/completa

ANEURISMA DA VEIA DE GALENO (CEREBRAL MAGNA)

= malformação atriovenosa (AVM) central drenando diretamente para a veia cerebral magna secundariamente dilatada (aneurisma é um termo impróprio)
Tipos anatômicos:
 tipo 1 = fístula AV alimentada por ramos arteriais aumentados levando à dilatação de veia cerebral magna, do seio reto e dos da confluência dos seios da dura-máter (*torcular Herophili*)
 tipo 2 = malformação angiomatosa envolvendo núcleos da base + tálamos ± mesencéfalo drenando para dentro da veia cerebral magna
 tipo 3 = AVM de transição com ambas as características
Vasos de alimentação:
 (a) artéria cerebral posterior, artéria coroide posterior (90%)
 (b) artéria cerebral anterior + artéria coroide anterior
 (c) artéria cerebral média + lenticulostriada + artérias talâmicas perfurantes (menos comum)
Idade de apresentação: detectável em útero > 30 semanas GA; M÷F = 2÷1
 (a) padrão neonatal (0–1 mês)
 - insuficiência cardíaca com débito elevado (36%) em virtude da revascularização significativa
 (b) padrão infantil (1–12 meses)
 - macrocrania resultante de hidrocefalia obstrutiva
 - convulsões
 (c) padrão de adulto (> 1 ano)
 - cefaleias ± hemorragia intracraniana
 - ± hidrocefalia
 - déficits neurológicos focais (5%) em decorrência do roubo de sangue das estruturas circundantes
- sopro craniano
Pode estar associado a: porencefalia, hidropisia não imune
√ Massa da linha média suavemente margeada e posterior ao 3º ventrículo indentado
√ Rede serpiginosa proeminente em núcleos da base, tálamos e mesencéfalo
√ Seio transversal, reto e dilatado + confluência dos seios da dura-máter (*torcular Herophili*)
√ Dilatação de 3º ventrículo (37%) + ventrículo lateral
NCCT:
 √ Massa ligeiramente hiperdensa, homogênea, bem circunscrita e circular na região da saída do terceiro ventrículo
 √ Hematoma intracerebral hiperdenso (AVM rompido)
 √ Zonas hipodensas focais (mudanças isquêmicas)
 √ Calcificações da borda (14%)
CECT:
 √ Realce homogêneo e acentuado de estruturas serpentiformes, da veia cerebral magna e do seio reto
US Obstétrico:
 √ Espaço cístico tubular mediano com fluxo turbulento de alta velocidade demonstrado pelo Doppler pulsado/colorido
 √ Infarto cerebral/leucomalacia (fenômeno de roubo com hipoperfusão)
 √ Dilatação cardíaca (insuficiência cardíaca com débito elevado)
 √ Veias dilatadas de cabeça + pescoço
 √ Hidrocefalia (obstrução do aqueduto/dano pós-hemorrágico de absorção de CSF)
MR:
 √ Áreas de sinal nulo
Angiografia:
 necessária para definir anatomia vascular para intervenção cirúrgica/endovascular
Cx: hemorragia subaracnoide
Rx: ligação, excisão, embolização de vasos com abordagem transtorcular/transarterial

Prognóstico: 56% de mortalidade em geral; 91% de mortalidade neonatal
DDx: tumor pineal, cisto aracnoide/coloide/porencefálico

VENTRICULITE
= EPENDIMITE
= inflamação de revestimento ependimal de um/mais ventrículos
Causa: (1) ruptura de abscesso periventricular (parede de cápsula menos espessa, medialmente)
 (2) propagação retrógrada da infecção das cisternas basais
CECT (necessária para diagnóstico):
 √ Realce uniforme e fino do revestimento ependimal envolvido
 √ Frequentemente associada a exsudato + septações inflamatórias e intraventriculares
Cx: hidrocefalia obstrutiva (oclusão no forame interventricular do cérebro/aqueduto)
DDx: metástases ependimais, linfoma, glioma infiltrante

FUNCIONAMENTO NÃO SATISFATÓRIO DE REVASCULARIZAÇÃO VENTRÍCULO-PERITONEAL
◊ O peritônio é um sítio de absorção eficiente
Componentes: cateter de ventriculostomia, válvula sensível à pressão + reservatório, cateter peritoneal de silicone equipado com bário
- sintomas de pressão intracraniana aumentada: convulsões, cefaleia, náusea, vômito, letargia, irritabilidade
- dor abdominal, febre
- abaulamento persistente de fontanela anterior
- índice excessivo de crescimento da cabeça
- reabastecimento desacelerado do reservatório da revascularização

Insuficiência de Revascularização Mecânica
Causa: oclusão de cateter pelo plexo coroide/tecido glial, desconexão de tubos
√ Diástase sutural + aumento no tamanho da cavidade craniana
√ Aumento no tamanho do ventrículo:
 √ Aumento de intervalo desde o último exame
 √ Dilatação de cornos temporais (achados iniciais)
 √ Aumento preferencial de cornos temporais em bebês
Observação: (1) sem aumento com cicatrização de paredes ventriculares
 (2) a dilatação ventricular acentuada não necessariamente indica mal funcionamento da revascularização)
√ A angiografia (*shuntogram*)(por cintilografia/radiografia de contraste) determina o sítio da obstrução
√ Monitoramento do edema cerebral, ao longo da revascularização e dentro dos interstícios do centro semioval (com obstrução parcial)
√ Formação de cisto de substância branca circundando o cateter ventricular

Obstrução da Revascularização Ventriculoperitoneal (VP)
Localização: extremidade ventricular > extremidade peritoneal
Causa: ligação de cateter pelo parênquima cerebral/plexo coroide/material proteináceo/células de tumor; aderências dentro do peritônio
Coloide de albumina Tc-99m (injetado na tubulação da revascularização próximo ao reservatório):
 √ Sem a ingestão dentro dos ventrículos + atividade peritoneal normal (= obstrução proximal)
Estudo com contraste (injeção de material de contraste não iônico no reservatório da revascularização):
 √ Coleção de material de contraste na extremidade peritoneal da revascularização, sem derramamento (= obstrução distal)

Desconexão e Vazamentos da Revascularização VP
Localização: conexão da tubulação ao reservatório, nos conectores Y, áreas de grande mobilidade (pescoço)
DDx: pseudodesconexão em virtude dos componentes do tubo radioluscente

Migração da Revascularização VP
A. Cateter proximal: dentro das partes moles do pescoço/localizações não usuais dentro do CNS
B. Cateter distal: cavidade peritoneal, tórax, parede abdominal, escroto, perfuração do trato GI

Vazamento da Revascularização VP
= fuga de CSF sem quebra/desconexão completa
- massa cística palpável
√ O contraste verifica o sítio de vazamento

Pseudocisto de CSF da Revascularização VP
√ Tubulação da revascularização enrolada na massa de partes moles do abdome
US/CT:
 √ Cisto circundando a ponta de cateter
Cx: obstrução de intestino

Infecção da Revascularização VP
Incidência: 1–5–38%
Tempo de latência: dentro de 2 meses de inserção da revascularização
- febre de baixo grau intermitente
- anemia, desidratação, hepatoesplenomegalia
- pescoço rígido
- inchaço + rubor sobre o trato da revascularização
- peritonite
√ Ventriculite (= ventrículos aumentados com parede ventricular de realce irregular ± septações)
√ Meningite (= realce de sulcos corticais cerebrais)

Complicações Abdominais da Revascularização VP
1. Ascites
2. Formação de pseudocisto
3. Perfuração das vísceras/parede abdominal
4. Obstrução intestinal
5. Metástases para o peritônio: germinoma, meduloblastoma, astrocitoma, glioblastoma

Hematoma Subdural/Higroma de Revascularização VP
Causa: drenagem precipitada de ventrículos acentuadamente aumentados
Idade: geralmente vista em crianças > 3 anos de idade com perímetro cefálico relativamente fixo
Prognóstico: hematomas pequenos se resolvem por si mesmos

Lesão Granulomatosa de Revascularização VP
= reação granulomatosa rara adjacente ao tubo de revascularização dentro de/próximo ao ventrículo
√ Massa com realce pelo contraste irregular ao longo do curso do tubo de desvio

Síndrome de Ventrículo Fendido (0,9–3,3%)
= insuficiência da revascularização proximal resultante de colapso ventricular
Causa: drenagem excessiva de CSF, obstrução intermitente da revascularização, conformidade intracraniana decrescente, fibrose periventricular, hipotensão intracraniana
Incidência: 0,9–3,3%
- cefaleias intermitentes/crônicas, vômito, mal-estar
- reabastecimento demorado do reservatório de revascularização
√ Ventrículos pequenos/semelhantes a fendas

LARVA MIGRANS VISCERAL DO CÉREBRO
Organismo: larvas de nematódeos (*Toxocara canis*)
√ Nódulos pequenos de calcificação, especialmente em núcleos da base e periventriculares
DDx: esclerose tuberosa

DOENÇA DE VON HIPPEL-LINDAU
= vHL = ANGIOMATOSE RETINOCEREBELAR
= complexo de displasia neurocutânea e hereditária; autossômico e dominante (gene localizado no cromossomo 3p25-p26 (com 80-100% de penetrância + expressividade atrasada e variável; agrupado sob facomatose hereditária (embora a pele não esteja afetada); familiar em 20% dos casos
Prevalência: 1÷35.000-1÷50.000
Época de manifestação: 2ª-3ª décadas; M÷F = 1÷1
Critérios de diagnóstico:
  (a) > 1 hemangioblastoma de CNS
  (b) 1 hemangioblastoma + manifestação visceral
  (c) 1 manifestação + histórico familiar conhecido
Subclassificação (NIH):
  tipo I = cistos pancreáticos + renais, alto risco de carcinoma de célula renal, SEM feocromocitoma
  tipo IIA = feocromocitoma, tumor de células das ilhotas pancreáticas (tipicamente sem cistos)
  tipo IIB = feocromocitoma e doença renal + pancreática
@ MANIFESTAÇÃO NO CNS
Idade de apresentação: 25-35 anos
- sinais de pressão intracraniana aumentada: cefaleia, vômito
- alterações visuais: inflamação retinal reativa com exsudato + hemorragia, descolamento da retina, glaucoma, catarata, uveíte, acuidade visual decrescente, dor nos olhos
- sintomas cerebelares: vertigem, disdiadococinesia, dismetria, sinal de Romberg
- sintomas da medula óssea (incomuns): perda de sensação, propriocepção prejudicada
1. Angiomatose retinal = **tumor de von Hippel** (> 50%) manifestação mais precoce da doença; múltipla em até 66%, bilateral em até 50%
  Histologia: hemangioblastoma de retina
  Dx: oftalmoscopia indireta + angiografia fluorescente
  √ Tumores pequenos raramente detectados por estudos de investigação por imagens
  √ Distorção do globo
  √ Densidade retinal calcificada e espessa (hematoma induzido por angioma calcificado)
  US:
    √ Massas sólidas, hiperecoicas e pequenas
  Cx: (1) hemorragia vítrea e repetida (frequente)
        (2) descolamento posterior exsudativo da retina
2. Hemangioblastoma de CNS = **tumor de Lindau** (40%)
  = neoplasia não glial e benigna, como a manifestação da doença de vHL mais conhecida
  Idade: 15-40 anos
  Sítio: cerebelo (65%), tronco cerebral (20%), medula óssea (15%); lesões múltiplas em 10-15% (podem ser **metacromáticas**
  ◊ 4-20% de hemangioblastomas únicos ocorrem na doença de von Hippel-Lindau!
  CT:
    √ Lesão cística grande com nódulo mural de 3-15 mm (75%)
    √ Lesão sólida com realce (10%)
    √ Lesão com realce e áreas císticas múltiplas (15%)
    √ Tumor com *blush* intenso/nódulo mural com *blush*
    √ SEM calcificações (*DDx:* o astrocitoma cístico se calcifica em 25%)
  MR (modalidade de escolha):
    √ Componente cístico hipointenso em T1WI (ligeiramente hiperintenso ao CSF, em virtude do conteúdo proteico); hiperintenso em T2WI
    √ Áreas tubulares e pequenas de ausência de fluxo dentro do nódulo mural (= vasos aumentados de alimentação + drenagem); realce intenso de nódulo mural com contraste
    √ Lesão sólida ligeiramente hipointensa em T1WI; hiperintensa em T2WI; realce pelo contraste intenso
  Angiografia:
    √ Mancha intensa de nódulo mural ("fenômeno de sogra" = rubor do tumor vem cedo, permanece até tarde, muito denso)
    √ Presença de vasos nutridores
  Prognóstico: causa mais frequente de morbidade e mortalidade; recorrência frequente após ressecção incompleta
@ LABIRINTO
  1. **Neoplasia da bolsa endolinfática**
    = tumor adenomatoso agressivo com características histológicas mistas
    - perda auditiva sensitivoneural
    Localização: osso temporal retrolabirintino
    Sítio: bolsa endolinfática
    √ Lesão lítica agressiva contendo espículas ósseas intratumorais + áreas de hemorragia
    √ Realce heterogêneo com áreas hiperintensas em T1WI + T2WI (em virtude de hemorragia)
@ CORAÇÃO
  1. Rabdomioma
@ RINS
  - policitemia em virtude do nível elevado de eritropoetina (em 15% com hemangioblastoma, em 10% com carcinoma de células renais)
  1. **Cistos renais corticais** (60-75%)
    múltiplos + bilaterais (podem ser confundidos com doença de rim policístico em adultos)
  2. **Carcinoma de células renais** (20-45%)
    Idade: 20-50 anos
    √ Multicêntrico em 87%, bilateral em 10-75%, pode surgir da parede do cisto
    √ Sensibilidade: 35% para angiografia, 37% para US, 45% para CT (em decorrência da inabilidade de distinguir confiavelmente entre RCC cístico, câncer no cisto, cisto atípico)
    √ 50% metastático à época da descoberta
    Prognóstico: RCC é causa de óbito em 30-50% e a segunda causa de mortalidade mais comum!
  3. Adenoma renal
  4. Hemangioma renal
@ feocromocitoma SUPRARRENAL (em até 10-17%), bilateral em até 40%; confinado a certas famílias
@ epidídimo
  1. Cistadenoma do epidídimo
@ PÂNCREAS
  1. Cistoadenoma/cistoadenocarcinoma pancreáticos
  2. Tumor de células das ilhotas pancreáticas
  3. Hemangioblastoma pancreático
  4. Cistos pancreáticos (em 30-50%); Incidência em autopsias em até 72%
    √ Geralmente, cistos múltiplos e multiloculares em corpo e cauda pancreáticos
    ◊ Cistos pancreáticos em um paciente com histórico familiar de doença de von Hippel-Lindau são DIAGNÓSTICOS!

@ FÍGADO
  1. Hemangioma de fígado
  2. Adenoma
@ OUTROS
  1. Paraganglioma
  2. Cistos praticamente em qualquer órgão: fígado, baço, suprarrenais, epidídimo, omento, mesentério, pulmão, osso

NEOPLASIAS DE ÓRGÃOS MÚLTIPLOS
  @ rim   : carcinoma de célula renal
                        (até 40%), angioma renal
                        (até 45%)
  @ fígado   : adenoma, angioma
  @ pâncreas   : cistoadenoma/adenocarcinoma
  @ epidídimo   : adenoma
  @ glândula suprarrenal : feocromocitoma

CISTOS DE ÓRGÃOS MÚLTIPLOS
  (1) rim (geralmente cistos corticais múltiplos em 75–100% em idade precoce, a manifestação abdominal mais comum)
  (2) pâncreas (em 9–72% cistos numerosos frequentes; é o segundo órgão abdominal mais afetado)
  (3) outros: fígado, baço, omento, mesentério, epidídimo, glândula suprarrenal, pulmão, osso

ÓRBITA
DIAGNÓSTICO DIFERENCIAL DE DOENÇAS OCULARES E ORBITÁRIAS

OFTALMOPLEGIA

Lesões de
1. Nervo oculomotor (CN III)
   Inerva o reto medial, o reto superior, o reto inferior, o músculo oblíquo inferior, o pupiloconstritor e o levantador das pálpebras
2. Nervo troclear (CN IV)
   Inerva o músculo oblíquo superior
3. Nervo abducente (CN VI)
   Inerva o músculo reto lateral

ANOPSIA

(os números referem-se à figura [desenho])
- A. DEFEITOS MONOCULARES
   - 1 = cegueira monocular (lesão do nervo óptico em fratura do canal óptico, amaurose fugaz)
- B. DEFEITOS HETERÔNIMOS BILATERAIS
   - 2 = hemianopsia bitemporal (lesão do quiasma)
- C. DEFEITOS HOMÔNIMOS BILATERAIS
   - 3 = *homonymous hemianopia*
   - 4 = quadrantanopsia do lado direito superior
   - 5 = escotoma hemianóptico central
   - 3,4,5 = tipo mais comum de hemianopsia (AVE, tumor cerebral)

Cegueira Monocular no Adulto
1. Neurite óptica
2. Isquemia vascular
   (a) amaurose fugaz = êmbolos de colesterol originários da artéria carótida interna bloqueando a artéria central da retina e seus ramos.
   (b) malformação cerebrovascular oculta afetando o nervo óptico
3. Arterite temporal
4. Glioma óptico maligno do adulto

ÓRBITA

Espectro de Transtornos Orbitários
- A. DOENÇA INFLAMATÓRIA
   1. Inflamação específica de tecidos: celulite orbitária, neurite óptica, esclerite, miosite, doença de Graves
   2. Panoftalmite
   3. Pseudotumor da órbita
- B. DOENÇA CÍSTICA
   1. Cisto dermoide
   2. Mucocele
   3. Cisto retro-ocular (de desenvolvimento)
- C. LESÕES VASCULARES
   - (a) lesão arterial e arteriovenosa
      1. Aneurisma da artéria oftálmica
      2. Fístula arteriovenosa (rara); *e.g.* síndrome de Wyburn-Mason
      3. Fístula carótico-cavernosa
   - (b) lesão de capilares
      4. Hemangioma capilar/hemangioendotelioma benigno
   - (c) malformação vascular venosa
      5. Hemangioma cavernoso
      6. Variz orbitária
   - (d) malformação linfática venosa
      7. Linfangioma capilar

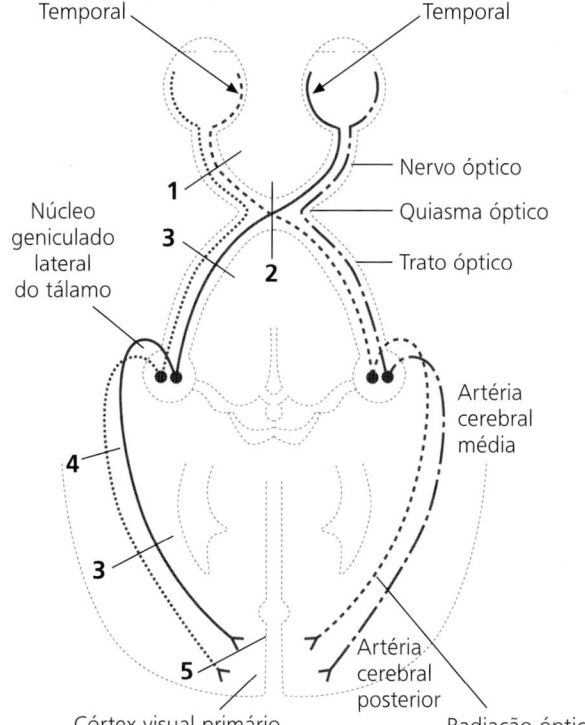
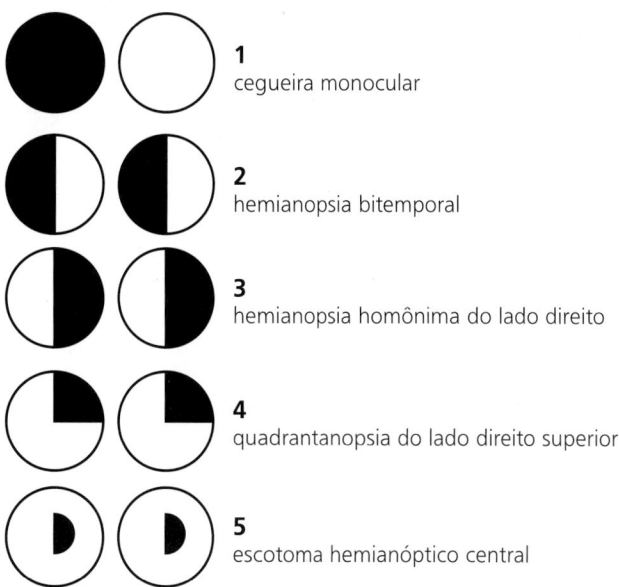

Tipos de Anopsia

8. Linfangioma cavernoso
9. Linfangioma cístico
D. TUMORES
1. Rabdomiossarcoma
2. Glioma do nervo óptico
3. Meningioma
4. Linfoma
5. Metástase
6. Hemangiopericitoma

Lesão Intraconal

Mnemônica: **M**arilyn **M**onroe **R**evivida por **M**adonna **H**oje, **O**ntem **P**erdeu a **C**hance de **G**ravar

Melanoma
Metástase
Retinoblastoma
Meningioma
Hemangioma
Óptico, glioma
Pseudomotor
Celulite
Grave, Doença de

Lesão Intraconal com Envolvimento do Nervo Óptico

1. Glioma do nervo óptico
2. Meningioma da bainha do nervo óptico (10% das neoplasias orbitárias)
3. Neurite óptica
4. Pseudotumor inflamatório (pode circundar o nervo óptico)
5. Sarcoidose
6. Linfoma intraorbitário (pode circundar o nervo óptico, paciente idoso)
7. Pressão intracraniana elevada
   = distensão da bainha óptica
   √ Complexo bilateral tortuoso da bainha dilatada do nervo óptico

SINAL DE TRILHOS DE TREM DO NERVO ÓPTICO

1. Meningioma da bainha do nervo óptico
2. Pseudotumor orbitário
3. Neurite perióptica
4. Hemorragia perióptica
5. Sarcoidose
6. Linfoma/leucemia
7. Metástase
8. Doença de Erdheim-Chester = xantogranulomatose sistêmica

Lesão Intraconal sem Envolvimento do Nervo Óptico

1. Hemangioma cavernoso
2. Variz orbitária
3. Fístula carótico-cavernosa
4. Malformação arteriovenosa
   a menos comum das malformações vasculares orbitárias (congênita, idiopática, traumática)
   √ Massa de vasos dilatados, de realce intenso e forma irregular
   √ Associada às veias oftálmicas dilatadas superior/inferior
5. Hematoma
6. Linfangioma
7. Neurilemoma
   √ Geralmente adjacente à fissura orbitária superior, inferior ao nervo óptico
   √ Erosão óssea local

Lesão Extraconal

Lesão Extraconal-Intraorbitária

A. TUMOR BENIGNO
1. Cisto dermoide
2. **Teratoma**
   < 1% de todos os tumores orbitários pediátricos
   √ ± áreas de gordura, cartilagem, osso
   √ Expansão da órbita óssea ± defeito ósseo
3. Hemangioma capilar
4. Linfangioma
5. Neurofibroma plexiforme
6. Pseudotumor orbitário inflamatório
7. Histiocitose do X – esta lesão geralmente se origina do osso
B. TUMOR MALIGNO
1. Linfoma/leucemia
2. Metástase
3. Rabdomiossarcoma

Mnemônica: MOLD

Metástase
Outros (Rabdomiossarcoma, linfangioma, lesão do seio)
Linfoma, Tumor da Glândula Lacrimal
Dermoide

Lesão Extraconal-Extraorbitária

A. DO SEIO
   os seios maxilar/esfenoide são sítios de origem raros
   1. Tumor:
      carcinoma de células escamosas (80%), linfoma, adenocarcinoma, carcinoma cístico adenoide
   2. Mucocele
   3. Sinusite paranasal:
      ◊ Causa mais comum de infecção orbitária!
      Origem: dos seios etmoides (em crianças), do seio frontal (na adolescência)
      Organismo: *Staphylococcus, Streptococcus, Pneumococcus*
      √ Pré-septal/edema orbitário/celulite
      √ Abscesso subperiosteal/orbitário
      √ Mucormicose (em diabéticos) destrói o osso e estende-se para dentro do seio cavernoso
      Cx:
      (1) abscesso epidural
      (2) empiema subdural
      (3) trombose do seio cavernoso
      (4) meningite
      (5) cerebrite
      (6) abscesso cerebral
B. DA PELE
   1. Celulite orbitária
C. DA GLÂNDULA LACRIMAL
   √ Massa surgindo do aspecto superior lateral da órbita

Dilatação da Veia Oftálmica Superior

1. Fístula do seio carótico-cavernoso
2. Trombose do seio cavernoso
3. Variz venosa
4. Doença de Graves
5. Variante normal

MASSA ORBITÁRIA

Massa Orbitária na Infância
1. Cisto dermoide 46%
2. Lesão inflamatória 16%
3. Dermolipoma 7%
4. Hemangioma capilar 4%
5. Rabdomiossarcoma 4%
6. Leucemia/linfoma 2%
7. Glioma do nervo óptico 2%
8. Linfangioma 2%
9. Hemangioma cavernoso 1%

Mnemônica: LO VISHON
    Leucemia, **L**infoma
    Óptico, glioma do nervo
    Vascular, malformação: hemangioma, linfangioma
    Inflamação
    Sarcoma: *i. e.*, rabdomiossarcoma
    Histiocitose
    Orbitário, osteoma pseudomotor
    Neuroblastoma

Tumores Orbitários Malignos Primários
1. Retinoblastoma 86,0%
2. Rabdomiossarcoma 8,1%
3. Melanoma da úvea 2,3%
4. Sarcoma 1,7%

Tumores Orbitários Malignos Secundários
1. Leucemia 36,7%
2. Sarcoma 14,3%
3. Linfoma de Hodgkin 11,0%
4. Neuroblastoma 9,2%
5. Tumor de Wilms 6,7%
6. Linfoma de não Hodgkin 5,6%
7. Histiocitose 3,9%
8. Meduloblastoma 3,5%

Lesão Cística Orbitária
1. Abscesso
2. Hematoma intraorbitário
3. Cisto dermoide
4. Cisto lacrimal
5. Linfangioma
6. Cisto hidático

Tumores Vasculares Orbitários
1. Variz orbitária
2. Malformação arteriovenosa
3. Fístula carótico-cavernosa
4. Hemangioma: capilar/cavernoso
5. Cisto de sangue
6. Malformação arterial
7. Tumor do glomo
8. Hemangiopericitoma

Massa no Quadrante Lateral Superior da Órbita
1. Tumor da glândula lacrimal
2. Cisto dermoide
3. Metástase (mama, próstata, pulmão)
4. Linfoma
5. Infiltração leucêmica da glândula lacrimal
6. Sarcoidose
7. Granulomatose de Wegener
8. Pseudotumor
9. Mucocele do seio frontal

Dilatação Extraocular do Músculo
A. ENDÓCRINA
    1. Doença de Graves (50%)
    2. Acromegalia
B. INFLAMAÇÃO:
    1. **Miosite**
       • início rápido de proptose, eritema das pálpebras, injeção da conjuntiva
       Localização: músculo isolado (em adultos); músculos múltiplos (em crianças)
       √ Músculo extraocular dilatado
       √ Resposta positiva a esteroides
    2. Celulite orbitária
    3. Doença de Sjögren, granulomatose de Wegener, granuloma letal da linha média, SLE
    4. Sarcoidose
    5. Reação de corpo estranho
C. TUMOR
    1. Pseudotumor
    2. Rabdomiossarcoma
    3. Metástase, linfoma, leucemia
D. VASCULAR
    1. Hematoma espontâneo/traumático
    2. Malformação arteriovenosa
    3. Fístula do seio carótico-cavernoso

GLOBO

Espectro de Transtornos Oculares
A. CONGÊNITOS
    1. Vítreo primário hiperplásico e persistente
    2. Doença de Coats
    3. Coloboma
    4. Catarata congênita
B. VITREORRETINAIS
    1. Hemorragia vítrea
    2. Descolamento da retina
    3. Descolamento da coroide
    4. Endoftalmite
    5. Retinosquise
    6. Fibroplasia retrocristaliniana
C. TUMOR
    1. Retinoblastoma
    2. Hemangioma coroidal
    3. Angiomatose da retina
    4. Melanocitoma
    5. Osteoma coroidal
D. TRAUMA

Microftalmia
= subdesenvolvimento congênito/diminuição adquirida do globo
A. BILATERAL com catarata
    1. Rubéola congênita
    2. Hiperplasia persistente do vítreo
    3. Retinopatia da pré-maturidade
    4. Dobras da retina
    5. Síndrome de Lowe
       √ Globo pequeno e órbita pequena
B. UNILATERAL
    1. Trauma/cirurgia/radioterapia
    2. Inflamação com desorganização do olho (*phthisis bulbi*)
       √ Globo calcificado e encolhido + órbita normal

Macroftalmia

= dilatação do globo
- A. SEM MASSA INTRAOCULAR
  - (a) aumento generalizado
    1. Miopia axial (causa mais comum)
       √ Dilatação do globo na direção AP
       √ ± afinamento da esclera
    2. Buftalmo
    3. Glaucoma juvenil
    4. Desordem de tecido conectivo: síndrome de Marfan, síndrome de Ehlers-Danlos, síndrome de Weill-Marchesani (dismorfodistrofia mesodérmica congênita), homocistinúria
       √ Contorno "ondulado" da esclera
  - (b) dilatação focal
    1. Estafiloma
    2. Dilatação aparente por causa de microftalmia contralateral
- B. COM MASSA INTRAOCULAR
  (causa rara de dilatação)
  - (a) com calcificações:
    1. Retinoblastoma
  - (b) sem calcificações:
    1. Melanoma
    2. Metástase

Deformidade do Contorno do Globo

1. Lesão de globo aberto
2. Hematoma orbitário pós-traumático
3. Coloboma
4. Estafiloma

Calcificações Orbitárias

Calcificações Extraoculares

1. Calcificações trocleares
   = variante normal associada à idade/paciente diabético jovem
   Localização: órbita medial superior

Calcificações Intraoculares

1. Retinoblastoma (> 50% de todos os casos)
2. Hamartoma astrocítico
3. Osteoma coroidal
4. *Drusen* óptico
   √ Calcificações pontilhadas próximo ao disco óptico
5. Calcificações da esclera
   (a) em quadros de hipercalcemia sistêmica (HPT, hipervitaminose D, sarcoidose, após doença renal crônica)
   (b) nos idosos: na inserção de músculos extraoculares, especialmente medial e reto lateral
6. Fibroplasia retrocristaliniana
7. **Phthisis bulbi**
   Causa: trauma ou infecção/inflamação
   √ Globo pequeno, inativo e desorganizado, calcificado/ossificado, contraído/encolhido

Mnemônica: NMR CT
  Neurofibromatose
  Melanoma (melanina hiperdensa)
  Retinoblastoma
  Coroidal, osteoma
  Tuberosa, esclerose

Alterações Orbitárias Pós-Terapia

1. Implante de cristalino
2. *Buckle* da esclera
   √ Dispositivo radiopaco/radiolucente ao nível médio do globo
3. Injeção intraocular de óleo de silicone
   √ Silicone > 100 HU (DDx: sangue < 90 HU)
   √ Artefato de desvio químico relacionado com silicone
4. Retinopexia pneumática
   √ Gás dentro do globo
5. Prótese de globo

Lesão Ocular não Calcificada

1. Melanoma da úvea
2. Metástase
   86% das lesões oculares no globo; geralmente na coroide vascular
   Origem: mama, pulmão, trato GI, trato GU, melanoma cutâneo, neuroblastoma
   √ Bilateral em 30%
3. Hemangioma da coroide
4. **Linfoma vítreo**
   √ Densidade difusa e maldefinida de partes moles
5. Anomalias de desenvolvimento
   (a) **glaucoma primário** = dilatação do olho após estreitamento do seio venoso da esclera (canal de Schlemm)
   (b) coloboma
   (c) estafiloma

Hemorragia do Vítreo

Causa: trauma, intervenção cirúrgica, hipertensão arterial, descolamento da retina, tumor ocular, doença de Coats
- perda visual frequente

US:
  √ Ecos de baixa intensidade mal definida, numerosos e irregulares:
  √ Material ecogênico movimentando-se livremente dentro da câmara vítrea durante o movimento ocular
  √ Coágulos de fibrina hiperecoicos e volumosos não fixados ao nervo óptico (DDx para descolamento de retina)

Prognóstico: absorção/desenvolvimento completos de membranas vítreas (episódios repetitivos)
Cx: descolamento da retina (tração vítrea após invaginação fibrovascular secundária à hemorragia)

Vítreo Denso em Grupo Etário Pediátrico

1. Retinoblastoma
2. Vítreo primário hiperplásico persistente
3. Doença de Coats
4. Doença de Norrie
5. Fibroplasia retrocristaliniana
6. Endoftalmite esclerosante

Leucocoria

= reflexo luminoso pupilar anormal amarelado/rosado/ branco [*leuko*, Grego = branco, e *koria*, Grego = pupila]
- A. TUMOR
  1. Retinoblastoma (causa mais comum = 58%)
  2. Hamartoma astrocítico da retina (3%): associado à esclerose tuberosa e doença de von Recklinghausen
  3. Meduloepitelioma (raro)
- B. DESENVOLVIMENTO
  1. Vítreo primário hiperplásico persistente (segunda causa mais comum em 19%–28%)
  2. Doença de Coats (4%–16%)
  3. Fibroplasia retrocristaliniana (3%–5%)
  4. Coloboma da coroide/disco óptico (11%)

C. INFECÇÃO
  1. Uveíte
  2. Endoftalmite larval/granulomatose (7–16%)
D. DEGENERATIVA
  1. Catarata posterior (13%)
E. TRAUMA
  1. Retinopatia da prematuridade (5–13%)
  2. Hemorragia vítrea organizada
  3. Descolamento de retina de longa duração

Leucocoria em Olho de Tamanho Normal
A. MASSA CALCIFICADA
  1. Retinoblastoma
  2. Astrocitoma da retina
B. MASSA NÃO CALCIFICADA
  1. Endoftalmite por *Toxocara*
  2. Doença de Coats

Leucocoria com Microftalmia
A. UNILATERAL
  1. Vítreo primário hiperplásico persistente (PHPV)
B. BILATERAL
  1. Retinopatia da prematuridade
  2. PHPV bilateral

NERVO ÓPTICO

Dilatação do Nervo Óptico
A. TUMOR
  1. Glioma do nervo óptico
  2. Meningioma da bainha do nervo óptico
  3. Infiltração por leucemia/linfoma
B. FLUIDO
  1. Hematoma perineural
  2. Papiledema de hipertensão intracraniana
  3. Espaço subaracnoide espatulado
C. INFLAMAÇÃO
  1. Neurite óptica
  2. Sarcoidose
√ Espessamento fusiforme
  = espessamento em forma de lente do complexo nervo-bainha
  (a) Com lucência central: meningioma
  (b) Sem lucência central: glioma do nervo óptico
√ Espessamento excrescente
  = nódulos únicos/múltiplos ao longo do complexo nervo-bainha geralmente por causa do tumor
√ Dilatação tubular
  = aumento uniforme do complexo nervo-bainha
  (a) com lucência central: processo subaracnoide (metástases, perineurite, meningioma, hemorragia perineural)
  (b) sem lucência central: papiledema, leucemia, linfoma, sarcoide, glioma do nervo óptico

GLÂNDULA LACRIMAL

Lesão da Glândula Lacrimal
A. INFLAMAÇÃO
  1. Dacrioadenite
  2. Síndrome de Mikulicz
    = dilatação não específica das glândulas lacrimais e salivares
    Associada a: sarcoidose, linfoma, leucemia
  3. Síndrome de Sjögren
    = infiltração linfocítica das glândulas lacrimais e salivares
    • lacrimação reduzida, xerostomia
    Frequentemente associada a:
      artrite reumatoide, lúpus eritematoso sistêmico, esclerodermia, polimiosite
  4. Sarcoidose
B. TUMOR
  (a) benigno: granuloma, cisto, tumor benigno misto (= adenoma pleomórfico)
  (b) maligno: tumor misto maligno (= adenocarcinoma pleomórfico), carcinoma cístico adenoide, linfoma, metástase (rara)

Dilatação das Glândulas Lacrimais
Mnemônica: MELD
  Metástase
  Epitelial (tumor)
  Linfoide (tumor)
  Dermoide

Massas Bilaterais das Glândulas Lacrimais
Mnemônica: LEDS
  Linfoma
  E
  Doença vascular do colágeno
  Sarcoidose

ANATOMIA DA ÓRBITA

ÓRBITA
[*orbita*, Latim = trajetória, curso, rota circular]; [*oculus*, Latim = olho]
= espaço piramidal de quatro lados formado por sete ossos
Assoalho: maxilar, zigoma, palato
Teto: placa orbitária do osso frontal, asa menor do esfenoide
Parede medial: osso etmoide, osso lacrimal

Medidas da Órbita Normal
seis músculos extraoculares
    músculo reto medial .... $4,1 \pm 0,5$ mm
    músculo reto inferior .... $4,9 \pm 0,8$ mm
    músculo reto superior .... $3,8 \pm 0,7$ mm
    músculo reto lateral .... $2,9 \pm 0,6$ mm
    músculo oblíquo superior .... $2,4 \pm 0,4$ mm
    músculo oblíquo inferior
veia oftálmica superior
    CT axial .... $1,8 \pm 0,5$ mm
    CT coronal .... $2,7 \pm 1,0$ mm
bainha do nervo óptico
    retrobulbar .... $5,5 \pm 0,8$ mm
    cintura .... $4,2 \pm 0,6$ mm
posição do globo
    atrás da linha interzigomática ...... $9,9 \pm 1,7$ mm

Compartimentos Orbitários
o septo orbitário e o globo dividem a órbita em
  A. COMPARTIMENTO ANTERIOR
    pálpebras, aparelho lacrimal, partes moles anteriores
  B. COMPARTIMENTO POSTERIOR
    = ESPAÇO RETROBULBAR = o cone consistindo em músculos extraorbitários e o envelope da fáscia dividem o espaço retrobulbar em
    (a) espaço intraconal
    (b) espaço extraconal

CONEXÕES ORBITÁRIAS
Fissura Orbital Superior
Limites (Anatomia de Gray):
— medial: corpo do esfenoide
— acima: asa menor do esfenoide = suporte óptico
— abaixo: asa maior do esfenoide
— lateral: segmento pequeno do osso frontal

Conteúdo:
(a) nervos: III n. oculomotor
          IV n. troclear
          V_1 ramo oftálmico do n. trigeminal:
            (a) nervo lacrimal
            (b) nervo frontal
          VI n. abducente
          filamentos simpáticos do plexo da carótida interna
(b) veias: veia oftálmica superior e inferior
(c) artérias: 1. Ramo meníngeo da artéria lacrimal
            2. Ramo orbitário da artéria meníngea média

Fissura Orbitária Inferior
Localização: entre o assoalho e a parede lateral da órbita; faz conexão com a fossa pterigopalatina e a fossa infratemporal
Conteúdo:
(a) nervos: infraorbitário e zigomático; ramos do gânglio pterigopalatino
(b) veias: conexão entre a veia orbitária e o plexo pterigoide

Canal Óptico
completamente formado pela asa menor do esfenoide

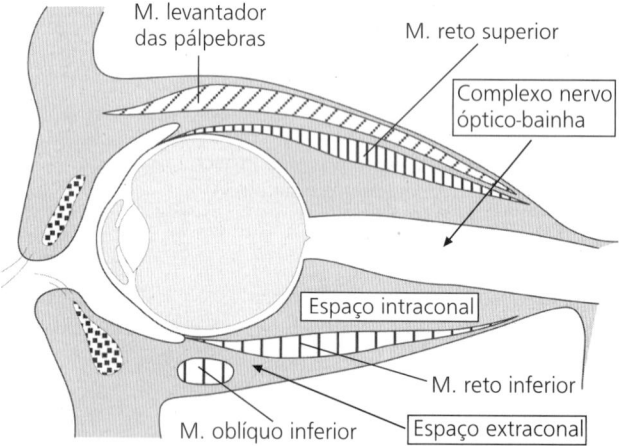

Tomografia Orbitária Sagital através da Órbita Média

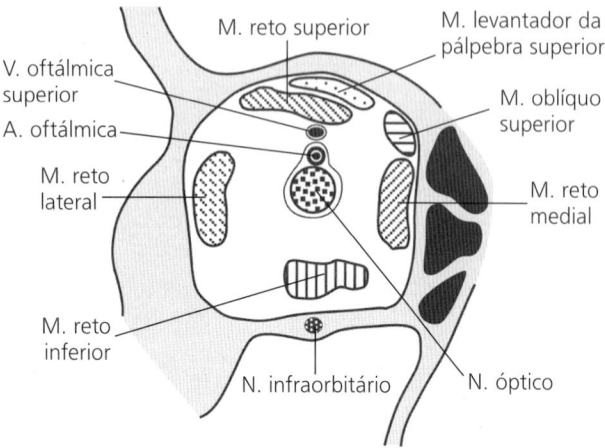

Tomografia Orbitária Coronal através da Órbita Média

Espaços Orbitários
globo: subdividido em segmentos anterior e posterior pelo cristalino
complexo n. óptico-bainha: nervo óptico cercado pela bainha meníngea como extensão das meninges cerebrais
espaço intraconal: gordura orbitária, a. oftálmica, v. oftálmica superior, nervos I, III, IV, V_1, VI
cone: sistema musculofascial fenestrado incompleto estendendo-se da órbita óssea para o terço anterior do globo, consistindo em músculos extraoculares e fáscia de interconexão
espaço extraconal: entre o cone do músculo e a órbita óssea contendo gordura, glândula lacrimal, bolsa lacrimal, porção da v. oftálmica superior

Conteúdo:
- (a) nervo: nervo óptico (I)
- (b) vaso: a. oftálmica

GLOBO
Parede: composta de três camadas:
- (a) camada externa mais fibrosa
    1. Esclera
    2. Córnea
- (b) camada média vascular pigmentada = úvea (Latim, uva)
    3. Corpo ciliar (anteriormente)
    4. Coroide (posteriormente)
        Fixação: preso à esclera por artérias e veias
- (c) camada mais interna sensorial
    5. Retina
        Fixação: firme na margem anterior (= *ora serrata*) e posteriormente no disco óptico

Conteúdo:
- (a) segmento anterior contendo
    1. Humor aquoso subdividido pela íris em:
        – câmara anterior
        – câmara posterior
- (b) segmento posterior contendo
    2. Humor vítreo

CRISTALINO
conectado à esclera por fibras zonulares em orientação radial

BAINHA DO NERVO ÓPTICO
= extensão da dura-máter
Conteúdo:
1. Nervo óptico
2. Artéria oftálmica
3. Veias menores

Espaços orbitários
Globo:
    subdividido em segmentos anterior e posterior pelo cristalino
Complexo nervo óptico-bainha:
    nervo óptico cercado pela bainha meníngea como extensão das meninges cerebrais
Espaço intraconal:
    gordura orbitária, a. oftálmica, v. oftálmica superior, nervos I, III, IV, V_1, VI
Cone:
    sistema musculofascial fenestrado incompleto estendendo-se da órbita óssea para o terço anterior do globo, consistindo em músculos extraoculares e fáscia interconectante.
Espaço extraconal:
    entre o cone do músculo e a órbita óssea contendo gordura, glândula lacrimal, bolsa lacrimal, porção da v. oftálmica superior

DOENÇAS ORBITÁRIAS E OCULARES

BUFTALMO
= HIDROFTALMO = MEGOFTALMO
= dilatação difusa do olho em crianças, após aumento da pressão intraocular

Causa:
1. Glaucoma congênito/infantil
2. Neurofibromatose tipo 1: obstrução do seio venoso da esclera por membranas/massas compostas de tecido mesodérmico aberrante
3. Síndrome de Sturge-Weber-Dimitri
4. Síndrome de Lowe (cérebro-fígado-rim)
5. Displasia mesodérmica ocular (*e.g.* anomalias de Axenfeld ou de Rieger)
6. Homocistinúria
7. Aniridia
8. Glaucoma adquirido (raro)

Fisiopatologia:
a obstrução do seio venoso da esclera localizado entre a córnea e a íris leva à reabsorção diminuída do humor aquoso (= fluido da câmara anterior) com distensão da esclera.

√ Globo com dilatação uniforme sem massa de formato redondo/oval/bizarro

Rx: goniotomia (aumenta o ângulo da câmara anterior); trabeculotomia (lise das aderências)

FÍSTULA DO SEIO CARÓTICO-CAVERNOSO
= comunicação anormal entre as veias do seio cavernoso + ≥ 1 ramo da artéria carótida interna/externa

Etiologia:
(1) trauma: laceração da artéria carótida interna (ICA) dentro do seio cavernoso
   (a) geralmente após fratura da base do crânio (artéria carótida interna cavernosa + ramos cavernosos menores fixos à dura)
   (b) trauma penetrante
   (c) cirurgia
(2) espontânea: ruptura de um aneurisma de artéria carótida interna intracavernosa (na aterosclerose, síndrome de Ehlers-Danlos, osteogênese imperfeita, pseudoxantoma elástico)
(3) trombose do seio da dura
(4) aterosclerose

Idade: meia-idade/vida adulta; M < F

Rota de drenagem:
(a) veia oftálmica superior (comum)
(b) seio cavernoso contralateral
(c) seio petroso
(d) veias corticais (raras)

- tríade clássica:
  - exoftalmia pulsátil
  - quemose/edema da conjuntiva
  - sopro orbitário auscultatório persistente
- movimento extraocular restrito
- redução na visão por causa do aumento na pressão intraocular (50%)/déficits de nervo craniano = indicação para tratamento emergente

√ Músculos extraoculares edematosos dilatados
√ Dilatação da veia oftálmica superior, seio cavernoso, veias faciais, veia jugular interna
√ Dilatação focal/difusa do seio cavernoso
√ Ocasionalmente erosão/dilatação da sela
√ Dilatação da fissura orbitária superior (em fase crônica)
√ Estiramento do nervo óptico
√ Proptose

US:
√ Fluxo arterial em seio cavernoso + veia oftálmica superior

MR:
√ *Flow voids* em seio cavernoso

Angiografia:
√ Injeção de contraste na artéria carótida interna ipsilateral mostra parede de artéria carótida interna incompleta
√ Injeção de contraste em artéria carótida interna contralateral + compressão de artéria carótida interna envolvida
√ Opacificação precoce de veias do seio cavernoso
√ Fluxo retrógrado através de veia oftálmica superior dilatada

Rx: balão de látex/silicone destacado dentro do seio cavernoso para plugar a laceração (sinais oculares resolvem-se dentro de 7–10 dias)

DESCOLAMENTO COROIDAL
= acúmulo de fluido em espaço supracoroidal em potencial separando a coroide da esclera com preservação do disco óptico por causa do efeito de ancoragem de artérias ciliares posteriores curtas + veias + nervos

Causa: trauma (perfuração acidental), inflamação (uveíte), intervenção cirúrgica, espontâneo

Patomecanismo: hipotonia ocular → pressão reduzida em espaço supracoroidal → acúmulo de transudado seroso/hemorrágico

US:
√ Duas linhas convexas projetando-se para o interior do olho a partir da periferia do globo + avançando para o corpo ciliar com fixação posterior fora do disco óptico (= mácula)
√ Mínima/nenhuma mobilidade de membrana coroidal durante movimento ocular

HEMANGIOMA COROIDAL
= hamartoma vascular congênito

Idade média: 31 (faixa 7–58) anos (tumor benigno mais comum em adultos); M÷F = 1÷1

Pode estar associado a: síndrome de Sturge-Weber

Classificação: capilar/cavernoso/misto

Localização: posterior ao equador, temporal ao disco óptico (70%)

- massa coroidal lisa e ligeiramente elevada, laranja-avermelhada e em forma de abóbada

√ Massa lenticular de 7,5 (faixa 3–11) mm
√ Realce intenso semelhante à coroide
√ Espessamento focal da parede posterior do globo

CT:
√ Massa mal definida com realce intenso

MR:
√ Hiperintensa ao vítreo em T1WI (regra)
√ Isointensa ao vítreo em T2WI (regra)

US:
√ Massa homogênea hiperecoica

DDx: melanoma da úvea (excavitação coroidal)
Cx: descolamento da retina (frequente)
Rx: geralmente nenhum; fotocoagulação com descolamento de retina

MELANOMA COROIDAL
Prevalência: 5–7÷1.000.000; branco:negro = 15÷1
  ◊ O tumor intraocular primário mais comum em adultos
  ◊ O melanoma da úvea mais comum (coroide > íris > corpo ciliar)

Idade: 65% em > 50 anos de idade

√ Perfil inicial de crescimento plano, tornando-se elevado mais tarde, com erupção através da membrana de Bruch para um formato característico de cogumelo

√ Realce pelo contraste moderado a forte
Metástase para: fígado > pulmão > ossos > rim > cérebro
MR:
- √ Massa sólida bem definida (a menos que hemorrágica/necrótica)
- √ Efeito paramagnético da melanina:
  - √ Intensidade de sinal aumentada em T1WI
  - √ Intensidade de sinal reduzida em T2WI
- √ Melanoma amelanótico + ligeiramente melanótico:
  - √ Isointenso em T1WI
  - √ Levemente hipointenso em T2WI

OSTEOMA COROIDAL

= tumor justopapilar raro de osso maduro
Idade: mulher jovem
Localização: pode ser bilateral
√ Massa curvilínea pequena, plana e muito densa com margem coroidal do globo
DDx: angioma coroidal calcificado

DOENÇA DE COATS

= TELANGIECTASIA DA RETINA = PSEUDOGLIOMA
= malformação vascular primária congênita não hereditária da retina caracterizada por vasos da retina telangiectáticos anormais, com formação de aneurisma
Patogênese:
falta de barreira hematorretinal ao nível das células endoteliais → vazamento de exsudado lipoproteináceo de cristais de colesterol na retina + espaço abaixo da retina → descolamento da retina → obliteração progressiva do espaço vítreo
Idade de pico: 6–8 anos (faixa: 5 meses – 75 anos); M÷F = 2÷1
- estrabismo
- pode-se apresentar com leucocoria (se o descolamento de retina for significativo = 16% dos casos de leucocoria)
- estrabismo, glaucoma secundário, perda da visão
- cristais de colesterol na fundoscopia

Localização: unilateral em 83–95%
Associado a: descolamento da retina, microftalmia leve
√ Globo de tamanho normal/levemente menor
√ SEM massa focal/calcificação (MARCA DE DISTINÇÃO)
US:
- √ Ecos particulados aglomerados no espaço abaixo da retina (por causa dos cristais de colesterol suspensos no fluido)
- √ Hemorragia do vítreo e abaixo da retina (frequente)

CT:
- √ Vítreo denso unilateral (por causa do exsudado proteináceo abaixo da retina)
- √ Realce linear em forma de V na margem anterior do exsudado abaixo da retina (por causa da retina espessada composta de vasos telangiectáticos com aneurisma)

MR:
- √ Exsudado abaixo da retina hiperintenso em T1WI e T2WI (por causa da mistura de proteína + lipídio)
- √ Hipointensidade heterogênea em T2WI (com hemorragia e fibrose)
- √ Realce linear leve a moderado da retina na *ora serrata* + das folhas destacadas da retina

Cx: catarata, glaucoma doloroso, *phthisis bulbi*
Rx: fotocoagulação/crio-/ablação a *laser* para bloquear as telangiectasias (nos estágios iniciais); enucleação
DDx:
(1) vítreo primário hiperplásico persistente (massa tubular espessa por trás do cristalino)
(2) retinopatia da prematuridade
(3) retinoblastoma unilateral não calcificante (antes dos 3 anos de idade, sem microftalmia)

COLOBOMA

(*koloboun*, Grego = mutilar)
= fechamento incompleto da fissura coroidal embrionária afetando pálpebra/cristalino/íris/coroide/retina/mácula; traço dominante autossômico com penetração (30%) e expressão variável;
bilateral em 60% dos casos
Momento do acometimento: 6ª semana da idade gestacional (GA)
Pode estar associado a: encefalocele, agenesia do corpo caloso
Localização: bilateral em 50% dos casos
√ Protuberância cística (= herniação) do vítreo no sítio do anexo do nervo óptico
√ Globo pequeno
DDx: microftalmia com cisto = cisto de duplicação, miopia axial (alta)

CATARATA CONGÊNITA

= opacificação do cristalino
Etiologia: infecção, hereditária
Localização: frequentemente bilateral
US:
√ Aumento em espessura + ecogenicidade da parede posterior do cristalino ± ecos intralenticulares

DACRIOADENITE

= infecção da glândula lacrimal
Organismo: Staphylococci (mais comum), caxumba, mononucleose infecciosa, *influenza*
√ Dilatação homogênea da glândula lacrimal
√ ± compressão do globo

DACRIOCISTITE

= inflamação + dilatação da bolsa lacrimal
Localização: canto interno
√ Lesão redonda bem circunscrita centrada na fossa lacrimal
√ Realce periférico

CISTO DERMOIDE DA ÓRBITA

O tumor orbitário benigno mais comum na infância (45% de todas as massas)
Idade: 1ª década
Histologia: contém ceratina, pelos, epitélio estratificado e apêndices dérmicos dentro de uma cápsula espessa; surge geralmente em planos de clivagem fetal (suturas)
Localização: na órbita extraconal anterior, quadrante temporal superior (60%), quadrante nasal superior (25%)
√ Massa cística bem definida ± números HU negativos
√ Cápsula espessa ao redor
√ ± expansão/erosão da órbita óssea
US:
√ Massa heterogênea encapsulada com componente cístico variável
MR:
√ Intensidade alta de sinal em T1WI e T2WI

ENDOFTALMITE

Endoftalmite Infecciosa

Organismo: bactérias (raras na infância, trauma, idiopáticas), fungos, parasitas

Causa:
- (a) endoftalmite exógena: mais frequentemente relacionada com lesão/cirurgia ocular
- (b) endoftalmite endógena: disseminação hematogênica a partir de uma fonte de infecção distante

US:
√ Ecos de intensidade média a alta dispersos por todo o vítreo (DDx: ecos em hemorragia vítrea são mais móveis)

CT:
√ Atenuação aumentada do vítreo
√ Espessamento da úvea e da esclera
√ Atenuação diminuída do cristalino

Endoftalmite Esclerosante

= ENDOFTALMITE POR *TOXOCARA CANIS* = *LARVA MIGRANS* OCULAR = ENDOFTALMITE POR NEMATODOS

= uveíte granulomatosa resultando em exudado abaixo da retina, descolamento da retina, vítreo organizado

Idade: 2–6–12 anos

Modo de infecção: brincar em solo contaminado por ovos infecciosos viáveis de excrementos de gatos/cachorros (comum em playgrounds)

Organismo: o nematodo helmíntico *Toxocara canis/Toxocara cati* causa *larva migrans* (0,5 mm de comprimento, 20 µm de largura) visceral/ocular; endêmica em todo o mundo; especialmente comum no sudeste dos USA

Ciclo de vida:
os ovos incubam nas larvas dentro do intestino do hospedeiro definitivo (cão) e desenvolvem-se em vermes adultos; como alternativa, o cão pode ingerir larvas em estágio infeccioso de intestinos/vísceras de outros animais; em hospedeiro não canino, as larvas não se desenvolverão em vermes adultos, mas se esconderão por toda a parede intestinal e migrarão para o fígado, pulmão e outros tecidos incluindo o cérebro e os olhos

Fisiopatologia: a migração pelo tecido humano produz uma reação eosinofílica intensa que se torna granulomatosa; dissemina-se hematogeneamente para a coroide temporal

Patologia: retina elevada + distorcida + parcialmente substituída por massa inflamatória contendo tecido cicatrizado denso e abundante; coroide subjacente infiltrada com células inflamatórias crônicas incluindo eosinófilos; exsudado proteináceo sob a retina

Idade: 5–10 anos

- estrabismo, olho vermelho "quente", dor
√ Prejuízo visual unilateral, fotofobia
- células de exacerbação da câmara anterior, precipitados ceráticos
- sinéquia do vítreo
- vitreíte = acúmulo de restos celulares no vítreo
- leucocoria (16% dos casos de leucocoria infantil)
- febre, hepatomegalia, pneumonite, convulsões
- eosinofilia de sangue periférico

Localização: geralmente unilateral
√ Olho de tamanho normal
√ Sem calcificações

US:
√ Massa hiperecoica na periferia do fundo/vítreo
√ ± calcificações

CT:
√ Massa intravítrea
√ Espessamento focalizado da úvea e da esclera (reação granulomatosa ao redor da larva) com realce pelo contraste
√ Aumento da densidade da cavidade vítrea

MR:
√ Granuloma isointenso em T1
√ Massa geralmente hiperintensa em relação ao vítreo em T2 do primeiro eco
√ A massa pode ser isointensa em T2 do segundo eco em comparação com o vítreo ao redor
√ O granuloma pode ter intensidade de sinal baixa (por causa da fibrose densa)
√ Realce moderado a acentuado

Cx: descolamento secundário da retina (por causa do fluido embaixo da retina/tração vitreorretinal), catarata

Rx: albendazol anti-helmíntico ± vitrectomia

Dx: (1) ensaio enzimático imunossorvente (ELISA) no soro sanguíneo (menos confiável)/aspirado vítreo
(2) identificação histológica do organismo (larvas difíceis de detectar dentro de uma reação inflamatória)

DDx: retinoblastoma (calcificações)

OFTALMOPATIA DE GRAVES

= OFTALMOPATIA DA TIREOIDE = EXOFTALMIA ENDÓCRINA

= doença autoimune não relacionada com a função da tireoide com aumento na pressão orbitária produzindo isquemia, edema, fibrose dos músculos

Etiologia: produzida por fator de estimulação da tireoide de longa duração (LATS); provavelmente reatividade cruzada imunológica contra antígenos compartilhados pela tireoide + tecido orbitário

Idade: adulta; 5% em pacientes com menos de 15 anos; M÷F = 1÷4

Histologia: deposição de mucopolissacarídeos + glicoproteína (precoce) + colágeno (tardia); infiltração por mastócitos e linfócitos, edema, necrose das fibras musculares, lipomatose, degeneração gordurosa

Época de latência: sinais + sintomas geralmente se desenvolvem dentro de 5 anos após início do hipertiroidismo

- proptose
  ◊ Causa mais comum de exoftalmia uni-/bilateral em adultos!
- *lid lag* = retração da pálpebra superior
- inchaço periorbitário, quemose (=inchaço da conjuntiva), conjuntivite
- oftalmoplegia = motilidade ocular restrita (correlação com aumento em diâmetros médios dos músculos)
- neuropatia óptica progressiva (5%)
- hipertiroidismo; eutiroidismo (em 10–15%); intensidade do envolvimento orbitário não relacionado com o grau de disfunção da tireoide

Estadiamento (classificação modificada de Werner)
Estádio I: retração da pálpebra sem sintomas
Estádio II: retração da pálpebra com sintomas
Estádio III: proptose > 22 mm sem diplopia
Estádio IV: proptose > 22 mm com diplopia
Estádio V: ulceração da córnea
Estádio VI: perda da visão

Localização:
bilateral em 70–85%; músculo único em 10%; envolvimento assimétrico em 10–30%; todos os músculos igualmente afetados com dilatações proporcionais similares; grupo de músculos superiores mais frequentemente quando apenas um só músculo está envolvido [noção anterior: músculo reto inferior > medial > superior + levantador da pálpebra > músculo reto lateral]

Mnemônica: I`M SLow
Inferior
Medial

Superior
Lateral
√ Edema da pálpebra
√ Proptose = protrusão do globo > 21 mm anterior à linha interzigomática em varreduras axiais ao nível do cristalino
√ Inchaço dos músculos ao máximo na porção média (preservação relativa da inserção tendinosa no globo) = Sinal da "garrafa de Coca"
√ Leve espessamento da úvea e da esclera
√ Acomodação do globo posterior em forma de tenda
√ Aglomeração apical = ápice orbitário envolvido mais tarde (pressão sobre o nervo óptico)
√ Dilatação da veia oftálmica superior (drenagem venosa comprometida no ápice orbitário por causa dos músculos extraoculares dilatados)
√ Aumento em diâmetro da bainha do nervo óptico retrobulbar (distensão dural por causa do acúmulo de CSF no espaço subaracnoide com neuropatia óptica)
√ Estiramento do nervo óptico
√ Aumento da gordura orbitária:
 √ Densidade aumentada da gordura orbitária (tardia)
 √ Herniação da gordura intracraniana através da fissura oftálmica superior (a melhor correlação com a neuropatia compressiva)
√ Dilatação da glândula lacrimal com deslocamento anterior
MR:
 √ Intensidade alta de sinal em músculos oculares dilatados em T2WI (edema em inflamação aguda)
Prognóstico: em 90% resolução espontânea dentro de 3–36 meses; em 10% redução na acuidade visual (ulceração da córnea/neuropatia óptica)
Rx: terapia com esteroides a curto e longo prazo, ciclosporina, radiação, descompressão cirúrgica, correção da posição da pálpebra
DDx: pseudotumor (geralmente inclui tendão dos músculos oculares)

HEMANGIOMA DA ÓRBITA
◊ Tumor orbitário benigno mais comum em adultos!
Localização: 83–94% retrobulbar (intraconal)
√ Massa oval nitidamente demarcada em porção superior-temporal do cone (2/3) com preservação frequente do ápice orbitário
√ Deslocamento (não envolvimento) de nervo óptico
√ Expansão da órbita óssea
√ Realce uniforme/não homogêneo (quando com trombose)
√ Pequenas calcificações (flebólitos)
√ Turvação de material de contraste na angiografia
US:
 √ Massa encapsulada bem definida de ecogenicidade intermediária
 √ Fluxo venoso predominantemente ausente/insuficiente

Hemangioma Capilar da Órbita
= HEMANGIOENDOTELIOMA BENIGNO
Incidência: tumor vascular da órbita mais comum em crianças; 5–15% de todas as massas orbitárias pediátricas
Idade: primeiras duas semanas de vida; 95% em crianças com < 6 meses de idade; M < F
Patologia: massa não encapsulada consistindo em lóbulos múltiplos separados por septos fibrosos vasculares
Histologia: proliferação de células endoteliais com múltiplos vasos de tamanho de capilares
Pode estar associado a:
 PHACO (malformação da fossa **p**osterior do cérebro + **h**emangiomas faciais de grande porte, anomalias **a**rteriais, anomalias **c**ardíacas e coarctação da aorta, anormalidades do **o**lho (coloboma, hipoplasia do nervo óptico, glaucoma).

• aparece logo após o nascimento e aumenta rapidamente em tamanho durante 6–12 meses, involuindo gradualmente durante 5 a 7 anos
• proptose, quemose (= edema) da pálpebra + conjuntiva exagerada pelo choro
• associado ao angioma cutâneo (90%)
Localização: parte anterior da órbita (descoloração avermelhada da pele), subcutâneo (descoloração azulada da pele), às vezes posterior
Sítio: componente totalmente extraconal/substancialmente extraconal
√ Deslocamento do globo (= proptose)
√ Massa heterogênea lobulada e irregularmente marginada (sugerindo causa maligna)
√ Realce intenso igual a/maior que o músculo orbitário
√ Pode-se estender para dentro do crânio através do canal óptico/fissura orbitária superior
√ Atividade em estudos de fluxo com radionuclídeos
US:
 √ Massa heterogênea mal definida de ecogenicidade intermediária
 √ Fluxo interno abundante diminuindo com a idade
MR:
 √ Massa lobulada + septos delgados + *flow-voids* intra- e ao redor da lesão
 √ Geralmente hipointenso em T1
 √ Iso- a hiperintenso em T2
 √ Realce intenso
Cx: hemorragia profusa, trombose, compressão do nervo óptico, remodelação do osso, calcificação
Rx: observação; corticosteroides tópicos/orais/intralesionais; interferon; *laser*; cirurgia
Prognóstico: aumenta frequentemente de tamanho durante 6–10 meses, seguido de involução espontânea dentro de 1–2 anos

Hemangioma Cavernoso da Órbita
= MALFORMAÇÃO CAVERNOSA
Incidência: baixa; 12–15% de todas as massas orbitárias; 1–2% das massas orbitárias infantis
 ◊ Lesão vascular mais comum em adultos!
Idade média: 45 (faixa, 18–72) anos; M÷F = 2÷3
Histologia: canais venosos grandes e dilatados com células endoteliais planas cercadas por pseudocápsula fibrosa
• proptose unilateral indolor e lentamente progressiva, diplopia
• episódios recorrentes de acuidade visual diminuída (compressão do nervo óptico)
Localização: aspecto lateral do espaço intraconal retrobulbar
√ Massa solitária ovoide/redonda bem circunscrita de hiperatenuação homogênea
√ ± microcalcificações (flebólitos)
√ ± remodelação óssea com expansão das paredes orbitárias
√ Pode-se estender para dentro do crânio através da fissura orbitária superior (5–10%)
√ Realce fraco durante a fase arterial, com realce completo durante a fase venosa tardia
MR:
 √ Massa isointensa ao músculo em T1
 √ Massa hiperintensa ao músculo em T2
 √ Septos internos em lesões maiores
 √ Acúmulo progressivo de contraste (imagens dinâmicas da fase tardia/ou imagens atrasadas depois de 1 hora!)
US:
 √ Bordas bem definidas (pseudocápsula)
 √ Estrutura semelhante a um favo de mel
Prognóstico: sem involução

Rx: conservador; excisão cirúrgica em casos de proptose intensa/compressão do nervo óptico
DDx: outras lesões vasculares (realce na fase arterial)

INFECÇÃO DA ÓRBITA
Causa: infecção bacteriana que se estende a partir dos seios paranasais (especialmente os seios etmoide e frontal), face, pálpebra, nariz, dentes, bolsa lacrimal através da *lamina papyracea* delgada e das veias faciais sem válvula para o interior da órbita
Organismo: estafilococos, estreptococos, pneumococos
- edema da pálpebra, dor ocular, oftalmoplegia
- febre, leucocitose

Localização: pré-septal = partes moles periorbitárias; subperiosteal; periférica = gordura extraconal; músculos extraoculares; central = gordura intraconal; complexo do nervo óptico; globo; glândula lacrimal
Cx: abscesso epidural, empiema subdural, trombose do seio cavernoso, abscesso cerebral, osteomielite

Abscesso da Órbita
Causa: lesão orbitária penetrante, cirurgia ocular, processo metastático
Localização: mais frequentemente no espaço subperiosteal na parede medial
- proptose acentuada, quemose, oftalmoplegia
- acuidade visual prejudicada
√ Acúmulo de fluido subperiosteal
√ Deslocamento de membrana periosteal espessada + realce aumentado
√ Deslocamento de gordura adjacente + músculos extraoculares
MR:
  √ Hiperintensidade em T1 e T2
Rx: drenagem cirúrgica para abscesso intraconal

Tumor de Pott Puffy
= abscesso extracraniano secundário
Associado a: sinusite frontal + celulite periorbitária
Cx: abscesso epidural/subdural/cerebral; tromboflebite; infarto venoso

Celulite Orbitária
= infecção pós-septal bacteriana aguda
Septo orbitário = lâmina fina de tecido fibroso que se origina no periósteo orbitário e insere-se nos tecidos da pálpebra ao longo das placas do tarso; atua como barreira contra a disseminação da infecção periorbitária para o compartimento posterior da órbita.
Fonte: sinusite paranasal (mais comum) disseminando-se via a rota perivascular
- limitação do movimento do olho sem/<u>com</u> proptose
- acuidade visual geralmente mantida
- febre

Localização: na maioria dos casos confinada ao espaço extraconal
√ Proptose
√ Espessamento da esclera
√ Dilatação e deslocamento de músculos extraoculares (frequentemente o músculo reto medial após sinusite do etmoide)
√ Atenuação aumentada de gordura retro-orbitária e obliteração de planos de gordura
√ Opacificação dos seios etmoide e maxilar (extensão através da *lamina papyracea* fina para o interior da órbita)
MR:
  √ Hipointensa em T1 e hiperintensa em T2
  √ Imagens com realce por contraste e supressão de gordura são mais sensíveis
US:
  √ Área hipoecoica difusa invadindo a gordura retrobulbar

Rx: antibióticos IV e corticosteroides
Cx: abscesso subperiosteal/intraconal; trombose da veia oftálmica superior/seio cavernoso; meningite bacteriana; abscesso epidural/subdural; abscesso cerebral
DDx: não pode ser diferenciado de edema, cloroma, infiltrado leucêmico

Celulite Pré-Septal/Periorbitária
= infecção pré-septal limitada às partes moles anteriores ao septo orbitário
Fonte da infecção: face, dentes, anexos oculares, traumatismo local
- inchaço e eritema da pálpebra, quemose
- limitação do movimento ocular (em casos graves) <u>sem</u> proptose
√ Espessamento das pálpebras e do septo
√ Inchaço difuso dos tecidos orbitários anteriores com densidade aumentada e obliteração de planos de gordura
Rx: antibióticos orais em sistema ambulatorial

Edema da Órbita
Localização: geralmente confinada às estruturas pré-septais (pálpebra, face); envolvimento das estruturas orbitárias (raro)
√ Inchaço das pálpebras/face
√ Aumento da atenuação da gordura orbitária + obliteração de planos de gordura
√ Deslocamento e dilatação dos músculos extraoculares
MR:
  √ Hiperintensidade em T2

LINFANGIOMA DA ÓRBITA
= MALFORMAÇÃO LINFÁTICA VENOSA = MALFORMAÇÃO VASCULAR SEM FLUXO/DE FLUXO BAIXO
Incidência: 3,5÷100.000; 1–2% das massas orbitárias na infância; 8% de lesões orbitárias em expansão
Patologia: lesão multicompartimental difusa e sem cápsula, frequentemente com componentes intra- e extraconais insinuando-se entre estruturas orbitárias normais
Histologia: linfáticos dilatados, vasos venosos displásicos, músculo liso, áreas de hemorragia
  (a) linfangioma simples/capilar
    = canais linfáticos do tamanho de capilares
  (b) linfangioma cavernoso =
    canais microscópicos dilatados
  (c) higroma cístico =
    massa cística multilocular macroscópica
Pode estar associado a: malformação venosa intracraniana
Idade: 1ª década ou mais tarde (idade média de 6 anos); M÷F = 1÷1; 43% antes dos 6 anos de idade; 60% antes dos 16 anos
- proptose:
  - proptose de progresso lento com restrição do movimento do olho, compressão do nervo óptico, deslocamento vertical do globo
  - proptose súbita resultante de hemorragia intratumoral
    = ASPECTO PRINCIPAL; com frequência, ocorre espontaneamente/após traumatismo mínimo/durante infecções do trato respiratório superior
  - piora da proptose por proliferação intralesional de linfócitos durante infecção viral com resolução subsequente
- associado a lesões na pálpebra, conjuntiva, bochecha
- cistos linfangiomatosos coincidentes na mucosa oral

Localização: geralmente medial ao nervo óptico com componente intra- e extraconal cruzando os limites anatômicos (fáscia conal/septo orbitário); pode envolver a conjuntiva e a pálpebra

√ Lesão não homogênea, multilobulada e mal definida
√ Áreas isoladas ou múltiplas semelhantes a cistos com realce periférico (após hemorragia) = cisto sanguíneo = "cisto de chocolate"
√ Áreas de realce leve de fluxo baixo (= canais venosos)/realce periférico (após hemorragia)
√ Raramente contém flebólitos (DDx: hemangioma, variz orbitária)
√ Dilatação leve a moderada da órbita ± remodelagem do osso
US:
   √ Área de ecos internos de baixo nível e predominantemente císticos com margens infiltrativas
   √ Coágulo intracístico hiperecoico
MR (modalidade de escolha):
   √ T1 para fluido linfático/proteináceo
   √ T1 com supressão de gordura para sangue/derivados sanguíneos
   √ T2 com supressão de gordura para fluido não hemorrágico
   √ Níveis de fluido-fluido de hemorragias de várias idades/sombreamento em T2 em cistos múltiplos (quase patognomônico)
Prognóstico: sem involução, progressão lenta com terminação do crescimento corporal
Rx: observação; injeção intralesional com agentes esclerosantes/esteroides; cirurgia em caso de compressão do nervo ótico
DDx: variz orbitária (afetada por alterações de postura, comunicação com circulação sistêmica)

LINFOMA DA ÓRBITA

Apresenta-se geralmente sem evidência de doença sistêmica; desenvolvimento subsequente de doença sistêmica é frequente
Incidência: terceira causa mais comum de proptose após pseudotumor orbitário + hemangioma cavernoso; em 8% de leucemia; em 3–4% de linfoma
Idade: 50 anos em média
Tipo: geralmente linfoma de células B não de Hodgkin; linfoma de Burkitt com órbita como manifestação primária; raramente doença de Hodgkin
- inchaço indolor da pálpebra
- exoftalmia (mais tarde, no curso da doença)
Localização: extraconal (especialmente a glândula lacrimal, o espaço extraconal anterior, retrobulbar) > intraconal > complexo bainha-nervo óptico; pode ser bilateral
   ◊ A glândula lacrimal é sitio comum para infiltrados leucêmicos!
Tipos de crescimento:
   (a) massa de alta densidade e bem definida (mais frequentemente na glândula lacrimal)
   (b) infiltração difusa (tende a envolver toda a região intraconal)
√ Realce leve a moderado
US:
   √ Massas homogêneas hipoecoicas solitárias/múltiplas com bordas infiltrativas

MEDULOEPITELIOMA

= DICTIOMA = TERATONEUROMA
= neoplasia intraocular embrionária rara maligna (a maioria)/benigna
Origem: epitélio medular primitivo em corpo ciliar
Histologia: cordões e lâminas dobrados semelhantes a uma rede de pescador (padrão dictiomatoso) cercando coleções de fluidos compostos predominantemente de ácido hialurônico; componentes heteroplásticos (cartilagem hialina, rabdomioblastos, neuroglia, elementos sarcomatosos)

   (a) teratoides (30–50%)
   (b) não teratoides (50–70%)
Idade média: 5 anos; M=F
- visão ruim (por causa de subluxação secundária do cristalino, entalhamento do cristalino, glaucoma, formação de catarata, descolamento da retina)
- dor
- leucocoria
- massa de íris/corpo ciliar
- exoftalmia, buftalmia, estrabismo, ptose
Localização: corpo ciliar (comum); cabeça do nervo óptico/retina (raro); geralmente unilateral
√ Calcificações distróficas (em componente de cartilagem de hialina) em 30%
US:
   √ Massa ecogênica de formato irregular/ovoide
CT:
   √ Massa densa e irregular
   √ Realce de moderado a acentuado
MR:
   √ Leve a moderadamente hiperintenso ao vítreo em T1
   √ Hipointenso em T2
   √ Realce homogêneo acentuado/heterogêneo (por causa dos componentes císticos)
Prognóstico: recorrência local comum; metástases raras

METÁSTASES PARA A ÓRBITA

Origem: conhecida em somente 50%;
   adultos: carcinoma de mama + pulmão
   crianças: neuroblastoma > sarcoma de Ewing, leucemia, tumor de Wilms
Localização: 12% intraorbitária, 86% intraocular, bilateral em 33%

Metástase Coroidal

coroide = porção posterior da úvea
◊ Malignidade ocular mais comum em adultos!
Localização: metade posterior do globo, próximo à mácula (acesso via artérias ciliares posteriores curtas); extensão ao longo do plano da coroide (30% bilateral)
- frequentemente assintomática (a menos que a fóvea esteja envolvida)
- perda visual (por causa de descolamento da retina)
√ Pequenas áreas de espessamento e densidade aumentada
√ Fluido sob a retina = descolamento da retina
√ Espessamento coroidal posterior leve

DOENÇA DE NORRIE

= DISPLASIA DA RETINA
= doença recessiva ligada ao X? forma herdada de vítreo primário hiperplásico persistente
- convulsões, retardo mental (50%)
- perda da visão, surdez por volta dos 4 anos de idade (30%)
- leucocoria bilateral e microftalmia
- catarata, cegueira (ausência de células do gânglio da retina)
√ Microftalmia
√ Vítreo denso com nível de sangue-fluido
√ Descolamento de retina central em forma de cone
√ Calcificações

TRAUMA OCULAR

Incidência: 3% de todas as visitas ao Pronto Socorro nos USA
- avaliação clínica: verificação da acuidade visual, avaliação por lâmpada de fenda da córnea e do segmento anterior, medição da pressão intraocular, fundoscopia
US (usado se a média ocular estiver opaca por causa de hemorragia do vítreo/hifema/catarata traumática)

Lesão da Câmara Anterior

1. **Hifema traumático**
   Causa: ruptura dos vasos sanguíneos na íris/corpo ciliar
   - nível de sangue-fluido na câmara anterior
   √ Atenuação aumentada na câmara anterior
2. **Laceração da córnea**
   Causa: geralmente traumatismo penetrante
   √ Redução anteroposterior da dimensão da câmara anterior em comparação com o globo normal na CT
   Atenção: a subluxação anterior do cristalino pode imitar um volume reduzido da câmara anterior

Deslocamento do Cristalino

Causa:
(1) trauma fechado ao olho (> 50% de todos os deslocamentos do cristalino)
(2) espontânea (± bilateral)
  associado ao tecido conectivo: síndrome de Marfan, síndrome de Ehlers-Danlos, homocistinúria
Patomecanismo: deformação do globo em direção anteroposterior → expansão de compensação equatorial → estiramento e laceração de fixações zonulares → deslocamento posterior (mais comum)/anterior do cristalino
√ Posição anormal posteriormente angulada do cristalino (laceração parcial)
√ Cristalino da porção dependente do humor vítreo (laceração completa)

Lesão de Globo Aberto = Globo Rompido

Sítio: na inserção dos músculos intraoculares (= o ponto mais fino da esclera)
- câmara anterior dilatada
CT (sensibilidade de 56–75%):
  √ Alteração no contorno do globo (DDx: coloboma, estafiloma, hematoma orbitário pós-traumático)
  √ Perda de volume
  √ Sinal do "pneu furado" (*flat tire sign*)
  √ Ruptura da esclera com prolapso do vítreo
  √ Câmara anterior profunda = movimento posterior leve do cristalino (apesar das fibras zonulares intactas)
  √ Ar intraocular (DDx: gás perfluoropropano injetado para tratamento de descolamento da retina)
  √ Corpo estranho intraocular (DDx: *buckling* de metal da faixa da esclera para tratar o descolamento da retina)
Cx: cegueira

Hemorragia Intraocular

1. **Hemorragia do vítreo** (53%)
   - perda frequente da visão
   √ Material ecogênico movendo-se livremente dentro da câmara do vítreo durante o movimento ocular
   Cx: descolamento da retina (tração do vítreo após invaginação fibrovascular secundária à hemorragia)
   Rx: vitrectomia
2. **Hemorragia retro-hialoide** (2%)
   √ Material ecogênico permanecendo atrás da cápsula do vítreo descolada durante o movimento ocular
3. Hematoma em espaço retro-ocular

Descolamentos Oculares

1. Descolamento traumático da retina
   = separação da retina da coroide
   Patomecanismo: rompimento na retina → fluido do vítreo passa para o espaço sob a retina
   (a) **Descolamento total da retina**
     √ Linha levemente espessa em forma de "V" com ápice no disco óptico
     √ Retina permanece ligada em sentido descendente na *ora serrata*
   (b) **Descolamento focal da retina**
     √ Linha imóvel elevada e próxima à esclera na periferia do globo
2. **Descolamento do vítreo**
   √ Linha móvel, fina e ondulada movendo-se para longe do aspecto posterior do globo durante o movimento do olho
3. **Descolamento coroidal traumático**
   = separação da coroide da esclera por acúmulo de fluido em espaço potencial supracoroidal
   Sítio: da veia do vértice para *ora serrata*
   √ Acúmulo biconvexo/lentiforme de fluido
   DDx: óleo de silicone de atenuação alta injetado entre o vítreo e a retina para tratar descolamento da retina

Corpo Estranho Intraocular

◊ A falha em detectar um corpo estranho metálico antes de realizar a MR pode resultar em cegueira!
CT:
  √ Fragmentos metálicos < 1 mm podem ser demonstrados
  √ Detecção de corpos estranhos de vidro depende da localização + tamanho do vidro + tipo de vidro
  √ Farpas de madeira são, de início, de baixa atenuação, semelhante ao ar, mas possuem margens geométricas; aumento em densidade após 1–5 dias
Sensibilidade do US: 95% para corpo estranho intraocular e 50% para intraorbitário
Cx: siderose (quando metálico); endoftalmite

DRUSEN ÓPTICO

= crescimento de material hialino sobre/próximo à superfície do disco óptico; frequentemente familiar
Idade: paciente com degeneração macular; ocorre também em paciente jovem
- cefaleia, defeitos do campo visual
- pseudopapiledema
√ Calcificação pequena plana/arredondada na junção da retina e nervo óptico
√ Bilateral em 75%

GLIOMA DA VIA ÓPTICA

= ASTROCITOMA PILOCÍTICO JUVENIL = GLIOMA DO NERVO ÓPTICO
= causa mais comum de dilatação do nervo óptico
Incidência: 1% de todos os tumores intracranianos; 4% das massas orbitárias; 80% dos tumores primários do nervo óptico
Patologia: (a) dilatação fusiforme do nervo óptico: limite entre o tumor e o nervo é frequentemente indistinguível à dura sobreposta estirada mas intacta
(b) tumor envolve, predominantemente, o espaço subaracnoide circundando um nervo relativamente poupado: infiltração através da pia-máter, mas contida pela dura
Histologia: proliferação de astrócitos bem diferenciados
  = neoplasia glial de baixo grau; mais comumente um astrocitoma pilocítico (em crianças) + glioblastoma (em adultos); componentes císticos
Idade média: 4–5 anos; 1ª década (75%); raro em adultos sem NF 1 (GBM): M÷F = 2÷3
Associado a: neurofibromatose em 10–33–50% (± gliomas ópticos bilaterais)
  ◊ 2–21% de pacientes com NF 1 possuem astrocitoma pilocítico da via óptica!

◊ De todos os gliomas da via óptica, 30–58% ocorrem em pacientes portadores de NF1!
- acuidade visual reduzida/defeito do campo visual
- edema do disco óptico, palidez, atrofia (dano aos axônios)
- reflexo pupilar anormal
- proptose axial com massas maiores (menos comum)
- estrabismo
- *spasmus nutans* (= nistagmo de alta frequência de baixa amplitude associado a movimento de acenar com a cabeça)
- puberdade precoce com crescimento acelerado (em 39% só de pacientes com NF 1) por causa do envolvimento do quiasma óptico e hipotálamo

Localização: qualquer parte da via óptica (nervo óptico intraorbitário em 50%); unilateral (mais comum); bilateral/multifocal (PATOGNOMÔNICO para NF1); envolvimento do quiasma (mais comum em casos esporádicos)

Extensão para: nervo óptico intracanalicular e retrocanalicular; corpo geniculado lateral e radiação óptica (raro)

√ Dilatação homogênea e bem circunscrita tubular/fusiforme/excrescente do complexo bainha-nervo óptico:
  √ CARACTERÍSTICA: nervo enroscado/empenado
√ Extensão posterior envolve o quiasma e o hipotálamo em 25–60% (indica não ressectabilidade)
√ Dilatação ipsilateral do canal óptico (90%) > 3 mm/1 mm de diferença comparado ao lado contralateral

CT:
  √ Iso- a levemente hipodenso em comparação com o nervo óptico normal
  √ Realce pelo contraste variável (menos intenso que no meningioma)
  √ Calcificações (raras)

US:
  √ Massa homogênea bem definida de ecogenicidade média inseparável do nervo óptico

MR: mais sensível que a CT na detecção de extensão intracanalicular e intracraniana
  √ Isointenso ao músculo em T1
  √ Heterogeneamente hiperintenso em T2
  √ Realce variável (em 50%):
    √ Dilatação do nervo óptico com apagamento do espaço subaracnoide ao redor
    √ Tumor em espaço subaracnoide cerca nervo óptico de tamanho normal
  √ Achados intracranianos complementares:
    √ Outros gliomas
    √ Macrocefalia
    √ Hidrocefalia por causa de estenose do aqueduto (quase exclusivo em pacientes sem NF1)
    √ Manchas de neurofibromatose (= focos de prolongamento em T2 em virtude da vacuolização de mielina)

Prognóstico: crescimento lento/estabilidade com o tempo; 87–97% de sobrevida com 5 anos

Rx: tratamento conservador; quimioterapia (para pacientes jovens); radioterapia (para pacientes > 5 anos de idade)

DDx: meningioma da bainha do nervo óptico (meia-idade, massa com hiperatenuação, calcificações semelhantes a placas, hipointenso em T2, realce intenso, sem extensão intracraniana ao longo da via óptica)

Glioma Óptico Maligno da Vida Adulta

Incidência: extremamente raro; 30 casos neste século
Idade média: 6ª década; M÷F = 1,3÷1,0
Histologia: astrocitoma anaplásico/glioblastoma multiforme

- perda visual monocular de progresso rápido culminando em cegueira monocular em poucas semanas
- com extensão retrógrada do tumor: hemianopsia temporal contralateral, poliúria, polidipsia

√ Dilatação focal/difusa do nervo óptico
√ Hipo- a isointenso em T1 e hiperintenso em T2
√ Obliteração do espaço subaracnoide ao redor da porção afetada do nervo
√ Realce intenso e difuso do nervo óptico
√ Espessamento e realce anormal da bainha do nervo óptico

Extensão do tumor: quiasma óptico, hipotálamo, núcleos da base, tronco cerebral, lobos medial e temporal, leptomeninges, epêndima

Prognóstico: sobrevida < 1 ano apesar da terapia agressiva

DDx: (1) neurite óptica (placas desmielinizantes em outros sítios)
(2) meningioma perióptico (hipointenso em T2, calcificações pontilhadas, hiperostose)
(3) sarcoidose, linfoma, pseudotumor orbitário (moderadamente/acentuadamente hipointenso em T2)

MENINGIOMA DA BAINHA DO NERVO ÓPTICO

= MENINGIOMA PERIÓPTICO

Incidência: 10% de todas as neoplasias intraorbitárias; < 2% dos meningiomas intracranianos
Idade: 3ª–5ª décadas: M÷F = 1÷4; ligeiramente mais agressivo em crianças

Às vezes associado a:
neurofibromatose tipo 2 (geralmente em adolescentes)

Origem: células meningoteliais em restos aracnoides da investidura meníngea do nervo óptico em fossa craniana média/da órbita

- início insidioso de perda progressiva da acuidade visual durante alguns meses (atrofia óptica), proptose
- exame da retina:
  - papiledema
  - veias optociliares = conexões dilatadas entre circulação ciliar e vasos centrais da retina
- atrofia óptica

Localização:
(a) órbita = meningioma da bainha do nervo óptico
(b) no canal óptico = meningioma intracanalicular
(c) abertura intracraniana do canal óptico = meningioma do forame
(d) fossa craniana média

√ Espessamento tubular (mais comum)/fusiforme/excrescente do nervo óptico
√ Calcificações em 20–50% (ALTAMENTE SUGESTIVO)
√ ± dilatação do canal óptico
√ Hiperostose do osso esfenoide

US:
  √ Tumor hipoecoico com borda irregular

Tomografia computadorizada com contraste: o realce é a regra
  √ Realce do tumor ao redor de um nervo óptico sem realce:
    √ Sinal do "trilho de trem" no plano axial
    √ Configuração anelar/em rosquinha na projeção coronal
    √ Área linear de alta atenuação paralela ao nervo óptico (= disseminação do tumor ao longo do espaço aracnoide)
  √ Extensão mínima para o interior do canal óptico (comum)

MR:
  √ Hipointenso à gordura em T1
  √ Iso- a levemente hiperintenso em relação ao nervo óptico em T2

√ Sinal do "trilho de trem" = massa de partes moles extrínseca e de realce intenso cercando o nervo óptico em T1 com supressão de gordura

NEURITE ÓPTICA
= envolvimento do nervo por inflamação, degeneração, desmielinização

Etiologia:
(1) esclerose múltipla (envolvendo o nervo óptico em 1/3 dos casos)
(2) inflamação secundária a uma infecção ocular
(3) degeneração (tóxica, metabólica, nutricional)
(4) isquemia
(5) meningite/encefalite (infecção viral)
(6) lúpus eritematoso sistêmico
(7) radioterapia
◊ 45–80% dos pacientes desenvolvem esclerose múltipla dentro de 15 anos a partir de seu primeiro episódio de neurite óptica!
- dor ocular ipsilateral no movimento do olho
- início súbito de perda unilateral da visão dentro de algumas horas a vários dias

CT:
√ Nervo e quiasma ópticos normais/levemente dilatados
√ Podem mostrar realce

MR:
√ Dilatação e realce leve do nervo óptico bem demonstrados em T1 axial
√ Nervo óptico hiperintenso em T2

Prognóstico: melhora espontânea da acuidade visual dentro de 1–2 semanas

Neurite Perióptica
Etiologia: desmielinização por causa de:
(1) esclerose múltipla
(2) infecção: sarampo, caxumba, sífilis
(3) sarcoidose
√ O realce leptomeníngeo obscurece o nervo óptico lucente

VÍTREO PRIMÁRIO HIPERPLÁSICO PERSISTENTE
[*vitreus*, Latim = vidro; *humor*, Francês de *umor*, Latim = fluido corporal; vitreous = vítreo]
= quadro não hereditário, congênito e raro com persistência + hiperplasia do sistema fibrovascular derivado de vítreo primário embrionário e seu suprimento arterial hialoide por causa de parada da regressão normal.

Embriologia:
— **Humor vítreo primário**
= malha ectodérmica fibrilar e tecido mesodérmico consistindo em um sistema vascular hialoide embrionário; aparece durante o 1º mês de vida; estende-se entre o cristalino e a retina; regride por volta do 6º mês de gestação
— **Artéria hialoide**
= fonte importante de nutrição intraocular até o 8º mês de gestação; surge da artéria oftálmica dorsal na 3ª semana de gestação; cresce em sentido anterior com ramos alimentando o vítreo e o aspecto posterior do cristalino
— **Humor vítreo secundário/do adulto**
começa a formar-se durante o terceiro mês de gestação; uma massa aquosa de fibras de colágeno soltas e de ácido hialurônico substitui gradualmente o vítreo primário, que fica reduzido a um pequeno resto em forma de "S" (canal hialoide = canal de Cloquet) e serve como canal linfático.

Patogênese: fragmentação na cápsula posterior → invasão do cristalino → absorção do cristalino → formação de catarata e glaucoma; hemorragia do tecido fibrovascular (comum) → dobra da retina com descolamento (30%–56%)

Pode estar associado a: qualquer malformação ocular intensa/displasia óptica/trissomia 13

Idade: observado no nascimento/dentro de algumas semanas de vida

- leucocoria unilateral (segunda causa mais comum)
  ◊ 19–28% dos casos de leucocoria
- convulsões, deficiência mental, perda da audição
- ± catarata, estrabismo, glaucoma dolorido, hifema, uveíte
- oftalmoscopia: massa tubular em forma de "S" estendendo-se entre a superfície posterior do cristalino e a região da cabeça do nervo óptico; a opacidade do cristalino pode impedir o diagnóstico

Localização: unilateral
◊ A bilateralidade é uma característica de síndrome congênita (doença de Norrie, doença de Warburg)!

√ Microftalmia = globo pequeno e hipoplásico (61–92%);
√ Globo de tamanho normal (13%)
√ Buftalmo (em até 26%)
√ Descolamento da retina (em virtude da tração vitreorretinal em 30%)

US:
√ Faixa hiperecoica estendendo-se do polo posterior do globo para a superfície posterior do cristalino (= resto embrionário de vítreo primário)
√ Linha anecoica central (= artéria hialoide persistente) com sinais Doppler positivos
√ Faixa hiperecoica estendendo-se da papila para a *ora serrata* (= descolamento da retina)
√ Ecogenicidade heterogênea do vítreo aumentada (por causa de hemorragia)

CT:
√ Realce da densidade central por trás do cristalino em forma de cone estendendo-se do cristalino através do corpo do vítreo para trás da órbita, lateral ao nervo óptico (= vítreo primário)
√ Faixa linear/septo estendendo-se para o polo posterior
√ Nervo óptico pequeno
√ Cristalino redondo brilhante e anormalmente pequeno (por causa de absorção/inchaço)
√ Vítreo hiperdenso (por causa de hemorragia anterior)
√ Níveis de fluido-fluido de fragmentação da hemorragia recorrente em espaço sub-hialoide (entre o vítreo e a retina)/sob a retina (entre o epitélio do pigmento e sensorial)
◊ O sangue não forma camada em humor vítreo extremamente viscoso
√ Realce de massa vascular por trás do cristalino
√ SEM calcificações

MR:
√ Corpo vítreo hiperintenso em T1 e T2 em virtude de produtos de degradação crônica do sangue (metemoglobina/fluido proteináceo)
√ Faixa triangular fina hipo- a isointensa com base próxima ao disco óptico e ápice na superfície posterior do cristalino
√ Realce acentuado de massa fibrovascular dentro do vítreo
√ Anormalidades do cristalino
√ Processo ciliar alongado
√ Retina anterior em forma de tenda

Cx: (1) glaucoma, catarata de hemorragia intravítrea espontânea recorrente (por causa de vasos friáveis)
(2) proliferação de tecido embrionário
(3) descolamento da retina resultante de hemorragia de organização/tração
(4) hidropisia/atrofia do globo + reabsorção do cristalino
(5) *phthisis bulbi* (retração e definhamento do olho)

Rx: preservação do globo por razões cosméticas; enucleação só para hemorragia da retina e glaucoma

PSEUDOTUMOR DA ÓRBITA
= PSEUDOTUMOR INFLAMATÓRIO ORBITÁRIO IDIOPÁTICO
= processo inflamatório não granulomatoso afetando todas as partes moles intraorbitárias

Etiologia:
(a) causa não aparente no momento da investigação: bacteriana, viral, corpo estranho
(b) doença sistêmica não aparente no momento: sarcoidose, colágeno, endócrina
(c) idiopática: provavelmente resposta imune anormal

Incidência: 25% de todos os casos de exoftalmia unilateral; causa mais comum de uma lesão de massa intraorbitária no adulto
◊ segunda causa mais comum de exoftalmia

Idade: mulher jovem

Histologia: infiltrado linfocítico

Pode estar associado a:
granulomatose de Wegener, sarcoidose, mediastinite fibrosante, fibrose retroperitoneal, tiroidite, colangite, vasculite, linfoma
- início súbito de proptose dolorosa unilateral
- inchaço da pálpebra, quemose
- impedimento do movimento ocular e diplopia; redução da visão

Localização: gordura retrobulbar (76%), músculo extraocular (57%), nervo óptico (38%), área da úvea-esclera (33%), glândula lacrimal (5%)

(1) tipo tumefativo (comum)
√ Massa intra-/extraconal mal definida e discreta
= "pseudotumor" próximo à superfície do globo
(2) tipo miosítico (incomum)
√ Dilatação de um/mais de um músculo extraocular com margens mal definidas próximo à inserção no globo
√ Envolvimento típico de inserções de músculos e tendões (DDx para doença da Graves só com envolvimento muscular)
√ Filamentação inflamatória de gordura retrobulbar (podendo envolver o compartimento anterior)
√ Espessamento e realce da úvea e da esclera (esclera próxima à bainha do bulbo do olho [cápsula de Tenon])
√ Espessamento do músculo orbitário (secundário à miosite)
√ Realce da bainha do nervo óptico
√ Glândula lacrimal inflamada e dilatada
√ Proptose

MR:
√ Lesão isointensa à gordura em T2

Prognóstico:
(1) curso remitente/crônico e progressivo
(2) resposta rápida, dramática e duradoura à terapia com esteroides

DDx: (1) linfoma (pode ser clínica, radiográfica e patologicamente confundido com linfoma)
(2) oftalmopatia da tireoide (afunilamento dos músculos distais, proptose indolor)
(3) radioterapia

ASTROCITOMA DA RETINA
= neoplasia de baixo grau/hamartoma surgindo da camada de fibras nervosas da retina/nervo óptico, geralmente associado à esclerose tuberosa

Etiologia: esclerose tuberosa (53%); neurofibromatose tipo 1 (14%), esporádica (33%)

Patologia: geralmente múltiplo e bilateral na esclerose tuberosa:
(1) lesão pequena, plana, não calcificada e semi-translucente na retina posterior/periférica
(2) lesão "em amora"= tumor branco elevado na retina posterior com fina nodularidade contendo calcificações e acúmulo de fluidos císticos

Histologia: astrócitos fibrosos fusiformes
- leucocoria (3% de todos os casos infantis de leucocoria)
- perda da visão assintomática e progressiva

Localização: retina, próximo ao disco óptico
√ Massa da retina ± realce
√ Tipicamente unilateral (DDx a Drusen)

Cx: (1) oclusão central da veia da retina e hemorragia secundária
(2) glaucoma neovascular
(3) necrose tumoral extensa

DESCOLAMENTO DA RETINA
= separação da retina sensorial do epitélio do pigmento da retina (RPE)

Causa: inflamação, neoplasia, traumatismo

Fisiopatologia: o gel vítreo formado se liquefaz com o envelhecimento e acaba separando-se da retina

Mecanismo:
(a) regmatogêneo (mais comum) = laceração na retina → acúmulo de vítreo liquefeito no espaço sob a retina → separação da retina da porção subjacente
[*rhegma*, Grego = descontinuidade, quebra]
Predisposição: retinopatia diabética, trauma, miopia significativa, catarata congênita, cirurgia, glaucoma congênito, doença de células falciformes, leucemia, lúpus eritematoso sistêmico, metástases
(b) de tração: distensão por tecido fibrovascular (cicatriz)
(c) exsudativo: processo exsudativo/inflamatório, tumor
√ Formato em "V" CARACTERÍSTICO (com descolamento total)
√ Somente em um quadrante (descolamento parcial)
√ Retina dobrada e espessa com perda de mobilidade (descolamento duradouro)
√ Espaço sob a retina normal/ocupado por sangue, inflamação/tumor (dependendo da causa)

MR:
√ Diferenciação entre fluido seroso *vs.* proteináceo *vs.* hemorrágico

US:
√ Área curvilínea de alta ecogenicidade fixada no disco óptico (= papila) e estendendo-se para a *ora serrata*

Cx: perda da visão (se houver envolvimento da mácula)

Rx: *buckle* da esclera, retinopexia pneumática, terapia a *laser*, crioterapia, vitrectomia

DDx: membranas vítreas, descolamento coroidal (ponto de fixação não na pupila)

RETINITE INDUZIDA POR CMV
Incidência: em 1/3 dos pacientes com AIDS não em terapia antirretroviral altamente ativa (HAART)

Localização: unilateral → bilateral
√ Realce da úvea
√ Descolamento da retina
√ Calcificações da retina

Cx: cegueira secundária ao descolamento da retina dentro de 3–6 meses (em 33% antes da HAART)

RETINOBLASTOMA
= NEUROEPITELIOMA DA RETINA
= tumor intraocular raro congênito, agressivo e maligno surgindo de células fotorreceptoras primitivas da retina (incluído em um grupo de tumores neuroectodérmicos primitivos)

Tipos:
(A) FORMA NÃO HEREDITÁRIA (66%)
  (1) mutação somática pós-zigótica esporádica (gerações subsequentes não afetadas)
    Idade média na apresentação: 23 meses
    √ Doença unilateral
  (2) anomalia cromossômica
    = monossomia 13/deleções de 13q
    Associado a: microcefalia, alterações da orelha, dismorfismo facial, retardo mental, anormalidades dos dedos das mãos e dos pés, malformação da genitália
(B) FORMA HEREDITÁRIA (30–60%)
  = transmissão autossômica dominante à prole com penetrância de 90–95%
  Causa: perda de função dos dois alelos do gene RB1 de supressão de tumor no braço longo do cromossomo 13 (13q14)]
  ◊ Tumores bilaterais/multifocais sempre associados à doença hereditária!
  √ Tumores múltiplos em 60–75%
  (1) forma esporádica hereditária (20–25%)
    = mutação esporádica da linha de germinação (50% de chance de ocorrência nas gerações subsequentes)
    Idade média na apresentação: 12 meses
    √ Retinoblastoma bilaterais em 66%
  (2) retinoblastoma familiar (10–30%)
    = dominante autossômica com anormalidade da faixa 14 no cromossomo 13 (penetrância de 95%)
    Idade média na apresentação: 8 meses
    √ Geralmente 3 a 5 tumores oculares por olho
    √ Tumores bilaterais em 66%
  Risco de malignidade secundária não ocular (8%): ósteo~, condro~, fibrossarcoma, histiocitoma fibroso maligno, melanoma, carcinoma (20% de risco dentro de 10 anos > 90% por volta dos 30 anos de idade); alto risco dentro do campo de radiação com feixe externo (30%)
  Localização: cabeça, pele, osso, cérebro
  Retinoblastoma trilateral (variante rara)
    = retinoblastomas bilaterais + tumor pineal neuroectodérmico (pineoblastoma)
    ◊ Geralmente diagnosticado 2 anos após um tumor ocular
  Retinoblastoma quadrilateral
    = retinoblastoma trilateral + 4º foco em cisterna suprasselar
Incidência: 1÷17.000–24.000 nascimentos vivos; é a neoplasia intraocular mais comum na infância; 11% de todos os cânceres no 1º ano de vida; 1% de todas as malignidades pediátricas
Idade: a idade média na apresentação é de 18 meses (para tumores bilaterais 7–16 meses, para tumores unilaterais 24–29 meses); 90–95% em crianças < 5 anos de idade; M÷F = 1÷1; sem predileção de etnia
Patologia:
  (1) forma endofítica: invasão centrípeta do tumor causando ilhas flutuantes de tumor em vítreo semilíquido ± câmara anterior
  (2) forma exofítica = proliferação para o espaço sob a retina com descolamento da retina + invasão da coroide vascular → disseminação hematógena
  (3) mistura de crescimento endo- e exofítico (comum)
  (4) forma infiltrante difusa = lesão *en-plaque* fina estendendo-se ao longo da retina (em 1–2%) → células descarregadas no vítreo → sedimentação da câmara anterior imitando um processo inflamatório (= pseudo-hipópio)
  (5) regressão espontânea completa (rara) → *phthisis bulbi* (= globo encolhido e inativo)
Histologia:
  √ As células neoplásicas neuroepiteliais primitivas tendem a crescer exageradamente
    suprimento sanguíneo → necrose → foco de calcificações
  (a) rosetas de Flexner-Wintersteiner (em 50%)
    = as células neuronais alinham-se ao redor de uma zona central vazia preenchida com polissacarídeos (= diferenciação fotorreceptora)
    ◊ Muito específico para retinoblastomas!
  (b) rosetas de Homer-Wright
    = as células neuronais alinham-se ao redor de uma área central contendo uma teia muito fina de filamentos (também encontrada em outros tumores neuroectodérmicos primitivos) = diferenciação neuronal
  (c) *"fleurettes"*
    = agrupamentos de células de tumor semelhantes a flores que formam elementos fotorreceptores (específicos para diferenciação da retina)
- "olho de gato" = leucocoria (massa esbranquiçada atrás do cristalino) em 56–72%
  ◊ Cerca de 50% de todos os casos de leucocoria infantil são causados por retinoblastoma!
- estrabismo = olhos cruzados = falta de visão binocular (22–24%)
- proptose (menos comum)
- acuidade visual reduzida, heterocromia da íris, anisocoria
- hifema espontâneo, inflamação periocular
- neovascularização da íris
- dor ocular causada por glaucoma secundário de fechamento do ângulo
Localização: parede posterolateral do globo (mais comum); 60% unilateral; 40% bilateral e frequentemente síncrono (90% bilateral nas formas herdadas)
√ Tamanho ocular normal
√ Presença de calcificações (DDx para outras massas intraoculares)
US:
  √ Massa intraocular sólida, hiperecoica, heterogênea e irregular
  √ Áreas císticas de necrose tumoral
  √ Descolamento secundário da retina (comum)
  √ Calcificações finas focalizadas com sombreamento acústico (em 75%)
  √ Focos ecogênicos de hemorragia vítrea (frequentes)
CT (modalidade principal em leucocoria):
  √ Massa hiperdensa sólida, lobulada e suavemente marginada por trás do cristalino no tipo endofítico (o tipo exofítico mais raro cresce no espaço sob a retina causando descolamento da retina)
  √ Calcificação parcial pontilhada/nodular (50–75–95%)
    ◊ O retinoblastoma é a causa mais comum de calcificações orbitárias!
  √ Vítreo denso (comum)
  √ Extensão extraocular (em 25%): dilatação do nervo óptico, partes moles anormais na órbita, extensão intracraniana
  √ Realce pelo meio de contraste (27%)
  √ ± macroftalmia
Risco: formação de catarata
MR (para sintomas clínicos de disseminação intracraniana):
  Vantagem: avaliação da extensão para a via óptica e espaço subaracnoide + sedimentação vítrea; acompanhamento sem radiação
  √ Massa com intensidade de sinal semelhante à da substância cinzenta:
    √ Tumor levemente hiperintenso em T1 em relação ao vítreo

√ Distintamente hipointenso em T2 (semelhante ao melanoma da úvea)
√ Intensidade heterogênea na presença de calcificações
√ Realce de moderado a acentuado
√ Dilatação e realce do nervo óptico (DDx: gliose reativa)
√ Exsudado sob a retina geralmente hiperintenso em T1 e T2 (fluido proteináceo)
√ Avaliação do canal espinal para disseminação subaracnoide

Cx: (1) metástases para: meninges (via espaço subaracnoide), medula óssea, pulmão, fígado, linfonodos
  ◊ Sem risco de metástases sem penetração da *lamina cribrosa*!
(2) sarcomas induzidos por radiação desenvolvem-se em 15–20%

Prognóstico: regressão espontânea em 1%:
√ Calcificações = sinal prognóstico favorável
√ Realce pelo contraste = sinal prognóstico desfavorável

Mortalidade:
(a) invasão da coroide 65% se significativa; 24% se for leve
(b) invasão do nervo óptico através do disco óptico:
  < 10% se não invadido;
  15% se através da *lamina cribrosa*
  44% se significativamente posterior à *lamina cribrosa*
(c) margem de ressecção não livre de tumor: > 65%

Rx: crioablação, fotocoagulação a *laser*, quimiotermoterapia, braquiterapia, radioterapia em placas; quimiorredução + cirurgia; enucleação

Sobrevida: 90–95% por causa da detecção mais precoce

DDx: (1) vítreo primário hiperplásico persistente (sem calcificações, microftalmia, septo vertical entre disco óptico + cristalino posterior)
(2) doença de Coats (exsudação sob a retina, sem calcificação, grupo etário ligeiramente mais velho, sem realce do espaço sob a retina)
(3) retinoma = retinocitoma (variante benigna)
(4) endoftalmite por *Toxocara* (sem calcificação, geralmente > 5 anos de idade, contato com cães, sorologia)
(5) fibroplasia por trás do cristalino (microftalmia, bilateral, baixo peso ao nascer, leucomalacia periventricular)
(6) doença de Norrie (displasia da retina)
(7) drusen gigante = tipo nodular de hamartoma astrocítico da retina (confinado à retina sensorial/disco óptico, ausência frequente de hemorragia/necrose; pode estar associado à esclerose tuberosa/NF 1)

FIBROPLASIA POR TRÁS DO CRISTALINO
= RETINOPATIA DA PREMATURIDADE
= organização bilateral do humor vítreo fibrovascular pós-natal frequentemente assimétrico, o qual leva geralmente ao descolamento da retina

Fisiopatologia: a vascularização da retina ocorre entre o 4° e o 9° mês da vida fetal, progredindo da papila para a periferia; a vascularização é incompleta em neonatos prematuros, especialmente em setores temporais.

Predisposição: crianças prematuras com síndrome da angústia respiratória exigindo terapia prolongada com oxigênio.

Gravidade diretamente relacionada com:
(1) grau de prematuridade
(2) peso ao nascer
(3) quantidade de oxigênio usada na terapia

• leucocoria em casos graves (descolamento da retina por tração, geralmente bilateral + temporal) [3–5% de todos os casos de leucocoria na infância]

• estágios oftalmoscópicos:
  1° estágio = estreitamento arteriolar dos vasos mais imaturos na borda da retina vascular-avascular (do espasmo como reação à hiperoxigenação)
  2° estágio = dilatação + alongamento + tortuosidade dos vasos da retina (após retirada do oxigênio)
  3° estágio = neovascularização da retina com crescimento para dentro do vítreo leva à hemorragia do vítreo
  4° estágio = fibrose com retração de tecido fibrovascular + descolamento de retina

√ Microftalmia bilateral ± descolamento da retina

US:
√ Tratos hiperecoicos estendendo-se do lado temporal da periferia da retina até o vítreo atrás do cristalino

CT:
√ Vítreo denso bilateralmente (involução neovascular)
√ ± calcificações distróficas na coroide + cristalino (estágio tardio)

MR:
√ Vítreo hiperintenso em T1 e T2 (por causa de hemorragia crônica sob a retina)
√ Massa hipointensa atrás do cristalino (aposição de folhas descoladas da retina deslocadas da camada de pigmentos da retina)

Prognóstico:
(1) regressão espontânea da neovascularização do vítreo (85–95%) ± descolamento da retina
(2) progressão para estágio cicatricial caracterizado por formação de membrana densa de tecido vascularizado cinza-esbranquiçado no vítreo atrás do cristalino + descolamento da retina + microftalmia

DDx: retinoblastoma (calcificações no olho de tamanho normal)

RABDOMIOSSARCOMA
Tumor orbitário maligno primário mais comum na infância
  ◊ 10% ocorrem principalmente na órbita
  ◊ 10% formam metástases/invadem a órbita

Incidência: 3–4% de todas as massas orbitárias pediátricas

Histologia: surgindo do mesênquima não diferenciado das partes moles orbitárias (não do músculo estriado)
(1) tipo embrionário (75%)
  Variante: tipo botrioide
  Idade: recém-nascido até 15 anos
(2) tipo alveolar (15%)
  Idade: 10–25 anos
(3) tipo pleomórfico (10%)
  Idade de pico: 45 anos
  Localização: principalmente os grandes músculos das extremidades

Idade na apresentação: em média aos 7 anos; 90% aos 16 anos; M > F

Raramente associado a: neurofibromatose

• exoftalmia de progresso rápido + proptose da pálpebra superior

Localização: órbita superior/retrobulbar (71%), pálpebra (22%), conjuntiva (7%)

√ Massa grande com densidade de partes moles e margens mal definidas (músculos extraoculares não envolvidos)
√ ± extensão para o espaço pré-septal, seio adjacente, cavidade nasal, cavidade intracraniana com erosão óssea
√ Pode mostrar realce significativo

MR:
√ Massa homogênea isointensa/minimamente hiperintensa ao músculo em T1
√ Hiperintensa ao músculo e gordura em T2
√ Realce interno

US:
- √ Massa irregular heterogênea bem definida de ecogenicidade baixa a média

Metástases: pulmão, medula óssea, linfonodos cervicais (rara)
Prognóstico:
(1) 40% de sobrevida após exenteração
(2) 80–90% de sobrevida após radioterapia (4.000–5.000 rad) + quimioterapia (vincristina, ciclofosfamida, doxorrubicina)

DDx: pseudotumor, linfoma

ESTAFILOMA

= saculação do polo posterior do globo (ou protrusão da córnea semelhante a baga)

Prevalência: aumentando com o tamanho do globo
Causa: miopia axial (lado temporal do disco óptico/anteriormente/ao longo do equador), traumatismo, esclerite, infecção necrosante

√ Abaulamento focal + afinamento da esclera

Cx: degeneração coriorretinal avançada (77%), retração da coroide a partir do disco óptico, descolamento do vítreo posterior, hemorragia da coroide, descolamento da retina, catarata, glaucoma

TROMBOSE DA VEIA OFTÁLMICA SUPERIOR

Causa: sinusite paranasal
- dor na órbita, cefaleia, perturbação da visão, paralisia do nervo craniano
- edema periorbitário, quemose, proptose

√ Defeito de preenchimento na veia oftálmica superior
√ Dilatação das veias oftálmicas superiores e do seio cavernoso
√ Edema periorbitário
√ Ingurgitamento dos músculos extraoculares
√ Exoftalmia

Cx: perda da visão, trombose do seio cavernoso, sepse
Rx: anticoagulação + antibióticos

MELANOMA DA ÚVEA

Neoplasia intraocular primário mais comum em adultos caucasianos

Idade: 50–70 anos
Localização: coroide (85–93%) > corpo ciliar (4–9%) > íris (3–6%), quase sempre unilateral

- descolamento da retina, hemorragia do vítreo
- astigmatismo, glaucoma

US:
√ Massa sólida pequena, plana e hiperecoica

CT:
√ Espessamento hiperdenso mal definido da parede do globo com abaulamento para dentro

MR:
√ Lesão nitidamente circunscrita e hiperintensa em T1 (propriedades paramagnéticas da melanina)

Metástases para: globo, nervo óptico; fígado, pulmão, subcútis

VARIZ DA ÓRBITA

◊ Causa mais comum de hemorragia orbitária espontânea!
Etiologia:
(a) congênita: fraqueza na parede venosa pós-capilar
(b) adquirida: malformação atriovenosa (AVM) intraorbitária/intracraniana

◊ As veias da órbita não possuem válvulas!

Incidência: incomum
Idade: 2^a–3ª décadas: M÷F = 1÷1
Pode estar associada a: anomalias venosas intracranianas contíguas/não contíguas

- proptose por esforço = protrusão dramática do olho com estiramento (tosse, inclinação para frente, retenção da respiração, Valsalva)
- cegueira frequente

√ Envolvimento da veia orbitária superior/inferior; raros flebólitos
√ Pode produzir erosão óssea sem reação esclerótica
√ Massa bem definida com realce acentuado
√ Dilatação da massa durante a manobra de Valsalva/compressão da veia jugular

CT:
√ Dilatação normal/apenas leve das veias em posição supina (repetir a varredura durante a manobra de Valsalva/em posição prona/com torniquete no pescoço)
√ Massa de vasos triangular/em forma de clava suavemente contornada
√ Realce de contraste intenso

US:
√ Estrutura anecoica tubular/oval ± trombo
√ Fluxo venoso aumentando/revertendo-se com Valsalva

MR:
√ *Flow-void* (fluxo rápido)/realce associado ao fluxo (fluxo lento)

Cx: 1. Hemorragia
2. Trombose espontânea (com proptose rápida e dolorida)

DOENÇA DE WARBURG

= síndrome autossômica recessiva caracterizada por:
(1) vítreo primário hiperplásico persistente bilateral
(2) hidrocefalia, lissencefalia
(3) retardo mental

- leucocoria bilateral + microftalmia

ORELHA, NARIZ E GARGANTA
DIAGNÓSTICO DIFERENCIAL DE DOENÇAS DA ORELHA, NARIZ E GARGANTA

PARALISIA DO NERVO FACIAL
A. SEGMENTO INTRACRANIANO
   (a) intra-axial
       glioma do tronco cerebral, metástase, esclerose múltipla, acidente cerebrovascular, hemorragia
       - envolvimento também do VI nervo craniano
   (b) extra-axial
       tumor do ângulo cerebelopontino – CPA (neuroma acústico, meningioma, epidermoide), inflamação CPA (sarcoidose, meningite basilar), dolicoectasia vertebrobasilar, malformação atriovenosa (AVM), aneurisma
       - envolvimento também do VIII nervo craniano
B. SEGMENTO INTRATEMPORAL
   fratura, colesteatoma, paraganglioma, hemangioma, schwannoma do nervo facial, metástase, paralisia de Bell, otite média
   - perda da lacrimação, hiperacusia, perda do paladar
C. SEGMENTO DA PARÓTIDA EXTRACRANIANA
   parto com fórceps, trauma facial penetrante, cirurgia da parótida, malignidade da parótida, otite externa maligna
   - preservação da lacrimação, reflexo estapédico, paladar

ORELHA

Déficit de Audição
A. PERDA AUDITIVA CONDUTIVA
   - redução na condução do ar via canal auditivo externo (EAC), membrana timpânica, cadeia ossicular, janela oval (som via fones de ouvido)
   - condução óssea normal (som via oscilador ósseo)
   (a) traumatismo: subluxação incudoestapedial/incudomaleal; deslocamento da bigorna (*incus*); deslocamento do estribo; fratura do estribo/martelo
   (b) destruição da cadeia ossicular: otite média
   (c) restrição da cadeia ossicular: otoesclerose fenestral
   ◊ A tomografia computadorizada (CT) é a modalidade de escolha!
B. PERDA AUDITIVA SENSORINEURAL – SNHL (mais comum)
   - limiares de condução elevados para osso + ar
   (a) **SNHL coclear**/sensorial = dano a cóclea/órgão espiral (órgão de Corti) (menos comum)
       – labirinto ósseo
         (1) desmineralização: otoesclerose (otoespongiose), osteogênese imperfeita, doença de Paget, sífilis.
         (2) deformidade congênita: dis-/aplasia da cóclea, anomalia de Michel, displasia de Mondini, síndrome do aqueduto vestibular dilatado, perda auditiva sensorineural ligada ao X
         (3) lesão traumática: fratura transversa, fístula perilinfática, concussão da cóclea
         (4) lesão destrutiva: lesão inflamatória, lesão neoplásica
         ◊ A CT é a modalidade de escolha!
       – labirinto membranoso
         (1) realce: labirintite, síndrome de Cogan (fase precoce de ceratite intersticial autoimune), schwannoma intralabirintino, sítio de fístula perilinfática pós-inflamatória
         (2) obliteração: labirintite ossificante, síndrome de Cogan (fase tardia)
         (3) hemorragia: traumatismo, labirintite, coagulopatia, fistulização do tumor
         (4) doença de Ménière (vertigem + perda auditiva sensorineural sensorial flutuante)
         ◊ A MR é a modalidade de escolha!
   (b) **SNHL retrococlear**/neural (mais comum)
       = anormalidades dos neurônios do gânglio espiral + vias auditivas centrais
       – canal auditivo interno (IAC)/ângulo cerebelopontino
         (1) lesão neoplásica: schwannoma vestibular/trigeminal (neuroma acústico em 1%), meningioma, cisto aracnoide, cisto epidermoide, carcinomatose leptomeníngea, linfoma, lipoma, hemangioma
         (2) lesão não neoplásica: sarcoidose, meningite, alça vascular, siderose
       – via auditiva intra-axial
         (tronco cerebral, tálamo, lobo temporal)
         (1) lesão isquêmica
         (2) lesão neoplásica
         (3) lesão traumática
         (4) lesão desmielinizante
       ◊ A MR é a modalidade de escolha!

Zumbido Pulsátil ± Membrana Timpânica Vascular
= percepção de som síncrono cardíaco rítmico de campainha/cigarra/estalido.
A. Sem anormalidade (20%)
B. Variantes vasculares congênitas (21%)
   1. Artéria carótida interna aberrante
      = resultado da anastomose da artéria timpânica inferior dilatada com artéria caroticotimpânica dilatada quando a artéria carótida interna cervical é subdesenvolvida
   2. Bulbo jugular deiscente
   3. Bulbo jugular alto não deiscente (= megabulbo jugular)
      √ Bulbo jugular alto com divertículo projetando-se para cima, para dentro do osso temporal petroso
C. Lesões vasculares adquiridas (25%)
   1. Malformação arteriovenosa dural
   2. Fístula arteriovenosa extracraniana
   3. Lesão vascular estenótica de alto grau: aterosclerose da artéria carótida, displasia fibromuscular, dissecção da artéria carótida
   4. Aneurisma envolvendo o segmento horizontal da artéria carótida interna petrosa
D. Tumores do osso temporal (31%)
   1. Paraganglioma (27%): glomo timpânico, glomo jugular
   2. Meningioma
   3. Hemangioma
E. Diversos
   1. Granuloma de colesterol

Desmineralização do Osso Temporal
1. Otosclerose = otoespongiose
2. **Doença de Paget** = osteoporose circunscrita
   - perda auditiva sensorineural/mista (envolvimento da cóclea/fixação do estribo na janela oval)

√ Em geral, alterações líticas iniciando-se na pirâmide petrosa e progredindo lateralmente; a cápsula ótica é a ultima a ser afetada
√ Alterações da calota ± impressão basilar
3. **Displasia fibrosa**
monostótica com envolvimento do osso temporal
- inchaço indolor da mastoide
- perda de audição condutiva (por causa do estreitamento do canal auditivo externo [EAC]/orelha média)
√ Osso espessado e homogeneamente denso (tecido fibro-ósseo menos denso que o osso da calota)
√ Osso expandido com córtex preservado
√ Lesões líticas (menos frequentes)
√ Preservação do labirinto membranoso do canal do nervo facial, o canal auditivo interno (IAC) é a regra
4. Osteogênese imperfeita
√ Alterações semelhantes às da otoesclerose
síndrome de van der Hoeve-de Kleyn
= osteogênese imperfeita + perda auditiva + esclera azul em pacientes no final da 2ª/início da 3ª década de vida
5. Otossífilis: labirintite + lesão gomosa do canal auditivo interno + osteíte inflamatória de reabsorção
√ Osteólise permeável roída do osso temporal
6. Metástase

Massas da Orelha Externa
A. CONGÊNITA
1. Atresia
B. INFLAMATÓRIA
1. Otite externa maligna
2. **Ceratose obturante**
processo bilateral associado a sinusite crônica + bronquiectasia
Idade: < 40 anos
3. Colesteatoma
C. TUMOR BENIGNO
1. **Exostose** = orelha de surfista
Causa: irritação por água fria
√ Massa óssea projetando-se para o interior do canal auditivo externo; com frequência múltipla e bilateral
2. **Osteoma**
√ Pode invadir o osso adjacente
√ Isolada no EAC/mastoide
3. **Ceruminoma**
resultante das glândulas apócrina e sebácea; erosão óssea imitando malignidade
D. TUMOR MALIGNO
1. Carcinoma de células escamosas
- frequentemente, história duradoura de otite média supurativa crônica = "otite maligna"
2. Carcinoma de células basais
3. Melanoma, adenocarcinoma, carcinoma cístico adenoide
4. Metástases
(a) hematogênica: mama, próstata, pulmão, rim, tireoide
(b) disseminação direta: pele, parótida, nasofaringe, cérebro, meninges
(c) sistêmica: leucemia, linfoma, mieloma
5. Histiocitose X: em 15% dos pacientes

Massas da Orelha Média
A. CONGÊNITA
1. Artéria carótida interna aberrante
- membrana timpânica vascular
- zumbido pulsátil

√ Densidade de partes moles tubulares penetrando a cavidade da orelha média posterolateral à cóclea, cruzando o mesotímpano ao longo do promontório coclear e saindo em sentido anteromedial para se tornar a porção horizontal do canal da carótida
√ Protrusão para a orelha média sem margem óssea
2. Bulbo jugular deiscente
B. INFLAMATÓRIA
1. Colesteatoma
2. Granuloma de colesterol
3. Tecido de granulação
√ Filamentos lineares levando à opacificação parcial da orelha média sem erosão óssea
C. TUMOR BENIGNO
1. Tumor adenomatoso (tipo de padrão misto)
√ Realce intenso
√ Sem destruição óssea
2. Tumor do glomo (múltiplo em 10%; 8% maligno)
(a) glomo timpânico: no promontório coclear
√ Raramente leva à erosão óssea
(b) glomo jugular: no forame jugular
√ Invasão da orelha média de baixo para cima
√ Destruição do teto ósseo da fossa jugular + esporão ósseo separando a veia da artéria carótida
3. Schwannoma do nervo facial
- paralisia de Bell persistente (em 5% causada por neurinoma)
Localização: intracanalicular > canal auditivo interno
√ Massa tubular em canal facial dilatado/tortuoso
4. Hemangioma ossificante
5. Coristoma = tecido salivar maduro ectópico
6. Tumor do saco endolinfático
√ Surge da região do aqueduto vestibular
7. Meningioma
D. TUMOR MALIGNO
1. Carcinoma de células escamosas
2. Metástase
3. Rabdomiossarcoma
Localização: órbita > nasofaringe > orelha
4. Adenocarcinoma (raro), carcinoma cístico adenoide

Massa no Promontório
[promontório = osso sobre a curva basal da cóclea]
1. Glomo timpânico
2. Colesteatoma congênito
3. Artéria carótida aberrante
4. Artéria estapédica persistente

Massas da Orelha Interna
A. CONGÊNITA
1. Colesteatoma congênito/primário
= tumor epidermoide (terceiro tumor mais comum do CPA)
B. INFLAMAÇÃO
1. Granuloma de colesterol
2. Mucocele do ápice petroso
C. TUMOR
1. Tumor do glomo jugular
2. Hemangioma, lesão fibro-óssea
3. Metástase
4. Neurinoma do nervo facial
5. Tumores grandes do ângulo cerebelopontino (CAP): neuroma acústico, meningioma (segundo tumor mais comum do CAP)

SEIOS

Opacificação do Seio Maxilar
A. SEM DESTRUIÇÃO DO OSSO
1. Aplasia do seio/hipoplasia
   Idade: NÃO visualizada rotineiramente ao nascer, por volta dos 6 anos no assoalho do antro ao nível da concha média, aos 15 anos no tamanho adulto
   Localização: uni-/bilateral
   √ Depressão do assoalho orbitário com aumento da órbita
   √ Deslocamento lateral da parede lateral da fossa nasal com concha grande
2. Cisto dentígero do maxilar, geralmente contendo um dente/coroa; sem dente = cisto dentígero primordial
3. Ameloblastoma
4. Sinusite aguda
   √ Nível de ar-fluido
B. COM DESTRUIÇÃO ÓSSEA
1. Tumor do seio do maxilar
2. Infecção: aspergilose, mucormicose, TB, sífilis
3. Granulomatose de Wegener; granuloma letal da linha média
4. Fratura do assoalho orbitário

Massas do Seio Paranasal
1. Mucocele
   Causa: obstrução do seio paranasal
   √ ± remodelação óssea/expansão do seio
2. Cisto de retenção de muco
   Causa: obstrução de glândula seromucinosa pequena
   Localização: geralmente no assoalho da maxila
   √ Massa de partes moles suavemente marginada
3. Pólipo sinonasal
4. Pólipo antrocoanal
5. Papiloma de inversão
6. Sinusite
7. Carcinoma
8. Rabdomiossarcoma (do adulto)
   Sítio: seios etmoides
   Prognóstico: ruim (por causa da extensão intracraniana frequente)

Lesões Granulomatosas dos Seios
A. Irritantes crônicas
1. Berílio
2. Sais cromados
B. Infecciosas
1. Tuberculose
2. Actinomicose
3. Rinoscleroma
4. Framboesia
5. Blastomicose
6. Lepra
7. Rinosporidiose
8. Sífilis
9. Leishmaniose
10. Mormo
C. Doença autoimune
1. Granulomatose de Wegener
D. Lesões semelhantes a linfoma
1. Granuloma da linha média
E. Sem classificação
1. Sarcoidose

Secreções Hiperdensas do Seio
1. Secreções espessadas
2. Sinusite fúngica
3. Hemorragia para dentro do seio
4. Sinusite crônica infectada com bactérias (especialmente em doença de longa data/fibrose cística)

Seio Opacificado e Expansão/Destruição
Mnemônica: PLUMP FACIES
- **P**lasmacitoma
- **L**infoma
- **U**nknown (etiologia desconhecida): granulomatose de Wegener
- **M**ucocele
- **P**ólipo
- **F**ibroma (em processo de ossificação), displasia fibrosa
- **A**ngiofibroma, cisto ósseo **A**neurismático
- **C**âncer
- **I**nversão, Papiloma de
- **E**stesioneuroblastoma
- **S**arcoma: ou seja, rabdomiossarcoma

NARIZ

Massas da Pirâmide Nasal
A. BENIGNAS
1. Pólipo sinonasal
2. Papiloma invertido
3. Hemangioma
   • história de epistaxe
4. Granuloma piogênico
   √ Massa lobular pedunculada
5. Granuloma da gravidez
   = hemangioma nasal de gravidez
6. Hemangiopericitoma
7. Angiofibroma nasofaríngeo juvenil
   √ Surge na nasofaringe superior com extensão para o nariz via coana posterior
B. MALIGNAS
1. Carcinoma de células escamosas (primário mais comum)
   Predisposição: trabalhadores em contato com níquel
2. Adenocarcinoma, carcinoma mucoepidermoide, carcinoma cístico adenoide
3. Rabdomiossarcoma: cabeça e pescoço são os sítios mais frequentes
4. Linfoma, cloroma
5. Melanoma
6. Metástase

Massas na Nasofaringe
Mnemônica: NASAL PIPE
- **N**asofaríngeo, Carcinoma
- **A**ngiofibroma (juvenil)
- **S**pine (fratura da coluna/crânio)
- **A**denoides
- **L**infoma
- **P**ólipo
- **I**nfecção
- **P**lasmacitoma
- **E**xtensão de neoplasia (câncer do seio esfenoide/etmoide)

Massa Nasal da Linha Média Congênita
= resultado da regressão deficiente do divertículo embriológico dural através do forame cego+fontículo frontal (= fontanela nasofrontal) a partir do espaço pré-nasal.
Frequência: 1÷20.000 a 1÷40.000 nascimentos
1. Teratoma, dermoide, epidermoide
2. Glioma nasal = heterotopia cerebral nasal
3. Encefalocele sincipital
4. Hemangioma/linfangioma

5. Dacriocistocele
6. Dacriocistite

Perfuração/Destruição do Septo Nasal
1. Abuso de cocaína
2. Rinotilexomania (mania de cutucar o nariz com o dedo)
3. Cirurgia
4. Granuloma de reparação das células gigantes
5. Granulomatose de Wegener
6. Sarcoidose
7. Sífilis
8. Lepra

FARINGE

Massa do espaço parafaríngeo
A. BENIGNA
1. Plexo venoso pterigoide assimétrico
   √ Área racemosa em realce ao longo da borda medial do músculo pterigoide lateral
2. Abscesso
   Origem: faringite (mais comum), infecção dentária, doença de cálculo da parótida, trauma penetrante
3. Cisto atípico da segunda fenda branquial
   Idade: criança/adulto jovem
   • glândula parótida em protrusão
   • abaulamento da parede posterolateral da faringe
   √ Massa cística projetando-se da margem profunda da tonsila da fauce em direção à base do crânio
4. Adenoma pleomórfico de tecido salivar ectópico/do lobo profundo da glândula parótida (comum)
5. Schwannoma, neurofibroma
   Origem: geralmente do X nervo craniano
   √ Artéria carótida empurrada em sentido anterior
6. Paraganglioma
   √ Posterior à artéria carótida
   √ Extremamente vascular (vários *flow voids*)
7. Lipoma
B. MALIGNA
1. Carcinoma de células escamosas
   √ Extensão direta do espaço mucoso da faringe
   √ Extensão vertical para a base do crânio/osso hioide
2. Malignidade da glândula salivar

Massa do Espaço Mucoso da Faringe
1. Recesso faríngeo (Fossa assimétrica de Rosenmüller)
   = recesso faríngeo lateral = assimetria em volume de tecido linfoide
2. Abscesso tonsilar
   • garganta inflamada, febre, deglutição dolorida
3. Cisto de retenção pós-inflamatório
   √ Massa cística bem circunscrita de 1–2 cm
4. Calcificação pós-inflamatória
   • história remota de faringite intensa
   √ Agrupamentos múltiplos de calcificação
5. Tumor misto benigno
   • massa pedunculada surgindo das glândulas salivares menores
   √ Massa bem circunscrita oval/redonda projetando-se para o interior da via aérea
6. Carcinoma de células escamosas
   √ Massa infiltrante com epicentro medial + invadindo o espaço parafaríngeo
   √ Fluido da orelha média (mal funcionamento da tuba auditiva)
   √ Adenopatia cervical
7. Linfoma não Hodgkin
8. Malignidade da glândula salivar menor
9. Cisto de Thornwaldt
   ◊ Cisto congênito mais comum de cabeça e pescoço na criança!

Massa do Espaço do Mastigador
A. BENIGNA
1. Glândula parótida acessória assimétrica
   Incidência: 21% da população geral
   Localização: geralmente na superfície do músculo masseter
   √ Tecido proeminente da glândula salivar
2. Hipertrofia massetérica benigna
   Causa: bruxismo (= ranger dos dentes durante a noite)
   √ Dilatação homogênea de um/ambos os masseteres
3. Abscesso odontogênico/cistos mandibulares
   • dentição ruim + trismo
4. Linfangioma, hemangioma
B. MALIGNA
1. Sarcoma (condro-, ósteo-, de partes moles, especialmente rabdomiossarcoma em crianças)
   √ Massa infiltrante com obstrução da mandíbula
2. Schwannoma maligno
   √ Massa tubular ao longo do V_3 nervo craniano
3. Linfoma não Hodgkin
4. Carcinoma infiltrante de células escamosas
   √ Estendendo-se da mucosa da faringe
5. Malignidade da glândula salivar (carcinoma mucoepidermoide, carcinoma cístico adenoide)
   √ Estendendo-se da glândula parótida
Observação: (1) verificar curso de V3 para o forame oval para extensão da base do crânio à área do cavo de Meckel + seio cavernoso
(2) verificar a extensão para a fossa pterigopalatina para o tecido infraorbitário para dentro da órbita

Massa do Espaço Carotídeo
A. LESÃO VASCULAR
1. Artéria carótida ectasiada comum/interna
2. Aneurisma/pseudoaneurisma da artéria carótida
3. Veia jugular interna assimétrica
4. Trombose da veia jugular
B. TUMOR BENIGNO
1. Paraganglioma (tumor do corpo da carótida + glomo jugular + glomo vago)
2. Schwannoma
   √ Deslocamento anteromedial da artéria carótida + posterior da veia jugular interna
   √ Massa bem encapsulada
3. Neurofibroma dos IX, X e XI nervos cranianos
4. Cisto da fenda branquial
C. TUMOR MALIGNO
1. Metástase nodal de carcinoma de células escamosas para a cadeia jugular interior (comum)
   √ Envolvimento da artéria carótida = inoperável
2. Linfoma não Hodgkin

Aneurisma da Artéria Carótida
= aneurisma da artéria carótida extracraniana
1. Traumatismo
2. Infecção (aneurisma micótico)
3. Congênito (muito raro): manifestação de desordem do tecido conectivo (síndrome de Ehlers-Danlos, de Marfan, de Kawasaki, de Maffucci)

Massa do Espaço Retrofaríngeo
A. INFECÇÃO
1. Linfadenopatia reativa
   √ Nodos > 10 mm de diâmetro
2. Abscesso:
   √ Em forma de gravata-borboleta
B. TUMOR BENIGNO
1. Hemangioma
2. Lipoma
C. TUMOR MALIGNO
1. Metástase para os nodos retrofaríngeos de carcinoma nasofaríngeo de células escamosas, melanoma, carcinoma da tireoide
   Observação: o nodo sentinela de Rouvière (= nodo retrofaríngeo lateral) é um sinal precoce de câncer nasofaríngeo antes que a massa primária se torne evidente
2. Linfoma não Hodgkin
3. Invasão direta por carcinoma de células escamosas

Massa do Espaço Pré-Vertebral
A. PSEUDOTUMOR
1. Herniação do disco anterior
2. Osteófito do corpo vertebral
B. INFLAMAÇÃO
1. Osteomielite do corpo vertebral
2. Abscesso
   √ Extensão a partir do espaço retrofaríngeo/osteomielite/discite/abscesso epidural
C. TUMOR
1. Cordoma
2. Metástase do corpo vertebral: pulmão, mama, próstata, linfoma não Hodgkin, mieloma
   ◊ Metástases para o espaço pré-vertebral = inoperável

LARINGE

Paralisia das Cordas Vocais
1. Lesão de nascença
2. Malformação de Arnold-Chiari
3. Tumor intracraniano
4. Massa/cisto do mediastino
5. Anel vascular
6. Tireoidectomia
7. Malignidade
√ Cordas vocais fixas (fluoroscopia)

Dilatação da Epiglote
A. VARIANTE NORMAL
1. Epiglote normal proeminente
2. Ômega epiglote
B. INFLAMAÇÃO
1. Epiglotite aguda/crônica
2. Edema angioneurótico
3. Síndrome de Stevens-Johnson
4. Captação cáustica
5. Radioterapia
C. MASSAS
1. Cisto epiglótico
2. Cisto ariepiglótico
3. Corpo estranho

Cisto Ariepiglótico
1. Cisto de retenção
2. Linfangioma
3. Higroma cístico
4. Cisto tireoglosso
• pode ser sintomático no nascimento
√ Massa bem definida em dobra ariepiglótica

Neoplasias da Laringe
A. CARCINOMA DE CÉLULAS ESCAMOSAS (95-98%)
   • visível por endoscopia por causa do envolvimento da mucosa
B. NEOPLASIAS DE CÉLULAS NÃO ESCAMOSAS (2–5%)
   maligno ÷ benigno = 1÷1
   (a) tumor formador de vasos 33%
       BENIGNO
       1. Hemangioma
       2. Linfangioma
       3. Angiofibroma
       4. Angiomatose
       5. Granuloma piogênico
       6. Fístula arteriovenosa
       7. Flebectasia, telangiectasia
       MALIGNO
       1. Angiossarcoma (sarcoma de Kaposi)
          Localização: epiglote (mais frequente)
          √ Massa com realce intenso
       2. Hemangiopericitoma
   (b) tumor condrogênico 20%
       1. Condroma
       2. Condrossarcoma
       3. Osteossarcoma
   (c) tumor hematopoético 12%
       1. Linfoma Hodgkin/não Hodgkin/leucemia
       2. Plasmacitoma
       3. Pseudolinfoma
   (d) tumor da glândula salivar 10%
       1. Adenoma pleomórfico
       2. Carcinoma cístico adenoide
       3. Carcinoma mucoepidermoide
       4. Adenocarcinoma
   (e) tumor adiposo 7%
       1. Lipoma
       2. Lipossarcoma
   (f) metástase 7%
       pele (melanoma) > rim > mama > pulmão > próstata > cólon > estômago > ovário
   (g) tumor neurogênico 5%
   (h) tumor miogênico 2%
   (i) tumor fibro-histiocítico 2%

VIAS AÉREAS

Estridor Inspiratório em Crianças
1. Crupe
2. Estenose subglótica congênita
3. Hemangioma subglótico
4. Corpo estranho nas vias aéreas
5. Corpo estranho no esôfago
6. Epiglotite

Obstrução das Vias Aéreas em Crianças

Estreitamento Nasofaríngeo
(a) congênito: atresia da coana, estenose da coana, encefalocele
(b) inflamatório: dilatação das adenoides, pólipos
(c) neoplásico: angiofibroma juvenil, rabdomiossarcoma, teratoma, neuroblastoma, linfoepitelioma
(d) traumático: corpo estranho, hematoma, rinolito

Estreitamento Orofaríngeo

- (a) congênito: glossoptose + micrognatia (síndrome de Pierre Robin, de Goldenhar, de Treacher Collins), macroglossia (cretinismo, síndrome de Beckwith-Wiedemann)
- (b) inflamatório: abscesso, hipertrofia da tonsila
- (c) neoplásico: tumor/cisto lingular
- (d) traumático: hematoma, corpo estranho

Estreitamento Retrofaríngeo

= espaço potencial (normalmente < ¾ de diâmetro AP da coluna cervical adjacente em lactentes/< 3 mm em crianças mais velhas)

- (a) congênito: cisto da fenda branquial, tireoide ectópica
- (b) inflamatório: abscesso retrofaríngeo
- (c) neoplásico: higroma cístico (originando-se no triângulo cervical posterior com extensão em direção à linha média + no mediastino), neuroblastoma, neurofibromatose, hemangioma
- (d) traumático: hematoma, corpo estranho
- (e) metabólico: hipotiroidismo

Estreitamento Valecular

= vales de cada lado das dobras glossoepiglóticas entre a base da língua e a epiglote

- (a) congênito: cisto congênito, tireoide ectópica, cisto tireoglosso
- (b) inflamatório: abscesso
- (c) neoplásico: teratoma
- (d) traumático: corpo estranho, hematoma

Estreitamento Supraglótico

= área entre a epiglote e as cordas vocais verdadeiras

- (a) congênito: cisto da dobra ariepiglótica
- (b) inflamatório: epiglotite bacteriana aguda, edema angioneurótico
- (c) neoplásico: cisto de retenção, higroma cístico, neurofibroma
- (d) traumático: corpo estranho, hematoma, radiação, captação cáustica
- (e) idiopático: laringomalacia

Estreitamento Glótico

= área das cordas vocais verdadeiras

- (a) congênito: atresia da laringe, estenose da laringe, comissura anterior (*web*) da laringe
- (b) neoplásico: papilomatose da laringe
- (c) neurogênico: paralisia das cordas vocais (mais comum)
- (d) traumático: corpo estranho, hematoma

Estreitamento Subglótico

= o segmento curto entre a face inferior das cordas vocais verdadeiras e a margem inferior da cartilagem cricoide é a porção mais estreita da via aérea de uma criança

- (a) congênito: estenose subglótica congênita
- (b) inflamatório: crupe
- (c) neoplásico: hemangioma, papilomatose
- (d) traumático: estenose adquirida (resultado de intubação endotraqueal prolongada em 5% dos casos), granuloma
- (e) idiopático: mucocele = cisto de retenção de muco (complicação rara de intubação endotraqueal prolongada)

PESCOÇO

Massa Cervical Sólida

Massa Cervical Sólida no Neonato

1. Higroma cístico
2. Hemangioma
3. Neuroblastoma
4. Teratoma
5. *Fibromatosis colli*

Massa Cervical Sólida na Infância

1. Linfadenopatia
2. *Fibromatosis colli*
3. Fibromatose agressiva
4. Malignidade: neuroblastoma (mais comum), linfoma, rabdomiossarcoma embrionário
5. Teratoma
6. Hemangioma
7. Lipoblastomatose cervicotorácica
8. Lipoma
9. Massa tireóidea/tireoide lingual
10. Adenoma paratireóideo
11. Timo ectópico

Dilatação de Linfonodo Cervical

A. LINFONODOS NORMAIS
  √ Poucos linfonodos pequenos, ovais e hipoecoicos
  √ ± ecogenicidade linear central (= gordura hilar invaginante)
  √ Maior na dimensão transversa que na anteroposterior

B. ADENITE CERVICAL
  Localização: triângulo cervical posterior
  1. **Doença da arranhadura do gato**
     Organismo: *Bartonella henselae*
     Modo de transferência: mordida/lambida/arranhão do gato (as bactérias presentes na saliva do animal podem ser transferidas para as patas)
     - causa comum de linfonodos dilatados em crianças
  2. **Adenite tuberculosa = escrófula**
     Organismo: *Mycobacterium scrofulaceum* (em crianças), *M. tuberculosis* (em adultos)
     - massa crônica indolor no pescoço crescendo com o tempo
     - "abscesso frio" = sem coloração ou aquecimento local = a pele de cobertura adquire cor violácea
     √ Massa com várias câmaras e hipoatenuação central
     √ Borda espessa com realce
     √ Calcificações periféricas

C. LINFONODOS MALIGNOS
  √ Diâmetro anteroposterior aumentado
  √ Calcificações proeminentes sugestivas de câncer medular da tireoide
  √ Diâmetro axial de > 15 mm na região jugulodigástrica > 11 mm em qualquer outro sítio (em carcinoma de células escamosas)
  CT:
   √ Realce marginal
   √ Necrose central (independente do tamanho)
   √ Bordas indistintas como sinal de extensão extracapsular

Nodos de Baixa Densidade com Realce Periférico

1. Adenite supurativa
2. Tuberculose
3. Malignidade metastática
4. Linfoma
5. Condições inflamatórias

Metástases de Linfonodos por Sítio
- @ supraclavicular
  - cabeça e pescoço, pulmão, mama, esôfago
- @ JUGULAR INTERNA
  - laringe supraglótica, esôfago, tireoide
- @ jugular média
  - língua, faringe, laringe supraglótica
- @ JUGULODIGÁSTRICA
  - nasofaringe, orofaringe, tonsilas, glândula parótida, laringe supraglótica
- @ SUBMANDIBULAR
  - pele, glândula submandibular, base da língua
- @ TRIÂNGULO POSTERIOR
  - nasofaringe, base da língua
- @ FARINGE LATERAL
  - nasofaringe, orofaringe

Lesões Císticas Congênitas do Pescoço
1. Cisto do ducto tireoglosso
   Localização: triângulo cervical anterior, perto da linha média entre o forame cego e o istmo da tireoide
2. Linfangioma/higroma cístico
   Localização: mais no triângulo cervical posterior, ocasionalmente no assoalho da boca/língua
3. Anomalias da fenda branquial
   - frequentemente observadas durante infecção do trato respiratório superior
   (a) cisto da segunda fenda branquial
       Localização: próximo ao ângulo da mandíbula anterior ao músculo esternocleidomastoide
   (b) fístula da fenda branquial
       Localização: ápice do seio piriforme para a tireoide
4. Cisto cervical dermoide/epidermoide
   Localização: assoalho da boca
5. Cisto cervical do timo
6. **Cisto paratireóideo**
   Idade: 30–50 anos
   - inativo em termos hormonais
   √ Cisto não coloidal próximo ao polo inferior da glândula tireoide
7. **Cisto cervical broncogênico**
   Causa: desenvolvimento anômalo do tubo digestivo anterior
   Histologia: revestimento epitelial colunar pseudoestratificado e ciliado
   M÷F = 3÷1
   - seio de drenagem em incisura supraesternal/área supraclavicular
   √ Cisto de até 6 cm de diâmetro
   √ Indentação da traqueia
8. Laringocele

Massas Cervicais contendo Ar
1. Laringocele
2. Divertículo traqueal – surgindo da parede anterior da traqueia, próximo à tireoide
3. Divertículo de Zenker
4. Divertículo lateral da faringe – localizado na fossa tonsilar/valécula/fossa piriforme

Massas Cervicais Adiposas
1. Cisto dermoide
2. Lipoblastoma
3. Lipossarcoma (extremamente raro antes dos 10 anos de idade)

GLÂNDULAS SALIVARES

Aumento da Glândula Parótida
A. INFLAMAÇÃO/INFECÇÃO LOCALIZADA
   1. Sialadenite crônica recorrente
   2. Sialose
   3. Sarcoidose
   4. Tuberculose
   5. Febre da arranhadura do gato
   6. Sífilis
   7. Abscesso da parótida posteriormente a sialadenite bacteriana (supurativa) aguda
   8. Adenopatia reativa
   9. Parotidite: caxumba (a doença mais comum da parótida em crianças), HIV
B. DOENÇA SISTÊMICA RELACIONADA COM AUTOIMUNIDADE
   1. Doença de Sjögren (=sialadenite mioepitelial)
   2. Doença de Mikulicz
C. NEOPLASIA
   Frequência: 90–95% ocorrem na glândula parótida, 5% nas glândulas submandibular + sublingual; somente 1% de todos os tumores pediátricos!
   (a) tumor benigno
       1. Adenoma pleomórfico/monomórfico
       2. Cistoadenolinfoma (= tumor de Warthin)
       3. Cistos linfoepiteliais benignos (AIDS)
       4. Lipoma
       5. Neurofibroma do nervo facial
       6. Oncocitoma
       7. Hemangioma da parótida
       8. Angiolipoma
   (b) tumor maligno primário
       1. Carcinoma mucoepidermoide
       2. Carcinoma cístico adenoide (= cilindroma)
       3. Tumor misto maligno
       4. Adenocarcinoma
       5. Carcinoma de células acinosas
       6. Rabdomiossarcoma
   (c) tumor metastático
       ◊ a glândula parótida sofre encapsulação tardia, que leva à incorporação de linfonodos!
       1. Carcinoma de células escamosas
       2. Melanoma de região periauricular
       3. Linfoma não Hodgkin
       4. Carcinoma da tireoide
D. TRANSTORNO LINFOPROLIFERATIVO
   1. Linfoma/leucemia
   2. Linfoma primário não Hodgkin (MALToma)
E. CONGÊNITO
   1. Cisto da primeira dobra branquial

Lesões Múltiplas da Glândula Parótida
1. Tumor de Warthin
2. Metástases para linfonodos: carcinoma de células escamosas da pele, melanoma maligno, linfoma não Hodgkin
3. Cistos linfoepiteliais benignos (AIDS)

TIREOIDE

Disormonogênese Congênita
1. Defeito de aprisionamento (*trapping*)
   = absorção celular defeituosa de iodo na tireoide, glândulas salivares, mucosa gástrica
   ◊ Altas doses de iodo inorgânico facilitam a difusão para a tireoide permitindo uma taxa normal de síntese do hormônio da tireoide

◊ A proporção normal entre concentrações de iodo para suco gástrico e plasma = 20÷1
√ Quase o total da dose de iodo radioativo administrada é excretado dentro de 24 horas.
2. Defeito de organificação
= atividade deficiente de peroxidase, que catalisa a oxidação de iodeto por H_2O_2 para formar monoiodotirosina (MIT)/diodotirosina (DIT)
- TSH sérico elevado
- T_4 sérico baixo
- tiromegalia simétrica difusa
√ Captação alta de iodo radioativo/pertecnetato pela tireoide
√ Giro rápido de I-131
√ Teste positivo de eliminação de perclorato
Síndrome de Pendred = trato autossômico recessivo de regeneração deficiente de peroxidase caracterizada por hipotiroidismo + bócio + surdez do nervo
3. Defeito de deiodinase (desalogenase)
= desiodação deficiente de MIT/DIT para liberar iodeto, o qual é reutilizado para sintetizar a produção do hormônio da tireoide
- hipotiroidismo
- identificação de MIT + DIT no soro e na urina após administração de I-131
- bócio por deficiência "intrínseca" de iodo
√ Captação elevada de I-131 pela tireoide
√ Giro rápido de I-131 dentro da tireoide
4. Deficiência da globulina de adesão da tiroxina (TBG)
- transporte anormal de T_4
- concentração baixa de T_4 sérico
- eutireoide
5. Resistência de órgão terminal ao hormônio da tireoide
- T_4 sérico elevado
- eutireoide/hipotireoide
- retardo de crescimento
√ Bócio
√ Epífises pontilhadas

Tirotoxicose
= síndrome clínica de metabolismo sistêmico aumentado
Causa:
(a) aumento na função da tireoide
1. Doença de Graves
√ No estádio inicial a glândula pode apresentar tamanho normal
2. Síndrome de Marine-Lenhart = Graves nodular
= doença de Graves coexistente com bócio multinodular
3. Nódulo tóxico autônomo
4. Bócio tóxico multinodular
(b) inflamação da tireoide
1. Tireoidite subaguda
2. Tireoidite silenciosa
3. Tireoidite pós-parto
(c) hipertiroidismo induzido por iodo
(d) hipertiroidismo de origem extratiroidal
1. Hipertiroidismo artificial
2. Produção ectópica de hormônio da tireoide: câncer metastático da tireoide, *struma ovarii* tóxico
3. Hipertiroidismo induzido por tirotropina (adenoma hipofisário)
- T_4 livre elevado, T_3 livre elevado ou ambos

Hipertiroidismo
= atividade exagerada da tireoide em virtude do excesso de hormônio da glândula
- taquicardia, perda de peso, fraqueza muscular, ansiedade, tolerância reduzida à temperatura
1. Doença de Graves = bócio tóxico difuso (mais comum)
2. Bócio tóxico multinodular
3. Adenoma tóxico solitário
4. Hipertiroidismo induzido por iodo = Jod-Basedow
5. Tireoidite
   (a) tireoidite de Hashimoto = tireoidite linfocítica crônica
   (b) tireoidite subaguda = tireoidite de deQuervain
   (c) tireoidite indolor
   US:
   √ Redução na ecogenicidade geral
   √ Nódulos discretos (50%)
6. Tirotoxicose medicamentosa/autoadministração sub-reptícia artificial de hormônios da tireoide
7. *Struma ovarii*
= teratoma ovariano monodérmico contendo tecido da tireoide
Incidência: até 3% de todos os teratomas
Idade de pico: 50 anos
- hipertiroidismo em 5%
√ Massa ovariana cística multilocular com componentes sólidos
MR:
√ Múltiplas áreas intracísticas com intensidade de sinal baixa em T2 + intensidade de sinal intermediária em T1
NUC:
√ Captação mais alta que a da glândula tireoide
Prognóstico: > 95% benigno; transformação maligna para câncer papilar da tireoide (raro)
8. Mola hidatiforme/coriocarcinoma/carcinoma trofoblástico testicular
= estimulação da tireoide por hCG
9. Hipertiroidismo pituitário = neoplasia pituitária
- ± acromegalia
- ± hiperprolactinemia
10. Carcinoma de tireoide/metástases com funcionamento exagerado muito raras (25 casos)

Terapia com Iodo Radioativo para Hipertiroidismo
Dose:
(a) empírica: 15–30 mCi
(b) cálculo (Y): 80–160 μCi/grama
Cálculo:
Dose [mCi] = (peso da glândula [grama] × Y[μCi/grama] dividido por captação em 24 h

Hipotiroidismo
A. HIPOTIROIDISMO PRIMÁRIO (mais comum)
= incapacidade de tireoide em produzir hormônio suficiente
1. Agenesia da tireoide
2. Disormogenesia congênita
3. Tireoidite crônica
4. Terapia anterior com iodo radioativo
5. Tireoide ectópica (1÷4.000)
B. HIPOTIROIDISMO SECUNDÁRIO
= insuficiência da pituitária anterior em liberar quantidades suficientes de TSH
1. Síndrome de Sheehan
2. Traumatismo craniano
3. Tumor da hipófise (primário/secundário)
4. Aneurisma
5. Cirurgia

C. HIPOTIROIDISMO TERCIÁRIO/HIPOTALÂMICO
= insuficiência do hipotálamo em produzir quantidades suficientes de TRH

Captação Reduzida/Nenhuma de Marcador Radioativo
A. FUNÇÃO DE APRISIONAMENTO BLOQUEADA
1. Carga de iodo (mais comum)
= diluição do marcador dentro do poço de iodo inundado (por causa da administração de contraste radiográfico/medicamento contendo iodo)
◊ A supressão leva, geralmente, 4 semanas!
2. O hormônio exógeno da tireoide (terapia de reposição) suprime a eliminação de TSH
B. ORGANIFICAÇÃO BLOQUEADA
1. Medicamento antitiróideo (propiltiouracil (PTU)/metimazol)/substâncias bociogênicas
√ Captação de Tc-99 m não inibida
C. DESTRUIÇÃO DIFUSA DO PARÊNQUIMA
1. Tireoidite subaguda/crônica
D. HIPOTIROIDISMO
1. Hipotiroidismo congênito
2. Ablação cirúrgica/por iodo radioativo
3. Ectopia da tireoide (*struma ovarii*, bócio intratorácico)
Mnemônica: H MITTE
Hipotiroidismo (congênito)
Medicamentos: PTU, perclorato, Cytomel®, Synthroid®, solução de Lugol
Iodo, Sobrecarga de (p. ex., após IVP)
Tireoide, Ablação da (cirurgia, iodo radioativo)
Tireoidite (subaguda/crônica)
Ectópico da tireoide, produção de hormônio

Captação Aumentada de Marcador Radioativo pela Tireoide
Mnemônica: THRILLEr
Tireoidite (inicial de Hashimoto)
Hipertiroidismo (difuso/nodular)
Rebote após retirada de medicamento antitireoide
Iodo, Fome de
Low (albumina sérica baixa)
Lítio, Terapia com
Enzima, Defeito de

Lobo Piramidal Proeminente
= resíduo distal do trato descendente da tireoide
1. Variante normal: presente em 10%
2. Hipertiroidismo
3. Tireoidite
4. Cirurgia S/P da tireoide
DDx: atividade esofágica da excreção da saliva (desaparece após captação de um copo d'água)

Calcificações da Tireoide
(a) microcalcificações = corpos de psamoma
√ Focos pontilhados hiperecoicos sem sombreamento acústico
(b) calcificações grandes e grosseiras = necrose de tecidos
√ Espículas/placas fragmentadas/depósito granular dentro de septos fibrosos com sombreamento acústico posterior
◊ Comum em bócio multinodular + câncer medular
◊ Associadas à taxa de 75% de malignidade em nódulo solitário
(c) calcificações periféricas
√ Alinhamento ao longo da periferia da lesão
◊ Comum em bócio multinodular ± malignidade

Corpos de Psamoma
= depósitos redondos de calcificação cristalina com 10–100 μm
Frequência: em 29–59% de todos os cânceres primários da tireoide

◊ É o aspecto mais específico de malignidade da tireoide (86-95% específicos, 42–94% PPV)
1. Carcinoma papilar. 61%
2. Carcinoma folicular 26%
3. Carcinoma não diferenciado 13%
4. Adenoma folicular
5. Tireoidite de Hashimoto

Áreas Císticas em Tireoide
◊ 15–25% de todos os nódulos da tireoide!
◊ Componente cístico em 13–26% de todas as malignidades da tireoide!
A. Fluido anecoico + parede uniforme e regular:
1. Acúmulo de coloide no bócio
= macrofolículos dilatados e cheios de coloide
2. Cisto simples (extremamente raro)
B. Partículas sólidas + delineamento irregular:
1. Nódulo coloide hemorrágico
2. Adenoma hemorrágico (30%)
3. Câncer papilar necrótico (15%)
4. Necrose de liquefação em adenoma/bócio
5. Abscesso
6. Tumor cístico da paratireoide
• fluido sanguinolento = lesão benigna/maligna
• fluido âmbar transparente = lesão benigna
◊ As lesões císticas geralmente resultam em número insuficiente de células!

Nódulo da Tireoide
Incidência: (aumentando com a idade)
(a) 4–8% por palpação (> 2 cm in 2%, 1–2 cm em 5%, < 1 cm em 1%); M÷F = 1÷4
• 16% sem nódulo correspondente no US
• 15% com nódulo adicional não palpável > 1cm
(b) 10–41% por US da tireoide se clinicamente normal: múltiplo em 38%, solitário em 12% (cânceres pequenos ocultos encontrados em 4%)
(c) 50% por autopsia
A. ADENOMA DA TIREOIDE (mais comum)
1. Nódulo adenomatoso (42–77%)
2. Adenoma folicular (15–40%)
3. Adenoma ectópico da paratireoide
B. INFLAMAÇÃO/HEMORRAGIA
1. Linfonodo inflamatório em tireoidite subaguda + crônica
2. Hemorragia/hematoma: frequentemente associado a adenomas
3. Abscesso
C. MALIGNIDADE (7–8–17%)
◊ Risco mais alto de malignidade se:
— o paciente tiver < 20 e > 60 anos de idade
— história (Hx) de radioterapia no pescoço/tórax superior
— história familiar de câncer de tireoide/síndrome de MEN
— novo nódulo em bócio de longa data
— nódulo firme
— crescimento rápido
— nódulo fixo às estruturas adjacentes
— corda vocal paralisada
— linfonodos regionais aumentados
1. Carcinoma da tireoide
(a) carcinoma papilar (70%)
(b) folicular (15%)
(c) carcinoma medular (5–10%)
(d) carcinoma anaplásico (5%)
(e) linfoma da tireoide (5%)

2. Neoplasia não tireoide
   (a) metástase:
       da mama, pulmão, rim, melanoma maligno
   (b) linfoma (raro):
       (geralmente) linfoma não Hodgkin como envolvimento secundário em linfoma generalizado/linfoma primário na tireoidite de Hashimoto
3. Carcinoma de células de Hurthle
   √ Halo hipoecoico muito fino
4. Carcinoma in situ
   √ Área ecogênica dentro de um nódulo do bócio

Papel da biopsia de aspiração com agulha fina (FNAB):
  ◊ FNAB como teste inicial leva a melhor seleção de pacientes para cirurgia que qualquer outro teste!; (a biopsia com agulha grossa tem mais complicações sem aumento no resultado diagnóstico)

Adequação diagnóstica:
> 6 grupos de células foliculares cada um contendo 10–15 células derivadas de pelo menos 2 aspirados do nódulo

Precisão diagnóstica (70–97%):
  (a) 70–80% negativa (com orientação por US em taxa de falso-negativa de até 0,6% por causa de erro de amostragem)
  (b) amostras 10% positivas (3–6% de taxa falso-positiva frequentemente por causa de tireoidite de Hashimoto)
  (c) 10–20% indeterminada (neoplasia folicular, neoplasia das células de Hurthle, atipia celular/achados sugestivos mas não diagnósticos de malignidade)
      ◊ Biopsia por aspiração com agulha fina não pode distinguir entre lesões foliculares benignas e malignas!
  até 20% de material não diagnóstico (células foliculares raras, somente fluido cístico, secagem excessiva do ar, muito sangue): taxa não diagnóstica de 9–30% para palpação *vs.* 4–17% para US

Papel da investigação por imagens:
  ◊ A investigação por imagens não pode distinguir confiavelmente nódulos malignos e benignos!

Varredura com radionuclídeos (papel limitado):
  ◊ Útil na supressão de TSH/citologia indeterminada
  ◊ Nódulo com funcionamento exagerado é quase sempre benigno!

US:
  ◊ Melhor técnica para determinar o volume do nódulo
  ◊ Útil durante o acompanhamento para distinguir o crescimento nodular da hemorragia intranodular
  ◊ Orientação por US recomendada para:
    – nódulos difíceis de apalpar
    – nódulo predominantemente cístico
    – citologia não diagnóstica de biopsia por aspiração com agulha fina com orientação de palpação
    – nódulo em crescimento com citologia benigna anterior

Nódulo Discordante da Tireoide

= nódulo "quente" mediante varredura com Tc-99 m pertecnetato e "frio" mediante varredura com I-123, o que indica aprisionamento do Tc-99 m, mas sem organificação

Causa:
1. Malignidade: carcinoma folicular/papilar
   ◊ < 5% dos carcinomas da tireoide manifestam-se como nódulos discordantes.
2. Lesão benigna: adenoma folicular/hiperplasia adenomatosa
   (nódulos não tóxicos autônomos apresentam giro acelerado de iodo e eliminam iodo radioativo como hormônio dentro de 24 horas)

Rx: biopsia de aspiração da tireoide com agulha fina

Nódulo da Tireoide Quente/com Funcionamento Exagerado

Incidência: 5–8%
1. Adenoma
   (a) adenoma autônomo = independente de TSH
       • eutireoide (80%), tirotoxicose (20%)
       √ Supressão parcial/total do remanescente da glândula
   (b) hiperplasia adenomatosa = dependente de TSH = secundária à produção defeituosa do hormônio da tireoide
2. Carcinoma da tireoide (extremamente raro)
   √ Absorção discordante

Observação: qualquer nódulo quente mediante varredura com Tc-99 m deve ser investigado por imagens com I-123 para diferenciação entre lesão autônoma ou cancerosa

Nódulo da Tireoide Frio/com Funcionamento Deficiente

A. TUMOR BENIGNO
   1. Adenoma não funcionante
   2. Cisto (11–20%)
   3. Nódulo em involução
   4. Tumor paratireóideo
B. MASSA INFLAMATÓRIA
   1. Tireoidite focalizada
   2. Granuloma
   3. Abscesso
C. TUMOR MALIGNO (23%)
   1. Carcinoma
   2. Linfoma
   3. Metástase

Aspectos de nódulo frio no US:
  √ Hipoecoico (71%)
  √ Isoecoico (22%)
  √ Ecogenicidade mista (4%)
  √ Hiperecoico (3%)
  √ Cístico (raramente maligno)
  ◊ Um nódulo frio palpável em paciente portador da doença de Graves tem alta probabilidade de ser maligno (4%)!

Mnemônica: CATCH LAMP
  Cisto coloide
  Adenoma (mais comum)
  Tireoidite
  Carcinoma
  Hematoma
  Linfoma, **L**infonodo
  Abscesso
  Metástase (rim, mama)
  Paratireoide

Probabilidade de um nódulo frio representar câncer da tireoide:
  ◊ Nódulos frios solitários na cintigrafia mostram-se multinodulares no US em 20–25%!
  (a) 5–15–25% para nódulo frio solitário
  (b) 1–6% para nódulos múltiplos (DDx: bócio multinodular)
  (c) com história de irradiação para o pescoço na infância
      — nódulo solitário encontrado em 70% (canceroso em 31%)
      — nódulos múltiplos encontrados em 25% (cancerosos em 37%)
      — varredura de tireoide normal encontrada em 5% (câncer detectado em 20%)

Caracterização de Nódulos da Tireoide por Ultrassom

Nódulo de Tireoide com Halo

= borda hipoecoica ao redor de um nódulo da tireoide

Causa: pseudocápsula de tecido conectivo fibroso e parênquima da tireoide comprimido e infiltrado inflamatório crônico

(a) halo completo e uniforme altamente sugestivo de benignidade (95% de especificidade); MAS em 10-24% de carcinomas papilares
(b) halo incompleto/ausente em > 50% de todos os nódulos benignos

Nódulo da Tireoide com Borda Mal Definida
= > 50% de margem não nitidamente demarcada com bordas denteadas e irregulares (= ausência de pseudocápsula)
◊ Sugere malignidade (7–97% de sensibilidade)
◊ Sinal não confiável a menos que haja invasão franca além da cápsula

Formato de Nódulo da Tireoide
◊ Um nódulo mais alto que largo sugere malignidade (93% de especificidade)

Vascularidade de Nódulo da Tireoide
√ Hipervascularidade intrínseca acentuada = fluxo na porção central do tumor superior àquela no parênquima ao redor
◊ Em 69–74% de todas as malignidades da tireoide
◊ > 50% dos nódulos hipervasculares são benignos
√ Fluxo perinodular = vascularidade em > 25% de circunferência
◊ Característica de nódulos benignos
◊ Em 22% de todas as malignidades da tireoide
√ Avascularidade
◊ Provavelmente não maligno
◊ Todos os carcinomas papilares malignos mostram alguma vascularidade

Ecogenicidade de Nódulo da Tireoide
√ Nódulo sólido e hipoecoico menos que o parênquima da tireoide (87% de sensibilidade e 15–27% de especificidade para carcinoma/linfoma)
◊ 55% de ecogenicidade em nódulos benignos
√ Hipoecogenicidade menor que a dos músculos infra-hióideos/em fita (12% de sensibilidade e 94% de especificidade para malignidade)

Crescimento de Nódulo da Tireoide
= 2 mm/10% de aumento (se > 20 mm) em duas dimensões
◊ 40% dos nódulos benignos crescem pelo menos 15% em volume em 5 anos

Tamanho de Nódulo da Tireoide
carcinomas papilares < 1 cm são geralmente não agressivos
carcinomas foliculares < 2 cm são geralmente não agressivos
◊ Microcarcinomas papilares (= < 1 cm) são detectados incidentalmente em 10% das amostras cirúrgicas para doença benigna e em 12% nas autopsias
◊ A taxa de metástases e de invasão é a mesma para lesões de 8–10 mm do que para lesões de 11–15 mm

Nódulo da Tireoide Provavelmente Benigno
1. Nódulo totalmente cístico
2. Nódulo predominantemente cístico < 2 cm, com a parte sólida sem fluxo/calcificações
3. Nódulo com formato espongiforme/favo de mel < 2 cm
4. Pseudonódulo de tireoidite autoimune
5. Nódulo misto com componente sólido ativo

ANATOMIA E FUNCIONAMENTO DOS ÓRGÃOS DO PESCOÇO

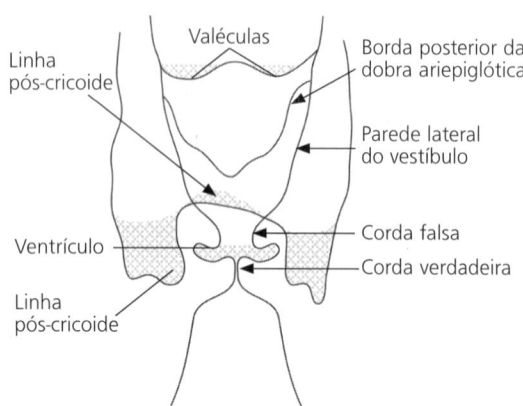

Laringograma Frontal durante a Fonação

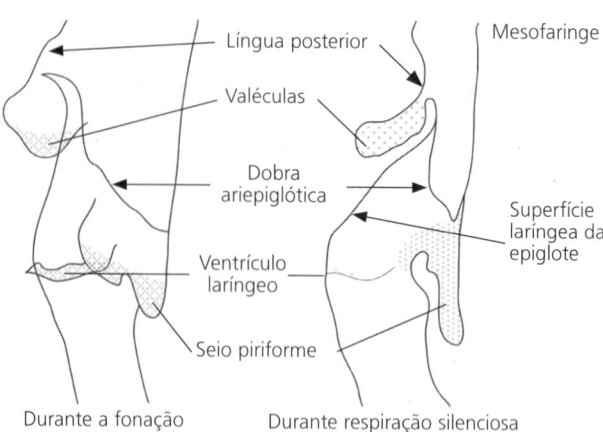

Laringograma Lateral

SEIOS PARANASAIS
Produção de muco de 1 L/d; mantas de muco movimentam-se a cada 20–30 min; os agentes irritantes são propelidos em direção à nasofaringe à taxa de 1 cm/min

Seio Maxilar
Tamanho: 6–8 cm no nascimento
Paredes: teto = assoalho da órbita; a parede posterior apoia-se na fossa pterigopalatina
Extensão: 4–5 mm abaixo do nível da cavidade nasal aos 12 anos
Óstio: óstio do maxilar e infundíbulo penetram no meato médio dentro do aspecto posterior do hiato semilunar; óstios adicionais podem estar presentes
Radiografia plana: presente no nascimento; visível aos 4–5 meses; completamente desenvolvido aos 15 anos de idade
Variações: hipoplasia do seio em 9%; aplasia em 0,4%

Seios do Etmoide
Tamanho: tamanho adulto por volta dos 12 anos; 3–18 células aéreas em cada lado
Paredes: teto = assoalho da fossa craniana anterior; parede lateral = lâmina papirácea
Radiografia plana: muito pequenos no nascimento; visíveis por volta de 1 ano de idade; completamente desenvolvidos na puberdade
(a) células aéreas do etmoide anteromedial
 2–8 células com área total de 24 × 23 × 11 mm

Óstios: abertura para o aspecto anterior do hiato semilunar do meato médio (grupo anterior), abertura para a bolha do etmoide (grupo do meio)

Células de agger nasi
[agger, Latim = barragem, pilha)
= célula aérea mais anterior do etmoide em frente à fixação da concha turbinada média à placa cribriforme, próximo ao ducto lacrimal = porção intranasal do processo frontal da maxila
Frequência: 78–99%
Localização: anterior, lateral + inferior ao recesso frontoetmoidal = na parede nasal lateral, na borda principal da concha média
Prevalência: presente em > 90%

Bulla etmoidal
= célula aérea etmoidal acima e posterior ao infundíbulo + hiato semilunar, localizada do lado de fora da lâmina papirácea, na parede lateral do meato médio

Células de Haller
= células aéreas do etmoide anterior, inferolaterais à bolha do etmoide, na parede lateral do infundíbulo ao longo da margem inferior da órbita/teto do seio maxilar, projetando-se para o seio maxilar.
Prevalência: 10–45%

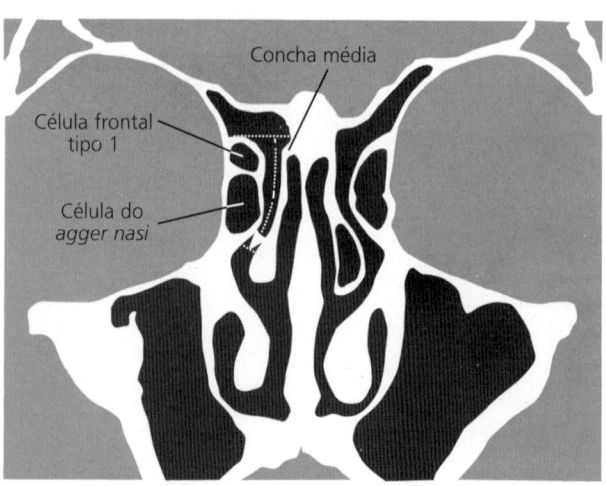

Varredura Coronal da Anatomia do Recesso Frontal

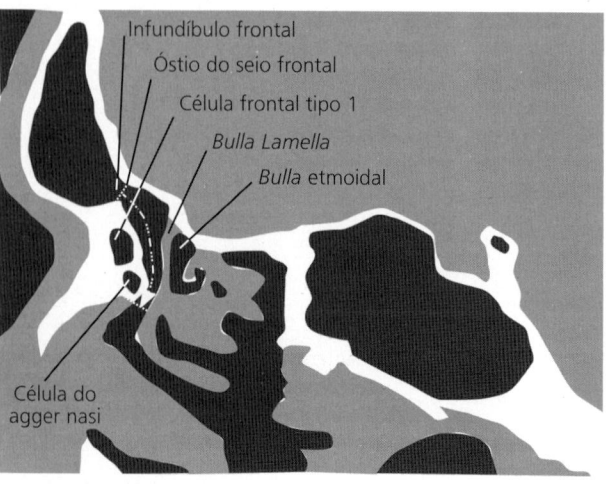

Varredura Sagital da Anatomia do Recesso Frontal

(b) células aéreas do etmoide posterior
1–8 células, células maiores, área total menor que aquela do grupo anteromedial
Localização: atrás da lamela basal da concha média
Óstio: para o meato superior/meato supremo, terminando em drenagem para o recesso esfenoetmoidal da cavidade nasal
Célula de Onodi:
= células aéreas mais posteriores do etmoide pneumatizadas no osso esfenoide ± cercando o canal óptico
Localização: superolateral ao seio do esfenoide

Seio Frontal

Tamanho: 28 × 24 × 20 mm em adultos, crescimento rápido até o final da adolescência
Paredes: parede posterior = fossa craniana anterior; parede inferior = porção anterior do teto da órbita
Óstio: para o recesso frontal do meato médio via recesso frontoetmoidal (= ducto nasofrontal)
Trato de fluxo de saída: infundíbulo frontal + óstio frontal + recesso frontal
Radiografia plana: visível por volta dos 6 anos de idade
Variações: aplasia do seio em até 4% (em 90% dos pacientes com síndrome de Down)

Recesso Frontal = Recesso Frontoetmoidal

Paredes: anterior: células de *agger nasi*; lateral: lâmina papirácea; medial: concha média; posterior: célula do etmoide com *bulla lamella*

Células do Recesso Frontal (20–33%)

= pneumatização de recesso frontal por várias células do etmoide anterior
Relevância: obstrução do fluxo de saída do seio frontal
(a) grupo anterior
— célula frontal tipo 1 (em até 37%)
= célula isolada do etmoide anterior dentro do recesso frontal, acima da célula de *agger nasi*
— célula frontal tipo 2 (em até 19%)
= camada de mais de 2 células do etmoide anterior acima da célula de agger nasi
— célula frontal tipo 3 (em até 7%)
= célula isolada e maciça sobre a célula de *agger nasi* pneumatizando-se para dentro do seio frontal
— célula frontal tipo 4 (2%)
= célula aérea isolada ao longo da parede anterior do seio frontal não obstruindo a célula de *agger nasi*
(b) grupo posterior
1. Célula do etmoide supraorbitária (em até 15%)
= placa orbitária pneumatizada do osso frontal posterior ao recesso frontal, imitando um seio frontal septado = célula aérea do etmoide anterior estendendo-se do recesso frontal em sentido superior + lateral sobre a órbita
2. Célula da bolha frontal
= pneumatização da base anterior do crânio acima da *bulla* etmoidal, com extensão para o seio frontal como parte do limite posterior do recesso + seio frontal
3. Célula acima da *bulla*
= *bulla* em cima do etmoide mas embaixo do nível do óstio do seio frontal sem extensão para o seio frontal como parte do limite posterior do recesso frontal
4. Célula septal do seio interfrontal
= septo do seio interfrontal pneumatizado; pode-se estender para o interior da *crista galli*

Seio do Esfenoide

Tamanho: 20 × 23 × 17 mm em adultos, pequena evaginação do recesso esfenoetmoidal ao nascer, invasão do osso esfenoide começa aos 5 anos de idade; extensões aeradas para o interior das placas pterigoides (44%) e aos processos clinoides (13%)
Paredes: teto = assoalho da *sella turcica*; parede anterior compartilhada com os seios do etmoide; parede posterior = clivo; parede inferior = teto da nasofaringe
Óstio: 10 mm acima do assoalho do seio para o interior do recesso esfenoetmoidal posterior ao meato superior, ao nível do forame esfenopalatino
Radiografia plana: aparece por volta dos 3 anos de idade; continua a crescer em orientação posterior e inferior para dentro da *sella* até a vida adulta

UNIDADE OSTIOMEATAL

= área do seio maxilar superomedial + meato médio como via de drenagem mucociliar comum das células aéreas do etmoide anterior e médio maxilar e dois seios frontal e para o interior do nariz
CT coronal: visualizada em cortes de 2 ou 3 mm de espessura

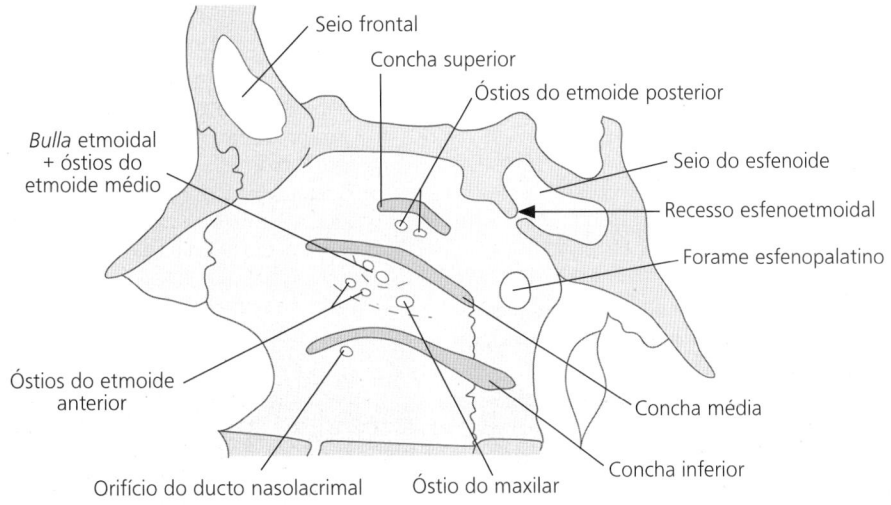

Visão da Parede Nasal Lateral
(Conchas removidas)

Componentes:
   Infundíbulo
   = passagem nivelada em forma de cone entre a borda inferomedial da órbita/*bulla* etmoidal (lateralmente) + processo uncinado (medialmente) + seio maxilar (inferiormente) + hiato semilunar (superiormente)
   Processo uncinado
   = estrutura óssea essencial na parede nasal lateral abaixo do hiato semilunar no meato médio definindo o hiato semilunar junto com a *bulla* adjacente do etmoide
   Anexo: base do crânio/concha média/lâmina papirácea/*agger nasi*
   √ Pneumatizado em < 2,5% dos pacientes
   Bulla etmoidal
   √ Localizada no recesso cefálico do meato médio
   Hiato semilunar
   = segmento final para drenagem do seio maxilar; localizado logo abaixo da *bulla* do etmoide no meato médio
   Óstio
   (1) óstios múltiplos a partir das células aéreas do etmoide anterior (em seu aspecto anterior)
   (2) infundíbulo do óstio do maxilar (em seu aspecto posterior)
Variações anatômicas predispondo ao estreitamento ostiomeatal:
1. Concha bolhosa (4–15%) = corneto médio aerado/pneumatizado
2. Célula intralamelar = célula aérea dentro da porção vertical do corneto médio
3. *Bulla* do etmoide com dimensões superiores ao normal
4. Células de Haller
5. *Bulla* do processo uncinado
6. Septo nasal arqueado
7. Corneto médio paradoxal = convexidade do corneto direcionada para a parede nasal lateral (10–26%)
8. Desvio do processo uncinado
◊ Estas condições não representam doenças por si próprias!

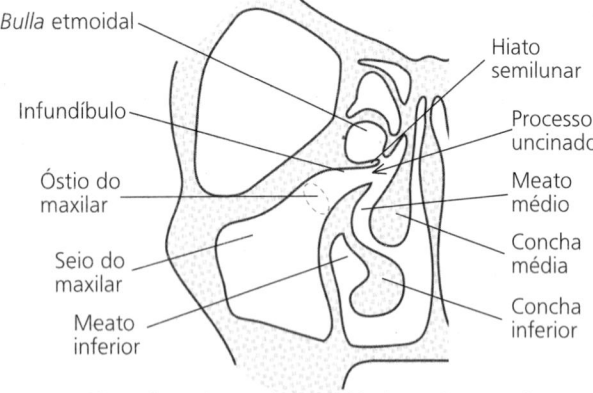

Varredura Coronal da Unidade Ostiomeatal

PILARES FACIAIS

= áreas de densidade óssea relativamente aumentadas que suportam as unidades funcionais da face (músculos, olhos, oclusão dentária, vias aéreas)
   • de espessura óssea suficiente para acomodar a fixação de parafusos de metal
   • ligadas diretamente/ou por meio de outro pilar ao crânio/base do crânio
   (a) pilares horizontais
      • responsáveis pela altura da face
      (1) pilar do maxilar transverso superior:
         escamoso temporal → arco zigomático → borda orbitária inferior → junção nasofrontal
         Extensão posterior: assoalho orbitário
      (2) pilar do maxilar transverso inferior: maxilar acima da crista alveolar
         Extensão posterior: palato duro
      (3) mandibular transverso superior
      (4) mandibular transverso inferior
   (b) pilares verticais
      • responsáveis pelo perfil e largura da face
      (1) pilar do maxilar medial:
         espinha nasal anterior → borda da abertura piriforme → processo frontal do maxilar → junção nasofrontal → osso frontal
         Projeção posterior: parede orbitária medial
         Projeção anterior: parede nasal lateral
      (2) pilar do maxilar lateral:
         acima do molar do maxilar posterior → sutura zigomaticomaxilar → corpo do zigoma → borda orbitária lateral → sutura zigomaticofrontal → osso frontal
         Projeção posterior: parede orbitária lateral, parede lateral do seio maxilar
      (3) pilar do maxilar posterior: junção pterigomaxilar
      (4) pilar vertical posterior

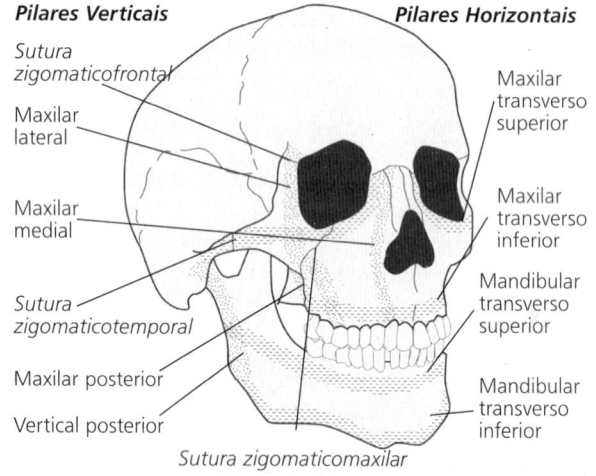

Pilares Faciais

DESENVOLVIMENTO DA FENDA BRANQUIAL

— 6 arcos branquiais pareados são responsáveis pela formação da face inferior + pescoço; reconhecíveis por volta da 4ª semana de idade gestacional
— cada arco branquial contém um núcleo central de cartilagem + músculo, um vaso sanguíneo e um nervo
— 5 "fendas"/sulcos ectodérmicos no aspecto externo do pescoço + 5 bolsas faríngeas endodérmicas separam os 6 arcos com uma membrana de fechamento localizada na interface entre as bolsas e as fendas
Formação: durante a 4ª-6ª semanas do desenvolvimento embrionário

Primeiro Arco Branquial – arco maxilomandibular
(a) grande proeminência ventral/mandibular
   Formando: mandíbula, bigorna, martelo, músculos da mastigação
(b) pequena proeminência dorsal/maxila
   Formando: maxilar, zigoma, porção escamosa do osso temporal, bochecha, porções da orelha externa

Nervo: divisão mandibular do nervo trigêmeo (V3)
A bolsa forma: células aéreas do mastoide + tubo de Eustáquio
A fenda forma: canal auditivo externo + cavidade timpânica

Segundo Arco Branquial – Arco Hióideo
Nervo: nervo facial (VII)
O arco forma: glândula tireoide, estribo, porções da orelha externa, músculos da expressão facial
A bolsa forma: fossa tonsilar + tonsila palatina. A fenda involui completamente por volta da 9ª semana de vida fetal; o 2º arco aumenta a 2ª, 3ª e 4ª fendas em excesso para formar o seio cervical, o qual cria um trato que corre desde a área supraclavicular até bem lateral à bainha da carótida, girando em sentido medial no ângulo mandibular entre as artérias carótidas externa e interna e terminando na fossa tonsilar

Terceiro Arco Branquial
afunda na depressão retro-hióidea
Nervo: nervo glossofaríngeo
O arco forma: a dobra glossoepiglótica, o músculo constritor superior, a artéria carótida interna e partes do osso hioide
A bolsa forma:
(a) a glândula do timo, que desce para o mediastino por volta da 9ª semana de vida fetal
(b) as glândulas paratireoides inferiores que passam para baixo com o timo.

Quarto Arco Branquial
mergulhado na depressão retro-hióidea
Nervo: ramo laríngeo superior do nervo vago
O arco forma: as dobras epiglótica e ariepiglótica, a cartilagem da tireoide, o músculo cricotireóideo, o componente esquerdo do arco aórtico, o componente direito da artéria subclávia proximal
A bolsa forma: as glândulas paratireóideas superiores, o ápice da fossa piriforme
A fenda forma: o último corpo branquial (corpo ultimobranquial) que fornece células parafoliculares = células "C" da tireoide

Quinto e Sexto Arcos Branquiais
não podem ser reconhecidos externamente
Nervo: ramo laríngeo recorrente do nervo vago

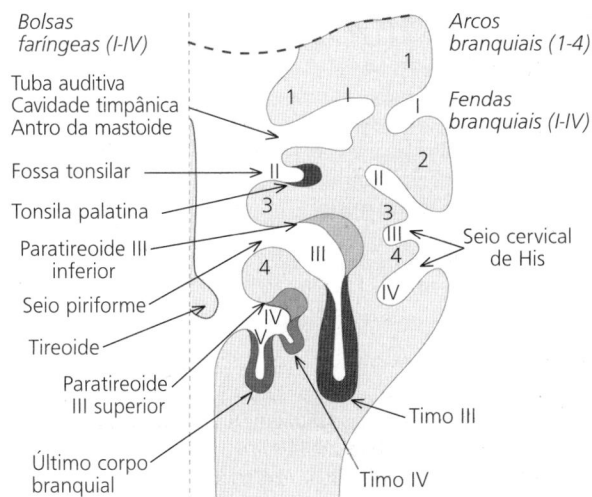

Aparelho Branquial

CAVIDADE ORAL
Formada por: lábios, gengivas superior e inferior, mucosa bucal, palato duro, assoalho da boca, 2/3 anteriores da língua

OROFARINGE
consiste em:
(a) parede faríngea entre a nasofaringe e a dobra faringoepiglótica
(b) palato mole
(c) região tonsilar
(d) base da língua

Bordas:
(a) superior: palato mole e crista palatofaríngea (crista de Passavant) (= crista do músculo faríngeo que se opõe ao palato mole quando este palato se mostra elevado)
(b) anterior: plano que se une à borda posterior do palato mole, aos pilares tonsilares anteriores e papilas circunvaladas
(c) posterior: parede faríngea posterior
(d) inferior: valéculas
(e) lateral: região tonsilar consistindo em pilar tonsilar anterior (= músculo palatoglosso) + tonsila palatina/faucal + pilar tonsilar posterior (= músculo palatofaríngeo).

HIPOFARINGE
= compartimento do trato aerodigestivo entre o osso hioide e o aspecto inferior da cartilagem cricoide
1. Seios piriformes
  = duas estalactites laterais simétricas de ar penduradas da hipofaringe atrás da laringe
   — parede inferior: nível da articulação cricoaritenoide
   — parede anteromedial: parede lateral da dobra ariepiglótica
   — parede lateral: apoiando-se na asa posterior da cartilagem da tireoide
   — parede posterior: aspecto mais lateral da parede hipofaríngea posterior
2. Área pós-cricoide = a junção faringoesofágica estende-se do nível das cartilagens aritenoides até a borda inferior da cartilagem cricoide
   — parede anterior da hipofaringe = parede posterior da laringe inferior = "parede divisória" (ou "*party wall*")
3. Parede hipofaríngea posterior, estendendo-se desde o nível das valéculas até as articulações cricoaritenoides.

LARINGE
Extensão vertical: 44 mm (homens), 36 mm (mulheres), no nível das 4ª–6ª vértebras cervicais

Supraglote
estende-se desde a base da língua + valéculas até o ventrículo laríngeo
1. Vestíbulo = espaço de ar dentro da laringe supraglótica
2. Epiglote
   = cartilagem em forma de folha que funciona como uma pálpebra para a endolaringe
   (a) pecíolo = tronco da epiglote
   (b) ligamento tireoepiglótico = conecta o pecíolo à cartilagem da tireoide inferiormente
   (c) ligamento hioepiglótico = conecta a epiglote ao osso hioide anteriormente, coberto por uma dobra de mucosa entre as valéculas (dobra glossoepiglótica)
   (d) "margem livre" = porção superior da epiglote
3. Cordas vocais falsas
   = dobras ventriculares = continuação inferior das dobras ariepiglóticas = superfície mucosa dos ligamentos ventriculares; formando a borda superior do ventrículo laríngeo

4. Cartilagens aritenoides
5. Dobras ariepiglóticas
   = reflexões da mucosa entre a porção ascendente (= processos aritenoides) da cartilagem aritenoide + margem inferolateral da epiglote
   √ Dobras de partes moles formando uma borda entre os seios piriformes laterais + lúmen laríngeo central
6. Ventrículo laríngeo
   = fossa fusiforme ligada por borda crescente de cordas falsas superiormente e margem reta de cordas verdadeiras inferiormente
   √ Em geral, não visível nas varreduras axiais
7. Espaço pré-epiglótico
   √ Tecido de baixa densidade entre a margem anterior da epiglote e a cartilagem da tireoide
8. Espaço paralaríngeo
   √ Tecido de baixa densidade entre cordas verdadeiras e falsas e a cartilagem da tireoide
   √ Contínuo com o espaço pré-epiglótico anteriormente e com as dobras ariepiglóticas superiormente

Glote

1. Cordas vocais verdadeiras
   = estendem-se desde o processo vocal da cartilagem aritenoide até a comissura anterior
   √ As cordas vocais aduzem durante a fonação de "E"/sustentação da respiração
2. Comissura anterior
   = mucosa laríngea da linha média cobrindo as porções anteriores das cordas vocais verdadeiras onde aduzem a superfície laríngea da cartilagem da tireoide
   √ < 1 mm de partes moles atrás da cartilagem da tireoide (durante abdução de cordas vocais com respiração silenciosa)
3. Comissura posterior
   = superfície da mucosa laríngea da linha média entre o anexo das cordas vocais verdadeiras até as cartilagens aritenoides.

Subglote
estende-se desde sob a superfície das cordas vocais verdadeiras até a superfície inferior da cartilagem cricoide
1. Cone elástico
   = membrana fibroelástica estendendo-se da cartilagem cricoide até a margem medial das cordas vocais verdadeiras e formando a parede lateral da subglote

ESPAÇOS PROFUNDOS DA CABEÇA E PESCOÇO SUPRA-HIÓIDEO

Espaço mastigador
= lateral ao espaço parafaríngeo
Fáscia: camada superficial de fáscia cervical profunda envolvendo os músculos da mastigação
Conteúdo:
– músculos da mastigação (músculos pterigoides medial e lateral, masseter, músculo temporal)
– ramo e corpo da mandíbula
– nervo craniano V3

Espaço Mucoso da Faringe
– adenoides, tonsilas da fauce e da língua
– músculos constritores superior e médio
– músculo salpingofaríngeo
– músculo levantador do palato
– *torus tubarius*

Espaço Parafaríngeo
= espaço em formato triangular e localização central; principal via vertical estendendo-se da base do crânio para o osso hioide
Bordas da fáscia:
medial   = camada do meio da fáscia cervical profunda
lateral   = camada superficial da fáscia cervical profunda
posterior = bainha da carótida
Conteúdo:
– gordura
– artéria maxilar interna
– artéria faríngea ascendente
– plexo venoso faríngeo
– ramos do nervo craniano V3
Vetores: caso a gordura parafaríngea esteja oculta
anteriormente = lesão no espaço mastigador
medialmente   = lesão no espaço mucoso parafaríngeo
lateralmente   = lesão no espaço da parótida
posteriormente = lesão no espaço da carótida

Espaço Retrofaríngeo
= espaço potencial posterior ao espaço da mucosa faríngea e anterior ao espaço pré-vertebral; principal via vertical da base do crânio até T4
Bordas da fáscia:
camadas média e profunda da fáscia cervical; fáscia alar lateralmente
Conteúdo:
– gordura
– nodos retrofaríngeos medial e lateral

Espaço Pré-Vertebral
= principal via da base do crânio até T4; posterior ao espaço retrofaríngeo
Bordas da fáscia:
(a) compartimento anterior da fáscia cervical profunda: de um processo transverso para o outro anteriormente, em frente ao músculo longo do pescoço
(b) compartimento posterior da fáscia cervical profunda: do processo transverso posteriormente até o processo espinhoso
Conteúdo:
– músculos pré-vertebrais (*longus colii*)
– músculos escalenos
– artéria e veia vertebral
– plexo braquial
– nervo frênico

Espaço da Carótida
a fáscia da carótida estende-se da base do crânio até o arco aórtico
Conteúdo:
(a) abaixo do osso hioide:
– artéria carótida comum
– veia jugular interna
– X nervo craniano (nervo vago)
– plexo cervical simpático
(b) ao nível da nasofaringe:
– artéria carótida interna
– veia jugular interna
– IX-XII nervos cranianos
– cadeia de nodos da jugular interna

Espaço da Parótida
Conteúdo:
– glândula parótida com ducto parotídeo (ducto de Stensen)
– linfonodos intraparotídeos
– artérias carótidas externas e maxilares internas
– veia retromandibular
– nervo facial

ANATOMIA E FUNCIONAMENTO DOS ÓRGÃOS DO PESCOÇO

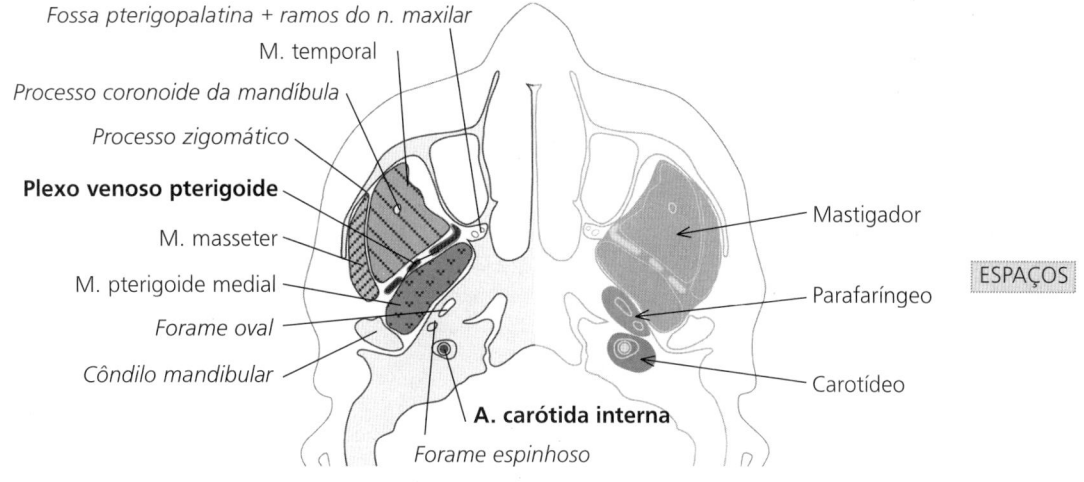

Corte Transversal pela Base do Crânio

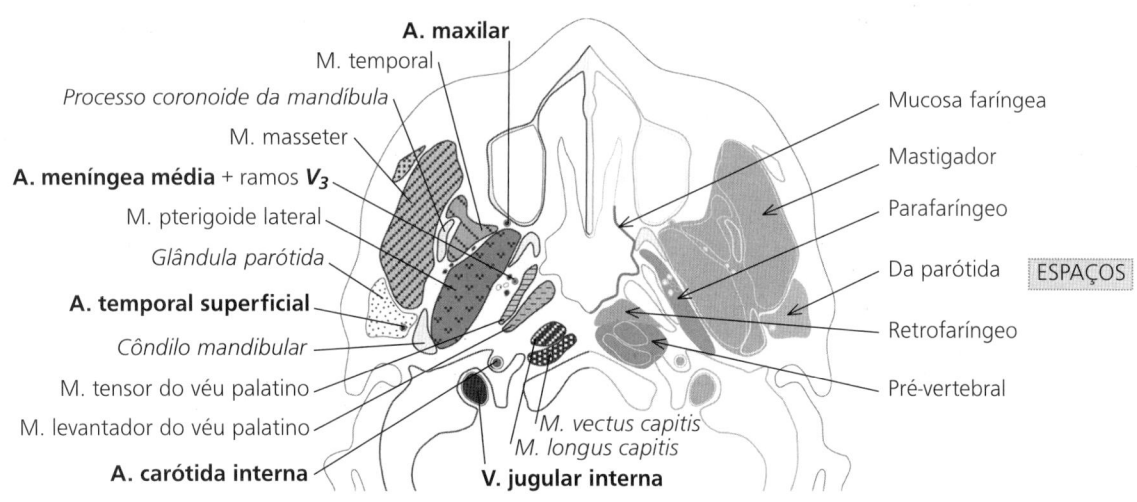

Corte Transversal pelo Antro Superior

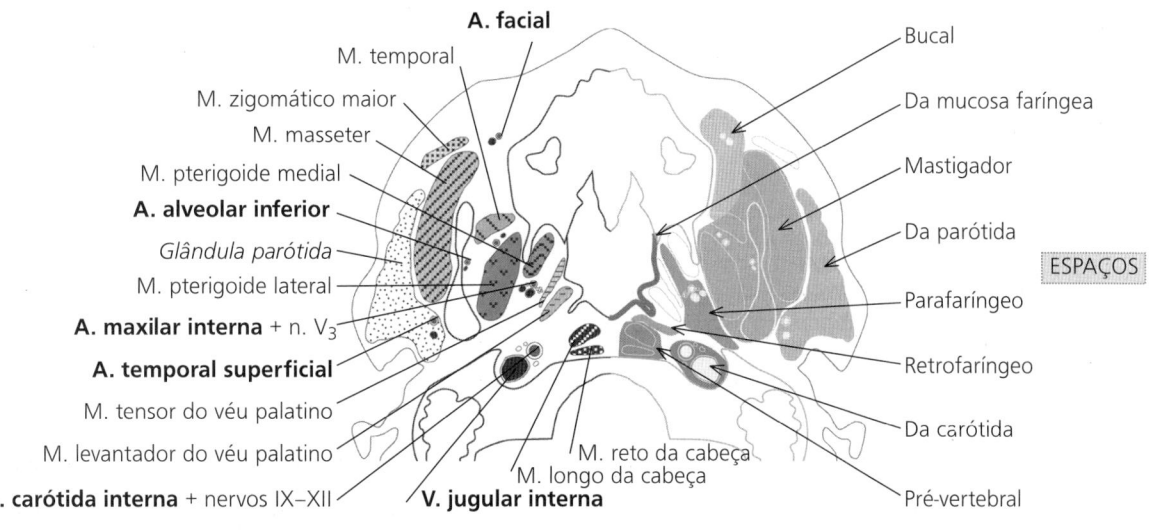

Corte Transversal pelo Antro Inferior

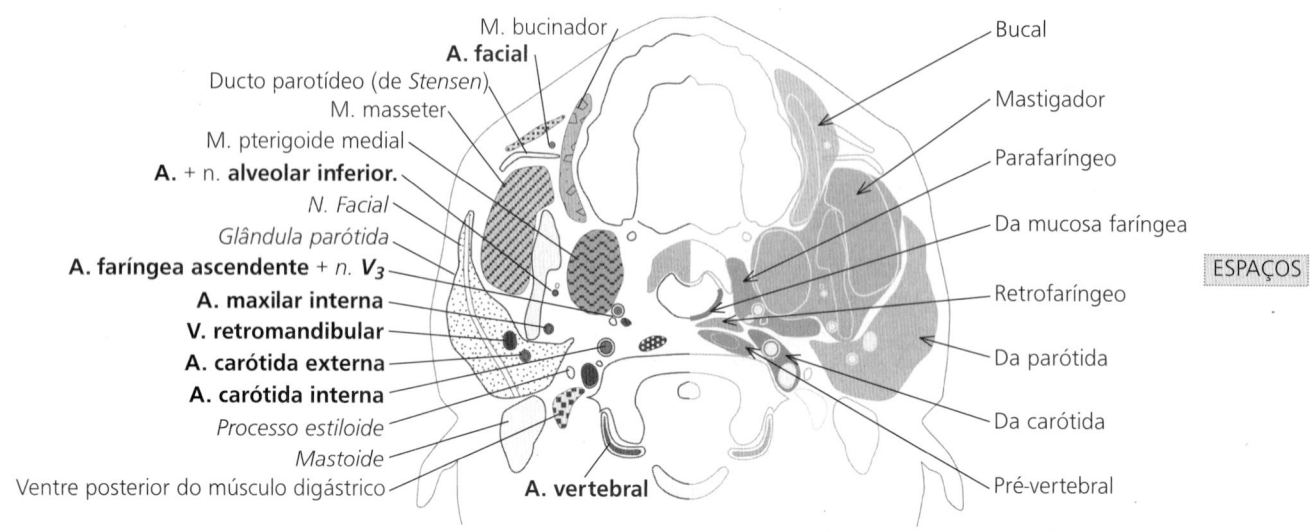

Corte Transversal pela Crista Alveolar

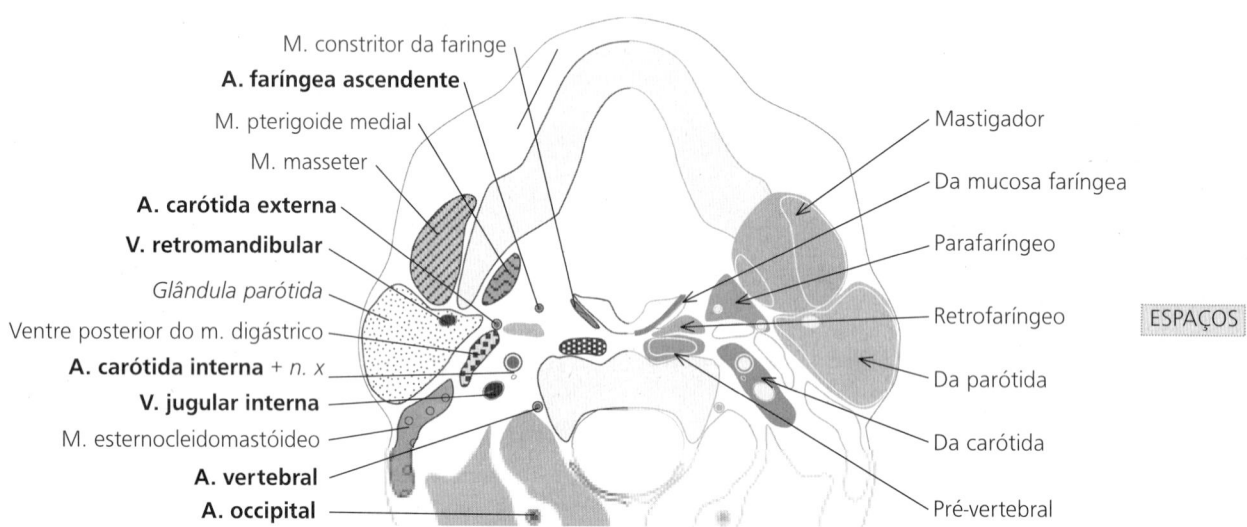

Corte Transversal pela Mandíbula

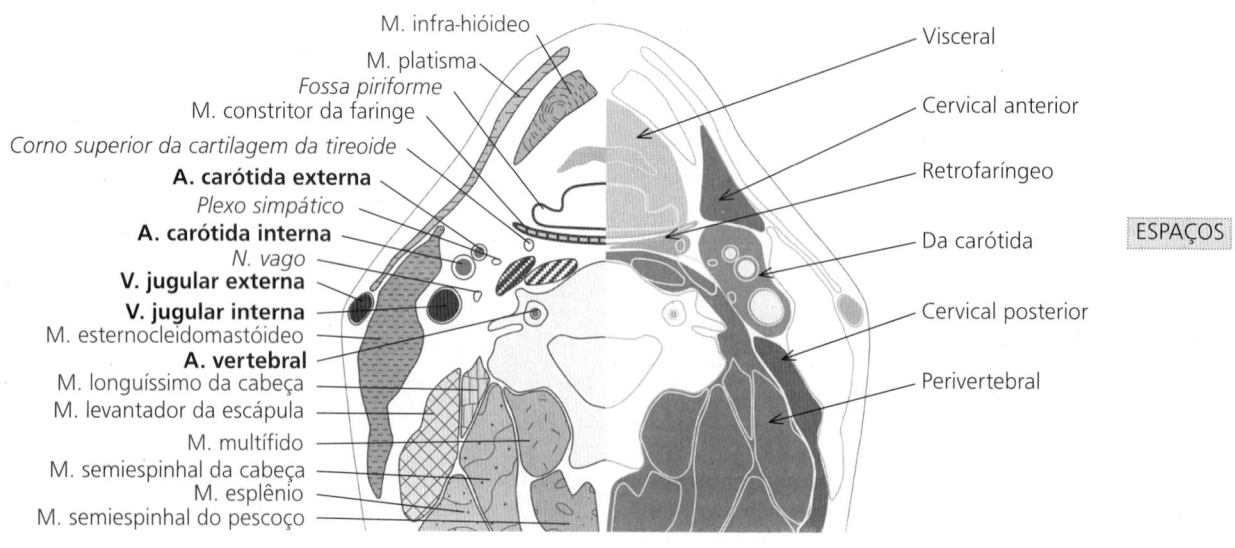

Corte Transversal por C4

ANATOMIA E FUNCIONAMENTO DOS ÓRGÃOS DO PESCOÇO

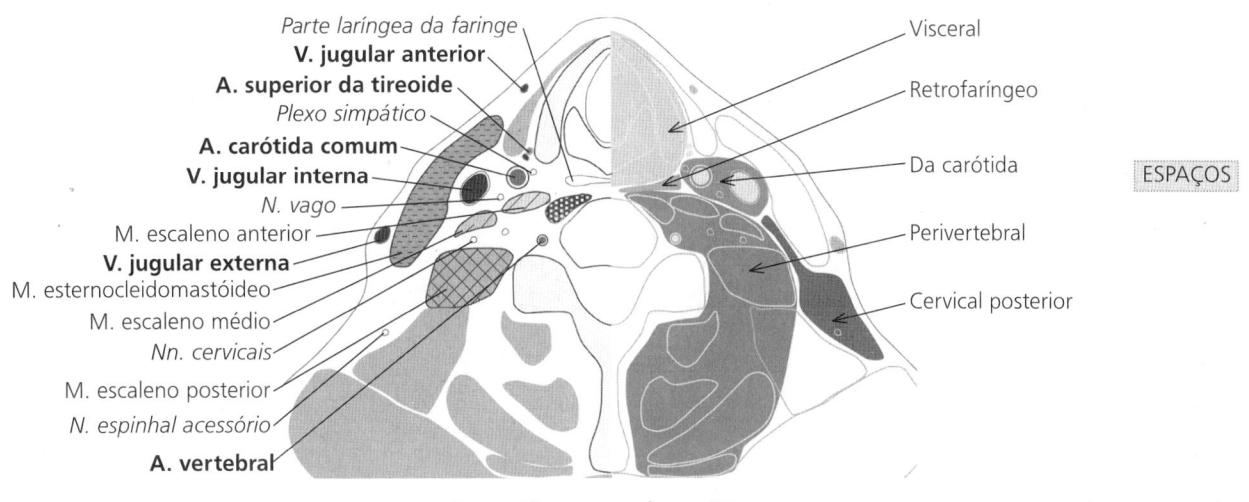

Corte Transversal por C6

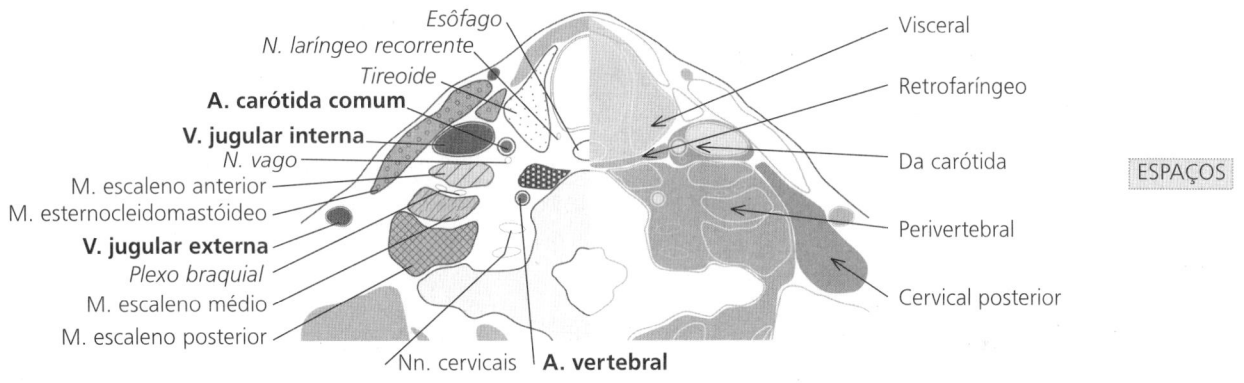

Corte Transversal por C7

Espaço Submandibular
Conteúdo:
- glândula submandibular com ducto submandibular (de Wharton)
- artéria e veia faciais
- XII nervo craniano

OSSO TEMPORAL
A. PORÇÃO ESCAMOSA
= parede lateral da fossa craniana mediana + assoalho da fossa temporal
B. PORÇÃO MASTOIDE
1. Antro mastóideo
2. *Aditus ad Antrum*
conecta o epitímpano (= ático) da cavidade da orelha mediana ao antro mastóideo
3. Septo de Körner
= pequena projeção óssea estendendo-se inferiormente do teto do antro mastóideo como parte da sutura petroescamosa entre as células aéreas do mastoide lateral e medial.
C. PORÇÃO PETROSA = orelha interna
1. *Tegmen tympani*
= teto da cavidade timpânica
2. Eminência arqueada
= proeminência de osso sobre o canal semicircular superior
3. Canal auditivo interno
   (a) poro acústico interno
       = abertura do canal auditivo interno
   (b) modíolo
       = entrada para a cóclea
   (c) crista falciforme
       = septo ósseo horizontal em canal auditivo interno
4. Aqueduto vestibular
   = transmite ducto endolinfático
5. Aqueduto da cóclea
   = transmite ducto perilinfático
6. Ápice petroso
   = separado do clivo por uma fissura petro-occipital e *foramen lacerum*

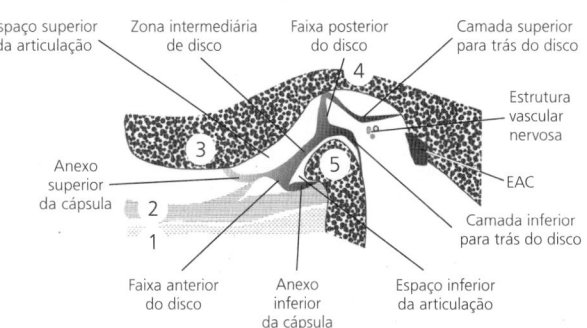

1 cabeça inferior do músculo pterigoide lateral
2 cabeça superior do músculo pterigoide lateral
3 eminência articular do osso temporal
4 fossa mandibular do osso temporal
5 côndilo

Articulação Temporomandibular
(posição com a boca fechada)

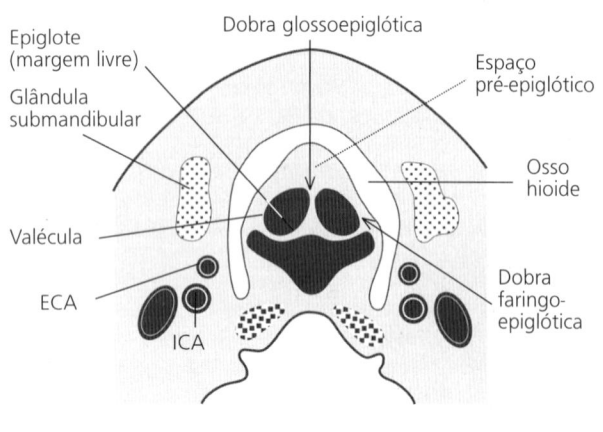

Nível do Osso Hioide

Nível Supraglótico Alto

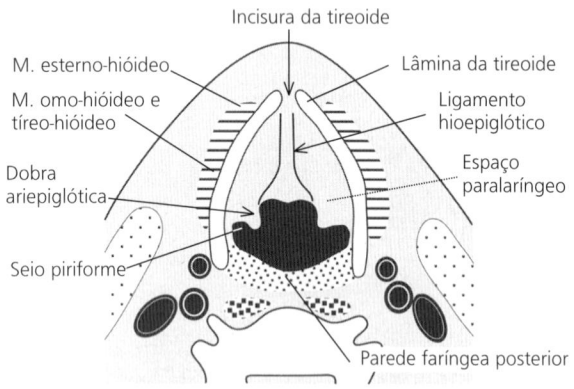

Nível Supraglótico Médio

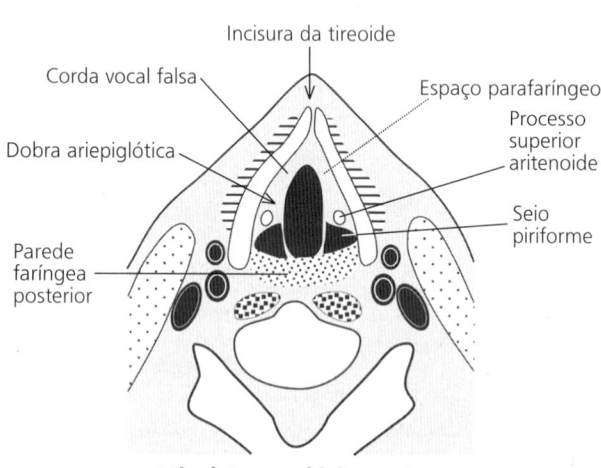

Nível Supraglótico Baixo

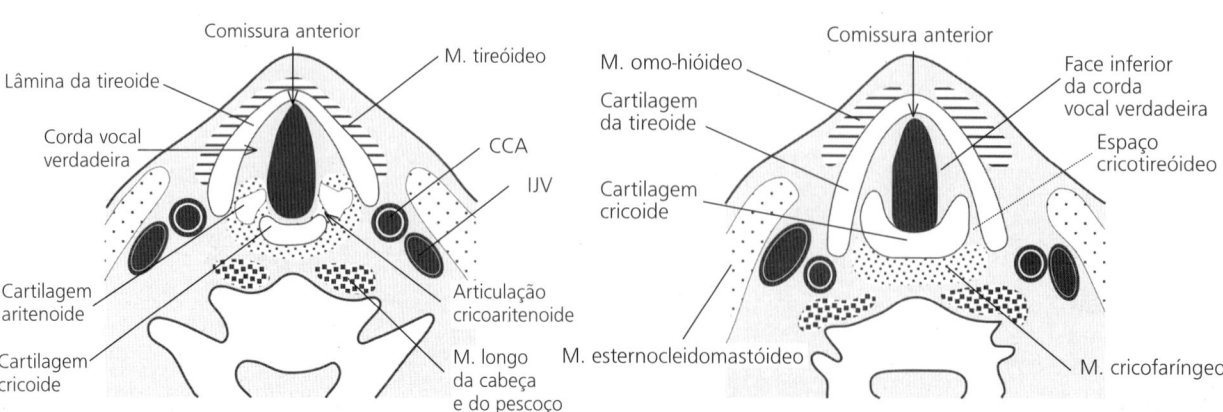

Nível da Glote

Face Inferior de Corda Vocal Verdadeira

ANATOMIA E FUNCIONAMENTO DOS ÓRGÃOS DO PESCOÇO

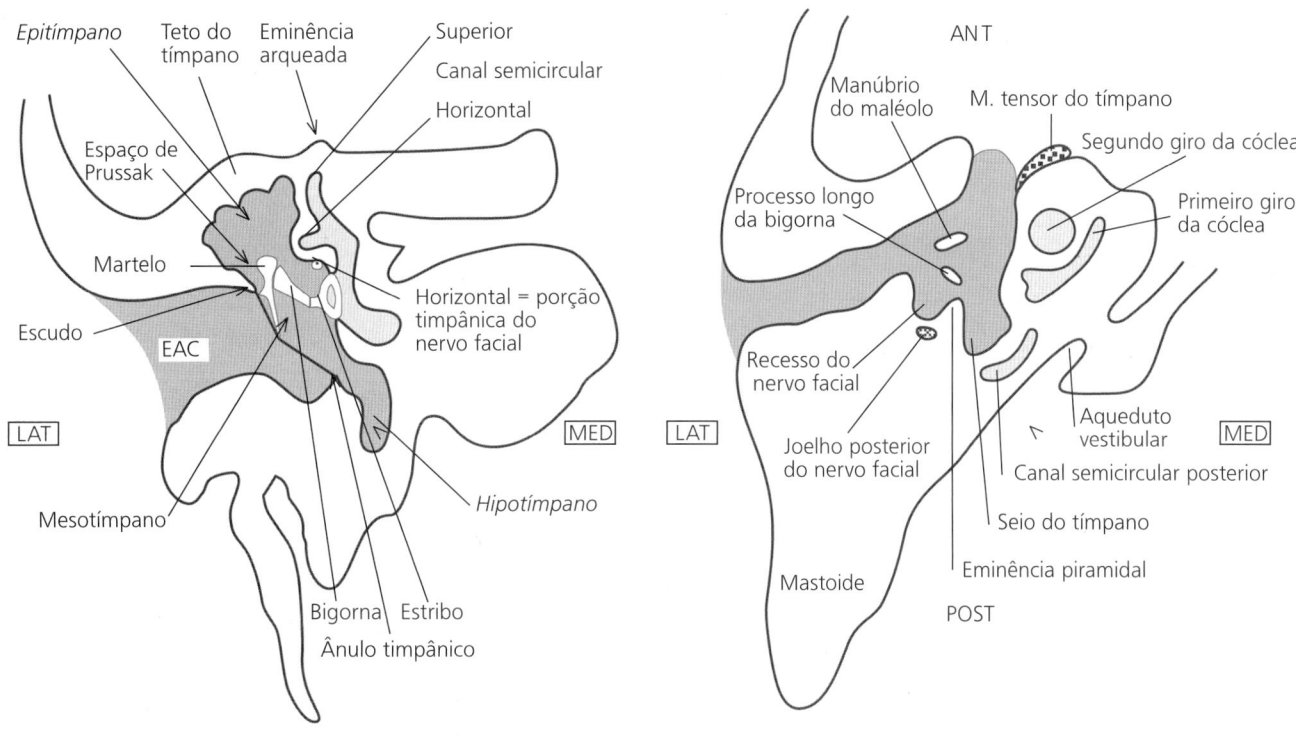

Tomograma Coronal do Osso Temporal

Tomograma Axial do Osso Temporal

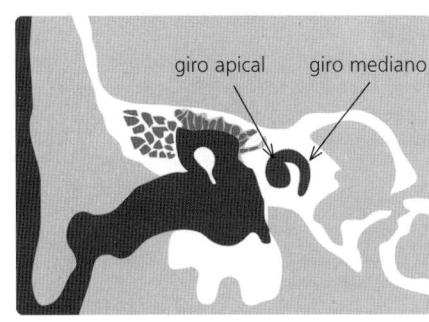

Varredura mais Anterior pela Cóclea

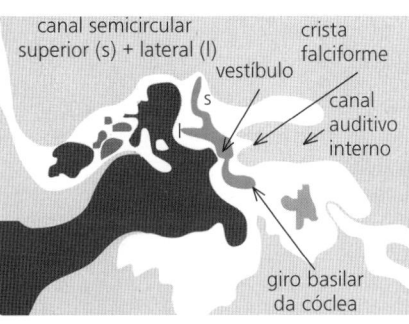

Varredura pelo Nível do Vestíbulo

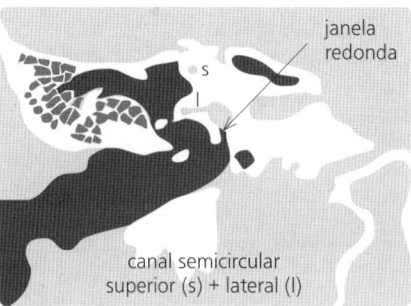

Varredura mais Posterior pela Janela Redonda

Varredura Coronal da Orelha Direita Normal

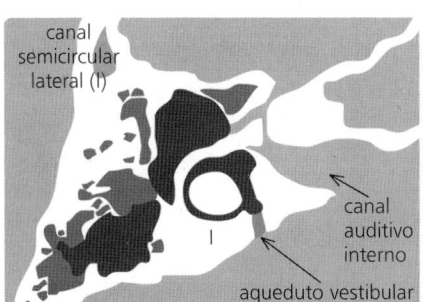

Varredura mais Superior pelo Canal Semicircular Lateral

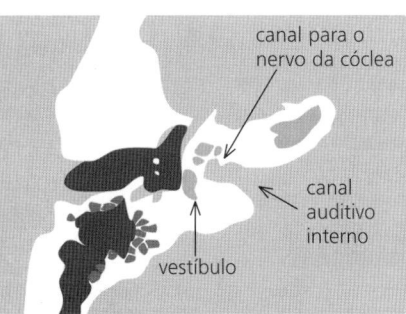

Varredura pelo Nível do Vestíbulo

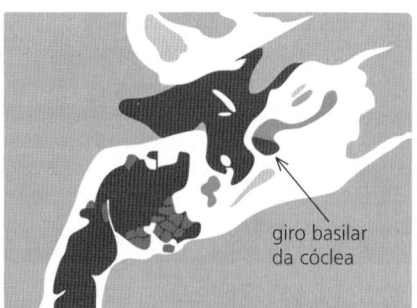

Varredura mais Inferior pelo Giro Basilar da Cóclea

Varredura Axial da Orelha Direita Normal

D. PORÇÃO TIMPÂNICA
1. Canal auditivo externo
   borda medial formada pela membrana timpânica, que se liga superiormente ao escudo e inferiormente ao ânulo do tímpano
E. PORÇÃO ESTILOIDE

ORELHA MÉDIA
Bordas:
- parede anterior = parede carótida
- parede posterior = parede do mastoide incluindo
  (a) recesso do nervo facial para o nervo facial descendente
  (b) eminência piramidal para o músculo estapédio
  (c) seio do tímpano (clinicamente mancha cega)
- parede superior = teto do tímpano
- parede inferior = parede jugular
- parede lateral = membrana timpânica
- parede medial = parede labiríntina

A. EPITÍMPANO
= cavidade timpânica acima da linha desenhada entre a ponta inferior do escudo e a porção timpânica do nervo facial
Conteúdo: cabeça do martelo, corpo e processo curto da bigorna, recesso superior da membrana timpânica (espaço de Prussak) (= área entre a bigorna e a parede lateral do epitímpano)

B. MESOTÍMPANO
= cavidade timpânica entre a ponta inferior do escudo e a linha desenhada paralela ao aspecto inferior do canal auditivo externo ósseo
Conteúdo: manúbrio do martelo, processo longo da bigorna, estribo, músculo tensor do tímpano (inervado por V_3), músculo estapédio (inervado por VII)

C. HIPOTÍMPANO
= calha rasa no assoalho da orelha média

ORELHA INTERNA
1. **Cóclea**
   dois giros e meio, o primeiro giro basal se abre para dentro da janela redonda posteriormente e circunda o eixo ósseo central do modíolo
2. **Vestíbulo**
   = a parte mais larga do labirinto membranoso com subunidades de utrículo e sáculo (não visualizadas separadamente); separada da orelha mediana pela janela oval
3. **Canais semicirculares**
   - o canal semicircular superior forma a convexidade da eminência arqueada
   - o canal semicircular posterior aponta posteriormente ao longo da linha da crista petrosa
   - o canal semicircular lateral/horizontal projeta-se para dentro do epitímpano
4. **Aqueduto coclear**
   contém um ducto perilinfático de 8 mm de comprimento estendendo-se do giro basal da cóclea até a borda lateral do forame jugular, em paralelo com o canal auditivo interno
   Função: regula a pressão do CSF + fluido perilinfático
5. **Aqueduto vestibular**
   abrange o ducto endolinfático estendendo-se do vestíbulo até a bolsa endolinfática
   Função: equilibrar a pressão do fluido endolinfático

GLÂNDULA PARÓTIDA
Embriologia:
o componente glandular surge do crescimento para dentro da proliferação local do epitélio oral, o que cria ductos por volta da 10ª semana de idade gestacional; as secreções começam por volta da 18ª semana de idade gestacional

◊ Botões epiteliais ramificam-se ao redor das divisões do nervo facial, incorporando, assim, o componente no parênquima da parótida
◊ É a única glândula salivar a se tornar encapsulada após o desenvolvimento do sistema linfático, resultando em linfonodos intraglandulares e vasos de linfa

Localização: enrolada ao redor do ângulo da mandíbula (dentro do espaço da parótida)

Divisões anatômicas:
(a) lobo superficial = volume principal da glândula superficial e posterior ao músculo masseter; separado pelo nervo facial de:
(b) lobo profundo = pequena extensão da glândula profunda ao ângulo da mandíbula
(c) lobo acessório (20%) = superficial e lateral ao músculo masseter + anterior ao lobo superficial drenando diretamente no ducto da parótida

Via de drenagem: o ducto parotídeo (de Stensen) surge acima do segundo dente molar superior

GLÂNDULA TIREOIDE
Valores de CT: 70–120 unidade Hounsfield (HU)

Globulina Ligadora de Tiroxina (TBG)
A. ELEVAÇÃO DE TBG
1. Gravidez
2. Administração de estrogênio
3. Traço genético

B. REDUÇÃO EM TBG
1. Androgênios
2. Esteroides anabólicos
3. Glicocorticoides
4. Síndrome nefrótica
5. Doença hepática crônica

C. INIBIÇÃO DE T4 LIGANDO-SE À TBG: salicilatos

Hormônios da Tireoide		
Tiroxina	T_4	4,5–12,0 µg/dL
Tri-iodotironina	T_3	90–200 ng/dL
Hormônio estimulador da tireoide	TSH	0,4–4,5 µIU/mL
T_4 livre (0,03% de T_4)	FT_4	0,7–1,6 ng/dL
T_3 livre (0,4% de T_3)	FT_3	230–420 ng/L
Globulina ligadora de tirozina	TBG	Liga 70% de T4
		Liga 38% de T_3
Pré-albumina ligadora de tiroxina	TBPA	Liga 10% de T_4
		Liga 27% de T_3
Albumina		Liga 20% de T_4
		Liga 35% de T_3
Absorção de iodo radioativo	RAIU	8–35% em 24 h

GLÂNDULAS PARATIREÓIDEAS
Embriologia: as glândulas paratireóideas desenvolvem-se por volta de 6 semanas de idade gestacional e migram para o pescoço na 8ª semana
Tamanho: 6 × 4 × 1 mm = 25–40 mg

A. GLÂNDULAS PARATIREÓIDEAS SUPERIORES
Embriologia: derivadas da 4ª bolsa faríngea, descem junto com a glândula tireoide em relação próxima aos seus lobos posterolaterais
Localização: superfície dorsal superior da glândula tireoide/intratireoidal

B. GLÂNDULAS PARATIREÓIDEAS INFERIORES
Embriologia: derivadas da 3ª bolsa faríngea, migram em sentido caudal com o timo
Localização: em qualquer local próximo à tireoide, bifurcação da carótida, porção inferior do pescoço, mediastino

C. GLÂNDULAS PARATIREÓIDEAS SUPERNUMERÁRIAS
5ª/6ª glândulas podem ocupar um sítio ectópico
◊ Pode-se encontrar até 12 glândulas paratireóideas!

Taxas de sucesso cirúrgico para a descoberta de glândulas paratireóideas:
— 95% para exploração cervical inicial
— 60% para exploração cirúrgica de repetição
Causas do insucesso: não percepção de um adenoma, glândulas múltiplas e anormais, hiperplasia difusa

Técnica de localização:
US (75% de sensibilidade), cintigrafia com subtração de tálio-tecnécio, MR (88% de sensibilidade)

LINFONODOS DO PESCOÇO

A. COMPARTIMENTO CENTRAL
= entre as artérias carótidas direita e esquerda
1. Delphian/pré-traqueal
2. Paratraqueal: ao longo do nervo laríngeo recorrente
3. Tímico/perítímico: dentro do tecido adiposo na parte anterior inferior do pescoço

B. COMPARTIMENTO LATERAL
1. Jugular interna
2. Espinhal acessório: triângulo posterior
3. Cervical transverso: supraclavicular

Identificação Duplex de Artérias Carótidas		
Critérios	*Artéria Carótida Externa (ECA)*	*Artéria Carótida Interna (ECA)*
Tamanho	Geralmente menor que artéria carótida interna	Geralmente maior que artéria carótida externa
Localização	Orientada medial e anteriormente em direção à face	Orientada lateral e posteriormente em direção ao processo mastoide (*mnemônica*): IAC *vis-à-vis* ECA é posicionado como hélice *vis-à-vis* o trago da sua orelha)
Ramos	Dá origem aos ramos arteriais (artéria tireoide superior como 1ª ramificação)	SEM ramos arteriais
Traçado de onda	Padrão de fluxo de alta resistência suprindo os leitos capilares na pele + músculo: √ componente sistólico para frente √ reversão precoce de fluxo diastólico, ocasionalmente seguido de outro componente √ mínimo/nenhum fluxo na diástole tardia	Padrão de traçado de onda de baixa resistência suprindo o leito capilar no cérebro: √ componente sistólico de alta velocidade para frente √ fluxo forte e sustentado para frente na diástole √ turbilhão inativo com reversão de fluxo oposto ao divisor de fluxo no bulbo da carótida
Manobra	Oscilações na manobra temporal	

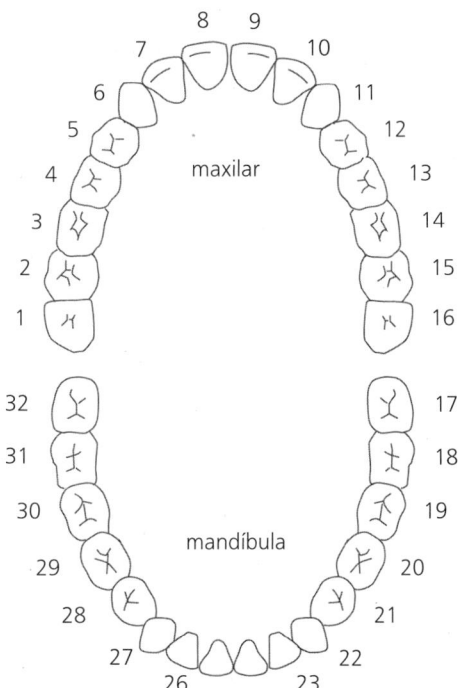

1. Terceiro molar (dente do siso)
2. Segundo molar (molar dos 12 anos)
3. Primeiro molar (molar dos 6 anos)
4. Segundo bicúspide (segundo pré-molar)
5. Primeiro bicúspide (primeiro pré-molar)
6. Cúspide (canino / *eye tooth*)
7. Incisivo lateral
8. Incisivo central
9. Incisivo central
10. Incisivo lateral
11. Cúspide (canino / *eye tooth*)
12. Primeiro bicúspide (primeiro pré-molar)
13. Segundo bicúspide (segundo pré-molar)
14. Primeiro molar (molar dos 6 anos)
15. Segundo molar (molar dos 12 anos)
16. Terceiro molar (dente do siso)

17. Terceiro molar (dente do siso)
18. Segundo molar (molar dos 12 anos)
19. Primeiro molar (molar dos 6 anos)
20. Segundo bicúspide (segundo pré-molar)
21. Primeiro bicúspide (primeiro pré-molar)
22. Cúspide (canino / *eye tooth*)
23. Incisivo lateral
24. Incisivo central
25. Incisivo central
26. Incisivo lateral
27. Cúspide (canino / *eye tooth*)
28. Primeiro bicúspide (primeiro pré-molar)
29. Segundo bicúspide (segundo pré-molar)
30. Primeiro pré-molar (molar dos 6 anos)
31. Segundo molar (molar dos 12 anos)
32. Terceiro molar (dente do siso)

Sistema de Numeração dos Dentes para Arco Permanente
(de acordo com a American Dental Association)

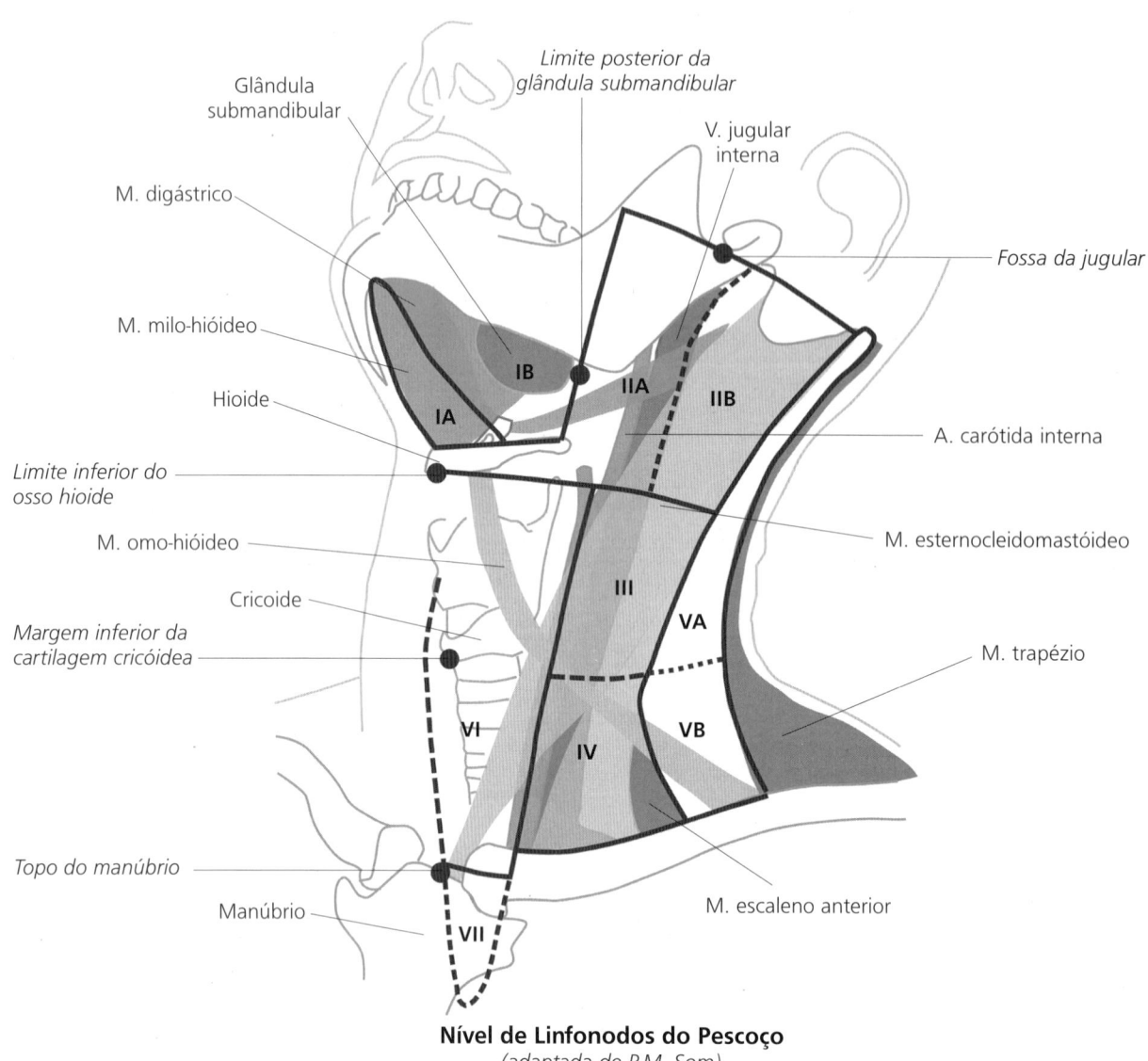

Nível de Linfonodos do Pescoço
(adaptada de P.M. Som)

	Marcos anatômicos essenciais: fossa jugular da base do crânio, parte inferior do osso hioide, parte inferior do arco cricóideo, topo do manúbrio, borda posterior da glândula submandibular, borda posterior do m. esternocleidomastóideo, borda posterior lateral do m. escaleno anterior, borda anterior do m. trapézio, a. carótida interna + comum, v. jugular interna, clavícula, margem medial do ventre anterior do m. digástrico, m. milo-hióideo
I	acima do hioide + abaixo do m. milo-hióideo + borda anterior para posterior da glândula submandibular (**linfonodos submandibulares + linfonodos submentais**); IA = entre a borda medial dos ventres anteriores de ambos os mm. digástricos
II	base do crânio na fossa jugular + corpo inferior do osso hioide + borda anterior para posterior do m. esternocleidomastóideo + borda posterior para posterior da glândula submandibular; IIA = veia jugular anterior para interna (**linfonodos jugulares internos superiores**); IIB = v. jugular posterior para interna (**linfonodos acessórios espinhais superiores**); **linfonodo retrofaríngeo** = linfonodo de nível II medial a a. carótida interna
III	corpo inferior do hioide + margem inferior do arco cricóideo + borda posterior do m. esternocleidomastóideo (**linfonodos jugulares médios**)
IV	margem inferior do cricoide + clavícula + borda posterior do m. esternocleidomastóideo + borda posterolateral do m. escaleno anterior + aspecto medial da a. carótida comum (**linfonodos jugulares**)
V	atrás da borda posterior do m. esternocleidomastóideo
VI	corpo inferior do hioide + topo do manúbrio + entre as aa. carótidas comuns (**linfonodos viscerais**)
VII	topo do manúbrio para a v. inominada + entre as aa. carótidas comuns (**linfonodos mediastinais superiores**)

Linfonodos supraclaviculares = linfonodos de níveis IV e VB; **Linfonodos jugulares internos de Rouvière** = linfonodos de nível II ou III ou IV.

DOENÇAS DA ORELHA, NARIZ E GARGANTA

CARCINOMA CÍSTICO ADENÓIDEO
= CILINDROMA
Incidência: 4–15% de todos os tumores das glândulas salivares
Histologia: (a) subtipo cribriforme, grau 1
(b) subtipo tubular, grau 2
(c) subtipo sólido/basaloide, grau 3
◊ A invasão perineural é típica!
Idade: 3ª–9ª décadas; máximo entre 40 e 70 anos; M = F
Localização:
@ nas glândulas salivares menores (mais comum: 25–31% de todos as neoplasias malignas em glândulas salivares menores)
◊ Tumor mais comum das glândulas salivares menores!
• obstrução e inchaço nasal
Sítio: cavidade oral > faringe > nariz > seios paranasais > traqueia > laringe
@ na glândula submandibular (15% dos tumores nesta glândula)
@ na glândula parótida (2–6% dos tumores nesta glândula; surge dos ductos parotídeos periféricos com propensão à disseminação perineural ao longo do nervo facial)
• massa dura + dor/paralisia do nervo facial
√ Massa infiltrante na parótida
MR:
√ Hipo- a hiperintenso (sinal alto corresponde a baixa celularidade com prognóstico melhor) em T2
Metástases para: pulmão, nodos linfáticos cervicais, osso, fígado, cérebro
Prognóstico: curso de crescimento lento mas implacavelmente maligno com recorrências repetidas; quanto maior a celularidade, pior o prognóstico (exige o tumor inteiro); taxa de sobrevida de 5 anos em 60–69%; 40% de taxa de sobrevida de 10 anos
Rx: excisão cirúrgica repetida + radioterapia

Carcinoma Cístico Adenoide da Laringe
0,25–1% de todos os tumores malignos da laringe
Histologia: células basaloides pequenas e uniformes com núcleos ovoides grandes e profundamente manchados, arranjados em cordões de anastomose ou ilhas
• ataques de tosse, roncos e sibilos, hemoptise
• paralisia do nervo laríngeo recorrente por causa de propensão a invadir os nervos (CARACTERÍSTICA)
• sem história de tabagismo
Localização: subglote, na junção com a traqueia (80%)
√ Disseminação extensa do tumor submucoso de toda a laringe
√ Invasão da cartilagem cricoide, tireoide e esôfago
√ Linfonodos regionais do pescoço quase nunca envolvidos

ANGIOLIPOMA DA GLÂNDULA PARÓTIDA
= lesão nodular benigna semelhante aos lipomas comuns, exceto pela proliferação angiomatosa associada
Idade: raramente antes da puberdade
CT:
√ Massa circunscrita (mais comum)/infiltrante
√ Realce acentuado ao redor dos componentes adiposos
DDx: hemangioma com degeneração adiposa

PETROSITE APICAL
= APICITE PETROSA
Frequência: apicite crônica > aguda

Etiologia: disseminação a partir de infecção da orelha média e da mastoide; exige a presença de células aéreas em ápices petrosos (o que é encontrado em 30% da população).
Organismo: pseudomonas, *enterococcus*
• **síndrome de Gradenigo** = otorreia (otite média) e dor retro-orbitária (dor no trigêmeo) + paralisia do VI nervo
√ Opacificação das células aéreas (fluido na orelha média ipsilateral + mastoide)
√ Destruição do osso (osteomielite)
MR:
√ Massa com realce sobre a ponta petrosa
Cx: abscesso epidural; paralisia do nervo craniano (abducente, trigêmeo, vago)
Mortalidade: até 20% (antes do aparecimento do antibiótico)
Rx: antibióticos intravenosos, miringotomia, cirurgia

ANOMALIAS DA FENDA BRANQUIAL
= a insuficiência de involução das fendas branquiais leva a cistos/fístula/*sinus tracts* dessas fendas

Cisto da Primeira Fenda Branquial (5–8%)
= CISTO LINFOEPITELIAL DA PARÓTIDA
o trato embrionário residual começa próximo ao triângulo submandibular e sobe pela glândula parótida, terminando na junção do canal auditivo externo cartilaginoso e ósseo
Incidência: 5–8% de todas as anomalias de fenda branquial (raro)
Idade: mulheres na meia-idade
• massa em crescimento próxima ao polo inferior da glândula parótida
• abscessos recorrentes da parótida
• ± paralisia do nervo facial
• otorreia (se o cisto drenar para o canal auditivo externo)
Classificação Patológica (de Work):
tipo I anomalia de duplicação do canal auditivo externo membranoso; derivado do ectoderma e revestido com epitélio escamoso; curso paralelo ao do canal auditivo externo; medial para a concha da orelha; sem apêndices de pele
tipo II o cisto surge da primeira fenda branquial contendo ectoderma e mesoderma envolvendo o canal auditivo externo (EAC) + pina; apêndices de pele (folículos pilosos, glândulas de suor e sebáceas)
√ Massa cística dentro da glândula ou região periparotídea imediata (superficial a profundo na glândula parótida)
√ Pode-se estender para o espaço parafaríngeo contendo gordura ± conexão ao canal auditivo externo
DDx: cisto inflamatório da parótida, tumor cístico benigno da parótida, linfadenopatia metastática

Cisto da Segunda Fenda Branquial (95%)
= obliteração incompleta do trato da segunda fenda branquial (seio cervical de His) resultando em *sinus tract*/fístula/cisto (75%)
Incidência: 95% de todas as anomalias da fenda branquial
Idade: 10–40 anos: M = F
Classificação (de Bailey):
tipo I ao longo da superfície anterior do músculo esternocleidomastoide, profundo no platisma
tipo II ao longo da superfície anterior do músculo esternocleidomastoide, lateral ao espaço da carótida, posterior à glândula submandibular e aderindo aos grandes vasos (mais comum)
tipo III extensão medial entre a bifurcação das artérias carótidas externa e interna para a parede da faringe
tipo IV dentro do espaço da mucosa da faringe

Patologia: cisto de parede fina com 1–10 cm de largura, revestido com epitélio escamoso estratificado cobrindo o tecido linfoide, preenchido com fluido turvo amarelado ± cristais de colesterol
- história de múltiplos abscessos na parótida não responsivos à drenagem + antibióticos
- otorreia (se conectado ao canal auditivo externo)

Localização:
em qualquer sítio ao longo de uma linha desde a fossa tonsilar orofaríngea até a região supraclavicular do pescoço; classicamente na borda anteromedial do músculo esternocleidomastoide + lateral ao espaço da carótida + na margem posterior da glândula submandibular; pode estar no espaço parafaríngeo (após extensão pelo túnel estilomandibular + músculo constritor mediano)
√ Cisto oval/redondo próximo ao ângulo mandibular
√ Deslocamento do músculo esternocleidomastoide para trás, da artéria carótida e da veia jugular em sentido posteromedial e da glândula submandibular para frente
√ O cisto pode aumentar após infecção/lesão do trato respiratório superior

US:
√ Massa compressível ± resíduos internos (por causa de hemorragia/infecção) que obscurece sua natureza cística
√ Falta de fluxo interno

CT/MR:
√ "Sinal do bico" (*beak sign*) = borda curvada de tecido apontando medialmente entre as artérias carótidas interna e externa (PATOGNOMÔNICO)
√ Leve realce da cápsula

DDx: tumor neural necrótico, abscesso cervical, cisto da glândula submandibular, linfangioma cístico, linfadenopatia necrótica metastática/inflamatória

Cisto/Fístula da Terceira Fenda Branquial
= acima do nervo superior da laringe

Incidência: extremamente raro

Abertura interna: seio piriforme anterior à dobra formada pelo nervo interno da laringe

Curso: pinça a membrana tíreo-hióidea, corre sobre o nervo hipoglosso e sob o nervo glossofaríngeo, entre as artérias carótidas interna e externa, caudolateral/posterolateral às artérias carótidas interna proximal e comum

Abertura externa: na base do pescoço, anterior ao músculo esternocleidomastoide

√ Massa cística unilocular dentro do espaço cervical posterior

Fístula da Quarta Fenda Braquial
= abaixo do nervo superior da laringe

Incidência: extremamente rara (D > E)

Abertura interna: ápice do seio piriforme

Curso: entre a cartilagem cricoide e tireoide, abaixo do músculo cricotireoide, curso caudal entre os vasos da traqueia e da carótida, profunda na clavícula para o mediastino, formando alça para frente abaixo da aorta (lado esquerdo)/artéria subclávia direita (lado direito), ascendendo pela superfície ventral da artéria carótida comum, passando sobre o nervo hipoglosso

Abertura externa: na base do pescoço, anterior ao músculo esternocleidomastoide e anteroinferior à artéria subclávia

- episódios recorrentes de "tireoidite supurativa"/abscessos do pescoço

Sítio: 90% no lado esquerdo

ESTENOSE DA ARTÉRIA CARÓTIDA
a estenose da artéria carótida interna (ICA) de alto grau está associada ao risco aumentado de um ataque isquêmico transitório (TIA), AVC, oclusão da carótida e de embolia resultante de trombos que se formam no sítio do estreitamento

Risco aumentado de AVC:
(a) estenose significativa de artéria carótida interna (fluxo sanguíneo comprometido):
◊ A redução do fluxo sanguíneo ocorre na estenose com 50–60% de diâmetro/área de estenose de 75%
◊ 2% de risco de AVC com estenose não significativa
◊ 16% de incidência de AVC com estenose significativa
◊ 2% de incidência de AVC subsequente após endarterectomia
(b) hemorragia intraplaca (AVC embólico)

Histologia:
arteriosclerose = termo genérico para todas as alterações estruturais resultando em endurecimento da parede arterial
1. Espessamento difuso da íntima
= crescimento da íntima por meio da migração de células do músculo liso medial para o espaço subendotelial através de fenestrações na lamela elástica interna, associado a volumes crescentes de colágeno, fibras elásticas e glicosaminoglicanos
Idade: começando no nascimento e progredindo lentamente até a idade adulta
2. Aterosclerose
= acúmulo de substâncias necróticas, proteináceas e gordurosas na íntima dentro de uma parede arterial endurecida
Localização: artérias elásticas e musculares grandes e de tamanho médio
(a) faixa adiposa = lesão cinza-amarelado superficial e nivelada da íntima, caracterizada por acúmulo focalizado de células subendoteliais de músculos lisos e depósitos de lipídios
(b) placa fibrosa = lesão esbranquiçada e em projeção consistindo em um núcleo central de resíduos de lipídios e celulares cercado por células de músculos lisos, colágeno, fibras elásticas e proteoglicanos; uma capa fibrosa separa o núcleo de lipídios (= ateroma) do lúmen do vaso
(c) lesão complicada = placa fibrosa com alterações degenerativas como: calcificação, hemorragia da placa, ulceração/ruptura da íntima, trombose mural
A hemorragia da placa dos vasos sanguíneos com paredes finas em placa vascularizada pode causar ulceração, trombose + embolia e estreitamento do lúmen
◊ Em 93% dos pacientes sintomáticos
◊ Em 27% dos pacientes assintomáticos

Sítios de Preferência de Estenose Arterial		
	Incidência das Lesões	
	Estenose	Oclusão
Origem na artéria carótida interna direita	33,8%	8,6%
Origem na artéria carótida interna esquerda	34,1%	8,7%
Origem na artéria vertebral direita	18,4%	4,8%
Origem na artéria vertebral esquerda	22,3%	2,2%
Sifão da carótida direita	6,7%	9,0%
Sifão da carótida esquerda	6,6%	9,2%
Artéria basilar	7,7%	0,8%
Artéria cerebral média direita	3,5%	2,2%
Artéria cerebral média esquerda	4,1%	2,1%

A ulceração da placa expõe colágeno subendotelial trombogênico e material rico em lipídios
- ◊ Frequente nas placas que ocupam > 85% do lúmen
- ◊ 12,5% de incidência de AVCs por ano
3. Esclerose de Mönckeberg = calcificação medial
4. Arteriosclerose hipertensiva

Curso temporal da estenose da artéria carótida:
1. Estenose estável (68%)
2. Estenose progressiva até redução > 50% de diâmetro (25%)

Angiografia:
@ extracraniana:
- √ Excrescência assimétrica uniforme invadindo o lúmen do vaso
- √ Cratera/ninho = ulceração
- √ Montículo na base da cratera = trombo mural
- √ Sinal de Holman de afinamento da carótida = estreitamento difuso de toda a artéria carótida interna distal à estenose de alto grau, por causa da redução na pressão de perfusão
- √ Oclusão da artéria carótida interna (ICA)

@ intracraniana
- √ Estenose do sifão da carótida
- √ Fluxo retrógrado em artéria oftálmica suprida pela artéria carótida externa (ECA)
- √ Oclusão de vaso pequeno
- √ Áreas focais de fluxo lento
- √ Veia de drenagem precoce = hiperemia reativa = "perfusão de luxo" por causa do *shunting* entre arteríolas e vênulas cercando uma área de isquemia
- √ Fluxo lento de artéria carótida interna-artéria cerebral média = chegada retardada e eliminação (*washout*) da distribuição de artéria carótida interna-artéria cerebral média em comparação a artéria carótida externa

Endarterectomia da carótida:
Benefício: 17% de redução de derrame ipsilateral aos 2 anos em pacientes com > 70% de estenose da carótida (NASCET = North American Symptomatic Carotid Endarterectomy Trial)
Risco: 1% mortalidade; 2% risco de déficit neurológico intraoperatório

Ultrassom Duplex da Carótida

Indicações para US duplex da carótida:
(1) triagem para suspeita de doença extracraniana da carótida
 (a) estenose de limitação de fluxo classificada como de alto grau
 (b) estenose de baixo grau com hemorragia
(2) sintomatologia neurológica não hemisférica
(3) história de ataque isquêmico transitório/derrame

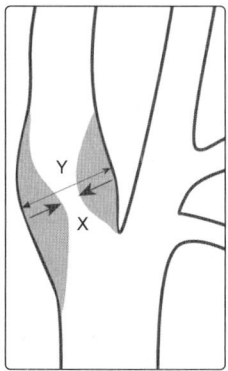
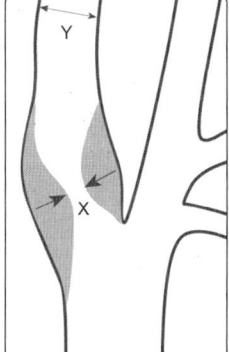

Método ECST   Método NASCET

% de estenose da carótida = (Y-X) / Y · 100
ECST = European Carotid Surgery Trial;
NASCET = North American Symptomatic Carotid Endarterectomy Trial
(estudo norte-americano de endarterectomia sintomática)

(4) sopro assintomático da carótida
(5) êmbolo de colesterol na retina
(6) avaliação pré-operatória antes de cirurgia cardiovascular de grande porte
(7) monitoramento intraoperatório de patência vascular durante endarterectomia
(8) avaliação sequencial após endarterectomia
(9) monitoramento de placa conhecida durante tratamento clínico

Redução em Diâmetro Luminar *vs.* Área de Corte Transversal	
Redução no Diâmetro do Lúmen	*Redução em Área de Corte Transversal*
20%	36%
40%	64%
60%	84%
80%	96%

Classificação de Estenose da Carótida Interna
= a intensidade da estenose é classificada primariamente como a proporção do estreitamento do diâmetro do lúmen e NÃO da redução na área de corte transversal

Limitações:
1. Calcificações > 1 cm de comprimento
 ◊ Um jato associado a uma estenose > 70% geralmente viaja pelo menos 1 cm em corrente descendente!
2. Estenose de alto grau contralateral
 = a artéria carótida interna ipsilateral funciona como colateral com velocidades aumentadas de fluxo sanguíneo
 ◊ Use taxas de velocidade para compensar este efeito!
3. Tortuosidade
4. Profundidade aumentada da artéria
5. Bifurcação "alta"

Precisão das varreduras duplex (em comparação com a arteriografia para lesões da artéria carótida interna):
91–94% de sensibilidade, 85–89% de especificidade, 90–95% de precisão para estenose da artéria carótida interna (ICA) com diâmetro > 50%

A. NORMAL
- √ Sem evidência de placa
- √ Velocidade sistólica de pico (PSV) < 125 cm/s
- √ Sem dilatação espectral (janela transparente na sístole)

B. DOENÇA MÍNIMA (0–15% de redução do diâmetro)
- √ Quantidade mínima de placas
- √ PSV < 125 cm/s
- √ Dilatação espectral mínima na fase de desaceleração da sístole

C. DOENÇA MODERADA (16–49% redução do diâmetro)
- √ Quantidade moderada de placas
- √ Sístole de pico < 125 cm/s
- √ Velocidade diastólica final (EDV) < 40 cm/s
- √ Dilatação espectral pós-estenótica por toda a sístole

D. DOENÇA GRAVE = hemodinamicamente LESÃO SIGNIFICATIVA
 (a) estenose de 50–69%
 - √ PSV 125–230 cm/s
 - √ EDV 40–100 cm/s
 (b) estenose > 70% (benefício da endarterectomia documentado em estudo NASCET)
 - √ Sístole de pico > 230 cm/s
 - √ Diástole final > 100 cm/s
 - √ Proporção de velocidade sistólica de pico de artéria carótida interna/artéria carótida comum > 4,0

E. ESTENOSE CRÍTICA (redução de diâmetro > 95%)
- √ PSV e EDV retornam a faixa normal/fluxo não detectável

√ "Sinal do cordão" no Doppler colorido com definição de sensibilidade de fluxo lento
F. OCLUSÃO
√ Sem sinal em artéria carótida interna nas imagens longitudinal/transversa (sensibilidade de cor e escala de velocidade devem ser definidas suficientemente baixas para discernir claramente os sinais de fluxo dentro da veia jugular interna)
√ Ausência de fluxo diastólico/reversão de fluxo diastólico em CCA (fluxo de alta impedância)
√ Fluxo diastólico aumentado em artéria carótida externa (se artéria carótida externa assume o papel de principal alimentador de sangue para o cérebro)
√ Aumento nas velocidades sistólicas de pico na artéria carótida interna contralateral (por causa do fluxo colateral)

Análise do Traçado de Onda da Carótida Comum
A. OBSTRUÇÃO DISTAL
√ Traçado de onda de alta pulsatilidade (alterações de pulsatilidade ocorrem somente com estenose > 80%)
√ Amplitude reduzida
B. OBSTRUÇÃO PROXIMAL
√ Traçado de onda de baixa amplitude atenuado

Variações Hemodinâmicas de Estenose da Carótida
A. MORFOLOGIA DA ESTENOSE
1. Grau da estenose: as velocidades aumentam até um diâmetro luminar de 1,0–1,5 mm
2. Extensão da estenose: velocidades de pico diminuem com a extensão da estenose
√ Usar o mesmo ângulo + direção da orientação no acompanhamento de um paciente para a progressão da doença
B. VARIABILIDADE FISIOLÓGICA
◊ Dado o grau da estenose, podem-se encontrar várias velocidades!
◊ A proporção artéria carótida interna/artéria carótida comum reduz os efeitos da variabilidade fisiológica!
◊ Comparar os traçados de onda esquerdo e direito para evitar erros!
◊ Medir o fluxo de volume (mais sensível por causa do aumento do fluxo de compensação contralateral)

Causa:
1. Débito cardíaco
2. Frequência de pulso

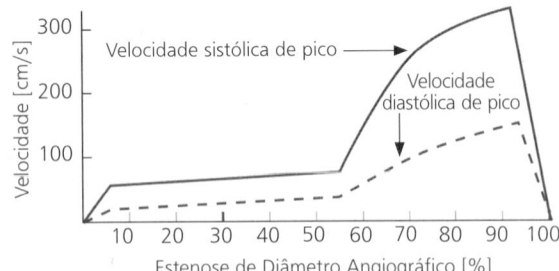
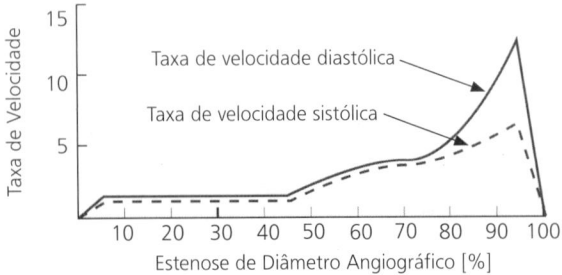

Parâmetros Doppler em Estenose da Artéria Carótida Interna

3. Velocidade de fluxo: aumentada com obstrução em vasos colaterais, reduzida com obstrução proximal no mesmo vaso
4. Natureza helicoidal normal do fluxo de sangue com muitos vetores de velocidade diferentes + fluxo sanguíneo não axial não detectável pela investigação por imagens de Doppler colorido
5. Resistência periférica
6. Conformidade arterial
7. Hipertensão
8. Viscosidade do sangue

Placa da Carótida
1. Pacientes assintomáticos com doença aterosclerótica difusa
   Prevalência de estenose > 50%:   18–20%
2. Pacientes sintomáticos: com AVC, TIA, amaurose fugaz como resultado de êmbolos de ateromas na bifurcação da carótida
   Prevalência de estenose > 50%:   14%

Teoria de Formação de Placa da Carótida
1. O turbilhão estacionário que gira na margem externa do vaso (oposta ao divisor de fluxo na área de separação de fluxo + esforço baixo de cisalhamento) leva ao influxo livre de fluido para dentro do tecido subendotelial com deposição progressiva de lipídios + proliferação de células dos músculos lisos
2. A probabilidade aumentada de hemorragia intraplaca (vascularização de placa com vasos frágeis derivada da *vasa vasorum*/do lúmen) + fissuramento de um tamanho crítico
   ◊ À medida que o grau de estenose aumenta, é mais provável que as placas se tornem mais densas e mais heterogêneas, demonstrando uma superfície irregular!

Densidade da Placa da Carótida
1. Hipoecoica = placa de ecogenicidade baixa
   = placa fibrogordurosa/hemorragia
   √ Ecogenicidade menor que a do músculo esternocleidomastoide
   √ *Flow void*/distúrbio de fluxo no Doppler colorido
2. Placa isoecoica
   = proliferação de células de músculos lisos/trombo laminar
   √ Ecogenicidade igual à do músculo esternocleidomastoide e inferior à da adventícia
3. Hiperecoica = placa moderadamente ecogênica
   = placa fibrosa
   √ Ecogenicidade superior à do músculo esternocleidomastoide e semelhante à da adventícia
4. Calcificação = placa fortemente ecogênica
   √ O sombreamento acústico prejudica a visualização da íntima

Textura da Placa da Carótida
1. Placa homogênea = placa estável
   Histologia: deposição de estrias gordurosas e tecido fibroso: raramente mostra hemorragia/ulcerações intraplacas
   Prognóstico:
   ◊ Déficits neurológicos desenvolvem-se em 4%
   ◊ Infarto ipsilateral na CT em 12%
   ◊ Sintomas ipsilaterais desenvolvem-se em 22%
   ◊ Estenose progressiva desenvolve-se em 18%
   √ Padrão de eco uniforme e homogêneo com superfície lisa (impedância acústica semelhante à do sangue)
2. Placa heterogênea
   = placa instável = mistura de ecos de níveis alto, médio e baixo com superfície lisa/irregular; pode fissurar/lacerar resultando em hemorragia intraplaca/ulceração + formação de trombo (êmbolo/estenose crescente)

Análise do Espectro Doppler				
(Consensus Conference of Society of Radiologists in Ultrasound 2002)				
Diâmetro da Estenose (%)	*Velocidade Sistólica de Pico da Artéria Carótida Interna (cm/s)*	*Proporção Artéria Carótida Interna/Artéria Carótida Comum da Velocidade Sistólica de Pico*	*Velocidade Diastólica Final da Artéria Carótida Interna (cm/s)*	*Placa*
Normal	< 125	< 2,0	< 40	Nenhuma
< 50	< 125	< 2,0	< 40	Redução do diâmetro em < 50%
50–69	125–230	2,0–4,0	40–100	Redução do diâmetro em ≥ 50%
> 70	> 230	> 4,0	> 100	Redução do diâmetro em ≥ 50%
Estenose crítica	Baixa/não detectável	Variável	Variável	Lúmen maciço e detectável
Oclusão	Não detectável	Não se aplica	Não detectável	Lúmen não detectável

O ultrassom no modo-B tem 90–94% de sensibilidade; 75–88% de especificidade, 90% de precisão para hemorragia intraplaca

Histologia: macrófagos carregados de lipídios, monócitos, leucócitos, desbridamento necrótico, cristais de colesterol, calcificações

Prognóstico:
◊ Déficits neurológicos desenvolvem-se em 27%
◊ Infarto ipsilateral na CT em 24%
◊ Sintomas ipsilaterais desenvolvem-se em 50%
◊ A estenose progressiva desenvolve-se em 77%
√ Áreas anecoicas dentro da placa (=hemorragia/deposição de lipídios/degeneração focal da placa)
√ Padrão de eco heterogêneo e complexo

Características de Superfície da Placa da Carótida
= US não confiável em virtude da visualização insatisfatória da íntima

Categorias: — suave
— moderadamente irregular
— acentuadamente irregular
— ulcerada

1. Espessamento da íntima
   Histologia: estrias gordurosas
   √ Linha ondulada/irregular paralela à parede do vaso estendendo-se > 1 mm para o interior do lúmen do vaso
2. Placa ulcerada
   Precisão: 60% sensibilidade, 60–70% especificidade
   ◊ Presença de hemorragia intraplaca é muito mais comum que o que se observa normalmente
   ◊ Nem a arteriografia nem o US se mostraram confiáveis!
   √ Cratera isolada de > 2 mm dentro da superfície da placa demonstrada nas imagens transversas e longitudinais
   √ Vórtices de fluxo reverso estendendo-se para dentro da cratera da placa, demonstrados por Doppler colorido
   √ Corte proximal e distal da placa feito por baixo
   √ Área anecoica dentro da placa estendendo-se para a superfície

Erros em Ultrassom Duplex
1. Erro na localização apropriada da estenose (6%)
   Causa: estenose da artéria carótida externa colocada na artéria carótida interna/bifurcação da carótida ou vice-versa
2. Confundir ramos da artéria carótida externa patentes com bifurcação da carótida (4%)
   Causa: oclusão completa da artéria carótida interna não reconhecida
   √ Disparidade em posição da bifurcação
   √ Sem diferença no traçado de onda de pulsatibilidade
   √ Traçado de onda de alta resistência em artéria carótida comum
3. Erro do intérprete ao estimar a intensidade da estenose (2,5%): geralmente estimação exagerada, raramente estimação por baixo
   √ Ausência de um/mais componentes para diagnóstico, os quais são:
      (a) elevação significativa de velocidade de pico
      (b) turbulência pós-estenótica
      (c) extensão de velocidade alta na diástole
4. Superposição de artéria carótida externa + artéria carótida interna (2%)
   Causa: orientação coronal estrita de artéria carótida externa + artéria carótida interna
   √ A superposição pode ser evitada com a rotação da cabeça para o lado oposto
5. Estenose intensa confundida com oclusão
   √ Fluxo mínimo não detectável
   √ Angiograma necessário com imagens retardadas
6. Sinais fracos interpretados erroneamente como oclusão
7. Sinais normais/fracos em estenose intensa
   Causa: a estenose intensa causa redução em fluxo sanguíneo + velocidade de pico com retorno aos níveis normais de velocidade.
   √ Alta resistividade em artéria carótida comum (CCA)
8. Desvio do ponto de frequência máxima não identificado
   Causa: lúmen/segmento curto da estenose extremamente pequenos
   √ Turbulência grosseira não explicada (pós-estenótica)
   √ Fluxo colateral da artéria carótida externa ipsilateral
   √ Resistividade anormal da artéria carótida comum
9. Estenose obscurecida por placa/desvio Doppler significativo em vaso sobrejacente
10. Estenose inacessível
    √ Resistência específica anormal da artéria carótida comum
    √ Oculopletismografia anormal
11. Medições de velocidade não confiáveis
    (a) velocidades mais altas: hipertensão, bradicardia intensa, doença obstrutiva da carótida contralateral, anemia, hipertiroidismo

Erro em Alinhamento de "Cursor Correto do Ângulo" Doppler			
em Velocidade Real de 50 cm/s			
Ângulo Real	Ângulo Errado	Velocidade Estimada	Porcentagem de Erro
0°	5°	50,2 cm/s	0,4%
20°	25°	51,8 cm/s	3,6%
40°	45°	54,2 cm/s	8,4%
60°	65°	59,2 cm/s	18,3%
80°	85°	99,6 cm/s	99,0%

(b) velocidades mais baixas: arritmia, lesão valvular da aorta, CHF, cardiomiopatia intensa, lesão proximal obstrutiva da carótida ("lesão com dois sítios estenóticos", ou *tandem lesion*), estenose da artéria carótida interna > 95%
(c) *aliasing* = altas velocidades são demonstradas em direção reversa abaixo da linha de base zero porque a frequência Doppler excede metade da frequência de repetição de pulso
  Remédio: desviar a linha de base zero, aumentar a frequência de repetição de pulso, aumentar o ângulo Doppler, reduzir a frequência do transdutor, usar sonda Doppler de ondas contínuas
(d) desalinhamento do cursor "Ângulo Correto" do Doppler = cursor não alinhado com a linha de corrente introduzindo o ângulo Doppler errado
  ◊ Ângulo Doppler maior que o ângulo real significa medição de velocidade mais alta que a velocidade real!

ATRESIA DE COANA
◊ Causa mais comum de obstrução nasal neonatal!
Frequência: 1÷5.000 a 1÷8.000 neonatos: M < F
Etiologia: insuficiência de perfuração da membrana bucofaríngea + oronasal, a qual é perfurada normalmente por volta da 7ª semana de idade gestacional (EGA)
Associada a outras anormalidades em 50–75%:
  acrofalingossindactilia, síndrome da faixa amniótica, má rotação do intestino, síndrome de Crouzon, síndrome do álcool fetal, síndrome de DiGiorge, síndrome de Treacher-Collins, anomalias dos cromossomos 18/12, polidactilia, coloboma, fenda facial, CHD, fístula traqueoesofágica, craniossinostose
Localização: atresia bilateral ÷ unilateral = 3÷2 a 2÷1
- angústia respiratória em atresia bilateral das coanas (aliviada pelo choro nos neonatos que são obrigados a respirar pelo nariz durante os primeiros 2-6 meses)
- entupimento nasal, rinorreia, infecção em atresia unilateral de coana

Tipos:
  A. SEPTAÇÃO ÓSSEA (85–90%)
    Causa: canalização incompleta das coanas
    √ Fusão do palato duro + vômer + clivo ventral com atresia nasofaríngea
  B. SEPTAÇÃO MEMBRANOSA (10–15%)
    Causa: reabsorção incompleta de plugues epiteliais
  C. OSSEOMEMBRANOSA
CT (precedida por sucção vigorosa e administração de descongestionante tópico):
√ Estreitamento do orifício da coana até a largura de < 3,4 a 3,7 mm (em crianças com < 2 anos de idade)
√ Abaulamento para dentro da maxila posterior
√ Desvio/abaulamento do septo nasal
√ Fusão/espessamento do vômer
√ Septo de osso/partes moles estendendo-se pelas coanas posteriores
Dx: cateter nasal não pode ser avançado além de 32 mm
Cx: atresia bilateral das coanas é potencialmente fatal
Rx: perfuração endoscópica, reconstrução da coana

COLESTEATOMA
= CERATOMA
= bolsa revestida de epitélio e preenchida com resíduos de ceratina, o que leva à destruição do osso por pressão e enzimas desmineralizantes

Colesteatoma Primário (2%)
= COLESTEATOMA CONGÊNITO = CISTO EPIDERMOIDE
= derivado de restos ectodérmicos embrionários aberrantes no osso temporal (geralmente no ápice petroso)/espaço epidural/meninges
- perda de audição condutiva na criança SEM história de doença inflamatória da orelha média
- colesteatoma visto através de membrana timpânica intacta
Associado a: displasia do canal auditivo externo
Localização:
  (a) epitímpano
  (b) pirâmide petrosa: canal auditivo interno é a primeira estrutura a ser envolvida
  (c) meninges: aparência em forma de concha da crista petrosa
  (d) ângulo cerebelopontino: erosão de poro, encurtamento da parede do canal posterior
  (e) fossa jugular: erosão do aspecto posteroinferior da pirâmide petrosa

Colesteatoma Secundário (98%)
= COLESTEATOMA INFLAMATÓRIO = EPIDERMOIDE ADQUIRIDO
Causa:
crescimento para dentro do epitélio de células escamosas do canal auditivo externo pela membrana timpânica (= *eardrum*) após:
  (a) episódios repetidos de inflamação da orelha com invaginação da bolsa de retração posterossuperior
  (b) perfuração marginal da membrana timpânica
Idade: geralmente > 40 anos
- massa perolada e esbranquiçada atrás de membrana timpânica intacta (invasão da cavidade da orelha média e mastoide) diagnosticada por otoscopia em 95%
- paralisia facial (compressão do VII nervo no gânglio geniculado)
- perda de audição condutiva (comprometimento do VIII nervo no canal auditivo interno/envolvimento da cóclea ou labirinto).
- vertigem intensa (fístula labirintina)

Tipos:
1. **Colesteatoma da *pars flaccida*** = colesteatoma primário adquirido = colesteatoma ático ou do recesso timpânico (mais comum)
   √ Largura crescente do ático
   √ Destruição inicial da parede lateral do ático, particularmente do esporão da membrana timpânica (escudo) com invasão do recesso superior da membrana timpânica (espaço de Prussak)
   √ Extensão em sentido posterior pelo *aditus ad antrum* para dentro do antro do mastoide
   √ Destruição do septo de Körner
2. **Colesteatoma da *pars tensa*** = Colesteatoma secundário adquirido (menos frequente)
   √ Deslocamento dos ossículos auditivos
   √ Erosão da cadeia ossicular: afetando primeiro o processo longo da bigorna
√ Massa homogênea não dependente
√ Perfuração da membrana timpânica em sentido posterossuperior (*pars flaccida* da membrana timpânica = membrana de Shrapnell)
√ Mastoide mal pneumatizado (associação frequente)
√ Erosão do tegmento do tímpano (com colesteatoma mais extenso) produzindo massa extradural
√ Destruição da cápsula labiríntica (menos comum) envolvendo primeiro o canal lateral semicircular
√ Erosão do canal facial
MR:
  √ Iso-/hipointensa em relação ao córtex em T1
  √ Sem realce com Gd-DTPA (o realce está relacionado com o tecido de granulação)

Cx: (1) intratemporal: destruição ossicular, paralisia do nervo facial (1%), fístula labirintina, automastoidectomia, perda total da audição
(2) intracraniana: meningite, trombose do seio sigmoide, abscesso do lobo temporal, rinorreia de CSF
DDx: otite média crônica, tecido de granulação
= granuloma de colesterol, herniação do cérebro através do defeito do tegmento, neoplasia (rabdomiossarcoma, carcinoma de células escamosas)

GRANULOMA DE COLESTEROL
= CISTO DE COLESTEROL
= lesão inflamatória adquirida do osso petroso
Histologia: cristais de colesterol cercados por células gigantes de corpos estranhos; embutidos em tecido conectivo fibroso com proporções variáveis de macrófagos cheios de hemossiderina, células inflamatórias crônicas e vasos sanguíneos; fluido amarronzado contendo cristais de colesterol + sangue (= "cisto de chocolate")
• membrana timpânica azul (vascular) sem zumbido pulsátil
√ Os ossículos permanecem intactos
CT:
√ Massa da orelha média sem realce
MR:
√ Sinal hiperintenso em T1 e T2 secundário à metemoglobina (DDx para colesteatoma, o qual é isointenso ao cérebro em T1)

SIALADENITE RECORRENTE CRÔNICA
• dilatação unilateral periódica e dolorida da glândula parótida
• descarga leitosa pode-se manifestar
Sialografia:
√ Ducto parotídeo (de Stensen) com dilatação irregular/formato de salsicha
√ Poda dos ductos parotídeos distais
√ ± cálculos
CT:
√ Glândula densa e difusamente dilatada
√ Ducto de Stensen dilatado ± cálculos
Cx: Mucocele

SÍNDROME DE COGAN
= CERATITE INTERSTICIAL AUTOIMUNE
MR:
√ Realce do labirinto membranoso

CRUPE
= LARINGOTRAQUEOBRONQUITE AGUDA = LARINGITE ESPASMÓDICA VIRAL AGUDA
= infecção do trato respiratório inferior
Organismo: parainfluenza, vírus sincicial respiratório
Idade: > 6 meses de idade, incidência de pico aos 2–3 anos
• história de infecção viral do trato respiratório inferior
• choro rouco e tosse "metálica"
• dificuldade de inspiração com estridor
• febre
√ Espessamento das cordas vocais
√ Epiglote NORMAL + dobras ariepiglóticas
√ "Sinal do campanário" = "V invertido" subglótico = estreitamento simétrico em formato de funil 1–1,5 cm inferior às margens inferiores dos seios piriformes na radiografia AP (perda de "sustentação" da coluna de ar causada por edema mucoso e restrição externa por cricoide), acentuado na expiração, colapso inspiratório paradoxal menos pronunciado durante a expiração)
√ Traqueia subglótica estreita e indistinta na radiografia lateral
√ Distensão (*ballooning*) inspiratória da hipofaringe (sinal não específico de qualquer obstrução aguda da via aérea superior)
√ Distensão da traqueia cervical na expiração
Prognóstico: geralmente autolimitante

DACRIOCISTOCELE
◊ Segunda causa mais comum de obstrução nasal neonatal (após a atresia da coana)
Causa: obstrução do ducto nasolacrimal (membrana de Hasner não perfurada distalmente, razão desconhecida para a obstrução proximal)
• massa tensa cinza-azulado no canto medial/na cavidade nasal
√ Dilatação do ducto nasolacrimal
√ Massa homogênea bem definida de atenuação de fluido
√ Realce de parede fina
√ Deslocamento superior do osso turbinado inferior
√ Desvio contralateral do septo nasal
Cx: dacrocistite (infecção pós-natal com inchaço e realce das partes moles adjacentes), celulite periorbitária
Rx: massagem do ducto, cateterização do ducto, antibióticos profiláticos

DERMOIDE/EPIDERMOIDE DE CABEÇA E PESCOÇO
= anomalia benigna de desenvolvimento
◊ Dermoides da cabeça e pescoço compreendem 7% de todos os dermoides
Definição:
teratoma = neoplasia cujo tecido é estranho à parte do corpo do qual o tumor se origina

Cisto teratoide
Origem: ectoderma + mesoderma + endoderma
Histologia: cisto de inclusão revestido com epitélio escamoso/respiratório contendo derivados de ectoderma + endoderma + mesoderma (apêndices de pele, tecido nervoso/GI/respiratório)

Cisto dermoide
Origem: SOMENTE do ectoderma = epiderme + tecido subcutâneo + apêndices de pele (= anexos consistindo em folículos pilosos, glândulas sebáceas, glândulas sudoríparas)
Histologia: cisto de inclusão revestido por epitélio espesso que contém número variado de apêndices de pele e ± calcificações distróficas; lúmen preenchido com ceratina e material sebáceo e, às vezes, cabelo ("tumor caseoso")

Cisto epidermoide
Origem: SOMENTE epiderme sem apêndices de pele
Patologia: "tumor perolado" = natureza semelhante à cera, lisa e brilhante
Histologia: cisto de inclusão revestido por epitélio fino e escamoso ± calcificações (raramente); lúmen preenchido com resíduos de queratina e um pouco de colesterol

Localização:
(1) periorbitária (50%): sobrancelha lateral (mais comum)
(2) cavidade oral (25%): assoalho da boca (11,5%)
(3) cavidade nasal (13%)
(4) submental: pescoço

Dermoide Nasal
Idade: crianças (mais comum)
Associado a: malformação craniofacial (em 41%)
Localização: em qualquer lugar entre a glabela e a ponta do nariz; terço inferior da ponte do nariz (mais comum)
• ponta do nariz/fístula/inchaço flutuante
• pelos projetando-se do cisto/*sinus tract* (< 50%)
MR:
√ Aparência variável não específica
Cx: infecção com abscesso no septo nasal
DDx: gordura normal na *crista galli*/septo nasal

Cisto Cervical Dermoide/Epidermoide
Idade: 2ª–3ª décadas: M = F
- massa móvel, mole e de crescimento lento na linha média supra-hióidea (nenhum movimento com a protrusão da língua!)

Sítio: (a) espaço sublingual (superior ao músculo milo-hioide) = abordagem cirúrgica intraoral (mais frequente)
(b) submandibular (inferior ao músculo milo-hioide) = abordagem cirúrgica externa

Tamanho: de poucos mm até 12 cm
√ Massa unilocular de parede fina

CT:
√ Material fluido homogêneo de 0–18 HU
√ Massa heterogênea (em decorrência de vários componentes germinais)
√ Nível fluido-fluido (por causa dos lipídios sobrenadantes)
√ Aparência de "saco de bolinhas de gude" (=coalescência de gordura) é PATOGNOMÔNICA
√ Realce da borda é frequente

MR:
√ Hipointenso/hiperintenso (fluido sebáceo)/isointenso em relação ao músculo em T1
√ Hiperintenso em T2 + internamente heterogêneo

Prognóstico: degeneração maligna em carcinoma de células escamosas em 5%

DDx: rânula

DISSECÇÃO DE ARTÉRIAS CERVICOCEFÁLICAS
= DISSECÇÃO ARTERIAL CRANIOCERVICAL
= hematoma dentro da média separando a parede dos vasos e causando a formação de um lúmen falso dentro da média

Incidência: 5÷100.000 por ano; responsável por 5–20% dos AVCs em adultos jovens e de meia-idade

Etiologia:
A. ESPONTÂNEA
(1) traumatismo comum (frequente)/menor não evocado como tosse, vômito, esportes (boliche, tênis, arco e flecha), manipulação cervical quiroprática
(2) arteriopatia primária (rara): displasia fibromuscular (em 15%), síndrome de Marfan, síndrome de Ehlers-Danlos tipo IV, doença do rim policístico autossômica dominante, osteogênese imperfeita tipo I, necrose cística medial, doença vascular do colágeno, homocistinúria

Evidência indireta de arteriopatia:
aneurisma intracraniano, raiz aórtica dilatada, redundância arterial

Associada a: hipertensão (36%), tabagismo (47%), enxaqueca (11%)

B. TRAUMÁTICA (rara):
traumatismo cego significativo de cabeça e pescoço/traumatismo penetrante (acidente automotivo, prática de boxe, ficar pendurado acidentalmente, compressão diagnóstica da carótida, terapia manipulativa)

Fisiopatologia:
hematoma intramural primário/penetração de sangue na parede arterial via laceração primária da íntima → a dissecação geralmente se estende para o crânio (mesmo sentido da corrente sanguínea) → estreitamento do lúmen do vaso + dilatação do diâmetro externo → pseudoaneurisma = aneurisma dissecante (com extensão do hematoma para dentro da adventícia) → nicho para tromboembolia distal

Localização: artéria carótida interna cervical (68%), artéria vertebral (27%), artéria carótida interna e artéria vertebral juntas (5%); dissecções simultâneas múltiplas (28%)

Sítio: (a) dissecção subíntima = próximo à íntima
(b) dissecção subadventícia = próximo à adventícia

Classificação Arteriográfica de Lesões	
Grau	Tipo de Lesão
I	√ irregularidade da parede do vaso √ hematoma intramural dissecante com estenose < 25%
II	√ trombo intraluminar / retalho da íntima elevado √ fístula arteriovenosa pequena √ dissecção / hematoma intramural com estenose ≥ 25%
III	√ pseudoaneurisma
IV	√ oclusão
V	√ transecção √ fístula AV hemodinamicamente significativa

√ Estreitamento/oclusão arterial
√ Retalho da íntima
√ Pseudoaneurisma
√ Oclusão embólica do ramo distal da artéria intracraniana

US (baixa sensibilidade por causa da localização, 50% de precisão):
√ Hematoma da parede = parede do vaso hipoecoica e espessada (DDx: trombo intraluminal)
√ Retalho ecogênico da íntima flutuando no lúmen (raramente demonstrado)
√ Trombo ecogênico

Doppler colorido (71–95% de sensibilidade):
√ Separação de dois lumens com sinais Doppler diferentes
√ Traçado de onda Doppler atenuado/de alta resistência

DDx de fluxo de artéria carótida interna aumentado:
redundância da artéria carótida interna, displasia fibromuscular, vasospasmo, malformação arteriovenosa cerebral, fístula do seio cavernoso da carótida, artéria trigeminal persistente, anemia, hipertiroidismo

DDx de fluxo de artéria carótida interna reduzido:
estenose ipsilateral grave/oclusão do sifão da carótida ou da artéria carótida interna intracraniana ou de segmento de M1

Tomografia computadorizada sem contraste (NECT):
√ Hematoma agudo da parede, hiperatenuante e em formato crescente

Tomografia computadorizada com contraste (50–100% de sensibilidade, 67–100% de especificidade):
√ Figura-alvo: lúmen excêntrico estreito cercado por espessamento mural em formato crescente + realce anular fino e periférico (realçando *vasa vasorum*)
√ Aumento no diâmetro externo
√ Hematoma intramural torna-se isoatenuante ao músculo, com definições corretas de janelas (DDx: placa aterosclerótica, trombo)
√ Retalho da íntima
√ Aneurisma dissecante
√ Oclusão arterial

MR (50–100% de sensibilidade; 58–99% de especificidade):
√ Investigação por imagens de corte cruzado em T1 ± saturação de gordura:
√ Aumento no diâmetro externo da artéria
√ Estreitamento do lúmen
√ Hematoma intramural:
√ Isointenso às estruturas ao redor durante estágio precoce/crônico
√ Hematoma hiperintenso em formato crescente ao redor de *flow void* nulo excêntrico entre 7 dias e 2 meses
√ Iso- a hiperintenso em T2 ao redor *do flow void* nulo da artéria

MRA com TOF em 3D:
√ Pseudodilatação do lúmen em dissecção subaguda = hematoma intramural simulando fluxo

DDx: pseudodissecção (= intensidade alta de sinal de fluxo turbulento em dilatação aneurismática)
Rx: melhor terapia ainda não está devidamente esclarecida; anticoagulação (tratamento primário) na falta de hemorragia subaracnoide/aneurisma dissecante; colocação de *stent* endovascular

Dissecção da Artéria Carótida
◊ Duas vezes mais comum que a dissecção de uma artéria vertebral!
Incidência: 2–5–20% dos AVCs em pessoas na faixa etária de 40-60 anos
Idade: 18–76 anos (66% entre 35 e 50 anos)
- cefaleia anterior unilateral contínua (47–86%), dor no pescoço (25%), dor facial
- ataque isquêmico transitório (TIA)/derrame (49–82%), amaurose fugaz (12%):
  - AVC completo geralmente durante os primeiros 7 dias após início dos sintomas; pode ocorrer até 1 mês depois
- paresia oculossimpática = síndrome de Horner (52%)
- paralisia do nervo craniano
- sopro (48%), zumbido pulsátil

Localização: artéria carótida interna cervical geralmente ao nível de C1-2 (60%) alguns cm da bifurcação da carótida > segmento supraclinoide da artéria carótida interna; dissecções bilaterais da carótida (15%)
Extensão: alguns centímetros
Angiografia/DSA (padrão ouro):
√ Sinal do cordão = estenose luminar irregular, de afunilamento longo e geralmente excêntrica começando distal ao bulbo da carótida e estendendo-se até a base do crânio (76%)
√ Sinal "do cordão e da pérola" = estreitamento focal + sítio distal da dilatação
√ Reconstituição luminar abrupta ao nível do canal ósseo da carótida (42%)
√ Aneurisma sacular (40%)/em forma de dedo, geralmente na região subcraniana/cervical superior
√ Retalho da íntima (29%)
√ Lúmen de barreira dupla semelhante ao da dissecação da aorta (raro)
√ Fluxo artéria carótida interna-artéria cerebral média lento
√ Oclusão afunilada "semelhante a uma chama"/"semelhante à cauda do rabanete" (17%) que poupa o bulbo da carótida

Cx: (1) êmbolos trombóticos em virtude da estenose
(2) hemorragia subaracnoide (com localização intracraniana)
(3) aneurisma secundário

Prognóstico: recuperação completa/excelente (8%) com normalização em poucos meses; piora em 10%
DDx:
(1) displasia fibromuscular (sinal do cordão de contas, mulher jovem, adjacente a C1-2, bilateral em 65%)
(2) disgenesia de artéria carótida interna (canal da carótida hipoplásico/ausente)
(3) aterosclerose (bifurcação da carótida + bulbo)
(4) tratamento de radiação (espessamento circunferencial da parede em campo de radiação)
(5) arterite de Takayasu (espessamento da parede do segmento longo da aorta + ramos laterais em ambos os lados, mulher jovem, comum na Ásia + México)
(6) arterite de células gigantes (temporal) (sifão da carótida extradural mais seriamente afetado, > 50 anos de idade)
(7) doença de Behçet

Dissecção de Artéria Vertebral
= hemorragia na parede da artéria vertebral
Prevalência: desconhecida; até 15% dos AVCs em adultos jovens
- cefaleia: occipital (> 50%), frontal (20%), orbitária (20%)
- dor no pescoço (30%)
- isquemia da circulação posterior (57–84%)
- isquemia do cordão espinhal cervical
- prejuízo da raiz cervical

Localização: na *pars transversaria* ao nível de C1/2 = V2 (35%); alça do atlas = V3 (34%); dissecações bilaterais da artéria vertebral (5%); sítio de traumatismo direto
CT:
√ Hemorragia subaracnóidea (por causa da ruptura da adventícia)
MR (modalidade preferida):
√ Lúmen arterial reduzido
√ Fluxo nulo diminuído
√ Intensidade do sinal da borda periarterial altera-se com o tempo (hemoglobina)
Angiografia:
√ Afunilamento de artéria/retalho da íntima/oclusão completa
Cx: AVC (em até 95%) após horas/semanas
Prognóstico: recuperação total com algum déficit residual (88%); recorrência dentro de 4-6 semanas envolvendo múltiplas artérias cervicais em sequência

EPIGLOTITE
= EPIGLOTITE BACTERIANA AGUDA
= infecção potencialmente fatal com edema da epiglote + dobras ariepiglóticas
Organismo: Haemophilus influenzae tipo B, Pneumococcus, Streptococcus grupo A
Idade: > 3 anos, incidência de pico aos 6 anos
- início abrupto de angústia respiratória com estridor na inspiração
- disfagia intensa

Localização: lesão puramente supraglótica; edema subglótico associado em 25%
Radiografia lateral (a projeção frontal é irrelevante):
◊ A radiografia deverá ser obtida somente na posição ereta!
√ Dilatação da epiglote + espessamento de dobras ariepiglóticas
√ Estreitamento circunferencial da porção subglótica da traqueia durante a inspiração
√ Distensão (*ballooning*) da hipofaringe + seios piriformes
√ Cifose cervical
Cx: perigo mortal de sufocação após perigo de fechamento completo da via aérea; o paciente precisa ser acompanhado por médico experiente em intubação endotraqueal

ESTESIONEUROBLASTOMA
= NEUROBLASTOMA OLFATÓRIO
Origem: epitélio olfatório
Pico de idade: homens jovens e entre 50-60 anos
- hiposmia, anosmia, congestão nasal, epistaxe, dor facial
- cefaleia, mudança de personalidade (com envolvimento do lobo frontal)
- exoftalmia, oftalmoplegia, perda da visão

Localização: centrado na placa cribriforme
√ Erosão da placa cribriforme e do septo nasal
MR:
√ Tumor hipointenso ao cérebro em T1
√ Tumor iso- ou hiperintenso ao cérebro em T2
√ Cistos ao longo da margem superior do tumor dentro da fossa craniana anterior (CARACTERÍSTICO)

DISPLASIA DO CANAL AUDITIVO EXTERNO
Incidência: 1÷10.000 nascimentos; história familiar em 14%
Etiologia:
(a) isolada
(b) trissomia 13, 18, 21

(c) síndrome de turner
(d) rubéola materna
(e) disostose craniofacial
(f) disostose mandibulofacial

Espectro:
1. Estenose do canal auditivo externo (EAC)
2. Atresia fibrosa do canal auditivo externo
3. Atresia óssea (em posição de membrana timpânica)
4. Pneumatização reduzida do mastoide (as células do mastoide começam a se formar no 7º mês da vida fetal)
5. Tamanho reduzido/ausência da cavidade timpânica
6. Alterações ossiculares (rotação, fusão, ausência)
7. Nervo facial ectópico = porção vertical (mastoide) do canal do nervo facial deslocada anteriormente
8. Redução no número de giros cocleares/ausência da cóclea
9. Dilatação do canal semicircular lateral

- bilateral em 29%: M÷F = 6÷4
- deformidade da *pinna*
- canal auditivo estenótico/ausente

Cx: colesteatoma congênito (não frequente)

PLASMACITOMA EXTRAMEDULAR

Forma incomum; curso relativamente benigno (a disseminação pode ocorrer meses/anos mais tarde ou simplesmente não ocorrer); a questão sobre se ele é precursor de mieloma múltiplo é questionável

Idade: 35–40 anos; M÷F = 2÷1
Localização: passagens de ar (50%) predominantemente na porção superior do nariz e da cavidade oral; laringe; conjuntiva (37%); linfonodos (3%)

- geralmente não associado ao aumento no título da imunoglobulina ou à deposição amiloide

√ Massa com tamanho de 1 cm a vários cm com borda lobulada bem definida

Classificação:
1. Plasmacitoma medular
2. Mieloma múltiplo:
   (a) envolvimento disperso do osso
   (b) mielomatose do osso
3. Plasmacitoma extramedular

DDx:
(1) MIELOMA MÚLTIPLO
= curso maligno com envolvimento de partes moles em 50–73%:
(a) infiltração microscópica
(b) dilatação de órgãos
(c) formação de massa tumoral (1/3)
- geralmente associada a anormalidades proteicas
- pode apresentar deposição amiloide

Incidência etária: 50–85 anos
◊ Tende a ocorrer mais tarde no curso da doença e indica prognóstico ruim (0–6% de sobrevida de 5 anos)

FIBROMATOSE CERVICAL

= rara forma de fibromatose infantil que ocorre unicamente no músculo esternocleidomastoide

Causa: em > 90% associada a trauma de nascimento durante parto difícil/a fórceps
Patologia: síndrome de compartimento com necrose de pressão + fibrose secundária do músculo esternocleidomastoide.
Idade: 2 a 4 semanas de vida: M > F

- história de parto difícil (fórceps)
- massa firme de partes moles no terço inferior do músculo esternocleidomastoide, o qual pode crescer durante mais 2–4 semanas adicionais
- torcicolo (14–20%) por causa da contração muscular

Localização: terço inferior do músculo esternocleidomastoide afetando as cabeças do esterno e da clavícula do músculo; geralmente unilateral (D > E)

√ Dilatação focal/difusa do músculo esternocleidomastoide

US:
√ Músculo esternocleidomastoide dilatado homogeneamente, sem lesão focal
√ Massa bem/mal definida dentro do músculo esternocleidomastoide:
√ Massa hipo- a iso- a hiperecoica dependendo da duração do transtorno

MR:
√ Intensidade de sinal alta, anormal e difusa (maior que aquela da gordura) dentro do músculo em T2

CT:
√ Dilatação homogênea e isoatenuante do músculo

Prognóstico: regressão espontânea gradual por volta dos 2 anos (em 66%) com/sem tratamento
Rx: (1) exercício de alongamento do músculo
(2) cirurgia em 10%
DDx: (1) neuroblastoma (massa sólida heterogênea com calcificações)
(2) rabdomiossarcoma
(3) linfoma (massas redondas/ovais bem definidas ao longo da cadeia de linfonodos cervicais)
(4) higroma cístico (região anecoica com septações)
(5) cisto de fenda branquial
(6) hematoma

BÓCIO

Bócio Adenomatoso
= BÓCIO MULTINODULAR

US: (89% de sensibilidade, 84% de especificidade, 73% de valor prognóstico positivo, 94% de valor prognóstico negativo)
√ Tamanho aumentado + simetria da glândula
√ Nódulos sólidos e múltiplos de 1–4 cm
√ Áreas de hemorragia + necrose
√ Calcificações grosseiras podem ocorrer dentro de adenoma (secundárias à hemorragia + necrose)

Cx: compressão da traqueia

Bócio Difuso
US:
√ Aumento no tamanho da glândula, lobo Direito > lobo Esquerdo
√ SEM alterações focais na textura
√ Calcificações não associadas a nódulos

Bócio por deficiência de Iodo
não é um problema significativo nos USA por causa da oferta de suplemento de iodo nos alimentos

Etiologia: estimulação crônica de TSH
- T_4 sérico baixo
√ Alta captação de I-131

Fenômeno de Jod-Basedow (2%)
= desenvolvimento de tirotoxicose (= quantidades excessivas de T_4 sintetizadas e liberadas) se a captação dietética normal for reassumida/se for administrado meio de contraste iodado

Incidência: mais comum em indivíduos com bócio multinodular de longa data
Idade: > 50 anos

√ Bócio multinodular com captação aumentada/reduzida (dependendo do acúmulo de iodo)

Bócio Nodular Tóxico
= DOENÇA DE PLUMMER
= função autônoma de um/ou mais adenomas da tireoide
Idade de pico: 4ª-5ª décadas: M÷F = 1÷3
- T_4 elevado
- TSH suprimido
√ Tireoide nodular com nódulo quente + supressão do remanescente da glândula
√ Varredura de estimulação revelará captação normal no remanescente da glândula
√ Captação aumentada de iodo radioativo em 24 h de aproximadamente 80%
Rx: (1) tratamento com I-131 com dose empírica de 25–29 mCi (hipotiroidismo em 5–30%)
(2) cirurgia (hipotiroidismo em 11%)
(3) injeção percutânea de etanol (hipotiroidismo em < 1%, dano transitório de nervo laríngeo recorrente em 4%)

Bócio Intratorácico
= extensão de tecido cervical/ectópico da tireoide (raro) para o mediastino
Incidência: 5% das massas mediastinais ressecadas; causa mais comum de massas mediastinais; 2% de todos os bócios
- maioria é assintomática
- sintomas de compressão recorrente do nervo laríngeo + esofágico + traqueal
Localização:
(a) retroesternal (80%) = em frente à traqueia
(b) descendente posterior (20%) = atrás da traqueia, mas em frente ao esôfago, extensão caudal limitada pelo arco da veia ázigo, exclusivamente no lado direito da traqueia
√ Continuidade com tireoide cervical/falta de continuidade (com pedículo vascular/fibroso estreito)
√ Calcificações focalizadas frequentes
CT:
√ Massa de unidade Hounsfield (HU) elevada + margens bem definidas
√ Textura não homogênea com áreas de baixa densidade (= áreas degenerativas císticas)
√ Realce acentuado + prolongado

DOENÇA DE GRAVES
= BÓCIO TÓXICO DIFUSO
= transtorno autoimune com anticorpos estimuladores da tireoide (LATS) produzindo hiperplasia + hipertrofia da glândula tireoide
Idade de pico: 3ª-4ª décadas; M÷F = 1÷7
- T_3 + T_4 elevados
- produção reduzida de TSH
- dermopatia = mixedema pré-tibial (5%)
- oftalmopatia = edema periorbitário, retração da pálpebra, oftalmoplegia, proptose, exoftalmia maligna
√ Dilatação difusa da tireoide
√ Aumento uniforme da captação
√ Nódulos incidentais superpostos em bócio adenomatoso pre-existente (5%)
US: (idêntico ao do bócio difuso)
√ Dilatação global de 2–3 vezes o tamanho normal
√ Padrão normal/difusamente hipoecoico
√ Hiperemia no Doppler colorido
Rx: tratamentos com I-131 (para adultos):
Dose: 80–120 µCi/g da glândula com captação de 100% (levando em conta o peso estimado da glândula + captação de iodo radioativo medida em 24 h)
Cx: 10–30% desenvolvem hipotiroidismo dentro de 1 ano + taxa de 3% ao ano daí em diante

PAROTIDITE POR HIV
Histologia: lesão linfoepitelial benigna consistindo em um cisto intranodal revestido de células epiteliais
US:
√ Múltiplas áreas hipoecoicas/anecoicas sem realce acústico posterior (70%)
√ Cistos anecoicos (30%)
CT/MR:
√ Dilatação bilateral da glândula parótida com massas intraglandulares císticas + sólidas
√ Linfadenopatia cervical + associação típica de adenoides dilatadas
Prognóstico: o envolvimento da parótida está associado a um prognóstico melhor em crianças HIV-positivas!

CARCINOMA HIPOFARÍNGEO
Histologia: carcinoma de células escamosas
Pode estar associado a:
Síndrome de Plummer-Vinson (= mucosa atrófica, acloridia, anemia sideropênica) afetando mulheres em 90% dos casos
- garganta inflamada, intolerância a líquidos quentes/frios (sinais iniciais)
- disfagia, perda de peso (sinais tardios)
- adenopatia cervical (em 50% na apresentação)
Estádio:
T1 tumor limitado a um subsítio
T2 tumor envolve > 1 subsítio/sítio adjacente sem fixação da hemilaringe
T3 mesmo que T2 com fixação da hemilaringe
T4 invasão da tireoide/cartilagem cricoide/partes moles do pescoço

Carcinoma do Seio Piriforme
Incidência: 60% dos carcinomas hipofaríngeos
- pode escapar à detecção clínica se localizado na ponta inferior; origem frequente de "adenopatia cervical com primária desconhecida" (próximo às primárias nas tonsilas lingual e da fauce e nasofaringe)
√ Invasão da ala posterior da cartilagem da tireoide, espaço cricotireóideo, partes moles do pescoço em lesão T4
Prognóstico: ruim por causa da invasão precoce das partes moles

Carcinoma Pós-Cricoide
Incidência: 25% dos carcinomas hipofaríngeos
√ Avaliação difícil por causa da espessura variável dos músculos inferiores pré-vertebral e constritor
Prognóstico: 25% de sobrevida em 5 anos (pior prognóstico)

Carcinoma da Parede Faríngea Posterior
Incidência: 15% dos carcinomas hipofaríngeos
√ Invasão do espaço retrofaríngeo com extensão para a oro- e nasofaringe
√ Adenopatia retrofaríngea

PAPILOMA INVERTIDO
= PAPILOMA DE INVERSÃO = PAPILOMA ENDOFÍTICO
= PAPILOMA DE CÉLULAS ESCAMOSAS = PAPILOMA DE CÉLULAS DE TRANSIÇÃO = EPITELIOMA CILÍNDRICO
= PAPILOMA DE SCHNEIDER
Incidência: 4% de todas as neoplasias nasais; é o mais comum dos papilomas epiteliais; ocorrendo geralmente após cirurgia nasal
Causa: desconhecida; associação ao papilomavírus humano 11
Idade: 40–60 anos; M÷F = 3-5÷1

Patologia: massa vascular com inclusões proeminentes de cisto mucoso dispersa internamente por todo o epitélio
Histologia: epitélio hiperplásico inverte-se para dentro do estroma subjacente em vez de em direção exofítica; conteúdo elevado de glicogênio intracelular
  ◊ Carcinoma de células escamosas coexistente em 5,5–27%!
Localização: peculiarmente unilateral (bilateral em < 5%)
  (a) surgindo, mais frequentemente, da parede lateral nasal com extensão para os seios etmoide/maxilar, na junção do antro + seios do etmoide
  (b) seio paranasal (mais frequentemente o antro do maxilar)
  (c) septo nasal (5,5–18%)
- obstrução nasal unilateral, epistaxe, gotejamento pós-nasal, sinusite recorrente, cefaleia do seio
- ausência distinta de história de alergia
√ Envolvendo geralmente o antro + seio do etmoide
√ Dilatação do infundíbulo/trato de saída do antro
√ Destruição da parede medial do antro/lâmina papirácea da órbita, fossa craniana anterior (necrose de pressão) em até 30%
√ Septo pode-se abaular para o lado oposto (SEM invasão)
√ Realce homogêneo
MR:
√ Pode haver intensidade intermediária a baixa em T2 (DDx: carcinoma de células escamosas, neuroblastoma olfativo, melanoma, carcinoma de células pequenas)
Cx: (1) atipia celular/carcinoma de células escamosas (10%)
      (2) taxa de recorrência de 15–78%
Rx: extirpação cirúrgica completa (rinotomia lateral com excisão "em *bloc*" da parede lateral do nariz)

ANGIOFIBROMA JUVENIL
= tumor nasofaríngeo benigno mais comum; pode crescer até um tamanho significativo e invadir localmente estruturas vitais
Incidência: 0,5% de todas as neoplasias de cabeça e pescoço
Idade: adolescentes (idade média de 15 anos): quase exclusivamente nos meninos
- epistaxe intensa e recorrente (59%)
- fala pelo nariz por causa da obstrução nasal (91%)
- deformidade facial (menos comum)
Localização: nasofaringe/narinas posteriores
Extensão: parede posterolateral da cavidade nasal; via fossa pterigopalatina para a região retroantral/órbita/fossa craniana mediana; lateralmente para a fossa infratemporal
√ Dilatação da fossa pterigopalatina (90%) com abaulamento anterior da parede antral posterior
√ Invasão do seio do esfenoide (2/3) resultante das erosão do tumor pelo assoalho do seio
√ Dilatação das fissuras orbitárias inferior e superior (disseminação para a órbita via a fissura orbitária inferior + para dentro da fossa craniana mediana via a fissura orbitária superior)
√ Massa nasofaríngea altamente vascular (só realça na varredura por CT imediatamente após a injeção do *bolus* de contraste); alimentada primariamente pela artéria maxilar interna
MR:
√ Intensidade intermediária de sinal em T1 com áreas pontilhadas discretas de hipointensidade (posterior a estroma altamente vascular)
Observação: biopsia contraindicada!

LABIRINTITE
Causa: infecção viral (caxumba, sarampo)
      > infecção bacteriana > sífilis, autoimune, toxinas
- perda súbita de audição, vertigem, zumbido

MR:
√ Realce difuso e atenuado do labirinto em T1 (MARCA DE DISTINÇÃO)

Síndrome de Ramsay-Hunt = herpes-zoster ótico
- vesículas mucosas do canal auditivo externo
√ Realce intracanalicular do 8º nervo

Labirintite Timpanogênica
Causa: penetração do agente pela janela oval/redonda em infecção da orelha média

Labirintite Meningogênica
Causa: agente propaga-se ao longo do canal auditivo interno/aqueduto da cóclea em quadro de meningite
Localização: geralmente bilateral

Labirintite Ossificante
= LABIRINTITE OBLITERANTE = LABIRINTITE ESCLEROSANTE = COCLEÍTE CALCIFICANTE/OSSIFICANTE
Causa: infecção supurativa (timpanogênica, meningogênica, hematogênica) em 90%, trauma, cirurgia, tumor, otosclerose intensa
  ◊ A meningite é a etiologia mais provável!
Fisiopatologia: fibrose progressiva + ossificação do tecido de granulação dentro do labirinto
- surdez profunda bi-/unilateral
√ Perda do sinal normal de fluido dentro do labirinto em T2 (precocemente no curso da doença)
√ Estruturas da orelha interna preenchidas com osso

CARCINOMA DA LARINGE
Incidência: 98% de todos os tumores malignos da laringe; em 2% dos sarcomas
Fatores de risco: tabagismo, alcoolismo, agentes irritantes do ar
Histologia: carcinoma de células escamosas
Sugestivo de metástase de linfonodos:
√ Linfonodos > 1,5 cm em corte transversal
√ Proximidade à massa laríngea
√ Aglomerado de > 3 linfonodos com tamanho entre 6 e 15 mm

Carcinoma Supraglótico
Incidência: 20–30% de todos os cânceres da laringe
Metástases: inicialmente para linfonodos da cadeia cervical profunda, em 25–55% à época da apresentação
- mais tarde sintomático no curso da doença (frequentemente T3/T4)
Estádio:
  T1 tumor confinado ao sítio de origem
  T2 envolvimento do sítio supraglótico adjacente/da glote sem fixação da corda
  T3 tumor limitado à laringe com fixação da corda ou extensão para a área pós-cricoide/parede medial do seio piriforme/espaço pré-epiglótico
  T4 extensão para além da laringe com envolvimento da orofaringe (base da língua)/partes moles do pescoço/cartilagem da tireoide
A. COMPARTIMENTO ANTERIOR
  1. **Carcinoma epiglótico**
    √ Crescimento circunferencial relativamente simétrico
    √ Extensão para dentro do espaço pré-epiglótico ± base da língua ± espaço paraglótico
    Prognóstico: melhor que para tumores do compartimento posterolateral
B. COMPARTIMENTO POSTEROLATERAL
  1. **Carcinoma da dobra ariepiglótica (supraglótica marginal)**

√ Crescimento exofítico a partir da superfície medial da dobra ariepiglótica
√ Crescimento para a porção fixa do espaço da epiglote + paraepiglote (= paralaríngea)
2. **Carcinoma de corda vocal falsa/ventrículo laríngeo**
√ Disseminação submucosa para o espaço paraglótico
√ ± destruição da cartilagem da tireoide
√ ± envolvimento das cordas vocais verdadeiras
Prognóstico: menos satisfatório que para câncer do compartimento anterior

Carcinoma Glótico
Incidência: 50–60% de todos os cânceres de laringe
- identificação precoce por causa da rouquidão

Estádio:
T1 tumor confinado à corda vocal com mobilidade normal
T2 extensão supra-/subglótica ± mobilidade prejudicada
T3 fixação da corda vocal verdadeira
T4 destruição da cartilagem da tireoide/extensão para fora da laringe

Padrões de invasão do tumor:
(1) extensão anterior para a comissura anterior
    √ Espessura de > 1 mm da comissura anterior
    √ Invasão da corda vocal contralateral via comissura anterior
(2) extensão posterior para a cartilagem aritenoide, comissura posterior, articulação cricoaritenoide
(3) extensão subglótica
    √ Tumor > 5 mm inferior ao nível das cordas vocais
(4) extensão lateral profunda para o espaço paralaríngeo

Prognóstico: carcinoma T1 raramente forma metástases (0–2%) por causa da ausência de linfáticos dentro das cordas vocais verdadeiras

Carcinoma Subglótico
Incidência: 5% de todos os cânceres da laringe
- detecção tardia por causa da sintomatologia mínima

Estádio:
T1 confinado à área subglótica
T2 extensão para as cordas vocais ± mobilidade
T3 tumor confinado à laringe + fixação da corda
T4 destruição da cartilagem/extensão para além da laringe

Prognóstico: ruim por causa das metástases precoces aos linfonodos cervicais (em 25% na apresentação)

CONDROSSARCOMA LARÍNGEO
◊ O sarcoma mais comum da laringe
Idade: 50–70 anos; M > F
- massa submucosa lobulada

Localização: lâmina posterior da cartilagem cricóidea (50–70%), cartilagem tireóidea (20–35%)
√ Calcificações intratumorais grosseiras/pontilhadas
√ ± localmente invasivo
MR:
√ Intensidade de sinal muito alta da matriz do tumor em T2 (correspondendo à cartilagem hialina)
Rx: ressecção da laringe com preservação da função (a recorrência local pode ser observada em 10 anos ou mais)
DDx: condroma benigno

HEMANGIOMA DA LARINGE
Histologia: tipo cavernoso/capilar
- inchaço compressível vermelho azulado escuro/vermelho pálido na endoscopia
√ Forte realce por contraste
CT:
√ Flebólitos (PATOGNOMÔNICO para o tipo cavernoso)

MR:
√ Intensidade de sinal muito alta em T2
DDx: paraganglioma, metástase hipervascular (adenocarcinoma renal)

Hemangioma Infantil da Laringe (10%)
= HEMANGIOMA SUBGLÓTICO
◊ Massa mais comum de partes moles subglóticas causando obstrução do trato respiratório superior em neonatos
Idade: < 6 meses; M÷F = 1÷2
- sintomas semelhantes aos do crupe (dispneia, estridor) no período neonatal
- hemangiomas em qualquer sítio (pele, mucosas) em 50%
Localização: região subglótica
√ Espessamento excêntrico da porção subglótica da traqueia (projeção AP)
√ Surge da parede posterior abaixo das cordas vocais verdadeiras (projeção lateral)
Rx: traqueostomia (aguardando regressão espontânea)

Hemangioma Adulto da Laringe
Localização: região supraglótica (isolada); associada à angiodisplasia cervicofacial extensa
M > F
Rx: excisão a laser, crioterapia, embolização seletiva

PAPILOMATOSE DA LARINGE
= PAPILOMATOSE RESPIRATÓRIA RECORRENTE
◊ O papiloma escamoso é o tumor benigno mais comum da laringe!
Etiologia: vírus do papiloma humano dos tipos 6 e 11 (papovavírus causando o condiloma acuminado genital)
Histologia: núcleo de tecido conectivo vascular coberto por epitélio escamoso estratificado
Idade da apresentação: 1–54 anos; M÷F = 1÷1; distribuição bimodal
(a) < 10 anos (envolvimento difuso) = papilomatose laringotraqueal juvenil; causada provavelmente por transmissão da mãe para o filho durante parto vaginal
(b) 21–50 anos (geralmente papiloma isolado)
- rouquidão/afonia progressivos
- episódios repetidos de angústia respiratória
- estridor na inspiração, sintomas semelhantes aos da asma
- tosse
- pneumonia recorrente
- hemoptise
Localização: (a) úvula, palato
          (b) corda vocal
          (c) extensão subglótica (50–70%)
          (d) envolvimento pulmonar (1–6%)
√ Cordas vocais inchadas e espessadas
√ Bronquiectasia
Cx:
(1) **papilomatose traqueobrônquica** (2–5%)
    Causa: traqueostomia
    Localização: preferência pelo lobo inferior e posterior
    √ Nódulos pulmonares sólidos em campos pulmonares médio e posterior
    √ Cavidade de parede fina, com 2–3 cm de largura e parede nodular espessa de 2–4 mm (os focos de papilomas escamosos aumentam em sentido centrífugo, sofrem necrose central e cavitam)
    √ Atelectasia periférica e pneumonite obstrutiva
(2) **papilomatose pulmonar**
    resultante da disseminação aérea (broncoscopia, laringoscopia, intubação da traqueia) 10 anos depois do diagnóstico inicial
    √ Irregularidades das paredes da traqueia/brônquios

√ Granulomas não calcificados progredindo para cavitação
(3) transformação maligna em carcinoma invasivo de células escamosas

Rx: ressecção com *laser* de CO_2/excisão cirúrgica

PLASMACITOMA DA LARINGE
Idade: 50–70 anos; M > F
Histologia: grandes placas de células uniformes indistinguíveis das células normais do plasma; deposição acentuada de amiloides (20%)
• massa pedunculada/levemente proeminente que sangra com facilidade
Localização: epiglote, cordas vocais falsas e verdadeiras
CT:
√ Massa homogênea, grande e suavemente marginada
√ Sem realce por contraste significativo

LARINGOCELE
= apêndice/sáculo dilatado do ventrículo laríngeo estendendo-se além da borda superior da cartilagem da tireoide
Incidência: 1÷2.500.000
Idade: homens de meia-idade
Anatomia: o ventrículo laríngeo (de Morgagni) é uma cavidade semelhante a uma fenda entre as cordas vocais falsas e verdadeiras; no terço anterior de seu teto surge o pequeno sáculo laríngeo de Hilton, revestido de mucosa cega/apêndice laríngeo; ele se estende em sentido ascendente entre a corda vocal falsa e a dobra ariepiglótica em sentido medial + cartilagem tireóidea em sentido lateral; o apêndice laríngeo é relativamente grande na infância; geralmente involui por volta do 6° ano de vida
Patogênese: aumento crônico na pressão intraglótica
Causa: tosse excessiva, gritar, tocar instrumento de sopro, assoprar vidro, obstrução do óstio apendicular (= laringocele secundária) por doença granulomatosa crônica/neoplasia da laringe (15%)
Observação: quase 50% dos casos de laringocele detectados com radiografia plana contêm um carcinoma da laringe!
Histologia: revestida por epitélio ciliado colunar pseudoestratificado e mistura de glândulas submucosas serosas e mucosas.
Tipos:
(a) interna (40%) = em espaço parafaríngeo confinado dentro da membrana tíreo-hióidea
(b) externa (26%) = protrusão através da membrana tíreo-hióidea, no ponto de inserção do feixe neurovascular (nervo e vasos laríngeos superiores), apresentando-se como massa no pescoço lateral, próximo ao osso hioide, com tamanho normal no interior da membrana
(c) mista (44%) = dilatação interna e externa do sáculo em ambos os lados da membrana tíreo-hióidea
• visível em 10% dos adultos durante a fonação
• rouquidão/disfagia/estridor (laringocele interna)
• massa compressível no pescoço anterior logo abaixo do ângulo da mandíbula (laringocele externa)
• sinal de Bryce = som de gorgolejo/sibilo mediante compressão
Sítio: unilateral (80%), bilateral (23%)
√ Área radiolucente nitidamente definida oval/redonda dentro de partes moles paralaríngeas:
√ Aumento do tamanho durante manobra de Valsalva
√ Redução do tamanho durante compressão
√ Massa cística que pode ser acompanhada até o nível do ventrículo
√ Pode mostrar-se cheia de fluido/conter nível de ar-fluido
√ DIAGNÓSTICO = conexão entre bolsa de ar e via aérea

Cx: infecção (laringopiocele) em 8–10%, formação de mucocele
DDx: cisto laríngeo (revestido de epitélio escamoso); divertículo faríngeo lateral (preencher com bário)

LARINGOMALACIA
= imaturidade da cartilagem; causa mais comum de estridor em neonatos e crianças pequenas
• única causa de piora do estridor em repouso
√ Laringe com alta possibilidade de colapso durante a inspiração (somente a porção supraglótica)
√ Inclinação da epiglote para trás e torcedura anterior das dobras ariepiglóticas durante a inspiração
Prognóstico: transitória (desaparece por volta de 1 ano de idade)

TIREOIDE LINGUAL
= resíduo embrionário sólido de tecido da tireoide, o qual permanece ectópico ao longo do trato do ducto tireoglosso.
Incidência: em 10% das autopsias (na língua < 3 mm); M < F
• pode ser o único tecido em atividade na tireoide (70–80%)
• assintomático (geralmente)
• pode dilatar-se causando disfagia/dispneia
Localização: dorso da língua na linha média, próximo ao forame do ceco (maioria), ducto tireoglosso, traqueia
CT:
√ Pequeno foco de atenuação intrínseca elevada
Cx: malignidade em 3% (carcinoma papilar)

TENDINITE DO MÚSCULO LONGO DO PESCOÇO
= TENDINITE RETROFARÍNGEA CALCIFICADA AGUDA
• história recente de infecção do trato respiratório superior/traumatismo pequeno à cabeça ou pescoço
• início agudo ou subagudo de dor no pescoço
• disfagia, odinofagia
• febre baixa
• contagem de WBC (série branca) levemente elevada
√ Inchaço de partes moles pré-vertebrais/retrofaríngeas
√ Calcificação tendinosa anterior a C1–C2 = deposição de hidroxipatita de cálcio nas fibras do tendão oblíquo superior do músculo longo do pescoço (a CT é mais sensível)
√ Fluido expandindo suavemente o espaço retrofaríngeo em todas as direções:
√ As efusões podem envolver as duas articulações atlantoaxiais laterais
Rx: medicamentos anti-inflamatórios
DDx: abscesso retrofaríngeo (parede com realce), linfadenite retrofaríngea supurativa (centros de atenuação baixa), lesão traumática, espondilite infecciosa

ANGINA DE LUDWIG
[Wilhelm Friedrich von Ludwig, 1790–1865, cirurgião e obstetra alemão em Tubingen]
[*angina* = *ankhon,* Grego: estrangulado]
= infecção grave e potencialmente fatal do assoalho da boca
Causa: infecção odontológica (geralmente nos terceiros molares inferiores); pinçamento do frênulo
Organismo: *Actinomyces israelli, Pseudomonas aeruginosa*
Idade: geralmente em adultos jovens
Localização: espaços sublingual e submandibular bilaterais
• edema doloroso e amarronzado com elevação da língua
• edema laríngeo
• inchaço dos espaços submandibular e sublingual
• mal-estar, febre, disfagia, estridor, dificuldade de respirar
√ Abscessos mal definidos

LINFANGIOMA
= malformação linfática congênita
Incidência: 5,6% de todos os tumores benignos dos lactentes e das crianças
Idade: apresenta-se no nascimento em 50–65%, em 80–90% evidente por volta dos 2 anos (época do maior crescimento linfático); M = F
Desenvolvimento linfático:
botões endoteliais das veias em região da jugular formam plexos confluentes, os quais se desenvolvem em bolsas linfáticas jugoaxilares bilaterais de crescimento rápido (7,5 semanas de idade gestacional); estas bolsas linfáticas fundidas se estendem em sentido do crânio e dorsolateral com extenso crescimento para fora de vasos linfáticos em todas as direções; a conexão com a veia jugular interna ao nível da confluência com a veia jugular externa persiste no lado esquerdo
Patogênese:
(1) sequestro precoce de tecido linfático embrionário com falha de ligação dos canais linfáticos centrais
(2) obstrução congênita de drenagem linfática em virtude do brotamento anormal de vasos linfáticos (= perda de conexão/não comunicação da bolsa linfática jugular primordial com a veia jugular)
Classificação (com base no tamanho dos espaços linfáticos):
(1) **linfangioma cístico** = higroma cístico
(2) **linfangioma cavernoso**
= espaços linfáticos cavernosos moderadamente dilatados com cistos de tamanho intermediário
Localização: língua, assoalho da boca, glândulas salivares
√ Penetração das estruturas contíguas
√ Intensidades de sinal semelhantes às do linfangioma cístico + componente fibroso do estroma de baixa intensidade em T1 + T2
(3) **linfangioma capilar/simples** (menos comum)
= canais linfáticos do tamanho de capilares
Localização: epiderme + derme dos membros proximais
(4) **malformação vasculolinfática**
composta de elementos linfáticos + vasculares, p. ex. linfangioemangioma
Histologia: canais linfáticos revestidos de endotélio contendo fluido seroso/leitoso e separados por estroma de tecido conectivo
• massa assintomática (na maioria) mole/semifirme
• ± dispneia/disfagia com invasão da traqueia, faringe e esôfago
• aumento rápido em tamanho (por causa da infecção/hemorragia)
Localização: em qualquer lugar do sistema linfático em desenvolvimento; na maioria, no triângulo cervical posterior, às vezes no assoalho da boca/língua
(a) Triângulo posterior do pescoço (75%), com extensão para o mediastino em 3–10% dos casos
• visível no nascimento em 65%
• clinicamente aparente ao final da segunda década em 90%
(b) mediastino anterior (< 1%)
(c) axila (20%), parede do tórax, virilha
(d) retroperitônio (1%), órgãos abdominais, osso
√ Cistos multiloculares de parede fina separados por tecido fibroso
√ Lesões pequenas e bem marginadas/lesões grandes infiltrantes mal definidas
Causa: infecção, comprometimento das vias aéreas, quilotórax, quilopericárdio
Prognóstico: regressão espontânea (10–15%)
Rx: excisão cirúrgica (tratamento preferido, mas difícil, porque a massa não acompanha os planos dos tecidos) com taxa recorrente de até 15%

Higroma Cístico
= LINFANGIOMA CÍSTICO
= cavidades únicas/multiloculadas e cheias de fluido em cada lado do pescoço + cabeça do feto (forma localizada) ± tronco (forma generalizada) como a forma mais comum de linfangioma desenvolvendo-se dentro do tecido conectivo frouxo
Incidência: 1÷6.000 gestações
Patologia: canais linfáticos císticos múltiplos e significativamente dilatados; variando entre alguns mm a > 10 cm de diâmetro e contendo fluido quiloso; separados por estroma de intervenção mínima; podem invadir as partes moles adjacentes/músculos e vasos ao redor
Histologia: espaços císticos revestidos de células endoteliais + estroma de suporte de tecido conectivo
Associado a:
(a) anormalidades cromossômicas em 60–80% (especialmente quando detectado no 2º trimestre)
(1) síndrome de Turner (45 XO, mosaico) em 40–80%
(2) trissomias 13, 18, 21, 13q, 18p, 22
(3) síndrome de Noonan
(4) distiquíase (= segunda fila de pelos atrás da pestana) – síndrome de linfedema
(5) *Pterygium colli* familiar
(6) síndrome de Roberts, Cumming, Cowchock
(7) acondrogenesia tipo II
(8) síndrome de pterígio letal
(b) exposição a teratógenos
(1) síndrome do álcool fetal
(2) aminopterina
(3) trimetadiona
Tipos:
(1) higroma cístico com sistema linfático periférico anormal
√ Linfangioma em compartimento posterior do pescoço
√ Septações (indicam alta probabilidade de aneuploidia, desenvolvimento de hidropisia e morte perinatal)
(2) linfangiectasia difusa
√ Linfangioma do tórax + extremidades
√ Linfedema periférico + hidropisia não imune
(3) higroma cístico isolado
(a) malformação de bolsa linfática axilar
√ Linfangioma restrito à axila
(b) malformação de bolsa linfática jugular
√ Linfangioma restrito a lateral do pescoço
(c) malformação de bolsa linfática interna torácica + paratraqueal
√ Linfangioma dentro do mediastino
(d) malformação combinada de bolsa linfática
(e) malformação de ducto torácico
√ Cisto do ducto torácico
• AF-AFP/MS-AFP podem mostrar-se elevados
Localização: pescoço (frequentemente no espaço cervical posterior) e porções inferiores da face (75–80%); mediastino (3–10%, em extensão 1/2 do pescoço); axila (20%); parede do tórax (14%); face (10%); retroperitônio (rins); vísceras anormais (cólon, baço, fígado); virilha; escroto; esqueleto
US:
√ Estrutura de paredes finas e cheia de fluido com septos múltiplos de espessura variável e componentes sólidos da parede do cisto.
√ Nível de fluido-fluido com componente hemorrágico em camadas.
√ Cistos isolados da nuca
√ Pescoço com membrana (= *Pterygium colli*) após comunicação tardia com as veias jugulares

- √ Hidropisia não imune (43%)
- √ Edema periférico progressivo
- √ Ascite fetal
- √ Oligo-/poli-hidrâmnio/volume normal de fluido
- √ Bradicardia

CT:
- √ Massas multiloculadas e mal circunscritas
- √ Atenuação homogênea de valores de fluido/mais alta (após infecção)

MR:
- √ Baixa intensidade de sinal em T1
- √ Lesão com intensidade alta de sinal e septações com intensidade baixa de sinal de espessura variável em T2
- √ Pode mostrar-se hiperintenso em T1 (por causa do sangue coagulado/alto teor de lipídios quilosos/alto teor de proteína)
- √ ± nível de fluido-fluido (na presença de hemorragia)

DDx: hemangioma (localização diferente, vasos nutrientes, realce por contraste)
Cx: (1) compressão das vias aéreas/esôfago
(2) crescimento lento/dilatação súbita (hemorragia, inflamação)
Prognóstico:
(1) morte intrauterina (33%)
(2) mortalidade de 100% com hidropisia
(3) regressão espontânea (10–15%)
◊ Prognóstico favorável para lesões localizadas de pescoço anterior + axila
◊ Somente 2–3% dos fetos com higroma cístico posterior se tornam crianças vivas e sadias!
DDx: bolsa gêmea de ovo gorado; meningocele cervical; encefalocele; teratoma cístico; edema da nuca; cisto de fenda branquial; malformação vascular; lipoma; abscesso

Higroma Pseudocístico
= PSEUDOMEMBRANA
= espaço anecoico margeado por reflexão especular no aspecto posterior do pescoço do feto durante o 1º trimestre
Causa: integumento em desenvolvimento?
√ SEM abaulamento posterior proeminente/septações internas

DOENÇA DE MADELUNG
= LIPOMATOSE SIMÉTRICA BENIGNA
= quadro benigno raro caracterizado por deposição de volumes maciços de tecido adiposo no pescoço, ombros, tórax superior
Cx: compressão da traqueia com comprometimento respiratório

OTITE EXTERNA MALIGNA
= infecção bacteriana intensa de partes moles + ossos da base do crânio
Organismo: quase sempre *Pseudomonas aeruginosa*
Idade: idosos
Predisposição: diabetes melito/imunocomprometidos
- otalgia contínua, cefaleia
- otorreia purulenta não respondendo a antibióticos tópicos
- pode causar funcionamento insatisfatório dos nervos VII, IX, X, XI

Localização: na junção osso-cartilagem do canal auditivo externo
Disseminação da infecção:
(a) inferiormente para dentro das partes moles inferiores ao osso temporal, espaço da parótida, espaço mastigador nasofaríngeo
(b) posteriormente para o interior da mastoide
(c) anteriormente para dentro da articulação temporomandibular
(d) medialmente para o interior do ápice petroso

CT:
- √ Densidade de partes moles no canal auditivo externo (100%)
- √ Fluido na mastoide/orelha média (89%)
- √ Doença ao redor da tuba auditiva (de Eustáquio) (64%)
- √ Obliteração de planos de gordura por baixo do osso temporal (64%)
- √ Envolvimento do espaço parafaríngeo (54%)
- √ Doença do espaço mastigador (27%)
- √ Efeito de massa na nasofaringe (54%)
- √ Erosão óssea do clivo (9%)
- √ Extensão intracraniana (9%)

Cx: destruição óssea, osteomielite, abscesso
Prognóstico: taxa de recorrência de 20%
DDx: neoplasia maligna

MUCOCELE
= estágio terminal de seio cronicamente obstruído
Incidência: incidência aumentada em fibrose cística
◊ A lesão mais comum a causar expansão do seio paranasal!
Etiologia: obstrução crônica do óstio do seio paranasal
Patologia: cisto expandido do seio revestido de mucosa com secreções e descamações acumuladas
Idade: geralmente na vida adulta
- história de polipose nasal crônica + pansinusite
- presença normal nos quadros de proptose unilateral
- acuidade visual reduzida, defeito de campo visual
- massa palpável no aspecto superomedial da órbita (mucocele frontal)
- cefaleias intratáveis

Localização:
Mnemônica: feme
frontal (60%) > **e**tmoide (30%) > **m**axilar (10%) > **e**sfenoide (rara)

√ Seio expandido e sem ar preenchido com material mucoide homogêneo
Observação: a presença de ar em um seio afetado descarta efetivamente a presença de mucocele!
√ Expansão da cavidade do seio (DDx: nunca em sinusite)
√ Desmineralização óssea + remodelagem em estágio tardio, mas SEM destruição óssea (DDx impossível com neoplasia)
√ Zona ao redor de esclerose óssea/calcificação de bordas da mucocele (a partir de infecção crônica)
√ Calcificação macroscópica em 5% (especialmente com infecção fúngica superposta)
√ Realce uniforme de borda fina

US:
√ Massa hipoecoica homogênea

MR:
√ A intensidade de sinal varia com o estado da hidratação, teor proteico, hemorragia, teor de ar, calcificação, fibrose
√ Hipointensa em T1 + sinal nulo em T2 em virtude de resíduo condensado + fungo
√ Padrão de realce periférico (DDx de padrão de realce sólido das neoplasias)

Cx: (1) protrusão para a órbita deslocando lateralmente o músculo reto medial
(2) expansão para o espaço subaracnoide resultando em vazamento de CSF
(3) mucopiocele = infecção rara superposta
DDx: carcinoma de seio paranasal, cisto mucoso de retenção, infecção por *Aspergillus* (dilatação do músculo reto medial + nervo óptico, áreas focais/difusas de atenuação aumentada), infecção crônica, papiloma de inversão

CARCINOMA MUCOEPIDERMOIDE
Patologia: surge dos ductos intercalados das glândulas soromucinosas
Histologia: composto de uma mistura de 3 células: células produtoras de mucina + células escamosas + células mucosas; disposto em cordões/placas/configuração cística
Prognóstico: variável (malignidade de baixo grau e bem encapsulada a altamente agressiva e infiltrante)
Rx: remoção cirúrgica completa

Carcinoma Mucoepidermoide da Parótida
◊ Lesão maligna mais comum da glândula da parótida
◊ Em crianças: até 35% de todos os tumores das glândulas salivares são malignos – 60% representam carcinomas mucoepidermoides
• massa dura como rocha
• dor/coceira ao longo do curso do nervo facial
• paralisia do nervo facial
CT:
√ Pode conter áreas císticas de baixa atenuação
√ Calcificações focais (raras)
(a) lesão de baixo grau
√ Massa da parótida bem circunscrita
√ Hipo- a isointensa em T1
√ Hiperintensa em T2
Rx: excisão local ampla
(b) lesão de alto grau
√ Lesão infiltrante mal marginada, mais sólida e relativamente homogênea com poucas áreas císticas
Rx: excisão ampla em bloco + dissecção radical do pescoço

Carcinoma Mucoepidermoide da Laringe
Incidência: ~ 100 casos
M÷F = 6÷1
Localização: epiglote (mais comum)

CISTO MUCOSO DE RETENÇÃO
= glândula mucinosa submucosa obstruída
√ Parcialmente cercado de ar
DDx: indistinguível de pólipos, mucocele (nunca cercada de ar)

GLIOMA NASAL
Designação incorreta (sem aspectos neoplásicos) = HETEROTOPIA CEREBRAL NASAL
= massa rara de desenvolvimento composta de tecido neurogênico displásico sequestrado que se tornou isolada do espaço subaracnóideo; análoga à encefalocele nasoetmoidal
Idade: geralmente identificado no nascimento
Localização: extranasal (60%); intranasal (30%); combinação de intra- e extranasal (10%)
Sítio: unilateral, lado direito > esquerdo
• coberto de pele
• sem alteração no tamanho durante o choro
√ Sem crescimento/crescimento pouco significativo/crescimento semelhante ao do cérebro
√ Anexo ao osso turbinado médio/septo nasal
√ Forame do ceco pode estar mais profundo que o normal
√ ± *crista galli* pequena e bífida (provável extensão intracraniana)
√ Massa de partes moles da glabela
√ Anexo ao cérebro por meio de um pedúnculo (em 1–15–30%)
MR:
√ Iso-/hipointenso em relação à substância cinzenta em T1
√ Hiperintenso em T2 (como resultado da gliose)
√ Realce por contraste pode mostrar o trato para a região frontobasal

DISPLASIA DA CÁPSULA ÓTICA

Aplasia da Cóclea
= **anomalia de Michel** = agenesia do labirinto ósseo + membranoso (rara)
Causa: desenvolvimento suspenso por volta de 4 semanas de idade gestacional
• perda auditiva sensorineural total
√ Região da cápsula ótica normalmente ocupada pela cóclea é substituída por osso pneumatizado e denso do labirinto
√ Parede medial da orelha média mostra-se nivelada (= canal semicircular horizontal não desenvolvido)
√ Hipoplasia do canal auditivo interno
√ Displasia do vestíbulo = dilatação acentuada para a região dos canais semicirculares lateral e superior
DDx: labirintite obliterante (sem perda da convexidade lateral da parede medial da orelha média)

Cóclea de Cavidade Única
= defeito do saco/cavidade na cápsula ótica na posição normalmente ocupada pela cóclea sem modíolo reconhecível, lâmina espiral óssea, septo interescalar
• perda auditiva profunda descoberta no início da infância
Pode estar associada a: meningite bacteriana recorrente, fístula perilinfática da janela oval
√ Cóclea cística (= giro basal desenvolvido, giro médio e apical ocupando o espaço comum não desenvolvido)

Giros Cocleares Insuficientes
= giro basilar normal + graus variáveis de hipoplasia dos giros médio e apical

Malformação de Mondini
= ausência de 1 1/2 giros anteriores da cóclea, frequentemente com preservação do giro basilar
Causa: insulto ao útero na 7ª semana de idade gestacional
Frequência: segundo achado mais comum na investigação por imagens em crianças com perda auditiva sensorineural.
• certo grau de audição de alta frequência é preservado
• vertigem
• otorreia, rinorreia, meningite recorrente (fístula perilinfática causada por ausência/defeito da base do estribo)
√ Ausência do ápice da cóclea
Pode estar associada a: deformidade do vestíbulo + canais semicirculares + aqueduto do vestíbulo

Anomalias do Labirinto Membranoso
displasia de Scheibe = cóclea e sáculo anormais
displasia de Alexander = displasia do giro basal
√ Achados normais de CT

Canal Auditivo Interno Pequeno
= redução no diâmetro do canal auditivo interno por causa da hipoplasia/aplasia do nervo coclear (porção do VIII nervo craniano)
• perda auditiva sensorineural total
√ Quadrante anteroinferior hipoplásico do canal auditivo interno

Vestíbulo Grande
Associado a: canal semicircular lateral subdesenvolvido
• déficit auditivo sensorineural (causa mais comum)
√ Canal semicircular lateral menor
√ Vestíbulo estende-se mais além, para os aspectos lateral e superior da cápsula ótica

Aqueduto Vestibular Grande
= síndrome do aqueduto vestibular dilatado
Idade: manifesta-se por volta dos 3 anos
Frequência: anormalidade mais comum detectada na investigação por imagens em crianças com perda auditiva sensorineural
- surdez congênita unilateral (geralmente despercebida)
- vertigem, zumbido (em 50%)

Localização: bilateral em 50–66%
√ Aqueduto vestibular > 1,4–2 mm de diâmetro medido a meio caminho entre o osso petroso posterior e o pilar comum, ao nível do vestíbulo
√ Aqueduto vestibular maior que os canais semicirculares superior e posterior

OTOMASTOIDITE
= complicação grave da otite média aguda em crianças
Anatomia: a cavidade timpânica comunica-se com as células aéreas da mastoide via o antro timpânico (passível de invasão viral e bacteriana pela tuba auditiva)
Idade: crianças pequenas
- inchaço e eritema retroauricular, protrusão da aurícula
- história de otite média recente

CT do osso temporal (sensibilidade de 87–100%):
√ Aumento da atenuação da cavidade da orelha média (efusão da orelha média)
√ Atenuação aumentada das células da mastoide
√ ± níveis de fluido

Cx intratemporal:
(1) **mastoidite coalescente** = empiema da mastoide
  Patomecanismo: supuração mediante pressão → acidose + isquemia local → descalcificação óssea → osteoclase de paredes de células pneumáticas
  √ Erosão dos septos da mastoide/paredes da mastoide
  √ Abscesso subperiósteo localizado após a aurícula, no canal auditivo externo, ao longo do osso zigomático
  Rx: miringotomia, mastoidectomia
(2) **petrosite** = apicite petrosa
  = disseminação medialmente às células aéreas petrosas
  Síndrome de Gradenigo = tríade clássica de:
  - dor facial profunda (por causa de meningite focal sobre o ápice petroso com irritação do gânglio gasseriano na cavidade de Meckel)
  - paralisia do 6° nervo
  - otorreia ipsilateral
  √ Alterações erosivas do ápice petroso
  √ Realce anormal das meninges adjacentes
  DDx: doença neoplásica (rabdomiossarcoma, metástases); tumor epidermoide
(3) labirintite:
  - vertigem, nistagmo
  √ Realce labirintino anormal
(4) paralisia do nervo facial
(5) perda da audição

Cx cervical:
abscesso de Bezold = coleção inflamatória inferior à ponta da mastoide, que pode-se disseminar ao longo do plano do músculo esternocleidomastoide para o pescoço inferior

Cx intracraniana:
(1) meningite
(2) abscesso epidural
  (a) abscesso *perisinus* = erosão da placa cortical cobrindo o seio sigmoide
(3) **tromboflebite do seio sigmoide**
  √ Seio de atenuação baixa em tomografia sem contraste e tomografia com contraste
  √ Ausência de fluxo normal nulo em MR com eco de rotação (*spin-echo*)
  √ Sem realce relacionado com fluxo em MR com gradiente-eco
  √ Oclusão em ressonância magnética venosa
  DDx: granulação aracnoide aberrante
(4) empiema subdural
  Via: comunicação através de osso intacto e dura com vasos no espaço subaracnoide e parênquima do cérebro
  Localização: ao longo da fissura inter-hemisférica posterior; *tentorium cerebelli*
  - meningismo, déficits neurológicos focalizados, convulsões focalizadas
  √ Dilatação do espaço extracervical
  √ Compressão dos sulcos adjacentes
  Rx: drenagem neurocirúrgica imediata
(5) abscesso intraparenquimatoso do cérebro

OTOSCLEROSE
= OTOESPONGIOSE
= substituição da cápsula ótica densa por osso esponjoso altamente vascular na fase ativa (denominação errônea) com restauração da densidade durante fase esclerótica reparadora
Etiologia: desconhecida; frequentemente hereditária
Idade: adolescente/adulto jovem caucasiano; M÷F = 1÷2
Histologia: otosclerose limitada à camada endocondral
DDx: doença de Paget, osteogênese imperfeita, sífilis

Otosclerose Estapedial = Fenestral (80–90%)
Localização: margem anterior da janela oval (= *fissula ante fenestrum*); bilateral em 85%
- zumbido de acometimento precoce no curso evolutivo (2/3)
- perda de audição condutiva e progressiva (fixação do estribo em janela oval)
√ Janela oval excessivamente ampla (fase lítica)
√ Formação de osso novo na margem anterior da janela oval ± margem posterior da janela oval ± janela redonda
√ Fechamento completo da janela oval = otoesclerose obliterativa (em 2%)

Otoesclerose Coclear = Retrofenestral (10–20%)
Invariavelmente associada a: otoesclerose fenestral
- perda de audição sensorineural progressiva (envolvimento da cápsula ótica/difusão de enzima citotóxica no fluido do labirinto membranoso)
- sinal de Schwartze = coloração avermelhada atrás da membrana do tímpano quando há envolvimento do promontório
√ "Anel duplo/brilhante duplo" = halo brilhante ao redor da cóclea (pode aparecer como o terceiro giro da cóclea) na fase inicial
√ Proliferação óssea na fase esclerótica reparadora difícil de diagnosticar por causa da densidade igual à da cóclea

TUMOR DO SACO ENDOLINFÁTICO PAPILAR
= TUMOR DE HEFFNER
= tumor adenomatoso do osso temporal
Origem: revestimento epitelial do saco endolinfático
Associado a: doença de Hippel-Lindau (pode haver neoplasias bilaterais do saco endolinfático papilar)
- perda de audição, paralisia do nervo facial, disfunção vestibular
√ Componentes sólidos e císticos
√ Cercado por concha fina de osso reativo
√ Pode ser hipervascular (nutrido por ramos da artéria carótida externa)

√ Calcificações intratumorais = "sequestros de ossos" da destruição do osso petroso
√ Realce por contraste
MR:
  √ Padrão salpicado de hiperintensidade em T1 (imitando tumor do glomo)
  √ Pode conter produtos do sangue (hiperintenso em T1 + hipointenso em T2)
DDx: paraganglioma, adenocarcinoma cístico e papilar, lesões condroides (condroma benigno, condrossarcoma de baixo grau, fibroma condromixoide), granuloma de colesterol, doença metastática

PARAGANGLIOMA

= PARAGANGLIOMA NÃO CROMAFIM = TUMOR DO GLOMO (DESCREVE A ARBORIZAÇÃO RICA DOS VASOS SANGUÍNEOS E DOS NERVOS) = QUIMIODECTOMA (QUE REFLETE O TECIDO DE ORIGEM DO QUIMIORRECEPTOR)
= GLOMERULOCITOMA = ENDOTELIOMA
= PERITELIOMA = SIMPATOBLASTOMA
= FIBROANGIOMA = NEVOS SIMPATÉTICOS
= tumor neuroendócrino raro surgindo do tecido paragangliônico entre a base do crânio e o assoalho da pelve; pertence ao sistema de descarboxilação de captação do precursor de amina (APUD) caracterizado por vesículas citoplásmicas contendo catecolaminas
Paragânglio = coleção de tecido do sistema neuroendócrino extrassuprarrenal frequentemente localizado próximo aos nervos e vasos, com função especial de recepção química
Origem: surge das células paragangliônicas não cromafim de origem neuroectodérmica; difere da medula suprarrenal somente em seu aspecto de não cromafim
Sistema neuroendócrino:
  (a) paraganglioma suprarrenal surgindo da medula suprarrenal = feocromocitoma
  (b) paraganglioma extrassuprarrenal
    1. Paraganglioma aórtico-simpatético associado à cadeia simpatética e gânglios retroperitoneais
    2. Paraganglioma parassimpatético incluindo quimiodectoma branquiomérico, paraganglioma autonômico vagal e visceral
Classificação de Glenner de paragangliomas extrassuprarrenais:
  (a) distribuição branquiomérica
    1. Associada aos grandes vasos do tórax e do pescoço incluindo corpo da carótida, glomo da jugular, glomo do tímpano
  (b) distribuição parassimpatética
    2. Associada ao nervo vagal
    3. Associada à cadeia aórtico-simpatética em região toracolombar a partir do arco aórtico até a bexiga urinária, incluindo os corpos para-aórticos (órgão de Zuckerkandl)
    4. Associada aos órgãos viscerais
Histologia: células acidófilo-epitelioides em contato com as células endoteliais de um vaso; armazenamento de catecolaminas (geralmente inativas); histologicamente semelhante ao feocromocitoma
Idade: faixa de 6 meses a 80 anos; idade de pico entre 5ª e 6ª décadas: F÷M = 4÷1
Associado a: feocromocitoma
- tumor pode produzir catecolamina (= **paraganglioma ativo**); proporção alta de tumores ativos em termos de hormônios para feocromocitomas, intermediária para paragangliomas aórtico-simpatéticos, baixa para paragangliomas parassimpatéticos
- hipertensão paroxística/permanente (por causa da secreção de aminas vasopressoras) com cefaleia, palidez, perspiração e palpitações
- feocromocitomas segregam norepinefrina e epinefrina, paragangliomas extrassuprarrenais segregam somente norepinefrina, alguns paragangliomas produzem dopamina
- determinação de norepinefrina livre mais sensível com cromatografia gasosa/cromatografia líquida de alta pressão (HPLC) realizada em amostras de urina de 24h

Localização de paragangliomas ativos:
  (a) medula suprarrenal (> 80%)
  (b) extrassuprarrenal intra-abdominal (8–16%)
  (c) extrassuprarrenal em cabeça e pescoço (2–4%)
    Quatro sítios principais em cabeça+pescoço+tórax
      1. Corpo da carótida
      2. Forame jugular
      3. Rota do nervo vago
      4. Orelha média
    Sítios menos comuns em cabeça e pescoço:
      sella túrcica, glândula pineal, seio cavernoso, laringe (ramos laríngeos do nervo vago), órbita (gânglio ciliar do olho), glândula tireoide, nasofaringe, mandíbula, palato mole, face, bochecha
  (d) paragangliomas múltiplos em até 20%, especialmente em transtornos hereditários (síndromes de neoplasia endócrina múltipla, síndromes neuroectodérmicas):
    Multicentricidade sincronizada em 3–26%:
      — dominante autossômica em 25–35%
      — não hereditária em < 5%
Cx: transformação maligna em 2–10%

Tumor do Corpo da Carótida

Embriologia:
  derivado do mesoderma do 3º arco branquial
  + células do ectoderma da crista neural, que se diferenciam em simpatogonia (= precursor das células paragangliônicas)
    ◊ Quimiodectoma é um nome incorreto (não resulta de células quimiorreceptoras)!
Histologia: ninhos de células epitelioides ("Zellballen") com citoplasma eosinofílico granular separado por tecido conectivo vascularizado trabeculado
    ◊ Grânulos cromafim positivos (= catecolaminas) podem estar presentes
Função do corpo da carótida:
  um corpo da carótida de 5 × 3 × 2 mm regula a ventilação pulmonar através de entrada aferente por meio do nervo glossofaríngeo para a formação reticular medular
  Quimiorreceptor: detecta alterações nas pressões parciais arteriais de O_2 + CO_2 + pH
  Estímulo: hipóxia > hipercapnia > acidose
  Efeito: aumento na frequência respiratória e no volume corrente; aumento no tônus simpático (frequência cardíaca, pressão arterial, vasoconstrição, catecolaminas elevadas)
- massa cervical firme, pulsátil e indolor abaixo do ângulo da mandíbula, móvel lateralmente, mas fixa na vertical
Localização: dentro/fora da camada adventícia de artéria carótida comum ao nível da bifurcação da carótida, geralmente ao longo da parede posteromedial; bilateral em 5% com ocorrência esporádica, em 32% com transmissão autossômica dominante
√ Massa oval com realce e deslocamento de artéria carótida interna/artéria carótida externa acima da bifurcação da artéria carótida comum
√ Sem estreitamento do calibre de artéria carótida interna/artéria carótida externa

Extensão: inferiormente aos nervos cranianos inferiores + faringe; superiormente à base do crânio + cavidade intracraniana
Taxa de crescimento: cerca de 5 mm/ano
Cx: transformação maligna em 6% com metástases para linfonodos regionais, plexo braquial, cerebelo, pulmão, osso, pâncreas, tireoide, rim, mama

Tumor do Glomo Timpânico
o tumor mais comum da orelha média
- perda auditiva, zumbido pulsátil
- massa púrpura avermelhada atrás da membrana timpânica

Localização: plexo timpânico, no promontório coclear da orelha média
CT (preferência pelo algoritmo ósseo):
 √ Massa de partes moles globulares encostando no promontório
 √ Realce intenso
 √ Geralmente pequeno na apresentação (envolvimento precoce dos ossículos)
 √ Erosão + deslocamento dos ossículos
 √ Parede inferior da cavidade da orelha média intacta
Angiografia:
 √ Difícil de visualizar por causa do tamanho pequeno

Tumor do Glomo da Jugular
◊ O tumor mais comum na fossa jugular com extensão intracraniana
<u>Tumor do glomo jugulotimpânico</u> = tumor grande do glomo jugular crescendo para o interior da orelha média
Origem: adventícia da veia jugular
- zumbido, perda auditiva
- membrana timpânica vascular

Localização: no domo do bulbo jugular
 √ Massa de partes moles na região do bulbo da jugular/hipotímpano/espaço da orelha média
 √ Realce intenso
 √ Destruição da pirâmide petrosa posteroinferior + espinha corticojugular do forame jugular
 √ Destruição dos ossículos (geralmente a bigorna), cápsula ótica, superfície posteromedial do osso petroso
MR:
 √ Aparência de "sal e pimenta" por causa dos múltiplos e pequenos vasos do tumor
Angiografia: (investigar todo o pescoço para a presença de tumores do glomo concorrentes!)
 √ Massa hipervascular com coloração reticular homogênea e persistente
 √ Invasão/oclusão do bulbo jugular por trombo/tumor
 √ Alimentado pelo ramo timpânico da artéria faríngea ascendente, ramo meníngeo da artéria occipital, artéria auricular posterior via ramo estilomastoide, artéria carótida interna, artéria maxilar interna
 √ Fístula arteriovenosa
Cx: transformação maligna com metástases para os linfonodos regionais (em 2–4%)

Tumor do Glomo do Vago
= PARAGÂNGLIOS DO NERVO VAGO = TUMOR DO CORPO DO VAGO
Histologia: disperso dentro do perineuro/abaixo da bainha do nervo/entre os fascículos fibrosos do nervo; não organizado em uma massa compacta
Localização:
 (1) dentro do gânglio inferior (= gânglio nodoso), inferior à base do crânio, próximo ao forame jugular (localização mais comum)
 (2) dentro do gânglio superior (= gânglio da jugular) no interior da base do crânio, ao nível do bulbo da jugular
 (3) em qualquer sítio ao longo do curso do nervo vago

Paragânglio Nodoso Inferior
 √ Massa fusiforme
 √ Compressão da veia jugular interna
 √ Deslocamento dos vasos da carótida em sentido anteromedial
 √ Deslocamento medial da parede faríngea lateral
 √ Destruição mínima da base do crânio

Paragânglio Jugular Superior
 √ Massa em forma de haltere
 √ Pode aprisionar/deslocar a artéria carótida interna
Extensão:
 (a) superiormente para a fossa craniana posterior ± compressão do tronco cerebral
 (b) inferiormente para o espaço infratemporal/parafaríngeo (2/3)
 (c) medialmente para envolver o arco do atlas
 (d) lateralmente para o interior das estruturas da orelha média
 (e) posteriormente para o interior das células aéreas da mastoide
Localização no osso temporal:
 (1) domo do bulbo da jugular
 (2) mucosa do promontório da cóclea relacionado com o ramo timpânico do nervo glossofaríngeo (nervo de Jacobson)
 (3) ramo auricular do nervo vago (nervo de Arnold)
- crescimento lento + assintomático
 √ Massa esférica/ovoide/fusiforme com margens agudas de interface e realce homogêneo
 √ Massa altamente vascular + neovascularidade + eritema intenso do tumor
Cx: transformação maligna com metástases em 15% para os linfonodos regionais + pulmão (outros paragangliomas em 10%)

CARCINOMA DO SEIO PARANASAL
Localização: seio do maxilar (80%), cavidade nasal (10%), seio do etmoide (5–6%), seios frontal + esfenoide (raro)

Carcinoma do Seio do Maxilar
Incidência: 80% de todos os carcinomas do seio paranasal
Histologia: carcinoma de células escamosas (80%)
Idade: > 40 anos em 95%; M÷F = 2÷1
- assimetria da face, tumor em cavidade oral/nasal
 √ Destruição óssea (em 90%) predomina sobre a expansão
 √ Metástases nodais em 10–18%

Carcinoma Nasofaríngeo
Incidência: 10% dos carcinomas do seio paranasal; 0,25–0,5% de todos os tumores malignos em caucasianos; M > F
Predisposição: população chinesa
Histologia: carcinoma de células escamosas (> 85%), ca. não queratinizante, ca. não diferenciado
Idade média: 40 anos
- permanece assintomático durante muito tempo
- história de sinusite crônica/pólipos nasais (15%)
- obstrução nasal unilateral

Localização: cornetos (50%) > septo > vestíbulo > coanas posteriores > assoalho
Extensão:
 (a) lateral + superior: através do ventrículo da laringe (seio de Morgagni) (= defeito natural na porção superior da parede nasofaríngea lateral) para o interior da porção cartilaginosa do tubo auditivo + músculo levantador do véu palatino

± espaço do mastigador e espaços parafaríngeos pré- e pós-estiloide
± envolvimento do músculo levantador e tensor do véu palatino, 3ª divisão do V nervo, fissura petroclinoide
± *foramen lacerum* da base do crânio aprisionando a artéria carótida interna
± seio cavernoso (ao longo da artéria carótida interna/nervo mandibular/invasão direta da base do crânio)
(b) anterior: cavidade nasal posterior + fossa pterigopalatina
(c) inferior (1/3); disseminação submucosa ao longo da parede faríngea lateral + pilares tonsilares anterior e posterior

√ Polipoide ou papilar (2/3)
√ Invasão do osso (1/3)
MR:
√ Intensidade de sinal semelhante àquela da mucosa adjacente

Carcinoma do Seio do Etmoide
Incidência: 5–6% dos carcinomas do seio paranasal
Histologia: carcinoma de células escamosas (> 90%), sarcoma, adenocarcinoma, carcinoma cístico adenoide; com frequência envolvido secundariamente de carcinoma do seio maxilar
- obstrução nasal, descarga sanguínea
- anosmia, alargamento do nariz

ADENOMA PARATIRÓIDEO
Localização: posterior à glândula da tireoide; ectópico em 5–15%
US (sensibilidade de 82%):
◇ Usado com frequência após localização com cintigrafia Tc-99 m MIBI
√ Massa hipoecoica oval bem definida
√ Massa multilobulada ± áreas ecogênicas (em adenoma grande)
CT:
Indicação: adenoma ectópico do mediastino (detectado em 50%)
MR:
√ Hipointenso em T1, hiperintenso em T2 + STIR
NUC (Tc-99 m MIBI)
√ Aumento na captação do marcador radioativo

HEMANGIOMA DA PARÓTIDA
Frequência: 90% dos tumores da glândula parótida durante o 1º ano de vida; M < F
Histologia: tipo capilar > tipo cavernoso (em crianças mais velhas)
- massa de partes moles desenvolvendo-se logo após o nascimento com crescimento progressivo e pico por volta de 1–2 anos de idade
- regressão gradual espontânea geralmente completa na adolescência

US:
√ Massa hipoecoica em relação ao tecido da parótida
√ Grau variável de fluxo anormal
CT:
√ Flebólitos ocasionais
√ Massa bem definida com realce intenso e uniforme
MR:
√ Intensidade de sinal baixa a intermediária em TR curto
√ Intensidade de sinal brilhante em TR longo
√ *Flow voids* por causa da vasculatura proeminente
Rx: cirurgia, escleroterapia, ablação a *laser* (terapia somente com tamanho grande + invasão nas estruturas adjacentes em virtude da regressão espontânea)

SÍNDROME DE PENDRED
[Vaughan Pendred (1869–1946), clínico geral inglês]
= transtorno autossômico recessivo do cromossomo 7 caracterizado por bócio disormonogênico associado a surdez sensorineural
Causa: proteína deficiente que funciona como transportador de iodo e cloro ligados à membrana
- perda auditiva lentamente progressiva e flutuante/profunda
- surdez pré-lingual (= perda auditiva antes da idade de aquisição da fala)
- sintomas vestibulares
- eutireoide/vários graus de hipotiroidismo
- teste positivo de descarga de perclorato (= 10–80% do iodo captado pela tireoide é eliminado pelo perclorato por causa de um defeito de organificação)
√ Bócio multinodular
√ Ausência de septo interescalar do modíolo (espiral óssea central da cóclea) em 20–75%; bilateral em 80%
√ Dilatação do ducto vestibular em 80–100%

ABSCESSO DA FARINGE
Etiologia: disseminação da infecção a partir das tonsilas/faringe
Idade: crianças > adultos
- trismo (sintoma manifesto mais comum) do envolvimento do músculo pterigoide
- garganta inflamada
- febre de baixo grau
√ Massa isodensa/de baixa intensidade com margens não agudas
√ Realce de borda
Cx: aneurisma micótico da artéria carótida (dentro de 10 dias)

TUMOR DE PINDBORG
[Jens Pindborg, patologista oral dinamarquês em Copenhagen, 1921-1995)
= TUMOR ODONTOGÊNICO EPITELIAL CALCIFICANTE
Incidência: 0,17–1,8% de todos os tumores odontogênicos
Idade: 20–60 anos; M÷F = 1÷1
Localização: mandíbula (2/3), maxila (1/3)
Sítio: região molar a pré-molar da mandíbula
√ Luscências pericondrais
√ Lesão mista lucente-opaca não associada a dente que não saiu
CT:
√ Focos difusos altamente atenuados = calcificações intralesionais
MR:
√ Intensidade de sinal predominantemente baixa em T1
√ Intensidade de sinal alta em T2
√ Realce heterogêneo por contraste

GRANULOMA DE CÉLULAS DO PLASMA
= pseudotumor benigno raro
Causa: hipersensibilidade?
Histologia: infiltração policlonal de células de plasma normal misturadas com outras células inflamatórias e granulomas de células epiteliais não necrotizantes
Localização: pulmão, trato GI, glândulas salivares, laringe
√ Massa submucosa grande e homogênea
DDx: mieloma múltiplo, plasmacitoma solitário

ADENOMA PLEOMÓRFICO
= TUMOR MISTO BENIGNO DA PARÓTIDA
Mnemônica: 80% na glândula parótida
80% no lobo superficial
80% benigno

Incidência: 80% de todos os tumores benignos da parótida; terceiro tumor mais comum em glândula parótida pediátrica (após hemangioma e linfangioma)
Histologia: mistura de células epiteliais e mioepiteliais
Idade: geralmente > 50 anos
- massa informe indolor, dura e de crescimento lento na bochecha
√ Massa redonda/oval/lobulada e nitidamente marginada
√ Calcificações raramente distróficas
√ Realce por contraste geralmente moderado e variável
US:
  √ Massa hipo- a isoecoica
  √ ± focos de calcificações de sombreamento hiperecogênico
CT:
  √ Tumor homogêneo e bem definido (se pequeno)
  √ Menos bem definido com centro de densidade baixa quando grande (matriz mucoide, hemorragia, necrose)
MR:
  √ Hipointenso em T1 + massa hiperintensa em T2
  √ Áreas hiperintensas no centro (matriz mucoide)
Rx: parotidectomia parcial com preservação do nervo facial

RÂNULA
= cisto de retenção de muco por causa da obstrução da glândula salivar menor adjacente/sublingual
  (a) simples: confinada ao espaço sublingual
  (b) mergulhadora: estendendo-se para baixo do músculo milo-hioide para dentro do espaço submandibular

SÍNDROME DE RAMSAY-HUNT
= HERPES-ZOSTER ÓTICO
- vesículas em mucosa do canal auditivo externo
√ Realce intracanalicular do 8° nervo

ABSCESSO/HEMORRAGIA RETROFARÍNGEA
Etiologia: infecção do trato respiratório superior, infecção da tonsila, lesão perfurante da faringe/esôfago, supuração de linfonodo infectado
Organismo: Staphylococcus, flora mista
Idade: geralmente < 1 ano
- febre, rigidez do pescoço, disfagia
√ Espessura do espaço retrofaríngeo > 3/4 do diâmetro AP do corpo vertebral
√ Reverso da lordose cervical
√ Deslocamento anterior da via aérea
√ Pode conter gás e nível de gás-fluido
DDx: edema do espaço retrofaríngeo

RABDOMIOSSARCOMA
Frequência:
5–10% de todos os tumores sólidos malignos em crianças < 15 anos de idade (classificados em quarto lugar após neoplasia do CNS, neuroblastoma, tumor de Wilms); terceira causa mais comum de malignidade primária de cabeça e pescoço na infância (após tumores cerebrais + retinoblastomas); 10–25% de todos os sarcomas; incidência anual de 4,5 ÷ 1.000.000 em crianças caucasianas e 1,3÷1.000.000 em crianças negras
◊ É o tumor de partes moles mais comum em crianças!
Idade: 2–5 anos (prevalência do pico); < 10 anos (70%); M÷F = 2÷1
Histologia:
"células azuis" não diferenciadas com citoplasma escasso e núcleos com aparência primitiva; invasão perineural comum
  (a) rabdomiossarcoma embrionário (> 50%)
    Subtipo: forma polipoidal = sarcoma botrioide = semelhante à uva
  (b) rabdomiossarcoma alveolar (pior prognóstico)
  (c) rabdomiossarcoma pleomórfico (maioria em adultos)
- paralisia do nervo craniano
Localização: cabeça + pescoço (28–36%), trígono + colo da bexiga (18–21%), órbita (10%), extremidades (18–23%), tronco (7–8%), retroperitônio (6–7%), períneo + ânus (2%), outros sítios (7%)
Sítio: seio paranasal, orelha média, musculatura nasofaríngea (1/3), especialmente no espaço mastigador; é o tumor extracraniano primário mais comum a invadir a abóbada craniana na infância
Metástases: linfonodos (50%), pulmão, osso
√ Massa nasofaríngea volumosa
√ Extensão para a abóbada craniana através de fissuras + forames (até 35%), geralmente envolvendo o seio cavernoso
√ Destruição do osso por invasão direta
√ Realce uniforme
CT:
  √ Massa isodensa e heterogênea ao cérebro
  √ Forame/fissura expandidos
MR (a investigação por imagens é a modalidade preferida):
  √ Intensidade intermediária de sinal entre músculo e gordura em T1 e hiperintensa em T2
  √ Realce difuso por contraste
Prognóstico: 12,5% de sobrevida em 5 anos

MUCORMICOSE RINOCEREBRAL
= infecção do seio paranasal causada por fungos não septados *Rhizopus arrhizus* e *Rhizopus oryzae*
Disseminação: o fungo envolve primeiro a cavidade nasal e a seguir expande-se para dentro do seio maxilar/etmoide/órbitas/para dentro do crânio ao longo da artéria oftálmica/placa cribriforme (os seios frontais são poupados)
Predisposição:
  (1) diabetes melito mal controlado
  (2) insuficiência renal crônica
  (3) cirrose
  (4) desnutrição
  (5) câncer
  (6) terapia antibiótica prolongada
  (7) terapia com esteroides
  (8) terapia com drogas citotóxicas
  (9) AIDS
  (10) queimaduras extensas
- formação de crostas escuras na cavidade nasal (em diabéticos)
- áreas pequenas isquêmicas (invasão de arteríolas e pequenas artérias)
√ Espessamento nodular envolvendo o septo nasal + cornetos
√ Espessamento mucoperiosteal + turvação do etmoide
√ Áreas focais de destruição óssea
Cx: (1) cegueira
  (2) paralisia do nervo craniano
  (3) hemiparesia
Prognóstico: taxa alta de mortalidade

SARCOIDOSE
Negros ÷ Brancos = 10÷1
Localização: olho, glândulas lacrimais, glândulas salivares (30%), laringe (5%), envolvimento de linfonodos intra e extraparotídeos (raro)
√ Granulomas podem realçar
√ Dilatação do canal óptico (neurite ótica)
√ Espessamento da laringe com realce de granulomas
√ Granulomas pequenos e múltiplos de septo + turbinados

NUC:
   √ Sinal do panda = captação de Ga-67 em ambas as glândulas parótidas + ambas as glândulas lacrimais e nariz

Síndrome de Heerfordt
(1) dilatação da parótida
   ◊ Pode ser a manifestação inicial e única do sarcoide
   • dilatação indolor bilateral e difusa (10–30%)
   • xerostomia
   CT:
      √ Nódulos não cavitantes múltiplos com densidade difusa dentro da glândula parótida/dilatação de linfonodos intraparotídeos
(2) uveíte
(3) paralisia do nervo facial

Febre Uveoparotídea
(1) parotidite
(2) uveíte
(3) febre

SIALOSE
= dilatação recorrente da glândula parótida insensível e não inflamatória
Causa: cirrose, alcoolismo, diabetes, desnutrição, insuficiência hormonal (ovariana/pancreática/da tireoide), drogas (sulfixosazol, fenilbutazona), radioterapia
Histologia: hipertrofia acinar serosa + reposição de gordura da glândula
Sialografia:
   √ Ductos periféricos esparsos
CT:
   √ Glândula de tamanho normal/dilatada
   √ Glândula com densidade difusa em estágio terminal

POLIPOSE SINONASAL
= lesão benigna da mucosa sinonasal
Incidência: em 25% dos pacientes portadores de rinite alérgica; em 15% dos pacientes com asma
   ◊ complicação mais frequente da sinusite!
Patogênese: expansão de fluido em lâmina própria profunda da mucosa sinonasal.
Causa: rinossinusite infecciosa, rinite fúngica alérgica (hipersensibilidade atópica), fibrose cística (criança), asma, síndrome de Kartagener, exposição ao níquel, intolerância à aspirina, hiperplasia não neoplásica de membranas mucosas inflamadas
Localização: geralmente no antro do maxilar
√ Múltiplas massas de partes moles homogêneas com bordas uniformemente convexas dentro da cavidade nasal aumentando o óstio do seio
√ Remodelação/expansão do seio com dilatação
   ◊ A lesão de expansão mais comum na cavidade nasal!
√ Afinamento das trabéculas ósseas ± alterações erosivas na base do crânio anterior
√ Geralmente periférica/às vezes realce sólido e heterogêneo
DDx: neoplasia, mucocele, cisto de retenção de muco
Prognóstico: 75% de possibilidade de falha cirúrgica

Pólipo Antrocoanal
= pólipo antral benigno que dilata o óstio do seio e estende-se para a cavidade nasal; 5% de todos os pólipos nasais
Idade: adolescentes e adultos jovens
√ Turvação do antro
√ Massa nasal ipsilateral
√ Massa lisa dilatando o óstio do seio
√ SEM expansão do seio

Pólipo Angiomatoso
= derivado do pólipo da coana (após isquemia de pólipo com neovascularidade secundária ao longo de sua superfície)
DDx: angiofibroma juvenil (envolvimento da fossa petrigopalatina)

SINUSITE
Incidência:
   o problema mais comum do seio paranasal; a doença crônica mais comum diagnosticada nos USA (31.000.000 de pessoas afetadas por ano); complicando resfriados comuns em 0,5% (3–4 resfriados por ano em adultos, 6–8 resfriados por ano em crianças)
Patogênese:
   a congestão mucosa como resultado da infecção viral leva à aposição das superfícies mucosas resultando em retenção das secreções com superinfecção bacteriana
(1) obstrução dos óstios maiores
   (a) meato médio drenando os seios frontal, maxilar e etmoide anterior
   (b) recesso esfenoetmoidal drenando o seio esfenoide e etmoide posterior
(2) limpeza mucociliar ineficaz após contato de duas superfícies mucosas
Variáveis anatômicas predisponentes:
(1) grau maior de desvio do septo nasal
(2) processo uncinado com orientação horizontal
   SEM concha bolhosa, turbinado paradoxal, células de Haller, pneumatização uncinada
Localização:
(1) padrão infundibular (26%)
   = obstrução isolada do infundíbulo inferior bem acima do óstio do seio maxilar
   √ Doença limitada do seio maxilar
(2) padrão de unidade ostiomeatal (25%)
   √ Opacificação do meato médio
(3) obstrução do recesso esfenoetmoidal (6%)
   √ Inflamação do seio esfenoide/etmoide posterior
(4) padrão de polipose sinonasal
   √ Dilatação dos óstios, afinamento do osso adjacente
   √ Níveis de ar/fluido
Radiografias planas (projeções de Waters, Caldwell, lateral, vértice submental):
1. **Sinusite aguda**
   √ Nível de ar-fluido [da retenção de secreções após inchaço da mucosa levando à disfunção do óstio] (54% de sensibilidade, 92% de especificidade no seio maxilar)
   √ Opacificação total
   √ Secreções hiperintensas em T2 (95% de teor de água + 5% de macromoléculas proteináceas).
2. **Sinusite crônica**
   √ Inchaço da mucosa > 5 mm de espessura na projeção de Waters (99% de sensibilidade, 46% de especificidade em seio maxilar)
   √ Remodelamento ósseo + esclerose (de osteíte)
   √ Polipose
   √ Lesão hiperatenuante em tomografia computadorizada sem contraste (por causa de secreções condensadas/doença fúngica)
   √ Secreções hipointensas em T1 + T2 por causa de material condensado com obstrução crônica (DDx: ar)
CT:
   para mapear a anatomia óssea para planejamento cirúrgico
MR:
   √ Espessamento do seio com intensidade alta de sinal em T2WI + intensidade baixa em T1

√ Secreções quase sólidas com > 28% de teor de proteína são hipointensas em T1 e T2 simulando ar
√ Realce de borda com gadolínio (DDx para neoplasias, que realçam no centro)

Cx: (1) cisto de retenção de muco (10%)
(2) mucocele
(3) extensão orbitária pelos forames neurovasculares, deiscências ou ossos finos; celulite orbitária
(4) tromboflebite séptica
(5) extensão intracraniana: meningite, abscesso epidural, empiema subdural, trombose do seio venoso, abscesso cerebral

Rx: cirurgia do seio endoscópico funcional (amputação do processo uncinado, dilatação do infundíbulo + óstio do maxilar, criação de um canal comum para células aéreas do etmoide anterior, etmoidectomia completa/parcial)

Sinusite Bacteriana

Organismo:
(a) fase aguda: *Streptococcus pneumoniae* + *Haemophilus influenzae* (> 50%), estreptococos beta-hemolíticos, *Moxarella catarrhalis*
(b) fase crônica: *Staphilococcus, Streptococcus, Corynebacteria, Bacteroides,* fusobactérias

√ Doença solitária do antro (obstrução do óstio do seio)
√ Realce uniforme

Sinusite Micótica = Fúngica

Organismo: *Aspergillus fumigatus,* mucormicose, *Bipolaris, Drechslera, Curvularia, Candida*

√ Lesão polipoide/bola fúngica (=infecção extramucosa por causa do crescimento saprofítico em secreções retidas, geralmente causadas por *Aspergillus*)
√ Sinusite fúngica infiltrante (em hospedeiro imunocompetente)
√ Sinusite fúngica fulminante (infecção agressiva em indivíduo imunocomprometido/paciente diabético)

CT:
√ Calcificações pontilhadas (= deposição de fosfato de cálcio/sulfonato de cálcio próximo ao micélio)

MR:
√ Escura em T2 após teor fúngico elevado de ferro micelial, magnésio e manganês do metabolismo de aminoácidos (DDx: secreções condensadas/doença polipoide)

Dx: falha na resposta à terapia com antibióticos

Sinusite Fúngica Alérgica

◊ Forma mais comum de sinusite fúngica caracterizada pela presença de "mucina alérgica" (= mucina condensada verde-amarela/branca-bronzeada/cinza/marrom/negra de consistência de manteiga de amendoim).

Prevalência: 5–10% dos pacientes cirúrgicos com doença do seio hipertrófica crônica
Região: Norte da Índia, Sul dos USA (clima úmido e quente)
Causa: reação de hipersensibilidade aos fungos inalados (semelhante à aspergilose broncopulmonar alérgica)
Organismos: *Bipolaris, Curvularia, Alternaria* (fungos dematiáceos pigmentados), *Aspergillus, Fusarium*
Histologia: eosinófilos + cristais de Charcot-Leyden
Idade: pacientes imunocompetentes na 3ª década de vida

- cefaleias crônicas, congestão nasal, sinusite crônica
- história de cirurgia do seio

Frequentemente associada a: atopia (rinite alérgica, asma)
Localização: múltiplos ou todos os seios; bilateral; nariz
√ Opacificação quase completa
√ Alta concentração de vários metais (ferro, magnésio, manganês) concentrados por organismos fúngicos + alto teor de proteína e baixo teor de água livre:
  √ Mucina alérgica hiperatenuante
  √ Intensidade baixa de sinal característica em T2
√ Revestimento da mucosa inflamado:
  √ Hipointenso em T1 e hiperintenso em T2
  √ Realce após administração de gadolínio
  √ Sem realce central (DDx para neoplasia)
√ ± expansão do seio e erosão uniforme do osso
√ ± extensão intracraniana e intraorbitária

SÍNDROME DE SJÖGREN

= SIALADENITE MIOEPITELIAL
= transtorno autoimune de multissistemas (= doença vascular do colágeno) caracterizada por inflamação e destruição das glândulas exócrinas que levam à secura das mucosas, afetando:
(1) glândulas salivares e lacrimais
(2) mucosa e submucosa da faringe
(3) árvore traqueobrônquica
(4) sistema reticuloendotelial
(5) articulações

A. SÍNDROME DE SJÖGREN PRIMÁRIA
 = exocrinopatia autoimune
 (a) parotidite recorrente em crianças
 (b) SÍNDROME DE SICCA = doença de Mikulicz
  = xeroftalmia e xerostomia

B. SÍNDROME DE SJÖGREN SECUNDÁRIA
Associada a:
 (a) doenças do tecido conectivo
  1. artrite reumatoide (55%)
  2. lúpus eritematoso sistêmico (2%)
  3. esclerose sistêmica progressiva (0,5%)
  4. artrite psoriática, cirrose biliar primária (0,5%)
 (b) transtornos linfoproliferativos
  1. pneumonite intersticial linfocítica (LIP)
  2. Pseudolinfoma (25%)
  3. Linfoma (5%; 44 × mais risco): principalmente linfoma de células B
  4. macroglobulinemia de Waldenström

Idade: 35–70 (média 57) anos; M÷F = 1÷9
Patologia: linfoepitelioma benigno
Histologia: dilatação de ducto associada a infiltrado linfocítico, atrofia acinar, fibrose intersticial (= destruição da parótida)

- xerostomia (sintoma mais comum) = atrofia das glândulas salivar e parótida levando à produção reduzida de saliva e secura da boca e dos lábios
- xeroftalmia = secura dos olhos = ceratoconjuntivite viral = dessecação da córnea e da conjuntiva
- xerorinia = secura do nariz
- sudorese reduzida
- secreções vaginais reduzidas
- inchaço da glândula parótida
  – episódios agudos e recorrentes com sensibilidade; geralmente unilaterais
  – dilatação glandular crônica com ataques agudos superpostos de inchaço indolor progressivo
- fator reumatoide (positivo em até 95%)
- ANA (positivo em até 80%)
- anticorpos mitocondriais (6%)

Localização: glândulas lacrimais e salivares; glândulas mucosas da conjuntiva, cavidade nasal, faringe, laringe, traqueia, brônquios; envolvimento extraglandular em 5–10%

@ tórax
- √ Fibrose pulmonar (10–14%, achado mais comum)
- √ Padrão reticulonodular (3–33–52%) envolvendo os lobos inferiores (= pneumonite intersticial linfocítica)
- √ Consolidação manchada
- √ Muco condensado
- √ Atelectasia
- √ Pneumonia recorrente
- √ Bronquiectasia bilateral dos lobos inferiores
- √ Pneumonia aguda focal/lipoide (após ingestão de óleos para combater a secura da boca)
- √ ± efusão pleural

Tomografia computadorizada com alta resolução:
- √ Bronquiectasia
- √ Inflamação bronquiolar
- √ Aumento nas linhas parenquimatosas

@ parótida

Sialograma:
- √ Sialectasia não obstrutiva (ductos + ácinos destruídos por infiltrados linfocíticos/infecção)
  - estádio I: coleção de contraste pontilhado < 1 mm
  - estádio II: coleção de contraste globular 1–2 mm
  - estádio III: coleção de contraste cavitário > 2 mm
  - estádio IV: destruição do parênquima da glândula

US:
- √ Glândula heterogênea dilatada com áreas pontilhadas de ecogenicidade aumentada (= ductos cheios de muco)
- √ Cistos múltiplos dispersos bilateralmente (= sialectasia = dilatação cística de ductos e glândulas intraparotídeos)
- √ Vascularidade aumentada em Doppler colorido

MR:
- √ Aparência não homogênea em "favo de mel"/"sal e pimenta" (= áreas de baixa intensidade entre parênquima nodular de sinal de alta intensidade) em T1/T1 pós-Gd venoso

Cx: linfoma de glândulas salivares (ocorre em número significativo de pacientes e acompanha curso agressivo)

ESTENOSE SUBGLÓTICA

A. ESTENOSE SUBGLÓTICA CONGÊNITA
- doença com sintomas semelhantes aos do crupe e frequentemente autolimitante

Localização: 1–2 cm abaixo das cordas vocais
- √ Estreitamento simétrico circunferencial da porção subglótica da traqueia durante a inspiração
- √ SEM alteração no grau de estreitamento com expiração

B. ESTENOSE SUBGLÓTICA ADQUIRIDA
após intubação endotraqueal prolongada (em 5%)

CISTO DE THORNWALDT

= bolsa/cisto congênito da linha média revestido de ectoderma dentro do espaço da mucosa nasofaríngea

Origem: aderência focal persistente entre o notocórdio e o ectoderma estendendo-se para o tubérculo faríngeo do osso occipital

Incidência: 4% das autopsias
  ◊ É o cisto congênito de cabeça e pescoço mais comum na infância!

Idade pico: 15–30 anos
- achado incidental assintomático
- drenagem nasofaríngea persistente
- halitose
- gosto podre na boca

Localização: teto posterior da nasofaringe
- √ Massa cística uniformemente marginada de poucos mm a 3 cm de tamanho
- √ Baixa densidade, sem realce
- √ SEM erosão óssea

Cx: infecção do cisto

DDx: bolsa de Rathke (ocorre no canal craniofaríngeo localizado anteriormente e em sentido ascendente ao cisto de Thornwaldt)

CISTO DO DUCTO TIREOGLOSSO

Incidência: a massa cervical congênita mais comum (70% de todas as anomalias congênitas do pescoço); a segunda massa cervical benigna mais comum após um quadro de linfadenopatia benigna

Embriogênese: ducto tireoglosso = ducto pelo qual a glândula tireoide desce até sua posição final a partir do forame do ceco, na base da língua (na 3ª semana de gestação) passando pela frente do osso hioide; o ducto faz uma alça recorrente através do/posterior ao precursor do osso hioide antes de descer finalmente; a extremidade inferior transforma-se no lobo piramidal da tireoide e a glândula atinge seu sítio definitivo por volta de 7 semanas de gestação; o ducto geralmente involui por volta de 8–10 semanas de vida fetal.

Histologia: cisto revestido de epitélio escamoso estratificado/epitélio colunar ciliado e pseudoestratificado ± glândulas mucosas; tecido tireóideo ectópico em 5–62%

Idade: < 10 anos em 50%; segundo pico aos 20–30 anos; M = F
- massa cervical da linha média, indolor e dilatando-se progressivamente
- cisto movimenta-se para cima com a protrusão da língua
- ± história de incisão prévia e drenagem de um "abscesso" em área de cisto

Localização: supra-hioide (15%), ao nível do hioide (20%), infra-hioide (65%)

Sítio: linha média (75%), paramediano dentro de 2 cm da linha média, frequentemente à esquerda (25%)

Tamanho: 1,5–3 cm (variando de 0,5 a 6 cm)
- √ Cisto da linha média com septação ocasional
- √ Cisto infra-hioide embutido dentro do músculo em fita:
  - √ Os músculos em fita infra-hióideos bicam a borda do cisto

US:
- √ Cisto anecoico (42%) na linha média
- √ Massa hipoecoica com ecos internos finos a grossos (= material proteináceo) e aumentada através da transmissão

Cintigrafia:
- √ Captação em tecido funcional da tireoide de cisto do ducto tireoglosso

CT:
- √ Massa na linha média, uniformemente bem circunscrita e com parede fina
- √ Atenuação homogênea de 10–18 HU/às vezes mais alta (por causa do teor aumentado de proteína)
- √ Realce da borda periférica
- √ Traço de tecido tireóideo entre a massa cística e a tireoide

MR:
- √ Cisto hipointenso em T1 e hiperintenso em T2
- √ Sem realce de borda (a menos que inflamada)
- √ Borda espessa e irregular e intensidade variável de sinal de fluido com a inflamação

Cx: (1) infecção
(2) carcinoma da tireoide (1–4%): em 80% ca. papilar
(3) carcinoma de células escamosas (até mais raro)

Rx: procedimento de Sistrunk (= ressecção da porção central do osso hioide e núcleo de tecido acompanhando o curso esperado de todo o ducto tireoglosso) com taxa de recorrência de 2,6%

DDx: (1) tireoide ectópica (falta de tecido tireóideo em localização normal)
(2) laringocele obstruída (massa uniforme bem definida no aspecto lateral do espaço paralaríngeo superior conectando-se à laringe)
(3) cisto de fenda branquial (massa redonda próxima ao ângulo da mandíbula deslocando o músculo esternocleidomastóideo em sentido posterolateral, artéria carótida ± veia jugular interna em sentido posteromedial e glândula submandibular em sentido anterior)

ADENOMA DA TIREOIDE

√ Massa redonda/oval de baixa atenuação com realce

Nódulo adenomatoso (42–77%)

= NÓDULO COLOIDE = HIPERPLASIA ADENOMATOSA = NÓDULO DEGENERATIVO INVOLUÍDO

Citologia: células foliculares coloides e benignas abundantes, com núcleos uniformes e ligeiramente grandes, dispostas em padrão de favo de mel (DDx difícil de tumores foliculares)

√ Nódulos múltiplos frequentes por US/cintigrafia/cirurgia
√ Na maioria com funcionamento deficiente, raramente com funcionamento exagerado
√ Forma sólida = nódulos mal demarcados, com encapsulamento incompleto e fundindo-se com o tecido ao redor
√ Formato cístico (= cisto coloide) = áreas anecoicas em nódulo (hemorragia/degeneração coloide)
√ Depósitos de calcificação

Adenoma Folicular (15–40%)

= tumor monoclonal surgindo do epitélio folicular

Patologia: lesão isolada com cápsula fibrosa bem desenvolvida

Subtipos de histologia:
(a) adenoma coloide simples (macrofolicular): forma mais comum
(b) adenoma microfolicular (fetal)
(c) adenoma embrionário (trabecular)
(d) adenoma de células de Hurthle (oxífilo/oncocítico): células poligonais grandes e isoladas com citoplasma granular abundante + núcleos excêntricos uniformes + ausência de coloide
(e) adenoma atípico
(f) adenoma com papilas
(g) adenoma de células em anel de sinete
◊ Mediante estudo cuidadoso, 5% dos adenomas microfoliculares, 5% dos adenomas de células de Hurthle e 25% dos adenomas embrionários demonstram representar cânceres foliculares!

Status funcional:
(1) adenoma tóxico
(2) bócio multinodular tóxico = adenoma com atividade exagerada dentro de bócio multinodular; ocorre geralmente em nódulos > 2,5 cm de tamanho
(3) adenoma inativo

√ Massa com ecogenicidade aumentada/diminuída
√ Sinal do halo = anel hipoecoico completo com borda regular cercando massa sólida isoecoica

CARCINOMA DA TIREOIDE

Incidência: 25.000 novos cânceres por ano nos USA (2005); cânceres clinicamente silenciosos em até 35% na autopsia/cirurgia (geralmente carcinomas papilares de < 1,0 cm de tamanho); 3,6÷100.000 (1973); 8,7÷100.000 (2002)

Idade: < 30 anos; M > F

Fatores de risco: < 20 anos ou > 60 anos de idade; história de radiação no pescoço; história familiar de câncer de tireoide

Tipos (em ordem de pior prognóstico):
papilar (50–80%) > folicular (10–20%) > medular (6–10%) > anaplásico

- história de radiação no pescoço
- crescimento rápido
- nódulo duro como pedra
√ Massa hipoecoica/hipoatenuante
√ Borda irregular mal definida sem halo
√ SEM hemorragia/necrose por liquefação
√ Achados auxiliares:
    √ Linfadenopatia (em 19%)
    Frequência: carcinoma papilar (em até 40–90%) > carcinoma medular (em até 50%) > carcinoma folicular (raro)
√ Tamanho aumentado com formato redondo de abaulamento
√ Hilo gorduroso substituído
√ Ecotextura heterogênea
√ Margens irregulares
√ Calcificações psamomatosas
√ Áreas císticas
√ Vascularidade geral por Doppler colorido em vez de somente os vasos hilares centrais
√ Destruição das estruturas adjacentes
√ Perda de planos de gordura
√ Metástase distante

Mortalidade: 0,5 óbitos÷100.000 (inalterado há décadas)

Câncer de Tireoide Induzido por Radiação

a incidência aumenta com doses de irradiação da tireoide de 6,5–1.500 rads (doses mais altas estão associadas a hipotireoidismo)

Pico de ocorrência: 5–30 (até 50) anos após a radiação

Anormalidades da tireoide em 20%:
(a) em 14%: hiperplasia adenomatosa, adenoma folicular, nódulos coloides, tireoidite
(b) em 6%: câncer da tireoide

◊ Focos microscópicos de câncer não detectáveis em 25% dos pacientes operados por doença benigna!
◊ Em pacientes com nódulos frios múltiplos a frequência de câncer é de 40%

Cintigrama Diagnóstico de Corpo Total com I-131

Indicação: para detectar metástases de carcinoma da tireoide após tireoidectomia total; preferido em relação à varredura óssea (que detecta somente 40%) para metástases ao esqueleto

◊ Metástases não detectáveis na presença de tecido da tireoide normalmente ativo porque a captação é muito menor em metástases
◊ Pertecnetato Tc-99 m é inútil por causa da alta atividade de fundo + falta de organificação
◊ Varredura com I-131 falso-negativa em 24% após metástases inativas.

Técnica:
(1) dieta pobre em iodo por 7 dias = evitar sal iodado, leite e produtos derivados, ovos, frutos do mar, pão feito com condicionantes de farinha iodada, corantes alimentares vermelhos, alimentos de restaurantes, alimentos contendo sal iodado, sal marítimo, iodados, iodos, algina, alginados, ágar/ágar
(2) terapia de reposição de T_4 suspensa por 6 semanas
(3) T_3 de curta ação administrado durante 4-6 semanas
(4) terapia de reposição de T_3 suspensa por 10–14 dias antes da varredura de corpo inteiro
(5) medição de nível de TSH para confirmar elevação adequada (TSH > 30-50 mIU/mL; a administração de TSH

exógeno não é desejável por causa da estimulação não uniforme)
(6) administração oral de 0,6–5–10 mci i-131
(7) varredura de corpo inteiro após 24–48–72 h (baixa atividade de fundo)

Observação: a varredura pós-terapia (1 semana após a dose terapêutica) identifica mais lesões que a varredura diagnóstica

Sítios normais de acúmulo:
nasofaringe, glândulas salivares, estômago, cólon, bexiga, fígado (tiroxina rotulada com I-131 produzida por carcinoma metabolizado no fígado), mamas em mulheres em aleitamento materno (o aleitamento deve ser suspenso após a administração de I-131)
CONTRAINDICADO durante a gestação!

Tratamento para Câncer folicular/Papilar
(1) cirurgia: tireoidectomia total + dissecção radical modificada do pescoço
(2) tratamento com iodo radioativo após a cirurgia com I-131 se a varredura diagnóstica for positiva (geralmente, vários tratamentos são necessários)
◊ A terapia com iodo radioativo só é apropriada para carcinomas da tireoide papilares/mistos/foliculares (NÃO para carcinomas medulares ou anaplásicos)
(a) **ablação de resíduos de tecido da tireoide**
Intervalo de tempo: 6 semanas após a cirurgia
- sem terapia de reposição de hormônio da tireoide durante 3–4 semanas

Dose calculada:
= {(peso da tireoide [g] × 80–120 μCi/g) π% captação de I-123 por 24h} × 100

Dose estimada: 30–100 mCi I-131 via oral
>> reavaliar por varredura após 3–7 dias
√ Sem alteração a partir da pré-ablação: em terapia de supressão
√ Novos focos (em até 16%): considerar terapia
√ Captação diminuída: pode ser decorrente de "atordoamento"

(b) **tratamento de metástases**
Dose do meio do caminho:
>> 100 mCi para atividade residual do pescoço
>> 150 mCi para metástases para linfonodos regionais
>> 175 mCi para metástases para o pulmão
>> 200 mCi para metástases para os ossos
Dose do tumor:
150 mCi de I-131 com captação de 0,5% por grama de tecido tumoral e meia-vida biológica de 4 dias produzirão 25.000 rad para o tumor
◊ Taxas de giro rápidas podem existir em algumas metástases (dose baixa recomendável)
◊ Tratamento incompleto de grandes tumores (faixa de radiação beta é de poucos mm)

Cx: tireoidite por radiação, parotidite por radiação, sintomas GI (náusea, diarreia), depressão mínima da medula óssea, leucemia (2%), transformação anaplásica (incomum), fibrose do pulmão (com metástases pulmonares extensas e dose > 200 mCi)

(3) terapia de reposição da tireoide com hormônio tireóideo exógeno para suprimir a estimulação de metástases por TSH
(4) radioterapia externa para carcinoma anaplásico + metástases sem captação de iodo

Acompanhamento: a tiroglobulina > 50 ng/mL indica metástases ativas após ablação completa do tecido da tireoide

Carcinoma Papilar da Tireoide (60–70%)
Idade de pico: 5ª década; F > M
Histologia: tumor bem diferenciado e não encapsulado
(a) puramente papilar
(b) misto com elementos foliculares (mais comum, especialmente antes dos 40 anos)
Metástases:
(1) disseminação linfogênica para linfonodos regionais (40%; em crianças quase 90%)
(2) disseminação hematogênia para o pulmão (4%), osso (raro)
- o carcinoma produz tiroglobulina

NUC:
√ O tumor geralmente concentra iodo radioativo (mesmo alguns tumores puramente papilares)

US:
√ Tumor com ecogenicidade reduzida
√ Massa puramente sólida/complexa com áreas de necrose, hemorragia e degeneração cística

Radiografia:
√ Calcificações psamomatosas lineares/pontilhadas na periferia do tumor

Rx: lobectomia + istmectomia para câncer papilar < 1,5 a 2,0 cm de tamanho e isolado em um lobo

Prognóstico: 90–95% de sobrevida de 20 anos; 60% de sobrevida de 10 anos para câncer extratireóideo; prognóstico pior com o aumento da idade

Carcinoma Folicular da Tireoide (20%)
Idade de pico: 5ª década; F > M
Patologia: tumor encapsulado e bem diferenciado sem elementos papilares; multifocal em 25%
Histologia: citologicamente impossível de distinguir entre carcinoma folicular bem diferenciado e adenoma folicular (a invasão vascular é o único critério)
Disseminação hematogênea precoce para:
(a) pulmão
(b) osso (30%): quase sempre osteolítico (mais frequente que em carcinoma papilar)
- o carcinoma produz tiroglobulina
√ Corpos de psamoma e depósitos de cálcio do estroma

NUC:
√ Geralmente concentra pertecnetato, mas falha em acumular I-123

US:
√ Indistinguível do adenoma folicular benigno

Prognóstico: crescimento lento; 75% de sobrevida de 20 anos; 90% de sobrevida de 10 anos com angioinvasão leve/duvidosa; 35% de sobrevida de 10 anos com angioinvasão moderada/acentuada

Carcinoma Anaplásico da Tireoide (4–15%)
Idade: 6ª–7ª décadas; M÷F = 1÷1
√ Extensão intratorácica em até 50%
√ ± invasão da artéria carótida, veia jugular interna, laringe

NUC:
√ SEM captação de iodo radioativo

CT:
√ Massa com atenuação não homogênea
√ Áreas de necrose (74%)
√ Calcificações (58%)
√ Linfadenopatia regional (74%)

Prognóstico: 5% de sobrevida de 5 anos; tempo médio de sobrevida de 6–12 meses

Carcinoma Medular da Tireoide (1–5–10%)
esporádico (80%)/familiar

Histologia: surge das células C parafoliculares associado à deposição amiloide em sítios primários e metastáticos
Atividade hormonal: calcitonina, VIP, somatostatina, CEA
Idade média: 60 anos para variedade esporádica; durante adolescência em MEN 2
Em 20% associado a:
(1) MEN 2a = feocromocitoma + hiperplasia paratireóidea (síndrome de Sipple)
(2) MEN 2b = sem componente paratireóideo
Metástases: disseminação precoce para linfonodos (50%), pulmão, fígado, ossos
- calcitonina elevada (marcador de tumor primário a partir da produção do tumor) por pentagastrina e infusão de cálcio
- antígeno carcinoembrionário (CEA) elevado
√ Massa de 2–26 mm
√ Calcificações granulares dentro de estroma fibroso/massas amiloides (50%)
√ Invasão local (comum)
√ Disseminação nodal para o pescoço e mediastino (em até 50%) à época da apresentação
√ Metástases distantes para fígado, pulmão, ossos (15–25%)
NUC:
√ SEM captação por iodo radioativo/pertecnetato
√ Exibe, frequentemente, captação aumentada de T1-201
√ Concentra I-123 MIBG, Tc-99 m DMSA pentavalente, In-111 pentetreotídeo (41% de sensibilidade)
√ FDG-PET (96% de sensibilidade)
CT:
√ Massa de baixa atenuação (sem concentração de iodo)
Prognóstico: 90% de sobrevida de 10 anos sem metástases nodais; 42% de sobrevida de 10 anos com metástases nodais
Rx: tireoidectomia total + dissecção radical do pescoço modificada

TIREOIDITE

Tireoidite de Hashimoto
= TIREOIDITE LINFOCÍTICA CRÔNICA
Causa mais frequente de hipotiroidismo bociado em adultos nos USA (a deficiência de iodo é a causa mais comum no mundo)
Etiologia: processo autoimune com predisposição familiar acentuada; presença típica de anticorpos; defeito de organificação funcional
Idade de pico: 4ª–5ª décadas; M > F
- bócio lobular firme e semelhante a borracha
- dilatação gradual e indolor
- tirotoxicose em estágio precoce (4%)
- reserva reduzida da tireoide
- hipotiroidismo na apresentação (20%)
√ Dilatação moderada de ambos os lobos (18%)
NUC:
√ Baixa captação do marcador (às vezes aumentada) com má visualização (4%)
√ Lobo piramidal proeminente
√ Teste positivo de eliminação de perclorato
√ Distribuição manchada do marcador
√ Defeitos frios múltiplos (40%)/únicos (28%)/tireoide normal (8%)
US:
√ Ecogenicidade inicialmente heterogênea e difusamente reduzida + leve lobulação do contorno
√ Hiperemia acentuada no Doppler colorido
√ Sombras densamente ecogênicas (fibrose) e acústicas tardias
Cx: hipotiroidismo

Tireoidite de DeQuervain
= TIREOIDITE SUBAGUDA
Etiologia: provavelmente viral
Histologia: infiltração linfocítica + granulomas + células gigantes de corpo estranho
Idade de pico: 2ª–5ª décadas; M÷F = 1÷5
- infecção do trato respiratório superior antecede o início dos sintomas por 2–3 semanas
- glândula sensível e dolorida + febre; dilatação apenas moderada
- hipertiroidismo (50%) após destruição secundária e intensa
- hipotiroidismo de curta duração (25%) após redução do hormônio da glândula
NUC:
√ Captação anormalmente baixa de iodo com evidência clínica e laboratorial de hipertireoidismo
√ Má visualização da tireoide (inicialmente)
√ Áreas únicas/múltiplas de funcionamento reduzido (às vezes)
√ Aumento da captação durante a fase de hipotiroidismo (episódio tardio)
Cx: hipotiroidismo permanente (raro)
Prognóstico: geralmente a recuperação é total

Tireoidite Indolor
Histologia: lembra a tireoidite linfocítica crônica
- apresentação clínica semelhante à da tireoidite subaguda
- SEM dor/sensibilidade

Tireoidite Supurativa Aguda
US:
√ Dilatação focal/difusa; possivelmente abscesso
√ Ecogenicidade reduzida

NÓDULO TÓXICO AUTÔNOMO
= DOENÇA DE PLUMMER = ADENOMA TÓXICO
= hipertiroidismo causado por um/dois nódulos com função excessiva independente do mecanismo normal de controle hipofisário-tireoide
◊ Todos os nódulos autônomos tóxicos são autônomos; entretanto, nem todos os nódulos autônomos são tóxicos
Causa: a mutação genética dos receptores de TSH da superfície do adenoma (não autoimunidade) resulta em ativação contínua
Histologia: adenoma
- níveis séricos excessivos de hormônio da tireoide
- produção reduzida de TSH
- clinicamente hipertireóideo
√ Captação de iodo radioativo (RAIU) leve a moderadamente elevada
√ Concentração de fármaco radioativo muito além daquela do tecido tireóideo extranodular ao redor
DDx: doença de Graves (RAIU significativamente elevada)

BÓCIO MULTINODULAR TÓXICO
= bócio multinodular associado ao hipertiroidismo
Causa: vários dos nódulos formaram gradualmente áreas de hiperplasia que, por fim, evoluíram para nódulos de funcionamento autônomo
Idade: velhice
- níveis moderadamente elevados da tireoide
- TSH reduzido
√ RAIU normal/ligeiramente elevada
√ Múltiplos nódulos "quentes" na tireoide dentro do tecido tireóideo extranodular suprimido
DDx: doença de Graves (paciente mais jovem, grau mais moderado de tirotoxicose)

TUBERCULOSE
Incidência: 15% de tuberculose extrapulmonar; apresentação inicial em 1,5% de todos os novos casos de tuberculose
Sítio: (a) linfonodos
(b) doença extranodal: laringe > osso temporal > faringe; rara: cavidade sinonasal, glândula tireoide, base do crânio
- escrófula = linfadenite cervical bilateral e indolor
√ Nodos inicialmente homogêneos, mais tarde com necrose central
√ Realce de borda periférica
√ Calcificações nodais (em TB tardia)
√ Espessamento de partes moles e infiltração dos espaços pré-epiglóticos e paraepiglóticos
DDx de nodo de baixa densidade: metástase de linfonodo necrótico de carcinoma de células escamosas
DDx de nodo calcificado: câncer metastático da tireoide

TUMOR DE WARTHIN
= CISTOADENOMA PAPILAR LINFOMATOSO
= ADENOLINFOMA
Incidência: segundo tumor benigno mais comum da glândula parótida; bilateral em 10%
Idade: por volta dos 50 anos: M > F
Origem: do tecido da glândula salivar heterotópica dentro dos linfonodos da parótida (resultado direto da incorporação de elementos linfáticos + epitélio ductal da glândula salivar heterotópica dentro de nodos intra e periparotídeos durante o desenvolvimento embrionário.
Histologia: camada dupla de oncócitos CARACTERÍSTICA (= células epiteliais) em repouso sobre estroma linfoide denso
- massa indolor de crescimento lento
Localização: frequentemente na cauda da glândula parótida
√ Lesão sólida/cística múltipla/única e bem circunscrita na região da parótida medindo 3–4 cm de tamanho
  ◊ A lesão de manifestação mais comum como massas unilaterais e multifocais
  ◊ A neoplasia salivar mais comum a se manifestar como massas múltiplas em uma/ambas as glândulas parótidas
MR:
√ Hipointensa se comparada com o tecido da parótida gordurosa/ao redor em T2
NUC:
√ Captação aumentada com Tc-99 m, T1-201, FDG
DDx: linfoma, doença inflamatória
Rx: ressecção cirúrgica

TÓRAX

DIAGNÓSTICO DIFERENCIAL DE DOENÇAS TORÁCICAS

HEMORRAGIA PULMONAR
A. SEM DOENÇA RENAL
1. Diáteses hemorrágicas: leucemia, hemofilia, coagulação intravascular disseminada (DIC)
2. Embolia pulmonar, tromboembolismo
3. Trauma contuso: contusão
4. Hemossiderose pulmonar idiopática
5. Granulomatose de Wegener limitada
6. Doença infecciosa
7. Drogas: anfotericina B, mitomicina, dose alta de ciclofosfamida, citarabina (ara-C), D-penicilamina, anticoagulantes, linfangiografia

B. COM DOENÇA RENAL
(a) vasculite de vaso de porte médio
1. Poliarterite nodosa
(b) vasculite de pequeno vaso associada à ANCA
1. Granulomatose de Wegener
2. Síndrome de Churg-Strauss
(c) vasculite de pequeno vaso de complexo imune
1. Síndrome de Goodpasture = doença de anticorpo antimembrana basal com padrão linear de manchas teciduais
2. Púrpura de Henoch-Schönlein
3. Doença de Behçet
(d) doença vascular do colágeno
1. Lúpus eritematoso sistêmico: padrão granular de complexos imunes em manchas teciduais, granuloma não caseoso, erupção malar
2. Artrite reumatoide
3. Artrite reumatoide juvenil soronegativo
(e) outros
1. Glomerulonefrite rapidamente progressiva ± complexos imunes
2. Nefropatia por imunoglobulina A
3. Hemorragia pulmonar idiopática
4. Glomerulonefrite idiopática

C. PNEUMONIA HEMORRÁGICA
1. Bactéria: doença dos legionários
2. Vírus: CMV, herpes, febre maculosa, mononucleose infecciosa
3. Fungo: aspergilose, mucormicose

D. METÁSTESE HEMORRÁGICA, ex. coriocarcinoma

- angústia respiratória aguda
- hemoptise (incomum)

CXR:
√ Opacidades heterogêneas bilaterais + homogêneas
√ Consolidação multifocal irregular segmentar/lobar

HRCT:
√ Desigualdade bilateral/opacidade confluente em "vidro fosco"/consolidação
√ Nódulos centrolobulares em "vidro fosco"
√ Pode delinear etiologia subjacente (bronquiectasia, câncer pulmonar, TB, embolia pulmonar)

NUC:
√ Defeito normalmente combinado na imagem V/Q em sangramento de artéria brônquica

Hemoptise
- expectoração espumosa, sangue vermelho vivo, pH alcalino

Fonte: a. brônquica (90%), a. pulmonar (± recrutamento de artérias intercostal, frênica inferior, mamária interna, subclávia)

√ Artérias brônquicas aumentadas e tortuosas com *shunt* de artéria brônquica para pulmonar, hipervascularização, coloração do parênquima
√ Artérias brônquicas normais geralmente não são visíveis na angiografia torácica

A. TUMOR
1. Carcinoma (35%)
2. Adenoma brônquico

B. LESÃO DE PAREDE BRÔNQUICA
1. Erosão por corpo estranho
2. Broncoscopia/biopsia

C. VASCULAR
1. COPD
2. Êmbolo pulmonar com infarto
3. Hipertensão venosa (mais comum): estenose mitral
4. Malformação arteriovenosa
5. Ruptura de aneurisma de artéria pulmonar: TB, vasculite, trauma, neoplasia, abscesso, êmbolo séptico, cateter interno

D. INFECÇÃO (pneumonia)
◊ Inflamação crônica do pulmão pode induzir angiogênese + hipertrofia de artérias brônquicas/sistêmicas que podem romper
1. Bronquite crônica
2. Bronquiectasia, pequena quantidade (15%)
3. Tuberculose (aneurisma de Rasmussen)
4. Aspergilose
5. Abscesso
6. Fibrose cística

◊ Em 5–10% dos pacientes, a causa é desconhecida!
◊ As duas causas mais comumente identificáveis são o carcinoma brônquico + bronquiectasia (em adultos) e fibrose cística + doença cardíaca congênita (em crianças)!

Rx: embolia de artérias brônquicas por partículas através de cateteres no uso de álcool polivinílico (PVA) + compressa pequena de Gelfoam® (efetivo em 70–95% dos pacientes, porém ocorre sangramento recorrente em 20–30% dos pacientes)

Observação: pesquisar artéria de Adamkiewicz em nível vertebral de T8 a L2 antes da embolia

DDx: hematêmese (contendo partículas de comida, sangue escuro, pH ácido)

ASPIRAÇÃO
= entrada de materiais sólidos/líquidos nas vias aéreas e pulmões

Fatores de predisposição:
1. Alcoolismo (mais comum em adultos)
2. Anestesia geral, perda de consciência
3. Anomalias estruturais da faringe/esôfago (congênito/fístula traqueoesofágica + traqueopulmonar adquirida), laringectomia
4. Desordens neuromusculares
5. Deglutição anormal

Substrato:
(a) corpos estranhos
(b) líquidos
– ácido gástrico = síndrome de Mendelson
– água = quase afogamento

- bário, material de contraste solúvel em água
- parafina líquida/petróleo = pneumonia lipoide exógena aguda/pneumonia de engolidor de fogo
- óleo mineral/óleo de fígado de bacalhau = pneumonia lipoide exógena crônica
  (c) substâncias contaminadas da orofaringe/trato GI

DOENÇA PULMONAR ASSOCIADA AO TABAGISMO

1. Carcinoma broncogênico
2. Bronquite crônica
3. Enfisema centrolobular
4. Enfisema panacinar com deficiência de α-1 antitripsina
5. Bronquiolite respiratória – doença pulmonar intersticial associada (RB-ILD)
   √ Nódulos centrolobulares em pulmão superior
6. Histiocitose pulmonar de células Langerhans (PLCH)
   Idade: 30–40 anos
   √ Nódulos + cistos em campos pulmonares superiores + médios
7. Pneumonia intersticial descamativa (DIP)
   Idade: 4ª–5 década de vida

HIPERSENSIBILIDADE AO PÓ ORGÂNICO

A. HIPERSENSIBILIDADE TRAQUEOBRÔNQUICA
   grandes partículas que chegam à mucosa traquebrônquica (pólen, certos fungos, alguma emanação epitelial de animal/inseto)
   1. Asma extrínseca
   2. Aspergilose de hipersensibilidade
   3. Granulomatose broncocêntrica
   4. Bissinose em trabalhadores da área do algodão e lã
B. HIPERSENSIBILIDADE ALVEOLAR
   = PNEUMONIA DE HIPERSENSIBILIDADE
   = ALVEOLITE ALÉRGICA EXTRÍNSECA
   partículas pequenas de < 5 μm alcançando o alvéolo

DANO PULMONAR INDUZIDO POR DROGAS

Manifestações histopatológicas:
(a) dano alveolar difuso
    bleomicina, busulfan, carmustina, mitomicina, ciclofosfamida, melfalan, sais de ouro
(b) pneumonia intersticial não específica
    amiodarona, metotrexato, carmustina, clorambucil
(c) bronquiolite obliterante com pneumonia em organização
    bleomicina, sais de ouro, metotrexato, amiodarona, nitrofurantoina, penicilamina, sulfassalazina, ciclofosfamida
(d) pneumonia eosinofílica
    penicilamina, sulfassalazina, nitrofurantoína, drogas anti-inflamatórias não esteroides, ácido paraminossalicílico
(e) hemorragiaz pulmonar
    anticoagulantes, anfotericina B, citarabina (ara-C), penicilamina, ciclofosfamida

A. DROGAS CITOTÓXICAS (grupo mais importante)
   1. **Ciclofosfamida**
      Uso: variedade de malignidades, Wegener, granulomatose, glomerulonefrite
      Toxicidade: após 2 semanas – 13 anos (média, 3,5 anos), sem relação à dose/duração da terapia
      Prognóstico: bom após a descontinuação da terapia
      √ Dano alveolar difuso (mais comum)
      √ Pneumonia intersticial não específica
      √ BOOP (menos comum)
   2. **Busulfan** = Myleran® (para CML)
      Toxicidade: dose dependente, após 3–4 anos em uso da droga em 1–10%
      √ Padrão linear difuso (ocasionalmente padrão reticulonodular/nodular)
      √ Limpeza parcial/completa após a retirada da droga
      DDx: pneumonia pneumocística, leucemia com infiltração intersticial
   3. **Nitrosoureias** = carmustina (BCNU), lomustina (CCNU)
      Uso: glioma de CNS, linfoma, mieloma
      Toxicidade: em 50% após as doses > 1.500 mg/m^2; sensibilidade aumenta após radiação do Rx
      √ Dano alveolar difuso (mais comum)
      √ Pneumonia intersticial não específica:
        √ Opacidades nodulares lineares/finas (continuação do tratamento em 2–3 anos)
      √ Alto índice de pneumotórax
   4. **Bleomicina**
      Uso: carcinoma de células escamosas do pescoço/cérvice/vagina, linfoma de Hodgkin, câncer testicular
      Toxicidade: em doses > 300 mg (em 3–6%); o risco aumenta com a idade + terapia de radiação + concentrações altas de oxigênio
      Prognóstico: morte por insuficiência respiratória dentro de 3 meses após o aparecimento dos sintomas
      √ Dano alveolar difuso (mais comum)
      √ Pneumonia intersticial não específica/BOOP:
        √ Opacidade subpleural linear/nodular (5–30 mm) nas zonas pulmonares inferiores ocorrendo após 1–3 meses após o início do tratamento
      DDx: metástase
   5. **Derivados de toxoide** = paclitaxel, docetaxel, gencitabina, topotecan, vinorelbina
      Uso: câncer de mama, câncer pulmonar, câncer ovariano

B. DROGAS NÃO CITOTÓXICAS
   1. **Amiodarona**
      = benzofurano tríodo
      Uso: taquiarritmia ventricular refratária
      Toxicidade: em 5–10%; risco aumentado com dose diária > 400 mg + em idosos
      Prognóstico: bom após a descontinuação da droga
      • insuficiência pulmonar após 1–12 meses em 14–18% na terapia a longo prazo
      √ Pneumonia intersticial não específica (mais comum) + BOOP associada:
        √ Infiltrações alveolares + intersticiais (apresentação crônica)
      √ Consolidação focal periférica homogênea (apresentação aguda):
        √ Valores atenuantes de iodo (em virtude da incorporação de amiodarona em pneumócitos tipo II)
      √ Espessamento pleural (inflamação) adjacente à consolidação
      √ Associação de elevada atenuação do fígado relativa ao baço
   2. **Sais de ouro**
      Uso: artrite inflamatória
      Toxicidade: em 1% dentro de 2–6 meses
      • lesões mucocutâneas (30%)
      √ Dano alveolar difuso (comum)
      √ Pneumonia intersticial não específica (comum)
      √ BOOP (menos comum)

3. **Metotrexato**, procarbazina
   Uso: câncer pulmonar, câncer de mama, câncer epidérmico de cabeça e pescoço, osteossarcoma não metastático, estágio avançado de NHL, AML, psoríase recalcitrante, artrite reumatoide grave, pênfigo
   Toxicidade: em 5–10%; não relacionada com a dose
   Prognóstico: geralmente é autolimitado apesar da continuidade da terapia
   - eosinofilia sanguínea (comum)
   √ Pneumonia intersticial não específica (mais comum)
   √ BOOP (menos frequente)
   √ Processo linear/reticulonodular (tempo de atraso de 12 dias a 5 anos, geralmente precoce)
   √ Padrão de enchimento acinar (tardio)
   √ Adenopatia hilar transitório + derrame pleural (de vez em quando)
   DDx: pneumonia pneumocística
4. **Nitrofurantoína** (Macrodantina®)
   Uso: infecção do trato urinário
   Toxicidade: rara
   - positivo para células ANA + LE
   (a) desordem aguda dentro de 2 semanas de administração
      - febre, dispneia, tosse
      - eosinofilia periférica (mais comum)
      Prognóstico: resolução imediata após a retirada da droga
      √ Opacidade heterogênea bilateral difusa predominantemente basal
   (b) reação crônica com fibrose intersticial (menos comum)
      - início insidioso de dispneia + tosse
      - pode não estar associado à eosinofilia periférica
      √ Pneumonia intersticial não específica (comum)
         √ Opacidade intersticial bilateral basilar

C. OUTROS
1. Heroína, propoxifena, metadona
   Toxicidade: overdose seguida de edema pulmonar em 30–40%
   √ Consolidação do espaço aéreo bilateral generalizado
   √ Pneumonia aspirativa em 50–75%
2. Salicilatos
   - asma
   √ Edema pulmonar (com ingestão crônica)
3. Material de contraste intravenoso
   √ Edema pulmonar

DESORDENS COM MANIFESTAÇÕES HEPÁTICAS E PULMONARES

1. Deficiência de alfa-1 antitripsina
2. Fibrose cística
3. Telangiectasia hemorrágica hereditária
4. Doença autoimune: cirrose biliar primária, artrite reumatoide, tireoidite de Hashimoto, síndrome de Sjögren, esclerodermia, sarcoidose
5. Drogas com efeitos tóxicos em pulmão e fígado: metotrexato, fenitoína, amiodarona

EDEMA PULMONAR

= acúmulo anormal de líquido nos compartimentos extravasculares do pulmão

Fisiopatologia (equação de Starling):
fluxo transcapilar dependente de
(1) pressão hidrostática
(2) pressão oncótica (= coloidosmótica)
(3) permeabilidade capilar (as células endoteliais são relativamente impermeáveis à proteína, porém permanecem permeáveis à água e solutos; a junção intercelular apertada do epitélio alveolar permanece quase impermeável à água e solutos)

$$Q_{filt} = K_{filt}(HP_{iv} - HP_{ev}) - t(OP_{iv} - OP_{ev})$$

Q_{filt} = quantidade de líquido filtrado por unidade de área por unidade de tempo
HP_{iv} = pressão hidrostática intravascular
HP_{ev} = pressão hidrostática extravascular
OP_{iv} = pressão oncótica intravascular
OP_{ev} = pressão oncótica extravascular
K_{filt} = condutância da parede capilar = resistência à água da junção celular endotelial capilar
t = coeficiente de reflexão oncótica = permeabilidade da membrana capilar para macromoléculas

Causa: distúrbio de equilíbrio do fluxo líquido F_{net} entre Q_{filt} transudação/exsudação de líquido e absorção linfática Q_{lymph}

$$F_{net} = Q_{filt} - Q_{lymph}$$

A. PRESSÃO HIDROSTÁTICA AUMENTADA
   (a) cardiogênica (mais comum)
       = HIPERTENSÃO VENOSA PULMONAR
       1. Doença cardíaca: insuficiência ventricular esquerda, doença de valva mitral, mixoma atrial esquerdo
       2. Doença venosa pulmonar: embolia pulmonar aguda/crônica, doença venoclusiva primária, fibrose mediastinal
       3. Doença pericárdica: efusão pericárdica, pericardite constritiva (extremamente rara)
       4. Drogas: drogas antiarrítmicas; drogas que deprimem a contratilidade miocárdica (betabloqueadores)
   (b) não cardiogênica
       1. Insuficiência renal
       2. Grande sobrecarga líquida IV
       3. Líquido hiperosmolar (ex. contraste médio)
   (c) neurogênica
       ? vasoconstrição simpática em acidente cerebrovascular, ferimento na cabeça, tumor de CNS, estado pós-ictal
B. PRESSÃO OSMÓTICA COLOIDAL DIMINUÍDA
   1. Hipoproteinemia
   2. Transfusão de líquido cristaloide
   3. Rápida reexpansão pulmonar
C. PERMEABILIDADE CAPILAR AUMENTADA
   lesão endotelial por
   (a) trauma físico: contusão parenquimal, terapia de radiação
   (b) lesão aspirativa
       1. Síndrome de Mendelson (conteúdo gástrico)
       2. Quase afogamento em água do mar/água doce
       3. Aspiração de contraste médio hipertônico
   (c) lesão por inalação
       1. Dióxido de nitrogênio = doença de silo-cheio
       2. Fumaça (edema pulmonar pode atrasar de 24–48 h)
       3. Dióxido sulfúrico, hidrocarbonetos, monóxido de carbono, berílio, cádmio, sílica, tetróxido de dinitrogênio, oxigênio, cloro, fosgênio, amônia, organofosforados

(d) lesão via corrente sanguínea
   1. Oclusão de vaso: choque (trauma, sepse, ARDS) ou embolia (ar, gordura, líquido amniótico, trombo)
   2. Toxinas circulantes: veneno de cobra, paraquat
   3. Drogas: heroína, morfina, metadona, aspirina, fenilbutazona, nitrofurantoína, clorotiazida
   4. Anafilaxia: reação de transfusão, reação de contraste médio, penicilina
   5. Hipóxia: altitude elevada, obstrução aguda de grande vias aéreas

Mnemônica: ABCDEFGHI–PRN
   Aspiração
   "**B**rincar com fogo" (queimadura)
   Condição intracraniana
   Drogas químicas
   Exsudativas (doenças de pele)
   Fluido (sobrecarga)
   Gram-negativo (choque)
   Heroína, nitrofurantoína, salicilatos
   Insuficiência cardíaca
   Poliarterite nodosa
   Renal (doença)
   No quase afogamento

Edema pulmonar atípico = edema pulmonar com aparecimento radiológico incomum

Forma incomum de edema pulmonar = edema pulmonar de causa incomum

Sinais Radiográficos em Edema por Pressão	
PCWP [mmHg]	Achados
5–12	normal
12–17	cefalização de vasos pulmonares (somente em condições crônicas)
17–20	linhas de Kerley, efusões subpleurais
> 25	edema de encharcamento alveolar

Edema de Pressão Hidrostática Aumentada

- pressão capilar pulmonar (PCWP)
  = reflete a pressão atrial esquerda e correlaciona bem com aspectos radiográficos de CHF + hipertensão HTN venosa pulmonar
  ◊ Na CHF aguda os aspectos radiológicos se atrasam no início e na resolução
√ Inversão de fluxo = a "cefalização de vasos pulmonares" somente é vista na insuficiência cardíaca esquerda prolongada, NUNCA em edema pulmonar de insuficiência renal/super-hidratação/baixa pressão oncótica
HRCT:
   √ Espessamento suave septal interlobular/peribroncovascular
   √ Opacidade em "vidro fosco" em distribuição peri-hilar/dependente, a qual pode progredir para consolidação
   √ Nódulos centrolobulares em "vidro fosco"

Edema Pulmonar Intersticial

= 1ª fase de edema de pressão com aumento em quantidade de líquido extracelular
Causa: aumento em pressão arterial transmural média de 15–25 mmHg
√ Perda precoce de definição dos vasos subsegmentares + segmentares
√ Leve aumento de espaços peribroncovasculares
√ Aparecimento de linhas de Kerley
√ Efusões subpleurais
√ Embaçamento progressivo de vasos em virtude da migração central do edema em níveis lobares/hilares
√ Pequenos vasos periféricos difíceis de identificar em virtude da diminuição da radiolucência pulmonar
◊ Geralmente, há dissociação acentuada entre sinais clínicos + sintomas + evidências radiográficas
◊ Nada o diferencia de outras lesões intersticiais
◊ Não se desenvolve necessariamente antes do edema pulmonar alveolar
◊ NÃO é típico para pneumonia bacteriana

Edema de Encharcamento Alveolar

= 2ª fase do edema de pressão
Causa: aumento da pressão arterial média transmural de > 25 mmHg ± dano epitelial alveolar induzido por pressão
√ Pequenas áreas nodulares/acinares de opacidade aumentada
√ Consolidação franca

Edema Asa de Morcego (em < 10%)

= distribuição central não gravitacional de edema alveolar
Causa: insuficiência cardíaca grave de rápido desenvolvimento (insuficiência mitral aguda associada à ruptura de músculo papilar, MI maciço, destruição de folheto da valva por endocardite séptica) ou insuficiência renal
√ Córtex pulmonar poupado do líquido (em virtude do efeito de bombeamento da respiração/propriedade contrátil dos septos alveolares/matriz perivascular cheia de mucopolissacarídeo)

Distribuição Assimétrica de Edema de Pressão

Causa: alterações morfológicas pulmonares em COPD, hemodinâmicas, posição do paciente
√ Ápices pulmonares poupados (= enfisema pulmonar em fumantes pesados)
√ Porções superiores + médias pulmonares poupadas (= TB em fase final, sarcoidose, asbestose)
√ Envolvimento predominante de RUL (= refluxo da regurgitação mitral preferencialmente para o interior da veia pulmonar superior direita)
√ Gradiente anteroposterior da CT em posição reclinada
√ Edema unilateral em posição de decúbito lateral

Edema Pulmonar com Asma Aguda

Causa: o aprisionamento de ar mantém uma pressão intra-alveolar positiva, portanto, diminui o gradiente de pressão hidrostática
Patogênese: associado à gravidade da manobra de Müller
√ Edema heterogêneo (em virtude da obstrução não uniforme das vias aéreas)
√ Espessamento peribrônquico
√ Vasos mal definidos
√ Hilo aumentado e mal definido
√ Permeabilidade mantida no estreitamento de vias aéreas (em virtude da alta pressão negativa pleural na inspiração forçada)

Edema Pulmonar Pós-Obstrutivo

Causa: após alívio de obstrução de vias aéreas superiores (corpo estranho impactado, laringospasmo, epiglotite, estrangulamento)

Patogênese:
  (a) inspiração forçada causa alta pressão negativa intratorácica (manobra de Müller) e aumenta o retorno venoso
  (b) obstrução cria alta pressão positiva intratorácica que impede o desenvolvimento de edema
√ Linhas septais, espessamento peribrônquico
√ Edema alveolar central
√ Coração de tamanho normal
Prognóstico: resolução dentro de 2–3 dias

Edema com Embolia Pulmonar *(< 10%)*

Causa: oclusão do leito arterial pulmonar causa o redirecionamento do fluxo sanguíneo e hipertensão em áreas não envolvidas
√ Áreas de atenuação em "vidro fosco"
√ Nitidamente demarcado com áreas de transparência distal até artérias ocluídas
√ Associado a artérias pulmonares dilatadas (70%)

Edema Pulmonar com Doença Venoclusiva Pulmonar

Causa: trombo organizado em veias pequenas causa um aumento na resistência periférica e da pressão hidrostática
• dispneia, ortopneia rapidamente progressivos
• ± hemoptise
• pressão capilar pulmonar normal/baixa
√ Artérias pulmonares aumentadas
√ Edema intersticial difuso + numerosas linhas de Kerley
√ Espessamento peribrônquico
√ Ventrículo direito dilatado

Edema de Permeabilidade

Edema Pulmonar Induzido por Heroína

Hx: *overdose* de opioide (quase exclusivamente com heroína, raramente com cocaína/"*crack*")
Incidência: 15% dos casos por *overdose* de heroína
Fisiopatologia: depressão do centro respiratório medular causando hipóxia + acidose
√ Consolidação irregular do espaço aéreo bilateral generalizado
√ Vasos mal definidos + espessamento peribrônquico
√ Distribuição do edema gravidade dependente nitidamente assimétrica (posição reclinada imóvel por horas/dias)
√ Resolução dentro de 1 ou 2 dias em casos sem complicações
Cx:
  (1) lesões por esmagamento extensas com dano muscular associado e insuficiência renal subsequente (em virtude da posição reclinada imóvel)
  (2) aspiração de conteúdo gástrico
Prognóstico: taxa de 10% de mortalidade

Edema Pulmonar após Administração de Citocinas

  (a) interleucina 2 intravenosa (IL-2)
      aumenta a atividade tumoricida de células natural killer em melanoma metastático + RCC
  (b) fator de necrose tumoral intra-arterial
      aumenta produção + liberação de IL-2
Incidência: em 75% de terapia IL-2; em 20% de terapia de fator de necrose tumoral; em 25% de terapia IL-2 recombinante
Fisiopatologia: rompimento da permeabilidade de células endoteliais capilares

• aumento de 12 mmHg na pressão capilar pulmonar (efeito tóxico direto no miocárdio)
√ Edema pulmonar 1–5 dias após o início da terapia:
√ Edema intersticial bilateral simétrico com linhas septais engrossadas
√ Espessamento peribrônquico (75%)
√ Pequenas efusões pleurais (40%)
√ Sem edema alveolar (exceto quando houver insuficiência cardíaca associada)

Edema Pulmonar de Altitude Elevada

Predisposição: homens jovens após rápida ascendência > 3.000 m
Causa: exposição prolongada à baixa pressão parcial do oxigênio atmosférico
Fisiopatologia: hipóxia aguda persistente com vazamento endotelial
• fase prodrômica do mal da montanha aguda
• dispneia em repouso, tosse com expectoração espumosa rosa
• distúrbios neurológicos (em virtude do edema cerebral)
• baixos níveis de oxigênio arterial em até 38%
√ Edema pulmonar intersticial central
√ Espessamento peribrônquico
√ Vasos mal definidos
√ Consolidação irregular do espaço aéreo

Edema Misto Hidrostático e de Permeabilidade

Edema Pulmonar Neurogênico

Incidência: em até 50% em trauma cerebral grave, hemorragia subaracnoide, AVC, estado de mal epiléptico
Fisiopatologia: modificação em vias neurovegetativas causa aumento repentino de pressão em vênulas pulmonares com redução de fluxo de saída venoso
• dispneia, taquipneia, cianose logo após insulto cerebral + rápido desaparecimento
√ Consolidações bilaterais heterogêneas/homogêneas do espaço aéreo em 50%, afetando predominantemente os ápices, desaparecendo dentro de 1–2 dias
Dx: por exclusão
DDx: sobrecarga de fluido, edema após extubação

Edema Pulmonar de Reperfusão

Incidência: em até 90–100%
Causa: tromboendarectomia pulmonar para embolia pulmonar maciça/para estenose em teia e segmentar
Fisiopatologia: rápido aumento de fluxo sanguíneo + pressão
• dispneia, taquipneia, tosse durante as primeiras 24–48 h após reperfusão
√ Edema pulmonar dentro de 2 dias após cirurgia:
√ Consolidação heterogênea do espaço aéreo, principalmente em áreas distais a vasos recanalizados
√ Distribuição aleatória em até 50%

Edema Pulmonar de Reexpansão

Causa: rápida reexpansão de pulmão com colapso pulmonar seguido de evacuação de hidrotórax, hemotórax ou pneumotórax
Fisiopatologia: evento hipóxico local prolongado, restauração abrupta de fluxo sanguíneo, aumento abrupto acentuado de pressão intrapleural, dano alveolar difuso
• insuficiência respiratória franca: tosse, dispneia, taquipneia, taquicardia, expectoração espumosa rosa

- pode ser assintomático
√ Edema pulmonar na reexpansão de todo o pulmão dentro de uma hora (em 64%)
√ Aumento da gravidade dentro de 24–48 h com pouca resolução nos próximos 5–7 dias
Prognóstico: 20% de mortalidade

Edema Pulmonar em Decorrência de Embolia Aérea
Causa: geralmente complicação iatrogênica (procedimento neurocirúrgico na posição sentada, colocação/manipulação de acesso venoso central), raro em trauma aberto/fechado de tórax
Fisiopatologia: embolia de bolhas de ar causa a obstrução mecânica da microvasculatura pulmonar
- aparecimento súbito de dor torácica, taquipneia, dispneia
- hipotensão
√ Bolha de ar em câmara cardíaca direita na ecocardiografia
√ Edema intersticial
√ Áreas alveolares bilaterais periféricas de opacidade aumentada, predominantemente na base pulmonar

Edema Pulmonar Pós-Pneumonectomia
= complicação com risco de vida no período pós-operatório inicial após pneumonectomia (raro na lobectomia ou cirurgia de redução pulmonar)
Incidência: 2,5–5%; D > E pneumonectomia
Fatores de risco: administração excessiva de líquidos durante a cirurgia, transfusão de plasma fresco congelado, arritmia, diurese pós-cirúrgica acentuada, baixa pressão osmótica coloidal sérica
Fisiopatologia: pressão hidrostática capilar aumentada, permeabilidade capilar alterada
- dispneia acentuada durante os primeiros 2–3 dias pós-operatório
√ Quadro parecido com ARDS
Prognóstico: alta taxa de mortalidade

Edema Pulmonar Pós-Transplante de Pulmão
Incidência: em até 97% durante os 3 primeiros dias após a cirurgia
Fisiopatologia: hipóxia tissular, rompimento da drenagem linfática pulmonar, denervação pulmonar
√ Áreas de aumento de opacidade confluente difusa progressiva, mais pronunciado no dia 5 pós-operatório
√ Retorna ao normal 2 semanas após cirurgia

Edema Pulmonar Unilateral
A. IPSILATERAL = um lado com anomalias preexistentes
  (a) enchimento de vias aéreas
    1. Aspiração unilateral/lavagem pulmonar
    2. Obstrução brônquica (pulmão encharcado)
    3. Contusão pulmonar
  (b) aumento da pressão venosa pulmonar
    1. Obstrução venosa unilateral
    2. Posição de decúbito lateral prolongado
  (c) sobrecarga arterial pulmonar
    1. *Shunt* sistêmico de artéria para artéria pulmonar (Waterson, Blalock-Taussig, procedimento de Pott)
    2. Toracentese rápida (rápida reexpansão)
B. CONTRALATERAL = lado oposto da anomalia
  (a) obstrução arterial pulmonar
    1. Ausência congênita/hipoplasia da artéria pulmonar
    2. Obstrução arterial unilateral
    3. Tromboembolismo pulmonar
  (b) perda de parênquima pulmonar
    1. Síndrome de Swyer-James
    2. Enfisema unilateral
    3. Lobectomia
    4. Doença pleural
C. LOBO SUPERIOR DIREITO PATOGNOMÔNICO para regurgitação da valva mitral

Edema Pulmonar com Cardiomegalia
1. Cardiogênico
2. Urêmico (com cardiomegalia por efusão pericárdica/hipertensão)

Edema Pulmonar sem Cardiomegalia
Mnemônica: SHIADU
  Superidratação
  Hemorragia pulmonar
  Infarto agudo do miocárdio
  Arritmia
  Drogas
  Uremia

Edema Pulmonar não Cardiogênico
Mnemônica: O alfabeto
  Aspiração, **A**nafilaxia, **A**fogamento (quase), **A**ltitudes, **A**RDS

  Corpo estranho (inalação), **CNS** (pressão aumentada, trauma, cirurgia, câncer, AVC)
  Diátese hemorrágica, **D**rogas (reação a)
  Embolia (gordura, trombo)

  Glomerulonefrite, **G**oodpasture (síndrome de), **G**astrografin (aspiração de)
  Hipoproteinemia, **H**eroína
  Inalação (SO_2, fumaça, CO, cádmio, sílica)

  Líquidos (sobrecarga)

  Narcóticos, **N**itrofurantoína
  Oxigênio (toxicidade)
  Pancreatite, **P**roteinose alveolar

  Rápida expansão de pneumotórax/**R**emoção de derrame pleural

  Transfusão (reação à)
  Uremia

PNEUMONIA
Padrão "clássico" da pneumonia:
1. Distribuição lobar: *Streptococcus pneumoniae*
2. Abaulamento da fissura: *Klebsiella*
3. Edema pulmonar: Pneumonia viral/*Pneumocystis*
4. Pneumatocele: *Staphilococcus*
5. Nódulos alveolares: Varicela, disseminação broncogênica da TB

Distribuição:
A. SEGMENTAR/LOBAR
  — hospedeiro normal: *S. pneumoniae, Mycoplasma,* vírus
  — hospedeiro comprometido: *S. pneumoniae*
B. BRONCOPNEUMONIA
  — hospedeiro normal: *Mycoplasma,* vírus, *Streptococcus, Staphilococcus, S. pneumoniae*
  — hospedeiro comprometido: gram-negativo, *Streptococcus, Staphilococcus*
  — nosocomial: gram-negativo, *Pseudomonas, Klebsiella, Staphilococcus*

— imunossuprimido: gram-negativo, *Staphilococcus*, *Nocardia*, *Legionella*, *Aspergillus*, *Phycomycetes*
C. PNEUMONIA BILATERAL EXTENSIVA
— hospedeiro normal: vírus (ex. influenza), *Legionella*
— hospedeiro comprometido: candidíase, *Pneumocystis*, tuberculose
D. PNEUMONIA DE LOBO INFERIOR BILATERAL
— hospedeiro normal: anaeróbico (aspiração)
— hospedeiro comprometido: anaeróbico (aspiração)
E. PNEUMONIA PERIFÉRICA
— pneumonia eosinofílica não infecciosa

Transmissão:
A. PNEUMONIA COMUNIDADE-ADQUIRIDA
Organismo: vírus, *S. pneumoniae*, *Mycoplasma*
Mortalidade: 10%
B. PNEUMONIA NOSOCOMIAL
(a) organismo gram-negativo (> 50%): *Klebsiella pneumoniae*, *P. aeruginosa*, *E. coli*, *Enterobacter*
(b) organismo gram-positivo (10%): *S. aureus*, *S. pneumoniae*, *H. influenzae*

Cx:
1. Empiema
2. Abscesso pulmonar
3. Necrose cavitária
4. Pneumatocele
5. Pneumotórax
6. Piopneumotórax
7. Fístula broncopleural

Pneumonia Bacteriana

Pneumonia Lobar

= PNEUMONIA ALVEOLAR
= patógenos alcançam espaço aéreo periférico, incita exsudação de edema aquoso para dentro do espaço alveolar, ocorre disseminação centrífuga via pequenas vias aéreas, poros de Kohn + Lambert nos lobos adjacentes + segmentos
√ Consolidação sublobar não segmentar
√ Pneumonia circular (= envolvimento uniforme de alvéolos contíguos)
(a) *Streptococcus pneumoniae*
(b) *Klebsiella pneumoniae* (mais agressivo), em imunocomprometidos + alcoólicos
(c) qualquer pneumonia em crianças
(d) sarampo atípico
√ Expansão do lobo com abaulamento das fissuras
√ Necrose pulmonar com cavitação
√ Ausência de perda de volume
DDx: aspiração, êmbolo pulmonar

Pneumonia Lobular

= BRONCOPNEUMONIA
= combinação de doença intersticial + alveolar (lesão inicia nas vias aéreas, envolve a árvore broncovascular, acomete os alvéolos, os quais podem conter líquido edematoso, sangue, leucócitos, membrana hialina, organismos)
Organismos:
(a) *Staphylococcus aureus*, *Pseudomonas pneumoniae*: trombose dos ramos da artéria lobular com necrose + cavitação
(b) *Streptococcus* (*Pneumococcus*), *Klebsiella*, bacilo dos Legionários, *Bacillus proteus*, *E. coli*, anaeróbicos (*Bacteroides* + *Clostrídio*), *Nocardia*, actinomicose
(c) *Mycoplasma*
√ Nódulos acinares pequenos, enevoados e mal definidos que aumentam com o tempo

√ Densidades lobulares + segmentares com perda de volume por obstrução das vias aéreas secundária ao estreitamento brônquico + tampão mucoso

Pneumonia Bacteriana Atípica

= infecção bacteriana com aparecimento radiográfico de pneumonia viral
Organismo:
(1) *Mycoplasma*
(2) *Pertussis*
(3) *Chlamydia trachomatis*

Pneumonia Gram-Negativa

em 50% dos casos de pneumonia nosocomial necrotizante (incluindo pneumonia por *Staphylococcus*)
Predisposição: idosos, debilitados, diabéticos, alcoolismo, COPD, malignidades, bronquite, pneumonia gram-positiva, tratamento com antibióticos, terapia respiratória
Organismo:
1. *Klebsiella*
2. *Pseudomonas*
3. *E. coli*
4. *Proteus*
5. *Haemophilus*
6. *Legionella*
√ Consolidação de espaço aéreo (*Klebsiella*)
√ Aparência esponjosa (*Pseudomonas*)
√ Afeta lobos dependentes (reflexo de tosse ruim sem clareamento da árvore brônquica)
√ Bilateral
√ Cavitação comum
Cx: (1) Exsudato/empiema
(2) Fístula broncopleural

Infecção Micótica Pulmonar

A. EM PESSOAS SADIAS
1. Histoplasmose
2. Coccidioidomicose
3. Blastomicose
B. INFECÇÃO OPORTUNISTA
1. Aspergilose
2. Mucormicose (ficomicose)
3. Candidíase
Crescimento: (a) forma micelial
(b) forma de hifas (dependendo do ambiente)
Fonte de contaminação:
(a) solo
(b) crescimento em áreas úmidas (não considerando *Coccidioides*)
(c) fezes contaminadas de pássaros/morcegos

Infecção Viral Pulmonar

= PNEUMONIA VIRAL = BRONQUIOLITE
= PNEUMONIA PERIBRÔNQUICA = PNEUMONIA INTERSTICIAL = INFECÇÃO DO TRATO RESPIRATÓRIO INFERIOR
[termos utilizados na tentativa de diferenciar de pneumonia do espaço aéreo]
= infecção brônquica + tecidos peribrônquicos
Fisiopatologia:
secreção de muco aumentado (em virtude de traqueíte, bronquite, bronquiolite) com infiltrações peribrônquicas + constrição do brônquio → estreitamento das vias aéreas → aumento da resistência do fluxo aéreo → aprisionamento de

ar → aumento do volume residual; lesão em células alveolares com membrana hialina; necrose das paredes alveolares com sangue, edema, fibrina, macrófagos nos alvéolos

Organismo:
   (a) vírus influenza: lesão cavitária confirma infecção sobreposta
   (b) vírus de Coxsackie, echovirus, reovírus
   (c) vírus parainfluenza
   (d) adenovírus
   (e) RSV = vírus sincicial respiratório (12%)
   (f) rinovírus (43%)
   (g) citomegalovírus de inclusão: características sugerem broncopneumonia
   (h) varicela/herpes-zoster: 10% dos adultos; 2–5 dias após aparecimento de erupção
   (i) rubéola (sarampo) = antes/no aparecimento da erupção;
   (j) *Mycoplasma* (10%)

Patologia: necrose das células epiteliais ciliadas, células caliciformes, glândulas mucosas brônquicas com envolvimento frequente de tecido peribrônquico + septo interlobular

Idade: a causa mais comum de pneumonia em crianças abaixo de 5 anos; adultos geralmente possuem imunidade adquirida

• retrações, taquipneia, dispneia, angústia respiratória
Distribuição: geralmente bilateral
Precisão do CXR: 92% NPV, 30% PPV

√ Hiperaeração + aprisionamento de ar (melhor indicador!):
  √ Depressão do diafragma em ambas as visões:
    (a) projeção abaixo e anteriormente à 6ª costela
    (b) projeção abaixo e posteriormente à 8ª/10ª costela na visão lordótica
    (c) perda da cúpula diafragmática na visão lateral
  √ Aumento do diâmetro transverso do tórax
  √ Curvamento do esterno para cima + para fora
  √ Aumento do diâmetro anteroposterior na visão lateral
√ "Tórax sujo" = espessamento peribrônquico + opacidade:
  √ Densidades lineares peribrônquico e peri-hilar simétricos (em virtude de atelectasia irregular)
  √ Espessamento de parede brônquica
  √ Padrão intersticial
√ Atelectasias segmentares + subsegmentares com frequente alteração de distribuição, em virtude do deslocamento de tampões mucosos (comum):
  √ Densidade em forma de cunha/triangular
√ Padrão de espaço aéreo (por edema hemorrágico) em 50%
√ Derrame pleural (20%)
√ Adenopatia hilar (3%)
√ Ausência marcante de pneumatocele, abscesso pulmonar, pneumotórax
√ Resultados radiográficos atrasam de 2–3 semanas após resultados clínicos

Cx: (1) superinfecção bacteriana (criança se torna tóxica após 1 semana de doença, consolidações periféricas + aerobroncogramas + derrame pleural)
   (2) bronquiectasia
   (3) pulmão hiperlucente unilateral, bronquiolites obliterantes

◊ Pneumonia no sarampo atípico NÃO revela os típicos achados radiográficos de pneumonias virais!

Pneumonia Redonda
= NEUMONIA NUMULAR
= pneumonia quase esférica causada por organismos piogênicos

Fisiopatologia: em crianças pequenas, somente poucos poros de Kohn intra-alveolares + canais de Lambert broncoalveolares, estão desenvolvidos para permitir corrente de ar colateral

Organismo: *Haemophilus influenzae*, *Streptococcus*, *Pneumococcus*

Idade: crianças >> adultos

• tosse, dor torácica, febre (40°C/104°F)
Localização: sempre posterior, geralmente em lobos inferiores
√ Infiltração esférica com bordas levemente enevoadas + aerobroncograma
√ Infiltração triangular confinando a superfície pleural (geralmente visualizadas na visão lateral)
√ Rápida alteração em tamanho e formato

Pneumonia Cavitante
1. *Staphilococcus aureus*
2. *Haemophilus influenzae*
3. *S. pneumoniae*

outros organismos gram-negativos (ex. *Klebsiella*)

Infecções Cavitantes Oportunistas
A. INFECÇÕES FÚNGICAS
   1. Aspergilose
   2. Nocardilose
   3. Mucormicose (= ficomicose)
B. ÊMBOLOS SÉPTICOS
   1. Organismo anaeróbico
C. ABSCESSO *STAPHILOCOCCAL*
D. TUBERCULOSE (forma numular)

◊ Infecções repetidas no mesmo paciente não são necessariamente em virtude do mesmo organismo!

DDx: doença metastática no carcinoma/linfoma de Hodgkin

Pneumonia Recorrente na Infância
A. PROBLEMA IMUNOLÓGICO
   1. Deficiência imune
   2. Doença granulomatosa crônica da infância (homens)
   3. Deficiência de α_1-antitripsina
B. ASPIRAÇÃO
   1. Refluxo gastroesofágico
   2. Fístula traqueoesofágica do tipo H
   3. Desordem do mecanismo de deglutição
   4. Obstrução esofágica, corpo estranho esofágico impactado
C. DOENÇA PULMONAR SUBJACENTE
   1. Sequestração
   2. Displasia broncopulmonar
   3. Fibrose cística
   4. Asma atópica
   5. Bronquiolite obliterante
   6. Sinusite
   7. Bronquiectasia
   8. Síndrome da dismotilidade ciliar
   9. Corpo estranho pulmonar

Pneumonias Intersticiais Idiopáticas
classificação em ordem de frequência (2002):
1. Pneumonia intersticial usual (UIP)
   Prognóstico: sobrevivência bruscamente reduzida
2. Pneumonia intersticial não específica (NSIP)
3. Pneumonia em organização criptogênica (COP)
4. Pneumonia intersticial descamativa (DIP)*
5. Bronquiolite respiratória associada à doença pulmonar intersticial (RB-ILD)*

6. Pneumonia intersticial aguda (AIP)
7. Pneumonia intersticial linfocítica (LIP)
*relacionados com o fumo
DDx: doença do colágeno vascular, reação à droga, asbestose, pneumonite de hipersensibilidade crônica

DOENÇA PULMONAR NEONATAL
Doença do Parênquima Pulmonar no 1º Dia de Vida
◊ Achados radiográficos se sobrepõem!
1. Taquipneia transitória no recém-nascido
2. Síndrome da angústia respiratória
3. Pneumonia neonatal
4. Síndrome de aspiração meconial
5. Maturação pulmonar acelerada no prematuro (PALM)

Vazamentos de Ar no Tórax Neonatal
1. Enfisema pulmonar intersticial
2. Pneumomediastino
3. Pneumotórax
4. Gás abaixo da pleura visceral
    √ Gás na base pulmonar/contra a fissura
5. Pneumopericárdio
6. Êmbolo gasoso em câmaras cardíacas/vasos sanguíneos

Deslocamento Mediastinal + Aeração Anormal em Neonato
A. DESLOCAMENTO EM DIREÇÃO AO PULMÃO LUCENTE
   1. Hérnia diafragmática
   2. Quilotórax
   3. Malformação adenomatoide cística
B. DESLOCAMENTO PARA LONGE DO PULMÃO LUCENTE
   1. Enfisema lobar congênito
   2. Enfisema pulmonar intersticial persistente localizado
   3. Obstrução do brônquio principal (por vaso anômalo ou dilatado/câmara cardíaca)

Infiltrações Pulmonares em Neonatos
Mnemônica: I HEAR
   Infecção (pneumonia)
   Hemorragia
   Edema
   Aspiração
   Respiratória (síndrome de angústia)

Densidades Reticulogranulares em Neonatos
1. Síndrome da angústia respiratória (90%): prematuro, surfactante inadequado
2. **Maturação pulmonar acelerada no prematuro** (PALM)
   = SÍNDROME DE IMATURIDADE PULMONAR: criança prematura, surfactante normal (em virtude da terapia materna com esteroides/estresse intrauterino)
   √ Granularidade pulmonar, quase limpo
   √ Timo pequeno (esteroides/estresse)
3. Taquipneia transitória do recém-nascido
4. Pneumonia neonatal por Streptococcus do grupo B
5. Hipoglicemia idiopática
6. Insuficiência cardíaca congestiva
7. Hemorragia pulmonar precoce
8. Criança de mãe diabética

Hiperinsuflação no Recém-Nascido
√ Nível de inflação posteriormente acima da 8ª costela
√ Configuração deprimida de hemidiafragmas melhor julgadas em visão lateral
1. Síndrome da aspiração fetal
2. Pneumonia neonatal
3. Hemorragia pulmonar
4. Insuficiência cardíaca congênita
5. Taquipneia transitória (leve)

Hiperinsuflação na criança
Mnemônica: POMBA CD
   Pneumonia (especialmente *Staphilococcus*)
   Obstrução das vias aéreas superiores (anel vascular, laringite)
   Mucoviscidose (fibrose cística)
   Bronquiectasia/**B**ronquiolite (viral)/displasia **B**roncopulmonar
   Asma (doença reativa das vias aéreas)
   Corpo estranho (mecanismo valvular)
   Desidratação (diarreia, acidose)

MALFORMAÇÃO CONGÊNITA PULMONAR
= ESPECTRO DE SEQUESTRAÇÃO
1. Enfisema lobar congênito
2. Cisto broncogênico
3. Malformação adenomatoide cística
4. Sequestração broncopulmonar
5. Síndrome hipogenética do pulmão
6. Malformação arteriovenosa pulmonar

PADRÕES PULMONARES ANORMAIS
1. Massa
   = qualquer densidade localizada que não é completamente delimitada pelas fissuras/pleura
2. Padrão consolidante (alveolar)
   = comumente produzido pelo preenchimento do espaço aéreo com líquido (transudato/exsudato)/células/outros materiais, TAMBÉM por colapso alveolar, obstrução das vias aéreas, espessamento intersticial confluente
   em "vidro fosco" = área esfumaçada de atenuação aumentada não obscurecendo as estruturas broncovasculares
   consolidação = aumento acentuado da atenuação com obliteração de características anatômicas subjacentes
3. Padrão intersticial
4. Padrão vascular
   (a) tamanho do vaso aumentado
       CHF, hipertensão arterial pulmonar, vascularização por *shunt*, carcinomatose linfagítica
   (b) tamanho do vaso diminuído
       enfisema, tromboembolismo
5. Padrão brônquico
   √ Espessamento da parede: bronquite, asma, bronquiectasias
   √ Densidade sem aerobroncograma (= obstrução completa das vias aéreas)
   √ Lucência do aprisionamento do ar (= obstrução parcial das vias aéreas com mecanismo valvular de esfera)

PADRÃO ALVEOLAR (CONSOLIDANTE)
Aspecto clássico da consolidação do espaço aéreo:
Mnemônica: RADOCA
   √ **R**osetas acinares: nódulos esféricos mal definidos do tamanho dos ácinos (6–10 mm), vistos melhor na periferia das densidades
   √ **A**lveolograma/aerobroncograma
   √ **D**istribuição em asa de borboleta/morcego: peri-hilar/bibasilar
   √ **O**pacidades coalescentes/confluentes mal definidas em forma de nuvens
   √ **C**onsolidação em distribuição difusa peri-hilar/bibasilar/segmenta/lobar, multifocal/lobular
   √ **A**lterações ocorrem rapidamente (lábil/transitórias)

HRCT:
- √ Densidades mal delimitadas dentro de um lóbulo primário (até 1 cm de tamanho)
- √ Rápida coalescência com as lesões vizinhas de distribuição segmentar
- √ Localização predominantemente central poupando as zonas subpleurais
- √ Aerobroncogramas

Doença Difusa do Espaço Aéreo
A. EXSUDATO INFLAMATÓRIO = "PUS"
 1. Pneumonia lobar
 2. Broncopneumonia: especialmente organismos gram-negativos
 3. Pneumonias não usuais
    (a) viral: extenso edema hemorrágico especialmente em pacientes imunocomprometidos com malignidades hematológicas + transplantes
    (b) *Pneumocystis*
    (c) fungos: *Aspergillus*, cândida, *Criptococcus*, *Phytomycetes*
    (d) tuberculose
 4. Aspiração
B. HEMORRAGIA = "SANGUE"
 1. Trauma: contusão
 2. Embolia pulmonar, tromboembolismo
 3. Diátese hemorrágica: leucemia, hemofilia, anticoagulantes, DIC
 4. Vasculite: granulomatose de Wegener, síndrome de Goodpasture, SLE, mucormicose, aspergilose, febre das montanhas rochosas, mononucleose infecciosa
 5. Hemossiderose idiopática pulmonar
 6. Metástases sangrantes: ex. coriocarcinoma
C. TRANSUDATO = "ÁGUA"
 1. Edema cardíaco
 2. Edema neurogênico
 3. Hipoproteinemia
 4. Sobrecarga de líquidos
 5. Insuficiência renal
 6. Radioterapia
 7. Choque
 8. Inalação tóxica
 9. Reação a drogas
 10. Síndrome da angústia respiratória no adulto
D. SECREÇÕES = "PROTEÍNA"
 1. Proteinose alveolar
 2. Tampão mucoso
E. MALIGNIDADE = "CÉLULAS"
 1. Carcinoma celular bronquioloalveolar
 2. Linfoma
F. DOENÇA INTERSTICIAL simulando doença do espaço aéreo, ex. "sarcoide alveolar"

Mnemônica: CUSPIR ECA
 Cardiovascular (ICC)
 Uremia
 Sarcoidose
 Proteinose alveolar
 Inalação, Inflamatório
 Reação a drogas
 Embolia
 Carcinoma da célula alveolar
 Aspiração, Afogamento

Opacificação do Espaço Aéreo com Trauma
A. FASE AGUDA
 1. Contusão pulmonar = hemorragia para dentro dos alvéolos
 2. Laceração pulmonar = laceração em parênquima pulmonar
    (a) hematoma esférico = cheio de sangue
    (b) pneumatocele traumática = cheio de ar
 3. Pneumonia aspirativa
 4. Atelectasia em virtude da imobilização/tampão mucoso
 5. Edema pulmonar: cardiogênico/não cardiogênico
B. FASE SUBAGUDA (> 24 h) adicione
 1. Embolia gordurosa
 2. Síndrome da angústia respiratória em adultos

Doença Localizada do Espaço Aéreo
Mnemônica: PETEL e 3Cs
 Pneumonia
 Edema pulmonar
 Tuberculose
 Edema pulmonar intersticial
 Linfoma
 Carcinoma da célula alveolar
 Criança
 Contusão pulmonar

Infiltrado Alveolar Agudo
Mnemônica: CHEGA o PAI e TIA F
 Contusão
 Hemorragia
 Edema
 Goodpasture (síndrome de)
 Aspiração
 Pulmão de choque
 Alergia
 Infarto
 Tuberculose
 Infecção
 Afogamento
 Fungo

Infiltrado Alveolar Crônico
Mnemônica: STALLAG
 Sarcoidose
 Tuberculose
 Alveolar (carcinoma de células)
 Linfoma
 Lipoide (pneumonia)
 Alveolar (proteinose)
 Goodpasture (síndrome de)

Sinal do Angiograma na CT
= baixa atenuação homogênea de consolidação pulmonar, a qual permite a visualização clara de vasos
 1. Carcinoma de célula bronquioloalveolar lobar
 2. Pneumonia lobar
 3. Linfoma pulmonar
 4. Pneumonia lipídica extrínseca
 5. Infarto pulmonar
 6. Edema pulmonar

Opacidades Migratórias/Transitórias Pulmonares
 1. Eosinofilia pulmonar simples
 2. Hemorragia pulmonar
 3. Vasculite pulmonar
 4. Pneumonia em organização criptogênica
 5. Aspiração recorrente

DOENÇA PULMONAR INTERSTICIAL

= espessamento dos interstícios pulmonares (= septo interlobular)

A. GRANDES TRONCOS LINFÁTICOS
  1. Carcinomatose linfangítica
  2. Linfangiectasia pulmonar congênita
  3. Edema pulmonar
  4. Proteinose alveolar
B. VEIAS PULMONARES (pressão venosa pulmonar aumentada)
  1. Insuficiência ventricular esquerda
  2. Doença obstrutiva venosa
C. REDE DE TECIDO CONECTIVO DE SUPORTE
  1. Edema intersticial
  2. Pneumonia intersticial crônica
  3. Pneumoconiose
  4. Doença vascular do colágeno
  5. Fibrose intersticial
  6. Amiloide
  7. Infiltração tumoral dentro do tecido conectivo
  8. Reação desmoplásica ao tumor

Patologia: resposta inflamatória estereotipada da parede alveolar à injúria
  (a) fase aguda: líquido + exsudato de células inflamatórias para dentro do espaço alveolar, acúmulo de células mononucleares na parede alveolar edematosa
  (b) fase de organização: hiperplasia do tipo II, os pneumócitos tentam regenerar o epitélio alveolar, os fibroblastos depositam colágeno
  (c) estágio crônico: denso tecido fibroso de colágeno remodela a arquitetura pulmonar normal

Critério para caracterização:
  (a) distribuição zonal
    – zonas pulmonares superiores/inferiores
    – axial (núcleo)/parênquimal (médio)/periférico
  (b) perda de volume
  (c) curso de tempo
  (d) padrão pulmonar intersticial

Esquema de classificação:
  A. Pneumonias intersticiais
    1. Pneumonia intersticial usual (UIP)
    2. Pneumonia intersticial não específica (NSIP)
    3. Pneumonia intersticial aguda (AIP)
    4. Pneumonia macrófaga alveolar (AMP)
       = pneumonia intersticial descamativa (DIP)
    5. Bronquiolite obliterante com pneumonia em organização
  B. Doença infiltrativa difusa com granulomas
    1. Sarcoidose
    2. Pneumonia hipertensiva
  C. Pneumonia intersticial linfocítica (LIP)
  D. Pneumoconiose
  E. Doença pulmonar intersticial com cistos
    1. Histiocitose de células de Langerhans
    2. Linfangioleiomiomatose
  F. Doença pulmonar intersticial com espessamento do septo interlobular
    1. Carcinomatose linfangítica
    2. Edema pulmonar intersticial
    3. Proteinose alveolar
  G. Síndrome eosinofílica
  H. Hemorragia pulmonar
  I. Vasculite

Padrão Pulmonar Intersticial em CXR
1. PADRÃO LINEAR
  (a) linhas de Kerley = linhas septais
     = septos de tecido conectivo espessados
     Percurso: acúmulo de líquido/tecido
     √ **Linhas A de Kerley** = sombras relativamente lineares longas e finas nos lobos superiores, profundamente dentro do parênquima pulmonar irradiando do hilo
     √ **Linhas B de Kerley** = linhas curtas periféricas orientadas horizontalmente, estendendo-se + perpendicularmente à pleura em ângulos costofrênicos + espaço claro retroesternal
  (b) reticulações
     = inúmeras opacidades lineares entrelaçadas sugerindo malha/rede
     √ **Linhas C de Kerley** = opacidades de aspecto em "teia de aranha"/"fita" fina poligonal distribuídas principalmente em local periférico/subpleural
     Patologia: fibrose pulmonar (lobos inferiores), pneumonite hipersensitiva (lobos superiores)
     √ Opacidades lineares espessas em distribuição central/peri-hilar
     Patologia: (a) brônquio dilatado de parede espessa da bronquiectasia
                 (b) cistos de linfangioleiomiomatose/esclerose tuberosa
2. PADRÃO NODULAR/MILIAR
   = inúmeros nódulos uniformes, pequenos e bem definidos de 3–5 mm com distribuição uniforme
   Percurso: doença metastática difusa, doença granulomatosa infecciosa (TB, fungo), doença granulomatosa não infecciosa (pneumoconiose, sarcoidose, granuloma eosinofílico)
3. FORMA DESTRUTIVA = pulmão em "favo de mel"

Sinais de Doença Intersticial Aguda

√ Espessamento peribrônquico = parede bronquial espessada + bainha peribrônquica (quando visualizada pela extremidade)
√ Espessamento das fissuras interlobulares
√ Linhas de Kerley
√ Esfumaçamento peri-hilar = borramento das sombras peri-hilares
√ Nebulosidade das impressões vasculares pulmonares
√ Aumento da densidade nas bases pulmonares
√ Pequenas efusões pleurais

Sinais de Doença Intersticial Crônica

√ Superfície pleural visceral irregular
√ **Reticulações:**
  √ Reticulações finas
    = potencialmente reversíveis precocemente/anomalia alveolar septal mínima irreversível
    (1) fibrose pulmonar idiopática (predominância basilar)
  √ Reticulações grosseiras
    em 75% são relacionadas com as doenças ambientais, sarcoidose, desordens vasculares do colágeno, pneumonia intersticial crônica
√ **Nodularidade:**
  em 90% são relacionadas com infecções/processo granulomatoso não infeccioso, malignidade metastática, pneumoconiose, amiloidose
√ **Linearidade:**
  (1) edema pulmonar intersticial cardiogênico/não cardiogênico
    √ Linearidade simétrica

(2) malignidade linfangítica
   √ Linearidade assimétrica
(3) desordem de parede brônquica difusa (fibrose cística, bronquiectasia, asma de hipersensibilidade)

√ **Formação de "favo de mel":**
= geralmente, espaços aéreos císticos subpleurais agrupados < 1 cm de diâmetro com paredes espessas bem definidas realçadas em um fundo de densidade pulmonar aumentada (pulmão em estágio terminal)
◊ HRCT aproximadamente 60% mais sensível que os CXR

Distribuição da Doença Interstícial
A. DOENÇA MÉDIO-PULMONAR/PERI-HILAR
   (a) aguda rapidamente evolutiva
      1. Edema pulmonar
      2. Pneumonite pneumocística
      3. Alveolite alérgica extrínseca precoce
   (b) crônica lentamente progressiva
      1. Carcinomatose linfangítica
         geralmente unilateral, associada à adenopatia, derrame pleural
B. DOENÇA PULMONAR PERIFÉRICA
   (a) aguda rapidamente evolutiva
      1. Edema pulmonar intersticial com linhas B de Kerley (mais comum)
      2. Alveolite fibrosante ativa
   (b) crônica lentamente progressiva
      1. Hemossiderose pulmonar secundária
C. DOENÇA PULMONAR SUPERIOR
   (a) crônica lentamente progressiva ± perda de volume
      1. TB pós-primária (comum)
      2. Silicose (comum)
   (b) crônica lentamente progressiva com perda de volume
      1. Sarcoidose (comum)
      2. Espondilite anquilosante (raro)
      3. Sulfas (raro)
   (c) crônica lentamente progressiva sem perda de volume
      1. Alveolite alérgica extrínseca
      2. Granuloma eosinofílico
      3. Pneumonia por aspiração
      4. Pneumonite pós-irradiação
      5. Pneumonia recorrente por *Pneumocystis carinii* (PCP) em paciente recebendo profilaxia com pentamidina aerossolizada

Mnemônica: TA SHERIF
   Tuberculose (pós-primária)
   Alveolite extrínseca crônica
   Sarcoidose
   Histoplasmose
   Espondilite anquilosante
   Radioterapia
   Idiopática
   Fibrose maciça progressiva

Doença Pulmonar Difusa Infiltrativa Crônica
= DOENÇA PULMONAR INTERSTICIAL CRÔNICA
= DOENÇA PULMONAR INTERSTICIAL GENERALIZADA
Prevalência: até 15% das condições pulmonares
Causa: > 200 desordens descritas; encontrada somente em 25–30% de etiologias conhecidas/estabelecidas; 15–20 doenças abrangem > 90% dos casos

- dispneia (principal queixa)
- estertor basilar seco/crepitações que não se dissipam com a tosse

CXR:
   ◊ Dificuldade de caracterizar em virtude de achados similares
   ◊ Diferenciação entre doença alveolar + intersticial não é de confiança, pois a "doença intersticial" invariavelmente envolve o alvéolo e vice-versa
√ ± anomalia não específica

Mnemônica: HIDE FACTS
   Hamman-Rich, **H**emossiderose
   Infecção, **I**rradiação, **I**diopático
   Drogas, poeira
   Eosinofílico (granuloma), **E**dema
   Fungos, pulmão de **F**azendeiro
   Aspiração (óleo), **A**rtrite (reumatoide, espondilite anquilosante)
   Colágeno (doença do)
   Tumor, **T**uberculose, **T**uberosa (esclerose)
   Sarcoidose, esclerodermia

Predileção Zonal de Doença Pulmonar Difusa Crônica

DOENÇA PULMONAR INFILTRATIVA DIFUSA CRÔNICA DA ZONA PULMONAR SUPERIOR
= zona com maior tensão de oxigênio e pH, porém a drenagem linfática é menor

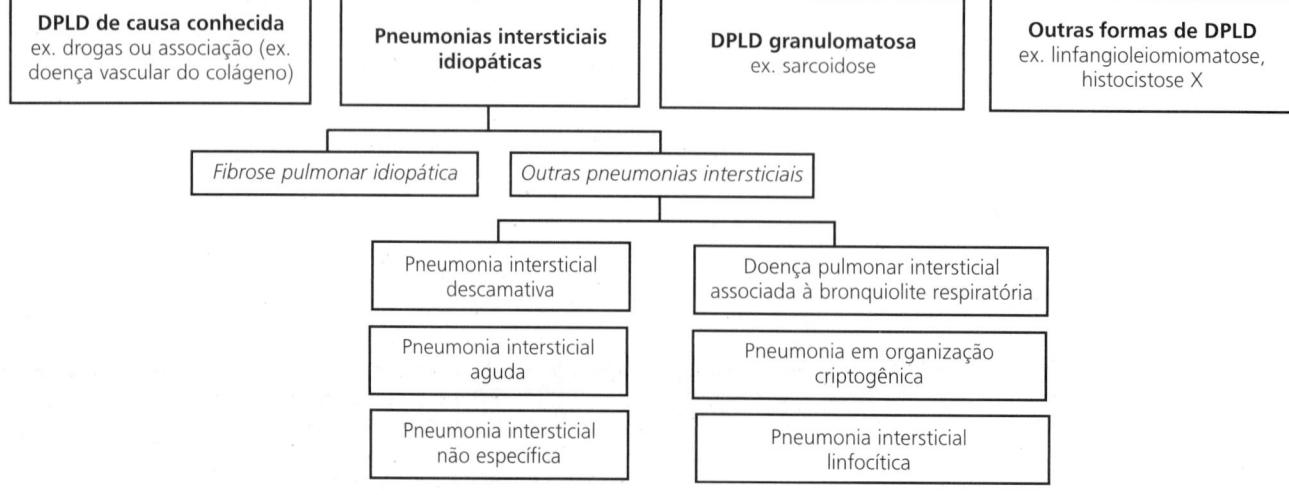

DOENÇA DIFUSA DO PARÊNQUIMA PULMONAR (DPLD)

(a) doença de inalação
  1. Silicose
  2. Pneumoconiose dos trabalhadores de carvão
  3. Alveolite alérgica extrínseca
  4. Pneumonia por aspiração
(b) doença granulomatosa
  1. Sarcoidose
  2. Histiocitose de células de Langerhans (EG)
  3. TB pós-primário (comum)
(c) outros
  1. Fibrose cística
  2. Espondilite anquilosante
  3. Pneumonia intersticial crônica
  4. Sulfas (raro)
  5. Pneumonite pós-irradiação
  6. Pneumonia recorrente por *Pneumocystis carinii* (PCP) em paciente recebendo profilaxia com pentamidina aerossolizada

  Mnemônica: CASSET
  Cística, fibrose
  Anquilosante, espondilite
  Silicose
  Sarcoidose
  Eosinofílico, granuloma
  Tuberculose, Fungo

Doença Pulmonar Infiltrativa Difusa Crônica da Zona Pulmonar Inferior

= zona com maior ventilação, perfusão e drenagem linfática
1. Fibrose pulmonar idiopática: geralmente pneumonia intersticial (comum)
2. Carcinomatose linfangítica
3. Doença vascular do colágeno: esclerodermia (comum)
4. Asbestose (aspecto posterior da base do pulmão)
5. Linfangioleiomiomatose
6. Pneumonia por aspiração crônica com fibrose (geralmente regional + unilateral)

  Mnemônica: FASE BALDA
  Furadantina®
  Artrite reumatoide
  Sarcoidose
  Esclerodermia
  Bronquiectasia
  Aspiração
  Linfangítica (disseminação)
  Dermatomiosite, IPF
  Asbestose

Predileção Compartimental de Doença Pulmonar Difusa Crônica

A. COMPARTIMENTO AXIAL
  = feixes vasculares peribrônquicos + linfáticos
  1. Sarcoidose
  2. Carcinomatose linfangítica
  3. Linfoma
B. COMPARTIMENTO MÉDIO/PARÊNQUIMAL
  = formado por paredes alveolares
  1. Sarcoidose
  2. Carcinomatose linfangítica
  3. Medicamentos crônicos
  4. Neurofibromatose
  5. Vasculite
  6. Silicose

C. COMPARTIMENTO PERIFÉRICO
  = pleura com tecido conectivo subpleural, septo interlobular, veias pulmonares, linfáticos, paredes de alvéolos corticais
  1. Sarcoidose
  2. Carcinomatose linfangítica
  3. Fibrose pulmonar idiopática
  4. Doença vascular do colágeno
  5. Artrite reumatoide

Volumes Pulmonares na Doença Pulmonar Difusa Crônica

Doença Pulmonar Infiltrativa Difusa Crônica com Volume Pulmonar Normal

1. Sarcoidose
2. Histiocitose de células de Langerhans (em 66%)
3. Estágio inicial

Doença Pulmonar Infiltrativa Difusa Crônica com Volume Pulmonar Aumentado

  Mnemônica: ELECTS
  Enfisema com doença pulmonar intersticial
  Linfangioleiomiomatose
  Eosinofílico, granuloma (Langerhans) em 33%
  Cística (fibrose)
  Tuberosa (esclerose)
  Sarcoidose

Doença Pulmonar Infiltrativa Difusa Crônica com Volume Pulmonar Diminuido

em virtude do processo fibrótico
1. Lúpus eritematoso sistêmico
2. Doença vascular do colágeno (ex. esclerodermia, dermatomiosite, polimiosite)
3. Fibrose pulmonar idiopática
4. Pneumonias intersticiais crônicas
5. Asbestose

Doença Pleural na Doença Pulmonar Difusa Crônica

Doença Pulmonar Infiltrativa Difusa Crônica com Pneumotórax

1. Linfangioleiomiomatose
2. Histiocitose de células de Langerhans
3. Doença pulmonar em estágio final

Doença Pulmonar Infiltrativa Difusa Crônica com Derrame Pleural

1. Linfangioleiomiomatose
2. Artrite reumatoide
3. Lúpus eritematoso sistêmico
4. Desordem mista de tecido conectivo
5. Granulomatose de Wegener
6. Carcinomatose linfangítica
7. Edema pulmonar

Doença Pulmonar Infiltrativa Difusa Crônica com Espessamento Pleural

1. Asbestose
2. Doença vascular do colágeno

Linfadenopatia na Doença Pulmonar Difusa Crônica

1. Silicose
2. Sarcoidose
3. Linfoma
4. Carcinomatose linfangítica

Reticulações Finas e Difusas

Reticulações Finas e Difusas Agudas
A. EDEMA INTERSTICIAL AGUDO
1. Insuficiência cardíaca congestiva
2. Sobrecarga de volume
3. Uremia
4. Hipersensibilidade

B. PNEUMONIA INTERSTICIAL AGUDA
1. Pneumonia viral (Hantavírus, CMV)
2. Pneumonia por *Mycoplasma*
3. Pneumonia por *Pneumocystis carinii*

Mnemônica: HELP
    Hipersensibilidade
    Edema
    Linfoproliferativo
    Pneumonite (viral)

Reticulações Finas e Difusas Crônicas
A. OBSTRUÇÃO VENOSA
1. Doença cardíaca aterosclerótica
2. Estenose mitral
3. Mixoma atrial esquerdo
4. Doença venoclusiva pulmonar
5. Mediastinite esclerosante

B. OBSTRUÇÃO LINFÁTICA
1. Linfangiectasia (paciente pediátrico)
2. Massa mediastinal (linfoma)
3. Linfoma/leucemia
4. Carcinomatose linfangítica
   predominantemente distribuição basilar
   (a) bilateral (mama, estômago, cólon, pâncreas)
   (b) unilateral (tumor pulmonar)
5. Pneumonite intersticial linfocítica

C. DOENÇA POR INALAÇÃO
1. Silicose: nódulos pequenos + reticulações
2. Asbestose: distribuição basilar, espessamento pleural + calcificações
3. Metais pesados
4. Alveolite alérgica

D. DOENÇA GRANULOMATOSA
de um padrão nodular para reticular se:
(a) nódulos se alinham ao longo dos ramos broncovasculares
(b) septos interlobulares mostram alterações fibróticas
1. Sarcoidose
   √ Adenopatia hilar + mediastinal (pode ter desaparecido)
2. Granuloma eosinofílico: distribuição lobar superior

E. DOENÇA DE TECIDO CONECTIVO
√ Reticulações em estágios tardios
1. Pulmão reumatoide
2. Esclerodermia
3. Lúpus eritematoso sistêmico

F. REAÇÕES A DROGAS

G. IDIOPÁTICO
1. Pneumonite intersticial usual (UID)
2. Pneumonite intersticial descamativa (DIP)
3. Esclerose tuberosa: proliferação de músculo liso
4. Linfangioleiomiomatose
5. Hemossiderose pulmonar idiopática
6. Proteinose alveolar (complicação tardia)
7. Amiloidose
8. Calcificação intersticial (insuficiência renal crônica)

Mnemônica: FEDI
    Fibrose
    Edema
    Disseminação linfática
    Inflamação/infecção

Reticulações Grosseiras
= destruição arquitetural do interstício = estágio final de cicatrização do pulmão = fibrose pulmonar intersticial = **pulmão em "favo de mel"**
√ Densidades intersticiais reticulares grosseiras com espaços císticos intercalados
√ Radiolucências circulares < 1 cm nas áreas de densidade pulmonar aumentada
√ Volume pulmonar pequeno (complacência diminuída)
Cx: (1) pneumotórax intercorrentes
     (2) carcinoma broncogênico = carcinoma cicatricial
Causa:
A. DOENÇA POR INALAÇÃO
(a) pneumoconiose
1. Asbestose: distribuição basilar, "coração áspero", espessamento pleural + calcificações
2. Silicose: predominância para o lobo superior ± espessamento pleural ± linfadenopatia hilar e mediastinal
3. Beriliose
(b) inalação química (tardia)
1. Doença dos trabalhadores de silos (dióxido de nitrogênio)
2. Óxido sulfúrico, cloro, fosgênio, cádmio
(c) alveolite alérgica extrínseca
(= hipersensibilidade às poeiras orgânicas)
(d) toxicidade ao oxigênio
sequelas da terapia da RDS com oxigênio
(e) aspiração crônica
ex. óleo mineral: processo localizado nos segmentos basais mediais/lobo médio

Manifestações Torácicas da Doença Vascular do Colágeno						
	Espondilite Anquilosante	*Dermatomiosite Polimiosite*	*Esclerose Sistêmica Progressiva*	*Artrite Reumatoide*	*Síndrome de Sjögren*	*Lúpus Eritematoso Sistêmico (SLE)*
Fibrose pulmonar	ocasional	comum	frequente	frequente	ocasional	ocasional
Doença pleural	–	–	–	frequente	–	frequente
Fraqueza diafragmática	–	frequente	–	–	–	frequente
Pneumonia por aspiração	–	frequente	frequente	–	–	–
Bronquiectasia	–	–	–	ocasional	comum	–
Fibrose apical	frequente	–	–	–	–	–
Bronquiolite obliterante	–	–	–	comum	–	–
BOOP	–	comum	–	comum	–	–

B. DOENÇA GRANULOMATOSA
1. Sarcoidose
2. Granuloma eosinofílico
C. DOENÇA VASCULAR DO COLÁGENO
1. Pulmão reumatoide
2. Esclerodermia
3. Espondilite anquilosante: lobos superiores
4. SLE: raramente produz pulmão em "favo de mel"
D. IATROGÊNICO
1. Hipersensibilidade a fármacos
2. Radioterapia
E. IDIOPÁTICO
1. Pneumonite interstitial usual (UIP)
√ "Favo de mel" em 50%
√ Grave perda de volume em 45%
2. Pneumonite interstitial descamativa (DIP)
√ "Favo de mel" em 12,5%
√ Grave perda de volume em 23%
3. Linfangioleiomiomatose
4. Esclerose tuberosa (raro)
5. Neurofibromatose (raro)
6. Hemangiomatose pulmonar capilar (raro)
DDx: bronquiectasia, metástases cavitárias (raro)

Reticulações e Derrame pleural

A. AGUDA
1. Edema
2. Infecção: viral, *Mycoplasma* (muito raro)
B. CRÔNICO
1. Insuficiência cardíaca congestiva
2. Carcinomatose linfangítica
3. Linfoma/leucemia
4. SLE
5. Doença reumatoide
6. Linfangiectasia
7. Linfangioleiomiomatose
8. Asbestose

Reticulações e Adenopatia Hilar

1. Sarcoidose
2. Silicose
3. Linfoma/leucemia
4. Pulmão primário: particularmente carcinoma de pequenas células (células em grãos de aveia)
5. Metástases: obstrução linfática/disseminação
6. Doença fúngica
7. Tuberculose
8. Pneumonia viral (combinação rara)

Doença Interstitial Crônica Simulando Doença do Espaço Aéreo

A. SUBSTITUIÇÃO DA ARQUITETURA PULMONAR POR UM PROCESSO INTERSTITIAL
(a) neoplásico
doença de Hodgkin, linfoma histiocítico
(b) infiltrado celular benigno
pneumonia interstitial linfocítica, pseudolinfoma
(c) doença granulomatosa
sarcoidose alveolar
(d) fibrose
B. FASE EXSUDATIVA DA PNEUMONIA INTERSTITIAL
1. UIP
2. Síndrome da angústia respiratória no adulto
3. Pneumonite por radiação
4. Reação a drogas
5. Reação a gases tóxicos

C. PREENCHIMENTO CELULAR DO ESPAÇO AÉREO
1. Pneumonia interstitial descamativa
2. Pneumonia por *Pneumocystis carinii*

Doença Pulmonar Reticulonodular

Mnemônica: PESTE FEMD
Pneumoconiose
Eosinofílico (granuloma)
Sarcoidose
Tuberculose
Esquistossomose
Fungo
Exantema (sarampo, caxumba)
Metástases (tireoide)
Drogas

Padrão Reticulonodular e Predominância do Lobo Inferior

Mnemônica: CIA
Colágeno (doença vascular do)
Idiopático
Asbestose

Doença Pulmonar Nodular

= opacidade moderadamente redonda com margem bem definida < 3 cm de diâmetro máximo
A. DOENÇA PULMONAR GRANULOMATOSA
(a) infecções: ex. tuberculose
(b) doença fúngica: ex. histoplasmose
(c) silicose
(d) vasculite: ex. granulomatose de Wegener
B. NEOPLASIA
(a) doenças pulmonares metastáticas: ex. câncer de tireoide
(b) linfoma
(c) carcinoma celular broncoalveolar
C. OUTRAS DOENÇAS
(a) induzida por drogas: metotrexate
(b) vasculite não granulomatosa
(c) sarcoidose

Doença Pulmonar Macronodular

√ Nódulos > 5 mm de diâmetro
Mnemônica: GAMMAGARPS
Granuloma (eosinofílico, fungos)
Abscesso
Metástases
Mieloma múltiplo
AVM
Granulomatose de Wegener
Amiloidose
Reumatoide (pulmonar)
Parasitas (*Echinococcus*, Paragonimíase)
Sarcoidose

Doença Pulmonar Micronodular

= discreto, opacidade focal redondo e pequeno de 3–5–7 mm de, no mínimo, atenuação de tecido mole
1. Doença granulomatosa (tuberculose miliar, histoplasmose)
2. Hipersensibilidade (poeiras orgânicas)
3. Pneumoconiose (poeiras inorgânicas, tesauroides = exposição prolongada aos *sprays* aéreos para cabelo)
4. Sarcoidose
5. Metástases (tireoide, melanoma)

6. Histiocitose X
7. Caxumba

DOENÇA NODULAR FINAMENTE DIFUSA & NÓDULOS MILIARES
√ Nódulos muito pequenos bem definidos de 1–4 mm da doença intersticial
(a) doença por inalação
 1. Silicose + pneumoconiose dos trabalhadores de carvão
 2. Beriliose
 3. Siderose
 4. Alveolite extrínseca alérgica (fase crônica)
(b) doença granulomatosa
 1. Granuloma eosinofílico
 2. Sarcoidose (com adenopatia corrente/prévia)
(c) doença infecciosa
 1. Bactéria: salmonela, nocardiose
 2. Tuberculose
 3. Fungos: histoplasmose, coccidioidomicose, blastomicose, aspergilose (raro), criptococose (raro)
 4. Vírus: varicela (mais comum em adultos), pneumonia por Mycoplasma
(d) metástase
 carcinoma da tireoide, melanoma, adenocarcinoma da mama, estômago, cólon, pâncreas
(e) microlitíase alveolar (raro)
(f) broncolitíase obliterante
(g) doença de Gaucher
Mnemônica: TEMPEST
 Tuberculose + doença fúngica
 Eosinofílico (granuloma)
 Metástases (tireoide, carcinomatose linfagítica)
 Pneumoconiose, Parasitas
 Embolia de óleo de contraste
 Sarcoidose
 Tuberosa (esclerose)

DOENÇA NODULAR FINA EM PACIENTE AFEBRIL
1. Doença por inalação
2. Granuloma eosinofílico
3. Sarcoidose
4. Metástases
5. Infecção fúngica (estágio tardio)
6. Tuberculose miliar (raro)

DOENÇA NODULAR FINA EM PACIENTE FEBRIL
1. Tuberculose
2. Infecção fúngica (estágio precoce)
3. Pneumocistose
4. Pneumonia viral

Doença Pulmonar em Fase Final
= evidência de "faveolamento/mudanças císticas/fibrose conglomerada
 A. DISTRIBUIÇÃO
  1. Pneumonia intersticial usual
   √ Distribuição subpleural + predominância em lobo inferior
  2. Asbestose
   √ Distribuição subpleural + predominância em lobo inferior + espessamento pleural
  3. Sarcoidose
   √ Subpleura em "favo de mel"
   √ Bronquiectasia cística central
   √ Fibrose conglomerada
   √ Distribuição peribroncovascular
   √ Predominância em lobo superior
  4. Alveolite alérgica extrínseca
   √ Distribuição difusa aleatória + áreas irregulares de atenuação opacas
 B. ESPAÇOS CÍSTICOS COM PAREDES BEM DEFINIDAS
  1. Histiocitose de células de Langerhans
   √ Predominância em lobo superior
  2. Linfangioleiomiomatose
   √ Nenhuma predominância zonal
 C. MASSAS FIBRÓTICAS CONGLOMERADAS
  1. Sarcoidose
   √ Distribuição peribroncovascular
  2. Silicose
   √ Brônquios separados em torno das massas
  3. Talcose
   √ Áreas de alta atenuação (= depósitos de talco)

Pulmão em "Favo de Mel" (faveolamento)
Mnemônica: PESHI GATO De BATA
 Pneumoconiose
 Esclerodermia
 Sarcoidose
 Histiocitose X
 Idiopática (UIP)
 Gaucher (doença de)
 Artrite reumatoide
 Tuberculose
 Oxigênio (toxicidade)
 Dermatomiosite
 Bleomicina, **B**ussulfan
 Amiloidose
 Tuberosa (esclerose)
 Alveolite alérgica

DOENÇA PULMONAR DIFUSA NA HRCT

Padrões da Doença Pulmonar Difusa na HRCT
resolução máxima = 300 μm
1. **Densidades lineares**
 = espessamento do septo interlobular + interstício broncovascular
 Causa: líquido intersticial/fibrose/infiltração celular
 (a) espessamento septal liso
  edema pulmonar, carcinomatose linfagítica
 (b) septo frisado/septo nodular
  carcinomatose linfagítica
 (c) septo irregular implica em fibrose
  — lóbulos distorcidos: fibrose
  — sem distorção arquitetural dos lóbulos: edema/infiltração
2. **Densidades reticulares**
 √ Complexa rede de linhas cruzadas em localização subpleural
 (a) predominantemente elementos pequenos reticulares subpleurais de 6–10 mm em diâmetro com pequenas alterações císticas (em "favo de mel")
  Associada a: fibrose intersticial, linfangioleiomiomatose, amiloidose
 (b) rede fina de elementos básicos de 2–3 mm difusamente distribuída
  Associada a: TB miliar, reações a metotrexato
 Distribuição:
  — zonas pulmonares inferiores em áreas subpleurais: fibrose pulmonar idiopática, doença vascular do colágeno, asbestose
  — zona pulmonar média/todas as zonas: alveolite alérgica extrínseca crônica

— zonas pulmonares superiores + média: sarcoidose
3. **Nódulos**
   (a) nódulos intersticiais
       carcinomatose linfangítica, sarcoidose, histiocitose X, silicose, pneumoconiose dos trabalhadores de carvão, tuberculose, pneumonia de hipersensibilidade, tumor metastático, amiloidose
       √ Peri-hilar, peribroncovascular, centrolobular, septo interlobular, nódulos subpleurais
   (b) nódulos de espaço aéreo
       pneumonia lobular, propagação transbrônquica de TB, Bronquiolite obliterante com pneumonia em organização (BOOP), edema pulmonar
       √ Nódulos mal definidos, de poucos mm a 1 cm em tamanho
       √ Peribronquiolar + centrolobular
   Distribuição:
       — ao longo dos feixes broncoarteriais + septo interlobular + subpleural: sarcoidose
       — zona superior: silicose, pneumoconiose dos trabalhadores de carvão
       — centrolobular: alveolite alérgica extrínseca
   DDx: vaso em seção transversal
4. **Atenuação em "vidro fosco"**
   = aumento nebuloso na opacidade pulmonar sem obscurecimento de vasos subjacentes secundário às anomalias parênquimais abaixo da resolução espacial da HRCT
   ◊ Geralmente, indicativo de um processo agudo, ativo e potencialmente tratável!
   Histologia:
       (a) inflamação/espessamento de parede alveolar
       (b) enchimento parcial de espaço aéreo
       (c) combinação de ambos
   Causa comum:
       A. Edema pulmonar
           = aumento de volume sanguíneo capilar
           √ Distribuição peri-hilar + gravitacional
           √ Cardiomegalia + distribuição gravitacional
       B. Inflamação/infecção difusa
           (a) alveolite = enchimento mínimo de espaço aéreo em
               1. Pneumonia viral/por *Mycoplasma*
               2. Pneumonia pneumocística no paciente imunocomprometido
               3. ARDS
           (b) doença pulmonar intersticial precoce = espessamento mínimo de parede alveolar (NSIP, DIP, RB-ILD, LIP)
       C. Pneumonite de hipersensibilidade
           √ Densidades centrolobulares + aprisionamento de ar
           • histórico de exposição a certo antígeno
       D. Hemorragia pulmonar alveolar
           • hemoptise, anemia
           • coagulopatia, vasculite
       E. Colapso alveolar
           1. Atelectasia parcial = colapso parcial do alvéolo
           2. Normal durante a expiração
   Distribuição:
       — periférico em zonas pulmonares inferiores: DIP, UIP
       — zonas pulmonares médio + superior: sarcoidose
       — aspecto de "pavimentação em mosaico": proteinose alveolar
       — perfusão mosaica: tromboembolismo crônico, bronquiolite obliterante
5. **Consolidação**
   = aumento da opacidade com obscurecimento de vasos subjacentes

√ ± aerobroncograma
√ Borda aguda na fissura maior
√ Avançamento da margem da opacidade em "vidro fosco"
√ Vasos somente visíveis em CT realçada
Causa:
   (a) qualquer processo de enchimento de espaço aéreo com sangue, líquido, células inflamatórias, células tumorais
   (b) colapso alveolar = atelectasias
   — zonas pulmonares subpleural média + superior: pneumonia eosinofílica crônica
   — subpleural + peribrônquico: BOOP
   — focal:
       carcinoma celular bronquíolo-alveolar, linfoma
   — aleatório: pneumonia infecciosa
6. **Espaços aéreos císticos**
   = estrutura circular circunscrito cheio de ar
   (a) com paredes bem-definidas
       linfangioleiomiomatose, granulomatose de células de Langerhans, DIP, LIP, pulmão em "favo de mel", bronquiectasia cística
   (b) sem paredes bem-definidas
       centrolobular, panlobular (panacinar), paraseptal, enfisema
   Causa:
   (a) agrupamento focal
       bronquiectasia cística
   (b) localização subpleural
       "favo de mel", histiocitose de células de Langerhans, linfangioleiomiomatose

Nódulos Centrolobulares
A. Infecção bronquiolar aguda/crônica
   1. Infecção bacteriana
   2. Infecção viral
   3. Infecção fúngica
B. Inflamação
   1. Pneumonia de hipersensibilidade
   2. Doença pulmonar intersticial associada à bronquiolite respiratória
   3. Bronquiolite obliterante com pneumonia em organização
   4. Bronquiolite obliterante
   5. Pneumoconiose
   6. Sarcoidose
   7. Asma
   8. Doença autoimune/imunodeficiência
C. Pneumoconiose

NÓDULOS PERIBRÔNQUICOS/PERIBRONQUIOLARES
1. Calcificações metastáticas
2. Distribuição endobrônquica de infecção
3. Pneumonia de hipersensibilidade
4. Sarcoidose
5. Silicose
6. Histiocitose de células de Langerhans
7. Bronquiolite respiratória

NÓDULOS CENTROLOBULARES SEM OPACIDADES EM "VIDRO FOSCO"
1. TB endobrônquica
2. Bronquiolite crônica
3. Silicose
4. Histiocitose de células de Langerhans

NÓDULOS CENTROLOBULARES COM OPACIDADES EM "VIDRO FOSCO"
1. Pneumonia de hipersensibilidade
2. Bronquiolite obliterante com pneumonia em organização

Nódulos Aleatórios
1. Metástase hematogênica: tireoide, rim, mama
2. Infecção miliar
3. Histiocitose de células de Langerhans
4. Sarcoidose
5. Silicose

Septo Broncovascular, Interlobular e Interstício Pleural Engrossados
A. Uni/bilateral
 1. Tumor linfangítico
 2. Linfoma
B. Bilateral
 3. Sarcoma de Kaposi
 4. Edema

Bandas Panrenquimais e Distorção Arquitetural
1. Doença pulmonar associada à asbestose
2. Atelectasias
3. Tuberculose
4. Sarcoidose
5. Fibrose pulmonar difusa

Espessamento Liso do Interstício
1. Tumor linfangítico
2. Edema
3. Linfoma
4. Sarcoma de Kaposi
5. Sarcoidose (incomum)

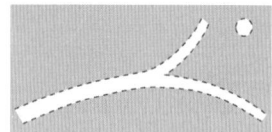

Bronquíolo normal
(< 1 mm, não é visível na CT)

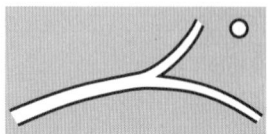 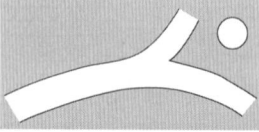

Parede brônquica engrossada   **Bronquíolo dilatado (> 2 mm)**

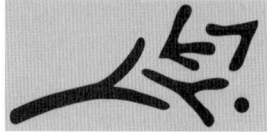 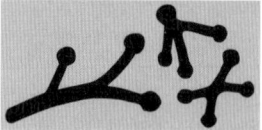

Impactação brônquica   **Aparência de "árvore em botão"**
= impactação brônquica + espessamento

Padrão de Doença Brônquica

HRCT na Bronquiolite
[achados de CT são não específicos e devem ser interpretados no contexto clínico apropriado]
Causa:
(a) infecção por distribuição endobrônquica (bronquiolite aguda)
 – bacteriana (mais comum)
 – micobacteriana: TB clássica, *M. avium intracellulare* não clássica ("síndrome de Lady Windermere" comum em RML + língula)
 [a peça *Lady Windermere's Fan* de Oscar Wild exemplifica o comportamento fastidioso, o qual se acredita causar a síndrome pela supressão da tosse e nunca demonstrando qualquer sinal da doença]
 – viral: bronquiolite infecciosa aguda em bebês e crianças jovens em virtude de RSV, adenovírus, *Mycoplasma*
 – parasítica
 – fúngica
 ◊ Causa mais comum da aparência de "árvore em brotamento"
(b) aspiração de secreções orais/outros materiais irritantes/bário inerte, infectados: doença de poeira mineral em via aérea (pneumoconiose precoce), alveolite alérgica extrínseca, bronquite crônica
(c) deficiência imunológica ou defesa do hospedeiro prejudicada: fibrose cística, síndrome de discinesia ciliar
(d) fumar cigarro
 1. Bronquiolite respiratória
 2. Doença pulmonar intersticial associada à bronquiolite respiratória
(e) idiopática
 1. Panbronquiolite difusa em Asiáticos
 2. Bronquiolite folicular: artrite reumatoide, síndrome de Sjögren
 3. Asma
 4. Bronquiolite obliterante = bronquiolite constritiva
 5. Pneumonia em organização criptogênica = bronquiolite obliterante com pneumonia em organização (BOOP) = bronquiolite proliferativa

A. SINAIS DIRETOS
 √ Estruturas tubulares com aspecto de anel em periferia pulmonar
  Causa: espessamento de parede
 √ Dilatação de bronquíolos
  Causa: bronquiectasia
 √ Nódulos de 2–4 mm/ramificação de estruturas lineares na periferia pulmonar
  Causa: impactação luminal brônquica com pus, muco, granuloma, exsudato inflamatório, fibrose
B. SINAIS INDIRETOS
 √ Atelectasia subsegmentar = área em forma de cunha de atenuação em "vidro fosco"
 √ Aprisionamento de ar = área de atenuação diminuída de correnteza colateral de ar/efeito de válvula de esfera distal a via aérea ocluída/estenótica <u>mais proeminente na expiração</u>
  DDx: aprisionamento fisiológico do ar com poucos lóbulos lucentes secundários
 √ Perfusão em mosaico = áreas disseminadas de aprisionamento de ar
 √ Enfisema centrolobular = destruição de pequenas vias aéreas + parênquima circundante no centro do lóbulo pulmonar
 √ Nódulos centrolobulares de espaço aéreo = nódulo acinar = nódulo < 1 cm, mal definido de atenuação em "vidro fosco" (por inflamação dentro do espaço alveolar) <u>menos proeminente na expiração</u>
  Causa: alveolite alérgica extrínseca, sarcoidose (nódulos perivenulares), pneumoconiose (asbestose, silicose)
DDx: (1) doença pulmonar cística (septo fino circunda área de atenuação de ar, vaso central não está presente)
 (2) enfisema panlobular (distorção de arquitetura vascular + septal, bolha)

Aspecto de "Árvore em Brotamento"
= periférico (dentro de 5 mm da superfície pleural) nódulos pequenos (2–4 mm) centrolobulares e bem definidos conectados às ramificações lineares opacas com mais de um sítio de ramificação contígua

Histologia: impactação luminal brônquica com muco, pus ou líquido
+ dilatação de bronquíolos distais
+ espessamento de parede bronquiolar
+ inflamação peribronquiolar (análogo de aparência de "dedo enluvado")
√ Representação do curso da ramificação, normalmente invisível, do bronquíolo intralobular na HRCT
√ ± aprisionamento de ar ± consolidação subsegmentar
A. INFECÇÃO (mais comum)
1. Bacteriana: *Mycobacterium tuberculosis* (distribuição endobrônquica de TB ativa), complexo *M. avium intracellulare*, *Staphilococcus aureus*, *Haemophilus influenzae*
2. Viral: CMV, Vírus respiratório sincicial
3. Fúngica: aspergilose invasiva
B. DESORDEM IMUNOLÓGICA
1. Aspergilose alérgica broncopulmonar
2. Imunodeficiências congênitas
C. CONGÊNITA
1. Fibrose cística
2. Síndrome de discinesia ciliar (síndrome de Kartagener)
3. Síndrome da unha amarela
D. DESORDEM DE TECIDO CONECTIVO
1. Artrite reumatoide
2. Síndrome de Sjögren
E. IDIOPÁTICA
1. Bronquiolite obliterativa
2. Parabronquiolite difusa
F. NEOPLASIA
1. Linfoma pulmonar primário
2. Papilomatose laringotraqueal
G. ÊMBOLO TUMORAL
1. Câncer gástrico
2. Câncer de mama
3. Sarcoma de Ewing
4. Câncer renal
H. ASPIRAÇÃO de substância irritante
1. Pneumonite por aspiração
I. INALAÇÃO de fumaça + gás tóxicos

Perfusão em Mosaico
= mistura de segmentos normais e atenuados por ar
√ Áreas hipoatenuadas com pequenos vasos em 94% (em virtude do fluxo diminuído)
√ Áreas hiperatenuadas com artérias normais/dilatadas e realce em 77% (em virtude do aumento na perfusão)
Fisiopatologia:
(a) aprisionamento de ar
devido a qualquer doença pulmonar obstrutiva
1. Bronquite/bronquiolite crônica
2. Bronquiectasia
3. Enfisema
4. Asma
5. Também: sarcoidose, pneumonia de hipersensibilidade
√ Diferenças de atenuação são acentuadas durante expiração na HRCT
(b) obstrução vascular
em virtude de
1. Hipertensão pulmonar tromboembólica crônica (comum)
2. Doença venoclusiva pulmonar
3. Hipertensão pulmonar idiopática
√ Aumento na atenuação pulmonar em áreas de baixa e alta atenuação durante expiração na HRCT

Aprisionamento de Ar Focal na HRCT
1. Asma
2. Bronquiolite obliterante
3. Bronquiectasia

Atenuação em "Vidro Fosco"
Causa:
(a) enchimento parcial de espaço aéreo
(b) espessamento intersticial com
– inflamação
– edema
– fibrose
(c) proliferação neoplásica
– carcinoma de células bronquioloalveolares
– linfoma
1. Pneumonia intersticial descamativa
2. Alveolite alérgica extrínseca
3. Sarcoidose
4. Pneumonia intersticial usual
5. Proteinose alveolar
6. Pneumonia em organização criptogênica

Regiões Simétricas Grandes de Opacidades em "Vidro Fosco"
A. ÁGUA
1. Edema pulmonar
2. Pulmão urêmico
3. Pneumonia intersticial aguda
4. Síndrome da angústia respiratória no adulto
B. PROTEÍNA
1. Proteinose alveolar
2. Pneumonia intersticial não específica
C. CONTAGEM DE HEMÁCIAS
1. Hemorragia pulmonar
D. CONTAGEM DE CÉLULAS BRANCAS
1. Pneumonia de hipersensibilidade
2. Pneumonia eosinofílica aguda/crônica
3. Pneumonia intersticial descamativa
4. Síndrome de Churg-Strauss
5. Pneumonia atípica (viral, pneumocistose, *Mycoplasma*)
E. TUMOR
1. Carcinoma de células bronquioloalveolares

Opacidade Nodular em "Vidro Fosco"
A. MALIGNIDADE
1. Hiperplasia adenomatosa atípica (em 2,8% da população geral)
2. Carcinoma de células bronquioloalveolares (em 5,2% da população com câncer pulmonar de célula não pequena)
3. Adenocarcinoma
4. Linfoma
B. CONDIÇÃO BENIGNA
(a) idiopática
1. Fibrose intersticial focal
2. BOOP
(b) infecção
1. Aspergilose
2. *Cryptococcus*
(c) doença pulmonar eosinofílica
1. Pneumonia eosinofílica simples (síndrome de Löffler)
2. Síndrome hipereosinofílica idiopática
3. Doença vascular do colágeno
4. Sarcoidose

               5. Infecção parasitária
               6. Reação a drogas
        (d) nódulo hemorrágico
               1. Endometriose torácica
               2. Lesão traumática pulmonar focal
               3. Granulomatose de Wegener
               4. Púrpura de Henoch-Schönlein
   C. TÉCNICO (falso-positivo + falso-negativo)
        1. Barulho excessivo em virtude da baixa corrente do tubo
        2. Média do volume

Opacidades em "Vidro Fosco" e Linhas Septais Interlobulares
   A. AGUDO/SUBAGUDO
        1. Pneumonia de hipersensibilidade
        2. Edema pulmonar
        3. Hemorragia alveolar difusa
        4. Viral, pneumocistose, pneumonia por *Mycoplasma*
   B. CRÔNICO
        1. Pneumonia de hipersensibilidade
        2. Proteinose alveolar pulmonar
        3. Pneumonia intersticial usual
        4. Carcinoma de células bronquioloalveolares

Opacidade em "Vidro Fosco" e Alterações Reticulares
   1. Pneumonia intersticial não específica
   2. Pneumonia intersticial descamativa
   3. Pneumonia intersticial aguda
   4. BOOP
   5. Pneumonia eosinofílica crônica
   6. Síndrome de Churg-Strauss

Nódulos de Espaço Aéreo e Halo de Opacidade em "Vidro Fosco"
   (a) infecção
        1. Aspergilose pulmonar invasiva
        2. Mucormicose
        3. Candidíase
   (b) doença não específica
        1. Granulomatose de Wegener
        2. Carcinoma bronquioloalveolar
        3. Tumores hemorrágicos (primário, metastático)
        4. Linfoma pulmonar

Padrão de Pavimentação em Mosaico
   = combinação de opacidades em "vidro fosco" irregulares + espessamento septal interlobular liso em distribuição geográfica
   1. Proteinose alveolar pulmonar
   2. Pneumonia por *Pneumocystis carinii*
   3. Carcinoma mucinoso de células bronquioloalveolares
   4. Sarcoidose
   5. Pneumonia intersticial não específica
   6. Pneumonia em organização
   7. Pneumonia lipoide exógena
   8. ARDS
   9. Síndromes hemorrágicas pulmonares
   10. Pneumonia bacteriana
   11. Pneumonia eosinofílica crônica
   12. Edema cardiogênico

NÓDULO/MASSA PULMONAR
Nódulo/Massa Solitário
   Definição: qualquer opacidade pulmonar/pleural altamente definida, discreta e quase circular
        2–30 mm em diâmetro = nódulo
        > 30 mm em diâmetro = massa (> 90% de prevalência de malignidade)
   Incidência: 150.000 anualmente nos USA no CXR
        (a) levantamento radiográfico da população de baixo risco: < 5% das massas são cancerígenas
        (b) na ressecção cirúrgica: 40% dos tumores são malignos (primários pulmonares + metástases), 40% são granulomas
   Early Lung Cancer Action Project:
        233 nódulos não calcificados em 1.000 participantes por CT; 2.244 nódulos não calcificados em 1.000 de 1.520 participantes (Mayo Clinic) por CT
   A. INFLAMAÇÃO/INFECÇÃO
        (a) infeccioso
             1. Granuloma (massa pulmonar mais comum): sarcoidose (1/3), tuberculose, histoplasmose, coccidioidomicose, nocardiose, criptococose, talco, *Dilofilaria immitis* (tênia do cão), goma, infecção de sarampo atípico
             2. Cavidade cheia de líquido: abscesso, cisto hidático, cisto bronquiectásico, broncocele
             3. Massa em cavidade pré-formada: bola fúngica, impactação mucoide
             4. Atelectasia circular
             5. Pseudotumor inflamatório: fibroxantoma, histiocitoma, granuloma de células plasmáticas, hemangioma esclerosante
             6. Parafinoma = granuloma lipoide
             7. Pneumonia em organização focal
             8. Pneumonia circular
        (b) não infeccioso
             1. Artrite reumatoide
             2. Granulomatose de Wegener
   B. TUMORES MALIGNOS (< 30%)
        ◊ Um nódulo pulmonar solitário é o achado radiográfico inicial em 20–30% dos pacientes com câncer pulmonar!
        (a) Tumores malignos primários do pulmão:
             1. Carcinoma broncogênico (66%, 2ª causa mais comum de massa)
             2. Linfoma pulmonar primário
             3. Sarcoma pulmonar primário
             4. Plasmocitoma (primário/secundário)
             5. Carcinoma de células claras, carcinoide, carcinoma de células gigantes
        (b) metástases (4ª causa mais comum)
             em adultos: rim, cólon, ovário, testículo
             em crianças: tumor de Wilms, sarcoma osteogênico, sarcoma de Ewing, rabdomiossarcoma
   C. TUMORES BENIGNOS
        (a) tecido pulmonar: hamartoma (6%, 3ª causa mais comum de massa pulmonar), condroma
        (b) tecido gorduroso: lipoma (geralmente lesão pleural)
        (c) tecido fibroso: fibroma
        (d) tecido muscular: leiomioma
        (e) tecido neural: schwannoma, neurofibroma, paraganglioma
        (f) tecido linfático: linfonodo intrapulmonar
        (g) depósitos: amiloide, esplenose, endometrioma, hematopoiese extramedular
   D. VASCULAR
        1. Malformação arteriovenosa (AVM), hemangioma
        2. Hematoma
        3. Infarto em organização
        4. Variz de veia pulmonar
        5. Pseudoaneurisma da artéria pulmonar
   E. DESENVOLVIMENTO/CONGÊNITO
        1. Cisto broncogênico (cheio de líquido)

2. Sequestração pulmonar
3. Atresia brônquica
F. INALANTE
1. Silicose (massa conglomerada)
2. Impactação mucoide (aspergilose alérgica)
G. MIMETIZANDO DENSIDADES (20%)
(a) pseudomotor
1. Líquido na fissura
2. Área composta de opacidade aumentada
(b) massa mediastinal
(c) lesões na parede torácica
1. Mamilo
2. Tumor cutâneo: mola, neurofibroma, lipoma, queloide
3. Ilha óssea, osteocondroma de costela
4. Costela fraturada/osteófito
5. Placa pleural/massa (mesotelioma)
(d) objetos externos
1. Anexo de chumbo ecocardiográfico
2. Botões, fechos

Mnemônica: **CALHAPAC 3MS**
Carcinoma broncogênico
Adenoma
Linfoma
Hamartoma, **H**istoplasmose
Abscesso
Pseudotumor
Actinomicose
Cisto (broncogênico, neuroentérico, equinocócico)
Malformação arteriovenosa
Metástase solitária
Mesotelioma
Sequestração

Possibilidade de Malignidade para Nódulo Pulmonar Solitário Indeterminado	
Característica/Aspecto	*Razão Provável*
margem especulada	5,54
tamanho > 3 cm	5,23
> 70 anos de idade	4,16
taxa de crescimento maligno	3,40
fumante	2,27
localização em lobo superior	1,22
tamanho < 10 mm	0,52
margem lisa	0,30
30–39 anos de idade	0,24
nunca fumou	0,19
20–29 anos de idade	0,05
calcificação benigna	0,01
taxa de crescimento benigno	0,01

Avaliação Morfológica de Nódulo Primário Solitário
A. TAMANHO
◊ Quanto menor o nódulo, maior a chance de ser benigno!
√ Nódulo < 3 mm: em 99,8% é benigno
√ Nódulo 4–7 mm: em 99,1% é benigno
√ Nódulo 8–20 mm: em 82% é benigno
√ Nódulo > 20 mm: em 50% é benigno
√ Nódulo > 30 mm: em > 93% é maligno

B. MARGEM/BORDA
√ Margem lisa e bem definida = provavelmente é benigno
◊ A maioria é benigno, em 21% é maligno
√ Corona radiata = margem irregular especulada
◊ Em 89% é maligno, em 10% é benigno
√ Saliência pleural
◊ Em 25% é maligno, em 9% é benigno!
√ Sinal de halo (nódulo circundado de opacidade em "vidro fosco")
◊ Em pacientes neutropênicos sugere aspergilose
√ Vasos que nutrem um nódulo liso/lobulado
◊ Em malformação arteriovenosa
C. CONTORNO
√ Lesões com margens acentuadas são benignas em 79% dos casos
√ Nódulos lobulados implicam:
(a) massa em organização
(b) tumor com múltiplos tipos de células crescendo em ritmos diferentes (malignidade, hamartoma)
◊ Um contorno lobulado implica malignidade em 58%, porém ocorre em 25% dos nódulos benignos!
√ Vasos que se estendem à massa: variz pulmonar, AVM
D. ATENUAÇÃO INTERNA
√ Nódulo sólido em 15% é maligno
√ Nódulo não sólido (= pura opacidade em "vidro fosco") em 34% é maligno
√ Nódulo parcialmente sólido em 40–50% é maligno
√ Pseudocavitação (= pequena região focal hipodensa) com aerobroncograma, sugere-se carcinoma de células bronquioloalveolares/linfoma/resolução de pneumonia
◊ Aerobroncograma em nódulos de < 2 cm: em 65% é maligno, em 5% é benigno
√ Áreas parecidas com bolhas de baixa atenuação: carcinoma de células bronquioloalveolares (em 50%)
E. CAVITAÇÃO
√ Uma parede fina (≤ 4 mm) e lisa é benigna em 94%
√ Uma parede grossa (> 16 mm) e irregular sugere um nódulo maligno
F. GORDURA INTRANODULAR (−40 a −120 HU)
◊ A gordura é um indicador confiável do hamartoma!
√ Densidade da gordura em até 50% dos hamartomas
G. CALCIFICAÇÃO
◊ 22–36% dos nódulos considerados não calcificados no CXR contêm cálcio na seção fina da CT!
◊ HRCT detecta mais cálcio em 24% comparado à CT padrão!
◊ HRCT é 10–20 vezes mais sensível que CXR!
√ > 200 HU na densitometria de CT indica calcificação dentro do nódulo (66% sensibilidade, 98% especificidade para a doença benigna)
◊ 38–63% dos nódulos benignos não são calcificados!
√ Amorfo difuso, excêntrico, pontilhado = padrão maligno
√ Central, completamente sólido, laminado: granuloma de infecção prévia (TB, histoplasmose)
√ Aspecto de "pipoca" = calcificação condroide em hamartoma em 5–50%
√ Calcificação periférica: granuloma, tumor
Tumores pulmonares malignos em processo de calcificação: carcinoide (em até 33%), câncer pulmonar (em até 6%), osteossarcoma, condrossarcoma, adenocarcinoma mucinoso metastático

H. LESÃO SATÉLITE
= nódulo(s) associado(s) a nódulo periférico maior
— em 99% é decorrente de doença inflamatória (geralmente TB)
— em 1% é decorrente de câncer pulmonar primário
I. LOCALIZAÇÃO
√ Nódulo anexado = comprimento da superfície de contato do nódulo > 50% do diâmetro do nódulo ou maior parte do nódulo não periférico anexado a fissura/pleura/vaso = benigno
Histologia: cicatriz, placa pleural, fibrose pós-infarto, nódulo linfático intrapulmonar
◊ acompanhamento de um em 1 ano é suficiente
√ Puramente intraparenquimatoso = maligno
J. PADRÃO DE REALCE
ver "Realce com contraste na CT de cortes finos" na página 434

Avaliação da Taxa de Crescimento de Nódulo Pulmonar Solitário Indeterminado

= comparando o tamanho do nódulo na imagem atual com imagens anteriores
Recomendação geral:
intervalos de 3 meses em 1 ano e depois intervalos de 6 meses por mais 1 ano
Melhor método (bastante impreciso):
repetição precoce de HRCT (resolução nos planos x e y de 0,3 mm) em 1–4 semanas para nódulos > 5 mm, mensurando volume/área/diâmetro do nódulo

Tempo de duplicação (= tempo necessário para dobrar o volume):
(a) para a maioria dos nódulos malignos: 30–400 dias
= 26% de aumento em diâmetro
≈ 30 dias: câncer agressivo de pequenas células
≈ 90 dias: carcinoma de células escamosas
≈ 120 dias: carcinoma de grandes células
≈ 150 dias: adenocarcinoma agressivo
≈ 180 dias: adenocarcinoma médio
(b) para nódulos benignos: < 30 e > 400 dias
◊ ausência de crescimento durante um período de 2 anos implica tempo de duplicação > 730 dias
Desvantagem:
(1) somente 65% de valor positivo preditivo
— crescimento muito lento:
hamartoma, carcinoide brônquico, pseudotumor inflamatório, granuloma, adenocarcinoma de baixo grau, metástase de carcinoma de células renais
— crescimento muito rápido:
osteossarcoma, coriocarcinoma, neoplasia testicular, processo infeccioso em organização, infarto (tromboembolismo, granulomatose de Wegener)
(2) percepção incerta de crescimento em nódulos < 10 mm: ex. nódulo com tempo de duplicação de 6 meses aumenta seu diâmetro de 5 mm para somente 6,25 mm permanecendo radiologicamente estável
melhor: avaliação do crescimento volumétrico
(3) atraso pode piorar o prognóstico
√ Diminuição do tamanho com o tempo: lesão benigna
◊ Carcinoma broncogênico pode apresentar diminuição temporária em tamanho em virtude de infarto – necrose – fibrose – sequência de retração!

Avaliação Clínica do Nódulo Pulmonar Solitário Indeterminado

conforme a idade do paciente (prevalência de câncer < 30 anos é baixa), histórico de malignidade prévio, sintomas presentes, histórico de tabagismo

Estratégias de Conduta para Nódulo Pulmonar Solitário Indeterminado

A. Análise Bayesiana
◊ Análise das características do paciente + aspectos radiológicos selecionados é superior à avaliação por radiologistas experientes na estratificação de nódulos benignos e malignos!
Razão de verossimilhança (LR) = probabilidade de malignidade = LR de 1,0 significa 50% de chance de malignidade
Chances de malignidade ($Odds_{ca}$) = soma da LR dos aspectos radiológicos ou de características do paciente
Probabilidade de malignidade:
(pCa) = $Odds_{ca}/(1 + Odds_{ca})$
B. Análise de Decisão
= estratégia custo-efetivo para decisão de conduta determinado pela pCa
pCa < 0,05   observação
pCa > 0,05 e < 0,6   biopsia
pCa ≥ 0,60   ressecção cirúrgica imediata
C. **Realce com contraste na CT de cortes finos**
= grau de realce diretamente relacionado com a vascularização + verossimilhança de malignidade
Técnica:
- 300 mg/mL de iodo a 2 mL/s (dose total de 420 mg/kg)
- atraso de 20 s do início da injeção
- seções contínuas através do nódulo obtidos em 1, 2, 3 e 4 minutos após o início da injeção
- imagem do tórax e abdômen superior obtidos entre 1 e 2 minutos após o início da injeção
√ Realce do nódulo de
(a) < 15 HU sugere lesão benigna
(b) > 20 HU indica malignidade
(98% de sensibilidade, 73% de especificidade, 75–85% de precisão)
D. **18F-FDG tomografia por emissão de pósitrons (PET)**
= aumento do metabolismo da glicose em tumores que resulta no aumento de acumulação (= captação e retenção de FDG-6-fosfato)
94% de sensibilidade + 83% de especificidade para nódulos de 1–3 cm; não é de utilidade para nódulos < 8 mm
√ Sem captação = nódulo benigno (92–100% de sensibilidade, 52–100% de especificidade, 94% de precisão)
√ Intensidade maior que mediastino/SUV (valor padronizado de captação) > 2,5 indica malignidade (95–100% de sensibilidade, 80–89% de especificidade, 92% de precisão para nódulos > 15 mm)
√ SUV de 0,4–2,0 indica lesão benigna
√ Aumento de captação contínuo de FDG ao longo do tempo indica malignidade
√ Lavagem gradual de FDG após aumento inicial sugere lesão inflamatória benigna
FN: nível de glicose sérica elevada > 250 mg/dL, malignidade de baixo grau (carcinoma bronquiolalveolar), tumor carcinoide, neoplasia mucinosa; lesão maligna < 7 mm
FP: sarcoidose, TB ativa, infecção fúngica, (histoplasmose, aspergilose, coccidioimicoses), sílico-antracose, pneumonia lipoide, nódulo reumatoide, Wegener, pneumonite radioativa
E. **Biopsia por Aspiração Transtorácica com Agulha**
95–100% de sensibilidade para malignidades de 10–15 mm; 50% de sensibilidade para malignidades de 5–7 mm; melhora com a adição de biopsia com TRUCUT em até 91% de sensibilidade para estabelecer um diagnóstico benigno
Cx: pneumotórax (5–30%) com fixação de tubo torácico em 1–15%; hemorragia autolimitante

F. Broncoscopia
10% fornece diagnóstico de nódulos < 20 mm;
40–60% fornece diagnóstico de nódulos de 20–40 mm
Cx: menor que biopsia transtorácica com agulha

Algoritmo de Decisão do Nódulo Pulmonar Solitário Indeterminado
A. Comparação com estudo antigo
√ Crescimento → biopsia de aspiração com agulha
√ Sem crescimento > 2 anos → sem ação
B. Comparação não disponível
√ Calcificação benigna ou gordura → sem ação
√ Nódulo de qualquer tamanho → maior investigação
  (a) imunocomprometido/febre
    → acompanhamento em 4–6 semanas de intervalo até resolução
    → ou intervenção
  (b) histórico de malignidade ± tabagismo
    → acompanhamento em 3, 6 e 12 meses
    → se houver crescimento, considerar intervenção
  (c) sem histórico de malignidade ± tabagismo
    Micronódulo ≤ 4 mm
    → acompanhamento em 12 e 24 meses para as idades ≥ 35
    → acompanhamento em 12 meses para as idades entre 18–35
    → se houver crescimento, considerar intervenção
    Nódulo de > 4–8 mm
    → acompanhamento em 3, 9 e 24 meses para as idades ≥ 35
    → acompanhamento em 6, 12 e 24 meses para as idades entre 18–35
    → se houver crescimento, considerar intervenção
    Nódulo de > 8 mm
    → considerar PET/intervenção
    Nódulo em "vidro fosco"
    → acompanhamentos mais longos para todas as idades
√ Se não houver crescimento, não necessita de intervenção

Acompanhamento de Nódulo Pulmonar Incidental por CT para Pessoas > 35 anos (Recomendações da Fleischner Society)		
Tamanho Médio do Nódulo*	Paciente de Baixo Risco (Hx de Tabagismo Mínimo; sem Malignidade)	Paciente de Alto Risco (Hx de Tabagismo & Malignidade)
≤ 4 mm	sem acompanhamento necessário	acompanhamento em 12 m
> 4–6 mm	acompanhamento em 12 m	acompanhamento em 6–12 m; se estável em 18–24 m
> 6–8 mm	acompanhamento em 6–12 m; se estável em 18–24 m	acompanhamento em 3–6 m; se estável em 9–12 m e 24 m
> 8 mm	acompanhamento em 3 m; se estável em 9 e 24 m	acompanhamento em 3 m; se estável em 9 e 24 m
*média de comprimento + largura		

Sinal do Halo na CT
√ Área central da atenuação do tecido mole envolto de um halo de atenuação em "vidro fosco"
A. NÓDULO PULMONAR HEMORRÁGICO
  (a) INFARTO HEMORRÁGICO (angioinvasão)
    1. Aspergilose invasiva precoce
    2. Mucormicose
    3. Candidíase hematogênica
    4. Coccidioidomicose
  (b) VASCULITE NECROTIZANTE
    1. Granulomatose de Wegener
  (c) FRAGILIDADE DO TECIDO NEOVASCULAR
    1. Angiosarcoma metastático
    2. Coriocarcinoma metastático
    3. Osteossarcoma metastático
    4. Sarcoma de Kaposi
  (d) TRAUMA
    1. Após biopsia pulmonar
    2. Transplante pulmonar
B. CRESCIMENTO TUMORAL LIPÍDICO
  1. Carcinoma bronquioloalveolar
  2. Adenocarcinoma extrapulmonar metastático
  3. Linfoma
C. OUTROS
  1. Pneumonia eosinofílica
  2. Bronquiolite obliterante com pneumonia em organização
  3. Tuberculoma associado à hemoptise
  4. Complexo *Mycobacterium avium*
  5. Herpes simples, CMV, vírus varicela-zoster

Tumor Pulmonar Benigno
A. LOCALIZAÇÃO CENTRAL
  1. Pólipo brônquico
  2. Papiloma brônquico
  3. **Mioblastoma de célula granular**
    = célula originária da crista neural
    Idade: meia-idade, especialmente em mulheres negras
    √ Lesão endobrônquica em brônquio maior
B. LOCALIZAÇÃO PERIFÉRICA
  1. Hamartoma
  2. Leiomioma:
    leiomioma benigno metastizante, histórico de histerectomia
  3. Tumor amiloide:
    não está associado a amiloide de outros órgãos/artrite reumatoide/mieloma
  4. Linfonodo intrapulmonar
  5. Malformação arteriovenosa
  6. Endometrioma, fibroma, tumor neural, quimiodectoma
C. CENTRAL/PERIFÉRICO
  1. Lipoma:
    (a) subpleural
    (b) endobrônquico
D. PSEUDOMOTOR
  1. Fibroxantoma/xantogranuloma
  2. Granuloma de célula plasmática
  3. Hemangioma esclerótica:
    mulher de meia-idade, RML, RLL (mais comum), pode ser múltiplo
  4. Pseudolinfoma
  5. Atelectasia circular
  6. Pseudotumor pleural = acumulação de líquido pleural dentro de fissura interlobar

Tumor Pulmonar na Infância
1. Metastático (comum)
2. Blastoma
3. Carcinoma mucoepidermoide

4. Carcinoma broncogênico
5. Hemangiopericitoma
6. Rabdomiossarcoma

Grande Massa Pulmonar
Mnemônica: TAPICES
- **T**oruloma (*Criptococcus*)
- **A**bscesso
- **P**seudotumor, **P**lasmocitoma
- **I**nflamatória
- **C**arcinoma (grandes células, células escamosas, metástases em "bala de canhão")
- **E**quinococose
- **S**arcoma, **S**equestração

Nódulo Pulmonar Cavitante
A. NEOPLASIA
  (a) primária do pulmão
  1. Carcinoma de células escamosas (10%)
  2. Adenocarcinoma (9,5%)
  3. Carcinoma bronquioloalveolar (raro)
  4. Doença de Hodgkin (raro)
  (b) metástases (4% formam cavidades)
  1. Carcinoma da células escamosas (2/3) nasofaringe (homens), cérvice (mulheres), esôfago
  2. Adenocarcinoma (colorretal)
  3. Sarcoma: sarcoma de Ewing, ósteo, mixo, angiossarcoma
  4. Melanoma
  5. Seminoma, teratocarcinoma
  6. Tumor de Wilms
B. DOENÇA VASCULAR DO COLÁGENO
  1. Angeiite pulmonar + granulomatose – granulomatose de Wegener + variante Wegener
  2. Nódulos reumatoides + síndrome de Caplan
  3. SLE
  4. Periarterite nodosa (raro)
C. DOENÇA GRANULOMATOSA
  1. Histiocitose X
  2. Sarcoidose (raro)
D. DOENÇA VASCULAR
  1. Êmbolo pulmonar com infarto
  2. Êmbolo séptico (*Staphylococcus aureus*)
E. INFECÇÃO
  1. Bacteriana: pneumatocele por pneumonia por *Staphilococcus*/gram-negativa
  2. Micobacteriano: TB
  3. Fúngico: nocardiose, criptococose, coccidioidomicose (em 10%), aspergilose
  4. Parasitária: equinococose (múltiplo em 20–30%), paragonimíase
F. TRAUMA
  1. Cisto pulmonar traumático (após hemorragia)
  2. Ingestão de hidrocarbonetos (lobos inferiores)
G. DOENÇA BRONCOPULMONAR
  1. Bolha infectada
  2. Bronquiectasia cística
  3. Cisto broncogênico comunicante

Mnemônica: CAJVIT
- **C**arcinoma (células escamosas), **C**ístico (bronquiectasia)
- **A**utoimune, doença (granulomatose de Wegener, pulmão reumatoide)
- **J**ovem = congênito (sequestração, hérnia diafragmática, cisto broncogênico)
- **V**ascular (brando/êmbolo séptico)
- **I**nfecção (abcesso, doença fúngica, TB, *Echinococcus*)
- **T**rauma

Mnemônica: WEIRD HOLAS
- **W**egener (síndrome)
- **Ê**mbolo pulmonar, séptico
- **I**nfecção (anaeróbica, *Pneumocystis*, TB)
- **R**eumatoide (nódulos necrobióticos)
- **D**esenvolvimento de cistos (sequestração)
- **H**istiocitose
- **O**ncológico
- **L**infangioleiomiomatose
- **A**mbiental, ocupacional
- **S**arcoide

Massa Pulmonar com Aerobroncograma
1. Carcinoma bronquioloalveolar
2. Linfoma
3. Pseudolinfoma
4. Sarcoma de Kaposi
5. Blastomicose

Sinal do "Crescente Aéreo"
= o formato "ar em crescente" separa a parede externa do nódulo/massa de um sequestro interno
A. INFECÇÃO
  1. Aspergilose pulmonar invasiva
  2. Micetoma não invasivo
  3. Cisto equinocócico
  4. Tuberculoma
  5. Aneurismas de rasmussen (a maioria é muito pequena para ser identificada com CXR)
  6. Abscesso pulmonar bacteriano ± gangrena pulmonar
B. NEOPLASIA CAVITANTE
  1. Carcinoma primário/metastático/sarcoma
  2. Adenoma brônquico
  3. Hamartoma cístico
C. TRAUMA
  1. Hematoma pulmonar
D. TROMBOEMBOLISMO

Nódulo Pulmonar "Multinodular" Sinal da Galáxia
Mnemônica: SEM Ligar Grace Conseguiu Pular a Grade de Ferro Tingida
- **S**arcoidose, do tipo alveolar
- **E**mbolo séptico
- **M**etástases
- **L**infoma
- **G**ranulomatose linfomatoide
- **C**arcinoma de células alveolares
- **P**ulmão reumatoide
- **G**ranulomatose de Wegener
- **F**ungo
- **T**uberculose

Múltiplos Nódulos e Massas Pulmonares
√ Massas homogêneas com bordas agudas
√ Sem aerobroncograma/broncograma alveolar
A. TUMORES
  (a) malignos
  1. Metástases: de mama, rim, trato GI, útero, ovário, testículos, melanoma maligno, sarcoma, tumor de Wilms
  2. Linfoma (raro)
  3. Carcinomas broncogênicos primários múltiplos (sincrônicos em 1% de todos os cânceres de pulmão)

(b) benignos
1. Hamartoma (raramente múltiplo)
2. Leiomioma benigno metastizante
3. Malformações AV
4. Amiloidose
B. LESÕES VASCULARES
1. Tromboêmbolo com infartos em organização
2. Êmbolos sépticos com infartos organizados
C. DOENÇA VASCULAR DO COLÁGENO
1. Granulomatose de Wegener: vasculite com infartos em organização
2. Variantes Wegener
3. Nódulos reumatoides: tendência para a periferia, ocasionalmente formam cavidades
D. GRANULOMAS INFLAMATÓRIOS
1. Fúngico: coccidioidomicose, histoplasmose, criptococose
2. Bacteriano: nocardiose, tuberculose
3. Viral: sarampo atípico
4. Parasitas: cistos hidáticos, paragonimíase
5. Sarcoidose: grande acúmulo de granulomas intersticiais
6. Pseudotumores inflamatórios: histiocitoma fibroso, granuloma de células plasmáticas, nódulos pulmonares hialinizantes, pseudolinfoma

Mnemônica: SLAM DA PIG
Sarcoidose
Linfoma
Alveolar (proteinose)
Metástases
Drogas
Alveolar (carcinoma celular)
Pneumonias
Infartos
Goodpasture (síndrome de)

Múltiplos Nódulos/Massas Cavitantes
A. Vasculite pulmonar
1. Granulomatose de Wegener
2. Granulomatose sarcoide necrotizante
3. Granulomatose broncocêntrico
B. Doença metastática
particularmente do tipo histológico escamoso
C. Infecção multifocal
1. Pseudomonas
2. Tuberculose
3. Abscesso séptico
D. Múltiplos infartos pulmonares
E. Bronquiectasia
F. Neoplasias
1. Linfoma
2. Carcinoma bronquioloalveolar multicêntrico
G. Doença vascular do colágeno
1. Nódulos reumatoides
H. Doença granulomatosa
1. Cistos formados de sarcoidose
2. Histiocitose de células de Langerhans

Nódulos Pulmonares Pequenos
Mnemônica: MALTS
Metástases (especialmente tireoide)
Alveolar (carcinoma da célula)
Linfoma, **L**eucemia
TB
Sarcoide

Nódulos Pulmonares e Pneumotórax
1. Osteossarcoma
2. Tumor de Wilms
3. Histiocitose

Nódulo Pulmonar com Base na Pleura
√ Lesão mal definida/nitidamente definida mimetizando massa pleural verdadeira
√ Densidades lineares associadas no parênquima pulmonar
1. Granuloma (fungo, tuberculose)
2. Pseudotumor inflamatório
3. Metástases
4. Nódulo reumatoide
5. Tumor de Pancoast
6. Linfoma
7. Infarto: corcova de Hampton
8. Pseudotumor atelectásico

Massa Intratorácica de Baixa Atenuação
A. CISTOS
1. Cisto broncogênico/neuroentérico/pericárdico
2. Doença hidática
B. SUBSTRATO GORDUROSO
1. Hamartoma
2. Lipoma
3. Linfonodo tuberculoso
4. Linfadenopatia na doença de Whipple
C. MASSAS NECRÓTICAS
1. Hematoma em resolução
2. Linfoma tratado
3. Metástases de ovário, estômago, testículo

Tumor Traqueobrônquico
A. MALIGNO PRIMÁRIO
(a) epitélio superficial
1. Carcinoma de células escamosas (mais comum)
2. Adenocarcinoma
3. Tumor neuroendócrino: carcinoide, carcinoma de célula grande/pequena
(b) glândula salivar
1. Carcinoma adenoide cístico (2º mais comum)
2. Carcinoma mucoepidermoide
(c) mesênquima
1. Sarcoma
2. Linfoma
B. MALIGNO SECUNDÁRIO (incomum)
(a) invasão direta: câncer de tireoide, laringe, pulmão, esôfago
(b) hematogenoso: melanoma, câncer de mama, carcinoma de célula renal, câncer de cólon
C. BENIGNO
(a) epitélio de superfície: papiloma, papilomatose, adenoma pleomórfico, oncocitoma
(b) mesênquima: hamartoma, leiomioma, lipoma, fibroma, tumor neurogênico

PNEUMOCONIOSE
= reação tissular na presença de acúmulo de poeira nos pulmões
Percurso:
1. Fibrose
(a) focal/nodular (silicose)
(b) fibrose difusa (asbestose)
2. Agregados de macrófagos de partículas carregadas em poeiras inertes (ferro, estanho, bário)

Tipos:
1. Silicose
2. Pneumoconiose dos trabalhadores de carvão
3. Siderose
4. Pneumoconiose de carvão preto
   = queima de gás natural + produtos de petróleo (enchimento em borracha, plásticos, discos de vinil, tinta, papel carbono, eletrodos de carbono)
   √ Padrão reticulonodular fino com predominância em zona inferior
5. Pneumoconiose de metais pesados
   = liga de tungstênio, carbono ou cobalto (ocasionalmente adicionando titânio, tântalo, níquel e cromo)
   √ Pneumonia intersticial de células gigantes, pneumonia intersticial descamativa, pneumonia intersticial
6. Doença relacionada com asbesto

Classificação da Pneumoconiose
de acordo com ILO (International Labour Office)
A. TIPOS DE OPACIDADES
1. Silicose, pneumoconiose dos trabalhadores de carvão
   Opacidades nodulares:
   p = < 1,5 mm
   q = 1,5–3 mm
   r = 3–10 mm
2. Asbestose
   Opacidades lineares:
   s = fina
   t = média
   u = grossa/manchada
B. PERFUSÃO/GRAVIDADE
   0 = normal
   1 = leve
   2 = moderada
   3 = avançada
   graduação intermediária:
   2/2 = definitivamente perfusão moderada
   2/3 = moderada, possivelmente avançada

Pneumoconiose com Massa
antracossilicose com:
1. Granuloma (histoplasmose, TB, sarcoidose)
2. Carcinoma broncogênico (a incidência é a mesma da população geral)
3. Metástase
4. Fibrose maciça progressiva
5. Síndrome de Caplan (nódulos reumatoides)

CALCIFICAÇÕES PULMONARES

Múltiplas Calcificações Pulmonares
A. INFECÇÃO
1. Histoplasmose
2. Tuberculose
3. Pneumonia pelo vírus da varicela
B. DOENÇA POR INALAÇÃO
1. Silicose
C. MISCELÂNIA
1. Hipercalcemia
2. Estenose mitral
3. Microlitíase alveolar

Nódulos Pulmonares Calcificados
Mnemônica: TV SHAMME
Tuberculose
Varicela
Silicose
Histoplasmose, Hamartoma
Amiloide
Microlitíase alveolar
Metástases (tireoide, osteossarcoma, carcinoma mucinoso)
Estenose mitral
◊ Calcificações centrais/laminadas/em "pipoca"/difusas são características de nódulos pulmonares solitários benignos!

LESÕES PULMONARES DENSAS

Opacificação do Hemitórax
Mnemônica: FAT CHANCE
Fibrotórax
Adenomatoide (malformação)
Trauma (hematoma)
Colapso, Cardiomegalia
Hérnia
Agenesia do pulmão
Neoplasia (mesotelioma)
Consolidação
Efusão

Atelectasias
A. TUMOR
1. Carcinoma broncogênico (2/3 dos carcinomas de células escamosas ocorrem como massas endobrônquicas com atelectasias persistentes/recorrentes ou pneumonia recorrente)
2. Carcinoide brônquico
3. Metástases: tumor primário do rim, cólon, reto, mama, melanoma
4. Linfoma (geralmente, como apresentação tardia)
5. Lipoma, mioblastoma de células granulares, tumor amiloide, pólipo fibroepitelial
B. INFLAMAÇÃO
1. Tuberculose (granuloma endobrônquico, broncolito, estenose brônquica)
2. Síndrome do lobo médio direito (atelectasia crônica do lobo médio direito)
3. Sarcoidose (granuloma endobrônquico – raro)
C. TAMPÃO MUCOSO
1. Dor torácica/abdominal severa (paciente pós-operatório)
2. Droga depressora respiratória (morfina; doença do CNS)
3. Bronquite crônica/bronquiolite obliterante
4. Asma
5. Fibrose cística
6. Broncopneumonia (inflamação peribrônquica)
D. OUTROS
1. Grande átrio esquerdo (estenose mitral + atelectasia do lobo inferior esquerdo)
2. Corpo estranho (aspiração de alimentos, intubação endotraqueal)
3. Broncolitíase
4. Amiloidose
5. Granulomatose de Wegener
6. Transecção brônquica

Sinais:
√ Aumento focal da densidade pulmonar
√ Compactação dos vasos pulmonares
√ Rearranjo brônquico
√ Deslocamento das fissuras
√ Deslocamento do hilo
√ Desvio mediastinal

√ Elevação do hemidiafragma
√ Rotação cardíaca
√ Aproximação das costelas
√ Superinsuflação compensatória do pulmão normal

Atelectasias Obstrutivas
ATELECTASIAS REABSORVÍVEIS
Fisiopatologia:
a soma da pressão parcial dos gases no sangue venoso que perfunde a região atelectasiada é menor que a pressão atmosférica, que é responsável pela reabsorção gradual do ar aprisionado distalmente ao local da obstrução; a secreção contínua para dentro das pequenas vias aéreas leva à consolidação (pneumonite pós-obstrutiva/infecção bacteriana)
Causa: obstrução bronquiolar por:
1. Tumor
2. Constrição
3. Corpo estranho
4. Tampão mucoso
5. Ruptura brônquica
- colapso pela falta de ar em minutos a horas

MR:
√ Alta intensidade de sinal em T2WI na área atelectasiada

Atelectasia não Obstrutiva
Fisiopatologia:
a via entre o sistema brônquico + alvéolos é mantida porque os brônquios são menos complacentes que o parênquima pulmonar + continua patente; as secreções podem ser eliminadas + persiste o fluxo convectivo de ar até os bronquíolos distais
- o pulmão colapsado não está totalmente sem ar (até 40% de ar residual)

MR:
√ Baixa intensidade de sinal em T2WI na área de atelectasia

ATELECTASIA PASSIVA
= processo pleural que ocupa espaço
1. Pneumotórax
2. Hidrotórax/hemotórax
3. Hérnia diafragmática
4. Massas pleurais: metástases, mesotelioma

ATELECTASIA ADESIVA
= diminuição na produção de surfactante
1. Síndrome da angústia respiratória do recém-nascido (doença da membrana hialina)
2. Embolia pulmonar: edema, hemorragia, atelectasia
3. Injeção intravenosa de hidrocarboneto

ATELECTASIA CICATRIZANTE
= fibrose parenquimal causando diminuição do volume pulmonar
1. Tuberculose/histoplasmose (lobos superiores)
2. Silicose (lobos superiores)
3. Esclerodermia (lobos inferiores)
4. Pneumonite por radiação (distribuição não anatômica)
5. Fibrose pulmonar idiopática

ATELECTASIA DISCOIDE
Mnemônica: EPIC
Êmbolo
Pneumonia
Inspiração inadequada
Carcinoma obstrutivo

ATELECTASIA REDONDA
Causa: qualquer tipo de reação inflamatória pleural (a principal causa é o asbesto)

Patomecanismo:
espessamento visceral de pleura com pregueamento progressivo + dobramento subpleural pulmonar
Localização: subpleural posterobasal
√ Marra circular/lentiforme incompletamente cercado pelo pulmão
√ Atenuação aumentada na periferia da massa
√ Espessamento pleural e da vizinhança da massa
√ Curvamento dos vasos + brônquios em direção à massa
√ Aerobroncograma dentro da massa
√ Lesão pode ser estável/ampliar

Colapso do Lobo Superior Esquerdo
Visão PA:
√ Sinal de Luftsichel = margem aguda para-aórtica crescente em hiperlucência (= hiperexpansão do segmento superior do LLL estendendo-se em direção do ápice pulmonar + entre arco aórtico e LUL com atelectasia)
√ Opacidade nebulosa de hilo esquerdo + borda cardíaca
√ Elevação do hilo esquerdo
√ Curso praticamente horizontal do principal brônquio esquerdo
√ Rotação do coração posteriormente + para a esquerda
Visão lateral:
√ Opacidade retroesternal
√ Fissura maior deslocada anteriormente em paralelo à parede torácica anterior
DDx: (1) herniação do pulmão direito através da linha média (deslocamento para a esquerda da linha de junção anterior)
(2) pneumotórax medial

Densidades Multifocais Mal definidas
= densidades de 5–30 mm resultando em preenchimento do espaço aéreo
A. INFECÇÃO
1. Broncopneumonia bacteriana
2. Pneumonia fúngica: histoplasmose, blastomicose, actinomicose, coccidioidomicose, aspergilose, criptococose, mucormicose, esporotricose
3. Pneumonia viral
4. Tuberculose
5. Febre maculosa
6. *Pneumocystis carinii*

B. DOENÇA GRANULOMATOSA
1. Sarcoidose (forma alveolar secundária de granulomas peribrônquicos)
2. Granuloma eosinofílico

C. VASCULAR
(a) doença tromboembólica
(b) êmbolo séptico
(c) vasculite
1. Granulomatose de Wegener
2. Variantes de Wegener: Wegener limitado, granulomatose linfomatoide
3. Vasculite infecciosa = invasão das artérias pulmonares: mucormicose, forma invasiva da aspergilose, febre maculosa
4. Síndrome de Goodpasture
5. Esclerodermia

D. NEOPLÁSICO
1. Carcinoma da célula bronquioloalveolar
= somente o tumor primário do pulmão para produzir densidades multifocais mal definidas com aerobroncogramas

2. Linfoma do tipo alveolar
   = acúmulo maciço de células tumorais no interstício com atelectasia por compressão + pneumonia obstrutiva
3. Metástases
   (a) coriocarcinoma: hemorragia (no entanto rara)
   (b) tumores vasculares: hemangiomas malignos
4. Macroglobulinemia de Waldenström
5. Linfadenopatia angioblástica
6. Micose fungoide
7. Tumor amiloide
E. DOENÇA INTERSTICIAL IDIOPÁTICA
   1. Pneumonite intersticial linfocítica (LIP)
   2. Pneumonite intersticial descamativa (DIP)
   3. Pseudolinfoma = forma localizada de LIP
   4. Pneumonite intersticial usual (UIP)
F. DOENÇA POR INALAÇÃO
   1. Alveolite alérgica: estágio agudo (ex. pulmão de fazendeiro)
   2. Silicose
   3. Pneumonia eosinofílica
G. REAÇÕES A DROGAS

Infiltrados Difusos no Paciente Imunocomprometido com Câncer
Mnemônica: DIDI
Disseminação linfangítica do tumor
Infecção oportunista
Drogas (reação a)
Insuficiência (CHF)

Densidades Segmentares e Lobares
A. PNEUMONIA
   1. Pneumonia lobar
   2. Pneumonia lobular
   3. Pneumonia intersticial aguda
   4. Pneumonia por aspiração
   5. Tuberculose primária
B. EMBOLIA PULMONAR
   (raramente múltiplo/maior que subsegmentar)
C. NEOPLASIA
   1. Pneumonia obstrutiva
   2. Carcinoma de célula bronquioloalveolar
D. ATELECTASIA

Infiltrados Crônicos

Infiltrados Crônicos na Infância
Mnemônica: ABAFAS
Asma
Bronquiectasia
Agamaglobulinemia
Fibrose cística
Aspiração
Sequestração intralobar

Opacidades Crônicas Multifocais Mal Definidas
1. Pneumonia em organização
2. Doença granulomatosa
3. Alveolite alérgica
4. Carcinoma de célula bronquioloalveolar
5. Linfoma

Consolidação Subaguda/Crônica e Opacidades em "Vidro Fosco"
1. BOOP
2. Pneumonia eosinofílica crônica
3. Síndrome de Churg-Strauss
4. Pneumonia intersticial descamativa
5. Pneumonia intersticial não específica
6. Pneumonia de hipersensibilidade crônica
7. Pneumonia por *Mycoplasma*
8. Linfoma
9. Pneumonia lipoide

Opacidades Difusas Confluentes Crônicas
1. Proteinose alveolar
2. Hemossiderose
3. Sarcoidose

Opacidades Mal Definidas com Cavernas
A. INFECÇÃO
   1. Pneumonias necrotizantes
      Staphylococcus aureus, Streptococcus β-hemolíticos, *Klebsiella pneumoniae, E. coli, Proteus, Pseudomonas,* anaeróbicos
   2. Pneumonia por aspiração
      organismos mistos gram-negativos
   3. Embolia séptica
   4. Fungos
      histoplasmose, blastomicose, coccidioidomicose, criptococose
   5. Tuberculose
B. NEOPLASIA
   1. Carcinoma pulmonar primário
   2. Linfoma (muito raramente é cavitária)
C. DOENÇA VASCULAR + VASCULAR DO COLÁGENO
   1. Embolia com infarto
   2. Granulomatose de Wegener
   3. Nódulos reumatoides necrobióticos
D. TRAUMA
   1. Contusão com pneumatocele

Infiltrados Recorrentes e Transitórios
1. Doença de Löeffler
2. Aspergilose broncopulmonar/granulomatose broncocêntrica
3. Asma
4. Endocardite bacteriana subaguda com embolia pulmonar

Densidade Tubular
A. Impactação mucoide
B. Malformação vascular
   1. Malformação arteriovenosa
   2. Variz pulmonar

Impactação Mucoide
= MUCOCELE BRÔNQUICA = BRONCOCELE
= opacidades tubulares de brônquios dilatados que se ramificam em formato "V"/"Y" cheios de muco espesso cercado por pulmão aerado (correnteza de ar colateral contorna o brônquio obstruído)
√ Sinal de "dedo enluvado"
√ Geralmente associado à dilatação brônquica
A. Obstrução brônquica
   (a) congênita
      1. Atresia brônquica congênita
      2. Sequestração interlobar
      3. Cisto broncogênico intrapulmonar
   (b) tumor endobrônquico
      1. Hamartoma brônquico
      2. Lipoma brônquico
      3. Carcinoma broncogênico/adenoma
      4. Carcinoide
   (c) outros
      1. Estritura tuberculosa
      2. Broncolitíase

        3. Aspiração de corpo estranho
   B. Sem obstrução brônquica
      1. Aspergilose alérgica broncopulmonar: bronquiectasia central peri-hilar + lobo superior
      2. Asma (causa mais frequente): especialmente durante um ataque agudo ou durante a fase de convalescência
      3. Bronquite crônica
      4. Fibrose cística
      5. Bronquiectasias preenchidas por líquido: histórico de pneumonia na infância; distribuição periférica

Infiltrados Peri-Hilares em "Asa de Morcego"
   Mnemônica: GULAS DE 2PP
      Goodpasture (síndrome de)
      Uremia
      Linfoma
      Alveolar (carcinoma da célula)
      Sarcoidose
      Drogas
      Edema pulmonar
      Proteinose
      Periarterite

Infiltrados Periféricos "em Asas de Morcego Invertidas"
   Mnemônica: PPES
      Pneumonia eosinofílica
      Pneumonia descamativa intersticial
      Edema pulmonar em resolução
      Sarcoidose

LESÕES PULMONARES LUCENTES

Oligoemia Pulmonar

Oligoemia Generalizada
   = redução do volume sanguíneo pulmonar
   1. Doença da valva aórtica
      indicativo de diminuição acentuada do volume sistólico + débito cardíaco
      √ Aumento do LV
   2. Superpenetração do filme = artefato
   3. Inspiração profunda + manobra de Valsalva
   4. Ventilação de pressão positiva

Oligoemia Regional
   A. DIMINUIÇÃO NO VOLUME SANGUÍNEO
      1. Hipoplasia arterial pulmonar
      2. Doença da valva mitral
      3. Embolia pulmonar
      4. Inversão de fluxo (= bases oligoêmicas + hiperemia de lobos superiores em elevações demoradas da pressão em coração esquerdo)
   B. AUMENTO DE ESPAÇO AÉREO
      1. Síndrome de Swyer-James
      2. Enfisema regional
      3. Aprisionamento valvular de ar

Pulmão Hiperlucente

Pulmão Hiperlucente Bilateral
   A. TÉCNICA RADIOLÓGICA COM FALHA
      1. Filme superpenetrado
   B. TECIDOS MOLES DIMINUÍDOS
      1. Indivíduos magros
      2. Mastectomia bilateral
   C. CAUSA CARDÍACA de fluxo sanguíneo pulmonar diminuído
      1. *Shunt* direito-esquerdo
         tetralogia de Fallot (vasos pulmonares proximais pequenos), pseudotronco, tronco tipo IV, malformação de Ebstein, atresia de tricúspide
      2. Fisiologia de Eisenmenger do *shunt* esquerdo-direito
         ASD, VSD, PDA (vasos pulmonares proximais dilatados)
   D. CAUSA PULMONAR de fluxo sanguíneo pulmonar diminuído
      (a) leito vascular diminuído
         1. Embolia pulmonar
            a bilateralidade é rara; áreas localizadas de hiperlucência (sinal de Westermark)
      (b) aumento do espaço aéreo
         1. Aprisionamento do ar (alterações reversíveis)
            ataque asmático agudo, bronquiolite aguda (paciente pediátrico)
         2. Enfisema
         3. Bula
         4. Bolha
         5. Enfisema intersticial

Pulmão Hiperlucente Unilateral
   A. TÉCNICA RADIOLÓGICA COM FALHA
      1. Rotação do paciente
   B. DEFEITO DA PAREDE TORÁCICA
      1. Mastectomia
      2. Ausência do músculo peitoral (síndrome de Poland)
   C. ESPAÇO AÉREO PULMONAR AUMENTADO
      com fluxo sanguíneo pulmonar diminuído
      (a) obstrução de grande via aérea com aprisionamento de ar
         @ na compressão brônquica
            1. Massa hilar (raro)
            2. Cardiomegalia comprimindo brônquio do LLL
         @ na obstrução endobrônquica com aprisionamento de ar (correnteza colateral de ar)
            1. Corpo estranho
            2. Broncolito
            3. Carcinoma broncogênico
            4. Carcinoide
            5. Mucocele brônquica
      (b) obstrução de pequenas vias aéreas
         1. Bronquiolite obliterante
         2. Síndrome de Swyer-James/MacLeod
         3. Enfisema (particularmente enfisema bolhoso)
         4. Enfisema + transplante pulmonar unilateral
      (c) pneumotórax (no paciente supino)
   D. CAUSA VASCULAR PULMONAR de fluxo sanguíneo pulmonar diminuído
      1. Hipoplasia da artéria pulmonar
      2. Embolia pulmonar
      3. Enfisema lobar congênito
      4. Superaeração compensatória

Defeito Pulmonar Lucente Localizado

Cavidade Pulmonar
   = necrose tecidual com drenagem brônquica
   (a) infecção
      PNEUMONIA BACTERIANA
         1. infecção piogênica = abscesso = pneumonia necrotizante
            Staphilococcus, Klebsiella, Pseudomonas, anaeróbicos, *Streptococcus* β-hemolíticos, *E. coli,* organismos mistos gram-negativos

2. Pneumonia por aspiração = pneumonia gravitacional: organismos mistos gram-positivos, anaeróbicos

INFECÇÃO GRANULOMATOSA

1. Tuberculose
   a cavitação indica doença infecciosa ativa com risco de disseminação hematogênica/broncogênica
2. Infecção fúngica
   nocardiose (no imunocomprometido), coccidioidomicose (qualquer lobo, sudoeste desértico), histoplasmose, blastomicose, mucormicose, esporotricose, aspergilose, criptococose
   √ Cavidades de paredes muito finas que provavelmente seguem menos a distribuição apical da tuberculose/histoplasmose
3. Sarcoidose (estágio IV, predominância no lobo superior)
4. Organismo angioinvasivo (infarto pulmonar séptico seguido de formação de cavidade)
   Aspergillus, Mucorales, cândida, torulose, *P. aeruginosa*

INFESTAÇÃO PARASITÁRIA: doença hidática

(b) neoplasia
   tumor pulmonar primário:
   16% dos cânceres pulmonares periféricos (em particular no carcinoma de células escamosas (30%); também no carcinoma celular bronquioloalveolar)

METÁSTASES (geralmente múltiplas)

1. Carcinoma de células escamosas (nasofaringe, esôfago, cérvice) em 2/3
2. Adenocarcinoma (pulmão, mama, GI)
3. Osteossarcoma (raro)
4. Melanoma
5. Linfoma (raro): com adenopatia; cavidades geralmente secundárias às infecções oportunistas com nocardiose + criptococose

(c) oclusão vascular
1. Infarto (tromboembólico, séptico)
2. Granulomatose de Wegener
3. Artrite reumatoide

(d) inalação
1. Silicose na pneumoconiose do trabalhador de carvão
   — tuberculose complicada
   — necrose isquêmica do centro da massa conglomerada (raro)

MASSA DENTRO DE CAVIDADE

1. Micetoma = aspergiloma
2. Fragmento de tecido dentro do carcinoma
3. Pulmão necrótico dentro de abscesso
4. Cisto hidático em desintegração
5. Coágulo de sangue intracavitário

Cisto Pulmonar

= espaço circular circunscrito cercado de uma parede epitelial/fibrosa de espessura uniforme/variada contendo ar/líquido/material sólido

A. CISTO CONGÊNITO (raro)
   1. Cisto broncogênico
   2. Sequestração intralobular: estrutura multicística em lobos inferiores
   3. Malformação adenomatoide cística congênita (CCAM) tipo I
   4. Enfisema lobar congênito
   5. Hérnia diafragmática (congênita/traumática)
   6. Atresia brônquica

B. CISTO ADQUIRIDO
   (a) enfisema centrolobular/bolhoso
      1. **Bolha** = coleção cística de ar dentro da pleura visceral; principalmente apical com colo estreito; associada ao pneumotórax espontâneo
      2. **Bula** = dilatação do espaço aéreo nitidamente demarcado dentro do parênquima pulmonar > 1 cm de diâmetro com parede epitelizada < 1 mm de espessura em virtude da destruição dos alvéolos (= cisto de ar no enfisema localizado/centrolobular/panlobular)
         • geralmente assintomático
         √ Tipicamente no ápice pulmonar
         √ Aumento progressivo lento
         Cx:
         (1) pneumotórax espontâneo
         (2) "pulmão dissipado" = grande área de enfisema localizado causando atelectasias + dispneia
         Rx: ressecção cirúrgica, se bula > 33% do hemitórax
   (b) pneumatocele
      1. Pneumatocele pós-infecciosa
      2. Pneumatocele traumática: hematoma pulmonar/inalação de hidrocarboneto
   (c) bronquiectasia cística
      1. Fibrose cística (mais óbvia em lobos superiores)
      2. Agamaglobulinemia (predisposição nas infecções bacterianas recorrentes)
      3. Pneumonias bacterianas recorrentes
         √ Múltiplas lucências de paredes finas com níveis de ar fluido em lobos inferiores
      4. Infecções na infância: tuberculose, pertussis
      5. Aspergilose alérgica broncopulmonar (em pacientes asmáticos)
         √ Envolvimento do brônquio peri-hilar proximal
      6. Síndrome de Kartagener (dismotilidade ciliar)
   (d) infecção
      1. Doença hidática
   (e) enfisema intersticial
      1. Pseudocisto

Múltiplas Lesões Pulmonares Lucentes

Múltiplas Cavidades Pulmonares

(a) infecção
   1. Pneumonia bacteriana: pneumonia cavitante, abscesso pulmonar
   2. Infecção granulomatosa: TB, sarcoidose
   3. Infecção fúngica: coccidioidomicose
   4. Infecção parasitária: equinococose
   5. Infecção protozoária: pneumocistose
(b) neoplasia
(c) vascular
   1. Infartos tromboembólicos + sépticos
   2. Granulomatose de Wegener
   3. Artrite reumatoide
   4. Organismo angioinvasivo (infarto pulmonar séptico seguido de formação de cavidade): *Aspergillus, Mucorales*, cândida, torulose, *P. aeruginosa*

Múltiplas Cavidades de Paredes Finas

Mnemônica: BICTI

Bolhas + pneumatocele
Infecção (TB, cocos, *Staphylococcus*)

Cisto (traumático, broncogênico)
Tumor (carcinoma de células escamosas)
Ingestão de hidrocarbonetos

Múltiplos Cistos Pulmonares
A. CONGÊNITO
1. Múltiplos cistos broncogênicos
2. Sequestração intralobar
   estrutura multicística em lobo inferior
3. Malformação adenomatoide cística congênita (CCAM) tipo I
4. Hérnia diafragmática (congênita/traumática)

B. INFECÇÃO
1. Tuberculose
2. Pneumonia por *Pneumocystis carinii* na AIDS

C. EMBÓLICO-VASCULAR
1. Embolo séptico cavitado
   √ Geralmente, visto na extremidade de um vaso nutrício
2. Infecção angioinvasiva (aspergilose pulmonar invasiva, cândida, *P. aeruginosa*)
3. Vasculite pulmonar (granulomatose de Wegener)

D. DILATAÇÃO DOS BRÔNQUIOS = bronquiectasia cística
   √ Espessamento da parede brônquica
1. Fibrose cística (mais óbvia em lobos superiores)
2. Agamaglobulinemia (predisposto a infecções bacterianas recorrentes)
3. Pneumonias bacterianas recorrentes
4. Tuberculose
5. Aspergilose alérgica broncopulmonar (em pacientes asmáticos)

E. RUPTURA DA MALHA DE FIBRAS ELÁSTICAS
1. Enfisema centrolobular
   √ Paredes imperceptíveis
   √ Principalmente em zonas pulmonares superiores
2. Enfisema panlobular
   √ Arquitetura lobular preservada com o feixe broncovascular na posição central, áreas de destruição pulmonar sem contornos arqueados
3. Enfisema paraseptal
   √ Cistos com paredes vestidos de uma única camada subpleural
4. Linfangioleiomiomatose
   √ Cistos aleatoriamente distribuídos envolvidos em um pulmão normal
   √ Volumes pulmonares normais/aumentados
5. Esclerose tuberosa
   √ Anomalias cutâneas associadas, retardo mental, epilepsia
6. Doença de bloqueio aéreo (síndrome da angústia respiratória no adulto, asma, bronquiolite, pneumonia viral/bacteriana)

F. REMODELAMENTO DA ARQUITETURA PULMONAR
   = formação de "favo de mel" na fibrose pulmonar idiopática (= alveolite fibrosante)
   √ Espaços aéreos císticos de 3–10 mm com parede irregular e espessa, geralmente de diâmetro comparável, circundados por parênquima pulmonar anormal + distorcido
   √ Distribuição predominantemente periférica + basilar
   √ Opacidades reticulares bibasilares
   √ Redução progressiva dos volumes pulmonares

G. MULTIFATORIAL/DESCONHECIDO
1. Histiocitose de células de Langerhans
   √ Cistos com paredes de espessuras variáveis + formato irregular
   √ Combinação com nódulos de cavitação ± cavitação
   √ Espessamento septal
   √ Preferência por zonas pulmonares superiores com relativa dispensa das bases pulmonares
2. Pneumonia intersticial linfocítica
   √ Espessamento do septo interlobular + feixes broncovasculares
   √ Nódulos mediastinais aumentados
3. Síndrome de Klippel-Trénaunay
4. Papilomatose traqueolaríngea juvenil
5. Neurofibromatose
   √ Espaços císticos com ar predominantemente apicais
6. Pneumatocele

Lesões Pulmonares que Lembram Cistos
Mnemônica: BIC BANG CHIMPS
Bronquiectasias
Infarto
Cisto hidático
Broncogênico (cisto)
Abscesso
Neoplasia
Granulomatose de Wegener
Coccidioidomicose
Histiocitose X
Infecção, Intestino
Malformação adenomatoide cística
Pneumatocele
Sequestração

PLEURA

Pneumotórax
= acúmulo de ar no espaço pleural
Fisiopatologia: ruptura na pleura visceral/trauma em pleura parietal
- costas pleurítica/dor no ombro, dispneia (em 80–90%)

Pneumotórax Traumático
(a) trauma penetrante
(b) trauma fechado
   Frequência: 15–40% de trauma torácico fechado
   Fisiopatologia: ruptura de alvéolo (súbito aumento de pressão intratorácica), força de esmagamento, força de desaceleração
1. Costela fraturada
2. Aumento da pressão intratorácica contra a glote fechada: contusão pulmonar/laceração
3. Fratura brônquica
   √ Sinal do "pulmão caído" = hilo do pulmão abaixo do nível esperado dentro da cavidade torácica
   √ Pneumotórax persistente com dreno de tórax funcionante
   √ Pneumotórax mediastinal
(c) iatrogênico
   traqueostomia, cateter venoso central, ventilação em PEEP (3–16%), irradiação torácica
Rx: a indicação para colocação de dreno de tórax depende dos sintomas + resposta fisiológica

Pneumotórax Espontâneo
1. **Pneumotórax espontâneo primário/idiopático** (80%)
   Causa: resulta da ruptura de bolha subpleural em região apical do pulmão
   Idade: 20–40 anos; M ÷ F = 8 ÷ 1, especialmente em pacientes com alta estatura astênica; a maioria tabagista
   - dor torácica (69%)
   - dispneia

Prognóstico: recorrência em 30% no mesmo lado, em 10% no lado contralateral
Rx: aspiração simples (em > 50% sucesso)/tubo de toracotomia (efetivo em 90%)
2. Pneumotórax espontâneo secundário (20%)
    (a) doença do aprisionamento do ar: asma espasmódica, enfisema difuso, histiocitose de células de Langerhans, linfangioleiomiomatose, esclerose tuberosa, fibrose cística
        ◊ Doença pulmonar obstrutiva crônica é a desordem de predisposição mais comum do pneumotórax espontâneo secundário
    (b) infecções pulmonares: abscesso pulmonar, pneumonia necrotizante, doença hidática, pertussis, pneumonia bacteriana aguda, *Staphilococcus aureus*, pneumonia por *Pneumocystis carinii*
    (c) doença granulomatosa: tuberculose, coccidioidomicose, sarcoidose, beriliose
    (d) malignidade: câncer pulmonar primário, metástases pulmonares (especialmente osteossarcoma, pâncreas, suprarrenal, tumor de Wilms)
    (e) desordem de tecido conectivo: esclerodermia, doença reumática, síndrome de Marfan, síndrome de Ehlers-Danlos
    (f) pneumoconiose: silicose, beriliose
    (g) doença vascular: infarto pulmonar
    (h) **pneumotórax catamenial** [*kata*, Grego = de acordo com; *men*, Grego = mês]
        = pneumotórax espontâneo recorrente durante a menstruação associado à endometriose do diafragma; D >> E
    (i) doença neonatal: aspiração de mecônio, terapia em respirador para tratamento da doença da membrana hialina
    (j) Cx do pulmão em "favo de mel": fibrose pulmonar, fibrose cística, sarcoidose, esclerodermia, granuloma eosinofílico, pneumonite intersticial, histiocitose de células de Langerhans, pulmão reumático, hemossiderose pulmonar idiopática, proteinose alveolar pulmonar, cirrose biliar
Mnemônica: FEDE GEME SETE TH
    Favo de mel (pulmão em)
    Enfisema
    Doença pulmonar obstrutiva crônica
    Esôfago (ruptura do)
    Granuloma eosinofílico
    Espontâneo
    Membrana hialina
    Esclerodermia
    Sarcoma, **S**arcoidose
    Endometriose
    Tuberculose + fungo
    Esclerose tuberosa
    Trauma
    Hamman-Rich (síndrome de)
Tipos:
    1. Pneumotórax fechado = caixa torácica intacta
    2. Pneumotórax aberto = ferida torácica "aspirativa"
    3. **Pneumotórax hipertensivo** (diagnóstico clínico)
        = acúmulo de ar dentro do espaço pleural em virtude de ingresso livre + regresso limitado de ar
        Fisiopatologia:
            a pressão intrapleural excede a pressão atmosférica no pulmão durante a expiração (mecanismo valvular)
            Frequência: em 3–5% dos pacientes com pneumotórax espontâneo, maior com barotrauma
            • retorno venoso comprometido
            √ Hiperextensão ipsilateral pulmonar
            √ Deslocamento do mediastino para lado contralateral
            √ Deslocamento contralateral da linha da junção anterior
            √ Sinal de sulcos profundos = em visão frontal recesso costodiafragmático lateral maior que o do lado oposto
            √ Achatamento/inversão de hemidiafragma ipsilateral
            √ Colapso total/subtotal de pulmão ipsilateral
            √ Colapso da SVC/IVC/borda cardíaca direita (retorno venoso sistêmico diminuído + débito cardíaco diminuído)
            √ Delineação acentuada da pleura visceral pelo espaço pleural denso
            Observação: Emergência médica!
    4. **Hidropneumotórax de tensão**
        √ Nível e ar fluido no espaço pleural na CXR ereta
Tamanho do pneumotórax:
    Distância Interpleural Média (AID) = (A + B + C) ÷ 3 [em cm] converte para porcentagem do pneumotórax
    ver nomograma na figura

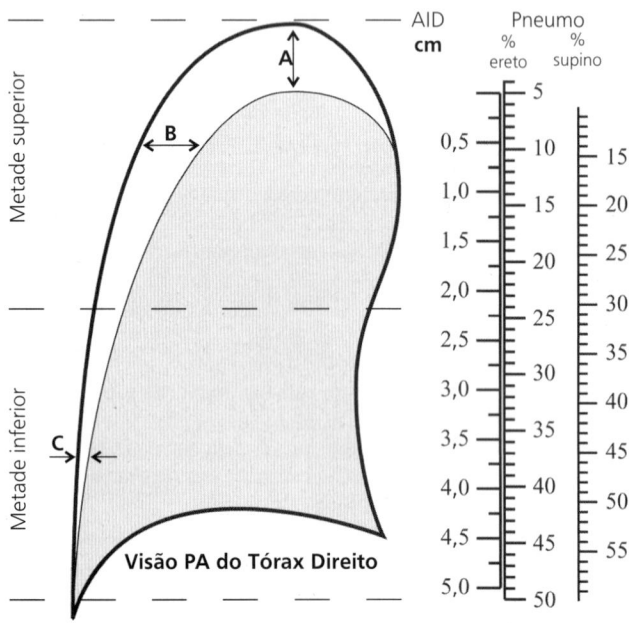

Tamanho Estimado do Pneumotórax
A = máxima distância apical interpleural
B = distância interpleural no ponto médio da metade superior do pulmão
C = distância interpleural no ponto médio da metade inferior do pulmão

Sinais do CXR na posição ereta:
    √ Margem branca da pleura visceral separada da pleura parietal
        DDx: prega cutânea, ar aprisionado entre os tecidos moles da parede torácica, "trança de cabelos", sobreposição de tubos/vestimenta/linha, antes do trajeto do tubo torácico
    √ Ausência de impressões vasculares além da margem da pleura visceral
Sinais do CXR na posição supina:
    ◊ "pneumotórax oculto" = 10–30–50% dos pneumotórax não são detectados na radiografia em posição supina!
    1. Pneumotórax anteromedial (localização mais precoce)
        √ Delineação de diafragma médio nos contornos cardíacos
        √ Definição melhorada dos contornos mediastinais (SVC, veia ázigos, artéria subclávia esquerda, linha de junção anterior, veia pulmonar superior, borda cardíaca, IVC, sulco cardiofrênico anterior profundo, gordura pericárdica)

√ Lucência relativa de todo o pulmão
√ Depressão do diafragma ipsilateral
√ Feixe de ar em fissura menor delimitado por duas linhas pleurais viscerais
√ Contorno de linha de junção anterior (em pneumotórax bilateral)
√ "Figura 8"/"pseudomassa" = compressão dos lobos maleáveis do timo (em pneumotórax bilateral)
2. Pneumotórax subpulmonar/anterolateral (segunda localização mais comum)
    √ "Sinal de sulcos profundos" = lucência de profundidade anormal em ângulo lateral costofrênico que se estende em direção do hipocôndrio (DDx: COPD)
    √ Quadrante abdominal superior/região hipocôndrica hiperlucente
    √ Lucência aumentada em base pulmonar = diafragma/superfície inferior do pulmão nitidamente delineado a despeito da doença parenquimal/colapso do lobo inferior
    √ Sinal de "diafragma duplo" = ar delimitando sulcos costofrênicos anterior + pulmão aerado delimitando a cúpula diafragmática
    √ Borda lateral visível do lobo médio direito em virtude da refração medial
3. Pneumotórax apicolateral (localização menos comum)
    √ Visualização da linha pleural visceral
    √ Deslocamento de fissura menor da parede torácica
4. Pneumotórax posteromedial (na presença de colapso do lobo inferior)
    √ Triângulo lucente com o vértice no hilo
    √ Base em forma de V delineando o sulco costovertebral
5. O pneumotórax delineia o ligamento pulmonar
Prognóstico: reabsorção do pneumotórax ocorre no ritmo de 1,25% por dia (acelerado pelo aumento da concentração de oxigênio inspirado)
Rx: pneumotórax > 35% geralmente requer conduta com dreno torácico!

Derrame Pleural

A. TRANSUDATO (nível de proteína de 1,5–2,5 g/dL)
    Fisiopatologia: resulta de anomalias sistêmicas, causando um escape de líquido de baixo teor proteico
    (a) pressão hidrostática aumentada
        1. Insuficiência cardíaca congestiva (em 65%)
           bilateral (88%); lado direito (8%); lado esquerdo (4%); menor quantidade no lado esquerdo em virtude do movimento cardíaco, o qual estimula a reabsorção linfática
        2. Pericardite constritiva (em 60%)
    (b) pressão coloidosmótica diminuída
        — produção de proteína diminuída
            1. Cirrose com ascite (em 6%)
               lado direito (67%)
        — perda de proteína/hipervolemia
            1. Síndrome nefrótica (21%), superidratação, glomerulonefrite (55%), diálise peritoneal
            2. Hipotireoidismo
    (c) efusão quilosa
        ◊ Causa mais frequente de derrame pleural isolado em recém-nascidos com 15–25% de mortalidade!
        • quilomícrons + linfócitos no líquido
B. EXSUDATO
    Fisiopatologia: permeabilidade aumentada de capilares pleurais anormais com liberação de líquido altamente proteico dentro do espaço pleural

Critérios:
• razão entre proteínas totais do líquido pleural/proteína total sérica > 0,5
• razão entre LDH do líquido pleural/LDH sérica > 0,6
• LDH do líquido pleural > 2/3 do limite superior normal para a LDH sérica (limite superior para a LDH ~ 200 UI)
• gravidade específica do líquido pleural > 1,016
• nível de proteína > 3 g/dL
√ Efusão com septação/ecos de baixa intensidade
√ Espessamento da pleura parietal na CECT = pleura visceral/parietal engrossada e separada por líquido
√ Espessamento da gordura extrapleural > 2 mm + atenuação aumentada (edema/inflamação)
(a) infecção
    1. Empiema
       empiema necessitatis = empiema crônico tentando descomprimir através da parede torácica (em TB, actinomicose, aspergilose, blastomicose, nocardiose)
    2. Efusão parapneumônica (em 40%)
       = qualquer efusão associada a pneumonia/abscesso pulmonar/bronquiectasia sem critério para empiema
    3. Tuberculose (em 1%)
       alto conteúdo proteico (75 g/dL), linfócitos > 70%, cultura positiva (somente em 20–25%)
    4. Fungos: actinomicetos, nocárdia
    5. Parasitas: amebíase (secundária ao abscesso hepático em 15–20%); equinococo
    6. Micoplasma, Rickehsia (em 20%)
(b) doença maligna (em 60%)
    • resultados citológicos positivos
    Patogênese:
    — metástases pleurais (aumento da permeabilidade pleural)
    — obstrução linfática (vasos pleurais, linfonodos mediastinais, ruptura do ducto torácico)
    — obstrução brônquica (perda de volume + superfície absortiva)
    — hipoproteinemia (secundária a tumor ou caquexia)
    Causa: câncer pulmonar (26–49%), câncer de mama (8–24%), linfoma (10–28%, em 2/3 quilotórax), câncer ovariano (10%), mesotelioma maligno contendo ácido hialurônico (5%)
    Rx: agentes esclerosantes: doxiciclina, bleomicina, talco
(c) vascular
    embolia pulmonar (em 15–30% de todos os eventos embólicos): geralmente, serossanguinolenta
(d) doença abdominal
    1. Pancreatite/pseudocisto pancreático/fístula pancreáticopleural (em 2/3)
        √ Geralmente, derrame pleural no lado esquerdo
        • altos níveis de amilase
    2. Síndrome de Boerhaave
       perfuração esofagiana à esquerda
    3. Abscesso subfrênico
        √ Derrame pleural (79%)
        √ Elevação + restrição dos movimentos diafragmáticos (95%)
        √ Atelectasias basilares em "placas"/pneumonite (79%)
    4. Tumor abdominal com ascite
    5. **Síndrome de Meigs-Salmon**
       = neoplasias pélvicas primárias (fibroma ovariano, tecoma, tumor de célula granulosa, tumor de Brenner, cistoadenoma, adenocarcinoma, fibromioma do úte-

ro) causando derrame pleural em 2–3%; ascite + hidrotórax se resolvem com a remoção do tumor
6. Endometriose
7. Fístula biliar
(e) doença vascular do colágeno
1. Artrite reumatoide (em 3%)
unilateral; D > E (em 75%), lados recorrentes e alternantes; tamanho do derrame pleural relativamente inalterado por meses; predominantemente em homens; BAIXO CONTEÚDO DE GLICOSE de 20–50 mg/dL (em 70–80%), sem aumento após a infusão IV de glicose (DDx: TB, doença metastática, efusão parapneumônica)
2. SLE (em 15–74%)
colagenose mais comum que provoca derrame pleural, bilateral em 50%: E > D
√ Aumento da silhueta cardiovascular (em 35–50%)
3. Granulomatose de Wegener (em 50%)
4. Síndrome de Sjögren
5. Doença mista do tecido conectivo
6. Periarterite nodosa
7. Síndrome miocárdica do pós-infarto
(f) traumático
hemorrágico, quiloso, ruptura esofagiana, cirurgia torácica /abdominal, infusão intrapleural = "infusotórax" (0,5%), pneumonite por radiação
(g) miscelânea
1. Sarcoidose
2. Pleurite urêmica (em 20% dos pacientes urêmicos)
3. Efusão induzida por drogas

CXR:
√ Os primeiros 300 mL não são visualizados em visão AP (coleta primeiramente na região subpneumônica, então esparrama para os seios costofrênicos posteriores)
√ Visão em decúbito lateral pode detectar tão pouco quanto 25 mL
√ Hemidiafragma + seios costofrênicos obscurecidos
√ Extensão para cima e em torno da parede torácica posterior > lateral > anterior (porção mediastinal fixado pelo ligamento pulmonar + hilo)
√ Superfície superior em forma de menisco semicircular com o ponto mais baixo na linha medioaxilar
√ Colapso associado do pulmão ipsilateral

Derrame pleural maciço:
√ Aumento do hemitórax ipsilateral
√ Deslocamento do mediastino para o lado contralateral
√ Importante depressão/achatamento/inversão do hemidiafragma ipsilateral
√ Aerobroncobrama visível

Derrame pleural subpulmonar/subdiafragmático/infrapulmonar:
√ Topo da cúpula do pseudodiafragma posicionado lateralmente
√ Ângulo costofrênico agudamente angulado
√ Distância aumentada entre a bolha de ar do estômago e o pulmão
√ Sulco costofrênico posterior obscurecido
√ Fina opacidade triangular paramediastinal (extensão mediastinal do derrame pleural)
√ Contorno pseudodiafragmático achatado anterior à fissura maior (no CXR lateral)

CT:
√ Líquido fora do diafragma
√ Líquido elevando a inserção do diafragma
√ Interface líquido-fígado indistinta
√ Líquido posteromedial ao fígado (= área descoberta do fígado)
"CAVO": sinal do "centro oval" da ascite pode ser visto no derrame subpulmonar com diafragma invertido

Derrame Pleural Unilateral
◊ A maioria das efusões pleurais maciças unilaterais é maligna (linfoma, doença metastática, câncer primário do pulmão)!
1. Neoplasia
2. Infecção: TB
3. Doença vascular do colágeno
4. Doença subdiafragmática
5. Embolia pulmonar
6. Trauma: costela fraturada
7. Quilotórax

DERRAME PLEURAL DO LADO ESQUERDO
1. Ruptura espontânea do esôfago
2. Aneurisma dissecante da aorta
3. Ruptura traumática da aorta distalmente à artéria subclávia esquerda
4. Transecção do ducto torácico distal
5. Pancreatite: lado esquerdo (68%), lado direito (10%), bilateral (22%)
6. Neoplasia pancreática + gástrica

DERRAME PLEURAL DO LADO DIREITO
1. Insuficiência cardíaca congestiva
2. Transecção do ducto torácico proximal
3. Pancreatite

Derrame Pleural e Grande Silhueta Cardíaca
1. Insuficiência cardíaca congestiva (mais comum)
√ Cardiomegalia
√ Proeminência dos vasos lobares superiores + constrição dos vasos lobares inferiores
√ Vasos hilares proeminentes
√ Edema intersticial (padrão fino reticular, linhas de Kerley, borramento peri-hilar, espessamento peribrônquico)
√ Edema alveolar (densidades peri-hilares confluentes mal-definidas, aerobroncograma)
√ "Tumor fantasma" = líquido localizado na fissura pleural interlobar (em 78% na fissura horizontal direita)
2. Embolia pulmonar + aumento cardíaco direito
3. Miocardite/pericardite com pleurite
(a) infecção viral
(b) tuberculose
(c) febre reumática (após infecção por *Streptococcus*)
4. Tumor: metastático, mesotelioma
5. Doença vascular do colágeno
(a) SLE (derrame pleural + pericárdico)
(b) artrite reumatoide

Derrame Pleural e Aumento Hilar
1. Embolia pulmonar
2. Tumor
(a) carcinoma broncogênico
(b) linfoma
(c) metástase
3. Tuberculose
4. Infecção fúngica (raro)
5. Sarcoidose (muito raro)

Derrame Pleural e Atelectasias Subsegmentares
1. Pós-operatória (toracotomia, esplenectomia, cirurgia renal) secundário à imobilização do tórax + tampão mucoso na pequena via aérea
2. Embolia pulmonar
3. Massa abdominal
4. Ascite
5. Costela fraturada

Derrame Pleural e Densidades Lobares
1. Pneumonia com empiema
2. Embolia pulmonar
3. Neoplasia
    (a) carcinoma broncogênico (comum)
    (b) linfoma
4. Tuberculose

Hemotórax
= sangue no espaço pleural
- hemotórax maciço = sangue em quantidade acima de 1 L + sinais clínicos de choque e hipoperfusão

√ Derrame pleural rapidamente crescente com atenuação de 35–70 HU
√ Atenuação heterogênea
√ Áreas de hiperatenuação com detritos
√ Nível líquido hematócrito
A. TRAUMA
   (a) lesão torácica
      1. Lesão fechada/penetrante de pulmão, parede torácica, coração e grandes vasos
      2. Cirurgia
      3. Procedimento de intervenção: toracocentese, biopsia pleural, colocação de cateter
   (b) lesão abdominal com ruptura diafragmática: fígado/baço
B. DIÁTESE HEMORRÁGICA
   1. Terapia com anticoagulante
   2. Trombocitopenia
   3. Deficiência de fator
C. VASCULAR
   1. Infarto pulmonar
   2. Malformação arteriovenosa
   3. Dissecção aórtica
   4. Aneurisma aterosclerótico rompido
D. MALIGNIDADE
   1. Mesotelioma
   2. Câncer pulmonar
   3. Metástase
   4. Leucemia
E. OUTROS
   1. Hemorragia catamênica
   2. Hematopoiese extramedular

Massa Pleural Solitária
= densidade com borda incompleta e bordas superiores + inferiores cônicas
1. Derrame pleural loculado (tumor "que desaparece")
2. Empiema organizado
3. Metástase
4. Mesotelioma local benigno
5. Lipoma subpleural: pode causar erosão da costela adjacente
6. Hematoma
7. Cisto mesotelial
8. Tumor neural: schwannoma, neurofibroma
9. Tumor fibroso da pleura localizado

10. **Corpos de fibrina**
    = concentrações de fibrina semelhantes a tumores de 3–4 cm de tamanho que se formam nas efusões pleurais serofibrinosas; geralmente próximos à base pulmonar
DDx: massa em parede torácica (a destruição de costela é o sinal confiável de massa em parede torácica)

Múltiplas Densidades Pleurais
√ Espessamento pleural difuso com bordas lobuladas
1. Derrame pleural loculado
   infecciosa, hemorrágica, neoplásica
2. Placas pleurais
3. Metástase (causa mais comum)
   Origem: pulmão (40%), mama (20%), linfoma (10%), melanoma, ovário, útero, trato GI, pâncreas, sarcoma
   ◊ Adenocarcinoma metastático histologicamente similar ao mesotelioma maligno!
4. Mesotelioma maligno difuso
   quase sempre unilateral, associado à exposição ao asbesto
5. Timoma invasivo (raro)
   √ Disseminação contínua, invasão da pleura, espalha-se em torno do pulmão
   √ NENHUM derrame pleural
6. **Esplenose torácica**
   = autotransplante do tecido esplênico para o espaço pleural após trauma toracoabdominal; descoberto 10–30 anos mais tarde
   - assintomático/hemoptise recorrente
   √ Um ou vários nódulos na pleura esquerda/fissuras mensurando de vários mm até 6 cm
   √ Varredura positiva com Tc-99m-sulfúrico coloidal, plaquetas rotuladas índio-111, células vermelhas rotuladas Tc-99m-danificadas pelo calor
Mnemônica: MTMDL
   Metástases (especialmente adenocarcinoma)
   Timoma (maligno)
   Mesotelioma maligno
   Derrame pleural loculado
   Linfoma

Espessamento Pleural
A. TRAUMA
   1. **Fibrotórax** (causa mais comum)
      = derrame/hemotórax/piotórax em organização
      √ Densa camada de fibrose de aproximadamente 2 cm de espessura; quase sempre na pleura visceral
      √ Calcificação frequente no aspecto interno da superfície pleural
B. INFECÇÃO
   1. Empiema crônico: sobre as bases; histórico de pneumonia; cicatrizes parenquimatosas
   2. Tuberculose/histoplasmose: ápice pulmonar; associado à cavidade apical
   3. Aspergiloma: em cavidade preexistente concomitantemente com o espessamento pleural
C. DOENÇA VASCULAR DO COLÁGENO
   1. Artrite reumatoide: o derrame pleural não se resolve
D. DESORDEM DE INALAÇÃO
   1. Exposição ao asbesto: parede torácica lateral inferior; doença basilar intersticial (< 25%); espessamento da pleura parietal poupando a pleura visceral
   2. Talcose

E. NEOPLASIA
1. Metástases: aparência nodular frequente; pode ser obscurecido por efusão
2. Mesotelioma maligno difuso
3. Tumor de Pancoast
F. OUTROS
1. **Hialosserosite pleural**
   Percurso: tecido esclerótico hialino = tecido lembrando a cartilagem com aspecto esbranquiçado de açúcar de confeiteiro ("Zuckerguss") com calcificação ocasional
2. Mimetizado pela musculatura extratorácica, sombra da 1ª + 2ª costelas, gordura subpleural e cicatriz focal em torno de antigas fraturas costais

Mnemônica: TRINI
Trauma (hemotórax reabsorvido)
Reumática (artrite; doença vascular do colágeno)
Inalação (doença da, asbestose, talcose)
Neoplasia
Infecção

Espessamento Pleural Circunferencial
1. Mesotelioma
2. Adenocarcinoma
3. Linfoma
4. Timoma
5. Doença pleural benigna relacionada com asbesto
6. Infecção

Capa Apical
1. Processo inflamatório: TB, empiema resolvido
2. Fibrose pós-irradiação
3. Neoplasia
4. Anomalia vascular
5. Hemorragia mediastinal
6. Lipomatose mediastinal
7. Colapso periférico do lobo superior

Calcificação Pleural
A. INFECÇÃO
1. Empiema resolvido
2. Tuberculose (e tratamento para TB: pneumotórax/oleotórax), histoplasmose
B. TRAUMA
1. Hemotórax resolvido = fibrotórax
   • Histórico de trauma torácico significativo
   √ Placas irregulares de cálcio, geralmente na pleura visceral
   √ Fratura costal resolvida
2. Radioterapia
C. PNEUMOCONIOSE
1. Doença pleural relacionada com asbesto (mais comum)
   √ Combinação de doença basilar reticular intersticial (< 1/3) + espessamento pleural
   √ Calcificações da pleura parietal frequentemente diagnosticadas (superfície diafragmática da pleura, bilateral, porém assimétrica)
2. Talcose: similar à doença relacionada com asbesto
3. "Bakelite"
4. Mica moscovita
D. HIPERCALCEMIA
1. Pancreatite
2. Hiperparatireoidismo secundário na insuficiência renal crônica/esclerodermia
E. MISCELÂNEA
1. Aspiração de óleo mineral
2. Infarto pulmonar

Mnemônica: TALT
Tuberculose
Asbestose
Líquido (efusão, empiema, hematoma)
Talco

MEDIASTINO

Sinais Radiográficos Convencionais do Mediastino
utilizado na interpretação de CXR frontal único
1. Sinal de silhueta
   = borda obscurecida (ex. silhueta) da interface do tecido mole aéreo normal de uma estrutura mediastinal (coração, arco aórtico, hilo, recesso azigoesofágico)/diafragma
   Causa: qualquer opacidade intratorácica da mesma densidade da estrutura adjacente normal (ex. pneumonia, atelectasia, massa, líquido)
2. Sinal de sobreposição hilar
   = borda lateral da silhueta cardíaca > 1 cm da bifurcação da artéria pulmonar principal
   Causa: massa mediastinal (DDx: aumento cardíaco)
3. Sinal de convergência hilar
   = convergência das artérias pulmonares para dentro da borda lateral de uma densidade hilar
   Causa: artéria pulmonar aumentada (DDx: massa mediastinal para qualquer convergência de artérias que continua através e atrás da borda lateral da anomalia)
4. Sinal cervicotorácico
   = borda superior das pontas mediastinais anteriores ao nível das clavículas, enquanto o mediastino médio (alto) + posterior (mais alto) projeta-se acima das clavículas
   Uso: localizando a massa mediastinal
   √ Massas mediastinais posterior superior são agudamente delineadas pelo pulmão apical
   √ Massas mediastinais anterior superior se estendem para o pescoço e não tem bordas agudas

Alargamento Mediastinal Agudo
1. Ruptura da aorta/artérias braquiocefálicas
2. Hemorragia venosa: traumática/iatrogênica (mau posicionamento da linha venosa central)
3. Insuficiência cardíaca congestiva (dilatação venosa)
4. Ruptura do esôfago
5. Ruptura do ducto torácico
6. Atelectasia que confina o mediastino
7. Ampliação + distorção geométrica em radiografia supina (buscar inspiração total em posição supina, sem rotação, ângulo caudal de 10–15° do feixe central)

Desvio do Mediastino
= deslocamento do coração, traqueia, aorta, vasos hilares
◊ Filme em expiração, filme em decúbito lateral (pulmão expandido em direção inferior); a fluoroscopia ajuda a determinar o lado da anomalia
A. VOLUME PULMONAR DIMINUÍDO
1. Atelectasia
2. Pós-operatório (lobectomia, pneumotórax)
3. Pulmão/lobo hipoplásico
   √ Artéria pulmonar pequena + hilo pequeno
   √ Vasculatura pulmonar periférica diminuída
   √ Padrão vascular reticular irregular (origem brônquica) sem convergência do hilo
4. Bronquiolite obliterante = síndrome de Swyer-James
B. VOLUME PULMONAR AUMENTADO
= **aprisionamento de ar** = retenção de gás em excesso em todo/parte do pulmão, especialmente durante expiração, como resultado de

(a) obstrução completa/parcial de vias aéreas, ou
(b) anomalia oval em complacência pulmonar
@ em brônquio maior
1. Corpo estranho obstruindo o brônquio principal (comum em crianças), com mecanismo de válvula em esfera + correnteza de ar colateral
   √ Desvio mediastinal contralateral aumentando com a expiração
@ no enfisema
1. Enfisema bolhoso (forma localizada)
   √ Grandes áreas avasculares com finas linhas
2. Enfisema lobar congênito: somente em crianças pequenas
3. Enfisema intersticial
   Causa: Cx de terapia de ventilação com pressão positiva
   √ Padrão difuso de linhas grosseiras
@ em cistos/massas
1. Cisto broncogênico: com conexão brônquica + mecanismo valvular de sentido único
2. Malformação adenomatoide cística
3. Grande massa (pulmonar, mediastinal)
C. ANOMALIA DO ESPAÇO PLEURAL
1. Grande derrame pleural unilateral
   hemitórax opaco através do empiema, insuficiência cardíaca congestiva, metástases
2. Pneumotórax hipertensivo
   nem sempre com colapso completo do pulmão
3. Grande hérnia diafragmática
   geralmente, detectada no período neonatal
4. Grande massa pleural
D. Ausência parcial do pericárdio/peito escavado
   √ Desvio do coração sem desvio da traqueia, aorta ou borda mediastinal

Pneumomediastino
Frequência: em 1% dos pacientes com pneumotórax
Fonte de ar:
A. INTRATORÁCICO
1. Traqueia, brônquio maior: trauma de tórax fechado
2. Esôfago
3. Pulmão
   (a) vias aéreas estreitadas/tamponadas (mais comum) = aprisionamento de ar em pequenas vias aéreas, assim como na asma
   (b) lutando contra a glote fechada: vomitando, no parto, levantamento de peso
   (c) trauma torácico fechado
   (d) ruptura alveolar
4. Espaço pleural
B. EXTRATORÁCICO
1. Cabeça e pescoço: fratura de seio, extração de dente
2. Intra e retroperitônio: perfuração de víscera oca
Fisiopatologia:
após ruptura alveolar, o ar segue a bainha broncovascular + rupturas através da bainha fascial na raiz pulmonar para dentro do mediastino e bainha de planos fasciais do pescoço produzindo enfisema subcutâneo
◊ NÃO é uma condição que oferece risco de vida!
√ Enfisema subcutâneo
√ Lucências raiadas de ar no mediastino (observar entrada torácica em PA + espaço retroesternal em filme LAT)
√ "Sinal de anel envolvendo artéria" = ar que envolve segmento intramediastinal da artéria pulmonar direita (visão LAT)
√ "Sinal de artéria tubular" = ar adjacente aos ramos aórticos maiores, ex. artéria aórtica subclávia esquerda + carótida comum esquerda
√ Sinal de "diafragma contínuo" = aprisionamento de ar posterior ao pericárdio produz lucência que conecta ambas as cúpulas de hemidiafragma (visão frontal)
√ "Sinal de dupla parede brônquica" = representação clara de parede brônquica pelo ar próximo e dentro dos brônquios
√ "Sinal V de Naclério"/"sinal extrapleural" = ar mediastinal que se estende lateralmente entre pleura mediastinal/aorta torácica inferior + diafragma
√ Sinal de "vela spinnaker"/"vela do timo"/"asa de anjo" em crianças = ar delimita o timo
√ Ar em recesso azigoesofágico
√ Ar em ligamento pulmonar = coleção triangular de gás em tórax médio inferior
DDx:
(a) outras coleções:
   pneumotórax medial/subpulmonar (simulando sinal extrapleural); pneumoperitônio (simulando sinal extrapleural); pneumopericárdio
(b) equívoco de estruturas anatômicas normais:
   aspecto superior da fissura maior (na visão lordótica); linha de junção anterior; efeito Mach band

Pneumomediastino Espontâneo
Idade: neonatos (0,05–1%), 2ª–3ª década
Causa:
1. Ruptura de alvéolos marginalmente situados pela elevação súbita/prolongada da pressão interalveolar com subsequente dissecção de ar ao decorrer o feixe broncovascular, centralmente, até o hilo (enfisema intersticial) + ruptura do mediastino: manobra de Valsalva, estado asmático, pneumonia aspirativa, doença de membrana hialina, sarampo, pneumonia de células gigantes, tosse, vômitos, exercícios extremos, parto, acidose diabética, inalação de crack e cocaína = *freebasing* (mistura de sais de cocaína sólida com solvente para ser "fumado")
2. Erosão tumoral da traqueia/esôfago
3. Pneumoperitônio/retropneumoperitônio = extensão do peritônio/retroperitônio/planos fasciais profundos do pescoço

Pneumomediastino Traumático (raro)
Causa:
1. Enfisema pulmonar intersticial
   = ruptura dos alvéolos marginais com gás disseminando em direção ao mediastino em virtude da ventilação de pressão positiva
2. Ruptura brônquica/traqueal
   √ Geralmente, associada a pneumotórax
3. Ruptura esofagiana: acidose diabética, alcoólatras, síndrome de Boerhaave
4. Iatrogênico – acidental
   cirurgia pescoço/torácica/abdominal, cateterização da veia subclávia, mediastinoscopia, broncoscopia, gastroscopia, retossigmoidoscopia-colonoscopia, eletrocirurgia com explosão do gás intestinal, ventilação com pressão positiva, intubação, enema baritado

Gordura Mediastinal
A. LIPOMATOSE MEDIASTINAL
B. HERNIAÇÃO DO TECIDO GORDUROSO
   = herniação da gordura omental para dentro do tórax
   1. Forame de Morgagni
      = massa no ângulo cardiofrênico, lado D >> E

2. Forame de Bochdalek
   = massa no ângulo costofrênico, quase sempre à esquerda
3. Hérnia paraesofagiana
   = Gordura perigástrica através da membrana frênico-esofágico
   CT:
   √ Gordura com densidades lineares finas (= vasos omentais)
C. LIPOMA
   = tecido gorduroso encapsulado/não encapsulado com quantidade variável de septos fibrosos
   √ Limites lisos + nitidamente definidos
   DDx: lipossarcoma, lipoblastoma (infância), teratoma contendo gordura, timolioma (não homogêneo, números altos em CT, pobre demarcação ± invasão das estruturas circundantes)
D. LIPOMATOSE SIMÉTRICA MÚLTIPLA
   entidade rara sem envolvimento das áreas mediastinais anteriores/cardiofrênicas/paraespinhais
   √ Compressão da traqueia
   √ Massas lipomatosas periescapulares

Massa Mediastinal de Baixa Atenuação
A. LÍQUIDO
   1. Cisto de víscera oca
   2. Linfocele
   3. Seroma
   4. Hematoma
   5. Abscesso
   6. Doença hidática
B. LINFONODO
   1. Linfonodos tuberculosos
   2. Metástases de tumor tireoidiano/testicular
   3. Linfoma: tratado/não tratado
C. NEOPLASIA PRIMÁRIA
   1. Tumor neurogênico
   2. Neoplasia contendo gordura

Cisto Mediastinal
= 21% de todos os tumores mediastinais primários
@ em mediastino anterior
   1. Cisto tímico
   2. Cisto dermoide
   3. Cisto paratireoidiano (incomum como massa mediastinal)
@ em mediastino médio
   1. Cisto pericárdico
   2. Cisto broncogênico
@ em mediastino posterior
   1. Cisto de duplicação esofagiana
   2. Cisto neuroentérico
   3. **Cisto em ducto torácico**
      raro, cheio de linfa
      Etiologia: degenerativo/linfangiomatoso
   4. Duplicação transdiafragmática jejunal
   5. Cisto higroma
   6. **Meningocele lateral**
      = bolsa de projeção externa de leptomeninges através do forame intervertebral
      Etiologia: em 75% dos casos sofrem de neurofibromatose
      √ Anomalias da coluna vertebral (cifoescoliose, irregularidades da porção dorsal das vértebras, aumento dos forames intervertebrais, erosão dos pedículos, afinamento das costelas)
   7. Linfocele pós-traumática
      = coleção linfática pleural/mediastinal contida
      • histórico de drenagem linfática torácica prolongada com tubo
      Início: vários meses após a injúria
   8. **Cisto hidático**
      Localização: bócio paravertebral
      √ Erosão das costelas + vértebras

Frequência do Desenvolvimento do Cisto Mediastinal
1. Cisto entérico = Cisto da víscera oca 45%
   (a) cisto broncogênico . . . . (30%)
   (b) cisto de duplicação esofagiana . . . . (15%)
   (c) cisto neuroentérico . . . . (menos comum)
2. Cisto pericárdico 30%
3. Cisto tímico 10%
4. Cisto mesotelial não específico 10%
5. Cisto higroma 5%

Massa Mediastinal
(excluindo o timo hiperplásico, granulomas, linfoma, metástases)
1. Tumores neurogênicos (28%): malignos em 16%
2. Lesões teratoides   (19%): malignas em 15%
3. Cistos entéricos   (16%)
4. Timomas   (13%): malignos em 46%
5. Cistos pericárdicos (7%)
A. MASSA MEDIASTINAL BENIGNA
   ◊ 66–75% de todos os tumores mediastinais são benignos (em todos os grupos etários)
   ◊ 88% descobrem acidentalmente em Rx de rotina
B. MASSA MEDIASTINAL MALIGNA
   ◊ 57% encontrados em associação aos sintomas (dor, tosse, respiração curta)
   ◊ 80% dos tumores malignos são sintomáticos

Lesões de Incisura Torácica
1. Massa tireoidiana
   1–3% de todas as tireoidectomias têm um componente mediastinal; 1/3 dos bócios são intratorácicos
   Localização: mediastino anterior (80%)/posterior (20%)
   √ Deslocamento da traqueia posteriormente + lateralmente (bócio anterior)
   √ Deslocamento da traqueia anteriormente + esôfago posteriormente + lateralmente (bócio posterior)
   √ Densidade não homogênea (espaços císticos, conteúdo iodado de alta densidade de > 100 HU)
   √ Calcificações focais (comuns)
   √ Reforço com contraste marcante + prolongado
   √ Conexão com a glândula tireoide
   √ Deslocamento vascular + compressão
   NUC (raramente útil, pois o tecido tireoidiano pode não ser funcionante):
      √ ± captação à varredura com I-123/I-131 (o pertecnetato é suficiente com as modernas câmaras gama; o SPECT pode ser útil)
2. Cisto higroma
   3–10% envolvem o mediastino; infância
3. Linfoma
4. Outros tumores: adenoma, carcinoma, timoma ectópico

Massa em Triângulo de Raider
triângulo de Raider (= triângulo retrotraqueal) em CXR LAT formado pela parede posterior da traqueia (anteriormente) + espinha torácica (posteriormente) + arco aórtico (inferiormente) + incisura torácica (superiormente)
1. Artéria subclávia direita aberrante
2. Artéria subclávia esquerda aberrante com arco aórtico direito
3. Aneurismas
4. Bócio descendente posterior

    5. Linfonodo aumentado
    6. Massa esofágica/cisto de duplicação

Massa Mediastinal Anterior

√ Linha de junção posterior preservada
√ Linha de junção anterior obliterada
√ Sinal de hilo sobreposto presente
√ Sem interface com pulmão acima do nível da clavícula

Mnemônica: 4 T's
   Timoma
   Teratoma
   Tireoide (tumor/bócio)
   Terrível linfoma

A. LESÕES TÍMICAS SÓLIDAS
   1. Timoma (benigno, maligno): mais comum
   2. Timo normal (neonato)
   3. Hiperplasia tímica (crianças)
   4. Carcinoma tímico
   5. Carcinoide tímico
   6. Timolipoma
   7. Linfoma
B. LESÕES TERATOIDES SÓLIDAS
   1. Teratoma
   2. Carcinoma de células embrionárias
   3. Coriocarcinoma
   4. Seminoma
C. TIREOIDE/PARATIREOIDE
   1. Tireoide subesternal/bócio intratorácico (10% de todas as massas mediastinais)
   2. Adenoma/carcinoma de tireoide
   3. **Adenoma ectópico de paratireoide**
      ectopia em 1–3% (62–81% no mediastino anterior/timo, 30% dentro do tecido tireoidiano, 8% no mediastino posterior superior)
D. LINFONODOS
   1. Linfoma (Hodgkin, NHL): pode surgir no timo, mais comum em adultos jovens
   2. Metástases
   3. Hiperplasia benigna do linfonodo
   4. Linfadenopatia angioblástica
   5. Linfadenite mediastinal: sarcoidose/infecção granulomatosa
E. CARDIOVASCULAR
   1. Artéria braquiocefálica tortuosa
   2. Aneurisma da aorta ascendente
   3. Aneurisma do seio de Valsalva
   4. Veia cava superior dilatada
   5. Tumor cardíaco
   6. Gordura epicárdica
      √ Massa obliterante de baixa densidade na silhueta cardíaca
F. CISTOS
   1. Cisto higroma
   2. Cisto broncogênico
   3. Sequestração extralobar
   4. Cistos tímicos/cistos dermoides
   5. Cisto pericárdico
      (a) cisto verdadeiro
      (b) divertículo pericárdico
   6. Pseudocisto pancreático
G. OUTROS
   1. Tumor neural (vago, nervo frênico)
   2. Paraganglioma
   3. Hemangioma/linfangioma
   4. Tumor mesenquimal (fibroma/lipoma)
   5. Tumores esternais
      (a) metástases de mama, brônquio, rim, tireoide
      (b) malignos primários (condrossarcoma, mieloma, linfoma)
      (c) benignos primários (condroma, cisto ósseo aneurismático, tumor de células gigantes)
   6. Tumor primário pulmonar/pleural (invadindo o mediastino)
   7. Lipomatose mediastinal
      (a) doença de Cushing
      (b) terapia com corticosteroides
   8. Hérnia de Morgagni/eventração localizada
      √ Presença de gases intestinais
   9. Abscesso

Massa Mediastinal Pré-Vascular

1. Linfadenopatia
2. Bócio retroesternal
3. Lesões tímicas
4. Tumor de células germinativas

Massa Pré-Cardíaca em Contato com o Diafragma

1. Gordura epicárdica
2. Eventração diafragmática
3. Hérnia de Morgagni
4. Cisto pleuropericárdico
5. Aumento de linfonodo

Massa Mediastinal Média

Mnemônica: 3Hs 3Ls CICA
   Hematoma
   Hérnia
   Hiperplasia linfonodal
   Linfoma
   Leucemia
   Leiomioma
   Cisto broncogênico/cisto de duplicação
   Inflamação (sarcoidose, histoplasmose, coccidioidomicose, TB primária em crianças)
   Carcinoma de células pequenas (pulmão)
   Aneurisma

A. LINFONODOS
   ◊ 90% das massas no mediastino médio são malignas
   (a) adenopatia neoplásica
      1. Linfoma (Hodgkin ÷ NHL = 2 ÷ 1)
      2. Leucemia (em 25%): linfocítica > granulocítica
      3. Metástases (brônquio, pulmão, trato gastrointestinal superior, próstata, rim)
      4. Linfadenopatia angioimunoblástica
   (b) adenopatia inflamatória
      1. Tuberculose/histoplasmose (pode levar à mediastinite fibrosante)
      2. Blastomicose (rara)/coccidioidomicose
      3. Sarcoidose (envolvimento predominante dos nódulos paratraqueais)
      4. Pneumonia viral (particularmente sarampo + febre da arranhadura)
      5. Mononucleose infecciosa/coqueluche
      6. Amiloidose

             7. Peste/tularemia
             8. Reação a drogas
             9. Hiperplasia de linfonodo gigante = doença de Castleman
            10. Doença do tecido conectivo (reumática, SLE)
            11. Abscesso bacteriano pulmonar
        (c) adenopatia por doença por inalação
             1. Silicose (calcificação "em casca de ovo" também na sarcoidose + tuberculose)
             2. Pneumoconiose do trabalhador de carvão
             3. Beriliose
    B. CISTO DE VÍSCERA OCA
        1. Cisto broncogênico/respiratório: cartilagem, epitélio respiratório
        2. Cisto entérico = cisto de duplicação esofagiana
        3. Sequestração extralobar (vaso pulmonar anômalo)
        4. Hérnia de hiato
        5. Divertículo esofágico: Zenker, de tração, epifrênico
    C. TUMORES PRIMÁRIOS (infrequentes)
        1. Carcinoma da traqueia
        2. Carcinoma broncogênico
        3. Tumor esofágico: leiomioma, carcinoma, leiomiossarcoma
        4. Mesotelioma
        5. Mioblastoma de células granulares da traqueia (raro)
    D. LESÕES VASCULARES
        1. Aneurisma de aorta transversa
        2. Veias distendidas (SVC, veia ázigos)
        3. Hematoma
    E. VARIANTE VASCULAR
        1. Arco aórtico direito (em 0,5% da população geral)
            √ Ausência de junta aórtica
        2. SVC esquerda (em 0,3% da população geral)
        3. Continuação áziga da IVC

LESÃO DO ESPAÇO SUBCARINAL
1. Linfonodos aumentados
2. Cisto broncogênico
3. Efusão pericárdica
4. Aumento do átrio esquerdo
5. Massa esofágica
6. Aneurisma aórtico

MASSA DA JANELA AORTICOPULMONAR
1. Adenopatia
2. Aneurisma: pseudoaneurisma traumático aórtico, aneurisma da artéria pulmonar, aneurisma de ducto de Botalli, aneurisma arterial brônquico
3. Cisto broncogênico
4. Tumor da árvore traqueal
5. Tumor esofágico
6. Tumor neurogênico
7. Abscesso mediastinal

AMPLIAÇÃO DO ESPAÇO PARATRAQUEAL
Largura normal: < 5 mm
1. Vasos dilatados e tortuosos (artéria braquiocefálica, SVC, vaso ázigos)
2. Linfonodo aumentado
3. Carcinoma broncogênico
4. Lipomatose mediastinal
5. Hematoma mediastinal
6. Cisto broncogênico

ESPAÇO RETROCARDÍACO DA LESÃO DE HOLZKNECHT
1. Hérnia de hiato
2. Lesão esofágica
3. Aneurisma ventricular esquerda
4. Cisto pericárdico
5. Cisto broncogênico
6. Aneurisma aórtico
7. Neurofibroma vagal/de nervo frênico

Massa Mediastinal Posterior
A. NEOPLASIA
    – tumor neurogênico (maior grupo): 30% malignos
        (a) tumor de origem do nervo periférico
            • mais comum na vida adulta
            √ 80% surgem como massas esféricas com sulcos
            √ Atenuação mais baixa que o músculo (em 73%)
            1. Schwannoma = neurilemoma (32%): derivado do feixe de Schwann sem células nervosas
            2. Neurofibroma (10%): contêm células de Schwann + células nervosas; 3ª e 4ª décadas
            3. Schwannoma maligno
        (b) tumor de origem do gânglio simpático
            • mais comum na infância
            √ 80% são alongados com bordas afiladas
            1. Ganglioneuroma (23–38%)
                segundo tumor mais comum do mediastino posterior após o neurofibroma
            2. Neuroblastoma (15%)
                tumor altamente maligno de pequenas células esféricas indiferenciadas, originando-se dos gânglios simpáticos; < 10 anos de idade
            3. Ganglineuroblastoma (14%)
                ambas as características, maturação espontânea possível
        (c) tumores de origem paraganglionar (raro)
            1. Quemodectoma = paraganglioma (4%)
            2. Feocromocitoma
                √ Metástase costal, erosão, destruição
                √ Alargamento do forame neural (lesão em "ampulheta")
                √ Acavalamento de aspecto posterior dos corpos vertebrais
                √ Escoliose
            CT:
                √ Massa de tecido mole de baixa densidade (conteúdo lipídico)
    – tumor espinhal: metástases (ex. carcinoma broncogênico, mieloma múltiplo), cisto ósseo aneurismático, cordoma, condrossarcoma, sarcoma de Ewing
    – linfoma
    – timoma invasivo
    – tumor mesenquimal (fibroma, lipoma, leiomioma)
    – hemangioma
    – linfangioma
    – tumor de tireoide
B. INFLAMAÇÃO/INFECÇÃO
    1. Espondilite infecciosa: piogênica, tuberculosa, fúngica
        √ Destruição do platô vertebral + espaço discal
        √ Massa paravertebral de tecidos moles
    2. Mediastinite
    3. Pseudocisto pancreático

4. Hiperplasia linfoide
5. Sarcoidose (em 2%, paciente tipicamente assintomático)
C. MASSA VASCULAR
   1. Aneurisma da aorta descendente (calcificação curvilínea; idosos)
   2. Veia ázigos dilatada + hemiázigos acessória
   3. Varizes esofágicas
   4. Anomalias vasculares congênitas
      artéria subclávia aberrante, arco aórtico duplo, alça pulmonar, interrupção da IVC com continuação da ázigos/hemiázigos
D. TRAUMA
   1. Aneurisma aórtico/pseudoaneurisma
   2. Hematoma
   3. Hemotórax loculado
   4. Pseudomeningocele traumática
E. CISTO DE VÍSCERA OCA
   √ Os cistos podem demonstrar calcificações periféricas anelares
   1. Cisto broncogênico
   2. Cisto entérico
   3. Cisto neuroentérico
   4. Sequestração extralobar
F. MASSA GORDUROSA
   1. Hérnia de Bochdalek
   2. Lipomatose mediastinal
   3. Tumores contendo gordura: lipoma, lipossarcoma, teratoma (raro)
G. OUTRO
   1. Derrame pleural loculado
   2. Pseudocisto pancreático
   3. Meningocele lateral (neurofibromatose; forame neural alargado)
   4. Hematopoiese extramedular
      na deficiência crônica da medula óssea; área paraespinhal rica em elementos do sistema retículo endotelial
      √ Esplenomegalia; espaçamento das costelas
   5. "Pseudomassa" do recém-nascido

Mnemônica: TAMBELL
   Tumor neurogênico
   Aneurisma
   Meningocele (lateral)
   Bochdalek (hérnia)
   Extramedular (hematopoiese)
   Linfadenopatia
   Linfangioma

Desvio/Interrupção da Linha Azigoesofágica
   1. Aumento do átrio esquerdo
   2. Adenopatia subcarinal
   3. Doença esofágica
   4. Cisto broncogênico
   5. Hérnia de hiato

Massa do Ângulo Cardiofrênico
A. Lesão do pericárdio
   1. Cisto pericárdico
   2. Cisto broncogênico intrapericárdico
   3. Neoplasia intrapericárdica benigna: teratoma, leiomioma, hemangioma, lipoma
   4. Neoplasia maligna: mesotelioma, metástases (pulmão, mama, linfoma, melanoma)
B. Lesão cardíaca
   1. Aneurisma
   2. Ausência congênita do pericárdio
      (= defeito pericárdico)
      √ Elevação aparente do ápice cardíaco
      √ Segmento de artéria pulmonar proeminente
      √ Lucência entre a aorta + artéria pulmonar principal causada pelo pulmão interposto
C. Outras: massas surgindo do pulmão, pleura, diafragma, abdômen

Massa do Ângulo Cardiofrênico Direito
A. Coração
   1. Aneurisma (ventrículo cardíaco, seio de Valsalva)
   2. Átrio direito dilatado
B. Peri/epicárdio
   1. **Gordura epicárdica** na obesidade/lipoma (causa mais comum)
      √ Opacidade triangular no ângulo cardiofrênico menos densa que o coração
      √ Aumento do tamanho com tratamento com corticosteroide
   2. Cisto pericárdico
C. Diafragma
   1. Hérnia diafragmática de Morgagni
   2. Linfonodo diafragmático (especialmente doença de Hodgkin + câncer de mama)
D. Massa mediastinal anterior: timolipoma
E. Massa pulmonar primária
F. Variz pericárdica
G. Linfonodo aumentado: linfoma, metástase (pulmão, tórax, cólon, ovário, melanoma)

Massa Gordurosa do Ângulo Cardiofrênico
1. Hérnia diafragmática (congênito > traumático)
2. Necrose de gordura pericárdica
   • dor torácica pleurítica aguda
   √ Lesão gordurosa encapsulada com alterações inflamatórias similares à apendicite epiploica
   √ Espessamento de parede do pericárdio adjacente
   Prognóstico: curso autolimitante benigno com resolução/melhora espontânea
3. Timolipoma
4. Teratoma
5. Lipoma/lipossarcoma (no defeito diafragmático)

Massa Cística do Ângulo Cardiofrênico
1. Cisto pericárdico
2. Tumor tímico com conteúdo predominantemente cístico
3. Cisto hidático

Massa Sólida do Ângulo Cardiofrênico
1. Linfadenopatia: linfoma > metástase (câncer pulmonar, mesotelioma, diversos cânceres abdominais)
2. Tumor tímico maligno/benigno (conexão com mediastino superior mantido)

Massa Mediastinal Hipervascular
1. Paraganglioma
2. Metástase: carcinoma tipicamente renal
3. Doença de Castleman
4. Hemangioma
5. Sarcoma
6. Tuberculose
7. Sarcoidose

Massa hilar
A. ARTÉRIAS PULMONARES DILATADAS
   √ Aumento da artéria pulmonar principal
   √ Alteração abrupta no calibre do vaso

√ Artéria pulmonar dilatada comparada com o brônquio (no mesmo feio broncovascular)
√ Cefalização
√ Dilatação do ventrículo direito (RAO a 45°, LAO a 60°)
Causa:
1. Doença obstrutiva crônica (enfisema)
2. Doença pulmonar intersticial restritiva crônica (fibrose idiopática, fibrose cística, artrite reumatoide, sarcoidose)
3. Doença embólica pulmonar (maciça aguda/crônica)
4. Hipertensão pulmonar idiopática
5. Insuficiência cardíaca esquerda + estenose mitral
6. Doença cardíaca congênita com *shunt* esquerdo-direito
   (a) acianótico: ASD, VSD, PDA
   (b) cianótico (lesões mesclantes): transposição dos grandes vasos, tronco arterioso
B. CISTO DE DUPLICAÇÃO
C. ADENOPATIA HILAR UNILATERAL
   (a) NEOPLÁSICA
       1. Carcinoma broncogênico (mais comum)
       2. Metástases (falta de envolvimento mediastinal é excepcional)
       3. Linfoma
   (b) INFLAMATÓRIO
       1. Tuberculose (primária) em 80%
       2. Infecção fúngica: histoplasmose, coccidioidomicose, blastomicose
       3. Infecções virais: sarampo atípico
       4. Mononucleose infecciosa
       5. Reação a drogas
       6. Sarcoidose (em 1–3%)
       7. Abscesso pulmonar unilateral
   Mnemônica: FHC
       Fungo
       Hodgkin (doença de)
       Carcinoma de células escamosas/célula curta
D. ADENOPATIA HILAR BILATERAL
   (a) NEOPLÁSICO
       1. Linfoma (50% na doença de Hodgkin)
       2. Metástases
       3. Leucemia
       4. Carcinoma broncogênico primário
       5. Plasmocitoma
   (b) INFLAMATÓRIO
       1. Sarcoidose (em 70–90%)
       2. Silicose
       3. Histiocitose X
       4. Hemossiderose pulmonar idiopática
       5. Beriliose crônica
   (c) INFECCIOSA
       1. Rubéola, vírus ECHO, varicela, mononucleose
   Mnemônica: PHLMPS
       Primária (TB)
       Histoplasmose
       Linfoma
       Metástase
       Pneumoconiose
       Sarcoidose

Calcificação em "Casca de Ovo" dos Nódulos
A. PNEUMOCONIOSE
   1. Silicose (5%)
   2. Pneumoconiose dos trabalhadores de carvão (1,3–6%) não é visto em: asbestose, beriliose, talcose, baritose
B. SARCOIDOSE (5%)
C. INFECÇÃO FÚNGICA + BACTERIANA (rara)
   1. Tuberculose
   2. Histoplasmose
   3. Coccidioidomicose
D. MEDIASTINITE FIBROSANTE
E. LINFOMA PÓS-TERAPIA DE RADIAÇÃO

Dilatação da Veia Ázigos
Vaso ázigos normal (em CXR ereto): ≤ 7 mm
A. CIRCULAÇÃO COLATERAL
   1. Hipertensão porta
   2. Obstrução/compressão da SVC abaixo da veia ázigos
   3. Obstrução/compressão da IVC
   4. Interrupção da IVC com continuação da ázigos
   5. Retorno venoso anômalo parcial (raro)
   6. Gravidez
   7. Oclusão da veia hepática
B. HIPERTENSÃO ATRIAL DIREITA
   1. Insuficiência cardíaca direita
   2. Insuficiência tricúspide
   3. Pericardite constritiva
   4. Grande efusão pericárdica

TIMO

Massa Tímica
1. Timoma
2. Timolipoma
3. Cisto tímico
4. Carcinoide tímico

Aumento Difuso do Timo
A. BENIGNO
   1. Hiperplasia tímica
   2. Hemorragia tímica
   3. Hemangioma
   4. Linfangioma
B. INFILTRAÇÃO TÍMICA MALIGNA
   • presença de adenopatia em outros locais
   √ Nenhum implante pleural
   1. Leucemia
   2. Linfoma de Hodgkin/não Hodgkin
   3. Histiocitose de células de Langerhans

TRAQUEIA E BRÔNQUIOS

Estreitamento Traqueal
A. COMPRESSÃO ANTERIOR
   (a) congênito:
       1. Bócio congênito
       2. Síndrome da artéria inominada
          • abolição do pulso radial direito por pressão exercida por endoscópio rígido
          √ Deslocamento traqueal posterior
          √ Colapso focal da traqueia na fluoroscopia
          √ Indentação pulsátil da parede traqueal anterior pela artéria inominada vista com RMN
          Rx: inserção cirúrgica da artéria inominada ao manúbrio
   (b) inflamatório
       1. Abscesso cervical/mediastinal
   (c) neoplásico
       1. Teratoma cervical/intratorácico
          √ Calcificações amorfas + ossificações
       2. Timoma

3. Tumores da tireoide
4. Linfoma
   (d) traumático: hematoma
B. COMPRESSÃO TRAQUEAL POSTERIOR
   (a) congênito:
   1. Anel vascular
      — completo: arco aórtico duplo, arco aórtico direito
      — incompleto: artéria subclávia direita anômala
      √ Indentação posterior do esôfago + traqueia
   2. Alça pulmonar
      = artéria pulmonar esquerda anômala surgindo da artéria pulmonar direita, passando entre a traqueia + esôfago em direção ao pulmão esquerdo
   3. Cisto broncogênico
      mais comum entre o esôfago + traqueia ao nível da carina
      (a) inflamatório: abscesso
      (b) neoplásico: neurofibroma
      (c) traumático: corpo estranho esofágico, constrição esofágica, hematoma
C. CAUSAS TRAQUEAIS INTRÍNSECAS
   (a) congênita
   1. Estenose traqueal congênita
      generalizada/segmentar
      = anel cartilaginoso completo (em vez da forma "em ferradura")
   2. Traqueomalacia congênita = imaturidade da cartilagem traqueal = condromalacia
      • estridor respiratório
      √ Colapso traqueal na expiração
   (b) neoplásico: papiloma, fibroma, hemangioma
   (c) traumático: estenose adquirida (tubos endotraqueais + traqueostomia), granuloma, traqueomalacia adquirida (degeneração da cartilagem após inflamação, pressão extrínseca, neoplasia brônquica, fístula traqueoesofágica, corpo estranho)

Tumor Traqueal

- sintomatologia asmática
- rouquidão, tosse
- chiado (inspiratório com lesão extratorácica, expiratório com lesão intratorácica)
- hemoptise
A. MALIGNO
   1. Carcinoma de células escamosas (geralmente primário)
      ◊ 50% de todas as lesões traqueais malignas
   2. Carcinoma cístico adenoide = cilindroma
   3. Carcinoide
   4. Carcinoma mucoepidermoide
   5. Metástases de carcinoma de células renais, câncer de cólon, melanoma maligno
   6. Linfoma
   7. Plasmocitoma
B. BENIGNO
   1. Tumor cartilaginoso (hamartoma)
   2. Papiloma de células escamosas
   3. Fibroma/lipoma
   4. Hemangioma
   5. Mioblastoma da célula granular
C. INFLAMATÓRIO
   1. Doença granulomatosa: TB, sarcoidose, granulomatose de Wegener
   2. Pseudotumor mioblástico inflamatório
   3. Tumor amiloide
   4. Pseudotumor: muco engrossado, corpo estranho

Tumor Endobrônquico

1. Tumor neuroendócrino (carcinoide típico/atípico)
2. Carcinoma mucoepidermoide
3. Carcinoma cístico da adenoide
4. Hamartoma
5. Leiomioma
6. Mioblastoma
7. Adenoma da glândula mucosa
8. Carcinoma da célula escamosa

Obstrução Brônquica

1. Corpo estranho: causa mais comum em crianças
2. Doença granumatosa: em virtude da formação de granuloma na parede brônquica/compressão extrínseca por adenopatia
3. Broncólitos = erosão de nódulos calcificados para dentro do lúmen brônquico
4. Estenose/atresia
5. Neoplasia
   (a) carcinoma broncogênico
   (b) carcinoma cístico da adenoide
   (c) tumor mucoepidermoide
   (d) hamartoma

Mnemônica: MACACA TET
Metástases endobrônquicas
Adenoma
Corpo estranho
Amiloide
Câncer (primário)
Atresia
Tuberculose
Endobrônquica (doença granulomatosa)
Tampão mucoso

Espessamento da Parede Brônquica

◊ A espessura aparente da parede brônquica varia com a janela pulmonar escolhida na CT: uma janela média que é muito baixa pode fazer a parede brônquica parecer anormal!
A. PERIBRONCOVASCULAR
   1. Sarcoidose
   2. Carcinomatose linfagítica
   3. Sarcoma de Kaposi
   4. Linfoma
   5. Edema pulmonar
B. PAREDE BRÔNQUICA
   1. Doença das vias aéreas
   2. Policondrite recidivante
   3. Granulomatose de Wegener
   4. Amiloidose
C. INFECÇÃO MUCOSA
   1. Difteria
   2. Tuberculose
   3. Doença fúngica
   4. Aspergilose

Espessamento de Parede Traqueobrônquica Circunferencial

1. Granulomatose de Wegener
2. Sarcoidose
3. Doença do intestino inflamado
4. Estenose pós-intubação
5. Amiloidose
6. Infecção: *Klebsiella rhinoscleromatis*, infecção fúngica, TB

Sinal do Anel de Sinete

= seção transversal de uma parede geralmente espessa e dilatada de brônquio em "anel" + ramo de artéria pulmonar como adjacente de opacidade de tecido mole

1. Bronquiectasia
2. Carcinoma bronquioloalveolar multifocal
3. Adenocarcinoma metastático

Broncolitíase

1. Histoplasmose
2. Tuberculose
3. Criptococose
4. Actinomicose
5. Coccidioidomicose

√ Linfonodo calcificado dentro/adjacente ao brônquio afetado
√ Obstrução brônquica: atelectasia, doença de espaço aéreo, bronquiectasia, aprisionamento de ar
√ Ausência de massa de tecido mole associado

DIAFRAGMA

Elevação Diafragmática Bilateral

A. Inspiração rasa (mais frequente)
B. Causas abdominais
   obesidade, gravidez, ascite, grande massa abdominal
C. Causas pulmonares
   (1) atelectasia bilateral
   (2) doença pulmonar restritiva (SLE)
D. Doença neuromuscular
   (1) miastenia grave
   (2) esclerose lateral amiotrófica

Elevação Diafragmática Unilateral

1. Derrame pleural subpulmonar
   √ A cúpula do pseudodiafragma migra em direção ao ângulo costofrênico e se achata
2. Volume pulmonar alterado
   (a) atelectasia
       √ Densidade pulmonar associada
   (b) lobectomia pós-operatória/pneumectomia
       √ Defeitos costais, suturas metálicas
   (c) pulmão hipoplásico
       √ Hemitórax pequeno (geralmente à direita), acotovelamento das costelas, desvio mediastinal, artéria pulmonar ausente/pequena, frequentemente associada à dextrocardia + retorno venoso pulmonar anômalo
3. Paralisia do nervo frênico
   (a) tumor pulmonar primário
   (b) tumor mediastinal maligno
   (c) iatrogênico
   (d) idiopático
   √ Movimento paradoxal na fluoroscopia (paciente em decúbito lateral inspirando)
4. Doença abdominal
   (a) abscesso subfrênico: histórico de cirurgia acompanhada de derrame pleural
   (b) cólon/estômago distendidos
   (c) interposição do cólon
   (d) massa hepática (tumor, cisto equinocócico, abscesso)
5. Hérnia diafragmática
6. Eventração do diafragma
7. Ruptura traumática do diafragma associada a fraturas das costelas, contusão pulmonar, hemotórax
8. Tumor diafragmático
   mesotelioma, fibroma, lipoma, linfoma, metástase

PAREDE TORÁCICA

Lesões da Parede Torácica

√ Sinal de margem incompleto (em virtude do ângulo obtuso)
√ Bordas lisas afiladas (visão tangencial)
√ Pedículo tumoral sugere tumor benigno

A. EXTERNA
   1. Lesão cutânea: verrugas, neurofibroma
   2. Mamilo
   3. Artefato
B. NEOPLÁSICA
   1. Tumor mesenquimal
      (a) lipoma (comum): crescendo entre as costelas, apresentando como massa intratorácica + subcutânea; CT é diagnóstica
      (b) tumor muscular, fibroma
   2. Tumor neural
      Schwannoma, neurofibroma (pode causar erosão das costelas inferiormente com reação esclerótica dos ossos), neuroma, neuroblastoma
   3. Tumor vascular
      hemangioma, linfangioma, hemangiopericitoma, aneurisma, falso aneurisma
   4. Tumor ósseo (ver também Lesão Costal)
C. TRAUMÁTICO
   1. Hematoma
   2. Costela fraturada
D. INFECCIOSO
   celulite, polimiosite, abscesso, fasceíte necrotizante
   1. Actinomicose (infiltrado parenquimal, derrame pleural, massa da parede torácica, destruição costal, fístulas cutâneas)
   2. Aspergilose, nocardiose, blastomicose, tuberculose (raro)
   3. Piogênico: *Staphilococcus, Klebsiella*
E. INVASÃO DA PAREDE TORÁCICA
   1. Câncer pulmonar periférico (ex. tumor de Pancoast)
   2. Câncer de mama recorrente
   3. Nódulos linfomatosos

Síndrome de Pancoast

= sulcos tumorais superiores invadindo o plexo braquial + gânglio estrelado simpático
TRÍADE CLÍNICA:
1. Dor em braço ipsilateral
2. Câncer de mama recorrente
3. Síndrome de Horner = enoftalmia, ptose, miose, anidrose

Causa: câncer pulmonar (mais comum), câncer de mama, múltiplo mieloma, metástase, linfoma, mesotelioma

Doença Pulmonar com Extensão para a Parede Torácica

A. Infecciosa
   1. Actinomicose
   2. Nocardia
   3. Blastomicose
   4. Tuberculose
B. Tumor maligno
   1. Carcinoma broncogênico
   2. Linfoma
   3. Metástases
   4. Mesotelioma
   5. Carcinoma de mama
   6. Nódulo mamário interno

C. Tumor benigno
1. Hemangioma capilar da infância
2. Hemangioma cavernoso
3. Lipoma extrapleural
4. Abscesso
5. Hematoma

Tumores da Parede Torácica em Crianças

Tumores Malignos da Parede Torácica em Crianças
◊ Mais comum do que tumores primários benignos na parede torácica!
1. Sarcoma de Ewing da costela (mais comum)
   (a) crianças mais velhas: envolvimento costal em 7%, envolvimento predominante da pelve + extremidades inferiores
   (b) crianças < 10 anos de idade: envolvimento costal em 30%
   DDx: osteomielite, fratura de aparência incomum, calo, distribuição direta de infecção pulmonar
2. Rabdomiossarcoma
   relativamente comum em crianças + adolescentes
   √ Esclerose/destruição/irregularidades do córtex (extensão local ao osso contíguo)
   √ Pode calcificar
   Metástases para: pulmão, ocasionalmente linfonodos
   Prognóstico: crescimento infiltrativo com alto risco de reincidência local
3. Metástase
   (a) neuroblastoma
       10% presente como massa de parede torácica
       √ Pode calcificar
   (b) leucemia
4. **Tumor de Askin**
   = TUMOR NEUROECTODÉRMICO PRIMITIVO
   = tumor incomum provavelmente surgindo dos nervos intercostais em jovens mulheres caucasianas
   Percurso: tumor neuroectodérmico de pequenas células contendo enolase neurônio-específica (pode também ser encontrada no neuroblastoma)
   √ Destruição costal (ocasionalmente, surgindo da costela) em 25–63%
   √ Derrame pleural maligna
   Metástases para: osso, CNS, fígado, suprarrenal
   DDx: sarcoma de Edwing, linfoma, hamartoma da parede torácica da infância
5. Condro/osteossarcoma
   muito raro em pacientes pediátricos

Tumores Benignos da Parede Torácica em Crianças
A. ÓSSEOS
   1. Cisto ósseo aneurismático
   2. Condroblastoma
   3. Encondroma
   4. Osteoblastoma
   5. Osteocondroma
   6. Osteoma ostoide
   Geralmente, associado à síndrome sistêmica: neurofibromatose, histiocitose, osteocondromatose
   √ Destruição cortical costal + massa de tecido mole
B. TECIDO MOLE
   1. Lipoma
   2. Hemangioma
   3. Linfangioma
   4. Teratoma

RADIOGRAFIA DO TÓRAX NO LEITO
Benefício:
  Achados inesperados: em 37–43–65%
  Alteração na abordagem diagnóstica/terapêutica: em 27%
Indicações:
A. Posição do aparato + complicações
   1. **Mau posicionamento do tubo traqueal** (12%)
      √ Ponta do tubo 4–6 cm acima da carina com pescoço em posição neutra:
        √ Migrante a 2 cm inferior com flexão
        √ Migrante a 2 cm superior com extensão
      √ Diâmetro do tubo deve ficar a 1/2 a 2/3 do lúmen traqueal
      √ Diâmetro do balão infiltrado deve ser menor que o diâmetro da traqueia
      Cx:
        (a) dano traqueal (estenose/ruptura), se razão entre manguito e lúmen traqueal > 1,5
        (b) aspiração (em 8%)
        (c) deslocamento de dente/enchimento dentário
   2. **Mau posicionamento do cateter venoso central** (9%)
      para dentro da veia jugular interna, arco ázigos, veia mamária interna, anomalia congênita (ex. SVC esquerda persistente, artéria)
      • posição ideal = origem da SVC = entre RA e valva venosa mais próxima (= além da margem superior da 1ª costela) = 2,5 cm distal da junção da subclávia + veias jugulares
      Cx: colocação para dentro do ramo de veias/veia anômala (ex. SVC esquerda persistente), colocação intra-arterial, colocação extravascular
   3. **Mau posicionamento do tubo nasogástrico**
      – má posição esofágica
      – intubação brônquica
      – perfuração esofágica
      √ Pode não estar no filme, se enrolado na hipofaringe
   4. **Linha de Swanz-Ganz** (= linha direcionada por balão)
      • 25% de cateteres mal posicionados em CXR inicial
      √ A ponta deve estar na artéria pulmonar principal/direita/esquerda (NÃO distal à artéria pulmonar interlobar proximal)
      Cx: infarto pulmonar, ruptura da artéria pulmonar, hemorragia, perfuração cardíaca, formação de pseudoaneurisma, mau posicionamento do nó intracardíaco, arritmia
   5. **Tubo de toracotomia**
      √ Quebra em material radiopaco (= buraco do lado mais proximal) deve ser intratorácico
      √ Posicionamento intrafissural inefetiva o tubo
   6. **Toracotomia**
      ◊ Posicionamento NÃO é efetivo por flexão/extensão do pescoço!
      √ Diâmetro do tubo deve ficar a 2/3 do lúmen traqueal
      √ A ponta deve ficar no nível da T3
   7. **Bomba de balão intra-aórtico (IABP)**
      • ponta da bomba deve ficar distal à artéria subclávia esquerda na aorta descendente proximal = 1–2 cm abaixo do topo do arco aórtico
      √ Balão infla na diástole, desinfla na sístole
B. Doença cardiopulmonar
   1. Atelectasia
      • anomalia mais comum no CXR da ICU
      Aumento da incidência:
        após anestesia geral, cirurgia torácica/abdominal superior, doença pulmonar preexistente, tabagismo, obesidade, idade avançada

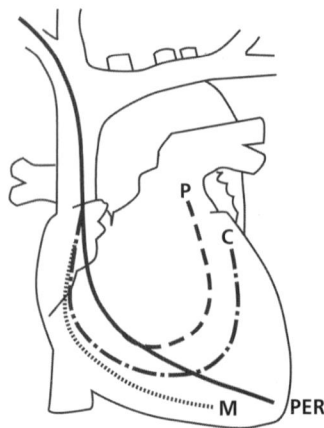
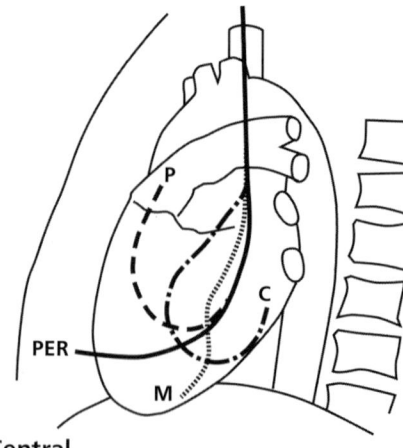

Posição da Linha Venosa Central
C = seio coronário, M = veia cardíaca média, P = artéria pulmonar principal, PER = perfuração

Localização: base pulmonar esquerda (mais frequente)
√ Subsegmento linear/em "placa"
√ Lobar/segmental:
  √ Aerobroncograma presente = colapso de pequenas vias aéreas → broncoscopia não é beneficial
  √ Aerobroncograma ausente = impacto mucoide central → broncoscopia terapêutica
√ Mímica irregular da pneumonia
√ Mudança rápida temporal possível
2. Edema pulmonar
  (a) cardíaco (hidrostático)
    incluindo CHF, super-hidratação, insuficiência renal
    Observação: cefalização da vasculatura não auxilia na posição supina
    √ Geralmente cardiomegalia (razão cardiotorácica ≥ 55%)
    √ Pedículo vascular aumentado (largura mediastinal em SVC ≥ 70 mm)
    √ Linhas de Kerley
    √ Derrame pleural frequente
    √ Opacidade pulmonar central/difusa
    √ Início + resolução rápidos
    Precisão: 70% para pressão capilar > 18 mmHg utilizando razão CT + largura do pedículo vascular
  (b) não cardíaco (permeabilidade)
    incluindo ARDS, sepse, reação a drogas, quase afogamento, inalação de fumaça, edema neurogênico, aspiração, êmbolo gorduroso
    √ Cardiomegalia rara
    √ Ausência de linhas de Kerley
    √ Derrame pleural incomum + pequena
    √ Frequências diminuídas dos volumes pulmonares
    √ Opacidade difusa/periférica pulmonar
      ◊ Distribuição periférica irregular em 58% de edema pulmonar *vs.* em 13% de edema hidrostático
    √ Início + resolução atrasadas
    √ Barotrauma comum
3. Derrame pleural (em virtude de CHF)
  Localização: bilateral/lado direito
    ◊ Uma efusão somente à esquerda sugere processo sobreposto/gravidade!
  √ Densidade homogênea sobre pulmão inferior
  √ Líquido sobre ápice/em fissuras
  √ Pseudotumor infrafissural
  √ Não é visível em 30%
  DDx: atelectasia, empiema (efusão loculada não móvel), síndrome pós-pericardiotomia (efusão progressiva além do 3º dia pós-operatório)
4. Doença alveolar = pneumonia
  • em 10% dos pacientes de ICU, 60% com ARDS
  • comumente relacionado com aspiração
  √ Lentamente progressivo, geralmente áreas irregulares multifocais de consolidação/opacidades mal definidas
  √ Aerobroncogramas
  √ Cavitação (achado mais específico)
  DDx impossível: ARDS, atelectasia lobar
5. Doença intersticial
  DDx:
    (a) alterações diárias de edema pulmonar intersticial
    (b) pneumonia (CMV, pneumocisto)
6. Barotrauma (em 4–15% dos pacientes em ventilação)
  Risco aumentado: doença pulmonar subjacente (ARDS, pneumonia), pico de pressão inspiratória > 40 cm H_2O, uso de PEEP, volume corrente elevado
  √ Edema pulmonar intersticial (inicialmente)
  √ Localização anteromedial/subpulmonar
  √ Pneumotórax de pressão (em 60–96%) com deslocamento mediastinal mascarado pela PEEP
7. Aspiração
  Risco aumentado: anestesia geral, consciência deprimida, desordem neuromuscular, doença esofágica, presença de tubo NG/ET
  Localização: aspecto posterior dos lobos superiores, segmentos superiores + segmentos basilares posteriores dos lobos inferiores
  √ Consolidação focal/multifocal em local dependente com predominância central
  √ Pneumonite aspirativa (pode progredir durante o primeiro dia, porém dissipando dentro de poucos dias)
  √ Pneumonia aspirativa (falta de dissipação/progressão)
8. Sangramento torácico
9. Doença mediastinal

ANATOMIA E FUNÇÃO DO PULMÃO

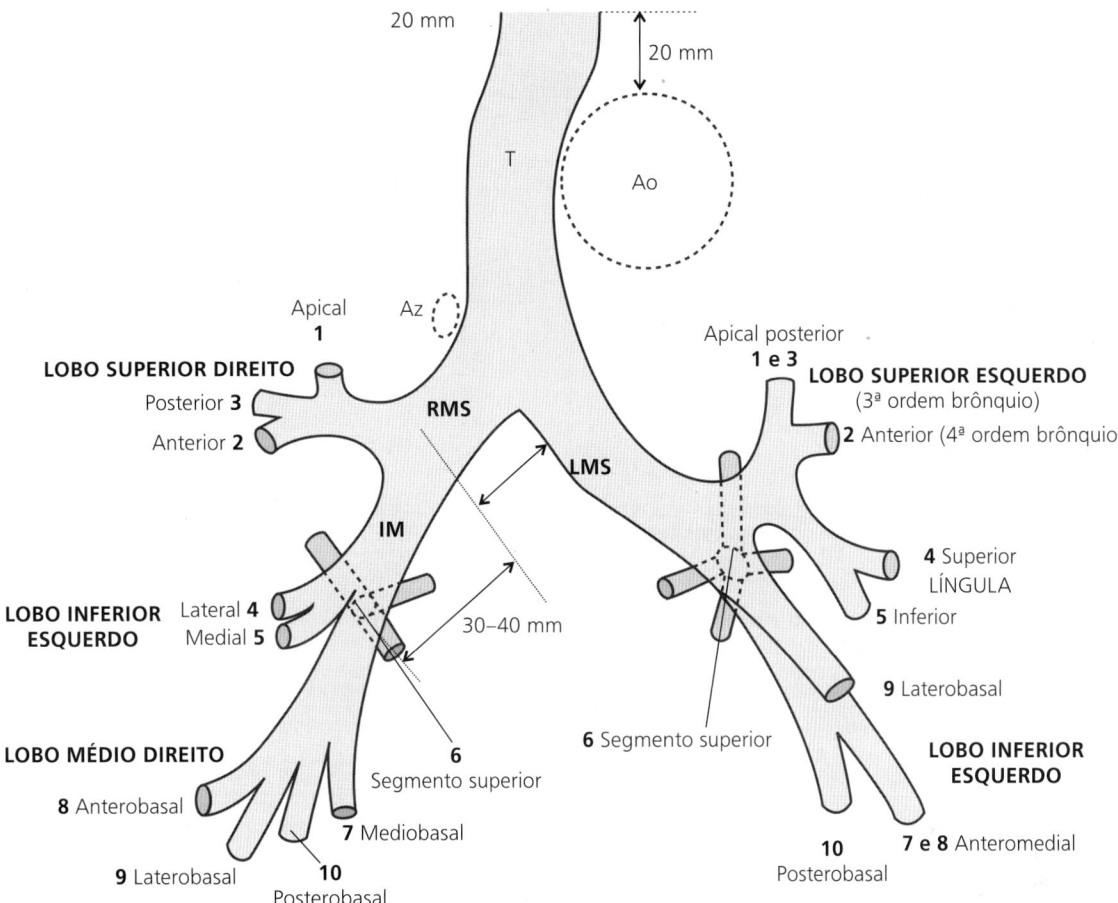

Anatomia Broncopulmonar	
Ao = arco aórtico	RMS = brônquio principal direito
Az = veia ázigos	LMS = brônquio principal esquerdo
T = traqueia	IM = brônquio intermediário
Ordem dos brônquios lobares inferiores em projeção frontal de lateral para medial: *mnemônica:* "ALPm" = **A**nterior-**L**ateral-**P**osterior-**m**edial	

VIAS AÉREAS

Embriologia das Vias Aéreas

Primeiras 5 semanas de GA os brotos pulmonares crescem de um aspecto ventral da víscera oca primitiva (do final caudal do sulco laringotraqueal do piso parenquimal primitivo); agenesia pulmonar

5ª semana de GA separação da traqueia do esôfago

5–16 semanas formação da árvore traqueobrônquica com brônquios, bronquíolos, ductos alveolares, alvéolos; cisto broncogênico (= brotamento anormal); hipoplasia anormal (= menos brônquios que o esperado)

16–24 semanas aumento drástico em número + complexidade dos espaços aéreos e vasos sanguíneos; pequenas vias aéreas + redução em número e tamanho de ácinos

Divisão Brônquica Anômala

Brônquio Traqueal
= brônquio de comprimento variável decorrente de traqueia inferior
√ Bolsa cega/aeração de uma porção ou de todo o RUL
√ Origem precoce de brônquio apical-posterior de LUL

Brônquio Cardíaco Acessório
= brônquio verdadeiro supernumerário anômalo
M÷F = 2,8÷1
√ Decorre da parede medial do brônquio intermediário antes da origem do segmento apical do brônquio do RLL
√ Curso caudal em direção ao pericárdio
√ Bolsa cega/ventilação de lobo acessório

Brônquio Paracardíaco
= brônquio normal decorrente do aspecto medial do lobo inferior
Prevalência: 5% dos pacientes

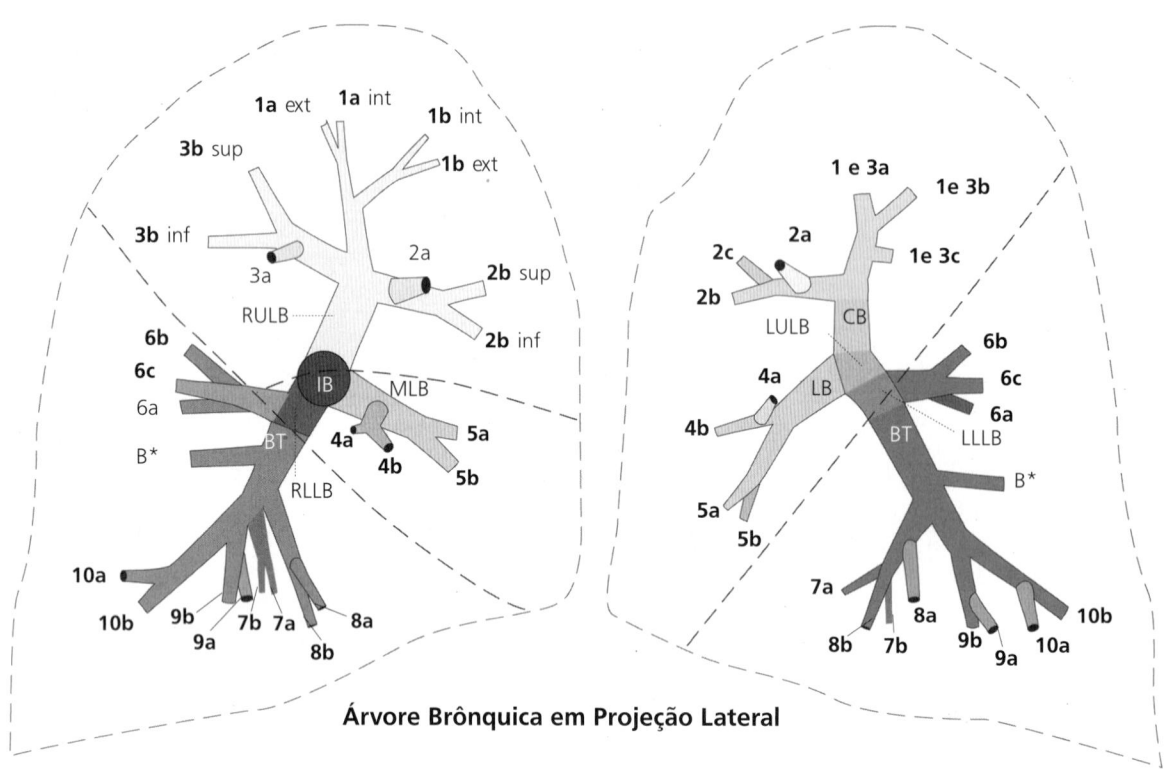

Árvore Brônquica em Projeção Lateral

Pulmão Direito

RULB = brônquio lobar superior direito
MLB = brônquio lobar médio
RLLB = brônquio lobar inferior direito
BT = tronco basilar
IB = brônquio intermediário
B* = segmento subsuperior

Pulmão Esquerdo

LULB = brônquio lobar superior esquerdo
LB = brônquio lingular
LLLB = brônquio lobar inferior esquerdo
CB = brônquio culminal
BT = tronco basilar
B* = segmento subsuperior esquerdo

Vias Aéreas

= ramos condutores para o transporte do ar; ~ 300.000 ramificações das vias aéreas da traqueia até os bronquíolos, com uma média de 23 gerações de vias aéreas

Definição:
  brônquio = cartilagem na parede
  bronquíolo = ausência de cartilagem (após 6 a 12 divisões do brônquio segmentar)
  — bronquíolo membranoso = puramente condutor de ar
  — bronquíolo respiratório = contêm alvéolos em sua parede
  — bronquíolo lobular = abastece o lóbulo pulmonar secundário; pode ramificar em 3 ou mais bronquíolos terminais
  — bronquíolo terminal = última geração puramente de bronquíolos condutores; cada um suprindo um ácino
  pequenas vias aéreas = diâmetro < 2 mm = brônquio + pequena membrana cartilaginosa e bronquíolos respiratórios; colabora com 25% da resistência da via aérea
  grandes vias aéreas = diâmetro > 2 mm; colabora com 75% da resistência da via aérea

HRCT de pulmão normal (nível da janela – 700 HU, largura da janela 1.000–1.500):
  √ –875 ± 18 HU na inspiração
  √ –620 ± 43 HU na expiração
  √ 8ª ordem do brônquio visível = brônquio > 2 mm de diâmetro
  ◊ Bronquíolos lobares normais não são visíveis!

Ácinos

= subunidade funcional mais importante do pulmão = todo o parênquima tecidual distal de um brônquio terminal compreendendo 2–5 gerações de bronquíolos respiratórios + ductos alveolares + sacos alveolares + alvéolos
• troca de gases
√ Não é radiologicamente visível

[Lóbulo Pulmonar Primário]

= ducto alveolar + espaços aéreos conectados a ele

Lóbulo Pulmonar Secundário

= LÓBULO REID
= menor porção do pulmão cercado por septos de tecido conectivo = unidade básica anatômica + funcional, surgindo como um poliedro irregular; separado um do outro por um fino septo fibroso interlobular (100 µm); suprido por 3–5 bronquíolos terminais; contêm 3–24 ácinos

Tamanho: 10–25 mm em diâmetro
• visível na superfície do pulmão

Conteúdo:
  — centralmente = centro lobular: ramos dos bronquíolos terminais (a espessura de 0,1 mm da parede está abaixo da resolução da HRCT) + arteríolas pulmonares (1 mm)
  — perifericamente (nos septos interlobulares): veia pulmonar + vasos linfáticos

HRCT:
  √ Finas linhas escassamente visíveis de atenuação aumentadas em contato com a pleura (= septos interlobulares); mais bem desenvolvidos em áreas subpleurais de

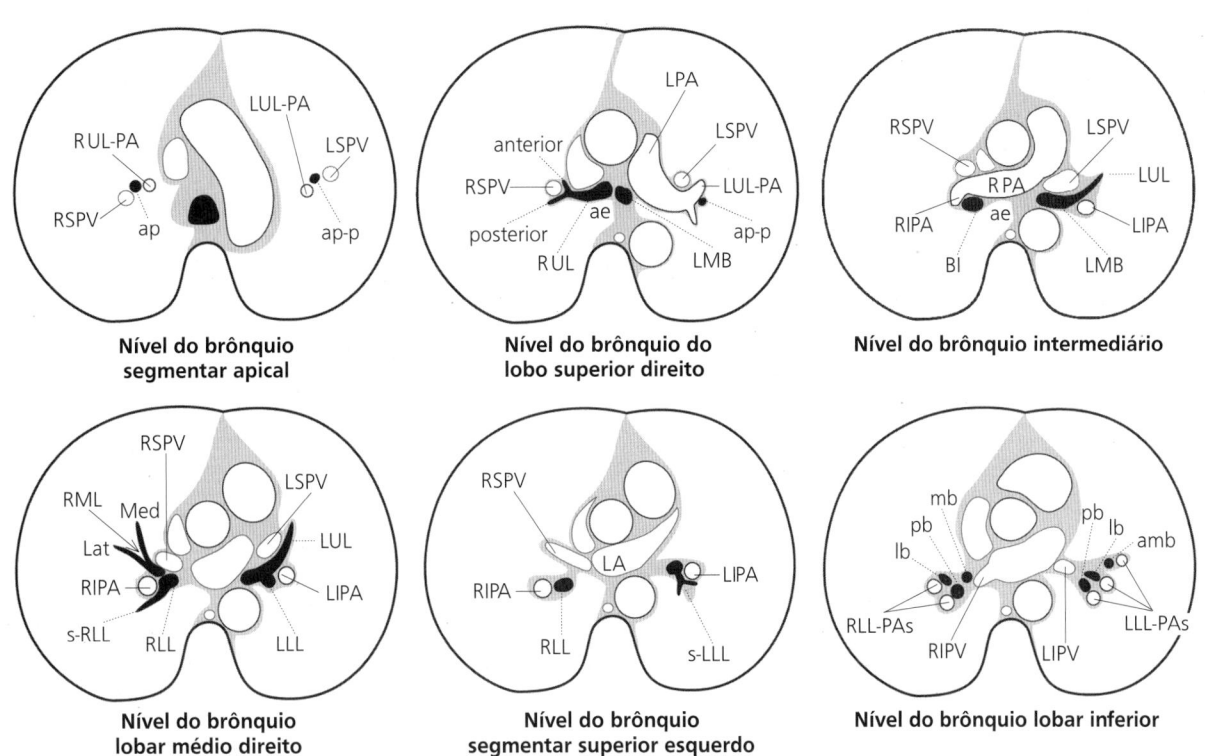

Anatomia Transversal das Divisões Broncovasculares

Pulmão Direito

ant = RUL anterior	pb = RLL posterobasal
ap = RUL apical	post = RUL posterior
BI = brônquio intermediário	RLL = lobo inferior direito
lat = RML lateral	RML = lobo médio direito
mb = RLL mediobasal	RUL = lobo superior direito
med = RML basal	s-RLL = segmento superior

RUL-PA/LUL-PA = artéria pulmonar do lobo superior direito/esquerdo
RLL-PAs/LLL-PAs = artéria pulmonar direita/esquerda
RIPV/LIPV = veia pulmonar inferior direita/esquerda
RPA = artéria pulmonar direita

Pulmão Esquerdo

amb = LLL anterobasal	ap-p = LUL apical posterior
lb = LLL laterobasal	LLL = lobo inferior esquerdo
LMB = brônquio principal esquerdo	LUL = lobo superior esquerdo
pb = LLL posterobasal	s-LLL = segmento superior
ae = recesso ázigo-esofágico	

RIPA/LIPA = artéria pulmonar inferior direita/esquerda
RLL-PAs/LLL-PAs = artérias pulmonares dos lobos inferiores direito/esquerdo
RSPV/LSPV = veia pulmonar superior direita/esquerda

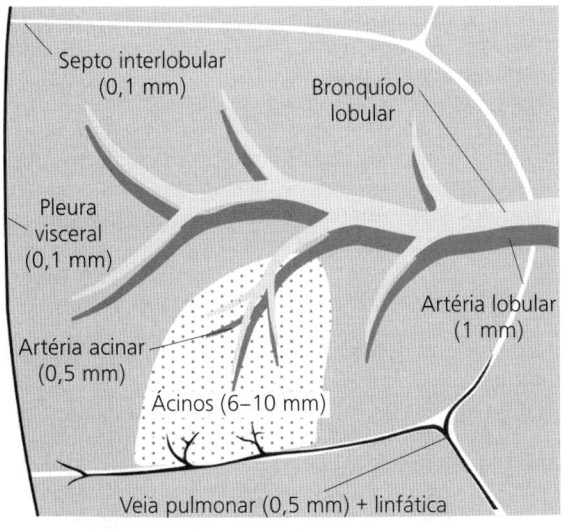

O Nódulo Pulmonar Secundário

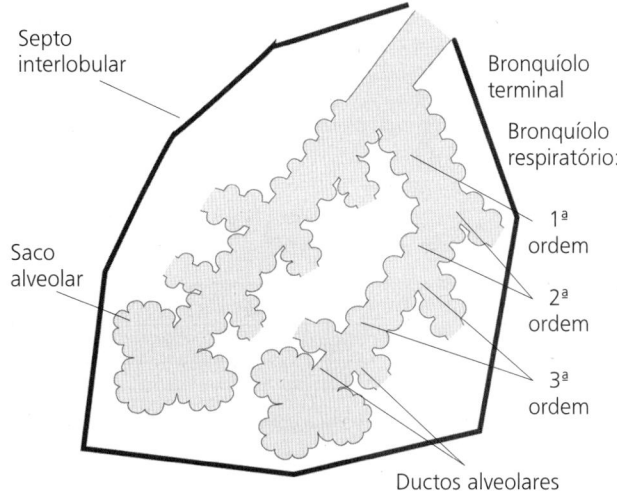

Vias Aéreas Terminais dentro do Lóbulo Pulmonar Secundário

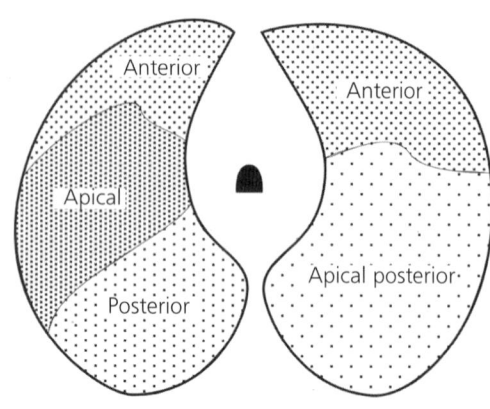
Nível do arco aórtico

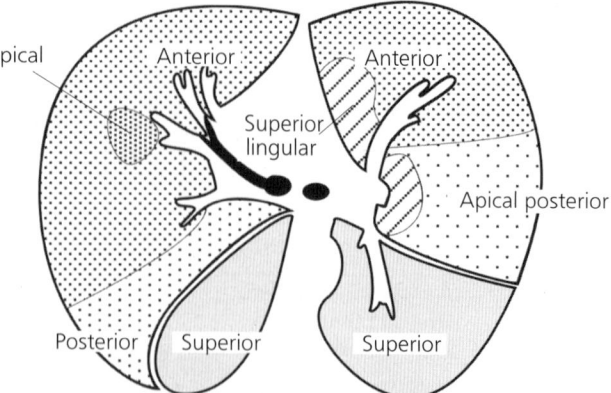
Nível da artéria pulmonar esquerda

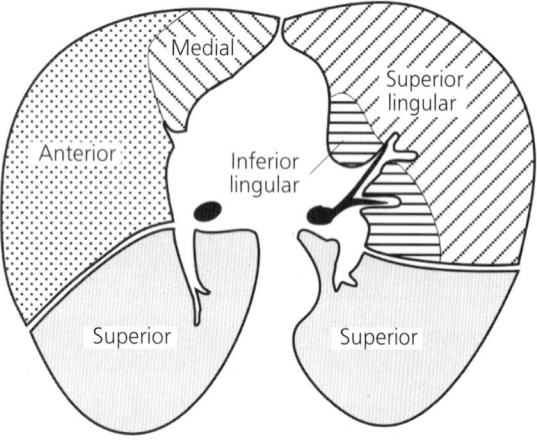
Nível da artéria pulmonar direita

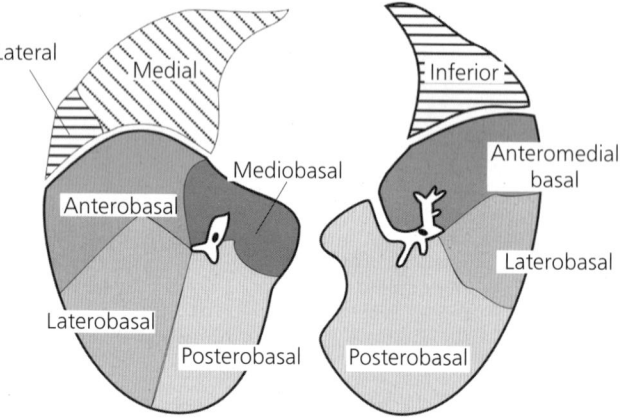
Nível do ventrículo esquerdo

Anatomia Transversal dos Segmentos Pulmonares

— UL + ML: anterior + lateral + justamediastinal
— LL: anterior + regiões diafragmáticas
√ Estruturas puntiformes/lineares/ramificadas (= arteríolas pulmonares), próximas ao centro do lóbulo pulmonar secundário 3–5 mm da pleura

Anatomia Intersticial

1. Interstício broncovascular que circunda o feixe bronquíolo-vascular
2. Interstício centrolobular que circunda o feixe bronquíolo-vascular distal
   √ Linhas que se estendem para o centro do lóbulo
3. Interstício septal interlobular
   √ Linhas perpendiculares à pleura que circundam o lóbulo
4. Pleura intersticial

Interstício Pulmonar	
Divisão	Componentes
Axial	bainhas broncovasculares, linfáticas
Médio (parenquimal)	parede alveolar (septo interalveolar)
Periférico	pleura tecido conectivo subpleura, septo interlobular (anexando veias pulmonares, linfáticos, paredes de alvéolo cortical)

Desenvolvimento Pulmonar

- "broto pulmonar"
  derivado da víscera oca primitiva; artérias pulmonares surgem do 6º arco aórtico
  Tempo: 26 dias a 6 semanas de GA
- fase pseudoglandular
  = desenvolvimento de vias aéreas até bronquíolos terminais
  Tempo: 6–16 semanas de GA
- fase canalicular/acinar
  = múltiplos ductos alveolares surgem de bronquíolos respiratórios alinhados por células alveolares tipo II capazes de síntese surfactante
  Tempo: 16–28 semanas de GA
- fase sacular
  = aumento em número de sacos terminais + afinamento do interstício + desenvolvimento precoce do alvéolo verdadeiro
  Tempo: 28–34 semanas de GA
- fase alveolar
  Tempo: 36 semanas de GA – 18ª semanas pós-natal

Surfactante

= material ativo de superfície essencial para a função pulmonar normal
Substrato: fosfolipídios (fosfatidilcolina, fosfatidilglicerol), outros lipídios, colesterol, proteínas específicas do pulmão
Produção: o alvéolo pulmonar tipo II sintetiza + transporta + secreta o surfactante pulmonar; produção mais precoce começa em torno da 18ª semana de gestação (no líquido amniótico em torno da 22ª semana de gestação)

Ação: aumento da complacência pulmonar, estabilização do alvéolo, aumento da liberação do líquido alveolar, reversão da tensão de superfície, proteção contra o colapso alveolar durante a respiração, proteção da superfície celular epitelial, redução da pressão de abertura + tônus pré-capilar

CIRCULAÇÃO PULMONAR

1. Circulação pulmonar primária (98% do débito cardíaco) artérias pulmonares viajam ao longo do brônquio lobar + segmentar para baixo até o nível segmentar que iguala o calibre das vias aéreas
   (a) grandes artérias pulmonares <u>elásticas</u> (500 – > 1.000 μm) acompanham brônquio lobar + segmentar que iguala o calibre das vias aéreas
      - artéria pulmonar principal/tronco: ≤ 28 mm
      - artéria pulmonar direita/esquerda
      - artéria pulmonar lobar
      - artéria pulmonar segmentar
   (b) artérias <u>musculares</u> (50–1.000 μm) acompanham vias aéreas subsegmentares + bronquíolos terminais
      √ Providenciar vasodilatação ativa + constrição
   (c) arteríolas (15–150 μm) acompanham bronquíolos respiratórios + ductos alveolares
   (d) rede capilar em paredes alveolares
   (e) vênulas
   (f) veias pulmonares
   curso através do septo fibroso interlobular
2. Circulação brônquica (1–2% do débito cardíaco)
   Origem: próximo ao meio da aorta torácica descendente entra a 4ª + 7ª vértebra torácica ao nível do brônquio principal esquerdo, artérias intercostais (geralmente 2 vasos para cada pulmão)
   Pressão: 6× a circulação pulmonar normal
   Variantes:
      - 40% tem 2 aa. brônquicas esquerdas + 1 artéria de tronco intercostobronquial direito (ICBT)
      - 20% tem 1 a. brônquica esquerda + 1 ICBT direito
      - 20% tem 1 a. brônquica esquerda + 1 tronco brônquico comum + 1 ICBT direito
      - 10% tem 2 aa. brônquicas direita + 1 a. brônquica direita + 1 ICBT direito
   Suplemento: esôfago, traqueia, pleura visceral, linfonodos, vias aéreas extra e intrapulmonares, feixes broncovasculares + neurais, *vasa vasorum* de circulação pulmonar
   Percurso: caminho tortuoso ao longo da bainha peribrônquica da via aérea principal até bronquíolos terminais
3. Anastomose: através de conexões microvasculares
   √ Fluxo sanguíneo brônquico pode aumentar em 300% nas semanas seguintes de embolização de artéria pulmonar

FUNÇÃO PULMONAR

Volumes e Capacidades Pulmonares

1. Volume corrente (**TV**)
   = quantidade de gás se movendo para dentro e para fora a cada ciclo respiratório
2. Volume residual (**RV**)
   = quantidade de gás remanescente no pulmão após a expiração máxima
3. Capacidade pulmonar total (**TLC**)
   = gás contido no pulmão no final da inspiração máxima
4. Capacidade vital (**VC**)
   = quantidade de gás que pode ser expirado após a inspiração máxima sem forçar

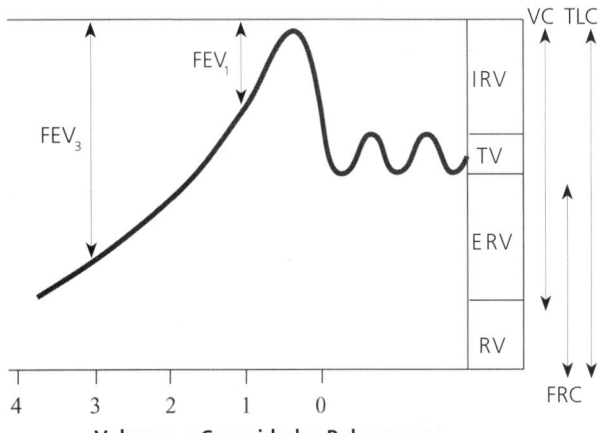

Volumes e Capacidades Pulmonares
(ver o texto para abreviações)

5. Capacidade residual funcional (**FRC**)
   = volume do gás remanescente em pulmões ao final de uma expiração tranquila

Alterações em Volumes Pulmonares

A. VC DIMINUÍDA
   1. Redução do tecido pulmonar funcionante em virtude de:
      (a) processos que ocupam espaço (ex. pneumonia, infarto)
      (b) remoção cirúrgica do tecido pulmonar
   2. Processo que reduz o volume total dos pulmões (ex. fibrose pulmonar difusa)
   3. Inabilidade para expandir os pulmões em função de:
      (a) fraqueza muscular (ex. poliomielite)
      (b) aumento no volume abdominal (ex. gravidez)
      (c) derrame pleural
B. FRC e RV AUMENTADOS
   característico do aprisionamento do ar e superinsuflação (ex. asma, enfisema)
   Associada à: TLC aumentada
   √ Nível normal de inflação às 8 costelas posteriores
C. FRC e RV DIMINUÍDOS
   1. Processos que reduzem o volume total dos pulmões (ex. fibrose pulmonar difusa)
   2. Processos que ocupam volume dentro dos alvéolos (ex. microlitíase alveolar)
   3. Processos que elevam o diafragma (ex. ascite, gravidez), geralmente associados à TLC diminuída

Taxas de Fluxo

A. Medidas espirométricas
   1. Volume expiratório forçado (FEV)
      = quantidade de ar expirado durante um certo período (geralmente 1 + 3 segundos)
      Valores normais: FEV_1 = 83%; FEV_3 = 97%
   2. Taxa de fluxo máximo medioexpiratório (MMFR)
      = quantidade de gás expirada durante a metade da curva do volume expiratório forçado (muito dependente do esforço)
      indicador de resistência nas pequenas vias aéreas
   3. Alça de fluxo-volume
      = o fluxo de gás é comparado com o volume real do pulmão no qual o fluxo está ocorrendo
      útil na identificação de obstrução nas grandes vias aéreas

B. Resistência nas pequenas vias aéreas
Volume de fechamento = volume pulmonar no qual as zonas pulmonares dependentes param de ser ventiladas por causa do fechamento das vias aéreas nas doenças das pequenas vias aéreas ou perda do recuo elástico pulmonar
- diminuição no FEV, MMFR e MBC
    (a) obstrução expiratória da via aérea (reversível como na asma espasmódica/irreversível como no enfisema)
    (b) fraqueza muscular respiratória

Capacidade de Difusão
= taxa de transferência de gases através da membrana alvéolo-capilar em relação a uma diferença de pressão constante através desta; medida pelo método de difusão do dióxido de carbono D_LCO
Técnica:
>> paciente realiza inspiração máxima de um gás com concentração mínima conhecida de CO
>> prende sua respiração por 10 s, depois expira lentamente até volume residual (RV)
>> uma alíquota de gás de expiração final (alveolar) é analisada para o aumento do CO absorvido durante a respiração
Medidas: em mL de CO absorvido/min/mmHg
Redução:
1. Desigualdade da ventilação/difusão: menos CO é captado por áreas pobremente ventiladas ou perfundidas (ex. enfisema)
2. Redução da área total da superfície (ex. enfisema, ressecção cirúrgica)
3. Redução na permeabilidade por espessamento da membrana alveolar (ex. infiltração celular, edema, fibrose intersticial)
4. Anemia com carência de hemoglobina

Anomalias dos Gases Sanguíneos Arteriais
- O_2 arterial pulmonar diminuído
    1. Hipoventilação alveolar
    2. Difusão debilitada
    3. Ventilação/taxas de perfusão anormais
    4. *Shunt* anatômico
- CO_2 arterial pulmonar elevado
    1. Hipoventilação alveolar
    2. Ventilação/taxas de perfusão prejudicadas

Desigualdade V/Q
A. NORMAL
    (a) o fluxo de sangue diminui rapidamente da base em direção ao ápice
    (b) a ventilação diminui menos rapidamente da base em direção ao ápice
    ◊ A V/Q é baixa na base e alta no ápice
    ◊ O O_2 arterial pulmonar é substancialmente mais alto no ápice
    ◊ O CO_2 arterial pulmonar é substancialmente mais alto nas bases
B. ANORMAL
    eminentemente resultando de regiões pulmonares não/pouco ventiladas (as regiões não/pouco ventiladas não resultam em distúrbios dos gases sanguíneos)

Complacência
= relação entre a alteração da pressão intrapleural e o volume de gás que se move para dentro do pulmão
A. COMPLACÊNCIA DIMINUÍDA
    edema, fibrose, infiltração granulomatosa
B. COMPLACÊNCIA AUMENTADA
    enfisema (arquitetura elástica defeituosa)
√ Altura do diafragma na TLC pode proporcionar alguma indicação da complacência pulmonar, particularmente de valor em telerradiografias sequenciais para comparação em:

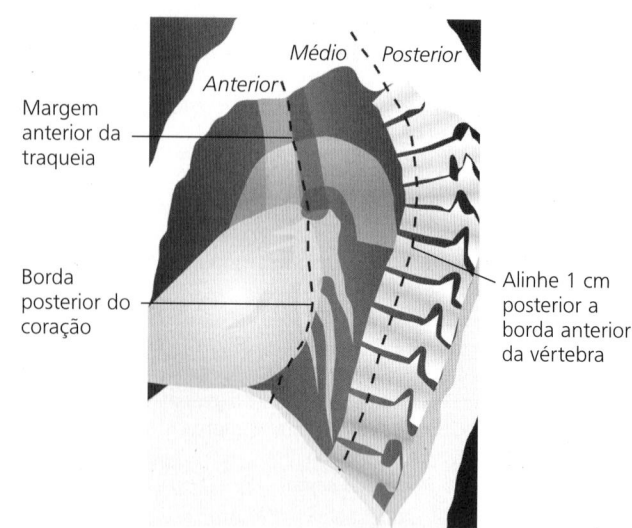

Compartimentos do Mediastino

1. Edema pulmonar intersticial difuso
2. Fibrose pulmonar intersticial difusa

MEDIASTINO
Terminologia: *Spigelius* (1578–1626): "preso por estatística média" = o qual senta no meio
A. COMPARTIMENTO MEDIASTINAL SUPERIOR
    = entrada torácica
B. COMPARTIMENTO MEDIASTINAL INFERIOR
    (1) Mediastino anterior = região retroesternal
        Limite anterior: esterno
        Limite posterior: pericárdio, aorta, vasos braquiocefálicos
        Limite superior: entrada torácica
        Limite inferior: diafragma
        Conteúdo: timo, linfonodos, tecido adiposo, vasos mamários internos
    (2) Mediastino médio = região visceral
        Limite anterior: pericárdio
        Limite posterior: pericárdio, parede traqueal posterior
        Limite superior: entrada torácica
        Limite inferior: diafragma
        Conteúdo: coração, pericárdio, aorta ascendente + transversa, SVC, IVC, vasos braquiocefálicos, vasos pulmonares, traqueia + brônquio principal, linfonodos, nervo frênico, nervo vago, nervo laríngeo recorrente esquerdo
    (3) Mediastino posterior = contém esôfago, aorta descendente, região paraespinhal
        Limite anterior: traqueia posterior, pericárdio
        Limite posterior: 1 cm de linha posterior à borda anterior da coluna vertebral
        Limite superior: entrada torácica
        Limite inferior: diafragma
        Conteúdo: esôfago, aorta descendente, veias ázigos + hemiázigos, ducto torácico, nervo vago, nervo esplâncnico, linfonodos, gordura

Interfaces do Pulmão Mediastinal em CXR Frontal
1. **Linha de junção anterior**
    = juntando reflexões pleurais

Localização: anterior à aorta, atrás do 2/3 superior do esterno; não se estende acima da junção manúbrio-esternal
Espessura: 4 camadas de pleura separadas por quantidade variante de gordura
Percurso: oblíquo da direita superior para a esquerda inferior
Visualizado em: 25–57%
Anormal em: massa tireoidiana, linfadenopatia, neoplasia, massa tímica, lipomatose

2. **Linha de junção posterior**
   = juntando 4 camadas de reflexões pleurais
   Localização: posterior ao esôfago e anterior à espinha (entre 3ª–5ª vértebra torácica); tipicamente se projeta pela traqueia
   Percurso: verticalmente do ápice dos pulmões até o topo do arco aórtico (acima do encaixe supraesternal)
   Visualizado em: 32%
   Anormal em: massa esofágica, linfadenopatia, doença aórtica, tumor neurogênico

3. **Tarja paratraqueal direita**
   = linha uniforme grossa de 1–4 mm entre a coluna de ar traqueal e o pulmão direito
   Localização: abaixo da superfície da clavícula direita até o arco ázigos
   Percurso: vertical
   Visualizado em: 94–97%
   Anormal em: linfadenopatia paratraqueal, carcinoma + estenose traqueal, neoplasia de tireoide + paratireoide

4. **Tarja paratraqueal esquerda**
   = linha grossa uniforme entre a coluna de ar traqueal e o pulmão esquerdo superior
   Localização: estende superiormente do arco aórtico até a artéria subclávia esquerda
   Percurso: vertical
   Visualizado em: 21–31%
   Anormal em: derrame pleural esquerdo, linfadenopatia paratraqueal esquerda, neoplasia, hematoma mediastinal

5. **Recesso azigoesofágico**
   = pulmão direito confinando à veia ázigos, posteriormente, e ao esôfago, anteriormente
   Localização: abaixo da superfície do arco ázigos até o hiato aórtico
   Percurso: verticalmente, reto/leve convexidade para a esquerda
   Anormal em: linfadenopatia, hérnia de hiato, malformação de víscera oca broncopulmonar, neoplasia esofágica, anormalidades pleurais, cardiomegalia com aumento do átrio esquerdo

6. **Linha paraespinhal direita**
   = pulmão confinando as margens laterais dos corpos vertebrais torácicos (linha paraesternal esquerda mais visualizada que a direita)
   Localização: da 8ª–12ª vértebra torácica
   Percurso: verticalmente reto
   Visualizado em: 23%
   Anormal em: osteofitose, gordura mediastinal proeminente, neoplasia, hematoma mediastinal, hematopoiese extramedular

7. **Linha paraespinhal esquerda**
   = pulmão confinando as margens laterais dos corpos vertebrais torácicos, gordura mediastinal, músculos paraespinhais
   Localização: arco aórtico ao diafragma, tipicamente da parede medial a lateral da aorta torácica descendente
   Percurso: verticalmente reto
   Visualizado em: 41%
   Anormal em: osteofitose, gordura mediastinal proeminente, neoplasia, hematoma mediastinal, hematopoiese extramedular, tortuosidade da aorta torácica descendente, varizes esofágicas

8. **Tarja aórtico-pulmonar**
   = interface do pulmão esquerdo anterior + gordura mediastinal anterolateral à artéria pulmonar esquerda + arco aórtico
   Percurso: reto/levemente convexo
   Anormal em: pneumomediastino, massa em tireoide + tímica, linfadenopatia pré-vascular

9. **Janela aórtico-pulmonar (AP)/tarja**
   = espaço entre parede inferior do arco aórtico + parede superior da artéria pulmonar esquerda
   Borda:
   – superior: parede inferior do arco aórtico
   – inferior: parede superior da artéria pulmonar esquerda
   – posterior: parede anterior da aorta ascendente
   – anterior: parede posterior da aorta ascendente
   – lateral: pulmão esquerdo + pleura
   – medial: traqueia, parede lateral do brônquio esquerdo principal, esôfago
   Localização: posterior à tarja aórtico-pulmonar
   Percurso: reto/reflexo côncavo ao longo do mediastino
   Anormal em: gordura mediastinal, linfadenopatia, aneurisma da aorta/artéria brônquica, tumor de feixe nervoso (nervo laríngeo recorrente, nervo vago esquerdo)

Interfaces do Pulmão Mediastinal em CXR Lateral

1. **Tarja traqueoesofágica/traqueal posterior**
   = formado pelo ar dentro da traqueia e pulmão direito

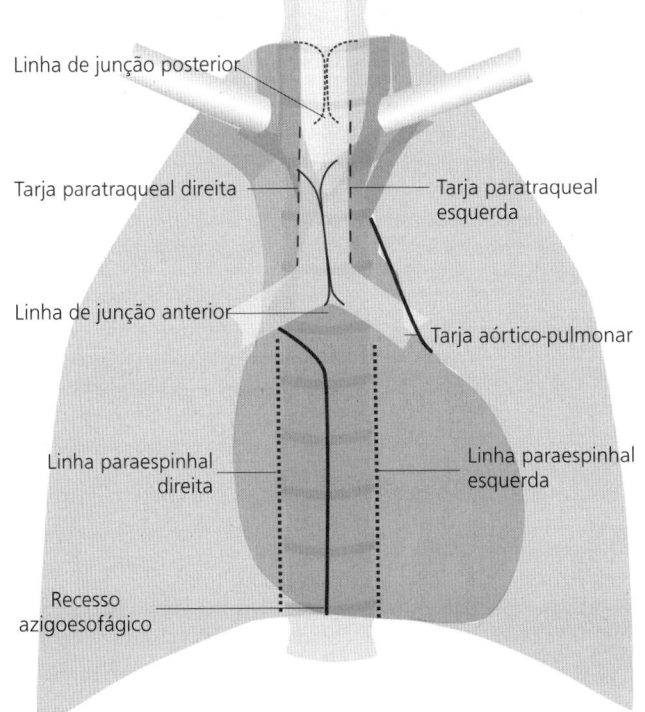

Localização: borda anterior do espaço retrotraqueal (= triângulo de Raider)
Espessura: até 2,5 mm; até 5,5 mm (se a parede de contenção de ar do esôfago for inclusa)
Percurso: vertical
Anormal em: anomalias congênitas de desenvolvimento do arco aórtico, lesão vascular adquirida, lesão esofágica, malformação linfática, mediastinite, hematoma pós-traumático

2. Parede posterior do brônquio intermediário
   = formado por ar em brônquio intermediário, a qual desce de 3–4 cm, e pulmão dentro do recesso azigoesofágico
   Percurso: tarja fina vertical/levemente oblíqua, que se projeta através da área radiolucente criada pelo brônquio do lobo superior esquerdo
   Espessura: 40,5–3.0 mm
   Visualizado em: 90–95%
   Anormal em: edema pulmonar, neoplasia pulmonar, linfadenopatia

TIMO

[*thymos*, Grego = excrescência verrugosa, alma, espírito]
Embriogênese:
  asas dorsais + ventrais do 3º (e possivelmente 4º) saco branquial/faríngeo iniciam a formar o primórdio das glândulas da paratireoide inferior + timo na 4ª–5ª semana de gestação; ambas as glândulas se separam da parede faríngica + migram caudalmente e medialmente com o timo puxando a glândula paratireoide inferior ao longo do trato timofaríngeo; o primórdio tímico se funde com sua contrapartida contralateral inferior à glândula tireoide; a cauda tímica se afina + desaparece pela 8ª semana de GA
  ◊ Tecido tímico residual no pescoço em 1,8–21%
Histologia: contém elementos de todas as 3 camadas germinativas, até 9ª semana de GA puramente epitelial; células linfoides migrantes do fígado fetal + medula completadas pela 16ª semana de GA
  Córtex: principalmente linfócitos = timócitos
  Medula: mais células epiteliais = células nutridoras (essencial para a maturação dos linfócitos T); corpúsculos de Hassall (formações de queratina circular com células epiteliais maduras)
Função: diferenciação de células T + maturação durante a vida
Peso tímico:
  aumenta do nascimento à idade de 11–12 anos (22 ±13 g no neonato, 34 ±15 g na puberdade); a relação entre o peso do timo e o peso corporal diminui com a idade (maior durante a infância, involução após a puberdade; substituição total por gordura após a idade de 60 anos)
  ◊ Atrofia com o estresse (em virtude do aumento de esteroides endógenos)
Extensão: do manúbrio até a 4ª cartilagem costal; pode haver protuberância para o pescoço/estender para o diafragma
CXR:
√ Timo normal proeminente visível em 50% dos neonatos + crianças de 0–2 anos de idade
√ Sinal de entalhe = endentação na junção do timo + coração
√ Sinal de vela = densidade triangular estendendo do mediastino superior, geralmente no lado direito
√ Sinal de onda = ondulação lateral da borda em virtude da endentação pelas costelas
√ O formato altera com a respiração + posição

DDx: massa mediastinal, pneumonia de lobo superior, atelectasia
CT:
√ Medida (perpendicular ao eixo do arco aórtico):
  – espessura média de 11 mm antes da idade de 20 anos e 5 mm sobre a idade de 50 anos;
  – espessura máxima < 18 mm antes da idade de 20 anos e < 13 mm após a idade de 20 anos
√ Formato triangular como a cabeça de uma flecha (62%), bilobado (32%), lobo único (6%)
√ Densidade muscular de 30 HU (antes da puberdade)
√ Bordas achatadas/côncavas com gordura abundante (após a puberdade)
√ Detectado em 83% das pessoas com < 50 anos de idade; em 17% das pessoas com > 50 anos de idade
US (aproximação supra, trans, paraesternal em crianças):
√ Ecotextura granular finamente homogênea com alguns fios ecogênicos
√ Levemente hipoecoico relativo ao fígado, baço, tireoide
√ Margem lisa bem definida (em virtude da cápsula fibrosa)
√ Hipo/avascular

Timo Ectópico

(1) insuficiência unilateral do primórdio tímico para descer
    √ Massa no pescoço do tecido tímico em um lado do pescoço
    √ Ausência ipsilateral de lobo tímico normal
    √ Tecido paratireóideo dentro do timo ectópico
(2) pequeno resto de timo dentro do trato timofaríngeo durante a migração
    √ Massa em pescoço
    √ Normalmente timo bilobado posicionado
(3) localização atípica: traqueia, base do crânio, intratireoidal
    √ Mediastino superior alargado
√ Massa sólida de atenuação/sinal idêntico ao timo normal
√ Geralmente, conectado ao timo normal
√ Massa cística (= cavidade endodermal forrada de ducto timofaríngeo/degeneração cística de corpúsculos de Hassall ou epitélio glandular)
Rx: sem tratamento, a menos que sintomático

DISPOSITIVOS MÉDICOS NA CXR

Dispositivos Cardíacos

Cirurgia de Revascularização da Artéria Coronária (CABG)

√ Fios medianos de esternotomia
√ Clipes vasculares
√ Marcadores anastomóticos

Stent de Artéria Coronária

com *stents* que se expandem por si mesmos/via balão/via térmico

Marca-Passo Cardíaco

consiste de (1) gerador de pulso e (2) fios de chumbo com eletrodos
– eletrodos epicárdicos temporários
– eletrodo único intramiocárdico de chumbo
– dispositivo pervenoso síncrono biventricular atrial direito
– terapia de ressincronização cardíaca (CRT) com chumbo posicionado em um afluente de seio coronário combinado com desfibrilador implantável para dentro do apêndice do RA
– cardioversor desfibrilador automático implantável (AICD)

Dispositivos de Assistência Circulatória
- bomba de balão intra-aórtico de contrapulsação (IACB) inflado com CO_2 durante a diástole ventricular para aumentar a perfusão das artérias coronárias
- Dispositivo de Assistência Ventricular (VAD)

Reposição de Valva Cardíaca
(a) mecânico: Starr-Edwards, Björk-Shiley, Medtronic Hall, St. Jude Medical, Sorin Bicarbon, CarboMedics
(b) biológico: homoenxerto (de cadáver humano), xenoenxerto de cúspides aórticas suínas, pericárdio bovino, Carpentier-Edwards, Tissue-Med, Hancock

Dispositivos Vasculares

Cateter de Pressão Venosa Central
= CVP = CATETER CENTRAL = LINHA CENTRAL
Tipos: Hickman, Broviac, Leonard, Hohn, Cordis Sheath, Swan-Ganz (= cateter de artéria pulmonar), Groshong

Dispositivos de Acesso Implantáveis
= PORTO SUBCUTÂNEO
Tipos: Port-A-Cath, SlimPort, Dialock, LifeSite

Cateter Central de Inserção Periférica (PICC)

DOENÇAS TORÁCICAS

AIDS
= SÍNDROME DA IMUNODEFICIÊNCIA ADQUIRIDA
= desordem de final fatal caracterizada pela soropositividade ao HIV, infecções oportunistas específicas, neoplasias malignas específicas (sarcoma de Kaposi, linfoma de Burkitt, linfoma primário do cérebro)
= paciente com contagem de células CD4 < 200 células/μL (alcance normal, 800–1,200 células/μL)

Incidência: 2 milhões de americanos estão infectados pelo HIV + 270.000 têm AIDS (estimativa de 1993); > de 50% desenvolvem uma doença pulmonar

Organismo: vírus da imunodeficiência humana (HIV) = vírus linfotrópico da célula T humana tipo III (HTLV III) = vírus associado à linfadenopatia (LAV)

Mecanismo patológico:
o retrovírus HIV anexado à molécula de CD4 na superfície dos linfócitos T-helper + macrófagos + células microgliais; após a invasão celular, a informação genética do HIV é incorporada para dentro do DNA cromossomal da célula; o vírus permanece dormente por semanas a anos; após um estímulo desconhecido para a replicação viral, os linfócitos CD4 são destruídos (alcance normal de 800–1.000 células/mm^3) e outros se tornam infectados, resultando em dano do sistema imunológico; o número e a função dos linfócitos CD4 diminuem (em uma taxa de aproximadamente 50–80 células/ano)

Doença definidora da AIDS relacionada com a contagem de linfócito T CD4 [células/μL]:
- < 400 tuberculose extrapulmonar por *Mycobacterium*, sarcoma de Kaposi
- < 200 *Candida albicans* (afta, leucoplasia pilosa), *Histoplasma capsulatum*, espécies de *Cryptosporidium*, pneumonia por *Pneumocystis carinii*, linfoma não Hodgkin
- < 150 toxoplasmose cerebral
- < 100 CMV *Cytomegalovirus*, vírus *herpes simplex* (CMV intestinal + infecção pelo MAI)
- < 50 linfoma relacionado com a AIDS

Prognóstico: a sobrevida média com contagem de linfócito CD4 < 50 células/mm^3 é de 12 meses

Transmissão por: contato sexual íntimo, exposição a sangue contaminado/secreções corporais sanguíneas

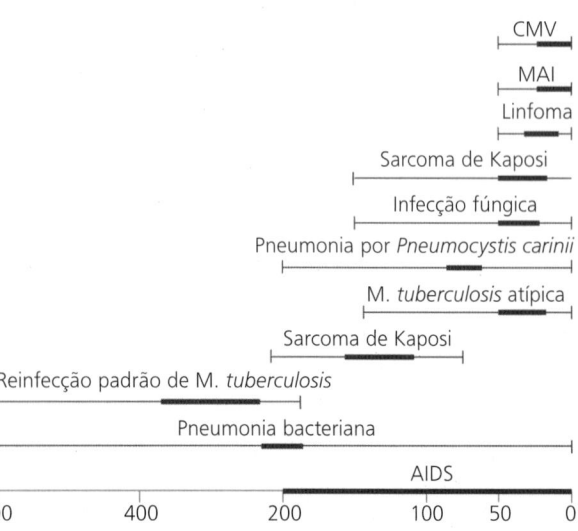

Contagem de Linfócito CD4 versus Doença Pulmonar

Grupos de risco:
1. Homens homossexuais (74%)
2. Usuários de drogas injetáveis (16%)
3. Receptores de produtos de sangue contaminado (3%)
4. Parceiro sexual de viciado em drogas + homem bissexual
5. Crianças nascidas de mães infectadas com o vírus da AIDS
◊ Anticorpos HIV presentes em > 50% dos homossexuais + 90% dos usuários de drogas IV!
◊ A taxa de transmissão heterossexual está aumentando!

Classificação clínica:
grupo I infecção aguda pelo HIV com soroconversão
grupo II infecção assintomática pelo HIV
grupo III linfadenopatia generalizada persistente
grupo IV outra doença pelo HIV
— subgrupo A doença constitucional
— subgrupo B doença neurológica
— subgrupo C doença infecciosa secundária
— subgrupo D cânceres secundários
— subgrupo E outras condições

Condições pulmonares definidas pela AIDS (CDC, 1987):
(1) candidíase traqueal/brônquica/pulmonar
(2) infecção pulmonar pelo CMV
(3) bronquite/pneumonite pelo *herpes simplex*
(4) sarcoma de Kaposi
(5) linfoma imunoblástico/de Burkitt
(6) pneumonia por *Pneumocystis carinii*

A. **LINFADENOPATIA**
   Causa: hiperplasia folicular reativa = adenopatia pelo HIV (50%), linfoma relacionado com a AIDS (20%), infecção micobacteriana (17%), sarcoma de Kaposi (10%), tumor metastático, infecção oportunista por múltiplos organismos, reação a drogas
   Localização: mediastino, axila, retrocrural

B. **INFECÇÃO OPORTUNISTA**
   compreende a maioria das doenças pulmonares
   ◊ A infecção pulmonar é frequentemente a primeira doença relacionada com a AIDS!
   1. Pneumonia por *Pneumocystis carinii* (60–80%)
      20–40% desenvolvem > 1 episódio durante a doença
      • contagem de células CD4 + linfócito T-helper ≤ 200/mm^3
      • início insidioso subagudo com mal-estar, tosse mínima
      √ Infiltrados em "vidro fosco" bilaterais sem efusão/adenopatia
      √ Infiltrados intersticiais peri-hilares bilaterais
      √ Infiltrados alveolares bilaterais difusos
      √ Frequentemente, associado à pneumocele
      √ Predominância apical (em pacientes em profilaxia com pentamidina aerolizada)
      Mortalidade: fatal em 25%
   2. Doença fúngica (< 5%)
      (a) Pneumonia por *Cryptococcus neoformans* (2–15%)
         geralmente, associada à doença cerebral/meníngea
         √ Infiltrado segmentar + nódulos pulmonares sobrepostos ± linfadenopatia ± efusão pleural
      (b) *Histoplasma capsulatum*
         √ Tipicamente nodular difuso/padrão miliar no momento do diagnóstico
         √ CXR normal em até 35%
      (c) *Coccidioides immitis*
         √ Infiltrados difusos + cavidades de paredes finas
      (d) *Candida albicans*

(e) *Aspergillus:* menos comum + menos invasivo em virtude da relativa preservação da função neutrofílica
- aspergilose pulmonar invasiva
- aspergilose necrotizante crônica
- traqueobronquite necrotizante
- aspergilose broncopulmonar obstrutiva
3. Infecção micobacteriana (10% ao ano)
   (a) *M. tuberculosis* (frequência em ascensão)
       ◊ Os pacientes com AIDS são 500 vezes mais vulneráveis a se tornarem infectados que a população geral!
       √ Padrão de TB pós-primário com infiltrado cavitante do lobo superior (contagem de linfócitos CD4 de 200–500 células/mm^3)
       √ Padrão de TB primário com infiltrado pulmonar/massas pulmonares + linfadenopatia hilar/mediastinal + efusão pleural (contagem de linfócitos CD4 de 50–200 células/mm^3)
       √ Padrão de TB atípica com infiltrados reticulares difusos/nodulares (contagem de células de linfócitos CD4 de < 50 células/mm^3)
       √ Adenopatia de baixa atenuação com reforço anelar à CECT
   (b) *M. avium intracellulare* (5%)
       • somente em pacientes com contagem baixa de linfócitos CD4
       √ Infiltrados reticulonodulares bilaterais difusos
       √ Adenopatia, doença miliar
   (c) *M. kansasii* e outros
4. Pneumonia bacteriana (5–30%)
   (a) *Haemophilus influenzae, Streptococcus pneumoniae, Staphylococcus aureus*
       √ Frequente distribuição multilobar
       • bacteremia (comum)
   (b) Pneumonia por nocárdia (< 5%)
       geralmente ocorre na pneumonia cavitante
       √ Infiltrado segmentar/alveolar lobar ± cavitação ± efusão pleural ipsilateral
   (c) *Rhodococcus equi* (aeróbico, gram-negativo)
       √ Pneumonia cavitante
   (d) *Bartonella henselae* (gram-negativo)
       = angiomatose bacilar
       • lesão cutânea
       √ Pequenos nódulos pulmonares altamente vascularizados
       √ Aumento dramático de linfonodos dilatados
5. Pneumonia por CMV
   infecção mais frequentemente encontrada na autópsia (49–81%), diagnosticada antes da morte em apenas 13–24%; alta prevalência combinada com o sarcoma de Kaposi
   √ Infiltrados nebulosos bilaterais, nódulos focais, massas
   √ Bronquiectasia/espessamento de parede brônquica
6. Toxoplasmose
   √ Padrão grosseiro intersticial/nodular
   √ Áreas focais de consolidação ± cavidades
   DDx: indistinguível de PCP
C. TUMOR
   1. Sarcoma de Kaposi (15%)
      Localização: envolvimento pulmonar (20%) precedido por envolvimento disseminado da pele + órgãos
      Sítio: distribuição peribroncovascular (mais bem apreciado na CT)
      √ Numerosos nódulos algodonosos mal definidos/aglomerados assimétricos em uma distribuição peri-hilar vaga
      √ Espessamento septal interlobular
      √ Efusão pleural (30%)
      √ Linfadenopatia (10–35%), tardiamente na doença
   2. Linfoma relacionado com a AIDS de origem em célula B (2–5%) primariamente imunoblástico NHL/linfoma de Burkitt/linfoma não Burkitt; ocasionalmente, doença de Hodgkin
      Localização: envolvimento pulmonar (8–15%), CNS, trato GI, fígado, baço, medula óssea
      Sítio: primariamente extranodal
      √ Efusão pleural (50%)
      √ Adenopatia hilar/mediastinal (25%); ± axilar/supraclavicular/adenopatia cervical
      √ Nódulos pulmonares solitários/múltiplos bem definidos (ocasionalmente, com duplicação do tempo em 4–6 semanas)
      √ Opacidades reticulonodulares heterogêneas difusas e bilaterais
      √ Infiltrados alveolares
      √ Massas paraespinhais
D. PNEUMONITE INTERSTICIAL LINFOIDE
   Idade: em crianças < 13 anos de idade
E. EMBOLIA SÉPTICA
F. DESENVOLVIMENTO PREMATURO DE BOLHAS (40%) com predisposição para o pneumotórax espontâneo

Complexo Relacionado com AIDS (ARC)
= SÍNDROME DA LINFADENOPATIA GENERALIZADA
= fase prodrômica da soropositividade ao HIV, linfadenopatia generalizada, doenças do CNS, exceto aquelas relacionadas com AIDS
Período de incubação: aproximadamente 10 anos entre a soroconversão + AIDS clínica
- perda de peso, astenia, diarreia
- febre, suores noturnos, linfadenopatia
- linfopenia com diminuição seletiva das células T-helper

SÍNDROME DA ANGÚSTIA RESPIRATÓRIA NO ADULTO
= PULMÃO DE CHOQUE = INSUFICIÊNCIA PULMONAR PÓS-TRAUMÁTICA = SÍNDROME HEMORRÁGICA DO PULMÃO = PULMÃO DO RESPIRADOR = SÍNDROME DO PULMÃO RÍGIDO = "PUMP LUNG" = ATELECTASIA CONGESTIVA = TOXICIDADE PELO OXIGÊNIO
= síndrome respiratória aguda grave, inesperada e com risco de vida, caracterizada por início abrupto de dispneia acentuada, aumento do esforço respiratório, hipoxemia grave associada à consolidação disseminada dos espaços aéreos
Etiologia:
   ◊ ARDS é a forma mais severa de edema de permeabilidade associado a dano alveolar difuso
   A. PRIMÁRIA = LESÃO DIRETA
      = ARDS em virtude de doença pulmonar subjacente
      = exposição a agentes químicos, patógenos infecciosos, líquido gástrico, gás tóxico
      Associada a: consolidação pulmonar
   B. CONDIÇÃO SISTÊMICA
      = ARDS em virtude de doença extrapulmonar
      = cascata bioquímica sistêmica criando agentes oxidantes, mediadores inflamatórios, enzimas durante sepse, pancreatite, trauma grave, transfusão sanguínea
      Associada a: edema intersticial, colapso alveolar
Histologia:
   (a) até 12 horas: fibrina + microêmbolos de plaquetas
   (b) 12–24 horas: edema intersticial
   (c) 24–48 horas: congestão capilar, edema intersticial extenso + alveolar proteináceo + hemorragia, microatelectasia disseminada, destruição das células alveolares epiteliais tipo I
   (d) 5–7 dias: extensa formação de membrana hialina, hipertrofia + hiperplasia das células de revestimento alveolares tipo II

(e) 7–14 dias: extensa proliferação fibroblástica no interstício + dentro dos alvéolos, deposição rapidamente progressiva de colágeno + fibrose; quase invariavelmente associada à infecção

Predisposição:
choque hemorrágico/séptico, trauma maciço (pulmonar/politrauma), pancreatite aguda, aspiração do conteúdo gástrico líquido, intoxicação por heroína/metadona, pneumonia viral maciça, embolia gordurosa traumática, quase afogamento, condições que levam ao edema pulmonar

Mnemônica: DICIONARE + ATP
Disseminada (coagulação intravascular)
Infecção
Choque: séptico, hemorrágico, cardiogênico, anafilático
Inalantes: fumo, fosgênio, NO_2
O$_2$ (toxicidade)
Narcóticos + outras drogas
Aspiração
Radiação
Êmbolo: líquido amniótico, gordura
Afogamento
Trauma
Pancreatite

- inicialmente sem/poucos sintomas
- dispneia rapidamente progressiva, taquipneia, cianose
- hipóxia irresponsiva à terapia de oxigênio (em virtude do *shunt* arteriovenoso)
- sem aumento na pressão capilar pulmonar

Fases (geralmente com sobreposição):
1ª fase (exsudativa)
edema intersticial com alto conteúdo de proteína que rapidamente preenche o espaço alveolar
associado à hemorragia + subsequente formação de membrana hialina
√ Edema intersticial inicial (com alto conteúdo de proteína)
√ Áreas peri-hilares de opacidade aumentadas que sucedem rapidamente
√ Consolidação alveolar disseminada com distribuição cortical predominantemente periférica
√ Aerobroncograma
√ Gradiente gravitacional (mais bem visualizado na CT) em virtude de atelectasia dependente
DDx: edema cardiogênico (cardiomegalia, distribuição apical vascular, linhas de Kerley)

2ª fase (proliferativa)
organização de exsudato fibrinoso
regeneração subsequente do revestimento alveolar + espessamento do septo alveolar
√ Áreas não homogêneas de opacidade em "vidro fosco"

3ª fase (fibrótica)
graus variáveis de cicatrização
√ Cistos subpleurais e intrapulmonares
Cx: pneumotórax

CXR:
√ SEM cardiomegalia/efusão pleural
— até 12 horas:
√ Atraso característico de 12 horas entre o início clínico da insuficiência respiratória e as anomalias em CXR
— 12–24 horas:
√ Opacidades irregulares mal definidas em ambos os pulmões
— 24–48 horas:
√ Consolidação maciça dos espaços aéreos em ambos os pulmões
— 5–7 dias:
√ A consolidação se torna não homogênea (resolução do edema alveolar)
√ Áreas locais de consolidação (pneumonia)
— > 7 dias:
√ Padrão pulmonar reticular/bolhoso (fibrose intersticial + espaços aéreos difusos)

DEFICIÊNCIA DE ALFA 1-ANTITRIPSINA
= rara desordem autossômica recessiva

Fonte: alfa 1-antitripsina (glicoproteína) é > 90% sintetizada em hepatócitos + liberada no soro
Gene: expressão do gene codominante no cromossomo 14 com > 100 variações genéticas da proteína; manifestações hepatopulmonares graves resultam de fenótipo homozigoto PiZZ
Ação: inibidor proteolítico de neutrofilia elástica, tripsina, quimotripsina, plasmina, trombina, calicreína, proteases leucocitárias + bacterianas; neutraliza as enzimas proteolíticas circulantes

Mecanismo de lesão pela deficiência:
os PMN + macrófagos alveolares ficam sequestrados dentro dos pulmões durante infecções bacterianas recorrentes + liberação de elastase, que atuam de modo não oposto + digerem a membrana basal

Idade: idade precoce de início (20–30 anos); M:F = 1:1
- deterioração rápida + progressiva da função pulmonar
  - dispneia na 4ª e 5ª décadas
  ◊ 20% dos indivíduos homozigotos nunca desenvolvem enfisema clinicamente aparente
- produção crônica de escarro (50%)
√ Grave enfisema panacinar com predominância basilar (em virtude de distribuição gravitacional do fluxo sanguíneo pulmonar):
√ Redução em tamanho + número dos vasos pulmonares nos lobos inferiores
√ Redistribuição do fluxo sanguíneo para as zonas pulmonares superiores não afetadas
√ Bolhas em ambas as bases pulmonares
√ Achatamento acentuado do diafragma
√ Excursão diafragmática mínima
√ Bronquiectasia cística multilobar (40%)
√ Síndrome hepatopulmonar
Cx: cirrose hepática (em indivíduos homozigotos)
  ◊ Doença hepática metabólica mais comum em crianças
Prognóstico: 15–20 anos de diminuição da longevidade em tabagistas comparado a não tabagistas

MICROLITÍASE ALVEOLAR
= doença muito rara de etiologia desconhecida caracterizada por uma miríade de calcosferitos (= pequeninos cálculos) dentro dos alvéolos

Pico etário: 30–50 anos; começa precocemente durante a vida; pode ser identificada no útero; M÷F = 1÷1; em 50% familiar (restrito aos irmãos)

- geralmente assintomática (70%)
- dispneia ao esforço (redução no volume residual)
- cianose, baqueteamento digital
- marcante discrepância entre as nítidas alterações radiográficas e os sintomas clínicos leves
- cálcio sérico + níveis fosfóricos NORMAIS
√ Micronodulações muito finas, nitidamente definidas, lembrando areia (< 1 mm)
√ Envolvimento difuso de ambos os pulmões
√ Captação aumentada à imagem óssea

Prognóstico:
(a) desenvolvimento tardio de insuficiência pulmonar secundária à fibrose intersticial

    (b) a doença pode estacionar
    (c) a microlitíase pode continuar a se formar/aumentar
DDx: granulomatose pulmonar "principal" = uso de drogas IV contendo talco, tal como metadona (raramente tão numerosa + fibrose + perda de volume)

PROTEINOSE ALVEOLAR
= PROTEINOSE ALVEOLAR PULMONAR (PAP)
= desordem rara caracterizada pelo acúmulo de material lipoproteináceo em alvéolo (em virtude de homeostasia surfactante alterada)
Formas:
   A. PAP congênito
   B. PAP primário adquirido (90%)
       Idade: média de 39 anos; M >> F
       Predisposição: tabagismo em 72%
   C. PAP secundário
       Causa: cânceres hematológicos, imunossupressão farmacológica, inalação de poeira inorgânica (ex. sílica), fumaça tóxica, certas infecções
       Fisiopatologia: dano funcional/número reduzido de macrófagos alveolares
Etiologia: ?; associada à exposição de poeiras (ex. silicoproteinose é histologicamente idêntica a PAP), imunodeficiência, malignidades hematológicas + linfáticas, AIDS, quimioterapia
Fisiopatologia:
   (a) superprodução do surfactante pelos pneumócitos granulares
   (b) liberação defeituosa do surfactante por macrófagos alveolares
Histologia: alvéolos preenchidos com material proteináceo (a ÚNICA doença puramente dos espaços aéreos), interstício normal
Pico etário: 39 anos (alcance, 2–70 anos); M÷F = 3÷1
• assintomática (10–20%)
• início gradual de dispneia + tosse
• perda de peso, fraqueza, hemoptise
• defeito na capacidade de difusão
√ Doença de espaço aéreo bilateral com padrão nodular/confluente em "vidro fosco":
   √ Configuração peri-hilar em "asa de morcego" predominante SEM sinais de insuficiência do coração esquerdo
√ Pequenos nódulos acinares + coalescência + consolidação
√ Infiltrados irregulares periféricos/primariamente unilaterais (raro)
√ Padrão intersticial reticular/reticulonodular/linear com linhas B de Kerley (estágio tardio)
√ Liberação lenta durante semanas ou meses
√ Progressão lenta (1/3), mantém-se estável (2/3)
√ SEM adenopatia, SEM cardiomegalia, SEM efusão pleural
HRCT:
   √ Padrão de pavimentação em mosaico = combinação de opacidades em "vidro fosco" + espessamento septal interlobular liso, geralmente em distribuição geográfica
   √ Demarcação aguda entre pulmão normal + anormal
   √ Consolidação
Cx: suscetível a infecções pulmonares (secundárias ao mau funcionamento dos macrófagos + excelente meio de cultura): patógenos oportunistas (ex. Nocárdia asteroides), outros patógenos respiratórios comuns
Prognóstico:
   curso altamente variável com episódios de exacerbação + remissão clínica e radiológica
   (a) 50% melhoram/recuperam
   (b) 30% morrem dentro de alguns anos pela progressão
Dx: lavado broncopulmonar transbrônquico/biopsia aberta de pulmão
Rx: lavado broncopulmonar
DDx:
   (a) durante a fase aguda: edema pulmonar, pneumonia difusa, ARDS
   (b) no estágio crônico
       1. Hemossiderose pulmonar idiopática (garotos, envolvimento simétrico das zonas médias + inferiores, progressão para padrão nodular + linear)
       2. Hemossiderose (diátese hemorrágica)
       3. Pneumoconiose
       4. Pneumonite por hipersensibilidade
       5. Síndrome de Goodpasture (alterações mais rápidas, doença renal)
       6. Pneumonia intersticial descamativa (aspecto em "vidro fosco", primariamente basilar + periférico)
       7. Microlitíase alveolar pulmonar (discretas calcificações intra-alveolares disseminadas primariamente nas bases pulmonares, rara doença familiar)
       8. Sarcoidose (geralmente com linfadenopatia)
       9. Linfoma
       10. Carcinoma celular bronquioloalveolar (mais focal, lentamente progressiva com o tempo)

EMBOLIA POR LÍQUIDO AMNIÓTICO
= causa mais comum de morte materna no periparto
• dispneia
• choque/dispneia durante o trabalho de parto + parto
Patogênese: os detritos amnióticos entram na circulação materna resultando em:
   (1) embolia pulmonar
   (2) reação anafilactoide
   (3) DIC
√ Geralmente fatal antes que as radiografias sejam obtidas
√ Pode demonstrar edema pulmonar

AMILOIDOSE
= doença caracterizada pela deposição extracelular de feixes de fibrilas β-proteináceas retorcidos de grande diversidade química
Histologia: proteína (imunoglobulina)/complexo de polissacarídeos; afinidade para o corante vermelho Congo
@ No envolvimento pulmonar
   Incidência: 1° amiloidose (em até 70%)
                 2° amiloidose (raro)
   A. TIPO TRAQUEOBRÔNQUICO (mais comum)
       • hemoptise (queixa mais frequente)
       • estridor, tosse, dispneia, rouquidão, sibilo
       √ Múltiplos nódulos fazendo protrusão a partir da parede da traqueia/grandes brônquios
       √ Estreitamento difuso e rígido de um longo segmento traqueal
       √ Proeminentes impressões broncovasculares
       √ Pneumonite destrutiva
   B. TIPO NODULAR
       Idade: > 60 anos de idade; M÷F = 1÷1
       • geralmente assintomático
       √ Adenopatia hilar/mediastinal
       √ Nódulo parenquimatoso solitário/múltiplo em localização periférica/subpleural ± calcificação/ossificação central; crescimento lento com o passar dos anos
       √ ± efusão pleural
       DDx: doença metastática, doença granulomatosa, pulmão reumatoide, sarcoidose, impactação mucoide
   C. TIPO PARENQUIMAL DIFUSO (menos comum)
       Idade: > 60 anos de idade

- geralmente, assintomático com CXR normal
- tosse + dispneia com CXR anormal
- √ Pequenas densidades irregulares e disseminadas (envolvimento exclusivamente intersticial) ± calcificação
- √ Podem-se tornar confluentes ± formação do aspecto em "favo de mel"
- DDx: fibrose intersticial idiopática, pneumoconiose (especialmente asbestose), pulmão reumatoide, histiocitose de células de Langerhans, esclerodermia

DOENÇA RELACIONADA COM O ASBESTO

[asbestos = Grego = inextinguível = vários minerais fibrosos de silicato dividindo a propriedade da resistência do coração]

Substâncias:
aspecto de relação (comprimento para diâmetro) tem efeito sobre a carcinogenicidade: ex. aspecto de relação de 32 = 8 μm de comprimento, 0,25 μm de largura
- anfibólios comerciais: retos, rígidos, aspecto de agulha
  - crocidolita = asbesto azul/preto
  - amosita = asbesto marrom
- serpentinas comerciais (= não anfibólio)
  - crisotila = asbesto branco (o único mineral no grupo da serpentina, a qual representa > 90% do asbesto utilizado nos USA)
- anfibólios não comerciais contaminantes
  - actinolita
  - antofilita
  - tremolita
(a) relativamente benigno
  (1) crisotila no Canadá
  (2) antofilita na Finlândia, América do Norte
  (3) tremolita
(b) relativamente maligno
  (1) crocidolita na África do Sul, Austrália
  (2) amosita
◊ Fibras muito finas (crocidolita) associadas ao maior número de doenças pleurais!
◊ Fibras de asbesto de até 100 μm de comprimento

Exposição ocupacional:
(a) mineração, moagem e processamento do asbesto
(b) manufatura de isolação, têxtil, construção e demolição civil, encaixe de tubulação, construção naval, juntas, revestimentos de freios

Fisiopatologia:
macrófagos ativados pelo asbesto produzem uma variedade de fatores de crescimento que interagem para induzirem a proliferação de fibroblastos; radicais livres de oxigênio liberados pelos macrófagos danificam proteínas + membranas lipídicas sustentando o processo inflamatório

Doença Pleural Relacionada com o Asbesto

1. **Efusão pleural** (21%)
   = anomalia pleural relacionada com o asbesto mais precoce, frequentemente seguida pelo espessamento pleural difuso + atelectasias circulares
   Prevalência: 3% (aumenta com a elevação dos níveis de exposição ao asbesto)
   Período latente: 8–10 anos após a exposição
   - **pleurisia benigna relacionada com asbesto:**
     - pode estar relacionada com dor torácica (1/3)
     - geralmente pequeno exsudato estéril, seroso/hemorrágico
   - √ efusões bilaterais recorrentes
   - √ ± formação de placas
   - DDx: TB, mesotelioma

2. **Placas pleurais focais** (65%)
   = colágeno hialinizado na camada submesotelial da pleura parietal
   Incidência: manifestação mais comum da exposição; 6% da população geral apresentarão placas
   Período latente: em 10% após 20 anos; em 50% após 40 anos
   Histologia: densas fibras de colágeno hipocelulares com ondulações, geralmente organizadas em padrão tipo "cesto trançado" ± calcificações focais/maciças; pode conter grande número de fibras de asbesto (quase exclusivamente a crisotila)
   Localização: bilateral + multifocal; porção média posterolateral da parede torácica entre a 7ª–10ª costela; porção aponeurótica do diafragma; mediastino; seguindo os contornos costais; ângulos apicais + costofrênicos tipicamente poupados
   Sítio: pleura parietal (pleura visceral tipicamente poupada)
   - assintomática, sem dano funcional
   - √ Espessamento pleural geralmente em área focal (< 1 cm de espessura) com as bordas mais espessas que as porções centrais das placas; em 48% é o único achado; em 41% com alterações parenquimatosas; estável com o passar do tempo
   - √ Nenhuma adenopatia hilar
   - √ Geralmente não calcificada
   - DDx: gordura na parede torácica, fraturas costais, sombras da costela adjacente

3. **Calcificação pleural** (21–50–60%)
   ◊ MARCA REGISTRADA da exposição ao asbesto!
   ◊ detectada por radiografia em 25%, por CT em 60%
   Incidência global: 20%
   Período latente: > 20 anos para se tornar visível; em 40% após 40 anos
   Histologia: a calcificação inicia na pleura parietal; depósitos de cálcio podem-se formar de dentro do centro das placas
   - √ Densas linhas paralelas à parede torácica, mediastino, pericárdio, diafragma
     ◊ Calcificações diafragmáticas bilaterais com ângulos costofrênicos limpos são PATOGNOMÔNICAS
   - √ As calcificações avançadas são em forma de folhas com as bordas grossas e enroladas
   - DDx: exposição ao talco, hemotórax, empiema, pneumotórax terapêutico para tb (frequentemente unilateral, em forma de folhas na pleura parietal)

4. **Espessamento pleural difuso** (17%)
   = espessamento difuso liso ininterrupto da pleura parietal que se estende sobre pelo menos 1/4 da parede torácica (pleura visceral envolvida em 90%, porém difícil de demonstrar)
   - pode causar restrição na função pulmonar
   Pode estar associado à: atelectasia circular
   - √ Processo bilateral com aspecto de "coração áspero" (20%)
   - √ Liso; difícil de avaliar quando visto de frente
   - √ Espessamento das fissuras interlobares
   - √ Diafragma focalmente espessado
   - √ Ângulos costofrênicos obliterados (minoria dos casos)
   - DDx: espessamento pleural pela efusão parapneumônica, hemotórax, doença do tecido conectivo

Asbestose Pulmonar

= (termo asbestose reservado para) fibrose intersticial difusa progressiva crônica
Incidência: em 49–52% das exposições aos asbestos industriais
Período latente: 40–45 anos; relação dose-efeito
Histologia: a fibrose intersticial começa em torno dos bronquíolos respiratórios, então progride para envolver os alvéolos adjacentes

Critérios diagnósticos:
1. Histórico de exposição confiável
2. Intervalo de tempo apropriado entre a exposição + detecção
3. Evidência em CXR
4. Padrão restritivo de dano pulmonar
5. Capacidade de difusão anormal
6. Estertores bilaterais nas bases pulmonares posteriores, que não desaparecem com a tosse

- dispneia
- testes de função pulmonares restritivos: redução progressiva de capacidade vital + capacidade de difusão
- corpos de asbesto em líquido de lavagem broncoalveolar

Localização: bases inferiores posteriores > apicais
Sítio: mais grave em zonas subpleurais (as fibras de asbesto se concentram sob a pleura visceral)

√ Pequenas opacidades lineares irregulares (NÃO circulares como na pneumoconiose por carvão/sílica) progresso de reticulação fina para áspero
√ Confinado às bases pulmonares, progredindo superiormente
√ Linhas septais (= espessamento fibroso em torno dos lóbulos secundários)
√ Borda cardíaca "áspera" = obscurecimento secundário às alterações parenquimatosas + pleurais
√ Contornos do diafragma mal definidos
√ Aspecto em "favo de mel" (incomum)
√ Fibrose maciça rara, predominantemente nas bases pulmonares sem migração em direção ao hilo (DDx por silicose/CWP)
√ AUSÊNCIA de adenopatia hilar (se presente, considerar outro diagnóstico)
√ A captação de Ga-67 oferece um índice quantitativo de atividade inflamatória

HRCT:
  ◊ Obter imagem em posição ventral para diferenciar do fenômeno fisiológico relacionado com a gravidade
  √ Linhas intralobulares espessas como achado inicial (em virtude da fibrose peribronquiolar):
    √ Múltiplas linhas subpleurais curvilíneas que se ramificam ("arcadas pulmonares subpleurais") = reticulonodularidades puntiformes subpleurais conectadas aos ramos mais periféricos da artéria pulmonar
      Sítio: mais proeminente posteriormente paralelo e dentro de 1 cm da pleura
  √ Linhas septais interlobulares espessadas (= espessamento interlobular fibrótico/edematoso):
    √ Reticulação = rede de densidades lineares, geralmente posteriores nas bases pulmonares
    √ Distorção do lóbulo arquitetural
  √ Feixe parênquimal = opacidade linear < 5 cm de comprimento + vários mm de largura, geralmente se estendendo para a pleura, que pode ser espessada + retraída em sítio de contato
  √ Linhas subpleurais
  √ Áreas irregulares de atenuação em "vidro fosco" (= espessamento de parede alveolar em virtude de fibrose/edema)
  √ Aspecto de "favo de mel" = múltiplos espaços císticos < 1 cm em diâmetro com paredes espessadas

DDx: fibrose pulmonar idiopática

Pseudotumor Atelectásico pelo Asbesto
= ATELECTASIA REDONDA = "PULMÃO ENROLADO"
= pregueamento interno redundante da pleura acompanhado por atelectasia segmentar/subsegmentar
  ◊ A massa benigna mais comum causada pela exposição ao asbesto!

Localização: região posteromedial/posterolateral dos lobos inferiores (mais comum); frequentemente, bilateral
√ Massa subpleural focal de 2,5–8 cm confinando a região do espessamento pleural
√ Tamanho + forma mostram pouca progressão, ocasionalmente diminuem em tamanho

CT:
√ Massa periférica circular/lentiforme/em forma de cunha
√ Espessamento pleural ± calcificação sempre presente e frequentemente maior próxima à massa
√ "Pata de galo" = bandas lineares irradiando-se da massa para dentro do parênquima pulmonar (54%)
√ "Aspirador de pó"/"cauda de cometa"
  = marcadores broncovasculares emanando de massa nodular subpleural + cursando em direção ipsilateral ao hilo
√ "Queijo suíço" em aerobroncograma (18%)
√ Interposição parcial do pulmão entre a pleura + massa
√ Perda de volume do lobo afetado ± hiperlucência do pulmão adjacente

Malignidade Relacionada com o Asbesto

Câncer de Pulmão
Incidência: 180.000 casos novos por ano nos Estados Unidos; 20–25% dos trabalhadores grandemente expostos ao asbesto
Ocorrência relacionada com:
  (a) dose cumulativa de fibras de asbestos
  (b) tabagismo (efeito carcinogênico sinérgico)
    ◊ Risco aumentado por um fator de 100 em tabagistas *versus* um fator de 7 de aumento de risco em não tabagistas!
  (c) doença intersticial preexistente
  (d) exposição ocupacional a carcinógenos conhecidos
Período latente: 25–35 anos
Associado a: incidência aumentada de carcinoma gástrico
Histologia: carcinoma celular bronquioloalveolar (mais comum); carcinoma broncogênico (adenocarcinoma + célula escamosa)
Localização: nas bases pulmonares/em qualquer localização, se associado ao tabagismo

Mesotelioma Maligno
Incidência: 2.000 novos casos por ano nos Estados Unidos; aumento por um fator de 7.000 na incidência
Risco: 10% sobre o tempo de vida do que trabalha com asbesto; membros que residem com trabalhador de asbesto; residentes próximos a minas e plantas de asbesto
Período de latência: 20–40 anos

Neoplasia Gastrointestinal
Incidência: aumenta por um fator de 3

ASPERGILOSE
Organismo:
  Aspergillis fumigatus = fungo onipresente intensamente antigênico, normalmente encontrado no solo, água, vegetais em decomposição e matéria animal, existente como
  (a) conidióforos = reprodução pela liberação de milhares de esporos
  (b) hifas (= esporos maturados) caracterizadas por padrão ramificado dicotômico de 45°

Ocorrência:
  comumente em escarro de pessoas normais, habilidade para invadir artérias + veias, facilitando a disseminação hematogênica
  M÷F = 3÷1

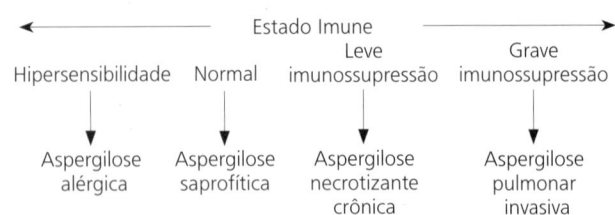

Tipos de Aspergilose Relativa ao Estado Imune

Predisposição:
(a) doença pulmonar preexistente (tuberculose, bronquiectasia)
(b) disfunção do sistema imunológico (alcoolismo, idade avançada, desnutrição, malignidade concomitante, diabetes mal controlada, cirrose, sepse)
- teste de precipitação positiva para antígeno *Aspergillus*
- IgE, IgG-ELISA específico ao *Aspergillus* elevado, identificação de reação em cadeia de polimerase
Cx: disseminação para o coração, cérebro, rim, trato GI, fígado, tireoide, baço
◊ Culturas de escarro são inconfiáveis como meio de diagnóstico pela colonização normal (saprofítica) das vias aéreas superiores!

Aspergilose Não Invasiva
= ASPERGILOSE SAPROFÍTICA
= colonização não invasiva de cavidade preexistente/cisto em pacientes imunologicamente normais com doença cavitária [tuberculose remota, infecção micobacteriana atípica, sarcoidose (comum), bronquiectasia, fibrose cística, abcesso, trauma/cirurgia pulmonar, espondilite anquilosante, neurofibromatose tipo I, enfisema bolhoso, carcinoma]
- escarro com raias de sangue/hemoptise grave (45–95%)
- nível elevado de precipitante para *Aspergillus* em soro (50%)
√ Massa sólida circular dependente da gravidade dentro da cavidade esférica/ovoide de paredes finas (= sinal de Monad):
Histologia: micetoma = aspergiloma = bola fúngica = coleção de hifas parecidas com massa, interlaçadas mantidas juntas com fibrina, muco, restos celulares que colonizam a cavidade pulmonar
√ Sinal de ar crescente = espaços aéreos em forma de crescente que separam a bola fúngica da parede da cavidade
√ A bola de fungo pode calcificar de maneira descontínua/de forma anelar
√ O espessamento pleural pode ser o primeiro sinal do micetoma em um cisto/cavidade pulmonar preexistente
Cx: hemoptise que coloca a vida em risco
Dx: biopsia com agulha transtorácica/lavagens brônquicas
DDx de outros organismos que causa a bola fúngica:
Candida albicans, Pseudallescheria boydii, Coccidioides immitis, Nocárdia, Actinomicina

Aspergilose Semi-Invasiva
= ASPERGILOSE NECROTIZANTE CRÔNICA
= doença lentamente progressiva cavitária crônica em pacientes com lesões pulmonares preexistentes (COPD, radioterapia), leve supressão imune, ou debilidade (álcool, diabetes)
- sintomas que mimicam tuberculose pulmonar
√ Consolidação progressiva (geralmente lobo superior)
√ Desenvolvimento do ar crescente e bola fúngica durante um período de meses
Dx: avaliação patológica demonstrando o local invadido do tecido

Aspergilose Pulmonar Invasiva
= frequentemente fatal em pacientes gravemente imunocomprometidos com contagem absoluta de neutrófilos < 500

Predisposição: mais comum em pacientes com linfoma/leucemia e granulocitopenia prolongada, após transplantação de órgão
Percurso: proliferação fúngica endobrônquica seguida por invasão transbrônquica vascular eventualmente causando hemorragia disseminada + trombose das arteríolas pulmonares + necrose de tecido isquêmico + disseminação sistêmica; bola fúngica = sequestro desvitalizado de pulmão infiltrado por fungos!
- histórico de infecções bacterianas seriadas + febre perseverante
- dor torácica pleurítica (mimetizando embolia)
- dispneia, tosse não produtiva
- progressão para infiltrados pulmonares que não respondem à antibioticoterapia de largo espectro
(a) Sinais precoces
Frequência: 96% no dia 0, 19% no dia 14
√ Opacidade única/múltipla periférica, mal definida confinando a superfície pleural
√ Sinal do halo em CT = nódulo único/múltiplo periférico de 1–3 cm (= pulmão necrótico) com halo em atenuação em "vidro fosco" (= edema hemorrágico)
√ Broncopneumonia irregular localizada
(b) Sinais de progressão tardios
√ Aumento dos nódulos para consolidação bilateral difusa
√ Evolução para grandes lesões em cunha com base pleural
√ Sinal do ar crescente (em até 50%) = cavitação de um nódulo existente (crescente de ar entre o tecido necrótico retraído sequestrado e a borda do parênquima pulmonar hemorrágico), 1–3 semanas após a recuperação da neutropenia
◊ Tem melhor prognóstico que a consolidação sem cavitação (característico da fase de resolução)
Prognóstico: taxa de mortalidade de 50–90%
Dx: biopsia que apresenta ramificação de hifas na avaliação de tecido; cultura positiva de escarro somente em 10%
Rx: anfotericina B

Aspergilose Alérgica Broncopulmonar
= reação de hipersensibilidade aos antígenos do *Aspergillus* em pacientes com asma de longa evolução/fibrose cística
◊ É a forma mais comum + clinicamente importante de aspergilose!
Incidência: em 1–2% dos pacientes com asma; em 1–15% dos pacientes com fibrose cística
Idade: a maioria é paciente jovem (inicia na infância); pode ficar sem diagnóstico por 10–20 anos
Fisiopatologia:
esporos inalados ficam presos em brônquio segmentar de indivíduos com asma → germinam e forma hifas → antígeno do *Aspergillus* reage com anticorpos IgG → complexos imunes ativam complemento → liberação de enzimas proteolíticas → infiltrados pulmonares + dano tecidual + bronquiectasia central

A. ASPERGILOSE ALÉRGICA BRONCOPULMONAR AGUDA
Reação do tipo I = hipersensibilidade imediata (IgE mediada por degranulação de mastócito)
Histologia: alvéolos repletos de eosinófilos
- broncoconstrição, produção de muco
- edema de parede brônquica (em virtude do aumento da permeabilidade vascular)

B. ASPERGILOSE ALÉRGICA BRONCOPULMONAR CRÔNICA

Reação do tipo III = resposta imune complexa retardada = reação de Arthus (mediada por IgG)

Histologia: granulomas broncocêntricos + impactação mucoide ; hifa fúngica sem invasão tissular

Critério:
(a) critérios diagnósticos primários
   Acrônimo: ARTEPIBI
   Asma (presente em 84–96%)
   Radiográficos (infiltrados pulmonares transitórios ou fixos)
   Teste para *A. fumigatus* positivo: reação imediata da pele
   Eosinofilia no sangue (8–40%)
   Precipitação de anticorpos para *A. fumigatus* (70%)
   IgE elevado no soro
   Bronquiectasia central (manifestação tardia que confirma o diagnóstico)
   IgE séricos específicos e níveis elevados de IgG de *A. fumigatus*
(b) critérios diagnósticos secundários (menos comuns)
   1. Micélios de *Aspergillus fumigatus* no escarro
   2. Expectoração de tampões marrons no escarro (54%)
   3. Reatividade de Arthus (= reação cutânea tardia com eritema + endurecimento) ao antígeno do *Aspergillus*

Etapas (de Patterson):
   I   fase aguda com todos os critérios de diagnóstico primários
   II remissão = liberação de infiltrados pulmonares com declínio de níveis de IgE
   III exacerbação = todos os critérios do estágio I reaparecem após a remissão
   IV dependência de corticosteroide
   V   fibrose pulmonar irreversível

- sintomas como os da gripe: febre, cefaleia, mal-estar, perda de peso, dor fugaz em peito
- níveis de IgE se correlacionam bem com a atividade da doença!

√ Hiperinsuflação (em virtude de broncospasmo/enfisema)
√ Brônquios periféricos NORMAIS
√ Aspergiloma na cavidade (7%), empiema e pneumotórax são INCOMUNS

(a) estágio inicial
   √ Pneumonite migratória = infiltrados subsegmentares/lobares irregulares de alvéolos, transitório, recorrente e "fugaz"
      Localização: lobos superiores (50%), lobos inferiores (20%), lobo médio (7%), ambos os pulmões (65%)
      Duração: pode persistir por > 6 meses
   √ "Dedo enluvado"/"sombra em pasta de dente" = tampões centrais mucosos em formato de V ou Y nos brônquios secundários de 2,5–6 cm de comprimento permanecendo por meses + crescendo em tamanho
      Localização: peri-hilar + lobos superiores
      Percurso: tampão de vias aéreas por massas hifais com impactação mucoide distal
   √ Atelectasia lobar/segmentar isolada (em 14%) com correnteza de ar colateral
(b) estágios tardios
   √ Varicose central/bronquiectasia cística:
      √ Paredes bronquiais "em trilhos" (edema)
      √ Sombras anelares de 1–2 cm (final do brônquio)
   √ Consolidação lobar (em 32%)
   √ Cavitação (em 14%) secundária ao abscesso pós-obstrutivo

√ Fibrose + retração pulmonar
√ Elevação hilar em virtude do encolhimento lobar

CT:
   √ Impactação mucoide:
      √ Pode ser altamente opaca/calcificada (em 30%)
   √ Bronquiectasia de brônquio segmentar + subsegmentar dos lobos superiores
   √ Estruturas lineares nodulares/ramificados centrolobulares

DDx: pneumonite por hipersensibilidade ou asma alérgica (sem hifa no escarro, níveis normais de IgE + IgG para *A. fumigatus*), tuberculose, pneumonia lipoide, síndrome de Löffler, carcinoma broncogênico

Aspergilose Pleural

= empiema por *Aspergillus* em pacientes com tuberculose pulmonar, empiema bacteriano e fístula broncopleural
√ Espessamento pleural

ASPIRAÇÃO DE CORPOS ESTRANHOS SÓLIDOS

@ na infância
   Idade: em 50% < 3 anos
   Atraso no diagnóstico: dentro de 2–3 dias (geralmente); semanas a meses (raro)
   Fonte: em 85% de origem vegetal (lentilha, feijão, ervilha, amendoim, cevada), fragmentos de dentes quebrados
   Localização: quase exclusivamente nos lobos inferiores; D÷E = 2÷1

- graus variáveis de tosse

√ Hiperinsuflação obstrutiva (68%) + vasoconstrição reflexa
√ Atelectasia (14–53%)
√ Infiltrado (11%)
√ Corpo estranho rádio-opaco (9%)
√ Aprisionamento de ar (imagem expiratória/decúbito lateral)
√ Hiperinsuflação lobar/segmentar

CT:
   √ Material intrabrônquico de baixa atenuação (SUGESTIVO)
NUC:
   √ Defeito de ventilação (respiração inicial) + retenção (lavagem)

Cx: bronquiectasia (pela retenção longa)
DDx: corpo estranho esofágico impactado

@ na idade adulta (incomum)
- geralmente clinicamente silocioso
- hemoptise maciça que coloca a vida em risco

√ Perda crônica de volume do lobo afetado
√ Pneumonia recorrente
√ Bronquiectasia
√ Formação de massa intrabrônquica (= reação inflamatória crônica ao redor do material inalado)
√ Massa localizada centralmente + lobar/colapso segmentar

Bronquiolite Aspirativa

= reação inflamatória crônica para partículas estranhas aspiradas repetidamente nos bronquíolos
Predisposição: acalasia, divertículo de Zanker, carcinoma esofágico
Histologia: parecido com panbronquiolite difusa

- disfagia, regurgitação, aspiração

√ Dilatação de esôfago moderado/acentuado
√ Pequenos nódulos lobares/segmentares/disseminados

CT:
√ Áreas de ramificação focais uni/bilaterais de atenuação aumentada:
   √ Aspecto de "árvore em botão"
   √ Áreas acinares mosqueadas, mal definidas e opacas

PNEUMONIA POR ASPIRAÇÃO
Condições de predisposição:
(1) desordens do CNS/intoxicação: alcoolismo, retardo mental, desordens convulsivas, anestesia recente
(2) desordens de deglutição: distúrbios da motilidade esofágica, cirurgia de cabeça + pescoço
- febre de baixo grau
- tosse produtiva
- sufocamento ao engolir

Localização: porções do pulmão gravidade dependentes, segmentos posteriores dos lobos superiores + lobos inferiores em pacientes acamados, frequentemente bilateral, lobo médio direito + lobo inferior com preservação do pulmão esquerdo é comum

Pneumonia por Aspiração Aguda
Causa: ácido gástrico, partículas de comida, bactérias anaeróbicas do trato GI provocam edema, hemorragia, resposta celular inflamatória, reação a corpo estranho
Organismo: bactéria Gram-negativo, *Pseudomonas aeruginosa*, *Actinomyces israelii*
√ Padrão broncopneumônico irregular
√ Consolidação lobar/segmentar em porção dependente
√ Pneumonia necrotizante
√ Formação de abcesso

Pneumonia por Aspiração Crônica
Causa: aspiração repetida de material estranho proveniente do trato GI durante longo período de tempo/óleo mineral (ex. em laxantes)
Associada a: divertículo de Zenker, estenose esofágica, acalasia, fístula traqueoesofágica, distúrbios neuromusculares da deglutição
√ Consolidação segmentar recorrente
√ Progressão para cicatrização intersticial (= aspecto em "favo de mel" localizado)
√ Infiltrados broncopulmonares de localização variável durante meses/anos
√ Cicatrização peribrônquica residual
Trato GI superior:
√ Deglutição anormal/aspiração

Síndrome de Mendelson
= aspiração do ácido gástrico com pH < 2,5
Associado a: vômitos, refluxo gastroesofágico, acalasia, hérnia de hiato
Fisiopatologia:
o ácido se dissemina rapidamente pela árvore brônquica + parênquima pulmonar → inicia pneumonite química dentro de minutos; a extensão da lesão de bronquiolite leve ao edema hemorrágico pulmonar depende do pH + volume aspirado
Localização: paciente em posição reclinada: segmentos posteriores dos lobos superiores + segmentos superiores dos lobos inferiores
√ consolidações alveolares bilaterais peri-hilares mal definidas
√ infiltrados multifocais irregulares
√ consolidação segmentar/lobar localizada em uma/ambas as bases pulmonares
Prognóstico: 30% de mortalidade na aspiração maciça; > 50% com choque inicial, apneia, pneumonia secundária ou ARDS

ASMA
= broncoconstrição episódica reversível secundária a uma variedade de estímulos
A. ASMA INTRÍNSECA
Idade: meia-idade
Patogênese:
fenômeno provavelmente autoimune causado por infecção viral respiratória e frequentemente provocada por infecção, exercício, fármacos; nenhum antígeno ambiental
B. ASMA EXTRÍNSECA = ASMA ATÓPICA
Patogênese:
secundária a antígenos que produzem uma resposta de hipersensibilidade imediata (tipo I); a reação sensibiliza mastócitos para a liberação de histamina seguido por um aumento na permeabilidade vascular, edema, contração de pequenos músculos; afeta primariamente os brônquios, causando uma obstrução nas vias aéreas
Alérgenos não ocupacionais:
pólens, pelos de cães + gatos, pó de semente de tamarindo, mamona, esporos de fungos, gorgulhos de grãos
Alérgenos ocupacionais:
(a) substâncias naturais: pó de madeira, farinha, grãos, favas
(b) fármacos: antibióticos, ASA
(c) químicos inorgânicos: níquel, platina
Percurso: tamponamento brônquico com grandes quantidades de muco viscoso e aderente (eosinófilos, cristais de Charcot-Leyden), paredes brônquicas edemaciadas, hipertrofia das glândulas mucosas + músculos lisos

SINAIS AGUDOS:
- durante os ataques asmáticos, baixos valores de FEV + MMFR e taxas de V/Q anormais
- aumento da resistência ao fluxo de ar em virtude de:
  (a) contração dos músculos lisos das paredes das vias aéreas
  (b) edema da parede das vias aéreas causado por inflamação
  (c) hipersecreção de muco com tamponamento das vias aéreas
- capacidade de difusão normal
√ Hiperexpansão dos pulmões = grave hiperinsuflação + aprisionamento de ar:
  √ Cúpula diafragmática aplainada
  √ Espaço aéreo retroesternal aprofundado
√ Espessamento peribrônquico (inflamação da parede da via aérea)
√ Dilatação brônquica
√ Áreas localizadas de hipoatenuação

ALTERAÇÕES CRÔNICAS:
CXR normal em 73%; achados anormais dependem de
(a) idade de início (< 15 anos de idade em 31%; > 30 anos em nenhuma idade)
(b) gravidade da asma
√ Sombras anelares centrais = bronquiectasia
√ Cicatrizes (pelas infecções recorrentes)

Cx:
(1) pneumonia (2 vezes mais frequente do que em não asmáticos)
  √ Infiltrados pneumônicos periféricos (secundário ao bloqueio das vias aéreas)
(2) atelectasias (5–15%) pela impactação mucoide
(3) pneumomediastino (5%), pneumotórax, enfisema subcutâneo; predominantemente em crianças
(4) enfisema
(5) aspergilose alérgica broncopulmonar com bronquiectasias centrais

PNEUMONIA POR SARAMPO ATÍPICO
= síndrome clínica em pacientes que foram prévia e inadequadamente imunizados com vacina de vírus inativos da rubéola e subsequentemente expostos ao vírus do sarampo (= hipersensibilidade tipo III de complexos imunes); notada em crianças que receberam a vacina antes dos 13 meses de idade

- 2–3 dias prodrômicos com cefaleia, febre, tosse, mal-estar
- erupção maculopapular começando nos pulsos + tornozelos (algumas vezes ausente)
- artralgias migratórias pós-infecciosas
- histórico de exposição ao sarampo

√ Extensa consolidação não segmentar, geralmente bilateral
√ Adenopatia hilar (100%)
√ Efusão pleural (0–70%)
√ Densidades nodulares de 0,5–10 cm em diâmetro de localização periférica; pode calcificar e persistir por até 30 meses

BARITOSE
= inalação de sulfato de bário não fibrogênico
- assintomático
- função pulmonar normal (curso benigno)

√ Opacidades bilaterais nodulares/esparsas, mais densas que o osso (alto número atômico)
√ Similar aos nódulos calcificados
√ SEM cor pulmonale, SEM adenopatia hilar
√ Regressão, se o paciente for removido da fonte de exposição

SÍNDROME DE BEHÇET
= rara vasculite crônica sistêmica de veias + artérias de origem desconhecida caracterizada por recorrente
(1) estomatite aftosa
(2) ulceração genital
(3) irite
- teste de alergia positivo = sensibilidade incomum a picadas com formação de pústulas no local da perfuração da agulha dentro de 24–48 horas
- alterações cutâneas: eritema nodoso, foliculite, lesões papulo-nodulares
- artrite, encefalite
- epididimite

@ no tórax (5%)
√ Múltiplas opacidades subpleurais periféricas (em virtude de hemorragia, infartos pulmonares necróticos)
√ Radiopacidade peri-hilar aumentada (aneurisma da artéria pulmonar)

@ nas veias (25%)
√ Oclusão de grandes veias; pode causar síndrome da SVC
√ Tromboflebite subcutânea

@ nas artérias
√ Oclusão arterial/doença sem pulsos
√ Aneurismas de grandes artérias (em 2%)

BERILIOSE
= desordem granulomatosa crônica, como resultado de uma resposta imune específica mediada por células ao berílio (= reação de hipersensibilidade retardada após a exposição aos sais de ácido provenientes da extração do óxido de berílio)
Substância: um dos metais mais leves (peso atômico 9), resistência acentuada ao calor, grande dureza, resistência à fadiga, resistência à corrosão
Exposição ocupacional: fábricas de lâmpadas fluorescentes
Histologia: granulomas não caseosos dentro do interstício + ao longo dos vasos + na submucosa brônquica
- teste positivo da transformação do linfócito ao berílio (teste sanguíneo da resposta do linfócito T ao berílio)

Beriliose Aguda (25%)
√ Edema pulmonar após uma exposição intensa

Beriliose Crônica
= doença sistêmica disseminada do fígado, baço, linfonodos, rim, miocárdio, pele, músculo esquelético; removido dos pulmões + excretado pelos rins
Período latente: 5–15 anos

√ Nodularidade fina (granulomas similares à sarcoidose)
√ Opacidades irregulares, particularmente poupando ápices + bases
√ Adenopatia hilar + mediastinal (pode calcificar)
√ Enfisema nos lobos superiores + fibrose intersticial
√ Pneumotórax em 10%

HRCT:
√ Nódulos pequenos parenquimatosos difusos (57%)
√ Linhas septais (50%)
√ Porções de atenuação em "vidro fosco" (32%)
√ Adenopatia hilar (21–35%), somente na presença de anomalias parenquimatosas
√ Espessamento da parede brônquica (46%)
√ Irregularidades pleurais (25%)

DDx: (1) sarcoidose pulmonar nodular (indistinguível)
(2) asbestose sem adenopatia hilar

BLASTOMICOSE
= BLASTOMICOSE NORTE AMERICANA = DOENÇA DE GILCHRIST = DOENÇA DE CHICAGO
= rara infecção mista piogênica + infecção fúngica granulomatosa que mimetiza muitas outras doenças (TB, pneumonia bacteriana, malignidade)

Organismo: fungo dimórfico saprofítico do solo, *Blastomyces dermatitidis*, fase micelial no solo + levedura redonda de parede espessa com ampla base de brotamento nos mamíferos

Distribuição geográfica:
no mundo inteiro; endêmico nos estados norte-americanos centro-oeste + sudeste (Ohio + vales do rio Mississipi), região dos Grandes Lagos, St. Lawrence River valley, Canadá (norte de Ontário), África, Índia, Israel, Arábia Saudita, América Central + Sul

Prevalência: 1–40÷100,000 pessoas em regiões endêmicas
Idade: de alguns meses de idade até 80 anos (pico etário entre 25 e 50 anos de idade); M÷F = 10÷1

Modo de infecção:
inalação (porta de entrada primária) dos conídios fúngicos que crescem em solo quente e úmido de vegetação deteriorada + decomposição de madeira adquirida por atividades em florestas (caça, acampamento, pousada); disseminação para sítios extrapulmonares (em 17–30%), ex. pele, osso (geralmente, extensão direta da lesão cutânea lembrando actinomicose), articulações

Fisiopatologia:
conídios geralmente são destruídos por uma reação granulomatosa mediada por neutrófilos, monócitos e macrófagos; se as defesas do hospedeiro estiverem sobrecarregadas, os conídios se transformam em forma de levedura, a qual é mais resistente à destruição

Predisposição: idosos, imunocomprometidos
Histologia:
(a) fase exsudativa: acúmulo de numerosos neutrófilos com o organismo infectante
(b) fase proliferativa: proliferação de granulomas epitelioides + células gigantes com microabscessos centrais contendo neutrófilos e formas de levedura

- <u>Aguda</u>: febre, calafrios, tosse similar à pneumonia adquirida na comunidade
- <u>Crônica</u>: febres intermitentes de baixo grau, leve tosse produtiva persistente, dor torácica, hemoptise, mal-estar, fadiga, perda de peso

- úlceras na boca
@ nos pulmões (100%)
- padrões clínicos após a infecção pulmonar
  (a) sintomas pulmonares graves
  (b) infecção pulmonar assintomática com resolução espontânea
  (c) doença disseminada para órgão único/múltiplo e indolente por vários anos
  (d) manifestação extrapulmonar envolvendo o sistema GU masculino, esqueleto, pele
◊ Aspectos de imagens altamente variáveis!
√ Doença do espaço aéreo segmentar/lobar mal definido e irregular, nos lobos inferiores na fase aguda (26–76%)
√ Massas nodulares irregulares múltiplas/solitárias de 3–10 cm em diâmetro (31%)/lesões satélites em localização para-mediastinal/peri-hilar
√ Aerobroncograma em área de consolidação (87%)
√ Nódulo solitário/múltiplo de 0,5–3,0 cm em diâmetro (6%)
√ Doença intersticial reticulonodular bilateral difusa (6–9%) com padrão em "árvore em botão" na HRCT
√ Doença miliar (11–28%) com nódulos de < 3 mm em diâmetro no curso fulminante
√ Lesões cavitárias (13%) mimetizando TB/outra doença granulomatosa, se localizada em lobo superior
√ Aumento de linfonodo hilar/mediastinal (< 25%)
@ na pele (20–40% em doença disseminada)
- lesão verrucosa com crosta em áreas corporais expostas
- úlceras de pele
√ Áreas subcutâneas do tecido mole + líquido de atenuação com espessamento de pele associado
@ no osso (25%)
Localização: espinha, pelve, sacro, crâneo, costelas, ossos longos
√ Destruição acentuada ± esclerose circundante
√ Reação periosteal nos ossos longos, mas não nos ossos curtos
√ Lesões ósseas múltiplas são frequentes
√ Corpos vertebrais + discos intervertebrais são destruídos (similarmente à tuberculose)
√ Abscesso do psoas
√ Lesões cranianas líticas + abscessos dos tecidos moles
√ Artrite geralmente monoarticular: joelho > tornozelo > cotovelo > punho > mão
@ no trato GU (20%): próstata, epidídimo
@ no CNS (5–10%): epidural/abcesso parênquimal, meningite
Dx: (1) cultura do organismo
(2) microscopia com impregnação de prata dos tecidos
Prognóstico: resolução espontânea da doença aguda em até 4 semanas; a doença pode reativar por até 3 anos; angústia respiratória aguda dentro de 1 semana (em curso fulminante raro)
Rx: (1) anfotericina B IV: 8–10 semanas para lesões não cavitárias + 10–12 semanas para lesões cavitárias
(2) cetoconazol
DDx: outras pneumonias (ex. bacteriana, tuberculosa, fúngica), pseudolinfoma, neoplasia maligna (ex. carcinoma da célula alveolar, linfoma, sarcoma de Kaposi)

TRAUMA TORÁCICO FECHADO
Incidência: 100.000 admissões hospitalares/ano (USA)
Prevalência: 3ª causa mais comum (após lesão de cabeça e extremidades)
Causa: acidentes de veículos motorizados em alta velocidade (70%), caída, golpe contra o peito

Tipo de lesão:
1. Pneumotórax 69%
2. Contusão pulmonar 67%
3. Fratura de costela 66%
4. Hemotórax 28%
5. Tórax instável 14%
6. Fratura de espinha torácica 13%
7. Fratura de clavícula 13%
8. Fratura de escápula 8%
9. Fratura de esterno 5%
10. Lesão diafragmática 5%
11. Ruptura traqueobrônquica 2%
12. Lesão vascular 2%
13. Ruptura esofágica 1%

Prognóstico: 10,1% de taxa de fatalidade (especialmente em virtude de lesão cardíaca e traqueobrônquica-esofágica)

Fratura da Traqueia/Brônquio
= RUPTURA TRAQUEOBRÔNQUICA
Prevalência: 0.2–8% de todas as lesões torácicas fechadas
- diagnóstico tardio é comum
Localização: (a) brônquio fonte principal dentro de 2,5 cm da carina (80%); D > E
(b) logo acima da carina (20%)
Orientação da ruptura: longitudinal na junção da porção cartilaginosa e membranosa da traqueia/paralelo à cartilagem anelar do brônquio
Lesões associadas:
√ Fratura das 3 primeiras costelas (53–91%), raro em crianças
√ Fratura de clavícula, esterno, escápula (40%)
√ Pneumotórax (70%) sem melhora após inserção de dreno torácico + sucção
√ Aumento de pneumomediastino ± enfisema subcutânea em pescoço
√ Ausência de efusão pleural
√ Sinal de "pulmão caído" = pulmão colabado inclinado em posição dependente, afastado posterolateralmente do hilo (perda de suporte de ancoramento na transecção brônquica)
√ Reexpansão pulmonar inadequada a despeito de um/mais drenos torácicos posicionados adequadamente (em decorrência do vazamento de ar em grande tamanho)
√ Elevação do osso hioide acima do nível do corpo vertebral C3/elevação do corno maior em < 2 cm do ângulo da mandíbula (na radiografia LAT da espinha) em virtude da ruptura do músculo infra-hioide + ação não oposta do músculo supra-hioide
√ Atelectasia (pode ser um desenvolvimento tardio)
CT:
√ Coleções de ar focais peribrônquicas
√ Descontinuidade/irregularidade da parede brônquica
√ Tubo endotraqueal em posição anormal:
√ Balonete do tubo superdistendido
√ Protrusão do tubo além das margens esperadas da traqueia
√ Posição extraluminal da ponta do tubo
Dx: broncoscopia
Prognóstico: 30% de mortalidade (em 15% dentro de 1 hora)
Cx de longo termo: estenose de vias aéreas/broncomalacia; atelectasia recorrente/pneumonia; abscesso; empiema

Contusão Pulmonar
= lesão traumática aguda do alvéolo
Prevalência: 17–70% (manifestação mais comum do trauma torácico fechado, especialmente traumas de desaceleração)

Percurso: exsudação do edema + hemorragia para dentro dos espaços aéreos + interstício
Risco: pneumonia, RDS
Início do quadro: aparente dentro de 6 horas após o trauma
- clinicamente inaparente
- hemoptise (50%)

Localização: posterior (em 60%)
Distribuição: não segmentar
Sítio: na periferia pulmonar no sítio de impacto ± lesão de contragolpe
◊ Frequentemente não é visível no CXR < 6 horas após lesão
√ Consolidação irregular/difusa homogênea extensiva
√ Opacidade pode aumentar em 48–72 noras
√ Rápida resolução começando 24–48 horas
√ Liberação completa em 3–10 dias
√ Fraturas costais que se sobrepõem (frequente)
CT (mais sensível que CXR):
  ◊ Imediatamente visível!
  √ Opacificação crescente (50%)/amorfa (45%) grosseira, não segmentar e mal definida do parênquima pulmonar sem cavitação
  √ "preservação subpleural" = 1–2 mm de borda entre o pulmão limpo não opacificado e pleura
Cx: pneumotórax
DDx: aspiração, pneumonia, embolia gordurosa (1–2 dias após a lesão)

Laceração Pulmonar
= ruptura/rasgo do parênquima pulmonar resultando em cavidade pulmonar (em virtude do recuo elástico do pulmão)
Predisposição: crianças + adultos jovens (maior flexibilidade do tórax com maior probabilidade de lesão pulmonar por trauma contuso)

Tipo:
1. **Lesão de ruptura por compressão** (mais comum)
   = força compressiva direta
   Localização: poções profundas do pulmão
2. **Lesão de cisalhamento por compressão**
   = golpe grave súbito ao tórax inferior → deslocamento dos lobos inferiores através da espinha
   Localização: periferia pulmonar
3. **Ruptura penetrante pela costela**
   = fratura de costela + pneumotórax
   Localização: periferia dos pulmões
4. **Ruptura por adesão**
   = laceração de adesão pleuroparenquimal preexistente

Prognóstico: ruptura se enche rapidamente com sangue → lenta regressão que dura até vários meses
√ Cavidade única/múltipla, uni/multilocular, redonda/oval, cheia de:
  (a) ar = pneumatocele traumática
  (b) sangue = hematocele traumática/hematoma pulmonar
  (c) ambas = pneumatocele traumática com nível de ar-líquido
◊ Em CXR, a laceração geralmente é obscurecida por contusões circundantes!

Herniação Pulmonar Traumática
= porção do pulmão coberto pela pleura em extrusão por defeito traumático na parede torácica
Associado à: fratura de costela

TRANSPLANTE DE MEDULA ÓSSEA
= infusão intravenosa de células progenitoras hematopoiéticas da medula óssea do próprio paciente (transplante autólogo)/doador HLA compatível (transplante alogênico) para restabelecer a função da medula após quimioterapia de alta dosagem e irradiação total do corpo para linfoma, leucemia, anemia, múltiplo mieloma, defeitos imunológicos congênitos, tumores sólidos
Cx: complicações pulmonares em 40–60%

Complicações Pulmonares da Fase Neutropênica
Tempo: 2–3 semanas após transplante
1. **Aspergilose angioinvasiva**
   √ Nódulo circundado por halo de atenuação em "vidro fosco" (= infecção fúngica que se espalha para dentro do parênquima e áreas de infarto hemorrágico que as circundam)
   √ Consolidação segmentar/subsegmentar (= infarto pulmonar)
   √ Cavitação de nódulo com sinal de ar crescente (durante fase de recuperação com neutropenia em resolução)
   √ < 5 mm de nódulos centrolobulares a 5 cm de consolidação peribrônquica (= invasão de espaços aéreos com zona circundante de hemorragia/pneumonia em organização)
2. **Hemorragia alveolar difusa** (20%)
   - macrófagos carregados de hemossiderina na lavagem
   √ Áreas bilaterais de atenuação/consolidação em "vidro fosco"
3. **Edema pulmonar**
   Causa: infusão de grandes volumes de líquidos combinados com disfunção cardíaca + renal
   √ Vasos pulmonares proeminentes, espessamento septal interlobar, atenuação em "vidro fosco", efusões pleurais
4. **Toxicidade por droga**
   Causa: bleomicina, busulfan, bischloronitrosurea (carmustina), metotrexato
   √ Áreas bilaterais de atenuação em "vidro fosco"/consolidação/atenuação reticular (= fibrose)

Complicações Pulmonares em Fase Precoce
Tempo: até 100 dias após transplante
1. Pneumonia por CMV (23%)
   √ Múltiplos nódulos pequenos + áreas associadas de consolidação + atenuação em "vidro fosco" (= nódulos hemorrágicos)
2. Pneumonia por *Pneumocystis carinii*
   √ Padrão difuso/predominantemente peri-hilar/mosaico de atenuação em "vidro fosco" com alguma poupança de lóbulos pulmonares secundários
3. Pneumonia intersticial idiopática (12%)
   √ Achados não específicos (diagnóstico de exclusão)

Complicações Pulmonares em Fase Tardia
Tempo: após 100 dias pós-transplante
1. Broncolitíase obliterante (em até 10%)
2. BOOP
3. Doença crônica de enxerto *versus* hospedeiro: infecção, aspiração crônica, bronquiolite obliterante, pneumonia intersticial linfoide

ADENOMA BRÔNQUICO
= nome errôneo em função das características invasivas locais, tendência para recorrências e metástases ocasionais para sítios extratorácicos (10%) = malignidade de baixo grau
Percurso: surge do epitélio do ducto das glândulas mucosas bronquiais (distribuição predominante das células de Kulchitsky nas bifurcações dos brônquios lobares)
Incidência: 6–10% de todos os tumores primários do pulmão

Idade: idade média entre 35–45 anos (variação de 12–60 anos); 90% ocorrem < 50 anos de idade; tumor primário do pulmão mais comum abaixo dos 16 anos de idade; M÷F = 1÷1; brancos:negros = 25÷1

Tipos:
  Mnemônica: AMP-C
    Adenoide cístico (carcinoma) = Cilindroma 6%
    Mucoepidermoide (carcinoma) 3%
    Pleomórfico (carcinoma) 1%
    Carcinoide 90%

Localização: normalmente próximo/na bifurcação de brônquios lobares/segmentares; central÷periférico = 4÷1
— 48% à direita: RLL (20%), RML (10%), RUL (7%), brônquio principal direito (8%), brônquio intermediário (3%)
— 32% à esquerda: LLL (13%), LUL (12%), brônquio principal esquerdo (6%), brônquio lingular (1%)

- hemoptise (40–50%)
- asma atípica
- tosse persistente
- pneumonia obstrutiva recorrente
- assintomático (10%)

√ Obstrução completa/aprisionamento de ar na obstrução parcial (raro)/não obstrutivo (10–15%)
√ Enfisema obstrutivo
√ Infecção recorrente pós-obstrutiva: pneumonite, bronquiectasia, abscesso
√ Atelectasias/consolidação de um pulmão/lobo/segment (78%)
√ Correnteza colateral de ar pode prevenir a atelectasia
√ Nódulo pulmonar lobulado solitário circular/levemente oval (19%) de 1–10 cm em tamanho
√ Aumento hilar/alargamento mediastinal = massa central endo/exobrônquica

CT:
  √ Massa com bordas nitidamente definidas
  √ Em estreita proximidade com uma bifurcação adjacente com separação dos brônquios
  √ Calcificações periféricas grosseiras em 1/3 (transformação cartilaginosa/óssea)
  √ Pode demonstrar reforço homogêneo acentuado

Biopsia: risco secundário à alta vascularização do tumor
Prognóstico: 95% de taxa de sobrevida em 5 anos, 75% em 15 anos após a ressecção

Carcinoide

= CARCINOMA NEUROENDÓCRINO
= tumor maligno de baixo grau de crescimento lento

Incidência: 12–15% de todos os tumores carcinoides do corpo; 1–4% de todas as neoplasias brônquicas

Pico etário: 5ª década (variação da 2ª–9ª década); 4% ocorre em crianças + adolescentes; M÷F = 2÷1; muito incomum em negros

Associado a: HOMENS 1 em < 4% (quase todos hormonalmente inativos)

Percurso:
origina-se das células neurossecretórias da mucosa brônquica (= células de Kulchitsky = células argentafins) da mesma forma que os cânceres de pequenas células; parte do sistema APUD (precursor da captação e descarboxilação de aminas) = paraganglioma cromafínico, o qual produz serotonina, ACTH, noradrenalina, bombesina, calcitonina, ADH, bradicinina

Classificação patológica:
(KCC = **Carcinoma da célula de Kulchitsky**)
  KCC I = **carcinoide clássico** (tumor de baixo grau menos agressivo)
    = adenoma brônquico (nome errôneo)
= localização central com crescimento endobrônquico; geralmente < 2,5 cm em tamanho + bem definido; paciente mais jovem; M÷F = 1÷10; metástases linfonodais em 3%; com metástase rara
  CaCK II = **carcinoide atípico** (25% dos tumores carcinoides); localização central + periférica; massa geralmente > 2,5 cm com margens bem definidas; pacientes mais velhos; M÷F = 3÷1; metástases linfonodais em 40–50%; metástases para o cérebro, fígado, osso (em 30%)
  CaCK III = **carcinoma de células pequenas** (mais agressivo); linfadenopatia mediastinal; margens tumorais mal definidas

◊ Raramente causa de síndrome carcinoide ou síndrome de Cushing!

- pneumonite unifocal recorrente, hemoptise
- sibilo, tosse persistente, dispneia, dor torácica
- síndrome carcinoide (raro)
- massa exofítica endobrônquica na endoscopia

Localização: 58–90% central nos brônquios lobares/segmentares, 10–42% periféricos; localizado na submucosa; endobrônquico/ao longo da parede brônquica/exobrônquica

√ Tumor polipoide com tamanho médio de 2,2 cm
√ A maior parte se estende através da parede brônquica, envolvendo o lúmen brônquico + parênquima (= lesão do botão do colar)
√ Calcificação/ossificação (26–33%): carcinoide central (43%), carcinoide periférico (10%)
√ Tumor vascular suprido pela circulação brônquica
√ Cavitação (rara)
√ Atelectasias segmentares/lobares
√ Pneumonite obstrutiva
√ Bronquiectasias + abscesso pulmonar

CT:
  √ Ossificação densa
  √ Calcificação disseminada
  √ Bronquiectasia + abcesso pulmonar

PET:
  √ Nenhuma captação (mais comum)

Potencial maligno: baixo

Metástases:
  (a) linfonodos regionais em 25%
  (b) distância em 5% (suprarrenal, fígado, cérebro, pele, metástases ósseas osteoblásticas)

Prognóstico:
90% de taxa de sobrevida em 10 anos para o carcinoide clássico; 25–69% de taxa de sobrevida em 5 anos para o carcinoide atípico

Rx: ressecção endobrônquica, ressecção de manga de brônquio, segmentectomia, lobectomia, pneumonectomia

Cilindroma

= CARCINOMA ADENOIDE CÍSTICO (7%)
◊ Segundo tumor primário mais comum da traqueia

Percurso: glândulas serosas mistas + mucosa; lembra o tumor da glândula salivar

Histologia:
  grau 1: tubular + cribriforme; nenhum subtipo sólido
    √ Inteiramente intraluminar
  grau 2: tubular + cribriforme; < 20% subtipo sólido
    √ Predominantemente intraluminar
  grau 3: subtipo sólido > 20%
    √ Predominantemente extraluminar

Pico etário: 4ª–5ª década

- histórica típica de "asma" refratária
- hemoptise, tosse, estridor, sibilo
- disfagia, rouquidão

√ Massa endotraqueal com extensão extratraqueal

Potencial maligno: mais maligno que o carcinoide com tendência para invasão local + metástase distante (pulmão, osso, cérebro, fígado) em 25%

Rx: ressecção traqueal + radioterapia complementar

Prognóstico: 8,3 anos de sobrevida média

Carcinoma Mucoepidermoide

Percurso: células escamosas + células colunares que secretam muco; lembram tumor de glândula salivar

√ Pode envolver traqueia = tumor localmente invasivo
√ Lesão séssil/polipoide endobrônquica

Adenoma Pleomórfico

= TIPO MISTO (extremamente raro)

ATRESIA BRÔNQUICA

= obliteração focal do lúmen proximal de um brônquio lobar/segmentar/subsegmentar

Causas predisponentes:
(a) interrupção local da perfusão da artéria brônquica > 16 semanas de GA (quando a ramificação brônquica estiver completa)
(b) a extremidade do broto primitivo brônquico separa-se desse broto e continua a se desenvolver

Percurso: árvore brônquica distal à obstrução patente e contendo tampões mucosos; alvéolos distais à obstrução preenchidos de ar através do fluxo de ar colateral

Associado a: enfisema lobar, malformação de adenomatoide cística

Idade média: 17 anos; M > F

- sintoma mínimos, surgem tardiamente na infância (a maioria em torno dos 15 anos)/vida adulta
- infecções pulmonares recorrentes

Localização: segmento apical-posterior do LUL (> RUL/ML)

√ Perfusão diminuída com oligoemia do parênquima focal
√ Segmento superexpandido do pulmão hiperlucente (correnteza de ar colateral com aprisionamento de ar expiratório)
√ Sinal do "dedo enluvado" = ramificação tubular/opacidade nodular lateral ao hilo (= tampão mucoso distal ao lúmen atrésico = broncocele/mucocele) é CARACTERÍSTICO

CT:
√ Falta de comunicação entre mucocele + hilo

OB-US (detectado > 24 semanas MA):
√ Grande massa pulmonar ecogênica fetal = pulmão cheio de líquido distal à obstrução
√ Brônquio dilatado cheio de líquido

Rx: nenhum tratamento em pacientes assintomáticos, segmentectomia em pacientes sintomáticos

DDx: Aspergilose alérgica broncopulmonar; fibrose cística; enfisema lobar congênito (sem tampão mucoso)

BRONQUIECTASIAS

= dilatação localizada do brônquio, na maioria das vezes irreversível e com espessamento da parede brônquica

Etiologia:
A. Congênita
1. Defeito estrutural do brônquio: atresia brônquica, síndrome de Williams-Campbell
2. Transporte mucociliar anormal: síndrome de Kartagener
3. Secreções anormais: fibrose cística

B. Imunodeficiência congênita/adquirida (geralmente deficiência de IgG): doença granulomatosa crônica da infância, deficiência de α1-antitripsina
C. Pneumonias da infância pós-infecciosas (após bronquite viral necrotizante/bacteriana): sarampo, coqueluche, síndrome de Swyer-James, aspergilose alérgica broncopulmonar, infecção granulomatosa crônica (TB)
D. Distal à obstrução brônquica (em virtude do acúmulo de secreções): neoplasia, nódulos inflamatórios, corpo estranho
E. Aspiração/inalação: conteúdo gástrico/inalação de gases (complicação tardia)
F. "**Bronquiectasias de tração**" (em virtude do aumento da retração elástica com dilatação brônquica + distorção mecânica dos brônquios): fibrose pulmonar avançada/lesão pulmonar induzida por radiação
G. Pressão inflamatória aumentada

Classificação:
1. **Bronquiectasia cilíndrica/tubular/fusiforme**
   = brônquio levemente e uniformemente dilatado (tipo menos grave)
   ◊ Reversível, se associada a colapso pulmonar
   Percurso: 16 subdivisões dos brônquios
   √ Término abrupto e quadrangular com lúmen de diâmetro uniforme e de mesma largura que o brônquio fonte
   HRCT:
   √ "Linhas de trem" de vias aéreas que não se afinam (curso horizontal)
   √ "Sinal de sinete" (curso vertical) = secção transversa dos brônquios dilatados + ramos da artéria pulmonar
   √ Áreas de atenuação em Y ou V = tampões mucosos preenchendo os segmentos bronquiectásicos
2. **Bronquiectasia varicosa**
   = *brônquio moderadamente dilatado e frisado (raro)*
   Associada à: síndrome de Swyer-James
   Percurso: 4–8 subdivisões do brônquio
   √ Contorno frisado com padrão distal normal
3. **Bronquiectasia sacular/cística**
   = dilatação cística acentuada (tipo mais grave)
   Associada à: grave infecção brônquica
   Percurso: < 5 divisões do brônquio
   √ Dilatação balonada progressiva em direção à periferia com diâmetros dos sacos > 1 cm
   √ Constrições irregulares podem estar presentes
   √ Dilatação dos brônquios na inspiração, colapso na expiração
   √ Contêm variáveis quantidades de secreções agrupadas
   HRCT:
   √ Fio de cistos = "colar de pérolas" (curso horizontal)/agrupamento de cistos = "cachos de uvas"
   √ Nível de ar-líquido (frequente)

Idade: doença predominantemente pediátrica

- tosse crônica, excesso de produção de escarro
- infecção recorrente com expectoração de escarro purulento
- falta de ar
- hemoptise (50%)
- exacerbações frequentes + resoluções (em virtude das infecções que se sobrepõem)

Associado a: bronquiolite obliterativa + inflamatória (em 85%)

Localização: segmentos basais posteriores dos lobos inferiores, bilateral (50%), língula/lobo médio (10%), bronquiectasias centrais na aspergilose broncopulmonar

CXR (37% de sensibilidade):
√ Brônquio dilatado, cheio de ar
√ Espessamento de parede brônquica
√ Densidade de fundo aumentada
√ Perda de volume parênquimal:

√ Agrupamento das impressões pulmonares (se associadas à atelectasia)
√ Aumento do tamanho das impressões pulmonares (secreções retidas)
√ Perda de definição das impressões pulmonares (fibrose peribrônquica)
√ Espaços císticos ± níveis ar-líquido < 2 cm em diâmetro (brônquios dilatados)
√ Padrão em "favo de mel" (em casos graves)
√ Hiperinsuflação compensatória do pulmão ipsilateral não envolvido

HRCT: (87–97% de sensibilidade, 93–100% de especificidade)
√ Falta de afinamento brônquico (em 80% = achados mais sensíveis)
√ Espessamento de parede brônquica
√ Sinal de anel de sinete = diâmetro interno de brônquio maior que artéria pulmonar adjacente (em 60%)
√ Brônquios visíveis a 1 cm da pleura (45%)
√ Brônquio dilatado cheio de muco (em 6%)

Cx: infecções respiratórias frequentes

DDx do aspecto CT:
(1) bolhas enfisematosas (sem espessura definida da parede, localização subpleural)
(2) "bronquiectasia reversível" = dilatação temporária durante a pneumonia com retorno ao normal dentro de 4–6 meses

BRONQUIOLITE OBLITERANTE

= BRONQUIOLITE CONSTRITIVA = BRONQUIOLITE OBLITERANTE
= inflamação dos bronquíolos levando à (algumas vezes reversível) obstrução do lúmen bronquiolar

Etiologia:
(1) inalação: 1–3 semanas após a exposição a gases tóxicos (isocianatos, fosgênio, amônia, dióxido de enxofre, cloro)
(2) pós-infeccioso: *Mycoplasma* (crianças), vírus (indivíduos idosos); ver síndrome de Swyer-James na página 543
(3) drogas: bleomicina, sais de ouro, ciclofosfamida, metotrexato, penicilamina
(4) desordem do tecido conectivo: artrite reumatoide, esclerodermia, lúpus eritematoso sistêmico
(5) rejeição crônica: transplante de pulmão, transplante coração-pulmão (30–50%)
(6) doença crônica do enxerto *versus* hospedeiro: transplante de medula óssea
(7) fibrose cística (como complicação de episódios repetidos de infecção pulmonar)
(8) idiopático (em pacientes imunocomprometidos)

Percurso: fibrose submucosa e peribrônquica = fibrose irreversível de paredes de pequenas vias aéreas com estreitamento/obliteração de lúmen de via aérea (bronquíolo respiratório, ducto alveolar, alvéolo) por tecido granulativo de tampões fibroblásticos imaturos (corpos de Masson)

Pico etário: 40–60 anos; M÷F = 1÷1

- início insidioso de dispneia durante muitos meses
- testes de função pulmonar obstrutiva
- sem resposta aos anticorpos
- tosse não produtiva persistente, febre

√ CXR normal (em até 40%)
√ Pulmões hiperinsuflados = doença limitada com tampão de tecido conectivo em vias aéreas
√ Opacidades disseminadas bilaterais + homogêneas (distribuição tipicamente periférica; igualmente distribuída entre lobos superiores + inferiores)
√ Bronquiectasia
√ Vascularidade diminuída (vasoconstrição reflexa)

HRCT (imagens conjuntas de inspiração-expiração)
√ "Perfusão em mosaico" do aprisionamento do ar lobular (85–100%)
= áreas irregulares de atenuação pulmonar diminuída alternando com áreas de atenuação normal:
√ Áreas de atenuação diminuídas contendo vasos de calibre diminuído (em virtude de hipoventilação alveolar + vasoconstrição secundária do alvéolo distal à obstrução bronquiolar)
√ Áreas de atenuação aumentadas contendo vasos de calibre aumentado (áreas não envolvidas com perfusão compensatória aumentada)
√ Espessamento da parede brônquica (87%)
√ Bronquiectasia (66–80%)
√ Aprisionamento de ar irregular nas imagens de expiração (em virtude da correnteza de ar colateral para dentro de alvéolo pós-obstrução) = insuficiência de volume/alteração de atenuação entre as imagens expiratórias + inspiratórias
√ Áreas de consolidação nodular mal definidas
√ Bronquíolos em aspecto de "árvore em botão"
= estruturas ramificadas centrolobulares e nódulos causadas por espessamento peribronquiolar + bronquiolectasia com secreções (o único sinal direto, porém incomum)
√ Opacidades centrolobulares em "vidro fosco"

Rx: esteroides podem retardar o progresso

DDx:
(1) pneumonia bacteriana/fúngica (resposta aos antibióticos, culturas positivas)
(2) pneumonia eosinofílica crônica (mulheres jovens, eosinofilia em 2/3)
(3) pneumonia intersticial usual (opacidades irregulares, diminuição do volume pulmonar)

CARCINOMA BRONQUIOLOALVEOLAR

= CARCINOMA ALVEOLAR CELULAR = CARCINOMA BRONQUIOLAR

Incidência: 1,5–6% de todos os cânceres pulmonares (aumentando a incidência para 20–25%)

Etiologia: desenvolvimento a partir das células alveolares epiteliais tipo II

Idade: 40–70 anos; M÷F = 1÷1 (muito alto em mulheres)

Percurso: neoplasia periférica que surge além de um brônquio reconhecível com tendência a se espalhar localmente utilizando a estrutura pulmonar como estroma (= crescimento **lipídico**)

Histologia: subtipo de adenocarcinoma bem diferenciado; células cuboidais/colunares crescem ao longo das paredes + septos alveolares sem interromper a arquitetura pulmonar ou interstício pulmonar (servindo como "andaime" para o crescimento tumoral)

Subtipos:
(a) mucinoso (80%): células bronquiolares em colunas altas tipo "cavilha", secretoras de mucina; mais provável que sejam multicêntricas; 26% de taxa de sobrevida de 5 anos
(b) não mucinoso (20%): pneumocite alveolar cuboidal tipo II com produção de surfactante/células bronquiolares não ciliadas (Clara); mais localizado + solitário; 72% de taxa de sobrevivência de 5 anos

Fatores de risco: fibrose pulmonar localizada (cicatrizes tuberculosas, infarto pulmonar) em 27%, doença fibrótica difusa (esclerodermia), pneumonia lipídica exógena prévia

- histórico de tabagismo pesado (25-50%)
- geralmente, assintomático (mesmo na doença disseminada) com início insidioso
- dor torácica pleurítica (em virtude da localização periférica)
- tosse (35–60%), hemoptise (11%)

- broncorreia = expectoração abundante branca mucoide/aguada (5–27%); pode produzir hipovolemia + depleção de eletrólitos; manifestação incomum + tardia, somente com carcinoma bronquioloalveolar difusa
- falta de ar (15%)
- perda de peso (13%), febre (8%)

Localização: perifericamente, além de um brônquio reconhecível

Disseminação: disseminação traqueobrônquica = as células se destacam do tumor primário + aderem-se ao septo alveolar em outros lugares do pulmão ipsi/contralateral; disseminação linfogenosa + hematogenosa

Metástase: envolvendo quase qualquer órgão (em 50–60%); 33% de metástases esqueléticas são osteoblásticas

A. FORMA FOCAL (60–90%)
  1. **Atenuação em "vidro fosco"**
     = estágio precoce (em virtude do padrão de crescimento lipídico ao longo do septo alveolar com relativa falta de enchimento acinar)
     √ Nebulosidade em "vidro fosco"
     √ Hiperlucências tipo bolhas/pseudocavitação
     √ Dilatação de vias aéreas
     √ Lesão persistente/progressiva dentro de 6–8 semanas
  2. **Massa única** (43%)
     √ Massa focal bem circunscrita em localização periférica/subpleural subindo por trás do brônquio reconhecível
     √ Sinal de "brônquio aberto" = aerobroncograma = tumor/muco que circunda o brônquio aerado ± estreitamento/alongamento/alastramento do brônquio
     √ "Orelhas de coelho"/cauda pleural/borda triangular/"sinal da cauda" (55%) = bordas lineares se estendendo a partir dos nódulos pleurais (reação desmoplásica/doença granulomatosa fibrosante/tiragem pleural)
     √ Margens espiculadas = aspecto em raios de sol (73%)
     √ Cavidade solitária em virtude de necrose central (7%)
       ◊ Tipo de célula 2ª mais comum associada à cavitação após carcinoma de células escamosas
     √ Pseudocavitação (= dilatação de espaços aéreos intactos da reação desmoplástica/bronquiectasia/enfisema focal) em 50–60%
     √ Atenuação heterogênea (57%)
     √ Confinado a um lobo único
     √ Raramente se desenvolve para forma difusa
     √ Crescimento lento progressivo em radiografias em série
     √ SEM atelectasias
     √ FDG negativo em PET, resulta em 55%
     Prognóstico: 70% de taxa de cura cirúrgica para tumor < 3 cm; 4–15 anos de tempo de sobrevivência com nódulo único

B. FORMA DIFUSA = forma pneumônica (10–40%)
  1. **Consolidação difusa** (30%)
     √ Consolidação acinar dos espaços aéreos + aerobroncograma + bordas mal definidas
     √ Consolidação dos espaços aéreos pode afetar ambos os pulmões (secreção mucosa)
     √ ± cavitação na consolidação
     √ Sinal de "angiografia CT" = consolidação de baixa atenuação não obscurece os vasos (tipo que produz mucina)
  2. **Forma lobar**
     √ ± expansão de um lobo com abaulamento de fissuras interlobares
  3. **Forma multinodular** (27%)
     √ Múltiplos nódulos bilaterais bem/mal definidos similares à doença mestastática
     √ Múltiplas áreas mal definidas de atenuação/consolidação em "vidro fosco"
     √ Efusão pleural (8–10%)
     Prognóstico: pior com doença extensiva de consolidação/multifocal/bilateral; morte dentro de 3 anos com doença difusa

GRANULOMATOSE BRONCOCÊNTRICA
= rara desordem caracterizada pela inflamação granulomatosa necrotizante do epitélio brônquico + bronquiolar e parênquima circundante

Idade: 4ª–7ª década
- asma com aspergilose alérgica broncopulmonar subjacente (33–50%)
- febre, suores noturnos, tosse, dispneia, dor torácica pleurítica
- artrite soropositivo (raro)
- esclerite ocular (raro)

Percurso: brônquio ectático de parede espessa + bronquíolos contendo material viscoso de caráter mucopurulento/caseoso

Histologia: granulomas necrotizantes que circundam as pequenas vias aéreas; arterite pulmonar como fenômeno secundário
  (1) grandes massas de eosinófilos em zonas necróticas, associadas a tampões mucosos endobrônquico, pneumonia eosinofílica, cristais de Charcot-Leyden, hifa fúngica em granulomas (com asma) em 1/3
  (2) infiltrado celular polimorfonuclear em zonas necróticas (sem asma) em 2/3

Localização: unilateral (75%), zonas pulmonares superiores (60%)

√ Opacidades/atelectasias que se ramificam (de impactação mucoide)
√ Nódulos/massas solitárias/múltiplas (em 60%)
√ Consolidação parênquimal mal definida (em 27%)
√ ± cavitação

Rx: terapia com corticosteroide

CARCINOMA BRONCOGÊNICO
= CÂNCER PULMONAR = CARCINOMA PULMONAR
causa mais frequente de morte por câncer em homens (35% de todas as mortes por câncer) e mulheres (21% de todas as mortes por câncer); malignidade em homens mais comum do mundo; 6ª causa líder de câncer em mulheres no mundo todo

Estágios de TNM no Câncer Pulmonar	
Estágio	Descrição
T1	< 3 cm em diâmetro, circundado por pulmão/pleura visceral
T2	≥ 3 cm em diâmetro/invasão da pleura visceral/atelectasia lobar/pneumonite obstrutiva/pelo menos 2 cm da carina
T3	tumor de qualquer tamanho; a menos de 2 cm da carina/invasão de pleura parietal, parede torácica, diafragma, pleura mediastinal, pericárdio; efusão pleural; nódulo satélite no mesmo lobo
T4	invasão do coração, grandes vasos, traqueia, esôfago, corpo vertebral, carina/efusão pleural maligna
N1	nódulos hilares peribrônquicos/ipsilaterais
N2	nódulos ipsilaterais mediastinais
N3	nódulos hilares contralaterais/mediastinais; nódulos escalenos/supraclaviculares

Prevalência: em 1991, 161.000 casos novos; 143.000 mortes
Idade ao diagnóstico: 55–60 anos (variação de 40–80 anos); M÷F = 1.4÷1

- assintomático (10–50%), geralmente com tumores periféricos
- sintomas de tumores centrais
  - tosse (75%), sibilos, pneumonia
  - hemoptise (50%), disfagia (2%)
- sintomas de tumores periféricos
  - dor torácica pleural/local, dispneia, tosse
  - Síndrome de Pancoast, síndrome da veia cava superior
  - rouquidão
- sintomas de doença metastática (CNS, osso, fígado, glândula suprarrenal)
- síndromes paraneoplásicas
  - caquexia da malignidade
  - baqueteamento + osteoartropatia hipertrófica
  - endocardite trombolítica não bacteriana
  - tromboflebite migratória
  - produção ectópica de hormônios: hipercalcemia, síndrome da secreção inapropriada de hormônio antidiurético, síndrome de Cushing, ginecomastia, acromegalia

Fatores de risco:
(1) fumo de cigarro (carcinoma de células escamosas + carcinoma de células pequenas)
— relacionado com o número de cigarros fumados, profundidade da inalação, idade de início do tabagismo
◊ 85% das mortes por cânceres pulmonares são atribuídos ao fumo do cigarro!
◊ Tabagismo passivo pode contar com 25% dos cânceres pulmonares em não tabagistas!
(2) gás radão: pode ser a 2ª causa principal do câncer pulmonar com até 20.000 mortes por ano
(3) exposição industrial: asbesto, urânio, arsênio, éter clorometil
(4) doença concomitante:
cicatriz pulmonar crônica + fibrose pulmonar
Carcinoma de cicatriz
◊ 45% de todos os cânceres periféricos originam em cicatrizes!
Incidência: 7% dos tumores pulmonares, 1% das autopsias
Origem: relacionado com infartos (> 50%), cicatriz tuberculosa (< 25%)
Histologia: adenocarcinoma (72%), carcinoma de células escamosas (18%)
Localização: lobos superiores (75%)

Lesão pré-invasiva:
(1) hiperplasia adenomatosa atípica
√ Nódulos em "vidro fosco" na CT
(2) displasia/carcinoma de células escamosas *in situ*
- broncoscopia fluorescente
(3) hiperplasia de células neuroendócrinas idiopáticas pulmonares difusas

Sistema Internacional de Estágios do Câncer Pulmonar	
Estágio	*Descrição*
IA	tumor T1 na ausência de metástase nodal/extratorácica
IB	tumor T2 na ausência de metástase nodal/extratorácica
IIA	T1N1M0
IIB	T2N1M0 + T3N0M0
IIIA	T3 exceto T3N0M0/N2
IIIB	T4/doença N3
IV	doença metastática

Tipos:
1. **Adenocarcinoma** (50%)
   ◊ Tipo celular mais comum visto em mulheres + não fumantes!
   Potencial maligno intermediário (crescimento lento, alta incidência de metástases precoces)
   Tempo de duplicação: ~ 150–180 dias
   Histologia: formação de glândula/mucina intracelular
   Subtipo: carcinoma bronquioloalveolar
   Localização: quase que invariavelmente se desenvolve na periferia; frequentemente encontrado em cicatrizes (tuberculose, infarto, esclerodermia, bronquiectasia) + em estreita relação com bolhas preexistentes
   √ Massa subpleural periférica solitária (52%)/infiltrado alveolar/nódulos múltiplos
   √ Pode invadir a pleura + crescer circunferencialmente em torno do pulmão, mimetizando o mesotelioma maligno
   √ Distribuição no lobo superior (69%)
   √ Aerobroncograma/bronquiograma na HRCT (65%)
   √ Calcificação na periferia da massa (1%)
   √ Margem lisa/espiculada em virtude da reação desmoplásica com retração da pleura

2. **Carcinoma de células escamosas = carcinoma epidermoide** (30–35%)
   ◊ Fortemente associado ao fumo de cigarro
   Histologia: mimetiza a diferenciação da epiderme pela produção de queratina ("carcinoma epidermoide")
   Histogênese: inflamação crônica com metaplasia escamosa, progressão para displasia + carcinoma *in situ*
   - citologia do escarro positiva
     ◊ Tipo celular mais comum diagnosticado que é radiologicamente oculto!
   - hipercalcemia pela substância elaborada pelo tumor semelhante ao hormônio da paratireoide
     ◊ Taxa de crescimento mais lenta, mais baixa
   Tempo de duplicação: ~ 90 dias
   (a) localização central dentro do brônquio principal/lobar/segmentar (2/3)
       √ Grande massa central ± cavitação
       √ Atelectasia distal ± fissura abaulada (decorrente de massa)
       √ pneumonia pós-obstrutiva
       ◊ Todos os casos de pneumonia em adultos devem ser acompanhados até a resolução radiológica completa!
       √ obstrução das vias aéreas com atelectasia (37%)
   (b) nódulo solitário periférico (1/3)
       √ Cavitação característica (7–10%)
       ◊ O carcinoma de células escamosas é o tipo celular que mais frequentemente forma cavidades!
       √ Invasão da parede torácica
       ◊ O carcinoma das células escamosas é o tipo celular que mais causa o tumor de Pancoast!

3. **Carcinoma de células pequenas indiferenciadas** (15%)
   ◊ Fortemente associado ao fumo do cigarro
   Crescimento rápido + alto potencial metastático (metástase precoce em 60–80% no momento do diagnóstico); deve ser visto como uma doença sistêmica independente do estágio; quase nunca é ressecável
   Tempo de duplicação: ~ 30 dias

Percurso: surge da mucosa brônquica com crescimento para a submucosa + invasão subsequente do tecido conectivo peribrônquico

Histologia: pequenas células ovais uniformes com citoplasma escasso; núcleo com cromatina pontilhada; numerosas mitoses + grandes áreas de necrose; 20% coexistem com tipos celulares histológicos não pequenos (mais frequente células escamosas)

    Subtipo: câncer de célula curta com núcleos hipercromáticos; carcinomas celulares relacionados com a célula de Kulchitsky?

- aspecto endoscópico liso da superfície da mucosa
- produção ectópica de hormônios: síndrome de Cushing, secreção inapropriada de ADH
- ◊ Câncer primário mais comum que causa obstrução da veia cava superior (em virtude da compressão extrínseca/trombose endoluminal/invasão)!

Localização: 90% central dentro do brônquio lobar/fonte (tumor primário raramente visualizado)

√ Grande massa tipicamente hilar/peri-hilar frequentemente associada ao alargamento mediastinal (pela adenopatia)
√ Extensa necrose + hemorragia
√ Pequena lesão pulmonar (raro)

Avaliação por estagiamento:
    CT de abdômen + cabeça, cintigrafia óssea, biopsias bilaterais de medula óssea

4. **Carcinoma de células grandes indiferenciadas** (< 5%)
    ◊ Fortemente associado ao tabagismo
    Potencial maligno intermediário; rápido crescimento + metástases a distância precoce

Tempo de duplicação: ~ 120 dias

Histologia: células tumorais com citoplasma abundante + grandes núcleos + nucléolos proeminentes; diagnosticado por exclusão em virtude da falta de diferenciação escamosa/glandular/células pequenas

    Subtipo: carcinoma de células gigantes com comportamento muito agressivo + prognóstico ruim

√ Massa geralmente periférica e volumosa > 6 cm (50%)
√ Grande área de necrose
√ Envolvimento pleural
√ Grande brônquio envolvido na lesão central (50%)

Localização:
    ◊ 60–80% surgem de brônquios segmentares
— central: carcinoma de células pequenas, carcinoma de células escamosas (citologia do escarro positiva em 70%); surge na via aérea central frequentemente em pontos de bifurcação brônquica, infiltra-se circunferencialmente, estende-se ao longo da árvore brônquica

    Mnemônica: células **P**equenas e **E**scamosas são **C**entrais

— periférico: adenocarcinoma, carcinoma de células grandes
— lobo superior: lobo inferior = pulmão direito ÷ pulmão esquerdo = 3 ÷ 2
— sítio mais comum: segmento anterior do RUL
— **tumor de Pancoast** (3%) = Tumor do sulco superior, frequentemente carcinoma de células escamosas
    - atrofia dos músculos da extremidade superior ipsilateral em virtude do envolvimento da porção inferior do plexo braquial
    - síndrome de Horner (enoftalmia, miose, ptose, anidrose) em virtude do envolvimento da cadeia simpática + gânglio estrelado
    √ Espessamento apical pleural/massa
    √ ± invasão de tecidos moles/destruição óssea
    √ Imagens coronais + sagitais de MR melhoram a avaliação
— obstrução da SVC (5%): geralmente no carcinoma de células pequenas

Apresentação:
√ Massa solitária periférica com coroa radiada/sinal da cauda pleural/lesão satélite
√ Cavitação (16%): geralmente de paredes espessas com superfície interna irregular; em 4/5 secundário ao carcinoma de células escamosas, seguido pelo carcinoma bronquioloalveolar
√ Massa central (38%): comum em carcinomas de células pequenas
√ Aumento hilar unilateral (secundário ao tumor primário/linfonodos aumentados)
  √ Nódulos calcificados e aumentados, geralmente benignos
  √ Nódulos com diâmetro de eixo curto:
    - 0–10 mm normal (CAVE: micrometástase)
    - > 10 mm (65% de sensibilidade + especificidade para tumor)
    - 20–40 mm (37% não envolvido por tumor)
  √ PET (89% de sensibilidade, 99% de especificidade)
√ Alargamento mediastinal anterior + médio (sugere carcinoma de células pequenas)
√ Atelectasia pulmonar segmentar/lobar (37%) secundária à obstrução das vias aéreas (particularmente no carcinoma de células escamosas):
  √ Pulmão pós-obstrução aumenta para maior extensão que o tumor na CECT
  √ Atelectasia de pulmão distal tem sinal de intensidade maior que a massa central em 77% em T2WI (em virtude do acúmulo de secreções no pulmão obstruído)
√ "Sinal do S de Golden" (reverso) no PA CXR = combinação de colapso de RUL (margem côncava inferior da porção lateral da fissura menor, a qual foi movida superior e medialmente com a expansão compensatória do RML) + protuberância do tumor central (margem convexa inferiormente da porção medial da fissura menor)
√ Terminação do brônquio em "cauda de rato"
√ Sinal do englobamento brônquico = espessamento focal/circunferencial da parede brônquica vista em secção transversa (sinal precoce)
√ Hiperaeração local (em virtude do tipo de obstrução brônquica valvular, mais bem visualizado na expiração)
√ Impactação mucoide do brônquio segmentar/lobar (em virtude da obstrução endobrônquica)
√ Infiltrado periférico persistente (30%) = pneumonite pós-operatória
√ SEM aerobroncograma
√ Efusão pleural (8–15%):
  mais comumente em virtude do adenocarcinoma
√ Invasão da parede torácica:
  - dor localizada em parede torácica = preditor mais sensível
  √ Interdigitação de tumor com musculatura da parede torácica em T2WI
  √ Obliteração de alta intensidade de gordura extratorácica em T1WI
  √ Erosão óssea das costelas/espinha (9%)
√ Envolvimento da artéria pulmonar principal (18%); artérias lobares + segmentares (53%) podem resultar em rádio-opacidade periférica adicional (em virtude de infarto pulmonar)
√ Calcificação em 7% na CT (histologicamente em 14%) usualmente excêntrica/finamente granular
  (a) foco preexistente de cálcio englobado pelo tumor
  (b) cálcio distrófico dentro da necrose tumoral
  (c) depósito de cálcio pela função secretória do carcinoma (ex. adenocarcinoma mucinoso)

PET:
√ Nódulo pulmonar > 1 cm (97% de sensibilidade, 78% de especificidade)
  resolução espacial: diâmetro de 4 mm
  resolução metabólica: diâmetro de 1 mm = 1.000.000 células

Falso-positivo: infecção, doença granulomatosa, outra doença inflamatória
Falso-negativo: efeito de volume parcial, pequeno tamanho tumoral < 1 cm, borramento pelo movimento respiratório, baixa atividade glicolítica (carcinoma bronquioloalveolar, tumor carcinoide)

PET-TC: (96% de sensibilidade, 93% de especificidade)
Angiografia:
 √ Carcinoma broncogênico suprido pelas artérias brônquicas
 √ Distorção/estenose/oclusão da circulação arterial pulmonar

Cx:
(1) elevação diafragmática (paralisia do nervo frênico)
(2) rouquidão (envolvimento do nervo laríngeo, esquerdo > direito)
(3) obstrução da SVC (5%): o câncer pulmonar é a causa de todas as obstruções da SVC em 90%
(4) efusão pleural (10%): maligna, parapneumônica, linfo-obstrutiva
(5) disfagia: linfonodos aumentados, invasão esofágica
(6) invasão pericárdica: efusão pericárdica, espessamento pericárdico localizado/massas nodulares

Prognóstico: tempo médio de sobrevivência < 6 meses; 10–13–15% de sobrevida global em 5 anos; sobrevida de 40 meses: célula escamosa 30% > célula grande 16% > adenocarcinoma 15% > células pequenas 1%

Rx:
(1) ressecção cirúrgica para tipos de células histológicas não pequenas
 irressecáveis: envolvimento do coração, grandes vasos, traqueia, esôfago, corpo vertebral, efusão pleural maligna
(2) quimioterapia adjuvante + radioterapia na doença extensa e ressecável
(3) quimioterapia para carcinoma de células pequenas + radioterapia para doença vultosa, metástases do CNS, compressão da medula espinhal, obstrução da SVC

Estágios de câncer pulmonar de células pequenas
Doença limitada:
1. Primário em um hemitórax
2. Adenopatia hilar ipsilateral
3. Adenopatia supraclavicular ipsilateral
4. Adenopatia mediastinal ipsi e contralateral
5. Atelectasia
6. Paralisia de nervo frênico + nervo laríngeo
7. Pequena efusão sem células malignas

Doença extensa (60–80%):
1. Adenopatia hilar contralateral
2. Adenopatia supraclavicular contralateral
3. Infiltração da parede do tórax
4. Efusão pleural carcinomatosa
5. Carcinomatose linfangítica
6. Síndrome da veia cava superior
7. Metástases para pulmão contralateral
8. Metástases extratorácicas para ossos (38%), fígado (22–28%), medula óssea (17–23%), CNS (8–15%), retroperitônio (11%), outros linfonodos

Prognóstico: 7–11 meses de sobrevida mediana; 15–20% de taxa de sobrevida livre da doença em 2 anos

MÚLTIPLOS CÂNCERES PULMONARES PRIMÁRIOS
Incidência: 0,72–3,5%; em 1/3 sincrônico, em 2/3 metacrônico
 ◊ 10–32% dos pacientes que sobrevivem à ressecção de um câncer de pulmão desenvolverão um segundo tumor primário!
Dx: a biopsia é mandatória para a terapia adequada porque o tumor pode ter um tipo celular diferente

MANIFESTAÇÕES PARANEOPLÁSICAS
1. Neuromiopatia carcinomatosa (4–15%)
2. Tromboflebite migratória
3. Osteoartropatia pulmonar hipertrófica (3–5%)
4. Manifestações endócrinas (15%) geralmente com o carcinoma de células pequenas: síndrome de Cushing, secreção inapropriada de ADH, HPT, excessiva secreção de gonadotrofina

DISSEMINAÇÃO
1. Extensão local direta
2. Hematogênica (carcinoma de células pequenas)
3. Disseminação linfática (carcinoma de células escamosas); tumor em 10% dos linfonodos de tamanho normais
4. Disseminação transbrônquica – menos comum

METÁSTASES A DISTÂNCIA
Probabilidade: célula pequena > adeno > célula grande > escamosa
@ no osso
 (a) medula óssea: em 40% no momento da apresentação
 (b) lesões grosseiras em 10–35%:
 Localização: vértebra (70%), pelve (40%), fêmur (25%)
 √ Metástase osteolítica (3/4)
 √ Metástase osteoblástica (1/4):
  nos carcinomas de células pequenas/adenocarcinoma
 √ Metástases ocultas em 36% das imagens ósseas
@ nas suprarrenais: em 37% no momento da apresentação
 ◊ 50% das massas suprarrenais em pacientes com câncer pulmonar são benignos!
@ no cérebro: metástases assintomáticas em imagens cerebrais em 7% (30% na autópsia), em 2/3 múltiplas
@ no rim, trato GI, fígado, linfonodos abdominais
@ nas metástases de pulmão para pulmão (em até 10%, normalmente no estágio tardio)

CISTO BRONCOGÊNICO
= anomalia do brotamento/ramificação do divertículo ventral da víscera oca primitiva (segmento ventral = árvore traqueobrônquica; segmento dorsal = esôfago) entre 26 e 40 dias de embriogênese

Incidência: mais comum cisto das vísceras intratorácicas (54–63% nas séries cirúrgicas)
Histologia: cisto de paredes finas preenchido com material mucoide, revestido com epitélio colunar respiratório, glândulas mucosas, cartilagem, tecido elástico e músculo liso

• contém muco/líquido claro ou turvo
√ Massa circular/oval nitidamente contornada
√ Pode conter nível de ar-líquido
CT:
 √ Conteúdo do cisto de densidade igual a da água (50%)/densidade mais alta (50%)
OB-US:
 √ Cisto pulmonar unicelular único
 √ Pulmão ecogênico distendido por cisto broncogênico

Cisto Broncogênico Mediastinal (86%)
Associado a: anomalias espinhais
M÷F = 1÷1
• normalmente assintomático
• estridor, disfagia
Localização: pericarinal (52%), paratraqueal (19%), parede esofágica (14%), retrocardíaco (9%) normalmente à direita
√ Raramente, pode-se comunicar com o lúmen traqueal
√ Pode mostrar compressão esofágica

Cisto Broncogênico Intrapulmonar (14%)
M > F
• infecção (75%)
• dispneia, hemoptise (mais comum)
Localização: lóbulo inferior÷superior = 2÷1; normalmente terço medial
√ 36% eventualmente conterão ar

DDx: nódulo pulmonar solitário, neoplasia cavitante, pneumonia cavitante, abscesso pulmonar

DISPLASIA BRONCOPULMONAR
= PULMÃO DE RESPIRADOR
= complicação da terapia respiratória (PPV ou CPAP nasal) tratado com > 21% de oxigênio por > 28 dias
Causa: toxicidade pelo oxigênio (dano pulmonar por radicais de oxigênio) + barotrauma (lesão broncopulmonar por ventilação assistida)
- dependência crônica de oxigênio em neonatos prematuros
  - BPD leve = respirando em ar ambiente
  - BPD moderado = necessita < 30% de oxigênio
  - BPD grave = necessita ≥ 30% de oxigênio ± PPV ou CPAP nasal

Patogênese: hipóxia + toxicidade pelo oxigênio
— dano da parede capilar, vazamento de líquido para dentro do interstício e edema pulmonar
  Estágio I (0–3 dias):
    Patologia: perda de células ciliadas + necrose de mucosa brônquica
    √ Padrão de RDS de doença de membrana de hialina
  Estágio II (4–10 dias):
    Patologia: membranas hialinas, exsudato eosinofílico, metaplasia escamosa, edema intersticial
    Associado à: insuficiência cardíaca pelo PDA
    √ Opacificação completa com aerobroncograma
— fibrose do interstício + grupos de alvéolos enfisematosos
  Estágio III (10–20 dias):
    Patologia: menos membranas hialinas, dano persistente do epitélio alveolar, exsudato de macrófagos
    √ Pequenos cistos lucentes redondos que se alternam com regiões de opacidade irregular
  Estágio IV (após 1 mês):
    Patologia: espessamento de parede septal, vãos linfáticos dilatados + tortuosos
    √ Densidades lineares grosseiras "esponjosas"/"bolhosas", especialmente nos lobos superiores
    √ Hiperaeração do pulmão
    √ Enfisema dos lobos inferiores
  CT:
    √ Aprisionamento regional de ar
    √ Septo interlobular espessado
    √ Atelectasia subsegmentar
    √ Diâmetro de raios broncoarteriais diminuídos
    √ Espessamento da parede brônquica
    √ Bolha + pneumatocele
    Prognóstico: 40% de mortalidade, se não resolvido dentro de 1 mês
Cx: (1) reatividade de vias aéreas aumentadas = aumento da frequência de infecções em trato respiratório inferior
  (2) doença de obstrução das vias aéreas = quadro clínico parecido com o da asma
  (3) atelectasia focal
  (4) cor pulmonale
  (5) fratura de costela, raquitismo, calcificações renais (pela terapia crônica com furosemida)
  (6) colelitíase (hiperalimentação ± furosemida?)
  (7) áreas focais de traqueomalacia, estenose traqueal, enfisema lobar adquirido
Rx: de suporte
Prognóstico:
  (1) resolução completa após meses/anos (1/3)
  (2) densidades lineares retidas no enfisema do lobo superior (29%)
DDx:
  (a) condições presentes no nascimento
    (1) pneumonia neonatal difusa
    (2) aspiração de mecônio
    (3) retorno venoso pulmonar total anômalo
    (4) linfangiectasia pulmonar congênita
  (b) condições que se desenvolvem com o tempo
    (1) pneumonia recorrente com cicatrização (refluxo gastroesofágico, fístula traqueoesofágica, deficiência imunológica etc.)
    (2) fibrose cística
    (3) fibrose pulmonar idiopática
  (c) condições não aparentes no nascimento
    (1) síndrome de Wilson-Mikity
    (2) enfisema pulmonar intersticial
    (3) ductos arteriosos patentes (aparência incomum)
    (4) superidratação
    (5) infecção viral adquirida no período perinatal (especialmente CMV)

FÍSTULA BRONCOPLEURAL
= FÍSTULA BRONCOPULMONAR
= comunicação entre o sistema brônquico/espaço parenquimal + pleural pulmonar
Causas:
  (a) trauma
    1. Complicação de cirurgia resseccional (pneumonectomia, lobectomia, bulectomia)
    2. Trauma fechado/penetrante
    3. Barotrauma
  (b) necrose pulmonar
    1. Abscesso pulmonar pútrido
    2. Pneumonia necrotizante: *Klebsiella, H. influenzae, Staphylococcus, Streptococcus*; tuberculose; fungos, *Pneumocystis*
    3. Infarto
  (c) doença de vias aéreas
    1. Bronquiectasia (muito raro)
    2. Enfisema complicado por pneumonia/pneumotórax
  (d) malignidade: carcinoma pulmonar com pneumonia pós-obstrutiva/necrose tumoral após a terapia
- vazamento grande de ar/persistente
- empiema agudo/crônico
HRCT:
  √ Visualização direta de fístula broncopleural (em 50%)
  √ Coleção de ar periférico + líquido
Dx: (1) introdução de azul de metileno no espaço pleural, em 65% o corante aparece no escarro
  (2) sinografia
  (3) broncografia
Rx: drenagem pleural, drenagem aberta, decorticação, toracoplastia, fechamento do pedículo muscular, oclusão transbrônquica

SEQUESTRAÇÃO BRONCOPULMONAR
= malformação congênita que consiste de
  (1) segmento pulmonar não funcionante
  (2) nenhuma comunicação com a árvore traqueobrônquica
  (3) suprimento arterial sistêmico
Incidência: 0.15–6.4% de todas as malformações congênitas pulmonares
√ Geralmente > 6 cm em tamanho

- √ Massa circular/oval lisa, sólida, homogênea e bem definida próxima ao diafragma
- √ Ocasionalmente, com apêndice em forma de dedo posteriormente + medialmente (vaso anômalo)
- √ Reforço com contraste da sequestração ao mesmo tempo em que a aorta torácica nas CT sequenciais rápidas
- √ Níveis de ar-líquido múltiplos/único se infectado
- √ Circundado por consolidação pulmonar recorrente em um lobo inferior que nunca desaparece por completo
- √ Pode se comunicar com o esôfago/estômago
- ◊ Sequestro pulmonar com comunicação com o trato GI é chamado de **malformação das vísceras broncopulmonares**!

DDx: bronquiectasia, abscesso pulmonar, empiema, atresia brônquica, enfisema lobar congênito, malformação adenomatoide cística, cisto broncogênico intrapulmonar, síndrome de Swyer-James, pneumonia, fístula arteriovenosa, neoplasia primária/metastática, hérnia de Bochdalek

Sequestração Broncopulmonar		
	Intralobar	*Extralobar*
Prevalência	75%	25%
Investimento pleural	pleura visceral	própria pleura
Drenagem venosa	veias pulmonares	veias sistêmicas
Sintomático	idade adulta	primeiros 6 meses
Etiologia	adquirido	desenvolvimento
Anomalias congênitas	15%	50%

Sequestração Intralobar (75–86%)

= encoberto pela pleura visceral do lobo pulmonar afetado, porém separado da árvore brônquica

Etiologia: controversa
  (1) provavelmente adquirida na maioria dos pacientes
  (2) surgimento precoce de um broto traqueobrônquico acessório congênito que leva à incorporação dentro de um investimento pleural

Patologia: inflamação de fibrose crônica: múltiplas adesões irregulares tipo cordão ao mediastino, diafragma, pleura parietal; múltiplos cistos cheios de material líquido/gelatinoso espesso/purulento; esclerose vascular

Idade da apresentação: adultos (50% > 20 anos); M÷F = 1÷1

Associado a anomalias congênitas em 6–12%:
  anomalias esqueléticas (4%); esclerose, anomalias de costelas + vértebras; divertículo esôfago-brônquico (4%); hérnia diafragmática (3%); cardíaca (incluindo tetralogia de Fallot); renal; insuficiência de ascendente + rotação; anomalias cerebrais, síndrome venolobar pulmonar congênita

- em torno de 50% apresentam sintomas em torno dos 20 anos; assintomático em 15%
- dor, infecção repetida na mesma localização (ex. pneumonias recorrentes agudas nos lobos inferiores)
- insuficiência cardíaca de alto débito (em período neonatal) *shunt* de E para E
- tosse + produção de escarro, hemoptise

Localização: segmentos posterobasais, raramente em pulmão superior/dentro das fissuras; E÷D = 3÷2

CXR:
- √ Pneumonia recorrente/persistente localizado em lobo inferior
- √ Cavitação e cistos ± níveis líquidos

- ◊ Aeração de pulmão sequestrado via poros de Kohn/comunicação com árvore traqueobrônquica!

Broncograma:
- √ NENHUMA comunicação do sistema brônquico rudimentar da sequestração com a árvore traqueobrônquica (raras exceções)

Angiografia:
- √ Geralmente, uma única grande artéria (diâmetro médio de 6 mm) cursando através do ligamento pulmonar a partir da:
  — aorta torácica distal (73%)
  — aorta abdominal proximal (22%)
  — artéria celíaca/esplênica
  — artéria intercostal (4%)
  — ramo anômalo de artéria coronária
- √ Múltiplas artérias em 16% (com vasos de diâmetro < 3 mm)
- √ Suprimento arterial sistêmico + pulmonar combinado
- √ Drenagem venosa via
  — veias pulmonares normais para átrio E (em 95%)
  — veia ázigos/hemiázigos/intercostal/SVC para átrio D (em 5%)

CT:
- √ Cistos único/múltiplos de parede fina que contêm líquido/muco/pus/nível de ar-líquido/somente ar
- √ Impactação mucoide ectático do brônquio (= densidade de gordura) no pulmão sequestrado
- √ Enfisema limitando pulmão normal (37%)
- = hiperinsuflação pós-obstrutiva do pulmão sequestrado
- √ Massa densa homogênea/não homogênea de tecido mole com bordas irregulares (rara)
- √ Aumento irregular (raro)
- √ Uma/duas artérias sistêmicas anômalas que surgem de aorta (DDx: AVM, artéria pulmonar interrompida, anomalia isolada, infecção/inflamação crônica do pulmão ou pleura, *shunt* cirurgicamente criado)
- √ Aterosclerose prematura de artérias anômalas
- ◊ A impactação mucoide do brônquio cercada por pulmão hiperinsuflado é CARACTERÍSTICA!

OB-US:
- √ Massa esférica homogênea altamente ecogênica
- √ Artéria sistêmica anômala vista com Doppler colorido

Cx: hemorragia pleural maciça espontânea não traumática, inflamação crônica, fibrose

DDx da massa: tumor neurogênico, meningocele torácica lateral, hematopoiese extramedular, tumor pleural

DDx da cavidade: abscesso pulmonar, pneumonia necrotizante, pneumonia fúngica/micobacteriana, neoplasia cavitante, empiema

DDx do cisto: abscesso pulmonar, empiema, bronquiectasia, enfisema, cisto broncogênico de víscera oca, cisto pericárdico, eventração do diafragma, malformação cística congênita

Sequestração Extralobar (14–25%)

= lobo acessório com seu próprio envoltório pleural (= lobo de "Rokitansky"), o qual impede o fluxo de ar colateral, resultando em uma massa arredondada não ventilada

Etiologia: desenvolvimento de um broto visceral acessório anômalo/supernumerário traqueobrônquico

Patologia: lesão única ovoide/redonda/piramidal sem ar entre 0,5 e 15 cm (geralmente 3 a 6 cm) em tamanho

Histologia: lembra um pulmão normal com dilatação difusa dos bronquíolos + ductos alveolares + alvéolos; dilatação dos vasos linfáticos subpleurais + peribronquiolares; cobertos por camada de mesotélio sobre o tecido conectivo fibroso; a malformação adeno-

matoide cística congênita tipo II está presente em 15–25%
Incidência: 0,5–6% de todas as lesões pulmonares congênitas
Idade: apresentação neonatal; 61% dentro dos primeiros 6 meses de vida; ocasionalmente no útero; M÷F = 4÷1
Associado a anomalias congênitas em 15–65%:
- @ no pulmão: hérnia diafragmática congênita (20–30%), eventração/paralisia diafragmática em (até 60%), malformação adenomatoide cística (15–25%), enfisema lobar, cisto broncogênico, peito escavado, síndrome venolobar pulmonar congênito
  ◊ Pode coexistir/formar parte do espectro com CAM
- @ no coração: retorno venoso pulmonar anômalo, anomalias cardíacas/pericárdicas (8%)
- @ no trato GI: divertículo epifrênico (2%), fístula traqueoesofágica (1,5%), duplicação do trato GI, pâncreas ectópico
- @ em outros: anomalia renal, anomalia vertebral
- angústia respiratória + cianose + CHF em recém-nascido (por causa do desvio do sangue)
- dificuldades na alimentação
- assintomático (raramente torna-se infectado) em 10%

Localização: E÷D = 4÷1; tipicamente dentro dos espaços pleurais no sulco costodiafragmático posterior entre o diafragma + lobo inferior (63–77%); mediastino; dentro do pericárdio; dentro/debaixo do diafragma (5–15%)
√ Sem ar (NENHUMA comunicação com a árvore brônquica), na presença de conexão de ar com o trato GI está inferida
√ Pode conter áreas císticas
√ Desvio mediastinal (se grande)
Angio (diagnóstico):
√ Suprimento arterial da
— aorta como ramo pequeno único/vários (80%)
— ramos esplênicos, gástricos, subclávios, intercostais (15%)
— artéria pulmonar (5%)
√ Drenagem venosa via
— veias sistêmicas (80%) para o coração direito (IVC, ázigos, hemiázigos, SVC, veia porta)
— veia pulmonar (25%)
CXR:
√ Massa única triangular homogênea bem definida (mais comumente em localização adjacente ao hemidiafragma medial posterior)
√ SEM aerobroncogramas
√ Pequeno abaulamento no hemidiafragma/região paravertebral inferior
√ Hemitórax opaco ± efusão pleural ipsilateral (se a sequestração for grande)
√ ± nível de ar-líquido
CT:
√ Massa com densidade de tecido mole bem circunscrita e homogênea (nenhuma comunicação brônquica)
NUC (angiografia com radionuclídeos):
√ Falta de perfusão durante a fase pulmonar seguida por perfusão rápida na fase sistêmica
DDx: rim intratorácico, síndrome da cimitarra (com suprimento sistêmico para o pulmão afetado), herniação hepática através do diafragma
OB-US:
◊ A maioria em fetos é extralobar!

√ Massa cônica/triangular homogênea altamente ecogênica (muitas interfaces de múltiplas estruturas dilatadas microscopicamente)
√ O Doppler colorido pode apresentar suprimento vascular
√ Polidrâmnio (compressão esofagiana, secreção líquida excessiva pela sequestração?)
√ Hidropisia fetal (compressão venosa?):
  √ Edema, ascite
  √ Hidrotórax (veias linfáticas obstruídas + sequestração angulada)
DDx para lesão de tórax:
malformação adenomatoide cística congênita, neuroblastoma, teratoma, hérnia diafragmática
DDx para lesão infradiafragmática:
neuroblastoma, teratoma, hemorragia suprarrenal, nefroma mesoblástico, duplicação visceral
Cx: infecção (em casos de comunicação com o brônquio/trato GI)
Rx: ressecção (é útil na delineação do suprimento vascular)
Prognóstico: favorável (pior se estiver presente hipoplasia pulmonar); diminui em tamanho/desaparece em até 65% antes do nascimento

Pulmão Esofágico/Gástrico
= variante raro de sequestração pulmonar
Idade: infância (como é sintomático)
- tosse relacionada com alimentação
- infecções pulmonares recorrentes
√ Comunicação entre a árvore brônquica do pulmão sequestrado com o esôfago/estômago

CANDIDÍASE
Organismo: saprófita humana onipresente (mais comum *Candida albicans*) caracterizado por blastofera (levedura) misturado com hifa/pseudo-hifa (manchas convencionais)
Em risco: pacientes com malignidade linforreticular
Entrada:
(a) aspiração
(b) disseminação hematogênica do trato GI/cateter venoso central infectado
- febre prolongada, mesmo com cobertura antibacteriana de grande espectro
- tosse, hemoptise
√ Consolidação irregular distribuída em lobo inferior
√ Padrão intersticial
√ Doença difusa micro/macronodular
√ Efusão pleural (25%)

ESQUISTOSSOMÍASE CARDIOPULMONAR
= forma de embolia parasítica
Organismo: *Schistosoma mansoni* (endêmico no Oriente Médio, África, Costa Atlântica da América do Sul, Caribe; *S. japonicum* e *S. haematobium* (menos comum)
Em risco: > 5 anos de secreção contínua de óvulos
Pré-requisito: hipertensão portal com fibrose hepática periportal
Ciclo: ovos viajam como êmbolos via percurso colateral portossistêmico para se alojar em artérias e arteríolas pulmonares musculares (50–150 μm em diâmetro)
Patogênese:
ovos presos nas artérias pulmonares são antigênicos → incitam endarterite obliterante (em virtude do atraso de hipersensibilidade do hospedeiro) → hipertensão pulmonar

Patologia: granulomas intra e perivasculares, hiperplasia íntima, hipertrofia medial, depósito concêntrico de colágeno e de fibrose na parede dos vasos; alveolite localizada com infiltração eosinofílica; infarto pulmonar
Idade: 25–35 (variação de 1–93) anos
- hepatoesplenomegalia que piora gradativamente
- dispneia, tosse, dor torácica
- hipoxemia grave, cianose, baqueteamento digital

CXR:
√ Cardiomegalia
√ Aumento de artéria pulmonar central
√ Nódulos pulmonares ocasionais pequenos disseminados

HRCT:
√ Nódulos de 2–15 mm, espessamento intersticial
√ Nódulos maiores carcados por halo de opacidade em "vidro fosco"
√ Dilatação do átrio direito + ventrículo direito + artérias pulmonares centrais

Cx: cor pulmonare (2–33%)
Rx: praziquantel, oxamniquine

DOENÇA DE CASTLEMAN
= HIPERPLASIA ANGIOFOLICULAR LINFÁTICA = HIPERPLASIA LINFONODULAR GIGANTE BENIGNO = HAMARTOMA LINFOIDE ANGIOMATOSO = HAMARTOMA LINFOIDE

= grupo diverso de desordens linfoproliferativas raras de propriedades histopatológicas que se diferem + comportamento biológico

Histologia:
(a) doença de Castleman hialino-vascular (76–91%) hiperplasia de linfonodo, hialinização com centros germinativos involuídos penetrado por capilares, proliferação capilar proeminente com hiperplasia endotelial em áreas interfoliculares
(b) doença de Castelman de célula plasmática (4–9–24%) feixes de células plasmáticas entre folículos normais/aumentados; relativamente, poucos capilares

Hiperplasia Localizada/Unicêntrica Angiofolicular de Linfonodo
Causa: estimulação viral antigênica crônica com hiperplasia linfoide reativa/desenvolvimento de distúrbio de crescimento do tecido linfoide
Idade: todos os grupos etários (pico na 4ª década); M÷F = 1÷4
Histologia: maioria do tipo hialino-vascular
Localização: mediastino médio + hilo, linfonodos cervicais, linfonodos mesentéricos + retroperitoneais
Tipos morfológicos:
(a) massa solitária bem delimitada sem adenopatia associada (50%)
(b) massa dominante que desloca/circunda/invade estruturas contíguas + linfadenopatia (40%)
(c) múltiplos linfonodos aumentados confinados a um compartimento mediastinal (10%)
- assintomático em 58–97%
- tosse, dispneia, hemoptise
- cansaço, perda de peso, febre
- retardo de crescimento
- taxa elevada de sedimentação
- hipergamaglobulinemia de IgG, IgM, IgA (50%)
- anemia microcítica refratária

Tamanho: até 16 cm em diâmetro

CT:
√ Massa com margens acentuadas lisas/lobuladas de densidade muscular
√ Calcificações grosseiras centrais pontilhadas (5–10%)
√ Borda aumentada (cápsula vascular)
√ Aumento intenso quase igual à aorta (no tipo hialino-vascular)
√ Leve aumento (no tipo célula plasmática)
√ Efusão pleural (incomum)

MR:
√ Massa heterogênea hiperintensa comparado com o músculo em T1WI
√ Hiperintensidade acentuada em T2WI
√ Espaço vazio de fluxo em vasos que alimentam e que circundam a massa

Angiografia:
√ Massa hipervascularizada com rubor homogêneo intenso (tipo hialino-vascular)
√ Vasos que alimentam aumentados, surgindo de artérias brônquicas/mamárias internas/intercostais
√ Alguma hipervascularização (tipo célula plasmática)

DDx: indistinguível do linfoma
Prognóstico: tratamento ~ 100% curativo
Rx: (1) ressecção cirúrgica completa
(2) terapia de radiação + esteroides

Hiperplasia Disseminada/Generalizada/Multicêntrica Angiofolicular de Linfonodo
= desordem linfoproliferativa potencialmente maligna
Causa: desordem de imunorregulação com células plasmáticas policlonais de infecção viral com proliferação não controlada de células B + desregulação de interleucina 6
Idade média: 40–60 anos; M÷F = 2÷1
Histologia: maioria do tipo células plasmáticas (66%) com infiltração de nódulos por feixes de células plasmáticas maduras

Associadas à:
(a) hiperplasia sem neuropatia
- fadiga, anorexia, lesões de pele, desordens do CNS
(b) hiperplasia com síndrome de POEMS (polineuropatia, organomegalia, endocrinopatia, proteinemia monoclonal, alterações de pele)
- lesões de pele: hipertricose, hirsutismo, espessamento de escleroderma, hiperpigmentação, hemangioma
- neuropatia sensório-motor simétrica distal (50%)
- papiledema, pseudotumor cerebral (66%)
- IgG monoclonal (75%)
(c) mieloma osteosclerótica, sarcoma de Kaposi, AIDS

√ Linfonodo grande homogêneo de 1–6 cm em múltiplos compartimentos mediastinais
√ Aumento variável leve de contraste
√ Adenopatia multicêntrica periférica
√ Hepatoesplenomegalia
√ Aumento de glândula salivar
√ Ascite
√ Pneumonite intersticial linfocítica (LIP)
  √ ± nódulos centrolobulares mal definidos
  √ Atenuação em "vidro fosco"
  √ Consolidação de espaços aéreos
  √ Cistos (decorrentes da obstrução parcial de via aérea pela LIP peribrônquica + peribronquiolar)
  √ Espessamento dos feixes broncovasculares

Rx: ressecção cirúrgica, irradiação, quimioterapia sistêmica + corticosteroides
Prognóstico: sobrevida média de 24–33 meses

PNEUMONITE QUÍMICA
= inalação de substâncias químicas nauseantes
(a) orgânica: organofosforados, paraquat, cloreto de polivinilo, vapor de polímeros, fumaça

(b) inorgânica: amônia, sulfureto de hidrogênio, óxido de nitrogênio, dióxido de enxofre
(c) metal: cádmio, mercúrio, níquel, vanádio

Carbamatos
= inseticidas da agricultura que agem como inibidores de colinesterase (similar a organofosforados), porém com pobre penetração no CNS
√ Edema pulmonar com falha respiratória

Paraquat
= herbicidas da agricultura
Exposição: geralmente ingestão intencional
Fisiopatologia: acumulação rápida nos pulmões com produção de radicais superóxidos que danificam as células pulmonares
CXR (ampla variação radiográfica):
  √ Sem anormalidade
  √ Opacidades intersticiais/granulares aumentadas
  √ Edema pulmonar
  √ Pneumomediastino
HRCT:
  √ Áreas difusas bilaterias de atenuação em "vidro fosco" que desenvolvem em consolidação com bronquiectasia, linhas irregulares, bronquiectasia de tração da fibrose intersticial

Sulfureto de Hidrogênio
= gás asfixiante irritante + químico
Indústrias: minas de carvão, curtumes, usinas de manufaturação de petróleo, usinas de energia geotérmicas, fábricas de aviões, trabalho em esgoto, trabalho com borracha
Efeito: tóxico para os sistemas respiratórios (grandes quantidades provocam inibição do centro respiratório medular) + neurológicos
• cheiro de ovo podre
• "nocaute" = breve perda de consciência em virtude da hiper-responsividade respiratória
• determinação dos níveis de tiossulfato na urina (para monitorar a exposição ocupacional)
√ Edema pulmonar

Amônia
= gás corrosivo altamente solúvel que age como irritante em mucosa
Indústrias: produção de explosivos, petróleo, fertilizantes da agricultura, plásticos
√ Edema pulmonar
Prognóstico: recuperação completa; bronquiectasia + bronquiolite obliterante podem-se desenvolver

Hidrocarboneto
Exposição: ingestão/aspiração (ex. envenenamento acidental em crianças; artistas comedores de fogo)
Percurso: (a) fase aguda: intra-alveolar, intrabrônquico, peribrônquico, acúmulo intersticial de células inflamatórias + edema
(b) fase crônica (1–2 semanas após início): bronquiolite proliferativa, fibrose parênquimal, formação de pneumatocele
√ Consolidação uni/bilateral, nódulos bem definidos
√ Pneumatocele (de áreas coalescentes de necrose bronquiolar/obstrução parcial do lúmen brônquico)

Mercúrio
Exposição: inalação do vapor do mercúrio
Indústrias: eletrólise, manufaturação de termômetros, limpeza de caldeiras, fundição de prata de amálgama dental contendo mercúrio
Fisiopatologia: bronquiolite química aguda + pneumonite seguida de dano alveolar difuso com formação de membrana hialina
• dano funcional pulmonar
√ Nebulosidade perivascular + opacidades finas reticulares
√ Fibrose intersticial pulmonar
Prognóstico: envenenamento agudo por inalação geralmente fatal

MEDIASTINITE CRÔNICA
Etiologia:
(1) infecção granulomatosa: histoplasmose (mais frequente), tuberculose, actinomicose, nocárdia
(2) granuloma mediastinal
(3) mediastinite fibrosante
(4) radioterapia

Granuloma Mediastinal
= adenite coalescente maciça relativamente benigna com lesões caseosas/não caseosas
Causas: infecção primária de linfonodo (comumente tuberculose/histoplasmose)
Histologia: cápsula fina fibrosa circundando lesão granulomatosa
√ Linfadenopatia
DDx: mediastinite fibrosante (infiltrativa, rara)

Mediastinite Fibrosante
= MEDIASTINITE FIBROSANTE = MEDIASTINITE ESCLEROSANTE = COLAGENOSE MEDIASTINAL = FIBROSE MEDIASTINAL
= desordem benigna incomum caracterizada por proliferação progressiva de tecido fibroso denso dentro do mediastino
Causa: resposta imune anormal do hospedeiro para o antígeno do *Histoplasma capsulatum* (organismo recuperado em 50%); doença autoimune, induzida por metisergida
Pode ser associada à: fibrose retroperitoneal, pseudotumor orbitário, tireoidite esclerosante, estroma de Riedel
Percurso: massa mal definida de tecido mole com foco granulomatoso mínimo/não aparente
Histologia: tecido fibroso paucicelular abundante que infiltra + oblitera o tecido adiposo
Idade: 2ª–5ª década de vida; M = F
• sintomas da obstrução da via aérea central
  • tosse (41%), dispneia (32%)
• sintomas de oclusão pulmonar venosa
  • "síndrome de estenose pseudomitral" = dispneia ao esforço progressivo, hemoptise (31%)
  • cor pulmonale (secundária à hipertensão arterial pulmonar causada pela compressão das veias/artérias pulmonares)
• disfagia (2%)
• síndrome da veia cava superior (6–39%)
• pressão arterial esquerda baixa + aumento altamente diferencial das pressões capilares pulmonares em cunha
Localização: mediastino médio (subcarinal + regiões paratraqueais) e hilo
Sítio: mediastino, direito > esquerdo
CXR:
  √ Alargamento inespecífico do mediastino
    √ Distorção de interfaces normalmente reconhecíveis
    √ Massa paratraqueal lobulada (em 86% é calcificada)/hilar

√ Obstrução tipicamente arterial pulmonar unilateral:
  √ Aumento de artéria pulmonar principal + coração direito
  √ Diminuição de tamanho + quantidade de vasos
  √ Oligoemia regional localizada
√ Obstrução pulmonar venosa:
  √ Estreitamento peribrônquico, espessamento septal
  √ Linhas B de Kerley ipsilaterais
  √ Infarto pulmonar
√ Estreitamento central das vias aéreas:
  √ Atelectasia segmentar/lobar
  √ Pneumonia recorrente
UGI:
  √ Estreitamento circunferencial/estritura do segmento longo do esôfago na junção dos terços superior + médio
  √ Varizes esofágicas de "descida"
CT:
  √ Massa focal (82%):
    √ Calcificado em 63%; em localização paratraqueal direita/subcarinal/hilar
  √ Processo infiltrativo difuso (18%):
    √ Atenuação de tecido mole, sem calcificação
    √ Obliteração de planos gordurosos mediastinais normais
    √ Revestimento/invasão de estruturas adjacentes
  √ Consolidação periférica em forma de cunha de infarto venoso/arterial
MR:
  √ Massa heterogênea infiltrativa com intensidade de sinal intermediária em T1WI
  √ Mistura de regiões de aumento + diminuição acentuada da intensidade do sinal em T2WI
NUC:
  √ Diminuição unilateral/perfusão ausente com ventilação normal (em fibrose hilar focal)
  √ Defeitos de perfusão segmentar grande/subsegmentar menor, inigualados
  √ Defeitos de ventilação em oclusão lobar/segmentar
Angiografia (com intensão terapêutica):
  √ Estreitamento unilateral/assimétrico de cortes de artérias pulmonares centrais/artérias distais
  √ Estenose tipo funil de veia pulmonar/obstrução/dilatação focal próximo ao átrio esquerdo
Cx: (1) compressão da SVC (64%) + veias pulmonares (4%)
    (2) pneumonia obstrutiva crônica (estreitamento da traqueia/brônquios centrais) em 5%
    (3) estenose esofágica (3%)
    (4) infarto pulmonar + fibrose (estreitamento da artéria pulmonar)
    (5) artérias intercostais proeminentes (estreitamento da artéria pulmonar)
Rx: ressecção, cetoconazol, terapia esteroidal (sucesso limitado)
DDx: (1) carcinoma broncogênico
     (2) linfoma
     (3) carcinoma metastático
     (4) sarcoma mediastinal

SÍNDROME DE CHURG-STRAUSS

= ANGEIITE E GRANULOMATOSE ALÉRGICA
= variante de poliarterite nodosa em pacientes asmáticos
Etiologia: resposta de hipersensibilidade a um agente inalado?
Idade: 20–40 (média de 28) anos; M÷F = 1÷1
TRÍADE CLÁSSICA:
  (1) rinite alérgica ou asma (fase 1)
  (2) sangue periférico + tecido eosinofílico com síndrome de Löffler (fase 2)
  (3) vasculite granulomatosa sistêmica de pequenos vasos (fase 3), geralmente se desenvolve dentro de 3 anos do início da asma
Percurso: (1) vasculite necrotizante
           (2) infiltração de tecido eosinofílico
              (a) pneumonia necrotizante
              (b) gastroenterite eosinofílica
           (3) granuloma "alérgico" extravascular/abscesso eosinofílico
Critério de diagnóstico (pelo menos 4 devem estar presentes):
  (1) asma (em pacientes mais velhos)
  (2) eosinofilia > 10% de WBC diferencial
  (3) neuropatia
  (4) opacidades pulmonares migratórias/transitórias
  (5) anormalidades de seios paranasais
  (6) eosinofilia extravascular na biopsia
• rinite alérgica, dor sinusal, cefaleia, asma
• febre, mal-estar, sintomas gastrointestinais, atralgias
• eosinofilia (quase 100%): eosinofilia periférica em > 30%
• p-ANCA (anticorpos dirigidos contra o citoplasma dos polinucleares neutrófilos) em 70%
• fator reumatoide elevado em 52%

√ Aneurisma + trombose vascular
@ no pulmão (mais frequente): hemorragia intra-alveolar
  √ CXR normal (25%)
  √ Geralmente, disseminação periférica transitória não segmentar de opacidades de espaços aéreos sem predominância zonal
  √ Nódulos miliares difusos:
    √ Nódulos podem coalescer em até 2 cm (raro)
    √ Cavitação é atípica (e sugere infecção)
  √ Efusão pleural eosinofílica (29%)
  HRCT:
    √ Consolidação subpleura/atenuação em "vidro fosco" em distribuição lobar (59%)
    √ Nódulos centrolobulares
    √ Espessamento septal interlobular
    √ Espessamento de parede brônquica
  Menos comum:
    √ Hiperinsuflação
    √ Linfadenopatia mediastinal/hilar
    √ Efusão pleural/peribrônquica
@ na pele (2º mais frequente): púrpura palpável, erupção eritematosa macular/papular, nódulos subcutâneos
@ no trato GI (20%): ulceração, hemorragia, perfuração
  • diarreia, sangramento, obstrução
  √ Vasculite mesentérica (= poliarterite nodosa)
  √ Gastroenterite eosinofílica (= infiltração de parede intestinal pela eosinofilia)
@ no coração (em até 47%): vasculite coronária com infarto do miocárdio, miocardite, pericardite aguda com tamponagem pericárdica (a qual corresponde a 50% das mortes)
  ◊ Frequência maior de envolvimento cardíaco do que na granulomatose de Wegener
@ no CNS: neurite difusa, mononeurite múltipla, hemorragia cerebral
@ no rim:
  • hipertensão induzida por artéria renal, hematúria
  √ Glomerulonefrite segmentar focal
  ◊ Doença renal menos frequente + menos grave comparado com granulomatose de Wegener + poliangeíte microscópica
@ em músculos e articulações: mialgia, dor nas articulações

Prognóstico: 85% de sobrevida de 5 anos; morte por complicações cardíacas/intra-abdominais, hemorragia cerebral, insuficiência renal, estado asmático
Rx: corticosteroide, ciclofosfamida
DDx: (1) pneumonia eosinofílica crônica (na arterite granulomatosa, nas lesões extrapulmonares, consolidação homogênea periférica de espaços aéreos)
(2) granulomatose de Wegener (nódulos solitários/múltiplos com cavitação)

QUILOTÓRAX

= vazamento de quilo (= linfa contendo quilomícrons = gordura suspensa) do ducto torácico ou de seus ramos para dentro do espaço pleural secundário à obstrução/rompimento do ducto torácico (em 2%)

Trajeto do ducto torácico:
Origem: ascende da cisterna do quilo anterior ao L1–2 (10–15 mm em diâmetro e 5–7 cm de comprimento)
Curso: entra no tórax por hiato aórtico; ascende em localização pré-vertebral direita (entre a veia ázigos + aorta descendente), curva-se à esquerda na T4–6 posterior ao esôfago; ascende para uma curta distância ao longo da aorta direita; atrás do arco aórtico; corre ventralmente na T3 entre a artéria carótida esquerda comum + artéria subclávia esquerda
Terminação: 3–5 cm acima da clavícula no ângulo venoso (= junção das veias subclávia esquerda + jugular interna)
Variação: dois (33%) ou mais (em até 50%) ductos principais, cada um consistindo de até 8 canais separados

Etiologia:
A. Defeitos de desenvolvimento
1. Atresia de ducto torácico
2. Linfangiectasia
3. Linfangioma
4. Linfangiomatose (raro): higroma cístico mediastinal/torácico do pescoço que cresce dentro do mediastino
5. Linfangioleiomiomatose ± esclerose tuberosa
B. Trauma
1. Trauma torácico fechado/penetrante/ao nascimento (25%): período latente de 10 dias
2. Cirurgia (2ª causa mais comum): esofagectomia/cirurgia cardiovascular, especialmente reparo de coarctação (0,5%), cirurgia retroperitonial, cirurgia de pescoço
3. Cateter venoso subclávio
C. Neoplasia (54%)
1. Linfoma (causa mais comum)
2. Câncer metastático
D. Condições fibrosantes
1. Mediastenite
2. Tuberculose
3. Filariose
E. Obstrução do sistema venoso central/ducto torácico
F. Idiopático/criptogênico (15%): causa mais comum no período neonatal
G. Passagem transdiafragmática de ascite quilosa

Idade: em lactentes a termo; pode estar presente no útero; M÷F = 2÷1
Incidência: 1÷10.000 nascimentos
Pode estar associado à:
trissomia do 21, fístula traqueoesofágica, sequestro pulmonar extralobar, linfangiectasia pulmonar congênita

- alto em gordura neutra + ácido graxo (baixo em colesterol):
  - nível de triglicerídeo > 110 mg/dL
- líquido lácteo viscoso (quilomícrons) após a ingestão de leite/fórmula e claro quando em jejum
√ Efusão pleural loculado normalmente unilateral
  (a) quilotórax direito em virtude da ruptura de ducto inferior ao T5–6 (mais comum)
  (b) quilotórax do lado esquerdo, se ducto sofrer ruptura acima de T5–6
√ Baixa atenuação (gordura)/alta atenuação (conteúdo proteico)
√ ± vazamento de contraste da linfangiografia
√ Polidrâmnio (resulta da compressão esofágica?)
Cx: (1) hipoplasia pulmonar
(2) hidropisia (insuficiência cardíaca congestiva secundária ao retorno venoso prejudicado)
Rx: (1) toracocentese (levando à perda de calorias, linfocitopenia, hipogamaglobulinemia)
(2) nutrição parenteral total
(3) ligadura do ducto torácico (se drenagem exceder 1.500 mL/d para adultos, ou 100 mL/idade em anos/d para crianças > 5 anos; drenagem > 14 dias)
(4) *shunt* pleuroperitoneal; tetraciclina pleurodese; radiação mediastinal; cola de fibrina intrapleural; pleurectomia

PNEUMOCONIOSE DOS TRABALHADORES DE CARVÃO

= CWP = ANTRACOSE = ANTRACOSSILICOSE
= inalação do pó de carvão captada pelos macrófagos alveolares, limpo em parte pela ação mucociliar (tamanho de partícula > 5 μm), em parte depositadas ao redor dos bronquíolos + alvéolos; o pó de carvão por si só é inerte, mas a mistura com a silica é fibrogênica

CWP simples

= agregados de poeira do carvão = máculas de carvão (geralmente < 3 mm)
◊ NENHUMA progressão na ausência de exposição adicional
Histologia: desenvolvimento de fibras de reticulina associadas à dilatação brônquica (enfisema focal) + estenose da artéria brônquica (perfusão capilar diminuída)
- pobre correlação entre sintomas, achados fisiológicos + radiológicos
√ Pequenas opacidades redondas de 1–5 mm, frequentemente nos lobos superiores (somente vistas radiograficamente através da superposição após uma exposição de > 10 anos)
√ A nodularidade correlaciona-se com a quantidade de colágeno (NÃO com a quantidade de poeira de carvão)
Cx: (1) bronquite obstrutiva crônica
(2) enfisema focal
(3) cor pulmonale

COCCIDIOIDOMICOSE

Organismo: fungos dimórficos do solo *Coccidioides immitis*; artrósporos no solo desértico se disseminam pelas poeiras secas aerolizadas no vento; altamente infeccioso
Distribuição geográfica:
endêmico no sudoeste desértico dos USA (Vale de San Joaquin, Arizona central e sul, oeste do Texas, sul do Novo México) + norte do México + partes da América Central + do Sul; similar à histoplasmose
Modo de infecção: depositado em alvéolos após inalação + maturação para esférulas de parede espessa com liberação de centenas de endósporos
Dx: (1) cultura de organismo
(2) esférulas em material patológico (demonstrado com impregnação de prata Gomori-metenamina)

(3) teste de pele positivo
(4) título de fixação complementar

Coccidioidomicose Primária
= COCCIDIOIDOMICOSE RESPIRATÓRIA AGUDA
- 60–80% assintomático
- "febre do vale" = sintomas tipo influenza
- reumatismo do deserto (33%) mais comum em tornozelo
- erupção, eritema nodoso/multiforme (5–20%)
√ Consolidação segmentar/lobar
√ Infiltrados irregulares principalmente nos lobos inferiores (46–80%) frequentemente subpleural + fissuras abauladas
√ Espessamento peribrônquico
√ Adenopatia hilar (20%)
√ Efusão pleural (10%)

Coccidioidomicose Respiratória Crônica
Prevalência: 5% dos pacientes infectados
- sintomas de tuberculose pós-primária
- hemoptise em 50%
√ Um/vários nódulos bem definidos (= coccidioidomicoma) com 5–30 mm em tamanho (em 50–70%)
√ Consolidação persistente/progressiva
√ Cavidades de paredes finas em "pele de uva" (em 10–15%), em 90% solitários, 70% no segmento anterior dos lobos superiores (DDx: TB), 3% rompem-se para dentro do espaço pleural em virtude da localização subpleural (pneumotórax/empiema/fístula broncopleural persistente)
√ Bronquiectasia
√ Adenopatia mediastinal (10–20%)

Coccidioidomicose Disseminada (em 1%)
= fase secundária da disseminação hematogênica para as meninges, ossos, pele, linfonodos, tecido subcutâneo, articulações (exceto trato GI)
- granulomas cutâneos/abscessos
√ Padrão pulmonar micronodular "miliar"
√ Efusão pericárdica

ENFISEMA LOBAR CONGÊNITO
= superdistensão progressiva de um/múltiplos lobos
M÷F = 3÷1
Etiologia:
(a) deficiência/displasia/imaturidade da cartilagem brônquica
(b) obstrução endobrônquica (pregueamento/teia mucosa, intubação endotraqueal prolongada, exsudato inflamatório, muco ressecado)
(c) compressão brônquica (PDA, artéria pulmonar esquerda aberrante, dilatação da artéria pulmonar)
(d) hiperplasia macroalveolar/polialveolar
Associado a: CHD em 15% (PDA, VSD)
- angústia respiratória (90%) + cianose progressiva dentro dos primeiros 6 meses de vida
Localização: LUL (42–43%), RML (32–35%), RUL (20%), dois lobos (5%)
√ Opacidade nebulosa em forma de massa após o nascimento (desaparecimento tardio do líquido pulmonar no lobo enfisematoso durante 1–14 dias)
√ Aprisionamento de ar
√ Expansão de lobo hiperlucente (após o desaparecimento do líquido)
√ Colapso por compressão dos lobos adjacentes
√ Desvio mediastinal contralateral
√ Impressões vasculares largamente separadas
Mortalidade: 10%
Rx: ressecção cirúrgica

LINFANGIECTASIA CONGÊNITA

Linfangiectasia Pulmonar Primária (2/3)
= desenvolvimento anormal dos pulmões entre a 14ª–20ª semana de gestação, caracterizada por dilatação anômala dos vasos linfáticos pulmonares
Percurso: cistos subpleurais, canais linfáticos tortuosos e ectásicos na pleura, septos interlobulares + ao longo dos feixes broncopulmonares; SEM obstrução
Idade: geralmente, manifesta-se no nascimento; 50% são nati-mortos; M = F
Pode estar associada a: retorno venoso pulmonar total anômalo, coração esquerdo hipoplásico, síndrome de Noonan
- angústia respiratória dentro de poucas horas do nascimento
Sítio: envolvimento difuso de ambos os pulmões, ocasionalmente somente em um/dois lobos (com bom prognóstico)
√ Proeminência acentuada das impressões intersticiais grosseiras (simulando edema intersticial)
√ Hiperinsuflação
√ Áreas radiolucentes esparsas (vias aéreas dilatadas)
√ Áreas irregulares de pneumonia + atelectasia
√ Pneumotórax
Prognóstico: na forma difusa é invariavelmente fatal < 2 meses de idade

Linfangiectasia Generalizada
= LINFANGIOMA DIFUSO
= proliferação dos espaços vasculares principalmente linfáticos com progressão sistêmica inexorável
Idade: crianças, jovens adultos
Localização: envolvimento visceral disseminado + esquelético
√ Doença pulmonar intersticial difusa
√ Efusão quilosa nos espaços pleurais + pericárdicos
√ ± lesões ósseas líticas
√ Acúmulo linfangiográfico do material de contraste nos canais linfáticos/linfonodos dilatados

Linfangioma Localizado
= lesão cística rara geralmente benigna
Histologia: coleção vasos linfáticos dilatados + proliferados (hamartoma/neoplasia benigna/sequestração focal de tecido linfático ectásico?)
Idade: primeiros 3 anos de vida; M = F
- assintomático (33%)
- dispneia (pela compressão traqueal)
Localização: pescoço (80%), mediastino, axila, extremidade
√ Massa discreta sem traços característicos
√ Pode ter efusão quilosa/pleural
√ Pode ter lesão lítica no esqueleto contíguo
Prognóstico: propensão para recorrência local
DDx: hemangioma

Linfangiectasia Secundária
secundária à pressão venosa pulmonar elevada em CHD (TAPVR)

SÍNDROME VENOLOBAR PULMONAR CONGÊNITA
= forma única de hipoplasia/aplasia pulmonar afetando um/mais lobos em uma constelação de anomalias congênitas distintamente diferentes do tórax que frequentemente acontecem juntas
M÷F = 1÷1,4
A. COMPONENTES PRINCIPAIS
1. Pulmão hipogenético (69%): agenesia/aplasia/hipoplasia lobar

2. Retorno venoso pulmonar anômalo parcial (31%) = síndrome de cimitarra
3. Ausência da artéria pulmonar (14%)
4. Sequestração pulmonar (24%)
5. Arterialização sistêmica do pulmão sem sequestração (10%)
6. Ausência/interrupção da veia cava inferior (7%)
7. Duplicação do diafragma = diafragma acessório (7%) = membrana fina no hemitórax direito fusionada anteriormente com o diafragma, cursando posterossuperiormente para se juntar com a parede torácica posterior + aprisionando todo/parte do RML/RLL
   √ Linha oblíqua acessória em forma de fissura acima do seio costofrênico posterior direito (se o pulmão aprisionado estiver ventilado)
   √ Massa sólida ao longo do hemidiafragma posterior direito (se o pulmão aprisionado estiver ventilado)
   CT:
   √ Área ovoide de densidade aumentada no hemitórax posterior direito (= cúpula do diafragma acessório)

B. COMPONENTES MENORES
1. Trifurcação traqueal (extremamente rara): dois brônquios principais suprem o pulmão direito
2. Eventração do diafragma
3. Ausência parcial do diafragma
4. Cisto frênico
5. Pulmão em ferradura
6. Pulmão esofágico/gástrico
7. Veia cava superior anômala
8. Ausência de pericárdio esquerdo

◊ Os componentes mais constantes da síndrome são o pulmão hipogenético + PAPVR!

Associada a:
(1) anomalias vasculares: artéria hipoplásica, retorno venoso anômalo, suprimento arterial sistêmico
(2) anomalias do hemidiafragma no lado afetado:
   √ Banda retroesternal em CXR lateral em virtude da rotação mediastinal
   √ Cisto frênico
   √ Hérnia diafragmática
   √ Hemidiafragma acessório
(3) hemivértebra + escoliose
(4) CHD (25–50%): ASD tipo seio venoso, VSD, tetralogia de Fallot, PDA, coarctação de aorta, coração esquerdo hipoplásico, ventrículo direito de câmara dupla, átrio direito de câmara dupla, defeito do coxim endocárdico, SVC esquerda persistente, estenose pulmonar

• assintomático (40%)
• pode ter dispneia/infecções reincidentes

Localização: predominância no lado direito; M÷F = 1,0÷1,4
√ Hipoplasia/aplasia de um/mais lóbulos do pulmão com erros da lobação (padrão de ramificação bilateral brônquica esquerda/"pulmão em ferradura")
√ "Veia em cimitarra" (90%) = retorno venoso pulmonar parcial anômalo (comumente infradiafragmático para a IVC/veia porta/veia hepática/átrio D), só visto em 1/3 dos CXR
√ Suprimento arterial sistêmico para o segmento anormal pode estar presente pela aorta torácica (brônquica, intercostal, transpleural) ou aorta abdominal (artéria celíaca, transdiafragmática)
√ Densidades reticulares (brônquios/colaterais arteriais transpleurais aumentados)
√ Hilo pequeno (artéria pulmonar ausente/pequena)
√ Hemitórax direito pequeno + alteração mediastinal
√ Borda cardíaca direita nebulosa
√ Dextroposição cardíaca (na hipoplasia pulmonar direita)
√ Anomalias ósseas torácicas/tecidos moles torácicos
√ Veia cava inferior ausente
√ Hipoplasia/má segmentação costal
√ Impressão costal

CT:
√ Pequeno hemitórax + alteração mediastinal
√ Anomalias na ramificação brônquica
√ Fissura pulmonar com localização anômala
√ Descontinuidade do hemidiafragma
√ Hipoplasia arterial pulmonar
√ Brônquio direito hiparterial (em vez de eparterial)
√ Um/mais vasos de diâmetros aumentando em direção ao diafragma
√ Camada de tecido gorduroso subpleural no hemitórax afetado
√ Falta de confluência venosa normal do pulmão direito

DDx: sinuosidade da veia pulmonar, dextrocardia, pulmão hipoplásico, síndrome de Swyer-James

COSTOCONDRITE
= infecção musculoesquelético
Incidência: aumenta com o abuso de drogas IV
Agentes: Staphilococcus epidermidis, Streptococcus pneumoniae, Candida albicans, Aspergillus

CT:
√ Edema de tecido mole
√ Fragmentação de cartilagem, destruição óssea
√ Cartilagem de baixa atenuação
√ Calcificação cartilaginosa periférica focal

Rx: excisão cirúrgica

CRIPTOCOCOSE
= TORULOSE = BLASTOMICOSE EUROPEIA

Organismo: fungo encapsulado unimórfico semelhante à levedura *Cryptococcus neoformans*; célula de levedura esférica de botão único com cápsula espessa, cora-se com tinta da Índia; frequentemente em terra contaminada por excrementos de pombo
Histologia: lesão granulomatosa com centro de necrose caseosa
Predisposição: invasor oportunista em pacientes diabéticos + imunocomprometidos

• meningite de baixo grau (afinidade para CNS); M÷F = 4÷1

@ no pulmão
√ Massa bem circunscrita (40%) com 2–10 cm em diâmetro, normalmente localizado perifericamente
√ Consolidação lobar/segmentar (35%)
√ Cavitação (15%)
√ Adenopatia hilar/mediastinal (12%)
√ Calcificações (extremamente rara)
√ Pneumonia intersticial (rara, nos pacientes com AIDS)

@ no musculoesquelético
√ Osteomielite (5–10%)
√ Artrite (rara, normalmente é extensão da osteomielite)

MALFORMAÇÃO ADENOMATOIDE CÍSTICA
= CAM = anomalia cística congênita pulmonar caracterizada por uma massa intralobar de tecido pulmonar desorganizado, comunicando com a árvore brônquica + tendo suprimento vascular + drenagem normal, porém com retardo de desaparecimento do líquido pulmonar fetal

Incidência: 25% das desordens pulmonares congênitas; 95% das lesões císticas pulmonares congênitas
Causa: parada da diferenciação broncoalveolar normal entre 5^a–7ª semana de gestação com supercrescimento dos bronquíolos terminais

Patologia: proliferação de estruturas brônquicas à custa do desenvolvimento sacular alveolar, modificado por cistos intercomunicantes de vários tamanhos (supercrescimento adenomatoide dos bronquíolos terminais, proliferação de músculo liso na parede do cisto, ausência de cartilagem)

TIPO I (50%):
- *Histologia:* grande(s) cisto(s) único/múltiplo > 20 mm revestidos por epitélio colunar pseudoestratificado com células produtoras de muco em 1/3
- *Prognóstico:* excelente após a ressecção

TIPO II (40%):
- *Histologia:* múltiplos cistos 5–12 mm revestidos por epitélio ciliado cuboidal/colunar
- *Prognóstico:* pobre secundário às anomalias associadas

TIPO III (10%):
- *Histologia:* massa firme e solitária de estruturas semelhantes a brônquios revestidas por epitélio ciliado cuboidal com pequenos microcistos de 3–5 mm
- *Prognóstico:* pobre secundário à hipoplasia/hidropisia pulmonar

Em 25% associada a:
malformação cardíaca, peito escavado, agenesia renal, síndrome de prune-belly, atresia jejunal, anomalia cromossômica, sequestração broncopulmonar

Idade de detecção: crianças, neonatos, feto; M÷F = 1÷1

- angústia respiratória + grave cianose na primeira semana de vida (66%)/dentro do primeiro ano de vida (90%) em virtude da compressão do pulmão normal + vias aéreas
- infecção crônica recorrente sobreposta (10%) após o primeiro ano de vida

Localização: frequência igual em todos os lobos (lobo médio raramente afetado); mais que um lobo envolvido em 20%; maioria unilateral sem preferência por lado

CXR:
- √ Quase sempre massa unilateral com margens bem definidas em 80% (em virtude da retenção de líquido pulmonar fetal/lesões tipo III)
- √ Múltiplos cistos cheios de ar/cisto ocasionalmente cheio de líquido
- √ Compressão do pulmão adjacente
- √ Deslocamento da posição contralateral do mediastino (87%)
- √ Pulmão hipoplásico ipsilateral
- √ Posição apropriada das vísceras abdominais
- √ Pneumotórax espontâneo

CT:
- ◊ No pós-natal, ficando obstruído e cheio de ar
- √ Cisto solitário/múltiplo cheios de líquido ou ar-líquido com paredes finas
- √ Circundando alterações enfisematosas focais

OB-US:
- √ Cisto único grande/cistos múltiplos de 2–10 cm em diâmetro (tipo I)
- √ Cisto pequenos múltiplos de 5–12 mm em diâmetro (tipo II)
- √ Grande massa homogeneamente hiperecoica (tipo III)
- √ Desvio mediastinal contralateral (89%)
- √ Poli-hidrâmnio (25–75%, pela compressão esofágica ou aumento de produção de líquido do pulmão anormal?)/líquido normal (28%)/oligo-hidrâmnio (6%)
- √ Ascite fetal (62–71%)
- √ Hidropisia fetal em 33–81% (retorno venoso diminuído pela compressão do coração/veia cava)

Risco de recorrência: nenhuma

Cx: hipoplasia pulmonar ipsi/bilateral

Prognóstico: 50% prematuro, 25% natimorto

- ◊ Poli-hidrâmnio, ascite, hidropisia indicam um resultado ruim!
- ◊ A CAM em fetos, em muitos casos, torna-se menor e ocasionalmente quase desaparece ao nascimento!

DDx: (1) enfisema lobar congênito
(2) hérnia diafragmática
(3) cisto broncogênico (cisto solitário pequeno próximo à linha média)
(4) cisto neurentérico
(5) atresia brônquica
(6) sequestração broncopulmonar (menos frequentemente associado a poli-hidrâmnio/hidropisia)
(7) teratoma mediastinal/pericárdico

FIBROSE CÍSTICA

= MUCOVISCIDOSE = DOENÇA FIBROCÍSTICA

= doença autossômica multissistêmica recessiva caracterizada por tampão mucoso de glândulas exócrinas, secundário a:
(a) disfunção das glândulas exócrinas formando um material espesso obstruindo o sistema de condução
(b) transporte mucociliar reduzido

Incidência: 1÷2.000–1÷2.500 nascidos vivos; quase exclusivamente em caucasianos (5% carregam o alelo mutante do gene da CF); incomum em negros (1÷17.000), Orientais e Polinésios
- ◊ A doença hereditária mais comum em Americanos brancos!

Causa: o gene regulador da condutância transmembrana da fibrose cística (CFTR) ao longo do cromossomo 7 cria um íon com transporte defeituoso de proteína para o canal de cloreto epitelial; a condutância transmembrana anormal para Cl diminui as forças osmóticas e, assim, a água luminosa; > 230 mutações diferentes de genes (em 70% ΔF508)

Triagem (para as 6 mais comuns das mutações do gene da CF): detecção de portadores em 85% dos norte Europeus, 90% dos Judeus Ashkenazi, 50% dos Americanos negros

Idade ao diagnóstico: 1º ano de vida (70%), pela idade de 4 anos (80%), pela idade de 12 anos (90%); idade média de 2,9 anos; M÷F = 1÷1

- concentrações elevadas de sódio + cloreto em suor (> 40 mmol/L em crianças pequenas)
- diminuição da excreção de PABA urinária
- infertilidade em homens
- aumento da suscetibilidade para infecção por *Staphylococcus aureus* + *Pseudomonas aeruginosa*

@ no pulmão
- tosse crônica
- infecções pulmonares recorrentes (liberação mucociliar reduzida resulta em colonização por *Pseudomonas*)
- insuficiência respiratória progressiva em virtude de doença pulmonar obstrutiva

Localização: predileção para os segmentos apicais + posteriores dos lobos superiores

- √ Sinal de "dedo enluvado" = tampão mucoso (impactação mucoide nos brônquios dilatados) dentro do 1º mês de vida
- √ Atelectasias subsegmentares/segmentares/lobares com predominância para o lobo superior direito (10%)
- √ Bronquiectasias progressivas/cilíndricas (em 100% com > 6 meses de idade) ± níveis de ar-líquido em virtude do tamponamento mucoso prolongado nos lobos superiores
- √ Densidades lineares para-hilares + afinamento peribrônquico
- √ Hiperinsuflação focal/generalizada periférica (secundária à correnteza de ar colateral para dentro de vias aéreas bloqueadas) com aprisionamento de ar
- √ Adenopatia hilar

- √ Artérias pulmonares grandes (hipertensão arterial pulmonar)
- √ Pneumonite local recorrente (inicializado por *Staphylococcus aureus*/*Haemophilus influenza*, sucedido por *Pseudomonas aeruginosa*)
- √ Aspergilose alérgica broncopulmonar (com dilatação brônquica + impactação mucoide)

CT:
- √ Bronquiectasia cilíndrica (varicosa/cística)
- √ Espessamento peribrônquico
- √ Cisto bronquiectásico (= brônquio diretamente levando à saculação) em 56%
- √ Cistos intersticiais em 32%
- √ Bolhas enfisematosas (= espaço aéreo periférico com anexo pleural longo + sem comunicação com o brônquio) em 12%
- √ Enfisema periseptal
- √ Tampões mucosos = estruturas tubulares ± padrão de ramificação
- √ Colapso subsegmentar/segmentar/consolidações

NUC:
- √ Áreas irregulares acopladas de ventilação + perfusão diminuída

Cx: (1) pneumotórax (ruptura de bolha/vesícula), comum + recorrente
(2) hemoptise (artérias brônquicas parasitadas conectadas a artérias pulmonares + veias resultando em fístula AV)
(3) cor pulmonale
(4) osteoartropatia pulmonar hipertrófica (rara)

Causa da morte: tamponamento mucoso maciço (95%)
Rx: instilação intratraqueal de adenovírus aerolizada + preparações lipossomais de gene vetor CFTR

@ no trato GI (85–90%)
- constipação crônica
- insuficiência no desenvolvimento
- √ Refluxo gastroesofágico (21–27%) em virtude do relaxamento inapropriado transitório do esfíncter esofágico
- √ Síndrome do tampão meconial (25%, causa mais comum de obstrução de cólon na criança)
- √ Síndrome de obstrução intestinal distal (10–15–47%) = síndrome equivalente ao ílio meconial (em crianças maiores/adulto jovem)
- √ Íleo meconial (10–16% ao nascimento)
  ◊ Manifestação clínica mais precoce da fibrose cística!
- √ Colonopatia fibrosante = estritura do cólon direito com encurtamento longitudinal secundário à suplementação de alta dose de lipase
- √ Dobras nodulares espessadas na mucosa duodenal (em virtude do ácido graxo não tamponado, produção de muco anormal, hipertrofia da glândula de Brunner)
- √ Leve dilatação generalizada do intestino delgado com distorção difusa + espessamento de dobras mucosas (às vezes envolvendo cólon e reto)
- √ Grande cólon distendido com aspecto mosqueado (fezes volumosas ressecadas e retidas)
- √ Pneumatose intestinal do cólon (5%) do fenômeno de bloqueio aéreo da doença pulmonar obstrutiva
- √ "Microcólon" = cólon de comprimento normal, mas de calibre diminuído
- √ "Jejunização do cólon" = mucosa colônica redundante e grosseira + hiperplásica (células crípticas distendidas)
- √ Doença de Crohn
- √ Apendicite
- √ Prolapso retal entre 6 meses e 3 anos em pacientes não tratados (18–23%)

Cx: perfuração gastrointestinal com peritonite meconial (50%), vólvulo de segmentos dilatados, atresia intestinal, intussuscepção em uma idade média de 10 anos (1%)

@ no fígado
- √ Estenose (30%) em virtude da má absorção não tratada, deficiências dietéticas, disfunção hepática, medicações (= manifestação inicial em crianças)
- √ Cirrose biliar focal (40%)/multilobular (5–12%) da bile engrossada:
  - sinais de hipertensão portal em forma multilobular (clínica em 4–6%, autópica em até 50%)
- √ Hipertensão portal (em 1% da cirrose biliar) + hepatoesplenomegalia + hiperesplenia

@ na árvore biliar
Histologia: cistos contendo muco na parede da vesícula biliar
- colestasia (secundário à obstrução de CBD)
- sintomas de doença de vesícula (3,6%)
- √ Sedimento (33%)
- √ Colelitíase (12–24%): a maioria pedras de colesterol em virtude de (1) interrupção da circulação enteropática após ressecção ilíaca/(2) disfunção ilíaca na síndrome de obstrução intestinal distal
- √ Atonia da vesícula biliar
- √ Microvesícula biliar (25% na autopsia)
- √ Parede da vesícula biliar trabeculada espessada
- √ Cistos subepiteliais da parede da vesícula biliar
- √ Atresia/estenose do ducto cístico

@ no pâncreas
Fisiopatologia: obstrução de ducto de secreções espessadas (= tampões de proteínas) como resultado de precipitação de proteínas relativamente insolúveis
Patologia: ductectasia progressiva, atrofia pancreática, lobulação pancreática aumentada, fibrose decorrente de pancreatite aguda recorrente, reposição de gordura
Histologia: dilatação dos ácinos e ductos + formação de cistos
- esteatorreia + má absorção + intolerância à gordura em virtude de insuficiência pancreática exócrina em 80–90% sem afetar a função endócrina (uma vez que 98% do pâncreas é danificado)
  ◊ Fibrose cística é a causa mais comum de insuficiência exócrina pancreática em pacientes < 30 anos de idade!
- dor abdominal, inchaço, flatulência, insuficiência de desenvolvimento
- *diabetes mellitus* (secundária à fibrose pancreática), aumenta com a idade (em 1% das crianças + 13% dos adultos)
  - intolerância a glicose em 30–50%
  - 1–2% requerem terapia de insulina
- pancreatite aguda (clinicamente rara)
- √ Reposição da gordura parcial (em 16%)/completa (em 42%) do pâncreas por tecido fibrogorduroso:
  - √ Densidade de –90 a –120 HU na CT
  - √ Ecogenicidade generalizada aumentada (70–100%)
  - √ Pseudo-hipertrofia lipomatosa do pâncreas
- √ Atrofia pancreática difusa sem reposição gordurosa (24%)
- √ **Cistose pancreática** (extremamente rara) = microscópico/cistos pequenos de 1–3 mm que repõem o pâncreas por completo (comum), ocasionalmente cistos macroscópicos em até 12 cm
- √ Pancreatite calcificante crônica

@ no crânio
- √ Sinusite com opacificação dos seios maxilar, etmoide e esfenoide bem desenvolvidos
- √ Seios frontais hipoplásicos

OB-US:
√ Intestino hiperecogênico (em até 60–70% dos fetos afetados com a fibrose cística)

Prognóstico: média de sobrevida de 28 anos; Cx pulmonar é a causa mais predominante de morbidade e morte (90%); 2,3 mortes/100 pacientes das causas cardiorrespiratórias (78%), doença hepática (4%)

HÉRNIA DIAFRAGMÁTICA

Hérnia Diafragmática Congênita

= ausência de fechamento da prega pleuroperitoneal em torno da 9ª semana de idade gestacional

Embriologia:
componente ventral do diafragma formado pelo septo transverso durante a 3ª–5ª semanas de GA; gradualmente se estende posteriormente para envolver esôfago + grandes vasos; funde-se com mesentério para formar as porções posteromediais do diafragma em torno da 8ª semana de GA; as margens laterais do diafragma desenvolvem-se a partir dos músculos da parede torácica; o forame pleuroperitoneal localizado posterolateralmente (Bochdalek) fecha-se por último

Incidência: 1÷2.200–3.000 nascidos vivos (0,04%);
M÷F = 2÷1;
anomalia fetal intratorácica mais comum
◊ Início tardio após infecção por *Steptococcus* do grupo B!

Etiologia:
(1) fusão tardia do diafragma (a autocorreção espontânea pode ocorrer)/retorno prematuro do intestino de sua posição herniada dentro do cordão umbilical
(2) insulto que inibe/atrasa a migração normal do intestino + fechamento do diafragma entre 8ª–12ª semana de embriogênese

Classificação (Wiseman):
I. herniação precoce durante a ramificação brônquica levando à hipoplasia pulmonar bilateral grave; uniformemente fatal
II. herniação durante a ramificação brônquica distal levando à hipoplasia pulmonar unilateral; sobrevivência possível
III. herniação tardia na gravidez com compressão do pulmão normal; prognóstico excelente
IV. herniação pós-natal com compressão do pulmão normal; prognóstico excelente

Anomalias associadas em 20% dos nascidos vivos e em 90% dos fetos natimortos:
1. CNS (28%): defeitos do tubo neural
2. Cardiovascular (9–23%)
3. Gastrointestinal (20%): particularmente má rotação, fenda oral, onfalocele
4. Geniturinário (15%)
5. Anomalias cromossômicas (4%): trissomia do 18 + 21
6. Defeitos espinhais
7. IUGR (com grande anomalia simultânea em 90%)

Localização: E÷D = 5–9÷1
◊ As hérnias do lado direito são frequentemente fatais!

• angústia respiratória no período neonatal (deficiência de pequenas vias aéreas + alvéolos que põem a vida em risco)
• abdômen escafoide

Órgãos herniados:
intestino delgado (90%), estômago (60%), intestino grosso (56%), baço (54%), pâncreas (24%), rim (12%), glândula suprarrenal, fígado, vesícula biliar
√ Intestino cria alça em tórax
√ Deslocamento contralateral do mediastino + coração
√ Ausência completa (1–2%)/parcial do diafragma
√ Ausência de estômago, intestino delgado em abdômen
√ Passagem de tubo nasogástrico com controle fluoroscópico entrando em estômago intratorácico
√ Rotação incompleta + anexo mesentérico anômalo do intestino

OB-US (diagnóstico é possível pela 18ª semana de GA):
√ Massa torácica sólida/multicística/complexa
√ Deslocamento mediastinal
√ Não visualização do estômago fetal abaixo do diafragma
√ Estômago fetal ao nível do coração fetal
√ Peristalsia do intestino dentro do tórax fetal (inconsistente)
√ Movimento paradoxal do diafragma com a respiração fetal (o defeito no diafragma não é visualizado sonograficamente)
√ Abdômen fetal escafoide com redução de circunferência abdominal
√ Herniação hepática frequentemente circundada por ascite
√ Poli-hidrâmnio (comum, em virtude da obstrução esofágica parcial ou insuficiência cardíaca)/volume de líquido normal/oligo-hidrâmnio
√ Contraste intestinal fetal ingerido aparece no tórax (angiografia por CT confirma o diagnóstico)

Cx: (1) hipoplasia bilateral pulmonar
(2) circulação fetal persistente (hipertensão pulmonar pós-cirúrgica)

Prognóstico: (1) natimorto (35–50%)
(2) morte neonatal (35%)
◊ Sobrevivência é determinada pelo tamanho do defeito + tempo de aparecimento + anomalias associadas (34% de taxa de sobrevivência se isolada, 7% com anomalias associadas)

Indicadores de mau prognóstico:
grande massa intratorácica com deslocamento mediastinal acentuado, IUGR, poli-hidrâmnio, hidropisia fetal, detecção < 25 semanas MA, fígado intratorácico, estômago intratorácico dilatado, outras malformações

Mortalidade: em 10% há morte antes da cirurgia;
40–50% por mortalidade operativa;
(a) estômago intratorácico vs. intra-abdominal = 60% vs. 6%
(b) poli-hidrâmnio vs. líquido amniótico normal = 89% vs. 45%

DDx: malformação adenomatoide congênita, cisto mediastinal (broncogênico, neuroentérico, tímico)

Hérnia de Bochdalek (85–90%)

= defeito posterolateral causado por falha no desenvolvimento/fusão defeituosa na prega cefálica das membranas pleuroperitoneais

Incidência: 1÷2.200–12.500 de nascidos vivos
Localização: esquerda (80%), direita (15%), bilateral (5%)
Órgãos herniados:
(a) à esquerda: gordura omental (6%), intestino, baço, lobo esquerdo do fígado, estômago (raro), rim, pâncreas
(b) à direita: parte do fígado, vesícula biliar, intestino delgado, rim

Mnemônica: BBPG
Bochdalek
Bebês (idade na apresentação)
Posterior (localização)
Grande

Hérnia de Morgagni (1–3–5%)

= defeito paraesternal anteromedial (espaço de Larrey)
= forame de Morgagni localizado entre costelas + esterno

causado pelo mau desenvolvimento do septo transverso entre a 3ª e a 7ª semana de GA

Incidência: 1÷4.800 nascidos vivos; M > F

Órgão herniado:
(a) víscera abdominal: omento, fígado, cólon transverso
(b) coração pode herniar para dentro do abdômen
(c) gordura pode herniar para dentro do saco pericárdico

Frequentemente associada à:
deficiência cardíaca congênita, má rotação intestinal, anomalia cromossômica (síndrome de Down, síndrome de Turner), retardo mental, deficiência pericárdica

Idade: crianças, adultos

Mnemônica: 4 M's
 Morgagni
 Meio (localização anterior + localização)
 Maduro (presente em crianças mais velhas)
 Minúsculo (normalmente pequeno)

- assintomático (maioria), desconforto epigástrico
- tosse crônica, engasgamento, falta de ar
- angústia respiratória, cianose (em neonatos)
- dor abdominal, náusea, vômitos

√ Massa com ângulo cardiofrênico; D÷E = 9÷1
√ Alças intestinais cheias de gases (PATOGNOMÔNICO)

DDx no CXR: timoma, teratoma, tumor de célula germinativa, linfoma, lesão da tireoide, cisto pericárdico, linfangioma

DDx no CT: lipoma, lipossarcoma (sem vasos omentais)

Defeito do Septo Transverso
= defeito no tendão central

Hérnia de Hiato
= orifício esofágico congenitalmente grande

Eventração (5%)
= deslocamento superior de conteúdos abdominais secundários a um diafragma congenitalmente delgado e hipoplástico

Eventração unilateral pode estar associada à:
síndrome de Beckwith-Wiedemann, trissomia 13, trissomia 15, trissomia 18

Eventração bilateral pode estar associada à:
toxoplasmose, CMV, artrogripose

Localização: anteromedial à direita, envolvimento total no lado esquerdo, D÷E = 5÷1

√ Excursões diafragmáticas pequenas
√ Contorno diafragmático frequentemente lobulado

Hérnia Diafragmática Traumática
= RUPTURA DIAFRAGMÁTICA

Prevalência: 0,2–5% em pacientes de trauma fechado; 5% de todas as hérnias diafragmáticas, mas 90% de todas as hérnias diafragmáticas estranguladas

Etiologia da ruptura traumática do diafragma:
(a) trauma fechado (5–50%) em virtude do aumento súbito da pressão intra-abdominal/intratorácica contra um diafragma fixado: acidente automobilístico (> 90%), queda da própria altura, episódios de hiperêmese; E÷D = 3÷1, ruptura bilateral em < 3,6%
(b) trauma penetrante (50%): faca, projétil, reparo de hérnia de hiato
 ◊ Geralmente < 1 cm em diâmetro; detectado em cirurgia

- pode ser assintomático por meses/anos após o trauma; o início dos sintomas pode ser tão demorado que o evento traumático é esquecido
- quase todos se tornam sintomáticos, a maioria em < 3 anos

- **Tríade de Bergqvist**
 (1) fraturas de costela
 (2) fratura de espinha/pelve
 (3) ruptura traumática do diafragma

Localização: 70–90–98% no lado esquerdo; hemidiafragma direito tem força maior e é relativamente protegida pelo fígado

Sítio: porção central posterolateral medial ao baço/tendão central medial com hérnia intrapericárdica (3,4%)/sítios de anexo ao diafragma/hiato esofágico (raro)

Tamanho: a maioria das rupturas é > 10 cm em comprimento

Órgãos herniados (32–58%) em ordem de frequência:
(a) direito: fígado, intestino delgado, intestino grosso
(b) esquerdo: estômago, cólon, intestino delgado, omento, baço, rim, pâncreas

CXR:
◊ O primeiro CXR pós-traumático é anormal em 46–77%, porém não específico!
◊ Pressão positiva intratorácica pela ventilação pode retardar herniação!
◊ CXR seriadas podem demonstrar alterações progressivas!
√ Não visualização (perda) do contorno diafragmático
√ Contorno elevado assimétrico/irregular do hemidiafragma
 Cave: margem cefálica do intestino pode simular um diafragma elevado (procure por haustrações)
√ Herniação de vísceras cheias de ar: estômago, cólon
√ Deslocamento do mediastino + pulmão para lado oposto
√ Massa/consolidação do lobo inferior (órgão sólido herniado/omento/alça de intestino sem ar)
√ Massa não homogênea com nível ar-líquido no hemitórax esquerdo
√ Massa em forma de cogumelo de fígado herniado no hemitórax direito
√ Hidrotórax/hematótorax indicam estrangulação
√ "Sinal de colarinho" = constrição em ampulheta das alças intestinais aferentes + eferentes no orifício
√ "Sinal víscera-dependente" = víscera abdominal que cai dependentemente contra parede torácica posterior
√ Fraturas das costelas inferiores
√ Curso anormal em forma de U do tubo nasogástrico sobre o nível suspeito do hemidiafragma
 Observação: sonda nasogástrica imerge primeiramente debaixo do diafragma (a fenda poupa o hiato esofágico com a junção gastroesofágica, mantendo-se na posição normal)
√ A localização do diafragma pode ser documentada por:
 1. Intestino cheio de gás constrito no local da laceração diafragmática
 2. Estudo baritado

CT (70–100% de sensibilidade, 75–100% de especificidade):
◊ Melhor detectado nas imagens reformadas SAG + COR!
Associado a: lesão abdominal + pélvica em 90–94%
√ Descontinuidade abrupta do hemidiafragma (73–82%)
√ Herniação de omento/intestino/órgãos abdominais para dentro do tórax (55%)
√ Visualização da gordura peritoneal/vísceras abdominal lateral ao pulmão ou diafragma/posterior à crura do hemidiafragma
√ "Sinal do colarinho" = contrição tipo cintura de víscera ao nível do diafragma (27%)
√ Sinal de "diafragma ausente" = falha de visualizar o diafragma
√ Pneumotórax concorrente, pneumoperitônio, hemotórax, hemoperitônio

MR:
- √ Interrupção do feixe hipointenso do músculo diafragmático delineado por gordura abdominal hiperintensa + mediastinal

Lesões associadas:
- √ Fratura de costelas inferiores/pelve (42%)
- √ Lesões intra-abdominais (72%):
  - √ Perfuração de vísceras ocas
  - √ Ruptura do baço

Razões de diagnóstico errôneo:
(1) defeito do lado esquerdo coberto por omento
(2) defeito do lado direito selado pelo fígado
(3) ventilação de pressão positiva
(4) lesões associadas mascaram ruptura: atelectasia, efusão pleural, contusão pulmonar, paralisia do nervo frênico

Cx: (1) encarcere de órgãos herniados
(2) estrangulação do intestino/estômago que ameaça a vida, ocorre na maioria
  ◊ 90% das hérnias estranguladas são traumáticas!
(3) perfuração de intestino

Prognóstico: 30% de mortalidade em casos não reconhecidos
DDx: eventração; paralisia diafragmática; variante normal de descontinuidade posterior diafragmática adquirida relacionado com a hérnia congênita de Bochdalek (6–11%)

ENFISEMA

= grupo de doenças pulmonares caracterizada por aumento permanente e anormal dos espaços aéreos distais aos bronquíolos terminais acompanhados por destruição das paredes alveolares + rede de fibras elásticas locais
◊ O termo clínico "doença pulmonar obstrutiva crônica" (COPD) não deveria ser usado na interpretação da imagem! Ele engloba: asma, bronquite crônica, enfisema!

Prevalência: 1,65 milhões de pessoas nos USA
Causa: desequilíbrio no sistema da elastase-antielastase (em virtude do aumento na atividade da elastase em tabagistas/deficiência de α1-antiprotease) causando destruição proteolítica da elastina, que resulta em destruição de parede alveolar

- dispneia ao esforço
- obstrução de fluxo de ar expiratório irreversível (em virtude do recuo elástico diminuído pela destruição do parênquima)
- capacidade de difusão do monóxido de carbono diminuída

CXR (sensibilidade moderada, alta especificidade):
- √ Pulmão hiperinsuflado (sinal mais fidedigno):
  - √ Hemidiafragma baixo (= ao nível/abaixo da 7ª costela anterior)
  - √ Hemidiafragma plano (= < 1,5 cm de distância entre a linha que conecta os ângulos costo e cardiofrênico + topo médio-hemidiafragma)
  - √ Espaço aéreo retroesternal > 2,5 cm
  - √ "Peito de barril" = diâmetro do tórax anteroposterior aumentado

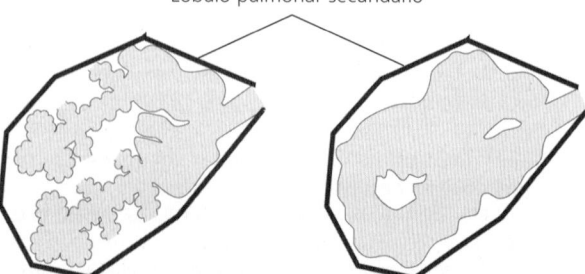

Enfisema centrolobular   Enfisema panacinar

- √ Traqueia bainha de sabre
- √ Corte da vasculatura pulmonar + distorção (± hipertensão arterial pulmonar)
- √ Aumento do coração direito
- √ Bolhas

HRCT:
- √ Áreas bem definidas de atenuação anormalmente diminuídas sem parede definida (< –910 HU)

Rx: cirurgia de redução do volume pulmonar

Enfisema Centrolobular

= ENFISEMA CENTROACINAR = ENFISEMA ACINAR PROXIMAL
= alteração enfisematosa que afeta seletivamente os ácinos ao nível dos bronquíolos repiratórios de 1ª e 2ª gerações (forma mais comum)

Percurso: espaços alveolares normais/enfisematosos adjacentes um ao outro
Histologia: aumento dos bronquíolos respiratórios + destruição do septo alveolar centrolobular no centro do lóbulo pulmonar secundário; CARACTERISTICAMENTE cercado por pulmão normal; alvéolos distais poupados; a gravidade da destruição varia de lóbulo para lóbulo
Predisposição: tabagistas (em até 50%), trabalhadores de carvão
Causa: excesso de protease no tabagismo (elastase fica contida em neutrófilos + macrófagos, as quais são encontrados em abundância nos pulmões dos tabagistas)

- inchado azul

Sítio: segmentos apicais e posteriores do lobo superior + segmentos superiores do lobo inferior (a razão relativamente maior de ventilação-perfusão nos lobos superiores favorecem a deposição de partículas e liberação de elastase nos pulmões superiores)

CXR (80% de sensibilidade para estágios moderados/graves):
- √ Área difusa irregular de radiolucência (mais bem apreciada se o pulmão estiver opacificado por edema/pneumonia/hemorragia) = área de bolhas, depleção arterial + aumento das impressões vasculares
- √ Pulmão hiperinsuflado

HRCT:
- √ "Espaços enfisematosos" (áreas focais circulares de atenuação aérea) > 1 cm em diâmetro com linha/ponto central = localização centrolobular (representando a artéria centrolobular do lóbulo pulmonar secundário) sem parede definida e circundado por pulmão normal
- √ Distorção vascular pulmonar + corte com falta de justaposição do pulmão normal (fase avançada)

Enfisema Panacinar

= ENFISEMA PANLOBULAR = ENFISEMA DIFUSO = ENFISEMA GENERALIZADO
= alterações enfisematosas envolvendo o ácino inteiro
= destruição uniforme não seletiva de todos os espaços aéreos ao longo de ambos os pulmões (raro)

Percurso: aumento uniforme dos ácinos dos bronquíolos respiratórios aos alvéolos terminais (do centro para a periferia do lóbulo pulmonar secundário), secundário à destruição do pulmão, distal ao bronquíolo terminal
Causa: deficiência autossômica recessiva da α1-antitripsina em 10–15% (enzimas proteolíticas carregadas gradualmente por leucócitos no sangue destroem o pulmão, a menos que inativadas pelo inibidor da α1-protease)
Idade: 6ª–7ª década (3ª–4ª década em tabagistas)

- soprador rosa

Sítio: afeta o pulmão inteiro, mas ligeiramente mais grave nas bases do pulmão (em virtude de maior fluxo sanguíneo)
CXR:
√ Pulmão hiperinsuflado
√ Diminuição das impressões vasculares pulmonares
√ Destruição pulmonar extremamente uniforme
HRCT:
√ Simplificação difusa da arquitetura pulmonar com distorção septal e vascular pulmonar + corte (de difícil detecção precoce, ex. antes da destruição pulmonar considerável por falta de pulmão normal adjacente)
√ Escassez de vasos
√ Bolhas

Enfisema Paracicatricial
= ENFISEMA PERIFOCAL/IRREGULAR
= aumento dos espaços aéreos + destruição pulmonar que se desenvolve adjacente às áreas de cicatrização pulmonar
Causa usual: inflamação granulomatosa, pneumonia em organização, infarto pulmonar,
Percurso: nenhuma relação consistente com qualquer porção do lóbulo/ácino secundário; frequentemente associado à bronquiolectasias originando o pulmão em "favo de mel"
- pequeno significado funcional
CXR (raramente detectável):
√ Finas opacidades reticulares curvilíneas + áreas de radiolucências interpostas
HRCT:
√ Áreas de baixa atenuação adjacente às áreas de fibrose (diagnosticável somente na ausência de outras formas de enfisema)

Enfisema Parasseptal
= ENFISEMA ACINAR DISTAL/LOCALIZADO/LINEAR
= aumento focal subpleural + destruição dos espaços aéreos em um local em que o restante do pulmão permanece normal
Percurso: envolvimento predominante de ductos + sacos alveolares
Sítio: caracteristicamente dentro do pulmão subpleura e adjacente a septo + vasos interlobulares
CXR:
√ Área de radiolucência, frequentemente com demarcação acentuada do pulmão normal
√ Podem estar presentes bandas de rádio-opacidade (vasos residuais/interstício)
HRCT:
√ Área de baixa atenuação periférica com o restante do pulmão normal
Cx: pneumotórax espontâneo; formação de bolhas

EMPIEMA
= efusão parapneumônica caracterizada pela presença de pus ± cultura positiva
Organismos: S. aureus, Gram-negativo + bactéria anaeróbica
- Gram-positivo
- cultura positiva (mais frequente a bactéria anaeróbica)
Estágio:
I **fase exsudativa** = inflamação de pleura visceral resulta em permeabilidade capilar aumentada com exsudação de líquido proteináceo para dentro do espaço pleural = exsudato estéril
- pH > **7,20**
- glicose > 40 mg/dL (2,2 mmol/L)
- LDH < 1.000 IU/L
II **fase fibropurulenta** = acúmulo de células inflamatórias e de neutrófilos dentro do espaço pleural + depósito de fibrina na superfície pleural

— empiema precoce no estágio II
- WBCs > 5×10^9 mm^3, mas sem pus grosso
- PH entre **7,0 e 7,2**
- nível de glicose > 40 mg/dL
- LDH < 1.000 IU/L
— empiema tardio em estágio II
- pus grosso (WBC > 15,000/cm^3) = pus franco
- pH < **7,0**
- nível de glicose < **40 mg/dL**
- LDH > **1.000 IU/L**
Cx: multiloculação
Rx: drenagem torácica
III **estágio em organização** = com recrutamento de fibroblastos + capilares resulta no depósito de colágeno + tecido de granulação na superfície pleural = fibrose pleural = "casca pleural/crosta pleural"
Cx: expansão limitada do pulmão
Rx: decorticação (com sepse persistente apesar da antibioticoterapia apropriada + drenagem/casca pleural grossa persistente que aprisiona o pulmão adjacente)
CT:
√ Espessando da pleura parietal em 60% na NECT, em 86%, na CECT
√ Espessura aumentada + densidade do tecido subcostal paraespinhal (inflamação da gordura extrapleural)
√ Reforço curvilíneo dos limites da parede torácica em 96% (hiperemia inflamatória da pleura)
√ Sinal de "pleura rachada" = líquido pleural entre a pleura parietal aumentada e espessada + visceral
√ Bolhas gasosas em espaços pleurais (organismos que formam gás/fístula broncopleural)
DDx: efusão parapneumônica simples/complicada (Gram + cultura negativa), efusão maligna após escleroterapia, invasão maligna da parede torácica, mesotelioma, tuberculose pleural, hiperplasia mesotelial reativa, efusão pleural da doença reumatoide

PNEUMONIA EOSINOFÍLICA
= INFILTRADO PULMONAR COM SANGUE/EOSINOFILIA TECIDUAL (PIE)
Classificação:
A. DOENÇA PULMONAR EOSINOFÍLICA IDIOPÁTICA
= doença pulmonar eosinofílica de causa desconhecida
1. Eosinofilia pulmonar simples = eosinofilia pulmonar transitória = síndrome de Löffler
√ Nódulos transitórios + migratórios com halo de opacidade em "vidro fosco"
2. Pneumonia eosinofílica aguda
- sem eosinofilia periférica
- > 25% de eosinofilia em lavagem de líquido broncoalveolar
√ Áreas bilaterais irregulares de opacidade em "vidro fosco"
√ Espessamento septal interlobular
3. Pneumonia eosinofílica crônica
√ Consolidação homogênea periférica de espaços aéreos (fotografia negativa para edema pulmonar)
4. Síndrome hipereosinofílica idiopática
√ Nódulos com halo de opacidade em "vidro fosco"
B. DOENÇA PULMONAR EOSINOFÍLICA DE ETIOLOGIA ESPECÍFICA
= doença pulmonar eosinofílica de causa conhecida
(a) induzida por drogas: nitrofurantoína, penicilina, sulfonamidas, AAS, antidepressivos tricíclicos, hidroclorotiazida, cromolim sódico, mefenesina

1. Síndrome de óleo tóxico
   = ingestão oral de óleo de colza comestível contaminado com derivados de anelina
2. Síndrome de mialgia eosinofílica
   = ingestão de L-triptófano
3. Necrólise tóxica epidérmica
4. Erupção por drogas com sintomas eosinofílicos e sistêmicos (DRESS)
   √ Consolidação não específica periférica de espaços aéreos com opacidade em "vidro fosco"
   √ Densidades reticulonodulares
   √ Adenopatia hilar
   √ Efusão pleural
(b) induzida por parasitas
   eosinofilia tropical (ascaríase, esquistossomíase), estrongiloidíase, ancilostomíase (ancilóstomo), filaríase, *Toxocara canis* (larva migrans visceral), *Dirofilaria immitis*, amebíase (ocasionalmente – RLL + RML), infestação de *clonorchis*
   • contagem eosinofílica de sangue periférico > 3.000/mL
   • líquido eosinofílico médio da BAL de 50%
(c) induzida por fungos
   1. Aspergilose alérgica broncopulmonar
      √ Bronquiectasia ± impactação mucoide em pulmões superiores centrais
   2. Granulomatose broncocêntrica
      √ Massa focal não específica/consolidação lobular com atelectasias
(d) eosinofilia pulmonar com asma
C. DOENÇA EOSINOFÍLICA PULMONAR ASSOCIADA A ANGIITE ± GRANULOMATOSE
   = vasculite eosinofílica
   1. Angiite alérgica
   2. Síndrome de Churg-Strauss
      √ Consolidação subpleura em distribuição lobular
      √ Nódulos centrolobulares
   3. Granulomatose de Wegener
   4. Granulomatose linfomatoide
   5. Granulomatose sarcoide necrotizante
   6. Poliarterite nodosa
   7. Doença reumatoide
   8. Esclerodermia
   9. Dermatomiosite
   10. Síndrome de Sjögren
   11. CREST

Talvez associado à: artrite reumatoide
M÷F = 1÷2
√ Opacidades pulmonares
• eosinofilia pulmonar (indiferente da eosinofilia em sangue periférico/lavagem broncoalveolar)

Eosinofilia Pulmonar Simples
= SÍNDROME DE LÖFFLER
= desordem benigna de etiologia desconhecida caracterizada por áreas locais de consolidação parenquimatosa transitória associada à eosinofilia sanguínea
Causa: desconhecida; em alguns pacientes é secundário a parasitas, aspergilose alérgica broncopulmonar, drogas
Percurso: edema intersticial + alveolar contendo grande número de eosinófilos
• nenhum/poucos sintomas
• alta WBC + eosinofilia periférica
• histórico de asma + atopia (comum)
Localização: geralmente lobos médios e superiores

Distribuição: distribuição uni ou bilateral, não segmentar, predominantemente na periferia pulmonar
√ Áreas únicas/múltiplas de consolidação homogênea mal definida
√ Infiltrados migratórios/transitórios = opacidades transitórias + que se deslocam e alteram-se (dentro de um a vários dias)
HRCT:
   √ Opacidade em "vidro fosco"/consolidação de espaços aéreos
   √ Nódulos únicos/múltiplos de espaços aéreos + opacidades em "vidro fosco" circundante
Prognóstico: tipicamente há resolução espontânea dentro de 1 mês

Pneumonia Eosinofílica Aguda
Etiologia: idiopática (sem evidência de infecção/exposição a antígenos potenciais) com aumento abrupto em citocinas pulmonares
Idade: 32 ± 17 anos; M > F
Histologia: infiltrados eosinofílicos + edema pulmonar (pela liberação de grânulos eosinofílicos que alteram a permeabilidade vascular)
• doença febril aguda de 1–5 dias de duração, mialgia
• dor torácica
• insuficiência respiratória aguda em indivíduos previamente saudáveis
• padrão restritivo na função pulmonar
• níveis acentuadamente elevados de eosinófilos de > 25% em líquido de lavagem broncoalveolar
• sem eosinofilia periférica
√ Opacidade reticular bilateral
√ Opacidades em espaços aéreos periféricos (raro)
√ Pequena efusão pleural
HRCT:
   √ Áreas irregulares bilaterais de opacidades em "vidro fosco"
   √ Espessamento septal interlobular (frequente)
Rx: corticosteroide IV
Prognóstico: resposta imediata + completa aos esteroides; sem relapso após descontinuação de esteroides
Dx: broncoscopia com lavagem broncopulmonar
DDx: edema pulmonar hidrostático, ARDS, pneumonia intersticial aguda, pneumonia bacteriana/viral atípica

Pneumonia Eosinofílica Crônica
Etiologia: desconhecida
Histologia: acúmulo de numerosos eosinófilos, macrófagos, histiócitos, linfócitos, PMN dentro do interstício pulmonar + sacos alveolares com fibrose intersticial
Idade: meia-idade; M < F
• início insidioso de febre alta, mal-estar, tosse, dor torácica, dispneia (DDx para síndrome de Löffler)
• histórico comum de atopia (pode acontecer durante procedimento de dessensibilização terapêutica)
• histórico de rinite alérgica
• asma de início na vida adulta (sibilos) em 50%
• eosinofilia sanguínea periférica leve/moderada (com raras exceções)
• níveis séricos de IgE aumentados (em 66%)
• alta porcentagem de eosinófilos no líquido de BAL
• função pulmonar restritiva
√ Consolidação de espaços aéreos periféricos (CLÁSSICO):
   √ Frequentemente periférico não segmentar
   √ Fotografia negativa para edema pulmonar (em < 50%)
   √ Inalterado durante muitos dias/semanas (DDx para síndrome de Löffler)
   √ Regressão rápida dos infiltrados com esteroides
√ Opacidades em "vidro fosco", nódulos, reticulações (menos comum precocemente, porém frequente em estágios tardios da doença)

√ Efusão pleural (em < 10%)
√ Opacidade tipo feixes lineares paralelas à superfície pleural (> 2 meses após início dos sintomas)
Prognóstico: aspectos clínicos crônicos e progressivos
Rx: resposta drástica à terapia com esteroides (dentro de 3–10 dias)
DDx: 1. Síndrome de Churg-Strauss (distribuição lobular da consolidação periférica, nódulos centrolobulares dentro de opacidades em "vidro fosco")
2. Síndrome de Löffler (opacidades pulmonares de deslocamento e transitórios em distribuição idêntica)
3. BOOP

Síndrome Hipereosinofilíaca Idiopática
= desordem rara caracterizada por superprodução de eosinófilos que eventualmente resultam em lesão de órgão
Idade: 3ª–4ª década; $M \div F = 7 \div 1$
Histologia: infiltração eosinofílica acentuada dos órgãos envolvidos associada à necrose
Critério de diagnóstico:
(1) eosinofilia persistente de 1.500 eosinófilos/mm³ para mais de 6 meses
(2) ausência de causas conhecidas de eosinofilia
(3) evidência de envolvimento de órgãos (coração, CNS) com disfunção de múltiplos órgãos
@ no coração
- cardiomiopatia restritiva
√ Fibrose endocárdica
√ Dano valvar (insuficiência mitral + tricúspide)
√ Formação de trombo mural cardíaco
@ no pulmão (envolvido em 40%)
- líquido eosinofílico da BAL (até 73%)
√ Insuficiência cardíaca congestiva com edema pulmonar
√ Opacidades intersticiais focais/difusas não específicas ou alveolares não lobulares
√ Ocasionais opacidades pulmonares periféricas
√ Efusão pleural (em 50%)
CT:
√ Nódulos ± opacidades em "vidro fosco" circundantes
√ Áreas de opacidades em "vidro fosco" focal/difuso
@ no CNS:
√ Neuropatia periférica

ALVEOLITE EXTRÍNSECA ALÉRGICA
= PNEUMONITE POR HIPERSENSIBILIDADE
= caracterizado por uma resposta inapropriada do hospedeiro ao alérgeno orgânico inalado que, geralmente, são relacionados com a ocupação do paciente
Causa: inalação de poeira orgânica (= partícula/complexo de proteína) tipicamente partícula de 1–2 μm (sempre < 5 μm) em tamanho depositado em espaços aéreos distais do pulmão agindo como antígeno para a reação imune tipo III + tipo IV
Histologia: inflamação celular difusa predominantemente mononuclear dos bronquíolos (bronquiolite) + parênquima pulmonar (alveolite); granulomas mal definidos de < 1 mm em diâmetro
- assintomático (10–40%)
- episódios recorrentes de febre, calafrios, tosse seca, dispneia após um intervalo de exposição de 6 horas
- resolução dos sintomas episódicos após a cessação da exposição, desaparecendo espontaneamente após 1–2 dias
- início insidioso de dispneia gradualmente progressiva
- redução na capacidade vital, capacidade de difusão, pO_2 arterial
- a injeção intracutânea de antígenos resulta em reação de hipersensibilidade retardada
- presença de preciptinas séricas contra o antígeno
- teste de provocação com inalação aerossol positivo
- contagem de células acentuadamente aumentada com geralmente > 50% de linfócitos T na lavagem broncoalveolar
Localização: predominantemente nas zonas pulmonares médias, ocasionalmente zonas pulmonares inferiores, raramente em zonas pulmonares superiores
Antígenos específicos para a doença de complexos imunes (tipo III = reação de Arthus):
1. **Pulmão do fazendeiro** causado pela palha mofada (*Thermoactinomyces vulgaris* ou *Micropolyspora faeni*)
2. Pneumonite por hipersensibilidade causada pelos equipamentos de ar comprimido = **Pneumonite de Pandora** por sistemas de aquecimento/umidificação/condicionamento de ar (actinomicetos termofílicos)
3. **Pulmão do criador de pássaros** pulmão do criador de pombos, causado pela proteína no soro/excrementos/penas do pássaro
4. **Pulmão do plantador de cogumelos** causado pelo composto do cogumelo (*Thermoactinomyces vulgaris* ou *Micropolyspora faeni*)
5. **Bagaçose**, causada pelo bagaço mofado da cana-de-açúcar (contaminação com *Thermoactinomyces sacchari/vulgaris* e *Micropolyspora faeni*)
6. **Pulmão do trabalhador do malte**, causado pelas impurezas do malte (*Aspergillus clavatus*)
7. **Doença da casca de bordo** causada pela casca de bordo mofado (*Cryptostroma corticale*)
8. **Suberose** pela poeira de cortiça mofada (*Penicilium frequentans*)
9. **Sequoiose** causada pela poeira da madeira vermelha da sequoia (espécies *Graphium*)
Actinomicetos termofílicos:
= bactérias < 1 μm em diâmetro com características morfológicas de fungos; encontrada no solo, grãos, compostos, água fresca, aquecimentos tipo calefação, umidificadores, sistema de ar condicionado
Isocianatos: utilizado em grande escala para produção de polímeros de poliuretano na manufatura de espumas flexíveis/rígidas, elastômeros, adesivos, revestimento de superfície
◊ Principal causa da asma ocupacional!
Rx: máscara, filtro, higiene industrial, alterações em sistemas de ventilação forçado do ar, alteração nos hábitos/ocupação/ambiente do paciente

Alveolite Alérgica Extrínseca Aguda
= exposição maciça ao antígeno incitante no ambiente doméstico, ocupacional e atmosférico
Histologia: preenchimento dos espaços aéreos por neutrófilos polimorfos + linfócitos
Início dos sintomas: 4–8 horas após a exposição
- febre, calafrios, mal-estar, aperto torácico, tosse, dispneia
- expectoração mucoide escassa
- cefaleia frontal, artralgia (comuns)
√ SEM anomalia radiográfica em 30–95%
√ Padrão consolidativo acinar difuso (edema + exsudato preenchendo os alvéolos), resolvendo dentro de poucos dias
√ Aumento dos linfonodos (incomum, mais comum na recorrência)
HRCT:
√ Opacidades pequenas + médias circulares (grandes granulomas ativos)
√ Consolidação densa e difusa dos espaços aéreos (coleções confluentes de histiócitos intra-alveolares, edema intersticial intra-alveolar)
Dx: apresentação clássica de um histórico de exposição + sintomas típicos + detecção de preciptinas séricas de antígeno suspeito

Alveolite Alérgica Extrínseca Subaguda

= exposição menos intensa, porém contínua aos antígenos inalados, geralmente no ambiente doméstico

Histologia: infiltrado linfocítico predominantemente intersticial, granulomas mal definidos, bronquiolite celular

Início dos sintomas após exposição: semanas–meses
- sintomas respiratórios recorrentes/sistêmicos:
  - dispneia ao esforço, febre + tosse
  - perda de peso, dor muscular + articular

√ As alterações podem ser completamente reversíveis, se presentes por menos de um ano
√ Padrão intersticial nodular/reticulonodular

HRCT:
√ Atenuação difusa irregular/em "vidro fosco" em 52% (pneumonite obstrutiva, preenchendo os alvéolos com grandes infiltrados celulares mononucleares)
√ Micronódulos centrolobulares mal definidos < 5 mm (bronquiolite celular + pequenos granulomas)
√ Áreas de atenuação diminuídas + perfusão mosaica (86%)
√ Alterações reticulares irregulares, linhas septais, feixes parenquimais

Alveolite Alérgica Extrínseca Crônica

= exposição prolongada e insidiosa à poeira

Início dos sintomas após exposição: meses–anos
- dispneia ao esforço progressiva e insidiosa, indistinguível da fibrose pulmonar idiopática

Histologia: proliferação das células epiteliais + fibrose intersticial peribrônquica predominante
Localização: geralmente em zonas médias, ápices pulmonares relativamente poupadas + sulco costofrênico

√ Opacidades lineares irregulares (fibrose)
√ Perda do volume pulmonar (atelectasias cicatriciais)
√ Efusão pleural (rara)
√ Pode ocorrer aumento linfonodal

CT:
√ Fibrose de zonas médias + inferiores dos pulmões com bases pulmonares relativamente poupadas:
  √ Espessamento intralobular intersticial
  √ Espessamento septal interlobular irregular
  √ Pulmão em "favo de mel"
  √ Bronquiectasia de tração
√ Aprisionamento focal do ar/enfisema difuso
√ Alterações agudas coexistentes (em virtude de exposição contínua)

EMBOLIA GORDUROSA

= obstrução dos vasos pulmonares por glóbulos de gordura, seguida de pneumonite química por ácidos graxos plasmáticos insaturados, produzindo hemorragia/edema

Incidência: na necrópsia em 67–97% dos pacientes com grande trauma esquelético; contudo, a síndrome de embolia gordurosa sintomática ocorre em < 10% (M > F)

Início: 24–72 horas após o trauma
- dispneia (insuficiência pulmonar progressiva)
- febre
- hipoxemia sistêmica
- alterações mentais: cefaleia, confusão mental
- petéquias (50%) pela coagulopatia (liberação da tromboplastina tecidual)

√ Imagem torácica inicial geralmente negativa (normal até 72 h)
√ Atelectasias em placa
√ Infiltrados alveolares bilaterais difusos
√ Consolidação (pode progredir para ARDS)

NUC:
√ Defeitos de perfusão periféricos mosqueados (1–4 dias após o trauma), aumentando tardiamente em virtude dos infiltrados pneumônicos

PNEUMONIA ORGANIZANTE FOCAL

= pneumonia não resolvida/pneumonia com resolução incompleta além de 8 semanas

Prevalência: 5–10% de todas as pneumonias (87% das pneumonias resolvem dentro de 4 semanas, 12% dentro de 4–8 semanas)

Fatores predisponentes: idade, *diabetes mellitus*, bronquite crônica, superdosagem de antibióticos?

Histologia: organização do exsudato intra-alveolar + espessamento dos septos alveolares/alterações inflamatórias crônicas da mucosa brônquica + lesão obstrutiva nos bronquíolos em organização

- tosse, escarro, febre, hemoptise (em 1/4)

√ Anomalia parenquimatosa mal definida localizada com margem irregular
√ Diminuição do tamanho da massa dentro de 3–4 semanas

HRCT:
√ Lesão plana/ovoide com margem irregular em localização subpleural/ao longo do feixe broncovascular
√ ± lesões satélites (44%) + aerobroncograma (22%)

FRATURA DA TRAQUEIA/BRÔNQUIO

= RUPTURA TRAQUEOBRONQUIOLAR

Causa: trauma torácico fechado (em 1,5%)
- diagnóstico tardio é comum

Localização: (a) brônquio principal dentro de 2,5 cm da carina (80%); D > E
(b) logo acima da carina (20%)

Lesões associadas:
√ Fratura das 3 primeiras costelas (53–91%), raro em crianças
√ Fratura de clavícula, esterno, escápula (40%)
√ Pneumotórax (70%)
√ Enfisema mediastinal ± subcutânea que aumenta
√ Ausência de efusão pleural
√ Sinal do "pulmão caído" = pulmão colabado em posição perifericamente pendente (perda de suporte de ancoramento na transecção brônquica)
√ Reexpansão pulmonar inadequada a despeito de um/mais drenos torácicos devidamente posicionados (em virtude do grande vazamento de ar)
√ Elevação do osso hioide acima do nível do corpo vertebral C3/elevação do corno maior a < 2 cm do ângulo da mandíbula (na radiografia LAT da espinha) em virtude da ruptura do músculo infra-hioide + ação não oposta do músculo supra-hioide
√ Atelectasia (pode ser um desenvolvimento tardio)

CT:
√ Coleções de ar peribrônquicas focais
√ Descontinuidade/irregularidade da parede brônquica
√ Posição anormal do tubo endotraqueal:
  √ Hiperdistensão do balonete
  √ Protrusão da parede do tubo além das margens esperadas da traqueia
  √ Posição extraluminar da ponta do tubo

Prognóstico: 30% de mortalidade (em 15% dentro de 1 h)

Cx ao longo prazo: estenose de via aérea/broncomalacia; atelectasia/pneumonia recorrente

PNEUMONIA INTERSTICIAL DE CÉLULAS GIGANTES

◊ Quase patognômico para pneumoconiose por metal pesado
√ Padrão micronodular difuso
√ Padrão reticular; na doença avançada grosseira e acompanhado por espaços císticos pequenos
√ ± aumento linfonodal

HRCT:
- √ Áreas bilaterais de atenuação em "vidro fosco"
- √ Áreas de consolidação
- √ Reticulações extensivas
- √ Bronquiectasia de tração

SÍNDROME DE GOODPASTURE

= ANTICORPOS ANTIMEMBRANA BASAL GROMELULAR
= doença autoimune caracterizada por:
(1) glomerulonefrite
(2) anticorpos circulantes contra a membrana basal glomerular + alveolar
(3) hemorragia pulmonar

Patogênese:
doença citotóxica mediada por anticorpos = hipersensibilidade do tipo II; a membrana basal alveolar torna-se antigênica (talvez de etiologia viral); os anticorpos IgG/IgM com ativação complementar causam a destruição celular + hemorragia pulmonar, levando à deposição de hemossiderina e fibrose pulmonar

Pico etário: 26 anos (variação 17–78 anos); M÷F = 7÷1
- anemia por deficiência de ferro
- hepatosplenomegalia
- hipertensão sistêmica

@ no pulmão
- infecção respiratória superior precedente (em 2/3) + doença renal
- leve hemoptise (72%) com macrófagos cheios de hemossiderina no escarro, geralmente precede as manifestações clínicas da doença renal por alguns meses
- tosse, dispneia, estertores basilares
- √ Consolidação bilateral extensiva de espaços aéreos:
  - √ Consolidação simétrica da área peri-hilar + bases pulmonares com ápices pulmonares poupados
  - √ Aerobroncograma
  - √ Consolidação substituída por padrão intersticial dentro de 2–3 dias (devido à organização da hemorragia resultando em espessamento septal interlobular)
- √ Os linfonodos hilares podem estar aumentados durante os episódios agudos

@ no rim
- glomerulonefrite com depósitos de IgG em padrão linear glomerular característico
- hematúria

Prognóstico: morte dentro de 3 anos (média em 6 meses) em função da insuficiência renal
Rx: quimioterapia citotóxica, plasmaférese, nefrectomia bilateral
DDx: hemossiderose pulmonar idiopática

GRANULOMA DO PULMÃO

Causa:
A. Sarcoidose
B. Doença granulomatosa não sarcoidal
  (a) infecciosa
   - bacteriana: TB, gumma
   - oportunista: criptococose
   - parasítica: *Dirofilaria immitis* (dirofilariose do cão)
   - fúngica: histoplasmose, coccidioidomicose, nocardiose
  (b) não infecciosa
   - corpo estranho: talco, berílio, alga, pólen, celulose, lipídios, abuso de drogas nasalmente inaláveis, aspiração de medicação
   - doença linfoproliferativa angiocêntrica
   - vasculite
   - alveolite alérgica extrínseca
   - histiocitose de células de Langerhans
   - granuloma hialinizante pulmonar
   - granuloma peribrônquico
   - doença granulomatosa crônica na infância

Histologia: células epiteliais, linfócitos, macrófagos, células gigantes do tipo Langerhans
Frequência: constitui a maioria dos nódulos pulmonares solitários

- tosse não produtiva
- falta de ar
- pneumotórax espontâneo

CXR:
- ◊ Detecção em CXR requer múltiplos granulomas/aglomeração de granulomas (granuloma individual é muito pequeno)!
- √ Ninho central de calcificação em um padrão laminado/difuso
- √ Ausência de crescimento por pelo menos 2 anos

CT (mais efetiva nos nódulos ≤ 3 cm em diâmetro com margens difusas discretas):
- √ 50–60% dos nódulos pulmonares demonstram calcificações não suspeitas na CT

DDx: carcinoma (em 10% há calcificação excêntrica em cicatriz preexistente/granuloma próximo/verdadeira calcificação puntiforme em uma lesão maior)

HAMARTOMA DA PAREDE TORÁCICA

= MESENQUIMOMA (incorreto, pois implica neoplasia)
= supercrescimento focal dos elementos esqueléticos normais com evolução benigna e autolimitada; extremamente raro

Idade: 1º ano de vida
- √ Massa extrapleural grande/moderada bem circunscrita, afetando uma/mais costelas
- √ Costelas próximas ao centro da massa parcialmente/totalmente destruída
- √ Costelas na periferia deformadas/erodidas
- √ Quantidade significativa de calcificação/ossificação
  (DDx: cisto ósseo aneurismático)
- √ A massa comprime o pulmão subjacente

Rx: ressecção curativa

HAMARTOMA DO PULMÃO

= tumor benigno pulmonar mais comum
Incidência: 0,25% da população (autopsia); 6–8% de todas as lesões de neoplasias pulmonares solitárias; 77% de todos os tumores pulmonares benignos

Etiologia:
1. Malformação congênita do brônquio Anlage deslocado
2. Hiperplasia das estruturas normais
3. Neoplasia cartilaginosa
4. Resposta à inflamação

Percurso: massa solitária composta de tecidos normais encontrados em quantidade, mistura e arranjo anormais
Histologia: epitélio colunar, cuboidal, ciliado, gordura (em 50%), osso, cartilagem (predominância), músculo, vasos, tecido fibroso, calcificações, células plasmáticas originando do tecido conectivo fibroso abaixo da membrana mucosa da parede brônquica
Pico etário: 5ª + 6ª década; M÷F = 2÷1–3÷1
Pode ser associado à:
tríade de Carney (lesões pulmonares condromatosas, leiomiossarcoma gástrica, paraganglioma extrasuprarrenal funcional); síndrome do hamartoma pulmonar

- principalmente assintomático

- hemoptise (raro)
- tosse, dor torácica vaga, febre (com pneumonite pós-obstrutiva)

Localização: 2/3 periférico: endobrônquico em 3–10–20%; multiplicidade (rara)

√ Massa lobulada esférica lisa < 4 cm (média de 2,5 cm)
√ Calcificações em 15–20% (quase patognomônico do tipo condroide com aspecto "em pipoca")
√ Densidade de gordura de 50% (DIAGNÓSTICO)
√ Cavitação (extremamente rara)
√ Padrões de crescimento: lento/rápido/estável com crescimento tardio
√ Geralmente, aumentos de 1,5 mm/ano duplicando em tamanho a cada 14 anos

HRCT:
√ Densidade de gordura detectável em 34% (–80 a –120 HU)
√ Cálcio + gordura detectável em 19%

Biopsia por agulha transtorácica: 85% de acurácia diagnóstica
DDx: pneumonia lipoide (massa mal definida/infiltrado pulmonar); doença granulomatosa, tumor carcinoide, adenocarcinoma mucinoso metastático, amiloidose

TELANGIECTASIA HEMORRÁGICA HEREDITÁRIA

= SÍNDROME DE RENDU-OSLER-WEBER
= grupo de desordens autossômicas dominantes hereditárias que resultam em uma variedade de displasias fibrovasculares sistêmicas que afetam a membrana mucosa, pele, pulmão, cérebro, trato GI:
  (1) telangiectasias
  (2) malformações arteriovenosas (hemangiomas AV)
  (3) aneurismas

Etiologia: gene que codifica a transformação do fator de crescimento que liga proteínas

Percurso: conexões diretas entre artérias + veias com ausência de capilares (telangiectasias são pequenas AVMs)
  (a) pequenas telangiectasias = dilatação focal das vênulas pós-capilares com fibras de estresse proeminentes em pericitos ao longo das bordas luminais
  (b) telangiectasias totalmente desenvolvidas = vênulas acentuadamente dilatadas + torcidas com camadas excessivas de músculo liso sem fibras elásticas diretamente conectadas às arteríolas dilatadas

- sangramento frequente para dentro da membrana mucosa, pele, pulmões, sistema geniturinário, sistema gastrointestinal (em virtude de fraqueza vascular)

@ no nariz (telangiectasia da mucosa nasal)
- epistaxe recorrente (32–85%): mais grave ao decorrer do tempo em 66%; inicia aos 10 anos, presente pela idade de 21 anos na maioria dos casos; até 45 episódios por mês

@ na pele
- telangiectasia = manchas vasculares avermelhadas e pequenas

Idade: presente na maioria dos casos até a idade de 40 anos; aumenta em número + tamanho com a idade
Localização: lábios, língua, palato, dedos, face, conjuntiva, tronco, braços, leito ungueal

@ nos pulmões (5–15%)
◊ 5–15% dos pacientes com telangiectasia hemorrágica hereditária têm AVMs pulmonar
◊ Até 60% dos pacientes com AVMs pulmonares têm telangiectasia hemorrágica hereditária
ver "Malformação Arterial Pulmonar" na página 531

@ no CNS (AVMs cerebral ou espinhal)
- hemorragia subaracnoide
- convulsão; paraparesia (menos comum)
- cefaleia

@ no trato GI (estômago, duodeno, intestino delgado, cólon) ocasionalmente associado a AVMs/angiodisplasias
- sangramento GI recorrente (na 5ª–6ª década)

@ no fígado (8–31%)
√ Hepatomegalia
√ Presença de múltiplas AVMs (entre os ramos da artéria hepática + ramos das veias hepáticas/portal):
  √ Aumento simultâneo de artérias + veias hepáticas
  √ Múltiplas áreas transitórias periféricas em forma de cunha de aumento hepático na fase hepática arterial
√ Artérias hepáticas alargadas e tortuosas
√ Dilatação das veias hepáticas
√ Rubor capilar mosqueado difuso na angio

Cx: cirrose atípica, hipertensão portal, hemorragia visceral GI, ascite, encefalopatia
Cx: (1) insuficiência cardíaca congestiva (em decorrência do *shunt* AV)
  (2) abcesso cerebral (da embolia paradoxal)

HISTOPLASMOSE

Prevalência: quase 100% em áreas endêmicas; até 30% na América Central + Sul, Porto Rico, África Ocidental, Sudeste da Ásia; anualmente 500.000 infectados nos USA; até 30% da população dos USA tem reação cutânea positiva

Organismo: *Histoplasma capsulatum*, fungo dimórfico; distribuição por todo o mundo mais frequente nas regiões de clima temperado; amplamente distribuído no solo por fezes de pássaros da região central da América do Norte (endêmico em Ohio, Mississipi, St Lawrence River Valley); existe como um esporo no solo + transforma-se em forma de levedura na temperatura corporal normal

Vetores: galinhas + outras aves (passa pelas fezes sem infectar em virtude da alta temperatura corporal); morcegos

Infecção: inalação de esporos trazidos pelo vento (micronídia de 2–6 μm, macronídia de 6–14 μm), a qual germina dentro do alvéolo liberando formas de levedura, as quais são fagocitadas, porém não são mortas pelos macrófagos; invasão de linfócitos pulmonares com disseminação para linfonodos hilares + mediastinais; macrófagos parasitados disseminados hematogenicamente pelo sistema reticuloendotelial (baço!)

Patologia: esporos incitam a formação de granulomas, necrose e calcificação epitelioide

Dx: (1) cultura (escarro, tecido pulmonar, urina, medula óssea, linfonodo)
  (2) identificação das formas de levedura coradas com PAS/metamina de prata de Gomori
  (3) teste de fixação do complemento (títulos absolutos de 1÷64 ou 4 vezes de aumento em testes repetidos sugere infecção ativa/recente)
  (4) imunodifusão sérica: teste da difusão em ágar gel (banda H de precipitina)

Rx: cetoconazol

Histoplasmose Pulmonar

A. HISTOPLASMOSE AGUDA
- maioria assintomática + doença autolimitada (em 99,5%)
- febre, tosse, mal-estar simulando infecção viral em vias aéreas superiores 3 semanas após inóculo maciço/em pacientes debilitados (crianças/idosos)
- teste cutâneo positivo para histoplasmose; hipersensibilidade se desenvolve em 1–2 semanas
√ Linfadenopatia generalizada

√ Padrão broncopneumônico não segmentar bilateral com tendência para desaparecer em uma área + surgir em outra
√ Múltiplos nódulos que se transformam em centenas de calcificações puntiformes (geralmente > 4 mm) após 9–24 meses
√ "Lesão em alvo" = calcificação central é PATOGNOMÔNICA
√ Aumento dos linfonodos hilares/mediastinais (DDx: pneumonia viral/bacteriana aguda)
√ Calcificação "em pipoca" dos linfonodos mediastinais > 10 mm (80% de probabilidade de ser causado por histoplasma)
√ > 5 calcificações esplênicas (40%)
CT:
√ Massa paratraqueal/subcarinal com regiões de baixa atenuação (necrose) + septos aumentados

B. HISTOPLASMOSE CRÔNICA (0,03%)
Predisposição: indivíduos com doença pulmonar obstrutiva crônica + fumo de cigarro
Idade: homens brancos na meia-idade
Fisiopatológico: reação hiperimune
- tosse, febre de baixo grau, suores noturnos simulando tuberculose pós-primária
√ Consolidação periférica segmentar em forma de cunha de aparência de ser comido por mariposa de foco disseminado no pulmão enfisematoso
√ Fibrose em segmentos posteriores apicais de lobos superiores (indistinguível da TB pós-primária) adjacente a bolhas enfisematosas

C. HISTOPLASMOSE DISSEMINADA
Predisposição: imunidade debilitada de células T; AIDS; imunossupressão após transplante de órgão
Prevalência: 1÷50.000 indivíduos expostos
Fisiopatologia: progresso de infecção exógena/reativação de foco latente
- infecção aguda, rapidamente fatal:
- febre, perda de peso, anorexia, mal-estar
- tosse (< 50%)
- dor abdominal, náusea, vômitos, diarreia
- doença intermitente crônica:
- febre de baixo grau, perda de peso, fadiga
- insuficiência suprarrenal
√ CXR normal (> 50%)
√ Nódulos miliares < 3 mm
√ Opacidades reticulonodulares irregulares lineares
√ Opacidades de espaços aéreos segmentares/lobares/difusos
√ Adenopatia hilar + mediastinal (incomum em pacientes imunocomprometidos)
√ Hepatosplenomegalia
Cx: artrite (mais frequente nos joelhos), tenosinovite, osteomielite

D. MANIFESTAÇÕES TARDIAS
◊ Organismos recuperados em somente 50%!
√ **Histoplasmoma** (= crescimento continuado de foco primário a 0,5–2,8 mm/ano) adjacente à pleura + tipicamente com anéis calcificados laminados ("pulmão petrificado")
Em 20% associado a: granulomas mediastinais
√ Broncolitíase = erosão de linfonodos peribrônquico calcificados para dentro do brônquio:
- hemoptise, febre, calafrios, tosse produtiva
√ Alteração na posição da pedra nas radiografias em série
√ **Granuloma mediastinal** (incomum)
= infecção direta dos linfonodos mediastinais

Histologia: nódulos envolvidos com vários graus de necrose caseosa central ± calcificação
- geralmente assintomático
Localização: linfonodos subcarinais/paratraqueal direita/hilar
√ Mediastino alargado (nódulos + veias aumentadas)
√ Massa lobulada de linfonodos de baixa densidade de 3–10 cm em espessura circundada por 2–5 mm de cápsula fibrosa espessa cruzada por septo irregular de figura aumentada (CARACTERÍSTICO)
√ Deslocamento da SVC/esôfago
√ **Mediastenite fibrosante** (incomum)

DOENÇA DE HODGKIN
= doença das células T
Incidência: 0,75% de todos os cânceres diagnosticados todos os anos; 40% de todos os linfomas
Idade: picos bimodais aos 25–30 anos e 70–80 anos; muito raro em crianças < 5 anos; M÷F = 1÷1
Histologia: célula de Reed-Sternberg = células malignas binucleadas com núcleo proeminente localizado centralmente (ativado por células pré-B)

(1) predominância linfocítica (5%)
= abundância de linfócitos de aparência normal + relativa escassez de células anormais
- geralmente diagnosticado em pessoas mais jovens < 35 anos
- sintomas sistêmicos são incomuns
- frequentemente em doença de estágio precoce + localizado
Prognóstico: histórico natural mais favorável

(2) esclerose nodular (78%)
= linfonodos atravessados por feixes amplos de colágeno birrefringente separando nódulos, que consistem de linfócitos normais, eosinófilos, células plasmáticas e histiócitos
- 1/3 com sintomas sistêmicos
√ Tipicamente com envolvimento localizado anterior mediastinal
Prognóstico: bom

(3) celularidade mista (17%)
= obliteração difusa de linfonodos com linfócitos, eosinófilos, células plasmáticas + abundância relativa de células mononucleares atípicas e de Reed-Sternberg; mais comum em estágio avançado na apresentação em idade avançada
√ Mais comumente abdominal do que mediastinal
Prognóstico: menos favorável

(4) depleção linfocitária (1%)
= escassez de linfócitos de aspecto normal + abundância de células mononucleares atípicas e de Reed-Sternberg; subtipo menos comum com pior prognóstico
Idade: pacientes mais velhos
- sintomas sistêmicos
√ Estágio avançado disseminado
Prognóstico: rapidamente fatal

- linfadenopatia indolor:
cervical > supraclavicular > inguinal > axilar
- dor induzida pelo álcool
- febre inexplicada, suores noturnos, perda de peso
- prurido generalizado
@ no tórax
Na apresentação: 67% com doença intratorácica
Sítios de agregados linfoides:
1. Linfonodos no mediastino
2. Linfonodos na bifurcação dos brônquios de 1ª + 2ª ordem
3. Coleções linfoides encapsuladas na superfície torácica da pleura parietal profunda

4. Nódulos não encapsulados nos pontos de divisão dos brônquios situados mais distalmente, bronquíolos e vasos pulmonares
5. Agregados linfoides não encapsulados dentro do tecido conectivo peribrônquico
6. Pequenos acúmulos de linfócitos nos septos interlobulares + canais linfáticos

A. MANIFESTAÇÕES INTRAPULMONARES
Frequência: em 6–11%; em 4,3% bilateral (mais frequente em doenças recorrentes)
◊ Mais comum no tipo de esclerose nodular
◊ Subsequente à adenopatia hilar em pulmão ipsilateral

1. Forma broncovascular (tipo mais comum de envolvimento)
   √ Padrão reticulonodular grosseiro contíguo com o mediastino = extensão direta a partir dos nódulos mediastinais ao longo dos linfáticos
   √ Lesões nodulares parenquimais
   √ Nódulos miliares
   √ Envolvimento endobrônquico
   √ Atelectasias lobares secundárias à obstrução endobrônquica (rara)
   √ Cavitação secundária à necrose (rara)
2. Forma subpleural
   √ Massas subpleurais circunscritas
   √ Efusão pleural (20–50%) pela obstrução linfática
3. Forma pneumônica maciça (68%)
   √ Infiltrado não segmentar difuso (tipo pneumônico)
   √ Infiltrados lobares maciços (30%)
   √ Infiltrados confluentes homogêneos com bordas "ásperas"
   √ Aerobroncograma
4. Forma nodular
   √ Múltiplos nódulos < 1 cm de diâmetro (DDx: doença metastática)
   DDx em pacientes tratados:
   relapso, infecção, pneumonite de radiação, doença pulmonar induzida por drogas

B. MANIFESTAÇÕES EXTRAPULMONARES
1. Linfadenopatia mediastinal + hilar
   manifestação mais comum, presente em 90–99%, comumente múltiplos grupos linfonodais envolvidos no tórax
   Localização:
   nódulos mediastinais anteriores + retroesternais geralmente acometidos (DDx: sarcoidose); confinado ao mediastino anterior em 40%; 20% com nódulos mediastinais tem também linfadenopatia hilar; linfonodos hilares envolvidos bilateralmente em 50%
   Disseminação do mediastino anterior para:
   outras localizações mediastinais, pleura, pericárdio, parede torácica
   ◊ Envolvimento de múltiplos grupos linfonodais em 95%!
   √ CXR: nas imagens iniciais, a adenopatia é identificada em 50%
   √ Linfonodos necróticos (geralmente, no tipo esclerosante nodular)
   √ Os linfonodos podem calcificar após a radioterapia/quimioterapia
2. Efusão pleural (13%)
   ◊ Sem importância prognóstica
   Prognóstico: geralmente se resolve após tratamento
3. Massas + placas neurais
   (a) erosão esternal
   (b) invasão da parede torácica anterior

Cx:
1. Infecção sobreposta
   √ Consolidação com abaulamento das bordas: pneumonia bacteriana necrotizante
   √ Múltiplos focos nodulares: aspergilose + nocardiose
   √ Consolidações bilaterais difusas: *Pneumocystis carinii*
   √ Cavitação que se desenvolve rapidamente dentro da consolidação: anaeróbios/fungos
   Dx: pela cultura, citologia do escarro, biopsia pulmonar
2. Toxicidade pelas drogas

Doença de Hodgkin Extranodal (15-30%)

@ NO OSSO (5–20%)
◊ Durante o curso da doença, 5–32% desenvolverão envolvimento medular
Na apresentação: 1–4%; indicativo de doença agressiva disseminada com prognóstico ruim
Localização: espinha dorsolombar > pelve > costela > fêmur > esterno
NUC: recomendado somente com dor óssea + fosfatase alcalina sérica aumentada
√ Lesões solitárias (33%)/poliostóticas (66%):
   √ Geralmente, com borda de lesão larga e mal definida/margem esclerótica
   √ Reação perióstea lamelar/"clarão de sol"
   √ Predominantemente osteolítica com bordas turvas, raramente esclerótica/lítica-esclerótica mista
√ Fraturas raramente ocorrem na apresentação

\	Classificação de Estágios de Ann Arbor para HD
Estágio	Descrição
I	uma região anatômica/estrutura linfoide (ex. baço, timo, anel de Waldeyer) ou sítio único extralinfático
II	≥ 2 regiões linfonodais/envolvimento contínuo localizado do sítio extranodal + região linfonodal do mesmo lado do diafragma (número de sítios indicados por subscrito, ex. II_2)
III	regiões de linfonodos em ambos os lados do diafragma ± baço (Estágio III_S)/anel de Waldeyer/envolvimento localizado contínuo de um sítio extranodal
III_1	± nódulos de baço/hilo/celíaco/portal
III_2	+ nódulos para-aórtico/ilíaco/mesentérico
IV	envolvimento difuso/disseminado de ≥ 1 linfonodos de órgãos extranodais
A*	sem sintomas
B*	temperatura > 38°C, suores noturnos, perda inesperada de > 10% do peso corporal dentro dos 6 meses precedentes
E*	sítio extranodal único e contínuo em direção ao sítio nodal
X*	doença volumosa (alargamento de mediastino > 1/3 ou massa nodal > 10 cm)
CS*	estágio clínico
PS*	estágio patológico (determinado por laparoscopia)
*essas designações são aplicáveis para qualquer estágio	

√ Osteólise vertebral com colapso/esclerose irregular/"vértebra de marfim"/lesões líticas + blásticas mistas
√ Defeito de ranhura em margem de corpo vertebral anterior (em virtude da erosão por linfonodos)
√ Osteólise do esterno (em virtude de sua proximidade aos ductos linfáticos torácicos)
@ CABEÇA e PESCOÇO (< 1%)
- biopsia nasofaríngea positiva em 20%
√ Massa tireoidiana com envolvimento secundário (2%)
@ NO CNS (incomum)
Frequência: envolvimento hematógeno secundário em 0,2–0.5%; geralmente não faz parte da apresentação padrão sem sintomas/sinais do CNS
Localização: córtex cerebral supratentorial + meninges em aspecto inferior do cérebro (mais frequente)
√ Massas leptomeníngeas + plexo coroide
√ Massa de matéria branca, tipicamente periventricular/basal gangliônica/cerebelar
√ Atrofia cerebelar paraneoplásica
√ Massa epidural com compressão do cordão espinhal (em 3–7,6%) por extensão de nódulos paraespinais pelo forame neural intervertebral:
  √ Envolvimento vertebral ósseo concomitante (32–42%)
@ NO TIMO (30–56%)
  ◊ Considerado um "linfonodo" pelo aspecto
  √ Permanece aumentado após o tratamento em 33% (em virtude de doença recorrente/hiperplasia de repercussão/persistência de cisto tímico)
@ NA PAREDE TORÁCICA (6,4%)
  √ Infiltrado de tecido mole paraesternal por extensão direta dos nódulos mamários internos
  √ Massa abaixo/entre os músculos pectorais (rara)
@ NO CORAÇÃO (7,5%)
  √ Efusão pericárdica (com grande massa mediastinal)
  √ Invasão do pericárdio + SVC
  √ Massa nodular pericárdica
@ NO FÍGADO (6–20%)
  ◊ Envolvimento primário muito raro
  Associada à: doença esplênica (quase invariável)
  √ Nódulos discretos (10%) = lesão miliar de < 10 mm
  √ Doença difusa (87%) = infiltrados irregulares em áreas portais
@ NO BAÇO
  ◊ Considerado um "órgão nodal"
  Frequência: 30–40% na laparotomia
  √ Envolvimento difuso (não é detectável por imagem) ± esplenomegalia
  √ Nódulos hipoecoicos de hipoatenuação com contraste de aumento reduzido
  MR:
    √ Nódulo hipo/isointenso em T1WI + hiperintenso em T2WI
    √ Aumento reduzido comparado com o baço normal
  DDx: esplenomegalia reativa (em 30%)
@ NO PÂNCREAS (extremamente raro)
  ◊ Secundária à doença do linfonodo contíguo
@ NO TRATO GI (10–15%)
@ NO ESÔFAGO (extremamente raro)
  √ Nódulos esofágicos/estreitamento irregular
@ NO ESTÔMAGO (9% de todos os linfomas intestinais)
  √ Lesão estreita rígida obstrutiva (DDx: carcinoma cirroso)
  √ Espessamento de parede + borda externa lisa lobulada
@ NO INTESTINO DELGADO:
- sintomas tipo psilose, esteatorreia

√ Reação desmoplásica abundante (DDx por NHL)
√ Infiltrado (60%); polipode (26%); ulcerado (14%)
Prognóstico: taxa de sobrevida de 5 anos mais pobre que outras formas da doença
@ NO TRATO GU (extremamente raro)
√ Massas perirrenais/renais (em virtude da invasão dos nódulos circundantes)
Cx: risco aumentado para outras malignidades da terapia agressiva (leucemia aguda, NHL, sarcoma induzido por radiação)

DOENÇA HIDÁTICA
= EQUINOCOCOSE PULMONAR
◊ Sítio mais comum de envolvimento secundário em crianças + 2º sítio mais frequente em adultos
Fonte: disseminação hematogênica de lesão hepática
Frequência: 15–25% das doenças hidáticas
- assintomática
- eosinofilia (< 25%)
- ataques súbitos de tosse, hemoptise, dor torácica, febre
- expectoração de líquido/membranas/escólex cístico
- teste cutâneo de Casoni positivo em 60%
- reação de hipersensibilidade (se a ruptura do cisto ocorrer)
Localização: lobos inferiores em 60%; bilateral em 20%
√ Massas nitidamente circunscritas esféricas/ovoides solitária (70–75%), múltiplas (25–30%)
√ Tamanho de 1–20 cm em diâmetro (16–20 semanas para dobrar de tamanho)
√ Comunicação do cisto com a árvore brônquica:
  √ "Sinal do menisco", "sinal do duplo arco", "sinal da lua", "sinal crescente" (5%) = crescente fino radiolucente na parte superior do cisto (em virtude da ruptura do pericisto com dissecção do ar entre o pericisto + membrana laminada)
  √ Nível de ar-líquido = ruptura de todas as paredes císticas com entrada de ar no endocisto
  √ Sinal de Cumbo = nível de ar-líquido dentro do endocisto + ar entre pericisto e endocisto com aparência de "casca de cebola"
  √ Sinal de serpente = colapso de membrana dentro do cisto delimitado por ar (após a expectoração do conteúdo cístico)
  √ "Sinal do lírio d'água", "sinal do camalote" = membrana cística completamente colapsada e amassada flutuando dentro do líquido cístico
  √ Massa dentro da cavidade = membrana amassada cai para grande porção dependente da cavidade, após a completa expectoração do líquido cístico

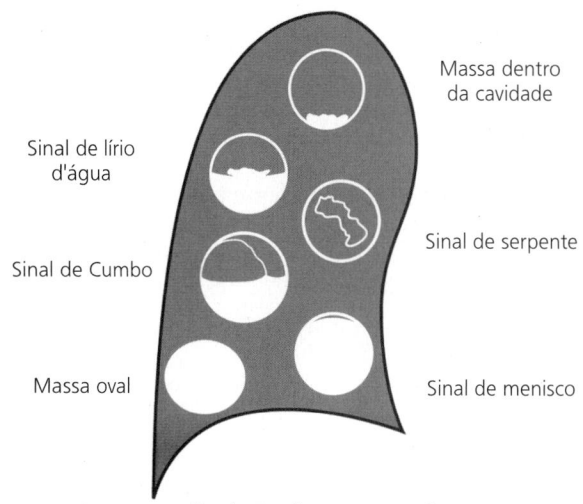

Apresentação da Equinococose Pulmonar
na Radiografia Torácica Vertical

√ Hidropneumotórax
√ Calcificações da parede cística (0,7%)
√ Erosão costal + vertebral (raro)
√ Cisto mediastinal: mediastino posterior (65%), anterior (26%), médio (9%)
Cx: infecção bacteriana (após ruptura cística)

SÍNDROME PULMONAR HIPOGENÉTICA

= nome coletivo para o mau desenvolvimento congênito de um/mais lobos de um pulmão, separado em três formas:

1. **Agenesia pulmonar**
   = ausência completa de um lobo + seus brônquios
   CT:
   √ Ausência de brônquio + lobo(s)

2. **Aplasia pulmonar**
   = brônquio rudimentar terminando em fundo de saco + ausência de parênquima + vasos
   Incidência: 1÷10.000; D÷E = 1÷1
   CT:
   √ Ausência da artéria pulmonar ipsilateral
   √ O brônquio termina em fundo de saco dilatado
   √ Ausência do tecido pulmonar ipsilateral

3. **Hipoplasia pulmonar** (38%)
   = brônquio completamente formado, porém congenitamente pequeno com parênquima rudimentar + vasos pequenos

   Causas para desenvolvimento:
   resultando em compressão intrauterina do tórax
   (a) idiopática (rara)
   (b) compressão extratorácica (= síndrome de Potter)
       1. Oligo-hidrâmnio (agenesia renal, doença renal cística bilateral, uropatia obstrutiva, ruptura prematura de membranas)
       2. Ascite fetal
   (c) compressão da caixa torácica
       1. Displasia óssea torácica (Jeune, distrofia tanatofórica, Ellis-van Creveld, grave acondroplasia)
       2. Doença muscular
   (d) compressão intratorácica
       1. Defeito diafragmático
       2. Excesso de líquido pleural
       3. Grande cisto/tumor intratorácico
   CT:
   √ Brônquio + lobo pequeno
   √ Suprimento arterial da aorta torácica/abdominal secundária à artéria pulmonar ausente/hipoplásica
   √ Drenagem venosa para dentro da IVC, veia hepática, veia porta, átrio direito, seio coronário

◊ O pulmão hipogenético é o componente mais constante da **síndrome venolobar pulmonar congênita**!

Pode estar associada a:
estenose traqueal congênita, cisto broncogênico, diafragma acessório, hérnia diafragmática, bronquite, bronquiectasia
Localização: D÷E = 3÷1, RML (65%) > RUL (40%) > RLL (20%) > LUL (20%) > LLL (15%); múltiplos lobos (45%)

• geralmente assintomático (no pulmão hipogenético isolado)
• dispneia ao esforço
√ Pequeno hemitórax ipsilateral + hemidiafragma elevado
√ Vasculatura pulmonar diminuída no lado envolvido
√ Hilo pequeno no lado acometido (artéria pulmonar ausente/pequena)
√ Mediastino + coração deslocado na direção do lado envolvido
√ Borda cardiomediastinal indistinta no lado acometido
√ Radiolucência diminuída no lado acometido
√ Grande capa apical ipsilateral + ângulo costofrênico obtuso
√ área larga retroesternal de opacidade (visão lateral)

Pulmão em Ferradura

= variante incomum da síndrome pulmonar hipogenética, na qual o RLL cruza a linha média entre o esôfago e o coração + funde-se com o pulmão oposto LLL
√ Fissura oblíqua no hemitórax inferior esquerdo (se ambos os pulmões são separados por camadas pleurais)
√ Vasos pulmonares + brônquios cruzando a linha média

PNEUMONIA INTERSTICIAL IDIOPÁTICA (IIP)

DDx: pneumonite por hipersensibilidade, doença vascular do colágeno

Pneumonia Intersticial Aguda

= AIP [PNEUMONIA INTERSTICIAL ACELERADA] = DANO ALVEOLAR DIFUSO = ARDS IDIOPÁTICA = FIBROSE INTERSTICIAL DIFUSA AGUDA = SÍNDROME DE HAMMAN-RICH
= doença fulminante rapidamente progressiva de etiologia desconhecida, que geralmente ocorre em pacientes previamente sadios + produzindo dano alveolar difuso

Causa: dano alveolar difuso de origem desconhecida
Patologia: dano alveolar temporário difuso homogêneo e em organização; pequeno depósito de colágeno maduro/distorção arquitetural/em "favo de mel" (oposto de UIP); indistinguível de ARDS causada por sepse + choque
Histologia: (a) fase exsudativa aguda: espessamento da parede alveolar em virtude de edema alveolar/intersticial + células inflamatórias; dano alveolar extensivo com formação de membrana hialina (mais proeminente na 1ª semana após lesão pulmonar)
(b) proliferação de fibroblastos intersticiais acentuados (septo alveolar) com estabilização de cicatrização não progressiva
Idade média: 50 anos (variação abrangente); M = F

• infecção prodrômica viral do trato respiratório superior: tosse, febre
• dispneia rapidamente progressiva + insuficiência respiratória aguda
• requer ventilação dentro de 1–4 semanas (= paciente com ARDS ambulatorial)
• capacidade de difusão diminuída para monóxido de carbono
• pressão pulmonar capilar de < 18 mmHg

Localização: principalmente zonas inferiores do pulmão
Sítio: predominantemente central/subpleura (em 22%); gradiente de atenuação pulmonar anteroposterior
CXR:
√ Extensa opacificação progressiva bilateral hétero/homogêneo dos espaços aéreos: simétrico, bilateral, basilar
HRCT:
√ Opacidades bilaterais em "vidro fosco" (em fase exsudativa):
  √ Irregular (67%) geográfica/difusa (38%)
  √ Consolidação difusa extensiva bilateral dos espaços aéreos (em 67%) com predomínio basal (similar a ARDS)
  √ Polpação focal geográfica dos lóbulos
√ Distorção arquitetural (na fase em organização):
  √ Distorção dos feixes broncovasculares
  √ Bronquiectasia de tração
  √ Pulmão em "favo de mel"
Dx: culturas bacterianas/virais/fúngicas negativas; sem exposição inalatória a agentes nocivos; sem toxicidade pulmonar por drogas

Prognóstico: morte dentro de 1–6 meses (60–90%); recuperação em 12%
DDx: pneumonia disseminada; edema hidrostático; pneumonia eosinofílica aguda; hemorragia pulmonar

Pneumonia Intersticial Subaguda

Pneumonia Intersticial Não Específica com Fibrose
= PNEUMONIA INTERSTICIAL NÃO CLASSIFICÁVEL
= provavelmente, grupo heterogêneo de pneumonia intersticial que não pode ser classificado como UIP/DIP/pneumonia intersticial aguda/BOOP
Incidência: 14–36% (IIP secundária mais comum)
Patologia: parede alveolar homogênea especialmente + temporariamente espessado causado por inflamação e/ou fibrose
Histologia: (I) NSIP celular (48%) = infiltrado intersticial celular com pouca/sem fibrose
(II) NSIP fibrótica (52%) = fibrose densa/solta de aparência uniforme
Condições clínicas associadas ao padrão da NSIP:
(1) idiopática
(2) doença vascular do colágeno (16%): esclerodermia, polimiosite, dermatomiosite, síndrome de Sjögren, artrite reumatoide
(3) pneumonite induzida por drogas
(4) pneumonite por hipersensibilidade: inalação de agentes nocivos expostos (17%)
(5) infecção (8%)
(6) imunodeficiências incluindo HIV
Idade média: 46 anos (uma década a menos que a fibrose pulmonar idiopática); M < F
- dispneia + tosse seca (histórico de 1 semana a 5 anos)
- febre de baixo grau, mal-estar
- capacidade de difusão diminuída para monóxido de carbono (menos grave que a fibrose pulmonar idiopática)
Localização: predominância basilar (90%); envolvimento simétrico de ambos os pulmões
Sítio: subpleura (38–74%) + distribuição peribroncovascular; distribuição difusa/casual (26–62%)
√ CXR normal em 14%
√ Opacidades lineares irregulares bibasilares + consolidação de espaços aéreos heterogêneos difusos
√ Perda de volume em lobos inferiores (91%)
HRCT:
√ Áreas simétricas bilaterais de opacidades em "vidro fosco" disseminadas (76–100%) sem preferência zonal (achado predominante) = fibrose fina
√ Fibrose:
√ Perda de volume lobar
√ Opacidades lineares finas irregulares/reticulares (80–94%)
√ Bronquiectasias de tração/bronquioloectasias em áreas de consolidação (93–100%)
√ Consolidação de espaços aéreos (incomum)
√ Em "favo de mel" (30%)
√ Linfadenopatia mediastinal (29%)
√ Nódulos difusos (muito infrequente)
√ Áreas de baixa atenuação (34%)
√ Múltiplos cistos (muito raro)
√ Acompanhamento: aumento acentuado da fibrose (65%); sem alteração (35%)
Prognóstico: substancialmente melhor que na fibrose pulmonar idiopática; 11% de mortalidade total
Rx: corticosteroides (melhora clínica + funcional + radiográfica em 50–86%)
DDx: pneumonia intersticial usual (padrão reticular irregular + pulmão em "favo de mel" que envolve zonas pulmonares subpleurais + inferiores); pneumonia intersticial descamativa; pneumonia organizante criptogênica; pneumonite de hipersensibilidade crônica

Bronquiolite Respiratória – Doença Pulmonar Intersticial
= pneumonia intersticial de tabagistas, na qual a bronquiolite respiratória está associada à inflamação intersticial peribronquiolar limitada; manifestação precoce de DIP?
Idade média: 36 anos; M = F
Causa: tabagista pesado > 30 maços de cigarro por ano
Histologia: acumulação de macrófagos de pigmento marrom em bronquíolos respiratórios de 1ª e 2ª ordem + espaços aéreos circundantes; fibrose peribrônquica leve com extensão contínua para dentro do septo alveolar
- histórico de fumo excessivo (> 30 maços por ano)
- leve dispneia + tosse
- teste de função pulmonar: restritivo + obstrutivo misto
√ CXR normal (21%)
√ Pequena difusão bibasilar linear + opacidades nodulares (71%)
√ Atelectasia bibasilar (12%)
√ Espessamento de parede brônquica
HRCT:
√ Opacidades irregulares em "vidro fosco" disseminadas (66%)
√ Micronódulos centrolobulares
√ Espessamento da parede brônquica das vias aéreas centrais + periféricas
√ Enfisema centrolobular (lobos superiores)
√ Aprisionamento aéreo
Prognóstico: excelente (após cessação de tabagismo/terapia corticoide) sem pregresso para fibrose pulmonar de estágio final
DDx: pneumonite por hipersensibilidade subaguda (histórico de exposição, não tabagista); bronquiolite infecciosa; pneumonia intersticial descamativa; pneumonia intersticial não específica

Pneumonia Organizante Criptogênica
= COP = BRONQUIOLITE OBLITERANTE COM PNEUMONIA EM ORGANIZAÇÃO (BOOP) = BOOP IDIOPÁTICA = BRONQUIOLITE PROLIFERATIVA
Prevalência: 20–30% de todas as doenças pulmonares infiltrativas crônicas
Causa: pneumonia pós-obstrutiva, síndrome da angústia respiratória organizante adulta, câncer pulmonar, alveolite alérgica extrínseca, manifestação da doença vascular do colágeno, toxicidade pulmonar por drogas, doença do enchimento do silo, idiopático (50%)
Patologia: inflamação temporária homogênea leve/moderada com preservação da arquitetura pulmonar caracterizada por pólipos de tecido granuloso que enchem o lúmen dos ductos alveolares e bronquíolos respiratórios (bronquiolite obliterante) + graus variáveis do infiltrado do interstício e alvéolos com macrófagos (pneumonia em organização)
Histologia: tampões de fibroblastos imaturos (corpos de Masson) cobertos com epitélio cuboidal baixo, o qual pode disseminar através dos percursos de correnteza aéreos colaterais
Pode estar associada a: artrite reumatoide, polimiosite
Idade média: 55 (variação, 40–70 anos); M÷F = 1÷1
- tosse não produtiva + dispneia de 1–4 meses de duração precedidas por uma enfermidade similar a gripe com dor de garganta (40%), febre de baixo grau, mal-estar (em 33%)

- testes de função pulmonar restritivos + capacidade de difusão diminuída nos testes de função pulmonar
- consolidação geralmente diagnosticada como pneumonia com falha para responder a tratamento antibiótico de largo espectro

Localização: predominância em lobo inferior
Sítio: distribuição subpleural (50%) e peribrônquico (30–50%); pode ser migratório

CXR:
  mistura frequente de:
  √ Consolidação de espaços aéreos irregulares uni/bilaterais (25–73%), geralmente subpleural
  √ Nódulos de 3–5 mm (até 50%)
  √ Opacidades lineares irregulares (15–42%)
  √ Consolidação unilateral focal/lobar (5–31%)
  √ Espessamento pleural (13%)
  √ Cavitação/efusão pleural (< 5%)

HRCT:
  √ Consolidação de espaços aéreos irregulares uni/bilaterais (80–90%)
  √ Opacidades irregulares em "vidro fosco" em virtude de alveolite (60%)
  √ Aerobroncograma com dilatação cilíndrica leve (em 36–70%)
  √ Opacidades reticulares decorrentes de fibrose (menos comum)
  √ Efusão pleural (28–35%)
  √ Adenopatia (27%)

  Quatro padrões da HRCT distintivos:
    (1) opacidades de espaços aéreos simétricos irregulares múltiplos e bilaterais
    (2) opacidades reticulares/nodulares bilaterais difusas
    (3) consolidação focal
    (4) múltiplas massas/nódulos grandes

Dx: avaliação de tecido da biopsia pulmonar aberta
Prognóstico: melhora/resolução radiológica com esteroides (em 84% dos pacientes com forma idiopática); anomalias persistentes (30%); 10% de mortalidade em virtude de doença progressiva/recorrente
DDx: carcinoma de célula bronquioloalveolar; linfoma; vasculite; sarcoidose; pneumonia eosinofílica crônica; infecção; pneumonia intersticial não específica

Pneumonia Intersticial Crônica

= PNEUMONIA INTERSTICIAL EM ORGANIZAÇÃO = ALVEOLITE ESCLEROSANTE CRÔNICA DIFUSA

Pneumonia Intersticial Usual

= UIP = FIBROSE PULMONAR IDIOPÁTICA (IPF)
  = ALVEOLITE FIBROSANTE DO TIPO MURAL
  = ALVEOLITE FIBROSANTE CRIPTOGÊNICA
= forma mais comum (90%) da pneumonia intersticial idiopática (pode representar um estágio tardio da DIP)

Condições clínicas associadas ao padrão da UIP:
  (1) fibrose pulmonar idiopática/alveolite fibrosante criptogênica (50%)
  (2) doença vascular do colágeno/desordem imunológica (maioria artrite reumatoide) (20–30%)
  (3) toxicidade por drogas: bleomicina, ciclofosfamida (Cytoxan®), bussulfan, nitrofurantoína
  (4) pneumonite por hipersensibilidade crônica
  (5) asbestose
  (6) fibrose idiopática pulmonar familiar (25%)

Fisiopatologia:
  episódios repetidos de lesão pulmonar à parede torácica causando o alvéolo a se encharcar com líquido proteináceo + detritos celulares; lise incompleta da fibrina intra-alveolar; pneumocite tipo II se regenera quando o colágeno intra-alveolar incorpora o tecido fibroso para dentro do septo alveolar (= sequência de lesão-inflamação-fibrose)

Idade média: 64 anos (geralmente > 50 anos); M > F
Patologia: lesões fibróticas em estágios diferentes (foco fibroblástico + fibrose madura + pulmão em "favo de mel") e áreas de tecido pulmonar normal (= variegação temporal + espacial)
Histologia: exsudato proteináceo no interstício + formação de membrana hialina nos alvéolos; necrose das células de revestimento alveolar seguida por infiltração de monócitos e linfócitos + regeneração do revestimento alveolar; histiócitos intra-alveolares; proliferação de plasmaférese fibroblastos + deposição de fibras de colágeno + proliferação de músculo liso; desorganização progressiva da arquitetura pulmonar

- dispneia progressiva, tosse seca, fadiga (acima de 1–3 anos)
- crepitações finas inspiratórias bibasilares = estertores em "velcro"
- baqueteamento digital (83%)
- linfócitos no lavado broncoalveolar (marcador da alveolite)
- testes de função pulmonar: defeitos restritivos + diminuição da capacidade de difusão para monóxido de carbono

√ Ocasionalmente, padrão em "vidro fosco" nos estágios precoces da alveolite (lesão da parede alveolar, edema intersticial, exsudato proteináceo, membranas hialinas, infiltração de monócitos + linfócitos) em 15–62%
√ Reticulações bilaterais difusas lineares/pequenas e irregulares (100%); basilar (85%) + periférico (59%)
√ Padrão reticulonodular = sobreposição das opacidades lineares
√ Borda cardíaca "áspera"
√ Pulmão em "favo de mel" = numerosos espaços císticos (até 74%)
√ Diafragma elevado = perda progressiva do volume pulmonar (45–75%)
√ Nódulos difusamente distribuídos 1,5–3 mm (15–29%)
√ Efusão pleural (4–6%), espessamento pleural (6%)
√ Pneumotórax em 7% (em estágios tardios)
√ CXR normal (2–8%)

HRCT (88% de sensibilidade, 70–100% PPV):
  Localização: bases pulmonares (68–80%)
  Sítio: predominantemente regiões subpleurais (79%)
  √ Distribuição irregular com áreas de parênquima normal, alveolite ativa, fibrose inicial + tardio presente ao mesmo tempo (MARCA REGISTRADA)
  √ Opacidades reticulares (82%)
  √ Pequenos cistos periféricos tortuosos (= bronquiectasia de tração) em 50%
  √ Distorção arquitetural proeminente do lóbulo pulmonar secundário (= fibrose pulmonar)
  √ Opacidades em "vidro fosco" mínimas (= infiltrados de células mononucleares inflamatórias difusas da doença ativa + proliferação de fibroblastos) em 65–76% que progridem para fibrose
  √ Áreas subpleurais em "favo de mel" com espaços císticos delimitados por parede fibrosa espessa (até 96%) aumentando lentamente ao longo do tempo
  √ Linhas subpleurais (= fibrose/atelectasia funcional)
  √ Espessamento septal interlobular (10%)
  SEM: micronódulos, aprisionamento de ar, cistos que não são em "favo de mel", opacificação em "vidro fosco" extensiva, consolidação, distribuição predominantemente peribroncovascular

Cx: carcinoma broncogênico (10–15%), infecções oportunistas com terapia, deterioração acelerada
RX: geralmente sem resposta para esteroides (somente 10–15%)
Prognóstico: sobrevida média de 2,5–3,5 anos; 43% de taxa de sobrevida de 5 anos; 15% com sobrevida de 10 anos; 87% de mortalidade total; sem recuperação
DDx: doença vascular do colágeno, pneumonite por hipersensibilidade crônica, asbestose

Pneumonia Intersticial Descamativa

= DIP = ALVEOLITE FIBROSANTE DO TIPO DESCAMATIVA = PNEUMONIA MACRÓFAGA ALVEOLAR

= segunda forma mais comum (embora rara) de pneumonia intersticial com evolução mais benigna que a da UIP, a doença pode ser autolimitada ou levar à UIP

Idade média: 42 anos (aproximadamente 8 anos mais jovem que a da UIP); M÷F = 2÷1
Patologia: espessamento homogêneo esporádico do septo alveolar + acúmulo intra-alveolar de macrófagos com preservação relativa da arquitetura pulmonar + fibrose leve (temporariamente uniforme)
Histologia: alvéolos revestidos por grandes células cuboidais + preenchidos por acúmulo maciço de células mononucleares (macrófagos, NÃO células alveolares descamativas), preservação relativa da anatomia alveolar; histologicamente uniforme de campo para campo
Predisposição: fumantes de cigarro (histórico em até 90%)
- assintomático
- perda de peso
- início insidioso de dispneia + tosse seca não produtiva (de 6–12 meses)
- baqueteamento digital (40%)
- funções pulmonares levemente anormais

√ CXR normal (3–22%)
√ Padrão alveolar em "vidro fosco" poupando os ângulos costofrênicos (25–33%), opacidades difusas em "vidro fosco" (15%)
√ Opacidades lineares irregulares (60%), bilateral + basilar (46–73%)
√ Nódulos pulmonares (15%)
√ "Favo de mel" (13%)
√ Volume pulmonar preservado

HRCT:
  Localização: principalmente zonas do meio + pulmonar inferior (73%); bilateral + simétrico (86%)
  Sítio: predominante ruptura subpleural (59%)
√ Atenuação irregular em "vidro fosco" (23%) com progresso para padrão reticular em 20%
√ Opacidades lineares irregulares (= fibrose) + distorção arquitetural (< 20%) confinada às bases pulmonares
√ Cistos circulares de parede fina < 2 cm dentro das opacidades em "vidro fosco"
√ Pequena formação em "favo de mel" + bronquiectasia de tração (32%)
√ Fibrose nas zonas inferiores pulmonares em estágio final

Prognóstico: melhor resposta ao tratamento com corticoides que na UIP (em 60–80%); melhora com cessação de tabagismo; taxa média de sobrevida de 12 anos; taxa de mortalidade de 5% em 5 anos (global 16–27%); 70% em sobrevida de 10 anos
DDx: RB-ILD (centrado no bronquíolo respiratório, opacidades em "vidro fosco" menos extensivos, mais irregular, mais mal definido); pneumonia intersticial aguda; NSIP; pneumonite por hipersensibilidade aguda/subaguda; pneumonia por *P. carinii*; sarcoidose

FIBROSE PULMONAR IDIOPÁTICA

= síndrome clínica associada ao padrão morfológico da UIP
Histologia: aglomerados de fibroblastos + tecido conectivo imaturo dentro do interstício pulmonar
Idade: 50–70 anos; M > F
- tosse seca, dispneia ao esforço
- crepitações inspiratórias em "velcro"
- baqueteamento digital (25–50%)
- testes de função pulmonar restritivos
- capacidade total pulmonar + capacidade residual funcional + volume residual diminuídos
- capacidade de difusão de monóxido de carbono diminuída

CXR:
√ Volume pulmonar diminuído; progressivo com o tempo
√ Reticulações subpleurais bibasilares
√ Aspecto em "favo de mel" (30%)
√ Aspecto bibasilar em "vidro fosco" (incomum)
√ Pequenos nódulos (< 10–15%)

HRCT:
  Melhores preditores:
    √ Zonas inferiores em "favo de mel" (90%)
    √ Opacidades reticulares nos lobos superiores
√ Opacidades (= espessamento intersticial intralobular) reticulares subpleurais bibasilares irregulares (= linear irregular)
√ ± bronquiectasia por tração
√ Opacidades em "vidro fosco" (ocasionalmente)
√ Nódulos discretos (ocasionalmente)
√ Aumento leve de linfonodos mediastinais (comum)

Rx: corticosteroides, agentes imunosupressivos/citotóxicos (< 10% respondem); transplante pulmonar
Prognóstico: deterioração invariável com sobrevida média de 2,5–3,5 anos (30–50% com sobrevida de 5 anos)
DDx: asbestose, doença vascular do colágeno, pneumonite por hipersensibilidade crônica, sarcoidose

HEMOSSIDEROSE PULMONAR IDIOPÁTICA

= IPH = provável processo autoimune com remissões radiológicas + exacerbações clínicas caracterizadas por eosinofilia + mastocitose, reação imunoalérgica, hemorragia pulmonar, anemia por deficiência de ferro

Idade: (a) forma crônica: mais comum < 10 anos de idade
    (b) forma aguda (rara): em adultos: M÷F = 2÷1
Histologia: acúmulo de hemossiderina em macrófagos no líquido da lavagem broncoalveolar
- episódios recorrentes de hemoptise grave
- hepatoesplenomegalia (25%)
- baqueteamento digital
- anemia por deficiência de ferro
- bilirrubinemia

Distribuição: predominância em zonas pulmonares peri-hilares + inferiores

√ Padrão de enchimento alveolar bilateral irregular (= sangue dentro dos alvéolos); inicialmente, por 2–3 dias com retorno ao estado normal em 10–12 dias, a menos que o episódio se repita
√ Padrão reticular tardio (= deposição de hemossiderina no espaço intersticial)
√ Fibrose moderada após episódios repetidos
√ Os linfonodos hilares podem estar aumentados durante os episódios agudos

CT:
√ Áreas homogêneas difusas de atenuação em "vidro fosco" (durante exacerbação)

√ Áreas nodulares + irregulares de atenuação em "vidro fosco" (fase subaguda)
Prognóstico: morte dentro de 2–20 anos (sobrevida média de 3 anos)
DDx:
1. Hemossiderose pulmonar secundária
   Causa: doença da válvula mitral
   √ Linhas septais (NÃO na forma idiopática)
   √ Ossificações pulmonares (NÃO na forma idiopática)
2. Síndrome de Goodpasture
   - anticorpos antimembrana basal glomerular

PSEUDOTUMOR MIOBLÁSTICO INFLAMATÓRIO

= GRANULOMA DE CÉLULA PLASMÁTICA = PSEUDOTUMOR INFLAMATÓRIO = HISTIOCITOMA (FIBROSO) = XANTOMA = XANTOFIBROMA = XANTOGRANULOMA = HEMANGIOMA ESCLEROSANTE
Prevalência: < 1% de todos os tumores pulmonares + vias aéreas
Histologia: composto de porções variáveis de células plasmáticas, linfócitos, fibroblastos, vasos sanguíneos; histiócitos espumosos + células gigantes multinucleadas + células fusiformes (70% do tumor) agrupado em padrão CARACTERÍSTICO de cavilha/espiral
Idade: paciente jovem
- assintomático
- obstrução de vias aéreas (sintomas geralmente atribuídos a asma/pneumonia)
Localização: pulmão > brônquio/traqueia > pleura
√ Massa com margem lisa na traqueia
Rx: excisão cirúrgica

SÍNDROME DE KARTAGENER

= SÍNDROME DO CÍLIO IMÓVEL/COM MOBILIDADE ALTERADA
Incidência: 1÷40,000; alta incidência familiar
Etiologia: função mucociliar anormal secundária à deficiência generalizada dos braços de dineína dos cílios, afetando o epitélio respiratório, epitélio auditivo, esperma
Tríade: (1) *situs inversus* (em 50%)
◊ 50% dos pacientes com síndrome de cílio imóvel têm *situs inversus*!
◊ Síndrome de Kartagener está presente em 20% dos pacientes com *situs inversus*!
(2) polipose nasal com sinusite crônica
(3) bronquiectasias
- surdez
- infertilidade (flagelos espermáticos anormais)
Anomalias associadas:
transposição dos grandes vasos, coração bi/trilocular, estenose pilórica, malha pós-cricoide, epispadia

PNEUMONIA POR KLEBSIELLA

◊ Causa mais comum de pneumonias por Gram-negativos; adquirida na comunidade
Incidência: responsável por 5% de todas as pneumonias no adulto
Organismo: bacilo de Friedländer = bastonete encapsulado Gram-negativo não móvel
Predisposição: idosos, debilitados, alcoólatras, doença pulmonar crônica, malignidade
- bacteremia em 25%
√ Tendência para a porção posterior do lobo superior/porção superior do lobo inferior
√ Consolidação pulmonar densa
√ Protuberância de fissura (grande quantidade de exsudato inflamatório) é CARACTERÍSTICO, porém não usual
√ Empiema (uma das causas mais comuns)
√ Pode estar presente broncopneumonia irregular
√ Cavidades uni/multiloculares (50%) surgindo dentro de 4 dias
√ Gangrena pulmonar = tecido infartado (raro)
Cx: meningite, pericardite
Prognóstico: taxa de mortalidade de 25–50%
DDx: pneumonia pneumocócica aguda (protuberância das fissuras, abscesso + formação de cavidades, derrame pleural/empiema frequente)

HISTIOCITOSE PULMONAR DE CÉLULAS DE LANGERHANS

= PLCH = GRANULOMATOSE DE CÉLULAS DE LANGERHANS [Paul Langerhans (1820–1909), patologista em Freiburg, Alemanha]
= rara desordem pulmonar que tipicamente afeta adultos jovens e está associada ao fumo de cigarro
Antigamente: histiocitose X = granuloma eosinofílica = doença de Letterer-Siwe = síndrome de Hand-Schüller-Christian = proliferação anormal não maligna de células de Langerhans monoclonais dentro de um/múltiplos sistemas de órgãos
Idade: mais frequente na 3ª–4ª década (variação de 3 meses a 69 anos); M÷F = 4÷6; Caucasianos > Negros
Patogênese:
tabagismo intenso em homens jovens com acúmulo + ativação das células de Langerhans (90% são fumantes) como resultado desse excesso, ocorre hiperplasia das células neuroendócrinas + secreção de peptídeos similares à bombesina
Patologia:
infiltração granulomatosa multifocal centrada nas paredes dos bronquíolos (= bronquiolite) frequentemente se estendendo no interstício alveolar circundante, com subsequente destruição bronquiolar, levando à formação de cistos de paredes espessas, presumivelmente causada por obstrução valvular bronquial + pneumotórax (necrose); no estágio final da doença, os focos da PLCH são substituídos por fibroblastos formando as cicatrizes CARACTERÍSTICAS em "estrela do mar" com células inflamatórias centrais persistentes remanescentes
Histologia:
granuloma contendo células de Langerhans, histiócitos espumosos, linfócitos, células plasmáticas, eosinófilos
Célula de Langerhans:
— célula dentrítica encontrada na camada basal da pele + fígado (célula de Kupffer), linfonodos, baço, medula óssea, pulmão (organismos patogênicos detectados + fagocitados e que apresentam seus antígenos de superfícies a linfócitos T e B)
— contém, em sua maioria, corpos de inclusão citoplasmáticos em forma de "raquete de tênis" conhecidos como grânulos de Birbeck (identificáveis somente à microscopia eletrônica)
- assintomática (em até 25%)
- tosse não produtiva (75%)
- combinação de pneumonia obstrutiva + função pulmonar restritiva: apresentando dor torácica em virtude de pneumotórax em 15%
- diminuição na capacidade de difusão do CO (em até 90%)
- dispneia (40%)
- fadiga, perda de peso, febre (15–30%)
- dor torácica (25%) pelo pneumotórax/granuloma eosinofílico da costela
- *diabetes insipidus* (10–25%)
- linfócitos com predominância das células T-supressoras no lavado broncoalveolar (DDx: excesso de células T-helper na sarcoidose)
Localização: geralmente bilateral e simétrica, predominância no lobo superior + médio, poupando as bases + ângulos costrofrênicos

Sequência de evolução na radiografia:
nódulo → nódulo cavitado → cisto de parede espessa → cisto de parede fina (secundário ao aumento progressivo + aprisionamento de ar de nódulo cavitário original)
  ◊ Anomalias em CXR são mais graves que os sintomas clínicos + testes de função pulmonar!
√ Nódulos 1–10 mm (estágio de granuloma):
  √ Maldefinidos/estrelados com bordas irregulare
  √ Cavitação de nódulos grandes (raro)
√ Padrão reticular difuso fino/reticulonodular (infiltrado celular)
√ Pulmão em "favo de mel" = múltiplos cistos com 1–5 cm + bolhas subpleurais (estágio de fibrose)
√ Volumes pulmonares aumentados em 1/3 (a maioria das outras doenças pulmonares fibróticas tem volumes pulmonares diminuídos!)
√ Derrame pleural (8%), adenopatia hilar (incomum)
√ Aumento do timo
HRCT (combinação quase diagnóstica obviando a necessidade de teste/biopsia pulmonar adicional):
  √ Opacidades em "vidro fosco"
  √ Nódulos centrolobulares peribronquiolares
  √ Cistos complexos/ramificados perivasculares com paredes finas (< 1 mm) cistos individuais < 5 mm em tamanho:
    √ Cisto confluente contínuo de 2–3 cm em tamanho
    √ Igualmente distribuído nas zonas centrais + periféricas
      ◊ Quando os cistos se tornam mais numerosos em estágios tardios, os nódulos ocorrem com menos frequência!
  √ "Favo de mel" perivascular
  √ Padrão reticular (50%)
  √ Espessamento de feixes broncovasculares + septo interlobular
  √ Pulmão a qual intervêm tem aparência normal

DDx para os nódulos:
sarcoidose, pneumonite por hipersensibilidade, beriliose, TB, TB atípica, metástases, silicose, pneumoconiose do trabalhador de carvão

DDx para os cistos:
enfisema (sem parede definida), bronquiectasia (padrão de ramificação de comunicação), fibrose pulmonar idiopática, linfangiomiomatose (quase exclusivo em mulheres, envolvimento difuso de todo o pulmão)

DDx: sarcoidose (distribuição igual nos sexos, sempre doença multissistêmica, não relacionada com o tabagismo, eritema nodoso, linfadenopatia hilar bilateral, cavitação pulmonar + pneumotórax raro, células epiteliais)
Cx: 1. Pneumotórax recorrente em 25% (pela ruptura de cistos subpleurais) CARACTERÍSTICO
 2. Hipertensão pulmonar
 3. Infecção sobreposta por *Aspergillus fumigatus*
Prognóstico: pobre na doença multissistêmica + disfunção de órgãos (especialmente com lesões cutâneas);
 (a) regressão completa/parcial (13–55%)
 (b) estável (33%)
 (c) progressão rápida (7–21%) para obstrução de fluxo de ar + capacidade de difusão debilitada + insuficiência respiratória
    ◊ Pode ocorrer em transplante pulmonar, se tabagismo continuar ou reiniciar!
Mortalidade: 2–25%
Rx: interrupção do tabagismo, quimioterapia (sulfato de vincristina, prednisona, metotrexate, 6-mercaptopurina)

PNEUMONIA POR LEGIONELLA
= DOENÇA DOS LEGIONÁRIOS
Organismo: Legionella pneumophila, 1–2 μm, aeróbico, bacilo gram-negativo, fracamente ácido, impregnação pela prata
Predisposição: meia-idade/idosos, imunossuprimidos, alcoólatras, doença pulmonar obstrutiva crônica, diabetes, câncer, doença cardiovascular, insuficiência renal crônica, receptor de transplante
Transmissão: inalação direta (sistemas de ar condicionado)
Prevalência: 6% das pneumonias adquiridas na comunidade
Histologia: pneumonia leucocitoclástica fibrinopurulenta com histiócitos em exsudato intra-alveolar
• febre
• ausência de escarro/falta de purulência (22–75%)
Pista: envolvimento de outros órgãos com
 • diarreia (0–25%), mialgia, encefalopatia tóxica
 • doença hepática + renal
 • hiponatremia (20%)
 • transaminase sérica elevada/níveis de transpeptidase
 • falta de uma rápida resposta à penicilina/cefalosporina/aminoglicosídeo
Infecção concomitante (em 5–10%):
 Streptococcus pneumoniae, Chlamydia pneumoniae, Mycobacterium tuberculosis, Pneumocystis carinii
Localização: uni/bilateral (menos frequente); lobar/segmentar
√ Broncopneumonia irregular (= consolidação multifocal)
√ Volume moderado de derrame pleural (6–30–63%)
√ Cavitação (rara)
Cx: insuficiência respiratória progressiva (causa mais comum de morte; 6% de mortalidade em pacientes sadios)
Rx: eritromicina

PNEUMONIA LIPOIDE

Pneumonia Lipoide Exógena Aguda
= PNEUMONIA DOS COMEDORES DE FOGO
Material: parafina líquida, petróleo (hidrocarbonetos)
Causa: envenenamento acidental em crianças, comedores de fogo
√ Áreas nodulares mal definidas de rádio-opacidade aumentada
√ Pneumatocele/coleções de ar de parede fina

Pneumonia Lipoide Exógena Crônica
Etiologia: aspiração/inalação de material tipo gordura
Tipos de óleos:
 (a) óleo vegetal: óleo de gergelim utilizado em suspensões medicinais para o tratamento de constipação
 (b) óleo animal: óleo de fígado de bacalhau (comumente administrado para crianças); esqualeno = derivado do óleo de fígado do tubarão (remédio caseiro em alguns países Asiáticos); leite
 (c) óleo mineral (mais comum): como parafina líquida em gotas nasais (utilizados antes de dormir)/laxantes orais = hidrocarboneto inerte e puro que não inicia o reflexo da tosse
Predisposição: idosos, debilitados, doença neuromuscular, anomalias de deglutição (ex. esclerodermia)
Patologia: poça de óleo emulsificado por lipase pulmonar + circundado por células gigantes de reação a corpo estranho (aspiração de óleo mineral)/broncopneumonia necrotizante hemorrágica (maior teor de ácido graxo livre em aspiração de gordura animal)
  ◊ O grau + tipo de reação tissular depende da frequência da aspiração + caráter químico do óleo

Histologia: numerosos macrófagos cheios de lipídios distendem das paredes alveolares + interstício, acúmulo de material lipídico, infiltrado inflamatório celular, quantidade variável de fibrose
- maioria assintomática
- febre, sintomas constitucionais
- macrófagos cheios de lipídios em escarro/líquido de lavagem
- gotículas de óleo em lavagem brônquica/aspirado com agulha

Localização: predileção por RML + lobos inferiores
√ Consolidação de espaço aéreo homogêneo segmentar (mais comum)
√ Padrão reticulonodular intersticial (raro)
√ Parafinoma = massa periférica circunscrita (reação granulomatosa + fibrose que geralmente causa aparência estrelada)
√ Progresso lento/sem alteração

CT:
√ Opacidade difusa em "vidro fosco" de distribuição centro/panlobular (= padrão acinar) + espessamento do septo interlobular como achado precoce
√ Consolidação de espaço aéreo (enchimento do alvéolo com exsudato + células inflamatórias) em 1 semana
√ Retorno para opacidade em "vidro fosco" (em virtude da expectoração + drenagem linfática de gotículas de lipídio e células inflamatórias) em 2–4 semanas
√ Perda de volume + fibrose de septo interlobular e pleura em 14–16 semanas
√ Massa de baixa atenuação aproximando a gordura subcutânea (−150 a 50 HU)

Dx: lavagem broncoalveolar, biopsia transbrônquica

TRANSPLANTE PULMONAR

Indicações para transplante:
enfisema/COPD (39%), fibrose pulmonar idiopática (17%), fibrose cística (16%), deficiência de alfa-1 antitripsina (9%), CHD, hipertensão pulmonar primária, sarcoidose, pneumoconiose, malignidade (contraindicado no câncer pulmonar)

Transplante pulmonar unilateral:
em casos selecionados de enfisema, fibrose pulmonar
  Contraindicado em: fibrose cística, bronquiectasia (devido à contaminação cruzada)

Mortalidade operatória: até 8%
Causas comuns de mortalidade: infecção bacteriana, disfunção de enxerto crônico
Recorrência de doença primária:
sarcoidose (em 35%); outros (em 1%): linfangioleiomiomatose, histiocitose de células de Langerhans, granulomatose por talco, parabronquiolite difusa, proteinose de célula alveolar
Taxa de sobrevida: 75% para 1 ano, 50% para 5 anos, 35% para 10 anos, 25% para 15 anos

Complicações Imediatas (< 24 horas)

A. Tubos e fios de monitoramento mal posicionados
B. Incompatibilidade doador-receptor
C. Rejeição hiperaguda do transplante pulmonar
= rejeição em casos de *crossmatch* positivo da imunoglobulina G do doador com anticorpo específico HLA
  Patologia: dano alveolar difuso agudo
  √ Infiltrado homogêneo difuso de um aloenxerto inteiro

Complicações Precoces (24 h a 1 semana)

Complicações Pleurais Agudas

Frequência: 22%

Tipos:
1. Pneumotórax (mais comum)
2. Efusão pós-operativa (se resolve em 2 semanas)
3. Vazamentos de ar (isquemia de vias aéreas, deiscência brônquica)

Edema de Reperfusão

= LESÃO DE ISQUEMIA-REPERFUSÃO = RESPOSTA DE REIMPLANTAÇÃO PULMONAR
= edema pulmonar não cardiogênico = infiltrado aparecendo dentro de 48 horas do transplante sem relação com sobrecarga de líquido, insuficiência de LV, infecção, atelectasia, ou rejeição; diagnosticado por exclusão
◊ Complicação pós-operatória imediata mais frequente!

Fatores de risco: preservação pobre de órgão, tempo de isquemia prolongado, patologia não suspeita de doador (contusão, aspiração), fluxo linfático interrompido, lesão mediada por citocina
Patogênese: edema de permeabilidade em virtude do rompimento linfático, denervação pulmonar, isquemia de órgão, trauma cirúrgico
Histologia: acúmulo de líquido em interstício consistente com edema pulmonar não cardiogênico
Tempo de curso: manifesta-se após 24 h, pico no 4º dia pós-operativo, geralmente se resolve por inteiro na 1ª semana (em até 6 meses)

- aumento de hipóxia antes da extubação; pobre correlação entre gravidade radiográfica + parâmetros fisiológicos

Localização: áreas peri-hilares + regiões basais em pulmão transplantado
√ Névoa peri-hilar/doença rápida de heterogeneidade uni ou bilateral, de interstício e/ou espaço aéreo denso
√ Pequenas efusões pleurais

Dx: por exclusão (alterações radiográficas que não são resultado de insuficiência de LV, rejeição hiperaguda, sobrecarga de líquido, infecção, atelectasia)
Prognóstico: geralmente se resolve em 7 a 10 dias
Rx: diurese, suporte mecânico

Complicações Intermediárias (8 dias a 2 meses)

Rejeição Aguda ao Transplante Pulmonar

Causa: resposta imune mediada por células
Histologia: infiltrado celular mononuclear ao redor das artérias, veias, bronquíolos, septo alveolar com edema alveolar (inicial) + exsudato fibrinoso (tardio)
Incidência: 60–80% com 2–3 episódios significativos nos primeiros 3 meses
◊ A maioria dos pacientes terá pelo menos 1 episódio no ano pós-transplante!
Tempo de início: primeiro episódio em 5–10 dias após o transplante; ocasionalmente em 48 h

- queda na pressão do oxigênio arterial SEM infecção/obstrução das vias aéreas/sobrecarga de líquidos
- pirexia, fadiga, tolerância diminuída ao exercício

√ Opacidades heterogêneas em áreas peri-hilares
√ Estreitamento peribrônquico
√ Atenuação em "vidro fosco" na HRCT
√ Novo derrame pleural de intensidade crescente + espessamento septal (mais comum, 90% de especificidade, 68% de sensibilidade) SEM sinais concomitantes de disfunção do LV (aumento no tamanho cardíaco/largura do pedículo vascular/redistribuição vascular)
√ Edema subpleural, estreitamento peribrônquico, doença do espaço aéreo

Dx: (1) biopsia transbrônquica

(2) melhora rápida de anomalias radiológicas após o tratamento com corticosteroides em *bolus* IV por 3 dias
Rx: metilprednisolona, anticorpo policlonal da célula T (globulina antitimócito), anticorpos monoclonais (CD3, OKT3), irradiação linfoide

Complicações Tardias (> 4 meses)

Rejeição Crônica do Transplante Pulmonar
= SÍNDROME DE BRONQUIOLITE OBLITERANTE (BOS)
Prevalência: 50% em 5 anos
◊ Provavelmente se desenvolve em todos os pacientes pós-transplante após certo tempo!
Fator de risco: crises frequentes/graves de rejeição aguda, refluxo gastroesofágico
Patologia: bronquiolite obliterante (36%), pneumonite intersticial, vasculopatia mediada pela rejeição
Tempo de início: 3–6–75 meses após o transplante
- tosse persistente com sibilos
- dispneia ao esforço com piora lenta
- obstrução fisiológica do fluxo aéreo + diminuição em volume expiratório forçado em 1 segundo

CXR:
√ Frequentemente normal
√ Volumes pulmonares aumentados (= hiperinsuflação)
√ Contração de volume regional
√ Marcações pulmonares periféricas diminuídas (= diminuição da vasculatura periférica)
√ Finas áreas irregulares de opacidade aumentada (= atelectasia subsegmentar)
√ Bronquiectasia
√ Espessamento pleural
√ Opacidades nodulares/reticulares associadas ao espessamento peribrônquico

HRCT:
√ Aprisionamento de ar na HRCT expiratória (MARCA REGISTRADA)
√ Atenuação de pulmão mosaico (= regiões de hipo e hiperatenuação mistas)
√ Bronquiectasias cilíndricas centrais + periféricas
√ Espessamento de parede brônquica

Doença Linfoproliferativa Pós-Transplante
Incidência: 4–6% no 1º ano
Histologia: espectro de proliferação de célula B policlonal benigna do tecido linfoide para linfoma agressivo monoclonal não Hodgkin
Em 90% associado a: vírus Epstein-Barr
Fator de risco: pré-transplantação soronegativo para EBV
Tempo de início: 1 mês a vários anos; relacionado com regime imunossupressivo
Localização: intratorácico (mais comum no 1º ano), extratorácico (desenvolvimento tardio) no trato GI, pele, orofaringe, órgãos sólidos
√ Nódulos múltiplos/solitários discretos ± halo em "vidro fosco"
√ Linfadenopatia mediastinal/hilar
√ Consolidação parenquimatosa
√ Massas pleurais

Complicações do Transplante Pulmonar (qualquer momento)

Complicações Anastomóticas do Transplante Pulmonar
Prevalência: 15%
1. Deiscência brônquica (2–8%)
   Tempo de início: dentro de 1 mês
   √ Presença de coleções de ar extraluminais no sítio da anastomose (80%)
   √ Defeito/estreitamento/irregularidade da parede brônquica
   DDx: anastomose telescópica
2. Constrição/estenose de vias aéreas
   Definição: estenose = ≥ 50% de redução em diâmetro
   DDx: anastomose telescópica
   Rx: ressecção com *laser*, broncoplastia com balão
3. Broncomalacia
   √ Estreitamento transitório de vias aéreas na CT expiratória
4. Estenose vascular
5. Hérnia diafragmática pela omentopexia
   Procedimento: o pedículo omental é retirado no momento do transplante através de uma pequena incisão diafragmática + envelopado em torno da anastomose para impedir a deiscência

Infecção Pós-Transplante
Causa: imunossupressão, liberação mucociliar reduzida, interrupção de drenagem linfática, contato direto de transplante com o ambiente pelas vias aéreas
◊ Pode ocorrer em qualquer momento durante o período pós-operatório!
Incidência: 35–86% dos pacientes transplantados
A. INFECÇÃO DE PULMÃO TRANSPLANTADO
   Prevalência: 35–50%; maior causa de morbidade + mortalidade em período pós-operatório precoce
   Causa: ausência do reflexo da tosse, transporte mucociliar prejudicado no pulmão denervado, interrupção de linfáticos, drogas imunossupressoras
   Organismo: bactéria (23%): *Staphilococcus*, *Pseudomonas*, *Klebsiella* > CMV > *Aspergillus* (6%) > Pneumociste
      (1) dentro do 1º mês: bactéria Gram-negativa, fungo (candidíase, aspergilose)
      (2) após o 1º mês: vírus (CMV [50%], vírus adquirido na comunidade [RSV, parainfluenza, influenza, adenovírus]), *Pneumocystis carinii*, bactéria, fungo
   - febre, leucocitose
   √ Consolidação lobar/multilobar (em virtude da patogênese bacteriana > fúngica)
   √ Opacidades difusas heterogêneas de espaço aéreo/em "vidro fosco" (em virtude de parainfluenza + RSV + adenovírus/patógeno fúngico disseminado)
   √ Espessamento de parede brônquica (adenovírus, vírus da influenza, RSV)
   √ Dilatação brônquica (RSV)
   √ Nódulos (em virtude de patógenos fúngicos/bacterianos incomuns/CMV/êmbolo séptico)
   √ Linhas septais
   √ Derrame pleural
   Cx: pode progredir rapidamente para insuficiência respiratória + morte
   Dx: biopsia transbrônquica/aberta (80% de precisão)
B. INFECÇÃO EXTRAPULMONAR
   infecção de ferida de toracotomia, bacteremia, sepse, empiema, infecção de linha venosa central
   Prognóstico: causa primária de mortalidade pós-operatória em até 50%; 2–12% de mortalidade para CMV, 50% de mortalidade para *Aspergillus*

LINFANGIOMIOMATOSE
= LAM = LINFANGIOLEIOMIOMATOSE
= rara desordem caracterizada por
   (1) doença pulmonar intersticial difusa gradualmente progressiva

(2) efusões pleurais quilosas recorrentes
(3) pneumotórax recorrente
Prevalência: 1÷1.000.000
Etiologia: desconhecida; proliferação hamartomatosa de uma forma de músculo liso HMB-45 positivo (forma áspera de esclerose tuberosa?)
Idade: 17–62 (média de 34) anos, exclusivamente em mulheres em idade fértil
Patologia: pulmões hiperareados com cistos difusos e extensivos de 5–20 mm que afetam ambos os pulmões + distorcendo superfícies pleurais
Histologia: proliferação anormal de células musculares lisas atípicas (células LAM) nos vasos linfáticos pulmonares, vasos sanguíneos e vias aéreas
Patogênese:
proliferação das células musculares lisas de forma aleatória causa obstrução de
(a) bronquíolos (aprisionamento de ar, superinsuflação, formação de cistos, pneumotórax)
(b) vênulas (edema pulmonar, hemorragia, hemossiderose)
(c) linfáticos (espessamento dos linfáticos, quilotórax)
Influência hormonal: menstruação, gravidez, tratamento exógeno de estrogênio pode resultar em exacerbação de sintomas
Causa de cistos pulmonares de paredes finas:
(a) aprisionamento de ar distal às pequenas vias aéreas estreitadas pela proliferação de músculo liso
(b) destruição de colágeno + elastina no interstício pela metaloproteinase elaborada por células LAM
Pode estar associada à: esclerose tuberosa (envolvimento pulmonar em 1%)
- dispneia ao esforço progressiva (59%) + tosse (39%)
- hemoptise (30–40%), quiloptise (raro)
- combinação de defeitos restritivos + obstrutivos ventilatórios:
  - discrepância radiológica-fisiológica = grave obstrução do fluxo de ar em 100% (FEV_1 reduzido, razão de FEV_1/FVC reduzida) a despeito dos achados radiológicos no CXR
  - D_LCO diminuído = difusão de capacidade para monóxido de carbono pulmonar (54%)
- hipoxemia sem hipercapnia em gás sanguíneo arterial
- coloração imuno-histoquímica positiva de células LAM com HMB-45 (anticorpo monoclonal para lesão melanicítica)

CXR:
√ Sinais clássicos:
√ Padrão intersticial reticular/reticulonodular grosseiro difuso + igual em todas as zonas pulmonares causado pela soma de múltiplas paredes císticas (80–90%)
√ Pneumotórax recorrente (39–53% na apresentação; em até 81% durante o curso da doença)
√ Grande quilotórax recorrente (14% na apresentação; em até 39% durante o curso da doença)
√ Volume pulmonar normal (55–78%)/aumentado (22–45%)
◊ A única doença intersticial pulmonar que desenvolve aumento no volume pulmonar!
√ Linhas B de Kerley = espessamento de septo interlobular (em virtude da dilatação de linfáticos)
√ Cistos pulmonares (visível, se > 1 cm) + formação de aspecto em "favo de mel"
√ Efusão pericárdica/efusão pericárdica quilosa (rara)
√ Adenopatia mediastinal + retroperitoneal (pela proliferação de músculo liso)

CT:
√ Numerosos cistos aleatoriamente distribuídos de paredes finas (< 2 mm) e de vários tamanhos (tipicamente 2–5 mm, até 30 mm) circundados por parênquima pulmonar normal

Envolvimento parenquimatoso relacionado com o tamanho do cisto:
< 25% de parênquima com tamanho cístico < 5 mm
25–80% de parênquima com tamanho cístico de 5–10 mm
> 80% de parênquima com tamanho cístico > 10 mm
√ Consolidação (em virtude de hemorragia, seguido de obstrução da microvasculatura pulmonar)
√ Ducto torácico dilatado
√ Efusão quilosa (–17 HU)
√ Linfonodos pré-carinais/retrocrurais

NUC (imagem V/Q):
√ "Manchas" = pontos quentes bem definidos na imagem de ventilação (presume-se que é devido ao acúmulo de gotículas coalescentes de aerossol DTPA em cisto periférico) em 66%

@ no abdômen (76% de achados positivos)
- inchaço, aumento de circunferência abdominal, dor abdominal
- dor em flanco/pélvico
- edema perineal, corrimento vaginal quiloso
√ Linfadenopatia de até 4 cm (33%):
Histologia: reposição de linfonodo com músculo liso
Localização: retroperitônio (77%) > pelve (11%) > mesentério > mediastino posterior > axila > pescoço
√ Áreas de hipoatenuação central de –72 a + 50 HU (em virtude de coleções de linfa quilosa/gordura) ± nível de gordura líquida
√ **Linfangioleiomioma** (5–21%) = complexo da massa linfática lobulado bem-definido:
√ Massa de parede fina/espessa com centro de hipoatenuação de 3–25 HU ± nível de gordura líquida
√ Volumes de 10–1.500 mL
√ Cistos anecoicos de formato irregular de paredes finas com septo intraluminal (= vasos linfáticos ectásticos)
Patologia: proliferação de músculo liso em paredes linfáticas, resultando em dilatação linfática + espessamento mural
√ Ascite quilosa (10–33%): ascite de baixa densidade de –10 a +21 HU em virtude da ruptura de cistos linfáticos superdistendidos
√ Dilatação de ducto torácico (10%)
√ Massas hepáticas gordurosas (5%): AML/lipoma
√ Leiomiomas uterinas

@ nos rins
- dor em flanco, hematúria, grave hipotensão, quilúria
√ Angiomiolipoma (em 20–54%):
√ Ocasionalmente, falta gordura
√ Multiplicidade em < 20%
√ Cisto simples (ocasionalmente grande o suficiente para resultar em insuficiência renal)

Dx: biopsia pulmonar aberta/transbrônquica; biopsia guiada por imagem de uma massa extrapulmonar
Rx: terapia hormonal, ooforectomia, transplante pulmonar
Prognóstico: taxa de sobrevida de 8,5 anos de 38–78%; morte invariável dentro de 10 anos por insuficiência respiratória progressiva + cor pulmonale

DDx:
(1) esclerose tuberosa (tubérculos corticais, nódulos subependimários, hamartomas retinais, angiofibromas faciais, fibromas periungueais, retardo mental, epilepsia, AML renal múltipla em 40–80%)
(2) histiocitose (cistos no 2/3 superior do pulmão poupando os ângulos costofrênicos, paredes císticas mais variáveis em espessura, nódulos pulmonares + cavitação, espessamento septal)

(3) enfisema (paredes císticas imperceptíveis, cistos podem ser distribuídos segmentalmente, arquitetura lobular preservada com feixe broncovascular em posição central, áreas de destruição pulmonar sem contorno arqueado)
(4) fibrose pulmonar idiopática = alveolite fibrosante (pequenos cistos irregulares de paredes espessas + espessamento intersticial predominantemente periférico)
(5) bronquiectasias (espessamento da parede brônquica)
(6) neurofibromatose (espaços aéreos císticos predominantemente na posição apical)

CARCINOMATOSE LINFANGÍTICA

= CARCINOMA INTERSTICIAL = LINFANGITE CARCINOMATOSA
= acúmulo de células tumorais dentro do tecido conectivo (feixes broncovasculares, septos interlobulares, espaço subpleural, linfáticos pulmonares) pela embolização do tumor através dos vasos sanguíneos seguida por obstrução linfática, edema intersticial e deposição de colágeno (fibrose pela reação desmoplásica quando as células tumorais se estendem para dentro do parênquima pulmonar adjacente)

Incidência: 7% de todas as metástases pulmonares
Origem do tumor: carcinoma broncogênico, carcinoma de mama (56%), estômago (46%), tireoide, pâncreas, laringe, cérvice
    Mnemônica: **C**ertos **C**ânceres **E**ntram **T**ambém **P**ela **M**ácula **L**infática
        Cérvice
        Cólon
        Estômago
        Tireoide
        Pâncreas
        Mama
        Laringe

Patologia: (1) edema intersticial
(2) alterações fibróticas intersticiais
(3) dilatação linfática
(4) células tumorais dentro dos planos de tecido conectivo

- dispneia (frequentemente precedendo anormalidades radiográficas)
- raramente tosse seca + hemoptise

Localização: bilateral; unilateral, se secundário ao pulmão primário

CXR (acuidade de 23%):
√ Radiografia de tórax normal
√ Opacidades reticulares/reticulonodulares
√ Impressões broncovasculares grosseiras
√ Linhas A + B de Kerley
√ Pequeno volume pulmonar
√ Linfadenopatia hilar (20–50%)/mediastinal
√ Derrame pleural

HRCT:
√ Arquitetura pulmonar normal sem distorção
√ Distribuição focal/difusa, uni/bilateral
√ Rede reticular poligonal bem-definida lisa e espessa de 10–25 mm em diâmetro (= septos interlobulares espessados)
√ Irregular/nodular = espessamento do septo interlobular "em rosário"
√ Ponto central dentro do lóbulo pulmonar secundário = feixe broncovascular centrolobular espessado
√ Espessamento liso/nodular de fissuras
√ Espessamento subpleural
√ Derrame pleural (30–50%)
√ Linfadenopatia hilar/mediastinal (30–50%)

Prognóstico: morte dentro de 1 ano
DDx: (1) alveolite fibrosante (predominância periférica)
(2) alveolite alérgica extrínseca (nenhuma estrutura poligonal, raras alterações pleurais)
(3) sarcoidose (nódulos de contornos irregulares mais frequentes nos lobos superiores, estruturas poligonais incomuns)
(4) edema pulmonar (espessamento septal liso)

PNEUMONIA LINFOIDE INTERSTICIAL

= PNEUMONITE INTERSTICIAL LINFOCÍTICA = LIP
= desordem linfoproliferativa benigna caracterizada por infiltração linfocítica do interstício difuso (provavelmente desordem imunológica) com curso altamente variável

Incidência: extremamente baixa
Idade: 50–80 anos
Histologia: infiltrado extensivo de feixes broncovasculares, septo interlobular, e pleura por pequenos linfócitos policlonais maduros + células plasmáticas; muitos casos são reclassificados como linfoma

Condições clínicas associadas ao padrão LIP:
(1) idiopático
(2) infecção (*pneumocystis carinii*, HBV, vírus Epstein-Barr)
(3) doença vascular do colágeno: síndrome de Sjögren, artrite reumatoide, lúpus eritematoso sistêmico
(4) imunodeficiência, incluindo o HIV
(5) desordens imunológicas: anemia hemolítica autoimune, doença de tireoide de Hashimoto, doença de Castleman, miastenia grave, anemia perniciosa, hepatite crônica ativa, cirrose biliar primário
(6) induzida por drogas/exposição tóxica

◊ Indicativo de AIDS, quando presente em crianças menores de 13 anos de idade!

- dispneia de início lento + tosse que progride com o tempo
- cianose + baqueteamento digital (50%)
- aumento das glândulas salivares (20%)
- SEM linfocitose ou histórico de atopia
- gamopatia monoclonal (geralmente IgM)

Distribuição: bilateral, difusamente envolvendo todas as zonas pulmonares

√ Finas alterações reticulares em ambos os pulmões
√ Padrão reticulonodular
√ Lembrando doença dos espaços aéreos (na forma grave)

TCAR:
√ Nódulos centrolobulares mal definidos (100%)
√ Atenuação em "vidro fosco" (100%)
√ Espessamento de feixes broncovasculares + septo interlobular (na maioria)
√ Pequenos nódulos subpleurais (na maioria)
√ Consolidação de espaços aéreos
√ Cistos perivasculares de parede fina (em virtude da obstrução parcial de vias aéreas por LIP peribrônquica + peribronquiolar) em 68%
√ Aumento de linfonodo mediastinal (50%)

Prognóstico:
(a) recuperação/melhora lenta/doença estável
(b) progresso para fibrose (em 33%)

Rx: responsivo aos esteroides
DDx: pneumonite por hipersensibilidade (atenuação em "vidro fosco", pequenos nódulos centrolobulares, SEM espaços aéreos císticos/espessamento de septo interlobular ou feixes broncovasculares); sarcoidose; carcinomatose linfangítica; histiocitose de células de Langerhans; pneumonia intersticial descamativa com cistos

Forma localizada = PSEUDOLINFOMA

Grau de Malignidade vs. Tipo de Linfoma em FDG PET	
Tipos de Linfoma	
Grau de Malignidade — *Linfoma de Célula B*	*Linfoma de Célula T*

Grau de Malignidade	Linfoma de Célula B	Linfoma de Célula T
Indolente	Linfoma folicular (grau 1–3a); linfoma MALT; leucemia linfocítica crônica; linfoma célula B em zona marginal nodal	Leucemia-linfoma de célula T em adulto (crônico); micose fungoide; grande leucemia linfocítica granular de célula T
Agressivo	Linfoma folicular (grau 3b); grande linfoma difuso de célula B; mieloma de célula plasmática; grande linfoma de célula B intravascular; linfoma de efusão primária; linfoma de Burkitt; linfoma de células do manto	Linfoma periférico de célula T; linfoma extranodal de célula T; leucemia prolinfocítica de célula T; linfoma angioimunoblástica de células T, leucemia agressiva de células natural killer; linfoma tipo enteropatia de célula T; linfoma hepatoesplênico de célula T
Muito agressivo	Linfoma de Burkitt; linfoma linfoblástico	Leucemia-linfoma de célula T (agudo); linfoma linfoblástico

LINFOMA

= LINFOMA NÃO HODGKIN (NHL) = LINFOMA MALIGNO
= malignidade hematopoiética primária mais comum
◊ 7ª causa de morte por câncer nos USA
Patogênese: causa viral?
Incidência: 3% de todos os novos cânceres diagnosticados; 3ª causa mais comum de câncer na infância (atrás da leucemia + neoplasias do CNS); 4 vezes mais comum que a doença de Hodgkin
Predispostos: (40–100 vezes de risco aumentado) síndromes de imunodeficiências congênitas, pacientes de órgãos transplantados que são submetidos à imunossupressão, pacientes infectados pelo HIV, doenças vasculares do colágeno
Idade: todas as idades; idade média de 55 anos; M÷F = 1.4÷1
- dor torácica/ombro, dispneia, disfagia
- CHF, hipotensão, síndrome da SVC

Classificação de Estágios do NHL do St. Jude Children Hospital	
Estágio	Descrição
I	tumor único extranodal/única área nodal fora do abdômen e mediastino
II	tumor único com envolvimento de nódulo regional; ≥ 2 tumores/áreas nodais no mesmo lado do diafragma; tumor GI primário ressecado ± envolvimento nodal regional
III	envolvimento de tumores/nodal nos dois lados do diafragma; qualquer doença intratorácica/intra-abdominal extensiva; qualquer tumor paraespinhal/epidural
IV	medula óssea*/doença de CNS^ apesar de outros sítios

*5% das células malignas com contagem celular de sangue periférico normal; em linfoma linfoblástico com > 25% de células malignas = leucemia

^em linfoma linfoblástico a WBC ≥ 5/μL com células malignas

Classificação de Rappaport modificada:
= categorização de acordo com a distribuição histológica das células linfomatosas
A. Forma nodular = organizada em grumos
  1. Linfocítico mal diferenciado (PDL)
  2. Linfocítico/histiocítico misto (células mistas)
  3. Grandes células (histiocítico)
B. Forma difusa = distorção da arquitetura tecidual
  1. Linfocítico bem diferenciado (WDL)
  2. Linfocítico com diferenciação intermediária (IDL)
  3. Linfocítico mal diferenciado (PDL)
  4. Linfocítico misto/histiocítico de grandes células (histiocíticas) (DLCL); linfoma indiferenciado de Burkitt (pleiomórfico); linfoblástico (LBL); não classificado

Classificação de Luke e Collins:
= categorização pelas características morfológicas da célula + célula de origem (célula T, célula B, célula não T não B)

Classificação de formulação em trabalho (Kiel/Lennert):
= categorização pelo grau
A. Baixo grau
  1. Linfócito pequeno (3,6%)
  2. Folicular, pequena célula clivada (22,5%)
  3. Folicular, misto (7,7%)
B. Grau intermediário
  1. Folicular, grande célula (3,8%)
  2. Difuso, pequena célula clivada (6,9%)
  3. Difuso, misto (6,7%)
  4. Difuso, grande célula (19,7%)
C. Alto grau
  1. Grande célula, imunoblástico (7,9%)
  2. Linfoblástico (4,2%)
  3. Pequena célula não clivada (5%)
D. Miscelânea (12%)
  composto, micose fungoide, histiocítico, plasmocitoma extramedular

Tipos histológicos:

Linfoma folicular

FDG PET é confiável para determinar estágio + acompanhamento (98% de sensibilidade, 94% de especificidade, 95% PPV, 98% NPV)
√ Potencial para subir de estágio em alto número de pacientes com doença em estágio inicial aparente
Prognóstico: boa resposta para terapia inicial, padrão de relapso repetido, tendência de progresso para linfoma grande de célula B

Linfoma grande de célula B difuso

◊ Maior subtipo de NHL
Prognóstico: frequente envolvimento extranodal na apresentação, disseminação rápida para nódulos, curável em < 50%

Linfoma associado à mucosa (MALT)

◊ Subtipo relacionado com inflamação crônica e doença autoimune
√ MALT orbital (metabolismo baixo) + MALT pulmonar (metabolismo similar à pneumonia) + MALT gástrico (acúmulo de FDG fisiológico) são difíceis de diagnosticar

| Comparação com Classificação Histológica de NHL ||
Formulação Internacional em Trabalho	Classificação de Rappaport
Baixo grau	
A. Pequeno linfócito	Linfócito bem diferenciado
B. Folicular, predominantemente de pequena célula clivada	Linfócito nodular, pobremente diferenciado
C. Folicular, mistura de pequenas e grandes células	Nodular, misto
Grau intermediário	
D. Folicular, predominantemente grande célula	Nodular, histiocitária
E. Difusa, pequena célula clivada	Linfócito difuso, pobremente diferenciado
F. Difusa, mistura de pequenas e grandes células	Difusa, mista
G. Difusa, grande célula, clivada e não clivada	...
Alto grau	
H. Grande célula difusa, imunoblástica	...
I. Célula pequena, não clivada	...
J. Linfoblástica	Não diferenciada

Linfoma de célula de manto
  ◊ 4–8% de todos os NHL
  √ Envolvimento extranodal do trato digestivo + medula óssea
  Prognóstico: pobre

Linfoma linfoblástico
  Prevalência: maior no extremo oriente do que nas nações ocidentais
  Idade: adultos jovens
  √ Geralmente, manifesta-se com uma massa mediastinal
  √ < 25% de células de leucemia na medula óssea (DDx de leucemia linfoblástica com > 25%)

Linfoma periférico de célula T
  FDG PET somente com 40% de sensibilidade

Leucemia-linfoma de célula T em adulto
  Geografia: Japão (região Kyushu), Caribe, República da África Central, América Central + do Sul
  • vírus linfotrópico de células T humanas do tipo 1 positivo (HTLV-1)

Malignidade associada ao vírus Epstein-Barr
  vírus Epstein-Barr (= hiper-vírus humano 4) pode induzir célula killer natural (NK) e desordens linfoproliferativas de célula T; associado à mononucleose infecciosa, infecção de vírus Epstein Barr ativo e crônico

Linfoma de Burkitt
  (a) tipo endêmico (África)
  (b) linfoma de Burkitt não Africano
    tipo esporádico (Europa, USA, Japão) + tipo imunodeficiência (pacientes infectados pelo HIV)
    √ Geralmente em localização abdominal
    √ Extremamente hipermetabólica

Linfoma NK/célula T tipo nasal extranodal (linfoma angiocêntrico)
  Idade: 40 anos
  Geografia: frequente na Ásia
  Histologia: invasão angiocêntrica
  Prognóstico: pobre

PET/CT:
  ◊ Ferramenta mais útil no diagnóstico primário; avaliação da resposta ao tratamento; prognóstico
    ver *"Hybrid PET/CT Imaging"* na página 1098

CT/MR:
  √ Atenuação homogênea/intensidade de sinal
  √ Penetração vascular = sinal de "sanduíche" (CARACTERÍSTICO para linfoma mesentérico)
  √ Disseminação através da estrutura existente (em virtude da natureza permeável)
  Estágio: mesmo sistema de Ann Arbor para a doença de Hodgkin ver *"Classificação de Estágios de Ann Arbor"* na página 508
  Rx: radiação envolvendo o campo (estágios I ou II); quimioterapia (estágios III e IV)
  Prognóstico: 64% de sobrevida de 5 anos; taxa de mortalidade de 8,9/100.000 machos + 5,7/100.000 fêmeas

Envolvimento Extranodal do NHL
@ no trato GI
  estômago (3%), intestino delgado (5%), intestino grosso (2%), pâncreas (0,7%), nódulos peritoneais + ascite (1,4%)
@ no tórax (40–50%)
  pulmão (6%), líquido pleural (3,3%), líquido pericárdico (0,7%), coração (0,2%)
  √ Adenopatia hilar + mediastinal (DDx: sarcoidose; nódulos anteriores favorecem o linfoma)
    ◊ Nódulos não se envolvem frequentemente!
  √ Linfonodos, se isolados, podem aumentar (DDx: doença de Castleman)
  √ Nódulos pulmonares + aerobroncogramas
  √ Derrame pleural
  Prognóstico: não favorável
@ no trato GU (10%)
  rins (6%), testículos (1,2%), ovários (1,8%), útero (1,2%)
@ no osso (3,8%)
@ no CNS (2,4%)
  • paralisia de nervo craniano/compressão de cordão espinhal
@ na mama (1,2%)
@ na pele (6,4%)
@ na cabeça e pescoço (1,7%)
@ no fígado (14%)
@ no baço (41%)

Envolvimento Nodal do NHL
@ nos linfonodos para-aórticos (49%)
@ nos linfonodos mesentéricos (51%)
  predominantemente no mediastino médio, ângulo cardiofrênico

◊ Envolvimento de linfonodo único geralmente é a única manifestação de doença intratorácica!
@ nos linfonodos hilares esplênicos (53%)
◊ A linfografia tem 89% de sensibilidade + 86% de especificidade

Diferenças entre NHL e Doença de Hodgkin

DH: disseminação contígua requer imagem somente da área abdominal

NHL: disseminação não contígua requer imagem do tórax, abdômen e pelve

@ na linfadenopatia torácica
linfonodos mediastinais anteriores, pré-traqueais, hilares, subcarinais, axilares, periesofágicos, paracardíacos, mamários internos diafragmáticos superiores
— mediastino anterior: tipo de HD esclerosante nodular (75%); M < F
— mediastino posterior: NHL

@ no baço
HD: sítio mais comum de envolvimento abdominal
NHL: 3º sítio mais comum de envolvimento abdominal; pode ter manifestação inicial de NHL de grande célula
◊ Laparotomia para verificar estágio é necessário, pois 2/3 dos tumores medulares tem < 1 cm em tamanho

@ no envolvimento gastrointestinal
em 10% dos pacientes com linfoma abdominal (incomum em DH, comum em NHL histiocítico); NHL conta por 80% de todos os linfomas gástricos

@ no envolvimento renal
manifestação tardia, mais comum no NHL

@ no envolvimento suprarrenal
mais comum em NHL

@ no envolvimento extranodal
mais frequente com formas histologicamente difusas de NHL

Diferenças entre NHL e Doença de Hodgkin		
Envolvimento de Órgão	NHL	HD
Envolvimento torácico	45%	85%
Nódulos mediastinais	posterior	anterior
Envolvimento pulmonar	4%	12%
Linfadenopatia		
Adenopatia periaórtica	49%	25%
Adenopatia mesentérica	51%	4%
Envolvimento hepático	14%	8%
Hepatomegalia	57%	< 30%
Envolvimento esplênico	41%	37%

Linfoma Não Hodgkin na Infância

Incidência: 3ª malignidade infantil mais comum (após leucemia e tumores do CNS); 7% de todas as malignidades em crianças < 15 anos de idade

Origem: célula B ou T (em 90%) localizado fora da medula; células não B e T (raramente) localizadas dentro da medula óssea

Idade: média etária de 10 anos; < 15 anos de idade (mais comum); incomum < 5 anos de idade; M÷F = 2÷1

- dor torácica, dor dorsal, tosse, dispneia
- febre, anorexia, perda de peso
- ± sangue periférico
- envolvimento da medula óssea:
  (particularmente no NHL linfoblástico):
  < 25% = linfoma; > 25% = leucemia

Histologia: linfoma de Burkitt (mais comum), linfoma tipo Burkitt, linfoma de grande célula B, linfoma linfoblástico, linfoma anaplástico de grande célula, linfoma periférico de célula T

Prognóstico: 80% de taxa de cura com quimioterapia de agente múltiplo

DDx: (1) leucemia linfocítica aguda (> 25% de linfoblastos dentro da medula óssea)
(2) doença de Hodgkin (disseminação contígua, linfonodos no sítio de origem)

Diferenças entre NHL no Adulto e na Infância		
Características	NHL no Adulto	NHL na Infância
Sítio primário	nodal	extranodal
Histologia	50% folicular, 50% difuso	difuso
Grau	baixo, intermediário, alto	alto
Subtipo histológico	muitos	três
Predileção de sexo	nenhuma	70% em macho

NHL Indiferenciado/Pequeno Não Clivado (39%)

Percurso: linfoma não Burkitt; linfoma de Burkitt
- massa abdominal ± ascite
- dor similar à apendicite/intussuscepção

Sítio primário: abdômen (íleo distal, ceco, apêndice); ovários
Sítio comum: nódulos mesentéricos, inguinais, ilíacos; CNS; medula óssea; rim
Sítio raro: órbita, região paraespinhal supradiafragmática, seio paranasal, osso, testículo, parênquima pulmonar
Cx: "transformação leucêmica" (= extenso envolvimento da medula óssea)

NHL linfoblástico (célula T) (28%)

Sítio primário: mediastino (66%)
Sítio comum: pescoço, timo, fígado, baço, CNS, medula óssea, gônadas
Sítio raro: subdiafragmática (íleo, ceco, rim, mesentério, retroperitônio), órbita, seio paranasal, tireoide, paratireoide
- angústia respiratória, disfagia
- síndrome da SVC, tamponamento pericárdico

NHL de grandes células (histiocítico) (26%)

Origem: célula B, célula T (pequena porcentagem)
Localização: nodal + extranodal
Sítio primário: variável (anel de Waldeyer, nódulos de Peyer)
Sítio comum: linfonodos periféricos, pulmão, osso, cérebro, pele
Sítio raro: palato duro, esôfago, traqueia
medidas PET-SUV: 92% de sensibilidade, 90% de especificidade

GRANULOMATOSE LINFOMATOIDE

= doença angiocêntrica + linfoproliferativa angiodestrutiva + granulomatosa

Idade: 7–85 (média de 48) anos; M÷F = 2÷1
Patologia: múltiplas massas com margens acentuadas adjacentes ao brônquio causando pneumonite obstrutiva
Histologia: infiltrativo angiocêntrico de células linfoides atípicas (para linhagem de célula B contendo vírus Epstein Barr) com invasão vascular + destruição; parênquima de pulmão necrótico em lesões de

grau maior; células gigantes ausentes (DDx para granulomatose de Wegener)
- mal-estar, perda de peso (35%)
- sem marcadores séricos específicos

◊ Menos comumente encontrado em linfonodos, medula óssea, baço
◊ Envolvimento do trato respiratório superior + seios é muito incomum

@ no pulmão (100%)
- febre (60%), tosse (56%), dispneia (29%)
√ CXR normal
√ Opacidades reticulonodulares difusas (= granulomas)
√ Opacidades grandes como massa (= granulomas + infartos pulmonares)
√ Múltiplos nódulos bilaterais em lobos médios + inferiores (80%)
√ Envolvimento unilateral (21%)
√ Pequeno derrame pleural (40%)
√ Linfadenopatia hilar (25%)
CT:
√ Nódulos/massas subpleurais periféricos 0,6–8 cm em tamanho
√ Cavitação central (30%)
√ Opacidades de espaços aéreos reticulares/nodulares (10–43%)

@ na pele (39–53%)
- nódulos, úlceras, erupção mácula-papular (20–39%)

@ no CNS (37–53%)
- queixas neurológicas (21%)

@ nos rins (32–40%)

Cx: linfoma (12–47%)

Mortalidade: em 53–90% por sepse, insuficiência respiratória, embolia pulmonar, hemoptise maciça, lesão de CNS

DOENÇA LINFOPROLIFERATIVA APÓS TRANSPLANTE

= proliferação anormal de células linfoides em órgão imunocomprometido em receptor de transplante em um espectro que varia de hiperplasia linfoide leve ao linfoma maligno

Incidência: 2% de todos os receptores de aloenxerto
após transplante de medula óssea 0,6%
transplante de enxerto renal 1–5%
transplante cardíaco 1,8–20%
transplante de fígado 2%
transplante de pulmão 6,2–9,4%

Fisiopatologia de origem em célula B (em 86%):
1. Infecção de linfócitos B com EBV (vírus Epstein Barr) causa proliferação aumentada de células B (= expansão policlonal de célula B)
2. A perda de imunidade protetora controlada por célula T permite proliferação incontrolada de linfócitos B infectados por EBV (= expansão oligoclonal de célula B)
3. A mutação genética transforma algumas células B em células malignas

◊ 14% de pós-transplante de LPD é de origem celular T

Tempo de início: 2–5 meses (médio) após transplante de medula óssea, pulmão, coração-pulmão; 23–32 meses (médio) após transplante de rim, coração, fígado
◊ Sob ciclosporina/OKT3 dentro de 1 mês

Aspectos únicos:
(a) predileção por sítios extranodais
(b) aparência morfológica variada
(c) forte/de causa provável por associação com infecção por EBV
(d) ausência frequente de evidência imunofenotípica/genotípica de monoclonalidade
(e) pobre resposta a quimioterapia/irradiação citolítica

- doença lembrando mononucleose infecciosa = faringite, febre, linfadenopatia, hepatoesplenomegalia

@ em qualquer sítio, incluindo CNS, linfonodos, tórax, trato GI ou aloenxerto

@ no tórax
√ Nódulos bem circunscritos ± centro de baixa atenuação
√ Consolidação irregular de espaços aéreos
√ Linfadenopatia mediastinal/hilar

@ no fígado
√ Massa hepática focal em transplante de fígado ortotópico
√ Adenopatia periportal

SÍNDROME DE ASPIRAÇÃO MECONIAL

= causa mais comum de angústia respiratória na criança a termo/prematura (a doença da membrana hialina é a causa mais comum em crianças prematuras)

Etiologia: acidentes circulatórios fetais/insuficiência placentária/pós-maturidade pode resultar em hipóxia perinatal + sofrimento fetal com defecação de mecônio no útero

Patogênese: hipóxia grave induz o reflexo de ofegação com inalação de mecônio viscoso, o qual produz obstrução de vias aéreas médias e pequenas + pneumonite química

Incidência: 10% de todos os partos apresentam líquido amniótico tinto de mecônio, 1% de todos os partos apresenta angústia respiratória

- cianose (rara)
- **síndrome da circulação fetal persistente** = hipertensão pulmonar neonatal (secundário a arteríolas pulmonares de parede espessa) + *shunt* de E para D através do PDA e forame oval + cianose grave

Rx: oxigenação extracorpórea por membrana (grande indicador além da hérnia diafragmática + pneumonia neonatal)

√ Criança grande
√ Opacidades irregulares bilaterais difusas e grosseiras (atelectasia + consolidação)
√ Hiperinsuflação com áreas de enfisema (aprisionamento de ar)
√ Pneumotórax espontâneo + pneumomediastino (25–40%) não requerem terapia
√ Pequenas efusões pleurais (10–20%)
√ SEM aerobroncograma
√ Clareamento rápido geralmente dentro de 48h

Cx: morbidade alta pelo dano cerebral hemorrágico

LIPOMATOSE MEDIASTINAL

= excesso de deposição gordurosa não encapsulada

Etiologia:
(a) esteroides exógenos (dose média diária > 30 mg de prednisona)
(1) doença renal crônica, transplante renal (5%)
(2) doença vascular do colágeno, vasculite
(3) anemia hemolítica
(4) asma
(5) dermatite
(6) doença de Crohn
(7) miastenia grave
(b) elevação endógena dos esteroides
(1) tumor suprarrenal
(2) tumor hipofisário/hiperplasia = doença de Cushing
(3) produção ectópica de ACTH (carcinoma do pulmão)
(c) obesidade

- fácies de lua cheia
- gibosidade

- gordura supraclavicular + episternal

Localização: mediastino superior (comum), ângulos cardiofrênicos + áreas paraespinhais (menos comum)

√ Alargamento mediastinal superior
√ Alargamento paraespinhal
√ Aumento dos coxins epicárdicos
√ Depósitos extrapleurais lobulados levemente simétricos, estendendo-se do ápice até a 9ª costela, lateralmente

OUTRAS CARACTERÍSTICAS:
√ Osteoporose
√ Fraturas
√ Necrose asséptica
√ Aumento da distância retrossacral

MESOTELIOMA

Mesotelioma Benigno

= MESOTELIOMA FIBROSO LOCALIZADO = TUMOR FIBROSO LOCALIZADO DA PLEURA = TUMOR FIBROSO SOLITÁRIO DA PLEURA = MESOTELIOMA BENIGNO LOCALIZADO = FIBROMA PLEURAL BENIGNO = MESOTELIOMA FIBROSANTE = FIBROMIXOMA PLEURAL

Incidência: < 5% de todos os tumores pleurais
◊ Sem associação reconhecida com a exposição ao asbesto!
Idade: 3ª–8ª década, idade média de 50–60 anos; M÷F = 1÷1
Patologia: massa geralmente solitária surgindo da pleura visceral em 80% + pleura parietal em 20%
Histologia: o tumor origina-se de fibroblastos submesoteliais, cobertas por uma camada de células mesoteliais
  (a) tecido fibroso relativamente acelular
  (b) células redondas em forma de fuso densamente compactadas
  (c) lembrando hemangiopericitoma do pulmão

- assintomático em 50%
- tosse, febre, dispneia, dor torácica (massa maior)
- baqueteamento digital (raro) + osteoartropatia hipertrófica pulmonar em 20–35%
- hipoglicemia episódica (4%)

√ Massa lobular nitidamente circunscrita esférica/ovoide de 2–30 cm de diâmetro, localizada próxima à periferia pulmonar/adjacente à superfície pleural/dentro da fissura
√ Séssil com margem lisa e progressivamente delgada (comum)/pedunculada com ângulo obtuso em direção à parede torácica (rara, característica benigna)
√ O tumor pode alterar na forma + localização, quando paciente altera posição (se pedunculado)
√ Áreas de hemorragia/necrose podem estar presentes (favorecem a malignidade)
√ Derrame pleural ipsilateral (raro) contendo ácido hialurônico

CT:
√ Aumento de contraste substancial
√ Aumento heterogêneo em virtude de degeneração mixoide + hemorragia

MR:
√ Hipointensa em T1WI + hiperintensa em T2WI

Cx: degeneração maligna em 37%
DDx: depósitos metastáticos
Rx: excisão é curativa (taxa de recorrência menor para pedunculado *versus* tumor nodular)

Mesotelioma Maligno

= MESOTELIOMA MALIGNO DIFUSO
= neoplasia fatal incomum de revestimento seroso da cavidade pleural, peritônio ou ambos

◊ Neoplasia primária mais comum da pleura!
Prevalência: 7–13÷1.000.000 pessoas/ano; 2.000–3.000 casos/ano nos USA
Etiologia: exposição ao asbesto (13–100%); zeólito (fibra mineral não asbesto); inflamação crônica (TB, empiema); irradiação
Potencial cardiogênico:
  proporcional à relação do aspecto das fibras de asbesto (= comprimento para diâmetro) da fibra e durabilidade no tecido humano:
  crocidolita > amosita > crisolita > actinolita, antofilita, tremolita

◊ Exposição ocupacional ao asbesto encontrada em somente 40–80% de todos os casos!
◊ 5–10% dos trabalhadores do asbesto desenvolverão mesotelioma (um fator de risco de 30 comparado com a população geral)
◊ Nenhuma relação com a duração/grau de exposição ou histórico de tabagismo!

Período latente: 20–35–45 dias (mais precoce que câncer relacionado com asbesto)
Pico etário: 50–70 anos (66%); M÷F = 2–4–6÷1
Patologia: múltiplas massas tumorais envolvem predominantemente a pleura parietal + visceral em menor grau; progresso para espessura como folha/massa confluente resultando em invólucro pulmonar
Histologia: (a) epitelioide (60%), sarcomatoide (15%); (b) mesenquimal; (c) bifásico (25%); fibras de asbesto intracelular em 25%; positivo para mancha de antígeno de membrana epitelial, calretinina, antígeno para tumor I de Wilms, citoqueratina 5/6, HBME-1, mesotelina
Associado a: mesotelioma peritoneal, osteoartropatia hipertrófica (10%)

Estágios (modificação Boutin dos estágios de Butchart):
  IA confinado à pleura parietal ipsilateral/diafragmática
  IB + pleura visceral, pulmão, pericárdio
  II invasão da parede torácica/mediastino (esôfago, coração, pleura contralateral) ou metástase para linfonodos torácicos
  III penetração do diafragma com envolvimento peritoneal ou metástase para linfonodos extratorácicos
  IV metástase hematogênica distante

Estágio na apresentação: II em 50%, III em 28%, I em 18%, IV em 4%

- não pleurítica (56%)/dor torácica pleurítica (6%)
- dispneia (53%)
- febre, calafrios, mal-estar (30%)
- fraqueza, fadiga, desconforto (30%)
- tosse (24%), perda de peso (22%), anorexia (10%)
- expectoração de corpos de asbesto (= estrutura fusiforme segmentada tipo haste = depósito de ferro e proteína nas fibras de asbesto [um subconjunto de corpos ferruginosos])
- proteína sérica relacionada com o mesotelioma elevada (84%)

Disseminação:
  (a) contínua: parede torácica, mediastino, tórax contralateral, pericárdio, diafragma, cavidade peritoneal, linfáticos, sangue, pulmão
  (b) linfático: hilar + mediastinal (40%), celíaca (8%), axilar + supraclavicular (1%), linfonodos cervicais
  (c) hematogenoso: pulmão, fígado, rim, glândula suprarrenal

√ Massas extensivas lobuladas irregulares volumosas situados na pleura, tipicamente > 5 cm/espessamento pleural (60%)

√ Derrame pleural unilateral exsudativo/hemorrágico (30–60–80%) sem desvio mediastinal ("hemotórax congelado" = fixação pela implantação pleural do tecido neoplásico); efusão contendo ácido hialurônico em 80–100%; efusão bilateral (em 10%)
√ Massa pleural distinta sem efusão (< 25%)
√ Associado a placas pleurais em 50% = MARCA REGISTRADA da exposição ao asbesto
√ Calcificações pleurais (20%)
√ Invólucro circunferencial = envolvimento de todas as superfícies pleurais (mediastino, pericárdio, fissuras) como manifestações tardias
√ Extensão para dentro das fissuras interlobares (40–86%)
√ Invasão superficial de pulmão subjacente (primeiramente como extensão para dentro do septo interlobular)
√ Destruição costal em 20% (na doença avançada)
√ Ascite (peritônio envolvido em 35%)
CT:
    √ Espessamento pleural (92%)
    √ Espessamento de fissura interlobar (86%)
    √ Derrame pleural (74%)
    √ Contração de hemitórax afetado (42%):
        √ Desvio ipsilateral mediastinal
        √ Espaços intercostais estreitos
        √ Elevação de hemidiafragma ipsilateral
    √ Placas pleurais calcificadas (20%)
MR (melhor modalidade para determinar ressecabilidade):
    √ Minimamente hiperintenso relativo ao músculo em T1WI
    √ Moderadamente hiperintenso relativo ao músculo em T2WI
PET-CT (útil na identificação de metástases distantes e ocultas)
Metástases para:
    pulmão ipsilateral (60%), linfonodos hilares + mediastinais, pulmão contralateral + pleura (raro), extensão através da parede torácica + diafragma, pericárdio
    √ Invasão da parede torácica:
        √ Planos gordurosos obscurecidos em parede torácica
        √ Invasão de músculos intercostais
        √ Separação/destruição das costelas pelo tumor
    √ Invasão do mediastino:
        √ Obliteração dos planos gordurosos ao redor do coração, grandes vasos, esôfago, traqueia
Prognóstico: 10% dos indivíduos ocupacionalmente expostos morrem de mesotelioma (em 50% pleural + em 50% mesotelioma peritoneal); tempo de sobrevida média de 5–12 meses
DDx: fibrose pleural por infecção (TB, fúngico, actinomicose), fibrotórax, empiema, adenocarcinoma metastático (diferenciação impossível)
Dx: cirurgia com toracoscopia assistida por vídeo (radioterapia pós-procedimento de todas as portas de entrada de semeadura tumoral por agulha [21%])

METÁSTASES PARA PULMÃO

As metástases pulmonares ocorrem em 30% de todas as malignidades; especialmente hematogênicas
Idade: > 50 anos (em 87%)
Incidência das metástases pulmonares:
    Mnemônica: CHEST
        Coriocarcinoma....................60%
        Hipernefroma/tumor de Wilms..........30/20%
        Ewing (sarcoma)....................18%
        Sarcoma (rabdomio/osteossarcoma)......21/15%
        Tumor testicular....................12%

Primárias comuns da metástase intravascular:
    mama, estômago, fígado, próstata, coriocarcinoma
        ◊ Mixoma atrial direito + RCC tende a embolizar em grandes artérias pulmonares centrais + segmentares
• dispneia progressiva
• hipertensão pulmonar subaguda
• sintomas de tromboembolismo pulmonar agudo
√ Múltiplos nódulos (em 75%), 82% subpleurais:
    √ Geralmente, lisos + bem definidos
    √ Tamanhos variados (mais típico)
    √ Geralmente em distribuição aleatória
√ Padrão micronodular fino: tumor altamente vascularizado (células renais, mama, tireoide, carcinoma de próstata, sarcoma ósseo, coriocarcinoma)
√ Pneumotórax (2%): especialmente em crianças com sarcoma + frequentemente com osteossarcoma (em virtude da fístula broncopleural causado por metástase subpleural)
CT:
    √ Múltiplas lesões não calcificadas (> 10) e circulares > 2,5 cm provavelmente serão metastáticos
    √ Lesões conectadas aos ramos pulmonares arteriais (75%):
        √ Defeito de preenchimento em grandes artérias pulmonares (tumor tromboembólico)
        √ Dilatação multifocal/botões de artérias subsegmentares
        √ Aparência de "árvore em botão" de arteríolas em lóbulos pulmonares secundários

Nódulo Pulmonar Solitário Metastático
◊ Um nódulo pulmonar solitário representa um tumor primário do pulmão em 62% dos pacientes com histórico conhecido de neoplasia
◊ 0,4–5–9% de todos os nódulos solitários são metastáticos; de origem mais provável em: carcinoma de cólon (30–40%), melanoma, osteossarcoma, carcinoma de célula renal, câncer de bexiga, tumor testicular, carcinoma de mama

Metástases Pulmonares Calcificantes (< 1%)
Mnemônica: TOMATO
    Tireoide (papilar)
    Osteo/condrossarcoma
    Mama
    Adenocarcinoma mucinoso (cólon)
    Testicular
    Ovariano
    + outros: sarcoma sinovial, tumor ósseo de células gigantes, metástase pulmonar após radiação/quimioterapia

Metástases Pulmonares Cavitantes
Frequência: 4% (comparado com 9% em carcinoma broncogênico primário)
Histologia: carcinoma de célula escamosa (10%), adenocarcinoma (9,5%)

Frequência de Metástase Pulmonar			
Origem das Metástases Pulmonares		*Probabilidade de Metástases Pulmonares*	
Mama	22%	para Câncer renal	75%
Rim	11%	para Osteossarcoma	75%
Cabeça e pescoço	10%	para Coriocarcinoma	75%
Colorretal	9%	para Câncer de tireoide	65%
Útero	6%	para Melanoma	60%
Pâncreas	5%	para Câncer de mama	55%
Ovário	5%	para Câncer de próstata	40%
Próstata	4%	para CA de cabeça e pescoço	30%
Estômago	4%	para CA de esôfago	20%

Mnemônica: **M**etástases **C**elulares **S**emelhantes a escamas **T**endem a **C**avitar
- **M**elanoma
- **C**ólon
- **S**arcoma
- **T**ransicional (carcinoma celular)
- **C**érvice (sob quimioterapia), **c**arcinoma de células escamosas

Metástases Pulmonares Hemorrágicas
CT:
√ Nódulos mal definidos com margens nevoadas + sinal de halo (= circundando opacidade em "vidro fosco")
1. Angiocarcinoma
2. Coriocarcinoma
3. Carcinoma de células renais
4. Melanoma
5. Carcinoma de tireoide

Metástases Endobrônquicas
Frequência: 1%
√ Atelectasias segmentares/subsegmentares ou atelectasias de pulmão unilateral inteiro
√ Lesão redonda endobrônquica na CT
1. Carcinoma broncogênico
2. Linfoma
3. Carcinoma de células renais
4. Câncer de mama
5. Carcinoma colorretal

Metástases Pulmonares na Infância
Mnemônica: ROTE
- **R**abdomiossarcoma
- **O**steossarcoma
- **T**umor de Wilms
- **E**wing (sarcoma de)

Metástases com Padrão de Espaços Aéreos
= crescimento lipídico ao longo da parede alveolar intacta similar ao carcinoma bronquíolo-alveolar mimetizando pneumonia
√ Nódulos de espaços aéreos
√ Consolidação com aerobroncograma
√ Opacidades em "vidro fosco" focal/extensivo
1. Adenocarcinoma do trato GI (10%)
2. Adenocarcinoma da mama/ovário

Metástase Esterilizada
= persistência de nódulo metastático sem alteração significante em tamanho após quimioterapia adequada
Histologia: nódulo necrótico ± fibrose sem células tumorais viáveis
1. Coriocarcinoma
2. Câncer testicular
   √ Síndrome de teratoma crescente = conversão em teratoma maduro benigno
   √ Lacuna pulmonar (= transformação para cavidade de parede fina) pode persistir por anos

Metástase de Tumor Benigno para Pulmão
1. Leiomioma uterino
2. Mola hidatiforme uterina
3. Tumor ósseo de células gigantes
4. Condroblastoma
5. Adenoma pleomórfico de glândula salivar
6. Meningioma

METÁSTASE PARA PLEURA
1. Pulmão (36%)
2. Mama (25%)
3. Linfoma (10%)
4. Ovário (5%)
5. Estômago (2%)

PNEUMONIA POR MICOPLASMA
= PNEUMONIA ATÍPICA PRIMÁRIA (PAP)
◊ Quadro radiográfico + clínico variável!
◊ Causa mais comum de pneumonia não bacteriana adquirida na comunidade com uma evolução leve (somente 2% necessita de hospitalização), geralmente dura de 2–3 semanas; somente 10% dos casos infectados desenvolve a pneumonia

Incidência: 10–33% de todas as pneumonias; pico no outono
Organismo: agente de Eaton = organismo semelhante ao da pleuropneumonia = 350 µm de pleomórfico longo de *mycoplasma pneumoniae* com falta de parede celular
Disseminação: contato direto/aerossol
Idade: mais comum entre 5–20 anos (especialmente em populações confinadas)
Histologia: infiltrados celulares mononucleares peribrônquico (similar à infecção viral respiratória inferior)

- período de incubação: 1–2 semanas
- início gradual com faringite, cefaleia, mialgia (rinorreia + congestão nasal incomum)
- leves sintomas de tosse seca + febre baixa, mal-estar, otite
- escarro com PMN, porém pouca bactéria
- leve leucocitose (20%)
- causa respiratória mais comum de produção de aglutininas do frio (60%)

◊ Gravidade dos achados radiológicos diverge da condição clínica leve!
◊ Os infiltrados pulmonares surgem após um significativo período de tempo
√ Infiltrado intersticial reticular focal:
  √ Unilobar do hilo para dentro do lobo inferior como alteração mais precoce (52%), bilobar (10%)
  √ Opacificações para-hilares peribrônquicas (12%)
  √ Atelectasias (29%)
√ Infiltrados alveolares:
  √ Consolidação unilateral heterogênea irregular (E > D) dos espaços aéreos no lobo segmentar inferior em 50%, bilateral em 10–40%
√ Pequenas efusões pleurais em 20%
√ Adenopatia hilar (7–22%)
Rx: eritromicina, azitromicina, tetraciclina
Cx: como resposta autoimune?
  (1) encefalomielite aguda disseminada
  (2) oclusão arteriovenosa cerebral
  (3) eritema nodoso, eritema multiforme, síndrome de Stevens-Johnson
  (4) pulmonar: síndrome de Swyer-James, fibrose pulmonar, bronquiolite obliterante, ARDS
Prognóstico: 20% com sintomas de faringite recorrente + bronquite ± infiltrados
DDx: infecção viral do trato respiratório inferior, pertussis, clamídia (indistinguível)

QUASE AFOGAMENTO
= asfixia em virtude da inalação de água seguida por sobrevivência de no mínimo 24h
Estágio 1:
  (a) laringospasmo agudo após inalação de pequena quantidade de água
     √ Sem anomalia radiográfica
  (b) laringospasmo prolongado = "afogamento seco" em virtude de edema de pressão negativa que surge de episódio

prolongado da manobra de Müller, como edema pulmonar pós-obstrutivo
√ Linhas de Kerley, estreitamento peribrônquico
√ Consolidação de espaços aéreos peri-hilares irregulares
Prognóstico: resolução dentro de 24–48h (sob terapia)
Estágio 2:
= laringospasmo + deglutição de água para o estômago
Estágio 3:
(a) laringospasmo persistente com afogamento seco (10–15%)
√ Edema de pressão
(b) aspiração de água após relaxamento induzido pela hipóxia do laringospasmo (85–90%)
√ Edema de permeabilidade (em virtude de hipóxia + dano alveolar difuso)
Cx: ARDS, aspiração de líquido gástrico, infecção por bactéria saprofítica de água doce
1. **Afogamento em água salgada**
   - hemoconcentração, hipovolemia
2. **Afogamento em água doce**
   - hemodiluição, hipervolemia
   - hemólise
3. **Afogamento secundário**
   (a) pneumonia decorrente de resíduos tóxicos
   (b) edema pulmonar progressivo
4. **Afogamento seco** (20–40%)
   = o espasmo laríngeo impede que a água entre
   √ Nenhuma anomalia radiológica
Semelhanças em todos os 4 tipos:
- hipoxemia
- acidose metabólica
√ Áreas nevoadas centrais extensivas de opacidade aumentada (edema alveolar indistinguível de outros tipos):
√ Tendência da opacidade se coalescer
√ Formação de membrana hialina = considerável perda das proteínas do sangue
Cx: pneumonia (em decorrência da aspiração de bactéria/fungo/micobactéria)

GRANULOMATOSE SARCOIDE NECROTIZANTE
Etiologia: variante da sarcoidose?
Idade: 3ª–7ª década (idade média, 49 anos); M÷F = 1÷2,2
Patologia: nódulos pleurais + subpleurais + peribroncovasculares disseminados/massas conglomeradas ± cavitação central
Histologia: granuloma confluente não caseoso, necrose extensiva, vasculite de artérias + veias pulmonares musculares com frequente oclusão vascular total, obstrução bronquiolar, bronquiolite obliterante, pneumonite obstrutiva
- assintomático (15–40%)
- tosse, dor torácica, dispneia, febre, perda de peso, fadiga
- uveíte, insuficiência hipotalâmica (13%)
◊ Quase que afeta exclusivamente os pulmões
√ Nódulos pulmonares subpleurais + peribroncovasculares múltiplos bilaterais
√ Numerosas opacidades parenquimais mal definidas
√ ± cavitação
√ Linfadenopatia hilar (8–79%)
√ Espessamento pleural
◊ Sem doença em via aérea superior/glomerulonefrite/vasculite sistêmica
Rx: terapia exclusiva com corticosteroides
DDx: sarcoidose (alta prevalência de linfadenopatia mediastinal + hilar, pequena propensão para cavitação)

PNEUMONIA NEONATAL
Patogênese:
(a) infecção intrauterina (ascendente pela ruptura prematura das membranas ou trabalho de parto prolongado/rota transplacentária) = fator de risco maior
(b) aspiração de secreções vaginais infectadas durante o parto
(c) infecção após o nascimento
Organismo:
(1) *Streptococcus* do grupo B (GBS) = causa mais comum: em crianças prematuras de baixo peso; 50% de mortalidade
√ Opacidades pulmonares (87%):
√ Aparência idêntica a RDS (em 52%)
√ Aparência sugerindo líquido pulmonar retido/infiltrado focal (35%)
√ CXR normal (13%)
√ Cardiomegalia (comum)
√ Efusões pleurais (em 2/3, mas RARO na RDS)
Associado a: início tardio de hérnia diafragmática (evidenciada através da deterioração clínica)
Prognóstico: geralmente letal
(2) *Pneumococci*: semelhantes a RDS
(3) *Listeria*: semelhantes a RDS
(4) Cândida: consolidação progressiva + cavitação
(5) *Chlamydia trachomatis:* padrão broncopneumônico
(6) outros: *H. influenzae, Staphilococcus aureus, E. coli,* CMV, *Pneumocystis*
- afebril
- requerimentos de pressão ventilatória mais baixos
√ Áreas bilaterais focais/difusas de opacidades (pode inicialmente parecer similar à síndrome de aspiração fetal)
√ Hiperaeração
√ Pode causar atelectasia lobar
√ Pode causar pneumotórax/pneumomediastino
√ Derrame pleural (muito raro)

NOCARDIOSE
Organismo: bactéria gram-positiva, acidorresistente que se assemelha a fungo
Predisposição: imunocomprometido
√ Múltiplos nódulos mal/bem definidos ± cavitação
√ Consolidação lobar
√ Empiema sem tratos sinusais
√ Obstrução da SVC (raro)

INFECÇÃO MICOBACTERIANA NÃO TUBERCULOSA DO PULMÃO
= TUBERCULOSE ATÍPICA
Organismo:
M. kansasii: infecção pulmonar em sujeitos com bom estado imunológico
M. marinum: "granuloma de piscina"
M. ulcerans: "úlcera de Buruli" em áreas tropicais
M. scrofulaceum: linfadenite cervical em crianças
M. avium intracellulare: especialmente na AIDS
Organismos que causam doença respiratória (classificação de Runyon): organismos onipresentes como parte da flora ambiental normal
1. Fotocromógenos
   M. kansasii, M. simiae, M. asiaticum
   - colônias tornam-se amarelas com exposição à luz
   ◊ 70–80% dos indivíduos das áreas rurais apresentam teste positivo ao PPD-B (= antígeno de *M. kansasii*)!
2. Escotocromógenos
   M. scrofulaceum, M. xenopi, M. szulgai, M. gordonae
   - colônias amarelas tornam-se alaranjadas com a exposição à luz

3. Não cromógenos
   M. avium intracellulare, M. malmoense, M. terrae
   - colônias brancas/beges sem mudança de cor
4. Crescimento rápido
   M. fortuitum-chelone
   - aparecem na cultura 3–5 dias (todos os outros grupos aparecem na cultura em 2–4 semanas)

Histologia: lesões indistinguíveis de *M. tuberculosis*
Fonte: solo, água, laticínios, fezes de pássaros
Infecção: inalação de gotículas de água aerossolizadas (*M. avium intracellulare* complexo), aspiração de alimentos em pacientes com acalasia (*M. fortuitum-chelonei*), trato GI (na AIDS)

- tosse (60–100%), hemoptise (15–20%)
- asma, dispneia
- febre distintamente incomum (10–13%)
- fraqueza + perda de peso (até 50%)
- teste cutâneo de tuberculina semanal positivo

A. FORMA CLÁSSICA
   Idade: 6ª–7ª década, em brancos (80–90%), M > F
   Fatores predisponentes:
   COPD (25–72%), TB prévia (20–24%), doença pulmonar intersticial (6%), fumantes > 30 pacotes/ano (46%), abuso de álcool (40%) doença cardiovascular (36%), doença hepática crônica (32%), gastrectomia prévia (18%)
   Localização: segmentos apicais + anterior do pulmão superior
   √ Opacidades fibronodulares/fibroprodutivas apicais crônicas (indistinguíveis da reativação da TB)
   √ Cavitação em 80–95%
   √ Espessamento apical pleural em 37–56%
   √ Opacidades alveolares nodulares multifocais adicionais (em virtude da disseminação broncogênica) no pulmão ipsi/contralateral em 40–70%
   √ Adenopatia (0–4%)
   √ Derrame pleural (5–20%)
   √ Tipicamente SEM elevação hilar

B. FORMA NÃO CLÁSSICA (20–30%)
   Idade: 7ª–8ª década, 86% em brancos; M÷F = 1÷4
   Fatores predisponentes: NENHUM
   Localização: predominantemente no lobo médio + língula
   √ Múltiplas opacidades nodulares bilaterais ao longo de ambos os pulmões com distribuição aleatória
   √ Opacidades intersticiais curvilíneas irregulares (assemelhando-se a bronquiectasias)

C. GRANULOMAS ASSINTOMÁTICOS
   √ Agrupamento do nódulos semelhante em tamanho

D. INFECÇÃO RELACIONADA COM ACALASIA
   com *M. fortuitum-chelonei*

E. DOENÇA DISSEMINADA
   em pacientes imunocomprometidos: AIDS, pacientes transplantados, desordens linfoproliferativas (especialmente leucemia de células cabeludas), terapia com esteroides + imunossupressora

CT:
√ Bronquiectasia multifocal (79–94%), especialmente lobo médio + língula
√ Nódulos centrolobulares de tamanhos variados, geralmente < 1 cm (= micronódulos) em 76–97%
√ Espessamento de parede brônquica (97%)
√ Doença de espaços aéreos (76%)
√ Cavitação (21%), especialmente em lobos superiores
√ Espessamento do septo interlobular (12%)
◊ Resposta desfavorável à terapia antituberculosa é suspeita para TB atípica!

DDx: *M. tuberculosis* (bronquiectasia menos comum + menos extensiva), bronquiolite obliterante, sarcoidose, doença fúngica

PAMBRONQUIOLITE
= doença inflamatória do pulmão, prevalente em orientais, porém rara nos europeus + norte-americanos
Patogênese: desconhecida
HRCT:
√ Estruturas de ramificação centrolobulares (segmentos de bronquiolectasias preenchidos por secreções) + nódulos cercando bronquíolos respiratórios
√ Perfusão em mosaico
√ Aprisionamento de ar
√ Dilatação brônquica
DDx: bronquiolite obliterante

PARAGONIMÍASE DO PULMÃO
= PARAGONIMÍASE PLEUROPULMONAR
= doença parasitária causada por trematódeo *Paragonimus* (geralmente *P. westermani* = verme pulmonar) endêmico em certas áreas do leste + sudeste da Ásia (China, Coreia, Japão, Tailândia, Laos, Filipinas, Índia)
Infecção: ingestão de lagostim/caranguejo cru/incompletamente cozido infectados com metacercárias; a larva sai do cisto no intestino delgado + penetra na parede intestinal + entra na cavidade peritoneal; a larva penetra no diafragma + pleura para entrar no pulmão
Ciclo: do hospedeiro final (tigre, gato, cachorro, raposa, doninha, gambá, javali, homem), os ovos do verme passam para o exterior no escarro com raias de sangue; na água doce um embrião ciliado (miracídio) se desenvolve; torna-se uma larva com cauda (cercária) após invadir o caramujo de água doce; quando o caramujo é comido por um crustáceo, sua cauda se destaca e ela se torna uma larva de 300 μm encistada (metacercária)
- ovos de parasita em escarro/pleura/líquido de BAL

@ no CNS
   - meningoencefalite (em 25%)
   √ Calcificações tipo concha/bolhas de sabão de tamanhos variados (~ 50%)

@ no tórax
   Localização: lesões pulmonares em 83%, lesões pulmonares + pleurais em 44%, lesões pleurais em 17%:
   Achados precoces (lesões ocorrem de 3–8 semanas após a ingestão):
   √ Pneumo/hidropneumotórax uni/bilateral (17%)
   √ Derrame pleural uni/bilateral (3–54%)
   √ Consolidação focal migratória dos espaços aéreos (= migração do verme causando pneumonia focal hemorrágica) em 45%
   √ Colapso lobar/segmentar (obstrução das vias aéreas por granulomas causados pelos ovos/intrusão do verme)
   √ Opacidades lineares de 2–4 mm de espessura e 2–7 cm de comprimento alcançando a pleura (41%) em decorrência de migração do verme
   Achados tardios:
   √ Cisto pulmonar (formação de cisto pelo infarto após a obstrução arteriolar/venosa pelo ovo ou verme; expansão das pequenas vias aéreas por parasitas intraluminais):
      √ Cisto de parede espessa (em virtude de fibrose)
      √ "Efeito eclipse" = espessamento excêntrico da parede cística (em virtude da presença de um/dois vermes intracísticos)
      √ Cisto de parede fina (quando o cisto está conectado às vias aéreas)
   √ Nódulos subpleurais/subfissurais de 10–15 mm com margens mal definidas + consolidação tipo massa (24%) (em

virtude do cisto ser inicialmente mascarado pela consolidação pericística do espaço aéreo ± cisto preenchido com líquido necrótico de coloração achocolatada de baixa opacidade)
- √ Bronquiectasia adjacente (35%)
- √ Alta captação de radiofármaco em PET

DDx: tuberculose (lesão nodular de evolução lenta, fibrose residual após o tratamento, nenhuma opacidade linear subpleural), criptococose, infecção bacteriana com formação de abscesso, vasculite

PNEUMATOCELE

= coleção cística de ar dentro do parênquima pulmonar em virtude da superinsuflação obstrutiva
= enfisema regional obstrutivo
◊ Não indica destruição do parênquima pulmonar
◊ Ocorre durante a fase curativa
◊ Parece aumentar à medida que o paciente melhora
◊ Frequentemente múltipla

Teorias para o desenvolvimento:
(1) pequenos bronquíolos sofrem grave distensão secundária à obstrução valvular, de sentido único, endobrônquica/peribrônquica
(2) focos pulmonares necróticos evacuam-se através de brônquio estreitado por edema/inflamação; espaços aéreos subsequentemente aumentam em virtude de um mecanismo valvular de sentido único por pneumatocele/exsudato inflamatório aumentado
(3) o ar da ruptura de alvéolos/bronquíolos disseca ao longo do tecido interlobular intersticial e acumula entre a pleura visceral e o parênquima pulmonar = bolha enfisematosa subpleural = cisto de ar subpleural

Pneumatocele Associada à Infecção

Organismo: Pneumococcus, E. coli, Klebsiella, Staphylococcus (na infância)
- √ Surge dentro da 1ª semana, desaparece dentro de 6 semanas
- √ Cavidade de paredes finas + completamente preenchida de ar
- √ ± nível de ar-líquido + espessamento da parede (durante infecção)
- √ Pneumotórax
- √ Resolução espontânea (na maioria)

Pneumatocele Traumática = Pneumatocisto

Causa:
(a) ar aprisionado dentro da área de laceração pulmonar é inicialmente obscurecido por contusão circundante (hematoma); o pneumocisto surge dentro de horas após o trauma torácico fechado
(b) intensa resposta inflamatória à inalação/ingestão de hidrocarbonetos (polimentos de móveis, querosene)
- √ Pneumatoceles únicas/múltiplas
- √ Resolução espontânea após algumas semanas a meses

"Pulmão Pulverizado"

Causa: grave trauma torácico
- √ Múltiplos cistos de ar de 5–10 mm em área de opacificação de espaços aéreos

PNEUMONIA PNEUMOCÓCICA

Pneumonia por Gram-positivo mais comum
90% adquirida na comunidade, 10% nosocomial

Incidência: 15% de todas as pneumonias no adulto, incomum na criança; pico no inverno + início da primavera; aumenta durante epidemias de gripe

Organismo: Streptococcus pneumoniae (antigamente Diplococcus pneumoniae), Gram-positivo, em pares/cadeias, encapsulado, polissacarídeo capsular responsável pela virulência + sorotipagem

Suscetíveis: idosos, debilitados, alcoólatras, CHF, COPD, múltiplo mieloma, hipogamaglobulinemia, asplenia funcional/cirúrgica
- escarro com raias de sangue tipo enferrujado
- leucocitose com desvio para a esquerda
- função pulmonar debilitada

Localização: geralmente envolve apenas um dos lobos; tendência para os lobos inferiores + segmentos posteriores dos lobos superiores (bactérias fluem sob influências gravitacionais para as porções mais dependentes, como na aspiração)
- √ Extensa consolidação dos espaços aéreos encostado na pleura visceral (lobar/além dos limites de um lobo através dos poros de Kohn) CARACTERÍSTICO
- √ Leve expansão dos lobos envolvidos
- √ Aerobroncogramas proeminentes (20%)
- √ Padrão broncopneumônico irregular (em alguns)
- √ Derrame pleural (transudato parapneumônico), incomum na antibioticoterapia
- √ Cavitação (rara, com tipo III)

Variações (modificada pela doença broncopulmonar, por exemplo, bronquite crônica, enfisema):
- √ Padrão lembrando broncopneumonia
- √ Efusão pode ser a única manifestação (especialmente na COPD)
- √ Empiema (com febre persistente)
- — em crianças:
  - √ Pneumonia circular = lesão arredondada nitidamente definida

Prognóstico: resposta imediata aos antibióticos (se não houver complicações); 5% de taxa de mortalidade

Dx: hemocultura (positivo em 30%)

Cx: meningite, endocardite, artrite séptica, empiema (raramente visto, atualmente)

PNEUMOCISTOSE

= PNEUMONIA POR *PNEUMOCYSTIS CARINII*
◊ Causa mais comum de pneumonia intersticial nos pacientes imunocomprometidos, que rapidamente leva à doença dos espaços aéreos

Organismo:
protozoário/fungo Pneumocystis carinii onipresente obrigatoriamente extracelular
(a) trofozoíto se desenvolve em um cisto
(b) cisto produz até oito esporozoítos filhos, os quais são liberados na maturidade + desenvolvimento para trofozoítos

Patomecanismo:
trofozoíto anexa-se à membrana celular de pneumocisto alveolar tipo I com subsequente morte celular + vazamento de líquido proteináceo para dentro do espaço alveolar

Predispostos:
(1) crianças prematuras debilitadas, crianças com hipogamaglobulinemia (12%)
(2) AIDS (60–80%)
(3) outros pacientes imunocomprometido: síndrome da imunodeficiência congênita, desordens linfoproliferativas, pacientes transplantados receptores (em 10% dos pacientes transplantados renais), pacientes em terapia com corticosteroide a longo termo (síndrome nefrótica, doença vascular do colágeno), pacientes em uso de drogas citotóxicas [terapia para leucemia (40%), linfoma (16%)]
◊ Frequentemente associada à infecção simultânea pelo CMV, *Mycobacterium avium-intracellulare*, herpes simples
- dispneia grave + cianose durante 3–5 dias
- início insidioso subagudo de mal estar + tosse mínima (frequente em pacientes com AIDS)
- insuficiência respiratória (5–30%)

- contagem de glóbulos brancos levemente elevada (PMN)
- linfopenia (50%) anuncia um prognóstico ruim

√ CXR normal em 10–39%
√ Infiltrados bilaterais difusos simétricos finamente granulares/reticulares/intersticiais/de espaços aéreos (em 80%) com distribuição peri-hilar + bilateral (localização central CARACTERÍSTICA)
√ Resposta à terapia em 5–7 dias
√ Rápida progressão para consolidação homogênea alveolar difusa (DDx: edema pulmonar)
√ Aerobroncograma
√ Padrão reticular/grosseiramente linear/fino = impressões pulmonares intersticiais grosseiramente espessadas (na fase curativa)
√ Derrame pleural + linfadenopatia hilar (incomum)
√ Padrão atípico (em 5%):
  √ Doença lobar isolada/opacidades parênquimais focais
  √ Nódulos pulmonares ± cavitação
  √ Linfadenopatia hilar/mediastinal
  √ Cistos/cavidades de paredes finas/grossas, regular/irregular com preferência por lobos superiores + regiões subpleurais
√ Efeito do uso profilático de pentamidina aerossolizada:
  √ Redistribuição da infecção para os lobos superiores
  √ Doença pulmonar cística
  √ Pneumotórax espontâneo, frequentemente bilateral (6–7%)
  √ Doença extrapulmonar disseminada (1%)
  √ Calcificações puntiformes/tipo aro em linfonodos aumentados + víscera abdominal

CT:
  √ Padrão tipo "remendado" (56%)
    = aspecto em mosaico bilateral irregular assimétrico poupando os segmentos/subsegmentos do lobo pulmonar
  √ Padrão "vidro fosco" (26%)
    = doença difusa bilateral/peri-hilar dos espaços aéreos (líquido + células inflamatórias no espaço alveolar) com distribuição simétrica
  √ Padrão intersticial (18%)
    = impressões bilaterais simétricas/assimétricas, lineares/reticulares (espessamento dos septos interlobulares)
  √ Espaços preenchidos com ar (38%):
    (a) pneumatocele = espaços de paredes finas sem predileção lobar que se resolvem dentro de 6 meses
    (b) bolhas subpleurais (em virtude de enfisema prematuro)
    (c) cistos de paredes delgadas (obstrução valvular de sentido único das pequenas vias aéreas por pentamidina aerossolizada?)
    (d) necrose do granuloma da PCP
  √ Pneumotórax (13%)
  √ Linfadenopatia (18%)
  √ Derrame pleural (18%)
  √ Nódulos pulmonares geralmente em virtude da malignidade (leucemia, linfoma, sarcoma de Kaposi, metástases)/êmbolos sépticos
  √ Cavidades pulmonares/formação de cisto (crônico) geralmente em virtude da infecção fúngica/micobacteriana sobreposta

MN:
  √ Captação bilateral e difusa de Ga-67 sem envolvimento mediastinal antes das alterações radiográficas
  DDx: TB/infecção por MAI (com envolvimento mediastinal)
Dx: (1) coleção do escarro
    (2) broncoscopia com lavagem
    (3) biopsia pulmonar transbrônquica/transtorácica aberta
Prognóstico: doença rapidamente fulminante; morte dentro de 2 semanas
Rx: cotrimoxazol IV, nebulização com pentamidina

TÓRAX PNEUMECTOMIZADO
Sinais precoces (dentro de 24 horas):
  √ Preenchimento parcial do tórax
  √ Desvio mediastinal ipsilateral + elevação diafragmática

Sinais tardios (após 2 meses):
  √ Completa obliteração do espaço
Observação: depressão do diafragma/um desvio do mediastino para o lado contralateral indica uma fístula broncopleural/empiema/hemorragia!

PNEUMONIA PÓS-OBSTRUTIVA
= doença inflamatória crônica distal à obstrução brônquica
Causa:
  1. Carcinoma broncogênico (mais comumente)
  2. Adenoma brônquico
  3. Mioblastoma de células granulares (quase sempre lesão traqueal)
  4. Broncoestenose
Histologia: "pneumonia de ouro" = pneumonia do colesterol pneumonia lipídica endógena = mistura de edema, atelectasia, infiltração de células circulares, bronquiectasias, liberação de material lipídico dos pneumócitos alveolares secundária à reação inflamatória
√ Frequentemente associada a algum grau de atelectasia
√ Persiste inalterada por semanas
√ Pneumonia recorrente na mesma região após o tratamento com antibióticos

FIBROSE PROGRESSIVA MACIÇA
= PNEUMOCONIOSE COMPLICADA
= CONGLOMERADO DE ANTRACOSSILICOSE
Pode-se desenvolver/progredir após a cessação da exposição à poeira
Patologia: massa central amorfa avascular de proteínas insolúveis estabilizadas por ligações cruzadas + feixes mal definidos de colágeno grosseiramente hialinizado na periferia
Localização: quase exclusivamente restrito ao segmento posterior do lobo superior/segmento superior do lobo inferior
√ Grandes opacidades > 1 cm inicialmente nas zonas médias + pulmonares superiores, na periferia pulmonar
√ Contorno discoide (44%) = massa achatada no sentido anteroposterior (fina opacidade em visão lateral, grande opacidade em visão PA), borda medial geralmente mal definida, bordas laterais agudas + paralelas à grade costal
√ Migração em direção ao hilo começando na periferia pulmonar; simetria bilateral
√ Diminuição aparente na nodularidade (incorporação de nódulos da vizinhança)
√ Cavitação (ocasionalmente) em virtude de necrose isquêmica/infecção TB sobreposta
√ Enfisema bolhoso cicatricial
√ Hipertensão pulmonar

PSEUDOLINFOMA
= lesão reativa benigna = forma localizada de pneumonite intersticial linfocítica (LIP); nenhuma progressão para o linfoma
Histologia: agregados de células plasmáticas, reticulares, linfócitos grandes + pequenos com arquitetura linfoide preservada lembrando o linfoma, histologicamente, sem envolvimento de linfonodo
Associado à: síndrome de Sjögren
- principalmente assintomático
√ Infiltrado denso bem demarcado
√ Infiltrado tipicamente em localização central estendendo para a pleura visceral
√ Aerobroncograma proeminente
√ SEM linfadenopatia
Prognóstico: ocasionalmente, progressão para o linfoma não Hodgkin
Rx: a maioria dos pacientes responde bem, inicialmente, aos esteroides

PNEUMONIA POR PSEUDÔMONAS
= infecção nosocomial mais temida por sua resistência aos antibióticos em pacientes com doenças debilitantes sob tratamento com múltiplos antibióticos + corticosteroides; rara na comunidade
Organismo: Pseudomonas aeruginosa, Gram-negativo
- bradicardia
- temperatura com picos matinais
√ Broncopneumonia irregular disseminada (secundária à bacteremia; diferente das outras pneumonias por Gram-negativos)
√ Predileção para os lobos inferiores
√ Extensa consolidação bilateral
√ "Padrão em esponja" com múltiplos nódulos > 2 cm (= necrose extensa com formação de múltiplos abscessos)
√ Pequenas efusões pleurais

MALFORMAÇÃO ARTERIAL PULMONAR
= PAVM = ANEURISMA ARTERIOVENOSO PULMONAR = FÍSTULA ARTERIOVENOSA PULMONAR = ANGIOMA PULMONAR = TELANGIECTASIA PULMONAR
= comunicação vascular anormal entre a artéria e a veia pulmonar (95%) ou a artéria sistêmica e a veia pulmonar (5%)
Etiologia:
(a) defeito congênito de estrutura capilar (comum)
(b) adquirida na cirrose (angiodisplasia hepatogênica pulmonar), câncer, trauma, cirurgia, actinomicose, esquistossomíase, TB (aneurisma de Rasmussen)
Patologia: hemangioma do tipo cavernoso
Fisiopatologia:
shunt direito-esquerdo extracardíaco de baixa resistência (que pode resultar em embolia paradoxal); quantificação com microesferas de albumina marcadas com Tc-99 através da medida da fração da dose que alcança os rins
Idade: 3ª–4ª década; manifesta-se na vida adulta, 10% na infância
Ocorrência:
(a) anomalia isolada (40%)
(b) múltipla (em 1/3)
Associada à: síndrome de Rendu-Osler-Weber (em 30–60–88%) = telangiectasia hemorrágica hereditária
◊ 15–50% dos pacientes com a doença de Rendu-Osler-Weber possuem AVMs pulmonares!
Tipos:
1. Tipo simples (79%)
= uma única artéria nutrícia esvazia em segmento bulboso não septado aneurismático com uma única veia de drenagem
2. Tipo complexo (21%)
= mais de uma artéria nutrícia esvazia dentro de um segmento aneurismático septado com mais de uma veia de drenagem
- assintomático em 56% (até a 3ª–4ª década), se a AVM for única e < 2 cm
- ortodeóxia (= hipoxemia aumentada com PaO$_2$ < 85 mmHg na posição ereta devido ao desvio gravitacional do fluxo sanguíneo pulmonar para a base do pulmão)
- cianose com coração de tamanho normal (*shunt* direito-esquerdo) em 25–50% com baqueteamento
- sopro sobre a lesão (aumento durante a inspiração)
- dispneia ao esforço (60–71%), palpitação, dor torácica
- hemoptise (10–15%)
- não há CHF
Localização: lobos inferiores (65–70%) > lobo médio > lobos superiores; bilateral (8–20%); terço médio do pulmão

√ Massa nitidamente definida, lobulada, oval/circular (90%) de 1 a vários centímetros em tamanho ("lesão em moeda")
√ Feixes em forma de cordas da massa ao hilo (artéria nutrícia + veias de drenagem)
√ Em 2/3 lesão única, em 1/3 múltiplas lesões
√ Aumento com o avançar da idade
√ Alteração do tamanho com as manobras de Valsalva/Müller/posição ereta *vs.* decúbito (diminuição com a manobra de Valsalva)
√ Flebólitos (ocasionalmente)
√ Aumento das pulsações dos vasos hilares
CT (98% de taxa de detecção):
√ Nódulo homogêneo circunscrito não calcificado/massa serpiginosa de até alguns centímetros em diâmetro
√ Conexão vascular da massa com aumento de artéria nutrícia dilatada + veia de drenagem
√ Aumento sequencial da artéria nutrícia + porção aneurismática + veia eferente na CT dinâmica
MR (se houver contraindicação ao material de contraste/fluxo lento em virtude da trombose parcial/para acompanhamento):
√ Sinal nulo em eco espinhal padrão/alta intensidade de sinal nas imagens GRASS
Angiografia (na maioria das vezes evitada pela MR/CT, a menos que se contemple uma embolização ou cirurgia):
◊ 100% de sensibilidade para detecção de vasos > 2 mm
Cx: sintomas de CNS estão comumente na manifestação inicial
(1) acidente cerebrovascular: AVC (18%), ataque isquêmico transitório (37%) secundário aos pequenos êmbolos paradoxais
(2) abscesso cerebral (5–9%) secundário à perda da função do filtro pulmonar para êmbolos sépticos
(3) hemoptise (13%) secundária à ruptura da PAVM para dentro do brônquio; sintoma de apresentação mais comum
(4) hemotórax (9%) secundário à ruptura da PAVM subpleural
(5) policitemia
Prognóstico: 26% de morbidade, 11% de mortalidade
Recomendações: triagem de parentes de primeiro grau
DDx: nódulos pulmonares solitários/múltiplos
Rx: embolização com rolos/balões destacáveis

HEMANGIOMATOSE CAPILAR PULMONAR
= doença pulmonar bilateral que age como neoplasia vascular não metastática de baixo grau com progressão lenta de hipertensão pulmonar
Histologia: camadas de vasos capilares sanguíneos de parede fina infiltram o interstício pulmonar + invadem vasos pulmonares, bronquíolos e pleura
Patomecanismo da hipertensão pulmonar:
(a) fenômeno veno-oclusivo secundário à invasão de pequenas veias pulmonares
(b) obliteração vascular progressiva secundária à trombose *in situ* + infarto
(c) formação de cicatriz pulmonar secundária à hemorragia recorrente
Idade: 20–40 anos
- dispneia ao esforço
- cor pulmonale: distensão venosa jugular, edema podal, sinais na ECG de insuficiência de RV (DDx: doença veno-oclusiva pulmonar)
- pressões de PA elevadas + pressão capilar pulmonar normal
- hemoptise + dor torácica pleurítica em 1/3 (DDx: doença tromboembólica pulmonar)
CXR:
√ Padrão reticulonodular difuso

√ Áreas focais de fibrose intersticial (episódios recorrentes de hemorragia pulmonar + infarto trombótico)
CT:
  √ Espessamento + nodularidade de septo inter e intralobar + paredes das veias pulmonares
  √ Áreas de atenuação em "vidro fosco" (= aumento de perfusão para extensa proliferação de tecido hemangiomatoso)
Angiografia:
  √ Combinação de fluxo aumentado (para áreas hemangiomatosas) + fluxo diminuído (para regiões de trombose, infarto e cicatrização)
Prognóstico: morte após intervalo de 2–12 anos do início dos sintomas
Rx: transplante pulmonar bilateral
DDx: (1) doença veno-oclusiva pulmonar
  (2) fibrose intersticial idiopática
  (3) hipertensão pulmonar primária (sem aumento dos marcadores pulmonares)
  (4) hemangiomatose pulmonar (somente em crianças, hemangiomas cavernosos envolvendo vários órgãos)

INFARTO PULMONAR
= necrose isquêmica coagulativa do parênquima pulmonar
Frequência: rara (em virtude do efeito de proteção do fluxo sanguíneo colateral da circulação brônquica)
Patologia: material necrótico escuro (com estruturas fracas tipo fantasma de tecido pulmonar que permanecem evidentes na histologia) circundado por um aro estreita de hiperemia + inflamação
Causa: oclusão de artéria pulmonar (vasos de tamanho médio a pequeno)
Patogênese:
  aumento de permeabilidade vascular (lesão endotelial capilar isquêmica) + reperfusão via circulação brônquica causa extravasamento intra-alveolar de células sanguíneas em área confinada com possível progressão para infarto
Cocondições para progressão para o infarto:
  CHF, alta carga embólica, malignidade subjacente, diminuição do fluxo brônquico (em virtude de choque, hipotensão, circulação cronicamente debilitada), uso de vasodilatador, elevada pressão venosa pulmonar, edema intersticial
Prognóstico: reposição por tecido vascular fibroso que se dobra em uma massa colagenosa semelhante à placa, produzindo retração pleural

ENFISEMA PULMONAR INTERSTICIAL
= PIE = complicação da terapia respiratória com PEEP
Patogênese:
  gás escapa de alvéolos superdistendidos, disseca para dentro da bainha perivascular circundando as artérias, veias e linfáticos, desloca-se para dentro do mediastino formando aglomerados de bolhas
• deterioração súbita na condição do paciente durante tratamento respiratório
Rx
√ Lucências tubulares sinuosas + císticas seguidas de distribuição da árvore broncovascular
√ Distribuição bilateral, simétrica
√ Pseudocisto (forma localizada de PIE) = múltiplas coleções de ar circulares bem definidas com finas paredes uniformes
  Localização: região para-hilar direita
√ Superdistensão lobar (ocasionalmente)
Cx: (1) pneumotórax (77%) pela ruptura de cisto
  (2) pneumomediastino (37%)
  (3) enfisema subcutâneo, pneumopericárdio, ar intracardíaco, pneumoperitônio, pneumatose intestinal
  (4) **fenômeno de bloqueio de ar** = acúmulo de pressão em mediastino/tamponagem pericárdica impedindo o fluxo sanguíneo em veias pulmonares de baixo fluxo, causando diminuição de retorno venoso para o coração (obstrução especialmente durante expiração); particularmente comum em período neonatal
  √ Microcardia
Rx: (1) jato de alta frequência/ventilação oscilatória
  (2) posicionar lado afetado da criança para baixo durante 24–48 h
  (3) intubação brônquica seletiva
DDx: aerobroncograma (ramificação/estreitamento)

LINFANGIOMATOSE PULMONAR
= aumento de número de canais de comunicação linfáticos
√ Espessamento liso de feixes broncovasculares + septo interlobular
CT:
  √ Atenuação difusa aumentada da gordura mediastinal
  √ Leve infiltração peri-hilar
  √ Derrame pleural
  √ Espessamento pleural

GRANULOMATOSE PULMONAR DA LINHA MÉDIA
= TALCOSE PULMONAR
= microembolismo pulmonar em viciados em drogas pela injeção IV crônica de suspensões preparadas de compostos em tablete esmagados (talco é um aditivo insolúvel comum)
Drogas: anfetaminas, metilfenidato, hidrocloreto ("costa Oeste"), amina tripelen ("veludo azul"), hidrocloreto de metadona, Dilaudid®, meperidina, pentazocina, propilexedrina, hidrocloreto de hidromorfona
Patogênese: partículas de talco (= silicato de magnésio) estimulam uma reação granulomatosa de corpo estranho + fibrose subsequente de distribuição perivascular
Patologia: múltiplos nódulos esbranquiçados disseminados de 0,3–3 mm que se convergem em massas fibróticas arenosas no pulmão central + superior mensurando vários cm
Histologia: granulomas disseminados cheios de partículas de talco duplamente refrangente que expandem as paredes de artérias e arteríolas musculares pulmonares + tecido conectivo perivascular + septo alveolar
• retinopatia por talco (80%) = pequenos cristais cintilantes
• hipertensão pulmonar angiotrombótica + cor pulmonale
Alterações precoces:
  √ Micronodularidade disseminada em "cabeça de alfinete" (1–2–3 mm) com predominância peri-hilar/basilar
  √ Nódulos bem definidos predominantemente nas zonas médias
Alterações tardias:
  √ Perda do volume pulmonar nos lobos superiores + elevação hilar + hiperlucência nas bases pulmonares
  √ Opacidades coalescentes marginadas indistintamente similares à fibrose maciça progressiva (DDx: na silicose, ocorre levemente mais longe do hilo pulmonar + margem distinta)
Cx: aneurisma arterial pulmonar micótico; endocardite à direita com êmbolo séptico; insuficiência respiratória crônica; enfisema; liberação de talco sistêmico para fígado + baço + rim + retina
DDx das alterações tardias:
  (1) fibrose maciça progressiva da silicose/pneumoconiose dos trabalhadores de carvão
  (2) sarcoidose crônica
Dx: biopsia pulmonar

DOENÇA TROMBOEMBÓLICA PULMONAR
= EMBOLIA PULMONAR (PE)

Incidência: 600.000 Americanos/ano (0,23%) com diagnóstico errôneo/tardio em 400.000, causando morte em 100.000; diagnosticada em 1% de todos os pacientes hospitalizados; em 12–64% na autópsia, em 9–56% dos pacientes com trombose venosa profunda

Idade: 60% > 60 anos de idade

Causa: trombose venosa profunda (DVT) das extremidades/pelve (> 90%); neoplasia/trombo arterial direito, cateteres intravenosos trombogênicos, endocardite das valvas tricúspide/pulmonar

Tempo de início: a PE geralmente ocorre dentro dos primeiros 5–7 dias da formação do trombo

Fatores predisponentes:
 tromboflebite primário (39%), Imobilização (32%), cirurgia recente (31%), insuficiência venosa (25%), fratura recente (15%), infarto do miocárdio (12%), malignidade (8%), CHF (5%), sem predisposição (6%)

Fisiopatologia: um coágulo das veias profundas da perna se destaca + fragmentos em lado direito do coração + rega o pulmão com êmbolos variando em tamanho
 ◊ Média de > 6–8 vasos embolizados!
◊ Apresentação clínica é prótea + não específica!
 ◊ Diagnóstico clínico falso-positivo em 62%

Probabilidade Clínica de PE: Escore de Wells	
Variável	Pontos
suspeita clínica de DVT – 3,0 pontos	3,0
diagnóstico alternativo é menos provável que PE	3,0
taquicardia	1,5
imobilização/cirurgia em quatro semanas prévias	1,5
histórico de DVT ou PE	1,5
hemoptise	1,0
malignidade (tratamento dentro de 6 meses, paliativo)	1,0
Interpretação	
Escore > 6,0	Alta (59% de probabilidade)
Escore 2,0 a 6,0	Moderada (29% de probabilidade)
Escore < 2,0	Baixa (15% de probabilidade)

- tríade clássica (< 33%):
  (1) hemoptise (25–34%)
  (2) atrito pleural
  (3) tromboflebite
- sintomas (PE não fatal *versus* PE fatal):
  - dor torácica pleurítica (88% *vs.* 10%)
  - dispneia aguda (84% *vs.* 59%)
  - apreensão (59% *vs.* 17%)
  - tosse (53% *vs.* 3%)
  - hemoptise (30% *vs.* 3%)
  - suores (27% *vs.* 9%)
  - síncope (13% *vs.* 27%)

- sinais (PE não fatal *versus* PE fatal):
  - ritmo respiratório > 16 (92% *vs.* 66%)
  - estertores devido à perda de surfactante (58% *vs.* 42%)
  - taquicardia > 100 bpm (44% *vs.* 54%)
  - temperatura > 37.8°C (43% *vs.* 30%)
  - diaforese (36% *vs.* 10%)
  - galope cardíaco (34% *vs.* 10%)
  - flebite (32% *vs.* 7%)
  - sopro cardíaco (23%)
  - cianose (19% *vs.* 12%)

- alterações em ECG (83%), maioria não específica: P-pulmonale, desvio para a direita do eixo, bloqueio de feixe de ramo direito, padrão clássico S1Q3T3
- níveis elevados do fibrinopeptídeo A (FPA) = pequeno peptídeo dividido do fibrinogênio durante a geração da fibrina
- ensaio do D-dímero positivo (geralmente durante a lise do coágulo)

Localização da PE: embolia bilateral (em 45%), somente pulmão D (36%), somente pulmão E (18%); embolia múltipla [média de 3–6] em 65%

Distribuição: RUL (16%), RML (9%), RLL (25%), LUL (14%), LLL (26%)

Sítio: central = segmentar/maior (em 58%); periférico = segmentar/menor (em 42%); em ramos exclusivamente subsegmentares (em 30%)

◊ Êmbolo é exclusivo em 40%!

A. EMBOLIA SEM INFARTO (90%)
 Histologia: hemorragia + edema
B. EMBOLIA COM INFARTO (10–60%)
 = qualquer opacidade que se desenvolve como resultado de uma doença tromboembólica; mais provavelmente irá se desenvolver na presença de doença cardiopulmonar com obstrução do fluxo de saída venosa (diagnosticado em retrospecto)
 Histologia: (1) infarto incompleto = congestão hemorrágica transitória reversível/edema geralmente se resolve após alguns dias ou semanas
 (2) infarto incompleto = infarto hemorrágico com necrose do parênquima pulmonar remanescente permanente

Tromboembolismo Pulmonar Agudo
◊ Hipertensão desaparece na lise do êmbolo

Classificação Clínica da Doença Tromboembólica Pulmonar de Acordo com a Gravidade				
Sinais e Sintomas	*Classe 1*	*Classe 2*	*Classe 3*	*Classe 4*
Oclusão das artérias pulmonares	< 20%	20–30%	30–50%	> 50%
Sintomas	assintomático	ansiedade, hiperventilação	dispneia, colapso	choque, dispneia
pO$_2$ arterial	normal	< 80 torr	< 65 torr	< 50 torr
pCO$_2$ arterial	normal	< 35 torr	< 30 torr	< 30 torr
Pressão venosa central	normal	normal	elevada	elevada
Pressão PA média	normal	–	–	> 20 mmHg
Pressão sanguínea sistólica	normal	–	–	< 100 mmHg

Mortalidade:
3÷1.000 de procedimentos cirúrgicos; 200.000 mortes em 1975; 7–10% de todas as autopsias (morte dentro das primeiras horas da PE na maioria dos pacientes); 26–30%, se não tratados; 3–10%, se tratados; fatal, se > 60% do leito pulmonar estiver obstruído; pacientes sadios podem sobreviver obstrução de 50–60% do leito vascular
- início súbito de dor torácica
- dispneia aguda
- hemoptise ocasional
- teste de ensaio D-dímero imunoabsorvente ligado à enzima (detecta um dos produtos da quebra da fibrina) > 500 μg/L

CXR (33% de sensibilidade, 59% de especificidade):
◊ CXR não específica anormal em 84%; CXR normal tem um valor preditivo negativo de somente 74%!
√ Achados gerais (paciente com PE vs. sem PE):
  √ Atelectasia/infiltrado (68% vs. 48%)
  √ Derrame pleural (48% vs. 31%)
  √ Opacidade pleural (35% vs. 21%)
  √ Diafragma elevado (24% vs. 19%)
  √ Vascularidade diminuída (21% vs. 12%)
  √ Artéria pulmonar proeminente (17% vs. 28%)
  √ Cardiomegalia (12% vs. 11%)
  √ Edema pulmonar (4% vs. 13%)
√ Achados locais:
  √ Sinal de Westermark = área de oligoemia (devido à vasoconstrição distal ao êmbolo) em 2–7%
  √ Sinal de Fleischner = alargamento local da artéria pela impactação do êmbolo (em virtude da distensão pelo coágulo/hipertensão pulmonar que se desenvolve secundariamente à embolização periférica)
  √ Sinal "da articulação" = desaparecimento abrupto de um vaso ocluído distalmente
  √ Linhas de Fleischner = sombras de longas linhas (cicatriz fibrótica) pela invaginação da pleura na base do colapso, resultando em pseudofissura
  √ Corcova de Hamptom = consolidação de base pleural rasa na forma de um cone distribuído segmentarmente com a base contra a superfície pleural + borda medial convexa:
    √ SEM aerobroncograma (hemorragia dentro do alvéolo)
    √ ± cavitação
  √ "Sinal da fusão" = dentro de poucos dias a semanas, regressão da periferia em direção ao centro
  √ Cicatriz nodular/linear subsequente
√ Toracocentese: sanguinolento (65%), predominantemente PMN (61%), exsudato (65%)

NECT (propósito):
√ Representação de alterações agudas da PE:
  √ Atelectasias/bandas lineares (100%)
  √ Derrame pleural (87%)
  √ Consolidação (57%)
  √ Opacificação em "vidro fosco" (57%)
  √ Corcova de Hampton (50%)
  √ Área intraluminal de alta atenuação (= artéria hiperdensa) mensurando 33 ± 15 HU
  √ Artéria pulmonar central dilatada/segmentar
√ Representação de alterações crônicas de PE (ver "Tromboembolismo Pulmonar Crônico" na página 535)
√ Achados clínicos apontando para diagnóstico alternativo
√ Localização de volume de interesse para CECT

ângio CT (método de escolha):
Observação: no adulto a CT (2,2–6,0 mSv) tem de 1.6–4.3 vezes de dose de radiação mais alta que imagem V/Q (1,4 mSv)!
◊ CT helicoidal que se equivale a ângio na detecção de êmbolo dentro das artérias proximais de ≤ 5ª/6ª geração
◊ Defeitos de enchimento subsegmentares intraluminais (em 2–30%) geralmente não são detectáveis!
◊ Má detecção em lobo médio + ramos lingulares (em 18%)!
Observação: avaliar o vaso adjacente a um brônquio
√ Defeito de enchimento completo de baixa atenuação que ocupa uma seção arterial inteira criando uma interface inteira com o lúmen contrastado
√ ± aumento de artéria com trombose
√ "Sinal de trilho de trem" = defeito de enchimento parcial = êmbolo que flutua livremente dentro do lúmen circundado por áreas de aumento de contraste intravascular
√ Defeito de enchimento mural excêntrico formando ângulos agudos com a parede arterial
√ Disfunção de RV (razão RV÷LV = > 1÷1)
Defeitos de pseudoenchimento:
(1) artefato respiratório em paciente taquipneico
(2) retardo muito curto/longo de imagem
(3) aumento unilateral na resistência vascular
(4) *shunt* D para E
(5) aparecimento de janela
(6) volume parcial
Mímica anatômica patológica:
(1) linfonodo peribrônquico
(2) veias não opacificadas
(3) brônquio cheio de muco
(4) edema perivascular
Taxa de falha técnica: 3–4% em virtude de dispneia grave

CT do parênquima pulmonar:
√ Infarto periférico de área em forma de cunha/hemorragia em artérias de < 3 mm em diâmetro
√ Feixe parenquimatoso linear

NUC (varredura V/Q = guia para a avaliação angiográfica) interpretadas em referência ao critério de Biello ou PIOPED:
Observação: no feto, a varredura V/Q (640–800 mSv) tem de 5–267 vezes maior a dose de radiação que a imagem com CT (3–131 mSv)!
√ Imagens de probabilidade baixas/intermediárias em 50–70%:
  ◊ Resulta na recomendação de estudos adicionais; embora somente 12–14% irão realizar angiografia
  ◊ Há 25–30% de divergência entre intérpretes experientes na interpretação de varredura V/Q de probabilidade intermediária e baixa
√ Varredura de alta probabilidade: em 12% angiografia normal
Observação: anomalias de V/Q variam ao decorrer do tempo em virtude da autorregulação (vasoconstrição hipóxica, broncoconstrição hipercapneica) e resolução

Angio (> 95% de sensibilidade + especificidade):
Indicação:
(1) varredura de NUC indeterminada (angio dentro de 24 horas)
(2) incompatibilidade entre interpretação + achados clínicos
(3) risco significativo para anticoagulação + alta probabilidade para PE
(4) antes da intervenção: embolectomia pulmonar, ligação caval, colocação de filtro caval
(5) pacientes muito doentes para realizar varredura V/Q
Técnica: projeção oblíqua posterior AP e ipsilateral
√ Defeito intraluminal (94%)
√ Terminação abrupta de um ramo da artéria pulmonar
√ Poda + atenuação dos ramos
√ Hipovascularização parenquimatosa em cunha
√ Ausência de veia de drenagem no segmento afetado
√ Artérias colaterais tortuosas

Riscos da angiografia pulmonar:
(1) bloqueio de feixe de ramo esquerdo: requer fio de estimulação temporária antes da cateterização cardíaca direita
(2) função cardíaca marginal: terapia deve estar à disposição para tratar edema pulmonar franco
(3) pressão ventricular direita e diastólica > 20 mmHg: cateterização seletiva com oclusão do balão

Cx de angiografia pulmonar (1–2%):
arritmia, lesão endocárdica, perfuração cardíaca, parada cardíaca, reação ao contraste

Taxa de mortalidade da angiografia pulmonar: 0,2–0,5%

Taxa de falsos-negativos:
1–4–9% em virtude da dificuldade em visualizar êmbolos subsegmentares (com somente 30% de acordo entre observadores sobre a presença de êmbolos subsegmentares)

Prognóstico:
◊ Resolução menos favorável com o aumento da idade + doença cardíaca
◊ Resolução improvável com uroquinase > heparina
  (a) resolução total (90%) dentro de 30 dias após o tratamento (em virtude da fragmentação mecânica + fibrinólise endógena)
  (b) sem resolução em 10%: organização de tromboembolismo que leva à retração com obstrução total/parcial, recanalização, estenose, rede/cordões fibrosos e atrofia de vasos

Cx: hipertensão arterial pulmonar (em 4%)

Rx:
1. Heparina IV: 10.000–15.000 unidades na dose inicial; 8.000–10.000 unidades/hora durante a avaliação diagnóstica; continuado por 10–14 dias
2. Estreptoquinase: resultados melhores com PE maciça
3. Uroquinase: pouco melhor que estreptoquinase
4. Coumadin: mantido por pelo menos 3 meses (15% de taxa de complicação)

Tromboembolismo Pulmonar Crônico

= DOENÇA TROMBOEMBÓLICA CRÔNICA

Frequência: 1–5% dos pacientes com tromboembolismo pulmonar agudo, especialmente em pacientes com êmbolos grandes/episódios recorrentes

Em risco: malignidade subjacente, doença vascular, doença pulmonar, esplenectomia, *shunt* ventriculoatrial, desordem inflamatória crônica, síndromes mieloproliferativas; M < F

Patologia: redes e bandas fibrosas (= tromboêmbolo organizado), geralmente com trombose sobrejacente recente; material embólico é incorporado para dentro da parede de vasos + coberto por fina camada de células endoteliais

Patogênese:
artérias pulmonares patentes desenvolvem hipertrofia medial + espessamento íntimo + placas ateroscleróticas em resposta à elevação de pressão; artérias brônquicas podem dilatar + de caminhos colaterais extensivos para minimizar áreas de infarto pulmonar

- pode ser clinicamente silencioso/assintomático por anos ("período em favo de mel")
- histórico de episódios embólicos prévios
- dispneia ao esforço recorrente aguda/progressiva gradual (DDx: doença pulmonar intersticial)
- tosse não produtiva crônica, dor torácica atípica
- taquicardia, síncope
- perda da capacidade funcional do RV: pressão arterial pulmonar elevada (36–78 mmHg), pressão capilar pulmonar normal
- pressões arteriais direitas altas, débito cardíaco reduzido
- lúpus anticoagulante = anticardiolipina (11–24%)
- níveis de plasma elevados de fatores trombofílicos (fator VIII + anticorpos antifosfolipídicos)

CXR:
√ Proeminência cardíaca em lado direito
√ Aumento assimétrico de artérias pulmonares centrais
√ Vasculação oligêmica em distribuição irregular
√ Opacidade triangular/redonda + espessamento de pleura adjacente (por infarto pulmonar)
√ Opacidades alveolares irregulares bilaterais peri-hilares de "edema de reperfusão" após tromboendarterectomia

ângio CT (77% de sensibilidade):
◊ Angiografia convencional de Rival!
@ no coração
  √ Hipertrofia de RA + RV:
    √ Espessamento miocárdico de RV > 4 mm
  √ Cardiomegalia
    √ Diâmetro transverso de RA > 35 mm
    √ Diâmetro transverso de RV > 45 mm
  √ RV÷LV > 1÷1 com arqueamento de septo interventricular para dentro do LV
  √ ± opacificação IVC + veias supra-hepáticas (em virtude da dilatação do anel da valva tricúspide → regurgitação da valva tricúspide)
  √ Espessamento pericárdico leve
  √ Efusão pericárdica pequena
@ nos vasos pulmonares
  √ Hipertensão pulmonar:
    √ Diâmetro da artéria pulmonar principal > 29 mm, mensurado com a imagem no plano da bifurcação no ângulo direito para o eixo longo lateral para a aorta ascendente
    √ Razão do diâmetro da artéria pulmonar principal à aorta descendente > 1÷1
    √ Artérias pulmonares direita + esquerda > 18 mm em diâmetro, mensurado na sua porção intrapericárdica em 1 cm além da origem:
      √ Geralmente assimétrico em tamanho
  √ Visualização de trombo crônico:
    √ Achatamento excêntrico incompleto que preenche defeitos do trombo organizado, formando ângulos obtusos com a parede arterial
    √ Trombo de obstrução completa:
      √ Margem convexa à coluna de contraste (= "defeito de bolsa")
      √ Oclusão da artéria pulmonar principal (3%)
    √ Trombo mede 87 ± 30 HU (em virtude do aumento do trombo organizado/retração do trombo com concentração de hemoglobina + ferro/depósito de cálcio)
    √ Coágulo pode-se tornar calcificado (raro)
    √ Sinais pós-obstrutivos:
      √ Ausência de contraste em segmentos distais de vasos
      √ Diminuição abrupta persistente do calibre da artéria distal à oclusão comparada ao brônquio acompanhante (em virtude da retração do trombo)
      √ Dilatação pós-estenótica/aneurisma/tortuosidade
  √ Trombo recanalizado:
    √ Paredes de artérias espessadas com contorno irregular da superfície íntima em vaso paralelo ao plano da imagem/defeitos de preenchimento periférico intralumi-

nal de formato em cunha em vaso transverso ao plano da imagem
   √ Banda arterial (= estrutura linear de 1–3 mm anexado a ambas as pontas da parede do vaso)/aba (= anexado a uma das pontas da parede do vaso)/rede (= redes de feixes de ramos múltiplos)
   √ Suprimento colateral sistêmico de leito arterial pulmonar ocluído (em virtude da precipitação na troca gasosa):
      √ Dilatação arterial brônquica > 2 mm + tuosidade (73–77%) dentro do mediastino suprido por artéria frênica inferior, intercostal + mamária interna
@ Nas anomalias de parênquima:
   √ Tecido infectado substituído por cicatriz:
      Localização: pulmão inferior (70%), geralmente múltiplo
   √ Opacidade em base de pleura em forma de cunha com ponta apontando para hilo
   √ Opacidades lineares (= feixes parenquimatosos)
   √ Nódulo/cavidade periférica
   √ Geralmente, acompanhado por espessamento pleural
   √ Perfusão em mosaico da HRCT:
      √ Áreas geométricas disseminadas de baixa atenuação em 55% (em virtude de oligoemia) associado a vasos de baixo diâmetro transverso
      √ Áreas altamente demarcadas regionais de alta atenuação com vasos aumentados (perfusão pulmonar como pano de fundo da oligoemia/pulmão não perfundido)
      DDx: hipertensão pulmonar primária (padrão mais difuso da perfusão mosaica)
   √ Áreas focais isoladas de atenuação em "vidro fosco" (em virtude de perfusão sistêmica)
   √ Aprisionamento de ar na HRCT expiratória (em virtude da obstrução de ar em áreas de hipoperfusão)
   √ Dilatação brônquica cilíndrica de brônquio segmentar e subsegmentar (64%) adjacente às artérias pulmonares gravemente estenosadas/completamente obstruídas + retraídas (em decorrência de broncodilatação hipóxica)
MR:
   √ Áreas fixas discretas com sinal de intensidade baixa a média na T1WI
      Desvantagem: fluxo lento em vasos centrais pode obscurecer o sinal fixo do êmbolo
NUC:
   √ Varredura V/Q de alta probabilidade característica com múltiplos defeitos heterogêneos de perfusão segmentar
Angiografia (padrão de referência com a mais alta especificidade):
   √ Redes/feixes
   √ Segmentos arteriais estenóticos/ausentes
   √ Defeitos de preenchimento tipo bolsa
   √ Cortes abruptos geralmente se confinam a um/dois segmentos pulmonares
   √ Oclusão/hipoperfusão unilateral
   √ Angiografia brônquica seletiva demonstra artéria brônquica colateral dilatada (até 30% do fluxo sanguíneo sistêmico) enchendo artérias pulmonares abaixo dos sítios de oclusão
• medida da pressão arterial pulmonar (permite quantificar a gravidade da doença + prognóstico pós-operatório)
   Desvantagem: sensibilidade para embolia central menor que para ângio CT
Prognóstico: 30% de sobrevida de 5 anos com pressão PA média de 30 mmHg

Rx:
   (1) tromboendarterectomia para artéria segmental principal/lobar/proximal (4–14% de mortalidade operativa) em pacientes com dano hemodinâmico/ventilatório
   (2) terapia de anticoagulante warfarina suplementar para a vida toda (para evitar tromboembolismo recorrente/crescimento) ± vasodilatadores
DDx:
   (1) hipertensão pulmonar idiopática (artérias raramente aumentadas)
   (2) tromboembolismo agudo (diâmetro da artéria pulmonar pode estar aumentado, defeito de preenchimento não obstrutivo em localização central, defeito de preenchimento excêntrico forma ângulos agudos com parede de vaso, sem dilatação de artérias brônquicas, menor atenuação de trombos, sem hipertrofia de RV)
   (3) interrupção de artéria pulmonar (associado à anomalia cardiovascular congênita, afunilamento abrupto liso de artéria pulmonar com terminação cega em hilo, sem alterações endoluminais)
   (4) arterite de Takayasu (espessamento mural inflamatório concêntrico, principalmente artérias segmentares + subsegmentares afetadas, envolvimento da aorta + seus ramos)
   (5) sarcoma primário da artéria pulmonar (defeitos de preenchimento criam vãos de diâmetro luminal inteiro da artéria pulmonar principal/proximal, expansão para dentro do parênquima pulmonar/mediastinal)

Embolia Tumoral
◊ Diagnóstico frequentemente passa despercebido até o exame pós-morte!
Frequência: 2–26% dos pacientes com malignidade conhecida
Primária: carcinoma gástrico (mais comum), mama, próstata, pulmão, hepatocelular, ovariano, osteossarcoma, linfoma, coriocarcinoma
   ◊ Mixoma atrial direita + RCC tendem a embolizar artéria pulmonar central grande + segmentar!
Patogênese: células tumorais por êmbolo em veia cava que subsequentemente oclui pequenas artérias + arteríolas musculares pulmonares
Histologia: células malignas intravasculares, trombo de fibrina plaquetária aguda e em organização, fibrose de pequena artéria íntima, tumor intralinfático adjacente
• dispneia progressiva, tosse, dor torácica pleurítica
• hemoptise, síncope
• hipoxemia < 50 mmHg
CXR:
   √ Artérias pulmonares centrais aumentadas
   √ Cardiomegalia
   √ Opacidades parênquimais periféricos mal definidos nodulares/confluentes
CT:
   √ Opacidades lineares subpleurais + em cunha (em sítios de infarto pulmonar)
   √ Manifestações que acompanham: linfadenopatia, hipertensão venosa pulmonar, carcinomatose linfangítica
CECT:
   √ Defeitos de preenchimento nos principais ramos arteriais pulmonares
   √ Artérias pulmonares subsegmentares em rosário multifocal + dilatação
NUC:
   √ Múltiplos pequenos defeitos de perfusão subsegmentares não igualados na varredura V/Q
Angiografia:
   √ Fase arterial retardada

√ Defeitos de preenchimento/oclusão dos ramos arteriais subsegmentares
√ Irregularidades em parede arterial
√ Poda periférica de artérias menores
Cx: cor pulmonale subaguda (anuncia a morte dentro de 4–12 semanas)

Embolia por Mercúrio
Causa: injeção IV acidental/suicida
Patomecanismo: o mercúrio intravascular torna-se encarcerado em trombo ou migra para dentro do interstício pulmonar/espaço alveolar, resultando em resposta granulomatosa significante
√ Estruturas de ramificação de alta densidade e pequeno calibre em distribuição simétrica
√ Coleção de mercúrio dentro do ápice do ventrículo direito

DOENÇA VENO-OCLUSIVA PULMONAR
= oclusão de vênulas + pequenas veias pulmonares
Incidência: 0,1–0,2 a cada 1.000.000 pessoas
Idade: < 20 anos em 30–50% (alcance, 9 dias a 70 anos)
Prognóstico: morte dentro de 2 anos
Hemodinâmica:
- pressão arterial pulmonar elevada (PAH):
- pressão capilar pulmonar normal/baixa (PCWP)

Histologia: fibrose íntima com estreitamento/oclusão de veias pulmonares de todos os tamanhos; septo interlobular edematoso com espaços linfáticos dilatados; arteríolas muscularizadas + hipertrofia medial de artérias pulmonares musculares
- dispneia progressiva e fadiga
- tosse crônica seca/progressiva
- dor torácica, síncope, baqueteamento digital

CXR:
√ Aumento da artéria pulmonar principal
√ Linhas B de Kerley proeminentes
√ Veias pulmonares de calibre normal
√ Contornos normais do LA + LV
√ ± efusões pleurais
√ Consolidação multifocal de espaços aéreos (por hemorragia parenquimatosa, edema pulmonar, infarto pulmonar)

CT:
√ Artérias pulmonares centrais dilatadas
√ Septo interlobular lisamente espessado
√ Opacidade difusa/geográfica/mosaica/peri-hilar/irregular/centrolobular em "vidro fosco"
√ Aumento cardíaco direito

Rx: transplante pulmonar/cardíaco-pulmonar (somente como opção curativa); diuréticos de suporte, inibidores da anticolinesterase (ACE), glicosídios cardíacos (digoxina), suplementação de oxigênio, vasodilatadores pulmonares (bloqueadores do canal de cálcio, prostaciclina), agentes imunossupressores

VARIZ VENOSA PULMONAR
= tortuosidade + dilatação anormal da veia pulmonar logo antes da entrada para o átrio esquerdo
Etiologia: congênita/associada à hipertensão venosa pulmonar
- geralmente, assintomática; pode causar hemoptise

Localização: terço medial de qualquer pulmão abaixo do hilo próximo ao átrio esquerdo
√ Massa lobulada redonda/oval bem definida
√ Alteração em tamanho durante a manobra de Valsalva/Müller
√ Opacificação ao mesmo tempo em LA (no CECT)

Risco: (1) morte por ruptura durante a piora da insuficiência cardíaca
(2) fonte de êmbolo cerebral
DDx: fístula arteriovenosa pulmonar

PNEUMONITE POR RADIAÇÃO
= dano aos pulmões após radioterapia dependente de:
(a) volume de pulmão irradiado (mais importante):
- assintomático em < 25% do volume pulmonar

(b) dose de radiação: (quase sempre excede valor crítico para doses tumoricidas):
- pneumonite incomum, se < 20 Gy dados em 2–3 semanas
- pneumonite comum, se > 60 Gy dados em 5–6 semanas
- risco significativamente aumentado para pneumonite, se fração de dose diária > 2,67 Gy

(c) fracionamento da dose
(d) quimioterapia concomitante/tardia

Fases patológicas:
(1) fase exsudativa = líquido edematoso + membranas hialinas
(2) fase de organização/proliferativa
(3) fase fibrótica = fibrose intersticial

Tempo de início: geralmente, 4–6 meses após o tratamento
Localização: confinada aos portais de radiação

Pneumonite Aguda por Radiação
Início: dentro de 4–8 (1–12) semanas após tratamento de radiação
Patologia: depleção do surfactante (1 semana a 1 mês após), exsudação plasmática, células descamativas do alvéolo + brônquio
- assintomático (maioria)
- tosse não produtiva, respiração curta, fraqueza, febre (início insidioso)
- insuficiência respiratória aguda (rara)

√ Alterações geralmente dentro dos campos do portal de entrada
√ Consolidações irregulares/confluentes podem persistir por até 1 mês (reação exsudativa)
√ Atelectasia + aerobroncograma
√ Pneumotórax espontâneo (raro)

CT:
√ Aumento homogêneo, levemente enevoado na atenuação, obscurecendo contorno de vasos (2–4 meses após a terapia)
√ Consolidação coalescente irregular (1–12 meses após a terapia) que não se conforma ao formato dos portais
√ Discreta consolidação não uniforme (mais comum; 3 meses a 10 anos após a terapia) formando uma borda aguda, a qual se conforma ao tratamento dos portais

Prognóstico: recuperação/progressão para morte/fibrose
Rx: esteroides

Pneumonite Crônica por Radiação
Início: 9–12 (6–24) meses após a terapia por radiação; estabilizado em 1–2 anos após a terapia
Histologia: dano permanente das células endoteliais + alvéolos tipo I

Pode ser associada a:
(1) cisto tímico
(2) linfonodos calcificados (na doença de Hodgkin)
(3) pericardite + efusão (dentro de 3 anos)

√ Perda grave de volume
√ Densas bandas fibrosas do hilo para a periferia
√ Espessamento da pleura
√ Efusão pericárdica

CT:
√ Consolidação sólida com distorção parenquimatosa (em virtude de fibrose por radiação + atelectasia)
√ Bronquiectasia de tração

√ Desvio mediastinal
√ Espessamento pleural

SÍNDROME DA ANGÚSTIA RESPIRATÓRIA NO RECÉM-NASCIDO

= RDS = DESORDEM DE DEFICIÊNCIA SURFACTANTE = DOENÇA DA MEMBRANA HIALINA
= desordem pulmonar aguda caracterizada por atelectasias generalizadas, shunt intrapulmonar, anomalias da ventilação-perfusão e complacência pulmonar reduzida

Frequência: 6÷1.000 neonatos (em 2002); M÷F = 1,8÷1
Causa: falta relativa de pneumócitos tipo II maduros causa a deficiência de surfactante endógeno (produção geralmente inicia em 18–20 semanas de idade gestacional) que causa aumento de tensão em superfície alveolar + diminuição de distensibilidade alveolar, causando atelectasias acinares (colapso persistente do alvéolo) + dilatação das vias aéreas terminais
Histologia: alvéolo uniformemente colapsado + distensão variável dos ductos alveolares + bronquíolos terminais; revestido por fibrina ("membranas hialinas") 2ª infiltração de proteínas dos capilares hipóxicos danificados
Predisposição: asfixia perinatal, hemorragia materna/fetal, crianças a termo de mães diabéticas, gestação múltipla, crianças prematuras (< 1.000 g em 66%; 1.000 g em 50%; 1.500 g em 16%; 2.000 g em 5%; 2.500 g em 1%)
Início: < 2–5 horas após o nascimento, aumento da gravidade em 24 a 48 h, melhora gradual após 48–72 horas

- taquipneia não específica, batimento de asa do nariz
- grunhido expiratório (respiração expiratória contra glote parcialmente fechada para aumentar a distensão alveolar)
- cianose *circum* (retenção de dióxido de carbono)
- retração subesternal + intercostal da parede torácica

√ Expansão pulmonar diminuída (neutralizada por terapia ventilatória)
√ Consolidação simétrica generalizada de gravidade variável:
  √ Completo "branqueamento" de pulmão
  √ Textura reticulogranular difusa (coincide com início de sinais clínicos, gravidade máxima em 12–24 h de vida) = soma de alvéolo colapsado, transudato de líquido para dentro do interstício, distensão aérea dos bronquíolos terminais + ductos alveolares
  √ Opacidades nevoadas envolventes que dissipam durante vários dias
√ Obliteração de vasos pulmonares normais
√ Aerobroncogramas proeminentes (distensão das vias aéreas complacentes)

Prognóstico: melhora espontânea dentro de 7–10 dias (curso leve em sobreviventes não tratados); morte em 18%
Rx:
(1) terapia corticosteroide materna pré-natal
(2) terapia de reposição de surfactante (*bolus* líquido de surfactante exógeno distribuído para árvore tráqueo-brônquica)
(3) pressão positiva nasal contínua nas vias respiratórias (CPAP)
(4) ventilação oscilatória de alta frequência (HFOV)
(5) oxigenação extracorpórea por membrana (ECMO)

DDx:
(1) pneumonia difusa acompanhando sepse
(2) líquido retido em pulmão fetal (primeiras horas)
(3) hemorragia pulmonar
(4) congestão venosa pulmonar (ex. TAPVR, atresia de veia pulmonar, coração esquerdo hipoplásico)
(5) prematuro com maturidade pulmonar acelerado (bebê PALM)

Causas de Disseminação Assimétrica após Surfactante

(a) mal distribuição de surfactante para dentro do brônquio principal
(b) surfactante insuficiente requerendo aplicação adicional
(c) diferenças regionais na aeração antes do tratamento com surfactante

DDx: pneumonia neonatal, aspiração de mecônio, pneumotórax por tensão unilateral, edema hemorrágico pulmonar

Complicações Agudas e Subagudas da RDS

(a) obstrução persistente de ductos arteriosos (PDA), estímulo de oxigênio está faltando em ducto proximal; diminuição gradual na resistência pulmonar (ao final da 1ª semana) resulta em *shunt* significante de E para D
(b) barotrauma com fenômeno de bloqueio aéreo
(c) hemorragia
 1. hemorragia pulmonar
 2. hemorragia cerebral
(d) atelectasia focal (geralmente por tampão mucoso)
(e) circulação fetal persistente
(f) isquemia miocárdica
(g) opacidade difusa
 1. Piora da SARA (somente no $1°–2°$ dia)
 2. Insuficiência cardíaca congestiva (PDA, sobrecarga de líquidos)
 3. Hemorragia pulmonar
 4. Pneumonia sobreposta
 5. Aspiração maciça
 6. Estágio II da displasia broncopulmonar
 7. "Efeito de desmame" pela retirada do tubo endotraqueal/pressão ventilatória diminuída
 8. Oxigenação extracorpórea por membrana
(h) coagulopatia intravascular disseminada
(i) enterocolite necrotizante
(j) insuficiência renal aguda
(k) distúrbio metabólico (ex. hiperbilirrubinemia, hipocalcemia)

Complicações Crônicas da RDS

1. Displasia broncopulmonar (10–20%)
2. Estenose subglótica (intubação)
3. Enfisema intersticial localizado
4. Hiperinsuflação
5. Fibroplasia retrolental
6. Má nutrição, raquitismo
7. Enfisema lobar
8. Surgimento tardio de hérnia diafragmática
9. Infecções recorrentes do trato respiratório

Complicação da Ventilação com Pressão Positiva Contínua (CPAP)

Causa: superdistensão de vias aéreas (**volutrauma**) em vez de alta pressão das vias aéreas (**barotrauma**)
Patologia:
(a) ruptura dos alvéolos ao longo das margens do septo interlobular + estruturas vasculares (= pseudocisto parenquimatoso)
(b) dissecção do ar ao longo do septo interlobular + espaços perivasculares = enfisema intersticial pulmonar (PIE)
 √ "Pseudoclareamento" da RDS
(c) migração aérea intersticial centripetamente para dentro do espaço pleural
 (= pneumotórax)/para dentro do mediastino
 (= pneumomediastino)/para dentro da cavidade pericárdica
 (= pneumopericárdio)

(d) ruptura aérea do interstício para dentro do espaço peritoneal
    (= pneumoperitônio)/espaço retroperitoneal
    (= pneumoretroperitônio)
(e) ar dissecando para dentro da pele (= enfisema subcutâneo)
(f) ruptura aérea para dentro de vaso (= embolia gasosa)
√ Lucências listradas/mosqueadas radiando do hilo sem ramificação/estreitamento frequentemente delimitando feixes broncovasculares (DDx: aerobroncograma)
√ Grandes cistos subpleurais sem parede definida geralmente na superfície diafragmática + mediastinal comprimindo o pulmão adjacente
√ Pneumotórax (em até 25%)
Rx: assistência por ventilação mecânica com pressão expiratória final positiva (para aumentar a difusão de oxigênio)

LÍQUIDO PULMONAR FETAL RETIDO

= DOENÇA DO PULMÃO ENCHARCADO NEONATAL = ANGÚSTIA RESPIRATÓRIA TRANSITÓRIA DO RECÉM-NASCIDO = TAQUIPNEIA TRANSITÓRIA DO RECÉM-NASCIDO

Incidência: 6%; causa mais comum da angústia respiratória no recém-nascido
Causas: parto cesáreo, parto prematuro, parto de cócoras, prematuridade, diabetes materna
Fisiopatologia: reabsorção tardia do líquido pulmonar fetal (clareamento normal ocorre através dos capilares (40%), linfáticos (30%), compressão torácica durante o parto vaginal (30%); pulmões rígidos causam ventilação difícil até o líquido clarear
Início: dentro de 6 h de vida; pico no 1º dia de vida
- taxas respiratórias aumentam durante as 2–6 primeiras horas de vida
- retração intercostal + esternal
- gases sanguíneos normais durante a hiperoxigenação
√ Opacidades lineares + nevoamento perivascular + fissuras espessadas + espessamento interlobular septal (edema intersticial):
   √ Congestão peri-hilar radiada e simétrica
√ Leve hiperaeração
√ Leve cardiomegalia
√ Pequena quantidade de líquido pleural
Prognóstico: resolve dentro de 1–2–4 dias (Dx retrospectivo)
DDx: (1) normal (durante as primeiras horas de vida)
   (2) pneumonite difusa/sepse
   (3) leve síndrome de aspiração de mecônio
   (4) fase alveolar da RDS
   (5) "síndrome do recém-nascido afogado" = aspiração de líquido amniótico claro
   (6) congestão venosa pulmonar (ex. insuficiência cardíaca esquerda, super-hidratação, transfusão placentária)
   (7) hemorragia pulmonar
   (8) síndrome da hiperviscosidade = sangue espesso
   (9) síndrome do pulmão imaturo = prematuro com maturidade pulmonar acelerada (bebê PALM)

PULMÃO REUMATOIDE

= doença autoimune de patógeno desconhecido
Prevalência: 2–54% dos pacientes com artrite reumatoide; M÷F = 5÷1 (embora a incidência da artrite reumatoide: M < F)
- artrite reumatoide
estágio 1: infiltrados alveolares multifocais mal definidos
estágio 2: finas reticulações intersticiais (histio e linfócitos)
estágio 3: aspecto em "favo de mel"

A. DOENÇA PLEURAL (manifestação torácica mais frequente)
   - histórico de pleurite (21%)
   Associado a: pericardite, nódulos subcutâneos
   √ Derrame pleural (3%) com pouca alteração com o passar dos meses
      √ Unilateral (92%), pode ser loculado
      √ Mais frequente sem outras alterações pulmonares
   - M÷F = 9÷1
   ◊ Geralmente tardio na doença, pode anteceder a artrite reumatoide
   - exsudato (com conteúdo proteico > 4 g/dL)
   - baixo conteúdo de glicose (< 30 mg/dL), sem elevação durante a infusão de glicose (75%)
   - baixa WBC, alto número de linfócitos
   - positivo para o fator reumatoide, LDH, células RA
   √ Espessamento pleural, geralmente bilateral
B. FIBROSE INTERSTICIAL DIFUSA (30%)
   Prevalência: 2–9% dos pacientes com artrite reumatoide
   - defeito ventilatório restritivo
   Localização: campos pulmonares inferiores
   Histologia: deposição de IgM no septo alveolar (DDx de FPI)
   √ Densidades puntiformes/nodulares (infiltrados de células mononucleares nos estágios precoces)
   √ Densidades reticulonodulares
   √ Reticulações médias a grosseiras (tecido fibroso maduro em estágio tardio):
      √ Espessamento septal interlobular irregular na HRCT, predominantemente na periferia de zonas pulmonares inferiores
   √ Pulmão em "favo de mel" (incomum no estágio tardio) com perda de volume progressivo
C. NÓDULOS NECROBIÓTICOS (raro)
   = massa nodular bem circunscrita no pulmão, pleura, pericárdio, idêntica aos nódulos subcutâneos associados à artrite reumatoide avançada
   Patologia: zona central de necrose fibrinoide cercada por fibroblastos em paliçada; nódulo geralmente centrado em vaso sanguíneo necrótico inflamado (vasculite como lesão inicial?)
   - nódulos subcutâneos
   Associados à: doença pulmonar intersticial
   √ Múltiplos nódulos bem circunscritos com 3–70 mm em tamanho
   √ Comumente localizado na periferia pulmonar
   √ Cavitação com paredes simétricas espessas + revestimento interno liso (em 50%)
   √ SEM calcificação
D. SÍNDROME DE CAPLAN
   = PNEUMOCONIOSE REUMATOIDE
   = pneumoconiose + artrite reumatoide nos trabalhadores de carvão com doença reumatoide;
   = reação de hipersensibilidade às partículas de poeira irritantes nos pulmões de pacientes reumatoides
   Incidência: 2–6% de todos os homens afetados pela pneumoconiose (exclusivamente no país de Gales)
   Patologia: macrófagos em desintegração depositam um anel pigmentado de partículas circundando a zona necrótica central + zona de fibroblastos em paliçadas circundando a zona de necrose
   ◊ SEM evidência necessariamente de pneumoconiose de longa duração
   - concomitante com manifestação articular (mais frequente)/pode preceder a artrite por alguns anos
   - concomitante com nódulos reumatoides sistêmicos

√ Nódulos bem definidos que se desenvolvem rapidamente com 5–50 mm em tamanho com tendência para surgir em períodos, predominantemente nos lobos superiores + na periferia do pulmão
√ Nódulos podem permanecer inalterados/aumentar de tamanho/calcificar/resultar em cavidades de parede grossa
√ Histórico de pneumoconiose
√ Derrame pleural (pode ocorrer)

E. ANOMALIAS BRÔNQUICAS (30%)
√ Bronquiectasia
√ Bronquiolite obliterante (pode ser transitório + indiferente da penicilamina/terapia com ouro):
√ Padrão mosaico (= áreas de atenuação diminuídas + vascularização) e HRCT na inspiração final
√ Aprisionamento de ar e HRCT na expiração final
√ Bronquiolite obliterante na pneumonia em organização (BOOP):
√ Consolidação bilateral de espaços aéreos na distribuição periférica/peribrônquica
√ Bronquiolite folicular (em 66%):
√ Pequenos nódulos centrolobulares com áreas irregulares de atenuação em "vidro fosco"

F. ARTERITE PULMONAR
= proliferação íntima fibroelastoide das artérias pulmonares
• hipertensão arterial pulmonar + cor pulmonale

G. AUMENTO CARDÍACO
(pericardite + cardite/insuficiência cardíaca congestiva)

H. ANOMALIAS ÓSSEAS NO CXR
√ Artrite erosiva na articulação acromioclavicular, esternoclavicular, do ombro:
√ Reabsorção de final distal das clavículas
√ Ancilose de articulação de faceta vertebral
√ Colapso de corpo vertebral em virtude do uso de esteroide

SARCOIDOSE

= SARCOIDE DE BOECK [*sarkos*, Grego = carne; *sarcoid* = tipo sarcoma; Caeser Peter Möller Boeck (1845–1917), dermatologista Norueguês que descreve as lesões cutâneas em 1899]
= doença granulomatosa multissistêmica imunologicamente mediada de etiologia desconhecida com apresentação, progressão e prognóstico variável

Prevalência: 10–40 ÷ 100.000 nos USA
Pico etário: 20–40 anos; M ÷ F = 1 ÷ 3 (mais comum em mulheres + pessoas descendentes do Oeste Africano); Americanos Negros ÷ Americanos Brancos = 10÷1 (raro em Africanos/Sul Americanos Negros); mais comum no grupo sanguíneo A

Epidemiologia:
encontrado com frequência variada em todos os países do mundo; maior prevalência em climas temperados do que em regiões tropicais (< 10÷100.000)

Imunologia:
antígeno desconhecido ativa macrófagos alveolares, os quais liberam
— interleucina-1 (ativador célula T)
— fibronectina (fator quimiotático de fibroblastos)
— fator de crescimento alveolar derivado de macrófago (estimula fibrose)
e ativa linfócitos T, que liberam
— interleucina 2 (estimula o crescimento de células T helper/citolíticas)
— interferon imune (ativador de célula B policlonal)
— fator quimiotático de monócitos (atrai monócitos circulantes e estimula formação de granuloma)

Histologia: alveolite (alterações precoces); granulomas epitelioides não caseosos [compostos por linfócitos, fibroblastos periféricos, células gigantes multinucleadas]; com ocasional necrose central mínima
Localização: ao longo do curso dos vasos linfáticos: subpleural, septal, perivascular, peribrônquica
DDx: indistinguível dos granulomas da beriliose, TB tratada, hanseníase, doenças fúngicas, pneumonite por hipersensibilidade, doença de Crohn, cirrose biliar primária

• enzima conversora da angiotensina (ACE) elevada em 70% [ACE é produto de macrófagos e indicador para carga corporal de granuloma]
DDx: tuberculose, hanseníase, histoplasmose, beriliose, cirrose, hipertireoidismo, diabetes
• hipercalcemia + hipercalciúria em 2–15% [resulta de hidroxilação de 1,25-di-hidróxi vitamina D em macrófagos levando à reabsorção intestinal de cálcio aumentado]
• teste de Kveim-Stiltzbach (positivo em 70%) = injeção intracutânea de 0,1–0,2 mL de suspensão salina previamente validado do baço sarcoide humano/linfonodos, raramente usado
• prejuízo pulmonar funcional (mesmo SEM anomalia radiológica):
— VC + FRC + TLC [por redução generalizada em volume pulmonar]
— complacência pulmonar diminuída [de doença intersticial difusa]
— doença de obstrução das vias aéreas [por lesões endobrônquica, fibrose peribrônquica]
• sem identificação de agente infeccioso/inflamatório

Dx: com base na combinação de aspectos clínicos + radiológicos + histológicos após exclusão de outras entidades infecciosas/inflamatórias

Formas clínicas:
A. FORMA AGUDA = **Síndrome de Löfgren** (17%)
• febre + mal-estar + adenopatia hilar bilateral
• eritema nodoso
• artralgia de grandes articulações
• uveíte + parotite (ocasionalmente)
B. FORMA CRÔNICA
• assintomática (50%)
• febre, mal-estar, perda de peso
• tosse seca + falta de ar (25%)
• hemoptise em 4% (pela lesão endobrônquica/erosão vascular/cavitação)

Estágio na apresentação:
0 radiografia torácica normal.................. 5%
I somente linfadenopatia hilar + mediastinal..... 50%
II linfadenopatia + doença parenquimatosa 30%
III somente doença parenquimatosa difusa 15%
IV fibrose pulmonar 20%

Prognóstico:
80% remissão espontânea da doença em estágio 1 + 2
75% resolução completa da adenopatia hilar
33% resolução completa da doença parenquimatosa
30% melhora significativa
20% fibrose pulmonar irreversível (pode permanecer inalterada por > 15 anos)
5% de mortalidade (cor pulmonale/CNS/fibrose pulmonar/cirrose hepática)
25% de recaída (em 50% detectado com CXR)

Sarcoidose Abdominal
• níveis de ACE acentuadamente elevados em 91%
@ no fígado (envolvimento patológico em 24–59%):
√ Hepatomegalia homogêneo (18–29%)

√ Lesões nodulares de 2–5 mm hipoatenuadas em fígado e baço em 5–15% (granulata coalescente) ocorrendo dentro de 5 anos do diagnóstico
√ Adenopatia abdominal (tamanho médio de 2.6 cm)
MR:
　√ Textura hepática heterogênea/nodular e sinal de intensidade periportal alto em T2WI
@ no baço (envolvimento patológico em 24–59%):
　√ Esplenomegalia (20–33%)
　√ Lesões nodulares esparsas (18%)
@ na linfadenopatia (10–31%)
　• frequentemente associado à adenopatia torácica
　Localização:　periportal, periesplênico
　√ Tamanho médio linfonodal de 2.6 cm
@ no pâncreas
　√ Massa + dor mimetizando carcinoma pancreático

Sarcoidose Ósseo (6–15–20%)
√ Lesões escleróticas densas em espinha, pelve, costelas
√ Lesões de falanges das mãos distais + mediais + pés:
　• dor e inchaço
　√ Lesão lítica com padrão trabecular rendado
　√ Área tipo cística acentuadamente marginada de rarefação

Sarcoidose Gastrointestinal
Localização:　qualquer lugar do esôfago até o reto
@ no estômago (mais comum, 60 casos)
　√ Massa polipoide/nodular
　√ ± úlcera (simulando úlcera de doença péptica)
　√ Espessamento de prega difusa
　√ Estreitamento circunferencial + perda da complacência antral (assemelhando-se ao carcinoma maligno sólido)
@ no cólon (2º mais comum)
　√ Lesões/úlceras tipo placa
　√ Espessamento de prega, nodularidade focal
　√ Estreitamento anelar segmental com obstrução
@ no esôfago
　√ Lesões tipo placa, estreitamento, aperistalse
@ no intestino delgado
　√ Espessamento circunferencial do ílio terminal (raro)

Sarcoidose Geniturinário (0,2–5%)
@ no rim
　√ Cálculos renais
@ no escroto (0,5%)
　√ Lesões hipoecoicas em epidídimo + testículos

Sarcoidose de Pele (10–30%)
• eritema nodoso = nódulos eritematosos sensíveis bilaterais múltiplos na sua maioria em aspecto anterior às extremidades inferiores:
　• geralmente, associado à febre + artralgia
　√ Aumento de linfonodo hilar
• lúpus pérnio = elevações endurecidas roxas azuladas nódulos geralmente no nariz + dígitos
• placas/cicatrizes cutâneas

Sarcoidose Torácica (90%)
◊ Manifestações extratorácicas sem envolvimento intratorácico ocorrem em < 10%!
• sintomas leves apesar das alterações radiográficas extensivas (DIAGNOSTICAMENTE SIGNIFICATIVOS)
— somente adenopatia (43%)
— adenopatia + doença parenquimatosa (41%)
— somente doença parenquimatosa (16%)
Associada à:　tuberculose em até 13%
√ Linfadenopatia intratorácica (> 85%):

Localização:
(a) "sinal do 1–2–3" = tríade de Garland = nodos hilares simétricos bilaterais + paratraqueal direito e nodos de janela aortopulmonares (75–95%)
(b) aumento hilar unilateral isolado (1–8%)
(c) nódulos mediastinais estão regularmente aumentados na CT
Prognóstico:　adenopatia comumente diminui à medida que a doença parenquimatosa torna-se pior; doença parenquimatosa subsequente em 32%; adenopatia não se desenvolve subsequentemente à doença parenquimatosa
√ Calcificações em casca de ovo dos linfonodos (em 3% após 5 anos, em 20% após 10 anos)
√ Doença parenquimatosa (60%); sem adenopatia em 16–20%
　◊ Os granulomas parenquimatosos estão invariavelmente presentes à biopsia pulmonar aberta!
　Sítio: envolvimento predominantemente das zonas médias + superiores
　√ Padrão reticulonodular (46%)
　√ Padrão acinar (20%) = opacidades nodulares/coalescentes mal definidas de 6–7 mm
　√ "Sarcoidose alveolar/acinar" (2–10%) = múltiplos nódulos > 10–50 mm (= coalescência de numerosos granulomas intersticiais):
　　√ Margens indistintas
　　√ ± aerobroncograma
　　√ ± cavitação de nódulo ocasional
　√ Fibrose progressiva com retração do lobo superior + bolhas (20%)
　√ Alterações fibróticas irreversíveis em doença pulmonar em estágio terminal (11–20%)
√ Doença de vias aéreas:
　√ Estenose traqueal
　√ Estenose brônquica (compressão extrínseca por linfonodo grande/granuloma endobrônquico)
　√ Bronquiectasia (cicatrização/fibrose)
HRCT:
√ Espessamento broncovascular + interlobular septal + pleural irregular
√ Frequente distorção arquitetural
√ Nódulos perilinfáticos (= pequenos nódulos ao longo dos feixes e veias broncovasculares, nos linfáticos septais subpleurais + interlobulares, representando granulomas de células epiteliais)
√ Bronquiectasias de tração (TÍPICO)
√ Opacidade em "vidro fosco" (na alveolite)
√ Bolha em aspecto de "favo de mel"
√ Espessamento da parede brônquica irregular/nodular
√ Aprisionamento de ar
Manifestações atípicas (25%):
√ Derrame pleural (2%) = exsudato com predominância de linfócitos, efusão clareia em 2–3 meses
√ Espessamento pleural focal
√ Nódulos pulmonares múltiplos/solitários:
　√ Cavitação dos nódulos (0,6%)
√ Aumento hilar isolado/mediastinal nodal
√ Broncoestenose (2%) com atelectasia lobar/segmentar
√ Hipertensão arterial pulmonar (granulomatose periarterial sem fibrose pulmonar extensa)
Cx: (1) pneumotórax secundário à fibrose pulmonar crônica (raro)
　(2) cardiomegalia pela cor pulmonale (rara)
　(3) formação de aspergiloma em bolha apical (em > 50% no estágio IV da doença)

Critério para diagnóstico:
(1) compatibilidade clínica + imagem radiológica
(2) granulomas epitelioides não caseosos na biopsia brônquica/transbrônquica (o diagnóstico resulta em 60–95% e 80–95%, respectivamente)
(3) resultado negativo para impregnações especiais/culturas de outras entidades

Avaliação da atividade:
(1) títulos da ACE (= enzima conversora da angiotensina I)
(2) lavado broncopulmonar: 20–50% de linfócitos com número de linfócitos T supressor 4–20 vezes acima do normal
(3) cintilografia com Gálio
  √ Captação nos linfonodos + parênquima pulmonar + glândulas salivares (correlaciona-se com a alveolite + atividade da doença); monitor da resposta terapêutica (indicador da atividade macrofágica)

Sarcoidose de Outros Órgãos
@ no aumento de linfonodo periférico (30%)
@ no músculo (25%): miopatia
@ no miocárdio (6–25%)
  arritmia ventricular, bloqueio cardíaco, cardiomiopatia, insuficiência congestiva, angina, aneurisma ventricular
@ nos olhos (5–25%)
  uveíte, fotofobia, visão turva, glaucoma (raro)
@ no CNS (9%)
  hipotálamo, meningite granulomatosa basal, paralisia de nervo facial
@ na glândula salivar (4%)
  • aumento da parótida bilateral

EMBOLIA PULMONAR SÉPTICA
= alojamento de um trombo infectado na artéria pulmonar
Organismo: S. aureus, Streptococcus
Predisposição: abusadores de drogas injetáveis, alcoolismo, imunodeficiência, CHD, infecção dérmica (celulite, carbúnculo)
Fonte:
(a) cateter venoso infectado/fios de marca-passo, *shunts* arteriovenosos para hemodiálise, abuso de drogas produzindo tromboflebite séptica (ex. viciados em heroína), tromboflebite pélvica, abscesso peritonsilar, osteomielite
(b) endocardite da válvula tricúspide (causa mais comum em viciados em drogas injetáveis)
Idade: maioria < 40 anos
• sepse, tosse, dispneia, dor torácica
• calafrios, febre alta, grave taquicardia sinusal
Localização: preferência para as bases pulmonares
√ Múltiplos infiltrados pulmonares indefinidos (inicialmente)
√ Infiltrados migratórios (os antigos curam-se, surgem novos)
√ Cavitação (frequente), geralmente de paredes finas
√ Derrame pleural (raro)
CT (mais sensível que o CXR):
√ Múltiplos nódulos parenquimatosos periféricos ± cavitação/aerobroncograma (83%)
√ Lesão subpleural em cunha com o ápice da lesão direcionado para o hilo pulmonar (50%)
√ Sinal do vaso nutrício = artéria pulmonar levando ao nódulo (67%)
√ Cavitação (50%), especialmente nos êmbolos por *Staphylococcus*
√ Aerobroncograma dentro de nódulo pulmonar (28%)
Cx: empiema (39%)

SIDEROSE
= óxido de ferro inerte/depósitos de ferro metálico
Patologia: ferro fagocitado por macrófagos nos alvéolos/bronquíolos respiratórios, eliminação do pulmão através da circulação linfática
Exposição ocupacional:
  arco de soldadura elétrica, trabalhadores com tochas de oxiacetileno (óxido de ferro na fumaça), mineração + processamento de minérios de ferro, corte/fundição do ferro + aço, trabalhadores de fundição, moedores, funileiros, polidores de prata (indústria de joias)
√ Opacidades reticulonodulares finas e difusas (pode desaparecer após exposição descontinuada)
√ Pequenas opacidades redondas (indistinguível da sílica/carvão)
√ SEM fibrose secundária + SEM adenopatia hilar (a menos que haja inalação de pó misturado como na **siderossilicose/silicosiderose** = pneumoconiose misturado a pó)
HRCT:
√ Micronódulos centrolobulares disseminados mal definidos
√ Ramificação de estruturas lineares
√ Antenuação extensa em "vidro fosco" sem predominância zonal
DDx: silicose (opacidades nodulares mais densas + profusas)

SILICOSE
= inalação do dióxido de silicone; silicose mais prevalente de natureza progressiva após término da exposição; semelhante à CWP (por causa de componente da sílica na CWP)
Substância: sílica cristalina (quartzo); um dos elementos mais difundidos na terra
Exposição ocupacional:
  escavadores, mineiros, pedreiras, corte de pedras, polidores, manufaturação de vidro, fundição, aplicadores de jato de areia, olaria, revestimento de tijolos, dimensionamento de caldeiras, esmaltação vítrea, indústria de cerâmica
Deposição de poeira: depende de
(a) fluxo aéreo: deposição de partículas de 1–5 μm predominantemente ao redor dos bronquíolos respiratórios em localização centrolobular dentro do lóbulo pulmonar secundário
(b) clareamento linfático: relacionado com a pressão arterial pulmonar (gradiente vertical relacionado com a gravidade) + fluxo sanguíneo (alto fluxo sanguíneo através do LUL) + ordenha passiva dos linfáticos pelo movimento respiratório (parede torácica lateral > anterior > posterior)
Patologia: partículas pequenas engolfadas pelos macrófagos; liberação da sílica resulta em morte celular; nódulos de 2–3 mm com camadas de tecido conectivo laminado ao redor dos vasos menores
Cx: predispõem a tuberculose
DDx: pneumoconiose em trabalhadores de carvão (radiografias idênticas)

Silicose Aguda
= SILICOPROTEINOSE
= exposição pesada à sílica livre inalável em espaço fechado com proteção de vias aéreas mínimas/nenhuma
Histologia: proliferação de pneumatócito tipo II + produção profusa de surfactante
Tempo de exposição: tão curto quanto 6–8 meses
Associada a: risco aumentado para desenvolver doença autoimune
Distribuição: periferia pulmonar; zonas predominantemente pulmonares inferiores; bilaterais
√ Doença de espaços aéreos difusos/em "vidro fosco"
√ Aerobroncogramas
HRCT:
√ Opacidades em "vidro fosco" difusos
√ Reticulações intralobulares finas (= "pavimentação em mosaico")
Cx: infecção com TB + micobactéria atípica

Prognóstico: geralmente, é rapidamente progressiva com morte por insuficiência respiratória
DDx: proteinose alveolar

Silicose Crônica Simples
pelo menos 10–20 anos de exposição à poeira antes do aparecimento de anomalia radiológica
Localização: zonas pulmonares superiores + posteriores
√ Pequenas opacidades arredondadas de 2–5 (alcance de 1–10) mm
√ Pode calcificar centralmente em 5–10% (bastante típico para silicose)
√ Linfadenopatia hilar + mediastinal, pode calcificar em 5% (padrão em "casca de ovo")
√ ± padrão reticulonodular
HRCT:
√ Nódulos de 3–10 mm em tamanho
√ Espessamento de linhas intra e interlobulares
√ Linhas curvilíneas subpleurais (fibrose peribronquiolar)
√ Padrão em "vidro fosco" = leve espessamento da parede alveolar + septos interlobulares (fibrose/edema)
√ Feixes fibrosos parenquimatosos
√ Múltiplos nódulos subpleurais
√ "pseudoplacas" = agregado de nódulos subpleurais
√ Bronquiectasias de tração
√ Aspecto em "favo de mel"

Silicose Complicada
= FIBROSE MACIÇA PROGRESSIVA
= aparência de grande opacidade > 1 cm em diâmetro
Localização: pulmão superior em zona média/periferia migrando em direção ao hilo
Distribuição: geralmente simétrico + não segmentar bilateral
√ Conglomerado de massas em forma de salsicha com margens mal definidas (em estágios avançados)
√ Enfisema compensatório na porção não afetada entre massa + pleura
√ Alteração lenta com o passar dos anos
√ Pode calcificar + cavitar (necrose isquêmica)

Silicotuberculose
relação sinérgica duvidosa entre a silicose + tuberculose
√ Poucas alterações durante os anos com escarro intermitentemente positivo

Síndrome de Caplan
mais comum na pneumoconiose dos trabalhadores de carvão

PNEUMONIA POR STAPHYLOCOCCUS
◊ Causa mais comum de broncopneumonia!
 (a) infecção nosocomial comum (pacientes sob tratamento antibiótico são mais suscetíveis)
 (b) corresponde a 5% das pneumonias adquiridas na comunidade (especialmente em crianças + idosos)
◊ Invasor secundário à gripe (causa mais comum de morte nas epidemias de gripe)
Organismo: *Staphylococcus aureus* = Gram-positivo, cresce em cachos, produtor de coagulase
√ Rápida disseminação pelos pulmões
√ Empiema (especialmente em crianças)
√ Pneumotórax, piopneumotórax
√ Formação de abscessos
√ Fístula broncopleural
 A. Em CRIANÇAS:
  √ Consolidação lobar/multilobar de desenvolvimento rápido
  √ Derrame pleural (90%)
  √ Pneumatocele (40–60%)
 B. Em Adultos:
  √ Broncopneumonia multifocal geralmente confluente de distribuição segmentar, bilateral em > 60%
  √ Colapso segmentar (aerobroncogramas ausentes)
  √ Desenvolvimento tardio de abscessos pulmonares de paredes espessas (25–75%)
  √ Derrame pleural/empiema (50%) (DDx por outras pneumonias)
Cx: meningite, abscesso metastático do cérebro/rim, endocardite aguda

PNEUMONIA POR STREPTOCOCCUS
Incidência: 1–5% das pneumonias bacterianas (raramente vista); mais comum nos meses de inverno
Organismo: *Streptococcus* β hemolítico dos grupo A e B
 = *Streptococcus pyogenes*, coco gram-positivo que aparece em cadeias
Predisposição: recém-nascidos, após infecção com o sarampo
Associada a: início tardio de hérnia diafragmática (em recém-nascidos)
• raramente segue tonsilite + faringite
√ Broncopneumonia irregular
√ Predominância para os lobos inferiores (similar ao *Staphylococcus*)
√ Empiema
Cx: (1) espessamento pleural residual (15%)
 (2) bronquiectasia
 (3) abscesso pulmonar
 (4) glomerulonefrite

SÍNDROME DE SWYER-JAMES
= SÍNDROME DE MACLEOD = ENFISEMA LOBAR UNILATERAL = PULMÃO HIPERLUCENTE UNILATERAL IDIOPÁTICO
= complicações crônicas da bronquiolite
Etiologia: bronquiolite viral aguda na infância/precoce na infância (adenovírus/RSV) prevenindo o desenvolvimento normal do pulmão
Patologia: variante de bronquiolite constritiva pós-infecciosa com bronquiolite obliterante aguda, bronquiectasia, destruição de espaços aéreos distais (desenvolve-se em 7–30 meses)
• assintomática
• tosse, dispneia ao esforço, hemoptise
• histórico de infecções repetidas do trato respiratório inferior durante a infância
Localização: um/ambos os pulmões (geralmente o pulmão inteiro, ocasionalmente lobar/subsegmentar)
√ Hiperlucência aumentada de um pulmão
√ Número + tamanho diminuído dos vasos pulmonares
 √ Pequeno hilo ipsilateral (vasos hilares diminuídos + artérias atenuadas)
√ Hemitórax pequeno com volume diminuído/normal (desvio colateral do fluxo do ar)
√ Aprisionamento de ar durante a expiração
DDx: nenhum aprisionamento do ar com a interrupção proximal da artéria pulmonar (sem hilo), síndrome do pulmão hipogenético, êmbolo pulmonar
√ Pequenas bronquiectasias cilíndricas com escassez das subdivisões brônquicas (corte ao nível da 4ª–5ª gerações = broncograma em "árvore podada")
HRCT (modalidade mais útil):
√ Áreas bilaterais de atenuação diminuída:
 √ Áreas de atenuação pulmonar normal dentro do pulmão hipoatenuado
 √ Aprisionamento de ar dentro do pulmão hipoatenuado
 √ Bronquiectasia
√ Vasos pulmonares com tamanho diminuído em áreas de hiperlucência

Angiografia:
√ Aspecto de "árvore podada"
NUC (varredura V/Q):
√ Defeitos de perfusão + ventilação igualados (com lavagem tardia) em regiões hiperlucentes
Broncografia:
√ Brônquio dilatado com segmentos de terminação acentuada
DDx: atresia de artéria pulmonar (incomum em adultos), localizado em enfisema bolhoso (desvio de vasos), obstrução brônquica

LÚPUS ERITEMATOSO SISTÊMICO

= SLE = mais prevalente das doenças do colágeno potencialmente grave, caracterizada pelo envolvimento do sistema vascular, pele, membranas serosas + sinoviais

Prevalência: 1÷2.000; Negros ÷ Brancos = 3÷1; risco aumentado nos parentes

Causa: deposição local de complexos antígeno-anticorpo/anticorpos induzindo a vasculite necrotizante (fenômeno de complexos imunes do tipo III) de pequenos vasos sanguíneos

Idade: 16–41 anos; M÷F = 1÷10 (mulheres em idade fértil)

Critério de diagnóstico:
(1) erupção malar
(2) erupção discoide
(3) fotossensibilidade
(4) úlceras orais
(5) artrite
(6) serosite
(7) anticorpos antinucleares
(8) doença renal
(9) doença neurológica
(10) doença hematológica
(11) desordem imunológica

- fadiga, mal-estar, anorexia, febre, perda de peso
- clinicamente heterogêneo em virtude de diferentes tipos de anticorpos séricos
- anticorpos antinucleares DNA (87%)
- hipergamaglobulinemia (77%)
- células LE (= complexos antígeno-anticorpo engolfado por PMNs) em 78%
- teste de Wasserman para sífilis cronicamente falso-positivo (24%)
- síndrome de Sjögren (frequente)
- anemia (78%)
- leucopenia (66%)
- trombocitopenia (19%)

Prognóstico: 60–90% com sobrevida de 10 anos; morte por insuficiência renal/sepse/envolvimento do CNS/infarto do miocárdio

Lúpus Eritematoso Induzido por (DIL)
- fenômeno temporário

Agentes: procainamida, hidralazina, isoniazida, fenitoína compreendem 90% dos casos

√ Doença pulmonar + pleural mais comum que no SLE

SLE Gastrointestinal (em até 50%)
- erosões/ulcerações bucais
- sangramento do trato GI
√ Isquemia mesentérica: colite, pseudo-obstrução, íleo, impressão digital, estreitamento luminal
√ Desordem da motilidade do esôfago inferior (similar à esclerodermia)
√ Esofagite ± úlceras
√ Gastrite
√ Nodularidade das pregas
√ Pneumatose intestinal, perfuração
√ Ascite dolorosa
√ Hepatomegalia, hepatite, cirrose
√ Esplenomegalia

SLE Renal
Prevalência: rins envolvidos em 100% com doença renal se desenvolvendo em 30–50%
Histologia: glomerulonefrite focal membranosa proliferativa
- insuficiência renal (espessamento fibrinoide da membrana basal)
√ Aneurismas em artérias interlobulares + arqueadas (similarmente à poliarterite nodosa, porém menos frequente)
√ Tamanho renal normal/diminuído
√ Hidronefrose (em virtude do espasmo do músculo detrusor com refluxo vesicouretral/fibrose de junção ureterovesical)
US:
√ Aumento renal (precoce)/diminuição (estágio tardio)
√ Ecogenicidade parenquimatosa aumentada
CT:
√ Múltiplos feixes de hipoatenuação linear (em decorrência de vasculite)
Cx: (1) síndrome nefrótica (comum)
(2) trombose da veia renal (em 33%)
Prognóstico: doença renal em estágio final é a causa comum de morte

SLE Cutâneo (81%)
- erupção em "asa de borboleta" (= eritema facial), lúpus eritematoso discoide, alopecia, fotossensibilidade
- fenômeno de Raynaud (15%)

SLE Torácico (30–70%)
◊ Afeta mais comumente o sistema respiratório do que qualquer outra doença de tecido conectivo
- dispneia, dor pleurítica torácica (35%)
- disfunção respiratória (> 50%): capacidade difundida de respiração única para o indicador de monóxido de carbono mais sensível
(a) doença pulmonar
Causa: dano de anticorpo crônico de membrana alveolar-capilar
√ Opacificação parenquimatosa:
√ Pneumonia (mais comum) em decorrência de bactéria/organismo oportunista
√ Hemorragia pulmonar
√ Edema pulmonar
√ Pneumonite lúpica (forma aguda) = áreas irregulares mal definidas de densidade aumentada perifericamente nas bases pulmonares (padrão alveolar) secundárias à infecção/uremia em 10%
√ Nódulos cavitantes (vasculite)
√ Fibrose pulmonar (30%):
√ Reticulações intersticiais nos campos periféricos pulmonares inferiores (forma crônica) em 3%
√ Atelectasias transitórias em placa em ambas as bases (infarto em virtude de vasculite?)
√ Perda progressiva de volume pulmonar:
√ Diafragmas elevado e frouxo (em decorrência de disfunção diafragmática)
√ Linfadenopatia hilar + mediastinal (extremamente rara)
(b) doença pleural (50%)
√ Efusões pleurais uni/bilaterais recorrentes (70%) da pleurite
√ Espessamento pleural
(c) doença cardiovascular
√ Efusão pericárdica (pela pericardite)
√ Cardiomegalia (cardiomiopatia lúpica primária)

@ nas articulações
- artralgia (95%)
√ Artrite não erosiva das mãos (característica) sem deformidade
√ Calcinose tumoral

TALCOSE
= inalação prolongada de poeiras de silicato de magnésio contendo fibras anfíbolas (tremolitos e antrofilitas) e sílica
√ Talcose lembra:
(1) asbestose (indistinguível)
    √ Placas pleurais maciças e bizarras
    √ Pode envolver o pulmão com calcificação
(2) silicose
    √ Opacidades pequenas e redondas + grandes
    √ Processo fibrogênico (NENHUMA regressão após a remoção do paciente da exposição)

TUMOR TERATOIDE DO MEDIASTINO
= TUMOR GERMINAL MEDIASTINAL [= TERATOMA]
◊ O mediastino anterior é o sítio extragonadal mais comum dos tumores germinais primários (1–3% de todos os tumores germinais)!
Patogênese: células germinais primitivas multipotenciais "deslocadas" durante a migração do endoderma vitelino até a gônada
Incidência:
— adultos: 15% dos tumores mediastinais anteriores
— crianças: 24% dos tumores mediastinais anteriores
◊ 16–28% de todos os cistos mediastinais!
◊ Ocorre na mesma frequência que o timoma, porém geralmente maior!
◊ 1/3 das neoplasias primárias nessa área são em crianças
Classes: (1) teratoma maduro (sólido)
(2) teratoma cístico (cisto dermoide)
(3) teratoma imaturo
(4) teratoma maligno (teratocarcinoma)
(5) teratoma misto
Localização: o mediastino é o 3º local mais comum para as lesões teratoides (após a localização gonadal + sacrocóccigea); 5% de todos os teratomas ocorrem no mediastino, principalmente anterossuperiormente (somente em 1% posteriormente)
√ Geralmente inseparável do timo
Cx: (1) hemorragia
(2) pneumotórax (pela obstrução brônquica com aprisionamento de ar + ruptura alveolar)
(3) angústia respiratória (rápido aumento no tamanho pela produção de líquido) com compressão da traqueia/SVC (síndrome da SVC)
(4) formação de fístula com a aorta, SVC, esôfago
(5) ruptura para dentro do brônquio (expectoração de substância oleosa/tricoptise em 5–14%, pneumonia lipoide)
(6) ruptura para dentro do pericárdio (efusão pericárdica), cavidade pleural (derrame pleural)
DDx: timoma

Tumor Teratoide Benigno (75–86%)
= TERATOMA MADURO
◊ Tipo histológico mais comum
1. Epidermoide (52%) = derivativos ectodérmicos
2. Dermoide (27%) = derivativos ecto + mesodérmicos
3. Teratoma (21%) = derivativos ecto + meso + endodérmicos
Patologia: tumor lobulado esférico bem encapsulado; cavidades císticas tipicamente multi/uniloculares com líquido claro/amarelado/marrom
Histologia:
(a) ectoderma: pele, material sebáceo, cabelo, cistos revestidos com epitélio escamoso
(b) mesoderma: osso, cartilagem, músculo
(c) endoderma: tecido GI + respiratório, glândulas mucosas
◊ A cápsula tumoral comumente possui remanescentes do tecido tímico
◊ A formação de cistos é típica (geralmente revestida por células epiteliais altas mucossecretantes)!
Idade: adultos jovens/crianças; M = F
- assintomático (em até 53%)
- tosse, dispneia, dor torácica, infecção pulmonar, desconforto respiratório (em decorrência da compressão por um tumor grande)
Localização:
(a) mediastino anterior superior próximo ao timo/dentro do parênquima do timo
(b) mediastino posterior (raro = 3–8%)
√ Massa redonda arqueando para dentro do hemitórax direito/esquerdo nitidamente demarcada contra o pulmão adjacente
√ Variações na densidade (podem todas elas estar presentes):
    √ Nível ar-líquido (raro, mas ESPECÍFICO)
    √ Densidade de água
    √ Densidade homogênea de tecidos moles (indistinguível do linfoma/timoma)
    √ Calcificação curvilínea periférica/central (20–43%, 4 vezes mais comum nas lesões benignas) na parede tumoral/substância, ossificação no osso maduro
    √ Visualização de dentes (PATOGNOMÔNICO)
√ Frequentemente inseparáveis do timo
√ Reforço da borda/tecido septal
Prognóstico: aproximadamente 100% de sobrevida de 5 anos
Rx: excisão cirúrgica completa

Tumor Teratoide Maligno (14–20%)
Histologia: similar ao teratoma maduro, mas com elementos teciduais primitivos/imaturos; comumente há tecido neural arranjado em rosetas/túbulos primitivos
◊ Teratocarcinoma/teratoma maligno = idêntico ao teratoma com componentes de seminoma, tumor do seio endodérmico, carcinoma embrionário, coriocarcinoma, sarcoma, carcinoma
1. **Seminoma** = germinoma = disgerminoma
    ◊ 2º tumor germinal mediastinal mais comum!
    ◊ Tumor germinal primário maligno mais comum do mediastino!
    Incidência: 2–6% de todos os tumores mediastinais; 5–13% de todos os tumores mediastinais malignos
    Idade: 3ª–4ª década; M >> F; brancos
    Histologia: células uniformes poliédricas/redondas arranjadas em feixes ou formando pequenos lóbulos separadas por septos fibrosos; quantidade variável de linfócitos maduros
    Patologia: grande massa não encapsulada bem circunscrita
    - assintomático (20–30%)
    - dor torácica/pressão, falta de ar, perda de peso, rouquidão, disfagia, febre
    - obstrução da SVC (10%)
    - níveis séricos elevados de hCG (7–18%)
    - níveis séricos elevados de LDH (80%) correlaciona-se com carga tumoral + taxa de crescimento tumoral
    Metástases: para os linfonodos regionais, pulmão, osso, fígado
    √ Grande massa volumosa lobulada e bem delimitada
    √ Geralmente SEM calcificações
    √ Densidade homogênea de tecidos moles com leve aumento

Prognóstico: 75–100% de sobrevida de 5 anos; morte pelas metástases a distância

Rx: cirurgia + radioterapia (muito radiossensível) ± cisplatina

2. **Tumor germinal maligno não seminomatoso**
   (a) tecido embrionário
      (1) carcinoma embrionário
   (b) tecido extraembrionário
      (1) saco vitelino = tumor do seio endodérmico
      (2) coriocarcinoma (menos frequente)
   (c) combinação = tumor germinal misto

Patologia: grande massa de tecido mole heterogênea não encapsulada com tendência para a invasão de estruturas adjacentes

Idade: durante a 2ª–4ª década; M÷F = 9÷1; em crianças M = F

Associado a: síndrome de Klinefelter (em 20%), malignidade hematológica

- dor torácica, dispneia, tosse, perda de peso, febre, síndrome da SVC (90–100%)
- nível sérico elevado de fetoproteína (80%) com tumor do seio endodérmico/carcinoma embrionário
- nível sérico elevado de LDH (60%)
- nível sérico elevado de hCG (30%) [DDx: câncer pulmonar; carcinoma hepatocelular; adenocarcinoma de pâncreas, cólon, estômago]

Metástases para: pulmão, fígado

√ Grande tumor de textura heterogênea com hemorragia/necrose centrais
√ Bem circunscrito/com margens irregulares
√ Reforço da periferia do tumor
√ Lobulação sugere malignidade
√ Invasão das estruturas mediastinais (obstrução da SVC é ominosa)
√ Derrame pleural/pericárdico (pela invasão local)
◊ A ausência de tumor testicular primário/massa retroperitoneal prova que o tumor é primário!

Rx: quimioterapia fundamentada na cisplatina + ressecção tumoral

Prognóstico: 50% de sobrevida ao longo prazo

PARAGANGLIOMA TORÁCICO

= QUIMIODECTOMA
= raro tumor neural que surge do tecido paragangliônico

Idade: 3ª–5ª década; M÷F = 1÷1

Patologia: extremidade vascular bem marginada/massa irregular que pode aderir a/envelopar/invadir estruturas mediastinais adjacentes (brônquio, canal espinhal)

Histologia: cordões anastomosados de células principais que armazenam grânulos organizados em padrão trabecular; aparência idêntica em tumores benignos e malignos

Pode estar associado a:
paragangliomas sin/metacrônicas suprarrenais/extratorácicas; múltiplas neoplasias endócrinas tipo 2; tumor carcinoide brônquico

- assintomático
- dispneia, tosse, dor torácica, hemoptise, déficit neurológico, síndrome da SVC (se tumor for grande)
- sinais de produção excessiva de cetocolamina: hipertensão, cefaleia, taquicardia, palpitações, tremor

Localização: base do coração + grandes vasos (adjacente ao pericárdio/coração, dentro da parede septal interatrial/atrial esquerdo); sulco paravertebral

CT:
√ Massa com margens nítidas de 5–7 cm em mediastino médio/posterior
√ Área hipodensa em decorrência da degeneração/hemorragia cística extensiva
√ Aumento exuberante

MR:
√ Sinal heterogêneo de intensidade intermediária com áreas vazias de sinal de fluxo sanguíneo em T1WI
√ Sinal de alta intensidade em T2WI

NUC (I-123/I-131 metaiodobenzilguanidina):
√ Útil na localização com especificidade relativa

Angiografia (pode precipitar crise cardiovascular):
√ Hipervascularização acentuada, múltiplos vasos nutrícios
√ Rubor capilar homogêneo

Rx: excisão cirúrgica com administração pré-operatória de α- ou β-bloqueadores (crise hipertensiva, taquicardia, disritmia durante manipulação)

CISTO TÍMICO

Patogênese:
(1) cisto congênito (persistência de remanescentes tubulares da 3ª bolsa faríngea = ducto tireofaríngeo, desenvolve-se durante a 5ª–8ª semana de gestação)
(2) cisto multilocular reativo adquirido = cisto progressivo de degeneração dos corpúsculos tímicos (Hassall) + epitélio reticular tímico induzido por processo inflamatório: ex. HIV
(3) cisto neoplásico (teratoma cístico, degeneração cística dentro do timoma), terapia de radiação S/P para a doença de Hodgkin
◊ Sem associação à miastenia grave/neoplasia!

Incidência: lesão muito incomum; 1–2% de todas as massas mediastinais

Idade: 2/3 na 1ª década; 1/3 na 2ª + 3ª década; M > F

Patologia: cisto unilocular de parede fina com tecido tímico

Histologia: epitélio escamoso/cuboidal/respiratório em parede de cisto; tecido linfoide lobulado em parede cística contendo corpúsculos de Hassall; cristais de colesterol; pequeno foco de tecido tireoide/paratireoide

- comumente massa assintomática indolor com aumento lento
- rouquidão, disfagia, estridor, angústia respiratória em recém-nascidos
- aumento sintomático súbito com a manobra de Valsalva/hemorragia/infecção viral recente

Localização:
(a) adjacente ao feixe carotídeo do ângulo da mandíbula à entrada torácica (ao longo do percurso do ducto timofaríngeo) paralela ao músculo esternocleidomastóideo; E > D
(b) mediastino anterior

√ Cisto uniloculado com paredes finas contendo líquido claro/cisto multiloculado com paredes espessas contendo líquido turvo ou material gelatinoso
√ Extensão direta/cordão fibroso ao longo do trato migratório do tecido tímico para dentro do mediastino em 50%; através da membrana tíreo-hioide para dentro do seio piriforme
√ Pode mostrar calcificação parcial da parede (raro)
√ Líquido de baixa densidade (0–10 HU); pode ser mais alta dependendo do conteúdo do cisto

US:
√ Tipicamente anecoico

DDx: cisto fissurado branquial (sem tecido tímico), timoma benigno, teratoma, cisto dermoide, doença de Hodgkin, linfoma não Hodgkin, fibroma pleural

HIPERPLASIA TÍMICA
◊ Massa mediastinal anterior mais comum no grupo etário pediátrico até a puberdade
Idade: particularmente em indivíduos jovens
Histologia:
  (a) hiperplasia tímica verdadeira = aumento de tipo normalmente organizado → hiperplasia rebote
  (b) hiperplasia linfoide = aumento em número de centros germinais linfoides ativos → miastenia grave, SLE, artrite reumatoide, esclerodermia, vasculite, tireotoxicose, doença de Graves
Etiologia:
  1. Hipertireoidismo (mais comum), doença de Graves, tratamento primário de hipotireoidismo, tireomegalia idiopática
  2. Hiperplasia rebote em crianças recuperando-se de doenças graves (ex. queimaduras térmicas), após tratamento para a síndrome de Cushing, após quimioterapia/irradiação
    √ O timo pode crescer de novo em mais de 50% de seu volume (supercrescimento transitório e reduzível com esteroides)
  3. Miastenia grave (65%)
  4. Acromegalia
  5. Doença de Addison
√ Aumento simétrico difuso
√ Timo normalmente visível em 50% dos neonatos com 0–2 anos de idade
√ Sinal chanfrado = indentação na junção do timo + coração
√ Sinal de vela = densidade triangular se estendendo do mediastino superior
√ Sinal de onda = borda ondulada em virtude de endentação pelas costelas
√ Alterações na forma com a respiração + posição
DDx: neoplasia tímica (massa focal)

TIMOLIPOMA
Incidência: 2–9% dos tumores tímicos
Idade: 3–60 anos (média etária de 22 anos); M÷F = 1÷1
Patologia: tumor lobulado encapsulado flexível capaz de crescer até grandes tamanhos (em 68% > 500 g, em 20% > 2.000 g; o maior > 16 kg)
Histologia: tecido adiposo adulto benigno misturado com áreas de tecido tímico normal/hiperplásico/atrófico (tecido tímico < 33% da massa tumoral)
• geralmente assintomático
• dor torácica, dispneia, tosse (em 50%)
√ Massa gordurosa com septo fibroso
√ Grandes lesões voltadas inferiormente a partir do mediastino anterior em direção ao diafragma aumentando o espaço cardiogênico
√ Pode circular em torno do coração, aumentando a silhueta cardíaca na incidência frontal
√ Elevação aparente do diafragma na incidência na visão lateral
√ SEM compressão/invasão das estruturas adjacentes

Classificação da WHO para Tumores Epiteliais Tímicos	
Tipo de Tumor	Descrição
A	medular
AB	misto
B1	rico em linfócito, predominantemente cortical
B2	cortical
B3	epitelial = carcinoma tímico bem diferenciado
C	carcinoma tímico

DDx: lipoma mediastinal (tumor lipomatoso intratorácico mais comum), lipossarcoma, teratoma (alterações císticas, sem conexão ao leito tímico)

TIMOMA
= TUMORES EPITELIAIS TÍMICOS
◊ Neoplasia primária mais comum do mediastino anterior superior
Idade: maioria > 40 anos; 70% ocorrem na 5^a–6ª década; menos frequente em adultos jovens, raro em crianças; M÷F = 1÷1
Associado a: síndromes paratímicas (40%), como
1. **Miastenia grave**
   = desordem autoimune caracterizada por anticorpos que agem contra receptores nicotínicos de acetilcolina da membrana muscular pós-juncional:
   • fraqueza progressiva, fadiga
   • fragilidade de músculos esqueléticos inervados por nervos cranianos, ex. ptose, diplopia, disfagia, disartria, salivação, dificuldade de mastigação
   • nível sérico elevado de anticorpos receptores de antiacetilcolina
   ◊ 7–30–54% dos pacientes com timoma têm miastenia grave; a remoção do tumor tímico frequentemente resulta em melhora sintomática; a miastenia grave pode se desenvolver após a excisão cirúrgica de um timoma
   ◊ 10–15–25% dos pacientes com miastenia grave têm um timoma (em 65% decorrente de hiperplasia tímica)
   Rx: cloreto edrofônio
2. **Aplasia pura de células vermelhas** = anemia arregenerativa
   = ausência quase total dos eritroblastos medulares + reticulócitos sanguíneos resultando em anemia normocítica normocrômica grave
   ◊ 50% dos pacientes com aplasia celular de células vermelhas têm timoma
   ◊ 5% dos pacientes com timoma têm aplasia celular de células vermelhas
3. Hipogamaglobulinemia adquirida
   ◊ 10% do pacientes com hipogamaglobulinemia têm timoma
   ◊ 6% do pacientes com timoma têm hipogamaglobulinemia
4. Síndromes paraneoplásicas ocorrem com o carcinoide tímico (10%): ex. Síndrome de Cushing (produção de ACTH)
5. SLE, artrite reumatoide
6. Cânceres não tímicos
Patologia: neoplasia epitelial primária redonda/ovoide de crescimento lento com superfície lisa/lobulada, dividida em lóbulos por septo fibroso; áreas de hemorragia + necrose pode formar cistos
  (a) encapsulado = cápsula fibrosa espessa ± calcificações
  (b) localmente invasivo = focos microscópicos fora da cápsula
  (c) metástases = aspecto citológico benigno com disseminação pleural + parenquimatosa pulmonar
  (d) carcinoma tímico
Histologia:
  (a) timoma bifásico (mais comum)
    = elementos epiteliais + linfoides em quantidades iguais
  (b) predominantemente timoma linfocítico
    = > 2/3 das células são linfocíticas
  (c) predominantemente timoma epitelial
    = > 2/3 das células são epitelial
  ◊ Prognóstico não relacionado com o tipo celular!
• assintomático (50% descobertos incidentemente)
• sinais de compressão mediastinal (25–30%): tosse, dispneia, dor torácica, infecção respiratória, rouquidão (neoplasia laríngea recorrente), disfagia

- sinais de invasão tumoral (raro): síndrome da SVC
  Localização: qualquer localização mediastinal anterior entre a entrada torácica e o ângulo cardiofrênico; raro no pescoço, outros compartimentos mediastinais, parênquima pulmonar, ou árvore traqueobrônquica
  Tamanho: 1–10 cm (em até 34 cm)

Timoma [Benigno] não Invasivo
Pico etário: 5ª–6ª década, quase todos são > 25 anos de idade
√ Massa oval/redonda assimétrica homogênea nitidamente demarcada com densidade de tecidos moles (igual ao músculo), geralmente em um dos lados da linha média
√ Mediastino anormalmente alargado
√ Deslocamento do coração + grandes vasos posteriormente
CT:
  √ Massa homogênea de tecido mole com borda lisa/lobulada parcialmente/completamente delineada por gordura
  √ Aumento homogêneo
  √ Áreas de atenuação diminuída (fibrose, cisto, hemorragia, necrose)
  √ Calcificação periférica amorfa, flocular central/curvilínea (5–25%)
MR:
  √ Isointenso em relação ao músculo esquelético em T1WI
  √ Intensidade de sinal heterogênea aumentada (aproximando-se da gordura) em T2WI
  √ Características de líquido dos cistos com alto conteúdo aquoso

Timoma [Maligno] Invasivo
= CARCINOMA TÍMICO
◊ A malignidade é definida de acordo com a extensão da invasão da gordura mediastinal + fascial adjacente!
Frequência: em 30–35% dos timomas
Estágios:
  estágio I: cápsula intacta
  estágio II: crescimento pericapsular para dentro da gordura mediastinal
  estágio III: invasão dos órgãos circundantes como pulmão, pericárdio, SVC, aorta
  estágio IVa: disseminação dentro da cavidade torácica (metástases para a pleura + pulmão em 6%)
  estágio IVb: metástases a distância (fígado, osso, linfonodos, rim, cérebro)
√ Contorno lobulado/irregular
√ Atenuação heterogênea
√ Invasão de gordura mediastinal
√ Disseminação por contiguidade ao longo das reflexões pleurais, extensão ao longo da aorta alcançando o mediastino posterior/pilares do diafragma/retroperitônio (extensão de tumor transdiafragmático)
√ Espessamento nodular pleural difuso unilateral/massas pleurais encapsulando o pulmão circunferencialmente
√ Invasão vascular
√ Derrame pleural INCOMUM
DDx: mesotelioma maligno, linfoma, carcinoma tímico/tumor celular germinativo maligno (macho maduro, sem disseminação pleural difusa), carcinoma pulmonar periférico (sem massa mediastinal dominante), doença metastática (não unilateral)
Rx: excisão radical ± terapia de radiação adjuvante
Prognóstico: a sobrevida de 5 anos é de 93% para o estágio I, 86% para o estágio II, 70% para o estágio III, 50% para o estágio IV; 2–12% de taxa de recorrência para timomas encapsulados ressecados

TORÇÃO PULMONAR
= rara complicação de trauma torácico grave
Incidência: rara (< 30 casos)
Idade: quase invariavelmente em crianças
Causa: compressão de tórax inferior, rompimento de ligamento pulmonar inferior, fissura completa
Mecanismo: compressão do tórax inferior com o pulmão torcido a 180°; geralmente na presença de grande quantidade de ar/líquido pleural
Associada a:
  cirurgia (lobectomia), trauma, hérnia diafragmática, pneumonia, pneumotórax, tumor de obstrução brônquica
Histologia: ± infarto hemorrágico + aprisionamento de ar excessivo
√ Lobo colapsado/consolidado em posição + configuração incomum:
  √ Deslocamento hilar de lobo de aparência atelectática em direção inapropriada
  √ Alteração em posição do lobo opacificado em radiografias sequenciais
√ Alteração do curso normal da vasculatura pulmonar:
  √ Artéria lobar principal inferior direcionada para cima em direção ao ápice
√ Opacificação rápida de lobo ipsilateral para o edema + hemorragia para dentro de espaço aéreo secundário ao infarto (DDx: derrame pleural)
√ Distorção/corte brônquico
√ Aprisionamento lobar de ar
√ Vasos pulmonares inferiores diminutos

TRAQUEOBRONCOMEGALIA
= SÍNDROME DE MOUNIER-KUHN
= atrofia/displasia primária das estruturas de suporte da traqueia + grandes brônquios, com transição abrupta para o brônquio normal ao nível da 4ª–5ª divisão
Incidência: 0,5–1,5%
Idade: descoberta na 3ª–5ª década
- tosse com escarro copioso
- falta de ar ao esforço
- histórico longo de pneumonias recorrentes
Pode estar associada à: síndrome de Ehlers-Danlos
√ Dilatação acentuada da traqueia (> 29 mm), brônquios principais direito (> 20 mm) + esquerdo (> 15 mm)
√ Contorno saculado/diverticulose da traqueia na CXR lateral (= protrusão da membrana mucosa entre os anéis da traqueia)
√ Pode haver enfisema, bolhas na região peri-hilar

TRAQUEOBRONCOPATIA OSTEOCONDROPLÁSTICA
= doença rara benigna caracterizada por múltiplas projeções nodulares submucosas ósseas/cartilaginosas para dentro do lúmen traqueobrônquico
Causa: desconhecida; pode ser decorrente de inflamação crônica, processo degenerativo, irritação ao oxigênio/produtos químicos, distúrbios metabólicos, amiloidose, tuberculose, sífilis, hereditária (alta prevalência na Finlândia)
Teorias patogenéticas:
  (1) econdrose/exostose dos anéis cartilaginosos
  (2) metaplasia cartilaginosa/óssea da membrana fibrosa elástica interna da traqueia
Patologia: foco de cartilagem hialina submucosa com áreas de osso lamelar
Histologia: tecido adiposo + áreas calcificadas com foco de medula óssea; mucosa normal afinada que se sobrepõem com inflamação + hemorragia
Idade média: 50 anos (11–78 anos); M÷F = 3÷1

- geralmente assintomática (diagnosticado incidentalmente)
- dispneia, tosse produtiva, rouquidão, hemoptise, febre, pneumonia recorrente

Localização: 2/3 distal da traqueia, laringe, brônquio lobar/segmentar, comprimento inteiro da traqueia; poupa membrana posterior da traqueia

CXR:
 √ Opacidades recortadas/lineares circundando + estreitando a traqueia (melhor em visão lateral)

CT:
 √ Parede traqueal espessada estreitada e deformada
 √ Nódulos submucosos cálcicos da traqueia + brônquios espaçados irregularmente (similar a placas)

Dx: broncoscopia
DDx: policondrite recorrente, amiloidose traqueobrônquico (não poupa parede membranosa posterior da traqueia), sarcoidose, papilomatose, traqueobroncomalacia

CISTO TRAUMÁTICO DO PULMÃO

Idade: crianças + adultos jovens são particularmente predispostos

√ Cavidade de paredes finas preenchida com ar (50%) ± nível ar-líquido precedida por massa homogênea bem circunscrita (hematoma)
√ Lesão oval/esférica de 2–14 cm em diâmetro
√ Lesões únicas/múltiplas; uni ou multiloculares
√ Geralmente, subpleurais sob o ponto de máxima injúria
√ Persistente até 4 meses + diminuição progressiva em tamanho (aparente dentro de 6 semanas)

TUBERCULOSE

Prevalência: 10 milhões de pessoas no mundo inteiro; TB ativa desenvolve-se em 5–10% dos expostos
Organismo: Mycobaterium = bastonetes aeróbicos acidorresistente que se coram em vermelho com o carbolfucsina; *M. tuberculosis* (95%), tipos atípicos aumentando: *M. avium intracellulare, M. kansasii, M. fortuitum*
Suscetíveis: crianças, adolescentes pré-púberes, idosos, alcoólatras, negros, diabéticos, silicose, sarampo, AIDS (30–40% infectados pelo HIV), sarcoidose (em até 13%)
Em risco: imunocomprometidos, minorias, pobres, alcoólatras, imigrantes de países de 3º mundo, prisioneiros, idosos, residentes de casas de repouso, moradores de rua
Fases patológicas:
 (a) reação exsudativa (reação inicial, presente por 1 mês)
 (b) necrose caseosa (após 2–10 semanas do início da hipersensibilidade)
 (c) hialinização = invasão dos fibroblastos (formação de granuloma em 1–3 semanas)
 (d) calcificação/ossificação
 (e) forma destrutiva crônica em 10% (< 1 ano de idade adolescentes, adultos jovens)
Disseminação: linfonodos regionais, disseminação hematogênica, pleura, pericárdio, CNS, cabeça e pescoço, espondilite, osteomielite, artrite, peritonite, trato GI e GU

- teste da tuberculina (PPD) positiva: 3 semanas após a infecção
- teste PPD negativo:
 1. Infecção tuberculosa dominante (TB miliar)
 2. Sarcoidose
 3. Terapia corticosteroide
 4. Gravidez
 5. Infecção por *Mycobacterium* atípica

Tratamento anterior: vedação com inserção de pacotes plásticos, bolas de Lucite™, esferas de polietileno; oleotórax = injeção de óleo/parafina

Mortalidade: 1÷100.000

Tuberculoma

= manifestação da TB primária/pós-primária
√ Massa nitidamente definida lisa redonda/oval
√ 0,5–4 cm em diâmetro continuando estável por um longo período de tempo
√ Massa lobulada (25%)
√ Lesões satélites (80%)
√ Pode calcificar

Tuberculose Cavitária

= marca registrada da reativação tuberculosa
= material semissólido caseoso é expelido para dentro da árvore brônquica após a lise
√ Cavidade de paredes moderadamente espessas com superfície interna lisa

Cx:
 (1) disseminação para outros segmentos brônquicos
  √ Múltiplas pequenas sombras acinares remotas da consolidação maciça
 (2) colonização com *Aspergillus*
  √ Aspergiloma
 (3) **aneurisma de Rasmussen** = aneurisma de ramos terminais de artéria pulmonar dentro da parede da TB cavitária secundária a necrose inflamatória do vaso da parede (4% das autopsias da TB cavitária):
  - hemoptise (fonte geralmente é uma artéria brônquica)
  √ Cavidade central próximo ao hilo:
   √ Aumento de protrusão intracavitária sólida
   √ Substituição da cavidade por um nódulo
   √ Massa de crescimento rápido
   √ Opacificação do pseudoaneurisma em ângio/CT

Tuberculose (Acinar) Endobrônquica

◊ Complicação mais comum da tuberculose cavitária com organismos ativos que se disseminam nas vias aéreas seguindo a necrose caseosa de parede brônquica

Patologia: ulceração da mucosa brônquica seguida por fibrose leva a
 (a) estenose brônquica (consolidação lobar)
 (b) bronquiectasias
 (c) nódulos acinares refletindo disseminação pelas vias aéreas

HRCT:
 √ Nódulos centrolobulares aglomerados
 √ Aparência de "árvore em botão" = pequenos nódulos centrolobulares de ramificação de opacidade aumentada (= impactação bronquiolar grave com baqueteamento bronquiolar distal) ocorrendo em sítios de ramificação contínuos
 √ Áreas tipo massa de consolidação
 √ Cavitação em nódulos/massas maiores
 √ Bronquiectasias

Tuberculose Pulmonar Primária

Modo de infecção: inalação de gotículas infectadas trazidas pelo ar
Idade: mais comum em crianças + infância; tornando-se mais comum em adultos (23–34% de todos os casos adultos)

- assintomático (91%)
- sintomático (5–10%)

@ na doença parenquimatosa
 Localização: lobo médio, lobos inferiores, segmentos dos lobos superiores
 √ Radiografia normal (em até 15%)
 √ Uma/mais áreas de consolidação homogênea mal definida dos espaços aéreos, com 1–7 cm em diâmetro em

25–50–78% (requer várias semanas para completar o clareamento com a terapia antituberculosa):
- √ Resposta ausente à terapia com antibiótico para "pneumonia"
- √ Áreas nodulares finas e discretas de opacidade aumentada
  - DDx: pneumonia por varicela, histoplasmose, metástase, sarcoidose, pneumoconiose, hemossiderose
- √ Reação pneumônica (zonas pulmonares médias ou inferiores) com consolidação segmentar/lobar
- √ Opacidade tipo massa persistente = tuberculoma (9%), que pode cavitar
- √ **Foco de Simon** = sítio curado de infecção primária no ápice pulmonar
- @ na linfadenopatia
  - ◊ Pode ser a única manifestação radiológica
  - √ Em crianças: linfadenopatia maciça hilar (60%)/paratraqueal (40%)/subcarinal, em 80% no lado direito; bilateral (33%)
    Em adultos: linfadenopatia mediastinal em 5–35–48%
    DDx de Lnn: metástase, histoplasmose
  - √ Nódulos > 2 cm com centro de baixa atenuação (em decorrência de necrose) sugere doença ativa
  - √ Atelectasias (8–18%), especialmente em pulmão direito (segmento anterior do pulmão superior/segmento medial do lobo médio) secundário à
    (a) tuberculose endobrônquica
    (b) compressão brônquica/traqueal por linfonodos aumentados (68%)
  - √ Linfonodos calcificados (36%) em hilo/mediastino geralmente > 6 meses após infecção inicial
- @ no derrame pleural
  - ◊ Geralmente, a única manifestação da TB
  - Início: 3–7 meses após a exposição inicial (pelos focos subpleurais, rompendo-se para dentro do espaço pleural)
  - Incidência: 10% na infância, 23–38% no adulto

Resultado da infecção primária:
1. *Restitutio ad integrum* (66%)
   - √ Resolução de foco primário sem sequela; pode levar até 2 anos
2. Imunidade previne multiplicação do organismo = contenção da infecção inicial pela resposta de hipersensibilidade retardada + formação de granuloma em 1–3 semanas
   - √ Lesões pulmonares calcificadas (em até 17%)/cicatriz parenquimatosa < 5 mm = **lesão de Ghon**
   - √ **Complexo de Ranke** = lesão de Ghon + linfonodo calcificado (22%)
3. TB primária progressiva (mecanismo imune inadequado com progressão local) em 10%, mais comum em crianças mais velhas/adolescentes
4. Tuberculose miliar (disseminação hematogênica maciça descontrolada ultrapassando os sistemas de defesa do organismo)
5. TB pós-primária = reativação da TB (reativação de organismo dormente após período assintomático de anos)

Prognóstico: 3,6% de taxa de mortalidade; geralmente autolimitante
Cx: (1) fístula broncopleural + empiema
    (2) mediastinite fibrosante
DDx: tuberculose pós-primária (preferência por lobos superiores, cavitação, ausência de linfadenopatia)

Tuberculose Pulmonar Miliar
= disseminação hematogênica maciça de organismos em qualquer momento após a infecção primária

Causa:
(1) grave imunossupressão durante o estado pós-primário de infecção
(2) defesas prejudicadas durante a infecção primária em idosos, crianças = TB PRIMÁRIO PROGRESSIVO

Incidência: 1–3.5–7% de todas as formas de TB
Início: reconhecível radiologicamente após 6 semanas pós disseminação hematogênica
- √ CXR inicialmente normal/com sinais de hiperinsuflação
- √ Focos crônicos geralmente não identificáveis
- √ Pequeno foco granulomatoso intersticial puntiforme generalizado de distribuição uniforme de 2–3 mm em tamanho com pequena proeminência de lobo inferior (em 85%)
- √ ± coalescência para consolidação focal/difusa
- √ Resolução com terapia apropriada dentro de 2–6 meses

HRCT (detecção mais precoce do que com CXR):
- √ Discreta disseminação difusa de nódulos de 1–2 mm em distribuição aleatória

Cx: disseminação via corrente sanguínea afetando linfonodos, fígado, baço, esqueleto, rins, suprarrenais, próstata, vesículas seminais, epidídimo, tubos de falópio, endométrio, meninges

Tuberculose Pulmonar Pós-Primária
= REATIVAÇÃO DE TB = TB RECRUDESCENTE
= infecção sob a influência de hipersensibilidade adquirida e imunidade secundária à longevidade do bacilo + prejuízo da imunidade celular

Incidência: 1% por ano em pessoas com imunidade normal, até 10% em pessoas com imunidade deficiente de célula T
Idade: predominantemente em adolescentes + adultos
Etiologia:
(a) reinfecção
(b) reativação de foco adquirido na infância (90%)
(c) continuação da infecção inicial = tuberculose pulmonar progressiva (rara)
(d) infecção inicial em indivíduo vacinado com a BCG

Patologia: foco de necrose caseosa com edema circundante, hemorragia, infiltração celular mononuclear; formação de tubérculos = acúmulo de células epitelioides + células gigantes de Langerhans; a perfuração brônquica leva à disseminação intrabrônquica (19–21%)

Sítio: 85% em apical + segmentos posteriores do lobo superior, 10% em segmentos superiores do lobo inferior, 5% em localizações mistas (segmentos anteriores + contíguos do lobo superior); D > E (DDx: histoplasmose tende a afetar o segmento anterior)

Prognóstico: progressivo

Tuberculose Exsudativa Local
- √ Áreas de consolidação acinar irregulares/confluentes mal definidas (87–91%), comumente envolvendo dois/mais segmentos (achados iniciais)
- √ Cavitação de paredes finas com superfície interna lisa (presente na doença mais avançada):
  - √ Cavidade abaixo da tensão (influxo de ar + obstrução de efluxo)
  - √ Nível de ar-líquido é forte evidência para infecção bacteriana/fúngica sobreposta
  - √ Sinal de ar crescente = micetoma intracavitária móvel
- √ Impressões acentuadas de drenagem em direção ao hilo Ipsilateral
- √ Padrão acinar nodular (20%) em virtude de disseminação broncogênica
- √ Derrame pleural (18%)

CT:
- √ Micronódulos em localização centrolobular (62%) = material sólido de necrose caseosa na/circundando os bronquíolos terminais/respiratórios
- √ Espessamento septal interlobular (34–54%) = aumento no fluxo linfático como resposta inflamatória/prejuízo da drenagem linfática em decorrência de linfadenopatia hilar

Tuberculose Fibroprodutiva Local

@ na doença parenquimatosa:
- √ Lesão fibrótica irregular nitidamente circunscrita + angular tipo massa (em até 7%)
- √ Cavitação (MARCA REGISTRADA) secundária à expulsão da necrose caseosa para dentro das vias aéreas, raro em crianças, em até 45–51% dos adultos; geralmente múltiplo indicando alta probabilidade de TB ativo:
  - *Sítio:* segmentos apicais/posteriores dos lobos superiores
  - √ Formas cavitárias dentro de áreas de consolidação
  - √ Paredes cavitárias grossas e irregulares
  - √ ± nível de ar-líquido (raro) pode indicar superinfecção
  - √ Parede cavitária se torna fina e lisa com tratamento de sucesso
- √ Cicatrizes pulmonares reticulares
- √ Atelectasias de cicatrização = perda de volume do lobo afetado
- √ Opacidades periféricas de aparência de "árvore em botão" (indicativo de doença ativa)
- √ Pneumotórax (5%)

@ no envolvimento de vias aéreas:
- √ Estenose brônquica (em 10–40%):
  - √ Colapso segmentar/lobar persistente
  - √ Hiperinsuflação lobar
  - √ Pneumonia obstrutiva
  - √ Impactação mucoide
- √ Bronquiectasia de tração nos segmentos apicais/posteriores nos lobos superiores

@ na extensão pleural:
- √ Pequenas efusões pleurais septadas que permanecem estáveis por anos (em 18%):
  - √ Nível de ar-líquido em espaço pleural = fístula broncopleural
- √ Espessamento pleural:
  - √ Cobertura apical = casca pleural = espessamento da camada gordurosa extrapleural (3–25 mm) + espessamento pleural (1–3 mm)
- √ Aumento de borda/calcificação de massa de tecido mole da parede torácica
- √ Destruição óssea/de cartilagem costal
- √ Fistulação para a pele

@ na linfadenopatia (em 5%):
- √ Linfadenite tuberculosa = nódulos aumentados com áreas centrais de baixa atenuação
- √ Nódulos calcificados hilares/mediastinais:
  - broncolitíase = erosão para via aérea adjacente

AGENESIA PULMONAR UNILATERAL

= ausência unilateral do mesênquima primitivo
Associada a:
anomalias em 60% (mais alta se o pulmão direito estiver envolvido): PDA, anomalias dos grandes vasos, tetralogia de Fallot (agenesia do pulmão esquerdo), cisto broncogênico, hérnia diafragmática congênita, anomalias ósseas
- pode ser assintomático
- infecções respiratórias
- √ Opacidade completa do hemitórax
- √ Ausência da artéria + veia pulmonares ipsilaterais
- √ Ausência do brônquio principal ipsilateral
- √ Caixa torácica simétrica com aproximação das costelas
- √ Superdistensão do pulmão contralateral
- √ Desvio ipsilateral do mediastino + diafragma

PNEUMONIA POR VARICELA-ZOSTER

Incidência: 14% no total; 50% em adultos hospitalizados
Idade: > 19 anos (90%); 3ª–5ª década (75%); contrasta com a baixa incidência de varicela nesse grupo etário
- erupção vesicular
- √ Consolidação dos espaços aéreos difusos irregulares
- √ Tendência para a coalescência próxima ao hilo + bases pulmonares
- √ Nódulos disseminados (30%), representado cicatrização
- √ Pequenas calcificações de 2–3 mm disseminadas por ambos os pulmões (2%)

Cx: paralisia diafragmática unilateral
Prognóstico: 11% de taxa de mortalidade

GRANULOMATOSE DE WEGENER

= doença provavelmente autoimune caracterizada por processo sistêmico de angiíte destrutiva granulomatosa necrotizante
Patologia: granulomas necrotizantes peribrônquicos + vasculite não intimamente relacionada com as artérias
Média etária de início: 40 anos (alcança todas as idades); M÷F = 2÷1

TRÍADE CLÁSSICA:
(1) inflamação granulomatosa do trato respiratório
(2) vasculite sistêmica de pequenos vasos
(3) glomerulonefrite necrotizante
- a apresentação mais comum dos sintomas são os que envolvem o trato respiratório superior (em até 67%):
  - reniti, sinusite, otite média

@ na doença pulmonar (94%)
- estridor (da inflamação + esclerose traqueal)
- tosse intratável, ocasionalmente com hemoptise
- febre, dor torácica, dispneia

Patologia: vasculite de artérias + veias + capilares pulmonares de tamanho médio e pequeno, necrose geográfica, inflamação granulomatosa
- √ Opacidades intersticiais retículo-nodulares bilaterais mais proeminentes nas bases pulmonares (estágio precoce)
- √ Massas irregulares distribuídas largamente/nódulos de vários tamanhos (5 mm–10 cm), especialmente nos campos pulmonares inferiores (69%), geralmente poupando os ápices:
  - √ Geralmente múltiplas massas, solitária em até 25%
  - √ Cavitação dos nódulos com espessamento de parede + revestimento interno irregular (25–50%)
- √ Opacidade de espaços aéreos irregulares multifocais bilaterais (em até 50%):
  - √ Pneumonia aguda de espaços aéreos
  - √ Hemorragia pulmonar intra-alveolar
- √ Espessamento liso/nodular subglótico/traqueal/parede brônquica produzindo estenose com oligoemia + enfisema + atelectasia lobar/segmentar (60%)
- √ Derrame pleural (geralmente exsudativo) em 10–25–50%
- √ Espessamento pleural focal
- √ Linfadenopatia hilar/mediastinal (muito incomum)
- √ Edema pulmonar intersticial + cardiomegalia (por envolvimento renal/cardíaco)

CT:
- √ Nódulos em distribuição peribroncovascular
  - √ Cavitação central em nódulos > 2 cm em diâmetro

√ Vasos nutrícios penetrando nos nódulos (= distribuição angiocêntrica)
√ Lesões em bases pleurais em cunha (= infartos)
√ Sinal de halo em CT (= borda de atenuação em "vidro fosco" circundando a lesão pulmonar) em virtude de microinfarto angiocêntrico parenquimatoso (não específico)
√ Segmentos focais/alongados de estenose traqueobrônquica ± massas intra e extraluminal de tecido mole/espessamento
Cx: (1) perigosa estenose de vias aéreas (15% dos adultos, 50% das crianças)
(2) hemorragia maciça pulmonar que ameaça a vida
(3) pneumotórax espontâneo (raro)
@ na doença renal (85%)
glomerulonefrite focal em 20% na apresentação, como doença progressiva em 83%
Histologia: necrose focal, formação crescente, escassez/ausência de depósitos de imunoglobulina
@ nos seios paranasais (91%)
Localização: mais frequente nos antros maxilares
• dor sinusal, drenagem sinusal purulenta, rinorreia
√ Espessamento das membranas mucosas dos seios paranasais
@ na nasofaringe (64%)
• epistaxe de mucosa nasal ulcerada
• necrose de septo nasal
• deformidade de sela nasal
√ Destruição progressiva da cartilagem nasal + osso (DDx: policondrite recorrente)
√ Massas granulomatosas preenchendo as cavidades nasais
@ no envolvimento de outros órgãos:
(a) articulações (67%): poliartropatia migratória
(b) ouvido (61%): otite média
(c) olho (58%): inflamação ocular, proptose
(d) pele + músculos (45%): lesões inflamatórias cutâneas nodulares, púrpura cutânea
(e) coração + pericárdio (12–28%): vasculite coronária, pancardite, lesões valvulares
Cx: pericardite aguda, cardiomiopatia congestiva dilatada, insuficiência valvular aguda com edema pulmonar, parada cardíaca decorrente de arritmia ventricular, infarto do miocárdio
(f) CNS (22%): neurite central/periférica
(g) doença esplênica
(h) trato GI (10%):
• dor abdominal, diarreia, perda sanguínea
√ Isquemia, inflamação, ulceração, perfuração
Cx: (1) hipertensão
(2) uremia
(3) paralisia de nervo facial
Dx: (1) c-ANCA (padrão citoplasmático de autoanticorpo anticitoplasma de neutrófilo): 96% de sensibilidade para doença generalizada, 99% de especificidade
(2) biopsia pulmonar/renal
Prognóstico: morte dentro de 2 anos por insuficiência renal (83%)/insuficiência respiratória; 90–95% de sobrevida média de 5 anos sob tratamento
Rx: corticosteroides, drogas citotóxicas (ciclofosfamida), transplante renal; 93% de remissão com terapia
DDx: Churg-Strauss (asma, 47%, envolvimento cardíaco, doença renal menos grave + doença sinusal, p-ANCA)

Granulomatose de Wegener Limitada
= granulomatose de Wegener amplamente confinado ao pulmão SEM envolvimento renal/vias aéreas superiores

Dx: c-ANCA (96% de sensibilidade, 99% de especificidade)
M < F
Prognóstico: mais favorável que Wegener clássico

Granuloma de Linha Média
= lesões granulomatosas mutilantes + neoplásicas limitadas ao nariz + seios paranasais com prognóstico muito ruim; considerado uma variante da granulomatose de Wegener SEM os componentes granulomatosos + celulares típicos

SÍNDROME DE WILLIAMS-CAMPBELL
= deficiência congênita da cartilagem brônquica na 4ª–6ª gerações brônquicas, tanto difusas como restritas a área local
HRCT:
√ Bronquiectasias císticas distais à 3ª geração brônquica
√ Pulmão enfisematoso distal à bronquiectasia
√ Balonamento inspiratório + colapso expiratório dos segmentos dilatados

SÍNDROME DE WILSON-MIKITY
= DISMATURIDADE PULMONAR
= similarmente à displasia broncopulmonar em crianças prematuras respirando em ar ambiente; raramente encontrada atualmente em virtude de ventilação mecânica assistida
Predisposição: crianças prematuras < 1.500 g que estão inicialmente bem
• início gradual da angústia respiratória entre 10 e 14 dias
√ Hiperinsuflação
√ Padrão reticular radiando-se de ambos os hilos
√ Pequenas lucências bolhosas por ambos os pulmões (idêntica à displasia broncopulmonar)
Prognóstico: resolução em 12 meses
DDx: infecção adquirida no perinatal (especialmente CMV)

ZIGOMICOSE
= FICOMICOSE
= grupo de doenças sinonasais oportunistas graves + pulmonares causadas por uma variedade de ficomicetos (fungos do solo)
Organismos: mucor obíquo (mais comum), *Absidia*, *Rhizopus*, *Absidia* com hifa não septada abrangente de padrão de ramificação irregular
Em risco: hóspede imunoincompetente com
(1) malignidades linfoproliferativas e leucemia
(2) *diabetes mellitus* acidótico
(3) imunossupressão por esteroides, antibióticos, drogas imunossupressivas (rara)
Entrada: inalação/aspiração de colonização sinonasal
Patologia: atividade angioinvasiva similar a aspergilose
A. FORMA RINOCEREBRAL
= envolvimento dos seios paranasais (seio frontal geralmente poupado), com extensão para dentro de:
(a) órbita = celulite orbital
(b) base do crânio = meningoencefalite + cerebrite
B. FORMA PULMONAR
√ Consolidação segmentar homogênea
√ Consolidação cavitária + sinal de ar crescente
√ Nódulos (por trombo arterial + infarto)
√ Pneumonia rapidamente progressiva (geralmente fatal)
Dx: cultura de fungo de biopsia de espécie/demonstração dentro de material patológico
DDx: aspergilose

MAMA
DIAGNÓSTICO DIFERENCIAL DE DOENÇAS MAMÁRIAS

VARIAÇÕES NO DESENVOLVIMENTO MAMÁRIO
Desenvolvimento Mamário Unilateral
pode existir 2 anos antes que a outra mama se torne palpável

Telarca Prematura
= desenvolvimento de mama < 7 anos de idade (em meninas afro-americanas) e < 8 anos de idade (em meninas caucasianas)
Causa:
- (1) idiopática isolada = na maioria das vezes superfuncionamento do eixo hipofisário-ovariano
  Idade: 1–3 anos
  - SEM pico de crescimento/idade óssea adiantada/menstruação
- (2) puberdade precoce central
  √ Alargamento do útero + ovários
  √ Idade óssea adiantada

√ tecido mamário unilateral/bilateral normal

Anomalias Congênitas
1. Politelia
   = mais do que o número normal de mamilos
2. Polimastia
   = mais do que o número normal de mamas
3. Amastia
   = ausência de glândulas mamárias

AVALIAÇÃO MAMOGRÁFICA DE RISCO
Para carcinoma de mama invasivo
- A. SEM RISCO AUMENTADO
  1. Lesões não proliferativas: adenose, adenose florida, metaplasia apócrina sem atipia, macrocistos/microcistos, ectasia ductal, fibrose, hiperplasia moderada (mais de 2, mas não mais de 4 células epiteliais de profundidade), mastite, mastite periductal, metaplasia escamosa
  2. Fibroadenoma
- B. LESÕES PROLIFERATIVAS SEM ATIPIA
  Aumento de risco relativo: 1,5–2,0
  1. Mudança de célula colunar/hiperplasia
     = adenose ductal sem corte
  2. Moderada + florida sólida/hiperplasia papilar sem atipia
  3. Adenose esclerosante
  4. Papiloma intraductal sem núcleo fibrovascular
  5. Hiperplasia estromal pseudoangiomatosa (PASH)
  6. Lesão esclerosante radial
- C. LESÕES PROLIFERATIVAS COM ATIPIA
  Aumento de risco relativo: 4–5
  1. Hiperplasia ductal atípica (ADH)
  2. Neoplasia lobular
     separação com base no grau de distensão dos dúctulos terminais afetados:
     (a) hiperplasia lobular atípica (ALH)
     (b) carcinoma lobular *in situ* (LCIS)

DENSIDADE DA MAMA
Densidade da Mama Assimétrica
- A. BENIGNA
  1. Cicatrização pós-cirúrgica
  2. Trauma não iatrogênico
  3. Fibrose pós-inflamatória
  4. Cicatrização radial
  5. Tecido mamário ectópico/acessório (na cauda axilar/próximo ao abdômen)
  6. Desenvolvimento assimétrico de mama/involução assimétrica
  7. Cisto simples
  8. Condições fibrocísticas: fibrose/adenose esclerosante
  9. Terapia hormonal: reposição, contraceptivos
- B. MALIGNA
  1. Carcinoma ductal invasivo: reação desmoplástica
  2. Carcinoma lobular invasivo
  3. Carcinoma tubular
  4. Linfoma primário de mama
- C. PROBLEMAS DE IMAGINOLOGIA
  1. Tecido fibroglandular normal sobreposto
  2. Lesão obscurecida por parênquima denso sobreposto
  3. Lesão fora do campo de visão

Relatório de Imaginologia e Sistema de Dados de Mamas (BI-RADS®)
◊ Avaliação adicional de imagem pode ser necessária: fora do ângulo/visualizações mamográficas com compressão do local; ultrassom
◊ Anormalidades não explicadas justificam biopsia

TECIDO DE MAMA ASSIMÉTRICO
= volume maior/densidade em uma mama comparada com área correspondente na mama contralateral

DENSIDADE EM UMA PROJEÇÃO
= densidade vista em somente uma visualização mamográfica padrão

DISTORÇÃO ARQUITETURAL
= área focal de tecido mamário distorcido (espiculações com ponto focal comum/retração focal/fixação) sem massa central definível

DENSIDADE FOCAL ASSIMÉTRICA
= densidade focal assimétrica vista em duas visualizações mamográficas, mas não identificadas como massa verdadeira

Aumento Difuso na Densidade da Mama
√ Densidade aumentada generalizada
√ Espessamento da pele
√ Padrão reticular subcutâneo
- A. CÂNCER
  1. Câncer de mama "inflamatório"
  2. Câncer de mama não inflamatório primário difuso
  3. Câncer de mama metástatico difuso
  4. Linfoma/leucemia decorrente de linfoedema obstrutivo de mama
- B. Mastite INFECCIOSA
  geralmente em mama lactante
- C. RADIAÇÃO
  (a) edema exsudativo difuso algumas semanas após o início da terapia de radiação
  (b) fibrose endurecida alguns meses após a terapia de radiação
- D. EDEMA
  1. Obstrução linfática: linfadenopatia axilar/intratorácica, tumor na parede torácica mediastinal/anterior, cirurgia axilar
  2. Edema corporal generalizado: insuficiência cardíaca congestiva (edema de mama pode ser unilateral, se paciente estiver em posição de decúbito lateral posterior),

hipoalbuminemia (doença renal, cirrose hepática), sobrecarga de fluido
  E. HEMORRAGIA
    1. Pós-traumática
    2. Terapia com anticoagulantes
    3. Diátese hemorrágica
  F. INFUSÃO ACIDENTAL DE FLUIDO
    no tecido subcutâneo

AUMENTOS DE LESÕES NA MR DE MAMA

Aumento Unilateral Difuso na MR
- comum
  1. Assimetria parenquimal
  2. Mudanças fibrocísticas
  3. Adenose
  4. Implante unilateral
- raro
  5. Normal: fase de ciclo desfavorável, HRT
  6. Mastite
  7. Câncer de mama inflamatório
  8. Carcinoma extensivo: carcinoma lobular difuso, linfangioma, DCIS extensivo
  9. Radioterapia ipsilateral anterior nos últimos meses

Aumento Simétrico Redondo de Lesão Bem Demarcada na MR
  ◊ Aumento simétrico sugere doença benigna!
- comum
  1. Fibroadenoma: seios endotumorais
  2. Adenoma
  3. Papiloma
  4. Carcinoma
- raro
  5. Nódulo intramamário
    √ Lipomatose de hilo
  6. Necrose adiposa
    √ Macrocalcificações no mamograma
  7. Granuloma
  8. Carcinoma: especialmente forma medular
  9. Tumores filoides
  10. Metástase

Lesão com Aumento na Borda na MR
- comum
  1. Cisto complicado
    √ Anel hiperintenso estreito em T2
  2. Carcinoma invasivo
    √ Anel largo de tumor vital, hipointenso/isointenso em T2
    √ Borda irregular
  3. Necrose adiposa
    √ Sinal central baixo de conteúdo adiposo
    √ Lesão confirmatória de baixa densidade no mamograma
  4. Superposição de vasos sanguíneos: estruturas tubular no MIP
- raro
  5. Adenose
  6. Abscesso
  7. Linfadenite

Lesões Múltiplas Aumentando Simetricamente com Bordas Bem Definidas na MR
- comum
  1. Mudanças fibrocísticas
  2. Fibroadenomas
  3. Adenoma
  4. Papiloma
- raro
  5. Carcinoma multicêntrico
  6. Metástases

Aumento Dendrítico em MR de Mama
- comum
  1. Adenose
  2. Mudança fibrocística
  3. DCIS
  4. Artefatos em movimento na imagem de subtração
  5. Superposição de veias intramamárias
- raro
  6. Galactografia anterior: histórico
  7. Mastite crônica

Morfologia da Lesão na MR
  1. Fibroadenoma juvenil gigante
  2. Tumores filoides
  3. Papiloma
  4. Carcinoma papilar
  5. Hemorragia

LESÕES DE MAMA OVAIS

Avaliação Mamográfica de Massas Mamárias
Massa verdadeira ou pseudomassa?
  A. TAMANHO
    — nódulos bem definidos < 1,0 cm são de risco baixo de câncer
    — nódulos "mais provavelmente" benignos próximos de 1 cm devem ser considerados para ultrassom/aspiração/biopsia
  B. FORMA
    — aumento na probabilidade de malignidade: distorção arquitetural > irregular > lobulada > oval > redonda
  C. MARGEM/CONTORNO (fator mais importante)
    — massa bem circunscrita com transição aguda abrupta do tecido circundante é quase sempre benigna
    — sinal de "halo" de lucência aparente = ilusão óptica de efeito de Mach + halo verdadeiramente radiolucente é quase sempre benigno (92%), mas não patognomônico para benignidade
    — margem microlobulada preocupante para câncer
    — margem obscurecida pode representar câncer infiltrante
    — margem irregular maldefinida tem alta probabilidade de malignidade
    — margem espiculada decorrente de
      (a) projeções fibrosas se estendendo da massa principal de câncer
      (b) cirurgia anterior
      (c) hiperplasia ductal esclerosante (cicatriz radial)
  D. LOCALIZAÇÃO
    — nódulo linfático intramamário, geralmente no quadrante externo superior (em 5% de todos os mamogramas)
    — hamartoma grande + abscesso comum em local retroareolar/perioareolar
    — cisto sebáceo em tecido subcutâneo
  E. ATENUAÇÃO NOS RAIOS X = DENSIDADE
    — lesões contendo gordura nunca são malignas
    — massa de alta densidade suspeita de carcinoma (densidade mais alta do que volume do tecido fibroglandular decorrente de fibrose)
  F. NÚMERO
    — multiplicidade de lesões idênticas diminui risco

G. MUDANÇA DE INTERVALO
— massa aumentada necessita de biopsia
H. FATORES DE RISCO DO PACIENTE
— aumento da idade eleva o risco de malignidade
— histórico familiar positivo
— histórico de biopsia de mama anormal anterior
— histórico de malignidade extramamária

Massa Mamária Bem Circunscrita
◊ Lesões não palpáveis bem definidas têm risco de 4% de malignidade!
A. BENIGNA
1. Cisto (45%)
2. Fibroadenoma
3. Adenoma esclerosante
4. Papiloma intraductal (intracístico/sólido)
5. Galactocele
6. Cisto sebáceo
7. Hiperplasia estromal pseudoangiomatosa
B. MALIGNA
1. Carcinoma medular
2. Carcinoma mucinoso
3. Carcinoma papilar intracístico
4. Câncer ductal invasivo não especificado de outra forma (raro)
5. Nódulo linfático intramamário patológico
6. Metástases na mama: melanoma, linfoma/leucemia, câncer de pulmão, hipernefroma

Massa Bem Circunscrita em Mulheres > 40 anos
1. Cisto
2. Papiloma
3. Carcinoma
   (a) carcinoma ductal invasivo (não especificado de outra forma)
   (b) carcinoma mucinoso
   (c) carcinoma medular
   (d) carcinoma papilar
   (e) tumores filoides
   (f) carcinoma cístico adenoide
4. Sarcoma (raro)
5. Fibroadenoma (excessivamente raro)
6. Metástase (extremamente raro)

Lesão Mamária Contendo Gordura
◊ Gordura contida dentro de uma lesão geralmente comprova ser benigna!
1. Lipoma
2. Galactocele
   = fluido com alto teor de lipídio (última fase)
   • durante/logo após lactação
3. Cisto oleoso = cisto lipídico traumático = necrose adiposa
   • local de cirurgia/trauma anterior
4. Coleta focal de gordura mamária normal

Lesão de Densidade Mista (Gordura e Água)
1. Fibroadenolipoma/hamartoma
2. Nódulo linfático intramamário
3. Galactocele
4. Hamartoma = lipofibroadenoma = fibroadenolipoma
5. Hematoma superficial pequeno
[6. Gordura engolfando câncer
   √ Margens irregulares/espiculadas]

Lesão Mamária com Sinal de Halo
A. LESÃO DE ALTA DENSIDADE
   = vasos + elementos parenquimais não visíveis na lesão sobreposta
   1. Cisto
   2. Cisto sebáceo
   3. Verruga
B. LESÃO DE BAIXA DENSIDADE
   = vasos + parênquima visto sobreposto à lesão
   1. Fibroadenoma
   2. Galactocele
   3. Cistossarcoma filoide

Lesão Mamária Estrelar/Espiculada
= massa/distorção arquitetural caracterizada por linhas finas irradiando de suas margens
• a maioria dos cânceres de mama invasivos é estrelada (estrelada/circular = 65÷35)
• 93% de todas as lesões estreladas são malignas (maligna/benigna = 93÷7)
Risco de malignidade:
— 75% para massas espiculadas não palpáveis
— 32% para massas irregulares não palpáveis
A. ESTRUTURA PSEUDOESTRELADA
   = SOBREPOSIÇÃO DE SOMBRA/ARTEFATO
   causada por sobreposição fortuita de estruturas fibrosas normais + glandulares; revelada por visualizações laminadas, visualizações de compressão de local ± técnica de ampliação microfocada
B. "BLACK STAR"
   √ Grupos de filamentos fibrosos finos retos/curvilíneos agrupados como uma vassoura
   √ Lucências circulares/ovais dentro do centro
   √ Mudança na aparência de visualização a visualização
   1. Cicatriz radial = hiperplasia ductal esclerosante (86%)
   2. Adenose esclerosante
   3. Necrose adiposa pós-traumática (11%)
C. "WHITE STAR"
   √ Espículas individuais lineares densas
   √ Massa tumoral sólida central
   √ Pouca mudança em visualizações diferentes
   (a) lesões malignas
   1. Carcinoma ductal invasivo (65%) = **carcinoma fibroso**
      = reação desmoplásica + retração secundária de estruturas circundantes
      • dimensões clínicas maiores do que o tamanho mamográfico
      √ Massa tumoral central distinta com margens irregulares
      √ Extensão de espículas aumenta com tamanho do tumor
      √ Espessamento/retração localizada da pele quando as espículas se estendem até a pele
      √ Geralmente associada a calcificações do tipo maligno
   2. Carcinoma lobular invasivo (21%)
      • massa palpável
      √ Falta de massa tumoral central
   3. Carcinoma tubular (9%)
   4. Outros (5%)
   (b) lesões benignas
   1. Cicatriz pós-operatória
      • correlação com histórico + local da biopsia
      √ Cicatriz diminui em tamanho + densidade com o tempo
   2. Hematoma pós-operatório
      • informações clínicas
      √ Acompanhamento mamográfico a curto prazo confirma resolução completa

3. Abscesso mamário
   - informações clínicas
   - √ Lesão de alta densidade com contornos radiais
4. Fibroadenoma hialinizado com fibrose
   - √ Padrão mutante com projeções diferentes
   - √ Pode ser acompanhado de calcificações ásperas típicas de fibroadenomas
5. Mioblastoma celular granular
6. Fibromatose
7. Desmoide extra-abdominal

Mnemônica: STARFASH
- **S**omação da sombra
- **T**umor (maligno)
- **A**bscesso
- **R**adial, Cicatriz
- **F**ibroadenoma (hialinizado), necrose adiposa (*Fat necrosis*, em inglês)
- **A**denose (esclerosante)
- **S**car (inglês para *cicatriz*) (pós-operatória)
- **H**ematoma (pós-operatório)

Lesões que Imitam Tumores

1. "Tumor da mama fantasma" = massa simulada
   (a) densidade assimétrica
      - √ Contorno da mama côncavo recortado
      - √ Elementos adiposos intercalados
   (b) artefato de somação = chance de sobreposição de estruturas mamárias glandulares normais
      - √ Insucesso em visualizar "tumor" em mais de uma visualização
2. Injeções de silicone
3. Lesões cutâneas
   (a) nevos dérmicos
      - √ Aparência de halo agudo/fissurado
   (b) calcificações na pele
      - √ Centro lucente (indicação)
      - √ Localização superficial (visualizações tangenciais)
   (c) inclusão de cisto sebáceo/epitelial
   (d) neurofibromatose
   (e) cicatriz de biopsia
4. Linfedema
5. Nódulos linfáticos
   Frequência: 5,4% para nódulos intramamários
   Localização: axilas, tecido subcutâneo de cauda axilar, porção lateral do músculo peitoral, intramamária (geralmente no quadrante superior externo)
   - √ Massa(s) ovoide(s)/em formato de feijão com entalhe adiposo representando hilo
   - √ Zona central de radiolucência (substituição adiposa do centro) rodeada por borda "crescente" de córtex
   - √ Geralmente < 1,5 cm (até 4 cm) de tamanho
   - √ Bem circunscrita com margem levemente lobulada
   US:
   - √ Borda hipoecoica reniforme com centro ecogênico
   - √ Hilo ecogênico para entrada e saída de vasos
6. Hemangioma

Lesão Mamária Sólida pelo Ultrassom

Características Sonográficas Malignas

◊ Aproximadamente 5% de características malignas são encontradas por câncer. A combinação de 5 descobertas aumenta a sensibilidade para 98,4%!

√ Espiculação = linhas retas irradiando perpendicularmente da superfície do tumor:
- √ Espiculação áspera (menos comum) = linhas hipoecoicas (= dedos de tumor invasivo/DCIS) alternando com linhas hiperecoicas (= interface entre tumos e tecido circundante)

Descobertas Sonográficas de Malignidade (de acordo com dados de A.T. Stavros)	
Certeza	*Descoberta dos USA*
Dura = carcinoma invasivo	Espiculação, halo ecogênico espesso
	Margens angulares
	Sombra acústica
Indeterminada	Textura hipoecoica
	Altura maior que a largura
Mole = componente de DCIS	Microlobulação
	Extensão ductal
	Padrão de ramificação
	Calcificações

- √ Espiculação fina (mais comum):
  - √ Espículas hiperecoicas em tecido adiposo
  - √ Espículas hiperecoicas em tecido fibroso
- √ Halo ecogênico espesso = espículas muito pequenas para resolver
- √ Margens angulares = contorno da junção entre nódulo sólido hipoecoico ou isoecoico e tecido circundante em ângulos agudos/obtusos/90°
- √ Sombreamento acústico atrás de todo/parte do nódulo (= reação desmoplástica como hospedeiro responsável pelo tumor)
- √ Lesão com altura maior que a largura (característica de lesões pequenas)
   = dimensão anteroposterior maior do que dimensão craniocaudal/transversal
- √ Microlobulações = muitas lobulações pequenas na superfície do nódulo sólido (= ducto distendido com DCIS/lóbulo com câncer)
- √ Extensão ductal (= crescimento intraductal de câncer de mama em um único ducto grande se estendendo em direção ao mamilo)
- √ Padrão de ramificação (= crescimento intraductal de câncer de mama em múltiplos ductos pequenos se estendendo em direção ao mamilo)
- √ Textura hipoecoica parte central da lesão sólida marcadamente hipoecoica com relação a gordura (em virtude de massa tumoral invasiva/fluido dentro do tumor/sombra acústica)
- √ Calcificações ecogênicas pontuadas dentro de extensão ductal hipoecoica/padrão de ramificação/microlobulações (sombreamento acústico geralmente não presente)

Características Sonográficas Benignas

- √ Ausência de quaisquer características malignas
  ◊ Uma única característica maligna proíbe a classificação de um nódulo como benigno!
- √ Nódulo bem circunscrito marcado hiperecogênico com gordura = tecido fibroso estromal normal (pode representar uma pseudomassa palpável/crista fibrosa)

Características Sonográficas Benignas (de acordo com dados de A.T. Stavros)				
Características do Ultrassom	*Sensibilidade*	*Especificidade*	*NPV (Valor Preditivo Negativo)*	*Risco Relativo*
Hiperecoico	100,0	7,4	100,0	0,00
≤ 3 lobulações	99,2	19,4	99,2	0,05
Forma elipsoide	97,6	51,2	99,1	0,05
Cápsula ecogênica fina	95,2	76,0	98,8	0,07

√ Forma elipsoide bem circunscrita lisa
√ 2–3 lobulações suaves bem circunscritas lisas
√ Cápsula ecogênica fina
√ Lesão em forma de rim = nódulo linfático intramamário
  ◊ Se características benignas específicas não forem encontradas, a lesão é classificada como indeterminada

CALCIFICAÇÕES MAMÁRIAS
Indicativas de processo ativo localmente: frequentemente requerendo biopsia
◊ 75–80% de grupos de calcificação submetidos à biopsia representam um processo benigno
◊ 10–30% de microcalcificação em pacientes assintomáticos estão associados a câncer
Composição: hidroxiapatita/fosfato tricálcio/oxalato de cálcio
Resultados de biopsias de mama para microcalcificações:
(sem quaisquer outras descobertas mamográficas)
(a) lesões benignas..(80%)
  1. Mastopatia sem proliferação..............44%
  2. Mastopatia com proliferação.............28%
  3. Fibroadenoma..4%
  4. Papiloma solitário.................................2%
  5. Diversos...2%
(b) lesões malignas..(20%)
  1. Carcinoma lobular *in situ* 10%
     em 8% nenhum relacionamento espacial com LCIS
  2. Carcinoma infiltrante...........................6%
  3. Carcinoma ductal *in situ*....................4%
◊ Uma taxa positiva de biopsia de > 35% é a meta desejável!
A. LOCALIZAÇÃO
  (a) intramamária
    1. **Microcalcificações ductais**
       √ 0,1–0,3 mm de tamanho, irregulares, algumas vezes misturadas + pontuadas
       Ocorrência: doença secretora, hiperplasia epitelial, hiperplasia ductal atípica, carcinoma intraductal
    2. Microcalcificações lobulares
       √ Redondas lisas, semelhantes em tamanho + densidade
       Ocorrência:
         hiperplasia cística, adenose, adenose esclerosante, hiperplasia lobular atípica, carcinoma lobular *in situ,* cancerização de lóbulos (= migração retrógrada de carcinoma ductal para envolver lóbulos), carcinoma ductal obstrutor egresso de conteúdos lobulares
         Observação: microcalcificações lobulares e ductais ocorrem frequentemente em doença fibrocística + câncer de mama!
  (b) extramamária: parede arterial, parede do ducto, fibroadenoma, cisto oleoso, pele etc.
B. TAMANHO
   √ Calcificações malignas geralmente < 0,5 mm; raramente > 1,0 mm
C. NÚMERO
   √ < 4–5 calcificações por 1 cm² têm baixa probabilidade de malignidade
D. MORFOLOGIA
  (a) benigna
    1. Calcificações redondas lisas: formadas nos ácinos dilatados dos lóbulos
    2. Esferas sólidas/com centro lucente: geralmente decorrente de necrose adiposa
    3. Calcificações em forma de crescente que são côncavas na projeção lateral do feixe horizontal = leite de cálcio sedimentado na parte inferior do cisto
    4. Calcificações com centro lucente: ao redor de restos acumulados dentro de ductos/na pele
    5. Calcificações sólidas em formato de bastão/calcificações tubulares com centro lucente; formadas dentro/ao redor de ductos normais/ectásicos
    6. Calcificações em casca de ovo na borda dos cistos mamários
    7. Calcificações com aparência de trilha paralela = calcificações vasculares
  (b) maligna
     = secreções celulares calcificadas/células cancerosas necróticas dentro dos ductos
     √ Calcificações de
       – formato vermicular
       – variando em tamanho
       – forma linear/ramificada
E. DISTRIBUIÇÃO
  1. Calcificações heterogêneas agrupadas: adenose, papiloma ductal periférico, hiperplasia, câncer
  2. Calcificações segmentadas dentro de rede ductal simples: suspeita de câncer multifocal dentro do lóbulo
  3. Calcificações regionais/espalhadas difusamente com distribuição aleatória em grandes volumes de mama: quase sempre benignas
F. CURSO DE TEMPO
   calcificações malignas podem permanecer estáveis por > 5 anos!
G. DENSIDADE

Calcificações Malignas
1. **Calcificações granulares** = lembrando grãos finos de sal
   √ Amorfas, semelhantes a pontilhado/alongadas, fragmentadas
   √ Agrupadas muito próximas
   √ Irregulares na forma, tamanho e densidade
2. **Calcificações** agrupadas = agrupamento fragmentado de calcificações dentro dos ductos
   √ Variáveis em tamanho + extensão
   √ Grande variação na densidade dentro de partículas individuais + entre partículas adjacentes
   √ Contorno irregular denteado
   √ Padrões de ramificação ± em forma de Y
   √ Agrupadas (> 5 por foco dentro de uma área de 1 cm²)

Calcificações Benignas
1. **Calcificações lobulares** = surgem dentro de uma cavidade esférica de hiperplasia cística, adenose esclerosante, hiperplasia lobular atípica
   √ Delineada de forma nítida, homogênea, sólida, esférica "semelhante a uma pérola"
   √ Pequena variação de tamanho
   √ Numerosas + espalhadas
   √ Associadas à fibrose considerável
   (a) adenose
       √ Calcificações difusas envolvendo ambas as mamas simetricamente
   (b) fibrose periductal
       √ Calcificações difusas/agrupadas + bordas irregulares, simulando processo maligno
2. Leite de cálcio sedimentado
   Frequência: 4%
   √ Calcificações múltiplas/bilaterais/ocasionalmente agrupadas dentro de microcistos
   √ Partículas semelhantes a manchas na parte inferior do cisto no feixe vertical
   √ Forma de crescente na projeção horizontal = "semelhante a uma xícara de chá"

3. Mastite de células plasmáticas = mastite periductal
   √ Calcificações com margens demarcadas de densidade uniforme = forma intraductal
   √ Calcificações ocas com margens definidas = forma periductal
4. Calcificações periféricas em formato de casca de ovo
   (a) com lesão radiolucente
      — liponecrose microcística/macrocística calcificante (= ácidos graxos se precipitam como sabões de cálcio na superfície capsular) como necrose adiposa calcificada/hematoma calcificado
      ◊ Podem imitar calcificações malignas!
   (b) com lesão rádio-opaca
      — fibroadenoma degenerado
      — macrocisto
      √ Densidade uniforme alta na periferia
      √ Geralmente subcutânea
      √ Sem fibrose associada
5. Papiloma
   √ Configuração de framboesa solitária no tamanho do ducto
   √ Central/retroareolar
6. Fibroadenoma degenerado
   √ Calcificação muito densa bizarra, áspera, delineada nitidamente, "parecida com pipoca" dentro de massa densa (= degeneração mixoide central)
   √ Calcificação do tipo casca de ovo (= degeneração mixoide subcapsular)
7. Calcificações arteriais
   √ Linhas paralelas de calcificação
8. Calcificações dermais
   Local: glândulas sebáceas
   √ Centro radiolucente oco
   √ Forma poligonal
   √ Localização periférica (pode-se projetar profundamente dentro da mama mesmo em duas visualizações em ângulos de 90°)
   √ Orientação linear quando apanhada na tangente
   √ Mesmo tamanho dos poros da pele
   Comprovação: técnica de marcação superficial
9. Calcificações metastáticas
   Causa: hiperparatireoidismo 2° (em até 68%)

Calcificações Ramificadas com Opacidade Tubular
1. Carcinoma ductal *in situ*
2. Hiperplasia ductal atípica
3. Doença secretora
4. Papilomatose periférica
5. Vascular: artéria calcificada; doença de Mondor (= tromboflebite de veia superficial)
6. Necrose adiposa
7. Galactografia normal

MAMILO E PELE
Retração do Mamilo
1. Posicional
2. Relativa a inflamação/edema de tecido periareolar
3. Congênita
4. Adquirida (carcinoma, ectasia ductal)

Secreção no Mamilo
Prevalência: 7,4% das cirurgias de mama
   ◊ 3ª reclamação mais comum de mama
Triagem:
   A. Provocada
      estado pós-ovulatório, ectasia ductal, medicação, estimulação por exercício, autoexame de mamas, manipulação sexual
   B. Espontânea
      (a) fisiológica: gravidez, lactação, galatorreia, ectasia ductal, estenose ductal, cistos comunicantes
      (b) patológica: neoplasma benigno/maligno, galatorreia decorrente de hiperprolactinemia de um adenoma hipofisário
   C. Unilateral
      ◊ Secreção unilateral espontânea é significativa + requer investigação!
      (a) benigna (50%): ectasia ductal, papiloma intraductal
      (b) maligna (15%): carcinoma papilar, carcinoma ductal *in situ* (DCIS), carcinoma ductal invasivo
   D. Bilateral
      ◊ Secreção expressada multiporos sem sangue bilateral é fisiológica e benigna!
Tipo de secreção:
   A. Mama lactante: galactorreia
   B. Mama não lactante:
      (a) normal
         1. Leitosa
         2. Grudenta multicolorida (azul, verde, cinza, marrom, preta)
      (b) anormal
         3. Purulenta: antibióticos, incisão, drenagem
      (c) cirurgicamente significativa (em 14,3% cancerosa)
         4. Clara/aquosa: câncer em 33%
         5. Sangrenta/sanguínea: câncer em 28%
         6. Rosa/sorossanguínea: câncer em 13%
         7. Amarela/serosa: câncer em 6%
         8. Caseosa: ectasia ductal crônica com mastite periductal crônica/comedão – DCIS
         ◊ A causa mais comum de secreção sangrenta e sorossanguínea é papiloma intraductal (em 40%)!
         ◊ Citologia esfoliante não é útil (positiva verdadeira em somente 11%, falso-negativo em 18%)
Local de origem:
   A. Lóbulos + unidade lobular do ducto terminal:
      1. Galatorreia
      2. Mudanças fibrocísticas
   B. Ductos lactíferos maiores (ducto coletor, ducto segmentar, ducto subsegmentar)
      1. Papiloma solitário
      2. Carcinoma papilar
      3. Ectasia ductal
Secreção do mamilo de alto risco:
   = secreção provavelmente causada por carcinoma/papiloma
   (1) espontânea
   (2) unilateral
   (3) de um único orifício ductal
   (4) clara/serosa/sorossanguínea/claramente sangrenta
Secreção do mamilo de baixo risco:
   = secreção provavelmente causada por hiperprolactinemia, ectasia ductal, mudança fibrocística
   (1) exprimível somente
   (2) bilateral
   (3) de múltiplos orifícios ductais
   (4) esverdeada/leitosa

Galactografia/Ductografia
= procedimento diagnóstico de preferência para secreção do mamilo
= injeção de 0,2–0,3 mL de material de contraste solúvel em água (Conray 60®, Isovue®) através de cânula de sialografia pediátrica calibre 27 reta sem corte (0,4–0,6 mm de diâmetro

externo)/cânula calibre 30/cânula de Jabczenski (inclinação da ponta 90°)
Resultados de galactografia positiva:
  papiloma (48%), condições benignas (42%), carcinoma intraductal (10%)
Contraindicações para galactografia:
  histórico de alergia grave a material de contraste iodado, incapacidade do paciente em cooperar (ansiedade debilitante, desordem mental), histórico de cirurgia anterior no mamilo
DDx de defeitos intraductais:
  bolha de gás, coágulo, secreções espessas, papiloma intraductal solitário, lesão hiperplásica epitelial, carcinoma ductal

Defeito de Enchimento da Galactografia		
Tipo de Tumor	*Único*	*Múltiplo*
Papiloma múltiplo	5,60%	14,0%
Câncer	0,05%	9,7%

Doença Secretora
1. Secreções lactíferas retidas
   resultado de involução incompleta/prolongada de ductos lactíferos
   √ Padrão de ramificação de densidade de gordura em mama densa (alto conteúdo lipídico)
2. Espessamento prolongado de secreção + detritos intraductais
   = ECTASIA DUCTAL MAMÁRIA
   √ Dilatação do ducto
   √ Calcificações com orientação linear em direção à área subareolar com alguns mm de comprimento: em forma de bastão/em forma de salsicha/esférica com centro oco
3. Galactocele
4. Mastite de células plasmáticas

Espessamento da Pele da Mama
Espessura normal da pele: 0,8–3 mm: pode exceder 3 mm na região inframamária
A. ESPESSAMENTO DE PELE LOCALIZADO
   1. Trauma (biopsia anterior)
   2. Carcinoma
   3. Abscesso
   4. Mastite não supurativa
   5. Condições dermatológicas
B. ESPESSAMENTO GENERALIZADO DA PELE
   ◊ A pele é espessada inicialmente e em maior extensão na porção inferior dependente da mama!
   √ Densidade geral aumentada com padrão reticular áspero (= vasos linfáticos dilatados + fibrose disparando fluido intersticial)
   (a) obstrução linfática axilar
       1. Câncer de mama primário
          — câncer de mama avançado
          — comedocarcinoma invasivo em área grande
          ◊ Câncer de mama primário não necessariamente visto em decorrência de tamanho pequeno/localização escondida (cauda axilar, atrás do mamilo)!
       2. Doença linfática maligna primária
          (p. ex., linfoma)
   (b) obstrução intradérmica + mamária de canais linfáticos
       1. Disseminação linfática de câncer de mama do lado contralateral
       2. Carcinoma de mama inflamatório = carcinoma ductal difusamente invasivo
   (c) bloqueio linfático mediastinal
       1. Sarcoidose
       2. Doença de Hodgkin
       3. Carcinoma brônquico/esofágico avançado
       4. Actinomicose
   (d) malignidades ginecológicas avançadas de efeitos colaterais toracoepigástricos
       1. Câncer no ovário
       2. Câncer no útero
   (e) inflamação
       1. Mastite aguda
       2. Abscesso retromamilar
       3. Necrose adiposa
       4. Terapia de radiação
       5. Mamoplastia redutora
   (f) insuficiência cardíaca direita
       pode ser unilateral (D > E)/migrando com mudança na posição do paciente (para evitar úlcera de decúbito)
   (g) síndrome nefrótica, anasarca
       1. Diálise
       2. Transplante renal
   (h) extravasamento subcutâneo de fluido pleural em seguida a toracocentese

Linfadenopatia
- não palpável
Características radiográficas de nódulos linfáticos normais:
  √ Massa de densidade baixa a moderada
  √ Definido nitidamente
  √ Redondo a oval
  √ Hilo adiposo radiolucente (visível em 78%)
  √ < 1 cm dentro do tecido mamário, < 1,5 cm dentro da axila

Linfadenopatia Intramamária
= adenopatia > 1 cm rodeada por tecido mamário
Observação: nódulos localizados dentro da cauda axilar (= cauda de Spence) são mamograficamente difíceis de serem diferenciados de nódulos linfáticos axilares inferiores

Linfadenopatia Axilar
= nódulo sólido de > 1,5 cm de tamanho sem gordura hilar
Observação: nódulos linfáticos de até 3 cm podem ser normais, se amplamente substituídos por gordura
A. MALIGNA
   1. Metástase de câncer de mama em 26%
      ◊ Lesão mamária primária pode não ser encotrada em 33% dos casos!
   2. Metástases de lesão primária não mamária (pulmões, melanoma, tireoide, trato gastrointestinal, ovário)
   3. Doença linfoproliferativa: linfoma/leucemia linfocítica crônica (17%)
      ◊ Linfadenopatia axilar bilateral é sugestiva de doença linfoproliferativa!
B. BENIGNA
   1. Linfadenopatia benigna não específica (29%)
   2. Hiperplasia nodal reativa (infecção de mama/abscesso/biopsia)
   3. Doença vascular do colágeno: artrite reumatoide, lúpus sistêmico eritematoso
   4. Doença granulomatosa: sarcoidose
   5. Psoríase
   6. Adenopatia relacionada com HIV
   7. Adenopatia por silicone
Características radiográficas suspeitas de malignidade:
   √ Aumento de tamanho de > 100% sobre a base
   √ Tamanho > 3,3 cm

√ Mudança na forma
√ Espiculação das margens
√ Microcalcificações intranodais (sem histórico de terapia com ouro)
√ Perda de centro radiolucente/fenda hilar
√ Aumento na densidade

Ultrassom de Nódulos Linfáticos Malignos
Valor: 62–92% sensível, 75–91% específico
√ Contorno bulboso com espessamento cortical:
  √ Espessamento cortical excêntrico
  √ Espessamento cortical simétrico > 3–5 mm
    (a) adjacente a diversos nódulos normais
    (b) enquanto nódulos contralaterais são normais
√ Centro ecogênico gravemente achatado/comprimido/perdido
√ Mais de um vaso alimentador:
  √ Vaso entra na cápsula em vez de no mediastino
√ Forma de onda de alta impedância com pico sistólico de alta velocidade nítido
DDx: nódulo reativo (espessamento cortical simétrico, nódulos adjacentes com morfologia semelhante, com frequência bilateral, nenhum vaso capsular, padrão de baixa impedância com pico sistólico redondo de baixa velocidade)

PADRÕES DE REALCE NA MR

Falta de Realce
- lesão palpável
- anormalidade mamograficamente visível

NPV: 88–96%
FN (Falso-Negativo): DCIS (48%), carcinoma pequeno-invasivo/pequeno componente invasivo (52%)
√ Distorção arquitetural não aumentada sugere uma cicatriz radial

Lesão Realçada

Lesão Realçada Benigna
1. Lesão não proliferativa (hiperplasia leve, fibroadenoma)
2. Lesão proliferativa sem atipia (adenosa esclerosante, lesão esclerosante radial e complexa, hiperplasia moderada, papiloma intraductal)
3. Atipia lobular e hiperplasia ductal
4. Parênquima mamário normal em mulher na pré-menopausa

Critérios Morfológicos para Benignidade
√ Margem lisa (NPV, 95%)
√ Septos internos com baixa intensidade de sinal (NPV, 98%)
√ Margem lobulada + aumento mínimo/inexistente (NPV, 100%)
√ Porção aumentada em T1WI mostra hiperintensidade em T2WI

Critérios Morfológicos para Malignidade
√ Margem irregular/espiculada (PPV [valor preditivo positivo]), 84–91%)
√ Aumento semelhante a uma borda (PPV, 84%)
√ Aumento interno heterogêneo
√ Seios internos aumentados
√ Distribuição ductal linear/ramificada (PPV, 24–85%)
√ Realce regional sem massa:
  √ Realce pontilhado (PPV, 25%)
  √ Realce homogêneo (PPV, 67%)
  √ Realce agrupado (PPV, 60%)
  √ Realce heterogêneo (PPV, 53%)
√ Realce regional com massa (PPV, 81%)
√ Distribuição segmentar (PPV, 78%)

Características Secundárias de Lesões Aumentadas
√ Sinais hiperintensos em T2 na porção realçada sugerem benignidade (p. ex., fibroadenoma mixoide de mulher mais jovem):
  √ Não confiável para uma massa irregular/espiculada
  Exceção: câncer na medula
√ Sinais em T2 isotensos/hipotensos sugerem malignidade
√ Edema perilesional focal é altamente sugestivo de malignidade
√ Distorção arquitetural aumentada é altamente sugestiva de malignidade

Aumento de Cinética do constraste
◊ Sobreposição considerável nas características de aumento entre lesões benignas e malignas!

AUMENTO INICIAL
= intensidade inicial de sinal de pico nos primeiros 3 minutos após administração do contraste relativa à intensidade de sinal da imagem não contrastada
Categorias: < 50%; ≥ 50% e < 100%; ≥ 100%

TIPO I = AUMENTO PROGRESSIVO/CONTÍNUO
= aumento contínuo da intensidade de sinal durante o 4°, 5° e 6° minutos + intensidade de sinal aos 6 minutos > 10% daquela do pico inicial obtida durante o 1°, 2° e 3° minutos

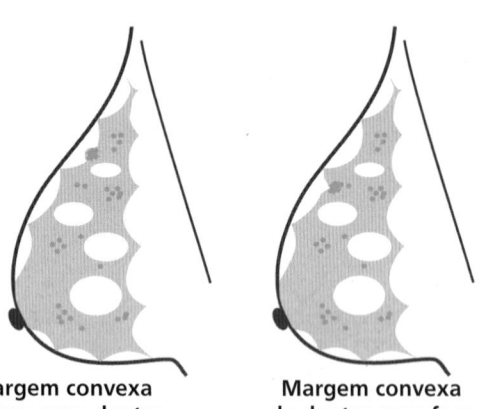

Margem convexa de fora para dentro
"Reduza para a lombada"

Margem convexa de dentro para fora
"Procure pelo gancho"

Deformidade de Contorno

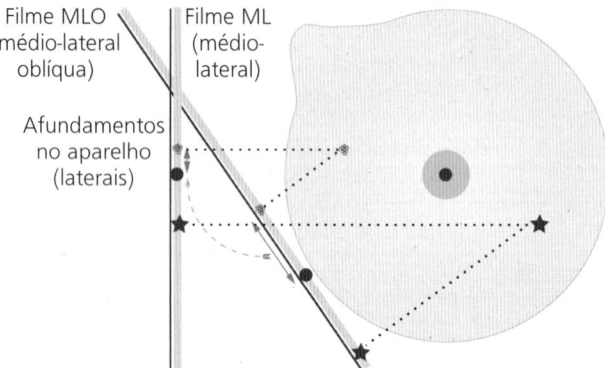

Mudança na Posição de Visualização MLO para Visualização ML

lesão medial (lesão estrelada) se projeta mais baixo do que a localização real na MLO e desvia-se mais para o alto na visualização ML

lesão lateral (calcificações) se projeta mais alto do que a localização real na visualização MLO e desvia-se mais para baixo na visualização ML

Mnemônica: **"O prumo (lateral) afunda, os bolinhos (medial) crescem"**

lesão central muda pouco, lesão mais lateral ou medial muda substancialmente
Distribuição: 83% benigna, 9% maligna
Lesões benignas: 52% sensíveis, 71% específicas
◊ 45% PPV por malignidade

Tipo II = Padrão de Platô
= intensidade pós-inicial durante os 4°, 5° e 6° minutos permanece ± 10% da intensidade inicial de pico obtida durante o 1°, 2° e 3° minutos
Lesão maligna: 43% sensível, 75% específica

Tipo III = Padrão de Erosão
= diminuição progressiva na intensidade do sinal durante os 4°, 5° e 6° minutos + intensidade do sinal aos 6 minutos < 10% da intensidade de pico inicial obtida durante os 1°, 2° e 3° minutos
Lesão maligna: 21% sensível, 90% específica
◊ 76% PPV para malignidade

ABORDAGEM PRÁTICA
Abordagem na Mamografia de Triagem
1. Assimetria global/focal?
   (a) comparação de lado a lado
2. Deformidade de contorno na interface com gordura?
   (a) margem convexa de fora para dentro
   (b) margem convexa de dentro para fora (= perda de margem recortada)
3. Lesão em gordura retromamária ("Via Láctea" na visualização MLO)/em triângulo medial (visualização CC)/em triângulo inferior (visualização MLO)?
4. Distorção arquitetural (lupa)?
5. Calficações (lupa)?
6. Mudança comparada à mamografia de ≥ 2 anos atrás?
   ◊ Morfologia da lesão tem precedência sobre estabilidade!

Avaliação Diagnóstica de uma Massa ou Assimetria Focal
◊ A biopsia não deve ser recomendada com base em triagem!
Objetivo:
1. Localização de massa/assimetria focal com visualizações adicionais
   Visualizações adicionais obrigatórias para caracterizar uma lesão:
   visualização lateral verdadeira (LM/ML dependendo da localização da lesão) + compressão localizada (± ampliação) em projeções CC e MLO sem obstrução
   Visualizações adicionais opcionais para localizar uma lesão:
   visualizações CC roladas medial ou lateralmente/visualização lateral CC exagerada/visualização de segmentação/visualizações oblíquas em etapas em intervalos de @ 15° entre visualizações verdadeiras laterais e CC
2. Caracterização de massa/assimetria focal para desenvolver nível de suspeita
3. Extensão da doença
4. Multifocalidade
5. Preparação das axilas com ultrassom
   ◊ O sinal mais preditivo de metástase axilar é um nódulo linfático com um córtex de > 2 mm de espessura
6. Discutir descobertas com o paciente, responder perguntas
7. Arranjar a biopsia

RELATÓRIO DA MAMOGRAFIA
Com base no sistema BI-RADS® (**B**reast **I**maging **R**eporting and **D**ata **S**ystem) publicado pelo ACR (American College of Radiology)

Conteúdo do Relatório
1. Indicação para Exame
2. Comparação com Estudos Anteriores
3. Composição da Mama
4. Descobertas
5. Avaliação Geral

A. ASSIMETRIA
= densidade vista em somente uma única projeção sem massa/calcificações suspeitas/distorção arquitetural
1. **Assimetria global**
   = volume parenquimal maior em pelo menos um quadrante de uma mama comparada à outra (comum e geralmente normal)
   preocupante, se associada a:
   distorção arquitetural/diminuição no tamanho da mama ("mama encolhendo")/espessamento da pele/adenopatia axilar/descobertas clínicas
2. **Assimetria focal**
   = assimetria confinada a menos do que um quadrante (frequentemente representando adição de tecido mamário normal)
   (a) com uma forma semelhante em 2 visualizações faltando as bordas e a conspicuidade de uma massa verdadeira
   (b) lesão com bordas definíveis, mas somente vistas em 1 visualização
   preocupante, se associada a:
   margens convexas de fora para dentro/linhas retas de distorção arquitetual ou espiculação, palpabilidade

B. MASSA (desafio de percepção)
= lesão ocupando espaço vista em 2 projeções diferentes

tamanho	medidas
forma	redonda, oval, lobulada, irregular
margens	circunscritas, lobuladas, obscurecidas, indistintas, espiculadas
densidade	relativa a um volume igual de tecido mamário: alta, igual, baixa, adiposa
localização	com base no mostrador do relógio: profunda (anterior, média, posterior); subareolar; central; axilar

C. DISTORÇÃO ARQUITETURAL
= linhas retas em um padrão radial

D. CALCIFICAÇÕES (desafio da disposição)

benignas	pele, vascular, áspera semelhante à pipoca, grande semelhante a bastão (secretora), redonda, pontuada, centro lucente, cascas de ovo/borda, leite de cálcio, sutura, distrófica
indeterminadas	amorfa/indistinta
provavelmente malignas	pleomórfica (áspera heterogênea/pleomórfica fina)
distribuição de número e tamanho	agrupada/amontoada, linear, segmentar, regional (dentro de um grande volume de tecido mamário), espalhada/difusa, grupos múltiplos
estabilidade	aumentando, estável

E. DESCOBERTAS ASSOCIADAS

pele	espessamento (difuso, focal), retração
tripla	retração, invertida
trabéculas	espessamento, arquitetural, distorção
axilas	adenopatia

Descritores Lexicais para Relatórios de MR de Mama
áreas suspeitas são descritas como

- A. Foco/focos — área < 5 mm de diâmetro
- B. Massa — lesão ocupando espaço em 3D com uma margem convexa
  - forma — redonda, oval, lobular, irregular
  - margem — lisa, irregular, espiculada
  - aumento interno — homogêneo, heterogêneo, semelhante a um aro, central, septal
- C. Distribuição não massa — focal ou multifocal, linear, ductal, segmentar, regional, multirregional, difusa
  - aumento interno — homogêneo, heterogêneo, pontilhado, empilhado, reticular
  - simetria
- D. Descobertas associadas
  - edema
  - adenopatia
  - cistos
  - envolvimento da pele
  - envolvimento da parede torácica
- E. Avaliação de curva cinética
  - pico inicial — lento, médio, rápido
  - fase tardia — persistente, platô, erosão

Categorias BI-RADS® (American College of Radiology)

	Mamografia	Ultrassom	MR	Probabilidade de Malignidade
0	Necessária avaliação adicional de imagiologia ou mamograma anterior para comparação; por exemplo, compressão localizada, ampliação, visualizações especiais, ultrassom	Precisa de imagiologia adicional: por exemplo, uma MR para (1) massa palpável confirmada (2) recorrência *versus* cicatriz após lumpectomia	Precisa de imagiologia adicional: Avaliação: exemplo (1) varredura tecnicamente insatisfatória; (2) MR de triagem sem imagiologia cinética; (3) informações incompletas	—
1	**Negativa**: mamas simétricas, sem massas, distorção arquitetural, calcificações suspeitas	**Negativa**: sem massas, distorção arquitetural, espessamento da pele, microcalcificações	**Negativa**: mamas simétricas; nenhuma distorção arquitetural, aumento anormal ou massa	0%
2	Descobertas **benignas**: por exemplo, fibroadenoma calcificado em involução, calcificações secretoras múltiplas, cisto oleoso, lipoma, galactocele, hamartoma, nódulo intramamário, calcificações vasculares, implantes, distorção arquitetural relacionada com a cirurgia anterior	Descobertas **benignas**: por exemplo, cisto simples, nódulo linfático intramamário, implante de mama, mudanças pós-cirúrgicas estáveis, provável fibroadenoma	Descobertas **benignas**: fibroadenoma não aumentando hialinizado, cisto, cicatriz, lesão contendo gordura (cisto oleoso, lipoma, galactocele, hamartoma de densidade mista), implante de mama	0%
3	**Provavelmente benigna** (< 2% de risco de malignidade) – intervalo de acompanhamento inicial curto sugerido (em 6 meses), sem expectativa de mudança (mais > 2 anos) após exame diagnóstico completo: por exemplo, massa sólida circunscrita não calcificada, assimetria focal, agrupamento de calcificações redondas pontuadas	**Provavelmente benigna** – intervalo de acompanhamento curto sugerido (< 2% de risco de malignidade): por exemplo, descobertas clássicas de um fibroadenoma, cisto complicado não palpável, microcistos agrupados	**Provavelmente benigna** – intervalo de acompanhamento curto sugerido: malignidade é altamente improvável	2%
4	Anormalidade **suspeita** – biopsia deve ser considerada: sem aparência clássica de malignidade	Anormalidade **suspeita** – biopsia deve ser considerada: probabilidade intermediária (3–94%) de malignidade: por exemplo, massa sólida sem todos os critérios de um fibroadenoma	Anormalidade **suspeita** – biopsia deve ser considerada: morfologia da lesão não característica de câncer de mama, mas preocupante	3–90%
4a	Baixa probabilidade			3–50%
4b	Probabilidade intermediária			50–80%
4c	Probabilidade moderada			80–90%
5	**Altamente sugestiva de malignidade** (≥ 95% de probabilidade de câncer) – devem ser tomadas medidas adequadas: por exemplo, lesão poderia ser considerada para tratamento cirúrgico de um estágio, no entanto, biopsia geralmente é requerida	**Altamente sugestiva de malignidade** (> 95% de probabilidade) – devem ser tomadas medidas adequadas: biopsia de núcleo com agulha guiada por imagem	**Altamente sugestiva de malignidade** devem ser tomadas medidas adequadas: quase certamente malignidade	> 90%
6	**Malignidade comprovada pela biopsia** conhecida, por exemplo, mamograma durante quimioterapia neoadjuvante comparada com terapia pré-mamograma	**Malignidade comprovada pela biopsia** conhecida, por exemplo, antes da quimioterapia, lumpectomia, mastectomia	**Malignidade comprovada pela biopsia** conhecida correspondendo à lesão com imagem feita pela MR	100%

ANATOMIA DA MAMA E TÉCNICA DE MAMOGRAFIA

DESENVOLVIMENTO MAMÁRIO

Embriologia

6ª semana gestação	"linha do leite" se desenvolve a partir de elementos ectodérmicos na superfície ventral do embrião se estendendo da axila até a parte média da coxa
12ª semana	complexo mamilo-areolar no 4º espaço intercostal se desenvolve com diferenciação de células mesenquimais dentro do músculo liso
16ª semana	glândulas apócrinas especiais formam as glândulas de Montgomery consistindo de 8–12 ductos mamários associados a glândulas sebáceas próximo à epiderme
32ª semana	diferenciação em parênquima mamário + pigmentação do complexo mamilo-areolar

Complexo Mamilo-Areolar
– contém glândulas de Montgomery + muitas terminações nervosas sensoriais, músculo liso + sistema linfático abundante (= plexo linfático subareolar = plexo de Sappey)
– no desenvolvimento completo está sobre a área entre a 2ª e a 6ª costela

Glândula de Montgomery
= grandes glândulas sebáceas transicionais entre glândulas sudoríparas + glândulas mamárias
– capazes de secretar leite
– aberta em pápulas de 1–2 mm elevadas na aréola (= tubérculos de Morgagni)

Anatomia Variante
Politelia = mamilo(s) acessório(s) supranumerário(s); geralmente unilateral; pode ser confundido com verruga
Polimastia = glândula mamária acessória verdadeira; com mais frequência na axila
Hipoplasia = subdesenvolvimento da mama
Amazia = falta de tecido mamário + mamilo adequado; geralmente em decorrência de cirurgia/radiação
Amastia = falta de tecido mamário + falta de mamilo; associada à aplasia do músculo peitoral (síndrome de Poland)
Mama tuberosa = volume parenquimal reduzido + herniação de parênquima mamário no complexo mamilo-areolar

Estágios de Tanner
Estágio I (pré-puberal)
  Histologia: ductos revestidos de tecido epitelial rodeados por estroma no tecido conectivo
  • mamilo se eleva
  • nódulos subareolares palpáveis pelos primeiros 6–12 meses
  √ Tecido retroareolar hiperecoico levemente heterogêneo mal definido
  √ Ductos com frequência aumentados em lactentes de termo (efeito dos hormônios maternos)
Estágio II
  Causa: estrogênio para desenvolvimento ductal + progesterona para desenvolvimento lobuloalveolar
  • botão subareolar palpável = **telarca** começa com início da puberdade (idade média, 9,8 anos; < 13 anos de idade)
    ◊ Pode ser assimétrico/unilateral
  • tecido mamário + mamilo surgem como um único monte de tecido
  √ Nódulo retroareolar hiperecoico
  √ Área central em forma de estrela/hipoecoica linear (= ductos simples ramificados)
Estágio III
  • alargamento + elevação de monte único
  √ Tecido glandular hiperecoico se estendendo a partir da área retroareolar
  √ Área hipoecoica central em forma de aranha
Estágio IV (monte areolar)
  • monte secundário se desenvolve (muito transiente) com mamilo + complexo areolar projetando-se acima do tecido mamário
  √ Tecido fibroglandular perioareolar hiperecoico
  √ Nódulo hiperecoico central proeminente
Estágio V (mama madura)
  • regressão de aréola formando um contorno liso com o resto do tecido mamário
  √ Tecido glandular hiperecoico
  √ Tecido adiposo subcutâneo aumentado anteriormente
  √ SEM nódulo central hipoecoico

ANATOMIA MAMÁRIA

Lóbulos
15–20 lóbulos dispostos ao redor do mamilo: cada lobo tem um ducto lactífero principal de 2 mm de diâmetro; ductos lactíferos se amalgamam na região subareolar em seios lactíferos de 5–8 mm de largura saindo na porção central do mamilo

Ductos principais: ramificados de modo dicotômico eventualmente formando unidades lobulares ductais terminais
Histologia: células epiteliais, células mioepiteliais rodeadas por tecido conectivo extralobular com fibras elásticas

Unidade Lobular do Ducto Terminal (TDLU)
(1) Ducto terminal extralobular
  Histologia: revestido por células colunares + revestimento proeminente de fibras elásticas + camada externa de mioepitélio

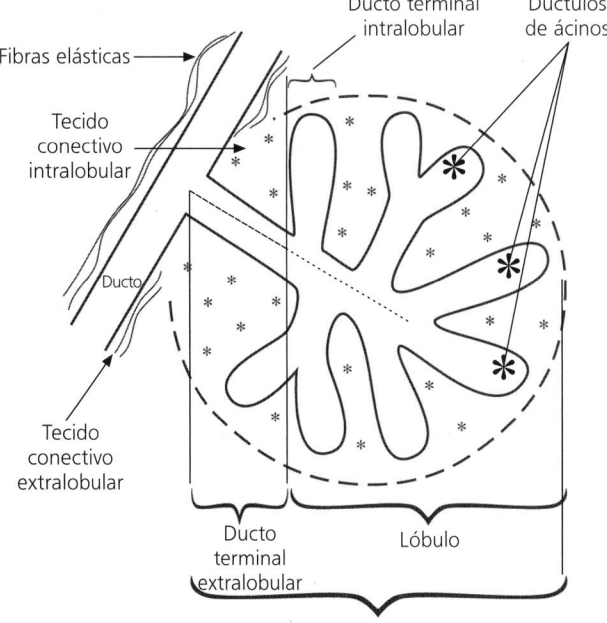

Unidade Lobular Ductal Terminal

Composição da Mama e Padrão Parenquimal			
Composição (BI-RADS®)	*Descritor*	*Padrão (Tabár)*	*Descritor*
1	Quase totalmente gordura mamária	II	Mama completamente involuída
2	Tecido fibroglandular espalhado que poderia obscurecer uma lesão	I	Parênquima pré-menopausa normal
		III	Involução com ductos retroareolares proeminentes
3	Tecido heterogeneamente denso que pode diminuir a sensibilidade da mamografia	IV	Padrão de adenose de densidades nodular e linear dominantes
4	Tecido mamário extremamente denso que diminui a sensibilidade da mamografia	V	Fibrose extensiva desestruturada

(2) lóbulo
   (a) ducto terminal intralobular
      Histologia: revestido por duas camadas de células cuboidais + camada externa de mioepitélio
   (b) dúctulos/ácinos
   (c) tecido conectivo intralobular
Tamanho: 1–8 mm (maioria 1–2 mm) de diâmetro
Mudança:
   (a) idade reprodutiva: proliferação cíclica (até o momento da ovulação) + involução cíclica (durante menstruação)
   (b) pós-menopausa: regressão com substituição adiposa
Significância:
   unidade lobular do ducto terminal é local de fibroadenoma, cisto epitelial, metaplasia apócrina, adenosa (= proliferação de dúctulos + lóbulos), epiteliose (= proliferação de células mamárias epiteliais dentro de ductos + lóbulos preexistentes), carcinoma ductal + lobular *in situ,* carcinoma ductal + lobular infiltrante

Componentes de Parênquima de Mama Normal
1. Densidades nodulares circundadas por gordura
   (a) 1–2 mm = lóbulos normais
   (b) 3–9 mm = adenose
2. Densidades lineares
   = ductos e seus ramos + tecido elástico circundante
3. Densidade vidro fosco desestruturada
   = estroma/fibrose com contornos côncavos

Padrão Parenquimal de Mama (Laszló Tabár)
Padrão I
denominado *QDY* = quase displasia (para classificação de Wolfe)
√ Contorno côncavo dos ligamentos de Cooper
√ Densidades nodulares 1–2 mm espalhadas de forma uniforme (= unidades lobulares ductais terminais normais)
√ Áreas lucentes ovais/circulares (= substituição adiposa)
Padrão II
similar a N1 (Wolfe)
√ Substituição adiposa total
√ SEM densidades nodulares
Padrão III
similar a P1 (Wolfe)
√ Parênquima normal ocupando < 25% do volume mamário em localização retroareolar
Padrão IV = padrão de adenose
Similar a P2 (Wolfe)
Causa: hipertrofia + hiperplasia de ácinos dentro dos lóbulos
Histologia: pequenas células ovoides se proliferando com mitoses raras
√ Densidades nodulares de 3–7 mm espalhadas (= unidades lobulares ductais terminais aumentadas) adenose
√ Densidades lineares espessas (= proliferação de tecido elástico periductal com fibrose) fibroadenose
√ Nenhuma mudança com o avanço da idade (geneticamente determinado)
Padrão V
similar a displasia (Wolfe)
√ Parênquima uniformemente denso com contorno liso (= fibrose extensiva)

Aumento de Parênquima Normal na MR
◊ Imagem 7–20 dias após início do LMP
Aumento adequado presente se:
– veias contrastadas no MIP
– ambas as artérias mamárias internas mostradas
– mamilo aumenta

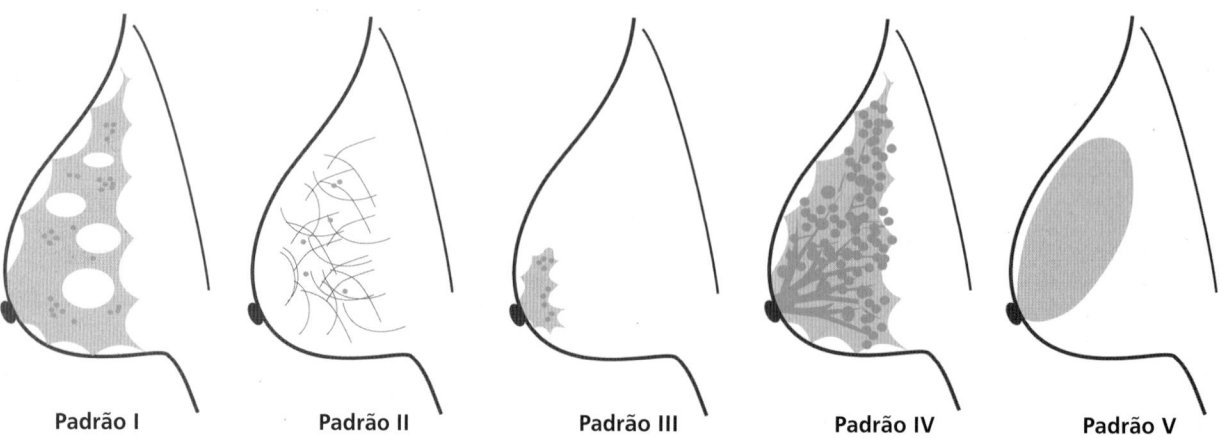

Padrões Parenquimais de Mamas

√ Aumento crescente sob HRT com estrogênio/durante lactação (com grandes variações interindividuais):
  √ Aumento linear bilateral
  √ Aumento simétrico segmentar bilateral
  √ Aumento confluente em varredura dinâmica posterior
  ◊ Efeitos de hormônio revertidos após 30–60 dias
  ◊ Involução mamária após lactação leva 3 meses
√ Aumento diminuído sob tratamento com antiestrógeno (p. ex., tamoxifen)

Descritor de Aumento de Sinal em MR de Mama	
Aumento	Aumento de Intensidade de Sinal Comparado com Contraste
Nenhum	0%
Leve	< 50%
Moderado	50–100%
Forte	> 100%

Drenagem Linfática
1. Nódulos axilares (97%)
   (a) nível I = lateral à borda lateral do pequeno peitoral
   (b) nível II = atrás do pequeno peitoral
   (c) nível III = medial à borda medial do pequeno peitoral
2. Nódulos mamários internos (3%)
   √ Centro radiolucente característico (gordura)
   US:
     √ Periferia hipoecoica + centro hiperecoico
   MR:
     – T1WI
       √ Não reconhecível dentro do parênquima
       √ Reconhecível em localização extraparenquimal como lesão hipotensa oval bem circunscrita com área central hipertensa
     – T1WI aumentado
       √ Nenhum/leve aumento nos nódulos benignos
       √ Aumento forte + fenômeno de lavagem imediata simulando aumento em anel da malignidade em nódulos inflamatórios reativos
     – T2WI
       √ Nenhuma descoberta característica

TÉCNICA DE LEITURA DE FILME MAMOGRÁFICO
1. Comparar com filmes anteriores
2. Varredura em áreas "proibidas"
   (a) "via láctea" = área de 2–3 cm paralela à borda do músculo peitoral na projeção MLO
   (b) "terra de ninguém" = área com substituição adiposa entre borda posterior do parênquima + parede torácica na projeção CC
   (c) metade medial da mama na visualização CC
3. Procura por densidade retroareolar aumentada
4. Procura por retração de contorno parenquimal
5. Procura por distorção arquitetônica
6. Procura por linhas retas sobrepostas em contorno recortado normal
7. Comparar lado direito com lado esquerdo
8. Não parar de procurar após ser encontrada uma lesão

TÉCNICA MAMOGRÁFICA
QUALIDADE DO FEIXE
  material alvo de molibdênio com picos de emissão característicos de 17,9 + 19,5 keV (energia média mais baixa do que tungstênio)
PONTO FOCAL
  0,1–0,4 mm (0,1 mm para visualizações ampliadas)
SAÍDA DO TUBO
  80–100 mA

EXPOSIÇÃO
  (a) sem grade: 25 kV (ótimo entre contraste + penetração), tempo de exposição de 1 segundo
  (b) com grade: 26–27 kV; tempo de exposição de 2, 3 segundos
  (c) ampliação de microfoco: 26–27 kV; 1,5–2,0 vezes ampliação com 16–30 cm de vácuo
  (d) radiografia de espécime: 22–24 kV
FILTRO
  (a) janela de berílio (absorve menos radiação do que tubo de gás)
  (b) filtro de molibdênio (0,03 mm): permite mais de baixa radiação de energia para atingir mama
REDUÇÃO DE RADIAÇÃO ESPALHADA
  (1) compressão adequada (também melhora contraste + diminui dose de radiação)
  (2) colimação de feixe < 8–10 cm
  (3) vácuo com ampliação de microfoco (resolução espacial maior, aumento de 2–3 vezes na exposição à radiação)
  (4) grade móvel
      grade se mama for comprimida > 5 cm/mama muito densa (facilita percepção, aumento de 2–3 vezes na exposição à radiação)
COMBINAÇÃO TELA – FILME
  (1) tela de fósforo intensificadora sistemas de tela única
  (2) contato filme-tela
  (3) filme da mamografia com base velada mínima, densidade máxima suficiente + contraste
PROCESSAMENTO DE FILME
  (1) tempo de processamento de 3 minutos (42–45 segundos no fluido revelador) superior a processador de 90 segundos para filme de emulsão dupla (que cria subrevelação + alta exposição à radiação compensadora)
  (2) temperatura de revelação de 35°C (95° F)
  (3) taxa de reabastecimento de fluido revelador: 450–500 mL reabastecimento por metro quadrado de filme
CONTROLE DE QUALIDADE
  (1) processador (diariamente) com mensurações sensitométricas/densitométricas
      (a) base de velamento < 0,16–0,17
      (b) densidade máxima > 3,50
      (c) contraste > 1,9–2,0
  (2) unidade de raio X (semianualmente)
      (a) qualidade do feixe
      (b) fototimer

Dose glandular média:
  < 0,6 mGy por mama para mamograma filme-tela sem ampliação (necessária certificação do ACR)
Técnica tela/filme (alvo de molibdênio: filtro de molibdênio de 0,03 mm, 28 kVp):
  Dose média absorvida: 0,05 rad por visualização CC
  0,06 rad por visualização LAT

Dose eficaz equivalente de H_E:
  mamografia tela-filme.............. 0,11 mSv
  mamografia xerorradiográfica...... 0,78 mSv
  mama.......................... 0,05 mSv
  crânio......................... 0,15 mSv
  abdômen....................... 1,40 mSv
  coluna lombar .... 2,20 mSv

Vantagens da mamografia de ampliação:
1. Efeito de nitidez = resolução aumentada
2. Efeito de ruído = ruído reduzido por um fator igual ao grau de ampliação

3. Efeito de vácuo = contraste aumentado por redução na radiação espalhada
4. Efeito visual = percepção melhorada e análise de pequenos detalhes

Fatores que Afetam Qualidade da Imagem Mamográfica

Nitidez Radiográfica
= impressão subjetiva de distinção/percepção da estrutura de limite/borda
1. **Contraste radiográfico**
   = diferença da magnitude da densidade óptica entre estrutura de interesse + circundante influenciada por
   (a) contraste de sujeito
      = razão de intensidade de raios X transmitida através de uma parte da mama em relação à transmitida através de uma parte mais adjacente absorvente; afetada por
      — diferenças de absorção na mama (espessura, densidade, número atômico)
      — qualidade da radiação (material alvo, voltagem, filtração)
      — radiação espalhada (limitação do feixe, grade, compressão)
   (b) contraste de receptor
      = componente de contraste radiográfico que determina como o padrão de intensidade do raio X estará relacionado com o padrão de densidade óptica no mamograma
      Afetado por
      — tipo de filme
      — processamento (produtos químicos, temperatura, tempo, agitação)
      — densidade fotográfica
      — velamento (armazenagem, luz segura, vazamentos de luz)
2. **Embaçamento radiográfico**
   = disseminação lateral de uma barreira estrutural (= distância sobre a qual a densidade óptica entre a estrutura e o que está ao redor dessa muda)
   (a) movimento
      reduzido por compressão + tempo de exposição curto
   (b) embaçamento geométrico
      afetado por
      — ponto focal: tamanho, forma, distribuição de intensidade
      — distância foco – objeto (= extensão do cone)
      — distância objeto – imagem
   (c) embaçamento de receptor
      = difusão da luz (= disseminação da luz emitida pela tela) afetada por
      — espessura do fósforo + tamanho da partícula
      — corantes absorventes de luz + pigmentos
      — contato tela-filme

Ruído Radiográfico
= flutuação indesejada na densidade óptica
1. **Nuances radiográficas**
   = variações de densidade óptica consistem de
   (a) granularidade do receptor
      = variação de densidade óptica de distribuição aleatória de número finito de grãos prateados haloides
   (b) granularidade quânticos (principal contribuição à granularidade)
      = variação de densidade óptica de distribuição espacial aleatória de quanta de raios X absorvidos no receptor da imagem
      Afetada por
      — velocidade + contraste do filme
      — absorção da tela + eficiência de conversão
      — difusão da luz
      — qualidade da radiação
   (c) granularidade de estrutura
      = flutuação de densidade óptica de não uniformidade na estrutura do receptor da imagem (p. ex., camada de fósforo de tela intensificadora)
2. **Artefatos**
   = variações de densidade óptica indesejáveis na forma de manchas de mamograma
   (a) manuseio inadequado do filme (estática, marcas de dobras, impressões digitais, arranhões)
   (b) exposição inadequada (velamento)
   (c) processamento inadequado (faixas, manchas, arranhões)
   (d) sujeira + manchas

DOENÇAS MAMÁRIAS

CÂNCER DE MAMA
Categorias:
  A. Carcinoma ductal invasivo (NOS) + DCIS , . , 85%
  B. Outros tipos de malignidade , . , . , . , . , . , . , 15%
   (a) carcinoma lobular invasivo (ILC)
   (b) tipos bem diferenciados de IDC
      1. Carcinoma tubular
      2. Carcinoma mucinoso
      3. Carcinoma medular
      4. Carcinoma papilar
   (c) cânceres de origem estromal
      1. Tumores filoides
      2. Angiossarcoma
      3. Osteossarcoma
      4. Carcinoma cístico adenoide
   (d) doença metastática
      1. NHL
      2. Melanoma maligno
      3. Carcinoma metastático
      4. Rabdiomiossarcoma
      5. Leucemia
Incidência: 1,5–4,5 casos por 1.000 mulheres por ano

Câncer de Mama Não Invasivo (15%)
= transformação maligna de revestimento de células epiteliais dos ductos mamários + lóbulos confinados dentro dos limites da membrana basal
Rx: estão disponíveis poucos dados para fornecer a percepção para o tratamento adequado

Carcinoma Ductal In Situ (DCIS)
= carcinoma intraductal
   ("câncer esperando para se tornar maligno")
   ◊ 30% se tornam invasivos acima de 10 anos
Incidência: 20–40% em populações analisadas;
   70% dos carcinomas não invasivos
Idade: a maioria > 55 anos (40–60 anos)
Histologia: grupo heterogêneo de malignidades se originando dentro de ducto terminal extralobular + sem invasão de membrana basal; faz com que o diâmetro do ducto aumente de 90 para 360 μm
   Subgrupos: comedocarcinoma, não comecocarcinoma (sólido, micropapilar, cribriforme)
Associado a: ADH + carcinoma ductal invasivo
- pode persistir por anos sem anormalidade palpável (na população analisada)
- massa palpável (10%)/Doença de Paget do mamilo/secreção no mamilo (em pacientes sintomáticos)

◊ 50% de DCIS são > 5 cm de tamanho
◊ Tamanho histológico de DCIS é independente de subgrupo histológico
◊ Quase todo DCIS tipo "comedão" contém microcalcificações significativas
◊ DCIS com frequência envolve o mamilo + ductos subareolares
Espectro de descobertas mamográficas:
 √ Calcificação somente (72%)
 √ Anormalidade no tecido mole + calcificação (12%)
 √ Anormalidade no tecido mole somente (10%)
 √ Invisível (6%)
MR (50–60% sensíveis, 18–100% FN[!]):
  – T1WI
   √ Isointenso para parênquima circundante
  – T1WI aumentado
   √ Lesão ramificada/espiculada/redonda aumentada com margens mal definidas (em 90%)
   √ Padrão de aumento típico de malignidade (em 30–50%), não específico (em 40–55%)
   √ Nenhum aumento (em 5–10%)
   √ Nenhum aumento em anel
  – T2WI
   √ sem descobertas específicas
Prognóstico: 98% de taxa de sobrevivência após 13 anos
Rx: (1) mastectomia simples/modificada: taxa de cura de quase 100%
   (2) excisão local somente:
    recorrência local em 4 anos:
     – 19% para mal diferenciado
     – 10% para moderadamente diferenciado
     – 0% para bem diferenciado
   (3) lumpectomia + radioterapia:
    2–17% de taxa de recorrência
Problemas no tratamento:
1. Invasão oculta em 5–20% dos pacientes
2. Multifocalidade em 30%
   (= > 2 focos no mesmo quadrante da mama)
3. Multicentricidade
   (= > 1 foco em quadrantes diferentes da mama com uma distância mínima de 2 cm)
   em 14% das lesões < 25 mm
   em 100% das lesões > 50 mm
4. Metástases axilares em 1–2%

DCIS de Alto Grau Nuclear ("Tipo Comedão")
Prevalência: 60% de todos os DCIS
Precursor: nenhum; desenvolvimento de um estágio
Patologia: "comedão" = aparência de plugue de material necrótico que pode ser expressada da superfície cortada
Características:
  – grau nuclear: núcleos grandes/intermediários, numerosas mitoses; aneuploidia
  – padrão de crescimento: predominantemente proliferação de células sólidas; atipicamente micropapilar/cribriforme
  – Necrose: extensiva (MARCA DE DISTINÇÃO)
  – calcificações (90%): distróficas/amorfas dentro da necrose no centro de sistema ductal dilatado delineando a maior parte do lobo em padrão de crescimento sólido clássico
- receptor negativo estrogênio + progesterona

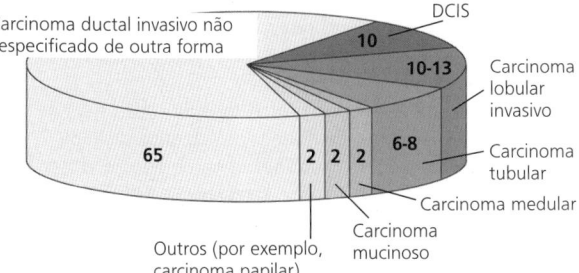

Distribuição de Cânceres de Mama na População Analisada
(números são porcentagens)

- superexpressão de produto do oncogene ErbB-2 e supressor de mutação de gene P53
- lesão sintomática geralmente com secreção do mamilo

√ Sistema ductal aumentado para 300–350 μm
√ Padrão linear/de ramificação de calcificação espalhada em grande parte do lóbulo/lóbulo completo
√ Calcificações incrustadas grandes sólidas de alta densidade (fragmentada, amalgamada, irregular) em padrão de crescimento sólido
  √ Calcificações com incrustações pontilhadas "pele de cobra"/"flores de bétula" dentro da necrose de padrão de crescimento micropapilar/cribriforme
√ Massa dominante palpável sem calcificações (muito incomum)
√ Secreção no mamilo (rara)

Prognóstico: taxa de recorrência mais alta do que grupo sem comedão

DCIS DE BAIXO GRAU NUCLEAR ("TIPO SEM COMEDÃO")

Prevalência: 40% de todos os DCIS
Lesão precursora:
  hiperplasia ductal atípica (ADH) com atipia leve/moderada/grave
  ◊ 52–56% de ADH no núcleo da biopsia estão associadas à malignidade na excisão!

Características:
- grau nuclear: núcleos pequenos redondos monomórficos, poucas/nenhuma mitose
- padrão de crescimento: predominantemente micropapilar/cribriforme; atipicamente proliferação celular sólida (coexistem com frequência)
- necrose: não presente no padrão de crescimento clássico micropapilar/cribriforme
- calcificações (50%): laminadas/como psammoma decorrentes de secreção ativa por células malignas dentro do lúmen do ducto

√ Calcificações finas granulares "bola de algodão" em padrão de crescimento micropapilar/cribriforme
√ Calcificações ásperas granulares "pedra esmagada"/"ponta de agulha quebrada" em padrão de crescimento sólido menos comum
  ◊ Tamanho de DCIS "sem comedão" com frequência subestimado mamograficamente (? Em decorrência da baixa densidade das calcificações na periferia da lesão!)
√ Massa dominante palpável sem calcificações (carcinoma papilar intracístico, carcinoma papilar multifocal *in situ*)
√ Densidade assimétrica não palpável com distorção arquitetural
√ Secreção ocasionalmente serosa/sangrenta no mamilo + defeitos de preenchimento ductal na galactografia

Risco de recorrência: 2%
Prognóstico: 30% eventualmente se desenvolvem para câncer invasivo
Dx: biopsia cirúrgica
  ◊ Biopsia por agulha pode resultar em diagnóstico somente de doença mamária proliferativa que é geralmente misturada!

Carcinoma Lobular In Situ (LCIS)

= surge no epitélio dos ductos fechados de lóbulos mamários
  ◊ NÃO é uma lesão pré-cancerosa – MAS um marcador para um risco aumentado de subsequente câncer invasivo em qualquer das mamas!
  ("fator de risco esperando para se tornar maligno")

Incidência: 0,8–3,6% na população analisada;
  3–6% de todas as malignidades de mama;
  25% de todos os carcinomas não invasivos;
  Alta incidência durante idade reprodutiva, mas diminuindo com a idade
Idade: a maioria 40–54 anos (mais cedo do que DCIS/tumores invasivos)
Histologia: preenchimento de população de pequenas células monomórficas
  + dúctulos se expandindo do lóbulo
  ◊ Câncer invasivo síncrono em 5%!

- não palpável

√ Mamograficamente oculta
√ Pode-se apresentar atipicamente como uma massa não calcificada (em 7%), calcificação + massa (e 10%), opacidade assimétrica (2%)

MR:
- T1WI
  √ Isointensa para parênquima mamário
- T1WI realçada
  √ Aumento mal definido com curvas de intensidade não específica

◊ Alta frequência de multicentricidade (50–70%)
  + bilateralidade (30%)!

Dx: descoberta microscópica incidental dependendo de acidente da biopsia (realizada por razões não relacionadas + descobertas)

Prognóstico:
  20–30% desenvolvem carcinoma invasivo ductal > lobular em 20 anos após diagnóstico inicial
  ◊ 1% de risco por ano de vida de malignidade invasiva
  ◊ LCIS serve como um marcador de risco aumentado de desenvolver carcinoma invasivo em qualquer das mamas!

Rx: recomendações variam de observação (com exames de acompanhamento a cada 3–6 meses + mamogramas anuais) para mastectomia simples unilateral/bilateral

Carcinoma Papilar Intracístico In Situ (0,5–2%)

= variante raro de DCIS sem comedão
Idade: geralmente mulheres mais velhas pós-menopausa: pico de prevalência entre 34 e 52 anos
Histologia: frondes papilares dentro da parede de um ducto cisticamente dilatado

- bem circunscrito + livremente móvel
- aspiração produz fluido cor de palha/vermelho escuro/marrom (em virtude de capilares rompidos na parede do cisto/necrose de células tumorais): reacumulação de fluido em 3–4 semanas
- citologia de fluido negativa para câncer em 80%

√ Tamanho médio do tumor de 1,9 cm (varia de 0,4–7,5 cm) em decorrência de crescimento rápido (de acumulação de fluido + proliferação de células neoplásicas)
√ Massa intracística na pneumocistografia
√ Massa intracística sólida no ultrassom
√ Aparência benigna redonda com bordas lobuladas nitidamente circunscritas na mamografia

Rx: lumpectomia
Prognóstico: sobrevivência em 10 anos de 100%; taxa de sobrevida livre de doença em 10 anos de 91%
DDx para mamograma: carcinoma mucinoso/medular, hematoma, metástase

Câncer de Mama Invasivo (85%)

tamanho do câncer versus sobrevivência 10 anos após diagnóstico:
  < 1 cm 95%
  1–2 cm 85%
  2–5 cm 60% (dependendo do grau do tumor)

MR:
  √ Aumento periférico/na borda

Carcinoma Ductal Infiltrante/Invasivo
(IDC) (65%) de tipo não especial/não especificado de outra forma (NOS)
(NOS = falta de diferenciação)
◊ Malignidade de mama mais frequentemente encontrada
◊ 10% de taxa de falso-negativo
Origem: unidade lobular ductal terminal
Idade: qualquer (pico, 50–60 anos)
Histologia:
  grau I = bem diferenciada
  grau II = moderadamente diferenciada
  grau III = mal diferenciada
  ◊ Componente fibrótico forte!
- palpável (70% são primeiro palpadas pela paciente)
- maior por palpação do que no mamograma
- com frequência move-se com dificuldade + indolente

Localização: multifocal em 15%; bilateral em 5%
√ Massa espiculada (36%) é DESCOBERTA PRINCIPAL
√ Lobulada/redonda/oval
√ Densidade central aumentada
√ Calcificações malignas (45–60%)
US:
  √ Massa hipoecoica mal definida com margens hiperecoicas
  √ Sombreamento acústico central/periférico
MR (88–98% sensível):
  – T1WI
    √ Isointensa para parênquima; hipointensa para gordura
  – T1WI aumentada
    √ Lesão redonda/oval/espiculada com margens mal definidas
    √ Aumento em anel em até 50% com progressão centrípeta
    √ Captação de contraste forte (em 60%)/moderada (em 35%)/leve (em 5%)
    √ Platô (mais frequente)/lavagem imediata (frequente)/aumento contínuo (raro) na fase pós-inicial
    √ Veias dilatadas drenando o tumor
  – T2WI
    √ Isointensa a hipointensa para parênquima
    √ Zona edematosa hipertensa ocasionalmente

Carcinoma Lobular Infiltrante/Invasivo (10–15%)
= neoplasia surgindo de dúctulos terminais de lóbulos mamários
◊ 2ª forma mais comum de câncer invasivo; 30–50% dos pacientes desenvolverão um segundo câncer na mesma mama/na mama oposta em 20 anos
◊ Forma mais frequente não percebida de câncer de mama (difícil de detectar mamograficamente + clinicamente) com taxa de 19–43% de falso-negativo (oculto em mama densa)
Idade média: 45–56 anos; 2% de todos os ILCs ocorrem em mulheres < 35 anos
Patologia: multicentricidade (30%) + bilateralidade (10%)
Histologia: fileira reta única de células pequenas uniformes com núcleos ovais redondos + citoplasma escasso crescendo ao redor dos ductos, vasos e lóbulos sem destruição de estruturas anatômicas ("fileira indiana", padrão de crescimento com aparência de alvo) como uma teia de aranha resultando em mudanças sutis na arquitetura; pequena reação estromal desmoplásica
Grau: 20% grau I, 64% grau II, 16% grau III
Metástases: peritônio, retroperitônio, órgãos ginecológicos, trato GI, meningite carcinomatosa
  ◊ Considerar ILC em mulheres que apresentam ascite, hidronefrose, massas pélvicas!
- palpável em 69%
  - área de súbito espessamento/enrijecimento
  - retração de pele/mamilo
  - massa firme grande borrachenta/indiscreta/nodularidade fina
◊ Mamograma com frequência subestima tamanho do tumor relativo a descobertas físicas + histologia
√ Massa (44–65%)
  √ Com margens espiculadas/bem definidas
  √ Circunscrita redonda (1–3%)
  √ Opacidade igual a/menor do que tecido fibroglandular normal
√ Opacidade assimétrica (= área mal definida de opacidade aumentada sem ninho tumoral central) em 8–19%
  ◊ Pode ser evidente SOMENTE em uma visualização padrão: CC (geralmente mais bem comprimida) > ML > MLO!
√ Distorção arquitetural (= retração de tecido glandular normal com espessamento + alteração de seios fibrosos) em 10–34%
√ Assimetria global com aumento unilateral no volume parenquimal (1–14%)
√ "Mama encolhendo" = em um tumor mamário grande o tamanho aparece mamograficamente menor quando comparado com lado contralateral em decorrência da complacência diminuída + compressibilidade
- tamanho físico na inspeção simétrico + sem mudanças
√ Microcalcificações (0–24%)
√ Retração da pele (25%) + mamilo (26%)
√ Espessamento da pele
√ Descoberta normal/benigna (8–16%)
US (68–98%) sensível:
  √ Massa hipoecoica irregular/angular com ecos heterogêneos internos + margens mal definidas/espiculadas + sombreamento acústico posterior (54–61%)
  √ Massa de sombreamento circunscrita (ILC pleomórfico)
  √ Sombreamento focal sem uma massa discreta (ILC clássico)
MR (83–100% sensível):
  ◊ Lesões ipsilaterais inesperadas adicionais (em 32%) + lesão contralateral (em 7%)
  – T1WI
    √ Isointensa para parênquima
  – T1WI aumentada
    √ Aumento inicial moderado/forte
    √ Platô pós-inicial (frequentemente)/lavagem imediata (raro)/aumento máximo retardado (típico)
    √ Efeito de falta de massa + assimetria amorfa
    √ Aumento em anel da forma do tumor nodular (em até 50%)
    √ Massa solitária irregular/angular aumentada com margens espiculadas/mal definidas (31–43%)
    √ Focos pequenos múltiplos aumentados com filamentos interconectados aumentados
    √ Septos aumentados
  – T2WI
    √ Isointensa a hipointensa para parênquima mamário
Dx: biopsia de núcleo (controversa) pode auxiliar no planejamento cirúrgico anterior à excisão cirúrgica
DDx: lesão esclerosante radial
Rx: com frequência associada à margem positiva na excisão

Prognóstico: ruim em decorrência de diagnóstico tardio; ligeiramente melhor para tamanho e estágio dados do que carcinoma ductal invasivo
Observação: dificuldades no diagnóstico inicial resulta em potencial desproporcional para processos legais por má prática!

Subtipos Bem Diferenciados de IDC

Carcinoma Tubular (1–6–8%)
= forma bem diferenciada de carcinoma ductal
   (a) baixo grau: bilateral em 1÷3
   (b) alto grau: bilateral em 1÷300
Associado a: carcinoma lobular *in situ* em 40%
Idade média: 40–49 anos
- histórico familiar positivo em 40%
- não palpável
√ Nódulo de alta opacidade com margens espiculadas:
   √ Espículas com frequência mais longas que a massa central
√ < 17 mm de diâmetro: diâmetro médio de 8 mm
US:
   √ Massa sólida hipoecoica + margens mal definidas + sombreamento acústico posterior
MR:
   – T1WI
      √ Lesão hipointensa estrelada bem visualizada na gordura
   – T1WI aumentada:
      √ Tumor estrelado com captação inicial moderada/forte
      √ Aumento em anel raro
      √ Platô pós-inicial (frequente)/lavagem imediata (raro)/aumento contínuo (muito raro)
   – T2WI
      √ Isointensa/ligeiramente hipointensa para parênquima
      √ Zona edematosa peritumoral ocasional
Prognóstico: 97% sobrevivência de 10 anos
DDx: cicatriz radial (músculo liso histologicamente α/mancha de maspin de células epiteliais)

Carcinoma Medular (2%)
= CARCINOMA SÓLIDO CIRCUNSCRITO
◊ Câncer de mama de crescimento mais rápido!
◊ Com frequência associado a gene BRCA!
Patologia: massa bem circunscrita com arquitetura nobular + contorno lobulado; necrose central é comum em tumores maiores/remanescente de cavidade medular de osso
Histologia: reação linfoplasmacítica intensa (refletindo resistência do hospedeiro); propensão a crescimento sincicial; sem glândulas
Incidência: 11% de cânceres de mama em mulheres < 35 anos
Idade média: 46–54 anos
- mais fraco do que câncer de mama médio
- com frequência tumor palpável em virtude de crescimento rápido
Tamanho médio: 2–3 cm
√ Massa densa bem definida uniformemente não calcificada redonda/oval (hemorragia) com margem lobulada
√ Pode ter sinal de halo parcial/completo
US:
   √ Massa hipoecoica homogênea/moderadamente heterogênea com algum grau de transmissão completa
   √ Margens distintas/indistintas
   √ Componente cístico central grande
MR:
   √ Arquitetura interna irregular (sem septos!)
   – T1WI
      √ Lesão hipointensa bem circunscrita difícil de detectar em parênquima
   – T1WI aumentada
      √ Lesão moderadamente/fortemente aumentada redonda/ovoide com borda lisa
      √ Ocasionalmente aumento em anel
      √ platô pós-inicial (frequente)/lavagem imediata (ocasionalmente)/aumento contínuo (raro)
   – T2WI
      √ Isointensa ou moderadamente hipointensa para parencioma
DDx: fibroadenoma mixoide
Prognóstico: 92% taxa de sobrevivência de 10 anos

Carcinoma Mucinoso/Coloide (1,5–2%)
Histologia:
   (a) forma pura: Agregados de células tumorais circundadas por agrupamentos de mucina extracelular (fluido gelatinoso/coloide)
   (b) forma mista: contém áreas de carcinoma ductal infiltrante não circundadas por mucina
Idade: 1% em mulheres < 35 anos; 7% de carcinomas em mulheres > 75 anos
- mostra taxa de crescimento de forma pura
- sensação de "assobio"/"compressão" durante a palpação
- 60% positiva para receptor de estrogênio
√ Massa bem circunscrita, geralmente lobulada de forma redonda/ovoide e baixa densidade
   √ Margens mal definidas sob compressão pontual
√ Calcificações pleomórficas agrupadas/amorfas amontoadas/calcificações pontilhadas (raras)
√ Pode aumentar rápido (por meio da produção de mucina)
US:
   √ Massa heterogênea com mistura de componentes sólidos + císticos
   √ Aumento acústico posterior (comum)
   √ Sombreamento acústico posterior (incomum)
MR:
   – T1WI
      √ Lesão bem circunscrita hipointensa redonda/ovoide difícil de detectar no parênquima
   – T1WI aumentada
      √ Captação inicial muito forte (geralmente)/moderada (ocasionalmente)/leve (rara)
      √ Raramente aumento em anel
      √ Platô pós-inicial (frequente)/lavagem imediata (ocasionalmente)/aumento contínuo (muito raro)
   – T2WI
      √ Massa muito hiperintensa
Prognóstico: favorável

Carcinoma Papilar (1–2–4%)
= carcinoma ductal raro formando estruturas papilares
Observação: não confundir com padrão de crescimento micropapilar/cribriforme de carcinoma ductal
Histologia: projeções papilares em camadas múltiplas se estendendo a partir de pedúnculos vascularizados/nenhuma camada mioepitelial (como nas lesões benignas); grânulos neurossecretórios + reatividade a CEA em 85% (ausente em lesões benignas)
Tipos:
   (a) carcinomas intraductais múltiplos com configuração papilar
   (b) carcinoma papilar intracístico = malignidade *in situ*
   (c) carcinoma invasivo com padrão de crescimento papilar (formação de fronde microscópica)
Idade: 25–89 (média 50–60 anos); idade de pico de 40–75 anos

- massa central palpável (67%)
- secreção do mamilo (22–35%) frequentemente tingida com sangue
- rico em receptores de estrogênio e progesterona

Localização: nódulo único na porção central da mama; nódulos multiplos se estendendo da área subareolar para a periferia da mama

√ Padrão multinodular (55%) = massa lobulada/agrupamento de nódulos contíguos bem definidos
√ Nódulo solitário bem circunscrito redondo/ovoide de massa igual ou de alta densidade com diâmetro médio de 2–3 cm
√ Geralmente confinado a um único quadrante
√ Microcalcificações associadas em 60%
√ Múltiplos defeitos de preenchimento/rompimento de um segmento ductal irregular/obstrução completa do sistema de ductos na galactografia

US:
  √ Cisto com uma massa intracística de margens lisas lobuladas + aumento acústico
  √ Massa complexa
  √ ± fluxo de sangue no Doppler colorido

MR:
  – T1WI
    √ Lesão retroareolar hipotensa bem circunscrita
  – T1WI aumentada
    √ Aumento inicial forte
    √ Possível aumento anelar
    √ Platô pós-inicial/lavagem imediata
  – T2WI
    √ Lesão bem circunscrita de intensidade intermediária em cisto com sinal intenso

Prognóstico: 90% de sobrevivência de 5 anos após mastectomia simples + dissecção do nódulo axilar
DDx: papiloma ductal central solitário; papiloma benigno periférico múltiplo

Doença de Paget do Mamilo (5%)

Carcinoma Mamário Inflamatório

= coágulo tumoral dentro de vasos linfáticos dérmicos (disseminação angiolinfática)
Prevalência: 1–2–4% de cânceres de mama
Idade: 52 anos (em média)
Histologia: mama E > D; bilateralmente em 30–55%

- desenvolvimento assimétrico rápido em 1/3 da superfície da mama
  - tumor palpável (63%)
  - eritema de pele (13–64%)
  - eritema de pele em casca de laranja (13%)
  - retração do mamilo (13%)
- adenopatia axilar palpável (em até 91%)

√ Massa tumoral ± calcificações do tipo maligno
√ Densidade de mama aumentada difusamente
√ Aspereza estromal (50%)
√ Espessamento dos ligamentos de Cooper
√ Espessamento extensivo da pele (71%)

MR:
  – T1WI
    √ Espessamento da pele
  – T1WI aumentada
    √ Captação aumentada forte em pele espessada + parênquima tumoral infiltrado
    √ Ocasionalmente, delineamento de tumor primário
  – T2WI
    √ Aumento difuso em intensidade em comparação à mama contralateral
    √ Algumas vezes, tumor hipovascular rodeado por edema não tumoral

Dx: biopsia de pele
Prognóstico: 2% de sobrevivência em 5 anos; tempo médio de sobrevivência de 7 meses (não tratado) + 18 meses (após mastectomia radical)
DDx: mastite (tratamento-teste com antibiótico macrolido azitromicina, por exemplo, Zitromax, Z-pak®)

Epidemiologia do Câncer de Mama

Incidência: 2–5 cânceres de mama/1.000 mulheres; nos USA > 142.000 novos casos por ano (dos quais 25.000 são *in situ*); 25% de todas as malignidades femininas
  ◊ 12% de risco de câncer de mama no tempo de vida = 1 em 9 mulheres desenvolverá câncer de mama durante a vida!
Idade: 0,3–2% em mulheres < 30 anos de idade
  15% em mulheres < 40 anos de idade
  85% em mulheres > 30 anos de idade
Mortalidade: 43.000 mortes por ano
  ◊ Taxa de mortalidade permanece estável há 60 anos!

Fatores de Risco (risco aumentado)

FATORES DEMOGRÁFICOS DO CÂNCER DE MAMA

- aumento da idade (66% dos cânceres em mulheres > 50 anos):

Idade	Prevalência de Câncer de Mama	
25	5÷100.000	1÷19.608
40	80÷100.000	1÷1.250
45	1075÷100.000	1÷93
50	180÷100.000	1÷555
55	3030÷100.000	1÷33
60	240÷100.000	1÷416

Risco Relativo Comparado com Mulher com 60 anos

30 anos de idade	0,07	60 anos de idade	1,00
35 anos de idade	0,19	70 anos de idade	1,27
40 anos de idade	0,35	80 anos de idade	1,45
50 anos de idade	0,71		

- Mulheres judias asquenazi + freiras
- Classe social mais alta > mais baixa
- Mulheres não casadas > casadas
- Brancas > Negras após 40 anos de idade

VARIÁVEIS REPRODUTIVAS NO CÂNCER DE MAMA

- Nulíparas > paridas:

Risco Relativo Comparado com Nulípara

Idade na 1ª gravidez	< 19 anos	0,5
Idade na 1ª gravidez	20–30 anos	—
Idade na 1ª gravidez	30–34 anos	1,0
Idade na 1ª gravidez	> 35 anos	> 1,0

- primeira gravidez a termo após os 35 anos de idade: 2 x risco
- baixa paridade > alta paridade
- idade precoce na menarca (< 12 anos):
  risco relativo comparado com início de ciclo ovulatório regular:

	Menarca < 12 Anos	Menarca > 12 Anos
Imediatamente	3,7	1,6
1–4 anos	2,3	1,6

- idade mais avançada na menopausa:
  risco relativo comparado com menopausa antes dos 44 anos de idade:
  menopausa natural > 55 anos de idade 2,0
- ooforectomia bilateral inicial:
  risco relativo comparado com menopausa entre idades 45–49 anos:
  menopausa artificial aos 50–54 anos 1,34
  menopausa artificial antes dos 45 anos 0,77

CÂNCERES PRIMÁRIOS MÚLTIPLOS EM CÂNCER DE MAMA
- 4–5× aumento do risco de câncer na mama contralateral
- Risco aumentado após câncer ovariano + endometrial

BRCA
= mutação de gene supressor de tumor
- BRCA 1(câncer de mama 1) no braço longo do cromossomo 17
- BRCA 2 (câncer de mama 2) no cromossomo 13 envolvido em 5–10% de todos os cânceres de mama

HISTÓRICO FAMILIAR DE CÂNCER DE MAMA
- câncer de mama em primeiro grau relativo:
  Risco relativo comparado com histórico familiar negativo:
  (+) para mãe 1,8
  (+) para irmã 2,5
  (+) para mãe + irmã 5,6
- 25% dos pacientes com carcinoma têm histórico familiar positivo
- carcinoma tende a afetar gerações sucessivas aproximadamente 10 anos antes

DOENÇA BENIGNA DE MAMA E CÂNCER DE MAMA
- 2–4× risco aumentado com risco relativo de hiperplasia atípica comparado a sem biopsia:
  doença benigna de mama em todos os pacientes 1,5
  doença não proliferativa 0,9
  doença proliferativa sem atipia 1,6
  fibroadenoma + hiperplasia 3,5
  hiperplasia de ducto atípica (ADH):
    sem histórico familiar de câncer de mama 4,4
    histórico familiar de câncer de mama 8,9

PADRÃO PARENQUIMAL DE MAMA E CÂNCER DE MAMA
- padrão de ducto proeminente + mamas extremamente densas de acordo com a classificação de Wolfe
  N1 (0,14%), P1 (0,52%), P2 (1,95%), DY (5,22%)

EXPOSIÇÃO À RADIAÇÃO E CÂNCER DE MAMA
risco de excesso de 3,5–6 casos por 1.000.000 de mulheres por ano por radiação após um período mínimo de latência de 10 anos (bomba atômica, fluoroscópio durante tratamento de tuberculose, irradiação para mastite pós-parto, doença de Hodgkin)

GEOGRAFIA
- nações ocidentais + industrializadas (incidência mais alta)
- Ásia, América Latina, África (risco diminuído)

Avaliação de Câncer de Mama

Sinais Localizados de Câncer de Mama
= SINAIS PRIMÁRIOS DE CÂNCER DE MAMA
1. Massa dominante vista em duas visualizações com
   (a) **espiculação** = aparência estrelada/explosão de estrela
       (= filamentos linear fino de extensão do tumor + resposta desmoplásica); "fibrose" causada por:
       (1) carcinoma ductal infiltrante (75% de todos os cânceres invasivos)
       (2) carcinoma lobular invasivo (ocasionalmente)
       √ Massa parece maior do que seu tamanho mamográfico/sonográfico
       DDx: biopsia anterior/trauma/infecção
   (b) **borda lisa**
       (1) carcinoma intracístico (raro): área subareolar; aspiração de sangue
       (2) carcinoma medular: tumor mole
       (3) carcinoma mucinoso/coloide: tumor mole
       (4) carcinoma papilar
       √ Sinais que "entregam": lobulação, pequena cauda de cometa, achatamento de um lado da lesão, irregularidade leve
       √ Sinal de halo (= banda de Mach) pode estar presente
       DDx: cisto (avaliação sonográfica)
   (c) **lobulação**
       aparência semelhante a fibroadenoma (somente calcificações características podem excluir malignidade)
       ◊ A probabilidade de malignidade aumenta com o número de lobulações
       - tamanho clínico da massa > tamanho radiográfico (lei de Le Borgne)
2. Densidade assimétrica = lesão em forma de estrela
   √ Massa tumoral central distinta com aparência volumétrica e não planar (visualizações adicionais compressão obstruídas!)
   √ Mais densa em relação a outras áreas (= vasos + trabéculas não podem ser vistos dentro da lesão de alta densidade)
   √ A gordura não atravessa a densidade
   √ Corona de espículas
   √ Em qualquer quadrante (mas substituição adiposa ocorre por último no quadrante superior externo)
   DDx: fibrose pós-cirúrgica, necrose adiposa traumática, hiperplasia ductal esclerosante
3. Microcalcificações
   associadas à massa maligna pelo mamograma em 40%, patologicamente com manchas especiais em 60%, na radiografia do espécime em 86%
   ◊ 20% de microcalcificações agrupadas representam um processo maligno!
   (a) forma: fragmentada, contorno irregular, polimórfica, incrustação em forma de bastão sem polaridade, padrão de ramificação em forma de Y, padrão granular "sal e pimenta", padrão reticular
   (b) densidade: várias densidades
   (c) tamanho: 100–300 μm (geralmente): raramente acima de 2 mm
   (d) distribuição: agrupamento firme sobre área de 1 cm² ou menos é mais sugestiva; curso ao longo do sistema ductal visto em carcinoma ductal com elementos de comedão
4. Distorção arquitetural
   Causa: reação desmoplásica
   √ Borda irregular áspera
   DDx: fibrose pós-cirúrgica
5. Mudança de intervalo
   (a) neodensidade = densidade se desenvolvendo novamente (em 6% maligna)
   (b) massa em crescimento (maligna em 10–15%)
6. Tamanho do ducto aumentado
   (baixa probabilidade de câncer em mulher assintomática com palpação normal de mama)
   √ Ducto dilatado solitário > 3 cm de extensão
   DDx: fragmentos/sangue espessados, papiloma
7. Aumento difuso na densidade (descoberta tardia)

Causa: (1) conexão de vasos linfáticos dérmicos com células tumorais
(2) menos achatado dos elementos escleróticos + fibrosos em comparação com tecido mamário fibroglandular mais compressível

Sinais não Localizados de Câncer de Mama
= SINAIS SECUNDÁRIOS DE CÂNCER DE MAMA
1. Espessamento assimétrico
2. Ductos assimétricos, especialmente se descontínuos, com área subareolar
3. Mudanças na pele
   (a) **retração da pele** = orifícios na pele
       Causa: reação desmoplásica causa encurtamento dos ligamentos de Cooper/extensão direta do tumor para a pele
       DDx: trauma, biopsia, abscesso, queimaduras
   (b) **espessamento da pele** secundário a drenagem linfática bloqueada/tumor nos linfáticos
       - pele de laranja
       DDx: normal em região inframamária
4. Mamilo/anormalidades areolares
   (a) **retração/achatamento do mamilo**
       DDx: variante normal
   (b) **Doença de Paget** = aparência eczematoide do mamilo + aréola em carcinoma ductal
       √ Associada a calcificações ductais em direção ao mamilo
       DDx: eczema no mamilo
   (c) **secreção no mamilo**
       - secreção espontânea persistente
       - não precisa ser sangrenta
       DDx: secreção lactacional
5. Veias anormais
   razão do diâmetro venoso de > 1,4 ÷ 1 em 75% dos cânceres; sinal tardio + portanto, não muito importante
6. Nódulos axilares (sinal de câncer avançado/oculto)
   √ > 1,5 cm sem centro adiposo
   DDx: hiperplasia reativa

Valor Preditivo de Sinais Radiográficos de Malignidade Relacionada com Descobertas Clínicas		
Sinal Mamográfico	Palpável	PPV (%)
Clássico para malignidade	+	100
Clássico para malignidade	–	74
Microcalcificações*	+	25
Microcalcificações*	–	21
Mamograma indeterminado	+	11
Massa indeterminada	–	5
Massa benigna	+	2
Densidade assimétrica (? massa)	+	4
Densidade assimétrica (? massa)	–	0
Veia dilatada		0
Espessamento da pele		0
Ducto dilatado		0
(> 3 microcalcificações irregulares pontilhadas em área < 1cm²)		

Localização das Massas Mamárias
massas benignas + malignas são de distribuição semelhante
@ no quadrante superior externo (54%)
@ no quadrante superior interno (14%)
@ no quadrante inferior externo (10%)
@ no quadrante inferior interno (7%)
@ retroareolar (15%)
◊ Visualização oblíqua mediolateral é parte importante da triagem porque inclui a maior porção do tecido mamário + considerada localização mais comum de cânceres!

Câncer de Mama Metastático
@ adenopatia linfática axilar
   Incidência: 40–74%
   Risco de nódulos positivos: 30%, se primário > 1cm
                                15%, se primário < 1 cm
@ osso
@ fígado
   Incidência: 48–60%
   US:
   √ Massas hipoecoicas (83%)/hiperecoicas (17%)

Triagem de Pacientes Assintomáticos
Definição de triagem (Organização Mundial de Saúde)
o teste de triagem deve
   (a) ser adequadamente sensível e específico
   (b) ser reprodutível em seus resultados
   (c) identificar doença previamente não diagnosticada
   (d) ter preço acessível
   (e) ser aceitável para o público
   (f) incluir serviços de acompanhamento
Diretrizes da American Cancer Society, American College of Radiology, American Medical Association, National Cancer Institute:
1. Autoexame de mama deve começar aos 20 anos
2. Exame de mama por médico a cada três anos entre 20–40 anos, em intervalos anuais após os 40 anos
3. Mamograma de base entre os 35–40 anos, acompanhamento com triagem com base em padrão parenquimal + histórico familiar
4. Triagem inicial aos 30 anos, se a paciente tiver parente de 1º grau com câncer de mama em anos pré-menopausa; triagem de acompanhamento com base em padrão parenquimal
5. Mamografia em intervalos anuais após os 40 anos de idade
6. Todas as mulheres que tiveram câncer de mama anteriormente requerem acompanhamento anual

Recomendações adicionais:
1. Triagem em intervalos de 2 anos para mulheres acima de 70 anos
2. Mamograma de base 10 anos antes da idade da mãe/irmã quando o câncer delas foi diagnosticado

Taxa de anormalidades detectadas:
30 anormalidades em 1.000 mamogramas de triagem:
   20–23 lesões benignas
   7–10 cânceres
Taxa aceitável de recall para exame de triagem:
   10% para triagem de prevalência inicial
   5% para triagem de incidência subsequente
Cânceres de intervalo: 10–20% dos cânceres emergem entre triagens anuais

Papel da Mamografia
Taxa de detecção geral:
   58–69%; 8%, se < 1 cm em tamanho
Precisão mamográfica:
   88% corretamente diagnosticada por radiologista
   27% detectado somente por mamografia
   8% interpretações errôneas
   4% não detectada

15–30% valor preditivo positivo (média nacional):
25% PPV para mulheres na 5ª década
50% PPV para mulheres na 8ª década

Valor da Mamografia de Triagem

Indicação:
diminuição na mortalidade por câncer por meio de detecção precoce + intervenção quando o tamanho do tumor for pequeno + nódulos linfáticos negativos; grau de tumor sem significância prognóstica em tumores < 10 mm de tamanho

1. Health Insurance Plan (HIP) 1963–1969
   estudo aleatório controlado de 62.000 mulheres com idades entre 40–64
   - 25–30% de redução da mortalidade em mulheres > 50 anos (acompanhadas por 18 anos)
   - 25% de redução na mortalidade em mulheres com idades entre 40–49 anos (acompanhadas por 18 anos); sem efeito significativo em acompanhamento de 5 e 10 anos
   - 19% dos cânceres encontrados apenas pela mamografia
   - 61% dos cânceres encontrados com exame físico
   - eficácia da triagem < 50 anos de idade é incerta
2. Breast Cancer Detection Demonstration Project (BCDDP) 1973–1980
   4.443 cânceres encontrados em 283.000 voluntárias assintomáticas
   - 41,6% dos cânceres encontrados somente por mamografia (77% com nódulos negativos)
   - 8,7% dos cânceres encontrados somente por exame físico
   - 59% de cânceres não infiltrantes encontrados somente por mamografia
   - 25% dos cânceres eram intraductais (*versus* 5% em séries anteriores)
   - 21% dos cânceres encontrados em mulheres entre 40–49 anos de idade (mamografia sozinha detectou 35,4%)
   - 51% dos cânceres encontrados com ambos os exames, mamografia + exame físico
3. Teste sueco em suas regiões 1977–1990
   estudo aleatório controlado de 78.000 mulheres em grupo de estudo + 56.700 em grupo de controle com idades entre 40–74 anos
   (a) mamograma MLO simples em intervalos de 2 anos para mulheres com < de 50 anos de idade
   (b) mamograma MLO simples em intervalos de 3 anos para mulheres com ≥ 50 anos de idade
   - 40% de redução na mortalidade aos 7 anos em mulheres 50–74 anos
   - 0% de redução na mortalidade aos 7 anos em mulheres 40–49 anos
4. Metanálise dos resultados combinados de 5 testes suecos para mulheres com idades entre 39–49
   - 29% de redução na mortalidade por câncer de mama com mamogramas de triagem oferecidos em intervalos de 18 a 28 meses

CÂNCER DE MAMA OCULTO *VERSUS* PALPÁVEL

◊ 27% são cânceres ocultos (SEM diferença de idade)
Nódulos axilares positivos:
cânceres ocultos (19%); cânceres palpáveis (44%)
Sobrevivência de 10 anos:
cânceres ocultos (65%); cânceres palpáveis (25%)

Cânceres não Detectados pela Mamografia

Mamograma de triagem falso-negativo:
= diagnóstico patológico de câncer de mama 1 ano após mamograma negativo com os seguintes tipos de não detecção:

(a) lesão pode não ser vista em retrospecto (25–33%) ="câncer agudo" = câncer surgindo em intervalo de triagem
(b) câncer não detectado por primeiro leitor, mas corretamente identificado por segundo leitor (14%)
(c) câncer visível em retrospecto em mamograma anterior (61%)

Incidência: aproximadamente 4–15–34% de todos os cânceres; aproximadamente 3 cânceres: 2.000 mamogramas; 5–15–22% de cânceres de mama palpáveis

◊ Um segundo leitor irá detectar um adicional de 5–15% de cânceres!

Causa:
1. Erro de interpretação (52%):
   (a) aparência benigna (18%): carcinoma medular, carcinoma coloide, carcinoma papilar intracístico, alguns carcinomas ductais infiltrantes
   (b) presente em mamograma anterior (17%)
   (c) visto em uma visualização apenas (9%)
   (d) local de biopsia anterior (8%)
2. Erro do observador (30–43%):
   (a) não percebido
   (b) presença de descoberta óbvia leva a negligenciar uma lesão mais sutil = fenômeno da "busca satisfatória"
   (c) sem conhecimento de descoberta clínica
   (d) interpretação apressada
   (e) excesso de casos
   (f) distração externa
   (g) fadiga ocular
   (h) inexperiência
3. Erro técnico (5%):
   (a) técnica radiográfica inadequada: posicionamento impróprio, compressão inadequada, imagem sub/superexposta, contato ruim tela-filme, desfocalização em movimento geométrico
   (b) fracasso em fazer a imagem da região de interesse
   (c) condições de visualização abaixo do ideal: luminância inadequada das caixas de visualização, luz externa na caixa de visualização, luz ambiente alta
4. Biologia do tumor:
   (a) tamanho de tumor pequeno
   (b) falha em incitar reação desmoplásica (p. ex., carcinoma lobular invasivo)
   (c) limitações da mamografia tela-filme em mamas fisicamente densas
   (d) nenhuma microcalcificação associada (aproximadamente 50% dos cânceres)
   (e) desenvolvimento de rádio-opacidade no tecido mole
   (f) estabilidade das descobertas mamográficas
      ◊ Calcificações malignas podem ser estáveis por até 63 meses
      ◊ Uma massa pode não mudar por até 4,5 anos

Localização de cânceres não detectados:
área retroglandular (33%), parênquima lateral (31%), central (18%), medial (13%), subareolar (4%)

Carcinoma Mamário Induzido por Radiação

◊ Risco de vida com efeito carcinogênico cumulativo relacionado com a idade!

(a) mulheres com idade < 35: 7,5 cânceres adicionais por um milhão de mulheres irradiadas por ano por radiação
(b) mulheres com idade > 35: 3,5 cânceres adicionais por um milhão de mulheres irradiadas por ano por radiação

Papel do Ultrassom de Mama
Indicações:
◊ Ultrassom não é ferramenta de triagem!
  A. EXAME DIRECIONADO
    (1) estudo inicial de caroço palpável em pacientes com < 30 anos de idade/grávidas/lactantes
      ◊ Ultrassom não acrescentará informações úteis em uma área que contém somente tecido adiposo em um mamograma!
    (2) caracterização de massa mamográfica/palpável
      ◊ Ultrassom acrescentará informações úteis se houver tecido com densidade de água na área de anormalidade palpável!
      ◊ Diferenciação de lesão cística de sólida é o principal papel do ultrassom!
    (3) avaliação adicional de anormalidade não palpável com diagnóstico mamográfico incerto
    (4) busca por lesão focal como causa de densidade mamográfica assimétrica
    (5) confirmação de lesão vista em uma projeção mamográfica somente
  B. EXAME DE MAMA COMPLETO
    (1) secreções mamárias
    (2) vazamentos suspeitos de implante de silicone
    (3) acompanhamento de múltiplas lesões conhecidas mamográficas/sonográficas
    (4) mama radiograficamente densa com histórico familiar de câncer de mama
    (5) acredita-se que as metástases tenham origem na mama, mas com exame clínico + mamográfico negativo
    (6) mamograficamente não possível: paciente "radiofóbico", paciente acamado, após mastectomia
  C. PROCEDIMENTO intervencional
    (1) aspiração de cisto orientada por ultrassom
    (2) biopsia de núcleo orientada por ultrassom
    (3) ductografia orientada por ultrassom, se
      (a) secreções não puderem ser expressas
      (b) ducto não puder ser canulado
Precisão: 98% de precisão para cistos; 99% de precisão para massas sólidas; pequenos carcinomas têm menos aspectos característicos

Indicação para MR de Triagem de Mama	
(se contagem > 2,0)	
Histórico	*Contagem*
BRCA 1 ou 2	2,0
Histórico pessoal de câncer de mama/ovário	2,0
Câncer de mama na mãe < 60 anos	1,0
Câncer de mama na irmã < 60 anos	0,5
Menstruação > 35 anos	0,5
Nulípara	0,5
Primeira gravidez > 30 anos	0,5
Câncer de mama em parente de primeiro grau (não irmã)	0,5
Judia Asquenazi	0,5
Mama densa	0,5

Papel da MR de Mama
Indicações:
  (a) melhorar a detecção + caracterização de primária
    • massa palpável + mamograma negativo + sonograma
    • *status* pós-lumpectomia com margens positivas
    • mamograma indeterminado repetido
    • preparação:
      – tamanho do tumor: MR mais precisa na estimativa de tamanho do tumor do que mamografia/ultrassom
      – detecção de componente intraductal extensivo: MR superior a mamografia
      – multifocalidade (16–50%): em 70% detectada somente por MR
      – multicentricidade (15–30%): em 50% detectada somente por MR
      – bilateralidade (3–5%): em 75% detectada somente por MR
      – antes + depois do segundo ciclo de quimioterapia neoadjuvante para separar respondentes de não respondentes
      – invasão da parede torácica
  (b) triagem de grupos de alto risco
    • paciente jovem com gene BRCA1 positivo
    • mama densa + lesão de LCIS de alto risco
    • *status* pós-mastectomia + reconstrução de mama com implante (triagem anual)
  (c) melhorar detecção de câncer de mama recorrente
    • planejamento de biopsia para determinar cicatriz *versus* tumor recorrente após terapia de conservação de mama
  (d) avaliar resposta à terapia
  (e) examinar mamas em paciente com câncer metastático, mas origem primária desconhecida (2–7%)
    • malignidade de nódulo axilar + mamograma negativo
  (f) imagiologia de implante
Sensibilidade: 72–93–100% (para DCIS 40–100%)
Especificidade: 37–60–100%

Contagem BI-RADS® para MR de Mama	
Descritor	*Contagem*
Características Principais	
Pico de realce em 90 s	2,0
Lavagem (Washout) centrípeta	2,0
Lesão espiculada	2,0
Lavagem imediata rápida	2,0
Massa isotensa em T2	1,0
Captação de contraste inicial > 100%	1,0
Características Menores	
Edema perilesional (T2/STIR)	1,0
Lesão ramificada	1,0
Configuração dendrítica adjacente à primária	1,0
Lesão heterogênea em T2	1,0
Tamanho da lesão > 10 mm	0,5
Margens lobuladas da lesão	0,5
Interpretação	
Compatível com malignidade	> 7
Provavelmente maligna	> 5
Indeterminada	3–5
Provavelmente benigna	< 3
Compatível com benignidade	< 1

◊ Um mamograma por MR normal
  – exclui corretamente a malignidade em > 96%
  – significa sem câncer invasivo > 3 mm
  – significa sem exame posterior por 2 anos (por 1 ano, se for BRCA positivo)
  – FN: DCIS, LCIS, câncer lobular, câncer tubular

Tempo da MR: 7–20 dias após início do ciclo
6 meses após biopsia aberta
12 meses após terapia de radiação

MR:
◊ Morfologia maligna sempre triunfa sobre a cinética!
√ Sinal reduzido em T2WI
√ Morfologia irregular
√ Pontes/estrias linfagíticas
√ Aumento por contraste:
  √ Aumento rápido na intensidade do sinal após injeção de contraste = lavagem (Washout) rápida
    ◊ Regra 90/90 = cânceres mostram um aumento de intensidade de sinal de 90% nos primeiros 90 segundos!
  √ Amplitude marcadamente mais alta do que tecido parenquimal normal
  √ Platô/lavagem imediata rápida na fase pós-inicial
  √ Sinal alimentador arterial
  √ Aumento intenso precoce de borda/periferia (± necrose central)
  √ Progressão centrípeta do aumento
  √ Marginação de massa maligna

Câncer de Mama Aumentando Lentamente/Sem Aumento na MR
1. Carcinoma lobular
2. Carcinoma tubular
3. Carcinoma mucinoso
4. Carcinoma ductal invasivo de grau I

Papel da Biopsia Estereoestática
Indicações: lesão não palpável obviamente maligna, lesão provavelmente benigna indeterminada, ansiedade sobre lesão
Alvos: massa sólida bem definida, massa indistinta/espiculada, microcalcificações agrupadas
Vantagem: procedimento cirúrgico de um estágio
Problemática: lesão pequena de 3–5 mm, microcalcificações finas espalhadas, densidade indistinta, área de distorção arquitetural
Excisão:
  cicatriz radial suspeitada (em até 28% associada a carcinoma tubular), lesão próxima à parede torácica, lesão na cauda axilar, lesão muito superficial, atipia/hiperplasia atípica (em 49–61% associada à malignidade), carcinoma *in situ* (em 9–20% associado à invasão), microcalcificações ramificadas sugestivas de DCIS com necrose com comedão
Sensibilidade: 85–99% com biopsia com agulha (100% específica), 68–93% com aspiração com agulha fina (88–100% específica)
Taxa de não detecção: 3–8% para biopsia estereoestática, 3% para cirurgia

CISTO NA MAMA
Incidência: causa mais comum única de caroços na mama entre 35 e 55 anos de idade
Idade: qualquer; mais comum nos últimos anos reprodutivos + por volta da menopausa
Histologia: parede do cisto revestida por uma única camada de
(a) células epiteliais achatadas; fluido do cisto com Na+/K+razão ≥ 3
(b) células epiteliais com metaplasia apócrina (função secretora); fluido do cisto com Na+/K+razão < 3
Causa: o fluido não pode ser absorvido em virtude da obstrução de ducto terminal extralobular por fibrose/proliferação epitelial intraductal
• tamanho muda com o tempo

Cisto Mamário Simples
√ Massa mamográfica bem definida achatada oval/redonda (se sob pressão) + halo circundante (DDx: massa sólida bem definida)
√ Múltiplo/solitário
√ Aspiração com agulha de fluido (prova) + mamograma pós-aspiração como nova base
US (98–100% de precisão):
  ◊ Correlacionar com palpação/mamograma de acordo com tamanho, forma, localização, densidade do tecido circundante!
  √ Lesão esférica/ovoide com centro não ecoico
  √ Cápsula ecogênica fina bem circunscrita
  √ Aumento acústico posterior (pode ser difícil para demonstrar em cistos pequenos/profundamente situados
  √ Sombras de borda fina
  √ Septações ocasionalmente multiloculares ± finas/agrupamento de cistos
MR:
  – T1WI
    √ Lesão hipotensa bem circunscrita sem parede do cisto discernível; bem visualizada dentro de parênquima adiposo; mal visualizada em parênquima normal
  – T1WI aumentada
    √ Sem mudança na intensidade do sinal; demarcação melhorada em virtude do aumento do parênquima circundante
  – T2WI
    √ Lesão hiperintensa bem circunscrita com textura homogênea interna (detectável em um diâmetro de ~ 2 mm)

Pneumocistograma (para cistos sintomáticos)
√ Ar permanece mamograficamente detectável por até 3 semanas
√ Efeito terapêutico de insuflação de ar (igual a 60–70% de volume de fluido aspirado): sem recorrência de cisto em 85–94% (40–45% de recorrência de cisto sem insuflação de ar)

Cisto Mamário Complexo/Complicado
= qualquer cisto que não atende aos critérios de cisto simples
Causa: mudanças fibrocísticas (vasta maioria), infecção, malignidade (extremamente rara)
  ◊ 0,3% de todos os cânceres de mama são intracísticos
  ◊ Pacientes com cistos apócrinos estão sob risco aumentado de desenvolver câncer de mama!
√ Parede uniformemente espessa + sensibilidade = inflamação/infecção
√ Ecos internos difusos de baixo nível (= cisto "espuma"):
  (a) com mobilidade com o aumento em potência = material subcelular como glóbulos de proteína, cristais de colesterol flutuantes, detritos celulares
  (b) sem mobilidade com o aumento em potência = células, como macrófagos espumantes, metaplasia apócrina, células epiteliais, pus, sangue
√ Nível de fragmentos de fluido
  Rx: aspiração para excluir sangue/pus
√ Septação espessa/espessamento excêntrico da parede mais profundamente caracterizado por margem externa mal definida protuberante, margem interna microlobulada convexa ("nódulo mural"), massa imóvel com ecotextura heterogênea áspera, fluxo de CD dentro do espessamento
  Rx: tratado como nódulo sólido
√ Agrupamento de microcistos semelhante a uma esponja
  Rx: tratado como nódulo sólido

MR:
- T1WI
  - √ Conteúdo de cisto hiperintenso/hipointenso ± sinal de sedimentação
- T1WI aumentada
  - √ Parede do cisto com aumento em anel espesso (inflamação)
  - √ Captação leve de contraste em tecido circundante (= hiperemia reativa)

Rx: aspiração completa (assegura causa benigna), biopsia com agulha (se parcialmente/não aspirável)
DDx: dispersão de artefatos em pequenos cistos superficiais/profundos, fibroadenoma, papiloma, carcinoma

Aspiração de Cisto
- inspeção de fluido de cisto:
  (a) normal: fluido turvo esverdeado/acinzentado/preto
  (b) anormal: fluido claro cor de palha/sangue escuro
- √ Agulha se move dentro de cisto complexo não aspirável
- √ Fluido sem sangue deve ser descartado
- √ Fluido sangrento deve ser examinado citologicamente

CARCINOMA EM MAMA MASCULINA
Incidência: 0,2%; 1.400 novos casos/ano com 300 mortes
  ◊ 3,7 dos carcinomas masculinos de mama ocorrem em homens com síndrome de Klinefelter!
Idade de pico: 60–69 anos
Sob risco: (homens com nível de estrogênio aumentado)
1. Síndrome de Klinefelter (risco 20 vezes maior em relação ao normal): cromossomos XXY
2. Doença de fígado: cirrose, equistomiase, má nutrição
3. Terapia de radiação para o peito (período latente de 12–35 anos)
4. Exposição ocupacional ao calor (função testicular diminuída)
5. Atrofia testicular: lesão, orquite por caxumba, testículos não descendentes
6. Antecedentes judeus
7. Histórico familiar em homens/mulheres (em até 30%)
  ◊ Ginecomastia NÃO é um fator de risco!

Histologia: mesmo que nas mulheres, carcinoma ductal infiltrante (maioria); carcinoma lobular invasivo distintamente incomum (estruturas tubulares geralmente não encontradas em mama masculina)
- massa firme sem dor retroareolar/quadrante externo superior
- inchaço da mama, secreção sangrenta do mamilo, retração

Localização: mama E > D, bilateralidade é incomum
- √ Lembra carcinoma fibroso de mama feminina
- √ Geralmente localizado excentricamente
- √ Calcificações poucas + mais espalhadas + mais redondas + maiores
- √ Nódulos axilares aumentados (em 50% no momento da apresentação)
- √ Metástases na pleura, pulmão, osso, fígado

Demora no diagnóstico desde o início dos sintomas: 6–18 meses
Rx: cirurgia, manipulação hormonal (85% de receptor de estrogênio e 75% de receptor de progesterona positivo)
Prognóstico: taxa de sobrevivência de 5 anos para estágio 1 = 82–100%
para estágio 2 = 44–77%, para estágio 3 = 16–45%
para estágio 4 = 4–8% (mesmo que para mulheres!)
DDx: abscesso na mama, ginecomastia, cisto de inclusão epidérmica

ABSCESSO CRÔNICO NA MAMA
= ABSCESSO FRIO geralmente visto em mulheres lactantes
- febre, dor, leucócitos aumentados (diagnóstico clínico)
- resposta rápida a antibióticos

Localização: mais comumente em área central/subareolar
- √ Massa bem definida de densidade aumentada com contorno radial
- √ Mudanças secundárias comuns: distorção arquitetural, retração de mamilo + aréola, linfedema, espessamento da pele, nódulos axilares patológicos
- √ Centro liquefeito pode ser aspirado

US:
- √ Área anecoica/quase anecoica com aumento posterior

MR:
- T1WI
  - √ Lesão hiperintensa redonda/ovoide (alto conteúdo de proteína)
- T1WI aumentada
  - √ Sem captação de contraste centralmente
  - √ Forte aumento de parede do abscesso
- T2WI
  - √ Lesão hiperintensa redonda/oval

DDx: seroma

LINFADENOPATIA DERMATOPÁTICA
= linfadenopatia reativa benigna dentro da mama associada a erupções cutâneas
Causa: dermatite esfoliativa, eritroderma, psoríase, dermatite atópica, infecção na pele
Histologia: padrão folicular retido, centros germinais aumentados, área paracortical aumentada com células de coloração pálida (linfócitos, células de Langerhans, células reticulares interdigitantes)
- nódulos subcutâneos firmes não sensíveis móveis

Localização: com frequência bilateral
Local: predominantemente quadrante superior externo
- √ Massas subcentrais regionais com endentações radiolucentes centrais/periféricas

CISTO DE INCLUSÃO EPIDÉRMICA
= lesão cutânea/subcutânea benigna
Causa: congênita, metaplasia, trauma (biopsia com agulha, mamoplastia redutora), folículo capilar obstruído
Patologia: cisto preenchido com queratina
Histologia: epitélio escamoso estratificado
- nódulo redondo liso preso à pele com poro enegrecido, móvel contra tecido subjacente
- √ Massa iso/alta densidade circunscrita redonda/oval de 0,8–10,0 cm de diâmetro
- √ Pode conter microcalcificações heterogêneas

US:
- √ Massa sólida hipoecoica circunscrita se estendendo para dentro da derme

DDx: cisto sebáceo (cisto epitelial contendo glândulas sebáceas)

NECROSE ADIPOSA DA MAMA
= CISTO LIPÍDICO TRAUMÁTICO = CISTO OLEOSO
= saponificação asséptica de lipase de tecido adiposo após destruição local de células adiposas com liberação de lipídios + hemorragia + proliferação fibrótica
Etiologia: trauma externo direto (lesão de cinto de segurança), biopsia de mama, mamoplastia redutora, remoção de implante, reconstrução de mama, irradiação, paniculite nodular (doença de Weber-Christian), ectasia ductal de mastite crônica, reação a corpo estranho (silicone, parafina)
Incidência: 0,5% das biopsias de mama
Sob risco: mulheres obesas de diversas idades com mamas com excesso de gordura pendentes

Histologia: cavidade com material oleoso rodeada por "células espuma" (= macrófagos carregados de lipídios)
- histórico de trauma em 40% (p. ex., cirurgia anterior, radiação > 6 meses atrás, mamoplastia redutora, lumpectomia)
- geralmente, clinicamente oculto
- massa firme, ligeiramente fixada sensível/sem dor
- retração da pele (50%)
- fluido adiposo amarelado na aspiração

Localização: em qualquer lugar; mais comum em região periareolar superficial; próximo ao local de biopsia/cicatriz cirúrgica

√ Inicial: massa espicular densa mal definida (indistinguível de carcinoma, se associada a distorção, espessamento da pele, retração)
√ Posterior: massa bem circunscrita com áreas translúcidas no centro (= densidade adiposa homogênea de cisto oleoso) rodeadas por pseudocápsula fina (em lesões antigas)
√ Calcifica em 4–7% (= liponecrose macrocística calcificante):
  √ Ocasionalmente, calcificação curvilínea/casca de ovo na parede
√ Espículas finas de baixa densidade variam com projeção
√ Espessamento de pele localizado/possível retração

US:
  √ Massa hipoecoica/anecoica com margens mal/bem definidas ± sombreamento acústico
  √ Cisto complexo com nódulos murais/bandas ecogênicas

MR
- T1WI
  √ Intensidade de sinal igual a parênquima
  √ Lesão redonda com sinal adiposo hiperintenso (cisto oleoso)
  √ Perda de sinal com macrocalcificações
- T1WI aumentada
  √ Área localizada mal definida de aumento moderado + aumento pós-inicial contínuo (granulação de tecido) até 6 meses após o trauma
  √ Sem aumento em lesão posterior/cisto oleoso
- T2WI
  √ Área hiperintensa mal definida (edema reativo de lesão recente)
  √ Lesão redonda com intensidade de sinal central de gordura (em cisto oleoso)

Doença de Weber-Christian

= paniculite não supurativa com episódios de inflamação recorrentes = áreas de necrose adiposa, envolvendo gordura subcutânea + gordura de órgãos internos
- acompanhada por febre + nódulos sobre tronco e membros

FIBROADENOMA

= TIPO ADULTO DE FIBROADENOMA
= tumor fibroepitelial benigno induzido por estrogênio originado em TDLU; se forma durante a adolescência; gravidez + lactação são estimulantes do crescimento; regressão após menopausa (degeneração mucoide, hialinização, involução de componentes epiteliais, calcificação)

Incidência: 3º tipo mais comum de lesão de mama após doença fibrocística + carcinoma; tumor sólido benigno mais comum em mulheres em idade de procriação (~10%)

Idade: idade média de 30 anos (gama 13–80 anos); idade mediana 25 anos; tumor de mama mais comum abaixo da idade de 25 anos

Influência hormonal: ligeiro aumento no final do ciclo menstrual + durante gravidez; regride após menopausa; pode ocorrer em mulheres pós-menopausa que recebem terapia de reposição de estrogênio

Patologia: massa bem circunscrita lisa/levemente lobulada com interface bem demarcada entre estroma + parênquima não envolvido (SEM cápsula)

Histologia: mistura de estroma fibroso proliferado + estruturas ductais epiteliais
  (a) ductos compressores de fibroadenoma intracanalicular
  (b) fibroadenoma pericanalicular sem compressão de ducto
  (c) combinação
    ◊ Fibroadenoma celular = predominantemente elementos epiteliais em mulheres mais jovens
    ◊ Fibroadenoma fibroso = predominantemente elementos fibrosos em mulheres mais velhas

- massa livremente móvel aumentada firme borrachenta, macia, algumas vezes lobulada
- em 35% não palpável
- SEM fixação de pele
- raramente sensível/dolorida
- tamanho clínico = tamanho radiográfico

Tamanho: 1–5 cm (em 60%)

Localização: multifocal em 15–25%; bilateral em 4%; geralmente localizada em quadrante superior externo

√ Lesão circular/oval de baixa densidade
√ Contorno nodular/lobulado quando maior (áreas com taxas de crescimento diferentes)
√ Margem lisa, discreta (indistinguível de cistos quando pequena)
√ Frequentemente com "sinal de halo"
√ Calcificações uniformemente contornadas de densidade alta + bastante igual em 3% em virtude de necrose de mudanças regressivas em pacientes mais velhos:
  (a) degeneração mixoide subcapsular periférica
    √ Calcificações periféricas marginais semelhantes a anéis
  (b) degeneração mixoide central
    √ Tipo de calcificação "pipoca" (PATOGNOMÔNICA)
  (c) calcificações dentro de elementos ductais
    √ Padrão pleomórfico linear ± de ramificação
  ◊ Calcificações aumentam conforme componente de tecido mole regride!

US:
  √ Massa redonda (3%)/oval (96%) com grande eixo paralelo até a parede torácica com razão extensão: profundidade de > 1,4 (em carcinoma geralmente < 1,4)
  √ Hipoecoica semelhante a lóbulos adiposos (80–96%)/hipercoica/padrão misto/anecoica/isoecoica em comparação com tecido fibroglandular adjacente
  √ Textura homogênea (48–89%)/não homogênea (12–52%)
  √ Contorno regular (57%)/lobulado (15–31%)/irregular (6–58%)
  √ Sinal de "protuberância e declive" = protuberância no contorno focal pequena imediatamente contígua com um sulco pequeno (57%)
  √ Ecos brilhantes intratumorais (10%) = macrocalcificações
  √ Aumento acústico posterior (17–25%)/sombra acústica sem calcificações (9–11%)
  √ Halo ecogênico (cápsula) com sombreamento lateral
  √ Leve compressibilidade do tumor
  √ Avascular/alguma vascularidade central na imagiologia com fluxo de cor

MR:
- T1WI
  √ Isoitensa/levemente hipointensa em comparação com parênquima
  √ Mais óbvia em tecido adiposo
  √ Perda de sinal endotumoral em virtude de macrocalcificações

- T1WI aumentada
  - √ Aumento muito forte (com componente epitelial proporcionalmente maior)
  - √ Aumento contínuo/platô pós-inicial
  - √ Septos endotumorais com captação leve de contraste
- T2WI
  - √ Intensidade alta de sinal (para tumor com componente epitelial proporcionalmente maior) em 50%
  - √ Ocasionalmente, septações endotumorais (causadas por componente fibrótico)
  - √ Isointensa/ligeiramente hipointensa comparada com parênquima mamário (para tumor predominantemente fibrótico) em 50%

DDx: adenose tumoral/adenose florida

Fibroadenoma Juvenil/Gigante/Celular

= fibroadenoma > 5 cm de diâmetro/pesando > 500 g

Incidência: 7–8% de todos os fibroadenomas; multiplo/bilateral em 10–25%

Causa: hiperplasia + distorção de lóbulos mamários normais secundários a desequilíbrios hormonais entre níveis de progesterona + estradiol

Idade: qualquer (maior parte em garotas adolescentes); mais frequente em garotas afro-americanas

Histologia: mais glandular + mais celularidade estromal do que o tipo adulto de fibroadenoma; hiperplasia epitelial ductal

- massa não sensível bem circunscrita aumentando rapidamente
- veias superficiais dilatadas, pele esticada ± ulceração
- √ Massa discreta com bordas redondas
- √ ± depressões semelhantes a fendas e cistos minúsculos (semelhantes a tumor filoide)

MR:
- T1WI
  - √ Massa isodensa a levemente hipodensa redonda/oval difícil de separar do parênquima de mama normal
- T1WI aumentada
  - √ Aumento forte com demarcação nítida de tecido circundante + septações endotumorais
- T2WI
  - √ Geralmente hiperintensa

DDx: carcinoma medular/mucinoso/papilar/ carcinoma dentro de fibroadenoma

MUDANÇAS FIBROCÍSTICAS

= MAZOPLASIA = MASTITE FIBROSA CÍSTICA = MASTITE FIBROSA CRÔNICA = DOENÇA CÍSTICA = HIPERPLASIA GENERALIZADA DE MAMA = HIPERPLASIA EPITELIAL DESCAMADA = FIBROADENOMATOSE = DISPLASIA MAMÁRIA = DOENÇA DE SCHIMMEL BUSCH = MASTITE FIBROSA = DOENÇA PROLIFERATIVA MAMÁRIA

◊ Não é uma doença visto ser encontrada em 72% da população analisada > 55 anos de idade
◊ O College of American Pathologists sugere o uso do termo "mudanças/condição fibrocística" em relatórios de mamografia"

Incidência: doença mamária difusa mais comum; em 51% de 3.000 autopsias

Idade: 35–55 anos

Etiologia: exagero de proliferação cíclica normal + involução da mama com produção + absorção incompleta de fluido por células apócrinas em decorrência de desequilíbrio hormonal

Histologia:
(1) crescimento exagerado de tecido conectivo fibroso = fibrose estromal, fibroadenoma

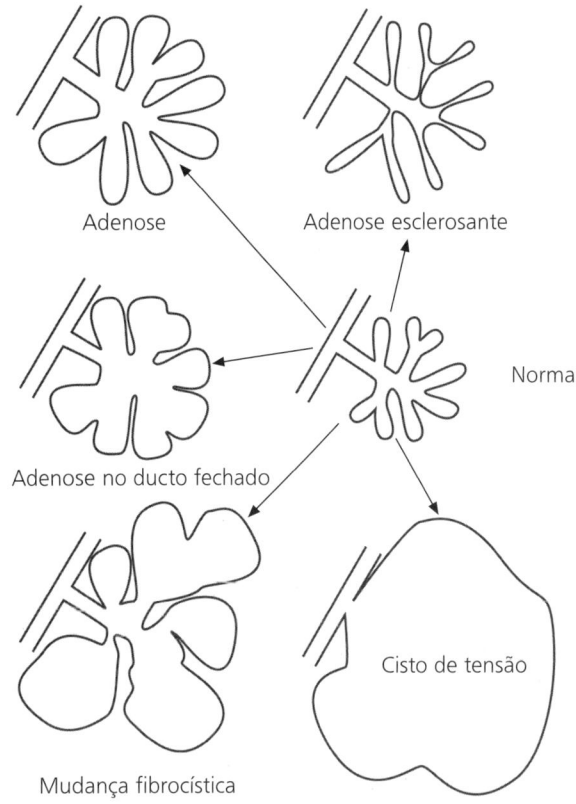

Doença Benigna da Unidade Lobular Ductal Terminal

(2) dilatação cística de ductos + formação de cisto (em 100% microscópica, em 20% macroscópica)
(3) hiperplasia de ductos + lóbulos + ácinos = adenose; papilomatose ductal

- assintomática em doença macrocística
- plenitude, sensibilidade, dor em doença macrocística
- nódulos palpáveis + espessamento
- sintomas ocorrem com ovulação; regressão com gravidez + menopausa
- √ Cistos individuais redondos/ovoides com margens lisas discretas
- √ Cisto multilocular lobulado
- √ Padrão nodular alargado (= lóbulos distendidos por fluido + crescimento exagerado de tecido conectivo fibroso extralobular extensivo)
- √ Calcificações finas curvilíneas "como xícara de chá" com feixe horizontal + calcificações redondas de baixa densidade em projeção craniocaudal = leite de cálcio (4%)
- √ Calcificações "como pérolas"/como psammoma
- √ Calcificações do tipo "involucional" = calcificações muito finas pontuadas distribuídas uniformemente dentro de um/mais lóbulos contra um fundo adiposo (de grau leve de hiperplasia em tecido glandular subsequentemente atrofiado)

US:
- √ Padrão ductal, ectasia ductal, múltiplos cistos de tamanhos variados, lesões ecogênicas focais mal definidas com/sem atenuação sonora posterior

MR:
- T1WI
  - √ Hipointensa em comparação com tecido adiposo intramamário
  - √ Cistos entremeados hipointensos de tamanhos variados
- T1WI aumentada
  - √ Aumento crescente de segmentar a difuso (correlacionado com grau de adenose)

◇ Evitar agendar paciente durante 1ª e 4ª semanas do ciclo menstrual/sob HRT
√ Elevação continua após fase pós-inicial
- T2WI
  √ Ocasionalmente, intensidade de sinal difusamente aumentada (na 2ª metade do ciclo menstrual/sob HRT)
  √ Cistos hiperintensos entremeados de tamanhos variados

Risco de carcinoma de mama invasivo:
A. SEM RISCO AUMENTADO (70%)
   1. Lesões não proliferativas: adenose, adenose florida, metaplasia apócrina sem atipia, macro/microcistos, ectasia ductal, fibrose, hiperplasia leve (mais de 2, porém não mais de 4 células epiteliais de profundidade), mastite, mastite periductal, metaplasia escamosa
   2. Fibroadenoma
B. RISCO LEVEMENTE AUMENTADO (1,5–2 vezes)
   1. Hiperplasia moderada + sólida florida/papilar
   2. Papiloma com núcleo fibrovascular
   3. Adenose esclerosante
C. RISCO MODERADAMENTE AUMENTADO (5 vezes): Hiperplasia ductal/lobular atípica (lesão incerta com algumas características de carcinoma *in situ*)
D. ALTO RISCO (8–11 vezes)
   1. Hiperplasia atípica + histórico familiar de câncer de mama
   2. Carcinoma *in situ* lobular/ductal

Classificação de Mudanças Fibrocísticas			
Grau	Frequência	Categoria Histológica	Risco de Câncer de Mama
I	70%	Lesão não proliferativa	0
II	25%	Lesão proliferativa sem atipia	2×
III	5%	Lesão proliferativa com atipia	4–5×

Adenose
Idade: todas
Patologia: lesão lobulocênctrica derivada de TDLU com distorção e supressão de lóbulos subjacentes
Histologia: proliferação epitelial e mioepitelial de dúctulos + lóbulos com pleomorfismo nuclear + aumento no tamanho da célula
√ Aumento no tamanho de TDLUs para 3–7 mm
√ "Padrão de floco de neve" de densidades nodulares mal definidas disseminadas
√ Com frequência microcalcificações intralobulares redondas/leite de cálcio (menos comum + menos extensivo do que na adenose esclerosante)
US:
√ Lóbulos com adenose são sonograficamente de isoecoicos a levemente hipoecoicos, quando comparados com gordura
MR:
√ Nenhuma anormalidade em T1WI/T2WI
√ Captação de contraste geralmente forte, ocasionalmente ramificado em áreas focais de adenose
DDx: malignidade

Adenose Esclerosante
Patologia: proliferação mioepitelial + fibrose estromal reativa
Histologia: esclerose estromal envolvendo > 50% de todas TDLUs, que se tornam alongadas + distorcidas + comprimidas pela esclerose
DDx: carcinoma tubular (ausência de membrana basal + células mioepiteliais); cicatriz radial (fibrose mais extensiva + cicatriz fibrocolagenosa central)

- massa palpável (rara) = "adenose tumoral"
Raramente associado a: carcinoma lobular *in situ* > carcinoma ductal *in situ*
◇ Adenose esclerosante não é um fator de risco/precursor de câncer de mama!
√ Calcificações em 50%
(a) forma focal
   √ Agrupamento focal de microcalcificações
   √ Mama focalmente densa aparecendo como um nódulo/lesão espiculada
(b) forma difusa
   √ Adenose + calcificações difusamente espalhadas (calcificações em estrutura acinar dilatada cisticamente)
   √ Mama difusamente densa
DDx: outras lesões espiculadas

Adenose Tumoral = Adenose Florida
Idade média: 30 anos
Histologia: proliferação focal de dúctulos e glândulas lobulares com hiperplasia de células epiteliais + mioepiteliais
- massa firme clinicamente discreta/mal definida
√ Massa nodular geralmente < 2 cm de diâmetro
√ ± microcalcificações
DDx: fibroadenoma

Fibrose
√ Microcalcificações agrupadas redondas/ovais com contornos lisos + calcificações finas granulares associadas enchendo os lóbulos

Hiperplasia Lobular Atípica
= proliferação de células redondas do tipo LCIS crescendo ao longo dos ductos terminais de forma permeada (crescimento pagetoide) entre epitélio benigno + mioepitélio basal MAS NÃO completamente obliterando os lumens ductais terminais/lóbulos distendidos (como no carcinoma lobular *in situ*)
√ Nenhum correlato mamográfico

Hiperplasia Ductal Atípica
= proliferação intraductal de baixo grau com características parciais/incompletamente desenvolvidas de DCIS sem comedão
√ Calcificações frequentes

Papilomatose Intraductal
= lesões polipoides hiperplásicas dentro de um ducto
Idade: perimenopausa
- secreção espontânea sangrenta/serosa/sorossanguínea do mamilo (causa mais comum de secreção do mamilo)
√ Pequena opacidade retroareolar (= ducto dilatado) se estendendo 2–3 cm dentro da mama
√ Defeito de preenchimento intraluminal na galactografia

NÓDULO FIBROSO DA MAMA
= DOENÇA FIBROSA DA MAMA = DOENÇA FIBROSA = FIBROSE DA MAMA = MASTOPATIA FIBROSA = TUMOR FIBROSO DA MAMA
Frequência: 3–4% de massas benignas; 8% de espécimes de mama cirúrgica
Histologia: estroma colagenoso focalmente denso circundando epitélio atrófico: NÃO ESPECÍFICO
Idade: 20–50 anos; somente 8% pós-menopausa
- massa palpável/não palpável: a borda se mistura ao tecido denso circundante
Localização: unilateral (80–85%)/bilateral (15–20%)
√ Margem circunscrita (55%)/indistinta (32%)
√ Sugestivo de malignidade (11%), forma irregular, margem espiculada, sombreamento acústico posterior
DDx: fibroadenoma, malignidade

GALACTOCELE

= retenção de material adiposo em áreas de dilatação ductal cística aparecendo durante/logo após lactação
Causa: ? supressão abrupta de lactação/ducto de leite obstruído
Patologia: cisto com a parede lisa revestido por epitélio tipo apócrino simples de cuboidal a colunar cheio de fluido leitoso
Idade: ocorre durante/logo após lactação; pode ocorrer em crianças de qualquer sexo
- massa indolor crescente
- fluido leitoso engrossado espesso (colostro)
Localização: área retroareolar, uni/bilateral
√ Lesão rádio-opaca grande de densidade de água (1ª fase)
√ Lesão menor de densidade mista + nível ESPECÍFICO de gordura – água com feixe horizontal (2ª fase)
√ Lesão pequena radiolucente lembrando lipoma
√ ± nível de fluido-cálcio
US:
√ Cisto completo com componente de água hiperecoico + componente de gordura hiperecoico
MR:
√ Aumento da parede + septações
DDx: inspiração terapêutica de fluido leitoso

TUMOR CELULAR GRANULAR

= MIOBLASTOMA CELULAR GRANULAR (1926)
= tumor benigno, ocasionalmente localmente invasivo + metastatisante
Origem: célula de Schwann (positivo para marcador de proteína S-100); originalmente, acreditava-se derivar de células musculares
Prevalência: 1÷1.000 carcinomas de mama primários
Idade: 20–59 (média 34) anos; 76% afro-americanos
Histologia: grupos arredondados de grandes células poligonais com pequenos núcleos regulares escuros + citoplasma granular eosinofílico abundante; intercalado com vasos sanguíneos de paredes finas ramificados; imunorreativo à proteína S-100
  DDx: carcinoma, linfoma, metástase
  ◊ Aspirado com agulha fina pode ser difícil de interpretar!
Localização: língua (mais comum), orofaringe, trato GI, pele, parede bronquial, tecido subcutâneo (6–8%), trato biliar (1%), mama (5%)
Tamanho: mais comumente diferente do tamanho do quadrante superior externo
Tamanho: 1–3 cm
- caroço assimétrico com crescimento lento, dureza, fixação/retração de pele, ulceração
- frequentemente fixado à fáscia temporal
US:
√ Massa espiculada bem circunscrita/mal definida
√ Aumento acústico posterior/sombreamento
√ Extensões estreladas (tumor se insinuando dentro do tecido mamário circundante)
Mamografia:
√ Massa redonda bem demarcada/densidade indistinta/massa espiculada
MR:
√ Borda hiperintensa em T2WI
√ Aumento homogêneo/aumento periférico rápido
Rx: excisão local ampla

GINECOMASTIA

= benigna, geralmente desenvolvimento excessivo de mama masculina
◊ NÃO é fator de risco para desenvolvimento de câncer de mama!
Causa:
(1) hormonal
  Causa: excesso de estrogênio ou androgênios diminuídos
  (a) neonato: influência de estrogênios maternais cruzando a placenta
  (b) puberdade: altos níveis de estradiol
    Incidência: em até 60–75% de garotos saudáveis
    Idade: 1 anos após início da puberdade (13–14 anos)
    Prognóstico: retrocede em 1–2 anos
  (c) senêscencia: declínio nos níveis de soro testosterona
  (d) hipogonadismo (síndrome de Klinefelter, anorquia, falha testicular adquirida [p. ex., neoplasia testicular])
  (e) tumores: tumor adrenocortical feminilizante, tumor secretor de gonadotropina (hepatoblastoma, carcinoma fibrolamelar, coriocarcinoma), prolactinoma, tumor testicular produtor de estrogênio, (tumor celular de Sertoli/Leydig), hipertireoidismo, síndrome de feminização testicular, neurofibromatose I
(2) doenças sistêmicas
  cirrose alcoólica avançada, hemodiálise em falência renal crônica, doença pulmonar crônica (enfisema, tuberculose), má nutrição
(3) induzido por droga
  esteroides anabólicos, corticoesteroides, tratamento com estrogênio para câncer de próstata, digitalis, cimetidina, tiazida, espironolactona, reserpina, isoniazida, ergotamina, antidepressivos tricíclicos, maconha
(4) neoplasma: hepatoma (com produção de estrogênio)
(5) idiopática
(6) obesidade (conversão aumentada de testosterona em estrogênio)
Mnemônica: CODEES
  Cirrose
  Obesidade
  Digitalis
  Estrogênio
  ESpironolactona
Incidência: 85% de todas as massas mamárias masculinas
Idade: período neonatal; garotos adolescentes (40%); homens > 50 anos (32%)
Histologia: número aumentado de ductos, proliferação de epitélio ductal, edema periductal, estroma fibroplástico, tecido adiposo
- nódulos firmes palpáveis sensíveis > 2 cm em região subareolar
Localização: bilateral (63%), lado esquerdo (27%), lado direito (10%)
√ Proeminência leve de ductos subareolares em distribuição radial (tipo focal)
√ Mama densa homogeneamente (tipo difuso)
MR:
√ Área retromamilar hipointensa
√ Nenhum/leve aumento de contraste
DDx: pseudoginecomastia (= proliferação adiposa na obesidade)

HAMARTOMA DE MAMA

= FIBROADENOLIPOMA = LIPOFIBROADENOMA = ADENOLIPOMA
Incidência: 2–16 ÷ 10.000 mamogramas
Idade média: 45 (27–88) anos
Histologia: tecido mamário normal/displásico composto de tecido fibroso denso + quantidade variável de gor-

dura, delineada de tecido circundante sem uma cápsula verdadeira
- macia, com frequência não palpável (60%)

Localização: retroareolar (30%), quadrante superior externo (35%)

√ Massa bem circunscrita redonda/ovoide, geralmente > 3 cm
√ Densidade mista com centro mosqueado (secundário a gordura) = padrão "linguiça fatiada"
√ Pseudocápsula fina lisa (= camada fina circundando tecido fibroso)
√ Sinal de halo = zona radiolucente periférica em virtude de compressão do tecido circundante
√ Pode conter calcificações

MR:
- T1WI
  √ Lesão bem circunscrita redonda/oval/lobulada com demarcação pseudocapsular:
    √ Intensidade intermediária para componente parenquimal
    √ Alta intensidade para componente lipomatoso
    √ Baixa intensidade para componente cístico
- T1WI aumentada
  √ Sem aumento/aumento forte no componente parenquimal com aumento pós-inicial contínuo (dependente de vascularização)
- T2WI
  √ Intensidade intermediária para componentes parenquimais + lipomatosos
  √ Alta intensidade para componente cístico

DDx: lipossarcoma, doença de Cowden

HEMATOMA DE MAMA

Causa: (1) cirurgia/biopsia (mais comum)
(2) trauma fechado
(3) coagulopatia (leucemia, trombocitopenia)
(4) terapia anticoagulante

√ Massa ovoide bem definida (= cisto hemorrágico)
√ Massa mal definida com densidade aumentada difusa (edema + hemorragia)
√ Espessamento de pele adjacente/proeminência de estruturas reticulares
√ Regressão em algumas semanas deixando (a) nenhum traço, (b) distorção arquitetural, (c) resolução incompleta
√ Calcificações (ocasionalmente)

US:
√ Massa hipoecoica complexa com ecos internos dependendo da idade do hematoma:
  √ Hiperecoica (em estágio agudo)
  √ Hipoecoica a anecoica (= progressão de hematoma)

MR:
- T1WI
  √ Sinal alto homogêneo ± sedimentação (fresco)
  √ Intensidade de sinal baixo + anel periférico de sinal alto (desoxi-hemoglobina de hematoma subagudo)
- T1WI aumentada
  √ Sem captação dentro do hematoma
  √ Aumento reativo difuso moderado circundando o hematoma + aumento pós-inicial contínuo
- T2WI
  √ intensidade de sinal baixa homogênea (fresco)
  √ Intensidade de sinal baixa homogênea + anel periférico de intensidade de sinal baixa

PAPILOMATOSE JUVENIL

Patologia: tumor de 1–8 cm composto de muitos cistos agregados de < 2 cm com estroma denso entremeado ("doença do queijo suíço"): comum calcificações

Histologia: múltiplos microcistos revestidos por epitélio ductal achatado/epitélio com metaplasia apócrina, adenose esclerosante, ectasia ductal; hiperplasia papilar marcada de epitélio ductal com frequente atipia extrema

Idade média: 23 anos (gama de 12–48 anos)
- tumor firme palpável localizado
- sem secreção do mamilo
- histórico familiar de câncer de mama em 28–58% (parentes de primeiro grau afetados em 8%; em um/mais parentes em 28–53%)

√ Massa mal definida com múltiplos cistos periféricos pequenos
√ ± microcalcificações
√ Aumento marcante com perfil de aumento benigno na MR

Prognóstico: desenvolvimento de câncer de mama síncrono (4%)/metacrono (5–15%) após 8–9 anos

Rx: remoção cirúrgica completa com margens negativas
DDx: fibroadenoma

ADENOMA LACTANTE

= massa indolor recém-descoberta durante o 3º trimestre de gravidez/em mulheres lactantes

Etiologia: ? variante de fibroadenoma/adenoma tubular/hiperplasia lobular ou ressurgimento de neoplasma

Patologia: massa esférica amarela bem circunscrita com superfície lobulada + textura firme borrachenta e sem cápsula

Histologia: lóbulos secretores revestidos por citoplasma de granular e espumoso a vacuolizado + separado por tecido conectivo delicado

- Massa indolor firme livremente móvel
√ Septos fibrosos
√ ± pequenos focos hiperecoicos centrais (= gordura dentro do leite)
√ Características geralmente benignas:
  √ Massa homogeneamente hipoecoica/isoecoica
  √ Lobulações lisas + margens bem definidas
  √ Eixo longo paralelo à parede torácica
  √ Aumento acústico posterior
√ Características geralmente malignas:
  √ Margens anguladas irregulares
  √ Sombreamento acústico posterior

Prognóstico: regressão após finalização da amamentação
DDx: carcinoma de mama (1÷1.300 – 1÷6.200 gravidezes)

LIPOMA DE MAMA

= geralmente lesão solitária assintomática de crescimento lento

Incidência: extremamente raro
Histologia: tumor encapsulado contendo células de gordura maduras
Idade média: 45 anos + pós-menopausa

- com frequência oculto clinicamente
- mole, livremente móvel, bem delineado

√ Geralmente, > 2 cm
√ Tumor radiolucente facilmente visto em mama densa; quase invisível em mama gorda
√ Linha rádio-opaca fina discreta (= cápsula) vista na maioria de sua circunferência
√ Deslocamento de parênquima de mama adjacente
√ Calcificação com necrose adiposa (extremamente rara)

US:
√ Lesão hipoecoica ou hiperecoica

MR:
- T1WI
  √ Lesão hiperintensa bem circunscrita
  √ ± cápsula hipointensa fina
  √ Sem aumento de contraste

– T2WI
  √ Intensidade de sinal equivalente a gordura subcutânea
DDx: lóbulo adiposo circundando por trabéculas/ligamentos suspensórios

LINFOMA DE MAMA
A. Linfoma primário
   = linfoma extramodal da mama sem histórico anterior de linfoma/leucemia
   Prevalência: 0,12–0,53% de todas as malignidades de mama; 2,2% de todos os linfomas extranodais
   • assintomático
B. Linfoma secundário
   ◊ Um dos tipos mais comuns de lesões metastáticas na mama!
   • febre, dor
Histologia: NHL de células B (maioria), doença de Hodgkin, leucemia (CLL), plasmacitoma
Idade: 50–60 anos; M < F
Localização: predominância do lado direito; 13% bilateral
√ Massa/massas bem/incompletamente circunscrita(s) redonda(s)/oval(is) lobulada(s)
√ Infiltração com bordas mal definidas
√ SEM calcificações/espiculações
√ Espessamento da pele + edema trabecular
√ Adenopatia axilar bilateral em 30–50%
US:
  √ Massa/massas oval(is)/redonda(s) homo/heterogeneamemnte hiperecoica(s)
  √ Bordas nitidamente definidas/mal definidas
  √ Sombreamento acústico posterior/aumento
Prognóstico: 3,4% de sobrevivência livre de doença em 5 anos para todos os estágios; 50% de taxa de remissão com quimioterapia agressiva
Recorrência: maior parte na mama contralateral/outros locais distantes
DDx: carcinoma de mama circunscrito, fibroadenoma, tumores filoides, doença metastática

Pseudolinfoma
= lesão linforreticular como uma resposta definitiva a trauma

ECTASIA DUCTAL MAMÁRIA
= MASTITE DE PLASMA CELULAR = TUMOR VARICOCELE DA MAMA = MASTITE OBLITERANTE = COMEDOMASTITE = MASTITE PERIDUCTAL = DOENÇA SECRETORA DE MAMA
= inflamação asséptica rara na área subareolar
Prognóstico (especulativo):
(1) estase de secreção intraductal leva a dilatação + vazamento de material espessado em parênquima, fazendo surgir uma mastite química asséptica (mastite periductal); o material extravasado é rico em ácidos graxos = necrose adiposa não traumática
(2) inflamação periductal causa dano à lâmina elástica da parede do ducto, resultando em dilatação do ducto
Histologia: ectasia ductal, secreções ductais fortemente calcificadas, infiltração de células de plasma + células gigantes + eosinófilos
Idade média: 54 anos/pode se desenvolver em crianças pequenas
• com frequência assintomática
• secreção sangrenta do mamilo em crianças
• dor na mama, secreção no mamilo, retração do mamilo, fístula mamilar, massa mamária subareolar
Localização: subareolar, com frequência bilateral + simétrica, pode ser unilateral + focal
√ Massa triangular densa com ápice em direção ao mamilo
√ Ductos distendidos se conectando ao mamilo
√ Mistura periférica com tecido normal
√ Calcificações múltiplas geralmente bilaterais redondas/ovais com centrolucência + polaridade (= orientação em direção ao mamilo)
  (a) periductal
    √ Anel calcificado oval/alongado ao redor de ductos dilatados com periferia muito densa (depósitos circundantes de fibrose + necrose adiposa)
  (b) intraductal
    √ Calcificação bastante uniforme linear, com frequência "em forma de agulha" de calibre largo, ocasionalmente ramificando (dentro dos ductos/confinada às paredes dos ductos)
√ Pode ocorrer retração de mamilo/espessamento de pele
Sequelas: granuloma de colesterol
DDx: câncer de mama

MAMOPLASTIA
= CIRURGIA COSMÉTICA DE MAMA

Mamoplastia de Aumento
cirurgia plástica realizada com mais frequência nos USA
Frequência: 150.000 procedimentos em 1993 (70% por razões cosméticas; 30% para reconstrução). 1,8 milhões de mulheres americanas têm implantes de mama (estimativa)
Métodos:
1. Injeção de aumento (não mais praticada): parafina, silicone, gordura de lipoaspiração
   Cultura microbiológica: necrose do tecido resultando em massas mamárias sensíveis, duras e densas; linfadenopatia; infecção; formação de granuloma (= siliconoma)
2. Implantes (pré-peitoral, subpeitoral)
   (a) massas semelhantes a esponja de Ivalon®, Etheron®, Teflon®
   (b) elastômero de silicone (silástico) liso/concha com textura contendo óleo de silicone/solução salina: > 100 variedades de dimetilpolisiloxane
      — lúmen único de metil polisiloxane polimerizado com concha de silicone externa lisa/com textura/revestimento de poliuretano
      — lúmen duplo com núcleo interno de silicone + câmara externa de solução salina
      — "lúmen duplo reverso" = lúmen interno cheio de solução salina circundado por envelope cheio de silicone
      — lúmen triplo
   (c) implante expansível ± válvulas intraluminais = injeção salina dentro de porta com expansão gradual de tecido para reconstrução de mama
   Localização: retroangular/subpeitoral
3. Transplante de tecido autógeno
   (para reconstrução de mama) com retalhos musculocutâneos: transverso do reto abdominal (TRAM), grande dorsal, tensor da fáscia lata, glúteo máximo
Técnica mamográfica para implantes:
1. Duas visualizações padrão (visualizações CC e MLO) para a maior parte do tecido mamário posterior:
   ◊ 22–83% de tecido mamário fibroglandular obscurecido por implante dependendo do tamanho da mama + localização do implante + grau de contração capsular nas visualizações padrão!

◊ A taxa de falso-negativo da mamografia aumenta de 10–20% para 41% em pacientes com implantes!
2. Duas visualizações Eklund (deslocamento de implante) (visualizações CC e LAT 90°) para visualizações de compressão de tecido mamário anterior = visualização "empurrada para trás" = tecido mamário puxado anteriormente em frente ao implante, enquanto o implante é empurrado posterior + superiormente, excluindo, assim, a maioria dos implantes

Técnica de MR para implantes:
Princípio físico: as frequências ressonantes para água, gordura (~220 Hz mais baixa do que água) e silicone (~100 Hz mais baixo do que gordura) diferem
Sequência mais efetiva: recuperação de inversão (IR) que suprime gordura
  (a) com supressão adicional de água = representação pura de silicone
  (b) com supressão adicional de silicone = representação pura de componente salino
Orientação: axial + sagital (2 angulações obrigatórias)

Cultura microbiológica de implante cheio de silicone gel:
1. **Fibrose capsular** (100%)
   = resposta normal de hospedeiro para expulsar corpo estranho
   √ Concha de implante de baixa intensidade + cápsulas fibrosas não conseguem ser diferenciadas na MR
   √ Fluido fisiológico pode ocupar o espaço entre a concha do implante + cápsula fibrosa
   √ Dobras radiais (normais) = linhas hipointensas emanando da junção da cápsula fibrosa – concha como ruga
   √ Contorno circunferencial suavemente ondulado (normal)
2. **Contratura** (12–20%): mais frequente com implantes retroglandulares; aumentando com o tempo
   • distorção de contorno da mama
   • endurecimento da mama
   • retesamento, dor
   √ Contorno áspero (ultrassom útil)
   √ Calcificações capsulares na periferia da prótese
   √ Protuberância local = herniação de uma cápsula fibrosa enfraquecida localmente
   √ Cápsula fibrosa delineada por ultrassom (silicone não vazado é ecolucente)
   √ Calcificações periprotéticas extensivas
   MR (baixa especificidade):
     √ Implantes arredondados com diâmetro transversal < 2 × o diâmetro anteroposterior
     √ Espessamento marcado de cápsula fibrosa
     √ Zona de calcificações periprotéticas livre de sinal
     √ Ausência completa de dobras radiais
     √ Aumento de contraste de inflamação granulomatosa
   Rx: sem risco para a saúde; capsulotomia (liberação); capsulectomia (remoção de tecido cicatrizado)
2. **Migração do implante**
   Causa: superdistensão de bolsa do implante na cirurgia
3. **Rompimento de Prótese**
   = buraco/laceração em concha do implante observada na cirurgia
   Frequência: 0,2–6%
   Prevalência: > 50% após 12 anos
   Implante intacto: 89% após 5 anos, 51% após 12 anos, 5% após 20 anos
   Resultado: colapso de concha total/parcial/inexistente
   • mudança no contorno/localização do implante
   • achatamento do implante
   • dor na mama
4. **"Faça sangrar"** = **lixiviação de silicone** (100% = condição normal todos os implantes sangram)
   = vazamento de quantidades microscópicas de óleo de silicone através de concha barreira de semiporosa, mas intacta, feita de elastômero silicone
   √ Sinal equivalente a silicone dentro de terminal em forma de buraco de fechadura curvado em dobras radiais + entre cápsula e concha do implante
   DDx: microscópio
5. Infecção/formação de hematoma
6. Dor localizada/parestesia

Rompimento Intracapsular
= revestimento rompido do implante, que nada dentro do silicone gel contido pela cápsula fibrosa intacta
Incidência: 80–90% de todos os rompimentos
Mamografia (11–23% sensível, 89–98% específica):
  √ Protuberância/pico de contorno do implante
    (DDx: herniação através de cápsula localmente enfraquecida)
Ultrassom (59–70% sensível, 57–92% específico, 49% preciso):
  √ Sinal de "escada" = série de linhas paralelas horizontais ecogênicas retas/curvilíneas dentro do implante (= concha do implante desmoronada flutuando dentro do silicone gel)
  √ Agrupamentos heterogêneos de ecogenicidade de nível baixo a médio (65% sensível, 57% específica)
  Observação: a visualização do lúmen interno dentro do espaço anecoico em implantes de lúmen duplo pode ser confundida no ultrassom com rompimento intracapsular
MR (81–94% sensível, 93–97% específica, 84% precisa)
  √ Linhas de intensidade de sinal baixas curvilíneas múltiplas frequentemente paralelas à cápsula fibrosa (correspondente a concha de prótese desmoronada dentro da cápsula fibrosa cheia de silicone):
    √ Sinal de "linguine" – linhas onduladas hipointensas dentro do implante (= pedaços de envelope desmoronado flutuando livremente), 100% PPV
    √ Um sinal de rompimento incompleto "lágrima invertida"/"alçapão"/"buraco de fechadura"/"laço" = estrutura contígua hipointensa em forma de alça com envelope de implante (= pequena invaginação focal/dobra de concha com silicone em qualquer dos lados)
    DDx: dobra radial (se estendendo da periferia perpendicular para a superfície direcionada para o centro do implante)
  √ "Sinal de partículas de água" = "sinal de óleo de salada" = aparência de múltiplas partículas de fluido de origem extracapsular/envelope contendo solução salina dentro do lúmen do implante de silicone (DDx: 1–2 partículas podem ser normais: após injeção de solução salina/Betadine®/antibióticos/esteroides)

Rompimento Extracapsular
= extrusão + migração de partículas de silicone através de laceração tanto na concha do implante + cápsula fibrosa
Incidência: até 20% de todos os rompimentos
• massas mamárias palpáveis
US:
  √ Padrão de "tempestade de neve"/"ruído ecogênico" = nódulo marcadamente hiperecoico com ruído ecogênico bem definido anterior + indistinto posteriormente (= partículas livres de silicone misturadas com tecido mamário)
  √ Área altamente ecogênica com sombreamento acústico
  √ Massas hiperecoicas quase indistinguíveis de cistos + geralmente circundadas por ruído ecogênico (= coletas de tamanho grande a médio de silicone) com ecos internos de nível baixo

MR:
- √ Focos hipointensos discretos em T1WI com supressão de gordura + sinal hipointenso em T2WI com supressão de água em continuidade ao/separado do implante
- √ Sinal de linguine = sinal de rompimento intracapsular associado

Mamografia:
- √ Área densa lobular/esférica de opacidades adjacentes a/separada de implante de silicone
- √ Calcificações na borda

DISSEMINAÇÃO EXTRACAPSULAR DE SILICONE

Fonte: sangramento de gel, rompimento de implante (11–23%) mais comum com concha mais fina + implantes mais antigos

- linfadenopatia de silicone
- parestesia do braço (de afundamento de nervo secundário a fibrose circundando silicone migrando para axila/plexo braquial)
- secreção de silicone pelo mamilo (rara)
- migração para o braço (+ neuropatia constritiva de nervo radial), tecido subcutâneo de parede abdominal inferior, canal inguinal
- √ Migração para parede torácica ipsilateral + nódulos auxiliares
- √ Partículas de silicone na mama em 11–23% (97% específicas, 5% sensíveis)
- √ Formação de granuloma (siliconoma) + fibrose = coleta de silicone dentro do parênquima mamário circundado por uma reação granulomatosa a corpo estranho

Mamoplastia Redutora

- √ Distorção arquitetural em redemoinho (em área inferior da mama visualizada melhor na visualização mediolateral)
- √ Distorção pós-cirúrgica
- √ Ilhas isoladas residuais de tecido mamário
- √ Necrose adiposa
- √ Calcificações distróficas
- √ Tecido assimétrico orientado em distribuição não anatômica

MASTITE

Mastite Aguda

= infecção da mama com disseminação ascendente canalicular + secundária intersticial

Causa: obstrução de ducto mamário/ectasia; celulite; estado imunocomprometido; lesão no mamilo
Patógeno: S. aureus (mais comum)
Histologia: infiltração inflamatória aguda + crônica, fibrose, células gigantes multinucleadas ocasionais
Idade: qualquer; mais comumente em mulheres lactantes

- mama eritematosa inchada sensível (DDx; carcinoma inflamatório)
- nódulos linfáticos axilares doloridos aumentados
- ± febre, ESR elevado, leucocitose
- √ Densidade aumentada difusa
- √ Espessamento de pele difuso
- √ Inchaço da mama
- √ Nódulos linfáticos axilares aumentados
- √ Rápida resolução com terapia de antibiótico

US:
- √ Massa complexa hipoecoica com parede espessa
- √ Fluxo de Doppler colorido periférico

MR:
- T1WI
  - √ Área circunscrita de intensidade de sinal baixa
  - √ Aumento inicial forte + platô pós-inicial

Causa: abscesso, fístula

Mastite Puerperal

= MASTITE LACTACIONAL
= geralmente infecção interstícial durante período de lactação
  (a) através de rachaduras no mamilo infectado
  (b) hematógena
  (c) ascendente através dos ductos = galactoforite

Organismo: Staphylococcus, Streptococcus
Rx: incisão + drenagem

Mastite Não Puerperal

1. Cisto infectado
2. Mastite purulenta com formação de abscesso
3. Mastite de plasma celular
4. Mastite não específica

Mastite Granulomatosa

1. Granuloma de corpo estranho
2. Doença específica (tuberculose, sarcoidose, lepra, sífilis, actinomicose, tifo)
3. Doença parasítica (doença hidática, cisticercose, filaríase, esquistossomose)

METÁSTASE DE MAMA

Incidência: < 1%
Idade média: 43 anos
Primária intramamária: comumente localizada na mama contralateral
Extramamária primária: leucemia/linfoma > melanoma maligno > carcinoma ovariano > câncer de pulmão > sarcoma
  ◊ Em até 40% sem histórico conhecido de câncer primário!
Em crianças: rabdomiossarcoma, leucemia, linfoma não Hodgkin

- √ Massa heterogênea redonda com margem lisa
- √ Massa solitária (85%), especialmente no quadrante superior externo
- √ Massas múltiplas: bilateralidade em até 30%
- √ Aderência da pele (25%) ± espessamento da pele
- √ Envolvimento de nódulo axilar (40%)

Metástase Hemorrágica de Mama

1. Melanoma maligno
2. RCC (carcinoma de células renais)
3. Coriocarcinoma
4. Sarcoma de Kaposi

DOENÇA DE MONDOR

= tromboflebite rara geralmente autolimitada de veias subcutâneas (principalmente veia toracoepigástrica) da mama/parede torácica anterior

Causa: desconhecida; trauma, esforço físico, cirurgia, câncer de mama, inflamação, desidratação
Pode estar associada a: carcinoma (em até 12%), trombose venosa profunda

- estrutura semelhante a um cordão palpável sensível dolorida
- cavidade na pele, eritema

Localização: geralmente aspecto lateral da mama

- √ Estrutura superficial tubular semelhante a uma corda linear ± com as bordas reviradas.
- √ Raramente calcificação de veia

US:
- √ Estrutura tubular hipoecoica superficial contendo ecos internos de nível baixo (= coágulo)

Prognóstico: se resolve espontaneamente em 2–4 semanas

DOENÇA DE PAGET NO MAMILO

[Sir James Paget (1814–1899), cirurgião e patologista no Hospital São Bartolomeu em Londres, Inglaterra, foi o primeiro a descrever em 1874]

= manifestação incomum de câncer de mama caracterizada por infiltração na epiderme do mamilo de adenocarcinoma

Prevalência: 2–3% de todos os cânceres de mama
Idade: todas as idades; pico entre 40 e 60 anos

- mudanças no mamilo (32%): eritema, escamação, erosão, ulceração, retração de mamilo e aréola:
  ◊ Atraso médio de diagnóstico correto por 6–11 meses como característica sugere um diagnóstico benigno de eczema!
- mudanças no mamilo + massa palpável/espessamento de mama (45%)
- massa palpável/espessamento de mama somente (14%)
- ± secreção sangrenta no mamilo + comichão

Histologia: célula de Paget = grandes células pleomórficas com citoplasma pálido surgindo em ductos secretores principais e migrando para a epiderme: histologicamente e biologicamente semelhantes a comedocarcinoma

Associada a:
carcinoma extensivo invasivo (30%)/ductal *in situ* (60%) limitado a um ducto na área subareolar/remota + multicêntrica

√ Mamograma negativo em 50%
√ Espessamento do mamilo/areolar/pele
√ Retração do mamilo
√ Ducto dilatado
√ Microcalcificações linearmente distribuídas subareolares/difusas malignas
√ Massa/massas discreta(s) retroareolar(es) de tecido mole

MR:
- T1WI
  √ Achatamento/espessamento da região mamilar
- T1WI aumentada
  √ Variabilidade de nenhuma para forte captação inicial
  √ Platô pós-inicial/lavagem imediata
  √ Aumento assimétrico do mamilo
  √ Aumento linfático retroareolar
- T2WI
  √ Raramente hiperintensidade areolar assimétrica

DDx: esfregaço citológico de secreção do mamilo exsudativa/biopsia excisional de lesão no mamilo
Prognóstico: taxa de sobrevivência com massa palpável semelhante a carcinoma ductal infiltrante; taxa de sobrevivência de 85–90% em 10 anos sem massa palpável; nódulos axilares positivos em 0–13%

PAPILOMA DA MAMA

= proliferação geralmente benigna de tecido epitelial ductal
Incidência: raro; 1–2% de todos os tumores benignos
Idade: 30–77 anos (papilomatose juvenil = 20–26 anos); pode ocorrer em homens
Histologia: proliferação hiperplásica de epitélio ductal; lesão pode ser pedunculada/amplamente fundamentada; pedúnculo de tecido conectivo coberto por células epiteliais proliferando na forma de metaplasia apócrina/hiperplasia sólida pode causar obstrução do ducto + distensão para formar um papiloma intracístico

MR:
- T1WI
  √ Tumor redondo/oval com sinal isointenso para parênquima
  √ Aumento de contraste homo/heterogêneo mais forte do que parênquima circundante
  √ Aumento pós-inicial contínuo/ocasionalmente platô

DDx: carcinoma papilar invasivo

Papiloma Central Solitário

Localização: subareolar dentro do ducto principal; bilateral em 25%
NÃO pré-maligno

- secreção espontânea geralmente sangrenta/serosa (9–48%)/secreção clara do mamilo (52–88–100%):
  ◊ Causa mais comum de secreção serosa/sangrenta do mamilo
- "ponto de disparo" = secreção de mamilo produzida sob compressão da área com papiloma
- massa intermitente desaparecendo com secreção

√ Mamograma negativo/nódulos intraductais em área subareolar
√ Ducto único assimétrico dilatado
√ Calcificações ásperas amorfas subareolares
√ Ducto dilatado com defeito de preenchimento intraluminal obstrutor/distorcivo na ductografia (= galactografia)
√ Massa hipoecoica intraductal em ducto dilatado isolado

Cultura microbiológica: 0–5–14% de frequência de desenvolvimento de carcinoma

Papilomas Periféricos Múltiplos

Localização: dentro da unidade lobular ductal terminal; bilateral em até 14%
Em 10–38% associados a:
hiperplasia ductal atípica, carcinoma lobular *in situ*, cânceres intraductais papilares + cribriformes, cicatriz radial

- secreção no mamilo (20%)

√ Nódulos bem circunscritos redondos/ovais/ligeiramente lobulados
√ Distribuição segmentar com ductos dilatados estendendo-se sob o mamilo (20%)
√ Pode estar associado a microcalcificações ásperas

MR:
√ Geralmente, não detectável em pré-contraste T1WI

Cultura microbiológica: 5% de frequência de desenvolvimento de carcinoma; risco aumentando dependendo do grau de atipia celular
Prognóstico: em 24% recorrência após tratamento cirúrgico

TUMORES FILOIDES

Incidência: 1 ÷ 6.300 exames; 0,3–1,5% de todos os cânceres de mama; 3% de todos os fibroadenomas
Idade: 5ª–6ª década (idade média 45 anos), ocasionalmente em mulheres < 20 anos de idade
Histologia: semelhante a fibroadenoma, mas com celularidade aumentada + pleomorfismo (variações amplas em tamanho, forma, diferenciação) de seus elementos estromais; tumor fibroepitelial com padrão de crescimento semelhante a folhas (filoides) = projeções ramificadas de tecido dentro das cavidades císticas; estruturas cavernosas contêm muco; degeneração cística + hemorragia

- senso de plenitude
- massa mamária aumentando rapidamente; períodos de remissão
- massa enorme, borrachenta firme, móvel, discreta, lobulada, lisa
- afinamento + descoloração lívida da pele, veias largas, pele brilhante

Tamanho: 1–20 cm
√ Massa não calcificada homogênea grande com margens lisas polilobuladas imitando fibroadenoma
√ Crescimento rápido para tamanho grande (> 6–10 cm), pode encher toda a mama
√ Sinal de halo ocasional (em decorrência da compressão de tecido circundante)

US:
- √ Massa hipoecoica redonda/lobulada com borda mal definida
- √ Sombra acústica posterior
- √ Fendas cheias de fluido anecoicas em tumores grandes (DDx de fibroadenoma)

MR:
- T1WI
  - √ Hipo/isointensa para parênquima
  - √ Regiões hipointensas de mudanças císticas/necróticas (ocasionalmente)
- T1WI aumentada
  - √ Captação inicial forte em componente de tumor sólido
  - √ Aumento contínuo/platô em fase pós-inicial
  - √ Demarcação crescente de componentes císticos não aumentados (morfologia massa em massa)
- T2WI
  - √ Isointensa a hipointensa para parênquima
  - √ Regiões hiperintensas de mudanças císticas/necróticas (ocasionalmente)

DDx: fibroadenoma (incomum em mulheres pós-menopausa)

Tumores Filoides Benignos

= FIBROADENOMA FILOIDE = FIBROADENOMA GIGANTE
= forma gigante benigna de fibroadenoma intracanalicular

Histologia: baixa atividade micótica (0–4 mitoses/10 campo de alto aumento)

Cx: em 5–10% degeneração em histiocitoma fibroso maligno/fibrossarcoma/lipossarcoma/leiomiossarcoma/condrossarcoma/osteossarcoma com invasão local + metástases hematógenas do pulmão, pleura, osso (metástases auxiliares bem raras)

Prognóstico: 15–20% de taxa de recorrência, se não completamente removido

Tumor Filoide Maligno

= CISTOSSARCOMA FILOIDE = ADENOSSARCOMA

Histologia: alta atividade mitótica (> 5 mitoses/10 campo de alto aumento) em uma diferenciação predominantemente sarcomatosa

Prognóstico: disseminação hematógena em 20% (pulmão)

Rx: remoção ampla (sem dissecção de nódulo axilar); radiação + quimioterapia não são úteis

HIPERPLASIA ESTROMA PSEUDOANGIOMATOSA

= PASH = proliferação miofibroblástica estimulada hormonalmente benigna de estroma mamário

Espectro: de descobertas incidentais focais a massas mamárias clínica e mamograficamente evidentes

Histologia: (a) descoberta microscópica focal incidental em 23% de todos os espécimes de mama
(b) forma tumoral (rara)

Forma Tumoral de PASH

Idade: 4ª–5ª década (gama 14–67 anos)
Patologia: massa bem definida com pseudocápsula
Histologia: miofibroblastos proliferantes criando espaços anastomosantes semelhantes a ranhuras positivo para CD34 e actina muscular; semelhante na aparência a angiossarcoma de baixo grau

- massa borrachenta firme indolor móvel palpável única
- pode crescer rapidamente

Tamanho médio: 4,2 (gama, 1–12) cm

√ Massa não calcificada densa bem/parcialmente circunscrita

US:
- √ Massa ovoide sólida hipoecoica com eixo longo paralelo à parede torácica
- √ ± margens circunscritas
- √ Ecotextura levemente heterogênea
- √ ± pequeno componente cístico
- √ Geralmente, sem fenômenos posteriores

Rx: excisão de massa sintomática/em crescimento
Prognóstico: recorrência após biopsia excisional (acima de 18%)
DDx: fibroadenoma, tumor filoide

CICATRIZ RADIAL

= HIPERPLASIA DUCTAL ESCLEROSANTE = MASTOPATIA INDURATIVA = DOENÇA FIBRÓTICA FOCAL = PROLIFERAÇÃO DUCTAL ESCLEROSANTE – EPITELIOSE INFILTRANTE = LESÃO NÃO ENCAPSULADA ESCLEROSANTE

= lesão de mama proliferativa benigna (potencial maligno é controverso) não relacionada com trauma anterior/cirurgia

Incidência: 0,1–2,0 ÷ 1.000 mamogramas de triagem; em 2–16% de espécimes de mastectomia

Causa: ? reação localizada inflamatória,? isquemia crônica com infarto leve

Patologia: "cicatriz" = centro esclerótico composto de tecido conectivo acelular (= fibrose) e depósitos de elastina (= elastose); dúctulos enredados com camada mioepitelial intacta em núcleo esclerótico; coroa de ductos distorcidos + lóbulos compostos de proliferações benignas (adenose esclerosante, diperplasia ductal, formação de cisto, papilomatose)

Em até 50% associada a:
carcinoma tubular, comedocarcinoma, carcinoma lobular invasivo + câncer de mama contralateral)

◊ Evitar secção congelada, aspiração com agulha fina, biopsia de núcleo com agulha (controversa)!

- raramente palpável

√ Diâmetro médio de 0,33 cm (gama, 0,1–0,6 cm)
√ Geralmente, sem massa central (MAS: massa não calcificada irregular com frequência com distorção arquitetural)
√ Aparência variável em projeções diferentes (= cicatrizes radiais são geralmente planares na configuração)
√ Áreas translúcidas ovais/circulares no centro
√ Espículas longas muito finas, amontoadas juntas centralmente
√ Estruturas lineares radiolucentes (= gordura) paralelas às espículas (aparência de "estrela negra")
√ Sem espessamento/retração da pele

MR:
- T1WI
  - √ Lesão estrelada com intensidade de sinal igual a parênquima (difícil/impossível de visualizar dentro do parênquima: bom em tecido adiposo)
- T1WI aumentada
  - √ Captação ligeira a moderada com curva não específica
- T2WI
  - √ Sem descobertas características

Rx: remoção cirúrgica requerida para diagnóstico definitivo
DDx: carcinoma, cicatriz pós-cirúrgica, necrose adiposa, fibromatose, mioblastoma celular granular

SARCOMA DE MAMA

Incidência: < 1% de lesões mamárias malignas
Idade: 45–55 anos
Histologia: fibrossarcoma, rabdomiossarcoma, sarcoma osteogênico, tumor maligno de mama misto, fibrossarcoma e carcinoma malignos, lipossarcoma

- crescimento rápido (4–6 cm no momento da detecção)
- √ Massa densa grande lisa/lobulada
- √ Contorno bem definido
- √ Tamanho palpável semelhante a tamanho mamográfico

Angiossarcoma
= tumor mamário vascular altamente maligno
- *Incidência:* 200 casos na literatura mundial; 0,04% de todos os tumores mamários malignos; 8% de todos os sarcomas mamários
- *Idade:* 3ª–4ª década de vida
- *Histologia:* células endoteliais hipercromáticas; rede de espaços vasculares comunicantes
  - estágio I: células com nucléolos grandes
  - estágio II: revestimento endotelial mostrando tufos + projeções papilares intraluminais
  - estágio III: mitose, necrose, hemorragia marcante
- *Metástase:* disseminação hematógena para os pulmões, pele, tecido subcutâneo, ossos, fígado, cérebro, ovários; NÃO linfático
- massa mamária imóvel indolor aumentando rapidamente
- √ Espessamento da pele + retração do mamilo
- √ Grande massa solitária com bordas não espiculadas bem definidas
- US:
  - √ Massa hipoecoica multilobulada bem definida com áreas hiperecoicas (de hemorragia)
- *Prognóstico:* 1,9–2,1 anos de sobrevivência média; 14% taxa geral de sobrevivência de 3 anos
- *Rx:* mastectomia simples sem remoção de nódulo linfático axilar
- *DDx:* tumor filoide, mama lactante, hipertrofia juvenil
  - ◊ Frequentemente diagnosticada incorretamente como linfangioma/hemangioma!

SEROMA DE MAMA
= coleta localizada de soro após cirurgia
- MR:
  - T1WI
    - √ Área circunscrita de sinal levemente hipointenso
  - T1WI aumentada
    - √ Aumento de contraste em parênquima circundante
  - T2WI
    - √ Área hiperintensa de retenção de fluido

CORAÇÃO E GRANDES VASOS
DIAGNÓSTICO DIFERENCIAL DE DOENÇAS CARDIOVASCULARES

Abordagem para Doença Cardíaca Congênita		
	Acianótica	*Cianótica*
	√ artéria pulmonar principal aumentada	√ artéria pulmonar principal côncava
BF Pulmonar Aumentado	Desvios (*shunts*) E–D	Lesões mistas = desvios bidirecionais = Lesões T
+ razão C/T aumentada	VSD	Transposição
	ASD	Tronco arterioso
	PDA	TAPVR
	ECD	Atresia tricúspide (sem obstrução do RVOT)
	PAPVR	"Formigamentos" (ventrículo/átrio único)
Fluxo Sanguíneo Pulmonar Normal	Obstrução do fluxo de saída do LV	
+ razão C/T normal	AS	
+ HTN venosa pulmonar	Coarctação	
	Arco aórtico interrompido	
	Coração esquerdo hipoplásico	
	Obstrução do fluxo de entrada do LV	
	TAPVR obstruído	
	Coração triatrial	
	Atresia na veia pulmonar	
	Estenose congênita da MV	
	Doença muscular	
	Cardiomiopatia	
	Miocardite	
	LCA anômala	
BF Pulmonar Diminuído		Desvios D – para – E
+ razão C/T normal		+ desvio intracardíaco não restritivo
		Tetralogia de Fallot
		Atresia tricúspide (com PS + ASD não restritivo)
		Atresia pulmonar + VSD não restritivo
+ razão C/T aumentada		+ desvio intracardíaco restritivo
		Atresia pulmonar + ASD sem VSD
		PS com ASD/forame oval patente
		Atresia tricúspide + PS + ASD restritiva
		Tetralogia de Fallot
		Anomalia de Ebstein
		Insuficiência tricúspide congênita

DOENÇA CARDÍACA CONGÊNITA

Incidência de CHD em Nascidos Vivos

Incidência geral: 8–9÷1.000 nascidos vivos
- ◊ CHD mais comum: prolapso da válvula mitral (5–20%), válvula aórtica bicúspide (2%) [geralmente não reconhecida antes primeira infância]
- ◊ ASD + VSD + PDA são responsáveis por 45% de todas as CHD
- ◊ 12 lesões são responsáveis por 89% de todas as CHD:

  Defeito septal ventricular 30,3%
  Ducto arterioso patente 8,6%
  Estenose pulmonar 7,4%
  Defeito no septo secundário 6,7%
  Coarctação da aorta 5,7%
  Estenose aórtica 5,2%
  Tetralogia de Fallot 5,1%
  Transposição 4,7%
  Defeito no coxim endocárdico 3,2%
  Ventrículo direito hipoplásico 2,2%
  Coração esquerdo hipoplásico 1,3%
  TAPVR 1,1%
  Tronco arterioso 1,0%
  Ventrículo único 0,3%
  Saída dupla no ventrículo direito 0,2%

Gravidez de alto risco:
  (1) irmão/irmã anterior com CHD: 2–5%
  (2) 2 irmãos/irmãs anteriores com CHD: 10–15%
  (3) um dos pais com CHD: 2–10%

Causas mais comuns de CHF + PVH em neonatos:
  1. Falência ventricular direita em virtude da obstrução no fluxo de saída
  2. Obstrução de retorno venoso pulmonar

CHD Apresentando-se no Primeiro Ano de Vida
1. VSD
2. Dextro-transposição de grandes vasos
3. Tetralogia de Fallot
4. Coarctação isolada
5. Ducto arterioso patente
6. Síndrome do coração esquerdo hipoplásico

Idade em que a CHD se Apresenta		
Idade	PVH Grave	PVH + Desvio de Vascularidade
0–2 d	Coração esquerdo hipoplásico	Coração esquerdo hipoplásico
	Atresia aórtica	TAPVR acima do diafragma
	TAPVR abaixo do diafragma	Transposição completa
	Miocardiopatia em IDM	
3–7 d	PDA em infante pré-termo	
7–14 d	CoA + VSD + PDA	Coarctação da aorta
	Estenose da válvula aórtica	AVM periférica
	AVM periférica	
	Fibrolastose endocárdica	
	LCA anômala	

CHD Compatível com Vida Relativamente Longa
1. Tetralogia leve: estenose pulmonar leve + VSD pequeno
2. Estenose pulmonar valvular: com circulação pulmonar relativamente normal
3. Transposição de grandes vasos: algum grau de estenose pulmonar + VSD grande
4. Tronco arterioso: equilíbrio delicado entre circulação sistêmica + pulmonar
5. Tronco arterioso tipo IV: vasos colaterais sistêmicos grandes
6. Atresia tricúspide + transposição + estenose pulmonar
7. Complexo de Eisenmenger
8. Anomalia de Ebstein
9. Transposição corrigida sem desvio intracardíaco

Justaposição de Apêndices Atriais
1. Atresia tricúspide com transposição
2. Transposição completa
3. Transposição corrigida de grandes artérias
4. DORV

Murmúrio Cardíaco Constante
1. PDA
2. Janela AP
3. Aneurisma rompido no seio de Valsalva
4. Hemitronco
5. Fístula arteriovenosa coronariana

Síndromes com CHD

Síndrome de delação 5 p – (Cri-du-chat [miado de gato])
Incidência de CHD: 20%

Síndrome de DiGeorge
= ausência congênita de timo + glândulas paratiroides
1. Malformação conotruncal
2. Arco aórtico interrompido

Síndrome de Down = MONGOLISMO = TRISSOMIA 21
1. Defeito no coxim endocárdico (25%)
2. VSD membranoso
3. ASD *ostium primum*
4. AV *communis*
5. Fissura da válvula mitral
6. PDA
7. 11 pares de costelas (25%)
8. Manúbrio hipersegmentado (90%)

Síndrome de Ellis van Creveld
Incidência de CHD: 50%
• polidactilia
√ Átrio único

Síndrome de Holt-Oram
= SÍNDROME CORAÇÃO-MEMBRO SUPERIOR
Incidência de CHD: 50%
1. ASD
2. VSD
3. Estenose pulmonar valvular
4. Displasia radial

Síndrome de Hurler
cardiomiopatia

Síndrome de Ivemark
Incidência de CHD: 100%
• asplenia
√ Anomalias cardíacas complexas

Síndrome de Klippel-Feil
Incidência de CHD: 5%
1. Defeito septal atrial
2. Coarctação

Síndrome de Marfan
= ARACNODACTILIA
1. Dilatação do seio aórtico
2. Aneurisma aórtico
3. Insuficiência aórtica
4. Aneurisma pulmonar

Síndrome de Noonan
1. Estenose pulmonar
2. ASD
3. Cardiomiopatia hipertrófica

Ostogênese Imperfeita
1. Insuficiência na válvula aórtica
2. Insuficiência na válvula mitral
3. Insuficiência na válvula pulmonar

Síndrome Pós-Rubéola
• peso baixo no nascimento
• surdez
• catarata
• retardamento mental
1. Estenose pulmonar periférica
2. Estenose na válvula pulmonar
3. Estenose aórtica supravalvular
4. PDA

Trissomia 13–15
VSD, tetralogia de Fallot, DORV

Trissomia 16–18
VSD, PDA, DORV

Síndrome de Turner (XO)
= DISGÊNESE OVARIANA
Incidência de CHD: 35%
1. Coarctação da aorta (em 15%)
2. Válvula aórtica bicúspide
3. Aneurisma dissecante da aorta

Síndrome de Williams
= HIPERCALCEMIA IDIOPÁTICA
- fácies de elfo peculiar
- retardamento mental + físico
- hipercalcemia (não em todos os pacientes)
1. Estenose aórtica supravalvular (33%)
2. ASD, VSD
3. Estenose valvular + artéria pulmonar periférica
4. Hipoplasia aórtica, estenoses de artérias mais periféricas

AVALIAÇÃO DE DESVIO
Avaliação de Desvio E – para – D
A. IDADE
 — infantes:
  (1) VSD isolado
  (2) VSD com CoA/PDA/Canal AV
  (3) PDA
  (4) *ostium primum*
 — crianças/Adultos:
  (1) ASD
  (2) canal AV parcial com válvula mitral competente
  (3) VSD/PDA com alta resistência pulmonar
  (4) PDA sem murmúrio
B. SEXO
 99% de chances de ASD/PDA em pacientes do sexo feminino
C. ANÁLISE DA PAREDE TORÁCICA
 √ 11 pares de costelas + manúbrio hipersegmentado: Síndrome de Down
 √ Peito escavado + síndrome das costas retas + peito em funil prolapso da válvula mitral
 √ Identação de costelas
D. SILHUETA CARDÍACA
 √ Tronco pulmonar ausente:
  transposição corrigida com VSD; tetralogia rosa
 √ Aorta ascendente do lado esquerdo:
  incompetência da valva aórtica + VSD
 √ Aorta descendente tortuosa:
  incompetência da valva aórtica + ASD
 √ Coração muito grande:
  canal AV persistente completo; (PCAVC); VSD + PDA; VSD + incompetência da válvula mitral
 √ Átrio esquerdo aumentado:
  septo arterial intacto; regurgitação mitral (defeito no coxim endocárdico, prolapso da válvula mitral + ASD)

Diagnóstico Diferencial de Desvios E – D						
	RA	RV	PA	LA	LV	Prox. Ao
ASD	↑	↑	↑	↔	↔	↔
VSD	↔	↑	↑	↑	↑	↔
PDA	↔	↔	↑	↑	↑	Com frequência ↑

Desvio com Átrio Esquerdo Normal
A. Desvio pré-cardíaco
 1. Conexão de veia pulmonar anômala
B. Desvio intracardíaco
 1. ASD (8%)
 2. VSD (25%)
C. Desvio pós-cardíaco
 1. PDA (12%)

Tamanho da Aorta em Desvios
A. Desvios extracardíacos
 √ Aorta aumentada + hiperpulsátil
 1. PDA
B. Desvios pré- e intracardíacos
 √ Aorta pequena, mas não hipoplásica
 1. Retorno de veia pulmonar anômala
 2. ASD
 3. VSD
 4. Canal AV comum

DOENÇA CARDÍACA CIANÓTICA
Cianose química = $PaO_2 \leq 94\%$
Cianose clínica = $PaO_2 \leq 85\%$
◊ Diminuição na detectabilidade de atraso de hemoglobina!
Causa mais comum de cianose:
 — em recém-nascidos: transposição de grandes vasos
 — em crianças: tetralogia de Fallot!
Observação: atresia tricúspide = a grande imitadora

Fluxo de Sangue Pulmonar Aumentado com Cianose
= LESÕES MISTAS
= desvio bidirecional com 2 componentes:
 (a) mistura de sangue saturado (desvio E-D) e sangue não saturado (desvio D-E)
 (b) SEM obstrução de fluxo de sangue pulmonar
Processo de avaliação:
 √ Cardiomegalia
 √ Fluxo de sangue pulmonar aumentado
 √ Artéria pulmonar principal côncava:
  √ Segmento PA ausente = transposição
  √ Segmento PA presente:
   (a) átrio E normal (= desvio extracardíaco) = TAPVR
   (b) átrio E aumentado (= desvio intracardíaco) = tronco arterioso
Observação: supercirculação + cianose = transposição completa até prova em contrário!

Lesões Mistas = Lesões T
Mnemônica: 5 T's + CAD
 Transposição de grandes vasos = TGV completa = ± VSD
  ◊ Causa mais comum de cianose em neonatos
 Tricúspide, Atresia com ou sem transposição + VSD
  ◊ 2ª causa mais comum de cianose em neonatos
 Tronco arterioso
 TAPVR (retorno venoso pulmonar total anômalo) acima do difragma:
  (a) supracardíaco
  (b) cardíaco (seio coronariano/átrio direito)
 Tingle, em inglês "Formigamento" = ventrículo único
 Comum, Átrio
 Atresia Aórtica
 Dupla via de saída do ventrículo direito (DORV tipo I)/anomalia de taussig-Bing (DORV tipo II)
Pistas:
 √ Anomalias esqueléticas: síndrome de Ellis-van Creveld (tronco/átrio comum)
 √ Poliesplenia: átrio comum
 √ Arco aórtico D: tronco arterioso persistente
 √ Ducto infundíbulo: atresia aórtica
 √ Tronco pulmonar visto: TAPVR supracardíaco; DORV; atresia tricúspide; átrio comum
 √ Aorta ascendente com convexidade à esquerda: ventrículo único
 √ Veia ázigos dilatada: átrio comum + poliesplenia + IVC interrompida; TAPVR para veia ázigos
 √ SVC do lado esquerdo: veia vertical de TAPVR
 √ Hilo direito em "cascata": ventrículo único + transposição

√ Átrio esquerdo grande (excluir TAPVR)
√ Borda do coração esquerdo proeminente: ventrículo único com ventrículo direito rudimentar invertido; levoposição de apêndice atrial direito (atresia tricúspide + transposição)
√ Idade de início ≤ 2 dias: atresia aórtica

Fluxo Pulmonar de Sangue Diminuído com Cianose
= dois componentes de
(a) impedância de fluxo de sangue através do coração direito até obstrução/atresia de válvula pulmonar/infundíbulo
(b) desvio D – para – E
- circulação pulmonar mantida através de artérias sistêmicas/PDA
√ Fluxo de sangue pulmonar normal/diminuído
√ Artéria pulmonar principal côncava
√ Cardiomegalia
√ Desvio intracardíaco restritivo D – para – E
Mnemônica: P2 TETT
  Pulmonar, Estenose com ASD
  Pulmonar, Atresia
  Tetralogia de Fallot
  Ebstein, Anomalia de
  Tricúspide, Atresia com estenose pulmonar
  Transposição de grandes vasos com estenose pulmonar
A. DESVIO EM NÍVEL VENTRICULAR
   1. Tetralogia de Fallot
   2. Fisiologia de tetralogia (associada à obstrução pulmonar):
      — transposição completa/corrigida
      — ventrículo único
      — DORV
      — atresia tricúspide (PS em 75%)
      — síndrome de asplenia
√ Aorta proeminente com arco aórtico E/D; tronco pulmonar não aparente
√ Átrio D NORMAL (sem regurgitação tricúspide)
√ Coração de tamanho NORMAL (secundário a mecanismo de escape para dentro da aorta)
Pistas:
   1. Anomalia esquelética (p. ex., escoliose): tetralogia (90%)
   2. Simetria hepática: asplenia
   3. Arco aórtico direito: tetralogia, transposição completa, atresia tricúspide
   4. Artéria subclávia direita aberrante: tetralogia
   5. Convexidade esquerda de aorta ascendente: ventrículo único com ventrículo rudimentar direito invertido, transposição corrigida, asplenia, JAA (atresia da válvula tricúspide)
B. DESVIO EM NÍVEL ATRIAL
   Mnemônica: EMA
   1. **E**stenose Pulmonar/atresia com septo ventricular intacto
   2. **M**alformação de Ebstein + anomalia Uhl
   3. **A**tresia Tricúspide (ASD em 100%)
√ Cardiomegalia de moderada a grave
√ Dilatação atrial D
√ Aumento ventricular D (secundário à incompetência tricúspide maciça)
√ Aorta não aparente
√ Arco aórtico esquerdo

Hipertensão Pulmonar Venosa com Cianose
(a) durante a 1ª semana de vida
   1. Síndrome do coração esquerdo hipoplásico
      √ Cardiomegalia marcada
   2. TAPVR abaixo do diafragma
      √ Tamanho cardíaco normal
(b) durante a 2ª semana de vida
   3. Coarctação aórtica
   4. Atresia aórtica
(c) durante a 4ª–6ª semana de vida
   5. Estenose aórtica crítica
   6. Fibroelastose endocárdica
   7. Origem anômala da LCA
   8. Atresia de veia pulmonar comum

DOENÇA CARDÍACA ACIANÓTICA
Fluxo de Sangue Pulmonar Aumentado sem Cianose
= indica desvio E – D com fluxo de sangue pulmonar aumentado (volume de desvio > 40%)
A. COM AUMENTO ATRIAL ESQUERDO
   indica desvio distal à válvula mitral = volume aumentado sem defeito de escape
   1. VSD (25%): aorta pequena em desvio intracardíaco
   2. PDA (12%): aorta + artéria pulmonar de tamanho igual em desvio intracardíaco
   3. Aneurisma rompido no seio de Valsalva (raro)
   4. Fístula arteriovenosa coronariana (muito rara)
   5. Janela arteriopulmonar (extremamente rara)
B. COM ÁTRIO ESQUERDO NORMAL
   indica desvio proximal à válvula mitral = volume aumentado com mecanismo de escape através de defeito
   1. ASD (8%)
   2. Retorno venoso pulmonar parcial anômalo (PAPVR) + ASD seio venoso
   3. Defeito do coxim endocárdico (ECD) (4%)

Fluxo de Sangue Pulmonar Normal sem Cianose
A. LESÃO OBSTRUTIVA
   1. Obstrução do fluxo de saída do ventrículo direito
      (a) no nível da válvula pulmonar: estenose pulmonar subvalvular/valvular/supravalvular
      (b) no nível das artérias pulmonares periféricas: estenose pulmonar periférica
   2. Obstrução do fluxo de entrada do ventrículo esquerdo
      (a) no nível das veias pulmonares periféricas: atresia/estenose da veia pulmonar
      (b) no nível do átrio esquerdo: coração triatrial
      (c) no nível da válvula mitral: estenose mitral supravalvular, estenose mitral congênita/atresia, válvula mitral "em paraquedas"
   3. Obstrução do fluxo de saída do ventrículo esquerdo
      (a) no nível da válvula aórtica: estenose subaórtica anatômica, estenose subaórtica funcional (IHSS), estenose aórtica valvular, coração direito hipoplásico, estenose aórtica supravalvular
      (b) no nível da aorta: interrupção do arco aórtico, coarctação da aorta
B. CARDIOMIOPATIA
   1. Fibroelastose endocárdica
   2. cardiomiopatia hipertrófica
   3. Doença de armazenamento de glicogênio
C. ESTADO HIPERDINÂMICO
   1. Não cardíaco: AVM (AVM cerebral, aneurisma da veia de Galeno, grande AVM pulmonar, hemagioendotelioma de fígado)
   2. Tirotoxicose
   3. Anemia
   4. Gravidez
D. ISQUEMIA DO MIOCÁRDIO
   1. Artéria coronária esquerda anômala
   2. Doença da artéria coronária (CAD)

VASCULARIDADE PULMONAR
Vasculatura Pulmonar Normal
A. Distribuição vascular
   √ Vasos pulmonares dentro do peri-hilo superior com aproximadamente 1/3 da vascularidade total
   √ Vasos pulmonares dentro do peri-hilo inferior com aproximadamente 2/3 da vascularidade total
B. Afunilamento vascular
   √ Afunilamento dos vasos pulmonares próximos à transição do 1/3 médio para o 1/3 externo do pulmão
C. Calibre vascular
   √ Contorno da artéria pulmonar principal reto/ligeiramente côncavo (convexidade leve é normal em mulheres jovens)
   √ Tronco pulmonar medindo < 4,5 cm (distância para esquerda a partir da linha vertical na carina até aspecto mais lateral do contorno da artéria pulmonar principal)
   √ Artéria pulmonar direita interlobular/intermediária mede 10–15 mm em homens e 9–14 mm em mulheres nas radiografias de PA
   √ Tamanho do vaso pulmonar < 1–2 mm na periferia extrema do pulmão
   √ Artéria dentro do primeiro espaço intercostal anterior mede ≤ 3 mm
   CT:
   √ Limites superiores de normal para artéria pulmonar principal = 3 cm

Vascularidade Pulmonar Normal e Coração de Tamanho Normal
Mnemônica: MAN
   Miocárdio, Isquemia do
   Afterload (*pós-carga*, em inglês) (= problemas de sobrecarga de pressão)
   Normal

Vasculatura Pulmonar Aumentada
A. SUPERCIRCULAÇÃO
   = desvio de vascularidade = supercirculação artéria + venosa
   (a) doença cardíaca congênita (mais comum)
      (1) desvios E – D
      (2) lesões cianóticas mistas
   (b) síndromes de alto fluxo
      (1) tirotoxicose
      (2) anemia
      (3) gravidez
      (4) fístula arteriovenosa periférica
   √ Diâmetro de artéria pulmonar descendente direita maior do que a traqueia exatamente acima do botão aórtico
   √ Tamanho aumentado das veias + artérias com tamanho maior do que os brônquios anexos (sinal dos "**kissing cousins**"), visualizado melhor exatamente acima dos hilos na visualização AP
   √ Vasos hílares aumentados (visualização lateral)
   √ Visualização dos vasos abaixo da 10ª costela posterior
B. HIPERTENSÃO VENOSA PULMONAR
   √ Redistribuição de fluxo (não vista em crianças mais novas)
   √ Indistinguibilidade de vasos com linhas de Kerley (= edema intersticial)
   √ Padrão reticulado fino
   √ Edema alveolar
C. HIPERTENSÃO PRÉ-CAPILAR
   √ Artérias pulmonares principal + direita e esquerda aumentadas
   √ Afunilamento abrupto das artérias pulmonares
D. EFEITOS COLATERAIS PROEMINENTES SISTÊMICOS/AORTOPULMONARES
   1. Tetralogia de Fallot com atresia pulmonar (= pseudotronco)
   2. VSD + atresia pulmonar (ventrículo único, transposição completa, transposição corrigida)
   3. Efeitos colaterais pulmonares – sistêmicos
   √ Padrão vascular grosso com artérias ramificadas irregulares (da aorta/artérias subclávias)
   √ Vasos centrais pequenos apesar do aparente aumento da vascularidade

Vascularidade Pulmonar Diminuída
= obstrução do fluxo pulmonar
√ Vasos reduzidos em tamanho e número
√ Pulmões hiperlucentes
√ Segmento arterial pulmonar pequeno + vasos hílares

ARTÉRIA PULMONAR
Artéria Pulmonar Principal Invisível
A. Subdesenvolvida = obstrução do RVOT
   1. Tetralogia de Fallot
   2. Síndrome do coração direito hipoplásico (atresia tricúspide/pulmonar)
B. Artéria pulmonar deslocada
   1. Transposição completa dos grandes vasos
   2. Tronco arterioso persistente

Diâmetro Diminuído da Artéria Pulmonar
1. Câncer de pulmão
   ◊ Tumor estendendo-se > 180° de circunferência arterial a partir da artéria pulmonar principal indica não possibilidade de remoção
2. Fibrose mediastinal
3. Arterite de Takayasu
4. Doença tromboembólica crônica

Fluxo de Sangue Pulmonar Desigual
1. Tetralogia de Fallot
   √ Fluxo diminuído no lado esquerdo (artéria pulmonar hipoplásica/estenótica em 40%)
2. Tronco arterioso persistente (especialmente tipo IV)
   √ Fluxo de sangue diminuído/aumentado para qualquer um dos pulmões
3. Estenose valvular pulmonar
   √ Fluxo aumentado para o pulmão esquerdo secundário a fenômeno de jato

Dilatação da Artéria Pulmonar
1. Dilatação idiopática do tronco pulmonar
2. Estenose da válvula pulmonar
   √ Dilatação pós-estenótica do tronco + artéria pulmonar esquerda
3. Regurgitação pulmonar
   (a) insuficiência grave da válvula pulmonar
   (b) ausência de válvula pulmonar (pode estar associada à tetralogia)
4. Desvios congênitos E – para – D
5. Hipertensão na artéria pulmonar
6. Aneurisma: micótico/traumático
7. Metástases pulmonares intravasculares

Defeito de Enchimento da Artéria Pulmonar
1. Tromboembolismo (99%)
2. Coágulo não trombótico:
   gotas de gordura, bolhas de ar/nitrogênio, tumor, corpos estranhos (talco, partículas de polimetilmetacrilato)

◊ Partículas em sua maioria muito pequenas para serem visualizadas
3. Sarcoma primário

HIPERTENSÃO PULMONAR

= pressão arterial pulmonar sustentada na sístole > 25 mmHg em descanso/> 30 mmHg durante exercícios (níveis normais, 10 e 15 mmHg) determinada por cateterismo do coração direito secundário à redução da área transversal do leito vascular pulmonar com aumento concomitante na resistência vascular pulmonar.

Definição: pressão pulmonar central > 30 mmHg
Causa: doença cardíaca, pulmonar, hepática > hipertensão pulmonar primária

- com frequência não clinicamente reconhecida até o estado avançado:

CXR:
√ Pode ser normal no estágio inicial
√ Artéria pulmonar central proeminente
√ Vasos periféricos se afunilando de forma aguda
√ Aumento do RV

NUC:
√ Defeitos de perfusão desiguais normais/difusos em hipertensão pulmonar grave na varredura V/Q

CT:
√ Sinais vasculares:
  √ Diâmetro do eixo curto mais largo da artéria pulmonar principal ≥ 29 mm (87% sensível, 89% específico) medido nas seções transversais no nível da bifurcação da PA
    Observação: na fibrose pulmonar da dilatação da PA ocorre sem hipertensão pulmonar
  √ Razão do diâmetro da artéria pulmonar principal até a aorta ascendente (medida no mesmo nível) > 1 (independente das variações sistólico-diastólicas com correlação forte em pacientes < 50 anos)
  √ Razão da artéria segmentar até o brônquio > 1 em três lóbulos
  √ Diâmetro da margem esquerda + artéria pulmonar direita > 16 mm (indicador fraco de hipertensão arterial pulmonar)
  √ "poda" de artérias pulmonares periféricas
    = aumento desproporcional no calibre das artérias fibrosas centrais (a partir de aumento sustento no fluxo por um fator > 2) + diminuição no calibre de artérias musculares menores (a partir de vasoconstrição)
  √ Veias pulmonares
    (a) pequenas: hipertensão pulmonar secundária à pré-capilar
    (b) aumentadas: doença cardíaca secundária do lado esquerdo
  √ Aumento de artérias sistêmicas bronquiais > 1,5 mm (mais comum em hipertensão pulmonar tromboembólica crônica do que em hipertensão pulmonar primária)
  √ Complicações vasculares
    √ Infartos pulmonares subpleurais (com pressão pulmonar venosa elevada/malignidade subjacente)
    √ Placas calcificadas de artérias pulmonares centrais (PATOGNOMÔNICAS)
    √ Dissecção/trombose maciça de artérias pulmonares centrais
√ Sinais parenquimatosos do pulmão (Tomografia computadorizada de alta resolução)
  √ Perfusão em mosaico sem dilatação dos brônquios
    (= aumento no diâmetro dos vasos em áreas de hiperatenuação + afunilamento dos vasos periféricos em áreas de hipoatenuação); mais comum + específica para tromboembolismo pulmonar crônico
    Observação: aumento na densidade = aumento no calibre dos vasos

√ Sinais mediastinais e cardíacos:
  √ Aumento do coração direito + hipertrofia:
    √ Dilatação do coração direito = razão de RV÷LV > 1÷1
    √ Arqueamento do septo interventricular em direção ao LV
    √ Espessura miocárdica do RV > 4 mm
  √ Dilatação da IVC + seio coronariano
  √ Refluxo do meio de contraste dentro da IVC + veias hepáticas (utilidade diminui com taxa de injeção de > 3 mL/segundos)
  √ Espessamento pericárdico leve/pequeno derrame pleural
  √ Adenopatia + linhas septais + opacidades de vidro fosco sugerindo doença veno-oclusiva pulmonar
  √ NENHUM aumento de pulsações no terço médio do pulmão

MR:
√ Hipertrofia no RV (em quase 100%, se a pressão sistólica do RV exceder 70 mmHg):
  √ Espessura média da parede do RV = 6 mm
√ Dilatação do RV:
  √ Volume diastólico final médio do RV = 80 mL
  √ Regurgitação tricúspide (da dilatação do anel da válvula tricúspide)
√ Aumento do RA + IVC + SVC
√ Septo reto/curvando-se em direção ao LV
√ Fração de ejeção do RV diminuída (média de 45%)
√ Distensibilidade produzida da artéria pulmonar principal (média de 8%)
√ Sinais intraluminais sistólicos em artérias intrapulmonares (em virtude de fluxo lento) correlacionado com gravidade da PAH

Cx: trombose arterial central, aterosclerose prematura da artéria central elástica + artérias pulmonares musculares, dissecção aneurismal das artérias pulmonares, hipertrofia + dilatação do lado direito do coração
Dx: avaliação clínica de parâmetros hemodinâmicos, histórico médico, descobertas histológicas

Hipertensão Arterial Pulmonar (PAH)

Classificação por nível anatômico:

A. **Causa pré-capilar**
= mudanças limitadas à circulação arterial pulmonar @ no nível das artérias musculares
1. Doença tromboembólica crônica
2. Doença tromboembólica arterial *in situ* (policitemia, doença falciforme)
3. Embolia pulmonar disseminada de células malignas intravasculares/parasitas/material estranho
4. Vasculite pulmonar (p. ex., doença vascular de colágeno, especialmente escleroderma, CREST, HIV)
5. Desvio E para D duradouro = síndrome de Eisenmeger com reversão de desvio E para D
6. Síndromes de hipoventilação alveolar
7. Hipertensão pulmonar primária (idiopática)

B. **Doença parenquimatosa pulmonar**
= interferência mecânica com pequenas artérias pulmonares (classificada em causa pré-capilar)
(a) doença pulmonar hipóxica
   1. Doença pulmonar obstrutiva crônica
   2. Fibrose pulmonar intersticial
   3. Falência respiratória de disfunção primária na parede torácica
(b) doença no tecido conectivo
   1. Escleroderma
   2. CREST (calcinose, fenômeno de Raynaud, doença de motilidade esofágica, esclerodactilia, telangiectasia)

(c) infecção
1. HIV (6–12 × em comparação com a população em geral)
2. Sarcoidose
3. Tuberculose

C. **Causa pós-capilar**
= HIPERTENSÃO VENOSA PULMONAR
= descobertas localizadas na circulação venosa pulmonar + entre leito capilar e átrio esquerdo
1. Obstrução no atrial esquerdo (geralmente doença por MV, falência no coração esquerdo, tumor atrial esquerdo)
2. Fibrose mediastinal (estreitamento das veias pulmonares) também pode afetar os vasos pré-capilares
3. Doença veno-oclusiva pulmonar (idiopática)

Patogênese:
A. CAUSAS HIPERCINÉTICAS:
1. Desvio E–para–D
2. Estados de alto débito cardíaco: tirotoxicose, anemia crônica)
B. CAUSAS OBLITERANTES
(a) vascular = hipertensão pulmonar pré-capilar
1. Arteriopatia pulmonar plexogênica primária
= hipertensão pulmonar primária
2. Arterite (p. ex., Takayasu)
3. Embolização
– doença tromboembólica crônica
– tumor
√ Carcinomatose linfagítica
– parasitas, por exemplo, esquistomíase
√ Hepatoesplenomegalia
– cristais de talco
√ Opacidades micronodulares
√ Massas fibróticas peri-hilares
4. Circulação fetal persistente
5. hemangiomatose capilar pulmonar
(b) doença pleuropulmônica
1. Doença pulmonar intersticial crônica
= cor pulmonale:
COPD, enfisema, bronquite crônica, asma, bronquiectasia, infiltração maligna, doença granulomatosa, fibrose cística, pulmão fibrótico em estágio terminal, ressecção de pulmão, hemossiderose idiopática, proteinose alveolar, microlitíase alveolar
2. Doença pleural + deformidade no peito: fibrotórax, toracoplastia, cipoescoliose
(c) vasoconstritora
1. Hipóxia alveolar crônica
= hiperefusão arterial pulmonar:
altitude alta crônica, apneia do sono, hiperapneia crônica em virtude da hipoventilação de doença neuromuscular/obesidade
2. Hipertensão portopulmonar (rara)
C. HIPERTENSÃO VENOSA PULMONAR CRÔNICA

Cor Pulmonale
Mnemônica: TICCS BEV
Torácica, Deformidade
Idiopática: hipertensão pulmonar primária (1%)
Crônica, embolia pulmonar
COPD
Shunt (Desvio, em inglês) (ASD, VSD etc.)
Bronquiectasia
Enfisema
Vasculite

Hipertensão Pulmonar Venosa (PVH)
= PRESSÃO PULMONAR VENOSA AUMENTADA
= CONGESTÃO VENOSA
= hipertensão pulmonar pós-capilar = descobertas primárias localizadas dentro da circulação venosa pulmonar entre o leito capilar + átrio esquerdo
Dx: elevação da pressão capilar pulmonar em cunha (PCWP) uniforme/amplamente variável > 15 mmHg
Causa:
A. OBSTRUÇÃO DO TRATO DE ENTRADA DO FLUXO VENTRICULAR ESQUERDO
√ Coração de tamanho normal com hipertrofia ventricular direita
√ Tronco pulmonar proeminente
@ proximal à válvula mitral:
√ Átrio esquerdo de tamanho normal
— veias pulmonares
1. TAPVR abaixo do diafragma
2. Doença pulmonar veno-oclusiva (PVOD)
3. Estenose de veias pulmonares individuais
4. Atresia de veia pulmonar comum
— mediastino
1. Mediastinite fibrosante (também pode afetar vasos pré-capilares)
2. Pericardite constritiva
— átrio esquerdo
1. Coração triatrial
2. massa atrial esquerda: tumor, coágulo
3. Anel supravalvular do átrio esquerdo
@ no nível da válvula mitral = estenose da válvula mitral
√ Átrio esquerdo aumentado
1. Estenose da válvula mitral reumática ± regurgitação (99%)

Avaliação do Filme Pulmonar da Vasculatura no Peito Ereto				
	Normal	*PAH*	*PVH*	*Sobrecarga*
Distribuição (Limite superior ÷ limite inferior)	1÷2	1÷2	1÷1 ou 1÷2	1÷1
Afunilamento do vaso	Terço médio externo	Variavelmente cortada	Terço externo	Terço externo
Calibre vascular		Aumentado	Aumentado	Aumentado
Razão de artéria - a - brônquio				
Zona superior do pulmão	0,85 ± 0,15		1,50 ± 0,25	1,67 ± 0,31
Zona inferior do pulmão	1,34 ± 0,25		0,87 ± 0,20	1,56 ± 0,28
Vasos marginais	Agudos	Agudos	Obscurecidos	Obscurecidos

√ Apêndice atrial esquerdo aumentado
2. Estenose congênita na válvula mitral
3. Válvula mitral em paraquedas (= único músculo capilar volumoso)

B. FALÊNCIA VENTRICULAR ESQUERDA
   (a) PRÉ-CARGA ANORMAL com incompetência da válvula mitral secundária (= sobrecarga de volume)
      1. Regurgitação da válvula aórtica
      2. Síndrome de Eisenmenger (= desvio D–para–E no VSD)
      3. Falência de alto débito:
         AVM não cardíaca (AVM cerebral, aneurisma da veia de Galeno, grande AVM pulmonar, hemangioendotelioma de fígado, iatrogênica), tirotoxicose, anemia, gravidez
   (b) pós-carga ANORMAL
      (= sobrecarga de pressão)
      = obstrução do trato de saída do LV
      1. Síndrome do coração esquerdo hipoplásico
      2. Estenose aórtica (supravalvular, valvular, subaórtica anatômica)
      3. Arco aórtico interrompido
      4. Coarctação da aorta
   (c) DOENÇAS DE CONTRAÇÃO E RELAXAMENTO
      1. Fibroelastose endocárdica
      2. Doença de armazenamento de glicogênio (doença de Pompe)
      3. Aneurisma cardíaco
      4. Cardiomiopatia
         — congestiva (álcool)
         — cardiomiopatia obstrutora hipertrófica (HOCM), particularmente em IDM
            – hipertrofia septal assimétrica (ASH)
            – estenose subaórtica hipertrófica idiopática (IHSS)
   (d) ISQUEMIA MIOCÁRDICA
      1. Artéria coronária esquerda anômala
      2. Doença arterial coronariana (CAD)

Histologia:
(a) mudanças primárias: hipertrofia medial venosa + proliferação íntima, espessamento marcado de lâmina elástica interna
(b) mudanças secundárias: congestão no leito capilar com proliferação vascular adjacente, edema interlobular septal e pleural + fibrose, dilatação linfática, hemossiderose arterial, infartos venosos parasseptais adjacentes à oclusão venosa completa

Cx: hipertensão arterial pulmonar secundária
√ Equalização de vascularização pulmonar (PCWP 13–15 mmHg)
√ Cefalização de vascularização pulmonar (PCWP 16–18 mmHg)
√ Edema pulmonar intersticial (PCWP 19–24 mmHg)
   = fluido dentro do tecido conectivo peribroncovascular
   √ Espessamento/cingimento peribronquial
   √ Margens dos vasos indistintas
   √ Linhas de Kerley B = reticulações horizontais curtas dentro das bases subpleurais laterais dos pulmões
   √ Linhas de Kerley A = linhas de 3–4 cm de extensão de espessamento septal interlobular irradiando dos hilos até as zonas superior e média do pulmão
   √ Névoa peri-hilar = edema intersticial hilar
   √ Fissuras pleurais espessadas/pseudoefusão = fluido dentro do tecido conectivo subpleural
√ Edema pulmonar alveolar (PCWP ≥ 25 mmHg)
   = opacificação aeroespacial bilateral peri-hilar e basilar
√ Pequenas efusões pleurais

CARDIOMEGALIA
1. CHF
2. Doença multivalvular
3. Efusão pericárdica
   √ Ausência de hipertensão venosa pulmonar + edema hidrostático

Razão Cardiotorácica
= diâmetro cardíaco transversal mais largo + diâmetro torácico interno mais largo
= primariamente uma medida da dilatação do LV
< 0,45   normal
0,45–0,55   cardiomegalia leve
> 0,55   cardiomegalia moderada/grave
Falsamente normal: com aumento do LV em até 66%, aumento moderado de LA + RV
Falsamente elevada: na expiração, em posição reclinada

Largura do Pedículo Vascular
= distância em uma linha horizontal entre (1) ponto onde o brônquio do tronco principal direito + cruza a SVC e (2) ponto onde a artéria subclávia esquerda cruza a linha horizontal
48 ± 5 mm   normal
> 53 mm   em 60% do edema cardiogênico
               em 85% da sobrecarga de volume

Cardiomegalia em Recém-Nascidos
A. NÃO CARDIOGÊNICO
   (a) metabólico
      1. Desequilíbrio iônico nos níveis de soro de sódio, potássio e cálcio
      2. Hipoglicemia
   (b) ventilação diminuída
      1. Asfixia
      2. Taquipneia transitória
      3. Dano cerebral perinatal
   (c) função de eritrócitos
      1. Anemia
      2. Eritrocitemia
   (d) endócrina
      1. Doença de armazenamento de glicogênio
      2. Doença da tireoide: hipo/hipertiroidismo
   (e) bebê de mãe diabética
   (f) fístula arteriovenosa:
      1. Aneurisma na veia de Galeno
      2. Angioma hepático
      3. Cloroangioma
B. CARDIOGÊNICO
   1. Arritmia
   2. Miocardite/pericardite
   3. Tumor cardíaco
   4. Infarto do miocárdio
   5. Doença cardíaca congênita

Dimensões Anormais da Câmara Cardíaca
A. SOBRECARGA DE VOLUME VENTRICULAR ESQUERDO
   1. VSD
   2. PDA
   3. Incompetência mitral
   4. Incompetência aórtica
B. HIPERTROFIA VENTRICULAR ESQUERDA
   1. Coarctação
   2. Estenose aórtica

C. SOBRECARGA DO VOLUME VENTRICULAR DIREITO
1. ASD
2. APVR parcial/APVR total
3. Insuficiência na tricúspide
4. Insuficiência pulmonar
5. Ausência de pericárdio congênita/adquirida
6. [Anormalidade de Ebstein] – não verdadeiramente RV
D. HIPERTROFIA VENTRICULAR DIREITA
1. Estenose da válvula pulmonar
2. Hipertensão pulmonar
3. Tetralogia de Fallot
4. VSD
E. Estenose aórtica subvalvular fixa
F. Ventrículo direito/esquerdo hipoplásico, ventrículo comum
G. Cardiomiopatia congestiva

Aumento Atrial Direito
Causa: estenose tricúspide/regurgitação, ASD, fibrilação atrial, cardiomiopatia dilatada, anomalia de Ebstein, atresia pulmonar
◊ RA aumenta na direção direita + posterior
PA CXR:
√ Borda superior redonda proeminente na junção com SVC
√ > 5,5 cm da linha média na margem mais lateral do RA
√ > 2,5 cm da margem vertebral direita
√ > 50% da altura vertical do RA comparada com altura mediastinal cardiovascular (do topo do arco aórtico até a base do coração)
LAT CXR:
√ Interface horizontal aguda com pulmão acima do RV
√ Deslocamento do coração posterior para a IVC imitando aumento do LV

Aumento Ventricular Direito
Causa: estenose da válvula pulmonar, cor pulmonale, ASD, regurgitação tricúspide, cardiomiopatia dilatada, secundário à falência do LV
◊ RV aumenta na direção anterior, superior + esquerda causando levorrotação do coração
PA CXR:
◊ Somente dilatação extrema causa sinais reconhecíveis na visualização frontal!
√ Alisamento/convexidade do contorno cardíaco superior externo
√ Ápice cardíaco virado para cima
√ Margem cardíaca superior esquerda paralela ao brônquio do tronco principal como uma longa curvatura convexa
√ Distância aumentada entre a margem cardíaca superior esquerda + brônquio do tronco principal esquerdo
√ Pequena aparição do arco aórtico rotacionado + SVC
√ Grande aparição da artéria pulmonar principal
LAT CXR:
√ Convexidade proeminente da borda cardíaca anterior > 1/3 de distância do sulco cardiofrênico para ângulo do esterno

Aumento Atrial Esquerdo
Causa:
(a) adquirido: estenose mitral/regurgitação, falência no LV, mixoma no LA
(b) congênito: VSD, PDA, coração esquerdo hipoplásico
◊ CA aumenta em múltiplas direções
PA CXR:
√ Densidade dupla retrocardíaca direita com curvatura inferomedial (primeiros sinais)
√ > 7,0 (mulher)/7,5 (homem) de distância entre o ponto médio da subsuperfície do brônquio do tronco principal esquerdo + sombra do LA lateral direita
√ Densidade dupla retrocardíaca esquerda
√ > 75° dilatação da carina com orientação horizontal dos brônquios do tronco principal esquerdo distal
√ > apêndice atrial esquerdo aumentado convexo para a esquerda ± calcificação (em 90% em virtude da doença cardíaca reumática)
LAT CXR:
√ Convexidade aumentada da margem cardíaca posterossuperior
√ Convexidade atrial posterossuperior cruza com o plano vertical formado por linha média traqueal + brônquio do lóbulo superior
√ Deslocamento posterior do esôfago preenchido com bário
√ Deslocamento posterior do brônquio do lóbulo superior esquerdo

Aumento Ventricular Esquerdo
Causa:
(a) sobrecarga de pressão: hipertensão, estenose aórtica
(b) sobrecarga de volume: regurgitação aórtica ou mitral, VSD
(c) anormalidades na parede: aneurisma no LV, cardiomiopatia hipertrófica
◊ VE aumenta na direção posterior, inferior + esquerda
PA CXR:
√ Deslocamento para a esquerda de ápice cardíaco voltado para baixo = configuração ventricular esquerda
√ Depressão do hemidiafragma esquerdo + bolha gástrica (com inversão diafragmática)
LAT CXR:
√ Convexidade aumentada de margem cardíaca posteroinferior
√ Margem cardíaca posterior se projeta > 1,8 cm até a IVC medidos em um ponto 2 cm acima da intersecção da IVC com o hemidiafragma direito (regra de Hofman-Rigler)

Falência Cardíaca Neonatal
A. LESÕES OBSTRUTIVAS DO LADO ESQUERDO
1. Hipoplasia segmentar da aorta
2. Coarctação crítica da aorta
3. Estenose da válvula aórtica
4. Hipertrofia septal assimétrica/cardiomiopatia obstrutora hipertrófica
5. Estenose da válvula mitral
6. Coração triatrial
B. SOBRECARGA DE VOLUME
1. Incompetência congênita da válvula mitral
2. Transposição corrigida com incompetência da válvula AV esquerda (= tricúspide)
3. Insuficiência tricúspide congênita
4. ASD *ostium primum*
C. DISFUNÇÃO DO MIOCÁRDIO/ISQUEMIA
1. Cardiomiopatia não obstrutora
2. Origem anômala da LCA a partir do tronco pulmonar
3. Fibroelastose endocárdica primária
4. Doença de armazenamento de glicogênio (doença de Pompe)
5. Miocardite
D. LESÕES NÃO CARDÍACAS
1. Fístulas AV: hemangioendotelioma de fígado; fístula cerebral AV, aneurisma na veia de Galeno, fístula AV pulmonar grande
2. Taquipneia transitória em recém-nascidos
3. Hemorragia intraventricular/subaracnoide
4. Hipoglicemia neonatal (peso baixo ao nascer, bebês de mãe diabética)

Abordagem para Doença Cardíaca Adquirida		
Critérios	Cardiomegalia Leve–Moderada	Cardiomegalia Moderada–Grave
Razão C/T	0,45–0,55	> 0,55
Aumento atrial esquerdo	Sobrecarga de pressão	Sobrecarga de volume
	Estenose mitral	Insuficiência mitral
	Complacência diminuída do ventrículo esquerdo	
	Cardiomiopatia hipertrófica	
	Cardiomiopatia restritiva	
Aumento da aorta ascendente	Sobrecarga de pressão	Sobrecarga de volume
	Estenose aórtica	Insuficiência aórtica
Átrio esquerdo normal + aorta	Miocárdica	Miocárdica
	Infarto agudo	Cardiomegalia dilatada
	Cardiomiopatia hipertrófica	Cardiomiopatia isquêmica
	Cardiomiopatia restritiva	
	Pericárdica	Pericárdica
	Pericardite constritiva	Efusão pericárdica

5. Tirotoxicose (passagem transplacental do hormônio **TIREOIDIANO**)

Falência Cardíaca Congestiva e Cardiomegalia

Mnemônica: Ma McCae & Co
   Miocárdio, Infarto do
   anemia
   Malformação
   cardiomiopatia
   Coronariana, Doença arterial
   aórtica, insuficiência
   efusão
   Coarctação

Cardiomiopatia Congênita

Mnemônica: NAVE GI
   Necrose medial cística das artérias coronárias
   Artéria coronária esquerda aberrante/Ausência de artéria coronária
   Viral, miocardite
   Endocárdica, fibroelastose
   Glicogênio, doença de armazenagem de
   Infant, em inglês, (Bebê) de mãe diabética

DOENÇA CARDÍACA ADQUIRIDA

√ Aumento do AE = doença na VM
√ Aorta ascendente dilatada = doença na válvula aórtica
√ Aumento do AD = doença na válvula tricúspide

Sobrecarga de Pressão
1. Hipertensão sistêmica
2. Estenose aórtica
3. Estenose mitral

Complacência Diminuída
1. Infarto do miocárdio
2. Cardiomiopatia hipertrófica
3. Cardiomiopatia restritiva

Sobrecarga de Volume
1. Insuficiência aórtica
2. Insuficiência mitral
3. Insuficiência tricúspide

AORTA

Aorta Aumentada
PA CXR:
   √ Botão aórtico > 4,0 cm medido a partir da traqueia endentada até a margem mais lateral da aorta
   √ Contorno convexo direito acima da margem RA + deslocamento lateral da SVC (= dilatação da aorta ascendente)
A. CARGA DE VOLUME AUMENTADA
   1. Insuficiência aórtica
   2. PDA
B. DILATAÇÃO PÓS-ESTENÓTICA
   1. Estenose aórtica valvular
C. PRESSÃO INTRALUMINAL AUMENTADA
   1. Coarctação
   2. Hipertensão sistêmica
D. FRAQUEZA DO MURAL/INFECÇÃO
   1. Necrose medial cística: síndrome de Marfan/Ehlers-Danlos
   2. Aneurisma congênito
   3. Aortite sifilítica
   4. Aneurisma micótico
   5. Aneurisma aterosclerótico (*vasa vasorum* comprometidos)
E. LACERAÇÃO DA PAREDE AÓRTICA
   1. Aneurisma traumático
   2. Hematoma dissecante

Espessamento da Válvula Aórtica
1. Hematoma intramural
   = dissecção aórtica sem laceração da íntima
2. Aortite
   segmentos de arco aórtico + vasos ramificados
3. Placa aterosclerótica
   √ Estreitamento irregular do lúmen aórtico
4. Coágulos aderentes

Calcificações Aórticas

Calcificação da Íntima
Causa: parte da placa aterosclerótica
Associadas a: células inflamatórias, lipídios, células musculares lisas vasculares

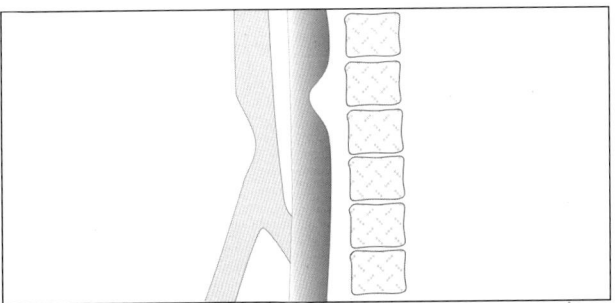
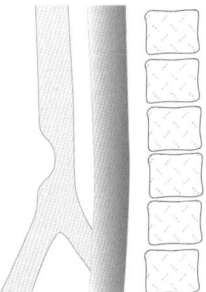

A. Endentação traqueal anterior
  + impressão esofágica posterior grande
  1. Arco aórtico duplo
  2. Arco aórtico direito com artéria subclávia esquerda aberrante + ducto esquerdo/ligamento arterioso
  3. Arco aórtico esquerdo com artéria subclávia direita aberrante + ducto direito/ligamento arterioso (extremamente raro)

B. Endentação traqueal anterior:
  1. Compressão por artéria inominada com origem mais distal ao longo do arco aórtico
  2. Compressão por artéria carótida esquerda com origem mais proximal ao arco
  3. Origem comum da artéria inominada e artéria carótida esquerda comum

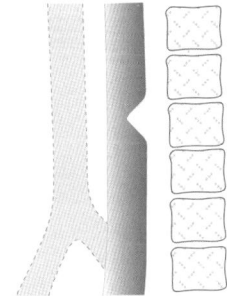
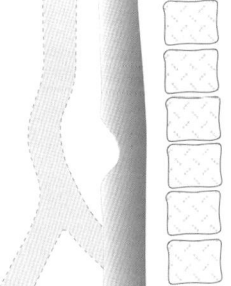

C. Impressão esofágica posterior pequena:
  * disfagia lusória
  1. Arco aórtico esquerdo com artéria subclávia direita aberrante
  2. Arco aórtico direito com artéria subclávia esquerda aberrante

D. Endentação traqueal posterior + impressão esofágica anterior
  1. Artéria pulmonar esquerda aberrante

Padrões de Compressão Vascular do Esôfago e Traqueia

Local: dentro do perímetro da lâmina elástica interna
√ Lesão pontilhada discreta de radiografia

Calcificação Medial
Causa: envelhecimento, diabetes, doença renal em estágio terminal, neuropatia, síndrome genética
Associada a: elastina + células musculares lisas vasculares
√ Depósito linear ao longo das lamelas elásticas lembrando trilhos de estrada de ferro (quando grave)

Anéis Vasculares
= anomalia caracterizada por cerco da traqueia + esôfago pelo arco aórtico + ramos
  A. Anel vascular geralmente sintomático
    • estridor crônico, chiado, pneumonia recorrente
    • disfagia, déficit de crescimento
    1. Arco aórtico duplo com aorta descendente D + ducto arterioso E
    2. Arco aórtico D com aorta descendente D + artéria subclávia E aberrante + ducto arterioso/ligamentoso E persistente
      Observação: ducto arterioso esquerdo obliterado (= **ligamento de Botallo**) passa da artéria pulmonar esquerda para a aorta descendente/aorta subclávia esquerda
    • sintomas + descobertas radiográficas idênticas ao arco aórtico duplo

√ Endentação na parede esofágica lateral direita (pelo arco aórtico)
√ Impressão na parede esofágica anterolateral (pelo ligamento de Botallo)
√ Origem da artéria subclávia esquerda com frequência dilatada
  3. Arco E com aorta descendente E + ducto/ligamento D
  4. Artéria pulmonar aberrante = "tipoia pulmonar"
Frequência de descobertas do CXR:
  — CXR frontal:
    √ Arco aórtico direito (85%)
    √ Endentação focal da traqueia distal (73%)
  — CXR lateral:
    √ Curvatura traqueal anterior (92%)
    √ Opacidade retrotraqueal aumentada (79%)
    √ Estreitamento traqueal focal (77%)
  B. Lesões ocasionalmente sintomáticas
    1. Artéria inominada D anômala
    2. Artéria carótida comum E anômala/tronco comum
    3. Arco aórtico D com aorta descendente E + ducto/ligamento E
  C. Lesões geralmente assintomáticas
    1. Arco aórtico E + artéria subclávia D aberrante
    2. Arco aórtico E com aorta descendente D
    3. Arco aórtico D com aorta descendente D + ramificação em espelho

4. Arco aórtico D com aorta D descendente + artéria subclávia E aberrante
   5. Arco aórtico D com aorta D descendente + isolamento da artéria subclávia esquerda
   6. Arco aórtico D com aorta E descendente + ducto/ligamento E

Fluxo de Saída Ventricular Esquerdo Anormal

LVOT = área entre IVS + folheto mitral anterior (aML) da cúspide da válvula aórtica até os folhetos da válvula mitral

1. Estenose na membrana subaórtica
   = membrana fibrosa em forma de crescente se estendendo através do LVOT + inserida no folheto mitral anterior
   √ Estreitamento difuso do LVOT
   √ Ecos lineares anormais no espaço do LVOT (ocasionalmente)
2. Vegetação ou prolapso da válvula aórtica
3. LVOT estreitado (< 20 mm)
   (a) estenose subaórtica de segmento longo
      √ Fechamento da válvula aórtica na sístole inicial com palpitação aparente
      √ Palpitação de alta frequência da válvula mitral na diástole (regurgitação aórtica)
      √ Hipertrofia simétrica do LV
   (b) ASH/IHSS
      √ Septo assimetricamente espessado se abaulando para dentro do LV + LVOT
      √ Movimento anterior sistólico do folheto mitral anterior (SAM)
   (c) estenose mitral
   (d) defeito no coxim endocárdico

SITUS

= "posição, local, localização" em relação à posição dos átrios e vísceras em relação à linha média
   (a) sistêmico/átrio direito
      √ Tem um apêndice de base ampla
      √ Recebe sangue da IVC
      √ Tem crista terminal + músculos pectíneos grossos
   (b) pulmonar/átrio esquerdo
      √ Tem um pequeno apêndice estreito
      √ Recebe sangue das veias pulmonares

A. SITUS solitus = situs normal/comum
   • no lado direito:
      √ Átrio sistêmico
      √ Pulmão trilobulado
      √ Fígado
      √ Bexiga
      √ IVC
   • no lado esquerdo:
      √ Átrio pulmonar
      √ Pulmão bilobulado
      √ Estômago
      √ Baço único
      √ Aorta
   Associado a:
      (a) levocardia: 0,6–0,8% de chances de CHD
      (b) dextrocardia: 95% de chance de CHD

B. SITUS INVERSUS
   = arranjo em espelho do situs solitus
   Frequência: 0,01%

Lado esquerdo	Lado direito
√ Átrio sistêmico	√ Átrio pulmonar
√ Pulmão trilobulado	√ Pulmão bilobulado
√ Fígado	√ Estômago
√ Bexiga	√ Baço
√ IVC	√ Aorta

   Associado a:
      (a) dextrocardia = situs inversus totalis (variante comum): 3–5% de chance de CHD, por exemplo, síndrome de Kartagener (em 20%)
      (b) levocardia (extremamente rara): 95% de chance de CHD

C. SITUS ambíguo = heterotaxia
   = mau posicionamento visceral + dismorfismo associado a arranjo atrial indeterminado
   Subclassificação:
   1. Síndrome de asplenia = unilateralidade direita-dupla
      = isomerismo direito = síndrome de Ivemark
      √ Ambos os pulmões têm três lóbulos
      √ Brônquios eparteriais = o brônquio principal passa superior à artéria pulmonar principal ipsilateral
   2. Síndrome de poliesplenia = unilateralidade esquerda-dupla = isomerismo esquerdo
      √ Ambos os pulmões têm dois lóbulos
      √ Brônquios subarteriais = brônquio principal passa inferior à artéria pulmonar ipsilateral principal
   Associada a: CHD em 50–100%

Mau Posicionamento Cardíaco

(a) localização do coração não dentro do hemotórax esquerdo no situs solitus
(b) localização do coração dentro do hemotórax esquerdo quando outros órgãos são ambíguos

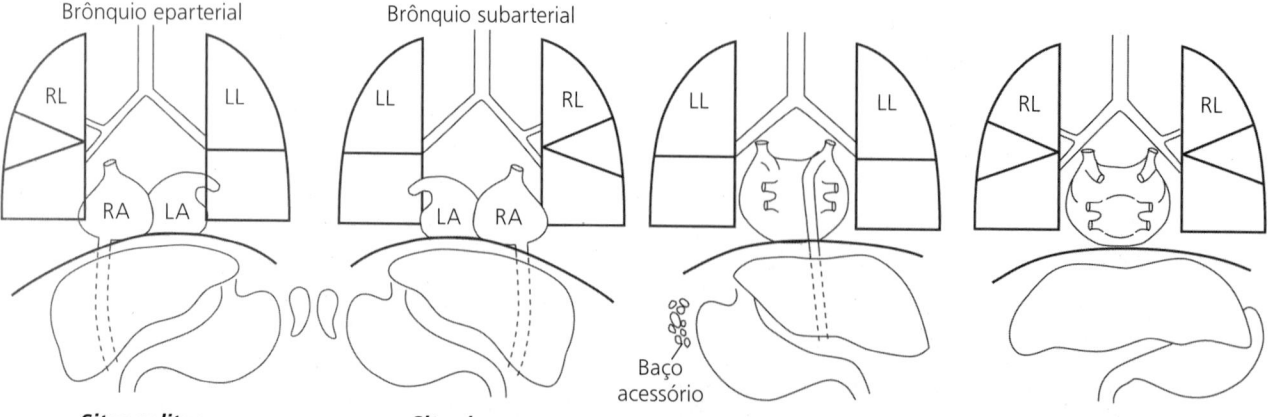

Situs solitus | Situs inversus (Visualização anterior) | Isomerismo esquerdo (Visualização posterior) | Isomerismo direito (Visualização posterior)

Anomalias de Situs

◊ Determinado pelo eixo base-ápice: nenhuma hipótese é feita com relação à câmara cardíaca/arranjo de vasos
A. POSIÇÃO DO ÁPICE CARDÍACO
 1. Levocardia = ápice direcionado para a esquerda
 2. Dextrocardia = ápice direcionado para a direita
 3. Mesocardia = coração vertical/linha média (geralmente com *situs solitus*)
 √ Septo atrial caracteristicamente curvado para dentro do átrio em *situs* cardíaco com dextrocardia + *situs* cardíaco *inversus* com levocardia (DDx: apêndices atriais justapostos)
B. DESLOCAMENTO CARDÍACO
 Por fatores extracardíacos (p. ex., hipoplasia pulmonar, massa pulmonar)
 1. Dextroposição
  sugere hipoplasia da artéria pulmonar ipsilateral (retorno venoso pulmonar anômalo parcial [PAPVR] implica síndrome de cimitarra)
 2. Levoposição
 3. Mesoposição
C. INVERSÃO CARDÍACA
 = alteração do relacionamento normal das câmaras
 1. D-alça bulboventricular
 2. L-alça bulboventricular
D. TRANSPOSIÇÃO
 = alteração do relacionamento anteroposterior dos grandes vasos

TUMOR CARDÍACO

Prevalência: 0,001–0,3% (série de autopsias)
◊ Tumores raros, com frequência assintomáticos até que estejam muito grandes!
• sintomas de doenças cardiopulmonares:
 • falência cardíaca congestiva: dispneia, ortopneia, edema periférico, dispneia noturna paroxística
 • palpitações, murmúrio no coração
 • tosse, dor no peito
• sintomas causados por embolia periférica na circulação cerebral/sistêmica, coronária:
 • síncope
• perda de peso, febre, mal-estar
Localização: intracavitária (obstrução, embolia), intramural (arritmia), pericárdica (tamponamento)
CXR:
 √ Cardiomegalia, efusão pericárdica
 √ Sinais de CHF
 √ Contorno cardíaco anormal
 √ Derrame pleural

Tumor Cardíaco Benigno em Adultos
◊ Mais comum do que neoplasmas malignos
1. Mixoma (tumor cardíaco primário mais comum; 50% de todos os tumores cardíacos primários)
2. Fibroelastoma papilar (10% de todos os tumores cardíacos primários; tumor valvular mais comum)
3. Lipoma
4. Cisto hidático (incomum)
 √ Protuberância localizada do contorno cardíaco esquerdo
 √ Calcificações curvilíneas/irregulares (lembrando aneurisma do miocárdio)
 Cx: pode romper dentro da câmara cardíaca/pericárdio

Tumores Cardíacos Malignos
Prevalência: 25% de todos os tumores cardíacos em adultos; 10% de todos os tumores cardíacos em crianças
1. Sarcoma
 ◊ Maioria dos neoplasmas cardíacos malignos primários!
 ◊ 2° neoplasma cardíaco primário mais comum
2. Rabdomiossarcoma
 ◊ Mais comum primário em crianças
3. Doença metastática
 ◊ 20–1.000 vezes mais frequente do que tumor primário!
 (a) para pericárdio/epicárdio
  pulmão > peito > linfoma > leucemia (mais comum)
 (b) miocárdio: melanoma maligno; extensão secundária para miocárdio a partir do epicárdio
 (c) endocárdico/intracavital (em somente 5%)
4. Linfoma (raro)
5. Teratoma maligno
6. Mixomas cardíacos múltiplos

Tumor Cardíaco Congênito
Incidência: 1÷10.000
1. Rabdomiossarcoma (58%): geralmente massas múltiplas
2. Teratoma (20%): intrapericárdico, extracardíaco
 √ Massa multicística
3. Fibroma (12%): intramural
 Pode estar associado a: síndrome de Gorlin
 Localização: parede do LV livre/septo interventricular
 √ Pode ser pendunculado
 √ Calcificação e degeneração cística centralmente
 √ Tendência para crescimento lento
 Cx: hidropisia fetal secundária à obstrução, efusão pericárdica, arritmia fetal, morte fetal
4. Hemangioma (surge do átrio direito, efusão pericárdica, hemangioma de pele), linfangioma, neurofibroma, mixoma, mesotelioma:
 √ Lesão ocupante de massa invadindo as cavidades cardíacas

Tumor Cardíaco por Localização
A. ENDOCÁRDICO/INTRACAVITÁRIO
 1. Mixoma
 2. Coágulo
 3. Sarcomas miofibroblásticos (MFH, leiomiossarcoma, fibrossarcoma, mixossarcoma)
B. VALVULAR
 1. Fibroelastoma papilar
 2. Vegetações
 3. Coágulo
 4. Mixoma
C. MIOCÁRDICO/INTRAMURAL
 1. Rabdomiossarcoma: alto sinal multifocal em T2WI
 2. Fibroma: sempre solitário, calcificação, degeneração cística, sinal baixo em T2WI
D. ENDO-/MIO-/EPICÁRDICO
 1. Lipoma
 2. Sarcoma
 3. Linfoma cardíaco primário, coração direito, multifocal, extensão para dentro do pericárdio

CALCIFICAÇÕES CARDÍACAS
Detectadas por:
 Fluoroscópio (em energias baixas de feixes de luz ≤ 75 kVp é 57% sensível)
 < fluoroscópio de subtração digital
 < CT convencional < CT ultrarrápida (96% sensível)
@ artérias coronárias (*ver* "Calcificações nas Artérias Coronárias" na página 603)
@ válvulas cardíacas
 ◊ Calcificação valvular significa estenose – sua quantidade é proporcional ao grau e duração da estenose!
 1. **Válvula aórtica**
  ◊ Cálcio da válvula visto melhor em visualização lateral!

◊ Boa correlação entre quantidade de cálcio e grau de estenose:
⇒ calcificação pesada = estenose significativa
⇒ nenhuma calcificação = improvável estenose aórtica
Causa: válvula bicúspide congênita (70–85%) > degeneração aterosclerótica > estenose aórtica reumática (rara), sífilis, espondilite anquilosante
Localização: acima + anterior à linha conectando a carina + ângulo costofrênico anterior (visualização lateral)
(a) estenose valvular aórtica bicúspide congênita
- cálcio primeiro det
  ectado em uma idade média de 28 anos
  ◊ Em pacientes < 30 anos calcificações na válvula aórtica são principalmente em virtude da válvula aórtica bicúspide!
  √ Geralmente agrupamento extensivo de depósitos calcificados densos pesados:
    √ Calcificação quase circular com barra interior linear (DIAGNÓSTICO)
  √ Dilatação pós-estenótica da aorta ascendente
(b) estenose aórtica reumática isolada
- cálcio detectado primeiro em uma idade média de 47 anos
  ◊ Em pacientes de 30–60 anos de idade, calcificação na válvula aórtica sugere doença na válvula reumática!
  √ Agrupamento de depósitos calcificados densos e pesados sem contorno bicúspide
(c) estenose aórtica degenerativa
- cálcio detectado primeiro em uma idade média de 54 anos
  ◊ Em pacientes > 65 anos, calcificação na válvula aórtica em 90% em virtude de aterosclerose
  √ Forma curvilínea do cálcio delineando folhetos tricúspides
  √ Dilatação difusa + tortuosidade da aorta (SEM dilatação pós-estenótica)

2. **Válvula mitral** (MV)
   Causa: doença cardíaca reumática (quase sempre), endocardite infectada, tumor agregado à válvula mitral, prolapso da válvula mitral
   Localização: inferior a uma linha conectando a carina + ângulo costofrênico anterior (na visualização lateral)
   - cálcio detectado primeiro no início dos 30 anos quando os pacientes se tornam excessivamente assintomáticos
     ◊ Uma MV gravemente calcificada é geralmente estenótica, mas estenose da MV com frequência existe sem cálcio
     √ Calcificação delicada semelhante a artérias coronárias (DDx: cálcio na RCA/LCX)
     √ Movimento superior – a – inferior

3. **Válvula pulmonar**
   Causa: tetralogia de Fallot, estenose pulmonar, defeito atrial septal
   √ Padrões calcificados semelhantes à válvula mitral calcificada

4. **Válvula tricúspide** (extremamente raro)
   Causa: doença cardíaca reumática, defeito septal, defeito na válvula tricúspide, endocardite infecciosa

@ anel
anéis da válvula servem como esqueleto fibroso do coração para afixação das fibras miocárdicas + válvulas cardíacas

1. **Anel mitral**
   Causa: degenerativa (fisiológica nos mais idosos)
   Idade: > 65 anos, M÷F = 1÷4
   Pode estar associado a: prolapso da válvula mitral
   Comumente associado a:
   cálcio na válvula aórtica (= estenose aórtica), hipertensão, cardiomiopatia hipertrófica
   √ Calcificação densa como faixas começando no aspecto posterior + progredindo lateralmente com frequência formando um "C"/"O"/"U"/"J" "invertido"
   Cx: insuficiência mitral (em decorrência do folheto mitral anterior deficiente), fibrilação atrial, bloqueio cardíaco (em virtude da infiltração no caminho de condução à parede posterior)
   Prognóstico: risco duplo de derrame

2. **Aneis aórticos**
   √ Geralmente, em combinação com calcificação degenerativa da válvula aórtica

3. **Anel tricúspide**
   Associado a: hipertensão duradoura no RV
   Localização: fossa atrioventricular direita
   √ Configuração como banda em forma de C

@ pericárdio
Causa: pericardite idiopática, febre reumática (5%), tuberculose, vírus, uremia, trauma, radioterapia para mediastino
Localização: calcificação sobre câmaras menos pulsáteis do lado direito ao longo da superfície do diafragma, fendas atrioventriculares, tronco pulmonar
◊ 50% dos pacientes com pericardite constritiva mostram calcificações pericárdicas!
√ Depósitos de cálcio amorfos amontoados, com frequência na fenda atrioventricular
√ Calcificação difusa de casca de ovo poupando a LA (não coberta pelo pericárdio)
Cx: pericardite constritiva

@ miocárdio
Causa: infarto, aneurisma, febre reumática, miocardite
Frequência: em 8% pós-infarto do miocárdio; M > F
Localização: ápice/parede anterolateral do LV (coincide com distribuição vascular LAD + localização típica de aneurismas no LV)
√ Contorno curvilíneo fino delineando o aneurisma
√ Calcificação laminada irregular sugere calcificação de coágulo mural associado
√ Calcificações amorfas grosseiras causadas por trauma, cardioversão, infecção, fibrose endocárdica

@ septo interventricular
Localização: área fibrosa triangular entre os anéis mitral + tricúspide (= trígono fibroso), representando o segmento basal do septo interventricular, proximamente relacionado com o feixe de **His**
Sempre associado a:
calcificação pesada do anel mitral/válvula aórtica
Cx: bloqueio cardíaco

@ parede atrial esquerda
Causa: endocardite reumática
(a) forma difusa semelhante a uma folha de papel
- paciente geralmente em CHF + fibrilação atrial
  √ Calcificação curvilínea poupando o septo interatrial + parede posterolateral no lado direito
  √ Depósitos irregulares nodulares em apêndice atrial
  Cx: formação de coágulo mural + embolia
  ◊ Calcificação da parede do LA indica fibrilação atrial!
(b) forma localizada
  √ Cicatriz calcificada nodular na parede posterior (= placa de McCallum) em virtude da lesão de um jato forte na insuficiência da válvula mitral

@ tumor cardíaco
mixoma atrial (em 5–10% calcificado), rabdomioma, fibroma, angioma, osteossarcoma, osteoclastoma
@ endocárdio
Causa: aneurisma cardíaco, coágulo, fibroelastose endocárdica
@ artéria pulmonar
Causa: hipertensão arterial pulmonar pré-capilar grave, sífilis
@ ducto arterioso
(a) em adultos: indica perviedade do ducto hipertensão pulmonar pré-capilar duradoura associada
(b) em crianças: ducto provavelmente fechado
√ Deposição de cálcio no ligamento de Botallo

Calcificação da Artéria Pulmonar
◊ A quantidade de calcificação está correlacionada com a extensão da aterosclerose!
◊ A ausência de calcificação implica a ausência de estenose significativa angiograficamente nos vasos coronarianos!
Causa: (1) aterosclerose da íntima
(2) esclerose medial de Mückenberg (excessivamente rara)
Histologia: placas subíntimas calcificadas
Fisiopatologia:
lesão no endotélio permite que histiócitos circulantes se alojem na parede do vaso em que são transformados em macrófagos; esses acumulam lipídios ("tiras de gordura abaixo da superfície do endotélio); calcificação lipídica; a capa fibrosa fina sobrejacente a depósitos lipídicos pode-se romper permitindo que o sangue circulante forme uma reação trombogênica que resulta em estreitamento do lúmen
◊ O cálcio é depositado como hidroxiapatita de cálcio nas áreas hemorrágicas dentro das placas ateromatosas!
Localização: "**triângulo de calcificação da artéria coronária**" = área triangular ao longo da borda cardíaca média esquerda, coluna, e ombro do LV contendo artéria coronária principal esquerda, porções proximais de calcificações na LAD + LCX
Frequência (autóptica): LAD (93%), LCX (77%), LCA principal (70%), RCA (69%)
CXR (taxa de detecção de até 42%)
◊ Indicando doença mais grave na artéria coronária
√ Linhas calcificadas paralelas (visualização lateral)
Fluoroscópio (promovido como teste de triagem barato)
(a) população assintomática
— calcificações em 34% em indivíduos assintomáticos do sexo masculino
— em 35% dos pacientes com calcificações teste de exercício será positivo (sem calcificações somente em 4% positivo)
— calcificações indicam > 50% de estenose com 72–76% de sensibilidade, 78% de especificidade): frequência de calcificações na artéria coronária com angiografia normal aumenta com a idade; valores preditivos na população > 50 anos tão bom quanto teste de estresse de exercício
(b) população sintomática
— em 54% dos pacientes sintomáticos com doença cardíaca isquêmica
◊ Em pacientes sintomáticos 94% de especificidade para doença obstrutiva (> 75% estenose) em pelo menos um dos três grandes vasos!
CT:
(a) feixe de luz de elétrons: limiar de + 130 HU
(b) CT espiral: limiar de +90 HU

Resultado clínico:
(a) para calcificação coronária detectada no fluoroscópio: 5,4% de risco de evento em 1 ano (*vs.* 2,1% sem calcificação)
(b) para CT com feixe de luz de elétrons uma classificação de calcificação de ≥ 100 é altamente preditiva para identificar pacientes com eventos
Prognóstico: 58% de taxa de sobrevivência em 5 anos com e 87% sem calcificação

PERICÁRDIO
Efusão Pericárdica
= fluido pericárdico > 50 mL
• dispneia, fadiga
• sintomas de tamponamento cardíaco (50%)
Etiologia:
A. FLUIDO SEROSO = infiltração
falência cardíaca congestiva, hipoalbuminemia, irradiação, síndrome de Dressler, síndrome de pós-pericardiotomia, mixedema
B. SANGUE = hemopericárdio
(a) iatrogênico: cirurgia cardíaca/cateterismo, anticoagulantes/quimioterapia, radiação
(b) trauma: penetrante/não penetrante
(c) infarto agudo/rompimento do miocárdio
(d) rompimento da aorta ascendente/tronco pulmonar
(e) coagulopatia
(f) neoplasma: mesotelioma, sarcoma, teratoma, fibroma, angioma, metástase (pulmão, peito, linfoma, leucemia, melanoma)
C. LINFA
neoplasma, congênita, cirurgia cardiotorácica, obstrição do hilo/SVC
D. FIBRINA = exsudação
(a) infecção: viral, piogênica, tuberculosa
(b) uremia: 18% em uremia aguda; 51% em uremia crônica; paciente de diálise
(c) doença vascular do colágeno: lúpus eritematoso sistêmico, artrite reumatoide, febre reumática aguda
(d) hipersensibilidade
Mnemônica: CUM TAPPIT RV
Colágeno, doença vascular do
Uremia
Metástase
Trauma
Agudo, infarto do miocárdio
Purulenta, infecção
Pós-MI, síndrome
Idiopático
Tuberculose
Reumatoide, artrite
Vírus
CXR:
√ Normal com fluido < 250 mL/em pericardite aguda
√ "Configuração de garrafa d'água" = silhueta cardíaca simetricamente aumentada
√ Perda de espaço limpo retroesternal
√ "Sinal de corpo adiposo" = separação do retroesterno da linha adiposa epicárdica > 2 mm (15%) pela densidade da água
√ Cardiomegalia aparecendo rapidamente + vascularidade pulmonar normal
√ "Sinal de densidade diferencial" = aumento na lucência na margem cardíaca secundária para leve diferença no contraste entre fluido pericárdico + músculo cardíaco
√ Pulsações cardíacas diminuídas

CT:
- √ Fluido de água/maior densidade (sangue, infecção)

MR:
- √ Fluido transudativo é hipointenso em T1WI + hiperintenso em T2WI
- √ Fluido proteináceo/hemorrágico é hiperintenso em comparação com infiltração em T1WI
- √ Pericardite inflamatória de uremia/TB pode demonstrar espessamento pericárdico

ECOCARDIOGRAMA:
- √ Separação de ecos epicárdicos e pericárdicos estendendo-se na diástole (raramente atrás do LA)
- √ Estimativas de volume pelo modo-M:
    (a) separação somente posteriormente = < 300 mL
    (b) separação por todo o ciclo cardíaco = 300–500 mL
    (c) mais separação anterior = > 1.000 mL

Pneumopericárdio
Etiologia: mecanismo de deslocamento de lesão do coração durante trauma fechado
Patologia: laceração no pericárdio fibroso, geralmente ao longo do curso do nervo frênico, permite que entre o ar pneumomediastinal
- √ Densidade espessa e desordenada do tecido mole do pericárdio fibroso separada por ar da densidade cardíaca
- √ Ar limitado à distribuição do reflexo pericárdico

Tumor Pericárdico
1. Teratoma pericárdico: tumor benigno em bebês + crianças
2. Mesotelioma pericárdico: Tumor maligno na idade adulta

DDx: invasão pericárdica (sarcoma, linfoma)

VEIA CAVA

Anomalias na veia cava

Veia Renal Esquerda Circumaórtica
Prevalência: 1,5–8,7%
Etiologia: persistência de anastomose intersubcardinal anterior + anastomose intersupracardinal posterior
- √ Aorta circundando o colarinho venoso
- √ Veia renal esquerda superior cruza a aorta anteriormente
- √ Veia renal esquerda inferior recebe veia gonadal esquerda + cruza aorta posteriormente 1–2 cm abaixo da veia renal esquerda superior

Significância: plano pré-operatório para nefrectomia

IVC Duplicada
= IVC DUPLA
Prevalência: 0,2–3%
Etiologia: persistência de ambas as veias supracardinais
- √ IVC esquerda pequena/de tamanho igual formada por veia ilíaca esquerda
- √ Cruzamento para IVC direita por meio da veia renal esquerda/ou mais inferiormente
- √ Cruzamento geralmente anterior/raramente posterior à aorta

Significância: embolia pulmonar recorrente após colocação de filtro de IVC
DDx: veia/artéria gonadal esquerda, veia mesentérica inferior

IVC DUPLA COM VEIA RENAL DIREITA RETROAÓRTICA E CONTINUAÇÃO ÁZIGO DE IVC
Etiologia: persistência de veia supracardinal esquerda e ramo dorsal do colarinho renal + regressão de ramo ventral + falência de formação de anastomose hepática subcardinal direita

IVC DUPLA COM VEIA RENAL DIREITA RETROAÓRTICA E CONTINUAÇÃO DE HEMIÁZIGOS DA IVC
Etiologia: persistência de veia esquerda lombar + supracardinal torácica + anastomose suprasubcardinal esquerda + falha na formação de anastomose hepática subcardinal direita
- √ IVC direita e veia renal direita juntam-se à IVC esquerda e continuam caudais como veia hemiázigo
- √ Veia hemiázigo segue caminhos alternativos:
    (a) cruza posterior à aorta na T8-9 e se une à veia ázigo rudimentar
    (b) continua caudalmente + se une à veia coronária por meio da SVC esquerda persistente
    (c) continuação da hemiázigo acessória até veia braquiocefálica esquerda
- √ Segmento hepático da IVC drena para dentro do átrio direito

IVC Interrompida com Continuação de Ázigo/Hemiázigo
ver "Continuação Ázigo da IVC" na página 635

IVC Esquerda
= TRANSPOSIÇÃO DE IVC = IVC ESQUERDA SOLITÁRIA
Prevalência: 0,2–0,5%
Etiologia: persistência de veia supracardinal esquerda + regressão de veia supracardinal direita
- √ IVC esquerda geralmente se une à veia renal esquerda
- √ Cruzamento como veia renal esquerda geralmente anterior/raramente posterior à aorta

DDx: adenopatia para-aórtica do lado esquerdo
Significância: acesso transjugular difícil para colocação de filtro IVC infrarrenal

SVC Esquerda Persistente
= SVCS BILATERAL
Prevalência: 0,3–0,5% da população em geral; 4,3–11% de pacientes com CHD
Etiologia: falha na regressão da veia cardinal anterior esquerda + corno do seio esquerdo
Pode estar associada a: ASD, continuação ázigo de IVC
Curso: lateral ao arco aórtico, anterior ao hilo esquerdo
- √ SVC esquerda drena para dentro do seio coronariano aumentado (em 92%)
- √ SVC esquerda drena para dentro do LA (em 8%) criando um desvio da direita (D) para a esquerda (E) (prevalência aumentada de CHD)
- √ Arco hemiázigo formado pela veia intercostal superior esquerda + SVC esquerda persistente (20%)
- √ SVC do lado direito: presente em 82–90%, ausente em 10–18%
- √ Veia braquiocefálica esquerda: presente em 25–35%, ausente/pequena em 65%
- √ Anastomose entre veias cardinais anteriores direita + esquerda (em 35%)

Veia Renal Esquerda Retroaórtica
Prevalência: 1,8–2,1%
Etiologia: persistência de anastomose intersupracardinal posterior + regressão de anastomose intersupracardinal anterior
- √ Cruzamento geralmente abaixo/ocasionalmente no nível da veia renal direita

Obstrução da IVC
A. OBSTRUÇÃO INTRÍNSECA
   (a) neoplásica (mais frequente)
   1. Carcinoma celular renal (em 10%), tumor de Wilms
   2. Carcinoma suprarrenal, feocromocitoma
   3. Carcinoma pancreático, adenocarcinoma hepático

4. Doença mestastática para nódulos linfáticos retroperineais (carcinoma de ovário, cérvix, próstata)
   (b) não neoplásico
      1. Idiopático
      2. Coágulo se estendendo proximamente a partir das veias femorais ilíacas
      3. Desordens sistêmicas, coagulopatia, síndrome de Budd-Chiari, desidratação, infecção (doença inflamatória pélvica), sepse, CHF
      4. Flebite pós-operatória/traumática, ligação, plicatura, clipe, filtro da cava, esforço grave)
B. DOENÇA CAVA INTRÍNSECA
   (a) neoplásica
      1. Leiomioma, leiomiossarcoma, endotelioma
   (b) não neoplásica
      1. Membrana congênita
C. COMPRESSÃO EXTRÍNSECA
   (a) neoplásica
      1. Linfadenopatia retroperitoneal (adultos) em virtude de doença metastática, linfoma, doença granulomatosa (TB)
      2. Tumores renais + suprarrenais (crianças)
      3. Massas hepáticas
      4. Tumor pancreático
      5. Reação desmoplásica induzida por tumor (p. ex., carcinoide metastático)
   (b) não neoplásico
      1. Hepatomegalia
      2. Aorta tortuosa/aneurisma aórtico
      3. Hematoma retroperineal
      4. Ascite maciça
      5. Fibrose retroperineal
D. OBSTRUÇÃO FUNCIONAL
   1. Útero grávido
   2. Manobra de Valsalva
   3. Tensão/choro (em crianças)
   4. Posição supina com grande massa abdominal
E. CAMINHOS COLATERAIS
   1. Caminho profundo: veias lombares ascendentes para veia ázigo (direita) + veia hemiázigo (esquerda) + plexo intravertebtal, paraespinhal, extravertebral (plexo de Batson)
   2. Caminho intermediário: via plexo periuretérico + veia gonadal esquerda para veia renal
   3. Caminho superficial: veia ilíaca externa para veia epigástrica inferior + veia epigástrica superior + veia mamária interna dentro da veia subclávia
   4. Caminho do portal: fluxo retrógrado através da veia ilíaca interna + plexo hemorroidal dentro da veia mesentérica inferior + veia esplênica dentro da veia portal

VASCULITE

= inflamação e necrose da parede do vaso

A. VASCULITE DE VASO GRANDE
   1. Arterite de célula gigante (temporal)
   2. Doença de Takayasu
      F > M, geralmente afeta a aorta
B. VASCULITE DE VASO DE TAMANHO MÉDIO
   1. Poliarterite nervosa:
      Localização: trato GI, rins
      - febre, mal-estar, perda de peso, mialgia (por semanas)
      - sintomas no trato GI (em 50%)
        proteinúria, hematúria
   2. Doença de Kawasaki
   3. Vasculite induzida por drogas:
      – metanfetamina
      – cocaína: complicações neurovasculares, cardiovasculares, dissecção aórtica, trombose venosa, infarto renal
C. VASCULITE NOS PEQUENOS VASOS
   (a) vasculite nos pequenos vasos associada a ANCA
       (= anticorpos citoplasmáticos antineutrófilos)
      1. Granulomatose de Weneger:
         Localização: trato respiratório superior + *sinus* em > 90%; rins em 80%
      2. Síndrome de Churg-Strauss
         - asma, sintomas de alergia, eosinofilia periférica + de tecido
      3. Poliangiite microscópica
   (b) vasculite no complexo imunológico dos pequenos vasos
      1. Púrpura de Henoch-Schönlein
      2. Vasculite crioglobulinêmica essencial
      3. Angeiite leucocitoclástica cutânea
      Outros: lúpus, reumatoide, Sjögren, Behçet, Goodpasture, doença do soro, induzida por drogas, urticária hipocomplementêmica
   (c) vasculite de doença intestinal inflamatória

Aneurismas Múltiplos

1. Poliarterite nodosa
   - febre, mal-estar, perda de peso, mialgia
   - proteinúria, hematúria
2. Vasculite reumatoide
   - artropatia reumatoide avançada

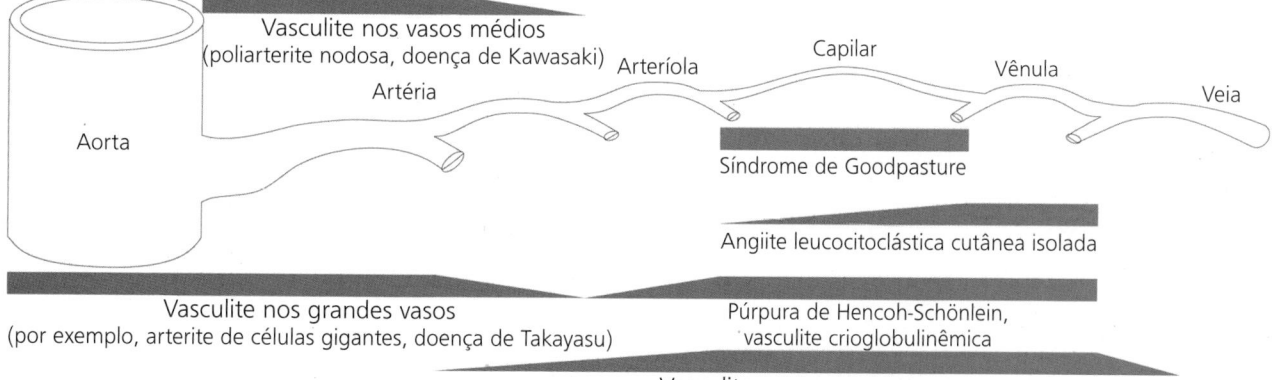

Vasculites Não Infecciosas

3. Lúpus eritematoso sistêmico
   - artrite, fotossensibilidade
   - erupção malar, erupção discoide, úlceras orais
4. Síndrome de Churg-Strauss
5. Abuso de heroína/metanfetaminas
6. Granulomatose de Wegener
7. Escleroderma
   - espessamento, enrijecimento e tensão da pele
8. Diabetes
9. Artrite temporal das células gigantes (rara)

CIRURGIA CARDÍACA

Procedimentos cirúrgicos

A. DESVIO DE JANELA AORTICOPULMONAR
= anastomose lado a lado entre aorta ascendente e artéria pulmonar esquerda (procedimento reversível)
◊ Tetralogia de Fallot

B. PROCEDIMENTO BLALOCK-HANLON
= criação cirúrgica de ASD
◊ Transposição completa

C. DESVIO DE BLALOCK-TAUSSIG
= anastomose terminolateral da artéria subclávia até a artéria pulmonar, realizada ipsilateral até artéria inominada/oposta ao arco aórtico
Desvio de Blalock-Taussig modificado usa material de enxerto sintético, como politetrafluoretileno (Gore-Tex®), em uma anastomose terminolateral entre a artéria subclávia + ramo ipsilateral da artéria pulmonar
◊ Tetralogia de Fallot, atresia tricúspide com estenose pulmonar

D. PROCEDIMENTO DE FONTAN
(1) conduíte externo a partir do átrio direito para tronco pulmonar (= retorno venoso entra na artéria pulmonar diretamente)
(2) fechamento de ASD: assoalho construído de retalho da parede atrial e teto de pedaço de material protético
◊ Atresia tricúspide

E. DESVIO DE GLENN
= desvio terminoterminal entre a extremidade distal da artéria pulmonar direita e SVC; reservado para pacientes com defeitos cardíacos nos quais a correção total não é prevista
◊ Atresia tricúspide

F. PROCEDIMENTO DE NORWOOD
(1) construção de "neoaorta" a partir do arco aórtico + aorta descendente + artéria pulmonar principal suprindo circulação coronária e sistêmica

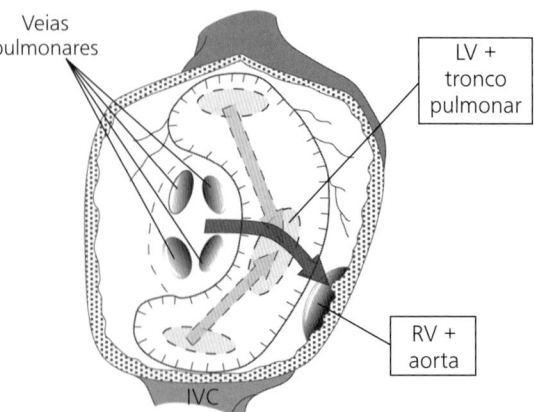

Procedimento de Mustard
(visualização lateral dentro do átrio direito aberto)

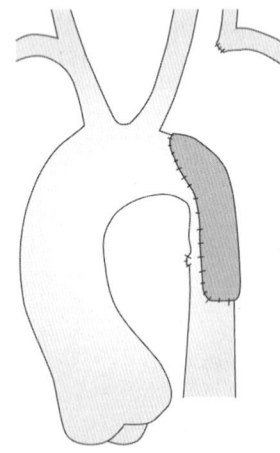

Procedimento de Waldhausen

(2) comunicação entre RV como ventrículo sistêmico e circulação sistêmica
(3) desvio entre artéria inominada + artéria pulmonar principal para controlar fluxo de sangue pulmonar arterial
(4) excisão do ducto distal arterioso + septo atrial para prevenir hipertensão venosa pulmonar
◊ Síndrome do coração esquerdo hipoplásico

G. DESVIO DE POTT
= anastomose lado a lado entre aorta descendente + artéria pulmonar esquerda
◊ Tetralogia de Fallot

H. PROCEDIMENTO DE MUSTARD
(a) remoção de septo atrial
(b) defletor pericárdico colocado dentro do átrio comum de forma que o sangue venoso sistêmico seja redirecionado para dentro do ventrículo esquerdo, e a veia pulmonar retorne para dentro do ventrículo direito e aorta
◊ Transposição completa

I. PROCEDIMENTO de Rashkind
= septostomia atrial com balão
◊ Transposição completa

J. PROCEDIMENTO de Rastelli
conduíte externo (Dacron) com válvula Porcina conectando o RV ao tronco pulmonar
◊ Transposição

K. PROCEDIMENTO DE WALDHAUSEN
= artéria subclávia usada para aumentar lúmen aórtico

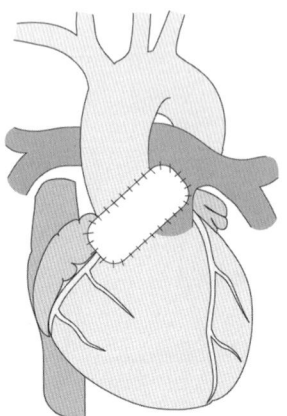
Procedimento de Fontan

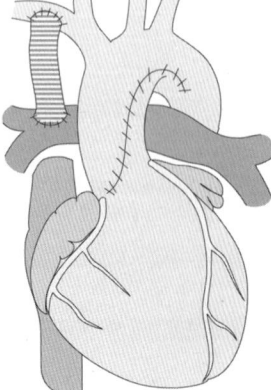
Procedimento de Norwood

(a) ligação da artéria subclávia esquerda na origem da artéria vertebral esquerda ± ligação da artéria vertebral
  (b) incisão lateral da artéria subclávia com extensão para o istmo aórtico
  (c) excisão do diafragma de coarctação
  (d) retalho da artéria subclávia dobrado para dentro da excisão
L. DESVIO DE WATERSTON-COOLEY
  = anastomose lado a lado entre aorta ascendente e artéria pulmonar direita:
  (a) extrapericárdico (WATERSTON)
  (b) intrapericárdico (COOLEY)
  ◊ Tetralogia de Fallot

Deformidade Torácica Pós-Operatória
A. NO LADO DIREITO
  1. Desvio sistêmico PA: desvio de Blalock-Taussig, desvio de Warterston-Cooley, desvio de Glenn, desvio no conduíte central
  2. Septectomia atrial: procedimento de Blalock-Hanlon
  3. Reparo do VSD: através da RA
  4. Comissurotomia da válvula mitral
B. NO LADO ESQUERDO
  1. PDA
  2. Coarctação
  3. Ligadura da AP
  4. Comissurotomia da válvula mitral
  5. Desvio sistêmico da AP: desvio de Blalock-Taussig, desvio de Pott

Prótese da Válvula Cardíaca
1. Starr-Edwards
  √ Tipo ball-cage
  ◊ Desempenho previsível de experiência de longo prazo
2. Björk Shiley/Lillehei-Kaster/St. Jude
  √ Disco de inclinação
  ◊ Excelente hemodinâmica, perfil muito discreto, durável
3. Hancock/Carpentier-Edwards (= xenoenxerto porcino) Ionescu-Shiley (= xenoenxerto bovino)
  ◊ Baixa incidência de tromboembolismo, sem hemodiálise, fluxo central, inaudível

PULSO ALTERNANTE
= altura do pulso arterial alternante com ritmo cardíaco regular
1. Anormalidade miocárdica intrínseca
  disfunção ventricular esquerda grave (CHF, doença valvular aórtica, hipotermia, hipocalcemia, estresse hiperbárico, isquemia)
2. Anormalidades de volumes alternantes diastólicos finais em enchimento venoso + retorno (retorno venoso obstruído, balão da IVC)

ANATOMIA CARDIOVASCULAR

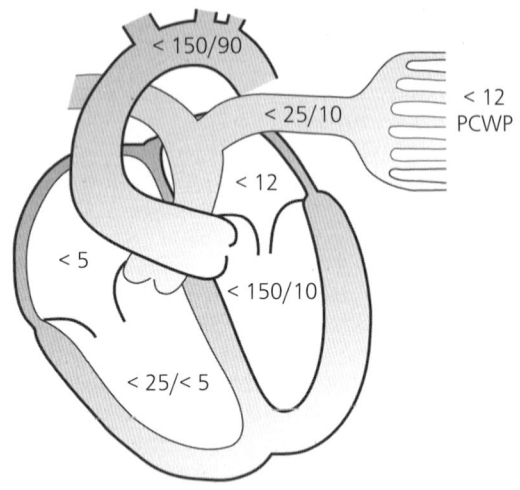

Pressões Sanguíneas Normais
PCWP = pressão capilar pulmonar em cunha

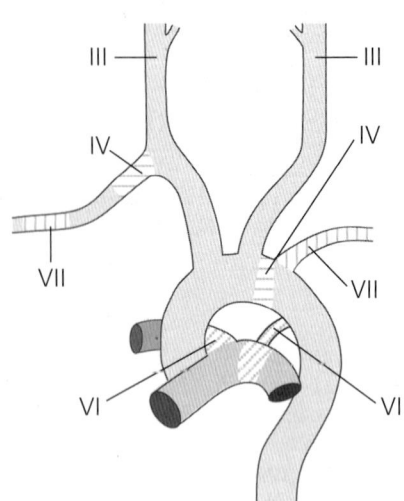

Desenvolvimento dos Grandes Vasos Sanguíneos
Os números se referem aos arcos aórticos embriológicos
(na maioria porções dos arcos aórticos I, II e V regresso)

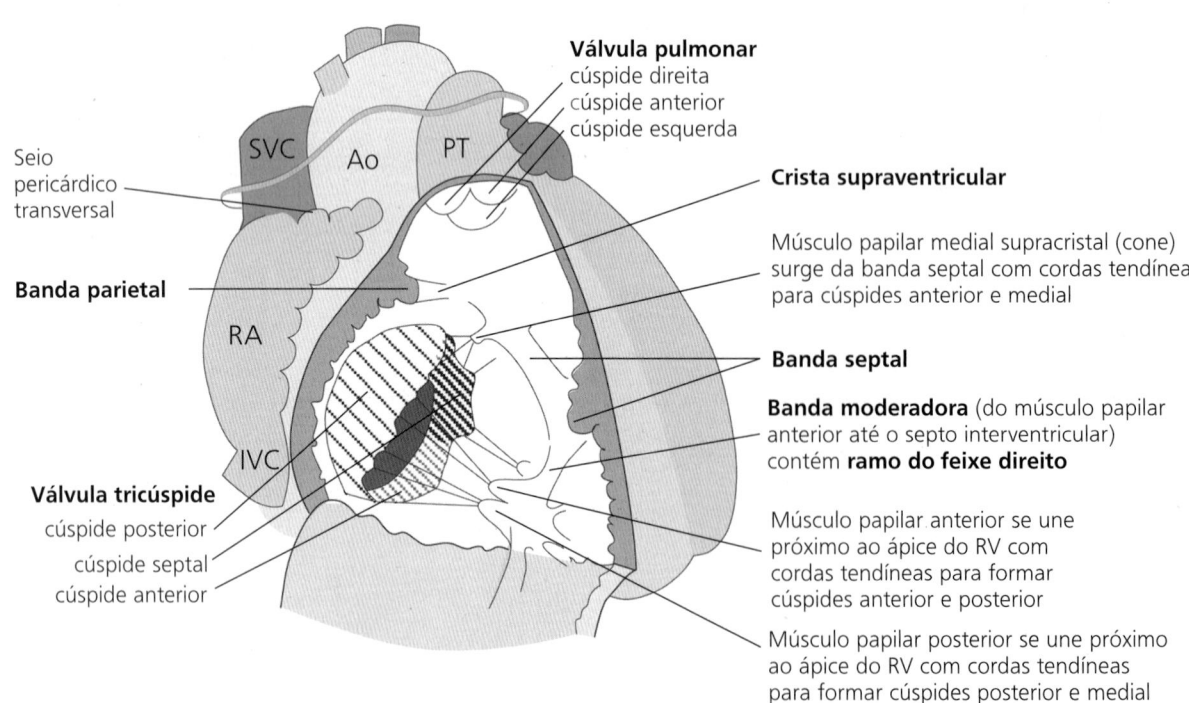

Ventrículo Direito Visto de Frente
Demarcação entre porção do fluxo de entrada posteroinferior e porção do fluxo de saída anterossuperior por bandas musculares proeminentes formando um orifício quase circular
 – Banda parietal
 – Crista supraventricular
 – Trabéculas septomarginais (= banda septal + banda moderadora)
Músculo papilar anterior tem origem na banda moderadora!
Ao = aorta; IVC = veia cava inferior; PT = tronco pulmonar; RA = átrio direito
SVC = veia cava superior

TAMANHO DO CORAÇÃO
Razão Cardiotorácica
= diâmetro cardíaco mais largo ÷ diâmetro torácico interno mais largo
< 0,5 = normal em > 1 mês de idade (45% sensível, 85% específico, 59% preciso)
< 0,6 = normal em < 1 mês de idade
Objetivo: mensuração da dilatação do LV
Dependente de:
- volume do pulmão: razão CT aumenta na expiração
- posição do paciente: razão CT aumenta no filme supino

Armadilhas:
- nenhuma mudança a menos que o volume do LV aumente em > 2/3
- nenhuma mudança no aumento moderado do LA/RV

VÁLVULAS CARDÍACAS
Posições da Válvula Cardíaca
PA CXR:
linha de referência = linha oblíqua desenhada do brônquio do tronco principal esquerdo distal até o ângulo cardiofrênico esquerdo
- √ A válvula aórtica reside no perfil superior até essa linha subjacente à linha torácica
- √ Válvula pulmonar exatamente inferior ao brônquio do tronco principal
- √ A válvula mitral reside inferior a essa linha centralmente localizada dentro da silhueta cardíaca
- √ Válvula tricúspide inferior a essa linha mais basilar e linha média

CXR LATERAL:
linha de referência = linha oblíqua desenhada a partir da carina/sombra da artéria pulmonar direita até sulco cardiofrênico anterior
- √ Válvula aórtica reside superior a essa linha
- √ Válvula pulmonar anterior + superior até válvula aórtica
- √ Válvula mitral reside inferior a essa linha anteriormente
- √ Válvula tricúspide inferior a essa linha anteriormente

Válvula Aórtica
= válvula semilunar com geralmente 3 (gama, 1 a 4) cúspides finas
(a) cúspide direita: inferior a seio coronariano direito + origem da RCA
(b) cúspide esquerda: inferior ao seio coronariano direito + origem da LCA
(c) cúspide posterior/não coronária
Área: 2,5–4,0 cm^2

Válvula Mitral
= válvula bicúspide ancorada no anel da válvula mitral + conectada aos músculos papilares do LV pelas cordas tendíneas
(a) folheto anterior semicircular
(b) folheto posterior crescente
Área: 4–6 cm^2
Circunferência: 10 cm

Válvula Pulmonar
= válvula semilunar composta por 3 cúspides
(a) cúspide anterior
(b) cúspide direita
(c) cúspide esquerda
Área: 2,0 cm^2/m^2 da área de superfície corporal

Válvula Tricúspide
= válvula atrioventricular direita ancorada no anel da válvula tricúspide + conectada aos músculos papilares do RV pelas cordas tendíneas e composto de 3 (gama, 2 a 4) folhetos
(a) folheto septal
(b) folheto anterior
(c) folheto posterior

ÁTRIOS
Átrio Direito
válvula de Eustáquio = válvula da IVC
- localizada na junção IVC + RA
- direciona sangue da IVC para forame oval no feto
- √ Estrutura linear fina, não rotineira realização de imagem

Crista terminal:
- linha de fusão entre porção trabeculada anterior + porção posterior com parede lisa do RA
- √ Crista muscular lisa orientada verticalmente

Septo Interatrial
- √ Septo fino, difícil de realizar imagem
- √ Pode conter pequena quantidade de gordura se espalhando para a fossa oval

DDx: hipertrofia lipomatosa do septo interno
- √ Forma de sino característica em virtude da distribuição na fossa oval
- √ Quantidade anormal de gordura em adultos mais velhos/obesos

Átrio esquerdo
- √ Crista de músculo liso (ponta ± bulbosa) na junção do apêndice atrial esquerdo e entrada da veia pulmonar esquerda superior

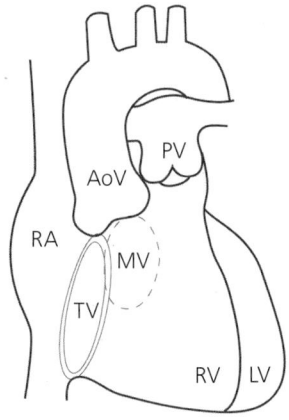
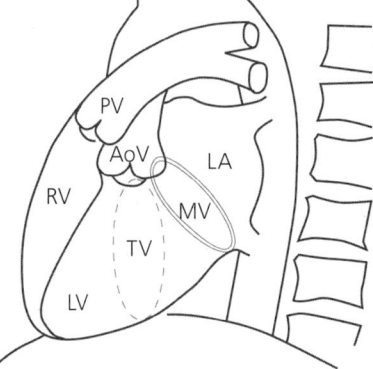

Posições de Válvula Cardíaca

AoV = válvula aórtica LA = átrio esquerdo LV = ventrículo esquerdo MV = válvula mitral
RA = átrio direito RV = ventrículo direito TV = válvula tricúspide PV = ventrículo direito

CORAÇÃO E GRANDES VASOS

Ecocardiograma da Raiz Aórtica		
Dimensão da raiz aórtica	Mensurada na diástole final na onda R do ECG	2,1–4,3 cm
Aumentada em:	Aneurisma da aorta, insuficiência aórtica	
Separação da cúspide aórtica		1,7–2,5 cm
Diminuída em:	Estenose aórtica, volume baixo de batimentos	
Aumentada em:	Insuficiência aórtica	
Diâmetro atrial esquerdo:	Mensurada no momento da abertura da válvula mitral	2,3–4,4 cm
Índice de excentricidade das cúspides da valvula aórtica	Razão da dimensão posterior a anterior (raramente usado)	< 1,3
Razão da dimensão do LA – para – raiz aórtica		0,87–1,11

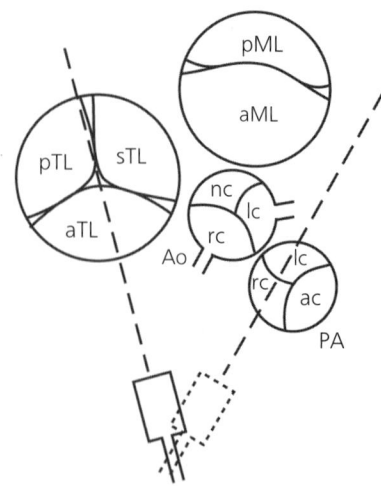

Diagrama do Relacionamento das Quatro Válvulas Cardíacas em Corte Transversal

aTL, pTL, sTL = folhetos da válvula tricúspide anterior, posterior e septal (médio); cordas tendíneas do músculo papilar anterior se unem ao aTL + pTL, músculos papilares posteriores se unem a pTL + sTL, músculo papilar médio (cone) se une a aTL + sTL
aML, pML = folheto da válvula mitral anterior, posterior; cordas tendíneas dos músculos papilares anterior + posterior ambas se unem a aML + pML
rc, lc, nc (Ao) = cúspides da válvula aórtica direita, esquerda, não coronária
rc, lc, ac (PA) = cúspides da artéria pulmonar direita, esquerda e anterior

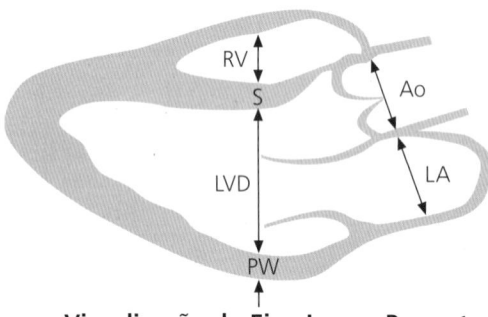

Visualização do Eixo Longo Paraesternal

Ao = aorta
LA = átrio esquerdo
LVD = diâmetro ventricular esquerdo
PW = parede posterior
RV = ventrículo direito
S = septo

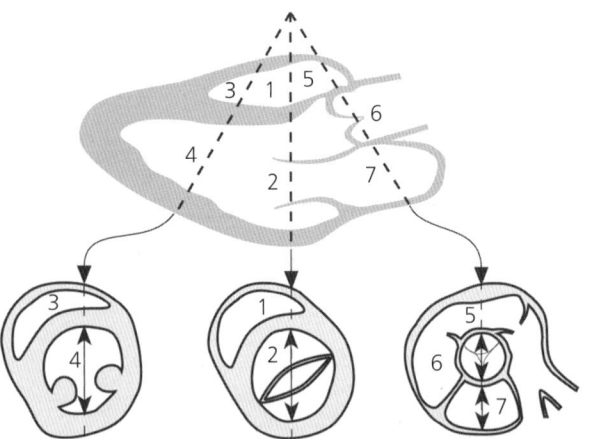

Eixo Paraesternal Longo e Curto

1,3,5 = dimensões do RV
6 = raiz aórtica
7 = LA
2 = dimensão do LV no nível mitral
4 = dimensão do LV no nível do músculo papilar

Ecocardiograma do Ventrículo Direito e Esquerdo		
Dimensão diastólica final do RV	Na onda R do ECG	0,7–2,3 cm
Aumentada em:	Sobrecarga de volume no RV	
Espessura septal	Espessura diastólica final na onda R do ECG	0,9 ± 0,06 cm
Diminuída em:	CAD	
Aumentada em:	Hipertrofia septal assimétrica, IHSS	
Dimensão diastólica final do LV	Na onda R do ECG	4,6 ± 0,54 cm
Espessura da parede posterior do LV (LVPW)	Espessura diastólica final no pico da onda R	0,94 ± 0,09 cm
Aumentada em:	Hipertrofia do LV	
Dimensão diastólica final do LV		2,9 ± 0,5 cm
Espessura do IVS ÷ parede posterior do LV (LVPW)		< 1,3
Encurtamento fracionário	(EDD−ESD)/EDD × 100	
Para LV		25–42%
Para IVS		28–62%
Para parede posterior do LV (LVPW)		36–70%

PADRÕES DE RAMIFICAÇÃO DO ARCO AÓRTICO
1. Padrão de ramificação "clássico" (65–75%)
   tronco braquiocefálico, CCA, artéria subclávia esquerda
2. Origem comum do tronco braquiocefálico + CCA esquerda (13%)
3. Arco aórtico bovino (9%)
   = origem da CCA esquerda do tronco braquiocefálico
4. Artéria vertebral (geralmente esquerda) surgindo do arco aórtico (3%)
5. Troncos braquiocefálicos esquerdo e direito (1%)
6. Artéria subclávia direita aberrante como o último ramo do arco aórtico (< 1%)

Arco Aórtico Cervical
Associado a: arco aórtico direito (em 2/3)
- massa pulsátil no pescoço
- obstrução nas vias aéreas superiores
- disfagia

√ Alargamento mediastinal
√ Ausência de botão aórtico normal
√ Arco aórtico próximo ao arco do pulmão
√ Deslocamento traqueal para o lado oposto + anteriormente
√ Corte aparente da coluna de ar traqueal (secundária ao cruzamento da aorta descendente até o lado oposto do arco)

DDx: aneurisma na carótida

ANATOMIA DA AORTA
(diâmetro médio aumenta com idade)
<u>Sublinhados</u> estão os pontos de mensurações aórticas padrão
1. Raiz aórtica 3,6 cm
   (a) válvula aórtica
   (b) anel da válvula aórtica
      = banda fibrosa firme na aorta circundante da junção aortoventricular + folhetos da válvula
   (c) <u>seio</u> da válvula aórtica = seio de Valsalva
      = dilatação da raiz aórtica exatamente acima da válvula aórtica
   (d) <u>junção sinotubular</u>
2. Aorta ascendente (1 cm proximal ao arco) 3,5 cm
   Localização: raiz aórtica → origem da artéria braquiocefálica direita
   Diâmetro: sempre < 4 cm em qualquer idade
   (a) <u>aorta média ascendente</u> = ponto médio entre junção sinoaórtica + arco aórtico proximal
3. Arco aórtico 2,9 cm
   Localização: artéria braquiocefálica direita → conexão de ligamento arterioso
   (a) arco aórtico proximal:
       artéria braquiocefálica direita → artéria subclávia esquerda
       <u>da aorta @ na origem do tronco braquiocefálico</u>
   (b) <u>arco aórtico médio exatamente distal à CCA esquerda</u>
   (c) arco distal = istmo aórtico:
       artéria subclávia esquerda → conexão de ligamento arterioso
4. Aorta torácica descendente
   Localização: conexão do ligamento arterioso → hiato aórtico no diafragma
   Diâmetro: sempre < 3 cm em qualquer idade
   (a) aorta proximal descendente: .... 2,6 cm
       <u>2 cm distal até a artéria subclávia esquerda</u>
   (b) <u>aorta média descendente:</u> .... 2,5 cm
   (c) aorta descendente distal: .... 2,4 cm
       @ no diafragma = 2 cm acima da origem do eixo celíaco
5. <u>Aorta abdominal @ na origem do eixo celíaco</u>
6. <u>Aorta abdominal @ na artéria renal mais cefálica</u>
7. <u>Aorta abdominal @ na artéria renal mais caudal</u>
8. <u>Aorta abdominal infrarrenal 15 mm abaixo da artéria renal caudal</u>
9. <u>Aorta acima da bifurcação</u>

Variantes do Istmo Aórtico
Istmo Aórtico
= estreitamento da aorta em recém-nascido entre a artéria subclávia esquerda e o ducto arterioso
Idade: até 2 meses de idade
Prognóstico: istmo aórtico desaparece em virtude da cessação do fluxo através do ducto arterioso + fluxo aumentado através da região estreitada

Fuso Aórtico (16%)
= estreitamento congênito da aorta no ligamento arterioso com dilatação fusiforme distal
√ Protuberância circunferencial lisa abaixo do istmo na primeira porção da aorta descendente

Canal Divertículo
= protuberância focal convexa ao longo da subsuperfície do istmo aórtico
Origem: remanescente da boca aumentada do ducto arterioso/resultado da tração do ligamento arterioso
Frequência: em 33% dos bebês, em 9% dos adultos
√ Proeminência focal com margem não interrompida lisa e ângulo obtuso com a parede aórtica
  √ Ombros simétricos levemente inclinados (<u>canal divertículo clássico</u>)
  √ Inclinação mais curta e mais aguda superiormente + inclinação mais leve inferiormente (<u>canal divertículo atípico</u>)
DDx: pseudoaneurisma pós-traumático

Tronco Bronquial-Intercostal Proeminente

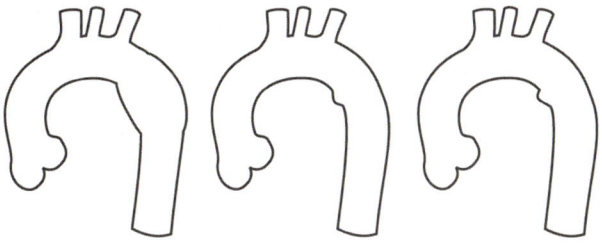

Fuso aórtico   Canal divertículo clássico   Canal divertículo atípico

Variantes do Istmo Aórtico Normal em Projeção Oblíqua Anterior Esquerda em 45°

ARTÉRIA PULMONAR
1. Diâmetro da raiz: < 35 mm
2. Diâmetro no nível da bifurcação: < 28 mm

ARTÉRIAS CORONÁRIAS
Anatomia da Artéria Coronária Direita (RCA)
Surge do seio coronário direito anterior;
Viaja dentro do sulco atrioventricular direito;
Circula a <u>margem aguda</u> do coração
1. **Artéria do cone** (CB)
   = 1º ramo da RCA (em 50% diretamente da aorta) para suprir RVOT
2. **Artéria do nó sinoatrial** (SANA)
   = 2º ramo da RCA (em > 50%)
3. **Ramos marginais agudos/RV** (M1, M2 etc.) têm um curso anterior
4. **Artéria descendente posterior** (PDA)
   se origina da RCA próxima à cruz ou de um ramo marginal agudo distal;

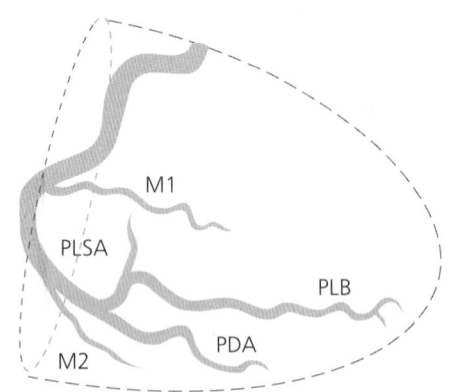

Artéria coronária direita em visualização de projeção oblíqua anterior direita

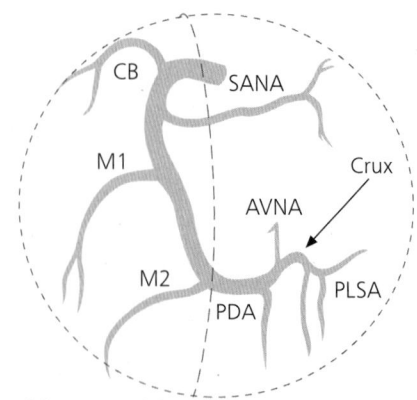

Artéria coronária direita em visualização de projeção oblíqua anterior esquerda

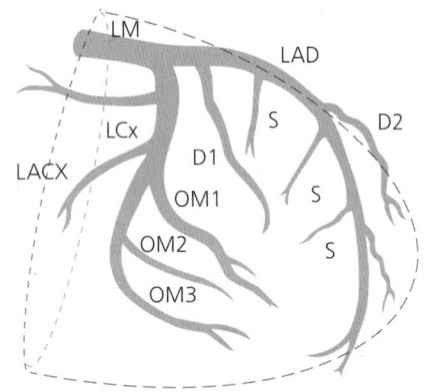

Artéria coronária esquerda em visualização de projeção oblíqua anterior direita

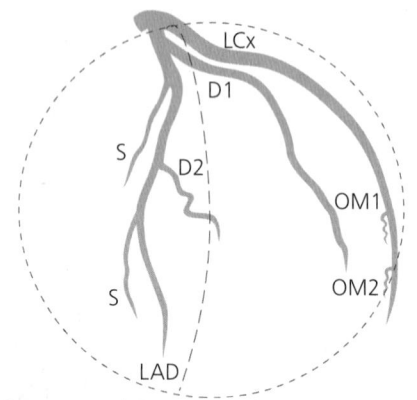

Artéria coronária esquerda em visualização de projeção oblíqua anterior esquerda

Angiografias das Artérias Coronárias Direita e Esquerda

AVNA = artéria do nó atrioventricular
CB   = artéria ramo do conus
D1   = 1ª artéria diagonal
D2   = 2ª artéria diagonal
LACX = artéria circunflexa atrial esquerda
LM   = artéria coronária principal esquerda
LAD   = artéria descendente anterior esquerda
LCx   = artéria circunflexa esquerda

LCx   = artéria circunflexa esquerda
M1   = 1ª artéria do ramo marginal agudo
M2   = 2ª artéria do ramo marginal agudo
OM1   = 1ª artéria marginal obtusa
OM2   = 2ª artéria marginal obtusa
PDA   = artéria descendente posterior
PLB   = ramo posterolateral

supre terço posterior do septo ventricular + segmento diafragmático do LV;
supre sangue para músculo papilar posteromedial
5. **Artéria do nó atrioventricular** (AVNA)
   = ramo pequeno do nódulo AV
6. **Artérias do segmento posterolateral** (PLSA)
   supre parede posterolateral para LV

Anatomia da Artéria Coronária Esquerda (LCA)

surge do seio coronariano posterior esquerdo
1. **Artéria coronária principal esquerda** (LM)
   haste curta de 0,5–2,0 cm antes da bi/trifurcação
2. **Descendente anterior esquerda** (LAD)
   viaja dentro da venda interventricular anterior, fornece suprimento de sangue ao músculo papilar anterolateral
   (a) ramos diagonais (D1, D2 etc.)
       surge do curso da LAD e curso sobre a parede anterolateral do LV
       Mnemônica: **D**iagonais de **L**AD
       ocasionalmente **trifurcação** dentro da LAD + LCx + ramo intermediário (em um curso semelhante a D1)
   (b) ramos septais (S)
       para septo interventricular anterior

3. **Artéria circunflexa esquerda (LCx)**
   viaja dentro do sulco atrioventricular esquerdo;
   termina na <u>margem obtusa</u> do coração
   (a) ramos marginais obtusos (OM1, OM2 etc.) para parede lateral do LV
   (b) artéria circunflexa atrial esquerda (LACX) para átrio

Território da Artéria Coronária

septo = LAD
parede anterior = LAD
parede lateral = LCx
parede posterior = RCA
parede inferior/diafragmática = RCA
ápice + parede inferolateral = áreas divisoras

Dominância da Artéria Coronária

determinada pela artéria que cruza a cruz e serve como origem da artéria descendente posterior (PD) quer supre a porção inferior do LV:
— da RCA em 85% (dominância direita)
— da LCx em 8% (dominância esquerda)
— RCA + LCA = codominância/suprimento equilibrado (7%)

ANATOMIA CARDIOVASCULAR

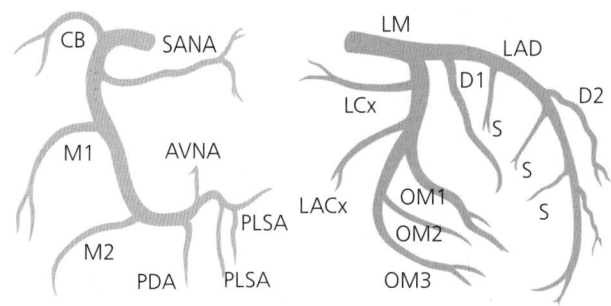

Visualização oblíqua anterior esquerda (LAO) 30°   Visualização oblíqua anterior direita
Circulação dominante direita

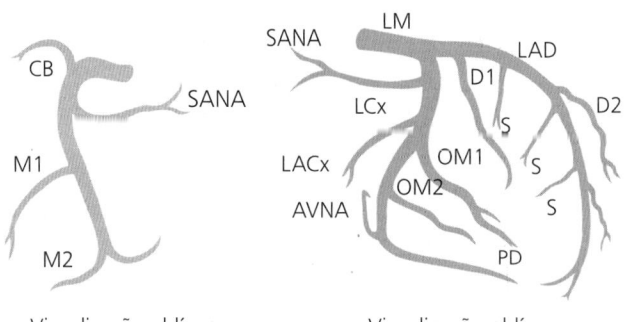

Visualização oblíqua anterior esquerda   Visualização oblíqua anterior direita
Circulação dominante esquerda

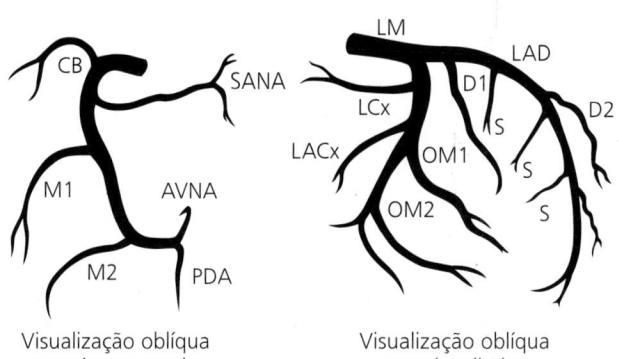

Visualização oblíqua anterior esquerda   Visualização oblíqua anterior direita
Circulação equilibrada

Angiografias de Artéria Coronária de Dominância Variada

AVNA = artéria do nó atrioventricular
CB = artéria do ramo conal
D1 = 1ª artéria diagonal
D2 = 2ª artéria diagonal
LACx = artéria circunflexa atrial esquerda
LAD = artéria descendente anterior esquerda
LCx = artéria circunflexa esquerda
LM = artéria coronária principal esquerda
M1 = 1ª artéria do ramo marginal agudo
M2 = 2ª artéria do ramo marginal agudo
OM1 = 1ª artéria marginal obtusa
OM2 = 2ª artéria marginal obtusa
PDA = artéria descendente posterior
PLB = ramo posterolateral
PLSA = artéria do segmento posterolateral
S = ramo septal
SANA = artéria do nó sinoatrial

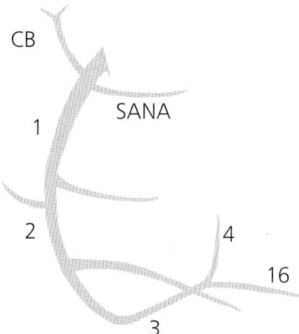

Anatomia da Artéria Coronária Direita
(projeção craniana oblíqua anterior direita RAO)

Classificação em 17 segmentos da *American Heart Association*
1 = segmento proximal da artéria principal
2 = segmento médio da artéria principal
3 = segmento distal da artéria principal
4 = ramo descendente posterior
16 = ramo ventricular esquerdo posterior
SN = ramo sinonodal
CB = ramo conal

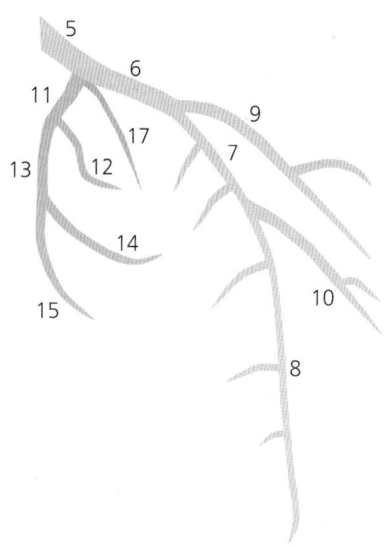

Anatomia da Artéria Coronária Esquerda
(projeção craniana oblíqua anterior esquerda)

Classificação em 17 segmentos da *American Heart Association*
5 = artéria principal
6 = segmento principal do ramo da LAD
7 = segmento médio do ramo da LAD
8 = segmento distal do ramo da LAD
9 = primeiro ramo diagonal
10 = segundo ramo diagonal
12 = segmento proximal da artéria LCx
13 = segmento médio da artéria LCx
14 = segundo ramo marginal obtuso da artéria LCx
15 = segmento distal da artéria LCx
17 = ramo intermediário

614 CORAÇÃO E GRANDES VASOS

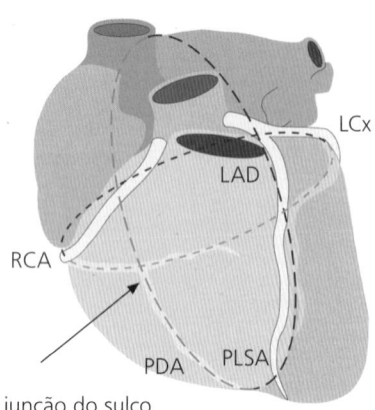

Cruz = junção do sulco atrioventricular posterior + fenda atrioventricular posterior

Visualização AP do Coração e das Artérias Coronárias

Arteriografia Coronariana

Agentes de contraste:
1. Material de contraste iônico monomérico:
   (a) inotrópico negativo = depressão da contratilidade miocárdica em virtude da hiperosmolaridade do sódio + diminuição no cálcio total
   (b) vasodilatação periférica
2. Diatrizoato de meglumina (contém pequenas quantidades de citrato de sódio + EDTA)
3. Material de contraste não iônico = leve aumento na contratilidade do LV

Dose: 3–10 mL
Mortalidade: 0,05%
Fatores de risco associados à morte:
1. Contrações prematuras ventriculares múltiplas
2. Falência cardíaca congestiva
3. Hipertensão sistêmica
4. Doença grave de vaso triplo na artéria coronária (risco mais alto)
5. Fração de ejeção do LV < 30%
6. Estenose na artéria coronária principal esquerda

Dicas para projeção:
45–70° *Visualização oblíqua esquerda:*
   √ Costelas enviesadas para o lado esquerdo da imagem
   √ Catéter na aorta descendente no lado direito da imagem
Visualização oblíqua direita RAO 15–30°
   √ Costelas enviesadas para o lado direito da imagem
   √ Cateter na aorta descendente no lado esquerdo da imagem
Técnica:
   ◊ 20–30° de angulação craniana/caudal variavelmente usada
   Cateter no orifício coronário esquerdo:
     (a) visualização oblíqua esquerda LAO + angulação caudocraniana:
         1/3 proximal da LAD + origem do primeiro ramo diagonal
     (b) visualização oblíqua esquerda + angulação craniocaudal = "visualização aranha": LAC, LCx proximal, primeiro ramo marginal/diagonal
     (c) visualização oblíqua direita + angulação craniocaudal: terço proximal da LCx + origem de seus ramos
     (d) visualização oblíqua direita + angulação caudocraniana: separação da LAD dos ramos diagonais
   Cateter no orifício da artéria coronária direita = visualização oblíqua direita (LAO) ± (RAO)

Interpretação falso-negativa:
(1) lesão excêntrica em 75%
(2) redução das dimensões do vaso
(3) sobreposição de outros vasos remediada por projeções anguladas: diagnóstico melhorado (50%), atualização para estenose mais significativa (30%), lesão não mascarada (20%)

Colaterais da Artéria Coronária

A. COLATERAIS INTRACORONARIANAS
   = preenchimento de uma porção distal de um vaso obstruído da porção proximal
   √ Curso tortuoso fora do caminho normal
B. COLATERAIS INTERCORONARIANAS
   = entre diferentes artérias coronárias/entre os ramos da mesma artéria
   Localização: na superfície epicárdica, no septo atrial/ventricular, no miocárdio
   1. RCA proximal até RCA distal
      (a) por meio dos ramos marginais agudos
      (b) da artéria do nó sinoatrial (SANA) até a artéria do nó atrioventricular (AVNA) = colateral de Kugel
   2. RCA até LAD
      (a) entre PDA e LAD por meio de septo ventricular/ao redor do ápice

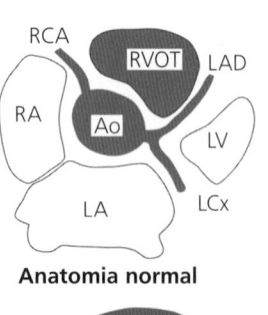
Anatomia normal

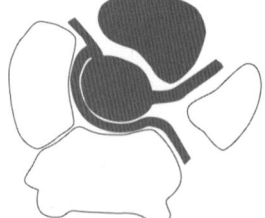
Circunflexa anômala

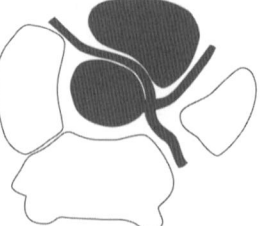
RCA interatrial anômala

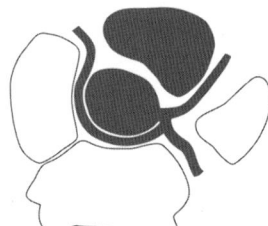
RCA anômala posterior

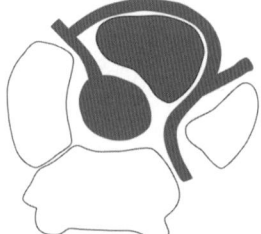
LCA anterior anômala

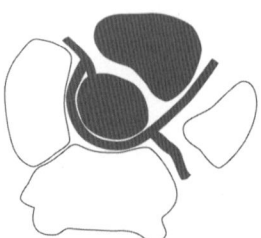
LCA posterior anômala

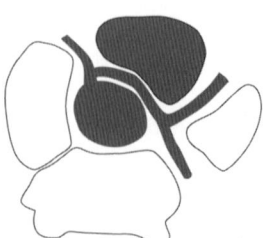
LCA interarterial anômala

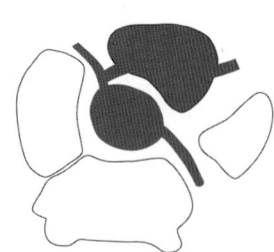
LCA intramural anômala

Anomalias das Artérias Coronárias

(b) artéria do cone (1º ramo da RCA) até a porção proximal da LAD
(c) marginais agudas da RCA até ramos ventriculares direitos da LAD
3. RCA distal até LCx distal
(a) artéria do segmento posterolateral da RCA até a LCx distal (na fenda AV)
(b) AVNA da RCA até LCx (através da parede atrial)
(c) ramo posterolateral da RCA até os ramos marginais obtusos da LCx (sobre a parede ventricular posterolateral esquerda)
4. LAD proximal até LAD distal
(a) diagonal proximal até artéria diagonal da LAD
(b) diagnóstico proximal até LAD diretamente
5. LAD até marginal obtusa da LCx

Anomalias na Artéria Coronária

Incidência: 0,3–1%; em 25% responsáveis por morte súbita não traumática em adultos jovens

Anomalia de Origem

1. Origem alta (6%)
   = origem da RCA/LCA acima da zona de junção entre seio + parte tubular
2. Óstio múltiplo
   (a) RCA + ramo do cone surge separadamente
   (b) LAD + LCx surge separadamente sem LCA (0,41%)
3. Artéria coronária simples (0,0024–0,044%)
4. Origem anômala da artéria pulmonar
   Síndrome de Bland-White-Garland
   = LCA surge da PA + RCA surge da aorta
   Prevalência: 1÷300.000 nascimentos vivos
   √ Circulação colateral entre RCA + LCA
   √ Roubo coronário dentro da PA
   Prognóstico: morte no 1º ano de vida em 90%
5. Origem da artéria coronária do seio oposto/seio não coronário
   (a) RCA surgindo do seio coronário esquerdo (0,03–0,17%)
   (b) LCA surgindo do seio coronário direito (0,09–0,11%)
   (c) LCx/LAD surgindo do seio coronário direito (0,32–0,67%)
   (d) LCA/RCA surgindo de seio não coronário

Pode tomar o seguinte curso:
- interarterial (entre aorta + tronco pulmonar) com alto risco de morte súbita cardíaca
- retroaórtica
- pré-pulmonar
- septal (subpulmonar/abaixo do RVOT)

Anomalia do Curso da Artéria Pulmonar

1. Conexão miocárdica
   = banda de músculos miocárdicos sobrejacente a um segmento de uma artéria coronária
2. Duplicação de artérias, por exemplo, LAD

Anomalia de Término

1. Fístula na artéria coronária (0,1–0,2%)
   = comunicação entre artéria coronária (RCA em 60%, LCA em 40%, ambas em < 5%) e câmara cardíaca (RV em 45%, RA em 25%)/artéria pulmonar (em 15%)/seio coronário/SVC
   √ Artéria coronária tortuosa dilatada
   √ Comunicações simples/múltiplas/rede de vasos finos
   Cx: isquemia miocárdica
2. Arcada coronariana
   = comunicação angiograficamente demonstrável entre RCA e LCA na ausência de estenose da artéria coronária
   √ Conexão reta proeminente próxima da cruz
   DDx: vaso colateral tortuoso
3. Terminação extracardíaca
   Causa: CAD aterosclerótica
   Receptor: artérias bronquiais, mamárias internas, pericárdicas, mediastinal anterior, frênica superior/inferior, intercostais

PERICÁRDIO

Espessura pericárdica: 1–3 mm
A. PERICÁRDIO FIBROSO
   = camada fibrosa externa
B. PERICÁRDIO SEROSO
   = saco seroso interno formando a cavidade pericardial
   √ Contém 20–50 mL de fluido seroso
   (a) camada visceral interna = **epicárdio**
      • intimamente conectada ao coração = gordura epicárdica

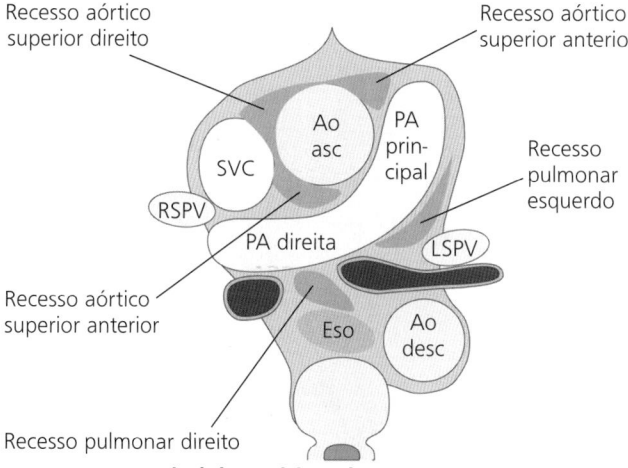

No nível da artéria pulmonar principal

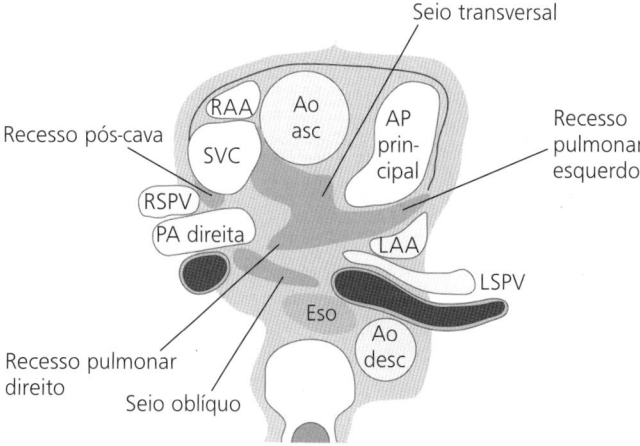

Abaixo do nível da artéria pulmonar direita

Seios e Recessos Pericárdicos

Ao asc = aorta ascendente
Ao desc = aorta descendente
SVC = veia cava superior
PA principal = artéria pulmonar principal
PA direita = artéria pulmonar direita
Eso = esôfago
LSPV = veia pulmonar superior esquerda
RSPV = veia pulmonar superior direita
RAA = apêndice atrial direito
LAA = apêndice atrial esquerdo

(b) camada parietal externa
- linhas do pericárdio fibroso

Seios e Recessos Pericárdicos
= extensão da cavidade pericárdica
A. Recessos da cavidade pericárdica adequada
1. Recesso pós-cava 23%*
√ Atrás e direita lateral à SVC
2. Recesso da veia pulmonar direita 29%*
√ Atrás e direita lateral à SVC
3. Recesso da veia pulmonar esquerda 60%*
√ Atrás e direita lateral à SVC
B. Seio transversal
√ Posterior à aorta ascendente e ao tronco pulmonar + acima do átrio esquerdo 95%*
1. Recesso aórtico superior
√ Ao longo da aorta ascendente; pode ser dividido em porção anterior, posterior, lateral direita
DDx: dissecção aórtica na CT não contrastada
2. Recesso pulmonar esquerdo
√ Abaixo da artéria pulmonar esquerda + posterolateral à artéria pulmonar direita proximal
3. Recesso pulmonar direito
√ Abaixo da artéria pulmonar direita + acima do átrio esquerdo
4. Recesso aórtico inferior
√ Entre aorta ascendente + SVC inferior/átrio direito
√ Se estendendo até o nível da válvula aórtica
C. Seio oblíquo 89%
√ Atrás do átrio esquerdo + anterior ao esôfago
√ Separado do seio transversal por reflexo duplo do pericárdio (e gordura) entre veias pulmonares direita + esquerda
1. Recesso pericárdico posterior 67%*
√ Atrás da artéria pulmonar direita distal + medial ao brônquio intermediário
DDx: nódulos linfáticos, processo esofágico/tímico, anormalidade vascular, cisto/tumor pericárdico
* = porcentagens dão retrato da CT de alta resolução

EMBRIOGÊNESE DA VEIA CAVA
Tempo de desenvolvimento: 6ª–8ª semana de vida embrionária
Origem:
A. Sistema venoso vitelino (onfalomesentérico): sangue do saco vitelino até o seio venoso
B. Sistema venoso umbilical
sangue das vilosidades coriônicas até o seio venoso via ducto venoso
C. Sistema venoso cardinal intraembrionário
aparência contínua + regressão de 3 veias embrionárias pareadas
(1) veias cardinais
se unem para formar veia cardinal contínua, que entra nos cornos do seios esquerdo + direito

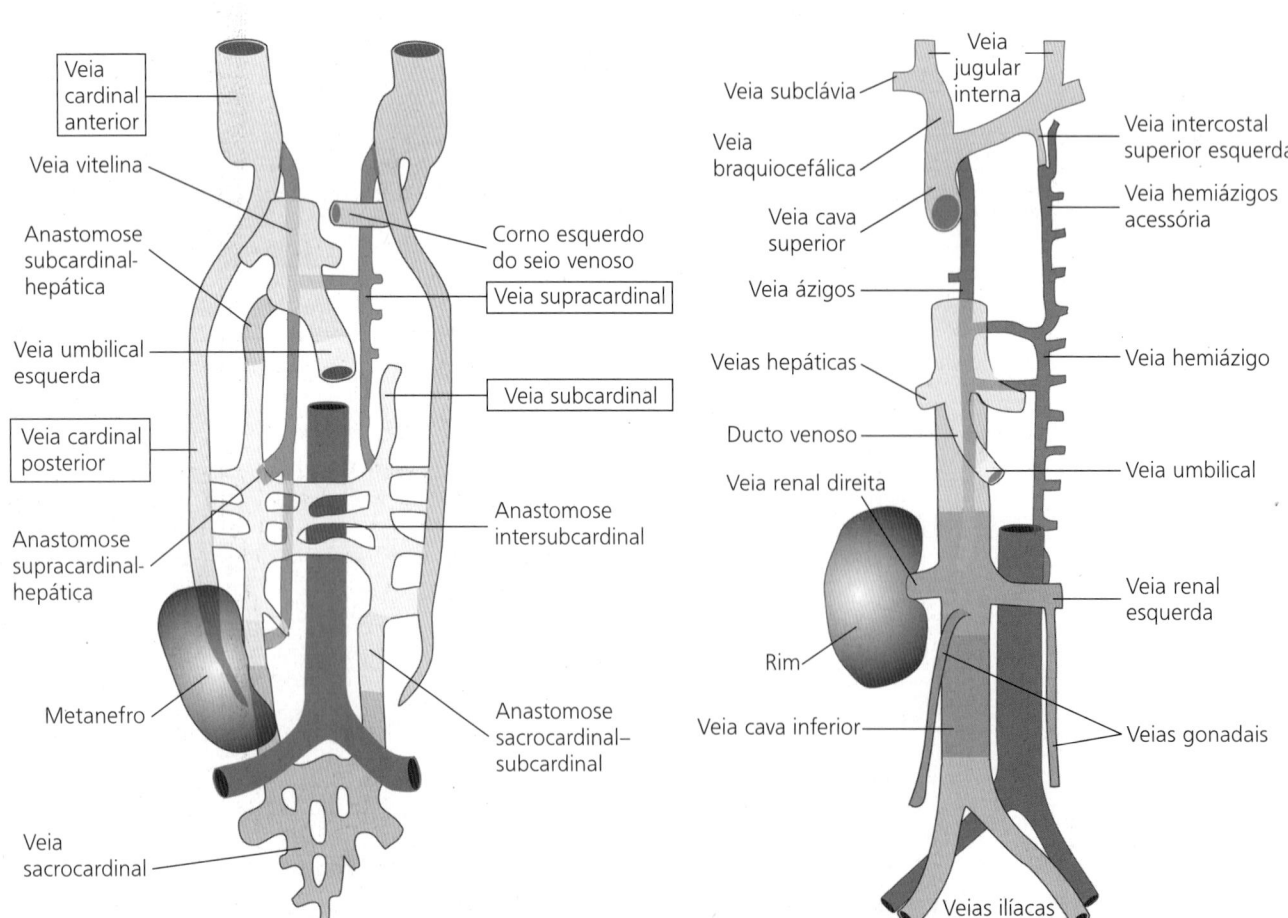

Desenvolvimento do Sistema Venoso Maior
Veia vitelina ⇒ segmento hepático da IVC; anastomose subcardinal hepática direita ⇒ segmento suprarrenal da IVC
Anastomose supracardinal-subcardinal direita ⇒ segmento renal da IVC; veia supracardinal abdominal direita ⇒ segmento infrarrenal da IVC
Veia supracardinal torácica ⇒ veias ázigo e hemiázigo

(a) veias cardinais anteriores drenam a região craniana
(b) veias cardinais posteriores drenam o corpo do embrião + mesonefro + extremidades anteriores
  Localização: parte dorsolateral da dobra urogenital
(2) veias subcardinais
  drenam sistema urogenital de metanefros + glândulas suprarrenais
  Localização: veias cardinais ventromediais a posteriores + ventrolateral até aorta
  — forma de anastomose intersubcardinal de anterior até a aorta abaixo da artéria mesentérica superior e conexão de veias subcardinais esquerda + direita
(3) veias supracardinais
  drenam parede do corpo via veias intercostais
  Localização: veia dorsomedial a cardinal posterior + dorsolateral a aorta
  — CRANIANA
    (a) veia ázigo à direita
      drena 4–11 veias intercostais direitas
    (b) porção de veia intercostal superior
      drena 2–3 veias intercostais esquerdas
    (c) hemiázigo acessória
      drena 4–7 veias intercostais esquerdas
    (d) veia hemiázigo
      drena 8–11 veias intercostais esquerdas
  — CAUDAL: veias lombares

Veia Cava Inferior

1. Hepática = segmento pós-hepático
  Origem: parte terminal da veia vitelina direita
2. Segmento suprarrenal
  Origem: anastomose subcardinal-hepática
3. Segmento renal
  Origem: parte da veia subcardinal direita + anastomose supracardinal-subcardinal
4. Segmento infrarrenal
  Origem: veia supracardinal direita/sacrocardinal

Veia Ázigo

Arco ázigo: nos raios X de peito PA na margem inferior da tira paratraqueal direita no ângulo traqueobrônquico
Diâmetro transversal: 6–7 mm (normal); 10 mm (limites superiores); até 15 mm (na gravidez)

CIRCULAÇÃO COLATERAL DA MÃO

suprimento vascular para a mão é predominantemente através da artéria ulnar com conexões até a artéria radial por meio dos arcos superficial + palmar profundo
Suprimento de sangue: (1) artéria radial (2) artéria ulnar ± (3) artéria média (4) artéria interóssea
Circuitos:
— no nível do carpo
  (1) arco carpal anterior
  (2) arco carpal posterior
— no nível mediocarpal (com suprimento de sangue para os dedos)
  (3) arco palmar superficial (maior)
    = anastomose entre terminação da artéria ulnar + ramo palmar da artéria radial
    √ Origem de 3 artérias digitais palmares comuns
  (4) arco palmar profundo (menor)
    = anastomose entre terminação da artéria radial + ramo palmar da artéria ulnar
    √ Proximal ao arco superficial
    √ Cruza as bases dos ossos do metacarpo
    √ Origem até ramo palmar metacarpal 3

Variações da terminação arterial:
(1) arco palmar superficial completo (66–96%)
  = supre todos os dedos + lado ulnar do polegar
(2) arco palmar superficial incompleto (4–7%)
  = supre todos os dedos + NÃO supre polegar
(3) extremidade distal do arco palmar superficial da artéria ulnar se comunica com artéria radial (34%)
(4) arco palmar completo + anastomose até ramo palmar da artéria radial (10%)
(5) arco palmar profundo completo (77–97%)
(6) dominância da artéria radial
(7) má formação da artéria ulnar

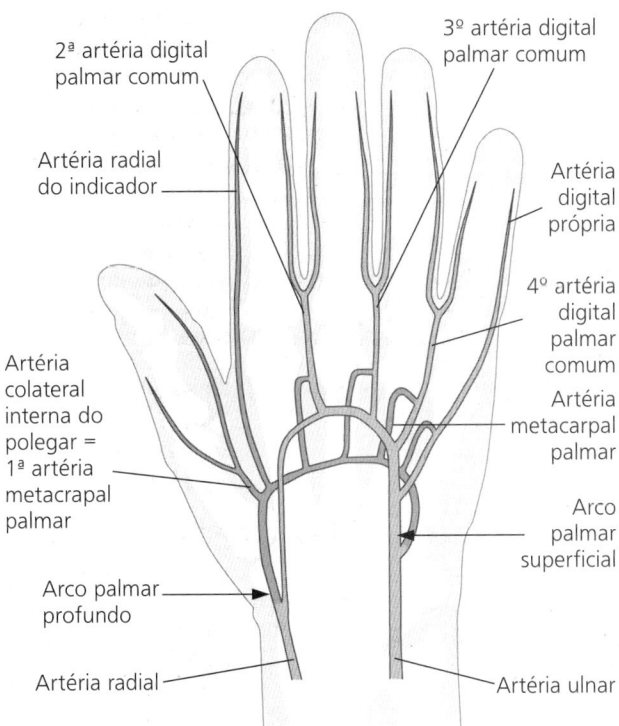

Arco Palmar Superficial Incompleto

Teste de Allen

= bom indicador clínico da contribuição relativa das artérias radial + ulnar para a circulação da mão
Objetivo:
(1) avaliação contínua do arco palmar
(2) teste de doença arterial: tromboangeiite obliterante, esclerodermia, doença vasopástica ocupacional
(3) colheita da artéria radial do braço não dominante para enxerto de marca-passo na artéria coronária (CABG)
(4) antes da punção/inserção de catéter monitorador na artéria radial (19–92% de incidência de oclusão após canulação)
Fisiopatologia: obliteração de uma circulação → hipoperfusão distal + pressão diminuída + resistência diminuída → fluxo aumentado na artéria oposta

Teste de Allen Clínico

Requisito: paciente cooperativo consciente
Técnica: avaliação de recarga capilar após "exsanguinação" da mão (= cerrar o pulso repetidamente) sob compressão simultânea tanto da artéria radial quanto ulnar se-

guida por extensão relaxada dos dedos e liberação de uma artéria (mais comum)

Observação: EVITE hiperextensão do pulso ou da mão!

Resultados:
(1) normal = recarga capilar completa e vermelhidão de toda a mão em 6 segundos em seguida à liberação de compressão arterial de uma artéria
(2) continuidade incompleta do arco palmar = qualquer porção da mão sem recarga capilar
(3) oclusão de artéria liberada
    = nenhuma recarga capilar de toda a mão
◊ Taxa considerável de resultados falso-positivos e falso-negativos!

Teste de Doppler de Allen
◊ Independente da cooperação do paciente!

Técnica: detector de velocidade Doppler colocado na artéria radial/ulnar no pulso antes e durante um período de compressão da artéria oposta

Resultados:
normal: velocidade da artéria aumenta em resposta à compressão da artéria oposta
anormal: ausência de aumento de velocidade indica falta de continuidade entre circulação radial + ulnar (= interrupção do arco palmar)

Teste de Allen Modificado para Colheita de Artéria Radial

Técnica:
exame de Doppler com registro de PSV (velocidade sistólica de pico) + EDV (velocidade diastólica final) de
(a) artéria subclávia, artéria axilar, artéria braquial, artéria radial (no pulso), artéria ulnar (no pulso)
(b) arco palmar superficial da artéria radial (na linha imaginária seguindo o segmento proximal do 2º osso metacarpal)
(c) artéria colateral interna do polegar (aspecto medial da base do polegar)
(d) 2ª artéria digital palmar comum (entre as cabeças do 2º + 3º ossos metacarpais)
(e) 3ª artéria digital palmar comum (entre as cabeças do 3º + 4º ossos metacarpais)

Posição do paciente: supino após descanso de 10 minutos em temperatura ambiente padrão

Critérios para remoção segura da artéria radial:
(1) > 20% de aumento na taxa de fluxo diastólico/sistólico na artéria ulnar (sugere boa complacência arterial para receber todo o fluxo da artéria braquial)
(2) reversão de fluxo no arco palmar superficial (indica continuidade anatômica do arco palmar superficial)
(3) fluxo estável na 3ª artéria digital palmar comum (boa circulação palmar)
(4) até 70% de redução de fluxo na 2ª artéria digital palmar comum
(5) até 30% de redução de fluxo na 1ª artéria digital palmar comum

Contraindicações para remoção (6%)
(1) ausência de aumentos esperados na PSV e EDV na artéria ulnar (PRINCIPAL CONTRAINDICAÇÃO)
(2) aterosclerose das artérias do ramo superior (1,6%)
◊ Pacientes são suscetíveis a episódios de embolia catastrófica com uma única artéria suprindo o antebraço!
(3) doença de Raynaud
(4) desaparecimento do fluxo no arco palmar superficial

SISTEMA VENOSO DA EXTREMIDADE INFERIOR

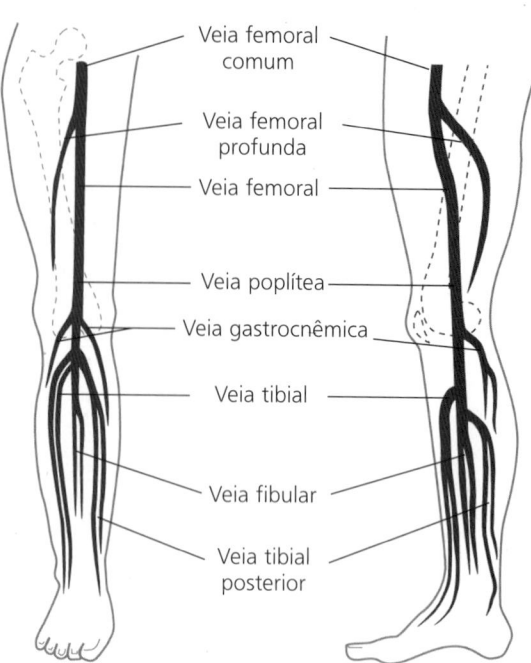

Sistema Venoso Profundo da Extremidade Inferior

Veias Profundas da Extremidade Inferior
3 troncos venosos pareados da panturrilha acompanham as artérias como veias comitantes + anastomosam livremente um com o outro:
1. **Veias tibiais anteriores**
   drenando sangue do dorso do pé, correndo dentro do compartimento extensor da parte inferior da perna próximo à membrana interóssea
2. **Veias tibiais posteriores**
   formadas pela confluência de veias superficiais + plantares atrás da junta do tornozelo
3. **Veias fibulares**
   diretamente atrás + mediais à fíbula
4. Veias da panturrilha
   (a) **veias do músculo sóleo**
       veias largas sem válvulas no músculo sóleo (= veias sinussoidais); drenando dentro das veias posteriores tibiais + fibulares ou parte inferior da veia poplítea
   (b) **veias gastrocnêmicas**
       veias finas retas com válvulas; drenando dentro das partes inferior + posterior da veia poplítea
5. **Veia poplítea**
   formada pelas veias tronco da parte inferior da perna
6. **Veia femoral/femoral superficial**
   continuação da veia poplítea/recebe a veia femoral profunda cerca de 9 cm abaixo do ligamento inguinal
7. **Veia femoral profunda**
   drenando junto com a veia femoral superficial dentro da veia femoral comum; pode-se conectar à veia poplítea (38%)
8. **Veia femoral comum**
   formada pela confluência da veia femoral profunda + superficial; se torna veia ilíaca externa conforme passa abaixo do ligamento inguinal

Veias Superficiais nas Extremidades Inferiores
1. **Veia safena grande (magna) (GSV)**
   formada pela união de veias do lado medial do sóleo do pé com veias dorsais mediais; ascende em frente ao maléolo medial; passa atrás dos côndilos mediais da tíbia + fêmur

ANATOMIA CARDIOVASCULAR

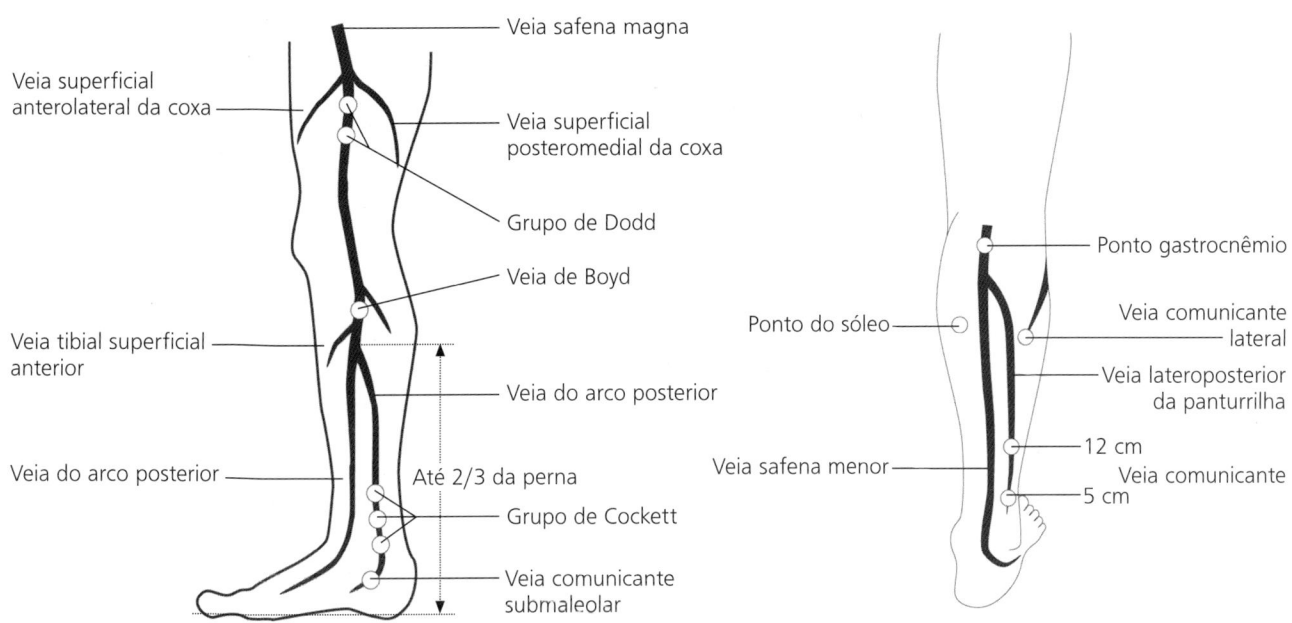

Sistema Venoso Superficial da Extremidade Inferior

(a) **veia do arco posterior**
conectada ao sistema venoso profundo por veias comunicantes
(b) **veia superficial tibial anterior**
(c) **veia superficial posteromedial da coxa**
com frequência se conecta à parte superior da veia safena menor
(d) **veia anterolateral superficial da coxa**
(e) tributárias na fossa oval
— veia epigástrica inferior superficial
— veia pudenda externa superficial
— veia ilíaca circunflexa superficial
2. **Veia safena pequena (menor)** (SSV)
origina-se na borda externa do pé atrás do maléolo lateral como continuação do arco venoso dorsal; entra na veia poplítea entre as cabeças do gastrocnêmio na fossa poplítea até 8 cm da junta do joelho (60%) ou se une à veia safena magna por meio das veias posteromedial/anterolateral superficiais da coxa (20%)

Veias Comunicantes = Perfurantes
> 100 veias em cada perna
A. MEDIAL
1. Veia comunicante submaleolar
2. **Grupo de Cockett**
grupo de 3 veias localizadas 7, 12, 18 cm acima da pontas do maléolo medial conectando a veia do arco posterior à veia tibial posterior
3. **Veia de Boyd**
localizada 10 cm abaixo do ponto do joelho se conectando ao tronco principal da veia safena magna até as veias tibiais posteriores
4. **Grupo de Dodd**
grupo de 1 ou 2 veias passando através do canal de Hunter (= canal subsartorial) para se juntar à veia safena magna com a veia femoral superficial
B. LATERAL
1. **Veia comunicante lateral**
localizada exatamente acima do maléolo lateral até a junção do terço inferior a médio da panturrilha conectando a veia safena menor às veias fibulares
2. **Veias posteriores comunicantes da parte média da panturrilha**
localizada posteriormente 5 + 12 cm acima do *ostium calcis* se unindo à veia safena menor até as veias fibulares
3. **Pontos do sóleo + gastrocnêmio**
se unindo à veia safena curta até as veias do sóleo/gastrocnêmio

CONTEÚDO DO TRIÂNGULO FEMORAL
Mnemônica: NAVEL (de lateral a medial)
Nervo
Artéria
Veia
Espaço vazio
Linfáticos, Nódulos

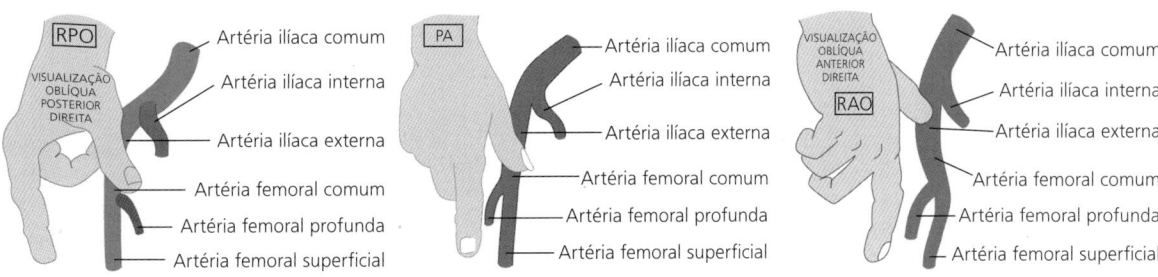

Anatomia Arterial Inguinal
(lado direito)

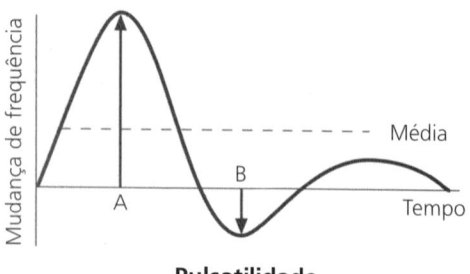
Pulsatilidade

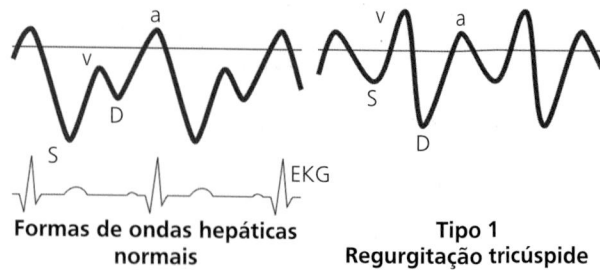

Formas de ondas hepáticas normais | Tipo 1 Regurgitação tricúspide

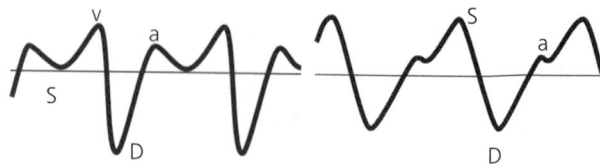

Tipo 2 Regurgitação tricúspide | Tipo 3 Regurgitação tricúspide

Formas de Onda de Doppler das Veias Hepáticas

PULSATILIDADE

= avaliação de resistência vascular (resistência aumentada reduz fluxo diastólico)
◊ Pode ser avaliada em vasos muito pequenos/tortuosos para que seja realizada imagem (ângulo de Doppler desnecessário)
◊ Índice deve ser calculado para cada um dos diversos ciclos cardíacos (5 batidas adequado) um valor médio

S = A = mudança sistólica máxima
D = B = mudança de frequência diastólica final

1. Índice de pulsatilidade total de Gosling $(PI_F) = 1/A_0^2\ SA_1^2$
2. Índice de pulsatilidade simplificado (PI) = (S–D)/média
3. Índice de resistência (RI) = índice de Pourcelot = (S–D)/S ou 1 – (D/S)
4. Índice de Stuart = razão A/B = razão S/D
5. Razão B/A = B (100%)/A

Onda S = onda sistólica resultante de pressão negativa do RA causada por relaxamento atrial + movimento do anel tricúspide em direção ao ápice cardíaco
Onda v = resultante da pressão elevada do RA causada por sobrecarga do RA contra uma válvula tricúspide fechada ocorre em < 50% dos pacientes
Onda D = onda diastólica resultante de pressão negativa do RA causada por abertura de válvula tricúspide + fluxo de sangue do RA para o RV; igual a/menor que onda S
Onda a = resultante da pressão elevada do RA causada por contração do RA; em 66% dos pacientes

HEMOGLOBINA

Composta de 4 subunidades de proteína globular + anel de porfirina segurando um íon de Fe^{2+}
no feto: Hb F
em adultos: Hb A, Hb A_2, Hb F
variantes: Hb H (β_4)
  Hb S ($\alpha_2\ \beta S_2$)
  Hb C ($\alpha_2\ \beta S_2$)
  Hb SA
  Hb SC

Hb A (96–98%)
= em **A**dultos composta de 4 subunidades de polipeptídeos
Hb α1, Hb α2, Hb β, Hb β
Genes e locais:
HBA1 no cromossomo 16p13.3
HBA2 no cromossomo 16p13.3
HBB no cromossomo 11p15.5
tetrâmero $\alpha_2\beta_2$ composto de
– 2 cadeias de globina α (141 aminoácidos)
– 2 cadeias de globina β (146 aminoácidos)

Hb A_2 (1,5–3,5%)
tetrâmero $\alpha_2\delta_2$ composto de
– 2 cadeias de globina α
– 2 cadeias de globina δ

Hb F
em **f**etos + células F do adulto
tetrâmero $\alpha_2\gamma_2$ composto de
– 2 cadeias de globina α
– 2 cadeias de globina γ
• maior afinidade com oxigênio do que Hb A

DOENÇAS CARDIOVASCULARES

ARTÉRIA PULMONAR ESQUERDA ABERRANTE
= *SLING* DA ARTÉRIA PULMONAR ESQUERDA
Embriologia: falha no desenvolvimento/obliteração do 6º arco aórtico esquerdo (= pedículo vascular para pulmão esquerdo); parênquima do pulmão esquerdo mantém uma conexão com pulmão direito levando ao desenvolvimento de um ramo colateral da artéria pulmonar direita para suprir o pulmão esquerdo
Localização: PA esquerda passa acima do brônquio do tronco principal direito + entre a traqueia e o esôfago em seu caminho para o pulmão esquerdo (= *sling* ao redor do brônquio principal direito proximal + traqueia distal)
Idade na apresentação: neonatos a adultos
Classificação:
(1) padrão bronquial normal
(2) má formação da árvore broncotraqueal
   Associado a:
   (a) "traqueia anel de guardanapo" = *pars membranacea* ausente (50%)
   (b) estenose do segmento traqueal longo
   (c) PDA (mais comum), ASD, SVC esquerda persistente
- estridor (mais comum), chiado, períodos de apneia, cianose
- infecção respiratória
- problemas para se alimentar
√ Desvio da traqueia para a esquerda
√ Aparência de "T invertido" dos brônquios do tronco principal = curso horizontal secundária à origem inferior do brônquio do tronco principal
√ Curvatura anterior do brônquio do tronco principal direito
√ "Traqueia em forma de cenoura" = estreitamento do diâmetro traqueal na direção caudal resultante de estenose traqueal funcional
√ Enfisema obstrutor/atelectasia do lóbulo superior direito + lóbulo superior esquerdo
√ Hilo esquerdo baixo
√ Separação da traqueia + esôfago do hilo por massa de tecido mole
√ Endentação anterior no esofagrama

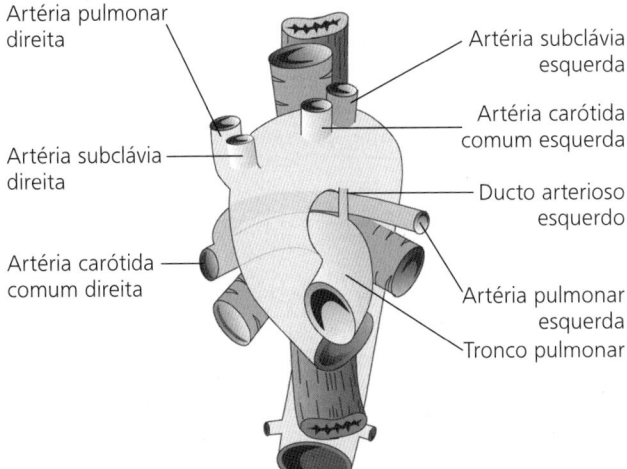

Artéria Pulmonar Esquerda Aberrante

AMILOIDOSE
= depósitos extracelulares de proteína fibrilar insolúvel
- arritmia assintomática/CHF (cardiomiopatia restritiva)

CXR:
√ Cardiomelagia normal/generalizada
√ Congestão pulmonar
√ Depósitos pulmonares de amiloide
NUC:
√ Captação impressionante de pirofosfato Tc-99m maior do que osso (50–90%)
ECOCARDIOGRAMA:
√ Aparência granular brilhante do miocárdio
√ Espessamento da parede do LV
√ Função sistólica + diastólica do LV diminuída

SÍNDROME DE COMPRESSÃO DA ARTÉRIA INOMINADA ANÔMALA
= origem da artéria inominada direita à esquerda da traqueia em curso para a direita
√ Compressão traqueal anterior
- ablação do pulso radial direito por pressão endoscópica rígida
√ Deslocamento traqueal posterior
√ Colapso focal da traqueia no fluoroscópio
√ Endentação pulsátil da parede traqueal anterior pela artéria inominada na MR
Rx: conexão cirúrgica da artéria inominada ao manúbrio

ARTÉRIA CORONÁRIA ESQUERDA ANÔMALA
= artéria coronária esquerda surge do tronco pulmonar (seio de Valsalva esquerdo)
Hemodinâmica:
com queda pós-natal na perfusão da pressão arterial pulmonar da LCA cai (leito coronário esquerdo isquêmico), circulação colateral da RCA com reversão de fluxo na LCA
— circulação colateral adequada = salva vida
— circulação colateral inadequada = infarto do miocárdio
— circulação colateral grande = desvio E para D com sobrecarga de volume do coração
- episódios de suor, cor cinza (sintomatologia de angina)
- ECG: infarto anterolateral
- murmúrio contínuo: (se os colaterais forem grandes)
√ Dilatação do LV
√ Aumento do LA
√ Vascularidade/redistribuição pulmonar normal
Rx: (1) ligação da LCA em sua origem a partir do tronco pulmonar
(2) ligação da LCA + enxerto da artéria subclávia esquerda até a LCA
(3) criação de uma janela AP + defletor da janela AP até o óstio da LCA
DDx: fibroelastose endocárdica, cardiomiopatia viral (SEM sintomas semelhantes a choque)

RETORNO VENOSO PULMONAR ANÔMALO
= falta de uma conexão adequada da veia pulmonar primitiva até o átrio esquerdo com persistência de conexões pulmonares fetais + sistêmicas

Retorno Venoso Pulmonar Anômalo Total
= todo o retorno venoso pulmonar direcionado para RA = TAPVR
= lesão mista por causa da combinação de cianose + vascularidade pulmonar aumentada (desvio E para D e D para E)

Embriologia: conexão anômala entre veias pulmonares e veias sistêmicas secundária ao insucesso embriológico da veia pulmonar comum em se unir à parede posterior do átrio esquerdo
Prevalência: 2% de CHD
Idade: sintomático no primeiro ano de vida
- cianose

Hemodinâmica:
obstrução ao longo do caminho venoso pulmonar

RA ↔ RV ↔ PA Principal ↔
Vasos pulmonares ↑
LA ↔ LV ↔ Ao ↔

Associado a: asplenia, ASD/forame patente oval (necessário para sobrevivência), sequestro bronquiopulmonar, má formação arteriovenosa pulmonar, má formação adenomatoide cística
MR:
√ Sinal retroatrial = presença de veias posteriores ao LA
√ LA pequeno sem conexões venosas pulmonares
√ Forame patente oval/ASD
√ Veia anômala com localização variável
Prognóstico geral: 75% da taxa de mortalidade em até um ano do nascimento se não tratado

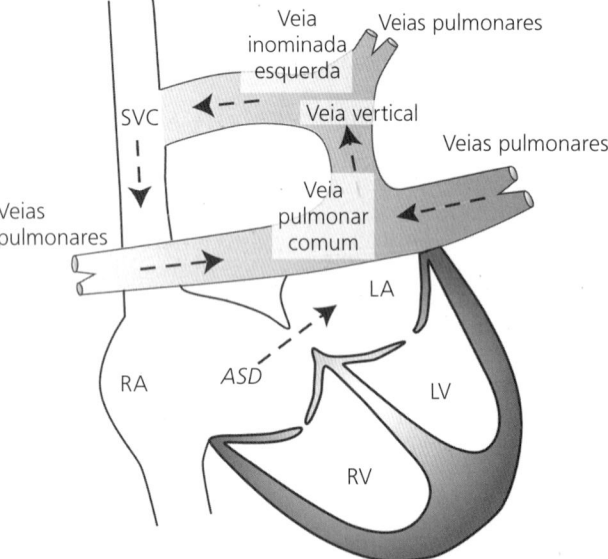

Retorno Venoso Pulmonar Anômalo Total Tipo I

TAPVR Supradiafragmática (82%)

tipo I = TAPVR SUPRACARDÍACA (52–55%)
= drenagem dentro da veia braquiocefálica esquerda/direita
+ SVC esquerda persistente/veia ázigo por meio de uma veia vertical
tipo II = TAPVR CARDÍACA (30%)
= drenagem dentro do seio coronário (80%)/RA
Hemodinâmica:
— desvio funcional E para D das veias pulmonares até RA
— fluxo de sangue pulmonar aumentado (= supercirculação)
— desvio obrigatório D para E geralmente via forame patente oval/ASD restaura sangue oxigenado no lado esquerdo
— pressão venosa sistêmica normal com fluxo aumentado através da SVC alargada
— após nascimento CHF secundária a
 (a) mistura de sangue venoso sistêmico + pulmonar no RA
 (b) sobrecarga de volume de RV

Idade: apresentação < 1 ano de idade
Em 30% associado a: outras lesões cardíacas, síndrome de heterotaxia (asplenia)
- cianose
- veias do pescoço não distendidas (desvio de nível distalmente)
- elevação ventricular direita (= contato aumentado do RV alargado com esterno)
- murmúrio de ejeção sistólica (volume de desvio grande)
√ Tamanho do coração em geral notavelmente normal:
 √ RV levemente aumentado (= sobrecarga de volume com o tempo)
 √ RA normal/aumentado
 √ LA normal (= ASD age como válvula de escape)
√ SVC dilatada + veia vertical esquerda:
 √ Configuração de "número 8"/"boneco de neve" da silhueta cardíaca (= SVC dilatada + veia vertical esquerda):
  √ "Cabeça de boneco de neve" = veia vertical dilatada à esquerda + veia inominada no topo + SVC à direita
  √ "Corpo do boneco de neve" = RA aumentado
 √ Densidade pré-traqueal no filme lateral (= veia vertical esquerda)
√ Fluxo de sangue pulmonar aumentado (= supercirculação)
√ Conexão ausente de veias pulmonares para o LA:
 √ Quatro veias pulmonares anômalas convergem atrás do LA e formam uma veia comum (= veia vertical), que passa anterior à PA esquerda + brônquio principal esquerdo para se unir
  (a) à veia inominada (mais comumente)
  (b) à veia braquiocefálica esquerda
  (c) à SVC direita
  (d) à veia ázigo
√ Obstrução venosa extrínseca, se a veia vertical correr entre a PA esquerda anteriormente + brônquio principal esquerdo posteriormente (10%)

TAPVR Sub-/Infradiafragmática (12–13%)

= tipo III
= drenagem na veia portal/IVC/ducto venoso/veias hepáticas/veia gástrica esquerda com constrição da veia pulmonar descendente pelo diafragma através do hiato esofágico, levando à hipertensão nas veias pulmonares + sobrecarga de pressão no RV; > 90% obstruídos
Idade: apresentação no período neonatal
- cianose intensa + sofrimento respiratório (desvio D para E através do ASD)
- CHF inicial grave
Prognóstico: morte em poucos dias de vida
Associado a: síndrome de asplenia (80%), poliesplenia
√ Aparência única de edema pulmonar + congestão pulmonar venosa com coração de tamanho normal (DDx: doença na membrana hialina)
√ Endentação anterior baixa no esôfago preenchido com bário

Tipo Misto de TAPVR (6%)

= tipo IV
= com várias conexões para o lado D do coração (6%) em dois/mais níveis

Retorno Venoso Pulmonar Anômalo Parcial

= PAPVR = somente uma porção da circulação venosa pulmonar se conecta ao LA
◊ Pode ocorrer em isolamento
Observação: retorno venoso quase nunca obstruído!
Prevalência: 0,3–0,5% de pacientes com CHD
Idade: apresentação mais tarde na vida do que TAPVR
Pode estar associado a:
(1) defeito atrial septal (25%)
 (a) veia pulmonar do lóbulo superior direito entra na SVC/RA (66%)

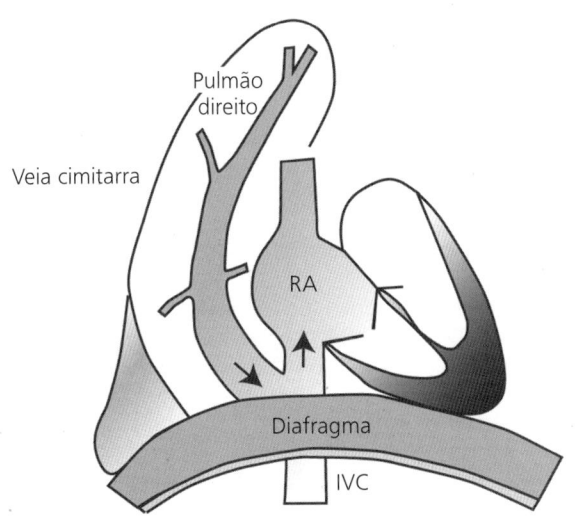

Retorno Venoso Pulmonar Anômalo Parcial Tipo I

◊ 90% dos pacientes com seios venosos tipo ASD têm PAPVR
◊ 50% dos pacientes com PAPVR têm seios venosos tipo ASD
√ Veia do lóbulo superior direito corre em direção horizontal

(b) veia pulmonar do lóbulo superior esquerdo entra na veia braquiocefálica (33%)
Frequentemente associada a: tipo *ostium secundum* tipo ASD (10–15%)
√ Densidade mediastinal vertical lateral até botão aórtico se estendendo para cima e medialmente com borda curvilínea lisa (DDx: SVC esquerda persistente)

(2) pulmão hipogenético como componente de síndrome venolobar pulmonar congênita
= SÍNDROME DE CIMITARRA
(cimitarra = espada persa ou turca com lâmina curva)
= parte inferior/todo o pulmão hipogenético é drenado por uma veia anômala

Componentes:
(1) veia cimitarra
(2) hipoplasia do pulmão direito com dextroposição do coração
(3) hipoplasia da artéria pulmonar direita
(4) suprimento arterial anômalo do lóbulo inferior direito a partir da aorta = arterialização sistêmica do pulmão sem sequestro

Veia anômala drena em:
— IVC abaixo do hemidiafragma direito (33%)
— porção supra-hepática da IVC (22%)
— veias hepáticas
— veia portal (11%)
— veia ázigo
— seio coronário
— átrio direito (22%)
— átrio esquerdo = "veia pulmonar **sinuosa**"
◊ Drenagem na porção supra-hepática da IVC/átrio direito pode ser uma dica para interrupção da porção intra-hepática da IVC!

Localização: quase exclusivamente no lado direito
√ Estrutura tubular paralela à borda do coração direito na configuração de uma espada turca aumentando em diâmetro conforme a veia descende (visualização PA)

√ Mudança de coração + mediastino dentro do peito direito
• acianótico
• sintomatologia de ASD
√ Descobertas radiográficas semelhantes a ASD
√ Curso anômalo da veia drenante
√ Aumento do local de drenagem: SVC, IVC, veia ázigo
CECT:
√ Opacidade nodular/tubular (= veia anômala), que se torna opaca em fase com veia pulmonar
Prognóstico: expectativa de vida próxima do normal

ANEURISMA AÓRTICO

Causa:
1. Dissecção aórtica (53%)
2. Aterosclerose (29–80%): aorta descendente
3. Traumática (15–20%): seguindo-se à transecção, aorta descendente
4. Congênita (2%): seio aórtico, pós-coarctação, canal divertículo
5. Sífilis (4%): aorta ascendente + arco
6. Micótica (infecção) = dissecção bacteriana; qualquer lugar
7. Necrose média cística (síndrome de Marfan/Ehlers-Danlos, ectasia anuloaórtica): aorta ascendente
8. Aortite = inflamação da média + adventícia: arterite de Takayasu, arterite de células gigantes, policondrite relapsa, febre reumatoide, artrite reumatoide, espondilite anquilosante, lúpus eritematoso sistêmico, escleroderma, doença de Behçet, colite ulcerativa, radiação
9. Pressão aumentada
hipertensão sistêmica, estenose na válvula aórtica
10. Carga de volume anormal: regurgitação aórtica grave

Localização: aorta abdominal (31%), aorta ascendente (22%), arco (12%), aorta torácica descendente (8%), toracoabdominal (3%)

Aneurisma Verdadeiro
= dilatação permanente de 3 camadas (íntima + média + adventícia) de parede enfraquecida mas intacta
Causa: aterosclerose
√ Dilatação fusiforme (80%)
√ Dilatação sacular (20%)

Aneurisma fusiforme
= envolvimento circunferencial da parede sobre segmento arterial mais longo sem pescoço definível

Aneurisma sacular
= envolvimento da porção da parede resultando em bolsa externa semelhante a uma baga

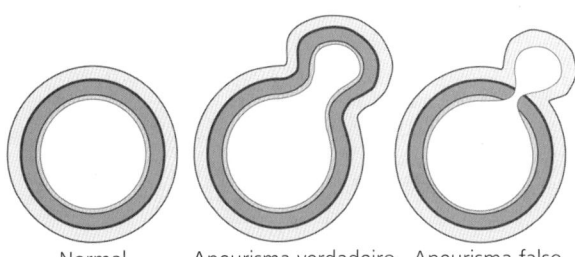

Tipo de Aneurisma

Aneurisma Falso = Pseudoaneurisma
= perfuração focal com todas as camadas da parede rompidas; sangue vazado contido pela adventícia/tecido conectivo perivascular + sangue organizado
√ Dilatação sacular com pescoço estreito

Causa: trauma, úlcera aterosclerótica penetrante, infecção (= aneurisma micótico)

Aneurisma da Aorta Abdominal (AAA)

= alargamento focal > 3 cm (literatura de US): duas vezes o tamanho da aorta normal/> 4 cm (Bergan, Ann Surg 1984)
Tamanho normal da aorta abdominal > 50 anos de idade: 12–19 mm em mulheres; 14–21 mm em homens

Prevalência: 1,4–8,2% em população não selecionada; em 6% > 80 anos de idade; em 6–20% dos pacientes com sinais de doença aterosclerótica; M > F; Brancos ÷ Negros = 3 ÷ 1

Causa: ? genética (aumento de dez vezes no risco em parente de primeiro grau do paciente com AAA): defeito estrutural da parede aórtica causado por proteólise aumentada; deficiência de cobre

Fator de risco: sexo masculino, idade > 75 anos, raça branca, doença vascular anterior, hipertensão, tabagismo, histórico familiar, hipercolesterolemia

Idade: > 60 anos; M÷F = 5–9÷1

Associado a:
  (a) aneurisma na artéria visceral + renal (2%)
  (b) aneurisma na artéria ilíaca isolada + femoral (16%): ilíaca comum (89%), ilíaca interna (10%), ilíaca externa (1%)
  (c) estenose/oclusão do tronco celíaco/SMA (22%)
  (d) estenose da artéria renal (22–30%)
  (e) oclusão da artéria mesentérica inferior (80%)
  (f) oclusão das artérias lombares (78%)

Taxa de crescimento de aneurisma de 3–6 cm de diâmetro: 0,39 cm/ano

- assintomático (30%)
- massa abdominal (26%)
- dor abdominal (37%)

◊ Imagiologia deve fornecer informações sobre:
  (a) a extensão proximal do aneurisma, que determina o local do grampeamento da aorta (origem das artérias renais)
  (b) o curso da veia renal esquerda (retroaórtica?)!

Localização: infrarrenal (91–95%) com extensão dentro das artérias ilíacas (66–70%)

Filme simples:
  √ Calcificação mural (75–86%)

US:
  √ > 98% de precisão na mensuração do tamanho

CT não contrastada (NCCT):
  √ Fibrose perianeurismal (10%), pode causar obstrução ureteral

CECT:
  (a) aneurisma rompido
    √ Deslocamento anterior do rim
    √ Extravasamento de material de contraste
    √ Coleta de fluido/hematoma dentro dos espaços pararrenais posterior + perirrenal
    √ Fluido intraperitoneal livre
    √ "teias de aranha" perirrenais
  (b) vazamento contido
    √ Calcificação mural laminada
    √ Massa periaórtica de densidade mista/de tecido mole
    √ "drapeamento" lateral do aneurisma ao redor do corpo vertebral
    √ Descontinuidade focal da calcificação (não confiável)
    √ parede aórtica indistinta (não confiável)

angiografia (filme AP + lateral):
  √ Lúmen aórtico ampliado focalmente > 3 cm
  √ Tamanho normal aparente do lúmen secundário até coágulo mural (11%)
  √ Coágulo mural (80%)
  √ Fluxo anterógrado lento do meio de contraste

Cx:
  (1) rompimento aórtico (25%)
    (a) dentro do retroperitônio: comumente à esquerda
    (b) dentro do trato GI: hemorragia GHI maciça
    (c) dentro da IVC: descompensação cardíaca rápida
  Incidência: aneurisma < 4 cm em 10%, 4–5 cm em 23%, 5–7 cm em 25%, 7–10 cm em 46%, > 10 cm em 60%

  - dor abdominal grave súbita ± irradiando para as costas
  - desmaios, síncope, hipotensão

  Prognóstico: 64–94% morrem antes de chegar ao hospital
  Risco aumentado: tamanho > 6 cm, crescimento > 5 mm/6 meses, dor + sensibilidade
  ◊ O momento exato do rompimento é imprevisível!
  ◊ Causa de morte em 1,3% dos homens de > 65 anos!
  (2) embolização periférica
  (3) infecção
  (4) oclusão espontânea da aorta

Prognóstico: 17% sobrevivência de 5 anos sem cirurgia, 50–60% de sobrevivência de 5 anos com cirurgia

Rx: 4–5% de mortalidade cirúrgica para aneurismas não rompidos, 30–80% para aneurisma rompido

Complicações pós-operatórias:
  (1) isquemia colônica esquerda (1,6%) com 10% de mortalidade
  (2) falência renal (14%)
  (3) 0–8% de taxa de mortalidade para cirurgia eletiva

Rompimento de Aneurisma Agudo

CT:
  √ Crescente de alta atenuação dentro do coágulo mural = rompimento contido agudo/rompimento iminente
  √ Hematoma retroperitoneal ± extensão dentro do espaço perirrenal/espaço pararrenal/músculo psoas/peritônio

CECT:
  √ Extravasamento ativo dentro da porção com trombose

Rompimento de Aneurisma Contido

= hematoma/cavidade extraluminal

Angiografia:
  √ Mancha parenquimal ausente = halo avascular
  √ Deslocamento + estiramento dos ramos aórticos

CT:
  √ Sinal de aorta drapeada = parede posterior da aorta não identificável como distinta das estruturas adjacentes/proximamente oposta aos corpos vertebrais adjacentes

Rompimento Iminente

√ Tamanho crescente do aneurisma
  Lei de Laplace:
    T (tensão na parede circunferencial) = P (pressão transmural) • (raio do vaso)
√ Afinamento do coágulo (coágulo protege contra rompimento)
√ Descontinuidade focal nas calcificações da parede circunferencial
√ "Sinal de crescente" = crescente periférico de alta atenuação na parede do aneurisma (= hematoma intramural agudo) como um sinal inicial específico

Indicação para reparo cirúrgico:
  √ Diâmetro de > 5–6–7 cm
  √ Taxa de aumento de ≥ 10 mm por ano

Aneurisma Aterosclerótico
◊ Não há consenso com relação à definição de um AAA aterosclerótico!
Incidência: causa mais comum de aneurisma aórtico, causa principal de aneurisma aórtico torácico
Histologia: íntima doente com degeneração secundária + substituição fibrosa da média; em última instância, parede do aneurisma composta de tecido conectivo acelular + avascular
Fisiopatologia: enfraquecimento progressivo da média resulta em dilatação de vaso + tensão aumentada da parede do vaso (lei de Laplace = estresse de tensão varia com o produto da pressão sanguínea e o raio do vaso); comprometimento de nutrição vascular mural (*vasa vasorum*) causa degeneração posterior + dilatação progressiva
Idade: idosos; M > F
- assintomático (maior parte)
- dor no peito: sintomas relacionados com a compressão das estruturas adjacentes (disfagia, crostas, atelectasia lombar, pneumonia, hemorragia parenquimal, síndrome de veia cava superior)

Localização: aorta abdominal distal (66%) > aorta ilíaca > aorta poplítea > artéria femoral comum > aórtica + aorta torácica descendente > aorta carótida > aorta descendente

Local:
(1) aorta infrarrenal (associada a aneurisma torácico em 29%)
(2) aorta torácica descendente distal à artéria subclávia esquerda
(3) toracoabdominal

√ Fusiforme (80%), sacular (20%)
√ Frequentemente contém coágulos calcificados com contorno interno irregular

Cx: rompimento (causa de morte em 50%): geralmente não reprimido + fatal em localização torácica

Aneurisma Degenerativo
= degeneração medial
Causa mais comum de aneurisma na aorta ascendente
Causa:
(1) doença metabólica geneticamente transmitida: síndrome de Marfan, síndrome de Ehlers-Danlos
(2) adquirida: resultado de lesão aórtica repetitiva + reparo associado ao envelhecimento

Aneurisma Aórtico Inflamatório
= definido como uma tríade de
(1) parede espessada do aneurisma
(2) fibrose perianeurismal + retroperitoneal extensiva
(3) adesões densas de órgãos abdominais adjacentes
Causa: vazamento lento de aneurisma relacionado com a fibrose periaórtica peritoneal e doenças autoimunes (artrite reumatoide, lúpus sistêmico eritematoso, arterite de células gigantes)
Frequência: 3–10% de todos os AAAs
Idade média: 62–68 anos; M÷F = 6÷1 a 30÷1
- dor abdominal/nas costas
- perda de peso + anorexia (20–41%)
- TSE elevada (40–88%), febre
- massa abdominal pulsátil sensível (15–30%)

Comorbidades: hipertensão arterial (34–69%), doença arterial oclusiva (10–47%), *diabetes mellitus* (3–13%), doença na artéria coronária (33–55%)
Tamanho: geralmente pequeno na apresentação por causa de sintomatologia inicial

CT:
√ Crosta de densidade homogênea de tecido mole ao redor da aorta anteriormente + lateralmente
√ Aumento de contraste (diagnóstico diferencial do hematoma)
√ Aprisionamento de ureteres (10–21%) com hidronefrose

US:
√ Halo sonolucente ao redor da aorta

Cx: aumento + ruptura a despeito do tamanho (taxa mais baixa do que em aneurisma não inflamatório)

Aneurisma Aórtico com Vazamento
- dor aguda no peito

Sob risco de rompimento: aneurisma sintomático > aneurisma assintomático; aneurisma micótico; aneurisma torácico aórtico > 6 cm

MR:
√ Parede do aneurisma irregular
√ Sangue extra-aórtico
√ Derrame pleural contendo intensidade de sinal alta sobre a T1WI (metemoglobina)
√ Mistura de produtos de sangue de intensidade mais baixa + gordura no mediastino

Cx: ruptura dentro do espaço pleural (aorta torácica descendente); ruptura dentro do pericárdio/mediastino (aorta torácica ascendente)

Aneurisma Micótico (Infectado)
= aneurisma falso (maioria)/verdadeiro com tendência a se romper
Incidência: 0,7–2,6% de todos os aneurismas abdominais
Localização: aorta torácica/suprarrenal

A. ANEURISMA MICÓTICO PRIMÁRIO (raro)
não associado a qualquer processo inflamatório intravascular demonstrável

B. ANEURISMA MICÓTICO SECUNDÁRIO
= aneurisma decorrente de infecção não sifilítica
Fatores de predisposição:
(1) abuso de drogas IV
(2) endocardite bacteriana (12%)
(3) Imunocomprometimento (malignidade, alcoolismo, esteroides, quimioterapia, doença autoimune, diabetes)
(4) aterosclerose
(5) trauma aórtico causado por acidentes/cirurgia na válvula aórtica/cirurgia de marca-passo na artéria coronária/cateterismo arterial

Mecanismo:
(a) septicemia com formação de abscesso via *vasa vasorum*
(b) septicemia com formação de abscesso via lúmen do vaso
(c) extensão direta de infecção contígua (osteomielite do esterno ou coluna, abscesso renal ou o psoas) enfraquecendo + destruindo parte da parede aórtica
(d) laceração preexistente na íntima (trauma, aterosclerose, coarctação)

Organismo: S. aureus (53%), Salmonella (33–50%), Streptococcus não hemolítico, Gonococcus, Mycobacterium (disseminação contínua na coluna/nódulos linfáticos)
Histologia: perda da íntima + destruição da lamela elástica interna: graus variados de destruição do muscular da média + adventícia

- frequentemente insidioso
- febre (SEM dor aguda no peito)
- cultura de sangue positiva em 50%

Local: aorta ascendente próxima ao seio de Valsalva > artéria visceral abdominal > artéria intracraniana > artéria da extremidade inferior/superior
√ Estrutura sacular com contornos lobulares surgindo excentricamente da parede aórtica
√ Aumento rápido (taxa de expansão mais rápida em comparação com aneurisma aterosclerótico)
√ Anel interrompido da calcificação da parede aórtica
√ Inflamação periaórtica/coleta de gás
√ Osteomielite vertebral/esternal adjacente/abscesso periaórtico
√ Aumento reativo do nódulo linfático adjacente
Cx: (1) rompimento que ameaça a vida + hemorragia (75%)
      (2) sepse descontrolada se não tratado
Rx: cirurgia
Prognóstico: 67% de mortalidade geral

Aneurisma Sifilítico
= destruição focal da média aórtica
Espectro:
  1. Aortite sifilítica não complicada
  2. Aneurisma aórtico sifilítico (na maioria sacular)
  3. Vasculite aórtica sifilítica (regurgitação aórtica)
  Observação: dissecção é incomum em virtude da cicatrização da média
Incidência: 12% dos pacientes com sífilis não tratada
Início: 10–30 anos após infecção inicial com espiroquetas
Histologia: inflamação crônica do *vasa vasorum* → obstrução do *vasa vasorum* → deficiência nutricional da média aórtica → perda de fibras elásticas + fibras musculares lisas substituídas por cicatriz
- teste de laboratório de pesquisa de doenças venéreas positivo (VDRL)
- análise positiva de micro-hemaglutinação – teste de *Treponema pallidum* (MHA– TP)
Localização: aorta ascendente (36%), arco aórtico (34%), aorta proximal descendente (25%), aorta distal descendente (5%), seios aórticos (< 1%)
√ Aumento assimétrico dos seios aórticos (diagnóstico diferencial para ectasia anuloaórtica com aumento simétrico)
√ Aneurisma sacular (75%)/fusiforme (25%)
√ Calcificação distrófica na parede aórtica da espessura de um lápis (em até 40%) mais grave na aorta na aorta ascendente, frequentemente obscurecida por calcificações irregulares ásperas espessas de aterosclerose secundária
√ Estreitamento da óstia coronária (cicatrização subíntima)
Prognóstico: morte decorrente de rompimento aórtico em 40%; morte decorrente de infarto do miocárdio em 6–8 meses após o início dos sintomas se não tratado

Aneurisma Aórtico Torácico
Causa vascular mais comum da massa mediastinal!
  ◊ 10% das massas mediastinais são de origem vascular!
Definições:
  diâmetro de 4–5 cm = **ectasia aórtica**
  diâmetro de > 5 cm = aneurisma aórtico
Frequência: 25% de todos os aneurismas
Causa: aterosclerose (29%), dissecção aórtica (53%), aortite (8%), necrose medial cística (6%), sífilis (4%)
  ◊ Válvula aórtica bicúspide = fator de risco independente!
Associado a: hipertensão, doença na artéria coronária, aneurisma abdominal (30%)
Idade média: 65 anos; M÷F = 3÷1
- dor subesternal/nas costas/nos ombros (26%)
- síndrome de SVC (compressão venosa)
- disfagia (compressão esofágica)
- estridor, dispneia (compressão traqueobronquial)
- rouquidão (compressão recorrente do nervo laríngeo)
Localização: arco > aorta descendente
√ Massa mediastinal com proximidade à aorta
√ Aorta tortuosa larga:
  √ Taxa de crescimento anual de 0,07–0,42 cm
√ Calcificações periféricas curvilíneas (75%)
√ Coágulo mural circunferencial/crescente
Observação: angiografia pode mostrar calibre normal secundário a coágulo mural!
Cx:
  (1) rompimento dentro do mediastino, pericárdio, ou cavidade pleural, vias aéreas, esôfago
    Tamanho médio na dissecção da ruptura:
      5,9 cm para a aortascendente
      7,2 cm para aorta descendente
    √ Fluido de alta atenuação
  (2) fístula aortobroncopulmonar
    √ Consolidação do pulmão adjacente ao aneurisma
    ◊ A maior parte dos aneurismas rompe quando > 10 cm de tamanho
Prognóstico: sobrevivência de 1 ano em 57%, sobrevivência de 3 anos 26%, sobrevivência de 5 anos 19% (60% morrem de aneurisma rompido, 40% morrem de outras causas)
Rx: reparo operatório considerado
  para aorta ascendente em > 5,5 cm
  para aorta descendente em > 6,5 cm
  para síndrome de Marfan em > 5,0 cm
  na taxa de crescimento anual > 1,0 cm
Mortalidade cirúrgica: 9% em cirurgia eletiva + 22% em cirurgia de emergência

Ectasia Anuloaórtica
= seios dilatados de Valsalva com apagamento da junção sinotubular
Causa: síndrome de Marfan, idiopática (30%), homocistinúria, síndrome de Ehlers-Danlos, osteogênese imperfeita
√ Aorta em forma de pera

Pseudoaneurisma Aórtico Traumático
= PSEUDOANEURISMA AÓRTICO CRÔNICO
  ◊ 2ª forma mais comum de aneurisma aórtico torácico
  ◊ Tipo mais comum ocorrendo em pacientes jovens
Incidência: 2,5 dos pacientes que sobrevivem ao trauma inicial de transecção aórtica aguda
√ Geralmente calcificado
√ Pode conter coágulos
Cx: (1) aumento progressivo
     (2) rompimento (mesmo anos após o insulto)

Complicações de Reparo de *Stent*-Enxerto Endovascular
  1. Endovazamento (2–45%)
    = vazamento para dentro do aneurisma E fora do *stent*-enxerto
    tipo 1 = fixação incompleta do *stent*-enxerto na parede aórtica no local de junção proximal/distal
    tipo 2 = fluxo retrógrado por meio da artéria mãe (p. ex., artéria mesentérica lombar/inferior) em até 24%
      ◊ Alta taxa de resolução espontânea se o tamanho do saco aneurismal permanecer estável
    tipo 3 = defeito no endoenxerto com rompimento ou do suporte metálico/tecido
    tipo 4 = enxerto poroso (incomum)

tipo 5 = endotensão = expansão do aneurisma > 5 mm sem endovazamento demonstrável (em virtude de endovazamento não visualizado, ultrafiltração do sangue através da membrana do enxerto, coágulo como barreira ineficaz)

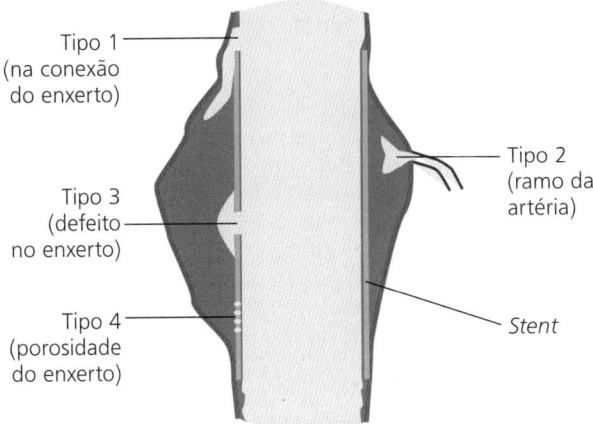

Tipos de Endovazamento

2. Dobra no enxerto
   Causa: diâmetro diminuído do aneurisma após implantação do *stent*-enxerto também diminui a extensão do aneurisma
   Associado a: migração distal do *stent*-enxerto
3. Infecção no enxerto
   √ Desenvolvimento de intervalo de atenuação no tecido mole perienxerto/ar
   Rx: antibióticos + excisão total do enxerto infectado
4. Trombose no enxerto (3–19%)
   = coágulo intraluminal circular/semicircular
   Prognóstico: encolhimento espontâneo, desenvolvimento de trombose completa
5. Oclusão de enxerto
6. Embolia "chuveiro" (4–17%)
   Causa: coágulo mural disperso por sistema de entrega
   Prognóstico: morte peroperatória
7. Necrose do cólon
   Causa: oclusão para artéria mesentérica inferior por *stent*-enxerto
8. Dissecção aórtica
   Causa: lesão retrógrada por sistema de entrega

DISSECÇÃO AÓRTICA

= separação longitudinal espontânea da íntima e adventícia aórtica pelo fato de o sangue circulante ter obtido acesso à média da parede aórtica dividindo em dois

Patologia: obstrução da média leva à formação de um canal falso:
(1) laceração transversal em íntima enfraquecida (95–97%)
  ◊ O diagnóstico se baseia principalmente na visualização de um retalho da íntima + fluxo de sangue dentro de um lúmen falso
(2) hemorragia primária dentro da parede aórtica SEM laceração da íntima (3–5–13%) = dissecção aórtica atípica Ver "Hematoma Aórtico Intramural" na página 629

Patogênese:
laceração da íntima resulta da combinação dos seguintes fatores:
(a) degeneração da média diminui a aderência dentro da parede aórtica
(b) movimento aórtico persistente secundário à batida do coração estressa a parede aórtica
(c) forças hidrodinâmicas acentuadas pela hipertensão

Incidência: 3÷1.000 (mais comum do que todos os rompimentos de aorta torácica + abdominal combinadas): 1÷205 autópsias; 2.000 casos/ano nos USA
Idade de pico: 60 anos (gama 13–87 anos); M÷F = 3÷1
Predisposição: (necrose medial cística/doença da parede aórtica)
  ◊ Começa no aneurisma fusiforme em 28%
  ◊ Não ocorre em aneurismas < 5 cm de diâmetro
  1. Hipertensão (60–90%)
  2. Síndrome de Marfan (16%)
  3. Síndrome de Ehlers-Danlos
  4. Policondrite relapsa
  5. Estenose da válvula aórtica
  6. Síndrome de Turner
  7. Doença de Behçet
  8. Coarctação
  9. Válvula aórtica bicúspide
  10. Válvula protética S/P
  11. Trauma (raro)
  12. Cateterismo
  13. Gravidez
     Em mulheres 50% das dissecções ocorrem durante a gravidez!
  14. Aortite (p. ex., SLE)
  15. Abuso de cocaína
Observação: NÃO sífilis

- laceração aguda intratável dor no peito anterior/posterior (75–95%) irradiando para mandíbula, pescoço, parte inferior das costas (DDx: infarto do miocárdio)
- murmúrio ± ruído (*bruit*) (65%) de regurgitação aórtica
- pulsos periféricos assimétricos + pressões sanguíneas (59%)
- pulsos femorais ausentes (25%), reaparecendo após reentrada
- déficit de pulso: em até 50% das dissecções do tipo A, em 16% das dissecções do tipo B
- choque hemodinâmico (25%)
- déficits neurológicos (25%): hemiplegia, parapese (em virtude de comprometimento da artéria espinal anterior por Adamkiewicz)
- oligúria persistente
- doença cardíaca congestiva (rara) decorrente de insuficiência aórtica aguda
- arritmias recorrentes/bloqueio do feixe do ramo direito
- sinais de tamponamento pericárdico: sensório nublado, nervosismo extremo, dispneia, veias do pescoço distendidas

Tipos:
Classificação de DeBakey:

tipo I (29–34%)	=	aorta ascendente + porção distal do arco
tipo II (12–21%)	=	aorta ascendente somente
tipo III (50%)	=	aorta descendente somente
subtipo III A	=	até o diafragma
subtipo III B	=	abaixo do diafragma

Classificação de Stanford: (preferível, visto que efetua as recomendações do tratamento)

tipo A (60–70%)	=	aorta ascendente ± arco nos primeiros 4 cm em 90%
tipo B (30–40%)	=	aorta descendente somente

Mnemônica: **A a**feta **a**orta **a**scendente e **a**rco
  B begins (começa, em inglês) **b**elow (abaixo, em inglês) dos vasos **b**raquiocefálicos;
  I = II + III

Classificação clínica:
(1) dissecção aórtica aguda: < 2 semanas de idade
(2) dissecção aórtica crônica: > 2 semanas de idade

Velocidades de fluxo (média):
- 13,4 cm por segundo no lúmen verdadeiro
- 3,1 cm por segundo no lúmen falso

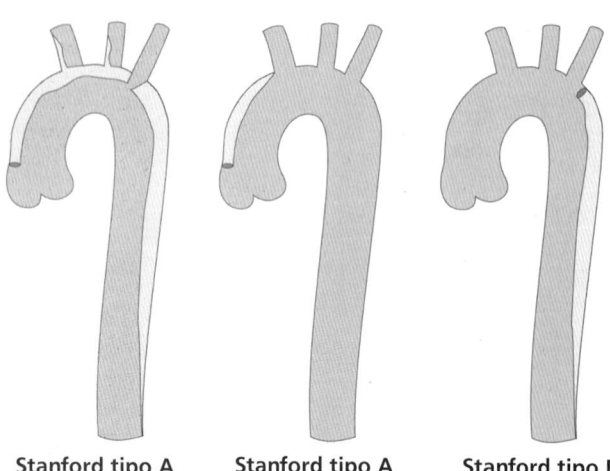

Stanford tipo A	Stanford tipo A	Stanford tipo B
DeBakey Tipo I	*DeBakey Tipo II*	*DeBakey Tipo III*

Dissecção Aórtica

- fluxo retrógrado mais comum no lúmen falso

Localização da dissecção (seguindo padrão de fluxo helicoidal)
— na parede anterior + lateral direita da aorta ascendente exatamente distal à válvula aórtica (65%)
— na parede superior + posterior do arco aórtico transversal (10%)
— na parede posterior + lateral esquerda da aorta descendente superior distal à artéria subclávia esquerda (20%)
— aorta mais distal (5%) geralmente terminando na artéria ilíaca esquerda (80%)/artéria ilíaca direita (10%) [envolvimento da artéria renal esquerda em 50%]
◊ Uma saída/laceração distal/reentrada ocorre em 10%!

Diferenciação de lúmen verdadeiro de lúmen falso:
√ Concentração mais alta de contraste no lúmen verdadeiro
√ Lúmen verdadeiro geralmente menor e oval/semirredondo
√ Lúmen verdadeiro semelhante a uma fita com lúmen falso enroscado ao redor do lúmen verdadeiro no plano axial
√ O coágulo é geralmente dentro do lúmen falso

Configurações atípicas do retalho da íntima:
√ Retalho da íntima circunferencial em virtude da dissecção de toda a íntima
√ Retalho da íntima filiforme criando um lúmen verdadeiro extremamente estreito (± complicações isquêmicas)
√ Calcificação mural do lúmen falso (na dissecção crônica)
√ Aorta de três canais (= sinal de Mercedes-Benz) em virtude de dois canais falsos
√ Intussuscepção intimointimal

CXR (melhor avaliação da comparação com filmes seriais):
√ CXR normal em 25%
√ "Sinal de calcificação" = deslocamento para dentro da placa aterosclerótica por > 4–10 mm do contorno externo da aorta (7%), pode somente ser aplicado ao contorno da aorta descendente secundária à projeção, pode ser enganador na presença da massa de tecido mole periaórtico/hematoma
√ Disparidade de tamanho entre aorta ascendente + descendente
√ Contorno ondulado irregular/delineamento indistinto da aorta
√ Alargamento do mediastino superior até > 8 cm em decorrência de hemorragia/aumentando o canal falso (40–80%)
√ Aumento cardíaco (hipertrofia do LV/hemopericárdio)
√ Derrame pleural esquerda (27%)
√ Atelectasia do lóbulo inferior
√ Deslocamento para a direita da traqueia/tubo endotraqueal

ECOCARDIOGRAMA:
(a) ecocardiografia transesofágica (TEE): 95–100% sensível + 77–97% específica
◊ Ultrassom pode ser realizado no leito!
Falso-positivo (33%): artefatos de reverberação de parede aórtica calcificada
(b) US transtorácica: 59–85% sensível ÷ 63–96% específica para dissecção Tipo A; mais fraca para dissecção Tipo B
(c) intravascular na conjunção com aortografia para diferenciar lúmen verdadeiro de falso
√ Retalho da íntima (visto em mais de uma visualização)
√ Fluido pericárdico
√ Insuficiência aórtica
Falso-positivos: reverberação ecoa da aorta ascendente aneurismal/placa ateromatosa calcificada, hematoma periaórtico pós-operatório

Angiografia (86–88% sensível, 75–94% específico):
◊ Amplamente substituído por técnicas de imagiologia transversal não invasivas
Superior a qualquer outra técnica para demonstrar
— pontos de entrada + reentrada (em 50%)
— envolvimento de vaso do ramo + artérias coronárias
— insuficiência aórtica
√ Visualização do retalho da íntima/média (75–79%) = radiolucência linear dentro da aorta opaca
√ "Aorta de cilindro duplo" (87%) = opacificação de dois lúmens aórticos
√ Posição anormal do cateter fora do curso aórtico antecipado
√ Compressão do lúmen verdadeiro por canal falso (72–85%)
√ Regurgitação da válvula aórtica (30%)
√ Aumento na espessura da parede aórtica > 6–10 mm
√ Obstrução dos ramos aórticos: artéria renal esquerda (25–30%)
√ Projeções semelhantes a úlceras causas por ramos truncados
√ Fluxo de sangue mais lento no falso lúmen
Falso-negativo: trombose completa/fluxo de sangue lento do canal falso (10%), retalho da íntima não tangencial ao feixe dos raios X
Falso-positivo: espessamento da parede aórtica em decorrência de aneurisma, aortite, neoplasma adjacente/hemorragia

CT com contraste aumentado (87–100%) sensível, 87–100% específica):
em até 4 horas (se o paciente responder rapidamente ao tratamento médico); detecção tão precisa quanto angiografia com varredura dinâmica de nível único
√ Coágulo de alta atenuação crescente dentro do lúmen falso
√ Calcificação da íntima internamente deslocada (DDx: calcificação do coágulo na superfície luminal ou dentro)
√ Retalho da íntima separando dois canais aórticos (pode ser visto sem contraste em pacientes anêmicos)
√ Laceração de entrada = separação mais proximal/descontinuidade no retalho da íntima
Falso-negativo: opacificação de contraste inadequada, lúmen trombosado interpretado erroneamente como aneurisma aórtico com coágulo mural
Falso-positivo: faixas perivenosas secundárias a endurecimento do feixe de luz + movimento, artefatos de movimento cardíacos/aórticos, seio de Valsalva normal opacificado, recesso pericárdico normal confundido com coágulo, coágulo mural em aneurisma aórtico fusiforme, fibrose periaórtica, anemia com atenuação aparente alta da parede aórtica

MR (95–100% sensível, 90–100% específica)
Vantagem: grande campo de visão em qualquer plano; contraste material não necessário
Desvantagem: tempo de imagiologia mais longo; dificuldade de monitoramento em pacientes agudamente doentes; degradação de imagem de mo-

vimento (paciente não cooperativo, fibrilação atrial)

Imagens SE:
√ Retalho da íntima de intensidade média delineado por vazios de sinal de sangue fluindo rapidamente em lúmen verdadeiro ÷ falso
√ Retalho da íntima mais difícil de detectar na presença de fluxo lento/coágulo (lúmen falso tem intensidade intermediária em vez de vazio de fluxo)
√ "Teias de aranha" (25%) atravessando os cantos do falso lúmen = bandas de lamelas elásticas mediais abrangendo a junção do septo dissecante com a parede externa do lúmen falso

Imagens GRE:
√ Retalho da íntima de baixa intensidade entre canais de alta intensidade do sangue fluindo
√ Sinal intermediário do lúmen trombosado
√ Insuficiência da válvula aórtica = área cônica de perda de sinal da válvula aórtica dentro do LV durante a sístole (2° para defasagem intravoxel causada por turbulência)

Cx:
(1) dissecção retrógrada (no Stanford tipo A)
  (a) insuficiência aórtica
  (b) oclusão da artéria coronária (8%)
  (c) rompimento interno dentro do RV, LA, veia cava, artéria pulmonar produzindo grande desvio E para D
(2) oclusão/obstrução transiente dos grandes ramos aórticos (em até 27%)
  (a) obstrução estática
    √ Retalho entra na origem ramo-vaso
  (b) obstrução dinâmica = retalho preserva a origem ramo-vaso, mas a cobre como uma cortina
    √ Lúmen verdadeiro desmoronado delineado por um envelope de retalho em forma de C que é côncavo em direção ao falso lúmen (configuração isquêmica)
(3) rompimento externo da aorta dentro da cavidade pleural/saco pericárdico: 70% de mortalidade (= causa mais comum de morte em até 24 horas)
(4) desenvolvimento de aneurisma (15%) do lúmen verdadeiro/falso
◊ Os órgãos podem receber seu suprimento de sangue através ou do lúmen verdadeiro ou do lúmen falso ou de ambos!

Rx:
(1) redução do pico de pressão sistólica até 120–70 mmHg (adequado apenas para tipo III = B, que raramente progride proximalmente): morte do rompimento do aneurisma aórtico em 46% dos pacientes hipertensos + 17% dos pacientes normotensos
  Taxa de sobrevivência: 40–70% (com administração médica/cirúrgica)
(2) reforço cirúrgico imediato da parede aórtica com enxerto (Tipo I, II = A) evitando rompimento + insuficiência progressiva da válvula aórtica
  Taxa de sobrevivência não cirúrgica: < 10%
  Mortalidade pós-cirúrgica: 10–35%
  Cx: infarto do miocárdio, AVC, insuficiência respiratória, embolismo pulmonar, rotura aórtica, pseudoaneurisma, infecção do enxerto

Prognóstico sem raios X:
morte imediata (3%); morte em: 1 dia (20–30%), 1 semana (50–62%), 3 semanas (60%), 1 mês (75%), 3 meses (80%), 1 ano (80–95%)

Prognóstico com raios-x:
5–10% de taxa de mortalidade em seguida a cirurgia em tempo hábil;
40% taxa de sobrevivência de 10 anos após deixar o hospital

DDx: úlcera penetrante da aorta torácica (= lesão aterosclerótica da aorta média descendente com ulceração se estendendo através da íntima para dentro da média aórtica)

Hematoma Aórtico Intramural (3–13%)
= DISSECÇÃO AÓRTICA ATÍPICA = HIM
= dissecção aórtica sem retalho da íntima demonstrável/úlcera aórtica penetrante

Causa: rompimento do *vasa vasorum*; em 94% espontânea; em 6% traumática (? Estágio inicial de dissecção limitada ou trombose do lúmen falso)

Fisiopatologia:
rompimento do *vasa vasorum* → hemorragia dentro da média da aorta → coágulo de sangue intramural → enfraquecimento da parede aórtica; nenhum fluxo detectável flui dentro do lúmen falso)

Idade média: 68 anos
Risco: hipertensão (53%)

• sinais + sintomas + classificação idêntica à dissecção aórtica clássica
  • dor no peito/dor nas costas ou ambas (em 80%)
  ◊ IMH detectada em 5–20% dos pacientes se apresentando com sinais de dissecção aórtica clássica

Classificação de Stanford: em 57% tipo A; em 43% tipo B
Pode estar associado a: efusão pericárdica/pleural, hematoma mediastinal

√ SEM retalho da íntima
√ SEM úlcera aterosclerótica penetrante

CT não contrastada (necessária):
√ DIAGNÓSTICO bainha/crescente excêntrico da parede aórtica > 7 mm espesso com uma densidade de 60–70 HU:
  √ Atenuação idêntica a sangue intraluminal após 1 semana
  √ Espessura diminuída em algumas semanas
  √ Resolução completa em 1 ano
√ Deslocamento de calcificações da íntima mantendo uma configuração semicircular/circular curvilínea

CECT:
√ Região mural sem aumento de contraste de atenuação baixa com borda lisa mantendo um relacionamento circunferencial constante com a parede aórtica
√ Previsores do resultado:
  (1) diâmetro aórtico máximo
  (2) espessura axial máxima do hematoma
  (3) diâmetro aórtico transversal mínimo + máximo no nível da espessura do hematoma intramural máxima

MR:
◊ Revisão da fonte de imagens!
√ Espessamento da parede excentricamente em forma de crescente
√ Imagiologia de sangue branco em T2:
  √ Sinal hiperintenso (< 7 dias de idade)
  √ Sinal de intensidade intermediária (≥ 7 dias)
√ Hematoma subagudo/crônico em imagem de sangue escuro em T1:
  √ Isointenso subagudo (= oxi-hemoglobina)
  √ Hematoma hiperintenso (= metemoglobina)

Aortografia: sem utilidade!
Cx: (1) projeções semelhantes a úlceras com progressão para dissecção aberta
    (2) dilatação aneurismal sacular ou fusiforme
Rx: (1) reparo cirúrgico de emergência para hematoma tipo A (provavelmente representa estágio inicial com desenvolvimento de dissecção aórtica clássica)
    (2) observação para hematoma tipo B (pode curar completamente)
Mortalidade: 21% (semelhante à dissecção aórtica clássica)

DDx:
(1) falso lúmen agudamente trombosado da dissecção (opacificação de lúmens verdadeiro + falso; retalho da íntima; padrão em múltiplas camadas das calcificações da íntima; tendência a espiral longitudinalmente ao redor da aorta)
(2) aortite (espessamento mural segmentar da aorta + vasos do ramo entremeados com segmentos normais)
(3) aneurisma aórtico fusiforme com crescente hiperatenuante = hematoma agudo (sinal de rompimento iminente)
(4) coágulo mural ateromatoso (superfície intraluminal irregular; no segmento da aorta dilatada; localização abdominal; locais múltiplos)
(5) úlcera aterosclerótica penetrante (aumento de contraste focal pequeno na bolsa externa da íntima + hematoma adjacente subintimal; localizado na aorta torácica/descendente abdominal; associado à aterosclerose extensiva)
(6) massa de tecido mole periaórtico focal (envolvimento circunferencial com borda externa irregular)
  (a) fibrose retroperitoneal idiopática
  (b) linfoma periaórtico
(7) artefato de movimento aórtico estimulando IMH tipo A

INFECÇÃO NO ENXERTO PROTÉTICO AÓRTICO
Incidência: 1,3–6% dos procedimentos de enxerto protético
Classificação:
(1) INFECÇÃO PERIENXERTO (2–6%)
 • febre, calafrios, leucocitose
 • inchaço na virilha, calor, sensibilidade, massa pulsátil, drenagem do trato sinusal
(2) FÍSTULA aortoentérica (0,6–2%)
 • sangramento no GI agudo/crônico (pode estar oculto)
 • sepse
• pode ser temporariamente remota (até 10 anos): Tempo médio de 3 anos para manifestação (70% ocorre após o 1º ano)
• sinais intracavitários: mal-estar, dor nas costas, febre, taxa de sedimentação elevada, hidronefrose, isquemia de enxerto coagulado
Curso pós-operatório normal:
 √ Anel de atenuação de gordura em período pós-operatório inicial < 5 mm entre parede do aneurisma e enxerto
 ◊ Resolução completa do hematoma em 3 meses
 ◊ Eliminação de gás ectópico completo em 4–7 semanas
CT (94% sensível, 85% específica, 91% precisa)
 √ Fluido perienxerto
 √ Atenuação de tecido mole perienxerto com indistinção das margens do enxerto
 √ Gás ectópico (comunicação fistulosa com intestino/organismo produtor de gás)
 √ Pseudoaneurisma (25%)
 √ Espessamento focal da parede do intestino (indica fístula)
 √ > 5 mm de tecido mole entre enxerto + revestimento circundante (após a 7ª semana pós-operatória)
 √ Descontinuidade focal de revestimento aneurismal calcificado
Falso-positivos: hematoma perienxerto no período pós-operatório inicial, pseudoaneurisma (em 15–20%)
NUC:
 √ Absorção de leucócitos etiquetados com Tc-99m hexametazina (desvantagens: não realizada rapidamente, excreção hepatobiliar)
Prognóstico: 17–75% de mortalidade; 30–50% de morbidade
Dx: cultura positiva de aspiração com agulha (período de incubação deve ser em até 14 dias, visto que os organismos crescem lentamente)

REGURGITAÇÃO AÓRTICA
= INSUFICIÊNCIA AÓRTICA
Causa:
A. DOENÇA INSTRÍNSECA NA VÁLVULA AÓRTICA
 1. Válvula bicúspide congênita
 2. Endocardite reumática
 3. Endocardite bacteriana (perfuração/prolapso da cúspide)
 4. Válvula mixomatosa associada à necrose medial cística
 5. Prolapso da válvula aórtica
 6. Válvula protética: quebra mecânica, trombose, vazamento paravalvular
B. DOENÇA PRIMÁRIA DA AORTA ASCENDENTE
 (a) dilatação do anel aórtico
  1. Dilatação idiopática (causa mais comum)
  2. Hipertensão sistêmica
  3. Aneurisma aórtico
  4. Aortite sifilítica
  5. Artrite reumatoide
  6. Variantes reumatoides:
   — espondilite anquilosante (5–10%)
   — doença de Reiter
   — artrite psoriática
  7. Policondrite relapsa
  8. Doença do tecido conectivo familiar:
   Mnemônica: HOME
    — **H**omocistinúria
    — **O**steogênese imperfeita
    — **M**arfan, Síndrome de (causa mais comum < 40 anos de idade)
    — **E**hlers-Danlos, Síndrome de
 (b) laceração = dissecção aórtica
  1. Trauma de desaceleração
Patogênese: aumento progressivo das dimensões diastólica + sistólica do LV → aumento na extensão da fibra do miocárdio + aumento no volume do batimento; descompensação ocorre se o limite crítico da extensão da fibra for atingido
• "pulso de aríete" = pulso com pico duplo
• murmúrio de ejeção sistólica + murmúrio diastólico em tom agudo
• murmúrio de Austin Flint = *bruit* delicado médio-diastólico ou pré-sistólico
√ Aumento do LV (razão cardiotorácica > 0,55) + vascularidade pulmonar inicialmente normal (DDx: cardiomiopatia congestiva, efusão pericárdica)
√ Aorta normal (em doença válvula intrínseca)
√ Dilatação da aorta (em doença sistêmica):
 √ ± calcificação da aorta ascendente (na doença da parede aórtica)
 √ ± arco aórtico aumentado + aorta descendente tortuosa
√ Pulsações aumentadas ao longo de toda a aorta
ECOCARDIOGRAMA:
 √ Dilatação da raiz aórtica
 √ Vibração de alta frequência do folheto mitral anterior (ocasionalmente, folheto mitral posterior) durante os primeiros 2/3 da diástole (CARACTERÍSTICA)
 √ Vibração diastólica de alta frequência do IVS (incomum)
 √ Vibração diastólica da válvula aórtica (ESPECÍFICA, mas rara)
 √ Abertura prematura da válvula aórtica (pressão diastólica alta do LV)

- √ Abertura diminuída da MV (folheto mitral anterior empurrado posteriormente por jato aórtico regurgitante)
- √ Fechamento prematuro da válvula mitral (pressão diastólica alta no LV produz fechamento da MV antes do início da sístole em insuficiência aórtica aguda grave)
- √ Dilatação de LV + grande amplitude do movimento da parede do LV (sobrecarga de volume, fração de ejeção aumentada):

Diâmetro do LV final da sístole	Ação
< 50 mm	Acompanhamento desde o início
50–54 mm	Acompanhamento de 4 a 6 meses
> 55 m	Substituição de válvula

Doppler:
- √ Variação da velocidade de pico diastólico ao final da sístole diminui > 3 m/s² em regurgitação aórtica grave
- √ Fluxo regurgitante na área colorida do Doppler
- √ Razão da amplitude do feixe de luz de regurgitação até amplitude da raiz aórtica é bom preditivo da gravidade (Doppler colorido)

ROMPIMENTO AÓRTICO

= vazamento de sangue através da parede aórtica

1. Rompimento espontâneo do aneurisma aórtico
   Patogênese: pequenas fendas ocorrem em um local frágil dentro do coágulo interno gradualmente se expandindo para a camada externa do coágulo com infiltração do fluxo de sangue dentro do coágulo mural e parede do aneurisma
   CT:
   - √ Sinal crescente de alta atenuação (71%)
2. Rompimento espontâneo da aorta torácica descendente
   Predisposição: hipertensão e aterosclerose, SEM aneurisma pré-formado!
   Patogênese: atrofia de pressão da média em virtude da placa ateromatosa subjacente da íntima causando inchaço localizado da parede aórtica antes da perfuração
3. Rompimento traumático/transecção da aorta torácica
   Causa: trauma fechado na aorta torácica
   Ver "Lesão Aórtica Traumática" na página 672

ESTENOSE AÓRTICA

Área da válvula aórtica diminuída para < 0,8 cm² = 0,4 cm²/m² BSA (normal 2,5–4,0 cm²)

A. ESTENOSE AÓRTICA ADQUIRIDA
   1. Valvulite reumática: de fusão pós-inflamatória (quase invariavelmente associada à doença na válvula mitral)
   2. Estenose aórtica senil fibrocalcificada (degenerativa)
   3. Aortite de Takayasu
   4. Aortite por radiação
   5. Dissecção aórtica
   6. Aneurisma aórtico infectado com abscesso
   7. Pseudoaneurisma de laceração
   8. Aterosclerose (rara)
   9. Aortite sintomática (rara)
B. ESTENOSE AÓRTICA CONGÊNITA (mais comum)
   = CHD mais frequente associada a crescimento intrauterino retardado
   Localização:
   1. AS subvalvular (15–30%)
   2. AS valvular (60–70%): degeneração da válvula bicúspide causa mais comum
   3. AS supravalvular (rara)
   4. Válvula bicúspide = comissura fundida no nascimento resultando em 2 cúspides separadas de tamanho desigual

Causa:
1. Síndrome de Williams
2. Neurofibromatose
3. Rubéola
4. Mucopolissacaridose
5. Síndrome do coração esquerdo hipoplásico

Patogênese: gradiente aumentado através da válvula produz hipertrofia no LV e complacência diminuída do LV: massa muscular aumentada pode ultrapassar o suprimento de sangue coronário (isquemia miocárdica subendocárdica com angina); descompensação do LV leva à dilatação do LV + congestão pulmonar venosa

- assintomática por muitos anos (até que a área da válvula tenha 1 cm²)
- angina, síncope, falência cardíaca
- murmúrio sistólico
- pulso da carótida parvo e tardo
- componente aórtico diminuído do 2º som do coração
- morte súbita em estenose grave (20%) após exercício (fluxo diminuído nas artérias coronárias causa disritmias ventriculares + fibrilação)

- √ Dilatação pós-estenótica da aorta ascendente (em 90% das AS adquiridas, em 70% das AS congênitas)
- √ LV de tamanho normal/aumentado (câmara pequena do LV com paredes espessas)

@ em adultos > 30 anos
- √ Calcificação da válvula aórtica (melhor vista na visualização oblíqua anterior direita); indica gradiente > 50 mmHg
- √ Aumento discreto da aorta ascendente (SEM correlação com a gravidade da estenose)
- √ Calcificação do anel mitral
- √ "Configuração ventricular esquerda" = concavidade ao longo da borda lateral esquerda média do coração + convexidade aumentada ao longo da borda lateral esquerda inferior do coração

@ em crianças/adultos jovens
- √ Aorta ascendente proeminente
- √ Configuração cardíaca ventricular esquerda

@ na infância
- √ Síndrome de estresse ventricular esquerdo

CT:
- √ Espessamento + calcificação das cúspides
- √ Redução da área da válvula aórtica

ECOCARDIOGRAMA:
- √ Válvula aórtica espessada + calcificada com múltiplos ecos de cúspide densa por todo o ciclo cardíaco (cúspide coronária direita > não coronária > coronária esquerda)
- √ Separação diminuída de folhetos na sístole com orifício de abertura reduzido (13–14 mm = AS leve; 8–12 mm = AS moderada; < 8 mm = AS grave)
- √ ± domo na sístole
- √ Raiz aórtica dilatada
- √ Espessura aumentada da parede do LV (= hipertrofia concêntrica do LV)
- √ Contração hiperdinâmica do LV (em estado compensado)
- √ Inclinação com fração de ejeção da válvula mitral diminuída (complacência diminuída do LV)
- √ Aumento do LA
- √ Gradiente da válvula aórtica aumentado (Doppler)
- √ Área da válvula aórtica diminuída (não confiável)

DDx: calcificação do anel aórtico nos idosos/óstio da artéria coronária calcificado (cúspide espessada ecoa somente na diástole)

Prognóstico: depende da sintomatologia (angina, síncope, CHF)

Estenose Aórtica Subvalvular
= ESTENOSE SUBAÓRTICA
(a) estenose subaórtica anatômica/fixa
Associada a: defeitos cardíacos em 50% (geralmente VSD)
tipo I: estenose diafragmática membranosa fina de 1–2 mm, geralmente localizada em até 2 cm ou menos do anel da válvula
tipo II: estenose espessa semelhante a um colarinho
tipo III: estenose fibromuscular irregular
tipo IV: "estenose do túnel subaórtico" = estreitamento fixo semelhante a um túnel do LVOT = espessamento excessivo somente do septo ventricular superior com movimento da válvula mitral normal
(b) estenose subaórtica funcional/dinâmica:
1. Hipertrofia septal assimétrica (ASH)
2. Estenose subaórtica hipertrófica idiopática (IHSS)
3. Cardiomiopatia obstrutora hipertrófica (HOCM) pode ocorrer em bebês de mãe diabética
√ Sem dilatação da aorta ascendente
√ Septo ventricular mais espesso assimetricamente do que parede livre do LV (95%)
√ Cavidades ventriculares esquerda + direita normais/pequenas (95%)
√ Defeito de preenchimento subaórtico lucente na sístole
√ Convexidade focal da margem cardíaca esquerda superior-média = aspecto anterior do septo ventricular (raro)
ECOCARDIOGRAMA:
√ Vibração sistólica grosseira das cúspides da válvula
√ Abertura dos folhetos seguida por movimento rápido para dentro na sístole média, folhetos podem permanecer em posição parcialmente fechada através da última porção da sístole (para colocar em frente às bordas do jato de fluxo)
√ Movimento sistólico anterior da válvula mitral
Cx: regurgitação mitral (secundária à posição anormal do músculo papilar anterolateral evitando fechamento completo da MV na sístole)

Estenose Aórtica Valvular
= fusão de comissuras entre cúspides
Grau: leve: > 0,7 cm²; moderado 0,5–0,7cm²; grave > 0,5 cm²
Tipos congênitos:
(a) bicúspide/unicúspide (em 95%): em 1–2% da população; M > F; geralmente associado à coarctação da aorta
(b) tricúspide (5%)
(c) cúspide aórtica espessada displásica
√ Calcificações valvulares (em 60% dos pacientes > 24 anos de idade)
@ EM BÊBE com estenose aórtica crítica:
• CHF não tratável nos primeiros dias/semanas de vida com dispneia grave
• pode estimular sepse neonatal
Associado a: desvios E para D(ASD, VSD)

√ Cardiomegalia marcada (parede do LV espessada)
√ Hipertensão venosa pulmonar
√ Fração de ejeção diminuída
√ Domo de cúspides valvulares espessadas
√ Aorta ascendente dilatada
Rx: dilatação cirúrgica de emergência
@ EM CRIANÇAS
• assintomático até idade avançada
√ Vascularidade pulmonar normal
√ Configuração do LV com tamanho do coração normal
√ Cúspide não coronária posterior grande, cúspides direita + esquerda fundidas menores
√ Domo das cúspides valvulares espessadas
√ Jato de contraste excêntrico
√ Dilatação pós-estenótica da aorta ascendente
ECOCARDIOGRAMA
√ Aumento nos ecos de folhetos deformados espessados (máximo durante diástole)
√ Diminuição na separação dos folhetos

Estenose Aórtica Supravalvular
Tipos:
(a) estreitamento localizado tipo ampulheta exatamente acima dos seios aórticos
(b) membrana fibrosa discreta acima dos seios de Valsalva
(c) hipoplasia tubular difusa da aorta ascendente + artéria ramificadas
Associado a: PS periférica, AS valvular + subvalvular discreta, síndrome de Marfan, síndrome de hipercalcemia infantil
√ Aorta torácica ascendente pequena
√ Dilatação + tortuosidade das artérias coronarianas (podem ser submetidas à degeneração aterosclerótica inicial secundária à pressão alta)
ECOCARDIOGRAMA:
√ Estreitamento da área aórtica subvalvular (diâmetro normal da raiz: 20–37 mm)
√ Movimento das cúspides normal

FÍSTULA AORTOENTÉRICA
A. Fístula aortoentérica primária
= complicação de aneurismas aórticos ateroscleróticos
B. Fístulas aortoentéricas secundárias (mais frequentes)
= complicação da cirurgia reconstrutora de aorta
Intervalo de tempo desde a cirurgia: 2 semanas e 8 anos
DDx: infecção no enxerto
• dor abdominal, hematêmese, melena
Localização: duodeno (mais comumente 3ª e 4ª porções)
√ Aneurisma aórtico abdominal
√ Sinais de rompimento (frequente)
√ Gás intra-aórtico e periaórtico
√ Extravasamento de contraste da aorta dentro do intestino

Estenoses Aórticas Supravalvulares			
	Congênita	*Reumática*	*Degenerativa*
Clinicamente aparente	< 30 anos	30–60 anos	> 65 anos
Calcificação da válvula			
Primeiro aparecimento	25 anos	47 anos	54 anos
Padrão	Nodular/bicúspide	Nodular	Nodular/tricúspide
No CXR	> 90% (40–65 anos)	< 10%	> 90% (> 65 anos)
Ectasia aguda	Aorta ascendente	Aorta ascendente	Toda a Aorta

JANELA AORTOPULMONAR

= defeito no processo de septação caracterizado por grande comunicação redonda/oval entre a parede esquerda da aorta ascendente + parede direita do tronco pulmonar
- lembra clinicamente PDA

CXR:
- √ Vascularidade desviada
- √ Cardiomegalia (LA + LV aumentados)
- √ Botão aórtico diminutivo
- √ tronco pulmonar proeminente

Angiografia (ventriculograma esquerdo/aortograma na AP/projeção com visualização oblíqua anterior esquerda)
- √ Defeito vários mm acima da valvula aórtica
- √ Válvula pulmonar identificada (Diagnóstico Diferencial para tronco arterioso)

ATEROSCLEROSE OBLITERANTE

= ASO = ESPESSAMENTO DAS ARTÉRIAS

Prevalência: 2,4 milhões de pessoas nos USA; em 1978 12% das autópsias tinham ASO como causa principal de morte (excluindo MEMBROS INFERIORES)

Etiologia: desconhecida

Fatores que contribuem: envelhecimento, diabetes (16–44%), hipertensão, aterosclerose

Efeitos da hiperlipidemia:
(a) lipoproteínas de alta densidade (HDL) têm um efeito protetor: carregam 25% do colesterol do sangue
(b) lipoproteínas de baixa densidade (LDL): carregam 60% do colesterol do sangue

Histologia: deposição de lipídios, produtos de sangue, carboidratos, começa como rompimento da superfície da íntima; tiras de gordura (desde a infância); placas fibrosas (desde a 3ª década); trombose, ulceração, calcificação, aneurisma

Idade: 50–70 anos; M > F (após menopausa)

Classificação clínica:
(1) claudicação intermitente = sintomas isquêmicos com exercícios: panturrilha, coxas, quadris, nádegas
(2) sintomas isquêmicos em descanso (indicativo de doença multisegmentar)
- cãibras/queimação/dor forte
- extremidades frias
- parestesia
- mudanças tróficas: perda de cabelo, unhas espessadas
- úlceras, gangrena
- pulso diminuído/ausente

Localização: artérias médias + grandes; frequentemente nas bifurcações; mais frequente:
— artéria femoral superficial no canal adutor (diabéticos + não diabéticos)
— segmento aortoilíaco (não diabéticos)
— tronco tibiofibular (diabéticos)

Prognóstico:
acelerado por diabetes (34% irão requerer amputação), hipertensão, anormalidades lipoproteicas, doença cardíaca (débito cardíaco diminuído resultando em viscosidade aumentada do sangue de policitemia), tabagismo crônico (11,4% irão requerer amputação), claudicação intermitente (5–7% requerem amputação, se não diabéticos = 1–2% por ano), úlcera isquêmica/dor no descanso (19,6 requerem amputação)

DEFEITO ATRIAL SEPTAL

◊ Defeito cardíaco congênito mais comum depois de válvula aórtica bicúspide!

Incidência: 8-10-14% de todos os CHD; M÷F = 1÷3

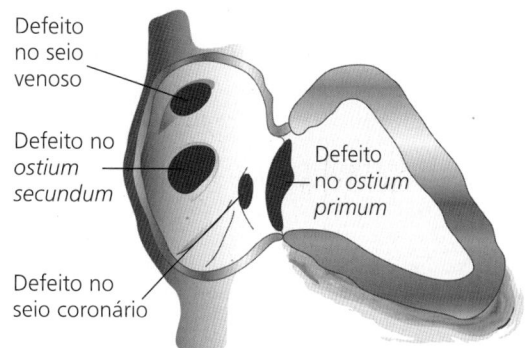

Defeitos Atriais Septais

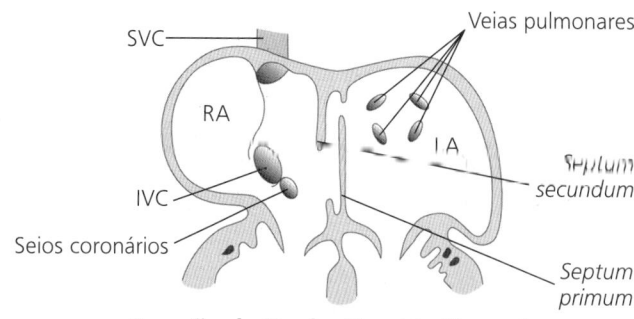

Coração de Recém-Nascido Normal
Septo atrial consiste de dois componentes
(a) lado direito: *septum secundum* (muscular, firme) com abertura posterior = forame oval
(b) lado esquerdo: *septum primum* (fibroso, fino) com abertura anterior = ostium secundum

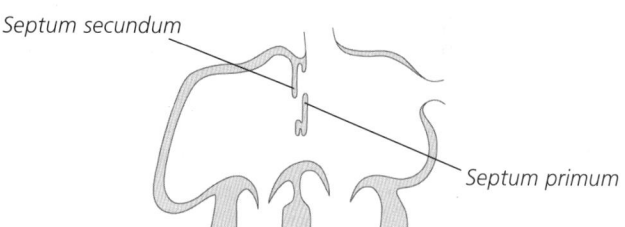

Defeito no *Ostium Primum*

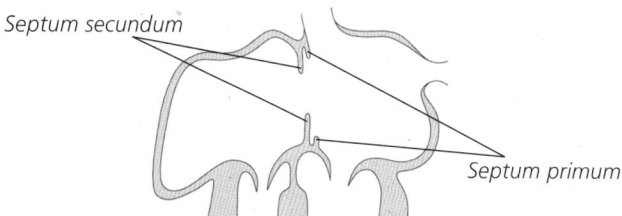

Defeito no *Ostium Secundum*

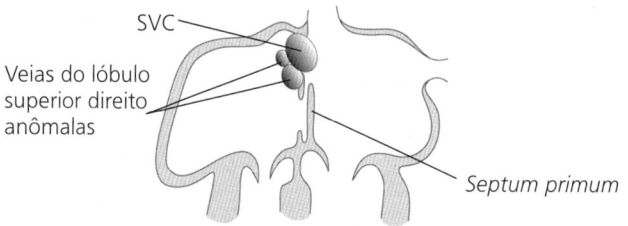

Defeito no Seio Venoso

Idade: apresentação com frequência > 40 anos de idade secundária a curso benigno
   (a) levemente assintomático (60%): dispneia, fadiga, palpitações
   (b) gravemente sintomático (30%): cianose, falência cardíaca

Embriologia:
1. *Septum primum* = na 4ª semana, crescimento da membrana da parede dorsal atrial em direção aos coxins endocárdicos
2. *Ostium primum* = orifício temporário entre *septum primum* + coxins endocárdicos próximos às válvulas AV; se torna obliterado por volta da 5ª semana
3. *Ostium secundum* = fenestrações pequenas múltiplas amalgamadas no centro do *septum primum*
4. *Septum secundum* = membrana se desenvolvendo no lado direito do *septum primum* + cobrindo parte do *ostium secundum*
5. Forame oval = orifício limitado pelo *septum secundum* + *septum primum*
6. Retalho de forame oval = borda inferior do *septum primum* (patente em 6%, sonda patente em 25%), não considerado um ASD

A. ASD NO *OSTIUM SECUNDUM* (70%)
   = processo de reabsorção exagerado do *septum primum* leva à ausência/fenestração do retalho do forame oval (rede de Chiari)
   Localização: no centro da câmara atrial na fossa oval
   Tamanho: defeito grande de 1–3 cm de diâmetro
   Pode estar associado a:
      prolapso da válvula mitral (20–30%), estenose da válvula pulmonar, atresia tricúspide, TAPVR, coração esquerdo hipoplásico, arco aórtico interrompido

B. ASD NO *OSTIUM PRIMUM* (20%)
   = defeito do coxim endocárdico atrioventricular
   Localização: extremidade inferior da fossa oval (uma porção externa do septo atrial) adjacente às válvulas atrioventriculares
   Quase sempre associado a:
      fenda na válvula mitral, complexo do canal atrioventricular comum, síndrome de Down, bloqueio fascicular anterior

C. ASD DE SEIO VENOSO (10%)
   = defeito na porção interna superior do septo atrial
   Localização: superior à fossa oval próximo à entrada da veia cava superior (SVC cobre o ASD)
   Associado a:
      retorno venoso pulmonar anômalo parcial em 90% (veias pulmonares do lobulo superior direito se conectam à SVC/átrio direito), síndrome de Holt-Oram, síndrome de Ellis-van Creveld

D. Defeito no Seio Coronário
   seio coronário norma geralmente ausente (sem teto), SVC persistente drena diretamente dentro do LA

E. SÍNDROME de Lutembracher = ASD + estenose mitral

Hemodinâmica:
   nenhuma perturbação hemodinâmica no feto; após o nascimento, aumento fisiológico na pressão do LA + maior complacência do RA e RV criam um desvio E para D (volume do desvio pode ser 3–4 vezes àquela do fluxo de sangue sistêmico); sobrecarga de volume do RV é bem tolerada na infância, leva à dilatação do RV, falência do coração direito; diferenças de pressão diastólica nos átrios determinam direção do desvio; após 40 anos de idade, início de hipertensão pulmonar causou aumento do desvio D para E (síndrome de Eisenmenger); hipertensão pulmonar em adultos jovens (6%)

RA ↑	RV ↑	PA principal ↑
Vasos pulmonares ↑		
LA ↔	LV ↔	Ao ↓/↔

- infecções respiratórias repetidas
- dificuldades de alimentação
- arritmias atriais: palpitação atrial + fibrilação atrial aumentam com a idade
- tromboembolismo
- assintomática: geralmente descoberta em cxr de rotina
- deslocamento ventricular direito
- separação fixa do segundo som cardíaco com acentuação do componente pulmonar (grau de ejeção de murmúrio ii/vi) ouvido no 2º espaço intercostal esquerdo ao longo da PA
- ECG: desvio no eixo direito + algum grau de bloqueio do feixe de ramos direito
- dispneia de esforço após desenvolvimento de hipertensão arterial normal (= síndrome de Eisenmenger)
- cianose pode ocorrer (reversão de desvio D para E), geralmente durante 3ª–4ª década
- falência no coração direito em pacientes > 40 anos

CXR:
   √ Normal (se o desvio < 2× o fluxo de sangue sistêmico)
   √ Supercirculação = aumento no fluxo de sangue pulmonar (se fluxo de sangue pulmonar para sistêmico ≥ 2÷1)
   √ Cardiomegalia:
      √ Coração pequeno em comparação com vascularidade pulmonar = desvio de fechamento
      √ Coração grande em comparação com vascularidade pulmonar = doença miocárdica/aórtica intercorrente
   √ Perda de visualização da SVC (= rotação em sentido horário do coração em virtude da hipertrofia no RV)
   √ Aorta parecendo pequena com botão aórtico normal
   √ Tamanho normal do LA após reversão de desvio (devido à descompressão imediata dentro do LA) na síndrome de Eisenmenger:
      √ Aumento da PA + artérias pulmonares centrais
      √ Aumento do RV
   √ "Dança hilar" = pulsações aumentadas das artérias pulmonares centrais (DDx: outros desvios E para D)

ECOCARDIOGRAMA:
   √ Movimento septal interventricular paradoxal (em decorrência de volume de sobrecarga do RV)
   √ Visualização direta do ASD (= ausência de ecos do septo atrial) na visualização subcostal
   √ Fluxo de sangue diastólico do septo interatrial cruzando o RA + válvula tricúspide observada por Doppler colorido

MR:
   √ Área discreta de interrupção do septo interatrial de intensidade intermediária normal
   CUIDADO: afinamento normal da fossa oval pode causar pausa no sinal atrial
   √ Área de perda de sinal no septo atrial dentro do RA (em virtude do jato turbulento) na GRE
   √ Razão dos volumes dos batimentos na aorta na PA (mensuração do fluxo de volume nas imagens da fase de contraste cinéticas)

Angiograma:
   √ RA preenchido com contraste pouco tempo após LA ser opacificado (na *levophase* do angiograma pulmonar na projeção da visualização oblíqua lateral esquerda)
   √ Injeção na veia pulmonar do lóbulo superior direito para visualizar o tamanho exato + localização do ASD (Visualização oblíqua lateral esquerda 45° + C-C 45°)

Prognóstico:
   (1) mortalidade: 0,6% na 1ª década; 0,7% na 2ª década; 2,7% na 3ª década; 4,5% na 4ª década; 5,4% na 5ª década; 7,5% na 6ª década; idade média da morte é 37 anos

(2) fechamento espontâneo: 22% em bebês < 1 ano; 33% entre as idades de 1 e 2 anos; 3% em crianças > 4 anos

Cx: (1) insuficiência tricúspide (secundária à dilatação do anel av)
(2) prolapso da válvula mitral
(3) fibrilação atrial (em 20% 1º sintoma apresentado em pacientes > 40 anos de idade)

Rx: se as mudanças vasculares ainda forem reversíveis = resistência do sistema pulmonar para sistêmico ≤ 0,7); 1% mortalidade cirúrgica
1. Fechamento do segmento cirúrgico
2. Espuma de Rashkind + prótese de aço inoxidável

ASD Benéfico
= ASD do tipo *secundum* serve como função compensatória essencial em:
1. Atresia tricúspide
sangue do RA atinge os vasos pulmonares via ASD + PDA; melhora por meio do procedimento de Rashkind
2. TAPVR
volume de desvio significativo somente disponível através de ASD (VSD/PDA muito menos confiáveis)
3. Coração esquerdo hipoplásico
circulação sistêmica mantida por meio do RV com sangue oxigenado do LA através de ASD dentro do RA

CONTINUAÇÃO ÁZIGO DA IVC
= IVC INTERROMPIDA COM ÁZIGO/CONTINUAÇÃO DA HEMIÁZIGO = AUSÊNCIA DE SEGMENTO HEPÁTICO NA IVC COM CONTINUAÇÃO DA ÁZIGO

Prevalência: 0,6%

Etiologia: falha de formação da anastomose hepática subcardinal direita com atrofia da veia subcardinal direita + desvio de sangue da anastomose supracardinal-subcardinal até a porção craniana da veia supracardinal (= veia ázigo retrocural)

Pode estar associado a:
síndrome de poliesplenia (mais comum), síndrome de asplenia (rara), local indeterminado (= local ambíguo), SVC esquerda persistente, dextrocardia, víscera abdominal transposta, IVC duplicada, veia renal esquerda retroaórtica, síndrome venolobular pulmonar congênita)

√ Ausência de IVC hepática ± infra-hepática:
√ Drenagem de veias hepáticas dentro do átrio direito por meio de segmento supra-/pós-hepático da IVC (Observação: sombra da IVC presente em CXR lateral!)
√ Drenagem das veias ilíaca + renal via veia ázigo/hemiázigo:
√ Artéria renal direita cruza anterior à "IVC" no ultrassom
√ Ambas as veias gonadais drenam dentro da veia renal ipsilateral (desde que a anastomose pós-cardinal – subcardinal não contribuam para formação de IVC)

CXR
√ Aumento do arco ázigo para > 7 mm
√ Alargamento da tira paraespinal direita contígua ao arco ázigos (= veias ázigos paraespinhal + retrocural aumentadas)
√ Alargamento da tira paraespinhal esquerda (= veia hemiázigo aumentada)

DDx: massa paratraqueal do lado direito com adenopatia retrocural

ENDOCARDITE BACTERIANA
Incidência: 1,7–6,2÷100.000 pessoas/ano

Predisposição:
1. Doença na válvula reumática
2. Prolapso da válvula mitral com regurgitação mitral
3. Estenose aórtica, estenose mitral, regurgitação aórtica, regurgitação mitral
4. Maior parte das CHD (VSD, Tetralogia de Fallot) exceto ASD no *ostium secundum*
5. Endocardite anterior
6. Viciados em drogas:
endocardite da válvula tricúspide causa múltipla embolia pulmonar séptica
7. Válvula aórtica bicúspide:
responsável por 50% da endocardite bacteriana aórtica
8. Válvula protética:
4% incidência de endocardite bacteriana
√ Movimento exagerado da válvula (= desintegração da linha da sutura + regurgitação)
9. Outras fontes de infecção: higiene dentária ruim, hemodiálise de longo prazo, diabetes

Vegetações da Válvula
ECOCARDIOGRAMA:
√ Geralmente, ecodensidades focais discretas com bordas agudas; pode mostrar espessamento não uniforme indistinto e desordenado das cúspides (vegetações) na sístole + diástole
√ Podem aparecer como ecos desordenados que se deslocam quando a válvula é fechada (DDx no prolapso da válvula mitral)

CT:
√ Rotineiramente mostra vegetações > 1 cm de diâmetro
√ Abscesso perivalvular
√ Embolia séptica + periférica

DOENÇA DE BUERGER
= TROMBOANGIITE OBLITERANTE
= vasculite obliterante segmentar recorrente idiopática de artérias + veias periféricas de tamanho pequeno + médio (panangiite)

Incidência: < 1% de todas as doenças vasculares crônicas, mais comum em Israel, no Oriente, na Índia

Etiologia: desconhecida

Histologia:
(a) estágio agudo: microabscessos múltiplos dentro de coágulos frescos/organizados; todas as camadas da parede dos vasos inflamadas, mas intactas; lâmina elástica interna pode ser danificada; células gigantes multinucleadas dentro de microabscessos (PATOGNOMÔNICA)
(b) estágio agudo: organização de coágulos com pouca inflamação residual
(c) estágio crônico: lúmen preenchido com coágulos recanalizados organizados; fibrose da adventícia junta artéria, veia e nervo

Associado a: tabagismo (95%)

• claudicação de peito de pé ± ulceração distal (sintomas diminuem na cessação do tabagismo + retornam quando retomado)
• fenômeno de Raynaud (33%)

Localização: pernas (80%), braços (10–20%)

Local: começa nos vasos palmares + plantares com progressão proximal

√ Tromboflebite migratória superficial + profunda (20–33%)
√ Oclusões arteriais, estreitamento cônico das artérias
√ Colaterais abundantes em forma de rolha
√ Colateral direto seguindo o caminho da artéria original (sinal de Martorelli) em 80%

√ Lesões saltadas = segmentos múltiplos envolvidos com porções de parede arterial permanecendo não afetada
√ Ausência de aterosclerose generalizada/calcificações arteriais (90%)

PARADA CARDÍACA
= cessação súbita da função de bombeamento cardíaco
CT:
√ Camada de sangue estático dentro do coração + grandes vasos
√ Efeito de hematócritos = sedimentação de hemácias
√ Boa representação da anatomia cardíaca (em virtude da cessação do movimento cardíaco)
CECT:
√ Agrupamento de contraste na porção dependente do sistema venoso (átrio direito, veias hepáticas)
√ Sem contraste na artéria pulmonar + estruturas do coração esquerdo
Rx: ressuscitação cardiopulmonar imediata

FIBROMA CARDÍACO
= FIBROMATOSE = HAMARTOMA FIBROSO = HAMARTOMA FIBROELÁSTICO
= neoplasma congênito/hamartoma cardíaco
Incidência: 100 casos relatados: 2º neoplasma cardíaco benigno mais comum da infância (após rabdomioma)
Idade: 0–56 anos (idade média, 13 anos); 33% em crianças < 1 ano de idade/no útero; 15% em adolescentes + adultos
Prevalência aumentada em: síndrome de Gorlin (nervos das células basais)
- falência cardíaca, murmúrio cardíaco (33%), arritmia
- SEM embolia: assintomático (33%)
Caminho: tumor bem circunscrito protuberante redondo único com 2–10 cm de tamanho dentro do miocárdio ventricular; focos de calcificação/ossificação (50%)
Histologia: coleção de fibroblastos entremeados entre grandes quantidades de colágeno; inúmeras fibras elásticas (> 50%); NENHUM foco de mudança cística/hemorragia/necrose
Localização: septo ventricular > parede ventricular esquerda livre
√ Cardiomegalia
√ Protuberância cardíaca focal (com tumor na parede ventricular livre)
√ ± efusão pericárdica
ECOCARDIOGRAMA:
√ Massa sólida heterogênea ecogênica não contrátil
√ Diâmetro médio > 5 cm; pode obliterar câmara cardíaca
√ Calcificações no tumor central distróficas multifocais
√ Miocárdio afetado hipocinético
DDx: cardiomiopatia hipertrófica focal, hipertrofia do septo ventricular
CT:
√ Massa mural homogênea de atenuação de tecido mole
√ Margens agudas/infiltrantes
√ Calcificações (25%)
√ Destaque variável
MR:
√ Massa mural discreta homogênea iso-/hipointensa/espessamento miocárdico na T1WI
√ Hipointensa na T2WI
√ Pouco/nenhum destaque heterogêneo ou homogêneo
Prognóstico:
(1) morte súbita (em virtude de invasão/compressão de sistema de condução cardíaca resultando em arritmia)
  ◊ 2º tumor cardíaco primário mais comum associado à morte súbita (depois de heterotopia do nódulo AV)
(2) pode permanecer estável em tamanho por anos/regredir
Rx: remoção cirúrgica/ressecção parcial
DDx em bebês: rabdomioma (massas múltiplas)
DDx em crianças: rabdomiossarcoma (sem calcificação, tumor cístico ou necrótico, invasão de veias pulmonares ou espaço pericárdico)

HEMANGIOMA CARDÍACO
= tumor vascular benigno raro do coração
Prevalência: 5–10% dos tumores cardíacos benignos
Associação: síndrome de Kasabach-Merrit (hemangiomas sistêmicos múltiplos, trombocitopenia recorrente, coagulopatia consumptiva)
Patologia: massa esponjosa predominantemente intramural/massa mole com base no endocárdio bem circunscrita crescendo no espaço pericárdico; pode conter gordura
Histologia: capilares (= pequenos vasos semelhantes a capilares); cavernosos (= vasos dilatados múltiplos de paredes finas); arteriovenosos (= artérias + veias + capilares displásicos com paredes espessas)
- assintomático
- dispneia de esforço, dor no peito, CHF do lado direito
- arritmia, síncope, pericardite, morte súbita
√ ± efusão pericárdica
US:
√ Massa hiperecoica
CT:
√ Massa destacada intensamente heterogênea
MR:
√ Intensidade intermediária na T1WI + hiperintensa na T2WI
Angiograma:
√ Ruborização vascular no tipo capilar + arteriovenoso
√ Nenhum destaque para tipo cavernoso
Prognóstico: possível regressão espontânea
Rx: ressecção cirúrgica (para lesão sintomática)

LIPOMA CARDÍACO
= neoplasma benigno muito raro
Incidência: 60 casos relatados
Idade: geralmente em adultos
- maioria sintomática
- dispneia (em lipoma intracavitário secundário à obstrução no fluxo sanguíneo, em lipoma pericárdico secundário a deslocamento do pulmão)
- arritmia (envolvimento do sistema de condução)
Patologia: massa solitária encapsulada esférica/elíptica, com frequência muito grande (até 4.800 g) no momento em que é levado à atenção clínica; lipomas múltiplos em CHD, esclerose tuberosa
Histologia: adipócitos maduros rodeados por cápsulas
Localização:
(a) base ampla com superfície epicárdica crescendo dentro do espaço pericárdico
(b) base ampla com superfície endocárdica crescendo dentro da câmara cardíaca
(c) septo interatrial
√ Cardiomegalia, coração em formato globular
√ Massa não móvel ecogênica/hipoecoica de base ampla
√ Massa redonda com contorno liso
√ Massa homogênea de ≤ 50 HU na câmara cardíaca/espaço pericárdico
√ Massa homogênea de intensidade de sinal aumentado ± algumas septações finas em T1WI
√ Intensidade diminuída com saturação de gordura
√ Sem destaque

Rx: ressecção cirúrgica
DDx: hipertrofia lipomatosa do septo interatrial (infiltrante, no nível da fossa oval com preservação da fossa oval, > 2 cm de espessura na dimensão transversal, composto de gordura marrom, não um neoplasma verdadeiro, associado à idade avançada + obesidade)

PARAGANGLIOMA CARDÍACO

= neoplasma esporádico extremamente raro, geralmente benigno surgindo de células paragangliais (cromafina) intrínsecas simpáticas cardíacas

Incidência: < 50 casos
Idade: 18–85 anos (média, 40 anos)
- tumor produtor de catecolamina (na maioria):
  - dores de cabeça, hipertensão arterial, palpitações, ruborização
  - níveis elevados de norepinefrina urinária, ácido vanililmandélico, metanefrina total
  - níveis elevados de norepinefrina plasma, epinefrina

Associado a:
  (a) paragangliomas adicionais (em 20%) no corpo carótida, glândula suprarrenal, bexiga, para-aórtica
  (b) metástases ósseas (em 5%)

Patologia: 2–14 cm de massa encapsulada/mal circunscrita e infiltrante altamente vascular; necrótica em 60%
Histologia: tumor monomórfico composto de ninhos de células paragangliais (= "Zellballen") rodeadas por células sustentaculares
Localização: parede posterior do átrio esquerdo > teto do átrio esquerdo > cavidade atrial > septo interatrial > ventrículo
Tamanho: superfície epicárdica da base do coração com tendência a envolver as artérias coronárias

CXR:
√ Massa mediastinal média dilatando a carina, simulando aumento atrial esquerdo (para tumor tipicamente localizado)

ECOCARDIOGRAMA:
√ Massa atrial esquerda ecogênica grande
√ Compressão da SVC, encaixamento das artérias coronárias
DDx: mixoma (base ampla de agrupamento, mais mole)

NUC (MIBG I-131 ou I-123):
√ Para imagiologia de corpo inteiro com sensibilidade de 90%

CT não constratada:
√ Massa heterogênea circunscrita/mal definida:
  √ Hipoatenuante
  √ Isoatenuante para estruturas cardíacas (pode não ser percebida)
√ ± calcificações no tumor
√ ± extensão extracardíaca

CECT:
◊ Paciente pré-medicado com alfa e betabloqueadores como material de contraste podem disparar uma crise hipertensiva!
√ Massa marcadamente destacada aderente a/envolvendo átrio esquerdo/anterior à raiz aórtica
√ Área central de baixa atenuação (em 50%) de necrose

MR:
√ Massa iso-/hipointensa até o miocárdio em T1WI
√ Massa muito hipertensa em T2WI
√ Aumento heterogêneo com frequência intenso

SARCOMAS CARDÍACOS

◊ Maioria de neoplasmas cardíacos malignos primários!
◊ 2º neoplasma cardíaco mais comum
Idade média: 41 anos; extremamente raro em bebês/crianças
(a) obstrução do fluxo de entrada do lado direito do coração
  1. Angiossarcoma (37%): tumor no átrio direito
(b) obstrução da válvula mitral (tumor no átrio esquerdo)
  2. Sarcoma não diferenciado (24%)
  3. Histocistioma fibroso maligno (11–24%)
  4. Leiomiossarcoma (8–9%): tende a invadir veias pulmonares + válvula mitral
     Idade: 5–10 anos antes de outros sarcomas
  5. Sarcoma osteogênico cardíaco primário (3–9%)
  DDx: mixoma (na fossa oval)

- dispneia, tamponamento pericárdico, arritmia, síncope, edema periférico, morte súbita
- fenômenos embólicos, dor no peito, pneumonia, febre

√ Cardiomegalia
√ CHF
√ Derrame pleural, efusão pericárdica
√ Massa cardíaca focal
√ Consolidação pulmonar

Metastática para: pulmão, nódulos linfáticos, osso, fígado, cérebro, intestino, baço, glândula suprarrenal, pleura, diafragma, rins, tireoide, pele
Prognóstico: sobrevivência média de 3 meses a 1 ano

Angiossarcoma

Frequência: sarcoma cardíaco mais comum
Idade: geralmente, em homens de meia-idade
Patologia: massa frequentemente hemorrágica + necrótica, com frequência aderente ao pericárdio
Histologia: células endoteliais alinhadas em espaços mal definidos

- falência no lado direito do coração, tamponamento
- febre, perda de peso
- fluido sanguinolento na pericardiocêntese (raramente com células malignas)

Metástases na apresentação: em 66–89%
Localização: parede atrial direita livre + envolvimento do pericárdio (80%)

(a) massa protuberante bem definida dentro de uma câmara cardíaca
  √ Geralmente originando-se, no átrio direito com preservação do septo atrial
  √ Áreas de necrose central se comunicando com câmara cardíaca
  √ Massa de baixa atenuação na CT
  √ Aumento de contraste heterogêneo
  √ Sinal MR heterogêneo:
    √ "Aparência de couve-flor" = áreas hiperintensas locais nodulares entremeadas dentro de áreas de intensidade de sinal intermediária na T1WI + T2WI
(b) massa difusamente infiltrante se estendo ao longo da superfície pericárdica
  √ Espaço pericárdico obliterado (hemorragia + fragmentos de tumor necrosados)
  √ "Aparência de raio de sol" = aumento de contraste linear ao longo dos lagos vasculares na MR

Prognóstico: 12–30 meses de sobrevivência

Sarcoma Indiferenciado

= SARCOMA PLEOMÓRFICO = SARCOMA DE CÉLULA REDONDA = SARCOMA DE CÉLULA FUSIFORME

Idade: 45 anos (de recém-nascidos a idosos)
- congestão pulmonar
Localização: átrio esquerdo

√ Massa cavitária hipodensa irregular grande
√ Massa polipoide isotensa no miocárdio
√ Espessamento/irregularidade do miocárdio (em decorrência de infiltração do tumor)

√ Tendência a envolver válvulas
√ Massa hemorrágica substituindo o pericárdio (semelhante a angiossarcoma)

TAMPONAMENTO CARDÍACO
= compressão significativa do coração por fluido contido dentro do saco pericárdico, resultando em preenchimento diastólico defeituoso dos ventrículos
Causa: ver "Efusão Pericárdica" na página 603
- taquicardia
- pulso paradoxal = exagero do padrão normal = queda na pressão arterial sistólica > 10 mmhg durante inspiração (secundária a aumento no preenchimento do coração direito durante inspiração à custa do preenchimento do coração esquerdo)
- pressão central venosa elevada com veias do pescoço distendidas (distensão jugular)
- deficiência na respiração
- queda na pressão sanguínea
- sons cardíacos distantes/atrito
- ECG: voltagem reduzida, elevação de ST, depressão na pulsação, anormalidades não específicas nas ondas T

√ Campos pulmonares normais + vascularidade pulmonar normal
√ Aumento rápido do tamanho do coração
√ Distensão da SVC, IVC, veias hepáticas + renais
√ Edema periportal
√ Hepatomegalia

CT:
  √ Ventrículos direito + esquerdo de tamanho igual (em virtude da equalização das pressões ventriculares)
US com Doppler:
  √ Episódios de fluxo hepatopetal de alta velocidade separados por longos intervalos de fluxo mínimo
ECOCARDIOGRAMA:
  √ Colapso diastólico do RV
  √ Colapso cíclico de qualquer dos átrios
Rx: pericardiocentese/drenagem pericárdica

COÁGULO CARDÍACO
A. Coágulo atrial esquerdo
   Associado a: doença na válvula mitral
   - fibrilação atrial
   Local: apêndice atrial
   √ Dilatação atrial
   √ Borda irregular/lobulada
   √ Microcavitações
   √ Aparência laminada
B. Coágulo ventricular esquerdo
   Local: região de discinesia ventricular/aneurisma (de infarto do miocárdio anterior)
√ Atenuação homogênea de CT
√ Sinal heterogêneo em imagens MR SE
√ Intensidade de sinal baixa em imagens MR GRE
DDx: mixoma (textura heterogênea na CT)

CARDIOMIOPATIA
= doença cardíaca como resultado de disfunção miocárdica

Cardiomiopatia Dilatada e Isquêmica
= CARDIOMIOPATIA CONGESTIVA
Etiologia:
1. Idiopática
2. Miocardite: vírus, bactérias
3. Alcoolismo
4. Gravidez/pós-parto
5. Fibroelastose endocárdica = endocárdio espessado + contratilidade reduzida
6. Bebês de mães diabéticas
7. Erro inato de metabolismo: glicogenose, mucolipidose, mucopolissacaridose
8. Doença na artéria coronária: infarto do miocárdio, origem anômala da artéria coronária esquerda, calcinose coronária
9. Distrofias musculares

- tendência para CHF quando a fração de ejeção < 40%
√ Aumento global das 4 câmaras
√ Contratilidade ventricular fraca (fração de ejeção reduzida)
√ Aumento do LA sem aumento do apêndice do LA
√ Insuficiência na válvula atrioventricular lateral
ECOCARDIOGRAMA:
  √ LV aumentado com hipocinese global
  √ IVS e parede posterior do ventrículo esquerdo de espessura igual com amplitude de movimento diminuída
  √ Válvula mitral discreta/"miniaturizada"
  √ LA levemente aumentado (pressão diastólica final do LV elevada)
  √ Ventrículo direito hipocinético aumentado

Cardiomiopatia Dilatada
= dilatação + contração defeituosa no LV ou LV + RV
Causa:
1. Idiopática
2. Familiar (20–35%)
3. Insultos: álcool, antraciclinas, catecolaminas
4. Infecção: viral, bacteriana, fúngica, por rickéttsia
5. Síndromes neuromusculares: distrofia muscular de Duchenne, ataxia de Friedreich
Histologia: perda desigual de miócitos com substituição progressiva por fibrose intersticial + hipertrofia excêntrica de células adjacentes não envolvidas
- falência cardíaca congestiva
   ◊ 3ª causa mais comum de falência cardíaca depois de isquemia + doença valvular
- arritmias, tromboembolismo
√ Dilatação biventricular
√ Hipocinesia ventricular global
√ Afinamento da parede miocárdica (= espessamento diastólico da parede < 5,5 mm)
Fator de risco de morte súbita: fração de ejeção do LV < 35%

Cadiomiopatia Obstrutiva (10%)
= CARDIOMIOPATIA HIPERTRÓFICA
= doença do músculo cardíaco caracterizada por hipertrofia simétrica não dilatada/excêntrica de qualquer um/ambos os ventrículos na ausência de doença cardíaca/sistêmica
1. HIPERTROFIA SIMÉTRICA/CONCÊNTRICA (2–20%)
   = CARDIOMIOPATIA HIPERTENSIVA HIPERTRÓFICA
   - Geralmente, em mulheres mais velhas
   (a) médio ventricular
   (b) difusa
   (c) apical
   √ Hipertrofia do LV marcada concêntrica
   √ Cavidade do LV pequena
2. HIPERTROFIA SEPTAL ASSIMÉTRICA (ASH)
   = ESTENOSE SUBAÓRTICA HIPERTRÓFICA IDIOPÁTICA (IHSS) = ESTENOSE SUBAÓRTICA = CARDIOMIOPATIA OBSTRUTIVA HIPERTRÓFICA
   √ Parte basal/superior do septo do LV desproporcionalmente espessada
   √ Parede anterolateral do LV com frequência também anormalmente espessa
   ◊ Forma mais comum + significativa clinicamente!
   - obstrução sistólica do fluxo do trato de saída do LV

3. HIPERTROFIA APICAL (2–33%)
   = espessamento da parede miocárdica confinado à porção apical do LV com preservação do septo
   - geralmente, clinicamente benigna (sem obstrução no fluxo do LV)
   - onda T invertida gigante
   Ventriculografia esquerda:
     √ Deformidade em forma de espada na cavidade do LV
Hemodinâmica:
   — hipertrofia do LV leva à estenose subaórtica, função diastólica anormal, isquemia miocárdica
   — fluxo de sangue rápido através do trato de fluxo de saída estreito faz com que o folheto anterior da válvula mitral se desloque anteriormente em direção ao septo durante a sístole (efeito de Venturi)
   — regurgitação mitral (de folheto da MV deslocado)
Etiologia: transmissão autossomal dominante (> 50%), forma esporádica
Histologia: desarranjo das fibras miocárdicas
Idade: 3ª–5ª décadas; ocasionalmente bebês + idosos
- dispneia (75%) de pressão diastólica do LV elevada
- angina (66%) de obstrução do fluxo de saída do LV + fluxo diminuído através das artérias coronárias intramurais
- fadiga
- síncope de arritmia/débito cardíaco diminuído durante os exercícios por causa de obstrução no fluxo de saída do LV
- murmúrio sistólico
√ Tamanho normal do coração
√ Aumento do LA com insuficiência mitral (em 30%)
√ Borda média do coração esquerdo proeminente (hipertrofia septal)
√ ± hipertensão venosa pulmonar leve
MR:
  √ Espessamento marcado da parede do LV + cavidade pequena do LV
  √ Espessamento diastólico final médio da parede septal + posterolateral = 23,5 mm + 11,4 mm: razão 2.1
  √ Massa aumentada do LV (estimada por MR cinética)
  √ Vazio de sinal grande + prolongado do local da obstrução em direção à válvula aórtica dentro do fluxo de sangue normalmente de alta intensidade (em virtude de fluxo turbulento durante sístole)
  √ Fração de ejeção substancialmente elevada
  √ Contato sistólico prolongado do folheto da válvula mitral anterior com o septo
  √ Vazio do fluxo sistólico da válvula mitral dentro do átrio esquerdo em virtude da regurgitação da válvula mitral (na MR cinética)
  √ Defeito no relaxamento do LV (= rigidez anormal no LV) leva a preenchimento diastólico inicial fraco
ECOCARDIOGRAMA (modalidade de escolha):
  √ IVS > 14 mm de espessura; parede posterolateral > 11 mm de espessura: IVS ÷ espessura da parede posterior do LV > 1,3÷1
  √ Movimento anterior sistólico da válvula mitral (SAM) causando trato do fluxo de saída do LV estreitado na sístole
  √ Fechamento na média sístole da válvula aórtica
  √ Gradiente do trato do fluxo de saída do LV com pico sistólico tardio no Doppler
Prognóstico: 4% de taxa de mortalidade anual (morte súbita em pacientes jovens); dilatação progressiva do LV, arritmia atrial, CHF não tratável
Rx: betabloqueadores, antagonistas de cálcio, miomectomia de septo hipertrofiado, transplante cardíaco

Cardiomiopatia Restritiva
= processo infiltrante que prejudica a capacidade miocárdica de relaxamento normalmente + prejudica o preenchimento ventricular

Etiologia: (a) idiopática: fibroelastose endomiocárdica
(b) doença infiltrante: amiloidose, hemocromatose, sarcoidose, glicogênio
(c) pericardite constritiva
√ Graus variados de hipertensão venosa pulmonar
√ Dilatação do RA + IVC refletindo alta pressão de preenchimento do RV (DDx: pericardite constritiva)
√ ± aumento do LA

DOENÇA DE ESTASE VENOSA CRÔNICA
= INSUFICÊNCIA VENOSA CRÔNICA
= insuficiência + incompetência das válvulas venosas em sistema venoso profundo da extremidade inferior
Causa:
(a) incompetência valvular pós-flebite: destruição do aparato valvular resulta em válvulas curtas espessadas secundárias à formação de cicatriz
(b) incompetência valvular primária: cúspides valvulares redundantes alongadas superficiais evitam fechamento efetivo
Associada a: válvulas venosas incompetentes na panturrilha (secundárias à dilatação de pressão de estase no sistema venoso profundo) levando a varicosidades nas veias superficiais
- edema, enrijecimento (= exsudação de fluido de pressão capilar aumentada)
- ulceração (de trauma menor + difusão diminuída do oxigênio secundária a depósitos de fibrina ao redor dos capilares)
- hiperpigmentação da pele (= produtos da quebra de hemácias exsudadas)
- dor forte
√ Refluxo venoso na venografia descendente com Valsalva:
  (a) 82% apenas no sistema venoso profundo
  (b) 2% apenas na veia safena
  (c) 16% em ambos
  bilateral em 75%
Grau:
  1 = incompetência mínima = até o nível da parte superior da coxa
  2 = incompetência leve = até o nível da parte inferior da coxa
  3 = incompetência moderada = até o nível do joelho
  4 = incompetência grave = até o nível das veias da panturrilha

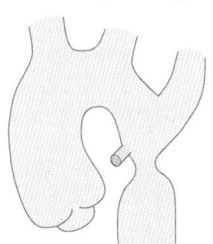 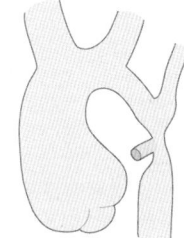

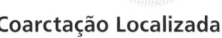

Coarctação da Aorta

COARCTAÇÃO DA AORTA
= obstrução localizada na junção do arco aórtico e aorta descendente secundária à borda fibrosa, projetando-se para dentro do lúmen aórtico
M÷F= 4÷1; raro em negros
A. COARCTAÇÃO LOCALIZADA
   = TIPO ADULTO/PÓS-DUCTAL/JUSTADUCTAL [classificação anterior]
   = estreitamento discreto curto próximo ao ligamento arterioso (tipo mais comum)
   ◊ Anomalias cardíacas coexistentes incomuns!
   Localização: mais frequente na posição justaductal do arco

- descoberta incidental tardia na vida
- ducto geralmente fechado
√ Lesão semelhante a uma prateleira em qualquer ponto ao longo do arco aórtico
√ Istmo estreito acima da lesão
√ Dilatação aórtica pós-estenótica distalmente
  B. HIPOPLASIA TUBULAR
   = TIPO INFANTIL/PRÉ-DUCTAL/DIFUSO (classificação anterior)
   = hipoplasia do segmento longo do arco aórtico após a origem da artéria inominada
   ◊ Anomalias cardíacas coexistentes comuns!
   - CHF no período neonatal (em 50%) como a segunda causa mais comum de falência cardíaca em recém-nascidos
   √ Ducto patente arterioso
Hemodinâmica:
  feto: sem mudança significativa porque somente 10% do débito cardíaco flui através do istmo aórtico
  neonatos: determinado pela rapidez com que o ducto fecha; sem sobrecarga concorrente de VSD do LV leva a CHF na 2ª/3ª semana de vida
Circulação colateral: via artéria subclávia e seus ramos:
  — intercostais — mamária interna
  — artéria espinhal anterior — artéria escapular
  — torácica lateral — artéria cervical transversal
Em 50% associado a:
  1. Válvula aórtica bicúspide (em 25–50%), o que pode resultar em estenose da válvula aórtica calcificada (após 25 anos de idade) + endocardite bacteriana
  2. Más formações intracardíacas:
     PDA (33%), VSD (15%), estenose aórtica, insuficiência aórtica, ASD, TGV, defeito no *ostium primum*, tronco arterioso, dupla via de saída do ventrículo direito
  3. Más formações não cardíacas (13%)
     Síndrome de Turner (13–15%)
  4. Aneurismas cerebrais
  5. Aneurisma micótico distal à CoA
Prognóstico: 11% de mortalidade antes dos 6 meses de idade
Rx: idades entre 3–5 anos são ideais para cirurgia (tarde o suficiente para evitar estenose + cedo o suficiente antes que ocorra hipertensão irreversível); correção cirúrgica após um ano de idade diminui a mortalidade operatória drasticamente; 3–11% de mortalidade peroperatória
Procedimentos:
  1. Ressecção + anastomose terminoterminal
  2. Angioplastia segmentar
  3. Retalho da subclávia (procedimento de Waldhausen) usando artéria subclávia esquerda como retalho
Complicações pós-cirúrgicas:
  1. Coarctação residual (em 32%)
  2. Obstrução subsequente (rara)
  3. Arterite mesentérica: 2–3 dias após cirurgia secundária à hipertensão paradoxal de renina aumentada no plasma
     - dor abdominal, perda de controle intestinal
  4. Hipertensão persistente crônica

CoA Sintomática
  ◊ Segunda causa mais comum de CHF em neonatos (após coração esquerdo hipoplásico)
  Tempo:
     (a) em direção ao fim da 1ª semana de vida em "estenose crítica"
     (b) mais comumente se apresenta em crianças mais velhas
  - cianose da extremidade inferior (em hipoplasia tubular)
  - falência ventricular esquerda (geralmente, em direção à primeira semana de vida)
  √ Cardiomegalia generalizada
  √ Vascularidade pulmonar aumentada (desvio E para D através do PDA/VSD)
  √ Hipertensão/edema venoso pulmonar
  √ "sinal do número 3" escondido pelo timo

CoA Assintomática
  - dores de cabeça (de hipertensão)
  - claudicação (de hiperfusão)
  √ "Sinal do número 3" (em 50–66% dos adultos)
     = endentação da margem lateral esquerda do arco aórtico na região da janela pulmonar aórtica na visualização frontal:
     √ Dilatação da artéria subclávia esquerda + aorta pré-estenótica
     √ Endentação da estenose aórtica
     √ Dilatação da aorta pós-estenótica
  √ "Sinal do número 3 invertido" = endentação do contorno esofágico durante esofagrama de bário na visualização oblíqua anterior esquerda
  √ Ápice ventricular esquerdo elevado (secundário à hipertrofia ventricular esquerda)
  √ Contorno recortado dos tecidos moles posterior ao esterno (= artérias mamárias internas tortuosas dilatadas) no CXR lateral (em 28%)
  √ Dilatação dos vasos braquiocefálicos + aorta proximal à estenose
  √ Obscurecimento da margem superior do arco aórtico
  √ Fenda na vértebra inferior (em 75%; principalmente adultos acima de 20 anos; incomum antes dos 6 anos de idade)
     Localização: vértebras 3–9 (mais pronunciada na 3ª + 4ª vértebras, menos pronunciada em costelas inferiores); 1ª + 2ª vértebras não participam porque tem artérias que se originam no tronco costocervical
     Local: terços central + lateral das vértebras posteriores
        (a) bilateral
        (b) unilateral no lado esquerdo: arco aórtico esquerdo com artéria subclávia direita aberrante abaixo da CoA
        (c) unilateral no lado direito: arco aórtico direito com artéria subclávia esquerda anômala abaixo da CoA

AUSÊNCIA CONGÊNITA DA VÁLVULA PULMONAR
Regurgitação maciça entre artéria pulmonar e RV
Em 90% associada a: VSD, tetralogia de Fallot (50%)
- cianose (não no período imediato após nascimento)
- episódios repetidos de doenças respiratórias
- murmúrio contínuo
- ECG: hipertrofia ventricular direta
√ Artéria pulmonar proeminente principal, direita e esquerda
√ Dilatação do RV (volume de batimento aumentado)
√ Obstrução parcial do brônquio do tronco principal direito/esquerdo (compressão por vaso)
√ Aorta do lado direito (33%)

FALÊNCIA CARDÍACA CONGESTIVA ESQUERDA
= aumento no volume sangue circulante com função cardíaca diminuída leva à elevação de pressão microvascular do pulmão
Incidência: causa mais comum de edema pulmonar intersticial + espaço aéreo
Causa:
  (a) pressão de retorno do LV: hipertensão sistêmica de longa duração, doença na válvula aórtica, doença na artéria coronariana, cardiomiopatia, infarto do miocárdio
  (b) obstrução proximal até LV: doença da válvula mitral, mioxoma no LA, coração triatrial

Histologia:
  (a) fase intersticial: fluido em tecido conectivo frouxo ao redor das vias aéreas condutoras e vasos + ingurgitamento dos linfáticos
  (b) fase alveolar: aumento na espessura da parede alveolar
  (c) fase espaço aéreo alveolar: alvéolos preenchidos com fluido + perda de volume alveolar; fibrose pulmonar na organização da fibrina intra-alveolar (se crônica)
- pressão no LA/pressão venosa pulmonar > 12 mmHg (medida por cunha no cateter arterial pulmonar [retorno venoso pulmonar anômalo parcial])
√ Coração aumentado:
  √ Aumento do LA (estenose mitral)
  √ Aumento do LA + LV (regurgitação mitral)
  √ Aumento do LV (doença na válvula aórtica)
1. **Inversão de fluxo = cefalização dos vasos pulmonares**
   Causa: elevação crônica da pressão do LA (como na falência do coração esquerdo/doença na válvula mitral)
   Fisiopatologia:
   elevação por longo tempo da pressão ao LA causa um aumento no refluxo atriovenoso; inicialmente, a pressão aumentada do LA é atingida com um tônus aumentado da parede do LA (= ausência de aumento atrial em falência cardíaca esquerda aguda); eventualmente, o LA aumenta incitando um vasospasmo reflexo protetor pulmonar-vascular, que estreita os vasos do lóbulo inferior e diminui o refluxo arteriovenoso
   - pressão em cunha da artéria pulmonar 13–17 mmHg
   √ Oligemia basal (= constrição arterial + venosa)
   √ Hiperemia dos lóbulos superiores:
     √ Diâmetro do vaso igual a/maior do que vasos na zona inferior comparáveis
     √ Artérias na zona superior mais largas do que os brônquios associados
     √ Diâmetro do caso no 1º espaço intercostal anterior > 3 mm
   Observação: inversão do fluxo nunca é vista em edema pulmonar da falência renal/super-hidratação/pressão oncótica baixa
2. **Edema pulmonar intersticial** (invariavelmente precede edema alveolar) = ingurgitamento do interstício
   - SEM descoberta física anormal
   - hipoxemia (desigualdade na ventilação-perfusão)
   - pressão em cunha da artéria pulmonar > 17 mmHg
   √ Opacidade peri-hilar = perda de definição precisa das marcas vasculares em interstício peri-hilar grande
   √ Espessamento dos septos interlobulares (linhas de Kerley)
   √ Bainha peribronquial = espessura da parede bronquial aumentada mal definida
   √ Espessamento das fissuras interlobulares (em virtude da acumulação de fluido em camada de tecido conectivo subpleural)
   √ Geralmente, derrame pleural direita (se retorno venoso pulmonar anômalo parcial > 20 mmHg)
3. **Edema pulmonar alveolar = edema no espaço aéreo**
   Causa: elevação de pressão aguda do LA com volume de filtragem capilar excedendo o da drenagem linfática
   - dispneia grave/ortopneia
   - taquipneia + cianose
   - tosse seca/escarro espumoso copioso
   - hipoxemia (desvio vascular)
   - pressão venosa pulmonar > 20 mmHg
   √ Opacidades acinares segmentares mal definidas
   √ Coalescência de consolidação acinar, particularmente no terço medial do pulmão
   √ Broncogramas aéreos
   √ Distribuição da consolidação asa de borboleta/morcego (= hilo consolidado + córtex pulmonar não envolvido)
   √ Sempre coexiste com edema pulmonar intersticial
4. **Oligemia generalizada**
   Causa: doença na válvula aórtica

Manifestação Extratorácica de CHF
@ hepatobiliar
  √ Edema na parede da bexiga
  √ Edema periportal
  √ IVC aumentada

PERICARDITE CONSTRITIVA
= CONSTRIÇÃO PERICÁRDICA
= espessamento fibroso do pericárdio interferindo com preenchimento das câmaras ventriculares por meio de restrição do movimento cardíaco
Idade: 30–50 anos; M÷F = 3÷1
- elevação + equilíbrio das pressões ventriculares diastólicas finais
Etiologia:
  A. IDIOPÁTICA (mais comum atualmente)
  B. INFECCIOSA/INFLAMATÓRIA
    1. Virótica (Coxsackie B)
    2. Tuberculose (anteriormente, etiologia mais comum)
    3. Artrite reumatoide
  C. TRAUMÁTICA
    1. Cirurgia cardíaca (mais comum)
    2. Radioterapia até mediastino
  D. UREMIA = falência renal crônica
  E. NEOPLÁSICA = invasão de tumor
Causas de pericardite aguda:
  Mnemônica: MUSIC
    Miocárdio, Infarto do (agudo)
    Uremia
    Surgery, em inglês (Cirurgia cardíaca)
    Infecção
    Câncer
- dispneia + fraqueza
- aumento abdominal (ascite + hepatomegalia)
- edema periférico
- sonda de batida pericárdica = som diastólico inicial alto
- distensão na veia do pescoço
- **sinal de Kussmaul** = falência da pressão venosa em diminuir (= elevação da pressão venosa jugular) com inspiração
- X e Y descendentes proeminentemente na curva de pressão venosa
√ Calcificações pericárdicas lineares/semelhantes a placas (50–70%): predominantemente sobre RV, superfície posterior do LV, na fenda atrioventricular
√ Dilatação da SVC (77%), veia ázigo (69%)
√ Átrios pequenos: dilatação ocasionalmente compensatória de porções não reduzidas, por exemplo, aumento do LA (20%)
√ Coração normal/pequeno (aumento somente em decorrência de doença preexistente)
√ Vascularidade pulmonar normal/hipertensão venosa pulmonar (43%)
√ Estabilização das bordas cardíacas:
  √ Reta/côncava no lado direito
  √ Quadrada no lado esquerdo
  √ Perda de elasticidade pericárdica
√ Aumento na fração de ejeção (EDV pequeno)
√ Derrame pleural (34% bilateral, 26% PE direita)
CT:
  √ Epicárdio = pericárdio visceral > 2 mm espessura
  √ Dilatação da SVC + IVC
  √ Refluxo de contraste no seio coronário
  √ Achatamento do ventrículo direito + curvatura do septo interventricular para a esquerda
  √ Derrame pleural + ascite

MR:
- √ Pericárdio espessado até ≥ 4 mm
- √ Pericárdio de intensidade de sinal intermediária semelhante ao miocárdio imprensado entre gordura epicárdica de sinal alto e mediastinal (na T1WI); mais facilmente identificado anterior a RV > RA > parede livre do LV
- √ LV com frequência pequeno + RV parecendo tubular
- √ Dilatação do RA + IVC refletindo alta pressão de preenchimento do RV (DDx: cardiomiopatia restritiva)
- √ Septo achatado/em formato sigmoide

ECHO (características inespecíficas)
- √ Espessamento do pericárdio (não demonstrável de forma confiável ao menos que esteja presente fluido pericárdico)
- √ Pericárdio imóvel
- √ Preenchimento inicial rápido do LV
- √ Movimento de preenchimento inicial rápido seguido por movimento da parede posterior plano durante período de diástase (= período entre preenchimento inicial rápido e contração atrial)
- √ Abertura prematura da válvula pulmonar

Cx: enteropatia com perda de proteínas (pressão aumentada na IVC + veia portal)
Rx: remoção cirúrgica do pericárdio
DDx:(a) fisiologia restritiva:
  1. Tamponamento cardíaco
  2. Cardiomiopatia restritiva (p. ex., amiloide)
(b) fisiologia não restritiva;
  1. Cirurgia cardíaca recente S/P
  2. Hematoma intrapericárdico organizado

FÍSTULA NA ARTÉRIA CORONÁRIA

= conexões fistulosas simples/múltiplas entre uma artéria coronária (D > E) e outras estruturas cardíacas

Comunicação anormal com (> 90% coração direito):
  RV > RA > tronco pulmonar > seio coronário > SVC
Hemodinâmica: desvio E para D; fluxo de sangue pulmonar ÷ sistêmico = < 1,5÷1 (geralmente)
- √ Pode ter CXR normal (em desvios pequenos)
- √ Cardiomegalia + vascularidade desviada (em grandes desvios)

Angiografia:
- √ Artéria coronária tortuosa dilatada com conexão anômala

CORAÇÃO TRIATRIAL

= anomalia congênita na qual um septo fibromuscular com uma abertura única estenótica/fenestrada/grande separa a veia embriológica pulmonar comum do átrio esquerdo:
(1) câmara proximal/acessória situa-se posteriormente recebendo as veias pulmonares
(2) câmara atrial distal/verdadeira situa-se anteriormente conectada ao apêndice atrial esquerdo + esvazia dentro do LV através da válvula mitral

Etiologia: falência da veia pulmonar comum para incorporar normalmente dentro do átrio esquerdo
Associado a: ASD, PDA, drenagem venosa pulmonar anômala, SVC esquerda, VSD, tetralogia de Fallot, canal atrioventricular
- dispneia, falência cardíaca, déficit de crescimento
- clinicamente semelhante à estenose da válvula mitral
- √ Distensão venosa pulmonar + edema intersticial + dilatação do tronco pulmonar e artérias pulmonares (em obstrução grave)
- √ RA aumentado + RV
- √ Aumento leve do LA

Angiografia:
- √ Membrana divisória na *levophase* do arteriograma pulmonar

Prognóstico (se não tratado):
geralmente fatal nos primeiros 2 anos de vida; 50% de sobrevivência de 2 anos; 20% de sobrevivência de 20 anos
Rx: excisão cirúrgica de membrana obstrutora

TROMBOSE VENOSA PROFUNDA

= DVT

Incidência: 140.000–250.000 novos casos por ano nos Estados Unidos com uma causa única/estimada de 50.000–200.000 mortes por ano (15% de mortes hospitalares); 6–7 milhões de mudanças na estase da pele; em 0,5% causa de úlceras cutâneas

Fatores patogênicos:
1. Hipercoagulabilidade
2. Fluxo/estase de sangue diminuído
3. Lesão na íntima
4. Potencial fibrinolítico das veias diminuído
5. Agregação de plaquetas

Fatores de risco:
1. Cirurgia, especialmente nas pernas/pélvis: ortopédica (45–50%), especialmente artoplastia total do quadril > 50%), ginecológica (7–35%), neurocirurgia (18–20%), urológica (15–35%), cirurgia geral (20–25%)
2. Trauma grave
3. Imobilização prolongada: extremidade hemiplégica, paraplegia + quadriplegia, gesso/dispositivos ortopédicos
4. Malignidade (fator de risco 2,5) = síndrome de Trousseau
5. Obesidade (fator de risco 1,5)
6. Diabetes
7. Gravidez (fator de risco 5,5) e por 8–12 semanas
8. Medicação: pílulas de controle de natalidade, reposição de estrogênio, tamoxifen (fator de risco 3,2)
9. Função cardíaca diminuída: falência cardíaca congestiva, infarto do miocárdio (20–50%; fator de risco 3,5)
10. Idade > 40 anos (fator de risco 2,2)
11. Veias varicosas
12. DVT anterior (fator de risco 2,5)
13. Pacientes com sangue grupo A > grupo sanguíneo O
14. Policitemia
15. Tabagismo

Terminologia patológica:
"coágulos organizados" = transição de uma lesão vascularizada do tecido conectivo aderente à parede do vaso
"coágulos recanalizados" = rede de canal vascular dentro de um coágulo organizado reduzindo-o a septações de colágeno e fibras elásticas com frequência envolvidas pelo endotélio

Localização:
1. Veias dorsais da panturrilha (± trombose ascendente)
2. Veias iliofemorais (± trombose descendente)
3. Veias periféricas + iliofemorais, simultaneamente
4. Raro: v. ilíaca interna, v. ovárica, vv. lombares ascendentes

Lado: E÷D = 7÷3 em decorrência da compressão da veia ilíaca comum esquerda pela artéria ilíaca comum esquerda (pulsações arteriais levaram à lesão endotelial crônica com formação de ramificação intraluminal, que está presente em 22% das autopsias em + 90% dos pacientes com DVT)

- sintomas locais decorrentes de obstrução/flebite geralmente somente quando um (a) coágulo oclusivo, (b) coágulo se estende dentro da veia poplítea/mais proximal (14–78% de sensibilidade, 4–21% de especificidade):
- calor

- inchaço (mensuração da circunferência)
- embranquecimento da pele (*phlegmasia alba dolens*)/perna azul com obstrução completa (*phlegmasia cerulea dolens*)
- dor de câimbra profunda na extremidade afetada, pior na posição ereta, melhora ao caminhar
- sensibilidade ao longo do curso da veia afetada
- sinal de Homans = dor na panturrilha com flexão dorsal no pé
- sinal de Payr = dor sob compressão da sola do pé
◊ 2/3 das tromboses venosas profundas são clinicamente silenciosas:
  ◊ DVT diagnosticada antes da morte em < 30%
  ◊ Somente 10–33% dos pacientes com PE fatal são sintomáticos para DVT
◊ DVT suspeitada clinicamente com precisão em somente 26–45%:
  ◊ Sintomatologia de DVT devido a outras causas em 15–35% dos pacientes
  ◊ Venogramas bilaterais negativos em 30% dos pacientes com embolia pulmonar detectada angiograficamente (teoria do buraco negro = coágulo emboliza totalmente no pulmão não deixando resíduo na veia)

Venografia (89% de sensibilidade, 97% de especificidade):
falso-negativo em 11%, falso-positivo em 5%;
estudo abortado/não diagnosticado em 5%
Risco: flebite pós-venografia (1–2%), reação de contraste, degradação da pele induzida por material de contraste, nefropatia
√ Defeito de preenchimento intraluminal constante em todas as imagens
√ Não preenchimento das veias da panturrilha
√ Preenchimento inadequado da veia femoral comum + veias ilíacas comuns + externas

US Modo B (88–100% de sensibilidade, 92–100% de especificidade, > 90% precisão para DVT nas veias da coxa e poplíteas):
  (a) trombose venosa profunda aguda
    √ Falta de colapso luminal completo com compressão venosa (DDx: deformidade + cicatrização de DVT anterior; dificuldades técnicas no canal adutor + veia femoral profunda distal)
    √ Visualização de coágulo dentro da veia (DDx: fluxo de sangue lento; barulho da máquina):
      √ Substância homogênea fraca ecogênica/anecoica dentro do lúmen venoso
      √ Borda lisa do coágulo
    √ < 75% aumento de diâmetro na veia femoral comum durante Valsalva
    √ Diâmetro venoso pelo menos duas vezes o da artéria adjacente sugere coágulo de < 10 dias
  (b) trombose venosa profunda subaguda/crônica
    √ Material ecogênico dentro do lúmen venoso
    √ Superfície irregular do coágulo
    √ Compressibilidade incompleta da veia

US por Doppler:
√ Ausência de espontaneidade (= registro de qualquer forma de onda), não confiável em veias periféricas
√ Sinal venoso contínuo = ausência de fasicidade (= sem variação cíclica na velocidade de fluxo com respiração, isto é, diminuição na expiração + aumento na inspiração) é suspeita para obstrução proximal
√ Atenuação/ausência de aumento (= sem aumento na velocidade de fluxo com compressão distal) indica oclusão/compressão venosa em segmentos venosos intervenientes
√ Fluxo venoso pulsátil é um sinal de falência cardíaca congestiva/efusão pericárdica/tamponamento cardíaco/embolia pulmonar com hipertensão pulmonar

Pletismografia de oclusão venosa:
= obstrução temporária do fluxo de saída venoso por bainha pneumática ao redor da parte média da coxa inflada acima da pressão venosa leva a aumento progressivo no volume de sangue na parte inferior da perna: na liberação da bainha do membro rapidamente retorna ao volume de descanso com escoamento venoso imediato; mudanças no volume de sangue do membro são mensuradas por pletismografia de impedância, na qual uma corrente alternada fraca é passada através da perna; a resistência elétrica varia inversamente ao volume de sangue; a força da corrente é mantida constante, e a voltagem muda diretamente refletindo mudanças no volume de sangue
— 87–95–100% de sensibilidade, 92–100% de especificidade para DVT acima do joelho
— 17–33% de sensibilidade para DVT abaixo do joelho
√ Aumento inicial no volume venoso (= capacitância venosa) diminuído.
√ Retardo no fluxo de saída venoso = "queda" mensurada a 3 segundos
Falsos-positivos (6%): doença cardiopulmonar grave, massa pélvica, fluxo de entrada arterial reduzido
Falsos-negativos: trombose na veia da panturrilha, coágulo pequeno

Fibrinogênio Marcado I-125:
— 90% sensível para trombose na veia da panturrilha
— 60–80% sensível para coágulo na veia femoral
— Insensível para coágulos na parte superior da coxa/pélvis
Risco: resultados não disponíveis por diversos dias, transmissão de infecção virótica
Falsos-positivos: hematoma, inflamação, corte, coágulo antigo pequeno isolado em veia femoral/ilíaca comum

Cx:
(1) embolia pulmonar (50%): em 90% da extremidade inferior/pélvis; em 60% com coágulo proximal *free floating*/"fazedor de viúvas"; ocorre geralmente entre o 2º e o 4º (7º) dia de trombose
  Fonte de embolia pulmonar:
  Locais múltiplos (1/3), criptogênico em 50%;
  (a) extremidade inferior . . . . (46%)
  (b) veia cava inferior . . . . (19%)
  (c) veias pélvicas . . . . (16%)
  (d) coágulo cardíaco mural . . . . (4,5%)
  (e) extremidade superior . . . . (2%)
  Probabilidade de embolia pulmonar:
  77% para veias ilíacas, 35–67% para veia femoropoplítea, 0–46% para veias da panturrilha
(2) síndrome pós-flebite em 20% dos casos com DVT (= recanalização para um lúmen menor, mudanças na parede focal) em decorrência de incompetência valvular
(3) *Phlegmasia cerulea/alba dolens* (= drenagem venosa gravemente prejudicada resultando em gangrena)

Prognóstico: coágulo venoso tibial/fibular resolve-se espontaneamente em 40%, estabiliza em 40%, propaga-se na veia poplítea em 20%
Profilaxia: compressão intermitente das pernas, heparina, warfarina
Rx:
(1) heparina IV
(2) anticoagulação sistêmica (warfarina) por ≥ 3 meses diminui risco de DVT recorrente nos primeiros três meses de 50% para 3% + embolia pulmonar fatal de 30% para 8%; necessidade de anticoagulação em DVT das veias da panturrilha é controversa

(3) filtro caval (10–15%) em pacientes com contraindicações/complicações de anticoagulação ou progressão de DVT/PE apesar da anticoagulação adequada

DDx: pseudotromboflebite (= sinais + sintomas de DVT produzidos por cisto popliteal/hematoma traumático)

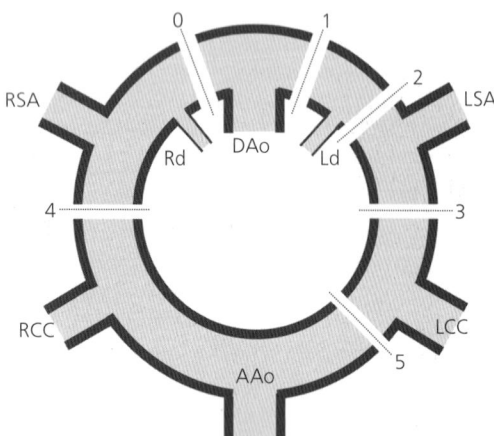

Desenvolvimento Hipotético do Arco Aórtico de Edwards
RSA = artéria subclávia direita
LSA = artéria subclávia esquerda
RCC = artéria carótida comum direita
LCC = artéria carótida comum esquerda
AAo = aorta ascendente
DAo = aorta descendente
Rd = ducto direito
Ld = ducto esquerdo

0 = arco aórtico esquerdo normal
1 = arco aórtico direito com ramificação em espelho; ducto da artéria pulmonar para artéria braquiocefálica/subclávia esquerda = sem anel vascular
2 = arco aórtico direito com ramificação em espelho; ducto da artéria pulmonar para aorta descendente = anel vascular completo
3 = arco aórtico direito com artéria subclávia esquerda aberrante e; ducto da artéria pulmonar para aorta descendente (anel vascular completo mais comum)
4 = arco aórtico esquerdo com artéria subclávia direita aberrante
5 = aorco aórtico direito com atéria braquiocefálica esquerda; aberrante; ducto da artéria pulmonar para aorta descendente (muito incomum)
2 + 3 = arco aórtico direito com artéria subclávia esquerda (muito incomum)

ARCO AÓRTICO DUPLO

◊ Causa mais comum + tipo sério de um anel vascular completo: condição isolada, geralmente
Embriologia: falência de regressão de qualquer dos arcos
Incidência: 55% de todos os anéis vasculares
Idade: geralmente, detectado na infância
- geralmente, assintomático
- estridor, dispneia, pneumonia recorrente
- disfagia (menos comum do que sintomas respiratórios, mais comum após o bebê começar a comer alimentos sólidos)

Localização: aorta descendente em 75% do lado esquerdo, em 25% do lado direito; arco anterior menor em 80%; arco direito maior + mais caudal do que esquerdo em 80%

√ Dois arcos separados surgem da aorta ascendente simples
√ Cada arco se junta para formar uma aorta descendente comum
√ Traqueia na linha média:
  √ Impressões podem estar presentes em ambos os lados da traqueia: geralmente, D > E (em crianças mais velhas)
  √ Traqueia estreitada e deslocada posteriormente com pequena impressão anterior

Esofagrama:
  √ Endentação posterior horizontal larga no nível da 3ª/4ª vértebra torácica (por cruzamento do arco direito obliquamente até se unir ao arco esquerdo)
  √ Endentações esofágicas bilaterais com uma configuração em forma de S reverso (= endentação direita mais alta do que esquerda)
CT:
  √ "Sinal de quatro artérias" = cada arco dá surgimento a duas artérias subclávias dorsais + duas artérias carótidas ventrais espaçadas de forma uniforme ao redor da traqueia na seção caudal do arco aórtico
DDx: arco direito com artéria subclávia esquerda aberrante (indistinguível por esofagrama quando arco dominante está do lado direito)

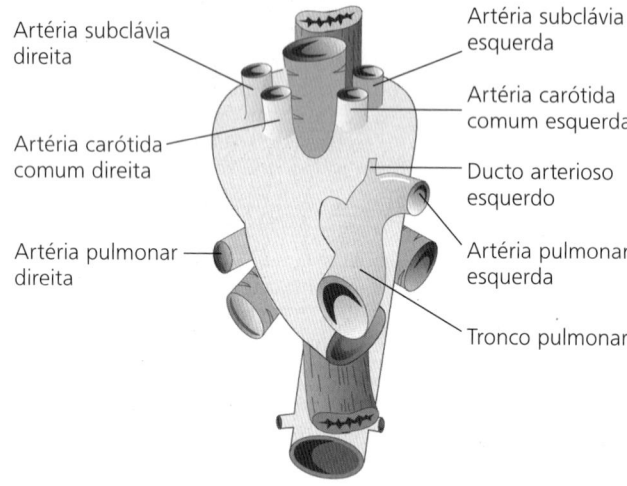

Arco Aórtico Duplo

DUPLA VIA DE SAÍDA DO VENTRÍCULO DIREITO

= DORV = CORAÇÃO DE TAUSSIG-BING
= a maior parte da aorta + artéria pulmonar surge do RV secundária ao mau desenvolvimento do conotronco
Incidência: 127÷1.000.000 de nascidos vivos
Hemodinâmica:
  semelhante a VSD, tetralogia de Fallot, transposição de grandes artérias, ventrículo único, atresia atrioventricular
  feto: no CHF *in utero* (na ausência de obstrução por outras anomalias)
  neonato: sobrecarga de trabalho ventricular leva a CHF
Associado a: VSD (100%), estenose/atresia pulmonar (75%), estenose/atresia mitral, PDA
  ◊ Localização de VSD afeta função fisiológica e classificação relativa a válvulas semilunares em subaórticas (50%), subpulmonares (30%), não comprometido, duplamente comprometido
√ Sem continuidade entre válvula mitral + válvula adjacente semilunar (PATOGNOMÔNICA)
√ Aorta posterior/paralela/anterior à artéria pulmonar:
  √ Aorta e artéria pulmonar lado a lado com aorta no mau posicionamento D à direita (mais frequente)
√ Aorta excedendo o septo ventricular com conexão predominante ao RV
√ LV normal/hipoplásico/ausente

ANEURISMA NO DUCTO ARTERIOSO

= aneurisma fusiforme do ducto arterioso, geralmente patente em direção à aorta + completamente/incompletamente obstruído em direção à artéria pulmonar

Incidência: < 100 casos
Classificação:
(a) de acordo com a idade: bebês, infância, tipo adulto
(b) de acordo com a causa: congênito, infeccioso, traumático
Patogênese: ? demora no fechamento, ? degeneração mixoide da parede do ducto, ? fibras elásticas anormais
Idade: maior parte < 2 meses de idade
- dispneia, taquipneia, rouquidão
- √ Artéria pulmonar deslocada anteromedialmente
- √ Arco aórtico distal deslocado lateralmente

CXR:
√ Massa mediastinal superior no lado esquerdo em janela aorticopulmonar
√ Deslocamento traqueal para a direita + anteriormente/posteriormente
√ Consolidação do pulmão adjacente (compressão, fibrose, hemorragia)

CT:
√ Massa destacada por contraste em localização clássica

ECOCARDIOGRAMA:
√ Massa cística com fluxo pulsátil

Cx: rompimento, dissecção, infecção, doença tromboembólica, compressão do nervo frênico
Prognóstico: geralmente fatal (se não houver cirurgia imediata)

ANOMALIA DE EBSTEIN

[Wilhelm Ebstein (1836–1912), residente, em Breslau, Alemanha]

= deslocamento para baixo dos folhetos septal + posterior da válvula tricúspide displásica com divisão ventricular em:
(a) uma grande porção superior atrializada do fluxo de entrada com parede ventricular fina (incorporando parte do RV dentro do RA), e
(b) uma câmara funcional inferior pequena com cordas tendíneas encurtadas

Morfologia da válvula:
agrupamento inadequadamente baixo de folhetos da válvula tricúspide defeituosos mal formados posterior ± septal; somente o folheto anterior se liga normalmente ao anel tricúspide, mas pode ser displásico/em forma de vela

Etiologia: ingestão crônica de lítio materno (10%)

Hemodinâmica:
insuficiência da válvula tricúspide leva à regurgitação tricúspide ("volume pingue-pongue") + RA gravemente dilatado; a dilatação do RA estica o septo interatrial, causando incompetência do forame oval (desvio D para E) em 75%

RA	↑	RV	↓	PA principal	↔
Vasos pulmonares	↔/↓				
LA	↔	LV	↔	Ao	↔

Associada a: ASD/forame oval patente (desvio D para E), VSD, PDA, atresia pulmonar
- ± cianose no período neonatal (dependendo do grau de desvio D para E): pode melhorar/desaparecer pós-natal com diminuição na pressão arterial pulmonar
  ◊ O único CHD cianótico no qual a aorta + tronco pulmonar são menores do que o normal!
- CHF *in utero*/em neonatos (em 50%)
- Murmúrio sistólico (insuficiência tricúspide)
- Síndrome de Wolff-Parkinson-White (10%) = taquicardia supraventricular paroxísmica/bloqueio do feixe do ramo direito (responsável por morte súbita)
  Causa: sistema de condução se desenvolve durante a formação da válvula tricúspide adjacente a ele

√ Cardiomegalia "semelhante a uma caixa/a um funil":
  √ Aumento extremo do RA (secundário à válvula tricúspide insuficiente) formando uma câmara ventriculoatrial direita comum
  √ Trato do fluxo de saída ventricular direito dilatado
  √ Aorta hipoplásica + tronco pulmonar (a ÚNICA CHD cianótica a ter essa característica)
√ IVC + dilatação da ázigo (secundária à regurgitação tricúspide)
√ LA normal
√ Calcificação da válvula tricúspide pode ocorrer

MR:
√ Aumento atrial direito marcado
√ Ventrículo direito pequeno ± dilatação do infundíbulo RV

ECOCARDIOGRAMA:
√ Estrutura da válvula tricúspide grande "semelhante a uma vela" dentro do coração direito dilatado
√ Regurgitação tricúspide identificada pelo ultrassom de Doppler

Prognóstico: 50% mortalidade infantil; 13% mortalidade operatória
Taxa de sobrevivência: 70% em 2 anos, 50% em 13 anos; sobrevivência até a idade adulta, se a válvula funcionar normalmente
Rx: 1. Digital + diuréticos
     2. Prótese da válvula tricúspide

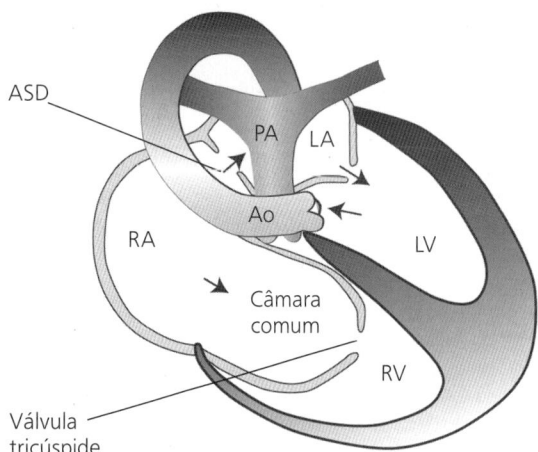

Anomalia de Ebstein

COMPLEXO DE EISENMENGER

= DEFEITO DE EISENMENGER
= (1) alto VSD ± aorta dominante com crista supraventricular hipoplásica
  (2) Hipertrofia do RV
  e como consequência do fluxo de sangue pulmonar aumentado:
  (3) dilatação da artéria pulmonar + ramos
  (4) espessamento da íntima + esclerose de pequenas artérias pulmonares + arteríolas
- cianose aparece na 2ª e 3ª décadas com reversão de desvio

SÍNDROME DE EISENMENGER

= REAÇÃO DE EISENMENGER
= desenvolvimento de alta resistência vascular pulmonar após muitos anos de fluxo de sangue pulmonar aumentado secundário a desvio E para D (ASD, PDA, VSD), o que leva a desvio bidirecional (= equilibrado) e, por fim, a desvio D para E

Etiologia:
vasos pulmonares microscópicos passam por hipertrofia muscular relativa, espessamento endotelial, trombose *in situ*, tortuosidade + obliteração; uma vez iniciada, a hipertensão primária

acelera a reação vascular, aumentando, assim, a hipertensão pulmonar em um ciclo vicioso com falência do RV + morte

Patologia: vias anastomóticas adaptativas conectam lesões plexiformes dos vasos arteriais pulmonares às artérias bronquiais, suprindo bronquíolos terminais + *vasa vasorum* das artérias pulmonares

Classificação patológica da gravidade (Heath e Edwards)
- grau I = hipertrofia medial das artérias e arteríolas pulmonares musculares
  - potencialmente reversível
- grau II = grau I + proliferação da íntima em pequenas artérias e arteríolas musculares
  - potencialmente reversível
- grau III = grau II + fibrose laminar da íntima + obliteração progressiva dos vasos
  - limite para reversibilidade
- grau IV = oclusão dos vasos com dilatação aneurismal progressiva de pequenas artérias próximas
  - irreversível
- grau V = canais tortuosos "glomeruloides" dentro de proliferação de células endoteliais (= lesões plexiformes + angiomatoides)
  - irreversível
- grau VI = trombose + arterite necrosante
  - irreversível

CXR:
√ Dilatação pronunciada das artérias pulmonares centrais (tronco pulmonar, artéria pulmonar principal, ramos intermediários)
√ Desbaste de artérias pulmonares periféricas
√ Aumento de RV + RA (proporcional à sobrecarga de volume)
√ Retorno ao tamanho normal da LA + LV (com diminuição de desvio E para D em virtude da resistência vascular pulmonar marcantemente elevada)
√ Veias pulmonares normais (a menos que haja sobrecarga de volume cardíaco sobreposta):
  √ Veias pulmonares NÃO distendidas (SEM aumento no fluxo de sangue pulmonar)
  √ SEM redistribuição de veias pulmonares (pressão venosa normal)

CT:
√ Calcificação linear + coágulos nas artérias pulmonares centrais
√ Calcificação mitral/dilatação aneurismal de ducto arterioso (em casos de ducto patente arterioso)

Dx: mensuração da pressão da artéria pulmonar + fluxo via cateter

DEFEITO NO COXIM ENDOCÁRDICO

= ECD = DEFEITO SEPTAL ATRIOVENTRICULAR = OSTIUM ATRIOVENTRICULAR COMUM PERSISTENTE
= CANAL ATRIOVENTRICULAR COMUM PERSISTENTE
= persistência de canal atrioventricular primitivo + anomalia das válvulas AV em virtude da interrupção de desenvolvimento normal

Incidência: 4% de todos os casos de CHD
Coxim endocárdico: forma porções inferiores de septo atrial, porção superior de septo interventricular + folhetos septais de MV e TV

A. ECD PARCIAL/INCOMPLETA
  = (1) ASD de *ostium primum*
  (2) fenda no folheto anterior da válvula mitral/trifolheto
  (3) Cordas tendíneas curtas acessórias surgindo de folheto anterior da MV inserido diretamente dentro da crista do septo ventricular deficiente
  √ Válvula atrioventricular esquerda geralmente tem 3 folhetos com uma fenda larga entre o folheto anterior + septal
  √ Deformidade "pescoço de ganso" secundária a agrupamento para baixo de folheto anterior da MV próxima a septo interventricular pelas cordas tendíneas acessórias
  √ Comunicação entre LA–RA ou LV–RA, ocasionalmente LV–RV
  √ Válvula atrioventricular direita, geralmente normal

B. CANAL ATRIOVENTRICULAR TRANSICIONAL/INTERMEDIÁRIO (incomum)
  = (1) ASD de *ostium primum*
  (2) VSD alto membranoso
  (3) fendas largas nos folhetos septais de ambas as válvulas AV
  (4) fendas largas entre folheto comum anterior + posterior de ambas as válvulas AV

C. ECOCARDIOGRAMA COMPLETO
  = AV *COMUMMUNIS* = CANAL AV COMUM
  = (1) ASD acima do *ostium primum*
  (2) VSD abaixo da entrada posterior
  (3) uma válvula AV comum a RV + LV, com 5–6 folhetos
    (a) folheto "de ligação" comum anterior
    (b) dois folhetos laterais
    (c) folheto "de ligação" comum posterior
  tipo 1 = cordas tendíneas do folheto de ligação conectada a ambos os lados do septo ventricular
  tipo 2 = cordas tendíneas do folheto anterior conectadas medialmente ao músculo papilar anômalo dentro do RV, mas não conectadas ao septo
  tipo 3 = folheto anterior *free floating* com conexões de cordas ao septo; único tipo que se torna sintomático na infância!

Associado a:
  (1) síndrome de Down:
    em 25% de trissomia 21, um ECD está presente;
    em 45% dos ECDs, a trissomia 21 está presente
  (2) asplenia, poliesplenia
√ Orifício atrioventricular comum
√ Defeito septal oval consistindo em ASD baixa + VSD alta
√ *Septum secundum* atrial geralmente preservado ("átrio comum", se ausente)
√ Frequentemente, associado à mesocardia/dextrocardia

Hemodinâmica:
  feto: válvulas atrioventriculares com frequência incompetentes levando à regurgitação + CHF
  neonatos: desvio E para D após diminuição de resistência vascular pulmonar, resultando em hipertensão pulmonar
- bloqueio de feixe de ramos direito incompleto (distorção do tecido condutor)
- semibloqueio anterior esquerdo

CXR:
◊ Descobertas radiográficas semelhantes a ASD, mas não mais marcadas
√ Vascularidade pulmonar aumentada (= vascularidade desviadas)
√ Redistribuição de fluxo de sangue pulmonar (regurgitação mitral)
√ Artéria pulmonar aumentada
√ Aorta diminutiva (secundária a desvio E para D)
√ Aumento cardíaco fora de proporção para vascularidade pulmonar (desvio E para D + insuficiência mitral)
√ RV + LV aumentados
√ RA aumentado (sangue do LV desviado para RA)
√ LA de tamanho normal (secundário a ASD)

ECOCARDIOGRAMA:
- √ Visualização de ASD + VSD + válvula + local de inserção das cordas tendíneas
- √ Movimento septal anterior paradoxal (secundário a ASD)
- √ Insuficiência atrioventricular + desvio identificado por ultrassom de Doppler

Angiografia:
Projeção AP:
- √ "Deformidade pescoço de ganso" (na diástole) em virtude da deficiência de porção cone e seio do septo interventricular abaixo da válvula mitral com estreitamento do trato do fluxo de saída do LV
- √ Fenda no folheto anterior da válvula mitral (na sístole)
- √ Regurgitação mitral

Projeção hepatoclavicular em visualização oblíqua anterior 45° + C-C 45°
(= visualização de 4 câmaras)
- √ Melhor visualização para demonstrar desvio LV-RA
- √ Melhor visualização para demonstrar VSD (trato do fluxo de entrada + porção posterior do septo interventricular no perfil)

Projeção lateral:
- √ Aparência irregular do segmento superior do folheto da válvula mitral anterior sobre o trato do fluxo de saída do LV

Prognóstico: taxa de sobrevivência de 54% em 6 meses, 35% em 12 meses, 15% em 24 meses, 4% em 5 anos: 91% de sobrevivência a longo prazo com reparo intracardíaco primário, 4–17% mortalidade operatória

FIBROELASTOSE ENDOCÁRDICA

= espessamento endocárdico difuso do LV + LA de deposição de colágeno + tecido elástico

Etiologia:
(1) ? infecção virótica
(2) fibroelastose endocárdica secundária
  = isquemia subendocárdica em obstrução crítica no trato do fluxo de saída do LV: estenose aórtica, coarctação, síndrome do coração esquerdo hipoplásico

- início súbito do CHF durante os primeiros 6 meses de vida
- √ Insuficiência mitral:
  (a) envolvimento dos folhetos da válvula
  (b) encurtamento + espessamento das cordas tendíneas
  (c) distorção + fixação dos músculos papilares
- √ LV aumentado = dilatação do LV hiperatrofiado por causa de regurgitação mitral
- √ Movimento restrito do LV
- √ LA aumentado
- √ Congestão venosa pulmonar + edema pulmonar
- √ Atelectasia LLL (= compressão do brônquio do lóbulo inferior esquerdo pelo LA aumentado)

Prognóstico: mortalidade de quase 100% aos 2 anos de idade

DISPLASIA FIBROMUSCULAR

= angiopatia não inflamatória não aterosclerótica de patogênese desconhecida causada por proliferação de elementos musculares + fibrosos e artérias de médio e pequeno calibre

Prevalência: 0,6–1,1%; < 1% das angiografias cerebrais
Idade: crianças + adultos jovens < 30–40 anos; 2;3 > 50 anos; M÷F = 1÷3 a 1÷4

- hipertensão
- insuficiência renal progressiva
- pulsos periféricos diminuídos, ruído
- pressões assimétricas nos membros
- déficits neurológicos

Localização:
@ artérias craniovertebrais (25–30%):
  ICA cervical + intracraniana (85%), artéria carótida extra-craniana (30%), artéria vertebral (7–10%); circulação tanto anterior + posterior (8%); bilateral (60–65%)
  Local: adjacente a C1-C2
  Associado a: isquemia cerebral (até 50%), aneurismas intracranianos (até 30%), tumores intracranianos (30%), ruídos, trauma

@ aorta abdominal:
  artéria renal (60–75%), outros ramos aórticos (em 1–2% artéria celíaca, artéria hepática, artéria esplênica, artéria mesentérica, artéria ilíaca)
  ◊ Envolvimento simultâneo de artérias renais/musculares em 3%

1. **Fibroplasia da íntima** (1–2%)
   = hiperplasia da íntima
   - progressiva
   Patologia: tecido fibroso circunferencial/excêntrico entre a íntima + lâmina elástica interna
   Idade: crianças + adultos jovens; M÷F = 1÷1
   Local: artéria renal principal + grandes ramos segmentares; com frequência bilateral
   - √ Banda radiolucente anular focal estreita
   - √ Estenose tubular suave
   - √ Dilatação fusiforme pós-estenótica
   Cx: dissecção espontânea
   DDx: aterosclerose, arterite de Takayasu

2. **Fibroplasia medial** (60–85%)
   = hiperplasia fibromuscular = fibroplasia medial com microaneurisma
   Idade: 20–50 anos; geralmente, afeta mulheres; causa comum de estenose arterial renal em crianças
   Patologia: múltiplas cristas fibromusculares + afinamento mural grave com perda de músculo liso + lâmina elástica interna
   Local: artéria renal média + distal + ramos: bilateral em 50%
   - √ Sinal de "colar de contas" = áreas alternadas de estenoses semelhantes a teias + aneurismas (que excedem o diâmetro normal da artéria)
   - √ Estenose focal tubular simples
   Cx: dissecção

3. **Fibroplasia perimedial** (raro)
   = FIBROPLASIA SUBADVENTÍCIA
   Idade: mulheres jovens
   Patologia: fibroplasia da metade externa da média substituindo a lâmina elástica externa
   Local: artéria renal principal distal (principalmente à direita)
   - √ Estenose irregular longa
   - √ Contas = SEM formação de aneurisma (diâmetro das contas não mais largo do que o diâmetro normal da artéria)

4. **Hiperplasia medial** (5–15%)
   = HIPERPLASIA FIBROMUSCULAR
   Patologia: músculo liso + hiperplasia no tecido fibroso dentro da artéria medial
   Local: artéria renal principal e ramos
   - √ Estreitamente tubular concêntrico liso longo
   DDx: arterite de Takayasu, arterite esclerosante, espasmo no vaso, hipoplasia arterial

5. **Fibroplasia adventícia** (< 1%)
   = HIPERPLASIA SUBADVENTÍCIA/PERIADVENTÍCIA
   Patologia: proliferação adventícia + periarterial em tecido fibroadiposo

Local: artéria renal principal, ramos grandes
√ Estenose segmentar longa

Acrescentados aos 5 tipos originais:

6. **Dissecção medial** (5–10%)
   Patologia: novo canal no terço externo da média dentro da lâmina elástica externa
   Local: artéria renal principal + ramos
   √ Canal falso, aneurisma

7. **Displasia fibromuscular atípica**
   (= ? variante de fibroplasia da íntima)
   √ Teia = massa lisa/enrugada envolvendo somente uma parede do vaso + projetando-se dentro do lúmen
   DDx: doença aterosclerótica, aneurisma pós-traumático

VARIANTE: arteriopatia mediolítica segmentar
= rara doença não inflamatória das artérias pequenas + médias
Histologia: rompimento segmentar focal das células do músculo liso medial com mediólise
√ Aparência de colar de contas
√ Estenoses irregulares + aneurismas
Cx: dissecção (em 3%), formação de macroaneurisma, hemorragia intramural, hemorragia subaracnoidal
Prognóstico: tende a permanecer estável/progressão mínima das lesões em 20%, causando declínio na função renal
Rx: (1) ressecção do segmento doente com anastomose termino-terminal
(2) substituição por enxerto de veia autógeno, excisão + reparo por angioplastia segmentar
(3) angioplastia com balão transluminal (90% de taxa de sucesso com taxa de reestenose muito baixa)

VÁLVULA MITRAL INSTÁVEL

Causa:
(1) cordas tendíneas rompidas em doença cardíaca reumática, doença cardíaca isquêmica, endocardite bacteriana
(2) rompimento da cabeça do músculo papilar em infarto agudo do miocárdio, trauma no peito
Localização: cordas até folheto, a partir do músculo papilar posteromedial (suprimento de sangue de vaso único)
√ Movimento posterior holossistólico profundo
√ Padrão de movimento anárquico aleatório de partes instáveis na diástole
√ Amplitude excessivamente grande de abertura do folheto mitral anterior

SÍNDROME DE HETEROTAXIA

[*hetero*, do grego = *diferente*, *taxis*, do grego = *arranjo*]
= SÍNDROMES CARDIOESPLÊNICAS
= local ambíguo com espectro de várias anormalidades truncais congênitas + com frequência más formações cardíacas de asplenia a poliesplenia
Embriologia:
defeito primário na lateralização com rompimento de separação completa das câmaras cardíacas durante 20–30 dias de gestação
Herança: multifatorial (dominante autossômica, recessiva autossômica, recessiva ligada a X)
Abordagem individual de classificação:
descrição de todas as estruturas críticas analisando:
(a) posição dos átrios
(b) posição da drenagem venosa abaixo do diafragma relativa à linha média
(c) posição da aorta relativa à linha média
(d) posição do estômago + presença de má rotação
(e) posição do fígado + bexiga
(f) posição do ápice cardíaco
(g) presença, aparência e número de baços
(h) presença de pulmões bi-/trilobulados

Síndrome de Asplenia

= LADO DIREITO BILATERAL = ISOMERISMO DIREITO
= SÍNDROME DE IVEMARK
Incidência: 1÷1.750–1÷40.000 nascidos vivos; M > F
Associada a:
(a) CHD (em 50%):
TAPVR (quase 100%), defeito no coxim endocárdico (85%), ventrículo único (51%), TGA (58%), estenose/atresia pulmonar (70%), dextrocardia (42%), mesocardia, VSD, ASD, seio coronário ausente, átrio comum, veia hepática comum
(b) anormalidades GI:
situs inversus parcial/total, pâncreas anular, agênese da bexiga, fígado ectópico, varizes esofágicas, duplicação + hipoplasia do estômago, doença de Hirschsprung, duplicação do intestino posterior, ânus perfurado
(c) anomalias geniturinárias (15%):
rim em ferradura, sistema coletor duplo, hidroureter, rim cístico, suprarrenal fundida/em ferradura, adrenal esquerda ausente, bexiga urinária bilobulada, útero bicorno
(d) lábio leporino/fenda palatina, escoliose, artéria umbilical única, meilomeningocele lombar
• cianose no período neonatal/infância (se CHD cianótico grave)
• doença respiratória grave
• corpos de Howell-Jolly = inclusões de hemácias (RBC) em pacientes sem baço
√ Ápice cardíaco discordante do estômago + fígado
√ Baço ausente (risco de sepse)
@ pulmão
√ Pulmões trilobulados bilaterais = fissuras menores bilaterais (ESPECÍFICO)
√ Brônquios eparteriais bilaterais (MR/tomograma)
= artérias pulmonares inferiores aos brônquios na visualização PA + projetando-se anterior à traqueia na visualização lateral
√ Vascularidade pulmonar diminuída/hipertensão venosa pulmonar (TAPVR abaixo do diafragma)
@ coração e grandes vasos
√ Átrios bilaterais sistêmicos/direitos com apêndices de base ampla
√ Ipsilateralidade da aorta abdominal + IVC = IVC
= justaposto "sobre os ombros" (aorta geralmente posterior) (INDICADOR MAIS CONFIÁVEL)
√ SVC bilateral
@ abdômen
√ Baço ausente
√ Fígado "de ligação" localizado centralmente = simetria hepática
√ Estômago no lado direito/esquerdo/na posição central e pequena (microgastria)
Prognóstico: até 80% de mortalidade no final do 1° ano de vida

Síndrome de Poliesplenia

= LADO ESQUERDO BILATERAL = ISOMERISMO ESQUERDO
Idade: apresentação na infância/idade adulta; M < F
Associada a:
(a) CHD (> 50%):
retorno anômalo parcial venoso (70%), dextrocardia (37%), ASD (37%), ECD (43–65%), estenose da válvula pulmonar (23%), TGA (13–17%), DORV (13–20%)
• sem CHD/CHD leve na maioria dos pacientes

DOENÇAS CARDIOVASCULARES 649

Síndromes de Heterotaxia		
	Asplenia = lado direito bilateral	*Poliesplenia* = lado esquerdo bilateral
Clínicas		
Idade de apresentação	Recém-nascido/bebê	Bebê/adulto
Predominância de sexo	Homens	Mulheres
Cianose	Grave	Geralmente ausente
Doença cardíaca	Grave	Moderada/nenhuma (5–10%)
Corpos de Howell-Jolly/Heinz	Presentes	Ausentes
Varredura de baço	Sem baço	Múltiplos baços pequenos
Característica do ECG	Nenhuma	Vetor de onda P anormal
Prognóstico	Ruim	Bom
Mortalidade	Alta	Baixa
Radiografia Simples		
Vascularidade dos pulmões	Diminuída	Normal/aumentada
Arco aórtico	Direito/esquerdo	Direito/esquerdo
Ápice cardíaco	Direito/esquerdo/linha média	Direito/esquerdo
Brônquios	Eparterial bilateral	Hipoarterial bilateral
Fissura menor	Possivelmente bilateral	Nenhuma/normal
Estômago	Linha média/direita/esquerda	Direito/esquerdo
Fígado	Simétrica/D/E	Em várias posições
Má rotação do intestino	Sim (microgástrico)	Sim
Cardiografia		
Seio coronário	Geralmente ausente	Algumas vezes ausente
Septo atrial	Átrio comum (100%)	ASD (84%)
Válvula AV	Atresia/válvula comum	MV normal/anormal
Ventrículo único	44%	Não frequente
IVS	VSD	VSD comum
Grandes vasos	Transposição -d/-1 (72%)	Relacionamento normal
Estenose pulmonar	A regra	Frequente
Veias pulmonares	TAPVR	retorno venoso pulmonar parcial anômalo (42%) TAPVR (6%)
Artéria coronária única	19%	
SVC	Bilateral (53%)	Bilateral (33%)
Relacionamento IVC-aorta	Mesmo lado da coluna	Normal
IVC	Normal	Interrompida (84%)/normal
Veia ázigo	Não aparente	Continuação D/E

  (b) anormalidades GI:
      atresia esofágica, fístula traqueoesofágica, duplicação gástrica, veia porta pré-duodenal, redes duodenais + atresia, intestino curto, ceco móvel, má rotação, pâncreas semianular, atresia biliar, bexiga ausente
  (c) Anomalias Geniturinárias (15%):
      Agênese renal, cistos renais, cistos ovarianos
  (d) anomalias vertebrais, tronco celíaco comum – SMA
• CHF (decorrente de desvio E para D)
• murmúrio cardíaco, cianose ocasional
• vetor de onda P direcionado para a esquerda/para cima
• bloqueio cardíaco (decorrente de ECD)
• obstrução biliar extra-hepática
√ Ausência de IVC (no CRX lateral)
√ Veia ázigo grande (no CRX anteroposterior) pode imitar arco aórtico
@ pulmão
  √ Pulmões esquerdos morfológicos bilaterais (55–68%), normais (18%), pulmões direitos bilaterais (7%)
  √ Brônquios hipoarteriais bilaterais (= artérias se projetando superiores aos brônquios na visualização PA + posterior à árvore traqueobronquial na visualização lateral)
  √ Vascularidade pulmonar normal/aumentada
  √ Ausência de fissuras nos lóbulos médios
@ coração e grandes vasos
  √ Átrios bilaterais pulmonares/esquerdo + apêndices de base estreita pontudos e tubulares
  √ Ápice cardíaco à direita/linha média

√ SVC bilateral (50%)
√ Interrupção do segmento hepático da IVC com continuação ázigo/hemiázigo em 65–70% (DESCOBERTA MAIS CONSISTENTE)
@ heterotaxia abdominal (56%)
  √ Presença de ≥ 2 baços (geralmente, dois grandes + número indefinido de baços acessórios) localizados em ambos os lados do mesogástrio (especialmente, na curvatura maior do estômago)
  √ Fígado centralmente localizado = simetria hepática
  √ Ausência de bexiga (50%)
  √ Estômago sempre no mesmo lado que o(s) baço(s)
  √ Má rotação do intestino (80%)
  √ Veia portal pré-duodenal
US obstétrico:
  √ Ausência de IVC intra-hepática
  √ Aorta anterior à coluna na linha média
  √ Sinal de "vaso duplo" = 2 vasos de tamanho semelhante em localização paraespinhal posterior ao coração = aorta + veia ázigo no lado esquerdo/direito da coluna
Prognóstico: 50% de mortalidade até 4 meses;
                75% de mortalidade até 5 anos;
                90% de mortalidade até meio da adolescência

SÍNDROME DE CORAÇÃO ESQUERDO HIPOPLÁSICO
= SÍNDROME DE SHONE = ATRESIA AÓRTICA
= Subdesenvolvimento do lado esquerdo do coração caracterizado por

(a) válvula aórtica hipoplásica/atrésica
(b) válvula mitral hipoplásica/atrésica
(c) LV hipoplásico (em virtude de fibroelastose endocárdica)
(d) aorta ascendente hipoplásica
(e) normalmente relacionada com os grandes vasos
Prevalência: 0,2/1.000 nascimentos vivos; M÷F = 2÷1
  ◊ 4ª má formação cardíaca mais comum se manifestando no 1º ano de vida (após VSD, TGV, tetralogia de Fallot)
  ◊ Causa mais comum de CHF em neonatos
  ◊ Responsável por 25% de todas as mortes cardíacas na 1ª semana de vida
Hemodinâmica:
  sangue venoso pulmonar no LA enfrenta uma MV atrésica/estenótica (= obstrução do fluxo de saída venoso pulmonar), e é desviado para o RA do forame oval herniado/ASD (desvio E para D); RV supre (a) artéria pulmonar, (b) ducto arterioso, (c) aorta descendente (fluxo anterógrado), (d) arco aórtico + aorta descendente + circulação coronária (fluxo retrógrado) levando a sobrecarga de trabalho do RV + CHF
Má formação associada:
  coarctação da aorta, PDA, forame oval patente, artéria pulmonar dilatada, VSD, RA dilatado, RV aumentado, ventrículo direito com dupla via de saída, fibroelastose endocárdica
- CHF grave (volume de RV + sobrecarga de pressão):
  - caracteristicamente apresenta-se dentro das primeiras poucas horas de vida
- compleição de cor acinzentada/escura (subperfusão sistêmica em virtude de desvio atrial E para D inadequado)
- isquemia miocárdica (perfusão da aorta diminuída [= "artéria coronária comum"] + artérias coronárias):
  - choque cardiogênico, acidose metabólica (quando o ducto arterioso fecha)

CXR:
  √ Silhueta cardíaca hipoplásica/normal/aumentada
    √ Borda atrial direita proeminente
    √ ± ausência de silhueta ventricular esquerda
    √ ± atrofia tímica
  √ Edema pulmonar intersticial + alveolar (em virtude de hipertensão venosa pulmonar com comunicação interatrial gravemente restritiva em 80%)
  √ Vasculatura pulmonar normal (com comunicação ampla interatrial não restritiva em 20%)
Ultrassom obstétrico (pode não ser percebida < 22 semanas de idade gestacional):
  √ Cavidade ventricular esquerda pequena (ápice do LV e RV deve ser no mesmo nível)
  √ Aorta ascendente hipoplásica
  √ Coarctação aórtica (em 80%)
  √ Reversão de fluxo diastólico na aorta ascendente estreita é DIAGNÓSTICO
ECOCARDIOGRAMA:
  √ LA normal/aumentado
  √ LV semelhante a uma fenda/pequeno/normal
  √ RA aumentado
  √ Herniação + prolapso do retalho do forame oval dentro do RA
  √ Aorta ascendente hipoplásica (< 5 mm = atresia aórtica)
  √ Ecos da válvula mitral ausentes/grosseiramente distorcidos
Angiograma:
  √ Fluxo retrógrado na aorta ascendente + arco aórtico + artérias coronárias via PDA
  √ Aorta ascendente semelhante a uma corda < 6 mm de diâmetro
  √ Aumento maciço do RV + fluxo de saída do ventrículo direito
Prognóstico: quase 100% fatal em 6 semanas
Tempo de diagnóstico: 32% pré-natal, 65% 1–4 dias pós-natal

Rx: (1) prostaglandina E1 (patência do ducto arterioso)
  (2) hipoventilação (aumento no CO_2 mantém resistência vascular pulmonar alta)
  (3) nitroprussiato IV (diminui resistência vascular sistêmica)
  (4) procedimento de Norwood = tentativa paliativa
  (5) transplante cardíaco

VENTRÍCULO DIREITO HIPOPLÁSICO
= ATRESIA PULMONAR COM SEPTO VENTRICULAR INTACTO
= ventrículo direito subdesenvolvido em decorrência de atresia pulmonar na presença de septo interventricular intacto
tipo I = pequeno RV secundário à válvula tricúspide competente (mais comum)
tipo II = RV normal/grande secundário à válvula tricúspide incompetente
Hemodinâmica:
  feto: desvio atrial E para D através do forame oval; fluxo retrógrado através do ducto arterioso dentro do leito vascular pulmonar
  neonatos: fechamento do ducto resulta em cianose, acidose, morte
√ Cavidade ventricular direita pequena (ápice do RV + LV deve ser no mesmo nível)
√ Atresia da válvula pulmonar
√ Artéria pulmonar proximal hipoplásica
√ Defeito septal atrial *secundum* (frequentemente associado)
Rx: infusão de prostaglandina E1 + valvotomia + desvio arterial sistêmico-pulmonar

DILATAÇÃO IDIOPÁTICA DO TRONCO PULMONAR
= ANEURISMA CONGÊNITO DA ARTÉRIA PULMONAR
Idade: adolescência; M < F
- murmúrio de ejeção sistólica (na maioria dos casos)
- assintomático
√ Artéria pulmonar principal dilatada causando uma protuberância redonda na borda mediastinal, simulando uma massa
√ Vascularidade pulmonar periférica normal
√ Pulsações arteriais pulmonares normais
√ SEM lateralização do fluxo pulmonar
Diagnóstico por exclusão:
  1. Ausência de desvios, CHD, doença adquirida
  2. Pressão de RV normal
  3. Sem gradiente de pressão significativo através da válvula pulmonar
Prognóstico: não progressiva
DDx: (1) síndrome de Marfan
  (2) arterite de Takayasu

INTERRUPÇÃO DO ARCO AÓRTICO
= anomalia congênita rara como causa comum de morte no período neonatal após fechamento fisiológico do PDA (4–10 dias)
Trilogia: (1) descontinuidade luminal entre aorta torácica ascendente + descendente
  (2) VSD (em 90%)
  (3) PDA (sangue pulmonar supre parte inferior do corpo) em aproximadamente 100%
Incidência: em 1% dos bebês com CHD crítica
Causa: deleção do cromossomo 22q11.2 (50%), síndrome de DiGeorge (42%)
Em 1/3 associado a:
  1. Válvula aórtica bicúspide
  2. Estenose subaórtica muscular
  3. Tronco arterioso

4. Janela aortopulmonar
5. ASD
6. Transposição
7. Retorno venoso pulmonar anômalo completo
- apresenta-se com CHF

Localização:
tipo A: distal à artéria subclávia esquerda (13%)
tipo B: entre CCA e artéria subclávia (84%)
tipo C: entre CCA inominada e CCA esquerda (3%)

√ Dilatação do átrio + ventrículo direito
√ Dilatação da artéria pulmonar
√ Aorta ascendente muito menor do que artéria pulmonar
√ Arco formado por artéria pulmonar + ducto arterioso dá a aparência de um arco aórtico baixo
√ Ausência de botão aórtico
√ Traqueia na linha média
√ SEM impressão esofágica
√ Espaço limpo retroesternal aumentado (tamanho pequeno da aorta ascendente)
√ Vascularidade pulmonar aumentada (desvio E para D)
√ Artéria subclávia direita aberrante surgindo do lado direito da aorta torácica descendente proximal

Cx: hipoperfusão com falência renal aguda + acidose metabólica
Prognóstico: 76% mortos no final do 1º mês

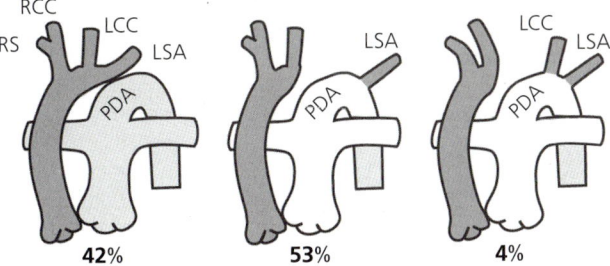

Interrupção do Arco Aórtico

LCC = artéria carótida comum esquerda
RCC = artéria carótida comum direita
PDA = ducto arterioso patente
LSA = artéria subclávia esquerda
RS = artéria subclávia direita

INTERRUPÇÃO DA ARTÉRIA PULMONAR

= tronco pulmonar continua somente como uma grande artéria para um pulmão, enquanto colaterais aórticos sistêmicos suprem o outro lado

Associada a: CHD (particularmente se a interrupção for no lado esquerdo):
1. Tetralogia de Fallot
2. Síndrome de cimitarra = síndrome venolobular pulmonar congênita
3. PDA, VSD
4. Hipertensão pulmonar

Suprimento colateral:
1. Artérias surgindo do arco + aorta ascendente
2. Vasos bronquiais
3. Vasos intercostais
4. Ramos da artéria subclávia

Localização: geralmente, oposta ao arco aórtico; artéria pulmonar D > E

CXR:
√ Pulmão ipsilateral hipoplásico
√ Opacidade do pulmão semelhante a pulmão normal/levemente aumentado
√ Perda de volume de hemitórax afetado:
√ Mudança mediastinal em direção ao pulmão envolvido
√ Hemidiafragma pode estar elevado
√ Peito ipsilateral hiperlucente pequeno com espaços intercostais estreitados
√ Pulmão contralateral hiperinflado com herniação dentro de hemitórax menor
√ Sombra hilar pequena distorcida em forma de "vírgula"
√ Assimetria da vascularidade pulmonar
√ Movimento respiratório normal (aeração normal de pulmão hipoplásico)

CECT:
√ Artéria pulmonar afetada completamente ausente/termina a 1 cm de sua origem
√ Espessamento pleural serrilhado (= artérias intercostais + transpleurais aumentadas)
√ Opacidades lineares múltiplas perpendiculares à superfície pleural (= vasos sistêmicos transpleurais)

NUC:
√ Perfusão ausente com aeração normal

Angiografia:
√ Artéria pulmonar ausente

Cx: infecção pulmonar recorrente, hemorragia, hemoptise (10%), dispneia de esforço, hipertensão pulmonar (19-25%)
Rx: anastomose cirúrgica entre artéria pulmonar proximal + distal (parta evitar hipertensão pulmonar progressiva com dispneia, cianose, hemoptise, morte)
DDx: (1) Hemitronco
(2) Síndrome de Swyer-James (aprisionamento de ar ipsilateral, ventilação reduzida + perfusão)
(3) Oclusão tromboembólica crônica
(4) Arterite de Takayasu
(5) Fibrose mediastinal
(6) Síndrome do pulmão hipogenético (padrão de ramificação bronquial anormal)

DOENÇA CARDÍACA ISQUÊMICA

= DOENÇA NA ARTÉRIA CORONÁRIA (CAD)
Incidência: 1,5 milhão/ano; causa principal de morte em nações industrializadas
Morbidade: 28,7 casos por 1.000 homens por ano
Mortalidade: 3,1 mortes por 1.000 homens por ano

- **síndrome coronária aguda**
(1) infarto transmural do miocárdio
(2) infarto subendocárdico do miocárdio
(3) angina instável

CXR:
√ Com frequência normal
√ Calcificação da artéria pulmonar
√ Hipertensão venosa pulmonar seguida de infarto agudo (40%)
√ Aneurisma no LV

Teste não invasivo:
1. Teste não invasivo é de benefício marginal quando a prevalência da doença é < 0,2/> 0,7
2. Tálio-201 concordante e ECG de estresse são previsores maiores da probabilidade de doença do que qualquer um usado sozinho e/ou quando discordantes
3. Tálio 201 sequencial e ECG de estresse são mais úteis para estabelecer diagnóstico de CAD quando a prevalência do pré-teste é intermediária + resultados do teste são concordantes

CTA (angiografia por tomografia computadorizada) Coronária/CTA Tripla:

Categoria de Risco	Interpretação da CT	Diretriz Clínica
Alto	Classificação de cálcio coronário > 400 > 70% estenose em qualquer vaso > 50% de estenose no principal esquerdo	Internação
Médio	Classificação de cálcio coronário 100–400 30–70% de estenose em qualquer vaso	Consulta com cardiologista
Baixo	Classificação de cálcio coronário < 100	Acompanhamento com cardiologista
Negativo	Varredura normal	Acompanhamento com médico regular

Estudo de perfusão miocárdica (Sestamibi Tc-99m)
  99% NPV, 92% sensível de diagnóstico inicial
ECOCARDIOGRAMA (90% sensível, 53% específico para infarto, 78% específico para infarto):
  √ Região de dilatação com perturbação de movimento da parede
    (1) acinesia   = sem movimento da parede
    (2) hipocinesia = movimento da parede reduzido
    (3) discinesia = expansão sistólica paradoxal
    (4) assincronia = sequência temporal de contração perturbada
Angiografia coronária: 1,2 milhão de procedimentos por ano

SÍNDROME DE KAWASAKI
= SÍNDROME DE NÓDULO LINFÁTICO MUCOCUTÂNEO
= vasculite multissistêmica febril aguda de causa desconhecida envolvendo artérias grandes + médias + pequenas com predileção pelas artérias coronárias
Incidência: média de 1,1÷100.000 população por ano
Histologia: panvasculite
Idade: < 5 anos de idade (em 85%); idade de pico de 1–2 anos; M÷F = 1,5÷1
Associado a: poliartrite (30–50%), meningite asséptica (25%), hepatite (5–10%), pneumonite (5–10%)
• Febre < 5 dias
• Avermelhamento mucosal (lábios fissurados injetados, faringe injetada, "língua morango") em 99%
• Linfadenopatia cervical não purulenta (82%)
• Erupção maculopapular nas superfícies extensoras (99%)
• Conjuntivite não purulenta bilateral (96%)
• Eritema das palmas + solas com descamação (88%)
@ sistema cardiovascular (1/3)
  1. Anormalidade na artéria coronária (15–25%)
    √ Aneurisma na artéria coronária: LCA (2/3), RCA (1/3); segmento proximal em 70%; 48% de regridem, 37% diminuem de tamanho
    √ Estenose na artéria coronária (39%) em decorrência de formação de coágulo em aneurisma + espessamento da íntima
    √ Oclusão na artéria coronária (8%) em aneurismas > 9 mm
  2. Miocardite (25%)
  3. Perdicardite
  4. Valvulite
  5. Perturbação na condução atrioventricular
√ Pseudo-obstrução intestinal
√ Hidropisia transiente na bexiga

Prognóstico: 0,4–3% de mortalidade (de infarto do miocárdio/miocardite com falência cardíaca congestiva/rompimento de aneurisma na artéria coronária)
Rx: aspirina (100 mg/kg por dia) + gamaglobulina
DDx: poliarterite infantil

ARCO AÓRTICO ESQUERDO COM ARTÉRIA SUBCLÁVIA DIREITA ABERRANTE
= artéria subclávia direita surge como 4º ramo da aorta descendente proximal
Incidência: 0,4–2,3% da população; em 37% de crianças com síndrome de Down com CHD;
  ◊ Anomalia congênita no arco aórtico mais comum!
Associado a: (1) nervo faríngeo ausente recorrente
  (2) CHD em 10–15%
Curso: (a) atrás do esôfago (80%)
  (b) entre esôfago + traqueia (15%)
  (c) anterior à traqueia (5%)
• assintomático/disfagia lusoria (raro)
√ Opacidade do tecido mole cruzando o esôfago obliquamente para cima em direção ao ombro direito (PATOGNOMÔNICA)
√ Opacidade semelhante a uma massa na região paratraqueal direita
√ Opacidade redonda surgindo da margem aórtica superior posterior à traqueia + esôfago no CXR lateral
√ Origem dilatada da artéria subclávia direita aberrante (em até 60%) = **divertículo de Kommerell** = remanescente do arco embrionário direito
√ Endentação unilateral na vértebra do lado esquerdo (se a artéria subclávia aberrante surgir distal à coarctação)

LEIOMIOSSARCOMA DA IVC
tumor venoso intravascular mais comum
Patologia: padrões de crescimento: extravascular, intravascular, combinado
• falta de ar (retorno cardíaco diminuído)
• funções hepáticas elevadas, icterícia
• edema na extremidade inferior
√ Caminhos colaterais passando pela IVC: hemiázigo, ázigo
√ Extensão de tumor da IVC dentro do átrio direito
US:
  √ Fluxo de sangue na IVC/veias hepáticas podem estar ausentes/revertidas/turbulentas (dependendo do grau de obstrução)
  √ Vascularidade de tumor (DDx de coágulo)
CT:
  √ Aumento de contraste de tumor
Cx: síndrome de Budd-Chiari (de oclusão súbita/gradual das veias hepáticas/IVC/ambas)
Diagnóstico diferencial de extensão do tumor dentro do átrio direito: carcinoma da célula renal, carcinoma hepatocelular

LINFOMA CARDÍACO

Linfoma Cardíaco Secundário
Incidência: em 16–28% nas autopsias: envolvimento pericárdico mais frequente; mais comum em pacientes imunocomprometidos

Linfoma Cardíaco Primário
= linfoma que envolve somente o coração/pericárdio no momento do diagnóstico (extremamente raro)
Idade: 13–90 (média, 60) anos
Predisposição: pacientes imunocomprometidos, especialmente AIDS
Patologia: nódulos firmes múltiplos; invasão contígua do pericárdio

Histologia: tipicamente, linfoma não Hodgkin: linfoma de célula B bem diferenciada, linfoma de célula central folicular, linfoma de célula grande difusa, linfoma semelhante a Burkitt não diferenciado
- falência cardíaca progressiva rapidamente não responsiva
- arritmia, tamponamento cardíaco, síndrome da SVC
- dor no peito

Localização: RA > RV > LV > LA > septo atrial > septo ventricular > 1 câmara (75%)

CXR:
√ Cardiomegalia
√ Sinais de CHF
√ Efusão pericárdica maciça

ECOCARDIOGRAMA:
√ Massas miocárdicas hipoecoicas em RA/RV
√ Efusão pericárdica

CT:
√ Massas hipo-/isoatenuantes relativas ao miocárdio
√ Aumento heterogêneo das massas

MR:
√ Lesões heterogêneas com margens mal definidas de iso- a hipointensidade relativa até o miocárdio na T1WI
√ Lesões isointensas até o miocárdio na T2WI
√ Aumento heterogêneo com gadolínio

Dx: citologia positiva no fluido pericárdico (em 67%), toracotomia exploratória com biopsia do tecido cardíaco
Prognóstico: muito ruim

SÍNDROME DE MAY-THURNER
= SÍNDROME DE COMPRESSÃO DA VEIA ILÍACA = SÍNDROME DE COMPRESSÃO ILEOCAVA = SÍNDROME DE COCKETT

Etiologia: aprisionamento físico com compressão da veia ilíaca comum pela artéria ilíaca comum; hipertrofia extensiva intimal da veia de força pulsátil crônica da artéria ilíaca comum direita
Frequência: 2–5% dos pacientes avaliados para verificar existência de doença venosa da extremidade inferior
Idade: 2ª–4ª década: F > M
- inchaço na extremidade esquerda inferior persistente sem causa óbvia
√ Compressão da veia ilíaca comum esquerda na venografia/CT
√ Colaterais venosas pélvicas tortuosas

Cx: varicosidades, trombose venosa profunda (E÷D = 5÷1), úlcera de estase venosa crônica
Rx: cirurgia (angioplastia venosa – segmentar, realocação de artéria ilíaca comum direita atrás da veia/IVC, enxerto de marcapasso na veia safena contralateral com criação de uma fístula AV temporária [cruzamento de Palma]; *stent* endovascular

POLIANGIITE MICROSCÓPICA
= POLIARTERITE MICROSCÓPICA = VASCULITE DE HIPERSENSIBILIDADE = VASCULITE LEUCOCITOCLÁSTICA
= angiite de pequenos vasos necrosante pauci-imune sem inflamação granulomatosa

Patologia: artéria necrosante idêntica à poliarterite nodosa, mas em vasos menores do que artérias (= arteríolas, vênulas e capilares)
Disparador: drogas (p. ex., penicilina), microrganismos, proteínas heterólogas, antígenos do tumor
- hemoptise, hematúria, proteinúria
- dor abdominal, sangramento GI, dor muscular + fraqueza
- ANCAs (anticorpos anti-citoplasma de neutrófilos) em > 80%
- testes sorológicos negativos para hepatite B

Localização: pele, membranas mucosais, pulmão, cérebro, coração, trato GI, rins, músculos

◊ Causa mais comum da síndrome pulmonar-renal!
√ Infiltrações pulmonares (decorrentes de capilarite)
√ Glomerulonefrite (90%)
Rx: remoção do agente ofensor

REGURGITAÇÃO MITRAL
= INSUFICIÊNCIA MITRAL
= disfunção de qualquer componente do aparato da válvula mitral (anel da válvula mitral, folhetos, cordas tendíneas, músculo papilar)

Causa:
A. AGUDA
  1. Rompimento espontâneo das cordas tendíneas
  2. Infarto do miocárdio com envolvimento do músculo papilar (posteromedial > músculo papilar anterolateral)
  3. Endocardite bacteriana
  4. Vazamento da válvula periprotética
B. CRÔNICA
  1. Febre reumática aguda
     (a) isolada: com frequência vista em crianças
     (b) incomum em adultos (na maioria das vezes combinada com estenose)
  2. Síndrome do prolapso da válvula mitral
  3. Mixoma atrial
  4. Doença na artéria coronária
  5. Estenose subaórtica hipertrófica idiopática (IHSS)
  6. Degeneração mixomatosa da válvula mitral: por exemplo, síndrome de Marfan, SLE
  7. Calcificação do anel mitral
  8. Funcional/secundária (da dilatação do anel mitral em qualquer condição com dilatação grave do LV, como doença cardíaca isquêmica/cardiomiopatia dilatada)
  9. Doença cardíaca congênita: cordas tendíneas curtas/anormalmente inseridas: ASD persistente no *ostium primum* com fenda na válvula mitral, transposição corrigida com anomalia semelhante a Ebstein

Hemodinâmica:
fluxo retroativo de sangue do LV para o LA durante a sístole do LV; volume aumentado de sangue sob pressão elevada → dilatação do LA; aumento marcado no volume diastólico no VE com pouco aumento na pressão diastólica do LV (= aumento na pré-carga sem aumento na carga posterior = fração de ejeção elevada)

A. REGURGITAÇÃO MITRAL AGUDA
  Causa: evento miocárdico agudo com disfunção/rompimento do músculo papilar; endocardite infecciosa com rompimento das cordas tendíneas/perfuração do folheto
  √ Hipertensão venosa pulmonar com vasos pulmonares ingurgitados e cefalização (menos do que com estenose mitral)
  √ Edema pulmonar intersticial/alveolar simétrico:
     √ Edema lobular superior direito assimétrico (9%) decorrente de fluxo preferencial de jato regurgitante dentro da veia pulmonar do lóbulo superior direito (PATOGNOMÔNICA)
  √ Aumento cardíaco limitado

B. REGURGITAÇÃO MITRAL CRÔNICA
  √ Coração aumentado
  √ LA maciço:
     √ Calcificação na parede posterior do LA (segmento de McCallum)
     √ Apêndice do LA aumentado (com histórico de doença cardíaca reumática anterior)
  √ Calcificação anular mitral (frequente)
  √ Aumento marcado no LV (razão cardiotorácica > 0,55) + falência do LV

ECOCARDIOGRAMA:
- √ Sobrecarga de volume do LV:
  - √ LV de tamanho normal/aumentado
  - √ Movimento da parede septal + posterior aumentado
- √ Inclinação aumentada da fração de ejeção
- √ Fechamento inicial da válvula aórtica (volume de batida do LV parcialmente perdido até LA)
- √ Aumento do LA (em insuficiência crônica da MV)
- √ Abaulamento do septo interatrial para a direita durante a sístole
- √ Doppler é somente ferramenta de diagnóstico + permite avaliação da gravidade

ESTENOSE MITRAL

= caracterizada pela fusão das bordas dos folhetos anterior + posterior ao longo da comissura

Causa: doença cardíaca reumática (5–15 anos após episódio inicial de febre reumática); síndrome carcinoide; endocardite eosinofílica, artrite reumatoide; SLE; massa obstruindo o influxo do LV (tumor, mixoma atrial, coágulo); congênita

M÷F = 1÷8

Hemodinâmica:
gradiente de pressão transvalvular aumentando (com área da válvula mitral < 2,5 cm²) → aumento na pressão vascular do LA + pulmonar por toda a sístole e durante a diástole → dilatação compensatória do LA + hipertensão venosa pulmonar; desenvolvimento da hipertrofia medial + esclerose da íntima nas arteríolas pulmonares → hipertensão arterial pulmonar pós-capilar; hipertrofia do RV; regurgitação tricúspide; dilatação do RV; falência no coração direito

Pode estar associada a: ASD = síndrome de Lutembacher (em 0,6%) causando desvio E para D

- histórico de febre reumática (em 50%)
- dispneia de esforço, ortopneia, dispneia noturna paroxística
- fibrilação atrial
- embolização sistêmica de trombose do apêndice atrial

Estágios (de acordo com o grau de hipertensão venosa pulmonar):
estágio 1: perda do ângulo hilar, redistribuição
estágio 2: edema intersticial
estágio 3: edema alveolar
estágio 4: depósitos de hemossiderina + ossificação

@ coração esquerdo
- √ LA aumentado ± calcificação da parede:
  - √ "Dupla densidade" vista através da borda cardíaca superior direita (visualização AP)
  - √ Saliência da borda cardíaca posterior superior abaixo da carina (visualização lateral)
  - √ Dilatação dos brônquios do tronco principal
  - √ Esôfago deslocado em direção à direita + posteriormente
  - √ Apêndice atrial esquerdo dilatado (não presente com coágulo retraído), em 90% associado à doença cardíaca reumática
    - ◊ Dilatação do apêndice atrial esquerdo + calcificação = doença cardíaca reumática!
- √ Calcificação dos folhetos das válvulas em 60% de MS grave, geralmente, < 50 anos de idade (DDx: calcificação do anel mitral)
- √ LV normal/subdimensionado
- √ Aorta pequena (em virtude da diminuição do débito cardíaco contínuo)

@ coração direito
- √ Segmento da artéria pulmonar proeminente (hipertensão pré-capilar)
- √ Hipertrofia do RV
- √ Dilatação do RV (insuficiência tricúspide/hipertensão pulmonar)
- √ Aumento na razão cardiotorácica
- √ Diminuição no espaço limpo retroesternal
- √ IVC empurrada para trás (visualização lateral)

@ pulmão
- √ Cefalização vascular pulmonar = redistribuição de fluxo de sangue pulmonar até os lóbulos superiores (pressão pós-capilar 16–19 mmHg)
- √ Edema pulmonar intersticial (pressão pós-capilar 20–25 mmHg)
  - *DDx:* fibrose intersticial/deposição de macrófagos contendo hemossiderina (= "enrijecimento marrom") de estenose crônica da válvula mitral
- √ Edema alveolar (pressão pós-capilar 25–30 mmHg)
  - *DDx:* hemorragia alveolar difusa = acinar confluente difuso/áreas foscas de opacidade aumentada preservando a periferia do pulmão (= efeito "moldura de janela")
- √ Hemossiderose pulmonar:
  - √ Nódulos de 1–3 mm mal definidos
  - √ Áreas reticulares finas/grosseiras de opacidade aumentada com inclinação em direção às partes média e inferior dos pulmões
- √ Ossificação pulmonar (3–13%) = nódulos de 1–3–5 mm densamente calcificados (± trabéculas) principalmente nas partes média e inferior dos pulmões

ECOCARDIOGRAMA:
- √ Espessamento dos folhetos em direção à borda livre (fibrose, calcificação)
- √ Achatamento da inclinação da fração de ejeção = MV permanece aberta por toda a diástole em virtude da pressão persistentemente alta no LA (índice de gravidade bruto de estenose da MV)
- √ Rastreamento anterior diastólico do folheto mitral posterior em 80% (secundário à tração diastólica anterior por um folheto mitral anterior maior + mais móvel)
- √ Domo diastólico dos folhetos da MV
- √ Fusão de comissura = ecodensidade aumentada + movimento de folheto diminuído no nível da comissura
- √ <u>Redução da área do orifício da MV</u>: normal até 4–6 cm²; estreitamento leve com < 2 cm², estreitamento grave com < 1 cm² (reproduzível até 0,3 cm²)
- √ Encurtamento + fibrose das cordas tendíneas
- √ Movimento septal anormal = "dip" diastólico inicial do IVS em virtude do preenchimento rápido do RV (em estenose agida da MV)
- √ Padrão lento de preenchimento do LV de LV pequeno
- √ Dilatação do LA (> 5 cm aumenta o risco de fibrilação atrial + coágulo atrial esquerdo)
- √ Amplitude da abertura VALVULAR reduzida para < 20 mm indicando perda da maleabilidade da válvula (DDx: estado de débito cardíaco baixo)
- √ Comum onda A ausente (fibrilação atrial)
- √ Aumento no gradiente da válvula + pressão de intervalo no Doppler

Rx: (1) comissurotomia, se as válvulas forem maleáveis + cálcio ausente + regurgitação de MV ausente
(2) substituição de válvula para pacientes sintomáticos com válvulas gravemente estenóticas

DDx: (1) estenose pseudomitral em complacência de LV diminuída (inclinação da fração de ejeção diminuída, espessura + movimento do folheto normais)
(2) insuficiência mitral reumática (descobertas indistinguíveis + evidências de sobrecarga de volume do LV)
(3) mixoma no LA (massa atrás do MV + no LA)
(4) débito cardíaco baixo (aparente orifício pequeno da válvula)

Síndrome de Lutembacher

= estenose da válvula mitral reumática + ASD

PROLAPSO DA VÁLVULA MITRAL
Incidência: 2–6% da população em geral; 5–20% de mulheres jovens; ? herança dominante autossômica
Idade: comumente 14–30 anos
Causa:
(1) "válvula mitral mole" = alongamento das cúspides + cordas levando à formação de tecido valvular redundante, que se desloca para dentro do LA durante a sístole
Associado a:
  (a) anormalidades esqueléticas; escoliose, estabilização da espinha torácica, dimensão anteroposterior do peito estreita + deformidade peito escavado do esterno
  (b) síndrome de Barlow = síndrome do dorso reto
  (c) síndrome de Marfan
  (d) prolapso da válvula tricúspide
  (e) ASD de longo prazo
  (f) doença renal policística dominante autossômica
(2) prolapso secundário da MV:
disfunção do músculo papilar, rompimento das cordas tendíneas, insuficiência mitral reumática, hipertensão pulmonar primária, ASD de *ostium secundum*
- arritmias, palpitação, dor no peito, tonturas, síncope
- responsável por clique mediossistólico + murmúrio sistólico tardio (quando associado à regurgitação mitral)
√ LA não aumentado (a menos que associado à regurgitação mitral significativa)
ECOCARDIOGRAMA:
√ Interrupção da linha coronária direita com saliência em direção ao átrio esquerdo:
  √ Distorção posterior mediossistólico agudo em ambos os folhetos (padrão clássico)
  √ Curvatura posterior pansistólica "semelhante a uma rede" de ambos os folhetos
√ Múltiplos recortes nos folhetos da válvula mitral (visualização paraesternal de eixo curto)
√ Folhetos da válvula podem parecer espessados (degeneração mixomatosa + redundância da válvula)
√ Folhetos da válvula mitral passando > 2 mm posteriores ao plano do anel mitral (visualização apical de 4 câmaras)
√ Venda atrioventricular hiperativa
√ Anel mitral pode ser dilatado > 4,7 cm²
DDx: (1) efusão pericárdica (deslocamento posterior sistólico dos folhetos da MV + todo o coração)
(2) endocardite bacteriana (imitada por folhetos localmente espessados + redundantes)

INFARTO DO MIOCÁRDIO
Incidência: 1.500.000 por ano nos USA resultando em 500.000 mortes (50% ocorrem em indivíduos assintomáticos)
- bloqueio atrioventricular (comum com infarto na parede inferior visto que o ramo nodal AV se origina na RCA); bloqueio cardíaco completo tem prognóstico pior porque indica uma grande área de infarto
CXR:
√ Coração de tamanho normal (84–95%) na fase aguda, se anteriormente normal
√ Cardiomegalia: alta incidência de falência cardíaca congestiva com infarto na parede anterior, múltiplos infartos cardíacos, CAD de vasos duplos e triplos, aneurisma no LV
CECT:
√ Defeito de perfusão em 60–90 segundos após injeção *bolus*
√ Destaque retardado do tecido infartado com pico aos 10–15 minutos (em virtude da acumulação de iodo nas células isquêmicas), tamanho da área destacada se correlaciona bem com tamanho do infarto
MR:
√ Sem mudança/intensidade de sinal do miocárdio levemente diminuída na T1WI (= edema do miocárdio)
√ Foco de alta intensidade na região de infarto agudo na T2WI
√ Afinamento da parede do LV + intensidade de sinal diminuída na T2WI (no infarto remoto)
√ Sinal intracavitário aumentado (de fluxo lento causado por estase do sangue adjacente ao miocárdio infartado)
MR com aumento de contraste:
√ Fusão de gadolínio dentro da região do infarto (desmoronamento desproporcionalmente lento) sobre imagens retardadas 20–30 minutos pós-injeção
√ Destaque de tecido infartado com contraste usando susceptibilidade magnética para suprimir seletivamente sinais de miocárdio normal
Cx: (miocárdio é propenso a rompimento durante 3º–14º dia pós-infarto)

Falência Ventricular Esquerda (60–70%)
- "choque cardíaco" = pressão sistólica < 90 mmHg
◊ Sinais de hipertensão venosa pulmonar são bons previsores de mortalidade (> 30%, se presente; < 10%, se ausente)
√ Aumento progressivo do coração
√ Confusão + indistinção das artérias pulmonares
√ Aumento no tamanho da artéria pulmonar descendente direita > 17 mm
√ Derrame pleural
√ Linhas septais
√ Opacificação parenquimal peri-hilar ± periférica
√ Edema pulmonar alveolar
Mortalidade: 30–50% com falência leve no LV; 44% com edema pulmonar; 80–100% com choque cardiogênico; 8% na ausência da falência do LV

Aneurisma Ventricular (12–15% dos sobreviventes)

Rompimento do Miocárdio (3,3%)
- ocorre geralmente no 3º–5º dia pós MI
√ Aumento do coração (vazamento lento de sangue dentro do pericárdio)
Prognóstico: causa da morte em 13% de todos os infartos; quase 100% de mortalidade

Rompimento do Músculo Papilar (1%)
Causa: infarto do músculo posteromedial papilar em MI inferior (comum)/músculo papilar anterolateral em MI anterolateral (incomum)
- início súbito de insuficiência mitral maciça
- administração médica não responsiva
√ Início abrupto de edema pulmonar persistente grave
√ Hipertensão venosa pulmonar assimétrica no lóbulo superior direito
√ Aumento mínimo do LV/coração de tamanho normal
√ SEM dilatação do LA (descompressão imediata dentro das veias pulmonares)
Prognóstico: 70% de mortalidade em até 24 horas; 80–90% em até 2 semanas

Rompimento do Septo Interventricular (0,5–2%)
- ocorre geralmente até 4–21 dias com início rápido de desvio E para D
- cateterismo de Swan-Ganz: aumento no conteúdo de oxigênio do RV, pressão em cunha capilar pode estar dentro dos limites normais
√ Aumento cardíaco no lado direito
√ Ingurgitamento da vasculatura pulmonar:
√ Hipertensão venosa pulmonar do lóbulo superior direito

√ SEM edema pulmonar (diagnóstico diferencial para músculo papilar rompido)
Prognóstico: 24% de mortalidade dentro de 24 horas; 87% dentro de 2 meses; > 90% em 1 ano

Síndrome de Dressler (< 4%)
= SÍNDROME DE INFARTO PÓS-MIOCÁRDICO
Etiologia: reação autoimune ao infarto do miocárdio
Início: 2–3 semanas (variação de 1 semana a diversos meses) em seguida ao infarto
- reincidência ocorre até 2 anos após episódio inicial
- dor no peito pleurítica
- febre

√ Espessamento do pericárdio
√ Efusão pericárdica
√ Derrame pleural
√ Pneumonite

Infarto Ventricular Direito
◊ Ventrículo direito envolvido em 33% dos infartos de miocárdio inferior esquerdo
√ Fração de ejeção do RV diminuída
√ Acumulação de pirofosfato Tc-99m
Prognóstico: em 50% fração de ejeção RV retorna ao normal dentro de 10 dias
Cx: (1) choque cardiogênico (incomum)
(2) elevação de pressão do RA
(3) diminuição da pressão da artéria pulmonar

MIOCARDITE
= inflamação do miocárdio aguda/crônica
Causa:
1. Infecção: viral (Coxsachie B, outro enterovírus, vírus do herpes, adenovírus, parvovírus); bacteriana (difteria, Streptococcus); parasítica (Trypanosoma cruzi)
2. Drogas cardiotóxicas: antraciclinas, traztuzumabe, catecolaminas
- geralmente, assintomática
- dor aguda no peito, arritmias atriais/ventriculares
- início rápido de falência cardíaca, morte cardíaca súbita (12%)

MR:
√ Aumento segmentar difuso/nodular com gandolínio até 4 semanas após a infecção

MIXOMA
= tumor cardíaco primário mais comum (neoplasma verdadeiro) em adultos, 40–50% de todos os tumores cardíacos
Idade: 11–82 (média 50 anos); 90% dos pacientes estão entre as idades de 30 e 60 anos; M÷F = 1÷1,7 a 1÷4
Classificação: esporádica (mais frequente);
tipo familiar (idade média de 24 anos);
tipo complexo = síndrome de Carney
Patologia: (a) tumor gelatinoso, friável, papilar/viloso pedunculado
(b) tumor séssil redondo/lobular (25%) com superfície firme
◊ Sem infiltração de tecidos subjacentes
Histologia: composto de células de mixoma (= núcleo ovoide com nucléolos inconspícuos/grandes + citoplasma eosinofílico abundante) formando anéis/sincício/cordas; matriz mucopolissacarídea ácida amorfa hipocelular em áreas sem fibrose; coberto por uma camada única de células endoteliais (= tumor endocárdico)
Tamanho: 0,6–12 (média 5,7) cm
- histórico curto + progressão rápida
- dispneia, dor no peito
- sintomas constitucionais (30%):
  - febre, mialgia, artralgia, perda de peso, letargia
  - leucocitose, anemia, esr elevada, petéquias
  - hipergamaglobulinemia
- sintomas posicionais (isto é, mudança com posição) em virtude da obstrução hemodinâmica:
  - arritimia (20%), murmúrio cardíaco
  - falência cardíaca congestiva (obstrução valvular)
  - síncope
- embolização (30–40%) para CNS, artéria coronária, aorta, rim, baço, extremidades, artéria pulmonar (causada por fragmentos de tumor/coágulo acumulado)

Localização: átrio esquerdo (75–80%), átrio direito (10–20%); ventrículo (5%); biatrial (com crescimento através da fossa oval)
Local: anexo ao septo interatrial por uma pequena haste na fossa oval (75%)/até a parede das câmaras cardíacas/até as superfícies das válvulas; pode-se projetar para dentro do ventrículo, causando obstrução parcial da válvula átrio ventricular

√ Pequenos mixomas não produzem nenhuma descoberta no CXR
√ Cardiomegalia
√ Obstrução atrial (imitando estenose valvular)
√ Defeito persistente no átrio/defeito diastólico no ventrículo

A. MIXOMA ATRIAL ESQUERDO (75–80%) com obstrução da válvula mitral:
√ Hipertensão venosa pulmonar:
√ Redistribuição vascular pulmonar
√ Edema intersticial
√ Aumento do LA
√ SEM aumento do apêndice atrial
√ Nódulos ossificados no pulmão
Cx: embolia sistêmica (27%) em 50% até o CNS (derrame/aneurisma "micótico")

B. MIXOMA ATRIAL DIREITO (10–20%) com obstrução da válvula tricúspide:
√ Calcificação do tumor: D > E
√ Aumento do RA
√ SVC, IVC, veia ázigo proeminentes
√ Vascularidade pulmonar diminuída
√ Derrame pleural (ocasionalmente)
Cx: embolia pulmonar

ECOCARDIOGRAMA: (ECHO-2D é uma opção de estudo)
√ Tumor conectado por pedúnculo estreito
√ Mobilidade do tumor:
√ Prolapso através da válvula AV durante diástole
√ Distensibilidade do tumor
√ Massa esférica hiperecoica:
√ Áreas hiperecoicas internas (= hemorragia, necrose)
√ Focos ecogênicos manchados (= calcificações)
√ Projeções na superfície semelhantes a folhagens

Doppler:
√ Regurgitação valvular

Descobertas modo M de interesse apenas histórico:
√ Ecos densos aparecendo posteriores ao folheto mitral anterior após início da diástole
√ Folheto mitral posterior obscurecido
√ Ecos do tumor podem ser rastreados dentro do LA
√ LA dilatado
√ Inclinação da fração de ejeção reduzida

CT:
√ Defeito de preenchimento intraluminal esférico/ovoide bem definido
√ Contorno da superfície lobular/liso

√ Atenuação de tumor mais baixa do que sangue não opacificado (em decorrência do componente gelatinoso)
√ Textura heterogênea (em virtude de hemorragia, necrose, formação de cisto, fibrose, calcificação [16%], ossificação)
MR:
√ Isso-/hipointensa na T1WI relativa ao miocárdio
√ Aumento de contraste heterogêneo (secundário a áreas necróticas)
√ Marcadamente hiperintenso em T2WI
√ Áreas de intensidade de sinal diminuídas (calcificações, depósitos de hemossiderina)
Rx: excisão cirúrgica urgente ± valvuloplastia/substituição de válvula)
Prognóstico: 5–14% da taxa de recorrência (mixomas multifocais)
DDx: (1) coágulos (mais comumente em LA + LV)
(2) outros tumores cardíacos: sarcoma, mesenquimoma maligno, metástase, fibroelastoma papilar (também surge de pedúnculo estreito)

Complexo de Carney
= SÍNDROME DE CARNEY = MIOMA COMPLEXO
= doença herdada dominante autossômica
Prevalência: 7% de todos os mixomas: 150 pacientes identificados desde 1985 no mundo todo
Idade: mais jovens do que pacientes com mixoma esporádico
- superatividade endócrina:
  - síndrome de cushing
  - precocidade sexual
  - acromegalia
(1) mixomas cardíacos: multifocais (66%), fora do átrio esquerdo, recorrendo a uma taxa aumentada após ressecção
(2) lesões cutâneas hiperpigmentadas: lentigo, efélides, nevo azul
(3) fibroadenoma mixoide do peito
(4) schwannoma melanótico psamomatoso
(5) adenoma hipofisário
(6) tumor testicular: tumor celular de Sertoli calcificado de célula grande
(7) hiperplasia adrenocortical nodular pigmentada
Observação: não relacionada com a tríade de Carney (hamartomas pulmonares, paragangliomas extrasuprarrenais, leiomiossarcoma gástrico)

FIBROELASTOMA PAPILAR
= PAPILOMA FIBROELÁSTICO = PAPILOMA/MIXOMA/FIBROMA DAS VÁLVULAS = EXCRESCÊNCIA DE LAMBL GIGANTE = MIXOFIBROMA = FIBROMA HIALINO
= papiloma endocárdico benigno predominantemente afetando válvulas cardíacas
Prevalência: 25% de todos os tumores valvulares cardíacos (tumor valvular mais comum); 10% de todos os tumores cardíacos primários (2° neoplasma cardíaco benigno primário mais comum após mixoma)
Idade média: 60 anos; M÷F = 1÷1
Causa: ? processo reativo, ? hamartoma
Patologia: massa gelatinosa com aparência de "anêmona do mar" em virtude de múltiplas folhagens papilares ramificadas delicadas conectadas ao endocárdio por um pedículo curto
Histologia: papiloma avascular composto de núcleo fibroso + revestido por uma única camada de endotélio; células musculares lisas difusas dentro das projeções papilares
- maior parte das vezes assintomático (descoberta incidental na autopsia, cirurgia, ecocardiografia, cateterismo cardíaco)
- dor no peito, dispneia, eventos embólicos (TIA, derrame de coágulos coletados no tumor)
- SEM disfunção valvular

Localização: aórtica (29%) > mitral (25%) > tricúspide (17%) > válvula pulmonar (13%); superfície endocárdica não valvular do átrio/ventrículo (16%)
Local: < 1 cm de diâmetro (pode ter até 5 cm)
ECOCARDIOGRAMA:
√ Massa pedunculada móvel homogênea < 1,5 cm:
√ Projeção alongada como um filamento/cabeça bem definida
√ Borda pontilhada CARACTERÍSTICA com uma "cintilação/vibração" na interface entre o tumor e o sangue circundante (DDx: coágulo amorfo)
√ Palpitações/prolapsos com movimento cardíaco
√ Fluxo de sangue turbulento
Rx: excisão cirúrgica ± reparo do folheto/substituição da válvula

PERSISTÊNCIA DO CANAL ARTERIAL
= PDA = persistência do arco aórtico esquerdo, que conecta a artéria pulmonar direita com a aorta descendente além da origem da artéria subclávia esquerda
Incidência: 9% de todos CHD; M÷F = 1÷2
Associado a: prematuridade, asfixia no nascimento, nascimentos am alta altitude, síndrome de rubéola, coarctação, VSD, trissomia 18+21
Fisiologia do ducto normal em bebê maduro:
aumento na pressão do oxigênio arterial leva a constrição + fechamento do ducto
◊ Fechamento funcional em virtude da contração muscular em 10–15–48 horas
◊ Fechamento anatômico decorrente de fibrose + trombose subíntima: em 35% até 2 semanas, em 90% até 2 meses; em 99% até 1 ano
Hemodinâmica de PDA:
volume aumentado de sangue flui da aorta através de PDA + artéria pulmonar dentro dos pulmões e então para o lado esquerdo do coração

RA	↔	RV	↔	PA principal	↑
Vasos pulmonares	↑				
LA	↔/↑	LV	↔/↑	Ao	↑

- maioria assintomática
- falência cardíaca congestiva (rara) aos 3 meses de idade, se o desvio E para D for grande
- murmúrio contínuo
- pulsos periféricos delimitadores (escoamento da pressão aórtica através de PDA)
CXR (imita VSD):
√ Segmento das artérias pulmonares aumentado
√ Aumento da vasculatura pulmonar: menos fluxo direcionado ao lóbulo superior esquerdo
√ Aorta ascendente aumentada + arco aórtico (timo pode obscurecer isso)
√ Aumento LA + LV
√ RV aumentado (somente com hipertensão pulmonar)
√ Ducto proeminente infundíbulo (divertículo)
= proeminência entre botão aórtico + segmento da artéria pulmonar
√ Janela aortopulmonar obscurecida
√ "trilho de trem" = ducto arterioso calcificado
ECOCARDIOGRAMA:
√ Razão LA ÷ Ao ≥ 1,2 ÷ 1 (sinaliza desvio E para D significativo)
Angiografia:
√ Curso do cateter de RA para RV, artéria pulmonar principal, PDA, aorta ascendente
√ Comunicação da aorta (distal à artéria subclávia esquerda) até a artéria pulmonar em aortograma com visualização AP/LAT/oblíqua anterior esquerda

PDA em Bebê Prematuro
bebê prematuro não sujeito a hipertrofia medial muscular de pequenos ramos da artéria pulmonar (o que ocorre em bebês normais, subsequentemente à hipóxia progressiva no 3º trimestre)
- CHF
  Causa:
    (a) pressão na artéria pulmonar permanece baixa sem oposição de quaisquer desvios E para D (PDA/VSD)
    (b) ducto arterioso permanece aberto secundário à hipóxia RDS
- √ Recorrência de preenchimento de espaço aéreo alveolar após resolução de RDS
- √ Padrão granular de doença na membrana hialina torna-se mais opaco
- √ Aumento do coração (marcado por ventilação de pressão positiva)

Rx:
  (a) terapia médica:
    (1) suporte de oxigênio, diuréticos, *digitalis*
    (2) evita sobrecarga de fluido (não aumenta o volume do desvio)
    (3) antiprostaglandina = indometacina se opõe à prostaglandina, que são dilatadores de ducto potentes
  (b) ligação cirúrgica

PDA Benéfica
= efeito compensatório de PDA em:
1. Tetralogia de Fallot
   cianose geralmente ocorre durante o fechamento do ducto logo após o nascimento
2. Hipertensão pulmonar de Eisenmenger
   PDA age como válvula de escape de desvio de sangue até a aorta descendente
3. Arco aórtico interrompido
   suprimento da extremidade inferior por meio de PDA

PDA Não Benéfica
em desvios E para D (VSD, janela aortopulmonar) PDA aumenta o volume de desvio

ÚLCERA AÓRTICA PENETRANTE
= ÚLCERA ATEROSCLERÓTICA PENETRANTE DA AORTA
= placa íntima ateromatosa caracterizada pela ulceração que penetra profundamente dentro da lâmina elástica interna + atinge a média
Incidência: incomum
Idade: idosos com hipertensão, hiperlipidemia e aterosclerose grave
- com frequência assintomática
- dor no peito que pode-se irradiar para as costas (SEM diferença de pulso, regurgitação aórtica, sintomas no CNS)
- isquemia distal ocasional em virtude de evento embólico

Localização: terço médio/distal da aorta torácica descendente (31%); ocasionalmente, aorta abdominal; pode ocorrer em qualquer lugar da aorta
- √ Doença aterosclerótica extensiva + ectasia
- √ Falta de compressão do lúmen aórtico
- √ Hematoma intramural
- √ SEM retalho da íntima

CECT:
- √ Placa ulcerada focalmente
- √ Hematoma subíntimo adjacente (diferenciação de coágulo intraluminal/placa aterosclerótica não possível):
  - √ Deslocamento para dentro da íntima calcificada (comum)
- √ Espessamento/contraste de parede aórtica adjacente

MR (valioso para pacientes com falência renal):
- √ Escavação focal da parede aórtica
- √ Hematoma subagudo na parede aórtica de intensidade de sinal alta na T1WI + T2WI (metemoglobina) localizado ou imitando dissecção do tipo 3

Angiografia:
- √ Placa aterosclerótica ulcerada
- √ Espessamento da parede aórtica

Cx:
  (1) dissecção aórtica (a 2º de hemorragia dentro da média: controversa)
    (a) localizada/extensa
    (b) "dois canos" comunicantes/trombosados
  (2) aneurisma aórtico sacular/fusiforme (a 2º de alongamento da parede aórtica
  (3) rompimento aórtico (40% de risco comparado a 7% de risco em dissecção aórtica)

Rx: (1) medicamento anti-hipertensivo, analgésicos
  (2) excisão de úlcera + enxerto de interposição aórtica (para pacientes com sintomas recorrentes/formação de pseudoaneurisma)

DDx: (1) Dissecção aórtica (retalho da íntima, lúmen patente falso)
  (2) Ateroma/coágulo intramural crônico (intensidade de sinal baixa sobre a T1WI + T2WI)

CISTO PERICÁRDICO
Etiologia:
  (a) defeito na embriogênese das cavidades celômicas
  (b) sequelas de pericardite
Histologia: revestida por camada simples de células mesoteliais
Idade: 30–40 anos; M÷F= 3÷2
- assintomático (50%)

Localização: (a) ângulo cardiofrênico (75%), D÷E = 3÷1 a 3÷2, em 25% maior; pode-se estender dentro da fissura maior
  (b) mediastino (raro)
- √ Massa triangular redonda/ovoide agudamente marginada geralmente 3–8 cm (gama, 1–28 cm) de diâmetro
- √ Mudança de tamanho + forma com respiração/posição do corpo
- √ Valores de atenuação de 20–40 HU, ocasionalmente mais altos

DEFEITO PERICÁRDICO
= AUSÊNCIA CONGÊNITA DO PERICÁRDIO
= falência de desenvolvimento pericárdico secundário à atrofia prematura do ducto esquerdo de Cuvier (veia carinal), que não consegue nutrir a membrana pleuropericárdica esquerda
Frequência: 1÷3.000, M÷F = 3÷1
Idade na detecção: recém-nascido a 81 anos de idade (média 21 anos)

Localização:
  A. AUSÊNCIA PARCIAL........................(91%)
    (a) ausência completa no lado esquerdo.... 35%
    (b) defeito foraminal no lado esquerdo..... 35%
    (c) aplasia pericárdica diafragmática....... 17%
    (d) defeito foraminal no lado direito........ 4%
  B. AUSÊNCIA BILATERAL TOTAL............... (9%)

Em 30% associado a:
  (1) cisto broncogênico (30%)
  (2) VSD, PDA, estenose mitral
  (3) hérnia diafragmática, sequestração
- principalmente assintomático
- palpitações, taquicardia, dispneia, tontura, síncope
- desconforto posicional ao deitar sobre o lado esquerdo

- dor no peito intermitente não específica (falta de coxim pericárdico, torção de grandes vasos, tensão nas adesões pleuropericárdicas, pressão nas artérias coronárias pela borda do defeito pericárdico)
- ECG: desvio do eixo direito, bloqueio no feixe de ramos direito

√ *Tamanho*:
- defeito pequeno no forame = sem anormalidades
- defeito grande = herniação das estruturas cardíacas/pulmão
- ausência completa = levoposição do coração

√ Ausência de corpo adiposo pericárdico esquerdo
√ Levoposição do coração com falta de visualização da borda do coração direito
√ Proeminência/protuberância focal na área do fluxo de saída do RVOT, artéria pulmonar principal, apêndice atrial esquerdo
√ Marginação acentuada + alongamento da margem do coração esquerdo
√ Insinuação do pulmão entre o coração + hemidiafragma esquerdo
√ Insinuação do pulmão entre botão aórtico + artéria pulmonar
√ Distância aumentada entre coração + esterno secundário à ausência de esternopericárdio (projeção lateral de tabela cruzada)
√ Pneumopericárdio em seguida a pneumotórax
√ SEM desvio traqueal

Cx: estrangulamento cardíaco
Rx: defeito foraminal requer cirurgia por causa de
    (a) herniação + estrangulamento do apêndice atrial esquerdo
    (b) herniação do LA/LV
    (1) fechamento do defeito com retalho pleural
    (2) ressecção do pericárdio

MESOTELIOMA PERICÁRDICO

= neoplasma primário maligno surgindo das células mesoteliais do pericárdio

Incidência: < 1% de todos os mesoteliomas; 50% de todos os tumores pericárdicos primários
Idade: 2–78 (média, 46) anos; M÷F = 2÷1
Patologia: massas pericárdicas coalescentes múltiplas com obliteração do espaço pericárdico; invasão miocárdica é rara
Histologia: tumor bifásico composto de áreas epiteliais formando estruturas tubopapilares (lembrando carcinoma) e áreas fusiformes (lembrando sarcoma)

- dor no peito, tosse, dispneia, palpitações
- sinais de pericardite, tamponamento cardíaco

√ Espessamento pericárdico difuso irregular
√ Invólucro cardíaco por massas de tecido mole
√ Efusão pericárdica

CXR:
√ Aumento cardíaco com contorno irregular
√ Aumento mediastinal difuso

Rx: cirurgia paliativa + radioterapia
Prognóstico: sobrevivência de 6–12 meses após diagnóstico

TERATOMA PERICÁRDICO

= neoplasma benigno de célula germinal
Idade: bebês + crianças
Histologia: derivados de todas as 3 camadas de células germinais (neuroglia, cartilagem, músculo-esquelético, fígado, intestino, pâncreas, tecido glandular)
Localização: dentro do saco pericárdico conectado a grande vaso via pedículo; intramiocárdica (rara)

- doença respiratória, cianose (em virtude de tamponamento pericárdico + comperssao da SVC, RA, raiz aórtica, PA)

CXR:
√ Silhueta cardiomediastinal aumentada
√ Dentes calcificados formados

US:
√ Massa cística multilocular complexa heterogênea intrapericárdica:
  √ Focos ecogênicos intrínsecos (= calcificação)
√ Efusão pericárdica
√ Hidropisia fetal (ascite, derrame pleural, edema subcutâneo, poli-hidrâmnios)

MR:
√ Massa grande de intensidade de sinal heterogêneo

Rx: pericardiocentese emergente (lesão que ameaça a vida): excisão cirúrgica urgente
Prognóstico: bom

CIRCULAÇÃO FETAL PERSISTENTE

= HIPERTENSÃO PULMONAR PERSISTENTE DO RECÉM-NASCIDO
= demora na transição de circulação pulmonar intra para extrauterina
Causa: doença primária relacionada com asfixia do nascimento, doença pulmonar parenquimal concomitante (aspiração de mecônio, pneumonia, hemorragia pulmonar, doença na membrana hialina, hipoplasia pulmonar), doença cardiovascular concomitante, lesão miocárdica hipóxica, síndromes de hiperviscosidade)

- pO_2 lábil

√ Coração normal estruturalmente

POLIARTERITE NODOSA

= PERIARTERITE NODOSA = PAN
= inflamação necrosante fibrinoide sistêmica de artérias musculares de tamanho médio + pequenas <u>sem</u> glomerulonefrite ou vasculite nas arteríolas, capilares, vênulas

Frequência: 4–9 casos/milhão/ano (raro); 70 por milhão/ano em pacientes com hepatite B
Etiologia: ? deposição de complexos imunes
Idade: 18–81 (idade média, 55) anos; M÷F = 2÷1
Patologia: vasculite necrosante focal panmural; degeneração mucoide + necrose fibrinoide começa dentro da média; aneurismas pequenos múltiplos; ausência de vasculite em vasos que não sejam artérias (DDx: angeiite necrosante, aneurisma micótico)
Histologia: infiltração de célula polimorfonuclear em todas as camadas da parede arterial + tecido perivascular (fase aguda), infiltração de células mononucleares, proliferação da íntima, trombose, inflamação perivascular (estágio crônico)
Associada a: hepatite B + antigenemia HIV

- febre baixa, mal-estar, dor abdominal, perda de peso
- mialgia, artralgia, hipertensão, mononeurite múltipla
- ESR elevada, trombocitose, anemia
- positivo para antígeno de superfície de hepatite B (até 30%)
- titragem ANCA perinuclear positiva

Localização: todos os órgãos podem estar envolvidos, rins (70–90%), coração (65%), fígado (50–60%), baço (45%), pâncreas (22–35%), trato GI, CNS (acidente cerebrovascular, convulsão), pele

@ rins (envolvidos em 70–80–90%)
- hematúria indolor, síndrome nefrótica
- falência renal aguda/crônica

√ Nefrograma irregular
√ Áreas corticais radiolucentes
√ Eliminação prolongada de material de contraste
√ Microaneurismas pequenos intrarrenais múltiplos (na bifurcação das artérias interlobulares/arqueadas)
√ Aneurismas podem desaparecer (trombose) ou aparecer em novos locais

√ Estreitamento arterial + trombose (estágio crônico/estágio de cura)
√ Pequenos infartos corticais múltiplos
CECT:
  √ Contorno renal lobulado + afinamento irregular (em virtude de infartos corticais anteriores)
  √ Bandas hipoatenuantes múltiplas (oclusão arterial)
Cx: hemorragia intrarrenal/subcapsular/perinéfrica (rompimento de aneurisma)
@ peito (envolvido em 70%)
  • CHF, infarto do miocárdio
  √ Aumento cardíaco/efusão pericárdica (14%)
  √ Derrame pleural (14%)
  √ Ingurgitamento venoso pulmonar (21%)
  √ Edema pulmonar maciço (4%)
  √ Densidades lineares/atelectasia semelhante a placas (10%)
  √ Infiltrações periféricas em forma de cunha/redondas de distribuição não segmentar (14%) (simulando doença tromboembólica com infarto)
  √ Pode ocorrer cavitação
  √ Pneumonite no campo inferior intersticial do pulmão
@ fígado (50–66%)
  √ Eliminação prolongada de material de contraste (em virtude do aumento na resistência arterial hepática periférica + infartos hepáticos)
@ trato GI (50–70%)
Localização: intestino delgado > mesentério > cólon
  • dor abdominal, náusea, vômitos (66%)
  √ Formação de úlcera, sangramento GI (6%)
  √ Perfuração do intestino (5%), infarto do intestino (1,4%)
  √ Pneumatose intestinal ± gás no portal venoso
@ músculo-esquelético (39%)
  • mialgia, artralgia (50%), claudicação em membro
  √ Aneurismas de artérias lombares + intercostais (19%)
  √ Isquemia das extremidades inferiores (16%)
@ pele (20%)
  • púrpura palpável, infecção, úlcera isquêmica
  • nódulos subcutâneos sensíveis (15%)
  • neuropatia periférica (= mononeurite múltipla)
Angiografia: (61–89% sensível, 90% específica, 55% PPV, 98% NPV, 80% taxa de positivo verdadeiro)
  √ Aneurismas múltiplos (> 10) de artérias pequenas + médias geralmente nos pontos de ramificação como resultado de pananecrose da lâmina interna elástica em 50–60% (MARCO):
    √ 1–5 mm aneurismas saculares em 60–75%
    √ Aneurismas fusiformes/ectasia arterial
    ◊ Aneurismas são encontrados em 12–94% dos pacientes com poliarterite nodosa
  √ Irregularidades luminais (em até 90%)
  √ Estenoses das artérias
  √ Oclusões arteriais + infartos nos órgãos (98%)
DDx: vasculite reumatoide, abuso de drogas, lúpus sistêmico eritematoso, síndrome de Churg-Strauss
Dx: angiografia, biopsia de tecido
Cx: hipertensão mediada por renina, falência renal, hemorragia secundária a rompimento de aneurisma (9%), infarto nos órgãos em virtude de trombose nos vasos, gangrena dos dedos/artelhos
Prognóstico: curso clínico dura de vários meses a > 1 ano; recaída em 40% dentro do intervalo médio de 33 meses; 13% de taxa de sobrevivência de 5 anos se não tratado
Rx: imunossupressão com corticosteroides + ciclofosfamida (aumenta a taxa de sobrevivência de 5 anos para 48–90%)

SÍNDROME DO APRISIONAMENTO DA ARTÉRIA POPLÍTEA

= artéria poplítea classicamente curva-se medialmente e, então, inferiormente à inserção tendínea da cabeça medial do gastrocnêmio
Incidência: 35 casos na literatura cirúrgica americana; bilateral em até 66%
Causa: desenvolvimento anômalo e curso da cabeça medial do músculo gastrocnêmio, que se conecta ao côndilo femoral medial após desenvolvimento da artéria poplítea primitiva em embriões de 20 mm, pendurados ao redor do aspecto lateral da artéria poplítea
Fisiopatologia:
fluxo desimpedido quando o músculo está relaxado; angulação arterial aumentada com contração muscular (inicial); hiperplasia progressiva da íntima ("ateroma" = troca de nome) em virtude de microtrauma na área de compressão arterial repetida; em última instância oclusão/trombose dentro do aneurisma (tardio)
Idade: < 35 anos em 68%; idade de pico aos 17 e 47 anos; M÷F = 9÷1
• claudicação na panturrilha unilateral intermitente lentamente progressiva (inicial), especialmente durante períodos de posição em pé
• isquemia aguda da perna com oclusão permanente da artéria poplítea (tardio)
√ Pulso tibial posterior obliterado durante flexão plantar ativa contra resistência
√ PVR tem 40% de resultados falsos-positivos
√ Índice tornozelo – braço reduzido durante contração muscular ativa
√ Formas de onda de Doppler de artéria tibial posterior diminuída durante contrações musculares
Angiografia (visualizações biplanares com joelho hiperestendido):
  √ Desvio medial da artéria (29%), estenose poplítea (11%), dilatação pós-estenótica (8%)
Dx:
  √ Arteriografia com típico desvio medial da artéria poplítea antes + depois da contração do gastrocnêmio
  √ Trombose/oclusão na artéria poplítea
Cx: aneurisma na artéria poplítea
DDx: doença adventícia cística da artéria poplítea, embolia arterial, aterosclerose prematura, aneurisma popliteal com trombose, trauma na artéria poplítea, doença de Buerger, estenose na corda espinhal (= claudicação neurogênica)

HIPERTENSÃO PULMONAR PRIMÁRIA

= ARTERIOPATIA PULMONAR FLEXOGÊNICA
Diagnóstico por exclusão:
Hipertensão arterial pulmonar progressiva não explicada clinicamente sem evidência de doença tromboembólica/doença veno-oclusiva pulmonar)
Sob risco: hipertensão portal (com/sem doença hepática), doença vascular do colágeno, infecção por HIV, ingestão de aminorex fumarate (redutor de apetite)
Histologia: lesões plexiformes + angiomatoides = canais tortuosos dentro da proliferação "glomeruloide" de células endoteliais (75%); coágulos agudos + organizados (50%)
Idade: 3ª década; M÷F = 1÷3
• início gradual de dispneia progressiva (60%)
• fadiga fácil, síncope, angina
• hiperventilação, hemoptise
• fenômeno de Raynaud
√ Aumento ventricular direito (hipertrofia + dilatação)
√ Dilatação das artérias pulmonares centrais

CXR:
- √ Artérias pulmonares centrais proeminentes
  - √ Tronco pulmonar aumentado
  - √ Artéria pulmonar descendente direita > 25 mm de largura
- √ Vascularidade pulmonar:
  - √ Oligemia + vasos rapidamente afunilados
  - √ supercirculação + distensão vascular

CT:
- √ Aumento das artérias pulmonares centrais:
  - √ Diâmetro da artéria pulmonar principal > 29 mm (87% sensível, 89% específica) mensurado em um plano de varredura no ângulo direito de seu eixo longo exatamente lateral à aorta ascendente
  - √ Razão artéria segmentar para brônquio > 1÷1
  - √ Razão artéria pulmonar para aorta (rPA) >1
- √ Calibre abruptamente diminuído dos vasos pulmonares periféricos (no terço exterior ao médio da capa dos pulmões)

CT de alta resolução:
- √ Padrão de mosaico da atenuação do pulmão (em virtude de variações regionais na perfusão do pulmão):
  - √ Áreas hiperdensas contêm vasos de grande calibre
  - √ Áreas hipodensas contêm vasos de pequeno calibre

MR:
- √ Reversão de curvatura septal interventricular
- √ Correlação linear direta entre pressão média da artéria pulmonar (PAP) e razão do calibre da artéria pulmonar principal para aorta descendente (MPA/Ao)
- √ Sinal intravascular normal (em virtude do fluxo arterial lento causado por resistência pulmonar vascular) em 92% na T1WI com porta

Nuclear:
- √ Varreduras V/Q normais/de baixa probabilidade

Angiografia:
- √ Artérias centrais simetricamente aumentadas
- √ Padrão difuso de afunilamento abrupto + vasos subsegmentares dasbastados
- √ Artérias periféricas filamentosas/"em rolha"
- √ Colaterais subpleurais (ocasionalmente)

Prognóstico: morte em 2–5 anos
Rx: vasodilatadores, bloqueadores de canal de cálcio, diuréticos, anticoagulantes; transplante de pulmão/coração-pulmão

PSEUDOCOARCTAÇÃO
= PSEUDOCOARCTAÇÃO (KINKING) DA AORTA
= aorta torácica redundante alongada com pseudocoarctação aguda/"buckling" anterior exatamente distal à origem da artéria subclávia esquerda no ligamento arterioso
= variante de coarctação sem gradiente de pressão

Idade: 12–64 anos
Associada a:
hipertensão, válvula aórtica bicúspide, PDA, VSD, estenose aórtica/subaórtica, ventrículo único, ASD, anomalias dos ramos dos arcos aórticos
- assintomática
- murmúrio de ejeção
- SEM gradiente de pressão através do segmento com "buckling"

√ Desvio anteromedial da aorta
√ Arco aórtico alto em "forma de chaminé" (em crianças)
√ Massa de tecido mole redonda/oval na região paratraqueal esquerda + arco aórtico superior a presumivelmente, normalmente posicionado [secundário ao alongamento de aorta ascendente + arco aórtico]
√ Deslocamento anterior do esôfago
√ SEM fenda na vértebra/dilatação de artérias braquiocefálicas/aumento do LV/dilatação pós-estenótica

Angiografia:
√ Alta posição do arco aórtico
√ "Sinal do número 3" = fenda na aorta descendente no agrupamento do ligamento arterioso curto

DDx: coarctação verdadeira, aneurisma, massa mediastinal

PSEUDOANEURISMA NA ARTÉRIA PULMONAR
= laceração/rompimento de camadas da parede do vaso com extravasamento de sangue contido pela adventícia/coágulo/tecido comprimido circundante

Incidência: rara
Causa:
A. TRAUMA
  1. Colocação inadequada de cateter de Swan-Ganz
  2. Trauma penetrante/fechado (raro)
B. INFECÇÃO:
  1. Aneurisma micótico (disseminação endovascular de endocardite, extensão direta de pneumonia necrosante)
  2. Aneurisma micobacteriano (aneurisma de Rasmussen)
  3. Aneurisma sifilítico
C. ANORMALIDADE VASCULAR: necrose medial cística, doença de Behçet, síndrome de Marfan, doença de Takayasu
D. OUTRAS: embolia séptica, neoplasma

Associado a: CHD (ducto arterioso patente)
- hemoptise (= vazamento de sangue dentro da árvore brônquica)

CXR:
√ Massa pulmonar focal estável/aumentando

CT:
√ Massa pulmonar redonda contrastada isotensa em direção à artéria pulmonar central

Cx: 100% de mortalidade com rompimento

ATRESIA PULMONAR
= AUSÊNCIA CONGÊNITA DE ARTÉRIA PULMONAR
= válvula pulmonar atrésica com artéria pulmonar subdesenvolvida distalmente

Pode estar associada a: pulmão hipogenético

CXR:
√ Hemitórax pequeno de radiodensidade normal
√ Mudança mediastinal para o lado afetado
√ Elevação do diafragma ipsilateral
√ Rede reticular de vasos no lado afetado (em virtude da circulação colateral sistêmica das artérias bronquiais)
√ Fenda nas vértebras de proeminência das artérias intercostais (em virtude de grandes vasos colaterais transpleurais)

OB-US
√ Ventrículo direito pequeno/aumentado/normal
√ Aumento atrial progressivo (regurgitação tricúspide)
√ Reversão de fluxo no ducto arterioso + artéria pulmonar principal (mais confiável)

Atresia Pulmonar com Septo Interventricular Intacto
Associada a: ASD (desvio D para E)

tipo I: sem RV remanescente, sem regurgitação tricúspide
√ RA moderadamente aumentado (dependendo do tamanho ASD)

tipo II: RV normal com regurgitação tricúspide
√ Aumento maciço do RA

√ Cardiomegalia (LV, RA)
√ Segmento da artéria pulmonar côncavo/pequeno
√ Vascularidade pulmonar diminuída

DOENÇA VENO-OCLUSIVA PULMONAR
= estreitamento fibroso das veias intrapulmonares: a contraparte pós-capilar de hipertensão pulmonar primária
Causa: idiopática (condição rara); trombose venosa iniciada por infecção/exposição tóxica/deposição de complexo imunológico
Pode estar associada a:
gravidez, transplante, toxicidade de drogas (carmustina, bleomicina, mitomicina)
Hemodinâmica:
- pressão elevada no átrio direito + artéria pulmonar
- débito cardíaco diminuído
- pressões em cunha capilares normais/variavelmente elevadas
- pressão normal no átrio esquerdo + ventrículo esquerdo (exclui doença cardíaca como causa de hipertensão venosa)

Idade: crianças (33%), adolescentes; M÷F = 1÷1
Histologia:
(a) mudanças específicas: redes, coágulos canalizados (em até 95%), fibrose da íntima das veias pulmonares; "hemangiomatose capilar" = folhas e coleções nodulares de capilares de paredes finas, invadindo artérias pulmonares + veias + bronquíolos + pleura
(b) mudanças não específicas da hipertensão venosa: hipertrofia medial venosa, edema septal + fibrose, infarto venoso parasseptal, dilatação linfática intersticial + pleural, macrófagos contendo hemossiderina intra-alveolares

- dispneia progressiva, hemoptise
- sintomas como os que antecedem a gripe

CXR:
√ Hipertensão arterial pulmonar
√ Edema pulmonar intersticial difusa
√ Átrio esquerdo de tamanho normal
√ Linfadenopatia mediastinal

CT:
√ Veias pulmonares centrais marcadamente pequenas
√ Atenuação opaca parenquimal central e dependente da gravidade
√ Septos interlobulares espessados uniformemente
√ Efusões pleurais
√ Átrio esquerdo de tamanho normal
√ Nódulos centrilobulares

NUC:
√ Distribuição segmentar de Tc-99m MAA (de hipertensão arterial pulmonar "a vasante")

Angiografia:
√ Ventrículo direito + artérias pulmonares centrais aumentados
√ Fase de contraste parenquimal prolongado
√ Preenchimento retardado das veias pulmonares normais
√ Átrio esquerdo de normal a pequeno

Prognóstico: morte em 3 anos (sem terapia eficaz)
Cx: edema pulmonar potencialmente fatal, seguindo à administração de vasodilatadores para suposta hipertensão pulmonar pré-capilar
Dx: com frequência não percebida inicialmente (apresentação clínica + descobertas radiográficas imitam doença pulmonar intersticial)

INSUFICIÊNCIA PULMONAR
Causa:
(a) dilatação da válvula: hipertensão pulmonar, síndrome de Marfan
(b) dano às cúspides: doença cardíaca reumática, endocardite infecciosa, doença carcinoide

CT:
√ Aposição inadequada da cúspide no final da diástole
√ Dilatação do anel pulmonar + artéria pulmonar
√ Dilatação + hipertrofia do RV

ESTENOSE PULMONAR
Frequência: estenose na artéria pulmonar sem VSD em 8% de todos os CHDs
Embriologia: infundíbulo formado da porção proximal do *bulbus cordis*; válvulas pulmonares desenvolvem-se na 6ª–9ª semana a partir do crescimento de 3 tubérculos

- maioria assintomática
- cianose/falência cardíaca
- murmúrio de ejeção sistólica baixo
√ Domo sistólico da válvula pulmonar (= abertura incompleta)
√ Vascularidade pulmonar normal/diminuída/aumentada (dependendo da presença + natureza de más formações associadas)
√ Tronco pulmonar aumentado + artéria pulmonar esquerda (dilatação pós-estenótica)
√ Artéria pulmonar esquerda proeminente + artéria pulmonar direita normal
√ Hipertrofia do RV com tamanho reduzido da câmara do RV:
  √ Elevação do ápice cardíaco
  √ Convexidade aumentada da borda cardíaca anterior na visualização oblíqua anterior esquerda
  √ Diminuição do espaço limpo retroesternal
√ cor pulmonale
√ Aumento leve do LA (razão desconhecida)
√ Calcificação das válvulas pulmonares em adultos mais velhos (rara)

Prognóstico: morte a uma idade média de 21 anos, se não tratado

Estenose Pulmonar Subvalvular
A. ESTENOSE PULMONAR INFUNDIBULAR
   geralmente, na Tetralogia de Fallot
B. ESTENOSE PULMONAR subinfundibular
   = feixes de músculos anômalos hipertrofiados cruzando porções do RV
   Associada a: VSD (73–85%)
   (a) tipo baixo: cursa diagonalmente do lado septal anterior baixo até a crista posteriormente
   (b) tipo alto: defeito horizontal através do RV antes do infundíbulo
√ sem dilatação da PA por causa da dissipação de força do RV através da área alongada de obstrução

Estenose Pulmonar Valvular
Causa:
(a) congênita (95%)
(b) adquirida, febre reumática, carcinoide metastático
1. ESTENOSE VALVULAR PULMONAR CLÁSSICA/TÍPICA (95%)
   = fusão comissural das cúspides pulmonares
   Idade da apresentação: infância
   - clique pulmonar
   - ECG: hipertrofia do RV
   √ Válvula em forma de domo móvel fina
   √ Jato de contraste através de orifício central pequeno
   √ Artéria pulmonar principal + esquerda dilatada
   Rx: valvuloplastia com balão
2. ESTENOSE NA VÁLVULA PULMONAR DISPLÁSICA (5%)
   = cúspides distorcidas redundantes espessadas, tecido secundário imóvel a mixomatoso
   - SEM clique
   √ SEM dilatação pós-estenótica
   Rx: ressecção cirúrgica de tecido valvular redundante
   Hemodinâmica: > obstrução da ejeção sistólica do RV com carga de pressão no RV

RA	↔/↑	RV	↑	PA principal	↑
Vasos pulmonares	↔			LPA	↑
LA	↔	LV	↔	Ao	↔

CXR:
√ Vascularidade pulmonar normal
√ Coração de tamanho normal

CT:
√ Aumento pós-estenótico da PA principal + esquerda
√ Tamanho normal da PA esquerda (não exposta a jato turbulento de válvula estenótica em decorrência do ângulo de 90° da PA principal)
√ Hipertrofia do RV
√ Curvatura do septo interventricular para a esquerda
√ Mobilidade diminuída dos folhetos de válvula maleáveis + finos

Angiografia:
√ Aumento no padrão trabecular do RV
√ Crista supraventricular hipertrofiada (projeção lateral)

Estenose Pulmonar Supravalvular

60% de todas as estenoses de válvula pulmonar

Local do estreitamento: tronco pulmonar, bifurcação pulmonar, uma/ambas as artérias pulmonares, artéria pulmonar lobular, artéria pulmonar segmentar

Forma do estreitamento:
(a) localizado com dilatação pós-estenótica
(b) hipoplasia tubular longa

Pode estar associada a:
(1) estenose pulmonar valvular, estenose aórtica supravalvular, VSD, PDA, estenose arterial sistêmica
(2) estenose pulmonar periférica familiar + estenose aórtica supravalvular
(3) síndrome de Williams-Beuren: PS, AS supravalvular, fácies peculiar
(4) síndrome de Ehlers-Danlos
(5) síndrome pós-rubéola: estenose pulmonar periférica, estenose pulmonar valvular, PDA, baixo peso ao nascer, surdez, catarata, retardamento mental
(6) Tetralogia de Fallot/estenose pulmonar valvular crítica

Estenose na Artéria Pulmonar Periférica

Frequência: 5% de todas as estenoses da artéria pulmonar com um septo ventricular intacto

SÍNDROME DE RAUYNAUD

= isquemia digital episódica em resposta a estímulos fios/emocionais

Patogênese:
(1) aumento no tônus vasoconstritor
(2) pressão sanguínea baixa
(3) leve aumento na viscosidade do sangue
(4) fatores imunológicos (4–81%)
(5) provocação com frio

• resposta exagerada dos dedos a frio/estresse emocional:
  • entorpecimento + perda de percepção tátil
  • palidez demarcada/cianose
• pulsação hiperêmica durante reaquecimento
• esclerodactilia
• pequenas úlceras doloridas na ponta do dedo

Doença de Raynaud

= VASOSPASMO PRIMÁRIO = FORMA ESPÁSTICA DA SÍNDROME DE RAYNAUD
= constrição exagerada induzida pelo frio de células musculares lisas em artéria que de outra forma seria normal

Causa: ? hipersensibilidade adrenorreceptora adquirida
Pode estar associada a: distrofia de reflexo simpático, estágios iniciais de doenças autoimunes
Idade: mais comum em mulheres jovens

• geralmente afeta todos os dedos de ambas as mãos de forma igual
√ Braço segmentar normal + pressões nos dedos em temperatura ambiente
√ Pulso com volume de pico no dedo + subida rápida na sístole, fenda anacrótica exatamente antes do pico, fenda dicrótica alta na curva descendente

Gradiente de pressão de pico:
√ Linha reta em temperaturas baixas (10°–22° C) com súbito reaparecimento de formas de onda normais a 24°–26° C = "fenômeno do limite"

Fenômeno de Raynaud

= VASOSPASMO SECUNDÁRIO COM
= FORMA OBSTRUTIVA DE SÍNDROME DE RAYNAUD
= oclusão na artéria digital em decorrência do processo estenótico em artéria normalmente constritora/associado à viscosidade sanguínea anormalmente alta

Causa:
1. Aterosclerose (mais frequente)
   (a) embolização de uma lesão a montante
   (b) oclusão das grandes artérias que suprem os braços
2. Trauma arterial
3. Estágio final de muitas doenças autoimunes: por exemplo, escleroderma, artrite reumatoide, lúpus eritematoso sistêmico
4. Doença de Takayasu
5. Doença de Buerger
6. Intoxicação por droga (ergot, metissergida)
7. Disproteinemia
8. Hipertensão pulmonar primária
9. Mixedema

• resposta vasoconstritora ao frio normal
√ Braço segmentar reduzido + pressão dos dedos em temperatura ambiente

Gradiente de pressão de pico (76% de sensibilidade, 92% de especificidade)
√ Linha reta/traço mal distinguível a baixa temperatura com aumento gradual de amplitude ao reaquecer

Angiografia de ampliação da mão:
1. Angiograma de base com temperatura ambiente
2. Angiograma de estresse imediatamente em seguida à imersão da mão em água gelada por 20 segundos

ABUSO DE DROGAS RECREACIONAL

= abuso de drogas intravenoso

Incidência: 35.000.000 > 12 anos de idade admitem uso de cocaína pelo menos uma vez em sua vida; 6.000.000 em um ano, 2.300.000 em um mês:
8.000.000 usaram crack
◊ Cocaína é a droga ilícita mais comumente usada + causa mais frequente de mortes relacionadas com drogas

Drogas:
insuflação nasal de cocaína, fumo de cocaína alcaloide ("freebase", crack), anfetaminas, derivados de anfetaminas (metilenodioximetanfetamina 3,4 = ectasy), opiáceos, cannabis, agentes voláteis inalados e nitritos de amilo e butila), solventes industriais (tolueno)

Complicações secundárias a:
(a) efeitos físicos/mecânicos do método de administração (p. ex., técnica de injeção + escolha do local de injeção [por

exemplo, "golpe na virilha" dentro da veia femoral; injeção direta na jugular, subclávia, veia braquiocefálica])
  (b) efeitos químicos/farmacológicos de drogas ou combinação de drogas (p. ex., heroína + cocaína/Talwin®)
  (c) efeitos de agentes adulterantes/preenchedores (p. ex., heroína é misturada com quinino, fermento, pó de serra)
  (d) sequelas microbiológicas (preparação séptica)
  (e) consequências sociais + comportamentais

Complicações Cardiovasculares do Abuso de Drogas
A. Complicações cardíacas
  1. Isquemia + infarto agudo do miocárdio
     Causa: vasoconstrição coronária intensa, ativação de plaquetas (cocaína)
     Droga: anfetaminas, cocaína
  2. Arritmia
  3. Cardiomiopatia dilatada (com frequência reversível)
     Causa: abuso de drogas crônico
  4. Endocardite (especialmente da válvula tricúspide)
     Causa: bacteremia (mais comumente S. aureus) com administração IV não estéril
B. Complicações arteriais
  1. Dissecção aórtica
     Causa: hipertensão sistêmica + efeitos cardíacos inotrópicos positivos ± cronotrópicos da cocaína
  2. Oclusão arterial
     (a) local de injeção em virtude de dano na íntima, trombose, espasmo
     (b) local distal à injeção em virtude de embolização, espasmo
  3. Pseudoaneurisma
  4. Aneurisma micótico
  5. Fístula arteriovenosa
  6. Embolização do agente infeccioso/corpo estranho/ar através de injeção arterial inadvertida
C. Complicações venosas
  1. Trombose venosa profunda (DVT)
     (após veias superficiais serem exauridas)
  2. Tromboflebite séptica
  3. Migração intravenosa de agulha para coração/pulmões

Complicações Respiratórias do Abuso de Drogas
1. Bronquite, epiglotite, sinusite
   Droga: insuflação nasal de cloridrato de cocaína, fumo de cocaína alcaloidal ("freebase", crack)
2. Perfuração nasal septal = "nariz de cocaína"
   Causa: necrose isquêmica de uso crônico de cocaína
3. Pneumonia
   Causa: aspiração durante estados de consciência alterados, efeito anestésico da cocaína na faringe
4. Edema pulmonar
   Droga: overdose de opiáceos, uso IV de cloridrato de cocaína, fumo de crack, anfetamina, ectasy
   Causa: edema pulmonar cardiogênico, neurogênico secundário aos efeitos da droga do CNS, efeito tóxico direto na membrana alveolar-capilar, ativação de resposta imunológica
5. Hemorragia pulmonar
   Droga: crack
6. Embolia pulmonar suave/séptica
   Causa: DVT, tromboflebite séptica, endocardite na válvula tricúspide
7. Granulomatose pulmonar
   Droga: agentes preenchedores insolúveis em medicações orais abusados intravenosamente, como talco (silicato de magnésio), amido, celulose
8. Enfisema
   Droga: maconha, abuso IV de metilfenidato (Ritalina)
9. Hemo -/pio -/pneumotórax
   Causa: tentativa de punção na veia subclávia/jugular, rompimento de bolhas relacionadas com drogas, rompimento de abscesso pulmonar periférico, manobras de inalação durante uso de crack/cannabis

Complicações Neurológicas do Abuso de Drogas
1. Hemorragia intracraniana
   Causa: efeito simpatomimético de → vasoconstrição sistêmica → débito cardíaco aumentado → hipertensão aguda grave
      Observação: em 50% lesão vascular subjacente
   Droga: especialmente, forma alcaloidal de cocaína, anfetamina
2. Derrame isquêmico
   Causa: efeitos vasoconstritores; ativação de plaquetas da cocaína; vasculite em anfetamina + cocaína; eventos embólicos na endocardite/injeção de material particulado
   Droga: cocaína, MDMA (ectasy), heroína
3. Síndrome de encefalopatia posterior reversível (PRES)
   Droga: cocaína, anfetamina
4. Edema cerebral difuso
   Causa: lesão cerebral anóxica após parada cardíaca induzida por drogas, depressão respiratória grave em *overdose* de opiáceo, falência múltipla de órgãos fulminante em *overdose* de drogas
5. Leucoencefalopatia tóxica
   Droga: inalação de vapor de heroína (pirossilato) aquecida em papel laminado ("perseguindo o dragão"); abuso de inalação do solvente industrial tolueno
6. Atrofia cerebral (especialmente lóbulos frontais)
   Causa: abuso crônico de drogas
7. Infecção no CNS
   Causa: endocardite no lado esquerdo

Complicações no Tecido Mole de Abuso de Drogas
1. Celulite de injeção subcutânea ("pele empipocada") após exaustão de todos os acessos venosos
2. Piomiosite
3. Fasciite necrosante
4. Abscesso (especialmente iliopsoas)
5. Hematoma
6. Corpos estranhos
7. Linfadenopatia

Complicações Esqueléticas do Abuso de Drogas
1. Osteomielite
   (a) contaminação direta: por exemplo, osso púbico ("golpe na virilha"), clavícula
   (b) hematógeno: coluna mais comumente afetada
2. Artrite séptica:
   sacroilíaco, esternoclavicular, sínfise púbica, acromioclavicular, quadril, joelho, pulso
3. Discite
Cx: 1. Abscesso epidural espinhal em 5–18% (de osteomielite vertebral)
    2. Compressão de corda (de corpo vertebral desabado)

Complicações Viscerais do Abuso de Drogas
A. Complicações gastrointestinais
  1. Íleo colônico grave resultando em constipação crônica + impacto fecal (opiáceos)

Cx: colite estercoral (de necrose de pressão), perfuração do reto/colon sigmoide
2. Isquemia mesentérica/infarto (cocaína, anfetaminas)
3. Pseudo-obstrução colônica
4. Enterocolite necrosante
5. Abscesso no fígado
B. Complicações geniturinárias
 1. Toxicidade renal aguda
 2. Rabdomiolise
 3. Infarto renal
 4. Glomeruloesclerose focal/segmentar (abuso de heroína)
 5. Acidose renal tubular (abuso de tolueno)
 6. Amiloidose
C. Infecção viral adquirida
 Causa: compartilhamento de agulhas contaminadas
 1. HIV (em 5–10%)
 2. Hepatite B + C (20–59%)

RABDOMIOMA DO CORAÇÃO

= hamartoma miocárdico benigno
Prevalência: tumor cardíaco mais comum em bebês + infância (até 90%)
Idade: geralmente descoberto < 1 ano de idade
Patologia: nódulo lobulado intramural bem circunscrito/múltiplos nódulos < 1 mm (= rabdomiomatose)
Histologia: "células aranha" = células vacuoladas aumentadas com alto conteúdo de glicogênio + núcleo central rodeado por citoplasma limpo e extensões radiais
Associado a: esclerose tuberosa (em 50–86%) doença cardíaca congênita
- assintomático (detecção incidental em US/varredura pré-natal)
- arritmia, murmúrio
- falência cardíaca (secundária à obstrução do trato do fluxo de saída/redução do volume diastólico final, contratilidade diminuída)
- taquicardia supraventricular (caminhos condutores acessórios dentro do tumor)
Localização: geralmente múltipla; parede ventricular com crescimento intramural + tendência a envolver septo interventricular; parede atrial (raro)
Tamanho: até 10 cm de diâmetro (média 3–4 cm)
US: (bom para pequenas lesões intramurais):
 √ Hidropisia fetal não imune
 √ Massa séssil ecogênica sólida ± componente intracavitário projetando-se para dentro do trato do fluxo de saída/válvula atrioventricular
 √ Espessamento miocárdico difuso (com múltiplas lesões pequenas)
MR (complementar ao ultrassom):
 √ Tumor isointenso em T1WI + hiperintenso até o miocárdio em T2WI
Prognóstico: pode regredir espontaneamente em pacientes com < 4 anos de idade
Rx: excisão cirúrgica para sintomas que ameaçam a vida
DDx: fibroma (tumor centralmente solitário calcificado + cístico, no miocárdio ventricular, associado à síndrome de Gorlin), teratoma (massa multicística intrapericárdica simples), hemangioma (surge do átrio direito, efusão pericárdica, hemangiomas cutâneos)

ARCO AÓRTICO DIREITO

Incidência: 1–2%
Embriologia: persistência do arco aórtico direito e aorta ascendente direita + regressão ao arco aórtico esquerdo
Curso: à direita da traqueia, sobre o brônquio do tronco principal direito; cruza a espinha torácica inferior, passa através do hemidiafragma esquerdo
Incidência de arco aórtico direito em CHD:
1. Tronco arterioso 35%
2. Atresia pulmonar 25%
3. Tetralogia de Fallot 20%
4. Atresia tricúspide 15%
5. DORV 12%
6. TGV 8%
7. VSD grande 2%
Anomalias raras:
1. Transposição corrigida
2. Pseudotronco
3. Asplenia
4. Tetralogia cor-de-rosa

Arco Aórtico Direito com Artéria Subclávia Esquerda Aberrante

= RAA com ALSA
= interrupção do arco esquerdo embrionário entre a CCA esquerda e a artéria subclávia direita
◊ Tipo mais comum de anomalia no arco aórtico direito
◊ 2ª causa mais comum de anel vascular após arco aórtico duplo
Incidência: 1÷2.500; 35–72% das anomalias no arco aórtico direito
Associado a: doença cardíaca congênita em 5–12%
 1. Tetralogia de Fallot . . . . . . (2/3 = 8%)
 2. ASD ± VSD . . . . (1/4 = 3%)
 3. Coarctação . . . . (1/12 = 1%)
- geralmente assintomática (anel frouxo ao redor da traqueia + esôfago)
- pode ser sintomática em bebês/início da infância provocada por bronquite + edema traqueal
- pode ser sintomática na idade adulta provocada por torção da aorta
√ Artéria carótida comum esquerda é o primeiro ramo da aorta ascendente
√ Artéria subclávia esquerda surge da aorta descendente por meio do remanescente da raiz aórtica dorsal esquerda
√ Configuração bulbosa de origem da LSA (= remanescente de arco esquerdo embrionário) = divertículo aórtico retroesofágico = divertículo de Kommerell (*Observação:* geralmente descrita como bolsa externa diverticular na origem da artéria subclávia direita com arco aórtico esquerdo)

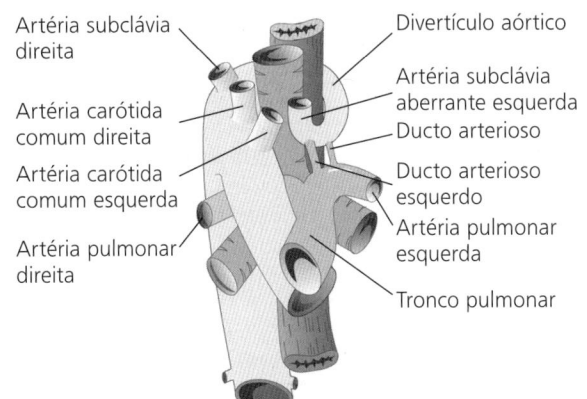

Arco Aórtico Direito com Artéria Subclávia Esquerda Aberrante

√ Pequena densidade redonda esquerda lateral à traqueia
√ Impressão no lado esquerdo do esôfago simulando um arco aórtico duplo (pelo divertículo aórtico ou ducto/ligamento arterioso)
√ Anel vascular (= ducto esquerdo se estende a partir do divertículo aórtico até artéria pulmonar esquerda):
  √ Impressão na sombra de ar traqueal (pelo arco aórtico direito)
  √ Endentação esofágica direita (pelo arco aórtico direito)
  √ Densidade semelhante a massa aparecendo no topo do arco aórtico exatamente posterior à traqueia em CXR lateral (pela artéria subclávia esquerda aberrante)
  √ Impressão posterior ampla no esôfago (artéria subclávia esquerda/divertículo aórtico)
  √ Impressão pequena posterior na traqueia (pela artéria carótida comum esquerda)
  √ Aorta descendente do lado direito

Arco Aórtico Direito com Ramificação em Espelho

2ª anomalia do arco aórtico mais comum: 24–60%
= interrupção do arco aórtico embriônico esquerdo e entre a artéria subclávia esquerda e a aorta descendente; ducto dorsal até esquerdo

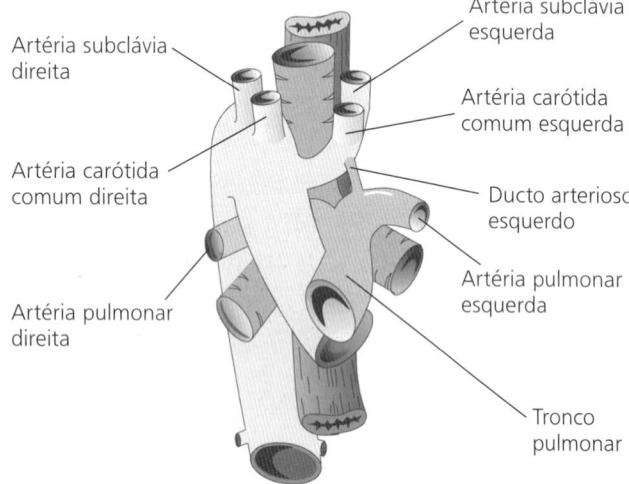

Arco Aórtico Direito com Ramificação em Espelho

Interrupção do Arco Aórtico Esquerdo Distal ao Ducto Arterioso = Tipo I (comum)

Associada a: CHD cianótica em 98%:
1. Tetralogia de Fallot (87%)
2. Defeitos múltiplos (7,5%)
3. Tronco Arterioso (2–6%)
4. Transposição (1–10%)
5. Atresia tricúspide (5%)
6. ASD ± VSD (0,5%)

◊ 25% dos pacientes com tetralogia têm arco aórtico direito!
◊ 37% dos pacientes com tronco arterioso têm arco aórtico direito!
√ SEM anel vascular. SEM componente retroesofágico
√ SEM estrutura posterior à traqueia
√ Impressão no arco direito na sombra de ar traqueal
√ Engolir bário normal

Interrupção do Arco Aórtico Esquerdo Proximal ao Ducto Arterioso = Tipo 2 (raro)

= anel vascular verdadeiro (se o ducto persistir); raramente associado à CHD

Arco Aórtico Direito com Artéria Subclávia Esquerda Isolada

◊ 3ª anomalia mais comum do arco aórtico direito: 2%
= interrupção de arco embrionário esquerdo entre
  (a) CCA esquerda e artéria subclávia esquerda e
  (b) ducto esquerdo e aorta descendente
Associado a: tetralogia de Fallot
√ Artéria carótida comum esquerda surge como o primeiro ramo
√ Artéria subclávia esquerda se conecta à artéria pulmonar através do PDA
√ SEM anel vascular. SEM componente retroesofágico
• síndrome congênita do roubo da subclávia

Arco Aórtico Direito com Artéria Braquiocefálica Esquerda Aberrante

semelhante em aparência ao arco aórtico direito + artéria subclávia esquerda aberrante

VENTRÍCULO ÚNICO

= CORAÇÃO UNIVENTRICULAR = VENTRÍCULO ÚNICO DE ENTRADA DUPLA
= falha no desenvolvimento do septo interventricular ± ausência de uma válvula atrioventricular (atresia mitral/tricúspide) ± estenose aórtica/pulmonar
Associado a: TGV ou DORV
• Defeito de condução (anatomia aberrante do sistema de condução)
√ Duas válvulas atrioventriculares conectadas a uma câmara ventricular principal
√ O ventrículo único pode ser um LV (85%)/RV/indeterminado
√ Uma segunda câmara ventricular rudimentar que está localizada anteriormente (no univentrículo esquerdo)/posteriormente (no univentrículo direito) pode estar presente
  √ Câmara rudimentar ± conexão com uma grande artéria
√ Pode estar associada à atresia tricúspide/mitral

ANEURISMA DO SEIO DE VALSALVA

= deficiência entre média aórtica + fibrose do anel da válvula aórtica na distensão + eventual formação de aneurisma
Idade: puberdade até 30 anos de idade
Local: seio direito/seio não coronário (> 90%)
  ◊ Seio direito geralmente se rompe dentro do RV, ocasionalmente dentro do RA
  ◊ Seio não coronário se rompe dentro do RA
• dor retroesternal súbita, dispneia, murmúrio contínuo
√ Vascularidade desviada
√ Cardiomegalia
√ Aorta ascendente proeminente

ANEURISMA NA ARTÉRIA ESPLÊNICA

= aneurisma mais frequente de artéria visceral
Etiologia: degeneração medial com aterosclerose superimposta, congênita, micótica, pancreatite, trauma, hipertensão portal (7–10% dos casos em virtude da taxa de fluxo alta)
Predisposição: mulheres com ≥ 2 gravidezes (88%)
Pode estar associado a: doença fibromuscular (em 20%)
M ÷ F = 1 ÷ 2
• geralmente, assintomática
• dor, sangramento GI
Localização: intra-/extraesplênica
√ Parede calcificada do aneurisma (2/3)
Cx: rompimento do aneurisma (6–9%, mais alto durante gravidez), especialmente se > 1,5 cm de diâmetro
Mortalidade: até 76%
DDx: aneurisma na artéria renal, artéria esplênica tortuosa

SÍNDROME DO ROUBO DA SUBCLÁVIA
= estenose/obstrução da artéria subclávia próxima à sua origem com reversão de fluxo na artéria vertebral ipsilateral à custa da circulação cerebral

Incidência: 2,5% de todas as oclusões arteriais extracranianas

Etiologia:
(a) congênita: interrupção do arco aórtico, coarctação infantil pré-ductal, hipoplasia do arco aórtico esquerdo, hipoplasia/atresia/estenose de artéria subclávia esquerda anômala com arco aórtico direito, coarctação com artéria subclávia aberrante surgindo distal à coarctação
(b) adquirida: aterosclerose (94%), aneurisma dissecante, trauma do peito, embolia, trombose do tumor, arterite inflamatória (Takayasu, sifilítica), ligação da artéria subclávia no desvio de Blalock-Taussig, complicação de reparo da coarctação, fibrose de radiação

Idade: média 59–61 anos; M÷F = 3÷1
Brancos÷Negros = 8÷2

Associada a: lesões adicionais de artérias extracranianas em 81%
- pressão sanguínea sistólica baixa por > 20–40 mmHg sobre o lado afetado
- fraqueza/ausência de pulso retardada na extremidade ipsilateral
- sinais de insuficiência vertebrobasilar (40%):
  - episódios de síncope iniciados por exercício do braço isquêmico
  - dores de cabeça, náuseas, vertigem, ataxia
  - monoparesia, hemiparesia, paraparesia, quadriparesia, paralisia
  - diplopia, disfagia, disartria, parestesia ao redor da boca
  - hemianopia homônima uni-/bilateral
- sinais de insuficiência braquial (3–10%)
  - dor intermitente/constante no braço afetado precipitada por atividade aumentada naquele braço
  - parestesia, fraqueza, sensação de frio, entorpecimento, queimação nos dedos + mão
  - necrose nas pontas dos dedos

Localização: E÷D = 3÷1

Doppler colorido:
√ Reversão do fluxo arterial vertebral, aumentada por hiperemia reativa (braçadeira de pressão arterial inflada acima da pressão sistólica por 5 minutos)/exercício com o braço

Angiografia:
√ Estenose/oclusão da subclávia (injeção do arco aórtico)
√ Reversão de fluxo arterial vertebral (injeção seletiva de artéria subclávia/vertebral contralateral)
   CUIDADO: "falso roubo" – fluxo retrógrado transiente na artéria vertebral contralateral causa por injeção de alta pressão

Rx: cirurgia de marca-passo, PTA (bons resultados a longo prazo)

Síndrome do Roubo de Subclávia Parcial
= fluxo retrógrado na sístole

Síndrome do Roubo de Subclávia Oculta
= fluxo reverso visto somente após manobras provocativas, isto é, exercício com braço ipsilateral de inflar o esfigmomanômetro de 5/5 minutos > níveis de pressão sanguínea sistólicos

SÍNDROME DA VEIA CAVA SUPERIOR
= obstrução da SVC com desenvolvimento de caminhos colaterais

Etiologia:
(a) lesão maligna (80–90%)
  1. Carcinoma broncogênico (> 50%)
  2. Linfoma
(b) lesão benigna
  1. Mediastinite granulomatosa (geralmente, histoplasmose, sarcoidose, TB)
  2. Bócio subesternal
  3. Aneurisma na aorta ascendente
  4. Fios de estimulação/cateteres venosos centrais (23%)
  5. Pericardite constritiva

Rotas colaterais:
1. Plexo venoso esofágico = "varizes descendentes" (predominantemente 2/3 superiores)
2. Veias ázigos + hemiázigos
3. Veias hemiázigos acessória + intercostal superior = "mamilo aórtico" (visualização na população normal em 5%)
4. Veias torácicas laterais + veia umbilical
5. Veias vertebrais

- edema de cabeça e pescoço (70%)
- colaterais venosos cutâneos aumentados
- dor de cabeça, tonturas, síncope
- com etiologia benigna: início mais lento + progressão, ambos os sexos, 25–40 anos de idade
- com malignidade; progressão rápida em semanas, principalmente homens, 40–60 anos de idade
- proptose, laceração
- dispneia, cianose, dor no peito
- hematêmese (11%)
√ Ampliação mediastinal superior (64%)
√ Encarceramento/compressão/oclusão da SVC
√ Veias cervical + torácica superficial dilatadas (80%)
√ Coágulo na SVC

Nuclear:
√ Concentração aumentada de radiofármaco no lóbulo quadrado + aspecto posterior do segmento medial do lóbulo esquerdo (caminho umbilical em direção ao fígado quando injetado na extremidade posterior)

AORTITE SIFILÍTICA
= AORTITE LUÉTICA

Incidência: em 10–15% de pacientes não tratados (responsável por morte em 1/3)

Patologia: periaortite (via vasos linfáticos), mesaortite (via *vasa vasorum*) = primariamente, doença da média levando à lesão secundária da íntima, o que predispõe a íntima à aterosclerose calcificada prematura

Idade: entre 40 e 65 anos

Local: aorta ascendente (36%), arco aórtico (24%), aorta descendente (5%), seio de Valsalva (1%), artéria pulmonar

√ Parede aórtica espessa (tecido fibroso + inflamatório)
√ Dilatação sacular (75%)/fusiforme (25%) da aorta ascendente
√ Aneurismas saculares com frequência se projetam do aneurisma fusiforme
√ Calcificações da íntima finas semelhantes a lápis (15–20%) na aorta ascendente, tarde no curso da doença

Cx: (1) estenose da óstia coronária (espessamento da íntima)
     (2) regurgitação aórtica (valvulite sifilítica), rara

DDx: calcificação degenerativa da aorta ascendente (população mais velha, sem aneurisma, sem regurgitação aórtica)

ARTERITE DE TAKAYASU
= DOENÇA SEM PULSO = SÍNDROME DE AORTITE
= AORTOARTERITE = AORTOPATIA MEDIAL IDIOPÁTICA
= SÍNDROME DO ARCO AÓRTICO

= arteriopatia crônica de grandes vasos de patogênese desconhecida afetando, principalmente, as artérias elásticas, isto é, aorta + ramos aórticos principais + artérias pulmonares limitadas a pessoas, geralmente, com < 50 anos de idade

◊ A única forma de aortite que produz estenose/oclusão da aorta!

Etiologia: provavelmente inflamação mediada por células

Incidência: 2,6 novos casos/milhão/ano (USA);
2,2% (na autopsia)

Geografia: comum na Ásia + México; rara na Europa + América do Norte
Idade: 12–66 anos; M÷F = 1÷8, especialmente em orientais
Histologia: (a) estágio agudo: processo infiltrante granulomatoso focado em fibras elásticas da média da parede arterial, consistindo em células gigantes multinucleares, linfócitos, histiócitos, células de plasma
(b) estágio fibrótico (semanas a anos): fibrose progressiva do vaso resultando em constrição da proliferação da íntima/oclusão trombótica/formação de aneurisma (de destruição extensiva das fibras elásticas na média); em última instância leva à fibrose da íntima + adventícia
◊ Morfologicamente indistinguível de arterite temporal!
- pré-doença sem pulso/fase sistêmica de poucos meses a um ano = sinais sistêmicos não específicos + sintomas de febre, suores noturnos, perda de peso, mialgia, artralgia
  ◊ Intervalo médio de 8 anos entre início de sintomas e diagnóstico
- fase sem pulso = sinais + sintomas de isquemia do membro (claudicação, déficit na pulsação, ruídos) + hipertensão renovascular
- taxa de sedimentação de eritrócitos (ESR) > 20 mm/hora em 80%

Localização: geralmente bilateral
tipo I : tipo sem pulso clássico = tronco braquiocefálico + artérias carótidas + artérias subclávias
tipo II : combinação do Tipo I + III
tipo III: tipo coarctação atípica = aorta abdominal e torácica distal ao arco + seus ramos maiores
tipo IV: tipo dilatado = dilatação extensiva da extensão da aorta + seus ramos

Comumente envolvidos: artéria subclávia esquerda (< 50%), artéria carótida comum esquerda (20%), tronco braquiocefálico, artérias renais, tronco celíaco, artéria mesentérica superior, artérias pulmonares (> 50%)
Não envolvidas com frequência: artérias axilares, braquiais, vertebrais, ilíacas (geralmente bilateralmente), artérias coronárias

Angiografia:
√ Cateterismo difícil/risco de complicações isquêmicas (aumento na coagulação)
√ Espessamento da parede arterial + aumento de contraste
√ Calcificação de espessura total (doença crônica)
√ Coágulos murais

CXR:
√ Sombra supracardíaca alargada > 3,0 cm
√ Aparência ondulada/escarpada da margem lateral da aorta descendente
√ Calcificação aórtica (15%) comumente no arco aórtico + aorta descendente
√ Diminuição focal da vascularidade pulmonar

@ aorta
√ Estenose/oclusão longa + difusa/curta + segmentar/dos ramos maiores da aorta próximo às suas origens
√ Lesões estenóticas da aorta torácica descendente > aorta abdominal
√ Lesões de supressão frequentes
√ Colateralização abundante (fase tardia)
√ Dilatação aneurismal da aorta ascendente + arco = lúmen dilatado difusamente com contornos irregulares
√ Aneurismas aórticos fusiformes/saculares (10–15%) (comum na aorta torácica descendente + abdominal)

@ artérias braquiocefálicas
√ Dilatação multissegmentada da artéria carótida produzindo septos segmentares
√ Espessamento circunferencial homogêneo difuso da parede do vaso em uma artéria carótida comum proximal
√ Aumento na velocidade do fluxo + turbulência
√ CCA, ICA, ECA distais preservadas com formas de onda enfraquecidas

@ artérias pulmonares (50–80%)
Localização: segmentar + subsegmentar (comum) artérias pulmonares lobular + principal (incomum)
◊ Manifestação com frequência tardia da doença
√ Dilatação do tronco pulmonar (19%)
√ Coágulos nodulares (3%)
√ Aparência de "árvore aparada" das artérias pulmonares (66%)
√ Desvios na artéria sistêmico-pulmonares

Angiografia por CT:
√ Espessamento da parede com aumento (agudo)
√ Deposição de cálcio luminal + mural (crônica)
√ Estenose/oclusão na artéria pulmonar (crônica)

Cx: (1) acidentes cerebrovasculares (10–20%)
(2) falência cardíaca em virtude de regurgitação aórtica
DDx: aterosclerose, arterite temporal (CCA não envolvida), displasia fibromuscular (na ICA não CCA), dissecção carótida idiopática (ICA), aortite sifilítica (calcificação da aorta ascendente)
Rx: esteroides, angioplastia após declínio de inflamação ativa

ARTERITE TEMPORAL
= ARTERITE CRANIANA/GRANULOMATOSA
= POLIMIALGIA REUMÁTICA = ARTERITE DE CÉLULAS GIGANTES
(escolha ruim porque a doença de Takayasu também é uma arterite de célula gigante)
= vasculite granulomatosa sistêmica limitada a pessoas geralmente > 50 anos de idade

Incidência: 20÷100.000 por ano
Histologia:
(a) estágio agudo: processo infiltrante granulomatoso focado nas fibras elásticas da parede arterial (lâmina elástica interna) consistindo em células gigantes multinucleadas, linfócitos, histiócitos, células de plasma
(b) estágio fibrótico (semanas a anos): fibrose progressiva da parede do vaso resultando em constrição da proliferação da íntima/oclusão trombótica/formação de aneurisma
◊ Morfologicamente indistinguível da arterite de Takayasu!

Idade de pico: 65–75 anos; M÷F = 1÷3
- fase prodrômica de doença semelhante à gripe de 1–3 semanas:
  - mal-estar, febre baixa, perda de peso, mialgia
  - dor de cabeça unilateral (50–90%)
- estágio crônico:
  - claudicação da mandíbula (ao mastigar + falar)
  - artéria temporal sensível palpável
  - manifestações neuro-oftálmicas: deficiência visual/diplopia/cegueira
  - polimialgia reumática (50%) = mialgia intensa no ombro + cintura pélvica
- taxa de sedimentação de eritrócitos (ESR) de 40–140 mm/hora (MARCO)

Localização:
qualquer artéria do corpo: principalmente ramos de tamanho médio do arco aórtico (10%), ramos da artéria carótida externa (particularmente artéria atemporal); artérias extracranianas abaixo do pescoço (9%, especialmente sifão da carótida); subclávia > axilar > braquial > femoral profunda > antebraço > panturrilha; comumente bilateral + simétrica
Observação: ICA intracraniana + artéria vertebral intracraniana não estão envolvidas visto que a lâmina

elástica interna cessa de existir 5 mm distal ao ponto de entrada através da dura-máter
√ Segmentos arteriais estenóticos lisos longos com áreas de supressão
√ Oclusão afunilada lisa com abundância de suprimento colateral
√ Ausência de mudanças ateroscleróticas
√ Dilatação da raiz aórtica + insuficiência na válvula aórtica
Cx: derrame no território vertebrobasilar (rara)
Dx: biopsia da artéria temporal palpável
Prognóstico: doença pode ser autolimitante (1–2 anos); 10% de mortalidade em 2–3 anos

TETRALOGIA DE FALLOT

[Etienne-Louis Arthur Fallot (1850–1911), médico da área de medicina forense e higiene em Marselha, França]
= subdesenvolvimento de infundíbulo pulmonar secundário a partição desigual do conotronco
Frequência: 8–11% de todos os CHD: CHD mais comum com cianose após um ano de vida
Incidência: 3,3÷100.000 nascidos vivos
TÉTRADE:
1. Obstrução do trato do fluxo de saída ventricular direito: geralmente do infundíbulo pulmonar, ocasionalmente da válvula pulmonar
2. VSD grande imediatamente abaixo da válvula aórtica
3. Hipertrofia ventricular direita secundária à pressão sistólica do RV elevada
4. Dextroposição da aorta ao redor do VSD e recebendo sangue de ambos os ventrículos

Embriologia:
crescimento caudal espiralado anormal das cristas troncoconais na 3ª–4ª semana causando partição desigual do conotronco em um pequeno infundíbulo pulmonar anteromedial subdesenvolvido + grande trato de fluxo de saída do LV posterolateral

Hemodinâmica:
fetos: fluxo de sangue pulmonar suprido por fluxo retrógrado através do ducto arterioso com ausência de hipertrofia no RV/IUGR

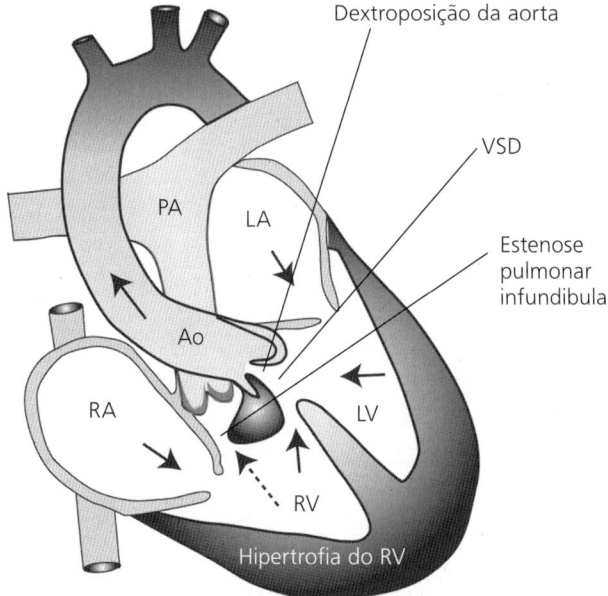

Tetralogia de Fallot

neonatos: desvio D para E passando pela circulação pulmonar com diminuição na saturação de oxigênio sistêmico (cianose):
sobrecarga de pressão + hipertrofia do RV secundária à estenose infundibular pulmonar

RA	↔/↑	RV	↑	PA principal	↓
Vasos pulmonares	↓			LPA	↑
LA	↔	LV	↔	Ao	↑

Associado a:
1. Válvula pulmonar biscúspide (40%)
2. Estenose da artéria pulmonar esquerda (40%)
3. Arco aórtico direito (25%) com ramificação em espelho
4. Fístula traqueoesofágica
5. Síndrome de Down
6. Costelas bifurcadas, escoliose
7. Anomalias das artérias coronárias em 10% (RCA simples/LAD da RCA)

• cianose aos 3–4 meses de idade (ocultada no nascimento por PDA)
• dispneia de esforço, baqueteamento digital (dedos e artelhos)
• "posição de cócoras" quando fatigado (aumenta o fluxo de sangue pulmonar)
• "ataques episódicos" = perda de consciência
• policitemia, valores de pO_2 baixos, murmúrio sistólico na área pulmonar

√ *Coeur en sabot* (coração em forma de bota)
(*sabot* = francês para sapato/tamanco de madeira)
= ápice cardíaco voltado para cima em virtude de hipertrofia ventricular direita + artéria pulmonar principal pequena/ausente (em 65%) acentuada por volume pulmonar grande + timo pequeno + projeção lordótica

√ Concavidade pronunciada na região do tronco da artéria pulmonar (PA pequena/ausente)
√ Redução marcante no calibre + número de artérias pulmonares
  √ Vascularidade pulmonar assimétrica
  √ Padrão reticular com curso horizontal geralmente na periferia (= circulação lateral proeminente dos vasos bronquiais + conexões pleuropulmonares)
√ Aorta aumentada
√ Arco aórtico do lado direito em 25%

OB-US
  √ Aorta dilatada sobreposta sobre o septo interventricular
  √ VSD geralmente perimembranoso
  √ Trato do fluxo de saída do RV levemente estenótico
  √ SEM hipertrofia no RV no 2º trimestre

ECOCARDIOGRAMA:
  √ Descontinuidade entre parede aórtica anterior + septo interventricular (= dextroposição da aorta)
  √ Átrio esquerdo pequeno
  √ Hipertrofia no RV com trato do fluxo de saída ventricular direito pequeno
  √ Alargamento da aorta
  √ Espessamento da parede ventricular direita + septo interventricular

Prognóstico: sobrevivência espontânea sem correção cirúrgica em até 50% até a idade de 7 anos; em 10% até a idade de 21 anos
Rx: cirurgia no início da infância
  (a) paliativo:
    1. Desvio de Blalocck-Taussig = anastomose termino-lateral da subclávia na artéria pulmonar oposta ao arco aórtico (64% de taxa de sobrevivência aos 15 anos, 55% aos 20 anos)

2. Pós-cirurgia na esquerda = anastomase da PA esquerda com aorta descendente
3. Procedimento de Waterson-Cooley + anastomose entre aorta ascendente + artéria pulmonar direita
4. Desvio central = procedimento de Rastelli = enxerto tubular sintético entre aorta ascendente + artéria pulmonar
(b) cirurgia cardíaca corretiva aberta + fechamento do VSD + reconstrução do trato do fluxo de saída do RV por remoção do tecido obstrutor (82% de taxa de sobrevivência aos 15 anos)
Mortalidade operatória: 3–10%

Tetralogia cor-de-rosa
= hipertrofia infundibular no VSD (3%)

Pentalogia de Fallot
= tetralogia + ASD

Tetralogia de Fallot (Apresentação Infantil)
(1) estenose valvular pulmonar grave
(2) hipertrofia do RV
(3) ASD com desvio E para D (pressão aumentada no RA força forame oval a abrir)

SÍNDROME DO DESFILADEIRO TORÁCICO
= compressão dos nervos, veias e artérias entre peito e braço
Causa:
A. CONGÊNITA
1. Costela cervical
2. Músculo escaleno mínimo (raro) se estendendo do processo transversal da 7ª vértebra cervical à 1ª costela com inserção entre plexo braquial + artéria subclávia
3. Músculo escaleno anterior = síndrome de escaleno anterior (mais comum = inserção larga/anormal/hipertrofia do músculo
4. 1ª costela anômala = curso incomumente reto com estreitamento do espaço costoclavicular
B. ADQUIRIDA
1. Biótipos corporais musculosos
= compressão arterial no túnel peitoral menor
2. Biótipos corporais magros
com pescoço longo, ombros desalinhados
3. Fratura da clavícula/1ª costela (34%)
com alinhamento não anatômico/calos exuberantes
4. Tumor supraclavicular/linfadenopatia
• dor no antebraço + mão que aumenta com a elevação do braço
• parestesia da mão + dedos (entorpecimento, "pinos e agulhas") em 95%
• temperatura da pele diminuída, descoloração da mão
• claudicação intermitente dos dedos (de isquemia)
• manobra de hiperabdução com obliteração do pulso radial (34%)
• fenômeno de Raynaud (40%): constrição episódica dos pequenos vasos
• ruído supraclavicular (15–30%)
Doppler bidirecional:
1. Manobra de Adson (para músculo escaleno anterior)
= mantém inspiração profunda, enquanto o pescoço está completamente estendido
+ cabeça voltada para o lado ipsilateral e oposto
2. manobra costoclavicular (compressão entre clavícula + 1ª costela) = posição militar exagerada com ombros puxados para trás e para baixo
3. Manobra de hipoabdução (compressão pela cabeça umeral/músculo peitoral menor) = extremidade monitorada por gama de abdução de 180°

√ Cessação completa do fluxo em uma posição
Fotopletismografia:
1. Transdutor fotopulsante preso à superfície palmar da ponta de um dedo de cada mão
2. Pulsações arteriais registradas com braço em:
(a) posição neutra
(b) 90° estendido para o lado
(c) 180° sobre a cabeça
(d) na posição "militar" com os braços a 90° + ombros pressionados para trás
√ Desaparecimento completo de pulso em uma posição
Angiografia:
√ Curso anormal da artéria subclávia distal
√ Estenose/oclusão focal
√ Dilatação pós-estenótica da artéria subclávia distal
√ Aneurisma
√ Teste de estresse: constrição semelhante a banda/obstrução
√ Coágulo mural ± embolização distal
√ Trombose venosa/obstrução
DDx: doença no disco cervical, radiculopatia, tumor na corda espinhal, trauma no plexo braquial, artrite, síndrome do túnel do carpo, tumor de Pancoast, doença oclusiva na artéria pulmonar, aneurisma, causalgia, tromboembolismo, doença de Raynaud, vasculite

TRANSPOSIÇÃO DE GRANDES ARTÉRIAS
Transposição Completa de Grandes Artérias
= TGA = TRANSPOSIÇÃO D
= grandes vasos se originam de ventrículo inadequado:
(1) aorta originando-se do RV com um infundíbulo
(2) artéria pulmonar se originando do LV
(3) posição normal dos átrios + ventrículos
Embriologia: fracasso do septo aorticopulmonar (= cristas troncoconais) em seguir um curso espiral
Incidência: 5–7–10% de todos os CHD
VARIAÇÕES:
1. TGA completa + septo interventricular intacto
2. TGA completa + VSD: CHF decorrente de VSD
3. TGA completa + VSD + PS: PS evita CHF = sobrevivência por mais tempo

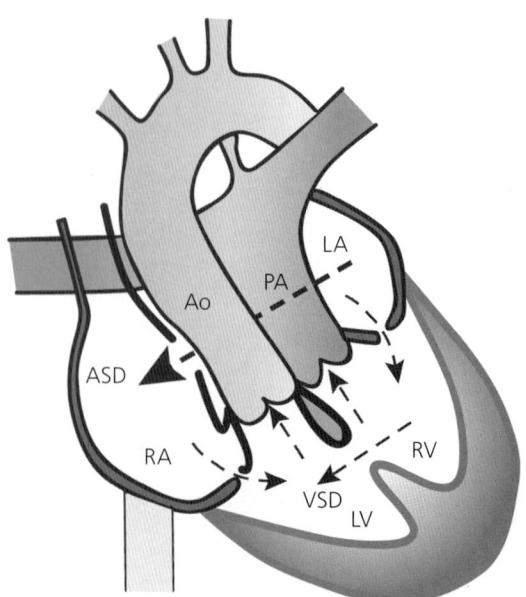

Transposição das Grandes Artérias

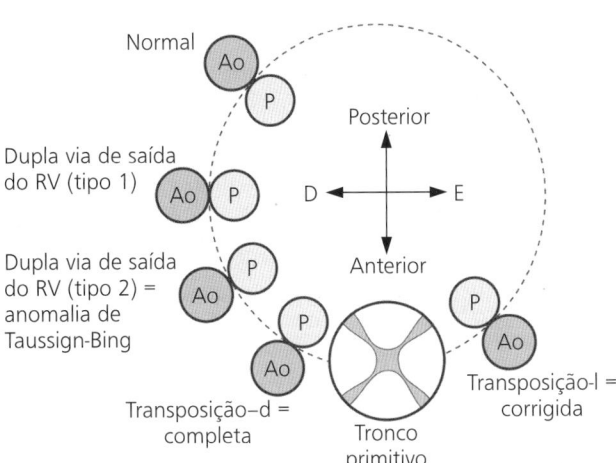

Variações de Transposição

Hemodinâmica:
  fetos: sem comprometimento hemodinâmico com peso normal no nascimento
  neonatos: mistura das duas circulações independentes necessária para sobrevivência
Mistura de sangue de ambas as vias de circulação:
  (1) PDA (carrega sangue aórtico para dentro da artéria pulmonar) + forma patente oval (permite que o sangue saturado entre no RA a partir do LA)
    Prognóstico: pior quando PDA fecha
  (2) VSD (em 50%)

RA	↑	RV	↑	PA principal	↔
Vasos pulmonares	↑				
LA	↔	LV	↔	Ao	↔

Associado a: mães diabéticas
- cianose: causa mais comum de cianose em neonatos; 2ª causa mais comum de cianose após tetralogia de Fallot
- sintomático 1–2 semanas em seguida ao nascimento

CXR:
  √ Aparência do coração "ovo em uma corda":
    √ Convexidade anormal da borda do RA (= "ovo")
    √ Mediastino superior estreito (= "corda") secundário a timo hipoplásico + hiperaeração + relacionamento anormal dos grandes vasos
  √ Aumento cardíaco começando 2 semanas após nascimento
  √ Aumento do coração direito
  √ Aumento do LA (com VSD)
  √ Tronco pulmonar ausente (99%) = PA localizada posteriormente na linha média
  √ Fluxo de sangue pulmonar aumentado (se não associado a PS)
  √ Linha média da aorta (30%)/aorta ascendente com convexidade para a direita
  √ Arco aórtico direito em 3% (avaliação difícil em virtude da posição da linha média + tamanho pequeno)

OB-US
  √ Grandes artérias surgem de ventrículos de forma paralela
  √ Aorta anterior + para a direita da artéria pulmonar (em 60%; raramente lado a lado)
Prognóstico: taxa de sobrevivência geral de 70% em 1 semana, 50% em 1 mês, 11% em 1 ano por histórico natural

Rx:
  (1) administração de prostaglandina E1 para manter patência ductal
  (2) procedimento de Rashkind = septostomia por balão para criar ASD
  (3) procedimento de Blalock-Hanlon = criação cirúrgica de ASD
  (4) operação de Mustard (corretiva) = remoção do septo atrial + criação de defletor intra-atrial direcionando o retorno pulmonar venoso para o RV + retorno venoso sistêmico para o LV; 79% de taxa de sobrevivência de 1 ano; 64–89% sobrevivência de 5 anos

Transposição Corrigida de Grandes Artérias
  = TRANSPOSIÇÃO CONGENITALMENTE CORRIGIDA
  = TRANSPOSIÇÃO–L = INVERSÃO VENTRICULAR
= *looping* anômalo da alça bulboventricular (= ventrículos primordiais) associado à falta de rotação espiral do septo conotruncal caracterizado por
  (1) transposição de grandes artérias (= aorta anterior + até direita da PA)
  (2) inversão de ventrículos (LV no lado direito, RV no lado esquerdo)
    (a) RA conectado a LV morfológico
    (b) LA conectado a RV morfológico
  (3) válvulas AV + artérias coronárias seguem seus ventrículos correspondentes
Hemodinâmica: anormalidade corrigida funcionalmente
Associada a:
  (1) VSD geralmente perimembranoso (em > 50%)
  (2) estenose pulmonar (em 50%)
  (3) anomalia das válvulas atrioventriculares esquerdas (= tricúspide) (semelhante a Ebstein), levando à insuficiência
  (4) dextrocardia (alta incidência)
- SEM cianose
- bloqueio atrioventricular (mau alinhamento dos septos atrial + ventricular)

CXR:
  √ Convexidade anormal/estabilização na porção superior da borda do coração esquerdo (aorta ascendente surgindo de RV invertido)
  √ Botão aórtico não aparente + aorta descendente (espinha sobrejacente)
  √ Tronco pulmonar não aparente (posição posterior à direita) = SINAL DE PREMIER
  √ Contorno corcovado da borda inferior do coração esquerdo com elevação acima do diafragma (RV anatômico)
  √ Fenda apical (= fenda septal)
  √ Fluxo de sangue pulmonar aumentado (se houver presença de desvio)
  √ Hipertensão venosa pulmonar (se válvula AV do lado direito for incompetente)
  √ Aumento do LA

MR:
  √ Câmara cardíaca posterior tem banda moderadora + infundíbulo muscular (RV morfológico)

Angiografia:
  √ RV original no lado direito: parede lisa, em forma de cilindro/cone com recesso alto esvaziando dentro da aorta (= ventrículo venoso)
  √ RV original no lado esquerdo: bulboso, forma triangular, câmara trabecular com trato do fluxo de saída infundibular dentro do tronco pulmonar (= ventrículo arterial)

US obstétrica:
  √ Grandes artérias surgem de ventrículos de forma paralela
  √ Válvula aórtica separada da válvula tricúspide por um infundíbulo completo
  √ Continuidade fibrosa entre válvula pulmonar + válvula mitral

Prognóstico: (desfavorável secundário a defeitos cardíacos adicionais) 40% de taxa de sobrevivência de 1 ano, 30% de taxa de sobrevivência de 10 anos

LESÃO AÓRTICA TRAUMÁTICA

= LACERAÇÃO AÓRTICA = TRAUMA FECHADO ATÉ AORTA TORÁCICA
= laceração que atrapalha a integridade física de > 1 camada estrutural da aorta

Incidência: > 100.000 pessoas nos Estados Unidos/ano
Causa: desaceleração rápida (alta velocidade da MVA > 48 km/h com "motorista incontrolável" ou "passageiro ejetado", queda de uma altura de > 3 m)/lesão de esmagamento do peito
Patomecanismo: desaceleração vertical/horizontal com deslocamento entre arco fixo e aorta descendente móvel, força hidrostática, pinçamento ósseo entre espinha e esterno

Extensão da laceração:
1. Rompimento incompleto (15%)
   ◊ Aorta se rompe completamente em 24 horas em 50% dos pacientes!
   — ÍNTIMA
     (a) hemorragia da íntima sem laceração
     (b) laceração transversal da íntima com hemorragia (= **laceração/retalho da íntima = dissecção aórtica traumática**)
     lesão aórtica mínima (10%) = retalho da íntima de < 10 mm sem hematoma periaórtico significativo
   — MÉDIA
     Laceração dentro da média com hematoma subadventício (40–60%)
   — ADVENTÍCIA
     (a) hemorragia periaórtica (= lesão aórtica)
     (b) pseudoaneurisma traumático = laceração da íntima + média + adventícia com hematoma periadventício localmente contido
2. Rompimento completo (85%) = extensão transmural da laceração = **transecção aórtica = rompimento aórtico traumático**
   • exsanguinação antes de chegar a um hospital

Extensão da laceração: laceração circunferencial (na maioria)
Local: no agrupamento aórtico
   (a) istmo aórtico (88–95%): artérias braquiocefálicas + ligamento arterioso fixam a aorta nessa região
     Local: em até 2 cm da origem da artéria subclávia esquerda
   (b) arco aórtico com avulsão de tronco braquiocefálico (4,5%)
   (c) Raiz aórtica imediatamente acima da válvula aórtica (5–9%)
     Cx: rompimento da válvula aórtica, laceração da artéria coronária, hemopericárdio + tamponamento cardíaco; SEM hematoma mediastinal
   (d) hiato aórtico no diafragma (1–3%)
     ◊ Com mais frequência posteriormente (em laceração não circunferencial)

Lesão Aórtica Torácica Aguda

Prevalência: 10–16–20% de todas as fatalidades em acidentes de desaceleração em alta velocidade
• dor forte no peito: pré-cordial (aorta ascendente); pescoço-mandíbula (arco aórtico), intercapsular (aorta torácica descendente)
• contusão na parede torácica anterior, dispneia, disfagia
• mudanças na pressão sanguínea:
  • hipotensão inexplicável
  • síndrome escapulotorácica = pulsos nas extremidades superiores diminuído/ausente
  • síndrome de coarctação aguda = extremidade inferior diminuída/ausente + pulsos normais na extremidade superior com hipertensão na extremidade superior + murmúrio sistólico no 2º espaço paraesternal esquerdo

CXR (53–100% sensível, 1–60% específico, 4–20% PPV)
   ◊ CXR perpendicular anteroposterior normal praticamente exclui lesão aórtica torácica aguda (96–98% valor preditivo negativo)!
   Observação: não há descobertas de lesão aórtica no CXR simples (visto que a integridade aórtica é mantida pela adventícia intacta)! As fontes de hematoma mediastinal são geralmente as veias ázigo, hemiázigo, torácica interna, paraespinhal e vasos intercostais!
     ◊ Lesão aórtica é a causa de hematoma mediastinal em somente 12,5%!
   √ CXR de admissão normal em 28% (sinais radiográficos podem não se desenvolver até 6–36 horas); raios X supino é muito impreciso para alargamento mediastinal

Sinais mais específicos e valiosos:
   √ Desvio de tubo nasogástrico/endotraqueal para a direita do processo espinhal da T3-T4 (12–100% sensível, 80–95% específico)
   √ Depressão do brônquio do tronco principal anteroinferiormente > 40% abaixo da horizontal + em direção à direita (em 53%)
   √ Contorno aórtico indistinto/borrado no arco/aorta descendente (53–100% sensível, 21–55% específico)
   √ Alargamento mediastinal > 8 cm no nível da origem da artéria subclávia esquerda (presente em 75–92%; 90–95% sensível, 5–10% específico)
   √ Largura mediastinal até largura do peito > 0,25
   √ Obscurecimento da janela aortopulmonar (40–100% sensível, 56–83% específico)
   √ "listra" paraespinhal esquerda alargada > 5 mm (12–83% sensível, 89–97% específica)
   √ Espessamento da linha paratraqueal direita > 4–5 mm (= hematoma entre pleura + traqueia)
   √ Sinal da "tampa pleural apical" esquerda/direita em 37% (= hematoma extrapleural ao longo dos vasos braquiocefálicos)
   √ Compressão traqueal + deslocamento para a direita (61%)
   √ Hemotórax rapidamente acumulando-se comumente do lado esquerdo sem fratura evidente em costela (quebra na pleura mediastinal)
   √ Fraturas da 1ª + 2ª costelas (17%)

Mnemônica: BAD MEAT
   Brônquios, Depressão nos (esquerdo principal)
   Aórtica, Silhueta desalinhada
   Death, em inglês, (Morte) em 80–90%
   Mediastinal, Alargamento
   Entérico, Deslocamento do tubo
   Apical, Tampa
   Traqueal, Mudança

Varredura por CT sem contraste (90–100% sensível, 19–45% específica, 0–50% PPV, 94–100% NPV):
   √ Fluido mediastinal com frequência de alta densidade
   √ Obliteração da interface adiposa da aorta com atenuação aumentada (= hematoma mediastinal + periaórtico)
     Fonte de sangue: veias pequenas, *vasa vasorum* da parede aórtica
   ◊ Um exame de CT negativo para hemorragia mediastinal tem um NPV de quase 100% para lesão aórtica!

Falso-positivo:
   tecido tímico residual, atelectasia periaórtica, recesso pericárdico, movimento do paciente, vestígios de artefatos, mé-

dia de volume da artéria pulmonar, derrame pleural adjacente à aorta descendente, fratura esternal + espinhal
CECT (100% sensível; 92–99% específica; 0–39% falso-positivo; 0,7% falso-negativo)
 CT com multidetecção: 100 mL a 4 mL/segundo com rastreamento de *bolus*; colimação de 1–2 mm para reconstrução 3D com 50% de sobreposição
 Desvantagens: CT retarda a cirurgia
 Vantagens: lesões não suspeitadas são descobertas (contusão pulmonar, pneumotórax, efusão pericárdica, fratura em costela)
√ Defeito de preenchimento intraluminal de baixa densidade:
 √ Linear = retalho da íntima
 √ Polipoide = coágulo
√ Deformidade de contorno na parede aórtica externa = pseudoaneurisma
√ Deformidade de contorno na parede aórtica interna
 √ Hematoma intramural
 √ Pseudocoarctação = afunilamento abrupto do diâmetro da aorta descendente comparado com a aorta ascendente
√ Extravasamento de material de contraste (extremamente raro)
Falso-positivo:
 artefato de pulsação (folhetos de válvula aórtica, parede da aorta ascendente, movimento cardíaco), traço de artefato de contraste de alta densidade na veia braquiocefálica, média de volume, vasos periaórticos bronquiais/mediastinais proeminentes, pseudoaneurisma aterosclerótico, divertículo nos ductos menores
Ecocardiografia transesofágica:
 (em 2–15% tecnicamente sem sucesso, 57–63% sensível, 84–91% específica)
√ Retalho da íntima
√ Listras espessas intraluminais
√ Pseudoaneurisma
√ Oclusão aórtica (= pseudocoarctação)
√ Aneurisma fusiforme
√ Hematoma na parede aórtica
 Vantagem: portátil, relativamente rápida
 Desvantagem: operador dependente com falsos-negativos para aorta ascendente + arco aórtico
Aortografia (92% sensível, 98–100% específica):
 Técnica: projeção oblíqua anterior esquerda + oblíqua anterior direita; cateter rabo de porco de alto fluxo; 50 mL a 35 mL/segundo
 Morbidade: 1,7% (extensão iatrogênica do retalho, entrada de fio-guia dentro do pseudoaneurisma)
 Demora: 147 minutos entre admissão e angiografia
 Verdadeiro-positivo: em 17–20% dos pacientes com hematoma mediastinal a angiografia demonstra lesão aórtica traumática aguda!
 Falso-negativo: pequenas lacerações transversais na íntima podem passar despercebidas!
√ Resistência no avanço do fio-guia
√ Irregularidade da íntima, defeito linear, defeito de preenchimento = retalho da íntima = dissecção pós-traumática (5–10%)
√ Lesão intramural:
 √ Espessamento da parede aórtica
 √ Coarctação pós-traumática
√ Laceração transmural:
 √ Extravasamento contido = falso aneurisma traumático
 √ Extravasamento livre = rompimento aórtico
DDx: ducto divertículo (em 10% dos normais), fuso aórtico, infundíbulos dos ramos arteriais braquiocefálicos, média de volume com veia braquiocefálica esquerda/veia intercostal superior esquerda/arteriais bronquiais direitas (*versus* retalho da íntima); artefato de **transmissão** fisiológica/mistura de material de contraste; ulceração aórtica aterosclerótica; placa ateromatosa; aneurisma aórtico sifilítico
Recomendações para exame:
 (1) contornos mediastinais + aórticos normais bem definidos no CXR: sem imagens posteriores
 (2) paciente estável:
  CT angio do tórax + CT da cabeça, abdômen, pelve
 (3) paciente instável + CXR inequivocamente anormal/evidências clínicas fortes de lesão aórtica: CT ângio do peito/cirurgia de emergência
Rx: (1) medicação anti-hipertensiva
  (2) enxerto *stent* para pacientes de alto risco
  (3) reparo cirúrgico (20–54% de mortalidade, 5–10% de morbidade de paraplegia)
Prognóstico:
 (1) 80–90% fatal na cena do acidente
  ◊ Mortalidade sobe rapidamente nas primeiras 24 horas
 (2) 10–20% chegam ao hospital (em decorrência da formação de hematoma periaórtico + aneurisma falso contido pela adventícia ± tecido conectivo circundante)
  (a) sem intervenção: 30% mortos em 6 horas; 40–50% mortos em 24 horas, 90% mortos em 4 meses; aneurisma falso crônico pode-se desenvolver em 2–5% no istmo/aorta descendente
  (b) com reparo cirúrgico: 60–70% sobrevivem; taxa de mortalidade cirúrgica de 9–44% varia com grau de instabilidade hemodinâmica + gravidade de lesões associadas + magnitude da laceração aórtica
   Cx: paraplegia pós-operatória (9%) em decorrência de pinçamento aórtico > 30 minutos
 (3) pseudoaneurisma crônico (1%): potencialmente instável

Pseudoaneurisma Aórtico Pós-Traumático Crônico

= aneurisma existente por > 3 meses (quantidade de fibroplasia da parede em seguida ao rompimento geralmente não é suficiente para evitar rompimento subsequente até pelo menos 3 meses após episódio traumático inicial)
Incidência: 2–5% dos pacientes sobrevivem à transecção aórtica > 24–48 horas
- período livre de sintomas de meses a anos (em 11% > 10 anos)
- sintomas clínicos tardios (42% em 5 anos, 85% em 20 anos): dor no peito, dor nas costas, dispneias, tosse, rouquidão, disfagia, murmúrio sistólico
Localização: aorta descendente no nível do ligamento arterioso preenchendo a janela aorticopulmonar (mais comumente)
√ Massa redonda bem definida na região paramediastinal esquerda
√ ± deslocamento inferior em brônquio do tronco principal esquerdo
Cx: CHF, obstrução parcial do lúmen aórtico, endocardite bacteriana, fístula aortoesofágica, dissecção aórtica, obstrução da árvore traqueobrônquial, embolia sistêmica
Prognóstico: aumento + rompimento eventual;
 Taxa de sobrevivência de 10 anos: 85% com reparo cirúrgico, 66% sem reparo cirúrgico

ATRESIA TRICÚSPIDE

2ª causa mais comum de cianose neonatal pronunciada (após transposição) caracterizada por
 (1) válvula tricúspide ausente

(2) ASD
(3) VSD pequeno (na maioria dos pacientes)
Frequência: 1,5% de todos os CHD
Embriologia: proliferação de tecido desequilibrada + resultados de reabsorção na ausência de tecido valvular
1. ATRESIA TRICÚSPIDE SEM TRANSPOSIÇÃO (80%)
   (a) sem PS, (b) sem PS, (c) com atresia pulmonar
2. ATRESIA TRICÚSPIDE COM TRANSPOSIÇÃO
   (a) sem PS, (b) sem PS [combinação mais favorável], (c) com atresia pulmonar
◊ Geralmente VSD pequeno + PS (75%) restringem fluxo de sangue pulmonar
Hemodinâmica:
válvula tricúspide ausente força o sangue de um RA aumentado através de um ASD dentro do LA (desvio D para E); fluxo de sangue pulmonar limitado por estenose da válvula pulmonar

RA ↑ RV ↓ PA principal ↓
Vasos pulmonares ↓
LA ↑ LV ↑ Ao ↑

- cianose progressiva a partir do nascimento, aumentando com o choro = CARACTERÍSTICA DE DESTAQUE (relacionamento inverso entre grau de cianose + volume de fluxo de sangue pulmonar)
- murmúrio pansistólico (VSD)
- ECG: desvio do eixo esquerdo

CXR (contorno cardíaco típico):
√ Tamanho do coração de normal a moderadamente aumentado (dependendo do volume de fluxo de sangue pulmonar e tamanho do RA)
√ Contorno esquerdo arredondado = aumento + hipertrofia do LV
√ Contorno direito arredondado = RA aumentado
√ Segmento pulmonar achatado/côncavo
√ Vascularidade pulmonar normal/diminuída
√ Achatamento típico da borda do coração direito com transposição (em 15%)

Prognóstico: pode sobreviver bem no início da idade adulta
Rx:
(1) procedimento de Blalock-Taussig (se houver fluxo de sangue pulmonar diminuído na infância)
(2) procedimento de Glenn = desvio entre IVC + PA direita (se a correção total não for prevista)
(3) procedimento de Fontan = conduto externo do RA até o tronco pulmonar + fechamento do ASD (se a doença vascular pulmonar não se desenvolveu)

INSUFICIÊNCIA TRICÚSPIDE
Causa:
(a) secundária
1. Dilatação do RV + anel (mais comum) em resposta a pressão arterial pulmonar elevada; doença cardíaca esquerda grave; doença vascular pulmonar; doença pulmonar crônica
2. Síndrome carcinoide
(b) primária
1. Doença cardíaca reumática
2. Endocardite bacteriana
3. Infarto do miocárdio
4. Síndrome carcinoide metastática
5. Trauma
6. Síndrome de Marfan
7. Doença cardíaca congênita: anomalia de Ebstein, defeito no coxim atrioventricular
√ Vascularidade pulmonar normal/reduzida
√ Cardiomegalia
√ Aumento do RA + RV
√ Distensão da IVC > SVC
CT:
√ RV deslocado à esquerda
√ Septo interventricular curvado para a esquerda
√ Congestão venosa hepática
√ Enfisema, hipertensão pulmonar, doença cardíaca esquerda

ESTENOSE TRICÚSPIDE
Causa:
1. (Quase sempre) doença cardíaca reumática: com frequência acompanhada de doença na válvula mitral + aórtica
2. Endocardite infecciosa: usuários de drogas IV
3. Congênita
4. Síndrome carcinoide metastática
- falência no coração direito com pressão jugular elevada, hepatomegalia, ascite
CT:
√ Anel da válvula estreitado
√ Cordas tendíneas fundidas + encurtadas + bordas dos folhetos
√ Dilatação do RA
√ Aumento da veia cava superior + inferior
√ Congestão venosa hepática

SÍNDROME DE TROUSSEAU
= TROMBOEMBOLISMO PARANEOPLÁSICO
Incidência: 1–11%; maior em pacientes terminais com câncer
Tumores: adenocarcinoma secretor de mucina do trato GI e pâncreas (mais comum), pulmão, coração, ovários, próstata
Patogênese: (?)
(a) tumores ativam coagulação + função depressiva anticoagulante
(b) células cancerígenas causam lesão ao revestimento endotelial, ativam plaquetas + coagulação
Tipo de lesão: (1) trombose venosa
(2) tromboembolismo arterial
(3) endocardite trombótica não bacteriana
◊ Pacientes com tromboembolismo têm incidência aumentada de malignidade oculta!
Critérios prevalentes:
— ausência de causa aparente de tromboembolismo
— idade > 50 anos
— vários locais de trombose venosa
— tromboembolismo venoso + arterial simultâneo
— resistência à terapia com anticoagulantes orais
— outras síndromes paraneoplásicas associadas
— regressão de tromboembolismo com tratamento bem-sucedido de câncer
- desordens de consciência (embolia cerebral)
- dor muscular + fraqueza (embolia nos músculos esqueléticos)
- coagulação intravascular disseminada descompensada
√ Trombose venosa profunda
√ Embolia pulmonar
√ Endocardite trombótica não bacteriana (ecocardiografia)
Rx: (1) heparina (mais bem-sucedida do que warfarina)
(2) filtro de Greenfield

TRONCO ARTERIOSO
= TRONCO ARTERIOSO PERSISTENTE = VIA DE SAÍDA ÚNICA DO CORAÇÃO
= falha na divisão do conotronco caracterizada por
(1) artéria grande única surgindo do coração (maior do que a aorta na idade comparável)
(2) sobreposição do septo ventricular

(3) dando surgimento às artérias coronárias, pulmonares e sistêmicas
(4) VSD grande

Incidência: 2% de todos os CHDs; 94 ÷ 1.000.000 nascidos vivos

Classificação de Collet e Edwards:
- tipo I (50%) = ambas as artérias pulmonares surgem de um tronco pulmonar curto
- tipo II (25%) = origem separada de ambas as artérias pulmonares a partir do aspecto posterior do tronco
- tipo III (10%) = origem separada de ambas as artérias pulmonares a partir do aspecto lateral do tronco
- tipo IV = ver "Pseudotronco Arterioso" na página 675
- subtipo A = VSD infundibular presente
- subtipo B = VSD ausente

Associado a:
(1) síndrome de DiGeorge
(2) deleção do cromossomo 22q11
(3) arco aórtico direito (em 35%)
  ◊ Arco aórtico direito + cianose + vascularidade desviada = TRONCO
(4) ARCO AÓRTICO INTERROMPIDO/COARCTAÇÃO (11–14%)
(5) costelas bifurcadas

Hemodinâmica:
lesão mista (desvio D para E e E para D através do VSD) com volume de fluxo de sangue pulmonar inversamente relacionado com o grau de resistência vascular pulmonar
- fetos : CHF somente com válvula incompetente secundária à regurgitação maciça do tronco para os ventrículos
- neonatos : desvio E para D após diminuição na resistência pulmonar (desvio maciço do fluxo para distrito pulmonar) leva a CHF (sobrecarga ventricular)/hipertensão pulmonar com o tempo

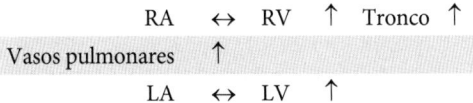

- cianose moderada (grau inversamente relacionado com o volume do fluxo de sangue pulmonar), aparente com choro

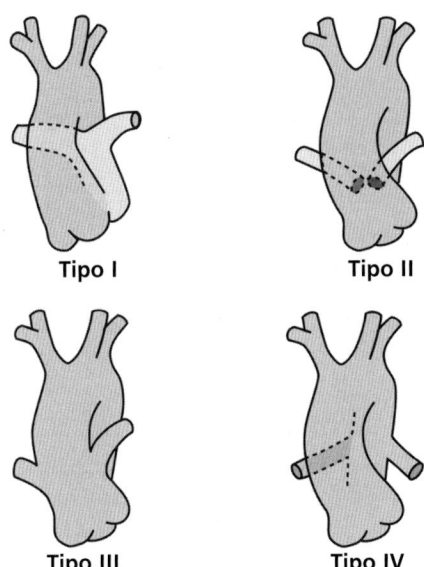

Variações no Tronco Arterioso

- CHF grave nos primeiros dias/meses de vida (em grande desvio D para E)
- murmúrio sistólico (semelhante ao VSD)
- murmúrio diastólico inicial (com insuficiência troncular)
- pressão do pulso ampla

CXR:
  √ Cardiomegalia:
    √ Volume aumentado de ambos os ventrículos
    √ LA aumentado (50%) secundário a fluxo de sangue pulmonar aumentado
  √ Mediastino largo em virtude de grande "sombra aórtica" = tronco arterioso
  √ "Sinal de cachoeira hilar" = hilo direito elevado (30%); hilo esquerdo elevado (10%)
  √ Segmento pulmonar côncavo (50%) (tipo I tem segmento pulmonar convexo)
  √ Fluxo de sangue pulmonar marcantemente aumentado, pode ser assimétrico

ECOCARDIOGRAMA:
  √ Vaso arterial único sobreposto ao septo interventricular (DDx: tetralogia de Fallot)
  √ Válvula semilunar única frequentemente displásica com 3–6 folhetos (mais comumente com três comissuras = 3 folhetos)
  √ Válvula troncular pode estar estenótica
  √ Insuficiência da válvula troncular com idade (em 25%)

Prognóstico: 40% taxa de sobrevivência de 6 meses
20% taxa de sobrevivência de 1 ano

Rx: procedimento de Rastelli (30% não mais operáveis aos 4 anos de idade) = (a) válvula artificial colocada alto no trato do fluxo de saída do RV e conectada através de um enxerto de Dacron à artéria pulmonar principal
(b) fechamento do VSD

Hemitronco

= anomalia rara caracterizada por
  (a) uma artéria pulmonar (geralmente a PA direita) surgindo do tronco
  (b) uma artéria pulmonar surgindo do RV/suprida por colaterais sistêmicos

Associado a: PDA (80%), VSD, tetralogia (geralmente isolada na PA esquerda)

- acianótico

Pseudotronco Arterioso

= TRONCO TIPO IV
= forma grave de tetralogia de Fallot com atresia do tronco pulmonar; toda a circulação pulmonar através das artérias colaterais bronquiais (NÃO uma forma de tronco arterioso em seu verdadeiro sentido); caracterizado por
(1) atresia pulmonar
(2) VSD com desvio D para E
(3) hipertrofia do RV

Associado a: arco aórtico direito em 50%

- cianose
√ Concavidade na área do segmento pulmonar
√ Aparência anormal semelhante a uma vírgula da artéria pulmonar
√ Artérias pulmonar direita e esquerda normais ausentes (filme lateral de peito)
√ Endentação esofágica posteriormente (em virtude de grandes colaterais sistêmicos)
√ Vasos hilares + intrapulmonares proeminentes (= colaterais sistêmicos)
√ "Coeur em sabot" = aumento do RV
√ Aorta ascendente proeminente com hiperpulsações

ANEURISMA VENTRICULAR
A. ANEURISMA VENTRICULAR ESQUERDO CONGÊNITO
raro, jovem adulto negro
(1) tipo submitral:
√ Protuberância na borda cardíaca esquerda média/superior
(2) tipo subaórtico:
√ Pequeno + não visualizado
√ Coração muito aumentado (de insuficiência aórtica)

B. ANEURISMA VENTRICULAR ESQUERDO ADQUIRIDO
= complicação de infarto do miocárdio, doença de Chagas
- pode ser assintomático + bem tolerado por anos
- ocasionalmente, associado à falência cardíaca persistente, arritmia, embolização periférica

Aneurisma Ventricular Verdadeiro
= bolsa externa não contrátil circunscrita da cavidade ventricular com boca larga + discinesia localizada
Causa: sequelas de infarto miocárdico transmural
Localização:
(a) anterior esquerdo + anteroapical: prontamente detectado (visualizações anterior + oblíqua anterior esquerda)
(b) inferior + inferoposterior: menos prontamente detectada (visualizações oblíqua anterior esquerda inclinada + oblíqua posterior esquerda)
Taxa de detecção: 50% por fluoroscopia; 96% por ventriculografia com radionuclídeos; frequentemente não visível no CXR

√ Protuberância localizada do contorno cardíaco = aparência "quadrada" da margem lateral esquerda média da borda cardíaca
√ Expansão paradoxal localizada durante a sístole (CARACTERÍSTICA)
√ Borda de cálcio em parede fibrótica (crônica), rara
√ Segmento acinético/gravemente hipocinético
√ Ventriculografia esquerda nas visualizações oblíqua anterior esquerda, oblíqua anterior direita é diagnóstica
√ Comunicação larga com câmara do coração (sem pescoço)
Cx: coágulo na parede com embolia
Prognóstico: raramente se rompe

Pseudoaneurisma do Ventrículo
= FALSO ANEURISMA
= rompimento ventricular esquerdo contido por camadas fundidas de pericárdio visceral + parietal/tecido extracardíaco
(a) rompimento cardíaco com hematoma localizado contido pelo pericárdio aderente; geralmente, na presença de pericardite
(b) rompimento subagudo com sangramento gradual/episódico
Etiologia: trauma, infarto do miocárdio
Localização: geralmente, na parede posterolateral/diafragmática do LV
√ Densidade dupla retrocardíaca esquerda
√ Diâmetro da boca menor do que o maior diâmetro do aneurisma globular
√ Preenchimento retardado
Cx: alto risco de rompimento retardado (não frequente em aneurismas verdadeiros)

DEFEITO SEPTAL VENTRICULAR
Mais comum em CHD (25–30%)
(a) isolado em 20%
(b) outras anomalias cardíacas em 5% (PDA, CoA)
◊ Desvio E para D acianótico + arco aórtico direito (em 2–5%) = VSD

Embriologia:
câmara ventricular única se divide em duas pela fusão da porção membranosa do septo ventricular + coxins endocárdicos + cordas bulbosas (= parte proximal do tronco arterioso) entre a 4ª–8ª semana

1. VSD MEMBRANOSO = PERIMEMBRANOSO (75–80%)
   Localização: crista supraventricular posterior + inferior próximo à comissura entre cúspides da válvula aórtica direita e posterior (= não coronária)
   Pode estar associado a:
   pequenos aneurismas de septo membranoso comumente levando à diminuição do tamanho do VSD membranoso (sua presença não necessariamente prevê fechamento eventual completo)

2. VSD SUPRACRISTAL = CONAL (5–8%)
   ◊ Crista supraventricular = crista muscular em forma de U invertido posterior + inferior à válvula pulmonar
   (a) visualização do RV = VSD exatamente atrás da válvula pulmonar com a válvula formando parte da margem superior do defeito
   (b) visualização do LV = VSD exatamente abaixo da comissura entre cúspides das válvulas aórticas D + E
   Cx: cúspide da válvula aórtica direita pode herniar dentro do VSD (= insuficiência aórtica)

3. VSD MUSCULAR (5–10%)
   pode consistir em VSDs múltiplos; delimitado completamente por miocárdio
   Localização: (a) porção de entrada
   (b) porção trabecular
   (c) porção infundibular/de saída

4. TIPO CANAL ATRIOVENTRICULAR
   = TIPO COXIM ENDOCÁRDICO = VSD POSTERIOR (5–10%)
Localização: adjacente a folheto septal + anterior da válvula mitral; raro como defeito isolado

Hemodinâmica:
pequeno desvio bidirecional durante a vida fetal (pressões semelhantes no RV + LV); pressão arterial pulmonar após nascimento diminui + pressão arterial sistêmica aumenta com desenvolvimento de desvio E para D

Classificação:
"Doença de Roger"
= pequeno VSD restritivo com defeito < 1 cm; pouca/nenhuma significância hemodinâmica com pressão arterial pulmonar normal, resistência vascular pulmonar normal
- assintomática
- murmúrio cardíaco holossistólico no interespaço da 4ª costela esquerda
√ Filme simples normal
Prognóstico: fechamento espontâneo

Desvio Moderado
defeito no VSD < 75% de diâmetro aórtico (1–1,5 cm); pressão sistólica do LV > pressão sistólica do RV; pressão arterial pulmonar intermediária; resistência vascular pulmonar normal

| Tamanho do coração ↑ | PA principal ↑ |
| Vasos pulmonares ↔ para ↑ | LA ↑ |

- infecções respiratórias, dispneia moderada
√ Leve proeminência dos vasos pulmonares (desvio de 45%)
√ Leve aumento do LA
Prognóstico: fechamento espontâneo em grande porcentagem

Desvio grande não restritivo
  defeito no VSD > 75% do diâmetro aórtico; pressão sistólica no LV
  = pressão sistólica do RV (doença valvular pulmonar + hipertensão aumenta pressão do RV); pressão da artéria pulmonar se aproximando dos níveis sistêmicos; resistência vascular pulmonar levemente aumentada; fluxo de sangue pulmonar 2–4× fluxo sistêmico

| Tamanho do coração | ↑ | PA principal | ↑ |
| Vasos pulmonares | ↑ | LA | ↑ |

- episódios de infecção respiratória
- problemas de alimentação, déficit de crescimento
- CHF logo depois do nascimento (em virtude da sobrecarga do RV)

√ Segmento pulmonar + vasos proeminentes (= vascularidade desviada)
√ Calcificação das artérias pulmonares
  = PATOGNOMÔNICA para hipertensão arterial pulmonar
√ Aumento de LA + LV
√ Aorta torácica normal/pequena

Síndrome de Eisenmenger
  grande VSD eventualmente leva à reversão de desvio (desvio D para E) em virtude do aumento irreversível na resistência vascular pulmonar (= hiperplasia da íntima + medial) quando a resistência vascular pulmonar > 0,75 da resistência vascular sistêmica

RA	↑	RV	↑	PA principal	↑
Vasos pulmonares	↓/↑				
LA	↑ para ↔	LV	↑ para ↔	Ao	↑ para ↔

Frequência: 10% de grandes VSDs por volta dos 2 anos de idade

- cianótica, mas menos sintomática: CHF rara
√ Diminuição eventual do calibre dos vasos pulmonares
√ Diminuição eventual no tamanho do LA + LV

HISTÓRICO NATURAL DE VSD causando redução no fluxo de sangue pulmonar
1. Fechamento espontâneo
   em 40% nos primeiros 2 anos de vida; 60% por volta dos 5 anos (65% com VSD muscular, 25% com VSD membranoso); com VSD grande em 10%; com VSD pequeno em 50%
2. Obstrução do fluxo de saída do RV
   hipertrofia infundibular em 3% = tétrade rosa
3. Prolapso da cúspide valvular aórtica direita
   = insuficiência na válvula aórtica

CXR (com aumento no tamanho do VSD):
√ Aparência variável em virtude da variação no tamanho do defeito
√ Aumento do LA
√ Aumento do segmento da artéria pulmonar
√ Aumento do LV
√ Hipertrofia do RV
√ Aumento no fluxo de sangue pulmonar (se > 45% do fluxo de sangue pulmonar for da circulação sistêmica)
√ Ressecção de Eisenmenger

ECOCARDIOGRAMA:
√ Prolapso da cúspide valvular aórtica (no VSD membranoso)
√ deformidade da cúspide aórtica (em VSD membranoso)
√ Falta de ecos na região do septo interventricular com bordas definidas (DDx: falha na transmissão dos ecos dos artefatos com feixe de som paralelo ao septo); VSD muscular difícil de visualizar
√ Aumento do LA

Angiografia:
Projeções:
  (a) visualização oblíqua lateral esquerda (LAO) 60° C-C 20° para VSD membranoso + muscular anterior
  (b) visualização oblíqua lateral esquerda 45° C-C 45° (hepatoclavicular) para coxim endocárdico posterior + VSD muscular posterior
  (c) visualização oblíqua lateral direita para VSD supracristal + avaliação do fluxo de saída do RV
√ Fluxo de saída do RV/preenchimento da válvula pulmonar sem preenchimento da câmara do RV (no VSD supracristal)

Rx:
  (a) VSD grande + falência no coração esquerdo aos 3 meses de idade: meta é retardar fechamento até que a criança tenha 18 meses de idade:
     fluxo de sangue pulmonar para sistêmico > 2 ÷ 1 requer cirurgia antes que a hipertensão pulmonar se torne manifesta
     1. *Digitalis* + diuréticos
     2. Bandeamento da artéria pulmonar
     3. Segmentação do VSD: abordagem cirúrgica através do RA/através do RV para VSD supracristal
  (b) VSDs pequenos sem aumento de pressão arterial pulmonar são acompanhados

FÍGADO, DUCTOS BILIARES, PÂNCREAS E BAÇO
DIAGNÓSTICO DIFERENCIAL DOS DISTÚRBIOS HEPÁTICOS, BILIARES, PANCREÁTICOS E ESPLÊNICOS

DOR NO QUADRANTE SUPERIOR DIREITO
A. DUCTOS BILIARES
  1. Cólica biliar/obstrução do ducto biliar
  2. Colecistite aguda/colangite
B. FÍGADO
  1. Hepatite aguda: alcoólica, viral, relacionada com fármaco, tóxica
  2. Abscesso hepático
  3. Tumor hepático: metástase, carcinoma hepatocelular, hemangioma, hiperplasia nodular focal, adenoma hepático
  4. Cisto hemorrágico
  5. congestão hepática: congestão hepática aguda, síndrome Budd-Chiari
  6. Peri-hepatite proveniente de infecção gonocócica/clamidial (síndrome Fitz-Hugh-Curtis)
C. PÂNCREAS
  1. Pancreatite aguda
D. INTESTINOS
  1. Apendicite aguda
  2. Úlcera peripilórica
  3. Obstrução do intestino delgado
  4. Intestino irritável
  5. Colite/ileíte
  6. Tumor intestinal
E. PULMÃO
  1. Pneumonia
  2. Infarto pulmonar
F. RIM
  1. Pielonefrite aguda
  2. Cálculo ureteral
  3. Abscesso renal/perirrenal
  4. Infarto renal
  5. Tumor renal
G. OUTROS
  1. Costocondrite
  2. Herpes-zoster

FÍGADO

Doença do Fígado Difusa
A. Infecciosa
  1. Hepatite
  2. Candidíase
  3. Sarcoidose
B. Reparativa
  1. Cirrose
C. Infiltrativa
  1. Depósito de ferro: hemocromatose
  2. Deposição de gordura: fígado gorduroso
  3. Doença de armazenamento de glicogênio
  4. Doença de Wilson
D. Vascular
  1. *Shunts* intra-hepáticos
  2. Síndrome Budd-Chiari
  3. CHF do lado direito
  4. Trombose da veia porta
  5. Doença veno-oclusiva
E. BILIAR
  1. Doença de Caroli
  2. Colangite: colangite esclerosante primária

Aumento de Volume Hepático Difuso = Hepatomegalia
A. METABÓLICA
  1. Infiltração gordurosa
  2. Amiloide
  3. Doença de Wilson
  4. Doença de Gaucher
  5. Doença de Von Gierke
  6. Doença de Niemann-Pick
  7. Doença de Weber-Christian
  8. Galactosemia
B. MALIGNA
  1. Linfoma
  2. Metástases difusas
  3. HCC difuso
  4. Angiossarcoma
C. INFLAMATÓRIA/INFECCIOSA
  1. Hepatite
  2. Mononucleose
  3. TB miliar, histoplasmose, sarcoide
  4. Malária
  5. Sífilis
  6. Leptospirose
  7. Doença granulomatosa crônica da infância
  8. Sarcoidose
D. VASCULAR
  1. Congestão passiva
E. OUTROS
  1. Cirrose precoce
  2. Doença hepática policística

Hepatoesplenomegalia
1. Distúrbios associados à hematopoiese extramedular + anemia hemolítica
2. Doença de armazenamento metabólico
3. Infecção viral
4. Sarcoidose
5. Leucemia, linfoma, doença mieloproliferativa

Atenuação Hepática aumentada
= depósitos anormais de substâncias com números atômicos elevados
√ Densidade normal do fígado em NECT: 55–65 HU
A. FERRO
  √ Densidade do fígado carregado por ferro em NECT: > 80 HU
  (a) deposição de ferro difusa
    – deposição no hepatócito
      1. Hemocromatose genética/primária
      2. Hemocromatose eritropoiética (hemólise intravascular, hemoglobinúria noturna paroxística)
      3. Siderose de Bantu
      4. Cirrose
    – deposição reticuloendotelial
      1. Sobrecarga de ferro transfusional
  (b) acúmulo de ferro focal
    1. Metástases hemorrágicas: coriocarcinoma, melanoma
    2. Adenoma hepático
    3. Nódulos regenerativos sideróticos de cirrose
      ◊ Um foco pobre em ferro no interior de um nódulo siderótico em T2WI sugere HCC!
    4. Hemocromatose focal

B. COBRE
doença de Wilson = degeneração hepatolenticular
= desordem autossômica recessiva com reabsorção intestinal aumentada de cobre → depósitos em fígado + gânglios basais
- níveis muito baixos de ceruplasmina
Cx: hepatite fulminante aguda, cirrose macronodular
C. IODO
amiodarona (= fármaco antiarrítmico com 37% de iodo por peso)
√ 95–145 HU (variação normal para o fígado 30–70 HU)
D. OURO
forma coloidal para a terapia da artrite reumatoide
E. TOROTRAST
emissor alfa com número atômico 90
F. TÁLIO
ingestão acidental/suicida de rodenticidas (doses letais de 0,2 a 1,0 g)
G. DEPOSIÇÃO AGUDA MACIÇA DE PROTEÍNAS
H. DOENÇA DE ARMAZENAMENTO DE GLICOGÊNIO
Mnemônica: **"G CHATO"**
Glicogênio (doença do armazenamento)
Ciclofosfamida
Hemocromatose/hemossiderose
Amiodarona
Torotraste
Ouro (terapia com)

Peri-Hepatite
= aumento da cápsula hepática
= inflamação da cápsula peritoneal do fígado
A. Infecção
 1. Síndrome Fitz-Hugh-Curtis
 2. Colecistite perfurada
 3. Abscesso hepático perfurado
 4. Peritonite tuberculosa
B. Inflamação
 1. SLE
 2. Terapia por radiação
C. Tumor = carcinomatose peritoneal
D. Pseudo peri-hepatite
 = baixa densidade hepática estimula aumento capsular
 1. Fígado gorduroso

Aumento Generalizado na Ecogenicidade Hepática
1. Infiltração gordurosa
2. Esteato-hepatite
3. Cirrose (fibrose + fígado gorduroso)
4. Hepatite crônica
5. Degeneração vacuolar

Diminuição Acentuada na Intensidade de Sinal Hepático em T2
= efeito paramagnético de deposição de ferro intracelular (ferritina, hemosiderina)
◊ Intensidade de sinal do pâncreas não auxilia na distinção entre hemocromatose primária + secundária
1. Hemocromatose primária/hereditária (ferro da dieta)
2. Hemocromatose secundária
 √ Medula óssea de baixa intensidade de sinal
  (*DDx:* mielofibrose)
3. Siderose transfusional (RES)
 √ Medula óssea de baixa intensidade de sinal
 √ Sinal T2 diminuído no fígado
4. Administração intravenosa do óxido de ferro superparamagnético ultrapequeno

MASSA HEPÁTICA
◊ Massas hepáticas são responsáveis por apenas 5–6% de todas as massas intra-abdominais em crianças!

Tumor Hepático Benigno Primário
A. TUMORES EPITELIAIS
 (a) hepatocelular
  1. Adenoma hepático
  2. Hiperplasia nodular focal
  3. Nódulos em cirrose: nódulo regenerativo; nódulo displásico
  4. Hiperplasia regenerativo nodular
 (b) colangiocelular
  1. Cisto hepático
  2. Hamartoma do ducto biliar
  3. Cisto peribiliar
  4. Cistadenoma biliar
  5. Doença de Caroli
  6. Papilomatose biliar
B. TUMORES MESENQUIMAIS
 (a) tumor do tecido adiposo
  1. Lipoma hepático
  2. Mielolipoma hepático
  3. Angiomiolipoma hepático
 (b) tumor do tecido muscular
  1. Leiomioma
 (c) tumor dos vasos sanguíneos
  1. Hemangioendotelioma infantil
  2. Hemangioma
  3. Peliose hepática
 (d) tumor da crista neural
  1. Paraganglioma hepático (características de imagem não específicas)
 (e) tumor mesenquimal
  1. Mesotelioma benigno
C. TUMOR DE TECIDO MISTO
 1. Hamartoma mesenquimal
 2. Hepatoblastoma
 3. Teratoma benigno
D. MISCELÂNEA
 1. Tumor de restos da suprarrenal
 2. Resto pancreático
E. PSEUDOLESÃO
 1. Infiltração gordurosa focal
 2. Acúmulo de gordura focal

Tumor Hepático Maligno Primário
◊ As malignidades hepáticas são as malignidades GI mais comuns em crianças, mas representam < 2% de todas as malignidades pediátricas!
A. TUMOR EPITELIAL
 (a) hepatocelular
  1. Hepatoblastoma (7%)
  2. Carcinoma hepatocelular (75%)
 (b) colangiocelular (6%)
  1. Colangiocarcinoma
  2. Cistadenocarcinoma biliar
B. TUMOR MESENQUIMAL
 (a) tumor dos vasos sanguíneos
  1. Angiossarcoma
  2. Hemangioendotelioma epitelioide
  3. Sarcoma de Kaposi
 (b) outros tumores
  1. Sarcoma embrionário
  2. Fibrossarcoma

Características Típicas da MR de Tumores Hepáticos Benignos					
Lesão	T1WI	T2WI	Reforço de Contraste		
	(relativo ao parenquima hepático normal)		Fase Arterial	Fase venosa Portal	Fase Retardada
Adenoma	Hiper- a isointenso	Discretamente hiperintenso	Hiperintenso	------------ isointenso ------------	
FNH	Iso- a hipointenso	Hiper- a isointenso (fibrose central hiperintensa)	Hiperintenso (fibrose central hipointensa)	Hiper- a isointenso	Isointenso (fibrose central hiper- a isointensa)
Nódulo regenerativo	Variável	Hipointenso	Sem reforço	------------ variável ------------	
Nódulo displásico	Variável	Variável – pode apresentar focos hiperintensos	Reforço discreto/ausente	------------ variável ------------	
Cisto hepático	Hipointenso	Hiperintenso	------------ sem reforço ------------		
Hemangioma	Hipointenso	Hiperintenso	Reforço nodular periférico	Aumento do reforço periférico	Hiperintenso

C. TUMOR DO TECIDO MUSCULAR
1. Leiomiossarcoma
2. Rabdomiossarcoma embrionário da árvore biliar

D. MISCELÂNEA
1. Carcinossarcoma
2. Teratoma
3. Tumor da vesícula vitelina
4. Carcinoide
5. Carcinoma escamoso
6. Linfoma primário

Lesão Hepática Solitária

A. Tumor benigno
1. Hemangioma carvernoso
2. Adenoma
3. Hiperpalsia nodular focal
4. Hamartoma mesenquimal

B. Infecção
1. Abscesso piogênico
2. Cisto equinocóccico
3. Pseudotumor inflamatório

C. Traumatismo
1. Hematoma
2. Cisto traumático

D. Tumor maligno
1. Tumor primário
2. Metástase

E. Outros
1. Alteração gordurosa
2. Cisto simples

Massa Hepática Ecogênica Solitária

Mnemônica: "Massas Hiperecoicas Acometendo Lobos Inteiros do Fígado"

Metástases
Hepatoma, Hemangioma, Hemocromatose, Hiperplasia nodular focal, Hepatoblastoma, Hematoma
Adenoma
Lipoma
Infiltração gordurosa
Fibrose

Massa Hepática Circundada por Borda Ecogênica

1. Metástase: esp. tumor cístico da ilhota celular
2. Adenoma
3. Hemangioma

Lesões Hepáticas Múltiplas

A. Tumor benigno
1. Hemangioma cavernoso
2. Adenoma
3. Regeneração de nódulos hepáticos
4. Micro-hamartomas biliares

B. Infecção
1. Abscessos/microabscessos múltiplos
2. Micobacteriana + infecção fúngica
3. Pseudotumores inflamatórios

C. Congênito
1. Doença policística
2. Doença de Caroli

D. Malignidade
1. Metástases (tumor hepático maligno mais comum)
2. Hepatoma multifocal
3. Linfoma

E. Outros
1. Sarcoidose
2. Cistos simples
3. Histiocitose da células de Langerhans (nódulos ecogênicos)

Lesões Hepáticas em "Olho de Touro"

1. Candidíase (no imunossuprimido)
2. Metástase
3. Linfoma, leucemia
4. Sarcoidose
5. Êmbolo séptico
6. Outras infecções oportunistas
7. Sarcoma de Kaposi

Lesão Hepatoesplênica Miliar

1. Tuberculose
2. Metástases
3. Infecções fúngicas
4. Sarcoidose
5. Linfoma

Massa Hepática contendo Gordura/Lipídios

1. Lipoma
2. Angiolipoma
3. Angiomiolipoma (p. ex., esclerose tuberculosa)
4. Carcinoma hepatocelular
5. Adenoma hepatocelular
6. Metástase de lipossarcoma
7. Metástase de teratoma maligno (+ calcificações)
8. Alteração de gordura focal
9. Hiperplasia nodular focal (rara)

10. Nódulos displásicos & regenerativos
11. Acúmulo de gordura

Lesão Hepática Cística
A. NÃO NEOPLÁSICA
   1. Cisto hepático congênito
   2. Hematoma
   3. Cisto equinocóccico
   4. Abscesso
   5. Doença hepática fibropolicística
   6. Pseudocisto intra-hepático
   7. Biloma
B. NEOPLÁSICA
   1. Hamartoma mesenquimal
   2. Sarcoma indiferenciado (embrionário)
   3. Mesenquimoma maligno
   4. Cistoadenoma/cistoadenocarcinoma biliar
      ◊ < 5% dos cistos intra-hepáticos são de origem biliar!
   5. Linfangioma
   6. Neoplasma necrótico (HCC, hemangioma cavernoso gigante)
   7. Metástase cística (carcinoma ovariano/gástrico)

Doença Hepática Fibropolicística
= grupo único de entidades com desarranjo da placa de desenvolvimento do ducto biliar embriônico
◊ Coexistência de anomalias hepáticas + renais
(a) pequenos ductos biliares interlobulares
   1. Fibrose hepática congenital
   2. Hamartoma biliar
   Associado a: doença renal policística resseciva autossômica (juvenil)
(b) ductos biliares de tamanho médio
   1. Doença policística dominante autossômica
   Associado a: doença renal policística dominante autossômica (adulto)
(c) grandes ductos biliares intra-hepáticos
   1. Doença de Carole
(d) grandes ductos biliares extra-hepáticos
   1. Cisto colédoco

Massa de Baixa Densidade do Hilo Hepático
1. Cisto colédoco
2. Cisto hepático
3. Pseudocisto pancreático
4. Duplicação entérica
5. Aneurisma da artéria hepática
6. Biloma
7. Rabdomiossarcoma embrionário da árvore biliar

Massa Hepática com Cápsula
1. Carcinoma hepatocelular
2. Adenoma hepatocelular
3. Hiperplasia nodular focal (fina cápsula incompleta)

Massa Hepática com Retração Capsular
1. Colangiocarcinoma
2. Carcinoma fibrolamelar
3. Hemangioendotelioma epiteloide
4. Fibrose hepática confluente
ou qualquer malignidade hepática

Massa Hepática Hiperintensa em T1WI
◊ Geralmente em virtude de lípídio, hemorragia ou melanina!
1. Adenoma hepatocelular
2. Carcinoma hepatocelular
3. Nódulo regenerativo & displásico
4. Melanoma
5. Hemorragia (metemoglobina), tumor hemorrágico
6. Depósito gorduroso focal, lipoma
7. Cisto com alto conteúdo proteico
8. Hemangioma trombosado (raro)
9. Agentes de contraste paramagnéticos + óleo iodado

Captação de Partículas de Óxido de Ferro Superparamagnético
Ação: captura preferencial pelas células de Kupffer
1. Hiperplasia nodular focal
2. HCC bem diferenciado
3. Nódulo displásico
4. Adenoma hepático

Características de Reforço da Massa Hepática

Massa Hepática Hipovascular
= menos densa que o parênquima hepático adjacente durante a fase arterial + venosa portal
1. Pequena lesão hipoatenuante "pequena demais para caracterizar" implica medida de densidade não confiável
   – pequena metástase = baixa probabilidade
   – microabscessos = clinicamente óbvios
   – hamartoma biliar = geralmente múltiplo
2. Cisto hepático
3. Metástase para o fígado
4. Colangeocarcinoma
5. Nódulo displásico
6. Abscesso
7. Cistadenoma biliar
8. Cisto hidático

Massa Hepática de Baixa Densidade com Reforço
1. Carcinoma hepatocelular
2. Metástases hipervasculares (lesões que podem ser mascaradas após injeção de contraste: feocromocitoma, carcinoide, melanoma)
3. Hemangioma cavernoso
4. Hiperplasia nodular focal com cicatriz fibrosa central
5. Adenoma hepático

Massa Hepática com Reforço em Anel
1. Metástase
2. Abscesso
3. Colangiocarcinoma, HCC

Massa Hepática Hipervascular
√ Detectada durante a fase arterial + venosa portal hepática
A. BENIGNO
   1. Hiperplasia nodular focal
   2. Adenoma hepatocelular
   3. Hemangioma (*flash* de preenchimento)
B. MALIGNO
   (a) tumor hepático maligno primário
      1. Carcinoma hepatocelular
      2. Hemangioendotelioma
      3. Angiossarcoma
   (b) metástase hepática hipervascular
      1. Tumores neuroendócrinos: ilhota celular, carcinoide, feocromocitoma
      2. Carcinoma celular renal
      3. Carcinoma da tireoide
      4. Coriocarcinoma
      5. Melanoma
      6. Carcinoma de mama (alguns)

Massa Hipervascular no Fígado Normal
1. Pequeno hemangioma
   √ Aparência de lâmpada elétrica em T2WI
   √ Captação de contraste aumentada durante a fase retardada
2. FNH
   √ Isointensa/discretamente hiperintensa em T2WI
   √ Reforço da fase arterial acentuado declinando para isointensidade na imagem retardada
   √ Captação de contraste retardada na fibrose central
3. Adenoma
   √ Intensidade heterogênea em T2WI
   √ ± gordura intralesão
   √ washout retardado
   √ Pseudocápsula de reforço retardado
4. Metástase
   √ Reforço em anel (com necrose central do tumor)
   √ Hiperintensa em DWI + T2WI

Massa Hipervascular na Doença Hepática Crônica
1. Carcinoma hepatocelular
   √ Hiperintenso em T2WI
   √ ± metamorfose gordurosa em T1WI
   √ Washout venoso rápido
   √ Reforço retardado progressivo da cápsula tumoral
2. Hiperplasia regenerativa nodular
   √ Hiperintensa em T1WI
   √ Hipointensa em T2WI
   √ Captação de gadobenato de dimeglumina
3. Similares
   AVM, FNH, hemangioma, nódulo displásico, diferença de intensidade hepática transitória

Tumor Hepático com "Cicatriz" Vascular
1. Hiperplasia nodular focal
2. Hemangioma cavernoso gigante
3. Carcinoma hepático fibrolamelar
4. Carcinoma hepatocelular bem diferenciado
5. Metástase hipervascular
6. Colangeocarcinoma intra-hepático

Calcificação Hepática
A. INFECÇÃO (causa mais comum)
   1. Doença granulomatosa: tuberculose (48%), histoplasmose, brucelose, coccidioidomicose
      √ Cálcio envolve toda a lesão
   2. Cisto equinocócico (em 10–20%)
      √ Calcificação curvilínea/anel
   3. CMV, toxoplasmose, *Pneumocystis carinii*
   4. Doença granulomatosa crônica da infância
   5. Abscesso amebiano/piogênico antigo
   6. Esquistossomose
      √ Calcificação em carapaça de tartaruga/dorso de tartaruga marinha
   7. Cisticercose, filaríase, paragonimíase, infecção de Armillifer, dracunculíase
   8. Goma sinfílica
B. VASCULAR
   1. Aneurisma da artéria hepática
   2. Trombose da veia porta
   3. Hematoma
C. BILIAR
   1. Cálculo intra-hepático
   2. Ascaríase, clonorquíase

D. TUMORES BENIGNOS
   1. Cisto congênito
   2. Hemangioma cavernoso
      √ Grande calcificação grosseira localizada centralmente (em 10–20%)
   3. Adenoma hepatocelular
   4. Cápsula de nódulos em regeneração
   5. Hemangioendotelioma infantil
E. TUMOR MALIGNO PRIMÁRIO
   1. Carcinoma fibrolamelar (calcificado em 15–25%)
   2. Carcinoma hepatocelular
   3. Hepatoblastoma (10–20%)
   4. Colangiocarcinoma intra-hepático (em 18%)
      √ Calcificação acompanhada por reação desmoplásica
   5. Hemangioendotelioma epiteloide
   6. Cistoadenocarcinoma
F. TUMOR METASTÁTICO
   1. Neoplasma produtor de mucina: carcinoma do cólon, mama, estômago
   2. Carcinoma ovariano (corpos psamomatosos)
   3. Melanoma, carcinoma de tireoide, mesotelioma pleural, condro- e osteossarcoma, carcinoide, leiomiossarcoma, neuroblastoma

Mnemônica: "4Hs TAM GV"
Hepatoma
Hemocromatose
Hemangioma
Hidatidose
Torotraste
Abscesso
Metástase
Granuloma (curado)
Vesícula de porcelana

Hemorragia Hepática Espontânea
1. Carcinoma hepatocelular (86%)
2. Adenoma hepatocelular (6%)
3. Cirrose (4%)
4. Hemangioma hepático (3%)
5. Metástase hepática: pulmão, RCC, melanoma (1%)
6. Hiperplasia nodular focal
7. Síndrome HELLP
8. Amiloidose
9. Peliose hepática
10. Angiomiolipoma

CIRCULAÇÃO HEPÁTICA

Perfusão Hepática

Suprimento sanguíneo duplo:	normalmente 25% da artéria hepática + 75% da veia porta
PV ↓ e HA ↑:	cirrose & hipertensão portal, trombose da PV (brando, maligno), compressão da PV (adenopatia no hilo hepático)
PV ↑ e HA ↓:	estado pós-prandial, estenose (transplante hepático ortotópico)/trombose da HA, englobamento da HA (câncer pancreático)

Realce Transitório do Parênquima Hepático
= ANORMALIDADES DE HIPERPERFUSÃO HEPÁTICA
= DEFEITOS TRANSITÓRIOS DE ATENUAÇÃO HEPÁTICA (LESÃO THAD)

= áreas de reforço precoce na fase arterial dominante em virtude do fluxo sanguíneo portal diminuído/formação de *shunts* arterioportais intra-hepáticos/drenagem aberrante aumentada pelas veias hepáticas
√ Localização periférica
√ Formato triangular
√ Margens em linha reta
A. LOBAR/SEGMENTAR
  1. Obstrução da veia porta: trombose da veia porta, invasão por tumor, ligadura cirúrgica
  2. Cirrose com *shunt* arterioportal
  3. Doença da vesícula biliar hipervascular
B. SUBSEGMENTAR
  1. Obstrução dos ramos portais periféricos
  2. Biopsia por agulha percutânea + procedimento de drenagem/ablação por etanol
  3. Colecistite aguda + colangite
C. SUBCAPSULAR
  (a) em decorrência da compressão do parênquima periférico
    1. Compressão da costela
    2. Implantes peritoneais peri-hepáticos
    3. Pseudomixoma peritoneal
    4. Coleções de líquido peri-hepático
  (b) idiopático/inexplicado
D. PSEUDOLESÃO
  = fluxo sanguíneo venoso sistêmico drenando para o interior dos sinusoides hepáticos
  1. Veia cística acessória da fossa da vesícula biliar
  2. Veia gástrica direita aberrante
  3. Veias capsulares
E. PADRÃO MOSAICO-RETICULAR
  1. Cirrose
  2. Telangiectasia hemorrágica hereditária
  3. Obstrução da veia hepática

Shunt Arterioportal

= comunicação orgânica/funcional entre o ramo arterial hepático de alta pressão + sistema venoso portal de baixa pressão
Causa:
A. Neoplasma hepático primário
  1. Carcinoma hepatocelular
  2. Hemangioma
  3. Colangiocarcinoma
B. Tumor metastático
C. Traumatismo hepático
  1. Traumatismo abdominal rombo
  2. Iatrogênico: biopsia, drenagem de abscesso percutânea, drenagem biliar percutânea, injeção de etanol
D. Cirrose
E. Telangiectasia hemorrágica hereditária
F. Ruptura do pseudoaneurisma da artéria hepática
G. Mal formação congênita
Rotas:
  1. Fístula macroscópica
  2. Transinosoide = entre arteríola interglobular microscópica + vênula portal
  3. Transvasal = via trombo tumoral
  4. Transtumoral = via veia de drenagem proveniente de um tumor hipervascular
  5. Transplexo/peribiliar = via redecapilar ao redor dos ductos biliares
Fisiopatologia: material de contraste *shunted* reforça uma área focal do parênquima hepático antes que o parênquima adjacente seja reforçado por meio da rota esplênica comum

CECT (na fase arterial hepática):
√ Pseudolesão = reforço do parênquima hepático em forma de cunha periférico e transitório:
  √ Pequeno *shunt* pode lembrar uma lesão nodular
  √ A lesão desaparece na fase venosa portal
√ Reforço do ramo da veia porta ± veia porta principal da periferia sem reforço da veia esplênica/veia mesentérica superior

Aumento da Artéria Hepática

1. Cirrose (resposta compensatória ao fluxo venoso portal diminuído
2. *Shunt* arteriovenoso intra-hepático
  (a) neoplasma vascular
  (b) fístula artéria hepática-veia porta
    Causa: biopsia, traumatismo
    √ Fluxo turbulento de baixa resistência e alta velocidade
    √ Ruído de tecido mole (= atribuição aleatória de cor no tecido mole perivascular em virtude da vibração tecidual)
    √ Fluxo retrógrado frequentemente arterializado na veia porta
3. Telangiectasia hemorrágica hereditária
  √ Grandes artérias nutrícias tortuosas com fluxo de alta velocidade + turbulento
  √ Múltilos vasos dilatados (representando AVMs)
  √ Grandes veias drenantes
  √ Áreas de alteração gordurosa + fibrosa
4. Hepatite ativa crônica

Redução da Onda do Doppler da Veia Hepática

= oscilações reduzidas das veias hepáticas assemelhando-se ao fluxo da veia porta em virtude da
"proteção" das veias hepáticas proveniente do átrio direito
= "portalização" do padrão de fluxo da veia hepática
A. Rigidez aumentada do tecido hepático
  1. Cirrose hepática
  2. Várias anormalidades do parênquima hepático
B. Obstrução venosa intrínseca/extrínseca
  1. Síndrome de Budd-Chiari (obstrução intra-/supra-hepática)
  2. Doença venoclusiva hepática
  3. Obstrução da veia cava inferior
  4. Compressão extrínseca das veias hepáticas
  5. CHF do lado direito

Veia Porta Pulsátil

= onda pulsátil com alteração > 2/3 a partir do pico até a velocidade mínima
1. Insuficiência cardíaca congestiva
2. Fístula da artéria hepática-veia porta
3. *Shunt* arteriovenoso na cirrose
4. Fístula da veia porta-à-hepática

Halo Hipoatenuante Periportal

1. Edema (CHF, hepatite)
2. Inflamação
3. Dilatação linfática (obstrução no hilo hepático por linfonodos/massa aumentados, no transplante hepático)
4. Hemorragia (envolvimento assimétrico)
5. Acúmulo de gordura

Gás na Veia Porta

◊ Deve ser considerado um evento ameaçador da vida e sinal de infarto de alça intestinal + gangrena até que se prove o contrário!

Etiologia:
A. NECROSE INTESTINAL (em 74% dos adultos)
   1. Infarto intestinal secundário às oclusões arterial e venosa (acidentes vasculares, síndrome da artéria mesentérica superior)
   2. Colite ulcerativa
   3. Enterocolite necrotizante associada à trombose arterial mesentérica
   4. Úlcera gástrica perfurada
B. OBSTRUÇÃO GI
   1. Obstrução do intestino delgado (atresia duodenal)
   2. Ânus imperfurado
   3. Atresia esofagiana
C. MISCELÂNEA
   1. Pancreatite hemorrágica
   2. Diverticulite do sigmoide
   3. Abscesso intra-abdominal
   4. Pneumonia
   5. Injeção iatrogênica de ar durante a endoscopia
   6. Feto morto
   7. Diabete, diarreia
Mnemônica: "GEICE"
   Gás (embolia gasosa durante enema baritado com duplo contraste)
   Enterocolite necrosante
   Infarto (mesentérico)
   Cateterização da veia umbilical
   Eritroblastose fetal
Patogênese:
1. <u>Alteração da parede intestinal</u> permitindo a passagem de ar intraluminal para o interior das vênulas intestinais:
   (a) ulceração da parede gástrica, duodenal e intestinal
   (b) descamação da camada epitelial
   (c) permeabilidade aumentada da mucosa
   p. ex., isquemia intestinal com necrose intestinal (mais comum), carcinoma/úlcera gástrica perfurada, doença intestinal inflamatória (doença de Crohn, colite ulcerativa)
   Prognóstico: taxa de mortalidade de 75–90% dentro de 1 semana de diagnóstico
2. <u>Distensão intestinal</u> com pressão intraluminal elevada causa mínima ruptura da mucosa + permite a passagem de ar intraluminal para o interior das veias:
   (a) dilatação iatrogênica de vísceras cavitárias (gastrotomia, escleroterapia, ERCP, colonoscopia, enema com bário)
   (b) íleo paralítico espontâneo, obstrução mecânica, dilatação gástrica aguda
   (c) traumatismo rombo (< 1%) com alterações de pressão aguda
   (d) barotraumatismo
   Prognóstico: cirurgia frequentemente não é indicada
3. <u>Sepse intra-abdominal</u>
   (a) ? gás proveniente de septicemia nos ramos das veias mesentéricas/veia porta (pileflebite)
   (b) ? fermentação de carboidratos intraluminal aumentada em virtude do crescimento bacteriano excessivo
   (c) ? abscesso mesocólico causando perfuração inframesocólica com dissecção entre os folíolos peritoneais
   p. ex., diverticulite, abscesso intra- ou retroperitoneal/gangrena, TB
4. <u>Idiopático</u> (15%)
   p. ex., transplante de órgão (fígado [18%], rim, medula óssea), doença pulmonar (doença pulmonar obstrutiva crônica, bronquiopneumonia, asma), fármacos (esteroides, cistostáticos), convulsão

Composição do gás colônico:
   metano, dióxido de carbono, oxigênio, nitrogênio, hidrogênio
Radiografia simples:
   ◊ Quantidade substancial necessária para a detecção
   √ Ramificação de densidades lineares de gás:
      √ Na periferia do fígado estendendo-se 2 cm ao interior da cápsula hepática
      √ Predominantemente dentro, localizado mais anteriormente no lobo esquerdo do fígado
   √ Pneumatose da parede intestinal
CT:
   ◊ Pequena quantidade de gás detectável
   √ Áreas tubulares de atenuação diminuída na periferia do fígado
   √ Gás nas veias mesentéricas superior/inferior
   √ Gás nas veias mesentéricas pequenas na borda mesentérica do intestino
US:
   ◊ Pequena quantidade de gás detectável
   √ Foco intensamente hiperecoico no interior do lúmen da veia porta + parênquima hepático
Doppler:
   √ Picos bidirecionais altos e agudos (sobrecarga do receptor de Doppler a partir do forte reflexo da bolha de gás na corrente sanguínea) sobreposto no espectro da veia portal normal
DDx: pneumobilia (localizada centralmente no interior dos ductos biliares próxima ao hilo hepático + dentro do lobo esquerdo do fígado)

VESÍCULA BILIAR

Não Visualização da Vesícula Biliar ao US
1. Estado pós-colecistectomia
2. Mascarada pela margem costal
3. Posição anômala (intra-hepática, subfrênica)
4. Carcinoma da vesícula biliar substituindo a vesícula biliar
5. Perfuração da vesícula biliar
6. Ausência congênita
7. Vesícula contraída
   (a) estado sem jejum sem cálculos
   (b) no jejum com cálculos
      √ Interfaces parede-eco-sombra (tríade WES)

Sombreamento Acústico na Fossa da Vesícula Biliar
1. Tríade WES (parede-eco-sombra)
2. Gás no duodeno/cólon mascarando a vesícula biliar
3. Vesícula biliar em porcelana
4. Colecistite enfisematosa
5. Fístula colecistoentérica
6. Estado pós-ERCP com injeção de ar retrógrada

Bile de Alta Densidade
1. Colecistite hemorrágica
2. Hemobilia
3. Administração prévia de contraste
   (a) excreção tardia de agente urográfico
   (b) colecistopaque
4. Leite de bile cálcica

Vesícula Biliar Deslocada
A. IMPRESSÃO NORMAL
   pelo duodeno/cólon (alteração de posição)
B. MASSA HEPÁTICA
   hepatoma, hemangioma, nódulo em regeneração, metástases, cisto intra-hepático, fígado policístico, doença hidática, fígado lobado (sífilis terciária), granuloma, abscesso

C. MASSA EXTRA-HEPÁTICA
1. Tumor retroperitoneal (renal, suprarrenal)
2. Rim policístico
3. Linfoma
4. Metástases de linfonodos para o hilo hepático
5. Pseudocisto pancreático

Alteração no Tamanho da Vesícula Biliar

Vesícula Biliar Aumentada

= COLECISTOMEGALIA = HIDROPISIA DA VESÍCULA BILIAR

Tamanho:
(a) lactentes < 1 ano: > 3 cm de comprimento
(b) crianças: > 7 cm de comprimento
(c) adultos: > 4 × 10 cm

A. OBSTRUÇÃO
1. Obstrução do ducto cístico (40%)
   (a) hidropisia: obstrução crônica do ducto cístico + distensão com muco estéril claro (bile branca)
   (b) empiema: obstrução aguda/crônica com superinfecção da bile
2. Colelitíase causando obstrução (37%)
3. Colecistite com colelitíase (11%)
4. Fenômeno de Courvoisier (10%)
   secundário ao processo neoplásico no pâncreas/papila duodenal/ampola de Vater/ducto biliar comum
5. Pancreatite
6. Infecção: leptospirose, ascaríase, febre tifoide, febre escarlate, febre mediterrânea familiar

B. NÃO OBSTRUÍDA (principalmente neuropática)
1. Vagotomia superseletiva
2. *Diabetes mellitus*
3. Alcoolismo
4. Apendicite (nas crianças)
5. Analgesia por narcóticos
6. Síndrome WDHA
7. Hiperalimentação
8. Acromegalia
9. Síndrome de Kawasaki
10. Anticolinérgicos
11. Paciente acamado com doença prolongada
12. AIDS (18%)
13. Desidratação
14. Jejum prolongado
15. Nutrição parenteral total
16. Sepse

C. NORMAL (2%)

Vesícula Biliar Pequena

1. Colecistite crônica
2. Fibrose cística: em 25% dos pacientes
3. Hipoplasia congênita/vesícula biliar multisseptada
4. Pós-prandial
5. Colestase intra-hepática (viral, relacionada com fármaco)

Espessamento da Parede da Vesícula Biliar

Espessamento Difuso da Parede da Vesícula Biliar

= parede anterior da vesícula > 3 mm

A. INTRÍNSECO
(a) infecção
1. Colecistite aguda
2. Colecistite crônica (10–25%)
3. Colecistite xantogranulomatosa
4. Perfuração da vesícula biliar
5. Sepse
6. Brucelose

(b) inflamação
1. Colangiopatia por AIDS (média de 9 mm em até 55%)
2. Colangite esclerosante
3. Colecistite eosinofílica

(c) infiltração do tumor
1. Carcinoma da vesícula biliar (difuso em 41%)
2. Infiltração leucêmica (AML)
3. Mieloma múltiplo

(d) outros
1. Colecistose hiperplásica (difuso em 91%)
2. Varizes da vesícula biliar

B. EXTRÍNSECO
(a) doença hepática
1. Hepatite (em 80%)
2. Cirrose
3. Obstrução venosa hepática

(b) sobrecarga de líquido
1. Hipoalbuminemia
2. Insuficiência renal
3. Insuficiência cardíaca direita
4. Hipertensão venosa sistêmica
5. Ascite
6. Obstrução linfática (por linfonodos portais)

(c) outros
1. Doença do enxerto *versus* hospedeiro
2. Pancreatite

(d) fármacos
1. Quimioinfusão da artéria hepática (isquemia)
2. Tratamento com interleucina

C. FISIOLÓGICO
= vesícula biliar contraída após a alimentação

Espessamento Focal da Parede da Vesícula Biliar

A. METABÓLICO
1. Sulfatídeos metacromáticos
2. Colecistose hiperplásica

B. TUMOR BENIGNO
1. Adenoma: elementos glandulares (0,2%)
2. Papiloma: projeções digitiformes (0,2%)
3. Hiperplasia vilosa
4. Fibroadenoma
5. Cistadenoma: ? pré-maligno
6. Neurinoma, hemangioma
7. Tumor carcinoide

C. TUMOR MALIGNO
1. Carcinoma da vesícula biliar: adenocarcinoma/carcinoma da célula escamosa (focal em 59%)
2. Leiomiossarcoma
3. Metástases: por melanoma maligno (15%), pulmão, rim, esôfago, mama, carcinoide, sarcoma de Kaposi, linfoma, leucemia

D. INFLAMAÇÃO/INFECÇÃO
1. Pólipo inflamatório: na colecistite crônica
2. Granuloma parasitário: *Ascaris lumbricoides, Paragonimus westermani, Clonorchis,* filaríase, *Schistosoma, Fasciola*
3. Cisto epitelial intramural/cisto de retenção mucinoso
4. Colecistite xantrogranulomatosa (focal em 9%)

E. CÁLCULO DE VESÍCULA BILIAR ADERENTE À PAREDE = cálculo embebido

F. MUCOSA HETEROTÓPICA
1. Tecido pancreático ectópico

2. Glândulas gástricas ectópicas
3. Glândulas intestinais ectópicas
4. Tecido hepático ectópico
5. Tecido prostático ectópico

Defeitos de Preenchimento da Vesícula Biliar

Defeitos de Preenchimento Fixos na Vesícula Biliar
Mnemônica: "PAN TC"
   Pólipo
   Adenomiomatose
   Neurinoma
   Tumor primário/secundário
   Cálculo aderente à parede

PÓLIPOS DA VESÍCULA BILIAR
  A. NÃO NEOPLÁSICO (85%)
    1. Colesterol (74%): em média 8 pólipos
    2. Adenomioma (7%): no fundo da vesícula biliar
    3. Pólipo inflamatório (4%): solitário (em ½), 2–5 (em ½)
    4. Outros: glândulas gástricas heterotópicas
  B. NEOPLÁSICO (15%)
    (a) maligno
      1. Adenocarcinoma (4%)
      2. Carcinoma de células escamosas, carcinossarcoma, carcinoma de células pequenas, linfoma
      3. Metástase: melanoma (> 50%), RCC
    (b) benigno
      1. Adenoma (11%): solitário (em 66%); 2–5 (em 33%)
      2. Fibroma, leiomioma, lipoma, neurofibroma
  ◊ Qualquer pólipo > 10 mm deve ser operado em
    – um paciente assintomático
    – um paciente > 50 anos de idade
    – com cálculos na vesícula biliar coexistentes
    ou acompanhamento a cada 3–6 meses por 1 ano

Massa Intraluminal Móvel na Vesícula Biliar
  1. Sedimento tumefativo
  2. Coágulo sanguíneo
  3. Cálculo não ecogênico

Artefato em Cauda de Cometa no Fígado e Vesícula Biliar
  A. FÍGADO
    1. Corpo estranho metálico (p. ex., clipe cirúrgico)
    2. Calcificação intra-hepática
    3. Pneumobilia
    4. Múltiplos hamartomas do ducto biliar = complexo de von Meyenburg
  B. VESÍCULA BILIAR
    1. Seio de Rokitansky-Aschoff
    2. Cálculo intramural
    3. Colesterolose da vesícula biliar

Gordura Ecogênica no Ligamento Hepatoduodenal
  = sinal de inflamação pericolecística
  1. Colecistite
  2. Úlcera duodenal perfurada
  3. Pancreatite
  4. Diverticulite

DUCTOS BILIARES

Hemobilia
  1. Traumatismo iatrogênico: biopsia por agulha percutânea, colangiografia trans-hepática/drenagem biliar/portografia
  2. Traumatismo rombo/penetrante
  3. Ruptura de aneurisma/pseudoaneurisma

Gás na Árvore Biliar = Pneumobilia
  Mnemônica: "CE IPTU"
    Colecistite enfisematosa (verdadeiramente na vesícula biliar)
    Esfíncter de Oddi incompetente (após esfincterectomia/passagem de um cálculo de vesícula)
    Íleo biliar
    Pós-operatório (p. ex., colecistoenterotomia)
    Traumatismo
    Úlcera (úlcera duodenal perfurada dentro do CBD)
  √ Gás delimita o colédoco ± vesícula biliar
  √ Ramos periféricos dos ductos biliares não preenchidos

Icterícia Obstrutiva do Adulto
  Etiologia:
    A. DOENÇA BENIGNA (76%)
      1. Estenose traumática/pós-operatória (44%)
      2. Cálculos (21%)
      3. Pancreatite crônica (8%)
      4. Colangite esclerosante (1%)
      5. Colangite piogênica recorrente
      6. Doença parasitária (ascaridíase)
      7. Cistos hepáticos
      8. Aneurisma aórtico
      9. Estenose papilar
    B. MALIGNIDADE (24%)
      1. Carcinoma pancreático (18%)
      2. Carcinoma duodenal/ampolar (8%)
      3. Colangiocarcinoma (3%)
      4. Doença metastática (2%)
        do estômago, pâncreas, pulmão, mama, cólon, linfoma

  Nível e causa da obstrução:
    A. INTRAPANCREÁTICA
      1. Coledocolitíase
        ◊ Causa mais comum de obstrução biliar (em 15% dos pacientes com colelitíase)!
      2. Pancreatite crônica
      3. Carcinoma pancreático
    B. SUPRAPANCREÁTICO (5%)
      = entre pâncreas + hilo hepático
      1. Colangiocarcinoma
      2. Adenopatia metastática
    C. HILO HEPÁTICO (5%)
      1. Tumor de Klatskin
      2. Disseminação proveniente do tumor adjacente (GB, fígado)
      3. Constrição cirúrgica
    D. INTRA-HEPÁTICO
      1. Cistoadenoma, cistoadenocarcinoma
      2. Síndrome de Mirizzi
      3. Doença de Caroli
      4. Colangite: colangite piogênica recorrente, colangite esclerosante, colangite por AIDS

  Incidência de infecção biliar na obstrução do ducto biliar:
    (a) obstrução incompleta/parcial em 64%
    (b) obstrução completa em 10%
    ◊ Infecção duas vezes mais elevada com cálculos biliares que com obstrução maligna!
  Microrganismos: *E. coli* (21%), *Klebsiella* (21%), *Enterococcus* (18%), *Proteus* (15%)

Teste de sensibilidade para obstrução do ducto biliar comum:
1. Colangiografia intravenosa
   depende do nível de bilirrubina: < 1 mg/dL em 92%; < 2 mg/dL em 82%; < 3 mg/dL em 40%; > 4 mg/dL em < 10%
   Taxa de falsos-negativos: 45%
   Cx: reações adversas em 4–10%
2. US
   88–90% de sensibilidade com dilatação do CBD
   ◊ Em 27–95%, o nível correto de obstrução é determinado pelo US
   ◊ Em 23–81%, a causa correta da obstrução é determinada pelo US
   √ CBD > 4–6 mm/10% da idade do paciente em anos
   √ Aumento no tamanho do CBD após refeição gordurosa
   √ "Sinal do queijo suíço" = abundância de estruturas preenchidas por líquido nas secções hepáticas
   √ Sinal do "duplo canal"/"sinal da espingarda" = duas estruturas tubulares paralelas compostas pela veia porta + ductos biliares intra-hepáticos dilatados
   √ Ducto biliar intra-hepático > 2 mm/> 40% do ramo da veia porta adjacente
   Falso-negativo (= obstrução sem dilatação):
      não dilatado na obstrução precoce aguda (em 70%), colangite esclerosante, obstrução intermitente pela coledocolitíase
   Falso-positivo (= dilatação sem obstrução):
      pós-descompressão da obstrução anterior, artéria hepática dilatada na cirrose/hipertensão portal/neoplasma hepático, pacientes após colicistectomia
3. CT
   100% de visualização na obstrução tumoral, 60% na obstrução não tumoral
4. NUC
   √ Não visualização do sistema biliar/visualização retardada (especificidade de 93%)
   √ Excreção retardada do traçador pelos rins
   DDx: disfunção hepatocelular (eliminação retardada do débito sanguíneo cardíaco)

Hiperbilurribinemia em Lactentes
= HIPERBILIRRUBINEMIA NÃO CONJUGADA
A. FISIOLÓGICA
   Frequência: em 60% dos lactentes de termo completo, em 80% dos lactentes pré-termo
   Curso: aumento nos dias 2–3, pico nos dias 5–7 (até 12 mg/dL em bebês de termo completo, até 14 mg/dL em lactentes prematuros)
   ◊ Bebês alimentados no peito podem apresentar um nível elevado de bilirrubina até o final da 2ª semana de vida!
B. NÃO FISIOLÓGICO
   • início da icterícia nas primeiras 24 h
   • início novo/persistente da icterícia em lactentes de 2 semanas de vida
   • aumento da bilirrubina sérica > 5 mg/dL por 24 h
   • nível da bilirrubina direta > 1 mg/dl

Icterícia Obstrutiva Neonatal
= icterícia grave persistente na criança além de 3–4 semanas de vida
Causas:
A. INFECÇÃO
   (a) bacteriana: *E. coli, Listeria monocytogenes*
   (b) viral: TORCH, hepatite B, *Coxsackie, Echovirus,* adenovírus
B. METABÓLICA
   (a) herdada: deficiência de alfa 1-antitripsina, fibrose cística, galactosemia, tirosinemia hereditária
   (b) adquirida: síndrome da bile ressecada = síndrome "*plug*" biliar (= colestase decorrente de eritroblastose); colestase decorrente da nutrição parenteral total; coledocolitíase
C. ANOMALIAS DO TRATO BILIAR
   (a) extra-hepática: obstrução biliar/hipoplasia/atresia, cisto do colédoco, perfuração espontânea do ducto biliar
   (b) intra-hepática: hipoplasia/atresia ductal
D. HEPATITE NEONATAL IDIOPÁTICA
   ◊ As 3 causas mais comuns de icterícia em neonatos são hepatite, atresia biliar e cisto no colédoco!
   Mnemônica: "CHA"
      Cisto de colédoco
      Hepatite neonatal
      Atresia
NUC — regime de imagem:
(1) pré-medicação com fenobarbital (5 mg/kg/dia) por 5 dias para induzir as enzimas microssomais hepáticas, que realçam a captação e excreção de certos compostos e aumentam o fluxo biliar
(2) cintigrafia com IDA (50 µCi/kg; mínimo de 1 mCi)
(3) aquisição das imagens em intervalos de 5 min por 1 h + em 2, 4, 6, 8, 24 h

Icterícia na Criança Mais Velha
A. DOENÇA DE HEPATÓCITOS
   (a) infecção/inflamação
      1. Hepatite aguda: infecção, agentes tóxicos, fármacos
      2. Hepatite crônica
   (b) metabólico
      1. Doença de Wilson
      2. Fibrose cística
      3. Doença de armazenamento de glicogênio
      4. Tirocinemia
      5. Deficiência de alfa-1 antitripsina
B. OBSTRUÇÃO
   (a) neoplasma maligno
      1. Hepatoblastoma
      2. Carcinoma hepatocelular
      3. Sarcomas: angiossarcoma, linfossarcoma, rabdomiossarcoma de ductos biliares, sarcoma embrionário indiferenciado
      4. Doença metastática: neuroblastoma, tumor de Wilms, leucemia/linfoma
   (b) neoplasma benigno
      1. Hemangioendotelioma infantil
      2. Hamartoma mesenquimal
   (c) constrição benigna
   (d) colilitíase/coledocolitíase (incomum)

Grande CBD não Obstruído
1. Passagem de cálculo (retorno ao normal após dias a semanas)
2. Cirurgia do ducto biliar comum (retorno ao normal em 30–50 dias)
3. Dilatação pós-colecistectomia (em até 16%)
4. Hipomotilidade intestinal
5. Variante normal (envelhecimento)
Sonografia com refeição gordurosa (para diferenciar de obstrução com 74% de sensibilidade, 100% de especificidade)

Método: lipomul® via oral (1,5 mL/kg) seguido por 100 mL de água [a colecistoquinina causa contração da vesícula biliar, relaxamento do esfíncter de Oddi e aumenta a secreção biliar), medida do CBD antes e 45/60 min após a estímulação
√ Pouca alteração/diminuição do tamanho = resposta normal
√ Aumento do tamanho > 2 mm = obstrução parcial

Defeito de Preenchimento nos Ductos Biliares
A. ARTEFATO
  1. Pseudocálculo
     (a) esfíncter de Boyden + Oddi contraídos com contornos arqueados lisos
     (b) ponte de tecido entre ducto cístico + CHD
     (c) subpreenchimento de ducto cístico durante ERCP
     (d) defeito de liga na junção do ducto cístico
  2. Bolha de ar: confirmada por alterações posturais
  3. Coágulo de sangue: configuração esferoide, resolução espontânea com o tempo
B. CÁLCULO BILIAR
C. SÍNDROME DE MIRIZZI
D. NEOPLASIA
  (a) maligna
     1. Colangiocarcinoma: constrição irregular, massa polipoide intraluminal
     2. Tumor metastático (trato GI, pâncreas, mama, melanoma, linfoma)
     3. Outros: carcinoma ampular, hepatoma, hamartoma, carcinoide, rabdomiossarcoma embrionário da árvore biliar
  (b) benigna
     1. Papiloma (neoplasia benigna mais comum)
        Histologia: tecido conectivo vascular revestido por uma única camada de epitélio colunar
     2. Adenoma
        Histologia: tecido glandular epitelial circundado por tecido fibroso
     3. Fibroma, lipoma, neuroma
     4. Mioblastoma da célula granular (= tumor biliar derivado da célula de Schwann) em mulheres negras jovens
E. PARASITAS
  1. *Ascaris lumbricoides:* defeito de enchimento longo e linear/massa discreta se enrolada
  2. Verme hepático (*Clonorchis sinensis, Fasciola hepática*): hiperplasia epitelial intra-hepática, fibrose periductal, colangite, abscesso hepático, cálculos dos ductos hepáticos, obstrução do ducto biliar comum
  3. *Schistosoma japonicum:* infecção da veia porta
  4. Cisto hidático: após erosão para dentro da árvore biliar

Material Ecogênico nos Ductos Biliares
1. Cálculos
2. Gás
3. Sangue
4. Tumor
5. Parasitas

Estreitamento do Ducto Biliar
A. CONSTRIÇÃO BENIGNA (44%)
  √ Frequente envolvimento de curto segmento (não diagnóstico!)
  √ Frequente estreitamento concêntrico liso (não diagnóstico!)
  (a) traumatismo
     1. Constrição pós-operatória (95–99%) Associada à colecistectomia
     2. Traumatismo rombo/penetrante
     3. Embolização da artéria hepática
     4. Infusão de agentes quimioterápicos
  (b) inflamação
     1. Colangite esclerosante
     2. Colangite piogênica recorrente
     3. Colangiopatia eosinofílica
     4. Pancreatite aguda/crônica
     5. Pseudocisto pancreático
     6. Úlcera duodenal perfurada
     7. Erosão por cálculo biliar
     8. Cálculos vesiculares + colecistite
     9. Abscesso
     10. Radioterapia
     11. Estenose papilar
     12. Síndrome da imunodeficiência adquirida
  (c) congênita
     1. Cisto de colédoco
B. CONSTRIÇÃO MALIGNA
  1. Carcinoma pancreático
  2. Carcinoma ampular
  3. Colangiocarcinoma
  4. Compressão por linfonodo aumentado
  5. Metástase

Constrição de CBD Maligna *vs.* Benigna		
Critério	*Maligno*	*Benigno*
Bordas	irregular	lisa
Margem	saliente	afilada
Comprimento da constrição (mm)	18 ± 7	9 ± 7
Diâmetro do ducto proximalmente (mm)	22 ± 5	18 ± 5
Espessamento da parede do ducto > 1,5 mm	80%	15%
Reforço, fase arterial	85%	10%
Reforço, fase portal	95%	15%

Constrições Multifocais Intra-Hepáticas do Ducto Biliar
1. Colangite esclerosante primária
2. Colangite ascendente decorrente de constrição/cálculo/anomalia do ducto biliar
3. Colângio-hepatite oriental
4. Colangite relacionada com AIDS
5. Isquemia
   (a) tratamento com floxuridina
   (b) trombose da artéria hepática (no transplante hepático)
6. Neoplasia
   (a) colangiocarcinoma
   (b) metástases (trato GI, linfoma, mama, pulmão)
7. Cirurgia biliar prévia
8. Anomalias biliares congênitas

Cistos Biliares Congênitos
(classificação de Todani)
I. cisto do colédoco (77–87%)
   IA dilatação cística de CBD
   IB dilatação segmentar focal de CBD
   IC dilatação fusiforme de CBD
II. divertículo dos ductos extra-hepáticos (1,2–3%) que se originam de CBD/CHD
   √ Colo do divertículo aberto/fechado
III. coledococele (1,4–6%)
IV. cistos múltiplos segmentares do ducto biliar
   IVA cistos biliares intra- e extra-hepáticos múltiplos + dilatação sacular de CBD (19%)

IVB cistos biliares extra-hepáticos múltiplos + ductos biliares intra-hepáticos normais (raro)
V. doença de Carole = cistos biliares intra-hepáticos

Estenose Papilar
Etiologia:
A. ESTENOSE PAPILAR PRIMÁRIA (10%)
1. Malformação congênita da papila
2. Sequela da inflamação aguda/crônica
3. Adenomiose
B. ESTENOSE PAPILAR SECUNDÁRIA (90%)
1. Traumatismo mecânico de passagem do cálculo (coledocolitíase em 64%; colecistolitíase em 26%)
2. Estenose funcional: associada ao pâncreas divisum, histórico de pancreatite
3. Espasmo reflexo = disquinesia papilar
4. Fibrose decorrente da manipulação cirúrgica prévia
5. Neoplasia periampular

√ Dilatação pré-estenótica de CBD
√ Aumento no diâmetro do ducto pancreático (83%)
√ Estreitamento/proeminência lisa e longa (estenose fibrótica)
√ Tempo de trânsito bile-ao-intestino prolongado > 45 min em cintigrafia Tc-IDA

Papila Volumosa
1. Papilite: em decorrência da pancreatite aguda, colangite aguda, passagem de cálculo biliar, divertículo periampular, parasita, infecção
2. Tumor mucinoso papilar intraductal
3. Adenoma/carcinoma ampular
4. Câncer periampular
5. Pancreatite autoimune
6. Coledococele

Câncer Periampular
= tumor se origina dentro de 2 cm da papila principal
1. Carcinoma pancreático (85%)
2. Colangiocarcinoma do ducto biliar distal comum (6%)
3. Tumor ampular (4%): adenoma/carcinoma
4. Tumor da parede duodenal
adenocarcinoma, adenoma, carcinoide, tumor do músculo liso

Sinal do Ducto Duplo
= dilatação do ducto biliar comum + ducto pancreático
1. Tumor ampular (mais comum)
2. Adenocarcinoma do ducto pancreático
3. Cálculo impactado na ampola de Vater
4. Estenose papilar

PÂNCREAS
Anomalias Pancreáticas Congênitas
1. Pâncreas *divisum*
2. Pâncreas anular
3. Agenesia do pâncreas dorsal
Podem estar associadas à: localização anormal, poliesplenia, má rotação intestinal

Calcificação Pancreática
1. PANCREATITE CRÔNICA
numerosas calcificações puntiformes irregulares de vários tamanhos; predominantemente intraductais
(a) pancreatite alcoólica (em 20–50%):
√ Calcificações limitadas à cabeça/cauda em 25%
(b) pancreatite biliar (em 2%)
(c) pancreatite hereditária (em 35–60%):
√ Calcificações arredondadas por toda a glândula
(d) pancreatite idiopática
(e) pseudocisto pancreático
2. NEOPLASMA
(a) adenoma microcístico (em 33%):
√ Aspecto das calcificações em "raios de sol"
(b) cistoadenoma macrocístico em 15%:
√ Calcificações periféricas amorfas
(c) adenocarcinoma (em 2%): com padrão em raios de sol
(d) linfangioma/hemangioma cavernoso:
√ Múltiplos flebólitos
(e) metástases de câncer colônico
3. HEMORRAGIA INTRAPARENQUIMAL
(a) hematoma antigo/abscesso/infarto
(b) ruptura de aneurisma intrapancreático
4. HIPERPARATIREOIDISMO (em 20%):
◊ 50% dos pacientes desenvolvem pancreatite crônica, nefrocalcinose concomitante
◊ Indistinguível da pancreatite alcoólica
5. FIBROSE CÍSTICA
finas calcificações granulares implicam fibrose pancreática avançada
6. HEMOCROMATOSE
7. KWASHIOKOR = pancreatite tropical juvenil
◊ Indistinguível da pancreatite alcoólica

Atrofia do Pâncreas
1. Obstrução do ducto pancreático principal
2. Fibrose cística
◊ Causa mais comum na infância!
3. Síndrome de Schwachman-Diamond

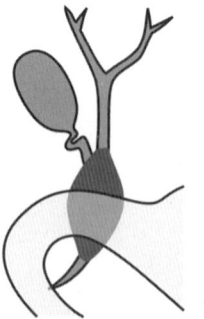
Tipo I
Cisto do colédoco

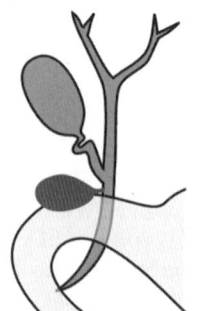
Tipo II
Divertículo do colédoco

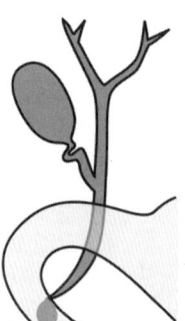
Tipo III
Coledococele

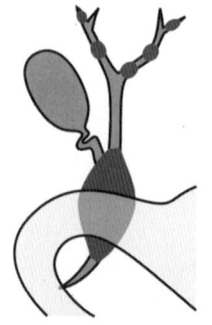
Tipo IVa
Dilatação sacular de CBD + ductos Intra-hepáticos

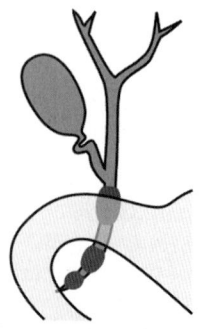
Tipo IVb
Dilatação secular de CBD

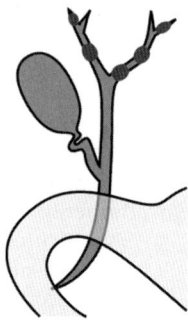
Tipo V
Doença de carole

Classificação dos Cistos Biliares Congênitos

4. **Síndrome Johanson-Blizzard** (= insuficiência pancreática, hipoplasia alar nasal, ausência de dente permanente, estatura baixa, surdez congênita)
5. Hemocromatose
6. Infecção viral
7. Desnutrição
8. Síndrome de Cushing, terapia com esteroides, obesidade

Pâncreas Gorduroso
1. Fibrose cística
2. *Diabetes mellitus*
3. Obesidade
4. Síndrome de Cushing
5. Síndrome de Schwachman-Diamond

Pâncreas Difusamente Aumentado
1. Linfoma maligno
2. Plasmacitoma
3. Metástases
4. Carcinoma pancreático infiltrativo difuso
5. Pancreatite autoimune

Neoplasias Pancreáticas
Origem: — em 99% epitélio do ducto exócrino
— em 1,0% porção acinar das glândulas pancreáticas
— em 0,1% tumor ampular maligno com melhor prognóstico

A. NEOPLASIA EXÓCRINA
(a) origem celular ductal
1. Adenocarcinoma ductal (90%)
2. Tumor mucinoso ducto ectásico
= carcinoma de hipersecreção mucinosa
3. Neoplasia cística (10–15%)
— neoplasia microcística serosa
— neoplasia macrocística mucinosa
4. Tumor pseudopapilar sólido (raro)
5. Alterações císticas da doença de von Hippel-Lindau
(b) origem celular acinar
1. Carcinoma da célula acinar (1%)
2. Adenoma
(c) origem indeterminada
1. Pancreatoblastoma = carcinoma pancreático infantil
2. Cisto dermoide (< 27 anos de idade, 8–12 cm em tamanho)
3. Tumor de célula gigante

B. NEOPLASIA ENDÓCRINA
(a) tumor da ilhota celular não funcionante
(b) tumor da ilhota celular funcionante
1. Insulinoma (células β)
2. Glucagonoma
3. Gastrinoma (células δ)
4. Somatostatinoma
5. VIPoma (síndrome WDHA)
6. "PPoma" = polipeptídeo pancreático
7. Carcinoide

C. ORIGEM não epitelial
(a) tumor primário
1. Linfoma primário
< 1% das neoplasias pancreáticas
2. Tumor neuroectodérmico primitivo (em crianças, parte dos tumores da família do sarcoma de Ewing)
3. Rabdomiossarcoma
(b) tumor mesenquimal (1%)
1. Schwannoma
2. Neurofibroma
3. Linfangioma
4. Teratoma
5. Lipoma
(c) metástases
1. Carcinoma de célula renal
2. Câncer de pulmão
3. Câncer de mama
4. Câncer de cólon
5. Melanoma
6. Sarcoma de tecido mole, sarcoma de Kaposi
7. Linfoma secundário
√ Grande massa sólida homogênea, infrequentemente com área cística central
√ Massas nodulares peripancreáticas
√ Vasos peripancreáticos deslocados + estirados
√ Diltação incomun do ducto pancreático + biliar
8. Câncer de ovário
9. Carcinoma hepatocelular

Tumores Pancreáticos Pediátricos
1. Pancreatoblastoma
2. Tumor pseudopapilar sólido
3. Tumor da ilhota celular
4. Nesidioblastose
5. Carcinoma celular acinar
6. Linfoma de Burkitt
7. Linfangioma
8. Tumor neuroectodérmico primitivo
9. Neuroblastoma (envolvimento secundário)

Tumores Pancreáticos Hipervasculares
A. PRIMÁRIO
tumor da ilhota celular, adenoma microcístico, neoplasia epitelial sólida e papilar
B. METÁSTASES de
angiossarcoma, leiomiossarcoma, melanoma, carcinoide, carcinoma de célula renal, carcinoma suprarrenal, carcinoma de tiroide

Cisto Pancreático
A. INFLAMATÓRIO/INFECCIOSO
(a) pseudocisto (85%): secundário ao tumor obstrutivo/traumatismo/pancreatite aguda (em 2–4%), pancreatite crônica (em 10–15%) [desenvolve-se dentro de 10–20 dias, consolida-se após 6–8 semanas]
(b) cisto adquirido
1. Cisto de retenção (= exudato no interior da cavidade peritoneal menor da pancreatite aguda)
2. Cisto parasitário: *Echinococcus multilocularis*, amebíase
3. Abscesso pancreático
4. Cisto linfoepitelial
B. CONGÊNITO (raro)
(a) cisto verdadeiro solitário
(b) doença/síndromes sistêmicas com múltiplos cistos verdadeiros
Associada a: doença sística do fígado/outros órgãos
1. Doença renal policística dominante autossômica (cistos hepáticos em 90% das autopsias)
√ Quase sempre associado a cistos renais
2. Doença de von Hippel-Lindau (cistos pancreáticos em 72% das autopsias; em apenas 25% na CT)
√ Envolvimento renal em todos os casos
3. Síndrome de Beckwith-Wiedemann
4. Síndrome de Meckel-Gruber
5. Fibrose cística

C. NEOPLÁSICO
  (a) neoplasias pancreáticas císticas comuns (5–15%)
    1. Neoplasia cística mucinosa
       ◊ Tumor pancreático cístico mais comum!
       ◊ Potencialmente maligno
       • Mulher de meia-idade
       √ Aparência cística multilocular de < 6 cistos maiores
    2. Cistoadenoma seroso = adenoma microcístico
       • mulher mais velha
       √ Aparência cística de favo de mel, geralmente < 20 mm
       √ Calcificações (mais comum)
    3. Neoplasia mucinosa papilar intraductal (IPMN)
       √ Processo uncinado > corpo/cauda do pâncreas
  (b) neoplasias pancreática cística rara
    1. Tumor pseudopapilar sólido
    2. Cistoadenocarcinoma celular acinar
    3. Linfangioma/hemangioma retroperitoneal
    4. Tumor neuroendócrino cístico
  (c) neoplasias pancreáticas sólidas com degeneração cística
    1. Adenocarcinoma pancreático
    2. Tumor cístico da ilhota celular (raro)
    3. Metástases císticas (3–12% na autopsia)
       carcinoma da célula renal, melanoma, tumores pulmonares, carcinoma de mama, carcinoma hepatocelular, carcinoma ovariano
    4. Teratoma cístico
    5. Sarcoma pancreático (extremamente raro)

Cisto Pancreático Unilocular
◊ Um cisto < 3 cm é quase sempre benigno (97% PPV) + pode ser acompanhado em intervalos de 6 meses por 3 anos!
1. Neoplasia mucino papilar intraductal (IPMN) (50%)
   √ Colo estreito na junção cisto-ducto
2. Cisto não classificado benigno (30%)
3. Pseudocisto (14%)
   • histórico de pancreatite
4. Cistoadenoma seroso unilocular (2%)
5. Cisto linfoepitelial

Cisto Pancreático com Componente Sólido
◊ Todos os tumores são malignos ou apresentam alto potencial maligno!
— neoplasia cística verdadeira
  1. Neoplasia cística mucinosa
  2. Neoplasia mucinosa papilar intraductal (IPMN)
— neoplasia cisticamente degenerada
  3. Tumor da ilhota celular
  4. Tumor pseudopapilar sólido
  5. Adenocarcinoma pancreático
  6. Metástases

Lesão Macrocística do Pâncreas
= cisto multilocular, cada compartimento > 2 cm em tamanho
1. Neoplasia cística mucinosa
   √ No corpo + cauda do pâncreas
   √ Calcificação periférica em casca de ovo
2. Neoplasia mucinosa papilar intraductal: ramo lateral/misto
   √ Cisto septado comunicando-se com o ducto principal
3. Tumor neuroendócrino não funcionante
4. Linfangioma congênito

Lesão Microcística do Pâncreas
= lesão pancreática com > 6 cistos com cada um < 2 cm em tamanho
1. Cistoadenoma seroso
   √ Cicatriz central fibrosa padrão estrelado (30%)
   √ Taxa de crescimento de 4 mm/ano no acompanhamento

Cisto Pancreático Contendo Mucina
1. Cistos não neoplásicos mucinosos
   = diferenciação mucinosa não neoplásica da camada epitelial sem componente de tecido mole
2. Cistoadenoma mucinoso
3. Cistoadenocarcinoma mucinoso
4. Neoplasia mucinosa papilar intraductal

Hiperamilasemia
A. PANCRÉTICA
   1. Pancreatite crônica/aguda
   2. Traumatismo pancreático
   3. Carcinoma pancreático
B. GASTROINTESTINAL
   1. Úlcera péptica perfurada
   2. Obstrução intestinal
   3. Peritonite
   4. Apendicite aguda
   5. Síndrome da alça aferente
   6. Infarto/isquemia mesentérico
   7. Trombose da veia porta
C. TRAUMATISMO
   1. Queimaduras
   2. Traumatismo cerebral
   3. Pós-operatório
D. OBSTÉTRICO
   1. Gravidez
   2. Gravidez ectópica rompida
E. RENAL
   1. Transplante
   2. Insuficiência renal
F. METABÓLICO
   1. Cetoacidose diabética
   2. Fármacos
G. PNEUMONIA
H. LESÃO DA GLÂNDULA SALIVAR
   1. Traumatismo facial
   2. Parotidite

BAÇO
Não Visualização do Baço
1. Síndrome de asplenia
2. Síndrome de polisplenia
3. Fragmentação traumática do baço
4. Baço inconstante

Baço Pequeno
1. Infarto
2. Doença celíaca
3. Hipoplasia congênita/hereditária
   ◊ Associada às infecções bacterianas recorrentes!
4. Anemia de Fanconi
5. Irradiação
6. Esplenectomia parcial
7. Síndrome de poliesplenia
8. Atrofia

Esplenomegalia
√ Ponta inferior do baço se estende abaixo da extremidade do lobo direito do fígado
√ Diâmetro AP do baço > 2/3 do diâmetro abdominal

A. ESPLENOMEGALIA CONGESTIVA
insuficiência cardíaca, hipertensão portal, cirrose, fibrose cística, trombose da veia porta/esplênica, crise de sequestro esplênico agudo da doença de células falcêmicas
B. NEOPLASIA
leucemia, linfoma, doença linfoproliferativa, histiocitose das células de Langerhans, metástases, neoplasia primária
C. DOENÇA DO ARMAZENAMENTO
doença de Gaucher, doença de Nieman-Pick, mucopolissacaridose, gargolismo, amiloidose, *diabetes melittus*, hemocromatose
D. INFECÇÃO
(a) bacteriana: TB, endocardite bacteriana subaguda, febre tifoide, sífilis, brucelose
(b) viral: hepatite, mononucleose infecciosa
(c) protozoária: equinococose, malária, calazar, leishmaniose americana
(d) fúngica: histoplasmose
E. ANEMIA HEMOLÍTICA
hemoglobinopatia, esferocitose hereditária, neutropenia primária, púrpura trombocitopênica trombótica, oxigenação da membrana extracorporal (em virtude do dano ao eritrócito)
F. HEMATOPOIESE EXTRAMEDULAR
osteopetrose, mielofibrose
G. DOENÇA VASCULAR DO COLÁGENO
lúpus eritematoso sistêmico, artrite reumatoide, síndrome de Felty
H. TRAUMA ESPLÊNICO
I. OUTROS
1. Sarcoidose
   √ Esplenomegalia em até 60%
   √ Reforço não homogêneo após injeção em *bolus* (lesões nodulares hipodensas e múltiplas de 2-3 cm)
   √ Massa necrótica com calcificações focais
2. Hemodiálise
3. Síndrome linfoproliferativa autoimune

Lesão Esplênica Sólida

A. TUMOR MALIGNO
1. Linfoma (Doença de Hodgkin, linfoma não Hodgkin, linfoma esplênico primário)
   ◊ A esplenomegalia no linfoma não Hodgkin indica envolvimento na maior parte dos pacientes
   ◊ 30% dos pacientes com esplenomegalia não apresentam envolvimento pelo linfoma não Hodgkin
   ◊ 30% dos pacientes com linfoma de qualquer tipo apresentam envolvimento esplênico sem esplenomegalia
   √ Esplenomegalia homogênea (pela infiltração difusa)
   √ Nódulos miliares
   √ Grandes nódulos de 2-10 cm (10-25%)
   √ Nódulos no hilo esplênico (50%) no linfoma não Hodgkin; incomum na doença de Hodgkin
2. Metástases (7%)
   melanoma (6-34%), carcinoma de mama (12-21%), carcinoma broncogênico (9-18%), carcinoma de cólon (4%), carcinoma de células renais (3%), ovário (8%), próstata (6%), estômago (7%), pâncreas, câncer endometrial
3. Angiossarcoma
4. Histiocitoma fibroso maligno, leiomiossarcoma, fibrossarcoma
5. Histiocitose das células de Langerhans
   √ Esplenomegalia
   √ Múltiplos nódulos hipoecoicos (menos frequente)

B. TUMOR BENIGNO
1. Hamartoma = esplenoma
2. Hemangioma
3. Hematopoiético
4. Sarcoidose
   √ Lesões nodulares em fígado e baço em 5-15% (= granuloma coalescente) ocorrendo em 5 anos do diagnóstico
   √ Hepatoesplenomegalia
   √ Adenopatia abdominal (tamanho médio de 2,6 cm)
5. Doença de Gaucher (ilhas de células do RES repletas com glicosilceramida)
6. Pseudotumor inflamatório
7. Linfangioma
C. INFARTO ESPLÊNICO

Lesão Esplênica Cística

A. CONGÊNITO
1. Cisto epidermoide = cisto verdadeiro = cisto congênito
B. VASCULAR
1. Laceração/fratura esplênica
2. Hematoma
3. **Falso cisto** = cisto pós-traumático = pseudocisto não pancreático do baço
   ◊ 80% de todos os cistos esplênicos são pseudocistos (= cistos secundários)
   Causa: estágio terminal cístico do traumatismo, infecção, infarto
   √ Ecos internos provenientes de *debris*
   √ Calcificações dentro da parede cística pode lembrar casca de ovo
   √ Tamanho menor que o cisto verdadeiro
4. Degeneração cística do infarto
   (a) oclusão da a. esplênica/ramos (anemia hemolítica, endocardite, SLE, arterite, câncer pancreático)
   (b) trombose venosa dos sinusoides esplênicos (esplenomegalia massiva)
5. Peliose
C. INFECÇÃO/INFLAMAÇÃO
1. **Abscesso piogênico**
   Prevalência: 0,1-0,7%
   Causa: disseminação hematogênica na sepse (75%), traumatismo penetrante (15%), infarto (10%)
   Predisposição: endocardite, abuso de drogas, traumatismo penetrante, neoplasia, anemia falciforme
   • febre, calafrios, dor LUQ (em < 50%)
   √ Bordas irregulares sem cápsula
   √ Bolhas de gás sem abscesso
   √ Reforça da borda
   Rx: 76% de taxa de sucesso para drenagem percutânea
2. **Microabscessos**
   Microrganismo: fungo (especialmente *Candida, Aspergillus, Cryptococcus*)
   Prevalência: 26% dos abscessos esplênicos
   Predisposição: pacientes imunocomprometidos
   √ Hepatoesplenomegalia
   √ Múltiplas lesões em alvo arredondadas, hipoecoicas/hipoatenuantes, de 5-10 mm, frequentemente associadas ao envolvimento renal + hepático
   √ Aparência "roda na roda" quando a porção hiperecoica central torna-se necrótica + hipoecoica

3. Infecção granulomatosa
   (a) *Mycobacterium tuberculosis*: tuberculose miliar
       √ Esplenomegalia leve incomum
   (b) *M. avium*-intracellulare
       √ Esplenomegalia acentuada em 20%
4. Infecção por *Pneumocystis carinii*
   √ Esplenomegalia + múltiplos focos hipoatenuantes
5. **Cisto parasitário** (equinococo)
   Prevalência: em < 2% dos pacientes com doença hidática
   Causa: disseminação sistêmica, disseminação intraperitoneal do cisto hepático rompido
   √ Cisto solitário ± cistos filiais subjacentes
   √ Areia hidática ± membranas envolvidas
   √ ± calcificação linear
6. Pseudocisto pancreático intraesplênico
   Prevalência: em 1–5% dos pacientes com pancreatite
D. NEOPLASIA CÍSTICA
   1. Hemangioma cavernoso
      ◊ Neoplasia esplênica primária mais comum!
      √ Lesão hiperdensa
   2. Linfoma (neoplasia maligna mais comum!)
      √ Esplenomegalia
      √ Massas múltiplas pequenas/grandes
   3. Linfangioma/linfangiomatose
      √ Lesões císticas subcapsulares septadas múltiplas
   4. Metástases necróticas
      melanoma maligno (em 50%), carcinoma mamário, pulmonar, ovariano, pancreático, endometrial, colônico, prostático; condrossarcoma
      ◊ Em 7% dos pacientes com metástase disseminada!
E. CISTO VERDADEIRO (com camada epitelial)
   1. Cisto congênito = cisto epidermoide
   2. Cisto parasitário
F. FALSO CISTO
   = PSEUDOCISTO (ausência da camada epitelial)
   1. Cisto traumático
   2. Cisto pós-infarto

Lesão Esplênica Solitária
Mnemônica: "CHAMIL"
Cisto
Hematoma, Hemangioma, Hamartoma
Abscesso
Metástase
Infarto
Linfoma

Nódulos e Massas Esplênicas Múltiplas
1. Linfoma, leucemia
2. Metástases
3. Lesões inflamatórias
4. Tumores benignos
5. Cistos esplênicos
6. Infartos esplênicos
7. Células de Gaucher

Densidade Esplênica Aumentada
1. Anemia falciforme (em 5% dos falcêmicos)
2. Hemocromatose
3. Exposição ao thorotrast
4. Linfangiografia

Calcificação Esplênica
A. DISSEMINADA
   1. Flebólito: angiomatose visceral
   2. Granuloma (mais comum): histoplasmose, TB, brucelose
B. CAPSULAR & PARENQUIMAL
   1. Abscesso piogênico e tuberculoso
   2. Infecção por *Pneumocystis carinii*
   3. Infarto (múltiplo)
   4. Hematoma
C. VASCULAR
   1. Calcificação da artéria esplênica
   2. Aneurisma da artéria esplênica
   3. Infarto esplênico
   4. Autoesplenectomia
D. PAREDE DO CISTO CALCIFICADA
   1. Cisto congênito
   2. Cisto pós-traumático
   3. Cisto equinocócico
   4. Dermoide cístico
   5. Epidermoide
Mnemônica: "HITCH"
Histoplasmose (mais comum)
Infarto (anemia falciforme)
Tuberculose
Cisto (equinococo)
Hematoma

Acúmulo de Ferro no Baço
A. DIFUSO
   1. Múltiplas transfusões sanguíneas
   2. Anemia falciforme
B. FOCAL
   1. Corpos Gamna-Gandy
   2. Angiossarcoma

Focos Esplênicos Hiperecoicos
1. Granulomas: tuberculose miliar, histoplasmose
2. Flebólitos
3. Linfoma/leucemia
4. Mielofibrose
5. Nódulos de Gamna-Gandy (na hipertensão da porta)

Ruptura Esplênica Espontânea
1. Ruptura retardada pós-traumática
2. Esplenomegalia
3. Hemangioma
4. Cisto epidermoide
5. Peliose
6. Infarto esplênico prévio

ANATOMIA DO FÍGADO, DUCTOS BILIARES, PÂNCREAS E BAÇO

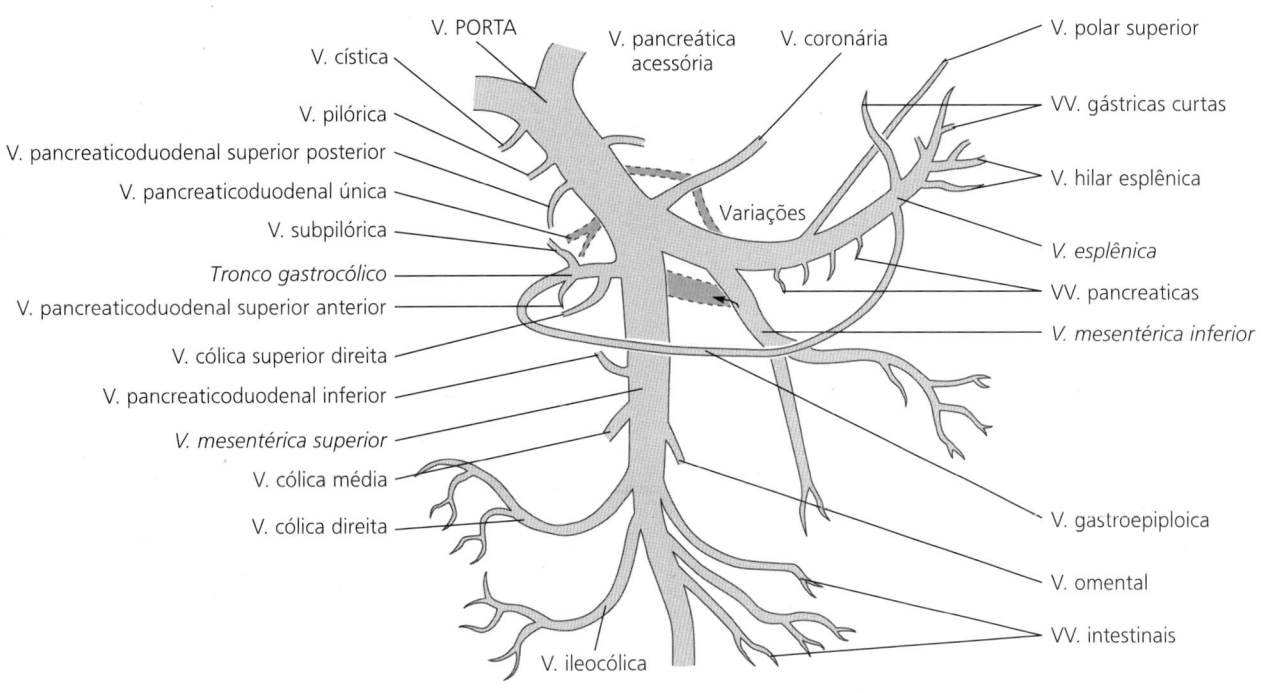

Tributárias da Veia Porta Extra-hepática

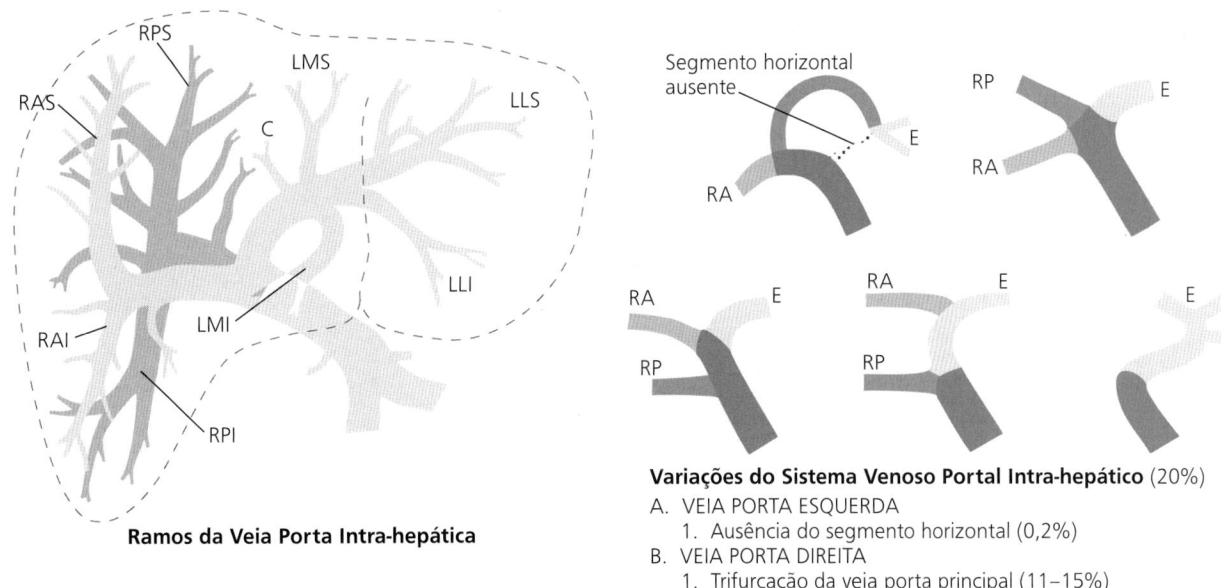

Ramos da Veia Porta Intra-hepática

Variações do Sistema Venoso Portal Intra-hepático (20%)
A. VEIA PORTA ESQUERDA
   1. Ausência do segmento horizontal (0,2%)
B. VEIA PORTA DIREITA
   1. Trifurcação da veia porta principal (11–15%)
   2. Origem do segmento RP da veia porta principal (5%)
   3. Origem do segmento RA da veia porta esquerda (1–4%)
   4. Ausência dos segmentos portais direito principal, RA e RP

RA = segmento anterior direito
RAI = inferior anterior direito
RAS = superior anterior direito
RP = segmento posterior direito

RPI = inferior posterior direito
RPS = superior posterior direito
C = lobo caudado
E = veia porta esquerda

LMI = inferior mediano esquerdo
LMS = superior mediano esquerdo
LLI = inferior lateral esquerdo
LLS = superior lateral esquerdo

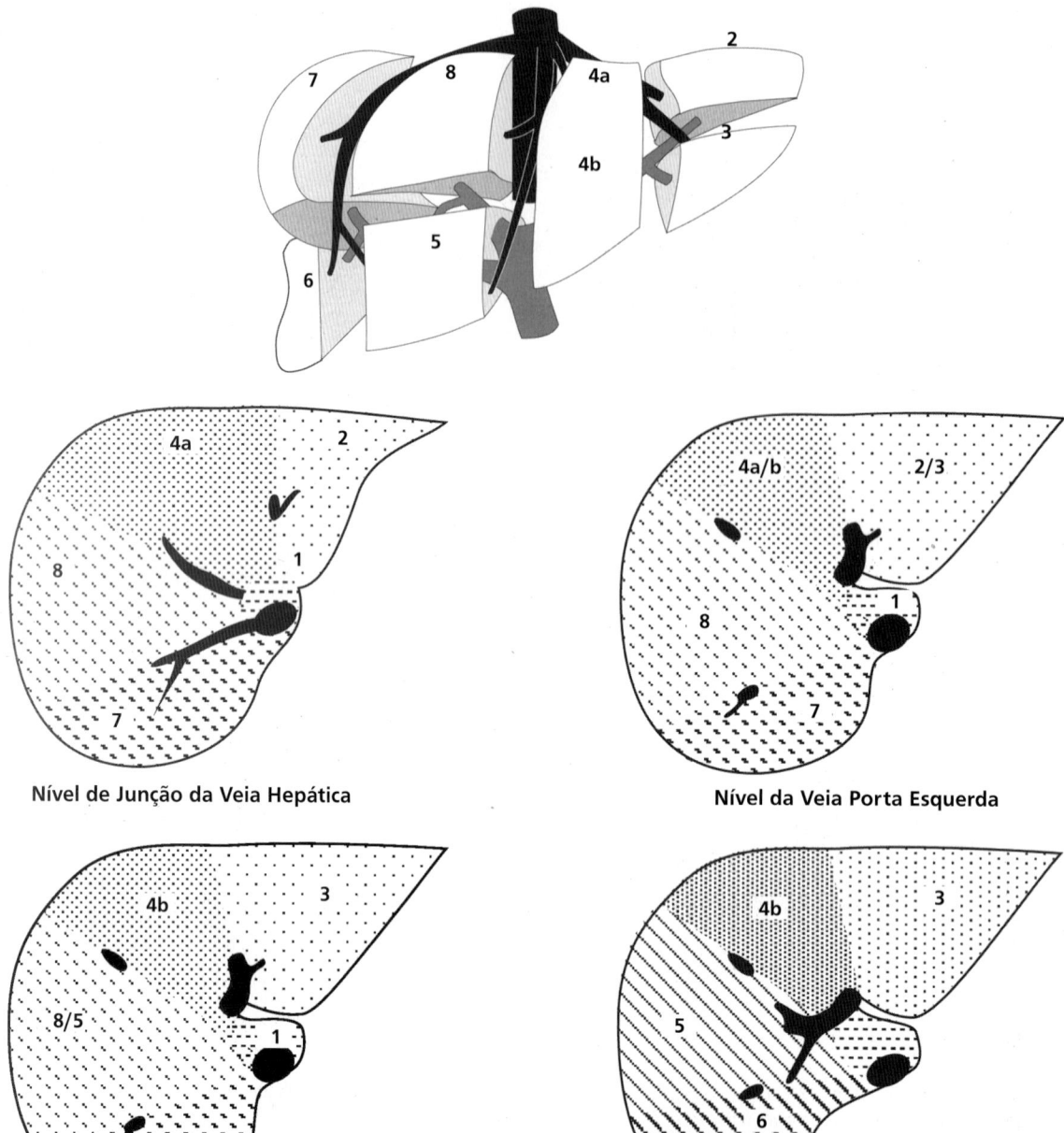

Anatomia Funcional Segmentar Hepática			
Goldsmith & Woodburne		Couinaud & Bismuth	
LOBO CAUDADO		Lobo caudado	1
LOBO ESQUERDO	Segmento lateral esquerdo	Subsegmento superior lateral esquerdo	2
		Subsegmento inferior lateral esquerdo	3
	Segmento medial esquerdo	Subsegmento superior medial esquerdo	4a
		Subsegmento inferior medial esquerdo	4b
LOBO DIREITO	Segmento anterior direito	Subsegmento inferior anterior direito	5
		Subsegmento superior anterior direito	8
	Segmento posterior direito	Subsegmento inferior posterior direito	6
		Subsegmento superior posterior direito	7

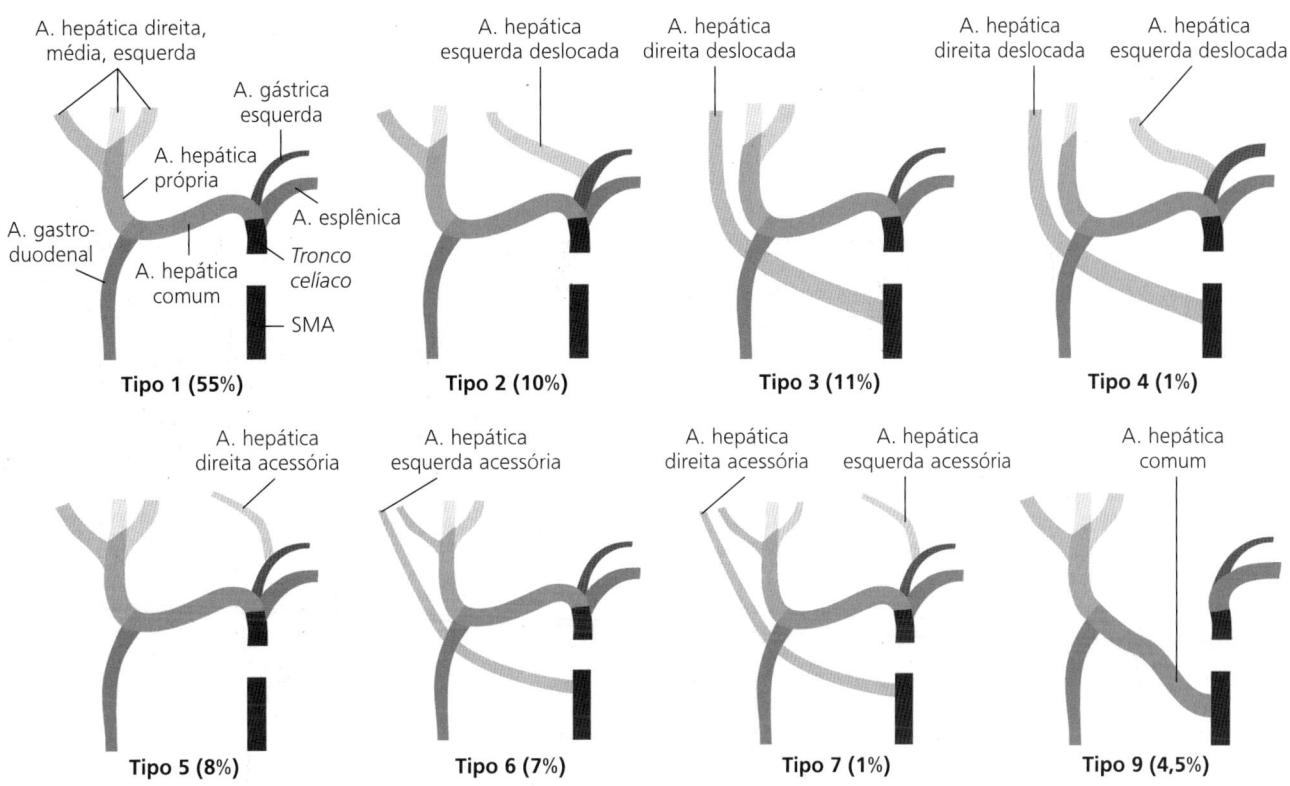

Classificação de Michel da Anatomia Arterial Hepática

FÍGADO

Anatomia Funcional Segmentar Hepática

baseada na distribuição das 3 maiores veias hepáticas:
- (a) veia hepática média
  divide o fígado em lobos direito e esquerdo também separada pela cisura principal da veia porta (linha de Cantlie), passando através da IVC + eixo longitudinal da vesícula biliar
- (b) veia hepática esquerda
  divide o lobo esquerdo em setores medial + lateral
- (c) veia hepática direita
  divide o lobo direito em setores anterior + posterior

Cada um dos quatro setores é adicionalmente dividido:
  por uma linha transversa imaginária desenhada através da veia porta direita + esquerda em segmentos anterior + posterior; os segmentos são numerados no sentido anti-horário a partir da IVC

Anatomia da Artéria Hepática (classificação de Michel)

tipo 1 (55–60%)
- o tronco celíaco trifurca-se na a. gástrica E + a. esplênica + a. hepática comum
- a. hepática comum se divide em a. gastroduodenal + a. hepática própria
- a. hepática D + a. hepática E surgem da a. hepática própria
- a. hepática média (suprindo o lobo caudal) surge da:
  (a) a. hepática E/D
  (b) a. hepática própria (em 10%)

tipo 2 (4–10%)
- a. hepática comum se divide em a. hepática D + a. gastroduodenal
- a. hepática E deslocada para a. gástrica E
- a. hepática média proveninete a. hepática D

tipo 3 (8–11%)
- a. hepática comum se divide em a. gastroduodenal + a. hepática E
- a. hepática D deslocada para a. mesentérica superior
- a. hepática média proveniente de a. hepática E

tipo 4 (2–4%)
- a. hepática comum se divide em a. hepática média + a. gastroduodenal
- a. hepática D + a. hepática E estão ambas deslocadas

tipo 5 (9–16%)
- a. hepática E acessória surge da a. gástrica E

tipo 6 (1–7%)
- a. hepática D acessória surge da SMA

tipo 7 (1%)
- aa. hepáticas D + E acessórias

tipo 8 (2–3%)
- combinações das aa. hepáticas acessória + deslocada

tipo 9 (1–3%)
- tronco hepático deslocado para a. mesentérica superior

tipo 10 (0,5%)
- tronco hepático deslocado para a. gástrica E

Artéria Hepática Aberrante

= artéria hepática percorre entre IVC + veia porta
1. Artéria hepática direita deslocada (50%)
2. Artéria hepática direita com bifurcação precoce da artéria hepática comum nas artérias hepáticas direita + esquerda (20%)
3. Artéria hepática direita acessória (15%)
4. Deslocamento de todo o tronco hepático para SMA (15%)

Anatomia da Veia Porta (classificação de Akgul)

tipo A anatomia normal: bifurcação da MPV e RPV (79–86%)
tipo B trifurcação da MPV (12–15%)
tipo C veia porta anterior direita proveniente da LPV (1–4%)
tipo D LPV proveniente da veia porta anterior direita (0,3–1,2%)
tipo E veia porta anterior direita proveniente da MPV (1–3%)

Diâmetro Transeccional Máximo da Veia Porta
(a) criança < 10 anos de idade: 8,5 mm
(b) 10–20 anos de idade: 10,0 mm
(c) Adulto: 13,0 mm

Padrão de Drenagem da Veia Hepática do Lobo Hepático Direito (classificação de Nakamura)

tipo 1 grande veia hepática direita (RHV) drenando em uma área extensa do setor lateral direito + setor paramédio direito; pequena veia hepática curta drenando em uma área pequena do setor lateral direito (ocasionalmente ausente) (39–57%)

tipo 2 veia hepática direita de tamanho médio; uma veia hepática pequena e espessa de 5–10 mm de diâmetro (= veia hepática média/inferior) drena no setor lateral direito concomitantemente de forma direta na IVC (29–37%)

tipo 3 drenagem do lobo direito alocada a uma RHV curta drenando na porção superior do setor lateral direito e grande veia hepática média (MHV) + veia hepática direita inferior drenando na porção inferior do setor lateral direito (15–24%)

Terceiro Influxo ao Fígado
= veias aberrantes suprindo pequenas áreas de tecido hepático + comunicando-se com ramos da veia porta intra-hepática

Efeito: diminuição focal da perfusão da veia porta resultando em áreas de preservação de gordura/acúmulo de gordura

1. **Veias colecísticas**
   - entrando diretamente nos segmentos hepático 4 + 5
   - veias unindo-se às veias parabiliares por meio do triângulo de Calot
2. **Sistema venoso parabiliar**
   = rede venosa no interior do ligamento hepatoduodenal anterior à veia porta principal
   Tributárias:
   - veia colecística através do triângulo de Calot
   - veia pancreaticoduodenal
   - veia gástrica direita/pilórica
   √ Pseudolesão do aspecto dorsal do segmento 4
3. **Sistema venoso epigástrico-paraumbilical**
   = pequenas veias ao redor do ligamento falciforme drenando na porção anterior da parede abdominal diretamente no fígado
   Subgrupos:
   (a) **veia superior de Sappey**
       - drena a porção superior do ligamento falciforme + porção medial do diafragma
       - penetra os ramos da veia porta esquerda periférica
       - comunica-se com as veias epigástrica superior + torácica interna
   (b) **veia inferior de Sappey**
       - drena a porção inferior do ligamento falciforme
       - penetra os ramos da veia porta esquerda periférica
       - comunica-se com os ramos da veia epigástrica inferior ao redor do umbigo
   (c) **veia de Burow**
       - termina na porção média da veia umbilical colapsada
       - comunica-se com os ramos da veia epigástrica inferior ao redor do umbigo
   (d) **veias intercalares**
       - interconectam a veia de Burow + veia inferior de Sappey

Parâmetros Hemodinâmicos Normais do Fígado
velocidade da veia porta: > 11 cm/s
índice de congestão (= à área transeccional da veia porta dividida pela velocidade média): 0,070 ± 0,09
índice resistivo da artéria hepática: 0,60 – 0,64 ± 0,06

Fissuras Hepáticas
1. **Fissura para o ligamento redondo** = fissura umbilical
   = invaginação do ligamento redondo = remanescente embriológico da veia umbilical obliterada conectando o sangue venoso placentário com a veia porta esquerda
   - localizada na margem dorsal livre do ligamento falciforme
   - corre dentro do fígado com peritônio visceral
   - divide o lobo hepático esquerdo em segmentos medial + lateral (divide o subsegmento 3 a 4)
2. **Fissura para o ligamento venoso**
   = invaginação do ducto venoso obliterado
   = conexão embriológica da veia porta esquerda com a veia hepática esquerda
   - separa o lobo caudado do lobo esquerdo do fígado
   - o omento menor dentro da fissura separa o saco maior, anteriormente, do saco menor, posteriormente
3. **Fissura para a vesícula biliar** (GB)
   = invaginação peritoneal rasa contendo a GB
   - divide o lobo hepático direito do esquerdo
4. **Fissura transversa**
   = invaginação do pedículo hepático para dentro do fígado
   - contém a porção horizontal das veias portas esquerda + direita
5. **Fissuras acessórias**
   (a) fissura acessória inferior direita = da fossa da vesícula biliar/imediatamente inferior a ela até a margem latero-inferior do fígado
   (b) outras (rara)

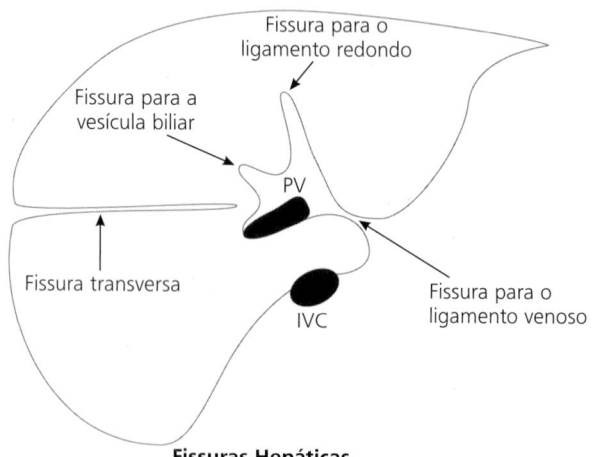

Fissuras Hepáticas

Tamanho do Fígado
A. LACTENTES
   lobo hepático direito não deve-se estender > 1 cm abaixo da margem costal direita
B. CRIANÇAS
   lobo hepático direito não deve-se estender abaixo da margem costal direita
C. ADULTOS
   (a) linha clavicular média (eixo vertical/craniocaudal):
       < 13 cm = normal
       13,0–15,5 cm = indeterminado (em 25%)
       > 15,5 cm = hepatomegalia (87% de acurácia)
   (b) linha pré-aórtica < 10 cm
   (c) linha pré-renal < 14 cm

Ecogenicidade e Atenuação Hepáticas
US: ecogenicidade pancreática > esplênica ≥ hepática > renal
CT: 40–70 HU (pré-contraste)
CETC: fase arterial precoce (20 s), fase arterial tardia (30–40 s), fase venosa portal (60–70 s); reforço máximo aos 45–60 s

Testes Enzimáticos do Fígado
A. Fosfatase alcalina (AP)
Formação: osso, fígado, intestino, placenta
Aumento elevado:
colestase com obstrução biliar extra-hepática (confirmada pela elevação em γGT), fármacos, doença granulomatosa (sarcoidose), cirrose biliar primária, malignidade hepática primária + secundária
Aumento discreto: todas as formas de doença hepática, insuficiência cardíaca
B. Gama glutamil transpeptidase (γGT)
muito sensível em quase todas as formas de doença hepática
Utilidade: confirma a fonte de AP hepática elevada, pode indicar uso significativo de álcool
C. Transaminases
Aumento elevado: hepatite aguda viral/induzida por toxina
(a) aspartato aminotrasnferase (AST; anteriormente transaminase oxaloacética glutâmica sérica [SGOT])
Formação: fígado, músculo, rim, pâncreas, RBCs
(b) alanina aminotransferase (ALT; anteriormente transaminase pirúvica glutâmica sérica [SGPT])
Formação: primariamente no fígado
- elevação consideravelmente específica na doença hepática
D. Bilirrubina
auxilia a diferenciar entre várias causas de icterícia
(a) bilirrubina não conjugada/indireta = insolúvel em água
Formação: quebra de RBCs senescentes
Metabolismo: firmemente ligada à albumina nos vasos, ativamente captada pelo fígado, não pode ser excretada pelos rins
(b) bilirrubina conjugada/direta = hidrossolúvel
Formação: conjugação nas células hepáticas
Metabolismo: excreção na bile, não absorvida pela mucosa intestinal + excretada nas fezes
Elevação:
– superprodução: anemia hemolítica, reabsorção de hematoma, transfusões múltiplas
– captação hepática diminuída: fármacos, sepse
– conjugação diminuída: síndrome de Gilbert, icterícia neonatal, hepatite, cirrose, sepse
– excreção diminuída na bile: hepatite, cirrose, colestase induzida por fármaco, sepse, obstrução biliar extra-hepática
E. Desidrogenase láctica (LDH)
não específica e, portanto, inútil
Aumento elevado: envolvimento hepático primário ou metastático
F. Alfafetoproteína (AFP)
> 400 ng/mL altamente sugestivo de massa focal representado um carcinoma hepatocelular

DUCTOS BILIARES
Tamanho Normal dos Ductos Biliares
@ CBD no ponto de diâmetro máximo = extremidade livre do ligamento gastro-hepático (ponto de)
(a) adolescentes & adultos
≤ 5 mm = normal; 6–7 mm = equivocado
≤ 8 mm = dilatado
◊ Em pacientes > 60 anos de idade adicionar 1 mm/década
◊ Posterior à colecistectomia até 8 mm
(b) neonatos: < 1 mm
(c) crianças até 1 ano de idade: < 2 mm
(d) crianças mais velhas: < 4 mm
@ CHD no hilo hepático + CBD na cabeça do pâncreas: 5 mm
@ ducto biliar intra-hepático direito imediatamente proximal ao CHD: 2–3 mm/< 40% de diâmetro da veia porta acompanhante
@ ducto cístico
válvulas de Heister = pregas mucosas normais
diâmetro: 1,8 mm
comprimento médio: 1–2 cm
ducto cístico distal posterior ao CBD (em 95%), anterior ao CBD (em 5%)

Anatomia do Ducto Biliar *(classificação de Couinaud)*
tipo A   ducto posterior D normal (54–61%) drena no ducto hepático D, que se une ao ducto hepático E para formar CHD
tipo B   trifurcação (11–16%) do ducto setorial anterior D + ducto setorial posterior D + ducto hepático E
tipo C   ducto setorial D anterior/posterior se une ao CHD separadamente (15–23%)
tipo D   ducto setorial D anterior/posterior se une ao ducto hepático E separadamente (4–8%)
tipo E   ausência de confluência biliar superior definida com todos os ductos setoriais unindo-se separadamente (3–4%)
tipo F   ducto setorial posterior D pode unir-se ao colo da vesícula biliar/pode ser penetrado pelo ducto cístico (1%)

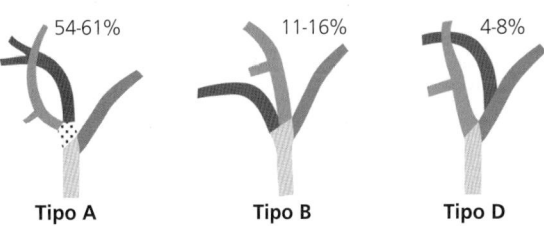

Variantes dos Ductos Biliares
(classificação de Couinaud)

- Ducto segmentar posterior direito
- Ducto segmentar anterior direito
- Ducto hepático comum
- Ducto hepático direito
- Ducto hepático esquerdo

Variantes do Ducto Biliar
Prevalência: 2,4% das autopsias
13–18,5% dos colangiogramas operatórios
Importância: ductos aberrantes próximos ao ducto cístico/vesícula biliar apresentam o maior risco de lesão iatrogênica na colecistectomia
Cx: (1) perda de bile pós-operatória, se lesado
(2) obstrução biliar segmentar, se ligado
A. DUCTO INTRA-HEPÁTICO ABERRANTE
pode-se unir ao CHD, CBD, ducto cístico, ducto hepático direito, vesícula biliar
— ducto biliar segmentar direito principal se une ao ducto biliar extra-hepático na/próximo à inserção do ducto cístico (4–5%)
— ducto cisto-hepático (1–2%) = ducto hepático direito anômalo se insere no ducto cístico
— ductos hepáticos esquerdos anômalos: não susceptível à lesão + portanto, sem significado clínico
B. DUCTO CÍSTICO ENTRANDO NO DUCTO HEPÁTICO DIREITO
C. DUCTOS DE LUSCHKA
= pequenos ductos provenientes do leito hepático drenando diretamente na vesícula biliar

D. DUPLICAÇÃO DO DUCTO CÍSTICO/CBD
± duplicação da vesícula biliar
E. FÍSTULA traqueobiliar CONGÊNITA
= comunicação fistulosa entre a carina e o ducto hepático esquerdo
- crianças com angústia respiratória
- tosse produtiva com escarro bilioso
√ Pneumobilia

Variantes da Inserção do Ducto Cístico

Prevalência: variações ocorrem em 18–23%
(a) direção craniocaudal
- terço proximal = ducto hepático comum alto no hilo hepático
- terço médio do ducto biliar extra-hepático em 75%
- terço distal do ducto biliar extra-hepático em 10%
  √ Ducto cístico em paralelo ao ducto biliar extra-hepático (implica bainha fibrosa comum)
  Cx: durante a colecistectomia
  (1) constrição do ducto hepático comum
  (2) ligadura inadvertida/transecção do ducto biliar extra-hepático
  (3) remanescente do ducto cístico longo
(b) direção mediolateral
- lateral direita
- espiral anterior
- espiral posterior
- lateral baixa (na bainha comum)
- medial lateral (na/próximo à ampola de Vater)
(c) inserção no ducto biliar intra-hepático
- ducto hepático direito (0,3%)
- ducto hepático esquerdo (raro)
(d) ausência de ducto cístico
  √ Vesícula biliar drena diretamente no interior do ducto biliar comum

VESÍCULA BILIAR

Tamanho & Capacidade & Espessura da Parede

Comprimento:
(a) lactentes < 1 ano de vida: 1,5–3 cm de comprimento
(b) crianças mais velhas: 3–7 cm de comprimento
(c) adultos: 7–10 cm de comprimento
  2–3,5 cm de largura

Capacidade: 30–50 mL
Espessura da parede: 2–3 mm
Volume biliar: 250–1.000 mL/d secretados pelos hepatócitos
Função da GB: concentração da bile por meio da absorção de 90% de água

Anomalias Congênitas da Vesícula Biliar

Agenesia da Vesícula Biliar

Incidência: 0,04–0,07% (autópsia)
Associada a:
Comum: fístula retovaginal, ânus imperfurado, hipoplasia da escápula + rádio, *shunt* intracardíaco
Raro: ausência do corpo caloso, microcefalia, atresia do canal auditivo externo, atresia da tricúspide, fístula traqueoesofágica, dextroposição do pâncreas + esôfago, baço ausente, posição alta do ceco, rim policístico

Hipoplasia da Vesícula

(a) congênita
(b) associada à fibrose cística

Septações da Vesícula Biliar

A. SEPTOS LONGITUDINAIS
1. Duplicação da vesícula
   = dois lúmens separados + dois ductos císticos
   Incidência: 1 ÷ 3.000 a 1 ÷ 12.000
2. Vesícula biliar bífida = vesícula biliar dupla
   = dois lúmens separados com um ducto cístico
3. Vesícula biliar tripla (extremamente rara)
B. SEPTOS TRANSVERSOS
1. Septo transverso isolado
2. **Capa de Phrygian** (2–6% da população)
   = dobra/pregueamento do fundo ± septo
3. Vesícula biliar multisseptada (rara)
   = múltiplos compartimentos vesiculares conectados por pequenos poros
Cx: estase + formação de cálculos
C. DIVERTÍCULO DA VESÍCULA BILIAR
= persistência do ducto hepatocístico

Ectopia da Vesícula Biliar

Localizações mais frequentes:
(1) abaixo do lobo esquerdo do fígado > (2) intra-hepática > (3) retro-hepática
Localizações raras:
(4) dentro do ligamento falciforme (5) dentro da fissura interlobar (6) supra-hepática (alojada entre a superfície superior do lobo hepático direito + parede torácica anterior) (7) dentro da parede abdominal anterior (8) mesocólon transverso (9) retrorrenal (10) próximo à coluna posterior + IVC (11) GB intratorácica (inversão do fígado)
Associada à: eventração do diafragma

"GB Flutuante"

= vesícula com reflexões peritoneais frouxas, podendo herniar através do forame de Winslow para dentro do saco menor

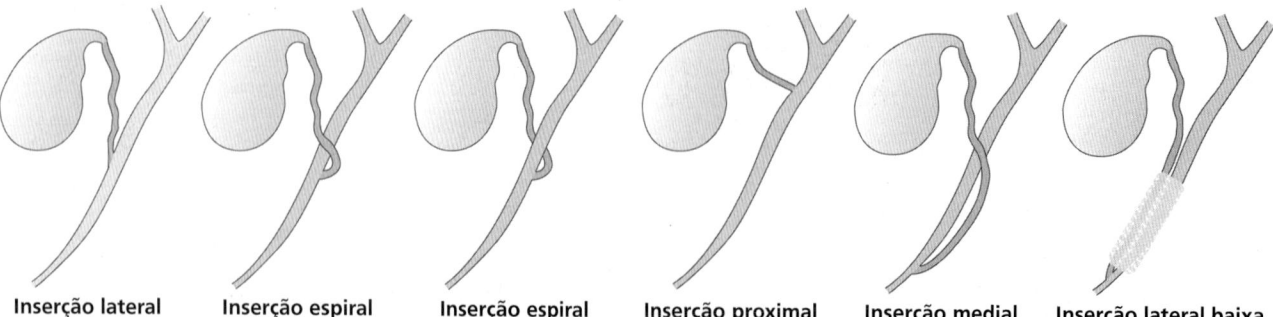

Inserção lateral direita Inserção espiral anterior Inserção espiral posterior Inserção proximal Inserção medial baixa Inserção lateral baixa com bainha comum

Variantes Anatômicas da Inserção do Ducto Cístico

"GB torcida"
= resulta em hidropisia

PÂNCREAS

Fisiologia do Pâncreas
[Paul Langerhans (1820–1909), patologista em Freiburg, Alemanha]
células da ilhota pancreática = células endócrinas (1–2% da massa do pâncreas) agrupadas em ilhotas de Langerhans; recebem 10–15% do fluxo sanguíneo pancreático
Função: secreção de
- insulina nas células β; mais abundante no centro da ilhota
- glucagon em células α
- somatostatina nas células δ
- VIP nas células δ1
- Serotonina nas células enterocromafins
- Polipeptídeo pancreático nas células PP (estimulam secreção de enzimas gástricas e intestinais + motilidade intestinal inibida)

Tamanho

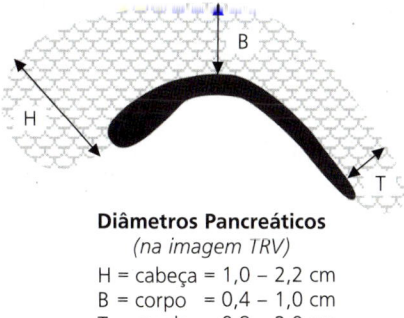

Diâmetros Pancreáticos
(na imagem TRV)
H = cabeça = 1,0 – 2,2 cm
B = corpo = 0,4 – 1,0 cm
T = cauda = 0,8 – 2,0 cm

Desenvolvimento & Anatomia Pancreática
durante a 4ª semana de gestação, 2 divertículos endodérmicos formam-se no intestino anterior próximo a sua junção com o saco vitelino
— divertículo dorsal forma o pâncreas dorsal
— divertículo ventral forma o fígado, vesícula, ductos biliares, pâncreas ventral

A. PORÇÃO DORSAL (no mesoduodeno)
  Origem: surge da parede dorsal do duodeno + mais tarde deslocado para a esquerda
  ◊ Forma a porção cranial da cabeça + istmo + corpo + cauda do pâncreas
  — propenso à atrofia (pobre em polipeptídeos)
  √ Drena para a papila menor através do ducto acessório de Santorini

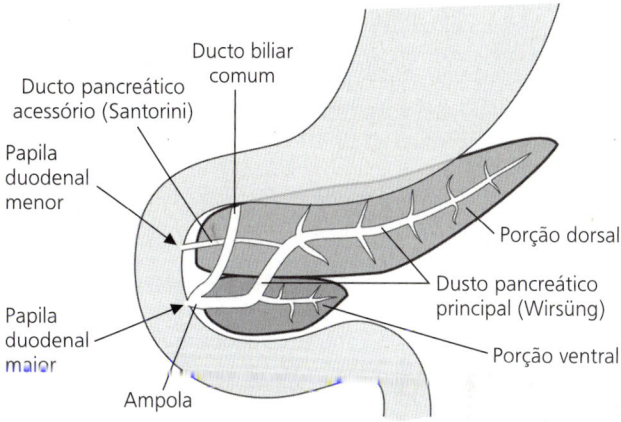

Desenvolvimento Embriológico do Pâncreas

B. PORÇÃO VENTRAL (abaixo do broto hepático primordial)
  Origem: o broto ventral surge da parede ventral do duodeno e é composto dos lobos direito + esquerdo (o broto ventral esquerdo regride completamente), rotaciona-se dorsal- e inferiormente + depois para a esquerda do duodeno + funde-se à porção dorsal durante a 6–7ª semana de idade gestacional (GA)
  ◊ Forma a porção caudal da cabeça pancreática + processo uncinado + CBD
  — não propenso à atrofia (rico em polipeptídeos)
  √ O ducto ventral drena com o CBD através da ampola de Vater + torna-se a maior via de drenagem para todo o pâncreas, após a fusão com o ducto dorsal

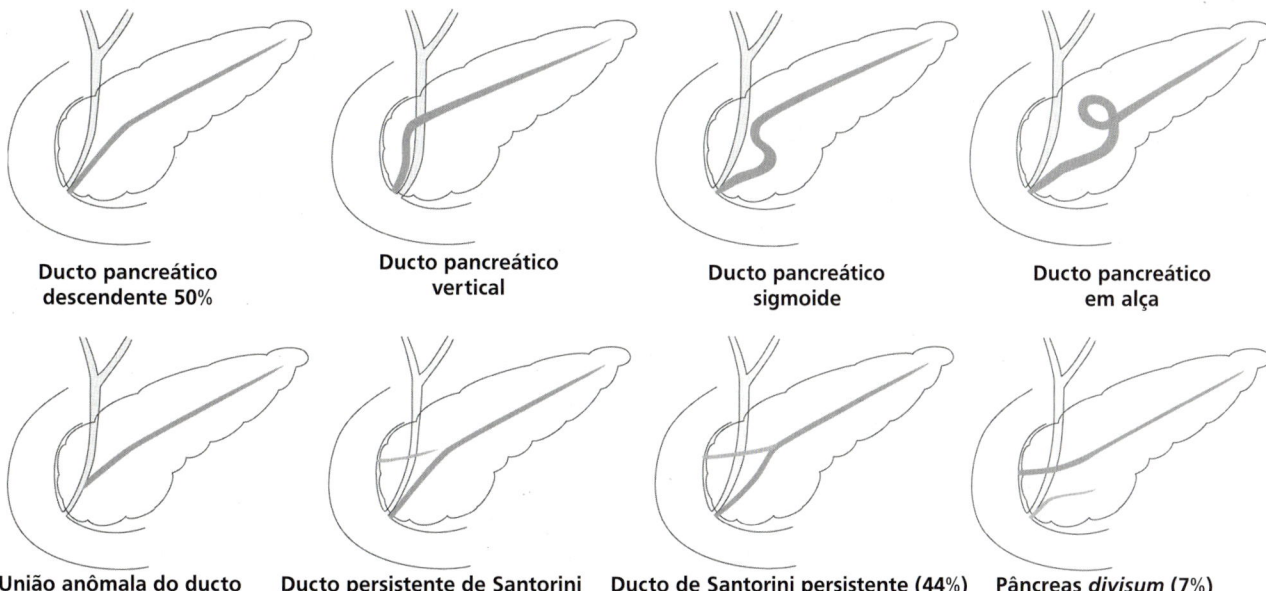

Variações na Anatomia do Ducto Pancreático

C. DUCTO PANCREÁTICO PRINCIPAL DE WIRSÜNG
Mnemônica: "M invertido lê-se W"
[Johann Wirsüng (1589–1643), médico alemão em Pádua, Itália]
A porção distal do ducto dorsal conecta-se com o ducto ventral; a porção proximal do ducto dorsal pode desaparecer
√ Mede 1–2–3 mm de diâmetro
√ Recebe 20–35 tributárias/ramos laterais que penetram nos ângulos direitos
√ Geralmente drena através da papila maior
◊ Via de drenagem principal em 91% dos indivíduos

D. DUCTO PANCREÁTICO ACESSÓRIO DE Santorini
[Giovanni Santorini (1681–1737), anatomista em Veneza, Itália]
= porção proximal do ducto dorsal que não atrofiou
◊ Presente em 44% dos indivíduos

E. AMPOLA DE VATER
= canal discretamente dilatado que resulta da união do ducto biliar + ducto pancreático no interior da parede medial da segunda porção do duodeno abaixo da superfície da papila de Vater
(a) canal comum em 74%
(b) abertura separada para o ducto biliar + ducto pancreático principal em 19%
(c) interpõe-se ao septo em 7%

F. PAPILA DUODENAL MAIOR = papila de Vater
Localização: 1/3 médio do duodeno descendente (75%), porção horizontal do duodeno (25%)
◊ Drenagem do ducto biliar comum em 100%
◊ Drenagem do ducto pancreático principal de Wirsüng em 90%
√ Estrutura oval protruindo < 5–10 mm de diâmetro (observada na CT de secção fina em 20%)
√ ± reforço semelhante a alvo (reforçando a mucosa interna)

G. PAPILA DUODENAL MENOR (presente em 60%)
Localização: 2 cm anterossuperior a partir da papila duodenal maior
◊ Drenagem do ducto pancreático acessório de Santorini
◊ Drenagem do ducto pancreático principal em 10%

Variantes da Junção Pancreaticobiliar

A. Ângulo entre o CBD + ducto pancreático
(a) geralmente agudo a 5–30°
(b) ocasionalmente anormal em até 90°

B. Esfíncter de Oddi = esfíncter da ampola hepaticopancreática
[Ruggero Oddi (1864–1913), fisiologista em Gênova, Itália]
= fibras musculares circulando o CBD + ducto pancreático em nível da junção coledocoduodenal
(a) esfíncter do colédoco (Boyden) = circula o CBD distal
(b) esfíncter do ducto pancreático (em 33% é separado)
(c) esfíncter da ampola

C. Tipos de união entre o CBD + ducto pancreático
1. Junção normal = união dentro da parede duodenal
(a) canal comum curto de 2–10 mm (média de 5) (55–85%) com um diâmetro de 3–5 mm
(b) entradas separadas para dentro do duodeno (42%)
(c) canal comum com comprimento de 8–15 mm
2. Junção anômala = união fora da parede duodenal além da influência do esfíncter de Boyden (1,5–3,2%)
(a) ducto pancreático inserindo-se no CBD > 15 mm da entrada ao duodeno
(b) CBD inserindo-se no ducto pancreático

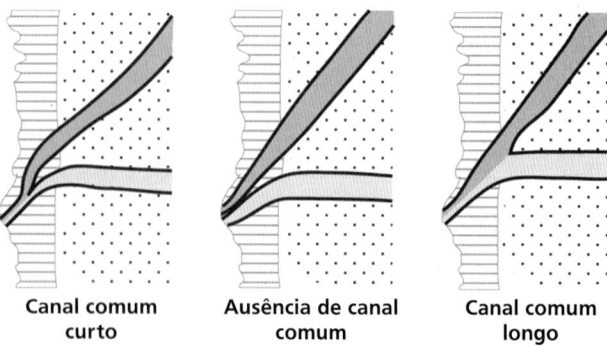

Canal comum curto | Ausência de canal comum | Canal comum longo

União Normal entre CBD e Ducto Pancreático

BAÇO

Tamanho do Baço

Em adultos: 12 cm de comprimento, 7–8 cm de diâmetro anteroposterior, 3–4 cm de espessura; limite superior normal para comprimento esplênico se correlaciona com a altura do indivíduo
(para homens…183 cm = 14,0 cm, 193 cm = 14,8 cm, 203 cm = 15,0 cm, 213 cm = 16,3 cm
para mulheres 173 cm = 12,6 cm, 183 cm = 13,2 cm; 188 cm = 13,4 cm, 198 cm = 14,0 cm)

Em crianças: aumento logarítmico em comprimento com o avanço da idade; fórmula para o comprimento = 5,7 + 0,31 × idade (em anos)

Em lactentes (0–3 meses de vida): < 6,0 cm de comprimento

Índice sonográfico: $0,524 \times W \times T \times (ML + CCL)/2$
Variação normal: $107–314/480 \text{ cm}^3$

W = largura definida como a maior dimensão geral de anterior a posterior na imagem TRV análoga à CT
L = espessura como a distância menor entre o hilo e a margem convexa externa na mesma imagem TRV análoga à CT
ML = comprimento máximo da margem mais medial a mais lateral na imagem LON/COR
CCL = comprimento craniocaudal da margem superior à inferior na mesma imagem LON/COR

Peso do Baço

Ao nascimento: 15 g
Em adultos: 150 (100–265)g
Peso estimado = índice esplênico 0,55

Embriologia do Baço

– o baço surge das células mesenquimais entre camadas mesogástricas dorsais durante a 5ª semana de idade gestacional
– primórdio esplênico diferencia-se para formar a cápsula, estrutura do tecido conectivo, parênquima esplênico
– maior local de hematopoiese até 28 semanas de idade gestacional; retém a capacidade de hematopoiese extramedular bem na fase adulta
√ Baço reconhecível aproximadamente na 12ª semana de idade gestacional (à medida que ocorre a fusão de agregados mesenquimais)
√ Fendas/incisuras/lóbulos esplênicos podem persistir
√ Baço acessório (em até 30% pela autopsia)

Histologia do Baço

(a) POLPA VERMELHA = seios vasculares numerosos
(b) POLPA BRANCA = folículos linfoides + células de RES
Desenvolvimento: razão de polpa branca para vermelha aumenta com a idade + estímulo antigênico progressivo

Características da Imagem do Baço
A. ATENUAÇÃO CT
   (a) sem reforço
       40–60HU; 5–10 HU menos que o fígado
   (b) com reforço
       reforço heterogêneo normal durante o primeiro minuto após a injeção em *bolus* (em virtude das diferentes velocidades do fluxo de sangue através dos cordões da polpa vermelha + branca)
       √ Heterogeneidade arciforme (faixas alternantes de atenuação alta + baixa)/focal/difusa
       √ Heterogeneidade solucionada na fase venosa portal
B. INTENSIDADE DO SINAL MR
   diretamente relacionada com a razão polpa branca e vermelha
   (a) neonato < 8 meses de vida
       √ Intensidades T1WI e T2WI: baço < fígado (em virtude da predominância da polpa vermelha)
       DDx: hemocromatose
   (b) adulto + criança mais velha
       √ Intensidade T2WI: baço > fígado
       √ Intensidade T1WI: fígado > baço > músculo

METABOLISMO DO FERRO
Ferro total do corpo: 5 g
   (a) ferro funcional: 4 g
       Localização: hemoglobina dos eritrócitos, mioglobina muscular, várias enzimas
   (b) ferro armazenado: 1 g
       Localização: hepatócitos, células reticuloendoteliais do fígado (células de Kupffer) + baço + medula óssea
Absorção: 1–2 mg/d pelo intestino
Transporte: ligado à transferrina intravascularmente
Depósito:
   (a) transferência de transferrina para hepatócitos, precursores de RBC no éritron, tecidos parenquimais (p. ex., músculo)
   (b) fagocitose por células reticuloendoteliais fagocitam RBC senescentes (= hemólise extravascular); ferro do eritrócito armazenado como ferritina/liberado e ligado à transferrina

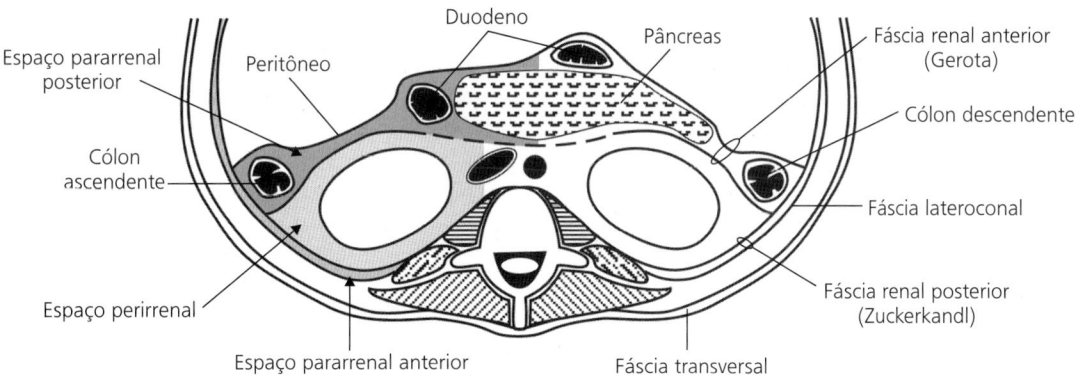

Espaços Extraperitoneais

DISTÚRBIOS DO FÍGADO, TRATO BILIAR, PÂNCREAS E BAÇO

BAÇO ACESSÓRIO
= falha na coalescência de vários pequenos brotos mesodérmicos no mesogástrio dorsal, que compreendem o baço
Incidência: 10–30% da população; múltiplos (até 6) em 10%
◊ Desenvolve hipertrofia após a esplenectomia e é responsável pela recorrência das desordens hematológicas (púrpura trombocitopênica idiopática, esferocitose hereditária, anemia hemolítica autoimune adquirida, hiperesplenismo)
Localização:
  (a) próxima ao hilo esplênico ao longo do trajeto dos vasos esplênicos (mais comum)
  (b) no interior das camadas do omento (ligamento gastroesplênico, outros ligamentos suspensórios do baço)
  (c) qualquer local no abdome (p. ex., pâncreas, pelve)
  (d) fixado ao ovário/testículo esquerdo = fusão esplenogonadal (decorrente da relação próxima entre o desenvolvimento do baço + porção gonadal esquerda)
NUC (varredura com Tc-99 m com enxofre coloidal/RBCs desnaturados esplênicos específicos Tc-99 m):
  √ Geralmente < 1 cm de diâmetro
  √ < 10% identificados quando o baço normal está presente
Cx: doença recorrente em virtude da hipertrofia do baço acessório após esplenectomia para hiperesplenismo

TUMOR AMPOLAR
= tumores benignos/malignos surgindo do epitélio glandular da ampola de Vater
Idade: 6–7ª década; M ÷ F = 2 ÷ 1
Patologia: diâmetro médio de < 3 cm
Histologia: (a) epitélio displásico nas estruturas glandulares/vilosas do adenoma tubular/viloso
  (b) carcinoma in situ
  (c) carcinoma invasivo frequentemente com reação desmoplásica
Associado a: síndromes de polipose adenomatosa familiar (p. ex., polipose familiar colônica, síndrome de Gardner) [risco de 100–200 vezes], carcinoma de cólon
- mal-estar, dor epigástrica, perda de peso
- sangramento intestinal (ulceração do tumor)
- icterícia intermitente (obstrução ductal)
- fezes de cor cinza, cor de "alumínio/prata" (3%)
- calafrios, febre, dor no RUQ (colangite ascendente) em até 20%
- endoscopia: tumor se estendendo através do orifício (63%), papila proeminente/massa na submucosa (25%), não visualizada (9%)
Estagiamento TNM:
  T1: tumor confinado à ampola
  T2: tumor se estendendo para o interior da parede duodenal
  T3: invasão do pâncreas < 2 cm de profundidade
  T4: invasão do pâncreas > 2 cm de profundidade
União Internacional contra o Estagiamento do Câncer:
  I = tumor confinado à ampola
  II = tumor se estende para o interior da parede duodenal/pâncreas
  III = envolvimento do linfonodo regional (estados Lnn ao redor da cabeça + corpo do pâncreas, pacreaticoduodenal anterior + posterior, pilórico, ducto biliar comum, mesentérico proximal)
  IV = invasão do pâncreas > 2 cm de profundidade
√ Tumor frequentemente inaparente em decorrência de seu pequeno tamanho
UGI:
  √ Indentação do lúmen duodenal ao nível da papila de Vater, com defeito de preenchimento > 1,5 cm
  √ Irregularidades na superfície + fendas profundas preenchidas com bário nos tumores vilosos

Imagem biliar:
  √ Dilatação do segmento mais distal do ducto biliar comum
  √ Estenose (crescimento circunferencial do tumor em torno da ampola/reação desmoplásica)
  √ Defeito de preenchimento polipoide predominantemente irregular
  √ ± dilatação pancreática = sinal do duplo ducto (pode estar ausente se o tumor é pequeno/ducto pancreático acessório descomprime o sistema pancreático/ducto pancreático principal drena na papila menor)
US endoscópico (técnica mais sensível):
  87% de acurácia no estadiamento
Rx: procedimento de Whipple (= pancreaticoduodenectomia)
Prognóstico: 28–70% de sobrevida em 5 anos para carcinomas ampolares (dependendo do estágio)
DDx:
  1. Adenoma/adenocarcinoma duodenal periampular (geralmente lesão maior com extensão intraduodenal significativa)
  2. Coledococele (lesão cística preenchendo-se com contraste biliar)
  3. Tumor da glândula de Brunner, restos pancreáticos ("hamartoma mioepitelial"), leiomioma, carcinoide (frequentemente produzem somatostatina)
  4. Duodenite, pancreatite
  5. Impactação de cálculo na ampola

PÂNCREAS ANULAR
= segunda anomalia congênita mais comum em que um anel de tecido pancreático normal circula o duodeno secundário à migração anormal do pâncreas ventral (cabeça + uncinado)
Incidência: 1÷20.000 autopsias
Idade na descoberta: infância (52%), adultos (48%)
Associado a: outras anomalias congênitas (em 75%): atresia esofagiana, fístula traqueoesofágica, atresia/estenose duodenal, diafragma duodenal, ânus imperfurado, má rotação, síndrome de Down
Localização: 2ª porção do duodeno (85%); 1ª/3ª porção do duodeno (15%)
- principalmente assintomático, sendo a descoberta incidental
- neonato: vômitos persistentes (obstrução duodenal)
- adultos: náuseas, vômitos (60%), dor abdominal (70%), icterícia (50%), hematêmese (10%)
√ Poli-hidrâmnio (no útero)
√ "Dupla bolha" = bulbo duodenal + estômago dilatados
√ Dilatação duodenal proximal
√ Aumento da cabeça pancreática
UGI:
  √ Estreitamento excêntrico com entalhe lateral + retração medial da 2ª porção do duodeno
  √ Estreitamento concêntrico da porção média descendente do duodeno
  √ Peristalse reversa, incompetênia pilórica
CT:
  √ Tecido pancreático ao redor do duodeno ascendente
ERCP (mais específica)/pancreatografia MR:
  √ Normalmente localizada no ducto principal do corpo + cauda do pâncreas
  √ Pequeno ducto se originando anteriormente à esquerda + passando posteriormente em torno do duodeno, comunicando-se com o ducto principal (em 85%)
Cx: aumento da incidência de
  (1) úlceras pépticas periampulares
  (2) pancreatite (15–20%) geralmente confinada à cabeça e ânulo pancreáticos
Rx: gastrojejunostomia/duodenojejunostomia

ASCARIDÍASE
Infecção helmíntica mais comum em humanos
Microrganismo: *Ascaris lumbricoides*, verme adulto medindo de 25–35 cm de comprimento; média de vida de 1 ano
Distribuição: 644 milhões de pessoas abrigam o verme; 70–90% na América; nos Estados Unidos é endêmico em: região dos Apalaches, Golfo + costa sudeste
Prevalência: 25% da população mundial infectada
  (a) nos Estados Unidos: 12% em negros, 1% nos brancos
  (b) nas regiões da África, Ásia, América do Sul: 90%
Ciclo:
ingestão de vegetais/água/solo contaminados; as larvas penetram a parede intestinal; migram para dentro dos linfáticos + veias mesentéricas no fígado; alcançam o pulmão via coração direito + artéria pulmonar; maturam no leito capilar pulmonar até atingir 2–3 mm de comprimento; crescem no alvéolo; ascendem no trato respiratório; são engolidas e novamente alcançam o intestino delgado, onde tornam-se vermes adultos, cujos ovos deixam o corpo pelas fezes
- testes de função hepática anormais + cólicas biliares
- hipereosinofilia somente presente durante o estágio agudo da migração do verme

√ Estudo baritado
√ Colangiografia (49%)
US:
√ Defeito de preenchimento ecogênico tubular com 2–4 mm de largura, com linha sonolucente central (= verme no trato digestivo) dentro do ducto biliar comum dilatado
Cx: (1) obstrução intestinal
  (2) obstrução biliar intermitente, na colangite aguda, colecistite, pancreatite
  (3) abscesso hepático (raro)
  (4) constrição granulomatosa dos ductos biliares extra-hepáticos (rara)
Rx: mebendazol

DOENÇA POLICÍSTICA DOMINANTE AUTOSSÔMICA
= DOENÇA HEPÁTICA POLICÍSTICA
= parte do espectro da doença hepática fibropolicística
Etiologia: malformação da placa do ducto biliar em nível dos pequenos ductos biliares intra-hepáticos com dilatação progressiva dos ductos biliares não comunicantes anormais de hamartomas biliares
M÷F = 1÷2
Associada a: doença renal policística (em 50%)
- dor abdominal superior + distensão proveniente de hepatomegalia
√ Fígado aumentado difusamente cístico (cistos de 1 mm–12 cm de diâmetro)
√ Calcificações das paredes do cisto
√ ± dilatação difusa dos ductos biliares intra- e extra-hepáticos
Cx: infecção, compressão, sangramento, ruptura dos cistos

SÍNDROME DE BANTI
= HIPERTENSÃO PORTA IDIOPÁTICA NÃO CIRRÓTICA
= FIBROSE PORTA NÃO CIRRÓTICA = ESCLEROSE HEPATOPORTAL
= síndrome caracterizada por
  (1) esplenomegalia
  (2) hiperesplenismo
  (3) hipertensão portal
Etiologia: resistência vascular portal aumentada possivelmente em decorrência de fibrose portal + venopatia obliterativa dos ramos portais intra-hepáticos

Histologia: leve fibrose portal, dilatação dos sinusoides, espessamento da íntima com esclerose excêntrica das paredes venosas portais periféricas
Idade: mulheres de meia-idade; raro na América + Europa, porém comum na Índia + Japão
- pressão venosa portal elevada (sem cirrose, parasitas, oclusão venosa)
- testes de função hepática normal
- citopenia (em virtude do hiperesplenismo)
- pressão capilar venosa hepática levemente elevada/normal
√ Varizes esofagianas
√ Veias hepáticas patentes
√ Veia porta extra-hepática patente + múltiplos colaterais
Prognóstico: 90% de sobrevida em 5 anos; 55% de sobrevida em 30 anos

CISTOADENOCARCINOMA BILIAR
= CISTOADENOCARCINOMA DO DUCTO BILIAR
= tumor cístico multilocular maligno raro que se origina do cistoadenoma biliar
Histologia: (a) no estroma ovariano (prognóstico bom), apenas em mulheres
  (b) sem estroma ovariano (prognóstico ruim)
- líquido interno hemorrágico
√ Nodularidade com septações são sugestivas de malignidade
√ Calcificações grosseiras
DDx: sem diferenciação de imagem do cistoadenoma biliar

CISTOADENOMA BILIAR
= CISTOADENOMA DO DUCTO BILIAR
= tumor cístico benigno multilocular muito raro originando-se nos ductos biliares como forma pré-maligna de cistoadenocarcinoma biliar; provavelmente deriva de restos ectópicos do tecido biliar primitivo
Incidência: 4,6% de todos os cistos intra-hepáticos de origem do ducto biliar
Idade: > 30 anos (82%), pico de incidência na 5ª década; M÷F = 1÷4; predominantemente caucasianos
Patologia: tumor cístico multiloculado com cápsula espessa bem definida contendo líquido proteináceo
Histologia: camada única de epitélio cuboidal/colunar alto do tipo biliar secretor de mucina com projeções papilares, estroma subepitelial lembrando aquele do ovário
  ◊ Semelhante aos tumores císticos mucinosos do pâncreas + ovário
Localização: ductos biliares intra-hepáticos ÷ extra-hepáticos = 85÷15; lobo direito (48%); lobo esquerdo (20–35%); ambos os lobos (15–30%); vesícula biliar (raro)
- dor abdominal crônica
- dispepsia, anorexia, náusea, vômito
- icterícia
- aumento abdominal com massa palpável (90%)
Tamanho: 1,5–35 cm (relatado até 11 litros de conteúdo líquido)
√ Massa cística bem definida contendo líquido claro/turvo, seroso/mucinoso/gelatinoso, purulento/hemorrágico/biliar, contendo hemossiderina/colesterol/necrose
√ Cápsula fibrosa espessa
√ Excrescências papilares + nódulos murais
√ Septações entre cistos
US:
√ Massa anecoica multiloculada ovoide com septações/crescimentos papilares ecogênicos
√ Pode conter níveis de líquido-líquido
CT:
√ Massa multiloculada com densidade próxima a da água
√ Reforço com contraste na parede + septos internos

MR:
√ Loculações com variadas intensidades de sinal em T1WI + T2WI dependendo do conteúdo proteico

Angiografia:
√ Massa avascular com pequenos agrupamentos de vasos periféricos anormais
√ Deslocamento + estiramento dos vasos
√ Rubor fino e sutil de neovascularização nos septos + parede

Cx: (1) transformação maligna em cistoadenocarcinoma (indicada pela invasão da cápsula)
(2) ruptura no peritônio/retroperitônio

Rx: ressecção cirúrgica (recorrência comum)

DDx: cistoadenocarcinoma biliar, abscesso hepático, cisto equinocóccico, hamartoma mesenquimal cístico (crianças + adultos jovens), sarcoma indiferenciado (crianças + adultos jovens), metástase hepática necrótica, carcinoma hepatocelular primário cístico

FÍSTULA ENTÉRICA BILIAR

Incidência: 5% na colecistectomia; 0,5% na autopsia

Etiologia: colelitíase (90%), colecistite aguda/crônica, carcinoma do trato biliar, neoplasia regional invasiva, diverticulite, doença inflamatória intestinal, doença péptica ulcerosa, cisto equinocóccico, traumatismo, comunicação congênita

Comunicação com:
duodeno (70%), cólon (26%), estômago (4%), jejuno, íleo, artéria hepática, veia porta (causou a morte de Ignacio de Loyola), árvore brônquica, pericárdio, pelve renal, ureter, bexiga urinária, vagina, ovário

A. FÍSTULA COLECISTODUODENAL (51–80%)
1. Vesícula biliar perfurada (90%): associada ao íleo biliar em 20%
2. Úlcera duodenal perfurada (10%)
3. Anastomose cirúrgica
4. Carcinoma de vesícula biliar

B. FÍSTULA COLECISTOCÓLICA (13–21%)

C. FÍSTULA COLEDOCODUODENAL (13–19%)
em virtude de úlcera duodenal perfurada

D. FÍSTULAS MÚLTIPLAS (7%)

√ Pneumobilia = radiolucências tubulares ramificadas, mais proeminente centralmente no interior do fígado
√ Preenchimento baritado da árvore biliar
√ Vesícula biliar encolhida mimetizando pseudodivertículo do bulbo duodenal
√ Múltiplos focos hiperecoicos com sombreamento "sujo"

DDx: esfíncter de Oddi dilatado, colangite ascendente, cirurgia (coledocoduodenostomia, colecistojejunostomia, esfincterectomia)

SÍNDROME DE BUDD-CHIARI

= síndrome da obstrução global/segmentar do fluxo venoso hepático de saída

Causas:
A. IDIOPÁTICA (66%)
B. TROMBOSE
(a) estudo mieloproliferativo
policitemia rubra verdadeira (1/3), trombocitose essencial
(b) estado hipercoagulável
diátese trombótica, contraceptivos orais, gravidez + estado pós-parto, hemoglobinúria paroxística noturna (12%), anemia falciforme

Mnemônica: "5Ps"
Paroxística (hemoglobinúria noturna)
Plaquetas (trombocitose)
Pílula (anticoncepcional)
Parto (gravidez)
Policitemia rubra

(c) lesão à parede vascular
flebite, traumatismo, lesão hepática por radiação, drogas quimioterapêuticas + imunossupressoras em pacientes com transplantes de medula óssea, doença venoclusiva por alcaloides pirrolizidina (Senécio) encontrados em arbustos medicinais da Jamaica

C. OBSTRUÇÃO NÃO TROMBÓTICA
(a) compressão ou invasão da IVC/veias hepáticas
– benigna: cirrose, hematoma, abscesso
– maligna: carcinoma celular renal, carcinoma suprarrenal, hepatoma, colangiocarcinoma, metástase, leiomiossarcoma primário da IVC, doença de Hodgkin
(b) obstrução membranosa da IVC supra-hepática
= IVC diafragmática (acredita-se que seja uma "teia" congênita ou uma lesão adquirida pela trombose de longa duração da IVC); causa comum na população oriental + indiana (África do Sul, Índia, Japão, Coréia); muito rara nos países ocidentais
(c) tumor no átrio direito: mixoma atrial
(d) pericardite constritiva
(e) insuficiência cardíaca direita

D. Doença sistêmica
1. Doença intestinal inflamatória
2. Síndrome de Behçet

Fisiopatologia: trombose venosa hepática leva à elevação da pressão sinusoidal, que causa fluxo venoso portal lento/reverso, ascite, alteração na morfologia hepática

Idade: todas as idades; M < F

• dor no quadrante superior direito
• encurtamento da respiração (em virtude do retorno cardíaco diminuído)
• transaminase elevada não específica, icterícia
• edema da extremidade inferior

Localização:
tipo I: oclusão da IVC ± veias hepáticas
tipo II: oclusão das veias hepáticas principais ± IVC
tipo III: oclusão das pequenas veias centrolobulares

√ Hepatoesplenomegalia (sinal precoce)
√ Hipertrofia do lobo caudado (88%) [DDx: cirrose]
√ Ascite
√ Espessamento da parede da vesícula biliar > 6 mm
√ Não visualização das veias hepáticas (75%)/diâmetro da veia < 3 mm (mensurado 2 cm da IVC)
√ Veia hepática direita inferior aumentada (18%)
√ Diâmetro da veia porta >12 mm (em adultos), > 8 mm (em crianças)
√ Visualização dos trajetos colaterais:
(a) portossistêmica: veia paraumbilical
(b) *bypass* da IVC: ázigos, hemiázigos
(c) veias intra-hepáticas
veia hepática direita/média → veia hepática direita inferior, veia hepática → veia porta
√ ± estreitamento/obstrução da IVC intra-hepática

NECT:
√ Realce hepático global + hipoatenuação difusa

CT:
√ Padrão de reforço *flip-flop*:

√ Reforço proeminente da porção central do fígado + reforço fraco da periferia do fígado nas imagens precoces
√ Reforço da periferia do fígado + *washout* de contraste da porção central do fígado em imagens retardadas
√ Reforço normal do lobo caudado aumentado (em virtude da drenagem venosa separada diretamente na IVC)
√ Padrão de reforço hepático mosqueado (decorrente da congestão hepática):
　√ Realce hepático multifocal (85%) com fluxo sanguíneo portal normal
　√ Hipodensidade nas áreas atróficas/periferia (82%) com inversão do fluxo sanguíneo portal (= fluxo sanguíneo venoso portal reverso decorrente da pressão portossinusal aumentada produzida pela obstrução venosa hepática/raramente infartos)
√ Falha em identificar as veias hepáticas
√ Hiperatenuação do trombo da veia hepática (18–53%)
MR:
　√ Redução no calibre/ausência completa de veias hepáticas
　√ "Sinal de vírgula" = múltiplos esvaziamentos do fluxo intra-hepático em forma de vírgula (em virtude dos colaterais intra-hepáticos)
　√ Hiperintensidade do trombo
US com Doppler (85–100% de sensibilidade, 85% de especificidade):
　√ Uma ou mais veias hepáticas principais reduzidas em tamanho a < 3 mm/preenchidas por trombo/não visualizadas
　√ Estenose das veias hepáticas
　√ Colaterais venosos intra-hepáticos comunicantes
　√ Fluxo sanguíneo diminuído/ausente/reverso nas veias hepáticas
　√ Fluxo achatado/perda de modulação cardíaca nas veias hepáticas
　√ Fluxo venoso portal desmodulado = desaparecimento das variações de velocidade da veia porta com a respiração
　√ Fluxo lento (< 11 cm/s)/fluxo hepatofúngico na veia porta
　√ Índice de congestão da veia porta > 0,1
　√ Trombose da veia porta (20%)
　√ Compressão da IVC pelo fígado aumentado/lobo caudado
　√ Fluxo sanguíneo lentificado/reverso/ausente no interior da IVC
　√ Índice resistência da artéria hepática > 0,75
NM (coloide de enxofre Tc-99 m):
　√ Região central de atividade normal (lobo caudado quente) circundada por atividade acentuadamente diminuída (drenagem venosa do lobo caudado hipertrofiado na IVC pela veia separada)
　√ Desvio do coloide para o baço + medula óssea
　√ Defeitos periférico focais em forma de cunha
Ângio (venocavografia inferior, venografia hepática):
　√ Ausência das veias hepáticas principais
　√ Padrão de teia de aranha das veias colateral + recanalizada
　√ Gradiente de alta pressão entre as porções infra- e supra-hepáticas da IVC (em virtude do aumento do fígado)
　√ Estiramento + drapeamento das artérias intra-hepáticas com hepatomegalia
　√ Hepatograma intenso prolongado não homogêneo com mosqueamento fino
　√ Grandes lagos de acúmulo de contraste no sinusoide
Portografia:
　√ Reforço hepático central (fluxo hepatopetal normal)
　√ Fluxo portal reverso na periferia do fígado (suprido apenas pela artéria hepática)
　√ Fluxo da veia porta principal bidirecional/hepatofúngico
Dx: biopsia hepática
Rx: controle da ascite com diuréticos + restrição de sódio: anticoagulante, terapia trombolítica, cirurgia/dilatação com balão (dependendo da etiologia); *shunt* portossistêmico transjugular; transplante hepático ortotópico (para casos avançados)

Síndrome de Budd-Chiari Aguda (1/3)
　◊ O lobo caudado não tem tempo para hipertrofiar!
　• TRÍADE
　　• rápido início de dor abdominal (congestão hepática)
　　• início insidioso de ascite intratável
　　• hepatomegalia sem disfunção hepática
　• icterícia
　√ Ascite (97%)
CT:
　√ Hipodensidade difusa no NECT
　√ Reforço precoce do lobo caudado + porção central ao redor da IVC com reforço perifericamente diminuído
　√ Luz hipodensa das veias hepáticas no CECT
　√ Atenuação diminuída das áreas de reforço no reforço não homogêneo multifocal na periferia do fígado nas imagens retardadas
MR:
　√ Parênquima hepático periférico de intensidade de sinal moderadamente lenta em T1WI + intensidade de sinal moderadamente alto em T2WI comparado à porção central
　√ Reforço periférico diminuído + mosqueado

Síndrome de Budd-Chiari Subaguda
　• hipertensão da porta
　• graus variados de descompensação hepática

Síndrome de Budd-Chiari Crônica (2/3)
　• início insidioso de icterícia, ascite intratável
　• hipertensão da porta, sangramento pelas varizes
　• prejuízo renal (em 50%)
　√ Aumento da região central (= lobo caudado + porção central adjacente do lobo direito + segmento medial do lobo esquerdo)
　√ Atrofia não segmentar/lobar do fígado acometido (pela extensa fibrose) com atenuação diminuída antes + após a administração de contraste
　√ Hipertrofia compensatória do lobo caudado + segmentos do parênquima central
　√ Reforço progressivo multifocal, radiando-se para fora a partir dos vasos portais maiores (no CT com injeção dinâmica)
　√ Reforço em "mosaico reticulado" = reforço lobular difuso multifocal separado por áreas lineares irregulares de baixa densidade na área central
　√ Reforço homogêneo retardado de todo o fígado após alguns minutos
　√ Ascite
Doppler colorido:
　√ Veias hepáticas "bicoradas" (decorrentes dos trajetos colaterais intra-hepáticos) são PATOGNOMÔNICAS
MR:
　√ Ausência de fluxo nas veias hepáticas
　√ Diferenças mínimas na intensidade de sinal entre as porções central e periférica do fígado
　√ Vasos colaterais intra-hepáticos

CANDIDÍASE DO FÍGADO

= quase exclusivamente observada em pacientes imunocomprometidos (leucemia aguda, doença granulomatosa crônica da infância, transplante renal, quimioterapia para desordens mieloproliferativas)
Prevalência: na autopsia em 50–70% de leucemia aguda, em 50% dos pacientes com linfoma
　　　◊ Infecção fúngica sistêmica mais comum nos pacientes imunocomprometidos!
　• dor abdominal

- febre persistente em pacientes neutropênicos cuja contagem leucocitária retornou ao normal
- fosfatase alcalina elevada
√ Hepatomegalia
√ Sinal do "alvo"/"olho de boi" = múltiplas pequenas massas hipoecoicas/hipoatenuantes com centros de ecogenicidade/atenuação aumentada distribuídas por todo o fígado
  ◊ A lesão em olho de boi somente se torna visível apenas quando na resolução da neutropenia!
√ Lesões hiperintensas em T2WI
NUC:
  √ Captação uniforme/áreas fotopênicas focais
  √ Captação de Ga–67 diminuída
Dx: evidência à biopsia de hifas/pseudo-hifas na porção necrótica central da lesão
DDx: metástases, linfoma, leucemia, sarcoidose, êmbolos sépticos, outras infecções (MAI, CMV), sarcoma de Kaposi

DOENÇA DE CAROLI
[Jacques Caroli (1902–1979), cirurgião em Paris, França]
= ECTASIA CAVERNOSA COMUNICANTE DOS DUCTOS INTRA-HEPÁTICOS
  ◊ Calcificações originais como cisto do colédoco tipo V (classificação de Todani) não é mais aceita!
= rara desordem congênita, provavelmente autossômica recessiva, caracterizada pela dilatação cística sacular segmentar multifocal dos grandes ductos biliares intra-hepáticos, que mantém suas comunicações com a árvore biliar
Etiologia: (a) malformação da placa ductal
  (b) ? oclusão perinatal da artéria hepática
  (c) ? hipoplasia/aplasia dos componentes da parede fibromuscular
Idade: infância + 2ª–3ª década, ocasionalmente no período lactente; M ÷ F = 1 ÷ 1
Associada a: ectasia tubular renal benigna, rim medular esponjoso (em 80%), doença renal policística infantil, cisto do colédoco (raro), fibrose hepática congênita
- dor abdominal superior recorrente em cãibras
- febre (colangite)
- icterícia transitória (estase biliar secundária aos sedimentos/cálculos)
- cirrose/hipertensão porta (muito raro)
Localização: difusa/segmentar
Tipos:
  (1) forma pura
    ataques de colangite + formação de cálculo intraductal
  (2) forma complexo (mais comum)
    associada a outras malformações da placa ductal
√ Múltiplas estruturas císticas convergindo em direção ao hilo hepático tanto como cistos localizados/difusamente espalhados, comunicando-se com os ductos biliares (DDx: doença hepática policística)
√ Ductos em rosário com segmentos alternantes de dilatação e contrição
√ Sedimento/pus/cálculo nos ductos dilatados
CT/US/MR:
  √ Sinal de ponto central = aumento do feixe fibrovascular das radículas da veia porta completamente circundado por ductos biliares dilatados
Colangiografia e MRCP (diagnóstica):
  √ Aspecto segmentar sacular > fusiforme/dilatação em rosário dos ductos biliares intra-hepáticos estendendo-se em direção à periferia do fígado de até 5 cm em diâmetro
  √ Formação de pontes através dos lúmens dilatados
  √ Protrusões bulbares intraluminais
  √ Frequente ectasia dos ductos extra-hepáticos + CBD

Cx: (1) estase biliar com colangite recorrente
  (2) cálculos biliares (predominantemente de bilirrubina)
  (3) abscesso hepático
  (4) septicemia
  (5) risco aumentado para o colangiocarcinoma (7%)
DDx: doença hepática policística (não comunicante), hamartoma biliar (não comunicante); colangite esclerosante primária, colangite piogênica recorrente

COLANGIOCARCINOMA
= tumor maligno surgindo do trato biliar
Incidência: 0,5–1,0% de todos os cânceres, 30% de todas as malignidades primárias
Localização:
  A. INTRA-HEPÁTICA
    ramos periféricos distais à 2ª ordem 8–13%
  B. HILAR/CENTRAL na bifurcação/em
    ramos de 1ª ordem = tumor de Klatskin
    confluência dos ductos hepáticos 10–26%
  C. EXTRA-HEPÁTICO
    ducto hepático comum 14–37%
    CBD proximal. 15–30%
    CBD distal. 30–50%
    ducto cístico 6%
  D. VESÍCULA BILIAR
Patologia:
(a) tipo **formação de massa** (= nodular/exofítica)
    comumente no colangiocarcinoma periférico
    - massa esclerótica homogênea tipicamente sem hemorragia/necrose
    - porção central com graus variáveis de fibrose + necrose coagulativa com poucas células tumorais
(b) tipo **periductal infiltrativo**/difuso
    comumente no colangiocarcinoma hilar + extra-hepático
    - ducto biliar alongado espiculado/de crescimento ramificado longitudinalmente dilatado/estreito
(c) tipo **intraductal tubular polipoide**/papilar
    - infrequente tumor de crescimento lento com prognóstico relativamente favorável
    - frequentemente associada à produção acentuada de mucina
(d) combinação
Histologia: célula ductal bem/moderada-/pobremente diferenciada (mais comum), papilar, mucinosa, em sinal de anel, mucoepidermoide, adenocarcinoma adenoescamoso com abundante estroma fibroso
Manifestação incomum:
  1. Colangiocarcinoma hipersecretante de mucina
    √ Grave dilatação difusa dos ductos biliares intra- e extra-hepáticos proximal + distal do tumor
  2. Carcinoma de célula escamosa
    = transformação metaplásica das células do adenocarcinoma
Predispostos: condições que causam inflamação biliar crônica
  (1) doença intestinal inflamatória (risco aumentado em 10 ×); incidência de 0,4–1,4% na colite ulcerative; período latente de 15 anos; tumor geralmente multicêntrico + predominantemente nos locais extra-hepáticos; GB envolvida em 15% (presença simultânea de cáculos biliares é rara)
  (2) litíase biliar: colecistolitíase (20–50%), hepatolitíase (5–10%)
  (3) colangite esclerosante primária (10–15%)
  (4) infecção por fascíola hepática: infecção por *Clonorquis sinensis* (extremo oriente); causa mais comum em todo o mundo

(5) colangite piogênica recorrente = hepatolitíase
(6) infecção viral: HIV, vírus da hepatite B, vírus da hepatite C, vírus Epstein-Barr
(7) cisto do colédoco/cisto hepático congênito/atresia biliar congenital
(8) malformação da placa ductal
 – hamartoma biliar
 – doença policística dominante autossômica
 – fibrose hepática congênita
 – doença de Caroli (em virtude da estase biliar crônica)
(9) papilomatose dos ductos biliares
(10) anastomose coledocoentérica
(11) histórico de outras malignidades (10%)
(12) toxinas: exposição ao thorotrast, cloreto de polivinil
(13) consumo excessivo de álcool
(14) deficiência de Alfa-1 antitripsina

Prognóstico: sobrevida média de 7 meses, 0–10% de sobrevida de 5 anos

Colangiocarcinoma Intra-Hepático
= CARCINOMA COLANGIOCELULAR

Incidência: 1/3 de todas as malignidades originando-se no fígado; 8–13% de todos os colangiocarcinomas; 2º tumor hepático primário mais comum após o hepatoma

Histologia: adenocarcinoma surgindo do epitélio de um pequeno ducto biliar intra-hepático com proeminente reação desmoplásica (fibrose); ± mucina e calcificações

Média etária: 50–60 anos; M > F
- dor abdominal (47%); icterícia indolor (12%)
- massa palpável (18%)
- perda de peso (18%)

Disseminação: (a) extensão local ao longo do ducto
(b) infiltração local da substância hepática
(c) disseminação metastática para linfonodos regionais (em 15%)
◊ Obstrução biliar + vascular é típica!

√ Massa de 5–20 cm de diâmetro
√ Nódulos satélites em 65%
√ Calcificações puntiformes/grosseiras em 18%
√ Cálculos na árvore biliar
√ Atrofia hepática é sugestiva, porém não específica

NUC:
√ Lesão fria à varredura com enxofre coloidal/IDA
√ Obstrução segmentar biliar
√ Pode mostrar captação à varredura com gálio

US:
√ Árvore biliar dilatada
√ Massa predominantemente homo-/heterogênea
√ Massa hiperecoica (75%) para tumores > 3 cm
√ Massa iso-/hipoecoica (14%) para tumores < 3 cm
√ Espessamento mural
√ Borda do tumor hipoecoico periférico (35%) de parênquima hepático comprimido

NECT:
√ Massa única e grande predominantemente homogênea arredondada/oval hipodensa com margem irregular
√ Retração capsular
√ Foco hiperatenuante pontilhado/pontuado (= hepatolitíase)
√ Dilatação da árvore biliar periférica ao tumor

CECT:
√ Reforço retardado homogêneo acentuado em 15 min (36–74%)

√ "Sinal de *washout* periférico" = reforço desigual semelhante a uma faixa espessa/borda fina mínima (precoce) à moderada ao redor do tumor
√ Preenchimento concêntrico progressivo do contraste (tardio) em virtude da difusão lenta nos espaços do tumor intersticial dentro do estroma fibroso
√ Liberação do material de contraste na borda da lesão em imagens retardadas
√ Obliteração da veia porta + atrofia dos segmentos dos nódulos
√ Satélites envolvidos

MR:
√ Grande massa hipointensa heterogênea central em T1WI
√ Massa hiperintensa em T2WI
√ Periferia hiperintensa (tumor visível com margem irregular
√ Grande hipointensidade central (fibrose) em T2WI

CEMR:
√ Reforço periférico + centripetal da lesão
√ Áreas de reforço precoce + *washout* rápido indicam crescimento ativo
√ Reforço central prolongado proeminente na fase de equilíbrio/retardada (em virtude do estroma fibrótico vascular)

Angiografia:
√ Massa avascular/hipo/hipervascular
√ Artérias envolvidas/estiradas (frequente)
√ Neovascularização em 50%
√ Ausência de invasão venosa

Prognóstico: < 20% ressecável; 30% de taxa de sobrevida em 5 anos

DDx: adenocarcinoma metastático (necrose central = fortemente hiperintensa em T2WI + hipointensa em T1WI); hemangioma (forte reforço globular, sem borda desigual); HCC esclerosante/cirrótico (sem traços distinguíveis); abscesso em organização (espessamento reforçando a parede com alteração cística central; tuberculose (aparência multicamada)

Tumor de Klatskin
[Gerald Klatskin (1910–1986), patologista em Yale, USA]
= COLANGIOCARCINOMA CENTRAL INTRA-HEPÁTICO
= tumor na confluência do ductos hepáticos (até 70% dos colangiocarcinomas)

√ Sinais diretos do tumor de Klatskin:
√ Falha em demostrar a confluência dos ductos hepáticos E + D
√ Massa do hilo hepático central iso- a hiperecoica/irregularidade focal dos ductos (para colangiocarcinoma infiltrativo = subtipo mais comum
√ Massa intraluminal nodular polipoide/lisa (para tipos papilar + nodular de colangiocarcinoma) com espessamento mural associado
√ Sinais indiretos do tumor de Klatskin:
√ Dilatação segmentar com não união dos ductos direito e esquerdo no hilo hepático + calibre normal dos ductos extra-hepáticos
√ Efeito de pressão/englobamento/invasão/obliteração da veia porta e artéria hepatica
√ Atrofia lobar (14%) = ductos cheios e dilatados se estendendo à superfície hepática ± alteração gordurosa geográfica em um lobo

Colangiocarcinoma Periférico Intra-Hepático
- sem icterícia

Localização: predileção do lobo direito
√ Massa solitária (forma nodular) sem halo hipoecoico

- √ Textura hepatica difusamente anormal (forma infiltrativa):
  - √ Tumor mais hipoecoico se < 3 cm
  - √ Tumor mais hiperecoico se > 3 cm
- √ Massa cística bem marginalizada (tumor papilar produtor de mucina) ± manchas hiperecoicas difusas de calcificação do tumor
- √ Retração capsular
- √ Reforço retardado em 10 min
- √ Dilatação dos ductos biliares periférica ao tumor (31%)
- √ "Dedos" de tumor no ducto biliar

DDx: adenocarcinoma metastático/leiomiossarcoma; carcinoma hepatocelular esclerosante

Colangiocarcinoma Extra-Hepático

= CARCINOMA DO DUCTO BILIAR
Pico etário: 6ª–7ª década; M ÷ F = 3 ÷ 2
Incidência: < 0,5% das autopsias; 90% de todos os colangiocarcinomas; mais frequentes no extremo oriente
Histologia: adenocarcinoma esclerosante bem diferenciado (2/3), carcinoma anaplásico (11%), cistoadenocarcinoma, adenoacantoma, adenoma maligno, carcinoma de células escamosas = epidermoide, leiomiossarcoma

- início gradual de icterícia indolor flutuante
- colangite (10%)
- perda de peso, fadiga
- dor epigástrica intermitente
- bilirrubina + fosfatase alcalina elevadas
- fígado sensível aumentado

Padrão de crescimento:
(1) tipo obstrutivo (70–85%)
   √ Obstrução em forma de U/V com terminação em mamilo, rabo de rato, lisa/irregular
(2) tipo estenótica (10–25%)
   √ Lúmen rígido com constrição e margens irregulares + dilatação pré-estenótica
(3) tipo papilar/polipoide tubular (5–6%)
   √ Defeito de preenchimento intraluminal com margem irregular ± ectasia do ducto acentuadamente difusa (produção de mucina)

Disseminação:
(a) disseminação linfática: nódulos císticos + CBD (> 32%), nódulos celíacos (> 16%), nódulos peripancreáticos, nódulos mesentéricos superiores
(b) infiltração do fígado (23%)
(c) disseminação peritoneal (9%)
(d) hematógena (extremamente rara): fígado, peritônio, pulmão

UGI:
- √ Infiltração/indentação do estômago/duodeno

Colangiografia (PTC ou ERC são as melhores modalidades para mostrar a neoplasia do ducto biliar):
- √ Massa tumoral intraductal exofítica (46%), 2–5 mm de diâmetro
- √ Constrição frequentemente longa/raramente curta, concêntrica e focal no tipo colangítico esclerosante infiltrativo, com irregularidades na parede
- √ Dilatação pré-estenótica difusa/biliar focal (100%)
- √ Progressão das constrições ductais (100%)

US/CT:
- √ Massa mural espessa/pequena circundando os ductos no ponto de obstrução (21% visível ao US, 40% visível à CT):
  - √ Constrição focal ou difusa/obstrução completa dos ductos biliares
  - √ Dilatação dos ductos intra-hepáticos sem dilatação dos ductos extra-hepáticos
- √ Tumor infiltrativo visível como lesão altamente atenuante em 22% à CT, em 13% ao US
- √ Tumor exofítico visível em 100% das CTs como massa de baixa atenuação, em 29% ao US
- √ Tumor intraluminal polipoide visível como massa isoecoica dentro da bile circunjacente em 100% dos USs, em 25% das CTs
- √ Linfonodos aumentados

CECT:
- √ Lesão hiperatenuante no realce retardado (em virtude de acúmulo retardado + *washout* do centro fibroso)

Angiografia:
- √ Tumor hipervascular com neovascularização (50%)
- √ Colaterais arterioarteriais ao longo do trajeto dos ductos biliares associados à obstrução arterial
- √ Pobre/nenhuma captação de contraste
- √ Deslocamento/englobamento/oclusão da artéria hepática + veia porta

Cx: (1) obstrução levando à cirrose biliar
(2) hepatomegalia
(3) abscesso intra-hepático (subdiafragmático, peri-hepático, septicemia)
(4) peritonite biliar
(5) invasão da veia porta

Dx: biopsia endoscópica com escova (30–85% de sensibilidade)
Prognóstico: sobrevida média de 5 meses; 1,6% de sobrevida em 5 anos; 39% de sobrevida de 5 anos para o carcinoma da papila de Vater
DDx: metástase linfangítica periportal (sem dilatação ductal, envolvimento difuso de ambos os lados do fígado); colangite esclerosante, colangite por AIDS, constrição benigna, pancreatite crônica, papila edematosa, inflamação idiopática do CBD

COLANGITE

Colangite Obstrutiva Aguda/Ascendente

= obstrução do ducto biliar associada à infecção biliar
Causas:
(a) doença benigna
   1. Constrição por cirurgia prévia (36%) após exploração do ducto biliar/anastomose bilioentérica
   2. Cálculos (30%)
   3. Colangite esclerosante
   4. Cateter de drenagem obstruído
   5. Infestação parasitária (fascíola hepática)
(b) doença maligna
   1. Carcinoma ampular

Tipos:
A. COLANGITE ASCENDENTE NÃO SUPURATIVA AGUDA
   - a bile continua clara
   - paciente não toxêmico
B. COLANGITE ASCENDENTE SUPURATIVA AGUDA (14%)
   Associada a: cálculo biliar obstruído ou malignidade
   - septicemia, depressão do CNS, letargia, confusão mental, choque (50%)
   √ Material purulento preenchendo os ductos biliares
   Prognóstico: 100% de mortalidade caso não descomprimido
   40–60% de mortalidade com tratamento
   13–16% de taxa de mortalidade global
Microrganismos: bactérias entéricas gram-negativas = E. coli > Klebsiella > Pseudomonas > Enterococos

- episódios recorrentes de sepse + dor no RUQ

- tríade de Charcot (70%): febre + calafrios + icterícia
- culturas biliares em 90% positivas para infecção
- √ Pode apresentar gás na árvore biliar

CECT:
- √ Reforço parenquimal hepático transitório na localização periportal na fase arterial hepática (= alterações hiperêmicas ao redor dos ductos biliares)

Cx: formação de abscessos hepáticos miliares; colangite esclerosante secundária

Colangite Relacionada com a AIDS

= COLANGIOPATIA POR AIDS
= colangite infecciosa caracterizada por microrganismos oportunistas

Microrganismo: Cryptosporidium (parasita protozoário tipicamente infectando o epitélio do trato GI), CMV

Histologia: resposta inflamatória periductal acentuada com edema intersticial + infiltrados de célula inflamatória intersticial + epitélio biliar necrótico

- dor no quadrante superior direito, febre, náusea, icterícia
- contagem de leucócitos elevada
- provas de função hepáticas anormais (especialmente fosfatase alcalina sérica)
- microrganismo oportunista isolado da bile (em 50%)
- √ Dilatação irregular discreta dos ductos biliares intra- e extra-hepáticos relembrando a colangite esclerosante

US:
- √ Constrição do CBD distal/estenose papilar (em virtude de papilite)
- √ Nódulo ecogênico na terminação distal do CBD
- √ Espessamento mural da vesicular biliar + ductos biliares
- √ Ecogenicidade periductal
- √ ± líquido pericolecístico

CT:
- √ Aparência "pseudo cálculo biliar" = edema circunferencial acentuado da parede da vesicular biliar + reforço da mucosa
- √ Edema periportal

Colangiografia:
- √ Contrições + contas de rosário dos ductos biliares intra-hepáticos centrais
- √ Dobra dos ductos biliares periféricos

DDx: colecistite acalculosa, estenose papilar, colangite esclerosante

Colangite Induzida por Quimioterapia

= processo fibrosante inflamatório pelas tríades portais estimulando a colangite esclerosante primária

Predisposto: pacientes com metástases hepáticas provenientes de câncer no colon

Causa: efeito direto de infusão arterial hepática com agentes quimioterápicos (p. ex., floxuridina)/isquemia secundária à trombose dos ramos arteriais intra-hepáticos

- √ Constrições dos ductos biliares tão precoce quanto 2 meses após a terapia (em até 15%)
- √ Constrição do ducto hepático comum + preservação do CBD distal

Colangite Esclerosante Primária

= inflamação fibrosante obliterativa progressiva insidiosa da árvore biliar causando constrições multifocais, obliteração do ducto biliar, colestase e cirrose biliar

Etiologia: idiopática, processo autoimune (especulativa)? metabolismo do ácido biliar alterado com aumento no ácido litocólico pelo super crescimento bacteriano

Prevalência: 1% tão comum quanto doença hepática alcoólica

Idade: < 45 anos (2/3); média 39 (variação 21–67) anos; M÷F = 7÷3

Histologia:
- estágio 1: degeneração das células do ducto biliar epitelial + infiltração com linfócitos ± neutrófilos; inflamação + fibrose + aumento das tríades portais (pericolangite)
- estágio 2: fibrose + inflamação infiltrando no parênquima periportal com necrose gradativa de hepatócitos; aumento das tríades portais; ductopenia biliar
- estágio 3: septos fibrosos porta a porta; alterações degenerativas graves + desaparecimento dos ductos biliares; colestase em hepatócitos periportais + paraseptais
- estágio 4: cirrose nítida

Associada à:
(1) doença intestinal inflamatória (colite ulcerativa em 50–74%, doença de Crohn em 13%)
  ◊ 1–4% dos pacientes com doença intestinal inflamatória desenvolvem colangite esclerosante secundária!
  ◊ 10% dos pacientes com colangite esclerosante primária apresentam doença de Crohn
(2) cirrose, hepatite ativa crônica, pericolangite, degeneração gordurosa
(3) pancreatite crônica
(4) fibrose retroperitoneal/mediastinal
(5) doença de Peyronie
(6) tireoidite de Riedel, hipotiroidismo
(7) pseudotumor retrorbital
(8) síndrome de Sjögren

- testes de função hepática anormal: bilirrubina sérica, fosfatase alcalina sérica, γ-glutamiltransferase
- icterícia crônica progressiva/obstrutiva intermitente (75%)
- histórico de cirurgia biliar anterior (53%) + pancreatite crônica/recorrente (14%)
- febre, sudorese noturna, calafrios, dor no RUQ, prurido (10–15%)

Localização:
1. CBD quase sempre envolvido
2. Ductos biliares intra e extra-hepáticos (68–89%)
3. Ducto cístico (15–18%)
4. Ductos intra-hepáticos, somente (1–11–25%)
5. Ductos extra-hepáticos, somente (2–3%)

- √ Cálculo do ducto biliar intra-hepático (8–30%): cálculos passíveis de serem quebrados, moles e pretos/grão semelhante à areia

US:
- √ Tríade portal brilhantemente ecogênica
- √ Arranjos biliares ecogênicos/calcificações grosseiras pontuadas ao longo dos ramos da veia porta
- √ ± espessamento da parede da vesícula biliar

CT:
- √ Dilatação, estenose, dobra (arborização diminuída), formação de rosário dos ductos biliares intra-hepáticos tortuosos = aparência de "árvore no inverno"/"árvore podada" (80%)
- √ Nodularidade da parede, espessamento da parede ductal, reforço mural com contraste dos ductos biliares extra-hepáticos (100%)
- √ Metástases hepáticas + linfonodos no hilo hepático
- √ Focos sutis de alta atenuação nos ductos biliares intra-hepáticos
- √ Atrofia lobar em porções preferencialmente acometidas

Colangiografia:
- √ Constrições multifocais com predileção pelas bifurcações + lesões intercaladas (segmentos ductais não envolvidos com calibre normal) envolvendo os ductos biliares intra- e extra-hepáticos

√ Aspecto CLÁSSICO "em rosário" (= segmentos alternantes de dilatação e estenoses focais circunferenciais)
√ Aspecto em "árvore podada" (= opacificação dos ductos centrais + não visualização das radículas periféricas menores em razão de obstrução difusa)
√ Aspecto em "paralelepípedo" (= irregularidades nodulares murais grosseiras) em 50%
√ Novas constrituras + alongamento das constrições entre 6 meses e 6 anos (< 20%)
√ Dilatação ductal mínima em virtude de inflamação periductal + fibrose
√ Marcante dilatação ductal (24%)
   DDx: Colangite ascendente, colangiocarcinoma
√ Pequenas bolsas saculares excêntricas (divertículos/pseudodivertículos) [até 27%] = PATOGNOMÔNICO
√ Tramas = áreas focais de espessamento de 1–2 mm de estreitamento circunferencial incompleto
√ Ângulos formados entre os ductos central e periférico alternam de agudo a obtuso
√ Massa polipoide (7%)
√ Irregularidades da vesícula biliar incomuns

MR:
√ Região central do fígado aumentada proveniente de nódulos macrorregenerativos
√ Periferia atrofiada com áreas em forma de cunha hiperintensa em T2WI
√ Ductos biliares "flutuantes" isolados dilatados na periferia
√ Intensidade intermediária periportal em T1WI + hiperintensa em T2WI (decorrente da inflamação)

NUC (varredura com Tc-99 m-IDA):
√ Áreas focais múltiplas e persistentes de retenção na distribuição da árvore biliar intra-hepática
√ Marcante prolongamento do *clearance* hepático
√ Vesícula biliar visualizada em somente 70%

Cx: (1) cirrose biliar (até 49%) após > 10 anos
(2) hipertensão da porta
(3) colangiocarcinoma (clinicamente em 4–19%; em 7–36% na autopsia/transplante hepático)
(4) colangite bacteriana recorrente secundária

Rx: (1) paliativo: ácido ursodesoxicólico, dilatação das constrições dominantes
(2) curativo: transplante hepático (4ª causa de indicação)

DDx:
(1) colangiocarcinoma esclerosante (alterações colangiográficas progressivas dentro de 0,5–1,5 anos do diagnóstico inicial, marcante dilatação ductal em desenvolvimento a partir de uma constrição dominante, massa intraductal > 1 cm de diâmetro)
(2) colangite ascendente aguda (histórico)
(3) cirrose biliar primária (doença limitada aos ductos intra-hepáticos, constrições menos pronunciadas, dobra + emaranhados dos ductos biliares, título do AMA normal)
(4) colangiopatia por AIDS (o mesmo da colangiografia)

Colangite Piogênica Recorrente

= COLANGITE PRIMÁRIA = HEPATITE PIOGÊNICA RECORRENTE/COLANGITE = COLÂNGIO-HEPATITE ORIENTAL = COLANGITE ORIENTAL = DOENÇA DE HONG-KONG = DOENÇA DA PEDRA PIGMENTADA INTRA-HEPÁTICA

= colangite parasitária recorrente crônica resultando em colangiopatia destrutiva progressiva + insuficiência hepática

Etiologia: infestação pelo *Clonorchis sinensis*?, infecção coliforme da bile, bacteremia portal, má nutrição
Incidência: 3ª causa mais comum de abdômen agudo em Hong-Kong após a apendicite e úlcera perfurada; incomum nos Estados Unidos
Epidemiologia: endêmico no sudeste da Ásia (sul da China, Indochina, Taiwan, Japão, Coreia); imigrantes asiáticos nos Estados Unidos

Infestação intrabiliar associada:
Clonorchis sinensis, Ascaris lumbricoides, E. coli

Patologia: pericolangite, abscesso periductal, fibrose das paredes do ducto biliar, infiltração acentuada dos tratos portais pelos PMNs, cálculos biliares pigmentados intraductais

Idade: 20–50 anos; M÷F = 1÷1

• ataques recorrentes de febre, calafrios, dores abdominais, icterícia

Localização: particularmente no segmento lateral do lobo esquerdo + segmento posterior do lobo D

√ Dilatação marcante dos ductos intra-hepáticos proximais (3–4 mm) em 100%
√ Arborização diminuída das radículas intra-hepáticas
√ Ductos biliares intra- e extra-hepáticos preenchidos com cálculos (= bilirrubinato de cálcio) pigmentados semelhantes a lama moles e sem sombreamento (74%)
√ Dilatação do CBD (68%) + coledocolitíases (30%)
√ Constrições multifocais do ducto biliar (22%)
√ Pneumobilia (3–52%)
√ Biloma
√ Atrofia hepática segmentar (36%)
√ Abscessos hepáticos

CT:
√ Cálculos biliares de alta atenuação
√ Reforço da parede do ducto biliar

Achados associados:
√ Cálculos na vesícula biliar
√ Esplenomegalia
√ Varizes

ERCP:
◊ Piora da colangite/sepse quando os pacientes não recebem antibióticos!
√ Afilamento agudo + alinhamento + rigidez dos ductos biliares
√ Arborização diminuída + aumento do ângulo de ramificação dos ductos biliares

Cx: abscesso hepático (18%), esplenomegalia (14%), biloma (4%), pancreatite (4%), colangiocarcinoma (2,5–6%)

Rx: esfincterotomia endoscópica, coledocoduodenostomia

DDx: (1) doença de Caroli (dilatação sacular dos ductos biliares intra-hepáticos)
(2) colangite esclerosante primária (dilatação focal descontínua do ducto biliar)
(3) clonorquíase (dilatação do ducto biliar limitadas aos ductos biliares intra-hepáticos)

Colangite Esclerosante Secundária

Causa:
(1) colangite bacteriana crônica a partir da constrição do ducto biliar/coledocolitíase
(2) lesão isquêmica do ducto biliar pelo tratamento com floxuridina
(3) colangiopatia infecciosa na AIDS
(4) cirurgia prévia do trato biliar
(5) anomalias congênitas da árvore biliar
(6) neoplasia do ducto biliar

COLECISTITE

Colecistite Calculosa Aguda

Etiologia: (a) em 80–95% da obstrução do ducto cístico por cálculo impactado; 85% desimpacta-se espontaneamente caso cálculo < 3 mm
(b) em 10% da colecistite acalculosa

Patogênese: irritação química pela bile concentrada, infecção bacteriana, refluxo de secreções pancreáticas

Pico etário: 5ª–6ª década; M÷F = 1÷3

Associada a: coledocolitíase (15–25%)

- dor persistente do RUQ (> 6 h) irradiando-se até o ombro direito/escápula/região interescapular (DDx: cólica biliar geralmente < 6 h)
- náusea, vômito, calafrios, febre
- sensibilidade no RUQ + resguardo
- ± leucocitose, níveis elevados de fosfatase alcalina e transaminase e amilase
- hiperbilirrubinemia discreta (20%)
- sinal de Murphy = parada respiratória pela palpação da área da GB (falsamente positiva em 6% dos pacientes com colelitíase)

US (81–100% de sensibilidade, 80–100% de especificidade, 92% de PPV, 95% de NPV):
  √ ± parede da GB espessada > 3 mm (45–72% de sensibilidade, 76–88% de especificidade):
    √ Delineação nebulosa da parede da GB
    √ "Sinal do halo" = lucência da parede GB (em 8%) = configuração em 3 camadas com camada média sonolucente (edema)
    √ Espessamento estriado da parede (62%) = várias bandas alternantes, irregulares, descontínuas e lucentes + ecogênicas dentro da parede da GB (PPV de 100%)
  √ Hidropisia GB = distensão com diâmetro AP > 5 cm ou aumento maior que 4 × 10 cm
  √ Sinal de Murphy sonográfico positivo (em 85–88%)
    = sensibilidade máxima durante a compressão com transdutor diretamente sobre a vesícula (63–94% de sensibilidade, 85–93% de especificidade, 72% de NPV)
    Sinal sonográfico de Murphy falso-negativo:
      ausência de resposta do paciente, medicação para a dor, impossibilidade de pressionar diretamente sobre a GB (posição profunda ao fígado/protegida pelas costelas), necrose da parede da GB
  √ Líquido pericolecístico em forma de crescente/loculado (20%) = exsudato intraperitoneal inflamatório/abscesso
  √ Cálculos vesiculares (83–98% de sensibilidade, 52–77% de especificidade):
    √ Cálculo vesical impactado no colo da GB/ducto cístico
    √ Gordura de sombreamento ecogênica no interior do ligamento hepatoduodenal ± fluxo evidente no Doppler colorido (em decorrência da inflamação)
    DDx: gás intestinal
  √ Sedimento

US com Doppler colorido:
  √ Visualização da artéria cística > 50% do comprimento da vesícula (30% sensível, 98% específico)

CECT:
  √ Vesícula biliar distendida
  √ Espessamento da parede da vesícula biliar > 3 mm
  √ Atenuação aumentada da parede da vesícula biliar
  √ Atenuação transitória focal aumentada em torno da fossa da vesícula biliar na fase arterial hepática (decorrente da hiperemia da artéria hepática + drenagem venosa precoce)
  √ Nebulosidade da gordura pericolecística
  √ Líquido pericolecístico
  √ Atenuação aumentada da bile

MR:
  √ Parede espessada hiperintensa > 3 mm no T2WI
  √ Reforço transitório do parênquima hepático pericolecístico em 70% (ALTAMENTE ESPECÍFICO)

NUC (86–97% de sensibilidade, 73–100% de especificidade, 95–98% de acurácia):
  = informação funcional sobre a vesícula biliar + patência do ducto cístico
  ◊ A captação do marcador depende da função hepática adequada + jejum
  √ Não visualização da GB durante a primeira hora (em 83%) = evidência de obstrução do ducto cístico
  √ Não visualização da GB em torno de 4 horas (99% de especificidade)
  √ Não visualização da GB + CBD (em 13%)
  √ Sinal da borda pericolecística (34% de sensibilidade) em imagens iniciais = atividade hepática aumentada adjacente à fossa vesicular vazia (= inflamação do hepatócito local + hiperemia no processo transmural); 57% de PPV para a GB gangrenosa + 94% de PPV para a colecistite aguda
  √ Perfusão aumentada da fossa GB durante a "fase arterial" (em até 80%)

Término da imagem:
  — quando o marcador preenche a GB
  — 4 h de imagem retardada após a injeção do marcador
  — 45 min após a injeção de morfina

Varreduras falso-positivas (10–12%) = não visualização da GB na ausência de colecistite aguda:
  jejum prolongado, nutrição parenteral total, hiperalimentação, alimentação recente < 4–6 h antes do estudo, doença intercorrente grave, obstrução do CBD, ausência congênita da GB, pós-colecistectomia, carcinoma da GB, colecistite crônica, pancreatite aguda, doença hepática alcoólica, doença hepatocelular

Redução para 2% das varreduras falso-positivas por meio de:
  (1) imagens tardias com até 4 horas
  (2) injeção de colecistoquinina (Sincalide®) 15 minutos antes do estudo
  (3) morfina IV (0,04 mg/kg) a 40 minutos + reaquisição das imagens após 20 minutos (contração do esfíncter de Oddi + elevação da pressão intrabiliar)

Varreduras falso-negativas (4,8%) = visualização da GB mesmo com a presença de colecistite aguda:
  cálculos raro/colecistite acalculosa sem obstrução do ducto cístico

Colangiografia:
  √ Defeito de preenchimento agudamente definido no lúmen preenchido de material de contraste do ducto cístico

Colangiopancreatograma de MR (alta sensibilidade):
  √ Defeito de intensidade de sinal baixo circundado pela bile de intensidade de sinal alto em T2WI

Cx:
  Mnemônica: "GAMEBEI"
    Gangrena
    Abscesso (pericolecístico)
    Mirizzi (síndrome)
    Enfisematosa (colecistite)
    Bouveret (síndrome) (= cálculo vesicular causando erosão para dentro do duodeno levando à obstrução duodenal)
    Empiema
    Ileo biliar

GANGRENA DA VESÍCULA BILIAR

- sinal de Murphy positivo (33%)
√ Parede da vesícula biliar irregular/ausente

√ Parede áspera, irregular, assimétrica (úlceras de mucosa, hemorragia intraluminal, necrose)
√ Focos hiperecoicos dentro da parede da GB (microabscessos dos seios de Rokitansky-Aschoff)
√ Pseudomembranas intraluminais (gangrena)
√ Ecodensidades grosseiras, não dependentes e sem sombreamento (= mucosa necrótica descamada/sedimento/pus/sangue coagulado dentro da vesícula biliar)
√ "Sinal de borda interrompida" = reforço multifocal da mucosa na MR suprimida por gordura reforçada pelo contraste

Abscesso Pericolecístico
Causa: perfuração subaguda da parede da vesícula biliar subsequente à gangrena + infarto decorrente da colecistite aguda
Prevalência: 2–20%
Localização:
(a) leito da vesícula biliar (mais comum)
√ Área de ecos de baixo nível no fígado adjacente à GB
(b) intramural
√ Pequena área de ecos de baixo nível no interior da parede vesicular espessada
(c) intraperitoneal
√ Área de ecos de baixo nível no interior da cavidade peritoneal adjacente à vesícula biliar
Rx:
(1) cirurgia de emergência
(2) tratamento com antibiótico + cirurgia eletiva
(3) drenagem percutânea de abscesso

Perfuração da Vesícula (em 2–20%)
Tipos:
(1) perfuração livre aguda com peritonite causando abscesso pericolecístico em 33%
(2) perfuração localizada subaguda causando abscesso pericolecístico em 48%
(3) perfuração crônica resultando em fístula biliar interna, causando abscesso pericolecístico em 18%
Localização: mais comumente do fundo
√ Cálculo jazendo livre na cavidade peritoneal
√ Coleção sonolucente/complexa circundando a GB
√ Coleção no fígado adjacente à vesícula biliar

Empiema da Vesícula
√ Múltiplos ecos médios/grosseiros, altamente refletivos intraluminais sem sombreamento/estratificação/deslocamentos segundo a gravidade (exsudato purulento/restos)

Colecistite Acalculosa Aguda
Frequência: 5–15% de todos os casos de colecistite aguda
Associada à: cirurgia recente em 50%
Etiologia: provavelmente causada por diminuição do fluxo sanguíneo na artéria cística
(1) pacientes debilitados: motilidade diminuída/inanição no traumatismo, queimaduras, cirurgia, nutrição parenteral total, anestesia, ventilação de pressão positiva, narcóticos, choque, aminas vasoativas, insuficiência cardíaca congestiva, arteriosclerose, poliarterite nodosa, SLE, diabetes mellitus
◊ Diagnóstico no paciente de ICU sonograficamente difícil em decorrência de jejum, medicamentos, CHF etc.
(2) obstrução do ducto cístico por inflamação extrínseca, linfadenopatia, metástases
(3) infecção (apenas em 50%) por Salmonella, Helicobacter, cólera, síndrome de Kawasaki, cistomegalovírus, criptosporidiose

√ Parede vesicular espessada > 4–5 mm
√ Bile ecogênica/sedimento
√ Distensão vesicular
√ Líquido pericolecístico na ausência de ascite
√ Edema subseroso estriado
√ Membrana mucosa necrosada
√ Sinal de Murphy = dor + sensibilidade com a pressão do transdutor sobre a vesícula (dificuldade para acessar no paciente de ICU com estado mental alterado)
√ Resposta diminuída à colecistoquinina
√ Gás intramural
CT:
√ Filamento pericolecístico (= edema)
√ Atenuação diminuída no fígado adjacente (= peri-hepatite)
NUC: mesmos critérios que os da colecistite calculosa
Cx: perfuração de vesícula, gangrena, abscesso pericolecístico
Rx: ensaio de colecistostomia percutânea (baixo limiar para pacientes de ICU)
Prognóstico: 6,5% de taxa de mortalidade

Colecistite Crônica
◊ Forma mais comum de inflamação vesicular
√ Cálculos de vesícula
√ Espessamento liso/irregular da parede da GB (média de 5 mm)
√ Volume médio de 42 mL
NUC:
√ Visualização normal da GB na maior parte dos pacientes
√ Visualização tardia da GB (1–4 h)
√ Visualização das alças intestinais antes da GB (sensibilidade de 45%, especificidade de 90%)
√ Não contratilidade/resposta diminuída após a injeção de CCK (diminuição da fração de ejeção GB)

Colecistite Enfisematosa
= isquemia da parede da vesícula biliar + infecção com microrganismos produtores de gás
Frequência: 1% de todos os casos de colecistite aguda
Etiologia: doença de pequenos vasos com oclusão da artéria cística, complicação da colecistite aguda
Microrganismo: Clostridium perfringens, Clostridium welchii, E. coli, estafilococos, estreptococos
Idade: > 50 anos; M÷F = 5÷1
Predisposição: diabéticos (20–50%), doenças debilitantes; obstrução calculosa (70–80%)/acalculosa do ducto cístico
Fisiopatologia: isquemia → endarterite obstrutiva → infecção secundária com anaeróbios
• a contagem de WBC pode ser normal (1/3)
• sensibilidade em ponto rara (neuropatia diabética)
Radiografia simples:
√ O gás surge em 24–48 horas após o início dos sintomas
√ Nível ar-líquido no lúmen GB, ar na parede GB dentro de 24–48 horas após o episódio agudo
√ Pneumobilia (raro)
US:
√ Ecos de alta intensidade semelhantes a arco delineando a parede da GB
√ Colecistolitíase (50%)
Cx: gangrena (75%); perfuração da vesícula (20%)
Mortalidade: 15%
DDx: (1) fístula entérica
(2) esfíncter de Oddi incompetente
(3) abscesso periduodenal contendo ar

(4) abscesso periapendicular no apêndice mal posicionado
(5) lipomatose da vesícula

Colecistite Xantogranulomatosa

= INFLAMAÇÃO FIBROXANTOGRANULOMATOSA = GRANULOMAS CEROIDES DA VESÍCULA BILIAR
= doença inflamatória incomum da vesícula biliar caracterizada pela presença de múltiplos nódulos intramurais

Etiologia: ruptura dos seios ocluidos de Rokitansky-Aschoff com extravasamento intramural subsequente de bile condensada + mucina atraindo histiócitos para fagocitar o colesterol insolúvel

Incidência: 1–2%

Idade: 7ª + 8ª década

Histologia: mistura de xantogranuloma ceroide (semelhante à cera) com histiócitos espumosos + células gigantes de corpo estranho multinucleadas + linfócitos + fibroblastos contendo áreas de necrose (nas lesões mais recentes)

Pode estar associada à: carcinoma da vesícula biliar (11%)

√ Preservação de 2–3 mm de espessura da camada mucosa (em 82%)
√ Parede vesicular espessada: 91% difusa, 9% focal
√ Infiltração de gordura pericolecística: em 45% focal, em 54% difusa
√ Extensão hepática (45%)
√ Obstrução biliar (36%)
√ Linfadenopatia (36%)

US:
√ Nódulos hipoecoicos intramurais

CT:
√ Nódulos hipoatenuantes intramurais pequenos de 5–20 mm
√ Reforço de contraste pobre/heterogêneo

DDx: carcinoma da vesícula biliar (espessamento da parede vesicular em 59% focal, em 41% difuso, múltiplas massas no interior do fígado)

CISTO DO COLÉDOCO

= DILATAÇÃO CÍSTICA DO DUCTO BILIAR EXTRA-HEPÁTICO
= dilatação aneurismática segmentar do ducto biliar comum sem envolvimento da vesícula biliar/ducto cístico; lesão congênita mais comum dos ductos biliares

Etiologia: junção anômala do ducto pancreático e CBD proximal à papila duodenal; a pressão mais alta no ducto pancreático e o esfíncter ductal ausente permitem o refluxo livre de enzimas para dentro do CBD, resultando no enfraquecimento da parede do CBD

Classificação: mal união do ducto pancreaticobiliar

Kimura tipo I = o ducto pancreático entra no CBD proximal/porção média (10–58%)
Kimura tipo II = o CBD drena no ducto pancreático

Prevalência: 1÷13.000 admissões; alta prevalência em crianças japonesas/asiáticas

Idade: < 10 anos (60%) + adultos jovens, 80% diagnosticados na infância; 7% durante a gravidez, ocasionalmente detectado até a 8ª década; M÷F = 1÷4

Histologia: parede cística fibrosa sem revestimento epitelial

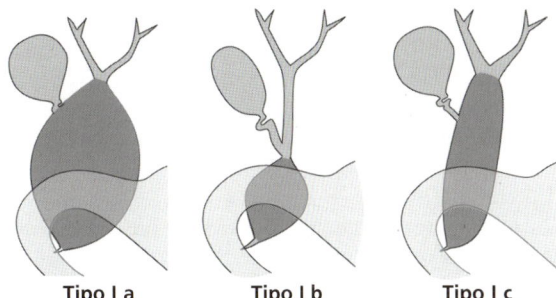

Tipo I de Cistos do Colédoco

Associado a:
(1) dilatação, estenose ou atresia de outras porções da árvore biliar (2%)
(2) anomalias da vesícula (aplasia, GB dupla)
(3) falha na união dos ductos biliares esquerdo + direito
(4) ducto pancreático + ductos biliares hepáticos acessórios podem drenar no cisto
(5) doença hepática policística

• tríade clássica (20–30% dos pacientes adultos):
(1) icterícia obstrutiva intermitente (33–50%)
◊ Causa incomum de icterícia obstrutiva!
(2) dor em cólica recorrente no RUQ (> 75–90%), dor dorsal
(3) massa abdominal palpável, intermitente no RUQ (< 25%)

• febre recorrente, calafrios, perda de peso, prurido

Tipos:
(a) marcante dilatação cística do CBD + CHD
(b) dilatação segmentar focal do CBD distalmente
(c) dilatação cilíndrica do CBD + CHD

√ Tamanho: diâmetro de 2 cm até 15 cm (o maior cisto do colédoco continha 13 litros)
√ NENHUMA/leve dilatação do ducto biliar intra-hepático periférico
√ Pode conter cálculos/estase

UGI:
√ Massa de tecido mole no RUQ
√ Deslocamento anterior da segunda porção do duodeno + porção distal do estômago (na vista LAT)
√ Alargamento da alça C com deslocamento inferior do duodeno (na vista AP)

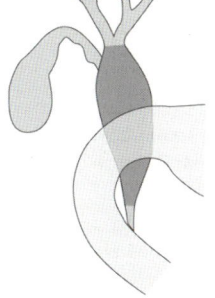 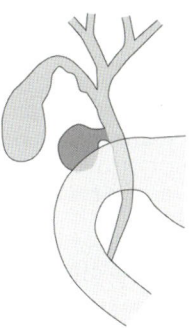 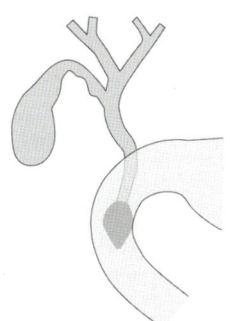 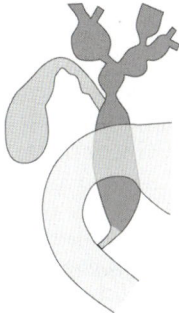 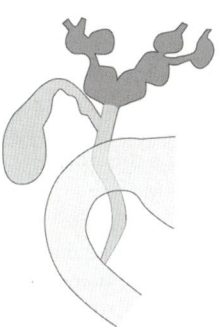

Tipo I (80-90%)   Tipo II (3%)   Tipo III (5%)   Tipo IVa (10%)   Tipo V

Cistos Congênitos do Colédoco

US:
- √ Cisto balonado/fusiforme abaixo do hilo hepático e separado da vesícula biliar
    - ◊ A comunicação com os ductos biliares comum/intra-hepático deve ser demonstrada!
- √ Alteração abrupta de calibre na junção do segmento dilatado dos ductos normais
- √ Dilatação do ducto biliar intra-hepático (16%) secundária à estenose

OB-US (diagnóstico mais precoce durante a 25ª semana de gestação):
- √ Cisto no lado direito do abdome fetal + ductos hepáticos adjacentes dilatados
    - *DDx:* atresia duodenal; cisto de ovário, mesentério, omento, pâncreas, fígado

NUC com HIDA:
- ◊ Algumas vezes, o ducto colédoco não é preenchido com radionuclídeo!
- √ Área fotopênica dentro do fígado que preenche dentro de 60 minutos + estase do traçador no interior do cisto
- √ Ausência de passagem do traçador no intestino delgado
- √ Atividade ductal hepática proeminente (dilatação dos ductos)
    - *DDx:* frequentemente exclui cisto hepático, pancreático, pseudocisto, duplicação entérica, biloma loculado espontâneo

Colangiografia/colangiografia por MR (diagnóstico confirma):
- √ Junção anômala do sistema ductal pancreaticobiliar
- √ Ductos biliares intra-hepáticos dilatados
- √ Cálculos intraductais

Cx: (1) pedras na vesícula biliar, no CBD, dentro do cisto, na árvore biliar intra-hepática, no ducto pancreático (8–50%)
(2) transformação maligna em carcinoma do ducto biliar + carcinoma da vesícula (aumenta com a idade, < 1% na 1ª década, 7–14% > idade de 20 anos)
(3) pancreatite recorrente (33%)
(4) colangite/colecistite (20%)
(5) ruptura do cisto com peritonite biliar (1,8%)
(6) sangramento
(7) cirrose biliar + hipertensão da porta
(8) trombose da veia porta
(9) abscesso hepático

Rx: excisão do cisto + hepatojejunostomia em Y-de-Roux
DDx: cisto mesentérico, omental, ovariano, renal, suprarrenal, hepático, de duplicação entérica, pseudocisto pancreático, rim hidronefrótico, aneurisma da artéria hepática, biloma (pela perfuração espontânea do CBD)

COLEDOCOCELE

= CISTO DE DUPLICAÇÃO DUODENAL = CISTO ENTEROGÊNICO DA AMPOLA DE VATER/DUODENO = CISTO DO COLÉDOCO INTRADUODENAL = CISTO DO COLÉDOCO TIPO III = DIVERTÍCULO DO DUCTO BILIAR COMUM

= dilatação cística da porção distal/intramural duodenal do CBD com herniação do CBD para dentro do duodeno (similar à ureterocele)

Etiologia:
(1) congênito
    (a) origina-se de um tênue broto/divertículo do CBD distal (encontrado em 5,7% da população normal)
    (b) estenose do orifício ductal/fraqueza da parede ductal
(2) adquirido
    passagem do cálculo seguida de estenose + inflamação

Idade: 33 anos (manifestação geralmente em adultos)

Tipos: (a) CBD termina no cisto, o cisto drena dentro do duodeno (comum)
(b) o cisto drena dentro da porção intramural adjacente do CBD (menos comum)

- cólica biliar, icterícia episódica, náusea, vômito
- papila volumosa
- nível elevado de amilase na bile

Associada a: cálculos/sedimento (frequente)

UGI:
- √ Defeito de preenchimento duodenal intraluminal liso e bem definido na região da papila
- √ Alteração na forma com compressão/peristalse

Colangiografia (diagnóstica):
- √ Dilatação suave em forma de bastão/sacular do segmento intramural do CBD

CT:
- √ Dilatação esférica do ducto biliar terminal protruindo para o lúmen duodenal

Cx: pancreatite, obstrução duodenal, colecistite
Rx: esfincterectomia/esfincteroplastia
DDx: cisto do colédoco (envolve mais que somente a porção terminal do CBD)

COLELITÍASE

Prevalência:
25 milhões de adultos nos Estados Unidos; 10% da população + 2% das crianças;
aumenta com a idade (40% das mulheres na 9ª década);
na 3ª década, M÷F = 2÷4%
na 7ª década, M÷F = 10÷25%

Fatores predisponentes: "mulher, quarentona, clara, gorda, fértil, flatulenta"

Patogênese: supersaturação dos constituintes da bile, mais notavelmente colesterol, relacionada com os defeitos do metabolismo de lipídio biliar; dismotilidade biliar; trânsito intestinal prolongado; agravada pelo sedentarismo + dieta

(a) anemia hemolítica
doença das células falcêmicas (7–37%), esferocitose hereditária (43–85%), talassemia, anemia perniciosa (16–20%), válvulas cardíacas protéticas + estenose mitral (hemólise), cirrose (hemólise secundária ao hiperesplenismo), incompatibilidade Rhesus/ABO (período perinatal)

(b) desordem metabólica = ruptura do índice biliar litogênico
diabetes mellitus, obesidade, doença pancreática, fibrose cística, hipercolesterolemia, hiperlipidemia tipo 4, hemossiderose (20%), hiperparatireoidismo, hipotiroidismo, uso prolongado de estrogênios/progesterona, gravidez

(c) colestase
— disfunção hepática: hepatite, sepse neonatal
— malformação da árvore biliar: doença de Caroli
— obstrução biliar: infestação parasitária, constrições benignas/malignas, corpos estranhos (suturas, ascaríases)
— jejum prolongado (nutrição parenteral total)
— administração de metadona

(d) má absorção intestinal
tem um aumento de 10 × no risco de formação de cálculos
— doença intestinal inflamatória: doença de Crohn (28–34%)
— ressecção ileal
— cirurgia *bypass*

(e) predisposição genética = familiar
índios Navaho, Pima, Chippewa

(f) outros
distrofia muscular

Composição:
A. CÁLCULO DE COLESTEROL (70%)
= principal componente da maioria dos cálculos
√ Lucente (93%), calcificado (7%)
√ Levemente hipodenso comparado com a bile
(a) cálculos de colesterol puro (10%): amarelados, macios
√ Flutuação na bile realçada com contraste
√ Densidade < 100 HU
(b) mistura de colesterol + carbonato de cálcio/bilirrubinato (70%)
√ Aspecto laminado
√ Radiopaco na radiografia simples (15-20%)
MR:
√ Hipointenso em T2WI + T1WI
√ Ocasionalmente de centro hiperintenso em T2WI + T1WI (moléculas de proteína)
B. CÁLCULO PIGMENTADO (30%)
• marrom (comum) = precipitado granular de bilirrubinato de cálcio contendo < 25% de colesterol (por definição)
Causa: inflamação/infecção da vesícula biliar, estado pós-colecistectomia
• preto (menos comum) = "verniz" compacto de derivados de bilirrubina com uma alta afinidade para o carbonato de cálcio
√ Múltiplos cálculos finamente facetados/espiculados e homogeneamente radiopacos
CT:
√ Geralmente mais densos que a bile
MR:
√ Hipointenso em T2WI + hiperintenso em T1WI (relacionado com o grau de hidratação)
C. CÁLCULO VESICULAR CONTENDO GÁS
Mecanismo: a desidratação de cálculos mais velhos provoca encolhimento interno + fendas dendríticas + preenchimento subsequente de gás nitrogênio pela pressão interna negativa
√ "Pé de galo" = sinal da "Mercedes-Benz" = luscências irradiadas em faixas no interior do cálculo, também responsável pela flutuabilidade
D. CÁLCULO BILIAR FLUTUANTE (20-25%)
(a) cálculos de colesterol relativamente puros
(b) cálculos contendo gás
(c) aumento na gravidade específica da bile (1,03) de colecistopaques orais (gravidade específica de 1,06) levando os cálculos (gravidade específica de 1,05) a flutuar
E. ESTASE BILIAR
= grânulos de cálcio-bilirrubinato + cristais de colesterol associados à estase biliar
Causa: jejum prolongado, nutrição parenteral, hiperalimentação, hemólise, obstrução do ducto biliar extra-hepático, obstrução do ducto cístico, colecistite aguda + crônica
√ Material homogêneo ecogênico sem sombreamento:
√ Nível líquido-lama
√ "Bola de lama" = lama tumefeita:
√ Desviando lentamente no reposicionamento do paciente
DDx: câncer vesicular
Prognóstico: pode causar colecistite aguda
DDx: hemobilia com coágulo sanguíneo, infestação parasitária, muco
Radiopacidade:
√ Cálculos luscentes (84%):
colesterol (85%), pigmentar (15%)
√ Cálculos calcificados (15-20% na radiografia simples, 60% na CT) colesterol (33%), pigmentar (67%)
◊ Sensibilidade no CT mais elevada em 140 kVp
Localização do cálcio:
√ Fosfato de cálcio depositado centralmente no interior dos cálculos de colesterol
√ Carbonato de cálcio depositado radialmente no colesterol envelhecido/perifericamente ao redor de cálculos de colesterol + pigmentados

Cálculos Vesiculares em Fetos
Início da idade gestacional: > 28 semanas do início da idade gestacional
Causa: doença hemolítica, colestase, utilização de fármaco materno
Prognóstico: geralmente se resolve antes/depois do parto

Cálculos em Neonatos
◊ Raro sem fatores predisponentes
Associado a: anomalia biliar congênita obstrutiva, nutrição parenteral total, furosemida, disfunção GI (síndrome do intestino curto), jejum prolongado, fototerapia, desidratação, infecção, anemia hemolítica

Cálculos Vesiculares em Crianças mais Velhas
Associado a: anemia falciforme, fibrose cística, má absorção, nutrição parenteral total, doença de Crohn, ressecção intestinal, anemia hemolítica, cisto do colédoco

Colecistolitíase
• assintomático (60-65%); torna-se sintomático em um índice de 2% ao ano
• cólica biliar (nomeado erroneamente) decorrente da obstrução transitória do ducto cístico/ducto biliar comum se desenvolve em 33% (18% de risco total em 20 anos):
= dor no RUQ/epigástrica/LUQ/pré-cordial/abdominal inferior aumentando em segundos/minutos + permanecendo um tanto constante por 1-3 (-6) associada a náusea + vômitos
• sem sensibilidade à palpação
Radiografia abdominal simples (10-16% de sensibilidade):
√ Cálculos vesiculares calcificados
CT (80% de sensibilidade):
√ Cálculos vesiculares calcificados hiperdensos em 60%
√ Cálculos de colesterol hipodensos ≤ 140 HU = cálculo de colesterol puro (= ≥ 80% contendo colesterol):
◊ Relação inversa entre número de atenuação de CT + conteúdo de colesterol
√ Cálculos vesiculares hisointensos à bile em 21-24% e, portanto, não detectáveis pela CT (< 30 HU)
US (91-98% de sensibilidade; em 5% de falsos-negativos):
√ Eco brilhante (= altamente reflexivo) a partir da superfície anterior do cálculo dentro da vesícula:
√ Sombreamento acústico posterior acentuado
√ Móvel no reposicionamento do paciente (pode encontrar-se aderido à parede infrequentemente)
√ Artefato de reverberação
◊ Pequenas calcificações < 2 mm podem não sombrear
√ Não visualização da GB + coleção de ecos ecogênicos com sombreamento acústico (15-25%):
√ Sinal "parede-eco-sombra" = "sombra de arco duplo"
= 2 linhas paralelas curvilíneas ecogênicas separadas pela linha sonoluscente (i. e., parede anterior da GB + bile + cálculo no sombreamento acústico)

√ Opacidades focais de não sombreamento < 5 mm de diâmetro (em 70% dos cálculos vesiculares)

US falso-negativo (5%):
GB contraída, GB em localização anômala, incomum, cálculo pequeno, cálculo impactado no ducto cístico/colo da GB, paciente imóvel, paciente obeso, gás intestinal extenso no RUQ

Prognóstico: cálculos < 3 mm podem passar através do ducto cístico

Cx: colecistite aguda (em 30%), coledocolitíase, colangite, pancreatite, duodenite, fístula biliar, cálculo vesicular no íleo, síndrome de Mirizzi: câncer da GB + ductos biliares (2–3 × mais frequente)

Colangiolitíase

Coledocolitíase

◊ Causa mais comum de obstrução do ducto biliar!

Etiologia: (a) cálculos em trânsito originados na GB
(b) desenvolvimento primário nos ductos intra-/extra-hepáticos

Incidência: em 12–15% dos pacientes colecistectomizados
em 3–4% dos pacientes pós-colecistectomia
em 75% dos pacientes com obstrução crônica do ducto biliar

Indicadores de risco para o cálculo do CBD:
(1) histórico recente de icterícia
(2) histórico recente de pancreatite
(3) bilirrubina sérica elevada > 17 μmol/L
(4) amilase sérica elevada > 120 IU/L
(5) CBD dilatado > 6 mm (16%)
(6) ducto biliar obscurecido

- assintomático: 10% dos pacientes tratados com colecistectomia apresentam cálculos da CBD não suspeitos
- episódios recorrentes de dor no quadrante superior direito, icterícia, calafrios, febre (25–50%)
- níveis elevados de bilirrubina sérica + fosfatase alcalina
- transaminase elevada (75%)
- passagem espontânea com cálculos < 6 mm de tamanho

Colangiografia (técnica mais específica):
√ visualização de cálculo em 92%
√ defeitos de preenchimento redondos dependentes

DDx: bolhas de ar, neoplasma, bile concentrada

Colangiografia peroperatória:
prolonga a operação em 30 minutos
4% de falsos-negativos; 4–10% de falsos-positivos

US: (22–82% de sensibilidade):
√ Visualização do cálculo em 13–75% (mais facilmente com a dilatação do CBD + boa visibilidade da cabeça pancreática)
√ Ductos dilatados em 64–77%/ducto < 8 mm de diâmetro em 24–36%
√ Dilatação aumentada do CBD com a administração de refeição gordurosa/colecistoquinina
√ Nenhum cálculo na vesícula (1,2–11%)

CT: (88% de sensibilidade, 97% de especificidade, 94% de acurácia):
◊ Sem contraste IV/entérico + colimação fina em 140 kVp melhora o índice de detecção
√ Visualização do cálculo em 75–88% isoatenuação à bile em 12–25%)
√ Sinal do alvo = massa intraluminal com anel crescêntico (= cálculo com densidade de tecido mole) em 85%
√ Anéis de atenuação baixa e alta com alternância sutil (= cálculos mistos de colesterol-cálcio)

MRCP (81–97–100% de especificidade, 85–98–100% de especificidade):
√ Defeito de preenchimento escuro dentro do líquido hiperintenso (o cálculo deve ser > 2 mm de diâmetro) (DDx: tumor, papila edematosa de Vater)
√ Sinal de esvaziamento em T2WI moderadamente (TE de 100 ms), MAS os tumores apresentam intensidade de sinal intermediária
√ Sem realce de cálculos
√ Cálculos obscurecidos/perdidos:
  √ Intensidade de sinal visível em T1WI em virtude do conteúdo de água suficiente
  √ Isointensidade relativa à bile

NUC:
√ Atividade intestinal retardada além de 2 horas
√ Atividade persistente do ducto biliar hepático + comum até 24 horas
√ Atividade ductal proeminente além de 90 minutos, com visualização dos ductos secundários

Cálculo Remanescente no Ducto Cístico
retido em 0,4% após cirurgia para coledocolitíase

DOENÇA GRANULOMATOSA CRÔNICA DA INFÂNCIA

= distúrbio de imunodeficiência recessiva ligada ao sexo (60%)/autossômica (40%), resultando em infecções purulentas + formação de granuloma primariamente envolvendo linfonodos, pele e pulmão

Etiologia: disfunção dos leucócitos polimorfonucleares caracterizada por inabilidade de gerar peróxidos de hidrogênio, levando à sobrevida intracelular prolongada de bactérias fagocitadas catalase-positivas com disseminação no sistema reticuloendotelial

Microrganismos: mais comumente estafilococos, Serratia marcescens, espécies Nocardia, micobactérias, fungos

Patologia: infecção crônica com formação de granuloma/cáseo/supuração

Idade: início na infância; M > F (mais grave nos meninos)
- infecções recorrentes crônicas
- teste do nitroazul de tetrazólio: baixa porcentagem de WBCs que reduzem a coloração após a estimulação pela fagocitose/contato com a endotoxina (normalmente > 90%)

@ osso
√ Osteomielite (comumente da espinha, costelas, metatarsos)

@ tórax
√ Pneumonia crônica
√ Linfadenopatia hilar
√ Derrames pleurais + pericardiais

@ fígado
√ Hepatosplenomegalia
√ Abscesso hepático (processo abdominal mais comum)
√ Calcificações hepáticas

@ trato gastrointestinal
- diarreia crônica com má absorção
- vômito, anorexia, azia, perda de peso
√ Dismotilidade esofagiana, esofagite, estenose
√ Estreitamento gástrico antral ± obstrução da saída gástrica
√ Fístula perianal + abscesso

@ trato urogenital
- disuria
√ Cistite
√ Obstrução da uretra + ureteres

@ linfonodos
√ Linfadenite supurativa

@ pele
- pioderma

Rx: trimetoprima-sulfametatoxazol profilática a longo prazo + terapia com interferon-gama

CIRROSE

= doença hepática crônica caracterizada por destruição parenquimatosa difusa, fibrose e regeneração nodular com reconstrução anormal da arquitetura lobular preexistente

Fisiopatologia: injuria → morte do hepatócito → regeneração nodular + cicatrização fibrótica

Etiologia:
A. Tóxica/química
   (1) etanol em 75%
   (2) aflatoxina = produto do fungo *Aspergilus flavus* em grãos e nozes estocados inadequadamente
   (3) induzida por droga (uso prolongado de metotrexate, oxifenisatin, alfametildopa, nitrofurantoína, isoniazida)
   (4) sobrecarga de ferro (hemocromatose, hemossiderose)
B. Infecção/inflamação
   (1) hepatites virais crônicas B e C
   (2) esquistossomose
C. OBSTRUÇÃO BILIAR
   (1) fibrose cística
   (2) doença inflamatória intestinal
   (3) cirrose biliar primária
   (4) colangiopatia infantil obstrutiva
D. Cardíaca/vascular
   (1) CHF prolongada = cirrose cardíaca
   (2) doença venoclusiva hepática
   (3) síndrome de Budd-Chiari
E. NUTRICIONAL
   (1) *bypass* intestinal
   (2) esteatose grave + esteato-hepatite
   (3) abetalipoproteinemia
F. HEREDITÁRIA
   (1) doença de Wilson
   (2) deficiência de α_1-antitripsina
   (3) doença renal policística juvenil
   (4) galactosemia
   (5) doença do armazenamento do glicogênio tipo IV
   (6) intolerância hereditária à frutose
   (7) tirosinemia
   (8) tetania hereditária
   (9) síndrome de Osler-Weber-Rendu
   (10) cirrose familiar
G. IDIOPÁTICA/CRIPTOGÊNICA (15%)
   provavelmente em virtude da esteato-hepatite não alcoólica

Cirrose em crianças:
hepatite crônica, fibrose hepática congenital, fibrose cística, atresia biliar, deficiência de α_1-antitripsina, tirosinemia, galactosemia, hemocromatose, doença de Wilson, esquistossomose, nutrição parenteral total

Associada à: anemia, coagulopatia, hipoalbuminemia, colelitíase, pancreatite, doença ulcerativa péptica, diarreia, hipogonadismo

- anorexia, fraqueza, fadiga, perda de peso
- icterícia, febre baixa contínua
- ascite, sangramento proveniente de varizes esofageanas, encefalopatia hepática

<u>Achados hepáticos precoces:</u>
√ Aumentado (estágio muito precoce)/normal/fígado diminuído:
   √ Atrofia (= encolhimento) do lobo direito (segmentos 5–8) e segmento medial do lobo esquerdo (segmentos 4ª + 4b) e

√ Hipertrofia concomitante do segmento lateral do lobo esquerdo (segmento 2 + 3) e lobo caudado (segmento 1):
   √ Relação da largura do lobo caudado ao lobo direito > 0,65 em imagens transversas [sensibilidade de 43–84%, menos sensível na cirrose alcoólica, mais sensível na cirrose causada pela hepatite B; especificidade de 100%; 26% de sensibilidade; 84–96% de acurácia] (DDx: síndrome de Budd-Chiari)
   √ Diâmetro do lobo quadrado (segmento 4) < 30 mm (= distância entre a parede esquerda da vesícula biliar e porção ascendente da veia porta esquerda) em virtude da atrofia seletiva (95% de especificidade)
√ Aumento do espaço periportal hilar
√ Sinal da fossa da vesícula biliar = expansão da fissura interlobar
√ Associada à infiltração gordurosa (na cirrose precoce)

<u>Alterações hepáticas tardias:</u>
√ Nodularidade da superfície + indentações (nódulos regenerativos)
√ Sinal de chanfro hepático posterior direito = indentação entre o lobo caudado hiperatrofiado + lobo direito atrofiado do fígado (PPV 99%; em 2% da população normal)
√ Septos fibrosos/faixas
√ Arquitetura hepática distorcida
√ Fibrose hepática confluente

<u>Achados auxiliares:</u>
√ Sinais de hipertensão da porta: varizes portossistêmicas, trombose venosa portal
√ Esplenomegalia
√ Ascite (insuficiência da síntese do albumina, superprodução de linfa em virtude da pressão hidrostática aumentada nos sinusoides/diminuição do fluxo esplâncnico em virtude da hipertensão portal)
√ Edema mesentérico
√ Edema da parede intestinal
√ Linfonodos:
   – poucos e pequenos na cirrose alcoólica
   – grandes e numerosos na hepatite viral
   – numerosos na cirrose biliar primária

| Padrões Hepáticos Semiespecíficos na Cirrose ||
Achados de Diferenciação	Causa
Micronódulos (≤ 3 mm)	Etanol, hemocromatose, esteato-hepatite
Macronódulos (3–15 mm)	Hepatite viral B crônica, hepatite autoimune
Espessamento do fígado central + atrofia da periferia	Colangite esclerosante primária
Hipertrofia difusa + sinal do halo periportal	Cirrose biliar primária

US (sensibilidade de 65–80%; DDx: hepatite crônica, infiltração gordurosa):
<u>Sinais hepáticos:</u>
√ Nodularidade da superfície (54% de sensibilidade, 95% de especificidade)
√ Hipertrofia do lobo caudado (41% de sensibilidade, 91% de especificidade)
√ "Portalização" da forma de onda veia hepática = oscilações amortecidas das veias hepáticas lembrando o fluxo da veia porta (57% de sensibilidade, 76% de especificidade)
√ Hepatomegalia (em 63%)
√ Ecogenicidade parenquimatosa hepática aumentada em 66% (como sinal de infiltração gordurosa sobreposta):
   √ Aumento da atenuação do som (9%)

√ Definição normal/diminuída das paredes das vênulas portais (sinal de infiltração gordurosa associada e NÃO de fibrose)
√ Ecotextura heterogênea grosseira (geralmente)/fina (em 7%)
√ Demonstração ocasional de nódulos isoecoicos em regeneração
√ Dilatação das artérias hepáticas (aumento do fluxo arterial) com demonstração dos ramos arteriais intra-hepáticos (DDx: radicais biliares dilatados)
√ Aumento da resistência da artéria hepática (RI médio de 0,58–0,66 em indivíduos normais a 0,63–0,85 em cirróticos):
  √ Aumento moderado no RI após a ingestão de alimentos (de 42% em normais a 7% em cirróticos)

Sinais extra-hepáticos:
  √ Esplenomegalia
  √ Ascite
  √ Sinais de hipertensão portal

CT:
  √ Heterogeneidade parenquimatosa reforçada + nativa:
    √ Faixas em ponte de estenose fibrosa
    √ Fibrose confluente em forma de cunha/estrelada nos segmentos IV, V e VII com retração capsular (78%)
  √ Atenuação diminuída (esteatose) na cirrose precoce
  √ Nódulos regenerativos isodensos/hiperdensos (sideróticos)
  √ Contorno hepático nodular/lobulado
  √ Suprimento predominantemente venoso portal aos nódulos displásicos
  √ Área hipodensa adjacente à veia portal (= cistos peribiliares procedentes de glândulas peribiliares extramurais obstruídas)
  √ Afilamento rápido dos ramos venosos hepáticos + portais intra-hepáticos

CECT:
  √ Artéria hepática tortuosa aumentada (aumento compensatório no fluxo sanguíneo arterial)
  √ *Shunts* arterioportais (através de *shunts* trans-sinusoidais na periferia do fígado + *shunts* transplexais com hipertrofia do plexo peribiliar) na fase arterial hepática:
    √ Reforço parenquimatoso hepático em forma de cunha, periférico, transitório, pobremente demarcado
    DDx: carcinoma hepatocelular (defeito na fase venosa portal)
  √ Reforço retrógrado precoce dos ramos das veias portais
  √ Fluxo hepatofugal
    Causa: na oclusão de pequenas vênulas hepáticas, a veia porta muda de veia de suprimento à veia de drenagem

MR (ferramenta de solução de problema):
  √ Sem alteração do parênquima hepático
  √ Heterogeneidade parenquimatosa extensiva em decorrência de fibrose + nódulos cirróticos + anormalidades de perfusão + depósito de gordura + depósito de ferro
  √ Septos fibróticos/pontes/fibrose confluente:
    √ Reticulações hipointensas em T1WI
    √ Hiperintensa em T2WI (= grande conteúdo de água de fibrose avançada)
    √ Sem perda de sinal em imagens fora de fase (= sem gordura)
    √ Não hipointensa em T2* (= sem ferro)
    √ Reforço progressivo em imagens retardadas
  √ Intensidade de sinal hepático diminuída generalizada em T2WI (discreta deposição de ferro por razões desconhecidas)

Angiografia:
  √ Ramos da artéria hepática distendidos (achado precoce)
  √ Artérias hepáticas tortuosas aumentadas = "em saca-rolhas" (aumento do fluxo arterial hepático)
  √ *Shunting* entre a artéria hepática e a veia porta
  √ Fase parenquimatosa mosqueada
  √ Esvaziamento retardado para o interior da fase venosa
  √ Dobra dos ramos da veia hepática (normalmente descrição de ramos da 5ª ordem) = compressão pós-sinusoidal pelos nódulos em desenvolvimento

NUC (Tc-99 m marcado por enxofre coloidal):
  √ Atividade da amostra de sangue alta secundária ao lento clearance
  √ Desvio do coloide para a medula óssea + baço + pulmão
  √ Fígado encolhido com pequeno ou nenhuma atividade + esplenomegalia
  √ Captação hepática mosqueada (pseudotumores) na varredura com coloide (atividade normal nas varreduras com IDA!)
  √ Deslocamento do fígado + baço da parede abdominal pela ascite

Cx: (1) ascite: causa/contribuinte para morte em 50%
    (2) hipertensão portal
    (3) carcinoma hepatocelular (em 7–12%)
    (4) colangiocarcinoma

Fatalidade proveniente de:
  varizes esofagianas sangrantes (em 25%), síndrome hepatorrenal (10%), peritonite bacteriana espontânea (5–10%), complicações do tratamento da ascite (10%)

Rx: biopsia do fígado (índice de fatalidade de 0,03%, 32% sub-diagnosticado: a amostra deve ter no mínimo 2 cm de comprimento + conter pelo menos 11 tríades portais

DDx:
  (1) pseudocirrose
  (2) doença metastática difusa com reação desmoplásica (mama, melanoma)
  (3) necrose hepática fulminante ± regeneração
  (4) hipertensão portal intra-hepática não cirrótica (hiperplasia regenerativa nodular, fibrose periportal, esclerose hepatoportal)

Lesões Nodulares na Cirrose Hepática

Nódulo Regenerativo

= proliferação localizada de hepatócitos normais + estroma de apoio no suprimento sanguíneo normal (pela artéria hepática em 25% + veia porta em 75%)

Morfologia:
  (a) cirrose micronodular (≤ 3 mm): geralmente em virtude de alcoolismo, obstrução biliar, hemocromatose, obstrução do fluxo de saída venoso, cirurgia *bypass* anterior do intestino delgado, fibrose da infância indiana
  (b) cirrose macronodular (3–15 mm, até vários cm): geralmente em virtude de hepatite B viral crônica, doença de Wilson, deficiência de antitripsina alfa-1
  (c) cirrose mista

CT:
  √ Iso- a hiperdensa na fase arterial hepática
  √ Isso- a hipodensa na fase venosa portal

MR:
  √ Padrão tipicamente misto de:
    √ Sinal de intensidade variavelmente intermediário a alto relativo ao fígado em T1WI
    √ Hipointenso relativo ao fígado em T2WI
  √ Sem reforço em imagens da fase arterial
  √ Nódulos cideróticos (em 25%) no depósito variável de ferro (exuberante em GRE com TE longo)
  √ Nódulos esteatóticos com perda de sinal em imagem fora de fase

Nódulo Displásico

= aglomerado de hepatócitos > 1 mm de diâmetro com evidência de displasia; comum na hepatite B e C, deficiência de antitripsina alfa-1, tirosinemia

Incidência: 15–25% dos fígados
    (a) baixo grau (nódulo macrorregenerativo, tipo I/hiperplasia adenomatosa comum)
    (b) alto grau (nódulo macrorregenerativo tipo II/hiperplasia adenomatosa com atipia)
    (c) nódulo displásico com subfoco de HCC (hiperplasia adenomatosa com HCC microscópico)
√ Diferenciação impossível a partir de nódulos regenerativos
√ Hipertensão em T1WI para nódulo displásico de alto grau
√ Pode ser hipertenso em T2WI
√ Aumento parcial durante a fase arterial
√ Aparência de nódulo dentro de nódulo

Carcinoma Hepatocelular Pequeno
= hiperplasia adenomatosa com HCC macroscópico < 2 cm
Prevalência: 27% para hepatite B, 22% para hepatite C
Sensibilidade: 80–100% para lesão > 2 cm; 50% para lesão de 1–2 cm; 5–33% para lesão < 1 cm de diâmetro
√ Variabilidade hipo-/iso-/hiperintensa em T1WI
√ Geralmente hiperintenso (94%) em T2WI
√ <u>Reforço</u> acentuado durante a fase arterial
√ <u>Washout</u> com reforço em anel na fase de equilíbrio

Cirrose Biliar Primária
= COLANGITE NÃO SUPURATIVA DESTRUTIVA CRÔNICA
Histologia: colangite destrutiva progressiva idiopática dos ductos biliares interlobares e septais, fibrose da porta, regeneração nodular, encolhimento do parênquima hepático
Idade: 35–55 anos; M÷F = 1÷9
Distúrbios autoimunes associados:
    artrite reumatoide, tiroidite de Hashimoto, síndrome de Sjögren, esclerodermia, sarcoidose
    ◊ 66–100% dos pacientes com cirrose biliar primária apresentam sinais do complexo sicca da síndrome de Sjögren
• fadiga, prurido
• xantelasma/xantoma (25%)
• hiperpigmentação (50%)
• início insidioso do prurido (60%)
• IgM aumentada (95%)
• anticorpos antimitocondriais positivos (AMA) em 85–100%
√ Ductos extra-hepáticos normais
√ Colelitíase em 35–39%
CT:
√ Ductos intra-hepáticos dispersos sem conexão aparente aos ductos biliares principais
√ Sinal de halo periportal = infiltrado perivascular
√ Cápsula suave
√ Hipertrofia do lobo caudado (em 98%):
    √ Lobo caudado hiperatrofiado hiperatenuante circundado pelo lobo direito com aparência de crosta hipoatenuante (pseudotumor)
√ Atrofia do segmento lateral do lobo hepático esquerdo
√ Cálculos biliares intra-hepáticos (20%)
MR:
√ Sinal de halo periportal (em 40%, ESPECÍFICO)
√ Linfadenopatia (em 62%)
NUC:
√ Prolongação acentuada do *clearance* do Tc-99 m IDA hepático
√ Retenção uniforme do isótopo hepático
√ Visualização normal da GB e ductos biliares principais em 100%
Cx: carcinoma hepatocelular (em 5%)
DDx: (1) colangite esclerosante (homens jovens)
      (2) obstrução do CBD

Prognóstico: sobrevida média de 6 anos (variação de 3–11) após o início dos sintomas colestáticos

Complicações da Doença Hepática em Estágio Terminal

Síndrome da Angústia Respiratória Aguda
Fisiopatologia: função hepática comprometida → derramamento sistêmico de substâncias pró-inflamatórias (citocinas)
√ Opacidades pulmonares multifocais (precoce)
√ Consolidação pulmonar difusa bilateral dependente (tardia)
Prognóstico: ruim

Síndrome Hepatopulmonar
Dx: (1) doença hepática crônica
     (2) gradiente de oxigênio alveolar-arterial aumentado
     (3) dilatação vascular intrapulmonar
Prevalência: 15–20% dos pacientes cirróticos
• hipoxemia com dispneia progressive, cianose, baqueteamento
Patomecanismo:
    elevação de substâncias vasoativas desconhecidas no paciente cirrótico → dilatação vascular pulmonar (de 8–15 μm a 15–500 μm) → excesso de perfusão para uma ventilação determinada (= combinação errônea da difusão-perfusão)
√ Aumento numérico de arteríolas dilatadas + ramos terminais não afilados que se estendem à pleura (86%)
√ *Shunts* arteriovenosos intrapulmonares (14%):
    √ Dilatação nodular de vasos pulmonares periféricos
    √ Atividade do Tc-99 m cerebral, fígado, baço em imagem de albumina macroagregada
    √ Bolhas em LA na ecocardiografia de microbolha
CXR:
    √ Áreas nodulares basilares/reticulonodulares de opacidade aumentada (em 46–100%)

Hidrotórax Hepático
= grande efusão pleural no paciente cirrótico sem doença cardíaca/pulmonar primária
Prevalência: 5–10%
Mecanismo: a pressão gradiente favorece o movimento de líquido da cavidade peritoneal à pleural através de pequenos defeitos diafragmáticos; pode ocorrer na ausência de ascite
• dispneia, tosse não produtiva, dor torácica pleural, hipoxemia
√ Líquido pleural: direito em 67–85%, esquerdo em 13–17%, bilateral em 2–17%

Hipertensão Portopulmonar
Prevalência: 2–5% em pacientes com cirrose hepática
Causa:
    (a) tromboembolítica: o trombo venoso portal alcança o pulmão através de *shunts* portossistêmicos espontâneos/cirurgicamente criados
    (b) plexogênico: vasoconstrição a partir de substâncias vasoativas (serotonina, tromboxane, interleucina I, endotelina I) que transpassam o fígado através de *shunts* portossistêmicos
    (c) cardiogênico: produção cardíaca alta associada à cirrose → força de cisalhamento aumentada nas células pulmonares endoteliais → hiperplasia endotelial
Dx: pressão arterial pulmonar média > 25 mm Hg; pressão capilar pulmonar em cunha < 15 mm Hg
Prognóstico: sobrevida média de 15 meses

Pseudocirrose
= tecido tumoral retraído + fibrose entre as áreas de parênquima hepático regenerativo assemelhando-se à cirrose macronodular
Causa: (1) metástase hepática tratada com quimioterapia
(2) efeito hepatotóxico da quimioterapia
Tempo: dentro de poucas semanas ou meses após a quimioterapia
Histologia: hiperplasia regenerativa macronodular; sem ponte de fibrose portal
√ Margem hepática lobular
√ Perda de volume
√ Hipertrofia caudada
√ Hipertensão da porta

CLONORQUÍASE
Raramente de significado clínico
País: endêmica no sudeste da Ásia: Japão, Coreia, China Central + Sul, Taiwan, Indochina
Microrganismo: verme chinês do fígado = *Clonorchis sinensis*
Ciclo: cisto do parasita digeridos por suco gástrico; as larvas migram até os ductos biliares; permanecem nos ductos intra-hepáticos pequenos até a maturidade (10–30 mm de comprimento); viajam para os ductos maiores para depositar ovos
Infecção: caracol + peixes de água doce servem como hospedeiros intermediários; infecção ocorre pela ingestão de peixe cru; porco, gato e o homem são os hospedeiros definidos
Patologia: (a) descamação do revestimento epitelial do ducto biliar, com proliferação adenomatosa dos ductos + espessamento das paredes do ducto (inflamação, necrose, fibrose)
(b) superinfecção bacteriana com formação de abscesso hepático
• obstrução incompleta remitente + superinfecção bacteriana
√ Múltiplos defeitos de preenchimento em forma de crescente –/em forma de estilete dentro dos ductos biliares:
  √ Foco/aparência ecogênicos ao US
√ ductos biliares difusamente espessados
Cx: (1) obstrução do ducto biliar (conglomerado de vermes/proliferação adenomatosa)
(2) formação do cálculo (estase/vermes mortos/debris epiteliais)
(3) icterícia em 8% (pedra/constrição/tumor)
(4) dilatação generalizada dos ductos biliares (2%)

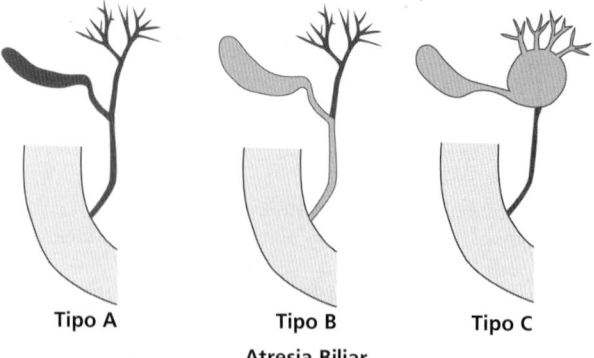

Atresia Biliar

ATRESIA BILIAR CONGÊNITA
Etiologia: ? variação do mesmo processo infeccioso como nas hepatites neonatais com componente adicional de colangite esclerosante ou injúria vascular
Prevalência: < 10 em 100.000 nascidos vivos
Idade: neonato; M÷F = 2÷1

Histologia: fibrose periportal, proliferação de pequenos ductos biliares intra-hepáticos, infiltrados inflamatórios mistos
Em 15%, associada a: polisplenia, trissomia do 18
Tipos:
I focal = injúria vascular intrauterina (extremamente rara)
II atresia biliar intra-hepática = insuficiência dos ductos biliares intra-hepáticos
III atresia biliar extra-hepática = atresia do CBD + ductos biliares intra-hepáticos patentes
  Subtipo 1 = tipo perinatal (66%)
    • icterícia se desenvolve após a regressão da icterícia fisiológica
    √ Permanência do ducto biliar no hilo hepático
  Subtipo 2 = tipo embriogênico/fetal (34%)
    • não ocorre declínio normal da bilirrubina
    √ SEM ducto biliar remanescente no hilo hepático
    Associado a:
      polisplenia (10–12%), má rotação intestinal, continuação da ázigos do IVC, fígado bilobado simétrico, local inverso, veia porta pré-duodenal, artérias hepáticas anômalas, pulmão direito bilobado, complexo CHD
US:
√ Tamanho do fígado normal/aumentado
√ Ecogenicidade hepática normal/aumentada
√ Visualização diminuída das veias portais periféricas (em decorrência de fibrose)
√ "Cordão triangular"/estrutura ecogênica tubular no hilo hepático (decorrente do tecido fibroso) = PATOGNOMÔNICO
√ Achados da vesícula biliar:
  √ Não visualização da vesícula biliar
  √ Vesícula biliar pequena < 1,5 cm de comprimento + graus variados de comprometimento luminal (DDx: hepatite)
  √ Vesícula biliar normal > 1,5 cm de comprimento (19%) quando a atresia do CBD é distal à inserção do ducto cístico
√ Achados do ducto biliar:
  √ Sem dilatação dos ductos biliares intra-hepáticos (em virtude da esclerose panductal)
  √ ± visualização do ducto biliar remanescente no hilo hepático (dependendo do tipo de atresia biliar)
  √ Pequena dilatação cística focal do ducto biliar extra-hepático (= cisto do colédoco) = segmento patente do CBD com outras partes sendo ocluídas em decorrência de fibrose ± comunicação com a vesícula biliar/ductos biliares intra-hepáticos
NUC [colecintigrafia fenobarbital-realçada] (90–97% sensibilidade, 60–94% especificidade, 75–90% de acurácia):
  » preparação do paciente com 5 ng/kg/d de fenobarbital duas vezes ao dia, por 3–7 dias, para estimular a secreção biliar (por indução das enzimas hepáticas + aumento da conjugação + excreção da bilirrubina)
√ Boa atividade hepática dentro de 5 minutos (crianças com < 3 meses de vida apresentam uma fração de excreção hepática normal)
√ SEM excreção biliar:
  √ NENHUMA visualização do intestino nas imagens retardadas em 6 e 24 h
√ *Clearance* tardio da amostra de sangue cardíaco
√ Excreção renal aumentada + atividade vesical
DDx: grave disfunção hepatocelular (DDx de hepatite neonatal impossível na ausência de pequena atividade intestinal) requer biopsia hepática
Colangiografia MR:
√ Não visualização dos ductos biliares extra-hepáticos
√ Vesícula biliar atrófica
√ Espessamento periportal

Colangiografia (percutânea/endoscópica/intraoperatória)
Biopsia de Fígado (60–97% de acurácia)
Rx: (1) coledocojejunostomia Roux-en-Y (20%)
(2) procedimento de Kasai = portoenterostomia (80%)
  (a) crianças < 60 dias de vida: 91% de taxa de sucesso
  (b) crianças entre 60 e 90 dias de vida: 50% de taxa de sucesso (em decorrência de cirrose em desenvolvimento)
  (c) crianças > 90 dias de vida: 17% de taxa de sucesso
(3) transplante de fígado
DDx:
(1) hepatite neonatal
(2) colangite esclerosante
(3) síndrome de Allagille = displasia artério-hepática (faces anormais, vértebras de borboleta, estenose pulmonar, complexo CHD)

FIBROSE HEPÁTICA CONGÊNITA

= cirrose congênita com progressão rápida + fatal
Histologia: tecido fibroso dentro do parênquima hepático com excessivo número de ductos biliares interlobulares terminais distorcidos + cistos que raramente comunicam-se com os ductos biliares
Idade: início da infância– 6ª década; a maior parte diagnosticada na adolescência/início da vida adulta
Associada a:
doença renal policística autossômica do tipo recessivo (invariavelmente), síndrome Meckel-Gruber, atresia vaginal, esclerose tuberosa, nefronoftise, rim medular esponjoso (80%), doença renal policística autossômica do tipo dominante (rara)
• testes da função hepática normais/discretamente elevados
• hipertensão portal
• predisposição à colangite + cálculos
√ "Árvore em pirulito" = ectasia das radículas biliares periféricas
√ Atrofia do lobo direito + segmento medial do lobo esquerdo normal/aumentado + hipertrofia do lobo caudado e segmento lateral esquerdo
√ Esplenomegalia
√ Varizes portossistêmicas
√ Artéria hepática aumentada associada a nódulos regenerativos grandes multiacinares
Cx: cirrose, hipertensão da porta, carcinoma hepatocelular, carcinoma colangiocelular

DOENÇA EQUINOCÓCICA DO FÍGADO

Echinococcus granulosus *(E. cysticus)*

= DOENÇA HIDÁTICA (forma unilocular mais comum comparada ao *E. multilocularis*)
= zoonose com distribuição mundial causada pela larva de cestódeo equinococos, primariamente *E. granulosos*
Endêmico em muitas regiões do mundo de criação de ovelhas e gado:
Austrália, Nova Zelândia, norte + leste da África, Rússia, países do Mediterrâneo, Oriente Médio, Japão, Argentina, Chile, Uruguai
Ciclo:
larva adulta reside nos intestinos proximais do hospedeiro definitivo → ovos parasíticos excretados nas fezes do hospedeiro contaminam o solo → o hospedeiro intermediário de pastoreio ingere os ovos → o ovo perde a camada protetora durante a digestão no duodeno → o embrião liberado (larva oncosfera) penetra a parede duodenal + entra sistema linfático/venoso portal → as oncoesferas são filtradas pelos capilares do fígado (primeira linha de defesa) >> pulmão > outros órgãos → desenvolve-se em cistos → ciclo se completa quando o hos-

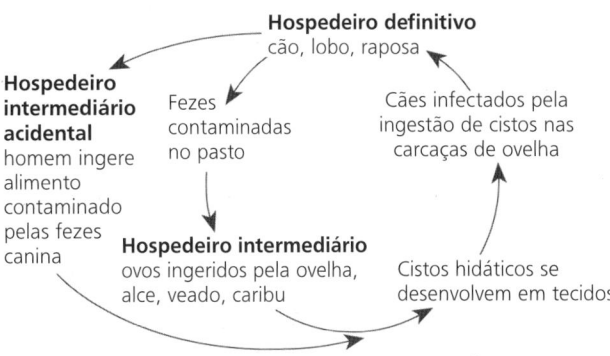

Ciclo Parasítico do *Echinococcus granulosus*

pedeiro definitivo ingere a víscera infectada do hospedeiro intermediário/bebe água infectada
Hospedeiros: (a) definitivo: cão, lobo, raposa, chacal, coiote/outros canídeos
(b) intermediário: ovelha, caprinos, gado, cavalos, porcos, veado, alce, canguru, canguru pequeno/outros ruminantes de pastoreio
(c) intermediário acidental: humano
Histologia:
A. LÍQUIDO DO CISTO = transudato claro antigênico/amarelo pálido com pH neutro contendo cloreto de sódio, proteínas, glicose, íons, lipídios, polissacarídeos
B. PAREDE VERDADEIRA DO PARASITA
1. ENDOCISTO = **camada germinativa** interna (lembrando papel molhado) favorece o início das cápsulas da prole (vesículas filhas), que podem
  (a) hospedando até 400.000 escólices
  (b) rompimento em numerosos cistos filhos independentes permanecendo fixados à parede do cisto por um pequeno pedículo
  (c) destacar + formar sedimento do líquido do cisto = "areia hidática"
2. ECTOCISTO = **membrana do cisto** = substância semelhante à quitina de membrana lamelada acelular delgada secretada pelo parasita; permite a passagem de nutrientes
3. PERICISTO (resposta do hospedeiro) = camada mais externa da zona protetora fibrosa densa do tecido de granulação substituindo a necrose tecidual (a partir da compressão pelo cisto em expansão); borda vascular marginal de 0,5–4 mm
• dor/assintomática
• icterícia recorrente + cólica biliar (obstrução transitória pelos fragmentos de membrana + cistos filhos expelidos dentro da árvore biliar)
• eosinofilia sanguínea (20–50%)
• urticária + anafilaxia (após a ruptura do cisto)
• testes
1. Reação intradérmica de Casoni (60% de sensibilidade; pode ser falso-positiva)
2. Fixação do complemento de difusão dupla (65% de sensibilidade)
3. Ensaio imunoadsorvente ligado à enzima (ELISA) (90% de sensibilidade na doença hepática hidática)
4. Hemaglutinação indireta (85% de sensibilidade)
Época do diagnóstico: 11–81 (média 51) anos
Órgãos acometidos:
fígado (73%); pulmão (14%); peritônio (12%); rim (2–6%); baço (0,9–8%); CNS (1%); órbita (1%); osso (0,5–4%); bexiga, tireoide; próstata; coração
Localização: lobo direito > lobo esquerdo do fígado; múltiplos cistos em 20%

Tamanho: até 50 cm (média de tamanho de 5 cm), até 16 litros de líquido
Crescimento: 2–3 cm anualmente
Tipos de cistos (correspondendo aos estágios de crescimento do cisto):
(1) cisto unilocular
(2) cisto com vesículas filhas/cistos filhos
(3) parcialmente/completamente calcificado
◊ Somente a completa calcificação de todas as camadas leva à morte do parasita!
Rx: (1) cirurgia (recorrência em 10%)
(2) anti-helmínticos (albendazol, mebendazol)
(3) aspiração percutânea + injeção
Aspiração percutânea + tratamento:
Dx: análise positiva do líquido para doença hidática em 70% (fragmentos de membrana laminada em 54%; escólices em 15%; ganchos em 15%)
Rx: injeção de agente escolecidal (nitrato de prata; solução salina hipertônica 20–30%; solução de cetrimida 0,5%; iodo povidine 10%; etanol 95%) com reaspiração
Cx: risco de choque anafilático (0,5%), asma (3%), implante de protoscoleces disseminadas

Doença Hidática do Rim
- assintomática durante muitos anos até o tamanho do cisto > 10 cm
- massa no flanco + dor; disúria
- cólica renal aguda + hidatidúria proveniente da ruptura do cisto no sistema coletor (18%)

Local: córtex do polo superior/inferior; tipicamente unilateral + solitário
Radiografia simples:
 √ Massa abdominal
 √ Calcificações curvilíneas do pericisto (20–30%)
IPV:
 √ Distorção infundibular + caliceal
 √ Obstrução; disfunção renal
US:
 √ Cisto unilocular (DDx: cisto renal simples)
 √ Cistos filhos multiceptados (DDx: doença renal policística)
 √ Parede cística espessa com dupla camada
 √ PAROGNOMÔNICO "queda de flocos de neve" ou sinal de "tempestade de neve" = focos ecogênicos múltiplos a partir da areia hidática com reposicionamento do paciente
 √ "Membranas flutuantes" = deslocamento da parede do parasita do pericisto
 √ Padrão "em roda raiada" = mistura de membranas + vesículas filhas rompidas + escólices + areia hidática
CT:
 √ Cisto tipo 1 unilocular
 √ Cisto tipo 2 multilocular:
   √ Atenuação interna mista
   √ Cistos filhos com atenuação inferior
   √ Aumento da parede espessa + septos internos
 √ Cisto tipo 3 completamente calcificado
MRI:
 √ Borda hipointensa em T2WI = pericisto fibroso denso
 √ Líquido hipointenso em T1WI + acentuadamente hiperintenso em T2WI
 √ Estruturas intracísticas lineares em cisto tipo 2 = membranas colapsadas de cistos filhos:
   √ Hipointensa em todas as sequências ± realce do contraste
 √ Intensidade de sinal baixo em todas as sequências de pulso para o cisto tipo 3
Rx: nefrectomia total/parcial/enucleação/marsupialização/cistectomia

Doença Hidática do Fígado
Radiografia simples:
 √ Calcificações periféricas crescêntricas/curvilíneas/policísticas (10–20–33%), localizada no pericisto
 √ Pneumo-hidrocisto (infecção/comunicação com a árvore bronquial)
US:
 √ Massa heterogênea complexa imitando uma massa sólida (mais comum):
   ◊ Investigar membranas/vesículas filhas periféricas
 √ Cisto anecoico bem definido (comum):
   √ Parede do cisto de linhas ecogênicas duplas seperadas pela camada hipoecoica
   √ "Sinal de tempestade de neve" = múltiplos focos ecogênicos internos situando-se na porção mais dependente do cisto (= areia hidática)
   √ Cisto multivesicular de aparência "racemosa"/favo de mel = septos múltiplos entre os cistos filhos no interior do costo mãe, CARACTERÍSTICO, mas raro:
     √ Padrão "em roda raiada" = cistos filhos separados por material ecogênico da matriz hidática composta por vesículas císticas rompidas + escólices + areia hidática
   √ Estruturas lineares tortuosas ALTAMENTE ESPECÍFICAS no interior da matriz hidática
 √ Destacamento parcial/completo do endocisto a partir do pericisto (decorrente da pressão intracística diminuída como um sinal de degeneração/traumatismo/resposta do hospedeiro/resposta à terapia):
   √ Localizada repartida na parede com membrana ondulante e flutuante, CARACTERÍSTICA, mas rara
   √ "Sinal de vitória-régia" = destacamento completo da membrana
   ◊ Membrana flutuante não indica morte do parasita!
 √ Massa com calcificação em casca de ovo (menos comum)
CT:
 √ Massas esféricas bem demarcadas de baixa densidade de atenuação de líquido (3–30 HU):
   √ Parede do cisto de alta atenuação em NECT
   √ Áreas lineares de atenuação aumentada = destacamento da membrana laminada
   √ Coleção de líquido periférico arredondada de baixa atenuação (= cistos filhos)
 √ Reforço da parede do cisto + septações
 √ Calcificações da parede do cisto + septos internos
MR:
 √ Cisto com borda hipointensa (= pericisto de colágeno denso) em T1WI + T2WI
 √ Cistos periféricos no interior do cisto hipointenso em T1WI + hiperintenso em T2WI (= cistos filhos)
 √ Estruturas lineares torcidas no interior do cisto = membrana parasítica colapsada
Angiografia:
 √ Área avascular com separação de artérias
 √ Halo de densidade aumentada circundando o cisto (inflamação/fígado comprimido)
Colangiografia:
 √ O cisto pode comunicar-se com os ductos biliares: ducto hepático direito (55%), ducto hepático esquerdo (29%), CHD (9%), vesícula biliar (6%), CBD (1%)

Local de Cx:
(1) ruptura (50–90%)

(a) contida = ruptura da membrana laminada do endocisto, pericisto permanece intacto
   √ Membranas flutuantes
(b) comunicante = o cisto contém escapes pela árvore biliar (5–15%)/brônquica
(c) direta = rasgo do endocisto + ectocisto + pericisto com o conteúdo do cisto vazando para dentro do espaço pleural/cavidade peritoneal (anafilaxia, hidatidose metastática)
(2) infecção (5–8%) após a ruptura
(3) crescimento transdiafragmático (0,6–16%) através da área vazia do fígado
   (a) ruptura para dentro da cavidade pleural
   (b) semeadura no parênquima pulmonar
   (c) fístula brônquica crônica
(4) perfuração no espaço vazio da víscera (0,5%)
(5) semeadura peritoneal (13%) = hidatidose peritoneal encistada
(6) compressão de estruturas vitais (ductos biliares, veia porta)

Echinococcus multilocularis
= E. alveolaris
= menos comum, porém é forma mais agressiva da doença equinocócica
Hospedeiro primário: raposa, lobo
Hospedeiro secundário: roedores (toupeiras, lemingues, ratos selvagens); gato doméstico; cão
Endêmico em: França oriental, sul da Alemanha, Austria ocidental, maior parte da Rússia, Japão, Alasca, Canadá, algumas regiões da Turquia
Infecção: alimentação com frutas contaminadas pelas fezes de raposa, lobo; contato direto com raposa, lobo; contato com cães/gatos que ingeriram roedores contaminados
Patologia: a larvas proliferam pela extensão exógena + penetração nos tecidos circundantes (= processo difuso + infiltrativo lembrando malignidade); reação granulomatosa crônica com necrose central, cavitação, calcificação
Histologia: cistos filhos com parede lamelar espessa surgindo na superfície externa do cisto original, raramente contendo escólices
Localização: fígado (acesso via veia porta); grande disseminação hematogênica não é incomum
- manifestação clínica 5–20 anos após a ingestão
- desconforto abdominal, icterícia, hepatomegalia
- eosinofilia
√ Padrão de crescimento agressivo:
   √ Lesão geográfica infiltrante com margens mal definidas
   √ Invasão do IVC, diafragma
   √ Deslocamento das veias hepáticas, veia porta, árvore biliar
√ Calcificações fracas/densas amorfas e coalescentes de formato nodular/em chama (calcificações centrais distróficas espalhadas por todo o tecido necrótico + granulomatoso)
√ Metástases de pulmão, coração, cérebro (em 10%)
US:
√ Massas sólidas múltiplas/únicas ecogênicas, geográficas e mal definidas
√ ± áreas císticas irregulares
√ Tendência de disseminação para o hilo hepático
CT:
√ Massas infiltrantes de margens mal definidas heterogêneas e hipodensas
√ Regiões necróticas pseudocísticas, de densidade próxima a da água, circundadas por componente sólido hiperdenso
√ Reforço ausente/pouco

MR:
√ Fibrose + tecido parasítico hipointenso em T1WI
√ Pequenas extensões periféricas císticas + necrose central hiperintensa em T2WI
Angiografia:
√ Obstrução + redução gradual do calibre arterial intra-hepático
Cx: síndrome de Budd-Chiari, trombose do IVC, hipertensão portal
Prognóstico: fatal dentro de 10–15 anos (caso sem tratamento)
DDx: carcinoma hepatocelular (biopsia!), grande hemangioma (padrão de aumento característico), metástase, hemangioendotelioma epitelial

RABDOMIOSSARCOMA EMBRIONÁRIO DA ÁRVORE BILIAR
= tumor raro surgindo mais comumente do CBD
Idade média: 3 anos; M > F
Patologia: massa biliar intraluminal/grupo de massas semelhantes a cacho de uva (similar ao rabdomiossarcoma de bexiga)
Histologia: o mesmo do sarcoma botrioide
- mal-estar, febre, icterícia
- elevação da bilirrubina conjugada
Metástases (em até 30%) de:
linfonodos retroperitoneais + mesentéricos, pulmão
Localização: ducto biliar comum (mais frequentemente)
√ Massa heterogênea volumosa de 8–20 cm no hilo hepático
√ Dilatação do ducto biliar intra-hepático
√ Deslocamento do duodeno, estômago, pâncreas
Colangiografia:
√ Grande massa intraluminal volumosa/grupo semelhante a cacho de uva de massas intraluminais distendendo focalmente o ducto biliar comum + obstruindo os ductos biliares proximais

CISTO EPIDERMOIDE DO BAÇO
= CISTO EPITELIAL = CISTO PRIMÁRIO DO BAÇO
Incidência: 10% de todos os cistos benignos não parasíticos
Causa: dobrar-se para dentro do mesotélio peritoneal/coleção de células mesoteliais peritoneais encarceradas no interior dos sulcos esplênicos
Histologia:
(1) revestimento mesotelial
(2) revestimento epitelial escamoso = cisto epidermoide = metaplasia escamosa das *inclusões embrionárias dentro da superfície mesotelial epitelial preexistente*
Idade: 2ª–3ª década (idade média aos 18 anos)
Pode ser associado à: doença renal policística
A. Unilocular + solitário (80%)
B. Múltiplo + multilocular (20%)
√ Lesão anecoica de parede fina, bem definida de densidade da água
√ Tamanho médio de 10 cm
√ Septações periféricas/trabeculações da parede do cisto (em 86%)
√ Calcificação curvilínea na parede (9–25%)
√ Pode conter cristais do colesterol, gordura, sangue
Cx: trauma, ruptura, infecção

COLANGIOPATIA EOSINOFÍLICA
= causa benigna rara de obstrução biliar
Incidência: 15 casos na literatura
Causa: desconhecida
Histologia: infiltração eosinofílica transmural do trato biliar

A. Colecistite eosinofílica
B. Colangite eosinofílica
C. Ambos

Pode estar associada a: envolvimento múltiplo de órgãos (em 50%) do trato GI, trato urinário, medula óssea, pâncreas, linfonodos
- icterícia
- ± eosinofilia periférica

√ Parede do ducto biliar espessada ± dilatação biliar
√ Irregularidades da parede em padrão de contas de rosário

Rx: esteroides
DDx: linfoma, colangiopatia por AIDS, doença vascular de colágeno, colangiocarcinoma, amiloidose

HEMANGIOENDOTELIOMA EPITELIOIDE

= tumor vascular maligno primário raro de grau baixo do fígado (tecido mole, pele, osso, pulmão)

Idade: idade média de 45 anos; M÷F = 1÷2
Pode estar associado a: anticoncepcionais orais, exposição ao cloreto de vinil
Patologia: nódulos multifocais que variam de tamanho de alguns milímetros para vários centímetros, envolvendo ambos os lobos do fígado (em virtude da rápida extensão perivascular); nódulos podem fundir na periferia hepática
Histologia: células fusiformes dendríticas + células redondas epitelioides em uma matriz mixoide + estroma fibroso; células neoplásicas endoteliais invadem os sinusoides + veias hepáticas terminais + veia porta cortando o suprimento de sangue do tumor
- em 80%: dor abdominal, fraqueza, anorexia, icterícia

Metástases para: baço, mesentério, linfonodos, pulmão, osso
√ Geralmente nódulos múltiplos (forma nodular) ± coalescente
√ Crescimento subcapsular periférico (forma difusa)
√ Retração capsular (em 25–69%)
√ Vascularização tumoral aumentada
√ Hipertrofia do fígado não envolvido

Radiografia simples:
√ Calcificações hepáticas no interior do estroma mixoide (em 15%)

US:
√ Geralmente lesões hipoecoicas (em decorrência da porção central de estroma do mixoide)

CT:
√ Massas de baixa atenuação em NECT podem tornar-se isoatenuantes com o resto do fígado a CECT (em razão do crescimento vasoformador + fluxo arterial hepático compensatório com oclusão da veia porta)

MR:
√ Sinal de alvo/zonas concêntricas

Angiografia:
√ Hiper e hipovascularidade (dependente do grau de esclerose + hialinização)
√ Invasão ± oclusão das veias porta + hepática

NUC:
√ Perfusão diminuída à porção mixoide central do tumor + perfusão aumentada para as áreas celulares na varredura com enxofre coloidal
√ Defeito fotopênico na varredura estática com enxofre coloidal
√ NÃO é ávido por gálio

Prognóstico: 20% morre dentro de 2 anos, 20% sobrevive por 5–28 anos ± tratamento
DDx dos nódulos múltiplos: doenças metastáticas
DDx da forma difusa: carcinoma esclerosante, doença vasoclusiva

FÍGADO GORDUROSO

= INFILTRAÇÃO GORDUROSA DO FÍGADO = ESTEATOSE HEPÁTICA

Prevalência: 15% da população geral

Causas:
A. DESARRANJO METABÓLICO
diabetes mellitus mal controlada (50%), obesidade = índice de massa corpórea > 30 kg/m² (75%), hiperlipidemia (50%), fígado gorduroso agudo da gravidez, desnutrição proteica (kwashiorkor, marasmo), hiperalimentação/nutrição parenteral total (TPN), má absorção (*bypass* jejunoileal), doença de armazenamento do glicogênio, deficiência de glicogênio sintetase, fibrose cística, síndrome de Reye, corticoides, hepatite grave, traumatismo, doença crônica (TB, CHF), quimioterapia
B. HEPATOTOXINAS
grandes quantidades de álcool = > 60 g/dia (45%), cloretos de carbono, fósforo, amiodarona, quimioterapia
C. INFLAMAÇÃO
hepatite viral crônica B e C, hepatite autoimune crônica

Histologia: hepatócitos com grandes vacúolos gordurosos citoplasmáticos contendo triglicerídeos; > 5% da gordura do peso total do fígado

- causa mais comum dos testes de função hepática elevados
√ Rápida alteração com o tempo (poucos dias a > 10 meses) dependendo da melhora clínica (abstinência ao álcool, melhora da nutrição) + grau de gravidade

Cx: esteato-hepatite, cirrose

Infiltração Gordurosa Difusa no Fígado

◊ Padrão mais frequentemente encontrado
√ Hepatomegalia (75–80%)/fígado de tamanho normal

Radiografia simples:
√ Sinal do fígado radiolucente = fígado radiolucente e aumentado

US (60–100% sensibilidade, 77–95% de especificidade, 85–97% de acurácia):
√ Ecogenicidade hepática excede à do córtex renal/baço
√ Aumento da atenuação do som (difusão do feixe de som) = definição ruim do aspecto posterior do fígado/diafragma
√ Hiperecogenicidade fina (mais típica)/grosseira (comparada com o rim)
√ Visualização prejudicada das bordas dos vasos hepáticos
√ Atenuação do feixe de som (característica da gordura, NÃO fibrose)

NECT (43–95% de sensibilidade, 90% de especificidade):
√ Atenuação do fígado < 40 HU
√ Densidade do fígado > 10 HU menor que a densidade do baço
√ Razão de atenuação fígado-a-baço < 1
√ Atenuação do fígado < vasos intra-hepáticos (esteatose acentuada)

CECT:
√ Atenuação absoluta do fígado < 40 HU (sensibilidade limitada)
√ Atenuação do fígado < musculatura (esteatose acentuada)

MN:
varredura com TC-99 m enxofre coloidal
√ Captação heterogênea difusa (68%)
√ Reversão da captação fígado-baço (41%)
√ Aumento da captação pela medula óssea (41%)
varredura com ventilação com Xe-133:
√ Atividade aumentada durante a fase de eliminação (38%)

MR (81% de sensibilidade, 100% de especificidade):
√ Perda de sinal na fase oposta comparada às imagens da fase *in*/gordura se torna preta com a técnica de Dixon (imagem de desvio químico)
√ Sinal discretamente aumentado em T1WI + T2WI; relativamente insensível (10% de gordura por peso alterará a intensidade do sinal SE somente em 5–15%)

Acúmulo de Gordura Focal na Deposição de Gordura Difusa no Fígado
Causa: drenagem direta do sangue sistêmico para o fígado
Localização:
(a) extremidade posterior do segmento 4 = anterior à bifurcação da veia porta (drenagem da veia gástrica aberrante)
(b) próxima ao leito da vesícula biliar (drenagem da veia cística)
(c) adjacente ao ligamento falciforme/ligamento venoso
(d) poupa áreas subcapsulares
√ Configuração geográfica
√ Margem mal delineadas
√ Reforço do contraste semelhante ao do fígado normal
√ Pseudolesão = NENHUM efeito de massa (trajeto não deslocado dos vasos)
US:
√ Massa hipoecoica ovoide/esférica/em camadas
CT:
√ Hiperatenuação referente ao fígado circundado
MR:
√ Hiperintenso em T1WI
√ Ausência de diminuição na intensidade de sinal na fase oposta do gradiente eco em T1WI
DDx: massa tumoral

Deposição Gordurosa Focal no Fígado
Etiologia: ? origem vascular, hipóxia tecidual focal
Distribuição: (a) lesões uniformes lobar/segmentar
(b) lesões nodulares segmentares/lobares
(c) lesões peri-hilares
(d) lesões nodulares difusas
(e) lesões multifocais difusas
predominantemente nas regiões centrilobares + periportais em virtude de variantes do suprimento sanguíneo (em decorrência do "terceiro influxo" proveniente de conexão entre as radículas portais periféricas + veias sistêmicas)
Localização: periligamentos ao longo do ligamento falciforme e fissura para o ligamento redondo e aspecto medial do lobo esquerdo (veia mamária interna aberrante/paraumbilical), peri-hilar dentro do aspecto anterior do segmento IV adjacente ao hilo hepático (veia gástrica D/E aberrante), pericolecístico (veia colecística aberrante), subcapsular (vasos capsulares perfurantes)
√ Distribuição segmentar/lobar em forma de leque com margens geográficas anguladas/interdigitantes
√ As lesões se estendendo para a cápsula hepática
√ Pseudolesão = NENHUM efeito de massa (trajeto não deslocado dos vasos, nenhum abaulamento do contorno hepático)
US:
√ Área hiperecoica com margens pobremente definidas/agudas
√ Múltiplos nódulos ecogênicos/raramente único simulando metástases (raro)
CT:
√ Áreas multifocais de atenuação diminuída variando de –40 à +10HU (*DDx:* tumor hepático)
√ NENHUM reforço com contraste
MR:
√ Alta intensidade de sinal em T1WI + sinal baixo/isointenso em T2WI
√ Intensidade de sinal diminuída na fase oposta do gradiente-eco em T1WI relativo à imagem da fase *in*
NUC com coloide:
√ Nenhuma alteração importante nas imagens com o enxofre coloidal (as imagens por SPECT podem detectar infiltração gordurosa focal)
DDx: tumor hepático primário/secundário

HIPERPLASIA NODULAR FOCAL
= FNH = 2º tumor hepático benigno mais comum depois do hemangioma
Prevalência: 0,9%; 3–8% de todos os tumores hepáticos primários na população adulta, 4% na população pediátrica; duas vezes tão comum quanto o adenoma hepatocelular
Causa: (?) malformação arteriovenosa congênita ou processo reparativo nas áreas de lesão focal provoca uma resposta hiperplásica hepatocelular focal em virtude de um aumento regional no fluxo sanguíneo
◊ Contraceptivos orais NÃO CAUSAM FNH, mas produzem um efeito trófico em seu crescimento!
Patologia: massa subcapsular localizada, bem delineada, geralmente solitária (80–95%), composta de numerosos pequenos nódulos no interior de um fígado por outro lado normal; nenhuma cápsula verdadeira; frequentemente há cicatriz fibrosa central na área de conexão de faixas fibrosas (PONTO DE REFERÊNCIA); angioarquitetura tipicamente apresenta uma/mais artérias de parede espessa no interior dos septos fibrosos irradiando a partir do centro em direção a periferia + dividindo-se em numerosos capilares conectados aos sinusoides, que são drenados por grandes veias hepáticas (não as veias portais!)
Histologia: composto de agregados esféricos múltiplos de <u>hepatócitos hiperplásicos</u> frequentemente contendo porções aumentadas de gordura (50%) + triglicerídeos + glicogênio; número elevado de <u>células de Kupffer</u> revestem os sinusoides; proliferação de pequenos/ductos biliares no interior dos septos fibrosos <u>sem conexão com a árvore biliar;</u> difícil diferenciação de nódulos regenerativos da cirrose + adenoma hepatocelular
Classificação patológica:
A. FNH clássico (80%)
arquitetura nodular anormal, vasos malformados, proliferação colangiolar
B. FNH não clássico (20%) sem fibrose de septo/central:
√ Lembrando globalmente o adenoma hepático
√ Sem septos proeminentes
√ Contornos vagamente lobulados
√ Fibrose central (em apenas 4%)
(a) FNH telangiectásico (15%)
(b) FNH com atipia citológica (3%)
(c) FNH hiperplásico misto + adenomatoso (2%)
◊ Difícil diferenciação de outras massas hepáticas na imagem
Pico etário: 3–4ª década (variação: 7 meses a 75 anos); M÷F = 1÷8
Associada ao: hemangioma hepático (em 23%), meningioma, astrocitoma, displasia arterial de outros órgãos em caso de FNH múltiplo
- inicialmente geralmente assintomático (em 50–90% de descoberta incidental)
- dor abdominal vaga (10–15%) em virtude do efeito de massa/distensão da cápsula hepática em órgãos adjacentes/variações do fluxo sanguíneo
- função hepática normal
- hepatomegalia/massa abdominal
Localização: lobo direito ÷ lobo esquerdo = 2÷1; múltipla em 5–20%
Tamanho: < 5 cm (em 85%); diâmetro média de 4 cm
√ Massa bem circunscrita, <u>não encapsulada,</u> nodular e de tipo cirrótico no fígado anteriormente normal:
√ Frequentemente próxima à superfície do fígado

- √ Massa pedunculada (em 5–20%)
- √ Massas múltiplas (em 20%)
- √ Cicatriz estrelada central = núcleo fibroso central com septos fibrosos radiantes contendo malformação arteriovenosa padrão em aro de roda (em 50% em média, em 80% se > 3 cm) (DDx: HCC fibrolamelar)
- √ Tumor altamente vascular:
  - √ Suprido pela artéria hepática anômala aumentada
  - √ Drenagem venosa sempre para dentro das veias hepáticas (DDx: HCC drena dentro do sistema da veia porta em 98%)
  - √ Hemorragia é improvável
- √ Pseudocápsula de alguns milímetros de espessura (em razão do parênquima hepático comprimido, vasos perilesionais e reação inflamatória adjacentes):
  - √ Margens flocosas
- √ Calcificações são EXTREMAMENTE raras

NECT:
- √ Iso-/massa homogênia levemente atenuante

CECT (3 fases necessárias!):
- – fase arterial (30–60 s após a injeção do *bolus*):
  - √ Hiperdensidade intensa transitória da maior parte da lesão, exceto para a cicatriz central
  - √ Cicatriz central hipodensa (15–33%)
- – fase venosa portal:
  - √ Eliminação precoce na veia de drenagem hiperdensa
  - √ Lesão torna-se isodensa
- – fase retardada/de equilíbrio:
  - √ Lesão permanece isodensa
  - √ Cicatriz central hiperdensa (eliminação retardada do contraste do tecido cicatricial mixomatoso

US:
- √ Massa homogênea iso-/discretamente hipo-/discretamente hiperecoica (33%)
- √ Holo hipoecoico (do parênquima hepático comprimido/vasos hepáticos deslocados
- √ Cicatriz central hiperecoica em 18%

Doppler:
- √ Vaso sanguíneo aferente aumentado com hipervascularidade arterial central + preenchimento centrífugo à periferia em um padrão em "aro de roda"
- √ Grandes veias drenantes às margens do tumor
- √ Pode mostrar sinais de Doppler em alta velocidade com a pulsatilidade arterial dos *shunts* arteriovenosos

MR (70% de sensibilidade, 98% de especificidade, requer 3 fases):
- √ Geralmente intensidade de sinal homogênea da lesão
- √ T1WI:
  - √ Iso- a hipointenso (94–100%)
  - √ Lesão atipicamente hiperintensa em 6%
- √ T2WI: ligeiramente hiper- a isointensa (94–100%)
- √ Cicatriz central (mais frequentemente detectada que em US/CT)
  - √ Hipointensa em T1WI
  - √ Hiperintensa em T2WI 75–84% (em virtude de canais vasculares + edema + ductos biliares)
  - √ Hipointensa em T2WI em 25% (edema ausente ou mínimo)

CEMR (2-D/3-D GRE):
- √ Reforço homogêneo intenso na fase arterial
- √ Reforço isointenso durante a fase venosa portal
- √ Ocasionalmente discreto hiper-reforço na fase de equilíbrio (em virtude do aprisionamento da Gd-DTPA pelo funcionamento de hepatócitos dentro do tumor seguido por 1% de excreção na árvore biliar)
- √ Reforço tardio + prolongado da cicatriz central (em virtude do aumento do espaço intersticial + conteúdo líquido absorvendo material de contraste)
- √ Reforço de pseudocápsula em imagens retardadas
- √ Reforço do anel homogeneamente iso- a hiperintenso (em 96%)/periférico em imagens retardadas de 1 h com agente de contraste hepatócito-específico (p. ex., gadobenato dimeglumina [Gd- **B**enzi**O**xy**P**ropionic**T**etra**A**cetate]) (DDx: adenomas nunca se realçam)
- √ Menos captação do óxido de ferro supermagnético IV (ferucarbotran, mangafodipir trisodium) que em torno do fígado (mecanismo de captação semelhante ao do enxofre coloidal)
  - ◊ Utilize óxido de ferro em lesões com características atípicas!

NUC:
Varredura com enxofre coloidal:
- ◊ Apenas a FNH contém células de Kupffer suficientes para causar captação normal/aumentada
- √ Captação normal (33%)
- √ Captação aumentada (33%) = virtualmente DIAGNÓSTICA
- √ Mancha inexpressiva (33%) em deorrência de menos células de Kupffer (DDx: adenoma hepático, hemangioma, hepatoblastoma, herniação hepática, carcinoma hepatocelular)

Tc-HIDA:
- √ Captação normal/aumentada (40–70%), mancha inexpressiva (60%)

RBCs marcados com Tc-99 m:
- √ Captação aumentada durante a fase precoce
- √ Defeito relacionado com o fígado em imagens retardadas

Angiografia:
- √ Massa hipervascular discretamente marginalizada (90%) na vermelhidão capilar intensa/hipovascular (10%)
- √ Aumento da artéria de alimentação principal no suprimento sanguíneo central (= padrão "em roda raiada" em 33%)
- √ Coloração parenquimatosa homogênea
- √ Vascularidade diminuída na cicatriz fibrosa estrelada central

Rx: (1) descontinuidade de contraceptivos orais
(2) ressecção da massa pedunculada
(3) biopsia excisional diagnóstica para tumor extenso (a FNH raramente requer cirurgia)

Cx: raramente ruptura com hemoperitôneo (incidência aumentada em pacientes sob contraceptivos orais – 14%)

DDx:
(1) carcinoma fibrolamelar (cicatriz calcificada, metástases, adenopatia retroperitoneal, hemorragia do tumor + dor causando necrose, cicatriz hipointensa em T2WI)
(2) adenoma hepático (tumor grande de 10 cm, sintomático em decorrência da propensão à hemorragia em 50%, cicatriz central atípica)
(3) carcinoma hepatocelular bem diferenciado (necrose interna + hemorragia, invasão vascular, metástases, persistente reforço da borda da cápsula do tumor)
(4) hemangioma cavernoso gigante (tumor maior, pode calcificar, reforço periférico globular seguido pelo preenchimento centrípeto, retenção de contraste em imagens retardadas, cicatriz central no comportamento semelhante a CSF na MR)
(5) metástase hipervascular (hipovascular durante a fase venosa portal, paciente mais velho)
(6) colangiocarcinoma intra-hepático (menos vascular, cicatriz central grande dominante, metástases)

Síndrome da Hiperplasia Nodular Focal Múltipla

(1) hemangioma hepático
(2) aneurisma *berry*
(3) meningioma, astrocitoma
(4) displasia arterial sistêmica & atresia da veia porta

Hiperplasia Nodular Focal Telangiectásica
Frequência: 10% de todas as FNHs
Idade: média de idade de 38 anos; mulheres
Associada a: contraceptivos orais (tempo médio, 15 anos)
Tamanho médio: 7 cm
√ Lesões múltiplas em 20–50%
√ Forte intensificação arterial
√ Aumento persistente da lesão (61%) em virtude da dilatação sinusoidal
√ Ausência de uma cicatriz central (92%)
√ Padrão heterogêneo (43%) decorrente de necrose, dilatação sinusoidal, focos hemorrágicos
MR:
√ Hiperintensidade em T1WI (53%) decorrente de dilatação intrasinusoidal
√ Forte hiperintensidade em T2WI (44%)
DDx: adenoma hepático

CARCINOMA DA VESÍCULA BILIAR
Incidência: 0,4–4,6% do trato biliar; mais comum câncer biliar (9 × mais comum que o câncer dos ductos biliares extra-hepáticos); 6ª malignidade gastrointestinal mais comum (depois do cólon, pâncreas, estômago, fígado, esôfago); 3% de todos os neoplasmas intestinais, 7.000 novos casos/ano nos Estados Unidos
Demográfico: mais comum em Israel, Bolívia, Chile, norte do Japão, Novo México
Etnicidade: Americanos nativos + Americanos hispânicos (associada à prevalência aumentada de cálculos da vesícula biliar)
Média de idade: 72 anos; M÷F = 1÷3–1÷4; brancos > negros
◊ 85% ocorrem na 6ª década ou depois!
Fatores de risco: massa corporal aumentada, gênero feminino, estado pós-menopausa, tabagismo, infecção crônica por Salmonela typhi, exposição a produtos químicos (indústrias fabricantes de borracha, automóveis, acabamento de madeira, metal)
Associado a:
(1) distúrbio da vesícula biliar
  (a) colelitíase em 74–92%
    ◊ O carcinoma da vesícula biliar ocorre somente em 1% de todos os pacientes com cálculos da vesícula!
  (b) vesícula biliar em porcelana (em 4–60%); prevalência de carcinoma da vesícula biliar em 10–25% das autopsias
  (c) colecistite crônica
  (d) pólipo da vesícula: um pólipo biliar > 2 cm é provavelmente maligno!
(2) distúrbio dos ductos biliares
  (a) colangite esclerosante primária
  (b) anomalias biliares congênitas: dilatação cística da árvore biliar, cisto do colédoco, junção anômala dos ductos pancreáticos biliares, baixa inserção do ducto cístico
(3) doença intestinal inflamatória (predominantemente colite ulcerativa, menos comum na doença de Crohn)
(4) polipose do colo familiar
Patologia: lesão difusamente infiltrante (68%), crescimento polipoide intraluminal (32%)
Histologia:
(a) adenocarcinoma (76%)
  – papilar (6% com tendência a preencher o lúmen da vesícula biliar)
  – do tipo intestinal (variante do adenocarcinoma bem diferenciado com glândulas intestinais)
  – mucinoso (5%, com > 50% de mucina extracelular)
  – célula em anel de sinete (mucina intracitoplásmica abundante)
  – célula clara (bordas citoplásmicas bem definidas)
(b) tipos raros de células epiteliais
  – carcinoma adenoescamoso (3%)
  – carcinoma celular escamoso (1%)
  – carcinoma celular pequeno (aveia) (0,5%, altamente agressivo, ± síndrome de Cushing paraneoplásica)
  – carcinoma indiferenciado
(c) tipos de células não epiteliais (2%)
  carcinoide, carcinossarcoma, carcinoma de célula basal, linfoma
Estágio de Nevin modificado:
I mucosa apenas (carcinoma *in situ*)
II mucosa + invasão muscular
III mucosa + muscular + serosa
IV parede da vesícula biliar + linfonodos
V metástase hepática/distante
• diagnóstico precoce geralmente não suspeito em virtude da ausência de sinais + sintomas específicos
  • histórico de doença da GB passada (50%)
  • mal-estar, vômitos, perda de peso
  • dor crônica do RUQ (54–76%)
  • icterícia obstrutiva (35–74%)
  • testes da função hepática anormais (20–75%)
  • ± alfafetoproteína elevada e CEA
Localização: fundo (60%), corpo (30%), colo (10%)
Tipos de crescimento:
√ Massa substituindo a vesícula biliar (40–65%)
√ Espessamento da parede da vesícula biliar (20–30%) em virtude da expansão da submucosa
  √ Espessamento da parede focal (59%)/difusa (41%)
  DDx: inflamação aguda/crônica (geralmente < 10 mm)
√ Massa polipóide/fúngica intraluminal "semelhante à couve-flor" com base ampla (15–25%)
√ Substituição da vesícula biliar pela massa (37–70%)
√ Infiltração pericolecística: em 76% focal, em 24% difusa
√ Dilatação da árvore biliar (38–70%):
  √ Crescimento de tumor infiltrativo ao longo do ducto cístico
  √ Linfonodo aumentado causando obstrução biliar
  √ Expansão do tumor intraductal
√ Finas pintas granulares/puntiformes de calcificação (adenocarcinoma mucinoso)
√ Linfonodos aumentados no hilo hepático
Observação: diagnóstico errôneo pelo US/CT em 50%, especialmente na presença de cálculos na vesícula
Radiografia abdominal:
√ Cálculos calcificados
√ Vesícula em porcelana
√ Acúmulo de gás no RUQ (após a invasão do intestino adjacente)
Colangiografia:
√ Estenose maligna/obstrução dos ductos biliares extra-hepáticos/confluência do ducto biliar esquerdo e direito, ducto intra-hepático do lobo direito
√ Defeito de preenchimento da GB intraluminal (= tumor/cálculos)
√ Massa deslocando/invadindo a vesícula biliar
√ Defeitos de preenchimento intraductais (= tumor/cálculos)
US:
√ Vesícula biliar substituída pela massa com margens irregulares + ecotextura heterogênea (= necrose do tumor)
√ Massa redonda/oval, bem definida, intraluminal, imóvel
  DDx: lama tumefativa
√ Focos ecogênicos = coexistência de cálculos vesiculares/calcificações da parede/calcificações tumorais
√ Tumor inseparável do fígado
CT:
√ Massa hipo-/isoatenuante na fossa da vesícula biliar

√ Áreas de necrose de baixa atenuação
√ Áreas de realce (= tumor viável)
√ Extensão sutil além da parede da GB
√ Invasão do fígado com protrusão da superfície anterior do segmento medial do lobo esquerdo

MR:
√ Massa hipointensa em T1WI + realce do contraste precoce bem definido

Metástases: em 75-77% no momento do diagnóstico
(a) invasão direta em extensão do fígado (34-65-89%), duodeno (12-15%), cólon (9-15%), pâncreas (6%), estômago, ducto biliar, rim direito, parede abdominal
   Causa: parede vesicular fina com somente uma única camada muscular + sem lâmina própria substancial + tecido conectivo perimuscular contínuo com tecido conectivo interlobular do fígado
(b) disseminação linfática (26-41-75%)
   nódulos císticos, pericoledocianos, celíacos, mesentéricos superiores, do forame de Winslow, para-aórticos, pancreaticoduodenais superiores + posteriores
(c) metástases intraperitoneais (comum)
(d) disseminação hematógena (menos comum): fígado, pulmão, ossos, coração, pâncreas, rim, suprarrenal, cérebro
(e) disseminação neural (frequente): associado a tumores mais agressivos
(f) disseminação intraductal (o menos comum): particularmente no adenocarcinoma papilar

Cx: perfuração da vesícula biliar + formação de abscesso
√ Cálculo vesicular localizado dentro de abscesso

Prognóstico: 75% não ressecável à apresentação; sobrevida média é de 6 meses; 5% 1 ano de sobrevida; 6% com 5 anos de sobrevida

DDx: (1) colecistite xantogranulomatosa (massa lobulada que enche a vesícula biliar + cálculos)
(2) colecistite aguda/crônica (espessamento generalizado da parede da vesícula biliar de < 10 mm)
(3) tumor hepático invadindo a fossa da vesícula biliar
(4) tumores de órgãos adjacentes (pâncreas, duodeno)
(5) metástases (melanoma, leucemia, linfoma)
(6) pólipos: pólipo de colesterol, pólipo hiperplásico, pólipo de granulação
(7) adenomiomatose

DOENÇA DE ARMAZENAMENTO DO GLICOGÊNIO

= doenças recessivas autossômicas com severidade e síndromes clínicas variadas (13 tipos diferentes, 8 acometem o fígado)
◊ Tipo Ia e Ib estão associados ao carcinoma hepatocelular!
◊ Tipos III e IV progridem para cirrose!
◊ Tipos I e III estão associados a adenomas hepáticos!
◊ Hepatomegalia + hipoglicemia + retardo de crescimento + distribuição desproporcional da gordura do corpo em crianças fazem considerar a doença de estocagem de glicogênio

Doença de Von Gierke (Tipo Ia)

Etiologia: defeito na glicose 6-fosfatase com excesso de deposição de glicogênio no fígado, rins, intestinos
Dx: insuficiência da elevação da glicose no sangue após a administração de glucagon
Idade na apresentação: infância
√ Hepatomegalia
US:
√ Ecogenicidade aumentada (glicogênio/gordura)
CT:
√ Atenuação parenquimatosa aumentada (glicogênio)/normal/diminuída (gordura)
Prognóstico: morte na infância, pode sobreviver até a maioridade com terapia precoce
Cx: (1) adenoma hepático (em 22-75% de adultos)
(2) carcinoma hepatocelular (10% de risco)

Doença de Pompe (TIPO II)

= metabolismo anormal com aumento das células do miocárdio em virtude da deposição de glicogênio; semelhante à fibroelastose endocárdica
Etiologia: defeito na glucosidase lisossomal
√ Cardiomegalia com CHF maciça
√ Hepatomegalia
Prognóstico: morte súbita no primeiro ano de vida (em virtude de anomalias de condução); sobrevivência raramente além de infância

Doença de Forbes/Cori (TIPO III)

Cx: adenoma hepático, cirrose

Doença de Anderson (Tipo IV)

Cx: cirrose

Doença de McArdle (Tipo V)

Doença de Hers (Tipo VI)

HEMOCROMATOSE

= sobrecarga de ferro = deposição excessiva de ferro em vários órgãos parenquimatosos (fígado, pâncreas, baço, rins, coração) levando à cirrose com hipertensão portal

CT (63% de sensibilidade + 96% de especificidade para ferro):
√ Elevação difusa/raramente focal na densidade hepática (> 72 HU)
√ Representação das veias porta + hepática contra segundo plano de fígado hiperatenuante em NECT
√ CT de energia dupla (em 80 + 120 kVp) pode determinar a quantia de deposição de ferro
◊ Esteatose sobreposta reduz a sensibilidade!
◊ Doença de Wilson, tratamento ouro coloidal, tratamento em longo prazo com amiodarone diminui a especificidade!

MR:
√ Redução de T1 + T2 + T2* é proporcional à deposição de ferro
√ Intensidade de sinal diminuída na fase *in* comparada a imagens *out-of*-fase (oposto à esteatose)

Hemocromatose Genética

= HEMOCROMATOSE IDIOPÁTICA/PRIMÁRIA/HEREDITÁRIA
= absorção duodenal excessiva + retenção parenquimatosa do ferro dietético que favorece a acumulação no interior de órgãos não pertencentes ao RES
◊ Mais grave que a hemossiderose transfusional!

Distribuição nos órgãos: fígado, pâncreas, coração, glândula hipofisária
Causa: desordem autossômica recessiva (gene HFE anormal localizado próximo ao antígeno de leucócito humano [HLA] no braço curto do cromossomo 6) com absorção excessiva de ferro intestinal (2-3 × da população normal)
Prevalência: 1÷220 brancos de ancestrais do norte europeu; frequência de homozigoto até 0,25-0,50%; portadores heterozigotos em 10%
◊ Doença genética mais comum em caucasianos nos Estados Unidos da América

| Padrões de Deposição de Ferro |||||||
Deposição de Ferro	Fígado	Baço	Medula Óssea	Pâncreas	Rins	Causa
RES	Sim	Sim	Sim	Não	Não	Transfusões múltiplas
Parenquimal	Sim	Não	Não	Sim	Não	Hemocromatose primária, anemia crônica com eritropoiese ineficiente (talassemia, anemias diseritropoiéticas congênitas, anemia sideroblástica)
Renal	Não	Não	Não	Não	Sim	Hemólise intravascular (válvula cardíaca artificial), hemoglobinúria noturna paroxismal, crise hemolítica da anemia falciforme
Mista	Sim	Possível	Possível	Possível	Possível	Anemia crônica decorrente de eritropoiese inefetiva requerendo transfusões múltiplas

Fisiopatologia:
 o ferro absorvido está seletivamente ligado à transferrina; saturação elevada de transferrina na circulação portal favorece a captação seletiva do ferro pelos hepatócitos periportais como local inicial de acumulação deste
 ◊ As células do RES são incapazes de estocar o excesso de ferro!
Patologia: o ferro em excesso é armazenado como óxido de ferro cristalino (oxi-hidróxido férrico) dentro da ferritina citoplásmica + hemossiderina lisossômica; a sobrecarga de ferro afeta as células parenquimatosas (fígado, pâncreas, coração hipofisária anterior, articulações, pele) NÃO as células de Kupffer/RE células da medula óssea + baço (função anormal do RES)
Idade: após a meia-idade; a perda de ferro feminino durante os fluxos menstruais e a gestação oferece alguma proteção
- assintomático durante a 1ª década da doença
- sintomático em 80–90% quando o depósito de ferro > 10 g
- hiperpigmentação (90%)
- hepatomegalia (90%)
- artralgias (50%)
- *diabetes mellitus* (30%) secundária à resistência à insulina pelos hepatócitos + lesão da célula beta pancreática proveniente da deposição de ferro
- CHF + arritmia (15%)
- perda de libido, impotência, amenorreia, atrofia testicular, perda de pelos do corpo
- índice de ferro do fígado > 2 (= concentração de ferro no fígado [µmol por grama de peso seco] por idade do paciente)
- Fe sérico > 300 mg/dL
- saturação de transferrina sérica > 50%

MR: (musculoesquelético = boa referência de intensidade de sinal)
 ◊ Efeito proporcional à força de campo!
 √ Sinais T2 significativamente hipointensos com intensidade de sinal igual ao barulho de fundo (susceptibilidade paramagnética da ferrina + íons férricos levam à redução profunda dos tempos de relaxamento de T1 + T2 dos prótons adjacentes)
 √ Hepatomegalia (na doença avançada)
 √ Intensidade de sinal pancreático normal em não cirróticos
 √ Intensidade de sinal pancreático igual a/menor que o músculo (em 90% dos pacientes cirróticos)
 √ Intensidade de sinal normal do baço (em 86%) + medula óssea em decorrência de função anormal da RES
Dx: biopsia do fígado
Cx: (1) fibrose periportal resultando em cirrose micronodular (se a concentração de ferro > 22.000 µg/g do tecido hepático)
 √ Intensidade de sinal baixa no TE GRE longo
 (2) carcinoma hepatocelular (14–36%)
 √ HCC não contém ferro
 (3) cardiomiopatia congestiva (15%), pericardite, arritmias
 (4) *diabetes mellitus* dependente de insulina (30–60%)
 (5) hipopituitarismo
 (6) hipogonadismo
 (7) hipoparatireoidismo
Rx: flebotomias no estágio pré-cirrótico
Prognóstico: expectativa de vida normal com diagnóstico precoce e tratamento

Hemocromatose Secundária

= qualquer outra causa não genética de acumulação de ferro
[= HEMOSSIDEROSE = deposição elevada de ferro sem dano ao órgão]
Causa:
 (a) absorção aumentada
  (1) cirrose
 (b) síndrome mielodisplásica
 (c) anemias decorrentes de eritropoiese inefetiva
  = hemocromatose eritrogênica = absorção duodenal aumentada de ferro secundária à hiperplasia eritroide
  1. Talassemia
  2. Anemia diseritropoiética congênita
  3. Anemia sideroblástica [= produção prejudicada de protoporfirina]
   ◊ NÃO na anemia falciforme
 Patologia: sem excesso de ferro nas células de Kupfer
 (d) aumento exógeno pela ingestão
  1. Siderose de Bantu = dieta com excesso de ferro a partir da preparação do alimento em conteúdos de ferro na *Kaffir beer*
 (e) aumento exógeno pela infusão parenteral
  1. Siderose de transfusão
  2. Siderose por sobrecarga de ferro
Patologia: deposição de ferro inicialmente em RES (fagocitose de RBC intactas) com preservação das células parenquimatosas do pâncreas; após a saturação da capacidade de armazenamento das células do RES, células parenquimatosas de outros órgãos acumulam ferro (fígado, pâncreas, miocárdio)
Idade: 4ª–5ª década; M÷F = 10÷1
MR:
 √ Perda do sinal do fígado em T2WI com intensidade de sinal maior que o ruído de fundo (ferro nas células de Kupffer com preservação de células hepáticas parenquimatosas)
 √ Intensidade de sinal esplênica menor que no músculo
 √ Intensidade de sinal baixa da medula óssea (= medula siderótica)

Siderose de Transfusão
= ferro depositado no sistema reticuloendotelial em pacientes recebendo > 40 unidades de sangue (capacidade de armazenamento de ferro de RES = 10 g de ferro)

Distribuição do órgão:
- comum: fígado, baço, medula óssea, linfonodos
- menos comum: suprarrenais, pâncreas, trato GI

Mnemônica: Siderose acomete o Baço!

- deposição anormal de ferro no RES clinicamente de pouca importância (sem dano de órgãos acometidos)

MR:
- √ Intensidade de sinal baixa da medula óssea (= medula siderótica)
- √ Forte diminuição de sinal no baço
- √ Intensidade de sinal baixa no fígado + pâncreas

DDx: calcificação difusa em decorrência de autoesplenectomia

Risco: depósito de ferro no parênquima ocorre quando a capacidade de armazenamento do RES encontra-se exaurida
  ◊ Deposição de ferro no parênquima pode causar disfunção de órgão

Rx: terapia com quelante de ferrro para remover o excesso de ferro

ABSCESSO HEPÁTICO
= ABSCESSO DO FÍGADO
= coleção localizada de pus no fígado resultante de qualquer processo infeccioso com destruição do parênquima hepático + estroma

Tipos: piogênico (85%), fúngico (9%), amebiano (6%)

Localização: múltiplo em 50%
  ◊ Um abscesso piogênico tende a estar centralmente localizado, um abscesso amebiano, perifericamente!

- √ Hepatomegalia
- √ Elevação do hemidiafragma direito
- √ Derrame pleural
- √ Atelectasia/infiltração do lobo inferior direito
- √ Gás dentro do abscesso (especialmente Klebsiella)

MR:
- √ Hipointenso em T1WI + hiperintenso em T2WI (72%)
- √ Edema perilesional (35%)
- √ "Sinal do alvo duplo" em T2WI = centro hiperintenso (líquido) + anel interno agudamente marginalizado hipointenso (parede do abscesso) + anel pobremente marginalizado hiperintenso (edema perilesional)
- √ Reforço da borda (86%)

Abscesso Amebiano
Microrganismo: Entamoeba histolytica

Etiologia: disseminação de amebas viáveis do cólon para o fígado pelo sistema porta

Incidência: em 1–25% das amebíases intestinais

Idade: 3ª–5ª década; M÷F = 4÷1
- disenteria amebiana
- hepatites amebianas (15%)

Localização: abscesso hepático (lobo direito) em 2–25%; disseminação sistêmica pela invasão dos linfáticos/sistema porta (raro); fígado ÷ pulmão ÷ cérebro = 100÷10÷1

Tamanho: 2–12 cm; abscessos hepáticos múltiplos em 25%
- √ Aparência variável não específica
- √ Nodularidade da parede do abscesso (60%)
- √ Septações internas (30%)
- √ Não contém gás (a menos que fístula hepatobrônquica/hepatoentérica esteja presente)
- √ ± ruptura do diafragma

CT:
- √ Área hipoatenuante não específica
- √ Reforço da parede

US:
- √ Área hipoecoica homogênea
- √ Reforço acústico posterior
- √ Parede delgada, lisa, bem definida

NUC:
- √ Sensibilidade da varredura com enxofre coloidal é de 98%
- √ Área fóton-deficiente cercada por borda de captação na varredura com Ga-67

Aspiração:
material tipicamente opaco, avermelhado/marrom sujo/róseo ("pasta de anchova"/"molho de chocolate"), normalmente estéril, parasita confinado à margem do abscesso

Cx: (1) ruptura diafragmática (raro) é fortemente sugestivo de abscesso amebiano
(2) fistulização para o cólon, glândula suprarrenal direita, ductos biliares, pericárdio

Rx: tratamento conservador com cloroquina/metronidazol (Flagyl®); drenagem percutânea para abscesso hepático esquerdo (ruptura espontânea para o pericárdio + tamponamento possível)

Prognóstico: a resolução sob terapia pode levar de 1 mês a 2 anos; cistos permanentes podem persistir

Abscesso Hepático Piogênico
◊ Tipo mais comum de abscesso hepático

Microrganismos: E. coli, estreptococos aeróbios, S. aureus, bactérias anaeróbicas (45%); polimicrobianos (> 50%)

Incidência: 0,016%

Predisposição: esteroides, estado imunossuprimido, utilização excessiva de antibióticos

Etiologia:
(1) doença biliar (60%)
   colangite ascendente por doença obstrutiva do trato biliar (constrição maligna/benigna), doença de Crohn (colangite esclerosante, cálculo na vesícula biliar), colecistite
(2) flebite portal (apendicite supurativa, colite, doença diverticular)
(3) sepse disseminada pela artéria hepática
   infarto por anemia falciforme/embolismo/pós-embolização/septicemia; cateteres arteriais introduzidos
(4) disseminação contígua direta a partir de uma infecção local
   colecistite, úlcera péptica, sepse subfrênica
(5) traumatismo
   ruptura, feridas penetrantes, biopsia, cirurgia ou transplante de fígado
(6) criptogênica em 45%
   invasão de cistos; superinfecção do tecido morto (p. ex., tumor hepático primário/secundário) pela flora intestinal piogênica

Idade: 6ª–7ª década; M > F
- pirexia (79%)
- dor abdominal (68%)
- suores noturnos (43%)
- vômitos/mal-estar (39%)
- icterícia (0–20%)
- WBCs elevados
- fosfatase alcalina elevada
- cultura do sangue positiva (50%)

Localização: abscesso solitário em lobo direito (40–75%), no lobo esquerdo (2–10%); abscessos múltiplos em 10–34–73% (mais frequentemente biliar que origem hematogênica)

US:
- √ Lesão arredondada hipoecoica com borda discretamente ecogênica, bem definida
- √ Reforço acústico posterior
- √ Debris em pedaços grosseiros/ecos de nível baixo/nível de debris líquidos com movimento interno
- √ Reflexões intensamente ecogênicas com reverberações (pelo gás) em 20–30%

CT:
- √ Cavidade não homogênea hipoatenuante (90–45 HU) única/multiloculada
- √ Sinal "do duplo alvo" = reforço mural + zona hipodensa circunvizinha (6–30%)
- √ Sinal "do agrupamento" = vários microabscessos < 2 cm cada dentro da mesma área anatômica; sugestivo de origem biliar
- √ Densidade do ar

MR:
- √ Sinal de T1 diminuído + sinal de T2 aumentado (varia com o conteúdo de proteína)
- √ Reforço da borda periférica

NUC:
- √ Área foto-deficiente no enxofre coloidal + varredura IDA
- √ Captação de citrato Ga-67 em 80%
- √ Captação de leucócitos marcados com In-111 é altamente específico (visto que os WBCs normalmente vão para o fígado, pode haver necessidade de teste de enxofre coloidal para correlação)

Cx: (1) septicemia
(2) ruptura no espaço subfrênico direito
(3) ruptura para dentro da cavidade abdominal
(4) ruptura para o pericárdio
(5) empiema
(6) obstrução do ducto hepático comum

Mortalidade: 20–80%; 100%, se não reconhecido/não tratado

Microabscessos

Predisposição: imunocomprometido após recuperação de neutrófilos

US (79% de sensibilidade):
- √ Pequenos nódulos hipoecoicos, múltiplos no fígado ± baço

CT (97% de sensibilidade):
- √ Múltiplas lesões hepáticas/esplênicas bem circunscritas

MR (pode ser mais sensível que a CT):
- √ MR dinâmica com reforço de gadolínio pode mostrar mais lesões que a CT

ADENOMA HEPÁTICO

= ADENOMA HEPATOCELULAR = ADENOMA DA CÉLULA HEPÁTICA

◊ Tumor hepático mais frequente em mulheres jovens após o uso prolongado de contraceptivos orais (4÷100.000 mulheres/ano)!

Prevalência: metade da frequência da FNH; aumentando com a duração do uso de contraceptivos orais + quantidade da dose de estrógeno

Patologia: crescimento benigno esférico com alta incidência de hemorragia + necrose + alteração gordurosa; pseudocápsula em virtude da compressão do tecido hepático que contém múltiplos grandes vasos; sem cicatriz

Histologia: hepatócitos arranjados em camadas sem estrutura acinar (sem veia porta ou central), separados pelos sinusoides de paredes finas, que contêm quantias elevadas de glicogênio ± gordura; poucas células de Kuppfer funcionando de forma anormal; sem ductos biliares (*DDx* para FNH)

Pico etário: 40 anos; mulheres jovens em idade fértil (90%); não encontrado em homens, exceto quando em uso de esteroides anabolizantes; raro em crianças

Associado a:
- contraceptivos orais (2,5× de risco após 5 anos de uso, 7,5× de risco após 9 anos de uso, 25× de risco > 9 anos de uso)
- esteroides anabolizantes
- gravidez
- *diabetes mellitus*
- doença do armazenamento do glicogênio tipo Ia (von Gierke) (adenomas em 22–60–75% em idade precoce), também no tipo III (Cori)
- anemia de Fanconi

◊ A gravidez pode aumentar a taxa de crescimento tumoral + levar à ruptura do tumor!

◊ A remissão do tumor pode ocorrer com terapia dietética que conduz a níveis normais de insulina, glucagon e glicose séricas

- dor no RUQ como sinal do efeito de massa (40%)/hemorragia intratumoral ou intraperitoneal (40%)
- assintomático (20%), testes de função hepática elevada
- hepatomegalia

Tamanho médio: 3–5 (variação, 1–19–30 cm) de diâmetro

Localização: lobo direito do fígado em localização subcapsular (75%); múltiplo em até 21%

Multiplicidade: associada à doença de armazenamento de glicogênio/uso de esteroides anabolizantes; adenomatose hepática rara (> 10 adenomas) de causa desconhecida sem fatores de risco

- √ Massa arredondada bem circunscrita
- √ Pseudocápsula (17–31%)
- √ Intraparenquimatosa/peduculada (em 10%)
- √ Aparência incomum de "nódulo-em-nódulo" em tumores grandes
  (DDx: carcinoma hepatocelular)
- √ Calcificações distróficas excêntricas ocasionais

CT:
- √ Massa arredondada geralmente isoatenuante
- √ Massa de densidade diminuída em virtude da grande gordura (7%) + áreas de necrose (30–40%)
- √ Áreas hiperdensas de hemorragia intratumoral recente (22–50%)

CECT:
- √ Reforço homogêneo ávido transitório em imagens da fase arterial em adenomas pequenos (90%)/reforço periférico inicial com preenchimento centrípeto em adenomas maiores (em virtude do suprimento pela artéria hepática)
- √ Imagens iso-/hipoatenuante na fase venosa portal + retardada

US:
- √ Massa heterogênea geralmente pequena, sólida, bem demarcada, não lobulada de ecogenicidade variável:
  - √ Lesão hiperecoica com borda hipoecoica bem definida
  - √ Ecogênica para áreas de gordura ou hemorragia
  - √ Áreas císticas anecoicas quando grandes
- √ Fluxo colorido em sinusoides peritumorais periféricos

MR:
- √ Heterogêneo em todas as sequências de pulso (indistinguível de "HCC")
  ◊ Pequenos adenomas homogêneos (descomplicado pela hemorragia/lipídio intracelular em 4%) imitam o FNH!
- √ Intensidade variável em T1WI:
  - √ Áreas frequentemente hiperintensas (em virtude de hemorragia/presença de hepatócitos carregados de gordura) em 35–77%
  - √ Perda de sinal com imagens *out-of*-fase/fase de supressão de gordura em decorrência da gordura intracelular (DDx para FNH)
- √ Intensidade variável em T2WI:
  - √ Camadas isointensas/discretamente hiperintensas de hepatócitos
  - √ Áreas hiperintensas de necrose/hemorragia em 47–77%
- √ Intensidade variável (comumente elevada) em DWI

    √ Características de reforço:
        √ Hipervascularidade heterogênea durante a fase arterial (menos vascular que a FNH)
        √ Iso- ou hipointensa na fase retardada
        √ Pseudocápsula de reforço retardado
        √ Hipointensa na imagem retardada de 1 h com gadobenato de dimeglumina (Gd-BenzilOxiPropionicoTetraAcetato)
    NUC:
        √ Lesão focal fotopênica na varredura com enxofre coloidal (uma vez que é composta por hepatócitos + células de Kupffer não funcionantes) cercada por borda de captação aumentada (em virtude da compressão do fígado normal adjacente que contém células de Kupffer); pode mostrar captação igual a discretamente menor que o fígado (23%)
        √ Atividade geralmente aumentada nas varreduras com HIDA
        √ NENHUMA captação de gálio
    Angiografia:
        √ Massa normalmente hipervascular
        √ Homogênea, mas impregnação não intensa na fase capilar
        √ Artéria hepática aumentada com nutrícias na periferia do tumor (50%)
        √ Regiões hipo-/avasculares (secundárias à hemorragia/necrose)
        √ Neovascularização
    CAVO: biopsia percutânea traz alto risco de hemorragia!
    Cx: (1) hemorragia espontânea (provavelmente relacionada com o infarte à medida que o tumor supera o crescimento do suprimento sanguíneo) com hematoma subcapsular/ruptura hepática + hemoperitônio (41%) em lesões > 5 cm
         (2) transformação maligna (raro desenvolvimento contíguo do carcinoma hepatocelular?)
         (3) recorrência após a ressecção
    Rx: terapia por hormônio interrompida; triagem em busca de degeneração maligna com alfafetoproteína; ressecção cirúrgica (para prevenir ruptura)
    DDx: carcinoma hepatocelular (presença de cirrose/hepatite B/hemocromatose, alfafetoproteína positiva, borda periférica de alta atenuação na fase retardada; FNH; hemangioma; metástase

ANGIOMIOLIPOMA HEPÁTICO

= tumor mesenquimal benigno raro
Associado a: esclerose tuberosa
Histologia: células de músculo liso, gordura, vasos sanguíneos proliferativos
• assintomático
√ Gordura intratumoral é DIAGNÓSTICA
√ Componente de tecido mole pode realçar
US:
    √ Massa hiperecoica circunscrita (DDx: hemangioma)
    √ Atenuação de som + sombreamento acústico sutil
    √ Hipervascularização relativa
CT:
    √ Áreas de gordura macroscópica
    √ Reforço acentuado com visualização de grandes vasos centrais durante a fase arterial
MR:
    √ Áreas hiperintensas de gordura macroscópica em T1WI
    √ Diminuição acentuada de intensidade de sinal com técnica de supressão de gordura em T1
    √ Reforço intenso durante a fase arterial com áreas escuras de gordura macroscópica em T1WI de supressão de gordura
Cx: hemorragia intratumoral

ANGIOSSARCOMA HEPÁTICO

= SARCOMA HEMANGIOENDOTELIAL = SARCOMA DA CÉLULA DE KUPFFER = HEMANGIOSSARCOMA
Prevalência: 0,14–0,25 por milhão; < 2% de todos os neoplasmas hepáticos primários; sarcoma hepático mais comum (seguido pelo fibrossarcoma > fibro-histiocitoma maligno > leiomiossarcoma)
Etiologia:
    (a) torotrast = dióxido de tório (7–10%) com período latente de 15–24 anos
    (b) arsênico
    (c) cloreto de polivinil (período latente de 4–28 anos)
Associado a: hemocromatose, esteroides anabolizantes, cirrose, doença de von Recklinghausen
Patologia:
    (a) lesões multifocais/multinodulares (71%) até > 5 cm de tamanho
    (b) massa solitária grande com hemorragia + necrose
Histologia:
    (a) vasos revestidos com células endoteliais malignas (i. e., sinusoides) causando atrofia do fígado circunvizinho
    (b) vasoformativo = formando vasos pobremente organizados (responsável pelo traumatismo de RBCs + encarceramento de plaquetas)
    (c) formando nódulos sólidos de células malignas em fuso
Idade: 6ª–7ª década; M÷F = 4÷1
• Dor abdominal, fraqueza, fadiga, perda de peso
• Hemoperitônio espontâneo (27%)
• Icterícia
• Anemia hemolítica microangiopática (23%), trombocitopenia (54%), DIC (31%)
• NENHUMA elevação da alfafetoproteína
Metástases precoces para:
    pulmão (23%), baço (16–46%), linfonodos do hilo hepático, veia porta, tireoide, cavidade peritoneal, medula óssea (rápida disseminação metastática)
    ◊ Predileção para metástases esplênicas!
√ Invasão da veia porta
√ Ascite hemorrágica
√ Lesão unifocal/multifocal/infiltrativa
Radiografia simples:
    √ Deslocamento circunferencial do torotrast residual
NUC:
    √ Área fotopênica única/múltipla na varredura com enxofre coloidal
    √ Captação de gálio aumentada
    √ Desigualdade na perfusão sanguínea (diminuição inicial seguida por lento aumento na concentração de RBCs) como no hemangioma nas varreduras de células vermelhas em fase 3
US:
    √ Massa sólida/mista com áreas anecoicas (hemorragia/necrose)
    √ Múltiplos nódulos
CT:
    √ Massas hipodensas com regiões de alta densidade (hemorragia)/regiões de baixa densidade (hemorragias antigas/necrose)
    √ Áreas focais de reforço periférico com preenchimento na CT dinâmica como no grande hemangioma (60%)
MR:
    √ Hipointenso em T1WI com áreas irregulares de alto sinal (hemorragia)
    √ Hiperintenso em T2WI + níveis líquido-líquido
    √ Reforço periférico com Gd-pentetato em T1WI
Angiografia:
    √ Impregnação hipervascular em torno da periferia do tumor na fase arterial tardia com estagnação; NENHUM englobamento arterial

CUIDADO: a biopsia pode levar a um sangramento maciço em 16%! Providencie uma abordagem cirúrgica disponível!
Prognóstico: rápida deterioração com sobrevida mediana de 6 meses (13 meses sob quimioterapia)
DDx com lesões múltiplas: metástases hipervasculares
DDx com lesão única: hemangioma cavernoso, HCC (sem metástases esplênicas)

CISTO HEPÁTICO

◊ Segunda lesão hepática benigna mais comum depois do hemangioma
Prevalência: 2–7–14%; aumentando com a idade; M < F

A. CISTO HEPÁTICO ADQUIRIDO
   secundário ao traumatismo, inflamação, infestação parasitária, neoplasia
B. CISTO HEPÁTICO CONGÊNITO
   = desenvolvimento defeituoso de ductos biliares intra-hepáticos aberrantes/obstruídos; derivado do hamartoma do ducto biliar
   Incidência: cistos hepáticos detectados à autopsia em 50%; em 22%, detectados durante a vida
   Idade da detecção: 5ª–8ª década
   Histologia: cisto circundado por cápsula fibrosa + revestido por epitélio colunar, relacionado com os ductos biliares dentro da tríade porta; sem comunicação com o ducto biliar
   Associado a:
   (1) esclerose tuberosa
   (2) doença renal policística (25–33% apresentam cistos hepáticos)
   (3) doença hepática policística: autossômica dominante

- hepatomegalia (40%); dor (33%); icterícia (9%)

Tamanho do cisto: varia de microscópico a volumoso (média de 1,2 cm; em 25%, o maior cisto é < 1 cm; em 40%, o maior cisto é > 4 cm; tamanho máximo de 20 cm)
Número de cistos: múltiplos cistos espalhados por todo o fígado (em 60%)/cisto solitário
   ◊ Considere doença hepática policística com > 10 cistos

√ Lesão unilocular bem circunscrita arredondada/ovoide
  √ Parede imperceptível ± calcificação da borda
√ Anecoica com reforço acústico posterior
√ Muito brilhante em T2WI
√ Atenuação de água (–20 a +20 HU)
√ Sem reforço
√ Hipointensa em T1WI, hiperintensa em T2WI
√ "Nódulo frio" à varredura com IDA, Ga-68, Tc-99 m enxofre coloidal

Cilada:
(1) tumor neuroendócrino metastático (pode ser muito cístico ± muito brilhante em T2WI)
(2) metástase cística (no tumor cístico primário)

Cx raro: infecção, ruptura, torção, hemorragia, transformação maligna em adenocarcinoma
  √ Interface líquido-líquido
  √ Espessamento da parede
  √ Debris intracísticos ± septações

Rx: terapia esclerosante com hidrocloreto de minociclina (dose: 1 mg por 1 mL do conteúdo do cisto até 500 mg em 10 mL de solução salina a 0,9% + 10 mL de lidocaína a 1%) após a opacificação do contraste do cisto para confirmar ausência de comunicação com a árvore biliar/drenagem para o interior da cavidade peritoneal

HEMANGIOMA HEPÁTICO

Hemangioma Cavernoso do Fígado

= tumor benigno sólido mais comum do fígado (78%); segundo tumor do fígado mais comum após a metástase
Incidência: 1–4%; incidência na autopsia de 0,4–7,3%; aumenta com a multiparidade
Causa: ? hamartoma que aumenta presente desde o nascimento,? neoplasma vascular verdadeiro
Idade: raramente visto em crianças jovens; M÷F = 1÷2–5
Patologia: grandes canais vasculares preenchidos por sangue com circulação lenta; revestidos por uma camada única de células endoteliais achatadas, separadas por finos septos fibrosos; sem ductos biliares; a trombose dos canais vasculares normalmente resulta em fibrose + hemorragia + degeneração mixomatosa + calcificações
Fisiopatologia: grande volume sanguíneo com baixo fluxo de sangue
Associado a:
(1) hemangiomas de outros órgãos
(2) hiperplasia nodular focal
(3) doença de Rendu-Osler-Weber
(4) síndrome de Klippel-Trénaunay-Weber
(5) doença de von Hippel-Lindau

- assintomático se o tumor é pequeno (50–70%)
- pode aumentar durante a gravidez

Localização: frequentemente periférica/subcapsular no lobo direito posterior do fígado; 20% pedunculado; múltiplo em 10–20%
Tamanho: < 4 cm (90%)
   ◊ Lesões muito pequenas + muito grandes apresentam características de imagens mais atípicas!

√ Massa lobulada bem circunscrita
√ Suprimento sanguíneo a partir da artéria hepática com características de reforço arterial
√ Pode apresentar área central de fibrose = áreas sem reforço/sem preenchimento/espaço cístico (a ocorrência aumenta com a idade e o tamanho)
√ Calcificações septais centrais no interior de áreas de fibrose/flebólitos (5–20%)

US:
√ Massa uniformemente hiperecoica (60–70%) em virtude das múltiplas interfaces criadas pelos espaços de preenchimento sanguíneo separados pelos septos fibrosos
√ Massa hipoecoica (até 40%) em hemangiomas maiores/no fundo da infiltração gordurosa ou fibrose hepática
√ Borda lobulada ecogênica bem definida espessa/fina
√ Homogênea (58–73%)/heterogênea (em virtude de necrose hemorrágica, trombose, fibrose, alteração mixomatosa, fibrose central)
√ ± centro hipoecoico
√ Pode apresentar reforço acústico (37–77%)
√ Sem alteração em tamanho/aparência (82%) nos 1–6 anos de acompanhamento
√ Sem sinais de Doppler/sinais com velocidade pico de < 50 cm/s
√ Reforço do contraste

CT (combinação das imagens pré-contraste, *bolus* adequados, varredura dinâmica, 88% de sensibilidade, 84–100% de especificidade):
√ Massa bem circunscrita esférica/ovoide de baixa densidade
  √ Pode ter áreas de alta/baixa densidade no interior da massa
√ Padrões de reforço:
   tipo 1 = reforço uniforme imediato ("preenchimento de *flash*") em 42% de hemangiomas < 1 cm
      DDx: tumor hipervascular (não permanece hiperatenuado na fase retardada)

tipo 2 = reforço nodular periférico + preenchimento completo em imagens retardadas de 3–30 min pós-*bolus* IV (em 55–89%):
- DDx: metástase (reforço nodular/borda ± possível preenchimento centrípeto)

tipo 3 = reforço nodular periférico + preenchimento parcial (24%)/nenhum (2%) à isodensidade na fase retardada no hemangioma gigante > 5 cm (em virtude de trombose)

√ Cicatriz central em grande lesão pode não realçar em qualquer momento

MR (98–100% de sensibilidade, 92–98% de especificidade, 90–95% de acurácia):
- √ Massa esferoide/ovoide (87%) com margens lobuladas lisas e bem definidas (87%); sem cápsula
- √ Arquitetura interna homogênea se < 4 cm, heterogeneidades internas hipointensas se > 4 cm (em decorrência de fibrose)
- √ Massa hipo-/isointensa relacionada com o fígado em T1WI aspecto de "lâmpada" acentuadamente hiperintenso (em virtude do lento fluxo sanguíneo) aumentando com o tempo de eco no T2WI pesado; mais intenso que o baço (92% de acurácia) (DDx: cisto hepático, tumor hipervascular, tumor necrótico, neoplasma cístico)
- √ Para hemangioma hialinizado: apenas discretamente hiperintenso em T2WI + ausência de reforço na fase precoce + discreto reforço periférico na fase tardia (DDx: tumor hepático maligno)
- √ Hiperintenso em DWI em virtude da luz que atravessa T2
- √ Padrão de reforço como do CT com gadolínio–DTPA:

tipo 1 = reforço uniforme imediato a 1 segundo em 40% dos hemangiomas pequenos < 1,5 cm

tipo 2 = reforço nodular periférico + interrompido (77%) igual ao acúmulo de sangue progredindo centripetamente com reforço centralmente uniforme

tipo 3 = reforço nodular periférico com progressão centrípeta, mas hipointensidade persistente para hemangioma gigante > 5 cm

- DDx: metástase hipervascular (*washout* de contraste nas imagens retardadas > 5 min)

Angiografia (padrão ouro histórico):
- √ Densa opacificação de lagos/poças (aparência de "lã de algodão/árvore com neve") vasculares bem circunscritos, dilatados, irregulares, puntiformes na fase arterial + capilar tardias, começando na periferia, com configuração em anel/em "C"
- √ Vasos nutrícios de tamanho normal; *shunt* AV (muito raro)
- √ Persistência do contraste tardia na fase venosa

NUC (95% de acurácia com o SPECT):
- Indicação: lesões > 2 cm (detectáveis em 70–90%) com características de imagens atípicas na imagem transeccional
- √ Lesão inicialmente fria em varredura com RBCs marcadas com Tc-99 (dose de 15–20 mCi), com atividade aumentada nas imagens retardadas em 1–2 h
- √ Defeito frio nas varreduras com enxofre coloidal

Bx: pode ser seguramente biopsiado desde que haja fígado normal entre o tumor + cápsula hepática
- √ Sangue não pulsátil (73%)
- √ Células endoteliais sem malignidade (27%)

Prognóstico: nenhum crescimento quando < 4 cm de diâmetro; hemangiomas cavernosos gigantes podem aumentar; pode involuir em hemangioma hialinizado

Cx (rara):
(1) ruptura espontânea (4,5%)
(2) formação de abscesso
(3) síndrome de Kasabach-Merrit (sequestro de plaquetas)

Semelhantes:
(1) angiossarcoma
(2) hemangioendotelioma epiteloide
(3) metástase tratada
(4) metástase neuroendócrina (brilho em T2WI)

DDx: neoplasia maligna hipervascular/metástase

Hemangioma Cavernoso Hepático Gigante

= hemangioma > 5 cm/com, no mínimo, uma dimensão excedendo 8–10 cm (na literatura sem acordo quanto ao tamanho)

Associado a: hemangioma < 5 cm coexistente em 13%

Histologia: hemorragia, trombose, hialinização extensa, liquefação, fibrose; fenda central em decorrência de degeneração cística/liquefação

- pode-se apresentar com hemorragia espontânea de ameaça à vida (5%)
- hepatomegalia, massa abdominal
- volume do RUQ + dor (proveniente da trombose no grande hemangioma)
- síndrome de Kasabach-Merrit (rara) *ver* página 737

US:
- √ Massa heterogênea

NECT:
- √ Massa hipoatenuante heterogênea com áreas centrais acentuadas de baixa atenuação
- √ ± calcificação central grosseira

CECT:
- √ Reforço globular periférico precoce
- √ Preenchimento incompleto de porções centrais

MR:
- √ Massa hipointensa agudamente marginalizada com área em fenda de intensidade mais baixa em T1WI
- √ Área em fenda grande acentuadamente hiperintensa (em virtude da degeneração cística/liquefação) com alguns septos internos hipointensos no interior de uma massa hiperintensa em T2WI

CEMR:
- √ Reforço nodular periférico
- √ Área em fenda central permanece hipointensa

Cx: alterações inflamatórias; hemorragia intralesional; hemorragia intraperitoneal; torção da lesão pedunculada; síndrome de Kasabach-Merrit

DDx: metástase, carcinoma hepatocelular, colangiocarcinoma, adenoma hepático, FNH (cicatriz central menor e menos hiperintensa em T2WI), infiltração gordurosa focal

Hemangioendotelioma Infantil do Fígado

= HEMANGIOMA HEPÁTICO INFANTIL = HEMANGIOMA CAPILAR/CAVERNOSO

◊ Tumor hepático benigno mais comum durante os 6 primeiros meses de vida

Histologia: múltiplos espaços vasculares anastomóticos de paredes espessas similares ao hemangioma cavernoso e revestidos por células endoteliais imaturas redondas, em camada única ou (menos frequente) múltiplas camadas celulares; áreas de hematopoiese extramedular/trombos; ductos biliares esparsos; alterações involucionais (infarto, hemorragia, necrose, fibrose)

Classificação:
(a) hemangioendotelioma tipo 1 (mais comum): proliferação ordenadamente de pequenos vasos sanguíneos

(b) hemangioendotelioma tipo 2
padrão histológico mais agressivo
DDx: angiossarcoma
(c) hemangioma cavernoso
espaços vasculares dilatados revestidos por células endoteliais achatadas
◊ Relação com o angioma cavernoso do adulto desconhecida!

Idade na apresentação: < 6 meses em 85%; durante o 1° mês em 33%, > 1 ano em 5%; M÷F= 1÷1,4–1÷2

- massa abdominal secundária à hepatomegalia
- hemangiomas cutâneos (9–45–87%) ocorrem com a forma multinodular
- pode-se apresentar com CHF de alto débito secundário aos *shunts* AV dentro do tumor (8–15–25%)
- **Síndrome de Kasabach-Merrit** (em 11%)
= coagulopatia destrutiva com diátese hemorrágica em virtude do sequestro plaquetário pelo tumor/coagulação intravascular disseminada; caracterizada por uma associação de hemangioma ou hemangioendotelioma ou angiossarcoma com púrpura trombocitopênica (secundária à fibrinólise sistêmica aumentada)
Prognóstico: fatal em 20–30%
- anemia hemolítica

Tamanho: alguns milímetros a 20 cm (média de tamanho de 3 cm)
√ Envolvimento difuso de todo o fígado, raramente focal
√ Massa única (50%)/massas múltiplas (50%)
√ Aumento das artérias hepáticas + celíaca + aorta proximal
√ Rápida diminuição do calibre aórtico abaixo do tronco celíaco
√ Veias hepáticas aumentadas (fluxo venoso aumentado)

Radiografia simples:
√ Finas calcificações pontilhadas/fibrilares em 16–25%
(DDx: hepatoblastoma, hamartoma, neuroblastoma metastático)

US:
√ Lesão heterogênea predominantemente hipoecoica/complexa/hiperecoica
√ Múltiplas áreas sonolucentes (= canais vasculares aumentados secundários ao rápido crescimento inicial) (DDx: hamartoma mesenquimal):
√ Componentes vasculares demonstrados pelo Duplex colorido
√ Calcificações (em até 50%)

OB-US:
√ Poli-hidrâmnio + hidropisia fetal

NECT:
√ Grande massa hipoatenuante bem definida
√ Hemorragia (não incomum)
√ Calcificações (em até 16%)

CECT (semelhante ao hemangioma cavernoso):
√ Reforço periférico precoce (72%)
√ Reforço central tardio variável

MR:
√ Lesão heterogênea hipointensa multinodular em T1WI áreas ± hiperintensas de hemorragia
√ Graus variados de hiperintensidade em T2WI (lembrando o hemangioma adulto)
√ Intensidade de sinal em diminuição com substituição fibrótica em T2WI

NUC (enxofre coloidal, RBCs marcadas):
√ Fluxo aumentado nas porções viáveis da lesão durante a fase angiográfica
√ Aumento da atividade mista com áreas centrais fotopênicas (hemorragia, necrose, fibrose) nas imagens tardias com RBCs marcadas
√ Defeito fotopênico nas imagens tardias com enxofre coloidal

Angiografia:
√ Artérias nutrícias dilatadas, tortuosas e vasos intra-hepáticos estirados
√ Tumor hipervascular com impregnação não homogênea; grupos de pequenos vasos anormais
√ Acúmulo do material de contraste nos lagos sinusoidais com rápido desaparecimento por meio de veias de drenagem precoce (*shunt* AV)

Prognóstico: rápido crescimento nos primeiros 6 meses seguido por tendência para involuir dentro de 6–8 meses; 32–75% de taxa de sobrevida nos casos complicados

Cx: (1) insuficiência cardíaca congestiva
(2) diátese hemorrágica
(3) icterícia obstrutiva
(4) hemoperitônio (ruptura do tumor)
(5) transformação maligna em angiossarcoma (raro)

Rx: (1) nenhum tratamento se assintomático
(2) redução no tamanho com esteroides/radioterapia/quimioterapia
(3) embolização
(4) ressecção cirúrgica/transplante hepático

DDx: (1) hepatoblastoma (> 1 ano de idade, alfafetoproteína elevada, mais heterogêneo)
(2) hamartoma mesenquimal (geralmente massa cística multilocular)
(3) neuroblastoma metastático (catecolaminas na urina elevadas, massa suprarrenal, múltiplas massas hepáticas não captantes de contraste)

DOENÇA HEPÁTICA VENOCLUSIVA

= oclusão de pequenas veias centrolobulares sem envolvimento das veias hepáticas principais

Etiologia: radiação e quimioterapia em pacientes com transplante de medula óssea; consumo de *bush tea* (alcaloide) na Jamaica

√ Veias hepáticas principais + IVC normal
√ Fluxo venoso bidirecional/reverso portal
√ Espessamento da parede da vesícula biliar

HEPATITE

Causa: álcool, medicação, infecção viral, NASH (esteato-hepatite não alcoólica)

Hepatite Aguda

= processo presente por < 6 meses
- AST + ALT acentuadamente elevadas
- aumento na bilirrubina conjugada sérica
√ Hepatomegalia/tamanho normal do fígado
√ Espessamento da parede da vesícula biliar
√ Linfadenopatia

CT:
√ Atenuação baixa periportal (linfadema)

US:
√ Ecogenicidade hepática difusa diminuída
√ Brilho aumentado das paredes das tríades portais (padrão em "céu estrelado") = padrão centrolobular em virtude do edema nos hepatócitos (DDx: infiltrado leucêmico, envolvimento do linfomatoso difuso, síndrome do choque tóxico)
√ Edema da fossa vesícula biliar + espessamento da parede da vesícula biliar
√ Espessamento + aumento em ecogenicidade da gordura dentro do ligamento falciforme, ligamento venoso, hilo hepático, tecido conectivo periportal

Marcadores Virais da Hepatite		
Vírus	Testes	Interpretação
HAV	IgM anti-HAV	Hepatite aguda (pode permanecer positiva por > 1 ano) causada por picornavírus
	IgG anti-HAV	Histórico de hepatite, imunidade vitalícia
HBV	HBsAg	Doença aguda/crônica em virtude do hepadnavírus
	IgM anti-HBc	Infecção aguda (se título elevado); infecção crônica (se título baixo)
	IgG anti-HBc	Contato com HBV passado/recente (pode ser somente um indicador sérico de infecção antiga)
	HBe	Replicação viral ativa
	Anti-HBe	Estado replicativo baixo/ausente (tipicamente presente em portadores de HBV por longo período)
	Anti-HBs	Imunidade após vacinação
	HBV-DNA	Replicação viral ativa
HCV	Anti-HCV	Infecção passada/atual em virtude do flavivírus
	RIBA	Teste para vários componentes virais
	HCV-RNA	Replicação viral ativa
HDV	IgM anti-HDV	Infecção aguda/crônica
	IgG anti-HDV	Infecção crônica (se título elevado + IgM positivo): infecção passada caso título baixo + IgM negativo)
	HDV-RNA	Replicação viral ativa
HEV	IgM anti-HEV	Hepatite aguda causada pelo vírus da hepatite E
	IgG anti-HEV	Histórico de hepatite
	HEV-RNA	Replicação viral
HFV		Em decorrência do togavírus
HGV		Em decorrência do vírus da GB

Hepatite Crônica

= processo presente durante 6 meses, no mínimo
Causa: hepatite autoimine; hepatite B, C, D; hepatite críptica; hepatite crônica por fármaco; cirrose biliar primária; colangite esclerosante primária; doença de Wilson; deficiência de anti-tripsina alfa-1
US:
 √ Ecogenicidade hepática aumentada
 √ Ecotextura hepática grosseira
 √ Silhueta/perda de definição das vênulas portais = visualização diminuída das paredes das veias portais periféricas
 √ NENHUMA atenuação do som
Cx: cirrose (10% para hepatite B; 20–50% para hepatite C)

Hepatite Neonatal

Causa:
 A. INFECÇÃO: vírus, protozoário, espiroqueta, toxoplasmose, rubéola, CMV, herpes, hepatite A/B, sífilis
 B. METABÓLICA: deficiência de anti-tripsina alfa-1, colestase familiar recorrente, erros de metabolismo (nesidioblastose = hipoglicemia de hiperinsulina idiopática da infância)
 C. IDIOPÁTICA
Idade: 1–4 semanas de vida; M > F

Histologia: células gigantes multinucleadas com ruptura parenquimatosa hepática, relativamente pouca bile no interior das canículas do ducto biliar
US:
 √ Fígado de tamanho normal/aumentado
 √ Aumento na ecogenicidade parenquimatosa
 √ Visualização diminuída das veias portais periféricas
 √ Sistema do ducto biliar normal
 √ Vesícula biliar de tamanho normal/pequeno (com diminuição do volume de bile na disfunção hepatocelular grave)
 √ Diminuição do tamanho da vesícula biliar após a ingestão de leite (DDx: atresia biliar congênita)
NUC:
 Técnica: frequentemente realizada após o pré-tratamento com fenobarbital (5 mg/kg × 5 dias) para maximizar a função hepática
 √ Acúmulo do marcador hepático normal/diminuído
 √ *Clearance* prolongado do marcador proveniente do acúmulo de sangue
 √ Atividade intestinal insuficiente/retardada geralmente por 24 horas (melhor observada na imagem lateral; é útil cobrir a atividade hepática com o protetor de chumbo)
 √ Vesícula biliar pode não ser visualizada
Prognóstico: remissão espontânea
DDx: atresia biliar (SEM atividade do intestino delgado)

Hepatite por Radiação

Hepatite Aguda Induzida por Radiação

Tempo de início: 2–6 semanas após radioterapia completa com dose > 3.500 rad (35 Gy)
• testes de função hepática anormal
• desconforto no quadrante superior direito
√ Hepatomegalia
√ Ascite
Prognóstico: recuperação completa na maior parte dos casos

Hepatite Crônica Induzida por Radiação

√ Atenuação aumentada no parênquima radiado (sem infiltração de gordura)
√ Áreas geográficas de hipointensidade em T1WI + hiperintensidade em T2WI (em virtude do conteúdo de água aumentado)

HEPATOBLASTOMA

Incidência: 3º tumor abdominal mais comum em crianças; tumor hepático maligno mais frequente em lactentes + crianças < 3 anos de idade
Incidência aumentada com: hemi-hipertrofia, síndrome de Beckwith
Histologia:
 (a) tipo epitelial = células pequenas que se assemelham ao fígado embrionário/fetal
 (b) tipo misto = células epiteliais + células mesenquimais (osteoide, tecido cartilaginoso, fibroso)
Idade: < 3 anos; < 18 meses (em 50%); pico etário entre 18 e 24 meses; variação etária do recém-nascido aos 15 anos; M÷F = 2÷1
• massa abdominal superior, perda de peso, náusea, vômitos
• icterícia, dor
• puberdade precoce (produção de substâncias endócrinas)
• alfafetoproteína persistentemente + acentuadamente elevada (66%)
Metástases para: pulmão (frequente)
Localização: lobo direito do fígado
√ Geralmente, massa solitária com um tamanho médio de 10–12 cm
√ Multifocal (20%)
√ Calcificações grosseiras/matriz óssea (12–30%)

US:
- √ Grande massa ecogênica heterogênea, frequentemente com calcificações, ocasionalmente áreas císticas (necrose/hematopoiese extramedular)

CT:
- √ Tumor hipointenso com reforço periférico na borda

MR:
- √ Não homogeneamente hipointenso em T1WI com focos hiperintensos (hemorragia)
- √ Não homogeneamente hiperintenso com faixas hipointensas (septos fibrosos) em T2WI

NUC:
- √ Defeito fotopênico

Angiografia:
- √ Massa hipervascular com densa impregnação
- √ Neovascularização marcante; NENHUM shunt AV
- √ Lagos vasculares podem estar presentes
- √ Áreas avasculares (secundárias à necrose do tumor)
- √ Pode mostrar envolvimento da veia cava (= não ressecável)

Prognóstico: 60% ressecável; 75% de mortalidade; prognóstico melhor que hepatoma; prognóstico melhor para o tipo epitelial que para o tipo misto

DDx: hemangioendotelioma (calcificações granulares finas), neuroblastoma metastático, hamartoma mesenquimal, carcinoma hepatocelular (> 5 anos de idade, nenhuma calcificação)

CARCINOMA HEPATOCELULAR

= HEPATOMA

= malignidade hepática primária mais comum; 80–90% de todas as malignidades hepáticas primárias; malignidade visceral primária mais frequente no mundo; 2º tumor hepático maligno mais frequente em crianças (39%) depois do hepatoblastoma

Incidência: (a) no mundo industrializado: 0,2–0,8%
(b) na África subsaariana, Sudeste da Ásia, Japão, Grécia, Itália: 5,5–20%

Pico etário: (a) mundo industrializado: 6ª–7ª década; M÷F = 2,5÷1; subtipo fibrolamelar (em 3–10%) abaixo da idade de 40 anos
(b) áreas de alta incidência: 30–40 anos; M÷F = 5÷1
(c) em crianças: > 5 anos de idade (pico aos 12–14 anos); M÷F = 4÷3

Etiologia:
1. Cirrose (60–90%)
   (a) tóxica: álcool
   (b) cardíaca
   (c) atresia biliar
   Período latente: 8 meses–14 anos do início da cirrose
   Incidência do HCC:
   — 44% na cirrose macronodular (= pós-necrótica) em decorrência de hepatite por vírus B, alcoolismo, hemocromatose
   — 6% em cirrose micronodular em decorrência de alcoolismo
   ◊ 5% dos cirróticos alcoólicos desenvolvem o HCC!
2. Hepatite crônica B/C: 12% desenvolvem HCC
3. Carcinógenos
   (a) aflatoxina
   (b) siderose
   (c) torotrast
   (d) contraceptivos orais/andrógenos anabolizantes
4. Erros inatos do metabolismo
   (a) hemocromatose
   (b) doença de Wilson
   (c) deficiência de alfa-1 antitripsina
   (d) galactosemia
   (e) doença do armazenamento do glicogênio tipo I (von Gierke)
   (f) tirosinose

Mnemônica: "WHAT causes HCC"?
Wilson (doença de)
Hemocromatose
Alfa-1-antitripsina (deficiência)
Tirosinose
Hepatite
Cirrose (alcoólica, biliar, cardíaca)
Carcinógenos (aflatoxina, hormônios sexuais, torotraste)

Patologia: tumor macio em decorrência da ausência de estroma, frequentemente hemorrágico + necrótico

Histologia: células do HCC se assemelham ao hepatócito em aparência + padrão estrutural (trabecular, pseudoglandular = acinar, compacto, cirroso):
(a) HCC encapsulado expansivo: ramos da veia porta colapsados à cápsula
(b) HCC infiltrativo não encapsulado: vênulas portais se comunicam com sinusoides tumorais = frequentemente invasão da veia porta ± veias hepáticas

Padrão de crescimento:
(a) solitário volumoso (27–50–59%): volumoso em um (mais frequentemente direito) lobo com nódulos satélites
(b) multicêntrico nodular pequeno (15–25%): pequenos focos geralmente < 2 cm (até 5 cm) em ambos os lobos hepáticos
(c) forma infiltrativa microscópica difusa (10–15–26%): nódulos indistintos minúsculos que se assemelham muito a cirrose

Suprimento vascular: artéria hepática, veia porta em 6%

- α-fetoproteína elevada em 75–90% (DDx: α-fetoproteína negativa no colangiocarcinoma)
- testes de função hepática elevados
- dor no RUQ persistente, hepatomegalia, ascite
- febre, perda de peso, mal-estar
- síndromes paraneoplásicas:
  (a) precocidade sexual/ginecomastia
  (b) hipercolesterolemia
  (c) eritrocitose (tumor produz eritropoietina)
  (d) hipoglicemia
  (e) hipercalcemia
  (f) síndrome carcinoide

Metástase para: pulmão (mais comum = 8%), suprarrenal, linfonodos, osso

√ Invasão da veia porta (25–33–48%)
√ Shunt arterioportal (4–63%)
√ Invasão da veia hepática (16%)/IVC (= síndrome de Budd-Chiari)
√ Ocasionalmente invasão dos ductos biliares
√ Calcificações no HCC usual (2–9–25%); porém comum no HCC fibrolamelar (30–40%) e esclerosante
√ Hepatomegalia e ascite
√ Metamorfose tumoral gordurosa (2–17%)

CT (48% de sensibilidade, 70% de especificidade):
- √ Massa hipodensa/raramente isodensa/hiperdensa no fígado gorduroso:
  - √ Massa dominante com nódulos satélites
  - √ Padrão em mosaico = áreas nodulares múltiplas com atenuações diferentes na CECT (até 63%)
  - √ Neoplasma difusamente infiltrativo
- √ HCC encapsulado = zona circular de radioluscência circundando a massa (12–32–67%)

Falso-positivo: fibrose confluente, nódulo regenerativo
CECT bifásico (76% de sensibilidade):
- ◊ 63% de sensibilidade na cirrose, 80% sem cirrose
- √ Reforço durante a fase arterial hepática (80%)
  - ◊ 16% observado apenas na fase arterial!
- √ Atenuação diminuída durante a fase venosa portal com áreas não homogêneas de acúmulo de contraste
- √ Isodensidade nas varreduras tardias (10%)
- √ Cápsula fina captante de contraste (50%) em virtude do rápido *washout*
- √ Áreas em forma de cunha de atenuação diminuída (defeitos de perfusão segmentar/lobar em decorrência da oclusão da veia porta pelo trombo tumoral)

CT com Lipiodol® (53% de sensibilidade, 88% de especificidade):
- √ Massa hiperdensa detectável tão pequena quanto 0,5 cm

US (45% de sensibilidade, 98% de especificidade):
- √ Ecogenicidade variável:
  - √ HCC hiperecoico (13%) em virtude de metamorfose gordurosa ou dilatação acentuada dos sinusoides
  - √ HCC hipoecoico (26%) em virtude de solidez do tumor
  - √ HCC de ecogenicidade mista (61%) em virtude de necrose do tumor não liquefeita
- √ Sinais de pico de velocidade do Doppler > 250 cm/s
- √ Calcificações (raras)

MR:
- ◊ Qualquer lesão sólida em um fígado cirrótico que não é um hemangioma é considerada um HCC até que se prove o contrário!
- ◊ Nódulos displásicos raramente são observados na imagem!
- √ Intensidade variável em T1WI:
  - √ Isointenso para lesão de tamanho < 1,5 cm
  - √ Hiperintenso para lesões > 1,5 cm secundárias à gordura/cobre/glicogênio
    - ◊ Metamorfose gordurosa em um nódulo cirrótico é suspeita de HCC!
- √ Intensidade variável em T2WI:
  - √ Hipointensa para tumor bem diferenciado
  - √ Principalmente hiper- a isointenso
    - ◊ Qualquer massa hipervascular na cirrose com sinal T2 aumentado semelhante ao do baço é suspeita de HCC!
- √ Sinal do anel (10–78%) = cápsula tipicamente fina + descontínua hipointensa em T1WI + T2WI:
  - √ Dupla camada de hipointensidade interna (tecido fibroso) + hiperintensidade externa (vasos sanguíneos comprimidos + ductos biliares) em T2WI no HCC de tipo expansivo
- √ Pode conter cicatriz central de fibrose/calcificações/necrose hipointensa em T1WI + T2WI
- √ Aparência variável em DWI:
  - √ Frequentemente isointensa para tumor bem diferenciado
  - √ Frequentemente hiperintensa para tumor moderado- ou pobremente diferenciado

CEMR:
(a) imagem da fase arterial:
  - √ Reforço homogêneo intenso para tumor < 2 cm: para lesão de 1–2 cm, 3 meses de acompanhamento; para lesão < 1 cm, 6 meses de acompanhamento
  - √ Reforço heterogêneo para lesões > 2 cm:
    - √ Perifericamente reforçado (62%)/centralmente (7%)/misto (10%)/sem reforço (21%)
    - √ Cicatriz central sem muito reforço
(b) fase venosa portal e de equilíbrio:
  - √ Perda rápida de reforço tornando-se isointesa/hipointensa (= *washout* venoso)
  - ◊ Hipointensidade retardada de uma massa arterialmente reforçada em um fígado cirrótico é HCC a menos que se prove o contrário!
  - √ Reforço retardado progressivo da cápsula tumoral
  - √ Sinal de *washout* periférico = diminuição do material de contraste preferencialmente na periferia da massa enquanto o centro permanece hiperintenso (? relacionado com distribuição do vaso com necrose central/fibrose e tumor perifericamente viável), o mesmo das metástases hipervasculares
  - √ Detectabilidade melhorada da lesão em T1WI após administração intravenosa de óxido de ferro superparamagnético (encarcerado pelas células de Kupffer) + gadolínio durante a fase arterial hepática tardia

NUC:
- √ Varredura com enxofre coloidal: nódulo frio único (70%), defeitos múltiplos (15–20%), distribuição heterogênea (10%)
- √ Varredura com Tc-HIDA: nódulo frio/captação atípica em 4% (imagens retardadas)
- √ Varredura com gálio: acúmulo ávido em 70–90% (em 63% maior, em 25% igual, em 12% menor captação que o fígado)

Angiografia:
- √ "Sinal de linha e raias" = canais arteriais e venosos localizados dentro e ao redor da disposição do tumor em um grande ramo ± tronco de uma veia porta principal
- √ No HCC diferenciado: nutridores arteriais aumentados, neovascularização grosseira, lagos vasculares, densa impregnação do tumor, *shunts* arterioportais
- √ No HCC anaplásico: envolvimento vascular, delicada neovascularização, deslocamento dos vasos + vasos espiralados da cirrose

Prognóstico: > 90% de mortalidade global; 17% de taxa de ressectabilidade; 6 meses de sobrevida média; 30% de sobrevida de 5 anos
Cx: ruptura espontânea (em 7–14% na Ásia + África)
Rx: (1) ressecção
(2) transplante de fígado (lesão solitária < 5 cm; até 3 lesões < 3 cm; sem envolvimento portal/hepático; sem doença metastática)
(3) ablação por radiofrequência para tumores < 3 cm
(4) I-131 antiferritina-IgG (taxa de remissão > 40% até 3 anos)
DDx: hepatocarcinoma, colangiocarcinoma, hiperplasia nodular focal, hemangioma, adenoma hepático

Carcinoma Fibrolamelar Hepático

= subtipo incomum de carcinoma hepatocelular
Prevalência: 1–9% de todos os HCCs; até 35% dos HCCs em pacientes < 50 anos de idade
Idade: 5–69 (média 23) anos; principalmente 2^a–3ª década; M÷F = 1÷1
Patologia: grande tumor notavelmente desmoplásico bem circunscrito, lobulado, não encapsulado com calcificações + cicatriz central fibrosa
Histologia: células grandes semelhantes aos hepatócitos com citoplasma do eosinofílico granular que cresce em folhas/cordas/trabéculas, separado por faixas largas de estroma fibroso organizadas em lamelas paralelas resultando em aparência compartimentalizada
Fatores de risco: NENHUM conhecido; cirrose subjacente ou hepatite em < 5%
Demográfico: menos comum na Europa; raro no Japão + China
- dor, caquexia, massa palpável no RUQ, hepatomegalia
- ginecomastia (rara) proveniente da conversão de andrógenos em estrógenos pelo aromatase da enzima elaborada pelo tumor

- Icterícia (5%) pela compressão bilar
- α-fetoproteína geralmente negativa/discretamente elevada a < 200 ng/μL (em até 10%)
- níveis de transaminase < 100 UI/L
√ Massa solitária parcial-/completamente encapsulada (em 80–90%):
  √ Intra-hepática (80%)/pedunculada (20%)
  √ 5–20 (média 13) cm de diâmetro
  √ Cicatriz fibrosa central proeminente (45–60%)
  √ Retração capsular (10%)
  √ Calcificações pontilhadas/nodulares/estreladas localizadas dentro da cicatriz (33–55%)
  √ Hemorragia + necrose intratumoral (10%)
  √ Invasão vascular (< 5%)
√ Massa + pequenas lesões periféricas satélite (10–15%)
√ Massas multifocais difusas (< 1%)
√ Adenopatia regional (50–70%): hilo hepático
√ Metástases distantes (20%): pulmão, implantes peritoneais
US:
  √ Ecogenicidade mista (60%)
  √ Cicatriz hiperecoica central (33–60%)
CT:
  √ Massa de baixa atenuação
  √ Reforço da porção sem cicatriz:
    √ Reforço heterogêneo proeminente na fase arterial/venosa portal
    √ Reforço menos pronunciado durante a fase de equilíbrio
  √ Reforço retardado da cicatriz (25%) + pseudocápsula do tecido hepático comprimido (15%)
MR:
  √ Grande massa hipervascular lobulada
    √ T1WI:
      √ Hipointensa (86%)/isointensa (14%)
      √ Homogênea (80%)/heterogênea (20%)
    √ T2WI:
      √ Hiperintensa/heterogênea (85%)
      √ Isointensa/homogênea (15%)
  √ Cicatriz central hipointensa sem reforço em T1WI + T2WI
Angiografia:
  √ Impregnação do tumor densa
  √ Artérias nutrícias aumentadas
  √ Sem *shunt* arterioportal/arteriovenoso
  √ Cicatriz central avascular
NUC:
  √ Efeito fotopênico na varredura com enxofre coloidal
  √ Atividade aumentada durante a fase arterial + fotopênica durante imagens retardadas na varredura de RBCs marcadas
Prognóstico: 48% de taxa de ressecabilidade; 32 meses de tempo de sobrevida média; 67% de sobrevida em 5 anos
DDx: hiperplasia nodular focal (mulheres jovens + na meia-idade, calcificações incomuns, isointensas no fígado de todas as CTs < 5 cm de tamanho + imagens de MR com reforço homogêneo pronunciado durante a fase arterial, cicatriz central hiperintensa em T2WI, captação de enxofre coloidal/óxido de ferro superparamagnético)

COLECISTOSE HIPERPLÁSICA

= variedade de alterações degenerativas + proliferativas da parede da vesícula biliar caracterizada por hiperconcentração, hiperexcitabilidade e hiperexcreção
Incidência: 9–30–50% de todos os espécimes de colecistectomia; M÷F = 1÷6
Associado a: cálculos vesiculares em 90%

Adenomiomatose da Vesícula Biliar

= aumento numérico + altura das pregas da mucosa
Histologia: hiperplasia dos elementos epiteliais + musculares com expansões em bolsa mucosa dos espaços císticos revestidos por epitélio dentro (46%) ou por toda a espessura (30%) de uma camada muscular espessada como túbulos/criptas/sáculas de 2–8 mm (= divertículos intramurais = seio de Rokitansky-Aschoff); se desenvolvem com o avanço da idade
[Karl Rokitansky (1804–1878), patologista em Viena, Áustria
[Carl Aschoff (1866–1942), patologista em Bonn, Alemanha]
Incidência: 2–5% de todos os espécimes de colecistectomia
Idade: > 35 anos; M÷F = 1÷3
Associado a: (1) cálculos vesiculares em 25–75%
            (2) colesterolose em 33%
Tipos:
(a) forma generalizada = ADENOMIOMATOSE
  √ "Vesícula biliar em colar de pérolas" = extensões extraluminais minúsculas de contraste no colecistograma oral (aumentadas após contração pelo alimento gorduroso) MRCP
  √ "Sinal de contas do rosário" = focos de alta intensidade de sinal na parede da vesícula biliar em T2WI (92% de especificidade)
  √ "Cauda de cometa" = artefato de reverberação de som entre cristais de colesterol nos seios de Rokitansky-Aschoff (PATOGNOMÔNICO)
  Observação: seios de Rokitansky-Aschoff de < 5 mm não podem ser identificados
(b) forma segmentar
  mais frequentemente compartimentalização no pescoço/1/3 distal
(c) forma localizada no fundo = ADENOMIOMA
  √ Massa lisa e séssil no fundo da GB
  = adenomioma solitário + formação extraluminal semelhante aos divertículos
(d) forma anular
  √ Configuração em "ampulheta" da GB com septo transverso congênito
DDx: carcinoma da vesícula biliar

Colesterolose

= depósitos anormais de ésteres de colesterol nos macrófagos dentro de lâmina própria (células de espuma) + no epitélio mucoso

Vesícula Biliar em Morango

= COLECISTITE LIPÍDICA = COLESTEROLOSE
= forma planar = espessamento multifocal/difuso do padrão da superfície vilosa (micronódulos disseminados)
Associada a: cálculos de colesterol em 50–70%
- não relacionado com níveis de colesterol do soro
√ Radiologicamente não demonstrável

Pólipo de Colesterol (90%)

= forma polipoide
= depósito anormal dos ésteres de colesterol e triglicérides produzindo uma estrutura vilosa coberta por uma única camada de epitélio e fixada por meio de uma delicada haste
Prevalência: 4%; defeito de enchimento fixo da vesícula biliar mais comum (50%)
Idade: 40–50 anos; M÷F = 1÷3
Localização: geralmente no 1/3 médio da vesícula biliar
√ Múltiplos, pequenos defeitos de enchimento (média de 8) < 10 mm (raramente até 20 mm) de diâmetro
DDx: papiloma, adenoma, granuloma inflamatório

SÍNDROME DA BILE ESPESSADA

= causa incomum de icterícia no neonato

Associada à: hemólise maciça (incompatibilidade de Rh), hemorragia (intra-abdominal, intracranial, retroperitoneal), circulação êntero-hepática aumentada (doença de Hirschsprung, atresia intestinal, estenose)

US:
- √ Depósito de sedimento na vesícula biliar
- √ Sedimentação dentro dos ductos biliares + obstrução parcial/completa (os ductos acometidos podem-se misturar ao parênquima hepático circunvizinho)

TUMOR MUCINOSO PAPILAR INTRADUCTAL DO PÂNCREAS

= IPMT = ECTASIA DUCTAL MUCINOSA = TUMOR CÍSTICO MUCINOSO DUCTAL DO PÂNCREAS = NEOPLASMA HIPERSECRETANTE DE MUCINA INTRADUCTAL = TUMOR PANCREÁTICO PRODUTOR DE MUCINA = ADENOMATOSE VILOSA MUCINOSA

= tumor intraductal raro originando-se do revestimento epitelial papilar tipificado pelas secreções mucinosas volumosas

Patologia: conglomerações de cistos comunicantes convertidos por uma borda do parênquima pancreático normal + fina cápsula fibrosa

Histologia: cistos representam um ducto dilatado revestido com inumeráveis papilas cobertas por epitélio hiperplásico/atípico/maligno (sequência adenoma-carcinoma)

Idade média: 65 anos; M > F

- episódios recorrentes de dor sutil/pancreatite aguda (em virtude do fluxo de saída prejudicado de secreções pancreáticas):
  - hiperamilasemia (ocasionalmente)
- viscosidade do líquido maior que do soro normal (89% de sensibilidade, 100% de especificidade)

Localização: frequentemente multifocal; 5–10% envolvem todo o pâncreas

Prognóstico: alto grau de malignidade com melhor prognóstico que o adenocarcinoma pancreático

Dx: ERCP (ampola volumosa, mucina saindo da papila, comunicação entre ducto pancreático + cavidade cística)

Rx: cirurgia de Whipple [pancreatectomia do IPMT do ducto principal/parcial (IPMT do ramo do ducto)]

DDx: pancreatite obstrutiva crônica, tumores císticos serosos/mucinosos, pseudocisto

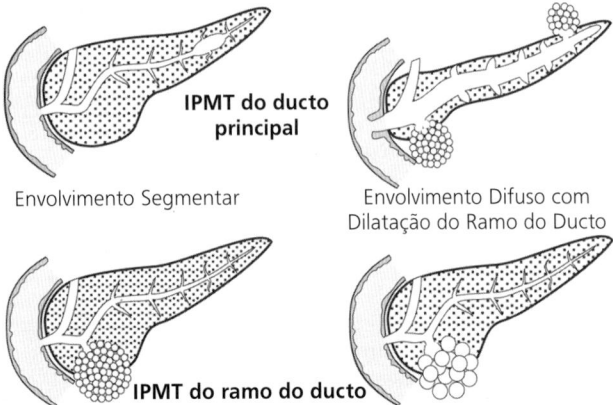

Tumor Mucinoso Papilar Intraductal (IPMT)

IPMT do Ducto Principal

Idade: 57 (variação, 34–75) anos; M÷F = 1÷1

Histologia: carcinoma invasivo em 60–70%

- √ Defeito de preenchimento hiperecoico, hiperdenso, hipointenso em T2 dentro do ducto dilatado (= reforçando o nódulo mural papilar/globo de mucina dependente da gravidade)
- √ Dilatação do ducto pancreático principal:
  - (a) dilatação do todo o ducto pancreático principal
    - √ Ducto principal homogêneo, hipoecoico, hipodenso, hipointenso em T1 e hiperintenso em T2
    - √ Atrofia pancreática parenquimatosa
    - √ Dilatação dos ramos dos ductos (geralmente na cauda do pâncreas + processo uncinado)
    - √ Dilatação da papila maior ± menor avolumando-se para o interior do lúmen duodenal
    - √ ± obstrução do CBD (causada por tumor/mucina impactada)

    Cx: fístula pancreaticobiliar/-duodenal, pseudomixoma peritoneal

    DDx: pancreatite obstrutiva crônica (perda de sinal T1 + captação retardada de contraste = fibrose)

  - (b) dilatação segmentar do ducto pancreático principal
    - √ Cisto no corpo pancreático/cauda + parênquima pancreático remanescente normal
    - √ Cisto na cabeça pancreática + dilatação ascendente do ducto pancreático principal

    DDx: tumor cístico mucinoso periférico (ducto principal quase sempre normal)

ERCP:
- Muco gelatinoso espesso protruindo de uma papila duodenal distendida volumosa
- √ Obstrução da papila de Vater
- √ Defeitos de preenchimento intraluminais amorfos no ducto pancreático principal
- √ Geralmente pequeno tumor mural polipoide/achatado
- √ Ductos pancreáticos principais + ramificações dilatados sem constrição ductal obstrutiva

Observação: refluxo de material de contraste em decorrência do excesso de mucina/orifício papilar patente impede o preenchimento da árvore ductal

IPMT do Ramo do Ducto

Idade: 63 (variação, 37–76) anos; M÷F = 1÷1

- geralmente achado acidental quando o tumor é pequeno
- sintomas semelhantes aos da pancreatite aguda/crônica

Localização: principalmente no processo uncinato >> cauda do pâncreas > corpo do pâncreas

Patologia: padrão macro-/microcístico; malignidade sugerida pela parede espessa e irregular + septos e nódulos sólidos

- √ Dilatação de múltiplos ramos laterais (mais comum)
- √ Massa intraductal arredondada/ovoide pequena, lobulada (frequentemente não visualizada):
  - √ Ducto pancreático principal dilatado
  - √ Ducto pancreático principal normal (quase sempre normal no tumor pequeno)
    - ◊ a administração de secretina distende os ductos e melhora a detecção de comunicação com o ducto pancreático principal!
- √ Grande cisto uni-/multilocular de 10–20 mm com septos esparsos

  DDx: cistoadenoma mucinoso (sem comunicação com o ducto pancreático principal); pseudocisto (sem defeitos de preenchimento intraluminal)

- √ Múltiplos septos delgados separando as lacunas preenchidas por líquido

  DDx: cistoadenoma seroso (sem comunicação com o ducto pancreático principal)

- √ ± atrofia pancreática grave
- √ Protrusão da papila no interior do duodeno

ERCP:
- √ Derramamento de contraste proveniente do ducto principal nos ramos dos ductos cisticamente dilatados
- √ Defeitos de preenchimento alongados em faixas/filamentos ou nodulares nos ductos dilatados (= representação de mucina)

Cx: disseminação ao ducto pancreático principal resultando em IPMT do ducto principal

LIPOMA DO FÍGADO

Extremamente raro
- assintomático

Pode estar associado à: esclerose tuberosa
Tamanho: alguns mm–13 cm

US:
- √ Massa ecogênica bem circunscrita (DDx: hemangioma, angiomiolipoma)
- √ Golpeando a refração acústica (velocidade do som no tecido mole 1.540 min/s, na gordura 1.450 min/s)

CT:
- √ Massa homogeneamente hipoatenuante
- √ Sem reforço de contraste

MR:
- √ Hiperintensa em T1WI
- √ Supressão de sinal na imagem de supressão de gordura

Prognóstico: nenhum potencial maligno

TRANSPLANTE HEPÁTICO

Indicações: doença hepática terminal aguda/crônica
- hepatite viral crônica: hepatite crônica ativa (4% na infância)
- doença metabólica: deficiência de alfa 1-antitripsina (9% na infância), hemocromatose, doença de Wilson
- doença hepática colestática: cirrose biliar primária, colangite esclerosante primária, atresia biliar (52% na infância)
- hepatite autoimune
- cirrose criptogênica (6% na infância)
- doença hepática alcoólica
- insuficiência hepática aguda fulminante (11% na infância): hepatite viral, hepatite induzida por fármaco (p. ex., por acetaminofeno, isoniazida) hepatotoxinas (p. ex., cogumelos)

Contraindicações: AIDS, tumores malignos extra-hepáticos, IVDA ativa/abuso de álcool

Achados normais pós-transplante
(1) edema periportal (21%)
　　Causa: linfedema no período inicial pós-transplante (= dilatação dos canais linfáticos em virtude da ausência de drenagem linfática normal
- √ "Colar periportal" de baixa atenuação na CT + hiperecogenicidade ao US
- √ Resolução dentro de semanas

(2) coleção de líquido em torno do ligamento falciforme (11%), nas anastomoses vasculares (hilo hepático, IVC), anastomose biliar, saco inferior
- √ Presente durante o 1º dia; desaparece dentro de poucas semanas

(3) pequena efusão pleural direita
(4) hematoma peri-/sub-hepático/líquido abdominal livre
(5) estreitamento anastomótico do IVC/veia porta
　　◊ Discrepâncias no calibre entre o vaso do doador + receptor não apresentam significado patológico!

Complicações Vasculares no Transplante Hepático (9%)
◊ Causa mais frequente de perda do enxerto
- insuficiência hepática, fístula biliar, hemorragia abdominal, septicemia

@ **trombose/estenose do IVC/veia hepática** (< 1%)

Causa: discrepância do tamanho entre os vasos do doador + receptor, angulação da cava supra-hepática em virtude de rotação do órgão, fibrose anastomótica, hiperplasia neointimal, trombose crônica
- efusões pleurais, hepatomegalia, ascite, edema de extremidade
- √ Compressão da IVC (em virtude do inchaço do enxerto)
- √ Redução no calibre do IVC pós-estenótico
- √ Dilatação pré-estenótica do IVC + veias hepáticas
- √ Onda monofásica persistente (sensibilidade, mas sem especificidade para significado de estenose; onda bi-/trifásica exclui estenose significante)
- √ Estreitamento focal na imagem B-modal
- √ Velocidade de 3–4 vezes aumentada comparada ao segmento pré-estenótico
- √ Trombo ecogênico intraluminal
- √ Padrão mosaico de perfusão na CT/MR (Budd-Chiari)

@ **trombose/estenose da veia porta** (1–3%)
Causa: técnica cirúrgica falha, vaso mal alinhado, diferenças no calibre do vaso criando fluxo turbulento, estado hipercoagulável, cirurgia prévia da veia porta, trombose prévia na veia porta do receptor, resistência descendente aumentada em virtude da constrição supra-hepática da IVC, fluxo portal diminuído
- hipertensão portal, insuficiência hepática, ascite maciça, edema
- √ Estreitamento da veia porta + dilatação pós-estenótica
- √ Velocidade 3–4 vezes aumentada comparada ao segmento pré-estenótico
- √ Aumento no número/calibre de vasos colaterais
- √ Defeito de preenchimento/estreitamento focal na anastomose

Rx: angioplastia transluminal percutânea ± colocação de stent, trombectomia cirúrgica, enxerto venoso de extensão, criação de shunt portossistêmico, retransplante

@ **artéria hepática**
Índice resistivo normal (RI): 0,5–0,8
- √ < 72 h após transplante, RI frequentemente > 0,8 (decorrente da idade mais avançada do doador/período prolongado de isquemia) com retorno ao normal em poucos dias

1. **Estenose da artéria hepática** (5–13%)
   Localização: no/próximo ao local anastomótico
   Causa: lesão pelo clampeamento, traumatismo da íntima a partir do cateter de perfusão, ruptura do vasa vasorum
   Tempo de início: dentro de 3 meses após o transplante
   - √ Marcante aumento focal no pico de velocidade sistólica > 200–300 cm/s ou 2–3 × da velocidade pré-estenótica + turbulência pós-estenótica (em > 50% das estenoses)
   - √ Forma de onda tardus et parvus intra-hepática:
     - √ Tempo lento de aceleração sistólica (SAT > 0,08 s) distal à estenose (73% de sensibilidade)
     - √ Pulsatilidade diminuída (RI < 0,5) em decorrência de isquemia
   Cilada: artérias colaterais intra-hepáticas (decorrente da aterosclerose aortoilíaca grave/estenose da artéria hepática)
   DDx: normal no período inicial pós-transplante
   - √ Dilatação biliar (em virtude da constrição), infarto, biloma
   Cx: trombose da artéria hepática, isquemia hepática, constrição biliar, sepse, perda do enxerto
   Rx: cirurgia de revascularização, angioplastia de balão

2. **Trombose da artéria hepática** (4–12–16% em adultos, 9–19–42% em crianças)

Fatores de risco:
    acentuada diferença de calibre entre a artéria do doador + receptor, conduíte interposicional para anastomose; estenose preexistente da artéria celíaca, isquemia fria prolongada do fígado do doador, incompatibilidade do tipo sanguíneo ABO, infecção por CMV, rejeição aguda
Tempo de início: geralmente dentro dos primeiros 2 meses
- três tipos de apresentação clínica:
    (1) necrose hepática fulminante + deterioração rápida
    (2) fístula biliar, peritonite de bile, bacteremia, sepse
    (3) recidiva de bacteremia
√ Interrupção abrupta do fluxo na artéria hepática (geralmente no local da anastomose) na angio/CT/MR
√ Ausência de fluxo da artéria hepática no US
    Doppler falso-positivo (10%):
        hipotensão sistêmica, estenose da artéria hepática de grau elevado, pequeno tamanho de vaso, edema hepático grave (nas primeiras 72 h após o transplante, hepatite viral, rejeição aguda)
    Doppler falso-negativo:
        colaterais arteriais
√ Lesões hipoecoicas múltiplas na periferia do fígado (= infartes)
Mortalidade: 27–58%
Rx: trombectomia; reconstrução da artéria hepática; retransplante

3. **Pseudoaneurisma da artéria hepática** (incomum)
    Localização: na anastomose vascular; complicação de biopsia hepática/angioplastia/infecção focal
    Cx: choque agudo decorrente de hemorragia intraperitoneal maciça; fístula da veia porta; fístula biliar
    Rx: ressecção cirúrgica, embolização, exclusão por colocação de stent

Complicações Parenquimatosas do Transplante Hepático
1. Rejeição
    ◊ Causa mais comum de falha de enxerto
    ◊ SOMENTE pode ser diagnosticada por meio de biopsia hepática!
2. Infarto (10%)
    √ Pode calcificar
    √ Pode-se tornar liquefeito, tornando-se um biloma intra-hepático
3. Infecção do enxerto
4. neoplasias
    câncer de pele (exceto melanoma), sarcoma de Kaposi, NHL

Complicações Biliares no Transplante Hepático (6–25–34%)
◊ Segunda causa mais comum de disfunção hepática após a rejeição
Tempo de início: nos primeiros 3 meses
1. **Obstrução biliar**
    (a) constrição anastomótica (extra-hepática)
        Causa: traumatismo iatrogênico que resulta em isquemia + formação de cicatriz
    (b) constrição não anastomótica (intra-hepática)
        Causa: trombose arterial hepática/estenose (em 50%), tempo de preservação prolongado, colangite bacteriana/viral, rejeição, colangite esclerosante primária recorrente, colangiocarcinoma, angulação do CBD redundante, disfunção do esfíncter de Oddi
    (c) mucocele de tensão do remanescente alográfico do ducto cístico
        Causa: ligação do ducto cístico proximalmente + distalmente
        √ Massa extrínseca comprimindo o CHD
        √ Coleção de líquido adjacente ao CHD
    Cx: colangite ascendente
2. **Fístula biliar** (4–5–23%)
    (a) na saída do tubo T: 50% dentro de 10 dias
        √ Fístula livre no interior da cavidade peritoneal
        √ Coleção peri-hepática loculada
    (b) anastomose de coledococoledocostomia 70% no 1º mês pós-operatório
    (c) necrose do ducto biliar (oclusão da artéria hepática)
        ◊ O epitélio intra-hepático biliar é somente perfundido pela artéria hepática!
    (d) após biopsia hepática
    (e) fístula do ducto hepático comum:
3. **Formação de cálculo/sedimento**
    Causa: alteração na composição da bile

LINFOMA DO FÍGADO
A. LINFOMA PRIMÁRIO (raro)
    √ Massa solitária sólida
B. LINFOMA SECUNDÁRIO (comum)
    incidência autópica de envolvimento hepático:
        60% na doença de Hodgkin
        50% no linfoma não Hodgkin
Padrão:
    (a) infiltrativo difuso (o mais comum): nenhuma alteração na arquitetura hepática
    (b) focal nodular: detectável pelas imagens em secção transversa
    (c) combinação do difuso + nodular (3%)
Taxa de detecção (para CT, MR): < 10%

HAMARTOMA MESENQUIMAL DO FÍGADO
= raro tumor cístico hepático do desenvolvimento
Histologia: arranjo desordenado do mesênquima primitivo pleno de líquido, ductos biliares, parênquima hepático; predominância do estroma/cisto com cistos de alguns milímetros até 14 cm de tamanho; nenhuma cápsula
Pico etário: 15–24 meses (variação desde recém-nascido até 19 anos); M÷F = 2÷1
- aumento abdominal progressivo e lento
- ± angústia respiratória e edema da extremidade inferior
Localização: lobo direito ÷ lobo esquerdo = 6÷1; 20% pedunculado
Tamanho: 5–29 (média de 16) cm
√ Cistos grosseiramente discerníveis em 80%
US:
    √ Múltiplas áreas císticas circulares em um fundo ecogênico
    √ Pode parecer solidamente ecogênico em fetos/crianças mais jovens (com microcistos criando inúmeras interfaces de tecido-líquido)
CT:
    √ Múltiplas lucências de tamanho + atenuação variável (dependendo da composição do estroma *versus* elementos císticos)
    √ Hemorragia (rara)
    √ Reforço do componente estromal
MR:
    √ Intensidade de sinal variável (concentrações variadas de proteína no tipo de predominância cística)/hipointenso em T1WI (predominância do tipo mesenquimal)
    √ Hiperintensidade acentuada dos lóculos císticos/fibrose hipointensa em T2WI
NUC:
    √ Uma/mais áreas de captação diminuída na varredura com enxofre coloidal

Angiografia:
- √ Massa hipovascular
- √ Pode mostrar áreas de neovascularização multifocais
- √ Vasos nutrícios tortuosos irregulares aumentados

METÁSTASES DE VESÍCULA BILIAR

Órgão de origem: melanoma (50%), carcinoma celular renal (tardio no transcorrer da doença), linfoma (na AIDS), histiocitoma fibroso maligno
- em crianças: sarcoma celular embrionário, rabdomiossarcoma

◊ 94% das lesões benignas são < 1 cm de diâmetro; 88% das lesões malignas são > 1 cm de diâmetro!

DDx: adenocarcinoma (geralmente associado aos cálculos biliares, mais comum em mulheres + pacientes mais idosos); carcinoma de célula escamosa; carcinossarcoma, carcinoma de células pequenas

METÁSTASES HEPÁTICAS

◊ Lesões malignas hepáticas mais comuns

Incidência: o fígado é o local metastático mais comum após os linfonodos regionais; incidência do carcinoma metastático e 18–20 × maior que a do carcinoma primário; metástases representam 22% de todos os tumores hepáticos em pacientes com uma malignidade conhecida

Órgão de origem: cólon (42%), estômago (23%), pâncreas (21%), mama (14%), pulmão (13%)

√ Envolvimento hepático + baço característico na leucemia/linfoma + melanoma

em crianças: neuroblastoma, tumor de Wilms
- hepatomegalia (70%)
- enzimas hepáticas anormais (50–70%)

Localização: ambos os lobos (77%), lobo direito (20%), lobo esquerdo (3%)

Número: múltiplo (50–98%), solitário (2%)

Tamanho: > 33% menor que 2 cm

NUC: 80–95% sensibilidade em lesões > 1,5 cm; lesões < 1,5 cm frequentemente não são observadas; a sensibilidade aumenta com o tamanho de depósito metastático, localização periférica e utilização de SPECT

NECT: importante para tumores hipervasculares (p. ex., carcinoma de célula renal, carcinoide, tumores das ilhotas celulares), que podem ser obscurecidos pelo CECT

Estratégias de Contraste Intravenosa para Lesões Hepáticas		
PVP Unifásica	PP + PVP Bifásico	NE+AP+PVP Trifásica
Câncer colorretal	Câncer pancreático	Carcinoide
Câncer gástrico		Neuroendócrino
Câncer ovariano		Tumor da ilhota celular
Câncer cervical		Câncer da célula renal
Linfoma		GIST
Mieloma múltiplo		Câncer tireoide
		? Mama/Melanoma
PVP = fase venosa portal	PP = fase parenquimal	
AP = fase arterial	NE = sem reforço	

CECT:
Características do reforço:
√ Reforço da lesão durante a fase arterial (= metástases são suprimidas pela artéria hepática)
√ Menos reforço durante a fase venosa portal (= metástases apresentam um suprimento venoso portal desprezível)
√ Agentes no espaço extracelulares acumulam mais no tecido tumoral (= metástases apresentam um maior espaço intersticial)

Técnica:
a técnica ótima consiste na injeção em *bolus*, com varredura incremental dinâmica; a sensibilidade está diminuída relativa à NCCT se os cortes obtidos durante a fase de equilíbrio da administração do contraste

√ Reforço semelhante à faixa ou conta circunferencial durante a fase arterial + *washout* periférica nas imagens retardadas
√ Sem reforço (35%), reforço periférico (37%), misto (20%), central (8%)
√ Preenchimento isodenso completo nas varreduras retardadas em 5% (DDx: hemangioma)
◊ Sensibilidade-TC 88–90%; especificidade 99%; lesões de aproximadamente 1 cm geralmente podem ser detectadas!

CT-angiografia (modalidade de imagem mais sensível):
Indicação: pacientes com metástases hepáticas isoladas potencialmente ressecáveis/antes do pré-operatório à hepatectomia parcial para detecção de metástases adicionais (lesões adicionais detectadas em 40–55%)

(1) CT-arteriografia = cateter de angiografia na artéria hepática, detecta lesões em virtude do reforço aumentado
(2) CT-arterial-portografia = cateter de angiografia na SMA, detecta lesões hipodensas em um fundo de reforço aumentado em ambientes normais durante a fase venosa portal

CT com iodo e varreduras tardias:
= CT realizada 4–6 h após administração de 60 mg de iodo resulta em detecção de lesões adicionais em 27%

US (intraoperatório + palpação): sensibilidade > 95%

MR:
√ Forma e margem geralmente irregulares
√ Geralmente hipointensa em T1WI
√ Heterogeneamente hiperintensa em T2WI
√ Depósito de gordura perilesional = metástase proveniente de insulinoma pancreático primário (em decorrência do efeito da insulina que inibe a oxidação de ácidos graxos + promove acúmulo de triglicérides nos hepatócitos)

CEMR:
√ Fase arterial:
√ Homogeneamente hipervascular para metástase < 2 cm
√ Heterogêneo com reforço em anel se > 2 cm
√ Borda periférica espessa hipovascular
√ Reforço perilesional
√ *Washout* periférico irregular durante a fase venosa
√ Retenção de contraste heterogêneo retardado

Rx: (1) ressecção
Critérios de exclusão para metastasectomia:
(a) estágio avançado de tumor primário
(b) > 4 metástases
(c) doença extra-hepática
(d) < 30% de função/tecido hepático normal disponível após ressecção
(2) ablação por radiofrequência

Prognóstico: 30–40% de sobrevida de 5 anos após a ressecção

Metástases Hepáticas Calcificadas

Incidência: 2–3%
1. Carcinoma mucinoso do trato GI (cólon, reto, estômago)
2. Carcinoma pancreático endócrino
3. Leiomiossarcoma, osteossarcoma
4. Melanoma maligno
5. Cistoadenocarcinoma papilar ovariano seroso
6. Linfoma

7. Mesotelioma pleural
8. Neuroblastoma
9. Câncer de mama
10. Carcinoma medular da tireoide
11. Carcinoma celular renal
12. Carcinoma pulmonar
13. Carcinoma testicular

Mnemônica para adenocarcinoma mucinoso: "COME"
    Cólon (carcinoma)
    Ovário (carcinoma)
    Mama (carcinoma)
    Estômago (carcinoma)

Metástases Hepáticas Hipervasculares
= reforço aumentado referente ao fígado normal durante a fase arterial + *washout* em imagens retardadas
◊ Varredura trifásica recomendada!
    Taxa de detecção: 87% para NECT, 78% para fase arterial hepática, 77% para fase venosa portal
MR:
  √ Moderadamente hipointensa em T1WI a menos que hemorrágica
  √ Acentuadamente hiperintensa em T2WI (cística, necrótica)
  √ Hiperintensa em DWI
CEMR:
  √ Reforço uniforme/de borda periférica/heterogêneo
  √ Sinal de *washout* periférico = diminuição de material de contraste preferencialmente na periferia da massa enquanto o centro permanece hiperintenso na imagem retardada (? relacionado com a distribuição do vaso com necrose/fibrose central e tumor perifericamente viável), o mesmo que no HCC
  √ Aparência hipointensa/em forma de disco na imagem retardada de 1 h após Gd-BenzilOxiPropiônicoTetraAcetato
1. Tumor neuroendócrino primário:
   (a) tumor da ilhota celular pancreática
   (b) carcinoma neuroendócrino = carcinoide (14%)
   (c) feocromocitoma
2. Carcinoma de célula renal . . . . (8%)
3. Câncer de tireoide
4. Coriocarcinoma
5. Melanoma . . . . (11%)
6. Sarcomas
7. Câncer de mama . . . . (2%)
8. Cistoadenocarcinoma ovariano
em ( ) número de lesões observadas apenas durante a fase arterial
Mnemônica: "CHIMF"
    Carcinoide, câncer de cólon
    Hipernefroma
    Ilhota (carcinoma da)
    Melanoma
    Feocromocitoma

Metástases Hepáticas Hipovasculares
= reforço diminuído referente ao fígado normal
◊ Muito notável em imagens da fase venosa portal!
1. Estômago
2. Cólon/reto
3. Cabeça e colo
4. Pâncreas
5. Pulmão
6. Mama
7. Urotélio
8. Próstata

Metástases Hepáticas Hemorrágicas
√ Hiperintenso em T1WI
Mnemônica: "CCMMTR"
    Cólon (carcinoma)
    Coriocarcinoma
    Melanoma
    Mama (carcinoma)
    Tireoide (carcinoma)
    Renal (carcinoma celular)
    e do: pulmão, testículo

Metástases Hepáticas Ecogênicas
Incidência: 25%
1. Carcinoma colônico (adenocarcinoma mucinoso) . . . 54%
2. Hepatoma 25%
3. Carcinoma de mama tratado 21%

Metástases Hepáticas de Ecogenicidade Mista
Incidência: 37,5%
1. Câncer de mama 31%
2. Câncer retal 20%
3. Câncer pulmonar 17%
4. Câncer de estômago 14%
5. Câncer anaplásico 11%
6. Câncer cervical 5%
7. Carcinoide 1%

Metástases Hepáticas Císticas
1. Carcinoma ovariano mucinoso
2. Carcinoma colônico
3. Sarcoma
4. Melanoma
5. Carcinoma pulmonar
6. Tumor carcinoide
Mnemônica: "GOLPEC"
    Gástrico (carcinoma)
    Ovariano (carcinoma)
    Leiomiossarcoma (e outros sarcomas)
    Pequenas células (carcinoma de)
    Endometrial (carcinoma)
    Coriocarcinoma

Metástases Hepáticas Ecopênicas
Incidência: 37,5%
1. Linfoma 44%
2. Pâncreas 36%
3. Câncer cervical 20%
4. Pulmão (adenocarcinoma)
5. Câncer nasofaríngeo

Metástase Hiperintensa em T1
1. Melanoma
2. Carcinoma mucinoso
3. Carcinoide
4. Metástase hemorrágica

Metástase Acentuadamente Hiperintensa em T2
1. Carcinoma celular renal
2. Tumor da ilhota celular
3. Feocromocitoma
4. Leiomiossarcoma
5. Metástase necrótica

METÁSTASES DE PÂNCREAS
Frequência: 3–10% (autopsia)
Órgão de origem: carcinoma celular renal (30%), carcinoma broncogênico (23%), carcinoma de mama (12%), sarcoma de tecido mole (8%), carcinoma colônico (6%), melanoma (6%)

√ Massas ovoides solitárias (78%)/múltiplas (17%) com discretas margens lisas
√ Aumento pancreático difuso (5%)
CECT:
√ Heterogênea-(60%)/homogeneamente (17%) relativo ao pâncreas
√ Hipoatenuante relativo ao pâncreas (20%)
√ Isoatenuante relativo ao pâncreas (5%)
Metástases intra-abdominais concomitantes de:
fígado (36%), linfonodos (30%), glândulas suprarrenais (30%)
DDx: adenocarcinoma pancreático ductal (massa uniformemente sem reforço, englobamento de vasos)

LEITE BILIAR CÁLCICO

= "CREME BILIAR" = SABÃO DE CÁLCIO
= precipitação do material particulado com concentração alta de carbonato de cálcio, fosfato de cálcio, bilirrubinato de cálcio
Associado a: colecistite crônica + obstrução do ducto cístico por cálculo biliar
√ Opacificação difusa da luz da GB com estratificação dependente
√ GB normalmente sem função ao colecistograma oral
US:
√ Características intermediárias entre sedimento + cálculo vesicular

SÍNDROME DE MIRIZZI

= compressão extrínseca direita do ducto hepático comum por grande cálculo vesicular impactado no ducto cístico/colo da vesícula biliar/remanescente do ducto cístico; acompanhada por reação inflamatória crônica
• icterícia
tipo 1: obstrução simples do ducto hepático comum pela compressão extrínseca
tipo 2: erosão da parede do ducto hepático comum resultando em fístula do colecistocolédoco
√ Trajeto do ducto cístico geralmente paralelo ao CHD
√ CBD normal abaixo do nível do cálculo impactado
√ TRÍADE:
(1) cálculo biliar impactado no colo da GB
(2) dilatação dos ductos biliares acima do nível do ducto cístico
(3) estenose segmentar curva e lisa do CHD
Colangiografia:
√ Obstrução parcial do CHD em virtude da compressão externa do lado lateral do ducto/cálculo em erosão
DDx: linfadenopatia, neoplasia da GB/CHD

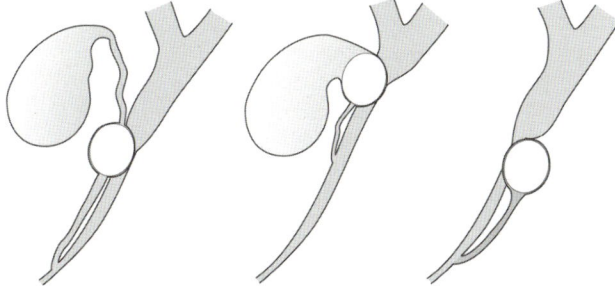

Cálculo do ducto cístico   Cálculo no colo da vesícula biliar   Cálculo no remanescente do ducto cístico

Síndrome de Mirizzi

NEOPLASIA CÍSTICA MUCINOSA DO PÂNCREAS

= ADENOMA MACROCÍSTICO DO PÂNCREAS = CISTOADENOMA MUCINOSO
= tumor maligno de parede espessada uni-/multilocular de grau baixo composto por grandes espaços císticos contendo mucina

Frequência: 10% das neoplasias císticas pancreáticas, 1% das neoplasias pancreáticas
Idade média: 47 anos (variação de 20–95 anos); em 50% entre 40–60 anos; M÷F = 1÷9
Patologia: grande massa cística multiloculada lisa arredondada/lobulada encapsulada por uma camada de tecido conectivo fibroso
Histologia: semelhante aos tumores mucinosos biliares e ovarianos; cistos revestidos por celulares produtoras de mucina colunares altas subtendidas por um estroma mesenquimal densamente celular (remanescente do estroma ovariano), frequentemente no arranjo papilar, falta de glicogênio celular
(a) cistoadenoma mucinoso
(b) cistoadenocarcinoma mucinoso = epitélio papilar estratificado
◊ Todas as neoplasias císticas mucinosas devem ser consideradas como neoplasias malignas de grau baixo
• assintomático
• dor abdominal, anorexia
Localização: frequente na cauda do pâncreas (90%)/corpo, infrequente na cabeça
√ Massa de parede espessa, bem demarcada de 2–36 (média, 10–12) cm de diâmetro
√ Grande cisto multi-/unilocular > 2 cm com septo fino < 2 mm:
◊ Um tumor com < 6 cistos de > 2 cm de diâmetro é em 93–95% uma neoplasia cística mucinosa!
√ Excrescências papilares sólidas protruem no interior do tumor (sinal de malignidade)
√ Calcificações amorfas, descontínuas, periféricas e murais (10–15%)
√ Massa hipovascular com neovascularização dispersa
√ Englobamento vascular e oclusão da veia esplênica podem estar presentes
√ Grande propensão à invasão de órgãos adjacentes
US:
√ Cistos podem conter ecos de baixo nível
CT:
√ Septações internas podem não ser visualizadas sem reforço por contrase
√ Cistos com valores de atenuação de água; podem apresentar diferentes níveis de atenuação sem cavidades císticas distintas
√ Reforço das paredes císticas
MR:
√ Lesão cística unilocular/discretamente septada com homogênea hipointensidade em T1 + hiperintensidade em T2
√ Parede fibrótica espessa de reforço retardado
Angiografia:
√ Massa predominantemente avascular
√ Parede do cisto + componentes sólido podem demonstrar pequenas áreas de blush vascular + neovascularização
√ Deslocamento das artérias circunjacentes + veias pelos cistos
Metástases:
√ Lesões císticas arredondadas de parede espessa no fígado
Prognóstico: transformação invariável em cistoadenocarcinoma; 17–63% de taxa de sobrevida de 5 anos
Rx: excisão cirúrgica completa (taxa de sobrevida de 5 anos de 74–90%)
DDx:
(1) pseudocisto (cisto pancreático mais comum): alterações inflamatórias na gordura peripancreática, calcificações pancreáticas, evolução temporal, histórico de alcoolismo, níveis elevados de amilase
(2) linfangioma/hemangioma

(3) variantes do adenocarcinoma ductal:
   (a) adenocarcinoma coloide mucinoso/tumor mucinoso ductal do pâncreas = carcinoma hipersecretante de mucina
   (b) neoplasia mucinosa papilar intraductal (IPMN) (comunicação com o sistema ductal pancreático)
   (c) carcinoma adenoscamoso: componente escamoso predispõe à necrose + degeneração cística
   (d) adenocarcinoma anaplásico: linfoadenopatia + metástases no momento da apresentação
(4) neoplasia epiteloide papilar sólida e cística: alterações císticas hemorrágicas em 20%
(5) tumor da ilhota celular cística: componente hipervascular
(6) metástases císticas: histórico de doença maligna
(7) cistoadenoma seroso atípico: tumor menor com maior número de cistos menores
(8) sarcoma
(9) infecção: amebíase, *Echinococcus multilocularis*

CISTOADENOCARCINOMA MUCINOSO DO PÂNCREAS
Etiologia: sequência adenoma-carcinoma
Histologia: estroma do tipo ovariano circundante
Idade: mais velhos que pacientes com cistoadenoma mucinoso
MR:
√ Lesão pancreática do complexo cístico > 4 cm
√ Intracístico reforçando o tecido mole
√ Nodularidade do tecido mole

HAMARTOMAS DO DUCTO BILIAR MÚLTIPLO
= MICRO-HAMARTOMAS BILIARES = COMPLEXO DE VON MEYENBURG
Incidência: 0,7% nas autopsias, 2,8% na microscopia
Etiologia: falha na involução dos ductos biliares interlobulares embrionários
= parte do espectro da doença hepática fibropolicística
Histologia: agrupamento de ductos biliares proliferados revestidos por uma única camada de células cuboidais embebidas em tecido fibrocolagenoso com único lúmen ramificado, comunicação com o sistema biliar geralmente obliterada
Pode estar associado à: doença hepática fibropolicística
Tamanho: 0,1–15 mm
Localização: aleatória/dispersa; periportal
• assintomático
√ Aparência não específica da imagem
√ Padrão de reforço variável: nenhum/borda/reduzido, homogêneo
CT:
√ Múltiplas lesões dispersas e hipodensas irregulares/arredondadas/ovais (44% ocultas na CT)
√ Borda de pouco/sem reforço periférico
US:
√ Pequenos cistos múltiplos/áreas ecogênicas (se o tamanho não classificado)
√ ± artefato em "cauda de cometa" (arco para baixo)
MR:
√ Hipointenso em T1WI
√ Isointenso/discretamente hiperintenso em T2WI
√ Hipointenso após gadopentetato de dimeglumina
Angiografia:
√ Áreas múltiplas de vascularização anormal em forma de pequenos "cachos de uva" persistindo na fase venosa
DDx:
1. Doença hepática metastática (mais variável em tamanho e atenuação/intensidade de sinal)
2. Cistos hepáticos únicos (não como numerosos ou uniformemente pequenos)
3. Doença policística dominante autossômica (istos geralmente maiores e mais numerosos)
4. Microabscessos
5. Granuloma

NEOPLASIA ENDÓCRINA MÚLTIPLA
= MEN = ADENOMAS ENDÓCRINOS MÚLTIPLOS (MEA)
= hiperplasia familiar adenomatosa autossômica dominante caracterizada por neoplasia de 2 ou mais órgãos endócrinos
Teoria: células dos principais órgãos envolvidos originam-se da crista neural e produzem hormônios polipeptídeos nos grânulos citoplasmáticos, os quais permitem a captação de precursores de aminas e decarboxilação = células APUD

lembrar:
tipo 1 = síndrome de Wermer .... AHApaT
tipo 2 = síndrome de Sipple (Tipo A2) .... APaCF
tipo 3 = síndrome do neuroma mucoso (Tipo B2)4 ...... CFG

Tipos de Neoplasia Endócrina Múltipla			
MEA	Tipo 1	Tipo 2	Tipo 3
Adenoma **H**ipofisário	+		
Adenoma da **Pa**ratireoide	+	+	
Carcinoma tireoide medular		+	+
Tumor da ilhota pancreática	+		
Feocromocitoma		+	+
Ganglioneuromatose			+

Síndrome MEN I
= SÍNDROME DE WERMER
[Paul Wermer (1898–1975), medicina interna na Universidade de Columbia, NY]
= característica dominante autossômica com alta penetração
Causa: defeito genético do gene mu supressor do tumor de loco 11q13 no cromossomo 11
Envolvimento de órgão (PiPaPanc): sin ~/metacrônicos
1. Hiperplasia da paratireoide (97%): multiglandular/adenoma (ocasionalmente)
   • HPT primária (em 95%) geralmente é uma característica presente
2. Tumor da ilhota celular pancreática (30–80%):
   Patologia: microadenomas múltiplos < 5 mm que produzem peptídeos ativos clinicamente insignificantes ± alguns macroadenomas > 5 mm; geralmente não malignos
   ◊ Causa primária de morbidade + mortalidade!
   (a) gastrinoma (tipo mais comum, em 50–60%)
       Idade: mais comum > 40 anos
       • síndrome de Zollinger-Ellison
       √ Espessamento da parede gástrica
       √ Múltiplos microgastrinomas duodenais (< 5 mm) respondem por > 50% dos gastrinomas
   (b) insulinoma (em 10–30%)
       Idade: mais comum < 40 anos
       Localização: corpo + cauda do pâncreas
       ◊ Coexistência com gastrinomas em 10%
   (c) VIPoma = síndrome da WDHH (diarreia aquosa, hipocalemia, hipocloridria)
   (d) tumor carcinoide (2–5%)
       ◊ Até 4% dos pacientes com carcinoide apresentam MEN!
3. Tumor da glândula hipofisária anterior (15–30–50%):
   (a) não funcionante
   (b) prolactina (60%), hormônio do crescimento (< 25%), hormônio adrenocroticotrópico (5%), TSH
   • característica presente da síndrome em 10%

4. Combinação do paratireoide + pâncreas + envolvimento hipofisário (40%)
5. Hiperplasia adrenocortical/adenomas (até 33–40%)
   - raramente funcional
6. Carcinóide (2–5%)
   Localização: timo, brônquio, estômago (30 vezes de incidência aumentada), duodeno
7. Lipoma

Idade: presente durante a 3ª a 4ª década; M÷F = 1÷1
- geralmente assintomático
- múltiplos angiofibromas faciais (em 85–90% de pacientes MEN 1)

Pode estar associada a:
tumor da tireoide (20%), timoma, tumor da mucosa bucal, polipose colônica, doença de Ménétrier

Triagem da população: paciente antigo < 35 anos com HPT, tumores de órgãos endócrinos ≥ 2, 1º grau de parentesco do paciente MEN 1

Estudo por imagem:
US renal + radiografia abdominal para cálculos abdominais; MR abdominal para células da ilhota + tumores suprarrenais + mets hepáticas; ressonância magnética da hipofisária para adenoma (a cada 3 anos)

Prognóstico: morte prematura por neoplasia (provavelmente decorrente da multiplicidade metacrônica de tumores pancreáticos)

Síndrome MEN 2
= DOENÇA DE SIPPLE = MEN Tipo 2A
[John H. Sipple (1930-), medicina interna em SUNY em Syracuse]
= síndrome do câncer dominante autossômico
Causa: defeito genético no cromossomo 10
Envolvimento de órgão (PaMPhe):
1. Hiperplasia da paratireoide/neoplasia em glândulas múltiplas
   - ±hiperparatireoidismo (início mais tardio que em MEN 1)
2. Carcinoma medular da tireoide (quase 100%)
   - calcitonina sérica comumente elevada
3. Feocromocitoma (50%): bilateral em 50%; maligno em 3% diagnosticado antes (em 10%)/depois da detecção (em 17%) do carcinoma tireoide medular

Pode estar associada a: tumores carcinoides, doença de Cushing
Triagem da população: todos os pacientes com câncer medular da tireoide/feocromocitoma, 1º grau de parentesco do paciente MEN 2
Estudo por imagem: MR abdominal para feocromocitoma (a cada 3 anos); cintigrafia MIBG (opcional)

Síndrome MEN 3
= SÍNDROME DO NEUROMA MUCOSO = MEN Tipo 2B
Causa: defeito genético no cromossomo 10
Envolvimento de órgão (MPheG):
1. Carcinoma medular da tireoide
2. Feocromocitoma
3. Ganglioneuromatose intestinal = neuroma da mucosa
   = neuroganglioneuromatose oral + intestinal
   ◊ Os neuromas da mucosa são PATOGNOMÔNICOS!
   ◊ Geralmente precede o aparecimento do carcinoma da tireoide + feocromocitoma!
- extremidades longas e esbeltas (aspecto marfanoide)
- lábios espessos (em decorrência dos nódulos da submucosa)
- deformidade nodular da língua (neuromas mucosos da língua diagnosticados inicialmente e com frequência por dentistas)
- prognatismo
- espessamento do limbo da córnea
- constipação alternando com diarreia
   @ trato GI
   √ Parede colônica espessada/em placa
   √ Megacólon crônico = cólon dilatado com impressões haustrais anormais
   √ Áreas alternantes de espasmo colônico + dilatação (raramente associada à doença de Hirschsprung)
   √ Múltiplos neuromas da submucosa ao longo do intestino delgado, pode agir como ponto de partida para a intussuscepção

NESIDIOBLASTOSE
= HIPOGLICEMIA HIPERINSULINÊMICA PERSISTENTE DA INFÂNCIA = HIPERINSULINISMO CONGÊNITO
= HIPERPLASIA ADENOMATOSA DA ILHOTA CELULAR
= MICROADENOMATOSE
= distúrbio semelhante a tumor caracterizado pela proliferação de células β hiperfuncionantes distribuídas difusamente por todo o pâncreas ou formando uma massa focal

Incidência: 1÷30.000–50.000, mais elevada nas populações judaicas de Ashkenazi e da Arábia Saudita
Idade: primeiras horas de vida – > 1 ano
Patologia:
(a) adenomatose difusa (66–75%)
   = aumento disseminado não tumoral nas ilhotas celulares
   Causa: anormalidade genética
(b) hiperplasia adenomatosa focal = nesidioblastoma
- insulina sérica elevada (decorrente da liberação desregulada de insulina)
- hipoglicemia persistente grave (frequentemente resistente à terapia por diazóxido/análogo de somatostatina)

DDx de causas transitórias da hipoglicemia hiperinsulinêmica: diabetes materna, síndrome de Beckwith-Wiedemann
√ Sem anormalidades na imagem
√ Pâncreas hiperecoico aumentado

HIPERPLASIA REGENERATIVA NODULAR
= doença hepática benigna incomum definida como nodularidade difusa produzida por múltiplos nódulos regenerativos
Associada à: síndrome de Budd-Chiari, distúrbio vascular de colágeno, síndrome mieloproliferativa, síndrome linfoproliferativa, fármacos imunossupressores + antineoplásicos
Causa: hipertensão pulmonar, insuficiência cardíaca do lado direito, congestão hepática passiva, oclusão venosa hepática progressiva
Patogênese: aumento de resistência ao fluxo sanguíneo sinusal → hipertensão portal → diminuição no fluxo venoso portal → exposição prolongada à hepatopoietinas conduzidas pelo sangue → estimulação da regeneração hepatocelular nodular
Patologia: lesões se assemelham à FNH
Tamanho dos nódulos: 1–40 mm

CT:
√ Parênquima hepático heterogêneo
√ Nódulos tipicamente hipoatenuantes com possível reforço discreto

MR:
√ Hipo- a iso- a hiperintenso em T1WI
√ Hipo- a iso- a hipointenso em T2WI
√ Imagens retardadas em 1 h predominantemente hiper-/isointensas após Gd-BenzilOxiPropiônicoTetraAcetato semelhante à FNH

CEMR:
(a) fase arterial
   √ Múltiplos e pequenos nódulos de tamanho semelhante reforçados
(b) fase venosa portal + de equilíbrio
   √ Desaparecimento à isointensidade
   DDx: HCC desaparece rapidamente à hipointensidade

PÂNCREAS *DIVISUM*

= variante anatômica mais comum do pâncreas em virtude da falha de fusão do sistema de ductos pancreáticos ventral e dorsal na 8ª semana de vida fetal

Prevalência: 4–9–14% nas séries de autopsia; 2–8% nas séries ERCP; 3–7% na população normal; 12–26% em pacientes com pancreatite recorrente idiopática

Hipótese: estenose funcional relativa/real da papila menor predispõe pancreatite recorrente não alcoólica no segmento dorsal

Idade: jovem/adulto de meia-idade

- pancreatite crônica recidivante (a relevância clínica continua a ser debatida)
√ Grande ducto pancreático dorsal principal (Santorini) drena a maior parte do parênquima glandular por meio da papila menor (acessória)
√ Pequeno ducto pancreático ventral estreito (Wirüng) drena uma porção da cabeça pancreática incluindo o processo uncinato pela papila maior + encontra-se com CBD

Pancreatografia endoscópica retrógrada:
◊ O ÚNICO meio confiável para o diagnóstico
√ Injeção de contraste na papila maior demonstra CBD + apenas ducto pancreático ventral curto com arborização precoce
√ Injeção de contraste na papila menor preenche o ducto pancreático dorsal
√ Sem comunicação entre ductos ventral + dorsal

CT:
√ Fenda oblíqua de gordura entre o pâncreas ventral + dorsal (25%)
√ Falha na observação da união dos ductos pancreáticos dorsal + ventral (rara)

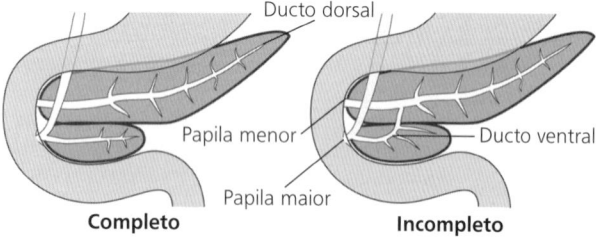

Pâncreas *Divisum*

CARCINOMA CELULAR ACINAR PANCREÁTICO

= neoplasia rara de origem exócrina
Incidência: 1–2% dos tumores exócrinos pancreáticos
Idade: 40–81 (média de 62) anos; M÷F = 86÷14; 87% Caucasianos;
mais comum que adenocarcinoma de célula ductal em grupos de idade pediátrica
Patologia: semelhante à pancreatoblastoma (= cópia embriônica)

- obstrução biliar distintamente incomum
- lipase sérica aumentada ± amilase
- síndrome da hipersecreção de lipase (síndrome paraneoplásica):
  = necrose gordurosa disseminada subcutânea + intraóssea (geralmente distal aos joelhos/cotovelos)
  Incidência: 4–16% dos pacientes adultos
  Causa: liberação sistêmica de lipase elaborada pelo tumor
- poliartropatia periférica
- nódulos subcutâneos dolorosos assemelhando-se ao eritema nodoso

Localização: qualquer local no pâncreas; frequentemente exofítico
Tamanho: 10 (variação, 2–30) cm
√ Massa mole lobulada bem definida heterogênea
√ Reforço da cápsula fina parcial/completo
√ Necrose tumoral geralmente presente

√ Calcificações tumorais puntiformes/de periferia volumosa/centrais (33–50%)
√ Pâncreas reforçado menos que o normal (maior que adenocarcinomas ductais + menor que tumores da ilhota celular)
√ Tumor moderadamente vascular + neovascularização + englobamento arterial e venoso

Prognóstico: sobrevida média de 7–9 meses; 57% de sobrevida de 1 ano, 26% de sobrevida de 3 anos, 6% de sobrevida de 5 anos (discretamente melhor que para o adenocarcinoma ductal)

DDx: (1) adenocarcinoma pancreático (pequeno, irregular, localmente invasivo, sem cápsula, obstrução biliar quando localizado na cabeça do pâncreas)
(2) tumor da ilhota celular não funcionante
(3) Cistoadenoma microcístico
(4) Tumor pseudopapilar sólido
(5) Tumor oncocítico do pâncreas
(6) Pancreatoblastoma (em crianças < 10 anos)

ADENOCARCINOMA DUCTAL PANCREÁTICO

= ADENOCARCINOMA DUCTAL CELULAR = ADENOCARCINOMA PANCREÁTICO

◊ As células ductais compreendem apenas 4% do tecido pancreático!

Incidência: 85–95% das neoplasias malignas pancreáticas, 5ª causa principal de morte por câncer nos Estados Unidos (27.000 por ano)

Causa: abuso de álcool (4%), diabetes (2 × mais frequente que na população geral, particularmente em mulheres) tabagismo (fator de risco de 2 ×)

Risco genético: pancreatite hereditária (em 40%), síndrome do câncer pancreático hereditário, carcinoma do cólon não poliposo hereditário, síndrome de Peutz-Jeghers, múltiplos nevos melanocíticos atípicos familiares, BRCA2

Patologia: adenocarcinoma infiltrativo cirrótico com uma celularidade densa + vascularização esparsa

Pico etário: 7ª (variação, 4ª–8ª) década; M÷F = 2÷1; extremamente raro em crianças

Estágio I = confinado ao pâncreas
II = + metástases nos linfonodos regionais
III = + disseminação distante
◊ À apresentação:
– 65% dos pacientes apresentam doença local avançada/metástases distantes
– 21% dos pacientes apresentam doença localizada com linfonodos disseminados à regionais
– 14% dos pacientes apresentam tumor confinado ao pâncreas

Extensão:
(a) extensão local além das margens do órgão (68%) posteriormente (96%), anteriormente (30%), na porta hepática (15%), no hilo esplênico (13%)
(b) invasão dos órgãos adjacentes (42%)
duodeno > estômago > glândula suprarrenal esquerda > baço > raiz do mesentério do intestino delgado
(c) disseminação de linfonodo local
nódulos pancreático-esplênicos que acompanham a. esplênica, nódulos pancreático-duodenais, nódulos pré-aórticos mesentéricos superiores

Metástases: fígado (30–36%), linfonodos regionais > 2 cm (15–28%), ascite por carcinomatose peritoneal (7–10%), pulmões (nódulos pulmonares/linfangítico), pleura, osso

- perda de peso, anorexia, fadiga
- dor no hipocôndrio irradiando para a região dorsal

- icterícia obstrutiva (75%)
  ◊ Causa mais frequente de obstrução biliar maligna
- icterícia indolor (25%)
- início agudo de diabetes (25–50%), esteatorreia
- hiperamilasemia
- trombose espontânea da veia (síndrome de Trousseau)

Localização: cabeça do pâncreas (60%); corpo (15%); cauda (5%); envolvimento difuso (20%)

Tamanho: 2–10 cm (em 60% entre 4–6 cm)

UGI:
√ "Sinal de acolchoamento antral" = indentação extrínseca da margem posteroinferior do antro
√ Sinal de "3 Frostberg invertido" = contorno em 3 invertido para a porção medial da varredura duodenal
√ Parede duodenal espiculada + tração + fixação (infiltração neoplásica da mucosa duodenal/resposta desmoplásica)
√ Massa nodular irregular/lisa com o carcinoma ampular

BE:
√ Ancoramento difuso por toda a cavidade peritoneal (da disseminação intraperitoneal)
√ Preenchimento/achatamento/estreitamento haustral localizado com contorno serrilhado no aspecto inferior do cólon transverso/flexura esplênica

CT (75–96% de taxa de detecção para CT dinâmico):
√ Lesão hipovascular melhor representada durante a fase parenquimatosa/venosa portal (11% não visualizada)
√ Massa pancreática (95%)/aumento difuso (4%)/varredura normal (1%)
√ Massa com zona central de densidade diminuída (75–83%)
√ Sinais indiretos:
  √ Deformidade convexa do contorno pancreático
  √ "Sinal de duplo ducto" = obstrução do ducto biliar + pancreático sem massa detectável (4%)
  √ Dilatação do ducto (58%): 3/4 biductal, 1/10 isolado a um ducto; ducto pancreático dilatado (67%); ductos biliares dilatados (38%)
  √ Atrofia do corpo + cauda pancreática (20%)
√ Calcificações (2%)
√ Pseudocisto pós-obstrutivo (11%)
√ Obliteração da gordura retropancreática (50%) = ausência de uma cápsula no pâncreas
√ Invasão vascular:
  √ Espessamento do eixo celíaco/SMA (invasão dos linfáticos perivasculares) em 60%
  √ Veias colaterais dilatadas (12%)
  √ Alta probabilidade de não ressectabilidade quando a contiguidade circunferencial do tumor ao vaso for > 50% (84% de sensibilidade, 98% de especificidade)
√ Espessamento da fáscia de Gerota (5%)
√ Extensão local do tumor posteriormente, no hilo esplênico, no hilo hepático (68%)
√ Invasão contígua de órgãos (duodeno, estômago, raiz mesentérica) em 42%
√ Metástases hepáticas (75% de sensibilidade)

US:
√ Massa pancreática hipoecoica
√ Aumento focal/difuso do pâncreas (10%)
√ Deformidade do contorno da glândula; arredondamento do processo uncinado
√ Dilatação do ducto pancreático ± biliar

MR (sem melhora diagnóstica em relação à CT; válida na avaliação de uma cabeça pancreática aumentada):
√ Lesão hipointensa em T1WI (acentuada em imagens com supressão da gordura)
√ Lesão hipovascular durante a fase capilar comparada ao pâncreas circunvizinho (em virtude do componente fibrótico desmoplásico)
√ Reforço da lesão > 1 min após a injeção de contraste (em decorrência da desmoplasia com grandes espaços intersticiais)
√ Intensidade de sinal anormalmente baixa da cauda pancreática + corpo (em decorrência da atrofia/pancreatite crônica secundária) em T1WI reduzindo o contraste relacionado com o câncer focal

Angiografia (70% de acurácia):
√ Tumor hipovascular/neovascularização (50%)
√ Englobamento arterial: SMA (33%), artéria esplênica (14%), tronco celíaco (11%), artéria hepática (11%), artéria gastroduodenal (3%), artéria renal esquerda (0,6%)
√ Obstrução venosa: veia esplênica (34%), SMV (10%)
√ Englobamento venoso: SMV (23%), veia esplênica (15%), veia porta (4%)

Colangiografia:
√ Oclusão do CBD em "cauda de rato/mamilo"
√ Massa nodular/oclusão em menisco nos tumores ampulares
√ Sinal do ducto duplo = obstrução súbita do ducto biliar comum + ducto pancreático

Pancreatografia (anormal em 97%):
√ Obstrução irregular, nodular, em cauda de rato, excêntrica
√ Englobamento localizado com dilatação pré-estenótica
√ Defeito acinar

Prognóstico:
12% com sobrevida de 1 ano, 20% com 3 anos de sobrevida, < 1% com sobrevida de 5 anos
sobrevida média de 14 meses após a ressecção curativa, 8 meses após ressecção paliativa, 5 meses sem tratamento; tumores ressecáveis em somente 8–15% na apresentação, 5% de taxa de sobrevida de 5 anos após a cirurgia

Taxa de sobrevida & tamanho do tumor:
100% de taxa de sobrevida de 5 anos para tumores < 1 cm sem invasão parenquimal/vascular/linfática
30% para tumores < 2 cm

DDx: pancreatite focal, carcinoma da ilhota pancreática, metástases, linfoma, variante normal

TUMORES DAS CÉLULAS DA ILHOTA PANCREÁTICA

Origem: neuroectoderma embrionário, derivado do APUD (captação do precursor de aminas e decarboxilação) linhagem celular originária da ilhota de Langerhans (APUDoma)

Prevalência: 1–5÷1.000.000 população/ano; isolado ou parte da síndrome MEN I (= síndrome de Wermer)

Idade média: 47 (variação, 7–83) anos; 25 anos para MEN 1; M = F

Patologia: (a) tumor pequeno: sólido, bem demarcado, não encapsulado
(b) tumor grande: alterações císticas + necrose + calcificações com frequente pseudocápsula fibrosa incompleta

Em ordem de frequência: insulinoma (47%) > gastrinoma (30%) > glucanoma > VIPoma > somatostatinoma

Histologia: camadas de células redondas pequenas + numerosos vasos estromais
(a) padrão trabecular ± arranjo giriforme
(b) padrão acinar/glandular
(c) padrão medular/sólido
◊ Mitoses são incomuns mesmo em tumores agressivos

Tempo médio a partir do início dos sintomas até o diagnóstico é 2,7 anos

Classificação:
(a) tumor da ilhota celular funcionante (85%)
  ◊ Pequeno tumor na apresentação como um resultado de sintomas

(b) tumor da ilhota celular clinicamente silencioso/não funcionante (15%) abaixo do limiar de detectabilidade/hipofuncionante
  ◊ Grande tumor na apresentação
Metástase: em 60–90% para fígado ± linfonodos regionais
  ◊ Metástase hepática frequentemente são hipervascular com aumento durante a fase arterial
  ◊ Metástase hepática hiperecoica é sugestiva de tumor da ilhota celular e não de adenocarcinoma pancreático!
Papel da radiologia:
  localizar os 4% dos tumores não detectados à palpação intraoperatória + US intraoperatório para evitar o risco de laparatomia negativa utilizando CT/MR como as modalidades com a mais elevada sensibilidade!
√ Tumor redondo/ovoide
√ Reforço acentuado nas imagens imediatas (hipervascularidade)
√ Reforço acentuado nas imagens retardadas (grande espaço intersticial com estroma edematoso frouxo + vasos sanguíneos abundantes)
√ NENHUM englobamento vascular/obstrução do ducto
√ Tumor > 3 cm de diâmetro + calcificações sugere malignidade
US:
  (a) US transabdominal (70% de sensibilidade)
  (b) US endoscópico (aproximadamente 95% de sensibilidade, 93% de especificidade), menos sensível para corpo pancreático distal + cauda
  (c) US intraoperatório (associado à palpação pelo cirurgião)
√ Massa homogeneamente hipoecoica arredondada/ovoide
√ ± borda hiperecoica
CT (71–82% de sensibilidade)
  ◊ Tumores frequentemente pequenos (< 20 mm) + múltiplos e difíceis de serem detectados
√ Tumor isoatenuante em NECT
√ Reforço acentuado na fase arterial
√ O tumor pode ser cístico/hipoatenuante (raro)
MR:
√ Intensidade de sinal baixa em T1WI
√ Intensidade de sinal alta em T2WI moderadamente; pode ser apenas discretamente hiper-/hipointensa em T2WI com quantidade substancial de colágeno
√ Reforço intenso nas imagens pós-contraste fase arterial
√ Metástases hepáticas hipervasculares
NUC (70–90% de sensibilidade, apenas 50% de sensibilidade para gastrinomas + insulinomas)
cintigrafia com receptor de somatostatina com octreotide marcado por índio-111
√ Cintigrafia do todo o corpo detecta tumores > 10 mm de tamanho
√ Prediz quais pacientes responderão à terapia por radionuclídeo
√ Monitora a resposta à terapia
Angiografia:
√ Coloração vascular intensa na fase capilar + arterial tardia
Amostra venosa hepática (88% de sensibilidade):
  ◊ Realizada juntamente à angiografia pancreática
√ Elevação na concentração de hormônio venoso após injeção seletiva de secretagogos (p. ex., cálcio) nas artérias que suprem o pâncreas
Prognóstico: 50% taxa de sobrevida de 5 anos
DDx: (1) adenocarcinoma ductal pancreático (hipovascular, menor, englobamento de SMA + tronco celíaco)
  (2) adenoma microcístico (tumor benigno, pequenos cistos, mulheres com idade mais avançada)
  (3) tumor metastático: carcinoma de célula renal (Hx clínica)
  (4) neoplasma epitelial sólido e papilar (mulheres jovens, áreas hemorrágicas)
  (5) paraganglioma
  (6) sarcoma (raro)

TUMOR PRODUTOR DE ACTH
= CORTICOTROFINOMA
causa rara da síndrome de Cushing
- nível elevado de cortisol sérico
- tolerância à glicose prejudicada > obesidade central > hipertensão, oligomenorreia > osteoporose > púrpura > estrias > atrofia muscular

Prognóstico: quase todos malignos com metástases no momento do diagnóstico

GASTRINOMA
  ◊ Segundo tumor mais comum da ilhota celular
Idade: 8% em pacientes < 20 anos; M > F
Histologia: composto por células G (em células α/δ)
Patologia: (a) hiperplasia da ilhota celular (10%)
  (b) adenoma benigno (30%): solitário em 50%, múltiplo em 50% (especialmente em MEN 1)
  (c) maligno (50–60%) com metástases de fígado, baço, linfonodos, osso
Associado a: MEN tipo I (em 50–60%); tumor da ilhota celular mais comum em MEN 1
- síndrome de Zollinger-Ellison: doença de úlcera péptica recorrente grave (> 90%), má absorção, hipocalemia, hipersecreção gástrica, hiperacidez/ocasionalmente hipoacidez, diarreia (em virtude de má absorção de gordura secundária à quebra de lipase pancreática proveniente do excesso de ácido gástrico)
  ◊ Apenas 1 ÷ 1.000 pacientes com doença de úlcera péptica apresentam gastrinoma!
- dor epigástrica (doença de úlcera péptica recorrente/intratável)
- sangramento GI
- refluxo gastroesofageano, azia
- diarréia secundária à hipersecreção gástrica
- níveis séricos de gastrina elevados no jejum (DIAGNÓSTICO)
Localização: geralmente solitário, múltiplo em MEN 1
  (a) 87% no pâncreas (71% na cabeça)
  (b) ectópico (7–33%):
    — parede duodenal (13% na parede medial do duodeno) frequentemente no "triângulo do gastrinoma" (= triângulo limitado pelo hilo hepático como ápice do triângulo + 2ª e 3ª partes do duodeno como as bases); frequentemente microadenomas de 1–2 mm de tamanho
    — nódulos peripancreáticos/baço
    — estômago, jejuno proximal
    — omento, retroperitônio
    — ovário
√ Úlcera em localizações incomuns, *i. e.*, duodeno pós-bulbar/jejuno proximal
Tamanho médio: 3,4–4,2 cm (até 15 cm)
√ Ocasionalmente calcificações
√ Massa hipoecoica homogênea
Angiografia:
√ Lesão hipervascular (70%)
√ Amostra venosa hepática após estimulação intra-arterial com secretina
CT:
√ Transitoriamente hiperdenso na CT dinâmica (maioria)
√ Espessamento das pregas rugosas gástricas
MR:
√ Massa de baixa intensidade em T1WI com supressão de gordura
√ Reforço central diminuído + periférico anelar
√ Massa de alta intensidade em T2WI com supressão de gordura
Cintigrafia com receptor de somatostatina (58–75% de sensibilidade)

Disseminação:
  √ Metástase de linfonodo regional (pode ser confundida com primário em decorrência do grande tamanho comparado ao primário)
  √ Metástase hepática (em 30% no momento do diagnóstico)
Sensibilidade da localização pré-operatória:
  75–93% para imagem pentetreotide marcado com in-111, 77% para arteriografia combinada à injeção intra-arterial de secretina, 42–63% para amostra venosa portal trans-hepática de gastrina, 35% para a CT, 25% para US, 20% para MR, 68–70% para angiografia seletiva
Rx: cirurgia curativa em 30%; ressecção do triângulo de gastrinoma; tratamento clínico da síndrome de Zollinger-Ellison
Cx: frequentemente degeneração maligna (> 50%)

GLUCAGONOMA
Incidência: tumor incomum que contra-ataca os efeitos da insulina no metabolismo da glicose
Idade: meia idade; M < F
Histologia: derivado de células A (células α) de ilhotas pancreáticas
Associado a: MEN
- eritema necrolítico migra (máculas/pápulas eritematosas migrantes altamente pruríticas nos genitais, virilha, extremidades inferiores, nádegas, face) em > 70% dos pacientes
Causa: deficiência de diversos nutrientes + vitamina B
- síndrome 4 D = diabetes, dermatite, depressão, trombose da veia profunda (*deep*) (rara)
- glossite/estomatite dolorosa, perda de peso, anemia
- nível de glucagon plasmático > 1.000 ng/l (DIAGNÓTICO); ± *diabetes mellitus* decorrente do glucagon elevado
- ± elevação de insulina, serotonina, gastrina
Localização: predominantemente no corpo/cauda pancreático
Tamanho: 2,5–25 cm (média 6,4 cm) com componentes sólidos + necróticos (em 70% > 5 cm de tamanho)
  √ Hipervascular em 90%; localização angiográfica bem sucedida em 15%
  √ Captação de pentetreotide marcado com in-111
Cx: trombose da veia profunda + embolismo pulmonar
Prognóstico: em 60–80% transformação maligna (metástases hepáticas/de linfonodos no momento do diagnóstico em 50–60%); taxa de sobrevida de 5 anos de 55%

INSULINOMA
◊ Tumor sindrômico mais comum da ilhota celular!
Idade: 4ª–6ª década; M÷F = 2÷3
Associado a: MEN Tipo I (em 10%)
Patologia: (a) adenoma benigno único (80–90%)
  (b) adenoma/microadenomatose múltipla (5–10%)
  (c) hiperplasia celular da ilhota (5–10%)
  (d) adenoma maligno (5–10%)
Histologia: composto por células β (amiloide com birrefringência verde + coloração vermelho Congo é altamente sugestivo)
- tríade de Whipple: ataque de fome + hipoglicemia (glicose de jejum < 50 mg/dL) + alívio por meio de dextrose IV
- níveis plasmáticos elevados de insulina
- sintomas neuroglicopênicos: dores de cabeça, confusões, coma
- problemas comportamentais, convulsões, coma em crianças pequenas
- hipoglicemia exacerbada pelo jejum resulta em refeições recentes para evitar os sintomas
- sudorese, palpitações, tremores (secundários à liberação de catecolamina em resposta à hipoglicemia)
- obesidade
- massa palpável firme, semelhante à borracha na cirurgia (em > 90%)

Localização: nenhuma predileção por qualquer parte do pâncreas; 65% no corpo + cauda; 1–5% em localização ectópica; 10% múltiplo
Mnemônico: 10% estão associados à MEN I
  10% são múltiplos (especialmente em MEN I)
  10% apresentam hiperplasia da ilhota celular
  10% são malignos
Tamanho médio: 2,0–2,2 cm (criança *vs* adulto); < 1,5 cm em 70%
US (20–75% de sensibilidade pré-operatória e 75–100% endoscópica + intraoperatória):
  √ Massa homogeneamente hipoecoica sólida ligeiramente marginalizada redonda/oval
Angiografia:
  √ Tumor hipervascular (66%): localização angiográfica acurada em 50–90%
  √ Amostra venosa portal trans-hepática: localização correta em 95%
  √ Amostra venosa hepática após estimulação intra-arterial com gluconato de cálcio
CECT (30–75% de sensibilidade):
  √ Lesão hipo-/isso-/hiperatenuante
  √ Reforço homogêneo (60%), reforço anelar periférico (30%)
MR:
  √ Intensidade de sinal baixa em T1WI com supressão de gordura
  √ Imagens de recuperação hiperintensas em T2WI + dinâmicas realçadas com contraste + de inversão suprimida
  √ Tumores > 2 cm apresentam reforço anelar
Cintigrafia de receptor de somatostatina (60–70% de sensibilidade)
Prognóstico: transformação maligna em 5–10%
Rx: cirurgia curativa de massa visualizada/ressecção da cauda distal + corpo sem massa visualizada

Tumor da Ilhota Celular Não Funcionante
= ICT NÃO SINDRÔMICO = TUMOR NEUROENDÓCRINO MUITO POUCO DIFERENCIADO
◊ 3º tumor da ilhota celular mais comum!
Incidência: 15–25–50% de todos os tumores da ilhota celular
Histologia: derivado de células α ou β caracterizado por pequenas células pouco granulares com velocidade elevada de proliferação + invasão vascular; reatividade positiva para cromogranina-A + enolase neuroespecífica; sem reatividade para insulina + glucagon + somatostatina
Idade média: 57 ou 70 (variação, 24–74) anos; mais jovem em MEN 1
- principalmente assintomático = os tumores podem ser ativados por hormônios, mas sem evidência clínica de produção de hormônio)
- dor abdominal, icterícia, varicorragia gástrica
- massa palpável, obstrução da saída gástrica
Localização: predominantemente na cabeça pancreática; em qualquer local no trato GI
  √ Tumor de 6–20 cm te tamanho (> 5 cm em 72%) com componentes sólidos + necróticos
  √ Calcificações nodulares grosseiras (20–25%)
  √ Reforço de contraste na CT em 83%
  √ Massa hipoecoica
  √ Coloração capilar densa tardia
  √ Grandes vasos patológicos irregulares com preenchimento venoso precoce
NUC:
  √ Nenhuma imagem com pentetreotide marcado por In-111 (em virtude da ausência de atividade do receptor de somatostatina
  √ Imagem FDG-PET altamente acurada e de escolha (em virtude da velocidade de proliferação elevada)

Prognóstico: ruim em 80–100% das transformações malignas e metástases precoces para fígado + linfonodos regionais; 60% de sobrevida de 3 anos; 44% de sobrevida de 5 anos
Rx: pode responder à quimioterapia sistêmica

Somatostatinoma
Origem: derivada das células δ
Incidência: menos que 200 casos relatados na literatura
Pode estar associada à: NF 1
Histologia: composto por células D
- síndrome inibitória = ação inibitória de somatostatina em outros peptídeos pancreáticos + intestinais (hormônio do crescimento, TSH, insulina, glucagon, ácido gástrico, pepsina, secretina)
- diabetes, colelitíase, esteatorreia, hipocloridria
- nível plasmático de somatostatina elevado (DIAGNÓSTICO)

Localização: predominantemente na cabeça pancreática/duodeno na ampola de Vater
√ Tumor de 0,6–20 cm de tamanho (média > 4 cm)
√ Hipervascular
√ Obstrução do duodeno
Prognóstico: 50–90% de transformação maligna; doença metastática para fígado/linfonodos em 50–70% no momento do diagnóstico inicial

VIPoma
= tumor solitário que libera Peptídeos Intestinais Vasoativos, que é armazenado em neurônios localizados próximos aos vasos sanguíneos + atua diretamente na adenosina monofosfato cíclico (AMP) com células epiteliais de intestino delgado e grosso + pâncreas exócrino; ocorrência esporádica
Ação: relaxamento da musculatura lisa vascular (= vasodilatação) causa diarreia aquosa grave mesmo durante o jejum
Patologia: adenoma/hiperplasia M÷F = 1÷2
Histologia: composto por células D1
- síndrome da WDHA = diarreia aquosa + hipocalemia + acloridria (VIP inibe a produção de gastrina); mais recentemente + mais acuradamente descrita como:
- síndrome WDHH = diarreia aquosa + hipocalemia + hipocloridria = "cólera pancreática" = Síndrome de Verner Morrison
- desidratação decorrente da diarreia maciça (> 1 L/d)
- vermelhidão (em alguns pacientes) da vasodilatação periférica semelhante à síndrome carcinoide
- níveis séricos de VIP elevados

Localização:
(1) pâncreas: das células δ predominantemente no corpo/cauda pancreática (75–90%)
(2) extrapancreático: ganglioblastoma retroperitoneal, feocromocitoma, pulmão, neuroblastoma (em crianças)

√ Tamanho médio de 5–10 cm com tecido sólido + tecido necrótico
√ Tumor principalmente hipervascular
√ Dilatação da vesícula biliar
√ Imagem com captação de pentetreotide marcado em In-111 em 88%
Prognóstico: em 50–80% de transformação maligna
DDx: carcinoma pulmonar de células pequenas/neuroblastoma também pode causar síndrome da WDHH

LIPOMATOSE PANCREÁTICA
= SUBSTITUIÇÃO GORDUROSA = INFILTRAÇÃO GORDUROSA
= deposição de células gordurosas no parênquima pancreático
Fatores predisponentes:
1. Aterosclerose do idoso
2. Obesidade
3. Terapia com esteroides
4. *Diabetes mellitus*
5. Síndrome de Cushing
6. Pancreatite crônica
7. Obstrução do ducto pancreático principal
8. Fibrose cística (causa mais comum na infância)
9. Desnutrição/deficiência dietética
10. Doença hepática
11. Hemocromatose
12. Infecção viral
13. Síndrome de Schwachman-Diamond
14. Síndrome de Johanson-Blizzard

√ Substituição gordurosa frequentemente desigual:
  √ Aumento no diâmetro AP da cabeça pancreática com substituição gordurosa focal = pseudo-hipertrofia lipomatosa
√ Contorno externo predominantemente lobulado
US:
  √ Ecogenicidade pancreática aumentada
CT:
  √ "Marmoramento" do parênquima pancreático/substituição gordurosa total/pseudo-hipertrofia lipomatosa

Isenção Pancreática de Gordura
= alterações gordurosas poupam a cabeça pancreática + processo uncinado (porção pancreática ventral) como fase inicial na lipomatose pancreática
Histologia: porção pancreática ventral tem ácinos menores + mais densamente concentrados com gordura interacinar escassa/ausente
US:
  √ Área hipoecoica arredondada/triangular no interior da cabeça pancreática/processo uncinado + ecogenicidade difusamente aumentada no restante da glândula
CT:
  √ Região de densidade mais alta da cabeça pancreática + processo uncinado com atenuação difusamente diminuída do corpo + cauda pancreático

PSEUDOCISTO PANCREÁTICO
= coleção de secreções pancreáticas/necrose gordurosa hemorrágica encapsuladas por tecido de granulação + cápsula fibrosa
Etiologia:
(1) pancreatite aguda; requer > 4 semanas para sua formação; pseudocistos amadurecem em 6–8 semanas
(2) pancreatite crônica
(3) pós-traumático
(4) câncer pancreático

Incidência: 2–4% na pancreatite aguda
10–15% na pancreatite crônica
Localização: 2/3 no interior do pâncreas
Localização atípica (pode dissecar ao longo dos planos teciduais em 1/3):
(a) intraperitoneal: mesentério do intestino delgado/cólon transverso/cólon sigmoide
(b) retroperitoneal: ao longo do músculo psoas; pode-se apresentar como massa na virilha/no escroto
(c) intraparenquimatoso: fígado, baço, rim
(d) mediastinal (por meio do hiato esofágico > hiato aórtico > forame de Morgagni > erosão através do diafragma): pode-se apresentar como massa do pescoço

Pode se comunicar com: duodeno, estômago, baço
Radiografia simples/contraste radiográfico:
√ Indentação lisa extrínseca da parede posterior do estômago/varredura duodenal interna (80%)
√ Indentação/deslocamento da flexura esplênica/cólon transverso (40%)
√ Deslocamento descendente da junção duodenojejunal
√ Obstrução da saída gástrica
√ Dilatação do sistema coletor renal/obstrução ureteral

US (pseudocisto detectável em 50–92%; 92–96% de acurácia):
- √ Normalmente único + cisto unilocular
- √ Multilocular em 6%
- √ Nível líquido-restos/ecos internos (pode conter sequestro, coágulo sanguíneo, debris celulares pela autólise)
- √ Septações (raro; sinal de infecção/hemorragia)
- √ Pode aumentar em tamanho (secundário à hipertonicidade do líquido, comunicação com ducto pancreático, hemorragia, erosão do vaso)
- √ Obstrução do ducto pancreático/CBD

CT:
- √ Líquido no pseudocisto (0–30 HU)
- √ Calcificação da parede do cisto (extremamente rara)

MR:
- √ Coleção de líquido irregularmente delimitada (precoce)/bem circunscrita (após várias semanas)
- √ Parede espessada com reforço
- √ Tecidos hiperintensos circunjacentes em T2WI com supressão de gordura (inflamação química/infecção)
- √ Conteúdos hiperintensos em T1WI (produtos sanguíneos/necróticos ou restos proteináceos)

Pancreatografia:
- √ Comunicação com ducto pancreático em até 50–70%

Indicações para drenagem do pseudocisto: dor, suspeita de infecção, persistência de pseudocisto > 5 cm, aumento de tamanho, obstrução biliar/gastrointestinal

Cx (em 40%):
1. Ruptura na cavidade abdominal, estômago, cólon, duodeno
2. Hemorragia/formação do pseudoaneurisma
3. Infecção = abscesso pancreático
   - geralmente ocorre > 4 semanas após a pancreatite aguda
   - sintomatologia de infecção
   - √ Bolhas de gás (DDx: comunicação fistulosa com o trato GI)
   - √ Aumento na atenuação dos conteúdos líquidos
   - *Dx:* aspiração transcutânea por agulha
4. Obstrução intestinal

Prognóstico: resolução espontânea (em 20–50%) secundária à ruptura no trato GI/pancreática ou do ducto biliar

DDx: cistoadenoma pancreático mucinoso, cistoadenocarcinoma, carcinoma pancreático necrótico, alça intestinal preenchida por líquido, estômago preenchido por líquido, divertículo duodenal, aneurisma

TRANSPLANTE PANCREÁTICO

Complicações: sepse, rejeição, pancreatite, pseudocisto, abscesso pancreático (22%), extravasamento anastomótico

Prognóstico: 40% de taxa de sobrevida > 1 ano

Trombose enxerto-vaso no transplante pancreático (2–19%)
- A. Trombose precoce (< 1 mês após transplante)
  - *Causa:* falha técnica na acomodação da anastomose, dano microvascular decorrente de lesão de preservação
- B. Trombose tardia (> 1 mês após transplante)
  - *Causa:* arterite aloimune com oclusão gradual dos pequenos vasos sanguíneos

Rejeição Aguda do Transplante Pancreático
- sensibilidade focal sobre o transplante
- mensurações da amilase urinária + sérica, glicose sanguínea (não específica para o diagnóstico de rejeição)

US:
- √ Delimitação inadequada do transplante
- √ Não homogeneidade acústica

√ Ducto pancreático dilatado

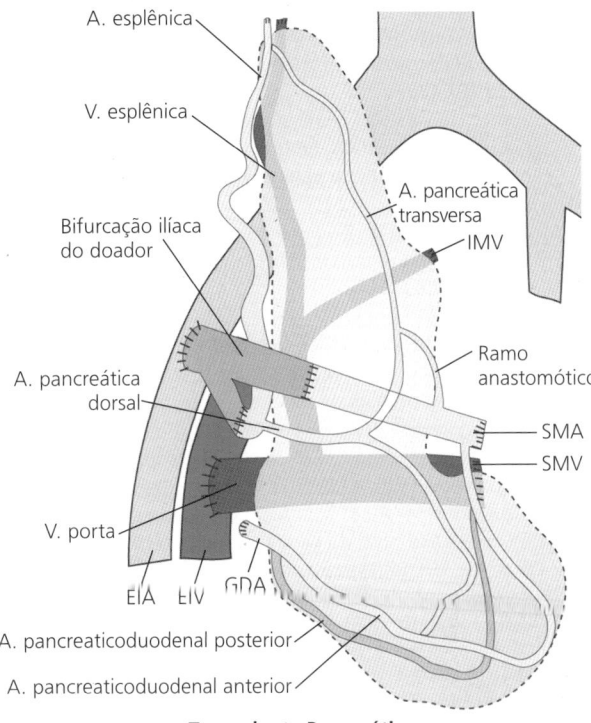

Transplante Pancreático

EIA = artéria ilíaca externa
EIV = veia ilíaca externa
GDA = artéria gastroduodenal
IMV = artéria mesentérica inferior
SMA = artéria mesentérica superior
SMV = veia mesentérica superior

PANCREATITE

Causa:
- A. IDIOPÁTICA (20%)
- B. ALCOOLISMO (25%): pancreatite aguda (15%); pancreatite crônica (70%)
- C. COLELITÍASE (50–70%): pancreatite aguda (75%); pancreatite crônica (20%)
- D. DISTÚRBIOS METABÓLICOS
  1. Hipercalcemia no hiperparatireoidismo (10%), mieloma múltiplo, amiloidose, sarcoidose
  2. Pancreatite hereditária: autossômica dominante, apenas caucasianos acometidos, causa mais comum de grandes calcificações pancreáticas esféricas na infância (em 50%), desenvolvimento em carcinoma pancreático em 20–40%; dilatação pronunciada do ducto pancreático; formação de pseudocisto (50%); associada à hipercolesterolemia tipo I
  3. Hiperlipidemia tipos I e V
  4. Fibrose cística
- E. INFECÇÃO/INFESTAÇÃO
  1. Infecção viral (caxumba, hepatite, vírus de Coxsackie, mononucleose)
  2. Parasitas (ascaridíase, clonorquíase)
- F. TRAUMATISMO
  - ◊ Uma das causas mais comuns de pancreatite na infância!
  1. Úlcera penetrante
  2. Traumatismo rombo/penetrante; traumatismo não acidental
  3. Cirurgia (em 0,8% das ressecções Billroth II, 0,8% das esplenectomias, 0,7% da cirurgia do colédoco, 0,4% das cirurgias de enxerto aórtico)

G. ANOMALIAS ESTRUTURAIS
1. Pâncreas *divisum*
   ◊ Em 12–50% dos casos sem outras anormalidades subjacentes
2. Coledococele

H. FÁRMACOS
azatioprina, tiazida, furosemida, ácido do etacrínico, sulfonamidas, tetraciclinas, fenformin, esteroides (p. ex., transplante renal), 1-asparaginase, acetoaminofeno, procainamida

I. MALIGNIDADE
carcinoma pancreático (em 1%), metástase, linfoma

J. CONDIÇÕES MULTISSISTÊMICAS
1. Sepse e choque
2. Síndrome hemolítica-urêmica
3. Síndrome de Reye
4. Lúpus eritematoso sistêmico

Teorias do patogênese:
refluxo de bile/enzimas pancreáticas/suco duodenal
(a) segmento do ducto terminal compartilhado por ducto biliar comum + ducto pancreático
(b) obstrução ao nível da papila de Vater pela estenose inflamatória, edema/espasmo do esfíncter de Oddi, tumor, divertículo periduodenal
(c) esfíncter de Oddi incompetente

Pancreatite Aguda

= doença inflamatória do pâncreas produzindo alterações temporárias com restauração da anatomia + função normais após a resolução

Patologia:
1. PANCREATITE EDEMATOSA INTERSTICIAL (75–95%): edema, congestão, infiltração leucocítica; taxa de mortalidade de 4%
2. PANCREATITE NECROTIZANTE (5–25%): destruição proteolítica do parênquima pancreático; taxa de mortalidade de 80–90%
   (a) PANCREATITE HEMORRÁGICA:
       + necrose gordurosa e hemorragia (em decorrência da erosão de pequenos vasos)
       • queda no hematócrito
   (b) PANCREATITE SUPURATIVA:
       + infecção bacteriana

Fases clínicas:
I = PANCREATITE EDEMATOSA (75%)
• melhora rápida após a terapia conservadora
• diminuição gradual das enzimas elevadas
Mortalidade: 1–5%

II = PANCREATITE PARCIALMENTE NECROTIZANTE
• resposta tardia/nenhuma resposta à terapia conservadora
• normalização tardia/nenhuma normalização das enzimas
   • hiperglicemia < 200 mg/100 mL
   • hipocalcemia > 4 mval/L
   • déficit de bases < 4 mval/L
• leucocitose < 16.000
Mortalidade: 30–75%

III = PANCREATITE TOTALMENTE NECROTIZANTE
• deterioração sob terapia conservadora
   • hiperglicemia > 200 mg/100 mL
   • hipocalcemia < 4 mval/L
   • déficit de bases > 4 mval/L
• leucocitose > 16.000
Mortalidade: 100% (40% ao 2º dia, 75% ao 5º dia, 100% ao 10º dia)

• dor epigástrica aguda radiando para as costas/tórax (pico após poucas horas, com resolução em 2–3 dias)
• náusea, vômitos
• amilase + lipase pancreática elevada no sangue + urina
• taxa de *clearance* de amilase-creatinina elevada
• sinais de pancreatite hemorrágica
   • sinal de Cullen: equimose periumbilical
   • sinal de Grey-Turner = equimose no flanco
   • sinal de Fox = equimose infrainguinal
• nódulos subcutâneos + necrose gordurosa + poliartrite

Distribuição:
A. Forma difusa (52%)
B. Forma focal (48%): localização da cabeça ÷ cauda = 3 ÷ 2

√ NENHUM achado em US/CT em 29%

Radiografia abdominal:
√ Sinal do "corte do cólon" (2–52%) = cólon transverso dilatado com alteração abrupta para um cólon descendente sem gás (inflamação via ligamento frenicólico causa espasmo + obstrução na flexura esplênica em um cólon transverso paralítico)
√ "Alça sentinela" (10–55%) = segmento localizado de intestino que contém gás no duodeno (em 20–45%)/íleo terminal/ceco
√ Sinal do "halo renal" = densidade de água da inflamação no espaço pararrenal anterior contrastando com a gordura perirrenal; mais comum no lado esquerdo
√ Aspecto mosqueado da área peripancreática (secundário à necrose gordurosa no leito pancreático, mesentério, omento)
√ Bolhas de gás intrapancreáticas (pela gangrena aguda/pancreatite supurativa)
√ "Abdome sem gás" = intestino preenchido por líquido, associada ao vômitos
√ Ascite

CXR (achados em 14–71%):
√ Efusão pleural (em 10–20%), geralmente no lado esquerdo, com níveis de amilase elevados (em 85%)
√ Elevação diafragmática à esquerda
√ Atelectasia subsegmentar à esquerda (20%)
√ Infiltrados parenquimatosos, infarto pulmonar
√ Edema pulmonar, ARDS
√ Empiema pleural, efusão pericárdica
√ Abscesso no mediastino, pseudocisto mediastinal
√ Fístula pancreaticobronquial/-pleural/-pulmonar

UGI:
√ Varizes esofagogástricas (da obstrução da veia esplênica)
√ Pregas rugais edematosas tortuosas aumentadas ao longo do antro + curvatura maior (20%)
√ Alargamento do espaço retrogástrico (do aumento/inflamação pancreático no saco menor)
√ Peristalse duodenal diminuída + pregas edematosas
√ Alargamento da varredura duodenal + deslocamento inferior do ligamento de Treitz
√ Sinal de Poppel = inchaço edematoso da papila
√ Sinal do 3 invertido de Frostberg = estreitamento segmentar com espessamento das pregas do duodeno
√ Espessamento das pregas do íleo + jejuno (disseminação proteolítica ao longo do mesentério)

BE:
√ Estreitamento, nodularidade, distorção das pregas ao longo das haustrações inferiores do cólon transverso ± cólon descendente

Colangiografia:
√ Estreitamento longo e discretamente gradual do CBD
√ Dilatação pré-estenótica binária
√ Superfície mucosa lisa/irregular

Radiografias ósseas (achados em 6%):
   Causa: lipólise intramedular metastática + necrose gordurosa + destruição óssea trabecular
   Tempo de início: geralmente 3–6 semanas após o pico da pancreatite clínica
   √ Perfuração/destruição mosqueada permeativa do osso esponjoso + erosão endosteal
   √ Necrose asséptica das cabeças femoral/umeral
   √ Infartos metafisários, predominantemente na porção distal do fêmur + tíbia proximal

US (visualização do pâncreas em 62–78%):
   √ Aumento difuso/focal hipoecoico do pâncreas
   √ Dilatação do ducto pancreático (se a cabeça estiver envolvida focalmente)
   √ *Cloaking* perivascular = disseminação de exsudato inflamatório ao longo dos espaços vasculares
   √ Massa extrapancreática hipoecoica com boa transmissão acústica (= pancreatite flegmonosa)
   √ Coleção de líquido: saco menor (60%), E > D espaço pararrenal anterior (54%), espaço pararrenal posterior (18%), ao redor de lobo esquerdo do fígado (16%), no baço (9%), mediastino (3%), fossa ilíaca, ao longo do mesocólon transverso/folhas mesentéricas intestino delgado
   Fatos sobre coleções de líquido:
     (a) resolução completa
     (b) formação do pseudocisto
     (c) infecção bacteriana = abscesso
   √ Formação de pseudocisto (52%): extensão para o saco menor, mesocólon transverso, ao redor do rim, mediastino, quadrantes inferiores do abdome

Índice de Balthazar de Gravidade da CT para Pancreatite Aguda	
Critérios	*Pontos*
Aparência CT	
Pâncreas normal	0
Aumento pancreático	1
Inflamação pancreática/peripancreática	2
1 coleção de líquido	3
≥ 2 coleção de líquido	4
Percentual de necrose	
Nenhum	0
< 30%	2
30–50%	4
> 50%	6
Score 0 = 0% de mortalidade; *Scores* 7–10 = 17% de mortalidade + 92% de taxa de complicação	

CT (visualização pancreática em 98%):
   √ Nenhuma alteração detectável no tamanho/aspecto (29%)
   √ Aumento do pâncreas + indistinção da glândula com margens convexas + heterogenicidade parenquimatosa:
     √ Massa hipodensa (5–20 HU) na <u>pancreatite flegmonosa</u>; pode persistir por longo tempo após a recuperação completa
     √ Áreas hiperdensas (50–70HU) na <u>pancreatite hemorrágica</u> por 24–48 horas
   √ Espessamento da fáscia pararrenal anterior
   √ "Sinal do halo" = preservação do espaço perirrenal
   √ Parênquima realçante sem contraste durante a injeção em *bolus* (= <u>necrose pancreática</u>)
   √ Coleção de líquido

Angiografia:
   √ Pode ser normal
   √ Áreas hipovasculares (15–56%)
   √ Hipervascularização + coloração parenquimatosa aumentada (12–45%)
   √ Compressão venosa secundária ao edema
   √ Formação de pseudoaneurismas (em 10% na pancreatite crônica): artéria esplênica (50%), arcadas pancreáticas, artéria gastroduodenal

Cx:
1. Fleimão (18%)
2. Formação de pseudocisto (10%)
3. Pancreatite hemorrágica (2–5%)
4. Abscesso (2–10%)
5. Ascite pancreática
6. Obstrução do ducto biliar
7. Trombose da veia esplênica/SMV
8. Pseudoaneurisma
   (a) ruptura para dentro de pseudocisto preexistente
   (b) digestão da parede arterial por enzimas
   Incidência: em até 10% das pancreatites graves
   Localização: artéria esplênica (mais comum), artérias gastroduodenal, pancreaticoduodenal, Hepática, artéria gástrica esquerda
   Mortalidade: 37% para a ruptura, 16–50% para a cirurgia
9. Fístula toracopancreática
   (a) fístula pancreaticopleural
   (b) fístula pancreaticopericardial
   (c) fístula pancreaticoesofageana
   (d) fístula pancreático-brônquica
   (e) pseudocisto mediastinal

Rx:
1. Conservador (NPO, tubo gástrico, atropina, analgésicos, sedação, antibióticos profiláticos) para o estágio I
2. Cirurgia precoce nos estágios II e III

Pancreatite Aguda Discreta (75%)

- disfunção mínima do órgão
Patologia: edema intersticial
Prognóstico: melhora em 48–72 horas após terapia conservadora com diminuição gradual de enzimas elevadas
Mortalidade: 1–5%

Pancreatite Aguda Grave

◊ Desenvolvimento logo após o início da pancreatite aguda discreta não tratada
- aumento da sensibilidade abdominal, distensão resultante, sons intestinais hipoativos
Associada à: falha do órgão/complicações locais
Patologia: quebra da célula pancreática + necrose
Cx: coleção aguda de líquido, necrose pancreática, pseudocisto, abscesso

COLEÇÕES AGUDAS DE LÍQUIDO (30–50%)

= forma precoce de pseudocisto agudo/abscesso pancreático
Patologia: ausência de uma parede definida de tecido fibroso/de granulação; fleimão pancreático [designação incorreta, sem infecção] = massa inflamatória sólida, alagadiça, caracterizada pelo edema, infiltração de células inflamatórias + necrose da gordura retroperitoneal
Localização: extensão para dentro do saco menor, anterior ao espaço pararrenal, mesocólon transverso, mesentério do intestino delgado, retroperitôneo, pelve

√ Próximo de 0 HU na CT
Prognóstico: regressão espontânea (em 40–50%)

NECROSE PANCREÁTICA

= área focal/difusa de parênquima pancreático não viável
Patologia: acúmulos de parênquima pancreático desvitalizado + hemorragia nos tecidos pancreáticos e peripancreáticos
Histologia: extensa necrose gordurosa intersticial com lesão de vaso + necrose de células acinares, ilhotas celulares, sistema ductal
Associada à: necrose gordurosa peripancreática
√ Zonas focais/difusas bem marginalizadas de parênquima pancreático não reforçado > 3 cm/envolvendo > 30% da glândula pancreática

PSEUDOCISTO AGUDO

= coleção de líquido pancreático circundado por uma parede de tecido fibroso/de granulação
Patologia: ausência de parede revestida por epitélio
Causa: pancreatite aguda, traumatismo pancreático, pancreatite crônica
Tempo de início: > 4 semanas após uma pancreatite aguda
- líquido rico em amilase
Prognóstico: pseudocisto persistente geralmente se comunica com o ducto pancreático; resolução espontânea em 44%; < 4 cm: resolução antecipada; > 7 cm: tratamento recomendado
Cx: hemorragia, infecção; ruptura espontânea na víscera oca

ABSCESSO PANCREÁTICO

= coleção de pus líquido bem-demarcado geralmente próximo ao pâncreas
Tempo de início: 2–4 semanas após pancreatite aguda grave
Microrganismo: Mais comumente decorrente do E. coli
- tecido liquefeito com pouca/nenhuma necrose
√ Pode conter gás no interior do leito pancreático em 30–50% (DDx de gás: cutâneo/fístula entérica, duodeno rompido, coleção de gás iatrogênico)
DDx: necrose infectada

Pancreatite Crônica

= doença inflamatória contínua do pâncreas caracterizada por fibrose com dano permanente irreversível à anatomia + função primariamente do pâncreas exócrino
Incidência: 4 ÷ 100.000 (em países ocidentais)
Etiologia:
  A. CAUSA DESCONHECIDA (20%)
  B. PANCREATITE CALCIFICANTE CRÔNICA
   1. Alcoolismo (70%)
   2. Pancreatite tropical juvenil = Kwashiorkor: em países equatoriais do terceiro mundo, associada à nutrição pobre em proteína pura, os pacientes apresentam diabetes + dor abdominal crônica
   3. Pancreatite hereditária
   4. Erros congênitos de metabolismo
   5. Hiperlipidemia
   6. Hipercalcemia
  C. PANCREATITE OBSTRUTIVA CRÔNICA
- exacerbação aguda de dor epigástrica (93%): diminui com o tempo em função da destruição progressiva da glândula, geralmente indolor após 7 anos
- icterícia (42%) pela obstrução do ducto biliar comum
- esteatorreia (80%)
- *diabetes mellitus* (58%)
- teste de secretina com amilase diminuída + bicarbonato no líquido duodenal

Radiografia simples:
√ Numerosas calcificações irregulares (em 20–50% das pancreatites alcoólicas) PATOGNOMÔNICO

UGI:
√ Deslocamento do estômago/duodeno por pseudocisto
√ Encolhimento/endurado das pregas do estômago (DDx: linite plástica)
√ Estenose do duodeno

Colangiopancreatografia (modalidade de imagem mais sensível):
√ Ectasia do ramo lateral = leve ectasia ductal/deformidade dos ramos laterais (doença mínima)
√ "Nipping" = estreitamento das origens dos ramos laterais
√ Dilatação > 2 mm, tortuosidade, rigidez da parede, estenose do ducto principal (doença moderada)
√ "Rosário, cadeia de lagos, colar de pérolas" = dilatação multifocal, estenose, obstrução do ducto pancreático principal + ramos colaterais (doença grave)
√ Defeitos de preenchimento intraductais em virtude de tampões mucinosos de proteína/cálculos/debris
√ Esvaziamento prolongado do material de contraste
√ Pode haver estenose/obstrução + dilatação pré-estenótica do CBD
√ Preenchimento de pseudocistos (< 50%)

US/CT:
√ Dilatação pancreática ductal (em 41–68%) irregular (73%)/lisa (15%)/rosário (12%)
√ Pâncreas atrófico e pequeno (em 10–54%)
√ Calcificações pancreáticas (4–50–68%)
√ Glândula não homogênea com ecogenicidade aumentada (62%)
√ Contorno pancreático irregular (45–60%)
√ Aumento pancreático focal (12–32%)/difuso (27–45%) durante o jato súbito de luz (DDx: carcinoma pancreático)
√ Principalmente dilatação ductal biliar moderada (29%)
√ Pseudocistos intra-/peripancreáticos (20–34%)
√ Hipertensão portal segmentar (= trombose da veia esplênica + esplenomegalia) em 11%
√ Formação de pseudoaneurisma arterial
√ Espessamento fascial peripancreático + enevoamento das margens do órgão (16%)
√ Ascite/derrame pleural (9%)
√ Sem anormalidades (7%)
√ Pancreatite de sulco (= forma de pancreatite segmentar crônica no sulco entre a cabeça pancreática + duodeno + ducto biliar comum):
 √ Atenuação de tecido mole (fibrose) com reforço retardado
 √ Espessamento da parede duodenal ± lesões da parede cística

MR:
√ Perda da intensidade de sinal em T1WI com supressão da gordura (pela perda da proteína aquosa nos ácinos pancreáticos, secundariamente à fibrose)
√ Diminuição do reforço com contraste heterogêneo (pela perda do leito capilar normal, substituído por tecido fibroso)

Angiografia:
√ Tortuosidade aumentada + angulação das arcadas pancreáticas + artérias intra-hepáticas (88%)
√ Irregularidades luminais/estenoses arteriais fibróticas focais (25–75%)/aspecto liso em "rosário"
√ Impregnação parenquimatosa irregular
√ Compressão/oclusão venosa (20–50%)
√ *Shunt* portoportal + varizes gástricas sem varizes esofagianas
Cx: carcinoma pancreático (2–4%), icterícia, formação de pseudocisto, ascite pancreática, trombose da veia esplênica/mesentérica/veia porta
Rx: cirurgia para pseudocisto infectado, sangramento GI pela hipertensão portal, obstrução do ducto biliar comum, obstrução gastrointestinal
DDx: carcinoma pancreático (disseminação extrapancreática)

Pancreatite Alcoólica Crônica
= caracterizada pela distribuição lobular heterogênea; tipicamente 8 anos de abuso etílico intenso
Fisiopatologia:
secreções pancreáticas espessas com concentração elevada de proteína → precipitação nos dúctulos pancreáticos → obstrução ± calcificação de tampões de proteína
√ Tampões de proteína/cálculos no interior do sistema ductal
√ Anormalidades ductais mais graves em ramos menores

Pancreatite Obstrutiva Crônica
Etiologia:
1. Lesões do ducto pancreático congênitas/adquiridas
2. Traumatismo/ligação cirúrgica do ducto
3. Disfunção do esfíncter de Oddi, estenose ampular
4. Colangite esclerosante primária
5. Pancreatite fibrosante idiopática
6. Insuficiência renal
7. Crescimento lento de tumor ampular
√ Dilatação do ducto pancreático principal
√ Pequena glândula atrófica/tamanho norma/focal- ou difusamente aumentada
√ Calcificações incomuns

Pancreatite Autoimune
= PANCREATITE ESCLEROSANTE PRIMÁRIA
= PANCREATITE ESCLEROSANTE LINFOPLASMÁTICA
= PANCREATITE CRÔNICA, NÃO ALCOÓLICA, DUCTO-DESTRUTIVA
= forma única de pancreatite crônica caracterizada pela inflamação periductal + destruição do ducto
Patologia: infiltrados linfoplasmacíticos densos centrados ao redor dos ductos pancreáticos
Prevalência: 2–5% de pancreatite crônica
Idade: 56 (variação, 14–77) anos; M÷F = 4÷1
Associada à: síndrome de Sjögren, colangite esclerosante primária, cirrose biliar primária, colite ulcerativa, lúpus sistêmico eritematoso
• dor abdominal superior ausente/moderada, fácil fadigabilidade
• papila avolumada com icterícia obstrutiva (63–75%)
• *diabetes mellitus* (20–68%)
• níveis séricos elevados de IgG + anticorpo antinuclear
Localização: corpo + cauda do pâncreas
√ Aumento do pâncreas difuso em forma de salsicha (mais comum)/focal
√ Reforço homogêneo retardado (25–71%)/hipoatenuante (29–75%)
√ Mínimo acúmulo de gordura peripancreático
√ Estenose do ducto pancreático principal (CARACTERÍSTICO) + ductos biliares
√ Sem calcificações

MR:
√ Intensidade de sinal homogeneamente diminuída em T1WI isointenso relativo ao baço
√ Intensidade variável em T2WI
Rx: terapia com corticosteroides
DDx: (1) câncer pancreático (invasão de vasos, englobamento vascular, efeito de massa, coleção de líquido)
(2) Pancreatite crônica (calcificações)

PANCREATOBLASTOMA
= raro tumor infantil diagnosticado erroneamente com frequência como neuroblastoma/hepatoblastoma
Incidência: 0,2% de todos os tumores pancreáticos; < 75 casos na literatura
Etnicidade: > 50% nos asiáticos
Idade média: 4,5 (variação, feto a 9) anos; M÷F = 1,3–2,7÷1
Pode estar associado à: síndrome de Beckwith-Wiedemann
Patologia: deslocamento do tumor de consistência mole com espaços císticos em virtude de hemorragia/degeneração cística
Histologia: tecido epitelial no arranjo organoide de formação acinar, trabecular, sólida separada por faixas estromais densas; ilhas espalhadas de corpúsculos escamoides (CARACTERÍSTICO)
Tamanho: 10,6 (variação, 1,5–20) cm
Localização: cabeça do pâncreas (50%) dilatando de modo incomum a árvore biliar
• dor abdominal, fadiga letargia, perda de peso, anorexia
• massa palpável, diarreia, vômito
• α-fetoproteína elevada (em até 33%)
√ Massa solitária bem-definida, lisa, lobulada, sólida/multiloculada na região do saco menor
√ ± pequenas calcificações agrupadas, pontuadas/cuvilineares
√ Septos realçados
US:
√ Massa bem-circunscrita hipoecoica/heterogênea com componentes sólidos + císticos (com septos internos ecogênicos)
MR:
√ Intensidade de sinal baixo (= locais de necrose) a intermediário em T1WI
√ Intensidade de sinal alto, heterogêneo em T2WI
Disseminação: fígado + linfonodos regionais (35%); pulmão/cérebro (menos comum); omento, fundo de saco, cólon, baço, rim, suprarrenal (raro)
√ Metástases hepáticas hiperatenuantes
√ Linfadenopatia regional de difícil detecção em virtude da grande massa em deslocamento
√ invasão raramente vascular
DDx: neuroblastoma, tumor de Wilms, hepatoblastoma, NHL, tumor sólido pseudopapilar (menina adolescente)
Rx: ressecção completa + quimioterapia adjuvante empírica

ADENOMA PAPILAR DOS DUCTOS BILIARES
= tumor benigno muito raro do trato biliar
Patologia: geralmente tumor solitário/papilomatose biliar com frondes papilares se estendendo ao lúmen
Histologia: epitélio colunar apoiado pelo tecido conectivo da lâmina própria ± produção de mucina
• obstrução biliar
Localização: ducto biliar comum > ducto hepático direito/esquerdo
√ Geralmente pequena massa intraductal
√ Visualizado em imagem transversal apenas quando suficientemente grande
√ Dilatação ductal biliar segmentar

Prognóstico: alto índice de recorrência após ressecção cirúrgica
Cx: transformação maligna (rara em adenoma solitário, risco significativo na papilomatose)

CONGESTÃO HEPÁTICA PASSIVA
Causa: CHF, pericardite constritiva
Fisiopatologia: hipertensão venosa central crônica transmitida aos sinusoides hepáticos, resultando em congestão centrolobular + eventualmente atrofia hepática, necrose, fibrose
- testes de função hepática anormais

CT:
√ Reforço globalmente tardio (36%)
√ Reforço das veias portais + artérias hepáticas + parênquima imediatamente adjacente (56%)
√ Padrão em "mosaico reticulado" = áreas lobulares multifocais de reforço separadas por regiões lineares grosseiras de atenuação diminuída (100%)
√ Diminuição da atenuação periportal (24%)
√ Atenuação diminuída ao redor da IVC intra-hepática (8%)
√ IVC proeminente + reforço da veia hepática (em razão do refluxo de contraste do átrio direito para a IVC dilatada)

DDx: síndrome de Budd-Chiari (distribuição regional/lobular do padrão reticular em mosaico, hipertrofia do lobo caudado)

PELIOSE
(*pelios*, do grego = purpúreo)
= raro distúrbio benigno caracterizado pela dilatação sinusoidal + múltiplas cavidades preenchidas com sangue dentro dos órgãos do RES

Causa:
(a) idiopática (em até 50%)
(b) adquirida
- infecção crônica = peliose hepática bacilar (Bartonella henselae e Quintana, TB)
- fármacos hepatotóxicos: esteroide anabolizante androgênicos, corticosteroides, citrato de tamoxifeno, agentes quimioterapêuticos, azatioprina, anticoncepcionais, injeção de dióxido de tório, arsênico, cloreto de polivinila)
- *diabetes mellitus*
- insuficiência renal crônica
- malignidade avançada (HCC, doença de Hodgkin, mieloma, câncer disseminado)
- transplante renal/cardíaco
(c) ? congênito: malformação angiomatosa

Histologia: (1) peliose hepática flebectásica (estágio inicial)
= cistos revestidos por epitélio (=? dilatação das veias centrais) comunicando-se com sinusoides hepáticos dilatados + compressão da porção hepática circunvizinha
(2) peliose hepática parenquimatose (estágio tardio)
= cistos de formato irregular, sem revestimento que se comunicam com sinusoides hepáticos dilatados + áreas de necrose celular hepática

Associada à: tumores benignos/malignos hormonalmente induzidos
Localização: fígado (mais comum), baço, medula óssea, linfonodos, pulmões)
Idade: vida fetal (rara) à vida adulta
- discoberta incidental
√ Hepatomegalia, esplenomegalia

US:
√ Áreas múltiplas indistintas de ecogenicidade variável:
 √ Hiperecoico no fundo do fígado normal
 √ Hipoecoico no fundo do fígado ecogênico anormal
√ ± vascularização interna

CT:
√ Área hipoatenuante focal ± calcificações internas
√ Atenuação elevada em áreas de hemorragia

CECT:
√ Reforço globular durante a fase precoce
√ Reforço centripetamente em elevação durante as fases tardias
√ "Sinal do alvo" = reforço central
√ Homogeneamente hiperintenso na fase retardada
√ ± ausência de reforço nas áreas centrais de trombose

MR:
√ Intensidade variável em T1WI (tipicamente hipointenso em virtude de produtos sanguíneos subagudos)
√ Comumente hiperintenso em T2WI + áreas centrais de intensidade de sinal elevada (decorrente de necrose)
√ Intensidade de sinal mista decorrente de hemorragia repetida (desoxi-hemoglobina + metemoglobina + nódulos sideróticos)

Angiografia:
√ Múltiplas pequenas coleções (vários mm a 1,5 cm) redondas de meio de contraste difusas por todo o fígado na fase arterial tardia da arteriografia hepática
√ ± opacificação simultânea das veias hepáticas

Prognóstico: reversível depois da retirada da droga/progressão para insuficiência hepática/hemorragia levando à morte

VESÍCULA BILIAR DE PORCELANA
= incrustação de carbonato de cálcio da parede da vesícula biliar
Incidência: 0,6–0,8% dos pacientes com colecistectomia; M÷F = 1÷5
Histologia: (a) lascas de cálcio distrófico no interior da parede muscular cronicamente inflamada + fibrótica
(b) micrólitos espalhados difusamente por toda a mucosa, submucosa, espaços glandulares, seios de Rokitansky-Aschoff
Associado a: cálculos da vesícula em 90%
- sintomas mínimos
√ Calcificações curvilineares (muscular)/granular (mucosas) no segmento da parede/em toda a parede
√ Vesícula biliar não funcionante na colecistografia oral
√ Estrutura curvilínea com sombreamento altamente ecogênico na fossa da GB (DDx: GB contraída preenchida por cálculos)
√ Parede da GB ecogênica com pouco sombreamento acústico (DDx: colecistite enfisematosa)
√ Grupos irregulares e difusos de ecos com sombreamento acústico posterior
Cx: 10–20% desenvolvem carcinoma de vesícula biliar

HIPERTENSÃO PORTAL
= pressão venosa portal >10 mmHg
- fluxo sanguíneo hepático normal de 550–900 mL/min (= 25% do débito cardíaco) passa pelo sistema portal (2/3) + através da artéria hepática (1/3)

Classificação:
A. HIPERTENSÃO PORTAL HIPERCINÉTICA/DINÂMICA
 congênita/traumática/fístula neoplásica arterioportal
B. RESISTÊNCIA PORTAL AUMENTADA
 @ pré-hepática
 — trombose da veia porta (flebite portal, contraceptivos orais, coagulopatia, invasão neoplásica, pancreatite, onfalite neonatal)

— compressão da veia porta (tumor, traumatismo, linfadenopatia, fleboesclerose portal, pseudocisto pancreático)
@ intra-hepático (= obstrução das vênulas portais)
— pré-sinusoidal
1. Fibrose hepática congênita
2. Fibrose não cirrótica idiopática
3. Cirroses biliares primárias
4. Deficiência de alfa-1 antitripsina
5. Doença de Wilson
6. Doença hepática sarcoide
7. Fibrose tóxica (arsênico, cobre, PVC)
8. Reticuloendoteliose
9. Mielofibrose
10. Síndrome de Felty
11. Esquistossomíase
12. Fibrose cística
13. Malária crônica
— sinusoidal
1. Hepatite
2. Doença de células falcêmicas
— pós-sinusoidal
1. Cirrose (mais frequente): cirrose de Laennec, cirrose pós-necrótica por hepatite
2. Doença venoclusiva do fígado
@ pós-hepática
1. Síndrome de Budd-Chiari
2. Pericardite constritiva
3. CHF (insuficiência tricúspide)

Fisiopatologia:
pressão elevada continuada apesar da formação de vasos colaterais venosos portais pode ser explicada por:
(a) teoria do fluxo para retrógrado = teoria do fluxo hipodinâmico
 = aumento na pressão sinusoidal em virtude da deposição de colágeno nos espaços de Disse + expansão de hepatócitos
 • índices de fluxo venoso portal baixos/estagnados
(b) teoria do fluxo anterógrado = teoria do fluxo hiperdinâmico
 = aumentos do fluxo esplâncnico secundários à vasodilatação mesentérica + aumento no débito cardíaco para preservar a perfusão hepática + vasoconstritores endógenos intra-hepáticos
 • taxas de fluxo venoso portal aumentado > 15 mL/min/kg

Direção do fluxo:
(a) hepatopetal (*petere,* Latim = buscar)
(b) hepatofugal (*fugere,* Latim = escapar) = reversão de fluxo
 Causa: comunicações arterioportais intra-hepáticas (dentro do *vasa vasorum* das tríades portais das veias portais + artérias hepáticas se conectam via capilares do ducto biliar à veia portal)
• pressão hepática em cunha elevada (HWP) = pressão venosa portal; valores normais observados na hipertensão portal pré-sinusoidal
• cabeça de medusa = drenagem a partir da veia paraumbilical + veias omentais através das veias superficiais do tórax (veia torácica lateral para veia axilar; veia epigástrica superficial para veia mamária interna e subclávia) + parede abdominal (veia circunflexa ilíaca e veia epigástrica superficial para veia femoral; veia epigástrica inferior para veia ilíaca externa)
• varizes esofagianas sangrantes (50%)
@ sistema esplâncnico:
 √ Veia porta > 13 mm (57% de sensibilidade, 100% de especificidade)
 √ SMV + veia esplênica > 10 mm; veia coronária > 4 mm; veia umbilical recanalizada > 3 mm (tamanho dos vasos não relacionados com o grau de hipertensão portal ou presença de colaterais)
 √ Perda do aumento respiratório dos diâmetros da veia esplâncnica de < 20% (81% de sensibilidade, 100% de especificidade)
 √ Aneurisma da veia porta
 √ Trombose da veia porta
 √ Transformação cavernosa da veia porta
 √ Ecogenicidade aumentada + espessando as paredes da veia porta

Doppler US:
 √ Padrão de fluxo venoso portal monofásico contínuo sem alterações respiratórias
 √ Redução das velocidades médias da veia portal para 7–12 cm/s (normalmente 12–30 cm/s)
 √ Perda do aumento do fluxo no sistema venoso portal durante a expiração
 √ Índice congestivo > 0,13 cm/s (= razão da área da veia portal dividida pela velocidade do fluxo; 67% de sensibilidade)
 √ Pode apresentar fluxo bidirecional/hepatofugal (< 10%) dentro de *shunts* espontâneos esplenorrenais (indica alta incidência de encefalopatia hepática)
 √ Artéria hepática dilatada pode demonstrar elevado índice de resistência > 0,78

@ *shunts*/colaterais espontâneos portossistêmicos:
 • alta frequência de encefalopatia hepática
 √ Varizes = estruturas arredondadas tubulares serpiginosas
 √ Veia coronária (gástrica esquerda) > 5–6 mm (em 26%)
 √ Varizes na parede da vesícula biliar na parede vesicular espessada (em 80% associadas à trombose da veia porta)

Shunts Espontâneos Portossistêmicos	
Tipo de Varizes	Frequência (%)
Venosa coronária	80–86
Esofagiana	45–65
Paraumbilical	10–43
Parede abdominal	30
Perisplênica	30
Retrogástrica/gástrica	2–27
Paraesofagiana	22
Omental	20
Retroperitoneal-paravertebral	18
Mesentérica	10
Esplenorrenal	10
Gastrorrenal	7

(a) conexão ao SVC
1. Varizes esofagianas (= veias subepiteliais + submucosas) supridas pelo ramo anterior da veia gástrica esquerda
 CT (taxa de detecção de 90%):
 √ Espessamento nodular para a parede esofagiana
 √ Reforço de lesões nodulares protruindo para o lúmen
2. Varizes paraesofagianas (não visíveis endocopicamente) suprida pelo ramo posterior da veia coronária (= gástrica esquerda) drenando para as vv. ázigos + hemiázigos + plexo vertebral
 ◊ NÃO conectado às varizes esofagianas!
 √ Massa mediastinal/pulmonar no CXR em 5–8%
(b) conexão à circulação pulmonar

1. *Shunt* gastropulmonar (entre as vv. gástrica/esofagiana e vv. pericardiofrênica esquerda/pulmonar inferior)
   √ Aumento de volume lateral das interfaces paraespinhais em CXR
   √ Obliteração de recesso azigoesofagiano em CXR
   √ Massas de ângulo cardiofrênico (com obstrução membranosa de IVC)
(c) fluxo mesentérico retrógrado
   1. Veias de Retzius (= anastomoses ente a veia porta e IVC)
      — veias ileocólicas – veia gonodal direita – IVC
      — veia pancreaticoduodenal – IVC
      — pequenos ramos esquerdos proximais de SMV – veia gonodal esquerda – veia renal esquerda
      — veias ileocólicas – diretamente em IVC
(d) colaterais retroperitoneais
   1. *Shunt* esplenorrenal/esplenoadrenorrenal
   2. *Shunt* gastrorrenal
   3. *Shunt* mesenterorrenal (entre SMV + v. renal direita)
   4. *Shunt* mesenterogonodal (entre v. ileocólica + v. testicular direita)
   5. *Shunt* esplenocaval (ente v. esplênica + v. hipogástrica esquerda)
(e) *shunt* intra-hepático (v. porta à v. hepática)
@ **síndrome Cruveilhier-von Baumgarten** (20–35%)
   = veias paraumbilicais recanalizada (AUSÊNCIA de veias umbilicais recanalizadas)
   √ Canal hipoecoico no ligamento redondo
      (a) tamanho < 2 mm (em 97% de indivíduos normais; em 14% de pacientes com hipertensão portal)
      (b) tamanho ≥ 2 mm (86% de sensibilidade para hipertensão portal)
   √ Sinal arterial no US Doppler em 38%
   √ Fluxo venoso hepatofugal (82% de sensibilidade, 100% de especificidade para hipertensão portal)
@ baço
   √ Esplenomegalia (ausência não descarta hipertensão portal)
   √ **Nódulos Gamma-Gandy** em 13% (= pequeno foco de depósitos de hemossiderina perifolicular + trabecular após hemorragia):
      √ Múltiplos pontos de baixa intensidade de 3–8 mm (florescentes) nas imagens FLASH/GRASS
      √ Múltiplos pontos hiperecoicos no US
      √ Múltiplas calcificações pálidas na CT
√ Ascite
Cx: sangramento gastrointestinal agudo (mortalidade de 30–50% durante 1° sangramento)

Hipertensão Portal Segmentar
= oclusão da veia esplênica/oclusão da veia mesentérica superior

Conexões Cirúrgicas Portossistêmicas
A. SHUNT NÃO SELETIVO
   = descompressão de todo o sistema portal com risco aumentado da encefalopatia hepática
   1. *Shunt* da portacava
      = veia porta à IVC terminolateral/laterolateral
   2. *Shunt* da mesocava
      = enxerto sintético entre SMV e IVC
      (a) "enxerto em H" curto à parede posterior do SMV
      (b) "enxerto em C" longo à parede anterior do SMV
      (c) *shunt* mesocava direto dividindo o IVC (raro)
   3. *Shunt* mesorrenal
   4. *Shunt* mesoatrial
      = enxerto de politetrafluoretileno entre a parede anterior do SMV superior ao pâncreas e átrio direito passando pelo abdome + diafragma para o interior da cavidade torácica direita
B. SHUNT SELETIVO
   = descompressão de partes do sistema portal com preservação do fluxo sanguíneo ao fígado
   ◊ Contraindicada em pacientes com ascite
   1. *Shunt* esplenorrenal distal = *shunt* de Warren (popular)
      = veia esplênica à esquerda da veia renal

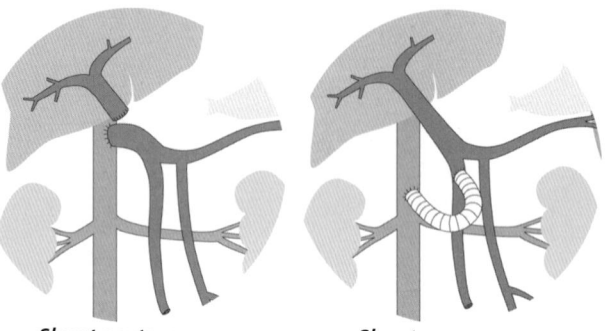
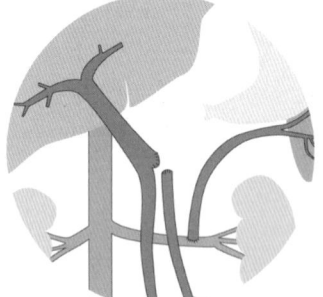
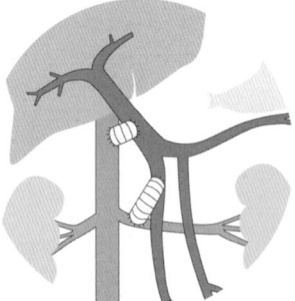

Shunt portocava   *Shunt* mesocava

Shunt esplenorrenal   *Shunt* mesorrenal & portocava laterolateral

Conexões Cirúrgicas Portossistêmicas

Critérios de Doppler para patência do *shunt*:
√ Velocidades locais aumentadas
√ Turbulência + grave amplitude de espectro
√ Dilatação de veias receptoras no local do *shunt*
√ Padrão de fluxo fásico nas tributárias portais
√ Fluxo hepatofugal nos ramos da veia porta intra-hepática
√ Redução no tamanho + número de colaterais portossistêmicos
√ Redução/ausência de ascite ou esplenomegalia

Estudo de Base Pré- e Pós-TIPS (em condições de jejum estáveis)		
	Pré-TIPS	Pós-TIPS
Velocidade da veia porta (cm/s)	10–30	40–60
Velocidade média da veia porta (cm/s)	18 ± 6	55 ± 7
Pressão portal (mmHg)	37 ± 8	22 ± 6
Shunt de velocidade de pico (cm/s)		95 ± 58

Shunt Portossistêmico Intra-hepático Transjugular (TIPS)
= descompressão portal pelo *shunt* percuteneamente estabelecido com *stent* metálico expansível entre as veias hepática + porta no interior do fígado

Indicação: pacientes com hemorragia por varizes gástrica + esofagiana/ascite refratária decorrente da doença hepática avançada com hipertensão portal, síndrome hepatorrenal

Tipo de stent: stent de Wall de 10 mm (curvo), stent de Palmaz (reto), stent de Strecker, stent em Z em espiral

Acompanhamento do shunt: em intervalos regulares de 3–6 meses para

Avaliação:
A. MORFOLOGIA
   1. Ascite
   2. Colaterais portossistêmicos
   3. Tamanho do baço
   4. Diâmetro do *stent* (geralmente 8–10 mm)
   5. Configuração do *stent*: áreas de estreitamento
   6. Extensão do *stent* para o interior das veias portal + hepática
B. HEMODINÂMICA
   1. Direção do fluxo na: veia portal extra-hepática, veia portal D + E, SMV, veia esplênica, todas as 3 veias hepáticas, IVC intra-hepática, veia paraumbilical, veia coronária
   2. Velocidade de pico do fluxo sanguíneo no interior da principal veia porta
   3. Velocidade de pico do fluxo sanguíneo no interior dos aspectos proximal + médio + distal do *stent*
   4. Artéria hepática: PSV, EDV, RI

√ Fluxo turbulento de alta velocidade (50–270 cm/s) no mínimo dobra os valores do pré-TIPS
√ Variações cardíaca + respiratória superimpostas
√ Aumento nas velocidades da artéria hepática de 77 cm/s (pré-TIPS) à 119 cm/s (pós-TIPS)
√ Direção do fluxo revertida no interior dos ramos da veia porta

Cx: A. Obstrução do fluxo
   (1) obstrução do *shunt* (38%)
   (2) estenose da veia hepática
B. Traumatismo
   (a) lesão vascular
      (1) pseudoaneurisma da artéria hepática
      (2) fístula arterioportal
      (3) hematoma intra-hepático/subcapsular
      (4) hemoperitôneo (em virtude da penetração da cápsula hepática)
   (b) lesão biliar
      (1) dilatação transitória do ducto biliar (em virtude da hemobilia)
      (2) coleção de bile
C. Desocamento do *stent* com embolização do átrio direito, artéria pulmonar, veia jugular interna

Mortalidade: < 2% (hemorragia intraperitoneal)

Insuficiência do TIPS

Causa: trombose aguda, introdução inadequada do *stent*, hiperplasia da íntima, estenose da veia hepática, alteração na configuração do *stent*, aumento de volume do parênquima hepático no *shunt*

Prevalência: 31% no primeiro ano, 42% aos 2 anos

- sangramento recorrente = anormalidade do *shunt* em 100%

A. > 50% de estenose (em 30–80% em 12 meses)
   √ Defeitos de preenchimento irregulares ao longo da parede do *shunt* no Doppler colorido
      ◊ Hiperplasia da pseudoíntima é isoecoica ao sangue!
   √ Diminuição generalizada na velocidade do *shunt*:
      √ Velocidade máxima do *shunt* de < 60 cm/s (> 95% de sensibilidade + especificidade)
      √ Diminuição gradual da velocidade do *shunt* nos 1–6 meses (em virtude da hiperplasia da íntima)
   √ Diminuição no pico da velocidade do fluxo em localização semelhante no interior do *stent* > 50 cm/s relativa ao estudo de base inicial
   √ Diminuição na velocidade máxima da veia porta > 33% da base de estudo
√ Local de aumento na velocidade do *shunt*:
   √ Zona de transição da velocidade no interior do *stent* com aceleração do fluxo por um fator de 2
   √ Aumento no pico da velocidade de fluxo em localizações semelhantes no interior do *stent* > 50 cm/s relativa ao estudo de base inicial
√ Alteração na direção do fluxo:
   √ Reversão da direção do fluxo venoso portal (100% de sensibilidade, 92% de especificidade, 71% de PPV, 100% de NPV)
   √ Alteração na direção do fluxo em veias colaterais a partir do estudo de base
   √ Fluxo retrógrado em RHV (estenose em desenvolvimento do trato de fluxo de saída venoso hepático direito)
√ Perda de pulsatilidade do fluxo portal/*shunt*:
   √ Índice de pulsatilidade venosos $(V_{máx}-V_{mín})/V_{máx}$ < 0,16 (94% de sensibilidade, 87% de especificidade)
   √ Desenvolvimento/piora da ascite/esplenomegalia
B. Oclusão
   √ Ausência de fluxo no interior do *shunt*
   √ Material ecogênico no interior do *shunt*
   – causa aguda: cateterização processual prolongada, drenagem de bile no/ao redor do *stent*
   – causa retardada: hiperplasia da pseudoíntima, encurtamento do *stent* com a expansão retardada do *stent*

TROMBOSE DA VEIA PORTA

Etiologia:
A. IDIOPÁTICA (principalmente): sepse neonatal?
B. SECUNDÁRIA:
   (1) cirrose + hipertensão portal (5%)
   (2) malignidade: invasão de tumor por carcinoma hepatocelular HCC), colangiocarcinoma, carcinoma pancreático, carcinoma gástrico/compressão extrínseca pelo tumor
   (3) traumatismo; cateterização venosa umbilical; cirurgia; Cx de esplenectomia (7%, mais alta em pacientes com desordens mieloproliferativas)
   (4) estado hipercoagulável: discrasia sanguínea; distúrbio da coagulação; terapia com estrogênio; desidratação grave
   (5) processo inflamatório intraperitoneal (flebite da veia porta): onfalite perinatal; pancreatite; apendicite; colangite ascendente
   (6) síndrome de Budd-Chiari (20%)
   (7) transplante de fígado

Idade: predominantemente crianças, jovens

- dor abdominal
- encefalopatia portossistêmica
- hematêmese (varizes esofagianas)

Trombose Aguda da Veia Porta

Raios X simples:
   √ Hepatoesplenomegalia
   √ Veia ázigos aumentada
   √ Varizes paraespinhais
UGI:
   √ Varizes esofagianas
   √ Espessamento da parede do intestino
US:
   √ Material ecogênico dentro do lúmen do vaso (67%)/trombo pode ser isoecoico

√ Aumento no diâmetro da veia porta (57%)
√ Circulação colateral portossistêmica (48%)
√ Aumento do segmento trombosado > 15 mm (38%)
√ Espessamento do omento menor

US com Doppler:
√ Nenhum fluxo no Doppler colorido pós-prandial
◊ Trombo maligno tende a distender a veia + exibe o fluxo pulsátil, um trombo suave não!
√ Diminuição do índice de resistência da artéria hepática:
√ RI < 0,50 (na trombose aguda oclusiva da veia porta)
√ Diminuição mínima/RI normal (na trombose crônica da veia porta/trombose não oclusiva)

NECT:
√ Atenuação diminuída do parênquima hepático acometido (em virtude de edema, depleção de hepatócitos, fibrose)

CECT:
√ Atenuação alta transitória durante a fase arterial hepática (em virtude do fluxo arterial aumentado)
√ Centro de baixa densidade do trombo da veia porta circundado por reforço periférico:
√ Densidade da veia porta de 20–30 HU menos que a densidade aórtica

MR:
√ Região de fluxo nulo na área portal + intensidade de sinal anormal na veia porta principal
√ Trombo hiperintenso em T1WI + T2WI (se < 5 semanas de vida)
√ Defeito de preenchimento na MRA

Angiografia:
√ Sinal das "linhas e raias" do trombo tumoral (opacificação com contraste dos vasos tumorais em padrão listrado)

Cx: (1) transformação cavernosa (19%)
(2) infarte hepático
(3) infarte intestinal

Trombose Crônica da Veia Porta

Fisiopatologia:
parte central (lobo caudado + segmento lateral) é bem suprida pelos vasos venosos colaterais; a zona periférica (principalmente o lobo direito) recebe menos sangue venoso portal resultando em fluxo arterial elevado

√ Não visualização da veia porta extra-hepática (= veia porta fibrótica)
√ Calcificação dentro do coágulo/parede da veia porta
√ Transformação cavernosa (= cavernoma) da veia porta:
√ Presença de um conglomerado racemoso de veias colaterais (= aumento da vasa vasorum da parede da veia porta) com fluxo venoso portal ligando o pâncreas + duodeno + fossa da vesícula biliar
√ Canais portoportais intra-hepaticamente entre segmentos
√ Colaterais portossistêmicos
√ Atrofia segmentar dos segmentos acometidos + hipertrofia compensatória dos segmentos Aspergidos
√ Esplenomegalia
√ Ascite

CECT:
√ Áreas periféricas disseminadas de alta atenuação no fígado durante a fase arterial hepática

US:
√ Veia porta ecogênica/não visualizada

MR:
√ Veia porta hipointensa em T1WI + hiperintensa em T2 WI (2–18 meses de vida)
√ Numerosas áreas de fluxo anormal no hilo hepático

SÍNDROME PÓS-COLECISTECTOMIA

= síndrome recorrente/persistente após colecistectomia

Incidência:
discretos sintomas de recorrência em 9–25%; sintomas graves em 2,6–32% (resultado de 1.930 colecistectomias):
— completamente curado (61%)
— melhora satisfatória com
(a) dispepsia discreta persistente (11%)
(b) discretos ataques de dor (24%)
— insuficiência com
(a) ataques ocasionais de dor grave (3%)
(b) angústia grave e contínua (1,7%)
(c) colangite recorrente (0,7%)

Causa:
A. CAUSAS BILIARES
(a) cirurgia incompleta
1. Ducto cístico/vesícula biliar remanescente
2. Cálculo retido no ducto cístico remanescente (1%)
3. Cálculo no CBD negligenciado
(b) traumatismo operatório
1. Constrição do ducto biliar
2. Peritonite biliar
3. Granuloma de sutura do ducto cístico remanescente
(c) enfermidade do ducto biliar
1. Fibrose do esfíncter de Oddi
2. Discinesia biliar
3. Fístula biliar
4. Mucocele do ducto cístico
(d) doença residual nas estruturas circunjacentes
1. Pancreatite
2. Hepatite
3. Colangite
(e) neoplasia do ducto biliar negligenciado
B. CAUSAS EXTRABILIARES (diagnóstico pré-operatório errôneo)
(a) Outras doenças do trato GI:
1. Dentição inadequada
2. Hérnia de hiato
3. Úlcera péptica
4. Cólon espástico
(b) estado de ansiedade, engolir ar
(c) angina abdominal
(d) carcinoma externo à vesícula biliar
(e) doença da artéria coronária

SÍNDROME DE RICHTER

= desenvolvimento de linfoma de células grandes/histiocítico difuso em pacientes com CLL

Etiologia: transformação/dediferenciação dos linfócitos da CLL
Incidência em pacientes com CLL: 3–10%
Idade média: 59 anos
Intervalo do tempo médio após o diagnóstico da CLL: 24 meses
• febre (65%) sem evidência de infecção
• linfadenopatia crescente + hepatosplenomegalia (46%)
• perda de peso (26%), dor abdominal (26%)
Localização: medula óssea, linfonodos, fígado, baço, intestino, pulmão, pleura, rim, dura
Prognóstico: tempo de sobrevida médio: 4 meses a partir do diagnóstico do linfoma; 14% de taxa de remissão

ESQUISTOSSOMÍASE

◊ Principal causa mundial de hipertensão portal: 200 milhões de pessoas acometidas

Tipos:
A. SCHISTOSOMA MANSONI
ocorre em > 70 milhões de habitantes de partes da África, Península Caribenha, Península Arábica, Índia Ocidental, parte norte da América do Sul
B. SCHISTOSOMA JAPONICUM
áreas litorais da China, Japão, Formosa, Filipinas, Celebes
C. SCHISTOSOMA HAEMATOBIUM
na África, mediterrâneo, sudoeste asiático → acomete tipicamente o trato urinário

Ciclo:
as cercárias entram nos linfáticos + sistema sanguíneo via ducto torácico; as larvas são transportadas para o interior dos vasos capilares mesentéricos; amadurecem no sistema porta + fígado em vermes adultos; os vermes vivem em pares na cópula dentro da veia porta + tributárias durante 10–15 anos; a fêmea nada contra o fluxo sanguíneo para alcançar as vênulas da bexiga urinária (*S. haematoblum*) ou intestino + reto (*S. mansoni, S. japonicum*); deposita os ovos na parede da bexiga urinária ou intestinos, os ovos passam para a urina + fezes; chocam dentro de água para liberar os miracídios, que infetam o hospedeiro caracol; as cercárias emergem dos caracóis depois da maturação

Infecção: as cercárias penetram na pele humana/mucosa bucal a partir da água contaminada (córregos de fluxos lentos, canais de irrigação, brejos, lagos)

Histologia: reação granulomatosa + fibrose ao longo dos ramos da veia porta

- infecção clinicamente moderada com curso crônico
@ fígado & baço (10%)
  √ Hepatosplenomegalia
  √ Dilatação da veia porta em 73% (= hipertensão portal pré-sinusoide)
  √ Espessamento difuso acentuado das paredes ecogênicas das vênulas portais = fibrose periportal
    ◊ Infecção pelo esquistossoma é a causa mais frequente de fibrose hepática em todo o mundo!
  √ Ecogenicidade parenquimatosa normal + pequenos focos hiperecoicos periféricos em 50%
  √ Leito vesicular hiperecoico
  √ Espessamento da parede da vesícula biliar
  √ Calcificações capsulares "em casco de tartaruga"/"carapaça de tartaruga" que se estendem perpendicularmente da superfície em direção ao centro (*Schistosomiasis japonicum*)
@ trato GI
  √ Varizes gástricas + esofagianas
  √ Massas polipoides na parede intestinal (especialmente no sigmoide)
  √ Colite granulomatosa
  √ Constrições com extensa inflamação pericólica
Cx: íleo

SÍNDROME DE SCHWACHMAN-DIAMOND
= rara condição provavelmente autossômica recessiva caracterizada pela ausência congênita do tecido exócrino pancreático
◊ 2ª causa mais frequente de insuficiência pancreática exócrina na infância após a fibrose cística!
- insuficiência pancreática, esteatorreia
- infecções respiratórias e cutâneas recorrentes (secundárias à hipoplasia da medula óssea)
- eletrólitos normais no suor
- falha de desenvolvimento
- tende a melhorar com tempo
√ Substituição gordurosa total do pâncreas
√ Condroplasia metafisária resultando em nanismo
DDx: fibrose cística (calcificações pancreáticas, formação de cisto, teste do suor anormal)

CISTOADENOMA SEROSO DO PÂNCREAS
= CISTOADENOMA MICROCÍSTICO = CISTOADENOMA RICO EM GLICOGÊNIO = LESÃO PANCREÁTICA MICROCÍSTICA
= neoplasia lobulada benigna composta por inúmeros pequenos cistos (1–20 mm) contendo líquido proteináceo separado por septos de tecido conectivo delgado

Incidência: aproximadamente 50% de todas as neoplasias pancreáticas císticas

Histologia: paredes dos cistos revestidas por células epiteliais cuboidais/achatadas ricas em glicogêncio derivadas de células centroacinares do pâncreas
(DDx: linfangioma), fina pseudocápsula fibrosa

Tipos:
(a) forma microcística clássica
(b) forma oligocística = cistos serosos maiores + menores semelhantes ao cistoadenoma mucinoso
(c) forma sólida = cistos serosos microscópicos semelhantes ao tumor neuroendócrino pancreático

Idade: 34–88 anos; idade média de 65 anos; 82% com mais de 60 anos de idade; M÷F = 1÷2–4

Associado a: síndrome de von Hippel-Lindau
- dor, perda de peso, mal-estar, anorexia, fadiga, icterícia
- massa palpável

Localização: qualquer porção do pâncreas acometido, discreta predominância para cabeça + colo

√ Massa lobulada bem demarcada de 1–25 (média 5) cm de diâmetro com contorno liso/nodular
√ Inumeráveis cistos pequenos < 2 cm de aparência de favo de mel/cacho de uva; incomumente poucos cistos grandes (em < 5%)/cistos de até 8 cm de diâmetro
√ Cicatriz estrelar central proeminente (CARACTERÍSTICA)
  = paredes fibróticas do cisto colapsado localizado centralmente
√ Calcificações centrais amorfas (em 18%) na área distrófica da cicatriz central estrelar ("raio de sol")
√ Ducto pancreático + CBD pode ser deslocado, englobado ou obstruído

US:
  √ Massa ecogênica predominantemente sólida com áreas mistas hipoecoicas + ecogênicas
CT:
  √ Valores de atenuação próximos da água
  √ Reforço de contraste dos septos
Angiografia:
  √ Massa hipervascular com artérias nutrícias dilatadas, vermelhidão tumoral densa, veias drenantes proeminentes, neovascularização, *shunt* AV ocasional, AUSÊNCIA de englobamento vascular
MR:
  √ Acúmulo de pequenos cistos hiperintensos em T2WI
  √ Reforço tardio de finos septos fibrosos
  √ Vazio de sinal na cicatriz central (= calcificações grosseiras)
  √ Reforço retardado da cicatriz nas imagens FLASH de contraste reforçado

Prognóstico: sem potencial maligno
Rx: excisão cirúrgica/exames de acompanhamento
DDx: neoplasia cística mucinosa maligna (indivíduos jovens, corpo + cauda do pâncreas, > 10 cm e grande na apresentação)

TUMOR SÓLIDO PSEUDOPAPILAR DO PÂNCREAS
= NEOPLASIA SÓLIDA E PAPILAR = TUMOR SÓLIDO E CÍSTICO = NEOPLASIA PAPILAR-CÍSTICA = NEOPLASIA EPITELIAL SÓLIDA E PAPILAR = TUMOR DE HAMOUDI
= tumor maligno raro de crescimento lento e grau baixo; frequentemente classificado de forma errônea como tumor da ilhota celular não funcionante, cistoadenoma ou cistoadenocarcinoma do pâncreas

Prevalência: 0,17–2,7% de todos os tumores pancreáticos não endócrinos
Idade média: 28 (variação, 2–85) anos; M÷F = 1÷9; predileção para pacientes negros e do leste asiático
Patologia: grande massa solitária bem encapsulada com necrose hemorrágica considerável + degeneração cística
  ◊ Pequenos tumores são predominantemente sólidos
Histologia: lâminas + cordões de células arranjadas ao redor do estroma fibrovascular
- desconforto e dor abdominal superior indefinido
- massa abdominal de aumento gradual
- icterícia (rara, mesmo quando localizada na cabeça do pâncreas)

Localização: cauda pancreática (36%), cabeça pancreática (34%); frequentemente exofítica obscurecendo a origem pancreática
Tamanho médio: 6–10 (variação de 0,5–34,5) cm
√ Massa pancreática arredondada/lobulada bem encapsulada e não homogênea com porções completamente sólidas ± císticas (em virtude da degeneração tumoral)
√ Compressão de estruturas adjacentes sem invasão
√ Pode ser completamente cística (quando complicada por necrose extensa + hemorragia interna
√ Nível líquido-debris (20%)
√ Calcificação distrófica pontilhada/pontiforme/amorfa (33%) semelhante à borda na cápsula tumoral ou corpulento no interior do tumor
√ Hipovascular sem reforço de contraste/reforço de tecido sólido projetando-se em direção à massa

US:
√ Borda ecogênica da cápsula tumoral
√ Massa ecogênica com centro necrótico/completamente cística com borda tumoral subcapsular

CT:
√ Componente tumoral sólido isoatenuante ao pâncreas
√ Componente cístico de 20–50 HU
√ Cápsula tumoral hipoatenuante

MR:
√ Cápsula fibrosa hipointensa em T1WI + T2WI (80–100%)
√ Tumor sólido discretamente hiperintenso em T2WI + iso- a hipointenso em T1WI comparado ao pâncreas
√ Focos de alta intensidade de sinal em T1WI em 80–100% consistente com hemorragia interna (CARACTERÍSTICA EVIDENTE) + intensidade variável em T2WI (decorrente dos diversos produtos de degradação de hemoglobina)
√ Reforço heterogêneo/anelar periférico precoce maior que o pâncreas (70%) + preenchimento progressivo
√ Hipointenso ao pâncreas em imagens retardadas

Angiografia:
√ Hipo- a avascular com deslocamento dos vasos
√ Discreta vermelidão periférica

Prognóstico: (1) excelente após a excisão
  (2) metástases (em 7–16%): omento, linfonodos, fígado (geralmente solitária)
Rx: excisão cirúrgica completa (taxa de cura de 95%)
DDx: (1) tumor neuroendócrino
  (2) adenoma microcístico (inumeráveis cistos minúsculos, grupo de idade mais avançado)
  (3) neoplasia cística mucinosa (grandes cistos uni-/multiloculares, grupo de idade mais avançada)
  (4) tumor da ilhota celular não funcionante (hipervascular)
  (5) carcinoma pleomórfico do pâncreas (tumor menor em pacientes mais velhos)
  (6) pancreatoblastoma (tumor da infância)
  (7) pseudocisto hemorrágico calcificado

ANGIOSSARCOMA ESPLÊNICO
Incidência: rara, < 100 casos na literatura
Causa: geralmente não decorrente do torotraste ou da exposição tóxica ao cloreto de vinil/arsênico como no angiossarcoma hepático
Idade: 50–60 anos
- esplenomegalia, dor abdominal
√ Múltiplos nódulos de vários tamanhos geralmente aumentando o baço
√ Massa complexa solitária com reforço de contraste variável
√ Ocasiona metástase hepática (70%)
√ Ruptura espontânea (33%)

MR:
√ Focos hipointensos focais/difusos em T1WI + T2WI (deposição de ferro decorrente da hemorragia)
Prognóstico: taxa de sobrevida de 20% após 6 meses

HAMARTOMA ESPLÊNICO
= ESPLENOMA
= rara lesão tipicamente não neoplásica única composta por um misto de elementos esplênicos normais
Etiologia: congênita
Pode estar associado a: hamartomas em qualquer local como na esclerose tuberosa
Histologia: (a) misto de polpa branca + vermelha (mais comum)
  (b) subtipo da polpa branca = tecido linfoide aberrante
  (c) subtipo da polpa vermelha = complexo aberrante de sinusoides
- assintomático

CT:
√ Atenuação igual/hipodensa ao tecido esplênico
√ Reforço heterogêneo prolongado

MR:
√ Heterogeneamente hiperintenso em T2WI
√ Reforço heterogêneo difuso, mais homogêneo em imagens retardadas

HEMANGIOMA ESPLÊNICO
Causa: congênito, surge do epitélio sinusoide
Prevalência: 0,03–14% (autopsia); M > F
  ◊ Tumor esplênico primário mais comum!
Idade: 20–50 anos
Histologia: proliferação de canais vasculares revestidos por uma única camada de endotélio; principalmente do tipo cavernoso; pode conter áreas de infartação, hemorragia, trombose, fibrose
Associado a: síndrome de Klipple-Trénaunay-Weber de angiomatose generalizada, síndrome de Beckwith-Wiedemann, síndrome de Turner
- assintomático/dor + corpulência no LUQ
√ Geralmente lesão única e pequena < 4 cm, até 17 cm de tamanho
√ Focos de calcificações salpicadas/semelhantes a flocos de neve

US:
√ Lesão predominantemente hiperecoica bem delimitada

CT:
√ lesão cística predominantemente avascular
√ áreas sólidas hipo-/isodensas ao baço normal e reforço

MR:
√ Hipo-/isointenso em T1WI + hiperintenso emj T2WI
√ Áreas hipointensas em virtude dos depósitos de hemossiderina
√ Reforço centrípeto progressivo com reforço uniforme persistente em imagens retardadas

NUC:
√ Sem captação de enxofre coloidal marcado por Tc-99 m
Prognóstico: crescimento lento, tornando-se, assim, assintomático na fase adulta

Cx: (1) ruptura esplênica espontânea (em até 25%)
(2) síndrome de Kasabach-Merritt (= anemia, rombocitopenia, coagulopatia) com grande hemangioma
(3) hipertensão portal
(4) degeneração maligna

INFARTO ESPLÊNICO
◊ Causa mais comum de defeitos focais!
Causa:
1. Embólica: endocardite bacteriana (responsável em 50%), aterosclerose com êmbolos em placa, trombos cardíacos (fibrilação atrial, trombo ventricular esquerdo), carcinoma metastático
2. Trombose local: doença de células falcêmicas (conduzindo à asplenia funcional), desordens mielo-/linfoproliferativas (CML é a mais comum), policitemia rubra, mielofibrose com metaplasia mieloide + esplenomegalia, doença de Gaucher, doença vascular do colágeno, hipertensão portal
3. Vasculite: periarterite nodosa
4. Comprometimento vascular da artéria esplênica: processo inflamatório focal (isto é, pancreatite), trombo por aneurisma da artéria esplênica, torção esplênica
5. Complicação terapêutica: embolização transcateter arterial hepática

Mnemônica: "PLEADE"
Pancreatite, carcinoma pancreático
Leucemia
Estenose mitral com êmbolos
Adenocarcinoma de estômago
Doença de células falcêmicas/traço falciforme
Endocardite bacteriana subaguda

Anatomia: ramos da artéria esplênica são artérias terminais não comunicantes
- dor no LUQ, febre
- taxa de sedimentação eritrocitária elevada, leucocitose
- níveis anormais de desidrogenase láctica
√ Defeitos periféricos únicos/múltiplos focais em forma de cunha
√ Infarto global

US:
√ Inicialmente lesão hipoecoica mal definida (em virtude de inflamação, edema, necrose)
√ Mais tarde, lesão ecogênica progressivamente bem definida (em decorrência da organização do infarto com fibrose)

Fases da CT:
(a) fase hiperaguda (dia 1)
√ Área mosqueada de atenuação aumentada na NECT (hemorragia)
√ Grande lesão do hiperatenuante focal na CECT
√ Padrão mosqueado de reforço do contraste
(b) fase aguda (dias 2–4) + fase subaguda (dias 4–8)
√ Áreas progressivamente mais bem-demarcadas de atenuação diminuída sem reforço
(c) fase crônica (2–4 semanas)
√ Diminuição de tamanho + atenuação retorna ao normal
√ Completa resolução/defeito de contorno residual
√ Áreas de calcificação

Cx: doença febril aguda, formação de abscesso, formação de pseudocisto, ruptura esplênica, hemorragia

ESPLENOSE
= autotransplante do tecido esplênico para outros locais (tecido esplênico heterotópico)

Idade: homens jovens com histórico de traumatismo/esplenectomia
Tempo de detecção: média de 10 anos (variação de 6 meses a 32 anos) após traumatismo
Localização: superfície diafragmática, fígado, omento maior, serosa do intestino delgado, peritônio parietal, pleura após ruptura diafragmática (liga-se à superfície peritoneal/pleural)
√ Múltiplos e pequenos implantes sésseis encapsulados
Tamanho: poucos mm a 3 cm (em virtude do suprimento sanguíneo limitado da neovascularização local)

CT:
√ Baço isodenso a normal com reforço homogêneo

MR:
√ Hipointensa em T1WI
√ Reforço heterogêneo (diferenças de polpa vermelha + branca)
√ Hiperintensa/raramente hipointensa (em virtude da deposição de ferro) em T2WI

NUC:
√ Demonstrados pelo Tc-99 m enxofre coloidal; plaquetas marcadas com In-111; hemácias lesadas com calor Tc-99 m (melhor taxa de detecção sem captação pelo fígado)

Importância:
(1) protege contra infecção em pacientes pediátricos
(2) pode ser confundido com metástases/linfoma
(3) responsável pela recorrência da doença após esplenectomia (p. ex., púrpura trombocitopênica idiopática)

DDx: baço adicional

PERFURAÇÃO ESPONTÂNEA DO DUCTO BILIAR COMUM
Patogênese: desconhecido (obstrução do CBD?, malformação mural localizada, isquemia, traumatismo)
Idade: 5 semanas–3 anos de idade
- distensão abdominal vaga
- hiperbilirrubinemia persistente moderada
- fezes acólicas variadas

US:
√ Ascite biliar/líquido sub-hepático loculado
√ Cisto pseudocoledocal localizado no hilo hepático

Cintigrafia hepatobiliar:
√ Radioisótopo difusamente por toda a cavidade peritoneal

TOROTRASTOSE
Torotrast = suspensão coloidal a 25% de dióxido de tório; usado como agente de contraste entre final da década de 1920 e meados da década de 1950, em particular para a angiografia cerebral e imagem do baço e fígado; quimicamente inerte com número atômico alto de 90; > 100.000 pessoas injetadas

Dióxido de Tório = consiste em 11 isótopos radioativos (tório 232 é o isótopo principal); declínio por meio de emissão alfa, beta e gama; meia-vida biológica de 1,34 × 10^{10} anos; dose hepática de 1.000–3.000 rads em 20 anos

Distribuição: fagocitado pelo RES + depositado no fígado (70%), baço (30%), medula óssea, linfonodos abdominais (20%)

√ Malha linear de material de contraste de densidade metálica no baço, linfonodos, fígado
√ Baço pode estar atrofiado/não funcional

Cx: fibrose hepática, angiossarcoma (50%), colangiocarcinoma, carcinoma hepatocelular (período de latência de 3–40 anos; média 26 anos)

TIROSINEMIA
= desordem metabólica autossômica recessiva rara
País: prevalência elevada na província canadense de Quebec e partes da Escandinávia
Bioquímica: deficiência da enzima fumarilacetoacetase (último passo no trajeto catabólico de tirosina, metionina sérica, succinilacetona urinária); níveis elevados de tirosina sérica como um precursor da dopamina, norepinefrina, epinefrina, melanina, tiroxina

A. FORMA AGUDA
- insuficiência hepática fulminante, frequentemente ao redor de 1 ano de idade

B. FORMA CRÔNICA
= síndrome de Fanconi com disfunção tubular renal
- raquitismo resistente à vitamina D
- sintomas semelhantes à porfiria intermitente
- insuficiência hepática progressiva na infância precoce
- anemia, testes de função hepática anormais
- níveis elevados de α-fetoproteína

√ Hepatosplenomegalia
√ Cirrose micro- e macronodular (infância precoce):
  √ Nódulos regenerativos de 2–20 mm: hiper- (principalmente)/iso-/hipoatenuante; hipo-/ocasionalmente hiperecoico
  √ Hipertensão portal
  √ Ecogenicidade aumentada (fibrose + infiltração gordurosa)
√ Nefromegalia com córtices renais uniformemente espessados
√ Nefrocalcinose

Dx pré-natal: deficiência da enzima demonstrável em hepatócitos, fibroblastos cutâneos, linfócitos, amniócitos
Cx: carcinoma hepatocelular (em 37% após os 2 anos de idade)
Rx: (1) dieta restrita em fenilalanina + tirosina (alivia a lesão renal, mas não previne o resultado fatal)
(2) 2–2-nitro–4-trifluor-metilbenzoil-1,3-ciclo-hexanediona (NTBC) inibe a 4-hidroxifenilpiruvato dioxigenase + previne formação de maleiacetoacetato e fumarilacetoacetato
(3) transplante hepático (antes que HCC se desenvolva)

SARCOMA INDIFERENCIADO DO FÍGADO
= SARCOMA EMBRIONÁRIO
= raro tumor altamente maligno de crianças
Incidência: 4º/5º tumor hepático mais comum na população pediátrica
Idade: < 2 meses (em 5%); 6–10 anos (em 52%); aos 15 anos (em 90%); até 49 anos; M÷F = 1÷1
Histologia: células sarcomatosas primitivas indiferenciadas estreladas/em fuso proximamente compactadas em turbilhões + folhas/frouxamente espalhadas em uma matriz mixoide com focos de hematopoiese (50%)

- massa dolorosa no RUQ e febre
- discreta anemia + leucocitose (50%)
- enzimas hepáticas elevadas (33%); α-fetoproteína normal
- febre (5%)

Localização: lobo direito (75%); lobo esquerdo (10%); ambos os lobos (15%)
√ Massa multiseptada cística (em virtude do alto conteúdo de água de estroma mixoide) com componente sólido periférico
√ 7–14–21 cm em tamanho
√ Margens bem definidas (pseudocápsula fibrosa)
√ Reforço heterogêneo de componentes sólidos

NUC:
  √ Fotodefeito na varredura com enxofre coloidal

US/CT:
  √ Grandes massas intra-hepáticas com áreas císticas de até 4 cm em diâmetro (estroma mixoide + necrose + hemorragia)
  √ Achado discordante entre US (sólido) + CT e MR (semelhante a cisto)

MR:
  √ Massa focal com múltiplos espaços císticos, septações e necrose central
  √ Áreas hiperintensas de hemorragia em T1WI

Angiografia:
  √ Hipo-/hipervascular com estiramento dos vasos
  √ Focos difusos de neovascularização

Prognóstico: principalmente resulta em morte dentro de 12 meses
Rx: quimioterapia multiagente seguida de ressecção
DDx: hamartoma mesenquimal
  (a) lesão sólida + degeneração cística
      carcinoma hepatocelular, carcinoma fibrolamelar, colangiocarcinoma intra-hepático, angiossarcoma, hemangioendotelioma epiteloide, outros sarcomas, linfoma, doença metastática, adenoma hepatocelular
  (b) lesão cística solitária
      cistoadenoma biliar/carcinoma biliar, degeneração cística de carcinoma hepatocelular, abscesso bacteriano/parasitário, doença metastática, hematoma pós-traumatismo que se resolve

BAÇO ERRANTE
= BAÇO ABERRANTE/FLUTUANTE/PTÓTICO/ACUMULADO/DISTÓPICO/DESLOCADO/PROLAPSADO
= baço excessivamente móvel em um pedículo alongado e deslocado de sua posição normal no LUQ
Causa: embriologicamente ausente/ligamentos gastroesplênicos malformados + ligamentos esplenorrenais; musculatura abdominal deficiente/frouxa (síndrome *prune-belly*, gestação)
Idade: qualquer (frequência mais elevada em mulheres na idade fértil)

- massa assintomática móvel abdominal/pélvica
- dor crônica vaga abdominal inferior/dorsal
- náusea, vômitos, eructação, flatulência
- abdome agudo (com infarto esplênico proveniente da torção)

√ Fossa esplênica vazia + massa de tecido mole associada no centro do abdome/pelve
√ Estômago mal posicionado invertido
√ Hilo esplênico frequentemente localizado na porção anterior
√ Grande baço deslocado (congestão durante a torção)

Cx:
1. Torção com oclusão venosa prolongada: periesplenite, peritonite localizada, aderências, trombose venosa, hiperesplenismo
   √ Sem fluxo no interior do baço no US com Doppler
   √ Índice resistivo elevado na artéria esplênica proximal
   √ Baixa atenuação com reforço heterogêneo na CT
   √ Aparência espiralada do pedículo esplênico torcido
2. Torção com oclusão arterial: infarto hemorrágico, hemorragia subcapsular/intraesplênica, gangrena, cistos degenerativos, asplenismo funcional
3. Complicações GI:
   @ estômago: compressão, distensão, vólvulo, divertículo de tração, varizes
   @ intestino delgado: dilatação, obstrução
   @ cólon: compressão, vólvulo, frouxidão, ptose

Rx: 1. Esplenectomia (4% de sepse pós-esplenectomia)
2. Esplenopexia
3. Tratamento conservador (se assintomático)

TRATO GASTROINTESTINAL
DIAGNÓSTICO DIFERENCIAL DE DOENÇAS GASTROINTESTINAIS

ABDÔMEN AGUDO EM CRIANÇAS
1. Intussuscepção
2. Apendicite
3. Obstrução (cirurgia anterior, hérnia)
4. Gastroenterite aguda
5. Pneumonia basilar

HEMOPERITÔNIO
A. Hemoperitônio traumático
B. Hemoperitônio não traumático
  (a) espontâneo
   1. Neoplasia altamente vascular
      carcinoma hepatocelular, angiossarcoma hepático, metástases (carcinoma pulmonar, carcinoma de células renais, melanoma), adenoma hepático (!)
   2. Esplenomegalia
      infecção viral (CMV, malária, vírus de Epstein-Barr); doença congênita; anormalidade metabólica (doença de Gaucher, amiloidose), neoplasia (hemagiomatose, angiossarcoma, leucemia, linfoma)
   3. Causas ginecológicas
      cisto ovariano hemorrágico (geralmente cisto do corpo lúteo/folicular); gravidez ectópica; síndrome HELLP (hemólise, enzimas hepáticas elevadas e diminuição da contagem de plaquetas); endometriose; rompimento uterino
   4. Lesão vascular
      rotura de aneurisma arterial (aorta abdominal, artéria esplênica, artéria hepática); rotura pseudoaneurisma (de artéria hepática, esplênica, gastroduodenal) na pancreatite
  (b) iatrogênico
   1. Anticoagulação
      (mais comumente sangramento dentro do músculo psoas/do reto abdominal)
   2. Discrasia sanguínea
   3. Procedimento invasivo/cirurgia

HEMORRAGIA GASTROINTESTINAL
Mortalidade: aproximadamente 10%
◊ Exame com bário deve ser evitado em sangramentos agudos!
Fonte:
A. HEMORRAGIA GASTROINTESTINAL ALTA
   = local do sangramento proximal ao ligamento de Treitz
   @ junção esofagogástrica
   1. Varizes esofágicas (17%): 50% de mortalidade
   2. Síndrome de Mallory-Weiss (7–14%): mortalidade muito baixa
   @ estômago
   1. Gastrite hemorrágica aguda (17–27%)
   2. Úlcera gástrica (10%)
   3. Úlcera piloroduodenal (17–25%)
   Mortalidade: < 10% se abaixo de 60 anos; > 35% de acima de 60 anos de idade
   @ outras causas (14%)
      aneurisma de artéria visceral, malformação vascular, neoplasia, fístula entericovascular
      Mortalidade média: 8–10%
   Rx:
   (1) embolização transcateter (método de escolha) colaterais abundantes exceto para estômago pós-operatório
   (2) infusão de vasopressina intra-arterial (0,2–0,4 U/min)
      Prognóstico: controla 73% do sangramento da mucosa gástrica; alta taxa de recorrência
B. HEMORRAGIA GASTROINTESTINAL BAIXA
   = sangramento distal ao ligamento de Treitz
   @ intestino delgado
      tumor (p. ex., leiomioma, hemangioma, metástases), úlceras, divertículos (p. ex., divertículo de Meckel), doença intestinal inflamatória (p. ex., doença de Crohn), má formação vascular, aneurisma de artéria visceral, fístula aortoentérica
   @ colorretal (70%)
   — sangramento maciço
   1. Divertículos (mais comum): hemorragia em 25% dos pacientes com diverticulose; cessação espontânea de sangramento em 80%; sangramento recorrente em 25%
   2. Angiodisplasia colônica (2ª causa mais comum) = lesão vascular mais comum; autolimitante
   3. Biopsia
   — baixa taxa de sangramento
   1. Doença intestinal inflamatória
   2. Tumor benigno/maligno
   3. Varizes mesentéricas
Rx:
   (1) infusão de vasopressina intra-arterial
      Prognóstico: 90% taxa de controle inicial; em 30% sangramento recorrente
   (2) embolização transcateter
      requer cateterismo super seletivo usando microcateteres + agentes microembólicos
      Cx: 25% de risco de infarto + estreitamento intestinal

Sangramento Gastrointestinal em Bebês
(1) úlcera péptica
(2) varizes
(3) divertículo de Meckel ulcerado

Sangramento Gastrointestinal em Crianças
(1) divertículo de Meckel
(2) pólipo juvenil
(3) doença intestinal inflamatória
(4) coagulopatias
(5) má formação arteriovenosa

Hemorragia Intramural
A. VASCULITE
   1. Púrpura de Henoch-Schönlein
B. TRAUMA
C. DEFEITO DE COAGULAÇÃO
   1. Terapia anticoagulante
   2. Trombocitopenia
   3. Coagulação intravascular disseminada
D. DOENÇAS COM DEFEITO DE COAGULAÇÃO
   1. Hemofilia
   2. Leucemia, linfoma
   3. Mieloma múltiplo
   4. Carcinoma metastático
   5. Púrpura trombocitopênica idiopática
E. ISQUEMIA (geralmente fatal)

- dor abdominal
- melena

Local: submucosa/intramural/mesentérica

√ Aparência de "empilhamento de moeda"/"cerca de madeira" das pregas mucosas (em virtude da infiltração simétrica de sangue na submucosa)

√ "Marca de polegar" = defeito de preenchimento polipoide redondo (em decorrência de acúmulo focal de hematomas na parede intestinal)

√ Separação + desenrolamento de alças do intestino

√ Estreitamento do lúmen + falhas de preenchimento localizadas (hematoma assimétrico)

√ Sem espasmo/irritabilidade

√ Obstrução mecânica + distensão proximal das alças

Prognóstico: resolução em 2-6 semanas

ANORMALIDADES GI EM FALÊNCIA RENAL CRÔNICA E TRANSPLANTE RENAL

@ esôfago
1. Esofagite: cândida, CMV, herpes

@ estômago e duodeno
1. Gastrite
   √ Pregas gástricas espessadas (38%)
   √ Edema + erosões
   Causa:
   (a) desequilíbrio de níveis de gastrina + secreção de ácido gástrico em virtude de
       (1) remoção reduzida de gastrina dos rins com perda de massa cortical
       (2) mecanismo de *feedback* de ácido defeituoso
       (3) hipocloridria
   (b) infecção oportunista (p. ex., CMV)
2. Úlcera gástrica (3,5%)
3. Úlcera duodenal (2,4%)
4. Duodenite (47%)

@ cólon
mais gravemente + frequentemente afetado após transplante renal
1. Distensão progressiva + pseudo-obstrução
   Fatores que contribuem: desidratação, alteração de dieta, inatividade antiácidos não absorvidos, esteroides em alta dose
2. Colite isquêmica
   (a) doença primária responsável por doença renal em estágio final (p. ex., diabetes, vasculite)
   (b) trauma do transplante renal
3. Diverticulite
   Fatores que contribuem: constipação crônica, esteroides, disfunção nervosa autonômica
4. Colite pseudomembranosa
5. Colite urêmica = colite não específica
6. Perfuração colônica espontânea
   Causa: isquemia não oclusiva, divertículos, úlceras duodenal + gástrica

@ pâncreas
1. Pancreatite
   Causa: hipercalcemia, esteroides, infecção, agentes imunossupressores, trauma

@ geral
1. Hemorragia GI
   Causa: gastrite, úlceras, divertículos colônicos, isquemia intestinal, colite infecciosa, colite pseudomembranosa, ulceração cecal não específica
2. Perfuração intestinal (em 1-4% de receptores de transplantes)
3. Infecção oportunista
   Organismo: cândida, herpes, CMV, estrongiloidíase
4. Malignidade
   (a) tumores na pele
   (b) linfoma

ENTEROPATIA

Enteropatia com Perda Proteica

A. DOENÇA COM ULCERAÇÃO MUCOSA
   1. Carcinoma
   2. Linfoma
   3. Doença intestinal inflamatória
   4. Doença de úlcerosa péptica
B. PREGAS GÁSTRICAS HIPERTROFIADAS
   1. Doença de Ménétrier
C. DOENÇA NÃO ULCERATIVA DA MUCOSA
   1. Doença celíaca
   2. Espru (*sprue*) tropical
   3. Doença de Whipple
   4. Gastroenteropatia alérgica
   5. Fístula gastrocólica
   6. Adenoma viloso do cólon
D. OBSTRUÇÃO LINFÁTICA
   1. Linfangiectasia Intestinal
E. DOENÇA CARDÍACA
   1. Pericardite constritiva
   2. Insuficiência tricúspide

Má Absorção

= deficiência de absorção de quaisquer materiais/alimentos dentro do intestino delgado

A. MÁ ABSORÇÃO PRIMÁRIA
   = a anormalidade digestiva é a única anormalidade presente
   1. Doença celíaca = *espru* não tropical
   2. *Sprue* tropical
   3. Deficiência de dissacaridase
B. MÁ ABSORÇÃO SECUNDÁRIA
   = ocorrendo durante o curso da doença gastrointestinal
   (a) entérica
       1. Doença de Whipple
       2. Parasitas: tênia, Giardia, tênia do peixe
       3. Defeitos mecânicos: fístulas, alças cegas, aderências, vólvulos, curto-circuitos
       4. Neurológicos: diabetes, diarreia funcional
       5. Inflamatórios: enterite (viral, bacteriana, fúngica, não específica)
       6. Endócrinas: síndrome de Zollinger-Ellison
       7. Drogas: neomicina, fenindiona, catárticas
       8. Doença do colágeno: esclerodermia, lúpus, poliarterite
       9. Linfoma
       10. Tumores benignos + malignos no intestino delgado
       11. Doença vascular
       12. CHF, agamaglobulinemia, amiloide, abetalipoproteineimia, linfagectasia intestinal
   (b) gástrica
       vagotomia, gastrectomia, piloroplastia, fístula gástrica (até o jejuno, íleo, cólon)
   (c) pancreática
       pancreatite, pancreatectomia, câncer pancreático, fibrose cística
   (d) hepatobiliar
       obstrução intra e extra-hepática biliar, doença hepática aguda + crônica

Sinais de Má Absorção na Radiografia Convencional
√ INTESTINO DELGADO COM PREGAS NORMAIS + LÍQUIDO
  1. Má digestão (deficiência de sal biliar/enzimas pancreáticas)
  2. Cirurgia gástrica
  3. Alactasia
√ INTESTINO DELGADO COM DOBRAS NORMAIS + HIPERSECRETIVO
  1. Espru
  2. Dermatite herpética
√ INTESTINO DELGADO SEM LÍQUIDO DILATADO
  1. Escleroderma
  2. Dermatomiosite
  3. Pseudo-obstrução: sem atividade peristáltica
√ INTESTINO DELGADO HIPERSECRETIVO DILATADO
  1. Espru
  2. Obstrução
  3. Alga cega
√ PREGAS HOMOGENEAMENTE ESPESSADAS + INTESTINO DELGADO SEM LÍQUIDO
  1. Amiloidose (má absorção é incomum)
  2. Radiação
  3. Isquemia
  4. Linfoma (raro)
  5. Macroglobulinemia (rara)
√ PREGAS HOMOGENEAMENTE ESPESSADAS + INTESTINO DELGADO HIPERSECRETIVO
  1. Síndrome de Zollinger-Ellison
  2. Abetalipoproteinemia: doença rara herdada caracterizada por dando ao CNS, anormalidades retinais, esteatorreia, acantocitose
√ PREGAS IRREGULARES NODULARES ESPESSADAS + INTESTINO DELGADO SEM LÍQUIDO
  1. Hiperplasia linfoide
  2. Linfoma
  3. Doença de Crohn
  4. Doença de Whipple
  5. Mastocitose
√ PREGAS IRREGULARES NODULARES ESPESSADAS + INTESTINO DELGADO HIPERSECRETIVO
  1. Linfangiectasia
  2. Giardíase
  3. Doença de Whipple (rara)

Nodularidade do Intestino Delgado com Má Absorção
Mnemônica: **D**eixe **L**igado **H**oje de **M**anhã e **A**manhã **L**igue **E**ntão **S**em **G**asto
  Doença de Whipple
  Linfangiectasia intestinal
  Histiocitose
  Mastocitose
  Amiloidose
  Linfoma, hiperplasia nos nódulos linfáticos
  Edema
  Sangue
  Giardíase

MASSA ABDOMINAL
Massa Abdominal em Neonatos
A. RENAL (55%)
  1. Hidronefrose (25%)
  2. Rim displásico multicístico (15%)
  3. Rim policístico
  4. Nefroma mesoblástico
  5. Trombose na veia renal
B. GENITAL (15%)
  1. Cisto ovariano
  2. Hidrometrocolpo
C. GASTROINTESTINAL (15%)
  1. Duplicação
  2. Vólvulo
  3. Peritonite no meconial cística
  4. Cisto de mesentérico
D. RETROPERITÔNIO NÃO RENAL (10%)
  1. Hemorragia suprarrenal
  2. Neuroblastoma
  3. Teratoma
E. HEPATOBILIAR (5%)
  1. Hemangioendotelioma
  2. Cisto colédoco
  3. Hidropisia da vesícula

Massa Abdominal em Bebê e Criança
A. RENAL (55%)
  1. Tumor de Wilms (22%)
  2. Hidronefrose (20%)
  3. Massa cística renal
  4. Anomalia congênita
B. RETROPERITÔNIO NÃO RENAL (23%)
  1. Neuroblastoma (21%)
  2. Teratoma
C. GASTROINTESTINAL (18%)
  1. Abscesso apendicular (10%)
  2. Hepatobiliar (6%)
D. GENITAL (4%)
  1. Cisto ovariano/teratoma
  2. Hidrometrocolpo

AR INTRA-ABDOMINAL ANORMAL
Concentração de Ar Anormal
1. Intestino localizado anormalmente
   síndrome de Chilaiditi (= cólon interposto entre fígado e parede torácica), hérnia inguinal
2. Pneumoperitônio
3. Retropneumoperitônio
   perfuração do duodeno/reto/cólon ascendente + descendente, diverticulite, doença ulcerativa, procedimento endoscópico
4. Gás na parede do intestino
   pneumatose gástrica, gastrite flegmonosa, endoscopia, rotura de bolha nos pulmonar
5. Gás dentro do abscesso
   localizado em espaço subfrênico, renal, perirrenal, hepático, pancreático, saco menor
6. Gás no sistema biliar = pneumobilia
7. Gás no sistema venoso portal

Pneumoperitônio
Causa:
A. ROTURA DA PAREDE DAS VÍSCERAS OCAS
  (a) trauma
  (b) perfuração iatrogênica
  (c) doenças do trato GI
    1. Úlcera gástrica/duodenal perfurada
    2. Apêndice perfurado
    3. Perfuração por corpo estranho ingerido
    4. Diverticulite (rotura de divertículo de Meckel/divertículo de sigmoide, diverticulose jejunal)
    5. Enterocolite necrosante com perfuração
    6. Doença intestinal inflamatória (p. ex., megacólon tóxico)

7. Obstrução† (gás com a mucosa intacta): neoplasia, ânus perfurado, doença de Hirschsprung, íleo mecônio
8. Rotura de pneumatose cistoide intestinal† com "pneumoperitônio equilibrado" (= ar intraperitoneal livre age como tamponamento dos cistos de pneumatose mantendo, assim, um equilíbrio entre ar intracístico + pneumoperitônio)
9. Perfuração gástrica idiopática = perfuração espontânea em bebês prematuros (defeito congênito na parede muscular gástrica)

B. ATRAVÉS DA SUPERFÍCIE PERITONEAL
   (a) manipulação transperitoneal
      1. Biopsia abdominal com agulha/colocação de cateter
      2. Erro na toracocentese/colocação de tubo torácico
      3. Biópsia por endoscopia
   (b) extensão a partir do tórax
      1. Dissecção de pneumomediastino (pressão de respiração positiva, rompimento de bolhas/cistos, cirurgia torácica)
      2. Fístula broncopleural
   (c) rotura da bexiga urinária
   (d) lesão abdominal penetrante

C. ATRAVÉS DO TRATO GENITAL FEMININO†
   (a) iatrogênico
      1. Perfuração do útero/vagina
      2. Culdocentese
      3. teste de Rubin = teste de perviedade tubária
      4. Exame pélvico
   (b) espontâneo
      1. Intercurso, insuflação orogenital
      2. Ducha
      3. Exercício joelho-peito, esqui aquático, cavalgar

D. INTRAPERITONEAL
   1. Peritonite formadora de gás
   2. Rompimento de abscesso

†Observação = pneumoperitônio espontâneo assintomático sem peritonite

√ Ar em saco peritoneal menor
√ Gás no escroto (através do recesso vaginal aberto)

Grande concentração de gás:
√ Distensão abdominal, sem nível ar-fluido gástrico
√ "Sinal de bola de futebol" = grande pneumoperitônio contornando toda a cavidade abdominal
√ "Sinal do parede dupla" = "sinal de Rigler" = "sinal de baixo relevo"
  = ar delineando a superfície luminal + superfície serosa da parede do intestino com paciente na posição supino (geralmente requer > 1.000 mL de gás intraperitoneal livre + fluido intraperitoneal)
  [Leo Rigler (1896–1979), radiologista em Minneapolis, USA]
√ "Sinal de triângulo indicador" = bolsa de ar triangular entre 3 alças do intestino
√ Representação de falhas no músculo diafragmático = duas ou três bandas de 6–13 mm de extensão e 8–10 mm de largura de tecido mole arqueado direcionadas verticalmente inferiormente + arqueamento paralelo à cúpula diafragmática superiormente
√ Delimitação dos ligamentos da parede abdominal anteroinferior:
√ "Sinal do V invertido" = delimitação de ambos os ligamentos umbilicais (contendo vasos epigástricos inferiores)
√ Contorno de ligamentos umbilicais mediais (artérias umbilicais obliteradas)
√ "Sinal do úraco" = contorno do ligamento umbilical médio

Gás no quadrante superior direito (melhor lugar para procurar pequenas acumulações)
√ Área grande única de hiperlucência sobre o fígado
√ Área linear oblíqua de hiperlucência revestindo a margem posteroinferior do fígado
√ Sinal da capa de Doge = acúmulo triangular de gás na bolsa de Morison (espaço hepatorrenal posterior)
√ Linha externa do ligamento falciforme = linha vertical longa à direita da linha média se estendendo da fenda do ligamento teres até o umbigo; estrutura mais comumente delimitada
√ Sinal do ligamento *teres* = ar contornando a fissura do ligamento redondo do fígado (= borda livre posterior do ligamento falciforme) visto como área verticalmente orientada definida semelhante a uma fenda/oval de hiperlucência entre a 10ª e a 12ª costela em 2,5–4 cm da borda vertebral direita com 2–7 mm de largura e 6–20 mm de extensão
√ Fenda do ligamento teres = área em forma de V invertido de hiperlucência ao longo da subsuperfície do fígado
√ "Sinal de alforje/bigode/cúpula" = gás preso abaixo do tendão central do diafragma
√ Ar para-hepático = bolha de gás lateral à borda direita do fígado

Pneumoperitônio Iatrogênico
1. Laparotomia/laparoscopia (58%)
   absorvida em 1–24 dias dependendo da quantidade inicial de ar introduzido e biótipo corporal (80% em pacientes astênicos, 25% em pacientes obesos)
   ◊ Após 3 dias ar livre deve ser acompanhado com suspeita!
2. Anastomose cirúrgica vazando
3. Diálise peritoneal
4. Colocação de sonda de alimentação
5. Perfuração endoscópica
6. Lesão na ponta da sonda do enema
7. Uso de instrumentos ginecológicos
8. Ressuscitação respiratória vigorosa
9. Pneumoperitônio diagnóstico

Pneumoperitônio Espontâneo
1. Perfuração péptica
2. Isquemia
3. Obstrução intestinal
4. Megacólon tóxico
5. Inflamação: apendicite, tuberculose, enterocolite necrosante

Pneumoperitônio Traumático
(a) Trauma fechado
(b) Trauma penetrante
   1. Corpo estranho perfurante (p. ex., lesão de termômetro no reto, estimulador vaginal no reto)
   2. Ar comprimido direcionado ao ânus

Causas Diversas de Pneumoperitônio
1. Drogas: esteroides, NSAID
2. *Pneumatosis coli*/pneumatose intestinal
3. Entrada através do trato genital feminino: ducha, intercurso sexual, insuflação

Pseudopneumoperitônio
= processo imitando ar livre
A. GÁS ABDOMINAL
   (a) gás gastrointestinal
      1. Sinal da pseudoparede = aposição de alças intestinais distendidas por gás
      2. Síndrome de Chilaiditi
      3. Hérnia diafragmática
      4. Divertículo de esôfago/estômago/duodeno

(b) gás extraintestinal
   1. Ar retroperitoneal
   2. Abscesso subdiafragmático
B. TÓRAX
   1. Pneumotórax
   2. Empiema
   3. Irregularidade do diafragma
C. GORDURA
   1. Gordura intraperitoneal subdiafragmática
   2. Interposição de gordura omental entre fígado + diafragma

Pneumoretroperitônio
Causa:
(1) rompimento traumático (geralmente duodeno)
(2) perfuração de úlcera duodenal
(3) abscesso gasoso do pâncreas (geralmente se estende dentro do saco menor)
(4) gás no trato urinário (trauma, infecção)
(5) dissecção de pneumomediastino
√ Rim contornado por gás
√ Contorno da margem do psoas ⊥ estrias de gás em feixes musculares

Pneumatose intestinal
= PNEUMATOSE CISTOIDE INTESTINAL = ENFISEMA BOLHOSO DO INTESTINO = CISTOS GASOSOS INTESTINAIS = LINFOPNEUMATOSE PERITONEAL
Causa:
◊ Atribuída a pelo menos 58 fatores causadores!

A. NECROSE/GANGRENA INTESTINAL
   ◊ Causa mais comum + que ameaça a vida!
   Patogênese: dano + rompimento da mucosa com entrada de bactérias formadoras de gás dentro da parede intestinal (cistos contêm 50% de hidrogênio = evidência de origem bacteriana)
   Enterocolite necrosante, isquemia + infarto (trombose mesentérica), colite neutropênica, sepse, vólvulos, gastrite enfisematosa, ingestão cáustica
B. ROTURA DA MUCOSA
   Patogênese: pressão de gás intestinal aumentada leva à superdistensão e à dissecção do gás intestinal no interior da parede do intestino
   (a) obstrução intestinal
      estenose pilórica, pâncreas anular, ânus perfurado, doença de Hirschsprung, síndrome de plug de mecônio, neoplasma obstrutor
   (b) trauma intestinal
      endoscopia ± biopsia, perfuração por *stent* biliar, escleroterapia, cirurgia intestinal, pós operatório de enteroanastomose intestinal pós-operatória, trauma abdominal penetrante/fechado, trauma de abuso infantil, tubo de alimentação jejunal intracateter, enema de bário
   (c) infecção/inflamação
      doença ulcerosa péptica, parasitas intestinais, tuberculose, peritonite, doença intestinal inflamatória (doença de Crohn, colite ulcerativa, colite pseudomembranosa), rotura de divertículos jejunais, doença de Whipple, amiloidose sistêmica
C. AUMENTO DA PERMEABILIDADE DA MUCOSA
   Patogênese: defeito no tecido linfoide da parede intestinal permite que o gás bacteriano entre na parede do intestino

   (a) imunoterapia
      doença enxerto-*versus*-hospedeiro, transplante de órgãos, transplante de medula óssea
   (b) outros
      enterocolite em pacientes com AIDS, terapia com esteroides, quimioterapia, radioterapia, doença vascular do colágeno (escleroderma, lúpus sistêmico eritematoso, dermatomiosite, periarterite), enteropatia por *bybass* intestinal, *diabetes mellitus*
D. DOENÇA PULMONAR
   Patogênese: rompimento alveolar com dissecção do ar através do interstício ao longo dos feixes broncovasculares até o mediastino + retroperitonealmente ao longo de feixes vasculares das vísceras
   Causa: doença pulmonar obstrutiva crônica (bronquite crônica, enfisema, doença pulmonar bolhosa), asma, fibrose cística, trauma torácico (barotrauma de ventilação artificial, tubo torácico), pressão intratorácica aumentada associada à ânsia de vômito + vômitos
Via: (a) tipo microvascular = cistos/bolhas de 10–100 mm dentro da lâmina própria
   (b) tipo linear/curvilinear = estrias de gás orientadas paralelamente à parede intestinal
Localização: qualquer parte do trato GI/pode ser descontínua com disseminação ao longo do mesentério para sítios distantes
Local: subserosa > submucosa > muscular > mesentério; borda mesentérica >> borda antimesentérica
√ Agrupamentos radiolucentes de cistos ao longo do contorno da parede intestinal (mais bem demonstrado na CT)
√ Nodularidade segmentar da mucosa (DDx: polipose)
√ ± pneumoperitônio/pneumoretroperitônio (grande pneumoperitônio assintomático pode persistir por meses/anos)
√ ± gás na veia mesentérica + portal
Prognóstico:
   amplo espectro de inócuo a fatal; curso clínico impossível de prever com base nos estudos radiológicos
   ◊ Acúmulo de gás linear provavelmente tem uma conotação mais grave
   ◊ Pneumatose do cólon é provavelmente clinicamente insignificante
   ◊ Extensão da pneumatose está inversamente relacionada com a gravidade da doença

Aparência de Bolha de Sabão no Abdômen de Neonatos
1. Fezes em bebês alimentados via oral
2. Íleo meconial:
   gás misturado com mecônio, geralmente quadrante inferior direito
3. *Plug* de mecônio:
   gás dentro e ao redor do *plug*, na distribuição do cólon
4. Enterocolite necrosante: pneumatose submucosa
5. Atresia/estenose grave: pneumatose
6. Doença de Hirschsprung:
   fezes impactadas, algumas vezes pneumatose

CALCIFICAÇÕES ABDOMINAIS E OPACIDADES

Material Opaco no Intestino
Mnemônica: HMFFS
   Hidrato de cloral
   Metais pesados (chumbo)
   Ferro
   Fenotiazinas
   Salicilatos

Calcificações Abdominais Difusas
1. Cistoadenoma de ovário
   √ Calcificações psamomatosas granulares, semelhantes à areia
2. Pseudomixoma peritoneal
   (a) adenoma pseudomucinoso dos ovários
   (b) mucocele do apêndice
3. Malignidade abdominal indiferenciada
4. Peritonite tuberculosa
   √ Calcificações malhadas simulando bário residual
5. Peritonite meconial
6. Granuloma oleoso
   √ Calcificações anulares/semelhantes a placas

Calcificações Focais no Trato Alimentar
A. ENTEROCOLITE
   1. Apendicite: em 10–15% de apendicite aguda
   2. Cálculo no divertículo de Meckel
   3. Cálculo diverticular
   4. Cálculo retal
   5. Obstrução parcial proximal (p. ex., tuberculose, doença de Crohn)
B. CALCIFICAÇÕES MESENTÉRICAS
   1. Calcificações distróficas de depósitos de gordura omental + apendicite epiploica (secundária a infarto/pancreatite/tuberculose)
   2. Cistos: cisto mesentérico, cisto hidático
   3. Lipoma mesentérico calcificado
C. CORPOS ESTRANHOS INGERIDOS
   aprisionados no apêndice, divertículos, proximais ao estreitamento
   1. Sementes + caroços calcificadas (bezoar)
   2. Cartucho de bala
   Localização do alojamento intraluminal:
   esôfago (68%), estômago (11,6%), intestino delgado (3,3%), cólon (11,6%)
D. TUMOR
   1. Mucocele do apêndice
      √ Calcificações em forma de crescente/circular
   2. Adenocarcinoma mucinoso do estômago/cólon
      = CARCINOMA COLOIDE
      √ Pequenas calcificações mosqueadas/pontilhadas no local primário ± em metástases nodulares linfáticas regionais, omento adjacente, focos hepáticos metastáticos
   3. Leiomioma gástrico/esofágico: se calcifica em 4%
   4. Lipoma

Calcificações na Parede Abdominal
A. EM TECIDOS MOLES
   1. Estados hipercalcêmicos
   2. Calcinose idiopática
B. NOS MÚSCULOS
   (a) parasitas
      1. Cisticercose = *Taenia solium*
         √ Calcificações longas/levemente alongadas
      2. Verme da Guiné = dracunculíase
         √ Calcificações semelhantes a cordas com até 12 cm de extensão
   (b) locais de injeção
      de quinino, bismuto, gluconato de cálcio, penicilina de cálcio
   (c) miosite ossificante
C. NA PELE
   1. Nódulos de tecido mole: papiloma, neurofibroma, melanoma, verrugas
   2. Cicatrizes
      √ Densidade linear
   3. Colostomia/ileostomia
   4. Marcas de tatuagem

Calcificações Vasculares Abdominais
A. ARTÉRIAS
   1. Placas ateromatosas
   2. Calcificações arteriais no *diabetes mellitus*
B. VEIAS
   flebólitos = coágulos calcificados, geralmente vistos abaixo da linha interespinosa
   1. Normal/veias varicosas
   2. Hemangioma
C. NÓDULOS LINFÁTICOS
   1. Histoplasmose/tuberculose
   2. Doença granulomatosa crônica
   3. Contraste linfográfico residual
   4. Silicose

FLUIDO INTRA-ABDOMINAL ANORMAL

Ascite
Causa:
A. TRANSUDATO (causa mais comum)
   (1) cirrose (75%): sinal prognóstico pobre
   (2) hipoproteinemia
   (3) CHF
   (4) pericardite constritiva
   (5) insuficiência renal crônica
   (6) síndrome de Budd-Chiari
B. EXSUDATO
   (1) carcinomatose (2ª causa mais comum)
   (2) peritonite tuberculosa (3ª causa mais comum)
   (3) polisserosite
   (4) pancreatite
   (5) síndrome de Meigs
C. FLUIDO HEMORRÁGICO/QUILOSO

Sinais iniciais (acúmulo na pélvis):
√ Densidade central redonda na pelve + cúpula vesical mal definida
√ Espessamento da linha peritoneal no flanco
√ Espaço entre gordura pré-peritoneal e intestino > 3 mm

Sinais tardios:
√ Sinal de Hellmer = deslocamento medial de margens hepáticas laterais
√ Deslocamento medial do cólon ascendente + descendente
√ Obliteração dos ângulos hepáticos + esplênicos
√ Flancos abaulados
√ Abdômen cinza
√ Alças centralizadas flutuantes
√ Separação de alças

Ascite de Alta Densidade
1. Tuberculose: 20–45 HU; pode ser mais baixa
2. Tumores ovarianos
3. Tumor apendicular

Ascite Neonatal
A. GASTROINTESTINAL
   (a) perfuração de vísceras ocas
      1. Peritonite meconial
   (b) lesões inflamatórias
      1. Divertículo de Meckel
      2. Apendicite
   (c) rotura de cisto
      1. Cisto mesentérico
      2. Cisto omental
      3. Cisto de colédoco

(d) vazamento de bile
1. Obstrução biliar
2. Perfuração biliar
B. PORTO-HEPÁTICO
(a) obstrução de veia porta extra-hepática
1. Atresia venosa
2. Compressão por massa
(b) obstrução de veia porta intra-hepática
1. Cirrose portal (hepatite neonatal)
2. Cirrose biliar (atresia biliar)
C. TRATO URINÁRIO
◊ Ascite urinária (causa mais comum) de obstrução do trato urinário inferior + rotura de trato urinário superior: válvulas uretrais posteriores/anteriores, obstrução da junção ureterovesical/ureteropélvica, rotura renal/da bexiga, divertículo uretral anterior, divertículos vesicais, bexiga neurogênica, massa extrínseca vesical
D. GENITAL
1. Rotura de cisto ovariano
2. Hidrometrocolpo
E. HIDROPISIA FETAL
1. Hidropisia imune
2. Hidropisia não imune (geralmente causas cardíacas)
F. DIVERSAS
1. Ascite quilosa
2. Linfangiectasia
3. Sífilis congênita, trauma
4. Idiopática

Ascite Quilosa

EM ADULTOS:
1. Processo inflamatório 35%
2. Tumor 30%
3. Idiopática 23%
4. Trauma 11%
5. Congênita 1%

EM CRIANÇAS:
1. Congênita 39%
2. Processo inflamatório 15%
3. Trauma 12%
4. Tumor 3%
5. Idiopática 33%

Soluções Líquidas

Mnemônica: BLUSCHINGS
- **B**iloma
- **L**infocele, **L**infangioma, **L**infoma (quase anecoicos pelo ultrassom)
- **U**rinoma
- **S**eroma
- **C**isto (pseudocisto, cisto de inclusão peritoneal)
- **H**ematoma (aneurisma, AVM)
- **I**nfecção, **I**nfestação (empiema, abscesso, *Echinococcus*)
- **N**eoplasia (necrótico)
- **G**I, trato (alças dilatadas, íleo, duplicação)
- **S**erosa (ascite, fluido pleural, efusão pericárdica)

Cisto Intra-Abdominal na Infância

1. Cisto omental (omento maior/saco menor, multilocular)
2. Cisto mesentérico (entre os folhetos do mesentério do intestino delgado)
3. Cisto de coledococo
4. Duplicação intestinal
5. Cisto ovariano
6. Pseudocisto pancreático
7. Tumor renal cístico
8. Abscesso
9. Divertículo de Meckel (se comunica com o trato GI)
10. Linfangioma
11. Linfoma mesentérico
12. Tumor intramural

FLUIDO RETROPERITONEAL

1. Lesão traumática em: pâncreas, duodeno, sistema coletor renal
2. Hemorragia retroperitoneal
3. Complexo hipoperfusão – choque
4. Síndrome do compartimental abdominal
5. Efeito de ressuscitação

OBSTRUÇÃO INTESTINAL MECÂNICA

= oclusão/constrição do lúmen intestinal
Prevalência: 20% de admissões abdominais agudas
– 80% de obstrução do intestino delgado
– 20% obstrução do intestino grosso

Progressão do Ar em Neonatos

estômago	minutos após o nascimento
todo o intestino delgado	em três horas
cólon sigmoide	após 8–9 horas

Causa de Ausência de Gás em Neonatos

1. Obstrução GI
2. Ventilação mecânica na doença respiratória grave
3. Sucção gástrica contínua

Causa de Retardo de Gás em Neonatos

1. Parto traumático
2. Septicemia
3. Hipoglicemia
4. Dano cerebral

Passagem do Mecônio

A. NORMAL
– em 94% em 24 horas
– em 99% em 48 horas
Exceções: prematuridade, bebês a termo com asfixia grave
B. RETARDO DA PRESENÇA DE GÁS
1. Doença de Hirschsprung
2. Atresia ileal/jejunal
3. Íleo meconial
4. Síndrome de plug de mecônio
5. Atresia do cólon
6. Ânus imperfurado

Causas Comuns de Obstrução em Crianças

Momento da apresentação:
Berçário: atresia intestinal, vólvulos no intestino médio, íleo meconial, doença de Hirschsprung, atresia no intestino delgado com íleo meconial, síndrome de plug de mecônio, síndrome de cólon esquerdo pequeno, ânus imperfurado, obstrução por cisto de duplicação
Primeiros 3 meses: estenose pilórica hipertrófica, hérnia inguinal, doença de Hirschsprung, vólvulos no intestino médio
6–24 meses: intussuscepção ileocólica
Infância: apendicite

Terminologia:
Obstrução alta = proximal à metade do íleo
◊ Raramente precisa de avaliação radiológica posterior
• vômitos biliosos (após primeira mamada)
• distensão abdominal
√ Poucas alças intestinais dilatadas

Obstrução baixa = íleo distal/cólon
- ◊ Mais difícil de localizar com precisão
- ◊ Requer exame com enema de contraste para diagnosticar microcólon, posição do ceco, nível da obstrução
- • distensão abdominal + vômitos
- • falha na passagem de mecônio
- √ Muitas alças intestinais dilatadas

Obstrução Intestinal em Neonatos
- • distensão abdominal
- • vômitos
- • falha na passagem do mecônio
1. Atresia duodenal (50%), estenose (40%), membrana (10%)
2. Vólvulos no intestino médio
3. Atresia ileal/jejunal
4. Íleo meconial
5. Síndrome de *plug* de mecônio
6. Doença de Hirschsprung
7. Enterocolite necrosante

OBSTRUÇÃO NEONATAL COM MICROCÓLON
1. Atresia ileal
2. Atresia jejunal distal
3. Íleo mecônio

OBSTRUÇÃO NEONATAL COM CÓLON NORMAL
1. Plug de mecônio
2. Doença de Hirschsprung

Obstrução Intestinal em Bebês e Crianças
1. Estenose pilórica hipertrófica
2. Apendicite
3. Intussuscepção

Obstrução na Via de Saída Gástrica
A. LESÃO CONGÊNITA
  1. Diafragma mucoso antral = membrana antral
  2. Duplicação gástrica: geralmente ao longo da curvatura maior, massa abdominal no bebê
  3. Estenose pilórica hipertrófica
B. ESTREITAMENTO INFLAMATÓRIO
  1. Doença ulcerosa péptica: 60–65% das causas em adultos
  2. Gastrite erosiva
  3. Doença de Crohn, sarcoidose, sífilis, tuberculose
C. ESTREITAMENTO MALIGNO
  1. Carcinoma antral: causa em adultos em 30–35%
  2. Carcinoma cirroso do canal pilórico
D. OUTROS
  1. Prolapso de pólipos/massa antral
  2. Bezoar
  3. Vólvulo gástrico
  4. Edema gástrico pós-operatório

RX simples do abdômen:
√ Grande massa homogênea com margens bem definidas deslocando o cólon transverso + intestino delgado inferiormente
√ Um/dois níveis de ar-líquido

Obstrução Duodenal
Causa:
A. CONGÊNITA
  1. Pâncreas anular
  2. Bandas peritoneais = bandas de Ladd
  3. Vaso aberrante
B. ESTREITAMENTO INFLAMATÓRIO
  1. Cicatriz de úlcera duodenal crônica
  2. Pancreatite aguda: fleimão, abscesso, pseudocisto
  3. Colecistite aguda: perfuração com cálculo
C. HEMATOMA INTRAMURAL
  1. Trauma fechado (acidente, abuso infantil)
  2. Terapia com anticoagulante
  3. Discrasia sanguínea
D. ESTREITAMENTO TUMORAL
  1. Tumores duodenais primários
  2. Invasão de tumor do pâncreas, rim direito, linfonodomegalias
E. COMPRESSÃO EXTRÍNSECA
  1. Aneurisma aórtico
  2. Pseudoaneurisma
F. OUTROS
  1. Síndrome na artéria mesentérica superior secundária a queimaduras extensas, gesso, perda de peso rápida, repouso prolongado no leito
  2. Bezoar (em paciente submetido à gastrectomia)

Mnemônica: VA BADD TU BADD

Criança	Adulto
Vólvulo	Tumor
Atresia	Úlcera
Bandas	Bandas
Anular, pâncreas	Anular, pâncreas
Duplicação	Duplicação
Divertículo	Divertículo

RX simples do abdômen:
√ Sinal de bolha dupla = níveis de ar-líquido no estômago + duodeno
√ Frequentemente normal em virtude da ausência de gás por causa dos vômitos

Obstrução Jejunal e Ileal
= OBSTRUÇÃO DO INTESTINO DELGADO (SBO)
Frequência: responsável por 20% de todas as admissões cirúrgicas
Mortalidade: 5,5% em virtude de estrangulamento (paradigma: "nunca deixe o sol nascer ou se por em um intestino delgado obstruído")

Causa:
A. CONGÊNITA
  1. Atresia jejunal
  2. Atresia ileal/estenose
  3. Duplicação entérica: localizada no lado animesentérico, principalmente no íleo
  4. Vólvulo no intestino médio na rotação + fixação do intestino delgado durante a vida fetal
  5. Cisto mesentérico de peritonite meconial: localizado no lado mesentérico
  6. Divertículo de Meckel
B. LESÃO INTESTINAL EXTRÍNSECA
  1. Aderências fibrosas (50–80%) de cirurgia anterior (80%), peritonite (15%), causa congênita/incerta (5%)
  2. Hérnia (10%), interna/externa
  3. Vólvulos
  4. Massas: neoplasia extrínseca (mais comumente carcinomatose peritoneal avançada), abscesso, aneurisma, hematoma, endometriose
C. OCLUSÃO LUMINAL
  (a) deglutida
    1. Corpo estranho: em crianças, pacientes mentalmente perturbados/deficientes
    2. Bezoar
    3. Cálculo biliar
    4. Leite espesso
    5. Bolo de *Ascaris lumbricoides*

(b) após o nascimento
  1. Íleo meconial
    √ Micrócólon na fibrose cística
  2. Equivalente a íleo meconial
(c) outras
  1. Intussuscepção (< 5% em adultos)
  2. Tumor (raro); por exemplo, lipoma
D. LESÃO INTRÍNSECA DA PAREDE DO INTESTINO
  (a) neoplasia (< 2%)
    1. Adenocarcinoma
    2. Tumor carcinoide
    3. Linfoma
    4. Tumor estromal gastrointestinal
  (b) lesão inflamatória
    1. Doença de Crohn (espessamento agudo da parede do intestino, estenose cicatricial crônica, pós-cirúrgica)
    2. Enterite tuberculosa
    3. Gastroenterite eosinofílica
    4. Doença parasitária
  (c) insuficiência vascular
    1. Isquemia (oclusão arterial/venosa)
    2. Enteropatia por radiação (1 ano o pós-radiação)
  (d) hemorragia intramural
    1. Trauma aberto
    2. Púrpura de Henoch-Schönlein
    3. Anticoagulantes
  (e) estreitamentos
    1. Anastomose cirúrgica
    2. Radiação
    3. Tabletes de cloreto de potássio
    4. Deposição maciça de amiloides

Radiografia simples do abdome (50–66% sensível)
  ◊ Alta sensibilidade somente para obstrução de alto grau!
  Resultados: diagnóstico em 50–60%; equivocado em 20–30%; normais/não específicos/enganoso em 10–20%
  √ Aparência de "bastão de doce" na posição ereta = > 2–3 horas/alças distendidas do intestino delgado com níveis de gás-fluido (> 3–5 horas após o início da obstrução):
    √ Níveis de gás-fluido > 2,5 cm de largura
    √ Níveis de gás-fluido diferindo > 2 cm de altura de um lado para outro dentro da mesma alça do intestino
  √ Disparidade entre alças obstruídas e alças contíguas de delgado com calibre normal além do local da obstrução
  √ Intestino delgado posicionado no centro do abdômen
  √ Pouco/nenhum gás + fezes no cólon com obstrução mecânica completa após 12–24 horas
  √ "Sinal de estiramento" = válvulas coniventes eretas circundando completamente o lúmen intestinal
  √ "Aparência de escada" em obstrução baixa (quanto maior o número de alças intestinais dilatadas, mais distal o local da obstrução)
  √ "Colar de contas" indica hiperatividade peristáltica para superar obstrução mecânica
  √ Peristalse hiperativa/aperistalse delgado fadigado aspecto "cabeça de cobra" = peristalse ativa forma cabeça bulbosa de coluna de bário na tentativa de superar a obstrução
  √ Bário aparece no cólon > 12 horas
  CUIDADO: pouco/nenhum gás no intestino delgado de alças distendidas por fluido podem levar a pessoa a negligenciar a obstrução

Localização da obstrução:
  (a) válvulas coniventes altas + frequente = jejuno
  (b) válvulas coniventes esparsas/ausentes = íleo
Categorias na radiografia simples:
  1. Normal
    = ausência de gás no intestino delgado/gás em 3–4 alças de formas variadas < 2,5 cm de diâmetro)
  2. Estase leve no intestino delgado
    = alça(s) única/múltiplas de 2,5–3 cm em diâmetros com ≥ 3 níveis de ar-fluido
  3. Provável padrão SBO
    = alças múltiplas dilatadas cheias de gás/fluido com níveis de ar-fluido + quantidade moderada de gás colônico
  4. Padrão SBO definido
    = distensão gasosa/líquida claramente desproporcional do intestino delgado em relação ao cólon
UGI (seriografia GI):
  √ Aparência de cabeça de cobra = peristalse ativa forma cabeça bulbosa da coluna de bário em tentativa de superar obstrução
  √ Bário aparece no cólon > 12 horas
Enteróclise para obstrução por aderência:
  √ Mudança abrupta no calibre do intestino com calibre normal/intestino em colapso distal à obstrução
  √ Pregas estiradas de padrão normal
  √ Segmento intestinal angulado + fixo
Categorias de SBO por enteróclise (Shrake)
  (a) SBO parcial de baixo grau
    = fluxo suficiente de material de contraste através do ponto de obstrução de forma que o padrão de prega além da obstrução esteja claramente definido
  (b) SBO parcial de alto grau
    = estase + demora na chegada do contraste de forma que o material de contraste esteja diluído em alça pré-estenótica distendida com contraste mínimo em alça pós-estenose levando à dificuldade em definir padrão de prega após ponto de transição
  (c) SBO completa
    = sem passagem de material de contraste 3–24 horas após o início do exame
CT (66% precisa, 78% específica, 63% sensível [81–100% sensível para obstrução de alto grau, 48% sensível para obstrução parcial de baixo grau])
  √ Dilatação no intestino delgado > 2,5 cm proximalmente com alças de calibre normal/em colapso distal:
    √ Sinal de "fezes no intestino delgado" (em 7–8%) = bolhas de gás misturadas com matéria particulada imediatamente proximal ao ponto de transição (DDx: fibrose cística)
  √ Discrepância de calibre na zona de transição de intestino dilatado para o não dilatado:
    √ Ponto de transição = bico triangular imediatamente além do segmento dilatado
    √ Nível de obstrução mais bem determinado por extensões relativas de intestino dilatado *versus* intestino em colapso
    √ Obstrução incompleta = passagem de material de contraste entérico através de zona de transição:
      √ Obstrução de alto grau = 50% de diferença de calibre entre alças dilatadas proximais + intestino distal em colapso
    √ Obstrução completa = sem passagem de material de contraste além do ponto de obstrução em 3–24 horas
DDx: íleo adinâmico (distensão de todo o intestino delgado)
US:
  √ Alças do intestino delgado dilatadas > 3 cm

√ Extensão do segmento dilatado > 10 cm
√ Peristalse aumentada do segmento dilatado (pode-se tornar paralítica em obstrução prolongada)
√ Cólon em colapso
√ Nível de obstrução determinado por:
    (a) localização das alças do intestino dilatado
    (b) padrão das válvulas coniventes
√ **Sinais de infarto intestinal**
    √ Fluido livre entre alças do intestino delgado dilatado
    √ Aperistalse
    √ Espessura da parede do segmento intestinal distendido > 3 mm

Obstrução Estrangulada

= circulação prejudicada/isquemia do segmento obstruído principalmente em decorrência da demora em estabelecer diagnóstico/tratamento cirúrgico
Prevalência: 10% dos pacientes com SBO
Sob risco: pacientes em SBO aguda completa/de alto grau; aumenta com o tempo
TRÍADE:
(1) obstrução em alça fechada do segmento envolvido (maioria dos casos)
(2) obstrução mecânica proximal ao segmento envolvido
(3) congestão venosa da alça envolvida
CT (63–100% de taxa de detecção):
√ Espessamento circunferencial leve da parede intestinal:
    √ Atenuação da parede aumentada
    √ Sinal do alvo/halo
√ Estreitamento serrilhado semelhante a um bico no local da obstrução (32–100% específico) = alça fechada com ingurgitamento vascular mesentérico regional + espessamento da parede intestinal no segmento obstruído
√ Trajeto incomum dos vasos mesentéricos
√ Comprometimento vascular do intestino afetado:
    √ Realce pobre/ausência de realce da parede intestinal (100% ESPECÍFICA)
    √ Realce prolongado tardio da parede intestinal
√ Densificação mesentérica em virtude de edema (95% específica)
√ Ingurgitamento difuso dos vasos mesentéricos
√ Fluido mesentérico localizado/hemorragia
√ Grande quantidade de ascites
√ Pneumatose intestinal
√ Gás na veia porta
Prognóstico: 20–37% de taxa de mortalidade (comparada com 5–8% para uma obstrução simples reduzida precocemente) em virtude da demora em diagnóstico: 8% para cirurgia realizada em < 36 horas, 25% de mortalidade para cirurgia realizada em > 36 horas

Obstrução em Alça Fechada

= taxa de obstrução em dois pontos adjacentes do intestino em um único local geralmente com envolvimento do mesentério
Patofisiologia: fluxo venoso ± arterial debilitado
◊ Causa mais comum de estrangulamento!
Causa: brida (75%), hérnia encarcerada
√ Fixação de alça intestinal = sem mudança de posição:
    √ "Sinal do grão de café" = alça preenchida com gás
    √ "Pseudotumor" = alça cheia de fluido
    √ Alça intestinal dilatada em forma de U ou C na CT
√ Fluido intraluminal aumentando
√ "Sinal do bico" = afunilamento fusiforme do intestino terminando no ponto de obstrução na CT/UGI do abdômen

√ "Sinal do redemoinho" = torção de intestino + mesentérios secundários à rotação do intestino ao redor do ponto fixo de obstrução na CT:
    √ Vasos mesentéricos ingurgitados estendidos convergindo em direção ao local da obstrução/torção ± contraste tardio
Cx: vólvulos

Obstrução Adquirida do Intestino Delgado na Infância

Mnemônica: AAIHMM
    Aderências
    Apendicite
    Intussuscepção
    Hérnia encarcerada (mais comum em bebês)
    Má rotação
    Meckel, Divertículo de

Obstrução no Intestino Delgado na Idade Adulta

Mnemônica: CHAVIT
    Cálculo (ileobiliar)
    Hérnia (21%)
    Aderência (49%)
    Vólvulos
    Intussuscepção
    Tumor (16%)

SBO em Abdômen Virgem na Idade Adulta

1. Isquemia intestinal incluindo estenose isquêmica
2. Neoplasia primária da parede intestinal
3. Neoplasia metastática no intestino delgado
4. Massa abdominal extrínseca
5. Hérnia da parede interna/parede abdominal
6. Doença de Crohn

Obstrução Colônica

Incidência: 25% de todas as obstruções intestinais
Causa:
    A. OBSTRUÇÃO COLÔNICA NEONATAL
        1. Síndrome de *plug* de mecônio
        2. Atresia colônica
        3. Malformação anorretal: atresia retal, ânus imperfurado
        4. Doença de Hirschsprung
        5. **Imaturidade colônica funcional** (especialmente em bebês prematuros + bebês de mães tratadas com magnésio ou altas doses de sedativos/opiáceos, crianças com septicemia, hipotiroidismo, hipoglicemia, mães diabéticas)
            — síndrome de cólon esquerdo pequeno
            — síndrome de *plug* de mecônio
    B. OBSTRUÇÃO LUMINAL
        1. Impactação fecal
            √ Padrão bolhoso em grande massa fecal
        2. Fecaloma
        3. Cálculo biliar (em sigmoide estreitado por diverticulite)
        4. Intussuscepção
    C. LESÃO NA PAREDE INTESTINAL
        (a) maligna (60–70% de obstruções) predominantemente em sigmoide
        (b) inflamatório
            1. Doença de Crohn
            2. Colite ulcerativa
            3. Isquemia mesentérica
            4. Diverticulite sigmoide (15%)
                √ Segmento estenótico > 6 cm
            5. Pancreatite aguda

(c) infeccioso
- processo granulomatoso infeccioso
  1. Actinomicose
  2. Tuberculose
  3. Linfogranuloma venéreo
- doença parasitória
  1. Amebíase
  2. Esquistossomose

(d) hematoma na parede
trauma fechado, coagulopatia

D. EXTRÍNSECA
(a) impressão pela massa
  1. Endometriose
  2. Massa tumoral grande: próstata, bexiga, útero, trompas, ovários
  3. Abscesso pélvico
  4. Bexiga amplamente distendida
  5. Mesenterite
  6. Colostomia malfeita
(b) esteneose grave
  1. Vólvulos (3ª causa mais comum): cólon sigmoide, ceco, cólon transverso, vólvulos composto (= nó ileossigmoide)
  2. Hérnia: cólon transverso em hérnia diafragmática, cólon sigmoide na hérnia inguinal esquerda
  3. Aderência

Padrões nos raios X simples do abdome:
(a) cólon dilatado somente = válvula ileocecal competente
(b) intestino delgado dilatado (25%) = válvula ileocecal incompetente
(c) cólon dilatado + intestino delgado dilatado = obstrução na válvula ileocecal secundária à superdistensão cecal

√ Níveis de gás-fluido distais à flexura hepática (fluido é normal no ceco + cólon ascendente); sinal não é válido com diarreia/catarse salina/enema
√ Porção mais dilatada do ceco (em 75% dos casos); crítico aos 10 cm de diâmetro (alta probabilidade para perfuração iminente)
◊ Quanto mais baixa a obstrução, mais proximal à distensão!

ENEMA DE BÁRIO (BE): enema de bário de emergência de cólon não preparado em obstrução suspeita!
Contraindicado em megacólon tóxico, pneumatose intestinal, gás na veia porta, gás extraluminal

ÍLEO

[ileus= estase/inabilidade de empurrar fluido (o termo não distingue entre causas mecânicas e não mecânicas)]
= ADINÂMICA/PARALÍTICA/ÍLEO NÃO OBSTRUTIVO
= transtorno prejudicando propulsão distal adequada de conteúdos intestinais

Causa:
— em neonatos
  1. Hiperbilirrubinemia
  2. Hemorragia intracraniana
  3. Pneumonia de aspiração
  4. Enterocolite necrosante
  5. Aganglionose
— em crianças/adultos
  1. Íleo pós-operatório
     • geralmente se resolve pelo 4º dia pós-operatório
  2. Dor visceral: obstrução por cálculo ureteral, cálculo no colédoco, cisto ovariano torcido, trauma abdominal/torácico fechado
  3. Inflamação/infecção intra-abdominal; peritonite, apendicite, colecistite, pancreatite, salpingite, abscesso abdominal, síndrome hemolítico-urêmica, gastroenterite
  4. Doença intestinal isquêmica
  5. Drogas anticolinérgicas: atropina, propantelina, morfina + derivados, antidepressivos tricíclicos, dilantina, fenotiazina, brometo de hexametônio
  6. Doença neuromuscular: diabetes, hipotiroidismo, porfiria, envenenamento por chumbo, uremia, hipocalemia, amiloidose, urticária, psilose, escleroderma, doença de Chagas, vagotomia, distrofia miotônica, trauma no CNS, paraplegia, quadriplegia
  7. Doença sistêmica: choque séptico/hipovolêmico, urticária
  8. Doença torácica: pneumonia lobar inferior, pleurite, infarto do miocárdio, pericardite aguda, insuficiência cardíaca congestiva
  9. Doença retroperitoneal: hemorragia (trauma espinal), abscesso

Mnemônica: Lembre-se dos Ps
Pancreatite
Pendicite
Péptica, úlcera
Perfuração
Peritonite
Pneumonia
Porfiria
Pós-operatório
Potássio, falta de
Prenhez
Pielonefrite

• peristalse diminuídas/ausente
• distensão abdominal
√ Intestino grosso + delgado ± distensão gástrica
√ Distensão no intestino delgado diminuída em exames seriados
√ Retardo no trânsito do contraste, mas sem oclusão
Rx: não tratável com correção cirúrgica

Íleo Localizado

= alça distendida isolada do intestino delgado/grosso
= ALÇA SENTINELA
Com frequência associada a: processo inflamatório agudo adjacente

Etiologia:
1. Pancreatite aguda: duodeno, jejuno, cólon transverso
2. Coleocistite aguda: flexura hepática de cólon
3. Apendicite aguda: íleo terminal, ceco
4. Diverticulite aguda: cólon descendente
5. Cólica ureteral aguda: trato GI ao longo do trajeto do ureter

Pseudo-Obstrução Intestinal

A. Pseudo-obstrução transitória
  1. Desequilíbrio eletrolítico
  2. Falência renal
  3. Insuficiência cardíaca congênita
B. Pseudo-obstrução colônica aguda (síndrome de Ogilvie)
C. Pseudo-obstrução crônica
  1. Escleroderma
  2. Amiloidose
D. Pseudo-obstrução idiopática
  1. Síndrome de pseudo-obstrução intestinal crônica
  2. Síndrome de hipoperistalse-intestinal-microcólon-megacístico

ESÔFAGO

Contrações Esofágicas

◊ Atividade motora esofágica precisa ser avaliada em posição deitada sem influência da gravidade!
EVENTO PERISTÁLTICO = contrações coordenadas do esôfago
SEQUÊNCIA PERISTÁLTICA = onda de desnudamento aboral limpando o esôfago

Peristalse Esofágica Primária

= sequência peristáltica sistemática com desnudamento aboral progressivo atravessando todo o esôfago com depuração de bário; reflexo de engolimento centralmente mediado (medula) via nervo glossofaríngeo + vago; iniciada por deglutição
√ Onda rápida de inibição seguida por onda mais lenta de contração
◊ Sequência peristáltica normal será interrompida pela deglutição repetitiva antes que a sequência peristáltica esteja completa!

Peristalse Esofágica Secundária

= onda peristáltica local idêntica a peristalse primária, mas obtida através de distensão esofágica = reflexo de estiramento sensório-motor
◊ Motilidade esofágica pode ser avaliada com injeção de bário através do tubo nasoesofágico a despeito da inabilidade do paciente para deglutir!

Contrações Esofágicas Terciárias

= evento motor esofágico não propulsor caracterizado por movimento desordenado para cima e para baixo de *bolus* sem depuração do esôfago
Causa:
1. Presbiesôfago
2. Espasmo esofágico difuso
3. Acalasia hiperativa
4. Doença neuromuscular
   diabetes mellitus, doença de Parkinson, esclerose lateral amiotrófica, esclerose múltipla, miopatia tirotóxica, distrofia miotônica
5. Obstrução da cárdia
   neoplasia, estreitamento esofágico distal, lesão benigna, reparo S/P da hérnia de hiato
◊ Atividade terciária não necessariamente implica um distúrbio de motilidade significativo!
Idade: em 5–10% de adultos normais durante a 4ª–6ª década
(a) não segmental – endentação luminal parcial
  Localização: nos 2/3 inferiores do esôfago
  √ Contração não propulsora repetitivas espontânea
  √ Movimento de "ioiô" do bário
  √ Aparência de "saca-rolha" = configuração entalhada da coluna de bário
  √ Configuração de "conta de rosário"/"*kebab*" = compartimentalização de coluna de bário
  √ Sem contrações obliterantes de lúmen
(b) segmentar – obliteração (rara)
  √ "Enrolamento" = contrações segmentares erráticas
  √ Aparência de "conta de rosário"

Peristalse Esofágica Anormal

A. DOENÇAS PRIMÁRIAS DA MOTILIDADE
  1. Acalasia
  2. **Espasmo esofágico difuso**
     • dor intermitente grave ao deglutir
     √ Compartimentalização do esôfago por inúmeras contrações terciárias
     DDx: pressões extremamente altas na manometria
  3. Presbiesôfago
  4. Calasia
  5. Fístula traqueoesofágica congênita
  6. Pseudo-obstrução intestinal

B. DOENÇAS SECUNDÁRIAS DA MOTILIDADE
  (a) doença do tecido conectivo
    1. Escleroderma
    2. SLE
    3. Artrite reumatoide
    4. Poliomiosite
    5. Dermatomiosite
    6. Distrofia muscular
  (b) lesão química/física
    1. Refluxo/esofagite péptica
    2. Vagotomia S/P
    3. Esofagite cáustica
    4. Radioterapia
  (c) infecção
    — fúngica: candidíase
    — parasitária: doença de Chagas
    — bacteriana: tuberculose, difteria
    — viral: herpes simples
  (d) doença metabólica
    1. *Diabetes mellitus*
    2. Amiloidose
    3. Alcoolismo
    4. Distúrbios eletrolíticos
  (e) doença endócrina
    1. Mixedema
    2. Tirotoxicose
  (f) neoplasia
  (g) relacionado com droga: atropina, propantelina, curare
  (h) doença muscular
    1. Distrofia miotônica
    2. Distrofia muscular
    3. Distrofia oculofaríngea
    4. Miastenia grave (motilidade alterada somente no músculo estriado do 1/3 superior do esôfago)
      √ Acúmulo persistente de bário no terço superior do esôfago
      √ Achados revertidos com inibidores da colinesterase (Tensilon®)
  (i) doença neurológica
    1. Doença de Parkinson
    2. Esclerose múltipla
    3. Neoplasia do CNS
    4. Esclerose lateral amiotrófica
    5. Poliomielite bulbar
    6. Doença cerebrovascular
    7. Doença de Huntington
    8. Ganglioneuromatose
    9. Doença de Wilson
    10. Ataxia de Friedreich
    11. Disautonomia familiar (Riley-Day)
    12. Síndrome do homem rígido

Dilatação Esofágica Difusa

= PADRÃO DE ACALASIA = MEGAESÔFAGO
A. DOENÇA DA MOTILIDADE ESOFÁGICA
  1. Acalasia idiopática

2. Doença de Chagas: pacientes geralmente da América do Sul; frequentemente associada a megacólon + cardiomegalia
3. Síndrome pós-vagotomia
4. Escleroderma
5. Lúpus eritematoso sistêmico
6. Presbioesôfago
7. Síndrome de Ehlers-Danlos
8. Neuropatia diabética/alcoólica
9. Drogas anticolinérgicas
10. Pseudo-obstrução intestinal idiopática = degeneração da inervação
11. Amiloidose: associada à macroglossia, pregas espessadas do intestino delgado
12. Esofagite

B. OBSTRUÇÃO DISTAL
1. Lesão infiltrante do esôfago distal/cárdia gástrica (p. ex., carcinoma) = pseudoacalasia
2. Estreitamento benigno
3. Compressão extrínseca

Mnemônica: DAE TACO EH
Doença muscular (p. ex., miastenia grave)
Acalasia
Escleroderma
Tripanossomíase (doença de Chagas)
Amiloidose
Carcinoma
Obstrução
Estreitamento (lixívia, potássio, tetraciclina)
Hérnia de Hiato

Esofagrama Aéreo
1. Variante normal
2. Escleroderma
3. Obstrução distal: tumor, estreitamento, acalasia
4. Cirurgia torácica
5. Doença inflamatória mediastinal
6. Laringectomia S/P total (fala esofágica)
7. Intubação endotraqueal + pressão expiratória final positiva (PEEP)

Pregas Esofágicas Anormais
A. PREGAS TRANSVERSAIS
1. **Esôfago felino**
frequentemente visto com refluxo gastroesofágico; normalmente encontrado em gatos
√ Contração transitória do músculo da mucosa orientada longitudinalmente
2. Pregas transversais fixas
em virtude de cicatrização de esofagite de refluxo
√ Aparência de escada no esôfago distal

B. DOBRAS LONGITUDINAIS
Normal: 1–2 mm de largura, mais bem vistas no esôfago contraído
√ > 3 mm com edema submucoso/inflamação
1. Refluxo gastroesofágico
2. Infecção oportunista
3. Ingestão cáustica
4. Radiação
DDx: (1) varizes
√ Pregas tortuosas/serpiginosas que podem ser apagadas por distensão esofágica
(2) carcinoma varicoide
√ Pregas rígidas fixas com demarcação abrupta em decorrência da disseminação submucosa

Inflamação Esofágica
A. LESÃO DE CONTATO
(a) refluxo relacionado
1. Doença ulcerosa péptica
2. Esôfago de Barrett
3. Escleroderma (LES patuloso)
4. Intubação nasogástrica
(b) cáustica
1. Corpo estranho
2. Corrosivos
(c) térmica
ingestão habitual de refeições/líquidos excessivamente quentes
B. LESÃO POR RADIAÇÃO
C. INFECÇÃO
1. Candidíase
2. Vírus de herpes simples/CMV
3. Difteria
D. DOENÇA SISTÊMICA
(a) distúrbios dermatológicos
• bolhas na pele + membranas mucosas em resposta a pequenos traumas
1. **Epidermólise bolhosa distrófica**
Histologia: bolhas intraepidérmicas
2. **Penfigoide benigno da membrana mucosa**
= doença rara de causa desconhecida
Histologia: bolhas subepidérmicas sem acantólise
Idade: 4ª década; M < F
√ Lesões esofágicas (em 2–13%) mais frequente em locais de estase relativa (botão aórtico, carina, junção gastroesofágica)
√ Membranas homogêneas finas surgindo da porção anterior
√ Estenoses de extensão variável
3. Pênfigo vulgar
(b) outros
1. Doença de Crohn
2. Doença enxerto-*versus*-hospedeiro
3. Doença de Behçet
4. Gastroenterite eosinofílica

Úlcera Esofágica
A. PÉPTICA
1. Esofagite de refluxo: escleroderma
2. Esôfago de Barrett
3. Doença de Crohn
4. Distúrbios dermatológicos: penfigoide benigno da membrana mucosa, epidermólise bolhosa distrófica, doença de Behçet
B. INFECCIOSA
1. Herpes
2. Citomegalovírus
C. LESÃO DE CONTATO/LESÃO EXTERNA
1. Corrosivos: álcalis, estreitamentos em 50%
2. Esofagite induzida por álcool
3. Esofagite induzida por drogas
4. Radioterapia: estreitamento homogêneo > 4.500 rad
√ Úlceras rasas/profundas limitadas ao portal de radiação
5. Tubo nasogástrico
√ Estreitamento alongado no 1/3 médio + distal
6. Escleroterapia endoscópica
D. MALIGNA
1. Carcinoma esofágico

Localização:
  @ esôfago superior
  1. Úlcera de Barrett em ilhotas na mucosa gástrica
  @ esôfago-médio
  1. Esofagite herpética
  2. Esofagite por CMV
  3. Esofagite induzida por drogas
  @ esôfago distal
  1. Esofagite de refluxo
  2. Esofagite por CMV
DDx:
  (1) saculação
      = bolsa externa no esôfago distal em decorrência de cicatrização assimétrica na esofagite de refluxo
  (2) pseudodivertículos intramurais esofágicos
  (3) artefatos
      (a) pequenos precipitados de bário
      (b) enrugamento transiente mucoso de distensão inadequada
      (c) linha Z irregular

Úlcera Esofágica Pequena (< 1 cm)
1. Vírus herpes simples tipo 1
2. Induzido por drogas
3. Esofagite de refluxo
4. Síndrome de Behçet
5. Penfigoide benigno da membrana mucosa
6. Alterações agudas secundárias à radiação

Úlcera Esofágica Grande (> 1cm)
1. Citomegalovírus
2. Vírus da imunodeficiência humana
3. Carcinoma
4. Induzido por drogas
5. Esôfago de Barrett
6. Escleroterapia de varizes

Esôfago com Dupla Via de Saída
1. Hematoma intramural dissecante secundário a lesão hematogênica
2. Laceração de Malory-Weiss:
   trauma, esofagoscopia (em 0,25%), dilatação (em 0,5%), ingestão de corpos estranhos, espontânea (diátese hemorrágica)
3. Abscesso intramural
4. Divertículo intraluminal
5. Duplicação esofágica (se estiver presente comunicação com lúmen esofágico)

Divertículo Esofágico
1. Divertículo de Zenker (faringoesofágico)
2. **Divertículo interbronquial**
   = divertículo de tração
   = resposta à pressão de adesões fibrosas secundária à infecção no gânglio linfático (TB), contém todas as 3 camadas esofágicas
   Localização: geralmente na parede direita anterolateral do segmento interbronquial
   √ Nódulos mediastinais calcificados
3. **Divertículo interaórtico brônquico**
   = divertículo de pulsão torácico
   Localização: na parede anterolateral esquerda entre borda inferior do arco aórtico + margem superior do brônquio principal esquerdo
4. **Divertículo epifrênico** (raro)
   Localização: geralmente na parede esofágica lateral, direito > esquerdo, nos 10 cm distais
   √ Com frequência associado à hérnia de hiato
5. **Pseudodiverticulose esofágica intramural**
   √ Evaginação das glândulas da mucosa

Fístula Traqueobroncoesofágica
A. CONGÊNITA
  1. Fístula traqueoesofágica congênita
B. MALIGNIDADE (em 60%)
  1. Câncer de pulmão
  2. Metástases nos nódulos linfáticos mediastinais
  3. Câncer esofágico
     ◊ Em 5–10% dos pacientes com câncer esofágico avançado
  4. Radioterapia para malignidade mediastinal
C. TRAUMÁTICA
  1. Instrumentação (esofagoscopia, dilatação, dilatação pneumática)
  2. Fechada ("lesão de esmagamento")/trauma torácico penetrante
  3. Cirurgia
  4. Perfuração por corpo estranho
  5. Corrosivos
  6. Rompimento pós-emético = síndrome de Boerhaave
D. INFECCIOSA/INFLAMATÓRIA
  1. Tuberculose, sífilis, histoplasmose, actinomicose, doença de Crohn
  2. Divertículo perfurado
  3. Sequestro pulmonar/cisto

Estreitamento Esofágico Homogêneo Longo
1. Estenose esofágica congênita
   √ Na junção entre terço médio + distal
   √ Estenose semelhante a uma membrana/tubular de 1 cm de extensão
2. Reparo cirúrgico de atresia esofágica
   √ Interrupção de onda peristáltica primária na anastomose
   √ Contrações secundárias podem produzir fluxo retrógrado com aspiração
   √ Impacto de alimentos
3. Queimaduras cáusticas = queimaduras alcalinas
4. Alendronato (= inibidor da atividade osteoclástica)
5. Ácido gástrico: refluxo, hiperêmese gravídica
6. Intubação: refluxo + comprometimento da circulação
7. Radioterapia para carcinoma esofágico: tumor do pulmão, mama, ou timo; linfoma, metástases em linfonodos mediastinais
   Início do estreitamento: geralmente 4–8 meses após tratamento
   Dose: 3.000–5.000 rad
8. Pós-infeccioso: moniliáse (raro)

Estreitamento Esofágico Inferior
Mnemônica: EPAEE
  Escleroderma
  Presbioesôfago
  Acalasia: Atincolinérgicos
  Espasmo Esofágico difuso
  Esofagite

Estreitamento esofágico Focal
1. **Membrana esofágica**
   = área de estreitamento circunferencial completo/incompleto com 1–2 mm de espessura (extensão vertical)
2. **Anel esofágico**
   = área de estreitamento circunferencial completo/incompleto com 5–10 mm de espessura (extensão vertical)
3. **Estreitamento esofágico**
   = > 10 mm de extensão vertical

Mnemônica: LETTER CMC
- **L**ixívia, Ingestão de
- **E**sofagite
- **T**umor
- **T**ubo (intubação nasogástrica prolongada)
- **E**pidermólise bolhosa
- **R**adiação
- **C**irurgia, escleroderma
- **M**onilíase
- **C**ongênita

Estreitamento do Esôfago Médio
1. Esôfago de Barrett
2. Lesão por radiação
3. Esofagite cáustica
4. Carcinoma primário: carcinoma escamoso
5. Câncer metastático (de linfonodos subcarinais no brônquio principal esquerdo)
6. Estreitamento induzido por drogas (especialmente cloreto de potássio)
7. Pseudodiverticulose intramural esofágica
8. Doença dermatológica; penfigoide benigno da membrana mucosa, epidermólise bolhosa
9. Doença enxerto-*versus*-hospedeiro

Estreitamento Esofágico Distal Longo
A. EXPOSIÇÃO GRAVE A ÁCIDO
 1. Intubação nasogástrica
 2. Síndrome de Zollinger-Ellison
 3. Esofagite por refluxo alcalino
B. INFLAMAÇÃO
 1. Doença de Crohn

Estreitamento Esofágico Distal Curto
1. Esofagite por refluxo
2. Carcinoma (adenocarcinoma)
3. Doença de Crohn
4. Anel de Schatzki

Falha de Enchimento Esofágico
A. TUMORES BENIGNOS
  < 1% de todos os tumores esofágicos
  (a) tumor submucoso (75%)
    = não epitelial, intramural
    1. Leiomioma (50% de todos os tumores benignos)
       ◊ Massa submucosa mais comum no esôfago
    2. Mioblastoma celular granular
    3. Lipoma, fibroma, fibrolipoma, mixofibroma, hamartoma, hemangioma, linfangioma, neurofibroma, schwannoma
       √ Onda primária cessa no nível do tumor
       √ Dilatação esofágica proximal + hipotonicidade
       √ Parede esofágica rígida no local do implante tumoral
       √ Pregas mucosas desorganizadas/alteradas/apagadas ao redor do defeito
       √ Sombra do tumor na visualização tangencial se estendendo além da margem esofágica
  (b) tumor mucoso (25%) = epitelial, intraluminal
    1. **Papiloma escamoso**
       = tumor mucosal benigno mais comum; raramente múltiplo (papilomatose esofágica)
       √ Pólipo pequeno séssil ligeiramente lobulado
    2. **Pólipo fibrovascular**
       Patologia: tecido fibrovascular + adiposo
       Localização: esôfago cervical próximo ao cricofaríngeo
       √ Massa intraluminal gigante em forma de salsicha
       Cx: regurgitação para a laringe causa morte súbita
    3. **Pólipos esofagogástricos inflamatórios**
       = pólipo sentinela = ponta bulbosa da prega gástrica espessada
       Causa: sequelas de esofagite por refluxo crônico
       Prognóstico: sem potencial maligno
    4. **Adenoma**
       = origina-se na mucosa de Barrett
       √ Pólipo séssil/pedunculado
       Cx: degeneração maligna
    5. Acantose pelo glicogênio
B. TUMORES MALIGNOS
  1. Câncer esofágico
    (a) carcinoma celular escamoso/varicoide
    (b) adenocarcinoma
    (c) carcinoma de célula fusiforme: leiomiossarcoma, carcinossarcoma, pseudossarcoma
  3. Carcinoma de cárdia (câncer gástrico)
  4. Metástases: melanoma maligno, linfoma (< 1% de linfomas gastrointestinais), estômago, pulmão, mama
C. VASCULAR
  1. Varizes
D. INFECÇÃO/INFLAMAÇÃO
  1. Esofagite por cândida/herpes
  2. Reação inflamatória induzida por drogas
E. VARIANTE CONGÊNITA/NORMAL
  1. Pregas gástricas prolapsadas
  2. Cisto de duplicação esofágico (0,5–2,5% de todos os tumores esofágicos)
F. CORPOS ESTRANHOS
  1. Partículas de alimento retidas (osso de galinha, osso de peixe, alfinetes, moedas, pequenos brinquedos, carne)
  2. Cristais efervescentes não dissolvidos
  3. Bolhas de ar

Nódulos/Placas Mucosas Esofágicas
Placa = elevação discreta irregular/ovoide mal se projetando acima da superfície da mucosa
Nódulo = pequena elevação mais redonda
1. Esofagite por cândida
2. Esofagite por refluxo (estágio inicial)
3. Esôfago de Barrett
4. Acantose pelo glicogênio
5. Carcinoma com disseminação superficial
6. Artefatos (agente efervescente não dissolvido, bolhas de ar, fragmentos)

Impressão Esofágica Extrínseca

Causas Cervicais de Impressão Esofágica
A. LESÕES ÓSSEAS
 1. Osteófito marginal anterior/DISH
 2. Herniação anterior do disco cervical
 3. Trauma + hematoma cervical
 4. Osteomielite
 5. Neoplasia óssea
B. LESÕES NA PAREDE ESOFÁGICA
 (a) músculo
   1. Cricofaríngeo
   2. Membrana esofágica
 (b) vasos
   1. Plexo venoso faríngeo
   2. Aumento do nódulo linfático

C. ÓRGÃOS ENDÓCRINOS
  1. Aumento da tiroide/paratiroide (benigno/maligno)
  2. Tração fibrótica após tiroidectomia
D. Abscesso retrofaríngeo/mediastinal

Causas Torácicas de Impressão Esofágica
A. ENDENTAÇÃO NORMAL
   arco aórtico, tronco do brônquio principal esquerdo, veia pulmonar inferior esquerda, hiato diafragmático
B. VASCULATURA ANORMAL
   arco aórtico do lado direito, arco aórtico cervical, desdobramento aórtico, tortuosidade aórtica, aneurisma aórtico, arco aórtico duplo ("S reverso"), coarctação da aorta ("número 3 invertido"), artéria subclávia direita aberrante
   = **artéria lusória** (marca semilunar/em forma de baioneta sobre a parede posterior do esôfago), artéria pulmonar esquerda aberrante (entre traqueia + esôfago), retorno venoso pulmonar anômalo (anterior), tronco arterioso persistente (posterior)
C. CAUSAS CARDÍACAS
   (a) aumento das câmaras
       aumento atrial esquerdo/ventricular esquerdo: doença mitral (deslocamento posterior e lateral direito do esôfago)
   (b) massas pericárdicas
       tumor/cisto/efusão pericardial
D. CAUSAS MEDIASTINAIS
   tumor mediastinal, linfadenopatia (metastática, tuberculosa), inflamação, cisto
E. CAUSAS PULMONARES
   tumor pulmonar, cisto broncogênico, fibrose pulmonar atípica (retração)
F. ANORMALIDADES ESOFÁGICAS
   1. Divertículo esofágico
   2. Hérnia paraesofágica
   3. Duplicação esofágica

ESTÔMAGO

Tumor Gástrico

Classificação Baseada em Comportamento Biológico
A. MALIGNO (10–15%)
   1. Adenocarcinoma (> 95%)
   2. Linfoma, tecido linfoide associado à mucosa (MALT)
   3. sarcoma: leiomiossarcoma, sarcoma de Kaposi
   4. Tumor carcinoide
   5. Metástase
      (a) hematógena: melanoma maligno, câncer de mama
          √ Uma/mais massas submucosas
          √ Lesão em alvo, "olho de boi" se estiver centralmente ulcerada
          √ Lesão cavitada gigante
          √ Linite plástica (geralmente em câncer de mama)
      (b) invasão direta
          – câncer de Barrett: fundo gástrico
          – câncer pancreático: estomago/arco duodenal
          – câncer colônico: curvatura gástrica maior
          – bolo omental: curvatura gástrica menor
B. BENIGNO (85–90%)
   (a) tumor mucoso/epitelial (50%)
       1. Pólipo hiperplásico
       2. Pólipo adenomatoso
       3. Hiperplasia da glândula de Brunner
   (b) tumor mesenquimal (50%)
       1. Leiomioma
       2. Tecido pancreático ectópico

Tumores Mesenquimais do Trato GI
A. TUMOR NO TECIDO MOLE SOMÁTICO
   (a) tumor do músculo liso
       1. Leiomioma verdadeiro
       2. Leiomiossarcoma verdadeiro
   (b) tumor neural
       ◊ 4% de todos os tumores gástricos benignos
       1. Schwannoma
       2. Neurofibroma
       3. Plexossarcoma
   (c) tumor lipocítico
       1. Lipoma (2–3% de todos os tumores gástricos benignos)
       2. Lipossarcoma
   (d) tecido vascular/perivascular
       ◊ 2% de todos os tumores gástricos benignos
       1. Tumor glômico (mais comum)
       2. Hemangioma
       3. Linfangioma
B. TUMOR ESTROMAL GASTROINTESTINAL

Tumor Gástrico Calcificado
1. Adenocarcinoma mucinoso: miliar/pontilhado
2. Tumores estromais: Calcificações amorfas
3. Hemagioma: agrupamentos de flebólitos

Obstrução Gástrica Congênita
A. OBSTRUÇÃO COMPLETA
   1. **Atresia gástrica**
      Frequência: < 1% de todas as obstruções gastrointestinais
      Pode estar associada a: epidermólise bolhosa
      Local: antro + piloro
      • regurgitação de vômito livre de bile nas primeiras horas após o nascimento
      √ Aparência de "bolha única" do ar no estômago
      √ Diafragma membranoso mucoso
   2. Bandas peritoneais congênitas
   3. Tecido anular pancreático
B. OBSTRUÇÃO PARCIAL DA VIA DE SAÍDA GÁSTRICA
   • vômitos pós-prandiais transientes cíclicos
   1. Diafragma pré-pilórico incompleto
   2. Estenose antral
   3. Tecido pancreático aberrante em antro gástrico
   4. Cisto de duplicação antral

Espaço Retrogástrico Alargado
A. MASSAS PANCREÁTICAS (causa mais comum)
   1. Pancreatite aguda + crônica
   2. Pseudocisto pancreático
   3. Cistoadenoma + carcinoma pancreático
B. OUTRAS MASSAS RETROPERITONEAIS
   1. Sarcoma
   2. Tumor renal, tumor suprarrenal
   3. Linfonodomegalia
   4. Abscesso, hematoma
C. MASSAS GÁSTRICAS
   1. Leiomioma, leiomiossarcoma
D. OUTROS
   1. Aneurisma aórtico
   2. Cisto de colédoco
   3. Obesidade
   4. Rotura + adesões pós-cirúrgicas

5. Ascite
6. Hepatomegalia macroscópica + lobo caudado aumentado
7. Hérnia omental

Gás na Parede do Estômago
A. NÃO INFECCIOSO
   1. **Enfisema gástrico intersticial**
      = acúmulo de gás na submucosa/subserosa/ou ambos
      Causa: ar de fonte extrínseca
      (a) obstrutivo (provocado pela pressão intragástrica aumentada): obstrução na via de saída gástrica, vólvulos, superinflação durante gastroscopia, vômitos graves profusos
      (b) pulmonar (em virtude de rompimento + dissecção de bolhas subpleurais em enfisema bolhoso ao longo da parede esofágica/mediastino): enfisema pulmonar
      (c) traumático (em virtude de trauma na mucosa): instrumentação do estômago, cirurgia gastroduodenal recente, endoscopia (1,6%)
      • curso clínico benigno com resolução espontânea
      √ Lucência linear em conformidade com o contorno do estômago distendido com parede fina
   2. **Pneumatose cística**
      = PNEUMATOSE CISTOIDE INTESTINAL
      Causa: semelhante ao enfisema gástrico intersticial
      • poucos/nenhum sintoma gastrointestinal
      √ Múltiplos cistos cheios de gás de 1–2 mm na parede do estômago e intestinos
B. INFECCIOSO
   1. Gastrite enfisematosa
      Predisposição: gastrite corrosiva, ingestão de ácido, gastroenterite necrosante grave, doença ulcerosa gástrica com perfuração intramural, carcinoma gástrico, vólvulo, infarto gástrico

Atonia Gástrica
= retenção gástrica na ausência de obstrução mecânica
Fisiopatologia: paralisia reflexa
• distensão abdominal
• colapso vascular (retorno venoso diminuído)
• vômitos
√ Estômago grande cheio de ar + fluido (até 7.500 mL)
√ Retenção de bário
√ Atividade peristáltica ausente/diminuída
√ Piloro patente
√ Duodeno dilatado com frequência
DDx: vólvulo gástrico, estenose pilórica

Atonia Gástrica Aguda
(pode-se desenvolver em 24–48 horas)
1. Dilatação gástrica aguda: secundária a redução difusa de perfusão arterial (isquemia, falência cardíaca congestiva) em pacientes idosos, geralmente fatal
2. Atonia pós-cirúrgica, cateterismo ureteral
3. Imobilização: gesso, paraplegia, estado pós-operatório
4. Trauma abdominal: especialmente lesão dorsal
5. Dor forte: cólica renal/biliar, enxaqueca, queimaduras graves
6. Infecção: peritonite, pancreatite, apendicite, abscesso subfrênico, septicemia

Atonia Gástrica Crônica
1. Anormalidades neurológicas: tumor cerebral, poliomielite bulbar, vagotomia, degeneração progressiva
2. Anormalidades musculares: escleroderma, distrofia muscular
3. Atonia induzida por drogas: atropina, morfina, heroína, agentes bloqueadores gangliônicos
4. Desequilíbrio eletrolítico: cetoacidose diabética, hipercalcemia, hipocalcemia, hipocalemia, coma hepático, uremia, mixedema
5. *Diabetes mellitus* = gastroparesia diabética (0,08% de incidência)
6. Estresse emocional
7. Envenenamento por chumbo
8. Porfiria

Estreitamento do Estômago
= **linite plástica** tipo de estenose
A. MALIGNIDADE
   1. Carcinoma gástrico cirroso (envolvendo uma porção/todo o estômago)
   2. Linfoma de Hodgkin, linfoma não Hodgkin (NHL)
   3. Envolvimento metastático (carcinoma de mama, carcinoma pancreático, carcinoma colônico)
B. INFLAMAÇÃO
   1. Doença ulcerosa gástrica crônica com espasmo intenso
   2. Padrão Pseudo-Billroth I da doença de Crohn
   3. Sarcoidose
      √ Aparência polipoide, hipertrofia pilórica
      √ Úlceras gástricas, deformidade duodenal
   4. Gastrite eosinofílica
   5. Poliarterite nodosa
   6. Gastrite antral estenosante/estenose pilórica hipertrófica
C. INFECÇÃO
   1. Estágio terciário da sífilis
      √ Pregas mucosas ausentes + peristalse
      √ Estável ao longo do tempo
   2. Tuberculose (rara)
      √ Nódulos hiperplásicos/lesão ulcerativa/lesão anular
      √ Obstrução pilórica, pode cruzar o duodeno
   3. Histoplasmose
   4. Actinomicose
   5. Estrongiloidíase
   6. Gastrite flegmonosa
   7. Toxoplasmose
D. TRAUMA
   1. Gastrite corrosiva
   2. Lesão por radiação
   3. Congelamento gástrico
   4. Infusão de quimioterapia arterial hepática
E. OUTROS
   1. Adesões perigástricas (mucosa normal, sem intervalos de mudança, peristalse normal)
   2. Amiloidose
   3. Pseudolinfoma
   4. Massa exogástrica (hepatomegalia, pseudocisto pancreático)
Mnemônica: CLIMRAGE
   Carcinoma cirroso do estômago
   Linfoma
   Infiltração por neoplasia de órgãos adjacentes
   Metástase (carcinoma de mama)

Radioteapia
Ácidos (ingestão corrosiva)
Granulomatosa, doença (TB, sarcoidose, Crohn)
Eosinofílica, gastroenterite

Estreitamento Antral
Mnemônica: SPICER
- **S**arcoidose, **S**ífilis
- **P**éptica, doença ulcerosa
- **I**nfecção (tuberculose, doença granulomatosa crônica da infância)
- **C**âncer (linite plástica), doença de Crohn, ingestão **C**áustica
- **E**osinofílica, gastrite
- **R**adiação

Sinal do Coxim Antral
= impressão extrínseca da parede posteroinferior do antro
1. Câncer pancreático na cabeça/corpo
2. Pancreatite
3. Pseudocisto pancreático
4. Vesícula normal/distendida (paciente na posição oblíqua anterior direita-RAO)

Lesão Gástrica Intramural-Extramucosa
√ Defeito/contorno marginal nitidamente delineado
√ Estreitamento das pregas distendidas sobre mucosa intacta
√ Ângulo agudo nas margens
√ Pode ulcerar centralmente
√ Pode-se tornar pedunculada e adquirir aparência polipoide com o tempo

A. NEOPLÁSICA
  1. Leiomioma 48%
  2. Tumores neurogênicos 14%
  3. Pâncreas heterotópico 12%
  4. Tumor fibroso 11%
  5. Lipoma 7%
  6. Hemagioma 7%
  7. Tumor glômico . . . . raro
  8. Carcinoide
  9. Tumor metastático
B. INFLAMAÇÃO/INFECÇÃO
  1. Granuloma
    (1) granuloma por corpo estranho
    (2) sarcoidose
    (3) doença de Crohn
    (4) tuberculose
    (5) histoplasmose
  2. Gastrite eosinofílica
  3. Sífilis terciária: tipo infiltrante/ulcerativa/tipo tumoral
  4. Cisto equinocócico
C. ANORMALIDADES PANCREÁTICAS
  1. Pâncreas ectópico
  2. Pâncreas anular
  3. Pseudocisto pancreático
D. DEPÓSITOS
  1. Amiloide
  2. Endometriose
  3. Hematoma localizado
E. OUTROS
  1. Varizes (i. e., de fundo)
  2. Duplicações (4% de todas as duplicações do trato GI)

Defeitos de Preenchimento Gástrico
A. LESÕES INTRÍNSECAS DA PAREDE
  (a) benignas (mais comuns)
    1. Pólipos: hiperplásicos, adenomatosos, vilosos, hamartomatosos (síndrome de Peutz-Jeghers, doença de Cowden)
    2. Leiomioma
    3. Lesões granulomatosas
      (1) granuloma eosinofílico
      (2) doença de Crohn
      (3) tuberculose
      (4) sarcoidose
    4. Pseudolinfoma = proliferação reativa benigna de tecido linfoide
    5. Hematopoiese extramedular
    6. Pâncreas ectópico
    7. Cisto de duplicação gástrica
    8. Hematoma intramural
    9. Herniação esofagogástrica
  (b) malignas
    1. Carcinoma gástrico, linfoma
    2. Sarcoma gástrico: leiomiossarcoma, lipossarcoma, leiomioblastoma
    3. Metástases gástricas: melanoma, mama, pâncreas, cólon
B. IMPRESSÕES EXTRÍNSECAS NO ESTÔMAGO
  em 70% não neoplásicas (pseudotumores extrínsecos em 20%)
  (a) órgãos normais: organomegalia, aorta tortuosa, coração, aneurisma cardíaco
  (b) massas benignas
    cistos no pâncreas, fígado, baço, suprarrenais, rins; duplicação gástrica, deformidade pós-operatória (p. ex., fundoplicatura de Nissen)
  (c) massas malignas: linfonodomegalia celíaca
  (d) lesão inflamatória
    abscesso subfrênico esquerdo/hematoma
    — deslocamento lateral: fígado aumentado, aneurisma aórtico, linfonodomegalia celíaca
    — deslocamento medial: esplenomegalia, massa na flexura esplênica colônica, cardiomegalia, abscesso subfrênico
C. MASSAS GÁSTRICAS INTRALUMINAIS
  1. Bezoar
  2. Corpos estranhos: alimento, comprimidos, coágulo sanguíneo, cálculo biliar
D. TUMORES DE ÓRGÃOS ADJACENTES
  1. Carcinoma pancreático + cistoadenoma
  2. Carcinoma do fígado
  3. Carcinoma da vesícula
  4. Carcinoma do cólon
  5. Carcinoma renal
  6. Carcinoma suprarrenal
  7. Envolvimento linfonodal
E. PREGAS GÁSTRICAS ESPESSADAS

Defeito de Preenchimento de Remanescente Gástrico
A. IATROGÊNICO
  deformidade cirúrgica/defeito de pregas, granuloma de sutura
B. INFLAMATÓRIO
  gastrite por refluxo de bile, pólipos hiperplásicos
C. INTUSSUSCEPÇÃO
  1. **Intussuscepção jejunogástrica**
    (alça eferente em 75%, alça aferente em 25%)

(a) forma aguda: obstrução intestinal alta, massa no hipocôndrio esquerdo, hematêmese
(b) forma intermitente/crônica: pode ser autorredutora
√ Falha de enchimento gástrico com aspecto empilhamento de moeda
  2. Prolapso mucoso gastrojejunal/gastroduodenal
     - frequentemente assintomático
     - sangramento na oclusão parcial
D. NEOPLÁSICO
  1. Carcinoma da alça gástrica: > 5 anos após remoção para doença benigna; 15% em 10 anos; 20% após 20 anos
  2. Carcinoma recorrente (10%) secundário à ressecção incompleta de câncer gástrico
  3. Malignidade na anastomose (ressecção incompleta)
E. MATERIAL INTRALUMINAL: bezoar
Mnemônica: PUBAICS
  Pólipos (pólipo hiperplásico decorrente de refluxo de bile)
  Úlcera (anastomótica)
  Bezoar, síndrome de alça cega (*Blind loop* em inglês)
  Alça (síndrome da alça aferente)
  Intussuscepção na gastrojejunostomia
  Câncer (recorrente, residual, *de novo*)
  Sutura, granuloma de, deformidade cirúrgica (**S**urgical em inglês)

Pregas Gástricas Espessadas
A. INFLAMAÇÃO/INFECÇÃO
  1. Gastrite inflamatória:
     alcoólica, hipertrófica, antral, corrosiva, pós-radiação, resfriamento gástrico
  2. Doença de Crohn
  3. Sarcoidose
  4. Gastrite infecciosa
     invasão bacteriana, toxinas bacterianas de botulismo, difteria, disenteria, febre tifoide, *Anisakis*, tuberculose, sífilis
  5. Pseudolinfoma
B. MALIGNIDADE
  1. Linfoma
  2. Carcinoma gástrico
C. PROCESSO INFILTRANTE
  1. Gastrite eosinofílica
  2. Amiloidose
D. DOENÇA PANCREÁTICA
  1. Pancreatite
  2. Extensão direta de carcinoma pancreático
E. OUTROS
  1. Síndrome de Zollinger-Ellison
  2. Doença de Ménétrier
  3. Varizes gástricas

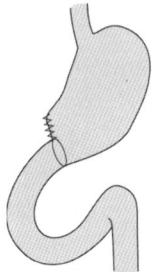
Procedimento Billroth I

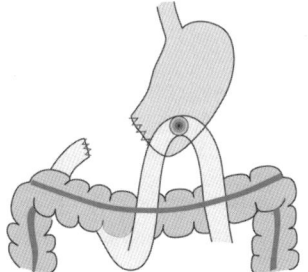
Procedimento de Billroth II

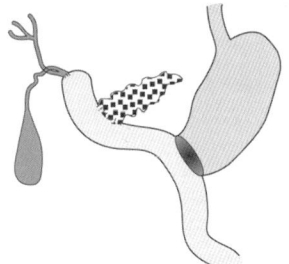
Procedimento de Whipple

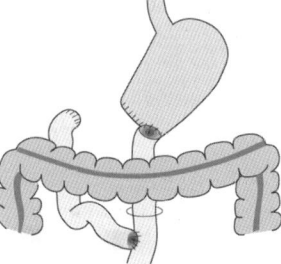
Em Y de Roux

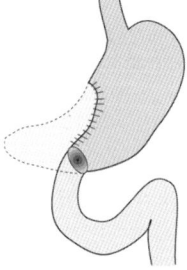
Sapateiro

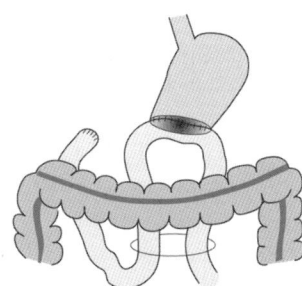
Retrocólica (Polia)

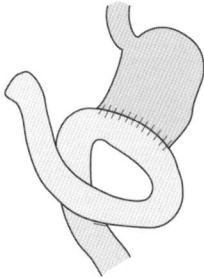
Esquerda para Direita = Isoperistáltica

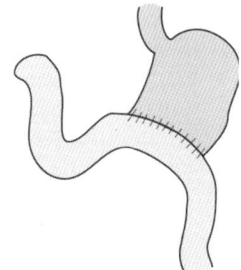
Direita para Esquerda = Antiperistáltica

Gastroenterostomia do tipo Alça

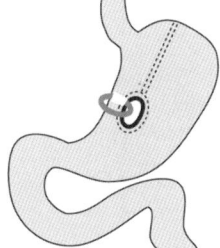
Gastroplastia de Anel Silástico Vertical

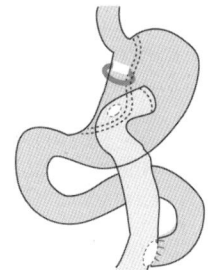
Anel Vertical em Y de Roux

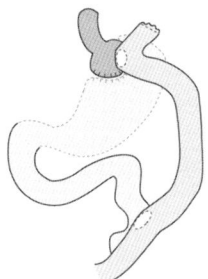
Gastrojejunostomia em Y de Roux

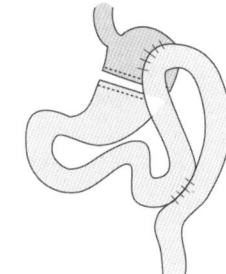
Gastrojejunostomia em alça

Bypasses **Gástricos**

Procedimentos Cirúrgicos Gástricos

Mnemônica: ZEAL VOLUMES C3P3
    Zollinger-**E**llison, Síndrome de
    Amiloidose
    Linfoide, hiperplasia
    Varizes
    Operatório, defeito
    Linfoma
    Úlcera (péptica)
    Ménétrier, Doença de
    Eosinofílica, gastroenterite
    Sífilis
    Carcinoma, doença de **C**rohn, gastrite **C**orrosiva
    Pancreatite, carcinoma **P**ancreático
    Pós-radiação, gastrite

Lesão de Alvo (Olho de Boi)
A. NEOPLASMAS PRIMÁRIOS
  1. Leiomioma, leiomiossarcoma
  2. Linfoma
  3. Carcinoide
  4. Carcinoma primário
B. METÁSTASES HEMATOGÊNICAS
  1. Melanoma maligno
    √ Geralmente preserva o intestino grosso
  2. Câncer de mama (15%)
    √ Aparência cirrosa no estômago
  3. Câncer de pulmão
  4. Carcinoma de célula renal
  5. Sarcoma de Kaposi
  6. Carcinoma de bexiga
C. PÂNCREAS ECTÓPICO
  no duodeno/estômago
D. GRANULOMA EOSINOFÍLICO
  mais frequente no estômago

Complicações Pós-Operatórias do Estômago
1. Falha de enchimento do remanescente gástrico
2. Antro gástrico retido
3. Síndrome *dumping*
4. Síndrome da alça aferente
5. Obstrução estromal
   (a) temporária reversível: edema de linha de sutura, abscesso/hematoma, deficiência de potássio, reposição inadequada de eletrólitos, hipoproteinemia, hipoacidez
   (b) mecânicas tardias; úlcera estomal (75%)

Mnemônica: GINU BATAVO
    Gastrite (refluxo de bile)
    Intussuscepção
    Não sentir-se bem após as refeições (síndrome *dumping*)
    Úlcera (especialmente marginal)
    Bezoar
    Alça (síndrome de alça aferente)
    Tumor (incidência aumentada)
    Anemia (macrocítica secundária a fator intrínseco diminuído)
    Vazamentos (início)
    Obstrução (início)

Lesões Envolvendo Estômago e Duodeno
= **Doença transpilórica**
1. Linfoma: em até 40% dos pacientes com linfoma
2. Carcinoma gástrico: em 5–25%, mas 50 × mais comum do que linfoma
3. Doença ulcerosa péptica
4. Tuberculose: em 10% de tuberculoses gástricas
5. Doença de Crohn: padrão pseudo-Billroth I
6. Estrongiloidíase
7. Gastroenterite eosinofílica

DUODENO

Obstrução Duodenal Congênita
• vômitos biliosos tardios até após a primeira mamada e aumentando progressivamente
√ Sinal de "bolha dupla"
1. Atresia duodenal/estenose grave
2. Pâncreas anular
3. Vólvulos no intestino médio
4. Membrana duodenal
5. Bandas de Ladd
6. Veia porta pré-duodenal
7. Cisto de duplicação duodenal

Efeito de Pressão Extrínseca no Duodeno
A. DUCTOS BILIARES
  impressão normal, ducto biliar comum, cisto colédoco
B. VESÍCULA
  impressão normal, hidropisia de vesícula, fenômeno de Courvoisier, carcinoma de vesícula, abscesso pericolecístico
C. FÍGADO
  hepatomegalia, lobo caudado hipertrofiado, lobo hepático anômalo, cisto hepático, tumor hepático
D. RIM DIREITO
  sistema coletor bífido, hidronefrose, cistos renais múltiplos, doença policística renal, hipernefroma
E. SUPRARRENAL DIREITA
  carcinoma suprarrenal, aumento na doença de Addison
F. CÓLON
  aposição duodenocólica em virtude da fixação peritoneal anômala, carcinoma da flexura hepática
G. VASOS
  linfadenopatia, varizes duodenais, colaterais arteriais dilatadas, aneurisma aórtico, hematoma intramural/mesentérico

Arco Duodenal Alargado
A. VARIANTE NORMAL
B. LESÕES PANCREÁTICAS
  1. Pancreatite aguda
  2. Pancreatite crônica
  3. Pseudocisto pancreático
  4. Carcinoma pancreático
  5. Metástase para o pâncreas
  6. Cistoadenoma pancreático
C. LESÃO VASCULAR
  1. Linfonodomegalia: linfoma, metástase, inflamação
  2. Linfangioma cístico do mesentério
D. MASSA RETROPERITONEAL
  1. Aneurisma aórtico
  2. Cisto do colédoco

Pregas Duodenais Espessadas
A. INFLAMAÇÃO
  (a) dentro da parede do intestino
    doença ulcerosa péptica, síndrome de Zollinger-Ellison, enterite regional, hiperplasia linfoide, uremia
  (b) circundando parede intestinal
    pancreatite, colecistite

B. INFECÇÃO
  giardíase, tuberculose, estrongiloidíase, doença celíaca
C. NEOPLASIA
  linfoma, metástases para linfonodos peripancreáticos
D. DOENÇA INFILTRATIVA DIFUSA
  doença de Whipple, amiloidose, mastocitose, enterite eosinofílica, linfangiectasia intestinal
E. DOENÇA VASCULAR
  varizes duodenais, colaterais mesentéricos arteriais, hemorragia intramural (trauma, púrpura de Schönlein-Henoch), congestão duodenal crônica (falência cardíaca congestiva, hipertensão venosa portal); linfangiectasia
F. HIPOPROTEINEMIA
  síndrome nefrótica, doença de Ménétrier, enteropatia por perda de proteínas
G. AUMENTO GLANDULAR
  hiperplasia da glândula de Brunner, fibrose cística

Mnemônica: BAD HELP
  Brunner, Hiperplasia da Glândula de
  Amiloidose
  Duodenite (síndrome de Z-E, péptica)
  Hemorragia
  Edema, pâncreas **E**ctópico
  Linfoma
  Pancreatite, **P**arasitas

Falha de Enchimento no Duodeno

A. EXTRÍNSECA
  impressão vesicular, impressão CBD, divertículo preenchido com gás
B. INTRÍNSECA À PAREDE
  (a) massa neoplásica benigna
    1. Adenoma
    2. Leiomioma
    3. Lipoma
    4. Hamartoma (síndrome de Peutz-Jeghers)
    5. Prolapso de pólipo antral deslocado
    6. Adenoma da glândula de Brunner
    7. Adenoma viloso
    8. Tumor de células da ilhota
    9. Paraganglioma gangliocítico
  (b) massa neoplásica maligna
    1. Tumor carcinoide
    2. Adenocarcinoma
    3. Carcinoma ampular
    4. Linfoma
    5. Sarcoma
    6. Metástase (estômago, pâncreas, vesícula, cólon, rins, melanoma)
    7. Envolvimento linfonodal retroperitoneal
  (c) massa neoplásica
    1. Papila de Vater
    2. Coledococele
    3. Cisto de duplicação
    4. Pseudocisto pancreático
    5. Varizes duodenais
    6. Colaterais da artéria mesentérica
    7. Hematoma intramural
    8. Abscesso adjacente, abscesso na sutura
    9. Pâncreas ectópico, mucosa gástrica heterotópica
    10. Prolapso da mucosa antral
    11. Hiperplasia da glândula de Brunner
    12. Hiperplasia linfoide benigna
C. INTRALUMINAL
  1. Coágulo sanguíneo
  2. Corpo estranho: caroço de fruta, cálculo biliar, tubo de alimentação

Tumor Duodenal

Tumores Duodenais Benignos

1. Leiomioma 27%
2. Pólipo adenomatoso 21%
3. Lipoma 21%
4. Adenoma da glândula de Brunner 17%
5. Tumor angiomatoso 6%
6. Pâncreas ectópico 2%
7. Cisto duodenal 2%
8. Neurofibroma 2%
9. Hamartoma 2%

Tumores Duodenais Malignos

1. Adenocarcinoma (73%)
  Localização: 40% no duodeno, com mais frequência na 2ª + 3ª porção = neoplasma periampular
    (a) suprapapilar: apto a causar obstrução + hemorragia
    (b) peripapilar: icterícia extra-hepática
    (c) intrapapilar: hemorragia GI
  Predisposição: síndrome de Gardner, doença celíaca
  Pode estar associada a: síndrome de Peutz-Jeghers
  √ Anular/polipoide/ulcerado
  Metástases: linfáticos regionais (2/3)
  DDx: (1) carcinoma primário do ducto biliar
    (2) carcinoma ampular
2. Leiomiossarcoma (14%)
  com mais frequência além da 1ª porção do duodeno
  √ Até 20 cm de tamanho
  √ Com frequência massa exofítica ulcerada
3. Carcinoide (11%)
4. Linfoma (2%)
  √ Acentuado e espessamento da parede
  √ Linfadenopatia periduodenal volumosa

Aumento da Papila de Vater

[Abraham Vater (1684–1751), anatomista em Wittenberg, Alemanha]

A. Variante normal
  identificada em 60% das séries do UGI superior; localização atípica na 3ª porção do duodeno em 8%; 1,5 cm de diâmetro em 1% dos normais
B. Edema papilar
  1. Cálculo impactado
  2. Pancreatite (Sinal de Poppel)
  3. Doença ulcerativa duodenal aguda
  4. Papilite
C. Neoplasmas perivaterianos
  = massa tumoral + obstrução linfática
  1. Adenocarcinoma
  2. Pólipo adenomatoso (lesão pré-maligna)
    √ Superfície irregular + erosões
D. Lesões simulando papilas grandes
  1. Tumor de célula fusiforme benigno
  2. Tecido pancreático ectópico

Estreitamento Duodenal

A. ANOMALIAS DO DESENVOLVIMENTO
  1. Atresia duodenal
  2. Membrana congênita/diafragma duodenal
  3. Divertículo intraluminal
  4. Cisto de duplicação duodenal

5. Pâncreas anular
6. Vólvulos no intestino médio, bandas peritoneais (bandas de Ladd)
B. DOENÇAS INTRÍNSECAS
    (a) inflamação/infecção
        1. Úlcera pós-bulbar
        2. Doença de Crohn
        3. Espru
        4. Tuberculose
        5. Estrongiloidíase
    (b) tumor
        malignidade duodenal/ampular
C. DOENÇA EM ESTRUTURAS ADJACENTES
    1. Pancreatite, pseudocisto, carcinoma pancreático
    2. Colecistite
    3. Abscesso contíguo
    4. Metástases linfonodal pancreaticoduodenais (linfoma, câncer de pulmão, câncer de mama)
D. TRAUMA
    1. Rompimento duodenal
    2. Hematoma intramural
E. VASCULAR
    1. Síndrome de artéria mesentérica superior
    2. Fístula aorticoduodenal
    3. Veia porta pré-duodenal (anterior a duodeno descendente)

Duodeno Dilatado

Megaduodeno = dilatação marcante de toda a alça C
Megabulbo = dilatação do bulbo duodenal somente

A. COMPRESSÃO VASCULAR
    síndrome da artéria mesentérica superior, aneurisma aórtico abdominal, fístula aortocortical
B. ATONIA DUODENAL PRIMÁRIA
    (a) esclerodema, dermatomiosite, SLE
    (b) doença de Chagas, aganglionose, neuropatia, vagotomia cirúrgica/química
    (c) íleo focal: pancreatite, colecistite, doença ulcerosa péptica, trauma
    (d) estado emocional alterado, pseudo-obstrução intestinal idiopática crônica
C. ENRIJECIMENTO INFLAMATÓRIO/NEOPLÁSICO DA RAIZ MESENTÉRICA
    doença de Crohn, enterite tuberculosa, pancreatite, doença ulcerosa péptica, estrongiloidíase, doença metastática
D. DISTENSÃO LÍQUIDA
    doença celíaca, síndrome de Zollinger-Ellison

Ulceração Pós-Bulbar

1. Úlcera péptica pós-bulbar benigna
    √ Aspecto medial da 2ª porção superior
    √ Incisura apontando para úlcera
    √ Ocasionalmente refluxo de bário dentro do ducto biliar comum
    √ Estreitamento anelar
    √ Úlceras por estresse e induzidas por drogas curam sem deformidade
2. Síndrome de Zollinger-Ellison
    √ Úlceras múltiplas distais ao bulbo duodenal
    √ Espessamento de pregas + hipersecreção
3. Leiomioma
4. Tumores malignos
    (a) primários
        adenocarcinoma, linfoma, sarcoma
    (b) disseminação contígua
        pâncreas, cólon, rins, vesícula
    (c) disseminação hematógena
        melanoma, sarcoma de Kaposi
    (d) disseminação linfática
        metástases linfonodais periduodenais
5. Doença granulomatosa: doença de Crohn, tuberculose
6. Fístula aorticoduodenal
7. Imitadores: pâncreas ectópico, divertículo

INTESTINO DELGADO

Predileção Anatômica por Envolvimento Intestinal

@ jejuno proximal — diverticulose, giardíase, adenocarcinoma, doença de Whipple, síndrome de Z-E, doença celíaca
@ íleo distal — doença de Crohn, tuberculose, enterite infecciosa, linfoma, carcinoide, metástases
@ borda mesentérica — diverticulose, doença de Crohn, hematoma mesentérico, disseminação intraperitoneal de tumor
@ borda antimesentérica — divertículo de Meckel, saculação em esclerodema, metástases hematógenas

Aumento de Líquido no Intestino Delgado

1. Ingestão
2. Ressecção/remoção gástrica
3. Obstrução do intestino delgado
4. Enterite
5. Má absorção: doença celíaca, doença de Whipple
6. Carcinomatose peritoneal

Divertículos do Intestino Delgado

A. DIVERTÍCULOS VERDADEIROS
    (a) divertículos duodenais
        1. Divertículos racemosos: bizarros, lobulados
        2. Divertículos gigantes
        3. Divertículos intraluminais: resultado de membrana congênita/diafragma
    (b) diverticulose jejunal
    (c) divertículo de Meckel
B. PSEUDODIVERTÍCULOS
    1. Esclerodema
    2. Doença de Crohn
    3. Linfoma
    4. Isquemia mesentérica
    5. Duplicação ileal comunicante
    6. Úlcera duodenal gigante

Úlcera no Intestino Delgado

Úlceras Aftosas no Intestino Delgado

A. INFECÇÃO
    1. *Yersinia* enterocolítica (25%)
    2. Salmonelose
    3. Tuberculose
    4. Rickettsiose
B. INFLAMAÇÃO
    1. Doença de Crohn (22%)
    2. Doença de Behçet
    3. Síndrome de Reiter
    4. Espondilite anquilosante

Úlceras Grandes Não Estenosantes no Intestino Delgado

1. Úlcera não específica primária . . . . 47% de incidência
2. Yersiniose 33%
3. Doença de Crohn 30%
4. Tuberculose 18%

5. Salmonelose/Shigelose 7%
6. Divertículo de Meckel 5%

Úlceras Múltiplas no Intestino Delgado
A. DROGAS
   1. Tabletes de potássio
   2. Esteroides
   3. Drogas inflamatórias não esteroidais
B. INFECÇÃO/INFLAMAÇÃO
   1. Disenteria bacilar
   2. Enterite isquêmica
   3. Jejunoileíte ulcerativa como complicação de doença celíaca
C. TUMOR
   1. Neoplasia
   2. Linfoma intestinal

Lesão Cavitária no Intestino Delgado
A. TUMOR PRIMÁRIO
   1. Linfoma (forma exoentérica)
   2. Leiomiossarcoma (forma exoentérica)
   3. Adenocarcinoma primário
B. METÁSTASE
   1. Melanoma maligno
   2. Câncer de pulmão
C. INFLAMAÇÃO
   1. Diverticulite com abscesso (Meckel, jejunal)
   2. Cisto de duplicação comunicante

Separação de Alças Intestinais
A. INFILTRAÇÃO DA PAREDE DO INTESTINO/MESENTÉRIO
   (a) inflamação/infecção
      1. Doença de Crohn
      2. Tuberculose (TB)
      3. Lesão por radiação
      4. Mesenterite retrátil
      5. Abscesso intraperitoneal
   (b) depósitos
      1. Hemorragia intestinal/Oclusão vascular mesentérica
      2. Doença de Whipple
      3. Amiloidose
   (c) tumor
      1. Tumor carcinoide: liberação local de serotonina responsável por espessamento muscular + proliferação fibroblástica = reação desmoplásica
      2. Carcinoma primário do intestino delgado (apresentação incomum)
      3. Linfoma
      4. Neurofibromatose
B. ASCITE/HEMORRAGIA INTRAPERITONEAL
   cirrose hepática (75%), peritonite, carcinomatose peritoneal, insuficiência cardíaca congestiva, pericardite constritiva, doença linfática primária/metastática
C. MASSA EXTRÍNSECA
   1. Disseminação intraperitoneal do tumor: mesotelioma peritoneal, tumores mesentéricos (fibroma, lipoma, fibrossarcoma, leiomiossarcoma, tumor linfoide mesentérico maligno, metástases)
   2. Abscesso entre alças/acúmulo de líquido loculado
   3. Endometriose
   4. Mesenterite retrátil (fibrose, infiltração de gordura, paniculite)
   5. Depósitos de gordura mesentérica
   6. Proliferação fibroadiposa: doença de Crohn, paniculite mesentérica

Pregas Normais no Intestino Delgado e Diarreia
1. Insuficiência pancreática
2. Deficiência de lactase
3. Linfoma/pseudolinfoma

Intestino Delgado Dilatado e Pregas Normais
Mnemônica: PSEO
   Psilose
   Escleroderma
   Obstrução
A. FLUIDO EXCESSIVO
   (a) obstrução mecânica
       causada por adesão, hérnia, neoplasia
       √ "Sinal do colar de contas" = bolhas de ar entre pregas mucosas no intestino delgado cheio de fluido
       √ "Sinal do pseudotumor" = obstrução em alça fechada
   (b) síndromes de má absorção
       1. Doença celíaca, psilose tropical + não tropical
       2. Deficiência de lactase
B. PARALISIA DA PAREDE INTESTINAL
   = íleo funcional = íleo adinâmico
   1. Vagotomia cirúrgica
   2. Vagotomia química por efeitos de drogas: substâncias semelhantes à atropina, morfina, L-dopa, glucagon
   3. Doença de Chagas
   4. Metabólica: hipocalemia, diabetes
   5. Inflamação intra-abdominal intrínseca + extrínseca
   6. Pseudo-obstrução idiopática crônica
C. COMPROMETIMENTO VASCULAR
   1. Isquemia mesentérica (aterosclerose)
   2. Enterite por radiação aguda
   3. Amiloidose
   4. SLE
D. DESTRUIÇÃO DA PAREDE DO INTESTINO
   1. Linfoma
   2. Escleroderma (atrofia do músculo liso)
   3. Dermatomiosite

Pregas Anormais no Intestino Delgado

Pregas Anormais + Fluido Intraluminal Aumentado
1. Síndrome de má absorção
2. Doença de Crohn, enterite infecciosa
3. Infestação parasitária/giardíase
4. Isquemia proximal a uma obstrução
5. Síndrome de Zollinger-Ellison
6. Linfangectasia, linfadenopatia mesentérica

Pregas Espessadas do Estômago e do Intestino Delgado
1. Linfoma
2. Doença de Crohn
3. Gastroenterite eosinofílica
4. Síndrome de Zollinger-Ellison
5. Doença de Ménétrier
6. Cirrose = varizes gástricas + hipoproteinemia
7. Amiloidose
8. Doença de Whipple
9. Esclerose sistêmica

Pregas Lisas Espessadas ± Dilatação
A. EDEMA
   (a) hipoproteinemia
      1. Cirrose
      2. Síndrome nefrótica
      3. Enteropatia com perda de proteína (doença celíaca, doença de Whipple)

(b) permeabilidade capilar aumentada
  1. Edema angioneurótico
  2. Gastroenterite
(c) pressão hidrostática aumentada
  1. Hipertensão venosa portal
(d) síndrome de Zollinger-Ellison
B. HEMORRAGIA
(a) lesão vascular
  1. Isquemia
  2. Infarto
  3. Trauma
(b) vasculite
  1. Doença do tecido conectivo
  2. Púrpura de Henoch-Schönlein
  3. Tromboangeiite obliterante, radiação
(c) hipocoagulabilidade
  1. Hemofilia
  2. Terapia anticoagulante
  3. Hipofibrinogemia
  4. Anticoagulantes circulantes
  5. Ativação do sistema fibrinolítico
  6. Púrpura trombocitopênica idiopática
  7. Defeitos de coagulação (leucemia, linfoma, mieloma múltiplo, carcinoma metastático)
  8. Hipoprotrombinemia
C. BLOQUEIO LINFÁTICO
  1. Infiltração tumoral: linfoma, pseudolinfoma
  2. Radiação
  3. Fibrose mesentérica
  4. Linfangiectasia intestinal
  5. Doença de Whipple
D. DEPÓSITOS
  1. Enterite eosinofílica
  2. Pneumatose intestinal
  3. Amiloidose
  4. Abetalipoproteinemia
  5. Doença de Crohn
  6. Doença enxerto-*versus*-hospedeiro
  7. Deficiência imunológica: hipo-/disgamaglobulinemia

Pregas Irregulares Espessadas ± Dilatação

A. INFLAMAÇÃO
  1. Doença de Crohn
B. NEOPLÁSICA
  1. Linfoma, pseudolinfoma
C. INFECÇÃO
(a) protozoários
  giardíase, estrongiloidíase, ancilostomatídeo
(b) bacteriana
  yersínia enterocolítica, febre tifoide, tuberculose
(c) fúngica: histoplasmose
(d) infecção relacionada com a AIDS
D. IDIOPÁTICA
(a) dilatação linfática
  1. Linfangiectasia
  2. Processo inflamatório, crescimento tumoral, fibrose por radiação
  3. Doença de Whipple
(b) infiltração celular
  1. Enterite eosinofílica
  2. Mastocitose
(c) depósitos
  1. Síndrome de Zollinger-Ellison
  2. Amiloidose
  3. Doença da cadeia alfa: sistema secretor de IgA defeituoso
  4. Lipoproteinemia A-β: recessiva, retinite pigmentosa, doença neurológica
  5. Lipoproteinemia A-α
  6. Doença fibrocística do pâncreas
  7. Polipose

Mnemônica: G. WILLIAM M.
  Giardíase
  Whipple, Doença de, **W**aldenström, Macroglobulinemia de
  Isquemia
  Linfangiectasia
  Linfoma
  Inflamação
  Amiloidose, **A**gamaglobulinemia
  Mastocitose, **M**á absorção
  Mole, Neoplasia do Tecido (carcinoide, lipoma)

Pregas Ancoradas

= indicativo de reação desmoplásica
√ Dobras, angulação, fixação, separação de alças intestinais
  1. Carcinoide
  2. Pós-operatórias em síndrome de Gardner
  3. Mesenterite retrátil
  4. Doença de Hodgkin
  5. Implantes peritoneais
  6. Endometriose
  7. Peritonite por tuberculose
  8. Mesotelioma
  9. Adesões pós-operatórias

Atrofia de Pregas do Intestino Delgado

  1. Má absorção crônica: doença celíaca
  2. Alterações isquêmicas crônicas: lesão por radiação, amiloidose
  3. Doença de Crohn em estágio inativo
  4. Infestação parasitária: estrangiloidíase
  5. Doença enxerto-*versus*-hospedeiro

Intestino Delgado Semelhante a "Fita"

= sem achados distintos/natureza tubular do intestino delgado com apagamento de pregas
  1. Doença enxerto-*versus*-hospedeiro
  2. Doença celíaca
  3. Infecção no intestino delgado (p. ex., enterite virótica)
  4. Lesão por radiação/medicação corrosiva
  5. Alergia (p. ex., soja)
  6. Isquemia
  7. Amiloide, mastocitose
  8. Linfoma, pseudolinfoma
  9. Doença de Crohn

Trânsito do Intestino Delgado Retardado

= tempo de trânsito > 6 horas
Mnemônica: EPATE DID
  Escleroderma
  Potássio (hipocalemia)
  Ansiedade
  Tireoide (hipotiroidismo)
  Espru
  Diabetes (mal controlada)
  Idiopática
  Drogas (opiáceos, atropina, fenotiazina)

Lesão Estenosante do Intestino Delgado

  1. Adenocarcinoma primário (jejuno proximal)
  2. Carcinoide (íleo distal)
  3. Linfoma, metástase

CALIBRE E CONTORNO ANORMAL DO INTESTINO DELGADO

INTESTINO DELGADO DILATADO

PREGAS ESPESSAS
Insuficiência vascular
Lesões do intestino e mesentério
Síndrome Z-E
Amiloidose
Linfoma
Abetalipoproteinemia

PREGAS NORMAIS
Obstrução mecânica
Íleo paralítico / atonia induzida por drogas
Gastroenteropatia diabética + hipocalemia
Hipomotilidade pós-vagotomia
Gastrojejunostomia + síndrome do esvaziamento rápido
Pseudo-obstrução intestinal crônica
Má absorção: espru, intolerância à lactose
Mau funcionamento: escleroderma, amiloidose

INTESTINO DELGADO NÃO DILATADO

PREGAS ESPESSAS

ESTÔMAGO ENVOLVIDO
Linfoma
Amiloidose
Gastroenterite eosinofílica
Doença de Ménétrier
Síndrome de Z-E
Doença de Whipple
Doença de Crohn

GENERALIZADO
(< 50% de intestino delgado)

Pregas Regulares Retas
HEMORRAGIA
  trauma, vasculite, infarto, diátese hemorrágica
EDEMA
  secundário a inflamação ou massa adjacente

Pregas Distorcidas Irregulares
Doença de Crohn
Tuberculose
Metástase
Carcinoide
Linfoma

ESTÔMAGO NÃO ENVOLVIDO

GENERALIZADO
(> 50% de intestino delgado)

Pregas Regulares Retas
HEMORRAGIA
EDEMA
  hipoproteinemia
  edema angioneurótico
  Linfangiectasia secundária
  Enterite eosinofílica
  Abetalipoproteinemia
  Amiloidose

Pregas Distorcidas Irregulares
Doença de Whipple
Giardíase
Linfoma
Amiloidose
Gastroenterite eosinofílica
Linfangiectasia primária
Doença de Crohn
Mastocitose
Estrongiloidíase

PREGAS NORMAIS
(intestino normal)

NÓDULOS

Nódulos pequenos (> 2 mm)

PREGAS NORMAIS
Hiperplasia nodular linfoide
Polipose
Linfoma
Metástase
Melanoma
Histoplasmose

PREGAS ESPESSAS
Doença de Crohn
Linfoma

Nódulos semelhantes a grãos de areia (1 mm)
Macroglobulinemia
Mastocitose
Doença de Whipple

4. Endometriose
5. Adesão, mucosa do diafragma
6. Estreitamento: doença de Crohn, enterite por radiação, isquemia, tabletes de cloreto de potássio

Lesões Estenosantes Múltiplas do Intestino Delgado
1. Doença de Crohn
2. Enterite por radiação em estágio terminal
3. Carcinoma metastático
4. Endometriose
5. Gastroenterite eosinofílica
6. Tuberculose
7. Induzidas por drogas (p. ex., tabletes de cloreto de potássio, NSAIDs)

Falhas de Enchimento no Intestino Delgado

Falhas de Enchimento Isolado do Intestino Delgado
A. INTRÍNSECO À PAREDE DO INTESTINO
   (a) neoplasia benigna: leiomioma (97%), adenoma, lipoma, hemangioma, neurofibroma
   (b) maligno primário: adenocarcinoma, linfoma (resposta desmoplásica), sarcoma, carcinoide
   (c) metástases: de melanoma, pulmão, rim, mama
   (d) inflamação: pseudotumor inflamatório
   (e) infecção: parasitas
B. EXTRÍNSECO À PAREDE DO INTESTINO
   1. Cisto de duplicação
   2. Endometrioma
C. INTRALUMINAL
   1. Íleo biliar
   2. Parasitas (ascaríase, estrongiloidíase)
   3. Divertículo de Meckel invertido
   4. Coágulo sanguíneo
   5. Corpo estranho, bezoar, comprimidos, sementes

Múltiplas Falhas de Enchimento do Intestino Delgado
A. SÍNDROMES POLIPOIDES
   1. Síndrome de Peutz-Jeghers
   2. Síndrome de Gardner
   3. Polipose gastrointestinal disseminada
   4. Polipose juvenil gastrointestinal generalizada
   5. Síndrome de Cronkhite-Canada
B. TUMORES BENIGNOS
   1. Pólipos adenomatosos simples múltiplos
   2. Hemangioma, síndrome do nevo (*blue rubber bleb*)
   3. Leiomioma, neurofibroma, lipoma
   4. Hiperplasia linfoide nodular
      = íleo terminal normal em crianças + adolescentes: pode estar associado à disgamaglobulinemia
      √ Falhas de enchimento demarcadas precisamente completamente simétricas
   5. Varizes (= flebectasia múltipla no jejuno, mucosa oral, língua, escroto)
C. TUMORES MALIGNOS
   1. Tumor carcinoide
   2. Linfoma
      (a) linfoma primário (raramente múltiplo)
      (b) linfoma secundário: envolvimento gastrointestinal em 63% nos casos de doença disseminada; 19% no intestino delgado
   3. Sarcoma de Kaposi
   4. Metástases submucosas: melanoma > pulmões > mama > coriocarcinoma > rim > estômago, útero, ovários, pâncreas
D. INTRALUMINAL
   1. Cálculos biliares
   2. Corpos estranhos, partículas de alimento, sementes, comprimidos
   3. Parasitas: ascaríase, estrongiloidíase, tênia, cestoides

Lucências Semelhantes à Areia no Intestino Delgado
1. Macroglobulinemia de Waldenström
2. Mastocitose
3. Histoplasmose
4. Hiperplasia nodular linfoide
5. Linfangiectasia intestinal
6. Gastroenterite eosinofílica
7. Linfoma
8. Doença de Crohn
9. Doença de Whipple
10. Yersínia enterocolite
11. Síndrome de Cronkhite-Canada
12. Fibrose cística
13. Partículas de alimentos/bolhas de gás
14. *Strongiloides stercoralis*

Tumores no Intestino Delgado

Incidência: 1÷100.000; 1,5–6% de todas as neoplasias GI
Maligno÷benigno = 1÷1
Maligno sintomático÷benigno sintomático = 3÷1
Sítios primários no intestino delgado:
   íleo (41%), jejuno (36%), duodeno (18%)
ACHADOS RADIOLÓGICOS:
(1) tumor intraluminal pedunculado, geralmente se originando na mucosa
   √ Superfície homogênea/irregular sem padrão de mucosa visível
   √ Move-se dentro do lúmen intestinal duas vezes a extensão do pedículo
(2) tumor intraluminal séssil sem pedículo, geralmente de tecidos fora da mucosa
   √ Superfície homogênea/irregular sem padrão de mucosa visível
(3) tumor intra/extramural
   √ Base do tumor maior do que qualquer parte que se projeta dentro do lúmen
   √ Padrão de mucosa visível, pode estar estirada
(4) tumor seroso
   √ Deslocamento de alças adjacentes
   √ Obstrução do intestino delgado (rara)
   √ "Mola" da intussuscepção
CT:
   √ Parede do intestino delgado > 1,5 cm de espessura
Cx: obstrução no intestino delgado (em até 10%)

Tumores Benignos no Intestino Delgado
- assintomáticos (80%)
- melena, dor abdominal intermitente, fraqueza
- massa abdominal palpável (20%)

Tipos:
1. Leiomioma 36–49%
   Localização: qualquer segmento
2. Adenoma. 15–20%
3. Lipoma 14–16%
   Localização: duodeno (32%)
              Jejuno (17%), íleo (51%)
   √ Densidade de gordura na CT
4. Hemangioma 13–16%
5. Linfangioma 5%
   Localização: duodeno > jejuno > íleo
6. Tumor neurogênico 1%

Tumores Malignos no Intestino Delgado
  Sob risco: doença de Crohn, doença celíaca, síndromes polipoides, histórico de cirurgia de desvio do intestino delgado
  - assintomático (10–30%)
  - dor decorrente de obstrução intermitente (80%)
  - perda de peso (66%)
  - perda de sangue gastrointestinal (50%)
  - massa abdominal palpável (50%)

TUMOR MALIGNO PRIMÁRIO NO INTESTINO DELGADO
  1. Carcinoide........................25–41%
     ◊ Tumor primário de intestino delgado mais comum!
     Localização: predominantemente íleo distal
     √ Massa mesentérica calcificada na CT
  2. Adenocarcinoma..................25–26%
     Localização: duodeno (48%)
                    jejuno (44%)
                    íleo (8%)
  3. Linfoma não Hodgkin.............16–17%
     ◊ 2ª localização mais comum depois do estômago
     √ Dilatação aneurismal
  4. Tumor estromal gastrointestinal (GIST)
     = leiomiossarcoma................9–10%
     Localização: íleo (50%)
  5. Malignidade vascular...................1%
  6. Fibrossarcoma.......................0,3%

TUMOR MALIGNO SECUNDÁRIO DO INTESTINO DELGADO
  ◊ Neoplasia mais comum do intestino delgado!

CECO

Neoplasia Primária do Apêndice
  1. Adenoma mucinoso (44%)/adenocarcinoma (23%)
  2. Adenocarcinoma tipo colônico (13%)
  3. NHL
  4. Tumor carcinoide
     √ No terço distal do apêndice, < 1 cm de tamanho
  Incidência: 0,5–1,0% de espécimes de apendicectomia
  - sintomatologia de apendicite (30–50%)
  √ Aumento do diâmetro do apêndice > 15 mm (86%)
  √ Dilatação cística do apêndice (mucocele)
  √ Massa de tecido mole
  √ Espessamento da parede do apêndice
  √ Estriações na gordura periapendicular

Anormalidades da Válvula Ileocecal
  A. LIPOMATOSE: > 40 anos de idade, mulher
     √ Padrão estrelado/de roseta
  B. NEOPLASIA
     1. Lipoma, pólipo adenomatoso, adenoma viloso
     2. Tumor carcinoide
        √ Espessamento da parede nodular hipervascular
        √ Dobras da parede intestinal
        √ Reação desmoplásica mesentérica com padrão estrelado e calcificações em 70%
     3. Adenocarcinoma: 2% de todas as neoplasias colônicas
        √ Excêntrico/circunferencial anular: constritivo
     4. Linfoma: com frequência compromete o íleo terminal
        ◊ Local mais comum do linfoma primário do intestino delgado e grosso
        √ Áreas segmentares longas de espessamento circunferencial de 1,5–7 cm
        √ Atenuação homogênea + hipocaptação do meio de contraste
        √ Transição gradual para o intestino normal
  C. INFLAMAÇÃO
     1. Doença de Crohn
     2. Colite ulcerativa
        √ Válvula patente, fixada na posição aberta
     3. Tuberculose
     4. Amebíase
        √ Íleo terminal não envolvido (nos USA)
     5. Febre tifoide, anisaquíase, esquistossomose, actinomicose
     6. Abuso catártico
  D. PROLAPSO
     (a) anterógrado; indistinguível de lipomatose/prolapso de mucosa/neoplasia
     (b) retrógrado
  E. INTUSSUSCEPÇÃO
  F. HIPERPLASIA LINFOIDE

Ceco em Cone
  A. INFLAMAÇÃO
     1. Doença de Crohn
        √ Envolvimento do cólon ascendente + íleo terminal
     2. Colite ulcerativa
        √ Ileíte de refluxo (em 10%)
        √ Poupa a válvula ileocecal
     3. Apendicite
     4. Tiflite
     5. Divertículo cecal perfurado
  B. INFECÇÃO
     1. Tuberculose
        √ Envolvimento colônico mais proeminente do que o do íleo terminal
     2. Amebíase
        √ Envolvimento do ceco em 90% da amebíase
        √ Válvula ileocecal espessada fixada na posição aberta
        √ Reflexo dentro do íleo terminal normal
        √ Lesões salteadas no cólon
     3. Actinomicose
        - massa abdominal palpável
        - trajetos fistulosos indolentes na parede abdominal
     4. Blastomicose
     5. Anisaquíase
     6. Tifoide, *Yersinia*
  C. TUMOR
     1. Adenocarcinoma do ceco
        Frequência: 25% de todas as neoplasias do cólon
        √ Massa polipoide volumosa grande causando espessamento da parede assimétrica
        √ Infiltração da gordura pericólica leve
        √ Raramente obstrutiva
        √ Pode agir como ponto inicial para intussuscepção
     2. Metástase para o ceco

Defeito de Preenchimento Cecal
  A. ANORMALIDADES DO APÊNDICE
     1. Apendicite aguda/abscesso apendicular
     2. Doença de Crohn
     3. Coto apendicular invertido/intussuscepção apendicular
     4. Mucocele
     5. Mixoglobulose
     6. Neoplasia do apêndice: tumor carcinoide (90%), leiomioma, neuroma, lipoma, adenocarcinoma, metástase
  B. LESÃO COLÔNICA
     1. Ameboma

2. Neoplasia cecal primária do ceco
3. Intussuscepção ileocólica
4. Lipomatose da válvula ileocecal
C. ANORMALIDADES INCOMUNS
1. Diverticulite ileocecal (em 50% < 30 anos de idade)
2. Úlcera solitária benigna do ceco
3. Fecólito aderente (p. ex., em fibrose cística)
4. Endometriose
5. Linfoma de Burkitt

Mnemônica: CECUM ATIPALE
Carcinoma
Enterite
Carcinoide
Ulcerativa, colite
Mucocele do apêndice
Apêndice, coto de
Tuberculose
Intussuscepção
Periapendicular abscesso
Ameboma
Linfoma
Endometriose

Intussuscepção Apendicular
1. Mucocele
2. Endometrioma
3. Fecólito
4. Corpo estranho
5. Pólipos (juvenis, inflamatórios)
6. Papiloma
7. Adenoma/adenocarcinoma
8. Tumor carcinoide
9. Coto pós-apendicectomia

Estriações na Gordura Pericecal na CT
1. Apendicite
2. Doença de Crohn
3. Abscesso tubovárico
4. Diverticulite cecal
5. Carcinoma cecal perfurado

CÓLON

Tempo de Trânsito de Cólon
Teste diagnóstico de Sitzmarks
Indicação: adultos com constipação grave, mas com exame GI normal
1. Laxantes de retenção/enemas/supositórios por 5 dias
2. O paciente toma 1 cápsula (contém 24 marcadores rádio-opacos de polivinil de 1 × 4,5 mm)
3. Fazer teste KUB no 3º e 5º dias para determinar a localização + extensão do marcador de eliminação
   – ≥ 19 marcadores (80%) expelidos = tempo de trânsito colônico grosseiramente normal
   – marcadores espalhados ao redor do cólon = hipomotilidade/inércia colônica
   – marcadores no reto/retossigmoide = obstrução na via de saída funcional (p. ex., prolapso retal interno/*anismus*)
   – ≥ 5 marcadores (20%) retidos precisam de acompanhamento KUB no 7º dia
◊ Todos os marcadores estão geralmente no cólon em 12 horas

Sinal de Amputação do Cólon (*cutoff*)
= terminação abrupta da coluna de gás colônico na flexura esplênica com descompressão do cólon distal por causa de espasmo

+ obstrução na flexura esplênica colidindo com um cólon transverso paralítico
A. IMPACTAÇÃO VIA LIGAMENTO FRENICOCÓLICO
1. Pancreatite aguda/estreitamento pós-pancreático
2. Carcinoma pancreático/gástrico
3. Hemorragia por rompimento da artéria esplênica/aneurisma aórtico abdominal
B. DOENÇA COLÔNICA
1. Câncer de cólon
2. Trombose mesentérica
3. Colite isquêmica
4. Apêndice perfurado (em 20%)
   Observação: amputação de gás na flexura <u>hepática</u> em virtude de cólon ascendente espástico

Impressão Digitiforme Colônica
= compressão marginal definida com precisão semelhante a um dedo no contorno da parede
1. ISQUEMIA = colite isquêmica
   doença vascular oclusiva, estado de hipercoagulabilidade, hemorragia dentro da parede do intestino (diátese hemorrágica, anticoagulantes), hematoma intramural traumático
2. INFLAMAÇÃO
   colite ulcerativa, colite de Crohn
3. INFECÇÃO
   amebíase aguda, esquistossomose, estrongiloidíase, citomegalovírus (em receptores de transplante renal), colite pseudomembranosa
4. LESÕES MALIGNAS
   linfoma primário localizado, metástases hematogênicas
5. DIVERSAS
   endometriose, amiloidose, pneumatose intestinal, diverticulose, diverticulite, edema angioneurótico hereditário

Mnemônica: PESALM II
Pseudomembranosa, colite
ESquistossomose
Amebiana, colite
Linfoma
Metástases (do cólon)
Isquêmica, colite
Inflamatória, doença intestinal

Padrão de Urticária Colônica
A. OBSTRUÇÃO
1. Obstrução por carcinoma de obstrução
2. Vólvulo cecal
3. Íleo colônico
B. ISQUEMIA
C. INFECÇÃO/INFLAMAÇÃO
1. *Yersinia enterocolitis*
2. Herpes
3. Doença de Crohn
D. URTICÁRIA

Úlceras Colônicas
A. IDIOPÁTICA
1. Colite ulcerativa
2. Colite de Crohn
B. ISQUÊMICA
1. Colite isquêmica
C. TRAUMÁTICA
1. Lesão por radiação
2. Colite cáustica
D. NEOPLÁSICA
1. carcinoma primário do cólon

        2. Metástases (próstata, estômago, linfoma, leucemia)
    E. INFLAMATÓRIA
        1. Colite pseudomembranosa
        2. Pancreatite
        3. Diverticulite
        4. Síndrome de Behçet
        5. Síndrome da úlcera retal solitária
        6. Ulceração benigna não específica
    F. INFECÇÃO
        (a) protozoários
            1. Amebíase
            2. Esquistossomose
            3. Estrongiloidíase
        (b) bacteriana
            1. Shigellosis, salmonelose
            2. Colites estafilocócicas
            3. Tuberculose
            4. Proctite gonorreica
            5. *Yersinia colitis*
            6. *Campylobacter fetus colitis*
        (c) fúngica
            histoplasmose, mucormicose, actinomicose, candidíase
        (d) viral
            1. Linfogranuloma venéreo
            2. Proctocolite herpética
            3. Citomegalovírus (transplantes)

Úlceras Aftosas do Cólon
1. Doença de Crohn
2. Colite amebiana
3. **Yersinia enterocolitis**
   organismo: gram-negativo
   • febre, diarreia, dor no quadrante lateral direito
   Localização: íleo terminal
   √ Pregas espessadas + ulceração
   √ Hiperplasia nodular linfoide
4. Salmonela, infecção por shigella
5. Infecção por herpes-vírus
6. Síndrome de Behçet
7. Linfoma
8. Isquemia

Lesões em Alvo Múltiplas da Parede do Cólon
Mnemônica: MaCK CLaN
   Melanoma
   Carcinoma
   Kaposi, Sarcoma de
   Carcinoide
   Linfoma
   Neurofibromatose

Via Dupla do Cólon
= vias extraluminais longitudinais paralelas ao cólon
1. Diverticulite: geralmente 3–6 cm de extensão
2. Doença de Crohn: geralmente > 10 cm
3. Colite ulcerativa
4. Carcinoma primário: mais largo + mais irregular

Estreitamento Colônico
A. ESTÁGIO CRÔNICO DE QUALQUER COLITE ULCERATIVA
    (a) inflamatória
        1. Colite ulcerativa
        2. Colite de Crohn
        3. Síndrome da úlcera retal solitária
        4. Úlcera benigna não específica

    (b) infecciosa
        1. Amebíase
        2. Esquistossomose
        3. Disenteria bacilar
        4. Tuberculose
        5. Doença fúngica
        6. Linfogranuloma venéreo
        7. Herpes-zoster
        8. Citomegalovírus
        9. Estrongiloides
    (c) isquêmica
        1. Colite isquêmica
    (d) traumática
        1. Lesão por radiação
        2. Cólon catártico
        3. Colite cáustica
B. LESÃO MALIGNA
    (a) primária
        1. Carcinoma colônico (anular/cirroso)
        2. Complicação de colite ulcerativa + colite de Crohn
    (b) metastática:
        de próstata, cérvix, útero, rim, estômago, pâncreas, sarcoma intraperitoneal primário
        — hematogênica (p. ex., mama)
        — disseminação linfática
        — disseminação peritoneal
C. PROCESSO EXTRÍNSECO
    (a) inflamação
        1. Mesenterite retrátil
        2. Diverticulite
        3. Pancreatite
    (b) depósitos
        1. Amiloidose
        2. Endometriose
        3. Lipomatose pélvica
D. PÓS-CIRÚRGICO
    1. Bandas adesivas
    2. Anastomose cirúrgica
E. NORMAL
    1. Ponto de canhão

Estreitamento do Cólon Localizado
Mnemônica: ESCARED CELL-MATE
   ESquistossomose
   Carcinoide
   Actinomicose
   Radiação
   Endometriose
   Diverticulite
   Colite
   Extrínseca, lesão
   Linfoma
   Linfogranuloma venéreo
   Metástase
   Adenocarcinoma
   Tuberculose
   *E*ntamoeba histolytica

Microcólon
Mnemônica: MI MCA
   Meconial, íleo **M**econial, peritonite (fibrose cística)
   Ileal, atresia/jejunal
   Megacisto, Síndrome de – microcólon – hipoperistalse
   Colônica, atresia (distal ao segmento atrésico)
   Aganglionose (doença de Hirschsprung)

Falhas de Enchimento Colônicas

Tumor Submucoso do Cólon
1. Lipoma
2. Carcinoide
3. Leiomioma
4. Linfangioma, hemangioma

Falha de enchimento Simples do Cólon
- A. TUMOR BENIGNO
    1. Pólipo
       (hiperplásico, ademomatoso, adenoma viloso, viloglandular); tumor benigno mais comum
    2. Lipoma
       tumor intramural mais comum; 2º tumor benigno mais comum; M < F
       Localização: cólon ascendente + ceco > lado esquerdo do cólon
    3. Carcinoide: 10% metastatizado
    4. Tumor de células fusiformes
       (leiomioma, neurofibroma); 4º tumor benigno mais comum; reto > ceco
    5. Linfangioma, hemangioma
- B. TUMOR MALIGNO
    (a) tumor primário
        carcinoma, sarcoma
    (b) tumor secundário
        metástases (mama, estômago, pulmão, pâncreas, rins, trato genital feminino), linfoma, invasão por tumores adjacentes
- C. INFECÇÃO
    1. Ameboma
    2. Granuloma polipoide, esquistossomose, tuberculose
- D. INFLAMAÇÃO
    1. Pseudopólipo inflamatório: colite ulcerativa, doença de Crohn
    2. Abscesso periapendicular
    3. Diverticulite
    4. Perfuração por corpo estranho
- E. CORPO INTRALUMINAL NÃO SÉSSIL
    1. Impactação fecal
    2. Corpo estranho
    3. Cálculo biliar
    4. *Bolus* de *Ascaris*
- F. DIVERSOS
    1. Endometriose
       3º tumor benigno mais comum
       Localização: cólon sigmoide, junção retossigmoide (no nível do fundo de saco)
       • pode causar hemorragia (após invasão da mucosa)
    2. Deposição de amiloide localizada
    3. Granuloma de sutura
    4. Intussuscepção
    5. Pseudotumor (adesões, bandas fibrosas)
    6. Colite cística profunda

Múltiplas Falhas de Enchimento no Cólon
- A. NEOPLASIAS
    (a) síndrome polipose
        polipose familiar, síndrome de Gardner, síndrome de Peutz-Jegher, síndrome de Turcot, síndrome de polipose juvenil, pólipos gastrointestinais disseminados, múltiplos pólipos adenomatosos
    (b) metástases hematógenas
        de mama, pulmão, estômago, ovários, pâncreas, útero
    (c) tumores múltiplos
        – benignos
          neurofibromatose, lipomatose colônica, síndrome dos hamartomas múltiplos (doença de Cowden)
        – malignos
          linfoma, leucemia, adenocarcinoma
- B. PSEUDOPOLIPOSE INFLAMATÓRIA
    colite ulcerativa, colite de Crohn, colite isquêmica, amebíase, esquistossomose, estrongiloidíase, tricuríase
- C. ARTEFATOS
    fezes, bolhas de ar, bolhas de óleo, filamentos de mucosa, ingestão de corpo estranho (p. ex., grãos de milho)
- D. DIVERSOS
    hiperplasia nodular linfoide, padrão linfoide folicular, hemorroidas, divertículos, pneumatose intestinal, colite cística profunda, urticária colônica, edema colônico submucoso secundário à obstrução, fibrose cística, amiloidose, pseudopolipose ulcerativa, obstrução proximal

Mnemônica: MILL P3
- **M**etástases (no cólon)
- **I**squemia (impressão digitiforme)
- **L**infoma
- **L**infoide, hiperplasia
- **P**olipose
- **P**seudopolipose (com doença intestinal inflamatória)
- **P**neumatose cistoide

Lesões "em Carpete" do Cólon
= lesões lobuladas achatadas com alteração da textura da superfície + pouca/nenhuma protuberância dentro do lúmen
Localização: reto > ceco > cólon ascendente
Causa:
- A. NEOPLASIA
    1. Adenoma tubular/tubuloviloso/viloso
    2. Polipose familiar
    3. Adenocarcinoma
    4. Disseminação tumoral submucosa (de carcinoma adjacente)
- B. DIVERSOS
    1. Proctite folicular não específica
    2. Local da biopsia
    3. Endometriose
    4. Varizes retais
    5. Urticária colônica

Pólipo Colônico

Terminologia:
1. **Pólipo**
   = massa projetando-se dentro do lúmen de vísceras ocas acima do nível da mucosa; geralmente surge da mucosa, pode derivar da submucosa/muscular própria
   (a) neoplásico: adenoma/carcinoma
   (b) não neoplásico: hamartoma/pólipo inflamatório
2. **Pseudopólipo**
   = ilha dispersa de mucosa edematosa inflamada em um fundo de mucosa desnuda
   (a) pseudopolipose de colite ulcerativa
   (b) "paralelepípedos" da doença de Crohn
3. **Pólipo pós-inflamatório (filiforme)**
   = projeção semelhante a um dedo da submucosa coberta em todos os lados seguindo cura + regeneração de doença intestinal inflamatória (mais comum em colite ulcerativa)/isquêmica/infecciosa

Classificação histológica
- A. PÓLIPOS ADENOMATOSOS
  = **Síndrome de polipose familiar adenomatosa**
  Causa: anormalidade no cromossomo 5
  Cx: pólipos adenomatosos são pré-malignos eventualmente levando a carcinoma colorretal
  1. Polipose familiar (múltipla)
  2. Síndrome de Gardner
  3. Síndrome de Turcot
- B. PÓLIPOS HAMARTOMATOSOS
  = **Síndrome de polipose hamartomatosa**
  1. Síndrome de Peutz-Jeghers (maioria no intestino delgado)*
  2. Doença de Cowden*
  3. Polipose juvenil*
  4. Síndrome de Cronkhite-Canada
  5. Síndrome de Bannayan-Riley-Ruvacalba
  *= prevalência aumentada de adenomas coexistentes e sequência adenoma-carcinoma
- C. SEMELHANTES À POLIPOSE
  1. Polipose inflamatória
  2. Hiperplasia linfoide
  3. Linfoma
  4. Metástases
  5. *Pneumatosis coli*

Síndromes Poliposes
= mais de 100 pólipos em número
Modo de transmissão:
- A. HEREDITÁRIA
  (a) autossômica dominante
  1. Polipose familiar (múltipla)
  2. Síndrome de Gardner
  3. Síndrome de Peutz-Jeghers
  4. *Polyposis coli* juvenil
  (b) autossômica recessiva
  1. Síndrome de Turcot
- B. NÃO HEREDITÁRIA
  1. Síndrome de Cronkhite-Canada
  2. Polipose juvenil

ESTRATIFICAÇÃO MURAL DO TRATO INTESTINAL
= espessamento da parede intestinal com separação anormal de camadas de intestino nas imagens axiais
CECT com contraste venoso:
  √ Sinal do "duplo halo/alvo" durante fase arterial tardia:
    √ Realce pelo contraste na camada interna
      (1) mucosa + (2) própria muscular
    √ Camada interposta de baixa atenuação de edema (água)/hemorragia (sangue)/infiltração celular inflamatória (pus, células)/proliferação adiposa
      (3) submucosa
    √ Realce pelo contraste da camada externa:
      (4) muscular própria + (5) serosa
Causa:
  ◊ Tumor NÃO foi relatado como causa de estratificação!
- A. EDEMA
  √ Separação de baixa densidade/densidade da água
  1. Colite ulcerativa (50%): reto
  2. Proximal à intussuscepção/tumor obstrutivo
- B. INFILTRAÇÃO CELULAR INFLAMATÓRIA
  1. Doença de Crohn (em até 50%)
  2. *Mycobacterium tuberculosis*
  3. Enterite eosinofílica
  4. Citomegalovírus
  5. *Clostridium difficile*
  6. *Entamoeba histolytica*
  7. *Vibrio cholerae*
  8. *Shigella*
  9. *Escherichia coli*
- C. ISQUEMIA/INFARTO
  1. Obstrução arterial: tromboembolismo, trombo

Diagnóstico Diferencial de Pólipos Colônicos		
	Pólipo Único	*Pólipos Múltiplos*
Neoplásico (10%)		
— Epitelial (adenomatoso)	1. Adenoma tubular	1. Polipose familiar múltipla
	2. Adenoma tubuviloso	2. Adenomatose do trato GI
	3. Adenoma viloso	3. Síndrome de Gardner
		4. Síndrome de Turcot
— Não epitelial	1. Carcinoide	
	2. Leiomioma	
	3. Lipoma	
	4. Hemangioma, linfangioma	
	5. Fibroma, neurofibroma	
Não neoplásico (90%)		
— Não classificado	1. Pólipo hiperplásico	1. Polipose hiperplásica
— Hamartomatoso	1. Pólipo juvenil	1. Polipose juvenil
		2. Síndrome de Peutz-Jeghers
		3. Síndrome de Cronkhite-Canada
— Inflamatório	1. Pólipo linfoide benigno	1. Colite ulcerativa
	2. Pólipo de granulação fibroide	

2. Vasculopatia periférica
3. Obstrução venosa: trombose, torção intestinal, obstrução em alça fechada
4. Hipoperfusão: estenose na artéria proximal potencializada por infarto do miocárdio, bradicardia, desidratação

Observação: obstrução em alça fechada com sinais de infarto intestinal é uma condição cirúrgica!
  √ Sinais de infarto intestinal:
    √ Fluido peritoneal livre
    √ Realce assimétrico da parede intestinal
    √ Realce persistente da parede intestinal/artérias segmentares
    √ Falhas de enchimento arterial/venoso
    √ Aumento da densidade do mesentério
    √ Obstrução intestinal

D. HEMORRAGIA NA PAREDE INTESTINAL
  1. Anticoagulação
  2. Discrasia sanguínea: púrpura trombocitopênica
  3. Trauma fechado
    √ Aparência de *snow cone* do duodeno

Sinal do Halo de Gordura

= camada de atenuação de gordura (–18 a –64 HU) na submucosa entre a camada interna + externa com atenuação de tecido mole da parede intestinal espessada

Causa: doença intestinal inflamatória crônica [doença de Crohn (8%), colite ulcerativa (61%)]; doença enxerto-*versus*-hospedeiro; terapia citorredutora

Colite Pseudomembranosa
1. *Clostridium difficile*
2. Colite isquêmica: aguda/subaguda
3. Estafilococos
4. *Shigella*
5. *Pseudomonas aeruginosa*
6. Drogas: clorpropamida, compostos de mercúrio, ouro, NSAIDs

Sinal do Acordeão

= espessamento polipoide irregular grosseiro da parede colônica com ampla separação das paredes interna + externa
1. Colite induzida por radiação
2. Colite isquêmica
3. Colite infecciosa: *Clostridium difficile*, tuberculose
4. Tiflite, colite neutropênica
5. Inflamação: doença de Crohn, colite ulcerativa
   ◊ As únicas 2 condições com espessamento da parede de > 10 mm
6. Linfangiectasia
7. Hemorragia intramural

RETO E ÂNUS
Estreitamento Retal
1. Lipomatose pélvica + fibrolipomatose
2. Linfogranuloma venéreo
3. Lesão por radiação no reto
4. Colite ulcerativa crônica

Espaço Pré-Sacral Aumentado

Largura normal < 5 mm em 95%; largura anormal > 10 mm
  A. INFLAMAÇÃO/INFECÇÃO RETAL
     colite ulcerativa, colite de Crohn, protossigmoidite idiopática, radioterapia
  B. INFECÇÃO RETAL
     1. Proctite (tuberculose, amebíase, linfogranuloma venéreo, isquemia)
     2. Diverticulite
  C. TUMOR RETAL BENIGNO
     1. Cisto do desenvolvimento (dermoide, cisto entérico, cisto retal)
     2. Lipoma, neurofibroma, hemangioendotelioma
     3. Cisto epidérmico
     4. Duplicação retal
  D. TUMOR RETAL MALIGNO
     1. Adenocarcinoma, carcinoma cloacogênico
     2. Linfoma, sarcoma, metástase linfonodal
     3. Carcinoma prostático, tumor de bexiga, câncer cervical, câncer no ovário
  E. FLUIDOS CORPORAIS/DEPÓSITOS
     1. Hematoma: cirurgia, fratura sacral
     2. Pus: apêndice perfurado, abscesso pré-sacral
     3. Soro: edema, trombose venosa
     4. Depósito de gordura: lipomatose pélvica, doença de Cushing
     5. Depósito de amiloide: amiloidose
  F. TUMOR SACRAL
     1. Teratoma sacrococcígeo, meningocele sacral anterior
     2. Cordoma, metástase do sacro
  G. DIVERSOS
     1. Hérnia inguinal contendo segmento do cólon
     2. Colite cística profunda
     3. Lipomatose pélvica

Lesões da Fossa Isquiorretal
  A. Anomalias congênitas e do desenvolvimento
     1. Cisto do ducto de Gardner
     2. Síndrome de Klippel-Trénaunay
     3. Cistos retrorretais (*tailgut cyst*)
  B. Lesões hemorrágicas e inflamatórias
     1. Fístula anal
     2. Abscesso isquiorretal/perirretal
     3. Hematoma pélvico extraperitoneal
     4. Perfuração retal
  C. Neoplasia secundária
     por extensão direta/disseminação hematógena: tumor anorretal/prostático/pélvico/sacral; câncer do pulmão; melanoma; linfoma
  D. Neoplasma primário
     1. Angiomixoma agressivo
     2. Lipoma
     3. Neurofibroma plexiforme
     4. Adenocarcinoma anal
     5. Carcinoma de células escamosas

PERITÔNIO
Massa Peritoneal
  A. MASSA SÓLIDA
     1. Mesotelioma peritoneal
     2. Carcinomatose peritoneal
  B. PADRÃO INFILTRANTE
     1. Mesotelioma peritoneal
  C. MASSA CÍSTICA
     1. Mesotelioma cístico
     2. Pseudomixoma peritoneal
     3. Infecção bacteriana/micobacteriana

Massas Peritoneais Múltiplas
  A. NEOPLASIA METASTÁTICA
     1. Metástases peritoneais = carcinomatose
     2. Pseudomixoma peritoneal
     3. Linfomatose = linfoma com base em cavidade corporal
     4. Sarcomatose
       Causa: metástases hematógenas incomuns, tumor estromal gastrointestinal (GIST)

B. CONDIÇÕES SEMELHANTES A TUMOR
1. Endometriose
2. Gliomatose peritoneal
   Associada a: teratoma ovariano, derivação ventriculoperitoneal
3. Metaplasia óssea
   Causa: trauma, múltiplas cirurgias abdominais
   √ Estruturas ramificadas lineares múltiplas de ossificação mesentérica heterotópica
4. Metaplasia cartilaginosa
5. Melanose
   Associada a: teratoma cístico ovariano
6. Esplenose
C. INFECÇÃO/INFLAMAÇÃO
1. Peritonite granulomatosa
   Causa: tuberculose, histoplasma, pneumocistose, talcose, bário, mecônio, conteúdos intestinais, cisto ovariano roto, bile, cálculos biliares
2. Peritonite encapsulada esclerosante
   Causa: idiopática, derivação reticuloperitoneal, transplante de fígado, tuberculose, material estranho, uso de bloqueadores
3. Pseudotumor inflamatório = granuloma de célula de plasma

MESENTÉRIO E OMENTO
Mesentério Curto
= linha de fixação curta
1. Má rotação + vólvulos no intestino médio
2. Onfalocele
3. Gastrosquise
4. Hérnia diafragmática congênita
5. Asplenia + poliesplenia

Intestino Delgado em "Casca de Maçã"
= espirais no intestino delgado ao redor de seu suprimento vascular lembrando casca de maçã, resultando em um intestino muito curto
1. Atresia jejunal proximal
2. Ausência da artéria mesentérica superior distal
3. Encurtamento do intestino delgado distal à atresia
4. Ausência do mesentério dorsal
Cx: propensão à enterocolite necrosante
Prognóstico: alta mortalidade

Massa Omental
◊ 33% dos tumores omentais primários são malignos!
◊ Neoplasias secundárias são mais frequentes do que primários!
A. MASSA SÓLIDA
   (a) benigna
      1. Leiomioma
      2. Lipoma
      3. Neurofibroma
   (b) maligna
      1. Leiomiossarcoma
      2. Lipossarcoma
      3. Fibrossarcoma
      4. Linfoma
      5. Mesotelioma peritoneal
      6. Hemangiopericitoma
      7. Metástases
   (c) infecção: tuberculose
B. MASSA CÍSTICA
   1. Hematoma
   2. Mesotelioma cístico

Bolo Omental
= substituição de gordura normal do omento maior por densidade de tecido mole

A. Disseminação intraperitoneal de tumor
1. Metástases peritoneais de órgãos abdominais
   Mnemônica: COPUBES
      Cólon
      Ovário
      Pâncreas
      Utero
      Bexiga
      EStômago
2. Metástases de órgãos extra-abdominais: melanoma maligno, mama, pulmão
B. Inflamação
1. Tuberculose
2. Doença de Crohn
3. Pancreatite flegmonosa
4. Enterocolite granulomatosa
C. Tumor benigno
1. Fibroma desmoide
2. Hematopoiese extramedular
D. Tumor maligno
1. Mesotelioma
2. Linfomatose
E. Outros
1. Hemoperitônio
2. Cirrose hepática com hipertensão portal

Massa Mesentérica
A. MASSAS SÓLIDAS REDONDAS
   ◊ Tumores primários benignos são mais comuns do que tumores primários malignos!
   ◊ Neoplasias secundárias são mais frequentes do que primárias
   ◊ Tumores císticos são mais comuns do que tumores sólidos!
   ◊ Tumores sólidos malignos têm tendência a estarem localizados próximos à raiz do mesentério, tumores sólidos benignos na periferia próximos ao intestino!
   1. Metástases especialmente do cólon, ovários (neoplasia mais frequente do mesentério)
   2. Linfoma
   3. Leiomiossarcoma (mais frequente do que leiomioma)
   4. Tumor neural (neurofibroma, ganglioneuroma)
   5. Lipoma (incomum), lipomatose, lipossarcoma
   6. Histiocitoma fibroso
   7. Hemangioma
   8. Tumor desmoide (mais comum primário)
   9. Tumor desmoplásico de pequenas células redondas do peritônio
B. MASSAS MAL DEFINIDAS
   1. Metástases (ovários)
   2. Linfoma
   3. Fibromatose, mesenterite fibrosante (associada à síndrome de Gardner)
   4. Lipodistrofia
   5. Paniculite mesentérica
C. MASSAS ESTRELADAS
   1. Mesotelioma peritoneal
   2. Mesenterite retrátil
   3. Reação fibrótica do carcinoide
   4. Radioterapia
   5. Tumor desmoide
   6. Doença de Hodgkin
   7. Peritonite tuberculosa
   8. Metástases ovarianas
   9. Diverticulite
   10. Pancreatite
   ◊ Uma massa mesentérica calcificada sugere tumor carcinoide!

D. MASSAS CÍSTICAS LOCULADAS (2/3)
   1. Linfangioma cístico (mais comum)
   2. Pseudomixoma peritoneal
   3. Mesotelioma cístico
   4. Cisto mesentérico
   5. Hematoma mesentérico
   6. Teratoma cístico benigno
   7. Tumor cístico de células fusiformes (= leiomioma centralmente necrótico/leiomiossarcoma)

Cistos Mesentéricos/Omentais
= "BOLHAS DA BARRIGA"
◊ O primeiro passo é determinar o órgão de origem!
1. Linfangioma
2. Pseudocisto não pancreático
   = sequelas de hematoma/abscesso mesentérico/omental
   Patologia: parede espessa, massa cística geralmente septada com conteúdo hemorrágico/purulento
3. Cisto de duplicação
4. Cisto mesotelial
5. Cisto entérico
6. Metástase cística
7. Mesotelioma cístico

Edema/Congestão Mesentérica
√ Aumento de atenuação de gordura mesentérica para −40 a −60 HU
√ Perda dos limites precisos entre vasos mesentéricos + gordura
A. SOBRECARGA LÍQUIDA SISTÊMICA
   1. Hipoalbulinemia
   2. Cirrose hepática
   3. Nefrose
   4. Falência cardíaca
B. DOENÇA VASCULAR LOCAL
   1. Trombose de veia porta
   2. Trombose de veia/artéria mesentérica
   3. Vasculite
   4. Dissecção da SMA (artéria mesentérica superior)
C. INFILTRAÇÃO CELULAR
   1. Neoplasma maligno
   2. Inflamação
   3. Trauma (pequena hemorragia)

Sinal do Pente
= dilatação vascular dos vasos retos + arcadas arteriais interconectadas alinhadas como os dentes de um pente
√ Opacidades tortuosas tubulares múltiplas no lado mesentérico do íleo
1. Doença de Crohn
2. Colite ulcerativa
3. Vasculite: lúpus, poliarterite nodosa, síndrome de Henoch-Schönlein, poliangeiite microscópica, síndrome de Behçet
4. Tromboembolismo mesentérico
5. Obstrução intestinal estrangulada

Sinal do Anel de Gordura
= filamento de gordura do plano adiposo ao redor da raiz dos vasos mesentéricos
(a) benigno
   1. Paniculite mesentérica
   2. Lipodistrofia mesentérica
   3. Mesenterite retrátil
(b) maligno
   1. Carcinoide
   2. Tumor desmoide
   3. Linfoma

Tumor Umbilical
A. PRIMÁRIO (38%)
   Neoplasma benigno/maligno, tumor cutâneo
B. METÁSTASES (30%)
   = "nódulo da irmã Maria José"
   • nódulo dolorido firme
   • ± ulceração com secreção serossanguinolenta/purulenta
   Causa: câncer gastrointestinal (50%), indeterminada (25%), câncer no ovário, câncer pancreático, carcinoma pulmonar de pequenas células (muito raro)
   Disseminação:
   (a) extensão direta da superfície peritoneal anterior
   (b) extensão ao longo dos restos embrionários: ligamentos falciformes, umbilicais médios, onfalomesentéricos
   (c) hematogênica
   (d) fluxo linfático retrógrado de nódulos inguinais, axilares, para-aórticos
   (e) iatrogênica: trajeto laparoscópico, trajeto de biopsia percutânea
C. NÃO NEOPLÁSICO
   1. Endometriose (32%)
   2. Granuloma
   3. Hérnia encarcerada

LINFADENOPATIA ABDOMINAL

Padrões Regionais de Linfadenopatia
@ linfonodos retrocrurais
   Tamanho anormal: > 6 mm
   Causa comum: carcinoma de pulmão, mesotelioma, linfoma
@ linfonodos do ligamento gastro-hepático
   = porção superior do omento menor conectando o estômago ao fígado
   Tamanho anormal: > 8 mm
   Causa comum: carcinoma da pequena curvatura gástrica, esôfago distal, linfoma, câncer pancreático, melanoma, câncer de cólon + mama
   DDx: varizes coronárias
@ linfonodos na porta hepática
   = na porta hepática estendendo-se até o ligamento hepatoduodenal, anteriores + posteriores à veia portal
   Tamanho anormal: > 6 mm
   Causa comum: carcinoma da vesícula + árvore biliar, estômago, fígado, pâncreas, cólon, pulmão, mama, hepatite C crônica
   Cx: obstrução biliar extra-hepática alta
@ linfonodos pancreatoduodenais
   = entre a curvatura duodenal + cabeça pancreática anterior à IVC
   Tamanho anormal: > 10 mm
   Causa comum: linfoma, cabeça do pâncreas, cólon, estômago, pulmão, câncer de mama
@ linfonodo periesplênicos
   = hilo esplênico
   Tamanho anormal: > 10 mm
   Causa comum: NHL, leucemia, neoplasia de delgado, câncer de ovário, carcinoma do cólon direito/transverso
@ linfonodos retroperitoneais
   = periaórticos, pericavais, interaortocavais
   Tamanho anormal: > 10 mm
   Causa comum: linfoma, carcinoma de células renais, do testículo, colo uterino, próstata.

@ linfonodos periceliacos e adjacentes a artéria mesentério superior
= linfonodos pré-aórticos
Tamanho anormal: > 10 mm
Causa comum: linfoma, qualquer neoplasia intra-abdominal, tuberculose, infecção micobacteriana atípica, doença de Whipple

@ linfonodos pélvicos
= ao longo dos vasos ilíacos comuns externos + internos
Tamanho anormal: > 15 mm
Causa comum: carcinoma de bexiga, próstata, cérvix, útero, reto

Adenopatia Abdominal com Baixa Atenuação
= LINFONODOS AUMENTADOS COM CENTRO DE BAIXA DENSIDADE
√ Linfonodos com impregnação periférica após contraste + necrose central
1. Infecção micobacteriana (tuberculose, *M.avium intracellulare*)
2. Infecção piogênica
3. Doença de Whipple
4. Linfoma
5. Doença metastática após radiação + quimioterapia
6. Linfangioleiomiomatose
7. Neurofibromatose tipo I
8. Síndrome do linfonodo mesentérico com cavitação

ANATOMIA E FUNÇÕES DO TRATO GASTROINTESTINAL

HORMÔNIOS GASTROINTESTINAIS

Colecistoquinina

= CCK = 33 resíduos de aminoácidos (nome anterior: Pancreozimina); os 5 aminoácidos C-terminais são idênticos aos da gastrina, causando efeitos semelhantes aos da gastrina; meia vida do soro de 2,5 minutos

Produzida em: mucosa duodenal + intestinal superior

Liberada por: ácidos graxos, alguns aminoácidos (fenilalanina, metionina), íons de hidrogênio

Efeitos:
  @ estômago
  (1) estimula de forma fraca a secreção de HCl
  (2) administrado isoladamente: inibe a gastrina, o que leva à diminuição na produção de HCl
  (3) estimula secreção de peptina
  (4) estimula motilidade gástrica
  @ pâncreas
  (1) estimula secreção de enzimas pancreáticas (= Pancreozimina)
  (2) estimula secreção de bicarbonato (de maneira fraca por efeito direto; de maneira forte ao potencializar o efeito sobre a secretina)
  (3) estimula liberação de insulina
  @ fígado
  (1) estimula secreção de água + bicarbonato
  @ intestino
  (1) estimula secreção das glândulas de Brunner
  (2) aumenta a motilidade
  @ trato biliar
  (1) forte estimulante da contração da vesícula com efeito máximo em 5–15 minutos + retorno ao tamanho basal em 1 hora
  (2) relaxamento do esfíncter de Oddi

Medicação:
  sincalida (Kinevac®) = octapepitídeo sintético C-terminal do hormônio colecistoquinina

Uso: pode ser usada para esvaziar a vesícula cerca de 30 minutos (a 4 horas) antes que a injeção do rastreador em pacientes com jejum prolongado (atonia da vesícula + bile retida e lama biliar secundária à ausência de CCK produzida endogenamente)

Dose para cintilografia hepatobiliar:
  De preferência: infusão IV de 0,01µg/kg de Kinevac® por 30–60 minutos
  Bula: com injeção IV lenta de 0,01 µg/kg de Kinevac® por 3 minutos (concentração de 1 µg/mL) a resposta é muito variável

Útil em: (a) paciente em jejum > 24 horas/em nutrição parenteral total
(b) colecistite acalculosa
(c) disfunção vesicular crônica
(d) fração de ejeção da vesícula

Efeito colateral: aumento no tempo de trânsito da vesícula para o intestino, tontura, rubor, náuseas, cólicas abdominais, urgência em defecar

Contraindicações:
  pancreatite aguda, colecistite aguda, obstrução do ducto cístico/CBD, apendicite, peritonite, estenose pilórica, úlcera péptica

Gastrina

= peptídeo amido de 17 aminoácidos
PENTAGASTRINA
  = derivado acil do tetrapeptídeo amido C-terminal biológico ativo

Produzida em: células antrais + células G do pâncreas

Liberada por:
  (a) estimulação vagal, distensão gástrica
  (b) álcool de cadeia curta (etanol, propanol)
  (c) aminoácidos (glicina, -alanina)
  (d) cafeína
  (e) hipercalcemia
  mediado por reflexos colinérgicos neuroendócrinos

Inibida por: queda no pH da mucosa antral para < 3,5

Efeitos:
  @ estômago:
  (1) estimulação de secreção de HCl gástrico de células parietais, o que por sua vez
  (2) aumenta a produção de pepsinógenos pelas células-chefe por meio de reflexo local
  (3) aumento na motilidade antral
  (4) efeito trófico na mucosa gástrica (hiperplasia celular parietal)
  @ pâncreas
  (1) forte aumento na liberação de enzimas
  (2) estimula de maneira fraca emissão de fluidos + bicarbonato
  (3) estimula liberação de insulina
  @ fígado
  (1) secreção de água + bicarbonato
  @ intestino
  (1) estimula secreção de glândulas de Brunner
  (2) aumenta a motilidade
  @ vesícula
  (1) estimula contração
  @ esôfago
  (1) aumenta pressão de repouso do LES (esfíncter Esofágico Inferior)

Glucagon

Produzido em: células α (e células β) do pâncreas

Liberado por: níveis baixos de glicose no sangue

Efeitos:
  @ intestinos
  (1) reduz a pressão do esfíncter GE (Esfíncter gástrico)
  (2) efeito hipotônico no duodeno > jejuno > estômago > cólon
  @ hormônios
  (1) libera catecolaminas das glândulas suprarrenais que paralisam o músculo liso intestinal
  (2) aumenta os níveis de insulina no soro + glicose (mobilização de glicogênio hepático)
  @ trato biliar
  (1) aumenta o fluxo de bile
  (2) relaxa a vesícula + esfíncter de Oddi

Dose para imaginologia radiológica: máximo 1 mg
  ◊ Administração IV causa uma resposta rápida + dissipação rápida da ação!
  ◊ Administração IM prolonga início + aumenta extensão da ação!

Meia-vida: 3–6 minutos

Efeitos colaterais: náuseas + vômitos, fraqueza, tontura (início retardado de 1,5–4 horas após administração IM)

Contraindicação:
(1) hipersensibilidade/alergia a glucagon: urticária, edema periorbital, desconforto respiratório, hipotensão, espasmo na artéria coronária (?), parada circulatória
(2) resposta hipertensiva conhecida ao glucagon
(3) feocromocitoma: glucagon estimula liberação de catecolaminas
(4) insulinoma: efeito liberador de insulina pode resultar em hipoglicemia
(5) glucagonoma
(6) *diabetes mellitus* mal controlada

Secretina
Produzida em: mucosa duodenal
Liberada por: íons de hidrogênio fornecendo um pH < 4,5
Efeitos:
@ estômago
(1) inibe atividade da gastrina, o que leva à diminuição na secreção de HCl
(2) estimula secreção de pepsinógeno pelas células-chefe (pepsigogo potente)
(3) diminui a motilidade gástrica e duodenal + contração do esfíncter pilórico
@ pâncreas
(1) aumenta as secreções pancreáticas alcalinas ($NaHCO_2$)
(2) estimula fracamente a secreção de enzimas
(3) estimula a liberação de insulina
@ fígado
(1) estimula a secreção de água + bicarbonato (colerético mais potente)
@ intestino
(1) estimula a secreção das glândulas de Brunner
(2) inibe a motilidade
@ esôfago
(1) LES aberto

EMBRIOLOGIA DO TRATO ALIMENTAR
Origem: extensão diverticular do saco vitelino
Divisão: (1) intestino anterior suprido pela artéria celíaca
(2) intestino médio suprido pela artéria mesentérica superior (SMA) do terço médio do duodeno até o cólon transverso distal; representa o eixo da rotação do intestino
(3) intestino posterior suprido pela artéria mesentérica inferior

4 semanas: tubo reto, curto sem achados distintivos
1ª rotação:
(a) o duodeno roda cefalocaudalmente 90° em sentido anti-horário para uma posição à direita da SMA
(b) o cólon roda 90° para a esquerda da SMA
6 semanas: crescimento de órgãos intra-abdominais comprime o intestino e as alças herniam para dentro do cordão umbilical
2ª rotação:
(a) o duodeno roda outros 90° (completa 180°) em sentido anti-horário abaixo da SMA para uma posição à esquerda da SMA
(b) o cólon não roda
10 semanas: o intestino volta à cavidade abdominal
3ª rotação:
(a) o duodeno roda outros 90° (completa 270°) em sentido anti-horário com junção duodenojenunal baseada à direita da espinha dorsal
(b) o cólon roda 180° em sentido anti-horário até que o ceco esteja localizado no quadrante inferior direito (RLQ)
Fixação peritoneal do intestino delgado: mesentério com base ampla estendendo-se do ligamento de Treitz até a válvula ileocecal

SUPRIMENTO VASCULAR DO INTESTINO
◊ Intestino recebe 20% do débito cardíaco em repouso (2/3 pela mucosa intestinal) que aumenta em até 35% na fase pós-prandial
– aumento inicial + rápido após ingestão de carboidratos
– aumento mais lento + maior após ingestão de gordura + proteínas

Tronco Celíaco
Supre: do esôfago distal ao duodeno descendente
Anastomose: com a SMA através da artéria gastroduodenal conforme a primeira emerge do tronco celíaco

Artéria Mesentérica Superior (SMA)
Supre: duodeno transversal + descendente, jejuno, íleo, intestino grosso até flexura esplênica
Anastomose: para IMA via artéria marginal de Drummond, arcada de Riolan

Artéria Mesentérica Inferior (IMA)
Supre: cólon a partir da flexura até o reto
Anastomose: com ramos lombares da aorta abdominal, artéria sacral, artérias ilíacas internas

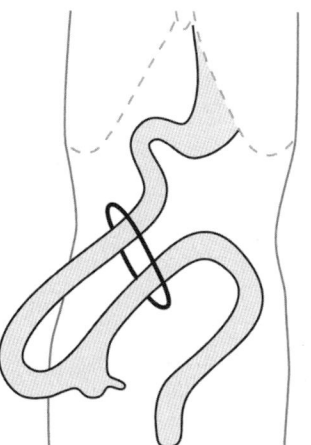 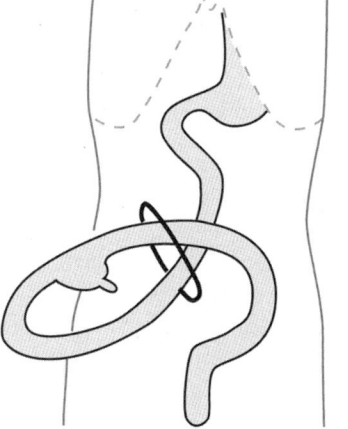 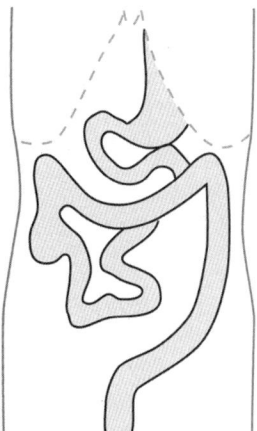 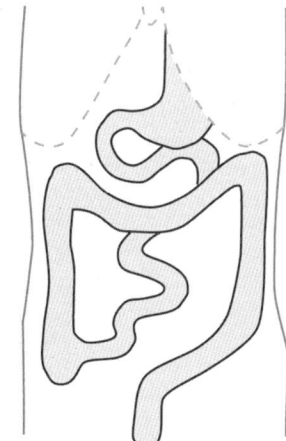

Rotação do duodeno + intestino grosso distal em 90° em sentido anti-horário | Rotação do duodeno em 90° adicionais em sentido anti-horário | Rotação final 90° sentido anti-horário do duodeno | Posição final da rotação normal do intestino

Estágios da Rotação Intestinal

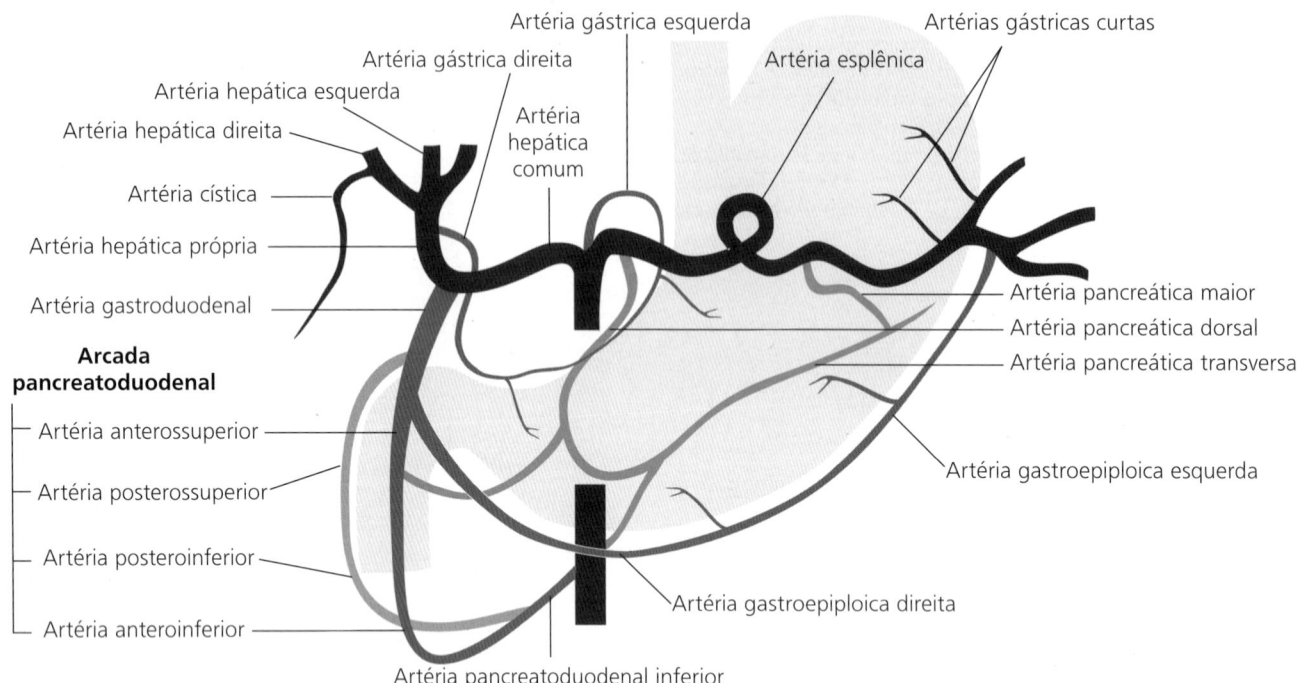

Suprimento de Sangue do Estômago, Duodeno e Pâncreas

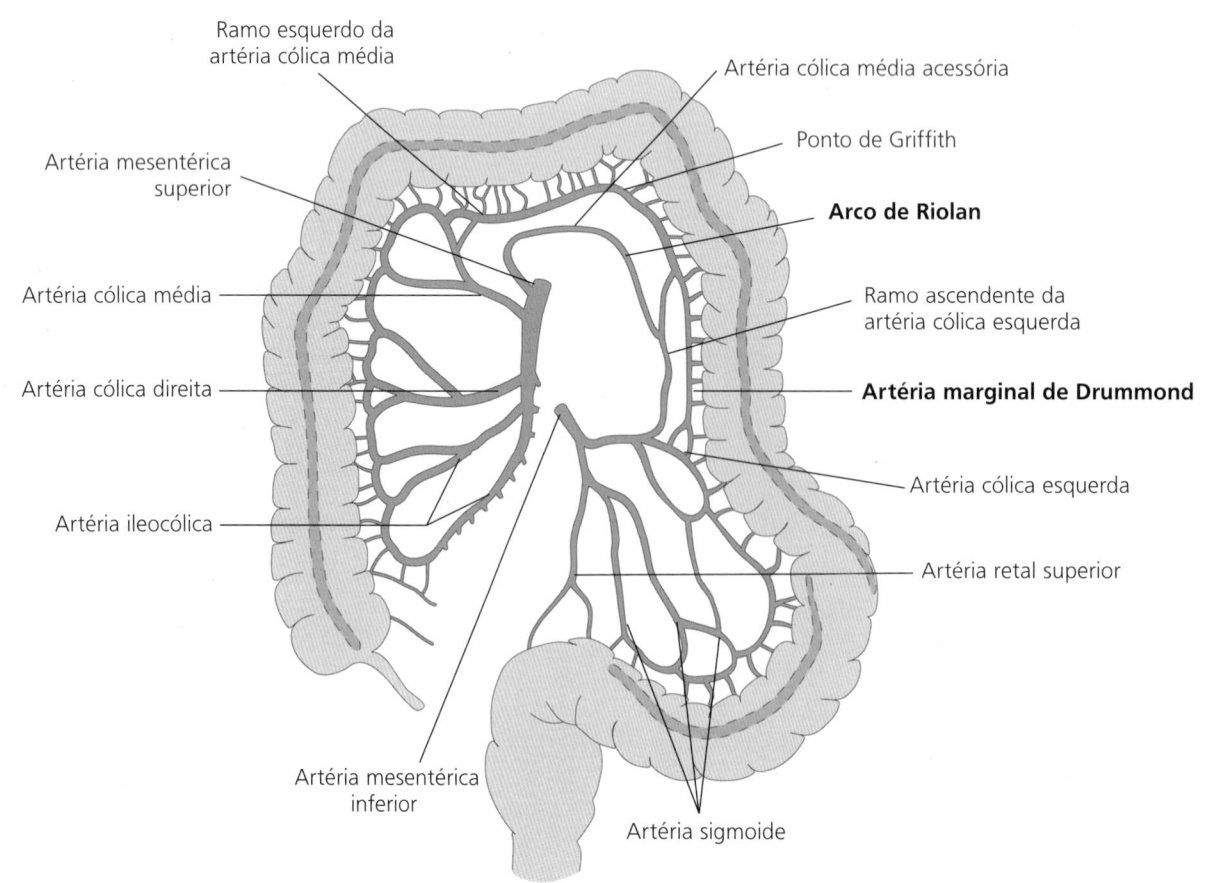

Suprimento Sanguíneo do Intestino Grosso

Arcadas
até quatro arcadas são formadas por estas artérias que continuam em direção à periferia como
1. Circuitos paralelos primários para
   a. muscular própria
   b. submucosa
   c. mucosa
2. Circuitos seriados para
   a. resistência das arteríolas
   b. esfíncteres pré-capilares
   c. capilares
   d. esfíncteres pós-capilares
   e. vasos de capacitância venosa

ESÔFAGO

Divisão Esofágica
1. Terço superior
   cricofaríngeo até a margem superior do arco aórtico
2. Terço médio
   margem superior do arco aórtico até a veia pulmonar inferior
3. Terço inferior
   veia pulmonar inferior até a junção gastroesofágica

Anatomia Esofágica Inferior
A. **Vestíbulo esofágico**
   = terminação sacular do esôfago inferior com limite superior na junção tubulovestibular + limite inferior da junção esofagogástrica
   √ Em colapso durante estado de repouso
   √ Assume configuração bulbosa na deglutição
   (a) junção tubulovestibular = nível A = junção entre esôfago tubular e sacular
   (b) ampola frênica = parte em forma de sino acima do diafragma (termo deve ser descartado por causa das mudanças dinâmicas da configuração)
   (c) segmento submergido = parte infra-hiatal do esôfago
       √ Alargamento/desaparecimento é indicativo de doença de refluxo gastroesofágico (GERD)
B. **Junção gastrointestinal**
   Local: no nível superior das fibras *sling* gástricas, estriações da incisura cardíaca demarcam a margem lateral esquerda da junção GE
C. **Linha Z** = nível B = linha de junção escamocolunar em forma de zigue-zague
   ◊ Critérios não aceitáveis para localizar a junção GE
   Local: 1–2 cm acima das fibras *sling* gástricas
D. **Esfíncter Esofágico Inferior**
   = zona de pressão fisiológica com 2–4 cm de altura correspondendo ao vestíbulo esofágico
   √ Fechado firmemente durante estado de repouso
   √ Assume configuração bulbosa com deglutição

Anéis Musculares do Esôfago

Anel A
= músculos contraídos/hipertrofiados em resposta a esfíncter GE incompetente
• raramente sintomático/disfagia
Localização: na junção tubulovestibular na extremidade superior do vestíbulo
√ Geralmente 2 cm proximal à junção GE na extremidade superior do vestíbulo
√ Varia de calibre durante o mesmo exame, pode desaparecer sob distensão máxima
√ Estreitamento homogêneo amplo com margens arredondadas espessas
√ Visível somente se o esôfago tubular acima + vestíbulo abaixo estejam distendidos

Anel B
= fibras *sling* representando um espessamento em forma de U das camadas musculares internas com o braço aberto do U em direção à curvatura menor = aspecto inferior do vestíbulo
Localização: < 2 cm da margem hiatal
√ Somente visíveis quando a junção esofagogástrica está acima do hiato
√ Anel fino semelhante a uma saliência exatamente abaixo da junção da mucosa (linha Z)

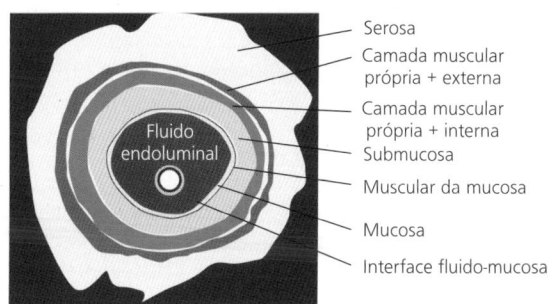

Ultrassom Endoscópico do Esôfago

Camadas da Parede Intestinal pelo Ultrassom
1. Mucosa .... ecogênica
2. Muscular da mucosa .... hipoecoica
3. Submucosa .... ecogênica
4. Muscular própria .... hipoecoica
5. Serosa .... ecogênica

FUNÇÃO DA DEGLUTIÇÃO

Técnica: videofluoroscopia de estudo modificado de deglutição de bário para avaliar a dinâmica do *bolus* (com consistência de néctar líquido, mel líquido, alimento pastoso, comida sólida mole, comida sólida dura); preferivelmente junto com o fonoaudiólogo

Documentar comportamento + reação do paciente:
   episódios de recusa, tosse, aspiração silenciosa, apneia, bradicardia

CNS envolvido: nervos cranianos V, VII, IX, X, XII; 5 nervos cervicais; vias corticais + subcorticais; mesencéfalo; tronco encefálico

Músculos envolvidos: 32 grupos de músculos

Desenvolvimento: deglutição com 11 semanas de idade gestacional (GA); sugar em 18–24 semanas GA; sugar não nutritivo em 27–28 semanas GA; sugar com respiração única em 35–36 semanas GA

Fases:
1. Fase preparatória oral
   √ Alimento mastigado + misturado com saliva
2. Fase oral
   √ *Bolus* impelido posteriormente para língua
   Via:
   (a) derramamento da boca
   (b) formação de pequeno *bolus*
   (c) tremor na língua
   (d) elevação incompleta da língua
   (e) derramamento inicial dentro das valéculas antes do início da deglutição

3. Fase faríngea
   √ Elevação do palato mole + valéculas (para selar a nasofaringe)
   √ Elevação da laringe (para fechar vestíbulo)
   √ Relaxamento do músculo cricofaríngeo
   √ Contração da parede faríngea lateral
   Patologia:
   (a) **refluxo nasofaríngeo**
   (b) **penetração laríngea** (= material de contraste entra no vestíbulo laríngeo)
       Causa: elevação tardia da laringe
   (c) **aspiração traqueal** (= material de contraste entra nas vias aéreas abaixo do nível das cordas vocais)
       Causa: elevação tardia da laringe, tempo de trânsito faríngeo retardado, depuração diminuída do *bolus* com resíduos nas valéculas + seio piriforme respingando dentro da laringe + traqueia)
4. Fase esofágica
   √ Contração do músculo cricofaríngeo
   √ Transferência do *bolus* dentro do esôfago
   Via: acalasia cricofaríngea (com refluxo do *bolus* dentro da orofaringe/agrupamento no seio piriforme)

ESTÔMAGO

Células Gástricas
1. Células chefe
   = células pépticas/zimogênicas
   Localização: corpo + fundo
   Produto: pepsinógeno
2. Células parietais
   = células oxínticas
   Localização: corpo + fundo
   Produto: H+, Cl-, fator intrínseco, prostaglandinas
3. Células mucosas do pescoço
   Produto: mucoproteína, mucoprolissacarídeos, sulfato de aminoprolissacarídeo
4. Células Argentafins
   = células enteroendócrinas
   Localização: corpo + fundo
   Produto: substância semelhante a glucagon (células A), somatostatina (células D), polipeptídeo intestinal vasoativo (células D_1), hidroxitriptamina 5 (células EC)
5. Células G
   Localização: piloro
   Produto: gastrina

Efeito de Vagotomia Bilateral
= denervação colinérgica
(1) MOTILIDADE diminuída do estômago + intestinos
(2) SECREÇÃO GÁSTRICA diminuída
(3) TÔNUS DA VESÍCULA + ductos biliares diminuídos
(4) TÔNUS DOS ESFÍNCTERES (Oddi + esfíncter esofágico inferior) aumentado

Piloro
= fibras musculares circulares especializadas em forma de leque com:
(a) alça esfinctérica distal = alça do canal direito
   √ Corresponde a esfíncter pilórico radiológico
(b) alça esfinctérica proximal = alça do canal esquerdo
   √ 2 cm próxima à alça esfinctérica distal na curvatura maior (vista durante relaxamento completo)
(c) toro
   = fibras de ambos os esfíncteres se convergem no lado da curvatura menor para formar uma proeminência muscular; prolapso da mucosa entre alças esfinctéricas produz um nicho simulando úlcera
√ Canal pilórico 5–10 mm de extensão, espessura da parede 4–8 mm
√ Endentação concêntrica da base do bulbo duodenal

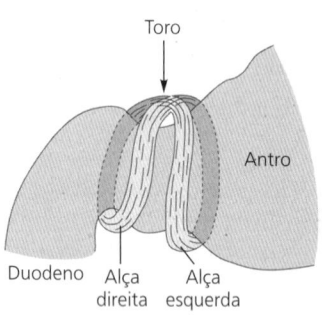

Anatomia Muscular Pilórica

INTESTINO DELGADO
◊ Órgão tubular mais longo no corpo, medindo 550–600 cm de extensão
Segmentos:
— duodeno de 25–30 cm de extensão
— mesentério do intestino delgado:
   – jejuno de 3–3,5 metros de extensão (= 60% proximal)
   – íleo de 2–2,5 metros de extensão (= 40% distal)
Mesentério: 15 cm de comprimento entre ligamento de Treitz + junção ileocecal

Segmentos Duodenais
(1) bulbo duodenal + segmento pós-bulbar curto: intraperitoneal + livremente móvel
(2) duodeno descendente
   retroperitoneal preso à cabeça do pâncreas
(3) horizontal = segmento transversal
   cruzamento peritoneal transpõe a coluna
(4) porção ascendente
   retroperitoneal ascendente ao nível da junção duodenojejunal
VARIAÇÕES
(1) "duodeno móvel/duodeno decantador"
   = segmento pós-bulbar longo com ondulação/redundância
(2) duodeno inverso/duodeno reflexo
   = duodeno distal ascende para a direita da coluna até o nível do bulbo duodenal + então cruza a coluna horizontalmente + fixado na localização normal

Pregas no Intestino Delgado
◊ Pregas circunferenciais no intestino delgado (= pregas de Kerckring
   = válvulas coniventes = pregas circulares) = duas camadas de mucosa ao redor de um núcleo de submucosa
A. ESPESSURA NORMAL DA PREGAS
   @ jejuno .... 1,7–2,0 mm > 2,5 mm patológico
   @ íleo .... 1,4–1,7 mm > 2,0 mm patológico
B. NÚMERO NORMAL DE PREGAS
   @ jejuno 10–18/cm
   @ íleo 5–10/cm
C. ALTURA NORMAL DA PREGAS
   @ jejuno .... 3,5–7, 0 mm
   @ íleo .... 2,0–3,5 mm

D. DIÂMETRO NORMAL DO LÚMEN
◊ jejuno superior ... 3,0–4,0 cm > 4,5 cm patológico
◊ jejuno inferior .... 2,5–3,5 cm > 4,0 cm patológico
◊ íleo .... 2,0–2,8 cm > 3,0 cm patológico
REGRA DOS 3's:
◊ Espessura da parede...... < 3 mm
◊ Válvulas coniventes ...... < 3 mm
◊ Diâmetro .... < 3 cm
◊ Níveis de ar-fluido .... < 3

Calibre do Intestino Normal
◊ Intestino delgado gradualmente se afunila no diâmetro da junção duodenojejunal até íleo terminal!
Mnemônica: 3-6-9-12
3 cm tamanho máximo do intestino delgado
– < 3 cm no jejuno (até 4 cm durante enteróclise)
– < 2 cm no íleo (até 3 cm durante enteróclise)
◊ < 25 mm na CT
6 cm tamanho máximo do cólon transversal
9 cm tamanho máximo do ceco
12 cm calibre máximo do ceco antes que possa vir a explodir

Peristalse do Intestino Delgado
A. AUMENTADA
1. Estimulação vagal
2. Acetilcolina
3. Anticolesterase (p. ex., neostigmina)
4. Colescistoquinina
B. DIMINUÍDA
1. Atropina (p. ex., Pro-Banthine®)
2. Vagotomia bilateral

CÓLON

Espessura da Parede Colônica
< 3 mm   = normal
3–4 mm = indeterminada
> 4 mm   = patológica

Apêndice
Extensão média: 10 cm
Espessura da parede do apêndice normal: < 2 mm
Diâmetro do apêndice normal: < 6 mm
√ Em colapso ou parcialmente preenchido com fluido/material de contraste/ar
MR (visualizado em até 90%, mesmo em mulheres grávidas):
√ Centro hiperintenso + parede hipointensa em T2W1
√ Intensidade de sinal predominantemente baixa em T1W1

FUNÇÃO INTESTINAL

Gás Intestinal
A. INFLUXO
1. Aerofagia .... 2 L
2. Liberação de trato intestinal
(a) neutralização de bicarbonato na secreção (CO_2) .... 8 L
(b) fermentação bacteriana (CO_2, H_2, CH_4, H_2S) .... 15 L
3. Difusão do sangue (N_2, O_2, CO_2)
B. EFLUXO
1. Difusão dos intestinos dentro do sangue e expulsão do pulmão .... 50 L
2. Expulsão do ânus........................ 2 L

Fluido Intestinal
A. INFLUXO
1. Ingestão oral.......................... 2,5 L
2. Secreções intestinais .... 8,2 L
saliva .... 1,5 l
bile.................................... 0,5 l
secreções gástricas .... 2,5 l
secreções pancreáticas .... 0,7 l
secreções intestinais .... 3,0 L
B. EFLUXO
1. Perianal................................. 0,1 L
2. Reabsorção intestinal (primariamente no íleo + cólon ascendente) .... 10,6 L

Tempo de Trânsito Intestinal
(mensurado por telemetria de pH); afetado pelo tipo de dieta
Tempo de trânsito do intestino delgado: 3–11 horas
Tempo de trânsito colônico: 20–71 horas

Mensurações do Assoalho Pélvico na MR

Relaxamento do Assoalho Pélvico
Desenhar 3 linhas:
(1) linha pubococcígea da margem inferior da sínfise até a junção C1-C2
(2) linha H (hiato elevador) ao longo da linha do músculo puborretal para estruturas passando através do assoalho pélvico
(3) linha M (nível do assoalho pélvico muscular) linha do ponto do músculo puborretal posterior perpendicular à linha pubococcígea
Avaliação HMO:
(1) tamanho do hiato (mensuração de linha **H**): normal < 6 cm, leve 6–8 cm, moderada 8–10 cm, grave > 10 cm
(2) deiscência do assoalho pélvico (mensuração da linha **M**): normal < 2 cm, leve 2–4 cm, moderada 4–6 cm, grave > 6 cm
(3) prolapso de **Órgão** (distância abaixo da linha H)
– bexiga (cistocele), ± uretra (cistouretrocele)
– útero (prolapso uterino)
– intestino delgado (enterocele)
– reto (retocele)
– sigmoide (sigmoidocele)
– gordura mesentérica (mesenterocele/peritoneocele)
Grau do prolapso: leve < 2 cm, moderado 2–4 cm, grave > 4 cm

Defecografia/Proctografia de Evacuação
tempo de evacuação = 15 segundos (variação de 5–40)

Ângulo anorretal = ângulo formado entre eixo central do canal anal + linha paralela à parede posterior do reto
  √ 90° em repouso e durante contração voluntária (manobra de compressão)
  √ Mais obtuso durante esforço da defecação (esvaziamento)

Junção anorretal = ponto de afunilamento das ampolas distais-retais conforme se misturam com o canal anal; posição da junção anorretal em referência ao plano das tuberosidades isquiais = 0–3,5 cm; elevação durante compressão de 0–4,5 cm; elevação durante esvaziamento de –3,0–0 cm

Espaço retovaginal = espaço entre vagina e reto

Períneo = área entre órgãos genitais externos e borda anal

Retocele = mensuração da profundidade anteroposterior da protrusão da parede convexa estendendo-se além da margem da parede retal normal
  pequena   < 2 cm
  moderada 2–4 cm
  grande   > 4 cm

Peritoneocele = extensão da escavação retrouterina abaixo do plano do terço superior da vagina. Contém líquido, intestino, peritônio, omento

Enterocele = intestino presente na peritoneocele

Prolapso retal = deiscência de toda a espessura da parede retal através da borda anal

Intussuscepção retal
= descida de toda a espessura da parede retal possivelmente se estendendo para o interior do canal anal; começando 6–11 cm acima do ânus; acompanhada por formação de uma endentação circular formando uma bolsa em anel
√ Envolvimento de < 3 mm de largura/> 3 mm de largura/estreitamento intraluminal/descida dentro do canal anal/prolapso externo

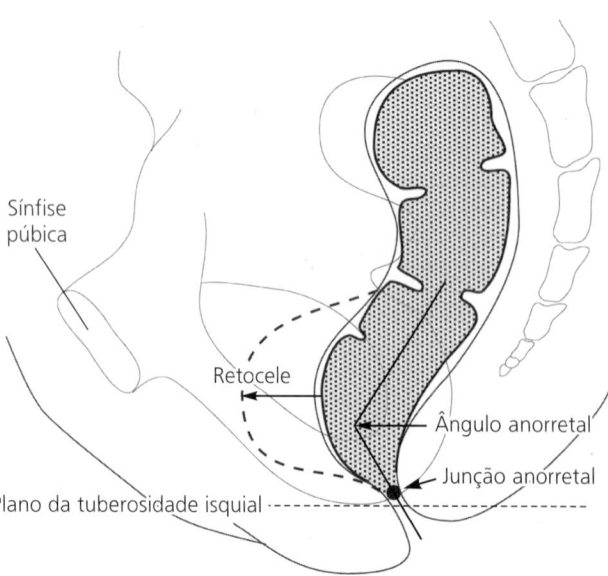

Mensurações defecográficas

PERITÔNIO

Espaços peritoneais
Definições:
  Ligamento = formado por duas dobras de peritônio sustentando e conectando uma estrutura dentro da cavidade peritoneal
  Omento = estrutura especializada conectando o estômago a uma estrutura adicional
  Mesentério = duas dobras peritoneais conectando uma porção do intestino ao retroperitônio

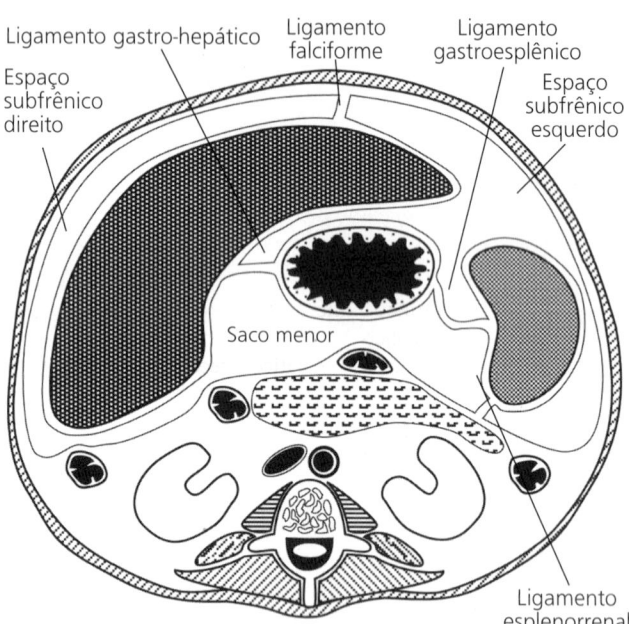

Ligamentos e Espaços Peritoneais no Abdômen Superior

Embriologia:
  Acima do mesocólon transverso:
  A. ESPAÇO PERITONEAL DIREITO
     forma o espaço peri-hepático + saco menor:
     1. Espaço subfrênico direito
        — localizado entre lobo hepático direito + diafragma
        — limitado posteriormente pela difusão superior direita do ligamento coronário + ligamento triangular direito
     2. Espaço sub-hepático direito
        — dividido entre
          • espaço sub-hepático anterior direito: localizado exatamente posterior à porta hepática, comunicando-se com o saco menor via forame epiploico (= forame de Winslow)
          • espaço sub-hepático posterior direito:
            = bolsa de Morrison = fossa hepatorrenal
            ◊ Porção mais dependente do abdômen em paciente em posição supina!
     3. Área nua do fígado
        — situada entre as deflexões dos ligamentos coronários direito + esquerdo
        — contínua com espaço pararrenal anterior direito
     4. Saco menor
        — recesso superior
          √ Circunda a margem medial do lobo caudado
          √ Separado do recesso esplênico pela prega gastropancreática

— recesso esplênico
√ Estende-se através da linha média até o hilo esplênico
— recesso inferior
√ Separa estômago do pâncreas + mesocólon transverso
√ Anteriormente coberto por omento menor
5. Omento menor = combinação ligamento gastro-hepático + ligamento hepatoduodenal
6. Ligamento triangular direito
— formas da coalescência das deflexões superior e inferior do ligamento coronário direito
— divide a margem posterior do espaço peri-hepático direito em espaço subfrênico direito + espaço sub-hepático posterior direito

B. ESPAÇO PERITONEAL ESQUERDO
forma espaço subfrênico esquerdo
1. Espaço subfrênico esquerdo
— artificialmente dividido em
• espaço subfrênico imediato
entre diafragma + fundo gástrico
• espaço periesplênico
limitado inferiormente pelo ligamento frenicocólico
• espaço sub-hepático = recesso gastro-hepático: localizado entre segmento lateral do lobo hepático esquerdo + estômago
— separado do espaço subfrênico direito pelo ligamento falciforme
2. Ligamento triangular esquerdo
— formado da coalescência das deflexões superior e inferior do ligamento coronário esquerdo
— localizado ao longo da margem superior do lobo hepático esquerdo

C. MESENTÉRIO DORSAL dá origem a:
1. Ligamento gastrofrênico
— curso através do espaço subfrênico imediato
— conecta o estômago ao domo do diafragma
2. Ligamento gastropancreático
— formado pela artéria gástrica esquerda
— insere a margem posterior do fundo gástrico ao retroperitônio
— parcialmente separa o recesso superior do saco menor do recesso esplênico
3. Ligamento frenocólico
— ligamento suspensório maior do baço
— liga o cólon proximal descendente ao hemidiafragma esquerdo
— separa o espaço subfrênico direito da goteira paracólica esquerda
4. Ligamento gastroesplênico
— remanescente do mesentério dorsal
— conecta a curvatura maior do estômago ao hilo esplênico
— contém vasos gástricos curtos
5. Ligamento esplenorrenal
— conecta a margem posterior do baço ao espaço pararrenal anterior
— contribui para a borda lateral esquerda + borda posterior do saco menor
— inclui a cauda do pâncreas + artéria esplênica distal + veia esplênica proximal
6. Ligamento gastrocólico
— forma porção da borda anterior do saco menor
— forma margem superior do omento maior
— conecta a curvatura maior do estômago a margem superior do cólon transverso
— contém vasos gastroepiploicos

D. MESENTÉRIO VENTRAL dá surgimento a:
1. Ligamento falciforme
= dobra em forma de foice composta de duas camadas de peritônio
— liga superfície ventral do fígado a parede abdominal anterior
— sua camada direita continua para dentro da camada superior do ligamento coronário, sua camada esquerda continua para dentro da camada anterior do ligamento triangular esquerdo
— contém ligamento teres (= veia umbilical obliterada) na margem inferoposterior livre
— continua com fissura para ligamento venoso
2. Ligamento gastro-hepático
— surge na fissura do ligamento venoso
— conecta a margem medial do fígado à curvatura menor do estômago como parte do omento menor
— contém artéria gástrica esquerda, veia coronária, linfonodos
3. Ligamento hepatoduodenal
— forma a borda inferior do ligamento gastro-hepático
— forma a margem anterior do forame epiploico
— estende-se do duodeno proximal até a porta hepática
— contém o ducto hepático comum, ducto biliar comum, artéria hepática, veia porta

Abaixo do mesocólon transverso:
A. MESENTÉRIO VENTRAL regride
B. MESENTÉRIO DORSAL forma:
1. Mesocólon transversal
— conecta o cólon transverso ao retroperitônio ao longo da borda anteroinferior do pâncreas
— forma borda posteroinferior do saco menor
— contém vasos cólicos médios
2. Mesentério do intestino delgado
— conecta o intestino delgado ao retroperitônio
— estende-se do ligamento de Treitz até a válvula ileocecal
— contém vasos mesentéricos superiores + linfonodos
3. Mesocólon sigmoide
— insere o cólon sigmoide à parede posterior pélvica
— contém vasos sigmoides + hemorroidais
4. Omento maior
— continuação inferior do ligamento gastrocólico
— formado pela dupla deflexão do mesogastro dorsal, compondo assim 4 camadas de peritônio
5. Recessos ileocecais superior + inferior
— localizado acima + abaixo do íleo terminal
6. Espaço retrocecal
— presente somente se o peritônio se reflete posterior ao ceco
7. Goteiras paracólicas direita + esquerda
— localizadas lateralmente ao cólon ascendente + descendente
8. Recesso intersigmoide
— localizado ao longo da superfície do mesocólon sigmoide

DOENÇAS GASTROINTESTINAIS

SÍNDROME COMPARTIMENTAL ABDOMINAL
Causa: elevação patológica da pressão intra-abdominal
- função respiratória diminuída
- débito cardíaco diminuído

CT:
- √ Infiltração densa do retroperitônio desproporcional à infiltração de doença peritoneal
- √ Acúmulo de fluido retroperitoneal
- √ Compressão extrínseca da IVC por hemorragia retroperitoneal/exsudação
- √ Distensão abdominal maciça
- √ Compressão renal
- √ Herniação inguinal
- √ Espessamento intestinal em impregnação pelo meio de contraste

Rx: descompressão cirúrgica de urgência

ACALASIA
= falha de peristalse organizada + relaxamento no nível do esfíncter esofágico inferior

Etiologia: (a) idiopática: anormalidade no plexo de Auerbach/núcleo dorsal medular; ? vírus neutrópico, ? hipersensibilidade a gastrina
(b) doença de Chagas

- √ Megaesôfago = dilatação do esôfago começando no 1/3 superior, em última instância em toda extensão
- √ Ausência de peristalse primária abaixo do nível cricofaríngeo
- √ Contrações não peristálticas
- √ Deformidade "bico de pássaro"/"cauda de rato" = afunilamento em forma de V + simétrico do segmento estenótico com estreitamento mais marcado na junção GE
- √ Fenômeno de Hurst = trânsito temporário através da cárdia quando a pressão hidrostática da coluna de bário estiver acima da pressão tônica do LES
- √ Esvaziamento esofágico súbito após ingestão de bebida carbonatada (p. ex., Coca-Cola)
- √ "Acalasia vigorosa" = inúmeras contrações terciárias no esôfago distal não dilatado de acalasia inicial
- √ Relaxamento imediato do LES por inalação de nitrato de amilo (relaxante de músculo liso)

CXR:
- √ Opacidade convexa direita atrás da borda cardíaca direita; ocasionalmente opacidade convexa esquerda se a aorta torácica for tortuosa
- √ Opacidade convexa direita pode ser fixada pelo arco ázigo permitindo maior dilatação acima + abaixo
- √ Nível ar-fluido (estase no esôfago torácico preenchido com secreções retidas + resíduos alimentares)
- √ Bolhas de ar gástrico pequenas/ausentes
- √ Deslocamento anterior + abaulamento da traqueia (incidência lateral)
- √ Opacidades alveolares bilaterais segmentares lembrando pneumonia por aspiração aguda/crônica (infecção por *M. fortuitum-chelonei*)

Cx: carcinoma esofágico em 2–7% (geralmente no esôfago médio)
Rx: dilatação pneumática/miotomia cirúrgica
DDx: (1) neoplasia (separação do fundo gástrico do diafragma; peristalse normal; afunilamento assimétrico)
(2) estreitamento péptico do esôfago

Acalasia Secundária
= carcinoma da cárdia/fundo gástrico invadindo esôfago
Idade: > 50 anos

- duração dos sintomas por < 6 meses
- √ Estreitamento irregular/assimétrico
- √ Transição abrupta
- √ Lesão do fundo associada

ADENOMA DO INTESTINO DELGADO
Localização: duodeno (21%), jejuno (36%), íleo (43%), especialmente válvula ileocecal

Histologia:
(1) pólipo hamartomatoso (77%), múltiplo em 47%, 1/3 das lesões múltiplas com síndrome de Peutz-Jeghers
(2) pólipo adenomatoso (13%), pode ter potencial maligno
(3) tumor heterotópico gástrico polipoide (10%)

PÓLIPO COLÔNICO ADENOMATOSO
= PÓLIPO EPITELIAL
Tumor colônico benigno mais comum (68–79%)

Predisposição: pólipo previamente detectado/câncer; histórico familiar de pólipos/câncer; doença intestinal inflamatória idiopática; síndrome de Peutz-Jeghers; síndrome de Gardner; polipose familiar
Prevalência: 3% na 3ª década; 10% na 7ª década; 26% na 9ª década
Localização: reto (21–34%); sigmoide (26–38%); cólon descendente (6–18%); cólon transversal (12–13%); cólon ascendente (9–12%); múltiplo em 35–50% (geralmente < 5–10 em número)

Histologia:
1. **Adenoma tubular** (75%)
   = formação glandular cilíndrica revestida por epitélio colunar estratificado + contendo ninhos de epitélio dentro da lâmina própria
   - √ Geralmente < 10 mm de diâmetro
   - √ Com frequência pedunculado se > 10 mm

   Potencial maligno: < 10 mm em 1%; 10–20 mm em 10%; > 20 mm em 35%

2. **Adenoma tuboviloso** (15%)
   = mistura entre adenoma tubular + viloso
   Potencial maligno: < 10 mm em 4%; 10–20 mm em 7%; > 20 mm em 46%

3. **Adenoma viloso** (10%)
   = projeções finas de superfície semelhante a uma folhagem ("frondes vilosas")
   - depleção de potássio
   - √ Com frequência > 20 mm de diâmetro com superfície papilar
   - √ Com frequência lesão séssil de base ampla

   Potencial maligno: < 10 mm em 10%; 10–20 mm em 10%; > 20 mm em 53%

Tamanho do adenoma e incidência de malignidade:
< 5 mm em 0,5%; 5–9 mm em 1%; 10–20 mm em 5–10%; > 20 mm em 10–50% maligno

◊ Carcinoma invasivo (= penetração muscular da mucosa)
(a) rara em um adenoma pedunculado de < 15 mm
(b) em 30% dos adenomas vilosos de > 50 mm
◊ Todos os pólipos > 10 mm devem ser removidos!
◊ Tempo para sequência adenoma-carcinoma provavelmente, em média, 10–15 anos!

Probabilidade de crescimento colônico coexistente:
— adenoma sincrônico em 50%
— adenoma metacrônico em 30–40%
— adenocarcinoma sincrônico em 1,5–5%
— adenocarcinoma metacrônico em 5–10%

- assintomático (75%)
- diarreia, dor abdominal
- hemorragia perianal (67%)

Colonoscopia (incompleta em 16–43%)

BE:
   Sensibilidade do DCBE na detecção de pólipos:
      < 10 mm 80–83%; > 10 mm 96–97%; todos 84–88%; taxa de detecção de pólipos < 10 mm mais alta com DCBE do que SCBE
   √ Pólipo séssil achatado/redondo
   √ Pólipo pedunculado: haste > 2 cm de extensão quase sempre indicativo de pólipo benigno
   √ Sugestivo de malignidade: superfície lobulada irregular, base ampla = largura da base maior que sua altura, retração da parede colônica = ondulações/endentação/enrugamento na base do tumor, intervalo de crescimento
   √ Padrão de superfície semelhante a um laço/reticular CARACTERÍSTICO de adenoma viloso (ocasionalmente em adenoma tubular)
   DDx: (1) Não neoplásico: pólipo hiperplásico, pseudopólipo inflamatório, tecido linfoide, ameboma, tuberculoma, granuloma de corpo estranho, malacoplaquia, heterotopia, hamartoma
   (2) Neoplásico subepitelial: lipoma, leiomioma, neurofibroma, hemangioma, linfangioma, endotelioma, mieloblastoma, sarcoma, linfoma, cisto entérico, duplicação, varizes, pneumatose, hematoma, endometriose

ADENOCARCINOMA DO INTESTINO DELGADO

Frequência: 35% dos neoplasmas malignos primários do intestino delgado; cerca de 50 vezes menos comum do que carcinoma colônico
   ◊ Malignidade primária mais comum do intestino delgado

Fatores de risco: polipose adenomatosa familiar (FAP), doença de Crohn, espru, síndrome de Peutz-Jeghers, síndrome de câncer de cólon não polipose hereditário (síndrome de Lynch), duplicação intestinal congênita, ileostomia, cirurgia de marcapasso duodenal/jejunal

Histologia: sobretudo moderadamente para bem diferenciado; pode surgir em tumores vilosos/*de novo*; sem correlação entre tamanho e grau de invasão

- dor abdominal leve vaga
- anemia, perda de peso
- náusea, vômitos, anorexia

Localização: duodeno (54%, especialmente próximo à ampola), jejuno (28%) > íleo (18%)
   – na FAP: duodeno
   – na doença celíaca: jejuno
   – na doença de Crohn: íleo

√ Estreitamento anular com "bordas salientes" (60%)
√ Massa séssil polipoide lobulada/ovoide (41%)
◊ Tumores duodenais tendem a ser papilares/polipoide!
√ Massa ulcerada (27%)

CT:
   √ Massa de tecido mole com atenuação heterogênea
   √ Impregnação pelo contraste moderado

Cx: intussuscepção
Prognóstico: ruim (geralmente disseminado no momento da apresentação); 30% de taxa de sobrevivência de 5 anos
DDx: linfoma (linfadenopatia mais volumosa)

SÍNDROME DE ALÇA AFERENTE
= SÍNDROME DE ALÇA PROXIMAL/ALÇA CEGA
= obstrução intermitente parcial da alça aferente levando à superdistensão da alça pelos sucos gástricos após gastrojejunostomia em Billroth-II

Causa: gastrojejunostomia com anastomose esquerda para direita (= alça do jejuno proximal presa à curvatura maior em vez da curvatura menor), fatores mecânicos (intussuscepção, aderência, dobras), doença inflamatória, infiltração neoplásica de mesentério local ou anastomose, disfunção motora idiopática

- plenitude epigástrica pós-prandial aliviada por vômitos biliosos
- deficiência de vitamina B_{12} com anemia megaloblástica
- alça aferente com flora bacteriana anormal (gram-negativa, lembrando cólon na qualidade + quantidade)

Filme abdominal simples:
   √ Normal em 85% (sem ar no lúmen da alça aferente)

ESTUDO GASTROINTESTINAL SUPERIOR (UGI):
   √ Esvaziamento preferencial do estômago dentro da alça proximal
   √ Estase da alça proximal
   √ Regurgitação

CT:
   √ Massas redondas de densidade da água adjacentes à cabeça + cauda do pâncreas formando uma alça em forma de U
   √ Material de contraste oral pode não entrar na alça
   √ Pode resultar em obstrução biliar (pressão aumentada da ampola)

Rx: terapia antibiótica

AIDS

◊ Envolvimento gastrointestinal causado por infecções oportunistas + neoplasias associadas à AIDS!
◊ Anomalias patológicas em múltiplos sítios com um único/diversos organismos oportunistas são frequentes!

A. PATÓGENOS VIRAIS
   1. **Infecção por citomegalovírus**
      ◊ Causa mais comum de infecções virais oportunistas que ameaçam a vida em pacientes com AIDS!
      Organismo: vírus com DNA de cadeia dupla da família do herpes-vírus
      Infecção: onipresente entre humanos ocorrendo cedo em populações com condições sanitárias ruins + vivendo em aglomerações
      ◊ Resultado da reativação do vírus latente em hospedeiro anteriormente infectado!
      Prevalência: 13% de todas as doenças gastrointestinais em pacientes com AIDS
      Patologia: infecção de células endoteliais leva à vasculite nos vasos menores, resultando em hemorragia, necrose isquêmica, ulceração
      Histologia: grandes células mononucleares epiteliais/endoteliais que contêm inclusões intranucleares/citoplasmáticas com inflamação circundante
      Localização: cólon > intestino delgado (íleo terminal) > esôfago > estômago
      @ esôfago
         √ Úlceras superficiais simples/múltiplas
      @ intestino delgado
         √ Estreitamento luminal secundário a espessamento marcante da parede intestinal
         √ Espessamento irregular e difuso da pregas (vasculite levando à trombose + isquemia)
         √ Úlcera penetrante ± perfuração
         √ Pseudotumor por CMV (incomum)

@ cólon (colite por CMV)
- hematoquesia, dor abdominal com cólicas, febre
√ Achados de megacólon tóxico
√ Nódulos bem-definidos pequenos discretos (semelhantes à hiperplasia nodular linfoide) por todo o cólon
√ Úlceras aftosas no fundo da mucosa normal
√ Espessamento marcante da parede intestinal
√ Sinal de duplo anel/alvo na CT (em virtude de edema submucoso aumentado)
√ Ascite
√ Inflamação de gordura pericolônica + fáscia
Rx: ganciclovir (eficaz em 75%)

2. **Infecção com vírus herpes simples**
◊ Resultado de reativação de vírus latente em hospedeiro anteriormente infectado
Organismo: vírus DNA neurotrópico da família do herpes-vírus
Prevalência: 70% para tipo 1, 16% para tipo 2 (endêmico nos Estados Unidos); tipo 2 muito mais comum na AIDS
Infecção: inoculação direta através de contato da membrana mucosa; de estado inativo reativado na raiz nos gânglios das raízes + transportados por nervos eferentes até a superfície mucocutânea
Localização: cavidade oral, esôfago, reto, ânus
√ Pequenas úlceras múltiplas discretas

3. **Infecção por HIV**
◊ Não existe uma doença que defina a AIDS!
Infecção: infecção aguda por HIV com imunossupressão transiente/durante a AIDS
√ Úlcera solitária grande > 2 cm no esôfago médio ou distal (células infectadas por HIV causam alterações nas citoquinas resultando em infiltrado de células inflamatórias dentro da submucosa + destruição da mucosa)
Rx: corticosteroides

B. PATÓGENOS FÚNGICOS
1. **Candidíase**
◊ A ausência de aftas não exclui o diagnóstico de esofagite por cândida!
Organismo: fungo comensal *Candida albicans*
Prevalência: 10–20% (nos Estados Unidos); até 80% em países em desenvolvimento
Localização: cavidade oral, esôfago
√ Discretas falhas de enchimento orientadas longitudinalmente no esôfago, lineares/irregulares
Cx: candidíase sistêmica disseminada (rara + indicativa de granulocitopenia pós-quimioterapia/inoculação direta via cateter)

2. **Histoplasmose**
Organismo: fungo oportunista dismórfico
Prevalência: 10% envolvimento GI com histoplasmose disseminada em pacientes com AIDS
Localização: cólon > íleo terminal
√ Inflamação segmentar/lesão em "maçã mordida"/estreitamento intestinal
√ Hepatoesplenomegalia
√ Linfadenopatia mesentérica
√ Hipoatenuação difusa do baço

C. PATÓGENOS PROTOZOÁRIOS
1. **Criptosporidiose**
◊ Uma das causas mais comuns de doença entérica + biliar em pacientes com AIDS!
Organismo: parasita intracelular *Crystosporidium*
Prevalência: isolado em 6% de todos os pacientes com AIDS; em 16% (nos Estados Unidos) + em até 48% (em países em desenvolvimento) em pacientes com diarreia
- diarreia debilitante grave semelhante à cólera com perda de fluido de 10–17 L/d
Localização: jejuno > outro local do intestino delgado > estômago > cólon
√ *Cryptosporidium antritis* (= área de espessamento gástrico focal + ulceração)
√ Dilatação no intestino delgado (secreções aumentadas)
√ Espessamento regular da prega + apagamento (atrofia, embotamento, fusão, perda de vilosidades)
√ Aparência de "pasta de dentes" do intestino delgado (imitando espru)
√ Diluição de bário (hipersecreção)
√ Estreitamento antral notável (inflamação extensa)
√ Colangite relacionada com a AIDS
Dx: identificação microscópica nas fezes/biopsia

2. **Pneumocistose**
◊ Probabilidade de ocorrer em pacientes tratados com pentamidina aerosolizada!
Organismo: micróbio eucariótico *Pneumocystis carinii*
Prevalência: infecção pulmonar em 75% dos pacientes com AIDS; em < 1% disseminação
Localização: fígado, baço, gânglios linfáticos
√ Calcificações pontilhadas hepáticas + esplênicas + nodais
√ Focos ecogênicos pequenos múltiplos no baço
√ Lesões múltiplas de baixa atenuação de tamanho variável no baço (material eosinofílico espumoso) com calcificações progressivas subsequentemente semelhantes a uma bainha/pontilhadas

D. PATÓGENOS BACTERIANOS
1. **Tuberculose**
◊ Causa mais comum de infecção grave relacionada com HIV no mundo todo com tendência a ocorrer mais cedo do que qualquer outra infecção oportunista definidora de AIDS!
Prevalência: 4% (nos Estados Unidos) + 43% (em países em desenvolvimento) de pessoas infectadas com HIV
Infecção: deglutição de catarro infectado; disseminação heterogênea de foco pulmonar; extensão direta do gânglio linfático
Localização: linfonodos, fígado, baço, peritônio, trato GI (especialmente íleo, cólon, válvula ileocecal)
√ Linfadenopatia mesentérica de baixa atenuação (sugestiva de micose)
√ Ulceração segmentar
√ Estreitamento inflamatório
√ Lesão hipertrófica lembrando pólipo ou massa

2. **Infecção complexa por *Mycobacterium avium***
= PSEUDODOENÇA DE WHIPPLE NA AIDS
◊ Infecção oportunista mais comum de origem bacteriana em pacientes com AIDS!
◊ Infecção micobacteriana não tuberculosa mais comum em pacientes de AIDS!
Organismo: bacilo intracelular facultativo *acid-fast M. avium /M. intracellulare*
Infecção: invasão de placas de Peyer + linfonodos mesentéricos adjacentes
Histologia: granulomas verdadeiros com células gigantes de Langhans e necrose caseosa são raros porque a infecção ocorre em pacien-

tes com doença avançada e uma contagem de células CD4 de < 100/μL
- diarreia, má absorção (quadro clínico semelhante à doença de Whipple causada por *Mycobacterium avium-intracellulare*)

Localização: jejuno (mais comum)
√ Dilatação leve do intestino delgado médio + distal
√ Espessamento da parede das alças do intestino delgado
√ Espessamento irregular difuso da prega mucosa e nodularidade sem ulceração
√ Linfadenopatia mesentérica + retroperitoneal:
  √ Nódulos homogêneos de 1,0–1,5 cm de atenuação de tecido mole causando separação segmentar das alças do intestino delgado
  √ Nódulos mesentéricos necróticos de baixa atenuação (= pseudodoença de Whipple)
√ Hepatoesplenomegalia
√ Focos ecogênicos pequenos múltiplos no fígado + baço (ocasionalmente grandes lesões hipoecoicas/de baixa atenuação)
Dx: (1) visualização de grande número de bacilos *acid-fast* intracelulares em histiócitos espumosos nas amostras de tecidos
   (2) cultura de tecido
DDx: doença de Whipple (positiva com ácido de Schiff exatamente como *M.avium, mas* não com manchas de *acid-fast*, que responde a tetraciclinas)

E. OUTRAS INFECÇÕES
1. **Angiomatose bacilar**
   Organismo: Rickéttsia *Bartonella henselae*
   Histologia: padrão característico de proliferação vascular com bacilos
   Localização: cútis (imitando sarcoma de Kaposi), fígado, baço, gânglios linfáticos
   √ Peliose (espaços císticos cheios de sangue) do fígado/baço
   √ Linfadenopatia abdominal com impregnação pelo contraste
2. *Isospora belli*
   ◊ Infecção lembra criptosporidiose
   Organismo: patógeno protozoário
   Histologia: oocistos ovais dentro do lúmen intestinal/células epiteliais: inflamação localizada; atrofia de prega
   Localização: intestino delgado
   - diarreia aquosa grave
   √ Espessamento de prega

F. NEOPLASIAS ASSOCIADAS À AIDS
1. **Sarcoma de Kaposi**
2. **Linfoma Não Hodgkin**
   ◊ 2º neoplasma mais comum associado à AIDS
   Prevalência: em 4–10% de pacientes com AIDS (risco 60 vezes maior comparado com a população em geral); ocorre em todos os grupos de risco de AIDS
   Histologia: linfoma multiclonal de célula B de grau alto ou intermediário
   - doença com apresentação inicial amplamente disseminada com frequente envolvimento extranodal
   Localização: CNS, medula óssea, trato GI (estômago, intestino delgado)
   @ estômago
     √ Espessamento parietal circunferencial/focal
     √ Massa mural ± ulceração
   @ intestino delgado
     √ Espessamento parietal focal/difuso
     √ Massa escavada
     √ Lesões solitárias/múltiplas no fígado

Considerações de diagnóstico diferencial:
1. Esplenomegalia (31–45%)
   Causa: não específica (maioria), linfoma, infecção (*M. avium-intracellulare, P. carinii*)
2. Linfadenopatia (21–60%)
   Causa: hiperplasia reativa (maioria), sarcoma de Kaposi, linfoma, infecções
   Tamanho: < 3 cm de diâmetro (em 95%)
3. Hepatomegalia (20%)
   Causa: não específica, hepatite, infiltração gordurosa linfoma, sarcoma de Kaposi
4. Colangiopatia relacionada com a AIDS:
   Organismo: CMV, *Cryptosporidium*
   √ Estenose papilar do CBD
   √ Dilatação de ductos biliares extra- e intra-hepáticos
   √ Fibrose periductal
   √ Estreitamentos + irregularidades dos dutos biliares lembrando colangite esclerosante primária
   √ Falhas de enchimento polipoides intraluminais
5. Esofagite relacionada com a AIDS
   Organismo: cândida, herpes simples, CMV
   √ Úlcera esofágica gigante: HIV (76%), CMV (14%)
   √ Fístula/perfuração esofágica: tuberculose, actinomicose
6. Gastrite
   Organismo: CMV (junção GE + antro pré-pilórico), *Cryptosporidium* (antro)
7. Enterite por AIDS
   Organismo: *Cryptosporidium, M. avium* complexo
8. Colite por AIDS
   — isquemia intestinal
   — apendicite aguda
   — colite neutropênica
   — colite pseudomembranosa
   — colite infecciosa/ileíte
9. Obstrução intestinal
   (a) infecção
   (b) intussuscepção: sarcoma de Kaposi, linfoma

AMEBÍASE

= infecção primária do cólon pelo protozoário *Entamoeba histolytica*

Países: distribuição mundial, mais comum em climas quentes: África do Sul, Egito, Índia, Ásia, América Central + do Sul (20%), Estados Unidos (5%)
Via: alimentos/água contaminados (portadores humanos de cistos); cisto se dissolve no intestino delgado; trofozoites se instalam no cólon; enzimas proteolíticas + lise do epitélio intestinal por hialuronidase; pode embolizar dentro da veia porta + corrente sanguínea
Histologia: invasão amebiana da mucosa + submucosa causando pequenas úlceras, que se espalham sob a mucosa + funde em áreas necróticas maiores; descamação da mucosa; infecção bacteriana secundária
- assintomática por meses/anos
- ataques agudos de diarreia (fezes moles manchadas de sangue)
- febre, dores de cabeça, náuseas
Localização: (áreas de estase relativa) cólon direito + ceco (90%) > flexuras hepática + esplênica > retossigmoide
√ Perda do padrão de haustração normal com aparência granular (edema, úlceras puntiformes)

√ Úlceras em "botão de colarinho"
√ Ceco em forma de cone
√ Estenose longa, com vários centímetros de extensão do lúmen intestinal no cólon transverso, flexuras (resultado de cura + fibrose); em múltiplos segmentos
√ Ameboma = granuloma hiperplásico com invasão bacteriana e abscesso; geralmente anelar + estenosante/mama/intramural/; redução sob terapia em 3–4 semanas
√ Válvula ileocecal espessada + fixa na posição aberta de refluxo
√ Envolvimento do íleo distal (10%)

Dx: exame das fezes/biopsia retal
Cx: (1) megacólon tóxico com perfuração
(2) abscesso amebiano no fígado (2%), cérebro, pulmão (disseminação transdiafragmática da infecção), pericólica, isquiorretal, espaço subfrênico
(3) intussuscepção em crianças (em virtude de ameboma)
(4) formação de fístula (colovesical, retovesical, retovaginal, enterocólica)

AMILOIDOSE

= grupo de doenças heterogêneas causadas por depósitos intersticiais de uma proteína-polissacarídeo fibrilar insolúvel em vários órgãos levando a hipoxia, edema mucoso, hemorragia, ulceração, atrofia da mucosa, atrofia muscular

Causa: (a) estimulação antigênica prolongada do sistema reticuloendotelial (RES) por infecção crônica
(b) desordem de imunoincompetência
(c) envelhecimento
(d) idiopática

Histologia: material hialino eosinofílico amorfo depositado ao redor de vasos sanguíneos terminais, que se cora pelo vermelho Congo + violeta cristal; birrefringência sob luz polarizante; fibrilas β–amiloides têm estrutura de amaranhado fibrilar (= fibriloses β)

Classificação bioquímica (1979):
1. Amiloidose AL
 (A = amiloidose, L = imunoglobulina de cadeia leve)
 • proteína monoclonal no soro + urina
 • ocorre em amiloidose primária + amiloidose associada a mieloma
 Histologia: depósitos maciços na muscular da mucosa + submucosa
 √ Espessamento das pregas com pólipos/grandes nódulos
2. Amiloidose SAA (S = soro, AA = amiloide A)
 • ocorre em amiloidose secundária = reativa
 Histologia: expansão da lâmina própria
 √ Padrão mucoso granulado + inúmeras elevações granulares finas
3. Amiloidose AF (A = amiloide, F = familiar)
 • AF pré-albumina como precursor de fibrilas
 • ocorre em amiloidose familiar
4. Amiloidose AS (A = Amiloide, S = senil)
 • AS pré-albumina como precursor de fibrilas
 • ocorre em amiloidose senil
 √ Deposição maciça de amiloides
5. Amiloidose AH (A = amiloide, H = hemodiálise)
 • microglobulina $β_2$ como precursor de fibrilas
6. Amiloidose AE (A = amiloide, E = endócrina)
 • calcitonina produzida pelo carcinoma na tireoide é precursor de fibrilas

Classificação de Reinmann (1935):
1. **Primária = amiloidose idiopática**
 = provavelmente herança autossômica dominante com disfunção imunologicamente determinada das células plasmáticas
 • ausência de doença precedente/concomitante conhecida
 Localização: (envolvimento predominante de tecido conectivo + órgãos mesenquimais) coração (90%), pulmão (30–70%), fígado (35%), baço (40%), rins (35%), suprarrenais, língua (40%), trato GI (70%), pele + subcútis (25%), músculos, articulações
 √ Tendência à deposição nodular
2. **Amiloidose secundária** (forma mais comum)
 • seguida/coexistente a processos infecciosos/inflamatórios prolongados
 Causa: artrite reumatoide (em 20%), doença de Still, tuberculose, osteomielite, lepra, pielonefrite crônica, bronquiectasia, colite ulcerativa, macroglobulinemia de Waldenström, doença de Crohn, febre familiar do mediterrâneo, malignidade linforreticular, paraplegia
 Localização: baço, fígado, rins (> 80%), mama, língua, trato GI, tecido conectivo
 √ Pequenos depósitos amiloides
3. **Amiloidose associada a mieloma múltiplo**
 • pode preceder desenvolvimento de mieloma múltiplo
 Incidência: 10–15%
 √ Amiloidose primária com lesões osteolíticas em doença mielomatosa
4. **Amiloidose formadora de tumor/órgão-limitada**
 • relacionada com tipo primário
 (a) hereditária = amiloidose familiar
 (b) amiloidose senil (limitada ao coração/cérebro/pâncreas/baço)
 √ Grandes massas localizadas
◊ Envolvimento GI em amiloidose primária mais comum do que na secundária!
• má absorção (diarreia, perda de proteínas)
• sangramento GI oculto
• pseudo-obstrução intestinal
• macroglossia

@ esôfago (11%)
 √ Perda de peristalse
 √ Megaesôfago
@ estômago (37%)
 • dor epigástrica pós-prandial + queimação retroesternal
 • gastrite hemorrágica corrosiva aguda
 (a) forma infiltrativa difusa
  √ Estômago pequeno com rigidez + perda de distensibilidade simulando linite plástica (do espessamento da parede gástrica)
  √ Padrão de prega apagadas
  √ Peristalse diminuída/ausente
  √ Importante retenção de alimentos
 (b) infiltração localizada (com frequência localizada no antro)
  √ Antro irregularmente estreitado + rígido
  √ Pregas espessadas
  √ Erosões/ulcerações superficiais
 (c) amiloidoma = massa submucosa bem definida
@ intestino delgado (74%)
 (a) forma difusa (mais comum)
  √ Espessamento irregular difuso das válvulas coniventes de todo o intestino delgado associado a:

√ Micromódulos de 2–3 mm resultando de isquemia
√ Nódulos de 6–10 mm de deposição de proteínas fibrilares na submucosa + lâmina própria
√ Pregas mucosais onduladas achatadas alargadas (atrofia mucosa)
√ "Jejunolização" do íleo
√ Motilidade intestinal debilitada
√ Dilatação do intestino delgado
(b) forma localizada (menos comum)
√ Depósitos múltiplos do tamanho de uma ervilha/bola de gude
√ Pseudo-obstrução = exame físico + filme simples sugerindo obstrução mecânica com patente grande + intestino delgado no exame de bário (envolvimento do plexo mioentérico)
Cx: infarto no intestino delgado
@ cólon (27%)
√ Pseudopólipos no cólon
@ ossos
√ Cistos ósseos
@ fígado
Fisiopatologia: deposição extracelular de amiloide nos espaços de Disse (= lacunas estreitas entre revestimentos endoteliais de sinusoides e hepatócitos da lâmina hepática) com invasão progressiva nas células parenquimatosas hepáticas + sinusoides
• função hepática geralmente preservada
CT:
√ Hepatomegalia
√ Regiões de baixa atenuação com impregnação reduzida pelo meio de contrate
@ baço
Histologia: (a) forma nodular envolvendo folículos linfáticos
(b) forma difusa infiltrando a polpa vermelha
√ Massas discretas
√ Esplenomegalia (4–13%)
MR:
√ Valores T2 significativamente menores do que o normal
Cx: rotura espontânea do baço (de fragilidade vascular + coagulopatia adquirida)
Dx: por biopsia retal/gengival
DDx: doença de Whipple, linfangiectasia intestinal, linfossarcoma

ANGIODISPLASIA DO CÓLON

= ECTASIA VASCULAR = MALFORMAÇÃO ARTERIOVENOSA (não AVM verdadeira)
Causa: dilatação degenerativa relacionada com a idade de vasos normais na submucosa do intestino delgado
Teoria: contrações colônicas resultam em dilatação das veias colônicas, vênulas e capilares formando múltiplas comunicações arteriovenosas pequenas
Associada a: estenose aórtica (20%). NÃO relacionada com lesões angiomatosas extraintestinais
Prevalência: lesão vascular mais comum do trato GI!
na autopsia: 2%
na colonoscopia: 0,8% (idade > 50 anos)
Idade: maioria > 55 anos; M = F
Localização:
(a) ceco + cólon ascendente (74%)
(b) jejuno, íleo (15%)
(c) cólon descendente + sigmoide (? 25%)
Local: geralmente na borda antimesentérica
• hemorragia de baixo grau intermitente crônica
• ocasionalmente hemorragia maciça

Medicina Nuclear – NUC (hemácias marcadas com Tc-99 m)
√ Foco de acúmulo do traçador no local da hemorragia intestinal migrando com a persistalse
BE:
√ Sem anormalidade (em virtude da lesão submucosa mole)
NUC:
√ Aumento do acúmulo do traçador no estudo em hemácias marcadas com Tc-99 m (RBC)
Angiografia:
√ "Tufo arterial" = agrupamento/emaranhado de vasos durante fase arterial ao longo da borda antimesentérica
√ Opacificação precoce de veia de drenagem ileocólica drenada
√ Veia ileocólica tortuosa dilatada densamente opacificada na fase venosa tardia
√ Extravasamento de contraste dentro do lúmen intestinal (incomum)
Rx: excisão cirúrgica

ANISAQUÍASE

= doença parasitária do trato GI
Causa: ingestão de larvas de anisaquíase presentes em peixe cru/malcozido (cavalinha, bacalhau, peixe-cabra, arenque, badejo, bonito, lula) consumido como sashimi, sushi, ceviche, lomi-lomi
Organismo: verme com aparência reta/serpiginosa/circular filiforme
◊ Local de penetração por larvas determina a forma clínica!
@ anisaquíase gástrica
• dor gástrica aguda, náuseas, vômitos poucas horas após ingestão (DDx: gastrite aguda, úlcera péptica, envenenamento por alimento, neoplasia)
• eosinofilia
√ Edema mucoso
√ Falhas de preenchimento de cerca de 3 cm cordoniformes (= larvas)
@ anisaquíase intestinal
• sensibilidade abdominal difusa/dor abdominal com cólica, náuseas, vômitos (DDx: apendicite aguda, enterite regional, intussuscepção, íleo, diverticulite, neoplasia)
• leucocitose sem eosinofilia (frequente)
Histologia: edema marcado, infiltrado eosinofílico, formação de granuloma
√ Pregas espessadas
√ Desaparecimento de prega de Kerckring
√ Aparência de impressão digitiforme/dente de serra
√ Estreitamento da luz irregular
√ Ascite eosinofílica (DDx: gastroenterite eosinofílica, síndrome hipereosinofílica)
Cx: íleo
@ Anisaquíase colônica (rara)
DDx: tumor colônico

MALFORMAÇÕES ANORRETAIS

(1) **atresia retal**
= abertura anal + segmento retal atrético superior ao ânus + sem fístula
(2) **ânus ectópico**
= abertura fistulosa do intestino em virtude da falência do intestino terminal em descender normalmente
Local: malformação colônica alta/baixa = acima/abaixo da musculatura puborretal
• anomalia mais comum do segmento anorretal
• depressão anal + esfíncter externo em posição normal
Localização da fístula: períneo, vestíbulo, vagina, uretra, bexiga, cloaca
√ Obstrução no baixo intestino delgado/colônica

√ Linha "M" representa com precisão o nível do músculo puborretal = linha desenhada horizontalmente através da junção do 1/3 inferior + 2/3 superiores do ísquio na radiografia lateral

(3) **ânus imperfurado**
= extremidade cega do intestino terminal + sem fístula
(4) **má formação cloacal**
(5) **extrofia cloacal**

Embriologia:
durante a 3ª e 4ª semana as pregas da parte dorsal do saco vitelino são incorporadas dentro do embrião formando o intestino posterior primitivo, consistindo da parte distal do cólon transverso + descendente + sigmoide, reto, porção superior do canal anal, epitélio da bexiga urinária, e a maior parte da uretra; na 4ª semana, o septo retovesical transverso desce caudalmente entre o alantoide e o intestino posterior dividindo a cloaca em seio urogenital ventralmente + canal anorretal dorsalmente; na 7ª semana, o septo retovaginal de funde com a membrana cloacal criando uma membrana urogenital ventralmente + membrana anal dorsalmente: o períneo é formado por fusão do septo retovesical + membrana cloacal; a membrana anal se rompe até a 9ª semana

Em 48% associada a: (parte da síndrome de VACTERL)
(1) anomalias GU (20%)
agenesia renal/ectopia, refluxo vesicoureteral, obstrução, hipospadia (3,1%); M > F
(2) anomalias de segmentação lombossacral (30%): displasia, agenesia, hemivértebras
(3) anomalias GI (11%)
atresia esofágica ± fístula traqueoesofágica (4%), atresia duodenal/estenose
(4) anomalias cardiovasculares (8%)
(5) parede abdominal (2%)
(6) fenda labial – fenda palatina (1,6%)
(7) síndrome de Down (1,5%)
(8) meningomielocele (0,5%) + mielodisplasia oculta
(9) outros (8%)

DIAFRAGMA MUCOSO ANTRAL
= MEMBRANA ANTRAL

Espectro de idade: 3 meses a 80 anos
Associado a: úlcera gástrica (30–50%)
- sintomático se aberto < 1 cm

Localização: geralmente 1,5 cm a partir do piloro (variação 0–7 cm)
√ Banda simétrica constante de 2–3 mm de espessura atravessando o antro perpendicular ao eixo longo do estômago
√ Aparência de "bulbo duplo" (de perfil)
√ Orifício concêntrico/excêntrico
√ Atividade peristáltica normal

APENDICITE

Prevalência: > 250.000 casos anualmente; 1–4% em crianças com dor abdominal aguda
Risco durante a vida: 7–9% na população ocidental
Etiologia: obstrução do lúmen do apêndice por hiperplasia linfoide (60%), fecólito (33%), corpos estranhos (4%), estreitamento, tumor, parasita; doença de Crohn (em 25%)
Causa: obstrução luminal por
(a) fecólito (11–52%) = material endurecido, triturável, inspissado de fezes + sais inorgânicos
(b) cálculo apendicular = cálculos calcificados duros não trituráveis (7–15%)
(c) hiperplasia linfoide
(d) corpo estranho
(e) parasita
(f) tumor primário: carcinoide, adenocarcinoma, sarcoma de Kaposi, linfoma
(g) tumor metastático: câncer de cólon, câncer de mama

Patogênese:
secreção continuada do muco na obstrução do apêndice eleva a pressão intraluminal + distende o lúmen; engurgitamento venoso + comprometimento arterial + isquemia do tecido sobrevêm após a pressão intraluminal exceder a pressão de perfusão capilar

Idade de pico: 2ª década; posteriormente declinando a incidência; M-F
= 3 ÷ 2 (em adolescentes/jovens adultos, posteriormente 1 ÷ 1)
◊ Raro após a idade de 2 anos!

- 80% de precisão clínica (78–92% em homens, 58–85% em mulheres):

Dilema diagnóstico (20–35%):
em idosos, mulheres na ovulação, bebês/crianças pequenas
◊ Taxa de diagnóstico errado 32–45% em mulheres entre 20–40 anos!
◊ 5–25% de falso-negativo de apendicectomia para população pediátrica!

- dor
  - dor visceral mal localizada leve de 4–6 horas de duração no epigástrio + região periumbilical
  - dor em cãibra migra para dor no quadrante inferior direito sobre o apêndice = sinal de McBurney (72%) e torna-se contínua + mais grave (dor somática)
- anorexia, náuseas, vômitos (40%)
- afebril/febre baixa (56%)
  ◊ Suspeita de perfuração em > 38,3°C
- leucocitose com desvio para a esquerda (88%)

Sistema de classificação clínica: classificação de "MANTRELS" escore de 10

Migração da dor para o quadrante inferior direito (RLQ) . 1
Anorexia 1
Náuseas e vômitos 1
Tornado sensível o quadrante inferior direito 2
Rebote, Dor de 1
Elevada, Temperatura 1
Leucocitose 2
Série branca do hemograma com desvio para a esquerda 1

Localização:
(a) base do apêndice: parede posteromedial do ceco + 3 cm abaixo da válvula ileocecal
◊ O apêndice está no mesmo lado do ceco como a válvula ileocecal!
(b) ponta do apêndice: retrocecal, subcecal, retroileal, pré-ileal, dentro da pélvis (30%), extraperitoneal (5%)

Radiografia simples do abdome (anormalidades vistas em < 50%):
◊ Achados nos raios X tornam-se mais evidentes após perfuração, enquanto o quadro clínico substitue/simula outras doenças!
√ Geralmente apendicolito calcificado laminado no quadrante inferior direito em 7–15%
◊ Apendicolito + dor abdominal = 90% probabilidade de apendicite aguda!
◊ Apendicolito em apendicite aguda significa alta probabilidade de gangrena/perfuração!
√ Alterações no ceco:
√ Espessamento da parede cecal
√ Massa com densidade de água + escassez/ausência de gás intestinal no quadrante inferior direito (em 24% das perfurações)
√ "Íleo cecal" = nível de gás fluido no ceco em gangrena (= paralisia local)

√ Sinal do *cutoff* = amputação de gás na flexura hepática (em 20% das perfurações) em virtude do cólon ascendente espástico
√ Padrão de obstrução no intestino delgado = dilatação do intestino delgado com níveis de ar líquido (em 43% das perfurações)
√ Gás extraluminal (em 33% das perfurações)
   √ Loculação do gás
   √ Gás bacteriogênico mosqueado
   √ Pneumoperitônio (raro)
√ Perda de planos adiposos:
   √ Aumento focal na espessura da parede abdominal lateral em 32% (= edema entre linha de gordura properitoneal + ceco)
   √ Perda de linha adiposa properitoneal
   √ Perda de planos de gordura pélvicos ao redor da bexiga/obturador direito (= fluido/pus no fundo de saco posterior)
   √ Perda de definição do contorno hepático inferior direito (= fluido peritoneal livre)
   √ Distorção da margem do psoas + estrias do flanco
√ Escoliose (em virtude da irritação muscular)
BE/UGI (precisão 50–84%)
√ Falha em preencher o apêndice com bário (descoberta normal em até 35%)
√ Endentação ao longo da parede medial do ceco (= edema na base do apêndice/omento unificado/abscesso periapendiceal)
CT (87–100% sensível, 89–98% específica, 93–98% precisa, 92–98% PPV, 95–100% NPV):
   √ Apêndice normal visualizado em 67–100%:
      √ 1–2 cm abaixo da junção ileocecal na margem posteromedial do ceco com diâmetro de até 10 mm
   √ Apêndice anormal:
      √ Lúmen distendido (apêndice > 7 mm de diâmetro)
      √ Espessamento circunferencial da parede
      √ Impregnação parietal homogênea após contraste ± estratificação mural ("sinal do alvo")
      √ Apendicolito = calcificação homogênea/anelar (25%)
      √ Apendicite distal = ponta anormal do apêndice + apêndice proximal normal e ápice cecal normal
   √ Inflamação periapendicular (98%):
      √ Densidades lineares estriadas na gordura periapendicular/pericecal/mesentérica/pélvica
      √ Densificação sutil do mesentério
      √ Espessamento da fáscia local
      √ Fluido peritoneal livre
      √ Linfadenopatia mesentérica
      √ Acentuado espessamento da parede do íleo terminal
      √ Linfadenopatia localizada
      √ Peritonite
      √ Obstrução no intestino delgado
   √ Espessamento apical cecal circunferencial/focal (80%):
      √ "Sinal da ponta da seta" = afunilamento do meio de contraste simetricamente centralizado ao redor do orifício obstruído do apêndice (30% sensível, 100% específico)
   √ Apêndice perfurado:
      √ Falha de impregnação pelo meio de contraste na parede apendicular
      √ Não visualização do apêndice (em virtude da fragmentação)
      √ Fleimão = inflamação substancial difusa da gordura periapendicular com coleções líquidas mal definidas (DDx: ileocolite com inflamação secundária do apêndice)
      √ Abscesso pericecal/mesentérico/entre alças/pélvico = coleção líquida única/múltipla com ar/material de contraste extravasado
      √ Apendicolito extraluminal
      √ Ar extraluminal
   CT falso-negativa:
      (a) variação no diâmetro máximo do apêndice inflamado + não inflamado
      (b) apêndice confundido com intestino não opacificado
      (c) inflamação limitada a ponta do apêndice
   CT falso-positiva:
      (a) fibrose cística (espessamento apendicular de até 15 mm)
      (b) doença de Crohn
      (c) câncer do apêndice
US de compressão graduada (85% sensível, 92% específica, 78–96% precisa, 91–94% PPV, 89–97% NPV):
   ◊ Estudo não diagnóstico em 4% em virtude da compressão inadequada no quadrante inferior direito (RLQ)
   ◊ Útil em mulheres ovulando (taxa de apendicectomia falso-negativa em homens 15%, em mulheres 35%) + bebês/crianças
   √ Visualização de apêndice não compressível como estrutura aperistáltica tubular de extremidade cega (vista somente em 2% dos adultos normais, mas em 50% de crianças normais)
   √ Parede laminada com aparência de alvo de ≥ 6 mm no diâmetro total no corte transversal (81% ESPECÍFICA)/espessura da parede ≥ 2 mm
   √ Lúmen pode ser distendido com material anecoico/hiperecogênico
   √ Fluido pericecal/periapendicular
   √ Ecogenicidade periapendicular aumentada (= infiltração de mesoapêndice/gordura pericecal)
   √ Nódulos linfáticos mesentéricos aumentados
   √ Perda de camadas da parede = gangrena do apêndice
   √ Apêndice perfurado (23–73%):
      √ Perda de camada submucosa ecogênica
      √ Apêndice não mais visualizado (40–60%)
      √ Acúmulo de fluido loculado periapendicular/pélvico ± bolhas de gás (= abscesso)
      √ Hiperecogenicidade proeminente no mesoapêndice/gordura pericecal
      √ Visualização do apendicolito (6%) = foco ecogênico brilhante com sombra acústica posterior
      √ Bolhas de gás localizadas no local da perfuração
   √ Zonas hipoecoicas com margens mal definidas dentro do gordura inflamada (= apendicite flegmonosa)
   √ Espessamento do íleo terminal adjacente + cólon ascendente
   US falso-negativo:
      (a) falha em visualizar o apêndice
         — incapacidade de compressão adequada
         — localização aberrante do apêndice (p. ex., retrocecal)
         — perfuração apendicular
      (b) inflamação inicial limitada a ponta apendiceal
   US falso-positivo:
      (a) apêndice normal confundido com apendicite
      (b) diagnóstico alternativo: doença de Crohn, doença inflamatória pélvica, divertículo de Meckel inflamado
      (c) resolução espontânea de apendicite aguda
US com Doppler colorido:
   √ Aumento da conspicuidade (= aumento em tamanho + número) de vasos circunferenciais em e ao redor da parede do apêndice (= hiperemia)
   √ Redução da resistência das ondas arteriais
   √ Fluxo venoso contínuo/pulsátil
   √ Perfusão diminuída/sem perfusão = apendicite gangrenosa
MR (97–100% sensível, 92–94% específica):
   √ Apêndice cheio de fluido > 7 mm na frequência *single-hot fast SE* sem ar luminal/material de contraste oral

√ Estrias periapendiculares de edema de alta intensidade de sinal nas imagens com saturação de gordura
√ Espessamento da parede > 2 mm, hipointenso em T1WI + hiperintenso em T2WI
Valor preditivo negativo: 100%
  √ Apêndice normal visualizado em 80% das mulheres grávidas:
    √ Estruturas tubulares ≤ 6 mm
    √ Intensidade de sinal intermediário isointensa ao músculo
    √ Intensidade de sinal central baixo (ar/contraste oral) com efeito *bloomingly* em T2*
Prognóstico:
  (1) apendicite aguda leve pode-se resolver espontaneamente (após alívio de obstrução provocadora) em 8%
  (2) apendicite recorrente (10–38%) = ataques episódicos semelhantes repetidos de dor no quadrante inferior direito levando à apendicectomia + mostrando inflamação aguda; em 70% no ano seguinte ao 1º evento
  (3) apendicite crônica (1%) = dor no quadrante inferior direito de > 3 semanas + sem diagnóstico alternativo + inflamação ativa crônica na histologia + alívio dos sintomas após apendicectomia
  (4) taxa de mortalidade de 1% (associada à perfuração)
Cx: perfuração (13–30–73%), formação de abscesso, peritonite, infecção na parede abdominal, sepse, infertilidade, aderências, obstrução intestinal, morte
Rx: achado de apendicolito é evidência suficiente para realizar apendicectomia em pacientes assintomáticos (50% têm perfuração/formação de abscesso na cirurgia)
DDx: colite, diverticulite, apendagite epiploica, obstrução no intestino delgado, enterite infecciosa, úlcera duodenal, pancreatite, intussuscepção, doença de Crohn, linfadenite mesentérica, torção ovariana, doença inflamatória pélvica; neoplasma primário do apêndice
  ◊ Somente 22–38% das crianças encaminhadas por suspeita de apendicite têm apendicite de fato

ASCARIDÍASE

= infecção parasitária mais comum no mundo; ocorrência cosmopolita; endêmica ao longo da costa do Golfo, Montanhas Ozark, Nigéria, Sudoeste da Ásia
Organismo: *Ascaris Lumbricoides* = parasita nematódeo, 15–35 cm de comprimento; produção de 200.000 ovos por dia
Ciclo: infecção por solo contaminado, os ovos chocam no duodeno, as larvas penetram em vênulas/vasos linfáticos e são carregadas para os pulmões, migram para os alvéolos e até a árvore brônquica, são deglutidas e maturam no jejuno até 2,5 meses
Idade: crianças entre 1–10 anos
• cólicas
• eosinofilia
• apendicite
• hematêmese/pneumonite
• icterícia (se os ductos biliares estiverem infestados)
Localização: jejuno > íleo (99%), duodeno, estômago, CBD, ducto pancreático
√ Falhas de enchimento tubulares de 15–35 cm de comprimento
√ Canal entérico preenchido com bário contornado dentro do *Ascaris*
√ Aparência espiralada, resultando em agrupamentos enrolados ("*bolus* de vermes")
Cx: (1) perfuração do intestino
    (2) obstrução mecânica

SÍNDROME DE BANNAYAN-RILEY-RUVACALBA

= SÍNDROME DE RUVACALBA-MYHRE-SMITH
Causa: transmissão autossomal dominante
• lesões genitais pigmentadas
√ Pólipos intestinais hamartomatosos (em 45%); geralmente no íleo distal + cólon
√ Macrocefalia
√ Lipomas subcutâneos e viscerais + hemangiomas

ESÔFAGO DE BARRETT

= SÍNDROME DE BARRETT
= substituição de epitélio escamoso estratificado por epitélio colunar metaplásico (epitélio de Barrett) contendo células caliciformes, mas não células parietais
Causa: refluxo gastroesofágico crônico com lesão epitelial de esofagite
Fatores que contribuem:
  influência genética, pressão reduzida no LES, relaxamento transiente do LES, hérnia de hiato, depuração de ácido retardada, sensibilidade a ácido reduzida, refluxo duodenogastroesofágico, álcool, fumo, quimioterapia, escleroderma (37%), reparo S/P de atresia de esôfago/ressecção esofagogástrica/esofagomiotomia de Heller
Histologia: (1) epitélio colunar especializado (proximal)
    (2) epitélio tipo juncional (proximal)
    (3) epitélio tipo fúndico (maioria distalmente)
Prevalência: em geral 0,3–4%; 7–10% dos pacientes com esofagite de refluxo crônica avançada
Associado a: esofagite moderada + grave (94%), sem esofagite/esofagite leve (6%)
Idade: 0–15 anos e 40–88 anos (média de 55 anos)
  M > F; principalmente entre população caucasiana
• disfagia (em decorrência de estreitamento duodenal)
• sinais de esofagite de refluxo: azia, dor no peito subesternal, regurgitação
• sangramento intestinal superior de baixo grau
• assintomático
Localização: esôfago médio a inferior
  Observação: a junção escamocolunar coincide com a junção GE, é irregular e está localizada > 2–3 cm em direção à boca a partir da junção gastroesofágica
Distribuição: circunferencial/focal
√ Estreitamento de vários centímetros de comprimento (71%) no esôfago médio (40%) ou esôfago inferior (60%) [DDx: estreitamento péptico sem esôfago de Barrett]
√ Úlcera péptica grande e profunda com abertura larga (= úlcera de Barrett) na junção escamocolunar deslocada para cima/dentro do epitélio colunar
√ Padrão mucoso reticular fino (3–30%) lembrando áreas gástricas do estômago = membrana semelhante a uma rede de fendas preenchidas com bário circundando pequenos ramalhetes de mucosa; localizado distalmente a partir do estreitamento (DDx: refluxo gastrointestinal, esofagite por monilia + viral, carcinoma disseminado superficial)
√ Pregas mucosais irregulares espessadas (28–86%)
√ Padrão mucoso granular fino (DDx: esofagite de refluxo, acantose, leucoplasia, carcinoma disseminado superficial, moniliase/herpes simples/esofagite por CMV)
√ Refluxo gastroesogagiano (45–63%)
√ Alargamento esofágico distal (34–66%); em razão da motilidade anormal)
√ Hérnia de hiato (75–94%)
√ Captação de pertcnetato de sódio Tc-99 m pelo epitélio colunar

Dx: aparência vermelho rosada aveludada da mucosa tipo gástrica estendendo-se da mucosa gástrica para o esôfago distal (endoscopia com biopsia)
Cx: (1) ulceração ± penetração no mediastino
(2) estenose
(3) adenocarcinoma (0–10–46%); risco 40 vezes maior do que a população em geral
√ Irregularidade/nodularidade/pólipos sésseis semelhantes a uma placa/focais
Rx: (1) parar de fumar, evitar lanches na hora de dormir + alimentos que abaixem a pressão do LES, perder excesso de peso
(2) suprimir acidez gástrica; antiácidos, antagonistas de receptores de H_2 (cimetidina, ranitidina, famotidina), inibidores de trifosfato de adenosina H+K+ (omeprazol)
(3) melhorar a pressão do LES: metoclopramida, betanecol
(4) ressecção esofágica em displasia de alto grau

SÍNDROME DE BEHÇET
[Hulusi Behçet (1889–1948), dermatologista em Istambul, Turquia]
= doença inflamatória multissistêmica crônica incomum de etiologia desconhecida com curso recorrente caracterizado por sintomas mucocutâneos-oculares como uma tríade de estomatite aftosa, úlceras genitais, inflamação ocular
Países: no mundo todo, mais comuns em países mediterrâneos orientais, face oriental da Ásia
Histologia: vasculite necrosante não específica com deposição de complexos imunes nas paredes dos vasos sanguíneos pequenos
Idade de início: 3ª década; M÷F = 2÷1
<u>Critérios principais:</u> ulceração bucal + genital, inflamação ocular, lesões na pele
<u>Critérios menores:</u> tromboflebite, lesões GI + CNS, artrite, histórico familiar
• dor abdominal + diarreia (50%)
@ mucocutânea: estomatite aftosa, pápulas, pústulas, vesículas, foliculite, lesões semelhantes a eritema nodoso
@ genital: úlceras penianas + escroto/vulva + vagina
@ ocular: iridociclite recorrente, hipópio, coroidite, papiplite, vasculite retinal
@ articular: artrite não destrutiva leve
@ vascular: tromboflebite migratória
@ CNS: meningocefalite crônica
DDx: síndrome de Reiter, síndrome de Stevens-Johnson, SLE, colite ulcerativa, espondilite anquilosante

Doença de Behçet Intestinal
= úlceras intestinais grandes profundamente penetrantes (características)
Incidência: 10–40%
Localização: íleo terminal, ceco, cólon ascendente, cólon transverso
√ Úlceras redondas profundas semelhantes em aparência a úlceras pépticas do estômago/duodeno
√ Múltiplas úlceras superficiais/longitudinais/aftoides
CT:
√ Lesão polipoide/parede intestinal espessada (edema mural associado à penetração ulcerosa profunda)
√ Impregnação pelo meio de contraste (71%)
√ Linfadenopatia mínima, maioria < 10 mm
Cx (56%): panperitonite com alta mortalidade em virtude da tendência para perfuração em múltiplos locais; fístula; hemorragia
Prognóstico: recorrência em 40–45% adjacente à anastomose cirúrgica
DDx: colite ulcerativa, doença de Crohn

BEZOAR
[*padzahr,* persa = antídoto, contraponto]
= solidificações persistentes de matéria estranha compostas de material ingerido acumulado nos intestinos
Incidência: 0,4% (grandes séries endoscópicas)
Etiologia: material incapaz de sair do estômago por causa do tamanho grande, indigestibilidade, obstrução de via de saída gástrica, motilidade gástrica ruim (diabetes, doença mista de tecido conectivo, distrofia miotônica, hipotiroidismo)
Predisposição:
cirurgia gástrica anterior (vagotomia, piloroplastia, antrectomia, gastrectomia parcial), mastigação inadequada, perda de dentes, dentadura, superindulgência maciça de alimentos com alto conteúdo de fibras
• anorexia, inchaço, saciedade prematura/pode ser assintomático

Fitobezoar
= fibras mal digeridas, casca + sementes de frutas e legumes geralmente se formando no estômago, pode-se tornar impactado no intestino delgado
Incidência: 55% de todos os bezoares
• Histórico de ingestão recente de alimentos com muita polpa
Alimentos: laranja, caqui (mais comum, caquis verdes contêm o tanino que "amarra" e que forma um coágulo semelhante a uma cola após o contato com o ácido diluído)
Local de impactação: estômago, jejuno, íleo
√ Defeito de preenchimento intraluminal sem local constante de aderência à parede intestinal
√ Interstícios preenchidos com bário
√ Aparência em forma de mola enrolada (rara)
√ Obstrução parcial/completa
Cx: ulceração de decúbito + necrose de pressão da parede intestinal, perfuração, peritonite
DDx: adenoma lobulado/viloso, leiomiossarcoma, melanoma metastático, intussuscepção

Tricobezoar
[*trikho-, thrix,* grego = cabelo]
80% são < de 30 anos de idade, quase exclusivamente em mulheres;
Associado a: úlcera gástrica em 24–70%

SÍNDROME DO NEVO EM BOLHA DE BORRACHA AZUL
= docnça rara caracterizada por hamartomas vasculares de pele + hemagiomas viscerais predominantemente afligindo o trato GI (mas também o fígado, baço, coração, músculos, pulmões, rins, tireoide, olhos, CNS)
Etiologia: esporádica/autossômica dominante
Patologia: camada fina de tecido conectivo + camada única de células endoteliais circundando vasos ectasiados
• lesões cutâneas de vermelho a azul profundo, moles, indolores desaparecem sob pressão + repreenchimento lento (geralmente apresentado no nascimento ± aumento de tamanho e número com a idade)
• anemia por deficiência ferro (em virtude de hemorragia espontânea)
√ Defeitos de preenchimento nodular por todo o intestino delgado
MR:
√ Lesões hiperintensas em T2W1 (causadas por fluxo lento/trombose)
Cx: intussuscepção, vólvulos; erosão de pressão no osso, hipertrofia óssea + tecido mole (secundária à hipervascularidade)
DDx:
(1) síndrome de Maffucci (discondroplasia + osteocondromas + malformações vasculares)

(2) síndrome de Klippel-Trénanay-Weber (mancha vinho do porto, malformação vascular, hipertrofia nos membros)
(3) síndrome de Kasabach-Merritt (grandes malformações vasculares + coagulopatia consuptiva)
(4) sarcoma de Kaposi
(5) síndrome de Peutz-Jeghers (polipose congênita + lesões cutâneas melanóticas)
(6) síndrome de Gardner (tumores no tecido mole + cistos sebáceos)

TRAUMA ABDOMINAL FECHADO

CT é o método de imagem de preferência para avaliação de pacientes estáveis

Imaginologia por US na detecção de lesão intra-abdominal: 86% sensível, 99% específica, 98% precisa

Valores Alternativos de Fluido*	
HU	Descrição
0–15	Bile, urina, conteúdo intestinal
30–45	Sangue fresco não coagulado (alto conteúdo proteico) (menos com hematócritos baixos/hemorragia após 48 horas)
45–70–100	Sangue coagulado (próximo ao local de sangramento = sinal de coágulo sentinela); efeito hematócrito (= sedimentação de hemácias com alta atenuação)
85–(132)–370	Extravasamento de contraste arterial ativo circundado por hematoma grande

*durante administração de contraste IV e assumindo um hematócrito inicialmente normal sem diluição significativa de fluido intraperitoneal (ascite, urina, suco, fluido de lavagem)

DDx: (1) contraste entérico solúvel em água na ascite = perfuração intestinal
(2) contraste IV durante fase urográfica = ascite urinária

Hemoperitônio Traumático

Frequência: 29–34% de pacientes com lesão abdominal visceral não têm hemoperitônio em virtude da laceração intraparenquimatosa/contusão sem penetração da cápsula do orgão
Localização: goteiras paracólicas, pelve
◊ Porções mais dependentes na posição supina: bolsa de Morison (fossa hepatorrenal) + bolsa de Douglas (fundo de saco pélvico)
√ Efeito hematócrito de sangue fresco = hemácias (RBCs) sedimentadas na porção dependente do hemoperitônio
CT (valor preditivo negativo de 99,6%):
  √ Sinal do "coágulo sentinela" = o valor de atenuação mais alto do coágulo sanguíneo marca o local anatômico da lesão visceral
  √ Extravasamento arterial ativo de alta densidade sempre circundado por hematoma de baixa densidade
  (DDx: contraste oral extravasado não é circundando por material de baixa densidade)
US:
  √ Geralmente acúmulo de fluido anecoico no espaço sub-hepático (= bolsa de Morison) > bolsa de Douglas/espaço paravesical > entre as alças intestinais
  DDx: conteúdo intestinal, urina, bile, ascite
  √ Classificação de hemoperitônio = profundidade da maior coleção líquida em centímetros + 1 ponto para cada local adicional com fluido (classificação de ≤ 2 tratada de forma conservadora)
  √ Massas hiperecoicas/ocasionalmente isoecoicas (= coágulo intraperitoneal)
Prognóstico: 17% dos pacientes sem hemoperitônio requerem intervenção cirúrgica/angiográfica
◊ Lavagem peritoneal não pode quantificar hemoperitônio e resulta em uma taxa de 19–39% de cirurgias não terapêuticas

Hipovolemia = Complexo de Hipoperfusão

√ Sinal da cava colapsada = achatamento persistente da IVC (em virtude do retorno venoso diminuído)
Observação: abortar exame por CT quando choque for iminente!
√ Baço hipodenso pequeno (realce diminuído)
√ Aorta + artérias mesentéricas pequenas (em virtude da vasoconstrição intensa)
√ Nefrograma de choque: falta de excreção de contraste renal
√ "Choque intestinal" = dilatação de alças intestinais com líquido + espessamento generalizado das pregas do intestino delgado + aumento do realce após contraste (em virtude da vasoconstrição dos vasos mesentéricos)
√ Realce marcado da glândula suprarrenal
√ Intenso realce pelo meio de contraste no pâncreas
√ Edema pancreático + retroperitoneal

Categorias de Lesão Esplênica		
Grau	Lesão	Descrição
I	Hematoma	Subcapsular < 25% da área da superfície
	Laceração	Laceração capsular < 1 cm de profundidade parenquimal
II	Hematoma	Subcapsular 25–50% da área da superfície; intraparenquimal < 5 cm de diâmetro
	Laceração	1–3 cm de profundidade sem envolvimento do vaso trabecular
III	Hematoma	Subcapsular > 50% da área da superfície; subcapsular/parenquimal rompido; intraparenquimal > 10 cm/em expansão
	Laceração	> 3 cm profundidade/envolvimento parenquimal dos vasos trabeculares
IV	Laceração	Envolvendo vasos segmentares/hilares com desvascularização de > 25%
V	Laceração	Baço completamente rompido
	Vascular	Desvascularização esplênica total

◊ Sangramento ativo, pseudoaneurisma, fístula AV não são considerados!

Trauma Fechado no Baço (40%)

◊ Órgão intraperitoneal mais frequentemente lesionado no trauma abdominal fechado (40% das lesões em órgãos abdominais)
Associado a: outras lesões sólidas viscerais/intestinais (29%); fraturas nas costelas inferiores em 44%; lesão no rim esquerdo em 10%; lesão no lado esquerdo do diafragma em 2%
◊ 20% das fraturas nas costelas esquerdas têm lesão no baço!
◊ 25% das lesões do rim esquerdo têm lesão no baço!
Técnica: retardo na varredura de 60–70 segundos para evitar realce heterogêneo esplênico
CT com meio contraste venoso (95% precisa):
◊ CT não é confiável para determinar a necessidade de intervenção cirúrgica!
√ Hemoperitônio (indica rotura da cápsula esplênica)

√ "Coágulo sentinela" (= área de > 60 HU adjacente ao baço) previsor sensível de lesão esplênica = **hematoma periesplênico**
√ Área de alta atenuação (80–370 HU) = **extravasamento ativo**
   Observação: extravasamento ativo de material de contraste requer cirurgia de emergência em 83–93%
√ Realce heterogêneo pelo meio de contraste = **contusão**
√ Linha hipoatenuante conectando superfícies viscerais opostas = defeito linear no parênquima = **laceração esplênica**
   √ Quase sempre associado a hemoperitônio
√ Região crescente de baixa atenuação ao longo da margem esplênica achatando/endentando/comprimindo o parênquima normal = **hematoma subcapsular**
√ Região não homogênea hipodensa redonda ± coágulo hipodenso = **hematoma intraesplênico**
√ Hematoma hipoatenuante com separação completa de fragmentos esplênicos = laceração atravessando duas superfícies capsulares = **fratura esplênica**
√ Lacerações múltiplas = **"baço estraçalhado"**
US:
   √ Região intraparenquimatosa hiperecoica (= hematoma agudo/laceração)
   √ Coleção intralesional anecoica (= hemorragia brusca)
   √ Padrão parenquimatoso difusamente heterogêneo contendo áreas hiper e hipoecoicas
      (= lesão esplênica extensa)
   √ Perda de contorno normal do órgão (= coágulo periesplênico)
Sequelas:
   (1) cicatriz/fibrose
   (2) pseudocisto esplênico (20–30 HU)
   (3) lesão vascular: pseudoaneurisma, fístula AV
   (4) rotura esplênica tardia
      = hemorragia > 48 horas após trauma
      Causa: hematoma subcapsular
      Prevalência: 0,3–20% dos traumas esplênicos folhados
      Tempo de início: em 70% até 2 semanas após lesão, em 90% até 4 semanas após lesão
      Prognóstico: 52% cirurgia (esplenectomia [8%], esplenorrafia), 48% conduta não cirúrgica
Rx: até 91% dos pacientes estáveis podem ser tratados conservadoramente com observação; embolização transcateterismo
DDx: (1) lobulação normal/fenda esplênica (contorno suave, localização medial)
      (2) jejuno não opacificado adjacente simulando tecido esplênico
      (3) contraste precoce da polpa vermelha e branca (varredura obtida até 20–50 segundos)
      (4) fluido periesplênico de ascite/urina/sucos/bile/lavagem

Trauma Fechado no Fígado (20%)
   ◊ Segunda víscera intra-abdominal mais frequentemente lesionada
   Associado a: lesão esplênica em 45%
   • manifestação clínica geralmente retardada por dias/semanas
   Localização: lobo direito (segmento posterior) > L
   Local: perivascular, paralelo a artéria hepática direita média + ramos posteriores da veia porta direita, avulsão da veia hepática direita da IVC (13%)
      ◊ Lesão no lobo esquerdo associada com mais frequência à dano ao duodeno, pâncreas, cólon transverso

Categorias de Lesão no Fígado*		
Grau	Lesão	Descrição
I	Hematoma	Subcapsular < 10% da área da superfície
	Laceração	Laceração capsular < 1 cm de profundidade parenquimal
II	Hematoma	Subcapsular 10–50% da área de superfície; intraparenquimal < 10 cm de diâmetro
	Laceração	1–3 cm de profundidade e < 10 cm extensão
III	Hematoma	Subcapsular > 50% da área da superfície; subcapsular/parenquimal rompido; intraparenquimal > 10 cm/em expansão
	Laceração	> 3 cm de profundidade parenquimal
IV	Laceração	Rompimento parenquimal 25–75% do lóbulo; 1–3 segmentos de Couinaud em um único lóbulo
V	Laceração	rompimento > 75% do lóbulo único; > 3 segmentos segmentos de Couinaud em um único lóbulo
	Vascular	Lesão venosa justa-hepática (HV, IVC)
VI	Vascular	Avulsão hepática
*Sangramento ativo, pseudoaneurisma, fístula AV não são considerados!		

CECT:
   √ Hematoma:
      √ Massa hiperatenuante em fase aguda diminuindo com o tempo:
         Localização: intraparenquimatosa simples/múltipla; configuração lenticular (= hematoma subcapsular)
         Resolução: geralmente em 6–8 semanas
   √ Trajeto linear irregular/regiões redondas de baixa atenuação = laceração
   √ Rastreamento periportal focal/difuso (em até 22%) em virtude de hemorragia dissecante/bile/vasos linfáticos periportais dilatados (secundários à pressão venosa central elevada em virtude de administração vigorosa de fluido/vasos linfáticos ingurgitados/lesão nos linfáticos)
   √ Alteração na distribuição dos vasos + ductos
   √ Cunha hipodensa estendendo-se até a superfície = desvascularização hepática local
   √ Área hiperdensa focal (80–350 HU) = hemorragia ativa/pseudoaneurisma/fístula AV
   √ Hemoperitônio (incapacidade das veias hepáticas de se contraírem)
   √ Gás intra-hepático/subcapsular (geralmente em virtude de necrose)
US:
   √ Área localizada de ecogenicidade intraparenquimatosa aumentada (= hematoma agudo/laceração)
   √ Ecogenicidade hepática heterogênea difusa + ausência de padrão vascular normal (= lesão parenquimatosa global)
Cx: em até 20%
   (1) rotura tardia (raro)
   (2) hemobilia
   (3) fístula arteriovenosa/pseudoaneurisma
   (4) biloma ± infecção
   (5) superinfecção de hematoma/parênquima hepático desvascularizado

Rx: tratamento conservador em até 80% em adultos + 97% em crianças; embolização transcateterismo
Cura: 1–6–15 meses
DDx: (1) artefato de endurecimento de feixe de vértebras adjacentes/nível de ar-contraste no estômago
(2) infiltração gordurosa total

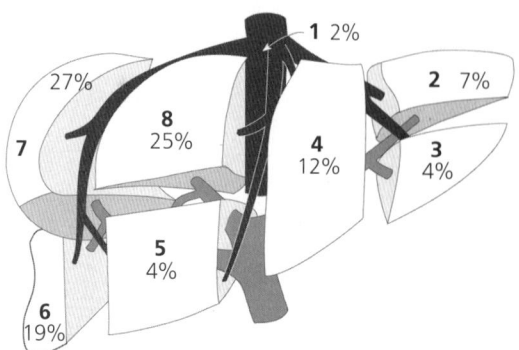

Distribuição de Lesões Hepáticas Traumáticas

Trauma Fechado na Vesícula (2%)

Associado a: lesão no fígado, duodeno
√ Fluido pericolecístico (localização extraperitoneal da vesícula)
√ Fluido intraperitoneal livre
CECT:
  √ Obliteração do contorno da vesícula
  √ Espessamento focal/descontinuidade da parede da vesícula
  √ *Flap* mucoso intraluminal captante de contraste
  √ Sangue hiperatenuante dentro do lúmen da vesícula
  √ Efeito de massa no duodeno adjacente
  √ Vesícula em colapso = rotura da vesícula
  √ Trajeto periportal focal = rotura da vesícula
US:
  √ Espessamento hipoecoico local
  √ Massa ecogênica dentro do lúmen da vesícula

Trauma Fechado no Trato GI (5%)

Causa em crianças: acidente automobilístico (cinto de segurança da cadeirinha), guidão da bicicleta, abuso infantil
Pode estar associado a: fratura de chance; hérnia traumática (rotura do músculo reto abdominal)
Mecanismo:
(1) lesão por esmagamento/compressão: força direta; próxima à espinha
(2) lesão por explosão: aumento súbito na pressão intraluminal
(3) lesão por laceração: desaceleração rápida em pontos de transição entre porções móveis e fixas do intestino
  Localização: jejuno distal ao ligamento de Treitz > duodeno > cólon ascendente na válvula ileocecal > cólon descendente > íleo distal próximo à válvula ileocecal
Observação: sinais clínicos + sintomas podem ser retardados por 24 horas (aumentando a mortalidade em 65%)
• tríade clássica (em somente 33%):
  • dor abdominal + sensibilidade (100% sensível)
  • rigidez abdominal
  • peristalse ausentes/diminuída
• temperatura aumentada + frequência cardíaca
• redução do débito urinário nas 24 horas
• equimose de cinto de segurança (não altamente correlacionada)
NECT:
  √ Ar extraintestinal livre (15–32%)
  √ Ar intraperitoneal: pequenas bolhas de ar anteriormente próximas ao fígado/presas nos folhetos do mesentério (com perfuração intestinal pequena)/porta hepática
  √ Ar retroperitoneal (com rotura do duodeno/cólon)
    DDx: ventilação mecânica, barotrauma pulmonar, lavagem peritoneal, pneumotórax, lesão torácica, ar via trompa de falópio, laceração intraperitoneal da bexiga durante cistografia retrógrada
  √ Ar intramural
  √ Fluido livre hipodenso (58–93%), particularmente localizado interalças em virtude da perfuração
    DDx: lesão orgânica parenquimatosa/lesão óssea/lesão em grande vaso/perfuração da bexiga
  √ Sinal do coágulo sentinela adjacente ao intestino
CECT (84–94% sensível, 84–99% preciso):
  @ lesão no intestino (CT 94% sensível, 88% precisa)
    √ Extravasamento de material de contraste oral (6%), mais denso próximo à perfuração
      DDx: sangue hiperatenuante, extravasamento de material de contraste vascular, vazamento de material de contraste de rotura do trato urinário
    √ Descontinuidade focal na parede intestinal = evidência direta (7%)
    √ Espessamento parietal focal da parede intestinal > 3 mm (= hematoma intramural (75%)/comprometimento vascular e inflamação em virtude de vazamento de conteúdo intestinal):
      √ ± obstrução intestinal
        DDx: falta de distensão intestinal
    √ Impregnação pelo meio de contraste na parede intestinal lesionada = tempo de trânsito venoso tardio (20%)
    √ Falta de impregnação pelo meio de contraste na parede intestinal (13%) = infarto intestinal, altamente ESPECÍFICO
  @ lesão mesentérica (CT 96% sensível, 96% precisa)
    √ Extravasamento de contraste mesentérico (17%)
    √ Irregularidade dos vasos mensetéricos (39%) = alteração do calibre
    √ Terminação abrupta da artéria/veia mesentérica (35%)
    √ Infiltração mesentérica (69%) = indistinção + estriações na gordura = infiltração hiperatenuante estriada/fluido na raiz mesentérica (em virtude da hemorragia + resposta inflamatória)
      DDx: mesenterite retrátil
    √ Hematoma mesentérico (39%)
    √ Pseudoaneurisma mesentérico
US:
  √ Fluido livre não específico (86% sensível, 98% específica)
Cx: peritonite, sepse, hemorragia

Trauma Fechado no Pâncreas (3%)

Mecanismo: compressão contra coluna vertebral com laceração através do colo do pâncreas
Incidência: < 10% de trauma na infância
Causa: acidente em veículo motorizado, queda sobre o guidão da bicicleta, abuso infantil
Associado a: lesão no fígado, duodeno
Classificação:
I contusão menor/hematoma, capsular + ducto maior intacto
II lesão parenquimatosa sem lesão no ducto maior
III lesão no ducto maior
IV lesão grave por esmagamento
Localização: colo do pâncreas (65%) > cabeça do pâncreas + cauda
√ Pancreatite pós-traumática:
  √ Edema/fluido na gordura peripancreática

- √ Aumento pancreático focal/difuso
- √ Irregularidade do contorno pancreático
- √ Área de baixa atenuação = contusão/laceração (local real da laceração difícil de visualizar)
- √ Fluido ao redor da artéria mesentérica superior
- √ Fluido no mesocólon transversal/saco menor
- √ Fluido entre pâncreas e veia esplênica
- √ Espessamento da fáscia pararrenal anterior

Colangiopancreatografia por ressonância magnética (MRCP): para lesão no ducto pancreático

Observação: estudos tardios de 24–48 horas revelam descobertas não presentes precocemente

Rx: I + II conservador
III + IV necessidade de cirurgia em 24 horas

Cx: pancreatite recorrente, pseudocisto, pseudoaneurisma, fístula, abscesso (mortalidade concomitante de 20%)

SÍNDROME DE BOERHAAVE

= rompimento transmural espontâneo completo da parede esofágica com extrusão de conteúdo gástrico dentro do mediastino/espaço pleural secundário à impactação de *bolus* alimentar

Fisiopatologia: aumento abrupto na pressão intraluminal (barotrauma) como resultado de relaxamento cricofaríngeo incompleto durante o vômito

- vômito forçado com início súbito de dor (subesternal, lado esquerdo do peito, pescoço, pleurítica, abdominal)
- dispneia
- SEM hematêmese (sangue escapa para fora do lúmen esofágico)
- √ Lesão de 2–5 cm de extensão

Localização: 2–3 cm acima da junção GE, predominantemente na parede posterolateral esquerda

- √ Efusão pleural no lado esquerdo > direito/hidropneumotórax
- √ Pneumomediastino (descoberta única mais importante de filme simples), pneumopericárdio, ar subcutâneo:
  - √ "Sinal do V de Naclério" = enfisema mediastinal localizado com ar entre a aorta torácica inferior + diafragma
- √ Alargamento mediastinal
- √ Nível de ar-fluido dentro do mediastino
- √ Extravasamento no meio de contraste dentro do mediastino/pleura

HIPERPLASIA DE GLÂNDULA DE BRUNNER

= HAMARTOMA DE GLÂNDULA DE BRUNNER

Incidência: 1,2% de todos os pólipos gástricos
Etiologia: resposta à secreção de ácido aumentada
Histologia: glândulas hiperplásicas aumentadas difusamente com aparência de queijo suíço
Fisiologia: secreção de muco alcalino viscoso claro nas criptas de Lierberkühn

TIPOS MORFOLÓGICOS:
1. Hiperplasia nodular difusa
2. Hiperplasia nodular circunscrita na porção suprapapilar
3. Pólipo hiperplásico adenomatoso simples: no bulbo duodenal.

Localização: duodeno, região pré-pilórica (glândulas duodenais começam na vizinhança do piloro estendendo-se distalmente dentro dos 2/3 proximais do duodeno)

- √ Múltiplos defeitos de preenchimento nodular (geralmente limitados à 1ª porção do duodeno) com "aparência de pedra de pavimentação" (achado mais comum)

DDx: síndromes polipoides, hiperplasia linfoide, mucosa gástrica heterotópica, duodenite nodular

- √ Ocasionalmente massa única até 5 cm ± ulceração central

DDx: pólipos adenomatosos, vários tumores submucosos

Cx: sangramento GI, obstrução, intussuscepção

LINFOMA DE BURKITT

= tipo mais comum de linfoma não Hodgkin pediátrico; inicialmente descrito em uma criança de Uganda de 7 anos de idade em 1958 por Denis Burkitt, cirurgião britânico

Etiologia: tumor de linfócitos derivados de células B não clivadas pequenas não diferenciadas
Patologia: semelhança com a doença de Hodgkin
Histologia: padrão característico de "céu estrelado"

- tumor de crescimento mais rápido em humanos potencialmente duplicando em 24 horas
- paraplegia
- SEM leucemia periférica
- √ Ausência conspícua de doença linfonodal
- √ Tendência a permear/destruir osso

MR:
- √ Isointensa para músculo na T1WI + T2WI
- √ Impregnação intensa pelo meio de contraste

Rx: resposta dramática à quimioterapia
Prognóstico: sobrevida de longo prazo em 50%

Forma Endêmica de Linfoma de Burkitt

Endêmica em áreas com malária:
África subsaariana, Nova Guiné (exposição a *Plasmodium falciparum* tem efeito sinérgico, causando diminuição marcada na vigilância das células T)

Incidência na África central:
50–80% de todos os neoplasmas infantis

Associado a: infecção por vírus de Epstein-Barr em 95% (implicado como mitogênio de células-B na oncogênese)

Idade: 3–10 anos

@ mandíbula (primeiro)/maxila/ossos faciais
- massa na mandíbula
- exoftalmo (extensão orbital)
- √ Lesão altamente destrutiva, espículas de ossos crescendo ângulo reto
- √ Grande massa de tecido mole

@ outras partes do esqueleto (multifocal em 10%)
- √ Reminiscência do tumor de Ewing/sarcoma de célula reticular
- √ Reação periosteal lamelar ao redor dos ossos mais longos maiores

Forma Esporádica de Linfoma de Burkitt

= FORMA NÃO ENDÊMICA DE LINFOMA DE BURKITT

Incidência na Europa + América do Norte
35–45% de todos os NHL; 3% de todos os tumores na infância

Idade: 6–15 anos

- genoma do vírus de Epstein-Barr encontrado somente em uma minoria

@ abdômen (69%)
tumores no intestino delgado (placas de Peyer de íleo terminal), mesentério
- massa abdominal
- obstrução intestinal
- √ Geralmente envolvimento extranodal abdominal com preservação do baço
- √ Tumores homogêneos com margens bem definidas (75%)
- √ Ascite (13%)

@ trato genitourinário (20%)
ovários, útero, rins, retroperitônio
- √ Massas renais/aumento difuso (5%)
- √ Hidronefrose (28%)

@ tórax
- √ Derrame pleural (anormalidade torácica mais comum)

@ CNS
- √ Infiltração meníngea (mais comumente)
- √ Invasão de seio cavernoso
- √ Tumor supra e parasselar
- √ Massa espinhal epidural ± compressão da medula espinhal

@ outros
glândulas salivares, tireoide, medula óssea

CARCINOIDE

= [*karzinoide,* alemão = semelhante a carcinoma]
= grupo de tumores bem diferenciados do sistema endócrino difuso fora do pâncreas + tireoide:
- (a) trato GI (73–85%)
- (b) sistema traqueobrônquico (10–29%)
- (c) rins, timo, laringe, fígado, vesícula, ovário, testículos pele (8%)

Frequência: 1,9÷100.000 anualmente no mundo todo
◊ Tumor primário mais comum do intestino delgado + apêndice

Origem: células endócrinas que povoam a mucosa + submucosa; pertencem aos APUDomas (como feocromocitoma, carcinoma medular da treoide, tumores de ilhotas do pâncreas)

Idade média: 61 anos. M÷F = 2÷1

Patologia: nódulo submucosal firme/amarelo/cinza surgindo das células argentáfilas de Kulchitsky nas criptas de Lieberkühn (= argentafinoma em virtude da afinidade com mancha de prata); invasão do mesentério incita uma reação fibrosa intensa

Histologia: ninhos acinares sólidos/insulares de células uniformes aglomeradas; citoplasma contém grânulos secretores argirófilos; malignidade de baixo grau = lembram adenocarcinomas, mas não têm o seu comportamento agressivo; maligno pela invasão da muscular

Bioquímica:
tumor elabora quantidades excessivas de substâncias vasoativas + neuropeptídeos (1) ACTH, (2) histamina, (3) bradiquinina, (4) calicreína, (5) prostaglandina, (6) substância P, (7) neuroquinina-A, (8) serotonina = 5-hidroxitripamina (do triptofano sobre 5-hidroxitriptofano), que são metabolizadas no fígado por monoamina oxidase dentro de ácido 5-hidroxi-indolacético (5-HIAAA) e excretadas na urina; 5-hidroxitriptofano é destruído na circulação pulmonar

Associado a: outras malignidades sincrônicas/metacrônicas (36% na autopsia) especialmente adenocarcinoma gastrointestinal; neurofibromatose tipo 1

- assintomática (66%)
- dor abdominal/obstrução intestinal (19%)
- náusea, perda de peso (16%)
- massa palpável (14%)
- sangramento GI
- nível elevado de cromogranina A no soro (marcador mais comum)
- nível elevado de 5-HIAA na urina (ácido 5-hidroxi-indolacético)
- **síndrome carcinoide** (em 7% de carcinoides no intestino delgado, mais comumente em carcinoides ileais):
  = constelação de achados clínicos relacionados com a secreção de serotonina + outros peptídeos vasoativos pelo tumor
  Causa: excesso de níveis de serotonina dentro da circulação sistêmica quando o caminho metabólico para o 5-HIAA (no fígado) é desviado
    - (a) com metástases no fígado/nódulos retroperitoneais
    - (b) com carcinoides pulmonares/ovarianos
- excesso de 5-HIAA na urina
- ataques precipitados por ingestão de alimentos/álcool, estresse emocional, exercícios
- dor abdominal com cólicas, diarreia recorrente (70%)
- chiadeira asmática de broncospasmo (15%) causada por taquicinina + bradiquinina
- náusea + vômitos, febre
- hipotensão (instabilidade vasomotora)
- fibroelastose endocárdica do lado direito (35%) resultando em regurgitação tricúspide + estenose da válvula pulmonar + falência cardíaca direita
- alterações cutâneas
  - ruborização facial cutânea + suor (raro)
  - lesões descamativas na pele (5%)
  - pelagra (7%) de deficiência de niacina como resultado da conversão preferencial de triptofano dietético em serotonina em vez de niacina
  - telangectasia múltipla (25%)

Prognóstico: síndrome carcinoide tem morbidade e mortalidade mais altas do que o tumor em si!

REGRA DO 1/3:
◊ 1/3 ocorre no intestino delgado
◊ 1/3 têm metástases
◊ 1/3 são múltiplos
◊ 1/3 têm uma segunda malignidade
◊ 1/3 têm síndrome carcinoide

Metástases:
em média 40% têm metástases no momento da apresentação nos linfonodos mesentéricos, fígado (em 90% dos pacientes com síndrome carcinoide), pulmão, osso (osteoblástico), peritônio

(a) incidência *versus* tamanho do tumor
- tumor de < 1 cm (em 75%) metastatiza em 2%
- tumor de 1–2 cm (em 20%) metastatiza em 50%
- tumor de > 2 cm (em 5%) metastatiza em 85%

(b) incidência *versus* localização
- tumor no íleo (em 28%) metastatiza em 35%
- tumor no apêndice (em 46%) metastatiza em 3%
- tumor no reto (em 17%) metastatiza em 1%

Metástases no fígado vistas: melhor / (em somente) em:
- (a) NECT   35%   (3%)
- (b) CECT na HAP   35%   (14%)
- (c) CECT na PVP   30%   (3%)

HAP = fase arterial hepática dominante da CT de fase tripla
PVP = fase venosa portal dominante da CT de fase tripla

Localização:
@ intestino delgado (42%)
Incidência: 25% de todos os tumores de intestino delgado
Localização: íleo (91%); jejuno (7%), duodeno (2%), múltiplo em 15–29–41%
◊ 75% dos pacientes com disseminação sintomática tem carcinoides no intestino médio
◊ 30% têm uma segunda malignidade primária do trato GI
◊ Carcinoides duodenais estão associados a múltiplas neoplasias endócrinas
◊ Carcinoides periampulares estão associados à neurofibromatose tipo 1 + com frequência contêm células δ produtoras de somatostatina

@ reto (27%); metastatiza em 10%
@ apêndice (24%)
Comumente benignos: crescimento lento, raramente metastatiza
Incidência na cirurgia: 0,03–0,7%
Local: ponta (70%), meio (20%), base (10%) do apêndice
- sintomas de apendicite
- √ Invasão do mesoapêndice (11%)

@ estômago (9%): curvatura menor do antro distal
  √ Uma/mais massas submucosas de 1–4 cm:
    √ Aparência de alvo quando ulcerada
  √ Um/mais pólipos sésseis/pedunculados
@ cólon (5%): cólon ascendente, com frequência maligno
@ esôfago (0,05%)
@ outros órgãos (5%): brônquios, tireoide, pâncreas, trato biliar, teratoma (ovariano, sacrococcígeo, testicular)
@ pode ser multicêntrico
UGI:
√ Massa submucosa pequena lisa (geralmente < 2 cm) projetada excentricamente no lúmen
√ ± ulceração
√ Resposta desmoplásica no mesentério relacionada com níveis localmente altos de serotonina causa:
  √ Angulação + dobras de alças levando à obstrução (DIAGNÓSTICA)
  √ Aparência espiculada/aderência das pregas mucosais
  √ Entrelaçamento de múltiplas alças
√ Separação das alças em virtude de metástases mesentéricas grandes
CT:
  √ Lesão vascular submucosa (estudo de fase dual com água como contraste oral)
  √ Massa mesentérica calcificada focal circundada por mesentério espessado:
    √ Padrão radiante estrelado + irregularidade de feixes neurovasculares mesentéricos (reação desmoplásica)
    √ Retração + encurtamento do mesentério
    √ Deslocamento + dobra + separação das alças adjacentes do intestino
    √ Espessamento segmentar das alças adjacentes do intestino (envolvimento dos vasos mesentéricos leva à isquemia crônica)
  √ Linfadenopatia com baixa densidade (decorrente de necrose)
  √ Metástases hepáticas caracteristicamente hipercaptantes na fase arterial precoce
  √ Podem-se tornar isodensas após infusão lenta de contraste/na fase venosa portal
Angiografia:
  √ Aparência de "raios de sol":
    √ Dobra de vasos pequenos e médios com uma configuração estrelada
    √ Simula hipervascularização estimulada com espessamento + encurtamento dos vasos mesentéricos secundários à retração fibrótica
  √ Isquemia mesentérica:
    √ Estenose no ramo arterial com envolvimento dos vasos médios (em virtude da esclerose vascular elástica com níveis de serotonina localmente elevados)
    √ Oclusão venosa/varizes mesentéricas
  √ Tumor pode ser identificado como massa hipervascular
NUC (procedimento inicial de escolha para):
  (a) localização de tumor primário oculto
  (b) classificação
  (c) identificação do *status* de tratamento com receptor de octreotide
  (1) cintigrafia de receptor de somastotatina In-111 pentetreotide (entre 80–100% de carcinoides contêm 5 subtipos de receptores de somastotatina)
    Sensibilidade: 80–90% (melhorada com fusão de SPECT-CT)
      √ Frequência mais alta de captação de radiofármaco em carcinoides no intestino médio + com níveis elevados de serotonina
  (2) cintigrafia MIBG I–123/I-131
    Sensibilidade: 55–70% (menor do que para In-11 pentetreotide)
    √ Mecanismo de captação tipo I para guanetidina

Prognóstico: progressão lenta com tempo de sobrevida média de 3, 2 anos após diagnóstico de metástases no fígado; sobrevida de 5 anos de 65% para doença localizada + 36% para doença metastática distante
Rx: ressecção, somatostatina/SMS 201–995: quimioembolização das artérias hepáticas
DDx: carcinoma *oat-cell*, carcinoma pancreático, carcinoma da tireoide medular, mesenterite retrátil, carcinoma desmoplásico/linfoma

Carcinoide Gástrico (9%)
  ◊ 2% de todas as malignidades gástricas
  Origem: carcinoide semelhante à enterocromafina surgindo de mucosa oxíntica no corpo + fundo gástrico
  Tipo I (74%)
    Idade média: 63 anos; M÷F = 1÷2 a 1÷3
    Associado à: gastrite crônica autoimune
    Patologia: múltiplos nódulos mucosos < 1 cm no fundo/corpo gástrico
    Histologia: corante positivo para cromogranina A + sinatofisina
    • hipergastrinemia
    • ± acloridria, anemia perniciosa
    Prognóstico: disseminação metastásica em 5%
  Tipo II (6%)
    Idade média: 50 anos ; M÷F = 1÷1
    Associado a: síndrome de Zollinger-Ellison em pacientes com NEM tipo I
    Patologia: nódulos mucosos múltiplos de tamanho variável
    • nível de gastrina elevado: → dor abdominal, úlceras pépticas, diarreia
    • gastrite hipersecretora hipertrófica
    Prognóstico: disseminação mestatásica em 10–30%
  Tipo III (13%)
    = carcinoide esporádico
    Idade média: 55 anos; M÷F = 3÷1
    Patologia: massa solitária de > 2 cm no corpo + fundo gástrico
    • sangramento, dor abdominal, anorexia, perda de peso
    Prognóstico: metástases na apresentação clínica em 50–70%

Carcinoide Duodenal (2%)
  Idade média: 53 (gama, 19–90) anos; M÷F = 1÷1
  (a) tumor de célula G produtor de gastrina (62%)
    ◊ Em 1/3 dos tumores funcionais (= gastrinoma) que produz a Síndrome de Zollinger-Ellison
    ◊ 90% dos pacientes com MEM-I desenvolvem carcinoides múltiplos de célula G
    Localização: triângulo gastrinoma (entre confluência do ducto cístico + superiormente ducto biliar comum, 2ª e 3ª porções do duodeno inferiormente, colo e corpo do pâncreas medialmente)
    • dor abdominal + diarreia (50%)
    • náusea, vômitos
    • sangramento de úlceras pépticas múltiplas + recorrentes
    • refluxo gastroesofágico (de excesso de produção de ácido)
  (b) tumor de célula D produtor de somatotatina (21%)
    Associado à: neurofibromatose 1 (em até 50%)
    Patologia: nódulos polipoides de 1–2 cm na submucosa/massas intramurais infiltrantes ± ulceração
    Histologia: corpos de psamoma laminados concentricamente e densamente calcificados (= somatostatinoma psamomatoso); coloração positiva para enolase específica de neurônio, cromogranina A, sinaptofisina, somatostatina; imunorreatividade à gastrina

Localização: ao redor da ampola de Vater
- icterícia, pancreatite (de obstrução do ducto biliar)
- hemorragia
- efeitos de somastatotina (raro): esteatorreia, diarreia, *diabetes mellitus*, hipocloridria, anemia, colelitíase

GI superior:
√ Massa polipode intraluminal redonda bem definida/massa intramural ± ulceração focal

CT:
√ Impregnação na fase arterial + perda de impregnação na fase tardia

Carcinoide Jejunal e Ileal
Idade média: 65 anos; M÷F = 1÷1
- com frequência assintomático
- sintomas locais
  - obstrução do intestino delgado, isquemia, sangramento
- histórico longo de dores abdominais intermitentes com cólicas, perda de peso, fadiga, distensão abdominal, diarreia, náusea, vômitos

Patologia: nódulo intramural pequeno firme < 3,5 cm ± protrusão dentro do lúmen; múltiplo em 30%; crescimento infiltrante na subserosa + reação desmoplásica mesentérica → estenose multifocal e oclusões das artérias + veias → isquemia intestinal

SBFT:
√ Nódulos polipoides pequenos solitários/multifocais/elevações mucosais ± ulceração
√ Segmento curvado rígido fixo do intestino delgado

CT:
√ Lesão polipoide intramural maior ± intussuscepção
√ Espessamento mural assimétrico/concêntrico (= tumor infiltrante + fibrose submucosa desmoplásica)
√ "Curva fechada" = dobra/curvatura de uma parede intestinal distorcida espessada
√ Espessamento mural circunferencial de baixa atenuação/sinal do alvo, sinal do halo (= isquemia intestinal)
√ Espessamento tecidual mesentérico com "roda de raios"/"raios de sol" dos vasos mesentéricos (principalmente em virtude de fibrose e não à infiltração do tumor)
√ Doença metastática em 60% no momento do diagnóstico):
  √ Linfonodos mesentéricos locais com captantes de contraste/massas com margens bem definidas/espiculadas ± necrose (= metástases regionais)
  √ Calcificações com pontilhado fraco/ásperas densas/difusas dos linfonodos (70%)
  √ Implantes peritoneais miliares/massas grandes/massa mesentérica
  √ Metástases hepáticas hipervasculares durante fase arterial ± necrose central

DDx para carcinoides do intestino delgado:
doença metastática, adenocarcinoma intestinal primário, linfoma, tumor estromal gastrointestinal (GIST), doença de Crohn, enterite isquêmica localizada

Carcinoide do Apendice (< 10%)
◊ Na maioria curso clínico benigno não metastatizante!
Idade: qualquer idade; M < F
Local: ponta distal do apêndice
Tamanho: geralmente < 1 cm; raramente > 2 cm
√ Massa de tecido mole focal/espessamento circunferencial difuso

US:
√ Apêndice persistentemente distendido por fluido persistente sem sinais típicos de apendicite

Carcinoide Colorretal (27%)
◊ < 1% de todos os cânceres retais!
Idade média: 66 anos (56 anos para localização retal)
Localização: reto > ceco
- maioria assintomática/dor abdominal, perda de peso
- síndrome carcinoide (NÃO com carcinoides retais)
√ Massa intramural polipode ± intussuscepção

CÓLON CATÁRTICO
= uso prolongado de catárticos estimulantes-irritantes (> 15 anos) resultando em falta de coordenação neuromuscular de atividade + tônus muscular aumentado cronicamente
Agentes: óleo de castor, sene, fenoftaleína, cáscara sagrada, podófilo, aloína
Localização: envolvimento do cólon proximal até a flexura esplênica
√ Mucosa destruída com superfície lisa achatada
√ Haustração diminuída/ausente
√ "Pseudoestreitamentos" = áreas em estreita suave são comuns (tônus sustentado de músculos circulares)
√ Pouca evacuação de bário
√ Válvula ileocecal achatada + aberta
√ Cólon ascendente encurtado, mas distensível
DDx: colite ulcerativa externa com predomínio do lado direito (muito semelhante)

DOENÇA DE CHAGAS
[Carlos Chagas (1879–1934), médico no Rio de Janeiro, Brasil
= dano às células ganglionares por neurotoxina liberada do protozoário *Trypanosoma cruzi* resultando em aperistalse do trato GI + dilatação
Endêmica na América Central + do Sul (especialmente no leste do Brasil)
Histologia: redução do número de células mostradas no núcleo dorsal da medula + degeneração walleriana do vago + diminuição/perda de células argirofílicas no plexo mesentérico de Auerbach
Idade de pico: 30–50 anos; M÷F = 1÷1
- disfagia intermitente/persistente
- odinofagia (= medo de deglutição)
- hálito ruim, regurgitação, aspiração
- teste com Mecolil: resposta anormal indicativa de inervação deficiente; 2,5–10 mg metacolina subcutânea seguida por importante contração tetânica não peristáltica 2–5 min após injeção, geralmente na metade distal do esôfago, acompanhada por forte dor

@ cardiomiopatia dilatadora (miocardite)
@ megacólon (intestinos movem-se a um intervalo de 8 dias a 5 meses)
  Cx: fezes impactadas, vólvulos sigmoides
@ esôfago: alterações como na acalasia

CALÁSIA
= esfíncter continuamente relaxado com refluxo livre na ausência de uma hérnia por deslizamento
Etiologia: segmento submerso elevado
Causa:
(1) desenvolvimento tardio da região esofagogástrica em recém-nascidos
(2) escleroderma, doença de Raynaud
(3) dilatação S/P forçada/miotomia para acalasia
√ Refluxo livre/facilmente induzido

COLITE CÍSTICA PROFUNDA
= condição benigna rara caracterizada por muco submucosal contendo cistos alinhados por epitélio colônico normal
Etiologia: provavelmente relacionada com inflamação crônica

Associado à: síndrome de úlcera retal solitária (na forma localizada)
Idade: principalmente doença de adultos jovens
- períodos breves de sangramento retal vermelho vivo
- secreção mucosa/sangrenta
- diarreia intermitente

Localização:
  (a) localizada no reto (mais comumente)/sigmoide
  (b) processo colônico generalizado (menos comum)
√ Lesões polipoides nodulares/semelhantes a couve-flor com < 2 cm de tamanho, não contendo gás
√ Espiculação simulando úlceras (fendas preenchidas por bário entre nódulos)
DDx: pneumatose (raramente afeta o reto)

ATRESIA COLÔNICA
Incidência: menos comum do que atresia ileal
Radiografia simples:
  √ Dilatação maciça do cólon proximal até obstrução
  √ Padrão mosqueado de gás + fezes proximal ao ponto de atresia
DDx: geralmente não distinguível de obstrução do íleo distal
Enema de Bário (BE):
  √ Microcólon funcional
  √ Obstrução ao fluxo retrógrado de bário
US:
  √ Intestino delgado distal hiperecoico dilatado + cólon proximal (de mecônio retido)

CARCINOMA COLORRETAL
Câncer mais comum do trato GI; 3ª malignidade mais comum diagnosticada em países desenvolvidos em homens (após câncer do pulmão + próstata) e mulheres (após câncer de pulmão + mama); 2ª causa principal de mortes por câncer

Incidência: 11% de todos os cânceres recentemente diagnosticados; 13% de todas as mortes por câncer; 150.000 novos casos/ano com 57.000 mortes nos Estados Unidos (1999); 6% de probabilidade no período de vida de qualquer pessoa branca de desenvolver câncer colorretal; 3÷100.000 em pessoas de 30–34 anos de idade; 532÷100.000 para > 85 anos de idade

Probabilidade durante a vida: 4%

Fatores de risco:
1. Histórico pessoal de adenoma colônico/carcinoma
    — malignidade em 5% dos adenomas tubulares
    — malignidade em 30–40% de adenomas vilosos
    <u>Prova da sequência adenoma-carcinoma:</u>
      (a) coexistência frequente de adenoma + carcinoma
      (b) distribuição semelhante dentro do cólon
      (c) consistente prevalência proporcional na população tendo magnitudes variadas de risco de câncer de cólon
      (d) frequência aumentada de carcinoma em pacientes com adenomas
      (e) redução de incidência de câncer após remoção endoscópica de pólipos
      (f) todos os pacientes com síndrome de polipose adenomatosa familiar desenvolvem carcinoma de cólon se o cólon não for removido
      (g) similaridade do DNA + constituição cromossômica
    ◊ 93% dos carcinomas colorretais surgem de pólipos adenomatosos!
    ◊ Paciente com adenoma tem 9% de chance de ter um carcinoma colorretal nos próximos 15 anos!
    ◊ Leva cerca de 7 anos para um adenoma de 1 cm tornar-se um câncer invasivo!
    ◊ 5% dos adenomas com 5 mm de tamanho transformaram-se em tumores invasivos (5 mm são considerados massa crítica para neoplasia intraepitelial)!
2. Histórico familiar de tumores colorretais benignos/malignos em parentes de primeiro grau (3–5 × risco)
3. Histórico pessoal de câncer nos ovários/endometrial/de mama
4. Displasia de cólon com mucosa achatada
5. Doença intestinal inflamatória
    (a) colite ulcerativa (3–5% de incidência; incidência cumulativa de 26% após 25 anos de sintomas de colite)
    (b) doença de Crohn afetando o cólon + reto (particularmente em alças *bypass* /na vizinhança de fístula crônica)
    Tempo: > 8–10 anos de colite
    Lesão subjacente: displasia dentro da mucosa achatada
6. Padrão folicular linfoide proeminente
7. Irradiação pélvica
8. Ureterossigmoidostomia

Fatores de risco ambientais:
  (a) dieta pobre em fibras: evitam o transito rápido aumentado assim o tempo de contato entre as toxinas potenciais e a mucosa colônica
  (b) ingestão aumentada de gordura + proteína animal
  (c) obesidade
  (d) trabalhadores que lidam com arbesto

Fatores de risco genético (6% dos carcinomas colorretais):
  (a) síndrome de polipose adenomatosa familiar: polipose familiar, síndrome de Gardner, síndrome de Turcot
    Idade: aproximadamente 40 anos
  (b) certas síndromes poliposas hamartomatosas: síndrome de Peutz-Jeghers, polipose juvenil, doença de Cowden
  (c) síndrome de câncer de cólon não poliposa hereditária = síndrome de Lynch (ver "Síndrome de Lynch" na página 831)

Recomendações de triagem (American Cancer Society):
  tão/mais eficaz do que triagem mamográfica
  (a) para pessoas > 50 anos de idade: teste anual de sangue oculto fecal + sigmoidoscopia/BE cada 3–5 anos
  (b) para parentes de primeiro grau de pacientes a triagem de câncer de cólon deve começar aos 40 anos

Idade: idade média de 71 anos para câncer de cólon; idade média de 69 anos para câncer retal; M÷F = 3÷2

Histologia:
  (1) adenocarcinoma com graus variados de diferenciação
  (2) carcinoma mucinoso (incomum)
  (3) carcinoma celular escamoso + adenoacantoma (raro)

Metástase (linfática/venosa hematógena):
1. Fígado (75%; 15–20% no momento da cirurgia) em razão da rota de drenagem venosa portal
2. Mesentério + linfonodos mesentéricos (10–15%)
3. Adrenais (10–14%)
4. Pulmão (5–50%)
5. Ovários (3–8%) = Tumor de Krukenberg
6. Depósito de tumor no músculo psoas
7. Metástases peritoneais
    (a) ascite maligna: geralmente associada a carcinoma colônico mal diferenciado
    (b) pseudomixoma peritoneal (< 5%): adenocarcinoma colônico de baixo grau
8. Osso (5%)
9. Cérebro (5%)

◊ Por causa da ausência da lâmina própria o câncer de cólon não irá metastatizar até que penetre na muscular da mucosa!
- sangramento retal/anemia ferropriva
- mudança nos hábitos intestinais/calibre das fezes
- obstrução (indicadora de mau propósito)
- hidronefrose (13%)
- teste de sangue oculto fecal positivo (2–6% taxa de resultado positivo; 5–10% valor preditivo positivo; fracasso em detectar 30–50% dos carcinomas colorretais + até 75% dos adenomas): Hemoccult® (hemateína), HemoQuant® (porfirina), Haemselect (hemoglobina)
- elevação progressiva de antígeno carcinoembriônico (CEA) > 10 µg/L indicativa de doença recorrente/metastática
- diarreia aquosa + depleção de potássio/secreção excessiva de muco + hipoalbuminemia (em tumor viloso grande secretor de mucina)

Localização: "intestino envelhecido" = número de lesões do lado direito aumentam com a idade ("distribuição mutante")
(a) cólon esquerdo (52–61%)
   reto (15–33–41%), sigmoide (20–37%), cólon descendente (10–11%)
   √ Geralmente estreitamentos anulares com obstrução
(b) cólon direito
   cólon transverso (12%), cólon ascendente (8–16%), ceco (8–10%)
   √ Geralmente lesões polipoides com sangramento crônico + intussuscepção

Colonoscopia: ceco não visualizado em 10–36%; fracasso em detectar 12% dos pólipos colônicos (10% em áreas nunca atingidas por colonoscopia)

Cx: perfuração em 0,2% (0,02% para BE); morte em 1÷5.000 (1÷50.000 para BE)

BE (sensibilidades na detecção de pólipos > 1 cm; Enema de Bário por Contraste Simples (SCBE) 77–94%, Enema de Bário por Contraste Duplo (DCBE) 82–97%; para pólipos < 1 cm: Enema de Bário por Contraste Simples 18–72%, Enema de Bário por Contraste Duplo 61–83%):

√ Carcinoma polipoide fungoide
- sangramento crônico, intussuscepção

√ Carcinoma ulcerado anular = "lesão de miolo de maçã"
= constrição anular é resultado de tumor crescendo ao longo dos canais linfáticos, que são paralelos às fibras musculares circulares da camada interna da muscular própria; Crescimento longitudinal é limitado com transição abrupta para mucosa normal
- obstrução colônica

√ "Lesão em sela" = crescimento característico entre massa polipoide + lesão constritora anular

Classificação de Câncer Colorretal	
(classificação de Dukes modificada = classificação de Astler-Coller)	
Estágio	Descobertas
A	Limitado à mucosa
B	Envolvimento da própria muscular
B_1	Extensão dentro da própria muscular
B_2	Extensão através da própria muscular para dentro da serosa/gordura mesentérica (35%)
C	Metástases no nódulo linfático (50%)
C_1	+ crescimento limitado à parede intestinal
C_2	+ crescimento estendendo-se para dentro do tecido adiposo
D	Metástases distantes

√ Carcinoma cirroso (tipo anel de sinete)
= estreitamento de segmento longo sem anormalidade mucosal significativa semelhante à linite plástica em virtude da infiltração tumoral difusa circunferencial + longitudinal dentro do tecido submucoso frouxo entre a mucosa muscular + muscular própria
- com frequência visto em colite ulcerativa

√ Calcificações curvilineares/pontilhadas (raras) são CARACTERÍSTICAS de adenocarcinoma mucinoso

CT (48–90% precisão de classificação, 25–73% para metástases linfonodais):
Estadiamento tomográfico (precisão insatisfatória em comparação com classificação de Astler-Coller):
   estágio 1 massa polipoide intramural
   estágio 2 espessamento da parede intestinal
   estágio 3 leve invasão dos tecidos circundantes
   estágio 4 invasão maciça do tecido circundante + órgãos adjacentes/metástases distantes

√ Massa de baixa densidade + linfonodos de baixa densidade em adenocarcinoma mucinoso (= > 50% de tumor composto de mucina extracelular)
√ Calcificações psamomatosas em adenocarcinoma mucinoso
√ Sinais de envolvimento linfonodal negativos: linfonofo único > de 1 cm de diâmetro/agrupamento de ≥ 3 linfonodos < 1 cm/linfonodos de qualquer tamanho dentro do mesentério

MR (precisão de estadiamento de 73%, 40% de sensibilidade para metástases nos nódulos linfáticos)

Prognóstico:
Taxa de sobrevida de 40–50% geral em 5 anos (imutável nos últimos 40 anos); 80–90% com Duke A; 70% com Duke B; 33% com Duke C; 5% com Duke D

Recorrência em 1/3 dos pacientes:
(a) recorrência local na linha da anastomose (60%) até 1 ano após ressecção em 50%; até 2 anos após ressecção em 70–80%
(b) metástases distantes (26%)
(c) recorrência local + metástases (14%)

Risco após detecção de câncer de cólon:
5% para câncer de cólon síncrônico
14% para câncer de cólon síncrônico com "pólipo sentinela"

Classificação de Câncer Colorretal		
(Sistema de Classificação de Câncer Colorretal UICC-AJCC)		
Estágio	Agrupamento	Sobrevivência de 5 Anos
0	Tis N0 M0	> 95%
I	T1 N0 M0	75–100%
	T2 N0 M0	
II	T3 N0 M0	50–75%
	T4 N0 M0	
III	Qualquer T N1 M0	30–50%
	Qualquer T N2,3 M0	
IV	Qualquer T Qualquer N M1	< 10%

Legenda:
Tis carcinoma *in situ*
T1   invasão da submucosa
T2   invasão da muscular própria
T3   invasão da serosa/tecido pericólico
T4   invasão do peritônio visceral/outros órgãos
N1   1–3 nódulos linfáticos negativos pericólicos
N2   > 4 nódulos linfáticos negativos pericólicos
N3   qualquer nódulos linfáticos negativos ao longo de um tronco vascular

35% para pólipo adenomatoso adicional
3% para câncer de cólon metacrônico
4% para malignidade extracolônica
Cx: (1) obstrução (com frequência no cólon descendente + sigmoide)
(2) perfuração
(3) intussuscepção
(4) formação de abscesso
(5) formação de fístula
(6) pneumatose cistoide intestinal
(7) pseudomixoma peritoneal (de adenocarcinoma de baixo grau do cólon)
Rx: (1) excisão cirúrgica local/polipectomia para doença de estágio 1
(2) hemicolectomia direita/esquerda com anastomoses proximais + sítio de excisão distal
(3) ressecção anterior baixa: > 2 cm do reto podem realizar anastomose do cólon
(4) ressecção abdominoperineal com colostomia para carcinoma retal baixo
(5) quimioterapia adjuvante para doença em estágio II (fluorouracil/levamisole)
DDx: (1) prolapso da válvula ileocecal (alteração na palpação)
(2) espasmo (mucosa intacta, liberada por brometo de propantelina)
(3) diverticulite

Síndrome de Lynch

= SÍNDROME DE CÂNCER COLORRETAL HEREDITÁRIA NÃO POLIPOSO
= famílias com alta incidência de cânceres colorretais + incidência aumentada de cânceres colorretais síncronos e metácronos
Critério de Amsterdã:
(a) ≥ 3 membros da família dos quais 2 são parentes de primeiro grau do terceiro
(b) membros da família em ≥ 2 gerações
(c) um membro da família diagnosticado com < 50 anos de idade
Lynch I = sem câncer extracolônico associado
Lynch II = associado à malignidade extracolônica: carcinoma de células de transição do ureter + pélvis renal; adenocarcinoma do endométrio, estômago, intestino delgado, pâncreas, trato biliar, cérebro; malignidade hematológica; carcinoma de pele + laringe
Etiologia: anormalidade autossômica dominante do cromossomo 2 com defeito no processo de replicação-reparo de DNA
(a) sequência adenoma-carcinoma acelerada
(b) displasia na mucosa achatada do cólon
Prevalência: 5–10% dos pacientes com câncer de cólon; 5× mais comum do que síndrome polipósia adenomatosa familiar
Idade média: 45 anos
Localização: 70% proximal à flexura esplênica
Prognóstico: melhor estágio a estágio do que em outros cânceres (taxa de sobrevida de 5 anos de 65% versus 44% em casos esporádicos)
Vigilância: colonoscopia a cada 1–2 anos para idades 22–35 anos

Câncer Retal

Incidência: 45.000 cânceres retais/ano nos Estados Unidos
Metástase hematógena:
drenagem venosa dupla na via porta + veias sistêmicas
√ Pode haver metástases no pulmão sem metástases no fígado

Risco de recorrência:
5% para T1
10% para T2 ....33% para T1, N1 + T2N1
25% para T3 ....66% para T3N1
50% para T4

Classificação Patológica de Câncer Retal			
Astler/Coller-TNM		Descrição	Sobrevivência de 5 Anos
A	T1 N0 M0	Limitado à submucosa	80%
B1	T2 N0 M0	Limitado à muscular própria	70%
B2	T3 N0 M0	Extensão transmural	60–65%
C1	T2 N1 M0	Nódulos (+), dentro da muscular	35–45%
C2	T3 N1 M0	Nódulos (+), transmural	25%
	T4	Invasão de órgãos adjacentes	
D	M1	Metástases distantes	< 25%

Acuidade da classificação:
(1) exame retal digital: 68–75–83%; limitado a lesões a no máximo 10 cm da borda anal
(2) CT: 48–72–92%, melhor para disseminação regional mais extensiva; 25–73% para envolvimento linfonodal
(3) MR: 74–84–93% com tendência para classificação "exagerada"
(4) ultrassom transretal: 64–77–94% com tendência para classificação "exagerada"; limitada a lesões < 14 cm da borda anal + lesões não estenóticas; 50–83% sensibilidade para envolvimento linfonodal
US transretal (81% de precisão):
Camadas normais:
(a) interface hiperecoica de balão + mucosa
(b) mucosa hipoecoica + muscular da mucosa
(c) submucosa hiperecoica
(d) muscular própria hipoecoica
(e) serosa hiperecoica
√ Massa hipoecoica rompendo a parede retal:
  √ Sem interrupção da submucosa hiperecoica = tumor confinado à mucosa + submucosa
  √ Sem interrupção da serosa hiperecoica = tumor confinado à parede retal
  √ Interrupção na camada hiperecoica mais externa = tumor penetra dentro da gordura perirretal
  √ Borda externa serrilhada irregular da própria muscular (pseudopodia através da serosa)
√ Linfonodos perirretais hipoecoicos (= envolvimento de tumor)

VÓLVULO COLÔNICO

= forma mais comum de vólvulo
Incidência: 10% da obstrução do intestino grosso

Vólvulo Cecal

= VÓLVULO DO CECO
Incidência: 25–40% de todos os casos de vólvulo colônico
Causa: distensão súbita por trauma, pressão, constipação, gravidez, colonoscopia recente, obstrução colônica distal
Associado a: má rotação + mesentério longo resultando em fixação pobre do cólon direito (10–25% da população)
Fisiopatologia do comprometimento vascular:
(1) torção mesentérica aguda + estrangulação
→ obstrução arterial + venosa

(2) distensão gradual + aumento na pressão intraluminal interfere com o suprimento de sangue, perfuração em 65%

Idade de pico: 20–40 anos; M > F

√ Distensão gasosa cecal:
  √ Ceco dilatado rotaciona para cima + anterior ao cólon ascendente = **báscula cecal** sem torção (vólvulo cecal tipo I)
  √ Ceco distendido "em forma de rim" rotaciona dentro do quadrante superior esquerdo (vólvulo cecal tipo II)

BE:
  √ Extremidade da coluna de bário estreitada "como um bico" aponta em direção à torção
  √ Cólon distal descomprimido

CT:
  √ Ceco posicionado no abdômen médio superior + esquerdo
  √ Sinal de "rodamoinho" = rotação do intestino + seu mesentério

Cx: (1) distensão cecal > 10–12 cm significa risco de perfuração/infarto intestinal
  (2) **síndrome comportimental abdominal**
    = aumento na pressão abdominal diminui função respiratória + débito cardíaco

Vólvulo Sigmoide

= VÓLVULO DO CÓLON SIGMOIDE

Incidência: 60–75% de todos os casos de vólvulo colônico
Causa: rotação do sigmoide no eixo mesentérico
Sob risco: constipação crônica, de cólon sigmoide redundante (em virtude de dieta rica em fibras, gravidez, hospitalização/internação compulsória, doença de Chagas)
Idade: geralmente idosos/pacientes psiquiátricos
Grau de torção: 360° (50%), 180° (35%), 540° (10%)

√ Sinal de "exposição norte" = alça paralisada bastante distendida com níveis líquidos surgindo da pélve + estendendo-se em direção ao diafragma além do nível do cólon transverso, principalmente no lado esquerdo (filme ereto)
√ "Sinal do grão de café" = crista distinta na linha média correspondendo à raiz mesentérica em alça bastante distendida por gás (supino)
√ Sinal de "listra branca" = linha central obliquamente orientada de aparência de alça fechada em forma de U
√ Sinal de "três linhas" = parede externa obliquamente orientada + linhas central de aparência de alça fechada em forma de U

BE:
  √ "Sinal de ave de rapina" = aspecto distal estreitando-se em forma de bico da torção no enema de bário
  √ Enema pode ajudar a reduzir o vólvulo

CT:
  √ "Sinal de rodamoinho" = mesentério gravemente torcido formado por alça aferente + eferente torcida

Vólvulos do Cólon Transverso

Incidência: < 5–10% de todos os casos de vólvulo colônico
Causa: fixação anormal de um cólon transverso longo
Prognóstico: mortalidade mais alta de todos os casos de vólvulo colônico em virtude de sua ocorrência rara + inesperada

√ Torção característica semelhante a um bico no nível da torção
√ Sinal de "redemoinho" adjacente ao cólon transverso

ATRESIA ESOFÁGICA CONGÊNITA E FÍSTULA TRAQUEOESOFÁGICA

= complexo de anomalias congênitas caracterizadas por formação/falha incompleta do esôfago tubular ou uma comunicação anormal entre esôfago + traqueia

Causa: doença do desenvolvimento na formação e separação do intestino anterior em traqueia + esôfago/comprometimento vascular

Embriologia:
tubo primitivo do intestino anterior desenvolve pregas na parede lateral que podem conectar de forma incompleta em qualquer ponto, deixando uma comunicação fistulosa: ocorre na 3ª–5ª semana de vida intrauterina

Incidência: 1÷2.000 – 4.000 nascimentos vivos; anomalia congênita esporádica mais comum diagnosticada na infância

Risco de recorrência em irmãos: 1%
Anomalias associadas: (17–56–70%):
  1. Gastrointestinais (20–25%): ânus perfurado, estenose pilórica, atresia duodenal, pâncreas anular
  2. Cardíacas (15–39%): ducto arterioso patente, ASD, VSD, arco aórtico do lado direito (5%)
  3. Musculoesqueléticas (24%): hipoplasia no raio radial, anomalias vertebrais
  4. Geniturinárias (12%): agenesia renal unilateral
  5. Cromossômicas (3–19%): trissomia 18, 21, 13
    ◊ Trissomia 18 está presente em 75–100% dos fetos + em 3–4% dos neonatos com atresia esofágica!

Mnemônica: ARTICA
  Atresia **A**nal
  Renais, anomalias
  Traqueoesofágica, fístula (TEF)
  Intestinal, má rotação/atresia
  Cardíaca, anomalia (PDA, VSD)
  Anomalias dos membros (hipoplasia raio radial polidactilia)

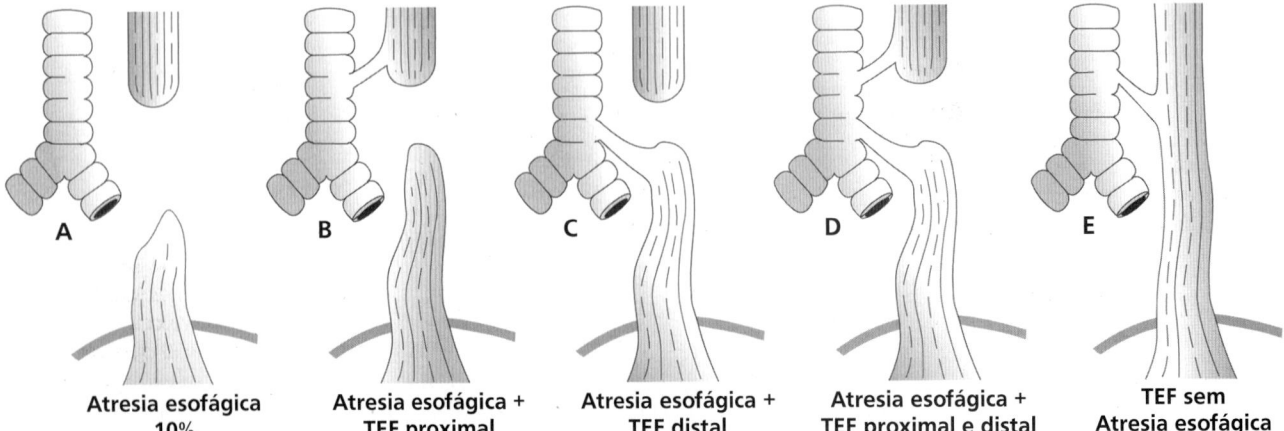

A — Atresia esofágica 10%
B — Atresia esofágica + TEF proximal 1%
C — Atresia esofágica + TEF distal 77%
D — Atresia esofágica + TEF proximal e distal 2%
E — TEF sem Atresia esofágica 10%

Atresia Esofágica com Fístula Traqueoesofágica (TEF)

Esofágica, atresia
Anomalias espinais
Mnemônica: VACTERL
Vertebrais, Anomalias
Anorretais, Anomalias
Cardiovasculares, Anomalias
Traqueia, Fístula
Esôfago, Fístula
Renais, Anomalias
Limb em inglês, Anomalias nos membros
- salivação por acumulação excessiva de secreções faríngeas (atresia esofágica = EA)
- regurgitação obrigatória de fluidos ingeridos (EA)
- aspiração com tosse + engasgamento durante a alimentação (TEF)
- pneumonia recorrente + estresse respiratório progressivo de gravidade variável (TEF) em neonatos

Localização: entre o 1/3 superior + 1/3 inferior do esôfago exatamente acima da carina

@ mediastino
√ "Tubo espiralado" = incapacidade de passar tubo de alimentação dentro do estômago (atresia esofágica)
√ Bolsa retrotraqueal distendida por ar do esôfago proximal, causando compressão/deslocamento da traqueia
√ Segmento esofágico não peristáltico/hipoperistáltico (6–15 cm) no esôfago médio
√ Impactação alimentar

@ abdômen
√ Abdômen sem gases (atresia esofágica ± TEF proximal = tipos A + B)
√ Abdômen distendido por gás intestinal em 90% TEF distal/fístula tipo H = tipos C + D)

@ tórax
√ Broncopneumonia com opacidades focais do espaço aéreo, especialmente nas porções pendentes dos lobos superiores (em 50%)

OB-US (anomalias não identificadas antes de 24 semanas de idade gestacional):
√ Poli-hidrâmnio em 33–60%:
   ◊ TEF com atresia esofágica é causa de poli-hidrâmnio em somente 3%!
√ Ausência de estômago distendido por fluido (em 10–41%; em casos remanescentes TEF/secreção gástrica permitem alguma distensão gástrica)
√ Fluido intraluminal reduzido em intestino fetal
√ Abdômen pequeno (peso ao nascer < 10º percentil em 40%)
√ Bolsa proximal distendida do esôfago atrésico

Complicações após reparo:
(1) vazamento anastomótico
(2) TEF recorrente
(3) pneumonia de aspiração secundária a
   (a) estreitamento esofágico
   (b) desordem da motilidade esofágica distal à TEF
   (c) refluxo gastroesofágico

DDx: pseudodivertículo faríngeal (perfuração traumática da faringe posterior pela inserção do dedo dentro da orofaringe durante o parto/inserção de tubo)

Atresia Esofágica sem Fístula = Tipo A
Frequência: 8–10%
Anomalias associadas em 17% (maioria Síndrome de Down + outras atresias do trato GI)

Atresia Esofágica com Fístula
Anomalias associadas em 30% (principalmente cardiovasculares)
Tipo B = atresia esofágica + TEF
 Frequência: 0,9–1%
Tipo C = atresia esofágica + TEF distal
 Frequência: 53–86%
Tipo D = atresia esofágica + TEF proximal e distal
 Frequência: 1–2,1%

Fístula Traqueoesofágica sem Atresia
= FÍSTULA EM FORMA DE H = **Tipo E**
Frequência: 6–10%
Anomalias associadas em 23% (principalmente cardiovascular)
- dificuldade para se alimentar com engasgamento
- diagnóstico pode não ser feito por vários anos
√ A fístula vai para frente e para cima do esôfago
Mnemônica: Fístula Sem, P, D, P+D, H
 tipo A = atresia esofágica – sem TEF = 10%
 tipo B = atresia esofágica – TEF proximal = 1%
 tipo C = atresia esofágica – TEF distal = 80%
 tipo D = atresia esofágica – proximal + distal = 1%
 tipo E = fístula tipo H – sem atresia = 10%

ATRESIA INTESTINAL CONGÊNITA
Incidência: 1÷300 nascimentos vivos
Causa: geralmente acidente vascular esporádico (primário/secundário a vólvulo ou gastrosquise)
Localização: jejuno + íleo (70%), duodeno (25%), cólon (5%), pode envolver múltiplos locais
√ "Sinal da bolha tripla" = gás intraluminal no estômago + bulbo duodenal + jejuno proximal como sinal patognomônico para atresia jejunal
√ Sinal de segmento intestinal bulboso = alça dilatada do intestino exatamente proximal ao local da atresia (em virtude de impacto prolongado de conteúdos intestinais) com terminação curvilinear
√ Ausência de gás no abdome inferior (intestino geralmente cheio de ar por 4 horas após nascimento)
√ Peritonite meconial (6%)
√ Poli-hidrâmnio (em 50% com atresia jejunal duodenal/proximal: raramente em atresia ileal/colônica)
Prognóstico: 88% de sobrevida para atresia isolada

ACALASIA CRICOFARÍNGEA
= hipertrofia do músculo cricofaríngeo (= esfíncter esofágico superior) com falência de relaxamento completo
Etiologia:
1. Variante normal sem sintomas: vista em 5–10% dos adultos
2. Mecanismo compensatório de refluxo gastroesofágico
3. Disfunção neuromuscular da deglutição
   (a) doenças neurais primárias
       doença no tronco cerebral (poliomielite bulbar, siringomielia, esclerose múltipla, esclerose lateral amiotrófica); paralisia nervosa central/periférica; doenças vasculares oclusiva cerebral; coreia de Huntington
   (b) doença muscular primária
       distrofia miotônica; polimiosite; dermatomiosite; sarcoidose; miopatias secundárias a esteroides/disfunção na tireoide/miopatia oculofaríngea
   (c) doença de junção mioneural
       miastenia grave; difteria; tétano
- maioria assintomática
- disfagia
◊ Cineradiografia/gravação em vídeo requerida para demonstração!
√ Distensão do esôfago proximal + faringe
√ Projeção semelhante a uma concha/a um lábio uniformemente revestida posteriormente no nível da cricoide (= junção faringoesofágica) = nível da C5-6

√ Bário pode transbordar para dentro da laringe + traqueia
Cx: divertículo de Zenker
Rx: miotomia cricofaríngea

DOENÇA DE COWDEN
= HAMARTOMA MÚLTIPLO-SÍNDROME NEOPLÁSICA
= doença autossômica dominante com alta penetração caracterizada por múltiplos hamartomas + neoplasmas de origem endodérmica, ectodérmica, mesodérmica
Incidência: 160 casos relatados
Causa: gene suscetível no braço longo do cromossomo 10 (10q23,2)
Idade: 2ª década
@ tumores mucocutâneos
- pápulas faciais
- papilomas orais (lábios, gengiva, língua)
- queratose palmoplantar, queratose acral

@ neoplasia no CNS
meningioma; glioma
Associada a: gangliocitoma displásico do cerebelo
- macrocefalia

@ lesões nas mamas (em 50%)
√ Doença fibrocística + fibroadenomas
√ Câncer de mama (20–30%): com frequência bilateral + ductal

@ trato GI
√ Pólipos hamartomatosos múltiplos (em 30–60%, comumente em retossigmoide)

@ anormalidades na tireoide (em 60–70%)
√ Adenomas + bócio
√ Adenocarcinoma folicular tireoide (3–4%)

@ lesões geniturinárias
@ anormalidades esqueletais

DOENÇA DE CROHN
[Burril Crohn (1884–1983), gastroenterologista em Nova York, USA]
= ENTERITE REGIONAL
= doença com curso prolongado + imprevisível caracterizado por envolvimento descontínuo + assimétrico de todo o trato GI
Suscetibilidade genética:
(1) homozigosidade para gene Nod-2 (proteína intracelular em linfócitos) responsável por ligar endotoxinas bacterianas + iniciar uma cascata que produz α-TNF (necrose de tumor fator alfa)
(2) permeabilidade aumentada da mucosa para bactéria entérica
Prevalência: 2–3÷100.000 adultos brancos
Patologia: inflamação transmural (granuloma não caseoso com células de Langhans gigantes e células epiteliais, edema, fibrose); linfedema obstrutivo + aumento de folículos linfoides submucosos; ulceração de folículos linfoides sobrejacente à mucosa
Idade: início entre 15 e 30 anos; M÷F = 1÷1
- episódios recorrentes de diarreia
- dor abdominal com cólicas/forte
- febre baixa
- perda de peso, anorexia
- sangue oculto + anemia
- abscesso perianal/fístula (40%)
- má absorção (30%)

Associado a: eritema nodoso, pioderma gangrenoso
Rx: probióticos + antibióticos (modulação da flora entérica); inibidores de síntese de purina como azatioprina + mercaptopurina-6 (regulação decrescente de resposta inflamatória); infliximabe (anticorpo quimérico ligado a α-TNF)

Manifestação Intestinal da Doença de Crohn
@ esôfago (3%)
√ Úlceras "aftosas" (iniciais)
√ Esofagite, estreitamento, fístula (tardia)

@ estômago (1–2%)= gastrite granulomatosa
√ Úlceras aftosas (= erosões pontilhadas)
√ Aparência pseudo-pós-Billroth I
√ "Sinal do chifre de carneiro" = antro estreitado tubular regular pouco distensível + piloro alargado + bulbo duodenal estreito
√ Aparência de pedra de pavimento da mucosa
√ Fístula duodenal antral

@ duodeno (4–10%)
quase sempre associado a envolvimento gástrico
Localização: bulbo duodenal + metade proximal do duodeno
√ Erosões superficiais/úlceras aftoides (lesão inicial)
√ Pregas duodenais espessadas

@ intestino delgado (80%) = ENTERITE REGIONAL
Localização: íleo terminal (isolado/em combinação em 95% em virtude da alta concentração de tecido linfoide); jejuno/íleo (15–55%); preservação de íleo terminal em 1%
√ Espessamento segmentar irregular + nodularidade leve das pregas circulares
√ Úlceras aftosas
√ Mucosa com aparência de pedra de pavimantação/ulceração
√ Comumente associada a defeito cecal medial

@ cólon (22–55%) = COLITE GRANULOMATOSA
Localização: particularmente no lado direito com reto + sigmoide frequentemente poupados
√ Pequenos defeitos de preenchimento nodular de 1–2 mm (padrão folicular linfoide)
√ Úlceras aftosas com aparência de "alvo" olho de boi
√ "Sinal de listra transversal" = listras com 1 cm de comprimento representando meio de contraste dentro de fendas profundas de pregas mucosas espessadas
√ Tratos fistulosos longos paralelos ao lúmen intestinal

@ apêndice (20%)
@ reto (14–50%)
√ Úlceras profundas/botão de colarinho
√ Trajetos fistulosos do reto

Fases:
(a) alterações iniciais
  √ Aumento nodular de folículos linfoides
  √ Embotamento/achatamento/distorção/estabilização/espessamento da válvula conivente (linfedema obstrutivo, geralmente observado inicialmente no íleo terminal)
  √ Úlceras aftosas= nódulos com acúmulo de bário central raso de até 5 mm de diâmetro
  Localização: bulbo duodenal, segunda porção do duodeno, íleo terminal

(b) fase não estenótica avançada
  √ Lesões salteadas (90%) = envolvimento descontínuo com áreas normais intervenientes
  √ Padrão ulceronodular = aparência de pedra de pavimentação = úlceras serpiginosas longitudinais + transversais separadas por áreas de edema
  √ Pregas do intestino delgado espessas + cegas (infiltração inflamatória da lâmina própria + submucosa)
  √ Estabilização + rigidez de alças do intestino delgado com estreitamento luminal (espasmo + edema submucoso)
  √ Separação + deslocamento de alças do intestino delgado (secundário a espessamento linfedematoso da parede/au-

mento de gordura mesentérica/linfonodos mesentéricos aumentados/perfuração com formação de abscesso)
- √ Pseudopólipos = ilhas de mucosa hiperplásica entre mucosa desnuda
- √ Massas polipoides inflamatórias
- √ Pólipos pós-inflamatórios sésseis/pedunculados/filiformes
- √ Granularidade mucosal difusa em virtude de lucências redondas de 0,5–1 mm (= vilosidades fechadas + fundidas vistas *en face*)
- √ Úlcerações lineares mesentéricas paralelas à borda mesentérica encurtada côncava reta (quase PATOGNOMÔNICA)
- √ Saculações na borda antimesentérica = área de abaulamento de parede normal oposta a parede cicatrizada afetada oposta no lado mesentérico = pseudossaculações
- √ "Sinal de cordão" = defeito preenchimento incompleto em decorrência de edema e espasmo (irritabilidade de ulceração grave)

(c) fase estenótica
- √ "Sinal do cordão" = estreitamento irreversível grave de alça intestinal em virtude de espessamento fibroso marcado da parede intestinal = estreitamento (em 21%, com mais frequência no íleo terminal) em combinação com edema acentuado + espasmo
- √ Alças proximais normais podem ser dilatadas com úlceras de estase + fecálito

CT:
@ parede intestinal
- √ Aumento da impregnação pelo meio de contraste na mucosa (mais bem visto com lúmen intestinal distendido por material de contraste negativo):
  - √ "Sinal do alvo" de inflamação ativa = estratificação mural = aumento da impregnação pelo meio de contraste na mucosa + muscular própria envolvendo a submucosa edematosa/gordurosa com atenuação diminuída
  - √ "Sinal do pente" = vasos retos tortuosos hiperemiados ingurgitados levando a segmento de intestino ativamente inflamado
- √ Densidade homogênea de parede intestinal espessada (DDx: colite ulcerativa apresenta atenuação heterogênea):
  - √ "Configuração de halo duplo" (50%) = lúmen intestinal circundado por anel interno de baixa atenuação (= mucosa edematosa) + anel externo de densidade do tecido mole (= muscular + serosa fibrótica espessada) (DDx: enterite por radiação, isquemia, trombose venosa mesentérica, pancreatite aguda)
- √ Áreas salteadas de espessamento parietal intestinal assimétrico com 11 mm (gama de 10–20) em 82% (DDx: colite ulcerativa que apresenta espessura média de 8 mm)
- √ Estreitamento luminal + dilatação proximal

@ achados paraentéricos
- √ "Gordura mesentérica" = maciça proliferação fibroadiposa de mesentério ao longo da borda mesentérica (40%):
  - √ Atenuação de gordura elevada de 20–60 HU
  - √ Separação das alças do intestino delgado (efeito de massa)
- √ Adenopatia mesentérica leve (18%) com linfonodos linfáticos de 3–8 mm de tamanho
  - ◊ Considerar linfoma/carcinoma com linfonodos > 10 mm!
- √ Fístula/trato sinusal (15–40%)
- √ Fleimão mesentérico/abscesso em 15–20% (DDx: alça cega pós-operatória)

US:
- √ "Pseudorrim"/sinal do alvo = espessamento da parede intestinal (22–65–89%) de 5–20 mm (DDx: colite ulcerativa)
- √ Parede intestinal hipoecoica difusamente circunferencial com perda de camadas normais (em virtude de edema transmural, inflamação, fibrose)
- √ Segmento intestinal rígido + não compressível com redução/perda de peristalse
- √ Hiperemia de parede intestinal + gordura adjacente no Doppler colorido
- √ Massa inflamatória = fleimão (14%), abscesso (4%)
- √ Alças distendidas preenchidas com fluido (12%)
- √ Trato fistuloso hipoecoico

Prognóstico: taxa de recorrência em até 39% após ressecção (geralmente no local do novo íleo terminal, com mais frequência durante os primeiros 2 anos após ressecção); taxa de mortalidade de 7% em 5 anos, 12% em 10 anos após primeira ressecção

Cx: (1) fístula (ileoileal > ileocecal > ileossigmoide)
(2) trato sinuoso intramural
(3) abscesso em até 20% (DDx: apendicite aguda)
(4) perfuração livre (1–2%)
(5) megacólon tóxico
(6) obstrução do intestino delgado (15%)
(7) hidronefrose (em virtude de compressão ureteral, geralmente no lado direito)
(8) adenocarcinoma do íleo/cólon (particularmente em alças um *bypass*/na vizinhança de fístula crônica)
  ◊ Risco aumentado de 4–20× de adenocarcinoma colônico comparado com a população geral com um período de latência de 25–30 anos!
(9) linfoma no intestino grosso + delgado

DDx:
(1) yersinia (no íleo terminal, resolução em 3–4 meses)
(2) tuberculose (envolvimento mais grave do ceco, tuberculose pulmonar)
(3) actinomicose, histoplasmose, blastomicose, anissaquíase
(4) infarto segmentar (início agudo, paciente mais velho)
(5) ileíte de radiação (histórico adequado)
(6) linfoma (sem espasmo, estreitamento luminal é incomum, nódulos tumorais)
(7) tumor carcinoide (nódulos tumorais)
(8) gastroenterite eosinofílica
(9) estreitamento por potássio

Doença de Crohn Fistulizante
Incidência: 33%
◊ A doença de Crohn é a 3ª causa mais comum de fístula/trato sinusal (DDx: iatrogênica [causa mais comum], divertículos [2ª causa mais comum])!

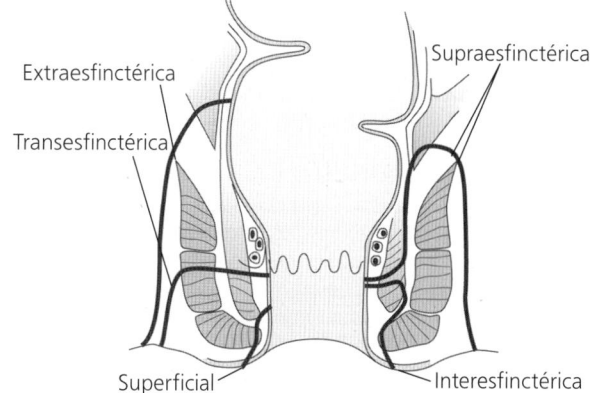

Classificação de Park de Fístula Perianal

Tipos:
   (a) enterocólica
       mais frequentemente entre o íleo e o ceco
   (b) enterocutânea (8–21%)
       retocutânea; retovaginal
   (c) fístula perineal + trato sinusal

Manifestações Intraintestinais da Doença de Crohn
@ hepatobiliar
   1. Infiltração gordurosa no fígado (terapia com esteroides, hiperalimentação)
   2. Abscesso hepático (raro): M÷F = 3÷1
   3. Cálculos biliares (15–34%); predominantemente colesterol
      Risco: risco 3–5× mais alto do que esperado; risco correlacionado com a extensão de doença ileal/íleo ressecado/duração da doença
      Causa: circulação êntero-hepática diminuída com má absorção de sais biliares no íleo terminal
   4. Colecistite aguda
   5. Colangite esclerosante primária (1%) + hepatoma
   6. Carcinoma de vesícula + ducto biliar
   7. Pancreatite
@ geniturinária
   1. Urolitíase (5–10%): oxalato (esteatorreia leva à absorção colônica excessiva de oxalato)/cálculos de urato
   2. Hidronefrose
   3. Amiloidose renal
   4. Cistite focal
   5. Fístula Ileoureteral/ileovesical (5–20%)
@ musculoesqueléticas
   • baqueteamento digital (11–40%)
   • artrite migratória periférica soronegativa leve autolimitada (15–22%): pode preceder doença intestinal em 10%; gravidade + curso se correlaciona bem com gravidade da doença intestinal; ressecção do intestino doente leva à regressão dos sintomas
   1. Osteoartropatia hipertrófica
   2. Espondilite anquilosante (em 3–16%)
      ◊ Envolvimento do esqueleto axial geralmente precede início dos sintomas GI!
      • não relacionadas em gravidade/curso do nível de atividade da doença intestinal
      √ Sacroileíte bilateral simétrica
      √ Espondilite com sindesmófitos
   3. Artrite erosiva periférica
      √ Erosões marginais pequenas
      √ Periostite
      √ Propensão à anquilose óssea
   4. Necrose avascular da cabeça femoral (Rx: esteróides)
   5. Osteomielite pélvica (envolvimento contíguo)
   6. Artrite séptica
   7. Abscesso muscular
   8. Crescimento esqueletal + maturação retardados
@ eritema nodoso, uveíte

SÍNDROME DE CRONKHITE-CANADA
= pólipos não hereditários não neoplásicos (como na polipose juvenil) associados a anomalias ectodérmicas; sem predisposição familiar
Incidência: > 100 casos descritos
Histologia: polipose hamartomatosa lembrando pólipos de retenção/juvenis = espaços císticos múltiplos preenchidos com mucina secundários a alterações degenerativas; expansão + inflamação da lâmina própria
Idade: 62 anos (42–75 anos); M < F

• enteropatia exsudante com perda de proteínas
• diarreia (deficiência de dissacaridase, supercrescimento bacteriano no intesitno delgado)
• perda de peso grave, anorexia
• dor abdominal
• atrofia das unhas
• máculas amarronzadas nas mãos + pés
• alopecia
√ Pólipos múltiplos
√ Pregas gástricas espessadas
Localização: estômago (100%); intestino delgado (> 50%); cólon (100%)
Prognóstico: rapidamente fatal em mulheres em 6–18 meses (caquexia); tendência à remissão em homens

TUMOR DESMOPLÁSICO DE PEQUENAS CÉLULAS REDONDAS
= TUMOR DE PEQUENAS CÉLULAS REDONDAS INTRA-ABDOMINAL, DO PERITÔNIO DESMOPLÁSICO
= tumor altamente maligno pertencendo a um grupo genérico de tumor de pequenas células redondas azuis (sarcoma de Ewing, neuroblastoma, tumor de Wilms, rabdomiossarcoma, tumor neuroendócrino primitivo)
Incidência: < 50 casos na literatura
Idade média: 21 anos, afeta crianças + adolescentes, até a 6ª década; M÷F = 4÷1
Origem: mesotelial/submesotelial/subseroso da cavidade abdominal
Histologia: ilhas de pequenas células azuis circundadas por estroma fibroso; imunoquimicamente positivo para marcadores epiteliais, neurais, musculares (queratina citoplásmica + desmina); cromossomo 11 anormal
• desconforto/dor gastrointestinal/geniturinária
• distensão abdominal
• massa abdominal palpável
Localização: mesentério (disseminação para omento), retroperitônio, paratesticular, mediastino superior, pleura, meninges
√ Múltiplas massas tumorais necróticas espalhadas no abdômen + pelve sem órgão visceral de origem definido:
   √ Espessamento peritoneal nodular
   √ Metástases hepáticas na serosa
   √ Calcificações peritoneais pontilhadas
√ Linfonodomegalia
√ Ascite discreta
Cx: hidronefrose, obstrução intestinal
Prognóstico: tempo de sobrevida médio de 17 meses
DDx:
   (1) em bebês/adolescentes: rabdomiossarcoma; neuroblastoma; carcinoide mesentérico; linfoma de Burkitt
   (2) em adultos: carcinomatose omental difusa/peritoneal (carcinoma do estômago, cólon, ovário, pâncreas); melanoma; leiomiossarcoma; linfoma; tumor desmoide; mesotelioma; tuberculose tumefativa; actomicose; doença de Castleman

DOENÇA DO DIAFRAGMA
= membranas do delgado relacionadas com
Efeito dos NSAIDs: irritação gástrica, ulceração do intestino delgado
Frequência: em 10% dos pacientes que estão recebendo terapia com NSAIDs a longo prazo
Patologia: focos de fibrose submucosa com interrupção da muscular da mucosa adjacente
• perda de sangue + proteínas
• obstrução intestinal intermitente

Localização: íleo > jejuno
Enteróclise:
√ Múltiplos estreitamentos concêntricos semelhantes ao diafragma
DDx: doença de Crohn

DEFICIÊNCIA DE DISSACARIDASE
= deficiências de enzimas para qualquer dos dissacarídeos (maltose, lactose etc.)
A. PRIMÁRIA
B. SECUNDÁRIA a outras doenças (p. ex., doença de Crohn)
Fisiopatologia:
  (a) dissacarídeos não absorvidos produzem diarreia osmótica
  (b) fermentação bacteriana produz ácidos graxos voláteis de cadeia curta causando diarreia osmótica + irritativa
√ Séries normais de intestino delgado sem lactose adicionada
√ Séries anormais de intestino delgado com lactose (50 g adicionadas a 600 cm^3 de suspensão de bário)
√ Distensão do intestino delgado + grosso
√ Diluição de bário
√ Encurtamento do tempo de trânsito

SÍNDROME DE OBSTRUÇÃO INTESTINAL DISTAL
= EQUIVALENTE A ÍLEO MECONIAL
= impactação de fezes espessadas na parte distal do íleo + parte proximal do cólon
Prevalência: 7–15–41% das crianças/adolescentes com fibrose cística; 2% em pacientes < 5 anos de idade
Causa: muco intestinal tenaz, esteatorreia em virtude de insuficiência pancreática, resíduos de alimentos não digeridos, motilidade intestinal desordenada com aumento no tempo de trânsito intestinal, estase fecal, desidratação
Idade: 2ª–3ª década de vida
• acessos recorrentes de dor abdominal com cólicas (de impactação fecal/constipação) no quadrante inferior direito
• massa cecal palpável
√ Massa de tecido mole ileocecal granular bolhosa no quadrante inferior direito
√ Obstrução parcial/completa do intestino delgado (em decorrência de material fecal com aspecto pastoso no íleo terminal/cólon direito)
√ Espessamento das pregas mucosais
√ Fibrose cística nos pulmões
CT:
  Localização: ceco > cólon ascendente > cólon transverso > cólon descendente (envolvimento contíguo)
  √ Espessamento colônico difuso
  √ Estriações murais (50%)
  √ Infiltração no tecido mole mesentérico (100%)
  √ Gordura pericolônica aumentada (60%)
Cx: intussuscepção, vólvulos
Rx: amaciantes de fezes, solução oral de polietilenoglicol e eletrólitos (Golytely®), dose aumentada de suplementos de enzimas pancreáticas, agentes mucolíticos (N-acetilcisteína) orais/com enema de Gastrografina®
DDx: apendicite, obstrução intestinal parcial (adesão/estreitamento de cirurgia intestinal anterior)

DOENÇA DIVERTICULAR DO CÓLON
= superatividade do músculo liso causando herniação da mucosa + submucosa através das camadas musculares
Incidência: 5–10% na 5ª década; 33–48% acima de 50 anos; 50–65% após a 7ª década; M÷F = 1÷1; patologia mais comum do cólon nos países desenvolvidos
Causa: volume fecal diminuído (dieta rica em fibras refinadas + pobre em fibras integrais)
Localização: em 80% no sigmoide (= segmento colônico mais estreito com pressão mais alta); em 17% distribuídos por todo o cólon; em 4–12% isolados no ceco/cólon ascendente

Doença Colônica Pré-Diverticular
= espessamento circular + longitudinal do músculo liso com redundância das pregas secundárias à contratura miostática
√ "Sinal do dente de serra" = ajuntamento + espessamento das haustrações (encurtamento do segmento colônico)
√ Endentações marginais arredondadas
√ Espasmo muscular superimposto (aliviado por antiespasmódicos)
DDx: hemorragia; isquemia; alterações secundárias a radiação; colite pseudomembranosa

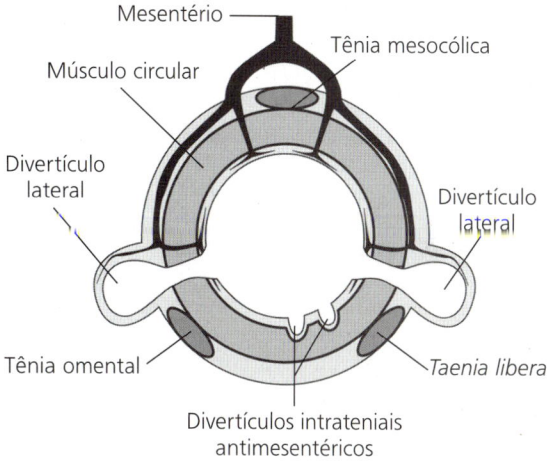

Secção Transversal do Cólon

Diverticulose Colônica
= herniações adquiridas da mucosa + muscular da mucosa através da muscular própria com componentes da parede da mucosa, submucosa, serosa = divertículos falsos do tipo pulsão
Localização: predominantemente do lado esquerdo do cólon
Local:
  (a) divertículos laterais surgem entre tênias mesentéricas + antimesentéricas em lados opostos
  (b) divertículos interteniais antimesentéricos opostos ao lado mesentérico
Vasos retos tipo intramurais (= artérias nutrientes) passam através do músculo circular (fraqueza na parede muscular) e são localizados sobre o fundo dos divertículos conforme esse aumenta
√ Tamanho: inicialmente protrusões pequenas (3–10 mm) em forma de V aumentando até diversos centímetros de diâmetro
√ Aparência bolhosa de divertículos contendo ar
√ Bário residual dentro de divertículos de estudos anteriores
√ Contorno espiculado irregular (crista intertenial antimesentérica é o local típico dos divertículos intramurais)
√ Apêndices pequenos lisos em forma de domo com pescoço curto
√ Podem ser pontudos, atenuados, irregulares com preenchimento variável
√ Linha circular com borda externa distinta + borda interna indistinta encrespada (visualização *en face* no contraste duplo com enema de bário)
√ **Divertículo gigante do sigmoide** = cisto grande contendo gás (encarceramento de ar secundário a mecanismo de válvula) surgindo na fossa ilíaca esquerda
CT:
  √ Diverticulações arredondadas de bolsas externas contendo ar ± material de contraste (= divertículos)
  √ Espessamento circunferencial em forma de serra de haustros colônicos + contorno luminal distorcido (= hipertrofia muscular)

Cx: sangramento (geralmente no cólon direito), diverticulite (geralmente no cólon sigmoide)

Diverticulite Colônica
 = perfuração do divertículo com massa inflamatória pericólica localizada intramural
 Incidência: 5% da população; em 10–35% das doenças diverticulares; frequência aumentada com a idade (em 5–10% > 45 anos de idade, em 80–% > 85 anos de idade)
 Patognomônica: abrasão mucosal de material fecal espessado leva à perfuração da parede fina
 • dor + sensibilidade local + massa no quadrante inferior esquerdo (LLQ)
 • febre (25%), leucocitose (36%)
 • taxa de diagnóstico clínico errado de 34–67%
 Localização: cólon sigmoide (95%), ceco (4%)
 √ Íleo localizado
 √ ± padrão de obstrução do intestino delgado (pregas/edema se o intestino delgado adere ao abscesso)
 √ Gás intraluminal no abscesso/fístula
 √ Pneumoperitôneo (raro)
 Enema de Bário (77–86% sensíveis):
  √ Área focal de estreitamento luminal excêntrico causado por massa inflamatória pericólica/intramural:
   √ Lesão anular imitando carcinoma
  √ Espessamento marcado + distorção das pregas mucosais
  √ Pregas mucosais espiculadas ancoradas
  √ Divertículo amputado centralmente
  √ Contraste extraluminal = **periverticulite**
   √ "Trajeto duplo" = trato sinusal longitudinal pericólico
   √ Coleção pericólica = abscesso periverticular
   √ Fístula para a bexiga/intestino delgado/vagina
 CT (79–93% sensível, 77% específica):
  √ Divertículo inflamado:
   √ Estriações na gordura pericólica = área mal definida de aumento da atenuação ± estriações lineares finas dentro da gordura pericólica (98%)
   √ Divertículos (84%) = estruturas em forma de frasco projetando-se através da parede colônica + preenchidas com ar/bário/material fecal
   √ Sinal "de centopeia" = vasos retos hiperemiados ingurgitados
  √ Espessamento da parede intestinal:
   √ Espessamento circunferencial da parede intestinal de > 4 mm (70%)
   √ Parede colônica focalmente espessa + inflamada
   √ "Sinal de ponta de flecha" = funil de meio de contraste intraluminal/ar na parede colônica focalmente espessada centralizado ao redor do orifício obstruído do divertículo inflamado (27%)
   √ Pneumatose
  √ Acúmulo de fluido:
   √ Abscesso franco (47%) = líquido central/gás
   √ Fluido ± ar de peritonite (16%)
   √ Fluido na raiz do mesentério do sigmoide
  √ Formação de trato:
   √ Formação de fístula (14%); mais comumente colovesical, também colovaginal, coloentérico, colocutâneo
   √ Tratos sinusais intramurais (9%)
  √ Fecálito
  √ Obstrução colônica (12%)
  √ Obstrução ureteral (7%)
 US (85–98% sensível, 80–97% específica):
  √ Espessamento da parede intestinal = > 4 mm distância entre interface de lúmen ecogênico e serosa
  √ Divertículos = focos redondos/ovais hipoecoicos/hiperecoicos projetando-se da parede colônica com rompimento focal da continuidade da camada normal ± sombra acústica interna
  √ Inflamação da gordura pericólica = aumento da ecogenicidade regional adjacente à parede colônica ± zonas ecoicas mal definidas
  √ Abscesso pericólico
 Prognóstico: (a) autolimitante (geralmente)
   (b) perfuração transmural
   (c) ulceração superficial
   (d) abscesso crônico
 Cx: (1) obstrução colônica
   (2) fístula para a bexiga/vagina/intestino delgado
   (3) perfuração livre (rara)
 DDx: (1) neoplasma colônico (segmento mais curto, margens mal definidas, mucosa ulcerada)
   (2) colite de Crohn (trajeto duplo com mais de 10 cm)
 Rx: antibióticos, cirurgia (em 25%), drenagem de abscesso percutâneo

Diverticulite Colônica Direita
 = divertículo verdadeiro congênito
 Frequência: 1÷34–1÷300 apendicectomias
 Idade: qualquer; prevalência de pico na idade de 35–45 anos
 • dor leve prolongada; massa palpável em 33%
 √ Divertículo solitário contendo um fecálito de 12 mm circundados por gordura inflamada
 √ Acentuado espessamento circunferencial da parede colônica
 Cx: abscesso pericolônico
 Prognóstico: evacuação espontânea dentro do lúmen colônico
 Rx: conservador
 DDx: apendicite

Hemorragia Diverticular Colônica
 Não relacionada com diverticulite
 Incidência: em 3–4% das diverticuloses
 Localização: 75% localizada no cólon ascendente (colo + domo maior dos divertículos)
 • hemorragia retal maciça sem dor
 √ Extravasamento de rastreadores radionuclídeos
 √ Contraste angiográfico acumulado no lúmen intestinal
 Rx: (1) infusão de agentes vasoconstritivos (transcateter Pitressina®)
   (2) embolização com Gelfoam®

SÍNDROME DE DUMPING
 = sintomatologia vascular pós-prandial precoce com suores, ruborização, palpitação, sensação de fraqueza e tontura
 Fisiopatologia: rápida entrada de solução hipertônica no jejuno resultando em troca de fluido do compartimento sanguíneo para o interior do intestino delgado
 Incidência: 1–5%; M÷F = 2÷1
 ◊ Achados radiológicos não diagnósticos!
 √ Esvaziamento rápido de bário dentro do intestino delgado (= perda de função de reservatório gástrico)
 Rx: repouso, dieta
 DDx: hipoglicemia pós-prandial tardia (90–120 minutos após a refeição)

ATRESIA DUODENAL
 = causa mais comum de obstrução duodenal congênita; segundo local mais comum de atresias gastrointestinais após íleo
 Incidência: 1÷10.000; M÷F = 1÷1

Etiologia: vacuolização defeituosa do duodeno entre a 6ª e 11ª semanas de vida fetal; raramente por insulto vascular (o insulto vascular geralmente envolve extensão maior de obstrução)
Idade na apresentação: primeiros dias de vida
- vômito bilioso persistente algumas horas após o nascimento/seguindo-se à primeira mamada (75%)
- deterioração rápida secundária à perda de fluidos + eletrólitos

Anomalia esporádica isolada (30–52%)
Anomalias associadas (em 50–60%):
(1) síndrome de Down (20–33%)
  ◊ 25% dos fetos com atresia duodenal têm síndrome de Down!
  ◊ < 5% dos fetos com síndrome de Down têm atresia duodenal!
(2) CHD (8–30–50%): defeito no coxim endocárdico, VSD
(3) anomalias gastrointestinais (26%)
  atresia esofágica, atresia biliar, duplicação duodenal, ânus imperfurado, atresia no intestino delgado, má rotação, bandas de Ladd, divertículo de Meckel, fígado transposto, pâncreas anular (20%), veia porta pré-duodenal
(4) anomalias no trato urinário (8%)
(5) anomalias vertebrais + nas costelas (37%)
Localização: (a) geralmente distal à ampola de Vater (80%)
  (b) duodeno proximal (20%)
√ "Sinal da dupla bolha" = níveis de gás-fluido no bulbo duodenal + fundo gástrico
√ Ausência total de gás intestinal no intestino delgado/grosso
√ Cólon de calibre normal
OB-US (geralmente não identificada antes de 24 semanas de idade gestacional):
- AFP ± elevada
√ "Sinal da dupla bolha" = distensão simultânea do estômago + 1ª porção do duodeno, continuidade de fluído entre estômago + duodeno deve ser demonstrada
√ Peristalse gástrica aumentada
√ Poli-hidrâmnios no 3º trimestre (100%)
Prognóstico: 36% de mortalidade em neonatos
DDx: (1) incisura angular proeminente causando bidissecção do estômago
(2) cisto coledoco
(3) pâncreas anular
(4) bandas peritoneais
(5) duplicação intestinal
Cx: prematuridade (40%), secundário a trabalho de parto pré-termo relacionado com poli-hidrâmnios

DIVERTÍCULO DUODENAL
Incidência: 1–5% de estudos GI; 22% das autopsias
A. DIVERTÍCULO PRIMÁRIO
  = deslocamento da mucosa através da muscular própria posteriormente (8%), parede lateral (4%)

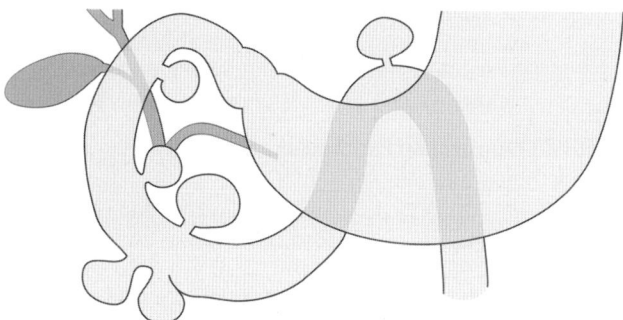

Divertículos Duodenais

B. DIVERTÍCULO SECUNDÁRIO
  = todas as camadas da parede duodenal = divertículo verdadeiro como complicação de inflamação duodenal/periduodenal
  Localização: quase invariavelmente na 1ª porção do duodeno
- maioria assintomática
Cx: (1) perfuração + peritonite
(2) obstrução intestinal
(3) obstrução biliar
(4) sangramento
(5) diverticulite

ÚLCERA DUODENAL
Incidência: 200.000 casos/ano; 2–3 × mais frequente do que úlceras gástricas; M÷F = 3÷1
Fisiopatologia: muito ácido no duodeno de
  (a) secreção gástrica anormalmente alta
  (b) neutralização inadequada
Predisposição: terapia com cortisona, lesão cerebral grave, pós-cirurgia, doença pulmonar obstrutiva crônica
Localização:
(a) bulbar (95%)
  parede anterior (50%), parede posterior (23%), parede inferior (22%), parede superior (5%)
  √ Deformidade bulbar em 85%
(b) pós-bulbar (3–5%)
  M÷F = 7÷1; maioria na parede medial acima das papilas
  - hemorragia em 66%
  √ Edema + espasmo pode obscurecer a úlcera
  √ Endentação redonda lisa da parede lateral
√ Nicho de úlcera frequentemente com < 1 cm redondo/ovoide (5% linear)
√ "Úlceras de beijo" = úlceras opostas uma à outra na parede anterior + posterior
√ Úlcera duodenal gigante > 2 cm (rara) com morbidade + mortalidade alta; pode passar despercebido por simular um bulbo duodenal cicatrizado normal/deformado
√ "Deformidade em trevo, estenose em ampulheta" (estágio curado) com dilatação pré-estenótica dos recessos
Cx: (1) obstrução (5%)
(2) perfuração (< 10%); parede anterior > posterior; fístula para a vesícula biliar
(3) penetração (< 5%) = perfuração bloqueada
(4) hemorragia (15%): melena > hematêmese
Rx: ressecção antral (Billroth I) + vagotomia

VARIZES DUODENAIS
= veias colaterais dilatadas secundárias à hipertensão portal (veia pancreatoduodenal superior posterior)
√ Defeitos de preenchimento lobulados (mais bem demonstrados na posição de bruços, distensão luminal máxima irá obliterá-los)
√ Comumente associadas a varizes fúndicas + esofágicas

CISTO DE DUPLICAÇÃO
= anomalia congênita incomum encontrada em qualquer local ao longo do trato alimentar, da língua até o ânus
Incidência: 15% das massas abdominais pediátricas são cistos de duplicação gastrointestinais
Teorias de formação:
(1) aborto de gêmeos
(2) divertículos embrionários persistentes
(3) separação notocorda
(4) recanalização luminal aberrante (Bremer): epitélio no intestino anterior cresce e oblitera o lúmen (estágio sólido para esôfago, intestino delgado, cólon); mais tarde produz secreções que formam vacúolos no espaço intercelular; vacúolos alinham-se longitudinalmente e coalescem para

formar um novo lúmen; falência de vacúolo aberrante em se coalescer cria uma parede de cisto
(5) acidente vascular intrauterino (Favara) associado à atresia no trato alimentar em 9%

Idade: apresentação com frequência em bebês/início da infância
Patologia: cisto esférico/estrutura tubular localizada em/imediatamente adjacente ao trato gastrointestinal; compartilha uma parede muscular comum + suprimento de sangue; tem revestimento mucoso separado; conteúdo do cisto é geralmente seroso
Histologia: parede muscular lisa + alinhada com mucosa do trato alimentar; mucosa ectópica; mucosa escamosa, transicional, ciliada; agregados linfoides; células ganglionares
◊ Mucosa gástrica + tecido pancreático são os únicos tecidos ectópicos de importância clínica!

- doença respiratória (com duplicação esofágica)
- massa abdominal palpável
- náusea, êmese (em virtude da obstrução parcial/completa)

Localização: íleo (30–33%), esôfago (17–20%), cólon (13–30%), jejuno (10–13%), estômago (7%), piloro (4%), duodeno (4–5%), junção ileocecal (4%), reto (4%)
◊ Em 7–15% duplicações concomitantes em qualquer região no trato alimentar!

Local: na margem mesentérica do canal alimentar
Morfologia:
(a) cisto sacular grande esférico/sacular (82%)
(b) cisto intramural pequeno
(c) cisto tubular em forma de salsicha (18%): comumente ao longo do intestino delgado + grosso; frequentemente se comunica com lúmen do intestino adjacente

Enema de Bário (BE):
√ Massa extrínseca ao lúmen intestinal

US:
√ Massa cística alongada tubular/esférica
√ Massa sonolucente com boa transmissão sonora (em decorrência do conteúdo de fluido claro)
√ Massa ecogênica (em virtude de hemorragia + material espessado)
√ Sinal de borda muscular (= revestimento mucoso interno ecogênico + borda externa hipoecoica) em 47%
√ Cisto paralelo ao lúmen intestinal normal

CT:
√ Cisto redondo homogêneo cheio de fluido/estreitamento tubular
√ Parede fina com discreta impregnação pelo meio de contraste

MR:
√ Intensidade de sinal heterogênea de fluido intracístico na T1WI + intensidade de sinal homogênea alta na T2WI

Cx: obstrução intestinal, intussuscepção (em razão de cisto na junção ileocecal), vólvulos no intestino delgado (em razão de peso do segmento duplicação), sangramento (em razão de presença de mucosa gástrica/necrose de pressão da mucosa adjacente por expansão de cisto/por intussuscepção)

DDx:
(1) cisto omental (omento maior/saco menor, multilocular)
(2) cisto mesentérico (entre as folhas do mesentério do intestino delgado)
(3) cisto de colédoco
(4) cisto ovariano
(5) pseudocisto pancreático
(6) tumor renal cístico
(7) abscesso
(8) divertículo de Meckel (comunica-se com o trato GI)
(9) linfangioma
(10) linfoma mesentérico
(11) tumor intramural

Cisto de Duplicação Colônico

Incidência: 13% de todas as duplicações de trato alimentar

Cisto de Duplicação Colônico (7%)

Patologia: cisto esférico fechado; contém mucosa gástrica em 2% + tecido pancreático ectópico em 5%
- massa abdominal, obstrução intestinal/constipação
- hemorragia GI

Localização: ceco (40%) ± intussuscepção
√ Ar/material intestinal pode entrar no cisto (20%)

Duplicação Tubular Colorretal (6%)

= DUPLICAÇÃO DO INTESTINO POSTERIOR
= duplicação de canos duplos envolvendo parte/todo o intestino grosso com segmento "gêmeo" no lado mesentérico/antimesentérico

Idade de apresentação dos sintomas: período neonatal/bebês; M÷F = 1÷2

Pode estar associada a:
fístula retogenital/retourinária, duplicação de genitália interna/externa, anomalias vertebrais, anomalia congênita complexa multissistêmica

- obstrução/constipação intestinal
- passagem das fezes através da vagina

√ Opacificação simultânea de cólon verdadeiro + similar
√ Duplicação pode terminar em
(a) 2º ânus funcional
(b) orifício perineal imperfurado
(c) comunicação fistulosa com trato geniturinário

Apêndice Duplo

Cisto de Duplicação Duodenal

Incidência: 5% de todas as duplicações de trato alimentar
Patologia: cisto esférico não comunicante; pode conter mucosa gástrica ectópica em 21%, mucosa do intestino delgado, tecido pancreático

- sintomas obstrutivos, massa abdominal palpável
- hemorragia (em virtude de ulceração péptica)
- icterícia (em virtude de obstrução biliar)
- pancreatite (em virtude de tecido pancreático ectópico)

Local: no lado mesentérico da parede anterior da 1ª + 2ª porção do duodeno
√ Massa na concavidade do C duodenal
√ Compressão + deslocamento da 1ª/2ª porção do duodeno superiormente + anteriormente

Colangiografia:
√ Pode-se comunicar com o sistema ductal pancreático através do ducto aberrante de um lobo acessório

Cx: pancreatite por perfuração do cisto de duplicação
DDx: cisto pancreático, pseudocisto pancreático, cisto de colédoco, coledococele, tumor intramural duodenal, tumor pancreático

Cisto de Duplicação Esofágico

surge do intestino anterior
Incidência: 10–20% de todas as duplicações do trato alimentar; 0,5–2,5% de todas as massas esofágicas; M÷F = 2÷1
Patologia: contém mucosa gástrica ectópica em 43%
Histologia: não contém cartilagem, revestido por mucosa do trato alimentar

Associado a: anomalias vertebrais (espinha bífida, hemivértebra, defeitos de fusão), atresia esofágica, duplicação do intestino delgado (18%)
Localização: adjacente ao esôfago/dentro da musculatura esofágica em qualquer nível, posição paraespinal; D÷E = 2÷1; no espaço pleural direito separado do esôfago (raro)

A. ESÔFAGO CERVICAL (23%)
- massa assintomática que evolui com aumento volumétrico na face lateral do pescoço
- obstrução nas vias aéreas superiores em recém-nascidos

DDx: cisto do ducto tireoglosso, cisto da fenda branquial, higroma cístico, tumor cervical, linfadenopatia cervical

B. ESÔFAGO MÉDIO (17%)
- obstrução grave nas vias aéreas superiores no início da infância

DDx: cisto broncogênico, cisto neuroentérico, tumor do esôfago intramural

C. ESÔFAGO DISTAL (60%)
- frequentemente assintomático

Localização: paraespinal
DDx: cisto broncogênico, cisto neurentérico, tumor intramural esofágico

√ Cisto esférico fechado com parede espessa, quase nunca comunicante

CXR:
√ Massa mediastinal posterior ± nível de ar fluido
√ Consolidação lobular + cavitação central (de autodigestão do tecido pulmonar por secreções gástricas)
√ Anomalias vertebrais torácicas

UGI:
√ Deslocamento do esôfago por massa paraesofágica
√ Massa extramucosa intramural

US:
√ Cisto preenchido por fluido hipoecoico + revestido por mucosa

CT:
√ Massa de densidade homogênea com densidade líquida, sem impregnação pelo meio de contraste

Cx: (1) ulceração péptica (secundária à mucosa gástrica)
(2) perfuração (secundária à úlcera penetrante)
(3) hematêmese (de erosão dentro do esôfago)
(4) hemoptise + autodigestão de tecido pulmonar (de erosão dentro da árvore traqueobrônquica)

Cisto de Duplicação Gástrico
= cisto gástrico intramural revestido com epitélio secretor
Incidência: 7% de todas as duplicações do trato alimentar
Patologia: cisto esférico não comunicante (maioria); pode-se comunicar com ducto pancreático aberrante; tecido pancreático ectópico encontrado em 37%
Idade de apresentação dos sintomas: bebês; em 75% detectado antes dos 12 anos; M÷F = 1÷2
- dor (se houver superdistensão do cisto, rompimento com peritonite, formação de úlcera péptica, pancreatite interna)
- vômitos, anemia, febre
- sintomas simulando estenose pilórica hipertrófica congênita (se a duplicação for no antro/piloro)

Local mais comum: grande curvatura (65%)
√ Massa cística paragástrica com até 12 cm de tamanho, endentando a grande curvatura
√ Raramente se comunica com lúmen gástrico principal em uma das extremidades ou ambas
√ Pode aumentar + ulcerar
√ Ingestão de Tc-99 m

US:
√ Cisto com duas camadas de parede; camada ecogênica interna da mucosa + camada externa hipoecoica de músculo
√ Fluido limpo/contendo *debris*

Cx: (1) obstrução parcial/completa no intestino delgado
(2) pancreatite redicivante (com comunicação ductal)
(3) ulceração, perfuração, formação de fístula

DDx: cisto pancreático, pseudocisto pancreático, cisto mesentérico, leiomioma, pólipo adenomatoso, hamartoma, lipoma, neurofibroma, teratoma

Cisto de Duplicação Retal
Incidência: 4% de todas as duplicações do trato alimentar
Patologia: cisto esférico cheio de fluido; pode conter mucosa duodenal/gástrica + tecido pancreático
Local: posterior ao reto/ânus
√ Comunicação com reto/fístula perianal (em 20%)
Idade de apresentação dos sintomas: infância
- constipação + encoprese fecal
- massa palpável retrorretal/retroanal
- escoriação intratável da pele perianal (com fístula perianal crônica)

√ Massa cística; pode ser ecogênica (em decorrência de material sólido ± gás secundário à comunicação com reto

DDx: meningocele anterior, teratoma sacrococcígeo, abscesso retrorretal, cisto pilonidal, tumor ósseo sacral

Cisto de Duplicação do Intestino Delgado
Incidência: mais comum de todas as duplicações do trato alimentar
Idade de apresentação dos sintomas: período neonatal (1/3); < 2 anos de idade (em 72%)
Patologia: contém mucosa gástrica ectópica em 24%; tecido pancreático ectópico no jejuno (8%)
Pode estar associado a: atresia no intestino delgado
- obstrução intestinal neonatal
- intussuscepção, massa palpável
- dor abdominal aguda
- hemorragia GI (pode ser indolor)

Localização: íleo (33%), jejuno (10%), ileocecal (4%)
Local: no lado mesentérico
√ Obstrução no baixo intestino delgado ± massa de tecido mole
√ Cisto pode servir como ponto de partida para intussuscepção

DDx: cisto mesentérico, pseudocisto pancreático, cisto omental, cisto hepático exofítico, cisto ovariano

Duplicação Toracoabdominal
= DUPLICAÇÃO DO INTESTINO POSTERIOR
= cisto tubular longo fechado em sua extremidade cranial, passando através do diafragma através de seu próprio hiato, em 60%, comunicando-se com duodeno/jejuno/íleo normais
Incidência: 2% de todas as duplicações do trato alimentar
Associada a: anomalias vertebrais torácicas
Histologia: mucosa gástrica em 29%
Idade de apresentação dos sintomas: 50% durante período neonatal; 80% no primeiro ano de vida
- doença respiratória grave
- dor no peito, sangramento GI, anemia
√ Massa mediastinal posterior direita tubular ± ar
√ Anomalia vertebral torácica
√ Material de contraste pode entrar através da conexão distal

PÂNCREAS ECTÓPICO
= RESTOS DE TECIDO PANCREÁTICO EMBRIONÁRIO = HAMARTOMA MIOEPITELIAL
Incidência: 2–10% das autopsias; M÷F = 2÷1
- assintomático

Localização: lesões podem ser múltiplas
  (a) grande curvatura no antro 1–6 cm do piloro, bulbo duodenal, jejuno proximal (em 80%)
  (b) íleo, divertículo de Meckel
√ Nódulo submucoso liso em forma de cone/de mamilo com 1–5 cm de tamanho
√ Umbilicação central representando orifício no ducto filiforme

CISTO ENTÉRICO
= cisto revestido por mucosa gastrointestinal sem parede intestinal
Etiologia: migração do intestino delgado/divertículo colônico para dentro do mesentério/mesocólon
Patologia: cisto com parede lisa fina unilocular com conteúdo seroso revestido por epitélio entérico + parede fibrosa fina
US:
√ Massa cística hipoecoica, ocasionalmente com septações
DDx: cisto de duplicação (reduplicação da parede intestinal)

GASTROENTERITE EOSINOFÍLICA
= forma incomum autolimitada de gastroenterite com remissões + exacerbações caracterizadas por infiltração de leucócitos eosinofílicos dentro da parede do estômago/do intestino delgado + eosinofilia periférica geralmente marcada
Causa: desconhecida
Histologia: tecido fibroso + infiltração eosinofílica de mucosa gastrointestinal
Idade: em crianças + adultos jovens com alergia + eosinofilia
  A. GRANULOMA EOSINOFÍLICO
    = LESÃO POLIPOIDE FIBROSA
    = PSEUDOTUMOR INFLAMATÓRIO
    = forma localizada/tipo circunscrito
    Localização: quase exclusivamente no estômago (mais comum no antro + piloro)
    √ Massa polipode submucosal/pólipo pedunculado
  B. GASTROENTERITE EOSINOFÍLICA
    = tipo difuso
    = infiltração eosinofílica das camadas mucosa, submucosa, e muscular do intestino delgado ± estômago por eosinófilos maduros (? apêndice gástrico para síndrome de Löffler)
• episódios recorrentes de dor abdominal, diarreia, vômitos
• perda de peso
• hematêmese (da ulceração)
• eosinofilia periférica, anemia
• histórico de alergia sistêmica/alergia a alimentos
Localização: todo o intestino delgado (particularmente jejuno), estômago distal, omento, mesentério
Local: (a) mucosa
  (b) muscular
  (c) serosa (rara)
@ no estômago (quase sempre limitado ao antro)
  √ "Estômago molhado"
  √ Úlceras são raras
  (a) tipo mucoso
    √ Pregas gástricas alargadas/nódulos em forma de pedras de pavimento/pólipos
  (b) tipo muscular
    √ Parede espessada + rígida com antro gástrico/piloro estreitado
    √ Massa intraluminal volumosa de até 9 cm de tamanho
    Cx: obstrução pilórica
    DDx: gastrite hipertrófica, linfoma, carcinoma
@ no intestino delgado (envolvido em 50%)
  √ Separação das alças do intestino delgado
  (a) tipo mucoso
    • má absorção + hipoproteinemia
    √ Espessamento + distorção das pregas predominantemente no jejuno
  (b) tipo submucoso/muscular
    √ Alteração na motilidade
    √ Obstrução no intestino delgado
    √ Apagamento do padrão mucoso + estreitamento do lúmen
  (c) tipo seroso
    √ Ascite
Prognóstico: tendência para remissão espontânea
Rx: esteroides/remoção de agente sensibilizante

APENDAGITE EPIPLOICA
= inflamação rara de um dos 100 apêndices epiploicos/omentais, entre 5 e 50 mm de comprimento, surgindo da superfície serosa do cólon
Causa: (a) primária: torção (exercício), trombose venosa
  (b) secundária: inflamação de órgão adjacente (p. ex., diverticulite, apendicite)
Associada a: obesidade, hérnia, falta de atividade física
Idade: 4^a–5ª década; M > F
Histologia: infarto agudo com necrose gordurosa, inflamação, vasos trombosados com sufusão hemorrágica
• início abrupto de dor abdominal bem localizada (quadrante inferior direito em 50%), gradualmente se resolvendo em 3–7 dias
• massa palpável (10–30%)
• ± sinais peritoneais
• leucócitos normais/levemente aumentados; SEM febre
◊ Quase nunca suspeitada pré-operatoriamente!
Localização: anterolateralmente/(ocasionalmente) anteromedialmente ao cólon sigmoide > descendente > ascendente
CT:
√ Massa pedunculada de forma oval pericólica, 1–5 cm de diâmetro, com atenuação de gordura (aproximadamente –60 HU)
√ Borda periférica hiperatenuada
√ Estriações de gordura na região central
√ Infiltração da gordura periapêndice epiploico
√ Espessamento da reflexão peritoneal visceral adjacente (93%)
√ Sem/mínimo espessamento colônico
US:
√ Massa oval não compressível hiperecoica sólida no local de sensibilidade máxima
√ Margem hipoecoica (93%)
√ Ausência de fluxo de sanguíneo central
MR:
√ Lesão focal com intensidade de sinal de gordura
√ Halo periférico captante de contraste
Cx: aderência, obstrução intestinal, intussuscepção, corpo livre intraperitoneal, peritonite, abscesso
Prognóstico: resolução espontânea em 2 semanas clinicamente + em 6 meses na CT
Rx: administração conservadora com NSAIDs
DDx: torção/infarto do omento maior (= apendagite epiploica sob esteroides), mesenterite esclerosante, diverticulite, apendicite, tumor primário do mesocólon

CÂNCER ESOFÁGICO
Incidência: 3ª malignidade gastrointestinal mais comum no mundo; 1% de todos os cânceres; 4–10% de todas as malignidades GI; 11.000 casos/ano (USA em 1994; M÷F = 4÷1; Negros ÷ Brancos = 2÷1
Regiões de alto risco: Irã, partes da África, Itália, China
Fatores que predispõem:
  acalasia (fator de risco de 1.000 ×), asbestose, esôfago de Barrett, doença celíaca, exposição à radiação, estreitamento cáus-

tico (fator de risco de 1.000 ×), síndrome de Plummer-Vinson, taninos, álcool, fumo, histórico de câncer oral/faríngeo, tilose palmar e plantar
Mnemônica: BELCT FPAT
  Barrett, Esôfago de
  Etanol, Abuso de
  Lye, Estreitamento de
  Celíaca, doença
  Tumor na cabeça e pescoço
  Fumo
  Plummer-Vinson, Síndrome de
  Acalasia, **A**sbestose
  Tilose

Classificação de Câncer (American Joint Commission on Cancer)
  Sistema TNM
    Tis carcinoma *in situ*
    T1   tumor invade lâmina própria/submucosa
    T2   tumor invade muscular própria
    T3   tumor invade adventícia
    T4   tumor invade estruturas adjacentes
    N0   sem metástases nos nódulos linfonodos
    N1   metástases nos nódulos linfonodos
    estágio I   = T1 N0 M0   Estágio III = T3 N1 M0
    estágio IIA = T2/3 N0 M0   ou T4, N0/1, M0
    estágio IIB = T1/2 N1 M0   Estágio IV = T1-4 N0/1 M1
    Mapeamento linfonodal:
      1   supraclavicular   9   ligamento pulmonar inferior
      2L paratraqueal/E/D   10 hilar E/D
      3P mediastinal posterior 15 diafragmático
      4   ângulo traqueobronquial 16 paracardíaco
      5   aortopulmonar   17 gástrico esquerdo (ressecável)
      6   mediastinal anterior   18 hepático comum
      7   subcarinal   19 esplênico
      8L paraesofágico inferior 20 celíaco (não ressecável)
      8M paraesofágico médio

  Status do gânglio linfático é fundamentado na sua localização primária:
    N1 = doença linfonodal periesofágica locorregional
    M1a = metástase linfonodal cervical/celíaca
    M1b = doença linfonodal não regional distante
    (a) no câncer esofágico proximal
       M1a = envolvimento dos linfonodos cervicais
       M1b = todas as outras metástases distantes
    (b) no câncer no esôfago médio
       M1a = nenhum disponível
       M1b = metástase linfonodal cervical/eixo celíaco
    (c) câncer no esôfago distal
       N1 = envolvimento dos linfonodos gástricos
       M1a = envolvimento linfonodal do plexo celíaco
       M1b = todas as outras metástases distantes
  CT (30–60% sensível, 46–58% precisa):
    √ Linfonodos intratorácicos/abdominais > 10 mm
    √ Linfonodos supraclaviculares com eixo curto > 5 mm
  US (72–80% precisa):
    √ Padrão central homogeneamente hipoecoico
    √ Linfonodos redondos com um eixo curto de > 10 mm
  PET:
    √ 51–84% de sensibilidade para linfonodos locorregionais
    √ Até 90% sensível para linfonodos metastáticos
  Classificação dos linfonodos (Moss):
    estágio 1 tumor intraluminal/espessamento localizado da parede de 3–5 mm (inadequado para profundidade da infiltração)
    estágio 2 espessamento da parede localizado/circunferencial > 5 mm (inadequado para profundidade da infiltração)
    estágio 3 disseminação contígua para dentro do mediastino adjacente (traqueia, tireoide, laringe, brônquios, aorta, pulmões, pericárdio, diafragma)
      √ Perda de planos de gordura (não específica em virtude de caquexia, geralmente ainda ressecável)
      √ Massa em contato com aorta, arco de > 90° (em 20–70% ainda ressecável)
      √ Deslocamento/compressão das vias aéreas (90–100% de precisão para invasão)
      √ Fístula esofagotraqueal/-bronquial (não ressecável)
      √ Espessamento pericárdico, efusão pericárdica, perda de plano de gordura pericárdico, endentação do coração
    estágio 4 metástases distantes
      √ Linfonodos abdominais aumentados > 10 mm (12–85% precisão)
      √ Metástases hepáticas, pulmonares, suprarrenais
      √ Erosão direta do corpo vertebral
      √ Tumor > 3 cm de largura = alta frequência de disseminação extraesofágica
  US endoscópica (modalidade mais precisa para classificação T):
    ◊ Pode diferenciar invasão de T1$_{mucosa}$ (adequada para terapia ablativa) de T1$_{submucosa}$
    Precisão: 75–82% para T1, 64–82% para T2, 89–94% para T3, 88–100% para T4

Histologia:
  (1) carcinoma de célula escamosa (50–70%)
    Localização: distribuído de forma uniforme entre esôfago médio + inferior
  (2) adenocarcinoma (30–50%) surgindo de glândulas mucosas/submucosas ou mucosa gástrica heterotópica ou epitélio colunar (Barrett)
    (a) em 70% do esôfago de Barrett
    (b) adenocarcinoma gástrico envolvendo junção GE
    (c) em glândulas submucosas/esofágicas profundas
    (d) mucosa gástrica ectópica no esôfago
    ◊ 2.500 novos casos cada ano: M÷F = 7÷1
    √ Tendência a invadir cárdia + fundo gástrico
    Localização: 75% no esôfago distal
  (3) carcinoma escamoso de célula fusiforme = carcinossarcoma = pseudossarcoma
    Histologia: elementos escamosos + sarcomatosos
    Idade: em homens > 45 anos
    Localização: geralmente terço médio do esôfago
    √ Volumosa massa intraluminal polipoide lisa, lobulada, entalhada; pode ser pedunculada
    DDx: linfoma, outros sarcomas
  (4) carcinoma mucoepidermoide, carcinoma adenoide cístico
  (5) leiomiossarcoma, rabdomiossarcoma, fibrossarcoma, linfoma maligno
  (6) envolvimento tumoral secundário de: tireoide, laringe
  (7) metástase de: mama, melanoma, trato GI
• disfagia (87–95%) de < 6 meses de duração
• perda de peso (71%)
• dor retroesternal (46%)
• regurgitação (29%)
Localização: 1/3 superior (15–20%); 1/3 médio (37–44%); 1/3 inferior (38–43%)
Tipos radiológicos:
  (1) **forma polipode**/fungoide (mais comum)
    √ Tumor séssil/pedunculado com superfície lobulada
    √ Lesão "centro de maçã" protuberante, irregular, policíclica, pendente, semelhante a um degrau

(2) **forma ulcerativa**
√ Nicho de úlcera maior dentro da massa saliente
(3) **forma infiltrativa**
√ Estreitamento gradual com transição suave (DDx: estreitamento benigno)
(4) **forma varicoide = carcinoma disseminado superficial**
Histologia: extensão longitudinal confinada à mucosa/submucosa
√ Área focal de nódulos mucosais confluentes/placas
DDx: esofagite por cândida

Metástases:
(a) linfonodais: cadeia jugular anterior + linfonodos supraclaviculares (principalmente no 1/3 superior); linfonodos paraesofágicos + subdiafragmáticos (principalmente no 1/3 médio); linfonodos mediastinais + paracárdicos + tronco celíaco (principalmente no 1/3 inferior)
Observação: (1) plexos linfáticos mucosos + musculares intercomunicam-se
(2) linfa pode fluir para cima/para baixo
(b) hematogênicas: fígado > pulmão > osso > glândula suprarrenal > rim > cérebro

RXT:
√ Recesso azigoesofágico alargado com convexidade em direção ao pulmão direito (em 30% dos cânceres distais + medioesofágicos)
√ Espessamento da linha traqueal posterior + linha paratraqueal direita > 4 mm (de o tumor estiver localizado no terço superior do esôfago)
√ Mediastino alargado
√ Desvio traqueal
√ Endentação/massa traqueal posterior
√ Massa retrocardíaca
√ Nível de ar-fluido esofágico
√ Massa lobulada se estendendo para dentro da bolha de ar gástrica
√ Pneumonia por aspiração repetida (com fístula traqueoesofágica)

Papel do PET:
◊ Custo-efetiva na prevenção de cirurgia não curativa!
1. classificação inicial + detecção de doença distante não ressecável
2. eficácia do monitoramento da terapia (após 2 semanas)
3. conversão de monitoramento de lesão não cirúrgica para cirúrgica
4. acompanhamento após tratamento definitivo

Cx: formação de fístula traqueal (5–10%)/brônquios/mediastino
Prognóstico: 3–5–20% de taxa de sobrevivência de 5 anos; 0% de taxa de sobrevivência de 5 anos para câncer do esôfago cervical
2/3 incuráveis na apresentação; taxa de sobrevivência mais alta para adenocarcinoma *versus* câncer de células escamosas

Tempo médio de sobrevivência:
90 dias com linfadenopatia subdiafragmática
180 dias com invasão local + metástases abdominais
480 dias sem evidências de invasão/metástases

Rx:
(1) quimioterapia (fluorouracil, cisplatina, sulfato de bleomicina, mitomicina) + cirurgia
(2) quimioterapia + radiação (–4.000 cGy)
(3) quimioterapia + radiação + cirurgia

Mortalidade operatória: 3–8%

PSEUDODIVERTICULOSE INTRAMURAL ESOFÁGICA
= ductos excretores dilatados de glândulas mucosas profundas
Etiologia: incerta
Incidência: cerca de 100 casos na literatura mundial

Em 90% associados a:
diabetes, alcoolismo, qualquer esofagite grave (com mais frequência reflexo/cândida), estreitamento esofágico
Local: envolvimento difuso/segmentar
√ Agrupamentos de bário pequenos múltiplos redondos/em forma de frasco nas fileiras longitudinais paralelos ao eixo longo do esôfago:
√ Parecem "flutuar" fora do esôfago sem comunicação aparente com o lúmen
√ Estreitamento esofágico:
√ Estreitamento curto no esôfago distal (comum)
√ Estreitamento longo no esôfago cervical/torácico superior (clássico)

TRAUMA ESOFÁGICO
Causa:
(a) extraluminal:
(1) trauma fechado = trauma torácico fechado (10%)
Incidência: 1% de todos os traumas de peito fechados
Localização:
(a) cervical/esôfago torácico superior (82%)
(b) exatamente acima da junção gastroesofágica ao longo da parede posterolateral no lado esquerdo
(2) trauma penetrante
(b) intraluminal:
(1) lesão iatrogênica = complicação de instrumentação (causa mais comum, 55%): endoscopia, dilatação de estreitamento, rompimento da linha de sutura seguindo-se à anastomose cirúrgica, tentativa de intubação
(2) barotrauma = rompimento espontâneo = síndrome de Boerhave (15%): lesão emetogênica do esôfago causada por aumento súbito na pressão intra-abdominal + relaxamento do esfíncter esofágico distal na presença de uma quantidade de moderada a grande de conteúdo gástrico
(3) impacto de corpo estranho (14%); moeda, tampas de alumínio, botão metálico, alfinete de segurança, brinquedo de plástico invisível levando à perfuração (em grupo de idade pediátrico)
(4) doença esofágica intrínseca: úlcera de Barrett, esofagite cáustica/infecciosa, carcinoma esofágico
• início abrupto de dor torácica retoesternal (semelhante a infarto agudo do miocárdio/dissecção aórtica)
• disfagia, odionofagia, hematêmese

Laceração Mucosa do Esôfago
ver "Síndrome de Mallory-Weiss" na página 869

Dissecção Intramural do Esôfago
= DISSECÇÃO SUBMUCOSA = ROMPIMENTO INTRAMURAL = HEMATOMA INTRAMURAL
Causa: instrumentação recente, vômitos forçados, hemorragia espontânea (terapia anticoagulante, coagulopatia)
Localização: geralmente posterior
√ "Esôfago de cano duplo" = *flap* de mucosa com distribuição submucosa de gás/contraste
√ Massa hiperatenuante excêntrica dentro da parede esofágica
Prognóstico: resolução em poucas semanas

Perfuração Transmural do Esôfago
= PERFURAÇÃO ESOFÁGICA = ROMPIMENTO ESOFÁGICO
Causa: dilatação do estreitamento + colocação de *stent*, fundoplicatura gástrica, miotomia esofágica, tiroidectomia, discectomia cervical anterior, ablação por radiofrequência atrial esquerda, síndrome de Boerhave
• início rápido de sepse devastador: febre, taquicardia, hipotensão, choque

Filme simples (normal em 9–12%):
- √ Pneumomediastino extenso
- √ Sinal de V de Naclério = ar extrapleural dentro do mediastino inferior entre pleura parietal + diafragma (geralmente à esquerda)
- √ Enfisema subcutâneo do pescoço
- √ Alargamento tardio do mediastino (secundário à mediastinite)
- √ Hidrotórax (após ruptura dentro da cavidade pleural), geralmente unilateral no lado esquerdo
- √ Hidropneumotórax (com frequência não visto inicialmente)
- √ Atelectasia de lobo inferior esquerdo
- √ Confirmação com estudo de contraste (90% dos esofagramas de contraste são positivos)

Esofagografia com:
(1) material de contraste solúvel em água (10% com resultados falsos-negativos)
(2) bário (se houver resultados negativos com material solúvel em água)

CT (modalidade de escolha para trauma penetrante):
- √ Acúmulo focal de ar extraluminal no local da laceração (92%; sinal mais útil)
- √ Hematoma/fluido periesofágico/mediastinal (92%)
- √ Efusão pleural (75%)
- √ Espessamento da parede esofágica
- √ Extravasamento de material de contraste oral

Cx: (1) mediastinite aguda
(2) obstrução da SVC
(3) abscesso mediastinal

Prognóstico: 20–60% de mortalidade

Perfuração Esofágica Superior/Média
Localização: no nível do músculo cricofaríngeo (mais frequente)
- √ Alargamento do mediastino superior
- √ Hidrotórax do lado direito

Perfuração Esofágica Distal
Incidência: mais comum (mas não em trauma torácico fechado)
Causa: biopsia, dilatação de estreitamento, síndrome de Boerhaave
- √ Hidrotórax do lado esquerdo
- √ Pequenas alterações mediastinais

VARIZES ESOFÁGICAS
= plexos formados por veias subepiteliais dilatadas + veias submucosas + veias comitantes dilatadas dos nervos vagos fora da túnica muscular

Anatomia:
(a) ramo anterior conectado à veia gástrica esquerda
(b) ramo posterior conectado ao sistema da ázigo + hemiázigo

Técnica de exame:
(a) quantidade pequena de bário (para não obscurecer as varizes)
(b) relaxamento do esôfago (para não comprimir as varizes): abster-se de engolir porque em seguida à deglutição se inicia uma onda peristáltica primária que dura por 10–30 segundos; manobra de Valsalva sustentada elimina a deglutição
(c) na projeção oblíqua anterior esquerda (LAO) com paciente em posição deitada/de Trendelenburg ± manobra de Valsalva/inspiração profunda

Filme simples:
- √ Massas lobuladas no mediastino posterior (visível em 5–8% dos pacientes com varizes)
- √ Silhueta da aorta descendente
- √ Contorno convexo anormal de recesso azigoesofágico no nível da junção gastroesofágica

US GI:
- √ Pregas mucosais interrompidas espessadas e sinuosas (primeiro sinal)
- √ Radiolucências tortuosas de tamanho + localização variável
- √ Defeitos de preenchimento lobulados lisos "worm-eaten" (carunchosos)
- √ Achados podem ser acentuados após escleroterapia

CT:
- √ Parede esofágica espessada + contorno externo lobulado
- √ Massas luminais esofágicas recortadas
- √ Massas de tecido mole do lado direito/esquerdo (= varizes paraesofágicas)
- √ Intenso realce após contraste seguindo-se à CT dinâmica

Cx: sangramento em 28% em 3 anos; exanguinação em 10–15%
DDx: carcinoma varicoide do esôfago

Varizes Esofágicas Ascendentes
= fluxo de sangue colateral da veia porta através da veia ázigo dentro da SVC (geralmente esôfago inferior drena via veia gástrica esquerda dentro da veia porta)

Causa:
(a) obstrução intra-hepática por cirrose
   ◊ Em < 5% dos pacientes com hipertensão portal
(b) trombose na veia esplênica (geralmente varizes gástricas)
(c) obstrução das veias hepáticas
(d) obstrução na veia hepática abaixo da IVC
(e) obstrução na veia cava inferior acima da entrada da veia hepática/CHF
(f) esplenomegalia marcante/hemangioma esplênico (raro)
- √ Varizes na metade inferior do esôfago

Varizes Esofágicas Descendentes
= fluxo de sangue colateral da SVC via veia ázigo dentro da IVC/sistema venoso portal (esôfago superior geralmente drena via veia ázigo dentro da SVC)
Causa: obstrução da veia cava superior distal à entrada da veia ázigo (= síndrome de veia cava superior) mais comumente em virtude de câncer de pulmão, linfoma, bócio retroesternal, timoma, fibrose mediastinal
- √ Varizes no 1/3 superior do esôfago

MEMBRANA ESOFÁGICA
= estreitamento circunferencial completo/incompleto causado por membrana mucosa de 1–2 mm de espessura (extensão vertical) projetando-se dentro do lúmen esofágico; coberto por epitélio escamoso nas superfícies superior + interior

Idade: mulheres de meia-idade
? associadas a:
Síndrome de Plummer-Vinson = síndrome de Paterson-Kelly (anemia por deficiência de ferro, estomatite, glossite, disfagia, doença na tireoide, unhas em forma de colher)

Causa:
   Mnemônica: SIEP
   Schatzki, anel de (anel-B)
   Idiopática (= prega mucosa transversa)
   Epidermólise bolhosa
   Plummer-Vinson, Doença de

Patologia: hiperqueratose + inflamação crônica da submucosa
- principalmente assintomática (a menos que gravemente estenosante)

Localização: no esôfago cervical próximo ao cricofaríngeo (mais comum) > esôfago torácico; ocasionalmente múltipla
- √ Visualizada durante distensão máxima (em um décimo de segundo)
- √ Surge nos ângulos retos da parede esofágica anterior
- √ Membrana fina delicada de espessura uniforme de < 3 mm

Cx: alto risco de carcinoma esofágico superior + hipofaríngeo
Rx: (1) dilatação com balão
(2) dilatação canicular durante esofagoscopia
DDx: estreitamento (circunferencial + mais espesso = 1–2 mm de espessura [extensão vertical] área de estreitamento circunferencial completo/incompleto)

ESOFAGITE

Esofagite Aguda

Causa:
Mnemônica: CRIER
Corrosivas, doença de **C**rohn
Refluxo
Infecção, **I**ntubação
Epidermólise bolhosa
Radioterapia
√ Pregas espessadas > 3 mm de largura com contorno lobulado irregular
√ Nodularidade mucosa (= ulcerações múltiplas + edema interveniente)
√ Erosões
√ Úlceras orientadas verticalmente geralmente 3–10 mm de extensão
√ Pólipo esofagogástrico inflamatório = prega proximal gástrica estendendo-se através da junção gástrica (rara)
√ Motilidade anormal
CT:
√ Espessamento esofágico difuso
√ Edema submucoso
√ Realce submucoso pelo meio de contraste

Esofagite por Cândida

= MONOLÍASE = CANDIDÍASE
◊ Causa mais comum de esofagite infecciosa!
Organismo: C. albicans, C. tropicalis, endógeno (maioria)/transmitido por outro humano/animal, com frequência descoberto em pele doente, trato GI, saliva, trato genital feminino, urina com cateter de Folley de retenção
Predisposição:
(a) indivíduos com imunidade deprimida: doença hematológica, transplante renal, leucemia, doença debilitante crônica, diabetes mellitus, esteroides, quimioterapia, radioterapia, AIDS
◊ Tipo mais comum de fungos encontrado em infecções oportunistas!
(b) esvaziamento esofágico tardio: escleroderma, estreitamentos, acalasia, fundoplicatura S/P
(c) antibióticos
Patologia: placas segmentadas, brancas como creme cobrindo a mucosa eritematosa friável
Histologia: placas mucosas = fragmentos epiteliais necróticos + colônias de fungos
• disfagia (= dificuldade em engolir)
• odinofagia grave (= deglutição dolorosa de espasmo segmentar)
• dor intensa retro-/subesternal
• associado à afta (= moniliase orofaríngea) em 20–50–80%
Localização: predileção pela metade superior do esôfago
√ Envolvimento de segmentos esofágicos longos:
√ Aparência de "pedra de calçamento" = nodularidade mucosa no estágio inicial (de crescimento de colônias na superfície)
√ Placas longitudinais = agrupamento de falhas de enchimento pequenas nodulares de 1–2 mm com orientação linear (= áreas com concentração de placas mucosas)
√ Contorno irregular/indistinto/serrado (de placas coalescentes, pseudomembranas, erosões, ulcerações, hemorragia intramural) em candidíase fulminante por AIDS
√ Lúmen estreitado (por espasmo, pseudomembranas, edema marcado)
√ "Diverticulose intramural" = endentações pequenas múltiplas + protuberâncias
√ Peristalse primária lenta/ausente
√ Estreitamentos (raros)
√ Micetoma lembrando tumor intraluminal grande (raro)
Sensibilidade do diagnóstico: endoscopia (97%), duplo contraste (88%), contraste simples (55%)
Cx: (1) candidíase sistêmica ("microabscessos" no fígado, baço, rins)
(2) bezoar gástrico decorrente de grande bola de fungo (após candidíase esofágica de longa duração)
Rx: cetoconazol/fluconazol
DDx: acantose por glicogênio, esofagite de refluxo, carcinoma disseminado superficial, artefatos (cristais efervescentes não dissolvidos, bolhas de ar, partículas de alimento retidas), esofagite por herpes, ingestão cáustica aguda, pseudo-diverticulose intramural, papilomatose escamosa, esôfago de Barrett, epidermiolise bolhosa, varizes

Esofagite Cáustica

= ESOFAGITE CORROSIVA
Agentes corrosivos:
lixívia (hidróxido de sódio), barrilha (carbonato de sódio), produtos de limpeza domésticos, iodo, nitrato de prata, alvejantes domésticos, tabletes de Clinitest® (tendem a ser neutralizados por ácido gástrico)
◊ Gravidade da lesão dependente do tempo de contato + concentração de material corrosivo!
Associada a: lesão faríngea + gástrica (7–8%): queimaduras antrais mais comuns com ácido (efeito de tamponamento do ácido gástrico em alcalinos)
Localização: terços médio + inferior do esôfago
estágio I: necrose de coagulação proteica aguda
√ Obscurecimento da mucosa (edema)
√ Esôfago difusamente atônico + dilatado
√ Contrações terciárias/espasmo
estágio II: ulceração franca em 3–5 dias
√ Ulceração + pseudomembranas
estágio III: cicatrização + estenose secundária a atividade fibroelástica
√ Estreitamento cervical longo após 10 dias quando o edema agudo diminui (7–30%)
Cx: (1) perfuração esofágica/gástrica durante estágio ulcerativo
(2) carcinoma de célula escamosa em segmento lesionado
Rx: procedimento de dilatação/cirurgia de substituição esofágica

Esofagite Crônica

√ Estreitamento luminal com transição afunilando-se para dilatação normal + proximal
√ Estreitamento circunferencial + excêntrico
√ Saculações = pseudodivertículos

Esofagite Induzida por Drogas

= esofagite de contato em decorrência de medicações orais = "esofagite por pílula"

Agentes: antibióticos (tetraciclina, doxiciclina), quinidina, cloreto de potássio, agentes anti-inflamatórios não esteroides (aspirina), ácido ascórbico, cloreto alprenolol, brometo de emeprônio, alendronato (= inibidor de atividade osteoclástica)
- odinofagia grave
- histórico de tomar medicamentos com pouca/nenhuma água imediatamente antes de ir para a cama
- melhoria rápida clínica após remoção de agente ofensor

Localização: esôfago médio no local de impressão normal extrínseca por arco aórtico/tronco principal do brônquio esquerdo/átrio esquerdo

√ Cluster localizado de pequenas úlceras distribuídas circunferencialmente (mais comumente)
√ Úlcera(s) discreta(s) superficial(is) solitária/diversas

Prognóstico: úlceras se curam em 7–10 dias após cessação da medicação ofensiva
DDx: esofagite por herpes (paciente imunossuprimido, menos localizada); esofagite de refluxo (azia, esôfago distal próximo à junção esofágica)

Esofagite de Refluxo

= inflamação esofágica secundária a refluxo de conteúdo de ácido péptico do estômago; refluxo ocorre se pressão em repouso do LES < 5 mmHg (pode ser evento normal se seguida por liberação rápida)

Prevalência: em 20% dos refluxos gastroesofágicos
Histologia: hiperplasia de célula basal com espessamento da parede + afinamento do epitélio, edema mucoso + erosões, infiltração inflamatória
Determinantes:
(1) frequência do refluxo
(2) adequação do mecanismo de limpeza
(3) volume do material de refluxo
(4) potência do material de refluxo
(5) resistência do tecido

Características para prevenir refluxo:
(1) esfíncter esofágico inferior
(2) membrana frenoesofágica
(3) extensão do esôfago subdiafragmático
(4) ângulo gastroesofágico de His (70–110%)

Pode estar associada a: hérnia de hiato por deslizamento (na maioria dos pacientes), escleroderma, entubação nasogástrica
- azia, desconforto epigástrico
- engasgamento, globo histérico
- dor retroesternal
- disfagia torácica/cervical

Local: geralmente 1/3 inferior/1/2 inferior com doença contínua estendendo-se proximalmente da junção GE

√ Estreitamento esofágico segmentar (edema/espasmo/estreitamento)
√ Elevações mucosas pequenas mal definidas ("granularidade mucosal") em pregas longitudinais espessadas, nodulares (edema mucoso + inflamação) nos estágios iniciais
√ Úlcera marginal simples/erosão em ou adjacente a junção gastroesofágica
√ Áreas múltiplas de ulceração superficial no esôfago distal
√ Prega mucosa proeminente terminando em protuberância polipoide dentro da hérnia de hiato/cárdia
√ Interrupção da peristalse primária no segmento inflamado
√ Ondas não peristálticas no esôfago distal seguindo-se à deglutição (85%)
√ Relaxamento incompleto do LES (75%), esfíncter incompetente (33%)
√ Teste de ácido = motilidade anormal provocada por bário e ácido (pH 1,7)
√ "Felinização" = cristas transversais de esôfago secundários à contração da mucosa muscular (semelhante a esôfago de gato)

MEDICINA NUCLEAR (pertecnetato):
√ Atividade esofágica (esôfago de Barrett semelhante à mucosa gástrica ectópica)

Testes de refluxo:
1. **Refluxo de bário** na posição oblíqua posterior direita, pode ser provocado por tosse/movimentos respiratórios profundos/engolir saliva + água/anteflexão na posição ereta: somente em 50% precisa
2. **Teste do sifão de água:** em 5% falso-negativo; grande número de falso-positivos
3. **Teste de Tuttle** = mensuração do pH esofágico: 96% preciso
4. **Teste de refluxo gastroesofágico com radionuclídeo** (geralmente combinado com teste de esvaziamento gástrico)
   Técnica: ROI arrastado sobre esôfago distal + comparado com curva de tempo-atividade sobre estômago, em escala de até 4%
√ Atividade esofágica > 4% da atividade estomacal

Cx do refluxo:
(a) de ácido + pepsina agindo na mucosa esofágica
   1. Perturbação de motilidade
   2. Estreitamento
   3. Anel de Schatzki
   4. Esôfago de Barrett
   5. Anemia por deficiência de ferro
   6. esofagite por refluxo/péptica
(b) de aspiração de conteúdo gástrico
   1. Pneumonia por aspiração aguda
   2. Síndrome de Mendelson
   3. Fibrose pulmonar

Esofagite Viral

Predisposição: imunocomprometido, por exemplo, malignidade subjacente, doença debilitante, tratamento por radiação, esteroides, quimioterapia, AIDS

Esofagite por Citomegalovírus

Organismo: membro do grupo de vírus do herpes
Associada a: AIDS
- odinofagia grave
√ Mucosa de fundo difusamente normal
√ Uma/mais úlceras achatadas ovoides gigantes (com até diversos centímetros de tamanho) próximas à junção gastroesofágica
√ Pequenas úlceras superficiais discretas indistinguíveis de esofagite por herpes (incomuns)
Rx: ganciclovir (relativamente tóxico)
Dx: escovação endoscópica, espécime de biopsia, culturas

Esofagite por Herpes

◊ 2ª causa mais comum de infecção oportunista!
Organismo: vírus do herpes simples tipo A (vírus do núcleo do DNA) secretado na saliva em 2% da população saudável
Idade: 15–30 anos, geralmente homens
Predisposição: paciente imunocomprometido
- histórico de exposição recente a parceiros sexuais com lesões herpéticas nos lábios/mucosa bucal
- indisposição semelhante à causada por gripe de 3–10 dias (dores de cabeça, febre, garganta inflamada, sintomas respiratórios superiores, mialgia)
- disfagia aguda grave/odinofagia

Pode estar associado a: lesões herpéticas orofaríngeas/candidíase orofaríngea
Localização: esôfago médio (nível do brônquio esquerdo principal)
√ Inicialmente vesículas/bolhas que subsequentemente se rompem
√ Pequenas <u>úlceras</u> múltiplas <u>discretas superficiais</u> pontilhadas/redondas/lineares/serpiginosas/estreladas (com frequência em "forma de diamante") rodeadas por halos radiolucentes de mucosa edematosa (em > 50%)
√ Mucosa normal interveniente (sem placas)
√ Lesões múltiplas semelhantes a placas (somente com infecção grave)
Dx: titulagem de soro crescendo para HSV tipo I, cultura viral, biopsia (imunofluorescência com corantes para antígeno de HSV, demonstração em inclusões intranucleares)
Rx: aciclovir oral/intravenoso
Prognóstico: resolução dos sintomas em 3–14 dias
DDx: esofagite induzida por drogas, doença de Crohn, pseudodiverticulose intramural esofágica

Esofagite por Vírus da Imunodeficiência Humana
- erupções maculopapulares + úlceras do palato mole (ocasionalmente)
- soroconversão recente/AIDS conhecida
√ Uma/mais <u>úlceras gigantes</u> (> 1 cm) <u>ovoides achatadas/em forma de diamante</u> (no momento da soroconversão) indistinguíveis de esofagite por CMV
Dx: por exclusão (escovações, biopsias, culturas negativas para CMV)
Rx: esteroides orais
DDx: esofagite por CMV, esofagite micobacteriana, actinomicose, cloreto de potássio, quinidina, ingestão cáustica, intubação nasogástrica, radioterapia, escleroterapia endoscópica

POLIPOSE ADENOMATOSA FAMILIAR
= POLIPOSE ADENOMATOSA FAMILIAR
= doença autossômica dominante com 80% de penetração (gene para polipose familiar localizado no cromossomo 5); ocorrência esporádica em 1/3
Incidência: 1÷7.000 a 1÷24.000 nascidos vivos
Histologia: pólipos adenomatosos tubulares/vilotubulares; geralmente cerca de 1.000 adenomas
Idade: pólipos aparecem por volta da puberdade
- histórico familiar de pólipos colônicos (66%)
  ◊ Classificação dos membros da família após puberdade!
- sintomas clínicos começam durante 3ª–4ª década (média 5–55 anos)
- dor abdominal vaga, perda de peso
- diarreia, fezes sanguinolentas
- enteropatia por perda de proteínas (ocasionalmente)
Associada a: (1) hamartomas do estômago em 49%
(2) adenomas do duodeno em 25%
(3) carcinoma periampular
(4) tumores desmoides em 9–18%
√ "Tapete de pólipos" = miríade de lesões polipoides de 2–3 mm (até 2 cm)
@ cólon (100%): mais numerosos no cólon distal; sempre afetando o reto
  √ Padrão das haustrações normal
@ estômago (5%)
@ intestino delgado (< 5%)
Cx: transformação maligna de adenomas em: cólon > estômago > intestino delgado (em 12% por 5 anos; em 30% por 10 anos; em 100% por 20 anos após diagnóstico/idade no desenvolvimento carcinomatoso geralmente 20–40 anos; carcinomas múltiplos em 48%)
  ◊ Risco 331 vezes aumentado de adenocarcinoma no intestino delgado comparado à população em geral após colectomia
  ◊ Carcinoma periampular é a causa mais comum de morte após colectomia profilática!
Rx: colectomia total profilática no final da adolescência/início dos 20 anos antes do desenvolvimento dos sintomas
(1) ileostomia permanente
(2) bolsa pélvica endorretal continente
(3) bolsa de Kock (= íleo distal formado dentro de uma válvula de saída única invaginando o intestino no local da pele)
DDx: outras poliposes, hiperplasia linfoide, linfossarcoma, colite ulcerativa com pseudopólipos inflamatórios

ÍLEO BILIAR
[nome inadequado = obstrução mecânica, não íleo]
Incidência: 0,4–5% de todas as obstruções intestinais (20% das obstruções em pacientes > 65 anos; 24% de obstruções em pacientes > 70 Anos); desenvolve-se em < 1% dos pacientes com colelitíase; em 1 de 6 perfurações; risco aumenta com a idade
Etiologia: doença biliar (90%); doença ulcerosa péptica, câncer, trauma
Idade: média 65–75 anos; H÷M = 1÷4 – 1÷7
- histórico anterior de doença na vesícula
- episódios intermitentes de dor abdominal aguda com cólicas (20–30%)
- náusea, vômitos, febre, distensão, obstipação
√ **Tríade de Rigler** no filme simples (em 10%):
1. Obstrução intestinal parcial/completa (geralmente intestino delgado), "colar de contas de rosário" = múltiplas quantidades pequenas de ar presas entre a válvula dilatada + estirada (em 80%)
2. Pneumobilia (em 69%)
3. Cálculo biliar calcificado ectópico (em 25%): cálculos são geralmente > 2,5 cm de diâmetro
√ Mudança na posição se houver cálculo biliar previamente identificado
US GI/Enema de Bário:
√ Defeito de preenchimento polipoide liso (= cálculo biliar) no local da obstrução no íleo terminal (60–70%), íleo proximal (25%), íleo distal (10%), piloro, sigmoide, duodeno (**síndrome de Bouveret**)
√ Acumulo de bário localizado bem contido lateral à primeira porção do duodeno (vesícula biliar colapsada cheia de bário + possivelmente dutos biliares)
<u>Comunicação fistulosa:</u>
colecistoduodenal (60%), coledocoduodenal, colecistocólica, coledocólica, colecistogástrica
CT: (91% sensível):
√ Ar/contraste entérico na vesícula biliar (fístula da vesícula até o duodeno)
√ Parede duodenal espessada
√ Cálculo biliar no ponto de transição da obstrução intestinal
Cx: íleo recorrente na vesícula biliar em 5–10% (cálculos silenciosos adicionais mais proximalmente)
Prognóstico: alta mortalidade de 10–25%

PARAGANGLIOMA GANGLIOCÍTICO
= tumor benigno raro do trato GI
Frequência: < 100 casos relatados
Origem: restos de tecido embrionário endócrino pancreático que permaneceu quando o primórdio ventral rotacionou ao redor do duodeno
Idade: 50–60 anos de idade; H÷M = 2÷1

Localização: quase exclusivamente na 2ª porção do duodeno próximo à ampola de Vater na parede medial/lateral do duodeno
- hemorragia GI, dor abdominal
√ Massa intraluminal polipode de superfície lisa
√ Massa sólida mural apresentando impregnação homogênea pelo meio de contraste extrínseca de atenuação de tecido mole
√ Massa hipoecoica bem circunscrita contígua ao intestino
√ Sem dilatação de ducto biliar

DDx: adenocarcinoma (dilatação do ducto biliar, hipovascular), leimiossarcoma (hemorragia/necrose cística interna), hemangioma, cisto de duplicação, cisto colédoco, lipoma, hamartoma, pólipo fibroide inflamatório (intestino delgado distal), linfoma (isolado no estômago e íleo)

SÍNDROME DE GARDNER

= doença autossômica dominante (? variante da polipose familiar) caracterizada por uma tríade de
(1) polipose colônica
(2) osteomas
(3) tumores de tecido mole

Causa: gene da polipose adenomatosa no cromossomo 5-q22; em 20% novas mutações
◊ Polipose familiar + síndrome de Gardner podem ocorrer na mesma família!

Histologia: polipose adenomatosa
Idade: 15–30 anos (2 meses – 70 anos)
Associada a: ? complexo MEA
(1) carcinoma periampular/duodenal (12%)
(2) carcinoma papilar da tireoide (com frequência multicêntrico)
(3) adenoma suprarrenal/carcinoma
(4) adenoma paratireoide
(5) adenoma cromófobo hipofisário
(6) carcinoide, adenoma do intestino delgado
(7) leiomioma peritoneal

◊ Manifestação extraintestinal ocorre geralmente mais cedo do que na polipose intestinal!
- pigmentação da pele
- dor abdominal com cólica
- perda de peso, diarreia

@ polipose
Localização: cólon (100%), estômago (5–68%), duodeno (90%), intestino delgado (< 5%)
√ Pólipos colônicos múltiplos aparecendo durante a puberdade, aumentando em número durante a 3ª–4ª década
√ Hiperplasia linfoide do íleo terminal
√ Hamartomas de estômago
√ Intussuscepção
Cx: intestino delgado/obstrução colônica

@ tumores de tecido mole
(a) cistos de inclusão sebáceos/epidermoides (couro cabeludo, costas, face, extremidades)
(b) fibroma, lipoma, leiomioma, neurofibroma
(c) tumores desmoides (3–10–29%); aderências peritoneais (tendência desmoplásica); fibrose mesentérica, fibrose retroperitoneal
- obstrução do trato urinário
- obstrução intestinal
Prognóstico: recorrência frequente após ressecção
(d) fibromatose mamária
(e) formação marcante de queloide, cicatrizes hipertróficas (parede abdominal anterior) surgem 1–3 anos após cirurgia

@ osteomatose de osso membranoso (50%)
Localização: calvário, mandíbula (81%), maxila, costelas, ossos longos

@ ossos longos
√ Espessamento cortical ondulado localizado/exostoses
√ Leve encurtamento + arqueamento

@ dentes
√ Odontoma, dentes não rompidos/supernumerários
√ Tendência a inúmeras cáries (prótese dentária precoce)

Cx: transformação maligna dos pólipos colônicos em 100% (idade média de morte aos 41 anos de idade se não tratada)
Profilaxia: vigilância gastrointestinal, vigilância da tireoide, avaliação oftalmológica para verificar anomalias na pigmentação da retina; classificação dos membros da família começando com a idade de 15 anos
Rx: colectomia total profilática por volta dos 20 anos de idade

CARCINOMA GÁSTRICO

◊ 3ª malignidade GI mais comum após câncer colorretal + pancreático, 6ª causa principal de mortes por câncer
Prevalência: declinando; 24.000 casos/ano nos USA
Fatores de risco: fumo, nitritos, nitratos, picles
Fatores que predispõem:
gastrite por *H. pylori*, gastrite por atrofia crônica, pólipo viloso + adenomatoso (7–27% são malignos), gastrojejunostomia, gastrectomia parcial (Billroth II > Bilroth I), anemia perniciosa (fator de risco de 2), doença de Ménétrier (?)

Histologia: adenocarcinoma (95%), raramente carcinoma de célula escamosa/adenocantoma

Classificação:
T1   tumor limitado à mucosa/submucosa
T2   tumor envolvendo músculos/serosa
T3   tumor penetra através da serosa
T4a invasão de tecidos contíguos adjacentes
T4b invasão de órgãos adjacentes, diafragma, parede abdominal
N1   envolvimento de linfonodos perigástricos até 3 cm do carcinoma primário ao longo da curvatura maior/menor
N2   envolvimento de linfonodos regionais > 3 cm de carcinoma primário ao longo dos ramos do eixo celíaco
N3   linfonodos para-aórticos, hepatoduodenais, retropancreáticos, mesentéricos
M1   metástases distantes

Localização: maioria no terço distal do estômago + cárdia; 60% na pequena curvatura, 10% na grande curvatura; junção esofagogástrica em 30%; disseminação transpilórica em 5–25% (para linfoma 40%)

Probabilidade de malignidade de uma úlcera:
na pequena curvatura 10–15%, na grande curvatura 70%, no fundo 90%

Morfologia:
1. Carcinoma polipoide/com aspecto de fungo
2. Carcinoma ulcerativo/penetrante (70%)
3. Carcinoma infiltrante/cirroso (5–15%)
   = linite plástica
   Histologia: geralmente do tipo célula de anel de sinete + aumento no tecido fibroso
   Localização: antro, fundo + corpo (38%)
   √ Firmeza, rigidez, capacidade do estômago reduzida, aperistalse na área envolvida
   √ Pregas granulares/polipoides com crescimento circular (envolvente)

4. Carcinoma de disseminação superficial
   = confinado a mucosa/submucosa; sobrevida de 90% em 5 anos
   √ Placa de nodularidade
   √ Pequena perda de elasticidade
5. Carcinoma volumoso avançado
- sangramento GI, dor abdominal, perda de peso

UGI:
√ Rigidez
√ Defeito de preenchimento
√ Amputação de pregas ± ulceração ± estenose
√ Calcificações semelhantes a grãos de milho moídos/pontilhadas (adenocarcinoma mucinoso)

CT:
√ Superfície luminal nodular irregular
√ Espessamento assimétrico das pregas
√ Massa de densidade uniforme/atenuação variada
√ Espessura da parede > 6 mm com distensão de gás + 13 mm com distensão de material de contraste positivo:
  √ Baixa atenuação difusa em carcinoma mucinoso
√ Densidade aumentada de gordura perigástrica
√ Impregnação pelo meio de contraste exclusivamente no tipo linite plástica
√ Nódulos de superfície serosa (= superfície dos linfáticos dilatada)
√ Diâmetro do esôfago na junção gastrointestinal maior do que aorta adjacente (DDx: hérnia de hiato)
√ Linfadenopatia abaixo do nível do pedículo renal (3%)

Metástases:
1. Ao longo dos ligamentos peritoneais
   (a) ligamento gastrocólico: cólon transverso, pâncreas
   (b) ligamento gastro-hepático ± hepatoduodenal: fígado
2. Linfonodos locais
3. Hematógeno: fígado (mais comum), suprarrenais, ovários, ossos (1,8%), lifangite carcinomatose do pulmão (rara)
4. Disseminação peritoneal
   na parede retal = prateleira de Blumer
   nos ovários = tumor de Krukenberg
5. Nódulo linfático supraclavicular esquerdo = nódulo de Virchow

Prognóstico:
taxa de sobrevivência geral em 5 anos de 5–18%, tempo de sobrevivência médio de 7–8 meses:
— 85% de sobrevivência de 5 anos no estágio T1
— 52% de sobrevivência de 5 anos no estágio T2
— 47% de sobrevivência de 5 anos no estágio T3
— 17% de sobrevivência de 5 anos no estágio N1-2
— 5% de sobrevivência de 5 anos no estágio N3

Câncer Gástrico Prematuro (20%)
= invasão limitada à mucosa + submucosa (lesão T1) a despeito do envolvimento linfonodal
Classificação da Sociedade Japonesa de Pesquisa de Câncer Gástrico:
tipo I   tipo protuberante = > 5 mm de altura com protuberância para dentro do lúmen gástrico (10–20%)
tipo II   tipo superficial = < 5 mm de extensão
  IIa   superfície levemente elevada (10–20%)
  IIb   achatado/quase irreconhecível (2%)
  IIc   superfície levemente depressiva (50–60%)
tipo III tipo escavado/ulcerado (5–10%)

Câncer Gástrico Avançado (lesão T2 e maior)
Classificação de Bormann:
tipo 1 lesão polipoide elevada de base ampla
tipo 2 lesão elevada + ulceração + margem bem demarcada
tipo 3 lesão elevada + ulceração + margem maldefinida
tipo 4 lesão achatada maldefinida
tipo 5 não classificado, sem elevação aparente

DIVERTÍCULO GÁSTRICO
◊ Estômago é o local menos comum de divertículos
Incidência: 1÷600 – 1÷2.400 de estudos de UGI
Etiologia: (a) tração secundária à fibrose/inflamação periantral = divertículo verdadeiro
  (b) pulsão (menos comum) = divertículos falsos
Idade: além dos 40 anos
Com frequência associado a: pâncreas aberrante em localização antral
Localização: justacardíaco na parede posterior (75%), pré-pilórico (15–22%), grande curvatura (3%)
√ Maleabilidade + graus variáveis de distensão
√ SEM massa, edema ou rigidez de pregas adjacentes
DDx: úlcera pequena em massa intramural-extramucosa

PÓLIPO GÁSTRICO
Incidência: 1,5–5%, tumor gástrico benigno mais comum
Associado a: hiperacidez + úlceras, gastrite atrófica crônica, carcinoma gástrico

A. NÃO NEOPLÁSICO
1. **Pólipo inflamatório no estômago** (75–90%)
   = PÓLIPO HIPERPLÁSICO = PÓLIPO REGENERATIVO
   Histologia: glândulas dilatadas cisticamente alinhadas por epitélio gástrico + agudo e infiltrações inflamatórias crônicas na lâmina própria
   Associado a: gastrite atrófica crônica, anemia perniciosa
   Localização: predominantemente em fundo + corpo: geralmente múltipla
   √ Pólipo delineado agudamente com borda circular lisa
   √ "Sinal do chapéu mexicano" = pedúnculo visto sobre a superfície sobrejacente à cabeça do pólipo
   √ Séssil/pendunculado
   √ Geralmente < 2 cm de diâmetro sem progressão
   √ Sem defeito de contorno no estômago
   Prognóstico: sem potencial maligno
2. **Pólipo hamartomatoso do estômago** (raro)
   Histologia: glândulas gástricas densamente concentradas + feixes de músculos lisos
   Associado à: síndrome de Peutz-Jeghers
   √ Séssil/pedunculado
   √ Geralmente, 2 cm de diâmetro
3. **Pólipo de retenção do estômago** (raro)
   Histologia: glândulas císticas dilatadas + estroma
   Associado a: síndrome de Cronkhite-Canada

B. NEOPLÁSICO
1. **Pólipo adenomatoso do estômago** (10–20%)
   = neoplasma verdadeiro com potencial maligno (10–80%, aumentando com tamanho)
   Idade: incidência aumenta com a idade; M÷F = 2÷1
   Histologia: metaplasia intestinal (comum)+ atipismo celular marcante
   Associado a: síndrome de Gardner; coexistente com carcinoma gástrico em 35%
   Localização: mais comumente no antro (antro preservado na síndrome de Gardner)
   √ Pólipo elíptico de base ampla/em forma de cogumelo ± pedículo; geralmente solitário
   √ Geralmente > 2 cm de diâmetro (em 80%)
   √ Contorno lobulado liso/irregular
2. **Pólipo viloso do estômago** (raro)
   √ Contorno levemente irregular trabeculado/lobulado
   Cx: transformação maligna

DDx: (1) doença de Ménétrier (antro preservado)
(2) pólipo eosinofílico (eosinofilia periférica, aparência de linite plástica, alterações no intestino delgado)
(3) linfoma
(4) carcinoma

ÚLCERA GÁSTRICA
Úlcera Gástrica Benigna
95% de todas as úlceras gástricas
Causa:
A. HORMONAL
1. Síndrome de Zollinger-Ellison
2. Hiperparatireoidismo (em 1,3–24%)
   duodeno ÷ estômago = 4÷1; M÷F = 3÷1
   ◊ Úlceras duodenais predominam em mulheres!
   ◊ Úlceras gástricas predominam em homens!
   • ausência de hipersecreção gástrica
3. Úlcera induzida por esteroides
   localização gástrica > duodenal;
   úlceras frequentemente múltiplas + profundas; comumente associadas a erosões
   • sangramento (em 1/3)
4. Estresse, doença grave prolongada
5. Doença cerebral = úlcera de Cushing
6. Úlcera de Curling (queimaduras)(em 0,09–2,6%)
7. Antro gástrico retido
8. Uremia
B. INFLAMAÇÃO
1. Doença ulcerosa péptica
2. Gastrite
3. Úlcera induzida por radiação
4. Intubação
5. Úlcera de estase proximal à obstrução pilórica/duodenal
C. MASSA BENIGNA
1. Leiomioma
2. Doença granulomatosa
3. Pseudolinfoma (hiperplasia linfoide)
D. DROGAS
   AAS: grande curvatura
Fisiopatologia: barreira mucosa rompida (*Helicobacter pylori*) com vulnerabilidade a ácido + secreção de grande volume de suco gástrico contendo pouco ácido
Incidência: 5÷10.000; 100.000/ano (Estados Unidos)
Idade de pico: 55–65 anos; H÷M = 1÷1
Multiplicidade:
(a) múltipla em 2–8% (17–24% em autopsias), especialmente em pacientes fazendo uso de aspirina
(b) úlcera duodenal coexistente em 5–64%; gástrica ÷ duodenal = 1÷3 (adultos) = 1÷7 (crianças)
• dor abdominal: em 30% à noite, em 25% precipitada por alimentos
Localização: pequena curvatura na junção do corpo + antro até 7 cm do piloro, metade proximal do estômago

Úlcera Gástrica		
Sinal	*Benigna*	*Maligna*
Cratera	Redonda, ovoide	Irregular
Dobras irradiantes	Simétricas	Nodulares, achatadas, fundidas
Área gástrica	Preservada	Destruída
Projeção	Fora do lúmen	Dentro do lúmen
Amontoado de úlceras	Lisas	Borda rolada

em pacientes mais velhos (úlcera geriátrica): adjacente à junção GE na hérnia de hiato
√ Tamanho da úlcera geralmente < 2 cm (média de 1–250 mm): em 4% > 40 mm
√ Forma redonda/ovoide/linear
√ Nicho de Haudek = acumulação de bário cônica/em forma de botão de colarinho se projetando para fora do contorno gástrico (visualização de perfil)
√ Linha de Hampton = linha lucente reta com 1 mm de espessura atravessando o orifício do nicho da úlcera (visto no perfil/com pouca distensão gástrica) = saliência de mucosa gástrica na úlcera benigna indeterminada
√ Colar ulceroso = banda lucente espessa lisa interposta entre o nicho e o lúmen gástrico (borda espessada da parede gástrica edematosa) em estômago bem distendido
√ Acúmulo ulceroso = massa tecidual extensa, lisa, bem delineada, delicadamente circundando uma úlcera benigna (edema + falta de distensibilidade) em estômago bem distendido
√ Cratera de úlcera = acúmulo de bário redondo/oval com borda lisa sobre o lado dependente (visualização *en face*)
√ Defeito de halo = banda lucente larga circundando simetricamente a úlcera lembrando acúmulo ulceroso extenso (visualizado *en face*)
√ Sombra de anel: úlcera em lado não dependente (visualizado *en face*)
√ Pregas espessas radiantes estendendo-se diretamente para a borda da cratera fundindo-se com a dobra marginal apagada do colar ulceroso/halo de acúmulo ulceroso
√ Defeito de incisura = endentação lisa, profunda, estreita e aguda sobre a curvatura maior oposta a nicho sobre a curvatura menor no nível/ligeiramente abaixo do nível da úlcera (contração espástica das fibras musculares circulares)
Prognóstico: cura em 50% por 3 semanas; em 100% por 6–8 semanas; cura mais lenta em pacientes mais velhos; somente a cura completa comprova a benignidade
Cx: sangramento, perfuração, fístula
   ◊ Causa mais comum da fístula gastrocólica!

Úlcera Gástrica Maligna
Incidência: 5% das úlceras são malignas
Causa:
1. Carcinoma gástrico
2. Linfoma (2% de todos os neoplasmas gástricos)
   √ Úlceras múltiplas com aparência de aneurisma
3. Leiomiossarcoma, sarcoma neurogênico, fibrossarcoma, lipossarcoma
4. Metástases
   (a) hematogênicas: melanoma maligno, câncer de mama, câncer de pulmão
   (b) por continuidade: pâncreas, cólon, rins
Localização: em qualquer lugar dentro do estômago; úlceras do fundo acima do nível da cárdia são geralmente malignas
√ Localização da úlcera dentro do lúmen gástrico, isto é, não se projetando além da margem esperada do estômago (visualização de perfil)
√ Úlcera localizada excentricamente dentro do tumor
√ Úlcera de forma irregular
√ Úlcera rasa com largura maior do que profundidade
√ Assoalho ulceroso nodular
√ Transição abrupta entre mucosa normal + tecido anormal a alguma distância (geralmente 2–4 cm) da borda da úlcera
√ Bordas redondas/rebaixadas/circundando a úlcera
√ Pregas irregulares nodulares aproximando-se da úlcera com extremidades fundidas/achatadas/amputadas
√ Rigidez/falta de distensibilidade
√ Grande massa irregular associada

√ **Sinal do menisco de Carman** = forma intraluminal curvilínea em formato de lente da cratera com convexidade decrescente em direção à parede gástrica e concavidade em direção ao lúmen gástrico (visualização de perfil, geralmente sob compressão) encontrada em um tipo específico de carcinoma ulcerado, visto somente com pouca frequência; aspecto de parede também é côncavo/achatado

√ **Complexo do menisco de Kirklin** = sinal de Carman (aparência de cratera) + borda radiolucente ligeiramente elevada

Prognóstico: pode ocorrer cura parcial

VARIZES GÁSTRICAS

Causa: hipertensão portal (varizes vistas em 2–78%); obstrução da veia esplênica (de pancreatite, carcinoma pancreático, pseudocisto)

Localização: (a) junção esofágica (mais comum)
(b) ao longo da pequena curvatura (em 11–75% dos pacientes com hipertensão portal/cirrose)

Vasos nutridores:
1. Veia gástrica esquerda (entre veia esplênica + estômago)
2. Veias gástricas curtas (entre baço + fundo)
3. Veia retrogástrica (entre veia esplênica + junção esofagogástrica)

• prevalência aumentada de encefalopatia portossistêmica

√ Estudo de bário: taxa de 65–89% de detecção:
  √ Pregas lobuladas/massas polipoides no fundo
√ Endoscopia: método mais prático
√ Esplenoportografia
√ Fluxo de sangue hepatofugal ao longo da SMV para a veia gástrica esquerda + veia esplênica

Cx: sangramento varicoso em 3–10–36%
  ◊ Varizes gástricas sangram com menos frequência, porém mais gravemente do que varizes esofágicas!

VÓLVULO GÁSTRICO

◊ EMERGÊNCIA CIRÚRGICA

= grau anormal de rotação de uma parte do estômago ao redor de outra parte, geralmente requer rotação > 180° para produzir obstrução completa

Graus de rotação:
(a) vólvulo parcial
  = rotação do estômago < 180 graus sem comprometimento vascular
  • pode ser assintomático
  √ Contraste ingerido pode passar através do estômago
(b) vólvulo completo
  = rotação do estômago > 180 graus
  √ Estômago se torna dilatado + preenchido com fluido
  √ Contraste oral é retido no estômago

Etiologia:
(a) anormalidade dos ligamentos suspensórios
(b) mesentérios gastro-hepáticos + gastrocólicos incomumente longos

Anatomia dos ligamentos:
gastro-hepático na pequena curvatura; gastroesplênico + gastrocólico na grande curvatura; gastrofrênico no fundo posterior; ligado com esôfago na junção gastroesofágica; ligado ao duodeno no piloro

Fatores que predispõem:
deslocamento/hérnia paraesofágica 33%), frouxidão do ligamento, eventração diafragmática, paralisia do nervo frênico, anormalidades esplênicas (asplenia, poliesplenia, esplenomegalia, esplenectomia anterior), hérnia de Bochdalek (em crianças)

Idade: pico aos 40–50 anos (em 20% dos bebês < 1 ano de idade); M÷F = 1÷1

• tríade de Borchardt:
  • início súbito de dor epigástrica grave + distensão
  • ânsia de vômito intratável (= tentativas vigorosas de vomitar) sem produção de vômitos
  • incapacidade de passar tubo nasogástrico pelo estômago

√ Estômago maciçamente distendido no quadrante superior esquerdo (LUQ) estendendo-se para dentro do tórax
√ Localização inesperada de bolha de ar no estômago
√ Níveis de ar-fluido no mediastino/abdômen superior
√ Entrada incompleta/ausente de bário dentro do estômago
√ Junção gastroesofágica deslocada
√ Bário demonstra a área de torção

Classificação:
(a) primário sem defeito diafragmático
(b) secundário com defeito diafragmático

Tipos:
A. VÓLVULOS ORGANOAXIAIS (2/3)
  = rotação ao redor do eixo longitudinal formado por uma linha da cárdia ao piloro
  Causa: frouxidão ligamentar permitindo que o estômago se mova anormalmente ao longo de seu eixo longo + hérnia de hiato de longa duração pós-traumática/paraesofágica mais comuns em idosos
  Idade: mais comum em idosos
  √ Imagem-espelho do estômago:
    √ Reversão das localizações das curvaturas maior + menor (em estômago orientado transversalmente)
    √ Curvatura maior para a direita da curvatura menor (em estômago orientado verticalmente)
    √ Antro rotaciona anterossuperiormente
    √ Fundo rotaciona posteroinferiormente
  Cx: isquemia → gangrena

B. VÓLVULO MESENTEROAXIAL (1/3)
  = rotação esquerda-direita/direita-esquerda ao redor do eixo transversal da curvatura menor para a maior (ou porta hepática) coincidindo com eixo dos ligamentos mesentéricos (= omento gastro-hepático)

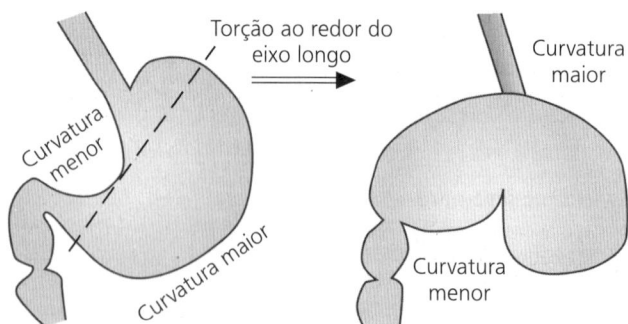

Vólvulo Organoaxial

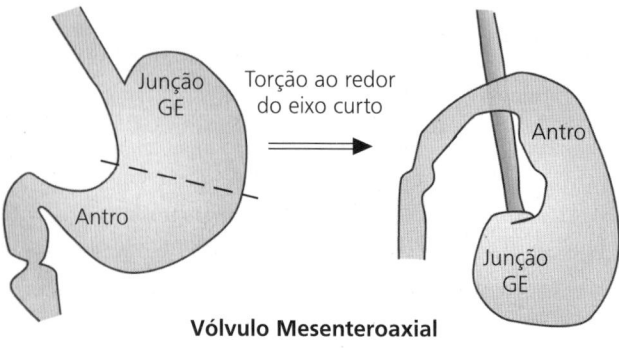

Vólvulo Mesenteroaxial

- curso idiopático crônico/intermitente
  dor assintomática/pós-prandial, eructação, distensão, vômitos, saciedade precoce
- associado à obstrução grave (do antro pilórico) ± estrangulamento (raro)
√ Estômago de cabeça para baixo (= antro + piloro superiores ao fundo + corpo proximal)
√ Geralmente vólvulo parcial
√ Sem defeito diafragmático subjacente
  C. COMBINAÇÃO (2%)
Cx: enfisema intramural, isquemia gástrica, necrose, perfuração, mediastinite, peritonite, choque, ulceração gástrica, hemorragia, necrose pancreática, avulsão omental, rompimento esplênico
Mortalidade: 30–42–80% em vólvulo agudo
  10–13% em vólvulo crônico
Rx: gastropexia aberta/laparoscópica + reparo de hérnia diafragmática
DDx: atonia gástrica, dilatação gástrica aguda, obstrução pilórica

GASTRITE

Gastrite Corrosiva
Agentes:
  (a) ácidos, formaldeído
- em geral clinicamente silenciosa
  Localização: esôfago geralmente incólume, dano gástrico grave, duodeno pode estar envolvido (materiais mais novos potentes causam distribuição atípica)
  (b) alcalinos
  Localização: piloro + antro envolvidos com mais frequência
  A. ALTERAÇÕES AGUDAS (edema + descamação mucosa)
  √ Aumento marcante de pregas gástricas + erosões/ulceração
  √ Cessação completa da atividade motora
  √ Gás no sistema venoso portal
  Cx: perfuração
  B. ALTERAÇÕES CRÔNICAS
  √ Parede não flexível espessa firme
  √ Piloro estenótico/incontinente (se envolvido)
  √ Obstrução de saída gástrica (cicatrização) após 3–10 semanas

Gastrite Enfisematosa
= forma rara mas grave de gastrite flegmonosa disseminada subsequente a rompimento mucoso caracterizado por gás na parede do estômago
Causa de rompimento da mucosa:
  ingestão de substâncias tóxicas/corrosivas (37%), abuso de álcool (22%), gastroenterite (15%), cirurgia abdominal recente (15%), infarto gástrico, enterocolite necrosante, úlcera, pancreatite aguda, adenocarcinoma do estômago, fitobezoar, leucemia, *diabetes mellitus*, estrongiloidíase disseminada, mucormicose gástrica, após ingestão de grandes quantidades de bebidas carbonatadas
Histologia: invasão bacteriana da submucosa + subserosa
Organismo: estreptococo hemolítico, *Clostridium welchii, Clostridium perfringens, E. coli, S. aureus,* enterobactéria, *P. aeruginosa*
- início explosivo de dor abdominal grave
- náusea, diarreia, calafrios, febre, leucocitose
- êmese sanguinolenta malcheirosa ± PATOGNOMÔNICA vômitos de material necrótico do estômago (em virtude da dissecção ao longo do plano da muscular da mucosa)

CT:
√ Espessamento da parede gástrica (DDx: gastrite enfisematosa)
Radiografias simples:
√ Inúmeras pequenas bolhas de gás formando o sinal de silhueta no estômago de forma pontilhada sem mudança posicional
√ Espessamento das pregas rugosas
√ ± gás na veia portal
GI:
√ Aparência de pedra de pavimentação da mucosa no trato gastrointestinal superior
√ Penetração intramural de material de contraste
Cx: estenose cicatricial (21%), formação de trato sinusal
Prognóstico: 60–80% de mortalidade
Rx: antibióticos de largo espectro + fluidos intravenosos; cirurgia emergente para perfuração aguda

Gastrite Erosiva
= GASTRITE HEMORRÁGICA
Incidência: 0,5–10% dos estudos GI
Etiologia (em 50% sem fatores causadores):
  (1) doença péptica: estresse emocional, álcool, ácido, corrosivos, queimaduras graves, agentes anti-inflamatórios (aspirina, esteroides, fenilbutazona, indometacina)
  (2) infecção: vírus do herpes simples, CMV, cândida
  (3) doença de Crohn: úlceras aftoides idênticas em aparência às erosões varioliformes
Histologia: defeito epitelial não penetrante além da muscular da mucosa
- 10–20% de todas as hemorragias GI (geralmente sem perda de sangue significativa)
- dispepsia vaga, sintomas semelhantes ao de úlcera
Localização: antro, raramente se estendendo ao fundo; alinhado sobre a superfície das pregas rugosas gástricas
√ Erosão completa varioliforme (95%) = manchas pequenas de bário circundadas por halo radiolucente ("lesão de alvo") < 5 mm, geralmente múltiplas
√ Erosão incompleta (5%) = listras lineares/pontos de bário sem acúmulo circundante de edema/inflamação
√ Nodularidade/recorte de pregas antrais proeminentes
√ Doença duodenal contígua pode estar presente
√ Distensibilidade limitada, peristalse ruim/atonia, esvaziamento gástrico retardado

Gastrite Fleimonosa
Etiologia: septicemia, abscesso local, estômago pós-operatório, complicação de úlcera gástrica/câncer
Organismo: estreptococo
Patologia: abscessos múltiplos na parede gástrica que podem se comunicar com o lúmen
- doença fulminante grave
- paciente pode vomitar pus
Localização: geralmente limitada ao estômago, mas não se estendendo além do piloro; submucosa é a camada gástrica mais gravemente afetada
√ Dissecção de bário dentro da mucosa + serosa

# TUMOR ESTROMAL GASTROINTESTINAL
GIST = CÉLULA FUSIFORME/TUMOR EPITELIOIDE
Origem: célula marca-passo positiva para *kit* = precursora da célula interstical de Cajal do plexo mesentérico
◊ Neoplasma mesenquimal mais comum do trato GI
Incidência: 4.500–6.000 novos casos por ano (USA)
Idade: > 50 anos

Histologia: célula fusiforme (70–80%)/morfologia epitelioide (20–30%)/mistura de ambas

Localização:
(a) trato GI em qualquer lugar entre o esôfago e o ânus estômago (37–70%), intestino delgado (20–33%), duodeno (9%), anorretal (5–7%) > cólon (4%) > esôfago (2%)
  ◊ 75% de tumores mesenquimais no esôfago são leiomiomas, 25% tumor estromal gastrointestinal
  ◊ Estômago é a localização mais comum do tumor estromal gastrointestinal
    = 2–3% de todos os tumores gástricos
(b) peritônio (4%), omento; mesentério; retroperitônio

Local: muscular própria (leiomiomas surgem da mucosa muscular)
- saciedade inicial, indigestão, distensão, dor abdominal vaga
  ◊ Com frequência não detectado até tarde em sua progressão
- sangramento gastrointestinal (da ulceração mucosa)
- expressa receptor de tirosina quinase transmembranoso codificado por um gene-*kit* (CD117) em 95%; 70% dos tumores estromais gastrointestinais (GISTs) coexpressam CD34

Associado à: neurofibromatose tipo 1

Disseminação: (em 50% na apresentação)
(a) intraperitoneal: invasão de órgãos adjacentes, ascite, omento, peritônio
(b) hematógeno: metástase do fígado
  ◊ Linfadenopatia NÃO é uma característica
√ Massa hipervascular grande, com impregnação pelo meio de contraste, em localização extraluminal proeminente
√ ± textura heterogênea em virtude de necrose, hemorragia, degeneração cística
√ Grande lesão cavitada + fistulização do lúmen GI (comum)
√ Vasos tumorais visíveis dentro do tumor
√ Deslocamento de órgãos adjacentes + vasos

@ estômago
 √ Massa bem circunscrita de até 30 cm de tamanho
 √ Características da massa submucosa:
  √ Lesão com margem obtusa/no ângulo com a parede gástrica (em visualização de perfil)
  √ Circunscrita lisa (*en face*)
 √ Superfície mucosa lisa (comum)
 √ Ulceração mucosa (em até 60%)
 √ Massa intraluminal polipoide (em 14%)
 CT:
  √ Extensão extragástrica dentro do ligamento gastro-hepático/gastroesplênico/saco menor (em 86%)
  √ Impregnação periférica pelo meio de contraste em 92% (correspondendo a tumor viável)
  √ Áreas centrais de baixa atenuação (correspondendo a hemorragia, necrose, formação de cisto)
  √ Cavidade contendo ar/nível de ar-fluído/meio de contraste oral se comunica com lúmen gástrico
  √ Calcificado em 3%
 MR:
  √ Porção de tumor sólido hipotensa em T1WI + hiperintensa em T2WI + impregnação pelo meio de contraste
  √ Hemorragia tumoral varia de intensidade de sinal alta a baixa em T1WI + T2WI dependendo da idade
 DDx: leiomioma, leiomiossarcoma, schwannoma, neurofibroma, carcinoide

@ intestino delgado
@ anorretal

Cx: obstrução intestinal (rara)
Rx: (1) cirurgia para tumor primário localizado
(2) imanitibe (= inibidor de tirosina quinase) inibe o crescimento de tumor estromal gastrointestinal (aumento paradoxal em virtude de hemorragia/necrose do tumor)

GIARDÍASE

= super crescimento do parasita comensal *Giardia lamblia*

Organismo: Guardia lamblia (protozoário *flagellate d*), com frequência contaminante inofensivo do duodeno + jejuno na forma móvel (= trofozoide) preso à mucosa por disco de sucção, forma não móvel (= cisto) descartada nas fezes; capaz de comportamento patogênico com invasão de parede do intestino

Incidência: 1,5–2% da população nos Estados Unidos, infesta 4–16% dos habitantes de países tropicais, encontrada em 3–20% das crianças em partes do sul dos USA

Predisposição: mecanismo imunológico alterado (disgamaglobulinemia, hiperplasia linfoide nodular do íleo)

Histologia: vilosidades fechadas (pode ser diagnosticada como doença celíaca especialmente em crianças), infiltração celular de inflamação aguda + crônica na lâmina própria

- dor abdominal, perda de peso, déficit de crescimento (especialmente em crianças)
- espectro de diarreia assintomática a gravemente debilitante
- esteatorreia = absorção de gordura reduzida (relacionada com o número de organismos) simulando doença celíaca

Localização: mais pronunciada no duodeno + jejuno
√ Espessamento segmentar distorcido das pregas mucosas no duodeno + jejuno (edema mucosal) com íleo normal
√ Espasmo marcado + irritabilidade com alteração rápida na direção + configuração das pregas
√ Hipersecreção com obscurecimento + indistinção das pregas
√ Hiperperistalse com tempo de trânsito rápido
√ Segmentação de bário (alteração da motilidade + excesso de fluido intraluminal)
√ ± hiperplasia linfoide (associada a estado de deficiência de imunoglobulina)

Dx: (1) detecção de cistos de *Giardia lamblia* nas fezes formadas ou trofozoides nas fezes diarreicas
(2) trofozoides na aspiração duodenal/biopsia jejunal

DDx: estrongiloides/infecção por tênia
Rx: quinacrina (Atabrine®)

TUMOR GLÔMICO DO ESTÔMAGO

◊ Tumor gástrico vascular benigno mais comum

Histologia: vasos de paredes finas de forma irregular dilatados (= capilares modificados) cobertos por ninhos/filamentos de bainhas de células glômicas

- assintomático/sangramento GI superior

Localização: antro gástrico
√ Massa submucosa lisa única ± ulceração
√ Pequena calcificação (ocasionalmente)
√ Impregnação interna na fase arterial inicial

ACANTOSE POR GLICOGÊNIO

= condição degenerativa benigna com acúmulo de glicogênio celular dentro do revestimento epitelial escamoso do esôfago

Incidência: em até 15% dos pacientes submetidos à endoscopia
Etiologia: desconhecida
Idade: indivíduos de meia idade/idosos
Histologia: hiperplasia + hipertrofia de células escamosas mucosas secundária a glicogênio aumentado; sem potencial maligno

- assintomática

- placas mucosas brancas pequenas de 2–15 mm de diâmetro em uma mucosa aparentemente normal
  Localização: média (comum)/esôfago superior; em distribuição aleatória
  √ Múltiplos nódulos/placas redondos de 1–3 mm
  Dx: biopsia
  DDx: esofagite por *Cândida* (lesões desaparecem sob tratamento em contraste com acantose por glicogênio); esofagite de refluxo

DOENÇA ENXERTO-*VERSUS*-HOSPEDEIRO

= linfócitos T de doador de medula óssea causam dano epitelial seletivo nos órgãos do receptor alvo
Transplante de medula óssea para tratamento de:
  leucemia, linfoma, anemia aplásica, déficit imunológico, doenças metabólicas do sistema hematopoiético, algumas doenças metastáticas
Incidência: 30–70% dos pacientes com transplante alogênico (= doador geneticamente diferente do hospedeiro)
Tempo de início: 3–12 meses após transplante de medula
Órgãos-alvo: trato GI (intestino delgado), pele, fígado
@ pele
- erupção macropapular na face, tronco, extremidades
@ fígado
- elevação das enzimas hepáticas ± falência do fígado
@ trato GI
- diarreia secretora profusa
- cólicas abdominais, febre, náusea, vômitos
Patofisiologia: atrofia mucosa grave/destruição
√ Espessamento áspero de pregas
√ "Intestino em fita" = apagamento das pregas do intestino delgado com aparência tubular (DDx: enterite viral, isquemia, doença celíaca, radiação, alergia a soja)
√ Perda de haustração, espasmo, edema, ulceração, padrão mucoso granular do cólon (simulando colite ulcerativa)
√ Intestino delgado em moldura = revestimento anormal do intestino por horas a dias
√ Coleções circulares de material de contraste em trajetos transversais + paralelos na seção longitudinal
√ Tempo de trânsito gravemente diminuído
CT:
√ Camada fina de mucosa com impregnação elevada anormalmente envolvendo difusamente intestino delgado + grosso
√ Intestino mal opacificado cheio com fluido distendido (material de contraste oral não dado!)
√ Bário (de enema de contraste anterior) pode-se tornar incorporado dentro da parede intestinal
Cx: infecção com organismos oportunistas, por exemplo, *Candida albicans,* do vírus herpes, organismos fúngicos invasivos, CMV, vírus de varicela-zoster, vírus de Epstein-Barr, vírus da hepatite, rotavírus, adenovírus, vírus de Coxsackie A e B, *P. carinii,* pneumococos
Prognóstico: fatal em até 15% (em virtude de infecções oportunistas)
Rx: esteroides + ciclosporina
DDx: superinfecção com enterovírus

INFECÇÃO POR *HELICOBACTER PYLORI*

Organismo: bacilo distribuído mundialmente em forma espiral gram-negativo [anteriormente *Campylobacter pylori*]
Prevalência: aumentando com a idade; > 50% dos americanos > 60 anos de idade
Patologia: dano à superfície epitelial + inflamação com infiltração mucosa por neutrófilos, células plasmáticas e linfonodos
Localização: antro gástrico > metade proximal do estômago
Local: abaixo da camada de muco sobre a superfície das células epiteliais
- assintomática (vasta maioria)
- dispepsia, dor epigástrica
√ Gastrite (75% de prevalência de *H. pylori*):
  √ Pregas gástricas espessadas
  √ Gastrite polipoide imitando tumor maligno
  √ Aumento da *areae gastricae* (camada que forma o padrão mucoso da superfície gástrica)
√ Úlcera gástrica (60–80% de prevalência de *H. pylori*)
√ Úlcera duodenal (90–100% de prevalência de *H. pylori*)
Dx: (1) escovação endoscópica + biopsia
     (2) teste de respiração medindo atividade de urease após ingestão de ureia marcada com carbono 14
     (3) teste sorológico para anticorpos IgG
Rx: terapia tripla (= bismuto + metronidazol + tetraciclina/amoxicilina) resulta em 95% de taxa de cura após 2 semanas de terapia

HEMANGIOMA DO INTESTINO DELGADO

Incidência: 7–10% de todos os tumores benignos do intestino delgado
Incidência aumentada em: síndrome de Turner, esclerose tuberosa, doença de Osler-Weber-Rendu
- sintomático (80%):
  - sangramento grave intermitente agudo (melena)
  - anemia aguda/crônica que ameaça a vida
  - obstrução intestinal, intussuscepção, perfuração
Patologia: massa polipoide macia infiltrante submucosa
Localização: jejuno (55%), íleo (42%), duodeno (2%)
√ Defeitos de preenchimento intraluminais compressíveis sésseis múltiplos
√ Anormalidade mucosa segmentar nodular
√ ± flebólitos na parede intestinal
CT:
√ Massa lobulada bem circunscrita de atenuação heterogênea suprida por artéria de grande calibre

PÚRPURA DE HENOCH-SCHÖNLEIN

= vasculite dos pequenos vasos aguda relacionada com hipersensibilidade alérgica sistêmica mais comum em crianças
Precipitada por: infecção viral/bacteriana, alergias, picadas de inseto, drogas (p. ex., penicilina, sulfonamidas, aspirina), certos alimentos
Causa: deposição de complexos imunes dominantes IgA em vênulas, capilares e arteríolas
Idade: crianças (idade de pico aos 5 anos, média 3–10 anos) + adultos > 20 anos de idade (em até 30%)
Patologia: vasculite leucocitoclástica + depósitos de imunoglobulina A na junção dermoepidermoide
- geralmente começa como infecção do trato respiratório superior
@ doença cutânea
  - erupções cutâneas petequiais/maculopapulares com púrpura nas extremidades inferiores + superfícies extensoras dos braços (95–100%)
@ doença nas articulações (60–84%)
  - artralgias das grandes articulações
@ envolvimento do trato GI (57–76%)
  - pode preceder erupções cutâneas
  - dor abdominal com cólicas ± diarreia, náuseas, vômitos
  - sangramento GI ± melena
√ Espessamento de 7–12 mm da parede intestinal segmentar curto multifocal (< 15 cm) (em virtude de hemorragia intramural + edema)
√ Dilatação intestinal
√ ± ulceração
√ Estriações na gordura mesentérica + adenopatia de < 1,5 cm

@ doença renal (20–100%)
- hematúria microscópica + proteinúria em 50% (de glomerulonefrite proliferativa com depósitos IgA demonstrados por imunofluorescência)

Cx: (1) infarto intestinal/perfuração/intussuscepção irredutível (3–5%)
(2) insuficiência renal (10–20%), doença renal em estágio final (5%)

Dx: 4 critérios de diagnóstico:
(a) idade < 20 anos no início
(b) púrpura palpável
(c) sangramento gastrointestinal
(d) evidências na biopsia de granulócitos ao redor das pequenas paredes arteriolares + venulares (biopsia de pele)

Rx: altas doses de corticoesteroides + azatropina; terapia IV com imunoglobulina
◊ Diagnóstico radiológico evita cirurgia desnecessária!

Prognóstico: autolimitante sem requerer tratamento em 37% dos adultos + 60% das crianças

DDx: SLE (múltiplos segmentos de espessamento simétrico da parede intestinal no jejuno + íleo, dilatação intestinal, aumento da atenuação do mesentério, ascite); enterocolite por *Yersinia* (íleo terminal envolvido); doença de Crohn (eritema nodoso + pioderma gangrenoso)

HÉRNIA

Prevalência: 10% das SBO; 2ª causa mais comum de obstrução do intestino delgado!
Nomenclatura: de acordo com o local anatômico de seu orifício

Hérnia encarcerada
- redução com compressão manual das alças não é possível
√ Local de transição das alças intestinais no saco da hérnia

Hérnia Externa
= intestino estendendo-se para fora da cavidade abdominal
Incidência: 95% de todas as hérnias
Localização:
@ ventral
√ Alças do intestino delgado estendendo-se além da parede abdominal anterior na visualização lateral:
1. Hérnia pós-operatória
2. Hérnia no local do trocarte
   Incidência: 1–3,6%
   √ Com frequência hérnia do tipo Richter
3. Hérnia umbilical
   ver abaixo
4. Hérnia paraumbilical
   √ Defeito grande através da linha alba da diástase do músculo abdominal reto no umbigo
5. Hérnia epigástrica/hipogástrica
   √ Na linha alba acima/abaixo do umbigo
6. **Hérnia de Spiegel**
   Frequência: 2% das hérnias abdominais anteriores
   = hérnia ventrolateral adquirida por meio de defeito na aponeurose entre músculo reto e transverso do abdômen na junção das linhas semilunar + arqueada abaixo do umbigo
   √ Saco da hérnia disseca lateralmente até o músculo reto abdominal através de uma fenda fibrosa (= linha semicircular/de Spiegel)
   √ Saco da hérnia fica abaixo de uma aponeurose oblíqua externa intacta
@ diafragma
1. Hérnia de Bochdalek
2. Hérnia de Morgagni
@ lombar
Localização: defeito nos músculos lombares abaixo da 12ª costela + acima da crista ilíaca
1. Grynfllett-Lesshaft (superior)
   Bordas: músculo oblíquo interno (anteriormente), 12ª costela (superiormente), músculo eretor da espinha (posteriormente)
2. Triângulo lombar inferior (Petit) (inferior)
   Bordas: músculo oblíquo externo (anteriormente), crista ilíaca (inferiormente), músculo latissimus dorsi (posteriormente)
@ assoalho pélvico
1. Forame obturador
   √ Hérnia entre músculo pectíneo + obturador externo
2. Fenda ciática
3. Hérnia perineal (rara)
   (a) hérnia perineal anterior = defeito do diafragma urogenital anterior ao músculo perineal transverso superficial + lateral ao músculo bulbocavernoso + medial ao músculo isquiocavernoso (somente em mulheres)
   (b) hérnia perineal posterior = defeito do músculo elavador do ânus/entre o músculo elevador do ânus e músculo coccígeo posterior ao músculo perineal transversal superficial
   √ De defecação proctografia
@ virilha
1. **Hérnia inguinal**
   ◊ Tipo mais comum de hérnia da parede do abdômen, M > F
   (a) hérnia inguinal direta
       = defeito no triângulo de Hesselbach (limitado pelo ligamento inguinal inferiormente, artéria epigástrica inferior superolateralmente, aponeuroses fusionadas do oblíquo interno + músculos abdominais transversos medialmente)
       √ Medial aos vasos epigástricos inferiores
       √ Hérnia contém intestino, gordura mesentérica, vasos
   (b) hérnia inguinal indireta
       ◊ Hérnia mais comum em crianças em virtude de falência na obliteração do processo vaginal acompanhando os testículos
       √ Vasos epigástricos lateral a inferior originando-se no anel inguinal profundo
   (c) **hérnia de Littré** = hérnia inguinal contendo divertículo de Meckel
2. **Hérnia femoral**
   M < F
   √ Medial à veia femoral dentro do canal femoral
   √ Posterior ao ligamento inguinal
   Cx: alta probabilidade de encarceramento
3. **Hérnia de Richter** = encarceramento da borda antimesentérica do intestino no orifício da hérnia, geralmente visto em mulheres mais velhas com hérnias femorais
   - sem massa palpável = dificuldade de diagnosticar
   √ Obstrução parcial com lúmen intestinal patente

Hérnia Interna
= herniação do intestino através de um defeito de desenvolvimento/cirurgicamente criado do peritônio, omento, mesentério ou por meio de uma banda de aderência
Incidência: 5% de todas as hérnias, responsável por < 1% das obstruções mecânicas no intestino delgado

Classificação das hérnias internas:
(a) retroperitoneal: geralmente congênita contendo o saco da hérnia
 1. Paraduodenal (ligamento de Treitz)
 2. Forame de Winslow
 3. Intersigmoide
 4. Pericecal/ileocólica
 5. Supravesical
(b) anteroperitoneal
 grupo pequeno de hérnias sem um saco peritoneal
 1. Transomental (mesocólon transverso/sigmoide)
 2. Transomental
 3. Pélvica (incluindo ligamento largo)
- náusea intermitente, dor abdominal distensão (piorada por alimentação + posição em pé e aliviada por jejum + assumir uma posição deitada)
√ Sinais de obstrução intestinal (somente durante período assintomático)
√ Efeito de massa com deslocamento de outros órgãos abdominais
Cx: vólvulos

Hérnia Paraduodenal *(53%)*
= defeito congênito no mesocólon ascendente
- com frequência assintomática
(a) ESQUERDA através da fossa de Landzert (75%)
 Localização: para a esquerda da 4ª porção do duodeno na junção duodenojejunal (fossa paraduodenal = zona confluente de mesocólon ascendente + mesocólon transversal + mesentério do intestino delgado)
 √ Agrupamento de pequenas alças dilatadas do intestino delgado entre o pâncreas e o estômago
 √ Deslocamento da parede gástrica anteriormente
 √ Deslocamento da flexura duodenojejunal + cólon transversal inferiormente
 √ Vasos comprimidos ingurgitados na entrada do saco da hérnia
 CT:
 √ Alça intestinal encapsulada deslocando a veia mesentérica inferior (= marco da margem direita do mesocólon descendente) anterolateralmente
(b) DIREITA através da fossa mesentericoparietal de Waldeyer (925%)
 Predisposição: não rotação do intestino delgado
 Localização: atrás da raiz do mesentério do intestino delgado, caudal à SMA e inferior à 3ª porção do duodeno no lado direito
 CT:
 √ Alça intestinal encapsulada deslocando a veia cólica direita (= marco da margem esquerda do mesocólon ascendente) anteriormente
 √ Alça do intestino delgado atrás da SMA + SMV abaixo da porção transversal do duodeno
 √ SMV localizada ventral + à esquerda da SMA
 √ Ausência de duodeno horizontal normal
Cx: obstrução parcial/completa do intestino delgado (em 50%)

Hérnia do Saco Menor *(<10%)*
através do forame de Winslow em localização retrogástrica
Intestino invaginado: íleo > jejuno, ceco, apêndice, cólon ascendente, divertículo de Meckel, vesícula, omento maior

√ Alças intestinais contendo gás no centro do abdômen superior
√ Alças do intestino delgado distendidas ocupando o espaço entre o estômago + fígado

Hérnia Iatrogênica

HÉRNIA TRANSMESENTÉRICA
Causa: fenestração do mesocólon transverso na construção de alça em Y de Roux
√ Agrupamento de alças do intestino delgado (70%)
√ Agrupamento de intestino delgado do lado externo do cólon comprimido contra a parede abdominal sem gordura omental sobrejacente (85%)
√ Deslocamento central do cólon (92%)
√ Deslocamento do tronco mesentérico (85%)
√ Vasos mesentéricos ingurgitados (85%)

HÉRNIA ATRAVÉS DO LIGAMENTO LARGO (MUITO RARA)
após laceração/fenestração durante cirurgia ou durante gravidez

Hérnia Hiatal
Associada a: diverticulose (25%), esofagite de refluxo (25%), úlcera duodenal (20%), cálculos biliares (18%)

Hérnia de Hiato por Deslizamento *(99%)*
= HÉRNIA AXIAL = HÉRNIA CONCÊNTRICA
= junção esofagogástrica (= ponto de terminação de pregas gástricas convergentes) > 1,5 cm acima do hiato diafragmático (= aparência de beliscão das pregas gástricas) com segmento do saco peritoneal formando parte da parede da hérnia
Etiologia: rompimento da membrana paraesofágica em decorrência de estiramento repetido com a deglutição
Incidência: aumentando com a idade
√ Redutível na posição ereta
√ Arqueamento epifrênico = todo o vestíbulo + parte do estômago são intratorácicos
√ Distância entre anel B (se visível) e margem do hiato > 2 cm
√ Peristalse cessa acima do hiato (final da onda peristáltica delineia junção esofagogástrica)
√ Esôfago tortuoso tem uma junção excêntrica com hérnia
√ Numerosas pregas gástricas espessas grossas dentro da bolsa supra-hiatal (> 6 dobras longitudinais)
√ ± refluxo gastroesofágico
CT:
 √ Deiscência da crura diafragmática > 15 mm
 √ Pseudomassa dentro/acima do hiato esofágico
 √ Aumento na gordura circundando o esôfago distal (= herniação do omento através do ligamento frenoesofágico)
DDx: movimento caudal temporário normal da junção esofagogástrica por 1–2 cm dentro do tórax em virtude da contração do músculo longitudinal durante a peristalse esofágica

Hérnia Paraesofágica *(1%)*
= HÉRNIA HIATAL ROLANTE = HÉRNIA PARA-HIATAL
= porção do estômago superiormente deslocada dentro do tórax com junção esofagogástrica permanecendo na posição subdiafragmática
√ Cárdia na posição normal
√ Herniação da porção do estômago anterior ao esôfago
√ Com frequência não redutível
√ Pode estar associada à úlcera gástrica da curvatura menor no nível do hiato diafragmático

Estômago Totalmente Intratorácico
= defeito no tendão central do diafragma em combinação com leve vólvulo no eixo transversal do estômago atrás do coração (rotação organoaxial)
√ Cárdia pode ser intratorácica (geralmente)/subdiafragmática
√ Curvatura gástrica maior no lado direito ou/esquerdo

Esôfago Congenitamente Curto
(hérnia não verdadeira, muito rara)
= ectopia gástrica por falta de extensão do esôfago
√ Segmento gástrico intratorácico não redutível (em posição ereta/supino)
√ Segmento intratorácico cilíndrico/redondo com grandes pregas sinuosas
√ Esôfago reto curto
√ Estreitamento circular na junção gastroesofágica, com frequência com úlcera
√ Refluxo gastroesofágico

Hérnia Umbilical
= protrusão dos conteúdos abdominais/gordura na parede abdominal anterior através do anel umbilical
Prevalência: 4% de todas as hérnias; M < F
Causa: falha no fechamento do anel umbilical, obesidade, gestação múltiplas, massas intra-abdominais, falência do fígado, pressão intra-abdominal aumentada, parede abdominal fraca
√ Pode conter gordura/intestino delgado/cólon
Cx: estrangulamento, encarceramento
DDx: hérnia paraumbilical, de Spiegel, epigástrica, incisional

DOENÇA DE HIRSCHSPRUNG
= AGANGLIONOSE DO CÓLON – MEGACÓLON AGANGLIÔNICO
= ausência de gânglios parassimpáticos no músculo (plexo de Meissner) + camadas submucosas (plexo de Auerbach) secundárias a uma parada da migração craniocaudal dos neuroblastos ao longo dos troncos vagais antes da 12ª semana levando a falha de relaxamento do segmento aganglionico
Incidência: 1÷5.000–8.000 nascimentos vivos; 15–20% de todas as obstruções intestinais neonatais; geralmente esporádica; familiar em 4%
Idade: durante a primeiras 6 semanas de vida de um bebê a termo (70–80%); M÷F = 4–9÷1; extremamente rara em bebês prematuros
Associada à: trissomia 21 (em 2%)
Localização: a distâncias variadas próximas ao ânus, geralmente retossigmoide (em 80%)
 (a) segmento ultracurto (= esfíncter interno) (muito raro)
 (b) doença no segmento curto . . . (80%)
 (c) doença no segmento longo . . . (15%)
 (d) aganglionose colônica total . . . (5%)
 (e) aganglionose de supressão = preservação do reto (muito rara)
• falha em passar mecônio nas primeiras 48 horas de vida
• constipação intermitente + diarreia paradoxal (25%)
• vômitos biliosos, distensão abdominal
• manometria retal com ausência de pico de atividade
√ Distensão gasosa generalizada das alças intestinais
Enema de Bário (BE):
 √ Cólon patente curto geralmente de calibre normal
 √ Forma de cone invertido na transição entre intestino anormal + normal (MAIS CARACTERÍSTICA)
  √ "Zona de transição" = segmento aganglionico aparentando tamanho normal (visto em 50% durante a 1ª semana de vida)
  √ Dilatação do intestino grosso + delgado aboralmente a partir da zona de transição
 √ Aparência normal do reto em 33%
 √ Retenção marcante de bário no filme pós-evacuação após 12–24 horas
 √ Segmento de 10–15 cm de reto persistente corrugado/convoluído (= contrações anormais não coordenadas da porção aganglionica do cólon) em 31% (DDx: colite, alergia a leite, espasmo normal intermitente do reto)
 Observação: evitar exame digital/enema de limpeza antes dos estudos radiográficos!
OB-US:
 √ Intestino delgado dilatado/cólon dilatado
Cx: (1) enterocolite necrosante
 (2) perfuração cecal (secundária à estase, distensão, isquemia)
 (3) uropatia obstrutiva
Dx: biopsia de sucção da mucosa do reto (atividade de acetilcolinesterase aumentada)
Rx: (1) procedimento de Swenson
 (2) operação de Duhamel
 (3) procedimento de Soave

PÓLIPO HIPERPLÁSICO DO CÓLON
= metaplasia intestinal consistindo de glândulas secretoras de muco revestidas por uma única camada de epitélio colunar; SEM potencial maligno
Patologia: envolvimento de epitélio dentro do lúmen glandular
Localização: retossigmoide
√ Elevação séssil redonda lisa
√ Geralmente < 5 mm de diâmetro

ESTENOSE PILÓRICA HIPERTRÓFICA (HPS)
= hipertrofia idiopática e hiperplasia das fibras musculares circulares do piloro com extensão proximal dentro do antro gástrico
Incidência: 3÷1.000; M÷F = 4–5÷1
Etiologia: herdada como característica poligênica dominante; incidência aumentada em primogênitos do sexo masculino; condição adquirida e não congênita

Sinal do cogumelo Sinal da trilha dupla / tripla
Sinal do mamilo
Sinal da lagarta
Sinal do diamante
Sinal do bico Sinal do ombro

Estenose Pilórica Hipertrófica

Forma Infantil de Estenose Pilórica Hipertrófica
Idade: manifestação entre 2–8 semanas de vida
• vômito em jato não bilioso (leite azedado/limpeza de conteúdo gástrico) com progressão por um período de diversas semanas após o nascimento (15–20%)
• histórico familiar positivo
• massa palpável em forma de azeitona (80% sensível em mãos experientes, até 14% falso positiva)
• aspiração nasogástrica > 10 mL (92% sensível, 86% específica)
Radiografia abdominal:
 ◊ Uma radiografia normal não exclui HPS!
 √ Estômago cheio de fluido após 2 horas de jejum
 √ Pouco gás intestinal

UGI (95% de sensibilidade):
   ◊ Confirmação por imaginologia é buscada pela maioria dos médicos para diferenciar de refluxo gastroesofágico
   Benefícios: avaliação anatômica completa do estômago e duodeno; avaliação funcional do refluxo gastroesofáfico duodenal
   Precauções: (1) esvaziar estômago via tubo nasogástrico antes do estudo
   (2) remover contraste ao final do estudo
√ Alongamento + estreitamento do canal pilórico (2–4 cm de extensão):
   √ "Sinal da corda" = passagem de pequena faixa de bário através do canal pilórico alongado (SINAL MAIS ESPECÍFICO)
   √ "Sinal da trilha dupla/tripla" = acúmulo de dobras mucosais no canal pilórico
   √ Recesso de Twining = "sinal do diamante" = fenda semelhante a uma tenda triangular transiente/nicho na porção média do canal pilórico com ápice apontando inferiormente secundário a inchaço mucoso entre dois feixes de músculo hipertrofiados no lado da curvatura maior dentro do canal pilórico
√ Configuração anormal do antro:
   √ "Mamilo pilórico" = bolsa externa ao longo da curvatura menor em decorrência de rompimento de persistalse antral
   √ "Sinal do ombro" = impressão de músculo hipertrofiado no antro gástrico distendido
   √ "Bico antral" = impressão maciça sobre o antro com faixa de bário apontando em direção ao canal pilórico
   √ "Sinal do caroço de azeitona" = impressão de músculo pilórico sobre antro com uma pequena quantidade de bário no orifício visto *en face*
   √ Sinal de Kirklin = "sinal do cogumelo" = endentação da base do bulbo duodenal (em 50%)
√ Distensão gástrica com fluido
√ Hiperperistalse gástrica ativa:
   √ "Sinal da lagarta" = ondas hiperperistálticas gástricas
US (método escolhido em virtude da visualização direta da HPS):
   √ "Sinal de alvo" = anel hipoecoico de músculo pilórico hipertrofiado ao redor da mucosa ecogênica centralmente na visualização transversal
   √ Piloro alongado com músculo espessado:
      √ Espessura da parede muscular pilórica ≥ 3,0–3,2 mm
      √ Volume pilórico > 1,4 cm^3 (1/4 π x [máximo diâmetro pilórico] 2 × extensão pilórica); principalmente critérios independentes de estado contraído ou relaxado (33% falso-negativo)
      √ Extensão pilórica (mm) + 3,64 × espessura do músculo (mm) > 25
      √ Diâmetro transversal pilórico ≥ 13 mm com canal pilórico fechado
      √ Canal pilórico alongado ≥ 16–17 mm de extensão
   √ "Sinal de cérvix" = endentação da massa muscular no antro cheio de fluido na seção longitudinal
   √ "Sinal do mamilo antral" = mucosa do canal pilórico redundante se projetando para dentro do antro gástrico
   √ Ondas peristálticas exageradas
   √ Esvaziamento gástrico tardio de fluído dentro do duodeno
   Armadilhas: antro gástrico confundido com HPS (ingestão de Pedyalite® melhora a definição dos marcos anatômicos)
Cx: alcalose metabólica hiperclorêmica
DDx:
1. **Piloroplasma infantil**
   = espessamento temporário do músculo pilórico
   √ Espessura variável do músculo entre 1,5 e 2,0 mm
   √ Calibre variável de estreitamento antral
   √ Peristalse antral
   √ Esvaziamento gástrico tardio (garante extensão adequada do tempo de observação real)
   √ Alongamento do piloro
   √ Conteúdo gástrico/fluido passa através do canal pilórico
   Prognóstico: resolve-se em alguns dias/? estágio inicial de estenose pilórica evoluindo
   Rx: eficaz com metoclopramida/Bentyl®
2. Gastrite/alergia a leite
   √ Espessamento circunferencial/excêntrico da mucosa antral > 2–3 mm
3. Obstrução duodenal de vólvulos no intestino médio
   √ Duodeno descendente distendido
   √ Reversão da relação da SMA e da SMV
   √ Sinal de rodamoinho = torção do mesentério do intestino delgado
4. Diafragma gástrico

Forma Adulta de Estenose Pilórica Hipertrófica
Causa: secundária à forma infantil leve
- sintomas obstrutivos agudos incomuns
- náuseas, vômitos intermitentes
- doença pós-prandial, azia
Associada a:
(1) doença ulcerosa péptica (em 50–74%) (produção prolongada de gastrina secundária a estase de alimento)
(2) gastrite crônica (54%)
√ Alongamento persistente (2–4 cm) + estreitamento concêntrico do canal pilórico
√ Pregas mucosas paralelas + preservadas
√ Antiespasmódicos não mostram efeito sobre o estreitamento
√ Úlcera benigna proximal (74%) geralmente próxima à incisura

Hipertrofia Pilórica Focal
= HIPERPLASIA DO *TORUS*
= hipertrofia muscular localizada na curvatura menor
= forma atípica mais leve de HPS
√ Achatamento da curvatura menor distal

ÂNUS IMPERFURADO
Prevalência: 1÷5.000 nascimentos vivos
A. ANOMALIA BAIXA (55%)
   = o intestino passou através da alça elevadora (sling)
   - fístula no períneo/vulva
   Rx: prontamente reparável
B. DEFEITO INTERMEDIÁRIO (menos comum)
   = intestino termina dentro do músculo elevador como resultado de anormalidade na migração posterior do reto
   - fístula abrindo-se baixo na vagina/vestíbulo
   Rx: operação de 2-/3- estágios
C. ANOMALIA ALTA
   = intestino termina acima da alça elevadora: M > F
   - conexão fistulosa ao períneo/vagina/uretra posterior (ar na bexiga em homens; ar na vagina em mulheres)
   Cx: malformações associadas mais comuns + mais graves
   Rx: múltiplos procedimentos cirúrgicos
√ Distância entre ar retal e pele não delineia com precisão a extensão do reto e ânus atrético (extensão variada durante o choro com aumento nas pressão abdominal + contração do músculo elevador do ânus)
US:
   √ ≤ 15 mm de distância entre cova anal + bolsa retal distal nas imagens transperineais indica lesão baixa

OB-US (detecção inicial por volta da 20ª–29ª semana de idade gestacional):
- nível de dissacaridade ausente/baixo no fluído amniótico
√ Cólon dilatado na parte inferior da pélvis com configuração em forma de U-/S- ± calcificações intraluminais
√ Fluido amniótico normal (a menos que também haja TEF)
√ Ausência de características anais (= borda circular hipoecoica com listra ecogênica central)

COLITE INFECCIOSA
Causa:
(1) bactérias: *Shigella, Salmonella, Yersinia, Campylobacter, Staphylococcus, Chlamydia trachomatis,* amebíase, tuberculose
(2) fungos: histoplasmose, mucormicose, actinomicose
(3) vírus: vírus do herpes, CMV, rotavírus
Localização:
- envolvimento difuso = CMV, *E. coli*
- limitado ao cólon direito = *Shigella, Salmonella*
- cólon descendente + sigmoide = esquistossomíase
- retossigmoide = gonorreia, vírus do herpes, *C. trachomatis* (linfogranuloma venéreo)

CT:
√ Espessamento da parede + baixa atenuação
√ Impregnação homogênea da parede após contraste venoso
√ Níveis múltiplos de ar-fluido
√ Inflamação da gordura pericólica
√ Ascite
Dx: clínico

LINFANGIECTASIA INTESTINAL
A. LINFANGIECTASIA CONGÊNITA
= ENTEROPATIA PRIMÁRIA COM PERDA PROTEICA
= má formação congênita generalizada do sistema linfático com atresia dos dutos torácicos + dilatação macroscópica dos vasos linfáticos do intestino delgado; geralmente esporádica; pode ser herdada
Idade: apresentação antes dos 30 anos
- linfedema generalizado assimétrico (em virtude de enteropatia com perda proteica com hipoproteinemia)
- efusões pleurais quilosas (45%)
- diarreia (60%), esteatorreia (20%)
- vômitos (15%)
- dor abdominal (15%) + distensão
- albumina + proteína diminuídas
- linfocitopenia (90%)
- redução do fibrinogênio sérico da transferrina e ceruloplasmina

B. LINFANGIECTASIA ADQUIRIDA
Causas que levam à dilatação dos linfáticos intestinais:
1. Adenite mesentérica
2. Fibrose retroperitoneal
3. Linfoma de intestino delgado difuso
4. Pancreatite
5. Efusão pericárdica com obstrução do ducto torácico
- edema periférico/anasarca (SINTOMA-CHAVE)
- efusão quilosa + serosa
- diarreia, vômitos, dor abdominal, má absorção, esteatorreia
- hipoproteinemia secundária à perda de proteínas dentro do lúmen intestinal

Patologia: dilatação dos vasos linfáticos na mucosa + submucosa + abundância de macrófagos com gordura (foamy fat–staining) (Diagnóstico Diferencial à doença de Whipple: negativo para PAS)

√ Espessamento simétrico difuso irregular marcante de pregas no jejuno + íleo (em razão de gânglios linfáticos intestinais dilatados + edema hipoproteinêmico)
√ Micronodularidade (= vasos lácteos dilatados na submucosa + lâmina própria)
√ Leve separação + rigidez das pregas
√ Diluição da coluna de bário (considerável aumento nas secreções intestinais resultante de má absorção)
√ Sem/leve dilatação intestinal

Linfangiograma (nem sempre diagnóstico):
√ Hiperplasia dos linfáticos da extremidade inferior
√ Oclusão do ducto torácico/ducto torácico tortuoso grande
√ Obstrução da cisterna do quilo com fluxo reverso dentro dos linfáticos mesentéricos + intestinais
√ Nódulos linfáticos hipoplásicos

Dx: biopsia do intestino delgado (linfáticos dilatados na lâmina própria + núcleo vascular)
Rx: dieta pobre em gorduras com triglicérides de cadeia média (absorção direta dentro do sistema portal venoso)
DDx: (1) doença de Whipple (mais segmentação + fragmentação, pregas desordenadas)
(2) amiloidose (edema + secreções geralmente ausentes)
(3) hipoalbuminemia (espessamento das pregas simétrico menos pronunciado, secreções menos proeminentes)

PSEUDO-OBSTRUÇÃO INTESTINAL

Pseudo-Obstrução Colônica Aguda
= SÍNDROME DE OGILVIE
[Sir William Heneage Ogilvie (1887–1971), cirurgião inglês no Guy's Hospital, Londres]
= doença clínica rara com sinais e sintomas e aparência radiográfica de uma grande obstrução intestinal aguda, mas sem obstrução mecânica

Patogênese: desequilíbrio no sistema nervoso autônomo (superatividade simpática + supressão parassimpática) após doença médica significativa recente/procedimento cirúrgico
Causa: trauma retroperitoneal, especialmente fratura (11–52%), cirurgia pélvica/abdominal/cardiotorácica (20%), infecção (10%), doença cardíaca [infarto do miocárdio, CHF] (10%)

Em 50% associada a:
desequilíbrio metabólico (hipocalemia, hipocalcemia, hipomagnessemia, antipiscóticos, bloqueadores de canal de cálcio, narcolépticos)
Idade: > 60 anos/paciente mais jovem com doença na coluna, M > F
- dor abdominal (80%), distensão abdominal
- náusea e vômitos (80%)
- obstipação (40%), diarreia
- febre (37%)
- sons intestinais presentes

√ Cólon maciçamente dilatado, especialmente ceco + hemicólon direito (ocasionalmente se estendendo para o reto)
√ Marcas haustrais normais
√ Sinal do *cut-off* do cólon (= falta de gás no cólon distal)
√ Níveis de ar-fluido no intestino delgado
√ Ausência de lesões obstrutoras no enema
Cx: perfuração cecal
Prognóstico: 15–45% de mortalidade
Rx: sucção nasogástrica + retal; neostigmina; descompressão colônica (se o ceco exceder 10 cm)
DDx: megacólon tóxico, obstrução mecânica

Síndrome de Pseudo-Obstrução Intestinal Crônica

= intestino não propulsivo caracterizado por resposta fraca à dilatação intestinal sem causa definível; ? autossômico dominante

Causa:
(1) densidade reduzida de células intersticiais de Cajal no cólon (= células do marca-passo intestinal)
(2) doença neuropática = amiloidose, diabetes, esclerose múltipla, tumor no tronco cerebral, derrame, lesão na medula espinhal, Parkinson, síndromes paraneoplásicas (anticorpos nucleares antineuronais)
(3) miopatia: escleroderma
(4) medicação: antidepressivos anticolinérgicos, bloqueadores de canais de cálcio, agonistas adrenérgicos de alfa-2

Idade: período neonatal/retardado por meses + anos, M÷F = 1÷1

- ataques recorrentes de náuseas e vômitos (83%)
- dor abdominal (74%)
- distensão abdominal (57%)
- constipação (36%), diarreia (29%)
- peristalse diminuída persistentemente
- √ Dilatação esofágica + hipoperistalse (terço inferior)
- √ Dilatação duodenal excessiva (DDx: megaduodeno, síndrome da artéria mesentérica superior)
- √ Distensão gasosa de leve a marcante do intestino delgado proximal
- √ Ligamento de Treitz pode estar localizado mais baixo que o normal
- √ Trânsito retardado de bário através dos segmentos afetados
- √ Atividade motora desordenada (fluoroscópio)
- √ Níveis de ar-fluido no intestino delgado + distensão
- √ Trânsito intestinal perturbado

DIVERTÍCULO DUODENAL INTRALUMINAL

= lesão congênita secundária ao alongamento de um diafragma duodenal incompleto

Idade de apresentação: em adultos jovens

- saciedade fácil
- vômitos
- dor abdominal superior com cólicas

Localização: 2ª–3ª porção do duodeno

- √ Saco preenchido com bário dentro do lúmen duodenal (quadro patognomônico) = aparência de "biruta, vírgula, lágrima"
- √ Ancorado à parede lateral do duodeno
- √ Sinal de "halo" = mucosa duodenal cobre parede externa + interna do divertículo

ROTURA ESOFÁGICA INTRAMURAL

= HEMATOMA DE DISSECÇÃO INTRAMURAL
= laceração da mucosa com hemorragia dissecante dentro da submucosa e envolvimento do plexo venoso

- hematêmese
- √ Hematoma intramural simula material sólido retido dentro do lúmen
- √ "Sinal de tira mucosa" = mucosa dissecada flutuando dentro do lúmen

INTUSSUSCEPÇÃO

= invaginação semelhante a telescópio ou prolapso de um segmento do trato intestinal (= *intussusceptum* = alça doadora) dentro do lúmen do segmento intestinal adjacente (= intussuscipiente = alça receptora)

◊ A intussuscepção contém o intussuscepto dobrado com segmento ingressante + regressante + seu mesentério

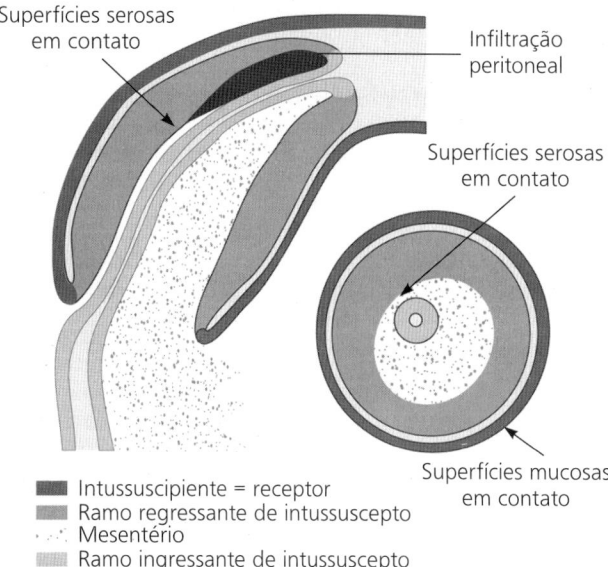

Anatomia da Intussuscepção

A. EM CRIANÇAS (94%)

Incidência: 2–4÷1.000 nascimentos vivos; emergência abdominal mais comum do início da infância

◊ Causa principal de obstrução intestinal adquirida na infância!

Etiologia:
(1) idiopática (mais de 95%): edema mucoso + hiperplasia linfoide (= placas de Peyer aumentadas) seguindo-se a gastroenterite viral; predominantemente na válvula ileocecal
(2) cabeça da invaginação (5%):
  (a) bebês < 3 meses: divertículo de Meckel (mais comum), cisto de duplicação
  (b) crianças > 3 anos de idade: linfoma de Burkitt, pólipo na síndrome de Peutz-Jeghers, hemangioma polipoide, cisto enterógeno, pâncreas ectópico, granuloma de sutura, periapendicite, púrpura de Henoch-Schönlein, coagulopatia, mecônio espessado

Mnemônica: H DIMPL

Henoch-Schönlein, Púrpura de
Duplicação
Idiopática
Meckel, Divertículo de
Pólipo
Linfossarcoma

Idade: pico de incidência entre 6 meses e 2 anos; 3–9 meses (40%); < 1 no (50%); < 2 anos 75%); > 3 anos (< 10%); M÷F = 2÷1

- início abrupto de dor violenta com cólica (94%)
- vômitos (91%)
- fezes vermelhas "geleia de groselha"/hematoquezia (66%) geralmente somente após > 48 horas de duração
- massa abdominal palpável (59%)
- diarreia
- agitação, palidez, febre

Tipos: ileocólica (75–95%) > ileoileocólica (9%) > ileoileal (4%) > colocólica

Localização: cólon transverso + flexura hepática + cólon ascendente (90%)

Cx: comprometimento vascular secundário à incorporação do mesentério (hemorragia, infarto, inflamação aguda)

B. EM ADULTOS (6%)

Incidência: responsável por < 16% de todas as obstruções intestinais; 0,05% dos exames de CT

Etiologia:
(a) Causa específica (80%)
1. Tumor: benigno (1/3) maligno (1/5)
2. Alterações pós-cirúrgicas (1/3): aderências adjacentes à sutura/edema intestinal submucosa/motilidade descoordenada
3. Divertículo de Meckel invaginado (= invertido)
4. Mucosa gástrica protuberante
5. Pâncreas aberrante
6. Corpo estranho, tubo de alimentação
7. Úlcera crônica (TB, tifoide)
8. Gastroenterite anterior
9. Gastroenterostomia, trauma

Espontânea sem ponto principal anatômico:
doença celíaca, escleroderma, doença de Whipple, jejum, ansiedade, estado agônico

(b) idiopática (20%):
com frequência achado transitório na CT abdominal em pacientes assintomáticos, particularmente no jejuno

- episódios recorrentes de dor com cólicas, náuseas, vômitos
- sensibilidade abdominal, distensão
- mudança nos hábitos intestinais
- massa palpável (em até 50%)
- fezes sanguinolentas (na maioria)

Localização: ileoileal (40%) > ileocólica (15%)

intestino delgado (55%): não neoplásica (43%), neoplasma benigno (40%), neoplasma maligno (17%)

cólon (45%): neoplasma maligno (48%), neoplasma benigno (21%), não neoplásica (31%)

Prognóstico: autolimitante se houver intussuscepção com < 3,5 cm de extensão

Filme simples (40–90% preciso):
◊ Ar dentro do ceco exclui diagnóstico de intussuscepção ileocecal!
√ Sem anormalidades em 25%
√ Massa de tecido mole abdominal (50–60%), geralmente no quadrante superior direito:
  √ Sinal do alvo + massa de tecido mole com áreas circulares de lucência (em virtude da gordura mesentérica da intussuscepção)
  √ Sinal do menisco = crescente de gás com lúmen colônico que delineia o ápice da intussuscepção
  √ Perda da margem hepática inferior
√ Pouco ar no intestino delgado:
  √ Escassez de gás no quadrante inferior direito/pélvis
  √ Abdômen inferior sem gás
√ Ar no apêndice deslocado
√ Obstrução no intestino delgado por várias horas (25%):
  √ Dilatação de alças de delgado
  √ Níveis de ar-fluido sobrepostos

Estudo anterógrado de bário:
√ Aparência de "mola enrolada"
√ Estreitamento agudo semelhante a bico da coluna de bário demonstrando um canal central

Enema Dx:
Indicação: idade incomum da criança (< 2 meses, > 4 anos), febre alta, sinais peritoneais

Contraindicação: ar livre
√ Sinal do menisco = massa intracólica convexa = ápice redondo de intussuscepção se projeta dentro da coluna de contraste
√ Sinal da "mola espiralada" = pregas mucosas edematosas de ramo regressante de intussuscepção revestido por material de contraste dentro do lúmen do cólon

US (98–100% sensível, 88–100% específica):
√ Massa prontamente detectável com mais de 5,0 × 2,5 cm
√ "Sinal de massa crescente/alvo/centro do alvo" (na varredura transversal) = aneis concêntricos de camadas hipoecoicas + hiperecoicas alternadas (= intussuscipientes) com porção hiperecoica central (= mesentério de intussuscepção)
√ "Sinal de pseudo rim/sanduiche/garfo de feno" (na varredura longitudinal) = camadas hipoecoicas em cada lado do centro ecogênico de gordura mesentérica
√ Fluido peritoneal preso dentro da intussuscepção em < 15% (associado a irredutibilidade + isquemia)
√ Mesentério ecogênico contém gânglios linfáticos + complexo cecoapendiceal perto da base da intussuscepção
√ Doppler colorido demonstra vasos mesentéricos deslocados entre parede de entrada + retorno da intussuscepção
  ◊ Ausência de fluxo sanguíneo dentro da intussuscepção sugere necrose intestinal (47%)
  ◊ Presença de fluxo de sangue dentro da intussuscepção é um bom previsor de redutibilidade!

CT:
√ "Anéis concêntricos múltiplos" = 3 cilindros concêntricos (cilindro central = canal + parede da intussuscepção; cilindro médio = gordura mesentérica crescente; cilindro externo = intussuscepto regressante + intussuscipiente)
√ Obstrução proximal

Redução Hidrostática/Pneumática

< 1% de mortalidade se ocorrer redução < 24 horas após início!

Taxa geral de sucesso: 70–85%

Contraindicações: pneumoperitônio, peritonite, choque hipovolêmico, desidratação grave
  ◊ Obter radiografia abdominal para documentar ausência de perfuração antes da redução!

Técnica:
(1) sedação (discutível) com sulfato de morfina (0,2 mg/kg IM)/citrato de fentanil IV (tensão aumenta pressão luminal do cólon distendido)
(2) selo anal com cateter de Foley 24-F + inflação do balão igual à distância interpediculada de L5; balão puxado para baixo até a linga elevadora; preso às nádegas; ambas as nádegas firmemente presas juntas
(3) 60% wt/vol de sulfato de bário com contêiner entre 60–90 cm acima do nível do ânus
(4) máximo 3 tentativas de 3 minutos cada
(5) manipulação manual aumenta a pressão colônica
(6) redução deve ser obtida em até 10 minutos
(7) refluxo extenso dentro do intestino delgado desejável para excluir intussuscepção ileoileal residual

"Regra dos 3s"
(1) 3,5 pés (105 cm) acima da tabela (= 120 mmHg)
(2) 3 tentativas
(3) 3 minutos entre tentativas (demora permite que congestão venosa + edema persistam)

Meio alternativo:
(1) 1÷4 solução aquosa de Gastrografin® elevada a uma altura de 5 pés (150 cm)

(2) ar (MÉTODO DE ESCOLHA): emprega pressões intracolônicas maiores, mais rapidamente, mais facilmente, com menos tempo fluoroscópico, menos contaminação de cavidade peritoneal
   (3) enema salino orientado por ultrassom: sem limite de tempo de procedimento, baixa taxa de perfuração
Cx: perfuração (0,4–3%; pressão de explosão colônica ~200 mmHg); redução de intestino não viável; redução incompleta; ponto principal não percebido
Prognóstico: 3,5–5–10% de taxa de recorrência em 24 horas

COLITE ISQUÊMICA

= doença isquêmica não oclusiva (vasos mesentéricos maiores geralmente patentes) caracterizada por início agudo + alterações clínicas rápidas e radiográficas evolutivas

Etiologia: diminuição no fluxo de sangue até 20% do fluxo normal associado à doença nos vasos menores (hipóxia) + lesão de reperfusão quando o fluxo sanguíneo é restabelecido; lesão mais grave se ramos vasculares terminais estiverem obstruídos e não as arcadas mesentéricas proximais

Patologia:
   (a) congestão mucosa, necrose segmentar, ulcerações + edema submucoso e hemorragia (mucosa + submucosa mais sensíveis à isquemia)
       ◊ Lesão mucosa inicial é reversível
   (b) lesão da muscular própria (após isquemia grave + prolongada) pode levar à necrose transmural
       ◊ Estreitamento fibrótico, perfuração, sepse grave

Fatores precipitantes:
   (a) obstrução intestinal: vólvulo, carcinoma (dilatação proximal com pressão intraluminal aumentada e fluxo de sangue reduzido)
   (b) trombose: doença cardiovascular, infarto do miocárdio, tratamento digital, arritmia, contraceptivos orais, episódio hipotensivo, doença vascular do colágeno, anemia falsiforme, síndrome hemolítico-urêmica
   (c) trauma: reconstrução aortoilíaca (2%) com ligação da IMA, cirurgia cardíaca
   (d) idiopática/espontânea: principalmente nos idosos

Mnemônica: VENTE
   Vasculite
   Encarceramento (hérnia, vólvulo)
   Não Oclusiva, Isquemia (choque, CHF)
   Trombose (aterosclerose, coágulos, policitemia vera, hiperviscosidade)
   Espontânea

Idade: geralmente > 50 anos; M = F
- início abrupto de dor abdominal inferior + sangramento retal
- sensibilidade abdominal, diarreia
- falta de sepse
- culturas de fezes negativas

Localização: envolvimento segmentar de qualquer parte do cólon; todo o cólon (11%); cólon direito (30%); cólon transverso (9%); cólon esquerdo (46–90%); cólon sigmoide (4%), reto preservado;
   Segmentos mais comumente afetados:
      (a) **ponto de Griffith** (80%) = junção entre distribuição das artérias mesentéricas superior + inferior na flexura esplênica
      (b) **ponto de Sudeck** = plexo anastomótico entre artéria mesentérica inferior + suprimento vascular hipogástrico na junção retossigmoide

Extensão média do envolvimento segmentar: 19 cm
Filme simples (geralmente normal):
   √ Impressão segmentar = endentações marginais no lado mesentérico (descoberta rara no filme simples)
Enema de Bário (em 90% anormal):
   ◊ Contraste simples pode apagar impressão digital, mas contraste duplo geralmente é mais sensível!
   √ Impressão digital (75%) em virtude de hemorragia submucosa + edema
   √ Sulcos transversos = pregas mucosas aumentadas marcantemente (espasmo), alguma flexibilidade é preservada
   √ Mucosa serrada = edema inflamatório + ulceração superficial longitudinal/circunferencial
   √ Úlceras penetrantes profundas (tardia)
CT (taxa de detecção de 26–39%):
   √ Espessamento segmentar simétrico/lobulado da parede colônica entre 2 e 20 (média 8) mm:
      √ Configuração desordenada + camadas alternadas de atenuação alta e baixa (sinal do duplo halo) + listras pericólicas marcantes (aparência "molhada" em 61%)
      √ Parede captando homogeneamente o meio de contraste definida com precisão + espessamento mural leve (aparência seca em 33%)
   √ Perda das haustrações
   √ Lúmen atônico estreitado irregular (= impressões digitais)
   √ Acúmulo curvilíneo de gás intramural (6%) sugere infarto intestinal
   √ Ar venoso portal + mesentérico
   √ Trombo na SMA/SMV
US:
   √ Fluxo colorido ausente/tênue visualização
   √ Ausência de sinais arteriais
   √ Espessamento da parede intestinal não estratificado (= camadas indistintas) > 3 mm
Angiografia (achados semelhantes a doença inflamatória):
   √ Suprimento arterial normal/ligeiramente atenuado
   √ Leve aceleração de tempo de trânsito arteriovenoso
   √ Pequenas veias tortuosas ectasiadas de drenagem
Prognóstico:
   (1) isquemia transitória = resolução completa em 1–3 meses (76%)
   (2) estenose isquêmica = cura tardia incompleta
      √ Segmentos estreitados sem pregas de diversos centímetros de extensão com margens afuniladas lisas
   (3) gangrena com necrose + perfuração (extremamente incomum)
   (4) taxa de mortalidade de 11–36%
DDx: (a) aparência seca: colite ulcerativa/granulomatosa
      (b) aparência molhada: colite pseudomembranosa, colite por CMV

ATRESIA JEJUNAL

   ◊ Ar pode ser injetado através do tubo nasogástrico
   ◊ BE exclui 2ª e 3ª áreas de atresia
Causa: lesão isquêmica intrauterina no intestino em desenvolvimento
Idade: maioria se apresentando durante o 1º dia de vida
Em 25% associada a: má rotação, vólvulo, gastroquise, onfalocele
- vômito bilioso, distensão abdominal, falha em passar mecônio
Filme simples:
   Observação: difícil de diferenciar cólon de intestino delgado em neonatos
   √ 2–3 alças intestinais dilatadas
   √ Ausência de gás na porção inferior do abdômen

Enema de Bário:
  Objetivo: excluir causas de obstrução do intestino grosso, mostrar tamanho anatômico do cólon, demonstrar íleo meconial
  √ Microcólon/cólon delgado/cólon de calibre normal (em virtude de secreções intestinais suficientes no intestino delgado remanescente
  Cx: peritonite por mecônio (5%)

DOENÇA DIVERTICULAR JEJUNOILEAL
= DIVERTICULOSE JEJUNAL
= forma mais rara de doença diverticular gastrointestinal
Causa: contrações desordenadas do músculo liso resultam em pressão intraluminal aumentada e herniação mucosa (= divertículos de pulsão = divertículos falsos)
Incidência: 0,5–1,1–2,3% na UGI; 0,3–4,5% da série de autópsias; M > F
Idade: 6ª–7ª décadas
Localização: 80% no jejuno; 15% no íleo (geralmente solitário), 5% no jejuno + íleo
Local: na borda mesentérica próxima à entrada dos vasos retos
- dor intermitente no abdômen superior, flatulência, episódios de diarreia (30%)
Local: de poucos milímetros a > 10 cm
Filme simples:
  √ Níveis de ar-fluido em múltiplos divertículos
  √ Leve dilatação das alças intestinais na área dos divertículos
Enema de Bário (BE):
  √ Pode não preencher (colo estreito/secreções estagnadas)
  √ Bário encarcerado no filme tardio após 24 horas
Cx:
  (1) síndrome da alça cega com supercrescimento bacteriano:
    - esteatorreia, diarreia, má absorção, perda de peso
    - anemia megaloblástica (supercrescimento de bactérias coliformes leva à desconjugação dos ácidos biliares + metabolismo intraluminal da vitamina B_{12})
  (2) perfuração livre = causa principal de peneumoperitônio sem peritonite (mortalidade de 21–40%)
  (3) hemorragia (poucos casos)
  (4) diverticulite
  (5) obstrução intestinal (íleo enterólito)

POLIPOSE JUVENIL
= doença dominante autossômica rara com penetração variável caracterizada por desenvolvimento de múltiplos pólipos juvenis (> 5) no trato GI
◊ Pólipo colônico familiar/não familiar mais comum em crianças (75%)!
Categorias:
  A. Polipose juvenil na infância
    Idade: 4–6 anos (faixa 1–10 anos); M÷F = 3÷2
    - enteropatia com perda proteica, diarreia, hemorragia
    - prolapso retal
    √ Intussuscepção
  B. Polipose juvenil colônica e generalizada
    Idade: em 85% manifestada por volta dos 20 anos de idade
    - prolapso do pólipo/reto
    - sangramento retal, anemia
Patologia: pólipo hamartomatoso; adenomas podem coexistir
Histologia: pouco/nenhum músculo liso; hiperplasia das glândulas mucosas; cistos de retenção desenvolvem-se com obstrução dos orifícios glandulares (múltiplos espaços preenchidos com mucina); lâmina própria expandida inflamada edematosa
    DDx: polipose adenomatosa familiar, síndrome de Peutz-Jeghers
- sangramento retal (95%) mais comumente como hematoquezia vermelho-brilhante intermitente
- anemia, dor
- diarreia, constipação
- dor abdominal (de intussuscepção)
- prolapso retal (raro)
Localização: retossigmoide (80%); raro no intestino delgado + estômago, não no esôfago
√ Pólipo solitário (75%); pólipos múltiplos (1/3) de contorno redondo liso
√ Lesão de tamanho de puntiforme/até vários centímetros de diâmetro
√ Invariavelmente com pedículo de tamanho variável
Dx: (1) qualquer número de pólipos com histórico familiar
  (2) pólipos por todo o trato GI
  (3) > 5–10 pólipos no cólon
Cx: câncer colorretal por volta dos 35 anos de idade (em 15%)
DDx: pólipos juvenis solitários (< 5 pólipos, 1% de prevalência em crianças)

SARCOMA DE KAPOSI
[Moritz Kaposi (1837–1902), dermatologista em Viena, Áustria]
= neoplasma maligno de baixo grau multicêntrico originando-se das células endoteliais dos vasos linfáticos/sanguíneos
Causa: vírus do herpes humano tipo 8 (HHV8) e outros cofatores (p. ex., crescimento induzido por citocinas)
Incidência: neoplasma mais comum relacionado com AIDS (10–20–34%); em 51% dos homossexuais/homens bissexuais com AIDS; raro em hemofílicos; M÷F = 50÷1
Histologia: proliferação de células fusiformes com inúmeras hemácias extravasadas localizadas em fendas entre as células estromais
Variantes:
  (a) desregulação imunológica
    1. Sarcoma de Kaposi clássico (esporádico/mediterrâneo)
      Idade: 50–80 anos; M÷F = 10–15÷1
      Geografia: Europa ocidental, Mediterrâneo, judeus Asquenaze
    2. Sarcoma de Kaposi endêmico (africano)
      Geografia: África Ocidental, África Central
      Idade: 30–40 anos; M÷F = 13–17÷1
  (b) estado imunossupressor
    3. Sarcoma de Kaposi iatrogênico (relacionado com transplante de órgãos)
      Prevalência: 6% de todos os receptores de transplante de órgãos
      Tempo de desenvolvimento médio: 21 meses
    4. Sarcoma de Kaposi relacionado à AIDS (epidêmico)
      Prevalência: até 50% no tempo de vida de homens homossexuais > usuários de drogas IV > hemofílicos > mulheres
@ pele (local mais frequente)
- múltiplas lesões cutâneas vermelho-azuladas ligeiramente elevadas
@ linfonodos (80%, 2º local mais frequente)
  √ Lifadenopatia hiperatenuante (secundária à vascularidade): peripancreático, porta hepática, retroperitoneal, mesentérico, inguinal, pélvico
Associado à alta frequência de envolvimento do trato GI
@ trato GI (40–50%, 3º local mais frequente)
- em geral clinicamente silencioso
- concomitante a/após doença cutânea
◊ Trato GI é o único local de envolvimento em < 5%!
Localização: em qualquer sítio dentro do trato GI; com frequência multifocal
√ Pregas nodulares espessadas
√ Múltiplos nódulos submucosos ± umbilicação central
√ Massa submucosa polipoide 0,5–3,0 cm
√ Lesão infiltrante linite plástica (rara)

@ fígado e baço (34% na autopsia)
  com pouca frequência contribui para morbidade + mortalidade
  √ Múltiplos nódulos 5–12 mm hiperecoicos na US, hipodensos em CT sem contraste/em CT com contraste indistinguíveis de hemangiomas múltiplos
    DDx: doença mestastásica, microabscessos fúngicos, múltiplas áreas de angiomatose bacilar (= lagos venosos inchados no fígado)
@ pulmão (18–47% dos pacientes com sarcoma cutâneo):
  = complicação tardia da AIDS
  Local: interstício axial peribroncovascular simétrico bilateral (91%); zonas média/inferior do pulmão (92%)
  √ Engrossamento dos ramos broncovasculares:
    √ Opacidades em trilho de trem
    √ Manguito peribroncogênico
    √ Linhas septais (38–71%)
  √ Espessamento septal interlobular + nodularidade na fissura
  √ Consolidação coalescente peri-hilar central ± broncogramas aéreas em 45% (= tumor confluente)
  √ Pequenos (50%)/grandes (28%) nódulos pulmonares (= proliferação de tumor se estendendo dentro do parênquima):
    √ Sinal do halo = opacidades em vidro fosco circundando o nódulo
  √ Efusão pleural (33–67%), quilotórax (raro)
  √ Linfadenopatia moderada (16%): axilar, mediastinal, hilar
  √ Massas na parede torácica
@ sistema musculoesquelético
  √ Lesão cortical lítica
  √ Nódulos subcutâneos
DDx: visualização + biopsia de massa com cor vermelho-púrpura

BANDAS DE LADD

= bandas peritoneais congênitas se estendendo do ceco/flexura hepática sobre a superfície anterior da 2ª/3ª porção do duodeno causando obstrução duodenal em sua 2ª porção (mesmo sem vólvulo)
Associadas à: má rotação
√ Terminação oblíqua da coluna de contraste duodenal

LEIOMIOMA

Localização: 2/3 ocorrem no estômago
Patologia: surgindo da muscular própria/submucosa/muscular mucosa/músculo liso dos vasos sanguíneos dentro da parede das vísceras
Histologia: bandas intersectadas de músculo + tecido fibroso em uma cápsula bem definida
√ Dificuldade de diferenciar de leiomiossarcoma
DDx: fibroma, neurofibroma, hemangioma

Leiomiomatose Esofágica

Idade: 6–18 anos (média de 11); M > F
Causa: (1) esporádica (50%)
       (2) doença familiar (20%): leiomiossarcomas do útero, vulva, árvore traqueobrônquica, intestino delgado, reto
       (3) síndrome de Alport (30%) = nefrite, perda auditiva sensorioneural de alta frequência, catarata congênita
Local: terço distal/metade do esôfago ± extensão dentro do estômago proximal
• disfagia lentamente progressiva com o passar dos anos
√ Estreitamento afunilado liso do esôfago distal em uma extensão média de 6 cm
√ Peristalse esofágica diminuída/ausente
√ Defeito liso relativamente simétrico na cárdia (de saliência muscular espessada progetada no fundo gástrico)
CT:
  √ Acentuado espessamento parietal circunferencial de até 4 cm em virtude da massa com atenuação relativamente baixa de tecido mole
DDx: (1) acalasia primária (segmento estreitado mais curto)
     (2) acalasia secundária (indivíduo mais velho, início recente de disfagia)
     (3) estreitamento de esofagite de refluxo
     (4) hipertrofia muscular idiopática do esôfago (no final da fase adulta, aparência de rolha do esôfago com contrações não peristálticas, cárdia raramente envolvida)

Leiomioma do Esôfago

◊ Tumor benigno submucoso do esôfago mais comum
Incidência: 1÷1.119 (estudo de autopsia), 50% de todos os tumores benignos do esôfago
Idade: adultos jovens; 3% em crianças; M > F
• geralmente assintomático (em virtude de crescimento lento)
• disfagia, odinofagia, dispepsia
• hematêmese se for grande (raro)
Local: com frequência no 1/3 inferior + médio do esôfago; intramural; leiomiomas múltiplos em 3–4%
√ Massa intramural bem definida com 2–15 cm de tamanho causando espessamento excêntrico da parede + deformidade do lúmen
√ Podem ter calcificações grosseiras:
  ◊ Leiomioma é o único tumor esofágico que calcifica!
√ Ulceração extremamente incomum
CT:
  √ Densidade uniforme de tecido mole
  √ Impregnação pelo meio de contraste
DICA: alta porcentagem de diagnóstico errôneo como lesão extrínseca!

Leiomioma do Intestino Delgado

Tumor benigno mais comum do intestino delgado
Localização: duodeno (21%), jejuno (48%), íleo (31%), único em 97%
Local: principalmente seroso (50%), principalmente intraluminal (20%), intramural (10%)
Tamanho: < 5 cm (50%), 5–10 cm (25%), > 10 cm (25%)
√ Úlcera pequena + cavidade grande preenchida com bário (necrose central + comunicação com lúmen)
√ Hipervascular

Leiomioma do Estômago

◊ 2º tumor gástrico benigno mais comum (após pólipo gástrico), mais comum dos tumores benignos calcificados
Localização: porção média (39%), antro (26%), piloro (12%), fundo (12%), cárdia (10%)
Local: submucoso intraluminal (60%), subseroso esofítico (35%), massa tipo haltere intramural-extramural combinada (5%)
  ◊ 90% de todos os tumores submucosos!
√ Tamanho médio 4,5 cm
√ Massa ovoide com margem lisa + superfície lisa (mais frequentemente)
√ Forma ângulo reto com a parede gástrica
√ Ulcerada em 50%
√ Tumor intraluminal pedunculado em crescimento submucoso (raro)
√ "Fenômeno do *iceberg*" = grande componente extraluminal no crescimento subseroso
√ Calcifica em 4%
Cx: (1) hemorragia (aguda/crônica)
    (2) obstrução (tumor volumoso/intussuscepção)

    (3) infecção
    (4) fistulização/perfuração
    (5) degeneração maligna (benigna ÷ maligna = 3 ÷ 1)

LEIOMIOSSARCOMA
Leiomiossarcoma do Intestino Delgado
Localização: duodeno (26%), jejuno (34%), íleo (40%)
√ Geralmente > 6 cm de tamanho
√ Massa nodular: intraluminal (10%), intraluminal pedunculada (5%), intramural (15%), principalmente extrínseca (66%)
√ Mucosa pode estar estirada + ulcerada (50%)
√ Pode mostrar ulceração central/fístula comunicando-se com um grande centro necrótico
√ Intussuscepção

Leiomiossarcoma do Estômago
Incidência: 0,1–3% de todas as malignidades gástricas
Idade: 10–73 anos; M > F
Histologia: pleomorfismo, hipercelularidade, figuras mitóticas, degeneração cística, necrose
- sangramento GI (de ulceração)
- obstrução

Metástases:
  (a) hematogenia no fígado, pulmão, peritônio; raramente osso + tecido mole
  (b) extensão direta no omento, retroperitônio
  (c) linfonodos (raro)

Localização: 90% no fundo/corpo do estômago
Local: parede anterior/posterior; endo-/exogástrico
√ Tamanho médio 12 cm
√ Massa intramural
√ Pode ser pedunculada
√ Massas grandes tendem a ser exogástricas
√ Com muita frequência ulcerado
CT:
  √ Contorno irregular lobulado
  √ Massa exogástrica heterogênea com zonas centrais de baixa densidade (necrose com liquefação)
  √ Ar/contraste positivo dentro do tumor (= ulceração)
  √ Calcificações distróficas

Tríade de Carney
Tríade de: (1) leiomiossarcoma epitelioide gástrico
           (2) paraganglioma extrasuprarrenal funcionante
           (3) condromas pulmonares
Incidência: 24 pacientes relatados; M÷F = 1÷11

LIPOMA
= tumor submucoso benigno composto de tecido adiposo maduro
◊ Tumor submucoso mais comum no cólon
Incidência: no cólon em 0,25% (autopsia); 2–3% de tumores benignos gástricos
Localização: cólon (particularmente o ceco + cólon ascendente) > duodeno > íleo > estômago (antro gástrico) > jejuno > esôfago
- assintomático
- dor com cólica, hemorragia (rara)
√ Massa globular lisa, com contorno distinto, redondo/ovoide de 1–3 cm de diâmetro
√ Pedículo espesso curto em 1/3 causado por atividade peristáltica repetida (com tendência à intussuscepção)
√ Radiolucência marcante
√ Mudança na forma + tamanho na compressão em virtude da consistência:
√ "Sinal de compressão" = massa em forma de salsicha em radiografias pós-evacuação
CT:
  √ Massa submucosa bem circunscrita de densidade de gordura uniforme
Cx: (1) intussuscepção (rara)
     (2) ulceração (de necrose por pressão da mucosa subjacente por lipoma grande; rara)
Prognóstico: SEM degeneração lipossarcomatosa

LINFANGIOMA
= má formação congênita dos vasos linfáticos
Patologia: geralmente grande massa cística de parede fina multiloculada com conteúdo quiloso/seroso/fluido hemorrágico
Localização: mesentério; raramente afetando trato GI
√ Dilatação intestinal proximal (em obstrução intestinal parcial)
US:
  √ Massa cística multisseptada com lóbulos
  √ Fluido anecoico/com ecos internos/sedimentação
CT:
  √ Massa cística com conteúdo de densidade de água-gordura
MR:
  √ Conteúdo seroso: hipointenso em T1WI + hiperintenso em T2WI
  √ Hemorragia/gordura: hiperintenso em T1WI + T2WI
Rx: cirurgia (difícil em virtude da conexão íntima com parede intestinal)

LINFOGRANULOMA VENÉREO
= LGV = doença sexualmente transmitida causada pelo vírus *Chlamydia trachomatis* produzindo uma resposta inflamatória granulomatosa não específica na mucosa infectada (células mononucleares + macrófagos), invasão linfática perirretal
Localização: reto, ± extensão para sigmoide + cólon descendente
M÷F = 3,4÷1
√ Estreitamento + encurtamento + estenose tubular do retossigmoide
√ Alargamento do espaço retrorretal
√ Irregularidade da mucosa + ulcerações
√ Abscesso paracólico
√ Fístula na área pericólica, reto, vagina (comum)
Rx: tetraciclinas eficazes na fase aguda antes que a cicatrização ocorra

HIPERPLASIA LINFOIDE
Incidência: variante normal em 13% dos exames BE
Histologia: folículos linfáticos hiperplásticos na lâmina própria (placas de Peyer), provavelmente tentativa compensatória para deficiência de imunoglobulina
Etiologia:
  (1) normal em crianças/adultos jovens
  (2) inflamação/infecção/alergia local/sistêmica autolimitante
  (3) pode estar relacionada com imunodeficiência/disgamaglobulinemia com envolvimento do intestino delgado
Idade: (a) geralmente em crianças < 2 anos
        (b) em adultos invariavelmente associados a início tardio de deficiência de imunoglobulina (IgA, IgM)
Associada a: esplenomegalia, amígdalas grandes, dermatite eczematosa, acloridria, anemia perniciosa, pancreatite aguda, carcinoma colônico

Sob risco de:
  (1) **síndrome de Good** (10%)
     = carcinoma gástrico + timoma benigno + hiperplasia linfoide
  (2) infecções respiratórias
  (3) infecções por *Giardia lamblia* (90%)
  (4) anormalidades funcionais na tireoide
Localização: principalmente jejuno, pode envolver todo o intestino delgado, cólon ascendente + flexura hepática, raramente no sigmoide/reto
• má absorção (diarreia + esteatorreia)
• baixas concentrações de soro de IgA, IgG, IgM
√ Mucosa salpicada com inúmeras lesões polipoides pequenas uniformes de 1-3 mm
√ Lesões podem ser umbilicadas (incomum)

LINFOMA DO TRATO GASTROINTESTINAL
Classificação:
  A. LINFOMA PRIMÁRIO DO INTESTINO
     (a) localizado
     (b) difuso
     Predisposição: árabes + judeus do Oriente Médio
     Associado a: doença celíaca
  B. LINFOMA INTESTINAL SECUNDÁRIO
     como parte do processo sistêmico generalizado
Incidência: 4-20% de todos os linfomas não Hodgkin (NHL); 10% dos pacientes com linfoma abdominal têm envolvimento intestinal
Sob risco: doença celíaca de longa duração, AIDS, lúpus crematoso sistêmico, doença de Crohn, histórico de quimioterapia
Idade mediana: 60 anos
Histologia:
  (1) linfoma de célula B (mais comum)
  (2) linfoma de célula T (na doença celíaca/linfoma periférico de célula T)
  (3) doença imunoproliferativa no intestino delgado (= linfoma Mediterrâneo/Oriente Médio) em pacientes jovens com baixo nível socioeconômico
  (4) linfoma de baixo grau de células B (= tecido linfoide de baixo grau associado à mucosa = linfoma MALT)
     50-72% de todos os linfomas gástricos primários;
     Associado a: gastrite por *Helicobacter pylori* em 90% (pode regredir completamente após terapia antibiótica)
  (5) linfoma folicular
  (6) linfoma de Burkitt (em crianças)
  (7) linfoma do manto
  (8) doença de Hodgkin (< 15%)
Pode estar associado a: aumento de linfonodos extra-abdominais, má absorção
Tipos radiográficos:
  1. Polipoides/nodulares (47%)
     √ Pregas nodulares aumentadas
     √ Massas polipoides submucosas
  2. Ulcerativo (42%)
     √ Lesões cavitadas, pode estar complicado por perfuração
     √ Dilatação aneurismática
  3. Infiltração difusa (11%)
     √ Espessamento difuso rosáceo da parede intestinal
     √ Peristalse diminuída/aumentada
Classificação CT:
  estágio I   tumor confinado à parede intestinal
  estágio II limitado a linfonodos locais
  estágio III doença nodal disseminada
  estágio IV disseminado para medula óssea, fígado, outros órgãos

Localização: 10-25% dos Linfomas não Hodgkin são extranodais; estômago (50%) > intestino delgado (íleo distal em virtude de placas de Peyer) > cólon > esôfago; multicêntrico em 10-50%
√ Aumento do baço
√ Aumento volumoso dos nódulos linfáticos regionais
@ esôfago
  local menos comum de envolvimento GI (em < 1%)
@ estômago
  1-5% de todas as malignidades gástricas; local mais comum de linfoma extranodal (25%); local mais frequente de envolvimento de Linfoma não Hodgkin (50%); malignidade gástrica primária isolada em 10%
Localização: sem predileção por qualquer região do estômago
Local: surge no tecido linfoide da lâmina própria que se forma secundário à gastrite crônica por *Helicobacter pylori* (normalmente mucosa gástrica não tem tecido linfoide!)
Extensão direta para: pâncreas, baço, cólon transverso, fígado
√ Parede gástrica distensível móvel
√ Duodeno com frequência afetado quando o antro está envolvido
√ Massa circunscrita com crescimento endogástrico/exogástrico (25%)
√ Pregas mucosas tortuosas, amplas sobre grandes porções de estômago (forma difusa)
  √ Polipoide/nodular
√ Úlcera irregular grande
√ Raramente estreitamento luminal
CT:
  √ Envolvimento difuso de todo o estômago (50%), geralmente mais da metade da circunferência gástrica
  √ Envolvimento segmentar (15%)
  √ Massa ulcerada (8%)
  √ Espessura média da parede de 4-5 cm
  √ Irregularidade luminal (66%)
  √ Hiperrugosidade (58%)
Prognóstico: 55% de taxa de sobrevivência de 5 anos após ressecção
DDx: adenocarcinoma gástrico (espessamento da parede menos pronunciado, plano de gordura perigástrica provavelmente não preservado, estreitamento luminal, parede rígida, linfonodos menores acima do nível das veias renais)
@ intestino delgado
  1/5 de todas as malignidades do intestino delgado; tumor maligno do intestino delgado mais comum; locais múltiplos de envolvimento em 1/5; causa mais comum de intussuscepção em crianças > 6 anos
Localização: íleo (51%), jejuno (47%), duodeno (2%)
Local: surgindo de placas linfoides de Peyer
Tipos radiográficos:
  1. Padrão nodular
     √ Defeitos semelhantes a pedras de pavimentação em virtude de pólipos linfomatosos
     √ Nódulos mucosos/submucosos podem ulcerar
     √ Pode causar intussuscepção
     √ Padrão de espru
  2. Massa simples
     √ ± intussuscepção
     √ Obstrução incomum (tumor macio + flexível)
  3. Padrão infiltrante
     √ Espessamento da parede semelhante a uma placa > 5 cm de extensão (80%)/> 10 cm de extensão (20%) (DDx: doença de Crohn)
     √ ± ulceração (escavação considerável)

√ Resposta desmoplásica
√ Espessamento segmentar irregular das válvulas com aparência corrugada
√ Dilatação aneurismática em até 50% (secundária à destruição do plexo nervoso autonômico + músculo/necrose tumoral)
√ Obstrução incomum (tumor mole + brando)
4. Massa exofítica = endoexentérica
√ Massa grande somente com componente intramural pequeno
√ ± úlceras + fístulas + dilatação aneurismática
DDx: adenocarcinoma, GIST
5. Adenopatia mesentérica/retroperitoneal
√ Massas intraluminais simples/múltiplas deslocando o intestino
√ Massa confluente mal definida encarcerando + envolvendo múltiplas alças do intestino adjacente
√ "Configuração de sanduíche" = massa circundando os vasos mesentéricos que são separados por gordura perivascular
√ Manto conglomerado de massa retroperitoneal + mesentérica
@ cólon
menos comumente envolvido do que estômago/intestino delgado; 1,5% de todos os linfomas abdominais
Localização: ceco mais comumente envolvido (85%)
√ Massa simples > infiltração difusa > lesão polipoide
√ Dilatação paradoxal
√ Espessamento de mural circunferencial grosseiro/massa de partes moles focal (tamanho médio de 5 cm)
√ Discreta impregnação pelo meio de conraste
√ Adenopatia regional maciça + mesentérica distante + retroperitoneal
DDx: com frequência lembra doença inflamatória/polipose
Prognóstico: (a) 71–82% de taxa de sobrevivência de 2 anos em linfoma intestinal isolado
(b) 0% de taxa de sobrevivência de 2 anos em doença em estágio IV com envolvimento intestinal
Complicações durante quimioterapia: perfuração (9–40%), hemorragia

Linfoma Periférico de Células T
Incidência: 5–30% de todos os Linfomas não Hodgkin (NHL)
Idade: meia-idade + idosos
Histologia: fenótipo de célula T madura
Localização: medula óssea, pele, pulmão, fígado, trato GI (4–6%)
Local: intestino delgado (64%, especialmente duodeno + jejuno)
• ± má absorção
√ Envolvimento intestinal multifocal (50–72% comparado a 10–25% no linfoma de célula B)
√ Perfuração intestinal com pneumoperitônio (41–50% comparado a < 30% em linfoma de célula B)
√ Espessamento gástrico/intestinal leve (< 1 cm)/moderado (1–2 cm)
√ Massa polipoide (rara; comum em linfoma de célula B)
√ Espessamento em placas, úlceras, estreitamentos (comparado com massas esofíticas/anulares em linfoma de célula B)
√ Linfadenopatia não volumosa (comparada à linfadenopatia volumosa em linfoma de célula B)
√ Hepatoesplenomegalia

LINFOMA DO MESENTÉRIO
◊ Causa mais comum de massas mesentéricas
◊ Mesentério envolvido em 30–50% de linfomas não Hodgkin (NHL) + 4–5% de Linfoma de Hodgkin
Associado à: linfadenopatia retroperitoneal

√ "Sinal de sanduíche" = linfadenopatia mesentérica circundando vasos mesentéricos:
√ Massas arredondadas/ovais de partes moles
√ Massas irregulares/lobuladas heterogêneas, semelhantes a um *bolus*, com áreas de baixa atenuação (= necrose)
√ Pequena impregnação após contraste
√ "Mesentério indistinto" = encarceramento de gordura mesentérica (especialmente após quimioterapia)
√ Extensão direta no intestino delgado
√ Deslocamento do intestino delgado
DDx: mesenterite esclerosante, doença inflamatória infecciosa/não infecciosa

MELANOMA MALIGNO
= desenvolve-se de melanócitos derivados de células da crista neural, surgindo em nevos benignos preexistentes (em 20%)
Incidência: 1% de todos os cânceres; aumentando a uma taxa de 3,9% por ano
Pico de prevalência: 40–60 anos de idade
Fatores de risco: verruga displásica, hiperplasia melanocítica atípica, queroderma pigmentoso, melanoma em parente de primeiro grau, fenótipo sensível ao sol, exposição excessiva ao sol
Locais primários: pele, mucosa, membranas, leptomeninges, olhos
• áreas de nevos benignos vermelha/branca/azuis e também amarronzados e pretos
• bordas irregulares com endentações + protuberâncias evidentes
@ primário da pele
Classificação de Clark:
nível I   todas as células tumorais acima da membrana basal (lesão *in situ*)
nível II o tumor estende-se para a derme papilar
nível III o tumor estende-se para a interface entre a derme papilar + reticular
nível IV o tumor estende-se entre os ramos de colágeno da derme reticular
nível V   invasão pelo tumor do tecido subcutâneo (em 87% metastática)
Classificação de Breslow:
fino   < 0,75 mm de profundidade de invasão
intermediário 0,76–3,99 mm de profundidade de invasão
espesso   > 4 mm de profundidade de invasão
METÁSTASES:
período latente de 2–20 anos após diagnóstico inicial (mais comumente 2–5 anos)
Local primário: cabeça + pescoço (79%), olhos (77%), sistema GU (67%), trato GI (em até 60%)
@ linfadenopatia
— em 23% com nível II + IV
— em 75% com nível V
• biopsia de linfonodo sentinela:
√ Injeção de corante intradérmica intraoperatória
√ Linfocintigrafia pré-operatória
@ ossos (7–17%)
Prevalência: 30–40% na autopsia
• com frequência sítio de recorrência
• prognóstico ruim
√ Lesão predominantemente osteolítica
Localização: esqueleto axial (80%), costelas (38%)
@ pulmão (70% na autópsia)
local mais comum de recaída; falência respiratória é a causa mais comum de morte
@ fígado (17–23%; 58–66% na autópsia)
√ Lesões únicas/múltiplas com 0,5–15 cm de tamanho
√ Lesão maior com frequência necrótica

√ Pode estar parcialmente calcificado
@ baço (1–5%, 33% na autopsia)
  √ Lesões únicas/múltiplas de tamanho variável
  √ Sólida/cística
@ trato GI + mesentério (4–8%)
  • dor abdominal, sangramento GI
  Localização: intestino delgado (35–50%), cólon (14–20%), estômago (7–20%)
  √ Múltiplos nódulos submucosos ± aspecto em alvo,/"olho de boi" = ulceração central
  √ Cavidade amorfa irregular (crescimento excêntrico)
  √ Intussuscepção (10–20%)
@ rins (até 35% na autopsia)
@ suprarrenal (11%, até 50% na autopsia)
@ subcútis
MR de melanoma melanótico:
  √ Hipo-/isointensa em T1WI + T2WI + imagens STIR (mais comumente)
  √ Hiperintensa em T1WI + hipointensa em T2WI (em decorrência do efeito de encurtamento de T1 dos metais paramagnéticos ferro + cobre ligados à melanina)
  DDx: tumor hemorrágico melanótico/amelanótico (hiperintenso em T1WI + iso/hiperintenso em T2WI)
Prognóstico: 30–40% eventualmente morrem por causa desse tumor

SÍNDROME DE MALLORY-WEISS

= laceração mucosa/submucosa com envolvimento de plexo venoso
Fisiopatologia: impacto de conteúdo gástrico contra esôfago inferior (semelhante à síndrome de Boerhaave)
Idade: 30–60 anos; M > F
Predisposição: consumo excessivo de álcool
• histórico de tentativa de forçar o vômito/vômitos antes da hematêmese
• hematêmese indolor maciça

Localização: em/acima/abaixo (76%) da junção esofagogástrica
√ Laceração simples longitudinal em 77%, em 23% lacerações múltiplas
√ Extravasamento de bário
Angiografia:
  √ Local de sangramento na cárdia gástrica
DDx: úlcera péptica/gastrite ulcerativa
Rx: de suporte

MÁ ROTAÇÃO

= posição anormal do intestino secundário a um mesentério juncional estreito como resultado de parada no desenvolvimento embriológico de rotação + fixação intestinal
Frequência: 1÷500 nascimentos
Idade: casos sintomáticos, 75% em recém-nascidos + 90% no 1º ano de vida; 5 anos média do atraso no diagnóstico; diagnóstico incidental em adultos
Embriologia:
  Fixação normal: no quadrante superior esquerdo (LUQ) no ligamento de Treitz (uma extensão do pilar direito do diafragma + tecido fibroso ao redor da artéria celíaca, localizada à esquerda da L2) + fixação no quadrante inferior direito (RLQ) do ceco
  Fixação anormal do mesentério: mais curta que o normal, seu ponto mais superior abaixo da posição normal do ligamento de Treitz, seu ponto mais inferior situa-se superior + medial à posição cecal normal
Síndromes associadas:
  atresia intestinal casca de maçã, síndrome de Cornelia de Lange, síndrome de Cantrell, olho de gato, anormalidades cromossômicas (trissomia 13, 18, 21), síndrome de Coffin-Siris, má rotação intestinal familiar, heterotaxia (asplenia, poliesplenia), síndrome de Marfan, divertículo de Meckel, ceco móvel, abdômen de ameixa seca (*prune belly*)
Anomalias associadas:
  ausência de rins e ureter, atresia biliar, hérnia diafragmática congênita (Bochdalek), membrana duodenal/estenose/atresia, gastroquise, doença de Hirschsprung, ânus imperfurado, pseudo-obstrução intestinal, intussuscepção, má absorção, divertículo de Meckel, onfalocele, estenose pilórica

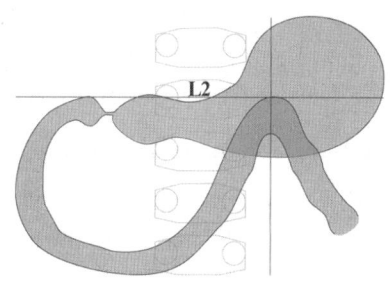
Posição Normal do Duodeno

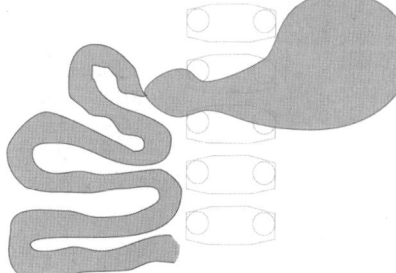
Não Rotação do Duodeno

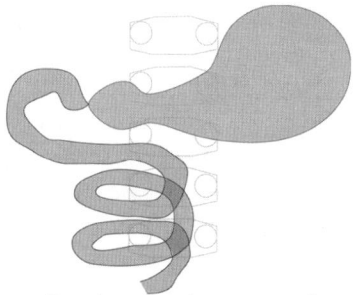
Duodeno e Jejuno em Rolha

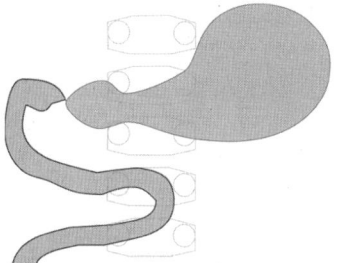
Rotação Parcial do Duodeno com Jejuno no Quadrante Superior Direito

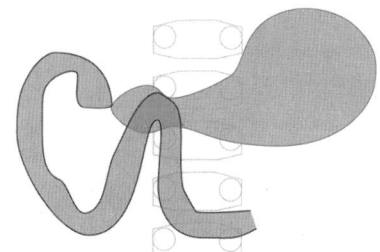
Rotação Parcial do Duodeno com Junção Duodenal sobre o Pedículo Direito

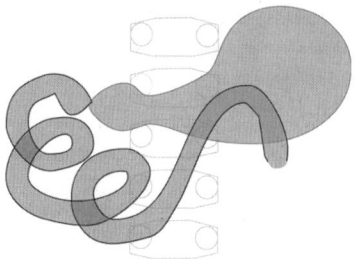
Duodeno Redundante Má Rotação para a Direita da Coluna

Má Rotação

- sintomas de obstrução intestinal proximal parcial/completa:
  - vômito bilioso (77% de neonatos; em 39% na primeira semana de vida) ± distensão abdominal
  - ataques recorrentes de vômito + distensão (em crianças mais velhas)

Refeição do bário e enema de bário (93–100% sensível):
  Objetivo: descobrir a localização da fixação peritoneal anormal a partir da posição do intestino!
  √ Posição normal do duodeno:
    √ 1ª porção tem curso posteriormente
    √ 2ª porção tem curso inferiormente
    √ 3ª porção tem curso anteriormente sobre a coluna
    √ 4ª porção tem curso para cima para ficar no plano horizontal do bulbo duodenal ou até 1 corpo vertebral de altura superior
  √ Posição anormal clara do duodeno (81%):
    √ Duodeno + jejuno para a direita da coluna (30%)
    √ Duodeno em "saca-rolha" + jejuno (29%)
    √ Junção duodenojejunal baixa + na linha média (22%)
  √ Posição anormal incomum do duodeno (16%):
    √ Junção duodenojejunal sobre o pedículo direito
    √ Junção duodenojejunal à esquerda da coluna mas baixa
    √ Redundância duodenal à direita da coluna
    √ Configuração em forma de Z do duodeno + jejuno
  √ Intestino delgado à direita + cólon no lado esquerdo do abdômen (em 0,2% descoberta incidental em adultos)
  √ Posição anormal do duodeno + ceco (84%)
  √ Posição normal do duodeno (3%)
  √ Posição normal do ceco (em 5–20%)
  DDx: ceco móvel (15%)
  15% taxa de falso-positivo:
    √ Deslocamento inferior da junção duodenojejunal pelo estômago distendido
    √ Duodeno errante = curso sinuoso mais longo
    √ Duodeno móvel
    √ Duodeno inverso
    √ Deslocamento da junção duodenojejunal em virtude da agenesia renal, aumento do baço, transplante de fígado (com ressecção do ligamento de Treitz), escoliose, com palpação manual em virtude dos ligamentos frouxos em crianças < 4 anos
  3–6% de taxa de falso-positivo: em decorrência da interpretação errônea de curso duodenal

CT:
  √ SMV posicionada à esquerda da SMA (80%)
  √ Processo uncinado do pâncreas aplásico/hipoplásico
  Cx: vólvulo no intestino médio/mesointestinal, obstrução duodenal, bandas de Ladd, herniação interna
  Mortalidade: 3–5%
  Rx: procedimento de Ladd

Não rotação
= alça do intestino médio retorna à cavidade peritoneal sem rotação resultando em fixação peritoneal fraca
Frequência: comum
- geralmente assintomática: com frequência descoberta incidental em crianças mais velhas + adultos
√ SMA à direita da SMV
√ Intestino grosso à esquerda + intestino delgado à direita
Cx: vólvulo (como resultado de rotação local em sentido horário) com "sinal de rodamoinho" ao redor da SMA

Rotação Incompleta
= falência da alça do intestino médio para completar os 90° finais da rotação
- segmento pré-arterial do intestino médio entra novamente primeiro no abdômen em direção ao lado esquerdo
√ Ceco exatamente inferior ao piloro
Cx: obstrução duodenal (bandas peritoneais passam sobre duodeno)

Rotação Reserva
Frequência: rara
- segmento pós-arterial do intestino médio entra novamente primeiro no abdômen
= ceco migra primeiro passando atrás da SMA em direção à direita, dessa forma desenrolando a rotação normal anti-horária do primeiro estágio com rotação final adicional em sentido horário de 90°
√ Duodeno anterior à SMA
√ Cólon transverso atrás do duodeno + SMA
Cx: obstrução do cólon transverso por pressão da SMA

MASTOCITOSE
= URTICÁRIA PIGMENTOSA
= doença sistêmica rara com proliferação de mastócito na pele e RES (lâmina própria do intestino delgado, medula óssea, linfonodos, fígado, baço) associado a eosinófilos + linfócitos
Idade: < 6 meses de idade (em 50%)
Associada a: doenças mieloproliferativas, leucemia não linfocítica aguda, linfoma maligno, leucemia mastocítica
Categorias:
  I mastocitose indolente (mais frequente)
  II mastocitose associada à doença hematológica mieloproliferativa/mielodisplásica
  III mastocitose agressiva/linfadenopática com eosinofilia
  IV leucemia mastocítica (rara)
- diarreia, má absorção, esteatorreia, anorexia
- urticária pigmentosa = forma cutânea (em 80–90%):
  - lesões cutâneas hiperpigmentadas exibindo fenômeno "pápula e rubor" quando alteradas
- dor abdominal, náusea, vômitos
- hipotensão com taquicardia, asma, rubor, dores de cabeça, desconforto gastrointestinal com diarreia, pruridos decorrentes da liberação de hostamina/prostaglandina D_2)
  causada por: exercício físico, calor, certos alimentos, álcool, drogas anti-inflamatórias não esteroidais
- pancitopenia (neutropenia crônica)
@ envolvimento ósseo (70%)
  - dor nos ossos e nas articulações
  Locais de predileção: crânio, coluna, costelas, pelve, úmero, fêmur
  √ Múltiplos focos escleróticos bem-definidos espalhados com envolvimento focal/difuso (em razão da liberação de histamina por mastócitos promovendo atividade osteoblástica); com frequência alternando com áreas de rarefação óssea
  √ Osteoporose (em virtude da liberação de heparina + prostaglandina por mastócitos ativados por osteoclastos)
@ sistema reticuloendotelial
  √ Hepatomegalia
  √ Esplenomegalia (43–61%)
  √ Linfadenopatia: retroperitoneal, periportal, mesentérica
  √ Doença veno-oclusiva hepática de Budd-Chiari
  √ Fluxo venoso portal reverso
  √ Transformação cavernomatosa da veia portal
@ abdômen
  - náuseas, vômitos, diarreia
  √ Espessamento do omento + mesentério
  √ Ascite:
    (a) transudativa secundária a doença hepática
    (b) exsudativa de proliferação de mastócitos no peritônio
@ intestino delgado
  √ Espessamento regular difuso de pregas distorcidas

√ Nódulos mucosos semelhantes a grãos de areia generalizados de 2–3 mm (em virtude da infiltração por células mastoides, linfócitos, células de plasmáticas)
√ Lesões semelhantes à urticária da mucosa gástrica + intestinal
Dx: biopsia de pele/medula óssea; biopsia jejunal demonstra excesso de mastócitos
Cx: (1) doença ulcerosa péptica, (liberação de histamina aumenta secreção de ácido gástrico)
    (2) leucemia
Rx: anti-histamínicos, inibidores de decarboxilase de histamina, cromoglicase de sódio, esteroides, esplenectomia (para esplenomegalia sintomática/hiperesplenismo)
DDx: carcinoide, feocromocitoma

DIVERTÍCULO DE MECKEL
= persistência do ducto onfalomesentérico (= ducto vitelino) que geralmente oblitera por volta da 5ª semana embrionária
◊ Anormalidade congênita mais comum do trato GI!
Incidência: 0,3–2–3% da população na autopsia
Idade: maioria em crianças < 10 anos de idade; M÷F = 3÷1
Histologia: contém mucosa ectópica em 50%: mucosa gástrica/pancreática/colônica
Frequência de mucosa heterotópica:
    15–34% em geral; 50% em pacientes sintomáticos; em 95% com hemorragia GI
Localização: até 180 cm terminal do íleo (= 30–100 cm da válvula ileocecal); em 94% na borda antimesentérica
Extensão média: 2–3 cm
REGRA DOS 2s: (1) em 2% da população
    (2) sintomático somente antes dos 2 anos de idade
    (3) localizado a até 2 pés (60 cm) da válvula ileocecal
    (4) extensão de 2 polegadas (5 cm)
• assintomático (20–40%)
NUC = "varredura de Meckel" (> 85% sensível, > 95% específica, > 83–88% precisa)
    ◊ Pertecnato Tc-99 m é excretado por células mucoides da mucosa gástrica, a excreção não depende da presença de células parietais
    Observação: a sensibilidade diminui após a adolescência, porque os pacientes assintomáticos durante toda a infância têm menos probabilidade de ter mucosa gástrica ectópica
    Preparação:
    (1) nenhuma medida irritativa por 48 horas (estudos de contraste, endoscopia, catárticos, enemas, drogas irritando o trato GI)
    (2) jejum por 3–6 horas (resulta em secreção gástrica diminuída + peristalse intestinal diminuída)
    (3) evacuação do intestino + bexiga antes do estudo
Dose: 5–10–20 mCi (100 μCi/kg) de pertecnato Tc-99 m (dose de adulto!)
Dose de radiação: 0,54 rad/2 mCi para tireoide;
    0,3 rad/2 mCi para intestino grosso;
    0,2 rad/2 mCi para estômago
Imaginologia: imaginologia contínua imediata por 30–45 minutos/imagens seriadas em intervalos de 5–10 minutos por até 1 hora
√ Acúmulo focal pequeno de rastreador no quadrante inferior direito aparecendo ao mesmo tempo/logo após atividade gástrica
√ Atividade do rastreador aumenta de intensidade com o tempo paralela à do estômago
√ Visualização melhorada por meio de
    (a) pentagastrina = estimula ingestão (6 μg/kg subcutânea 20 minutos antes do pertecnetato)
    (b) cimetidina = inibe secreção (máximo de 300 mg/dose IV uma hora antes)
    (c) glucagon = diminui persistalse (50 μg/kg IM 5–10 minutos antes)
√ Visualização ruim com o uso de perclorato + atropina (= ingestão deprimida)
Resultados falsos-positivos:
    (1) mucosa gástrica ectópica no cisto gastrogênico, duplicação entérica, intestino delgado normal, esôfago de Barrett,
    (2) *pool* sanguíneo aumentado em AVM, hemangioma, tumor hipervascular, aneurisma
    (3) úlcera duodenal, colite ulcerativa, doença de Crohn, apendicite, abuso de laxativos
    (4) intussuscepção, obstrução intestinal, vólvulo
    (5) obstrução no trato urinário, divertículo calicial
    (6) meningocele anterior
    (7) técnica ruim
Mnemônica: HA GUIDI
    Hemangioma
    Apendicite
    Gástrica, ectopia
    Urinária, obstrução
    Intussuscepção
    Duplicação do intestino
    Inflamatória, doença intestinal
Resultados falsos-negativos:
    (1) massa insuficiente de mucosa gástrica ectópica
    (2) diluição de atividade intraluminal (hemorragia/hipersecreção)
Mnemônica: MIM
    Má rotação do íleo
    Intestino irritável no quadrante inferior direito (trânsito rápido)
    Mucosa gástrica ectópica, Quantidade pequena de
Enteróclise:
√ Massa alongada, com bordas homogêneas, semelhante a um taco, intraluminal paralela ao eixo longo do íleo distal = divertículo de Meckel invertido (20%)
√ Bolsa cega de 0,5–20 cm de comprimento na borda antimesentérica do íleo com padrão de prega juncional
Angiografia (59% de precisão):
√ Presença de artéria vitelina (= ramo terminal anômalo da artéria mesentérica superior) é PATOGNOMÔNICO
Cx (4–20–40%):
    (1) sangramento GI indolor secundário à ulceração (em 95% em decorrência da mucosa gástrica heterotópica) em crianças de < 5 anos de idade
    (2) diverticulite aguda
    (3) obstrução intestinal secundária à intussuscepção (divertículo age como cabeça da invaginação)/vólvulo (quando o divertículo onfalomesentérico está preso ao umbigo por banda fibrosa) em crianças mais velhas/aguda
    (4) perfuração
    (5) tumor maligno (raro): carcinoma, sarcoma, carcinoide
    (6) dor abdominal crônica

ÍLEO MECONIAL
= obstrução no intestino delgado secundária a mecônio dessecado impactado no íleo distal
Idade: pode-se desenvolver intraútero (em 15%)
Associada a:
    fibrose cística com meconial tenaz + pegajoso em virtude da deficiência de secreções pancreáticas (em quase 100%)
    ◊ Virtualmente todos os bebês com íleo meconial comprovam ter fibrose cística

◇ 10–15% de bebês com fibrose cística apresentam íleo mecônio!
◇ Manifestação clínica inicial de fibrose cística!
- distensão abdominal, êmese biliosa
- falência em passar mecônio em 48 horas

√ Várias alças do intestino delgado dilatadas sem nível de ar-líquido (fluido não presente)
√ Aparência "de bolha/espumosa" do conteúdo intestinal
√ Aparência de "bolhas de sabão/molho de maçã" no quadrante inferior direito (em 50–66%) em virtude da mistura de gás com mecônio
√ Múltiplos defeitos de preenchimento redondos/ovais no íleo distal + cólon
√ Microcólon funcional (cólon não utilizado na obstrução antenatal)

OB-US:
√ Áreas intraluminais ecogênicas incomuns no intestino delgado (DDx: mecônio espessado transiente normal)
√ Geralmente poli-hidrâmnios
√ Intestino delgado dilatado preenchido com fluido

Cx (em 40–50%): vólvulo, isquemia, necrose, estenose, atresia, perfuração, peritonite por mecônio, pseudocisto

Rx: (1) enema com meio de contraste não iônico (por causa do risco de perfuração intestinal)
(2) 17% enema de Hypaque®/Conray™ misturado com acetilcisteína (Mucomyst®)
(3) enema de Gastrografina® com Tween 80 (atenção ao equilíbrio fluido + eletrólito)

DDx: doença de Hirschsprung, atresia no intestino delgado com íleo meconial, ânus imperfurado, obstrução por cisto de duplicação

PERITONITE MECONIAL

= peritonite química estéril secundária à perfuração do intestino proximal por obstrução de alto grau/completa que é selada no útero devido à resposta inflamatória

Incidência: 1÷35.000 de nascimentos vivos
Idade: perfuração antenatal após 3º mês de gestação
Causa:
(1) atresia (secundária ao evento isquêmico) (50%)
  (a) de intestino delgado (geralmente íleo ou jejuno)
  (b) de cólon (incomum)
(2) obstrução intestinal (46%)
  (a) íleo meconial
  (b) vólvulo, hérnia interna
  (c) intussuscepção, bandas congênitas, divertículo de Meckel
  (d) microcólon
(3) hidrometrocolpo
  ◇ Peritonite por mecônio em virtude de fibrose cística diagnosticada no útero em 8% + no nascimento em 15–40%!
  ◇ Mecônio intraperitoneal pode calcificar em 24 horas!

Tipos:
(a) tipo fibroadesivo (mais comum)
  = reação química intensa do peritônio, que sela a perfuração
  - sem evidências de sangramento ativo no nascimento
  √ Massa densa com depósitos de cálcio
  √ Placas calcificadas espalhadas por toda a cavidade peritoneal
(b) tipo cístico:
  = cavidade cística formada por fixação das alças intestinais circundando o local da perfuração, que continua a vazar mecônio
  √ Cisto revestido por borda calcificada
(c) tipo generalizado
  - perfuração ocorre imediatamente antenatalmente
  - vazamento ativo de conteúdo intestinal
  √ Ascite complicada

√ Calcificações intra-abdominais (visivelmente ausentes na fibrose cística):
  √ Pseudocistos calcificados perifericamente
  √ Pequenos flocos de calcificações espalhadas por todo o abdômen
  √ Agregados maiores de calcificações ao longo da superfície inferior do fígado/flanco/processos vaginais/escroto
√ Sinais radiológicos de obstrução em seguida ao nascimento
√ Separação das alças intestinais por fluido
√ Microcólon = cólon "não utilizado"
√ Hidrocele por mecônio produzindo massa labial

US:
√ Focos altamente ecogênicos lineares/agrupados com sombra acústica posterior no escroto
√ "Aparência de tempestade de neve" = material altamente ecogênico por todo o abdômen entre as alças intestinais
√ Coleção de mecônio encistada heterogênea/homogênea mal/bem-definida

OB-US (> 18 semanas de EGA):
√ Poli-hidrâmnios (64–71%)
√ Ascite fetal (54–57%)
√ Dilatação intestinal (27–29%)
√ Massa ecogênica intra-abdominal brilhante
√ Múltiplos focos lineares/agrupamento de calcificações espalhadas (85%); podem-se desenvolver de 12 horas a 8 dias após a perfuração
√ Pseudocisto meconial = massa hipoecoica bem definida circundada por uma parede calcificada ecogênica (= perfuração contida)

DDx: (1) teratoma intra-abdominal
(2) cálculo biliares fetais
(3) calcificações hepáticas isoladas

Mortalidade: até 62%
Prognóstico: geralmente bom; cirurgia pode não ser necessária quando o local de perfuração estiver completamente curado

SÍNDROME DO PLUG DE MECÔNIO

= espessamento local de mecônio levando à obstrução colônica baixa, provavelmente relacionada com a síndrome no cólon esquerdo encurtado como parte do mesmo espectro de imaturidade funcional

Idade: bebê recém-nascido (sintomático nas primeiras 24 horas de vida)
Causa: fibrose cística (25%), doença de Hirschsprung, prematuridade, tratamento com sulfato de magnésio maternal

- distensão abdominal
- vômitos
- falência em passar mecônio

√ Cólon transverso distendido + ascendente + intestino delgado dilatado (proximal à obstrução)
√ Cólon esquerdo encurtado com mudança no calibre na flexura esplênica
√ Aparência ocasionalmente bolhosa no cólon (DDx: ar submucoso na enterocolite necrosante)
√ Pseudotumor pré-sacral (ausência de gás no reto)

Enema de Bário (BE):
√ Efeito de contraste duplo + bário entre o plugue de mecônio + parede colônica

Rx: enema solúvel em água
DDx: doença de Hirschsprung

MELANOSE COLI

= descoloração benigna preto-amarronzada de mucosa colônica

Incidência: 10% das autopsias

Causa: ? uso crônico de catártico (antraceno)
- assintomático

Prognóstico: sem potencial maligno

DOENÇA DE MÉNÉTRIER
[Pierre Eugéne Ménétrier (1859–1935), patologista em Paris, França]
= GASTRITE HIPERTRÓFICA GIGANTE = GASTROPATIA HIPERPLÁSICA
= caracterizada por produção excessiva de muco e
TRÍADE de: (1) hipertrofia mucosa gigante
(2) hipoproteinemia
(3) hipocloridria

Prevalência: < 1÷200.000
Causa: ? superprodução de fator de crescimento de polipeptídeos α aumentando a produção de muco + secreção ácida gástrica inibida
Patofisiologia: espessura mucosa de até 6 mm (gama normal: 0,6–1,0 mm)
Histologia: hiperplasia de tecido glandular + formação de microcisto
Idade: distribuição bimodal em crianças < 10 anos (em virtude da infecção por CMV) e adultos de 20–70 anos; H:M = 1:1
Associada a: úlcera gástrica benigna (13–72%)
- dor epigástrica, vômitos, anorexia, astenia, perda de peso
- sangramento gastrointestinal, diarreia
- enteropatia por perda proteica com hipoalbuminemia (em virtude da perda de albumina dentro do lúmen gástrico e perda aumentada de proteína entérica) + edema periférico
- secreção ácida ausente/diminuída (> 50%) devido a redução no número de células parietais + principais

Localização: por todo o fundo + corpo, particularmente proeminente ao longo da curvatura maior; preservação relativa do antro (envolvido em 46%) (DDx: linfoma, geralmente no antro)
√ Pregas gástricas marcantemente aumentadas (> 1 cm de fundo + > 5 mm no antro) e tortuosas (não mais paralelas ao eixo longo do estômago) lembrando circunvoluções cerebrais apesar da distensão gástrica adequada
√ Hipersecreção marcante (muco) pode diluir bário + prejudicar a aderência à mucosa
√ Distensibilidade do estômago preservada

CT:
√ Mucosa espessada se projetando dentro do lúmen gástrico + contorno seroso homogêneo
√ Pregas simétricas nodulares

Cx: risco aumentado de doença tromboembólica
Rx: anticolinérgicos, prostaglandinas, inibidores da bomba de prótons, prednisona, bloqueadores de histamina 2; gastrectomia
DDx: linfoma (geralmente no estômago distal + curvatura menor, linfonodomegalia, esplenomegalia); variedade polipoide de carcinoma gástrico (pregas gástricas rígidas, massa, úlcera); gastrite aguda (*H. pylori*, CMV, histoplasmose); doença infiltrativa (sarcoidose, amiloidose); gastrite crônica; síndrome de Zollinger-Ellison (úlcera pós-bulbar); varizes gástricas (forma de serpiginosa, mudança na forma e tamanho, confinadas à cárdia + fundo)

LINFADENITE MESENTÉRICA
= entidade clínica cujos sintomas se relacionam com a inflamação benigna dos gânglios linfáticos no mesentério intestinal
Causa: Yersínia enterocolítica, pseudotuberculose, infecção viral
Idade: crianças, jovens adultos
- náuseas, vômitos, diarreia, febre
- dor difusa/quadrante inferior direito + sensibilidade

Localização: geralmente quadrante inferior direito (imediatamente anterior ao músculo psoas direito em 78%, mesentério do intestino delgado em 56%)
√ Linfonodos mesentéricos aumentados
√ Espessamento isolado da parede ileal (33%)
√ Espessamento da parede colônica (18%)
Observação: visualização de todo o apêndice normal é necessária para diferenciar de apendicite aguda!
DDx: apendicite (linfonodomegalia imediatamente anteriores ao músculo psoas direito em 40–85%, nódulos menos numerosos + menores), doença de Crohn

ISQUEMIA MESENTÉRICA
= ISQUEMIA INTESTINAL
Etiologia:
(a) oclusão arterial: doença ateromatosa, doença tromboembólica, aneurisma aórtico dissecante, hiperplasia fibromuscular, arterite, choque por endotoxina, hipoperfusão (choque, hipovolemia), coagulação intravascular disseminada, trauma direto, cirurgia aórtica, colocação de *stent*, embolização terapêutica, radiação, síndrome de anticorpos antifosfolipídios
— **infarto mesentérico oclusivo** (90% de mortalidade)
1. Coágulos (40–50%) exatamente distal à artéria cólica média
2. Trombose na SMA (20–40%) na origem + local de estreitamento aterosclerótico (estenose de óstio)
— **isquemia mesentérica não oclusiva** (10% de mortalidade)
1. Aterosclerose preexistente com estado de fluxo baixo sistêmico, falência cardíaca/arritmia, hipotensão intraoperatória
2. Vasoconstrição intestinal = vasospasmo (hipotensão reflexa, digitalis, derivado do ergot, vasopressina, anfetamina, cocaína), feocromocitoma, disautonomia familiar
3. **Choque intestinal** = isquemia difusa no intestino delgado na hipovolemia e choque hemorrágico/cardiogênico/séptico (em virtude de permeabilidade intestinal aumentada para macromoléculas + albumina)
√ Espessamento difuso da parede intestinal
√ Realce aumentado e persistente pelo meio de contraste intravenoso na parede intestinal na CT (em decorrência da perfusão mais vagarosa e desmoronamento + vazamento intersticial do material de contraste)
√ Acumulação de fluido intraluminal (em decorrência da capacidade de reabsorção falha)
(b) oclusão venosa (< 10%); paciente jovem, com frequência após cirurgia abdominal
Localização: veia mesentérica superior > veia mesentérica inferior > veia porta
(c) obstrução intestinal: estrangulamento por aderências ou bandas ± trombose na veia mesentérica, hérnia encarcerada de hérnia, vólvulo, intussuscepção, superdistensão pronunciada (pré-estenótica, distensão da colite), colite isquêmica em decorrência da endoscopia/enemas/carcinoma colônico (1–7%)
(d) vasculite: poliarterite nodosa (50–70%)
√ Segmento relativamente longo do intestino envolvido
√ Múltiplas áreas salteadas em distribuição não segmentar
√ Envolvimento do duodeno é indicativo
(e) inflamação abdominal: pancreatite, apendicite, diverticulite, peritonite difusa, infestação parasitária
(f) drogas citotóxicas: drogas imunossupressoras de longo prazo para rejeição, quimioterapia para leucemia/linfoma
(g) radiação: > 4.500 cGy
Prevalência: 5% para SMA; 4% para doença celíaca; 115% para artéria mesentérica inferior

Patofisiologia:
isquemia leva a
- → resposta inflamatória (citoquinas, fator ativador de plaquetas, fator de necrose tumoral liberado por neutrófilos ativados, plaquetas, mastócitos, células endoteliais)
- → rompimento da barreira mucosa em virtude de:
  - necrose superficial leve limitada à mucosa (úlcera mucosa) = isquemia intestinal mural parcial, até
  - necrose contínua que ameaça a vida em todas as camadas da parede intestinal = infarto intestinal transmural
- → invasão de bactérias com bacteremia + sepse
- → estreitamentos

Isquemia Mesentérica Aguda

Causa:
(a) coágulo oclusivo agudo na SMA (em > 50%): geralmente se aloja na bifurcação da artéria cólica média + SMA
(b) trombose na SMA (4–18%; não oclusiva em 25%): com frequência envolve a SMA proximal
(c) dissecção da SMA (em virtude de necrose medial cística, displasia fibromuscular)
(d) oclusão venosa em 5–10–15% (em virtude de hipercoagulabilidade, trauma, hipertensão portal, infecção, carcinoma, contraceptivos orais)

- dor abdominal, primeiro com cólicas e depois contínua, com evento agudo
- doença cardíaca predispondo à embolização
- esvaziamento intestinal (vômitos/diarreia)
- leucócitos > 12.000/µl com mudança esquerda (80%)
- sangramento retal maciço

Localização: (a) qualquer segmento do intestino delgado
(b) cólon transverso distal, flexura esplênica, ceco (mais comum)

Consequências:
dependendo da magnitude do insulto, duração do processo, adequação de colaterais
(a) isquemia reversível
  1. Restituição completa da parede intestinal em virtude dos colaterais abundantes
  2. Cura com fibrose + estreitamento
(b) isquemia irreversível
  1. Infarto transmural com perfuração intestinal

Filme simples:
√ Abdômen sem gases (= alças preenchidas com fluido resultante de exsudação) em 21%
√ Distensão intestinal até a flexura esplênica (= território de perfusão da SMA) em 43%
√ "Impressão digitiforme" (36%) = espessamento da parede intestinal + válvulas (edema)
√ Pseudo-obstrução no intestino delgado (mais frequentemente na trombose)
√ Pneumatose = dissecção de gás luminal dentro da parede intestinal (28%)
√ Gás na veia mesentérica + porta (14%)
√ Ascite (14%)

Bário:
√ "Entalhe/impressão digitiforme" = espessamento da parede + válvulas
√ "Cerca"
√ Separação + desenrolar das alças
√ Lúmen estreitado
√ Úlcera circunferencial

CT (26–73–82% sensível):
√ Espessamento da parede intestinal circunferencial (28–52–96%)
  > 3–5 mm dependendo do grau de distensão:
  √ Sinal de alvo = camadas alternadas de atenuação alta e baixa (de edema submucoso ± hemorragia ± superinfecção) em
    - colite isquêmica (94%)
    - isquemia mesentérica reversível (80%)
    - infarto mesentérico (26–38%)
  √ Contrações espásticas do cólon na isquemia mucosa leve
  ◊ Sinal menos específico
  ◊ Sem correlação com a gravidade do dano isquêmico
√ Afilamento da parede intestinal (em infarto transmural artério-oclusivo agudo) houver gangrena
√ Dilatação intestinal focal/difusa (10–56–91%) com gás (4%)/fluido (29%) em razão da interrupção de atividade peristáltica (destruição dos nervos intramurais + musculatura intestinal)/dano isquêmico intramural irreversível
√ Atenuação da parede intestinal:
  √ Diminuída, geralmente homogeneamente (devido a edema)
  √ Aumentada (em decorrência de hemorragia)
√ Padrão de captação pelo meio de contraste variável:
  √ Diminuição da captação pelo meio de contraste da parede intestinal (em virtude de fluxo de sangue comprometido)
  √ Ausência de captação pelo meio de contraste da parede intestinal (em 18%, 62% sensível, 96% específico)
  √ Ingurgitamento dos vasos mesentéricos = congestão venosa secundária à estase
  √ Aumento da captação pelo meio de contraste na parede da alça (em virtude da hiperemia na obstrução do fluxo de saída de oclusão venosa mesentérica/durante reperfusão após isquemia intestinal arteriogênica/no intestino em choque) é um bom indicador de prognóstico (33% sensível, 71% específico)
  √ Captação pelo meio de contraste tardia + persistente na parede da alça (devido a retorno venoso retardado e arterioespasmo)
√ Aumento da atenuação da gordura mesentérica em decorrência do edema mesentérico (em 68%, 58% sensível, 79% específico)
√ Fluído mesentérico (88% sensível, 90% específico)
√ Ascite (em 43–88%, 75% sensível, 76% específico)
√ Pneumatose intestinal (em 6–28%, 3–14% específico) = dissecção de gás luminal dentro da parede intestinal através da mucosa comprometida sinalizando doença irreversível:
  √ Pequenas bolhas de gás isoladas dentro da parede
  √ Bordas largas de ar dissecando toda a parede intestinal em duas camadas
√ Gás venoso portal (5–13–36%)/gás na veia mesentérica (28%) = propagação de gás intramural dentro do sistema venoso mesentérico
√ Pneumoperitônio (7%) = perfuração de segmento intestinal infartado

(a) oclusão arterial
  √ Aumento da atenuação da SMA na CT sem contraste
  √ Falha de enchimento com captação anelar pelo meio de contraste na CT com contraste venoso
  √ Impressão digitiforme (26%) = espessamento da parede intestinal
  √ Falta de captação pelo meio de contraste na parede intestinal na oclusão arterial
  √ Infarto embólico concomitante dos rins/baço
(b) trombose venosa (15%)
  √ Diâmetro aumentado + atenuação aumentada da SMV na CT sem contraste venoso
  √ Falha de enchimento na SMV/trombose da veia porta na CT com contraste venoso
  √ Parede intestinal espessada (64%) em virtude de edema
  √ "Encharcamento" com aumento da captação pelo meio de contraste no mesentério + parede intestinal

Cx: necrose intestinal (com oclusão dos vasos retos menores impedindo o fluxo colateral)

Armadilhas comuns:
   (1) cólon espástico interpretado erroneamente como simples contração (questão resolvida repetindo a CT com enema)
   (2) segmento colônico extensamente distendido com espessura de parede de 3–5 mm mal interpretada como normal
   (3) dilatação no intestino delgado + níveis de ar-fluido erroneamente interpretados como íleo/pseudo-obstrução
Angiografia (visualizações AP e lateral):
   √ Oclusão/vasoconstrições/vasos com aspecto em "cólon de contas"
   √ Coágulos alojados nos maiores pontos de ramificação distais aos primeiros 3 cm da SMA
Rx para isquemia mesentérica não oclusiva:
   cateterização da SMA na injeção lenta 60 mg de papaverina seguidos por infusão de 1 mg/minuto de papaverina
NUC:
   (a) enxofre coloidal/leucócitos etiquetados Tc-99 m IV/IA, citrato de gálio, pirofosfato Tc-99 m
      √ Acumulação de rastreador 5 horas após início da isquemia (captação mais intensa com infartos transmurais)
   (b) injeção intraperitoneal de Xe-133 em solução salina absorvida pelo intestino
      √ Redução do *washout* com perfusão anormal do intestino estrangulado

Prognóstico:
   (1) infarto maciço do intestino delgado + grosso se ocorrer embolização mesentérica proximal à artéria cólica média (= fluxo colateral limitado)
   (2) segmentos focais de isquemia intestinal se ocorrer embolização mesentérica distal à artéria cólica média (= bom fluxo colateral)
Complicações locais: sangramento, perfuração intestinal, formação de abscesso, peritonite
Complicações sistêmicas: hemoconcentração, acidose, DIC, supressão da medula óssea, falência múltipla dos órgãos (incluindo coração + rins)
Mortalidade: 70–80–92% para infarto intestinal
DDx: tiflite, doença de Crohn, colite infecciosa/ulcerativa, proctossigmoide, diverticulite sigmoide, outras causas de pneumatose intestinal/gás venoso portal

Isquemia Mesentérica Crônica
= ANGINA ABDOMINAL
= isquemia mesentérica intermitente em estenose arterial grave, com colaterais insuficiente, provocada por ingestão de alimentos
- dor abdominal pós-prandial 15–20 minutos após ingestão de alimentos (em virtude de "roubo gástrico" desviando o fluxo de sangue para longe do intestino)
- medo de comer grandes refeições
- perda de peso, má absorção
- esvaziamento reflexo do intestino após comer
Bário:
   (a) subagudo
      √ Achatamento de uma borda
      √ Pseudossaculação/pseudodivertículos sobre a borda antimesentérica
   (b) crônico
      √ Estreitamento homogêneo com 7–10 cm de comprimento
      √ Dilatação das alças entre estreitamentos
      √ Válvulas afiladas + atróficas
   Cx: obstrução

US Duplex:
   √ Oclusão do tronco celíaco + perfusão retrógrada de artéria hepática anterior através da SMA
   √ PSV > 300 cm/segundo e EDV > 45 cm/segundo na SMA
   √ Velocidade sistólica de pico > 160 cm/segundo no tronco celíaco para > 50% de estenose (57% de sensibilidade, 100% de especificidade) durante o estado de jejum

Trombose Venosa Mesentérica
Causa:
   (1) infecção: sepse, diverticulite, apendicite, doença de Crohn, peritonite, abscesso abdominal
   (2) estado de hipercoagulação: antitrombina III/deficiência de proteína C ou S, contraceptivos orais
   (3) trauma
   (4) mecânica: vólvulo, obstrução intestinal, estado pós-operatório
Localização: SMV > IVM (6%)
- sintomatologia subaguda por mais de 1–4 semanas
- dor abdominal grave com rebote/tensão
- náusea, vômitos, diarreia
- hematêmese, hematoquezia (após a necrose intestinal)
√ Íleo
√ Ascite
√ Espessamento da parede intestinal com "impressão digitiforme" (espessamento da parede intestinal geralmente mais pronunciado comparado à doença artério-oclusiva)
√ Veia dilatada com trombo ecogênico

CISTO MESOTELIAL
= CISTO MESENTÉRICO/OMENTAL
Etiologia: falência de superfícies peritoneais mesoteliais em coalescer
Patologia: cisto de parede fina unilocular geralmente com conteúdo de fluídos serosos, ocasionalmente quilosos/hemorrágicos
Histologia: revestida por células mesoteliais + circundada por camada fina de tecido fibroso
Localização: intestino delgado, mesentério (78%), mesocólon
- assintomático
√ Cisto simples de até vários centímetros de tamanho
√ Cistos omentais podem ser pedunculados
CT:
   √ Densidade próxima à da água/densidade de partes moles
   √ ± níveis líquidos relacionados com a gordura + componentes de água
Cx: torção, hemorragia, obstrução intestinal
DDx: linfangioma (septações)

METÁSTASES COLÔNICAS
Disseminação:
   (1) hematógena
      √ Massas submucosas/lesões em alvo
      √ Lesões difusamente infiltrantes imitando doença intestinal inflamatória
   (2) invasão direta por tumor contíguo
      – ovários   borda inferior do sigmoide
      – rim esquerdo   flexura esplênica
      – cauda pancreática flexura esplênica
      – pélvis (útero, bexiga)   borda anterior do reto
      – próstata e retossigmoide
   (3) invasão direta ao longo das reflexões mesenteriais
      – estômago, cólon transverso, margem superior
      – pâncreas, cólon transverso, margem inferior
      – bolo omental, cólon transverso, margem superior
   (4) disseminação intraperitoneal
      Origem: ovariana, gástrica, colônica, tumores pancreáticos (mais comumente)

Locais clássicos de disseminação:
- bolsa de Douglas (50%):
  borda anterior do retossigmoide
- mesentério inferior do intestino delgado (40%):
  borda medial do ceco
- mesocólon sigmoide (20%):
  borda superior do cólon sigmoide
- goteira paracólica direita (10%):
  borda lateral do cólon ascendente

METÁSTASES PARA O INTESTINO DELGADO

Origem: cólon > estômago > mama > ovários > cérvix uterino > melanoma > pulmão > pâncreas

Disseminação:
(1) disseminação intraperitoneal: tumor mucinoso primário dos ovários, apêndice, cólon; câncer de mama
(2) disseminação hematógena com depósitos submucos: melanoma maligno, carcinoma de mama, carcinoma de pulmão, sarcoma de Kaposi
(3) extensão direta de neoplasma adjacente:
  ovários, útero, próstata, pâncreas, cólon, rins

√ Fixação + angulação + estiramento transverso (= através do eixo longo) das pregas secundário à infiltração mesentérica + peritoneal (forma mais comum)

UGI:
√ Massa única projetando-se dentro do lúmen, lembrando carcinoma anular
√ Lesões em "alvo" = massas polipoides múltiplas com crateras ulcerosas de tamanho considerável
√ Obstrução com dobras (Kinking) da alça/constrição anular/grande massa intraluminal
√ Compressão por extensão direta de tumor primário/envolvimento linfonodal

CT:
√ Nódulos/massas de densidade de tecido mole
√ Espessamento tecidual causando espessamento da parede intestinal + folhetos mesentéricos
√ Fixação + angulação das alças intestinais (em tumores com reação desmoplásica)
√ Ascite

METÁSTASES PARA O ESTÔMAGO

Órgão de origem: melanoma maligno, mama, pulmão, cólon, próstata, leucemia, linfoma secundário

- sangramento GI + anemia (40%)
- dor epigástrica

√ Massa solitária (50%)
√ Nódulos múltiplos (30%)
√ Linite plástica (20%): especialmente mamas
√ Nódulos umbilicados múltiplos: melanoma

VÓLVULO NO INTESTINO MÉDIO

= torção de todo o intestino ao redor da SMA em virtude da inserção curta do mesentério do intestino delgado em má rotação

Idade: neonato/bebê pequeno (= obstrução intestinal aguda); ocasionalmente criança mais velha/adulto (= obstrução intestinal crônica)

Em 20% associada a: (1) atresia duodenal
(2) diafragma duodenal
(3) estenose duodenal
(4) pâncreas anular

Fisiopatologia:
grau de torção pode mudar em decorrência do movimento natural do intestino + determina a sintomatologia; vólvulo grave → obstrução de SMV + SMA (= torção de 3 voltas e meia) → necrose intestinal

- sintomas agudos nas primeiras 3 semanas de vida em 75% (EMERGÊNCIA MÉDICA): vômito bilioso no 1º mês de vida (pós-prandial, intermitente, jatos) é a MARCA (60–80%); distensão abdominal; choque
- sintomas de obstrução intermitente em crianças mais velhas: ataques recorrentes de náusea, vômitos e dor abdominal com redução espontânea
- déficit de crescimento (gastroenteropatia hipoproteinêmica como resultado de obstrução linfática + venosa)
- fezes de "geleia de groselha"/melena (implicando comprometimento vascular)

Filme simples:
◊ Uma radiografia abdominal normal não exclui o diagnóstico!
√ Bulbo duodenal dilatado cheio de ar + escassez de gás distalmente
√ "Sinal da bolha dupla" = níveis de ar-fluido no estômago + duodeno
√ Acúmulo isolado de alças intestinais contendo gás distais ao duodeno obstruído = vólvulo preenchido com gás = obstrução de alça fechada (de não reabsorção de gás intestinal secundário à obstrução das veias mesentéricas)

Seriografia GI (54% sensível):
Observação: exclui perfuração no filme simples!
◊ Seriografia GI não necessária se for mostrada obstrução completa no filme simples
◊ Tubo nasogástrico desejável para descomprimir estômago preenchido com fluido com ponta do tubo NG posicionado em uma região antropilórica
√ Duodeno proximal dilatado termina de forma cônica/de bico distintiva
√ Espessamento de prega duodenal + impressão digitiforme (edema mucosal + hemorragia)
√ Junção duodenojejunal (ligamento de Treitz) localizada abaixo do nível do bulbo duodenal + geralmente abaixo e à direita da posição esperada no/à esquerda do pedículo de L1
√ Curso espiral das alças do intestino médio além do ponto de obstrução = aparência de "casca de maçã/fita torcida/saca-rolha, "espiral" (em 81%)

Enema de Bário (BE):
√ Posição anormalmente alta do ceco (com enema de contraste solúvel em água isosmolar, que é distinguível de suspensão de bário usada para seriografia GI subsequente)

CT:
√ Padrão semelhante a um redemoinho de alças do intestino delgado + gordura mesentérica adjacente convergindo para o ponto de torção (durante vólvulo)
√ Transposição de SMA/SMV = SMV para a esquerda da SMA (SEM vólvulo)
√ Cisto mesentérico quiloso (interferência com drenagem linfática)

US:
√ Sinal do rodamoinho em sentido horário = Doppler colorido mostra veia mesentérica superior envolvendo-se em sentido horário ao redor da artéria mesentérica superior
√ Duodeno proximal distendido com compressão tipo ponta de seta sobre a coluna
√ Veia mesentérica superior à esquerda da SMA
√ Alças intestinais de parede espessa abaixo do duodeno + à esquerda da coluna associadas a fluido peritoneal livre
√ Pedículo mesentérico estreitado

Angiografia:
√ "Sinal do poste de barbearia" = espiralação da SMA

√ Afunilamento/terminação abrupta dos vasos mesentéricos
√ Vasoconstrição acentuada + tempo de trânsito de contraste prolongado
√ Opacificação venosa ausente de/veia mesentérica superior tortuosa dilatada
Cx: isquemia intestinal + necrose na distribuição da SMA com oclusão dos vasos linfáticos, SMV + SMA (diarreia sanguinolenta, íleo, distensão abdominal)
DDx: (1) estenose pilórica hipertrófica (mesmo grupo de idade, sem vômitos biliosos)
(2) bandas de Ladd (compressão extrínseca sobre o duodeno)

MUCOCELE DO APÊNDICE

Mucocele
= distensão do apêndice com mucina estéril
Etiologia:
(1) cisto de retenção = dilatação cística do lúmen secundária à obstrução por fecálito, corpo estranho, carcinoide, endometriose, adesões, vólvulo
(2) hiperplasia mucosa (25%)
(3) cistoadenoma mucinoso em virtude da hiperplasia com atipia epitelial (63%) = tumor secretor de mucina
(4) cistoadenocarcinoma mucinoso com invasão estromal (12%)
(5) fibrose cística com acúmulo de muco espesso
Prevalência: 0,07–0,3% dos espécimes de apendicectomia
Idade média: 55 anos; M÷F = 1÷4
Associada a: adenocarcinoma colônico (risco 6 vezes aumentado), tumor secretor de mucina no ovário
- assintomática (25%)
- massa palpável (em até 50%)
- dor aguda/crônica no quadrante inferior direito
- CEA, CA 19-9, CA 125 ± elevados
√ Massa globular, com paredes lisas, de base ampla invaginando para dentro do ceco
√ Não preenchimento do apêndice no enema de bário
√ Calcificações periféricas puntiformes/calcificações na periferia do apêndice ("apêndice de porcelana")
CT:
√ Massa paracecal definida redonda bem visível com conteúdo homogêneo de atenuação quase aquosa/de tecido mole (dependendo da quantidade de mucina)
US:
√ Massa puramente cística/cística com ecos internos finos/cística complexa com ecos de alto nível
√ Ecos dependentes da gravidade = camadas de macroagregados de proteínas/material mucoide espessado
√ Sombra acústica, se calcificação estiver presente
NUC:
√ Ingestão intensa inicial de gálio (afinidade com mucopolissacarídeos ácidos do muco)
Cx: (1) rompimento → pseudomixoma peritoneal
(2) torção → gangrena + hemorragia
(3) herniação dentro do ceco → obstrução intestinal
(4) intussuscepção

Mixoglobulose
= variante rara de mucocele do apêndice caracterizada por glóbulos de mucina perolados e brancacentos misturados com muco
- geralmente assintomática
- pode aparecer como apendicite aguda
√ Múltiplas esférulas calcificadas pequenas redondas anulares não laminadas de 1–10 mm (PATOGNOMÔNICO)
DDx: alça do apêndice invertida, apendicite aguda, carcinoma do ceco

ENTEROCOLITE NECROSANTE
= NEC = doença isquêmica secundária à hipoxia, estresse perinatal, infecção (endotoxina), doença cardíaca congênita
Incidência: emergência GI mais comum em bebês prematuros
em 1–5% na ICU
em 10% dos neonatos pesando < 1.500 g
em 10% de neonatos a termo com CHD
Idade: em 90% nos primeiros 10 dias de vida
Fisiopatologia:
prematuridade → lesão mucosa consistindo de ulceração mucosal + necrose transmural amplamente disseminada (em razão de infecção, imunidade imatura, liberação de vasoconstritores, mediadores inflamatórios) → passagem de bactérias + toxina dentro da parede intestinal → fluxo de sangue aumentado + gás intramural → isquemia intestinal → sepse incontrolável
Organismo: não isolado ainda; com frequência ocorre em miniepidemias dentro do berçário
Fatores de risco: prematuridade (50–80%), asfixia perinatal, ducto arterioso patente, indometacina, doença de Hirschsrpung, obstrução intestinal (atresia do intestino delgado, estenose pilórica, íleo meconial, síndrome do *plug* de mecônio)
- intolerância à alimentação
- distensão abdominal, êmese biliosa
- fezes com filamentos de sangue (em 50%); diarreia explosiva
- doença respiratória leve
- sepse generalizada com choque
Localização: geralmente no íleo terminal (mais comumente envolvido), ceco, cólon direito; raramente no estômago, intestino superior

Radiografia abdominal simples:
◊ Deve incluir radiografia com raios horizontais!
◊ Intestino grosso pode ser impossível de ser diferenciado do intestino delgado!
√ Perda de padrão de gás intestinal multifacetado mosaico (não mais o arranjo normal de polígonos causados pela impressão das alças cheias de gás nas alças adjacentes)
√ Distensão do intestino delgado e cólon (alças mais largas do que o corpo vertebral L1) ± níveis de ar-fluido, comumente no quadrante inferior direito (1º e mais comum sinal em 90%)
√ Mudança de dilatação generalizada para distribuição assimétrica
√ Intestino "fixo" = alças anormais persistentes de intestino sem mudança nos filmes supino *versus* prono/por > 24 horas
√ Espessamento da parede intestinal + "impressão digitiforme"
√ Pneumatose intestinal (19–80–98%):
√ Linhas pretas de gás intramural com frequência acompanhadas por linhas brancas representando levantamento da mucosa + submucosa
— de forma curvilínea (= subserosa) ou
— bolhosa/cística (= acúmulo de gás submucoso de organismos formador de gás/dissecção de gás intraluminal)
√ Pode desaparecer em 12 horas
√ Aparência "bolhosa" do intestino em virtude de gás na parede/gás intraluminal/material fecal (conteúdos intraluminais são compostos de sangue, mucosa colônica desprendida, gás intraluminal, algum material fecal)
√ Gás no sistema venoso portal em até 30% (geralmente transiente, não implica prognóstico ruim):
√ Vasos radiolucentes ramificados lineares estendendo-se para dentro da periferia do fígado
√ Pneumoperitônio (cirurgia imediata requerida):

√ Lucências triangulares entre alças do intestino anteriores ao fígado abaixo da parede abdominal nos Raios X horizontais

US:
√ Focos individuais pequenos/acumulação granular com manchas de gás hiperecoico na porção pendente da parede intestinal (DDx: gás intraluminal que muda de posição em virtude de peristalse, respiração, posição do paciente, compressão abdominal)
√ Gás venoso portal:
  √ Focos ecogênicos no interior da veia porta movendo-se com o fluxo de sangue
  √ Picos bidirecionais visíveis no espectro de Doppler, audíveis como crepitações
  √ Padrão de ramificação linear focal/difuso de gás hiperecoico na veia porta
√ Pneumoperitônio:
  √ Focos hiperecoicos de sombreamento sujo entre superfície anterior do fígado + parede abdominal/entre alças intestinais
√ Fluido
  √ Ascite ± ecos de nível baixo/septações (sugestivas de perfuração)
  √ Acúmulo de fluido intra-abdominal localizado (= abscesso)
  √ Fluido intraluminal aumentado
√ Peristalse ausente
√ Espessura da parede intestinal (normal, 1,1–2,6 mm)
  √ Padrão de "zebra" = espessamento da parede intestinal + ecogenicidade aumentada das válvulas coniventes (edema)
  √ Afinamento da parede intestinal
√ Perfusão da parede intestinal por Doppler colorido
  √ Hiperemia: padrão de "zebra" (válvulas hiperêmicas), padrão em "y" (vasos distais mesentéricos + subserosos), padrão de "anel" (fluxo circunferencial ao redor de toda a parede intestinal)
  √ Fluxo ausente = necrose intestinal transmural

Observação: enema de bário é contraindicado! Pode ser usado com cautela em casos selecionados com dúvidas radiológicas + clínicas

Cx: (1) estreitamento inflamatório após cura em 10–30%; em 30% múltiplo, em 80% no cólon esquerdo (acompanhamento com enema de bário dos sobreviventes)
(2) perfuração intestinal em 12–32%

Prognóstico: 20–40% de mortalidade (em 64% com perfuração)

Rx: repouso intestinal com tubo nasogástrico, antibióticos, mutrição parenteral total com hidratação adequada, cirurgia

LIPOMATOSE PÉLVICA + FIBROLIPOMATOSE

= supercrescimento não maligno de tecido adiposo com componentes mínimos fibróticos + inflamatórios comprimindo estruturas de tecido mole dentro da pélvis

Incidência: 0,6–1,7÷100.000

Causa: desconhecida:? infecção no trato urinário (UTI), obesidade, disfunção endócrina

Idade média: 48 (média, 9–80 anos) anos; M ÷ F = 10÷1 a 18÷1; predileção racial por negros (67%); obesidade NÃO é um fator contribuinte

Patologia: gordura branca madura não encapsulada separada por septos fibrosos finos

- com frequência descoberta incidental
- sintomas do trato urinário (50%): frequência, disúria, noctúria, urgência, hematúria, sensação de esvaziamento incompleto, sensibilidade suprapúbica, infecções recorrentes no trato urinário
- sintomas GI (20%): constipação, náuseas, vômitos, tenesmo, sangramento retal, fezes semelhantes a fitas com muco
- sintomas generalizados: dor abdominal inferior, dor na parte inferior das costas, dor nos flancos, febre
- edema das extremidades inferiores

√ Lucência pélvica: CT confirmatória
√ Estiramento + afinamento das veias femorais
@ trato GI
  √ Estiramento + alongamento + estreitamento do reto
  √ Estiramento + elevação do retossigmoide e cólon sigmoide fora da pélvis
  √ Aumento no espaço sacrorretal > 10 mm
@ trato GU
  √ Alongamento + elevação da bexiga urinária com forma de pera/lágrima simétrica invertida
  √ Alongamento da uretra posterior
  √ Deslocamento medial/lateral dos ureteres inferiores

Complicações da fibrolipomatose:
(1) obstrução ureteral com hidroureteronefrose (40% em 5 anos)
(2) obstrução da IVC + trombose venosa profunda
(3) cálculos ureterais
(4) hiperemia

Rx: desvio urinário (39%) para evitar doença renal em estágio final; triagem para verificar lesões proliferativas na bexiga

MESOTELIOMA PERITONEAL

= é o único tumor primário do peritônio surgindo de células mesoteliais que revestem a cavidade peritoneal

Incidência: 12–33% de todos os mesoteliomas
Idade: 55–66 anos; M > F
Associado à: exposição a amianto
Disseminação: intraperitoneal ao longo das superfícies serosas; invasão direta do fígado, pâncreas, bexiga, intestino
Localização: pleura (67%), peritônio (30–40%), pericárdio (2,5%), processos vaginais (0,5%)

√ Espessamento do mesentério, omento, peritônio, parede intestinal
√ Massas nodulares no peritônio parietal anterior tornando-se confluente e semelhantes a massa de bolo
√ Quantidade desproprocionalmente pequena de ascite
√ Áreas de calcificação (raras)

CT:
√ Espessamento nodular irregular das superfícies peritoneais
√ Massas localizadas
√ Bainhas infiltrante de tecido
√ Focos de calcificações
√ Ascite de densidade quase aquosa
√ Configuração estrelada de feixes de ramos neurovasculares
√ Espessamento com dobras dos folhetos mesentéricos
√ Espessamento da parede intestinal
√ Envolvimento omental:
  √ Gordura infiltrada finamente com aparência borrada
  √ Nódulos omentais discretos
  √ Massa omental (*omental cake*)

NUC:
√ Ingestão difusa de gálio 67

Prognóstico: extremamente ruim em decorrência de doença avançada na apresentação (a maioria dos pacientes morre em 1 ano)

Mesotelioma Cístico

= neoplasma benigno raro sem potencial mestático mas tendência à recorrência local (em 27–50%)

Patologia: cistos múltiplos de paredes finas revestidos por células mesoteliais + cheios de fluido aquoso; forma intermediária entre tumor adenomatoide benigno + mesotelioma peritoneal maligno

◊ Não associado à exposição a amianto!

Idade média: 37 anos; M < F
Localização: qualquer superfície peritoneal/omental, com mais frequência na pélvis
- contém fluido aquoso
√ Tumor cístico uni-/multilocular (cistos de 1 mm a 6 mm) sem calcificações
DDx: linfangioma, carcinoma ovariano

METÁSTASES PERITONEAIS
= CARCINOMATOSE PERITONEAL
= disseminação intra-abdominal dos tumores malignos
Origem: (a) comum: ovários, estômago, cólon
(b) menos comum: pâncreas, útero, bexiga, apêndice
Momento de início: em 55% no momento do diagnóstico no caso das neoplasias primárias não ginecológicas
- geralmente assintomáticas no início
- aumento abdominal por causa de ascite
- dor abdominal causada por obstrução intestinal
Patologia: nódulos de tumor salpicando a superfície peritoneal; disseminação transperitoneal com resposta fibrótica do hospedeiro → substituição de gordura omental = massa omental + metástase ovariana (= tumor de Krukenberg)
Histologia: adenocarcinoma com mucina abundante + morfologia de anel de sinete (mais frequente)
√ Novo início de ascite/ascite maciça
√ Acúmulos de fluido loculado na cavidade peritoneal
√ Captante de contraste do peritônio
√ Nódulos em áreas de estase relativa/comprometimento do fluxo do líquido peritoneal
  Localização das áreas com fluxo de líquido peritoneal reduzido: recesso retouterino (bolsa de Douglas), espaço retrovesical, espaço sub-hepático, espaço subdiafragmático direito, raiz do mesentério do intestino delgado, junção ileocecal, aspecto superior do mesocólon sigmoide, sulco paracólico direito
  ◊ Áreas de estase = locais de tumor oculto
√ Reação desmoplásica na (a) borda anterior do reto (prateleira de Blumer), (b) lado mesentérico do íleo terminal
US:
√ Ascite: anecoica/com ecos de baixo nível de matéria particulada (exsudação proteinácea)
√ Nódulo de tumor hipoecoico/massa semelhante a um "lençol" na superfície visceral e parietal
√ Omento ecogênico semelhante a uma placa flutuando na ascite/aderente à parede abdominal anterior
CT: (25–50% de sensibilidade para tumores < 1 cm):
√ Densidades nodulares pequenas na superfície peritoneal
√ Mesentério do intestino delgado pregueado/estrelado:
  √ Aumenta densidade da rede linear na gordura mesentérica (= fluido dentro dos folhetos do mesentério)
  √ Espessamento aparente dos vasos mesentéricos (= infiltração tumoral de espaços perivasculares)
√ "Massa omental" = espessamento do omento maior
√ Massa anexial de densidade cística/de tecido mole (= tumor de Krukenberg)
√ Massa lobulada na bolsa de Douglas
√ Implantes peritoneais calcificados em cistoadenocarcinoma seroso do ovário (em até 40% com doença em estágio III/IV)
MR (85–90% sensível para tumores < 1 cm):
√ Tempo máximo de impregnação pelo contraste para implantes peritoneais a 5–10 minutos
Cx: obstrução do intestino delgado

SÍNDROME DE PEUTZ-JEGHERS
[Johannes Peuz (1886–1957), médico internista em Den Haag, Holanda]
[Harold Jeghers (1904–1990), médico internista em Boston, USA]
= doença autossômica dominante rara com penetração incompleta caracterizada por polipose intestinal + pigmentação mucocutânea (= hamartomatose), com frequência mutação espontânea
Causa: mutação para gene supressor de tumor serina/tirosina quinase 11 no cromossomo 19p13.3
Incidência: 1÷7.000 nascimentos vivos: em 50% familiar, em 50% esporádico; mais frequente das síndromes poliposas a envolver o intestino delgado
Idade: 25 anos na apresentação (gama 10–30 anos); M÷F = 1÷1
Patologia: pólipos pequenos sésseis múltiplos/grandes pedunculados
Histologia: pólipo hamartomatoso benigno com núcleo do músculo liso surgindo da mucosa muscular + entendendo-se como uma árvore para dentro da lâmina própria do pólipo; epitélio deslocado na submucosa, muscular própria, subserosa com frequência circundando espaços preenchidos com mucina
- pigmentação mucocutânea (semelhante a sardas):
  = manchas de melanina pequenas alongadas de 1–5 mm nas membranas mucosas (lábios inferiores, gengiva, palato) + pele facial (nariz, bochecha, ao redor dos olhos) + aspectos volares dos artelhos e dedos (100%), tornando-se notável nas primeiras poucas semanas de vida
- dor abdominal com cólicas (intussuscepção do intestino delgado em 47%)
- sangramento retal, melena (30%), perda de sangue aguda, anemia crônica (em virtude de pólipos ulcerados)
- prolapso do pólipo através do ânus
- anemia microcítica hipocrômica crônica
Localização: intestino delgado (jejuno + íleo > duodeno) > cólon > estômago; boca + esôfago preservados
@ intestino delgado (> 95%)
  √ Múltiplos pólipos geralmente com base ampla separados por áreas largas de mucosa achatada interveniente
  √ Superfície multilobulada de pólipos maiores
  √ Miríade de nódulos de 1–2 mm a até vários centímetros = tapete de pólipos
  √ Intussuscepção geralmente confinada ao intestino delgado
@ cólon + reto (30%)
  √ Múltiplos pólipos espalhados de 1–30 mm; SEM tapete
@ estômago + duodeno (25%)
  √ Envolvimento difuso com múltiplos pólipos
@ trato respiratório + urinário
  √ Adenoma de brônquios + bexiga
Cx:
  (1) intussuscepção transiente (pólipo pedunculado)
  (2) carcinoma de trato GI (2–3%) no estômago, duodeno, cólon por volta dos 40 anos de idade
  (3) carcinoma do pâncreas (13%)
  (4) carcinoma de mama (50% de risco por volta dos 60 anos de idade): comumente bilateral + ductal
  (5) tumor ovariano (5%), comumente bilateral: tumor ovariano no cordão sexual estromal (em quase 100% dos pacientes), tumor cístico mucinoso, cistoadenoma, tumor de célula da granulosa
  (6) câncer endometrial: adenoma maligno do cérvix (= adenocarcinoma de desvio mínimo = tumor mucinoso do cérvix de baixo grau)
  (7) tumor testicular: tumor celular de Sertoli feminilizante
Rx: (1) remoção endoscópica de todos os pólipos > 5 mm
(2) cirurgia é reservada para obstrução, sangramento grave, malignidade
Prognóstico: expectativa de vida diminuída (risco de câncer chegando a 40% por volta dos 40 anos de idade)

DDx: polipose adenomatosa familiar, polipose juvenil (idade semelhante), doença de Cowden, síndrome de Cronkhite-Canada

DEFEITO PÓS-CRICOIDE
= defeito variável visto comumente no esôfago cervical completamente distendido; sem valor patológico
Etiologia: redundância na mucosa sobre rico plexo venoso submucoso pós-cricoide
Incidência: em 80% de adultos normais
Localização: aspecto anterior do esôfago no nível da cartilagem cricoide
√ Lesão semelhante a tumor/membrana com configuração variável durante engolimento
DDx: tumor submucoso, membrana esofágica (configuração persistente)

POLIPOSE PÓS-INFLAMATÓRIA
= PSEUDOPOLIPOSE
= pólipos inflamatórios reepitelializados como sequelas de ulceração mucosa
Etiologia: colite ulcerativa (10–20%); colite granulomatosa (menos frequente); esquistossomíase (endêmica); colite amebiana (ocasionalmente); megacólon tóxico
Patogênese: enfraquecimento ulcerativo das tiras de mucosa com reepitelialização das superfícies desnudas das marcas + parede intestinal
Localização: mais comum no hemicólon esquerdo, pode ocorrer no estômago/intestino delgado
√ Aparência séssil + frondosa (com frequência)
√ Polipose filiforme = múltiplas projeções semelhantes a vermes somente presas em suas bases (CARACTERÍSTICA)
Prognóstico: SEM potencial maligno
DDx: polipose familiar (pólipos terminam em cabeças bulbosas)

PRESBIOESÔFAGO
= defeito na peristalse primária + relaxamento de LES associado a envelhecimento
Incidência: 15% na 7ª década; 50% na 8ª década; 85% na 9ª década
Associado a: hérnia de hiato, refluxo
• geralmente assintomático
√ Peristalse primária prejudicada/sem peristalse primária
√ Com frequência contrações terciárias não peristálticas repetitivas até o esôfago distal
√ Dilatação esofágica leve/moderada
√ Relaxamento ruim do LES
DDx: diabetes, espasmo esofágico difuso, esclerodermia, esofagite, acalasia, estreitamento benigno, carcinoma

ESCLEROSE SISTÊMICA PROGRESSIVA
= PSS = doença miltissistêmica no tecido conectivo (doença vascular de colágeno) de etiologia desconhecida caracterizada por doença disseminada da microvasculatura e superprodução de colágeno causando fibrose intersticial exuberante com atrofia + esclerose de muitos sistemas de órgãos
= ESCLERODERMA = variedade de doenças de pele associada a endurecimento da pele:
por extensão de envolvimento cutâneo dividido em:
 (a) ESCLERODERMA DIFUSO
  mudanças na pele próxima ao cotovelo/joelho tendem a envolver mulheres mais velhas; fibrose intersticial pulmonar mais grave; falência de órgãos mais provável
 (b) ESCLEROSE SISTÊMICA COM ESCLERODERMA LIMITADO (anteriormente síndrome de CREST) = variante cutânea limitada
  características de CREST mais comuns; hipertensão arterial pulmonar mais comum + mais grave
Pode estar associada a:
 outras doenças no tecido conectivo (especialmente SLE e polimiosite/dermatomiosite)
Causa: condição autoimune com pré-disposição genética, pode ser iniciada por antígeno ambiental (p. ex., síndrome de óleo tóxico na Espanha por meio da ingestão de óleo adulterado de canola/ingestão de L-triptofano)
Incidência: 20÷1.000.000 pessoas/ano
Prevalência: 19–75÷100.000 pessoas
Idade de pico: 30–50 anos; M÷F = 1÷3
Histologia: vasculite + fibrose submucosa com deposição de colágeno na camada longitudinal da muscular própria + atrofia do músculo liso (inicialmente hipertrofia e finalmente atrofia das fibras de colágeno)
• CREST: **C**alcinose da pele
 Raynaud, Fenômeno de
 Esofágica, Dismotilidade
 Esclerodactilia
 Telangiectasia
• anticorpos antimucleares (30–80%):
 • anticorpo centrômero (ACA) específico para doença limitada
 • antitopoisomerase-1 (= anti-Scl/70) identifica pacientes com doença cutânea difusa
• anticorpos a proteínas matrizes extracelulares e colágeno tipo I + IV
• fator reumatoide (35%)
• células de LE (5%)
• fraqueza, debilidade generalizada
Estágios:
 (a) fase inflamatória (várias semanas)
  • eritema, prurido, edema sem sinais
  • fadiga, artralgia, mialgia
 (b) fase fibrótica (de vários meses até anos)
  • pele não flexível, perda de função dos membros afetados
  • contraturas, atrofia
Prognóstico: 50–67% de taxa de sobrevivência de 5 anos

Esclerodermia Gastrointestinal (em 40–45%)
◊ Terceira manifestação mais comum de esclerodermia (após mudanças na pele + fenômeno de Raynaud)
◊ Pode preceder outras manifestações!
• dor abdominal, diarreia
• episódios múltiplos de pseudo-obstrução
√ Hepatomegalia
@ esôfago (em 42–95%)
 ◊ Primeiro local do trato GI a ser envolvido!
 • disfagia (50%), azia (30%)
 √ Peristalse normal acima do arco aórtico (músculo estriado no 1/3 proximal do esôfago)
 √ Hipotonia/atonia + hipocinese/aperistalse nos 2/3 inferiores do esôfago (> 50%)
 √ Esvaziamento deficiente em posição deitada
 √ Pregas longitudinais finas/desaparecendo
 √ Dilatação do esôfago de leve a moderada
 √ Calasia (= esfíncter esofágico inferior aberto)
 √ Refluxo gastrointestinal (70%)
 √ Erosões + úlceras superficiais (de esofagite de refluxo assintomática: SEM contração esofágica protetora)
 √ Estreitamento fusiforme geralmente 4–5 cm acima da junção gastroesofágica (de esofagite de refluxo)

√ Encurtamento esofágico + hérnia de hiato por deslizamento
Cx: estreitamento péptico, esôfago de Barrett, adenocarcinoma
@ estômago (envolvimento menos frequente)
√ Dilatação gástrica
√ Atividade motora diminuída + esvaziamento retardado
@ intestino delgado (em até 45%)
◊ PSS progride rapidamente uma vez que o intestino delgado esteja envolvido!
• motilidade diminuída do intestino delgado com tempo de trânsito intestinal retardado → estase → supercrescimento bacteriano → diarreia → má absorção
√ Pseudo-obstrução = dilatação marcante do intestino delgado (em particular duodeno = megaduodeno, jejuno) simulando obstrução do intestino delgado
DICA: diagnóstico errôneo de obstrução pode levar a cirurgia exploratória!
√ Amputação abrupta no nível da SMA (atrofia de células neurais com hipoperistalse)
√ Tempo de trânsito prolongado com retenção de bário no duodeno por até 24 horas
√ Padrão "estreito/acordeão" (60%) = pregas nitidamente definidas de espessura normal com distância intervalvular diminuída (dobras firmemente presas) dentro do segmento dilatado (em decorrência do envolvimento predominante do músculo circular):
√ Padrão de pregas mucosas normal
√ Pseudodivertículos (10–40%) = saculações assimétricas com topos quadrados + bases amplas no lado mesentérico (em virtude de atrofia excêntrica no músculo liso)
√ Pneumatose cistoide intestinal + pneumoperitônio (ocasionalmente)
√ Excesso de fluído com crescimento bacteriano (= "síndrome da pseudoalça cega")
Cx: intussuscepção transiente sem ponto de partida anatômico
@ cólon (até 40–50%)
• constipação (comum), pode-se alternar com diarreia
√ Pseudossaculações + "divertículos" de colo largo no lado antimesentérico (formados por protuberâncias repetitivas dentro das áreas atrofiadas) no cólon transverso + descendente
√ Eventualmente perda completa de haustrações (simulando cólon catártico)
√ Dilatação marcante (pode simular doença de Hirschsprung)
√ Úlceras estercorais (de material fecal retido)
Cx: retenção de bário que ameaça a vida
DDx: (1) dermatomiosite (achados radiográficos similares)
(2) espru (secreções aumentadas, segmentação, fragmentação, dilatação mais significativa no jejuno médio, motilidade normal)
(3) obstrução (sem alterações esofágicas, sem pseudodivertículos)
(4) pseudo-obstrução intestinal idiopática (geralmente em pessoas jovens)

Escleroderma Pulmonar (em 10–66%)
◊ Envolvimento de órgão com a morbidade mais significativa!
◊ Geralmente se desenvolve nos primeiros 3 anos de doença
Patologia: quase 100% de envolvimento em série de autópsias
Histologia: espessamento da membrana basal alveolar (= alveolite fibrosa) + pequenas artérias e veias; padrão de pneumonia intersticial usual/pneumonite intersticial não específica
• levemente produtiva, maioria tosse seca
• dispneia progressiva aos esforços
• hematêmese
• anormalidades na função pulmonar na ausência de alterações radiológicas francas (dissociação típica de evidências clínicas, funcionais e radiológicas)
Localização: perifericamente, mais proeminente nas bases de ambos os pulmões (onde o fluxo de sangue é maior)
√ Fibrose pulmonar bibasilar:
Prevalência: 20–65% no CXR, até 90% na CT de alta resolução
√ Reticulações finas/grosseiras/infiltrado intersticial difuso
√ Espaços fibrocísticos subpleurais (faveolamento)
√ Volume pulmonar reduzido em virtude da perda progressiva de volume
√ Alterações alveolares (secundárias à aspiração de conteúdo gástrico por refluxo em virtude da alteração da motilidade esofágica/óleo mineral tomado para tratar constipação)
√ Esôfago dilatado com ar no esofagrama (DDx: acalasia, mediastinite) com frequência aumentada de pneumonia por aspiração
√ Reação pleural/derrame distintamente incomuns
HRCT:
√ Áreas de atenuação em "vidro fosco"
√ Nódulos subpleurais mal definidos
√ Padrão reticular de atenuação
√ Bronquioestasia de tração
√ Faveolamento
Cx: (1) fibrose pulmonar progressiva
(2) hipertensão arterial pulmonar (6–60%)
(3) pneumonia por aspiração
(4) incidência aumentada de câncer de pulmão

Esclerodermia Cardíaca
Histologia: esclerose do músculo cardíaco (= fibrose miocárdica)
• arritmia
√ Derrame pericárdico (pericardite)
√ Falência cardíaca congestiva
Cx: cor pulmonale

Esclerodermia Renal (25%)
Início: comum nos 3 primeiros anos
Histologia: necrose fibroide de arteríolas aferentes (também vista na hipertensão maligna)
• crise hipertensiva renal
√ Necrose cortical renal
√ Nefrograma não homogêneo (constrição + oclusão das artérias)
√ Ectasia arterial concomitante
Cx: falência renal (em virtude de nefroesclerose)

Esclerodermia Musculoesquelética
• edema da porção distal das extremidades
• pele cerácea não elástica espessada mais proeminente na face + extremidades
• poliartralgias simétricas (50–80%)
• fenômeno de Raynaud (pode preceder outros sintomas por meses/anos)
• atrofia + espessamento da pele e musculatura (78%)
@ dedos
• "dedo de salsicha" = edema dos dedos associado à perda das dobras de pele transversais + falta de definição da gordura subcutânea
√ "Dedos afunilados" = esclerodactilia = atrofia + reabsorção dos tecidos moles das pontas dos dedos + calcificações dos tecidos moles

√ Acro-osteólise (63–80%)
  = "lápis/autoamputação" = reabsorção de falanges distais da mão começando no aspecto volar dos tofos terminais com progressão proximal
@ calcinose subcutânea (25–58%)
  Localização: superfície extensora, áreas com pressão/fricção
  √ Calcinose = calcificações de tecido mole pontilhadas das pontas dos dedos, axilas, tuberosidade isquiática, antebraço, cotovelo (sobre área de pressão), parte inferior da perna, face
  √ Calcificações ao redor dos tendões, bursa, dentro das articulações
@ artrite
  • rigidez nas articulações pequenas, ocasionalmente nos joelhos, ombros, punhos
  • falta de motilidade, eventualmente contraturas
  √ Artrite das articulações interfalangeais das mãos (25%)
  Localização: 1ª CMC, MCP, DIP, PIP
  √ Erosões centrais/marginais (50%):
    √ Reabsorção do aspecto palmar das falanges distais (sinal mais frequente)
    √ Erosões ósseas de ossos carpais (trapézio), rádio distal + ulna, mandíbula, costelas, aspecto lateral da clavícula, úmero, acrômio, mandíbula, coluna cervical
  √ Estreitamento dos espaços articulares (tardio)
  DDx: artrite reumatoide, psoriática, erosiva
  √ Aumento do tecido mole ± osteoporose periarticular
  √ SEM osteoporose significativa
  √ ± contraturas de flexão dos dedos (de inflamação da bainha do tendão + fibrose)
@ costelas
  √ Erosão do aspecto superior das costelas
@ dentes
  √ Alargamento da membrana periodontal

MUCOSA ANTRAL PROLAPSADA
= prolapso de mucosa hipertrófica + inflamatória de antro gástrico dentro do duodeno resultando em obstrução pilórica
√ Defeito de preenchimento em forma de cogumelo/guarda-chuva/couve-flor na base duodenal
√ Defeito de preenchimento varia de tamanho + forma
√ Pregas gástricas redundantes podem ser rastreadas a partir do antro pilórico através do canal pilórico
√ Hiperperistalse gástrica

COLITE PSEUDOMEMBRANOSA
= DOENÇA POR *CLOSTRIDIUM DIFFICILE*
= colite infecciosa nosocomial aguda epidêmica/endêmica em decorrência de toxinas *Clostridium difficile*
Causa: proliferação sem oposição de *Clostridium difficile* gram-positiva em resposta a uma diminuição na flora intestinal normal
Agente etiológico: toxina A (enterotoxina) + toxina B (citotoxina) produzidas pela *C. difficile*
Predisposição:
  (a) complicação de terapia com antibióticos como tetraciclina, penicilina, ampicilina, clindamicina, lincomicina, amoxicilina, cloranfenicol, cefalosporinas
  (b) complicações de alguns agentes quimioterápicos: metrotexato, fluorouracil
  (c) após cirurgia abdominal/transplante renal/radiação
  (d) hipotensão prolongada/hipoperfusão intestinal
  (e) choque, uremia
  (f) proximal à obstrução colônica
  (g) doenças debilitantes: linfossarcoma, leucemia, infecção por HIV avançada
  (h) terapia imunossupressora com actinomicina D
Histologia: pseudomembranas (exsudação composta de leucócitos, fibrina, mucina, epitélio necrótico descamado, epitélio mantido em colunas por filamentos de muco) em uma mucosa edematosa colônica parcialmente desnuda (mucosa geralmente intacta); edema reativo na lâmina própria, submucosa e eventualmente subserosa
Manifestações clínicas de infecção por C. difficile:
  (a) ausência de sintomas (maioria)
  (b) colite associada a antibióticos sem formação de pseudomembrana
  (c) colite pseudomembranosa
  (d) colite fulminante
• diarreia aquosa profusa, cólicas abdominais, dor
• febre, sangue fecal, leucocitose
• menos comum: diarreia crônica, desidratação, megacólon tóxico, hiperpirexia, reação leucemoide, hipoalbuminemia com anasarca
Localização: reto (95%), confinado ao cólon direito + transverso (5–27–40%)
◊ Anormalidades radiográficas em 32% com uma toxina positiva de toxina nas fezes!
Radiografia simples:
  √ Padrão de íleo adinâmico = distensão gasosa moderada do intestino delgado + cólon:
    √ Íleo do intestino delgado (20%)
    √ Íleo colônico (32%)
  √ Espessamento haustral nodular (18%):
    √ "Impressão digitiforme" = "banda transversal" = espessamento marcado + distorção das pregas haustrais mais proeminente no cólon transverso
    √ Superfície difusamente desordenada + irregular (pseudomembranas confluentes)
  √ Ascite (7%)
Enema de Bário (CONTRAINDICADO em diversos casos):
  √ Pseudoulcerações = fendas cheias de bário entre pseudomembranas
  √ Contorno polipoide áspero irregular da parede colônica
  √ Lesões múltiplas semelhantes a placa discretas de 2–4 mm de tamanho (DDx: polipose, forma nodular do linfoma)
  Observação: risco de perfuração colônica em megacólon tóxico!
CT (85% sensível, 48% específica):
  √ SEM anormalidade colônica (12–39%)
  √ Espessamento da parede colônica de 3–32 mm (média de 14,7) em 61–88%:
    √ Circunferencial/excêntrica
    √ Lisa (44%)/irregular/polipoide (17%)
    √ "Sinal do alvo" = edema submucoso + hiperemia mucosa (visualizada melhor durante contraste arterial)
    DDx: espessamento da parede é maior do que em qualquer outra colite exceto doença de Crohn!
  √ "Sinal de acordeão" (51–70%) = material de contraste intraluminal oralmente administrado preso entre pregas edematosas transversais espaçadas proximamente espessadas de baixa atenuação (simulando tratos intramurais), TÍPICO mas somente em casos graves
  √ Dilatação colônica frequente em virtude da inflamação transmural
  √ Impregnação pelo meio de contraste homogênea devido a hiperemia
  √ Estriações pericólicas em geral desproporcionalmente moderadas (42%) em relação ao espessamento da parede marcante
  √ Ascite em casos graves (15–35%)

√ Pneumatose *coli* ± gás na veia porta em casos graves
Dx: (1) amostra de fezes para citotoxina *Clostridium difficile* (detecta toxina B): complicado de realizar
(2) teste de imunoensaio de enzimas (até 3% de resultados falso-negativos): detecta toxinas A + B
(3) cultura de fezes (95% sensível): não disponível por 2 dias
(4) pseudomembranas com placas amarelas aderentes de 2–10 mm de diâmetro na proctossigmoidoscopia
Cx: peritonite, megacólon tóxico, perfuração
Prognóstico: 1,1–3,5% de mortalidade geral; maioria dos pacientes se recupera em 2 semanas
Rx: (1) descontinuação de antibiótico suspeito
(2) administração de vancomicina/metronidazol (resposta em 3–4 dias)
(3) atenção ao equilíbrio de fluidos e eletrólitos
(4) colectomia parcial para salvar a vida requerida em < 1%
DDx: estágio agudo de colite ulcerativa/granulomatosa, colite inflamatória, colite isquêmica, hemorragia na parede colônica, linfangiectasia colônica, infiltração leucêmica, diverticulite

PSEUDOMIXOMA PERITONEAL

= "barriga de geleia" = "ascite gelatinosa"
= acumulação lenta insidiosa de grandes quantidades de material mucinoso ou gelatinoso espesso nas superfícies peritoneais
Incidência: 1÷1.000.000/ano
Idade média: 49 anos (gama, 23–83 anos); M < F
Etiologia:
(a) adenomucinose peritoneal disseminada (maioria)
= células epiteliais benignas/limítrofes/malignas de baixo grau de mucocele rompida do apêndice sem invasão do estroma
Rx: tratável com diminuição de volume cirúrgico
Prognóstico: 50% de taxa de sobrevivência de 5 anos
(b) carcinomatose mucinosa peritoneal (rara)
= carcinoma mucinoso invasivo de alto grau moderadamente/mal diferenciado
Origem: carcinoma do trato GI (cólon < 5%, estômago, apêndice), ovários, vesícula, pâncreas, útero, ducto biliar comum, ducto uracal, ducto onfalomesentérico
Prognóstico: 10% de taxa de sobrevivência de 5 anos
• distensão abdominal maciça lentamente progressiva
• dor abdominal recorrente
• perda de peso
√ Espessamento das superfícies peritoneais + omentais
√ Massa omental
√ Fixação posterior das alças intestinais + mesentério
√ Pseudocistos volumosos septados/loculados
√ Várias massas císticas de paredes finas de tamanhos diferentes em toda a cavidade abdominal:
√ Sinal de Hellner = acúmulo focal de mucina no espaço sub-hepático direito desloca a ponta do fígado medialmente
√ Deslocamento central do cólon ascendente + descendente e deslocamento lateral da linha de gordura pró-peritoneal com mucina no sulco paracólico
√ Deslocamento central do intestino
√ Contorno recortado do fígado + baço
√ Calcificações anulares/semicirculares (raras mas altamente sugestivas)
CT:
√ Coleção intraperitoneal de atenuação muito baixa (comum)/densidade de tecido mole (raro)
√ Pode conter septos captantes de contraste ± calcificações
√ Massas discretas hipoatenuantes (não frequentes)
US:
√ Coleção hipoecoica (comum)/aparência mais sólida (raro)
√ Ecos não móveis de exudato proteico/sangue/fibrina
√ Septações ecogênicas
Prognóstico: obstrução intestinal com necessidade de múltiplas cirurgias para esvaziamento
DDx: metástases peritoneais, pancreatite com pseudocistos, peritonite piogênica, doença equinococose disseminada, ascite
Prognóstico: 50% de taxa de sobrevivência de 5 anos
Rx: com frequência requer repetidas laparotomias para drenagem

LESÃO POR RADIAÇÃO

= endarterite obliterativa com radiação em excesso de 4.000–4.500 rad
Incidência: 5% de risco aumentado após cirurgia pélvica
√ Alterações radiográficas dentro do campo da radiação comente

Gastrite por Radiação

◊ Achados radiológicos permanentes de lesão por radiação aparecem de 1 mês a 2 anos após terapia
√ Ulceração gástrica + deformidade (piloro)
√ Aumento + apagamento das pragas gástricas
√ Estreitamento antral + rigidez (semelhante à linite plástica)

Enterite por Radiação

◊ Achados radiográficos permanentes de lesão por radiação aparecem > 1–2 anos em seguida à radiação
Predisposição: mulheres (câncer de cérvix, endométrio, ovários), pacientes com câncer na bexiga
• dor abdominal em cólicas (por obstrução intermitente)
• diarreia persistente
• hemorragia intestinal oculta
Localização: íleo; dano por radiação concomitante ao cólon/reto
√ Espessamento nodular irregular das pregas com curso transversal reto ± ulceração
√ Margem do intestino serrilhada
√ Parede intestinal espessada com estreitamento luminal
√ Múltiplos estreitamentos + obstrução mecânica parcial
√ Separação de alças do intestino adjacente por > 2 mm
√ Encurtamento do intestino delgado
√ Fixação + imobilização das alças intestinais com aparência radiográfica semelhante entre exames (de resposta desmoplásica densa à radiação)
CT:
√ Atenuação aumentada do mesentério
DDx: doença de Crohn, linfoma, isquemia, hemorragia

Lesão por Radiação no Reto

◊ Manifestação de colite por radiação pode ocorrer até 15 anos após a radiação
Predisposição: 90% em mulheres (carcinoma de cérvix)
• tenesmo, diarreia, sangramento, constipação
√ Aparência da mucosa semelhante a uma crista (fibrose submucosa)
√ Ulcerações com margens irregulares (raro)
CT:
√ Reto distensível parcialmente estreitado
√ Parede retal homogeneamente espessa
√ "Sinal do alvo" = lucência submucosa circunferencial
√ Proliferação de gordura perirretal > 10 mm
√ Espessamento da fáscia perirretal

√ "Sinal de halo" = aumento da fibrose pararretal
Cx: (1) obstrução
(2) formação de fístula colovaginal/coloentérica

ANTRO GÁSTRICO RETIDO
Causa: retenção do antro gástrico endocrinologicamente ativo em continuidade a piloro + duodeno
Fisiopatologia: embebimento do antro em suco alcalino duodenal estimula secreção de gastrina
Associado a: úlceras gástricas em 30–50%
√ Refluxo duodenogástrico de bário através do piloro (diagnóstico)
√ Úlcera marginal gigante/várias úlceras marginais geralmente no lado jejunal da anastomose (grandes taxas de falso-negativo + falso-positivo; taxa de positivo correto de 28–60%)
√ Grande quantidade de secreções
√ Mucosa edematosa no segmento anastomótico jejunal
√ Padrão do intestino delgado de renda/semelhante a pedras de pavimentação (hipersecreção)
Cx: fístula gastrojejunocólica

MESENTERITE ESCLEROSANTE
= MESENTERITE FIBROSANTE CRÔNICA = ESCLEROSE SUBPERITONEAL CRÔNICA = MESENTERITE LIPOESCLERÓTICA = LIPOGRANULOMA DO MESENTÉRIO = LIPODISTROFIA MESENTÉRICA = LIPODISTROFIA ISOLADA XANTOGRANULOMA PERITONEAL = DOENÇA MESENTÉRICA DE CHRISTIAN-WEBER
[Henry Asbury Christian (1876–1951), primeiro médico-chefe do Peter Bent Brigham Hospital]
[Frederick Parkes Weber (1863–1962), médico honorário do Hospital Alemão, Queen Square, Londres]
= doença benigna rara de etiologia desconhecida caracterizada por espessamento fibroadiposo do mesentério do intestino delgado
Etiologia: ? trauma, cirurgia anterior, isquemia
Histologia: inflamação mesentérica crônica com macrófagos carregados de lipídios (= lipófagos) e células plasmática e eosinófilos + necrose gordurosa + fibrose
Idade: mais comum na 6ª década (gama, 7–87 anos); M÷F = 2 – 3÷1
Associada a:
(1) síndrome de Gardner, polipose familiar
(2) mediastinite fibrosante, fibrose retroperitoneal
(3) linfoma, linfossarcoma (em 15–69%)
(4) tumor carcinoide
(5) carcinoma metastático gástrico/colônico
(6) lipodistrofia de Whipple
(7) doença de Christian-Weber
• assintomática/dor abdominal
• sintomas de obstrução intestinal/isquemia
• náusea, vômitos, perda de peso, pirexia, diarreia
• velocidade de sedimentação, ↑ WBC, ↑ eritrócitos
Localização: raiz do mesentério do intestino delgado estendendo-se em direção à borda mesentérica; afetando gordura submucosa; poupando mucosa
Fisiopatologia: infiltração inflamatória → obstrução de linfáticos mesentéricos + vasos mesentéricos → edema submucoso + estreitamento luminal
Local: mesentério do intestino delgado; ocasionalmente mesocólon, mesentério sigmoide, omento, retroperitônio
Radiografia simples:
√ Massa de tecido mole com calcificações
√ ± impressão digitiforme (de congestão vascular)
UGI:
√ Compressão/distorção de duodeno próximo ao ligamento de Treitz
√ Separação das alças do intestino delgado com fixação, encurvamento e angulação
√ Espessamento de pregas do intestino delgado
√ Estreitamento + impressão digitiforme do cólon (ocasionalmente)
CT:
√ Massa heterogênea de densidade de gordura entremeada com densidade de tecido mole (tecido fibroso) + calcificações
√ "Sinal de anel de gordura" = preservação da gordura adjacente aos vasos mesentéricos
√ Espessamento mesentérico com padrão estrelado fino estendendo-se para a borda intestinal
√ Massas císticas múltiplas no mesentério (= cistos linfáticos)
√ Pseudocápsula tumoral (= banda periférica de atenuação de tecido mole que limita a atividade inflamatória)
√ Retração das alças do intestino delgado
√ Massa única de tecido mole mesentérico (fibroma)
√ Múltiplos nódulos por todo o mesentério (fibromatose)
√ Raramente associada à linfadenopatia retroperitoneal
US:
√ Massa heterogênea com características hipoecoicas e hiperecoicas
MR:
√ Sinal intermediário na T1WI + sinal muito baixo na T2WI
Dx: biopsia cirúrgica/percutânea; diagnóstico comprovado por ausência de pancreatite/doença intestinal inflamatória
Prognóstico: geralmente curso autolimitante benigno com resolução espontânea completa
Rx: esteroides + quimioterapia (ciclofosfamida, azatioprina); remoção cirúrgica no caso de obstrução
DDx: pseudomixoma peritoneal (de adenocarcinoma metastático gástrico/colônico); tumor carcinoide (ácido 5-hidroxi-indoliacético); tumor desmoide; carcinomatose; linfonodo mesentérico; lipossarcoma lipogênico do mesentério; peritonite piogênica; pseudotumor inflamatório; doença de Crohn

Lipodistrofia Mesentérica (1º estágio)
= PANICULITE MESENTÉRICA
= degeneração da gordura mesentérica
Patologia: espessamento mesentérico difuso (42%), massas mesentéricas discretas solitárias (32%)/múltiplas (26%)
Histologia: camadas de macrófagos espumosos com infiltração linfocítica disseminada substituindo gordura mesentérica
• assintomática
√ ± ascite quilosa
Prognóstico: recuperação espontânea

Paniculite Mesentérica (2º estágio)
= estágio predominantemente inflamatório da mesenterite
Patofisiologia: espessamento mesentérico difuso com enrugamento da superfície mesentérica em virtude da reação desmoplásica; massa(s) aderente(s) na raiz do mesentério; necrose gordurosa
Histologia: infiltração de células plasmáticas, reação de corpo estranho com célula gigante, macrófagos espumosos
• dor abdominal com cólicas; distúrbios intestinais
• náusea + vômitos; mal-estar; perda de peso leve
• massa mal definida (50%)/sensação de plenitude abdominal
• febre baixa

Mesenterite Retrátil (3º estágio)
= estágio predominantemente fibrótico da mesenterite
Histologia: deposição de colágeno, fibrose, inflamação; calcificações (secundárias à necrose gordurosa)
√ Obstrução intestinal

ANEL DE SCHATZKI
= ANEL MUCOSO ESOFÁGICO INFERIOR
= anel esofágico inferior constante (espessamento mucoso) que presume-se resultar de esofagite de refluxo = estreitamento péptico anular fino
Incidência: 6–14% da população; velhos > jovens; M > F
Histologia: epitélio geralmente escamoso na superfície superior + epitélio colunar no lado inferior; pode estar totalmente coberto por epitélio escamoso ou epitélio colunar
- assintomático (se o anel > 20 mm)
- disfagia (se o anel < 12 mm)

Localização: próximo à junção escamocolunar; na região do anel B na margem inferior do esfíncter esofágico inferior
√ Anel transversal não distensível permanentemente presente com forma + tamanho constantes (média de 3–18 mm)
√ Projeção semelhante a uma prateleira de 2–4 mm de espessura dentro do lúmen com margens homogêneas simétricas
√ Visível somente com distensão adequada da região esofagogástrica e quando localizado acima do hiato esofágico do diafragma
√ Mais bem demonstrado na posição de pronação durante apneia inspiratória com manobra de Valsalva enquanto a coluna de bário sólida passa através da região esofagogástrica
√ Esôfago curto + segmento gástrico intra-hiatal/intratorácico = hérnia de hiato por deslizamento se o anel de Shatzki estiver localizado 1–2 cm acima do hiato diafragmático
Prognóstico: diminuição no calibre em cinco anos (em 25–33%)
Cx: impacto do *bolus* alimentar (associado a dor forte no peito)
Rx: (1) mastigação adequada dos alimentos
 (2) rompimento endoscópico
 (3) dilatação esofágica (a ausência de alteração do calibre após dilatação bem-sucedida é frequente radiologicamente)
DDx: estreitamento péptico anular (geralmente superfície mais espessa, assimétrica, irregular associada a pregas esofágicas espessadas, recorte das margens esofágicas)

SCHWANNOMA
= tumor neurogênico raro
Incidência: 4% de todos os tumores gástricos são tumores neurogênicos
Localização: estômago
√ Massa submucosa discreta
Cx: (1) ulceração (necrose de pressão de mucosa sobrejacente)
 (2) necrose central (após aumentar seu suprimento de sangue)

VÓLVULO DO INTESTINO DELGADO
= emergência cirúrgica rara que ameaça a vida
Causa: membranas adesivas, hérnia interna, hérnia externa
Fisiopatologia:
 obstrução em alça fechada → crescimento bacteriano excessivo → sequestro acelerado de fluido + produção de gás → pressão intraluminal aumentada + dilatação → comprometimento do suprimento vascular para a parede intestinal → infarto hemorrágico → necrose → perfuração
√ Impregnação após contraste fraca/ausente da parede intestinal
√ Sinal da roda de raios = distribuição periférica radial de alças do intestino delgado distendidas cheias de fluido ao redor dos vasos mesentéricos espessados ingurgitados (75%)
√ Duas alças intestinais adjacentes colapsadas = local de constrição (35%)
√ Configuração em forma de U de alças de intestino delgado distendidas preenchidas com fluido = arranjo radial de alça dilatada preenchida com fluido encarcerada na periferia de mesentério firmemente torcido (30%)
√ Sinal triangular = afunilamento fusiforme de alça colapsada no local da constrição na secção longitudinal através da alça (15%)
√ Sinal de rodamoinho = aparência serpiginosa do mesentério torcido (10%)
Cx: (1) isquemia intestinal em 46% em decorrência da obstrução em alça fechada + torção dos vasos mesentéricos
 (2) necrose intestinal
Mortalidade: 9%

SÍNDROME DO CÓLON ESQUERDO PEQUENO
Causa: obstrução colônica funcional transiente em decorrência da imaturidade do plexo mesentérico
Idade: bebê recém-nascido
Associada a: diabetes mellitus materna (mais comum), abuso de substâncias maternas; NÃO relacionada com fibrose cística
√ Calibre colônico torna-se abruptamente diminuído distal à flexura esplênica
√ Dilatação intestinal proximal à flexura esplênica
√ ± tampão meconial (como resultado e não a causa da obstrução)
Prognóstico: resolução gradual da imaturidade funcional de dias a semanas

SÍNDROME DA ÚLCERA RETAL SOLITÁRIA
= SÍNDROME DO PROLAPSO MUCOSO
Doenças relacionadas com patogenia comum:
 pólipo invertido hamartomatoso, colite cística profunda
Causa: prolapso da parede retal anterior resultando em isquemia mucosa em decorrência de trauma da mucosa retal pelo esfíncter anal durante a defecação (tensão/prolapso retal)
Idade: pacientes jovens (especialmente mulheres)
Patologia: úlceras rasas pequenas/grandes, simples/múltiplas; 25% com base ampla, 18% mucosa granular segmentar/hiperêmica aveludada; estenose retal através de lesão circunferencial confluente
Histologia: obliteração da mucosa da lâmina própria por proliferação fibromuscular, fluxo de fibroblastos + fibras musculares entre criptas, glândulas mucosas deslocadas profundamente dentro da muscular da mucosa;
 aumento difuso no colágeno mucoso
- sangramento retal crônico
- passagem de muco
- defecção desordenada
- tenesmo

Enema de Bário (BE):
 √ Úlcera (tipo ulcerativo) na parede retal anterior
 √ Lesão polipoide/nódulos (tipo polipoide)
 √ Mucosa granular achatada (tipo achatado)
 √ Válvulas espessadas de Houston sem úlceras
 √ Estreitamento
Proctografia de evacuação:
 √ Falência de ângulo anorretal em abrir enquanto houver tensão
 √ Descenso perineal excessivo
Prognóstico:
 (1) mudança pequena com o tempo
 (2) mudança considerável na aparência da lesão
 (3) transfusões necessárias por causa de perda de sangue maciça

Dx: biopsia do reto
DDx: carcinoma retal invasivo, doença de Crohn

ESPRU
= doença clássica de má absorção
Patologia: atrofia vilosa (truncamento) + alongamento das criptas de Lierberkühn (hiperplasia da cripta) = infiltração de células redondas da lâmina própria e epitélio (células de plasma, mastócitos, linfócitos, eosinófilos)
- diarreia grave; estreatorreia (CLÁSSICA mas encontrada somente em uma minoria de pacientes); flatulência
- dor abdominal com cólicas (de intussuscepção)
- cansaço, fadiga, perda de peso, déficit de crescimento
- úlceras aftosas orais recorrentes, defeitos no esmalte dos dentes (10–40%)
- neuropatia periférica, ataxia, demência, convulsões
- diátese hemorrágica
- infertilidade
- osteopenia idiopática com dor óssea
- dermatite herpetiforme (= erupções cutâneas bolhosas com prurido)
- anemia por deficiência de ferro/folato/vitamina B_{12}
- níveis baixos de soro de colesterol, cálcio, albumina
- fosfatase alcalina elevada + enzimas do fígado
- tempo de protrombina prolongado
- teste sorológico para anticorpos a gliadina + endomísio na triagem + monitoramento de complacência

Localização: envolvimento segmentar do jejuno + duodeno > remanescente de intestino delgado

Seriografia de delgado:
√ Dilatação do intestino delgado é um MARCO na doença celíaca não tratada (70–95%), visualizada melhor no jejuno médio + distal (em virtude de hipomotilidade intestinal); grau de dilatação relacionado com gravidade da doença
√ Artefatos relacionados com hipersecreção:
  √ Níveis de ar-fluido no intestino delgado (raro)
  √ Segmentação = quebra de coluna de bário contínua normal criando grandes massas nos segmentos dilatados separados por filamentos semelhantes a corda de agrupamentos adjacentes em virtude de fluídos excessivos; visualizada melhor em filmes tardios
  √ Floculação = aparência granular áspera de pequenos acúmulos de bário desintegrado em virtude do excesso de fluido visualizado melhor na periferia do segmento intestinal; ocorre especialmente com esteatorreia
  √ Fragmentação = dispersão = pontilhado irregular fraco de bário residual lembrando flocos de neve associado à segmentação em virtude de fluido excessivo
√ "Sinal da moldagem" (50%) = contorno homogêneo com pregas sem características, apagadas, lembrando moldes de cera tubulares (em virtude de atrofia das dobras de Kerckring); CARACTERÍSTICA do espru se vista no duodeno + jejuno
√ Tempo de trânsito longo/normal/curto
√ Peristalse não propulsora (alças flácidas + com contração ruim)
√ Pregas mucosas normais/espessadas/apagadas (dependendo do grau de hipoproteinemia)
√ Haustrações semelhantes ao cólon no jejuno bem preenchido (secundárias a espasmo + cicatrização de úlceras transversais)
√ Intussuscepção não obstrutora transiente (20%) sem pontos de vantagem anatômica
√ "Bulbo bolhoso" = duodenite péptica = inflamação mucosal, metaplasia gástrica, hiperplasia na glândula de Brunner

Enteróclise:
√ Padrão *flip-flop* (jejunização do íleo)
  √ Número diminuído de pregas no jejuno proximal (1–3 dobras por polegada) devido a perda de área na mucosa de superfície
  √ "Jejunização" das alças ileais = número aumentado de pregas no íleo distal (> 5 dobras por polegada) como resposta adaptativa ao aumento da capacidade absortiva = ESPECÍFICO
√ Lúmen tubular sem características
√ Padrão de mosaico = ilhas poligonais de 1–2 mm de mucosa circundadas por fendas distintas cheias de bário (10%)

CT:
√ Dilatação do intestino delgado + conteúdo de fluido aumentado ± espessamento/obliteração de prega mucosal
√ Estabilização das válvulas coniventes
√ Linfadenopatia de leve a moderada de baixa atenuação no mesentério/retroperitônio (até 12%)
√ Baço atrofiado pequeno
√ Ascite

US:
√ Intestino delgado cheio de fluido moderadamente dilatado
√ Espessamento da parede do intestino delgado
√ Hiperperistalse (82%)
√ Artéria mesentérica superior + veia porta dilatadas
√ Esteatose hepática (transtorno metabólico de má absorção)
√ Linfadenopatia mesentérica + retroperitoneal (12%)
√ Ascite leve (76%)

Dx: (1) apresentação clínica
(2) biopsia jejunal/duodenal com características histopatológicas típicas
(3) melhoria de anormalidades no intestino delgado após alguns meses de dieta sem glúten

Causa da recaída: glúten escondido na dieta, diabetes, crescimento bacteriano, ulceração intestinal, desenvolvimento de linfoma

Cx:
(1) tumores malignos (até 14%)
- diarreia recorrente/dor abdominal em pacientes previamente assintomáticos sob dieta livre de glúten
  (a) linfoma (em 8%)
    Tipo: linfoma de célula T associado à enteropatia (85–90%) + linfoma extraintestinal (principalmente linfoma de Hodgkin)
    Pico de prevalência: 7ª década
    √ Pregas nodulares aumentadas, úlceras, efeito de massa extrínseco
  (b) adenocarcinoma de intestino delgado (7%), reto, estômago
  (c) carcinoma de célula escamosa do esôfago (em 4%) durante a 6ª–7ª década
  (d) malignidades da orofaringe, ovários, testículos, tireoide, mama, pulmões

(2) **jejunoileíte ulcerativa**
= úlceras benignas múltiplas crônicas (aparência de salsicha do intestino delgado) com hemorragia, perfuração + obstrução
Idade: 5ª–6ª década
Localização: jejuno > íleo > cólon
- resposta a dieta livre de glúten cessa
Prognóstico: frequentemente fatal
Rx: remoção do intestino delgado

(3) hipoesplenismo (30–50%)
√ Baço atrofiado pequeno

(4) linfadenopatia mesentérica + peritoneal com linfocitose (imitando linfoma)

(5) **Síndrome do nódulo linfático mesentérico cavitado**
Patologia: linfonodos pseudocísticos múltiplos contendo fluido quiloso (fluido leitoso fino/material cremoso espesso) + borda periférica

fina de material fibroso e elementos escassos de estrutura de nódulos linfáticos atrofiados
- perda de peso refratária, fadiga, diarreia
- células alvo + corpos de Howell-Jolly no esfregaço de sangue periférico (sinais de hipoesplenismo)

Localização: confinado ao mesentério jejunal
√ Múltiplos nódulos linfáticos de 2–7 cm com uma cavidade central de baixa atenuação ± níveis de gordura-fluido
√ Atrofia esplênica
√ Atrofia vilosa da mucosa do intestino delgado
Prognóstico: doença geralmente fatal

(6) vólvulo sigmoide (raro)

DDx:
(1) hipoperistalse esofágica: escleroderma, pseudo-obstrução idiopática
(2) anormalidades gástricas: síndrome de Zollinger-Ellison, doença granulomatosa crônica, enterite eosinofílica, amiloidose, malignidade
(3) defeitos nodulares pequenos nas pregas espessadas: doença de Whipple, linfangiectasia intestinal, macroglobulinemia de Waldeström
(4) nódulos pequenos de 1–3 mm: hiperplasia linfoide associada à giardíase e doença de deficiência de imunoglobulina, linfoma difuso
(5) nódulos pequenos de tamanhos variáveis: mastocitose sistêmica, amiloidose, enterite eosinofílica, síndrome de Cronkhite-Canada
(6) estreitamento da parede intestinal, pregas, cicatrização, ulceração: enterite regional, infecção bacteriana/parasitária, carcinoide, vasculite, isquemia, radiação

Doença Celíaca

= ESPRU CELÍACO = ESPRU NÃO TROPICAL = ENTEROPATIA SENSÍVEL AO GLÚTEN

Causa: intolerância imunológica genética à ingestão de grãos de glúten, causando inflamação + dano às vilosidades do intestino delgado; detectada em 15% de parentes de 1º grau
Agente irritante: polipeptídeos de gliadina no trigo, centeio, cevada, aveias
Países: América do Norte, Europa, Austrália, Índia, Paquistão, Oriente Médio, Cuba
Incidência: 1÷200 a 1÷500
Idade: infância por volta dos 2 anos; 30–40 anos com M < F; 40–60 anos com M > F
Rx: dieta livre de glúten: milho, arroz, tapioca, soja, painço, suplementos vitamínicos

Espru Tropical

Etiologia: agente infeccioso curado com antibióticos; distribuição geográfica (Índia, Extremo Oriente, Porto Rico)
Idade: qualquer grupo etário
- glossite
- hepatoesplenomegalia
- anemia macrocítica + leucopenia

Prognóstico: resolução espontânea após meses/anos
Rx: responde bem a ácido fólico + antibióticos de largo espectro

ESTRONGILOIDÍASE

Organismo: parasita helmíntico *Strongyloides stercoralis* (2,2 mm de extensão, 50 μm de diâmetro); capaz de se reproduzir dentro de hospedeiro humano
Prevalência: 100 milhões de casos globalmente; 0,4–4% nos USA
País: regiões tropicais + subtropicais, partes da Europa, sudoeste dos USA (Kentucky ocidental, Tennessee rural), Porto Rico
Hospedeiro principal: humanos
Infecção: larva filiforme entra no corpo através da pele/membranas mucosas (do solo contaminado)
Ciclo: larva filariforme penetra na pele, atravessa os sítios subcutâneo/submucoso via circulação linfática + venosa até os pulmões; a larva invade os espaços alveolares e ascende para os brônquios + traqueia; larva engolida; estabelece-se no duodeno + jejuno superior (vive nos túneis entre os enterócitos); a larva amadurece e torna-se um verme adulto. A fêmea deposita os ovos dentro do lúmen intestinal; os ovos incubam imediatamente em larvas rabditiformes não migratórias, que são excretadas nas fezes

Autoinfecção (reinfecção endógena):
larva rabditiforme pode permanecer nos intestinos tempo suficiente para se metamorfosear em larva infectante filarifome, que penetra na mucosa intestinal/pele perianal e entra novamente no sistema venoso repetindo o ciclo de vida no mesmo hospedeiro

Patologia: edema + inflamação de parede intestinal secundária à invasão das larvas; achatamento das vilosidades, ovos nas criptas mucosais
Histologia: larvas intactas com corante metenamina de prata de Gomori

- assintomática por muitos anos (na maioria)
- dor médio-epigástrica imitando doença ulcerosa péptica
- perda de peso
- má nutrição grave (má absorção, esteatorreia)
- *larva currens* = reação prurídica cutânea alérgica recorrente no local da penetração larval em até 24 horas nas áreas das nádegas + parte superior das coxas com autoinfecção
- vermes, larvas, ovos nas fezes
- eosinofilia sanguínea (extremamente comum)
- níveis elevados de imunoglobulina E

√ Íleo paralítico (em virtude da infestação intestinal maciça):
√ Dilatação de leve a moderada dos 2/3 proximais do duodeno + jejuno
√ Pregas mucosas irregulares edematosas
√ Ulcerações
√ Estreitamento da 3ª + 4ª parte do duodeno
√ Aparência rígida (*pipestem*) + estreitamento irregular do duodeno (em casos avançados)

Rx: tiabendazol (90% de taxa de eficiência)
Prognóstico: alta mortalidade em pacientes mal nutridos

Síndrome de Superinfecção por *Strongyloides*

= disseminação ampla + invasão extensa do tecido em hospedeiro imunocomprometido com malignidade, doença autoimune, má nutrição

- bacteremia Gram-negativa, septicemia (em decorrência de derramamento de organismos viscerais dentro da corrente sanguínea no momento da penetração larval da parede intestinal)
- dor abdominal com cólicas, náuseas, diarreia
- vômitos persistentes, hematêmese

√ Parede colônica espessada (em decorrência de colite inflamatória granulomatosa transmural florida causada por larvas invasivas)

@ coração, músculo esquelético, linfonodos, fígado
- endocardite, peritonite

@ CNS
(a) meningite em decorrência de larvas na pia aracnoide

(b) isquemia global, atrofia, microinfartos (por obstrução capilar)
@ pulmão
Histologia: reação de corpo estranho resultando em pneumonite inflamatória + hemorragia pulmonar
- ± dispneia, tosse, produção de catarro, chiadeira
- hemoptise
- √ Nódulos miliares finos
- √ Opacidades intersticiais reticulonodulares difusas
- √ Opacidades irregulares bilaterais transitórias alveolares/segmentares/lobulares (com infestação maciça)
- √ Pode-se desenvolver ARDS adulta

Dx: larva filariforme nas fezes (única amostra de fezes em 70% negativa), amostras de saliva/lavado brônquico/espécimes de biopsia brônquica/dos pulmões, amostras do CNS

SÍNDROME DA ARTÉRIA MESENTÉRICA SUPERIOR

= COMPRESSÃO VASCULAR DO DUODENO = SÍNDROME DE WILKIE = ÍLEO DUODENAL CRÔNICO = SÍNDROME DO GESSO

= compressão vascular da 3ª porção do duodeno dentro do compartimento aortomesentérico; provavelmente representando um reflexo de dilatação funcional

Fisiopatologia: estreitamento do ângulo entre a SMA + aorta para 10–22° (normal 45–65°)

Causa: congênita, perda de peso, visceroptose em virtude da perda de tônus muscular abdominal (como na gravidez), compleição astênica, lordose lombar exagerada, repouso prolongado no leito na posição supina (gesso, queimaduras no corpo todo, cirurgia)
- vômitos repetidos
- cólicas abdominais
- √ Megaduodeno = dilatação prolongada da 1ª + 2ª porção do duodeno + com frequência estômago, visualizado melhor na posição supino
- √ Defeito de compressão linear vertical na porção transversa do duodeno sobrejacente à coluna
- √ Mudança abrupta no calibre distal do sítio de compressão
- √ Alívio da compressão por mudança postural na posição de pronação joelho-cotovelo

CISTO RETAL (CAUDA)

= HAMARTOMA CÍSTICO RETRORRETAL

Causa: regressão incompleta de cauda embrionária (= a porção distal do futuro ânus)

Idade média: 35 anos; M < F

Histologia: diversos tipos de epitélio + elementos de epitélio intestinal, músculo liso dentro da parede cística
- assintomático/dor perirretal, sangramento retal, frequência urinária

Localização: espaço retrorretal/pré-sacral ± extensão dentro da fossa isquiorretal
- √ Cisto de parede fina multicístico/unilocular aderindo ao sacro/reto
- √ Fluido claro/fluido mucoide com ecos internos

Cx: (1) abscessos perirretais repetidos, fístula anorretal recorrente
(2) degeneração em adenocarcinoma mucinoso

MEGACÓLON TÓXICO

= colite fulminante transmural aguda com perda neurogênica do tônus motor + desenvolvimento rápido de dilatação colônica extensa > 5,5 cm no cólon transverso (dano a toda a parede colônica + degeneração neuromuscular)

Etiologia:
1. Colite ulcerativa (mais comum)
2. Doença de Crohn
3. Amebíase, salmonelose
4. Colite pseudomembranosa
5. Colite isquêmica

Histologia: desprendimento disseminado da mucosa + afinamento de camadas musculares frequentemente necróticas
- toxicidade sistêmica
- diarreia sangrenta profusa
- √ Íleo colônico com dilatação marcante de cólon transverso
- √ Poucos níveis de ar-fluido
- √ Calibre crescente do cólon em radiografias seriadas sem redundância
- √ Perda da haustração colônica normal + pregas interhaustrais
- √ Superfície mucosa irregular áspera
- √ Pseudopolipose = ilhas mucosas em parede colônica ulcerada desnuda
- √ Pneumatose coli ± pneumoperitônio

CT:
- √ Cólon distendido cheio de grandes quantidades de fluido + ar
- √ Distorção do padrão de haustração
- √ Contorno irregular nodular da parede fina
- √ Ar intramural/pequenas coleções

Enema de Bário (BE): CONTRAINDICADO em virtude do risco de perfuração

Prognóstico: 20% de mortalidade

TUBERCULOSE ABDOMINAL

◊ Manifestação mais comum de tuberculose extrapulmonar, vísceras sólidas > trato GI

Endêmica em: África subsaariana e sudoeste da Ásia

Linfadenopatia Abdominal Tuberculosa

Incidência: 55–66% de pacientes com TB abdominal

Localização: linfonodos mesentéricos + pancreáticos
- √ Linfonodomegalia com centro hipoatenuante (em virtude de necrose caseosa)
- √ Borda hiperatenuante captante de contraste
- √ Conglomerado de massas de linfonodos de atenuação mista
- √ Sem obstrução dos ductos biliares/trato GI/trato urinário

Peritonite Tuberculosa

◊ Apresentação mais comum de tuberculose abdominal (em 33%) associada à doença abdominal disseminada!

Causa: disseminação hematógena/rompimento de linfonodo mesentérico/rompimento de depósito GI/envolvimento da tuba uterina

Tipos:
(a) tipo molhado (90%) = ascite exsudativa com alto conteúdo proteico + leucócitos
- grande quantidade de fluido viscoso livremente distribuído/loculado
- √ Ascite de alta densidade de 20–45 HU (em virtude do alto conteúdo proteico + celular)

(b) tipo seco/plástico (10%) = adenopatia caseosa mesentérica grande + aderências
- √ Nódulos caseosos, reação peritoneal fibrosa, aderências densas
- √ "Bolus" omental/maciço/omento espessado

(c) tipo fibrótico fixado (60%) = massa omental semelhante a bolo (*omental cake*) com separação + fixação das alças intestinais
- √ Massas irregulares de densidade com tecido mole no omento + mesentério (comum)
- √ Alças emaranhadas do intestino e mesentério
- √ Ascite loculada (ocasionalmente)

CT:
 (a) tipo molhado
  √ Linfonodos aumentados (90%) com centros de baixa densidade em 40% (em virtude de necrose caseosa)
  Localização: peripancreática, mesentérica, omental, linfonodos retroperitoneais
  √ Peritônio liso levemente espessado
  √ Realce peritoneal pronunciado após contraste
  √ Macronódulos de 5 mm no mesentério
  √ Linha omental fina (parede fibrosa cobrindo o omento infltrado)
  √ Calcificações
 (b) tipo fibrótico
  √ Ascite loculada
  √ Grandes massas omentais
  √ Separação/fixação de alças intestinais
Cx: obstrução do intestino delgado (aderência de tuberculomas serosos)
DDx: malignidade peritoneal disseminada, peritonite não tuberculosa, mesotelioma

Tuberculose do Trato GI

raramente encontrada no Ocidente, incidência aumentada na AIDS; geralmente associada à tuberculose pulmonar (em 6–38%)
Etiologia:
 (1) ingestão de saliva tuberculosa
 (2) disseminação hematógena de foco de tuberculose no pulmão até linfáticos submucosos
  ◊ Evidências radiográficas de TB pulmonar em < 50%
 (3) infecção primária por leite de vaca (*Mycobacterium bovis*)
Patologia:
 (a) forma ulcerativa (mais frequente): úlceras com seu eixo longo perpendicular ao eixo do intestino, erosões + pseudopolipose
 (b) forma hipertrófica: espessamento da parede intestinal (processo granulomatoso transmural)
Organismo: M. tuberculosis, M. bovis, M. avium-intracellulare
Idade: 20–40 anos
- perda de peso, dor abdominal (80–90%)
- náusea, vômitos
- teste cutâneo negativo de tuberculina na maioria dos pacientes com TB intestinal primária
Localização: região ileocecal (ceco > íleo terminal) > cólon ascendente > jejuno > apêndice > duodeno > estômago > sigmoide > reto
  ◊ Áreas poupadas de estreitamento luminal + envolvimento da válvula ileocecal sugerem fortemente TB!
@ área ileocecal (80–90%)
  ◊ Segmento intestinal mais comumente afetado!
 Causa: estagnação relativa de conteúdo intestinal + abundância de tecido linfoide (placas de Peyer)
 √ Pregas nodulares espessadas irregulares no íleo terminal
 √ Sinal de Stierlin = esvaziamento rápido (hipermotilidade) do íleo terminal estreitado (espasmo) dentro do ceco rígido, encurtado e obliterado no enema de bário (BE)
 √ Válvula ileocecal espessada (efeito de massa do edema)
 √ Sinal de Fleischner = defeito de "guarda-chuva invertido"= válvula ileocecal com ampla abertura associada a estreitamento do íleo terminal imediatamente adjacente
 √ Fissuras profundas + úlceras grandes lineares rasas/estreladas com margens elevadas CARACTERÍSTICAS seguindo a orientação dos folículos linfoides (isto é, longitudinal no íleo terminal e transversal no cólon)
 √ Trato sinusal (raro)/fístulas enterocutâneas/perfuração
 √ Estenoses "anéis de guardanapo" anulares simétricas
 CT:
  √ Espessamento circunferencial da parede do ceco + íleo terminal
  √ Espessamento assimétrico da válvula ileocecal + parede medial do ceco
  √ Extensão exofítica engolfando íleo terminal
  √ Linfadenopatia mesentérica maciça localizada com áreas centrais de baixa atenuação
 DDx: doença de Crohn, amebíase, carcinoma cecal
@ cólon
 Local: envolvimento colônico segmentar, especialmente no lado direito
 √ Ceco em forma de cone contraído rígido (espasmo/fibrose transmural)
 √ Espículas + espessamento da parede
 √ Colite ulcerativa difusa + pseudopólipos
 √ Estreitamentos curtos em forma de ampulheta
 √ Ceco "amputado" encurtado secundário à retração do ceco fora da fossa ilíaca (em virtude de fibrose do mesocólon)
 DDx: colite ulcerativa, doença de Crohn, amebíase (preserva íleo terminal), colite de disenteria bacilar, colite isquêmica, colite pseudomembranosa
@ gastroduodenal
 Local: envolvimento simultâneo do antro + piloro + duodeno
 √ Piloro estenótico com obstrução na saída gástrica
 √ Antro estreitado (aparência de linite plástica)
 √ Trato/fístula sinusal antral
 √ Ulcerações múltiplas grandes e profundas na curvatura menor simulando doença de úlcera péptica
 √ Dobras duodenais espessadas com contorno irregular/dilatação
 DDx: carcinoma, linfoma, sífilis
@ esôfago
  ◊ Manifestação no trato GI menos comum
 Causa: envolvimento secundário de linfadenite tuberculosa adjacente/TB primária
 Localização: nível da carina
 √ Ulceração profunda
 √ Estreitamento
 √ Massa
 √ Dissecção intramural/formação de fístula = formação de trato sinusal

SÍNDROME DE TURCOT

= doença recessiva autossômica com
 (a) polipose colônica
 (b) tumores no CNS (especialmente glioblastoma supratentorial, ocasionalmente meduloblastoma)
Idade: sintomática durante a 2ª década
Histologia: pólipos adenomatosos
- diarreia
- convulsões
√ Múltiplos pólipos de 1–30 mm no cólon + reto
Cx: transformação maligna de pólipos colônicos em 100%
Prognóstico: morte de tumor cerebral na 2ª + 3ª décadas

TIFLITE

= SÍNDROME ILEOCECAL = COLITE NEUTROPÊNICA
[*typhlos,* grego = saco cego = ceco]

= inflamação aguda do ceco, apêndice e ocasionalmente íleo terminal; inicialmente descrito em crianças com leucemia + neutropenia grave

Causa: infiltração leucêmica/linfomatosa, isquemia, colite pseudomembranosa focal, infecção (CMV)

Histologia: edema + ulceração de toda a parede intestinal; necrose transmural com possível perfuração

Organismo: CMV, *Pseudomonas, Candida, Klebsiella, E. coli, B. fragilis, Enterobacter*

Predisposição: comum em leucemia na infância, anemia aplásica, linfoma, terapia imunossupressora (p. ex., transplante renal), neutropenia cíclica, síndrome mielodisplásica, AIDS clínica

- dor abdominal, pode estar localizada no quadrante inferior direito (RLQ)
- diarreia aquosa/sangrenta
- plenitude/massa palpável no quadrante inferior direito (RLQ)
- febre, neutropenia
- hematoquezia/sangue oculto

Localização: ceco + cólon ascendente, apêndice + íleo distal podem se tornar secundariamente envolvidos

√ Densidade líquida no quadrante inferior direito (RLQ)
√ Distensão das alças próximas do intestino delgado
√ Impressão digitiforme do cólon ascendente
√ Espessamento circunferencial da parede cecal > 4 mm
√ Ocasionalmente pneumatose

CT (exame preferível em virtude do risco de perfuração):
  √ Espessamento circunferencial da parede (> 1–3 mm) do ceco ± íleo terminal
  √ Atenuação de parede intestinal diminuída (edema)
  √ Atenuação aumentada da gordura adjacente + espessamento dos planos fasciais (inflamação pericolônica)
  √ ± fluido pericolônico + pneumatose intramural

Cx: (1) perfuração (BE é um procedimento arriscado)
  (2) formação de abscesso

Rx: (1) suporte médico inicial agressivo (altas doses de antibióticos + fluidos IV), repouso intestinal, nutrição parenteral total, reposição de eletrólitos antes do desenvolvimento de necrose transmural
  (2) cirurgia com sangramento GI incontrolável, obstrução, abscesso, necrose transmural, perfuração livre, sepse incontrolável

DDx: (1) depósitos leucêmicos/linfomatosos (espessamento mais excêntrico)
  (2) apendicite com abscesso periapendicular (espessamento da parede cecal normal)
  (3) diverticulite
  (4) doença intestinal inflamatória

COLITE ULCERATIVA

= doença intestinal inflamatória idiopática comum com envolvimento colônico contínuo concêntrico + simétrico

Etiologia: ? hipersensibilidade/doença autoimune

Prevalência: 50–80÷100.000 em áreas de alta incidência da América do Norte, norte da Europa, Austrália

Patologia: doença predominantemente mucosa + submucosa com exsudação + edema + abscessos de cripta (MARCO) resultando em ulceração rasa

Idade de pico: 20–40 anos + 60–70 anos; M÷F = 1÷1

- períodos alternados de remissão + exacerbação
- diarreia sanguinolenta
- depleção de eletrólitos, febre, toxicidade sistêmica
- cólicas abdominais

Manifestações extracolônicas:
- irite, eritema nodoso, pioderma gangrenoso
- pericolangite, hepatite ativa crônica, colangite esclerosante primária, fígado esteatólico
- espondilite, artrite periférica, artrite reumatoide coincidente (10–20%)
- complicações trombóticas

DDx entre Doença de Crohn e Colite Ulcerativa		
	Doença de Crohn	*Colite Ulcerativa*
Mnemônica:	LUCIFER M	
Localização	Lado direito	Lado esquerdo
Úlcera	Profunda	Rasa
Contração	Não	Sim
Ileocecal, Válvula	Espessada	Com falhas
Fístulas	Sim	Não
Excentricidade	Sim	Não
Razão (taxa) de carcinoma	Ligeiro aumento	Aumento marcante
Megacólon	Incomum	Sim

Localização: começa no reto com progressão proximal (reto preservado em 4%); envolvimento simétrico relativamente uniforme do intestino
  (a) retossigmoide em 95%(diagnosticado por biopsia retal); envolvimento circunferencial contínuo com frequência limitado ao lado esquerdo do cólon
  (b) colite estendendo-se proximalmente à flexura esplênica = colite universal
  (c) íleo terminal em 10–25% ("ileíte de refluxo")

Radiografia simples:
  √ Mucosa hiperplásica, mucosa polipoide, úlceras profundas
  √ Dilatação difusa com perda de marcas haustrais
  √ Megacólon tóxico
  √ Gás intraperitoneal livre
  √ Ausência completa de resíduo fecal (em virtude de inflamação)

Enema de Bário (BE):
  (a) estágio agudo
    √ Estreitamento + preenchimento incompleto (espasmo + irritabilidade)
    √ Granularidade fina na mucosa = pontilhado de revestimento de bário (de edema mucoso difuso + hiperemia + erosões superficiais)
    √ Espículas + margens intestinais serrilhadas (úlceras superficiais pequenas)
    √ Úlceras de "botão de colarinho" (= enfraquecimento das úlceras)
    √ "Trilha dupla" = ulceração submucosa longitudinal por vários centímetros
    √ Qualidade do contorno intestinal turva/indistinta (secreções excessivas)
    √ "Impressão digitiforme" = espessamento simétrico das pregas colônicas
    √ Pseudopólipos = ilhas espalhadas de mucosa edematosa + tecido de granulação reepitelizado dentro das áreas de mucosa desnuda
    √ Alargamento do espaço pré-sacral
    √ Pregas retais obliteradas = válvulas de Houston (43%)
  (b) estágio subagudo
    √ Haustração irregular distorcida
    √ Pólipos inflamatórios = lesões sésseis frondosas/raramente pedunculadas (= inflamação mucosa localizada resultando em protuberância polipoide)

√ Mucosa granular áspera (= substituição mucosa por tecido de granulação)
(c) estágio crônico
√ Encurtamento do cólon (= espasmo reversível do músculo longitudinal) com depressão das flexuras
√ *Lead-pipe sign* = cólon rígido, sem haustração + estreitamento simétrico do lúmen
√ Alargamento das haustrações/perda completa de haustrações (DDx: cólon catártico)
√ Cólon "esgotado" = cólon bastante distensível sem marcas de haustrações + sem padrão mucoso
√ Qualidade do contorno intestinal turva/indistinta (secreções excessivas)
√ Pólipos pós-inflamatórios (12–19%) = pequenos nódulos sésseis/ramificações vermiformes longas + crescimento em pontes (= polipose filiforme)
√ "Ileíte de refluxo" (5–30%) envolvimento 4–25 cm de íleo terminal com válvula ileocecal aberta + peristalse ausente + granularidade

CT/MR:
√ Espessamento da parede 3, 5 = 11,6 mm (normal < 3 mm; indeterminado 3–4 mm; patológico > 4 mm)
√ Linha submucosa = realce após contraste na mucosa, mas não da submucosa

NUC:
√ Positivo em leucócitos marcados com hexametilpropileamina (HMPAO) Tc-99 m

MR de Doença de Crohn *versus* Colite Ulcerativa		
	Doença de Crohn	Colite Ulcerativa
Lesão de supressão	Sim	Não
Abscesso/fístula	Sim	Não
Proliferação fibroadiposa	Sim	Não
Intensificação da espessura total	Sim	Não
SI da mucosa aumentada	Sim	Não
Tira submucosal	Não	Sim
Espessamento da parede	Sim	Sim
Intensificação da parede	Sim	Sim
SI de gordura pericólica aumentada	Sim	Sim
Sinal do pente	Sim	Sim
Perda de haustrações	±	Sim
Nódulos linfáticos aumentados	Sim	Sim

Cx:
(1) megacólon tóxico ± perfuração em 5–10%
   (DDx: colite granulomatosa/isquêmica/amebiana)
   ◊ Causa mais comum de morte na colite ulcerativa!
(2) adenocarcinoma colônico (3–5%)
   o risco começa após 8–10 anos de início da doença; o risco progride 0,5%/ano por 10–20 anos + 0,9%/ano após esse tempo; risco alto com pancolites + início da doença em pacientes < 15 anos de idade
   Geralmente associado à: colite total
   Localização: retossigmoide > cólon descendente, cólon transverso distal
   √ Segmento estreitado de 2–6 cm de extensão com lúmen excêntrico + contorno irregular + margens afuniladas rígidas achatadas = carcinoma cirroso
   √ Carcinoma anular/polipoide
   Prognóstico: lesões síncrônicas em 35%
(3) estreitamentos colônicos (10%)
   contorno homogêneo com margens afuniladas flexíveis fusiformes, geralmente estreitamento curto + único; comumente no cólon sigmoide/reto/cólon transverso; geralmente após mínimo de 5 anos de doença; raramente causa de obstrução (DDx: carcinoma colônico)
(4) perfuração
DDx: (1) polipose familiar (sem alterações inflamatórias)
   (2) cólon catártico (mais extenso no cólon direito)

ADENOMA VILOSO

Adenoma Viloso do Cólon
Incidência: 7% de todos os tumores colônicos
Idade: apresentação tardia na vida; M = F
Localização: reto + sigmoide (75%), ceco, válvula ileocecal; 2% de todos os tumores no reto + cólon
Associado a: outros tumores GI (25%)
• sensação de evacuação incompleta
• sangramento retal
• excreção de quantidades copiosas de muco espesso
• fadiga, fraqueza
• diarreia + síndrome de depleção de eletrólitos em 4% (desidratação, hipocalemia, hiponatremia)
√ Pode envolver completamente o cólon
√ Tumor volumoso séssil com base ampla com frequência com > 20 mm de diâmetro:
   √ Projeções mucosas papilares incontáveis com padrão de superfície reticular/granular (se os elementos vilosos constituem > 75% do tumor, o diagnóstico pode ser feito com enema de bário):
   √ Aparência corrugada semelhante a uma esponja (bário dentro de interstícios)
   √ Superfície estriada em escova
√ Tumor flexível, macio, com mudança na forma:
   √ Diminuição aparente em tamanho nos filmes pós-evacuação
CT:
   √ Baixa atenuação heterogênea na CT (em decorrência de mucina aprisionada nas projeções papilares + fendas)
Prognóstico: potencial maligno mais alto do que adenoma tubular
Cx: transformação maligna/invasão (em 36%) relacionada com o tamanho do tumor < 5 cm (9%); > 5 cm (55%); > 10 cm (100%)

Adenoma Viloso do Duodeno
mais comum no cólon + reto; menos de 50 casos na literatura mundial
√ Massa séssil, não obstrutiva macia
√ Padrão de "renda"/"bolha de sabão"
√ Preservação da atividade peristáltica + distensibilidade intestinal

MACROGLOBULINEMIA DE WALDENSTRÖM
= malignidade linfoide de baixo grau (= discrasia de célula plasmática) composta de linfócitos plasmacitoides maduros com produção de proteína IgM monoclonal anormal
Incidência: 0,53÷100.000 anualmente; frequência 10–15% em relação a mieloma múltiplo
Histologia: macroglobulina hialina proteinácea preenche os pequenos vasos linfáticos na lâmina própria (*lacteals*) das vilosidades do intestino delgado com distensão linfática secundária + edema
Idade média: 63 anos; M > F
• fadiga, perda de peso
• diarreia, esteatorreia, má absorção

- anemia, diátese hemorrágica
- elevação de IgM
- síndrome de hiperviscosidade (20%) = sangramento, alterações visuais, anormalidades neurológicas
  @ intestino delgado (raramente envolvido)
  √ Dilatação do intestino delgado
  √ Espessamento irregular difuso das válvulas coniventes com aspecto espiculado, (jejuno + íleo proximal)
  √ Superfície granular de nódulos pontilhados de 1–2 mm (deposição de imunoglobulina M na submucosa + lâmina própria)
  @ envolvimento da medula óssea (91–98%)
    (a) substituição difusa de medula óssea (56%)
    (b) substituição diferenciada da medula óssea (35%)
  √ Fraturas de compressão da coluna (48%)
  √ Desmineralização difusa da coluna
  √ Lesões líticas na avaliação do esqueleto (em até 20%)
  MR (T1WI pré- e pós-contraste preferida):
    √ Medula iso-/hipointensa ao músculo em T1WI
    √ Realce pelo meio de contraste da medula anormal na T1WI
  @ linfonodos
    √ Linfadenopatia (43%)
  @ fígado e baço
    √ Hepatoesplenomegalia

Dx: (1) pico M característico na eletroforese do soro/urina
(2) células linfoplasmacitoides anormais na medula óssea/linfonodos

Prognóstico: pode ocasionalmente progredir para linfoma maduro

DDx: mieloma múltiplo (linfadenopatia rara, lesões líticas em 31%)

DOENÇA DE WHIPPLE

[George Whipple (1878–1976), patologista em Rochester, USA]
= LIPODISTROFIA INTESTINAL
= doença multissistêmica crônica que ocorre esporadicamente

Etiologia: infecção com bactéria gram-positiva (*Tropheryma whipplei*) proximamente relacionada com actinobactéria

Histologia: material PAS positivo (ácido periódico de Schiff) = glicoproteína (da parede celular bacteriana) no interior de macrófagos espumosos na submucosa do jejuno + depósitos de gordura na submucosa intestinal e nos linfonodos causando obstrução linfática + dilatação

Idade: 4ª–6ª década (idade média de início, 50 anos); M÷F = 8÷1; caucasianos

- artralgias recorrentes e migratórias/artrite não deformante (65–95%); artrite pode preceder à doença de Whipple em 10% e até 10 anos
- má absorção, esteatorreia, dor abdominal
- perda de peso, febre baixa
- polisserosite
- linfadenopatia periférica generalizada (50%)
- hiperpigmentação da pele semelhante a doença de Addison
- placas amarelas pálidas mal delimitadas/erosões no duodeno pós-bulbar na endoscopia

Envolvimento de órgãos: intestino delgado (particularmente jejuno), linfonodos, válvulas cardíacas, CNS, fígado, pulmões, olhos, pele (virtualmente todos os sistemas orgânicos)

√ Espessamento de pregas difuso irregular moderado do jejuno + duodeno + (em menor grau) íleo (por infiltração da mucosa + submucosa por bacilos de Whipple e macrófagos positivos para PAS combinados com obstrução linfática
√ Micronodularidade (= vilosidades inchadas) e padrão mucoso desordenado
√ Hipersecreção, segmentação, fragmentação (ocasionalmente se acompanhada por hiperproteinemia)
√ NENHUMA/dilatação mínima do intestino delgado
√ SEM rigidez nas pregas, SEM ulcerações
√ Tempo de trânsito normal (aproximadamente 1 hora)
√ Hepatoesplenomegalia

CT:
√ Linfodomegalia de baixa densidade de 3–4 cm na raiz mesentérica + retroperitônio (em virtude da obstrução linfática e da deposição intranodal de lipídios extracelulares)
√ Espessamento da parede intestinal
√ Esplenomegalia
√ Ascite
√ Pleuropericardite
√ Sacroileíte

US:
√ linfonodos ecogênicos

Dx: biopsia orientada endoscopicamente da mucosa do intestino delgado, biopsia de linfonodo abdominal/periférico

Rx: antibióticos de amplo espectro a longo prazo (tetraciclina)

DDx: (1) espru (dilatação marcante, sem espessamento de prega, segmentação pronunciada + fragmentação)
(2) linfangiectasia intestinal (pregas espessadas por todo o intestino delgado)
(3) amiloidose
(4) linfoma

YERSIONIOSE

Organismo: bacilo gram-negativo *Yersinia enterocolitica*
- diarreia autolimitada

Localização: geralmente confinada ao íleo terminal
√ Espessamento segmentar irregular das pregas
√ ± úlceras aftosas/área grande de ulceração

DIVERTÍCULO DE ZENKER

= DIVERTÍCULO FARINGOESOFÁGICO
= bolsa externa da parede hipofaríngea posterior = divertículo de pulsão com herniação da mucosa + submucosa através dos feixes de músculos oblíquos + transversais (pseudodivertículo) do músculo cricofaríngeo

Prevalência: 0,01 = 0,11% (geral); mais alta em mulheres idosas (50% ocorrem na 71ª–8ª década)

Etiologia: disfunção cricofaríngea (acalasia cricofaríngea/fechamento prematuro) resulta em pressão intraluminal aumentada

Associado a: hérnia de hiato, úlcera gastroduodenal, divertículo no esôfago médio, espasmo esofágico, acalasia

- massa no pescoço compressível
- disfagia no esôfago superior (98%)
- regurgitação + aspiração de alimentos não digeridos
- deglutição barulhenta
- halitose (= mau hálito)

Localização: na junção faringoesofágica na linha média da deiscência de Killian/triângulo de Laimer, no nível da C5-6

√ Extensão posterior de bário na metade superior da depressão semilunar da parede posterior do esôfago (músculo cricofaríngeo)
√ Saco preenchido de bário estendendo-se caudalmente por trás + geralmente à esquerda do esôfago

√ Obstrução completa/parcial do esôfago por pressão externa do conteúdo do saco
√ Refluxo de bário parcial do divertículo dentro da hipofaringe
√ Crescimento contínuo com aumento sucessivo
CXR
√ Nível de ar-fluido no mediastino superior
Cx: pneumonia por aspiração (30%); perfuração esofágica; carcinoma (0,48%)
Rx: excisão cirúrgica

SÍNDROME DE ZOLLINGER-ELLISON

= diátese de úlcera péptica associada à hipersecreção marcante de ácido gástrico + tumor pancreático de células ilhotas não β produtoras de gastrina

Causa:
A. GASTRINOMA (90%)
= tumor de célula ilhota não β com produção contínua de gastrina
B. PSEUDOSSÍNDROME DE ZOLLINGER-ELLISON
= SÍNDROME DE COWLEY
= hiperplasia de célula G antral (10%) = aumento no número de células G no antro gástrico
- falta de elevação de gastrina após injeção de secretina
- elevação exagerada de gastrina após refeição com proteína

Idade: meia-idade; M > F
- tétrade clínica
  (1) hipersecreção gástrica: resposta refratária à teste de estimulação de histamina relacionado com concentração de HCl, secreção basal aumentada (> 60% de secreção aumentada é diagnóstico)
  (2) hipergastrinemia > 1.000 ng:L (durante jejum)
  (3) hiperacidez com eliminação de ácido basal > 15 mEq/hora
  (4) diarreia (30%), esteatorreia (40%): pode ser única reclamação em 10%, com frequência noturna; secundária à inativação de enzimas pancreáticas por grandes volumes de HCl/liberação excessiva de ácido no intestino delgado
- dor intratável grave (90%)
- úlcera perfurada (30%)

- teste de secretina positivo = aumento no nível de soro gástrico em > 200 ng/L após administração de 2 IU/kg de secretina
√ Úlceras (localização atípica + curso deve sugerir diagnóstico):
Localização: bulbo duodenal (65%) + estômago (20%), próximo ao ligamento de Treitz (25%), alça C duodenal (5%), esôfago distal (5%)
Multiplicidade: úlcera solitária (90%), úlceras múltiplas (10%)
√ Úlceras recorrentes/intratáveis
√ Úlceras marginais em paciente pós-gastrectomia
 (a) no lado gástrico da anastomose
 (b) na borda mesentérica da alça aferente
√ Proeminência da área gástrica (hiperplasia da massa de células parietais)
√ Aumento das pregas rugosas
√ Peristalse gástrica lenta (? hipocalemia)
√ "Estômago molhado" – diluição de bário por excesso de secreções no estômago não obstruído não dilatado
√ Refluxo gastroesofágico (comum) + esofagite
√ Dilatação do duodeno + intestino delgado superior (sobrecarga de fluido)
√ Pregas espessadas no duodeno + jejuno (edema)
√ Tempo de trânsito rápido no intestino delgado
Mnemônica: USED
 Úlceras (com frequência múltiplas, pós-bulbares)
 Secreções aumentadas (refratárias a histamina)
 Edema (de intestino delgado proximal)
 Diarreia, **D**obras (espessadas, dobras gástricas)
Cx: (1) tumor de células ilhotas maligno (em 60%)
 (2) metástases no fígado continuarão a estimular secreção gástrica
Rx: (1) controle de hipersecreção gástrica
  (a) antagonista de receptor de H2: cimetidina, ranitidina, famotidina
  (b) inibidor de trifosfatase adenosina hidrogênio-potássio (omeprazol)
 (2) ressecção de gastrinoma se encontrado (por causa do potencial maligno)
 (3) gastrectomia total

TRATO UROGENITAL
DIAGNÓSTICO DIFERENCIAL DE DISTÚRBIOS UROGENITAIS

INSUFICIÊNCIA RENAL
= redução na função renal
- elevação da creatinina sérica > 2,5 mg/dL

Insuficiência Renal Aguda (ARF)
= condição clínica associada à azotemia em elevação regularmente rápida ± oligúria (< 500 mL de urina por dia) por dias/semanas

Etiologia:
A. PRÉ-RENAL
= hipoperfusão renal secundária à doença sistêmica
1. Depleção de líquido + eletrólitos
2. Hemorragia
3. Insuficiência hepática + síndrome hepatorrenal
√ Índice de resistência anormalmente elevado
4. Insuficiência cardíaca congestiva
5. Sepse
√ Índice de resistência ≤ 0,75 em 80% dos rins
Incidência: 70% da ARF adquirida na comunidade (glomerulonefrite); 40% de ARF adquirida em hospital (necrose tubular aguda)
B. RENAL (mais comum)
1. Necrose tubular aguda
isquemia, nefrotoxinas, contraste radiográfico, hemoglobinúria, mioglobinúria, infarto do miocárdio, queimaduras
√ Índice de resistência ≥ 0,75 em 91% dos rins
2. Glomerulonefrite aguda + doença do pequeno vaso
glomerulonefrite aguda pós-estreptococcia, glomerulonefrite rapidamente progressiva, lúpus, poliarterite nodosa, púrpura de Schönlein-Henoch, endocardite bacteriana subaguda, doença do soro, síndrome de Goodpasture, hipertensão maligna, síndrome hemolítico-urêmica, vasculite relacionada com drogas, placenta prévia
√ Índice de resistência normal < 0,70
3. Nefrite tubulointersticial aguda
reação a drogas, pielonefrite, necrose papilar
√ Índice de resistência anormal
4. Precipitação intrarrenal (hipercalcemia, uratos, proteína do mieloma)
5. Oclusão arterial/venosa
6. Necrose cortical aguda
C. PÓS-RENAL (5%)
= resulta na obstrução ao fluxo de saída (rara)
1. Prostatismo
2. Tumores da bexiga, retroperitônio, pelve
3. Cálculo
√ Hidronefrose
◊ 30–35% dos rins obstruídos de forma aguda (< 36 h) não apresentam hidronefrose!
D. CONGÊNITO
agenesia/displasia renal bilateral/doença renal policística infantil, síndrome nefrótica congênita, nefrite congênita, hipóxia perinatal
Incidência: ATN + doença pré-renal respondem por 75% da insuficiência renal aguda; 5–7% de todos os pacientes hospitalizados

- assintomáticos
- creatinina elevada
- > 0,5 mg/dL quando a creatinina é < 2,5 mg/dL
- > 20% quando a creatinina é > 2,5 mgdL

Prognóstico: 20–70% de mortalidade

Insuficiência Renal Crônica (CRF)
= diminuição na função renal durante meses/anos
Incidência: estágio final de doença renal em 0,01% da população dos EUA; 85.000 pacientes/ano submetidos à hemodiálise; 8.000 transplantes renais/ano

Etiologia:
A. INFLAMAÇÃO/INFECÇÃO
1. Glomerulonefrite
2. Pielonefrite crônica
3. Tuberculose
4. Sarcoidose
B. VASCULAR
1. Doença renal vascular
2. Trombose bilateral da veia renal
C. DISPROTEINEMIA
1. Mieloma
2. Amiloide
3. Crioglobulinemia
4. Macroglobulinemia de Waldenström
D. METABÓLICO
1. Diabete
2. Gota
3. Hipercalcemia
4. Hiperoxalúria
5. Cistinose
6. Doença de Fabry
E. CONGÊNITO
1. Doença renal policística
2. Rim displásico multicístico
3. Doença cística medular
4. Síndrome de Alport
5. Síndrome nefrótica infantil
F. MISCELÂNEA
1. Síndrome hepatorrenal
2. Radiação

Manifestações Musculoesqueléticas da CRF
1. Osteodistrofia renal = combinação de hiperparatireoidismo 2°, osteoporose, osteosclerose, osteomalacia e calcificações dos tecidos moles e vasculares
2. Toxicidade pelo alumínio (1–30%)
Causa: ingestão de antiácidos com sais de alumínio ligadores de fosfatos (para controlar a hiperfosfatemia)
- nível sérico de alumínio > 100 ng/mL
√ Sinais de osteomalacia (> 3 fraturas de insuficiência, com envolvimento predominante das costelas)
√ Necrose avascular
√ Ausência de osteosclerose
√ Pouca evidência de reabsorção óssea
3. Deposição de amiloide
Patologia: o amiloide consiste de microglobulina beta-2
Órgãos: osso, tenossinóvia (síndrome do túnel do carpo), disco vertebral, cartilagem articular + cápsula, ligamento, músculo
4. Espondiloartropatia destrutiva (15%)
√ Erosão da junção discovertebral + esclerose
√ Compressão do corpo vertebral

√ Estreitamento do espaço discal
√ Formação de nódulos de Schmorl
√ Ausência de osteofitose
√ Envolvimento da faceta com subluxação
5. Ruptura de tendões
6. Doença por deposição de cristais
    Tipo: hidroxiapatita de cálcio, CPPD, oxalato de cálcio, urato monossódico
7. Osteomielite + artrite séptica
8. Necrose avascular (em até 40%)

DIABETES INSIPIDUS
= caracterizada pela produção diária de um volume muito grande de urina diluída (gravidade específica < 1,005, < 200 mOsm/L)

Diabetes Insipidus Hipofisária
= DIABETES INSIPIDUS HIPOTALÂMICA
= DIABETES INSIPIDUS SENSÍVEL À VASOPRESSINA
= a produção de vasopressina (ADH) é reduzida a < 10%
Causa:
  (a) idiopática (27%)
      displasia septo-óptica/desordem rara familiar (autossômica dominante ligada ao sexo)/desordem esporádica
      Histologia: núcleo supraóptico atrófico
      • nunca associada à disfunção da hipófise anterior
  (b) destruição hipofisária por tumor/desordem infiltrativa (32%):
      Na infância: glioma hipotalâmico, hamartoma do túber cinéreo, craniofaringioma, histiocitose de Langerhans, germinoma, leucemia, complicação de meningite
      Na vida adulta: sarcoidose, TB, metástase
      • em 60% associadas à disfunção da hipófise anterior
  (c) destruição da hipófise por cirurgia (20%)
      • sempre associada à disfunção da hipófise anterior
  (d) trauma de crânio (17%)
      • em 20% associado à deficiência orgânica hipofisária anterior
◊ Uma lesão na hipófise posterior NÃO produz diabetes insipidus porque é apenas o local de armazenamento para a vasopressina!

Intoxicação Hídrica Psicogênica
= ingestão compulsiva de grande quantidade de líquido, que conduz à inibição da produção normal de vasopressina
• teste de privação de água

Diabetes insipidus Nefrogênico
= reabsorção insuficiente de água nos ductos de coleta devido à resistência *end-organ* à vasopressina
Causa:
  (a) congênita
      1. Rara desordem genética recessiva ligada ao sexo, com falta de resposta de túbulos + sistema coletor à vasopressina (em crianças + adultos masculinos jovens) com expressão variável
      2. Forma dominante autossômica (rara)
  (b) adquirida = síndrome nefrogênica DI
      = desordens que acometem a medula/néfrons distais: medular + doença policística, nefropatia de células falciformes, uropatia pós-obstrutiva, nefropatia de refluxo, nefropatia urêmica crônica, estenose da artéria renal unilateral, necrose tubular aguda, toxicidade por fármaco, nefropatia analgésica, nefropatia hipocalêmica + hipercalcêmica, amiloidose, sarcoidose

• Sintomas na infância
  • vômito secundário à desidratação hipernatrêmica
  • retardo mental
  • falha de crescimento calórico (água favorecida à fórmula)
• Sintomas após a infância
  • aumento da ingestão de líquido
  • micturia evitada
√ Hidroureteronefrose bilateral
Rx: diuréticos tiazídicos, dieta de pouco sal, incentivo à micção frequente, indometacina

ALDOSTERONISMO PRIMÁRIO
= hipersecreção autônoma inapropriada de aldosterona sem ativação de eixo renina-angiotensina-aldosterona
Incidência: 5–15% de pacientes hipertensos não selecionados
   ◊ Causa mais comum de hipertensão secundária!
Bioquímica: produção de minerolocorticoide na zona glomerulosa
Causa: (papel principal da radiologia)
  (1) adenoma produtor de aldosterona (APA) 33–66%
      Idade: frequentemente encontrado em pacientes < 40 anos de idade
      Tamanho: < 2 cm (geralmente)
      Rx: adrenalectomia
  (2) hiperplasia suprarrenal bilateral (BAH) 33–66%
      Idade: frequentemente encontrado em pacientes mais velhos > 40 anos de idade
      √ Aumento de ambas as glândulas suprarrenais
      Rx: antagonistas de aldosterona (eplerenone)
  (3) hiperplasia suprarrenal unilateral < 1%
      Rx: adrenalectomia
  (4) carcinoma suprarrenal   raro
  (5) hiperaldosteronismo familiar tipo 1   raro
  (6) hiperaldosteronismo familiar tipo 2   raro
• hipertensão
• hiperaldosteronismo
• renina suprimida
• hipernatremia
• alcalose metabólica
• razão aldosterona (↑)-renina (↓)anormal
• falha em suprimir níveis de aldosterona do plasma por carregamento salino oral/administração IV de solução salina fluorocortisona
CT (40–100% sensível) & MR (70–100% sensível):
  √ Pequeno nódulo suprarrenal:
      √ Macronódulo > 10 mm
      √ Micronódulo < 10 mm
  √ Espessura média da extensão suprarrenal ≥ 5 mm = (BAH)
Amostragem da veia suprarrenal:
  = amostras de sangue colhidas da IVC + ambas as veias suprarrenais durante a infusão de hormônio adrenocorticotrópico
  √ Razão de cortisol da veia suprarrenal ÷ IVC > 2
  √ Razão de lateralização = veia suprarrenal ÷ veia suprarrenal:
      √ > 4 = hipersecreção de aldosterona
      √ < 3 = BAH
NUC (iodina -131-6- -iodometilnorcolesterol = NP-59 ou selênio-75-6- - selenometilcolesterol):
  > depressão de dexametasona aumenta a sensibilidade
  √ Ingestão precoce unilateral < 5 dias = APA
  √ Ingestão precoce simétrica < 5 dias = BAH
  √ Ingestão tardia simétrica > 5 dias = normal

HIPERCALCEMIA
Mnemônica: SHAMPOO TAII
Sarcoidose

Hiperparatireoidismo, Hipertireoidismo
Álcali-Leite (síndrome)
Metástases, Mieloma
Paget (doença)
Osteogenese imperfeita
Osteopetrose
Tiazidas
Acidose tubular renal
Intoxicação por vitamina D
Imobilidade

POLICITEMIA

Causa: níveis aumentados de eritropoietina (agindo nas células tronco eritroides), secundários a uma diminuição na pO$_2$; o precursor da eritropoietina é produzido nas células justaglomerulares epitelioides do rim + convertidas em sangue

A. RENAL
   (a) intrarrenal
      1. Deterioração vascular
      2. Carcinoma celular renal (5%)
      3. Tumor de Wilms
      4. Fibroma benigno
      5. Cisto simples (14%)
      6. Doença policística do rim
   (b) pós-renal
      1. Uropatia obstrutiva (14%)
B. EXTRARRENAL
   (a) doença hepática
      1. Hepatoma
      2. Células hepáticas em regeneração
   (b) doença suprarrenal
      1. Feocromocitoma
      2. Aldosteronoma
      3. Doença de Cushing
C. DOENÇA DO CNS
   1. Hemangioblastoma cerebelar
D. GRANDES MIOMAS UTERINOS

NÃO em: trombose da veia renal, rim displásico multicístico, medular do rim em esponja

HIPERTENSÃO ARTERIAL

A. HIPERTENSÃO PRIMÁRIA/ESSENCIAL (85-90%)
B. HIPERTENSÃO SECUNDÁRIA
   (a) Doença parenquimal renal (5-10%)
   (b) Hipertensão secundária potencialmente curável (1-2%)
      — vascular
         1. Doença renovascular 0,18-4,4%
         2. Coarctação 0,6%
      — hormonal
         1. Feocromocitoma 0,04-0,2%
         2. Síndrome de Cushing 0,3%
         3. Aldosteronismo primário 0,01-0,4%
         4. Hipertireoidismo
         5. Mixedema
      — renal
         1. Doença renal unilateral

Hipertensão Renovascular

= normalização da pressão sanguínea após uma nefrectomia/reestabelecimento do fluxo sanguíneo renal normal (Dx realizado em retrospecto)

Incidência: 1-5% da população geral; segunda causa mais comum de hipertensão potencialmente curável

Fisiopatologia:
geralmente uma estenose > 50% ao nível do leito renovascular ocasiona pressão discretamente reduzida na arteríola aferente glomerular (pressão cai abruptamente na estenose > 80%); a pressão reduzida estimula a liberação de renina seguida pela angiotensina-II, e aldosterona causando
   (a) constrição das arteríolas glomerulares eferentes
   (b) elevação na hipertensão sistêmica
   (c) retenção de sódio

Causa:
1. Aterosclerose (60-90%) em indivíduos > 50 anos de idade
2. Displasia fibromuscular (10-35%) em mulheres < 40 anos de idade
3. Neurofibromatose
4. Feocromocitoma
5. Faixas fibrosas (estenose congênita, fibrose retroperitoneana, estenose arterial pós-radiação)
6. Arterite (doença de Buerger, poliarterite nodosa, doença de Takayasu, trombangiite obliterante, arterite sifilítica)
7. Malformação arteriovenosa/fístula
   • hipertensão mediada por renina (em virtude da isquemia renal distal à fístula)
8. Doença tromboembólica (p. ex., fibrilação atrial, trombos da válvula protética, mixoma cardíaco, êmbolos paradoxais, êmbolos ateromatosos)
9. Aneurisma da artéria renal
10. Compressão extrínseca (p. ex., cisto renal, neoplasma, hematoma subcapsular crônico) = rim de Page
11. Síndrome aórtico médio, dissecção aórtica, aneurisma aórtico dissecante
12. Hipertensão renovascular pós-traumática
    (a) oclusão da artéria renal principal
    (b) estenose significativa pelo retalho da íntima
    (c) contusão renal grave
    (d) lesão do ramo da artéria renal segmentar

◊ A estenose da artéria renal está presente em 77% dos pacientes hipertensos!
◊ A estenose da artéria renal está presente em 32-49% dos pacientes normotensos!
◊ 15-20% dos pacientes permanecem hipertensos após a restauração do fluxo sanguíneo renal normal!

Achados clínicos que sugerem doença renovascular:
1. Início de HTN < 30 anos e > 50 anos de idade
2. Hipertensão refratária à terapia
3. Hipertensão acelerada/maligna
4. Grandes elevações inexplicadas na pressão sanguínea acima dos valores previamente controlados/linha basal
5. Hipertensão sintomática

Rx: (1) aliviar a estenose da artéria renal
     (2) inibidor da enzima conversora de angiotensina

Hipertensão em Crianças

Prevalência: 1-3%

1. Fibrose grosseira do córtex renal 36%
2. Glomerulonefrite 23%
3. Coarctação da aorta 10%
4. Doença renovascular 10%
5. Doença policística renal 6%
6. Síndrome hemolítico-urêmica 4%
7. Excesso de catecolamina (feocromocitoma, neuroblastoma) 3%
8. Tumor renal 2%
9. Hipertensão essencial 3%

HIPOTENSÃO ARTERIAL

Causa: hipovolemia intrarrenal, vasoconstrição primária, filtração glomerular reduzida, depleção de volume urinário intratubular

◊ Pode ocorrer como reação ao contraste!
◊ O urograma reverte para o normal após a reversão da hipotensão!
√ Rins bilaterais pequenos e de contornos suaves (comparado com o tamanho nas radiografias preliminares)
√ Nefrograma de densidade progressivamente maior
√ Geralmente SEM opacificação do sistema coletor
√ Inicialmente opacificação do sistema coletor se a hipotensão ocorre durante a injeção de contraste

INFECÇÃO DO TRATO URINÁRIO

= crescimentos puros de > 100.000 organismos/mL de urina

Prevalência: 3% das meninas + 1% dos meninos durante os primeiros 10 anos de vida

Anomalia radiológica subjacente:
1. Refluxo vesicoureteral = VUR (30–40%)
2. Uropatia obstrutiva (8%)
3. Nefropatia de refluxo/formação de cicatriz (6%)
   ◊ A prevalência de uma anomalia radiológica subjacente depende da idade, sexo e frequência de infecções prévias!

Objetivo do exame de imagem:
1. Identificar os pacientes em risco para nefropatia de refluxo
2. Detectar nefropatia de refluxo/cicatrizes
3. Detectar uropatia obstrutiva
4. Minimizar a dose de radiação, morbidez e custo

VCUG:
para crianças < 5 anos de idade com infecção; resultados normais em 60–70%

Cintigrafia cortical renal (DMSA/gluco-heptonato):
para detectar pielonefrite aguda (risco de formação de fibrose)/fibrose; co o VUR há risco duas vezes maior de ocorrência de defeitos corticais que sem o VUR

GASES NO TRATO URINÁRIO

A. Enfisema renal = gases renal/perirrenal
   1. Pielonefrite enfisematosa
   2. Pielite enfisematosa
   3. Abscesso perinéfrico formador de gases
   4. Enfisema perinéfrico
B. Bexiga
   1. Cistite enfisematosa
C. Traumatismo
   1. Traumatismo penetrante
   2. Ureterossigmoidostomia, condoite ileal, caracterização com refluxo vesicoureteral, procedimento percutâneo
      CUIDADO: posição posterior anômala do cólon
   3. Infarto do carcinoma renal (terapêutico/espontâneo)
D. Fístula ao trato urinário
   Conexão: brônquio/cútis/trato GI (cólon > duodeno > estômago > intestino delgado > apêndice)
   1. Inflamação: infecção renal purulenta crônica, diverticulite, doença de Crohn
   2. Neoplásica: carcinoma colônico

RETROPERITÔNIO

Tumor Retroperitoneal pelo Componente Tecidual

(a) gordura
   1. Lipoma
      ◊ Quanto mais profundo + centralmente localizada reside uma massa gordurosa, mais provavelmente ela é maligna!
   2. Lipomatose pélvica
   3. Lipoblastoma
   4. Hibernoma
   5. Teratoma
   6. Mielolipoma
   7. Angiomiolipoma
   8. Lipoblastoma
   9. Lipossarcoma
(b) estroma mixoide
   1. Tumor neurogênico: schwannoma, neurofibroma, ganglioneuroma, ganglioneuroblastoma, tumor maligno da bainha do nervo periférico
   2. Lipossarcoma mixoide
   3. Histiocitoma fibroso maligno mixoide
   4. Tumor desmoide
   5. Hemangiopericitoma
   6. Leiomioma, leiomiossarcoma
   7. Pericitoma maligno
   8. Rabdomiossarcoma
   9. Mesenquimoma maligno
(c) necrose
   1. Leiomiossarcoma
   2. Paraganglioma
(d) componente cístico
   1. Linfangioma
   2. Tumor cístico mucinoso
   3. Tumor neurogênico
(e) pequenas células redondas
   1. Linfoma
(f) hipervascularidade
   1. Paraganglioma
   2. Hemangiopericitoma
   3. Lipossarcoma de grau baixo
   4. Linfoma

Tumor Maligno Primário do Retroperitôneo

1. Lipossarcoma
2. Histiocitoma fibroso maligno
   √ Calcificação distrófica em 25%
3. Leiomiossarcoma

Massa Retroperitoneal de Baixa Densidade

1. Lipoma
   √ Massa homogeneamente gordurosa agudamente margeada
2. Linfangioma
   √ Semelhante ao lipoma na presença de conteúdo de gordura suficiente
3. Angiomiolipoma renal
   √ Componente intrarrenal
   √ Hipervascular com grandes artérias de suprimento, aneurismas múltiplos, formação de lago sem *shunt*, vasos circunfereciais tortuosos, fase venosa + parenquimal espiralada
4. Mielolipoma suprarrenal
   √ Densidade entre gordura + água
   √ Geralmente não homogêneo, ocasionalmente com hemorragia ± calcificações

5. Pielonefrite xantogranulomatosa
   √ Rim afuncional substituído pelo material de baixa densidade + cálculo
6. Tumores retroperitoneais metastáticos
7. Carcinoma da célula renal
8. Fibrossarcoma, histiocitoma fibroso, sarcoma mesenquimal, teratoma maligno
   √ Densidade ocluída ao músculo
9. Lipossarcoma

Massa Retroperitoneal Calcificada
A. NÃO TUMORAL
   1. Formação de calo exuberante
   2. Pós-traumático: hematoma calcificado
   3. Miosite ossificante
   4. Granuloma de corpo estranho
   5. Textiloma encapsulado/gossipiboma (*gossypium,* Latin = algodão)
      Causa: esponja cirúrgica retida, gaze, toalha
B. NEOPLASMA BENIGNO
   1. Ganglioneuroma
   2. Schwannoma
   3. Paraganglioma
   4. Hemangioma
   5. Teratoma maduro
C. NEOPLASMA MALIGNO
   1. Histiocitoma fibroso maligno
   2. Lipossarcoma desdiferenciado
   3. Leiomiossarcoma
   4. Mesenquimoma maligno
   5. Teratoma maligno
   6. Osteossarcoma extraesquelético

GLÂNDULA SUPRARRENAL

Massa Suprarrenal de Funcionamento
1. Síndrome de Cushing e doença de Cushing
2. Aldosteronismo primário
3. Feocromocitoma

Doença Medular Suprarrenal
1. Neuroblastoma
2. Ganglioneuroblastoma
3. Ganglioneuroma
4. Feocromocitoma

Doença Cortical Suprarrenal
1. Hiperplasia suprarrenal
2. Adenoma adrenocortical
3. Carcinoma adrenocortical
4. Síndrome de Cushing
5. Síndrome de Conn
6. Síndrome adrenogenital

Hiperfunção Adrenocortical
1. Síndrome adrenogenital
2. Síndrome de Conn = hiperaldosteronismo
   √ Adenoma suprarrenal unilateral solitário + glândula contralateral normal à CT pode ser decorrente de:
   (a) adenoma adrenocortical produtor de aldosterona
   (b) adenoma produtor de aldosterona responsivo à renina
   (c) hiperaldosteronismo idiopático com adenoma dominante hiperplásico/adenoma não funcionante
3. Síndrome de Cushing = hipercortisolismo

DDx da síndrome de Cushing:
A. MASSA SUPRARRENAL UNILATERAL FOCAL
   √ 2–4 cm massa focal em uma glândula suprarrenal + atrofia da glândula contralateral = adenoma suprarrenal
   √ > 4 cm grande massa focal com necrose central em uma glândula suprarrenal + atrofia da glândula contralateral = adenocarcinoma de suprarrenal
B. AUMENTO SUPRARRENAL BILATERAL
   √ Espessamento uniforme difuso = doença de Cushing
C. NÓDULOS SUPRARRENAIS BILATERAIS MÚLTIPLOS
   √ Macronódulos = hiperplasia multinodular da doença de Cushing de longa duração
   √ Grandes nódulos (ACTH autônomo-independente) = hiperplasia macronodular maciça
   √ Pequenos nódulos = doença suprarrenal nodular pigmentada primária

Massas Suprarrenais Bilaterais
1. Metástases (50%)
2. Linfoma (50% de linfomas secundários)
3. Adenoma (20%)
4. Feocromocitoma (10%)
5. Mielolipoma (5–13%)
6. Carcinoma adrenocortical (2–6%)
7. Hemorragia
8. Infecção granulomatosa (em geral assimétrica bilateralmente)
9. Hiperplasia (em geral simétrica bilateralmente)

Mnemônica: 4 H FM
   Hodgkin – doença
   Hiperplasia
   Hemorragia
   Histoplasmose/TB
   Feocromocitoma
   Metástase

Doença Granulomatosa
Microrganismo: tuberculose, histoplasmose, blastomicose
√ Geralmente aumento suprarrenal bilateral homogêneo na fase aguda
√ Algumas vezes suprarrenais císticas/calcificadas na fase crônica
Cx: atrofia suprarrenal tuberculosa → hipofunção suprarrenal → doença de Addison

Massa Suprarrenal Unilateral Incidental = Incidentaloma
= descoberta incidental de uma massa suprarrenal clinicamente silenciosa de > 10 mm em um paciente sem câncer conhecido
Prevalência: 4–5% de todos os exames de CT (em 0,2% de pacientes com 20–29 anos de idade, em 7% dos mais velhos)
Preocupação com: carcinoma cortical suprarrenal primário, metástase, doença de Cushing, feocromocitoma, aldosteronoma *vs.* adenoma não funcionante
◊ 97–98% dos incidentalomas são benignos + insignificantes
◊ A maior parte dos adenomas pode ser precisamente caracterizada por NECT + MR ± CECT
◊ Acompanhamento com imagens possui um papel limitado
◊ Biopsia apenas quando CT + MR não indicam adenoma/PET-CT sugere metástase

Mnemônica: FLANMHAM
   Feocromocitoma (6%)
   Linfoma
   Adenoma (71%): funcionante (1%)
   Neuroblastoma

Mielolipoma
Hemorragia
Adenocarcinoma (4%)
Metástase (2%)

BILATERALIDADE DO INCIDENTALOMA SUPRARRENAL
Incidência: em < 30% dos adenomas
DDx: metástase, linfoma, infecção, hiperplasia, hemorragia

CRITÉRIOS MORFOLÓGICOS DO INCIDENTALOMA SUPRARRENAL
(a) tamanho da lesão (muito pouco confiável como único critério)
  Princípio: lesões maiores apresentam maior probabilidade de malignidade e de serem sintomáticas!
  — com malignidade conhecida
    < 3 cm: 87% são benignas
    > 3 cm: 95% são malignas
  — sem malignidade conhecida
    > 4 cm: 70% são malignas
    > 6 cm: 85% são malignas
  Rx: excisão em busca de incidentaloma > 5 cm
(b) alteração de tamanho
  ◊ Qualquer aumento de tamanho após 6 meses pode ser considerado maligno!
    CUIDADO: adenomas raros + mielolipomas podem aumentar discretamente de tamanho
(c) margem da lesão
  ◊ Bordas irregulares geralmente indicam malignidade!
  ◊ Multinodularidade geralmente é benigna!
(d) textura interna
  ◊ Grandes áreas necróticas significam malignidade
  ◊ Pequenas metástases frequentemente são homogêneas
Fatores problemáticos de qualquer massa suprarrenal:
  atenuação difusamente heterogênea/áreas focais de baixa atenuação/parede espessada

IMAGENS PARA DETECÇÃO DE LIPÍDIO INCIDENTALOMA SUPRARRENAL
Princípio: uma massa suprarrenal benigna contém gordura intracitoplásmica, uma maligna não
Substrato: colesterol, ácidos graxos, gordura neutra
Distribuição: 70% dos adenomas são ricos em lipídieos; 30% dos adenomas são pobres em lipídios + indeterminado
Atenuação NECT (HU_{NECT}):
  ◊ Dependente do tipo de *scanner* + técnica de "escaneamento"
  ROI: no centro da massa cobrindo no mínimo 50% da área de corte transversal
  $\leq 10\ HU_{NECT}$ = adenoma benigno rico em lipídio/cisto
  $> 10\ HU_{NECT}$ = indeterminado/adenoma pobre em lipídio
  Sensibilidade para adenomas: 56–71%
  Especificidade para adenomas: 98%
  Taxa falso-positivo: 4%
Histograma CT para NECT/CECT:
  √ > 10% de contagem pixel abaixo de 0 HU indica adenoma (sensibilidade de 71% para NECT, 12% para CECT)
Imagens de desvio químico da MR (CSI)
  Física: prótons de gordura precessam em frequência mais baixa que prótons de água
  Útil: se lesão < 30 HU no NECT
  (a) qualitativamente (e efetivo):
    √ Gordura + água se somam à intensidade de sinal intermediário nas imagens *in-phase*
    √ Sinais de gordura + água se anulam para um sinal de intensidade baixo nas imagens "out-of-phase"
  (b) método quantitativo (raramente utilizado na prática)
    √ Razão de intensidade de sinal (SIR) suprarrenal/baço < 0,71
      $SIR = SIR_{in\ phase} \div SIR_{fase\ oposta}$
    √ Índice da intensidade de sinal (SII) >16,5%
      $SII = (SI_{in\ phase} - SI_{fase\ oposta}) \div SI_{in\text{-}phase} \times 100$
  Resultados: em média 67% de todos os ACHADOS DE suprarrenais indeterminados adenomas > 10 HU são ricos em lipídio sob CSI:
    100% de adenomas mensurados......10–20 HU
    75% de adenomas mensurados.......20–30 HU
    13% de adenomas mensurados ....≥ 30 HU
  Indeterminado: adenomas pobres em lipídio com baixo Razão de próton lipídio-água por voxel

IMAGEM DE PERFUSÃO DO INCIDENTALANOMA SUPRARRENAL POR CT
= escaneamento de eliminação do CT (teste mais eficaz)
Princípio: vasos malignos apresentam uma permeabilidade capilar aumentada com retenção prolongada de material de contraste
Valores de input:
  – escaneamento de 60 segundos ($HU_{CECT\ 1\ min}$)
  – escaneamanto retardado de 15 min ($HU_{CECT\ 15\ min}$)
  – ± CT de pré-contraste (HU_{NECT})
(a) porcentagem relativa de eliminação (RPW)
  (caso CT não melhorado não estiver disponível)
  = $[HU_{CECT\ 1\ min} - HU_{CECT\ 15\ min}]/[HU_{CECT\ 1\ min}] \bullet 100$
  eliminação > 60% = adenoma pobre em lipídio
  eliminação ≤ 60% = massa indeterminada
  Resultados: 96% sensível + 100% específico
(b) porcentagem absoluta de eliminação (APW)
  (caso CT não melhorado não estiver disponível)
  = $[HU_{CECT\ 1\ min} - HU_{CECT\ 15\ min}]/[HU_{CECT\ 1\ min} - HU_{NECT}] \bullet 100$
  eliminação > 40% = adenoma pobre em lipídio
  eliminação ≤ 40% = massa indeterminada
  Resultados: 88% sensível + 96% específico
◊ Lesões com RPW < 40%/APW < 60% são quase sempre malignas!
◊ Uma massa com aumento absoluto > 110-120 HU + APW > 60% + RPW > 40% sugere um feocromocitoma

Eliminação Absoluta e Relativa de Massas Suprarrenais		
Szolar DH et al.: Radiology 2005; 234:479-485		
Massa Suprarrenal	*Eliminação Absoluta*	*Eliminação Relativa*
Adenoma	62 ± 17%	108 ± 87%
Carcinoma adrenocortical	34 ± 9%	13 ± 12%
Feocromocitoma	22 ± 12%	14 ± 7%
Metástase	31 ± 16%	19 ± 11%

IMAGEM FUNCIONAL COM 18F-FDG PET
Princípio: FDG encapsulado intracelularmente por lesão maligna metabolicamente ativa
Uso: modalidade de escolha na malignidade conhecida
  ◊ 50% de incidentalomas em pacientes com câncer representa doença metastática!
Órgão interno de referência: fígado
SUV: > 4 para doença metastática (do pulmão, cólon, melanoma, linfoma)

FN: carcinoide pulmonar, câncer pulmonar com forte componente bronquioloalveolar, hemorragia – tumor necrótico, lesão < 10 mm em tamanho

FP: 5% dos adenomas suprarrenais, feocromocitoma, cisto endotelial suprarrenal, inflamação, infecção

Resultados: 93–100% de sensibilidade, 80–100% de especificidade, 99% de acurácia

Teste da Função Endocrinológica no Incidentaloma

Uso: recomendado para lesões > 4 cm
Frequência: 6%
Produção:
— 94% de adenoma suprarrenal não funcionante
— 6% de adenoma suprarrenal funcionante
  – produção de cortisol (5%)
  – aldosterona/hormônio sexual (1%)

Biopsia Suprarrenal

Indicação: inconclusiva/resultados de imagem suprarrenal contraditórios com alta suspeita clínica de metástase proveniente de uma malignidade extrassuprarrenal subjacente

Acurácia diagnóstica: 83–96%
Material insuficiente: 4–19%
Cx: 8–12% (sangramento, pneumotórax, infecção, rastreamento do tumor)
  Observação: vários óbitos relatados após Bx de feocromocitoma

Massa Suprarrenal com Atenuação da CT Específica

1. Hemorragia aguda 50–90 HU
2. Mielolipoma suprarrenal atenuação gordurosa
3. Cisto suprarrenal atenuação líquida

Massa Suprarrenal com Pequenos Focos de Gordura

◊ Nem toda a massa suprarrenal com uma pequena quantia de gordura é um mielolipoma!
1. Mielolipoma
2. Adenoma adrenocortical com alterações mielolipomatosas
3. Carcinoma adrenocortical

Pequeno Tumor Suprarrenal Unilateral

1. Adenoma cortical (em 1–9% das autopsias)
  √ < 10 HU implica (em 96%) adenoma
2. Metástase
3. Feocromocitoma
4. Hiperplasia assimétrica
5. Doença granulomatosa (TB, histoplasmose)
  √ Aumento difuso/massa discreta
  √ ± alterações císticas centrais ± calcificação
6. Mielolipoma

Grande Massa Suprarrenal Sólida

1. Carcinoma cortical
2. Feocromocitoma
3. Neuroblastoma/ganglioneuroma
4. Mielolipoma
5. Metástase
6. Hemorragia
7. Inflamação
8. Abscesso (p. ex., histoplasmose, tuberculose)
9. Hemangioma

Massa Suprarrenal Maligna

1. Carcinoma cortical suprarrenal
2. Angiossarcoma
3. Linfoma
4. Feocromocitoma maligno
5. Neuroblastoma
6. Metástase (em 4% sem conhecimento do primário; em 25–72% com conhecimento do primário)
7. Tumor de colisão
  = benigno concomitante (adenomas são frequentes) + metástase
  Incidência: em 2% dos pacientes com conhecimento do primário
  Observação: a biopsia percutânea pode ser falsamente negativa em decorrência de erro de amostragem!

Lesão Suprarrenal Benigna

1. Adenoma
2. Mielolipoma
3. Cisto suprarrenal
4. Hemorragia suprarrenal
5. Ganglioneuroma
6. Hemangioma
7. Granuloma

Massa Suprarrenal Cística

1. Pseudocisto: hemorragia antiga/infartação
2. Espaço cístico vascular (revestimento endotelial): linfangioma, hemangioma
3. Cisto verdadeiro (revestimento epitelial): cisto glandular, cisto embrionário, cisto de inclusão mesotelial
4. Cisto parasitário: cisto hidático
5. Complicação hemorrágica/degeneração de um tumor: adenoma cístico, feocromocitoma cístico, tumor adenomatoide cístico, carcinoma adenocortical cístico, schwanoma
6. Neuroblastoma (raro)
7. Adenoma cortical com densidade baixa

Calcificação Suprarrenal

A. TUMOR
  1. Neuroblastoma
  2. Feocromocitoma
  3. Adenoma suprarrenal
  4. Carcinoma suprarrenal
  5. Dermoide
B. VASCULAR
  1. Hemorragia (neonatal, sepse)
C. INFECÇÃO
  1. Tuberculose
  2. Histoplasmose
  3. Síndrome de Waterhouse-Friderichsen
D. ENDÓCRINO
  1. Doença de Addison (TB)
E. OUTROS
  1. Doença de Wolman

Hemorragia Suprarrenal

Hemorragia Suprarrenal Unilateral

A. TRAUMATISMO (80%)
  Prevalência: 2% (em 28% das autopsias) de traumatismo abdominal fechado
  Causa: traumatismo abdominal fechado, amostragem suprarrenal venosa
  Mecanismo:
    (a) lesão por esmagamento direta entre a espinha e o fígado/baço
    (b) pressão venosa suprarrenal agudamente elevada (transmitida da IVC comprimida)

(c) trombose da veia IVC-suprarrenal
(d) lesão de cisalhamento aos pequenos vasos suprarrenais (a partir de forças de rotação/desaceleração)

Associado a: lesão ao fígado + rim
Localização: D em 77%. E em 15%, bilateral em 8%

B. HEMORRAGIA SUBJACENTE AO TUMOR SUPRARRENAL
1. Pseudocisto
2. Mielolipoma
3. Hemangioma
4. Feocromocitoma
5. Adenoma/carcinoma adrenocortical
6. Metástase: carcinoma broncogênico, angiossarcoma, melanoma

Hemorragia Suprarrenal Bilateral

A. ESTRESSE NEONATAL
◊ Lesão neonatal mais comum da glândula suprarrenal
1. Parto difícil/retardado: fórceps/retardo respiratório
2. Asfixia/hipóxia decorrente da prematuridade
3. Septicemia
4. Distúrbios hemorrágicos: DIC, hipoprotrombinemia
5. Oxigenação da membrana extracorpórea (em 4%)
6. Trombo que se estende da trombose da veia renal

Predisposição: criança grande para a idade gestacional, crianças de mães diabéticas
Idade: 1ª semana de vida
Local: D÷E = 7÷3; bilateral em 10%

B. ESTRESSE
Fisiopatologia:
estresse aumenta a secreção endógena de hormônio adrenocorticotrófico diversas vezes causando um aumento na vascularidade suprarrenal; venoconstricção+trombose venosa (decorrente de catecolaminas, trombina, fibrina, endotoxina) durante o choque ocasionando hemorragia intraglandular

1. Cirurgia; transplante ortotópico de fígado
2. Sepse: síndrome Waterhouse-Friderichsen (= meningococcemia fulminante); infecção por Pseudômonas; outros microrganismos gram-negativos
3. Queimaduras
4. Hipotensão
5. Gestação
6. Doença cardiovascular
7. Hormônio adrenocorticotrópico exógeno
8. Esteroides exógenos

C. DIÁTESE HEMORRÁGICA & COAGULOPATIA
1. Terapia anticoagulante (heparina, coumandin); durante as 3 semanas iniciais
2. Coagulopatia intravascular disseminada
3. Síndrome antifosfolipídica ± lúpus eritematoso sistêmico (estado hipercoagulável causa trombose da veia suprarrenal + infartação venosa)

RIM

Anomalias Renais do Desenvolvimento

Anomalia Renal Numerária
1. Rim supernumerário
2. Duplicação renal completa/parcial
3. Cálice abortivo
4. Rim unicalicial (unipapilar)

Subdesenvolvimento Renal
1. Hipoplasia renal congênita
2. Agênese renal
3. Disgênese renal

Ectopia Renal
localização normal dos rins: 1ª-3ª vértebra lombar
Incidência: 0,2% (série de autopsias)
Causa: Falha do rim em ascender por 8 semanas GA
Risco de: hiponefrose decorrente de obstrução UPJ, infecção, cálculos
√ Desenvolvimento incomum "cálices de aparência divertida" frequentemente mal interpretado como obstrutivo
√ Cólon de alça a alça = configuração anormal do cólon em alça ocupando a fossa real

ECTOPIA RENAL LONGITUDINAL
Localização: pélvica, sacral, nível lombar inferior, intratorácica; E > D
√ Deve demonstrar artérias aberrantes
DDx: deslocamento através de hérnia diafragmática (não aberrante); rim hipermóvel

Rim pélvico
= rim ectópico decorrente de falha de ascendência renal
Incidência: 1÷725 nascimentos
Deve estar associado a:
(1) refluxo vesicoureteral
(2) hiponefrose decorrente da inserção anormalmente alta do ureter no interior da pelve renal
(3) hipospadia (comum)
(4) agêneses renal contralateral
√ Suprimento sanguíneo via vasos ilíacos/aorta
√ Não rotação = pelve renal posicionada anteriormente (comum)

ECTOPIA RENAL CRUZADA
= rim localizado no lado oposto da linha média a partir de seu orifício ureteral; geralmente E > D e rim inferior cruzado ao rim normal
Causa: ? desenvolvimento falho do botão ureteral, obstrução vascular do ascendente renal
Associado a: urolitíase de obstrução, infecção, refluxo, megaureter, hipospadia, criptorquidismo, válvulas uretrais, displasia multicística
(a) fundido (comum)
(b) separado (raro)
√ Artérias renais invariavelmente aberrantes
√ Ureter distal se insere no interior do trígono do lado de origem

FUSÃO RENAL
= "torrão, bolo, disco, ferradura"
Cx: artérias aberrantes podem cruzar e obstruir o ureter

Rim em ferradura

Rim discoide/panqueca
= rins pélvicos bilaterais fundidos
Associado a:
descida testicular anormal, tetralogia de Fallot, agênese vaginal, agênese sacral, regressão caudal, anomalias anais

MÁ ROTAÇÃO RENAL
√ Estruturas de coleta podem estar posicionadas ventral (mais comum), lateral (raro), dorsal (mais raro), transversalmente (ao longo do eixo AP)

√ "Cálices de aparência divertida" = ectasia de desenvolvimento geralmente não obstrutiva

Ausência de Delimitação Renal na Radiografia
A. RIM AUSENTE
   1. Ausência congênita
   2. Nefrectomia S/P
B. RIM PEQUENO
   1. Hipoplasia renal
   2. Atrofia renal
C. ECTOPIA RENAL
   1. Rim pélvico
   2. Ectopia cruzada fundida
   3. Rim intratorácico
D. OBLITERAÇÃO DE GORDURA PERIRRENAL
   1. Abscesso perirrenal
   2. Hematoma perirrenal
   3. Tumores renais

Encarceramento da Gordura Perinéfrica
Fisiopatologia: linfáticos obstruídos, extravasamento por fístula da pelve renal
1. Cálculo renal de obstrução aguda
2. Infecção
3. Infartação
4. Neoplasma
5. Traumatismo
6. Trombose da veia renal

Rim não Visualizado na Urografia Excretora
A. AUSÊNCIA DE RIM
   1. Agênese
   2. Ausência cirúrgica
   3. Ectopia renal
B. PERDA DE PERFUSÃO
   1. Infartação crônica
   2. Trombose da veia renal unilateral
C. TRAUMA
   1. Trombose da artéria renal principal
   2. Contusão grave (com espasmo vascular renal)
   3. Avulsão do pedículo renal
D. OBSTRUÇÃO URINÁRIA DE ALTO GRAU
   1. Hidronefrose
   2. Obstrução da junção ureteropélvica
E. PARÊNQUIMA RENAL NORMAL SUBSTITUÍDO
   1. Rim displásico multicístico
   2. Doença renal policística unilateral
   3. Tumor renal (RCC, TCC, tumor de Wilms)
   4. Pielonefrite xantogranulomatosa

Grande Rim Unilateral de Contornos Lisos
A. PRÉ-RENAL
   (a) arterial: infartação aguda arterial
   (b) venosa: trombose aguda da veia renal
B. INTRARRENAL
   (a) congênito: sistema pielo-calicial duplicado, ectopia cruzada fundida, rim displásico multicístico, rim policístico do adulto (em 8% unilateral)
   (b) infeccioso: nefrite bacteriana aguda
   (c) adaptativo: hipertrofia compensatória
C. PÓS-RENAL
   (a) sistema coletor: uropatia obstrutiva
Mnemônica: "AROMA"
   Aguda (pielonefrite)
   Renal (trombose da veia)
   Obstrutiva (uropatia)
   Miscelânea (hipertrofia compensatória, duplicação)
   Arterial (obstrução, infarto)

Rins Grandes Bilaterais
comprimento renal médio através do raios X:M = 13 cm; F = 12,5 cm
1. DEPOSIÇÃO DE PROTEÍNA
   amiloidose, mieloma múltiplo
2. ACÚMULO INTERSTICIAL DE LÍQUIDOS
   necrose tubular aguda, necrose cortical aguda, infarto arterial agudo, trombose da veia renal
3. INFILTRAÇÃO CELULAR
   (a) células inflamatórias: nefrite intersticial aguda, nefrite bacteriana aguda
   (b) células malignas: leucemia/linfoma, tumor de Wilms bilateral, nefroblastomatose
4. DESORDENS PROLIFERATIVAS/NECROTIZANTES
   (a) glomerulonefrite (GN)
       aguda (pós-estreptocócica) GN, GN rapidamente progressiva, GN membranosa idiopática, GN membrano-proliferativa, GN lobular, nefropatia mediada por IgA, glomeruloesclerose, glomeruloesclerose relacionada com o uso de heroína
   (b) doença multissistêmica
       poliarterite nodosa, lúpus eritematoso sistêmico, granulomatose de Wegener, angiíte alérgica, glomeruloesclerose diabética, síndrome de Goodpasture (hemorragia pulmonar + glomerulonefrite), síndrome de Schonlein-Henoch (púrpura anafilactoide), púrpura trombótica trombocitopênica, glomerulonefrite focal associada à endocardite bacteriana subaguda
5. OBSTRUÇÃO DO FLUXO URINÁRIO
   hidronefrose bilateral: congênita/adquirida
6. ESTÍMULO HORMONAL
   acromegalia, hipertrofia compensatória, nefromegalia associada à cirrose/hiperalimentação/*diabetes mellitus*
7. DESENVOLVIMENTO
   duplicação bilateral do sistema, rim em ferradura, doença policística do rim
8. MISCELÂNEA
   nefropatia aguda por uratos, doença do armazenamento do glicogênio, hemofilia, doença de células falcêmicas, doença de Fabry, resposta fisiológica ao meio de contraste e diuréticos
Mnemônica: FOG P
   Fluido = edema do rim: ATN, necrose cortical aguda
   Outros: leucemia, acromegalia, anemia de células falcêmicas, duplicação bilateral, nefropatia aguda por uratos
   Glomerular (doença) = glomerulonefrite aguda, poliarterite nodosa, *diabetes mellitus*
   Proteína (deposição) = mieloma múltiplo, amiloidose

Rins Pequenos Bilaterais
A. PRÉ-RENAL = VASCULAR
   1. Hipotensão arterial (aguda)
   2. Arteriosclerose generalizada
   3. Doença ateroembólica
   4. Nefroesclerose benigna & maligna
B. INTRARRENAL
   1. Nefropatia hereditária: doença cística medular, nefrite crônica hereditária (síndrome de Alport)

    2. Glomerulonefrite crônica
    3. Amiloidose (tardia)
  C. PÓS-RENAL
    1. Necrose papilar
  D. CAUSAS DE RIM PEQUENO UNILATERAL ocorrendo bilateralmente
  Mnemônica: GANDHANA
    Glomerulonefrite crônica
    Arteriosclerose
    Necrose papilar
    Doença embólica (secundária à aterosclerose)
    Hipotensão
    Alport (síndrome de)
    Nefrosclerose
    Amiloidose (tardia)

Rim Pequeno Unilateral
  A. PRÉ-RENAL = VASCULAR
    1. Infarto lobar
    2. Infarto crônico
    3. Estenose da artéria renal
    4. Nefrite de radiação
  B. INTRARRENAL = PARENQUIMATOSO
    1. Hipoplasia congênita
    2. Rim displásico multicístico (em adulto)
    3. Atrofia pós-inflamatória
  C. PÓS-RENAL = sistema coletor
    1. Nefropatia de refluxo = pielonefrite crônica atrófica
    2. Atrofia pós-obstrutiva
  Mnemônica: RIP R HIP
    Refluxo (atrofia de)
    Isquemia (estenose da artéria renal)
    Pós-obstrutiva (atrofia)
    Radioterapia
    Hipoplasia (congênita)
    Infarto
    Pós-inflamatória (atrofia)

Ecogenicidade Aumentada do Córtex Renal
  = DOENÇA CLÍNICA CRÔNICA RENAL
  = aumento difuso na ecogenicidade cortical com preservação da junção corticomedular
  Patologia: deposição de colágeno/cálcio na doença intersticial, glomerular, tubular, vascular
  √ Ecointensidade do córtex maior que fígado/baço igual ao seio renal
  √ Tamanho renal pode ser normal; rins aumentados sugerem fase ativa de doença renal; rins pequenos sugerem doença crônica + frequentemente doença renal em fase terminal
  Causa:
    1. Glomerulonefrite crônica/aguda
    2. Rejeição de transplante renal
    3. Nefrite do lúpus
    4. Nefrosclerose hipertensiva
    5. Necrose da cortical renal
    6. Insuficiência renal metemoglobulinúrica
    7. Síndrome de Alport
    8. Amiloidose
    9. Nefrosclerose diabética
    10. Necrose tubular aguda induzida por nefrotoxinas
    11. Doença renal terminal

Pirâmides Renais Hiperecoicas em Crianças
  A. NEFROCALCINOSE
    (a) iatrogênica (causa mais comum)
      furosemida (Trat para displasia broncopulmonar – "BPD"),
      vitamina D (Trat para raquitismo hipofosfatêmico)
    (b) não iatrogênica
      1. Hipercalcemia idiopática
      2. Síndrome de Williams
      3. Hipercalcemia absortiva
      4. Hiperparatireoidismo
      5. Síndrome do leite-álcali
      6. Síndrome de Kenny-Caffey
      7. Acidose tubular renal distal
      8. Tumores malignos
      9. Glomerulonefrite crônica
      10. Síndrome de Sjögren (RTA distal)
      11. Sarcoidose
  B. DOENÇA METABÓLICA
    1. Gota
    2. Síndrome de Lesch-Nyhan (urato)
    3. Síndrome de Fanconi
    4. Doença do armazenamento do glicogênio (RTA distal)
    5. Doença de Wilson (RTA distal)
    6. Deficiência de 1-antitripsina
    7. Tirosinemia
    8. Cistinose
    9. Oxalose
    10. Doença de Crohn
  C. HIPOCALEMIA
    1. Aldosteronismo primário
    2. Síndrome pseudo-Bartter
  D. DEPÓSITOS DE PROTEÍNA
    1. Desidratação infantil com proteinúria presumida de Tamm-Horsfall
    2. Síndrome do choque tóxico
  E. CONGESTÃO VASCULAR
    1. Anemia falciforme
  F. INFECÇÃO
    1. Cândida/nefrite por CMV
    2. Mycobacterium avium-intracellulare associado à AIDS
  G. FIBROSE DAS PIRÂMIDES RENAIS
  H. DOENÇA MEDULAR CÍSTICA
    1. Rim em esponja medular
    2. Fibrose hepática congênita com ectasia tubular
  I. REFLUXO INTRARRENAL
    1. Pielonefrite crônica

Acúmulo de Ferro no Rim
  A. CÓRTEX RENAL
    1. Hemoglobinúria paroxística noturna (= hemólise extraesplênica intravascular)
    2. Anemia falciforme
  B. MEDULA RENAL
    1. Febre hemorrágica com síndrome renal (enfermidade viral incomum causada por Hantavírus)
      Tríade: (1) hemorragia medular renal
      (2) hemorragia atrial direita
      (3) necrose da região anterior da hipofisária

Depressão das Margens Renais
  1. Lobação fetal
    √ Entalhe entre os cálices normais
  2. Impressão esplênica
    √ Margem exterior superior do rim esquerdo aplainada
  3. Pielonefrite atrófica crônica
    √ Indentação sobre os cálices batidos
  4. Infarto renal
    √ Cálices normais

5. Isquemia renal crônica
   √ Cálices normais

Aumento do Compartimento do Iliopsoas
A. INFECÇÃO
   (a) de órgãos retroperitoneais
      1. Infecção renal
      2. Pancreatite complicada
      3. Infecção pós-operatória de enxerto aórtico
   (b) da coluna vertebral
      1. Osteomielite/complicação pós-operatória de cirurgia óssea
      2. Discite/complicação pós-operatória de cirurgia do disco
   (c) do trato GI
      1. Doença de Crohn
      2. Apendicite
   (d) outros
      1. Doença inflamatória pélvica/infecção pós-parto
      2. Sepse
B. HEMORRAGIA
   1. Coagulopatia e terapia anticoagulante
   2. Aneurisma aórtico roto
   3. Reparo pós-operatório de aneurisma/outra cirurgia/traumatismo
C. DOENÇA NEOPLÁSICA
   (a) extrínseca
      1. Linfoma
      2. Linfadenopatia metastática
      3. Metástases ósseas com envolvimento de tecidos moles
      4. Sarcoma retroperitoneal
   (b) intrínseca
      1. Tumores musculares
      2. Tumores do sistema nervoso
      3. Lipoma/lipossarcoma
D. MISCELÂNEA
   1. Pseudoaumento do músculo psoas comparado com a atrofia de fato do lado contralateral na doença neuromuscular
   2. Coleções líquidas
      urinoma, linfocele, pseudocisto pancreático, aumento da bursa do iliopsoas
   3. Trombose venosa pélvica
      √ Edema difuso de todos os músculos (edema)

MASSAS RENAIS

Massas Renais Bilaterais
A. TUMOR MALIGNO
   1. Linfoma maligno/doença de Hodgkin
   2. Metástase
   3. Carcinoma celular renal
   4. Tumor de Wilms
B. TUMOR BENIGNO
   1. Angiomiolipoma
   2. Nefroblastomatose
C. CISTO
   1. Doença renal policística do adulto
   2. Doença cística do rim adquirida

Massa Renal em Neonato
A. UNILATERAL
   1. Rim multicístico (15%)
   2. Hidronefrose (25%)
      (a) obstrução da UPJ
      (b) duplicação da metade superior
   3. Trombose da veia renal
   4. Nefroma mesoblástico
      ◊ Neoplasia renal primária mais comum no primeiro mês de vida
   5. Raro: tumor de Wilms, teratoma
B. BILATERAL
   1. Hidronefrose
   2. Doença policística do rim
   3. Rim multicístico + hidronefrose contralateral
   4. Nefroblastomatose
   5. Rim multicístico bilateral

Massa Renal em Crianças mais Velhas
A. MASSA ÚNICA
   (a) massa sólida única
      1. Tumor de Wilms 87%
      2. Sarcoma renal de células claras 6%
      3. Nefroma mesoblástico 2%
      4. Tumor rabdoide 2%
      5. Carcinoma celular renal. . . . . < 0,5%
      6. Teratoma
      7. Neuroblastoma intrarrenal
   (b) massa cística única
      1. Hidronefrose focal
      2. Nefroma cístico multilocular
      3. Cisto traumático, abscesso
B. MASSAS MÚLTIPLAS
   1. Nefroblastomatose
   2. Tumores de Wilms múltiplos
   3. Angiomiolipoma
   4. Linfoma (< 0,5%)
   5. Leucemia
   6. Doença policística renal do adulto
   7. Abscessos

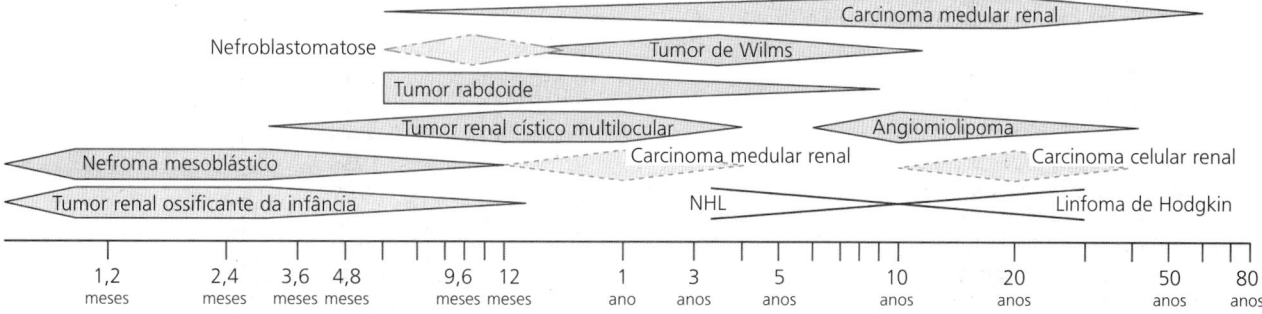

Idade mais Comum de Apresentação de Neoplasias Renais Sólidas

Padrão de Crescimento de Lesões Renais

Lesão Renal com Padrão de Crescimento Expansivo
1. Carcinoma celular renal
2. Oncocitoma
3. Angiomiolipoma
4. Tumor Justaglomerular
5. Tumor metastático (*i. e.*, linfoma)
6. Tumor mesenquimal

Lesão Renal com Padrão de Crescimento Infiltrativo
marcadores de imagem:
√ Crescimento inicialmente respeita o contorno renal
√ Invasão de estruturas normais
√ Interface pobremente definida entre parênquima renal normal e lesão
√ Rim aumentado com preservação de forma reniforme
IVP:
√ Nefrograma diminuído/ausente
Angiografia:
√ Encaixamento vascular, corte, amputação
√ Deslocamento não vascular
CT:
√ Área pobremente margeada de aumento de volume diminuído
√ Encaixamento do sistema coletor sem deslocamento
√ Substituição de gordura de fístula renal
US:
√ Regiões hipo-/hiperecoicas pobremente circunscritas
A. NEOPLASMA
   (a) linfoproliferativo
      1. Linfoma/leucemia
      2. Plasmacitoma extramedular
   (b) tumor epitelial de parênquima renal
      1. Carcinoma de célula renal (incomum)
      2. RCC tipo sarcomatoide e de grau elevado
   (c) tumores epiteliais da pelve renal
      1. Carcinoma de célula transicional invasivo
         √ Massa surge a partir do sistema coletor
      2. Carcinoma medular renal
   (d) tumor medular de origem celular incerta
      1. Carcinoma ductal coletor
      2. Carcinoma medular renal
   (e) metástases, especialmente câncer de pulmão
   (f) sarcomas renais
   (g) tumor pediátrico
      1. Nefroma mesoblástico
      2. Tumor rabdoide do rim
      3. Nefroblastomatose
      4. Tumor neuroectodermal primitivo
      5. Tumor de Wilms (incomum)
B. INFLAMAÇÃO
   1. Pielonefrite bacteriana
   2. Pielonefrite xantogranulomatosa
   3. Malacoplaquia do parênquima renal

Protuberância Local no Contorno Renal
A. CISTO
   1. Cisto renal simples
B. TUMOR
   1. Adenocarcinoma
   2. Angiomiolipoma
   3. Pseudotumor
C. INFECÇÃO
   1. Abscesso subcapsular
   2. XGP
D. TRAUMATISMO
   1. Hematoma subcapsular
E. SISTEMA COLETOR DILATADO

Massa Renal Unilateral

Massa Renal Sólida
A. TUMORES
   (a) primário maligno
      — tumor epitelial do parênquima renal: adenocarcinoma (83%), neoplasma papilar (14%), carcinoma cromofobo (4%), tumores neuroendócrinos renais (carcinoide, pequeno carcinoma celular), tumor de Wilms (6%)
      — tumor epitelial da pelve renal: TCC (8%), carcinoma celular escamoso
      — tumor medular: carcinoma medular renal, carcinoma do ducto coletor renal = carcinoma do ducto Bellinni (1%)
      — sarcoma renal (2%)
      No rim em ferradura:
         adenocarcinoma (45%), tumor de Wilms (28%), carcinoma celular transicional (20%)
   (b) secundário maligno
      linfoma maligno/doença de Hodgkin, metástase, carcinoma invasivo celular transicional
   (c) benigno
      adenoma, oncocitoma, hamartoma (nefroma mesoblástico, angiomiolipoma, miolipoma, lipoma, leiomipoma, fibroma), hemangioma
B. MASSAS INFLAMATÓRIAS
   pielonefrite focal aguda, abscesso renal, pielonefrite xantogranulomatosa, malacoplaquia, tuberculoma

Massas Cheias Repletas de Líquido
A. CISTOS
   1. Cisto renal simples
      √ Atenuação simples do líquido de 0–20 HU
   2. Doença cística hereritária: doença renal displásica multicística (Potter Tipo II), nefroma cístico multilocular
   3. Hidronefrose focal
B. VASCULAR
   1. Malformação arteriovenosa
   2. Fístula arteriovenosa
      = artéria única dilatada + veia
      √ Varizes tortuosas com o tempo
      √ Aumento da veia renal
      Cx: hidronefrose
◊ Lesões < 1 cm frequentemente não podem ser claramente caracterizadas
◊ Lesões com 1–1,5 cm frequentemente podem ser ignoradas, particularmente nos idosos/pacientes com outras doenças significativas

Massa Renal Calcificada
◊ Uma massa renal calcificada é maligna em 75% dos casos!
◊ Lesões com:
   (a) calcificações não periféricas são malignas em 87%!
   (b) calcificações periféricas são malignas em 20%!
A. TUMOR
   1. Carcinoma celular renal (calcifica em 8–20%)
      √ Calcificações geralmente não periféricas, às vezes ao longo da cápsula fibrosa
   2. Tumor de Willms
   3. Carcinoma celular transicional (raro)

4. Osteossarcoma da cápsula renal
5. Metástase
B. INFECÇÃO
1. Abscesso
   ◇ Abscesso tuberculoso frequentemente calcifica!
   ◇ Abscesso piogênico raramente calcifica!
2. Cisto equinocócico
   ◇ Envolvimento renal em 3% das doenças hidáticas;
   ◇ 50% dos cistos equinocócicos calcificam
3. Pielonefrite xantogranulomatosa
   √ Cálculo obstrutivo grande em > 70%
C. CISTOS
   ◇ Calcificação relacionada com hemorragia anterior e infecção
1. Cisto renal simples (calcifica em 1–3%)
   √ Calcificação periférica fina semelhante à "casca de ovo"
2. Rim displásico multicístico (em adulto)
3. Doença policística renal dominante autossômica
4. Leite de cálcio (cisto, divertículo calicial, hidrocálice obstruído)
D. VASCULAR
1. Hematoma subcapsular/perirrenal
2. Aneurisma da artéria renal
   √ Aspecto em "casca de ovo" rachada circularmente
3. Fístula arteriovenosa congênita/pós-traumática
4. Arterosclerose em doença arterosclerótica grave, *diabetes melittus*, hiperparatiroidismo
5. Papila crostosa na necrose papilar

Massa Avascular no Rim

Mnemônica: TACHE
Tumor
Abscesso
Cisto
Hematoma
Edema

Nódulo Renal Hiperecoico

A. TUMOR MALIGNO
1. Carcinoma celular renal
2. Angiossarcoma
3. Lipossarcoma
4. Sarcoma indiferenciado
5. Linfoma
B. TUMOR BENIGNO
1. Angiomiolipoma
2. Lipoma
3. Oncocitoma
4. Hemangioma cavernoso
C. INFARTO
D. HEMATOMA

Área Focal de Ecogenicidade Renal Aumentada

A. NÃO NEOPLÁSICA
1. Infarto renal crônico
2. Nefrite bacteriana focal aguda
B. TUMOR BENIGNO
1. Angiomiolipoma
2. Hemangioma renal cavernoso
3. Oncocitoma
C. MALIGNIDADE
1. Carcinoma celular renal
2. Angiossarcoma

3. Sarcoma indiferenciado
4. Metástase

Massa Renal Hiperatuante no NECT

= atenuação mais elevada que o parênquima renal (> 40 HU)
Patogênese:
(a) conteúdo de ferro elevado
(b) formação de coloide
(c) infecção
(d) acúmulo de iodina transitória no cisto
(e) massa completamente sólida
(f) microcalcificações difusas

A. BENIGNO
1. Cisto benigno complicado: hemorrágico, rico em proteína, gelatinoso (mais comum): p. ex., na doença renal policística dominante autossômica
2. Hematoma, contusão renal
3. Anormalidade vascular: AVM, pseudoaneurisma, aneurisma, veia renal trombosada
4. Inflamação focal: nefrite bacteriana focal
5. Angiomiolipoma (4-5% sem gordura)
6. Adenoma metanéfrico
7. Leiomioma
B. MALIGNO
1. Cisto multisseptado maligno: nefroma cístico multilocular, carcinoma celular renal cístico
2. Carcinoma celular renal (2% hiperatenuante)
3. Carcinoma celular renal papilar
4. Linfoma (raro)
5. Oncocitoma (raro)
6. Metástase do carcinoma de tiroide

Massa Renal Contendo Gordura

1. Angiomiolipoma
2. Lipoma, lipossarcoma
3. Teratoma
4. Tumor de Wilms
5. Pielonefrite xantogranulomatosa
6. Oncocitoma engolfando a gordura do seio renal
7. Carcinoma celular renal
   (a) invasão de gordura perirrenal
   (b) metaplasia intratumoral em medula gordurosa (em 32% quando RCCs < 3 cm)
◇ Se uma lesão contem gordura + cálcio RCC é provável e não angiomiolipoma!

Massa do Seio Renal

A. TUMORES
1. Carcinoma celular transicional
2. Linfoma
3. Metástase para linfonodos do seio
4. Tumor mesenquimal: lipoma, fibroma, mioma, hemangioma
5. Plasmocitoma
6. Metaplasia mieloide
B. MISCELÂNEA
1. Lipomatose do seio
2. Cisto parapélvico
3. Aneurisma sacular
4. Urinoma

Seio Renal Hipoecoico

A. SÓLIDO
1. Fibrolipomatose
2. Coluna de Bertin
3. Rim duplicado
4. TCC/RCC

B. CÍSTICO
1. Cistos do seio renal
2. Caliectasia
3. Veias dilatadas, variz
4. Aneurisma, malformação arteriovenosa

Pseudotumor Renal
= tecido renal normal simulando uma massa renal
A. PRIMÁRIO/CONGÊNITO
1. **Grande coluna de Bertin**
= grande septo/divisão de Bertin = divisão grande
= hiperplasia cortical focal = resto cortical benigno
= hipertrofia renal focal
= persistência do córtex septal normal/excessiva invaginação do córtex geralmente na presença de duplicação parcial ou completa
Localização: entre a porção superior e interpolar
√ Massa < 3 cm no maior diâmetro
√ Indentação lateral do seio renal
√ "Deformação" dos cálices adjacentes + infundíbulo
√ Massa contínua com o córtex renal
√ Padrão de reforço como no córtex renal
√ Ecogenicidade semelhante ao córtex
2. **Corcunda de dromedário**
= nódulo subcapsular = edema esplênico
Causa: pressão prolongada pelo baço durante o desenvolvimento fetal
Localização: na porção média da borda lateral do rim esquerdo
√ Contorno triangular + alongamento do cálice mediano
√ Padrão de reforço como no córtex renal
3. **Lábio hilar**
= abaulamento supra/infra-hilar = parte medial do rim sobre/debaixo do seio
Localização: mais frequentemente medial ao rim esquerdo logo acima da pelve renal (na varredura transaxial)
√ Padrão de reforço como córtex na medula
4. **Lobulação fetal**
= lobulação cortical persistente = *ren lobatus*
= 14 lobos individuais com córtex centrilobar localizado ao redor dos cálices
5. **Dismorfismo lobar**
diminuto lobo completo, situado profundamente dentro da substância renal, com seu próprio cálice diminuto em sua porção central = cálice de parênquima juncional normal não reabsorvido entre os sub-rins superior + inferior
B. ADQUIRIDO
1. **Hipertrofia compensatória nodular**
áreas de tecido inalterado na presença de cicatriz renal focal de pielonefrite atrófica crônica (= nefropatia de refluxo), cirurgia, traumatismo, infarto
√ Hipertrofia normalmente evidente dentro de 2 meses; menos provável ocorrer > idade 50
√ "Massa" aumenta igualmente ao parênquima renal
DDx: baço adicional, lóbulo mediano do baço, esplenose, normal/intestino anormal, doença pancreática, vesícula biliar, anomalias suprarrenais
Dx: imagem estática com radionuclídeos/arteriografia renal/CT

Sinal do Pseudorrim
= massa sonográfica de aparência reniforme com uma região hipercoica central circundada por uma região hiperecoóica
1. Intussuscepção
2. Enterocolite necrotizante
3. Vólvulo do intestino médio
4. Vólvulo do sigmoide
5. Doença de Crohn
Falso-positivo:
fezes no cólon, divertículo de Meckel perfurado com má rotação + faixas de Ladd, músculo psoas, hematoma

DOENÇA RENAL CÍSTICA

Classificação de Potter
= SÍNDROME DE POTTER
= qualquer condição renal associada a oligo-hidrâmnios grave
• faces peculiares com olhos afastados, nariz em bico de papagaio, orelhas de implantação baixa e flexíveis, queixo retraído
tipo I : PCKD infantil
tipo II : doença renal displásica multicística, nefroma cístico multilocular
    IIa : rins de tamanho normal/aumentado
    IIb : rins de tamanho reduzido
tipo II : PCKD adulto, esclerose tuberosa, rim em esponja medular
tipo IV : cistos corticais pequenos/displasia cística secundária à obstrução da junção ureteropélvica

Doença Cística Renal
A. DOENÇA CÍSTICA GENÉTICA
1. Doença renal policística dominante autossômica
2. Doença renal policística recessiva autossômica
3. Rim em esponja medular
4. Doença cística medular
5. Doença renal glomerulocística
= doença congênita com apresentação extremamente variável + prognóstico
Patologia: cistos sem cápsula de Bowman ± cistos tubulares
√ Cistos corticais macroscópicos múltiplos
B. DOENÇA CÍSTICA OBSTRUTIVA
1. Rim displásico multicístico
2. Displasia renal segmentar/focal
3. Displasia renal familiar
C. DOENÇA CÍSTICA ADQUIRIDA
1. Cisto simples
2. Cisto parapélvico
3. Doença cística adquirida da uremia
4. Cistos infecciosos (TB, equinocócico, abscesso)
5. Necrose medular
6. Cisto pielogênico
D. CISTOS ASSOCIADOS À DOENÇA SISTÊMICA
1. Esclerose tuberosa
2. Doença de von Hippel-Lindau
E. TUMORES CÍSTICOS
1. Nefroma cístico multilocular
2. Tumor de Wilms cístico
3. Carcinoma cístico da célula renal

Síndromes com Cistos Corticais Múltiplos
1. Síndrome de von Hippel-Lindau
2. Esclerose tuberosa
3. Síndrome de Meckel-Gruber
4. Síndrome de Jeune
5. Síndrome de Zellweger = síndrome cérebro-hepatorrenal
6. Síndrome de Conradi = condrodisplasia puntiforme
7. Síndrome orofaciodigital
8. Trissomia do 13
9. Síndrome de Turner
10. Malformação de Dandy-Walker

| Características das Lesões Renais Císticas na CT/MR ||||
| *Classificação de Bosniak* ||||
Classe	Descrição	Achados	Maligno
I	cisto simples	√ massa arredondada com parede bem definida de atenuação hídrica √ parede lisa imperceptível = fio de cabelo fino √ sem aumento de realce pelo meio de contraste	~0%
II	cisto minimamente complicado	√ cisto em grupo de cistos/septados √ calcificação curvilínea fina √ parede minimamente irregular √ conteúdo de alta densidade em cisto < 3 cm	~0%
IIF	acompanhamento da lesão (inicialmente 6 meses, depois anualmente)	√ vários septos com espessura em fio de cabelo fino √ parede/septos com aumento realce observável √ cálcio nodular espesso parede espessa ou nódulo parietal calcificado √ lesão de alta densidade intrarrenal > 3 cm	~5%
III	lesão complicada (cirúrgica): cisto hemorrágico/infectado, MLCN, neoplasia cística	√ septos espessados irregulares √ realce pelo meio de contraste mensurável √ calcificação irregular grosseira √ margem irregular √ lesão multiloculada √ espessamento uniforme da parede √ massa nodular não realçada	~50%
IV	lesão cística claramente maligna	√ grande componente cístico/necrótico √ espessamento irregular da parede √ elementos sólidos intensificantes com realce	> 90%

Massa Renal Multiloculada
A. DOENÇA NEOPLÁSICA
1. Carcinoma celular renal cístico
2. Tumor renal cístico multiloculado
   (a) nefroma cístico
   (b) nefroblastoma cístico parcialmente diferenciado
3. Tumor de Wilms cístico
4. Tumores necróticos
   (a) nefroma mesoblástico
   (b) sarcoma de células claras
B. DOENÇA CÍSTICA RENAL
1. Doença cística renal localizada
2. Cisto septado
3. Rim displásico multicístico
4. Displasia multicística segmentar
5. Cisto complicado
C. DOENÇA INFLAMATÓRIA
1. Equinococo
2. XGP segmentar
3. Abscesso
4. Malacoplaquia
D. LESÕES VASCULARES
1. Fístula AV
2. Hematoma organizando

NEFROGRAMA ANORMAL
Ausência de Nefrograma
Ausência Global de Nefrograma
Fisiopatologia: isquemia renal completa secundária à oclusão da artéria renal principal
1. Lesão do pedículo vascular durante o traumatismo abdominal fechado
2. Doença tromboembólica
3. Dissecção da artéria renal: espontânea, traumática, iatrogênica

Ausência Segmentar de Nefrograma
A. PROCESSO DE OCUPAÇÃO DE ESPAÇO
1. Neoplasma
2. Cisto
3. Abscesso
B. INFARTO RENAL FOCAL
1. Êmbolo arterial/trombose
2. Vasculite, doença do colágeno-vascular
3. Anemia falciforme
4. Choque séptico
5. Trombose da veia renal

Nefrograma da Borda
= a borda do córtex continua recebendo fluxo sanguíneo colateral dos vasos capsulares, peripélvicos e periuretéricos
◊ Indicador mais específico de comprometimento renovascular!
√ 2-4 mm de faixa periférica de opacificação cortical
Causa: 1. Oclusão total aguda da artéria renal principal: observada em 50% dos casos com infarto renal
2. Trombose da veia renal
3. Necrose tubular aguda
4. Obstrução urinária crônica severa
DDx: hidronefrose grave (nefrograma de borda/cápsula circundando os cálices dilatados)

Nefrograma Unilateral Retardado
A. UROPATIA OBSTRUTIVA
B. REDUÇÃO DO FLUXO SANGUÍNEO RENAL
1. Estenose da artéria renal
2. Trombose da veia renal

Nefrograma Estriado
= faixas lineares delgadas de hiper- e hipoatenuação alternantes paralelas ao eixo de tubulos + ductos coletores durante a fase excretora
Causa:
estase de contraste material nos ductos coletores dilatados que ocasiona parênquima renal edematoso (concentração diminuída de material de contraste nos túbulos provenientes de isquemia + obstrução tubular pelas células inflamatórias + debris)
A. UNILATERAL
1. Obstrução uretérica aguda
2. Nefrite bacteriana aguda/pielonefrite
3. Contusão renal
4. Trombose da veia renal
B. BILATERAL
1. Pielonefrite aguda
2. Obstrução intratubular: proteinúria de Tamm-Horsfall, rabdomiólise com mioglobinúria
3. Hipotensão sistêmica

4. PCKD recessivo autossômico
5. Rim de esponja medular
6. Doença cística medular

Mnemônica: CCHUTIN

Contusão
Cística (doença): doença policística renal infantil, doença cística medular, rim esponjoso medular
Hipotensão (sistêmica)
Ureteral (obstrução) – é muito comum!
Trombose da veia renal
Intratubular (obstrução)
Nefrite bacteriana aguda

Nefrograma Persistente

A. BILATERAL GLOBAL
1. Hipotensão sistêmica
2. Obstrução intratubular a partir da proteína: Tamm-Horsfall, Bence-Jones, mioglobina
3. Dano tubular pelo material de contraste

B. UNILATERAL GLOBAL
1. Estenose da artéria renal
2. Trombose da veia renal
3. Obstrução do trato urinário

C. SEGMENTAR
1. Metade obstruída do sistema coletor duplicado
2. Cálculo renal obstrutivo
3. Neoplasma obstrutivo
4. Estenose focal
5. Doença parenquimal focal: infecção tubulointersticial

Nefrograma Anormal Decorrente de Perfusão Prejudicada

A. REAÇÃO HIPOTENSIVA SISTÊMICA
como reação ao meio de contraste/insuficiência cardíaca/desidratação/choque
Fisiopatologia: queda na pressão de perfusão após o contraste alcançar o rim leva ao aumento da reabsorção de sal + reabsorção de água e trânsito tubular reduzido
√ Nefrogramas densos bilaterais prolongados = nefrograma crescente persistente
√ Diminuição no tamanho renal
√ Perda do pielograma após a opacificação inicial
NUC (uso do agente de filtração glomerular [*i. e.*, Tc-99m, DTPA] de preferência):
√ Trânsito cortical prolongado + excreção reduzida

B. ESTENOSE DA ARTÉRIA RENAL
√ Opacidade nefrográfica diminuída + nefrograma da borda
√ Hiperconcentração no sistema coletor
√ Entalhe ureteral
NUC (agente de filtração glomerular [*i. e.*, Tc-99m DTPA] de preferência):
√ Perfusão diminuída com fase excretória prolongada

C. PERFUSÃO PREJUDICADA DAS ARTÉRIAS PEQUENAS
Shunt de Trueta = redirecionamento transitório do fluxo de sangue do córtex para a medula
Causas:
(a) espasmo reflexo durante angiografia arterial secundário ao trauma pelo cateter/injeção por pressão do meio de contraste altamente concentrado
(b) desordens renais crônicas (doença vascular de colágeno, nefrosclerose maligna, glomerulonefrite crônica)
(c) vasculite necrotizante (poliarterite nodosa, esclerodermia, nefrosclerose hipertensiva)

CT, Angiografia:
√ Opacificação não homogênea do córtex
√ Nefrograma manchado
IVP:
√ Nefrograma cortical irregular = nefrograma manchado
(DDx: esclerodermia, nefroesclerose hipertensiva)

D. OBSTRUÇÃO VENOSA AGUDA DO FLUXO DE SAÍDA na trombose da veia renal
√ Nefrograma obstrutivo
√ Aumento progressivo na opacidade de todo o rim

Nefrograma Anormal em virtude do Trânsito Tubular Prejudicado

Causas:

A. EXTRARRENAL: obstrução uretérica (*i. e.*, cálculo)
√ Nefrograma obstrutivo
MN:
antes da diminuição da função renal, uso do agente de filtração glomerular (*i. e.*, Tc-99 m DTPA) + com diminuição da função renal, o uso de agentes de fluxo de plasma (*i. e.*, Tc-99m MAG3/I-123 Hippuran) é preferido
√ Aumento contínuo na atividade renal
√ Dilatação do sistema coletor

B. INTRARRENAL
(a) segmentar: membro do sistema duplicado, obstrução calicial, edema intersticial
√ Nefrograma segmentar
(b) precipitação de proteína: proteína de Tamm-Horstall (um produto mucoproteico normal do néfron proximal), proteína de Bence Jones (mieloma múltiplo), precipitação de ácido úrico (nefropatia aguda por uratos), mioglobulinúria, estado hiperproteinúrico
√ Nefrograma estriado
NUC:
antes da diminuição da função renal, uso do agente de filtração glomerular (*i. e.*, Tc-99m DTPA) + com diminuição na função renal, uso de agentes de fluxo de plasma (*i. e.*, Tc-99m MAG3/I-123 Hippuran®) de preferência
√ Tempo de trânsito cortical prolongado + fase excretória prolongada

Nefrograma Anormal em virtude da Função Tubular Anormal

Fisiopatologia:

A. TÚBULO PROXIMAL
reabsorve quase toda a glicose, aminoácidos, fosfato, bicarbonato
- Glicosúria (síndrome de Toni-Fanconi)
- Aminoacidúria (cistinúria)
- Fosfatúria (diabetes de fosfato, tiazidas)
- Perda de HCO_3 (acidose tubular renal proximal)

B. TÚBULO DISTAL
absorve a maior parte de água
- *diabettes insipidus*, secreta H^+
- acidose tubular renal distal

1. Necrose tubular aguda
√ Nefrograma imediato persistente (comum)
√ Opacidade crescente progressiva (raro)
2. Insuficiência renal induzida por contraste

Nefrograma Angiográfico Estriado

= densidades multifocais aleatórias que refletem a redistribuição do fluxo de sangue da vascularização cortical para os vasos retos da medula

1. Doenças obliterativas da microvascularização renal: poliarterite nodosa, esclerodermia, angiite necrotizante, vasospasmo induzido por cateter

2. Nefrite bacteriana aguda
3. Trombose da veia renal

Nefrograma Crescentemente Denso
= nefrograma inicialmente indistinto, tornando-se progressivamente mais denso durante horas a dias
Mecanismo:
(a) clearance plasmático diminuído do meio de contraste
(b) vazamento do meio de contraste nos espaços intersticiais renais
(c) aumento no tempo de trânsito tubular

Causa:
A. VASCULAR = perfusão diminuída
1. Hipotensão arterial sistêmica (bilateral)
2. Estenose severa da artéria renal principal (unilateral)
3. Necrose tubular aguda (em 33%): em virtude da nefrotoxicidade do meio de contraste
4. Trombose aguda da veia renal
B. INTRARRENAL
1. Doença glomerular aguda
C. SISTEMA COLETOR
1. Obstrução intratubular
(a) cristais de ácido úrico (nefropatia aguda por urato)
(b) precipitação da proteína de Bence Jones (nefropatia do mieloma)
(c) proteína de Tamm-Horstall (lactentes/crianças gravemente desidratadas)
2. Obstruçao extrarrenal aguda: cálculo ureteral

Excreção do Meio de Contraste em Segundo Plano durante IVP
= meio de contraste biliar detectado radiograficamente após administração intravenosa do meio de contraste
Excreção do contraste normal:
< 2% da dose urográfica de diatrizoatos + iotalamatos são dirigidos através da excreção hepatobiliar
Fisiopatologia: aumento da ligação proteica em razão do contato intravascular prolongado + acidose

Causa:
1. Uremia (redução na filtração glomerular + acidose associada à uremia)
2. Obstrução unilateral aguda (aumento no tempo de circulação + acidose intracelular passageira)
3. Extravasamento urinário espontâneo (contato vascular prolongado do meio de contraste)

SISTEMA COLETOR
Extravasamento Espontâneo do Contraste Urinário
= FLUXO PIELORRENAL RETRÓGRADO ESPONTÂNEO
Etiologia: válvula "de segurança fisiológica" para trato urinário obstruído, com pressões do 80–100 mmHg no sistema coletor em virtude da obstrução ureteral ipsilateral por impactação distal de cálculo; a pressão é proporcional ao grau + duração da obstrução aguda + dose do meio de contraste
Incidência: 0,1–18%; M > F (ureter masculino menos complacente)
Critérios:
(a) ausência de instrumentação ureteral recente
(b) ausência de cirurgia renal/ureteral prévia
(c) ausência de lesão destrutiva do trato urinário
(d) ausência de traumatismo externo
(e) ausência de compressão externa
(f) ausência de necrose por pressão em decorrência de cálculo

Tipos:
1. **Fluxo retrógrado pielotubular**
= opacificação das porções terminais do ducto coletor (= ductos papilares = ducto de Bellini) como um fenômeno fisiológico (em 13% com baixa osmolalidade + em 0,4% meios de contraste com alta osmolalidade), erroneamente denominado "fluxo retrógrado"
√ Linhas em cunha pinceladas do cálice em direção à periferia
2. **Fluxo retrógrado pielossinusal**
= extravasamento do contraste dos fórnices rotos ao longo do infundíbulo, pelve renal, ureter proximal; forma mais comum
Cx: urinoma, fibrose retroperitoneal
3. **Fluxo retrógrado pielointersticial**
= fluxo de contraste das pirâmides para dentro dos túbulos subcapsulares
4. **Fluxo retrógrado pielolinfático**
= extravasamento de contraste para os linfáticos periforniceais + peripélvicos
√ Visualização dos pequenos linfáticos drenando medialmente
5. **Fluxo retrógrado pielovenoso**
– ruptura forniceal para dentro das veias interlobares/arqueadas; raro

Sistema Coletor Alargado & Ureter
Pielectasia Fetal
diâmetro AP da pelve renal
< 5 mm ..... < 20 semanas de amenorreia
< 8 mm ..... 20–30 semanas de amenorreia
< 10 mm .... > 30 semanas de amenorreia
A. UROPATIA OBSTRUTIVA
B. ALARGAMENTO NÃO OBSTRUTIVO
(a) congênito
1. Megacalicose
subdesenvolvimento das papilas, normalmente unilateral
2. Megaureter congênito primário
= ureter alargado com extremidade distal normalmente afilada
3. Síndrome Megabexiga-megaureter
4. Síndrome da "barriga em ameixa seca"
5. Síndrome de Bardet-Biedl
6. Síndrome de Beckwith-Wiedemann
7. Megalouretra
(b) volume de urina aumentado
1. Estados de altos fluxos: *diabetes insipidus*, diurese osmótica, paciente desidratado que sofreu reidratação, rim unilateral
2. Refluxo vesicoureteral
(c) atonia do sistema coletor renal
1. Infecção: *i. e.*, pielonefrite aguda
2. Gestação
3. Fibrose retroperitoneal
(d) bexiga urinária superdistendida
(e) obstrução significativa prévia de longa duração: a dilatação permanece apesar do alívio da obstrução

Anomalias Caliceais
A. OPACIFICAÇÃO DO TÚBULO COLETOR
1. Fluxo retrógrado pielorrenal
2. Rim em esponja medular
B. CAVIDADE PAPILAR
1. Necrose papilar
2. Divertículo calicial
3. Tuberculose/brucelose

C. CALIECTASIA LOCALIZADA
   1. Nefropatia de refluxo = pielonefrite crônica atrófica
   2. Cálice composto
   3. Hidrocálice
   4. Megacálice congênito
   5. Caliectasia pós-obstrutiva localizada
   6. Tuberculose localizada/necrose papilar
D. CALIECTASIA GENERALIZADA
   1. Atrofia pós-obstrutiva
   2. Megacálices congênitos
   3. Uropatia obstrutiva (hidronefrose)
   4. Hidronefrose não obstrutiva
   5. *Diabetes insipidus*

Defeito de Enchimento no Sistema Coletor

Mnemônica: 6Cs & 2Ps
   Coágulo
   Câncer
   Cisto
   Cálculo
   Cândida e outros fungos
   Cistite cística
   Pólipo
   Papila (necrosada)

Massa Intraluminal Não Opaca no Sistema Coletor

A. CÁLCULO NÃO OPACO
   ácido úrico, xantina, matriz
   √ Liso, arredondado, não fixo
B. NECROSE TECIDUAL
   1. Necrose papilar
   2. Colesteatoma
   3. Bola de fungo = conglomeração de hifa fibrilar
   4. Restos estagnados ("muco-pus")
C. VASCULAR
   1. Coágulo do sangue: história de hematúria
   √ Alteração no aspecto com o passar do tempo
D. MATERIAL ESTRANHO
   1. Ar na bexiga por peristalse reversa, traumatismo direto, fístula renoalimentar
   2. Material estranho

Massa Mucosa no Sistema Coletor

A. NEOPLÁSICA
   (a) tumor benigno
      1. Papila aberrante = papilas sem cálice fazendo protrusão para dentro do infundíbulo principal
      2. Endometriose
      3. Pólipo fibroepitelial = pólipo fibroso
         = FIBROEPITELIOMA = PÓLIPO FIBROSO VASCULAR = FIBROMA POLIPOIDE
         = tumor mesodermal com estroma fibrovascular + epitélio normal de células transicionais
         Idade: 20–40 anos
         • dor intermitente abdominal/dor no flanco
         • hematúria macroscópica (raro)
         √ Defeito de enchimento cilíndrico alongado com margens lisas
         √ Móvel com pedículo delgado
   (b) tumor maligno
      — tumores uroepiteliais
         1. Carcinoma celular transicional (85–91%)
         2. Carcinoma celular escamoso (10–15%)
            Fatores predisponentes:
               cálculos (50–60%), infecção crônica, leucoplaquia, abuso de fenacetina
            √ Infiltrante/disseminação superficial
         3. Adenocarcinoma mucinoso
            = transformação metaplásica
         4. Sarcoma (extremamente raro)
      — metástase: mama (mais comum), melanoma, estômago, pulmão, cérvix, cólon, próstata
B. INFLAMAÇÃO/INFECÇÃO
   1. Tuberculose
   2. Candidíase
   3. Esquistossomíase
   4. Pieloureterite cística
   5. Leucoplaquia
   6. Malacoplaquia
   7. Pielonefrite xantogranulomatosa
C. VASCULAR
   (a) hemorragia submucosa
      1. Traumatismo
      2. Terapia anticoagulante
      3. Anticoagulantes circulantes adquiridos
      4. Complicação da cristalúria/microlitíase
      √ Impressões digitiformes com melhora progressiva
   (b) entalhe vascular
      1. Varizes ureteropélvicas
      2. Oclusão da veia renal
      3. Oclusão da IVC
      4. Malformação vascular
      5. Veia renal esquerda retroaórtica
      6. Efeito do "quebra-nozes" à esquerda da veia renal entre a aorta e SMA
      7. Poliarterite nodosa
D. PREGAS MUCOSAS PROEMINENTES
   1. Pregas mucosas longitudinais redundantes da hidronefrose intermitente (obstrução da UPJ, refluxo vesicoureteral) ou após o alívio da obstrução
   2. Substância química/irritação mecânica
   3. Urticária (Síndrome de Stevens-Johnson = eritema bolhoso multiforme)
   4. Leucoplaquia (= metaplasia escamosa)
   5. Diverticulose ureteral = ruptura dos tetos dos cistos na ureterite cística

Sistema Coletor Apagado

A. COMPRESSÃO EXTRÍNSECA
   (a) aumento unilateral/bilateral global do parênquima renal
   (b) massas dos seio renais
      1. Hemorragia
      2. Cisto parapélvico
      3. Lipomatose do seio
B. ESPASMO/INFLAMAÇÃO
   (a) infecção
      1. Pielonefrite aguda
      2. Nefrite bacteriana aguda
      3. Tuberculose aguda
   (b) hematúria
C. INFILTRAÇÃO
   1. Tumores uroepiteliais malignos
D. OLIGÚRIA
   1. Estado antidiurético
   2. Isquemia renal
   3. Insuficiência renal oligúrica

CALCIFICAÇÃO RENAL

Calcificação Retroperitoneal
A. NEOPLASIA
  1. Tumor de Willms (em 10%)
  2. Neuroblastoma (em 50%): finamente granular/pontilhada/amorfa
  3. Teratoma: cartilagem/osso/dentes, pseudodígitos, pseudomembros
  4. Hemangioma cavernoso: flebolitos
B. INFECÇÃO
  1. Abscesso tuberculoso do psoas
  2. Cisto hidático
  3. Cistite incrustada alcalina e pielite
C. TRAUMA
  1. Hematoma antigo

Nefrocalcinose
= NEFROLITÍASE
= deposição de sais de cálcio no parênquima renal
Incidência: 0,1–6%; M > F
Causas:
  Mnemônica: MENGH
   Medular (rim em esponja)
   Excesso de álcali
   Necrose renal medular/cortical, RTA
   Glomerulonefrite crônica
   Hiperoxalúria, **H**ipercalcemia, **H**ipercalciúria

Nefrocalcinose Medular
= calcificações que envolvem os túbulos convolutos distais nas alças de Henle
Incidência: 95% do todas as nefrocalcinoses
Causas:
A. HIPERCALCIÚRIA
  (a) endócrino
    1. Hiperparatireoidismo em 5% (primário >> secundário)
    2. Síndrome paraneoplásica do pulmão + rim primário (produção ectópica de paratormônio)
    3. Síndrome de Cushing
    4. *Diabetes insipidus*
    5. Hipertireoidismo/hipotireoidismo
  (b) alimentar
    1. Síndrome leite-álcali (excesso de cálcio + álcali = leite + antiácidos)
    2. Hipervitaminose D
    3. Envenenamento por Berílio
  (c) ósseo
    1. Metástases ósseas, mieloma múltiplo
    2. Imobilização prolongada
    3. Osteoporose senil progressiva
  (d) renal
    1. Rim em esponja medular
    2. Acidose tubular renal (em 73% das RTA primárias)
    3. Desordem tubular da síndrome de Bartter com perda de potássio + sódio, hiperplasia do aparato justaglomerular, hiperaldosteronismo, alcalose hipocalêmica e pressão sanguínea normal
  (e) terapia por droga
    1. Furosemida (em crianças)
    2. Terapia prolongada com ACTH
    3. Vitamina E (oralmente)
    4. Excesso de vitamina D
    5. Cálcio (oralmente)
    6. Fármacos nefrotóxicos: tetraciclina antiga, anfotericina B
  (f) miscelânea
    1. Sarcoidose
    2. Hipercalciúria idiopática
    3. Hipercalcemia idiopática
B. HIPEROXALÚRIA = OXALOSE
  1. **Hiperoxalúria primária**
    = Hiperoxalúria hereditária (mais comum)
    = rara deficiência enzimática herdada autossômica recessiva da carboligase com deposição difusa de oxalato nos rins, coração, vasos sanguíneos, pulmão, baço, medula óssea
    tipo I: deficiência da -cetoglutarato-glioxilato carboxilase
      • acidúria glicólica
    tipo II: deficiência da D-glicerato-desidrogenase
      • 1-aciduril-glicérica
      Idade: geralmente < 5 anos
      Prognóstico: morte precoce na infância
  2. **Hiperoxalúria secundária**
    = hiperoxalúria entérica (raro)
    Causa: distúrbio do metabolismo dos ácidos biliares depois do *bypass* jejunoileal, ressecção ileal, síndrome da alça cega, doença de Crohn, ingestão aumentada (legumes verdes), deficiência de piridoxina, envenenamento por etileno glicol, anestesia com metoxiflurano
C. HIPERURICOSÚRIA
  1. Rim gotoso
  2. Síndrome de Lesch-Nyhan
D. ESTASE URINÁRIA
  1. Leite de cálcio no divertículo pielocalicial
  2. Rim esponjoso medular
E. CALCIFICAÇÃO DISTRÓFICA
  1. Necrose papilar renal (especialmente nefropatia analgésica)
  2. Pielonefrite crônica
  3. Doença falciforme
  4. Tuberculose renal
Mnemônica: HHONRA
  Hiperparatireoidismo
  Hipercalcemia/hipercalciúria (sarcoidose, síndrome leite-álcali, hipervitaminose D)
  Oxalose
  Necrose papilar
  Rim em esponja medular
  Acidose tubular renal

√ Rins de tamanho normal/ocasionalmente aumentados (rim esponjoso medular)
√ Calcificações pequenas mal definidas/granulares grosseiras grandes nas pirâmides renais:
  √ Deposição uniforme: hiperparatireoidismo/acidose tubular renal distal (tipo I)
  √ Deposição assimétrica nos ductos coletores dilatados no interior das extremidades papilares: rim em esponja medular

US:
√ Ausência de estruturas papilares hipoecoicas (sinal precoce)
√ Borda hiperecoica na junção corticomedular + ao redor e nas extremidades das pirâmides

√ Focos solitários de hiperecogenicidade na extremidade da pirâmide próximos ao fórnice
√ Ecogenicidade aumentada das pirâmides renais ± sombreamento (nenhum sombreamento acústico com calcificações pequenas + claras)
DDx com medula hiperecoica em recém-nascidos: oligúria com bloqueio tubular transitório por proteinúria de Tamm-Horsfall
Cx: frequentemente seguido por urolitíase

Nefrocalcinose Cortical
= depósito de cálcio no córtex renal
Incidência: 5% de todas as nefrocalcinoses
Causas:
1. Necrose cortical aguda
2. Glomerulonefrite crônica
3. Síndrome de Alport = nefrite hereditária + surdez
4. Oxalose congênita, hiperoxalúria primária
5. Hipercalcemia paraneoplásica crônica
6. Tóxica: etileno glicol, metoxiflurano
7. Doença falciforme
8. Transplante renal rejeitado

Mnemônica: COAG
Cortical (necrose aguda)
Oxalose
Alport (síndrome)
Glomerulonefrite crônica

√ Borda adelgada de calcificação com uma aparência de "trilho"
√ Aparência borrada (= preferencialmente deposição no glomérulo necrótico)
US:
√ Ecogenicidade do parênquima renal aumentada homogeneamente > ecogenicidade hepática

DOENÇA RENOVASCULAR

Aneurisma da Artéria Renal
Prevalência: 0,01–0,1%; 22% dos aneurismas viscerais
Tipos:
(a) sacular (mais comum): próximo à primeira bifurcação da artéria renal principal; congênita; associada à fibroplasia medial + aterosclerose
(b) fusiforme: na fibroplasia medial; não calcificada
(c) dissecante: traumática, espontânea (aterosclerose, fibroplasia íntima, fibroplasia perimedial), iatrogênica

Cx: (1) hipertensão (incomum)
(2) perinéfrica/hemorragia retroperitoneal [rara] com risco aumentado em mulheres peripartum
(3) formação de fístula AV
(4) embolização renal periférica [a partir do trombo mural]
(5) trombose
(6) hematúria

Aneurisma Extrarrenal (2/3)
(a) aneurisma verdadeiro
1. Aterosclerótico (mais comum)
2. Displasia fibromuscular
3. Gestação
4. Doença mesenquimal: neurofibromatose, síndrome de Ehlers-Danlos
(b) aneurisma falso
1. Traumatismo; angioplastia da artéria renal
2. Doença de Behçet
3. Aneurisma micótico
2,5% de todos os aneurismas

Causa: bacteremia, SBE, extensão de inflamação perivascular
Microrganismo: estreptococo, estafilococo, pneumococo, salmonela
√ Calcificação do anel incompleta/completa
√ Aumento variável (dependendo da magnitude do trombo)
Rx: (1) conservador em paciente assintomático para aneurisma bem calcificado < 2 cm de diâmetro
(2) cirurgia para (a) crescimento de intervalo, (b) embolismo ao rim, (c) em mulher de idade gestacional, (d) função renal diminuída/isquemia/hipertensão/dissecção

Aneurisma Intrarrenal (1/3)
interlobar e ramos mais periféricos

A. CONGÊNITO (mais comum)
1. Aneurisma renal congênito
Idade ao diagnóstico: 30 anos ou mais; M÷F = 1:1
• hipertensão em 25% (pela isquemia renal segmentar)
√ Aneurisma sacular próximo às bifurcações vasculares, pode calcificar
√ Frequentemente bilateral
Rx: reparo cirúrgico/endovascular do aneurisma > 1,0 cm em paciente hipertenso/para aneurisma > 1,5 cm em paciente normotenso assintomático

B. ARTERITE
1. Poliarterite nodosa
2. SLE
3. Vasculite alérgica
4. Granulomatosa de Wegener
5. Rejeição ao transplante
6. Vasculite por abuso de drogas
Rim é o órgão mais comumente acometido
Causa:
(a) lesão imunológica por complexos antígeno-anticorpo hepáticos circulantes que produzem uma angiíte necrotizante
(b) endocardite bacteriana
(c) relacionados com droga
(d) relacionado com impurezas
Drogas: metanfetamina, heroína, LSD
√ Aneurismas pequenos múltiplos nos ramos interlobares próximos à junção corticomedular
√ Nefrograma não homogêneo "manchado"

C. DEGENERATIVO: aterosclerose (pode calcificar)
D. TUMOR
1. Neoplasma (RCC em 14%; tumor de Wilms do adulto)
2. Hamartoma (angiomiolipoma em 50%)
3. Mixoma arterial metastático
4. Malformação vascular
E. DOENÇA MESENQUIMAL
1. Neurofibromatose
2. Fibroplasia
F. TRAUMATISMO
G. INFECÇÃO: sífilis, tuberculose

Hemorragia Retroperitoneal Espontânea
A. TUMOR RENAL (57–63%)
(a) tumor maligno (30–33%)
1. RCC (33%)
2. TCC da pelve renal
3. Tumor de Wilms
4. Lipo, fibro, angiossarcoma

(b) tumor benigno (24–33%)
   1. Angiomiolipoma (16–24%)
   2. Lipoma
   3. Adenoma
   4. Fibromioma
   5. Cisto hemorrágico roto
B. DOENÇA VASCULAR (18–26%)
   1. Aneurisma da artéria renal rota
   2. Vasculite (i. e., poliarterite nodosa em 13%)
   3. Malformação arteriovenosa
   4. Infarto renal segmentar
C. INFLAMAÇÃO/INFECÇÃO (7–10%)
   1. Abscesso (em 50% das infecções)
   2. Nefrite aguda/crônica
D. COAGULOPATIA
   1. Terapia anticoagulante (em 4,3–6,6% de heparina IV, em 0,1–0,6% de anticoagulantes orais)
      Fonte: idiopática (42%), tumor (21%), cálculo (17%), cistite hemorrágica
   2. Diátese hemorrágica
   3. Hemodiálise em longo prazo
E. CISTO/TUMOR SUPRARRENAL PRIMÁRIO
   1. Feocromocitoma
      ◊ Sangue maciço em virtude de um feocromocitoma não diagnosticado foi letal em 50%!
   2. Pseudocisto
   3. Mielolipoma
   4. Hemangioma
   5. Adenoma/carcinoma adrenocortical
   6. Metástase
• dor no flanco de início súbito
◊ Acompanhamento CT pode ser indicado em 3 a 6 meses caso a fonte de sangue permaneça indeterminada!
◊ A exploração cirúrgica deve ser considerada para descobrir um tumor renal pequeno, se a causa da hemorragia não for radiologicamente determinada!

Hematoma Subcapsular
√ Massa subcapsular com aplainamento do parênquima renal
√ Reabsorção total/formação de pseudocápsula com calcificação
Angiografia:
   √ Massa avascular
Cx: rim de Page (isquemia, liberação de renina, hipertensão)

Doppler Renal
A. DOPPLER RENAL NORMAL
   √ Índice de resistência (Rl) de 0,70 = limite superior ao normal
   Elevação do Rl:
      — significante hipotensão sistêmica
      — frequência cardíaca marcadamente diminuída
      — coleção líquida subcapsular/perinéfrica
      — em neonatos + lactentes
B. DOENÇA MÉDICA RENAL
   elevação do Rl mais provável com processos vasculares/tubulointersticiais, menos provável com doença glomerular
   Pode ser útil na previsão do resultado clínico em:
      — síndrome hemolítico-urêmica
      — insuficiência renal aguda
      — pacientes não azotêmicos com doença hepática grave
C. ESTENOSE ARTERIAL RENAL
D. TROMBOSE DA VEIA RENAL

URETER

Divergência Ureteral
A. URETER LOMBAR
   (a) divergência lateral (comum)
      1. Hipertrofia do músculo do psoas
      2. Aumento dos linfonodos paracavais/para-aórticos
      3. Dilatação aneurismal da aorta
      4. Tumores neurogênicos
      5. Coleções líquidas (abscesso, urinoma, linfocele, hematoma)
   (b) divergência mediana
      1. Ureter retrocaval (somente do lado direito)
      2. Fibrose retroperitoneal
B. URETER PÉLVICO
   (a) divergência mediana
      1. Hipertrofia do músculo iliopsoas
      2. Aumento dos linfonodos ilíacos
      3. Dilatação aneurismática dos vasos ilíacos
      4. Divertículo da bexiga na UVJ (Hutch)
      5. Após cirurgia abdominoperineal + dissecção de linfonodos retroperitoneais
      6. Lipomatose pélvica
   (b) divergência lateral com compressão extrínseca
      1. Massa pélvica (i. e., fibroides, tumor ovariano)

Dilatação Uretral
Tamanho do ureter: > 3 mm
A. OBSTRUÇÃO
   1. Urolitíase
B. CONGÊNITA
   1. Refluxo vesicouretral crônico
   2. Válvulas uretrais posteriores
   3. Megaureter
   4. Síndrome da "barriga em ameixa seca"
C. INFECÇÃO/INFLAMAÇÃO
   peristalse uretral prejudicada
   1. UTI (p. ex., *E. coli, Pseudômonas, Citrobacter*)
   2. Apendicite
   3. Diverticulite
D. COMPRESSÃO
   por massa pélvica/abdominal

Megaureter
A. REFLUXO VESICOURETERAL
   (a) refluxo vesicouretral primário
      1. Refluxo primário do megaureter
         Causa: túnel ureteral anormal ao nível da UVJ
      2. Síndrome "da barriga em ameixa seca"
   (b) refluxo vesicouretral secundário
      1. Bexiga neurogênica hipertônica
      2. Obstrução da saída da bexiga
      3. Válvulas uretrais posteriores
B. OBSTRUÇÃO
   (a) obstrução primária
      1. Obstrução ureteral intrínseca (pedra, constrição, tumor)
      2. Ureter ectópico
      3. Ureterocele
      4. Duplicação ureteral
         √ Ureter dilatado e tortuoso na metade superior
   (b) obstrução secundária
      1. Obstrução retroperitoneal: tumor, fibrose aórtica, aneurisma

2. Massa mural vesical
3. Obstrução da saída da bexiga: *i. e.*, aumento prostático
C. MEGAURETER não obstruído sem refluxo
1. Megaureter primário congênito = megalouréter
2. Poliúria: *i. e., diabetes insipidus*, diurese aguda
3. Infecção
4. Ureter que permanece dilatado após alívio da obstrução

Mnemônica: DURMO
   Diabetes insipidus
   Ureterovesical (obstrução da junção)
   Refluxo
   Megaureter primário
   Obstrução (recente/antiga)

Constrição Ureteral
A. CAUSA INTRÍNSECA
   (a) mucoso
      1. Tumores ureterais primários
   (b) mural
      1. Endometriose
         desordem comum das mulheres em idade menstrual (15%); o envolvimento ureteral é raro e indica doença pélvica difundida
         √ Constrição lisa e abrupta de 0,5–2,5 cm de comprimento
         √ Envolvimento do retossigmoide ao BE
      2. Tuberculose, esquistossomíase
      3. Ureterolitotomia traumática, extração endoscópica de cálculos, histerectomia
      4. Amiloidose
         √ Constrição distal com calcificação da submucosa
      5. Não específica (rara)
B. CAUSA EXTRÍNSECA
   1. Endometriose forma extrínseca÷intrínseca = 4÷1
   2. Abscesso tubovariano, do apêndice, perissigmoidal
   3. Doença inflamatória intestinal (*i. e.*, doença de Crohn, diverticulite)
   4. Fibrose pós-radiação
   5. Metástase cérvice, endométrio, ovário, reto, próstata, mama, linfoma
   6. Aneurisma da artéria ilíaca (com fibrose perianeurismática)

Mnemônica: TREMEI
   Tuberculose, carcinoma celular **T**ransicional, **T**rauma
   Radioterapia, **R**etroperitoneal (fibrose)
   Esquistossomíase
   Metástases (extrínsecas/intrínsecas)
   Endometriose + outros processos inflamatórios periureterais
   Inflamação por cálculo

Defeito de Preenchimento Ureteral
A. FIXO
   (a) neoplasma
      1. Neoplasma urotelial
      2. Metástase
      3. Pólipo fibroepitelial
   (b) inflamação
      1. Ureterite cística
      2. Tuberculose
      3. Endometriose
B. MÓVEL
   1. Cálculo
   2. Papila crostosa
   3. Coágulo sanguíneo

Calcificação Ureteral
A. LÚMEN URETERAL
   1. Cálculo migrado do rim
   2. Cálculo no divertículo ureteral/ureterocele
   3. *Streinstrasse* (rua de cálculos) = coleção de fragmentos de cálculos no ureter distal após litotripsia
B. PAREDE URETRAL
   1. Esquistossomíase
   2. Tuberculose
   3. Infiltração de amiloide
   4. Tumor ureteral
DDx: (1) flebolite em veia gonodal (múltipla, não ao longo do ureter, centralmente radioluscente)
       (2) contraste administrado via oral aprisionado no apêndice/divertículo
       (3) cisto dermoide com calcificação
       (4) faixa silastic no tubo falopiano
       (5) sementes de radiação para câncer de próstata

BEXIGA URINÁRIA

Estreitamento Bilateral da Bexiga Urinária
A. COM ELEVAÇÃO DO ASSOALHO DA BEXIGA
   1. Lipomatose pélvica
   2. Hematoma pélvico
      Causa: traumatismo, terapia anticoagulante, ruptura espontânea dos vasos sanguíneos, discrasia sanguínea (rara), neoplasma sangrante (raro)
   3. Cistite crônica
B. COM COMPRESSÃO SUPERIOR DA BEXIGA
   1. Trombose da IVC
      Causa: traumatismo, estados de hipercoagulabilidade (anticoncepcionais orais), extensão de trombos a partir da extremidade inferior, sepse abdominal, Síndrome de Budd-Chiari, compressão da IVC por neoplasma
      √ Colaterais por meio das veias gonadais, veias lombares ascendentes, plexo vertebral, veias retroperitoneais, veia porta (pelas veias hemorroidais)
      √ Entalhe do ureter distal pelas veias ureterais
   2. Linfadenopatia pélvica
      Causa: linfoma (mais frequente), carcinoma prostático
      √ Compressão policíclica assimétrica da bexiga
      √ Deslocamento medial do segmento pélvico dos ureteres
      √ Deslocamento lateral da porção superior dos ureteres
   3. Hipertrofia dos músculos iliopsoas
   4. Massas pélvicas bilaterais
      (a) linfocistos bilaterais (após cirurgia pélvica radical)
      (b) urinomas bilaterais
      (c) abscessos pélvicos bilaterais
   5. Fibrose retroperitoneal
   6. Grandes aneurismas da artéria ilíaca

Bexiga Urinária "Em Pera" Invertida
Mnemônica: HALL
   Hematoma
   Aneurisma (artéria ilíaca externa/bilateral comum)
   Lipomatose pélvica
   Linfadenopatia (pélvica)

Capacidade Reduzida da Bexiga
Causa:
- A. Parede da bexiga fibrótica/espessada
    1. Cistite intersticial
    3. Cistite tuberculosa
    2. Cistite cística
    4. Esquistossomíase
    5. Traumatismo: ressecção cirúrgica, radioterapia
- B. Desuso da bexiga
- frequência urinária
- elevação progressiva na pressão da bexiga durante o enchimento
- √ Complacência da bexiga reduzida
- √ Parede vesical espessada + diminuição do volume da bexiga
- √ Refluxo vesicoureteral

Espessamento da Parede da Bexiga
espessura normal da parede da bexiga (independente da idade + gênero):
< 5 mm nas bexigas não distendidas
< 3 mm nas bexigas bem distendidas
- A. TUMOR
    1. Neurofibromatose
- B. INFECÇÃO/INFLAMAÇÃO
    1. Cistite
- C. HIPERTROFIA MUSCULAR
    1. Bexiga neurogênica
    2. Obstrução da saída da bexiga (*i. e.*, válvulas uretrais posteriores)
- D. BEXIGA SUBDISTENDIDA

Massas da Parede da Bexiga Urinária
- A. CONGÊNITO
    1. Septo congênito
    2. Ureterocele simples
    3. Ureterocele ectópica
- B. TUMORES DA BEXIGA
- C. INFLAMAÇÃO/INFECÇÃO
    1. Cistite: hemorrágica, abacteriana, bolhosa, edematosa, intersticial, eosinofílica, granulomatosa, enfisematosa, cistite cística, cistite relacionada com ciclofosfamida, cistite glandular (lesões pré-malignas com lesões vilosas na cúpula da bexiga pela proliferação na submucosa de "glândulas semelhantes as do intestino")
    2. Tuberculose
    3. Esquistossomíase
    4. Malacoplaquia
    5. Inflamação extravesical
        (a) diverticulite
        (b) doença de Crohn
        (c) endometriose
- D. HEMATOMA
    após instrumentação, cirurgia, trauma

Tumor da Bexiga
Incidência: 2–6% de todos os tumores
- A. TUMORES EPITELIAIS (95%)
    1. Carcinoma epitelial = carcinoma de células transicionais (90%)
    2. Carcinoma de células escamosas (4% nos USA) prognóstico ruim; secundária à doença crônica (irritação crônica decorrente de cateteres permanentes, infecção, constrição, cálculo), ciclofosfamida, tabagismo, bacilo intravesical Calmette-Guérin, divertículo vesical, esquistossomíase (> 50% dos tumores de bexiga em países com bilharzíase endêmica)
    3. Adenocarcinoma (1%)
    mais comum em extrofia vesical, menos comum em cistite glandular + carcinoma uracal (na porção superior da bexiga em úraco remanescente)
    ◊ O adenocarcinoma metastático (cólon, próstata, reto) é mais comum que primário
    4. Carcinoma de células pequenas/neuroendócrino (< 0,5%) = tumor altamente agressivo com doença invasiva em 94% na apresentação
    Idade: 20–91 anos: M÷F = 3÷1 a 5÷1
    - hematúria (88%)
    √ Grande pólipo/tumor nodular
    √ Tamanho de 3 a 8 cm
    Prognóstico: 16% taxa de sobrevida de 5 anos
    5. Carcinoide
    Tamanho médio: 6 mm
    6. Melanoma (extremamente raro)
- B. NÃO EPITELIAL/TUMORES mesenquimais
    (a) tumores vesicais benignos primários a partir do
    — músculo
    1. **Leiomioma** (0,43%)
    ◊ Tumor epitelial mais comum
    Idade: 22–78 anos: M÷F = 1÷1
    - hematúria secundária à ulceração
    Localização: surge na submucosa
    Sítio: submucosa (7%)/intravesical (63%)/extravesical (30%)
    √ Massa homogênea e sólida
    √ Indentação lisa da parede da bexiga
    √ Massa intraluminal ± degeneração
    2. Rabdomioma (raro)
    — nervo
    1. **Neurofibroma**/NF 1 em 60%
    √ Tipicamente baixo em atenuação na CT
    √ Massa hipointensa em T1WI
    √ Sinal alvo em T2WI para neurofibroma plexiforme = fibrose hipointensa central rodeada por estroma mixoide hiperintenso
    2. **Paraganglioma** = feocromocitoma (0,1%)
    ◊ 1% de todos os feocromocitomas
    Idade: 10–78 anos; M < F
    Origem: a partir do paragânglio da parede da bexiga
    - ataque adrenérgico na micção ("micção de ataque")/preenchimento vesical (dores de cabeça, fraqueza) em 50%
    - hipertensão intermitente
    - níveis elevados de catecolamina
    √ Massa submucosa
    √ Calcificação em anel ao redor da circunferência
    √ Aumento acentuado (CARACTERÍSTICA-CHAVE)
    Observação: a biopsia pode incitar a crise hipertensiva!
    Prognóstico: 7% são malignos
    — gordura
    1. Lipoma
    — tecido fibroso
    1. Fibroma
    2. Tumor fibroso solitário
    — vasos sanguíneos
    1. Hemangioma
    Idade: 50% durante a infância; 58 (variação de 19–76) anos durante a idade adulta
    √ Tamanho médio de 7 mm (variação de 2–30 mm)

2. Plasmacitoma
3. Adenoma nefrogênico
   Associado à: cistite cística/cistite glandular
(b) tumores vesicais malignos primários
1. **Linfoma primário**
   ◊ 2º tumor não epitelial mais comum da bexiga urinária
   Idade: 40 anos; M÷F = 1÷3
   Histologia: tecido linfoide associado à mucosa de célula B de baixo grau (MALT)/ grande difuso tipo célula B
   Localização: submucosa; na base da bexiga + trígono
2. **Rabdomiossarcoma**
   Idade: 1ª e 2ª décadas de vida
   ◊ Tumor de bexiga mais comum em pacientes < 10 anos de idade
3. **Leiomiossarcoma**
   ◊ Tumor de bexiga maligno não epitelial mais comum
   Idade: principalmente > 40 (variação de 25–88) anos; M÷F = 3÷1
   Localização: raramente no trígono
   √ Massa invasiva pouco circunscrita
   √ Textura heterogênea da necrose (comum)
   √ Tamanho médio de 7 cm
4. **Osteossarcoma**
(c) tumores secundários
1. Metástases
   1,5% de todas as malignidades da bexiga
   Origem: melanoma > estômago > mama > rim > pulmão
   √ Nódulos solitários/múltiplos
2. Linfoma
   bexiga envolvida na autopsia: em 15% de NHL, em 5% da doença de Hodgkin
3. Leucemia
   envolvimento microscópico em 22% na autopsia
4. Extensão direta (comum)
   da próstata, reto, sigmoide, cérvix, ovário
5. Endometriose
   Localização: na parede posterior
   • sintomas urinários em 80%

Calficificação da Bexiga

Cálculo Vesical

1. **Cálculo de estase** (70%)
   na obstrução da saída da bexiga, divertículos da bexiga, cistocele, disfunção da bexiga neuropática
   Associado à: infecção do trato urinário inferior por gram negativos (em 30%), em particular, Proteus
2. **Cálculo migrante**
   = cálculos renais que passam espontaneamente para a bexiga
3. **Cálculo com ninho de corpo estranho**
   a partir de objetos autointroduzidos, *stent* urinário, cateterização crônica, fragmentos ósseos que penetram a parede da bexiga, *chips* prostáticos, material de sutura não absorvível, fragmentos do cateter em balão de Foley, pelo púbico, presença de mucosa intestinal (no aumento da bexiga, conduíte ileal, extrofia da bexiga reparada)
4. **Cálculo idiopático/primário/endêmico**
   Países: do norte da África, Índia, Indonésia
   Idade: em garotos jovens de classe baixa classe socioeconômica (deficiência nutricional?)
   Incidência: Índia (13÷100.000); menos comum no hemisfério ocidental
   Número de cálculos: solitário (86%); múltiplo (em até 25%)
   Composição: fosfato de magnésio de amônio (50%), sais de cálcio (31%), origem do ácido úrico (5%)
   • hematúria, UTIs recorrentes, dor pélvica, sintomas de esvaziamentos irritativo/obstrutivo
   Rx: extração cirúrgica, litotripsia, alcalinização da urina
   Taxa de recorrência: 41%

Calcificação da Parede da Bexiga
A. INFLAMAÇÃO
1. Esquistossomíase (50%)
   √ Distensibilidade da bexiga relativamente normal
   √ Padrão de calcificação arqueado delgado
2. Tuberculose
   √ Bexiga notadamente contraída
3. Cistite
   cistite pós-radiação, cistite incrustada alcalina, cistite por citotoxina
4. UTI bacilar (extremamente incomum)
5. Material estranho incrustado
6. Cistite incrustada alcalina e pielite
B. NEOPLASMA
1. Neoplasma primário da bexiga, TCC, carcinoma celular escamoso, leiomiossarcoma, hemangioma, neuroblastoma, sarcoma osteogênico
2. Carcinoma uracal
Mnemônica: TIRE CC
Tuberculose
Intersticial (cistite)
Radiação
Esquistossomíase
Carcinoma celular transicional
Citoxan

Massas Extrínsecas à Bexiga Urinária
A. ÓRGÃOS NORMAIS/AUMENTADOS
1. Útero, útero leiomiomatoso, útero gravídico
2. Retossigmoide expandido
3. Rim pélvico ectópico
4. Câncer de próstata/BPH
B. TUMORES PÉLVICOS SÓLIDOS
1. Linfadenopatia
2. Tumor ósseo do sacro/cóccix
3. Massa rectossigmóidea
4. Artroplastia do quadril
5. Neoplasma neurogênico, meningomielocele
6. Lipomatose/lipossarcoma pélvico
C. LESÕES PÉLVICAS CÍSTICAS
(a) congênitas/evolucionárias
1. Cisto uracal
2. Cisto do ducto mülleriano
3. Cisto do ducto de Gartner
4. Meningocele anterior
5. Hidrometrocolpo
(b) relacionadas com traumatismo
1. Hematoma (*i. e.*, hematoma da bainha do reto)
2. Urinoma
3. Linfocele
4. Abscesso

5. Aneurisma
6. Cisto do mesentérico
(c) cisto da genitália
1. Cisto prostático
2. Cisto da vesícula seminal
3. Cisto dos vasos deferentes
4. Cisto ovariano
5. Hidrossalpinge
6. Cisto vaginal
(d) cisto da bexiga urinária
1. Divertículo da bexiga
(e) cisto do trato GI
1. Cisto de inclusão peritoneal
2. Intestino cheio de líquido

DISFUNÇÃO DO ESVAZIAMENTO
A. INSUFICIÊNCIA PARA ARMAZENAR URINA
- frequência urinária, urgência, incontinência
  (a) causas vesicais
  1. Contrações involuntárias do detrusor
     – instabilidade do detrusor (idiopática/neurogênica)
     – hiper-reflexia do detrusor (lesão da corda superior)
  2. Complacência vesical ruim
     – hiper-reflexia do detrusor
     – fibrose da parede da bexiga
  3. Urgência sensorial
     – infecção, inflamação, irritação
     – neoplasia
  4. Fístula vesicovaginal
  5. Condição psicogênica
  (b) causas esfincterianas
  1. Incontinência por esforço
  2. Incontinência esfincteriana
  (c) inserção ectópica extravesical do ureter em mulheres
B. FALHA NO ESVAZIAMENTO DA BEXIGA
- fluxo fraco, esforço, hesitação
- inabilidade para esvaziar completamente a bexiga
  (a) causas vesicais
  1. Arreflexia do detrusor (lesão do arco sacral)
  2. Contratilidade do detrusor prejudicada (miogênica)
  3. Condição psicogênica
  (b) obstrução da via de saída da bexiga
  1. Contração do colo vesical
  2. Aumento prostático
  3. Dissinergia do esfíncter do detrusor externo
  4. Fibrose por cirurgia/radioterapia
  5. Ureterocele ectópica
  6. Estenose uretral
  7. Angulação uretral (i. e., causada por cistocele)

Incontinência
1. Incontinência por esforço
2. Fístula vesicovaginal/ureterovaginal
3. Incontinência de urgência
4. Incontinência psicogênica
5. Incontinência por sobredistensão (secundária às lesões da medula espinhal/arco do reflexo sacral ou obstrução importante da via de saída)
6. Reflexo de esvaziamento
   (a) lesão hiper-reflexiva (lesão da medula espinhal superior)
   (b) desinibição vesical/bexiga instável
7. Gotejamento ininterrupto
   = terminação ectópica extravesical do ureter

Incontinência por Esforço
= INCONTINÊNCIA POR FRAQUEZA DO ESFÍNCTER
Causa:
A. Homens: prostatectomia S/P com dano ao esfíncter distal
B. Mulheres: fraqueza congênita do colo vesical, gravidez, parto, envelhecimento (secundário a alterações anatômicas nas relações entre a uretra e base da bexiga)
- frequência, urgência (enchimento involuntário do colo vesical)
√ Abertura do colo vesical durante a tosse
√ Prejuízo do mecanismo de ordenha (= o esvaziamento retrógrado da uretra durante a interrupção da fase de esvaziamento não ocorre)
√ Descida uretrovesical (nos tipos I + II)
Cistografia sequencial:
√ Ângulo uretrovesical posterior (= ângulo entre a uretra posterior + base do bexiga) aumentado > 100°
√ Eixo uretral superior (= ângulo entre a uretra superior + linha vertical) aumentado > 35°

Instabilidade do Detrusor
= INCONTINÊNCIA DE URGÊNCIA MOTORA – BEXIGA INSTÁVEL
◊ A condição lembra aquela da bexiga imatura antes do treinamento
Grupos de pacientes:
(1) sintomas de enurese noturna + frequência/incontinência que remonta desde a infância
(2) instabilidade idiopática que ocorre na meia-idade
(3) obstrução do fluxo de saída comumente em homens
(4) instabilidade degenerativa secundária à doença cardiovascular + doença neurológica tardiamente na vida
- frequência, urgência, incontinência de urgência, ocasionalmente noctúria
- hesitação + dificuldade no esvaziamento pode ocorrer em homens sem hipertrofia prostática significante
√ Contrações vesicais involuntárias sem relação com a distensão da bexiga
√ Contrações progressivamente vigorosas durante o enchimento da bexiga
√ Instabilidade postural limitada à posição vertical
√ Mecanismo de ordenha prejudicado em virtude da alta pressão da bexiga
√ Fortes contrações tardias da bexiga após o esvaziamento
Cx: espessamento da parede da bexiga, divertículo vesical
Rx: tratamento da obstrução, fármacos anticolinérgicos, (oxibutinina), aumento funcional na capacidade da bexiga

Bexiga Sensível (Urgência Sensorial)
Causa: cistite (complacência reduzida), alguns casos de incontinência por esforço (enchimento do colo vesical induz à urgência)
- frequência, urgência, às vezes noctúria
√ Paciente desconfortável com baixo enchimento da bexiga
√ Nenhuma elevação anormal na pressão vesical
√ Esvaziamento vesical normal

Dissinergia do Esfíncter do Detrusor
= superatividade do músculo do colo vesical com falha no relaxamento no início do esvaziamento
Causa: lesão medular espinhal/trauma acima do nível das raízes sacrais
- dificuldade no esvaziamento ± frequência
- história de longa data de fluxo ruim
√ Indentação "em colar" do colo vesical durante o esvaziamento (= estreitamento persistente/intermitente da uretra membranosa)
√ Pode ter altas pressões de esvaziamento + fluxo reduzido

√ Aprisionamento do contraste na uretra durante a interrupção do fluxo
√ Refluxo maciço para dentro dos ductos prostáticos durante o esvaziamento (em virtude da alta pressão dentro da uretra prostática)
√ Bexiga gravemente trabeculada "em árvore de Natal" + hidroureteronefrose bilateral
Rx: incisão do colo vesical

Síndrome Hinman
= BEXIGA NEUROGÊNICA NÃO NEUROGÊNICA [NNNB]
= DISSINERGIA DO ESFÍNCTER DETRUSOR
Causa: doença obstrutiva anatômica/não neurogênica; dinâmicas na família distintamente anormais (em 50%)
Idade: algumas vezes após o treinamento para uso do sanitário com início precoce/infância tardia/puberdade
- Critério clínico:
  (1) sensação perineal intacta + tônus anal
  (2) anatomia normal + função das extremidades inferiores
  (3) ausência de lesões cutâneas sobre o sacro
  (4) espinha lombossacral anormal no plano radiográfico
  (5) espinha vertebral normal à MR
√ Contrações do detrusor não inibidas de alta pressão
√ Perda de coordenação entre a contração do detrusor + relaxamento do esfíncter estriado periuretral
√ Incapacidade em suprimir as contrações da bexiga
√ Resposta normal da musculatura do detrusor ao estímulo reflexo
√ Capacidade aumentada da bexiga + pressão
√ Atividade do esfíncter pode aumentar paradoxalmente durante a contração do detrusor
US:
√ Bexiga trabeculada
√ Dilatação dos tratos urinários superiores
√ Lesão renal
VCUG:
√ Uretra normal durante o esvaziamento precoce
√ Distensão uretral após a contração do esfíncter externo à medida que o esvaziamento progride
√ Obstrução/refluxo ureterovesical
Rx: terapia de sugestão + hipnose, retração da bexiga, *biofeedback*, fármacos anticolinérgicos

Umedecimento
1. Enurese
   = manifestação de imaturidade vesicouretral neuromuscular; M÷F = 3÷2
   - umedecimento intermitente, geralmente à noite, durante o sono
   - frequentemente histórico positivo de enurese a partir de um parente
   - exame físico normal
   √ Nenhuma anormalidade estrutural; urografia NÃO é indicada
2. Epispadia
3. Agenese sacral
   = defeito segmentar (entre S2) com deficiência de nervos que inervam a bexiga, uretra, reto, pés
   ◊ Crianças de mães diabéticas são acometidas em 17%!
4. Ureter ectópico infraesfinctérico extravesical
   acomete apenas garotas, uma vez que garotos NÃO apresentam orifícios ureterais infraesfinctéricos
   (a) ureter drenando no polo superior de sistema duplo sai abaixo do esfíncter uretral (90%)
   (b) ureter drenando no sistema simples com orifício extravesical ectópico (10%)
5. Sinéquia vulvar
   = fusão de aderências dos lábios menores direcionam urina primeiramente para o interior da vagina de onde goteja após a micção
6. Refluxo vaginal
   em garotas obesas mais velhas com coxas e lábios gordos
7. Miscelânea
   válvulas uretrais posteriores, constrição uretral, divertículos uretrais

Obstrução Prostática
= compressão uretral por tecido prostático hipertrófico
- dificuldade no esvaziamento
- redução da velocidade do fluxo
√ Bexiga com alta pressão
√ Fluxo lento + prolongado
√ Aumento na capacidade da bexiga com contratilidade diminuída (tardio)

ESCROTO

Escroto Agudamente Sintomático
= edema escrotal agudo unilateral ± dor
Causa:
  epididimite ÷ torção = 3÷2 ... < 20 anos de idade
  epididimite ÷ torção = 9÷1 ... > 20 anos de idade
A. Torção
  1. Torção do testículo (20%)
     = processo agudo mais comum na idade pré-púbere
  2. Torção dos apêndices testiculares contribui com 5% da patologia escrotal; ambos localizados próximo ao polo superior dos testículos
     Frequência: apêndice testicular÷apêndice epidídimo = 9÷1
     √ Massa complexa de 8–9 mm no aspecto superior do escroto sem sinais de fluxo no *Doopler* colorido
     √ Epidídimo discretamente aumentado (75%)
     √ Fluxo sanguíneo aumentado no epidídimo (60%), parede escrotal (53%), testículo (13%) simulando epididimorquite aguda
B. INFECÇÃO/INFLAMAÇÃO (75–80%)
  1. Epididimite aguda
     processo agudo mais comum na idade pós-púbere
  2. Orquite
  3. Abscesso intraescrotal
  4. Púrpura Schönlein-Henoch
  5. Síndrome de Kawasaki
  6. Picada de inseto
  7. Hidrocele aguda
C. HEMORRAGIA
  1. Traumatismo testicular
     Localização: hematoma na parede escrotal, entre as camadas da túnica vaginal (= hematocele), no epidídimo, nos testículos
     √ Rápida alteração na característica do eco com o tempo
     √ Ruptura da túnica albugínea (= ruptura testicular)
  2. Hemorragia dentro de tumor testicular
D. HÉRNIA
  1. Necrose gordurosa escrotal
  2. Hérnia estrangulada

Espessamento da Parede Escrotal
1. Edema escrotal agudo idiopático
   Incidência: 20–30% de todas as desordens escrotais agudas
   Idade: 5–11 anos (variação 18 meses–14 anos)
   - edema escrotal subcutâneo, eritema
   - dor mínima, sem febre, eosinofilia periférica
2. Epidídimo-orquite
3. Torção testicular
4. Torção dos apêndices testiculares/epididimais

5. Traumatismo
6. Púrpura de Henoch-Schölein
7. Cx de *shunt* ventrículo peritoneal
8. Cx de diálise peritoneal (? vazamento de líquido para dentro da parede abdominal anterior + dissecção para dentro do escroto)

Fluxo Sanguíneo Testicular

Fluxo Sanguíneo Testicular Elevado
1. Orquite
2. Sequência torção-distorção
3. Torção do apêndice testículos-epidídimo
4. Abscesso
5. Tumor

Fluxo Sanguíneo Testicular Diminuído
1. Torção
2. Infarto

Gás Escrotal
1. Gangrena de Fournier
2. Abscesso escrotal
3. Hérnia escrotal com intestino contendo gás
4. Enfisema escrotal proveniente de perfuração intestinal
5. Extensão do enfisema subcutâneo
6. Vazamento de ar + dissecção decorrente do posicionamento deficiente do tubo torácico

Massa na Virilha
A. CONGÊNITO
   1. Hidrocele encistada
      = líquido peritoneal remanescente do processo vaginal
      (a) do cordão espermático (masculino)
      (b) do canal de Nuck (equivalente ao feminino)
   2. Testículos retráteis
B. HÉRNIA
   1. Hérnia inguinal
   2. Hérnia femoral
C. VASCULAR
   1. Hematoma
   2. Pseudoaneurisma
   3. Varicocele
   4. Varizes da veia safena magna
D. INFECCIOSA/INFLAMATÓRIA
   1. Inflamação da bolsa ileopectinal
   2. Osteocondromatose sinovial da articulação do quadril
   3. Abscesso de virilha
E. NEOPLASMA
   1. Lipoma (tumor benigno mais comum)
   2. Metástases em linfonodos inguinais (do câncer de vagina inferior, vulva, pênis, reto inferior, ânus, extremidade inferior)

Massa Escrotal
condições mais frequentes:
1. Inflamação....................48%
2. Hidrocele.....................24%
3. Torção........................9%
4. Varicocele....................7%
5. Espermatocele.................4%
6. Cistos........................4%
7. Tumor maligno.................2%
8. Tumor benigno................0,7%

◊ Diferenciação sonográfica de massa intra a partir de extratesticular é 80–95% acurada!

Massa Intratesticular
◊ 90–95% dos tumores testiculares são malignos!

1. Câncer testicular
2. Inflamação: orquite focal
3. Abscesso
4. Infarto testicular
   • macio à palpação
   √ Defeito periférico hipoecoico em forma de cunha
5. Hematoma
   √ Hematoma agudo hiperecoico
   √ Cisto testicular em desenvolvimento (liquefação do hematoma subaguda/crônica)
   √ Hematoma hiperintenso em T1WI
   √ Borda de hemossiderina hipointensa em T2WI
6. Tumor gonadal benigno
7. Orquite granulomatosa
   (a) TB, sífilis, fungos, parasitas
      √ Tendência a envolver primeiramente o epidídimo
   (b) sarcoidose (trato genital acometido em 5%)
      √ Massas múltiplas hipo-/hiperecoicas no interior dos testículos/epidídimo
8. Cisto testicular/cisto da túnica albugínea
9. Defeito pós-biopsia
10. **Remanescentes de suprarrenal**
    Prevalência: em 7–15% dos recém-nascidos; em 1,6% dos adultos
    Associado a: hiperplasia suprarrenal congênita, síndrome de Cushing
    • aumento nos níveis de cortisol (amostragem da veia testicular é diagnóstica)
      ◊ Remanescentes suprarrenais apenas formam massas após a exposição a níveis elevados de hormônio adrenocorticotrópico
    √ Massas nodulares excêntricas bilaterais < 5 mm:
      √ Predominantemente hipoecoico
      √ Ocasionalmente heterogeneamente hiperecoico ± sombreamento acústico

MASSAS INTRATESTICULARES MÚLTIPLAS
1. Linfoma/leucemia
2. Tumor testicular primário
3. Infecções crônicas
4. Metástases: próstata, rim, melanoma
5. Doença granulomatosa: sarcoidose
6. hiperplasia de célula de Leydig (bilateral)
◊ A prevalência de neoplasmas testiculares bilaterais sincrônicos/metacrônicos é de 1–3%!

MASSA TESTICULAR PRÉ-PÚBERE
◊ Apenas 0,5–5% de todos os tumores ocorrem em pacientes < 15 anos de idade
A. Tumor primário
   (a) tumores de células germinativas (70–90%)
      1. Tumor do saco vitelino (≤ 2 anos)
      2. Teratoma (≤ 5 anos)
   (b) tumores do cordão sexual-estroma (10–30%)
      1. Tumor da célula de Leydig (3–9 anos)
      2. Tumor da célula de sertoli (comumente < 1 ano)
      3. Gonadoblastoma (após a puberdade)
      4. Fibroma, lipoma, hemangioma, sarcoma, remanescentes suprarrenais
B. Tumor secundário
   1. Tumor linfoproliferativo: leucemia, linfoma
   2. Tumor sólido: Wilms, neuroblastoma, rabdomiossarcoma, retinoblastoma
   3. Outros: histiocitose sinusal, histiocitose de células Langerhans, orquite tuberculosa

Massa Paratesticular
◊ Apenas 4% de todos os tumores escrotais!

MASSA INFLAMATÓRIA PARATESTICULAR
1. Sarcoidose do epidídimo
2. Nódulo inflamatório do epidídimo
3. Granuloma espermático
   Causa: extravasamento espermático com formação de granuloma
4. Cálculos escrotais = "pérolas escrotais"
   Causa: debris fibrinosos na hidrocele de longa duração/após torção do apêndice testicular ou do epidídimo

TUMOR PARATESTICULAR
◊ A maior parte dos tumores paratesticulares é derivada do cordão espermático
◊ Sarcomas são os tumores mais comuns do cordão espermático depois dos lipomas!
A. TUMOR EPIDIDIMAL
B. TUMOR DO CORDÃO ESPERMÁTICO
   (a) benigno: lipoma > fibroma > cisto dermoide > linfangioma
   (b) maligno: sarcoma
C. TUMOR DA TÚNICA ESCROTAL

— **Tumor paratesticular benigno (75%)**
1. Lipoma do cordão
   ◊ Tumor mais comum do cordão espermático
2. Tumor adenomatoide (30%)
   = neoplasma mesotelial benigno de crescimento lento dentro
   Idade: 2ª e 4ª década
   Histologia: células semelhantes às epiteliais + estroma fibroso
   Localização: epidídimo (particularmente no globus minor), túnica vaginal, cordão espermático (raro)
   Local: D > E; polo inferior ÷ polo superior = 4÷1
   • massa escrotal indolor
   √ Massa sólida com margens nítidas com ecogenicidade igual/maior que dos testículos
   √ 0,4–0,5 cm de tamanho
   √ Aumento com gadolínio
3. Cisto de inclusão epidermoide
4. Poliorquidismo
5. Leiomioma
6. Fibroma do cordão
   = proliferação nodular reativa dos tecidos paratesticulares
7. **Cistoadenoma epididimal papilar**
   Incidência: em até 60% dos pacientes com doença de Von Hippel-Lindau
   √ Massa sólida com poucos espaços císticos
   √ Lesão cística multiloculada com projeções papilares pequenas
8. **Pseudotumor fibroso**
   = proliferação fibrosa reativa benigna do tecido paratesticular
   Origem: túnica vaginal
   Tamanho: até 8 cm de diâmetro
   √ Comumente com calcificação
   √ Pode desalojar-se ("pérola escrotal")
9. Outros: omento herniado, remanescentes suprarrenais, carcinoide, colesteatoma

— **Tumor paratesticular maligno (25%)**
1. Sarcomas
   (a) principalmente em adultos: sarcoma não diferenciado (30%), leiomio, lipo, fibro, mixocondrossarcoma, histiocitoma fibroso maligno
   (b) crianças: rabdomiossarcoma (20%), sarcoma embrionário
   ◊ Rabdomiossarcoma é a neoplasia extratesticular mais comum em crianças!
2. Mesotelioma da túnica (maligno em 15%)
3. Metástases

Coleção de Líquido Extratesticular
1. Hidrocele, piocele, hematocele (cirurgia, traumatismo, neoplasia)
2. Varicocele
3. Espermatocele (após a puberdade)
   = retenção de cisto único/múltiplo preenchido com líquido + espermatozoides + restos celulares
   • frequentemente após vasectomia
   Localização: comumente na cabeça do epidídimo
   √ Até alguns centímetros de tamanho ± septações
4. Cisto epidimal
   = cisto sem espermatozoides (menos comum que a espermatocele)
   • estado pós-vasectomia
   Localização: em qualquer lugar dentro do epidídimo
   √ Ampla variação de tamanhos
5. Linfangioma, hemangioma
6. Linfocele
7. Abscesso
8. Hérnia escrotal = intestino na hérnia inguinal
   √ Musculatura intestinal hipoecoica + peristalse

Lesões Císticas dos Testículos
Incidência: 4–10% (aumentando com a idade)
• assintomático
A. NÃO NEOPLÁSICA
   1. **Cisto intratesticular**
      Prevalência: 8–10%
      Causa: ? traumatismo, inflamação anterior, cirurgia
      Idade: > 40 anos
      • não palpável
      Frequentemente associado a: espermatocele, rede testicular dilatada
      Localização: relacionado com a rede testicular (em 92%)
      √ Geralmente cisto simples solitário de 2–20 mm
      DDx: neoplasia cística
   2. **Cisto da túnica albugínea**
      = restos mesoteliais
      Causa: líquido no interior dos restos mesoteliais; líquido dos dúctulos eferentes de extremidade cega
      Idade média: 40 anos
      • nódulo firme palpável
      Localização: aspecto superior anterior/lateral dos testículos
      √ Cisto solitário uni-/multilocular de 2–5 mm marginalmente localizado
   3. **Ectasia tubular intratesticular**
      = DILATAÇÃO DA REDE TESTICULAR = TRANSFORMAÇÃO CÍSTICA DA REDE TESTICULAR
      Causa: parcial/obliteração completa dos dúctulos eferentes
      Idade: > 55 anos
      Frequentemente associada a: espermatocele

- não palpável

  Localização: mediastino do testículo, em geral, assimetricamente bilateral

  √ Massa elíptica hipoecoica com estruturas tubulares ramificadas ± cistos

  √ ± cistos epididimais/espermatoceles

  MR:
  √ Hipointensa em T1WI
  √ Isso- a hiperintensa em T2WI

  DDx: teratoma

  4. **Espermatocele intratesticular**

     = cisto que contém espermatozoides maduros

     Localização: ligado ao mediastino testicular

  5. **Varicocele intratesticular**
     - ± dor (relacionada com a congestão passiva)

     √ Túbulos serpiginosos anecoicos múltiplos

     √ Padrão de fluxo venoso característico aumentando na manobra de Valsalva no Doppler

     Infrequentemente associada à: varicocele extratesticular

  6. **Abscesso intratesticular**

     Causa: epidídimorquite, traumatismo, infarto testicular, caxumba

     √ Coleção de ecos com nível baixo, parede irregular peluda, ocasionalmente margem hipervascular

  7. **Infarto intratesticular**

     √ Massa hipoecoica avascular

  8. **Displasia cística congênita do testículo (extremamente rara)**

B. TUMOR BENIGNO
  1. Cisto de inclusão epidermoide/cisto de queratina dos testículos

C. MALIGNIDADE
  ◊ 24% de todos os tumores testiculares apresentam um componente cístico!
  - palpável

  √ Em combinação com elementos sólidos

DDx: hematoma, inflamação, seminoma, tumor da célula de Leydig

Aumento Epididimal com Focos Hipoecoicos
1. Epididimite
2. Granulomas espermáticos
3. Tuberculose
4. Linfogranuloma venéreo
5. Granuloma inguinal
6. Granuloma filarial
7. Doença fúngica
8. Doença linfoproliferativa
9. Metástases

Aumento e Hiperemia do Epidídimo
1. Epidídimorquite
2. Traumatismo

Lesões Císticas do Epidídimo
1. Cisto epididimal

   Incidência: em até 40%

   Pode estar associado à: ectasia tubular intratesticular

   √ Único/múltiplo/bilateral

   DDx: hidrocele loculada

2. Espermatocele

   √ Pode conter ecos de nível baixo

3. Degeneração cística do epidídimo

PRÓSTATA

Utrículo Grande
1. Síndrome do abdome em ameixa seca
2. Ânus não perfurado de alto tipo
3. Síndrome de Down
4. Hipospádia
5. Válvulas uretrais posteriores

Cistos prostáticos

1. **Cisto do ducto mülleriano**

   dos remanescentes do ducto paramesonéfrico (= mülleriano) que regride a partir do terceiro mês de vida fetal

   Prevalência: 4–5% dos recém-nascidos masculinos; em 1% dos homens

   Idade: descoberto na 3ª–4ª década
   - sintomas irritativos/obstrutivos do trato urinário
   - dor suprapúbica/retal
   - hematúria
   - infertilidade (causa mais comum de obstrução do ducto ejaculatório)

   Localização: surge a partir da região de verumontano, levemente lateral à linha média

   ◊ Sem comunicação com o trato genital/uretra; conectado por uma haste fina

   Associado à: tipicamente NENHUMA outra anomalia congênita; agenesia renal (raramente)

   √ Grande cisto intraprostático geralmente com extensão superlateral acima da próstata

   √ Aspirado contém líquido seroso/mucoso marrom claro/verde (hemorragia + debris), SEM espermatozoides

   √ Raramente contém cálculos

   MR:
   √ Sinal aumentado em T1WI (hemorragia, proteína)

   Cx: infecção, hemorragia, transformação carcinomatosa

   DDx: divertículo vesical posterior, divertículo uretral, cisto do utrículo, cisto do ducto deferente, cisto da vesícula seminal

2. **Cisto do utrículo**

   secundário à dilatação do utrículo prostático (acredita-se, algumas vezes, que seja um remanescente do ducto mülleriano)

   Idade: 1ª-2ª década
   - gotejamento pós-miccional
   - sintomas irritativos/obstrutivos do trato urinário
   - dor suprapúbica/retal
   - hematúria

   Frequentemente associado a: hipospádia, desordens intersexuais, descida testicular incompleta, agenesia renal ipsilateral

   Localização: surge na linha média do verumontano

   ◊ Comunicação livre com a uretra

   √ Geralmente cisto com 8–10 mm de comprimento (DDx: cisto do ducto mülleriano geralmente estendendo-se muito mais acima da base da próstata)

   √ Sem extensão acima da próstata

   Dx: cateterização endoscópica com aspiração de líquido branco/marrom, ocasionalmente contendo espermatozoides

   Cx: infecção, hemorragia, metaplasia carcinomatosa

3. **Cisto do ducto ejaculatório**

   Causa: obstrução congênita/adquirida do ducto ejaculatório
   - dor perineal, disúria, dor ejaculatória
   - hematospermia

   Localização: ao longo do trajeto esperado do ducto ejaculatório

- √ Cisto intraprostático dentro da zona central
- √ O aspirado contém espermatozoides com função testicular normal
- √ Cistos geralmente contêm cálculos
- √ Dilatação cística da vesícula seminal ipsilateral
- √ A injeção de contraste dentro do cisto delimita a vesícula seminal

4. **Degeneração cística da BPH**
   ◊ Lesão cística mais comum da próstata!
   Localização: zona transicional
   √ Geralmente cistos pequenos dentro de nódulos de hiperplasia prostática benigna

5. **Cisto de retenção**
   = dilatação dos ácinos glandulares
   Causa: obstrução adquirida dos dúctulos glandulares
   Idade: 5ª-6ª década
   Localização: zona de transição/central/periférica
   √ Cisto de 1–2 cm, unilocular, com paredes lisas

6. **Prostatite cavitária/diverticular**
   Causa: a fibrose da prostatite crônica estenosa o ducto levando à estagnação do exsudato + ruptura dos septos intra-acinares com formação de cavidade
   - história de processo inflamatório de longa duração
   √ Próstata "em queijo suíço"

7. **Abscesso prostático**
   Idade: 5ª-6ª década
   - febre, calafrios
   - frequência urinária, urgência, disúria, hematúria
   - dor perineal/dor lombar baixa
   - próstata focalmente aumentada e sensível
   √ Massa hipo/anecoica com parede irregular + septações

8. **Cisto parasitário (equinococo, bilharziose)**

9. **Carcinoma cístico**
   - aspirado hemorrágico
   √ Tecido sólido invaginando para o interior do cisto

Lesão Hipoecoica da Próstata
1. Adenocarcinoma 35%
2. Hiperplasia prostática benigna 18%
   √ Raramente pode-se originar na zona periférica
3. Tecido prostático "normal" 18%
   (a) grupos de cistos de retenção prostáticos
   (b) ductos ejaculatórios proeminentes
4. Prostatite aguda/crônica 14%
5. Prostatite granulomatosa 1%;
   mais frequentemente decorrente da terapia intravesical do bacilo de Calmette-Guérin (BCG) no tratamento de câncer de bexiga
6. Atrofia 10%
   - ocorre em 70% dos homens jovens e sadios
   ◊ Pode ser confundido histologicamente com o carcinoma!
7. Displasia prostática 6%

Sinal da Próstata Hipointenso em T2
1. Adenocarcinoma
2. Hemorragia pós-biopsia
3. Inflamação, fibrose, cicatrização
4. Tratamento hormonal/radiação

PÊNIS

Induração Peniana Dolorosa
A. INFLAMAÇÃO/INFECÇÃO
   1. Doença de Peyronie
   2. Cavernosite
      Causa: autoadministração de fármaco intracavernoso, prótese
   3. Espongiosite
      Causa: cateterização inadequada, manipulação endoscópica
   4. Celulite
   5. Balanite
B. VASCULAR
   1. Trombose da veia dorsal
   2. Trombose do corpo
   3. Priapismo de fluxo baixo
   4. Calcifilaxia
      = distúrbio de risco de vida caracterizado pela calcificação vascular progressiva + perda de tecido isquêmico em pacientes com doença renal em estágio terminal
C. TRAUMATISMO
D. TUMOR

URETRA

Anomalias Uretrais Congênita
A. Anomalia de número
   1. Duplicação da uretra
B. Anomalias de forma
   1. Válvulas uretrais posteriores
   2. Constrição congênita
   3. Pólipo congênito
   4. Divertículo congênito
C. Malformação do sulco uretral
   1. **Epispádia**
      = ausência do assoalho da uretra com abertura em algum local entre a base da bexiga e a glande do pênis
      Associada a: extrofia da bexiga
      - incontinência urinária proveniente do colo incompetente da bexiga/esfíncter uretral
      √ Sínfise púbica anormalmente ampla (> 1 cm)
   2. **Hipospádia**
      = defeito congênito da uretra anterior com abertura em algum local ao longo do aspecto ventral do eixo peniano

Lesões da Glândula (Bulbouretral) de Cowper
análogo às glândulas de Bartholin nas mulheres
Prevalência: 2,3% (autopsia)
Localização: no interior do diafragma urogenital
1. Cisto de retenção
   Cx: óbito pré-natal proveniente de obstrução urinária
2. Cisto infeccioso/traumático
   - assintomático (maioria)
   - hematúria, corrimento uretral sanguinolento
   - gotejamento pós-esvaziamento

Tumores Uretrais

Tumor Uretral Benigno
1. Pólipo fibroepitelial
   Idade: em criança/adulto jovem
   Histologia: epitélio celular de transição
   √ Defeito de preenchimento semelhante a um dedo, pedunculado, solitário e fixado próximo ao verumontano
   Cx: obstrução da saída da bexiga
2. Papiloma celular de transição
   Idade: paciente idoso
   Localização: na uretra prostática/bulbomembranosa
   ◊ Frequentemente associado a papilomas vesicais concomitantes
3. Pólipo adenomatoso
   Idade: homens jovens

Histologia: epitélio colunar a partir de epitélio prostático aberrante
Localização: adjacente ao verumontano
- hematúria
4. Papiloma escamoso peniano/condiloma acuminado
   ◊ Em 5% dos pacientes com doença cutânea (glande peniana)
   √ Lesão verrucosa na uretra distal, raramente extensão para o interior da bexiga
5. Outros: carúnculo, prolapso da mucosa uretral, alterações inflamatórias (em mulheres)

Neoplasma Uretral Maligno
Incidência: 6–7ª década; M÷F = 1÷5
A. MULHER
- hemorragia uretral
- sintomas obstrutivos
- disúria
- massa na abertura
1. Carcinoma de células escamosas (70%)
   2/3 distal da uretra
2. Carcinoma de célula de transição (8–24%)
   1/3 posterior da uretra
3. Adenocarcinoma (18–28%):
   a partir das glândulas periuretrais de Skene
B. HOMEM
- massa uretral palpável
- abscesso periuretral
- sintomas obstrutivos
- fístula cutânea
- corrimento sanguinolento
Localização: uretra bulbomembranosa (60%); uretra peniana (30%); uretra prostática (10%)
1. Carcinoma de célula escamosa (70%)
   secundário à uretrite crônica proveniente de doença venérea (44%) + contrições uretrais (88%)
2. Carcinoma de célula de transição (16%)
   parte da neoplasia urotelial multifocal, em 10% após cistectomia para tumor de bexiga
3. Adenocarcinoma (6%)
   na uretra bulbar, originando-se nas glândulas de Cowper/Littre
4. Melanoma, rabdomiossarcoma, fibrossarcoma (raro)
5. Metástases de carcinoma da bexiga/próstata (raro)

CALCIFICAÇÕES DO TRATO GENITAL MASCULINO
A. DUCTOS DEFERENTES
1. *Diabetes mellitus*: na camada muscular externa
2. Alterações degenerativas
3. TB, sífilis, UTI não específica: intraluminal
B. VESÍCULAS SEMINAIS
   gonorreia, TB, esquistossomose, bilharziose
C. PRÓSTATA
   corpos amiláceos calcificados, tuberculose

GENITÁLIA AMBÍGUA
= genitália externa que não é claramente distinta de nenhum dos sexos
Prevalência: 1÷1000 de nascidos vivos
- criptorquidismo
- epi-/hipospadia
- fusão labial
- clitoromegalia

Causa:
A. Níveis hormonais anormais
   1. Hiperplasia suprarrenal congênita
   2. Passagem transplacentária de hormônios
   3. Hermafroditismo verdadeiro
B. Anomalias da genitália externa não hormonalmente mediadas (p. ex., micropênis)
Terminologia:
SEXO = o que a pessoa é biologicamente; atributo sexual com base em
   (1) cariótipo
   (2) biopsia gonadal
   (3) anatomia genital
GÊNERO = o que a pessoa se torna socialmente

Pseudo-Hermafroditismo Feminino
= INTERSEXO FEMININO
Causa: exposição excessiva aos androgênios no primeiro trimestre, em razão de:
   (a) síndrome adrenogenital congênita
   (b) ingestão materna de fármacos (agentes progestacionais, andrógenos)
   (c) tumor ovariano masculinizante
Cariótipo: 46,XX
- genitália externa masculinizada
  - clitóris semelhante ao pênis (em decorrência de corpo cavernoso + corpo esponjoso proeminentes)
  - labioescrotal rugoso
- útero + vagina podem ser preenchidos com urina através do seio urogenital
√ Ovários, trompas falopianas, útero e vagina normais
√ Glândulas suprarrenais aumentadas (hiperplasia suprarrenal)
√ Sem tecido testicular/derivados do ducto de Wolffian interno

Pseudo-Hermafroditismo Masculino
Causa: sem testículos fetais
   (a) síntese da testosterona diminuída
   (b) produção diminuída de di-hidrotestosterona (= substância responsável pela masculinização da genitália externa) em decorrência da deficiência 5-redutase
   (c) sem produção de testosterona em decorrência da destruição/disgenese precoces do testículo
   (d) insensibilidade ao andrógeno completa/incompleta em virtude do defeito do receptor de andrógeno (= feminilização testicular)
Cariótipo: 46,XY
- genitália externa incompletamente masculinizada/ambígua
- [amenorreia primária hipergonadotrópica aparente]
√ Comumente testículos bilaterais defeituosos normais/discretamente não descidos
√ Tecido prostático
√ Sem derivados do ducto mülleriano (produção de fator de regressão mülleriano pelos testículos não acometidos)
√ Ocasionalmente bolsa vaginal de fundo cego esvaziando no períneo (=pseudovagina)/através da uretra (= seio urogenital)

Disgenesia Gonodal
caracterizada pela organização e função gonadais anormais com gônadas frequentemente substituídas parcial-/completamente por estroma fibroso
(1) **disgenesia gonadal mista**
   = vestígios testiculares em um lado + gonadais no outro lado
   Cariótipo: 45,XO/46,XY ou outros mosaicos com um cromossomo Y
   - genitália externa ambígua
   √ Útero pequeno/rudimentar + vagina

√ Trompa falopiana presente em um lado do vestígio gonadal
√ Seio urogenital geralmente esvazia na base falo
√ Gônadas disgenéticas (com incapacidade de secretar o fator de regressão mülleriano)
Cx: neoplasia gonadal

(2) **disgenesia gonadal pura XY**
Cariótipo: 46,XY
√ Vestígio bilateral das gônadas/testículos disgenéticos
√ Ausência de ambos, derivados dos ductos mülleriano + wolffiano/parcialmente desenvolvidos

(3) **agênese gonadal XY**
= síndrome do desaparecimento dos testículos = reabsorção testicular no início da vida fetal de causa desconhecida
Cariótipo: 46,XY
- genitália externa ambígua/fenótipo feminino
√ Testículos ausentes
√ Ausência de ambos, derivados dos ductos mülleriano + wolffiano/parcialmente desenvolvidos

Hermafroditismo Verdadeiro

= INTERSEXO VERDADEIRO
= condição caracterizada pela presença de tecido ovariano + testicular separados ou na mesma gônada (= ovoteste em 64%)
Gônadas:
(a) ovário em um ladoz + testículo em outro (30%)
(b) ovário/testículo em um lado + ovoteste em outro (50%)
(c) ovotestes bilaterais (20%)
Localização: no tecido pélvico predominantemente ovariano; no escroto/região inguinal predominantemente no tecido testicular
Incidência: raro (500 casos na literatura mundial); < 10% de todas as condições intersexuais
Idade: diagnosticado dentro das duas primeiras décadas (75%)
Cariótipo: 46,XX (80%)/46,XY (10%)/mosaicismo (10%)
Classificação:
classe I : genitália feminina normal (80%)
classe II : clitóris aumentado
classe III : pregas labioescrotais parcialmente fundidas
classe IV : pregas labioescrotais fundidas
classe V : escroto hipoplásico + hipospádia penoscrotal
classe VI : genitália masculina normal
- genitália externa ambígua
- hérnia inguinal
- dor abdominal baixa (em decorrência de endometriose)
- tumor abdominal baixo (disgerminoma, útero miomatoso)

Criado como garoto:
- criptorquidismo
- pênis curto
- leve grau de hipospádia
- seio urogenital na base do pênis
- uretra peniana (extremamente rara)
- espermatogênese efetiva (rara)

Criada como garota:
- desenvolvimento de mamas
- hematúria (= menstruação pela abertura do seio urogenital em 50%)
- órgãos femininos internos + fertilidade feminina
- amenorreia
- aberturas uretral + vaginal separadas (incomum)

√ Útero hipoplásico (em quase 100%)
√ Ovoteste com aparência heterogênea em razão da combinação de tecido testicular + folículos ovarianos
√ O ducto gonadal interno se adequa à gônada:
  √ Ducto deferente ao lado do testículo
  √ Trompa falopiana ao lado do ovário
  √ Trompa falopiana ipsilateral ausente (supressão de desenvolvimento pelo testículo fetal)
√ Testículo/porção testicular do ovoteste geralmente disgenético

INFERTILIDADE MASCULINA

A. CONGÊNITA
  (a) anomalias no ducto wolffiano
    1. Agenesia renal/atrofia
    2. Agenesia do ducto deferente/cisto
    3. Cisto no ducto ejaculatório
  (b) anomalias no ducto mülleriano
    1. Cisto no ducto mülleriano
    2. Cisto no utrículo
B. ADQUIRIDO
    1. Cisto ductal de Cowper
    2. Cisto prostático na zona periférica
C. INFECCIOSA
    1. Prostatite
D. HORMONAL
  - baixo volume seminal, pH ácido, sem frutose
    1. Atrofia da vesícula seminal
       = vesículas seminais < 7 mm de largura
    2. Hipoplasia da vesícula seminal
       = vesículas seminais < 11 mm + > 7 mm de largura

ANATOMIA E FUNÇÃO DO TRATO UROGENITAL

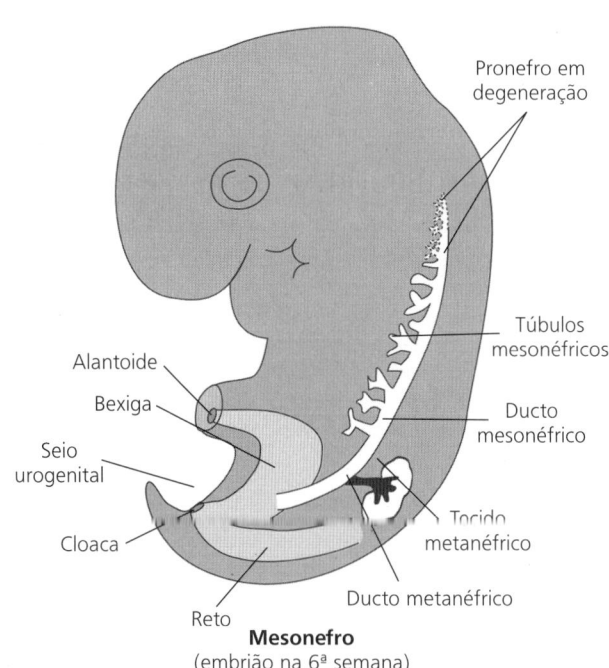

Mesonefro (embrião na 6ª semana)

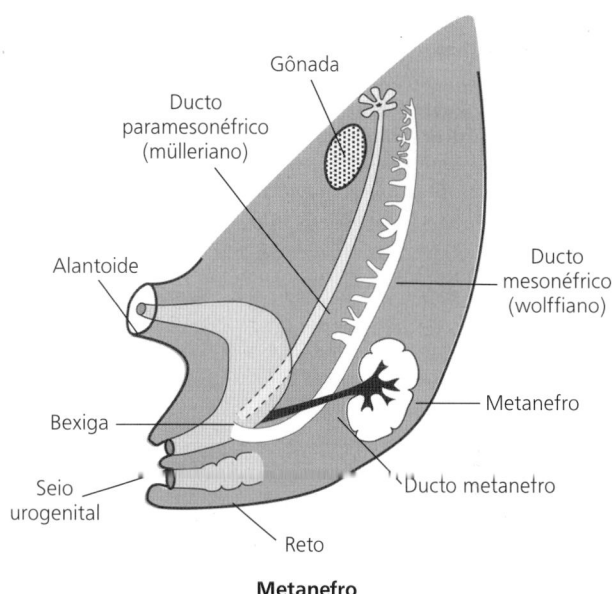

Metanefro (embrião na 7ª semana)

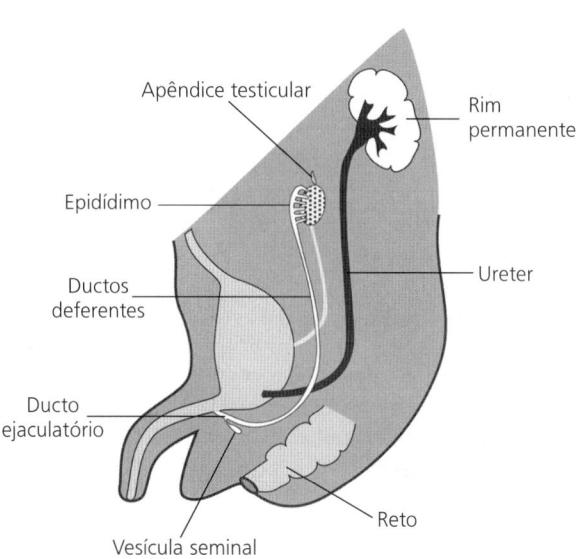

Diferenciação do Metanefro Masculino

Diferenciação do Metanefro Feminino

EMBRIOLOGIA UROGENITAL

Prônefro = Rim Anterior
se desenvolve a partir da mesoderme durante a 3ª semana de gestação; involui durante a 4ª semana de gestação;
→ remanescentes vestigiais/completamente ausente

Mesonefro = Rim Médio
se desenvolve durante a 4ª semana de gestação imediatamente caudal ao prônefro, funciona como rim interino; se degenera em torno de 8 semanas de gestação
(a) túbulos mesonéfricos
→ paradídimo, epidídimo, ductos eferentes (M); epinefron (F)
(b) ducto mesonéfrico (wolffiano)
→ epidídimo apêndice, ductos deferentes, ducto ejaculatório, vesículas seminais (M); desaparece (F)

Ducto Paramesonéfrico (Mülleriano)
(cresce ao longo do ducto mesonéfrico)
Masculino: degenera em virtude da produção do fator inibidor mülleriano (MIF) pelas células de Sertoli do testículo em aproximadamente 6 semanas GA
→ utrículo prostático + apêndice testicular
Feminino: induzido pelo ducto wolffiano em 5 semanas GA; cresce caldalmente + junta-se na linha média + funde-se com o amadurecimento do seio urogenital
→ útero, tuba uterina

Metanefro = Rim Posterior = Rim Permanente
(1) **divertículo metanéfrico** (origem uretérica) desenvolve-se a partir do ducto mesonéfrico próximo a sua entrada ao interior da cloaca na 4ª semana; ele se alonga + cresce em d

reção ao cordão nefrogênico que se torna o blastema metanéfrico + se divide e se forma
→ ureter (ducto mesofrênico)
→ pelve renal (primeiras 4 gerações de divisão do ducto)
→ cálice (segundas 4 gerações de divisão do ducto)
→ túbulos coletores (10–12 gerações do ducto)
(2) **blastema metafrênico** (= mesoderme nefrogênico) forma néfrons sob a influência do broto ureteral, isto é, a extremidade de túbulos coletores induz feixes de células do blastema localizadas na periferia, ao longo das laterais do raio medular (= pirâmide), exceto ao redor da papila
(3) **vesículas metanéfricas** formam-se no interior dos feixes de células do blastema metanéfricas + se alongam para dentro de túbulos em forma de S que, em torno da 12ª semana de gestação, resultam em
→ glomérulo
→ túbulo convoluto proximal
→ alça de Henle
→ túbulo convoluto distal
→ tecido conectivo
◊ Acredita-se que a doença do rim policístico seja uma falha no acoplamento!

Seio Urogenital
forma-se a partir da cloaca
→ se desenvolve em bexiga + uretra (+ próstata)

Bexiga
Período: se desenvolve no 2º-4º mês embrional

Úraco
= ápice estreitado da bexiga fetal contínuo com o talo alantoico no umbigo
forma o ligamento umbilical mediano
(a) porção supravesical
(b) porção intramural
(c) porção intramucosa

DESENVOLVIMENTO SEXUAL
Estágio Indiferente de Diferenciação Sexual
Período: até a 7ª semana de GA
Composição da gônada indiferenciada:
(1) mesênquima
condensação do mesênquima forma cristas genitais em ambos os lados da linha média entre o 6º segmento torácico e o 2º segmento sacral; diferencia-se em células intersticiais (Leydig) no interior dos túbulos seminíferos
(2) mesotélio
as cristas genitais são cobertas por mesotélio proliferativo (epitélio celômico); diferencia-se em Sertoli/células de apoio dos túbulos seminíferos; forma a túnica albugínea
(3) células germinativas
formam-se na parede do saco vitelino e migram ao longo do intestino posterior para a crista genital; diferenciam-se em espermatogônia no interior dos túbulos seminíferos

Formação do Testículo
Período: em torno de 8 semanas de GA
- fator determinante do testículo localizado no braço curto do cromossomo Y forma túbulos seminíferos
- células Leydig secretam testosterona apoiando o desenvolvimento do ducto mesonéfrico (wolffiano)
- células Sertoli secretam o fator de inibidor mülleriano levando à regressão do ducto paramesonéfrico (mülleriano)

Migração Testicular
os testículos permanecem próximos no canal inguinal profundo até o 7º mês e depois desce através do canal inguinal para os sacos escrotais gêmeos

ANATOMIA RENAL
Rim Adulto
— forma-se pela fusão dos sub-rins superior + inferior (= lobos metanéfricos); a linha de fusão corre obliquamente para frente e para cima
√ Separação dos grupos > superiores + inferiores dos cálices
√ Indentação do contorno cortical + linha ecogênica (= septo inter-renicular = **defeito juncional parenquimatoso**) delineia o parênquima juncional (frequentemente referido como coluna hipertrófica de Bertin)
— consiste de 20.000 lóbulos dentro de 14 lobos (renículos)
— inicialmente localizado na região pélvica ventral ao sacro, ascendendo cranialmente às 9 semanas de gestação, secundário ao crescimento do corpo caudal aos rins + endireitamento da curvatura do corpo
— hilo renal localizado ventralmente em princípio, eventualmente rotacionando de modo medial em 90 graus, com a ascensão renal

Renículo = Lobo Renal
= zona central do tecido medular envelopado pelo:
(a) córtex centrilobar (= arco cortical) que cobre a base da pirâmide, subsequentemente formando o córtex renal com perda dos sulcos
(b) córtex mural que envelopa-se em torno dos lados da pirâmide e funde-se com o córtex mural do lobo adjacente para formar o septo renal (= coluna de Bertin)
- lobos renais completados em aproximadamente 28 semanas GA
√ Rim lobado (= sulcos interlobares na superfície), presente no feto + lactentes, raro na vida adulta
√ Assimilação de lobos independentes > 28 semanas GA torna a superfície renal mais lisa
- nefrogênese completada em aproximadamente 36 semanas GA

Tamanho Renal (cm)
— < 1 ano de idade: 4,98 + 0,155 × idade (meses)
— > 1 ano de idade: 6,79 + 0,22 × idade (anos)
— adulto: rim D 10,74 ± 1,35 (SD);
rim E 11,10 ± 1,15 (SD);
— relação do comprimento renal (RL) com a distância entre os primeiros quatro processos transversos lombares (4TP) = 1,04 ± 0,22

Ecogenicidade Renal
A. ADULTO
fígado ≥ baço ≥ córtex renal > medula renal
B. INFÂNCIA (neonato até 6 meses de idade)
√ O córtex pode ser mais ecogênico que o fígado/baço normal adjacente
Causa: os glomérulos ocupam 18% de córtex no neonato comparados aos 9% no adulto
√ Aumento na diferenciação corticomedular
Causa: razão córtex/medula é 1,64:1 no neonato comparando-se a 2,59:1 no adulto
√ Ecogenicidade do seio renal menos proeminente
Causa: escassez de gordura

Anatomia Vascular Renal
Artérias Renais
1ª ordem: principais artérias renais ao nível de L1/margem superior de L2
2ª ordem: 5 ramificações segmentares = apical, anterossuperior, anteroinferior, posterior, basilar

ANATOMIA E FUNÇÃO DO TRATO UROGENITAL

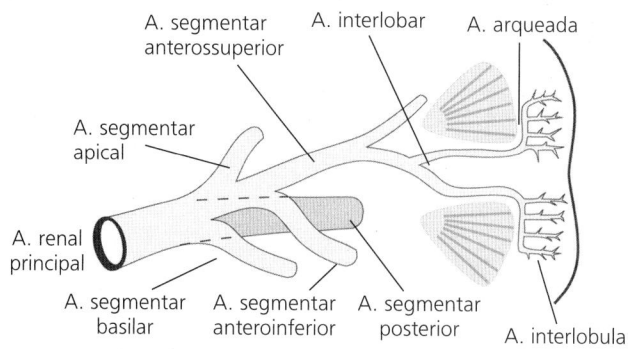

Anatomia das Artérias Renais

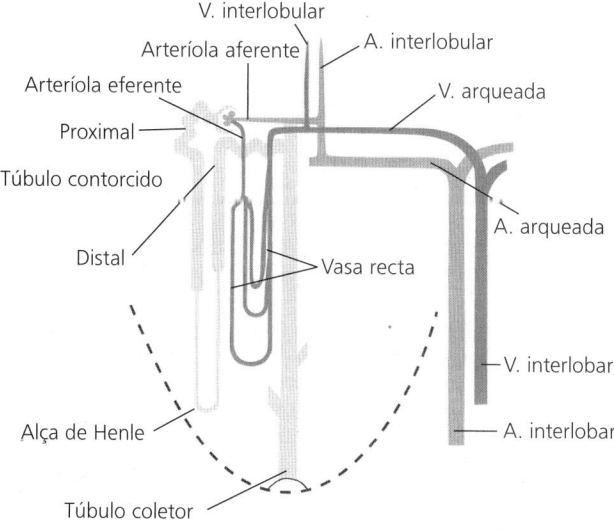

Suprimento Sanguíneo do Parênquima Renal

Variantes Anatômicas das Artérias Renais

Índice de resistência: < 0,70
1 SD de várias mensurações = 0,04

Múltiplas Artérias Renais (25–30%)
unilateralmente (32%); bilateralmente (12%)

Artéria Polar
Entrada: sem passar pelo hilo renal diretamente ao parênquima renal
(a) artéria polar superior
  Origem: artéria renal principal (12%), aorta (7%)
(b) artéria polar inferior
  Origem: aorta (5,5%), artéria renal principal (1,4%)

Artéria Suplementar
Entrada: hilo renal
Origem: aorta, a. ilíaca, a. espermática interna, SMA, IMA, tronco celíaco, a. cólica média, a. lombar, a. sacral média, a. renal contralateral
Suprimento: polo inferior (72%) > polo superior

Ramificação Extra-Hilar
= ramificação da artéria renal principal antes de alcançar o hilo
Entrada: hilo renal/direta como artérias polares
– ramificação precoce: dentro de 1,5 cm a partir da aorta

Artéria Renal Acessória
= artéria segmentar que se origina da a. aorta/ilíaca

Artéria Renal Aberrante
= artéria segmentar que surge da artéria mesentérica superior/artéria espermática interna

Artéria Capsular
= vasos minúsculos que se espalham pela cápsula renal
Origem: a. renal principal, ramo da a. renal, outras aa. Retroperitoneanas (a. lombar)

Veias Renais
veia renal direita única (85%) sem afluentes extrarrenais principais
veia renal esquerda pré-aórtica única (86%) sem vários afluentes extrarrenais principais
(a) veia suprarrenal esquerda
(b) veia gonadal esquerda
(c) vv. lombar, lombar ascendente, hemiazigo

Variantes Anatômicas das Veias Renais

Veias Renais Direitas Múltiplas (28–30%)
(a) a veia renal direita única divide-se imediatamente antes da união com a IVC 4%
(b) veia gonadal direita une-se à veia renal 6%
(c) ramo acessório da veia suprarrenal entra na veia renal direita 31%
(d) vv. Lombar/ázigo entram na veia renal direita. 3%

Veia Renal Esquerda Circum-Aórtica (5–17%)

Veia Renal Esquerda Retroaórtica Única (2–3%)

Veias Lombares que se Juntam à Veia Renal Esquerda (75%)

RETROPERITÔNIO
= espaço posterior à cavidade peritoneal que se estende do diafragma à borda pélvica; separado do peritônio anteriormente pela fáscia peritoneal posterior + limitada posteriormente pela fáscia transversal
(a) margem anterior: fáscia peritoneal posterior (posterior ao peritôneo)
(b) margem posterior: fáscia transversal (fixa-se ao músculo psoas)

Compartimentos Retroperitoneais
A. **Espaço pararrenal anterior**
  Delimitações: peritôneo, fáscia perirrenal anterior, fáscia lateroconal
  → superiormente, junta-se à fáscia renal posterior e se fixa ao pilar do diafragma
  → medialmente, mistura-se ao tecido conectivo do espaço central pré-vertebral ao redor dos grandes vasos
  → inferiormente, junta-se à fáscia renal posterior e se fixa aos grandes vasos
  Conteúdos: pâncreas, duodeno, raiz do mesentério do intestino delgado, cólon ascendente + cólon descendente

B. **Espaço perirrenal**
  Delimitações: fáscias renais anterior + posterior subdivididas em compartimentos múltiplos por septos em ponte incompletos que se fixam à fáscia renal anterior/posterior
  → forma cone invertido ao redor da glândula suprarrenal + gordura perirrenal + metade superior do rim
  → forma cone ao redor da gordura perirrenal + polo inferior do rim
  → aberto medialmente comunicando-se com o espaço pré-vertebral central
  Conteúdos: rins, glândulas suprarrenais, sistema coletor renal proximal, vasos hilares renais

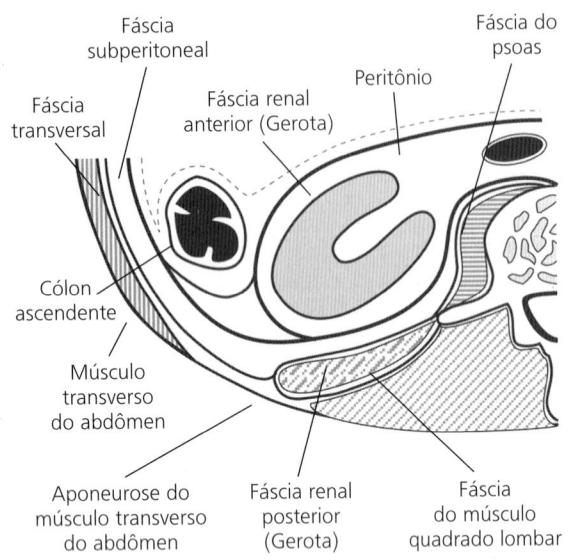

Fáscia de Gerota

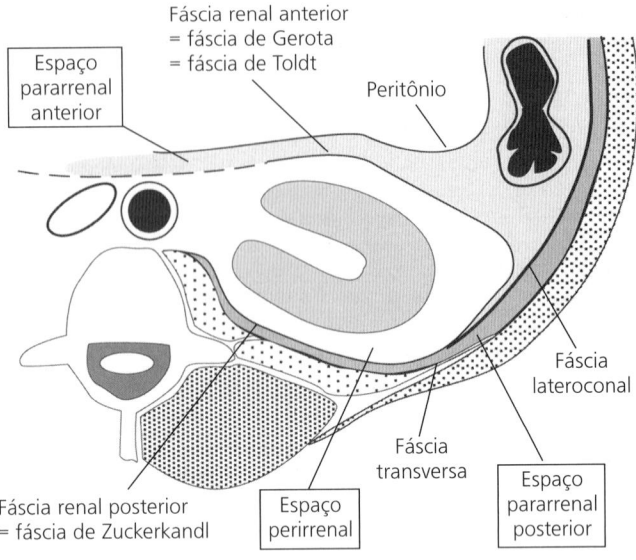

Espaços Pararrenais

C. **Espaço pararrenal posterior**
Delimitações: fáscia renal posterior, fáscia transversal, fáscia sobre o músculo psoas contínua com a fáscia transversal
Conteúdos: gordura, sem órgãos

Rotas Potenciais de Comunicação Interfascial
Causa: fáscias laminar + variavelmente unida + expansível
A. Plano retromesentérico
B. Espaço retrorrenal
C. Espaço lateroconal

HORMÔNIOS RENAIS

Hormônio Antidiurético (ADH)
Local de produção: núcleo supraóptico do hipotálamo, transportado para a neuro-hipófise
Estímulo: perda de líquido com aumento na osmolalidade
Efeitos: (1) aumento em 10 vezes na permeabilidade dos ductos coletores (= urina concentrada)
(2) fluxo sanguíneo diminuído através dos vasos retos leva à hipertonicidade do interstício
(= mecanismo multiplicador de contracorrente)

Mecanismo Renina-Aldosterona
os receptores do aparato justaglomerular registram a pressão hidráulica capilar intraglomerular, a qual é um dos principais determinantes da taxa de filtração glomerular (GFR);
os receptores regulam a liberação de **renina** como um mecanismo autorregulador de retroalimentação, para manter a pressão hidráulica intraglomerular;
a renina medeia a conversão de angiotensina para angiotensina-I, que é, então, clivada por uma enzima conversora em angiotensina II;

Efeito da Angiotensina II
(a) constrição das arteríolas pós-glomerulares eferentes, a qual aumenta a pressão capilar hidráulica intraglomerular + GFR
(b) constrição arteriolar sistêmica (= mais potente vasoconstritor dos sistemas biológicos), que causa hipertensão arterial
(c) liberação de **aldosterona**, a qual aumenta a retenção de sódio pelos túbulos renais
→ leva a um aumento no volume sanguíneo + pressão se ambos os rins estão acometidos
→ leva à natriurese compensatória se somente um dos rins encontra-se acometido
◊ Inibidores da enzima de conversão da angiotensina (p. ex., Captopril) produzem uma dramática diminuição na pressão sanguínea!

FISIOLOGIA RENAL
Perfusão: 1,2–1,3 L de sangue por minuto (= 20–25% da produção cardíaca total)
Produção de urina: 1 L/d
Filtração: substâncias de até 4 nm (excluindo substâncias > 8 nm), limiar do peso molecular de, aproximadamente, 40.000

Taxa de Filtração Glomerular (GFR)
$[P] \times GFR = [U] \times U_{vol}$
GFR $= \{[U] \, Uvol\}/[P] = 125$ mL/min $= 20\%$ da RPF
Substrato: insulina; Tc-99m DTPA

Secreção Tubular (Tm)
$[U] \times U_{vol} = [P] \times GFR + Tm$
Tm $= \{[U] \times Uvol\} - \{[P] \, GFR\}$
Substrato: p-aminoipurato (PAH); I-131 Hipuran

Fluxo Plasmático Renal (RPF)
$[P] \times FPR = [U] \times U_{vol}$
RPF $= \{[U] \times Uvol\}/[P]$
Substrato: p-aminoipurato
[P] = concentração no plasma
GFR = taxa de filtração glomerular
[U] = concentração na urina
Uvol = volume de urina
tm = transporte máximo (através das células tubulares)
RPF = fluxo plasmático renal

Mecanismo de Acidificação Renal
Túbulo proximal:
reabsorção de 90% do bicarbonato filtrado pela troca intraluminal de Na^+/H^+ e cotransporte de Na^+/HCO_3^- ao nível da membrana basolateral
regulado por: anidrase carbônica intraluminal

influenciado por: concentração intraluminal de HCO_3^-, volume do líquido extracelular, paratormônio, K^+, aldosterona

Néfron distal:
secreção ativa de H^+ contra um gradiente mantido urina-sangue através da membrana celular luminal pela bomba de H^+-ATPase, facilitado pela reabsorção de sódio, resultando na reabsorção de 10% do bicarbonato filtrado, formação de amônio (NH_4^+) e acidez controlável

Excreção de amônia:
a amônia (NH_3) é formada no túbulo proximal como um produto do catabolismo da glutamina + outros aminoácidos; a combinação do H^+ secretado com o NH_4^+ ocorre no néfron distal

Acidez controlável:
o fosfato básico divalente é convertido na forma de ácido monovalente no túbulo distal

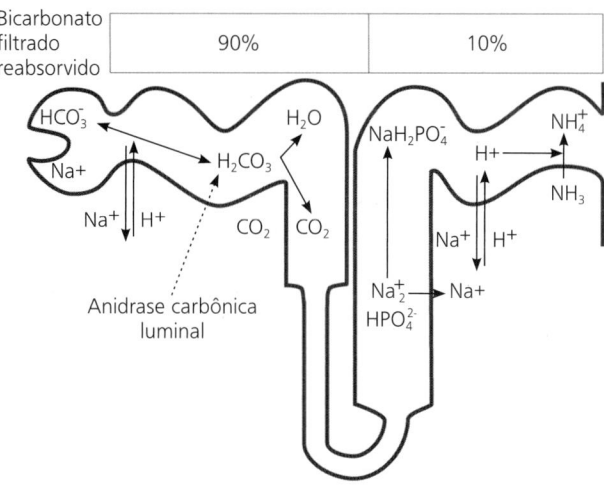

Acidificação Renal

Imagem do Rim na Criança Recém-nascida
◊ Baixa taxa de filtração glomerular (GFR)
— no primeiro dia de vida: 21% dos valores do adulto
— em torno da segunda semana de vida: 44% dos valores do adulto
— ao final do primeiro ano de vida: próximo dos valores do adulto
◊ Limitada capacidade de concentrar a urina

IVP:
√ Ocasional incapacidade de visualização renal
NUC:
√ Visualização melhorada nos estudos com radionuclídeos

Fases Nefrográficas Normais/Progressão
1. **Fase vascular**
   = ARTERIOGRAMA CORTICAL
   = material de contraste visível nas artérias interlobulares + glomérulo
   Tempo após a injeção IV: 10–15–25 s (tempo de circulação de braço ao rim)
   Duração: fase vascular transitória de < 0,5 s
2. **Fase cortical**
   = NEFROGRAMA CORTICAL
   = meio de contraste no interior dos capilares corticais + espaços peritubulares + lúmen tubular cortical
   Tempo após a injeção IV: 25–45–70 s
   Tempo após a injeção intra-arterial: 2–3 s
   CT:
   √ Aumento cortical renal exclusivo com medula renal aumentando minimamente (= diferenciação corticomedular)
3. **Fase parenquimal**
   = NEFROGRAMA GENERALIZADO/DIFUSO/TUBULAR
   = material de contraste no interior das alças de Henle + túbulos coletores
   Tempo após a injeção IV: 60–85–120 s (máx)
   √ Aumento do ambos, córtex e medula
   Observação: fase mais valiosa na detecção de massas renais
4. **Fase excretora**
   = material de contraste no interior do sistema coletor
   Tempo após injeção IV: iniciando com 2–3–5 min

Excreção de Contraste
DENSIDADE UROGRÁFICA depende de:
$[U] = \{[P]\ GFR\}/U_{vol}$
1. Concentração do material de contraste no plasma [P] é uma função de
   (a) dose total de iodo
   (b) taxa de injeção do contraste
   (c) distribuição do volume

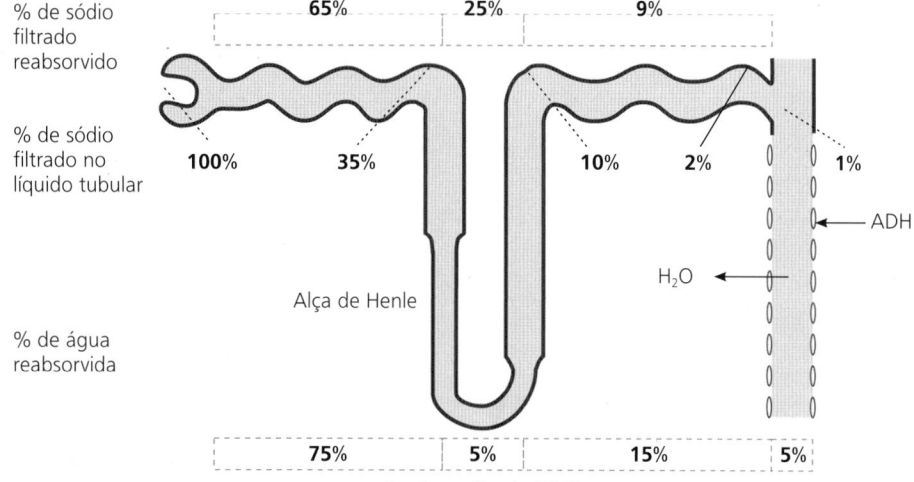

Reabsorção de Sódio

Hipertonicidade é mantida no interior do interstício medular pelo sistema multiplicador de contracorrente da alça de Henle e vasa recta; ADH aumenta a permeabilidade dos ductos coletores para água

o rápido declínio na concentração do material de contraste nos vasos é decorrente de:
(1) rápida mistura dentro do compartimento vascular
(2) difusão para dentro do espaço de líquido extracelular extravascular (permeio capilar)
(3) excreção renal
2. Taxa de filtração glomerular (GFR): 99% filtrada
3. Volume de urina (U_{vol}) *i. e.*, atividade do ADH
   (a) no estado desidratado com aumento da atividade do ADH, as concentrações do material de contraste são maiores
      ◊ A desidratação é considerada um potencial fator de risco para nefrotoxicidade!
   (b) no estado de expansão de volume com atividade do ADH diminuída, as concentrações do material de contraste são mais baixas
      ◊ Pacientes com CHF necessitam de doses mais altas do material de contraste!
A. MEGLUMINA
   nenhuma metabolização, excretada somente por filtração glomerular
   Efeito da meglumina na diurese osmótica:
      (a) concentração mais baixa do iodo urinário por mL de urina
      (b) maior distensão do sistema coletor
   Observação: evite a megluima em pacientes de "alto risco" (mais alta incidência de reações ao contraste que o sódio!)
B. SÓDIO
   extensa reabsorção pelos túbulos com excreção retardada
   Efeito do sódio na reabsorção:
      (a) concentração aumentada do iodo urinário (visualização melhorada)
      (b) menos distensão do sistema coletor (necessária a compressão ureteral)

GLÂNDULA SUPRARRENAL
da periferia para o centro:
(a) córtex suprarrenal <u>externo</u> dependente de renina-angiotensina
   zona glomerulosa = mineralocorticoide (aldosterona)
(b) córtex suprarrenal <u>interno</u> dependente de corticotropina
   zona fasciculada = cortisol
   zona reticular = hormônios sexuais (androgênios, estrogênios)
(c) medula = norepinefrina, epinefrina
Mnemônica: "Razão da Filtração Glomerular Ganha Muitos Apontamentos"
   Reticular
   Fascicular
   Glomérulo
   Glicocorticoides
   Mineralocorticoides
   Androgênios

@ NO ADULTO
   tamanho normal : 3–5 (C) × 3 (L) × 1 cm (espessura)
   ◊ Cada borda da glândula suprarrenal não deve ser mais espessa que o pilar do diafragma
   peso normal : 3–5 g (5–10 g ao nascimento)
   visualização pela CT : lado esquerdo 100%, lado direito 99%
                    pela US : lado esquerdo 45%, lado direito 80%
@ NO PERÍODO NEONATAL
   peso normal : 5–10 g ao nascimento
   ◊ Regressão rápida do córtex fetal durante as primeiras 6 semanas de vida!

Anatomia Vascular Suprarrenal
Artérias Suprarrenais
50–60 pequenos ramos suprarrenais a partir de 3 artérias suprarrenais principais formam um plexo subcapsular que drena para o interior do sinusoide medular

Suprimento: artéria frênica inferior, diretamente da aorta, artéria renal
   (a) todas as 3 fontes em 34%
   (b) duas fontes em 61%
   (c) uma fonte única em 5% (a. renal apenas em 2%) formando artérias suprarrenais, superiores, médias e inferiores

◊ A artéria renal contribui em 71%!
◊ A artéria gonadal contribui em 60% na circulação fetal!

Veias Suprarrenais
"*Vascular dam*" = glândula é drenada por uma rede intrinsicamente vulnerável de poucas vênulas
uma única v. suprarrenal direita drena para o interior IVC (69%)
v. suprarrenal direita acessória drena para dentro da v. renal (31%)
v. suprarrenal esquerda quase sempre penetra a v. renal esquerda

BEXIGA
capacidade da bexiga [mL] = (idade em anos + 2) × 30

Camadas da Parede da Bexiga (de dentro para fora)
(1) uroepitélio = 3–7 camadas de células planas estratificadas; capaz de alterar a forma de cuboide para achatada à medida que a bexiga se distende (epitélio transicional)
(2) lâmina própria: muito vascular
(3) muscular própria = rede complexa de feixes interlaçados do músculo detrusor liso; fibras se fundem com a cápsula da próstata/vagina anterior + músculos do assoalho pélvico
(4) adventícia = tecido conectivo + cobertura serosa formada pelo peritôneo na cúpula da bexiga

ESCROTO
Espessura da parede escrotal: 2–8 mm (3–6 mm em 89%)
Túnica vaginal
= extensão inferior do processo vaginal do peritônio
Hidrocele: pequena a moderada em 14% dos normais

Testículo
Tamanho médio do testículo: 3,8–5,0 × 3,0 × 2,0–2,5 cm (diminuindo com a idade)
Comprimento do testículo: 3–5,5 cm (perfeitamente desenvolvido)
   1–1,5 cm (recém-nascido)
Cistos testiculares: em 8% dos indivíduos normais (tamanho médio 2–3 mm), as medidas podem aumentar com a idade
Anatomia: 200–300 lóbulos, cada um contendo 400–600 túbulos seminíferos; cada túbulo possui 30–80 cm de comprimento com uma extensão total de 300–980 min
Histologia: (1) espermatogônia (adjacente à membrana basal) → espermatócitos → espermatides → espermatozoides
(2) células de Sertoli que não se dividem proporcionam a estrutura de apoio; suas junções celulares firmes são responsáveis pela barreira sangue-testículo
(3) interstício (= espaço entre os túbulos seminíferos) contém tecido conectivo, vasos linfáticos, sanguíneos, mastócitos células de Leydig (= fonte principal de produção de testosterona)

Apêndice do Testículo
= pequeno apêndice pedunculado no polo superior do testículo
= remanescente do ducto paramesonéfrico

Túnica Albugínea
= revestimento fibroso do testículo que possui grande força de extensão + sustenta uma força de 50 kg sem romper; superfície posterior invagina no parênquima testicular no mediastino do testículo; revestida externamente pela camada visceral da túnica vaginal (= camada achatada do mesotélio

Túnica Vasculosa
= composta de artérias capsulares, justaposta internamente à túnica albugínea

Mediastino do Testículo
= ponto convergente de ~400 lóbulos em forma de cone separados por septos fibrosos + túbulos seminíferos formando túbulos retos maiores e drenando para dentro do *rete testis* (= 15–20 dúctulos eferentes)
= septo incompleto atuando como ponto de entrada e saída para os ductos, nervos, vasos (hilo do testículo)
√ Região ecogênica linear posteriormente quer se estende longitudinalmente 5–8 mm de cada borda

Fluxo Sanguíneo ao Testículo
velocidade do pico sistólico: 4–10–19 cm/s
velocidade do término diastólico: 2–5–8 cm/s
índice resistivo: 0,60 (variação, 0,44–0,75)

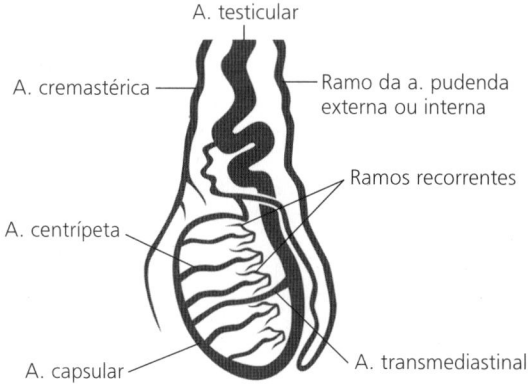

Suprimento Arterial do Escroto

Epidídimo
= canal tortuoso firmemente dobrado formando a rota eferente a partir do testículo; consiste de cabeça (= *globus major*), corpo, cauda (= *globus minor*)

localização	: aspecto superolateral do testículo
comprimento	: 7 cm
globus major	: 11 × 7 × 6 mm (diminuindo com a idade); localizado sobre o polo superior do testículo
corpo epididimal	: 2–4 mm de espessura
cauda epididimal	: continua como ductos deferentes
cistos epididimais	: ocorre em 30% dos indivíduos normais (tamanho médio de 4 mm)
calcificação epididimal	: em 3%
apêndice do epidídimo	= pequeno apêndice pedunculado do *globus major* (em 33%); ocasionalmente duplicado

Cordão Espermático
= testicular + deferencial + aa. cremastéricas, plexo pampiniforme de veias, ductos deferentes, nervos, linfáticos

Anatomia Vascular Gonadal
Artéria Gonadal
Origem: superfície ventral da aorta alguns cm abaixo da origem das artérias renais (83%); a partir da(s) artéria/artérias (17%):
(a) D a partir da a. renal + E a partir da aorta (6%)
(b) D a partir da aorta + E a partir da a. renal (4%)
(c) D + E a partir de ambas as artérias renais (4%)
Curso: E anterior para a v. renal esquerda (20%);
D atrás da IVC + anterior à v. renal direita

Veia Gonadal
D: drena para dentro da IVC (93%)/v. renal direita (7%)
E: v. renal esquerda
veias gonadais múltiplas (15%)

ANATOMIA ZONAL DA PRÓSTATA
peso normal   : 20 ± 6 g
tamanho normal : 2,8 cm (craniocaudal), 2,8 cm (anteroposterior), 4,8 cm, (largura)

A. Exterior da glândula
  1. Zona central
    circunda os ductos ejaculatórios de suas entradas ao nível da base da próstata até o verumontano; 25% do tecido glandular
  2. Zona periférica
    estende-se da base da próstata até o ápice ao longo da superfície retal; 70% de tecido glandular
B. Interior da glândula
  1. Zona de transição
    em cada lado do esfíncter interno; 4% do tecido glandular; aumento com a BPH
  2. Zona periuretral
    circundando a uretra; 1% do tecido glandular

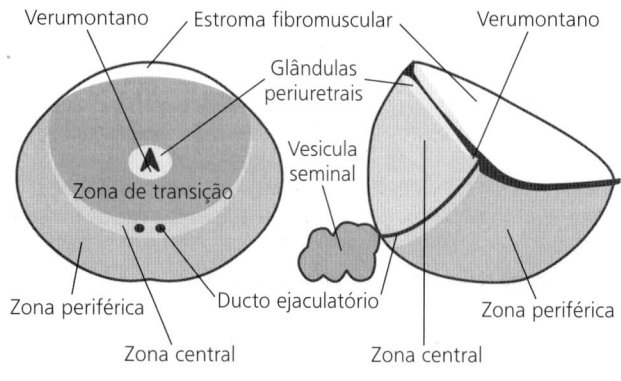

Secção Transversa através da Próstata com BPH   **Secção Mediossagital através da Próstata Normal**

URETRA

Uretra Masculina
A. Uretra posterior
  1. **Uretra prostática**
    = segmento de 3,5 cm de extensão do colo vesical ao ligamento triangular no diafragma urogenital
    – orifícios dos ductos do ácino prostático no assoalho
    – verumontano = colículo seminal
      = utrículo prostático (terminação fundida dos ductos müllerianos)
    – orifício de dois ductos ejaculadores
    – contém esfíncter uretral interno involuntário (composto de músculo liso) para continência passiva

2. **Uretra membranosa**
   = porção que atravessa o diafragma urogenital; ancorada ao arco púbico anterior por ligamentos puboprostáticos unidos
   - glândulas bulbouretrais de Cowper, do tamanho de uma ervilha, localizam-se lateralmente + entre as fáscias e esfíncteres das uretras no interior do diafragma urogenital
   - contém esfíncter uretral externo voluntário (composto de músculo estriado) para continência ativa

B. Anterior = uretra cavernosa
= porção que se estende através do corpo esponjoso (composto de grandes seios venosos)
   1. **Uretra bulbosa**
      = localização completamente interna nos ramos do corpo esponjoso
   2. **Uretra peniana (= pendular)**
      = totalmente externa originando-se na junção penoescrotal
      - muitas pequenas glândulas periuretrais tubulares ramificadas de Littre terminam em pequenas cavidades (lacunas de Morgagni)
      Cx: corrimento uretral recorrente após uretrite crônica, uretrite gonorreica latente, formação de estenose
   3. Fossa navicular
   4. Meato externo

Uretra Feminina
Tamanho: 3–5 cm de comprimento, 6 mm de diâmetro
Curso: passa do colo da bexiga obliquamente de modo ascendente + descendente através da parede vaginal anterior distal
crista uretral = prega proeminente localizada posteriormente
Dois grupos de glândulas:
(a) glândulas uretrais
   - terminam separadamente ao longo de toda a extensão da uretra

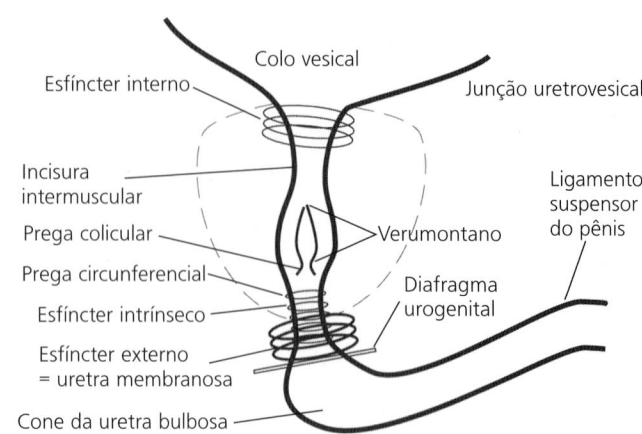

Uretrograma: Pregas Uretrais Normais em LPO

(b) glândulas parauretrais = glândulas de Skene
   (= homólogos aos ductos prostáticos)
   - formado por um sistema condutor interdependente
   - saída em ambos os lados da linha média imediatamente posterior ao meato uretral, drenando no vestíbulo vaginal
   Cx: uretrite gonorreica crônica
1. Uretra intrapélvica
   = 2/3 superiores da uretra que encontra-se atrás da sínfise púbica
2. Uretra membranosa
   circundada pelo esfíncter das membranas uretrais (estrutura mais fraca, menos importante que nos homens)
3. Uretra perineal
   1/3 inferior que se estende da fáscia superior do diafragma urogenital ao meato entre os lábios menores

DISTÚRBIOS RENAIS, SUPRARRENAIS, URETERAIS, VESICAIS E ESCROTAIS

CÁLICE ABORTIVO
= anomalia do desenvolvimento, com curta evaginação em fundo cego da pirâmide, sem invaginação papilar

Localização: (a) pelve renal
(b) infundíbulo (principalmente no polo superior)

DOENÇA RENAL CÍSTICA ADQUIRIDA
= DOENÇA CÍSTICA DA UREMIA ADQUIRIDA
= desenvolvimento de vários cistos renais preenchidos com líquido em pacientes com insuficiência renal crônica sob hemodiálise
◊ O transplante bem-sucedido provavelmente interrompe o desenvolvimento de cistos adicionais, mas não afeta o potencial de malignidade!

Prevalência: em 10–20% após 1–3 anos
em 40–60% após 3–5 anos
em 90% após 5–10 anos de hemodiálise
em 25% dos receptores de aloenxerto renal

Etiologias propostas:
(a) conformação alterada da membrana basal tubular
(b) obstrução intra e extratubária em virtude da proliferação local do epitélio tubular
(c) obstrução dos ductos por fibrose intersticial/cristais de oxalato
(d) toxicidade por metabólitos circulantes (toxinas endógenas/exógenas, mutagênicos, mitogênicos, fatores de crescimento)
(e) insuficiência vascular

Em risco elevado: homens mais velhos

Histologia: cistos revestidos por epitélio cuboidal achatado/papilar

Associada a:
(a) pequenos adenomas papilares/tubulares/sólidos de células claras (em 13–20%); com aproximadamente 1 cm de diâmetro
(b) carcinoma de células renais (em 3–6%): intervalo de 7 anos entre o transplante + detecção do RCC

√ Rins pequenos em estágio terminal (< 280 g)
√ Múltiplos cistos bilateralmente com 0,5–3 cm (precocemente = pequenos, tardiamente = grande)
√ Ocasionalmente, aumento renal progressivo em virtude dos cistos

Dx: > 3 cistos + SEM histórico de doença cística hereditária
Cx: hemorragia espontânea dentro do cisto (macroematúria/hemorragia retroperitoneal em virtude da ruptura do cisto)

AIDS
- azotemia, proteinúria, piúria (em 38-68% algumas vezes durante a doença)
- insuficiência renal progressiva (10%)

1. **Nefropatia por HIV** (40%)
   = caracterizada por proteinúria na faixa nefrótica + insuficiência renal rapidamente progressiva, primariamente ocorrendo em pacientes negros

   Histologia: glomeruloesclerose focal + segmentar, infiltrados intersticiais esparsos, graves alterações tubulares degenerativas, ectasia microcística tubular intersticial contendo moldes proteináceos

   - leve hipertensão
   - insuficiência renal precoce + rapidamente progressiva com 100% de mortalidade dentro de 6 meses

   √ Aumento global de ambos os rins
   US (melhor teste de triagem):
   √ Ecogenicidade cortical aumentada (33-68%)
   CT:
   √ Hiperatenuação medular (14%)
   √ Nefrograma estriado à CECT
   MR:
   √ Perda da diferenciação corticomedular

   Prognóstico: morte dentro de 6 meses

2. **Infecção renal com Pneunocystis carinii** (8%)
   ◊ Mais frequente desde a introdução da terapia profilática com pentamidina aerossolizada estimulando a disseminação extrapulmonar (< 1%) em virtude da distribuição sistêmica inadequada da droga!

   √ Calcificações renais puntiformes confinadas ao córtex (DDx: CMV, *Mycobacterium avium-intracellulare*)
   √ Calcificações associadas no baço, fígado, linfonodos e suprarrenais

3. **Linfoma renal** (3–12%)
   = LINFOMA RELACIONADO COM A AIDS
   = linfomas de células B altamente agressivos (centroblástico, linfoblástico, imunoblástico); NHL > linfoma de Burkitt, doença de Hodgkin

   √ Massas renais múltiplas bilaterais
   √ Extensão direta de linfadenopatia retroperitoneal englobando o rim, seio renal e ureter

4. **Cistite** (22%)
   Microrganismos: espécies Gram-negativas de rotina, cândida, estreptococos hemolíticos, salmonela, CMV

   √ Espessamento da parede vesical

NECROSE CORTICAL AGUDA
= forma rara de insuficiência renal aguda

Etiologia:
(a) isquemia decorrente de vasospasmos de pequenos vasos
(b) lesão tóxica ao epitélio capilar glomerular
(c) trombose intravascular primária

Em risco:
(a) pacientes obstétricos (mais frequentes): descolamento prematuro da placenta com hemorragia oculta (50%), aborto séptico, placenta prévia
(b) crianças: desidratação grave + febre + infecção, síndrome hemolítico-urêmica, reação transfusional
(c) adultos: sepse, desidratação grave, choque agudo prolongado, insuficiência cardíaca, queimaduras, picadas de cobras, cirurgia aórtica abdominal, rejeição hiperaguda de transplante renal

Histologia: necrose multifocal/global do córtex renal + estruturas contorcidas proximais (secundárias à distensão dos capilares glomerulares com hemácias deshemoglobulinizadas); medula e 1–2 mm do córtex periférico são poupados

- oligúria protraída + severa/anúria

Distribuição: difusa/multifocal; principalmente bilateral

A. SINAIS PRECOCES
√ Rins lisos difusamente aumentados
√ Nefrograma ausente/fraco
CT:
√ Aumento das artérias interlobar e arqueada adjacentes ao córtex não aumentado (fase arterial)
√ Sinal da margem invertida = aumento da medula + não aumento do córtex hipoatenuante (fase parenquimal)
Causa: hipotensão mantida por 1 hora
√ Margem do aumento cortical subcapsular (em virtude do fluxo sanguíneo colateral dos vasos corticais)
√ Aumento da zona juxtamedular do córtex

US:
- √ Perda da região corticomedular normal com margem externa de córtex hipoecoico

NUC:
- √ Perfusão renal gravemente prejudicada

B. SINAIS TARDIOS
- √ Rim pequeno (após alguns meses)
- √ Calcificações em "linha de trem"/puntiformes ao longo das margens do tecido viável e necrótico (até 1–2 meses)

US:
- √ Córtex hiperecoico com sombreamento acústico

Prognóstico: poucas chances de recuperação

NEFRITE BACTERIANA DIFUSA AGUDA
= PIELONEFRITE SUPURATIVA AGUDA
= forma mais extensa e grave de pielonefrite aguda, que pode levar à necrose difusa (flegmão)

Microrganismo: Proteus, Klebsiella > E. coli
Predisposição: diabéticos (60%)

NEFRITE INTERSTICIAL AGUDA
= infiltração do interstício por linfócitos, células plasmáticas, eosinófilos, alguns PMNs + edema

Causas: reação alérgica/idiossincrática à exposição a drogas (meticilina, sulfonamidas, ampicilina, cefalotina, penicilina, anticoagulantes, fenindiona, difenil-hidantoína)

- eosinofilia (desenvolve-se de 5 dias a 5 semanas após a exposição)
- √ Grandes rins de contornos lisos com parênquima espessado
- √ Densidade do contraste normal/diminuída

US:
- √ Ecogenicidade normal/aumentada

NECROSE TUBULAR AGUDA
= redução marcante temporária e reversível na taxa de fluxo tubular

Etiologia:
(a) DROGAS: bicloreto de mercúrio, etileno glicol (anticongelante), tetracloreto de carbono, bismuto, arsênico, urânio, material de contraste urográfico (especialmente quando associado à glomeruloesclerose no *diabetes mellitus*), aminoglicosídeos (gentamicina, canamicina)
(b) ISQUEMIA: traumatismo importante, hemorragia maciça, hemorragia pós-parto, lesão por esmagamento, mioglobinúria, síndrome compartimental, choque séptico, choque cardiogênico, queimaduras, reação à transfusão, desidratação grave, pancreatite, gastroenterite, transplante renal, cirurgia cardíaca, cirurgia biliar, ressecção aórtica

Fisiopatologia: profunda redução no fluxo sanguíneo renal em virtude da elevada resistência arteriolar

- √ Rins grandes e lisos, aumento especialmente no diâmetro AP > 4,63 cm (pelo edema intersticial)
- √ Opacificação diminuída/ausente do sistema coletor
- √ Nefrograma imediato persistente e denso (75%)
- √ Nefrograma progressivamente mais denso e persistente (25%)
- √ Calcificações difusas (raro)

US:
- √ Ecogenicidade da medula normal a diminuída
- √ Delineação aguda das pirâmides edemaciadas
- √ Ecogenicidade do córtex normal (89%)/aumentada (11%)
- √ Índice de resistência elevado ≥ 0,75 (em 91% excluindo pacientes com síndrome hepatorrenal); incomum na azotemia pré-renal

Angiografia:
- √ Árvore arterial normal, com esvaziamento retardado dos vasos intrarrenais
- √ Opacificação venosa levemente retardada/normal

NUC:
- √ Concentração pobre de Tc-99m gluco-heptonato/Tc-99m DTPA
- √ Perfusão renal bem preservada
- √ Melhor visualização renal nas imagens pós-injeção imediata que nas imagens retardadas
- √ Acúmulo parenquimatoso progressivo de I-131 Hipuran/Tc-99m MAG3
- √ Sem excreção

DOENÇA DE ADDISON
= INSUFICIÊNCIA SUPRARRENAL PRIMÁRIA
◊ 90% do córtex suprarrenal deve estar destruído!

Curso: agudo (apoplexia suprarrenal), subagudo (doença presente em < 2 anos), crônico

Insuficiência Suprarrenal Primária Aguda
= CRISE ADISONIANA = APOPLEXIA SUPRARRENAL

Causa: hemorragia suprarrenal bilateral mais comumente em virtude do estresse da cirurgia/sepse/hipotensão com choque/diátese hemorrágica, terapia com anticoagulante

- dor abdominal/dorsal
- febre (70%), hiperpirexia, letargia, náusea, vômito
- √ Aumento suprarrenal bilateral com áreas de atenuação aumetada

Cx: hipotensão catastrófica + choque

Insuficiência Suprarrenal Primária Crônica
Causa:
1. Atrofia suprarrenal idiopática (60–70%); provavelmente distúrbio autoimune
2. Infecção fúngica: histoplasmose, blastomicose, coccidioidomicose
3. Doença granulomatosa: tuberculose, sarcidose
4. Doença metastática bilateral (rara)

- hiponatremia, hipercalemia, azotemia, hipercalcemia
- √ Glândulas diminutas (na atrofia idiopática + inflamação crônica)
- √ Calcificações (em 25% do curso crônico)

CISTO SUPRARRENAL
Prevalência: 0,064–0,180% (lesão incomum)
Idade: 3ª-6ª décadas (mais comumente); M÷F = 1÷3
Patologia: (a) revestimento endotelial (45–48%)
1. Linfangioma (93%)
2. Hemangioma
(b) pseudocisto (39–42%)
1. Hemorragia/infarto prévio
2. Complicação hemorrágica de neoplasma vascular benigno/malformação
3. Degeneração cística/hemorragia de massa suprarrenal primária
(c) revestimento epitelial = cisto verdadeiro (9–10%)
1. Cisto glandular/retenção
2. Cisto embrionário
3. Adenoma cístico
4. Cisto de inclusão mesotelial
(d) cisto parasítico (7%): geralmente equinocóccico

Localização: principalmente solitário; D÷E = 1÷1; bilateral em 8–10%

- assintomático, a menos que muito grande/infectado/rompido/com sangramento
- √ Uni-/multilocular bem-definido com septos internos
- √ Parede delgada de < 3 mm de espessura
- √ < 5 cm de diâmetro em 50% (até 20 cm)
- √ Geralmente homogêneo com densidade próxima à água; atenuação mais alta com hemorragia/debris intracísticos/cristais

√ Ausência de aumento central ± parede e septo aumentados
√ Calcificações:
  (a) periférica/mural: semelhante à margem/nodular (51–69%)
  (b) central: em septação intracística (19%)/pontuada no interior da hemorragia intracística (5%)
Cx: hipertensão; hemorragia; infecção; ruptura com hemorragia retroperitoneal
DDx: 1. Feocromocitoma cístico
  2. Tumor adenomatoide cístico
  3. Schwannoma
  4. Carcinoma adrenocortical cístico (lesão de parede espessa > 7 cm de tamanho; extremamente rara)
  5. Adenoma suprarrenal (aumento de contraste, sem parede, sem calcificação periférica)

HEMORRAGIA SUPRARRENAL
Causa: traumatismo rombo (80%)
- dor de início repentino/gradual do tórax inferior/abdome superior/flanco/dorso
- sinais de perda sanguínea maciça
√ Massa deslocando o rim inferiormente + IVC anteriormente
√ Aumento suprarrenal uniforme diminuindo de tamanho gradualmente em 6–8 semanas (acompanhamento de 2–3 meses)
√ Pode, eventualmente, desenvolver-se em uma calcificação curvilínea semelhante à margem/em casca de ovo > 1 ano
√ Sem aumento
NECT:
  √ Massa redonda/ova (em 83%) localizada na medula + alongamento do córtex em torno do hematoma
    √ Hiperatenuante (5–90 HU) semelhante a maior parte dos neoplasmas no estágio agudo diminuindo lentamente com o tempo
    Observação: Necessário confirmar regressão!
  √ Massa com centro hipoatenuante ± calcificações no estágio crônico = pseudocisto suprarrenal
  √ Obliteração da glândula por hemorragia irregular difusa (em 9%)
  √ Massa suprarrenal hipoatenuante (DDx: adenoma suprarrenal) no estágio crônico
  √ Formação de um cordão de gordura perissuprarrenal
  √ Espessamento assimétrico do pilar diafragmático (em virtude da hemorragia perissuprarrenal)
US (modalidade de escolha para o neonato):
  √ Massa ecogênica sólida complexa durante o estágio inicial
  √ Ecogenicidade mista com região centralmente hipoecoica (quando ocorre liquefação)
  √ Calcificações periféricas em 1–2 semanas
  √ Completamente anecoica/semelhante a cisto no estágio crônico
  √ Avascular no Doopler colorido/Doppler de potência
MR:
  @ estágio agudo (< 7 dias)
    = alta concentração de deoxi-hemoglobina intracelular com aumento preferencial de próton T2 de relaxamento
    √ Isointenso/discretamente hipointenso em T1WI
    √ Acentuadamente hipointenso em T2WI
  @ estágio subagudo (7 dias – 7 semanas)
    = encurtamento de T1 decorrente de efeito paramagnético de meta-hemoglobina livre (Fe^{3+}) produzido pela oxidação de hemoglobina (Fe^{2+})
    √ Hiperintenso em T1WI + T2WI aparecendo na periferia + preenchendo em várias semanas
    √ O hematoma pode ser multilocular, cada lóculo com sua própria intensidade de sinal diferente
  @ estágio crônico (> 7 semanas)
    = aumento de próton T2 de relaxamento em virtude do depósito de hemossiderina + presença de uma cápsula fibrosa
    √ Margem hipointensa em T1WI + T2WI
    √ "Efeito *blooming*" (= susceptibilidade magnética) de hemossiderina na imagem gradiente-eco
Cx: insuficiência suprarrenal primária aguda com hemorragias bilaterais (raras) é potencialmente letal
DDx: neuroblastoma (calcificações pontilhadas, aumento de ácido vanililmandélico, sem diminuição no acompanhamento)

ADENOMA ADRENOCORTICAL
Prevalência: 1–2% da população geral
  idade-dependente em 6,6–8,7% nas autopsias
  pequenos tumores em 50% das autopsias
    ◊ Em um paciente com carcinoma pulmonar uma pequena massa suprarrenal solitária apresenta maior probabilidade de ser um adenoma que uma metástase!
Histologia: células claras arranjadas em cordões com lipídio intracitoplasmático abundante
    ◊ A ausência de lipídio pode significar um tumor benigno livre de lipídio!
- geralmente não funcionante
√ Massa homogênea, bem definida (87%) agudamente marginalizada < 5 cm de tamanho (média de tamanho de 2,0–2,5 cm)
√ O adenoma pode-se calcificar (frequentemente em áreas de hemorragia antiga)
NECT:
  Categorias:
    (a) adenoma rico em lipídio < 10 HU (60–90% de todos os adenomas)
    (b) adenoma pobre em lipídio > 10 HU (até 30%)
  √ Densidade do tecido mole/densidade cística (reproduzida pelo colesterol elevado) com pobre correlação entre estado funcional e número de HU:
    √ < 0 HU no NECT (47% de sensibilidade; 100% de especificidade)
    √ < 10 HU no NECT (73% de sensibilidade, 96% de especificidade)
    √ < 18 HU no NECT (85% de sensibilidade, 100% de especificidade)
    √ > 10% de pixels negativos no histograma (100% de especificidade)
  √ Atenuação homogênea (87%)
  √ Pequenos adenomas < 1 cm frequentemente não são detectados
  √ Glândula contralateral frequentemente normal/atrófica
CECT:
  √ Aumento homogêneo (58%)
  √ < 37 HU no CECT retardado de 5–15 min é DIAGNÓSTICO de adenoma
Técnica washout:
  Análise racional: adenomas se apresentam com aumento significativamente maior no início que os não adenomas
  (1) atenuação antes da administração de contraste= $A_{\text{não aumentada}}$
  (2) atenuação precoce em 60 s = A_{precoce}
  (3) atenuação retardada em 10–15 min = $A_{\text{retardada}}$
  (4) porcentagem absoluta de *washout* (W_{abs}/APW)
    $W_{abs} = [1- (A_{\text{retardada}}-A_{\text{não aumentada}})/(A_{\text{precoce}}-A_{\text{não aumentada}})] \cdot 100$
    √ Washout > 40% = adenoma
    √ Washout ≤ 40% = massa indeterminada
  (5) porcentagem relativa de *washout* (W_{rel}/RPW)
    útil quando o valor de NECT não é conhecido
    $W_{rel} = [A_{\text{precoce}}-A_{\text{retardada}}/A_{\text{precoce}}] \cdot 100$
    √ Washout > 60% = adenoma
    √ Washout ≤ 60% = massa indeterminada

Angiografia:
- √ Rubor tumoral + neovascularidade; ocasionalmente hipovascular
- √ Acúmulo de material de contraste
- √ Veia central aumentada com fluxo elevado
- √ Deslocamento arqueado das veias intra-suprarrenais
- √ Amostragem venosa suprarrenal bilateral em até 40% mal-sucedida na localização

MR:
- √ Massa isointensa relacionada com o fígado + hiperintensa relacionada com o baço em T1WI (decorrente do curto tempo T1 de lipídio)
- √ Massa iso-/hipointensa (raramente hiperintensa) ao baço em T2WI
- √ Hipointensidade acentuada comparada com baço/músculo esquelético nas imagens de GRE de fase oposta (2º para interface de lipídio destrutiva e sinais de água = fase de cancelamento de gordura + prótons de água no mesmo voxel) em 95% dos adenomas (acurácia > 90%)
  - √ Perda de sinal de ≥ 20% na imagem de fase oposta
- √ Efeito de tinta da Índia = linhas pretas características delineando a interface entre órgão + gordura adjacente (artefato de desvio químico)

CEMR:
- √ Adenomas tendem a aumentar menos rapidamente + menos intensamente que metástases nas curvas de tempo aumentado
- √ *Washout* relativamente rápido de material de contraste comparado com metástases (decorrente da ausência de grandes espaços intersticiais de edema + necrose) com retorno à linha base em 15 min (DDx: metástases tendem a apresentar intensidades de sinal mais elevadas [contudo, 20–30% se sobrepõem])

Adenoma Adrenocortical não Hiperfuncionante

caracterizado por:
(a) valores normais laboratoriais dos hormônios suprarrenais
(b) SEM desativação hipofisária da glândula contralateral
(c) atividade nas varreduras com radionuclídeos NP-59

Incidência: achado incidental em 0,6–1,5% dos exames de CT, em 3–9% na autopsia
- √ CT evolutiva para confirmar a falta de crescimento

Rx: remoção cirúrgica para massas de 3–5 cm, uma vez que são neoplasmas com potencial maligno indeterminado
DDx: metástases

Adenoma Adrenocortical Hiperfuncionante

- √ Atrofia suprarrenal contralateral (em virtude da supressão de ACTH hipofisária decorrente de níveis elevados de cortisol)
1. Hiperaldosteronismo primário = síndrome de Conn (80%)
   Fisiopatologia: secreção de aldosterona por um adenoma é pulsátil
   - √ A infusão de ACTH incita um aumento dramático nos níveis de cortisol + aldosterona para amostragem venosa
2. Síndrome de Cushing (10%)
3. Virilização
   (a) hirsutismo + clitoromegalia em garotas
   (b) pseudopuberdade em garotos
   ◊ Tipo mais comum de elevação de hormônio em crianças
   • níveis de testosterona elevados > 0,55 ng/mL
4. Feminização (produção de estrógeno)
   - √ Glândula atrófica contralateral (secundária à supressão pelo ACTH com adenoma autônomo)
   - √ Foco unilateral de radioatividade do I-131 NP-59 + ausência contralateral de acúmulo de iodocolesterol (DDx: hiperplasia [atividade bilateral])

CARCINOMA ADRENOCORTICAL

Prevalência: 1÷1.000.000 indivíduos; 0,3–0,4% de todos os neoplasmas pediátricos (3 vezes mais provável que o adenoma suprarrenal)
Idade: pico bimodal (1ª + 4–7ª década)
Pode estar associado à: hemi-hipertrofia, síndrome de Beckwith-Wiedemann, astrocitomas)
Patologia: grande tumor lobulado, frequentemente com centro cístico/necrótico/hemorrágico
Histologia: diferenciação de benigno e maligno apenas com base em características histológicas pode ser difícil
- dor abdominal, massa abdominal palpável
- 20% não funcionante
- 50% hiperfuncionante (em 10–15% síndrome de Cushing, ocasionalmente síndrome de Conn, feminização, síndrome adrenogenital com virilização) inversamente relacionado com o tamanho
- hipertensão (comum em todos os tipos de síndrome)

Tamanho: geralmente > 5 cm (tamanho mediano 10–12 cm; variando de 4–25 cm; em 16% < 6 cm)
- √ Massa frequentemente heterogênea com margens irregulares
- √ Ocasionalmente calcificada (em 19–33%)
- √ Invasão da IVC, fígado, rim, diafragma (imagem multiplanar é útil)
- √ Metástases para linfonodos regionais, fígado, pulmão, osso e cérebro
- ◊ As metástases são os únicos sinais confiáveis de malignidade!
- ◊ Tamanho grande + calcificações sugerem malignidade!

CT:
- √ Áreas centrais de baixa atenuação (necrose do tumor)
- √ Aumento heterogêneo (locais de hemorragia + necrose central) + margem periférica fina do aumento

CECT:
- √ Aumento nodular periférico (em 88%)
- √ Trombo venoso do tumor
- √ Porcentagem relativa de *washout* (RPW) de < 40%

US:
- √ Padrão eco complexo (em decorrência da hemorragia + necrose)

MR:
- √ Heterogeneamente hiperintenso em relação ao fígado em T1WI + T2WI (em razão da presença frequente de hemorragia interna + necrose)
- √ Aumento nodular + hipoperfusão central + *washout* retardado

Angiografia:
- √ Artérias suprarrenais aumentadas
- √ Neovascularização, ocasionalmente com parasitização
- √ *Shunt* AV; veias de drenagem múltiplas

NUC:
- √ Não visualização normalmente bilateral com I-131 NP-59 (o lado carcinomatoso não visualiza uma vez que a quantidade de captação é pequena para o tamanho da lesão; o lado contralateral não visualiza visto que o carcinoma está liberando hormônio suficiente para causar o desligamento da glândula contralateral pelo circuito de retroalimentação hipofisário)

Biopsia: pode parecer benigno histologicamente no adenocarcinoma bem diferenciado
  ◊ Erro de amostragem com possível aspiração por agulha fina; uso de biopsia central, como alternativa
Prognóstico: 0% de taxa de sobrevida em 5 anos
DDx: metástase (intensidades de sinal similares à MR)

Neoplasma Adrenocortical em Crianças

Incidência: 3÷1000.000 anualmente; menos comum que neuroblastomas, porém mais comum que feocromocitoma
Idade: 6 meses a 19 anos (idade média de 8 anos); 2/3 mais jovens que 5 anos de idade; M÷F = 2,2÷1,0

Patologia: adenoma = tumor periférico solitário, bem demarcado e não encapsulado < 50 g; carcinoma = tumor multinodular com áreas de hemorragia + necrose de > 100–500 g

Histologia: ausência de características confiáveis para diferenciar adenoma de carcinoma

Associado a:
(1) hemi-hipertrofia congênita (3%)
(2) síndrome Li-Fraumeni = SBLA (sarcoma, tumores de mama e cérebro, carcinoma de laringe, carcinoma adrenocortical)
 • alteração do gene supressor de tumor p53 localizado no braço curto do cromossomo 17, banda 13
- massa abdominal palpável (57%)
- produção de gonadotrofina-independente de andrógenos endógenos + cortisol (92%)
  - virilização em mulheres
    = hábito herculeano (massa muscular aumentada), clitoromegalia, pelo facial, avanço púbico + desenvolvimento de pelo axilar, idade óssea avançada
  - puberdade precoce isossexual em homens
    = desenvolvimento precoce de acne, pelo púbico, aumento peniano
- síndrome endócrina mista com características cushingoides (menos frequente)
- outras anormalidades endócrinas (incomum)
  - síndrome de Cushing verdadeira
  - feminização em garotos (causada pela secreção de estrógeno)
  - síndrome de Conn (hiperaldosteronismo primário)
- aumento em 24 h da excreção de cetosteroide urinário
- níveis aumentados de cortisol sérico, testosterona, androstenediona, estradiol

Metástase: pulmão > fígado > invasão tumoral de IVC (35%) > peritôneo (29%) > pleura + diafragma (24%) > linfonodos abdominais (24%) > rim (18%)

US:
√ Massa de 3–22 cm redonda/oval, bem circunscrita
√ Borda loculada (comum)
√ Borda semelhante à cápsula ecogênica fina (27%)
√ Massa homogênea hipo-/isoecoica ao rim
√ Massa heterogênea com regiões hipoecoicas centralmente (= necrose do tumor) quando grande
√ Calcificação do tumor (19%)

CECT:
√ Massa bem circunscrita com borda fina
√ Aumento heterogêneo na lesão grande
√ Calcificação (24%)

MR:
√ Isointensa ao fígado em T1WI
√ Hiperintensa ao fígado em T2WI

√ Achados secundários decorrentes do excesso de cortisol sérico:
√ Hiperatenuação/pirâmides renais hiperecoicas (decorrentes da hipercalcemia da síndrome de Cushing)
√ Aumento do tecido gorduroso retroperitoneal (obesidade decorrente da síndrome de Cushing)

Rx: cirurgia

Prognóstico do carcinoma adrenocortical:
taxa de sobrevivência de 70% para crianças < 5 anos de idade e 13% para crianças > 5 anos de idade; óbito entre 1–2 anos após o diagnóstico

DDx: (1) neuroblastoma (estruturas vasculares encaixadas, calcificações pontuadas, extensão extradural, criança doente, frequentemente já metastática, aumento em catecolaminas)
(2) feocromocitoma (crianças mais velhas, dores de cabeça)
(3) hemorragia suprarrenal (neonato, evolução temporal)
(4) metástase (extremamente rara)

HIPERPLASIA ADRENOCORTICAL

◊ Responsável por 8% da síndrome de Cushing e 10–20% do hiperaldosteronismo!

Causa:
1. Corticotrofina dependente (85%): causas hipofisárias, produção ectópica de corticotrofina, produção de fator liberador de corticotrofina
2. Hiperplasia adrenocortical nodular pigmentar primária
3. Aldosteronismo primário (raro)

Incidência: 4 × aumentada em pacientes com malignidade
Idade: 70–80% em adultos; 19% em crianças

Tipos:
(1) **hiperplasia lisa** (comum)
 √ Glândulas de tamanho normal bilateral
 √ Glândulas alongadas + espessadas
(2) **hiperplasia nodular cortical** (menos comum)
 √ Glândulas normais ± configuração micronodular apreciável
 √ Glândula espessada com configuração macronodular (nódulos com até 2,5 cm)

Angiografia:
√ Hipervascularização minimamente aumentada
√ Acúmulo focal do meio de contraste
√ Venograma normal/pode mostrar glândula aumentada

NUC:
√ Captação assimétrica bilateral de NP-59 (relacionada com a excreção urinária de cortisol) sem supressão pela dexametasona na síndrome de Cushing
√ Focos bilaterais de captação de NP-59 com supressão pela dexametasona (não diagnóstica ≥ 5 dias)

Hiperplasia Macronodular ACTH-Independente

Etiologia: desconhecida
- características clínicas da síndrome de Cushing
- ACTH suprimido
√ Aumento bilateral (frequentemente > 5 cm) das glândulas suprarrenais com macronódulos

SÍNDROME ADRENOGENITAL

A. TIPO CONGÊNITO
= cortisol insuficiente + síntese de aldosterona secundária ao defeito de enzima (21-hidroxilase) com estimulação de ACTH aumentada pela hipófise (mecanismo de *feedback* negativo)
M < F
- excesso de esteroides androgênicos
- ± perda de sal em virtude dos mineralocorticoides diminuídos
- virilização de fetos do sexo feminino
- puberdade precoce em homens
- pseudo-hemafroditismo (hipertrofia clitoriana, genitália externa ambígua, seio urogenital)
√ Glândulas suprarrenais simetricamente aumentadas + espessadas
Rx: cortisona ± mineralocorticoides

B. TIPO ADQUIRIDO
M < F
(a) hiperplasia/adenoma/carcinoma suprarrenal; ocasionalmente mielolipomas bilaterais
(b) tumor ovariano/testicular
(c) tumor produtor de gonadotrofina: pineal, hipotalâmico, coriocarcinoma
- virilização
- síndrome de Cushing

CISTITE E PIELITE ALCALINO-ENCRUSTADAS
= infecção crônica e grave do trato urinário acometendo o revestimento urotelial

Causa: infecção nosocomial com bactéria produtora de urease, mais comumente *Corynebacterium* (produzindo urina alcalina)

Predisposição: paciente imunocomprometido (esp. paciente de transplante renal), após procedimento urológico invasivo

Patologia: inflamação da mucosa + encrustação do revestimento urotelial com estruvita + fosfato de cálcio
- febre, hematúria, disúria, dor suprapúbica
- odor da urina semelhante à amônia

NETC:
√ Calcificações uroteliais lineares superficiais regulares finas difusas/ásperas

Local: sistema coletor, ureter, bexiga, frequentemente bilateral

Dx: cultura positiva > 48 h para microrganismos que hidrolisam a ureia

Cx: choque séptico, falha no enxerto

Rx: antibióticos, acidificação da urina via oral

AMILOIDOSE
= acumulação de substâncias eosinofílicas proteicas extracelulares
@ envolvimento renal

Incidência: 1° amiloidose primária (35%),
2° amiloidose (em > 80%)

√ Rins normais a grandes com aumento na espessura parenquimatosa (estágio inicial)
√ Rins pequenos = atrofia renal (estágio tardio)
√ Ocasionalmente sistema coletor atenuado
√ Aumento na ecogenicidade cortical (deposição do amiloide nos glomérulos e interstício) + proeminência da junção corticomedular + obscurecimento das artérias arqueadas
√ Densidade nefrográfica normal a diminuída

US:
√ Ecogenicidade normal a aumentada

Cx: trombose da veia renal

NEFROPATIA ANALGÉSICA
= dano renal por ingestão de salicilatos em combinação com fenacetina/acetaminofen em uma dose acumulativa de 1 kg

Incidência: Estados Unidos (2–10%), Austrália (20%)

Idade: meia-idade; M÷F = 1÷4
- hematúria macroscópica
- hipertensão
- cólica renal (passagem do tecido renal)
- insuficiência renal (2–10% de todas as insuficiências renais em estado terminal)
- síndrome analgésica: história de terapia psiquiátrica, abuso de álcool + laxantes, cefaleia, dor na coluna cervical + lombar, úlcera péptica, anemia, esplenomegalia, arteriosclerose, envelhecimento prematuro

√ Necrose papilar
√ Fibrose do parênquima renal ("contorno ondulado"); bilateral em 66%, unilateral em 5%
√ Atrofia renal
√ Tumores uroteliais papilares nos cálices/pelve (principalmente TCC/carcinoma celular escamoso), em 5% bilateral

ANGIOMIOLIPOMA
= AML = CORISTOMA RENAL (tumor benigno composto por tecidos que normalmente não ocorrem dentro do órgão de origem)
= HAMARTOMA RENAL (nome impróprio, visto que gordura e músculo liso normalmente não ocorrem dentro do parênquima renal)
= tumor mesenquimal benigno do rim mais comum composto por um complexo variado de vasos sanguíneos, células de musculatura lisa e gordura madura (nome!)

Prevalência: 0,3–2% de todos os tumores renais

Patologia: nenhuma cápsula verdadeira, 88% estendendo-se através da cápsula renal, hemorragia (ausência característica de camada elástica completa de vasos predispõe a formação de aneurisma); o tumor continua a crescer durante a infância, início da vida adulta

Histologia: tumor composto por gordura, músculo liso imaturo epitelioide, que se agrega aos vasos sanguíneos de paredes espessas; células de músculo liso positivas para HMB-45 (fenótipo mielomelanótico)

Média de idade: 41 anos; M÷F = 1÷2
- pequenas lesões são assintomáticas (60%)
  ◊ Angiomiolipomas > 4 cm são sintomáticos em 82–94%!
- flanco agudo/dor abdominal em 87%
- síndrome de Wunderlich = choque hemorrágico decorrente do sangramento maciço no angiomiolipoma ou no retroperitôneo
  ◊ AMLs > 4 cm sangram espontaneamente em 50-60%!

Localização: parênquima renal; hilo renal; pode ser perirrenal exofítico/completamente extrarrenal (retroperitôneo, sólido + órgãos cavitários, pele, região ginecológica)

Tamanho médio: 9 (variação de alguns mm a 30) cm de diâmetro

√ Vasos aumentados ± curso de aneurismas através do tumor

US:
√ Massa ecogênica semelhante à gordura do seio

CT:
(a) AML comum (em 95%)
√ Valores negativos de atenuação
◊ Mesmo uma pequena quantidade de gordura no interior de uma massa sólida no NETC garante o diagnóstico!
(b) AML de gordura mínima (em 5%)
= angiomiolipoma com gordura microscópica apenas parece um câncer de célula renal
√ Massa hiperatenuante (53%)/isoatenuante (26%)/hipoatenuante (21%) (DDx: RCC)
√ Aumento do tumor prolongado e homogêneo

MR:
√ Tecido adiposo acentuadamente hiperintenso em T1WI
√ Perda de sinal proeminente relativo a outros tecidos nas imagens de gordura suprimida/fase oposta em relação às imagens de fase in
√ Intensidade de sinal diminuída nas imagens Gd-aumentadas (DDx: RCC aumenta)

Rx: (1) acompanhamento anual das lesões < 4 cm
(2) acompanhamento semianual das lesões ≥ 4 cm
(3) laparotomia de emergência (em 25%): nefrectomia, ressecção do tumor
(4) embolização arterial seletiva com hemorragia
(5) cirurgia profilática em mulheres gestantes
(6) varredura em busca de esclerose tuberosa

DDx: lipoma ou lipossarcoma renal/perirrenal; tumor de Wilms/carcinoma de célula renal (ocasionalmente, quando grande, contém gordura, mas também cálcio)

Angiomiolipoma Isolado (80%)
= ANGIOMIOLIPOMA ESPORÁDICO

Idade: 27–72 (média de 43) anos de idade; M÷F = 1÷4

√ AML solitário + unilateral (em 80% no lado D), NENHUM estigma de esclerose tuberosa
√ Estável durante longos períodos de tempo

Angiomiolipoma Associado à Esclerose Tuberosa (20%)
Idade média: 17 anos; geralmente presente aos 10 anos; M÷F = 1÷1
◊ Em 70–80–95% dos pacientes com esclerose tuberosa
◊ Pode ser a única evidência de esclerose tuberosa
√ AMLs comumente grandes + bilaterais + multifocais
√ Tendência de crescimento + hemorragia

Angiomiolipoma Associado à Neurofibromatose e Síndrome de von Hippel-Lindau

CONEXÃO RENAL ARTERIOVENOSA
√ Aumento precoce da veia drenante + veia renal + IVC
√ Hematoma intraparenquimal/subcapsular/perirrenal (como resultado do sangramento)
Rx: oclusão intra-arterial transcateter, cirurgia

Malformação Arteriovenosa (20–30%)
(1) AVM congênito
 • assintomático; M < F
(2) AVM adquirida: traumatismo, ruptura espontânea do aneurisma, neoplasma vascular muito maligno
Histologia:
 (a) AVM cirsoide = múltiplos canais vasculares em espiral
 (b) AVM cavernoso = artéria única e bem definida alimentando uma única veia (raro)
 • hematúria macroscópica
Localização: adjacente ao sistema coletor
√ Suprida por artérias de calibre normal múltiplas segmentares/interlobares
√ Drenando em uma/mais veias
√ Grande massa unifocal
√ Sistema coletor localmente atenuado e deslocado
√ Massa aumentando homogeneamente
√ Calcificação curvilínea
US:
 √ Estrutura anecoica tubular (DDx: hidronefrose, hidrocálice)
Cx: hematoma subcapsular/perinéfrico (raro)

Fístula Arteriovenosa (70–80%)
M > F
Causa: traumatismo (ferida perfurante, biopsia por agulha percutânea, nefrostomia percutânea, nefrolitotripsia), cirurgia, tumor, inflamação, erosão do aneurisma na veia
Patologia: artéria de alimentação única + veia de drenagem única
 • assintomática com ruído anormal
 • hematúria persistente/retardada (comum)
√ Nefrograma diminuído ± atrofia cortical distal à fístula (em virtude do fluxo reduzido ao segmento renal)
Cx: cardiomegalia + CHF (50%), hipertensão mediada por renina
Prognóstico: oclusão espontânea em alguns meses

HIPERTROFIA PROSTÁTICA BENIGNA
= HIPERPLASIA PROSTÁTICA BENIGNA
Prevalência: 50% entre as idades de 51 + 60 anos; 75–80% de todos os homens > 80 anos de idade
Histologia: nódulo fibromioadenomatoso (mais comum), muscular + fibromuscular + fibroadenomatoso + nódulos estromais
Idade: início do crescimento inicial com < 30 anos de idade; início dos sintomas clínicos aos 60 ± 9 anos
 • sensação de bexiga cheia, noctúria
 • dificuldade para iniciar a micção
 • diminuição do calibre da urina + força
 • gotejamento ao término da micção
Localização: transição + zona periuretral proximal ao verumontano, formando "lobos laterais" (82%), "lobos medianos" (12%)
√ Aumento oval (61%)/arredondado (22%)/em forma de pera (17%) do centro da glândula
√ Deslocamento posterior + lateral da parte externa da glândula (= próstata propriamente dita) criando um plano de clivagem de tecido fibroso entre o tecido hiperplásico + tecido prostático comprimido (= cápsula cirúrgica), frequentemente demarcado por calcificações intraductais deslocadas
Cx: obstrução do fluxo para fora da bexiga
Rx:
 (1) cirurgia: prostatectomia aberta (glândulas > 80 g), ressecção transuretral da próstata = TURP (glândulas < 80 g)
  ◊ Só 4–5% dos pacientes necessitam de tratamento cirúrgico!
 (2) fármacos: bloqueadores alfa (para a hiperplasia estromal); privação de androgênios (supressão do LHRH/inibição da síntese de testosterona pelas células de Leydigg/competição pelos locais de ligação do receptor de androgênio) + bloqueadores alfa (para hiperplasia glandular)

DIVERTÍCULO VESICAL
= cavidade formada por herniação da mucosa vesical através da parede muscular, unida à cavidade da bexiga por um colo constringido
Prevalência: 1,7% em crianças
Idade média: 57 anos; M÷F = 9÷1
Local: áreas de fraqueza congênita da parede muscular no(a)
 (a) meato uretral
 (b) parede posterolateral (divertículo de Hutch = parauretral)
√ Estrutura hipoecoica preenchida por líquido contínua com a parede vesical
√ Pode parecer complexo em virtude da parede espessada/debris/componentes de tecido mole
√ Pode conter cálculos
Cx: (1) carcinoma vesical em 0,8–7% secundário à inflamação crônica (média de idade de 66 anos)
 (2) obstrução ureteral
 (3) refluxo ureteral
DDx: cisto pélvico

Divertículos Primários (40%)
= divertículos CONGÊNITOS/IDIOPÁTICOS
√ Em 3% único divertículo
(a) com refluxo vesicoureteral
 1. Divertículo de Hutch na região paraureteral
(b) sem refluxo vesicoureteral

Divertículos Secundários (60%)
√ Em 50% divertículos múltiplos
(a) estado pós-operatório
(b) associados à obstrução da saída da bexiga
 1. Válvulas uretrais posteriores
 2. Constrição uretral
 3. Grande ureterocele
 4. Disfunção neurogênica
 5. Próstata aumentada
 6. Estenose do colo vesical
(c) associados a síndromes congênitas
 1. Síndrome "ventre em ameixa"
 2. Síndrome do cabelo crespo de Menkes

3. Síndrome de Williams
4. Síndrome de Ehlers-Danlos tipo 9
5. Síndrome de Diamond-Blackfan

Divertículos Múltiplos em Crianças
1. Disfunção neurogênica
2. Válvulas uretrais posteriores
3. Síndrome do ventre em ameixa

EXTROFIA VESICAL
= COMPLEXO EPISPADIA-EXTROFIA
Prevalência: 1÷33.000 a 1÷40.000 nascimentos vivos
Etiologia: retração incompleta da membrana cloacal previne a migração na linha média normal do mesoderma resultando em oclusão na linha média incompleta da parede abdominal infraumbilical; tamanho da membrana cloacal persistente no momento da ruptura é responsável por diferentes graus de gravidade
- bexiga urinária exposta + anteriormente aberta
- mucosa evertida através do defeito da parede abdominal
- margens da bexiga continua com as margens da parede abdominal
- epispadia (homem); clitóris bífido (mulher)

Pode estar associado a:
linha alba ampla, onfalocele, defeitos de membro (p. ex., pé torto congênito), malformação renal (rim em ferradura, agenesia renal), descida testicular incompleta, obstrução GI, hérnias inguinais bilaterais, ânus imperfurado, anomalias cardíacas, hidrocéfalo, meningomielocele

√ Defeito ventral da parede abdominal infraumbilical
√ Posição baixa do umbigo
√ Diátese púbica = sínfise púbica ampla
Cx: incontinência urinária, infertilidade, pielonefrite, carcinoma de bexiga (4%)
Rx: oclusão primária, excisão da bexiga com diversão urinária

Extrofia Fechada = Pseudoextrofia
= membrana cloacal grande e persistente sem ruptura
- parede anterior da bexiga revestida por membrana epitelial bilaminar fina

√ Defeito do músculo esquelético infraumbilical
√ Bexiga na posição subcutânea

COLESTEATOMA
= BOLA DE QUERATINA
= epitélio escamoso queratinizado invadindo o lúmen
Patogênese: infecção urinária em longo prazo pode resultar em metaplasia escamosa de epitélio transicional
- histórico de UTIs
- episódios repetidos de cólica renal com passagem de "lascas de tecido branco"
Localização: pelve renal > ureter superior

√ Defeitos de preenchimento mosqueados/fibrosos em "casca de cebola" nos cálices/pelve renal
√ Dilatação do sistema pelvicalicial (com obstrução)
√ Possível a calcificação do material queratinizado
◊ Não é uma condição pré-maligna!

CARCINOMA RENAL CROMÓFOBO
Prevalência: 4% dos neoplasmas de célula renal
Idade: mediana na 6ª década (31–75 anos)
Histologia: células com citoplasma abundante contendo várias microvesículas
√ Tamanho médio de 8 cm (variação de 1,3–20 cm)
Prognóstico: provavelmente melhor que RCC

GLOMERULONEFRITE CRÔNICA
Causa: após glomerulonefrite pós-estreptocócica aguda
- Apresentação tardia sem fase aguda prévia clinicamente aparente
- Hipertensão
- Insuficiência renal

√ Rins lisos pequenos com parênquima atrófico
√ Papilas normais + cálices
√ Nefrograma multifocal com densidade diminuída do meio de contraste
√ Calcificação cortical (incomum)
US:
  √ Ecogenicidade aumentada
  √ Rins pequenos, com lipomatose do seio correspondente
Angiografia:
  √ Redução marcante no fluxo de sangue renal + refluxo do meio de contraste para a aorta
  √ Artérias interlobares e arqueadas severamente cortadas + tortuosas
  √ Não visualização das artérias interlobulares
  √ Liberação retardada do contraste das artérias interlobares

SARCOMA RENAL DE CÉLULAS CLARAS
= TUMOR RENAL METASTÁTICO ÓSSEO DA INFÂNCIA
= raro tumor renal da infância, altamente maligno, com predileção para metástases ósseas
Incidência: 4–5% dos tumores renais em crianças
Idade: idade pico de 2 anos (variação, 1–6 anos); M > F
Patologia: tumor bem circunscrito e mole
Histologia: composto por células poligonais estreladas bem definidas com vacuolização, núcleos ovoides arredondados, padrão capilar proeminente + tendência para formação de cistos separados por septos ligeiramente espessados
- cintura abdominal aumentada + massa abdominal palpável
- letargia, perda de peso
- hematúria

√ Massas expansível bem demarcada (8–16 cm) com componente dominante de tecido mole
√ Componente cístico de tamanho variado (alguns milímetros a 5 cm) + multiplicidade (58%)
√ Calcificações amorfas/calcificações lineares (25%)
√ Massa renal que cruza a linha média (58%)
√ SEM extensão intravascular
Metástases em: ossos, linfonodos, cérebro, fígado e pulmão
US:
  √ Massa renal não homogênea, com densidade de tecido mole
  √ Área central hipoecoica bem definida (= necrose)
  √ Massa com espaços císticos cheios de líquido
CT:
  √ Aumento não homogêneo menos que o do parênquima renal normal
  √ Áreas de baixa atenuação (= necrose)
  √ Áreas com densidade de água (= cistos)
Prognóstico: 60–70% de índice de sobrevida em longo prazo; comportamento agressivo (pior que o do tumor de Wilms) com índice de recidiva mais elevado + mortalidade
DDx: forma cística do tumor de Wilms (invasão vascular), nefroma cístico multilocular, displasia cística

HIPOPLASIA RENAL CONGÊNITA
= miniaturização com redução no número de lobos renais, número de cálices e papilas, quantidade de néfrons (+ pequenez das células)
VARIANTE: "Rim em ponto de interrogação" = hipoplasia aglomerular focal
√ Rim pequeno unilateral

√ Número de papilas + cálices diminuídas (5 ou menos)
√ Rim contralateral hipertrofiado
√ Artéria renal ausente
√ Veias renais desorganizadas e hipoplásicas

SÍNDROME DE CONN
= HIPERALDOSTERONISMO PRIMÁRIO = ALDOSTERONISMO PRIMÁRIO
= excesso de secreção autônoma do mineralocorticoide aldosterona com hipertensão + hipocalemia espontânea
Incidência: 0,05–2% da população hipertensa
Idade: 3ª–5ª década; M÷F = 1÷2
- hipertensão (secundária à hipernatremia)
- hipocalemia (80–90%, induzida pela administração de grandes quantidades de cloreto de sódio durante 3–5 dias)
  - fraqueza muscular, arritmia cardíaca
  - intolerância ao carboidrato
  - *diabetes insipidus* nefrogênica
- depleção de magnésio
- alcalose metabólica
- excreção urinária aumentada de aldosterona + metabólitos
- elevação não suprimível na concentração plasmática de aldosterona
- níveis plasmáticos de renina suprimidos

Patologia:
(a) adenoma (65–75–89%): aldosteronoma solitário (65–70%); múltiplo (13%); microadenomatose (6%)
(b) hiperplasia suprarrenal bilateral (11–25–30%): = hiperaldosteronismo idiopático = hiperplasia focal/difusa da zona glomerular acompanhada por nódulos micro/macroscópicos
(c) carcinoma adrenocortical (< 1%)

√ Aldosteronoma pequeno com 1,7 cm de tamanho médio (variação de 0,5–3,5 cm); E > D, bilateral em 6%
  √ Densidade de tecido mole/baixa atenuação
    ◊ Entre adenomas suprarrenais hiperfuncionantes aldosteronomas apresentam a menor atenuação!
  √ Geralmente hipervascular, raramente hipovascular
√ Ambas glândulas normais (decorrentes dos micronódulos)
√ Glândula(s) suprarrenal(ais) nodular(es)/micronodular(es) (decorrente(s) da hiperplasia)

venografia suprarrenal   : 76% de acurácia
amostra de sangue venoso suprarrenal : 95% de acurácia, 75% de sensibilidade
CT   : 60–80% sensibilidade
NUC:
  √ I-131 NP-59 captação após supressão pela dexametasona
    √ Visualização precoce bilateral (< 5 dias) implica hiperplasia suprarrenal
    √ Visualização precoce unilateral implica adenoma
    √ Visualização tardia bilateral (> 5 dias) pode ser normal

Dx: concentração de aldosterona plasmática elevada + atividade da renina plasmática suprimida
  <u>Testes endócrinos diagnósticos:</u>
    teste de estimulação postural, teste de infusão rápida de salina, concentração de 18 hidroxicorticosterona

Sinais:
  ◊ Adenoma em uma glândula + adenoma não hiperfuncionante em outra glândula pode sugerir hiperplasia suprarrenal bilateral
  ◊ Macronódulo dominante de uma glândula na hiperplasia suprarrenal bilateral pode simular adenoma
  Solução: amostragem sanguínea venosa suprarrenal para determinar tratamento adequado
Rx: adrenalectomia para neoplasma (75% de taxa de cura em longo prazo para hipertensão); tratamento médico para hiperplasia

NEFROPATIA POR CONTRASTE
= INSUFICIÊNCIA RENAL INDUZIDA POR CONTRASTE
= aumento na creatinina do soro de ≥ 1 mg/dl ± 25–50% do nível basal de creatinina após a administração intravascular do meio de contraste

Pacientes em risco:
1. Insuficiência renal preexistente
2. *Diabetes mellitus* insulinodependente
3. Grande volume do meio de contraste
4. Administração concomitante de outros fármacos nefrotóxicos: aminoglicosídeos, agentes anti-inflamatórios não esteroides
5. Insuficiência cardíaca congestiva classe IV pela Associação Americana de Cardiologia
6. Hiperuricemia
◊ Um nível sérico de creatinina de > 4,5 mg/dL causa insuficiência renal aguda em 60% dos não diabéticos + 100% dos diabéticos!

Fatores de risco previamente considerados, mas já não mais aceitos:
desidratação, hipertensão, proteinúria, doença vascular periférica, idade > 65 anos, mieloma múltiplo

Mecanismo:
aumento na perfusão renal pela vasodilatação (via prostaglandina I2 ± E2), seguida por vasoconstrição (via angiotensina II, norepinefrina, vasopressina)

Evolução temporal:
(a) elevação na creatinina sérica dentro de 1–2 dias
(b) pico em 4–7 dias
(c) retorno ao normal em 10–14 dias

√ Nefrograma persistente ao raios X simples
√ Atenuação cortical > 140 HU na CT com 24 horas de atraso

Recomendação:
◊ Empregar meio de contraste não iônico (LOCM parece seguro em pacientes sem disfunção renal/fatores de risco subjacentes em doses tão grandes quanto 800 mL [300 mg de iodina por mL])
◊ Não exceda a dose máxima permitida (fórmula de Cigarroa HOCM): 5 mL x peso corpóreo (kg)
limite de contraste (mL) 60% por peso = creatinina sérica (mg/100 mL)

SÍNDROME DE CUSHING
= HIPERCORTISOLISMO
= secreção excessiva de glicocorticoide a partir de fontes exógenas/endógenas

Etiologia:
A. ACTH INDEPENDENTE (30%)
  (a) anomalia suprarrenal primária
    1. Adenoma adrenocortical (10–20% dos casos; 10% em adultos, 15% em crianças)
    2. Carcinoma adrenocortical (5–10% dos casos; 10% em adultos, 66% em crianças)
    3. Hiperplasia adrenocortical nodular pigmentar primária (rara; em crianças + adultos jovens)
      √ Nódulos bilaterais pequenos e múltiplos
    4. Hiperplasia adrenocortical macronodular
      √ Macronódulo bilateral e múltiplo
  (b) cortisol exógeno
B. DEPENDENTE DE ACTH (70%)
  = superprodução de corticotrofina com hiperplasia suprarrenal (em até 85%)
  1. Doença de Cushing (70–90% de causas endógenas)
    = hiperplasia suprarrenal decorrente da superprodução de ACTH hipofisário

Causa:
   (a) adenoma basofílico/cromofobo
   (b) superatividade hipofisária
   (c) produção primária de ACTH em outro local
√ Glândulas suprarrenais normais
√ Aumento suprarrenal difuso
√ Hiperplasia suprarrenal nodular
2. Produção ectópica paraneoplásica de ACTH (10–20%): carcinoma do pulmão *oat-cell* (em grão de aveia – 8%), câncer hepático, câncer de próstata, câncer ovariano, câncer de mama, carcinoide bronquial/tímico, adenoma brônquico, tumor da ilhota pancreática (10%), carcinoma medular da tireoide, timoma, feocromocitoma
   ◊ Carcinoides bronquiais + carcinoide tímicos são frequentemente < 1 cm quando produzem síndrome de Cushing!
   ◊ Tumores da ilhota celular são grandes + frequentemente metastáticos até que produzam síndrome de Cushing!
3. ACTH exógeno
4. Disfunção hipotalâmica
5. Produção do fator liberador de corticotrofina (raro)

Incidência: 1÷1.000 autopsias; M÷F = 1÷4
Idade: 30–40 anos (incidência mais elevada): mais frequentemente acompanhando a gestação
- obesidade central/tronco, gibosidade, face em lua cheia, pletora facial
- estrias abdominais arroxeadas, acne, hirsutismo
- fadiga, fraqueza da musculatura proximal, amenorreia
- tolerância à glicose prejudicada = glicosúria/diabetes
- hipertensão, arterosclerose, edema
- níveis do cortisol do plasma elevados
- excreção excessiva de 17 hidroxicorticosteroides urinários
- teste de supressão pela dexametasona/teste da metirapona
√ Maturação óssea retardada
√ Mais frequentemente osteoporose axial
√ Calota craniana pontilhada
√ Dorso da sela desmineralizado
√ Excessiva formação de calo

Cx: (1) fraturas patológicas das vértebras + costelas com formação excessiva de calo
   (2) necrose asséptica dos quadris
   (3) infartos ósseos
   (4) maturação retardada do esqueleto em crianças

CISTITE

= infecção bacteriana; M < F
- frequência, disúria, hematúria
- capacidade da bexiga reduzida
√ Cistograma insensível
US:
√ Espessamento da parede vesical isoecoico focal/multifocal/circunferencial
√ Diminuição na espessura da parede vesical durante a distensão da bexiga (i. e., instilação de salina estéril por um cateter uretral)
√ Lesões bolhosas
√ Mucosa intacta
DDx: neoplasma da bexiga, ureterocele, pseudoureterocele, neurofibromatose, proliferações miofibroblásticas pseudossarcomatosas

Cistite Cística

= CISTITE FOLICULAR = CISTITE GLANDULAR = CISTITE BOLHOSA
= processo inflamatório reativo crônico não específico da parede da bexiga

Idade: qualquer; M>F
Histologia: metaplasia do uretélio → proliferação em brotos (ninho de von Brunn) → crescimento para o interior da lâmina própria → diferenciação nos depósitos císticos (cistite cística) ou glândulas colunares intestinais que secretam mucina formadas por células caliciformes (cistite glandular)
- frequência, disúria, urgência, hematúria
- cistoscopia: mucosa irregular; massa papilar/polipoide
√ Elevações de mucosas semelhantes a cistos arredondadas, múltiplas e pequenas
√ Defeitos de preenchimento
√ Camada muscular intacta
Pode estar associada a: lipomatose pélvica (causando obstrução da bexiga e infecção crônica)
Prognóstico: potencialmente maligna em adultos

Cistite Enfisematosa

= complicação incomum de infecção no trato urinário por microrganismos formadores de gás quase PATOGNOMÔNICO de diabetes pobremente controlada (= fermentação bacteriana de glicose)
Idade: > 50 anos; M÷F = 1÷2
Predisposição: *diabetes mellitus*, bexiga neurogênica, obstrução na saída da bexiga, UTI crônica
Microrganismo: E. coli, E. aerogenes, P. mirabilis, S. aureus, estreptococos, *Clostridium perfringens*, Nocardia, cândida
Pode estar associada a: pielite enfisematosa/pielonefrite
- pneumatúria (rara)
Raios X simples:
√ Área irregular/anel translúcido de bolhas de ar na parede da bexiga
√ Nível ar-líquido intraluminal
US:
√ Focos de sombreamento ecogênico dentro da área de espessamento mural vesical
CT (modalidade mais específica)
DDx:
   (a) gás no interior da bexiga: traumatismo, instrumentação do trato urinário, fístula enterovesical
   (b) gás externo à bexiga: gás retal, vaginite enfisematosa, pneumatose cistoide intestinal, gangrena gasosa do útero

Cistite Eosinofílica

= doença inflamatória crônica rara
Incidência: 83 casos em adultos na literatura
Idade média: 42–48 anos; M÷F = 1,3÷1,0
Causas: idiopática (29%), atopia, após cirurgia da bexiga, reações adversas a fármacos + alimento, infecções do trato urinário parasíticas/não parasíticas, distúrbios autoimunes, enterite eosinofílica
Histologia: infiltrado transmural de eosinófilos com grau variável de fibrose + necrose do músculo detrusor
- hematúria, frequência, disúria, dor
- eosinofilia periférica (0–43%)
√ Massas na bexiga solitárias/múltiplas ± componente cístico
√ Parede da bexiga normal/espessada
√ Pequena bexiga contraída (no estágio fibrótico)
√ Massa isointensa relativa à musculatura em T2WI
√ Massa hiperintensa à musculatura em T1WI com aumento
Prognóstico: geralmente de curso autolimitante e benigno, se a causa for removida

Cistite Granulomatosa = Cistite Tuberculosa
√ Bexiga hipertônica irritável com capacidade diminuída
√ O processo patológico geralmente começa em nível do trígono e dissemina-se para cima e lateralmente
√ Calcificação da parede da bexiga (rara)

Cistite Hemorrágica
Causa: incerta
  (a) não específica: cultura negativa
  (b) bacteriana: *E. coli* (em 17%)
  (c) viral (adenovírus em 19%): cultura negativa, exantema viral
  (d) citotóxico: ciclofosfamida (Cytoxan®), em 15% dos pacientes durante o primeiro ano de tratamento
√ Aglomerações móveis ecogênicas de material sólido (= coágulos sanguíneos intraluminais)

Cistite Intersticial
Idade: mulheres pós-menopausa
- pseudoulceração rosa da mucosa da bexiga caracteristicamente no vértice da bexiga (= úlcera de Hunner)

Edema Bolhoso da Parede da Bexiga
Causa: contato interno contínuo com cateter de Foley, envolvimento da parede da bexiga por contato externo nas condições inflamatórias pélvicas (p. ex., doença de Crohn, apendicite, diverticulite)
√ Mucosa suavemente espessada/hipoecoica redundante polipoide

DIABETES MELLITUS
= distúrbio multissistêmico
Prevalência: 14 milhões de pacientes nos Estados Unidos da América
Patologia: doença macro e microvascular; neuropatia; susceptibilidade aumentada à infecção
  A. EFEITOS CRÔNICOS
    1. Necrose papilar
    2. Estenose da artéria renal
    3. Calcificação do ducto deferente
  B. INFECÇÕES DO TRATO URINÁRIO
    1. Abscesso renal e perirrenal
    2. Pielonefrite enfisematosa
    3. Cistite enfisematosa
    4. Infecção fúngica: *Candida, Aspergillus*
    5. Pielonefrite xantogranulomatosa
  C. INFECÇÃO GENITAL
    1. Gangrena de Fournier
    2. Abscesso tubovárico pós-menopausa

Nefropatia Diabética
= definida como proteinúria persistente (> 500 mg de albumina/24h) + retinopatia + pressão sanguínea elevada
◊ Causa mais comum de doença renal em estágio terminal
Incidência: 35–45% IDDM; < 20% de NIDDM; M > F
Histologia: glomeruloesclerose intercapilar difusa
Mortalidade: 90% após os 40 anos
Precoce:
√ Aumento renal (hipertrofia renal com expansão glomerular)
Tardio:
√ Diminuição progressiva em tamanho
√ Hiperecogenicidade cortical difusa com perda gradual de diferenciação corticomedular
√ Índice resistente > 0,7 (muito tardio)

IVP:
√ Material de contraste pode induzir à insuficiência renal (= aumento no nível da creatinina sérica 1–5 dias após exposição)
◊ Manter o paciente bem hidratado com saline 0,45%!

Cistopatia Diabética
Causa: neuropatia periférica autônoma
Histologia: vacuolização de células do gânglio na parede da bexiga, neurônios simpáticos gigantes, células hipocromáticas do gânglio, desmielinização
- prejuízo insidioso da sensação da bexiga
- atividade do detrusor de reflexo diminuído
√ Volume residual de urina aumentado pós-esvaziamento
Cx: refluxo vesicoureteral, pielonefrite recorrente, pio-hidronefrose, incontinência por regurgitação

EPIDIDIMITE
Epididimite Aguda
= EPIDÍDIMO ORQUITE AGUDA
◊ processo patológico agudo mais comum na idade pós-púbere
Causa: infecção do trato urinário ascendente; instrumentação + prostatite (em homens mais velhos); química (Amiodarona); pós-traumatica; vasculite (Púrpura Henoch-Schönlein); idiopática
Incidência: 634.000 casos/ano
Idade: < 18 anos (comum); 19–25 anos (muito comum); > 25 anos (extremamente comum); > 30 anos (quase todos os casos de dor escrotal)
Microrganismo: *E. coli* + *S. aureus* (85%), *Gonococcus* (12%), TB (2%); epididimite não específica em 20%
  (a) > 35 anos de idade: *Escherichia coli* + *Proteus mirabilis*, CMV com AIDS
  (b) < 35 anos de idade: *Chlamydia trachomatis* + *Neisseria gonorrhoeae*;
- febre
- dor de intensidade crescente por 1–2 dias
- edema hemiescrotal + sensibilidade + eritema
- piúria (95%)
- cultura de urina positiva
- leucocitose (50%)
- disúria + frequência (25%)
- sensibilidade prostática (infrequente)
Localização: pode ter envolvimento focal, como na epididimite focal (25%), frequentemente na cauda do epidídimo
  ◊ Disseminação subsequente no testículo é comum: orquite global (frequente), orquite focal (10%)
US:
√ Epidídimo aumentado com ecogenicidade diminuída:
  √ Cauda aumentada sugere refluxo retrógrado da próstata/urina
  √ Hidrocele reativa ± espessamento da parede escrotal
√ Hidrocele + espessamento cutâneo
√ Cordão espermático aumentado contendo gordura hiperecoica
√ Espessamento da túnica albugínea (na infecção grave)
Doppler colorido: (91% de sensibilidade, 100% de especificidade):
√ Número aumentado + concentração de vasos identificáveis na região acometida (= hiperemia)
√ Pico de velocidade sistólica (PSV) > 15 cm/s com PSV relação > 1,9 comparado ao lado normal
√ Detecção do fluxo venoso
√ Fluxo diastólico reverso na artéria testicular (em decorrência do edema epididimal com obstrução do fluxo venoso)
NUC (taxa de positivos verdadeiros de 99%):
√ Perfusão simétrica dos vasos ilíacos + vasos femorais

√ Perfusão aumentada marcadamente através dos vasos do cordão espermático (artérias testiculares + deferentes)
√ Atividade curvilínea aumentada lateralmente no hemiescroto nas imagens estáticas (também centralmente se os testículos estiverem envolvidos)
√ Atividade aumentada do conteúdo escrotal nas imagens estáticas (hiperemia + permeabilidade capilar aumentada)

Rx: terapia antimicrobiana, elevação escrotal, repouso em cama, analgésicos, compressas de gelo

Cx: (1) orquite focal/difusa (20–40%)
(2) abscesso epididimal (6%)
(3) abscesso testicular (6%)
(4) infarte testicular (3%) a partir da compressão extrínseca do fluxo sanguíneo testicular
(5) atrofia testicular tardia (21%)
(6) hidropiocele
(7) gangrena de Fournier

DDx: (1) abscesso testicular (perfusão aumentada com captação centralmente diminuída)
(2) hidrocele (perfusão normal, nenhuma captação)
(3) tumor testicular (perfusão ligeiramente aumentada; captação aumentada/diminuída; nenhuma hiperemia epididimal associada ao CFI; marcadores tumorais positivos: hCG, AFP)

Epididimite Crônica
US:
√ Epidídimo hiperecoico aumentado

DISFUNÇÃO ERÉTIL
= IMPOTÊNCIA (terminologia substituída em razão de conotação negativa)
= incapacidade de ter/manter uma ereção peniana suficiente para penetração vaginal em 50% ou mais das tentativas durante a relação sexual

Incidência: 10 milhões de americanos
Fisiologia:
(a) fase psicogênica
 • estímulos a partir dos núcleos talâmicos, rinencéfalo, sistema límbico convergem na área hipotalâmica anterior pré-óptica medial
(b) fase neurológica
 • raízes nervosas sacrais (S2–S4) contribuem com fibras para os plexos simpáticos pélvicos
 • estimulação do n. cavernoso (nervo parassimpático) causa alterações no fluxo sanguíneo resultando em ereção completa
 • estimulação do n. pudendo (nervo motor) causa contração do músculo bulbocavernoso + isquiocavernoso resultando em oclusão venosa + ereção rígida

Fatores de risco: hipertensão, diabetes, tabagismo, CAD, doença vascular periférica, traumatismo/cirurgia pélvica, anormalidades de lipídio sanguíneo

Causa:
A. Orgânica (maioria)
 1. Distúrbio endócrino reduzindo a testosterona sérica/aumentando a prolactina sérica
 2. Doença vascular (10–20%): aumentado com a idade
  (a) falha no preenchimento (arteriogênica)
  (b) falha na armazenagem (venogênica)
 3. Distúrbio neurogênico (10%) = falha de iniciação:
  (a) desordem neurológica: esclerose múltipla, lesão na medula espinal, espondilose cervical, aracnoidite espinal, traumatismo pélvico, epilepsia de lobo temporal/idiopática, doença de Alzheimer, doença de Parkinson, *tabes dorsalis*, amiloidose, insuficiência autonômica primária, acidentes cerebrovasculares, tumor primário/metastático
  (b) lesão cirúrgica aos nervos: dano aos nervos simpáticos pélvicos/n. cavernoso durante prostatectomia radical/cistectomia
 4. Doença crônica: *diabetes mellitus* (2 milhões); fármacos (anti-hipertensivos, anticonvulsivantes, álcool, narcóticos, agentes psicotrópicos)
 5. Doença endorgânica: priapismo
B. PSICOGÊNICA

Índex pênis-braquial (normal > 1,0)
= pressão arterial peniana mais elevada acima da pressão braquial média
√ < 0,7 sugere grande doença vascular

Rx:
(1) cirurgia:
 (a) cirurgia vascular reconstrutiva
 (b) colocação de prótese peniana
  — não hidráulica: semirrígido, maleável, posicionável
  — hidráulica
(2) oral/injeção intracavernosa de agentes vasoativos
(3) dispositivos externos não cirúrgicos: dispositivos de ereção a vácuo
(4) terapia sexual

GANGRENA DE FOURNIER
= FASCIITE NECROTIZANTE FULMINANTE
[Jean Alfred Fournier (1832–1914), venereologista em Paris, França]
= fasciite necrotizante polimicrobiana potencialmente letal e incomum de áreas perineais, perianais ou genitais

Incidência: 500 casos na literatura
Microrganismos: (a) aeróbicos: *E. coli, S. aureus,* espécies de *Proteus,* enterococos
(b) anaeróbicos: *Bacterioides fragilis,* estroptococos anaeróbico, clostrídio

Patologia: endartrite obliterativa produzindo necrose e gangrena cutâneas + subcutâneas, celulite, miosite, fasciite (taxa de destruição fascial tão elevada quanto 2–3 cm/h)

Idade: recém-nascido até indivíduos mais velhos; M >> F
Predisposição: *diabetes mellitus* (presente em 40–60%), HIV, neutropenia, abusos por álcool, instrumentação GU recente

• EMERGÊNCIA CIRÚRGICA!
• dor, febre, leucocitose
• sensibilidade escrotal, eritema, inchaço, crepitação
◊ Em 95% de foco primário de infecção é reconhecível (abscesso perianal/perirretal/isquiorretal, fissura anal, perfuração colônica, estreitamento uretral com extravasamento, instrumentação uretral, UTI crônica, epididimite, orquite, lesão superficial do tecido mole da pele genital, injeção IM, hidradenite, aborto séptico, abscesso vulvar/glândula de Bartholin, histerectomia, episiotomia, circuncisão, picada por inseto, queimadura!)
√ Gás na parede escrotal + períneo
√ Espessamento da parede escrotal + testes normais

Mortalidade: 7–75%
Rx: antibioticoterapia + desbridamento + oxigênio hiperbárico
DDx: epididimorquite, abscesso escrotal contendo gás, hérnia escrotal com intestino contendo gás, enfisema escrotal a partir da perfuração intestinal, extensão de enfisema subcutâneo, vazamento de ar + dissecção decorrente do posicionamento defeituoso do tubo torácico

GANGLIONEUROBLASTOMA
= tumor do sistema nervoso simpático que é intermediário em maturidade celular entre o neuroblastoma e o ganglioneuroma; potencial metastático

Incidência: menos comum que o neuroblastoma/ganglioneuroma
Idade: tenra infância; M÷F = 1÷1
Localização: mediastino posterior, abdome
√ Extensão através do forame neural para dentro do espaço epidural
√ Compressão de raiz nervosa/medula espinhal

GANGLIONEUROMA

= crescimento neoplásico benigno do gânglio autonômico
= pode representar fase final de maturação de um neuroblastoma induzido por quimioterapia/ocorrendo espontaneamente
Histologia: mescla de gânglio maduro + células de Schwann
Idade: 42–60% < 20 anos, 39% com idade de 20–39 anos, 19% com 40–80 anos de idade; M÷F = 1÷1
Localização:
(a) extrassuprarrenal
 mediastino posterior (25–43%); abdome (52%); pelve e colo (9%); ganglioneuromatose oral + intestinal associada à MEN tipo IIb
(b) glândula suprarrenal (20%)
- sintomas respiratórios, pressão local (40%)
- raramente hormonalmente ativo: diarreia, sudorese, hipertensão, virilização, miastenia grave
√ Grande massa de até 20 cm esférica/elíptica encapsulada e bem definida de crescimento lento
√ Tendência de vasos sanguíneos ao redor sem comprometimento do lúmen
√ Grande massa em altere estendendo da região paraespinhal através do forame neural para dentro do espaço epidural
√ Calcificações (8–27%)
√ Massa comumente homogênea/discretamente heterogênea para seu grande tamanho
CT:
√ Atenuação homogênea/discretamente heterogênea menos que aquela do músculo
MR:
√ Homogêneo + isointenso com o músculo em T1WI
√ Heterogêneo + hiperintenso com o músculo em T2WI
DDx: neurofibroma (nenhuma calcificação), schwannoma (sem calcificação), neuroblastoma (calcificado)

HEMANGIOMA DE GLÂNDULA SUPRARRENAL

= tumor estromal benigno raro de glândula suprarrenal
√ Frequente massa grande (geralmente > 10 cm de diâmetro, até 22 cm) em decorrência de sua natureza indolente
√ Massa vascular mais elevada com múltiplas áreas nodulares periféricas de aumento acentuado após injeção de contraste em *bolus*
√ AUSÊNCIA de preenchimento completo no material de contraste
√ Calcificações (28–87%) proveniente de flebólitos hemorrágicos/múltiplos prévios
√ Aumento persistente sob imagem retardada
CT:
√ Atenuação central baixa (necrose/fibrose)
MR:
√ Massa hipointensa relacionada com o fígado em T1WI + hiperintensidade central (decorrente de hemorragia)
√ Geralmente acentuadamente hiperintensa em T2WI, especialmente na porção central
√ Aparência variável após hemorragia, trombose, necrose, fibrose
Cx: hemorragia

HEMANGIOMA DA BEXIGA URINÁRIA

Incidência: 0,6% dos neoplasmas primários da bexiga; 0,3% de todos os tumores da bexiga
Idade: < 20 anos (em > 50%), M÷F = 1÷1
Pode estar associada a:
(a) hemangiomas adicionais em 30%
(b) síndrome Klippel-Trénaunay
(c) síndrome Sturge-Weber
Histologia: forma hemangiolipomatose capilar/venosa/cavernosa
- hematúria dolorosa macroscópica recorrente
- hemangiomas cutâneos sobre o abdome, períneo e coxas em 25–30%
Localização: parede posterolateral, côncava
Local: limitado à submucosa (33%), parede muscular, tecido perivesical
√ Massas solitárias compressíveis (2/3)/múltiplas (1/3):
 √ Massa intraluminal bem margeada e arredondada
 √ Espessamento da parede vesical difuso + calcificações pontuadas (flebólitos)
IVP:
√ Defeito de preenchimento arredondado/lobulado
US:
√ Massa hiperecoica proeminentemente sólida
√ Espaços hipoecoicos no interior da parede vesical espessada
DICA: risco elevado de hemorragia intratável na biopsia!

SÍNDROME HEMOLÍTICO-URÊMICA

◊ Causa mais comum de insuficiência renal aguda em crianças que requerem diálise!
= caracterizada por microangiopatia trombótica com características típicas do DIC
Causa:
(1) infecção: *E. coli* enterotóxica, *Shigella dysenteriae* I, *Streptococcus pneumoniae*, *Salmonella typhi*, vírus Coxsackie, vírus ECO, adenovírus
(2) condição médica associada: gravidez, SLE + outras doenças vasculares do colágeno, malignidade, hipertensão maligna
(3) fármacos: anticoncepcionais orais, ciclosporina, mitomicina, 5-fluorouracil
Patogênese: a lesão capilar e endotelial do rim leva ao dano mecânico de eritrócitos + formação de microtrombo de hialina no interior da vasculatura renal + infarte local
Idade: geralmente crianças < 2 anos
Histologia: microangiopatia incluindo edema endotelial + formação de trombo no glomérulo + arteríolas renais
TRÍADE CLÁSSICA:
(1) anemia hemolítica microangiopática
(2) trombocitopenia
(3) insuficiência renal aguda oligúrica/anúrica levando à uremia
- episódio recente de gastroenterite (comumente com *E. coli*)
- palidez súbita, irritabilidade
- diarreia sangrenta
- dispneia (decorrente de retenção líquida, insuficiência cardíaca, derrame pleural)
- convulsões
- rápida elevação no nível de nitrogênio da ureia sanguínea fora da proporção do nível de creatinina plasmática (= resultado da lise celular)

@ rim (às vezes único órgão envolvido)
√ Rins de tamanho normal/ligeiramente aumentado
√ Córtex hiperecoico

US Doppler:
√ Fluxo diastólico ausente/invertido/reduzido (= aumento na resistência ao fluxo)
√ O retorno da forma das ondas ao normal antedata o retorno do débito urinário
Cintigrafia:
√ Falta de perfusão renal
@ fígado: hepatomegalia, hepatites
@ pâncreas: *diabetes mellitus*
@ coração: miocardite
@ músculo: rabdomiólise
@ intestinos: perfuração, intussuscepção, colite pseudomembranosa
@ cérebro (20–50%): sonolência, alterações da personalidade, coma, hemiparesia, crises epilépticas (até 40%)
Prognóstico: recuperação espontânea completa (em 85%)

NEFRITE CRÔNICA HEREDITÁRIA
= SÍNDROME DE ALPORT
= traço dominante provavelmente autossômico, com presença de macrófagos cheios de gordura ("células em espuma") na junção corticomedular e medula
(a) homens: insuficiência renal progressiva, morte geralmente com < 50 anos de idade
(b) mulheres: não progressiva
- poliúria
- anemia
- perda de sal
- hipostenúria
- surdez nervosa
- anomalias oculares (cataratas congênitas, nistagmo, miopia, esferofaquia)
- NENHUMA hipertensão
√ Rins pequenos e lisos
√ Densidade diminuída do meio de contraste
√ Calcificações corticais

RIM EM FERRADURA
= dois rins unidos pelos polos pelo istmo parenquimatoso/istmo fibroso
Incidência: 1–4÷1.000 nascimentos; 0,2–1% (série de autopsia);
M÷F = 2–3÷1
◊ Anomalia de fusão mais comum
Associado à:
anomalia cardiovascular, anomalia do esqueleto, anomalia do CNS, malformação anorretal, anomalia geniturinária (hipospádia, não descida dos testículos, útero bicornual, duplicação ureteral); trissomia 18, síndrome de Turner (60%)
Em 50% associado a:
(1) ectopia caudal
(2) refluxo vesicoureteral
(3) hidronefrose 2° para obstrução UPJ
√ Fusão do rim D + rim E no polo inferior (90%)/polo superior (10%)
√ Eixo renal longitudinal orientado medialmente
√ Istmo em L4/L5 entre aorta + a. mesentérica inferior
√ Pelves renais e ureteres situados anteriormente
√ Artérias renais múltiplas incluindo a artéria do istmo
Cx: infecção, cálculos renais

HIDROCELE
= coleção de líquido entre as camadas parietais e viscerais da túnica vaginal
◊ Causa mais comum de inchaço testicular
◊ Tipo de coleção líquida mais comum no escroto

US:
√ Anecoico, boa parede posterior, transmissão completa
√ HIDROCELE COMPLICADA = hidrocele com ecos de baixo nível ± septações = hematocele/piocele/cristais de colesterol

Primária = Hidrocele Idiopática
sem lesão predisponente como defeito congênito de drenagem linfática

Hidrocele Secundária
(a) inflamação (epididimite, epididimorquite)
(b) tumor testicular (em 10–40% de malignidades)
(c) traumatismo/pós-cirúrgico
◊ 50% das hidroceles adquiridas devem-se ao traumatismo!
(d) torção, infarto

Hidrocele Congênita
= ascite no escroto por comunicação com a cavidade peritoneal (= processo vaginal aberto); pode estar associada à hérnia inguinal
- deve resolver-se em 2 anos

Hidrocele Infantil
= hidrocele com extensão digitiforme para dentro do processo funicular, mas sem comunicação com a cavidade peritoneal

HIDRONEFROSE
A. UROPATIA OBSTRUTIVA = HIDRONEFROSE
= dilatação das estruturas coletoras sem déficit funcional
B. NEFROPATIA OBSTRUTIVA = dilatação do sistema coletor com deterioração funcional renal
US:
Sistema de graduação da hidronefrose:
grau 0 = seio renal central homogêneo complexo sem separação
grau 1 = separação dos ecos do seio central com configuração ovoide; periferia do seio continuamente ecogênica; 52% de valor preditivo estimado para obstrução
grau 2 = separação dos ecos do seio central com configuração arredondada; cálices dilatados conectando com a pelve renal; continuidade da periferia ecogênica do seio
grau 3 = substituição das porções maiores do seio renal; descontinuidade da periferia ecogênica do seio
A quantidade de dilatação do sistema coletor depende de:
(a) duração da obstrução
(b) débito urinário
(c) presença de descompressão espontânea
◊ A quantidade de córtex renal residual é de significado prognóstico!

Hidronefrose Aguda
Causas:
(1) passagem de cálculo
(2) passagem de coágulo sanguíneo (de um carcinoma, malformação AV, traumatismo, terapia com anticoagulantes), papila necrótica descamada
(3) sutura da uretra
(4) edema ureteral após instrumentação
(5) cristalização de sulfonamida na urina não alcalinizada
(6) gestação normal
- dor (50%)
- infecção do trato urinário (36%)
- náusea + vômitos (33%)
√ Rim de tamanho normal com espessura parenquimatosa normal
√ Nefrograma crescentemente denso

√ Opacificação tardia do sistema coletor (diminuição da filtração glomerular)
√ Nefrograma crescentemente denso com o passar do tempo ("nefrograma obstruído")
√ Sistema coletor + ureter dilatados
√ Alargamento dos ângulos forniceais
√ Imagens tardias demonstram local de obstrução ao fim de uma coluna persistente do meio de contraste em um sistema coletor urinário dilatado
√ Excreção do contraste delegada para a vesícula biliar (incomum)
US:
  √ Separação de ecos do seio renal
  Falsos-negativos:
    cálculo coraliforme que enche todo o sistema coletor, obstrução renal hiperaguda (sistema ainda não dilatado), descompressão espontânea da obstrução, paciente exaurido de líquido com obstrução parcial, neonato desidratado
  Falsos-positivos:
    bexiga cheia, fluxo de urina aumentado (super-hidratação, medicamentos, após urografia, *diabetes insipidus*, diurese na azotemia não oligúrica) pielonefrite aguda, pós-obstrutiva/dilatação pós-cirúrgica, refluxo vesicoureteral
  Imagens enganadoras:
    cistos parapélvicos, vasos sinusais, pelve extrarrenal proeminente
√ Jato ureteral não detectável/fluxo gotejante
  CUIDADO: em 25% dos jatos ureterais não detectáveis (diferenças insuficientes na gravidade específica entre urina ureteral e urina na bexiga)
  √ Jato ureteral ausente em 13% das pacientes gestantes sem obstrução ureteral
    Observação: posicionar a paciente gestante em decúbito contralateral torna o jato visível
Doppler duplex:
  √ RI médio de 0,77 ± 0,05 (0,63 + 0,06 no rim não obstruído)
    <u>Precaução:</u> RI frequentemente normal na obstrução crônica; a doença renal não obstrutiva pode elevar os RIs
  √ Diferença ≥ 0,08 no RI na comparação direita-esquerda com obstrução unilateral
  Cx: extravasamento urinário espontâneo (10–18%) por ruptura forniceal/pélvica (= refluxo pielossinusal)

Hidronefrose Crônica
= causa mais frequente de massa abdominal nos primeiros 6 meses de vida (25% de todas as massas abdominais neonatais)
Causas:
  (a) adquirida: tumores benignos + tumores malignos do ureter; constrições ureterais; tumor retroperitoneal/fibrose; bexiga neurogênica; hiperplasia prostática benigna; carcinoma cervical/carcinoma prostático; massa pélvica (linfoma, abscesso, ovariana); pólipos uretrais; neoplasma uretral, constrição uretral adquirida
  (b) congênita: obstrução da junção ureteropélvica (mais comum) válvulas uretrais posteriores, ureterocele ectópica, obstrução ureterovesical congênita, síndrome do ventre em ameixa, megaureter primário
• curso insidioso
√ Rim grande com parênquima atrófico
√ Densidade nefrográfica diminuída (*clearance* diminuído)

√ Sinal precoce da "margem" (faixa delgada de radiodensidade circundando os cálices)
√ Opacificação tardia do sistema coletor
√ Alargamento moderado a importante do sistema coletor
√ Ureter dilatado e tortuoso
NUC:
  √ Área fotopênica durante fase vascular
  √ Acumulação do radiotraçador dentro do sistema coletor do hidronefrótico nas imagens tardias
Cx: infecção sobreposta (= pionefrose)

Hidronefrose Congênita
Malformação principalmente isolada
Incidência: 1÷100–300 nascimentos
Risco de recorrência: 2–3% para irmãos
Idade na apresentação: 25% em torno da idade de 1 ano
  55% em torno dos 5 anos de idade
Causas:
  1. Obstrução da UPJ 22–40–67%
  2. Válvulas uretrais posteriores 18%
  3. Ureterocele ectópica 14%
  4. Síndrome do ventre em ameixa seca 12%
  5. Obstrução ureteral + UPJ 8%
  6. Outras: refluxo vesicoureteral grave, obstrução do colo vesical, hipertrofia do verumontano, divertículo uretral, constricções uretrais congênitas, valvas uretrais, estenose meatal
Pode estar associada à: síndrome de Down (17–25%)
• massa abdominal palpável
• dor intermitente no flanco + periumbilical
• atraso no desenvolvimento
• vômito
• hematúria, infecção
Localização: 70% unilateral
OB-US:
  √ Diâmetro AP da pelve renal ≥ 5 mm entre 15–20 semanas, ≥ 8 mm em 20–30 semanas, ≥ 10 mm após 30 semanas MA
    ◊ Pielectase < 7,0 mm após 32 semanas EGA é altamente preditiva de um resultado pós-natal normal
  √ Relação entre o diâmetro AP da pelve renal e o rim > 50%
  √ Distenção caliciana comunicando com a pelve renal
    ◊ avaliação pós-natal após 4–7 dias de vida (em razão da diminuição da taxa de filtração glomerular (GFR) + desidratação relativa nos primeiros dias de vida)!
Prognóstico: atrofia parenquimatosa + insuficiência renal (dependendo da gravidade + duração)

Hidronefrose Focal
= HIDROCALICOSE = HIDROCÁLICE
= obstrução da drenagem de uma parte do rim
Causas: (1) congênita: duplicação parcial/completa
  (2) constrição infecciosa: por exemplo, tuberculose
  (3) cálculo infundibular
  (4) tumor
  (5) traumatismo
√ Massa unifocal, geralmente no polo superior
√ Grupo polar de cálices ausentes (precocemente)
√ Grupo polar dilatado (tardiamente) com deslocamento dos cálices adjacentes
√ Opacificação tardia do grupo obstruído
√ Nefrograma focalmente substituído
US:
  √ Lesão cística anecoica com margens lisas

CT:
√ Área focal com densidade de água com margens lisas e paredes espessas

Hidronefrose na Gestação
1. **Dilatação fisiológica**
   Incidência: 80%; em até 90% no 3º trimestre
   Causa: hormonal (relaxamento da musculatura lisa uretérica em resposta à progesterona), mecânico (útero gravídico comprime o ureter na borda pélvica próximo ao cruzamento dos vasos ilíacos com o ureter direito formando um ângulo mais agudo)
   - assintomático
   Tempo de início: tão cedo quanto 6–10 semanas de gestação
   Localização: direito (85–90%), esquerdo (15–67%)
   √ Ureter ampliado apenas até o promontório sacral
   Prognóstico: resolução dentro de poucas semanas até 6 meses após o parto
2. **"Síndrome da superdistensão"**
   Causa: obstrução pelo útero gravídico
   - dor semelhante à cólica renal
3. **Hidronefrose aguda**
   Causa: alteração no posicionamento fetal, diurese, passagem de cálculo para dentro do ureter
   - dor constante ± náusea e vômito
   √ Líquido perirrenal aumentado (congestão linfática/ruptura fornicial)
   DDx: cálculo ureterovesical (ureter dilatado distal ao promontório sacral)

PSEUDOTUMOR INFLAMATÓRIO DA BEXIGA
= TUMOR FIBROMIXOIDE PSEUDOSSARCOMATOSO
Causa: ?responde à infecção, inflamação ou malignidade
Idade: 38 (variação, 15–74) anos; M÷F = 11÷6
Patologia: massa hemorrágica ulcerativa
Histologia: células fusiformes frouxamente acumuladas no interior da matriz mixoide
- hematúria, sintomas de esvaziamento
- febre, anemia por deficiência de ferro
Localização: relatado em cada órgão do corpo
Local: poupa o trígono
√ Massa na bexiga localmente agressiva, única e exofítica/polipoide de 2–8 cm ± ulceração
√ Pode invadir a parede da bexiga no componente extravesical
√ Aumento periférico em forma de anel + aumento central insuficiente (decorrente da necrose)
MR:
√ Massa heterogênea com componente hiperintenso central circundado por periferia hipointensa em T2WI
Rx: cirurgia, esteroides em dose elevada, terapia por radiação
DDx: rabdomiossarcoma, leiomiossarcoma mixoide

TUMOR JUSTAGLOMERULAR
= RENINOMA
= tumor benigno muito raro originário das células justaglomerulares produtoras de renina
Incidência: < 30 casos publicados
Idade: idade média de 24 (variação, 7–58) anos; 50% < 21 anos; M÷F = 1÷2
Origem: surgindo de arteríolas aferentes de glomérulos
Patologia: pequenos focos de hemorragia + pseudocápsula
Histologia: tumor lembra hemangiopericitoma
- características típicas do reninismo primário
  - hipertensão acentuada + hipertensão mantida, frequentemente acelerada e insuficientemente controlada
  - hiperaldosteronismo secundário com hipocalemia
- hiper-reninemia
- cefaleias moderadas a intensas
- retinopatia hipertensiva
- polidipsia, poliúria, enurese
Localização: logo abaixo da cápsula renal
√ Massas renais geralmente de 2–3 (variação, 0,8–6,5) cm de tamanho
US:
√ Massa ecogênica ± áreas de necrose/hemorragia
CT (cortes finos sobrepostos):
√ Tumor isodenso na CT sem contraste, hipointenso na CT contrastada
MR:
√ Aumento periférico precoce em T1WI
√ *Washout* de meio de contraste da periferia + preenchimento da porção central do tumor em T1WI
Angiografia:
√ Tumor angiograficamente hipo/avascular (em 43%)
√ Amostragem de sangue venoso mostra altos níveis de renina no lado acometido
Dx: combinação de renina elevada sem lesão arterial renal + massa sólida renal hipovascular
Rx: excisão cirúrgica
DDx da elevação da renina:
tumor de Wilms, hipernefroma, câncer de pulmão, tumor paraovariano, adenocarcinoma da tuba falopiana, hamartoma epitelial do fígado, hemangiopericitoma orbital, câncer pancreático, hiperplasia angiolinfoide

LEUCEMIA
= proliferação clonal de linfoblastos (leucemia aguda) ou pequenos linfócitos (leucemia crônica)
◊ Causa maligna mais comum de aumento global renal bilateral!
Incidência: envolvimento renal em 50% de crianças + 65% de adultos nas necropsias
A. ENVOLVIMENTO DIFUSO (mais comum)
   células leucêmicas infiltram o tecido intersticial + seio renal; os túbulos são substituídos (mais comum na forma linfocítica que na forma granulocítica); sem relação com a contagem de linfócitos periféricos
   - deterioração renal (a partir do infiltrado leucêmico, hiperuricemia, septicemia, hemorragia)
   - hipertensão
   √ Nefromegalia moderada a maciça bilateralmente com contornos lisos
   √ Densidade normal ou diminuída no nefrograma
   √ Sistema coletor ocasionalmente atenuado (DDx: lipomatose do seio renal)
   √ Defeitos de preenchimento não opacos no IVP (coágulo, ácido úrico)
   √ Hemorragia renal/subcapsular/perinéfrica frequente
   √ Linfadenopatia retroperitoneal
   US:
   √ Perda de definição + distorção do complexo central do seio
   √ Ecos grosseiros normais a aumentados por todo o córtex renal + preservação das medulas renais
   √ Massas anecoicas focais únicas/múltiplas
B. ACUMULAÇÃO FOCAL DE CÉLULAS LEUCÊMICAS (raro)
   cloroma (= sarcoma granulocítico) da leucemia mieloblástica aguda, mieloblastoma, sarcoma mieloblástico
   - pode preceder outras manifestações da leucemia
   √ Massa unifocal no córtex renal/seio renal
DDx: doença de Hodgkin, linfoma maligno, mieloma múltiplo

LEUCOPLAQUIA

= METAPLASIA ESCAMOSA QUERATINIZANTE/DISPLASIA = DISQUERATOSE

Causa: infecção crônica (80%)/cálculos (40%)
Histologia: grandes áreas confluentes/áreas dispersas multifocais de metaplasia escamosa de epitélio celular transicional com queratinização + atipia celular nas camadas mais profundas
Pico etário: 4ª-5ª década;
  M÷F = 1÷1 (com envolvimento da pelve renal);
  M÷F = 4÷1 (com envolvimento da bexiga)
- hematúria (30%)
- UTIs recorrentes
- passagem PATOGNOMÔNICA de flocos arenosos, cálculos de tecidos moles, pedaços de tecido branco (camadas epiteliais queratinizadas descamadas), levando a cólicas renais, febre, calafrios

Localização: bexiga > pelve renal > ureter; bilateral em 10%
√ Irregularidades corrugadas/estriadas das paredes pelvecaliceais, localizadas/generalizadas
√ Massa intraluminal em placa com padrão "em pele de cebola" do material de contraste nos interstícios
√ Caliectasia + pielectasia comuns (com obstrução)
√ Formação de cunhas/defeitos de enchimento do ureter
√ Associada a cálculos em 25–50%
Cx: condição pré-maligna para o carcinoma epidermoide em 12% (controverso!)

DOENÇA CÍSTICA LOCALIZADA

= cistos múltiplos simples envolvendo somente uma porção do rim
- nenhum histórico familiar

Histologia: ductos e túbulos dilatados variando de tamanho de milímetros a vários centímetros
Prognóstico: não progressivo

LINFOCELE

= cisto com enchimento líquido sem revestimento epitelial
Frequência: em 12–24% após linfadenectomia radical
Causa: complicação na linfadenectomia radical para avaliar o estado dos linfonodos na malignidade
Localização: nos locais de dissecção de linfonodos; frequentemente no retroperitônio pélvico/abdominal, axila, virilha
Tempo para a descoberta: 3–8 semanas após a cirurgia
- pode ser sintomático
√ Estrutura enchida de líquido de parede delgada unilocular
Dx: aspiração/drenagem com análise bioquímica
Cx: hemorragia; superinfecção; quando grande, compressão de estruturas adjacentes
DDx: hematoma; seroma; abscesso; recorrência de tumor cístico (aumento de componente de tecido mole)

Degeneração Cística do Linfonodo

Causa: carcinoma de célula escamosa a partir da cérvix uterina, vagina, vulva, bexiga urinária
√ Linfonodo cístico de parede delgada
DDx: linfocele; linfangiomiomatose

LINFOMA DO RIM

Incidência: em 3–8% (na CT), 30–60% (na autopsia); geralmente ocorre tardiamente na evolução da doença
  ◊ Os rins constituem a 2ª entidade anatômica mais comumente acometida depois dos órgãos hematopoiéticos e reticuloendoteliais!

Tipos:
A. LINFOMA NÃO HODGKIN (mais comum)
  (a) SECUNDÁRIO em decorrência da doença sistêmica
    Tipo: tipicamente intermediário + tipo célula B de alto grau
    Em risco: pacientes imunocomprometidos com proliferação descontrolada do vírus de Epstein-Barr em pacientes com infecção por HIV/transplante de órgão (esp. após terapia com ciclosporina), ataxia-telangiectasia
  (b) PRIMÁRIO linfoma renal (< 1%)
    surgindo em nódulos renais hilares/parênquima renal
B. DOENÇA DE HODGKIN (< 1%)
  envolvimento renal em 13% das autópsias

Padrão de envolvimento:
  (a) disseminação hematogênica (bilateral em 75%):
    — focos múltiplos (50–65%)
    — massa única (10–25%)
      √ Lembra o neoplasma renal primário
    — infiltração difusa (menos comum) ao longo da estrutura do tecido intersticial normal
      √ Nefromegalia com preservação do parênquima renal + contorno
  (b) extensão direta da adenopatia retroperitoneal (25–30%)
  (c) linfoma perinéfrico isolado (< 10%)
- clinicamente silencioso (50%)
- dor no flanco, perda de peso, febre, sudorese noturna
- massa palpável, hematúria
- comprometimento da função renal (obstrução do trato urinário, compressão da veia renal, infiltração difusa do rim, infarto superposto, amiloidose, hipercalcemia)

Associado à: esplenomegalia, linfadenopatia
  ◊ Procurar outros locais de envolvimento multissistêmico na medula óssea, fígado, trato GI, pulmão, coração, CNS!
√ Unilateral÷bilateral = 1÷3
√ Massas nodulares múltiplas (29–61%), 1–4,5 cm de tamanho
√ Disseminação a partir da doença retroperitoneal com envolvimento pela invasão transcapsular/hilar
√ Tumor único (10–25%): volumoso até 15 cm de tamanho (7%)/pequeno (7–48%)
√ Linfoma perinéfrico (< 10%):
  (a) extensão direta da doença retroperitoneal
  (b) crescimento transcapsular da doença parenquimatosa renal
  ◊ Um tumor circundando o rim sem compressão parenquimatosa ou comprometimento da função é virtualmente PATOGNOMÔNICO de linfoma
√ Infiltração do seio renal
√ Pequenas áreas curvilíneas de alta atenuação
√ Espessamento da fáscia de Gerota
√ Nódulos/placas perirrenais de densidade de tecido mole
√ Massa adjacente na doença retroperitoneal
√ Nefromegalia em virtude da infiltração do interstício (6–19%) com preservação de glomérulos e túbulos:
  √ Preservação do contorno renal
  √ Quase sempre bilateral
  √ Englomamento/deformação do sistema pelvicaliceano
- função renal insatisfatória clinicamente silenciosa
√ A patência dos vasos renais mesmo com o englobamento do tumor é CARACTERÍSTICA

NECT:
  √ Massa com atenuação discretamente mais elevada que o normal ao redor do parênquima

CT (fase nefrográfica mais sensível para detecção):
   √ Geralmente massas homogêneas pobremente marginalizadas menos densas que o parênquima renal + aumento diminuído comparado ao parênquima renal
MR:
   √ Sinal hipointenso em T1WI relativo ao córtex normal
   √ Isso- a hipointenso em T2WI relativo ao córtex normal
   √ Depósitos linfomatosos aumentam menos que o parênquima normal ± aumento retardado progressivo
US:
   √ Massas única/múltiplas anecoicas/hiperecoicas
      √ Pode mostrar transmissão completa aumentada
   √ Aumento renal + ecos parenquimatosos diminuídos
   √ Perda dos ecos do seio renal
   √ Pouca vascularização da lesão + deslocamento dos vasos renais
PET:
   √ Atividade hipermetabólica
Angiografia:
   √ Neovascularização, englobamento, deslocamento vascular (ocasionalmente com configuração empaliçada)
DDx da massa nodular:
   (1) RCC (mais heterogêneo, invasão vascular)
   (2) metástases de pulmão, mama, estômago, melanoma, câncer de célula renal simultâneo
   (3) pielonefrite aguda, êmbolos sépticos, infarte renal, abscesso
DDx de linfoma perinéfrico:
   sarcoma surgindo da cápsula renal, metástases perinéfricas, hematoma perinéfrico, fibrose retroperitoneal, amiloidose, hematopoiese extramedular
DDx de tumor infiltrativo:
   TCC, pielonefrite aguda/xantogranulomatosa

MALACOPLAQUIA

= [*malaka,* do grego = macio; *plakos,* do grego = superfície plana]
= resposta inflamatória granulomatosa crônica incomum à infecção por Gram-negativo que pode acometer qualquer órgão
Frequência: < 200 casos publicados
Microrganismo: E. coli (em 94%)
Predisposto: diabetes mellitus, imunossuprimidos
Patogênese: resposta alterada do hospedeiro à infecção no nível macrófago = microrganismos subjulgados permanecem viáveis + tornam-se fontes de infecção recorrente
Histologia: granulomas histiocíticos submucosos contendo grandes células mononucleares espumosas (macrófagos de Hansemann) com corpos de inclusão intracitoplásmicos PAS-positivos (corpos de Michaelis-Gutmann = calculoesférulas), consistindo de bactérias E. coli incompletamente destruídas, circundadas por membranas lipoproteináceas
Pico etário: 5^a–7ª década; M÷F = 1÷4
- infecções recorrentes do trato urinário: hesitação, disúria, frequência
- proteinúria variável, leucócitos + eritrócitos na urina
- hematúria macroscópica
- citoscopia: lesão marrom amarelada elevada < 3 cm de diâmetro, nódulos, lesões papilares, massas hemorrágicas, ulcerações necróticas
Localização:
  1. Bexiga > 2/3 inferior do ureter > ureter superior > pelve renal;
     multifocal em 75%; bilateral em 50%
  2. Fora do trato urinário

@ bexiga (40%)/ureter
   √ Múltiplos defeitos nodulares de enchimento mural lisos em forma de domo do sistema coletor
   √ Aspecto recortado se as lesões são confluentes
   √ Dilatação pelveureteral (se obstrutiva) generalizada
   √ Refluxo vesicoureteral
   √ Espessamento circunferencial da parede da bexiga
   √ Invasão do espaço perivesical
   DDx: pieloureterite cística
@ rim (16%)
   √ Aumento difuso do rim (o envolvimento bilateral é incomum)
   √ Deslocamento do sistema pelvecalicial + complexo sinusal central destorcido
   √ Massas parenquimais multifocais podem originar nefrograma diminuído/ausente
   √ A calcificação do trato urinário é rara
US:
   √ Lesões de ecogenicidade variável
CT:
   √ Lesões de baixa atenuação, maldefinidas
   √ ± extensão perinéfrica
DDx: neoplasma infiltrativo; XGP (unilateral, calcificação do trato urinário)
Rx: antibióticos, ácido ascórbico, agonista colinérgico

TESTÍCULOS MAL POSICIONADOS

= TESTÍCULOS NÃO DESCIDOS
os testículos estão normalmente dentro do escroto em torno das 28–32 semanas de idade gestacional
Prevalência: Precocemente no 3º trimestre em 10%; ao nascimento em 3,7–6% (nas crianças com > 2.500 g em 3,4%; nas crianças prematuras em 30%); além de 3 meses de idade em 1%
Teste de sensibilidade:
  MR : modalidade de escolha
  US : 20–88%; muita sensibilidade no canal inguinal
  CT : 95% (testículos < 1 cm não podem ser detectados)
       √ Ausência de cordão espermático no canal inguinal
  Venografia : 50–90%
  Laparoscopia: método mais confiável
Cx: (1) esterilidade
   (2) malignidade: mais comumente seminoma, 30–50 × risco aumentado = 1÷1.000 homens/ano; 4–11% de todos os tumores testiculares observados em criptorquidismo; o risco permanece aumentado mesmo após orquiopexia
      ◊ Varredura anual até pelo menos os 35 anos!
   (3) torção: 10 × risco em criptorquidismo
Rx: cirurgia/orquiopexia em 9–12 meses de idade
DDx: (1) testículos rudimentares
   (2) partes intravaginal gubernáculo = terminação bulbosa não atrofiada
   (3) ausência congênita = monorquia/anorquia (em 3–5%)
      ◊ Testículos não palpáveis são agenéticos em 15–63% de crianças!

Criptorquidismo (20–29%)

= parada na descida dos testículos ao longo de seu trajeto normal
Teoria fisiopatológica:
   defeito generalizado na embriogênese resulta em gônadas disgenéticas bilaterais
   Teoria sustentada por:
      – o risco de câncer se estende até o testículo contralateral
      – a orquiopexia não diminui o risco de câncer
      – o risco de câncer aumenta com o grau de ectopia

Associado a: síndrome do ventre em ameixa (criptorquidismo bilateral), síndrome de Prader-Willi, síndrome de Beckwith-Wiedemann, síndrome de Noonan, síndrome de Laurence-Moon-Biedl, trissomias do 13, 18, 21
- testículos não palpáveis

Localização: posição escrotal alta (50%); canicular = entre anel inguinal interno + externo (20%); abdominal (10%); bilateral em 10%
◊ O ponto mais cranial possível de um testículo que não desceu é o polo inferior do rim ipsilateral!
√ Falha em visualizar o testículo no interior do escroto
√ Pequeno testículo atrófico com ecogenicidade diminuída generalizada:
√ A identificação do testículo mediastino é necessária
DDx: linfonodo

Testículos Ectópicos (1%)
= desvio do trajeto usual
Localização: interticial = virilha (no músculo oblíquo externo), pubopeniano = raiz do pênis, perineal, triângulo femoral, no lado oposto

Pseudocriptorquidismo (70%)
= TESTÍCULO RETRÁTIL
= raramente, músculo cremaster espástico

Testículos que não Desceram
= testículo retrátil + criptorquidismo

SÍNDROME DE MECKEL-GRUBER
= doença autossômica recessiva caracterizada por encefalocele occipital, rins policísticos e polidactilia
Incidência: 1÷12.000–50.000; mais comuns entre os judeus Yemenitas
Risco de recorrência: 25%; frequência do portador de 1÷56
- história de irmãos acometidos

OB-US:
√ Grandes rins policísticos contendo cistos de 2 a 10 mm
√ Encefalocele occipital
√ Polidactilia pós-axial
√ Microcefalia
√ Lábio e palato fendidos
√ Oligo-hidrâmnio moderada a grave (início no segundo trimestre)
√ Incapacidade de visualizar a urina no interior da bexiga fetal

Tratamento obstétrico:
1. Análise cromossomial para excluir trissomia do 13 (se nenhuma história familiar prévia)
2. Opção de término da gravidez < 24 semanas de idade gestacional
3. Não intervenção pelo perigo fetal > 24 semanas de idade gestacional

Prognóstico: invariavelmente fatal ao nascimento em virtude da hipoplasia pulmonar + insuficiência renal
DDx: trissomia do 13

DOENÇA CÍSTICA MEDULAR
= NEFRONOPTISE
= nefropatia perdedora de sal causando insuficiência renal crônica em adolescentes/adultos jovens
Histologia: variável número de cistos medulares (100 µm a 2 cm) + fibrose progressiva periglomerular e intersticial + atrofia tubular com dilatação de alguns túbulos proximais

Tipos:
(1) **doença cística medular** = INÍCIO NA VIDA ADULTA, autossômica dominante, em adultos jovens, rapidamente progressiva, evolução com uremia + morte em 2 anos
(2) **nefronoptise juvenil** = INÍCIO JUVENIL = DOENÇA CÍSTICA MEDULAR URÊMICA autossômica recessiva, em crianças com 3–5 anos de idade, duração média de 10 anos antes que a uremia e a morte ocorram
- perda de sal, poliúria, hipostenúria, polidipsia
- déficit no desenvolvimento, retardo de crescimento (no início da adolescência)
- uremia, anemia grave, sedimento normal, hipertensão (somente na fase tardia)

√ Rins bilaterais normais/pequenos com contornos lisos
√ Córtex delgado

IVP:
√ Pobre opacificação do sistema coletor renal
√ "Nefrograma medular" = estriações medulares persistentes por até 2 horas; ocasionalmente substituídas por lucências múltiplas de paredes finas nitidamente definidas

Pielograma retrógrado:
√ Comunicação entre os cistos + sistema coletor

US/CT:
√ Ecogenicidade parenquimatosa aumentada + perda da junção corticomedular
√ Múltiplos cistos pequenos medulares/corticomedulares

TUMOR RENAL MEDULAR
Incidência: 1–2% de todos os cânceres renais

Carcinoma do Ducto Coletor
= CARCINOMA DO DUCTO DE BELLINI
Frequência: ~100 casos relatados na literatura
Idade: idade média de 55 anos (variação de 13–80 anos)
Histologia: tumor de grau elevado principalmente
- dor abdominal, massa no flanco, hematúria
◊ Em 40% metastatizado na apresentação
√ Neoplasma infiltrativo centralizado na medula:
  √ Invasão do seio renal
  √ Extensão no córtex é frequente
  √ ± coexistindo componente expansível
√ Tumor grande na apresentação
US: √ Massa hiperecoica
Angiografia: √ Massa hipovascular
MR: √ Massa hipointensa em T2WI
Prognóstico: trajeto clínico agressivo com 33% sobrevida > 2 anos

Carcinoma Medular Renal
= tumor maligno altamente agressivo de origem epitelial ocorrendo quase exclusivamente em adolescentes/adultos jovens negros com anemia falciforme/doença da hemoglobina SC (denominada "nefropatia da anemia falciforme dos dezessete anos"), mas NÃO com doença da hemoglobina SS (anemia falciforme)
Origem: ducto coletor distal/epitélio da papila;? forma agressiva de carcinoma do ducto coletor
Idade média: 20 (variação, 11–39) anos; M÷F = 3÷1 (se < 24 anos de idade) e 1÷1 (se > 24 anos de idade)
Histologia: células tumorais pobremente diferenciadas no interior do estroma desmoplásico + misto com componentes císticos reticulares, semelhante ao saco vitelino, adenoide
- Dor abdominal/flanco, hematúria macroscópica
- Massa palpável, perda de peso, febre
- Metástases na apresentação comum: linfonodos regionais, fígado, pulmão, osso
√ Grande massa mal definida e centralizada na medula renal:
  √ Heterogênea em virtude da intensidade de variação da hemorragia e necrose
  √ Extensão para o interior do seio renal e córtex
  √ ± caliectasia perirrenal

√ Aumento heterogêneo
√ Alongamento reniforme com formato do rim preservado
√ Pequenos nódulos satélites preservados
Prognóstico: taxa de sobrevida média de 15 semanas a partir do diagnóstico
DDx: carcinoma de célula transicional, tumor rabdoide

RIM ESPONJOSO MEDULAR
= dilatação cística displásica das porções papilares + medulares dos ductos coletores (primeiras gerações de ramificações dos ductos metanéfricos)
Incidência: 0,5%
Idade: adultos jovens a meia-idade; esporádico
Pode estar associado a: síndrome de Ehlers-Danlos, adenoma paratireoide, doença de Caroli
- frequentemente assintomático
√ Nefrocalcinose medular (40–80%) com um/mais cálculos até 5 mm agrupados na região papilar
√ "Ramalhete de flores" = feixes densos de material de contraste irradiando-se das pirâmides para a periferia, representando cistos papilares/ductos ectásicos (DDx: denso rubor papilar nos indivíduos normais)
√ Pode ser unilateral em 25%
√ Pode envolver somente uma pirâmide/todas as pirâmides (25%)
US:
 √ Medula ecogênica (na ausência de cálculos)
Cx: urolitíase, hematúria, infecção
Dx: (1) opacificação de cistos papilares livres de cálculos
 (2) acúmulo de material de contraste ao redor dos cálculos no interior dos túbulos ectáticos/cistos
DDx:
 (1) variante normal ("rubor papilar" sem estriações distintas/nefrocalcinose/aumento das pirâmides)
 (2) tuberculose renal (calcificações maiores e mais irregulares + cavitações + constrições + ulcerações)
 (3) necrose papilar (papila necrosada + sinal do anel caliciano)
 (4) nefrocalcinose medular (sem ductos ectásicos/cistos, calcificações além das pirâmides)
 (5) doença policística juvenil (aumento renal bilateral + fibrose periportal hepática)
 (6) divertículo caliciano (pequeno, solitário, localizado entre as pirâmides)

MEGACALICOSE
= MEGACÁLICES CONGÊNITOS
= dilatação caliciana não progressiva causada por pirâmides medulares hipoplásicas
Idade: qualquer idade; M >> F
Pode estar associada ao: megaureter primário
- taxa de filtração glomerular normal
Local: todo o rim/parte do rim; unilateral >> bilateral
√ Rim geralmente aumentado com localização fetal proeminente
√ Espessura parenquimatosa reduzida (medula acometida, NÃO o córtex)
√ Cintigrama DMSA normal
√ Arranjo em mosaico dos cálices dilatados (aspecto poligonal + facetado, NÃO globular como na obstrução)
√ Número aumentado de cálices (> 15)
√ AUSÊNCIA das cúpulas calicianas (configuração semilunar em vez da configuração piramidal das papilas)
√ NENHUMA dilatação da pelve/ureteres, excreção de contraste NORMAL
Cx: (1) hematúria
 (2) formação de cálculos

SÍNDROME MEGABEXIGA-MICROCÓLON
= SÍNDROME DA HIPOPERISTALSE INTESTINAL-MEGABEXIGA-MICROCÓLON (MMIH)
= obstrução funcional da bexiga + cólon caracterizada por:
 (1) bexiga aumentada
 (2) cólon pequeno
 (3) intestino delgado marcadamente curto suspenso por um mesentério dorsal primitivo
 (4) rins hidronefróticos grandemente aumentados com pouco parênquima restante
Incidência: 26 casos publicados; M÷F = 1÷7
Pode estar associada a: hérnia diafragmática, PDA, dentes ao nascimento
- abdome distendido (bexiga dilatada + alças do intestino delgado dilatadas)
- incontinência por transbordamento
- pseudo-obstrução intestinal (pobre esvaziamento do estômago, NENHUMA atividade peristáltica do intestino delgado)
OB-US:
 √ Quantidade normal de líquido amniótico/poli-hidrâmnio (a despeito da bexiga dilatada = "obstrução não obstrutiva")
 √ Distensão vesical maciça + progressiva com esvaziamento insuficiente
 √ Megaloureteres bilaterais
 √ ± hidronefrose
 √ Sexo feminino
BE:
 √ Microcólon (característica transitória do "cólon não utilizado") com reto + sigmoide estreitos
 √ Má rotação/má fixação ou diminuição progressiva do intestino delgado
VCUG
 √ Bexiga distendida não obstruída com função muscular fraca/ausente
Prognóstico: letal na maioria dos casos (poucos meses de vida)

MEGAURETER
= MEGAURETER PRIMÁRIO CONGÊNITO = URETERECTASIA TERMINAL = ACALASIA DO URETER
= OBSTRUÇÃO DA JUNÇÃO URETEROVESICAL
= dilatação congênita intrínseca do ureter ortotópico inferior justavesical
Causa: segmento aperistáltico justavesical (1,5 cm de comprimento) secundário à falha no desenvolvimento das camadas musculares do ureter com muito colágeno/muito músculo (obstrução funcional, NÃO mecânica) = "doença de Hirschsprung do ureter"
Incidência: 2ª causa mais comum de hidronefrose no feto e no recém-nascido
Idade: todas as idades; M÷F = 2–5÷1
Distúrbios associados (em 40%):
 (a) contralateral: obstrução da UPJ, refluxo, ureterocele, duplicação ureteral, ectopia renal, agenesia renal
 (b) ipsilateral: divertículo caliciana, megacalicose, necrose papilar
- assintomático (maioria)
- massa abdominal, dor
- hematúria, infecção
Localização: E÷D = 3÷1, bilateral em 15–40%
Sistema de graduação:
 I (discreto) = 1/3 do ureter distal envolvido
 II (moderado) = todo o ureter envolvido ± caliectasia
 III (grave) = todo o ureter + caliectasia moderada à acentuada
√ Dilatação proeminente e localizada do ureter pélvico (até 5 cm de diâmetro), geralmente não progressiva, mas pode envolver todo o ureter + sistema coletor
√ Movimento vigoroso não propulsivo de vai e vem no segmento dilatado

√ "Afilamento" funcional (estreitamento discretamente afunilado) do ureter distal anormal sem peristalse
√ SEM refluxo, SEM estenose

NEFROMA MESOBLÁSTICO
= HAMARTOMA RENAL FETAL = HAMARTOMA LEIOMIOMATOSO = TUMOR DE WILMS CONGÊNITO BENIGNO = HAMARTOMA FETAL BENIGNO = TUMOR MESENQUIMATOSO FETAL = FIBROMIXOMA = TUMOR DE BOLANDE = FIBROSSARCOMA CONGÊNITO
= massa fibromiomatoide benigna não familiar surgindo do tecido conectivo renal

Incidência: mais comum neoplasma renal no neonato; 3% de todos os neoplasmas renais nas crianças
Idade: idade pico 1–3 meses; 90% dentro do 1º ano de vida; raro após os 6 meses de vida; pode ocasionalmente ser indetectável até a maioridade; M > F
Patologia: massa não encapsulada sólida infiltrando o parênquima renal (derivado do mesênquima nefrogênico precoce)
Histologia: tumor monomórfico composto por células musculares lisas + fibroblastos imaturos lembrando o leiomioma contendo ilhas aprisionadas de glomérulos embrionários, túbulos, vasos, células hematopoiéticas, cartilagem

Em 14% associado a: prematuridade, poli-hidrâmnio, malformação dos tratos GU + GI, neuroblastoma
- grande massa palpável no flanco (mais comum)
- hematúria (20%)/hipertensão (4%), anemia
√ Massa intrarrenal grande geralmente sólida:
  √ Geralmente substitui 60–90% do parênquima renal
  √ Tipicamente envolve o seio renal
  √ Pode produzir múltiplos espaços císticos (hemorragia, necrose)
√ Crescimento infiltrativo:
  √ NENHUM plano de clivagem nítido com o parênquima normal
  √ Pode estender-se além da cápsula (comum)
√ Calcificações (raras)
√ NENHUMA extensão venosa (DDx: tumor de Wilms)
√ NENHUMA invasão ao sistema coletor

IVP:
√ Grande massa renal não calcificada com distorção do sistema coletor
√ Geralmente NENHUMA herniação para dentro da pelve renal (DDx com MLCN)

CECT:
√ Aumento uniforme de parênquima renal menos que o normal
√ Áreas de baixa atenuação em lesões grandes (hemorragia/necrose)

US:
√ Tumor eventualmente ecogênico lembrando fibroides uterinos
√ Anéis concêntricos alternando a ecogenicidade
√ Tumor hipoecoico homogêneo
√ Massa heterogênea complexa com hemorragia + formação de cisto + necrose

OB-US:
- parto prematuro, níveis de renina aumentados
√ Poli-hidrâmnio, hidropisia

Angiografia:
√ Massa hipervascular com neovascularização + deslocamento dos vasos adjacentes

Cx: (1) transformação para sarcoma celular em fuso metastatizante (raro)
(2) metástases para pulmão, cérebro e osso (raro)

Rx: nefrectomia com ampla margem cirúrgica
Prognóstico: excelente (imagem de acompanhamento por 1 ano)

ADENOMA METANÉFRICO
= ADENOFIBROMA NEFROGÊNICO = ADENOMA EMBRIONÁRIO
Idade: qualquer (variação, 15 meses-83 anos); M < F
Histologia: proliferação de células mesenquimais fusiformes envolvendo nódulos de epitélio embrionário; vários corpos psammomatosos
- dor, hipertensão, hematoma, massa no flanco, hipercalcemia, policitemia

US:
√ Massa hipovascular sólida bem definida
√ Hipo-/hiperecoico/cístico com nódulo mural

CT:
√ Massa iso-/hipoatenuante + pequeno aumento
√ ± pequenas calcificações

Rx: ressecção local com preservação do rim

METÁSTASE NA GLÂNDULA SUPRARRENAL
Frequência: 4º local mais comum de doença metastática no corpo; em 3% de todos os casos de autopsia (em 27% de conhecimento primário)
◊ 50% das massas suprarrenais em pacientes oncológicos representam adenomas não hiperfuncionais benignos
◊ Uma massa suprarrenal em um paciente com uma malignidade é uma metástase em 30–40%!

Origem: pulmão (40%), mama (20%), cólon, estômago, linfoma, melanoma, carcinoma da célula renal, próstata, pâncreas, tiroide
Localização: bilateral (49%); E÷D = 1,5÷1; tumor de colisão = coexistência rara de metástase + adenoma
√ Grande massa heterogênea atenuante com contorno irregular e aumento heterogêneo progressivo

MR:
√ Intensidade de sinal baixo em T1WI (edema, necrose)
√ Intensidade de sinal alto e heterogênea em T2WI

CEMR:
√ Aumento rápido e forte
√ Retenção prolongada de material de contraste (decorrente de grandes espaços intersticiais de edema + necrose)

PET:
√ F-18 fluorodeoxiglicose administrada em 100% com raros resultados falso-positivos

Dx: biopsia
DDx: adenoma (lipídio intracitoplasmático causando artefato de alteração química + diminuição significativa na intensidade do sinal fora de fase GRE)

METÁSTASE RENAL
◊ Tumor maligno renal mais comum (2–3 vezes tão frequente quanto os primários nos estudos de autopsia)!
◊ Quinto local de metástase mais comum (depois do pulmão, fígado, ossos e suprarrenais)!
◊ Metástases renais tipicamente significam doença avançada!

Frequência: 7–13% em grandes séries de autopsias

Primários mais comuns:
brônquio, mama, trato GI, rim oposto, linfoma não Hodgkin, cólon, neuroblastoma (em crianças)

Primários menos comuns:
estômago, cérvice, ovário, pâncreas, próstata, cloroma, mieloblastoma, sarcoma, mieloblástico, melanoma (45% incidência), sarcoma osteogênico, coriocarcinoma (10–50% de incidência), linfoma Hodgkin, rabdomiossarcoma

- normalmente assintomático

√ Massas pequenas múltiplas e bilaterais (em virtude da sobrevida breve do paciente)
√ Massa exofítica solitária (em câncer cólon)
√ Tumor perinéfrico (em melanoma)
√ Padrão de crescimento infiltrativo
DDx à CT: linfoma, RCC bilateral, infartos renais múltiplos, nefrite bacteriana focal aguda, infiltrando TCC

RIM DISPLÁSICO MULTICÍSTICO

= RIM DISGENÉTICO MULTICÍSTICO (MCDK)
= RIM MULTICÍSTICO (MCK) = Potter Tipo II
◊ Segunda causa mais comum de massa abdominal no neonato (depois da hidronefrose)!
◊ Forma mais comum de doença cística em crianças!
Incidência: 1÷4.300 (para MCDK unilateral), 1÷10.000 (para MCDK bilateral) nascimentos vivos; M÷F = 2÷1 (para MCDK unilateral); mais comum entre crianças de mães diabéticas
Risco de recorrência: 2–3%
Etiologia: esporádica NÃO familiar; obstrução/atresia do ureter durante o estágio metanéfrico antes das 8–10 semanas de idade gestacional
Fisiopatologia: obstrução/atresia uretral interfere na divisão do broto ureteral + inibe indução e maturação de néfrons, túbulos coletores aumentam em cistos
Histologia: glomérulo imaturo + túbulos reduzidos em quantidade + tecido mesenquimal turbilhonado, cartilagem (33%), cistos
- massa abdominal
- assintomático se unilateral (pode seguir não detectado até a maioridade)
- infecções do trato urinário recorrentes, dor abdominal intermitente, náusea + vômitos, hematúria, insuficiência no desenvolvimento
- fatal em decorrência da hipoplasia pulmonar se bilateral

Forma fetal: MCDK bilateral (4,5–21%), agenesia renal contralateral (0–11%)
Localização:
1. Rim displásico multicístico UNILATERAL
   Forma mais comum (80–90%); E÷D = 2÷1
   secundário à atresia pelvinfundibular
   Em 33 (variação, 20–50)% associado a anomalias do rim contralateral:
   (1) refluxo vesicoureteral.................15–43%
   (2) obstrução da junção ureteropélvica........7–27%
   (3) rim em ferradura.......................5–9%
   (4) anomalias ureterais....................5%
   (5) hipoplasia renal.......................4%
   (6) megaloureter
   (7) má rotação
   (8) agenesia renal
   Associado a anomalias do rim ipsilateral:
   (1) refluxo vesicoureteral (25%)
   (2) ureter ectópico
2. Displasia renal SEGMENTAR/displasia renal focal
   = "cisto multilocular": secundário a
   (a) obstrução de alto grau da metade superior do polo no rim duplo pela ureterocele ectópica
   (b) infundíbulo único obstruído
3. Displasia cística BILATERAL
   na presença de obstrução severa no útero pelas válvulas uretrais posteriores/atresia uretral com oligo-hidrâmnio + hipoplasia pulmonar
   Prognóstico: letal

Tipos de Potter:
(1) rim multicístico (Potter IIa)
   √ Grande rim com grandes cistos múltiplos + parênquima renal pequeno e visível
(2) forma hipoplásica/forma diminuta (Potter IIb)
   √ Rim pequeno ecogênico

Tempo de aparecimento:
(A) relacionado com o local da obstrução
   @ junção ureteropélvica
      √ Cisto único/alguns grandes/múltiplos de tamanho médio em um rim grande
   @ ureter/uretra distal
      √ Cisto pequeno/nenhum cisto no rim pequeno
(B) relacionado com o tempo do insulto
   (a) início precocemente entre a 8ª e 11ª semanas
      √ Cálices + pelve renal pequenos/atrésicos
      √ 10–20 cistos + perda do aspecto reniforme
   (b) recente início = FORMA HIDRONEFRÓTICA
      √ Grande cisto central (= pelve dilatada) comunicando frequentemente com cisto
      √ Alguma função renal pode ser demonstrada

√ Grande rim com contorno lobulado na infância
√ Achado incidental de rim pequeno em adultos (tão pequeno quanto 1 g, secundário à parada no crescimento)
√ Ureter ipsilateral atrésico associado a hemitrígono
√ Hipertrofia renal contralateral
√ Calcificação: curvilínea/anelar na parede do cisto em 30% dos adultos, raramente em crianças

NUC (Tc-99m MAG 3):
◊ Preferência pela NUC à IVP no primeiro mês de vida, uma vez que a habilidade concentrante mesmo no rim neonatal normal é subótima!
√ Nenhuma função
DDx: hidronefrose grave (atividade periférica), obstrução UPJ (captação mínima)

US:
√ Arquitetura renal normal substituída por:
   √ Cistos aleatórios com várias formas + tamanhos ("cachos de uvas") com cisto maior em localização periférica não medial (100% preciso)
   √ Cistos separados por septos (100% preciso)
   √ Nenhuma comunicação entre os múltiplos cistos (93% preciso)
   √ Cistos começam a desaparecer na infância
   √ Seio central complexo ausente (100% preciso)
   √ Nenhuma identificação da borda parenquimatosa ou diferenciação corticomedular (74% de acurácia)
   √ Oligo-hidrâmnio no MCDK bilateral/MCDK unilateral + obstrução urinária contralateral

Angiografia:
√ Artéria renal hipoplásica/ausente; angiografia desnecessária, visto que um DDx com rim não funcional de longa duração não é possível

Manejo OB:
(1) cuidados antenatais de rotina + avaliação por urologista pediátrico após o parto caso unilateral
(2) opção do término da gravidez se ≤ 24 semanas de idade gestacional
(3) não intervenção para sofrimento fetal se > 24 semanas de idade gestacional

Cx: (1) hipertensão renina-dependente (raro)
     (2) malignidade em < 1÷330
Rx: (1) acompanhamento em 3–4 meses de intervalo no primeiro ano (relatos isolados de desenvolvimento de malignidade)
     (2) nefrectomia (em hipertensão/aumento renal massivo)

DDx: (1) hidronefrose
(2) displasia renal com cistos (associada à obstrução parcial)

TUMOR RENAL CÍSTICO MULTILOCULAR
= NEFROMA CÍSTICO MULTILOCULAR BENIGNO (MLCN) = NEFROBLASTOMA POLICÍSTICO = TUMOR DE WILMS POLICÍSTICO BEM DIFERENCIADO = NEFROBLASTOMA DIFERENCIADO CÍSTICO BENIGNO = NEFROBLASTOMA DIFERENCIADO PARCIALMENTE CÍSTICO = NEFROMA CÍSTICO MULTILOCULAR = TUMOR DE PERLMANN = CISTO RENAL MULTILOCULAR = ADENOMA CÍSTICO/HAMARTOMA/LINFANGIOMA = RIM PARCIALMENTE POLICÍSTICO

= raro neoplasma renal benigno não hereditário, que se origina do blastema metanéfrico representando o final benigno de um espectro com tumor de Wilms sólido na terminação maligna

Idade: idade bifásica + distribuição de sexos: < 4 anos em 73% homens, > 4 anos em 89% mulheres
  (a) 3 meses a 2 anos de idade (65%), 5–30 anos (5%); M÷F = 2÷1
  (b) > 30 anos (30%); M÷F = 1÷8
  ◊ 90% dos tumores no homem ocorre nos primeiros 2 anos de vida (pico 3–24 meses)!
  ◊ A maioria dessas lesões em mulheres ocorre entre idades de 4 e 20 ou 40 e 60!

Patologia: massa multisseptada, bem circunscrita, grande e solitária, lóculos preenchidos por líquido que não se comunicam, circundados por uma cápsula fibrosa espessa + parênquima renal comprimido; tamanho dos cistos entre mm até 4 cm

Histologia: elementos glomerulotubulares indiferenciados mesenquimais e primitivos

1. **Nefroma cístico**
   septos de tecido fibroso de elementos glomerulotubulares primitivos e mesenquimais não diferenciados circundam cistos alinhados pelo epitélio cuboide aplainado
   NENHUM elemento blastemal/outro embrionário
   - tipicamente observado em mulheres adultas

2. **Nefroblastoma diferenciado parcialmente cístico**
   = CPDN
   lesão predominantemente cística com septos contendo blastema metanéfrico primitivo
   - primariamente em garotos jovens
   ◊ Sem associação com tumor de Wilms!

- massa abdominal dolorosa comumente assintomática
- aumento ± súbito e rápido
- dor, hematúria, infecção do trato urinário

Localização: unilateral, frequentemente substituindo todo o polo renal (geralmente o polo inferior)

Tamanho: tamanho médio de 10 cm (poucos cm a 33 cm)
√ Massa renal cística multisseptada, bem circunscrita (característica)
√ Tumor circundado por cápsula fibrosa espessa
√ Agrupamento de cistos não comunicantes "em favo de mel" de vários tamanhos (vários mm a 4 cm) separados por septos espessos
√ Cistos menores proximamente espaçados parecem nódulos sólidos
√ Aumento de contraste de septações (secundário aos vasos finos e tortuosos cursando através dos septos)
√ Calcificação de cápsula/septos curvilinear à flocular

IVP:
√ Distorção dos cálices/hidronefrose secundária à massa não funcional
√ Tendência de herniação dos cistos do tumor para dentro da pelve renal (não específico, também visto com o tumor de Wilms + RCC)

US:
√ Cachos de cistos separados por septos espessos (PADRÃO SUGESTIVO)
√ Ocasionalmente caráter ecogênico sólido (decorrente de conteúdos muito pequenos/gelatinosos)

CT:
√ Cistos com atenuação igual a/mais elevada que água (líquido gelatinoso)

MR:
√ Massas multicísticas de intensidade de sinal baixa em T1WI + hiperintensa em T2WI
√ Variável intensidade de sinal elevada de loculações em T1WI (decorrente de hemorragia)

Cx: recorrência local/tumor de Wilms coexistente (extremamente raro)

Rx: nefrectomia com prognóstico excelente

DDx: (1) tumor cístico de Wilms (idade *overlapping*, massas sólidas expansíveis de tecido nefroblastomatoso)
(2) sarcoma de células claras (prognóstico ruim)
(3) nefroma mesoblástico cístico (o mais comum tumor renal da infância)
(4) RCC cístico (idade média de 10 anos)
(5) forma segmentar de rim displásico multicístico

MIELOMA MÚLTIPLO
◊ É essencial que a desidratação seja evitada!

Deterioração da função renal:
(1) precipitação de proteínas anormais (Bence-Jones ± moldes de proteína de Tamm-Horsfall) no lúmen do túbulo (30–50%)
(2) toxicidade da proteína de Bence-Jones nos túbulos
(3) fluxo sanguíneo renal prejudicado secundário ao aumento da viscosidade do sangue
(4) amiloidose
(5) nefrocalcinose por hipercalcemia
◊ Insuficiência renal induzida por contraste no mieloma múltiplo não é vista com frequência grandemente aumentada!

- proteinúria de Tamm-Horsfall (secreção celular tubular)
√ Rins lisos normais a grandes (inicialmente), tornando-se pequenos com o tempo
√ Ocasionalmente sistema pélvico-infundibular-caliciado atenuado
√ Densidade do material de contraste normal a diminuída; crescentemente denso na insuficiência oligúrica aguda

US:
√ Ecogenicidade normal a aumentada

NUC na cintigrafia óssea:
√ Atividade parenquimatosa não especificamente aumentada

MICETOMA
= BOLA DE FUNGO

Microrganismo: tipicamente *Candida, Aspergillus, Mucor, Cryptococcus, Phycomycetes, Actinomycetes* principalmente micelial (forma M) ou ocasionalmente células de levedura (forma Y)

Predisposição: diabéticos, enfermidade debilitante, terapia antibiótica prolongada, leucemia, linfoma, timoma, imunossupressão

- dor do flanco, passagem de tecido, hematúria (extremamente raro)
- candidíase renal associada à candidemia
- cistite por cândida precedida por candidíase vaginal
√ Não visualização unilateral do rim (mais frequente)
√ Grande defeito de preenchimento irregular que se estende nos cálices dilatados (estudo de contraste retrógrado)
√ Papilite necrotizante pela nefrite por cândida (comum)
√ Padrão "em laço" (no estudo de contraste anterógrado)

MIELOLIPOMA

= tumor benigno raro composto por células hematopoiéticas + gordura madura semelhante à medula óssea

Prevalência: 0,06–0,2% (séries de autopsia); 3-6% de todos os tumores suprarrenais primários

Idade média: 63 anos; M÷F = 2÷3

Causa: elevação de ACTH crônica → metaplasia de células adrenocorticais precipitado pelo estresse crônico/degeneração

Patologia: gordura madura (0–100%) intercalada com células hematopoiéticas semelhante à medula óssea + pseudocápsula

Histologia: mistura variável de megacariócitos, mieloide e células precursoras de leucócitos, células eritroides, linfócitos

Associada aos: distúrbios endócrinos em 7% (síndrome de Cushing, síndrome de Conn, deficiência de 21-hidroxilase, deficiência de 17-hidroxilase), adenoma não hiperfuncional (15%)

- geralmente clinicamente oculto
- dor (proveniente de hemorragia espontânea quando grande)

Localização: (a) mielolipoma suprarrenal (85%)
(b) extradernal (15%): retroperitoneal (12%) [espaço pré-sacral, abdome, fascia muscular], intratorácico (3%) [mediastino]

Local: unilateral÷bilateral = 10÷1; RT÷LT = 3÷1

Tamanho médio: 10 (variação, 2-17) cm; aumentado na hemorragia (11%)

Raio-x:
√ Massa luscente mole com borda de córtex suprarrenal normal residual

US:
√ Massa heterogênea predominantemente hiperecoica (= gordura + tecido mieloide) com regiões hiperecoicas (= gordura pura) intercaladas
√ ± áreas hipoecoicas de hemorragia

CT:
√ Massa gordurosa de -30 a -115 HU (50-90% de gordura no miolipoma suprarrenal, < 50% de gordura no miolipoma extrassuprarrenal)
√ Grandes quantidades de gordura com áreas "enfumaçadas" intercaladas de atuação mais elevada de 20–30 HU (= misturando-se gordura + elementos semelhantes à medula)
√ Ocasionalmente, focos muito pequenos de gordura (< 10% de gordura)
√ Pequenas calcificações pontuadas provenientes de hemorragia prévia (em até 24% para mielolipoma suprarrenal, em 10% para mielolipoma extrassuprarrenal)
√ ± aumento dos componentes de tecido mole

MR:
√ Áreas hiperintensas em T1WI heterogeneamente distribuídas em acúmulos de tecido adiposo maduro
√ Elementos mieloides de intensidade de sinal baixa em T1WI
√ Intensidade intermediada em T2WI semelhante ao baço
√ Redução focal em intensidade de sinal em imagens de gordura suprimida/fase oposta (em áreas gordurosas)
Observação: gordura pura pode não demonstrar sinal de intensidade
Diminui nas imagens de fase oposta dependendo da proporção de gordura e água em uma imagem de voxel

NUC:
√ Captação de Tc-99m de enxofre coloide em elementos eritropoiéticos

Cx: Hemorragia retroperitoneal aguda (proveniente de elementos mieloides) com aumento de tamanho > 5 cm (12%)

Dx: biopsia por agulha percutânea demonstrando megacariócitos

Rx: excisão cirúrgica de (a) lesão sintomática (b) alongando a lesão (c) lesão > 7 cm em diâmetro (d) dúvida diagnóstica

DDx: lipossarcoma (não encapsulado + não tão marginalizado), carcinoma adrenocortical contendo gordura, adenoma suprarrenal com alterações degenerativas e mielolipomatosas, feocromocitoma

NEFROBLASTOMATOSE

= RESTOS NEFROGÊNICOS múltiplos/difusos

= processo disontogenético com persistência do parênquima renal embrionário (= blastema metanéfrico) dentro do córtex renal > 36 semanas de idade gestacional

Incidência: 1% dos rins infantis; em 41% com tumor de Wilms unilateral, em 94% com tumor de Wilms metacrônico contralateral, em 99% com tumor de Wilms bilateral
◊ Geralmente ausente em crianças > 4 meses de idade

Patogênese: blastema metanéfrico (= tecido embrionário persistente) normalmente presente até 36 semanas de idade gestacional; o tecido renal embrionário no rim maduro após o nascimento retém <u>potencial para formar nefroblastomatose/tumor de Wilms</u>

A. **Resto nefrogênico perilobar** (0,87%)
Patologia: restos múltiplos formando uma banda lisa bem circunscrita na periferia do lobo
Histologia: tecido predominante é blastema
Associado a:
(1) síndrome Beckwith-Wiedemann (gigantismo, macroglossia, onfolocele, anomalias geniturinárias)
(2) hemi-hipertrofia
◊ 3% desenvolve tumor de Wilms
(3) síndrome Perlman (visceromegalia, gigantismo, criptorquidismo, poli-hidrâmnios, fácies características)
(4) síndrome trissomia 18
- banda do cromossomo anormal 11p15 (gene 2 do tumor de Wilms) em até 77% dos pacientes com restos perilobulares
- idade média de apresentação da neoplasia: 36 meses

B. **Resto nefrogênico intralobar** (0,10%)
Patologia: restos únicos/poucos com margens indistintas e irregulares eleatoriamente em qualquer local no interior do lobo
Histologia: tecido predominante é estroma + epitélio
Associado a:
(1) síndrome Drash (genitália ambígua em homens genotípicos, insuficiência renal progressiva): 78% nos restos intralobares + 11% em restos perilobares
(2) aniridia esporádica: 100% em restos intralobares + 20% em restos perilobares
◊ 33% de probabilidade de tumor de Wilms
(3) síndrome WAGR (tumor de Wilms, aniridia, anormalidades genitais, retardo mental)
- banda de cromossomo anormal 11p13 (gene 1 do tumor de Wilms)
- idade média de apresentação da neoplasia: 16 meses

Idade: < 2 anos de idade; período neonatal, lactentes, infância

Subtipos histológicos:
(a) latente (nascente): restos nefrogênicos de tamanho de um glomérulo primeiramente composto de blastema + elementos epiteliais; sem potencial maligno
(b) esclerosante (regredindo/obsolescente): restos microscópicos compostos primeiramente de elementos estromais
(c) hiperplásico: proliferação esférica/irregular/oval da maior parte ou todos os elementos celulares

(d) neoplásico: massa expansível decorrente da proliferação de uma única linha celular
- clinicamente oculto na vasta maioria/alongamento renal

MR: (43% sensibilidade, 58% sensibilidade com aumento):
√ Lesões homogeneamente hipointensas em T1WI
√ Lesões homogeneamente hipointensas em T2WI para tipos esclerosante/involutiva de nefroblastomatose
√ Lesões isointensas em T2WI para tipos hiperplásticos/neoplásicos de nefroblastomatose
√ Lesões hipointensas em T1WI reforçado

Cx: transformação maligna (alongamento do resto/desenvolvimento de massa) no nefroblastoma diferenciado parcialmente cístico/tumor de Wilms
  ◊ 1% dos pacientes com restos nefrogênicos submetidos à transformação neoplásica!

Varredura: para crianças com síndromes associadas na linha de base no CT no diagnóstico/6 meses de idade + acompanhamento com sonogramas a cada 3 meses até os 7 anos

Rx: acompanhamento radiológico/quimioterapia (para restos nefrogênicos hiperplásicos comprovados por biopsia semelhante ao estágio I do tumor de Wilms)

Nefroblastomatose Multifocal (Juvenil)
forma mais comum
= restos nefrogênicos macroscópicos <u>isolados</u>
√ Pode escapar à detecção com imagem
√ ± efeito da massa nodular nas estruturas pelvicaliciais
√ Os rins podem estar aumentados
√ Rim com contorno lobulado

US:
√ Nódulos hipoecoicos/isoecoicos/hiperecoicos

CECT (estudo preferido):
√ Nódulos com menos aumento que o parênquima renal

Nefroblastomatose Superficial Difusa (Tardia Infantil)
= <u>anel contínuo</u> superficial de restos ao redor da medula (= tipo perilobar)

Idade: < 2 anos
√ Nefromegalia

US:
√ Perda de diferenciação corticomedular
√ Rins difusamente ecogênicos/de ecogenicidade normal
√ Cistos de tamanho variáveis

CECT:
√ Película espessa na periferia do rim com aumento insuficiente/estriado

DDx: doença do rim policístico recessiva autossômica, leucemia, linfoma
◊ Forte associação com tumor de Wilms!

Nefroblastomatose Universal/Panlobar (Infantil)
forma rara
= <u>parênquima renal inteiro</u> difusamente envolvido
- pode desenvolver insuficiência renal
√ Aumento renal bilateral (crescimento infiltrativo)

ADENOMA NEFROGÊNICO
= resposta metaplásica benigna incomum à lesão urotelial/irritação prolongada

Causa: (a) trauma: traumatismo pélvico, cirurgia no trato urinário inferior, procedimento endoscópico, transplante renal (após uma média de 50 meses)
(b) irritação: cálculos, infecção bacteriana crônica, irradiação, quimioterapia iontravesical, terapia imunossupressiva

Idade: 3 semanas-83 anos; M÷F = 3÷1 (mais comum em mulheres < 20 anos de idade)

Patologia: discretas áreas papilares elevadas/polipoides/císticas projetando da superfície epitelial

Histologia: número variável de pequenos túbulos (lembrando as alças de Henle e ductos coletores) + cistos + papilas enfileiradas com uma única camada de células cuboidais/colunares baixas
- hematúria, disúria, instabilidade da bexiga
- assintomático

Localização: bexiga (72%), pelve renal, ureter, uretra; correlação forte entre localização + local do insulto ao urotélio

Tamanho: geralmente 1 mm, até 7 cm de diâmetro
√ Defeito de preenchimento papilar/polipoide

Prognóstico: alta probabilidade de recorrência; raramente transformação maligna

Rx: ressecção/fulguração

DDx: lesões inflamatórias/uroteliais malignas

NEUROBLASTOMA
massa abdominal sólida mais comum da infância (12,3% de todos os neoplasmas perinatais), 3º tumor maligno mais comum na infância (depois da leucemia + tumores do CNS), 2º tumor mais comum na infância (tumor de Wilms mais comum em crianças mais velhas), 8–10% de todos os cânceres da infância; 15% das mortes por câncer em crianças

Incidência: 1÷7.100 a 1÷10.000 nascimentos vivos; 500 casos por ano nos USA; 20% hereditário

Origem: crista neural

Patologia: massa lobulada irregular redonda com 50–150 g com áreas de hemorragia + necrose

Histologia: pequenas células redondas discretamente maiores que os linfócitos com citoplasma escasso; rosetas de Horner-Wright
= uma/duas camadas de neuroblastos primitivos cercando uma zona central de emaranhados de processos neurofibrilares

Idade: pico etário aos 2 anos; 25% durante primeiro ano; 50% < 2 anos; 79% < 4 anos; 97% < 10 anos; ocasionalmente presente ao nascimento ou observado em adultos; M÷F = 1÷1

Idade <u>média</u>: 22 meses

Pode ser associado a: aganglionose do intestino, cardiopatia congênita
- dor + febre (30%)
- massa abdominal palpável (45–54%)
- dor óssea, marcha claudicante, inabilidade para caminhar (20%)
- ataxia cerebelar
  - mioclonia do tronco + extremidades
  - opsoclono (20%) = movimentos oculares espontâneos + caóticos (sinal de doença cerebelar)
- equimose orbital/proptose (12%)
- produção aumentada de catecolamina (75%–90%): em
  - 95% excretados na urina como ácido vanililmandélico (VMA)/ácido homovanílico (HVA)
  - hipertensão (até 30%)
  - diarreia intratável (9%) em decorrência do aumento no peptídeo intestinal vasoativo (VIP)
  - encefalopatia cerebelar aguda
  - episódios paroxismos de rubor (vermelhidão), taquicardia, enxaquecas, sudorese
  - elevação na temperatura do corpo
- hiperglicemia

Estádios
I   limitado ao órgão de origem
II disseminação regional que não cruza a linha média
III extensão através da linha média
IV metastático para linfonodos distantes, fígado, osso, cérebro, pulmão

IVs estágios I + II com doença limitada ao fígado, pele, medula óssea *SEM* evidência radiográfica de metástase esquelética
Metástase:
  osso (60%), linfonodos regionais (42%), órbita (20%), fígado (15%), intracraniana (14%), pulmão (10%)
  ◊ As metástases são as primeiras manifestações em até 60%!
  − **síndrome de Hutchinson**
    (1) neuroblastoma suprarrenal primário
    (2) metástases esqueléticas extensas, particularmente crânio
    (3) proptose
    (4) dor óssea
  − **síndrome de Pepper**
    (1) neuroblastoma suprarrenal primário
    (2) hepatomegalia volumosa por metástases
  − **síndrome "blueberry muffin"**
    (1) neuroblastoma suprarrenal primário
    (2) lesões cutâneas metastáticas múltiplas
  ◊ Aspirado de medula óssea positivo em 50–70% no momento do diagnóstico inicial!
  ◊ 2/3 dos pacientes > 2 anos têm doença disseminada!
  @ metástases esqueléticas
    • paraplegia/fraqueza de extremidade proveniente da extensão do canal espinhal
    √ Reação periosteal
    √ Foco osteolítico/lesões líticas multicêntricas
    √ Linha metafísária horizontal translúcida
    √ Faixas radiolúcidas lineares verticais na metadiáfise dos ossos longos
    √ Fraturas patológicas
    √ Colapso vertebral
    √ Suturas cranianas alargadas (metástases auriculares subjacentes)
    √ Lesões escleróticas com cicatrização
    DDx: sarcoma de Ewing, rabdomiossarcoma, leucemia, linfoma
  @ metástases intracranianas + maxilofaciais:
    Local: substância cerebral, dura
  @ metástases pulmonares
    √ Infiltrados nodulares
    √ Erosão costal
    √ Linfadenopatia mediastinal + retrocrural (comum)
Localização: em qualquer lugar dentro da cadeia simpática neural
  @ abdome
    (a) suprarrenal (36%): quase sempre unilateral
    (b) ambas as suprarrenais (7–10%)
    (c) extrassuprarrenal na cadeia simpática (18%)
  @ tórax + mediastino posterior (14%): corpos aórticos
  @ pescoço (5%): gânglio carotídeo
  @ pelve (5%): órgão de Zuckerkandl
  @ crânio/estesioneuroblastoma do bulbo olfatório, cerebelo, cérebro (2%)
  @ outros locais (10%): *i. e.*, intrarrenal (muito raro)
  @ desconhecido (10%)
√ Grande massa suprarrenal com forma + margens irregulares (82%):
  √ Deslocamento do rim
  √ Inseparável do rim ± invasão renal (10–32%) ao longo dos trajetos vasculares
  √ Propensão de extensão no interior do canal espinhal através do forame neural com erosão dos pedículos (15%)
  √ Extensão cruzando a linha média (55%) (*DDx:* tumor de Wilms)
  √ Calcificações pontilhadas/grosseiras
√ Adenopatia retroperitoneal/extensão contígua (73%)
√ Adenopatia retrocrural (27%)
√ Encaixotamento de IVC + aorta, eixo celíaco, SMA (32%)
  Observação: envolvimento caval = indicador de irressecabilidade
√ Metástases hepáticas (18–66%); invasão hepática (5%)
IVP:
  √ "Sinal do lírio inclinado" = deslocamento do rim inferolateralmente sem distorção do sistema coletor
  √ Hidronefrose (24%)
  √ Calcificações em 36–50% em KUB
CT:
  √ Textura heterogênea com áreas de baixas densidades pela hemorragia + necrose (55%)
  √ Calcificações em até 85%
MR:
  √ Massa hiperintensa heterogênea em T2WI
Angiografia:
  √ Massa hipo/hipervascular
US:
  √ Massa hiperecoica pobremente definida com sombras acústicas (calcificações):
    √ Áreas hipoecoicas (representando necrose + hemorragia)
NUC:
  √ Captação focal de I-131/I-123 MIBG radioatividade (82% de sensibilidade; 88% de especificidade)
  √ Captação do traçador na cintigrafia óssea (60%)
OB-US:
  • sintomas maternos de excesso de catecolamina
  √ Massa mista cística + sólida na região suprarrenal
  √ Pode exibir sombreando acústico (calcificações)
  √ Hidropisia fetal (anemia grave secundária à metástase para medula óssea, compressão mecânica da IVC, hipersecreção de aldosterona)
  √ Poli-hidrâmnios
Prognóstico:
  taxa de sobrevida em 2 anos *versus* idade na apresentação:
    60% se idade do paciente   < 1 ano
    20% se idade do paciente   1–2 anos
    10% se idade do paciente   > 2 anos
    ◊ Pode reverter em ganglioneuroma benigno em 0,2%!
  taxa de sobrevida *versus* estádio:
    80% para estádio I
    60% para estádio II
    30% para estádio III
    7% para estádio IV
    75–87% para estádio IVs
DDx: hemorragia suprarrenal, tumor de Wilms exofítico, nefroma mesoblástico, rim multicístico, teratoma retroperitoneal, sequestro extralobar infradiafragmático, hamartoma/hemangioma hepático, cisto esplênico

BEXIGA NEUROGÊNICA
Neuroanatomia: inervação da bexiga do músculo detrusor pelos nervos parassimpáticos S2-S4
Etiologia: congênita (mielomeningocele); traumatismo; neoplasia (espinhal, CNS); infecção (herpes, pólio); inflamação (esclerose múltipla, siringomielia); distúrbio sistêmico (diabetes, anemia perniciosa)
A. BEXIGA ESPÁSTICA
  lesão do "neurônio motor superior" acima do cone medular
B. BEXIGA ATÔNICA
  lesão do "neurônio motor inferior" abaixo do cone medular

ONCOCITOMA
= ADENOMA TUBULAR PROXIMAL = ADENOMA OXIFÍLICO BENIGNO

= forma rara de adenoma hipervascular
Prevalência: 1–2–13% dos tumores renais
Idade: idade média em torno dos 65 (variação, 26–94 anos); M÷F = 1,6÷1 a 2,5÷1
Patologia: tumor castanho bem encapsulado de células tubulares proximais bem diferenciadas (adenoma benigno) + oncócitos
Histologia: oncócitos = grandes células epiteliais com citoplasma granular oxifílico/eosinofílico (em virtude do grande número de mitocôndrias); ausência de citoplasma claro; tumores oncocíticos similares vistos na tireoide, paratireoide, glândulas salivares e suprarrenais
- maioria assintomática, ocasionalmente hipertensão
√ Massa renal com 6–7,5 cm de tamanho médio (0,1–26 cm)
√ Tumor homogêneo com baixa atenuação/hipoecogenicidade (> 50%)
√ Bem demarcado com pseudocápsula
√ Cicatriz central estrelada em 30% (nas lesões > 3 cm somente em virtude da organização de um infarto central + hemorragia após o crescimento tumoral ter ultrapassado o suprimento sanguíneo)
√ Invasão da cápsula renal/veia renal em grandes tumores
MR:
  √ Massa hipointensa em T1WI + hiperintensa em T2WI
  √ Aumento proeminente da massa
  √ Fibrose satélite central hipointensa em T1WI + hiperintensa em T2WI + menos aumento que residual da massa
Angiografia:
  √ Configuração em "roda raiada" (80%), fase parenquimatosa homogeneamente densa (71%)
  √ NENHUMA estase de contraste/*shunt* arteriovenoso/invasão da veia renal
NUC:
  √ Área fotopênica (as células tubulares não funcionam normalmente) ao DMSA Tc-99m
Dx: biopsia percutânea com agulha não confiável
  ◊ O diagnóstico patológico requer todo o tumor uma vez que o carcinoma celular renal bem diferenciado pode ter características oncocíticas!
Rx: ressecção local/heminefrectomia
Prognóstico: morte por malignidade após a cirurgia (em 3%)

ORQUITE
- incomum sem epididimite
Etiologia:
  (a) infecção bacteriana
  (b) infecção viral
    — complicação de caxumba em 20%: em adolescentes + adultos jovens, geralmente se desenvolve em 4–5 dias mais tarde; envolvimento unilateral em > 90%; parotidite precede orquite em 84%, simultânea em 3%, tardio em 4%, sem parotidite em 10%
    — vírus *Coxsackie*
Localização: difusa/focal
√ Fluxo sanguíneo testicular aumentado
√ ± alongamento do testículo
√ ± hidrocele + espessamento da parede escrotal

Orquite Focal
Causa: geralmente epididimite
√ Lesão hipoecoica bem definida de formato crescente/amorfa
√ Periférica adjacente à epididimite anormal
√ Fluxo aumentado/sem Doppler colorido
DDx: neoplásico (reproduzida pela orquite focal)

TUMOR RENAL OSSIFICANTE DA INFÂNCIA
= massa renal benigna rara que se origina do urotélio
Incidência: apenas 11 casos na literatura
Idade: 6 dias-14 meses; M > F
Histologia: núcleo osteoide, osteoblastos, células fusiformes
- hematúria
Localização: rim E > D
Local: polo superior
√ Massa polipoide de 2–3 cm
  √ Calcificada (em 80%)
  √ Defeito de preenchimento do sistema coletor
  √ Obstrução parcial do sistema coletor
√ Massa ecogênica + sombra
√ Aumento pobre na CT
DDx: cálculo coraliforme

RIM DE PAGE
= hipertensão mediada por renina-angiotensina causada pela redução do fluxo sanguíneo ao rim secundária à compressão renal em localização perinéfrica/subcapsular
Etiologia: (1) hematoma espontâneo (mais comum)
    (2) traumatismo abrupto com hematoma subcapsular/fibrose perirrenal crônicas
    (3) cisto
    (4) tumor
√ Estiramento + separação dos vasos intrarrenais
√ Lenta circulação arterial
√ Distorção do contorno renal + adelgaçamento do parênquima renal
√ Artéria capsular deslocada + aumentada

NECROSE PAPILAR
= PAPILITE NECROTIZANTE
= necrose coagulativa isquêmica da papila renal (alças de Henle + vasa recta) secundária à nefrite intersticial (edema intersticial) ou obstrução vascular intrínseca
Causa:
  Mnemônica: POSTCARD
    Pielonefrite
    Obstrutiva, uropatia
    Sickle cell disease, Doença de células falcêmicas
    Tuberculose, **T**rauma
    Cirrose = alcoolismo, **C**oagulopatia
    Analgésicos nefropatia por
    Renal, trombose da veia
    Diabetes mellitus (50%)
  Também: desidratação, diarreia infantil grave, hemofilia, doença de Christmas, necrose tubular aguda, reação ao transplante, estado pós-parto, urografia com altas doses, instilação intravesical de formalina, câncer de tireoide

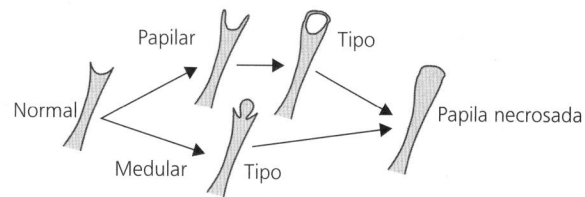

Necrose Papilar

Tipos:

1. Necrose *in situ* = a papila necrótica destaca-se, mas continua não extrusa dentro de seu leito

2. Tipo medular (necrose papilar parcial) = cavidade irregular única localizada concêntrica/excentricamente na pa-

pila, com o eixo longitudinal paralelo ao eixo longitudinal da papila + comunicando com o cálice
√ Necrose central no pico da pirâmide
3. Tipo papilar (necrose papilar total)
√ Destacamento da papila se inicia no fórnix calicial

Fases:
(1) Aumento da papila (edema papilar)
(2) Projeções finas de material de contraste ao longo do lado da papila (formação de trato)
(3) Cavitação medular/necrose completa da papila

- dor no flanco, disúria, febre, calafrios
- cólica ureteral
- insuficiência renal aguda oligúrica
- hipertensão
- proteinúria, piúria, hematúria, leucocitose

Localização: (a) localizada/difusa
(b) distribuição bilateral (causa sistêmica)
(c) unilateral (obstrução, trombose da veia renal, nefrite bacteriana aguda)

√ Rim normal ou pequeno (nefropatia analgésica)/grande rim (fulminante aguda)
√ Contorno renal liso/ondulado (nefropatia analgésica)
√ Calcificação da papila necrótica: papilar/carvilinear/semelhante a anel

IVP:
√ Sinal "pata de lagosta = listra sutil de material de contraste estendendo-se do fórnix paralelo ao eixo longo da papila
√ Cavitação da papila cêntrica/excêntrica, fina e curta/bulbosa
√ Fórnice alargado (encolhimento necrótico)
√ Sinal de anel sinete = sombra do anel da papila (delimitando a papila fixada no interior da cavidade preenchida pelo material de contraste)
√ Cálice em forma de bastão/sacular (papila necrótica)
√ Defeito de preenchimento intraluminal (papila necrótica) no cálice/pelve/ureter
√ Densidade diminuída do material de contraste no nefrograma; raramente progressivamente densa
√ Espessura parenquimatosa destruída
√ Sistema coletor deslocado (córtex septal aumentado pelo edema)

US:
√ Múltiplos espaços císticos circulares/triangulares na medula com reflexões ecoicas das artérias arqueadas na periferia dos espaços císticos

Cx: obstrução uretral aguda após necrose da papila; incidência mais alta de carcinoma celular transicional nos pacientes que abusam de analgésicos (8 ×); incidência mais alta de carcinoma celular escamoso

DDx: (1) atrofia renal pós-obstrutiva
(2) megacálices congênitos (função renal normal)
(3) hidronefrose (infundíbulo dilatado; todos os cálices rombos)
(4) cisto parapélvico
(5) divertículo calicial (adjacente ao fórnix/infundíbulo)

HEMOGLOBINÚRIA NOTURNA PAROXÍSTICA

= raro distúrbio adquirido de células hematopoiéticas não malignas

Causa: infecção, transfusão, material de contraste radiográfico, exercício, fármacos, imunização, cirurgia

Fisiopatologia:
destruição de RBCs anormalmente sensíveis + granulócitos + plaquetas pelo complemento ativado; ativação do complemento por plaquetas anormais + liberação de material trombogênico proveniente de RBCs lisados

- susceptibilidade às infecções aumentada
- hemólise intravascular
- hemoglobinúria
- pancitopenia/aplasia
- anemia por deficiência crônica de ferro
- trombose venosa em locais incomuns
  - trombose da veia cerebral
  - aguda (nefrite tubulointersticial)/insuficiência renal crônica (trombose de pequenos vasos)
  - trombose da veia mesentérica + esplênica
  - trombose da veia hepática (= síndrome Budd-Chiari) envolvendo radículos venosos terciários + secundários
  - trombose da veia porta

MR:
√ Intensidade de sinal baixo do córtex renal em T1WI + T2WI decorrente da deposição de hemossiderina (após hemólise intravascular livre de hemoglobina é filtrada através dos glomérulos renais + reabsorvido pelas células tubulares contorcidas proximais)
√ Geralmente concentração de ferro diminuída no fígado + baço a menos que transfusões sejam realizadas (*DDx* para outras anemias hemolíticas)

Prognóstico: trombose venosa é a causa principal de morte

FEOCROMOCITOMA

= PARAGANGLIOMA SUPRARRENAL
= raro tumor que secreta catecolamina do tecido cromafim; responsável por 0,1–0,2% das hipertensões

Incidência: 0,13% nas séries de autopsias
Origem: tecido neuroectodérmico
Histologia: células tumorais cromafins contendo cromogranina dentro dos grânulos secretórios; tumor tende a formar "Zellballen" (células em bola)
Idade: 5% na infância

- sintomatologia secundária ao excesso de produção de catecolaminas (norepinefrina/epinefrina)
- assintomático (9–10%)
- cefaleia, suores, rubor, palpitações, ansiedade, taquicardia, tremor
- náusea, vômitos, dor abdominal, dor torácica
- hipertensão paroxística (47–53%)/mantida (37%)
  (a) catecolaminas elevadas
  (b) vasoconstrição renal funcional
  (c) estenose da artéria renal (fibrose, proliferação intimal, englobamento pelo tumor)
- hipoglicemia durante as crises hipertensivas
- ácido vanilmandélico urinário elevado (VMA) em 54%; em até 22% de resultados falsos-negativos visto que nem sempre o VMA é secretado

◊ Causa mais comum de hemorragia retroperitoneal espontânea proveniente de tumor suprarrenal primário!

Associado às condições hereditárias (10%):
√ Geralmente em feocromocitomas bilaterais
(1) neoplasia endócrina múltipla (MEN)
  ◊ Feocromocitoma ocorrem em 50% de pacientes com MEN 2 (bilateral em até 50%)
  ◊ Transformação maligna em 5%
  - pequeno feocromocitoma + assintomático em 50%
  (a) síndrome de Sipple = MEN tipo 2A
    = carcinoma medular da tireoide + adenoma da paratireoide + feocromocitoma
  (b) síndrome do neuroma mucoso = MEN tipo 2B
    = carcinoma medular da tireoide + ganglioneuromatose intestinal + feocromocitoma
(2) distúrbio neuroectodérmico
  (a) neurofibromatose tipo 1 (em 0,1–5,7%)
  (b) doença de von Hippel-Lindau

(c) esclerose tuberosa
   (d) síndrome de Sturge-Weber
   ◊ 10% dos pacientes com neurofibromatose (NF 1)/doença de von Hippel-Lindau apresentam feocromocitoma!
   (3) feocromocitose familiar
   (4) síndrome de Carney
Mnemônica: VEIN
   Von Hippel-Lindau
   Endocrine neoplasia (MEA 2)
   Inherited (Hereditário – feocromocitoma congênito)
   Neurofibromatose
Localização: em qualquer localização no sistema nervoso simpático, da região cervical ao sacro; subdiafragmático em 98%
   (a) medula suprarrenal (85–90%) = feocromocitoma
   (b) extrassuprarrenal (10–15% em adultos, 31% em crianças) = paraganglioma
   – diafragma aos polos inferiores............... 50%
   – polos inferiores à bifurcação 30%
      órgão de Zuckerkandl na origem da
      artéria mesentérica inferior................. 2–5%
   – pelve 10%
      gônadas, bexiga urinária.................... (1%)
   – tórax 10%
      aderente a/envolvendo LA
Multiplicidade: 10% nos casos adultos não familiares
   32% nos casos infantis não familiares
   65% nas síndrome familiares
REGRA DOS 10 ("tumor dez por cento")
   10% bilateral   10% extrassuprarrenal
   10% múltiplo   10% familiar/sindrômico
   10% maligno   10% não funcionante
Tamanho: diâmetro médio de 5,3 (variação, 2,6–11,2) cm
   • grandes lesões frequentemente são não funcionantes
√ Massa discreta redonda/oval
√ Áreas necróticas pequenas ou grandes em 90% ± nível de líquido-líquido
√ Calcificações salpicadas em 10–12–29%
CT (93–100% de sensibilidade): localização precisa em 91% com tumor > 2 cm de tamanho; até 40% em localização extrassuprarrenal são perdidos pela CT
   √ Massa complexa sólida/cística com áreas de baixa densidade secundárias à hemorragia/degeneração cística/necrose
   √ Pode apresentar gordura intracelular abundante
   √ Geralmente aumento do contraste ávido:
      ◊ aumento absoluto de > 110–120 HU é indicativo de um feocromocitoma!
   ◊ A injeção IV de material de contraste iodado pode precipitar crise hipertensiva em pacientes que não estão sob tratamento com bloqueadores adrenérgicos!
   Meios de contraste IV não iônicos são seguros!
NUC: varredura com MIBG (metaiodo-benzilguanidida) I-131/I-123 (80–90% de sensibilidade; 98% de especificidade)
Utilidade:
   (a) com clara evidência clínica/laboratorial de anormalidade tumoral, mas não suprarrenal à CT/MR
   (b) na detecção de feocromocitomas extrassuprarrenais pela cintigrafia de corpo inteiro
US:
   √ Tumor ovoide com margens nítidas puramente sólido (68%)/complexo (16%)/cístico (16%)
   √ Tumor sólido homogêneo (46%)/heterogêneo (54%): isoecoico + hipoecoico (77%)/hiperecoico (23%) em relação ao parênquima renal

   √ Heterogeneidade decorrente de hemorragia/necrose
MR (método de escolha):
   √ Isointenso/levemente hipointenso em relação ao fígado em T1WI
   √ Pode conter áreas de intensidade de sinal alta em T1WI decorrente de hemorragia (20%)
   √ Extremamente hiperintenso em T2WI comparado com baço em T2WI (em 70%) em virtude das regiões císticas intratumorais
      Observação: 30% são hipointenso + podem ser confundidos com outras doenças suprarrenais
   √ Conteúdos de áreas homogêneas centrais de intensidade de sinal diminuída em 35% (em virtude de necrose/hemorragia/calcificações) em T2WI
   √ Marcante reforço homo/heterogêneo (não rotineiramente utilizado uma vez que não aumenta a sensibilidade)
   √ Nenhuma alteração na intensidade do sinal entre imagens *in-fase* + fase oposta T1WI
Angiografia:
   Observação: injeção intra-arterial CONTRAINDICADA (induz crises hipertensivas)
   √ Localização por aortografia em > 91%
   √ Geralmente lesão hipervascular com intenso rubor tumoral
   √ Lento *washout* do material de contraste
   √ Aumento das artérias nutrícias + neovascularização (padrão "em roda raiada")
   √ Parasitização a partir dos ramos perfurantes intrarrenais
   √ Amostragem de sangue venoso (em diferentes níveis em IVC)
Cx: (1) malignidade em 2–14%; metástases (podem ser hormonalmente ativas) para osso, linfonodos, fígado, pulmão
   (2) hemorragia retroperitoneal espontânea (em letal em 50% quando o tumor não é diagnosticado anteriormente)
Rx: (1) remoção cirúrgica curativa
   (2) bloqueadores alfa-adrenérgicos (fenoxibenzamina/fentolamina)
   (3) bloqueadores beta-adrenérgicos (propranolol)
   (4) I-131 MIBG usado para o tratamento das metástases
DDx: adenoma suprarrenal não funcionante, carcinoma adrenocortical, cisto suprarrenal

PLASMOCITOMA RENAL
= grupos de distúrbios malignos envolvendo linfócitos B diferenciados ou células plasmáticas
Classificação:
   (a) solitária = plasmacitoma (5%)
   (b) múltiplo = mieloma múltiplo (95%): envolvimento em 17% na autopsia
Distribuição do plasmocitoma extramedular primário:
   (a) esqueleto (95%)
   (b) locais não esqueléticos (5%): trato respiratório superior
• imunoglobulina monoclonal/proteinúria de Bence-Jones
√ Massa bem circunscrita/lesão infiltrativa
DDx: indistinguível de outros primários renais

DOENÇA POLICÍSTICA RENAL
Doença Renal Policística Autossômica Dominante
= DOENÇA POLICÍSTICA RENAL DO ADULTO = ADPKD
= Potter tipo III
= doença lentamente progressiva com quase 100% de penetrância e grande variação na expressividade
Causa: gene localizado no braço curto do cromossomo 16 (em 90%); mutação espontânea em 10%
Incidência: 1÷1.000 pessoas portam o gene mutante; terceira causa mais prevalente de insuficiência renal crônica
Risco de recorrência: 50%

Histologia: taxa anormal de divisão dos túbulos (Potter tipo III) com hipoplasia das porções dos túbulos deixadas para trás como brotos ureterais; dilatação cística da cápsula de Bowman, alça de Henle, túbulo contorcido proximal, coexistindo com tecido normal

Média etária ao diagnóstico:
43 anos (início neonatal/infantil já foi publicado);
M÷F = 1÷1
Início da formação dos cistos:
— 54% na 1ª década
— 72% na 2ª década
— 86% na 3ª década
evidência morfológica em todos os pacientes em torno dos 80 anos de idade

Critérios para exame de varredura para cistos:
18–29 anos ≥ 5 cistos
30–44 anos ≥ 6 cistos
45–59 anos ≥ 6 cistos em mulheres; ≥ 9 em homens

Associada a:
(1) cistos no: fígado ≥ r (25–50–80%), pâncreas (9%); raro no pulmão, baço, tireoide, ovários, útero, testículos, vesículas seminais, epidídimo, bexiga
(2) aneurisma: aneurismas saculares "em amora" das artérias cerebrais (3–13%), aneurisma aórtico
(3) prolapso da valva mitral
(4) divertículo colônico
◊ Considerar ADPKD uma doença sistêmica decorrente do defeito de colágeno generalizado!

- sintomático com média etária de 35 anos (os cistos crescem com a idade)
- hipertensão (50–70%)
- azotemia
- hematúria, proteinúria
- dor abdominal/lombar

√ Rins grandes bilateralmente com lesões arredondadas multifocais; o aumento unilateral pode ser a primeira manifestação da doença
√ Os cistos podem calcificar de maneira curvilínea/anelar de forma amorfa irregular
√ Sistema coletor alongado + distorcido + atenuado
√ Impregnação nodular do material de contraste nas imagens tardias
√ Nefrograma em "queijo suíço" = lesões múltiplas de vários tamanhos com margens lisas
√ Os rins policísticos atrofiam após o início da insuficiência renal, após o transplante ou durante a hemodiálise crônica

NUC: função renal deficiente à varredura com Tc-99m DTPA
√ Múltiplas áreas de atividade diminuída, atividade cortical somente em áreas de córtex não funcionante

US:
√ Múltiplos cistos na região cortical (geralmente observados em 50% aos 10 anos de idade)
√ Difusamente ecogênicos quando os cistos são pequenos (crianças)
√ Contorno renal pobremente demarcado

OB-US:
√ Grandes rins ecogênicos similares à doença policística renal infantil (geralmente no terceiro trimestre, diagnóstico sonográfico mais precoce em torno da 14ª semana), pode ser unilateral
√ Cistos macroscópicos (raro)
√ Quantidade normal de líquido amniótico/oligo-hidrâmnio (função renal geralmente não prejudicada)

Apresentação atípica rara:
(a) doença policística renal do adulto unilateral
(b) doença policística renal do adulto segmentar
(c) doença policística renal intraútero/período neonatal

Cx:
(1) morte por uremia (59%)/hemorragia cerebral (secundária à hipertensão ou ruptura de aneurisma [13%])/complicações cardíacas (média etária de 50 anos)
(2) cálculos renais (20%): principalmente urato
(3) infecção do trato urinário
(4) ruptura do cisto
(5) hemorragia do cisto (66%)
 • causa comum de dor aguda no flanco
 √ Cisto hiperatenuado contendo em CT
 √ Calcificações frequentes, que podem levar anos
(6) carcinoma de célula renal (risco aumentado na insuficiência renal)

DDx:
(1) cistos simples múltiplos (menos difuso, nenhum histórico familiar)
(2) doença de von Hippel-Lindau (hemangioblastomas cerebelares, hemangiomas de retina, ocasionalmente feocromocitomas)
(3) doença cística urêmica adquirida (rins pequenos, nenhuma função renal, transplante)
(4) doença policística renal infantil (geralmente cistos microscópicos)

Doença Policística Renal Autossômica Recessiva

= DOENÇA POLICÍSTICA RENAL INFANTIL = DOENÇA POLICÍSTICA DA CRIANÇA = Potter tipo I

Frequência: 1÷6.000 a 1÷55.000 nascimentos vivos; F > M; frequência do portador de 1÷70

Causa: anormalidade cromossômica em 6p21 (gene ainda não identificado) resultando em epitélio anormal

Patogênese:
proliferação epitelial circunferencial simétrica resulta em aumento de comprimento tubular + dilatação fusiforme dos ductos coletores; o epitélio normal torna-se excretor em vez de reabsortivo; o líquido secretado é rico em fatores de crescimento epiteliais simulando proliferação epitelial posterior

Patologia:
@ rim
vários túbulos coletores dilatados + alongados com orientação radial se estendendo da medula ao interior do córtex; edema intersticial renal associado + fibrose; separação elevada de um número normal de glomérulos
 • textura espongiforme do parênquima renal
 • azotemia
 • concentração diminuída da capacidade renal
@ fígado
fibrose hepático congênita = ductos biliares intra-hepáticos não obstrutivos dilatados irregularmente formados aumentados em número com padrão de ramificação atípico + tratos portais fibrosados
@ pâncreas
fibrose pancreática
◊ Quanto maior a porcentagem de túbulos coletores anormais, mais grave o comprometimento renal e mais precoce a apresentação clínica!
◊ Quanto menos grave os achados renais, mais grave os achados hepáticos!

Classificação de Blythe & Ockenden:
A. FORMA PERINATAL (mais comum)
90% dos túbulos mostram alterações císticas
 • início de insuficiência renal no útero
 • sequência de Potter
 √ Ambos os rins aumentados
 √ Oligo-hidrâmnios e distocia (grande massa abdominal)
Prognóstico: morte por insuficiência renal/insuficiência respiratória (hipoplasia pulmonar) dentro

de 24 horas em 75%, dentro de 1 ano em 93%; uniformemente fatal
B. FORMA NEONATAL
60% dos túbulos apresentam ectasia + mínima fibrose hepática + proliferação dos ductos biliares
- início da insuficiência renal dentro do primeiro mês de vida
Prognóstico: morte por insuficiência renal/hipertensão/insuficiência ventricular esquerda dentro do primeiro ano de vida
C. FORMA INFANTIL
25% dos túbulos renais envolvidos + fibrose periportal discreta/moderada
- a doença surge com 3–6 meses de vida
Prognóstico: morte por insuficiência renal crônica/hipertensão arterial sistêmica/hipertensão portal
D. FORMA JUVENIL
10% dos túbulos envolvidos + fibrose hepática grosseira + proliferação dos ductos biliares
- a doença surge dos 6 meses aos 5 anos de idade
Prognóstico: morte por hipertensão portal

@ radiografia abdominal
√ Distensão abdominal
√ Alças intestinais preenchidas por gás desviadas centralmente

@ pulmão
√ Hipoplasia pulmonar grave
√ Pneumotórax/pneumomediastino

@ fígado
- hipertensão venosa portal (entre 5 e 13 anos de idade)
√ Dilatação cística tubular dos pequenos ductos biliares intra-hepáticos
√ Aumento na ecogenicidade hepática difusa/irregular
√ Ecogenicidade aumentada dos tratos portais
√ Hepatoesplenomegalia
√ Veias esplênicas e portais aumentadas

@ rins
√ Aumento renal grosseiro bilateral
√ Nefrograma fraco + opacificação borrada nas imagens iniciais
√ Nefrograma com densidade progressivamente elevada
√ Pobre visualização do sistema coletor
√ "Nefrograma em raios de sol" = nefrograma estriado com faixas opacas radiantes persistentes (ductos coletores) nas imagens tardias
√ Lobação fetal proeminente
√ Opacificação + excreção de contraste ruim com função renal prejudicada

CT:
√ Rins baixos em atenuação
√ Fase corticomedular prolongada
√ Padrão estriado de excreção do material de contraste (decorrente do material de contraste nos túbulos dilatados)

MR:
√ Parênquima renal hiperintenso em T2WI

US:
√ Rins aumentados e hiperecoicos (dilatação cística/ectásica não resolvida de 1–2 mm dos túbulos renais aumenta o número de interfaces acústicas)
√ Aumento da transmissão renal (em virtude do conteúdo líquido dos cistos)
√ Perda da diferenciação corticomedular, pobre visualização do seio renal + bordas renais
√ Borda fina do córtex hipoecoico
√ Ocasionalmente cistos macroscópicos distintos < 1 cm com tendência a se tornarem maiores + mais numerosos com o tempo (em crianças mais velhas se assemelha ao rim esponjoso medular adulto)
√ Sistema coletor minimamente dilatado/comprimido
√ Bexiga pequena

OB-US (diagnóstico tão precocemente quanto 17 semanas de gestação):
- produção de urina fetal diminuída
- fácies de Potter: orelhas de implantação baixa + aplainadas, nariz curto + achatado, sulcos oculares profundos, micrognatia
√ Aumento renal acentuado e progressivo com relação (10–20 × maior que o normal):
 √ Circunferência renal:circunferência abdominal > 0,30
√ Parênquima renal hiperecoico
√ Não visualização da bexiga urinária fetal (nos casos graves)
√ Oligo-hidrâmnio (33%)
√ Tórax fetal pequeno com hipoplasia pulmonar
√ Pé torto

Conduta obstétrica:
(1) estudos cromossomiais para determinar se outras malformações estão presentes (*i. e.*, trissomia do 13/18)
(2) opção para o término da gravidez < 24 semanas
(3) não intervenção para o sofrimento fetal se > 24 semanas e se houver presença de grave oligo-hidrâmnio

Risco de recorrência: 25%
DDx: síndrome de Meckel-Gruber, doença policística renal do adulto

POLIORQUIDISMO
= TESTÍCULOS SUPRANUMERÁRIOS
= anomalia congênita rara, em que > 2 testículos estão presentes
Causa: acidente de desenvolvimento na união/divisão das cristas genitais + ductos mesonéfricos
Associado a: descida deficiente de um testículo supranumerário (15–50%), hérnia inguinal (30%), hidrocele, epididimite, varicocele, infertilidade, criptorquidismo, malignidade
Localização: esquerdo > direito
√ Duplicação dos testículos + único epidídimo (mais comum)
Cx: torção (13%)
Rx: orquiopexia

VALVAS URETRAIS POSTERIORES
= pregas congênitas espessas da membrana mucosa localizadas na uretra posterior (porção prostática + membranosa) distal ao verumontano
tipo I: (mais comum) pregas mucosas (vestígios do ducto de Wolf), estendem-se anteroinferiormente do aspecto caudal do verumontano, frequentemente fundindo-se anteriormente em um nível mais baixo
tipo II: (raro) pregas mucosas estendendo-se anterossuperiormente do verumontano em direção ao colo vesical (variante normal não obstrutiva, provavelmente uma consequência da obstrução do fluxo de saída vesical)
tipo III: membrana em forma de diafragma localizada abaixo do verumontano (= canalização anormal da membrana urogenital)
Incidência: 1÷5.000–8.000 garotos; causa mais comum de obstrução do trato urinário + causa-líder de doença renal terminal entre os meninos
Momento da descoberta: pré-natal (8%), neonatal (34%), 1º ano (32%), 2–16 anos (23%), adulto (3%)
- infecção do trato urinário (febre, vômitos) em 36%

- sintomas obstrutivos em 32% (hesitação, esforço, gotejamento [20%], enurese [20%])
- rins/bexiga palpáveis no neonato (21%)
- atraso do desenvolvimento (13%)
- hematúria (5%)

VCUG:
- √ Refluxo vesicoureteral, principalmente no lado esquerdo (em 33%)
- √ Distensão fusiforme + alongamento da uretra posterior persistindo durante o esvaziamento
- √ Defeito de preenchimento transverso/curvilíneo na uretra posterior
- √ Diminuição no calibre uretral distal à obstrução grave
- √ Hipertrofia do colo vesical
- √ Trabeculação + saculação da parede vesical
- √ Grande resíduo vesical pós-miccional

US:
- √ Sexo masculino
- √ Oligo-hidrâmnio (relacionado com a gravidade + duração da obstrução)
- √ Rim displásico hipoplásico/multicístico (se ocorrência precoce)
- √ Hidroureteronefrose bilateral (+ hipoplasia pulmonar)
- √ A pelve renal dilatada pode estar ausente na displasia renal/ruptura da bexiga/atresia pelviuretérica
- √ Bexiga urinária superdistendida (megabexiga) em 30%
- √ Bexiga urinária de paredes espessas + trabeculações (melhor observado após descompressão)
- √ Fístula urinária: urinoma, ascite de urina, urotórax
- √ Bexiga "pera/buraco de fechadura" = dilatação uretral posterior (na varredura perineal)
- √ Utrículo dilatado (varredura perineal)

Conduta obstétrica:
(1) indução do parto tão logo seja estabelecida a maturidade pulmonar fetal, caso diagnosticada durante as últimas 10 semanas de gravidez
(2) *shunt* vesicoamniótico pode ser contemplado se remoto da gravidez a termo (68% de sobreviventes) com bons parâmetros prognósticos de sódio urinário fetal < 100 mEq/dL + cloro < 90 mEq/dL + osmolalidade < 210 mOsm/dL

Cx: (1) fístula urinária neonatal (ascite, urotórax, urinoma) em 13%
(2) pneumotórax/pneumomediastino neonatal em 9%
(3) síndrome "da ameixa seca"
(4) displasia renal (se a obstrução ocorre precocemente durante a gestação)

Prognóstico: depende da duração da obstrução antes da cirurgia corretiva; prognóstico ruim quando associado ao refluxo vesicoureteral; nefrectomia para o dano irreversível (13%)

DDx: (1) obstrução da UPJ
(2) obstrução da UPJ
(3) megaureter primário
(4) refluxo vesicoureteral maciço
(5) síndrome megabexiga-microcólon-intestinal hipoperistalse

ATROFIA RENAL PÓS-INFLAMATÓRIA

= nefrite bacteriana aguda com isquemia irreversível como forma incomum de infecção bacteriana grave por Gram-negativo, em pacientes com estado alterado de resistência, apesar de terapia antimicrobiana apropriada

Histologia: oclusão/vasospasmo das artérias interlobares
- √ Rim pequeno e liso
- √ Necrose papilar na fase aguda

ATROFIA RENAL PÓS-OBSTRUTIVA

= atrofia papilar generalizada geralmente após a correção cirúrgica bem-sucedida de obstrução do trato urinário e progredindo a despeito do alívio da obstrução
- √ Rim pequeno e liso, geralmente unilateral
- √ Cálices dilatados com papilas apagadas
- √ Córtex delgado

PRIAPISMO

= ereção peniana prolongada não associada à estimulação sexual

Tipos:
(1) forma de baixo fluxo = Forma venoclusiva (comum): caracterizada por isquemia, estase venosa, inundação de sangue dentro dos corpos cavernosos ereção dolorosa
Causa: injeção intracavernosa de agente vasoativo (papaverina, prostaglandina), doença falciforme, malignidade hematopoiética, estado hipercoagulável
- ereção dolorosa
- aspiração corporal de sangue não oxigenado
- √ Fluxo lento/estase sanguínea no corpo cavernoso:
  - √ Sedimentação sanguínea com nível líquido-líquido
  - √ Fluxo de saída venosa diminuído
  - √ Fluxo de entrada arterial diminuída
- √ Trombose intracavernosa

Rx: aspiração cavernosa + irrigação, injeção cavernosa de agonistas de receptor α-adrenérgico, anticoagulação, procedimento *shunt*
Cx: fibrose de tecido cavernoso → disfunção erétil irreversível (em 50% apesar do *Rx*)

(2) forma de alto fluxo (rara): caracterizada por influxo desregulado de sangue arterial dentro dos corpos cavernosos, geralmente em virtude da lesão arterial
Causa: traumatismo perianal/peniano
- ereção indolor persistente subsequente

Doppler US colorido:
- √ Rubor focal de fluxo intracavernoso anormal adjacente à artéria cavernosa de fístula arteriossinusoidal

Rx: embolização transcateter percutânea; ligadura arterial

CÂNCER DE PRÓSTATA

Incidência: dobra a cada década após os 50 anos de idade; 250÷100.000 para 65 anos de idade para caucasianos, 1.000÷100.000 em caucasianos de 85 anos de idade; 180.400 novos casos + 31.900 óbitos nos USA (2.000); 2ª malignidade mais comum em homens (após o câncer de pulmão); em 35% dos homens > 45 anos de idade (autopsias)
◊ Um em cada 11 homens desenvolverá câncer de próstata!

Fatores raciais: 8,7% dos homens brancos, 9,4% dos negros, aumentando com a idade; menos comum na população asiática

Fatores de risco: idade avançada, presença de testículos, exposição ao cádmio, alimentação de origem animal; ≥ 1 parente de primeiro grau

Histologia: adenocarcinoma (comum); cânceres raros; câncer de célula transicional, câncer cístico adenoide; neoplasia endometrioide de verumontano, carcinossarcoma, sarcoma, linfoma

Histo para adenocarcinoma:
anaplasia nuclear + grandes nucléolos nas células secretárias, arquitetura desorganizada, crescimento invasivo

Estadiamento do Câncer de Próstata
Comissão Mista Americana sobre Câncer

T0	Nenhuma evidência de tumor primário
T1	Tumor clinicamente não aparente, não palpável e não visível
T1a	< 3 focos microscópicos de câncer/ < 5% de tecido ressecado
T1b	> 3 focos microscópicos de câncer/ < 5% de tecido ressecado
T1c	Tumor identificado pela biopsia por agulha
T2	Tumor clinicamente presente + confinado à próstata
T2a	Tumor ≤ 1,5 cm, tecido normal em 3 lados
T2b	Tumor > 1,5 cm/em um lobo (unilateral)
T2c	Tumor envolve ambos os lobos (bilateral)
T3	Extensão através da cápsula prostática
T3a	Unilateral
T3b	Bilateral
T3c	Invasão das vesículas seminais
T4	Tumor fixado/invadindo estruturas adjacentes que não as vesículas seminais
T4a	Invasão do colo vesical, esfíncter externo, reto
T4b	Invasão do músculo elevador do ânus e/ou fixado à parede pélvica
N	Envolvimento dos linfonodos regionais
N1	Metástase em um único linfonodo ≤ 2,0 cm
N2	Metástase em um único linfonodo > 2,0 e < 5,0 cm/múltiplos linfonodos acometidos
N3	Metástase em um linfonodo ≥ 5,0 cm
M	Metástase distante
M1a	Linfonodos não regionais
M1b	Osso
M1c	Outro local

Estadiamento do Câncer de Próstata
Sistema de Associação Urológica Americana (Sistema de Estadiamento Jewitt-Whitmore modificado)

A	Sem lesão palpável
A_1	Tumor focal bem-diferenciado < 1,5 cm
A_2	Tumor difuso pobremente diferenciado; > 5% de lascas de ressecção transuretral com câncer
B	Tumor palpável confinado à próstata
B_1	Lesão < 1,5 cm de diâmetro confinada a um lobo
B_2	Tumor ≥ 1,5 cm/envolvendo mais de um lobo
C	Tumor localizado com envolvimento capsular
C_1	Invasão capsular
C_2	Penetração capsular
C_3	Envolvimento da vesícula seminal
D	Metástase distante
D_1	Envolvimento de linfonodos pélvicos
D_2	Envolvimento de linfonodos distantes
D_3	Metástase óssea/tecidos moles/órgãos

Alterações pré-malignas:
  (1) neoplasia intraepitelial prostática (**PIN**)
    = lesão pré-maligna frequentemente associada ao carcinoma invasivo próximo a ela/em qualquer lugar da glândula
  (2) hiperplasia adenomatosa atípica = proliferação de pequenos ácinos neoformados
Gradação (**Escore de Gleanson** 2–10):
  1,2,3 glândulas circundadas por uma coluna de células epiteliais
  4 completa ausência de formação de glândula
  5 camadas de células malignas
  números mais baixos referem-se aos tipos bem diferenciados, números mais altos referem-se aos tumores anaplásicos; grau predominantemente primário (1–5) é adicionado à área secundária menos representativa com o mais alto grau de desdiferenciação (1–5)
    ◊ O escore de Gleanson é somente 80% reproduzível!
    ◊ O escore de Gleanson ≥ 7 representa um prognóstico pior
  • categorias clínicas
    1. Carcinoma latente = geralmente descoberto na autopsia de um paciente sem sinais ou sintomas referentes à próstata (26–73%)
    2. Carcinoma incidental = descoberto em 6–20% dos espécimes obtidos durante a ressecção transuretral para hiperplasia prostática clinicamente benigna
    3. Carcinoma oculto = encontrado à biopsia de lesão óssea/linfonodo metastaticamente envolvido em um paciente sem sintomas de doença prostática
    4. Carcinoma clínico = câncer detectado por exame retal digital com base na enduração/irregularidade/nódulo
      • exame retal digital apresenta 30–60% de acurácia para diferenciar a doença em estágio B da em estágio C
  • **An**tígeno **P**rostático **E**specífico (**PSA**) pode estar elevado (= glicoproteína produzida pelo epitélio prostático) é mensurada por um radioimunoensaio monoclonal (Hibratech®) mais comumente utilizado: valores normais de 0,1–4ng/mL)
    ◊ Cânceres com < 1 mL geralmente não elevam o PSA!
    ◊ 16% dos homens normais apresentam PSA > 4 ng/mL!
    ◊ 19–30% dos cânceres de próstata apresentam PSA normal!
    ◊ Condições benignas com elevação de PSA: hipertrofia prostática benigna, prostatite, neoplasia intraepitelial prostática
    Doença confinada (estágio B e menor) & nível de PSA:
      75% dos pacientes com PSA < 4 ng/mL
      53% dos pacientes com PSA de 4–10 ng/mL
      2% dos pacientes com PSA > 30 ng/mL
  • razão de PSA livre a total diminuída
    < 15% é altamente sugestiva de câncer
    < 25% detecta 95% de cânceres detectáveis
  • **densidade de PSA** elevada
    = nível de PSA corrigido pelo volume [= volume da próstata (altura × largura × comprimento × 0,523)/valor de PSA]:
      > 0,12 (90% sensibilidade, 51% especificidade para o câncer)
    ◊ Cada grama de tecido maligno da próstata produz PSA de 3,5 ng/mL vs. PSA de 0,3 ng/mL para BPH!
  • **velocidade de PSA** elevada = avaliação de PSA em série > 0,75 ng $\cdot$ mL$^{-1} \cdot$ yr^{-1}
Estadiamento:
  ◊ Na apresentação inicial > 75% está no estágio C + D!
  ◊ 40% dos pacientes que acreditavam que possuiam doença confinada aos órgãos apresentam doença extraprostática na prostatectomia radical

Rotas de escape através da cápsula prostática são:
(1) margem capsular no feixe neurovascular posterolateralmente (80%) decorrente da fraqueza intrínseca da cápsula nessa localização
(2) ápice
(3) vesículas seminais!

Acurácia de estadiamento para doença local/avançada:
46/66% para o EUA, 57/77% para MR
◊ A doença extracapsular é comum para um volume de tumor > 3,8 cm³!

Metástases para linfonodos:
0% no estádio A_1, 3–7% no estádio A_2, 5% no estádio B_1, 10–12% no estádio B_2, 54–57% no estádio C; 10% com grau Gleason ≤ 5, 70–93% com grau Gleason 9/10
√ Tamanho > 10 mm (25–78% de sensibilidade, 77–98% de especificidade)
√ Realce MR com partículas de óxido de ferro superparamagnéticas ultrapequenas (USPIO) para mapeamento nodular é superior

Preditores para metástases ósseas:
- PSA > 20
- escore de Gleason de 8–10
- estágio clínico de > T3
- sintomas ósseos

Localização: zona periférica (80%), zona de transição (15%), zona central (5%); multifocal em 40%

US (21% de valor preditivo positivo):
√ Lesão hipoecoica (61%)/mista (2%)/hiperecoica (2%); lesão isoecoica não detectável (35%)
√ Aumento assimétrico da glândula
√ Contorno deformado da próstata = sinal de protuberância irregular (75% PPV)
√ Textura heterogênea

Tamanho versus taxa de detecção:
≤ 5 mm (36%), 6–10 mm (65%), 11–15 mm (53%), 16–20 mm (84%), 21–25 mm (92%), ≥ 26 mm (75%)

DDx de lesão hipoecoica:
esfíncter externo, veias, feixe neurovascular, vesícula seminal, ducto dilatado, cisto prostático pequeno, prostatite aguda, hiperplasia prostática benigna, displasia, artefato sonográfico

MR:
√ Anormalidade de sinal baixo no interior do tecido glandular normalmente de sinal elevado da zona periférica em T2WI
√ Tumor isointenso relacionado com a glândula circunvizinha em T1WI
√ Cápsula bem representada em T1WI decorrente da demarcação pela gordura periprostática de alto sinal e intensidade
√ Extensão extracapsular (90% de especificidade, 15% de sensibilidade):
  √ Extensão de tumor direta além da próstata
  √ Intensidade de sinal diminuída na gordura periprostática adjacente à cápsula próxima ao tumor em T1WI + T2WI
  √ Espessamento capsular
  √ Protuberância focal irregular no contorno da cápsula próxima ao tumor (24–38% de sensibilidade, 77–88% de especificidade)
  √ Achatamento/obliteração do ângulo retroprostático (24–50% de sensibilidade, 81–95% de especificidade)
  √ Assimetria do feixe neurovascular (21–38% de sensibilidade, 81–95% de especificidade)
  √ Lesão de baixo sinal em T2WI no interior das vesículas seminais que são normalmente de intensidade de alto sinal (43–71% de sensibilidade, 99% de especificidade)

DDx: hemorragia pós-biopsia (baixo sinal em T2WI + alto sinal em T1WI), inflamação, fibrose, cicatrização

Prognóstico: o aumento no volume tumoral aumenta a probabilidade de penetração capsular, metástases, desdiferenciação histológica

Mortalidade: 2,6% para os homens brancos, 4,5% para negros; 34.000 mortes/1992

Recomendações de rastreamento (Associação Americana de Urologia, Sociedade Americana do Câncer):
Medidas do nível de PSA + exame digital retal anualmente

Rx: (1) observação
(2) prostatectomia radical para doença confinada à cápsula + expectativa de vida > 15 anos
(3) radioterapia para
  (a) doença confinada à cápsula, expectativa de vida < 15 anos
  (b) doença fora da cápsula, nenhuma disseminação
(4) terapia hormonal (orquiectomia, dietilestilbestrol, acetato de leuprolida) para doença amplamente metastática
(5) criocirurgia
(6) quimioterapia

SÍNDROME "DA AMEIXA SECA"
= SÍNDROME DE EAGLE-BARRETT
= desordem congênita multissistêmica não hereditária; quase exclusivamente em homens

TRÍADE:
1. Musculatura da parede abdominal deficiente (aparência de "ameixa seca" dobrada da parede abdominal)
2. Ureteres redundantes não obstruídos acentuadamente distendidos ± hidronefrose e grau variável de displasia renal
3. Não descida bilateral dos testículos (criptorquidismo)

Etiologia:
(1) defeito mesodérmico primário na 6ª–10ª semanas de gestação: abundância de tecido fibroso com musculatura lisa localizada de modo esparso por todo trato urinário
(2) distensão abdominal maciça secundária com efeitos de pressão na musculatura da parede abdominal
secundária à obstrução na saída da bexiga (10–20%)/ascite de urina/perfuração intestinal com ascite/massas abdominais císticas/síndrome megabexiga-microcólon-hipoperistalse intestinal causando atrofia por pressão nos músculos da parede abdominal; a distensão vesical interfere na descida dos testículos
(3) disgenese do saco vitelínico

Incidência: 1÷29.000 a 1÷50.000 nascimentos vivos; M÷F = 19÷1; prevalência aumentada na Nigéria + Saskatchewan, Canadá

Grupos:
(1) obstrução grave da uretra (atresia uretral [mais comumente]/válvulas)
  Associado à:
  má rotação (anomalia mais comum), atresia intestinal, ânus imperfurado, anomalias esqueléticas (meningomielocele, escoliose, peito em quilha/escavado, artrogripose, pé torto congênito, luxação do quadril, hemimelia do membro inferior, agenesia sacral, polidactilia), cardiopatia congênita (VSD, estenose da artéria pulmonar), doença de Hirschsprung, malformação adenomatoide cística congênita do pulmão
  √ Hipertrofia da parede vesical
  √ Displasia renal cística bilateral
  Prognóstico: em 20% morte dentro de 1 ano; em 50% morte dentro de 2 anos (em decorrência de insuficiência renal ± insuficiência pulmonar)

(2) anomalia funcional do esvaziamento vesical (mais comum) sem anomalias associadas
- √ Grande bexiga urinária flácida
- √ Grande remanescente uracal
- √ Uretra posterior dilatada (sem obstrução)
- √ Utrículo
- √ Refluxo vesicouretral
- √ Ureteres tortuosos dilatados + áreas focais de estreitamento
- √ Rins lobulados com sistema coletor dilatado de formato bizarro

Prognóstico: problemas crônicos do trato urinário

- aspecto flácido e pregueado da parede abdominal hipotônica com flancos abaulados (agenesia/hipoplasia dos músculos nas porções ventral + lateral da parede abdominal)
  transverso > m. reto abdominal abaixo do umbigo > m. oblíquo interno + externo > m. reto abdominal acima do umbigo
- criptorquidismo bilateral (COMPONENTE ESSENCIAL) com aumento de risco de degeneração maligna
- ± função renal prejudicada

OB-US:
- √ Bexiga aumentada, ureteres dilatados
- √ Parede abdominal anormal
- √ AFI normal/diminuída

DDx: válvulas uretrais posteriores

@ bexiga
- √ Parede vesical espessada sem trabeculações (em virtude da substituição por fibrócitos + colágeno)
- √ Grande bexiga urinária distendida com uma capacidade de 600–800 mL
- √ Calcificações vesicais intramurais
- √ Persistência do remanescente uracal ± calcificação
- √ Colo vesical amplamente patente
- √ Orifícios uretéricos localizados lateralmente

@ uretra
- √ Uretra prostática alongada + dilatada com afilamento da uretra membranosa
- √ Verumontano pequeno/ausente
- √ Próstata ausente/marcadamente hipoplásica (causa de infertilidade e uretra prostática aumentada)
- √ Utrículo prostático aumentado (= pequeno divertículo revestido de epitélio representando o remanescente das extremidades distais fundidas dos ductos müllerianos)
- √ Obstrução uretral (estenose/atresia/cordas dorsais/valvas uretrais posteriores) em 20%
- √ Megauretra escafoide (70%)
  (a) megauretra completa/fusiforme (rara)
    = ausência completa/deficiência marcante dos corpos cavernosos + corpos esponjosos
  (b) megauretra incompleta/escafoide (comum)
    = ausência congênita/deficiência dos corpos esponjosos com uma glande normal + fossa navicular

@ ureteres
Histologia: aumento difuso de tecido conectivo com substituição de músculo liso
- √ Ureteres alongados, tortuosos e maciçamente dilatados acometendo o terço inferior mais profundamente (PATOGNOMÔNICO)
- √ Peristalse ureteral deficiente (em decorrência da diminuição do número de nervos + degeneração das fibras de Schwann não mielinizadas)
- √ Alternância de segmentos ureterais dilatados + estenosados
- √ Refluxo vesicoureteral (> 70%)

@ rins
- √ Assimetria do tamanho renal + contornos lobulados
- √ Nenhuma/leve (> 50%) hidronefrose
- √ Dilatação calicial ± divertículos
- √ Calcificações renais
- √ Displasia renal com alterações displásicas císticas, oligo-hidrâmnio, hipoplasia pulmonar (nos casos graves) decorrente de um defeito de combinação do broto uretérico + metanéfron

@ pulmão (55%)
- √ Hipoplasia pulmonar
- √ Malformação adenomatoide cística
Cx: infecções respiratórias (tosse inefetiva)

@ músculo esquelético (50%)
escoliose, deformidade peitoral, artrogripose, pé torto congênito, pé valgo, hemimelia, luxação de quadril, agenesia sacral, polidactilia

@ anomalias gastrointestinais (30%)
má rotação, atresia, estenose, vólvulo, ânus imperfurado, doença de Hirschsprung, gastrosquise

@ cardiovascular (10%)
VSD, PDA, tetralogia de Fallot

Cx: insuficiência renal crônica/urosepse/insuficiência respiratória (30% de óbito nos primeiros 2 anos de vida)

Rx: uretrotomia interna, vesicostomia cutânea, cistoplastia de redução, reimplantação ureteral, orquipexia aos 1–2 anos de idade, transplante renal após nefroureterectomia, abdominoplastia

DIVERTÍCULO PIELOCALICIAL

= CISTO PIELOGÊNICO = CISTO PERICALICIAL = DIVERTÍCULO CALICIAL
= bolsa revestida de uroepitélio estendendo-se de um ponto periférico do sistema coletor para dentro do parênquima renal adjacente

TIPO I (cálice):
mais comum; conectado à cúpula caliciana, geralmente em nível do fórnice; forma bulbosa; infundíbulo conector estreito de vários comprimentos; poucos milímetros de diâmetro; na região polar especialmente, polo superior

TIPO II (pelve):
região interpolar; comunica-se diretamente com a pelve; geralmente mais esférica e maior; colo curto e não facilmente identificável

Causa:
(1) origem relacionada ao desenvolvimento, a partir de um remanescente do broto ureteral (obstrução de um "minicálice" periférico aberrante)
(2) adquirido: refluxo, infecção, ruptura de cisto simples/abscesso, acalasia infundibular/espasmo, hidrocálice secundário à fibrose inflamatória de um infundíbulo

- √ Formação de cálculo único/múltiplo (50%) ou leite de cálcio (nível cálcio-líquido)
- √ A opacificação pode ser tardia e continuar por período prolongado
- √ Efeito de massa sobre o sistema pielocalicial adjacente se grande o bastante

Cx: infecção recorrente

DDx: cisto nefrogênico simples roto, abscesso evacuado/hematoma, necrose papilar renal, rim em esponja medular, hidrocálice em virtude do estreitamento infundibular por tuberculose/cruzamento vascular/cálculo/carcinoma infiltrante

PIELONEFRITE

= infecção do trato urinário superior com inflamação pélvica + calicial + parenquimatosa

◊ A Sociedade de Urorradiologia recomenda eliminar os termos (focal aguda) nefrite bacteriana, nefrite lobar, nefronia lobar, pré-abscesso, celulite renal, flegmão renal, carbúnculo renal!

Pielonefrite Aguda
= infecção bacteriana episódica dos rins com inflamação aguda, geralmente envolvendo o revestimento pielocalicial + parênquima renal centrifugamente ao longo das radiações medulares

Fatores de risco:
1. Refluxo vesicoureteral em crianças
2. Obstrução, estase, cálculos em adulto (5%)

Via de infecção:
(a) **infecção bacteriana ascendente** geralmente em decorrência de *E. coli* P-fimbriada (as fímbrias facilitam a aderência a superfícies mucosas): colonização inicial do ureter em áreas de fluxo turbulento leva à paralisia da função músculo liso ureteral com dilatação + obstrução funcional do sistema coletor
(b) **refluxo vesicoureteral** + fluxo retrógrado pielotubular: a *E. coli* P-fimbriada não é necessária para a infecção
(c) disseminação **hematógena** (12–20%) com cocos gram-positivos

Patologia: urotélio espessado com rim multifocal-/globalmente edematoso; cunhas/listras radiadas amarelas-brancas estendendo-se da ponta da papila à superfície cortical em uma distribuição irregular + nitidamente demarcada do parênquima adjacente preservado em 48–72 h

Histologia: nefrite tubulointersticial = migração leucocitária do interstício para dentro do lúmen dos túbulos com destruição das células tubulares pelas enzimas liberadas, invasão bacteriana do interstício em 48–72 h

Microrganismos: *E. coli* > *Proteus* > *Klebsiella, Enterobacter, Pseudomonas*

Idade: mais comumente 15–30 anos; M << F
Prevalência: 1–2% de todas as mulheres gestantes

- febre, calafrios, dor no flanco + sensibilidade
- leucocitose
- piúria, bacteriúria, cultura de urina positiva
- ± hematúria microscópica/bacteremia

Indicação para exame de imagem em adultos:
(1) diabetes
(2) abuso de analgésicos
(3) bexiga neuropática
(4) história de cálculos no trato urinário
(5) microrganismo atípico
(6) resposta insatisfatória a antibióticos
(7) recorrências frequentes
(8) imunocomprometido
(9) microrganismo atípico (p. ex., *Proteus*)

IVP (anormal em 25%):
√ Rim(s) normal(is) liso(s)/aumentado(s), envolvimento focal > difuso do rim
√ Densidade nefrográfica diminuída (global/em forma de cunha/irregular)
√ Nefrograma denso imediato e persistente, raramente estriado
√ Não visualização do rim (na pielonefrite grave, rara)
√ "Casca de árvore" = estriações mucosas (raro)
√ Compressão do sistema coletor (edema)
√ Opacificação tardia do sistema coletor
√ Dilatação ureteral não obstrutiva (raro, efeito de endotoxinas)

CT:
√ Espessamento da fáscia de Gerota + septos-ponte/filamento espessados (= inflamação perinéfrica)
√ Aumento renal generalizado/edema focal
√ Obliteração do seio renal
√ Espessamento das paredes da pelve renal + cálices
√ Dilatação discreta da pelve renal + ureter
√ Área de alta atenuação não exame não aumentado (= nefrite bacteriana hemorrágica)

CECT (anormal em 65–90%):
√ Área em forma de cunha hipoatenuante (80–90 HU) do córtex se estendendo da papila à cápsula renal durante a fase nefrográfica (= segmentos lobares de hipoperfusão + edema)
√ Nefrograma estriado
√ Diferenciação corticomedular insatisfatória
√ Impregnação tardia do parênquima de 3–6 h na área de aumento diminuído mais precoce (= parênquima renal funcionante)
√ Defeito de preenchimento de tecido mole no sistema coletor (= necrose papilar, debris inflamatórios, coágulo sanguíneo)
√ Obliteração calicial

US (anormal em < 50%):
◊ A pielonefrite é difícil de ser detectada sonograficamente
√ Rim edemaciado com ecogenicidade diminuída
√ Perda do complexo do seio central
√ Zonas em cunha hipo-/isoecoicas, raramente hiperecoicas (em virtude de hemorragia)
√ Bandas corticomedulares espessadas sonolucentes
√ Perda da demarcação da junção corticomedular
√ Aumento localizado no tamanho + ecogenicidade da gordura perinéfrica ± gordura dentro do seio renal
√ Exsudato perinéfrico localizado
√ Espessamento da parede da pelve renal
√ Fluxo sanguíneo focalmente diminuído no Doppler de potência

MR:
√ Focos em cunha de intensidade de sinal aumentada persistente na recuperação de inversão rápida realçada pelo contraste/T2WI

Cintigrafia cortical renal (Tc-99m DMSA):
√ Áreas focais de captação diminuída (em 90%)

Prognóstico:
(1) rápida resposta ao tratamento antibiótico não deixando cicatrizes
(2) o tratamento tardio da pielonefrite aguda durante os primeiros 3 anos de vida pode acometer gravemente a função renal mais tarde na vida: diminuição na função renal, hipertensão (33%), doença renal em estágio terminal (10%)

Cx:
(1) abscesso renal (lesão com densidade quase a da água sem reforço)
(2) fibrose dos lobos renais acometidos frequentemente em crianças + em até 43% nos adultos
(3) choque séptico materno (3%)
(4) trabalho de parto prematuro (17%)

Pielonefrite Focal Aguda
= NEFRONIA LOBAR = NEFRITE BACTERIANA FOCAL AGUDA = CARBÚNCULO = CELULITE RENAL = FLEGMÃO RENAL

= variantes focais da pielonefrite aguda com áreas únicas/múltiplas de supuração + necrose

Microrganismo: *E. coli* > *Proteus* > *Klebsiella*
Predisposição: pacientes com resistência alterada ao hospedeiro (diabetes [60%], imunossupressão), cateterização crônica, obstrução mecânica/funcional, traumatismo

- febre, dor no flanco, piúria

Local: geralmente envolve todo o lobo renal
√ Captação de Ga-67
√ Refluxo vesicoureteral frequentemente presente

IVP:
√ Área focal de nefrograma ausente/pielograma distorcido
US:
√ Massa hipoecoica com margens maldefinidas e ruptura da borda corticomedular
√ AUSÊNCIA de coleção de líquido
CT:
√ Zona de hipoatenuação com transição insuficientemente definida ao parênquima circunjacente
√ Realce parenquimatoso menos que o normal
MR:
√ Área de baixa intensidade de sinal em T1WI
√ Centro hiperintenso (em decorrência de líquido, necrose) em T2WI
Angiografia:
√ Artérias renais deslocadas, veias renais comprimidas
DDx: abscesso (sem realce na CT)
Cx: fibrose, abscesso

Pielite Enfisematosa
= gás confinado à pelve renal + cálices
Microrganismo: E. coli
Predisposição: diabetes mellitus (50%); M÷F = 1÷3
Pode estar associado a: cistite enfisematosa (rara)
• piúria
√ Pielograma de gás delineando o sistema pelvecalicial
√ Sistema coletor renal dilatado (frequente)
√ ± gás nos ureteres
DDx: refluxo de gás/ar proveniente da bexiga ou diversão urinária

Pielonefrite Enfisematosa
= infecção renal necrotizante fulminante aguda com potencial letal + tecidos perirrenais associados à formação de gás
Microrganismo: E. coli (68%), *Klebsiella pneumoniae* (9%), *Proteus mirabilis*, *Pseudômonas*, *Enterobacter*, *Candida*, *Clostridia* (excepcionalmente raro)
Patologia: pielonefrite necrotizante aguda e crônica com múltiplos abscessos corticais
Mecanismo: a pielonefrite leva à isquemia + baixa da tensão de O_2 com metabolismo anaeróbio; microrganismos anaeróbios facultativos formam CO_2 com fermentação de tecido necrótico/glicose tecidual
Predisposição: pacientes imunocomprometidos, especialmente diabéticos (em 87–97% dos casos); obstrução ureteral (em 20–40%)
Idade média: 54 anos; M÷F = 1÷2
Pode estar associado a: XGP
• características de pielonefrite aguda grave (calafrios, febre, dor no flanco, letargia, confusão) não responsiva ao tratamento
• culturas de sangue + urina positivas (na maior parte dos casos)
• urosepse + choque
• febre de origem desconhecida + SEM sinais de localização em 18%
• problemas médicos múltiplos associados: hiperglicemia descontrolada, acidose, desidratação, desequilíbrio eletrolítico
Localização: bilateral em 5–7%
Tipo I (33%):
√ Gás mosqueado/listrado no interstício do parênquima renal irradiando da medula para o córtex
√ Aumento de gás subcapsular/perinéfrico
√ AUSÊNCIA de coleção de líquido (= sem resposta imune efetiva)
Prognóstico: 69% de mortalidade
Tipo II (66%):
√ Gás intrarrenal com bolhas/loculado (sugere presença de abscesso)
√ Coleção de líquido renal/perirrenal
√ Gás dentro do sistema coletor (85%)
Prognóstico: 18% de mortalidade
√ Destruição parenquimatosa
√ Excreção de contraste ausente/diminuída (em virtude da função renal comprometida)
US:
√ Ecos de amplitude elevada no interior do seio renal/parênquima renal associados ao sombreamento por "sujeira"/reverberações em "cauda de cometa"
CUIDADO: (1) o rim pode estar completamente obscurecido pela grande quantidade de gás no espaço perinéfrico (DDx: gás intestinal circunjacente)
(2) o gás pode ser confundido com cálculos renais
CT (modalidade mais confiável e mais sensível):
√ Áreas mosqueadas de baixa atenuação estendendo-se radialmente ao longo das pirâmides
√ Envolvimento extensivo do rim + espaço perinéfrico
√ Ar que se estende através da fáscia da Gerota para dentro do espaço retroperitoneal
√ Ocasionalmente, gás nas veias renais
MR:
√ Ausência sinal em T1WI + T2WI (DDx: cálculos renais, rápido fluxo sanguíneo)
Mortalidade: 60–75% sob antibioticoterapia; 21–29% após a antibioticoterapia + nefrectomia; 80% com extensão para o interior do espaço perirrenal
Rx: antibioticoterapia + nefrectomia; procedimento de drenagem na obstrução coexistente
DDx: pielite enfisematosa (gás no sistema coletor, mas não no parênquima, diabetes em 50%, prognóstico menos grave)

Pielonefrite Fúngica
Microrgamismo: Candida, Aspergillus, Mucor, Coccidioides, Cryptococcus, Actinomyces, Nocardia, Torulopsis
Em risco: diabetes, abuso de fármacos, leucemia, imunossupressão, debilitação
√ Pielonefrite, necrose papilar, abscesso renal
√ Bola de fungos

Pielonefrite Xantogranulomatosa
= infecção granulomatosa supurativa crônica na obstrução crônica (cálculo, estenose, carcinoma), surgindo de uma resposta anormal do hospedeiro à infecção bacteriana
Incidência: 681.000 casos cirúrgicos comprovados de pielonefrite crônica
Microrganismo: Proteus miriabillis, E. coli, S. aureus
Patologia: substituição da junção corticomedular com nódulos macios amarelados; cálices preenchidos com pus e debris
Histologia: infiltração difusa por células plasmáticas + histiócitos + macrófagos cheios de lipídios (células xantomatosas)
Fisiopatologia: infecção da pelve renal, a qual o hospedeiro é incapaz de erradicar; os macrófagos se tornam alongados com bactérias não digeridas substituindo gradualmente o parênquima renal + perinéfrico
Pico etário: 45–65 anos; todas as idades acometidas, pode ocorrer em lactentes; M÷F = 1÷3-1÷4
• piúria 95%
• dor no flanco 80%
• febre 70%
• massa palpável 50%
• perda de peso 50%
• hematúria microscópica 50%

- ESR elevado
- testes de função hepática elevada reversível (50%) causada pela inflamação nas tríades portais
- ◊ Sintomática por 6 meses antes do diagnóstico em 40%!
  A. XGP DIFUSA (83–90%)
  B. XGP FOCAL/SEGMENTAR (10–17%)
  = forma tumefativa em virtude da obstrução de um único infundíbulo/metade do sistema duplo
  DDx: carcinoma de células renais
- √ Rim globalmente aumentado (incomum o contorno suave)/massa renal focal (menos frequente)
- √ Pelve contraída com cálices dilatados
- √ Nefrograma totalmente ausente/focalmente ausente (80%)
- √ Cálculo central obstrutor
  - √ Cálculo curariforme em 75%
- √ Extensão da inflamação para dentro do espaço perirrenal, espaço pararrenal, músculo psoas ipsilateral, cólon, baço, diafragma, parede abdominal posterior, pele

Retrógrado:
- √ Obstrução completa em nível da junção ureteropélvica/infundíbulo/ureter proximal
- √ Pelve renal contraída, cálices deformados dilatados + defeitos de preenchimento nodular
- √ Massas parenquimatosas irregulares com cavitação

CT:
- √ Massas gordurosas de baixa atenuação substituindo o parênquima renal (= fibrolipomatose de substituição com valores de atenuação menores que o da água)

US:
- √ Cálices dilatados hipoecoicos com borda ecogênica
- √ Massas hipoecoicas frequentemente com ecos internos de baixa intensidade substituindo o parênquima renal
- √ Perda da junção corticomedular
- √ Calcificações parenquimatosas são incomuns

Angiografia:
- √ Estiramento das artérias segmentares/interlobares em torno de grandes massas avasculares
- √ Hipervascularização/rubor em torno da periferia das massas na fase arterial tardia (= tecido de granulação)
- √ Englobamento + oclusão venosa

DDx: hidronefrose, tumor avascular
Tratamento: nefrectomia

PIELOURETERITE CÍSTICA

= coleções de células epiteliais transicionais hiperplásicas projetando-se para o interior do lúmen ureteral
◊ Indicativo de infecção passada/presente do trato urinário
Causa: irritante crônico do trato urinário (cálculo/infecção)
Histologia: cistos submucosos numerosos pequenos com revestimento epitelial, representando degeneração cística de ninhos de células epiteliais dentro da lâmina própria (ninhos celulares de von Brunn) formados pela proliferação em direção inferior dos brotos da superfície do epitélio que se tornaram destacados da mucosa
Microrganismos: E. coli > M. tuberculosis, Enterococcus, Proteus, esquistossomíase
Predisposição: diabéticos
Idade: 6ª década; mais prevalente em mulheres
- nenhum sintoma específico; ± hematúria
Localização: bexiga >> 1/3 proximal do ureter > junção ureteropélvica; unilateral >> bilateral
- √ Múltiplos defeitos pequenos suaves, arredondados e radiolúcidos com 1–3 mm de tamanho; espalhados/agrupados
- √ Persistem inalterados por anos a despeito da terapia antibiótica

Cx: incidência aumentada de carcinoma de célula transicional
DDx: (1) TCC disseminante/multifocal
  (2) impressão ureteral vascular
  (3) múltiplos coágulos sanguíneos
  (4) múltiplos pólipos
  (5) urticária alérgica da mucosa
  (6) hemorragia submucosa (p. ex., anticoagulação)

PIONEFROSE

= presença de pus no sistema coletor dilatado (= hidronefrose infectada)
Patologia: exsudato purulento composto de uroepitélio necrosado + células inflamatórias provenientes da formação precoce de microabscessos + papilite necrotizante
Microrganismo: mais comumente E. coli

US:
- √ Ecos internos dispersos/dependentes dentro do sistema pelvocalicial dilatado
- √ Alterando o nível urina-debris
- √ Densos ecos periféricos em localização não dependente + sombreamento (gás pela infecção)

Cx: (1) microabscessos renais + papilite necrotizante
  (2) XGP
  (3) abscesso renal/perinéfrico
  (4) fístula para o duodeno, cólon, pleura

NEFRITE POR RADIAÇÃO

Histologia: fibrose intersticial, atrofia do túbulo, esclerose glomerular, esclerose das artérias de todos os tamanhos, hialinização das arteríolas aferentes, espessamento da cápsula renal
Dose limiar: 2.300 rads em 5 semanas
- clinicamente lembrando glomerulonefrite crônica
- √ Rim liso pequeno/normal compatível com o campo de irradiação
- √ Espessura do parênquima diminuída (global-/focalmente; relacionada com o campo de irradiação)
- √ Densidade nefrográfica diminuída

ATROFIA DE REFLUXO

Causa: pressão hidrostática aumentada da urina pelvocalicial com atrofia dos néfrons, secundária ao refluxo vesicoureteral de longa duração
- √ Rim liso pequeno com perda da espessura do parênquima
- √ Sistema coletor alargado com papilas apagadas
- √ Estriações longitudinais provenientes da mucosa redundante quando o sistema coletor está colapsado
◊ NÃO confundir com a nefropatia de refluxo!

NEFROPATIA DE REFLUXO

= PIELONEFRITE ATRÓFICA CRÔNICA
= infecção bacteriana ascendente do trato urinário secundária ao refluxo de urina infectada a partir de inflamação do trato inferior + inflamação tubulointersticial na infância (raramente acomete o rim adulto); causa mais comum de rim pequeno e fibrótico
Etiologia: 3 elementos essenciais:
  (1) urina infectada
  (2) refluxo vesicoureteral
  (3) refluxo intrarrenal
Idade: geralmente adultos jovens (diagnóstico subclínico começando na infância); M < F
- febre, dor no flanco, frequência, disúria
- hipertensão, insuficiência renal
- pode não ter história de sintomas significantes
Local: predominantemente acometendo os polos dos rins secundária à presença de cálices compostos, tendo ductos

papilares de Bellini distorcidos (= papilas com grandes aberturas em vez de aberturas em fendas das papilas interpolares)
√ Rim normal/pequeno; uni-/bilateal; uni-/multifocal
√ Adelgaçamento focal parenquimatoso com depressão do contorno no polo superior/inferior (mais papilas compostas no polo superior), formação de cicatriz somente até a idade de 4 anos
√ Papila retraída com cálice deformado subjacente à cicatriz
√ Hipertrofia compensatória contralateral/focal (= pseudotumor renal)
√ Ureteres dilatados (secundário ao refluxo) algumas vezes com estriações lineares (mucosa redundante/edematosa)
US:
√ Ecogenicidade dentro do córtex focalmente aumentada (cicatriz)
Angiografia:
√ Artérias intrarrenais pequenas e tortuosas, amputação dos vasos intrarrenais
√ Estenoses vasculares, oclusões, aneurismas
√ Fase nefrográfica não homogênea
NUC (Tc-99m glicoheptonato/DMSA com SPECT é o método mais sensível):
√ Áreas focais/multifocais deficientes em fótons
Cx: (1) hipertensão
(2) complicações obstétricas
(3) insuficiência renal

ABSCESSO RENAL/PERIRRENAL
= geralmente complicação de inflamação renal com necrose de liquefação; 2% de todas as massas renais
Via de infecção:
(a) ascendente (80%): associada à obstrução (UPJ, ureter, cálculo)
Microganismos: E. coli, Proteus
(b) hematógena (20%): infecção a partir da pele, dentes, pulmão, amígdalas, endocardite, abuso de drogas intravenosas
Microrganismo: Staphylococcus aureus
Predisposição: diabéticos (duas vezes tão frequente comparado aos não diabéticos)
• cultura de urina positiva em 33%
• cultura de sangue positiva em 50%
• piúria, hematúria (ausente quando o abscesso está isolado no interior do parênquima)

Abscesso Renal
• pode apresentar análise de urina/cultura negativa (em até 20%)
IVP:
√ Massa focal deslocando o sistema coletor
CT:
√ Massa renal focal hipoatenuante irregular/agudamente definida:
√ Aumento da espessura da parede/psudocápsula
√ Sem aumento do centro do abscesso
√ ± presença de gás
√ Septo + fáscia de Gerota espessados
√ Obliteração da gordura perinéfrica
US:
√ Massa levemente hipoecoica (precoce), hipo- a anecoica (tardia) com margens irregulares + transmissão completamente aumentada ± septações ± microbolhas de gás
NUC (Ga-67 citrato/leucócitos marcados com In-111):
√ Nódulo quente
DDx: carcinoma cístico de células renais

Carbúnculo
= múltiplos abscessos intrarrenais coalescentes
◊ O termo não deve ser utilizado em laudos radiológicos!

Abscesso Perinéfrico
Causa:
(1) pielonefrite aguda com extensão do abscesso renal através da cápsula
(2) proveniente de infecção retroperitoneal adjacente (p. ex., perfuração de câncer de cólon, abscesso do psoas)
(3) penetração profunda proveniente do abscesso SQ
(4) disseminação hematógena
Predisposição: diabéticos (em 30%), urolitíase, embolismo séptico
Microrganismo: em até 30% diferente do abscesso
◊ 14–75% dos pacientes com abscesso perinéfrico apresentam *diabetes mellitus*!
√ Perda da margem do psoas/obscurecimento do contorno renal
√ Deslocamento renal
√ Massa renal focal
√ Escoliose côncava para o lado envolvido
√ Imobilidade respiratória do rim = fixação renal
√ Ocasionalmente, gás na fossa renal
√ Excreção unilateral debilitada
√ Efusão pleural

ADENOMA RENAL
◊ Pequeno adenoma < 3 cm deve ser considerado um carcinoma de células renais com baixo potencial metastático = carcinoma limítrofe de células renais!
Incidência: em 7–15–23% dos adultos (autopsias); lesão cortical mais comum; aumento com a idade (em 10% dos pacientes com < 40 anos de idade, em 40% dos pacientes > 70 anos de idade); frequência aumentada entre os fumantes + pacientes sob hemodiálise crônica
Idade: geralmente > 30 anos; M÷F = 3÷1
Tipos:
(1) cistoadenoma/adenoma papilar (38%)
(2) adenoma tubular (38%)
(3) adenoma do tipo misto (21%)
(4) adenoma alveolar (3%) = precursor do RCC
√ Solitário em 75%, múltiplo em 25%
√ Geralmente < 3 cm de tamanho; localização cortical subcapsular
√ Impossível de diferenciar do carcinoma de células renais
Cx: pré-maligno (sequencia adenoma-carcinoma)
Prognóstico: taxa de crescimento médio de 0,4 (variação, 0,2– 3,5) cm/ano; tumores que crescem < 0,25 cm/ano raramente dão metástases; tumores que crescem > 0,6 cm/ano frequentemente dão metástases

AGENESIA RENAL
Mecanismo:
(a) formação insuficiente
= falha na formação do broto ureteral
• ausência do hemitrígono ipsilateral e orifício ureteral
(b) defeito na indução
= defeito no crescimento do broto ureteral para induzir tecido metanéfrico
• ureter em fundo cego

Agenesia Renal Unilateral
Incidência: 1÷600–1.000 gravidez; M÷F = 1,8÷1
Risco de recorrência: 4,5%
Frequentemente coexistindo com outras anomalias:
1. Anomalias genitais:
(a) no homem (10–15%): hipoplasia ou agênese dos testículos/vasos deferentes, cistos de vesículas seminais (síndrome Zinner)

(b) nas mulheres (25–50%): útero unicorno/bicorno/hipoplásico/ausente, vagina ausente/hipoplásica
- ◊ 90% das mulheres com agenesia renal apresentam anormalidades uterinas
- ◊ 30–40% das mulheres com anormalidades uterinas apresentam agenesia renal
2. Síndrome de Turner, trissomia, anemia de Fanconi, síndrome de Laurence-Moon-Biedl

Localização: E > D

√ Visualização de um único rim (*DDx:* rim adicional em localização ectópica)
√ Glândula suprarrenal ausente (11%)
√ Vasos renais ausentes/rudimentares
√ O cólon ocupa a fossa renal
√ Hipertrofia renal contralateral compensatória (50%)

Agenesia Renal Bilateral

= síndrome de Potter
Incidência: 1÷3.000 a 1÷10.000 gestações; M÷F = 2,5÷1
Risco de recorrência: < 1%

- face de Potter = orelhas de implantação baixa, pele excessiva, nariz em "bico de papagaio", queixo retraído
- ◊ Sensibilidade do US é APENAS de 69–73% em virtude da visualização diminuída proveniente de oligo-hidrâmnios + glândulas suprarrenais de formato discoide simulando rins!

√ Oligo-hidrâmnio importante (após 14 semanas da data da última menstruação)
√ Ausência bilateral dos rins (após 12 semanas), ureteres, artérias renais
√ Incapacidade de visualizar artérias renais pelo cor duplex
√ Incapacidade para visualizar a urina na bexiga fetal (após 13 semanas) = agenesia/hipoplasia vesical; teste da furosemida negativo (20–60 mg/IV) não diagnóstico (fetos com grave retardo do crescimento intrauterino podem não ser capazes de apresentar diurese)
√ Forma achatada e discoide das suprarrenais (em virtude da ausência da pressão exercida pelos rins)
√ Tórax em forma de sino (hipoplasia pulmonar) na metade até o final do 3º trimestre
√ Deformidades de compressão das extremidades = pé torto congênito, contraturas em flexão, deslocamentos articulares (p. ex., quadril)

Prognóstico: natimortos (24–38%); invariavelmente fatal nos primeiros dias de vida (hipoplasia pulmonar)
DDx: causa funcional de insuficiência renal intraútero (p. ex., IUGR)

Sequência de Potter

= hipoplasia pulmonar, arqueamento das pernas, mãos grandes, frouxidão da pele, crescimento retardado associado ao oligo-hidrâmnio grave de longa duração
Causa: agenesia renal, obstrução uretral, ruptura prolongada das membranas, grave retardo do crescimento intrauterino

ESTENOSE DA ARTÉRIA RENAL

Prevalência: 1-2-4% dos indivíduos hipertensivos; 4,3% das autopsias; 10% dos indivíduos hipertensivos com doença da artéria coronária; 25% dos pacientes com hipertensão de difícil controle; em 45% dos pacientes com hipertensão maligna; em 45% dos pacientes com doença vascular periférica

Causa:
1. Arterosclerose (60–90%) principalmente 2 cm proximal da principal artéria renal
    - ◊ Quaisquer das artérias renais múltiplas (ocorrendo em 14–28% da população) podem ser acometidas!
2. Displasia fibromuscular (10–30%)
3. Outros (< 10%): doença tromboembólica, dissecção arterial, aneurisma aórtico infrarrenal, fístula arteriovenosa, vasculite (doença de Buerger, doença de Takayasu, poliarterite nodosa, pós-radiação), neurofibromatose, fibrose retroperitoneal

Fisiopatologia:
pressão de perfusão diminuída do glomérulo estimula a produção de renina no aparelho justaglomerular + angiotensina II no rim; a renina converte o angiotensinogênio circulante ($_2$-globulina) em angiotensina I, subsequentemente convertida pela enzima conversora de angiotensina (ACE presente no endotélio vascular) em angiotensina II, que libera aldosterona; aldosterona aumenta a retenção de sal + água; angiotensina II + aldosterona promovem vasoconstrição nos vasos (especialmente arteríola eferente intraglomerular para manutenção da pressão de filtração)
- ◊ Inibição da ACE pode piorar a função renal geral em virtude da ruptura do mecanismo autorregulador de GFR (com estenose da artéria renal em ambos os rins/um único rim)

Estímulo da produção de renina:
(a) barorreceptores na arteríola glomerular aferente sentem uma diminuição na elasticidade da parede arteriolar com fluxo sanguíneo diminuído
(b) quimiorreceptores da mácula densa localizados na primeira porção do túbulo distal sentem uma quantidade diminuída de sódio e cloro (que podem ser altamente reabsorvidos em virtude de uma baixa GFR)

Histologia: atrofia tubular e diminuição do glomérulo
- dor abdominal/flanco
- hematúria
- oligúria, anúria
- hipertensão (= hipertensão mediada pela renina em resposta à isquemia)
- baixa concentração de sódio urinário

Significância hemodinâmica determinada por:
(a) níveis de renina elevados na veia renal ipsilateral ≥ 1,5÷1
(b) presença de vasos colaterais
(c) estenose maior que 70% com dilatação pós-estenótica
(d) gradiente de pressão transestenótica intra-arterial ≥ 40 mmHg
(e) diminuição no tamanho renal
- ◊ 15–20% dos pacientes continuam hipertensos após o restabelecimento do fluxo sanguíneo renal normal (= estenose da artéria renal sem hipertensão renovascular)!

Critérios de seleção de pacientes para teste de triagem:
= sinais clínicos associados ao risco de moderado a elevado de hipertensão renovascular (HTN):
1. Início abrupto ou grave de HTN
2. HTN resistente às 3 terapias por fármacos em pacientes complacentes
3. Ruídos abdominais/flanco
4. Azotemia inexplicada em pacientes mais velhos com HTN
5. Piora da função renal durante terapia com anti-hipertensivos, especialmente com ACEIs
6. Retinopatia hipertensiva grau 3/4
7. Doença oclusiva em outros leitos vasculares
8. Início do HTN < 30 anos ou > 55 anos de idade
9. Edema pulmonar recorrente em paciente mais velho com HTN
10. HTN em lactantes com um cateter na artéria umbilical
11. HTN em crianças

√ Tamanho renal normal/diminuído (D 2 cm < E; E 1,5 cm < D) com contornos suaves
√ Calcificações vasculares (aneurismas/aterosclerose)

IVP (60% de taxa de positividade verdadeira, 22% de taxa de falsos-negativos):

√ Impregnação tardia do material de contraste (filtração glomerular diminuída)

√ Aumento da densidade do material de contraste (reabsorção de água aumentada)
√ Retardo na lavagem do material de contraste (tempo de trânsito urinário prolongado)
√ Ausência de distensão do sistema coletor
√ Atenuação global da densidade do contraste; urograma pode ser normal com circulação adequada do contraste
√ Impressão do ureter proximal (aumento dos vasos colaterais)

CT:
√ Prolongação da fase nefrográfica cortical + diferenciação corticomedular persistente
√ Angiografia de CT (2–3 mm colimação, pico ≤ 1,5–2,0): especificidade do volume interativo em tempo real produzindo > projeção de máxima intensidade > exibição da superfície sombreada

MR (> 95% de sensibilidade, > 90% de especificidade):
√ Tendência a superestimar a estenose
Limitações:
— avaliação dos ramos de vasos
— presença de *stent* metálico
— detecção de artérias acessórias
— avaliação de pequenas artérias renais

Angiografia:
(a) angiografia convencional = teste padrão ouro
(b) angiografia intravenosa por subtração digital: não avalia o significado hemodinâmico

NUC:
cintigrafia do inibidor da ACE (51–96% de sensibilidade, 80–93% de especificidade)

US Duplex:
(1) sinais diretos = visualização da estenose da artéria renal
√ Pico de velocidade sistólica > 150 cm/s para ângulos < 60° ou 180 cm/s para ângulos > 70° (com muitos falsos-positivos em virtude dos ângulos do Doppler subótimos)
√ Relação entre o pico de velocidade da artéria renal e o pico da corrente central aórtica > 3,5 (para > 60% de estenose; 0–91% sensibilidade, 37–97% especificidade)
√ Alargamento espectral pós-estenótico ± reversão do fluxo
√ Ausência de fluxo sanguíneo durante a diástole (para estenoses > 50%)
√ Sinal de Doppler não detectável com boa visualização da artéria renal (= oclusão arterial)
Problemas:
(a) exame tecnicamente inadequado (gás, obesidade, movimento respiratório) em 6–49%; geralmente limitado a crianças + adultos magros
(b) múltiplas artérias renais em 16–28%
(c) traçados "falsos" decorrentes de grandes vasos colaterais/segmentos reconstituídos da artéria renal principal
(d) necessidade para visualização de todo o comprimento da artéria renal
(e) pulsações aórticas/cardíacas transmitidas obscurecem os registros da onda da artéria renal
(2) sinais indiretos = análise das ondas do Doopler arterial intrarrenal
(a) reconhecimento padrão
√ Aparência atenuada = pulso *tardus-parvus* (*tardus* = chegada tardia, *parvus* = pico atenuado)
√ Perda de pico sistólico precoce (não necessariamente anormal!)
√ Fluxo arterial segmentar detectável com oclusão da artéria renal (em virtude da circulação colateral)
(b) critérios quantitativos
√ Índice de aceleração de < 370–470 cm/s2 = ΔV/ΔT = inclinação tangencial da onda de Doppler na sístole precoce (único parâmetro de exame mais sensível)

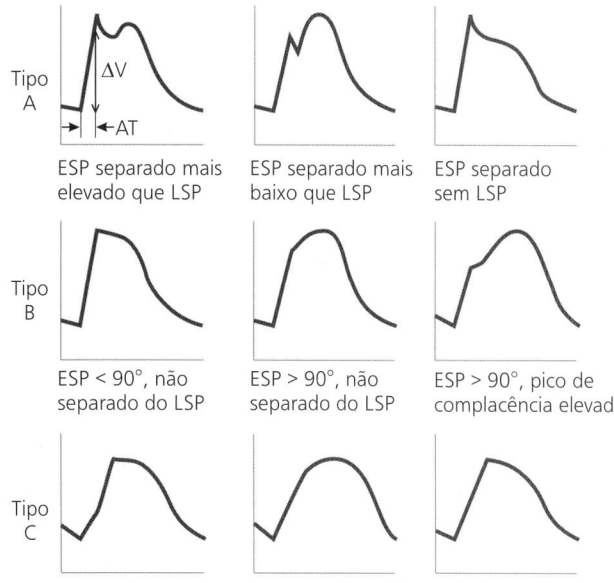

Variantes das Ondas de Doppler da Artéria Renal Normal

Tipo A:	pico sistólico precoce (ESP) no final da elevação precoce
Tipo B:	sem pico, mas a elevação permanece reta
Tipo C:	espectro anormal com tempo de elevação diminuído

AT = tempo de aceleração; ΔV = diferença de velocidade entre a velocidade ESP e a velocidade diastólica tardia; ESP = pico sistólico precoce
LSP = pico sistólico tardio; índice de aceleração (AI) = ΔV/AT

√ Retardo no tempo de elevação na aceleração/pulso de > 0,05–0,08 s = inclinação gradual da onda de Doppler durante a sístole precoce
√ ΔRI > 5% entre ambos os rins (82% de sensibilidade + 92% de especificidade para estenose > 50%, 100% de sensibilidade + 94% de especificidade para estenose ≥ 60%)
√ RI < 0,56
√ Amplitude da onda de Doppler atenuada (= parvus) = diminuição na velocidade do pico sistólico para < 20–30 cm/s

Resultados Duplex para > 60% de Estenose da Artéria Renal			
	Sensibilidade	*Especificidade*	*Acurácia*
AT ≥ 0,07 s	81%	95%	91%
AI < 300 cm/s²	89%	86%	87%
ESP ausente	92%	96%	95%

Problemas: exame tecnicamente inadequado em 0–2%
US falso-negativo: estenose na artéria renal acessória
US falso-positivo: coarctação

Doença Arteriosclerótica da Artéria Renal

Incidência: em até 6% dos pacientes hipertensos; causa mais comum de hipertensão secundária
Idade: > 50 anos; M > F
Patologia: lesão primariamente envolvendo a íntima
• piora da hipertensão preexistente
• início abrupto de hipertensão grave > 180/110 mmHg
• sopro vascular em 40–50% (presente em 20% dos pacientes hipertensos sem estenose da artéria renal)
Associada a: grave arteriosclerose da aorta, vasos cerebrais, coronários e artérias periféricas

Localização: artéria renal principal (93%) + estenose adicional de um ramo da artéria renal (7%); bilateral em 31%
√ Estenose excêntrica nos 2 cm proximais da artéria renal, frequentemente envolvendo o orifício
√ Diminuição do comprimento renal com o tempo (= estenose arterial renal de alto grau com risco de oclusão)
Prognóstico: progressão para lesão arteriosclerótica (40–45%) para atrofia renal, oclusão arterial, insuficiência renal isquêmica
Cx: azotemia com:
  (a) estenoses bilaterais das artérias renais
  (b) estenose unilateral da artéria renal + rim contralateral fracamente funcionante
  ◊ A azotemia reversível pode ser induzida pelo tratamento com inibidores da enzima conversora da angiotensina/nitroprussiato de sódio!
Rx: (1) terapia anti-hipertensiva em três etapas (difícil controle da hipertensão)
  (2) inibidores da enzima conversora da angiotensina (p. ex., Captopril PO, Enalapril IV)
  (3) angioplastia da artéria renal (80% de sucesso para lesão não ostial, 25–30% para a lesão ostial)
  (4) revascularização cirúrgica (80–90% de sucesso para qualquer localização da lesão)
    – hipertensão melhorada em 66%
    – melhora/estabilização da função renal em 27–80%

Displasia Fibromuscular da Artéria Renal

Incidência: 35% de todas as estenoses da artéria renal; 1.100 pacientes publicados (por volta de 1982) com envolvimento da artéria renal em 60% + artéria carótida extracraniana em 30%; 25% de todos os casos de hipertensão renovascular
Idade: causa mais comum de hipertensão renovascular em crianças + adultos jovens < 30–40 anos; M÷F = 1÷3
Associada a: displasia fibromuscular de outros ramos aórticos em 1–2%; a. celíaca, a. hepática, a. esplênica, a. mesentérica, a. ilíaca, a. carótida interna
• hipertensão
• insuficiência renal progressiva
Locais: artéria renal principal distal e região média (79%), ramos da artéria renal (4%), combinação (17%); 1/3 proximal da artéria renal principal preservado em 98%; bilateral em 2/3; D÷E = 4÷1
Tipos:
  1. Fibroplasia da íntima = hiperplasia da íntima
    √ Faixa radioluscente anular estreita na artéria renal principal + ramos segmentares principais; frequentemente bilateral
    √ Dilatação fusiforme pós-estenótica
  2. Fibroplasia medial com microaneurisma
    √ Sinal de "colar de contas" = áreas alternantes de estenoses + aneurismas na região média + artéria renal distal + ramos; geralmente bilateral
  3. Hiperplasia medial/fibromuscular
    √ Longo estreitamento tubular liso da artéria renal principal e ramos
  4. Fibroplasia perimedial
    √ Formação de contas sem ocorrência de aneurisma da artéria renal principal distal (principalmente direita)
  5. Dissecção medial
    √ Falso canal na artéria renal principal + ramos
  6. Fibroplasia adventicial
    √ Longa estenose segmentar da artéria renal principal + grandes ramos

Prognóstico: progressão das lesões em 20% causando declínio na função renal
Cx: (1) aneurisma gigante
  (2) fístula AV entre a artéria renal principal + veia (na fibroplasia medial)
Rx: (1) ressecção do segmento doente e confecção de anastomose terminoterminal
  (2) substituição por enxerto autógeno de veia, excisão + reparo com angioplastia
  (3) angioplastia transluminal com balão (90% de taxa de sucesso com taxa de reestenose muito baixa)

Neurofibromatose

a hipertensão na neurofibromatose é decorrente de:
  (1) feocromocitoma
  (2) estenose da artéria renal
◊ Envolvimento da artéria renal principalmente observado em crianças!
Tipos:
  (a) displasia mesodérmica da parede arterial com transformação fibrosa (comum)
  (b) estreitamento da artéria renal principal por neurofibroma periarterial (raro)
√ Aneurisma sacular em forma de funil envolvendo a aorta/artéria renal principal
√ Estenose nodular/lisa (neurofibroma mural/adventicial) na artéria renal proximal
√ Aneurisma intrarrenal (raro)
DDx: displasia fibromuscular; estenose congênita da artéria renal

CARCINOMA DE CÉLULAS RENAIS
= RCC = ADENOCARCINOMA RENAL = HIPERNEFROMA
Incidência: 3% de todos os cânceres viscerais (frequência aproximada do câncer ovariano, câncer gástrico, câncer pancreático, leucemia); 61% encontrados casualmente; 46.000 novos RCCs nos USA diagnosticados em 2008; 80–90% de todos os primários malignos renais em adultos
Idade: 6ª–7ª década (geralmente > 40 anos); idade média de 55 anos; 2% de ocorrência em crianças nas primeiras 2 décadas de vida; M÷F = 1,6÷1; frequência aumentando com a idade
Patologia: surge de células tubulares proximais; 30% encontrados casualmente em exames de imagem;
  Padrão de crescimento do tumor:
    papilar (5–15%, melhor prognóstico); trabecular/tubular/cístico/sólido (pior prognóstico)
Subtipos histopatológicos:
  (a) célula clara = RCC convencional (70–80%) = cRCC = rico em glicogênio citoplasmático + conteúdo lipídico, que é lavado durante a preparação histológica
  (b) RCC de célula clara multilocular
  (c) RCC papilar (10–15%) = pRCC
  (d) RCC cromófobo (5%)
  (e) carcinoma de ductos coletores de Bellini
  (f) carcinoma medular renal
  (g) carcinoma de translocação de Xp11
  (h) carcinoma associado ao neuroblastoma
  (i) carcinoma celular fusiforme tubular mucinoso
  (j) não classificado
Predisposição:
  (1) síndrome de von Hippel-Lindau (10–25%): múltiplos tumores intracísticos frequentemente pequenos (hemangioblastoma, angioma retinal, cisto renais) manifestando-se na juventude

(2) hemodiálise (em 1,4–2,6%)
(3) doença cística adquirida da uremia (3,3–6,1%; risco aumentado em de 7 ×)
(4) tabaco; abuso de fenacetina
(5) obesidade

Estágios:
    acurácia do estagiamento: 84–91% para CT
                                        82–96% para MR
                                        ruim para o US
    extensão regional: para linfonodos (9–23%);
                                        na veia renal principal (21–35%)
                                        na IVC (4–10%)
    RCC múltiplo: comumente na síndrome de von Hippel-Lindau; RCC hereditário; esporádico em 4–15%; bilateral em 1–3%

Metástases:
- tosse, hemoptise (como sintomas iniciais de doença metastática, presente em 9%), dor óssea
- ◊ 28% dos pacientes apresentam metástases distantes múltiplas aparentes clinicamente!
√ Metástase tumoral tende a ser hipervascular
Disseminação para:
    pulmão (55%); linfonodos (34%); fígado (33%); osso (32%); suprarrenais (4,3–19%); rim contralateral (11%); cérebro (6%); coração (5%); baço (5%); intestino (4%); pele (3%); ureter (raro)
Incidência da doença metastática:
    (a) tumores < 3 cm: 2,6%
    (b) tumores 3–5 cm: 15,4%
    (c) tumores > 5 cm: 78,6%
- hematúria (56%), dor do flanco (36%), perda de peso (27%), febre (11–15%)
- tríade clássica de dor no flanco + hematúria macroscópica + massa renal palpável (4–9%)
- varicocele (2%)
- anemia normocítica normocrômica (28–40%)
- **síndrome de Stauffer** (15%) = hepatopatia nefrogênica = hepatosplenomegalia + função hepática anormal na ausência de metástases hepáticas (hepatotoxina do tumor?)
- síndromes paraneoplásicas: eritrocitose (2%); hipercalcemia (paratormônio, prostaglandina, metabólitos da vitamina D)
√ Massa solitária e lobulada frequentemente bem delimitada
    √ Protuberância focal no contorno renal
    √ Aumento das partes acometidas do rim
√ Calcificação (15–20%): normalmente central + amorfa ou periférica + curvilínea no RCC cístico
√ Compressão/deslocamento/invasão extrínseca da pelve renal + cálices
√ Cistos:
    (a) tumor necrótico cístico (40%)
    (b) cistoadenocarcinoma (2–5%)
    (c) carcinoma celular renal na parede do cisto (3%)
√ Crescimento do tumor na veia renal (23%)/IVC (em até 16%) carrega um prognóstico desfavorável
√ Padrão de crescimento infiltrativo (6%) com margem mal definida

IVP:
    √ Função diminuída (substituição parenquimatosa, hidronefrose)
    √ Ausência de excreção do contraste (oclusão da veia renal)
    √ Fluxo retrógrado pielotumoral = parte necrótica do tumor é preenchida com material de contraste

NECT:
    √ Lesão sólida e homogênea (caso ≤ 3 cm) de > 20 HU
    √ Massa heterogênea (caso > 3 cm) em virtude da hemorragia/necrose
    √ Calcificações em até 30%
    √ Encarceramento de gordura perinéfrica (50%) decorrente de edema, obstrução vascular, inflamação prévia, invasão tumoral

CECT:
    √ Predominantemente reforço heterogêneo (em virtude das áreas císticas ou necrose)
        √ Reforço > 12 HU comparado ao NECT
        √ Reforço a um grau semelhante ao córtex renal = cRCC
        √ Reforço em um grau menor que o córtex renal = pRCC/RCC cromofobo
        √ Metástases demonstram um reforço semelhante ao primário
    √ Nódulo aumentado no espaço periférico (46% de sensibilidade para disseminação perinéfrica)
    √ Trombo na veia renal (92% PPV, 97% NPV):
        √ Defeito de preenchimento de baixa atenuação na fase corticomedular (sinal mais específico)
        √ Alteração abrupta no calibre da veia
        √ Presença de veias colaterais
        √ Aumento heterogêneo de trombo maligno
    √ ± hemorragia subcapsular/perinéfrica
    √ Aumento nodular > 1 cm (43% PPV, 96% NPV)
        (*DDx:* inflamação benigna como resposta imune reativa)
Falso-negativos na fase corticomedular:
    (1) em um tumor pequeno pode aumentar ao mesmo grau que o parênquima renal
    (2) tumor localizado centralmente confundido com medula

Diferenciação de Lesões Renais pela CT		
Características CT	*Cisto*	*Neoplasia*
Forma	Arredondado, oval	Irregular
Margem	Liso	Lobulada
Parede	Fino, não mensurável	Espessa
Interface	Reto, distinto	Indistinta
Densidade	0–20 HU	> 30 HU
Aumento	< 10–20 HU	> 10–20 HU
Fase venosa portal	< 70 HU	> 70 HU
Invasão vascular	Nenhum	Sim

US:
    √ Massa hiperecoica (20–50%), principalmente nos tumores pequenos < 3 cm (78%), ocasionalmente em tumores grandes (32%):
        √ Notadamente hiperecoico, i. e., isoecoico para gordura do seio renal em 4–12% dos tumores pequenos (DDx: angiomiolipoma)
        √ Borda anecoica (em 84% dos pequenos RCCs hiperecoicos), provavelmente em virtude da pseudocápsula de tecido renal comprimido (NÃO observado no angiomiolipoma)
    √ Isoecoico (30–86%)/hipoecoico (10–12%), principalmente em tumores maiores
    √ Cístico com aumento na transmissão acústica (2–13%) em virtude da extensa necrose por liquefação (*DDx:* cisto complicado)
    √ Não homogeneidade em decorrência de hemorragia, necrose, degeneração cística

RMN (melhor modalidade para avaliar fases III + IV da doença):
    √ Hiper-/iso- (mais comum)/hipointensa relativa ao parênquima renal:
        √ Frequentemente intensidade de sinal baixa a média em T1WI
        √ Áreas hiperintensas em T1WI + hipointensa em T2WI geralmente são decorrentes de hemorragia
    √ Hiperintensidade heterogênea em T2WI

√ Discreta diminuição em intensidade de sinal em imagens de fase oposta indica mínimo lipídio intracelular difuso (para o subtipo mais frequente de carcinoma de células claras)
√ Imagem em 2 a 5 min após injeção de contraste é crítica para a detecção de massas renais pequenas (menos aumento que o tecido renal normal)

Angiografia:
√ Tipicamente hipervascular (95%) com estase do contraste + shunt AV ocasional
√ Vasos nutrícios aumentados e tortuosos pouco afilados
√ Neovascularização grosseira + formação de aneurismas pequenos
√ Parasitização dos ramos arteriais lombares, suprarrenais, subcostais e mesentéricos
√ Margens tumorais mal definidas

Prognóstico:
◊ Estádio do tumor + grau histológico são os fatores de prognóstico mais importantes!
— as taxas de sobrevida em 5 anos para estádios I, II, III, IV são de 85–100%, 45–65%, 20–40%, 0–10%;
— as taxas de sobrevida em 10 anos para os estádios I, II, III, IV são 56, 28, 20 e 3%;
— 4,4% de taxa de sobrevida em 3 anos ano se não tratado;
— carcinomas papilares apresentam prognóstico melhor que carcinomas não papilares!
— células claras + câncer de células granulares possuem um prognóstico melhor que células fusiformes + cânceres anaplásicos

Recorrência: em 11% após 10 anos

Rx:
(1) nefrectomia radical (2–5% de mortalidade operatória)
(2) cirurgia que preserva o rim (nefrectomia parcial) com rim funcionante solitário, função renal comprometida, tumores bilaterais múltiplos, RCC pequeno (< 4 cm de diâmetro, polar, cortical, distante do hilo renal/sistema coletor)

Carcinoma Cístico de Células Renais

= cRCC

A. RCC UNILOCULAR CÍSTICO (50%)
= extensa necrose de um RCC previamente sólido/crescimento cístico intrínseco de um cistoadenocarcinoma/RCC papilar
√ Massas cheias de líquido sem critérios de um cisto renal

B. RCC MULTILOCULAR (30%)
= crescimento intrínseco multilocular
√ Impossível distinguir de nefroma multilocular cístico

C. NÓDULO MURAL EM RCC CÍSTICO (20%)
(a) necrose tumoral cística assimétrica
(b) tumor surgindo na parede de cisto preexistente
(c) dilatação tubular com formação cística secundária pela obstrução do tumor

Carcinoma Papilar de Célula Renal

Incidência: 13–15% (2º mais comum) de todos os RCCs
Idade: 3ª-8ª décadas; M÷F = 2÷1 a 4÷1
Patologia: necrose cística + frequente degeneração; forma familiar associada à trissomia 7 & 17 perda do cromossomo Y em homens (semelhante ao adenoma papilar)
Histologia: células circundando fetos de núcleo fibrovascular delicado; macrófagos infiltrando as hastes papilares
Padrão de crescimento: papilar, tubular, tubulopapilar
Local: o tumor renal multifocal/bilateral mais comum
√ Tumor bem encapsulado de crescimento lento
√ Frequente calcificação periférica

CECT:
√ Pequeno aumento de contraste em todas as fases a um grau bem menor que o córtex renal (DDx: para um cRCC)
√ Em geral, aumento homogêneo quando < 3 cm
√ Aumento heterogêneo caso > 3 cm (DDx: geralmente para RCC cromofobo aumentando homogeneamente)

MR:
√ Pseudocapsula frequente
√ Hipointenso em T1WI + T2WI (DDx: para cRCC hiperintenso em T2WI)

US:
√ Massa frequentemente hipoecoica

Prognóstico: favorável (metástase mais tardia de diâmetro médio menor, estágio mais inferior que cRCC)
DDx: cisto renal (aumento de < 10 HU/pseudoaumento, cisto pelo US + MR)

Carcinoma de Célula Renal na Infância

Incidência: 7% de todos os tumores renais primários durante as primeiras 2 décadas de vida;
Na infância: tumor de Wilms ÷ RCC = 30÷1
Na 2ª década: tumor de Wilms ÷ RCC = 1÷1
Idade média: 9 anos
• massa abdominal palpável (60%)
• dor abdominal (50%)
• hematúria (30–60%)
• hipertensão decorrente da produção de renina
• policitemia em decorrência de produção de eritropoetina
• reabsorção óssea decorrente da produção de hormônio paratireoide

Aumento do risco de carcinoma de célula renal:
doença de von Hippel-Lindau em 10–25% (hemangioblastoma cerebelar, angioma da retina, cistos pancreáticos + tumores, feocromocitoma, cistos renais + tumores)
Metástases (20%): pulmão, osso, fígado, cérebro
Cx: extensão intravascular (25%)
Prognóstico: 64% de taxa de sobrevida total
DDx: tumor de Wilms (idade mais jovem, maior na apresentação, calcificações menos frequentes [9 vs. 25%] menos denso/homogêneo)

CISTO RENAL

Cisto Renal Cortical Simples

= lesão adquirida possivelmente secundária à obstrução tubular; contribui com 62% de todas as massas renais
Incidência: em 1–2% de todos os urogramas; em 3–5% de todas as autopsias
Idade: pico de incidência após os 30 anos de idade; frequência crescente com a idade (em 0,22% no grupo etário pediátrico, em 50% acima dos 50 anos de idade)
Patologia: epitélio baixo cuboidal/achatado circundado por uma parede fibrosa espessa de 1–2 mm contendo líquido seroso claro/discretamente amarelo

Pode estar associado à:
esclerose tuberosa, doença de von Hippel-Lindau, doença de Caroli, neurofibromatose
√ Grande e unifocal quando periférico
√ Atenuação focal + deslocamento do sistema coletor
√ Nefrograma focalmente substituído com margem lisa
√ "Sinal do bico/pata" = cunha apagada do parênquima renal
√ Filamento delicado frequentemente ondulando os septos (10–15%)
√ Calcificação curvilinear (1%) na parede/septos

US (90–100% de acurácia do US & CT):
√ Forma esférica/ovoide
√ Anecoico sem ecos internos
√ Paredes lisas claramente demarcadas
√ Aumento acústico além do cisto

CT (100% de acurácia):
- √ Lesão com densidade próxima a da água (0–20 HU), parede fina, interface lisa com o parênquima renal
  - *Observação:* a acurácia de mensurações HU depende de: tamanho do paciente, tamanho da massa, extensão da região examinada, técnica de CT, ruído da imagem, média do volume parcial, pseudoaumento, tipo do *scanner* do CT, fabricante
- √ Psudoaumento = quanto mais elevada a atenuação da imagem circunjacente, maior é o HU mensurado do cisto (causado pelo endurecimento por feixe)
- √ Sem reforço (< 12 HU)

MR:
- √ Modalidade mais sensível para cistos < 10 mm
- √ < 15% de aumento após 0,1 mmol/kg de gadolínio no *spoiled* GE T1WI sem gordura saturada e sem retorno de som = $(SI_{pós} - SI_{pré})/SI_{pré}$ 100

Cistografia:
- √ Parede lisa, aspirado claro com baixo conteúdo em desidrogenase láctica, nenhum conteúdo gorduroso

Cx: (1) hemorragia em 1–11,5%
(2) infecção em 2,5%
(3) tumor dentro do cisto em < 1%

Cisto Renal Atípico/Complicado
Dx: punção do cisto
DDx: abscesso renal, hematoma, aneurisma da artéria renal, tumor cístico
Rx: cirurgia, aspiração, acompanhamento frequente

Cisto Renal Hemorrágico
Causa: traumatismo, varizes, diátese hemorrágica
- material semelhante à almécega de coloração ferrugem
- √ Cisto uni-/multilocular separado por septos espessos
- √ Parede fibrosa espessa ± calcificada
- √ Bola de fibrina no interior do cisto (raro)

CT:
- √ Densidade aumentada secundária à hemorragia aguda/conteúdo com proteína elevada (= cisto hiperatenuante com aproximadamente 60–90 HU)
- √ Nenhum reforço com contraste

MR:
- √ Geralmente isso- à hiperintenso em T1WI (em virtude de metemoglobina) + hiperintenso em T2WI (em virtude de lise das hemácias)
- √ Sem supressão em T1WI gordura saturada
- √ Intensidades variáveis de sinal (dependente da quantidade + acuidade de hemorragia, produtos de degradação de hemoglobina, grau de lise da hemácia, conteúdo em proteína)
- √ Efeito hematócrito (= as hemácias depositam-se no fundo do cisto)

Cisto Renal Infetado
Causa: disseminação hematógena de bactérias, infecção ascendente do trato urinário
Idade média: 61 anos; em 94% mulheres
- histórico de nenhuma resposta à antibioticoterapia para pielonefrite aguda
- leucocitúria

US:
- √ Parede do cisto irregular e espessada (22%)
- √ Septações internas (11%)
- √ Calcificação da parede (ocasionalmente)
- √ Minúsculos restos tanto de forma difusa em nível líquido-líquido na porção dependente do cisto
- √ Conglomerados sólidos amorfos
- √ Lesão arredondada com margens nítidas

Cisto Renal de Alta Densidade
= conteúdo cístico completamente homogêneo ≥ 20 HU (frequentemente 50–90 HU) sem reforço
1. Conteúdo proteináceo (20–40 HU)
   - √ Cisto simples no US
2. Hemorragia (> 40 HU)
   - √ Cisto complexo no US
3. Infecção
4. Calcificação
5. Comunicação com o cálice
6. Artefato em raio
- √ Pseudorreforço = quanto mais elevada a atenuação da imagem circunjacente, maior o HU mesurado do cisto (causado pelo endurecimento do feixe)
- ◊ A parede do cisto não pode ser avaliada em cistos de alta atenuação!
- ◊ Considerada uma lesão classe II de Bosniak quando: ≤ 3 cm de tamanho, parcialmente exofítica, arredondada, com margens nítidas, homogênea e sem reforço
- ◊ Uma massa renal homogênea com atenuação > 70 HU no NECT apresenta 99% de probabilidade de ser benigna!

Cisto do Seio Renal
= CISTO PERIPÉLVICO/CISTO PARAPÉLVICO = LINFANGIECTASIA PARAPÉLVICA = CISTO PARAPÉLVICO LINFÁTICO
= massas esféricas cheias de líquido aderidas intimamente à pelve renal sem conexão com o sistema pelvocalicial, surgindo do seio renal ou do parênquima

Incidência: 1,5% (autopsias); 4–6% de todos os cistos renais
Etiologia: provavelmente canais linfáticos ectásicos pela obstrução linfática; ? extravasamento pós-traumático de urina/sangue; ? protrusão de cistos parenquimatosos dentro do seio; ? remanescente mesonéfrico; ? remanescente do corpo wolffiano; ? divertículo da pelve renal; ? anomalia de duplicação
Idade: principalmente durante a 5^a-6ª décadas
- quase sempre assintomático
- dor (pela caliectasia obstrutiva)
- hipertensão vascular renal (compressão das artérias renais)
- líquido soroso claro com cor de palha
- √ Densidade de tecido mole no seio renal
- √ Deslocamento focal + apagamento do sistema coletor
- √ Estiramento do sistema coletor quando generalizado (indistinguível da lipomatose do seio)
- √ Raramente calcificação curvilínea da parede do cisto (4%)

US:
- √ Massa(s) anecoica(s) com reforço acústico, forma irregular

Cx: caliectasia obstrutiva (raramente hidronefrose)
Rx: ablação do cisto com álcool a 95% se sintomático
DDx: hidronefrose

DISGENESIA RENAL
= tecido indiferenciado do broto renal
- ◊ Diagnóstico patológico, NÃO radiológico
- √ Vasos renais normalmente ausentes; ocasionalmente pequenos canais vasculares

INFARTO RENAL
Causas:
1. TRAUMATISMO
   traumatismo abdominal fechado com avulsão traumática/oclusão da artéria renal, penetração da lesão vascular, cirurgia

2. EMBOLISMO
   (a) cardíaca: doença cardíaca reumática com arritmia (fibrilação atrial), infarto do miocárdio, válvulas protéticas, traumatismo do miocárdio, trombo mural/atrial esquerdo, tumores miocárdicos, endocardite bacteriana subaguda (êmbolo séptico)
   (b) catéteres: manipulação de cateter angiográfico, embolização transcateter, cateter da artéria umbilical acima do nível das artérias renais
3. TROMBOSE ARTERIAL
   arteriosclerose, aneurisma ou dissecção da aorta/artéria renal, tromboangíte obliterante, poliarterite nodosa, doença cardiovascular sifilítica, doença falciforme, síndrome paraneoplásica (síndrome de Trousseau), estado hipercoagulável
4. VASCULITE
   poliartrite nodosa, SLE, vasculite induzida por drogas
5. Súbita trombose da veia renal completa

Infarto Renal Agudo
- início súbito de dor no flanco/dorso
- ± hematúria, proteinúria, febre, leucocitose
- √ Rim normal/grande com contorno liso
- √ Espessura parenquimatosa normal/expandida
- √ Sistema coletor normal/atenuado, frequentemente somente opacificado pela pielografia retrógrada
- √ Nefrograma ausente/diminuído com aumento da borda cortical, raramente estriações

CT:
- √ Áreas em forma de cunha de reforço ausente
- √ Aumento edematoso do rim (com grande infarto)
- √ Sinal de borda cortical dentro de vários dias após o infarto global

US:
- √ Ecogenicidade diminuída (dentro < 24 hs)
- √ Ecogenicidade normal (ecos aparecem dentro de 7 dias)

NUC (SPECT com Tc-99m DMSA):
- √ Área fóton–deficiente

Rx: terapia trombolítica, hemodiálise de suporte, trombembolectomia transcateter, cirurgia

Infarto Renal Lobar
Sinais precoces:
- √ Atenuação focal do sistema coletor (edema tecidual)
- √ Nefrograma focalmente ausente (triangular com base no córtex)

Sinais tardios:
- √ Rins normais/pequenos
- √ Parênquima focalmente atrófico com linha interpapilar NORMAL (porção do lobo/lobo inteiro/vários lobos adjacentes)

CT:
- √ Área não perfundida que corresponde à divisão vascular
- √ Sinal da borda cortical (subagudo) = borda fina de perfusão subcapsular preservada decorrente de perfurações capsulares

US:
- √ Ecogenicidade focalmente aumentada

Infarto Renal Crônico
Patologia: todos os elementos do rim atrofiados com substituição por fibrose intersticial
- √ Rim normal/pequeno com contorno liso
- √ Parênquima globalmente atrófico
- √ Densidade diminuída/ausente do material de contraste

US:
- √ Ecogenicidade aumentada (em torno de 17 dias)

Angiografia:
- √ Arquitetura venosa intrarrenal normal
- √ Visualização tardia das artérias renais no aortograma abdominal

Doença Renal Aterotrombótica
= deslocamento de múltiplos êmbolos ateromatosos da aorta na circulação renal (abaixo do nível das artérias arqueadas)
- √ Rins normais/pequenos com contornos lisos ou depressões rasas
- √ Espessura parenquimatosa atrófica
- √ Densidade diminuída do material de contraste

CT:
- √ Distribuição nefrográfica remendada

Angiografia:
- √ Oclusão embólica

Doença Renal Arteriosclerótica
= processo disseminado que envolve a maior parte das artérias arqueadas + interlobares causando o encolhimento uniforme do rim
Idade: geralmente acima dos 60 anos
Desenvolvimento acelerado em:
  esclerodermia, poliarterite nodosa, gota tofácea crônica
- frequentemente associada à hipertensão (nefrosclerose)
- √ Rins normais/pequenos
- √ Contorno liso com depressões aleatórias rasas do contorno (infartos)
- √ Perda uniforme da espessura cortical
- √ Sistema coletor normal/apagado (proliferação gordurosa)
- √ Radioluscência pélvica aumentada (proliferação gordurosa no seio)
- √ Calcificação das artérias intrarrenais de médio tamanho

US:
- √ Possível aumento da ecogenicidade
- √ Tamanho aumentado dos ecos do seio renal (substituição gordurosa)

Nefrosclerose
Histologia: espessamento + hialinização das arteríolas aferentes, endarterite proliferativa, arteriolite necrotizante, glomerulite necrotizante
- hipertensão arterial
(a) NEFROSCLEROSE BENIGNA
(b) NEFROSCLEROSE MALIGNA (rápida deterioração da função renal)
- √ Aspecto radiográfico semelhante ao rim arteriosclerótico

LEIOMIOMA RENAL
= CAPSULOMA
Prevalência: 5% na autopsia (tamanho médio de 5 mm)
Idade média: 42 anos; M < F
Associado a: esclerose tuberosa
Patologia: massa sólida bem encapsulada com tamanho médio de 12 cm contendo hemorragia (17%)/degeneração cística (27%)
Histologia: células da musculatura lisa em arranjo espiralado
Localização: 53% subcapsular; 37% capsular; 10% fixado à pelve renal
- massa palpável (50%), hematúria (20%)
- √ Lesão sólida exofítica bem circunscrita ± plano de clivagem entre tumor e córtex
- √ Calcificações densas

Angiografia:
- √ Massa não específica hipo- a hipervascular

DDx: leiomiossarcoma, adenocarcinoma renal

SARCOMA RENAL
Frequência: 1% dos tumores malignos do parênquima renal
Subtipos: leiomiossarcoma (> 50%), angiossarcoma, hemangiopericitoma, rabdomiossarcoma, fibrossarcoma, osteossarcoma
√ Variação considerável em padrão de crescimento:
  √ Massa expansível (mais comum)
  √ Crescimento infiltrativo (rabdomiossarcoma, angiossarcoma)
Dx: pela exclusão de carcinoma renal sarcomatoide + sarcoma retroperitoneal primário com extensão direta no rim

Disfunção do Aloenxerto Renal Relacionada com o Tempo desde a Cirurgia	
Imediato nas 1ªs 48 hs	*Dia 2 ao dia 7*
1. Rejeição hiperaguda	1. ATN
2. Trombose da veia renal	2. RVT
3. Tamanho discordante	
> 1 Semana Pós-Operatório	*Retardado*
1. Rejeição aguda	1. Rejeição crônica
2. ATN	2. Toxicidade por fármacos
	3. Obstrução
	4. Infecção
	5. Compressão extrínseca

TRANSPLANTE RENAL
Frequência: 11.000 transplantes por ano nos USA (1994)
Complicações em 10%:
  ◊ Período problemático entre 4 dias e 3 semanas após a cirurgia!
  • hipertensão em 50% (pela rejeição/estenose arterial)
Prognóstico: sobrevida do órgão em 1 ano em 80–95%; 13–24 anos de meia-vida para o transplante de doador vivo

Necrose Tubular Aguda no Transplante Renal
= não funcionamento primário dentro de 72 hs do transplante acompanhado por melhora dentro de poucos dias até 1 mês
◊ A causa mais comum de "retardo" na função do enxerto
Causa: isquemia prolongada (isquemia fria em > 24–30 h), lesão por reperfusão
  — ATN mais frequente em transplante de doador cadavérico que doador vivo (hipotensão do doador)
  — ATN maior em transplantes com mais de uma artéria renal
  — ATN relacionada com a duração do intervalo isquêmico (armazenamento prolongado de órgão)
• nenhum sintoma constitucional
• sódio urinário elevado
• a oligúria pode começar imediatamente depois do transplante/pode ser retardada por vários dias

US:
  √ Aumento transitório do transplante
  √ Aumento transitório no índice de resistência
Cintigrafia:
  √ Perfusão do transplante normal/levemente reduzida:
    √ Tempo retardado de $T_{máx}$ à metade da atividade máxima
  √ Captação do radiofármaco reduzida + retardada:
    √ Tempo de trânsito retardado + $T_{máx}$ retardado
  √ Excreção retardada/diminuída/ausente do Tc-99 m com retenção de parênquima:
    √ Razão elevada de 20 a 3 min
DDx: rejeição aguda (estudos renais consecutivos ajudam a diferenciar)

Rejeição do Transplante Renal
◊ Causa mais comum de insuficiência parenquimatosa!
◊ A rejeição ocorre em todos os transplantes em graus variados!

Rejeição Hiperaguda do Transplante Renal (rara)
= rejeição humoral com anticorpos circulantes presentes no receptor no momento do transplante, geralmente após o retransplante
Patologia: arteríolas trombosadas + necrose cortical
Tempo do início: dentro de minutos após o transplante
√ Ausência completa de perfusão renal + função renal na varredura com Tc-99 m DTPA (*DDx:* oclusão completa arterial/venosa)
Rx: requer reoperação imediata

Rejeição Aguda Acelerada do Transplante Renal
= combinação de rejeição mediada por anticorpos + células
Tempo de início: 2–5 dias após o transplante

Rejeição Aguda do Transplante Renal (em até 40%)
= rejeição celular predominantemente dependente da imunidade celular
◊ Tipo mais comum de rejeição de aloenxerto
Tempo de início: qualquer hora, tipicamente dentro de 5 dias a 6 meses; pico de incidência na 2ª–5ª semanas
Prevalência: em 50% pelo menos 1 episódio no 1º ano
Patologia:
  (a) rejeição intersticial aguda
    = edema do interstício com infiltração linfocítica dos capilares + linfáticos
  (b) rejeição vascular aguda (rara)
    = endovasculite proliferativa + trombose do vaso
• mal-estar, febre, ganho de peso
• sensibilidade do enxerto
• sódio urinário baixo, aumento na creatinina sérica
• hipertensão, oligúria, proteinúria
US (30–50% de valor preditivo negativo):
  √ Aumento do volume renal proveniente do edema:
    √ Gordura do seio renal reduzida + espessura cortical aumentada (mais preditivo)
  √ Pirâmides distintas + ecogenicidade cortical diminuída

Cintigrafia do Transplante Renal				
	Estudo Precoce (< 24 hs Pós-Tranplante)		*Estudo Tardio (> 5 Dias Pós-Transplante)*	
	Fluxo	Excreção	Fluxo	Excreção
Necrose tubular aguda	Normal/↓	↓	normal ↓	↓
Rejeição hiperaguda	ausente	ausente		
Rejeição aguda	↓	↓	piorando	piorando
Rejeição crônica	↓	↓	↓	↓

√ Espessamento da parede pélvica-infundibular
√ Ecogenicidade diminuída da gordura do seio renal

US Doppler (acurácia mais alta que parâmetros morfológicos):
√ Inicialmente diminuição no índice de resistência (mecanismo autorregulatório?)
√ Aumento no índice de resistência > 0,80 (com o aumento da gravidade da rejeição)
  (a) ≤ 0,70 sem qualquer forma de rejeição (57% de valor preditivo negativo)
  (b) > 0,90 (100% de valor preditivo positivo, 26% de sensibilidade)
√ Reverso de fluxo diastólico

NUC:
√ Pode mostrar perfusão + função renal diminuídas
√ Inicialmente a perfusão pode ser normal com somente a função diminuída (*DDx* com ATN pode não ser possível em um único estudo)
√ Exames subsequentes (a intervalos de 1–3 dias) demonstrando diminuição da perfusão renal
√ Fase excretória prolongada
√ Nefrograma pobre e não homogêneo

Angiografia:
√ Afilamento + corte rápido das artérias interlobares
√ Múltiplas estenose + oclusões
√ Não visualização das artérias interlobulares
√ Opacificação arterial prolongada (normalmente < 2 s)

DDx: necrose tubular aguda (se desenvolve dentro dos primeiros dias)

Rejeição Crônica do Transplante Renal

= processo progressivo lento e inexorável que resulta em cicatrização intersticial

◊ Causa mais comum de perda tardia do enxerto

Histologia: proliferação endotelial nas artérias pequenas + arteríolas; infiltração celular intersticial + fibrose; atrofia tubular; lesão glomerular (? recorrência da glomerulonefrite original do paciente)

Tempo de início: meses a anos após o transplante

• declínio progressivo da função renal
√ Rim pequeno com córtex fino
√ Número diminuído de vasos intrarrenais
√ Poda/estenose/oclusões vasculares
√ Hidronefrose discreta

NUC:
√ Captação diminuída de radiofarmacêuticos
√ Trânsito normal do parênquima
√ Retenção cortical anormal

Nefrotoxicidade por Fármacos

Potencial de nefrotoxicidade:
ciclosporina (efeito vasocontritor nas arteríolas glomerulares aferentes) > OKT3 > FK-506
  ◊ Os efeitos são dose-dependentes e acentuados pela desidratação + perfusão renal diminuída

Ação: impede o processo da rejeição com janela terapêutica estreita

Histologia: (a) agudamente: dano aos túbulos, microtromboses do rim (secundário à ativação da cascata de coagulação)
(b) cronicamente: deposição de hialina dentro das paredes arteriais

√ Nenhuma mudança no tamanho do rim
√ Nenhuma alteração (?)/elevação do índice de resistência

MN:
√ Fluxo de plasma renal efetivo deprimido
√ Sem retenção de parênquima

Problemas Urológicos no Transplante Renal

Obstrução Ureteral do Transplante Renal *(2–10%)*

(a) aguda: secundária a problemas técnicos
(b) tardia: secundária à isquemia ou a extravasamento prévio

Causa: constrição isquêmica (comumente na junção ureterovesical), flexão ureteral, edema na ureteroneocistostomia (transitório), fibrose ureteropélvica, fibrose ureteropélvica, cruzamento vascular, coágulo de sangue, bola do fungo, cálculo, tumor, coleção de líquido perinéfrico (hematoma, linfocele)

• nível de creatinina sérica aumentado, oligúria
√ Pielocaliectasia
√ Índice de resistência normal fortemente contraria a obstrução, a menos que o vazamento ureteral esteja presente

NUC (apenas 18% de sensibilidade em virtude da captação prejudicada)

DDx: tônus ureteral diminuído em decorrência de desnervação

Extravasamento de Urina de Transplante Renal *(1–5%)*

Causas:
(1) necrose ureteral distal secundária à interrupção do suprimento sanguíneo (precocemente)/insuficiência vascular em decorrência da rejeição (tardiamente)
(2) fístula pelo local da ureteroneocistostomia (relacionada com a técnica cirúrgica/necrose ureteral distal)
(3) fístula proveniente do local de fechamento anterior da cistostomia
(4) infarto renal segmentar

• altos níveis de creatinina na coleção de líquido

Prognóstico: alta morbidade + alta mortalidade (morte por infecção do transplante + septicemia)

Coleção Líquida Paratransplante *(em até 50%)*

Dx: aspiração de líquido percutânea
Cx: rim de Page

(1) **linfocele** (0,6–18%)
  Início: dentro de 4–8 semanas após o transplante
  Causa: fístula linfática proveniente do leito de aloenxerto/aloenxerto
  • assintomática na maior parte das vezes
  • creatinina + nitrogênio da ureia + proteína + componentes eletrolíticos semelhantes ao soro
  • predominantemente linfócitos, poucos leucócitos
  √ Diâmetro médio de 11 cm
  √ Septos espessos (50%) + restos internos
  √ Região fotopênica com deslocamento/impressão no transplante renal/bexiga urinária
  Cx: hidronefrose; trombose da extremidade inferior; edema da parede abdominal/escroto/lábios
  Rx: escleroterapia com iodo-povidona/doxiciclina/etanol/bleomicina; drenagem a longo prazo com cateter/marsupialização cirúrgica

(2) **urinoma** (raro)
  Início: no período pós-operatório precoce
  • dor, inchaço, corrimento proveniente da ferida (no período pós-operatório precoce)
  √ Raramente septado + menor que as linfoceles
  √ Atividade progressiva do rastreador radioativo dentro da coleção
  Cx: ruptura da cavidade peritoneal

(3) **hematoma, seroma, abscesso**
  Início: no período pós-operatório precoce

√ Coleção de líquido peritransplante pequena e crescente (como sequelas normais da cirurgia)
√ Região fotopênica com deslocamento/impressão do transplante renal/bexiga urinária
Prognóstico: hematomas pequenos normalmente se resolvem espontaneamente em poucas semanas
Mnemônica: HULA
Hematoma
Urinoma
Linfocele
Abscesso

Problemas Vasculares no Transplante Renal (10%)

A. PRÉ-RENAL
1. **Estenose da artéria renal** (1–4%)
    ◊ Elevação transitória das velocidades no período de pós-operatório imediato é decorrente do edema da parede dos vasos/espasmo arterial!
    Tempo de início: dentro de 3 anos; rim de cadáver > rim de doador jovem > rim de doador vivo
    Localização:
      (a) estenose de segmento curto na anastomose: técnico (75%)
         Causa: uso da pinça/cânula, traumatismo, isquemia do vaso doador
      (b) estenose de longo segmento da artéria proximal (oclusão da anastomose) > artéria distal
         Causa: traumatismo durante a retirada do enxerto alográfico, falha na técnica operatória, rejeição crônica, aterosclerose, flexão, formação de cicatriz
    • início recente de hipertensão/hipertensão grave refratário aos múltiplos regimes com fármaco
      ◊ 1–5% de todas as causas de hipertensão pós-transplante (hipertensão não renovascular em 65%)
    • disfunção do enxerto inexplicada
    • sopro acima do local do enxerto (ocasionalmente)
    √ Aumento no pico da velocidade sistólica > 180–210 cm/s
    √ Razão 2:1 entre o pico das velocidades estenótica e pós-estenótica
    √ Artéria renal principal/artéria ilíaca externa na razão > 3,5
    √ Turbulência pós-estenótica acentuada (evidência encorajadora)
    √ Sinais amortecidos distais à estenose (= onda em forma *tardus parvus*)
    √ Aumento no tempo de aceleração (= elevação no tempo de pulso) das artérias intrarrenais
    NUC:
      √ Perfusão ausente com enxerto fotopênico
    Angiografia:
      √ Teste padrão para a detecção da estenose arterial ± tratamento intravascular
    Cx (0,5–2,3%): hemorragia, retalho da íntima, fístula arteriovenosa
2. **Trombose da artéria renal** (1–6%)
    Causa: rejeição, técnica cirúrgica defeituosa (torção/dobras/angulação da anastomose)
    Tempo de início: dentro do primeira semana
    Predisposição: enxertos com tamanho do vaso discrepante, múltiplas anastomoses, dissecção arterial em virtude da falha na manipulação, rejeição
    • início súbito e precoce de anúria
    • sensibilidade + inchação do enxerto
    (a) global
       √ Ausência de perfusão, captação, excreção
       √ Falha em demonstrar o fluxo venoso/arterial intrarrenal
       Prognóstico: perda do enxerto
    (b) segmentar
       √ Infarto segmentar decorrente da oclusão da artéria polar
       √ Área hipo-/hiperecoica ± espessamento cortical
       √ Nenhum fluxo na área acometida
3. **Pseudoaneurisma** (em até 17%)
    Causa: biopsia percutânea com laceração da parede arterial, técnica cirúrgica defeituosa, infecção perivascular
    Localização:
      (a) extrarrenal no local da anastomose (incomum): em virtude da ruptura da sutura, vazamento anastomótico, isquemia da parede do vaso
      (b) intrarrenal, principalmente das artérias arqueadas: após biopsia com agulha, infecção micótica
    √ Imita um cisto renal
    √ Fluxo desorganizado/de um lugar para o outro em forma de onda
    Prognóstico: regressão frequentemente espontânea
    Cx: ruptura espontânea
4. **Fístula arteriovenosa** (em 2–18%)
    Causa: biopsia percutânea com laceração simultânea de artéria e veia, técnica cirúrgica defeituosa, infecção perivascular
    • hipertensão, hematúria, insuficiência cardíaca de alto débito
    US:
      √ Fluxo de alta velocidade e baixa resistência na artéria nutrícia
      √ Arterialização pulsátil da onda na veia de drenagem
      √ Turbulência + alteração da velocidade de alta frequência
      √ Cor focal exagerada ao redor da lesão (= sopro = vibração perivascular dos tecidos moles)
    Angio (padrão ouro + permite tratamento):
      √ Aparência rápida do contraste em IVC
      √ Densidade diminuída no nefrograma
    Prognóstico: 70% se resolve dentro de 1–2 anos
    Cx: isquemia renal (com lesão grande), hematúria persistente, ruptura
5. **Necrose do enxerto renal**
    = falta total de perfusão em uma área do córtex renal associado a graus variáveis de necrose medular
    Causa: rejeição, ligadura cirúrgica, lesão arterial preexistente, ATN grave, tempo prolongado de isquemia quente
    Padrão:
    1. Pequena necrose focal
    2. Grande área isolada de infarto (oclusão arterial segmentar)
    3. Necrose cortical externa
    4. Necrose cortical com focos grandes
    5. Necrose cortical difusa
    6. Necrose cortical + necrose medular
    7. Necrose do rim inteiro (oclusão da artéria renal principal)

MR:
- √ Ligeiramente hiperintenso (necrose isquêmica)/hipointenso (necrose hemorrágica)/área isointensa em T2WI
- √ Áreas hipointensas nas imagens com Gd-DTPA

US:
- √ Hipoecoico (necrose isquêmica)/áreas iso ou hiperecoicas (necrose hemorrágica)
- √ Área edemaciada (edema provavelmente cortical)
- √ Ausência de perfusão arterial pelo Doppler colorido (não sensível para pequenos infartos/necrose cortical superficial)
- √ Índice de resistência elevado + nenhum fluxo diastólico/fluxo invertido

B. PÓS-RENAL
1. **Trombose da veia renal/ilíaca** (4,2–5%)
   Causa:
   (a) imediatamente: lesão ao epitélio no local da anastomose da veia renal, compressão extrínseca por coleção de líquido (hematoma, linfocele)
   (b) após a primeira semana: rejeição aguda, fluxo arterial intrarrenal reduzido, hipovolemia, propagação da trombose da veia iliofemoral
   - início abrupto de deficiência orgânica renal
   - sensibilidade do enxerto
   - hematúria, proteinúria
   - √ Aumento do transplante hipoecoico
   - √ Tempo de trânsito arterial prolongado sem oclusões arteriais + espasmos arteriais
   - √ Perfusão cortical reduzida
   - √ Fluxo venoso ausente
   - √ Reversão do fluxo arterial diastólico em "U"/platô
   - √ Tempo de elevação sistólica reduzido

   NUC:
   - √ Ausência de perfusão (mas sem fotopenia do enxerto)

2. **Estenose da veia renal**
   Causa: fibrose perivascular com pressão da coleção de líquido perinéfrico adjacente
   - √ Alteração da cor
   - √ Aumento de 3–4 vezes na velocidade

Alta Impedância Vascular do Transplante Renal

= índice de pulsatilidade (A-B/média) maior que 1,8 ou índice de resistência (A-B/B) dos sinais do Doppler de 0,75–0,80 indicam uma redução na velocidade do fluxo diastólico

Causas:
(a) obstrução vascular intrínseca
  1. Rejeição vascular aguda (fase tardia)
  2. Obstrução da veia renal
(b) pressão intraparenquimatosa aumentada
  1. ATN grave
  2. Pielonefrite grave
     CMV, herpes, *E. coli, C. albicans*
  3. Compressão extrarrenal
     grande coleção, hematoma, tamanho discordante
  4. Obstrução urinária (improvável!)
  5. Pressão excessiva através do transdutor

Problemas Gastrointestinais com Transplante Renal

Incidência: 40%
1. Hemorragia gastrointestinal
   (a) hemorragia do trato GI superior
       erosões gástricas, úlceras gástricas/duodenais
       Taxa de mortalidade: 2–3 × do normal
   (b) hemorragia do trato GI inferior
       hemorroidas, colite pseudomembranosa, úlceras cecais, pólipos colônicos
2. Perfuração do trato GI (3%)
   Causas: espontânea, impactação de antiácidos, abscesso perinéfrico, doença diverticular
   Localização: cólon > intestino delgado > gastroduodenal
   Taxa de mortalidade: aproxima-se de 75% (em virtude do diagnóstico tardio)

Hipertensão com Transplante Renal

◊ Causa principal de morte em receptores de transplante renal!
Prevalência: até 60% 1 ano depois do transplante
Causa:
A. RELACIONADA COM O TRANSPLANTE
   1. Rejeição aguda do transplante
   2. Rejeição crônica
   3. Toxicidade pela ciclosporina
   4. Obstrução ureteral
   5. Estenose da artéria renal (1–5%)
      (a) aterosclerose acelerada
      (b) fibrose pós-cirúrgica na anastomose
B. NÃO RELACIONADA COM O TRANSPLANTE
   1. Produção de renina do rim nativo
   2. Doença renal original envolvendo o transplante
   3. Desenvolvimento de hipertensão essencial

Necrose Asséptica com Transplante Renal

complicação incapacitante em longo prazo mais comum; a cabeça femoral é o local mais comum; bilateral em 59–80%
Frequência: 6–15–29% dentro de 3 anos após da cirurgia
Tempo do início: sintomas se desenvolvem em 5–126 (média 9–19) meses após o transplante
Fatores de risco:
dose + método de administração do glicocorticoide, duração + qualidade da diálise antes do transplante, hiperparatireoidismo secundário, disfunção do enxerto, doença hepática, transplante prévio, sobrecarga de ferro, catabolismo aumentado de proteínas durante a diálise
Fisiopatologia da terapia com corticosteroides:
(1) embolia gordurosa (glóbulos de gordura ocluem artérias terminais subcondrais)
(2) aumento no volume da célula adiposa no espaço fechado da medula óssea (aumento na pressão intramedular leva à redução na perfusão)
(3) osteopenia (fragilidade óssea aumentada)
(4) sensibilidade reduzida para dor (perda da proteção contra tensão excessiva)
Histologia: fragmentação, compressão, reabsorção do osso morto, proliferação de tecido de granulação, revascularização, produção de novo osso
- 40% assintomático
- dor articular
- restrição do movimento
Locais: cabeça femoral, côndilos femorais (côndilo lateral > medial), cabeça umeral
- √ Reabsorção óssea subcondral
- √ Osteosclerose multifocal
- √ Colapso/fragmentação do osso

MR com protocolo T1WI abreviado = teste de escolha!
Ver "NECROSE AVASCULAR" na página 51

Doença Linfoproliferativa Pós-Transplante

= proliferação anormal de linfócitos B fortemente associada à infecção pelo vírus Epstein-Barr (em 80%); até 11% pode surgir dos linfócitos T

Incidência:
- 0,6% após transplante de medula óssea,
- 1–6% após transplante renal (em 20% NHL, especialmente acometendo CNS)
- 1,8–20% após transplante cardíaco
- ◊ A prevalênciado NHL é 35 × maior que na população geral!

Causa: sequelas da imunossupressão crônica com capacidade limitada para suprimir a atividade neoplásica

Tipos:
1. Hiperplasia policlonal das células B (quase idêntica à mononucleose infecciosa)
2. Linfoma não Hodgkin monoclonal

Tempo de início: tão precoce quanto 1 mês após o transplante, dependendo do programa imunossupressivo

Localização:
- @ linfonodos: amígdalas, linfonodos cervicais
- @ trato gastrointestinal
  - *Cx:* perfuração visceral (frequente)
- @ tórax
  - √ Nódulos pulmonares bem delimitados solitários/múltiplos ± linfadenopatia mediastinal (DDx: criptococose, fungo, sarcoma de Kaposi)
  - √ Consolidação aérea multifocal (DDx: edema, infecção, rejeição)

DDx: hiperplasia linfoide (resolução espontânea)

Rx:
(1) agentes antivirais (controverso)
(2) redução/cessação dos agentes imunossupressivos
(3) ressecção cirúrgica da massa do tumor (resolução completa em 63%)

ACIDOSE TUBULAR RENAL

= síndrome clínica caracterizada por insuficiência tubular de reabsorver bicarbonato, excretar íon hidrogênio, ou ambos (= acidose metabólica sem intervalo não aniônico)
- insuficiência no desenvolvimento

Acidose Tubular Renal Proximal

= RTA Tipo 2
= capacidade prejudicada para absorver HCO_3^- no túbulo proximal leva à presença de bicarbonato na urina em níveis plasmáticos inferiores ao normal

Patogênese:
? cotransporte deficiente de Na^+/HCO_3^- na membrana basolateral; déficit de anidrase carbônica; hormônio da paratireoide ativa o AMP cíclico, que inibe a anidrase carbônica (hipocalcemia do hiperparatireoidismo + vários tipos de síndrome de Fanconi)

- acidose autolimitada (a perda de bicarbonato cessa, uma vez que o limiar do bicarbonato de 15 mEq/L é alcançado)
- capacidade não prejudicada para abaixar o pH da urina (pH 4,5–7,8 dependendo do nível de bicarbonato no plasma) pela excreção normal de íons hidrogênio
- hipocalemia (em virtude do hiperaldosteronismo secundário à reabsorção proximal diminuída de NaCl)

√ Raquitismo/osteomalacia

Observação: NUNCA nefrocalcinose/nefrolitíase (em virtude da excreção urinária normal de citrato, baixo pH da urina, acidose menos grave autolimitada com menor liberação de cálcio do osso)

Dx: teste de titulação do bicarbonato, grande exigência de álcali para sustentar o nível de bicarbonato do plasma em 22 mmol/L

Rx: administração de álcali ± potássio ± hidroclorotiazida

RTA Primária Proximal do Tipo Infantil

Idade: diagnosticada dentro dos primeiros 18 meses de vida; pacientes geralmente do sexo masculino
- vômitos excessivos na tenra infância
- retardo do crescimento (< 3° percentil)
- acidose metabólica hiperclorêmica
- quantidades normais de excreção líquida de ácido

Prognóstico: tipo transitório com remissão espontânea

RTA Proximal Secundária

= defeito tubular da reabsorção de bicarbonato associado a outra disfunção tubular/doença generalizada

Causa:
— síndrome de Fanconi, cistinose, síndrome de Lowe, intolerância hereditária à frutose, doença do armazenamento de glicogênio, galactosemia, tirosinemia, doença de Wilson, síndrome de Leigh
— hiperparatireoidismo primário e secundário, deficiência de vitamina D, deficiência de mineralocorticoide, osteopetrose
— doença cística medular, transplante renal, acidente vascular do rim no período neonatal, mieloma múltiplo, amiloidose, síndrome nefrótica, cardiopatia congênita cianótica, síndrome de Sjögren
— intoxicação por cádmio, tetraciclina vencida, metilcromona, 6-mercaptopurina

Acidose Tubular Renal Distal

= RTA TIPO 1 (primeiro tipo descoberto)
= capacidade prejudicada para secretar H+ no túbulo distal apesar dos baixos níveis de bicarbonato no plasma (a urina não pode ser acidificada com pH invariavelmente alto em > 5,5–6,0)

Fisiopatologia:
defeito primário da não acidificação da urina seguido por
(a) hipercloremia
a perda pequena e constante do bicarbonato de sódio sérico ($NaHCO_3$) sem perda concomitante de cloreto (retenção de NaCl) conduz à contração do volume do fluido extracelular
(b) acidose crônica grave + progressiva (em virtude da incapacidade de excretar o ácido não volátil usual produzido endogenamente) conduz à
— mobilização do cálcio + fosfato do osso (osteomalacia)
— retardo do crescimento
— hipercalciúria (+ hiperparatireoidismo secundário)
— perda de fosfato (osteomalacia/raquitismo)
(c) nefrocalcinose + nefrolitíase (em razão da combinação de hipercalciúria + pH da urina elevado + redução marcante no citrato urinário)
(d) perda de potássio com hipercaliúria + hipocalemia (em virtude da pequena perda constante de bicarbonato de sódio pela urina, redução do espaço do fluido extracelular, hiperaldosteronismo secundário, aumento na troca de potássio e sódio no túbulo distal)

Patologia: depósitos de cálcio acompanhados por nefrite intersticial crônica com infiltração celular atrofia tubular, esclerose glomerular

- fraqueza muscular, hiporreflexia, paralisia (pela hipocalemia)
- dor óssea (em decorrência de osteomalacia)
- poliúria (pela defeito na capacidade de concentração urinária como resultado da nefrocalcinose + deficiência de potássio)
- bicarbonato plasmático baixo
- acidose do hiperclorêmica (pela capacidade prejudicada para excretar a carga endógena usual de ácido não volátil)
- urina alcalina (pH > 5,0–5,5)

- hipocalemia, perda de sódio
- hipercalciúria (mobilização contínua do fosfato de cálcio do osso em virtude da acidose metabólica)
- hipocitratúria (reabsorção tubular proximal aumentada de citrato)

Dx: teste da sobrecarga de ácido com cloreto de amônio (NH_4Cl)
Rx: administração de mistura de bicarbonato de sódio + bicarbonato de potássio
Cx: nefrite intersticial, insuficiência renal crônica (dano pela nefrocalcinose + pielonefrite secundária), lesões ósseas, nefrocalcinose, nefrolitíase

Acidose Tubular Renal Distal Permanente

= TIPO ADULTO DE RTA PRIMÁRIA DISTAL = SÍNDROME DE BUTLER-ALBRIGHT

Genética: principalmente esporádica, pode ser autossômica dominante
Idade: crianças + adultos (geralmente não diagnosticada antes dos 2 anos de idade); F > M

- vômitos, constipação, poliúria, desidratação
- déficit no desenvolvimento, retardamento do crescimento, anorexia
- poliúria (em virtude do defeito de concentração renal)
- perda de potássio que resulta em paralisia flácida
- dor óssea + fraturas patológicas nos adolescentes + adultos (pela osteomalacia)
- pH sérico baixo, baixa concentração de bicarbonato
- elevação do cloreto
- pH urinário de 6,0–6,5

√ Raquitismo/osteomalacia
√ Idade óssea moderadamente retardada
√ Nefrocalcinose/nefrolitíase medular (já em 1 mês de idade)

Acidose Tubular Renal Distal Secundária

(a) condições sistêmicas
— fome, desnutrição, doença de células falcêmicas
— hipertireoidismo primário + nefrocalcinose, hiperparatireoidismo primário + nefrocalcinose, intoxicação por vitamina D, hipercalcemia idiopática, hipercalciúria idiopática + nefrocalcinose
— nefropatia por anfotericina B, toxicidade ao lítio, inspiração de tolueno
— cirrose hepática, intolerância à frutose com nefrocalcinose, síndrome de Ehlers-Danlos, síndrome de Marfan, eliptocitose
(b) condições renais
necrose tubular renal, transplante renal, rim em esponja medular, uropatia obstrutiva
(c) estados hipergamaglobulinêmicos (processo autoimune?)
hipergamaglobulinemia idiopática, hepatites crônicas ativas, púrpura hiperglobulinêmica, síndrome de Sjögren, crioglobulinemia, lúpus eritematoso sistêmico, hepatite lupoide, alveolite fibrosante

Acidose Tubular Renal Distal Transitória

= TIPO INFANTIL DE RTA DISTAL PRIMÁRIA
= SÍNDROME DE LIGHTWOOD
= forma infantil transitória e autolimitada (somente dentro o 1º ano de vida) com fisiopatologia obscura, provavelmente devido intoxicação pela vitamina D

- SEM nefrocalcinose

TROMBOSE DA VEIA RENAL

Prevalência: 0,5% (autopsia)

Causas:
A. Intrínseco
  = o processo trombótico se inicia intrarrenalmente dentro de pequenas veias intrarrenais em razão de acidose, hemoconcentração, coagulação intravascular disseminada e constrição arteriolar intrarrenal reduzindo o fluxo venoso
  (a) antenatalmente: deslocamento prematuro de placenta
  (b) recém-nascidos (mais comum): idade materna avançada, glicosúria em crianças de mães diabéticas, desidratação por vômitos, diarreia, enterocolite, sepse, policitemia, traumatisno de parto, hemorragia suprarrenal esquerda, prematuridade
  (c) adultos: pielonefrite, amiloidose, poliarterite nodosa, anemia falciforme, trombose da IVC, estados de baixo fluxo (CHF, pericardite constritiva), nefropatia diabética, sarcoidose
    – estado hipercoagulável
      -- síndrome nefrótica: glomerulonefrite membranosa + membranoproliferativa (mais comum), nefrose lupoide
      -- SLE
      -- estado hipercoagulável hereditário: deficiência de antitrombina III, deficiência de proteína C, deficiência de proteína S
    – processo mecânico
      -- traumatismo
      -- neoplasia: neoplasia renal (50%: RCC, TCC, tumor de Wilms), carcinoma suprarrenal esquerdo
      -- abscesso
      -- aneurisma
    – trombose da veia ovariana esquerda
B. Extrínseco
  cateterização da veia umbilical, trombose da IVC com extensão para a veia renal, filtro IVC mal posicionado, carcinoma da cauda pancreática invadindo a veia renal (em 75%), pancreatite, metástase para retroperitônio (carcinoma broncogênico)

Mnemônica: MEL e NATTA
  Membranosa (glomerulonefrite)
  Enterocolite (desidratação)
  Lúpus eritematoso sistêmico
  Neoplasia
  Amiloidose
  Tromboflebite
  Traumatismo
  Anemia falciforme

O aspecto radiográfico varia com:
(1) rapidez da oclusão venosa
(2) extensão da oclusão
(3) disponibilidade da circulação colateral
(4) local da oclusão em relação às vias colaterais

Fisiopatologia: formação de canais colaterais se desenvolvem em 24 h + picos em 2 semanas após o início da oclusão
Colaterais: v. ureteral à vv. vesicular, vv. pericapsular ao vv. lombar, v. ázigos, v. portal
  <u>Na esquerda</u>: além da v. gonodal, v. suprarrenal, vv. frênico inferior

Trombose Aguda da Veia Renal

Patologia: infarto renal hemorrágico por ruptura das vênulas + capilares sem tempo para o efetivo desenvolvimento de colaterais

- hematúria grosseira, proteinúria

- assintomático/massa dolorosa no flanco
- trombocitopenia destrutiva
- anúria, hipertensão, azotemia

Localização: mais comum à esquerda (veia renal esquerda mais longa)

√ Infarto hemorrágico focal + ruptura capsular
√ Aumento liso do rim (edema + sangue)

IVP:
√ Inicialmente tênue + nefrograma denso tardio
√ Completamente normal para não visualização pielocalicial

US:
√ Áreas focais/generalizada de ecogenicidade aumentada (proveniente de hemorragia/edema)
√ Perda de diferenciação corticomedular
√ Trombo dentro da veia renal distendida/IVC

US com Doppler:
√ Fluxo venoso presente nas veias segmentares + veias colaterais cobrindo o hilo renal mimetizando patência da veia renal principal
√ Fluxo venoso constante/menos pulsátil comparado com a veia renal principal contralateral
√ Veia renal principal não traçável até a IVC ao Doppler colorido
√ Índice de resistência elevado > 0,70 ± fluxo arterial renal diastólico final revertido no rim nativo

CT:
√ Fase nefrográfica cortical prolongada com estriações + diferenciação corticomedular prolongada
√ Edema do seio renal + espaço perinéfrico
√ Fáscia renal espessada + filamento perirrenal
√ Desenvolvimento de vasos venosos contralaterais
√ Hemorragia retroperitoneal

MR:
√ Intensidade de sinal elevada em T1WI + T2WI

Angiografia:
√ Artérias corticais poucamente preenchidas
√ Influxo ausente da veia renal para a IVC
√ Trombo se estendendo para a IVC

NUC:
√ Nenhum padrão característico em estudo funcional sequencial

Cx: (1) embolia pulmonar (50%)
(2) atrofia renal grave (pode mostrar recuperação completa)

Trombose Subaguda da Veia Renal
= boa drenagem colateral; função prejudicada com estado fixo ou recanalização
√ Rim aumentado e edematoso
√ Densidade nefrográfica discretamente diminuída/normal (pode aumentar com o passar do tempo)
√ Compressão do sistema coletor ("cálices aracneiformes")
√ Grande rim hipoecoico
√ Veias colaterais permitem o efluxo venoso normalizando a onda arterial
√ Veia renal principal parece pequena em decorrência da recanalização

Trombose Crônica da Veia Renal
= fase indolente
- 80–90% assintomática
- síndrome nefrótica (proteinúria, hipercolesterolemia, anasarca)

√ Urografia excretora normal em 25% (com boa circulação colateral especialmente se o lado esquerdo estiver acometido)
√ Entalhe do sistema coletor + ureter proximal
√ Colaterais retroperitoneais dilatados
√ Padrão intrarrenal entrelaçado das calcificações

US:
√ Calcificações lineares ramificadas (trombo calcificado)
√ Rim ecogênico pequeno atrófico

CT:
√ Veia renal atenuada (decorrente da retração de coágulo sanguíneo) + trombo IVC (24%)
√ Colaterais ao longo do proximal + ureter médio + perirrenal
√ Diferenciação corticomedular prolongada
√ Opacificação pielocalicial ausente/retardada + sistema coletor atenuado
√ Espessamento da fáscia de Gerota

Arteriografia:
√ Colaterais venosos aumentados em *delay* de imagens

URETER RETROCAVAL
= URETER CIRCUMCAVAL

Etiologia: anomalia na embriogênese da IVC com persistência anormal da veia cardinal posterior direita ventral ao ureter + falha no sistema supracardinal direito do desenvolvimento

Incidência: 0,07%; M÷F = 3÷1

- sintomas de obstrução ureteral direita

√ O ureter direito proximal cursa medialmente sobre o pedículo de L3-4 e passa atrás da IVC e emerge à direita da aorta, retornando à sua posição normal anterior aos vasos ilíacos
√ Graus variados de hidronefrose + hidroureteronefrose proximal

Cx: infecções recorrentes no trato urinário

FIBROSE RETROPERITONEAL
= DOENÇA DE ORMOND = PERIAORTITE CRÔNICA

Patologia: tecido fibroso duro e denso que envolve o retroperitônio com efeitos no ureter, linfáticos, grandes vasos

Causas:
A. FIBROSE RETROPERITONEAL PRIMÁRIA (2/3)
doença provavelmente autoimune com anticorpos dirigidos contra o ceroide (produto da placa aórtica, a qual penetrou na média) levando à vasculite sistêmica
Associada à: fibrose em outros órgãos (em 8–15%): fibrose mediastinal, tiroidite de Riedel fibrosante, colangite esclerosante, pseudotumor orbital fibrótico
Idade: 31–60 anos (em 70%); M÷F = 2÷1
Rx: responsivo aos corticoides

B. FIBROSE RETROPERITONEAL SECUNDÁRIA (1/3)
(1) fármacos (12%): metisergida, betabloqueadores, fenacetina, hidralazina, ergotamina, metildopa, anfetaminas, LSD
(2) resposta desmoplásica à malignidade (8%): linfoma, doença de Hodgkin, carcinoide, metástases retroperitoneais (mama, pulmão, tiroide, trato GI, órgãos GU)
(3) coleção de líquido retroperitoneal: proveniente de traumatismo, cirurgia, infecção
(4) aneurisma da aorta/artérias ilíacas (resposta desmoplásica)
(5) doença do tecido conectivo: *i. e.*, poliarterite nodosa
(6) terapia por radiação

Pico etário: 40–60 anos; M÷F = 2÷1

- perda de peso, náusea, mal-estar
- dor forte no flanco, dorso, abdome (90%)
- insuficiência renal (50–60%)
- hipertensão
- edema de membro, febre, hidrocele (10%)
- claudicação (ocasionalmente)

Localização: placa tipicamente se inicia ao redor da bifurcação aórtica se estendendo cefalicamente ao hipo renal/ao redor do rim; raramente se estende debaixo da borda pélvica, mas pode se estender caudal à bexiga + retossigmoide

IVP
 TRÍADE clássica:
  (1) ureterectasia em nível L4/5 (interferência com a peristalse)
  (2) desvio medial dos ureteres no terço médio, tipicamente bilateral
  (3) afilamento gradual do ureter (compressão extrínseca)
 √ Geralmente discreta pielocaliectasia

US:
 √ Massa homogênea hipoecoica na região para-aórtica/espaço perinéfrico

CT:
 √ Massa periaórtica de atenuação semelhante a do músculo
 √ Pode mostrar reforço com contraste (inflamação ativa)

MR:
 √ Intensidade de sinal homogênea de baixa a média em T1WI
 √ Intensidade de sinal heterogênea elevada em T2WI (com malignidade/associada ao edema inflamatório)
 √ Intensidade de sinal baixa em T2WI (na placa fibrótica densa)

NUC:
 √ Captação de gálio durante a inflamação ativa

DDx: linfoma, adenopatia retroperitoneal

Rx: (1) retirada do possível agente causador
 (2) alívio cirúrgico da obstrução
 (3) corticosteroide

LEIOMIOSSARCOMA RETROPERITONEAL

Incidência: 2ª malignidade retroperitoneal primária mais comum (depois do lipossarcoma)

Origem:
 (a) espaço retroperitoneal sem inserção aos órgãos
 (b) parede da veia cava inferior

Idade: 5ª-6ª década; M÷F = 1÷6

- massa abdominal, dor, perda de peso, náusea, vômitos
- distensão abdominal, mudança dos hábitos intestinais, edema da perna, dor no dorso/radicular, frequência de micção
- hemoperitônio, sangramento GI, distocia, paraplegia

Metástases:
 frequentemente hematogênica, disseminação linfática menos comum
 (a) locais comuns: fígado, pulmão, cérebro, peritônio
 (b) locais raros: pele, tecidos moles, osso, rim, omento
 ◊ Metástases distantes presentes no momento do diagnóstico em 40%!

DDx: (1) lipossarcoma (conteúdo gorduroso)
 (2) histiocitoma fibroso maligno (não como necrótico)
 (3) linfoma (não necrótico, tende a envolver a IVC + aorta)
 (4) tumor suprarrenal primário
 (5) trombos IVC (sem dilatação luminal, sem neovascularização)

Rx: (1) excisão completa (ressecável em 10–75%)
 (2) ressecção parcial (redução no tamanho do tumor)
 (3) quimioterapia/radioterapia coadjuvante

Prognóstico: recorrência local em 40–70%; morte dentro de 5 anos em 80–87% com tumores extraluminais

Leiomiossarcoma Extravascular (62%)

Patologia: grande tumor extraluminal (= completamente extravascular) com necrose extensa

IVP:
 √ Grande massa de tecido mole com
  (a) deslocamento do rim + ureter
  (b) cólon ascendente/cólon descendente contendo gás
 √ Plano gorduroso bem definido entre a massa e o rim
 √ Obstrução do rim (envolvimento ureteral)
 √ Geralmente não calcificado

US:
 √ Massa sólida isoecoica em relação ao fígado/raramente hiperecoico
 √ Massa complexa com espaços císticos + paredes irregulares

CT:
 √ Massa lobulada frequentemente > 10 cm de tamanho
 √ Grandes áreas císticas de necrose tumoral no centro da massa
 √ Áreas de alta densidade com hemorragia recente

MR:
 √ Intensidade de sinal intermediária em T1WI com áreas de baixa intensidade correspondendo à necrose
 √ Intensidade de sinal elevada intermédia não homogênea em T2WI (em virtude do alto conteúdo de água de áreas císticas)

Angiografia:
 √ Tumor hipervascular com suprimento de sangue das artérias lombares, celíacas, mesentéricas e renais
 √ Centro avascular circundado por cápsula hipervascular espessa

Leiomiossarcoma Intravascular (5%)

Patologia: massa intraluminal (= completamente intravascular) polipoide firmemente aderida à parede do vaso

Localização: entre o diafragma + veias renais, pode estender-se ao longo da IVC + dentro do coração

√ massa sólida pequena dentro da IVC
√ gradualmente dilatação/obstrução da IVC
√ vascularização intratumoral confirmado por Doppler
√ reforço irregular (CT com injeção em *bolus*)

Cx: (1) síndrome de Budd-Chiari (extensão para as veias hepáticas)
 (2) síndrome nefrótica (extensão para as veias renais)
 (3) edema das extremidades inferiores (extensão para a IVC inferior sem colateralização adequada)
 (4) embolia tumoral para pulmão

Leiomiossarcoma Extra e Intravascular (33%)

√ Massa extraluminal necrótica/sólida não se originando de um órgão retroperitoneal com componente contíguo realçante intravascular (PATOGNOMÔNICO)

Leiomiossarcoma Intramural (extremamente raro)

LIPOSSARCOMA RETROPERITONEAL

= tumor de crescimento lento que desloca em lugar de infiltrar tecido circunvizinho e raramente dá metástases

Incidência: tumor retroperitoneal maligno primário mais comum, 95% de todos os tumores retroperitoneais gordurosos

Histologia:
 (a) tipo lipogênico
  √ Radiodensidade de gordura
 (b) tipo mixoide (mais comum)
  √ Radiodensidade entre água + músculo
 (c) tipo pleomórfico (menos comum)
  √ Radiodensidade de músculo

Idade: mais comumente 40–60 anos; M > F

- dor abdominal, perda de peso, anemia, massa palpável

Local: anterior à espinha + músculo psoas > paraespinhal + espaço pararrenal posterior

CT:
 √ Padrão sólido: massa infiltrante com margens pouco nítidas não homogênea com reforço ao contraste

√ Padrão misto: áreas gordurosas focais (-40 a -20 HU) + áreas de densidade mais alta (+ 20 HU)
√ Padrão pseudocístico: massa com densidade de água (média do tecido adiposo + elementos do tecido conectivo sólido)
√ Calcificações em até 12%
Angiografia:
√ Hipovascular sem dilatação vascular/impregnação capilar/estagnação
Prognóstico: mais radiossensível dos sarcomas dos tecidos moles; 32% de taxa de sobrevida global em 5 anos
DDx: histiocitoma fibroso maligno, leiomiossarcoma, tumor desmoide

TERATOMA RETROPERITONEAL
= tumor de célula germinativa com diferenciação somática de células produzindo tecidos maduros, mas desorganizados de > 2 camadas embriônicas (ectoderma, mesoderma, endoderma)
Incidência: 1–11% de todos os tumores retroperitoneais primários
Origem: interrupção da migração embriológica normal das células germinativas primordiais pluripotentes a partir do saco vitelínico até o sulco genital
Histologia: cistos revestidos por epitélio de origem ectodérmica e endodérmica + tecido glial + componentes mesodérmicos (gordura, osso e cartilagem); pode abrigar várias malignidades de células germinativas (seminoma, carcinoma de células embrionárias, tumor do saco vitelínico) ou de origem somática (rabdomiossarcoma, condrossarcoma, lipossarcoma)
Idade: distribuição bimodal com picos nos primeiros 6 meses + início da fase adulta; M÷F = 1÷2 a 1÷3,4
Localização: retroperitôneo, ovário, testículos, mediastino anterior, área pré-sacral + coccígea
Local: linha média (comum), lado esquerdo, fossa suprarrenal
- assintomático (na maior parte)
- náusea, vômito, dor, sintomas GU, inchaço na extremidade inferior (após crescimento)
- massa na linha média palpável fixa, sensibilidade abdominal, distensão abdominal progressiva
√ Aparência variando de massa predominantemente cística à completamente sólida:
  √ Contendo gordura (em 61–83%)
  √ Calcificações congeladas/lineares/semelhantes a um fragmento/similares a dentes (em 83–93%)
  √ Nódulos murais (= nódulos de Rokitansky) em componentes císticos
√ Necrose + hemorragia sugere malignidade
Rx: ressecção cirúrgica
Prognóstico: excelente para teratoma benigno; ruim no teratoma maligno (adultos ÷ crianças = 26÷7%)

TUMOR RABDOIDE RENAL
◊ Neoplasia renal mais agressiva em crianças!
Frequência: 2% dos tumores renais pediátricos
Idade média: 11–17 meses; 6–12 meses de vida (25%), < 1 ano de idade (60%), < 2 anos de idade (80%); M÷F = 1,5÷1
Origem: seio renal
Histologia: células grandes não aderentes monomórficas com nucléolo proeminente + citoplasma eosinofílico abundante (superficial semelhante à musculatura esquelética, por isso o nome); inclusões intracitoplasmáticas filamentares (CARACTERÍSTICO)
Associado a: tumor cerebral primário sin-/metacrônico de origem neuroectodérmica (meduloblastoma, ependimoma, astrocitoma cerebelar/tronco cerebral, PNET)

Metástase para: pulmão, fígado, cérebro
- hipercalcemia paraneoplásica (ocasionalmente)
√ Massa renal heterogênea centralmente localizada:
  √ Bordas indistintas com infiltração de medula + seio
  √ Coleção de líquido subcapsular de formato crescente periférica e PROEMINENTE em 70% (hematoma subcapsular em 47%/cavidade necrótica em 53%)
  √ Calcificações lineares delimitam os lóbulos tumorais
√ Massa na fossa posterior da linha média
√ Metástases (em 80%) para o pulmão, fígado, abdome, cérebro, linfonodos, osso
Prognóstico: taxa de sobrevida em 18 meses de 20%
DDx: tumor de Wilms, nefroma mesoblástico

RABDOMIOSSARCOMA, GENITURINÁRIO
Incidência: 4–8% de todos os tumores sólidos malignos em crianças com < 15 anos de idade (classificado como 4º após neoplasia CNS, neuroblastoma e tumor de Wilms); 10–25% de todas os sarcomas; incidência anual de 4,5÷1.000.000 em crianças brancas + 1,3÷1.000.000 em negras
Idade: idade média de 7 anos; branco ÷ negro = 3÷1; M÷F = 6÷4
Origem: mesênquima do sulco urogenital
Patologia: massa lobulada volumosa firme com margem infiltrativa/pseudocápsula bem definida; composta por cachos lisos semelhantes a uvas quando intraluminal (= sarcoma botrioide)
Histo (Horn & Enterline):
  (a) embrionário (56%)
  (b) botrioide = "semelhante a uva" (5%) = subtipo de rabdomiossarcoma embrionário
  (c) alveolar (20%): pior prognóstico
  (d) pleomórfico (1%): principalmente em adultos
DDx: tumor neuroectodérmico primitivo, sarcoma de Ewing extraósseo, sarcoma de célula sinovial, fibrossarcoma, sarcoma alveolar de partes moles, hemangiopericitoma, sarcoma indiferenciado, neuroblastoma
Metástases: pulmão, osso cortical, linfonodos > medula óssea, fígado
  ◊ Metástases em 10–20% no momento do diagnóstico!
√ Características de imagem não específicas:
  √ Ecogenicidade homogênea semelhante ao músculo ± áreas hipoecoicas (hemorragia/necrose)
  √ Hiperemia com componente de fluxo diastólico elevado
  √ Massa pélvica volumosa de atenuação heterogênea
  √ Hipointenso em T1WI + hiperintenso em T2WI com realce heterogêneo
√ Vascularidade tumoral difusa na angiografia
Prognóstico:
  (a) 14–35% de sobrevida de 5 anos na cirurgia radical
  (b) 60–90% de sobrevida de 3 anos na quimioterapia associada
  ◊ A recorrência local é comum!

Rabdomiossarcoma Bexiga-Próstata
◊ 5% de todos os rabdomiossarcomas ocorrem no trato geniturinário
◊ Tumor de bexiga mais comum em pacientes < 10 anos
Idade: nos primeiros 3 anos de vida; M÷F = 3÷1
Associado à: anomalias congênitas cerebrais, neurofibromatose, nefroblastoma
Histologia: embrionário (90%), alveolar (10%)
Localização: trígono da vesícula urinária/próstata (ambos tumor infiltrante)
- dor abdominal + distensão (proveniente da obstrução da saída da bexiga)

- frequência urinária + disúria (proveniente de infecção do trato urinário) + retenção
- bexiga palpável
- hematúria (manifestação tardia incomum)
- estrangúria (= urgência dolorosa de esvaziamento sem sucesso)

√ Massa tumoral intraluminal polipoide
√ Elevação do assoalho da bexiga com obstrução do colo vesical + grande resíduo pós-miccional
√ ± invasão de tecidos periuretrais/perivesicais
√ Aumento de linfonodos retroperitoneais

MR:
√ Baixa intensidade de sinal em T1WI + hiperintenso em T2WI
√ Aumento heterogêneo

Rx: quimioterapia anterior à cirurgia
DDx: pólipo, hemangioma, ureterocele ectópica, cistite hemorrágica

Rabdomiossarcoma do Trato Genital Feminino
Localização: vulva/vagina (infância), cérvix (anos reprodutivos), corpo uterino (pós-menopausa)
- vulvar/perineal/massa vaginal
- sangramento vaginal/descarga/massa em cacho de uva em protrusão

DDx: pólipo, prolapso uretral, hidrometrocolpos, neoplasma
Prognóstico: 91% taxa de sobrevida de 5 anos para rabdomiossarcoma não metastático do trato genital

Rabdomiossarcoma Vaginal
Idade: crianças muito pequenas (quase exclusivamente)
Histologia: geralmente brotioide
US:
√ Grande massa sólida hipoecoica heterogênea posterior à vesícula urinária

Rabdomiossarcoma Paratesticular
Idade: infância, pico da 2ª idade na adolescência
Localização: cordão espermático, testículo, pênis, epidídimo
- tumefação escrotal indolor
- tumor intraescrotal não transiluminante palpável
- abdominal volumoso (linfadenopatia)

√ Deslocamento/compressão/infiltração do testículo adjacente
Prognóstico: 73–89% taxa de sobrevida de 3 anos
DDx: hidrocele, epidídimo, neoplasma testicular

ESQUISTOSSOMÍASE
= BILHARZIOSE
Microrganismo: tremátodes de espécies
S. haematoblum (trato GU) > 95%; S. mansoni, S. japonicum (trato GI) < 5%

Ciclo de vida:
parasita fêmea descarrega ovos nas vênulas vesiculares; os ovos corroem a mucosa vesical, são excretados com a urina + fezes e chocam em água fresca em larvas miracídios; as larvas penetram o caracol (= hospedeiro intermediário) do gênero Bulinus, Biomphalaria, oncomelania; resultando em esporócitos desenvolvem-se em cercarias e passam ao corpo de água circunjacente; penetram a pele humana (geralmente pelo pé) + passam para os linfáticos; dirigem-se ao pulmão + veias portais onde amadurecem em larvas adultas; os esquistossomas migram para o plexo venoso pélvico onde podem viver por muitos anos depositando ovos na parede da bexiga; os ovos são excretados na urina

Histologia: os ovos incitam a resposta granulomatosa + fibrose resultando em lesões polipoides (fase aguda) e finalmente TCC (fase crônica); grande número de ovos calcificam-se na parede vesical com nenhum ovo viável na urina

Dx definitivo: ovos encontrados na urina em microscópio

Incidência: 8% da população mundial; 25% na África (endêmico na África do Sul, Egito, Nigéria, Tanzânia, Zimbabwe); endêmico em Porto Rico

@ trato urinário
- frequência, urgência, disúria
- hematúria microscópica, albuminuria (mais comum)
- dor suprapúbica; forte dor do flanco (pela hidronefrose)
- índice de grave infecção = contagem de ovos na urina

Localização: porção inferior dos ureteres + bexiga
√ Defeitos de preenchimento polipoides + irregularidades mucóticas na vesícula urinária (pseudotubérculos, papilomas) durante a fase aguda
√ Calcificações na parede vesical (em 4–56%): curvelínea/grosseira/flocular, iniciando na base, paralela ao aspecto superior do osso púbico, envolvendo todas as camadas da parede
  ◊ As calcificações representam uma abundância de ovos calcificados em estágio crônico
√ Bexiga fibrótica, de "topo achatado" e parede espessa com alta inserção dos ureteres
√ Capacidade vesical reduzida com residual pós-micção significativo (estágio fibrótico)
√ Cálculo vesical (em 39%), calcificação ureteral distal (em 34%), calcificação em favo de mel das vesículas seminais
√ Pseudopólipos inflamatórios múltiplos na bexiga no ureter secundário aos granulomas (= bilharziomas)
√ Ureterite cística
√ Ureterectasia (o depósito focal de ovos leva à desorganização peristáltica)
√ Constrições ureterais no terço distal (em 8%, E > D), mais comumente na porção intravesical com configuração "em cabeça de cobra" = pseudoureterocele); constrição de Makar = constrição focal ao nível de L3
√ Ureterolitíase/ureterite calcinosa (= calcificações puntiformes/lineares)
√ Refluxo vesicoureteral
√ Estriação da pelve renal + ureter proximal em 21% (DDx: normal em 3%, outra infecção do trato urinário, refluxo vesicouretérico)
√ Constrição uretral com fístulas perineais

Cx: carcinoma escamoso celular da bexiga
Idade: 30–50 anos (exposição precoce na infância com período de latência de 20–30 anos)
Localização: parede vesical posterior, raramente o trígono
√ Defeito de enchimento irregular
√ Calcificações descontínuas

@ trato GI
√ Hipertensão portal (a migração de ovos para o interior do sistema venoso portal incita uma reação granulomatosa fibrosante dentro das veias portais pré-sinusoidais)
√ Varizes esofageanas (proveniente da hipertensão portal)
√ Lesões intestinais calcificantes polipoides (provenientes de ovos de S. mansoni presos na parede intestinal + incitando uma reação granulomatosa)

@ tórax
√ Aumento da RV + artéria pulmonar + veia ázigos (proveniente da hipertensão portal)
√ Lesões pulmonares granulomatosas difusas

Rx: praziquantel (destrói larvas adultas + incita a incubação dos ovos)

ABSCESSO ESCROTAL
Etiologia:
(1) complicação de epididimorquite (frequentemente em diabéticos), torção testicular não diagnosticada, tumor gangrenoso, hematoma infetado, orquite primária piogênica

(2) infecção sistêmica: caxumba, varíola, febre escarlate, gripe, febre tifoide, sífilis, tuberculose
(3) disseminação séptica de: sinusite, osteomielite, colecistite, apendicite

Predisposição: diabéticos

NUC:
√ Aumento marcante na perfusão, hemiescroto quente com área foto deficiente que representa o abscesso na varredura com Tc-99m pertecnetato (DDx: torção crônica)
√ Aumento da captação escrotal com imagem leucocitária

US:
√ Coleção fluida hipoecoica/complexa com ecos de baixo nível (possível a diferenciação do abscesso de localização intra do abscesso extratesticular)
√ Área focal de fluxo ausente no Doppler colorido
√ Espessamento da pele
√ Hidrocele

Cx: (1) piocele
(2) trato fistuloso para a pele

CISTO DA VESÍCULA SEMINAL
√ Massa cística posterior à vesícula urinária (DDx: cisto do ducto mülleriano)
√ Ducto ejaculatório dilatado

Cisto Adquirido da Vesícula Seminal
Etiologia:
1. Doença renal policística dominante autossômica
   √ Cistos vesicais seminais bilaterais
2. Tumor vesical invasivo
3. Infecção
4. Hipertrofia prostática benigna
5. Obstrução do ducto ejaculatório

Cisto Congênito da Vesícula Seminal
associado às: anomalias do ducto mesonéfrico ipsilateral:
Etiologia:
(1) inserção ectópica do ureter ipsilateral 92%
no colo vesical/posterior à uretra prostática/ducto ejaculatório/vesícula seminal
(2) disgenesia renal ipsilateral 80%
(3) duplicação do sistema coletor..................... 8%
(4) agênese dos ductos deferentes

Idade sintomática: 21–41 anos
- dor abdominal/flanco/pélvica/perineal exacerbada pela ejaculação
- disúria, micção frequente
- epididimite em menino pré-púbere
- infecção recorrente do trato urinário

LIPOMATOSE DO SEIO
= LIPOMATOSE PERIPÉLVICA = FIBROLIPOMATOSE PÉLVICA
= PROLIFERAÇÃO GORDUROSA PERIPÉLVICA

Etiologia:
(1) aumento normal com o envelhecer e obesidade
(2) proliferação vicariante do seio gorduroso com destruição/atrofia do rim (= lipomatose de substituição)
(3) extravasamento de urina, que conduz à proliferação do tecido de granulação gorduroso
(4) variante normal

Idade: 6ª–7ª década
√ Rim pode estar aumentado
√ Sistema pélvico-calicial alongado "aracneiforme"/"em trompete"
√ Infundíbulo organizado em "padrão de roda raiada"
√ Espessura parenquimatosa diminuída com doença subjacente
√ Ocasionalmente depósito focal de gordura com deformidade localizada do sistema coletor

Raios X simples:
√ Densidade diminuída do seio

CT:
√ Valores inequívocos de gordura

US:
√ Complexo do seio hipoecoico multifocal/ecodenso

Lipomatose de Substituição
= FIBROLIPOMATOSE DE SUBSTITUIÇÃO
= forma extrema de lipomatose do seio renal

Associada a: infecção, hidronefrose em longo prazo, cálculos (70%)
Patologia: proliferação acentuada de gordura do seio hiperplásico com córtex extremamente atrofiado + graus variados de pielonefrite hidro-/pionefrose, pielonefrite aguda/crônica

√ Rim aumentado por uma massa gordurosa do seio e delineado por um córtex extremamente fino:
√ Gordura caracteristicamente distribuída no interior do seio renal + espaço perinéfrico
√ Cálculo coraliforme dentro de um contorno renal aumentado
√ Rim insatisfatoriamente funcionante/não funcionante

DDx: pielonefrite xantogranulomatosa, lipoma, angiomiolipoma, lipossarcoma

TORÇÃO DO CORDÃO ESPERMÁTICO
= TORÇÃO TESTICULAR
◊ Desordem escrotal mais comum em crianças, 20% das patologias escrotais agudas

Incidência: 1÷160, 10 vezes de risco no testículo não descido comparado com incidência anual normal de 1÷4.000 homens

Etiologia:
(1) "**deformidade em sino e badalo**" = inserção alta da túnica vaginal no cordão espermático
(2) mesórquio anormalmente frouxo entre o testículo + epidídimo
(3) torção extravaginal envolvendo o testículo + túnica vaginal em virtude da inserção frouxa das túnicas testiculares ao escroto durante o período intraútero + período perinatal

Pico etário: período recém-nascido + puberdade (13–16 anos); < 20 anos em 74–85%; > 21 anos em 26%; > 30 anos em 9%

- dor súbita intensa em 100% (frequentemente à noite)
- análise da urina negativa (98%)
- histórico de episódio semelhante no mesmo testículo/contralateral (42%)
- náusea + vômitos (50%)
- edema escrotal + sensibilidade (42%)
- leucocitose (32%)
- febre de baixo grau (20%)
- histórico de traumatismo/esforço extremo (13%)

Localização: em 5% bilateral (suspensão anômala do testículo contralateral encontrado em 50–80%)

Viabilidade testicular relacionada com:
(a) grau de torção (720° necessários para isquemia completa)
   grau de torção e fluxo sanguíneo:
   • testículo geralmente rotaciona medialmente até 1,080°
   √ Fluxo sanguíneo diminuído em torção < 180° em 1 h
   √ Fluxo sanguíneo ausente em qualquer grau de torção > 4 h
(b) duração da esquemia
   Taxa de salvamento *versus* tempo do início da dor à cirurgia
   97–100%......... < 6 h   57%................6–12 h
   35%.........12–24 h   0-9%................> 24 h
   ◊ Dano isquêmico irreversível se inicia em 3-6 h!

(c) torção intermitente
- ◊ Distorção espontânea em 7%
- √ Hiperemia após distorção espontânea

Cx: atrofia testicular (em 33–45%)

Torção Testicular Aguda
= sintomas presentes por < 24 h
- presença em 70% dos pacientes dentro das primeiras 6 horas de início da dor
- sinal de Brunzel = posição horizontal elevada do testículo
- sinal de Ger = umbilicação de pele na base escrotal

US (80–90% sensibilidade):
- √ Ecogenicidade testicular:
  - √ Aparência normal na escala cinza (dentro de 6 h)
  - √ Ecotextura hipoecoica difusa (> 6 h)
  - √ Ecotextura heterogênea (= necrose isquêmica)
- √ Tamanho testicular:
  - √ Tamanho normal = taxa de salvamento de 80%
  - √ Aumento testicular + aumento epididimal com ecogenicidade diminuída (dentro de 8–24 h)
    - ◊ A torção apresenta fluxo epididimal ausente/mínimo, a epididimite aguda possui fluxo aumentado
- √ Achados extratesticulares:
  - √ Aumento em tamanho do cordão espermático torcido com vasos espiralados
  - √ Espessamento cutâneo escrotal
  - √ Hidrocele (ocasionalmente)

Cilada: cordão dilatado confundido com epididimite anormal

Duplex colorido (86% de sensibilidade, 100% de especificidade, 97% de acuaria):
- √ Perda do sinal do cordão espermático ao Doppler (sensibilidade 44%, especificidade 67%)
- √ Ausência do fluxo testicular + epididimal (DDx: infarto testicular global)
- √ Fluxo diminuído (veias acometidas antes das artérias) decorrente da torção parcial/intermitente

Falso-negativo: sequência torção-distorção, torção incompleta < 360°

NUC (98% acurácia):
Dose: 5–15 mCi Tc-99m pertecnetato
Imagem: a intervalos de 2 a 5 segundos durante 1 minuto (fase vascular); a intervalos de 5 minutos para 20 minutos (fase do tecido)
- √ Perfusão diminuída/ocasionalmente normal
- √ Sinal de nubbin = baque de atividade estendendo medialmente da artéria ilíaca denotando fluxo de sangue aumentado reativo no cordão espermático com terminação abrupta
- √ Área fria arredondada substituindo os testículos (requer conhecimento do lado + localização do testículo doloroso)

Torção Testicular Subaguda
= TORÇÃO TESTICULAR NÃO DIAGNOSTICADA
= sintomas apresentam durante > 24 horas + menos que 10 dias

US:
- √ Testículos aumentados/de tamanho normal com textura heterogênea/ecotextura aumentada difusa
- √ Fluxo peritesticular aumentado com fluxo sanguíneo parenquimal

Cilada: fluxo aumentado na parede escrotal confundido com doença inflamatória intraescrotal

NUC:
- √ Angiograma NUC normal/sinal de nubbin
- √ "Sinal da rosquinha" = atividade testicular diminuída com borda de hiperemia da perfusão do dartos

MR:
- √ Cordão espermático aumentado sem aumento na vascularização
- √ Padrão em remoinho de água (torção do cordão espermático)
- √ Nó de torção = foco de baixa intensidade de sinal no ponto de torção (deslocamento dos prótons livres do epicentro da torção)

Torção Testicular Crônica
- √ Pequeno testículo hipoecoico homogêneo atrofiado
- √ Epididimite ecogênica aumentada

CARCINOMA DE CÉLULAS ESCAMOSAS RENAIS
Incidência: 5–10% de todos os tumores uroteliais; 1% de neoplasmas renais; 2ª malignidade mais comum do urotélio pélvico após TCC
Idade: 60–70 anos; M÷F = 2÷1
Patologia: massa ulcerativa plana + enduração extensa
Associado à: irritação crônica do urotélio por infecção + cálculo (25–60%) renal
- hematúria indolor
- dor no flanco (com obstrução na junção ureteropélvica)
- √ Processo renal infiltrativo
- √ Rim não funcional:
  - √ Obstrução na junção ureteropélvica (comum)
- √ Presença de cálculo facetado (40–80%)

IVP:
- √ Estenose que pode estimular condição extrínseca

Angiografia:
- √ Encaixamento arterial + oclusão + neovascularização
- √ Artérias uretéricas + pélvicas aumentadas
- √ Oclusão da veia/ramos (41%) renais

CT:
- √ Espessamento da parede pelvicaliceal (com distribuição superficial sobre grandes áreas)
- √ Rim aumentado mantendo formado reniforme:
  - √ Crescimento infiltrativo no interior do seio + parênquima
  - √ Massa tumoral infrequente
- √ Sem excreção de contraste (em virtude da obstrução)

Prognóstico: pior que TCC em decorrência das metástases precoces; taxa de sobrevivência de 33% em 1 ano
DDx: pielonefrite xantogranulomatosa (radiologicamente indistinguíveis).

RIM SUPRANUMERÁRIO
= divisão aberrante da corda nefrogênica em duas caudas metanéfricas (raro)
Associado a: rim em ferradura, atresia vaginal, uretra feminina duplicada, pênis duplicado
Localização: mais comumente no lado esquerdo do abdome caudal ao rim normal
- √ O ureter supranumerário pode-se inserir no rim ipsilateral/diretamente na bexiga/local ectópico

Cx: hidronefrose, pionefrose, pielonefrite, cistos, cálculo, carcinoma, cistoadenoma papilar, tumor de Wilms

INFARTO TESTICULAR
Causa: torção, traumatismo, leucemia, êmbolo (p. ex., endocardite bacteriana), vasculite (p. ex., poliarterite nodosa, púrpura de Henoch-Schönlein), reparo da hérnia (atrofia testicular em 0,5% após o primeiro reparo, em 0,8–5% após o reparo recorrente)
Localização: frequentemente na periferia com extensão para cápsula
- √ Testículos pequenos difusamente hipoecoicos/região focal sem fluxo
- √ Regiões hiperecoicas (hemorragia/fibrose)
- √ Diminuição no tamanho com o tempo
- √ Baixa intensidade de sinal em T1WI + T2WI

DDx: malignidade (difícil diferenciação)

MICROLITÍASE TESTICULAR
Etiologia: defeito na atividade fagocítica das células de Sertoli deixando para trás debris intratubulares degenerados
Prevalência: 0,6%
Pode estar associada a:
tumor de células germinativas testicular (40%), criptorquidismo, subfertilidade, infertilidade, síndrome Klinefelter, infartos testiculares, granulomas, pseudo-hermafroditismo masculino, síndrome de Down, microlitíase alveolar pulmonar
Histologia: solidificações laminadas no interior do lúmen de túbulos seminíferos
- assintomático, achado incidental incomum
√ Focos hiperecoicos de 1–2 mm sem sombreamento (> 5), difusos ao longo do parênquima de ambos os testículos (PATOGNOMÔNICO):
  √ Pode ser distribuído assimetricamente, unilateral, acumulado na periferia
Cx: tumor de célula germinativa simultâneo em até 40% (risco de 21,6 ×)
Recomendação: acompanhamento com intervalos de 6 meses em busca de tumores testiculares (contestado)
DDx: alterações pós-inflamatórias, cicatrizes, alterações granulomatosas, tumor adenomatoide benigno, hemorragia com infarto, tumor calcificante de grandes células da célula de Sertoli

TRAUMATISMO TESTICULAR
Causa:
(a) força romba (esmagamento do testículo contra a sínfise/entre as coxas): atividade esportiva (> 50%), acidente por veículo motor (9–17%)
(b) penetrante: objeto pontudo (faca), projétil (bala), mordedura por animal, automutilação
(c) iatrogênica: complicação de herniorrafia
(d) lesão de desluvamento: pele genital encarcerada no mecanismo de rotação
(e) lesão térmica
√ Hidrocele urinífera proveniente da uretra bulbar perfurada
Cx: torção em 5–8% (em virtude da abrupta contração cremastérica forçada na deformidade "sino e badalo")

Deslocamento Testicular
Causa: impacto contra o tanque de combustível da motocicleta
Em risco: pacientes com amplo anel inguinal/hérnia inguinal indireta/testículo atrófico
Local: inguinal superficial (50%), púbico (18%), canalicular (8%), peniano (8%), intra-abdominal (6%), perineal (4%), crural (2%)

Fratura Testicular
= quebra/descontinuidade no parênquima testicular
Frequência: 17% do traumatismo testicular
√ Feixe hipoecoico linear + avascular rompendo a arquitetura (= linha de fratura)
√ Contorno externo liso com túnica albugínea intacta
√ Fluxo vascular geralmente preservado
Rx: conservador/desbridamento ao longo da linha de fratura

Hematoma Testicular
√ Aparência sonográfica dependendo da idade:
  √ hematomas alteram a ecotextura + diminuem o tamanho
  (a) hematoma hiperagudo/agudo
    √ Pode ser isoecoico → reexaminar após 12–24 h
  (b) hematoma crônico
    √ Massa hipoecoica/anecoica diminuindo em tamanho
    √ Ausência de vascularidade interna (*DDx:* tumor)
    √ Hiperemia periférica no hematoma infectado (40% de incidência)
Observação: acompanhamento de todos os hematomas até a resolução!
  ◊ 40% dos hematomas tornam-se infectados + levando à necrose!
  ◊ câncer testicular incidentalmente identificado em 10–15% dos pacientes com traumatismo escrotal!
Rx: conservador (bolsa de gelo, NSAID)

Ruptura Testicular
= laceração da túnica albugínea
◊ A ruptura testicular é indicação para intervenção cirúrgica imediata!
Salvabilidade: 80–90% se o reparo cirúrgico ocorre < 72 horas após traumatismo; 30–55% se o reparo cirúrgico ocorre > 72 horas depois do traumatismo
US (100% de sensibilidade, 65% de especificidade):
√ Ruptura da túnica albugínea = descontinuidade do contorno testicular ecogênica (50% de sensibilidade, 76% de especificidade)
√ Contorno testicular anormal = extrusão do parênquima testicular (*DDx* difícil: hematoma peritesticular)
  ◊ Errar a favor da precaução
√ Ecotextura heterogênea do testículo com áreas de ecogenicidade diminuída/aumentada (hemorragia ± necrose) (*DDx:* hematoma intratesticular sem ruptura)
√ Região avascular no Doppler colorido decorrente de ruptura da túnica vasculosa (*DDx:* hematoma)
√ Parede escrotal espessada (= hematoma da parede escrotal)
√ Hematocele, pode mostrar espessamento + calcificação da túnica vaginal se crônica
Rx: reparo cirúrgico/orquiectomia
DDx: laceração, contusão, hemorragia

TUMOR TESTICULAR
◊ Neoplasma mais comum em homens entre 20 e 34 anos de idade; 1–2% de todos os cânceres nos homens; 4–6% de todos os tumores geniturinários em homens; 1,5% de todas as malignidades da infância; quarta causa mais comum de morte por malignidade entre as idades de 15–34 anos (12%)
Incidência por ano: 4–6÷100.000; 7.200 novos casos em 2001 (aumento de 100% desde 1936)
Pico etário: 25–35 anos e 71-90 anos e crianças até 10 anos: tumor do saco vitelino + teratoma; branco÷negro = 4,5÷1

Grupo Etário de Tumores Testiculares	
Tumor do saco vitelino/teratoma	1ª década
Coriocarcinoma	2ª + 3ª década
Carcinoma de célula embrionária	3ª década
Seminoma	4ª década

Fatores de risco:
(1) câncer testicular prévio (risco de 20 × = 2–5%)
(2) criptorquidismo (risco de 10 ×): 5% para acometimento da região abdominal, 1,25% para a região inguinal
(3) histórico familiar de câncer testicular (risco de 6 × para parente de 1º grau) mais prevalente na raça Caucasiana, religião judáica
(4) infertilidade (0,4–1,1% de prevalência de neoplasia de célula germinativa intratubular)
(5) síndrome intersexo: disgenesia gonadal, hermafroditismo verdadeiro, pseudo-hermafroditismo
- aumento testicular/massa (mais comum) indolor
- "peso/repleção" no abdome inferior/escroto
- dor escrotal aguda (10%, proveniente de hemorragia intratumoral)

Estadiamento do Câncer Testicular		
I		limitado aos testículos + cordão espermático
II		metástase para linfonodos abaixo do diafragma
	II A	não palpável
	II B	massa volumosa
III		metástase para linfonodos acima do diafragma
	III A	limitado ao sistema linfático
	III B	metástases extranodais

Estadiamento do Câncer Testicular (Comitê da Junta Americana sobre Câncer)	
pTX	Tumor primário não disponível (sem orquiectomia)
pT0	Nenhum tumor primário encontrado
pTis	Tumor de célula germinativa intratubular (carcinoma *in situ*)
pT1	Limitado ao testículo + epidídimo
pT2	Mesmo que o pT1 + invasão vascular/linfática ou envolvimento da túnica vaginal
pT3	Invasão do cordão espermático
pT4	Invasão do escroto
pN0	Linfonodos negativos
pN1	Nódulos ≤ 20 mm; ou ≤ 5 nódulos envolvidos todos < 20 mm
pN2	Nódulo entre 20 e 50 mm; ou 5 nódulos nenhum > 50 mm
pN3	Massa nodular > 50 mm
M0	Sem metástase distante
M1	Metástase distante
S0	Todos os marcadores normais
S1	LDH < 1,5 × ULN + hCG < 5.000 mIU/mL + AFP < 1.000 ng/mL
S2	LDH < 1,5–10 × ULN ± hCG < 5.000–50.000 mIU/mL ± AFP 1.000–10.000 ng/mL
S3	LDH > 10 × ULN ± hCG > 50.000 mIU/mL ± AFP > 10.000 ng/mL
ULN = limites acima do normal	

- ginecomastia, virilização

Localização: principalmente unilateral; eventualmente o tumor contralateral se desenvolve em 8%

Metástases: na apresentação em 4–14%
  (a) disseminação linfática
    a drenagem linfática testicular segue as veias gonadais para
    – cadeia interaortocaval na 2ª vértebra lombar (para tumor testicular direito)
    – nódulos para-aórticos esquerdos entre a veia renal, aorta, ureter e artéria mesentérica inferior
    – ao longo do ducto torácico
    – nódulos supraclaviculares esquerdos
    – pulmões
  (b) disseminação hematógena (geralmente tardia) para o pulmão > fígado, cérebro, osso
    ◊ O coriocarcinoma apresenta uma proclividade para disseminação hematógena precoce (especialmente para o cérebro)!
  (c) extensão direta através da túnica albugínea para a pele (rara e tardia)/epididimite resultando em disseminação para nódulos inguinais + ilíacos

Histologia: pode ser diferente do tumor primário indicando natureza totipotencial das células germinativas

Marcadores tumorais (elevados em 80% no momento do diagnóstico):
  α-fetoproteína: tumores do saco vitelino, tumores de células germinativas mistos com elementos do saco vitelino
  β-hCG: semioma, coriocarcinoma (tumores que contêm sincitiotrofoblastos)
  LDH: se correlaciona com a magnitude da doença (não específico, visto que é produzido por órgãos múltiplos por todo o corpo)

Doppler colorido:
  √ Tumor < 1,5 cm é hipovascular em 86%, > 1,6 cm hipervascular em 95% (DDx: orquite associada à hiperemia epididimal)
  √ Distorção dos vasos

MR:
  √ Tumores isointensos no parênquima testicular em T1WI + T2WI

Prognóstico: > 93% de taxa de sobrevida em 5 anos para estágio 1; 85–90% de taxa de sobrevida em 5 anos para estágio 2; remissão completa sob quimioterapia em 65–75%; recaída em 10–20% dentro de 18 meses

Rx: orquiectomia inguinal (tratamento de primeira linha)

Tumores de Células Germinativas (95%)

Origem: células espermatogênicas
  (a) um tipo histológico em 65%
    – de uma linha gonadal unipotencial
      1. Seminoma
    – ao longo de uma linha totipotencial formando tumores não seminomatosos
      1. Carcinoma embrionário (grandemente não diferenciado)
      2. Teratoma (diferenciação embriônica)

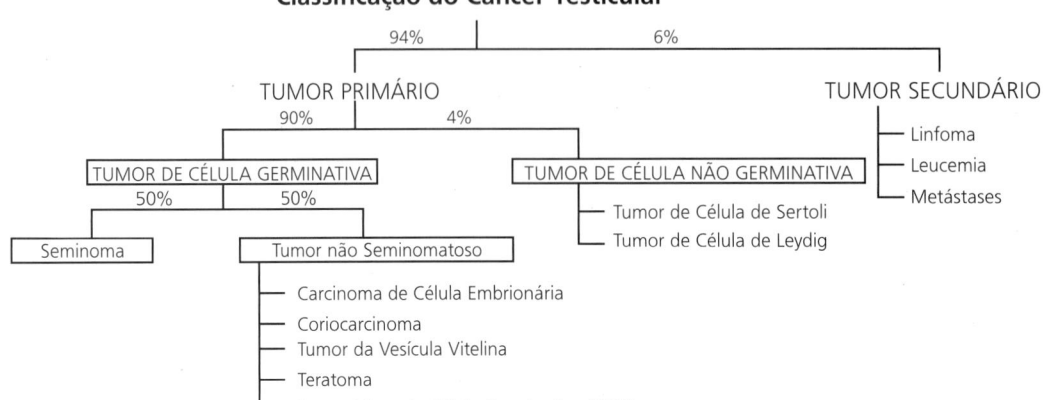

Classificação do Câncer Testicular

3. Tumor da vesícula vitelina (diferenciação extraembriônica)
4. Coriocarcinoma (diferenciação extraembriônica)
(b) lesão mista em 32–60%
– de células totipotenciais que se desenvolvem ao longo de vários trajetos (carcinoma embrionário sendo o componente mais comum de lesões mistas)
1. Teratocarcinoma (= teratoma + carcinoma celular embrionário)
◊ 2º mais comum depois do seminoma, pode sofrer ocasionalmente regressão espontânea
2. Carcinoma celular embrionário + seminoma
3. Seminoma + teratoma
(c) síndrome do crescimento do teratoma
= evolução do tumor misto de células germinativas em teratoma maduro após quimioterapia (em 40%) seguido por intervalo de crescimento, apesar de manter um tipo histológico benigno

Mnemônica: YES CT
Yolk sac tumor (tumor da vesícula vitelina)
Embryonal cell carcinoma (ca célula embrionária)
Seminoma
Coriocarcinoma
Teratoma

Seminoma (35–50%)
◊ Tumor mais comum nos testículos não descidos!
◊ Tumor puro de célula germinativa mais comum!
Média de idade: 40,5 anos (paciente discretamente mais velho quando comparado a outros tumores de células germinativas)
Histologia: morfologia celular uniforme que lembra células germinativas
(1) seminoma típico (85%)
(2) seminoma anaplásico (10%)
(3) seminoma espermatocítico (5%)
Apresentação: limitada ao testículo em 75%; linfadenopatia retroperitoneal em 20%; metástases extranodulares em 5%
Associado à: microlitíase testicular
• α-fetoproteína sérica normal em seminomas puros
• elevação de β-hCG em 83%
√ Em geral uniformemente hipoecoico + confinado no interior da túnica albugínea:
  √ Nódulos confluentes lobulados/múltiplos
  √ Substituição total do testículo (> 50%)
  √ Componente cístico (10%) ± nível de debris líquido
√ Pode ser multifocal
√ Bilateral em 1–3%, quase sempre assíncrono
MR:
  √ Homogeneamente hipointenso em T2WI
Rx: muito sensível à radiação ± quimioterapia
Prognóstico: taxa de sobrevida de 10 anos de 75–85%; 19% desenvolvem metástases pulmonares

Tumor não Seminomatoso
Incidência: 50% de todos os tumores de células germinativas
Célula tronco: célula embrionária
Idade: 20–30 anos
√ Textura heterogênea (71%)
√ Componentes císticos (61%)
√ Margens irregulares mal definidas (45%)
√ Focos ecogênicos (35%)

CARCINOMA CELULAR EMBRIONÁRIO (20–25%)
◊ Segundo tumor testicular mais comum!
◊ Componente mais comum de tumores mistos de células germinativas (células embrionárias presentes em 87%); frequentemente associado ao teratoma
Histologia: células epiteliais anaplásicas primitivas que lembram células embriônicas precoces; em 3% como forma pura
Idade: 25–35 anos e < 2 anos
Disseminação: tumor testicular mais agressivo, metástases vicerais
• ± elevação de α-fetoproteína
√ Massa hipoecoica com áreas heterogêneas:
  √ Bordas mal definidas
  √ Áreas de ecogenicidade aumentada (hemorragia)
  √ Áreas císticas (necrose)
√ Pode mostrar invasão da túnica albugínea (comum)
Rx: menos sensível à radiação
Prognóstico: 30–35% de taxa de sobrevida de 5 anos

TERATOMA (4–10%)
◊ 2º tumor testicular mais comum em garotos jovens ≤ 5 anos (75%)
Prevalência: 1÷1.000.000
Histologia: consiste de elementos de mais de uma camada de células germinativas (queratina, músculo, osso, cartilagem, cabelo, glândulas mucosas, tecido neural): 2–3% como forma pura (em adultos)
(a) maduro
(b) imaturo
(c) áreas malignas
Idade: nos primeiros 4 anos de vida; benigno em crianças; pode transformar-se em malignidade na vida adulta
• α-fetoproteína sérica geralmente normal
√ Massa complexa heterogênea bem circunscrita:
  √ Cistos anecoicos/complexos com ecogenicidade variável (líquido sérico, mucoico, queratinoso)
  √ Componentes acenduadamente ecogênicos (cartilagem, calcificação, fibrose, formação de cicatriz)
Prognóstico:
comportamento biológico variável: benigno em testes pré-púberes MAS podem metastatizar em testes pós-púberes com elementos celulares germinativos não teratomatosos; metástases de linfonodos, osso, fígado em 30% dentro de 5 anos

CISTO EPIDERMOIDE/CISTO DE QUERATINA DO TESTÍCULO (1%)
= "dermoide monodérmico"
= teratoma benigno com metaplasia apenas dos componentes ectodérmicos/escamosa do mesotélio de superfície
Idade: 20–40 anos; primariamente em Whites
Histologia: cisto que contém debris de queratina, parede composta de tecido fibroso + revestida por epitélio escamoso estratificado queratinizante
• nódulo testicular indolor
• marcador tumoral negativo
√ Lesão arredondada encapsulada agudamente circunscrita de 1–3 (variação de 0,5–10,5) cm de diâmetro:
  √ Aparência em "casca de cebola"/anelada de hipo-e hiperecogenicidade alternante (= camadas alternantes de queratina compactada + células escamosas esfoladas frouxamente arranjadas):
    √ Parede hiperecoica fibrosa do cisto ± sombreamento proveniente de calcificações/ossificação
    √ Conteúdos hipoecoicos do cisto (= debris laminados de queratina)

√ Aparência de "alvo/olho de boi" em virtude de um centro ecogênico (secundário à queratina compactada/calcificação
√ Confinado pela túnica albugínea
√ Aumento testicular difuso (10%)
√ Sem fluxo sanguíneo no Doppler (lesão avascular)
MR:
√ Aparecimento de alvo:
√ Cápsula fibrosa de baixa intensidade de sinal em T1WI + T2WI
√ Conteúdo cístico (água e lipídio) de alta intensidade de sinal em T1WI + T2WI
√ Calcificação central com centro de baixa intensidade de sinal
Prognóstico: sem potencial maligno
Rx: enucleação + corte congelado (para evitar orquiectomia)

CORIOCARCINOMA (1–3%)
Prevalência: em 0,3% na forma pura; em 8–16% em tumores mistos de células germinativas
Pico etário: 20–30 anos
Histologia: mescla de células citotrofoblásticas + sinciotrofoblásticas
Disseminação: pode metastizar-se rapidamente (pulmão, fígado, trato GI, cérebro) sem evidência de coriocarcinoma na lesão primária, metástases pulmonares se desenvolvem em 81%
- sintomas de doença metastática enquanto a primária ainda não é palpável
- -hCG sérico sempre elevado (ginecomastia em 10%)
Observação: o coriocarcinoma apresenta uma proclividade para hemorragia no local primário e metástases!
√ Tumor frequentemente pequeno de ecotextura mista (hemorragia, necrose, calcificações)
√ Margens indistintas de metástases pulmonares (em virtude de hemorragia)
Prognóstico: óbito geralmente no 1° ano do diagnóstico; quase 0–48% de taxa de sobrevida de 5 anos

TUMOR DO SACO VITELINO = TUMOR DO SEIO ENDODÉRMICO
equivalente ao tumor do seio endodérmico do ovário
◊ 80% dos tumores testiculares na infância
◊ Presente em 44% dos tumores mistos de células germinativas de adultos
Idade: ≤ 2 anos (80%)
- alfafetoproteína do soro elevada em > 90% (exclusivo para elementos do saco vitelino)
√ Achados de imagem não específicos:
√ Aumento testicular sem uma massa
√ Metástases pulmonares (local mais comum de doença recorrente)

Tumor Estromal e do Cordão Sexual = Tumor Celular Intersticial
Prevalência: 4% de todos os tumores testiculares, 10–30% durante a infância
- virilismo precoce (crianças)
- ginecomastia (adultos)
- perda da libido (adultos)
- impotência (adultos)
Rx: orquiectomia; resseção conservadora guiada por ultrassom
Prognóstico: maligno em 10%

Tumor da Célula Leydig
Prevalência: 1–3% de todos os tumores testiculares
Origem: células intersticiais que formam o estroma fibrovascular
Idade: 3–6 anos; 20% em pacientes < 10 anos; 25% entre as idades de 30 e 50 anos; 25% em pacientes > 50 anos
- endocrinopatia (em 30%) com secreção de androgênios ou estrogênios pelo tumor
  - virilização precoce
  - ginecomastia (em 30%)
  - libido diminuída
√ Nódulo normalmente hipoecoico ± áreas císticas (da hemorragia/necrose)
Prognóstico: benigno÷maligno = 9÷1

Tumor da Célula de Sertoli
Prevalência: < 1% de todos os tumores testiculares
Origem: cordões sexuais (derivado da célula de Sertoli do túbulo seminífero)
Pico etário: 1° ano de vida
- pode secretar estrogênios (ginecomastia em 3%)
√ Geralmente nódulo hipoecoico unilateral bem circunscrito redondo/lobulado
√ Grandes áreas bilaterais múltiplas de calcificações em tumores de células Sertoli calcificantes de células grandes (subtipo do grupo etário pediátrico)
Associado a: síndrome de Peutz-Jeghers, síndrome de Carney
Prognóstico: benigno÷maligno = 9÷1

Gonadoblastoma
= estroma gonadal primitivo (excessivamente raro) contendo elementos sexuais cordão-estroma + células germinativas
- gônadas disgenéticas
- cariótipo anormal em 80% (estado intersexual, fenotipicamente feminino)

Tumores Testiculares não Primários

Metástases no Testículo (em 0,7% das autopsias)
(a) em adultos: próstata (35%) > pulmão (19%) > melanoma (9%), cólon (9%) > rim (7%), bexiga, tireoide
  ◊ Mais comum que os tumores de células germinativas em homens > 50 anos de idade!
(b) em crianças: neuroblastoma, tumor de Wilms, rabdomiossarcoma
√ Frequentemente múltiplo e bilateral
√ Principalmente massas hipoecoicas, ocasionalmente ecogênicas

Linfoma do Testículo
◊ o tumor testicular bilateral mais comum!
Incidência: 5–6,7% de todos os tumores testiculares; em < 1% dos pacientes com linfoma; tumor testicular mais comum em homens > 60 anos
Apresentação:
  (a) local primário da doença
  (b) manifestação inicial da doença clinicamente oculta
  (c) local de doença recorrente
Histologia: quase exclusivamente linfoma de célula B (linfoma de célula grande mais comumente difuso)
Associado a: envolvimento extranodular da pele, CNS, anel de Waldeyer
- aumento testicular indolor
- perda de peso, anorexia, febre, fraqueza (queixa inicial em 25%)
Localização: bilateral em 38% (metácrono > síncrono)
√ Processo infiltrativo difuso mal definido

√ Massa/massas hipoecoica(s) focal(ais)
√ Epidídimo + cordão espermático comumente envolvido
Prognóstico: sobrevida média de 13 meses;
12–35% de sobrevida de 5 anos

Leucemia do Testículo
Incidência: 60–92% na autopsia; 8–16% no exame clínico durante a terapia; até 41% no exame clínico após a terapia
◊ Tumor testicular oculto frequentemente encontrado em pacientes em remissão da medula óssea (barreira gonadal = barreira sangue-testículo à quimioterapia)
√ Tumores uni/bilaterais:
  √ Difuso/focal
  √ Hipo ou hiperecoico

Tumor Queimado do Testículo
= TUMOR DE AZZOPARDI = REGRESSÃO DO TUMOR DE CÉLULA GERMINATIVA
= doença metastática disseminada + regressão espontânea de malignidade testicular (teratocarcinoma)
Histologia: porções minúsculas de tumor residual/depósito denso de colágeno + células inflamatórias distribuídas
Patogênese: tumor com alta taxa metabólica desenvolve seu próprio suprimento sanguíneo
√ Pequeno tumor primário:
  √ Lesão hipoecoica
  √ Lesão focal altamente ecogênica (= resíduo tumoral fibrosado)
  √ ± sombreamento (= calcificação focal)

√ Metástases no retroperitônio, mediastino, linfonodos cervical/axilar/supraclavicular, pulmão, fígado

Segundo Tumor Testicular
Risco para segundo tumor no criptorquidismo:
15% para localização inguinal, 30% para localização abdominal
Risco para segundo tumor contralateral:
500–1.000 ×; bilateralidade em 1,1–4,4%;
◊ Intervalo de desenvolvimento entre o 1° e o 2° tumor:
4 meses a 25 anos
◊ Detectado em 47% em 2 anos; em 60% em 5 anos, em 75% em 10 anos
◊ Tumor contralateral síncrono em 1–3%
US: uma anomalia testicular é maligna somente em 50%!

TRAUMATISMO RENAL
Incidência: 10% de lesões no departamento de emergência
Indicações para imagem:
(1) lesão penetrante + hematuria
(2) traumatismo rombo + hematuria + hipotensão < 90 mmHg
(3) hematuria microscópica + lavagem peritoneal positiva
(4) traumatismo rombo + associação conhecida no traumatismo renal (contusão/hematoma de flanco, fratura das costelas inferiores, fratura dos processos transversos, fratura da espinha toracolombar)
Classificação:
I. LESÃO RENAL MENOR (75–85%)
√ Hematoma perinéfrico limitado/nenhum

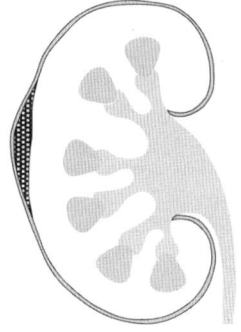

Grau 1
Hematoma Renal Subcapsular

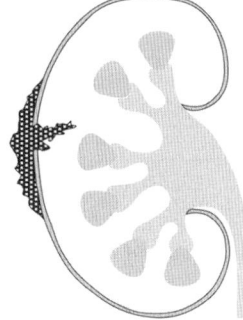

Grau 2
Laceração Renal Superficial com hematoma perirrenal

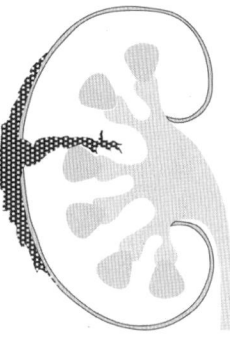

Grau 3
Laceração Renal Profunda sem extensão ao sistema coletor

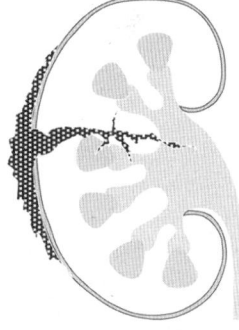

Grau 4
Laceração Renal Profunda com extensão ao sistema coletor

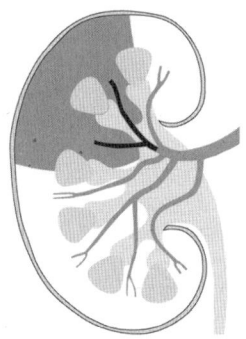

Grau 4
Trombose do Ramo Arterial Segmentar com infartação

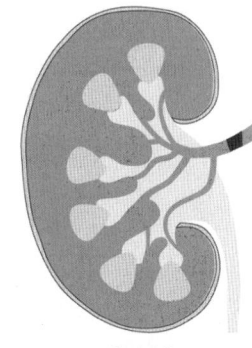

Grau 5
Oclusão da Artéria Renal Principal pela lesão da íntima

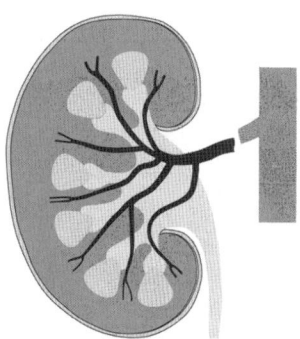

Grau 5
Avulsão da Artéria Renal Principal

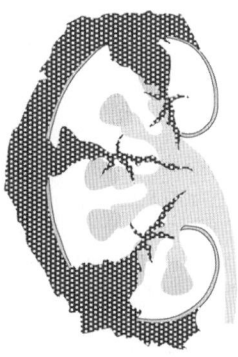

Grau 5
Rim Fraturado

Sistema de Classificação do Traumatismo Renal
(Associação Americana de Cirurgiões de Trauma)

DDx: aparelho de movimento respiratório (área de baixa atenuação em torno do rim)
√ Nenhum extravasamento de urina (sem ruptura caliceal)
1. **Hemorragia intrarrenal/hematoma = contusão renal**
    √ Área hiperatenuante de 40–70 HU (= coagulação sanguínea aguda) no NECT
    √ Área nítida-/pobremente definida redonda/ovoide de aumento diminuído duranteo CECT (DDx: infartação renal com reforço nulo)
    √ Área de estriação focal no nefrograma retardado
    √ Área de material de contraste persistente corando no escaneamento muito retardado
2. **Hematoma subcapsular**
    √ Coleção de líquido em forma redonda/lenticular + aplainamento do parênquima subjacente
3. **Hematoma perinéfrico** sem extensão ao sistema coletor/medula
    √ Defeitos na periferia do parênquima renal
    √ ± hematoma perinéfrico limitado com valores de atenuação de 45–90 HU
    ◊ Hematoma subcapsular/perinéfrico geralmente proporcional à extensão da lesão
4. Pequeno **infarto cortical** subsegmentar
    Causa: estiramento + oclusão trombótica da artéria renal acessória/artéria capsular/artéria segmentar
    √ Área em forma de cunha nitidamente demarcada de reforço de contraste diminuído
Rx: observação

II. LACERAÇÃO RENAL MAIOR (10%)
= laceração cortical completa/fratura estendendo-se à medula ± sistema coletor
√ Laceração conectando duas superfícies corticais = fratura renal = separação dos polos renais
√ ± desvascularização do parênquima renal
(a) sem envolvimento do sistema coletor
    √ Fenda parenquimatosa profunda sem reforço preenchida por hematoma no CECT
    √ Hematoma perirrenal proveniente da ruptura capsular
(b) com envolvimento do sistema coletor
    √ Extravasamento urinário do material de contraste em imagens retardadas de 3–5 min após a injeção
(c) hemorragia ativa/pseudoaneurisma
    ◊ Descompensação hemodinâmica pode ser eminente em 38%!
    √ Reforço intenso de contraste sem uma laceração/hematoma durante a fase precoce:
        √ Extravasamento de contraste linear/semelhante à chama de 80–370 HU ou dentro de 10–15 HU de densidade aórtica
Rx: variável (avaliação clínica necessária)

III. LESÃO RENAL CATASTRÓFICA (5%)
√ Extravasamento do material de contraste com áreas multifocais de 85–370 hu (= sangramento ativo)
1. Lacerações renais múltiplas = **rim fraturado**
    √ Múltiplos fragmentos renais separados
    √ Falta de reforço de parte do rim (em virtude das infartações arteriais renais segmentares)
    √ ± nefrograma da borda cortical (= reforço da periferia renal através de vasos capsulares/colaterais intactos)
    Rx: exploração cirúrgica/nefrectomia
2. Lesão vascular do pedículo renal
    = oclusão da artéria renal principal pelo retalho da íntima; trombose/laceração da veia renal é RARA
    • hematuria pode estar ausente
    √ Terminação súbita da artéria renal principal bem além de sua origem
    √ Hematoma mínimo ao redor da a. renal proximal
    √ Ausência de hematoma perinéfrico (PONTO-CHAVE)
    √ Ausência de nefrograma no lado acometido
    √ Opacificação retrógrada da veia renal ipsilateral
    √ Nefrograma da borda cortical (se desenvolve > 8 h após a lesão)
    Rx: procedimento de revascularização (em 14% retorno da função renal)
3. Avulsão da artéria renal (rara)
    = laceração da túnica muscular + adventícia
    √ Ausência de realce de contraste (=infarto global)
    √ Hematoma perirenal medial extenso
    √ Hemorragia arterial ativa
    Prognóstico: risco de morte
4. Trombose/laceração da veia renal (rara)
    √ Trombo intraluminal na veia renal dilatada
    √ Hipertensão venosa aguda
        √ Nefromegalia
        √ Nefrograma diminuída
        √ Progressão nefrográfica retardada
        √ Excreção diminuída

IV. LESÃO DA UPJ (rara)
= laceração (= laceração incompleta em 60%)/avulsão (= transecção completa) do ureter na UPJ
Mecanismo: tensão no pedículo renal pela desaceleração súbita
Idade: geralmente em garotos jovens
Associada à: fratura do processo transverso (30%)
• hematuria macro/microscópica (53–60%)
Observação: imagens retardadas para avaliar a perda de urina!
√ Extravasamento maciço do material de contraste medialmente na região da UPJ
√ Não preenchimento do ureter acometido (com avulsão)
√ ± urinoma perinéfrico circunferencial
Cx: hipertensão renovascular pós-traumática

Escala de Lesão Renal	
Associação Americana de Cirurgiões de Trauma	
Grau 1	Hematuria + achados de imagens normais; contusão venal; hematoma subcapsular sem expansão
Grau 2	Laceração do córtex (< 1 cm de profundidade); hematoma perirrenal sem expansão
Grau 3	Laceração do córtex + medula (> 1 cm de profundidade)
Grau 4	(a) *lesão parenquimal:* laceração envolvendo o sistema coletor (b) *lesão vascular:* lesão da artéria/veia renal com conteúdo hemorrágico: trombose da artéria segmentar
Grau 5	(a) *lesão parenquimal:* rim fraturado (b) *lesão desvascular:* avulsão/trombose in situ da artéria renal principal

Traumatismo Rombo Renal

Incidência: 80–90% de todas as lesões renais

Causa: acidente por veículo motor, esportes de contato, quedas, lutas, agressões
Mecanismo: golpe direto > 80% frequentemente causando laceração pelas costelas inferiores, aceleração-desaceleração (laceração da artéria renal)
Associado a: outras lesões de órgãos em 75%; fratura das costelas inferiores/espinha T/espinha L
- contusão no flanco
- hematuria > 95% (> 5 eritrócitos por campo de alta potência)
    Observação: pouca correlação entre gravidade da hematúria + gravidade da lesão renal
    ◊ 25% dos pacientes com hematúria macroscópica apresentam lesões significativas!
    ◊ 24% dos pacientes com lesão no pedículo renal não apresentam hematúria!
    ◊ pacientes normotensivos com hematúria microscópica (< 35 eritrócitos por campo de alta potência) apresentam uma lesão renal significativa em < 0,2%!
    Localização: lesão no trato GU superior + inferior simultânea em < 5%
    Rx: a única indicação absoluta para cirurgia é na hemorragia ativa com risco de morte! Perdas urinárias cessarão espontaneamente em 87%!

Traumatismo Renal Penetrante
Incidência: 10–20% de todos os traumatismos renais
Causa: projétil balístico, estilhaço, facada
Associado a: lesões multiórgãos em 80%
Cx: "cólica por projétil", "cólica por chumbo grosso", "cálculo por chumbinho" = obstrução ureteral secundária à migração dos projéteis

Traumatismo Rombo da Bexiga Urinária
Associado a: fratura pélvica em 70%
Indicações para uretrograma:
- sangue no meato uretral
- próstata "flutuante"
- incapacidade de passar o cateter de Foley
√ Diástases da sínfise
Cistograma por CT:
» atraso de 180–300s; Foley fixado
√ Espessamento focal da parede da bexiga = contusão
√ Extravasamento de contraste

Contusão da Bexiga (lesão mais comum)
= hematoma intramural
√ Sem extravasamento
√ Ausência de distensibilidade normal
√ Defeito de preenchimento de formato crescente na bexiga distendida pelo contraste

Lesão Intersticial da Bexiga (incomum)
= laceração da bexiga sem envolvimento da serosa

Ruptura da Bexiga
Cistografia: diagnóstico em > 85%; falso-negativos quando a laceração é selada por hematoma/mesentério

RUPTURA EXTRAPERITONEAL DA BEXIGA (70–80%)
Causa: fratura pélvica (espícula óssea pontuda) ou laceração de avulsão nos pontos de fixação dos ligamentos puboprostáticos
Localização: laceração geralmente próxima à base da bexiga anterolateral
Radiografia Simples:
√ Bexiga "em formato de pera"
√ Perda dos planos de gordura do obturador
√ Íleo paralítico
√ Deslocamento para cima das alças ileais
Exame de contraste:
√ Extravasamento de contraste em forma de chama no interior da gordura perivesical, mais bem observado em imagens pós-esvaziamento, pode estender-se para a coxa/parede abdominal anterior
US:
√ "Bexiga dentro de uma bexiga" = bexiga circundada por coleção de líquido
Rx: conservador

RUPTURA INTRAPERITONEAL DA BEXIGA (20–30%)
Causa:
(a) geralmente como resultado de procedimento invasivo (cistoscopia), facada, cirurgia
(b) traumatismo rombo com aumento súbito na pressão intravesical (necessita bexiga distendida)
Localização: laceração geralmente na porção superior da bexiga
√ Extravasamento de contraste nas calhas paracólicas (necessita de preenchimento da bexiga adequado)
√ Contraste delimitando as pequenas alças intestinais
√ Ascite urinífera
Rx: cirurgia

RUPTURA INTRA E EXTRAPERITONEAL COMBINADAS (5%)

TUBERCULOSE
O trato urogenital é o segundo local mais comum após o pulmão; quase sempre acomete o rim primeiro como um foco hematogênico do pulmão/osso/trato Gl
Idade: geralmente antes da idade de 50; M > F
Patologia: microrganismos se alojam nos capilares periglomerulares; quebra na imunidade do hospedeiro resulta em necrose + fibrose extensas (unindo-se aos granulomas corticais); microrganismos penetram os néfrons e se aprisionam no segmento estreito das alças de Henle formando lesões papilares ulcerocavernosas, que se desgastam no sistema coletor
Disseminação:
(a) contígua: do parênquima renal ao longo do urotélio ao infundíbulo, pelve renal, ureter, bexiga
(b) hematógena (rara): epidídimo, testículo
    ◊ É incomum que locais geniturinários sejam acometidos sem envolvimento, primeiramente, do rim!
- hematúria micro/macroscópica
- piúria "estéril"
- frequência, urgência, disúria
- história de TB clínica prévia (25%) com um tempo de defasagem de 2–20 anos
IVP (anormal em 85–90%)

Tuberculose Suprarrenal
√ Envolvimento bilateral (91%)
√ Calcificações (59%)
√ Reforço central + periférico de baixa atenuação (47%)

Sinais Extrarrenais de Tb na Radiografia X Simples Abdominal
√ Alterações ósseas/paraespinhosas da TB (discite + abscesso do psoas)
√ Granulomas calcificados no fígado, baço, linfonodos, suprarrenais

Tuberculose Renal
◊ TB renal em 5–10% dos pacientes com TB pulmonar!

◊ Evidência radiográfica de TB em < 50% dos pacientes com TB renal (apenas 5% apresentam TB cavitária ativa)!
Localização: envolvimento unilateral renal em 75%
√ Tamanho renal: aumentado (precoce)/pequeno (tardio)/normal (mais comum):
  √ "Rim "empastado" = pionefrose tuberculosa pela constrição ureteral
  √ Autonefrectomia = rim pequeno encolhido e fibrótico não funcionante ± calcificações distróficas
  √ Fibroses corticais, frequentemente associadas a calcificações do parênquima:
    √ Distorção do sistema coletor em virtude de fibrose cortical adjacente
√ Deslocamento do sistema coletor secundário ao tuberculoma de baixa atenuação (infecção inicial)
√ Cálice "comido por traça" = "papilas manchadas" = aparência empenada irregularidades da superfície das papilas decorrentes da erosão (sinal mais precoce)
√ Cavidades se comunicando com o sistema coletor:
  √ Formações de tratos irregulares dos cálices para as papilas
  √ Cavidades irregulares grandes com destruição extensa
  √ Cálices dilatados rombos = necrose papilar
√ Constrições do infundíbulo/pelve renal:
  √ Cálices dilatados (hidrocalicose) frequentemente com estreitamento circunferencial nitidamente definido (constrições infundibulares) em um/vários locais (achado mais comum)
  √ Truncamento calicial
  √ "Cálice fantasma"/cálice amputado = visualização incompleta do cálice em virtude de estenose infundibular
  √ Capacidade reduzida da pelve renal
  √ *Kerr kink* = angulação da pelve renal
  √ Espessamento mural do sistema coletor
√ Calcificações amorfas distróficas do parênquima em tuberculomas (em 25%): amorfa/granular/curvilinear/perfurante/confulente ("pasta de dente")/envolvendo todo o rim ("rim em almécega"):
  √ Nefrolitíase (em 10%):
√ Função renal golbalmente insuficiente
√ Infecção pode-se estender no espaço peri/pararrenal + psoas

Tuberculose Ureteral
Incidência: em 50% das TB genituriárias; sempre com evidência de envolvimento renal à medida que se dissemina do rim
Localização: qualquer extremidade do ureter (mais comumente 1/3 distal), normalmente assimétrico, pode ser unilateral
√ Defeitos de preenchimento ureterais (em virtude dos granulomas mucosos)
√ "Ureter em dentes de serra" = contorno dentado irregular secundário à dilatação (proveniente da obstrução da junção ureterovesical) + múltiplas ulcerações mucosas pequenas + edema mural (alterações precoces)
√ Constrição (alterações tardias):
  "ureter em rosário de contas" = áreas revezadas de constrição + dilatações
  "ureter em parafuso" = tortuosidade marcada com constrição + dilatações
  "ureter em tubo de encanamento" = ureter aperistáltico, rígido, espesso, curto e reto
√ Refluxo vesicoureteral pelo orifício "fixo" aberto
√ Calcificações ureterais incomuns (geralmente na porção distal)
CT:
  √ Espessamento da parede ureteral com inflamação periuretérica

Tuberculose Vesical
infecção a partir de foco renal causando cistite intersticial
√ Parede da bexiga espessa (= hipertrofia muscular + tuberculomas inflamatórios)
√ Defeitos de preenchimento (decorrentes dos múltiplos granulomas)
√ Ulcerações da parede vesical
√ "Bexiga encolhida" = bexiga fibrosada com capacidade diminuída
√ "Bexiga em dedal" = bexiga irregular diminuída
√ Calcificações da parede vesical (raras)
Cx: fístula/trato sinusal/refluxo vesicouretral (em virtude da fibrose do orifício ureteral)

Tuberculose no Genital Masculino
√ Calcificações em 10% (o diabetes é a causa mais comum)
(1) prostatite tuberculosa/abscesso prostático:
  √ Área irregular hipoecoica na zona periférica
  √ Lesão prostática hipoatenuante
  √ Áreas listradas radiantes difusas e hipointensas em T2WI (= "sinal de melancia")
  √ Reforço periférico
(2) epididimite tuberculosa
  rota de infecção ascendente/descendente
(3) orquite tuberculosa
  extensão direta da infecção epididimal, raramente proveniente da disseminação hematogênica
DDx: brucelose, infecções fúngicas (quadro idêntico)

Tuberculose Genital Feminina
(1) salpingite (94%): principalmente bilateral
(2) abscesso tubovárico: extensão no compartimento extraperitoneal

RIM UNICALICIADO (UNIPAPILAR)
Patologia: OLIGOMEGANEFRONIA = número reduzido de néfrons e aumento dos glomérulos
Associado a: ausência de rim contralateral, outras anomalias
- hipertensão
- proteinúria
- azotemia

ANOMALIAS URACAIS
Úraco = ligamento umbilical mediano = cordão fibroso fino remanecente do alantoide (protuberância endodérmica proveniente do saco vielínico no pedúnculo), que regride no 5º mês de desenvolvimento; limitado pela fáscia transversa ventralmente + peritôneo parietal dorsalmente (espaço de Retzius)
Cx: infecção (23%), obstrução intestinal, hemorragia no cisto, peritonite proveniente de ruptura, degeneração maligna

Seio Alternante = Fístula Umbilical-Uracal
= dilatação cística do úraco periodicamente drenando na bexiga/umbigo

Úraco Patente
= fístula entre bexiga e umbigo
Incidência: 1÷200.000 nascimentos vivos
- urina drenando do umbigo

Cisto Uracal (30%)
= cisto aumentando gradualmente em virtude da oclusão de ambas as terminações do úraco
Incidência: 1÷5.000 (na autopsia); 30% de todas as anomalias uracais
- assintomática em crianças a menos que ocorra ruptura
- assintomática em adultos em virtude do aumento de tamanho/infecção

√ Massa extraperitoneal cística
√ Sem comunicação com a bexiga ou umbigo

Divertículo Uracal/Vesicouracal (3%)
= o úraco comunica-se apenas com a cúpula da bexiga

Seio Uracal
= úraco patente somente ao nível do umbigo
Associado ao: cisto uracal
- massa umbilical/inflamação ± drenagem
√ estrutura tubular espessa com centro ecogênico

CARCINOMA URACAL
= tumor raro que surge do úraco (remanescente vestigial da cloaca + alantoide) dentro do espaço de Retzius
Incidência: 0,01% de todos os cânceres adultos; 0,17–0,34% de todos os cânceres de bexiga; 20–40% de todos os adenocarcinomas primários da bexiga
Histologia:
(a) adenocarcinoma (84–90%), em 75% produção de muco
  ◊ 34% de todos os adenocarcinomas da bexiga são uracais na origem
  Causa: metaplasia epitelial colunar de epitélio celular trasicional no remanescente uracal
(b) câncer urotelial (3%), sarcoma, carcinoma celular escamoso
  ◊ 75% dos neoplasmas uracais em pacientes < 20 anos de idade são sarcomas!
Idade: 40–70 anos; M÷F = 3÷1
- massa suprapúbica, dor abdominal
- sintomas de micção irritativa: disúria, dor abdominal
- hematúria (71%)
- descarga de sangue, pus do umbigo
- micção mucosa (25%)

Estágios do Carcinoma Uracal	
I	Câncer limitado ao úraco
II	Invasão limitada ao úraco
III A	Invasão local da bexiga
III B	Invasão da parede abdominal
III C	Invasão do peritônio
III D	Invasão de outra víscera
IV A	Metástases de linfonodos locais
IV B	Metástases distantes (fígado)

Localização: supravesical, linha média, anterior (80%), extraperitonealmente no espaço de Retzius (ligado pela fáscia transversa ventralmente + peritônio dorsalmente)
Local: próximo à bexiga (90%); ao longo do curso do úraco/na extremidade umbilical (10%)
√ Massa anterossuperior à cúpula vesical com envolvimento predominantemente muscular/extravesical
√ Volume tumoral fora da bexiga + invasão da cúpula da bexiga (88%)
√ Tamanho tumoral médio de 6 cm
√ Frequentemente calcificações psamomatosas periféricas curvelínea/pontilhada (50–72%) PATOGNOMÔNICO para adenocarcinoma mucinoso
√ Aumento heterogêneo

US:
√ Cavidade em linha média preenchida por líquido com ecogenicidade mista + calcificações adjacentes à parede abdominal anterior
CT:
√ Massa de baixa densidade em 60% (muco)
MR:
√ Intensidade de sinal notadamente aumentado em T2WI (pelo muco)
Cx: pseudomixoma peritoneal (na carcinomatose peritoneal); metástases de linfonodos pélvicos, pulmão, cérebro, fígado, osso
Prognóstico: 7–16% de taxa de sobrevida em 5 anos
Rx: cistectomia radical; frequentemente recorrência local em 2 anos
DDx: cisto uracal benigno infectado; tumor vesical benigno primário (adenoma, fibroadenoma, fibromixoma, hamartoma); tumor vesical maligno primário (adenocarcinoma, carcinoma de célula transicional); tumor vesical secundário (metástase de cólon, próstata, trato genital feminino); tumor desmoide

DUPLICAÇÃO URETERAL
= DUPLICAÇÃO RENAL

Duplicação Completa do Ureter
Causa: segundo broto ureteral surgindo do ducto mesonéfrico ocasionando uma duplicação ureteral completa
Prevalência: 0,2% dos nascidos vivos; M÷F = 1÷2; em 15–40% bilateral
Risco do recorrência: 12% em parentes de 1º grau
Embriologia: os ureteres desenvolvem de brotos ureterais separados que se originam de um único ducto Wolffiano
√ Aumento renal
√ Ureter do polo inferior tortuoso e dilatado
US:
√ Dois seios renais ecodensos separados + pelve separada por ponte parenquimatosa
IVP:
√ Visualização insatisfatória/ausente do sistema coletor do polo superior (imagens retardadas):
  √ "Sinal do lírio murcho" = hidronefrose + função diminuída de metade do polo superior obstruído causando deslocamento para baixo dos cálices do polo inferior
√ Deslocamento lateral + descendente do sistema coletor do polo inferior + ureter:
  √ "Sinal de nubbin" = fibrose, atrofia e função diminuída da metade do polo inferior podem estimular uma massa renal
√ Deslocamento ascendente do orifício proximal
VCUG:
√ Ureterocele
√ Refluxo para dentro da metade inferior (raro)
Cx: (1) refluxo vesicoureteral (mais comumente)
(2) inserção ureteral ectópica
(3) ureterocele ectópica
(4) obstrução da junção ureteropélvica do polo inferior

Regra de Weigert-Meyer
(a) ureter da metade superior
permanece com o ducto wolffiano mais longo, passa através da parede da bexiga + insere o ureter inferior e medial ectópico ao ureter da metade inferior abaixo do nível do trígono/para dentro de qualquer ducto wolffiano derivado;
(b) ureter da metade inferior
drena o polo inferior e porção interpolar; é incorporado primeiro na bexiga em desenvolvimento, ascende durante o crescimento da bexiga + penetra na bexiga no trígono

Ureter da Metade Superior
◊ Sujeito à obstrução ureteral em virtude da estenose na inserção ureteral ectópica/ureterocele ectópica/cruzamento da artéria aberrante!
◊ O orifício ureteral ectópico é inferior + medial ao orifício ureteral ortotópico!

Associado a: displasia renal significativa

Local de inserção do ureter ectópico:
M: inserção supraesfinctérica:
baixa na bexiga, colo da bexiga, uretra prostática, vasos deferentes, vesícula seminal (cisto vesical seminal), ducto ejaculatório
- SEM ENURESE em homens visto que a inserção está sempre acima do esfíncter externo
- epididimite/orquite na pré-adolescência masculina
- incontinência por urgência (inserção na uretra posterior)

F: inserção infraesfinctérica:
uretra distal, vestíbulo vaginal, vagina, cérvix, útero, tuba de falópio, reto
- UMIDADE em mulheres na posição ereta quando a inserção encontra-se abaixo do esfíncter externo (comum)
- Gotejamento intermitente/constante

Cx: hidronefrose obstrutiva do polo superior

Ureter da Metade Inferior
◊ Sujeito ao refluxo vesicoureteral em virtude de seu túnel ureteral encurtado na inserção da bexiga!

Cx: polo inferior do rim duplex pode atrofiar (em 50%) secundário à pielonefrite crônica proveniente da nefropatia de refluxo (= refluxo ± infecção)
√ Cálices tortuosos sob fibroses focais

Duplicação Parcial/Incompleta do Ureter
= ramificação do broto ureteral único (ureter distal comum + um orifício ureteral) antes de alcançar o blastema metanéfrico
Prevalência: em 0,6% dos urogramas
Associada a: obstrução da junção ureteropélvica do polo renal inferior
√ Ureter bífido (na ramificação precoce)
√ Pelve bífida (na ramificação tardia)
√ Refluxo ureteroureteral = peristalse em "ioiô"/"sela"/"gangorra" = a urina move-se para baixo pelo ureter cefálico + reflui para cima para o polo inferior do ureter e vice-versa
√ Dilatação assimétrica de um segmento ureteral
√ Ureter do polo inferior pode terminar cegamente (só observado em injeção retrógrada)
Cx: infecções do trato urinário

URETEROCELE
= ectasia cística do segmento subepitelial do ureter intravesical
Prevalência: 1÷5.000 a 1÷12.000 crianças
IVP:
√ Preenchimento precoce do ureter terminal bulboso ("cabeça de naja")
√ Halo radioluscente (= parede ureteral + urotélio da bexiga adjacente)
VCUG:
√ Defeito luscente redondo/oval próximo ao trígono
√ Apagamento na distensão aumentada da bexiga
√ ± eversão durante a micção

Ureterocele Simples
= URETEROCELE ORTOTÓPICA
= prolapso congênito do ureter distal dilatado + orifício para dentro do lúmen da bexiga na localização usual do trígono, tipicamente visto com único ureter
Apresentação: achado incidental em adultos; M÷F = 2÷3; bilateral em 33%
Cx: (1) dilatação pielocalicial
(2) prolapso para dentro do colo da bexiga/uretra causando obstrução (raro)
(3) espessamento mural secundário a edema por impactação de cálculo/infecção

Ureterocele Ectópica
= broto ureteral que surge em uma posição cefálica anormal do ducto mesonéfrico e caudalmente móvel, resultando em um orifício ureteral distal ao trígono dentro/fora da bexiga
Incidência: bilateral em 10%
(a) em único sistema não duplicado (20%)
M÷F = 1÷1
- trígono ipsilateral hipoplásico/ausente
√ Rim não visualizado/mal visualizado
√ Rim pequeno/pouco funcionante
(b) na metade superior do ureter do rim duplo (80%)
M÷F = 1÷4 – 1÷8
Cx: (1) obstrução da saída da bexiga (do ureter ectópico prolapsando para dentro do colo da bexiga/uretra)
(2) obstrução ureteral contralateral (se ureter ectópico grande)
(3) rim displásico multicístico (quanto maior o orifício do local normal da inserção mais displásico é o rim!)

Pseudoureterocele
= obstrução de ureter intramural normal mimetizando ureterocele
Causas:
(a) tumor
tumor de bexiga (mais comum em adultos), invasão por câncer cervical, feocromocitoma do ureter intravesical
(b) edema
por cálculo ureteral impactado (mais comum em crianças), cistite de radiação, após instrumentação ureteral, esquistossomíase
√ Halo espesso, irregular na bexiga urinária
√ Aspecto em "cabeça de naja"/"cebola" do ureter distal
√ NENHUMA protrusão do ureter para o lúmen de bexiga (incidências oblíquas + cistoscopia normal)

OBSTRUÇÃO DA JUNÇÃO URETEROPÉLVICA
◊ Causa mais comum de fetal/neonatal de hidronefrose
Idade de descoberta: < 15 anos (25%); > 40 anos (50%)
Causas:
A. Obstrução primária da UPJ
(a) causa intrínseca
primariamente funcional (= segmento adinâmico) com formação prejudicada de urina
(1) substituição do músculo da UPJ por colágeno abundante
(2) arranjo anormal dos músculos da junção causando dismotilidade (69%)
(3) condução intercelular anormal
(4) inserção ureteral alta
(5) pregas mucosas no ureter superior

(b) causa extrínseca:
  (1) vasos aberrantes para o polo inferior (em 25–39% dos pacientes adultos): anterior à UPJ (90–95%), posterior à UPJ (5–10%)
  (2) *kinks* fixados/angulações
  (3) faixas adventiciais
  (4) cisto renal
  (5) aneurisma aórtico
B. Obstrução secundária da UPJ
  (1) infecção: ureterite eosinofílica, XGP
  (2) cálculos
  (3) isquemia
  (4) lesão iatrogênica

Anomalias associadas (27%): refluxo vesicoureteral, duplicação ureteral bilateral, megaureter obstruído bilateral, rim displásico multicístico contralateral, agenesia renal contralateral, estenose do meato, hipospadia

M÷F = 5÷1
- massa abdominal, dor abdominal, hematúria, UTI

Localização: lado esquerdo > direito; bilateral (10–20–40%)
√ Grande pelve renal anecoica dilatada comunicando com os cálices, nenhuma dilatação do ureter

IVP:
√ Estreitamento nitidamente definido na UPJ
√ Pelvocaliectasia sem ureteroectasia
√ Rotação anterior da pelve
√ Larga compressão extrínseca tangencial nitidamente definida (no cruzamento arterial)
√ Estrias longitudinais da mucosa redundante (no estado desidratado)
√ Alterações tardias: aumento renal unilateral, opacificação diminuída, perda da substância do rim
√ Sinal "balão na corda":
  √ Crescentes caliceais envolvendo o sistema coletor dilatado
  √ Saída excêntrica do ureter pela pelve renal dilatada

NUC: confirma obstrução na UPJ + determina função

OB-US:
√ Aumento da pelve renal + ramificação do infundíbulo + cálices
√ Diâmetro anteroposterior da pelve renal ≥ 10 mm
√ Grande coleção líquida unilocular (sistema coletor gravemente dilatado)

DDx: rim displásico multicístico, urinoma perinéfrico

TESTES ADICIONAIS:
(1) urografia excretora de diurese (Whitfield): preciso em 85%
(2) renografia de diurese (Iodo-131 iodo-hipurato sódio/Tc-99m-DTPA)
(3) estudo urodinâmico de fluxo e pressão (Whitaker)

Rx: correção cirúrgica precoce pode ser necessária para preservar a função renal

DIVERTÍCULO URETERAL

Idade: 26–74 anos; 6 × mais comum em mulheres brancas
- incontinência urinária (9–32–70%)
- assintomático (3–20%)

Divertículo Uretral Congênito

Causa: epitélio cloacal ectópico
M > F

Divertículo Uretral Adquirido

Prevalência: 0,6–6%; M < F

Causa:
(1) obstrução das glândulas parauretrais (de Skene) com subsequente infecção + ruptura da uretra
(2) traumatismo: cateterização/nascimento

Pode estar associada a: epitélio cloacal, wolffiano/ducto mülleriano remanescente

Local: aspecto posterolateral da porção medial da uretra

- sintomas vagos do trato urinário mimetizando cistite crônica/intersticial, carcinoma da bexiga *in situ*, instabilidade do detrusor
- dispareunia
- inchaço cístico sensível protruindo da parede anterior da vagina + expulsão do material purulento
- gotejamento após esvaziamento
- frequência/urgência (67%), disúria (45%)
- infecções recorrentes do trato urinário (40%)

Cistouretrografia de esvaziamento (65% de acurácia):
√ Saco arredondado/alongado conectado à uretra

MR:
√ Lesão cística multisseptada ao redor da uretra
√ Sinal hiperintenso heterogêneo comparado com urina em T1WI/níveis líquido-líquido em T2WI caso inflamação esteja presente

Cx:
(1) infecção
(2) formação de cálculo (em até 10%)
(3) degeneração maligna (5% de todos os carcinomas uretrais)

DDx:
(1) cisto vaginal (cisto do ducto de Gartner, cisto paramesonéfrico, cisto do ducto mülleriano, cisto de inclusão epitelial)
(2) ureterocele ectópica
(3) endometrioma
(4) tumor uretral

Sistema de Classificação de Lesão Uretral na Uretrografia (Goldman)		
Tipo	Lesão	Sinais Uretrográficos
I	Estiramento da uretra posterior	√ uretra estirada intacta
II	Ruptura da uretra acima do diafragma urogenital	√ extravasamento acima do diafragma urogenital
III	Ruptura da uretra membranosa com extensão abaixo do diafragma urogenital para envolver a uretra anterior	√ extravasamento abaixo do diafragma urogenital ± extensão para pelve/períneo √ colo da bexiga intacto
IV	Lesão do colo da bexiga com extensão para uretra proximal	√ extravasamento extraperitoneal √ ruptura do colo da bexiga
IVa	Lesão da base da bexiga estimulando tipo IV	√ extravasamento periuretral √ ruptura da base da bexiga
V	Lesão uretral anterior isolada	√ extravasamento abaixo do diafragma urogenital confinado à uretra anterior

TRAUMATISMO URETRAL

Incidência: em 4–17% das fraturas pélvicas em homens, em < 6% das fraturas pélvicas em mulheres
Associado à: lesão da bexiga em 20%
Localização: uretra posterior (em 3–25% das fraturas pélvicas)

- hematúria macroscópica, sangue no meato, inchaço/hematoma do períneo/pênis, próstata de "alta equitação" no exame digital
- incapacidade de esvaziamento

CT (achados indiretos):
- √ Diátese/fraturas pélvicas
- √ Distorção das estruturas periprostáticas
- √ Hematoma do músculo isquiocavernoso/obturador
- √ Excreção do material de contraste ao redor da base da bexiga

Técnica uretrográfica:
- (a) **uretrografia ascendente (retrógrada)**
  - oclusão externa com grampo de Knutsson/Brodney
  - oclusão interna com balão inflável (6–8–F Foley com balão de 5 mL/cateter HSG com balão de 3 mL)
- (b) **uretrografia descendente (anterógrada)**
  - preenchimento da bexiga com 350–400 mL de contraste
  - imagem durante a micção + após esvaziamento
- (c) **uretrografia pericateter ascendente**
  - cateter pediátrico 4–6–Fr com balão inflado na fossa navicular pela lateral do cateter introduzido
  - tubo de alimentação 4–6–Fr gradualmente avançado ± tampão com gaze em faixa firmemente fixada ao redor da porção proximal do pênis à glande
- (d) **uretrografia pericateter descendente**
  - = esvaziamento ao redor do cateter introduzido
  - cateter introduzido penetrado mais profundamente na bexiga ± desinflar o balão (evitar o deslocamento do cateter!)

Rx: cateter suprapúbico para lesão uretral//vesical
Cx: (1) constrição uretral (38–100%)
    (2) impotência (em até 40%)
    (3) incontinência (30%)

URINOMA

= pseudocisto perirrenal urinífero secundário à laceração do sistema coletor com manutenção da função renal

Etiologia:
- (a) não obstrutivo: traumatismo rombo/penetrante, cirurgia, infecção, erosão por cálculo
- (b) obstrutivo
  - (1) obstrução ureteral (cálculo, ligadura cirúrgica, neoplasma)
  - (2) obstrução da saída da bexiga (válvulas uretrais posteriores)

◊ Aumentado por carga diurética súbita do material de contraste urográfico!

Patologia: cavidade fibroblástica (em 5–12 dias), encapsulação do tecido conectivo denso (em 3–6 semanas)
- mal-estar, náusea, febre
- hematúria (10–50%)
- massa sensível flutuante

Localização:
- √ Massa cística no espaço perirrenal = urinoma perirrenal localizado (mais comum)
- √ Massa cística preenchendo todo o espaço perirrenal = urinoma perirrenal difuso
- √ Coleção em forma de foice = urinoma subcapsular
- √ Massa cística renal encapsulada e expansiva separando os fragmentos de tecido renal = urinoma intrarrenal

Radiografia:
- √ Massa de tecido mole obliterando estruturas retroperitoneais
- √ Deslocamento renal superior + lateral

CT:
- √ Extravasamento do meio de contraste
- √ Cavidade lisa de paredes finas (-10 a +30 HU)
- √ Frequentemente associada com ascite por urina

Cx: fibrose retroperitoneal, constrição do ureter superior, abscesso perinéfrico

◊ Displasia renal do rim acometido em quase 100% quando detectado no útero!

Dx: líquido aspirado com alta concentração em ureia
DDx: linfocele, hematoma, abscesso, cisto renal, pseudocisto pancreático, ascite

UROLITÍASE

= NEFROLITÍASE

◊ Causa mais comum de calcificação dentro do rim:
  ◊ 12% da população desenvolve um cálculo renal em torno de 70 anos
  ◊ 2–3% da população experencia um ataque de cólica renal aguda durante a vida
  ◊ Pacientes com dor aguda no flanco apresentam cálculo ureteral em 67–95%

Incidência anual: 1–2÷1.000
Idade: 30–60 anos, M÷F = 4÷1

Teoria de Anderson-Carr-Randall da formação de cálculo renal:
na presença de excreção anormalmente alta excreção de cálcio excedendo a capacidade linfática, microagregados de cálcio (presente no rim normal) ocorrem na medula, aumentam em tamanho, migram em direção ao epitélio calicial e rompem para dentro dos cálices para formar os cálculos

- (a) teoria da nucleação
  - = cristal/corpo estranho iniciam a formação na urina supersaturada com sal cristalizante
- (b) teoria da matriz do cálculo
  - = matriz orgânica de proteínas urinárias + soro servem como matriz para a deposição de cristais
- (c) teoria do inibidor
  - = pequena/nenhuma concentração dos inibidores de formação de cálculos (citrato, pirofosfato, glicosaminoglicanos, nefrocalcina, proteína de Tamm-Horsfall) resulta na formação de cristal

Composição:
- oxalato de cálcio 75%
- estruvita 15%
- fosfato de cálcio 5%
- ácido úrico 5%
- cistina 1%

Causas:
genéticas, dieta, ocupação, geografia, histórico de infecção no trato urinário

◊ 70–80% dos pacientes com cálculos pela primeira vez têm um transtorno metabólico específico (hipercalcinúria idiopática, hipercalcinúria secundária, sarcoidose, hiperparatireoidismo), hiperuricosuria (gota, síndrome Lesch-Nyhan, hiperoxalúria, cistinúria)

1. **Hipercalciúria**
   - com hipercalcemia (50%)
     hiperparatireoidismo primário, síndrome leite álcali, hipervitaminose D, neoplasma maligno, doença de Paget, imobilização prolongada, sarcoidose, insuficiência suprarrenal, hiper, hipotireoidismo, transplante renal
   - com normocalcemia (30–60%)
     obstrução, infecção do trato urinário, divertículo vesical, rim em ferradura, rim em esponja medular, acidose tubular renal, neoplasma maligno, doença de Paget, síndrome de Cushing, imobilização prolongada, terapia com acetozolamida, sarcoidose
   - (a) hipercalcinúria absortiva
     = absorção intestinal de cálcio aumentada
     Causa: aumento nos níveis de 1,25-di-hidroxivitamina D (50%)
   - (b) hipercalcinúria renal
     = perda anormal de cálcio renal

Frequência e Opacidade Radiográfica da Urolitíase		
Composição do Mineral	*Frequência (%)*	*Opacidade*
A. Cálculos de cálcio	70–80	+++
1. Oxalato de cálcio	20–30	+++
(a) oxalato de cálcio mono-hidratado (= *whewellite*)		
√ pequeno altamente opaco		
(b) oxalato de cálcio di-hidratado (= *wedellite*)		
√ pode ser espiculado/mamilado ("cálculo em amora")		
2. Oxalato-fosfato de cálcio (oxalato de cálcio + apatita)	30–40	+++
3. Fosfato de cálcio (= apatita)	5–10	+++
*raramente puro (= laminado), ocasionalmente se forma em urina alcalina infectada		
4. Fosfato de hidrogênio de cálcio (= brushita)		+++
B. Cálculos de estruvita	15–20	++
1. Fosfato de amônio de magnésio (= estruvita)	1	++
√ laminado, resulta de microrganismos clivadores de ureia (geralmente *Proteus*)		
• constituinte mais comum do cálculo coraliforme		
2. Estruvita + fosfato de cálcio	15–20	++
• associada à infecção		
C. Cistina discretamente opaca	1–3	+
D. Ácido úrico radioluscente	5–10	–
E. Xantina não opaco	Extremamente raro	–
F. Matrix (mucoproteína/mucopolissacarídeo) não opaca	raro	–

Causa: dieta alta em sódio, infecção do trato urinário (33%)
(c) hipercalciúria reabsortiva
= desmineralização óssea aumentada secundária ao hiperparatireoidismo sutil
(d) idiopática
√ Atenuação dos cálculos de cálcio > 1.000 HU semelhante ao córtex ósseo

2. **Hiperoxalúria**
Fisiologia:
◊ 85% do oxalato urinário é produzido endogenamente no fígado!
◊ O ácido oxálico está presente em muitos alimentos, mas pobremente absorvido em indivíduos saudáveis, resultando em aumento no oxalato urinário por somente 2–3%!
Causas:
(a) congênito = deficiência de uma enzima que conduz ao acúmulo de glicolato + oxalato
(b) adquirido = ingestão aumentada de oxalato/precursores de oxalato, excesso de absorção do oxalato no intestino em pacientes com ressecção ileal/doença inflamatória intestinal
◊ A hiperoxalúria tem uma correlação mais forte com a gravidade da doença pelo cálculo que a hipercalciúria!

3. **Hiperuricosúria**
• litíase por ácido úrico (15–20%); os cálculos se formam na urina ácida
• M > F; geralmente familiar
• pequenos múltiplos cálculos radioluscentes lisos e firmes amarelos/vermelho-amarronzados
(a) com hiperuricemia
gota (25–50%) pela ingestão excessiva de carne, peixes, aves, doenças mieloproliferativas, fármacos antimitóticos, quimio/radioterapia, agentes uricosúricos, síndrome de Lesch-Nyhan
(b) com normouricemia
idiopático; ocorrência urina ácida concentrada que se torna supersaturada com ácido úrico não dissociado (clima quente, ileostomia)
√ Ponte bem definida de média-alta atenuação (> 150 HU [300–500 HU])
Rx: elevação do pH urinário (citrato de potássio/bicarbonato de sódio)

4. **Cistinúria** (forma cálculos em urina ácida)
= desordem autossômica recessiva com incapacidade tubular para reabsorver cistina, ornitina, lisina, arginina
Idade de início: após os 10 anos (geralmente garotas jovens)
• múltiplos cálculos radiopacos moles/firmes, rosas/amarelos
Rx: (1) diminuição da ingestão de metionina
(2) alcalinização da urina

5. **Xantinúria**
= deficiência herdada autossômica recessiva da xantina oxidase (insuficiência da oxidação normal das purinas)

6. **Infecção do trato urinário**
Causa: microrganismos clivadores da ureia (*Proteus mirabilis, P. vulgaris, Haemophilus influenzae, S. aureus, Ureaplasma urealyticum*) + ambiente alcalino (pH > 7,19)
◊ Pode levar ao fosfato de amônio de magnésio = cálculo de estruvita
Predisposição: mulheres (M÷F = 1÷2), bexiga neurogênica, *shunt* urinário, cateter introduzido, disfunção do esvaziamento do trato urinário inferior
√ Frequentemente ramifica-se em cálculos coraliformes
√ A maioria dos cálculos de estruvita é radiopaca, mas cálculos de matriz pobremente mineralizados não são

7. Qualquer condição que causa nefrocalcinose
8. Urolitíase de cálcio idiopaca

9. Indinavir (inibidor de protease para o tratamento de HIV tipo I) em decorrência da precipitação de cristais do fármaco nos túbulos renais
   - cálculos retangulares não radiopacos marrons semelhantes à almácega
   √ Sonograficamente detectável/IVP/CECT

FORMA RADIOGRÁFICA DO CÁLCULO
√ Cálculo espiculado = cálculo em cavalete (cavalete de brinquedo de criança)
  Composição: oxalato de cálcio di-hidratado
  Localização: bexiga urinária > rim
√ Cálculo em amora = contorno mamilado
  Composição: oxalato de cálcio di-hidratado
√ Cálculo em grão = cálculos pequenos todos de tamanho semelhante com efeito lapidado (similar ao corte de pedras preciosas):
  – forma uma cavidade pequena (divertículo calicial, cisto, hidronefrose)
√ Leite de cálcio (com nível urina-cálcio)
  – decorrente de carbonato de cálcio
  – forma-se em qualquer estrutura revestida por epitélio diretamente se comunicando com o sistema coletor (divertículo calicial, hidrocálice, cisto renal)
√ Cálculo coraliforme:
  = cálculo ramificado preenchendo todo o sistema coletor renal bífido
    Composição: cálculo de estruvita (= misto de cálcio, magnésio, amônio, fosfato)/cistina/ácido úrico
  – forma-se com infecções recorrentes do trato urinário (o único cálculo mais comum em mulheres)

Cálculos não Radiopacos
Mnemônica: EMAX
  Estruvita (raramente magnésio, fosfato de amônio)
  Matriz (mucoproteína, mucopolissacarídeo)
  Ácido úrico
  Xantina

Cálculos Frequentemente Associados à Infecção
Mnemônica: "E e M"
  Estruvita (fosfato de amônio de magnésio ± fosfato de cálcio)
  Cálculo de **M**atriz (mucoproteína, mucopolissacarídeo)

Obstrução Aguda por Cálculos Ureterais
= URETEROLITÍASE
ver também "Hidronefrose Aguda" na página 948
- cólica renal = dor no flanco grave e aguda contínua/espasmódica
- frequentemente radiando para a pelve/virilha/escroto/lábios
- hematúria (85%): ausente em cálculo obstruindo completamente

Local: nos pontos de estreitamento uretral
  (a) junção ureterovesical (UVJ) em 70%
  (b) junção ureteropélvica (UPJ)
  (c) cruzamento do vaso ilíaco

Radiografia (45% de sensibilidade, 77% de especificidade):
  Visualização:
    ◊ 90% dos cálculos urinários são radiopacos
    Fatores conflitantes: pequeno tamanho do cálculo, sobreposição de gás intestinal/matéria fecal, estruturas ósseas (processo transverso/sacro), calcificações abdominais (cálculos biliares, pancreatite calcificada, linfonodo mesentérico, calcificação arterial, flebólito)
  ◊ 60% das calcificações ao longo do trajeto esperado do ureter no lado sintomático são cálculos ureteréticos!
  ◊ Cálculos podem estar presentes em 30% do tempo quando KUB é negativo!

IVU (64–97% de sensibilidade, 92–94% de especificidade):
  √ Opacificação retardada do sistema coletor: grau de obstrução exposto pelo retardo do tempo de aparecimento do material de contraste (informação fisiológica)
  √ Nefrograma retardado persistente aumentando em intensidade com o tempo
  √ Hidroureteronefrose
  √ Coluna do material de contraste proximal ao cálculo que está obstruindo
  ◊ Cálculo que não está obstruindo pode ser de difícil detecção!

US (37% de sensibilidade):
  √ Foco altamente ecogênico + sombra acústica no interior do ureter dilatado
  √ Hidronefrose unilateral (11–35% de falso-negativos, até 10% de falso-positivos)
  √ Índice de resistência > 0,7 no rim sintomático (obstrução parcial, IVU antecedente pode alterar RI)
  √ Jato ureteral ausente/contínuo de fluxo de baixo nível no lado acometido (pode estar presente com cálculo parcialmente obstrutivo)
  √ Visualização direta do cálculo pré-vesical pelo US transabdominal, transretal, transvaginal

NECT (97% de sensibilidade, 96% de especificidade, 97% de acurácia):
  ◊ NECT em espiral é a técnica mais acurada para detectar cálculo no trato urinário!
  Vantagens:
    (a) visualização de todos os cálculos
    (b) curto período de exame (3–5 min)
    (c) evita administração de contraste IV
    (d) detecção de causas extraurinárias de dor no flanco (em 16–45%)
  √ Cálculo calcificado no interior do ureter (PATOGNOMÔMICO)
    DDx: flebólito (sem continuidade com o ureter):
  √ Todas as composições de cálculos prontamente detectáveis (exceto cálculo de matriz não minieralizada + cálculos relacionados com o inibidor de proteases indinavir [Crixivan®] para o tratamento do HIV)
  √ Cálculo na junção ureterovesical
    DDx: cálculo passou para o interior da bexiga (o cálculo cai anteriormente na posição prona)
  √ Sinal de borda de tecido mole (em 50–77%, 77% de sensibilidade)
    = espessamento da parede ureteral ao redor do cálculo uretérico pequeno e impactado em decorrência de edema dentro de 4–24 h após a obstrução (92% de especificidade):
  √ Em 90% dos cálculos < 4 mm
  √ Não observado em 33% dos cálculos > 5 mm visto que cálculos maiores afinam a parede ureteral
    DDx: flebólito na veia gonodal (em frente ao ureter superior, lateral à porção média do ureter); 2–8% dos flebólitos apresentam um sinal de borda de tecido mole
  √ Sinais secundários de obstrução do trato urinário (96%):
    √ Filamento assimétrico de gordura perinéfrica (em 65%, 76% de sensibilidade, 90% de especificidade) com perda de interface gordura-rim bem definida em virtude de:
      (a) líquido no interior dos septos em ponte da gordura perinéfrica (decorrente da pressão linfática aumentada)
        ◊ Um grau mais elevado de edema perinéfrico significa um grau maior de obstrução!
      (b) coleção de líquido não linear e focal de urina extravasada como resultado de ruptura fornicial
    √ Edema periureteral (em 31%)

√ Hidronefrose (em 69%, 83% de sensibilidade, 94% de especificidade)
  = cálices arredondados preenchidos por líquido e infundíbulo obliterando parcialmente a gordura do seio renal; observado precocemente
  DDx: pelve extrarrenal, cisto parapélvico
√ Hidroureter acima do cálculo (87% de sensibilidade, 90% de especificidade) contínuo com a pelve renal
√ Aumento renal unilateral (71% de sensibilidade, 89% de especificidade)
√ Ausência unilateral da pirâmide branca (= perda de achado acidental ocasional de pirâmides medulares de alta atenuação nos rins normais)

Falso-negativos (2–7%):
  (a) média de volume (= pequeno cálculo relacionado com colimação)
  (b) pacientes tratados com indinacir

NUC (DTPA, MAG3):
√ Captação inicialmente diminuída durante a fase de perfusão renal
√ Fase nefrográfica prolongada
√ Excreção retardada para o interior do sistema coletor
√ Trânsito retardado do radiomarcador com acúmulo no sistema coletor obstruído
√ Sem efeito de eliminação da injeção IV de furosemida
Vantagens: avaliação quantitativa da função renal

Cx: pielonefrite xantogranulomatosa
Rx: (1) hidratação (dentro de 3 horas após a refeição, durante atividade física estrênua, na hora de dormir) mantendo o débito urinário de 2–3 L/dia
     (2) dieta: restringir quantidades de proteína, sódio, cálcio
     (3) fármacos: diuréticos tiazídicos (baixa o cálcio urinário), alopurinol (baixa a excreção de urato + oxalato)
     (4) litotripsia extracorpórea por ondas de choque (ESWL)
DDx: (1) passagem recente de cálculo
     (2) **flebólito**
       √ "Sinal rabo de cometa"= extensão da banda de tecido mole curvilinear proveniente do cálculo representando uma veia pélvica em 65%
       √ Centro de baixa atenuação (visível em 9%, detectável com análise de perfil em 21%)
     (3) calcificação arterial
     (4) linfonodo calcificado
     (5) clipe cirúrgico

Prognóstico:
  (1) passagem espontânea dos cálculos ureterais em 93%
    (a) cálculos < 4 mm passam em 90%
    (b) cálculos de 4-6 mm passam em 50% (indeterminado)
    (c) cálculos > 6 mm raramente passam
  (2) sem tratamento, recorrência do cálculo é de 10% em 1 ano, 33% em 5 anos, 50% em 10 anos

CARCINOMA UROTELIAL
= CARCINOMA CELULAR TRANSICIONAL
◊ Câncer do trato urinário mais comum nos USA + Europa
Prevalência: 85% de todos os tumores uroteliais/tumores pélvicos renais primários; 7% de todos os neoplasmas renais
Idade média: 68 anos; M÷F = 2,7÷1; brancos > negros
Patogênese: carcinógenos químicos atuam localmente no epitélio (= campo de alteração), ação elevada pelo comprimento do tempo de contato (p. ex., estase/divertículo)

Fatores de risco:
  (1) tabaco (2–3 ×)
  (2) corante de anilina, benzidina, aminas aromáticas, corantes azo em têxtil, borracha, petróleo, estampagem, fábrica de plástico, arsênico em água de beber (tempo de atraso de 10 anos)
  (3) terapia por ciclofosfamida (tempo longo de 6,5 anos)
  (4) abuso de analgésicos (aumento de 8 ×): fenacetina
  (5) nefrite de Balkan (= insuficiência renal progressiva + desenvolvimento de tumores bilaterais e múltiplos)
  (6) infecção do trato urinário recorrente/crônica

Classificação:
  (a) lesão papilar (85%) com crescimento predominantemente exofítico = estrutura semelhante a fronde com núcleo fibrovascular central delimitado por camada epitelial
    – ampla base
    – pedunculado
  (b) infiltrativa: geralmente de grau mais elevado + menos comum
  (c) carcinoma *in situ*

Classificação: geralmente correlacionada com estágio
    1 = células levemente anaplásicas
    2 = características intermediárias
    3 = pleomorfismo celular marcado

Metástase: linfonodos regionais, peritônio, fígado
• hematúria indolor franca/microscópica (72%)
• aparecimento de dor no flanco (22%)
• cólico renal agudo (em decorrência de obstrução)

Localização: bexiga 30–50 × mais comum que no trato urinário superior

◊ Propensão para multicentricidade com bexiga síncrona e metacrônica + tumores no trato urinário!

Estadiamento de Câncer de Célula Transicional do Rim		
TNM	AJCC	Descrição
Tis	0	Lesão *in situ*
Ta	...	Carcinoma papilar não invasivo
T1	I	Invasão do tecido conectivo subepitelial
T2	II	Confinado à camada muscular
T3	III	Invasão do parênquima renal/tecidos moles peripélvicos
T4	IV	Extensão além da cápsula renal

TCC Renal e Ureteral
@ rim
Local: porção extrarrenal da pelve renal > região infundibulolocalicial

IVP:
√ Defeitos de preenchimento semelhantes a amora e únicos/sésseis múltiplos/pedunculados em pelve renal (35%):
  √ "Sinal de pontilhar"= material de contraste aprisionado nos interstícios (*DDx:* coágulo sanguíneo, bola de fungo)
√ Cálice dilatado com defeito de preenchimento (26%) decorrente da obstrução do infundíbulo parcial/completa:
  √ "Cálice fantasma": falha de opacificação da obstrução (*DDx:* constrição TB do infundíbulo)
√ ± nefrograma elevadamente denso retardado focal
√ "Oncocálice": distensão calicial com tumor
√ Amputação calicial (19%)
√ Excreção ausente/diminuída com atrofia renal (13%) decorrente da obstrução por longo período da junção ureteropélvica
√ Hidronefrose com aumento renal (6%) decorrente da obstrução do tumor da junção ureteropélvica
√ Invasão infiltrativa do parênquima renal mantendo um rim em forma de feijão

US:
√ Lesão por massa volumosa hipoecoica (semelhante ao parênquima renal)/hiperecoica
√ Infiltrativa sem ruptura do contorno renal

√ Divisão/separação do complexo do seio renal central
√ ± caliectasia sem pelviectasia
CT (52% de acurácia em virtude de um estadiamento avançado):
  √ Defeito de preenchimento séssil no sistema coletor opacificado
  √ Espessamento + enduração da parede pelvicalicial
  √ Massa sólida central na pelve renal se expande centrifugamente
    √ Obliteração/compressão da gordura do seio renal
  √ Invasão do parênquima renal (padrão de crescimento infiltrativo)
  √ Depósitos calcificados puntiformes grosseiros (0,7–6,7%) pode imitar cálculo urinário
  √ Reforço variável do tumor
@ ureter
Local: 1/3 inferior (70%), 1/3 médio (15%), 1/3 superior (15%)
IVP:
  √ Rim não funcionante no tumor avançado (46%)
  √ Hidronefrose ± hidroureter (34%)
  √ Defeitos de preenchimento ureteral único/múltiplos
  √ Estreitamento irregular do lúmen ureteral
Retrógrado:
  √ "Copo de champagne"/"cálice"/"sinal da taça"
  = expansão focal do ureter ao redor + distal à massa (provavelmente secundária à peristalse de um lado para outro da massa)
  √ "Sinal de Bergman" = "sinal de cateter-espiralando"= espiralar o cateter na cateterização retrógrada além da massa
CT:
  √ Massa de tecido mole intraluminal
  √ Espessamento excêntrico/circunferencial da parede ureteral
Dx: análise citológica da urina (lavagem seletiva, coleção de urina ureteral, biopsia com escova, ureteroscopia
DDx: papiloma (lesão benigna, frondes alinhadas pelo epitélio normal)
Prognóstico: 77–80% de taxa de sobrevida em 5 anos sem invasão da muscular da mucosa; 5% de taxa de sobrevida em 5 anos com invasão da muscular da mucosa

TCC Metacrônico no Trato Urinário Superior
(a) em 12% com TCC pélvico primário + ureteral primário (dentro de 25 meses)
(b) em 4% TCC vesical primário (2/3 dentro de 2 anos, até 20 anos)

TCC de Bexiga
Incidência: 63.210 novos casos + 13.180 óbitos nos USA (2005); 5% de todos os novos neoplasmas malignos; tumor mais comum do trato geniturinário; 2% de todas as mortes por câncer nos Estados Unidos
Idade: geralmente em pacientes > 65 anos; 3,1% em pacientes < 44 anos; 8% em pacientes entre 45 e 54 anos; dobro de frequência > 80 anos; M÷F = 3–4÷1
Fatores de risco adicionais para câncer de bexiga: cálculos vesicais, divertículo vesical (risco de 2–10%), infecção crônica/irritação
Acurácia do estadiamento: 50% clinicamente; 32–80% para CT; 72–96% para MR
Estadiamento avançado em razão de: edema após endoscopia/ressecção endoscópica, fibrose proveniente de radioterapia
Apresentação:
(1) lesão papilar superficial (70%): papiloma, papiloma invertido, neoplasma urotelial papilar de baixo potencial maligno (PUNLMP), carcinoma urotelial papilar de baixo e elevado grau
  – em 20% progredindo para câncer invasivo
(2) novamente tumor invasivo agressivo (20%)
(3) tumor metastático (10%)
- hematúria macroscópica
- frequência, urgência, dor/pressão pélvica
Localização: base da bexiga (80%); parede lateral da bexiga, divertículo vesical (em 0,8–10,8%); único (em 60%)
Tamanho: < 2,5 cm (em > 50%)
√ Massa intraluminal papilar/nodular
√ Espessamento da parede focal/difuso
√ Obstrução ureteral indica invasão muscular
IVP (70% de taxa de acurácia):
  √ Defeito de preenchimento irregular com base e frondes amplas (DDx: gás retal delimitado pela linha branca de Simpson)
  √ < 1% calcificado
US:
  √ Massa hipoecoica papilar protruindo para o interior do lúmen
  √ Vascularidade na imagem por Doppler
√ CT (atraso de > 7 dias após a instrumentação):
  √ Calcificações tumorais nodulares/arqueadas (< 5%) tipicamente encrustando a superfície
  √ Reforço do tumor precoce
  √ Atenuação elevada da gordura perivesical com invasão
MR (modalidade de escolha de estadiamento):
  √ Tumor isointenso da musculatura da bexiga em T1WI + hiperintenso em T2WI
  √ T1WI ótimo para detectar invasão da gordura perivesical, metástases para linfonodo + osso
  √ T2WI ótimo para diferenciar tumor de fibrose + para avaliar tumor profundo
  √ Reforço diferencia entre reforço precoce de mucosa, submucosa, tumor, músculo sem reforço, edema + fibrose
Prognóstico: 40–70% de taxa de recorrência

Estadiamento do Câncer de Bexiga

Jewett-Strong	TNM	Achados Histopatológicos
O	T0	Sem tumor
	Tis	Carcinoma *in situ*
	Ta	Tumor papilar confinado à mucosa
A	T1	Invasão da lâmina própria
B1	T2a	De metade interna do músculo
B2	T2b	De metade externa do músculo
C	T3	De gordura perivesical
D1	T4a	De órgãos subjacentes (vesícula seminal, próstata, reto)
	T4b	De parede pélvica/abdominal
	N1	Metástase de um único linfonodo ≤ 2 cm
	N2	Metástase de um único linfonodo de 2–5 cm/em múltiplos linfonodos ≤ 5 cm
	N3	Metástase para um único linfonodo > 5 cm
D2	N4	Metástase para linfonodo acima da bifurcação das artérias ilíacas comuns
	M1	Metástase distante (pulmão, fígado, osso)

Multicentricidade dos Cânceres Uroteliais
  (a) tumor de bexiga adicional (30–40%)
  (b) tumor do trato superior (2,6–4,5%)

TCC Metacrônico da Bexiga
  (a) em 23–40% de renal primário após TCC após 15–48 meses
  (b) em 20–50% de ureteral primário após TCC após 10–24 meses

TCC Síncrono
  (a) ambas as pelves renais (em 1–2%)
  (b) ambos os ureteres (em 2–9%)
  (c) bexiga
    – em 24% de envolvimento pélvico renal primário
    – em 39% de envolvimento ureteral primário
    – em 2% de envolvimento vesical primário
  Prognóstico: geral de 82% de taxa de sobrevida de 5 anos; após cistectomia 55–80% de sobrevida em 5 anos com tumor confinado à lâmina própria, 40% com invasão da muscular própria, 20% com invasão da gordura perivesical, 6% para câncer metastático
  Rx: ressecção cistotópica, mitomicina C intravesical, cistectomia radical com diversão urinária

VARICOCELE
  = dilatação + tortuosidade do plexo pampiniforme, secundário ao fluxo retrógrado para a veia espermática interna
  Componentes do plexo pampiniforme:
  (a) veia espermática interna (localização ventral) drenando testículos
  (b) veia dos vasos deferentes (localização mediodorsal) drenando o epidídimo
  (c) veia cremastérica (localização laterodorsal) drenando a parede escrotal
  US:
  √ Múltiplas estruturas tubulares serpiginosas hipoecoicas, inicialmente superior e lateral, subsequentemente posterior e inferior ao testículo
  √ Contendo ecos de baixo nível quando o fluxo é lento

Graduação da Varicocele		
Grau	Estado Relaxado	Duração da Manobra de Valsalva
Normal	2,2 mm	2,7 mm
Varicocele pequena	2,5–4,0 mm	↑ aproximadamente 1,0 mm
Varicocele moderada	4,0–5,0 mm	↑ aproximadamente 1,2–1,5 mm
Varicocele grande	> 5,0 mm	↑ aproximadamente > 1,5 mm

Varicocele Idiopática/Primária
  Causa: válvula incompetente/ausente em nível da veia renal esquerda/IVC no lado direito
  Incidência:
  (a) varicocele clínica: em 8–15% dos homens adultos, em 21–39% dos homens inférteis
  (b) varicocele subclínica: em 40–75% dos homens inférteis
  Causas teóricas para infertilidade:
  (1) aumento na temperatura local
  (2) refluxo de substâncias tóxicas da glândula suprarrenal (troca contracorrente de noradrenalina pelo refluxo de sangue venoso renal para o sangue arterial testicular em nível do plexo pampiniforme)
  (3) alteração na função da célula de Leydig
  (4) hipóxia do tecido germinativo em virtude do refluxo venoso resultando em hipertensão venosa + estase
  • dor escrotal
  • inchaço escrotal com qualidade "*bag of worms*"
  • espermatograma anormal (motilidade prejudicada, esperma imaturo, oligospermia)
  Localização: lado esquerdo (78%), bilateral (16%), lado direito (6%)
    Razões para prevalência no lado esquerdo:
    (a) veia testicular esquerda mais longa
    (b) veia testicular esquerda penetra na veia renal esquerda no ângulo direito
    (c) compressão da veia renal esquerda pela artéria testicular esquerda em alguns homens
    (d) compressão da veia testicular esquerda pelo cólon descendente distendido com fezes
  Ultrassonografia com Doppler bidirecional (ereto com respiração calma):
  (1) TIPO *SHUNT* (86%): válvulas distais insuficientes permitem o refluxo espontâneo + contínuo da veia espermática interna (fluxo retrógrado) na veia cremastérica + veia do vaso deferente (na qual fluxo é ortógrado) via colaterais
    • qualidade diminuída do esperma
    • clinicamente tipo plexo (Grau II + III) = varicoceles de tamanho médio + grandes
    √ Refluxo contínuo durante a manobra de Valsalva
  (2) TIPO PARADA/TIPO PRESSÃO (14%): válvulas intraescrotais intactas permitem somente breve período de refluxo da veia espermática para o plexo pampiniforme sob a manobra de Valsalva
    • qualidade do esperma normal
    • clinicamente tipo central (Grau 0 + I) = varicocele subclínica + pequena
    √ Fase curta de fluxo retrógrado inicial
  US (aproximadamente 100% de sensibilidade + especificidade):
    √ Diâmetro da veia dominante em posição vertical no canal inguinal
  Dx: documentação do refluxo venoso
  Rx: (1) procedimento de Ivanissevitch = cirurgia
    (2) oclusão transcateter da veia espermática
    ◊ O tratamento melhora a qualidade do esperma em até 53%

Varicocele Secundária
  = compressão da veia renal esquerda por tumor, artéria renal aberrante, veia renal obstruída, hidronefrose, cirrose
  • varicocele não descompressível
  ◊ Verificar veia renal esquerda!

REFLUXO VESICOURETÉRICO
  A. REFLUXO CONGÊNITO = REFLUXO PRIMÁRIO
    = incompetência da junção ureterovesical em virtude da tunelização anormal do ureter distal através da parede da bexiga
    Prevalência: em 9–10% das crianças caucasianas normais; em 1,4% das meninas escolares; em 30% das crianças com um primeiro episódio de UTI
    • curto túnel ureteral submucoso (normalmente tem uma relação de comprimento/largura de 4÷1)
    • grande orifício ureteral localizado lateralmente
    Localização: uni/bilateral (frequentemente envolve o polo inferior do ureter na duplicação ureteral total)
    √ cicatrizes renais em 22–50%
    Prognóstico: desaparece em 80%
    Cx: atrofia/nefropatia de refluxo em 22–50%; doença renal em estágio terminal em 5–15% dos adultos

B. REFLUXO ADQUIRIDO = REFLUXO SECUNDÁRIO
1. Divertículo paraureterico = divertículo de Hutch
2. Duplicação com ureterocele
3. Cistite (em 29–50%)
4. Obstrução uretral (válvulas uretrais)
5. Bexiga neurogênica
6. Ausência da musculatura abdominal (síndrome da barriga da ameixa seca)

Cx: cicatriz renal com UTI (30–60%)

Cistografia com radionuclídeos:
◊ Dose mais baixa de radiação para as gônadas que na cistografia fluoroscópica (5 mrad)!

US (74% dos rins com VUR podem ser normais ao US):
√ Hidroureteronefrose intermitente = tamanho variável do sistema coletor
√ Mucosa redundante causando espessamento aparente da parede pélvica renal
√ Grande bexiga de paredes finas
√ Distância da linha média ao orifício > 7–9 mm tem alta probabilidade de refluxo vesicoureteral

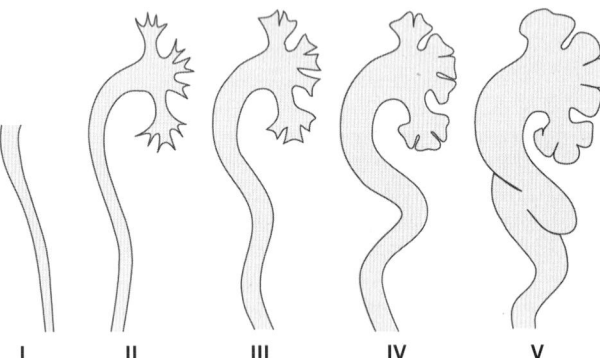

Graduação do Refluxo Vesicoureteral
(Sistema Internacional de Refluxo)

Graus de Refluxo Vesicoureteral pelo VCUG	
Grau I	√ refluxo para os ureteres distais
Grau II	√ refluxo para o sistema pelvicalicial (sem dilatação calicial/abaulamento)
Grau III	√ todos as alterações acima + dilatação moderada do ureter e sistema pelvicalicial √ ângulos forniciais distintos + impressões papilares
Grau IV	√ refluxo no ureter tortuoso + sistema pelvicalicial moderadamente dilatado √ ângulos forniciais abaulados √ impressões papilares distintas
Grau V	√ refluxo no ureter tortuoso e acentuadamente dilatado + sistema pelvicalicial acentuadamente dilatado √ obliteração dos ângulos forniciais + impressões papilares

Prognóstico:
todos os graus de refluxo podem superar o crescimento:
— 80% dos refluxos de graus I e II e 46% do grau III superam o crescimento em 5 anos
— 50% do grau IV continua a apresentar refluxo 9 anos após o diagnóstico inicial

Fibrose renal: > 20% altera para refluxo de graus III-IV
2–3% altera para refluxo de graus I-II

Rx:
— graus I-III resolução com maturação da junção ureterovesical
— graus IV-V exigem cirurgia para evitar fibrose renal + disfunção renal + hipertensão (exceto em crianças)
— divertículo periureteral necessita de cirurgia (grau de refluxo não prognóstico)

TUMOR DE WILMS
= NEFROBLASTOMA
◊ Neoplasma abdominal maligno mais comum em crianças entre 1–8 anos de idade (10%)!
◊ 3ª malignidade mais comum na infância (depois da leucemia + tumores cerebrais; neuroblastoma mais comum em infância)!
◊ 3ª massa renal (87%) mais comum de todas na infância (após hidronefrose + rim displásico multicístico)!

Estágio do Tumor de Wilms	
\multicolumn{2}{c}{*(Grupo de Estudo Nacional do Tumor de Wilms)*}	
I	Tumor limitado ao rim (cápsula renal intacta)
II	Extensão local além da cápsula renal no tecido perirrenal/vasos renais fora do rim/linfonodos
III	Não totalmente ressecável (implantes peritoneais, exceto linfonodos para-aórticos envolvidos, invasão de estruturas vitais)
IV	Metástases hematógenas (pulmão em 85%, fígado em 7%, osso em 0,8%, cérebro [raro])/metástases para linfonodos fora do abdômen ou pelve
V	Envolvimento renal bilateral no diagnóstico (4–13%)

Incidência: 1÷10.000 nascidos vivos; 450 casos/ano nos USA; familiar em 1–2%; multifocal em 10%; bilateral em 4–13% (com remanescentes nefrogênicos em 94–99%)

Idade: pico etário aos 3–4 anos (variação de 3 meses a 11 anos); raro durante o primeiro ano; 50% antes dos 3 anos, 80% antes dos 5 anos; 90% antes dos 8 anos; raro em neonatos (0,16% dos casos) + adultos; M÷F = 1÷1; mais comum em negros

Histologia: surge do blastema metanéfrico indiferenciado (= remanescente nefrogênico) com quantidades variáveis de blastema, estroma, epitélio; ocasionalmente derivados mesodérmicos de musculatura estriada/lisa, gordura, osso, cartilagem = "tumor de Wilms teratoide"
(a) caráter histológico não favorável (= presença de anaplasia) em 6,2%: localizado/difuso
(b) caráter histológico favorável (90%)

◊ Nefroma cístico multilocular, nefroma mesoblástico e nefroblastomatose são relacionados com os tipos mais favoráveis do tumor de Wilms!

Genética: multifatorial; gene WT1 anormal no loco 11p13 com síndrome WAGR (tumor de Wilms, aniridia, anormalidades geniturinárias, retardo mental) ou síndrome de Drash; gene WT2 anormal no loco 11p15 com síndrome de Beckwith-Wiedemann ou hemihipertrofia; tumor de Wilms familiar em 1%

Em 14% associados a:
(1) aniridia esporádica (= hipoplasia grave da íris)
◊ 33% dos pacientes com aniridia esporádica desenvolvem tumor de Wilms!
(2) síndrome de Beckwith-Wiedemann = síndrome EMG (esôfago, macroglossia, gigantismo) + hepatomegalia, hiperglicemia por hiperplasia da célula da ilhota
◊ 10–20% dos pacientes com síndrome Beckwith-Wiedemann desenvolvem tumor de Wilms!

(3) hemi-hipertrofia: total/segmentar/cruzada (2,5%)
   ◊ Rim ipsilateral ou rim contralateral acometido!
   ◊ Incidência aumentada de todos os tumores embrionários (neoplasmas corticais suprarrenais, hepatoblastoma)
(4) distúrbios geniturinários (4,4%)
   (a) síndrome de Drash (pseudo-hermafroditismo masculino, glomerulonefrite progressiva)
   (b) anomalias renais (rim em ferradura, rim duplo/solitário/fundido)
   (c) anomalias genitais: criptorquidismo (2,8%), hipospadia (1,8%), genitália ambígua
Recomendações de varredura (até os 7 anos):
   CT em 6 meses de idade seguida pelo US a cada 3 meses
- massa abdominal palpável assintomática (90%)
- hipertensão (em até 25%) decorrente da produção de renina pelo tumor/compressão vascular causada pelo tumor
- dor abdominal (25%)
- febre de baixo grau (15%)
- hematúria macroscópica (7–15%) com invasão da pelve renal
- hematúria microscópica (15–25%)
- hemorragia após traumatismo mínimo
- ascite decorrente de obstrução venosa
- varicocele proveniente do tumor no lado esquerdo

REGRA DOS 10s
   – 10% histologia desfavorável
   – 10% bilateral
   – 10% invasão vascular
   – 10% calcificações
   – 10% metástases pulmonares na apresentação

√ Tumor grande (tamanho comum de 12 cm)
√ Crescimento expansível:
   √ Agudamente marginalizado com compressão do tecido renal = pseudocápsula
   √ Cálices dilatados/distorcido e "esmurrados"
   √ Deslocamento dos vasos principais e não encaixamento
√ Calcificações curvilíneas/flebolíticas em 5% à radiografia simples, em 15% à CT (DDx: calcificações pontilhadas regulares em 85% dos neuroblastomas)
√ Invasão tumoral da veia renal e IVC (4,1–10%); extensão para o átrio direito (em 21% dos casos com invasão IVC)
√ Tumor pode cruzar a linha média
√ Excreção deficiente/ausente IV de contraste em virtude da invasão ou compressão dos vasos hilares + sistema coletor/infiltração tumoral extensa do parênquima renal
US:
   √ Massa esférica predominantemente sólida
      √ Ecogenicidade heterogênea (frequente):
         √ Áreas anecoicas irregulares decorrentes da necrose central + hemorragia + formação de cisto
         √ Áreas ecogênicas representando gordura/cálcio
      √ Um tanto quanto uniformemente ecogênica (raro)
CT (modalidade preferida):
   √ Massa cística parcialmente heterogênea bem circunscrita em virtude de hemorragia focal e necrose (71%), formação de cisto, gordura, calcificação
   √ Bico/garra de tecido renal se estende parcialmente ao redor da massa
   √ Tumor com menos reforço que o parênquima renal
CECT:
   √ Metástase nodal/hepática
   √ Extensão do tumor para a veia renal/IVC
   √ Tumor síncrono contralateral/remanescentes nefrogênicos

MR:
   √ Sinal hipointenso em T1WI
   √ Intensidade alta/variável em T2WI
NUC:
   √ Rim não funcionante (10%)
   √ Hipo-/iso-/hiperperfusão na angiografia com radionuclídeos
   √ Ausência de acúmulo do radiomarcador nas imagens estáticas tardias
   √ Deslocamento do rim + distorção do sistema coletor
Angiografia:
   √ Tumor hipervascular: vasos tortuosos alongados, neovascularização grosseira; pequenos aneurismas arteriais, lagos vasculares
   √ Parasitação do suprimento vascular
Rx: quimioterapia pré-cirúrgica + nefrectomia + quimioterapia coadjuvante ± radioterapia
Prognóstico: taxa de sobrevida depende do padrão patológico, idade no momento do diagnóstico, extensão da doença; 4 anos de sobrevida livre de reincidência: 91% para estágio I; 88% para estágio II; 79% para estágio III; 78–84% para estágio IV
DDx: (1) neuroblastoma (englobamento/elevação da aorta, calcificações puntiformes regulares)
   (2) nefroblastoma cístico parcialmente diferenciado (basicamente tumor cístico)

DOENÇA DE WOLMAN
= XANTOMATOSE FAMILIAR PRIMÁRIA
= rara lipidose autossômica recessiva com acúmulo de ésteres de colesterol e triglicerídeos nas células viscerais fagocitárias + vários tecidos (fígado, baço, linfonodos, córtex suprarrenal, intestino delgado)
Etiologia: deficiência de esterase ácida lisossomal/lipase ácida
- má absorção no período neonatal: falha de desenvolvimento, diarreia, esteatorreia, vômito
- crescimento retardado, massa muscular diminuída, distensão abdominal
√ Hepatosplenomegalia
√ Calcificações puntiformes bilaterais extensas (calcificações de sopas de ácidos graxos) ao longo das suprarrenais aumentadas (mantendo sua forma triangular normal) é DIAGNÓSTICO
√ Linfonodos aumentados contendo gordura
√ Espessamento da parede do intestino delgado (em virtude da infiltração da mucosa do intestino delgado pelos histiócitos preenchidos por lipídeo prejudicando a absorção)
√ Osteoporose generalizada
CT & MR: atenuação + intensidades de sinais consistentes com depósito de gordura
Dx: avaliação de leucócitos/cultura de fibroblastos cutâneos
Prognóstico: a morte ocorre dentro dos primeiros 6 meses de vida

SÍNDROME DE ZELLWEGER
= SÍNDROME CÉREBRO-HEPATORRENAL
autossômica recessiva
- hipotonia muscular
- hepatomegalia + icterícia
- dismorfismo craniofacial
- convulsões, retardamento mental
√ Disgenesias cerebrais (lisencefalia, macrogiria, polimicrogiria)
√ Cisto corticais renais
Prognóstico: morte no início da infância

OBSTETRÍCIA E GINECOLOGIA
DIAGNÓSTICO DIFERENCIAL DE DOENÇAS OBSTÉTRICAS E GINECOLÓGICAS

OBSTETRÍCIA GERAL

Nomenclatura da Paridade (para gravidezes < 20 semanas)
Exemplo: G_5P_{4004}
  Grávida   5 gravidezes
  Paridade
  Mnemônica: TPAV
    T   4 termos completos
    Pré-termo 0 pré-termo
    Aborto   0 aborto
    Vivo   4 vivos

Ultrassom Obstétrico Nível I
Indicação: MS-AFP ≥ 2,5 múltiplos da média (MoM) entre 14 e 18 semanas (da data da última menstruação)
Objetivo limitado de exame para identificar causas frequentes de elevação de MS-AFP em 20–50% das gravidezes:
1. Idade gestacional ≥ 2 semanas mais avançada do que estimado clinicamente (18%)
2. Gestações múltiplas (10%)
3. Morte fetal insuspeitada (5%)
4. Óbvio NTD/defeito da parede abdominal fetal

Resultado: nenhuma causa identificada em 50–80%
Recomendação se ultrassom nível I não for revelador:
(1) amniocentese para AF-AFP (com resultados normais em > 90%)
(2) ultrassom obstétrico nível II (omitindo amniocentese)

Ultrassom Obstétrico Nível II
Indicação: AF-AFP ≥ 2 MoM
Precisão: identificação de fetos anormais em 99%
Exame direcionado para:
1. Defeito de tubo neural aberto
   anencefalia, encefalocele, espinha bífida aberta, síndrome de banda amniótica resultando em defeito de tubo neural aberto
2. Anomalia do neuroeixo fechada
   hidrocefalia, malformação de Dandy-Walker
3. Defeito de parede abdominal
   gastrosquise, onfalocele, gastropleurosquise por síndrome de banda amniótica
4. Obstrução GI superior
   atresia de esôfago ± fístula traqueoesofágica, obstrução duodenal
5. Higroma cístico
6. Teratoma
   sacrococcígeo, lingual, retrofaríngeo
7. Anomalias renais
   uropatia obstrutiva, agenesia renal, rim displástico multicístico, nefrose finlandesa congênita

◊ Risco de anomalia cromossômica fetal é apenas 0,6–1,1% com sonograma nível II normal!

TRIAGEM SÉRICA MATERNA

Alfafetoproteína
= glicoproteína como principal proteína circulante do feto inicial
Origem: formada inicialmente pelo saco vitelino + tubo digestivo fetal (4–8 semanas), mais tarde pelo fígado fetal

Detectável em
(a) soro fetal
  • concentração chega ao máximo às 14–15 semanas seguida por declínio progressivo
(b) líquido amniótico (AF-AFP) é um resultado de
  – micção fetal
  – secreções gastrointestinais fetais
  – transudação através das membranas fetais (âmnio, placenta)
  – transudação através do epitélio fetal imaturo
  • concentração chega ao máximo cedo no 2° trimestre seguida por declínio progressivo
(c) circulação materna (MS-AFP) secundário a vazamento de líquido amniótico através da placenta
  • níveis começam a elevar-se na 7ª semana, chegam ao máximo na 32ª semana e declinam para o fim da gravidez
  ◊ Alta/baixa MS-AFP é associada a 34% de todo defeito congênito importante

Ao término do 1° trimestre AFP está presente:
  no plasma fetal   em quantidades de miligramas
  no líquido amniótico em quantidades de microgramas
  no soro materno   em quantidades de nanogramas

Laudo em MoM = múltiplos da média para padronizar a interpretação entre os laboratórios

Níveis de Alfafetoproteína		
Local de Amostragem	Nível Aproximado (ng/mL)	Pico
Soro materno	30	30ª–32ª semana
Líquido amniótico	20.000	2° trimestre
Plasma fetal	3.000.000	14ª–15ª semana

Alfafetoproteína Elevada
• triagem às 16–18 semanas GA
◊ Valores devem ser corrigidos para datas, peso materno, raça, presença de diabetes (diabetes tem efeito depressor sobre a MS–AFP de tal modo que níveis mais baixos podem ser associados a NTDs)

Associada a:
A. ERRO DE LABORATÓRIO
B. DATAS ERRÔNEAS (18%):
   GA ≥ 2 semanas mais avançada sonograficamente do que por estimativa clínica (níveis de AFP elevam-se 15% por semana durante janela de 16–18 semanas)
C. GESTAÇÕES MÚLTIPLAS (14%)
D. MORTE FETAL (7%)/sofrimento fetal/ameaça de aborto
E. ANOMALIAS FETAIS (61%)
   1. Defeitos de tubo neural (51%)
      [anencefalia (30%), mielomeningocele (18%), encefalocele (3%), malformação do cérebro anterior]
      Prevalência: 1,6÷1.000 nascimentos nos USA;
                   6÷1.000 nascimentos na Grã-Bretanha
      ◊ Em 90% como evento de 1ª vez!
      Risco de recorrência: 3% depois de um filho afetado;
                             6% depois de 2 filhos afetados
   2. Defeitos de parede ventral (21%)
      (gastrosquise, onfalocele): sensibilidade de 50%

3. Obstrução do tubo digestivo fetal proximal (atresia esofágica/duodenal) = degradação diminuída de AFP no intestino delgado
4. Higroma cístico, teratoma (faríngeo, sacral)
5. Síndrome de banda amniótica
cefalocele assimétrica, gastropleurosquise)
6. Anormalidades renais
rim displástico multicístico, agenesia renal, pielectasia, nefrose finlandesa congênita (tipicamente ≥ 10 MoM + acetilcolinesterase negativa no líquido amniótico)
7. Oligo-hidrâmnio
F. LESÃO DA PLACENTA
alterando a barreira placentomaterna
1. Corioangioma
2. Hematoma peri e intraplacentário resultando em hemorragia fetomaterna
3. Lagos placentários, infarto, trombose intervilosa
G. BAIXO PESO AO NASCIMENTO
H. Gravidez normal + DOENÇA MATERNA
1. Hepatite
2. Hepatoma
I. Mistura sanguínea fetomaterna
colheita de amostras de MS-AFP após amniocentese
Mnemônica: GEM MINER CO
Gastrosquise
Esôfago (atresia)
Múltiplas gestações
Mola
Incorretas datas menstruais
Neural, tubo (defeitos)
Erro (laboratório)
Renal, doença no feto (doença de rins policísticos recessiva autossômica, displasia renal, uropatia obstrutiva, nefrose finlandesa congênita)
Corioangioma
Onfalocele

AFP Sérica Materna (MS-AFP) Elevada

= definida como ≥ 2,5 MoM/equivalente ao 5° percentil: 4,5 MoM para gestações múltiplas
Poder de detecção ao corte em ≥ 2,5 MoM:
98% das gastrosquises
90% dos fetos anencéfalos
75–80% dos defeitos espinhais abertos
70% das onfaloceles
Incidência: taxa de 2–5% triagem-positiva (em 16% MS-AFP normal na retestagem); 6–15% dos fetos têm algum tipo de grande defeito congênito; em 1,3÷1.000 testes, detectada anomalia fetal

◊ Quanto mais alta a elevação da AFP, mais alta a probabilidade de anomalias fetais
◊ 20–38% das mulheres com MS-AFP alta inexplicada (*i. e.*, na ausência de anormalidade fetal) sofrem resultados adversos da gravidez (parto prematuro, pré-eclampsia, 2–4 × IUGR, 10 × mortalidade perinatal, 10 × descolamento da placenta)!

AFP no Líquido Amniótico (AF-AFP) Elevada

= definida como ≥ 2 MoM (< 2 MoM tem um NPV de 97%)
Incidência: < 10% das mulheres com MS-AFP elevada e exame de US nível I "não revelador"

- líquido amniótico também testado para cariótipo + acetilcolinesterase (= enzima neurotransmissora presente quando tecido neural está exposto)
◊ 66% dos fetos de mulheres com níveis elevados de AF-AFP são normais!
◊ Um exame com ultrassom nível II direcionado mostrará anomalias fetais em 33%!

Alfafetoproteína Baixa

= MS-AFP ≤ 0,5/AF-AFP ≤ 0,72 MoM
Incidência: 3%
1. Síndromes de trissomia autossômica (trissomia 21, 18, 13)
◊ 20% dos fetos com trissomia 21 são encontrados em mulheres com baixa MS-AFP após ajuste para a idade!
2. Ausência de tecidos fetais (*e.g.*, mola hidatiforme)
3. Morte fetal
4. Datas erradas da gravidez
5. Gravidez normal
6. Paciente não grávida

Uso da Cariotipagem

Frequência: 11–35% dos fetos com anormalidades sonograficamente identificadas têm anormalidades cromossômicas
A. ANOMALIAS FETAIS
1. Anomalias do CNS: holoprosencefalia (43–59%), malformação de Dandy-Walker (29–50%), hipoplasia cerebelar, agenesia do corpo caloso, mielomeningocele (33–50%).
2. Higroma cístico (72%): síndrome de Turner
3. Onfalocele (30–40%)
4. Malformações cardíacas
5. Hidropisias não imunes
6. Atresia duodenal
7. IUGR grave de início precoce: trissomia 18, 13, triploidia

Risco Aneuploide de Grandes Anomalias			
Defeito Estrutural	*Incidência*	*Aneuploidia*	
		Risco	Mais Comum
Higroma cístico	1:6.000	60–75%	45X, 21, 18, 13, XXY
Hidropisia	1:4.000	30–80%	13, 21, 18, 45X
Holoprosencefalia	1:16.000	40–60%	13, 18, 18p
Defeitos cardíacos	1:125	5–30%	21, 18, 13, 22
Canal AV		40–70%	21
Onfalocele	1:5.800	30–40%	13, 18
Atresia duodenal	1:10.000	20–30%	21
Hérnia diafragmática	1:4.000	20–25%	13, 18, 21, 45X
Obstrução da saída da bexiga	1:1.000	20–25%	13, 18
Redução de membro	1:2.000	8%	18
Pé torto	1:830	6%	18, 13, 4p-, 18q-
Hidrocefalia	1:1.250	3–8%	Triploidia 13, 18
Fenda facial	1:700	1%	Deleções 13, 18
Ventre em ameixa seca	1:40.000	baixo	18, 13, 45X
Artéria umbilical única	1:100	mínimo	
Obstrução intestinal	1:4.000	mínimo	
Gastrosquise	1:12.000	mínimo	

8. Hérnia diafragmática
9. Intestino ecodenso como osso (20%): trissomia 21
B. FATORES DE RISCO MATERNOS
1. Idade avançada
2. Baixa alfafetoproteína sérica
3. Tríplice triagem anormal do soro materno
4. História de gravidez cromossomicamente anormal prévia (1% de risco de recorrência)
C. TRATAMENTO INTRAUTERINO INTENSIVO PLANEJADO

Anomalias fetais não associadas a anomalias cromossômicas:
1. Gastrosquise
2. Anomalia renal unilateral
3. Obstrução intestinal distal ao bulbo duodenal
4. Fenda labial unilateral fora da linha mediana
5. Teratoma fetal (sacroccígeo/cervical anterior)
6. Artéria umbilical única isolada

VOLUME DO LÍQUIDO AMNIÓTICO

Produção:
(a) 1º trimestre: dialisado de soro materno + fetal através da pele fetal não cornificada
(b) 2º + 3º trimestre: urina fetal (600–800 cm^3/d próximo do termo), pulmões fetais (600–800 cm^3/d próximo do termo), membrana amniótica

Absorção:
deglutição fetal + absorção GI, absorção pelo pulmão fetal, remoção pela placenta

Avaliação do volume de líquido amniótico por:
(1) avaliação subjetiva ("método Gestalt")
rápido + eficiente, leva em consideração variações relacionadas com GA no volume líquido, considerado o mais acurado se efetuada por operador experiente, operator + intérprete devem ser idênticos, sem documentação, variações em *scans* seriados difíceis de apreciar
(2) profundidade da maior bolsa vertical
simples + rápido (usado em BPP (perfil biofísico), bolsas > 2 cm podem ser encontradas em fendas entre partes fetais com oligo-hidrâmnio moderadamente grave, não leva em consideração variações relacionadas com GA
(3) índice de líquido amniótico de quatro quadrantes (AFI)
bastante rápido, provavelmente se correlaciona melhor com o volume do líquido do que qualquer medição isolada, pode ser afetado por movimento fetal durante medições
(4) medição planimétrica do volume intrauterino total
(5) técnica de diluição de corante/para-aminoipurato: 800 cm^3 às 34 semanas, 500 cm^3 > 34 semanas

Poli-Hidrâmnio

= volume do líquido amniótico > 1.500–2.000 cm^3 a termo
Incidência: 1,1–2–3,5% da população
√ Feto não enche o diâmetro AP do útero
√ Maior bolsa isolada desprovida de partes fetais/cordão > 8 cm em direção vertical
√ AFI (índice de líquido amniótico) ≥ 20–24 cm
Prognóstico: mortalidade perinatal 64% com poli-hidrâmnio grave
Etiologia:
A. IDIOPÁTICO (35%)
Associado a: macrossomia em 19–37%
Causa sugerida:
(1) fluxo sanguíneo renal aumentado
(2) fluxo total de água através da superfície do feto + cordão umbilical + placenta + membranas
B. CAUSAS MATERNAS (36%)
1. Diabetes (25%)
2. Isoimunização [incompatibilidade Rh (11%)]
3. Tumores placentários: corioangioma
C. ANOMALIAS FETAIS (20%)
(a) anomalias gastrointestinais (6–16%)
comprometimento da deglutição (atresia do esôfago em 3%); atresias intestinais altas/obstrução do duodeno/intestino delgado proximal (1,2–1,8%), onfalocele, peritonite de mecônio
(b) hidropisia não imune (16%)
(c) defeitos de tubo neural (9–16%)
anencefalia, hidranencefalia, holoprosencefalia, mielomeningocele, ventriculomegalia, agenesia do corpo caloso, encefalocele, microcefalia
(d) anomalias do tórax (12%)
hérnia diafragmática, malformação adenomatoide cística, atresia traqueal, teratoma mediastinal, hipoplasia pulmonar primária, sequestração extralobar, quilotórax congênito
(e) displasias esqueléticas (11%)
nanismo (displasia tanatofórica, acondroplasia), cifoescoliose, platispondilia
(f) anormalidades cromossômicas (9%)
trissomia 21, 18, 13
(g) anomalias cardíacas (5%)
VSD, *truncus arteriosus, ectopia cordis,* rabdomioma septal, arritmia
(h) malformações geniturinárias
obstrução da UPJ (junção ureteropélvica), rim displástico multicístico unilateral, nefroma mesoblástico
Causa: ? poliúria hormonalmente mediada
(i) diversas (8%)
higroma cístico, tumores faciais, fenda labial/palatina, teratoma, síndrome de banda amniótica, cisto pancreático congênito
◊ No poli-hidrâmnio, esforços para detectar anomalias fetais devem ser dirigidos para os fetos SGA!

Mnemônica: TARDI
Twins (gêmeos)
Anomalias fetais
Rh, incompatibilidade
Diabetes
Idiopático

Oligo-Hidrâmnio

= volume de líquido amniótico < 500 cm^3 a termo
√ Maior bolsa isolada desprovida de partes fetais/cordão ≤ 1–2 cm em direção vertical
√ AFI ≤ 5–7 cm
Etiologia:
Mnemônica: DRIPP
Demise (Morte) do feto/Drogas (terapia com Motrin® para tocólise de trabalho de parto prematuro)
Renais, anomalias bilaterais (= produção inadequada de urina): agenesia/disgenesia renal, síndrome de ventre de ameixa seca, válvulas uretrais posteriores, atresia uretral, anomalias cloacais
◊ Aumento de 20 vezes na incidência de anomalias fetais com oligo-hidrâmnio!

Observação: obstrução renal bilateral, se combinada com obstrução intestinal, pode ser associada a poli-hidrâmnio
IUGR (perfusão renal reduzida)
Prematura ruptura das membranas (mais comum)
Pós-maturidade
Cx: hipoplasia pulmonar, compressão da medula
Prognóstico: mortalidade perinatal 77–100% com oligo-hidrâmnio no 2º trimestre

ACHADOS ANORMAIS NO PRIMEIRO TRIMESTRE

Tempo de início: antes de 8–10 semanas

Sangramento no Primeiro Trimestre
= SANGRAMENTO VAGINAL NO PRIMEIRO TRIMESTRE
Frequência: 15–25% de todas as gravidezes, das quais 50% terminam em aborto
- A. CONCEPTO INTRAUTERINO IDENTIFICADO
    1. Ameaça de aborto
    2. Morte embrionária
    3. Ovo choco
    4. Doença trofoblástica gestacional
    5. Sangramento de implantação (3–4 semanas depois da última mentruação)
    6. Hemorragia subcoriônica
    7. Placenta prévia com inserção baixa
    8. Perda gemelar
- B. CAVIDADE ENDOMETRIAL NORMAL
    (a) com nível de β-hCG > 1.800 mUI/mL
    1. Aborto espontâneo recente
    2. Gravidez ectópica
    (b) com nível de β-hCG < 1.800 mUI/mL
    1. IUP muito inicial
    2. Gravidez ectópica
- C. VULNERABILIDADE DO SACO
    1. Liomioma
    2. Dispositivo contraceptivo intrauterino

Achados Sonográficos Anormais no 1º Trimestre
1. Morte embrionária = aborto (termo clínico)
2. Não desenvolvimento = ovo choco
3. Mau desenvolvimento = mola hidatiforme

Saco Gestacional Vazio
1. IUP inicial normal entre 5 e 7 semanas MA
2. Ovo choco

DDx: pseudossaco de gravidez ectópica

Saco Gestacional em Posição Baixa
1. Aborto em progressão
   √ Ausência de fluxo sanguíneo placentário
2. Gravidez ectópica cervical
3. Fibroma do fundo comprimindo o saco para baixo

β-hCG Positiva sem IUP
Mnemônica: HERI
HCG, tumor produzindo (raro)
Ectópica, gravidez
Recente/incompleto, aborto
Inicial, gravidez intrauterina

Complexo de Cavidade Central Espessada
1. Sangue intrauterino
2. Produtos retidos da concepção após um aborto espontâneo incompleto
3. Gravidez intrauterina inicial ainda não visível
4. Reação decidual secundária à gravidez ectópica

Útero Grande para as Datas
1. Gravidez de gestação múltipla
2. História menstrual inacurada
3. Fibromas
4. Poli-hidrâmnio
5. Mola hidatiforme
6. Macrossomia fetal

Membrana Intrauterina na Gravidez
- A. MEMBRANA DE ORIGEM MATERNA
    1. Septo uterino
       = reabsorção incompleta do septo sagital entre os dois ductos de Müller fundidos
    2. Folha/prateleira amniótica
       = dobramento de membrana amniocoriônica em torno de sinéquias uterinas
       √ Sinéquia muitas vezes se adelgaça durante estiramento uterino + desaparece à medida que a gravidez progride
- B. MEMBRANA DE ORIGEM FETAL
    1. Membrana intergêmeos
       = membrana de aposição de gravidez múltipla
    2. Banda amniótica
       = rasgão dentro do âmnio
    3. Separação corioamniótica
       = fusão incompleta/separação hemorrágica do âmnio (= membrana interna) e o cório (= membrana externa)
    4. Hemorragia subcoriônica = elevação corioamniótica
       = separação da membrana coriônica da decídua
       • sangramento de implantação do início da gravidez
- C. FILAMENTO DE FIBRINA
Causa: hemorragia durante amniocentese transplacentária
Mnemônica: STABS
Separação (corioamniótica)
Twins (membrana intergemelar)
Abruption (descolamento)
Bandas (síndrome de bandas amnióticas)
Sinéquias

Colo Dilatado
1. Aborto inevitável
2. Trabalho de parto prematuro
   = início espontâneo de contrações uterinas palpáveis, ocorrendo regularmente entre 20 e 37 MA
3. Colo incompetente

PLACENTA

Tamanho Anormal da Placenta
◊ Massa placentária tende a refletir massa fetal!
- A. AUMENTO DA PLACENTA = Placentomegalia
    = > 5 cm de espessura em seções obtidas perpendicularmente ao eixo longo da placenta
    (a) doença materna
    1. Diabetes materno (= edema viloso)
    2. Infecções intrauterinas crônicas (*e.g.*, sífilis)
    3. Anemia materna (= histologia normal)
    4. Alfatalassemia
    (b) doença fetal
    1. Doença hemolítica do recém-nascido (= edema viloso + hiperplasia) em decorrência de incompatibilidade imunológica incluindo sensibilização Rh
    2. Obstrução da veia umbilical
    3. Insuficiência de alto débito fetal
       grande corioangioma, fístula arteriovenosa

4. Malformação fetal
síndrome de Beckwith-Wiedemann, teratoma sacrococcígeo, anormalidade cromossômica, hidropisia fetal
5. Síndrome de transfusão intergemelar
(c) hemorragia fetomaterna
(d) anormalidades placentárias
1. Gravidez molar
2. Coriocarcinoma
3. Hemorragia intraplacentária
Mnemônica: HAD IT
Hidropisia
Abruption (descolamento)
*D*iabetes mellitus
Infecção
Triploidia
B. DIMINUIÇÃO DO TAMANHO DA PLACENTA
1. Pré-eclampsia
associada a infartos placentários em 33–60%
2. IUGR
3. Anormalidade cromossômica
4. Infecção intrauterina

Espaços Vasculares da Placenta
1. **"Cistos placentários"**
= grandes veias fetais localizadas entre o âmnio + córion anastomosando-se com a veia umbilical
√ Fluxo sanguíneo lento (detectável por observação em tempo real)
2. **Veias basais**
= veias deciduais + uterinas
√ Rede de aparência entrelaçada de veias embaixo da placenta
DDx: descolamento da placenta
3. **Lagos venosos intraplacentários**
√ Espaços sonotransparentes intraplacentários
√ Padrão de redemoinho do movimento do sangue fluindo

Causas Placentárias de Hemorragia Anteparto
= sangramento vaginal entre 20 semanas GA e o parto
1. Placenta prévia
2. Descolamento da placenta = hematoma placentário
 – no lado fetal
(a) subcoriônico = hematoma pré-placentário
 – no lado materno
(b) hematoma retroplacentário
(c) hematoma intraplacentário

Lesões Macroscópicas da Placenta
1. **Trombose intervilosa** (36%)
= áreas intraplacentárias de hemorragia
Etiologia: rupturas em capilares vilosos com sangramento de vasos fetais
√ Lesões intraplacentárias sonotransparentes irregulares (na faixa de mm a cm)
√ Fluxo sanguíneo pode ser observado dentro da lesão
Significado: hemorragia fetomaterna (sensibilização Rh, níveis elevados de AFP)
2. **Deposição perivilosa de fibrina** (22%)
= coleção não laminada de deposição de fibrina
Etiologia: trombose do espaço interviloso
Significado: nenhum
3. **Cisto septal** (19%)
Etiologia: obstrução da drenagem venosa septal por vilos edematosos
√ Cisto de 5–10 mm dentro do septo
Significado: nenhum

4. **Infarto placentário** (25%)
= necrose de coagulação de vilos
Etiologia: doença de vasos maternos, hemorragia retroplacentária
√ Não visualizado a não ser que hemorrágico
√ Massa bem circunscrita com padrão de eco hiperecoico/misto
Significado: dependente da extensão + condição materna associada
5. **Deposição subcoriônica de fibrina** (20%)
= coleção laminada de deposição de fibrina
Etiologia: trombose de sangue materno no espaço subcoriônico
√ Área sonotransparente subcoriônica
Significado: nenhum
6. **Trombo subcoriônico maciço**
= *BREUS MOLE* = HEMORRAGIA PRÉ-PLACENTÁRIA

Tumor Placentário
A. TROFOBLÁSTICO
1. Mola hidatiforme completa
2. Mola hidatiforme parcial
3. Mola invasiva
4. Coriocarcinoma
B. NÃO TROFOBLÁSTICO
1. Corioangioma (em até 1% das placentas)
2. Teratoma (raro)
3. Lesão metastática (rara): melanoma, carcinoma da mama, carcinoma brônquico

Transfusão Intergemelar Não Balanceada
= transfusão intergemelar não balanceada através de anastomoses vasculares entre as duas circulações de gêmeos monocoriônicos
A. AGUDA = Síndrome de embolização de gêmeos
B. CRÔNICA = Síndrome de transfusão gêmeo-gêmeo
C. INVERSA = Gemelaridade acárdiaca

CORDÃO UMBILICAL

Fixação Anormal do Cordão
1. Inserção marginal do cordão (7%)
= placenta de *battledore* (raquete de madeira plana usada em uma forma antiga de *badminton*)
• sem significado clínico
2. Inserção velamentosa do cordão (1%)
3. *Vasa previa*

Lesões do Cordão Umbilical
◊ Cistos do cordão umbilical persistindo adentro do 2º + 3º trimestre são frequentemente acompanhados por anomalias fetais (hérnia, obstrução intestinal, obstrução do trato urinário, anomalias do úraco, onfalocele, defeito cardíaco, trissomia 18)!
A. LESÃO DESENVOLVIMENTAL DO CORDÃO
1. **Hérnia umbilical**
= protrusão partindo da parede abdominal anterior com inserção normal dos vasos umbilicais
Predispostos:
negros, bebês de baixo peso ao nascimento, trissomia 21, hipotireoidismo congênito, síndrome de Beckwith–Wiedemann, mucopolissacaridoses
Prognóstico: fechamento espontâneo nos primeiros 3 anos de vida
2. **Cisto de ducto onfalomesentérico**
√ Próximo da extremidade fetal do cordão + excêntrico no cordão

3. **Cisto alantoico**
   = resto de vesícula umbilical/alantoide; geralmente degenera em 6 semanas
   Histologia: revestido por camada simples de epitélio achatado
   √ Próximo da extremidade fetal do cordão + no centro do cordão
4. **Cisto amniótico de inclusão**
   = epitélio amniótico aprisionado dentro do cordão umbilical
5. **Degeneração mucoide do cordão umbilical**
   = **pseudocisto de cordão umbilical**
   = liquefação da geleia de Wharton/edema
   √ Espessamento focal da geleia de Wharton, geralmente próximo ao umbigo
   √ Geralmente resolvido em 12 meses MA
   Associado comumente a onfalocele
6. **Cordão "reto" não enrolado**
   cordões umbilicais anti-horários ÷ cordões horários = 7÷1
   pessoas destras ÷ pessoas canhotas = 7÷1
   Incidência: 3,7–5%
   √ Enrolação vascular ausente em toda a extensão do cordão visível
   Em risco de: morte intrauterina (8%), natimorto, anomalias fetais (24%), prematuridade, desacelerações da frequência cardíaca intraparto, sofrimento fetal, coloração de mecônio

B. **LESÃO ADQUIRIDA DO CORDÃO**
1. **Falso nó**
   (a) alça exagerada dos vasos do cordão causando dilatação focal do cordão
   (b) acumulação focal de geleia de Wharton
   (c) variz de vaso umbilical
   √ Protrusão semelhante a um botão/saliência do cordão
2. **Nó verdadeiro**
   Incidência: 1% das gravidezes
   Causa: movimentos fetais excessivos
   Predispostos: cordão longo, poli-hidrâmnio, feto pequeno, gêmeos monoamnióticos
   √ Distensão local/trombose da veia umbilical perto do nó de cordão parecendo um cisto umbilical
   √ Tortuosidade do cordão ao nível do nó
   Cx: oclusão vascular + morte fetal *in utero*
   Manejo OB: expectante
3. **Hematoma do cordão umbilical**
   = ruptura da parede da veia umbilical secundária a trauma mecânico (torção, alças, nós, tração)/fraqueza congênita da parede vascular
   Incidência: 1÷5.505 a 1÷12.699 partos
   Localização: próximo da inserção fetal do cordão umbilical (mais comum)
   √ Massa hiper/hipoecoica 1–2 cm de tamanho, múltipla (em 18%)
   Cx: ruptura para dentro da cavidade amniótica com exsanguinação
   Prognóstico: 52% mortalidade fetal perinatal global
4. **Neoplasma**
   (a) **angiomixoma/hemangioma do cordão**
       Incidência: 22 casos na literatura
       Histologia: múltiplos canais vasculares revestidos por endotélio benigno rodeado por edema + degeneração mixoide da geleia de Wharton
       Associado a: nível elevado de fetoproteína
       Localização: mais frequentemente próximo da extremidade placentária do cordão umbilical
       √ Massa hiperecoica/multicística dentro do cordão
       √ Pode ser associado a pseudocisto
         (= coleção localizada de edema)
       Cx: parto prematuro, natimorto, hidrâmnio, hidropisia não imune, hemorragia maciça decorrente de ruptura
   (b) outros tumores: mixossarcoma, dermoide, teratoma
5. **Variz da veia umbilical**
   Incidência: < 4% de todas as anormalidades do cordão umbilical
   Local: intra-amniótico, intra-abdominal
   √ Dilatação fusiforme da veia umbilical
   Cx: (1) trombose com subsequente morte fetal
         (2) trombose parcial com IUGR
   Prognóstico: geralmente sem significado clínico
6. **Aneurisma de artéria umbilical**

FETO PEQUENO PARA A IDADE GESTACIONAL (SGA)
= termo clínico genérico que descreve um grupo de perinatos no/abaixo do 10º percentil para a idade gestacional sem referência à etiologia
1. Feto de crescimento apropriado (diagnosticado errado como pequeno)
2. Feto normal pequeno = feto constitucionalmente pequeno (80–85%)
   ◊ Nenhuma indicação para vigilância/intervenção!
3. Feto anormal pequeno = insuficiência primária do crescimento associada à anomalia do cariótipo/infecção fetal (5–10%)
   ◊ Intervenção ativa não é de nenhum benefício!
4. Feto dismaturo = IUGR = insuficiência de crescimento como resultado de insuficiência uteroplacentária (10–15%)
   ◊ Tratamento intensivo provavelmente é benéfico!

Comparação de Achados Sonográficos Antenatais em Síndromes de Excessivo Crescimento Fetal			
Achado	Perlman	BWS	SGBS
Macrossomia	X	X	X
Poli-hidrâmnio	X	X	X
Hepatomegalia	X	X	X
Nefromegalia	X	X	X
Hidronefrose	X	X	X
Higroma cístico	X		
Cisto do plexo corioide	X		
Agenesia do corpo caloso	X		
Ascite	X		
Macrocefalia	X		X
Cardiomegalia	X	X	
Defeitos cardíacos		X	X
Macroglossia		X	X
Fenda labial/palatina		X	X
Hidropisia		X	X
Placentomegalia		X	
Onfalocele/Hérnia umbilical		X	
Polidactilia/Sindactilia			X

BWS = Síndrome de Beckwith–Wiedemann; SGBC = Síndrome de Simpson–Golabi–Behmenl

DISTÚRBIO DE EXCESSO DE CRESCIMENTO FETAL
1. Síndrome de Beckwith-Wiedemann
2. Síndrome de Simpson-Golabi-Behmenl
3. Síndrome de Perlman

DISPLASIA ESQUELÉTICA FETAL
= NANISMO
= grupo heterogêneo de distúrbios do crescimento ósseo resultando em forma + tamanho anormais do esqueleto
◊ Mais de 200 displasias esqueléticas são conhecidas, mas apenas algumas são frequentes:
- displasia tanatofórica
- osteogênese imperfeita tipo II
- acondrogênese
- acondroplasia heterozigota

Prevalência ao nascimento:
2,3÷10.000–7,6÷10.000 para todas as displasias esqueléticas:
1,5÷10.000 para displasias esqueléticas letais

Prognóstico: 51% letais em decorrência de pulmões hipoplásticos
23% natimortos, 32% morte na 1ª semana de vida

Associada a:
√ Poli-hidrâmnio
√ Tórax pequeno
√ Ossos morfologicamente anormais
√ Encurtamento de ossos longos (característica comum)
  ◊ Comprimento do fêmur > 5 mm abaixo de 2 desvios-padrão sugere displasia esquelética!
√ Comprimento do fêmur/comprimento do pé, relação < 0,9
√ Encurtamento moderado dos membros de 40–60% da média na displasia tanatofórica + OI tipo II
√ Encurtamento grave dos membros de > 30% da média na acondrogênese

Características DDx: mineralização, arqueamento, fraturas, número de dedos, movimento fetal, medição torácica, anomalias associadas, idade de início

DDx: membros constitucionalmente curtos, grave IUGR

Prevalência das Displasias Esqueléticas Fetais		
	Prevalência ao Nascimento	*Mortes Perinatais*
Displasia tanatofórica	0,69:10.000*	1:246
Acondroplasia	0,37:10.000	Nenhuma
Acondrogênese tipo I	0,23:10.000*	1:639
Acondrogênese tipo II	0,25:10.000*	
Osteogênese imperfeita tipo II	0,18:10.000*	1:799
Osteogênese imperfeita, outras	0,18:10.000	Nenhuma
Displasia torácica asfixiante	0,14:10.000	1:3.196
Hipofosfatasia	0,10:10.000*	
Chondrodysplasia punctata, rhizo	0,09:10.000	Nenhuma
Displasia camptomélica	0,05:10.000*	1:3.196
Displasia condroectodérmica	0,05:10.000	1:3.196
Displasia cleidocraniana	0,05:10.000	
Displasia diastrófica	0,02:10.000*	
	* = displasias letais	

ver "Nanismo Não Letal" na página 10

Polidactilia
trissomia 13, síndrome de costelas curtas–polidactilia, distrofia torácica asfixiante (síndrome de Jeune), síndrome de Smith–Lemli–Opitz
(a) polidactilia pós-axial
displasia condroectodérmica (síndrome de Ellis–van Creveld), síndrome de Meckel–Gruber, síndrome *hydrolethalus*
(b) polidactilia pré-axial
síndrome orofaciodigital

Sindactilia
síndrome de Apert, triploidia, síndrome de Roberts

Clinodactilia
trissomia 21, triploidia

Dedo Superposto
trissomia 18

Polegar de Carona
displasia diastrófica

Contraturas em Flexão
trissomia 13 + 18, sequência acinesia deformação fetal

Redução de Membro
varicela congênita, síndrome hipoglossia-hiperdactilia

Amputação
síndrome de banda amniótica

ANOMALIAS FETAIS DO CNS
Incidência: 2÷1.000 nascimentos nos USA; 90% como ocorrência de primeira vez
Recorrência: 2–3% depois da 1ª, 6% após 2ª ocorrência
√ Átrio ventricular + cisterna magna são dois marcadores anatômicos sensíveis para desenvolvimento cerebral normal!

A. HIDROCEFALIA
1. Estenose aquedutal
2. Hidrocefalia comunicante
3. Malformação de Dandy-Walker
4. Papiloma do plexo corioide

B. DEFEITO DO TUBO NEURAL
Incidência: 1 ÷ 500–600 nascidos vivos
Risco de recorrência: 3–4%
1. Espinha bífida
2. Anencefalia
3. Acrania
4. Encefalocele (8–15%)
5. Porencefalia
6. Hidranencefalia
7. Holoprosencefalia
8. Iniencefalia
9. Microcefalia
10. Agenesia do corpo caloso
11. Lissencefalia
12. Cisto aracnóideo
13. Cisto do plexo corioide
14. Aneurisma da veia de Galeno

Associado a: trissomia 13 e 18
Risco aumentado: baixa paridade, baixa situação socioeconômica, infertilidade relativa, diabetes, obesidade, anticonvulsivos, deficiência de folato

C. NEOPLASIA INTRACRANIANA
1. Teratoma (> 50%): benigno/maligno
   Localização: origina-se da base do crânio
2. Glioblastoma
3. Astrocitoma

Ventriculomegalia Fetal
Causa:
A. Anomalia morfológica (70–80%)
1. Espinha bífida (30–65%)
2. Malformação de Dandy-Walker
3. Encefalocele

        4. Holoprosencefalia
        5. Agenesia do corpo caloso
    B. Cariótipo anormal (10–20%)
    C. Infecção viral
    ◊ 20–40% das anomalias concomitantes são perdidas por ultrassom!
√ Plexo corioide "pendurado"
√ Largura do átrio ventricular >10 mm
Prognóstico: taxa de sobrevida 21%; 50% com comprometimento intelectual

Ventriculomegalia Branda Isolada
= largura atrial de 10–15 mm
Prevalência: 1÷700 em população de baixo risco
    ◊ Mais comum anomalia cerebral em sonogramas pré-natais
Anomalias estruturais associadas (9%):
    leucomalacia periventricular, hemorragia subependimária/matriz germinal, agenesia parcial do corpo caloso, heterotopia, displasia parenquimatosa
Anomalias cromossômicas associadas: em 4%
Recomendação: MR para diagnosticar anomalias estruturais associadas
Prognóstico: 80% com ventriculomegalia branda têm função motora + intelectual normal aos ≥ 12 meses de idade

Sinal do Limão
= contorno chato/recortado de ambos os ossos frontais
1. Espinha bífida
    Prevalência para fetos ≤ 24 semanas: 98%
        (90–93% sensível, 98–99% específica, PPV 84% para população de alto risco, PPV 6% para popoulação de baixo risco)
    Prevalência para fetos > 24 semanas: 13%
        (desaparece no 3° trimestre)
2. Encefalocele
3. Agenesia do corpo caloso
4. Displasia tanatofórica
5. Higroma cístico
6. Hérnia diafragmática
7. Hidronefrose fetal
8. Variz da veia umbilical
9. Feto normal (em 0,7–1,3%)

Calcificações Intracranianas Pré-Natais
1. Toxoplasmose
2. Infecção CMV
3. Esclerose tuberosa
4. Síndrome de Sturge-Weber
5. Trombose de seio venoso
6. Teratoma

Lesão Intracraniana Cística
Mnemônica: CHAP VAN
    Corioide, cisto do plexo
    Hidrocefalia, Holoprosencefalia, Hidranencefalia
    Agenesia do corpo caloso + dilatação cística do 3° ventrículo
    Porencefalia
    Veia de Galeno, aneurisma
    Aracnóideo, cisto
    Neoplasia (teratoma cístico)

Cisterna Magna Anormal
tamanho normal entre 15 e 25 semanas MA:
> 2 a < 10 mm (geralmente 4–9 mm) em 94–97% dos fetos

A. CISTERNA MAGNA PEQUENA + "sinal da banana"
    1. Malformação de Chiari (com mielomeningocele)
    2. Cefalocele occipital
    3. Hidrocefalia grave
B. CISTERNA MAGNA GRANDE
    1. Megacisterna magna
        √ Cerebelo + verme intactos
    2. Cisto aracnóideo
        √ Desvio em bloco do cerebelo + verme
    3. Hipoplasia cerebelar
    4. Síndrome de Dandy-Walker (com agenesia do verme)

ANOMALIAS ORBITÁRIAS FETAIS

Hipotelorismo
1. Holoprosencefalia
2. Anormalidades cromossômicas: trissomia 13
3. Microcefalia, trigonocefalia
4. Fenilcetonúria materna
5. Síndrome de Meckel-Gruber
6. Distrofia miotônica
7. Síndrome de Williams
8. Displasia oculodentária

Hipertelorismo
1. Síndrome de fenda mediana: fenda labial/palatina
2. Craniossinostose: síndrome de Apert/Crouzon
3. Síndrome de Pena-Shokeir
4. Encefalocele frontal/etmoidal, encefalocele esfenoidal
5. Efeito de Dilantin/fenitoína

Massas Orbitárias e Periorbitárias
1. Dacriocistocele
2. Encefalocele anterior
3. Glioma
4. Hemangioma
5. Teratoma

ANOMALIAS DO PESCOÇO FETAL
1. Mielomeningocele cervical
2. Cefalocele occipital
3. Higroma cístico/linfangioma
4. Teratoma
5. Cisto de fenda branquial
6. Tireoide aumentada
7. Sarcoma

Espessamento Nucal
= SONOTRANSPARÊNCIA/REPLEÇÃO/EDEMA NUCAIS
= espessamento do pescoço posterior medido entre a calvária + margem da pele dorsal
    (a) ≥ 3 mm durante 9–13 semanas MA
    (b) ≥ 5 mm durante 14–21 semanas MA
    (c) ≥ 6 mm durante 19–24 semanas MA
    ◊ Deve ser usada a menor medida!
Plano da imagem: imagem axial/transversa (ligeiramente cranial ao da medida do BPD) que inclui o *cavum septum pellucidi,* hemisfério cerebelar e cisterna magna (vista do diâmetro transcerebelar)
Incidência: entre as anomalias mais comuns no 1° trimestre + 2° trimestre

Causa:
- A. VARIANTE NORMAL (0,06%)
- B. DISTÚRBIOS CROMOSSÔMICOS
  trissomia 21 (em 45-80%), síndrome de Turner (45XO), síndrome de Noonan, trissomia 18, síndrome XXX, síndrome XYY, síndrome XXXX, síndrome XXXXY, síndrome do 18p, síndrome do 13q
  ◊ 30-40% dos fetos com síndrome de Down têm espessamento da pele nucal!
- C. DISTÚRBIOS NÃO CROMOSSÔMICOS
  1. Síndrome de pterígio múltiplo = síndrome de Escobar
  2. Síndrome de Klippel-Feil (fusão de vértebras cervicais, CHD, surdez (30%), fenda palatina
  3. Síndrome de Zellweger = síndrome hepatorrenal (testa grande, fácies achatada, macrogiria, hepatomegalia, doença renal cística, contraturas das extremidades)
  4. Síndrome de Robert
  5. Síndrome de Cumming

√ Linfangiomas maiores com septações radiadas são geralmente encontrados com trissomia 18
√ Repleção nucal ≥ 3 mm durante 1º trimestre é vista na trissomia 21/18/13 (PPV 30-50%)
√ Muitas vezes revertendo ao normal em 16-18 semanas
√ Septações dentro da transparência nucal acarretam um risco de 20 a 200 vezes de anomalias cromossômicas em comparação com normal

Sensibilidade: 2-44-75% para detecção de trissomia 21
Especificidade: 99% para detecção de trissomia 21
PPV: 69%
Triagem positiva: 1,2-3% na população geral (excedendo o risco de 0,5% da amniocentese)
Falsos-positivos: 0,5-2-8,5%
Manejo OB: avaliação sonográfica completa às 18-20 semanas MA
DDx: separação corioamniônica

Língua Protrusa
1. Macroglossia
2. Linfangioma da língua

Macroglossia
1. Síndrome de Beckwith-Wiedemann
2. Síndrome de Down
3. Hipotireoidismo
4. Retardo mental

ANOMALIAS DO TÓRAX FETAL

Hipoplasia Pulmonar
Patologia: diminuição absoluta no volume pulmonar/peso para a idade gestacional
Causa:
1. Oligo-hidrâmnio prolongado (20-25%)
2. Displasia esquelética (tórax pequeno)
3. Massa intratorácica (compressão pulmonar)
4. Grande hidrotórax (compressão pulmonar)
5. Condição neurológica (atividade respiratória reduzida)
6. Anormalidade cromossômica
7. CHD com lesão cardíaca obstrutiva direita

√ Circunferência torácica (TC) < 50ª percentil para EGA
√ Relação TC ÷ AC declinando de > 0,80 (75% sensível, 80-90% específica); não aplicável a massas torácicas

Massa Intratorácica
em ordem de frequência:
1. Hérnia/eventração diafragmática
2. Malformação adenomatoide cística
3. Sequestração broncopulmonar
4. Cisto broncogênico com compressão brônquica
5. Atresia brônquica

Massa Torácica Unilateral
1. Hérnia diafragmática congênita
2. Malformação adenomatoide cística
3. Sequestração broncopulmonar
4. Cisto broncogênico
5. Atresia/estenose brônquica unilateral

Massas Torácicas Bilaterais
1. Atresia laríngea/traqueal
2. Malformação adenomatoide cística bilateral
3. Hérnias diafragmáticas congênitas bilaterais

Massa Mediastinal
1. Bócio
2. Higroma cístico
3. Teratoma pericárdico
4. Neuroblastoma

Massa Torácica Cística
1. Cisto broncogênico
2. Cisto entérico
3. Cisto neuroentérico
4. Malformação adenomatoide cística (tipo I)
5. Hérnia diafragmática congênita
6. Cisto pericárdico
7. Meningocele mediastinal

Massa Torácica Complexa
1. Hérnia diafragmática congênita
2. Malformação adenomatoide cística (tipo I, II, III)
3. Sequestração pulmonar
4. Cisto entérico complexo
5. Teratoma pericárdico

Massa Torácica Sólida
1. Hérnia diafragmática congênita (intestino ± fígado)
2. Malformação adenomatoide cística tipo III
3. Sequestração pulmonar
4. Pulmão obstruído por atresia brônquica, atresia laríngea, cisto broncogênico
5. Malformação broncopulmonar e de tubo digestivo anterior
6. Tumor pericárdico
7. Tecido cerebral heterotópico

Massa Torácica Fetal em Regressão
1. Malformação adenomatoide cística
2. Sequestração broncopulmonar

Massa da Parede Torácica
1. Hemangioma
2. Higroma cístico
3. Teratoma
4. Hamartoma
5. Mielomeningocele

Derrame Pleural
1. Quilotórax idiopático primário (mais comum)
2. Hidropisia fetal (múltiplas causas)
3. Anomalia cromossômica: trissomia 21, 45XO (principalmente)
4. Linfangiectasia pulmonar/higroma cístico

5. Massa pulmonar: malformação adenomatoide cística, sequestração broncopulmonar, hérnia diafragmática congênita, hamartoma da parede torácica (incomum)
6. Atresia de veia pulmonar
7. Idiopático

ANOMALIAS CARDÍACAS FETAIS

Incidência: 1÷125 nascidos = 0,8% da população; mais comuns de todas as malformações congênitas (40%)

◊ 90% ocorrem como caracteres multifatoriais isolados com um risco de recorrência de 2-4%
◊ 10% são associadas a múltiplos defeitos congênitos
◊ responsáveis por 50% das mortes infantis por malformações congênitas

Diagnóstico sonográfico pré-natal para pronta avaliação cardiológica:

A. ANORMALIDADES NA POSIÇÃO CARDÍACA
B. CNS
   1. Hidrocefalia
   2. Microcefalia
   3. Agenesia do corpo caloso
   4. Encefalocele (síndrome de Meckel-Gruber)
C. GASTROINTESTINAIS
   1. Atresia do esôfago
   2. Atresia duodenal
   3. Anormalidades de *situs*
   4. Hérnia diafragmática
D. DEFEITO DA PAREDE VENTRAL
   1. Onfalocele
   2. *Ectopia cordis*
E. RENAIS
   1. Agenesia renal bilateral
   2. Rins displásticos
F. GÊMEOS
   1. Gêmeos conjugados

Fatores de Risco Pré-Natais para Cardiopatia Congênita

A. FATORES DE RISCO FETAIS
   1. IUGR simétrico
   2. Arritmias
      (a) bradicardia fetal fixa (50%) ≤ 110 bpm
      (b) taquicardia (baixo risco)
      (c) irregulares: PACs, PVCs (baixo risco)
   3. Cariótipo fetal anormal
      (cardiopatia congênita na síndrome de Down em 40%; na trissomia 18/13 em > 90%; na síndrome de Turner em 35%)
   4. Anomalias somáticas extracardíacas por US onfaloceles (20%), atresia duodenal, hidrocefalia, espinha bífida, VACTERL
   5. Hidropisia não imune (30-35%)
   6. Oligo/poli-hidrâmnio
B. FATORES DE RISCO MATERNOS
   1. Doença cardíaca materna (10%)
   2. *Diabetes mellitus* insulinodependente (4-5%)
   3. Fenilcetonúria (em 15% se fenilalanina materna > 15%)
   4. Doença colagenovascular: SLE
   5. Infecção viral: rubéola
   6. Drogas
      (a) fenitoína (em 2% PS, AS, coarctação, PDA)
      (b) trimetadiona (em 20% transposição, tetralogia, coração esquerdo hipoplástico)
      (c) hormônios sexuais (em 3%)
      (d) lítio (7%): anomalia de Ebstein, atresia tricúspide
      (e) álcool (25% da síndrome alcoólica fetal): VSD, ASD
      (f) ácido retinoico = isotretinoína (?15%)
   7. CHD paterna (risco incerto)
C. SÍNDROMES MENDELIANAS
   1. Esclerose tuberosa
   2. Síndrome de Ellis-van Creveld
   3. Síndrome de Noonan
D. FATORES DE RISCO FAMILIAIS PARA RECORRÊNCIA DE CARDIOPATIA
   — incidência global: 6-8÷1.000 nascidos vivos
   — irmão afetado: 1-4% (risco duplicado)
   — progenitor afetado: 2,5-4%
◊ Em 50% dos recém-nascidos com CHD não há fator de risco identificável!

Fatores de mau prognóstico:
   (1) insuficiência cardíaca intrauterina
   (2) trissomia grave (18, 13)
   (3) coração esquerdo hipoplástico + fibroelastose endocárdica
   (4) parto em centro sem cardiologia pediátrica

Detecção de Anomalias Cardíacas *In Utero*

A. POSIÇÃO ANORMAL DO CORAÇÃO
   1. Hérnia diafragmática
   2. Anomalia pulmonar
   3. Derrame pleural
   4. Defeito cardíaco
B. AUMENTO DE CÂMARAS

RA:	LA:
1. Regurgitação tricúspide	1. Estenose mitral
2. Displasia da valva tricúspide	2. Estenose aórtica
3. Anomalia de Ebstein	

RV:	LV:
1. Coarctação	1. Estenose aórtica
2. Normal no 3º trimestre	2. Cardiomiopatia

C. VISTA DE QUATRO CÂMARAS ANORMAL
   1. Rabdomioma septal
   2. Defeito de coxim endocárdico
   3. Defeito septal ventricular
   4. Anomalia de Ebstein
   5. Ventrículo único
D. DESPROPORÇÃO VENTRICULAR
   1. Ventrículo direito/esquerdo hipoplástico
   2. Arco aórtico hipoplástico
   3. Estenose aórtica/subaórtica
   4. Coarctação da aorta
   5. Defeito de *ostium primum*
E. DIMENSÃO AUMENTADA DA RAIZ AÓRTICA
   1. Tetralogia de Fallot
   2. *Truncus arteriosus*
   3. Ventrículo esquerdo hipoplástico com transposição
F. DIMENSÃO DIMINUÍDA DA RAIZ AÓRTICA
   1. Coarctação da aorta
   2. Ventrículo esquerdo hipoplástico

◊ 26-80% das anomalias cardíacas sérias podem ser detectadas na vista de quatro câmaras!
◊ Sensibilidade aumentada > 20 semanas + incluindo vistas da ejeção!

Anormalidades Cardíacas Estruturais e Hidropisia Fetal

1. Defeito septal atrioventricular + bloqueio cardíaco completo
2. Coração esquerdo hipoplástico
3. Estenose aórtica crítica

4. Tumor cardíaco
5. Ectopia do coração
6. Cardiomiopatia dilatada
7. Anomalia de Ebstein
8. Atresia pulmonar

Reformatações Ecocardiográficas Fetais
A. VISTA DE QUATRO CÂMARAS
1. Posição do coração dentro do tórax
2. Número de câmaras cardíacas
3. Proporção ventricular
4. Integridade dos septos atrial + ventricular
5. Posição + tamanho + excursão das valvas AV
B. VISTA PARAESTERNAL DE EIXO LONGO
   = VISTA DO TRATO DE EJEÇÃO VENTRICULAR ESQUERDO
1. Continuidade entre septo ventricular + parede aórtica anterior
2. Calibre do trato de ejeção aórtico
3. Excursão das cúspides da valva aórtica
C. VISTA DE EIXO CURTO DOS TRATOS DE EJEÇÃO
1. Relação espacial entre aorta + artéria pulmonar
2. Calibre dos tratos de ejeção aórtico + pulmonar
D. VISTA DO ARCO AÓRTICO

Identificação do RV fetal:
√ RV situa-se mais perto da parede torácica anterior
√ Aba do forame oval visto dentro do AE
√ Banda moderadora proeminente + músculos papilares no RV

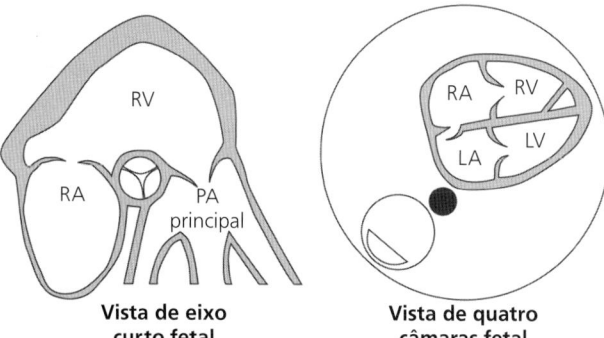

Foco Ecogênico Intracardíaco
Causa: mineralização de um músculo papilar
◊ Anomalia isolada em 90%!
1. Trissomia 21 (em 30% dos fetos afetados)
2. Trissomia 13 (em 50% dos fetos afetados)
3. Gravidez normal (4% em uma população em alto risco para anomalias fetais)

ANOMALIAS GASTROINTESTINAIS FETAIS
1. Atresia do esôfago ± fístula traqueoesofágica
2. Atresia duodenal
3. Peritonite de mecônio
4. Doença de Hirschsprung
5. Cisto coledociano
6. Cisto mesentérico

Defeito da Parede Abdominal Fetal
Prevalência: 1÷2.000 gravidezes
1. Gastrosquise
2. Espectro da onfalocele
   — defeito da parede abdominal superior
3. *Ectopia cordis*
4. Pentalogia de Cantrell
   — defeito da parede abdominal média: onfalocele clássica
   — defeito da parede abdominal inferior
5. Extrofia da bexiga
6. Extrofia clássica
7. Síndrome de bandas amnióticas
8. Complexo membros–parede corporal

Hepatomegalia Fetal
A. INFECÇÕES CONGÊNITAS
1. CMV
B. DOENÇA HEMOLÍTICA GRAVE
C. SÍNDROMES
1. Síndrome de Beckwith-Wiedemann
2. Síndrome de Zellweger

Massa Ecogênica Intra-Abdominal no Feto
A. Abdome
1. Intestino ecogênico
2. Cisto de duplicação entérica (raramente ecogênico)
3. Sequestração pulmonar extralobar subdiafragmática (4÷1 predominância esquerda)
B. Fígado
1. Hemangioma hepático
2. Hamartoma mesenquimal hepático composto de múltiplos microcistos
C. Suprarrenal/renal
1. Neuroblastoma
2. Hemorragia suprarrenal
3. Nefroma mesoblástico

Não Visualização do Estômago Fetal
◊ Deglutição fetal começa às 11 semanas MA
Normal: estômago é visualizado em quase todos os fetos normais em 13–14 semanas (definitivamente em 19 semanas)
Incidência: 2%
Causa:
1. Esvaziamento gástrico fisiológico/deglutição intermitente
   ◊ Repetir o *scan* após 30 min!
2. Oligo-hidrâmnio
3. Depressão do CNS/anormalidades prejudicando deglutição
4. Posição anormal do estômago
   (a) estômago no lado contralateral (*situs inversus*)
   (b) hérnia diafragmática congênita
5. Atresia do esôfago ± fístula traqueoesofágica
   ◊ Não visualização do estômago fetal e poli-hidrâmnio em 33% dos fetos com atresia do esôfago depois de 24 semanas MA!
6. Fenda labial/palatina prejudicando deglutição normal)
Rx: repetir ultrassonografia

Sinal da Dupla Bolha
= estômago + duodeno proximal cheios de líquido
◊ Um duodeno persistentemente cheio de líquido é sempre anormal!
A. OBSTRUÇÃO DUODENAL
1. Atresia duodenal (geralmente não vista < 24 semanas MA)
   Causa: em 30% por causa de síndrome de Down
2. Estenose duodenal grave
3. Membrana duodenal
4. Cisto de duplicação entérica
B. ANOMALIA PERIDUODENAL
1. Bandas de Ladd
2. Pâncreas anular
3. Veia porta pré-duodenal
C. OBSTRUÇÃO DISTAL
1. Volvo do tubo digestivo médio
2. Má rotação

Mnemônica: LADE
    Ladd, bandas/má rotação
    Anular, pâncreas
    Duodenal, atresia
    Estenose (duodenal)

Intestino Dilatado no Feto
1. Íleo meconial
   ◊ Todos os recém-nascidos com íleo meconial têm fibrose cística!
   ◊ 10–15% dos recém-nascidos com fibrose cística apresentam-se com íleo meconial!
2. Atresia "em casca de maçã" do intestino delgado
3. Atresia jejunal
4. Síndrome de megacistos-microcólon-hipoperistalse intestinal
5. Aganglionose colônica = doença de Hirschsprung (pode ser associada a síndrome de Down)
6. Atresia anorretal (associada a anomalidades do CNS, parte do complexo VACTERL)

Obstrução Intestinal no Feto
Etiologia: atresia/estenose intestinal secundária a acidente vascular, volvo, íleo de mecônio, intussuscepção depois da organogênese)
Incidência: ânus imperfurado 1÷3.000; intestino delgado 1÷5.000; cólon 1÷20.000
Tipos patológicos:
  I um/mais diafragmas transversos
  II alças terminando cegamente conectadas por cordão fibroso
  III separação completa de alças terminando cegamente
  IV atresia em casca de maçã do intestino delgado (oclusão de ramo da SMA)
Associada a: anomalias GI em 45% (má rotação, duplicação, microcólon, atresia do esôfago)
√ Múltiplas alças intestinais distendidas > 7 mm de diâmetro
√ Peristalse aumentada
√ Poli-hidrâmnio (se obstrução acima do nível do jejuno médio; exceções são atresia esofágica + fístula traqueoesofágica) em decorrência da incapacidade fetal para ciclar líquido amniótico através do tubo digestivo
Cx: peritonite meconial (50%)
DDx: (1) outras massas císticas: atresia duodenal, hidronefrose, cisto de ovário, cisto mesentérico
    (2) diarreia de cloreto crônica

Intestino Fetal Hiperecoico
◊ Mais comum massa ecogênica no abdome fetal
Definição: ecogenicidade intestinal ≥ osso
Incidência: 0,2–1,0% dos fetos no 2º trimestre
Causa: (?) "constipação" *in utero* em decorrência de deglutição diminuída, hipoperistalse, obstrução intestinal + absorção aumentada de líquido, ingestão de sangue
1. Variante normal de intestino delgado (especialmente < 20 semanas MA) com resolução em sonograma de acompanhamento pelo fim do 2º trimestre (em 50–70%)
2. Variante de cólon normal no 3º trimestre secundária a mecônio ecogênico
3. Íleo meconial
   ◊ Ecogenicidade abdominal aumentada é vista em 60–70% dos fetos com fibrose cística!
4. Anormalidade cromossômica (3–25%)
   (a) síndrome de Down (5–14%)
   (b) trissomia 13, 18
   (c) síndrome de Turner
5. IUGR grave (16%)
6. Sangramento intra-amniótico com subsequente deglutição de sangue pelo feto

Prognóstico: aumento de 5 vezes no risco de resultado fetal adverso (em decorrência de anormalidade cromossômica, outras anomalias, descolamento da placenta, morte perinatal (8–16%), IUGR (67–23%)
◊ 30–50% dos fetos com intestino ecogênico no 2º trimestre terão mau resultado!
Conduta: testagem parental para fibrose cística, estudo anatômico fetal cuidadoso, acompanhamento para avaliação do crescimento

Calcificações Intra-Abdominais no Feto
◊ Calcificações isoladas no fígado são relativamente frequentes (1÷1.750 gravidezes) e de nenhum significado clínico!

Calcificações Esparsas
A. PERITONEAIS
  1. Peritonite de mecônio
  2. Peritonia plástica associada a hidrometrocolpo
B. INFECÇÃO CONGÊNITA
  1. Toxoplasmose
  2. Citomegalovírus

Calcificação Focal
A. TUMOR
  1. Hepatoblastoma
  2. Neuroblastoma metastático
  3. Hemangioma/hemangioendotelioma
  4. Teratoma
  5. Dermoide ovariano
B. OUTROS
  1. Cálculos biliares fetais (> 28 semanas EGA – idade gestacional estimada)
    Causa: doença hemolítica, colestase, uso de droga materna
    Prognóstico: resolução antes/depois do parto

Massa Cística no Abdômen Fetal
A. ABDÔMEN MÉDIO POSTERIOR
  1. Cistos de origem renal
  2. Hidroureteronefrose
  3. Rim displástico multicístico
  4. Coleção paranéfrica
B. QUADRANTE SUPERIOR DIREITO
  1. Cisto do fígado
  2. Cisto coledociano
C. QUADRANTE SUPERIOR ESQUERDO
  1. Cisto esplênico
D. ABDÔMEN MÉDIO ANTERIOR
  1. Cisto de duplicação gastrointestinal
  2. Cisto mesentérico
  3. Pseudocisto meconial
  4. Intestino dilatado
  5. Cisto uracal
E. ABDÔMEN INFERIOR
  1. Cisto anexial: cisto folicular (maioria), cisto de corpo lúteo, cisto de teca luteína, cisto paraovárico, teratoma, cistoadenoma
    Cx de grandes cistos: poli-hidrâmnio, distocia, torção, sofrimento respiratório
    Prognóstico: 60% resolvem-se dentro dos primeiros 6 dias de vida
  2. Hidrometrocolpo
  3. Meningocele
  4. Teratoma sacrococcígeo

Ascite Fetal
A. ASCITE + HIDROPISIA FETAL
 1. Hidropisia imune
 2. Hidropisia não imune
B. ASCITE ISOLADA
 1. Ascite urinária
 2. Peritonite de mecônio
 3. Ruptura intestinal
 4. Cisto ovariano roto
 5. Hidrometrocolpo
 6. Doença de armazenamento de glicogênio

ANOMALIAS DO TRATO URINÁRIO FETAL
Incidência: 0,25–1% dos lactentes nascidos vivos (OB-US); 1÷100–1÷200 recém-nascidos (pediatria)
Tipos:
1. Agenesia renal bilateral
2. Doença de rins policísticos infantil
3. Doença de rins policísticos adulta
4. Rim displástico multicístico
5. Obstrução da junção ureteropélvica
6. Megaureter
7. Válvulas uretrais posteriores
8. Síndrome de ventre de ameixa seca
9. Síndrome de megacistos-microcólon-hipoperistalse intestinal
10. Nefroma mesoblástico
11. Tumor de Wilms
12. Neuroblastoma

Associados a: anormalidades cromossômicas em 12% (74% trissomia, 10% deleção, 9% aneuploidia de cromossomos sexuais, 6% triploidia)
- produção de urina fetal: 5 mL/h às 20 semanas MA; 56 mL/h às 40 semanas MA
√ Volume da bexiga: 1 mL às 20 semanas MA; 36 mL às 40 semanas MA
√ Enchimento + esvaziamento da bexiga urinária fetal ocorre a cada 10–30 (variação 7–43) min
√ Ecogenicidade aumentada do parênquima renal indica anormalidade renal em 80%
√ Hidronefrose fetal
  = diâmetro AP da pelve renal > 5 mm às 15–20 semanas, ≥ 8 mm às 20–30 semanas, ≥ 10 mm às 30 semanas

GINECOLOGIA GERAL

Características Pélvicas da Estimulação Estrogênica
√ Espessura + volume aumentados do útero
√ Proporção fundocervical > 2
√ Endométrio ecogênico
√ Aspecto dos ovários NÃO ÚTIL (em virtude de volumes ovarianos amplamente variados + visualização normal de folículos em todas as idades)

Puberdade Precoce
= desenvolvimento sexual completo com características sexuais secundárias aparecendo < 8 anos de idade em meninas/< 9 anos de idade em meninos
- telarca/adrenarca/menarca prematura
Terminologia:
(a) isossexual = características sexuais secundárias apropriadas ao sexo do paciente
(b) heterossexual = características sexuais secundárias inapropriadas ao sexo do paciente
 — virilização em meninas
 — feminização em meninos
(c) gonadotropino-dependente = puberdade precoce verdadeira
(d) gonadotropino-independente = pseudopuberdade precoce

Adrenarca Prematura Isolada
= desenvolvimento dos pelos púbicos em virtude da ação dos androgênios suprarrenais
- níveis aumentados de androgênios suprarrenais
√ Útero + ovários pré-puberais (0,1–1 cm³)

Telarca Prematura Isolada
= aumento mamário
◊ Pode ocorrer sem anormalidades endócrinas
√ Útero + ovários pré-puberais

Pseudopuberdade Precoce
= PSEUDOPRECOCIDADE SEXUAL = PUBERDADE PRECOCE PERIFÉRICA = PUBERDADE PRECOCE INCOMPLETA
= alterações puberais ocorrendo independentemente da ação das gonadotropinas hipofisárias, *i. e.*, desenvolvimento precoce de características sexuais secundárias sem ovulação
Causa:
1. Cisto folicular ovariano autônomo (causa mais comum)
2. Tumor ovariano secretor de estrogênio:
 e.g., tumor de células da granulosa teca, gonadoblastoma, tecoma, coriocarcinoma
3. Síndrome de McCune-Albright
4. Neoplasma corticossuprarrenal
5. Hipotireoidismo
6. Neurofibromatose
7. Hepatoblastoma
8. Ingestão de estrogênio
- baixos níveis de gonadotropina após estimulação com LHRH
- alto nível de estradiol
- baixos níveis de FSH e LH
- idade óssea normal
√ Útero + ovários pré-puberais
√ Aumento ovariano assimétrico (um ovário 2,4–7 cm³) com macrocistos (> 9 mm)
√ ± cisto ovariano folicular unilateral caracterizado por cisto-filho interno

Puberdade Precoce Verdadeira
= PUBERDADE PRECOCE CENTRAL = PRECOCIDADE ISOSSEXUAL VERDADEIRA = PUBERDADE PRECOCE COMPLETA
= desenvolvimento precoce das gônadas + características sexuais secundárias dependente de gonadotropina com ovulação antes dos 8 anos de idade
Causa:
(1) ativação idiopática do eixo hipotalâmico-hipofisário-gonadal (66–80%)
(2) lesão da hipófise/hipotálamo
 e.g., hamartoma do *tuber* cinereum
(3) pressão intracraniana aumentada
 e.g., hidrocefalia pós-meningite
- níveis aumentados de estrogênio
- níveis aumentados de gonadotropina após estimulação com LHRH
- idade óssea avançada
√ Ovários de tamanho adulto (1,2–12 cm³)
√ Dominância do corpo sobre o comprimento do colo
Rx: análogo de ação longa do hormônio liberador de gonadotropina

Estudo radiológico:
(1) avaliação da idade óssea
(2) ultrassonografia pélvica para evidência de maturação do útero + ovários
(3) pesquisa de lesão produtora de estrogênio (cistos ovarianos funcionantes, tumor de células da granulosa juvenil do ovário, tumor corticossuprarrenal feminizante

Infertilidade

= falta de concepção depois de 1 ano de intercurso desprotegido
Incidência: afeta 10–15% dos casais = 7,4 milhões de mulheres em 2002
Etiologia:
(a) fatores femininos (55%)
  – doença tubária (10–20–40%): anomalias congênitas, exposição a DES, doença inflamatória pélvica, salpingite ístmica nodosa, endometriose, fatores pós-operatórios, pólipo, neoplasma, gravidez ectopia
  – fatores uterinos (2–5%): útero bicorne, útero septado, exposição a DES, aderências intrauterinas, inflamação/infecção endometrial, neoplasma uterino, complicações após gravidez, liomioma
  – distúrbio ovulatório (10–20%): insuficiência ovariana prematura, disgenesia gonadal, síndrome de ovários policísticos
  – fatores pélvicos (20–25%)
  – fatores cervicais (5–10%)
(b) fatores masculinos (40%)
(c) combinação de fatores (15–25%)
(d) causa desconhecida (5–10%)
Testes:
- história + exame físico
- testes de laboratório (principalmente hormonais)
- medição da temperatura basal
- teste pós-coital
- cultura cervical
- biopsia endometrial
- monitoramento sonográfico dos ovários
- estudos de aglutinação dos espermatozoides
- teste de penetração no muco *in vitro*
- laparoscopia + histeroscopia
- histerossalpingografia

Oclusão, Irregularidade e Aderências da Tuba Uterina

Frequência: 30–40%
1. Doença inflamatória pélvica
   (a) salpingite granulomatosa: TB
   (b) infecção parasitária
2. Anomalia congênita
3. Anomalia pós-cirúrgica
4. Espasmo tubário
5. Endometriose intraluminal
6. Salpingite ístmica nodosa

Defeito de Enchimento Intrauterino na HSG

1. Sinéquias intrauterinas
2. Liomioma submucoso
3. Pólipos endometriais
4. Coágulo sanguíneo
5. Bolhas de ar

Irregularidades do Contorno Uterino

1. Adenomiose
2. Liomioma
3. Anomalias de ducto de Müller (até 25%)

Anomalias Cervicais

1. Infertilidade de fator cervical (10%)
   = qualidade/volume inadequado do muco cervical
2. Estenose cervical

Anormalidades Ovarianas

(a) primárias
  1. Ovários não funcionantes
  2. Insuficiência ovariana primária
  3. Disgenesia gonadal
(b) secundárias
  1. Síndrome de ovários policísticos
  2. Endometriose
  3. Câncer do ovário

Amenorreia

Amenorreia Primária

Definição:
(a) ausência de menarca nos 16 anos de idade
(b) ausência de telarca/adrenarca nos 14 anos de idade
(c) ausência de menarca > 3 anos depois da adrenarca + telarca
Causa:
A. ANOMALIAS ANATÔMICAS FEMININAS
   = anomalias müllerianas (uterovaginais) (20%)
B. DISTÚRBIOS CONGÊNITOS DA DIFERENCIAÇÃO SEXUAL
   (a) disgenesia gonadal pura = síndrome de Turner (33%)
      √ Gônadas disfuncionais/estrias bilateralmente
   (b) disgenesia gonadal mista
      √ Testículo + gônada em estria
   Risco: em 25% desenvolvimento de disgerminoma/gonadoblastoma em gônadas disgenéticas com cromossomo Y
C. INSUFICIÊNCIA/DISFUNÇÃO OVARIANA
D. CAUSAS HIPOTALÂMICAS/HIPOFISÁRIAS (15%)
E. RETARDO CONSTITUCIONAL (10%)
F. OUTRAS: *e.g.*, doença sistêmica, psiquiátrica (22%)
√ Gônadas ausentes/estrias + útero infantil
1. **Hipogonadismo hipogonadotrófico**
   - níveis baixos/normais de LH + FSH
   (a) disfunção hipotalâmica: tumor hipotalâmico, doença de Kallmann (= ausência de liberação pulsátil de GnRH), enfermidade sistêmica, retardo constitucional do crescimento, extremo estresse físico/psicológico/nutricional (fibrose cística, anemia falciforme, doença de Crohn), irradiação
   (b) disfunção hipofisária: ruptura do pedículo hipofisário por abuso de criança, trauma da cabeça
2. **Hipogonadismo hipergonadotrópico**
   = tecido ovariano não responde a gonadotropinas endógenas
   - altos níveis de LH + FSH
   (a) cariótipo anormal: síndrome de Turner, disgenesia gonadal XY
   (b) irradiação, quimioterapia, doença autoimune (*e.g.*, ooforite autoimune)

√ Útero ausente:
  1. **Feminização testicular** = intersexo masculino = pseudo-hermafroditismo (insensibilidade de órgãos finais à testosterona)
  2. **Disgenesia mülleriana** (= síndrome de Mayer-Rokitansky-Küster-Hauser)
     √ Tubas uterinas + ovários normais
     Associada a: anormalidade renal unilateral (50%), anormalidade esquelética (12%)
√ Útero infantil pequeno:
  1. Tumor virilizante produtor de androgênio do ovário adolescente (geralmente tumor de células de Sertoli-Leydig)
     √ Massa adnexa unilateral
  2. Síndrome de Turner
  3. Exposição *in utero* a dietilestilbestrol
√ Útero normal + tumor ovariano unilateral
  1. Tumor ovariano produtor de estrogênio com interrupção do ciclo menstrual
     tumor de células da granulosa, tecoma
√ Hematometrocolpo:
  (a) recém-nascida = obstrução uterovaginal congênita
      1. Malformação de seio urogenital/cloacal
         √ Massa cística pelviabdominal com nível líquido-detrito na US fetal durante o 3º trimestre
         √ Displasia//obstrução renal
  (b) adolescente
      1. Hímen imperfurado
      2. Septo vaginal transverso
         – na vagina superior (45%)
         – na vagina média (40%)
         – na vagina inferior (15%)
√ Hematométrio:
  1. Disgenesia cervical
√ Aumento ovariano bilateral:
  1. Síndrome de ovários policísticos
     (= síndrome de Stein-Leventhal): causa mais comum de amenorreia secundária

Amenorreia Secundária
1. Gravidez: causa mais comum em meninas > 9 anos de idade
2. Síndrome de ovários policísticos (mais comum causa patológica)
3. Síndrome de Asherman
4. Todas causas de amenorreia primária

Calcificações do Trato Genital Feminino
A. ÚTERO
  1. Fibroma uterino
  2. Artérias arqueadas
B. OVÁRIOS
  1. Cisto dermoide (50%)
  2. Cistoadenoma papilífero (corpos psammomatosos)
  3. Cistoadenocarcinoma
  4. Hemangiopericitoma
  5. Gonadoblastoma
  6. Torção ovariana crônica
  7. Pseudomixoma peritonal
C. TUBAS UTERINAS
  1. Salpingite tuberculosa
D. PLACENTA
E. LITOPÉDIO

Corpos de Psammoma em Tumores
1. Cistoadenoma seroso papilífero/cistoadenocarcinoma
2. Carcinoma mucinoso do cólon
3. Câncer papilífero da tireoide
4. Meningioma

Líquido Livre no Fundo de Saco
1. Ruptura folicular
2. Ovulação
3. Gravidez ectópica
4. Prévia punção do fundo de saco
5. Neoplasma ovariano
6. Doença inflamatória pélvica

MASSA PÉLVICA

Frequência das Massas Pélvicas
1. Cisto anexial benigno..............34%
2. Liomioma.......................14%
3. Cânceres.......................14%
4. Dermoide.......................13%
5. Endometriose...................10%
6. Doença inflamatória pélvica........8%

Massas Pélvicas Císticas
A. MASSA ANEXIAL CÍSTICA
B. MASSA CÍSTICA EXTRA-ANEXIAL
  (a) intraperitoneal
      @ peritônio
        1. Cisto de inclusão peritoneal
        2. Cisto paraovárico
      @ intestino
        1. Mucocele do apêndice
        2. Cisto mesentérico
        3. Intestino distendido com líquido
      @ tuba uterina
        1. Hidro ~, pio ~, hematossalpinge
        2. Gestação ectópica
      @ útero
        1. Liomioma pedunculado/parasitado com degeneração cística
        2. Adenomiose cística
        3. Útero bicorne com corno rudimentar obstruído
  (b) extraperitoneal
      @ espaço pré-sacral
        1. Cisto meníngeo espinhal
        2. Cisto desenvolvimental retrorretal (dermoide, epidermoide, tubo digestivo caudal (*tailgut*)/cisto de duplicação
      @ linfáticos
        1. Linfocele
        2. Degeneração cística de gânglio linfático
        3. Linfangioliomiomatose
        4. Linfangioma
  (c) intra e extraperitoneal
      1. Abscesso pélvico loculado: apendicular, diverticular, pós-operatório, doença de Crohn, tuberculoso, actinomicose pélvica
      2. Hematoma
      3. Divertículo da bexiga

Massa Pélvica Complexa
Mnemônica: CHEETAH
  Cistoadenoma/**C**istoadenocarcinoma
  Hemorrágico, cisto
  Endometriose
  Ectópica, gravidez
  Teratoma (dermoide)

Abscesso (de apendicite adjacente etc.)
Hematoma na pelve

Massas Pélvicas Sólidas
1. Mioma pedunculado
2. Fibroma
3. Adenofibroma
4. Tecoma
5. Tumor de Brenner

Massa Pélvica Gordurosa
- A. ÚTERO
    1. Lipoliomioma
    2. Fibromiolipoma
- B. OVÁRIO
    1. Teratoma ovariano cístico benigno
    2. Degeneração maligna de teratoma cístico
    3. Tumor ovariano lipomatoso não teratomatoso
- C. PELVE
    1. Lipoma pélvico benigno
    2. Lipossarcoma
    3. Linfadenopatia lipoblástica

Massas Pélvicas Extrauterinas
1. Massa anexial sólida
2. Doença metastática
3. Linfoma
4. Rim pélvico
5. Carcinoma retossigmóideo
6. Carcinoma da bexiga
7. Tumor/fibrose retroperitoneal
8. Gordura intraperitoneal
9. Massa/malformação vascular
10. Hematoma
11. Intestino

Dor Pélvica no Grupo Etário Pediátrico
1. Torção ovariana
   (a) de ovário normal
       Causa: mobilidade excessiva do ovário na infância
   (b) com massa ovariana:
       — cisto funcional (60%)
       — neoplasma (40%)
         - teratoma benigno maturo (66%)
         - malignidade (33%): tumor de células germinais (60–75%), tumor epitelial (10–20%), tumor estromal (10%)
2. Cisto ovariano hemorrágico
3. Doença inflamatória pélvica
4. Gravidez ectópica

Dor Pélvica na Gravidez
1. Apendicite aguda
2. Cisto de corpo lúteo hemorrágico roto
3. Gravidez ectópica
4. Aumento/trombose de veia ovariana
5. Dilatação ureteral (relaxamento do músculo liso iniciada por hormônio + compressão extrínseca de ureter D > E)
6. Cálculo ureteral obstrutivo
7. Fibroma em degeneração

ANEXOS

Massas Anexiais
- A. CÍSTICAS
    1. Cisto ovariano fisiológico:
       — folículo graafiano: no meio do ciclo < 25 mm
       — corpo lúteo: depois do meio do ciclo < 15 mm
    2. Cisto funcional/de retenção
    3. Endometrioma
    4. Abscesso tubovárico
    5. Cisto dermoide
    6. Gravidez ectópica
    7. Cisto/cistoadenoma paraovárico
    8. Tumor ovariano seroso/mucinoso
    9. Cistos de hiperestimulação
    10. Cisto de inclusão peritoneal
    11. Edema ovariano maciço
    12. Hidrossalpinge
- B. SÓLIDAS
    1. Tumor ovariano
    2. Torção ovariana
    3. Ooforite
    4. Ovários policísticos
    5. Carcinoma da tuba de Falópio
    6. Liomioma pediculado

Lesão Anexial Hemorrágica
1. Endometriose
2. Cisto ovariano hemorrágico
3. Focos hemorrágicos de adenomiose
4. Hematossalpinge

Lesão Anexial de Baixa Intensidade em T1WI
1. Fibroma
2. Fibrotecoma
3. Cistoadenofibroma
4. Tumor de Brenner
5. Parede de abscesso pélvico crônico
6. Liomioma pedunculado

Lesão Anexial de Alta Intensidade em T1WI
1. Endometrioma
   √ Frequentemente multilocular + bilateral
   √ Sombreado (= perda de sinal) em T2WI
2. Dermoide
   √ Artefato de desvio químico
   √ Perda de sinal depois de supressão de gordura
3. Neoplasma cístico mucinoso
   √ Intensidade de sinal menor do que gordura/sangue
4. Cisto hemorrágico
   √ Unilocular
   √ Ausência de sombreamento
   √ Resolução com tempo
5. Carcinoma de ovário
   √ Componente sólido, septações
   √ Grande tamanho

Massa Anexial na Gravidez
Incidência: 0,5–1,2%
- A. RESOLVENDO-SE PELAS 14–16 SEMANAS EGA (idade gestacional estimada)
    1. Cisto de corpo lúteo
    2. Cisto de teca luteína
- B. MASSA ANEXIAL PERSISTENTE
    1. Benigna
       corretamente diagnosticada por US: 95% de dermoides, 80% de endometriomas, 71% de cistos simples
    2. Maligna (0,1–0,8%)

Tumor Ovariano
- sintomas de pressão: desconforto abdominal, vômito, flatulência, dispneia
- dor aguda por torção, hemorragia

- dor crônica por massa aumentando lentamente, impacção, aderências
- irregularidade menstrual

Orientações radiológicas:
◊ Características de imageamento dos neoplasmas ovarianos geralmente nunca permitem um diagnóstico específico. Independentemente de diferenciação adicional, as pacientes sempre são submetidas à cirurgia!

Sinais sugestivos de benignidade:
√ Unilocularidade do cisto
√ Parede fina < 3 mm
√ Mínimas septações
√ Ausência de projeção papilífera

Sinais sugestivos de malignidade:
√ Tecido sólido não fibroso não gorduroso (mais poderoso preditor de malignidade!)
√ Muitos elementos de tecido sólido em uma lesão complexa
√ Espessura da parede > 3 mm
√ Irregularidades da parede interna/projeções papilíferas
√ Septações > 3 mm
√ Ecogenicidade aumentada dentro de um cisto

Idade: 13% dos neoplasmas malignos na pré-menopausa; 45% dos neoplasmas malignos na pós-menopausa

Cx: (1) torção (em 10–20%)
(2) ruptura (rara)
(3) infecção

Terminologia:
prefixo "cist-": componente cístico presente
sufixo "-fibroma": > 50% componente fibroso
"tumor de baixo potencial maligno": maligno fronteiriço (*borderline*)"

Classificação:
◊ 75% dos neoplasmas ovarianos são benignos
◊ 21% dos neoplasmas ovarianos são malignos
◊ 4% dos neoplasmas ovarianos são *borderline* malignos

Subclassificação dos Tumores Ovarianos			
	Benignos	Fronteiriços	Malignos
[todos os tipos combinados]	75%	4%	21%]
Seroso	60%	15%	25%
Mucinoso	80%	10%	10%
Endometrioide	~0%	~0%	~100%
Células claras	~0%	~0%	~100%
Indiferenciado	0%	0%	100%

Tumor do Epitélio de Superfície (60–70%)
= TUMOR OVARIANO EPITELIAL

Incidência: 60% de todos os tumores ovarianos; 85% de todas malignidades ovarianas

√ Massa cística uni-/multilocular + quantidades variadas de tecido sólido (nódulos murais, componente sólido vascular)
√ Diâmetro máximo > 4 cm
√ Septos espessos (> 3 mm)
√ Propensão a disseminação precoce peritoneal + linfática:
√ Ascite
√ Tachonamento peritoneal
√ Bolo omental
√ Implantes diafragmáticos peri-hepáticos
√ Linfadenopatia

1. Tumor ovariano seroso (50%)
2. Tumor endometrioide (15–30%)
3. Tumor ovariano mucinoso (15%)
4. Adenocarcinoma (5%)
5. Carcinoma indiferenciado (< 5%)
6. Tumor de Brenner (2,5%)
7. Cistadenoma

Tumor de Células Germinativas (15–30%)
◊ 40% dos tumores de células germinais são malignos
(a) benignos (10%)
  1. Cisto dermoide = teratoma maturo (mais comum)
(b) malignos
  responsabilizam por 75% dos cânceres ovarianos vistos na 1ª–2ª década de vida; < 5% de todos os tumores ovarianos; em ordem de frequência:
  1. Disgerminoma 1,9%
  2. Teratoma imaturo 1,3%
  3. Tumor do seio endodérmico 1,0%
  4. Tumor de células germinais misto maligno 0,7%
  5. Carcinoma embrionário 0,1%
  6. Coriocarcinoma 0,1%

SÍNDROME PARANEOPLÁSICA DE TUMOR OVARIANO
Causa: autoanticorpos, complexos imunes circulantes
A. Distúrbios do sistema nervoso
  1. Degeneração cerebelar
  2. Polineurite
B. Distúrbios do tecido conectivo
  1. Dermatomiosite
C. Distúrbios hematológicos
  1. Anemia hemolítica
  2. Coagulação intravascular disseminada
D. Doenças cutâneas
  1. Acantose
E. Síndrome nefrótica

Tumor Estromal de Cordão Sexual (5–8%)
geralmente tem mais de um tipo de célula + origina-se de dois grupos de células:
— células primitivas do cordão sexual, as quais se formam a partir do epitélio celômico (= peritônio primordial) e diferenciam-se em células da granulosa + células de Sertoli
— células estromais (fibroblastos, células da teca, células de Leydig) derivam do mesênquima do mesonefro da crista genital
- larga faixa de idades
- a maioria se apresenta no estádio I com bom prognóstico
- marcadores tumorais ausentes
◊ Muitas vezes, manifestam-se com efeitos hormonais mediados pelo tumor
√ AUSÊNCIA de projeções papilíferas
√ Ausência de gordura + calcificações
  — tumores hiperestrogênicos: tumor de células da granulosa, tecoma, luteoma estromal
  — tumores virilizantes: tumor de células de Sertoli-Leydig, tumor de células esteroides (tumor de células de Sertoli, tumor de células de Leydig)
(a) tumores de células da granulosa-estromais
  1. Tumor de células da granulosa juvenil... multicístico
  2. Tumor de células da granulosa adulto........ sólido
  3. Tecoma........................... sólido
  4. Fibroma.......................... sólido
  5. Fibrossarcoma
  6. Tumor estromal esclerosante
(b) tumores de células de Sertoli-estromais
  1. Tumor de Sertoli-Leydig.................. sólido
  2. Células de Sertoli = arrenoblastoma........ sólido
  3. Células de Leydig

(c) tumores de células esteroides = tumores de células lipídicas
  1. Luteoma estromal
  2. Tumor de células de Leydig = tumor de células do hilo
  3. Tumor de células esteroides, não especificado de outro modo
(d) outros
  1. Ginandroblastoma
  2. Tumor do cordão sexual com túbulos anulares associado à síndrome de Peutz-Jeghers (30% de todos os tumores com túbulos anulares)
  3. Tumor estromal esclerosante

Tumor Ovariano Secundário (5%)
metástases de: órgãos pélvicos, trato GI superior, mama, brônquio, tumores reticuloendoteliais, leucemia

Tumor Ovariano Sólido
1. Fibroma
2. Tecoma
3. Tumor de células da granulosa
4. Tumor de células de Sertoli-Leydig
5. Tumor de Brenner
6. Sarcoma
7. Disgerminoma
8. Tumor de seio endodérmico
9. Teratoma
10. Metástase
11. Endometrioma
12. Edema ovariano maciço
13. Liomioma

Tumor Ovariano Funcionante
◊ 2/3 dos tumores estromais gonadais produzem esteroides
◊ O mais comum tumor ovariano funcionante é o tumor estromal de cordão sexual (= 8% dos neoplasmas ovarianos)

TUMOR OVARIANO COM HIPERESTROGENISMO
- precocidade sexual em meninas pré-menarca
- sangramento uterino excessivo irregular
(a) cístico
  1. Tumor de células da granulosa
  2. Cistoadenoma mucinoso
(b) sólido
  3. Tecoma
  incomuns: luteoma estromal, coriocarcinoma, teratoma, tumor de Brenner

TUMOR OVARIANO COM HIPERANDROGENISMO
- calvície em padrão masculino
- perda do contorno corporal feminino
- hirsutismo
- testosterona sérica elevada
- desidroepiandrosterona sérica ± elevada
(a) sólido ± cístico
  1. Tumor de células de Sertoli-Leidig
(b) sólido
  2. Tumor de células de Leydig
  incomuns: metástase, teratoma, coriocarcinoma, tumor de células de Sertoli

OUTROS TUMORES OVARIANOS FUNCIONANTES
- níveis aumentados de hCG: coriocarcinoma
- hipertireoidismo: *struma ovarii*
- síndrome carcinoide: tumor carcinoide
- síndrome de Cushing: tumor de células esteroides
- hipoglicemia: fibroma, disgerminoma, carcinoide

Obstrução da Tuba de Falópio Proximal
1. Fibrose extensa/salpingite ístmica nodosa (40%)
2. Detritos amorfos/aderências mínimas (40%)
3. Espasmo tubário (20%)

ÚTERO

Sangramento Vaginal Pré-Puberal
1. Corpo estranho vaginal
   Incidência: em 18% das crianças com sangramento + corrimento vaginal; em 50% das crianças com sangramento vaginal + sem corrimento
2. Rabdomiossarcoma vaginal
3. Puberdade precoce
4. Hemangioma
5. Malformação vascular

Sangramento Vaginal Pós-Menopáusico
1. Atrofia endometrial (em 60–75%)
   - endométrio atrófico fino é propenso a ulceração superficial
   √ Em 75% espessura endometrial < 4–5 mm
     ◊ Paciente pode antecipar biopsia endometrial!
   √ Em 25% espessura endometrial de 6–15 mm
2. Hiperplasia endometrial
3. Pólipo endometrial
4. Fibroma submucoso
   √ Massa hipoecoica com um endométrio ecogênico normal sobrejacente
   √ ± atenuação acústica
   √ ± prolapso para dentro da cavidade endometrial
   Rx: pode ser removido em histeroscopia se > 50% da massa projetar-se para dentro da cavidade endometrial
5. Adenomioma
   √ Indistinguível de fibroma submucoso
6. Carcinoma endometrial (em 7–20%)
7. Supressão de estrogênio
Momento ótimo para imageamento:
   imediatamente depois da cessação do sangramento quando se presume que o endométrio esteja mais fino
Rx: qualquer espessura focal/generalizada > 5 mm em US transvaginal exige investigação adicional (sonoisterografia, biopsia dirigida, histeroscopia)

Endométrio Irregular Difusamente Espessado
Espessura endometrial normal:
   ver "Endométrio" na página 1042
Sensibilidade para detecção de anormalidades endometriais: 80% para US transvaginal; 30% para biopsia endometrial
Momento para sonoisterografia: dia 4, 5 ou 6 do ciclo menstrual

1. **Hiperplasia endometrial**
   Idade: mulheres peri/pós-menopáusicas
   Causa: estimulação estrogênica sem oposição endógena/exógena prolongada
   √ Espessamento endometrial focal/difuso > 5–6 mm
   √ Formação de pólipos de até 5 cm
   Tipos:
   (a) hiperplasia cística glandular (mais comum)
       Histologia: glândulas dilatadas revestidas por epitélio colunar/cuboide alto
       √ Pequenos cistos dentro de endométrio uniformemente ecogênico
       Prognóstico: SEM condição pré-maligna

(b) Hiperplasia adenomatosa
√ Endométrio com áreas hipoecoicas irregulares
Prognóstico: precursor de câncer endometrial
2. Endométrio secretório
◊ Melhora cronologia do exame!
3. Câncer endometrial
4. Endometrite
5. **Alterações endometriais relacionadas com o tamoxifeno**
= antiestrogênio não esteroide na mama atua como um agonista estrogênico fraco causando efeitos proliferativos sobre o endométrio
Prevalência aumentada de: hiperplasia endometrial, pólipos, carcinoma
◊ 50% das mulheres tratadas com tamoxifeno desenvolverão anormalidades endometriais dentro de 6–36 meses
Histologia:
(a) espessura endometrial aumentada para 10,4 mm; 4,2 mm em paciente-controle
(b) pólipos (36%); 10% em paciente-controle
(c) alterações atróficas (28%); 87% no grupo-controle
• hemorragia (necessária avaliação adicional)
√ Espessamento endometrial > 5–9 mm:
√ Hiperplasia endometrial
√ Pólipo endometrial
√ Alterações císticas subendometriais (= distensão glandular dentro de um pólipo/adenomiose reativada dentro do endométrio interno)
MR:
√ Interface endometrial-miometrial (em decorrência de atrofia endometrial/alterações proliferativas)
√ Homogeneidade hiperintensa em T2WI
√ Vazio de sinal + contraste em T1WI
√ Pólipos:
√ Intensidade heterogênea em T2WI
√ Contraste semelhante a uma malha atravessando canal endometrial em T1WI

Endométrio Focalmente Espessado

1. **Pólipo endometrial**
= hiperplasia focal da camada basal: em 20% múltipla
Idade: principalmente 30–60 anos
Histologia: projeções de glândulas endometriais + estroma para dentro da cavidade uterina
(a) pólipo hiperplástico assemelhando-se a hiperplasia endometrial
(b) pólipo funcional assemelhando-se ao endométrio circundante (frequente)
(c) pólipo atrófico
Frequentemente associado a: terapia com tamoxifeno
US:
√ Massa intracavitária homogênea hiperecoica lisa bem definida séssil de base larga/pedunculada (79%) (mais bem vista em sono-histerografia):
√ Espaços císticos (em 59%) decorrentes de glândulas dilatadas aumentadas cheias de líquido proteináceo
√ Textura heterogênea sugere infarto, inflamação, hemorragia
√ Vaso visualizado dentro do pedículo com Doppler colorido
Transformação maligna: em 0,4–3,7%
2. Carcinoma primário do endométrio
Fatores de risco: exposição a estrogênio inoposto, obesidade, nuliparidade, hipertensão
Localização: predominantemente no fundo uterino: 24% na porção ístmica)
◊ 10% taxa de câncer com espessura endometrial de 6–15 mm
◊ 50% taxa de câncer com espessura endometrial de > 15 mm
√ Endométrio heterogêneo irregular > 5 mm de espessura
√ Espessamento endometrial focal/difuso (espessura média 18,2 mm)
√ Interface endometrial-miometrial irregular pouco definida
√ Ecogenicidade aumentada no miométrio (= câncer endometrial invasivo)
√ Traçados Doppler com índice resistivo < 0,7 sugerem malignidade
3. Carcinoma metastático
ovário, colo, tuba uterina, leucemia
4. Mola hidatiforme
√ Massa ecogênica com áreas sonotransparentes irregulares
5. Aborto incompleto
6. Liomioma submucoso
√ Massa hipo/hiperecoica em relação ao endométrio
√ Fixação larga ao miométrio
√ Margem intracavitária delineada por orla ecogênica de endométrio
√ ± atenuação acústica
Rx: remoção histeroscópica se > 50% da massa se projetar para dentro da cavidade endometrial
7. Adenomioma focal
√ Massa hipoecoica com um endométrio ecogênico sobrejacente
DDx: mioma submucosal indistinguível
8. Sinéquias intrauterinas
√ Bandas ecogênicas estendendo-se de uma superfície endometrial à outra
DDx: coágulos sanguíneos aderentes

Coleção Líquida dentro do Canal Endometrial

Tipos: sangue, muco, material purulento
A. PRÉ-MENOPÁUSICA
1. Infecção: endometrite, piométrio
2. Lesão obstrutiva congênita: hímen imperfurado, septo vaginal, atresia vaginal/cervical
3. Lesão obstrutiva adquirida: estenose cervical (após instrumentação/biopsia cônica/radiação), carcinoma cervical
4. Hematométrio espontâneo em doenças hemorrágicas
5. Gravidez: intrauterina, ectópica, aborto incompleto
6. Câncer endometrial
7. Pólipo endometrial, fibroma submucoso
8. Funcional: durante menstruação
B. PÓS-MENOPÁUSICA
1. Câncer endometrial/cervical
2. Estenose cervical
3. Normal se pequena quantidade

Cistos Endometriais

1. Atrofia cística endometrial
Histologia: glândulas atróficas cisticamente dilatadas revestidas por camada simples de epitélio cuboide achatado/baixo
√ Endométrio muito fino de < 4–5 mm
2. Hiperplasia cística endometrial

Aumento Uterino Difuso

1. Liomiomatose difusa
2. Adenomiose
3. Carcinoma endometrial (15%)

Massas Uterinas
A. BENIGNAS
1. Fibromas uterinos (99%)
2. Piométrio
3. Hemato/hidrocolpo
4. Contração uterina transitória (durante gravidez)
5. Útero bicorne
6. Adenomiose
7. Gravidez intrauterina
8. Lipoliomioma (< 50 casos na literatura mundial)

B. MALIGNAS
1. Carcinoma cervical
2. Carcinoma endometrial
3. Liomiossarcoma
4. Doença trofoblástica invasiva

Massa Cervical
1. Fibroma
2. Carcinoma
3. Pólipo endometrial
4. Cisto de Naboth (= cisto de retenção relacionado com cervicite crônica)

Depressão Fúndica na HSG
(a) com contorno externo normal
1. Útero septado
2. Útero arqueado

(b) com contorno externo anormal
1. Útero bicorne
2. Mioma fúndico

Defeito de Enchimento na HSG
1. Sinéquias
2. Pólipo endometrial
3. Mioma submucoso
4. Pregas uterinas = paralelas ao eixo longo do útero
5. Bolhas de ar

Contorno Uterino Anormal na HSG
1. Mioma submucoso
2. Adenomiose
3. Trauma (cesariana, miomectomia)

Estenose Cervical
= obliteração + obstrução do canal endocervical
= impossibilidade de inserir um dilatador de 2,5 mm

A. CONGÊNITA
1. Septo vaginal transverso no útero didelfo
2. Ausência congênita de colo

B. ADQUIRIDA
1. Carcinoma cervical (pós-menopáusico)
2. Câncer endometrial (pré-menopáusico)
3. Massas benignas: pólipo, fibroma
4. Prévio tratamento com radiação
5. Prévia curetagem endocervical/biopsia cônica

- obstrução a fluxo menstrual → amenorreia, dismenorreia
√ Distensão da cavidade endometrial por secreções + produtos de sangue
√ Estreitamento do canal endocervical < 5 mm por HSG impedindo inserção do catéter de HSG
Cx: endometriose de refluxo

Hemorragia Pós-Parto
1. Atonia uterina
   - hemorragia no período pós-parto imediato
   √ Útero normal

2. Produtos retidos da concepção
   - hemorragia vários dias depois do parto
   √ Massa intracavitária ecogênica fixada ao endométrio
   √ Fluxo de alta velocidade > 21 cm/s de baixa resistência (suprindo tecido trofoblástico residual)
   √ Calcificação de produtos retidos (achado tardio)

VAGINA
Cisto Vaginal
1. Cisto de ducto de Gartner
2. Cisto de glândula de Bartholin
   = homóloga feminina das glândulas de Cowper masculinas
   Localização: porção posterolateral da vagina inferior
3. Cisto de ducto paramesonéfrico/de ducto de Müller
   = resto aberrante de ducto paramesonéfrico
   Localização: parede anterior da vagina próximo do colo
4. Cisto de inclusão epitelial
   = originado do seio urogenital
   Histologia: revestido por epitélio transicional contendo material caseoso espesso

Fístula Vaginal
1. Fístula enterovaginal
   (a) retovaginal: cura incompleta de laceração perineal por trauma obstétrico, radioterapia
   (b) anovaginal: doença intestinal inflamatória (10% das pacientes com doença de Crohn)
   (c) diverticulite colovaginal
2. Fístula vesicovaginal
   histerectomia, radioterapia
3. Fístula ureterovaginal: histerectomia vaginal

Neoplasia Vaginal e Paravaginal
A. PRIMÁRIO
1. Hemangioma cavernoso da vulva
2. Liomioma submucoso pediculado prolapsado para dentro da vagina
3. Carcinoma cístico adenoide de glândula de Bartholin
4. Carcinoma vaginal
   (a) carcinoma de células escamosas (90%)
   (b) adenocarcinoma (3%)
5. Rabdomiossarcoma

B. SECUNDÁRIO (80% de todos os tumores vaginais)
extensão direta da bexiga, reto, colo, útero

GÁS NO TRATO GENITAL
A. ÚTERO
1. Endometrite
2. Superinfecção de liomioma: mais comum em liomioma submucoso (suprimento sanguíneo insuficiente)
3. Metabolismo bacteriano de tecido neoplástico necrótico
4. Fístula para o trato GI: câncer uterino
5. Piométrio secundário à obstrução por câncer cervical
6. Gangrena gasosa: decorrente de infecção clostridial a partir de aborto séptico

B. OVÁRIO
1. Neoplasma ovariano superinfectado

C. VAGINA
1. Vaginite enfisematosa
   = processo autolimitado não bacteriano, que ocorre principalmente durante gravidez, caracterizado por numerosos espaços cheios de gás na submucosa da vagina + exocérvix

ANATOMIA E FISIOLOGIA DO SISTEMA REPRODUTOR FEMININO

GONADOTROPINA CORIÔNICA HUMANA
= hCG = glicoproteína elaborada pelas células trofoblásticas da placenta começando no 8º dia após a concepção

Teste Imunológico de Gravidez
= teste de aglutinação indireta para hCG na urina; possível reação cruzada com outros hormônios/medicações
Torna-se positivo às 5 semanas MA
Vantagens: facilmente disponível, efetuado facilmente + rapidamente
Desvantagens: frequentemente resultados falsos-positivos e falsos-negativos
Sensibilidade:
  (a) lâmina: 400–15.000 mIU/mL (tempo de teste 2 min)
  (b) tubo de ensaio: 1.000–3.000 mIU/mL (tempo de teste 2 h)

Teste de Gravidez de Radioimunoensaio (RIA)
= mede subunidade beta da hCG no soro com uma sensibilidade tão baixa quanto 1–2 mIU/mL
◊ β-hCG sérica torna-se positiva com 3 semanas MA/7–10 dias depois da concepção!
Padrões:
  (1) Second International Standard (SIS)
  (2) International Reference Preparation – Preparação de Referência Internacional (IRP)
  (3) Third International Standard (TIS)
  1 mIU/mL (SIS) = 2 mIU/mL (IRP) = 2 mIU/mL (TIS)
  1 ng/mL = 5–6 mIU/mL (SIS)
  = 10–12 mIU/mL (IRP ou TIS)
◊ Variações dos valores lab de até 50% podem ocorrer entre diferentes laboratórios!
◊ 6–15% de precisão entre "corridas"!
Vantagens: específico para hCG, sensível
Desvantagens: necessita lab especializado + 3–24 h para completamento
Sensibilidade:
  (a) qualitativo: 25–30 mIU/mL (3 h tempo de teste)
  (b) quantitativo: 3–4 mIU/mL (24 h tempo de teste)
Elevação:
  > 66% aumento do nível inicial de β-hCG em 48 h em 86% das gravidezes NORMAIS
  < 66% AUMENTO do nível inicial de β-hCG em 48 h em 87% das gravidezes ECTÓPICAS
◊ Níveis de β-hCG duplicam cada 2–3 dias durante os primeiros 60 dias de gravidez!

"Regra 1-7-11"		
β–hCG (IRP)	Marcos US	Idade Gestacional
1.000 mIU/ML	saco gestacional	32 d (4,5 semanas)
7.200 mIU/mL	saco vitelino	36 d (5,0 semanas)
10.800 mIU/mL	embrião + movimento cardíaco	40 d (6,0 semanas)

ANATOMIA DA GESTAÇÃO
Coriodecídua
Córion
[*chorion*, grego = pele, couro]
= trofoblasto + mesênquima fetal com troncos vilosos fazendo protrusão para dentro da decídua; fornece nutrição para o embrião em desenvolvimento
(a) *chorion frondosum* = parte adjacente à decidua basalis, forma placenta primordial
  [*frondosus*, latim = folhagem]
(b) *chorion laeve* = porção lisa do córion com vilos atrofiados
(c) "placa coriônica" = membrana amniótica cobrindo a placa coriônica da placenta

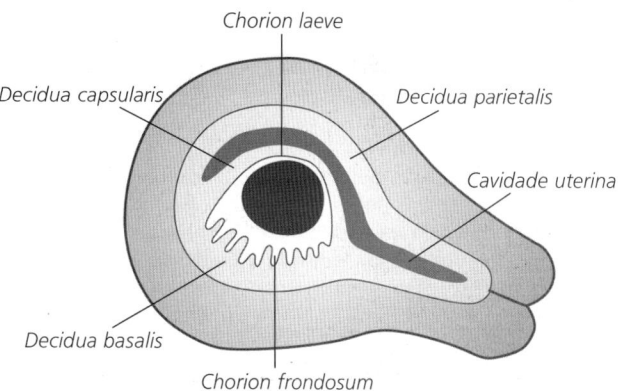

Anatomia da Gestação

Decídua
(a) *decidua basalis* = entre *chorion frondosum* + miométrio
(b) *decidua capsularis* = porção que faz protrusão para dentro da cavidade uterina
(c) *decidua parietalis* = *decidua vera* = porção que reveste a cavidade uterina nos demais locais

Saco Gestacional (GS)
origina-se do blastocisto, o qual se implanta dentro do endométrio secretório 6–9 dias depois da ovulação (= 20–23 dias de MA), rodeado por trofoblasto ecogênico
◊ GS mede 0,1 mm no momento da implantação
√ **Sinal intradecidual** (sinal mais inicial) = coleção líquida intrauterina correspondendo ao saco gestacional completamente incluso dentro da decídua (48% sensível, 66% específico, 45% preciso) às < 5 semanas GA
√ **Sinal do duplo do saco decidual** (DDS) [mais útil GA > 5 semanas] = 2 anéis hiperecoicos concêntricos rodeando uma porção do saco gestacional:
  √ Anel ecogênico externo (*decidua parietalis*)
  √ Linha hipoecoica interposta (paredes endometriais em aposição)
  √ Anel ecogênico interno (= *decidua capsularis*)
  √ DDS presente com um diâmetro médio do saco de 10 mm (= 40 dias GA)
  ◊ Um sinal do duplo saco decidual se correlaciona com a presença de gravidez em 98%)
√ GS rodeado por espessamento endometrial > 12 mm
√ Orla interna hiperecoica contínua > 2 mm de espessura
√ Forma esférica/ovoide sem angulações
√ Diâmetro médio do saco cresce 1,13 (variação 0,71–1,75) mm/d

Tamanho do Saco Gestacional
Crescimento linear: 10 mm pela 5ª semana MA
  60 mm pela 12ª semana MA
enche a cavidade coriônica pela 11ª–12ª semana MA

Visualização do Saco Gestacional
Visualização mais precoce: diâmetro médio do saco de 2–3 mm
A. VISUALIZAÇÃO DO GS *VERSUS* NÍVEL β-hCG (2nd International Standard):

(a) em *scan* transabdominal
em 100% com níveis de β-hCG de > 1.800 IU/L
(b) em *scan* transvaginal
em 20% com níveis de β-hCG de < 500 IU/L
em 80% com níveis de β-hCG de 500–1.000 IU/L
em 100% com níveis de β-hCG de > 1.000 IU/L
B. VISUALIZAÇÃO DO GS *VERSUS* IDADE MENSTRUAL
5,0 ± 1 semana = 10 mm
5,5 ± 1 semana = 13 mm
6,0 ± 1 semana = 17 mm
6,5 ± 1 semana = 20 mm

Saco Vitelino Secundário

= estrutura sonotransparente arredondada (fora da cavidade amniótica) dentro do saco coriônico (= cavidade extracelômica) conectada ao umbigo por um pedículo estreito; formado por proliferação de células endodérmicas; parte do saco vitelino é incorporada para o tubo digestivo fetal; o resto persiste como um saco conectado ao feto pelo ducto vitelino

Função:
(a) transferência de nutrientes do trofoblasto para o embrião antes de circulação placentária funcionante
(b) formação inicial de vasos sanguíneos + precursores sanguíneos na parede do saco
(c) formação do tubo digestivo primitivo
(d) fonte de células germinais primordiais

Tempo de formação: por volta de 28 dias MA

Tamanho médio: 1,0 mm pelas 4,7 semanas MA; 2,0 mm pelas 5,6 semanas MA; 3,0 mm pelas 7,1 semanas MA; 4,0 (2,2–5,3) mm pelas 10 semanas MA; desaparece por volta de 12 semanas MA

◊ Primeira estrutura visível dentro do saco gestacional

Visualização definitiva em scan transvaginal:
√ Às 5,5 semanas MA
√ No GS com um diâmetro médio do saco de ≥ 8 mm

Visualização definitiva em scan transabdominal:
√ No GS com um diâmetro médio de ≥ 20 mm
√ Na idade gestacional de 7 semanas MA

Embrião

Estádios de desenvolvimento:
período pré-embrionário: 2ª–4ª semana MA
disco embrionário trilaminar: durante 5ª semana MA
período embrionário: 6ª–10ª semana MA
herniação umbilical fisiológica: 8ª–12ª semana MA
período fetal: começando na 11ª semana MA

Velocidade de crescimento média:
0,7 mm por dia/1,5 mm cada 2 dias; crescimento curvilíneo de 7 mm às 6,3 semanas MA até 50 mm às 12,0 semanas MA

Visualização mais inicial (em scan endovaginal):
às 5,4 semanas MA com Comprimento Cabeça-Nádega (CRL) de 1,2 mm

VISUALIZAÇÃO DO EMBRIÃO *VERSUS* GS
(a) em *scan* transabdominal
100% de visualização se saco gestacional ≥ 27 mm
(b) em *scan* transvaginal
100% de visualização se saco gestacional ≥ 12 mm
◊ *Scan* transvaginal não necessário se em *scan* transabdominal saco gestacional > 27 mm sem evidência de embrião!

Gravidez falhada: não visualização do embrião com tamanho do saco gestacional médio ≥ 18 mm

Atividade Cardíaca do Embrião

◊ Coração começa a se contrair a um CRL de 1,5–3 mm = 22 dias GA = 36 dias MA

Visualização definitiva em scan endovaginal:
(a) aos 46 dias GA
(b) diâmetro médio do saco de 16 mm
(c) **CRL ≥ 5 mm CRL = 6,2 semanas**

Visualização definitiva em scan *transabdominal:*
(a) aos 55 dias GA
(b) diâmetro médio do saco de 25 mm

Velocidade:
– às 5–6 semanas GA . . . . . . 101 bpm
– às 8–9 semanas GA . . . . . . 143 bpm

Membrana Amniótica

= linha ecogênica curvilínea dentro do saco coriônico: enche cavidade coriônica pelas 11–12 semanas MA;

Fusão:
— funde-se com a membrana coriônica a aproximadamente 16 semanas MA para formar a placa coriônica
— fusão incompleta com córion frequente (DDx: hemorragia subcoriônica, aborto gemelar, coexistente com complexo membros-parede corporal)

Cordão Umbilical

Embriologia:
– cordão se forma entre 5ª e 12ª semana pós-menstrual com contribuições do pedículo corporal, ducto onfalomesentérico ou vitelino, saco vitelino, alantoide
– junção do âmnio com superfície ventral do embrião formará o umbigo

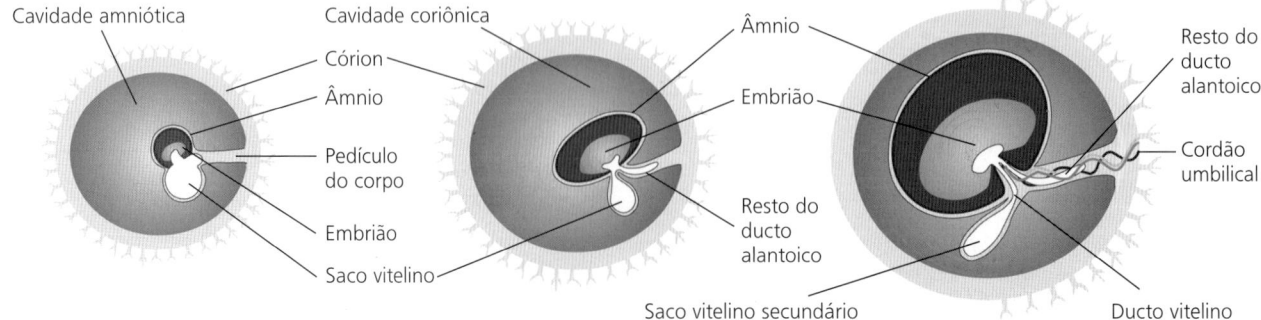

Estádio de dupla vesícula simples
detecção mais inicial às 5 semanas GA, embrião 2 mm de comprimento

Ducto vitelino
8 semanas GA

Cordão umbilical enrolado inicial
9 semanas GA

- tubo digestivo intermediário sofre herniação fisiológica para dentro da base do cordão umbilical 7–12 semanas pós-menstruais
- cordão cresce até fim do 2º trimestre: diâmetro médio de 17 mm, comprimento de 50–60 cm

Anatomia:
- 1–2 cm de diâmetro
- duas artérias umbilicais = ramos das duas artérias ilíacas internas
- uma veia umbilical (permanece após regressão da veia umbilical direita no período embrionário inicial)
- geleia de Wharton = matriz compressível do cordão
- coberta por âmnio
- espiralação do cordão com 0–40 voltas estabelecida pelas 9 semanas

PLACENTA
[plakuos, grego = bolo chato]
(a) porção fetal
  1. Vilos do chorion frondosum
     contêm plexos arteriais supridos por artéria umbilical que fazem protrusão adentro do espaço interviloso banhando-se em sangue materno
(b) porção materna
  2. *Decidua placentalis*
     reveste espaço interviloso

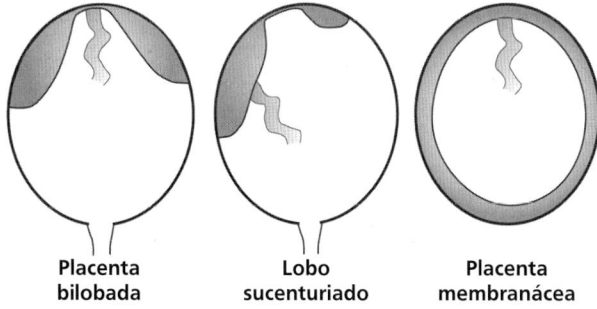

Morfologia Placentária Variante

Morfologia Placentária Variante

A. Lobos adicionais
  1. **Lobo sucenturiado**
     = único/múltiplos lobos adicionais separados, mas conectados à massa principal por vasos sanguíneos fetais
     Risco: implantação sobre óstio cervical, ruptura de vasos conectores, retenção de lobo acessório com hemorragia pós-parto
  2. **Placenta bilobada**
     = 2 placentas de mesmo tamanho relativo conectadas por uma fina ponte de tecido placentário
     Risco: nenhum
B. **Placenta extracorial**
   = placa coriônica menor que placa basal; i.e., a transição de córion membranoso para córion viloso ocorre a uma distância da margem da placenta que é menor do que o raio da placa basal
  1. **Placenta circum-marginada**
     Incidência: até 20% das placentas
     Risco: sem significado clínico
     √ Membranas fetais formam um anel plano no local da fixação à placa coriônica
     √ Margem placentária não deformada
  2. **Placenta circunvalada**
     = fixação das membranas fetais forma um anel espessado dobrado com fibrina + frequente hemorragia subjacente
     Incidência: 1–2% das gravidezes
     Risco: trabalho de parto prematuro, ameaça de aborto, mortalidade perinatal aumentada, descolamento, hemorragia marginal
C. **Placenta membranácea**
   = placenta membranosa fina ocupando circunferencialmente a periferia inteira do córion + presença de vilos placentários bem vascularizados nas membranas periféricas (em virtude da falta de regressão)
   Causa: ? endometrite, hiperplasia endometrial, vascularização extensa da *decidua capsularis*, dano endometrial prévio por curetagem
   Risco: sangramento vaginal repetido estendendo-se adentro do 2º trimestre, aborto com 20–30 semanas, hemorragia pós-parto
   √ Contorno espessado sobre todo o saco gestacional (0,2–3,0 cm)
   √ Pode mostrar disco distinto adicional de placenta

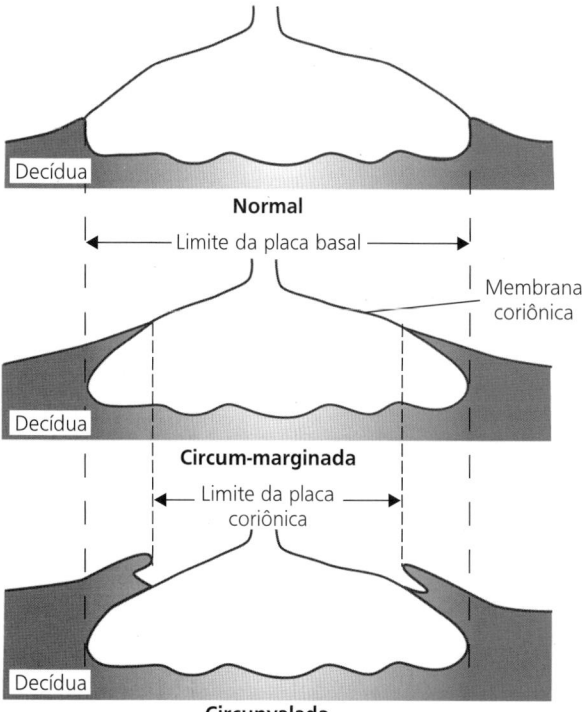

Placenta Extracorial

Variante de Inserção do Cordão Umbilical

1. Inserção central (normal)
2. Inserção excêntrica
   = inserção do cordão < 1 cm da margem placentária
3. Inserção velamentosa
   = inserção nas membranas corioamnióticas fora da margem placentária
   √ Segmentos do cordão umbilical correm entre âmnio + córion não protegidos por geleia de Wharton

Graduação Placentária

de acordo com a aparência em eco da zona basal, placa coriônica, substância placentária

◊ Calcificações placentárias prematuras são associadas a fumar cigarros, hipertensão, IUGR!
◊ Não considerada útil porque graduação placentária é imprecisa para datação fetal ou para maturidade pulmonar fetal!

GRAU 0
√ Placenta homogênea + linha reta da placa coriônica
Tempo: < 30 semanas MA

GRAU 1
√ Placa coriônica ondulada + ecos placentários brilhantes esparsos
Tempo: visto a qualquer tempo durante a gravidez; em 40% a termo
◊ em 68% relação L/S > 2,0

GRAU 2
√ Ecos brilhantes lineares paralelos à placa basal
√ Ecos pontilhados confluentes dentro da placenta ± indentações da placa coriônica
Tempo: raramente visto em gestações < 32 semanas MA; visto em 40% a termo
◊ em 87% relação L/S > 2,0

GRAU 3
√ Septos intercotiledonais calcificados, muitas vezes rodeando centro sonotransparente
Tempo: raramente visto em gestações < 34 semanas MA em 15–20 a termo
◊ em 100% relação L/S > 2,0 (= fortemente correlacionado com maturidade pulmonar)

Senescência Placentária Prematura
= placenta grau 3 vista em gestação < 34 semanas MA
◊ Em 50% sugestiva de hipertensão materna/IUGR

Circulação Uteroplacentária
em 20 semanas MA trofoblasto invade vasos maternos e transforma artérias espirais em vasos tortuosos distendidos = artérias uteroplacentárias
Histologia:
(a) na porção decidual das artérias espirais: trofoblasto em proliferação a partir dos vilos de ancoragem invade a luz das artérias espirais + substitui parcialmente o endotélio
(b) na porção miometrial das artérias espirais desintegração de elementos musculares lisos → perda da lâmina elástica → sistema vascular facilmente distensível de baixa resistência

Volume de Fluxo Sanguíneo Uterino
— 50 mL/min brevemente depois da concepção
— 500–900 mL/min a termo
Fluxo sanguíneo interviloso: 140 ± 53 mL/min (por remoção de Xe-133)

Doppler da Artéria Umbilical
Variáveis que afetam medições Doppler:
local do Doppler (preferido próximo à placenta), frequência cardiofetal, respiração fetal, drogas (cloridrato de ritodrina diminui a relação S/D
√ Grau de fluxo diastólico aumenta à medida que a gestação progride
— relação S/D entre 3,3 e 4,3 às 20 semanas
— relação S/D entre 1,7 e 2,4 a termo
√ Fluxo altamente turbulento

Lesões de IUGR
= estreitamento da luz vascular por
(a) trombose de segmentos deciduais das artérias uteroplacentárias
(b) falta de desenvolvimento de segmentos miometriais das artérias uteroplacentárias

MATURAÇÃO FETAL
◊ US é mais confiável do que LMP/exame físico!

Marcos Ultrassonográficos
√ Saco gestacional sem embrião ou saco vitelino = 5,0 semanas
√ Saco gestacional + saco vitelino sem embrião = 5,5 semanas
√ Batimento cardíaco ± embrião < 5 mm = 6,0 semanas
Precisão: ± 0,5 semana

Precisão da Biometria (intervalo de confiança de 95%)		
Estádio	*Marcos*	*Precisão (Semanas)*
1° trimestre		
5–6 semanas	Marcos US	± 0,5
6–13 semanas	CRL	± 0,7
2° trimestre		
14–20 semanas	cBPD/HC	± 1,2
	BPD/FL	± 1,4
20–26 semanas	cBPD/HC	± 1,9
	BPD/FL	± 2,1–2,5
3° trimestre		
26–32 semanas	cBPD/HC/FL	± 3,1–3,4
	FL	± 3,1
32–42 semanas	cBPD/HC/FL	± 3,5–3,8
	FL	± 3,5

Idade Fetal
= IDADE GESTACIONAL (GA) = "IDADE MENSTRUAL" (MA)
= idade da gravidez fundamentada na última menstruação (LMP) regular da mulher projetando a data estimada do parto (EDC) para 40 semanas
◊ Observar o uso clínico inacurado de "idade gestacional", que falando estritamente refere-se à idade verdadeira da gravidez contando desde o dia da concepção, enquanto "idade menstrual" se refere à idade verdadeira da gravidez + aproximadamente 2 semanas contando do primeiro dia da última menstruação!
◊ Em *scans* subsequentes GA = GA atribuída na primeira ultrassonografia + número de semanas intervenientes!
PRECISÃO DA AVALIAÇÃO CLÍNICA
história menstrual ± 2–3 semanas
exame no 1° trimestre ± 2 semanas
altura do fundo ± 4 semanas

Saco Gestacional (GS)
= média de 3 diâmetros (craniocaudal, AP, TRV) do espaço anecoico dentro das paredes do saco
◊ Usado para datação entre 6 e 12 semanas MA (identificado tão cedo quanto às 5 semanas MA em *scan* transabdominal)
EGA (Idade Gestacional Estimada) [em semanas] = (GS [em mm] + 25,43÷7,02
Precisão: ± 7 dias

Tamanho Embrionário Inicial
= comprimento do embrião < 25 mm em *scan* transvaginal efetuado às < 11 semanas MA
Idade gestacional (dias) = tamanho embrionário + 42
Precisão: ± 3 dias

Comprimento Cabeça-Nádega (CRL)
= comprimento do feto; útil até 12 semanas MA (geralmente identificado em 7 semanas MA no *scan* transabdominal)

Regra prática: MA (em semanas) = CRL (em cm) + 6
Precisão: ± 5–7 dias

Diâmetro Biparietal (BPD)
= medido de margem de avanço a margem de avanço da tábua calvarial no plano transaxial mais largo do crânio = nível dos tâlamos + *cavum septi pellucidi* + fissuras de Sylvius com artérias cerebrais médias
◊ Excelente meio de estimar GA no 2° trimestre > 12 semanas MA
Precisão:
2 mm para "erro entre ocasiões"
◊ Mais preciso para datação se combinado com HC, AC, FL contanto que as proporções corporais sejam normais!
◊ Menos confiável para datação no 3° trimestre em virtude da crescente variabilidade biológica!

Data Estimada do Parto (EDC) Discordante por LMP e BPD
1. Erro metodológico na medição
   (a) seção axial errada
   (b) compressão craniana (gestação múltipla, apresentação de nádegas, oligo-hidrâmnio, dolicocefalia)
2. LMP errônea
   outras medições (AC, FL) se correlacionam com BPD
3. Crescimento anormal da cabeça
   (a) BPD menor que AC
   microcefalia, macrossomia fetal
   (b) BPD maior que AC
   anormalidade intracraniana, IUGR assimétrico

Índice Cefálico (CI)
= BPD/OFD; medidas do BPD e diâmetro occipitofrontal (OFD) são ambas tiradas de margem externa a externa da calvária
◊ Confirma uso apropriado do BPD se a relação for entre 0,70 e 0,86 (2 SD)

BPD Corrigido (cBPD)
= BPD e OFD são usados para ajustar quanto a variações na forma da cabeça
$$cBPD = \sqrt{BPD \times OFD/1,26}$$

Circunferência da Cabeça (HC)
usada se relação de BPD/OFD fora de 0,70–0,86
HC = ([BPD + OFD]/2) × π
 = ([BPD + OFD] × 1,62) × 3,1417
Precisão: ligeiramente menos que BPD
HC grande demais: hidrocefalia, hidranencefalia, hemorragia intracraniana, distrofias de membros curtos, tumor
HC pequena demais: anencefalia, infarto cerebral, sinostose, microcefalia vera

Circunferência Abdominal (AC)
= medida ao nível da junção vascular da veia umbilical com veia porta esquerda (aspecto de "taco de hóquei") onde ela é equidistante das paredes laterais em um plano perpendicular ao eixo longo do feto; medida de margem externa a externa dos tecidos moles
◊ Permite avaliação de desproporção cabeça-corpo
◊ Melhor preditor do peso fetal que BPD
AC grande demais: obstrução do trato GI, uropatia obstrutiva, ascite, hepatosplenomegalia, nefrose congênita, tumor abdominal
AC pequena demais: hérnia diafragmática, onfalocele, gastrosquise, agenesia renal

Comprimento do Fêmur (FL)
= medida da diáfise femoral ossificada
Erro: "dilatação" na extremidade distal incluída na medição (= reflexo do côndilo cartilaginoso)

Circunferência Torácica (TC)
= medida no plano axial do tórax, que inclui vista de quatro câmaras do coração sem inclusão de tecido do SQ
◊ crescimento linear entre 16 e 40 semanas similar à AC
Parâmetro útil independente da idade: TC÷AC > 0,80

Peso Fetal Estimado
com base na medida do tamanho da cabeça (BPD/HC), tamanho abdominal (AD/AC) e comprimento do fêmur (FL)
Precisão:

Parte do corpo usada	Intervalo de confiança de 95%
abdômen	± 22%
cabeça + abdômen	± 17–20%
cabeça + abdômen + fêmur	± 15%

Aparecimento dos Centros de Ossificação Epifisários
em 95% de todos os casos
— epífise femoral distal (DFE): > 33 semanas GA
— epífise femoral distal (DFE) > 5 mm: > 35 semanas
— epífise tibial proximal (PTE): > 35 semanas GA
— epífise umeral proximal (PHE): > 38 semanas GA

Ventrículos do CNS
largura do 3° ventrículo: < 3,5 mm (qualquer idade gestacional)

Diâmetro da Cisterna Magna
medida da margem interna do occipício ao verme do cerebelo: 2–10 mm

AVALIAÇÃO DO BEM-ESTAR FETAL
Índice de Líquido Amniótico
= soma das profundidades verticais das maiores bolsas de líquido amniótico nos 4 quadrantes uterinos medidos em mm
Método: paciente supino, útero visto como 4 quadrantes iguais, transdutor perpendicular ao plano do chão
+ *alinhado longitudinalmente com a coluna da paciente*
Variação: 3,1% intraobservador, 6,7% interobservadores
Resultado:
— 95° percentil: 185 mm às 16 semanas GA, subindo para 280 mm às 35 semanas, declinando para 190 às 42 semanas
— 5° percentil: 80 mm às 16 semanas GA, subindo para 100 mm às 23 semanas, declinando para 70 mm às 42 semanas

Perfil Biofísico (Platt e Manning) = BPP
= escore de Apgar *in utero* = avaliação do bem-estar fetal
Idade gestacional à entrada: 25 semanas MA
Período de observação: 30 (ocasionalmente 60) min; ordinariamente < 8 min necessários; em 2% 30 min completos necessários
A. VARIÁVEIS BIOFÍSICAS AGUDAS
   ◊ Sujeitas a variações rítmicas coincidindo com ciclo de sono-vigília!
   1. Movimento respiratório fetal (FBM)
      √ ≥ 1 episódio de movimento da parede torácica + abdominal por um período durando 30 s (tempo é arbitrário para evitar confusão com movimentos do corpo em geral/respiração materna)
      estimulado por: glicose, catecolamina, cafeína, inibidor de prostaglandina sintetase

Suprimido por: barbitúricos, benzodiazepina, trabalho de parto, hipóxia, asfixia, prostaglandina E_2

2. Movimento corporal fetal
   √ ≥ 3 movimentos individualizados dos membros/tronco
   Influenciado por: glicose, idade gestacional, hora do dia, drogas maternas, ritmo intrínseco, trabalho de parto
3. Tônus fetal
   membros superiores + inferiores geralmente completamente flexionados com cabeça sobre o tórax; menos sensível parâmetro de teste
   √ ≥ 1 episódio de abrir + fechar da mão/extensão + flexão de membro

B. CONDIÇÃO FETAL CRÔNICA
4. Volume de líquido amniótico
   √ Pelo menos uma bolsa ≥ 2 cm em diâmetro vertical em dois planos perpendiculares
   ◊ Evitar inclusão de alças de cordão!

Escore de BPP
Para cada teste: 2 pontos se normal; 0 ponto se anormal
Taxa de falso-negativo: 0,7÷1.000
◊ A probabilidade de morte fetal dentro de uma semana de um escore de BPP de 8/8 é 1÷1.000!

Resultados de Escore de Perfil Biofísico			
(incluindo NST para um máximo de 10 pontos)			
Escore	Líquido	Interpretação	Mortalidade Perinatal
10		asfixia rara	0,0%
8	normal	asfixia rara	< 0,1%
8	anormal	comprometimento crônico	8,9%
6	normal	duvidoso	variável
6	anormal	asfixia provável	8,9%
4		asfixia altamente provável	9,1%
2		asfixia quase certa	12,5%
0		asfixia certa	60,0%
TNE = teste não de estresse			

Testes de Estresse

Teste sem Estresse (NST)
◊ Teste necessário em menos de 5% dos casos!
√ Traçado reativo da frequência cardiofetal (normal) = pelo menos 4 acelerações cardiofetais (> 15 bpm acima do patamar durante > 15 s) em um período de 20 min subsequente a movimento fetal > 34 semanas GA
√ Traçado não reativo (anormal) da frequência cardiofetal = ausência de aceleração em um período contínuo de 40 min de observação
Observação: ausência de acelerações cardíacas na imaturidade, durante o ciclo de sono, uso materno de sedativo
Precisão: taxa falso-negativa de 3,2÷1.000 (se feito semanalmente) ou 1,6÷1.000 (se feito cada 2 semanas); 50% taxa falso-positiva para morbidade neonatal + 80% para mortalidade neonatal

Teste de Estresse de Contração (CST)
= monitoramento externo após injeção de oxitocina/estimulação mamária materna
√ > 3 contrações uterinas em um período de 10 min
Precisão: taxa falso-negativa de 0,4/1.000; 50% taxa de falso-positivo

AVALIAÇÃO FETAL INVASIVA

Amniocentese
Indicações:
(1) exame anatômico fetal sonográfico inadequado em virtude da posição fetal/compleição corporal materna
(2) achados sonográficos duvidosos (*e.g.*, fossa posterior anormal, mas defeito espinhal não visto)
(3) sonografista experiente não disponível
(4) anomalia não letal detectada em sonograma nível I para a qual testagem do cariótipo é apropriada
Risco: taxa de perda fetal geralmente citada como 1÷200 (0,5%)
A. RISCO FETAL
  1. Aborto espontâneo (0,3–1,5%)
  2. Vazamento de líquido amniótico
  3. Corioamnionite
  4. Lesão fetal: covinha na pele, gangrena de membro, cisto porencefálico, hemotórax, laceração do baço, anormalidade ortopédica, síndrome de banda amniótica
B. RISCO MATERNO (raro)
  1. Perfuração intestinal
  2. Hemorragia
  3. Isoimunização

Amniocentese Diagnóstica
1. Estudos genéticos: cariótipo, análise de DNA, ensaio bioquímico
   Cronologia: precoce (11–15 semanas), tardia (15–18 semanas)
2. Defeito de tubo neural: alfafetoproteína, acetilcolinesterase
3. Isoimunização: Δ-OD 450
4. Maturidade pulmonar fetal
5. Infecção intra-amniótica
6. Confirmação de membranas rotas
Vantagem sobre CVS:
  1. Taxa de erro (< 1% *versus* 2%)
  2. Taxa de falha da cultura (0,6% *versus* 2,2%)
  3. Taxa de perda fetal (0,6–0,8% menos)

Amniocentese Terapêutica
1. Poli-hidrâmnio
2. Síndrome de transfusão intergemelar
   Técnica:
   √ Evitar feto, placenta, cordão umbilical, contração uterina, fibroma, grande vaso uterino
   √ Usar direcionamento contínuo por ultrassom
   √ Injetar 2–5 mL de corante índigo carmim no primeiro saco dos gêmeos (líquido incolor assegura que o segundo saco foi penetrado)

Amostragem de Vilo Coriônico (CVS)
= aspiração de células do *chorion frondosum* para estudos genéticos (cariótipo, análise de DNA, ensaio bioquímico)
◊ CVS transabdominal para cariotipagem rápida no 2º + 3º trimestre = biopsia placentária
Vantagem: resultados > 2 semanas mais cedo em comparação com amniocentese
Cronologia: 9–11 semanas
Via de acesso:
(a) via transcervical = cateter introduzido através do colo para dentro do *chorion frondosum*, mais fácil para placenta posterior, possível contaminação pela flora cervical
   ◊ CONTRAINDICADA em infecção cervical!
(b) via transabdominal = agulha calibre 20–22 inserida pela parede abdominal anterior; mais fácil para placenta anterior/fúndica; técnica estéril
Análise cromossômica:

(a) preparação direta = análise do citotrofoblasto (pode ter cariótipo diferente do feto) → análise pode ser efetuada imediatamente
(b) cultura de vilo = células do cerne mesenquimal central (mesmo cariótipo que o feto) → cultivado por vários dias antes da análise

Erros (2%):
1. Mosaicismo = linhagem celular formando citotrofoblasto pode desenvolver cariótipo anormal enquanto linha celular fetal é normal
2. Contaminação materna = células da decídua materna podem crescer e ultrapassar células do cerne mesenquimal

Riscos:
1. Aborto espontâneo (1%)
2. Perfuração do saco amniótico
3. Infecção
4. Teratogênese: defeito de redução de membro(s)

Cordocentese
= AMOSTRAGEM DE SANGUE UMBILICAL PERCUTÂNEA (PUBS)
A. CORDOCENTESE DIAGNÓSTICA
1. Hematócrito
2. Cariótipo
3. Imunodeficiência: doença granulomatosa crônica, imunodeficiência combinada grave
4. Coagulopatia: síndrome de von Willebrandt, deficiência de fatores
5. Distúrbio das plaquetas: púrpura trombocitopênica aloimune/idiopática
6. Hemoglobinopatia: anemia falciforme, talassemia
7. Infecção: toxoplasmose, rubéola, varicela, citomegalovírus, parvovírus
8. Hipóxia/acidose

B. CORDOCENTESE TERAPÊUTICA
1. Transfusão fetal intravascular (concentrados de células frescas irradiadas leucodepletadas CMV-negativas Rh-negativas compatíveis com a mãe infundidas a 10–15 mL/min
2. Aplicação direta de medicação ao feto

Cx:
1. Corioamnionite
2. Ruptura das membranas
3. Hematoma do cordão umbilical
4. Trombose do cordão umbilical
5. Sangramento do local de inserção
6. Bradicardia fetal

GESTAÇÃO MÚLTIPLA
Incidência: 1,2% de todos os partos
em 5–50% diagnosticada clinicamente a termo

Ocorrência (regra de Hellin):
gêmeos em 1÷85 gravidezes (= 85^1)
trigêmeos em 1÷7.225 gravidezes (= 85^2)
quádruplos em 1÷614.125 gravidezes (= 85^3)
quíntuplos em 1÷52.200.625 gravidezes (= 85^4)

- útero grande para as datas
- pode ter níveis elevados de hCG, HPL (lactogênio placentário humano), AFP

Morbidade e mortalidade perinatais comparadas com filhos únicos:
gêmeos: aumento até 5 vezes
trigêmeos: aumento de 18 vezes

Gravidez Gemelar
Zigoto = ovo fertilizado
Incidência: em até 2,5% de todas as gravidezes

Eventos Embriológicos na Gemelaridade Monozigótica			
Dias após a Fertilização	Evento Embriológico	Clivagem resulta em	
		Córion	Âmnio
1–2	divisões celulares → mórula	di~	di~
3–4	diferenciação coriônica		
6	blastocisto implanta-se no miométrio	mono~	di~
8	diferenciação amniótica	mono~	mono~
> 13	divisão do disco embrionário	mono~	mono~ mas conjugados

Gêmeos Monozigóticos (1/3)
= GÊMEOS IDÊNTICOS
= divisão de um único óvulo fertilizado por um espermatozoide, durante os estádios iniciais da embriogênese (córion diferencia-se 4 dias e âmnio 8 dias depois da fertilização)

Incidência: 1:250 nascimentos (constante em todo o mundo)
Fatores predisponentes:
(1) idade materna avançada
(2) fertilização in vitro
√ Mesmo sexo + genótipo idêntico

Cx: (1) mortalidade perinatal 2,5 vezes maior que a de gêmeos dizigóticos
(2) anomalias fetais 3–7 vezes mais altas que em gêmeos dizigóticos/filhos únicos (muitas vezes apenas afetando um gêmeo): anencefalia, hidrocefalia, holoprosencefalia, extrofia cloacal, síndrome VATER, sirenomelia, teratoma sacrococcígeo

GÊMEOS DICORIÔNICOS DIAMNIÓTICOS (30%)
= separação no estádio de duas células (= blastômero) aproximadamente 60 h/< 4 dias após fertilização
√ 2 placentas separadas fundidas/não fundidas
√ Membrana > 2 mm em decorrência de 2 sacos coriônicos separados + 2 sacos amnióticos separados (92% preciso para gêmeos dicoriônicos diamnióticos)
√ Sinal dos "picos gêmeos" = projeção triangular de tecido placentário insinuado entre camadas da membrana intergemelar

GÊMEOS MONOCORIÔNICOS DIAMNIÓTICOS (69–80%)
= separação no estádio de blastocisto entre o 4º e o 7º dia após a fertilização (córion já desenvolvido e separado do embrião)
√ 2 sacos amnióticos separados em um saco coriônico único
◊ Placenta monocoriônica comum tem comunicações vasculares em 100%!

Cx: (1) síndrome de transfusão intergemelar
(2) síndrome de embolização gemelar = DIC no gêmeo sobrevivente a partir da transferência de tromboplastina; 17% morbidade/mortalidade do sobrevivente após morte fetal de gêmeo
(3) gêmeo acardíaco parabiótico

GÊMEOS MONOCORIÔNICOS MONOAMNIÓTICOS (1%)
= divisão do disco embrionário entre 8º e 12º dia após a fertilização (cavidade amniótica já desenvolvida)
√ Saco amniótico + coriônico comum, sem membrana de separação

√ Emaranhamento dos cordões (o único sinal sonográfico positivo definitivo de monoamionicidade)
Cx: o dobro de mortalidade perinatal até 45%
  (1) cordão umbilical emaranhado (70%)
  (2) nó verdadeiro de cordão
  (3) gêmeos conjugados (cordão umbilical com > 3 vasos, órgãos fetais compartilhados, contorno contínuo da pele fetal)
Prognóstico: taxa de sobrevida de 40%

Gêmeos Dizigóticos (2/3)
= GÊMEOS FRATERNOS
(a) fertilização de dois óvulos por dois espermatozoides separados durante duas ovulações simultâneas (ocorrendo em ambos os ovários ou em um ovário)
(b) **superfetação** = fertilização de dois óvulos por dois espermatozoides separados durante duas ovulações subsequentes (frequência desconhecida)
(c) **superfecundação** = dois óvulos fertilizados por dois pais diferentes (muito rara)
Incidência: 1:80 a 1:90 nascimentos
Fatores predisponentes:
  (1) idade materna avançada (aumentada até a idade de 35): *feedback* reduzido gonadal-hipotalâmico com aumentos nos níveis de FSH
  (2) agentes indutores da ovulação (gravidezes múltiplas em 6–17% com clomifeno, em 18–53% com Pergonal®)
  (3) história materna de gemelaridade (3 vezes mais frequente em comparação com população normal)
  (4) paridade aumentada
  (5) obesidade materna
  (6) raça com predisposição herdada a ovulações múltiplas (negros > brancos > asiáticos)
√ Fenótipos diferentes: mesmo sexo/oposto
√ Sempre dicoriônicos diamnióticos

Velocidades de Crescimento de Gêmeos
gêmeos devem ser escaneados a cada 3–4 semanas > 26–28 semanas GA
A. Abaixo de 30–32 semanas GA
  √ Gêmeos individuais normais crescem à mesma velocidade que únicos
  √ Velocidades de crescimento BPD similares a fetos únicos
B. Além 30–32 semanas GA
  √ Ganho de peso combinado de ambos os gêmeos equivale ao de uma gravidez única (AC de gêmeos < AC de filho único)
    ◊ Peso de feto gêmeo cai abaixo daquele de filho único quando peso combinado dos gêmeos > 4.000g!
  √ Crescimento do BPD + HC pode ser/não ser afetado (controverso)
  √ FL não afetado

CRESCIMENTO DISCORDANTE
= diferença de peso ao nascer > 25%
Causa: (1) síndrome de transfusão intergemelar
(2) IUGR de um feto
√ Diferença de BPD > 5 mm (crescimento discordante em 20–30%)
√ HC discordante aumenta probabilidade de IUGR
√ AC é o parâmetro isolado mais sensível para IUGR
√ EFW (peso fetal estimado) é o conjunto mais sensível de parâmetros combinados para IUGR
√ > 15% diferença de relação sistólica/diastólica de artéria umbilical de traçados Doppler entre os gêmeos

Amnionicidade e Corionicidade
Regras:
  ◊ Somente gêmeos monozigóticos podem dar origem a gravidezes monocoriônicas + monoamnióticas!

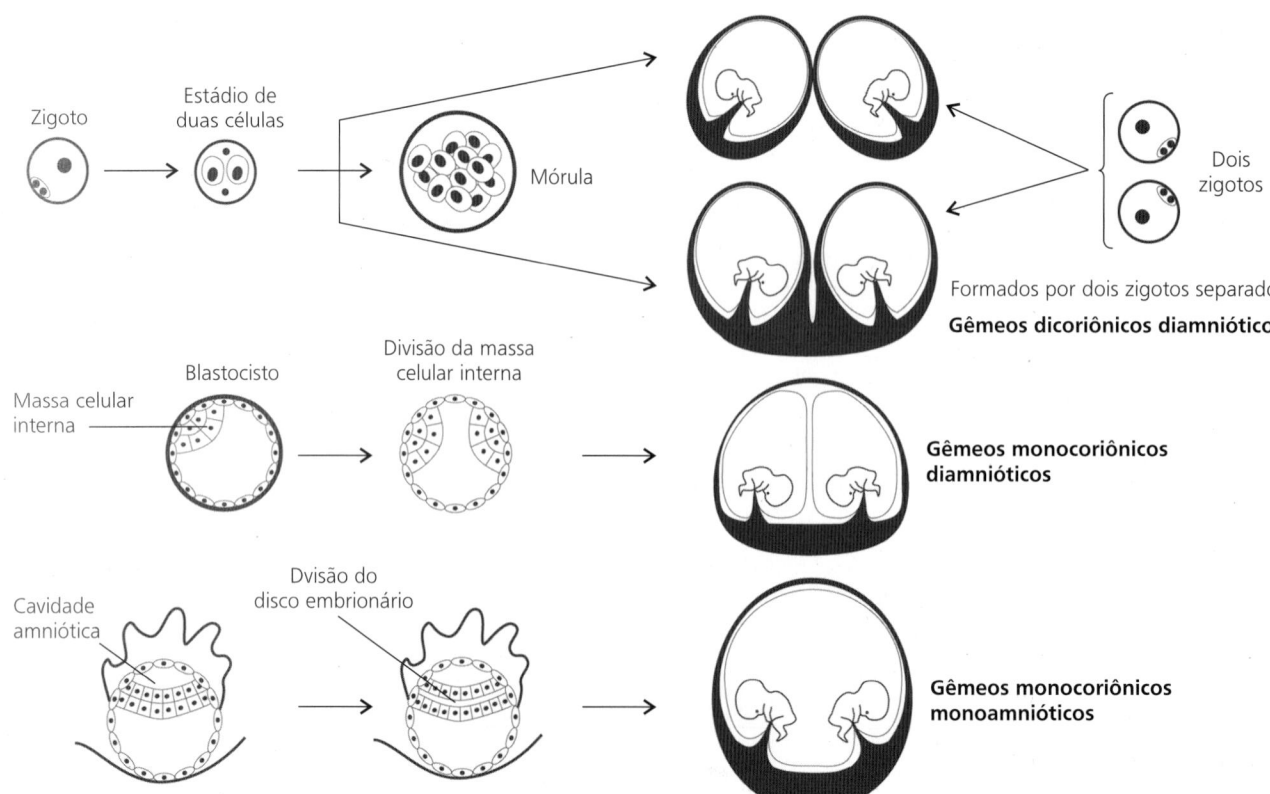

Gemelarização

◊ Todos os gêmeos monoamnióticos devem também ser monocoriônicos!
◊ Todos os gêmeos dizigóticos devem ser dicoriônicos + diamnióticos!
◊ 77% de todas as gravidezes gemelares são dicoriônicas (i. e., todas dizigóticas (2/3 de todos os gêmeos), o que é igual a 67% + 30% de todas as monozigóticas (1/3 de todos os gêmeos), o que é igual a 10%)

1. SACOS GESTACIONAIS (< 10 semanas MA)
   Precisão: 100% no 1º trimestre, 80–90% no 2º trimestre
   √ 2 sacos gestacionais, cada com um feto vivo, indica gemelaridade dicoriônica
   √ Saco gestacional único com 2 fetos vivos indica gêmeos monocoriônicos
   √ Celoma extraembrionário único indica gêmeos monocoriônicos
2. SACO VITELINO
   √ Número de sacos vitelinos = número de âmnios
3. SEXO FETAL
   √ Sexos diferentes (em 25% das gravidezes gemelares) devem ser dizigóticos e assim dicoriônicos!
   [*DDx:* feminização testicular demonstra genitália externa feminina com um cariótico 46,XY]
   √ Gêmeos de sexos idênticos com uma placenta monocoriônica devem ser monozigóticos
   √ Gêmeos de sexos idênticos com uma placenta dicoriônica necessitam de análise adicional para determinar a zigosidade
4. LOCAIS PLACENTÁRIOS
   √ 2 placentas (em 45% das gravidezes gemelares) indicam gravidez dicoriônica diamniótica
   √ 1 placenta indica
   (a) gravidez monocoriônica
   (b) gravidez dicoriônica com placenta fundida (ocorre em 50% das gravidezes gemelares dicoriônicas)
5. PICO CORIÔNICO
   √ Sinal "dos dois picos" no 1º trimestre adiantado e começo do 2º trimestre (= projeção triangular de tecido placentário estendendo-se além da superfície coriônica da placenta + insinuado entre camadas da membrana entre gêmeos + mais larga na superfície coriônica e afilando-se até um ponto a alguma distância para dentro desde a superfície) indica gravidez dicoriônica
6. MEMBRANA
   √ Membrana separando confirma gravidez diamniótica, mas não distingue entre gravidez mono ou dicoriônica
   √ Membrana dicoriônica (duas camadas de córion + duas camadas de âmnio) é mais espessa (> 2 mm) que a membrana monocoriônica (duas camadas de âmnio < 1 mm): 88–92% de precisão no 1º trimestre, 39–83% de precisão no 2º + 3º trimestre
   ◊ Todas as membranas parecem ser finas no 3º trimestre!
   √ Ausência de membrana sugere uma gravidez gemelar monocoriônica monoamniótica
   ◊ Não visualização de membrana não constitui evidência suficiente de monoammnionicidade em decorrência de fatores técnicos!
7. CORDÃO
   √ Emaranhamento de cordões é o único sinal sonográfico positivo definitivo de monoamnionicidade
   √ Registro simultâneo de sinais arteriais fetais a frequências não síncronas dentro de porta larga de Doppler
8. AMNIOGRAFIA
   √ Detecção de contraste intestinal embebido em ambos os gêmeos por CT após injeção de contraste no saco único prova gravidez gemelar monocoriônica monoamniótica

Riscos nas Gestações Múltiplas

1. Descolamento da placenta . . . . 3 vezes
2. Anemia . . . . 2,5 vezes
3. Hipertensão . . . . 2,5 vezes
4. Anomalia congênita . . . . 2–3 vezes
5. Parto pré-termo . . . . 12 vezes
6. Mortalidade perinatal . . . . 4–6 vezes
◊ Risco aumenta com o número de fetos, monozigosidade, monocorionicidade

Risco de IUGR nas Gestações Múltiplas

monocoriônica-monoamniótica > monocoriônica-diamniótica > dicoriônica-diamniótica

Risco de Mortalidade Perinatal nas Gestações Múltiplas

1% para filhos únicos, 9% para gêmeos dicoriônicos diamnióticos, 26% para gêmeos monocoriônicos diamnióticos, 50% para gêmeos monocoriônicos monoamnióticos
Prognóstico:
(1) mortalidade perinatal 5–10 vezes aquela de gravidez única (91–124÷1.000 nascimentos)
   — 9% para gêmeos diamnióticos dicoriônicos
   — 26% para gêmeos diamnióticos monocoriônicos
   — 50% para gêmeos monoamnióticos monocoriônicos
   (a) parto prematuro com peso ao nascer < 2.500 g
   (b) IUGR (25–32%); 2ª causa mais comum de mortalidade + morbidade perinatais
   (c) infecção do líquido amniótico (60%)
   (d) ruptura prematura das membranas (11%)
   (e) síndrome de transfusão intergemelar (8%)
   (f) grande infarto placentário (8%)
   (g) placenta prévia
   (h) descolamento da placenta
   (i) pré-eclampsia
   (j) acidentes de cordão
   (k) más apresentações
   (l) inserção velamentosa do cordão (aumento de 7 vezes em comparação com gravidez única)
(2) morte fetal *in utero* (0,5–6,8%; 3 vezes mais frequente em gestações monocoriônicas que dicoriônicas)
   ◊ 50% das gestações gemelares vistas às 10 semanas GA serão únicas ao nascimento!
(3) risco aumentado de anomalias congênitas (23÷1.000 nascidos = duas vezes mais frequente que em únicas; 3–7 vezes mais frequente em gêmeos monozigóticos que em gêmeos dizigóticos)

ÚTERO

Tamanho Uterino

◊ Enchimento excessivo da bexiga urinária pode modificar a forma uterina!
A. ÚTERO PRÉ-PUBERAL
   (a) ÚTERO NEONATAL
      Comprimento de 2,3–4,6 cm (média 3,4 cm), largura fúndica de 0,8–2,1 cm (média 1,2 cm), largura cervical de 0,8–2,2 cm (média 1,4 cm)
      — útero em forma de **pá** (58%) com colo muitas vezes duas vezes mais espesso que o fundo
      — útero em forma de **tubo** (32%) com medidas cervical + fúndica AP idênticas
      — útero adulto em forma de **pera** (10%) com fundo mais largo que o colo
      √ Endométrio ecogênico fino
      √ Líquido endometrial (em 23%) secundário à estimulação hormonal materna
      √ Torna-se menor pelo 4º mês de vida (2,6–3,0 cm)

◊ Melhor momento para avaliar o útero em criança com genitália ambígua é nos primeiros meses de vida!
    (b) ÚTERO INFANTIL
        Idade: lactente a 7 anos de idade
        comprimento de 2,5–3,3 cm, largura fúndica de 0,4–1,0 cm, largura cervical de 0,6–1,0 cm
        √ Colo ocupa 2/3 do comprimento uterino
    (c) ÚTERO PRÉ-MENARCAL/PRÉ-PUBERAL
        comprimento médio de 4,3 cm
        √ Geralmente configuração tubular com relação fundocervical de 1÷1
  B. ÚTERO PÓS-PUBERAL
      — nulípara
        5–8 cm (L); 3 cm (AP); 1,6–3,0 cm (TRV)
      — multípara
        6–11 cm (L); 3–4 cm (AP); 3–5 cm (TRV)
      √ Relação fundocervical de 2÷1 a 3÷1
      √ Volume uterino médio de 90 cm^3
  C. ÚTERO PÓS-MENOPÁUSICO
      colo ocupa 1/3 do comprimento uterino;
      3,5–6,5 cm (L); 2 cm (AP); 1,2–1,8 cm (TRV)

Anatomia Zonal Uterina (em T2WI – Imagem Ponderada em T2)

espessura das zonas depende do ciclo menstrual + medicação hormonal
  A. ENDOMÉTRIO
      √ Alta intensidade de sinal similar a gordura
  B. ZONA JUNCIONAL
      = camada basal do miométrio
      Espessura média: 2–8 mm
      Histologia: fibras musculares lisas compactas com aumento de 3 vezes no número + tamanho dos núcleos comparados com miométrio externo
      √ Baixa intensidade de sinal (menor conteúdo de água) visto em 40–60%, pode não ser visível em mulheres pré-menarcais + pós-menopáusicas
  C. MIOMÉTRIO
      √ Intensidade intermediária de sinal, aumenta durante a fase secretória
  D. Superfície externa do útero
      √ Linha fina de sinal de baixa intensidade

Zonas Cervicais (em T2WI)

  (a) listra central de alta intensidade de sinal
      Histologia: secreções no canal endocervical + mucosa cervical + *plicae palmatae*
      √ *Arbor vitae/plicae palmatae* = padrão irregularmente ramificado do canal cervical
  (b) camada média de baixa intensidade de sinal contínuo com zona juncional do corpo do útero
      Histologia: zona interna do estroma fibromuscular com porcentagem de área nuclear 2,5 vezes maior que na zona externa
  (c) camada externa de intensidade intermediária de sinal
      Histologia: zona externa do estroma fibromuscular
  (d) camada serosa mais externa de baixa intensidade de sinal contínua com a serosa uterina

Padrão de Contraste Uterino

  1. Miométrio
      demarca o nível do óstio cervical interno
  2. Camadas mucosa interna + estromal externa do colo
  3. Camada estromal interna do colo

Endométrio

medidas referem-se a
  — diâmetro AP de ambas as camadas endometriais em aposição (= espessura de bicamada) excluindo líquido intrauterino
  — nível do fundo uterino
  — imagem no eixo longo mediano do útero
◊ Medidas aumentam 1–2 mm em pacientes com compleição corporal grande
◊ Se houver uma discrepância entre achados endometriais + ovarianos concomitantes, sangramento é geralmente associado a ciclos anovulatórios
  1. FASE MENSTRUAL (geralmente dias 1–5)
      Espessura: 1–4 mm
      √ Linha ecogênica fina interrompida da interface central
  2. FASE PROLIFERATIVA (dias 6–14)
      Espessura: 5–7 mm
      √ Linha ecogênica central brilhante (= margens em aposição do canal endometrial)
      √ Endométrio espessado isoecoico a hiperecoico em comparação com o miométrio (em virtude do desenvolvimento de glândulas, vasos sanguíneos, estroma)
  3. FASE PERIOVULATÓRIA (dia 14)
      Espessura: até 11 mm
      √ "Sinal do triplo anel" = endométrio em múltiplas camadas
          √ Camada basal ecogênica
          √ Camada funcional interna hipoecoica
          √ Camada mediana ecogênica fina originada da interface central
      √ Concomitante com folículo pré-ovulatório maturo
      √ Desaparece dentro de 48 h após a ovulação
  4. FASE SECRETÓRIA (dias 15–28)
      Espessura: até 7–12–16 mm
      √ Linha central brilhante
      √ Endométrio espesso acentuadamente ecogênico (em decorrência de edema estromal + glândulas dilatadas cheias de muco e glicogênio):
          √ ± contraste acústico posterior
          √ Espessura máxima durante fase secretória intermediária
          √ Concomitante com um corpo lúteo
      √ Halo hipoecoico fino de zona miometrial interna

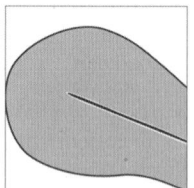 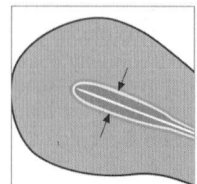 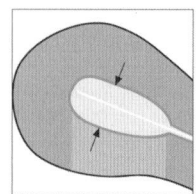

Durante menstruação | Fase proliferativa avançada | Fase secretória

Endométrio Pré-Menopáusico Normal

Endométrio Pós-Menopáusico

  A. SEM TERAPIA DE REPOSIÇÃO HORMONAL
      √ Espessura da bicamada de < 5 mm com um endométrio ecogênico homogêneo
          Histologia: constantemente associado a endométrio inativo atrófico
  B. COM TERAPIA DE REPOSIÇÃO HORMONAL
      (a) terapia cíclica com estrogênio + progestina
          √ Espessura endometrial pode aumentar para 8 mm
              √ Maior espessura antes da exposição a progestina
              √ Menor espessura após fase progestínica (imageamento deve ser feito ao começo/fim de um ciclo de tratamento)

(b) terapia estrogênica sem oposição/estrogênio + progesterona contínuos
√ Espessura endometrial pode aumentar para 15 mm
Rx: biopsia/dilatação e curetagem recomendadas se espessura endometrial > 8 mm

Endométrio Pós-Parto Normal
√ Cavidade endometrial < 20 mm de diâmetro:
  √ Pequenos focos ecogênicos de membranas/coágulo/detritos retidos (em até 24% de pacientes sadias)
  √ Ar intrauterino (em até 21% de pacientes sadias)
√ Parede da cavidade:
  √ Margem bem definida lisa
  √ Revestimento heterogêneo irregular
  √ Espessura da tira endometrial diminui com a involução uterina

Espaços Pélvicos
1. Bolsa retouterina = fundo de saco
   Limite anterior: ligamentos largos + útero
   ◊ Parte mais inferior da pelve em mulheres!
2. Recesso retovesical
   ◊ Parte mais inferior da pelve em homens!
3. Recesso vesicouterino
4. Fossa inguinal
   localizada entre pregas umbilicais lateral + medial

Ligamentos Pélvicos
1. **Ligamento largo**
   Histologia: 2 camadas de peritônio
   Origem: peritônio uterino
   Fixação: parede lateral pélvica
   — margem livre superior medial formada pela tuba uterina
   — margem livre superior lateral: ligamento suspensor do ovário
   — margem inferior: ligamento cardeal
   Conteúdo (= paramétrio):
     tecido conectivo extraperitoneal, músculo liso, gordura, tuba uterina, ligamento redondo, ligamento ovárico, vasos sanguíneos uterinos e ovários, nervos, linfáticos, restos mesonéfricos
2. **Ligamento redondo**
   = ligamento suspensório anterior do útero
   Histologia: banda de tecido fibromuscular + canais linfáticos
   Origem: fundo uterino anterolateral, imediatamente abaixo + anterior ao ligamento ovárico
   Fixação: através do canal inguinal interno (lateral aos vasos epigástricos inferiores profundos) aos lábios maiores
3. **Ligamento cardeal** = ligamento cervical transverso
   = ligamento de Mackenrodt
   Origem: colo + vagina superior
   Fixação: fáscia do músculo obturador interno
   Relação:
   — artéria uterina corre ao longo do seu aspecto superior
   — forma a base do ligamento largo
4. **Ligamento uterossacral**
   Origem: colo posterolateral + vagina
   Fixação: corpo anterior do sacro em S2 ou S3
5. **Ligamento ovárico** = ligamento redondo do ovário
   Origem: aspecto medial do ovário
   Fixação: útero, imediatamente inferior + posterior à tuba uterina + ligamento redondo
6. **Ligamento suspensor do ovário** = ligamento infundíbulopélvico
   Origem: aspecto anterolateral do ovário
   Fixação: tecido conectivo sobre o músculo psoas
   Conteúdo: artéria + veia ovárica
7. **Prega/ligamento umbilical lateral**
   = reflexão de peritônio sobre vasos epigástricos inferiores profundos
8. **Prega/ligamento umbilical lateral**
   = reflexão de peritônio sobre artérias umbilicais obliteradas
9. **Ligamento umbilical mediano**
   = reflexão de peritônio sobre o úraco obliterado
   Origem: cúpula da bexiga urinária
   Fixação: umbigo

TUBA UTERINA (= de Falópio)
Localização: aspecto superior do ligamento largo
Comprimento: 10–12 cm
Segmentos:
(1) porção interstitial/cornual
    = segmento curto que atravessa parede muscular do útero
(2) porção ístmica
    = segmento estreito longo entre intersticial + extremo ampular
(3) porção ampular
    = região alargada próxima ao ovário

OVÁRIO
Fixação:
bastante móvel com fixações a
  parede pélvica anterior pelo ligamento largo
  corpo uterino   pelo ligamento útero-ovárico
  tuba uterina   pelo ligamento tubovárico
  parede pélvica lateral pelo ligamento infundibulopélvico
Histologia:
A. Células estromais
   – formam córtex, medula, hilo
   – rodeiam todos os folículos em desenvolvimento
   – superfície celular possui locais de ligação de estrogênio, progesterona, testosterona
   – principal fonte de androgênicos na pós-menopausa
B. Células derivadas das células do estroma
   1. Fibroblastos
   2. Células estromais luteinizadas contendo lipídio
   3. Células do hilo
      morfologicamente similares às células de Leydig no testículo; contêm estruturas cristalinas intracelulares (cristais de Reinke)
   4. Células da teca
      – rodeiam células da granulosa
      – produzem estradiol sob controle do FSH
      – estimuladas pelo LH após a ovulação para células de teca-luteína, que desenvolvem citoplasma carregado de lipídio, envolvidas na esteroidogênese
C. Células derivadas dos cordões sexuais
   1. Células da granulosa
      – derivadas dos cordões sexuais
      – rodeiam cada oócito primordial
      – formam revestimento do folículo em desenvolvimento
      – camada de células da granulosa contém pequenas cavidades císticas revestidas por lâmina basal (= corpos de Call-Exner)
      – produzem estradiol sob controle do FSH
      – estimuladas pelo LH após ovulação para células da granulosa-luteína, que desenvolvem citoplasma carregado de lipídio, envolvidas na esteroidogênese

2. Células de Sertoli
    não vistas em ovário normal
Embriologia:
epitélio celômico (superfície) invagina-se para dentro da substância mesenquimal (= cordões sexuais primários) e incorpora células germinais primordiais, as quais se desenvolvem para folículos primordiais

Tamanho Ovariano
volume ovariano = comprimento × altura × largura × 0,523

< 3 meses:	1,06–3,56 cm³
4–12 meses:	até 2,71 cm³
1 ano:	1,05 ± 0,7 (S.D.) cm³
2–6 anos:	≤ 1,0 ± 0,4 (S.D.) cm³
6–10 anos:	1,2–2,3 cm³
11–12 anos:	2–4 cm³
depois da puberdade:	2,5–5 cm (L), 0,6–1,5 cm (H), 1,5–3 cm (W) = 8 (variação 2,5–20) cm³

◊ Um ovário > 20 cm³ está aumentado!
◊ Um ovário entre 15 e 20 cm² exige acompanhamento!

Morfologia Ovariana
Recém-nascida:
√ Folículos ocasionalmente deixam de involuir + sofrem crescimento

< 8 anos:
√ Estruturas ovoides sólidas com textura homogênea/finamente heterogênea
√ Até 68–80% dos ovários contêm folículos císticos (em 95% < 9 mm, em 5% > 9 mm)

Visualização dos Ovários
(a) depois da menopausa (início médio na idade de 50):
    < 5 anos depois da menopausa: ....em 78%
    > 10 anos depois da menopausa: ....em 64%
    — ambos os ovários: ....em 85%
    — um ovário: ....em 60%
(b) após histerectomia: ....em 43%

Ciclo Ovariano
1. FASE FOLICULAR = dias 1–14
   - certo número de folículos primordiais imaturos começam a maturar em resposta a FSH
   √ Múltiplos pequenos cistos:
     (a) folículos não estimulados são de < 2 mm de tamanho
     (b) folículos estimulados crescem > 2 mm de tamanho
   √ 2–3 folículos em cada ovário no dia 4 aumentam subsequentemente para aproximadamente 10 mm
   - 2–3 folículos capturam a maior quantidade de FSH e aromatizam mais estradiol das suas células da granulosa
   √ Único "**folículo** ascendente"/**dominante**" de 8–12 mm (= folículo graafiano) aparece pelo dia 10:
     √ Cresce 2 mm/d
     √ Subsequentemente aumenta para 21 (variação 17–24 mm) pelo dia 14
   - produção de estradiol elevando-se rapidamente desencadeia o núcleo arqueado hipotalâmico para aumentar secreção de GnRH, o que impele a hipófise anterior para expelir o LH armazenado em 24 h
   - LH liga-se a receptores ovarianos + libera cAMP das células da granulosa suspendendo mitose de células da granulosa + aumentando peptidase, colagenase, fator de crescimento, angiotensina, prostaglandina como a causa para ruptura folicular + conversão em corpo lúteo
   √ Progressivamente aumentando fluxo diastólico no lado do folículo em maturação

2. FASE OVULATÓRIA = dia 14
   - "Mittelschmerz" = dor imediatamente antes da ovulação (pressão do folículo graafiano distendendo a cápsula ovariana)
   √ Diminuição súbita no tamanho folicular em min/h (= ruptura do folículo graafiano maturo com expulsão do óvulo)

3. FASE LÚTEA = dias 15–28
   ◊ Todos os corpos lúteos evoluem em dias e mudam de tamanho e textura constantemente
   ◊ Todos os corpos lúteos contêm hemorragia: sangramento não controlado para dentro do centro frequentemente no momento da ovulação + no dia 8 quando começa a regressão
   √ Protrusão saliente redonda/ovoide em um lado do ovário = **corpo lúteo de menstruação:**
     √ Diâmetro médio de 10–25 mm
     √ Hiperecoico 1–4 mm espessura da parede
     √ Coágulo sanguíneo central hiperecoico gradualmente se transformando em rede de fibrina semelhante a uma teia
     √ O fluxo de sangue na principal arteríola que abastece o corpo lúteo é de aproximadamente 100 cm/s
     √ Rodeado por fluxo de cor semelhante a uma grinalda
   √ Involução + atrofia do corpo lúteo por volta do 24° dia do ciclo = **corpo lúteo atrésico**
   Prognóstico: grandes corpos lúteos dolorosos se resolverão em uma semana

Folículo de de Graaf
Tamanho do folículo graafiano maturo: 17–29 mm
√ Velocidade de crescimento 3 mm/d até as últimas 24 h pré-ovulatórias seguida por um aumento súbito no diâmetro
√ *Cumulus oophorus* = foco ecogênico mural de 1 mm projetando-se para dentro do antro do folículo + contendo oócito, seguido pela ovulação dentro das seguintes 36 h

Sinais de Ovulação
√ Desenvolvimento de ecos sólidos dentro do folículo graafiano
√ Diminuição no diâmetro/colapso súbito do folículo dominante 28–35 h após pico de LH
√ Estrutura "em anel" dentro do fundo uterino
√ Líquido livre aparecendo no fundo de saco de Douglas

Sinais de Falha Ovulatória
√ Desenvolvimento de ecos internos antes do tamanho de 18 mm
√ Aumento cístico contínuo até 30–40 mm

Sinais Doppler Ovarianos
A. OVÁRIO NÃO FUNCIONANTE
   √ Traçado de alta impedância
B. OVÁRIO FUNCIONANTE
   — dias 1–6
     √ Traçado de alta impedância com RI próximo de 1,0
   — dias 7–22 = fase folicular média a lútea média
     = folículo dominante em desenvolvimento + ovulação + fase do corpo lúteo
     √ Fluxo diastólico contínuo com RI perto de 0,5
   — dias 23–28 = fase lútea avançada
     √ Traçado de alta impedância com RI próximo de 1,0

Estado Hormonal
Telarca = início e progressão do desenvolvimento mamário
    Idade média: 8 anos
Adrenarca = início e progressão do desenvolvimento do pelo púbico (pubarca) e axilar
    Idade média: 9,8 anos
Menarca = primeiro episódio de sangramento vaginal originado do útero
    Idade média: 12,7 anos nos USA

DOENÇAS OBSTÉTRICAS E GINECOLÓGICAS

ABORTO
= perda dos produtos da concepção < 20 semanas de MA (definições podem variar)
A. ABORTO INDUZIDO
   (a) aborto médico/terapêutico
   (b) aborto não médico
B. ABORTO ESPONTÂNEO

Aborto Espontâneo
= GRAVIDEZ FALHADA = PERDA DE GRAVIDEZ
= MISCARRIAGE
Incidência:
— > 50% de todos os óvulos fertilizados (estimativa)
— 31–43% de todas as implantações (estimativa)
— 10–25% das gravidezes diagnosticadas clinicamente
— 2–4% com atividade cardíaca normal
— diminui com aumento da idade gestacional
Época da perda: < 8–10 semanas MA; a maioria ocorre antes da 7ª semana MA
Etiologia (geralmente decorrente de cariótipo anormal):
trissomia autossômica (52%), triploidia (20%), monossomia (15%)
◊ Perda espontânea da gravidez em gestação < 8 semanas ocorre em 10–17% de embriões com atividade cardíaca!

Sinais de Gravidez Anormal
√ Reação decidual fina de < 2 mm
√ Saco de forma anormal
√ Saco gestacional embaixo no útero

Aborto Iminente/Inevitável
= ABORTO EM PROGRESSO
= saco gestacional com embrião tendo-se tornado destacado do local de implantação; levando a aborto espontâneo dentro das horas seguintes
• tríade clínica
  • sangramento > 7 dias
  • contrações uterinas dolorosas persistentes
  • ruptura das membranas
• moderado apagamento do colo
• colo dilatado > 3 cm
√ Saco localizado baixo dentro do útero (DDx: gravidez ectópica cervical com óstio interno fechado)
√ Migração progressiva do saco na direção/para dentro do canal cervical (no reescaneamento curto tempo mais tarde)
√ Colo dilatado
√ Saco rodeado por zona de sangue anecoica

Ameaça de Aborto
= sangramento no 1º trimestre (depois de período de sangramento de implantação às 3–4 semanas MA) com um embrião vivo
Incidência: 20–25% de todas as gravidezes
• tríade clínica
  • sangramento brando
  • cólica branda
  • colo fechado

DIAGNÓSTICO DE NÃO VIABILIDADE COM CERTEZA (SCAN TRANSVAGINAL)
@ atividade cardíaca
√ Ausência de atividade cardíaca com CRL ≥ 5 mm
√ Ausência de atividade cardíaca com certeza GA ≥ 6,5 semanas
√ Ausência de atividade cardíaca com um diâmetro do GS > 16 mm
@ saco vitelino
√ Ausência de saco vitelino com um diâmetro do GS ≥ 20 mm
√ Embrião visualizado sem saco vitelino demonstrável
√ Diâmetro do saco vitelino > 5,6 m a < 10 semanas MA
@ conteúdo do GS
√ Filamentos fibrinosos/detritos embrionários residuais (em 25%)

DIAGNÓSTICO DE NÃO VIABILIDADE COM ALTA PROBABILIDADE (ESCANEAMENTO TRANSVAGINAL)
@ marco de ultrassonografia não encontrado como esperado
√ ≥ 5,0 semanas saco gestacional identificável pela primeira vez
√ ≥ 5,5 semanas saco vitelino identificável pela primeira vez
√ ≥ 6,0 semanas embrião e FHM (batimento cardíaco fetal) identificáveis pela primeira vez
@ saco vitelino
√ Ausência de saco vitelino com GS de 6–9 mm
√ Configuração deformada do saco
@ coriodecídua
√ Adelgaçamento da reação coriodecidual com fendas hipoecoicas
@ atividade cardíaca
√ Ausência de atividade cardíaca com GS de ≥ 9 mm
√ Baixa frequência cardíaca embrionária (= bradicardia):

≤ 6,2 Semanas	≤ 7,0 Semanas	Taxa de Mortalidade
> 100 bpm	> 120 bpm	11%
90–99 bpm	110–119 bpm	32%
80–89 bpm	100–109 bpm	64%
< 80 bpm	< 100 bpm	100%

Preditores de mau resultado:
@ bradicardia
√ < 85 bpm durante 5–8 semanas EGA
@ saco de pequeno tamanho = "oligo-hidrâmnio de primeiro trimestre"
[nome errado: cavidade amniótica não está diminuída em tamanho, mas, em vez disso, a cavidade coriônica]
= MSD (diâmetro médio do saco) – CRL ≤ 5 mm (com um embrião vivo de 5,5–9,0 semanas)
Prognóstico: aborto espontâneo em 94%
@ saco vitelino anormal
√ Falta de visualização YS às 5,5 semanas MA = diâmetro médio do GS ≥ 8 mm
√ Tamanho do saco vitelino > 5 mm
√ Calcificação/detritos dentro do saco vitelino
√ Dupla aparência do saco vitelino
@ âmnio anormal
√ Diâmetro médio da cavidade amniótica > CRL
@ hemorragia subcoriônica
Frequência: em até 18% das gravidezes durante primeira metade
Observação: significado controverso
Prognóstico: 50% desenvolvem-se normalmente; 15–39% oco choco, 4% mola, 4–13% gravidez ectópica, 0–15% aborto incompleto, 17–57% aborto retido

Aborto Completo
• colo fechado
• declínio abrupto da β-hCG sérica
√ IUP documentada previamente

√ Endométrio regular fino com superfícies em aposição
√ Ausência de saco cheio de líquido central/excêntrico
DDx: estado não grávido, IUP muito inicial, gravidez ectópica
Rx: dilatação e curetagem podem ser evitadas se IUP tiver sido documentada previamente

Aborto Incompleto
= PRODUTOS RETIDOS DA CONCEPÇÃO
= parte de vilos coriônicos (tecido placentário)/tecido trofoblástico (tecido fetal) remanescentes dentro do útero
- placenta incompleta no parto
- sangramento genital continuado (ocasionalmente massivo) (pode ocorrer meses/anos depois do último aborto/parto)
- colo aberto
- níveis normais/baixos de β-hCG

US (precisão global 96%):

Achado	Produtos Retidos
√ Saco gestacional/colheita	100%
√ Saco com feto morto	100%
√ Endométrio > 5 mm espessura	100%
√ Endométrio 2–5 mm espessura	43%
√ Endométrio < 2 mm espessura	14%

√ Material heterogeneamente ecogênico dentro da cavidade uterina
√ Geralmente não visto embrião/feto
√ Pequeno saco gestacional irregular/angulado contendo material ecogênico amorfo
√ Reação coriodecidual interrompida rasgada
√ Líquido subcoriônico ± hemorragia
√ ± fluxo sanguíneo interno de baixa resistência muitas vezes na interface endometrial-miometrial em *color Doppler*

MR:
√ Massas heterogêneas em T1WI + T2WI (imagens ponderadas em T1 e T2)
√ Contraste variável

Cx: endometrite, miometrite, peritonite, choque séptico, coagulação intravascular difusa (com retenção > 1 mês)
Rx: D e C de aspiração após oxitocina
DDx: coágulo sanguíneo intraluminal, mola, ovo choco, morte embrionária, morte fetal intrauterina

Pólipo Placentário
= massa polipoide intrauterina formada por um fragmento retido de tecido placentário depois de um aborto/gravidez a termo
Predileção em: placenta accreta
MR:
√ Massa polipoide hiperintensa em T2WI
DDx: malformação arteriovenosa, doença trofoblástica, pólipo endometrial, mioma submucoso

Aborto Retido
= concepto morto dentro da cavidade uterina ≥ 8 semanas ocorrendo antes de 28 semanas de MA
Tempo de diagnóstico: não antes de 13 semanas MA
- corrimento vaginal acastanhado
- colo firme fechado

√ Ausência de atividade cardíaca em um embrião bem definido com CRL > 9 mm (em *scan* abdominal)/CRL > 5 mm (em *scan* transvaginal)
√ Gestação não em correspondência com idade menstrual
√ Saco > 25 mm de diâmetro sem um embrião
(*DDx:* gravidez anembriônica)
√ Saco > 20 mm sem saco vitelino
√ Configuração do saco irregular crenada/angular distorcida
√ Detritos filamentosos dentro do saco gestacional (em 25%)
√ Reação coriodecidual descontínua/irregular/fina (2 mm)
√ Ausência de duplo saco decidual
√ Posição baixa do saco
√ Coleção subcoriônica
Cx: coagulopatia secundária a baixo fibrinogênio plasmático (depois de 4 semanas em gravidez no 2º trimestre)
Rx: D e C de aspiração (no 1º trimestre); supositórios de prostaglandina E (no 2º trimestre)
DDx: ovo choco

ACARDIA
= MONSTRO ACARDÍACO = SEQUÊNCIA DE PERFUSÃO ARTERIAL INVERTIDA GEMELAR (*TRAP*)
= rara anomalia do desenvolvimento de gemelarização monocoriônica na qual um gêmeo se desenvolve sem um coração funcionante
Incidência: 1 ÷ 30.000–35.000 nascidos; em 1% dos gêmeos monozigóticos
Fisiopatologia:
gêmeo normal perfunde gêmeo acardíaco através de anastomoses artéria–artéria + veia–veia na placenta compartilhada; circulação invertida altera forças hemodinâmicas, o que resulta em morfogênese cardíaca anormal
Espectro:
(1) **holoacardia** = ausência absoluta de coração
(2) **pseudoacardia** = tecido cardíaco rudimentar
√ Proximidade das inserções dos dois cordões na superfície placentária ligada por uma anastomose arterioarterial
√ Fluxo arterial invertido no cordão para o gêmeo acardíaco
√ Placentas fundidas
√ Poli-hidrâmnio
A. GÊMEO BOMBA
em risco aumentado de morte fetal + trabalho de parto prematuro
√ Morfologicamente normal
√ Sinal de sobrecarga cardíaca: IUGR, hipertrofia do ventrículo direito, relação cardiotorácica aumentada, hepatosplenomegalia, ascite
B. GÊMEO PERFUNDIDO = GÊMEO ACARDÍACO
placenta monocorial (mesmo sexo) com anastomose vascular sustenta a vida do monstro acardíaco; ampla gama de anormalidades associadas
√ Coração ausente/rudimentar ("acardíaco")
√ Crânio diminuto/ausente (acéfalo)
√ Tronco superior pequeno ± extremidades superiores ausentes/deformadas
√ Marcado edema tegumentar + higroma cístico
Prognóstico: mortalidade de 100% para o gêmeo perfundido, 50% para o gêmeo bomba (aumentada com tamanho aumentado do gêmeo acardíaco)
Rx: ablação a *laser* do cordão umbilical para o gêmeo acardíaco (até 20–22 semanas)

ADENOMIOSE
= ENDOMETRIOSE INTERNA
= invasão benigna focal/difusa do miométrio por endométrio ("ilhas endometriais" heterotópicas), o que incita hiperplasia miometrial reativa
Causa: ? trauma uterino (parto, miomectomia, curetagem), endometrite crônica, hiperestrogenemia
Incidência: 9–20–31% dos espécimes de histerectomia
Dependência hormonal:
adenomiose envolve apenas camada basal do endométrio; em grande parte não funcionante em virtude da resistência à estimulação hormonal diferentemente da endometriose com al-

gum grau de alterações proliferativas + secretórias durante o ciclo menstrual
Patologia: glândulas endometriais mais profundas que ¼ da espessura da zona juncional
Histologia: glândulas endometriais + estroma dentro do miométrio rodeados por hiperplasia do músculo liso
Idade: mulheres multíparas > 30 anos durante a vida menstrual (anos reprodutivos tardios)
Associada a: endometriose (em 36–40%)
- assintomática em 5–70%
- dor pélvica, menorragia, dismenorreia (regride depois da menopausa)

√ Aumento uterino globular

HSG:
√ Múltiplos pequenos divertículos lineares/saculares estendendo-se a dentro do miométrio
√ Cavidade uterina pode ser aumentada/distorcida
√ Defeito de enchimento semelhante a massa irregular no fundo uterino na adenomiose focal

MR (78–88% sensível, 67–93% específica, 85–90% precisa):
√ Massa miometrial com margens indistintas de intensidade de sinal principalmente baixa em todas as sequências (em virtude da hipertrofia muscular lisa densa reativa em torno)
√ Alargamento difuso/focal da zona juncional (= miométrio interno) ≥ 12 mm hipointenso em T2WI, imagens SE ponderadas para T2, T1WI com contraste
√ Pseudoalargamento do endométrio (– focos indistintos de invasão endometrial do miométrio)
√ Manchas/estriações lineares de alta intensidade central na T2WI (em virtude de tecido endometrial ectópico/cisto endometrial/focos hemorrágicos) em 50%
√ Adenomiose cística = lesões miometriais císticas bem circunscritas de hemorragia em diferentes fases de organização (em 40% da adenomiose difusa, em 100% da adenomiose focal)
√ Contraste sempre menor que no miométrio adjacente

US (53–89% sensível, 67–98% específica, 68–86% precisa)
√ Ecotextura miometrial heterogênea focal/difusa (em 75%)
√ Áreas nodulares/lineares de ecogenicidade miometrial aumentada (= tecido endometrial heterotópico)
√ Área de ecogenicidade miometrial diminuída (= hiperplasia do músculo liso)
√ Pequenos cistos miometriais < 5 mm (em 50%) em virtude de glândulas císticas/focos hemorrágicos
√ Aspecto de "queijo suíço" do miométrio na adenomiose cística
√ Pouca definição da zona juncional endomiometrial (= tecido endometrial estendendo-se dentro do miométrio)
√ Pseudoalargamento do endométrio decorrente de ecogenicidade miometrial aumentada
√ Espessamento + assimetria das paredes miometriais anterior e posterior
√ Ausência de anormalidade do contorno uterino/efeito de massa

Cx: infertilidade

DDx:
(1) liomioma (margens bem definidas, efeito de massa, forma globular, vasos grandes na margem da lesão, calcificações, sombreamento marginal, aparência de redemoinho)
(2) carcinoma endometrial (erro no estadiamento se adenomiose coexistir)
(3) contração miometrial (natureza transitória, distorção do revestimento endometrial)
(4) hipertrofia muscular (miométrio interno hipoecoico, espessamento difuso da zona funcional)

DDx da adenomiose cística:
(1) liomioma com degeneração hemorrágica
(2) hematométrio
Rx: histerectomia (a única cura definitiva para adenomiose debilitante)

Adenomiose Difusa (67%)
Em 90% associada a: endometriose pélvica (em mulheres < 36 anos de idade)
- infertilidade (em decorrência da contratilidade uterina prejudicada para transporte dirigido dos espermatozoides)
√ Aumento uterino liso (DDx: liomiomatose difusa)
√ Alargamento da zona juncional > 12 mm em T2WI

Adenomiose Focal (33%)
= "ADENOMIOMA"
√ Massa miometrial de 2–7 cm de diâmetro
√ Forma oval/alongada (DDx: liomioma é redondo)
√ Margens mal definidas (DDx: margem nítida no liomioma)
√ Contiguidade com zona juncional (DDx: liomiomas podem ocorrer em qualquer lugar no miométrio)

SÍNDROME DE BANDA AMNIÓTICA
= SÍNDROME DE RUPTURA PRECOCE DO ÂMNIO
= ruptura do âmnio expondo o feto ao ambiente lesivo de bandas mesodérmicas que emanam do lado coriônico do âmnio
Prevalência: 1÷1.200 a 1÷2.000 a 1÷15.000 nascidos vivos
√ Membrana muito fina que se dobra com movimento fetal ou se fixa ao feto
√ Lâmina/bandas anormais de tecido que se fixam ao feto (DDx: sinéquias uterinas, fusão amniocoriônica incompleta, separação amniocoriônica decorrente de hemorragia subcoriônica, depósitos de fibrina, lagos venosos, saco residual de gravidez gemelar choca, filetes de cordão umbilical)
√ Restrição do movimento fetal secundário ao aprisionamento de partes fetais pelas bandas

Associada a anormalidades fetais em 77%:
1. Defeitos de membros (múltiplos + assimétricos)
    √ Amputação/anéis constritivos dos membros/dedos
    √ Sindactilia distal
    √ Pé torto (30%)
2. Defeitos craniofaciais
    = defeitos não anatômicos assimétricos do crânio + cérebro
    √ Anencefalia
    √ Encefalocele lateral assimétrica
    √ Fenda facial do lábio/palato
    √ Microftalmia assimétrica
    √ Calcificação craniana incompleta/ausente
    √ ± fixação da cabeça à parede uterina
3. Defeitos viscerais
    √ Gastrosquise ± exteriorização do fígado
    √ Onfalocele
    √ Deformidade em giba da coluna

DDx: (1) separação corioamniótica
(2) sinéquia intrauterina

GRAVIDEZ ANEMBRIÔNICA
= OVO CHOCO
= gravidez intrauterina anormal com parada do desenvolvimento antes da formação de um embrião; pode ocorre como um gêmeo choco
Causa: parada precoce do desenvolvimento embrionário relacionada com anormalidade cromossômica
- ± sangramento vaginal
√ Saco gestacional vazio (> 6,5 semanas MA)
√ Saco vitelino identificado sem embrião:
    √ Saco vitelino desaparecido (passado) em *scans* seriados

√ Saco gestacional pequeno/apropriado/grande para as datas
  √ Diminuição no tamanho do saco gestacional (GS)
  √ GS deixa de crescer > 0,6 mm/dia em imagens seriadas
√ Reação decidual irregular fracamente ecogênica de < 2 mm
√ Forma distorcida do saco
(a) por US transabdominal
    GS usualmente não visualizado antes de 5–5,5 semanas MA; saco vitelino forma-se às 4 semanas MA quando GS tem 3 mm; embrião geralmente visualizado pelas 6 semanas MA
    √ Tamanho GS ≥ 10 mm de diâmetro médio sem DDS
    √ Tamanho GS ≥ 20 mm de diâmetro médio sem saco vitelino
    √ Tamanho GS ≥ 25 mm de diâmetro médio sem embrião
(b) por US transvaginal
    GS intradecidual normal rotineiramente detectado às 4–5 semanas com um diâmetro médio do saco de 5 mm
    √ Tamanho GS ≥ 8 mm de diâmetro médio sem saco vitelino
    √ Tamanho GS ≥ 16 mm de diâmetro médio sem atividade cardíaca
Cx: sangramento no primeiro trimestre

MALFORMAÇÃO ARTERIOVENOSA DO ÚTERO

= FÍSTULA ARTERIOVENOSA UTERINA = ANEURISMA CIRSOIDE UTERINO
Associada a: dilatação e curetagem, carcinoma endometrial, doença trofoblástica gestacional
- sangramento genital, muitas vezes exigindo transfusões de sangue
MR:
  √ Vazios de sinal tubulares tortuosos no miométrio/paramétrio/salientando-se adentro da cavidade endometrial em T1WI + T2WI
  √ Lago vascular com fluxo arrastado hiperintenso em T2WI
  √ Lesão contrastando intensamente isointensa aos vasos em MR de subtração dinâmica com contraste

SÍNDROME DE ASHERMAN

= associação de múltiplas sinéquias intrauterinas (= aderências consistindo em tecido fibroso ou músculo liso) com disfunção menstrual + infertilidade
Causa: sequelas de trauma endometrial (instrumentação vigorosa durante dilatação e curetagem) geralmente durante período pós-parto ou pós-aborto/endometrite grave
Patologia: cicatrizes/bandas de tecido fibroso (sinéquias) conectam lados opostos do endométrio cruzando a cavidade endometrial: cicatrizes fazem a cavidade endometrial contrair-se, resultando em uma superfície irregular
- hipomenorreia/amenorreia
- aborto habitual/esterilidade
HSG:
  √ Defeito de enchimento solitário/múltiplos
  √ Bandas de tecido atravessando cavidade endometrial
  √ Contorno irregular da superfície da cavidade uterina
  √ Cavidade uterina pequena parcialmente/quase completamente obliterada (DDx: exposição a DES)
Sono-histerografia:
  √ Bandas ecogênicas fazendo ponte dentro da cavidade uterina
    ◊ Bandas fibróticas espessas podem impedir distensão uterina completa
MR:
  √ Cavidade endometrial irregular delgada pequena

SÍNDROME DE BECKWITH-WIEDEMANN

= SÍNDROME EMG: (**E**xônfalo = onfalocele, **M**acroglossia, **G**igantismo)
= síndrome comum dominante autossômica de excessivo crescimento com penetrância reduzida + expressividade variável relacionada com o braço curto do cromossomo 11; esporádica em 85%
Incidência: 1÷13.700 a 1÷14.300 nascidos vivos; M÷F = 1÷1
Risco 4% de desenvolvimento de tumores embrionários: nefroblastoma, hepatoblastoma, rabdomiossarcoma, pancreatoblastoma
- policitemia neonatal

√ Idade óssea avançada
Constelação:
  (1) hemi-hipertrofia 13–33%
  (2) visceromegalia hiperplástica 57%
      rim, fígado, baço, pâncreas, clitóris, pênis, ovários, útero, bexiga
  (3) defeitos da parede abdominal
      (a) onfalocele 76%
      (b) hérnia umbilical 49%
      (c) diástase dos retos 33%
  (4) macroglossia 98%
  (5) *nevus flammeus* facial 63%
  (6) sulcos e depressões do lobo da orelha 66%
  (7) olhos proeminentes com sulcos infraorbitários
  (8) hipoplasia infraorbitária 81%
  (9) má rotação gastrointestinal 83%
  (10) hiperplasia das ilhotas pancreáticas
  (11) anomalias cardíacas
  (12) gigantismo natal/pós-natal 77%
@ glândula suprarrenal
  Histologia: hiperplasia corticossuprarrenal, medula suprarrenal hiperplástica, córtex suprarrenal cístico, citomegalia suprarrenal bilateral (= aumento das células corticais fetais)
@ rim
  Histologia: arranjo lobar desordenado, displasia medular
  √ Nefromegalia
  √ Ecogenicidade cortical aumentada (decorrente de glomeruloneogênese)
  √ Acentuação da definição corticomedular
  √ Rim em esponja medular
  √ Divertículos pielocaliciais
OB-US:
  √ Feto LGA com crescimento ao longo do 95º percentil
  √ Poli-hidrâmnio (51%)
  √ Placenta espessada
  √ Cordão umbilical longo
Cx: (1) desenvolvimento de tumores malignos (em 4%)
    (2) hipoglicemia neonatal (50–61%)

TUMOR DE BRENNER

= quase sempre tumor ovariano benigno
Incidência: 1,5–2,5%
Histologia: células epiteliais transicionais com proeminente estroma de tecido conectivo
Associado a: cistoadenoma mucinoso/outro tumor epitelial em 20–30%
Idade de pico: 40–70 anos
- pode ter atividade estrogênica
√ Geralmente tumor homogêneo sólido hipoecoico com parede posterior bem definida
√ Principalmente 1–2 cm (até 30 cm) de diâmetro
√ ± calcificações extensas
√ Bilateral em 5–7%

CÂNCER CERVICAL

sexta causa mais comum de morte por câncer em mulheres, 3ª mais comum malignidade ginecológica (depois de câncer endometrial + ovariano); 12.800 novos casos + 4.600 mortes em 2000 nos Estados Unidos

Incidência: 12÷100.000 mulheres por ano
Idade de pico: 45–55 anos
Histologia: carcinoma de células escamosas (95%) originando-se baixo no canal endocervical, adenocarcinoma (5%) originando-se do epitélio colunar endocervical, adenocarcinoma de células claras (incomum) em mulheres expostas a DES *in utero*.
Fatores de risco: mais baixa classe socioeconômica. Raça negra, casamento cedo, paridade aumentada, idade cedo do primeiro intercurso, numerosos parceiros sexuais, fumar cigarros, infecção pelo papilomavírus humano (HPV tipo 16 de DNA)

Estadiamento do Câncer Cervical
Fédération Internationale de Gynécologie et d'Obstétrique

Estádio FIGO	Descrição	Metástases Linfonodais
0	Carcinoma *in situ* (antes de invasão)	0,3%
I	Limitado ao colo do útero	
IA	carcinoma invasivo pré-clínico	
IA-1	microinvasão do estroma (< 3 mm profundidade e < 7 mm largura)	0,3%
IA-2	tumor > 3 mm mas ≤ 7 mm alastramento horizontal	14%
IB	tumor maior que IA	16%
IB-1	≤ 4 cm	
IB-2	> 4 cm	
II	Extensão além do colo mas não até parede pélvica/terço inferior da vagina	
IIA	extensão vaginal excluindo 1/3 inferior	33%
IIB	invasão parametrial excetuando parede lateral pélvica	37%
III	Extensão à parede pélvica/terço inferior da vagina	
IIIA	invasão do 1/3 inferior da vagina	
IIIB	invasão da parede lateral pélvica + hidronefrose	
IV	Localizado fora da pelve verdadeira	55%
IVA	invasão da bexiga/mucosa retal	
IVB	disseminação a órgãos distantes (linfonodos paraórticos/inguinais, metástase intraperitoneal)	

Significado do tamanho tumoral:
> 4 cm: metástases ganglionares (80%), recorrência local (40%), metástases distantes (28%)
< 4 cm: metástases ganglionares (16%), recorrência local (5%), metástases distantes (0%)

Disseminação:
(a) extensão direta ao segmento inferior do útero + vagina + espaço paracervical ao longo dos ligamentos uterossacros e largos
(b) linfática: linfonodos paracervicais > parametriais > hipogástricos + obturatórios > ilíacos externos > ilíacos comuns + pré-sacrais > paraórticos
(c) hematogênica: pulmão, fígado, osso
- leucorreia ± sangramento vaginal (< 30%)
- sangramento pós-coital/metrorragia

Localização:
centrado ao nível do colo, originando-se de
(a) junção escamocolunar (em mulher jovem)
(b) canal endocervical (mulher mais velha)
com protrusão para dentro da vagina/invasão do miométrio inferior

CT:
@ tumor primário
 √ Padrão de crescimento: exofítico, infiltrante, endocervical
 √ Aumento volumoso do colo > 3,5 cm (DDx: fibroma cervical)
 √ Iso- (50%)/hipoatenuado (em decorrência de necrose, ulceração, vascularidade reduzida) após contraste IV
 √ Gás dentro do tumor (necrose/biopsia prévia)
 √ Útero cheio de líquido (sangue, líquido seroso, pus) secundário a obstrução
 √ Lesão hipoatenuada do miométrio/com distensão vaginal
@ disseminação parametrial (precisão 30–58%)
 √ Massa de tecido mole parametrial
 √ Enclausuramento ureteral
 √ Espessamento dos ligamentos uterossacrais
 √ Cordões de tecido mole > 4 mm de atenuação aumentada estendendo-se do colo adentro dos paramétrios, ligamentos cardeal/sacrouterinos
 √ Obliteração dos planos de gordura
 √ Margens cervicais irregulares mal definidas
 √ Aumento parametrial excêntrico
 DDx: inflamação parametrial decorrente de instrumentação, ulceração, infecção, cirurgia pélvica precedente, endometriose
@ doença da parede lateral pélvica
 √ Tumor < 3 mm a partir da parede lateral
 √ Músculos piriforme/obturador interno aumentados
 √ Enclausuramento dos vasos ilíacos
 √ Destruição dos ossos pélvicos
@ doença visceral pélvica (60% PPV)
 √ Perda de plano de gordura paravesical/perirretal
 √ Espessamento nodular assimétrico da parede da bexiga/reto
 √ Massa intraluminal
 √ Ar na bexiga em virtude da fístula
@ disseminação linfática (65–77–80% de precisão)
 √ Gânglios > 1 cm de diâmetro (> 7 mm dos gânglios ilíacos internos, 9 mm dos gânglios ilíacos comuns, > 10 mm dos gânglios ilíacos externos) com 44% de sensibilidade
 √ Necrose linfonodal (100% PPV)
 DDx: adenopatia a partir da infecção secundária do tumor

MR (76–78–91% precisão para estadiamento, precisão 82–94% para comprometimento parametrial):
@ tumor primário
 √ Saliência/massa focal no colo
  √ Massa isointensa em T1WI
  √ Hiperintensa em T2WI em comparação com estroma fibroso (DDx: alterações pós-biopsia, inflamação, cistos de Naboth)
 √ Tamanho do tumor acuradamente representado (em T2WI) raramente superestimado em decorrência de inflamação/edema
  ◊ Diâmetro do tumor e probabilidade de recorrência + metástases são relacionados: diâmetro tumoral > 4 cm (estádio IB2) significa nenhum tratamento cirúrgico
 √ Contraste precoce em T1WI com saturação da gordura

√ Borramento + alargamento da zona juncional secundária à obstrução do óstio cervical (secreções retidas na cavidade uterina)
√ Ruptura da parede vaginal hipointensa pelo espessamento hiperintenso em T2WI
√ Ruptura de anel estromal fibroso cervical hipointenso em T2WI pela intensidade do sinal do tumor nodular/irregular
@ invasão parametrial (mais bem vista em T1WI):
√ Áreas espiculadas de baixa intensidade de tecido mole radiando da periferia da massa cervical
√ Margens laterais irregulares do colo = filamentação linear em torno da massa cervical
√ Espessamento do ligamento uterossacral
@ invasão da parede lateral pélvica
√ Tumor compromete músculos obturador interno, piriforme, levantador do ânus
√ Dilatação do ureter + hidronefrose
@ doença visceral pélvica
√ Ruptura das paredes hipointensas da bexiga/reto (DDx: espessamento hiperintenso da parede vesical em T2WI em virtude de edema bolhoso)
@ disseminação linfática
√ Linfadenopatia > 10 mm, hiperintensa em comparação com músculo/vasos sanguíneos em T2WI
Prognóstico: dependendo do estádio tumoral + volume de massa do primário + grau histológico + metástases linfonodais; em 30% doença recorrente/persistente (geralmente dentro de 2 anos)
Taxa de sobrevida de 5 anos: diâmetro tumoral ≤ 1 cm . . . 84%
diâmetro tumoral > 4 cm . . . 67%
estádio IIB 65%
estádio III 40%
estádio IVA . . . . < 20%
Rx: (1) cirurgia para estádios < IIA/tumor < 4 cm
(2) radioterapia ± quimioterapia para estádios > IIB
DDx: (1) pólipo endometrial/adenocarcinoma (centrado na cavidade endometrial salientando-se adentro do canal endocervical)
(2) fibroma submucoso prolapsado (mais hipointenso em T2WI)

Carcinoma Cervical Recorrente

= crescimento de tumor local/desenvolvimento de metástase distante ≥ 6 meses depois de regressão completa
@ recorrência pélvica
Prevalência: varia com o estádio, tipo histológico, adequação da terapia, resposta da hospedeira; 11% no estádio IB
Local: colo, útero, vagina/manguito vaginal, paramétrios, ovários, bexiga, ureteres, reto, parede abdominal anterior, parede lateral pélvica
• intumescimento de extremidade inferior (obstrução linfática)
• dor (compressão nervosa, obstrução ureteral)
√ Hidrométrio (obstrução pelo colo preservado)
√ Fístula retovaginal
√ Hidronefrose (70% na autopsia)
√ Fístula vesicovaginal
√ Massa da parede lateral pélvica
DDx: fibrose de radiação (82% precisão da MR)
@ recorrência linfonodal
◊ Prognóstico piora à medida que progride o comprometimento ganglionar!
(a) primária: nodos paracervicais, parametriais, ilíacos internos + externos, obturatórios (= grupo medial dos gânglios ilíacos externos)
Frequência: em 75% de adenocarcinoma, em 61% de carcinoma de células escamosas (autopsia)
(b) secundária: linfonodos sacrais, ilíacos comuns, inguinais, paraórticos
Frequência: em 62% de adenocarcinomas, em 30% de carcinomas de células escamosas (autopsia)
@ recorrência em órgãos abdominais solidados
Localização: fígado (33%) > glândula suprarrenal (15%) > baço, pâncreas, rim
@ recorrência peritoneal
1. Carcinomatose peritoneal (5–27% por autopsia)
2. Depósitos tumorais no mesentério + omento
• nódulo da Irmã Joseph = metástase umbilical desenvolvendo-se da superfície peritoneal anterior
@ recorrência no trato GI
Localização: junção retossigmóidea (17%), cólon, intestino delgado
√ Formação de fístula
√ Espessamento focal da parede intestinal + fixação
√ Obstrução intestinal (12% por autopsia)
Prognóstico: causa imediata da morte em 7%
@ recorrência no tórax
1. Metástases pulmonares (33–38% por autopsia)
2. Metástases pleurais associadas a hidrotórax
3. Metástases pericárdicas
4. Carcinomatose linfangítica (< 5%)
5. Adenopatia mediastinal/hilar + lesões/derrame pleurais
@ recorrência óssea
Prevalência: 15–29% em autopsia
Localização: vértebra > pelve > costela > extremidade
Mecanismo: extensão direta dos gânglios paraórticos (mais comum)/disseminação linfática/hematogênica
@ recorrência na pele + tecido subcutâneo (em até 10%)

SEPARAÇÃO CORIOAMNIÓTICA

(a) normalmente vista < 16 semanas
= fusão incompleta da membrana amniótica com a placa coriônica
(b) anormal > 17 semanas MA
= secundária a hemorragia/amniocentese (10%)
√ Membrana estende-se sobre superfície fetal + para na origem do cordão umbilical
√ Membrana elevada mais fina do que a membrana coriônica
Cx: ruptura da membrana amniótica pode levar à síndrome de banda amniótica
DDx: síndrome de banda amniótica, sinéquias uterinas, filamento de fibrina após amniocentese, higroma cístico (move-se com o embrião)

CORIOANGIOMA

= malformação vascular benigna de capilares em proliferação (= hamartoma) sem potencial maligno
Prevalência: 0,5–1,0%: > 5 cm a 1÷3.000 a 1÷16.000 nascidos
◊ Tumor mais comum da placenta
Histologia: subtipos angiomatoso (capilar), celular, degenerativo
Localização: geralmente próximo do local de inserção do cordão umbilical suprido pela circulação fetal
• nível de α-fetoproteína sérica materna elevado (raro)
US:
√ Massa intraplacentária arredondada bem circunscrita hipo/hiperecoica fazendo protrusão da superfície fetal da placenta para dentro da cavidade amniótica
√ Contém áreas císticas anecoicas (= vasos)

√ Sinal arterial no ultrassom Doppler no corioangioma angiomatoso
MR:
√ Massa placentária com alta intensidade de sinal T2 (similar a hemangioma)
√ Intensidade heterogênea de sinal (em decorrência de infarto agudo + alterações degenerativas)
Prognóstico: regressão depois do infarto
Cx materna: trabalho de parto pré-termo, toxemia, descolamento da placenta, pré-eclampsia, hemorragia
Cx fetal (30–50%):
poli-hidrâmnio (em 1/3), hidropisia fetal, anemia hemolítica fetal, trombocitopenia fetal, cardiomegalia, IUGR, anomalias congênitas, morte fetal (com lesão grande/múltipla)
Rx: tratamento expectante com imageamento US seriado (intervalos de 6–8 semanas para pequenos tumores, intervalos de 1–2 semanas para grandes tumores); transfusão fetal seriada, coagulação a *laser* fetoscópica, quimiosclerose com álcool absoluto, desvascularização cirúrgica endoscópica
DDx: mola hidatiforme parcial, hematoma placentário, teratoma, metástase, liomioma

CORIOCARCINOMA
= notavelmente agressivo
Incidência: < 1%

Coriocarcinoma Ovariano Primário
= CORIOCARCINOMA NÃO GESTACIONAL
Incidência: extremamente raro; 50 casos na literatura mundial
Idade: < 20 anos
Associado a: tumor de células germinais/neoplasma epitelial
- hCG sérica elevada (100% sensível, 100% específica)
- precocidade isossexual (50%)
√ Geralmente unilateral
√ Tumor sólido predominantemente vascular com áreas de hemorragia
+ necrose + formação de cisto
Prognóstico: 90% sobrevida de 5 anos apesar de diagnóstico tipicamente tardio em estádio avançado
DDx: gravidez ectópica (frequentemente diagnóstico errado!)

Coriocarcinoma Ovariano Gestacional
Causa: metástase de coriocarcinoma uterino (frequentemente massas ovarianas bilaterais); originado de gravidez ectópica ovariana (extremamente raro)
Idade: idade reprodutiva

Coriocarcinoma Uterino Gestacional
Prevalência: 5% das doenças trofoblásticas gestacionais
Idade: idade reprodutiva
Histologia: padrão bifásico incluindo proliferação sinciciotrofoblástica + citotrofoblástica sem estruturas vilosas; extensa necrose + hemorragia; invasão vascular precoce + extensa
Precedido por: mnemônica: MEAN
MOLA (hidatiforme) ..... em 50,0%
Ectópica, gravidez .... em 2,5%
Aborto espontâneo....... em 25,0%
Normal, gravidez .... em 22,5%
- sangramento vaginal continuado
- elevação continuada da hCG após expulsão de gravidez molar/normal (25%)
US
√ Massa aumentando o útero
√ Padrão hiperecoico misto (hemorragia, necrose)

CT (útil para estadiamento):
√ Tecido intrauterino heterogêneo predominantemente hipoatenuado
√ Detecção de metástases distantes
MR:
√ Massa hiperintensa heterogênea em T2WI
√ Vazios de sinal focais (= vasos) em T1WI + T2WI
√ Interrupção de miométrio hipointenso (= invasão local)
√ Contraste acentuado (em virtude da alta vascularidade)
√ Tecido parametrial contrastado (= disseminação local)
Metástases:
(a) hematogênicas (geralmente): pulmão, rim (10–50%), cérebro
√ Massas pulmonares radiodensas com margens enevoadas em decorrência de hemorragia + necrose
√ Focos hepáticos hiperecoicos
(b) linfáticas: linfonodos pélvicos
(c) extensão direta (ocasionalmente): vagina
Prognóstico: 85% taxa de cura (mesmo com metástases); fatal com disseminação aos rins + cérebro
Rx: (1) quimioterapia: metotrexato, actinomicina D ± ciclofosfamida
(2) histerectomia (se em risco de ruptura uterina)
DDx: mnemônica: THE CLIP
True mole (mola verdadeira)
Hidrópica, degeneração da placenta
Endometrial, proliferação
Coexistentes mola e feto
Liomioma (degenerado)
Incompleto, aborto
Produtos retidos da concepção

NEOPLASMA DE CÉLULAS CLARAS DO OVÁRIO
= TUMOR MESONEFROIDE
= quase sempre carcinoma invasivo
Incidência: 2–5–10% de todos os cânceres ovarianos
Histologia: células claras (células cuboides com citoplasma claro) + células em tachões (células colunares com grandes núcleos projetando-se para dentro das luzes de elementos glandulares; idêntico ao carcinoma de células claras do endométrio, colo, vagina, rim, ~100% maligno
Não associado a: exposição *in utero* a DES (como lesões da vagina + colo)
- 75% das pacientes apresentam-se com doença estádio I
√ Frequentemente cisto unilocular + nódulos murais
Prognóstico: 50% taxa de sobrevida de 5 anos (melhor que outros cânceres de ovário)

GÊMEOS CONJUGADOS
= divisão incompleta da massa celular embrionária em gêmeos monozigóticos ocorrendo aos 13–16 dias GA, mas antes da 3ª semana de gestação
Prevalência: 1÷50.000 a 1÷200.000 partos (1÷14.000 a 1÷25.000 no sudeste da Ásia + África); 1÷600 nascidos gêmeos; M÷F = 1÷3
OB-US (diagnosticado tão cedo quanto às 12 semanas GA):
√ Placenta única sem separação da membrana amniótica (manocoriônica, manoamniótica = marca de qualidade da germinação monozigótica)
√ Corpos fetais + contornos de pele inseparáveis:
√ Fetos comumente dão face um para o outro
√ Ambas as cabeças fetais persistentemente ao mesmo nível
√ Sem alteração na posição relativa dos fetos

√ Apresentação de binádegas (mais comum)/bicefálica (apresentação cefálica-nádegas é apresentação mais comum de onfalópago)
√ Flexão para trás da coluna cervical (na fusão anterior)
√ Movimento cardíaco único (se coração compartilhado)
√ Poli-hidrâmnio (em quase 50%)
√ Cordão umbilical único com > 3 vasos
√ Menos membros que o esperado

Malformações associadas:
√ Onfalocele
√ Cardiopatia congênita (alta frequência em todos os tipos de gemelaridade conjugada)

Prognóstico: 40–60% natimortos; 35% morrem dentro de 24 h de vida

Gêmeos Conjugados	
Classificados de Acordo com o Local mais Proeminente de Conexão	
Conjunção Superior	
Dipígio (< 1%)	única cabeça, tórax, abdômen + duas pelves e quatro pernas
Sincéfalo (< 1%)	fusão facial ± fusão torácica
Craniópago (2%)	unidos entre porções homólogas da abóbada craniana
Conjunção Média	
Toracópago (40%)	entre paredes torácicas; corações conjugados (75%)
Onfalópago (33%)	unidos entre umbigo e xifoide
Xifópago	unidos no xifoide
Raquípago	unidos em qualquer nível da coluna vertebral acima do sacro
Tóraco-onfalópago	
Conjunção Inferior	
Diprosopo (< 1%)	duas faces + uma cabeça e corpo
Dicéfalo (< 1%)	duas cabeças + um corpo
Isquiópago (6%)	unidos pelo sacro inferior e cóccix
Pigópago (19%)	unidos pelo sacro posterolateral e cóccix
Duplicação Incompleta (10%)	duplicação de apenas uma parte do corpo
◊ Os gêmeos mais fundidos são geralmente unidos lateralmente, enquanto os gêmeos mais separados são unidos anterior, posterior, cranial e caudalmente!	

Craniópago
= unidos em qualquer parte do crânio exceto face/forame magno (geralmente vertical/parietal em > 60%)
√ Crânio, meninges, seios venosos durais compartilhados (cérebros comumente permanecem separados ± ponte conectora de tecido neural)

Isquiópago
= unidos desde o umbigo até grande pelve conjugada, face a face/extremidade a extremidade
Tipos: tetrapus (4 pernas), tripus (3 pernas, bipus (2 pernas)
√ Geralmente dois sacros ± sínfise púbica única
√ Graus variados de função renal ± ectopia
√ Uma/duas bexigas urinárias
√ Único orifícios uretral externo (geralmente)
√ Órgãos sexuais compartilhados (frequentemente nascidos como mulheres)
√ Trato GI inferior geralmente compartilhado com atresia anal + fístulas colovesicais
√ Grande vaso pélvico conectando ambas as aortas

Onfalópago
= unidos ventralmente na região umbilical, muitas vezes com inclusão do tórax inferior
√ Fusão do fígado (80%)
√ Íleo terminal compartilhado (união no divertículo de Meckerl) + cólon proximal (33%)

Parápago
= posição lado a lado com fusão ventrolateral compartilhando umbigo, abdômen, pelve
Tipos: ditorácico (= tóraces separados), dicefálico (cabeças separadas)
√ Pelve conjugada com sínfise púbica única
√ Um/dois sacros
√ Múltiplas outras anomalias

Pigópago
= unidos dorsalmente compartilhando região sacrococcígea + região perineal
√ Fusão de vértebras sacrais (medulas espinhais geralmente separadas)
√ Ânus único ± único reto
√ Única bexiga urinária + uretra (15%)

Toracópago
= unidos do tórax superior ao umbigo
√ Esterno, diafragma, parede abdominal superior comuns
√ Saco pericárdico comum (90%) + algum grau de fusão cardíaca
√ Fusão do fígado (invariavelmente)
 √ Sistema biliar compartilhado (em 25%)
 √ ± drenagem venosa hepática ausente/anômala
√ Intestino delgado comum (em 50%): une-se no duodeno + separa-se no íleo distal
Prognóstico: fusão cardíaca impede separação cirúrgica bem-sucedida em 75%

PROLAPSO DO CORDÃO
= prolapso do cordão para dentro do canal endocervical
Incidência: 0,5% no parto
Fatores predisponentes:
posição fetal não de vértex, poli-hidrâmnio, desproporção cefalopélvica, gestação múltipla, comprimento aumentado do cordão umbilical
Cx: compressão do cordão com alta mortalidade perinatal
Observação: EMERGÊNCIA MÉDICA! Alertar obstetra imediatamente!
Tratamento OB:
(1) paciente imediatamente colocada em posição de Trendelenburg/joelhos–cotovelos no departamento de radiologia
(2) cesariana para bebês de termo
(3) tratamento expectante para bebês pré-termo
DDx: apresentação de cordão (= cordão umbilical entre o feto e o óstio interno)

CISTOADENOFIBROMA
= variedade de cistoadenoma, raramente maligno
Prevalência: aproximadamente 50% de todos os tumores serosos císticos ovarianos benignos: bilateral em 6%
Idade: 15–65 (média 31) anos
• pode produzir excesso de estrogênio
√ Pequeno tumor cístico multilocular
√ Conglomerados de curtos processos papilíferos arredondados

DERMOIDE
= CISTO DERMOIDE = TERATOMA CÍSTICO MATURO
= tumor de células germinais benigno congênito que contém tecidos maturos de todas as 3 camadas germinais com predominância de componente ectodérmico

Incidência: 96% de todos os tumores de células germinais;
5–11–25% de todos os neoplasmas ovarianos;
20% dos tumores ovarianos em adultas;
50–80% dos tumores ovarianos pediátricos;
◊ Mais comum neoplasma ovariano!

Origem: autofertilização de uma única célula germinal após a primeira divisão meiótica (= erro aleatório na meiose)

Patologia: cisto unilocular de paredes finas revestido por uma epiderme enrugada branco-cinza opaca da qual se salientam hastes de pelos; luz do cisto cheia com secreções sebáceas misturadas com filamentos de pelos

Histologia: elementos epiteliais maturos (pele, cabelo, dentes, epitélio descamado); cartilagem; osso; músculo; brônquio; gordura; glândula salivar; tecido neuronal; pâncreas; retina; pode conter *struma ovarii*, tumor carcinoide

Idade: vida reprodutiva (80%); pico etário 20–40 anos
- assintomático (predominantemente)
- massa pélvica relativamente mole (2/3) difícil de palpar
- pressão/dor pélvica decorrente de torção ou hemorragia
- síndrome paraneoplástica (rara): anemia hemolítica autoimune refratária à terapia convencional, virilização, hiperestrogenismo

Localização: bilateral em 8–15–25%
√ Massa cística com diâmetro médio de 10 cm
√ Gordura macroscópica (93%):
  √ Nível gordura-líquido/pelo-líquido
  √ "Tampão dermoide" = nódulo/protuberância de Rokitansky = massa de tecido sólido mural oval/redonda (material sebáceo de 10–65 mm projetando-se adentro da luz do cisto
  √ Calcificação (56%)

Radiografia simples (diagnóstica em 40%):
  √ Dente/osso
  √ Densidade de gordura (ESPECÍFICA)

CT:
  √ Massa redonda de gordura flutuando em interface entre dois componentes com densidade de água (93%)
  √ Nódulo de Rokitansky = tampão dermoide (81%) de tecido adiposo, geralmente único, pode ser múltiplo
  √ Nível gordura-líquido rico em sebo na cavidade do cisto (12%)
  √ Calcificações globulares (dente)/orla de calcificação (56%)

Características Sonográficas dos Dermoides

Característica	Incidência [%]	PPV [%]
Foco ecogênico com sombreamento	86	96
Linhas e pontos hiperecoicos	61	98
Ecos brilhantes regionais/difusos	58	98
Nível hidroaéreo	8	60
Cisto com nodularidade da parede	53	
Massa sólida sem características císticas	42	

US (77–87% sensível)
  √ Massa complexa contendo componentes ecogênicos (66%):
    √ Sinal da "ponta do iceberg" = massa ecogênica com sombreamento acústico "sujo" (= mistura de sebo + fios de cabelo cria múltiplas interfaces teciduais) em uma massa predominantemente cística (25–44%) (DDx: retossigmoide cheio de fezes)
  √ Nível gordura-líquido
  √ Massa predominantemente sólida (10–31%)
  √ Tumor puramente cístico (9–15%)
  √ Foco ecogênico com sombreamento acústico em decorrência da calcificação (em 86%, PPV 96%)

MR:
  √ Cisto com nível líquido-líquido:
    √ Líquido do cisto não inferior carregado de lipídio hiperintenso (acima de líquido de baixa intensidade de sinal) em T1WI + de intensidade intermediária em T2WI
    √ Imagem de GRE (gradiente-eco) em fase:
      √ Líquido inferior hipointenso em comparação com músculo
      √ Líquido não inferior ligeiramente hipointenso em comparação com gordura circundante
    √ Imagem de GRE em oposição de fase:
      √ Líquido inferior ainda hipointenso em comparação com músculo
      √ Ligeiramente hipointenso em comparação com gordura circundante
      √ Contorno negro fino na interface entre água e gordura (cancelamento de fase da água + lipídio no mesmo voxel)
  √ Massa hiperintensa (gordura + líquido seroso ambos com alta intensidade de sinal) em T2WI
  √ ± artefato de desvio químico de bandas brilhantes/escuras (ao longo do gradiente codificando frequência)
  √ Perda de sinal em T1WI seletivo para frequência com saturação de gordura em 97%

Dx: gordura + calcificação são PATOGNOMÔNICAS
Cx: (1) degeneração maligna em 1–3% (geralmente de tampão dermoide de tumores > 10 cm de diâmetro em mulheres pós-menopáusicas) para carcinoma de células escamosas (mais comum)
(2) torção (4–16%)
(3) ruptura com peritonite química (rara)
(4) hidronefrose

Rx: cirurgia (para evitar torção/ruptura)
DDx: abscesso tubovárico, cisto hemorrágico agudo, endometrioma atípico, gás intestinal

Ruptura de Teratoma Cístico do Ovário
Causa: torção, infarto, trauma, infecção, transformação maligna, pressão prolongada durante trabalho de parto, idiopática
- abdômen agudo (decorrente de peritonite química grave)
√ Material sebáceo derramado/bola de pelo em T1WI + gordura suprimida em T1WI (DDx em relação a líquido)
√ Peritônio espessado/aderências intraperitoniais em T1WI com contraste gordura suprimida

DDx: peritonite tuberculosa, carcinomatose

EXPOSIÇÃO A DIETILESTILBESTROL (DES)
= primeiro carcinógeno transplacentário descrito
@ vagina: adenose, septos, cristas, adenocarcinoma de células claras (em 1÷1.000 mulheres expostas *in utero* a DES, pela idade de 35)
@ colo: hipoplasia, estenose, desvio da mucosa, pseudopólipos, encapuzado/aparência de "crista de galo"
@ útero: hipoplasia, bandas, irregularidade de contorno, útero "em forma de T"
@ tubas: deformidade, irregularidade, obstrução

DISGERMINOMA
= tumor maligno de células germinais do ovário homólogo do seminoma testicular
◊ Segundo mais comum tumor de células germinais ovarianas
◊ Mais comum tumor maligno de células germinais

Incidência: 0,5–2% de todas as malignidades ovarianas
Pico etário: 2ª–3ª década
- sem elevação de AFP/hCG (em 5% presentes células gigantes sinciciotrofoblásticas, as quais podem elevar os níveis de hCG)

Localização: geralmente unilateral; bilateral em 15–17%
√ Massa sólida multilobulada dividida por septos fibrovasculares
√ Padrão pontilhado de calcificações (raro)

MR:
√ Septos hipo/isointensos em T2WI com realce por contraste em T1WI

US:
√ Massa sólida hiperecoica, pode ter áreas de hemorragia + necrose
√ Fluxo arterial proeminente com *color Doppler* dentro dos septos

Rx: altamente radiossensível

ECLAMPSIA

= ocorrência de coma ± convulsões pré, intra ou pós-parto não relacionadas com uma doença neurológica coincidente em uma paciente pré-eclâmptica

Fisiopatologia:
A. TEORIA DO VASOSPASMO
hiper-regulação da resposta vasoconstritora cerebral a hipertensão aguda + grave progride para vasospasmo; vasospasmo prolongado causa isquemia local, permeabilidade aumentada capilar cerebral, interrupção da barreira hematoencefálica, necrose arteriolar, levando a edema + hemorragia cerebral
B. TEORIA DA VASODILATAÇÃO FORÇADA
com hipertensão arterial grave o limite superior da autorregulação cerebral é atingido + vasodilatação cerebral começa a romper a barreira hematoencefálica e resultando em edema cerebral

Tempo de início: 2ª metade da gravidez em primigrávida; < 20ª semana GA em caso de doença trofoblástica

- grave cefaleia frontal latejante
- perturbação visual: escotomas, amaurose, visão turva
- cegueira retiniana/cortical
- hiper-reflexia, hemi/tetraparesia, confusão, coma
- convulsões: geralmente tônico-clônicas

CT (positiva em até 50%):
√ Hipodensidades da substância branca bilaterais bastante simétricas sem realce de contraste
√ ± edema cerebral com compressão dos ventrículos laterais
√ Geralmente transitórias + completamente reversíveis hipodensidades cerebrais corticais + dos gânglios basais (= lesões isquêmicas reversíveis)
√ Infarto cerebral na isquemia prolongada
√ Hemorragia intracerebral (principal causa de mortalidade em 10–60%)

MR:
√ Intensidade de sinal T2 transitoriamente aumentada no córtex cerebral + substância branca subcortical frequentemente em áreas de "divisor de águas" dos hemisférios posteriores

ECTOPIA CORDIS

= defeito de fusão da parede torácica anterior/esterno/*septum transversum* antes da 9ª semana de gestação
A. TIPO TORÁCICO (60%)
= coração fora da cavidade torácica salientando-se através de defeito no esterno
B. TIPO ABDOMINAL (30%)
= coração salientando-se para o abdômen através de espaço no diafragma
C. TIPO TORACOABDOMINAL (7%)
= na pentalogia de Cantrell
D. TIPO CERVICAL (3%)
= desvio do coração para a região cervical

Associada a:
(1) deformidades faciais
(2) deformidades esqueléticas
(3) defeitos da parede ventral
(4) malformações do CNS: meningocele, encefalocele
(5) anomalias intracardíacas: tetralogia de Fallot, TGA (transposição das grandes artérias)
(6) síndrome de banda amniótica

Prognóstico: natimorto/morte dentro da 1ª h/morte dentro dos primeiros dias de vida na maioria dos casos

GRAVIDEZ ECTÓPICA

= implantação do blastocisto fora da cavidade endometrial

Incidência: 2% de todas as gravidezes nos Estados Unidos (1992); 9,9÷10.000 mulheres anualmente; 73.700 casos em 1986 nos Estados Unidos

Risco de recorrência: 10–15%

Causa: trânsito retardado do zigoto fertilizado (formado no dia 14 MA) secundário a
(a) angulação anormal da tuba
(b) aderências ou cicatrização de inflamação
(c) trânsito tubário retardado por anormalidades ciliares

Fatores de risco:
(1) cirurgia tubária prévia (ligadura tubária/salpingoplastia)
(2) PID prévia (30–50%): esp. *Chlamydia*
(3) fertilização *in vitro*/transferência intratubária de gameta
(4) endometriose
(5) gravidez ectópica prévia (prevalência de até 1,1%, aumento de 10 vezes no risco, 25% de chance de recorrência)
(6) uso atual de IUD
(7) idade materna avançada
(8) exposição a dietilestilbestrol *in utero*
(9) anomalia tubária documentada
◊ Se a gravidez não puder ser documentada como intrauterina, a paciente deve ser considerada em risco!

Tempo de manifestação: geralmente pela 7ª semana de MA

Probabilidade de Gravidez Ectópica	
Sem Gravidez Intrauterina (IUP) ou Sintomas Clínicos de uma Gravidez Ectópica Acoplados com	
US normal/cisto simples em anexo	5%
massa anexial complexa	92%
anel tubário	95%
embrião vivo fora do útero	100%

- assintomática (50%)
- TRÍADE CLÍNICA CLÁSSICA (< 50%)
  - sangramento vaginal anormal (75–86%)
  - dor pélvica branda (97%)
    ◊ Dor diminui com ruptura tubária!
  - massa anexial palpável (23–41%)
- história de 5–9 semanas de amenorreia secundária (61%)
- dor à palpação com movimento do colo
- teste urinário de gravidez positivo (50%)
- nível de progesterona < 25 mg/mL
- β-hCG não sobe > 66% dentro de 48 h (níveis mais baixos + elevação e declínio mais lentos em comparação com IUP)
  ◊ Maioria das gravidezes ectópicas não exibe uma β-hCG de > 6.500 mIU/mL (1st IRP) antes de sintomatologia!
  ◊ Um nível de β-hCG acima da zona discriminadora com ausência de IUP sugere gravidez ectópica!

Zona Discriminadora da β-hCG
(na qual uma IUP deve ser visualizada):
- por US endovaginal: ≥ 2.000–3.000 mIU/mL (IRP)
- por US transabdominal: ≥ 6.500 mIU/mL (IRP)

Precauções: qualidade técnica do exame, gestações múltiplas, distorção pela cavidade uterina (liomioma), erro lab, variação do ensaio

Dx: laparoscopia diagnóstica (3–4% falso-negativa, 5% falso-positiva)

Localização: tubária (95%); outra (5%)

Espectro:
- *tipo 1:* ectópica viva não rota + batimento cardíaco
- *tipo 2:* morte embrionária precoce sem ruptura/estruturas embrionárias/batimento cardíaco
- *tipo 3:* ectópica rota com sangue na pelve
- *tipo 4:* ausência de sinais sonográficos de ectópica

Gravidez Ectópica Tubária (95%)

Localização:
(1) ectópica ampular (75–80%)
(2) ectópica ístmica (10–12–15%)
(3) ectópica fímbrica (5–11%)

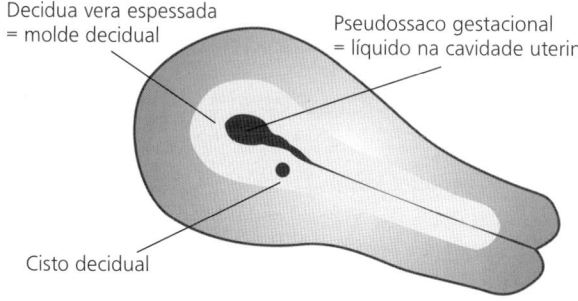

Sinais Intrauterinos de uma Gravidez Ectópica

US transvaginal (taxa de falso-negativo 6–20%):
◊ Detectada 1 semana mais cedo que por US transvesical!
@ útero
√ Ausência de gravidez intrauterina (além de 6 semanas MA/com nível de α-hCG > 1.000 mIU/mL (2nd IRP)
  ◊ Ausência de IUP por US transvesical = gravidez ectópica em 43–46%
  ◊ Ausência de IUP por US endovaginal = gravidez ectópica em 67%
√ Endométrio normal
√ Espessamento do endométrio
  √ Endométrio trilaminar
  √ Espessamento endometrial hiperecoico (50%) em virtude da estimulação hormonal por gravidez ectópica
  √ Esfacelo de endométrio = molde decidual (21%)
  √ Endométrio decidual não possui fluxo sanguíneo de baixa impedância
√ **Cisto decidual** = cisto de 1–5 mm de paredes finas na junção de endométrio e miométrio (14%); pode ser visto em gravidez normal
√ **Pseudossaco gestacional** (10–20%) = camada decidual parietal única espessa rodeando uma coleção líquida anecoica centralmente localizada na cavidade uterina secundária a sangramento (DDx: saco gestacional verdadeiro)
@ anexos
◊ Até 35% das gravidezes ectópicas podem não demonstrar qualquer anormalidade anexial!
√ Massa anexial separada do ovário:
  √ "Massa tubária" ecogênica (89–100%)
  √ Saco gestacional extrauterino sem embrião vivo/saco vitelino (35%)
  √ Saco vitelino
  √ Batimento cardíaco embrionário (6–28%) = PATOGNOMÔNICO
  √ "Anel tubário" = estrutura semelhante a um saco hipoecoica extrauterina (40–68%) com 1–3 cm de diâmetro rodeada por um anel concêntrico ecogênico de 2–4 cm
  √ Padrão de fluxo variável dependendo da viabilidade
  √ Corpo lúteo dentro do ovário em > 50% no lado da gravidez ectópica (DDx: gravidez ectópica)
@ fundo de saco
  √ Sangue coagulado livre na cavidade peritoneal/hematossalpinge (36%)
  √ Líquido livre (40–83%): líquido ecogênico/particulado (= hemoperitônio) tem 93% de valor preditivo positivo para gravidez ectópica
DDx: fluido anecoico em 10–27% de IUP
@ cavidade abdominal
  √ Líquido ecogênico no espaço sub-hepático posterior (bolsa de Morrison) = ectópica rota provável
Doppler–US (baixo impacto diagnóstico):
√ Sinal do "anel de fogo" = fluxo de baixa impedância alta velocidade na orla hiperecoica de gestação extrauterina em 54% (até 4 kHz de desvio com um transdutor de 3 MHz, 0,38 ± 0,2 índice de Pourcelot, RI = 0,18–0,58) [DDx: folículo em maturação normal/cisto de corpo lúteo dentro do ovário]
√ Ausência de fluxo peritrofoblástico após 36 dias (< 0,8 kHz desvio com transdutor de 3 MHz ou < 1,3 desvio com transdutor de 5 mHz)
DDx de fluxo de baixa impedância:
  cisto de corpo lúteo, abscesso tubovárico, fibroma
MR:
√ Hematossalpinge ligeiramente hiperintensa em relação a urina em T1WI com supressão de gordura
√ Ascite sanguinolenta
√ Massa anexial heterogênea de intensidade mista de sinal em T1WI + T2WI com supressão de gordura
√ Extravasamento de material de contraste (= local de sangramento) em MR de subtração dinâmica realçada com contraste

Prognóstico:
(1) taxa de mortalidade 3,8÷10.000 (4% de todas as mortes maternas)
  ◊ Principal causa de morte durante o 1º trimestre com uma taxa de mortalidade de 9–14%!
(2) infertilidade (em 40%)

Dx: (1) laparoscopia (quase 100% precisa)
(2) punção do fundo de saco de Douglas (alta probabilidade ectópica com aspiração de sangue que não coagula com um hematócrito > 15)

Cx: ruptura tubária (10–15%)

Rx: (1) cirurgia
(2) metotrexato (taxa de sucesso > 90%)
  Contraindicações à terapia com metotrexato:
  (1) nível de β-hCG de > 5.000 IU/L
  (2) atividade cardíaca fetal documentada em US
  (3) massa ectópica de ≥ 3,5 cm
  (4) instabilidade hemodinâmica
  (5) paciente não confiável que pode não obedecer à testagem seriada de β-hCG
  Complicações da terapia com metotrexato:
  (1) dor autolimitadora pós-tratamento
  (2) falha do tratamento (dor grave, instabilidade hemodinâmica, ruptura tubária, hemoperitônio)

(3) aumento no tamanho da massa gestacional (em até 56%) até 8 cm de diâmetro
(4) resolução lenta da ectópica (até 108 dias)
DDx: (1) corpo lúteo hemorrágico/hematoma
(2) massa anexial: hidrossalpinge, endometrioma, cisto de ovário
(3) alça de intestino delgado contendo líquido
(4) GS excentricamente colocado em útero bicorne/retrofletido/fibromatoso

Gravidez Ectópica Ovariana (3%)
= óvulo fertilizado + retido dentro do ovário
Risco aumentado: presença de dispositivo intrauterino
√ Saco gestacional/cisto atípico com anel hiperecoico dentro do ovário
√ Tubas uterinas normais

Gravidez Ectópica Intersticial (2–4%)
= gravidez ectópica com localização excêntrica em relação ao endométrio + próximo da serosa uterina
Localização: implantação no segmento intramiometrial da tuba uterina
◊ Muitas vezes ruptura tardia por causa da maior distensibilidade em comparação com outras partes da tuba!
◊ Alta probabilidade de hemorragia catastrófica + morte decorrente do suprimento sanguíneo abundante por ambas artérias ovariana + uterina!
Risco aumentado: salpingectomia ipsilateral prévia, fertilização *in vitro*
• sinal de Baart de la Faille = massa palpável de base larga estendendo-se para fora a partir do ângulo uterino
• síndrome de Ruge-Simon = fundo desviado para o lado contralateral com rotação do útero + elevação do corno afetado
√ Sinal da linha intersticial = fina linha ecogênica estendendo-se diretamente para cima para o centro da gravidez ectópica (= canal endometrial/porção intersticial da tuba uterina em 92% (80% sensível, 98% específico)
√ Massa heterogênea excêntrica na região cornual (66%)
√ Adelgaçamento do manto miometrial para < 5 mm (33%)
√ Saco gestacional colocado excentricamente (25%)
√ Miométrio entre saco e cavidade uterina
√ Grandes canais vasculares + fluxo sanguíneo peritrofoblástico
√ Ausência de duplo sinal decidual
Cx: sangramento maciço de erosão de artérias + veias uterinas (gravidez sobrevive apenas 12–16 semanas GA); mortalidade do dobro em comparação com outras ectópicas tubárias
DDx: gravidez normal excentricamente localizada em decorrência da distorção por fibromas uterinos/contração miometrial; gravidez dentro do corno do útero bicorne; mola hidatiforme; fibroma uterino degenerado

Gravidez Ectópica Abdominal (1,4%)
= implantação dentro da cavidade peritoneal excluindo localizações tubárias + ovarianas + intraligamentares
Frequência: 1÷6.000 gravidezes ectópicas
Risco aumentado: reprodução assistida
◊ > 25% podem ser perdidas sonograficamente!
• inchaço abdominal, dor abdominal (movimento fetal/irritação peritoneal decorrente de aderências)
• sangramento, hipotensão, choque
√ Localização extrauterina do feto + placenta
√ Útero comprimido com linha visível da cavidade endometrial
√ Ausência de parede uterina entre gestação + bexiga/parede abdominal
√ Anidrâmnio
Mortalidade: 7,7 × aquela de outras gravidezes ectópicas
Cx: obstrução/perfuração intestinal; erosão de gravidez através da parede abdominal; hemorragia importante

Litopédio
= "criança de pedra" = muito rara complicação obstétrica que consiste em um feto morto desidratado + calcificado em uma gravidez extrauterina existindo por > 3 meses sem infecção
Tipos:
(1) litocelifose = membranas fetais calcificadas
(2) litocelifopédio = feto + membranas calcificados
(3) litopédio verdadeiro = apenas feto calcificado
Idade materna ao descobrir: 23–100 anos de idade; dentro de 4–20 anos da morte fetal
Localização: mais comum em anexos
√ Grande massa densamente calcificada no abdome inferior/pelve superior
√ CT revela esqueleto fetal
DDx: fibroma uterino, malignidade ovariana calcificada/cisto, sarcoma

Gravidez Ectópica Cornual (< 1%)
= implantação do blastocisto dentro de um corno de útero bicorne/septado
√ Posição excêntrica do saco gestacional > 1 cm da parede lateral da cavidade endometrial
√ Orla fina de miométrio < 5 mm
Cx: ruptura com hemorragia catastrófica

Gravidez Ectópica Cervical (< 1%)
= implantação dentro do canal endocervical
Risco aumentado: fertilização *in vitro*; curetagem precedente
√ Útero com a forma de uma ampulheta com expansão de feto
√ Atividade cardíaca abaixo do óstio interno
√ Sinal de deslizamento ausente (= saco gestacional não aderente pode ser manipulado pelo transdutor transvaginal)
DDx: saco gestacional situado baixo com aborto em progresso (sinal de deslizamento positivo)

Gravidez Heterotópica
= ocorrência simultânea de gravidez intra + extrauterina
Incidência: 1÷6.800–30.000 gravidezes (número mais alto de ectópica coexistindo com indução da ovulação)
• dor anexial persistente + níveis anormais β-hCG depois de aborto de gravidez intrauterina
◊ Uma IUP não exclui uma avaliação ultrassônica pélvica completa, embora uma IUP virtualmente exclua o diagnóstico de uma gravidez ectópica!
Rx: remoção laparoscópica do embrião extrauterino

Gravidez Ectópica em Cicatriz de Cesariana (< 1%)
= implantação dentro da cicatriz de operação cesariana prévia
Patologia: blastocisto rodeado por miométrio + tecido fibroso
√ Saco gestacional dentro da parede anterior do útero inferior
√ Miométrio anterior adelgaçado
• sangramento vaginal entre 5 semanas e 16 semanas
Cx: ruptura uterina com hemorragia catastrófica

MORTE DO EMBRIÃO
Incidência: 20–71% taxa de perda de um gêmeo < 10 semanas

Morte Embrionária Precoce/Gravidez Falhando
• nível de β-hCG < 2–3 desvios padrão abaixo da média para uma dada MA/tamanho do GS/CRL
√ Em US endovaginal

A. MORTE DEFINITIVA
  √ Ausência de atividade cardíaca com CRL de ≥ 5 mm/ ≥ 6,5 semanas GA (repetir US em 3 dias para confirmação)
B. GRAVIDEZ PROVAVELMENTE FALHANDO
  √ Diâmetro médio do saco de ≥ 16 mm sem embrião
  √ Diâmetro médio de ≥ 8 mm sem saco vitelino (repetir US em 3 dias para confirmação)
  √ > 1.000 mIU/mL (1ª IRP) sem saco gestacional
  √ > 7.200 mIU/mL (1ª IRP) sem saco vitelino
  √ > 10.800 mIU/mL (1ª IRP) sem embrião
C. ALTO RISCO DE MORTE SUBSEQUENTE
  √ Bradicardia grave < 80 bpm
  √ Tamanho médio pequeno do saco gestacional (diferença entre tamanho médio do saco e CRL < 5 mm é preditivo de aborto espontâneo em 94%)
D. RISCO MODERADAMENTE ALTO DE MORTE
  √ Bradicardia de 80–90 bpm
  √ Grande hematoma subcoriônico levantando grande parte da placenta
  √ Saco vitelino > 6 mm/forma anormal
√ Tamanho médio do saco gestacional pequeno demais para boas datas clínicas
√ Crescimento do saco gestacional ≤ 0,7 mm/d (velocidade normal de crescimento de 1,13 mm/d determina intervalo de tempo apropriado para US de acompanhamento, i. e., quando se espera que o saco tenha 27 mm)
√ Posição do saco no segmento inferior do útero/colo
√ Detrito semelhante a cordão/granular/nível líquido-líquido dentro do saco gestacional (= sangramento intrassaco)

Morte Embrionária Tardia
√ Em US endovaginal
  √ Membrana amniótica colapsada enrugada
  √ Forma distorcida irregular do saco gestacional (DDx: compressão pela bexiga, mioma, contração)
  √ Ausência de duplo saco decidual = reação coriodecidual fina (< 2 mm) fracamente hiperecoica/irregular

TUMOR DE SEIO ENDODÉRMICO DO OVÁRIO
= TUMOR DO SACO VITELINO
= tumor raro mas altamente maligno
Histologia: assemelha-se aos seios endodérmicos do saco vitelino na rata
  (a) padrão papilar (mais comum): contém estruturas glomerulares com vaso central + manto periférico de células epiteliais (= corpos de Schiller-Duval)
  (b) outros: vitelino reticular, sólido, polivesicular
    — reação do ácido periódico-Schiff
    — glóbulos hialinos α-fetoproteína-positivos
Incidência: < 1% de todos os carcinomas ovarianos
Idade: geralmente adolescência
Pode ser associado a: teratoma, cisto dermoide, coriocarcinoma
• frequentemente aumento abdominal + dor
• AFP sérica elevada (comum)
√ Tumor sólido predominantemente ecogênico
√ Áreas císticas (cistos revestidos com epitélio/cistos de teratoma maturo coexistente/hemorragia/necrose)
√ Bilaterais em 1%
Rx: cirurgia + quimioterapia de combinação
Prognóstico: mau

CÂNCER ENDOMETRIAL
mais comum malignidade ginecológica invasiva; 4º mais prevalente câncer feminino nas mulheres dos USA
Incidência: 34.000 novos casos por ano com 3.000 mortes
Histologia: adenocarcinoma (90–95%), sarcoma (1–3%)
Pico etário: 55–62 anos; 74% > idade 50
Fatores de risco: nuliparidade, menopausa tardia, exposição a terapia estrogênica sem oposição, ovários policísticos, obesidade, hipertensão, *diabetes mellitus*
Histologia:
  (a) carcinoma endometrioide (75% de todos os cânceres)
  (b) seroso, mucinoso, carcinoma de células claras (menos comum): similar à contraparte ovariana
  (c) escamoso (raro): associado a estenose cervical, piométrio, inflamação crônica
  (d) tumor mesodérmico misto: contém elementos de diferenciação epitelial + mesenquimal

Câncer Endometrial	
Estádio FIGO	*Descrição*
0	*In situ*
Ia	Tumor limitado ao endométrio
Ib	Invasão superficial até < 50% do miométrio
Ic	Invasão profunda até mais que a metade do miométrio
IIa	Comprometimento glandular endocervical somente
IIb	Invasão estromal cervical
IIIa	Invasão da serosa/anexos/metástases peritoneais
IIIb	Metástases vaginais
IIIc	Metástases aos linfonodos pélvicos/paraórticos
IVa	Invasão da mucosa vesical/intestinal
IVb	Metástases distantes (pulmão, cérebro, osso) incluindo intra-abdominal/linfonodos inguinais
◊ Estadiamento clínico com dilatação e curetagem impreciso em até 51%!	

Metástases linfonodais: 3% com invasão superficial, 40% com invasão profunda
• sangramento pós-menopáusico sem terapia hormonal
Localização: predominantemente no fundo uterino; 24% na porção ístmica)
US:
√ Útero de tamanho normal/aumentado
√ Espessamento endometrial focal/difuso (espessura média da bicamada AP de 18,2 mm)
  ◊ qualquer espessura endometrial > 5 mm é suspeita (valor preditivo negativo 100%, não muito específico):
  ◊ 10% taxa de câncer com espessura endometrial de 6–15 mm
  ◊ 50% taxa de câncer com espessura endometrial de > 15 mm
√ Textura ecogênica heterogênea irregular com áreas hipoecoicas:
  √ Interface endometrial-miometrial mal definida irregular (= câncer endometrial invasivo)
  √ Ecogenicidade aumentada no miométrio (= câncer endometrial invasivo)
√ Coleção líquida intrauterina (DDx: estenose cervical)
US transvaginal:
√ Distensão aparente da luz endometrial com adelgaçamento extrínseco do miométrio (tumor polipoide)
√ Índice de pulsatilidade Doppler de < 1,5 ou índice resistivo < 0,7 sugere malignidade (DDx: endometrite, pólipo endometrial benigno)
√ Áreas de fluxo venoso (DDx: hiperplasia endometrial)

MR (82–92% de precisão para estadiamento, 74–87% de precisão para profundidade de invasão):
- √ Câncer endometrial tem intensidade de sinal ligeiramente mais baixa que endométrio porém mais alta que miométrio em T2WI
- √ Espessura endometrial anormal se > 3 mm (mulher pós-menopáusica)/> 10 mm (sob reposição estrogênica)
  - *DDx:* coágulo sanguíneo, secreções uterinas, hiperplasia adenomatosa, liomioma submucoso
- √ Interrupção/ausência de zona juncional (invasão miometrial)
- √ Áreas hiperintensas penetrando adentro do miométrio (invasão muscular profunda; precisão 74–87%)

CARCINOMA ENDOMETRIOIDE DO OVÁRIO

Incidência: 8–15% de todos os cânceres de ovário; 2º mais comum neoplasma ovariano maligno (depois do adenocarcinoma seroso)
Associado a: hiperplasia/carcinoma do endométrio uterino em 20–33%
Patologia: tumor mesodérmico misto maligno = carcinoma-sarcoma é agrupado com câncer endometrioide
Histologia: padrão glandular tubular com um epitélio pseudoestratificado assemelhando-se a adenocarcinoma endometrial/carcinoma de cólon metastático; ~100% maligno
- √ Tumor sólido/complexo (= cístico + sólido)
- √ Bilateral em 15% dos casos estádio I

Prognóstico: melhor que carcinomas seroso/mucinoso

ENDOMETRIOSE

= ENDOMETRIOSE EXTERNA
= epitélio + estroma endometrial funcional encistados em um local ectópico fora da cavidade uterina/miométrio (endometriose interna dentro do útero = adenomiose)

Prevalência: 5–10% das mulheres menstruantes; em 5% das mulheres pós-menopáusicas sob terapia de reposição estrogênica

Etiologia:
(1) teoria metastática
  (a) implantação peritoneal de células endometriais via menstruação retrógrada através das tubas uterinas
    ◊ Até 90% das mulheres têm líquido peritoneal sanguinolento durante período perimenstrual
    ◊ Anomalias obstrutivas dos ductos de Müller são a causa mais comum em meninas < 17 anos de idade.
  (b) disseminação vascular + linfática
  (c) implantação intraoperatória (cirurgia uterina, amniocentese, biopsia de agulha)
(2) teoria metaplástica: transformação de epitélio peritoneal em tecido endometrial funcionante
(3) teoria de indução: combinação das duas primeiras

Idade média: 25–29 anos

Patologia:
(a) pequenos focos pontilhados/áreas estreladas de < 2 cm iniciando resposta inflamatória (como hemorragia em organização, fibrose, aderências)
(b) **endometrioma** (em até 10%) = cisto endometriótico em ovário contendo produtos de sangue degenerado escuro = "**cisto de chocolate**" (em decorrência da repetida hemorragia cíclica), em até 50% bilateral

Histologia: glândulas endometriais, estroma, raras fibras musculares lisas; alterações secretórias durante 2ª metade do ciclo menstrual; decidualização estromal durante gravidez

- infertilidade
  ◊ 20% das mulheres inférteis têm endometriose
  ◊ 30–50% das mulheres com endometriose são inférteis
  Causa: comprometimento das tubas + ovários (aderências peritubárias causando distorção anatômica, mobilidade tubária prejudicada para capturar óvulo, destruição/oclusão tubária)
- dor pélvica
  ◊ 24–33% das mulheres com dor pélvica têm endometriose
- dor pélvica cíclica (implantes endometriais estrogênio-sensíveis proliferam e sangram sincronicamente com o endométrio uterino)
- dismenorreia, dispareunia, lombalgia, desconforto retal
- dor pélvica crônica (aderências peritoniais)
- dor à palpação localizada ao longo dos ligamentos uterossacrais + fundo de saco + anexos
- ligamentos nodulares espessados + massas retovaginais
- órgãos pélvicos fixados durante exame bimanual

Localização: ovários (80%) > ligamentos uterossacrais > bolsa de Douglas > superfície serosa uterina > tuba uterina > retossigmoide

Tipos morfológicos:
1. Forma difusa (70%)
   - √ Frequentemente nenhuma anormalidade detectável (quando lesões pequenas + dispersas)
   ◊ Baixa sensibilidade para US!
   MR (71% sensível, 82% específica)
   - √ Frequentemente múltiplos cistos hiperintensos bilateralmente com paredes espessas em T1WI
   - √ Implantes peritoneais hiperintensos em T1WI (apenas 13% sensível)
   - √ Massas hipointensas em T2WI
   - √ Perda de interface entre lesão + órgãos adjacentes
   - √ Hidrossalpinge hiperintensa em T1WI (com produtos de sangue como conteúdo luminal)
2. Massa pélvica individualizada
   Histologia: revestimento de glândula endometrial predominantemente obliterado; inicialmente parede fina que se torna fibrótica + espessada com limite externo irregular
   ◊ Multiplicidade favorece o diagnóstico de endometrioma
   US (83% sensível, 89% específica para endometrioma)
   - √ **Endometrioma** unilocular = cisto de até 20 cm de diâmetro (geralmente 2–5 cm):
     Localização: dentro do ovário, muitas vezes bilateral
     - √ Contraste acústico posterior
     - √ Ecos internos de baixo nível homogêneos difusos/aparência de vidro despolido (= detritos hemorrágicos) em 95% CLÁSSICO
     - √ Cisto anecoico (raro)
     - √ Pode mostrar nível líquido-líquido/líquido-detritos (em virtude da sedimentação dos detritos)
     - √ Focos da parede ecogênica (= depósitos de colesterol) em 35% CLÁSSICO
     - √ Nodularidade da parede em 20%
     - √ Pode conter material ecogênico (= coágulo sanguíneo) aparecendo como um tumor sólido flutuando pendentemente dentro da cavidade do cisto
   - √ Endometrioma multilocular = múltiplos cistos separados:
     - √ Septações finas/espessas entre os lóculos
   - √ Hematossalpinge (em 28%)
   - √ Endometriose comprometendo parede intestinal/vesical
   - √ Implantação endometrial em cicatriz da parede abdominal

DDx:
(1) cisto ovariano hemorrágico (sintomas agudos, cisto mais complexo com retração do coágulo, filamentos finos de fibrina, resolução em 4–6 semanas)
(2) cisto dermoide (calcificação, nível gordura-líquido, áreas hiperecoicas)
(3) neoplasma cístico
(4) abscesso tubovárico

CT:
√ Massas heterogêneas sólidas e císticas (achados variados)
√ Margens irregulares

MR (91–96% precisa, 90–92% sensível, 91–98% específica com supressão de gordura):
◊ MR é MAIS ESPECÍFICA do que US ou CT!
√ Tipicamente cisto(s) homogeneamente hiperintenso(s) em T1WI similar a gordura (metemoglobina intra e extracelular encurta T1 de líquidos)
√ Hiperintenso em T2WI de gordura suprimida (excluindo efetivamente um cisto dermoide)
DDx: cisto anexial hemorrágico (solitário, paredes finas, mais brilhante que endometrioma)
√ "Sinal de sombreamento" = fraco/perda completa de sinal do cisto inteiro/em camada de detritos pendente no líquido em T2WI (alta concentração de proteínas com ligações cruzadas + ferro de hemorragia recorrente resulta em uma diminuição no tempo de relaxamento em T2)
√ Atipicamente hipointenso em todas sequências de pulsos em 27%
√ Parede fibrosa espessa hipointensa (DDx: PID)
√ Multilocularidade + multiplicidade
√ Aderência a órgãos circundantes, *e.g.*, fixando intestino e criando angulações agudas

Cx:
1. Aderências (após ruptura de endometrioma)
  √ Órgãos pélvicos fixados (durante US bimanual)
  √ Obscurecimento de interfaces de órgãos
  √ Desvio posterior do útero (útero retrovertido) e ovários
  √ Angulação de alças intestinais
  √ ELevação do fórnix vaginal posterior
  √ Coleção líquida loculada
  √ Hidrossalpinge
2. Transformação maligna (< 1%)
 carcinoma endometrioide > carcinoma de células claras

Dx: laparoscopia/cirurgia
Rx: (1) expectante
(2) terapia hormonal (para dor pélvica/dispareunia) para criar um estado de pseudogravidez/pseudomenopausa/anovulação crônica: danocrina (Danazol®), agonista do GnRH (Lupron®), pílulas anticoncepcionais orais
(3) cirurgia (para infertilidade/dor intratável): recorrência de implantes em 28% em 18 meses + em 40% em 9 anos; recorrência de aderência em 40–50%

DDx: cisto hemorrágico, teratoma cístico maturo, doença inflamatória pélvica, neoplasma ovariano cístico, mioma pedunculado

Locais Atípicos de Implantação Endometrial

@ trato GI (12–37%)
- diarreia catamenial, constipação
- dor/sangramento retal

Patologia: inicialmente depósitos endometrióticos serosos que erodem para dentro da parede intestinal causando hipertrofia + fibrose da muscular própria
Localização: margem inferior do cólon sigmoide + parede anterior do retossigmoide (72%); septo retovaginal (14%); íleo distal (7%); ceco (4); apêndice (3%); ocasionalmente lesões múltiplas
√ Massa extramucosa única com padrão da mucosa crenado/espiculado (DDx: metástases em gotas)
√ Massa intraluminal polipoide/lesão constritiva anular (aspecto raro)
Cx: aderência, estenose intestinal, obstrução GI

@ trato GU (20%)
- urgência, frequência, hematúria
- obstrução urinária, dor no flanco

Patologia: inicialmente depósitos endometrióticos serosos que podem infiltrar para dentro da parede vesical/ureteral
√ Massa projetando-se para dentro da luz da bexiga tipicamente na cúpula da bexiga (DDx: câncer da bexiga)
√ Estenose ureteral lisa/afilada/angulada de curto e médio comprimento próximo do aspecto inferior da articulação sacroilíaca

@ tórax
= SÍNDROME DE ENDOMETRIOSE TORÁCICA
- dor torácica pleurítica, hemoptise cíclica

Causa: microembolização (via linfáticos ou canais vasculares), migração peritoneal-pleural (através de defeitos diafragmáticos)
Tempo de início: 5 anos após endometriose pélvica
- sintomas de apresentação
  - pneumotórax (73%), hemotórax (14%)
  - hemoptse (7%), nódulos pulmonares (6%)
√ Quase exclusivamente lesões pleurais direitas
√ Nódulos pulmonares bilaterais
√ Pneumotórax catamenial
√ Derrame pleural

@ tecido cutâneo
- massa palpável ± sangramento catamenial
- dor espontânea/dor à palpação focal associada a menstruações

Localização: cicatriz de laparotomia, biopsia/eletrocautério cervical, cicatriz de episiotomia, umbigo
√ Massa hipoecoica bem definida/cística/sólida
√ Margem hiperecoica/filamentação tecidual (decorrente de reação inflamatória)
DDx: abscesso, hematoma, hérnia, cisto sebáceo, lipoma, hemangioma, tumor maligno

@ CNS
- cefaleias cíclicas, convulsões
√ Hemorragia subaracnóidea

Endometrioma Ovariano Roto

= complicação aguda incomum
- abdômen agudo (em virtude de peritonite química)
√ Forma distorcida de endometrioma
√ Componente da parede irregular afinada = local de ruptura
√ Líquido acentuadamente hiperintenso no espaço livre intraperitoneal em T1WI de gordura suprimida
Rx: cirurgia de emergência

FENDAS FACIAIS

Incidência: 0,5÷1.000 em negros, 1÷1.000 nascidos vivos na população branca; 1,5÷1.000 em asiáticos; 3,6÷1.000 em índios americanos; 13% de todas as anomalias congênitas; segunda mais comum malformação congênita; mais comum malformação craniofacial

Embriologia normal:
1º arco branquial desenvolve-se para proeminências maxilar + mandibular; pela 5ª semana o estomódeo está rodeado por 5 proeminências: frontal-nasal, pareadas proeminências maxilares, pareadas mandibulares; fossas nasais são formadas por invaginação de placódeos nasais em cada lado da proeminência frontal-nasal; as 2 proeminências maxilares crescem medialmente para se fundir com as 2 proeminências nasais mediais formando o lábio superior; as proeminências nasais laterais formam as asas do nariz

Risco de recorrência: 4% com um irmão afetado, 17% com um irmão + progenitor afetado

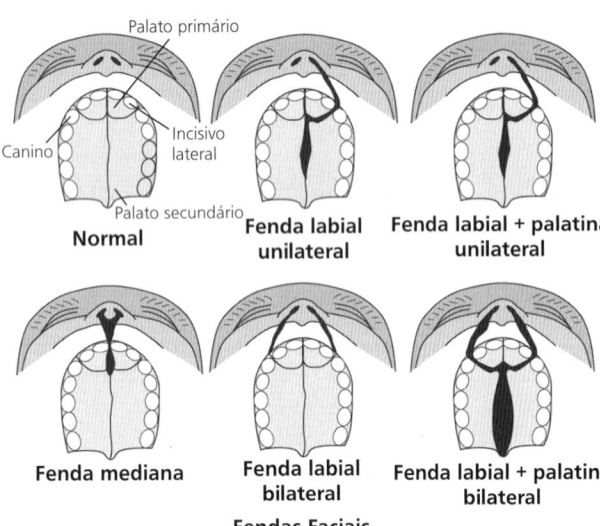

Fendas Faciais

Fenda Facial Mediana
= falta de fusão das 2 proeminências nasais mediais
Incidência: rara
Causa:
1. Síndrome de fenda facial mediana = displasia frontonasal
   √ Anomalias cerebrais raras
2. Holoprosencefalia
3. Síndrome de Majewski (costela curta, polidactilia, fenda mediana)

Fenda Facial Lateral

Fenda Labial (25%)
Causa: falta de fusão da proeminência maxilar com a proeminência nasal medial (= segmento intermaxilar) por volta da 7ª semana MA
Associada a: anomalias em 20% (mais frequentemente pé torto); SEM anormalidades cromossômicas
Local: isolada em 8%, bilateral em 20%
√ Região linear pobre em eco estendendo-se de um lado do lábio superior fetal adentro da narina
Prognóstico: excelente

Fenda Labial e Palatina (50%)
Causa: fusão incompleta do lábio + palato primário com palato secundário
Associada a: 72 anormalidades em 56–80%: mais frequentemente polidactilia; anomalias cromossômicas em 20–33%
Localização: E > D
Local: unilateral em 23%, bilateral em 30%
√ Defeito linear estendendo-se através da crista alveolar + palato duro, atingindo o soalho da cavidade nasal/órbita (muitas vezes fenda mais profunda + mais longa do que na fenda labial isolada)
√ Massa ecogênica paranasal inferior ao nariz (= protrusão pré-maxilar de tecido mole + processo alveolar + estruturas dentárias) na fenda labial + palato bilateral

Fenda Palatina (25%)
= falta de fusão de massas mesenquimais dos processos palatinos laterais por volta da 8ª–9ª semanas MA
Associada a: anomalias em 50% (mais frequentemente pé torto + polidactilia)
√ Muitas vezes despercebido em sonogramas pré-natais
√ Estômago fetal pequeno + poli-hidrâmnio (em virtude da deglutição fetal prejudicada)

DISRITMIAS CARDÍACAS FETAIS
Frequência cardíaca normal: 120–160 bpm

Contrações Atriais Prematuras
= PAC = mais comum anormalidade benigna do ritmo
√ Taquicardia transitória
√ Bradicardia transitória (em virtude de bigeminismo atrial se batimentos alternados não forem conduzidos)
Cx: taquicardia supraventricular (incomum)
Rx: descontinuar fumo, álcool, cafeína
Acompanhamento: auscultação quinzenalmente até arritmia se resolver

Taquicardia Supraventricular
Incidência: 1÷25.000; mais frequente taquiarritmia em crianças
Etiologia: infecção viral, hipoplasia do trato sinuatrial
Patogênese:
(1) automaticidade = foco ectópico irritável se descarrega a alta frequência
(2) reentrada = pulso elétrico reentrando nos átrios incitando novas descargas
Tipos:
1. Taquiarritmias supraventricular (SVT)
   (a) taquicardia supraventricular paroxística
   (b) taquicardia atrial paroxística
   √ Frequência atrial de 180–300 bpm + resposta ventricular de 1÷1
2. *Flutter* atrial
   √ Frequência atrial de 300–460 bpm + frequência ventricular de 60–200 bpm
3. Fibrilação atrial
   √ Frequência atrial de 400–700 bpm + frequência ventricular de 120–200 bpm
Hemodinâmca: frequência ventricular rápida resulta em enchimento subótimo das câmaras cardíacas + débito cardíaco diminuído, sobrecarga do RA, CHF
Associada a:
(1) anomalias cardíacas (5–10%): ASD, valvopatia mitral congênita, tumores cardíacos, síndrome WPW, cardiomiopatia
(2) tireotoxicose
OB-US:
√ Ecocardiografia no modo M com visualização simultânea de contrações atriais + ventriculares permite inferência da sequência de ativação atrioventricular
Cx: insuficiência cardíaca congestiva + hidropisia não imune
Rx: cardioversão farmacológica intrauterina (digoxina, verapamil, propranolol, procainamida, quinidina)

Bloqueio Atrioventricular
Incidência: 1÷20.000 nascidos vivos; em 4–9% de todos os bebês com CHD
Etiologia: (1) imaturidade do sistema de condução
(2) ausência de conexão ao nó AV
(3) posição anatômica anormal do nó AV
Associado a:
(1) anomalias estruturais cardíacas (45–50%): transposição corrigida, coração univentricular, tumor cardíaco, cardiomiopatia
(2) doença do tecido conectivo materna: lúpus eritematoso
Tipos:
1. **Bloqueio cardíaco de primeiro grau** = simples retardo da condução
   √ Frequência + ritmo cardíaco normais (não descritivamente diagnosticado *in utero*)
2. Bloqueio cardíaco de segundo grau
   (a) **tipo I de Mobitz**
     = prolongamento progressivo do intervalo PR finalmente levando ao bloqueio de um impulso atrial (fenômeno de Luciani–Wenckebach)
     √ Algumas contrações atriais não são seguidas por uma contração ventricular
   (b) **tipo II de Mobitz**
     = condução intermitente com uma frequência ventricular como um submúltiplo da frequência atrial (*e.g.*, bloqueio 2÷1, 3÷1)
     √ Contração atrial não seguida por contração ventricular em uma relação constante
3. **Bloqueio cardíaco de terceiro grau** = bloqueio cardíaco completo
   = dissociação completa dos átrios + ventrículos
   √ Contrações atriais + ventriculares lentas independentes umas das outras
Cx: débito cardíaco diminuído + CHF

MORTE FETAL *IN UTERO*
= MORTE INTRAUTERINA
= morte fetal durante 2° + 3° trimestres
Sinais específicos:
√ Ausência de movimento cardíaco/somático
Sinais inespecíficos vistos não antes de 48 h depois da morte:
√ Mesma/diminuída medida de BPD em comparação com exame prévio
√ Desenvolvimento de dolicocefalia
√ "Sinal de Spalding" = superposição de ossos cranianos fetais
√ Feto distorcido sem estruturas reconhecíveis
√ Edema da pele (epidermólise) = maceração fetal
√ Quantidade aumentada de ecos no líquido amniótico (= fragmentos de tecido fetal)
√ Gás no sistema vascular fetal

"Gêmeo Desaparecido"
= desaparecimento de um gêmeo *in utero* em virtude da reabsorção completa/gravidez anembriônica
Incidência: 13–78% (média 21%) antes de 14 semanas GA
Tempo: < 13 semanas MA
√ AUSÊNCIA de evidência sonográfica de gravidez gemelar mais tarde na gravidez

"Fetus Papyraceus"
= compressão + mumificação do feto
Tempo: no 2° trimestre
Patologia: reabsorção de líquido resultando em corpo fetal semelhante a papel + compressão para dentro das membranas adjacentes.
√ Feto mumificado comprimido emplastrado contra a parede uterina
Risco para o gêmeo sobrevivente:
A. Gestação dicoriônica (mínimo risco)
  (1) trabalho de parto prematuro
  (2) obstrução do trabalho pelo feto macerado
B. Gestação monocoriônica
  (1) DIC em resposta à liberação de tromboplastina do feto em degeneração
    (a) para dentro da circulação materna
    (b) para dentro do feto gêmeo através da circulação compartilhada (= síndrome de embolização gemelar)

HIDROPISIA FETAL

Hidropisia Não Imune
= excesso de água corporal total evidente como acumulação extracelular de líquido nos tecidos + cavidades serosas sem anticorpos contra eritrócitos
Incidência: 1÷1.500 a 1÷4.000 partos
Causa:
1. Anomalias cardíacas (40%)
   (a) cardiopatia estrutural (25%): defeito septal AV, coração esquerdo hipoplástico, rabdomioma
   (b) taquiarritmia (15%)
2. Causas hematológicas: talassemia, hemólise, perda sanguínea fetal
3. Idiopática (25–44%)
4. Transfusão intergemelar (20%)
5. Anormalidades cromossômicas (6%): síndrome de Turner
6. Displasias esqueléticas: acondroplasia, acondrogênese, *osteogenesis imperfecta*, nanismo tanafórico, displasia torácica asfixiante
7. Doença renal (4%): síndrome nefrótica congênita
8. Infecções: toxoplasmose, CMV, sífilis, vírus Coxsackie, parvovírus
9. Tumores cervicais: teratoma
10. Massas torácicas: malformação adenomatoide cística, sequestração extralobar, tumor mediastinal, rabdomioma do coração, hérnia diafragmática
11. Massas abdominais: neuroblastoma, hemangioendotelioma do fígado
12. Tumores placentários: corioangioma
Prognóstico: 46% morte *in utero*; 17% morte neonatal

Hidropisia Imune
= ERITROBLASTOSE FETAL
= lise dos eritrócitos fetais por anticorpos IgG maternos
Prevalência: 35÷10.000 nascidos vivos em risco
Fisiopatologia:
mulheres rh-negativas (= sem antígeno D) podem-se tornar isoimunizadas (= aloimunização) se expostas a sangue Rh-positivo fetal derivado paternamente (herdado do pai) (= alótipo D presente); anticorpos IgM maternos desenvolvem-se inicialmente, mais tarde anticorpos IgG com capacidade de cruzar a placenta (= passagem transplacentária)
Causa da isoimunização:
hemorragia fetomaterna durante a gravidez/parto/aborto espontâneo ou eletivo se o feto for D-positivo; o feto tem uma probabilidade de 50% de ser rh-negativo uma vez que 56% dos pais Rh D-positivos são heterozigotos para antígeno D
Em risco:
caucasianos (15%), negros (6%), orientais (1%); ausência de antígeno D origina-se em bascos

Determinação da extensão da doença por:
(1) desvio da densidade óptica a 450 nm (= delta OD 450) reflete quantidade de bilirrubina no líquido amniótico; razoavelmente confiável apenas > 25 semanas MA; não confiável na aloimunização decorrente de anticorpos Kell
(2) amostragem percutânea do cordão umbilical (PUBS) com determinação direta do Hct e Hb
- hemólise + anemia
√ Anasarca (= edema da pele)
√ Ascite fetal no 2º trimestre (indica anemia grave com Hct < 15%, Hb < 4 g/dL; presente em apenas 66%)
√ Derrame pleural
√ Diâmetro aumentado da veia umbilical
√ Edema subcutâneo (espessura da pele > 5 mm)
√ Poli-hidrâmnio (75%)
√ Placentomegalia > 6 cm
√ Derrame pericárdico
√ Hepatosplenomegalia
√ Fluxo sanguíneo aumentado na artéria cerebral média (em decorrência de débito cardíaco aumentado + declínio na viscosidade do sangue)
Profilaxia:
globulina imune Rh (RhoGAM® = anticorpo contra antígeno D) bloqueia locais de antígeno nas células Rh-positivas na circulação materna para evitar iniciação da produção de anticorpo materno; globulina imune Rh dada às 28 semanas a todas as mulheres Rh-negativas
Manejo OB:
monitoramento regular a partir de 18 semanas quando concentração de anti-D materno exceder 4 IU/mL (anemia grave improvável se anticorpos maternos < 15 IU/mL)
Prognóstico: (se não tratada) 45–50% anemia branda, 25–30% anemia moderada (com problemas neonatais unicamente), 20–25% desenvolvem hidropisia (morte *in utero*)/neonatalmente)
Rx: transfusão na veia umbilical durante PUBS (necessária em apenas 10% antes de 34 semanas GA)

TRAUMA FETAL
Incidência: 7% das pacientes grávidas sofrem lesão acidental (maior frequência durante o 3º trimestre); 0,3–0,4% são admitidas em um hospital
Causa: acidente de veículo a motor (66%), abuso físico (10%)
Tipo de lesão à gravidez:
1. Ruptura uterina (0,6%)
2. Separação placentária completa (6–66%)/incompleta (30–80%)
US:
√ Avaliar movimento fetal, respiração, frequência cardíaca, placenta
◊ A principal causa de morte fetal é a morte materna!

CISTO DE DUCTO DE GARTNER
Frequência: 1–2%
Origem: resto da porção vaginal de ducto mesonéfrico/de Wolff com involução incompleta + secreção glandular persistente
Histologia: revestido por epitélio cuboide/colunar
Pode ser associado a: malformações complexas renais + urogenitais
(1) síndrome de Herlyn-Werner-Wunderlich = agenesia renal ipsilateral + vagina cega ipsilateral
(2) ureter ectópico inserindo-se em cisto de ducto de Gartner
- geralmente assintomático
Localização: aspecto anterolateral do terço proximal da parede vaginal estendendo-se para fossa isquiorretal
√ Lesão redonda bem definida com conteúdo líquido
√ Cistos grandes podem desviar o ureter para cima/salientar-se através do introito
Cx: dispareunia; interferência com parto vaginal

GASTROSQUISE
= defeito paramediano de fusão abdominal em espessura total geralmente à direita do cordão umbilical; pode comprometer o tórax; intestino é não rotado e não possui fixação secundária à parede abdominal dorsal
Incidência: 1–2÷10.000 nascidos vivos (a mesma da onfalocele), esporádica
Causa:
(a) involução anormal da veia umbilical direita resultando em ruptura da parede abdominal anterior em uma área de fraqueza
(b) interrupção prematura da artéria onfalomesentérica direita (normalmente persiste proximalmente sob a forma da artéria mesentérica superior) resultando em dano isquêmico à parede abdominal
Idade de ocorrência: 37 dias (5 semanas) de vida embrionária
Idade de detecção: difícil < 20 semanas GA em virtude do pequeno tamanho do defeito (1–3 cm) + falta de dilatação do intestino
Anomalias associadas (5%):
atresia/estenose intestinal (25%; pequeno tamanho da abertura leva à compressão ou torção de vasos); *ectopia cordis* (rara)
- MS-AFP ≥ 2,5 MoM em 77–100%
√ Intestino exteriorizado = alças edematosas com paredes espessas flutuando livremente fora do abdômen fetal (em virtude da ausência de cobertura peritoneal)
√ Intestino dilatado intra/extraperitoneal
√ Defeito paraumbilical < 2–5 cm, geralmente à direita da inserção do cordão
√ Inserção normal do cordão umbilical
√ Ausência de ascite fetal
√ Poli-hidrâmnio pode estar presente
√ Fígado/baço podem herniar-se infrequentemente
√ Má rotação/ausência de rotação do intestino
Cx antes do nascimento:
(1) obstrução intestinal
(2) peritonite (exposição do intestino à urina/mecônio fetal)
(3) perfuração (por peritonite)
(4) restrição do crescimento fetal (38–77%) secundária à perda nutricional por intestino exposto
Cx após nascimento:
má rotação, atresia jejunal/ileal (18%), necrose de intestino, enterocolite necrosante, hepatite de hiperalimentação, disfunção prolongada da motilidade intestinal, síndrome de intestino curto crônica
Taxa de mortalidade: 17%
Taxa de sobrevida: 87–100% após tratamento cirúrgico (durante 1º dia de vida, não influenciada pelo modo de parto); morte por parto prematuro/sepse; isquemia intestinal

TUMOR DE CÉLULAS GERMINAIS DO OVÁRIO
= tumores ovarianos malignos (exceto teratoma maturo) de histologia variada
Idade: 14 anos em média
- dor + massa pélvica/abdominal
- alfafetoproteína elevada (60% no teratoma imaturo; 100% no tumor de seio endodérmico)
- β-hCG elevada (30% dos tumores de seio endodérmico)
√ Diâmetro médio de 15 cm
√ Unilateral, raramente bilateral

√ Calcificações (40%)
√ Homogeneamente sólido (3%), predominantemente sólido (85%), predominantemente cístico (12%)

DOENÇA TROFOBLÁSTICA GESTACIONAL
= grupo de doenças caracterizadas por proliferação anormal de tecido trofoblástico originando-se do blastocisto em desenvolvimento com tendência invasiva

Causa: fertilização aberrante

Componentes do trofoblasto:
1. Citotrofoblasto = célula-tronco com alta atividade mitótica
2. Sinciciotrofoblasto = síntese de β-hCG
3. Trofoblasto intermediário = responsável pela invasão endometrial + implantação

- sangramento no 1º trimestre
- aumento uterino rápido/tamanho excessivo para EGA
- hiperêmese gravídica/pré-eclampsia (no 2º trimestre)
- níveis aumentados de β-hCG

Incidência: < 1% de todas as malignidades ginecológicas
Associada a: gravidez molar (maioria), pós-aborto, gravidez ectópica, gravidez a termo
Espectro:
1. Mola hidatiforme benigna (80–90%)
2. Mola invasiva (5–8–10%)
3. Coriocarcinoma (1–2–5%)
4. Tumor trofoblástico placentário (raro)

Citogênese:
= fertilização de um óvulo por dois espermatozoides = cromossomos completamente/predominantemente de origem paterna
1. Cariótipo diploide
   - 46,XX = a partir da fertilização do óvulo por dois espermatozoides 23,X depois da perda dos cromossomos haploides maternos
   - 46,XY = a partir da fertilização de um óvulo cromossomicamente vazio por dois espermatozoides diferentes:
     - na mola hidatiforme completa (quase 100%), mola invasiva (quase 100%%), coriocarcinoma (50%)
2. Cariótipo triploide (69,XXX; 69,XXY; 69,XYY)
   = fertilização de um óvulo normal (23,X) por 2 espermatozoides diferentes contendo assim 2/3 de cromossomos paternos
   - ocorre na mola hidatiforme parcial

Em risco: idade materna > 35 anos e < 20 anos, gestação molar prévia, abortos espontâneos prévios

TUMOR DE CÉLULAS DA GRANULOSA
◊ Mais comum tumor estrogênico hormonoativo do ovário
◊ Mais comum tumor estromal maligno do cordão sexual (70%)

Incidência: 2–3% de todos os neoplasmas ovarianos
Origem: de células rodeando folículos em desenvolvimento
Idade: puberdade (5%), idade reprodutiva (45%), pós-menopáusico (50%)
Patologia:
(a) grande massa multicística encapsulada lisa/lobulada com septos irregulares espessos + componentes sólidos: múltiplos cistos cheios de sangue (em decorrência de hemorragia/degeneração cística quando o tumor fica maior)
(b) cisto unilocular (raro) tendente a se manifestar com virilização

- dor abdominal (hemorragia aguda dentro do tumor/ruptura para dentro da cavidade peritoneal)
- massa anexial palpável

Localização: unilateral em 95%; bilateral em 5%
√ Massa cística multilocular complexa com líquido/sangue (mais frequentemente) + componentes sólidos:
  √ Septações irregulares espessas mas NENHUMA projeção papilífera
√ Geralmente grande com tamanhos até 40 cm de diâmetro
√ Predominantemente massa hipoecoica heterogênea pequena sólida simulando fibroma (incomum)
√ Calcificações (raras)
MR:
  √ Hiperintenso em T1WI (hemorragia dentro dos cistos do tumor)
  √ Aparência "semelhante a esponja" de intensidade de sinal intermediária predominantemente sólida com inúmeros espaços císticos

Efeitos estrogênicos:
  √ Aumento uterino
  √ Espessamento endometrial/hemorragia
  √ Pólipos endometriais/hiperplasia (80%)/carcinoma (10%)
Observação: efeitos androgênicos com virilização extremamente raros

Padrão de disseminação:
  √ Extensão local
  √ Metástases baseadas no peritônio similares a neoplasma epitelial (raras)
  √ Metástases hepáticas císticas

Prognóstico: baixo potencial maligno
Rx: salpingo-oforectomia uni/bilateral ± quimioterapia pós-operatória
DDx: tumor ovariano seroso/mucinoso (projeções papilíferas intracísticas)

Tumor de Células da Granulosa Adulto (95%)
◊ Mais comum tumor estrogênico ovariano! (ocasionalmente produz androgênio)

Incidência: 95% de todo GCT, 5–10% dos tumores ovarianos sólidos
Idade: em mulheres de meia-idade e pós-menopáusicas (50%); pico de incidência aos 50–55 anos
Histologia: macrofolicular (múltiplos cistos assemelhando-se a folículos), microfolicular (com corpos de Call–Exner), insular, trabecular, cilindromatoso, *watered silk* (semelhante a um tecido de seda), tipo difuso; frequentemente acompanhado por células da teca + fibroblastos

- ciclos menstruais irregulares, menorragia
- sangramento pós-menopáusico
- amenorreia
- 90% presentes em estádio I (limitado ao ovário)

Cx: (1) transformação maligna (5–25%)
     (2) carcinoma endometrial de baixo grau (3–25%)
     (3) recorrência (níveis elevados de aromatase + estradiol séricos)

Recorrência: comum mesmo décadas depois da ressecção com crescimento lento

Tumor de Células da Granulosa Juvenil (5%)
Incidência: 5% de todos os GCT; mais comum do que GCT adulto em pacientes < 30 anos de idade
Idade média: 13 anos; só em 3% em mulheres > 30 anos de idade
Histologia: células maiores com núcleos hipercromáticos + falta de sulcos nucleares característicos (em comparação com GCT adulto)
Associado a: doença de Ollier, síndrome de Maffucci

- hiperestrogenismo
  - pseudoprecocidade sexual (= efeito estrogênico sem ovulação)
    ◊ responsabiliza-se por 10% dos casos de precocidade isossexual
◊ GCT responsabiliza-se por 10% dos casos de puberdade precoce

Cx: degeneração maligna (rara)

Prognóstico: taxa de cura 80–93% após cirurgia
- ◊ Tumores juvenis têm melhor prognóstico, mas tendem a recidivar depois de um intervalo mais curto do que os tumores adultos
- ◊ Risco aumentado de câncer endometrial + mama

Recorrência: incomum após ressecção simples para tumores estádio Ia/Ib; tão tarde quanto 25 anos após tratamento

SÍNDROME HELLP
= **H**emolysis, **E**levated **L**iver enzymes, **L**ow **P**latelets

Prevalência: 4–12% das pacientes com pré-eclampsia grave/eclampsia; mais alta em mulheres brancas (24%), com diagnóstico retardado de pré-eclampsia/parto retardado (57%), em pacientes multíparas (14%)

Tempo de início: antes/imediatamente após parto

Histologia: áreas portais rodeadas por fibrina depositada + hemorragia + necrose hepatocelular

- dor epigástrica/RUQ (90%)
- náusea + vômito (45%), ocasionalmente icterícia
- cefaleia (50%)
- edema demonstrável (55%)
- hepatomegalia com sensibilidade dolorosa
- √ Infiltração gordurosa do fígado (pico na 35ª semana)
- √ Hemorragia intraparenquimatosa do fígado levando a hematoma subcapsular/ruptura para a cavidade peritoneal
- √ Necrose hepática
- √ Hematoma subcapsular do rim
- √ Ascite + derrames pleurais
- √ Hemorragia vítrea

Cx: (1) mortalidade perinatal (8–60%)
(2) morte materna (3–24%) por necrose hepática, infarto hemorrágico do fígado, ruptura do fígado, DIC, descolamento da placenta, insuficiência renal aguda, sepse

MOLA HIDATIFORME
= GRAVIDEZ MOLAR

Frequência: 1÷1.200 a 1÷2.000 gravidezes; < 5% dos abortos

Prognóstico: não invasivo em 85%, localmente invasivo em 13%, metastatizando-se em 2%

Mola Completa/Clássica (Comum)
= fertilização do óvulo por dois espermatozoides haploides 23,X depois da perda de cromossomos haploides maternos (46,XX em 90%) ou um espermatozoide que duplica seus genes dentro do óvulo ou ocasionalmente fertilização de um "ovo vazio" (= óvulo sem material cromossômico ativo) por 2 espermatozoides diferentes (46,XY em 10%) + perda precoce do embrião

Patologia: massa multicística complexa = "cacho de uvas"

Histologia: tumefação hidrópica generalizada de todos os vilos coriônicos com espaço acelular proeminente centralmente; proliferação trofoblástica pronunciada do sinciciotrofoblasto e citotrofoblasto

- eclampsia grave antes de 24 semanas
- útero grande demais para as datas (em 50%)
- sangramento no 1º trimestre
- elevação marcada da β-hCG com hiperêmese
- eliminando vesículas semelhantes a uvas pela vagina
- hipertireoidismo (em virtude de propriedades estimuladoras da tireoide da β-hCG)
- anemia (secundária à expansão do volume plasmático + sangramento vaginal)
- cariótipo diploide, quase sempre cromossomos XX paternos

US:
- √ Massa uterina central hiperecoica a moderadamente ecogênica entremeada com áreas hipoecoicas pontilhadas
- √ Numerosos espaços císticos individualizados (= vilos hidrópicos) dentro de uma área central de ecotextura heterogênea = "tempestade de neve"
- √ Nenhum tecido fetal identificável
- √ Vascularidade aumentada com traçados de baixa resistência nas artérias espirais do útero
- √ Em 25% aspecto atípico
  - √ Grandes áreas hiperecoicas (coágulo sanguíneo) + áreas de degeneração cística assemelhando-se a aborto incompleto
  - √ Grande coleção líquida central única com orla hiperecoica simulando uma gestação anembriônica/aborto
- √ Ausência de partes fetais/ausência de membrana coriônica
- √ Cistos de teca luteína bilaterais (18–37–50%), os quais podem levar 4 meses para regredir após evacuação de uma gravidez molar (em virtude da hiperestimulação dos ovários pela produção excessiva de β-hCG)
- √ ± ascite

MR:
- √ Massa heterogênea predominantemente hipointensa distendendo a cavidade uterina em T1WI
- √ Massa hiperintensa em T2WI
- √ ± áreas focais de hemorragia + espaços císticos
- √ Contraste ávido
- √ Miométrio hipointenso (sem invasão)

Prognóstico: em 80–85% benigno, em 15–20% mola invasiva/coriocarcinoma

Rx: dilatação + curetagem de aspiração (curativa em 85%)

DDx: (1) degeneração hidrópica da placenta associada a aborto incompleto/retido
(2) liomioma uterino degenerado
(3) aborto incompleto = produtos retidos com hemorragia
(4) coriocarcinoma
(5) descolamento da placenta loculado
(6) alterações hidrópicas da placenta

Mola Completa com Feto Coexistente (1–2%)
= degeneração molar de um concepto de uma gravidez gemelar dizigótica com o mesmo risco de degeneração maligna que em uma mola clássica

- sangramento vaginal no 2º trimestre
- útero grande para as datas
- β-hCG sérica anormalmente elevada
- amniocentese com cariótipo diploide normal exclui diagnóstico de mola parcial
- √ Gestação normal com placenta + material ecogênico separado típico de uma mola hidatiforme
- √ Cistos de teca luteína ovarianos

Prognóstico: sobrevida fetal improvável em virtude de complicações maternas da mola coexistente

Mola Invasiva
= CHORIOADENOMA DESTRUENS
= neoplasma não metastatizante localmente invasivo

Histologia: proliferação trofoblástica excessiva com presença de estrutura vilosa + invasão do miométrio

Condição preexistente: mola hidatiforme completa/parcial

- história de gestação molar prévia/aborto retido (75%)
- sangramento uterino continuado
- níveis de β-hCG persistentemente elevados com falha da β-hCG em retornar a níveis indetectáveis depois do tratamento de uma mola hidatiforme completa)
- √ Tecido hiperecoico com transparências pontilhadas
- √ Região hiperecoica focal irregular no interior do miométrio

√ Cistos de teca luteína bilaterais, 4–8 cm em tamanho
√ Invasão miometrial ocasionalmente demonstrável
Rx: quimioterapia, histerectomia (se em risco de perfuração uterina)
DDx: coriocarcinoma (mesmas características de imageamento)

Mola Hidatiforme Parcial

= áreas de transformação molar alternando com vilos normais + feto inviável com importantes anomalias congênitas
Histologia: proliferações focais moderadas de sinciciotrofoblasto; vilos normais entremeados com vilos hidrópicos
- cariótipo triploide (66% 69,XXY; 33% 69,XXX) em virtude da fertilização de um óvulo normal por 2 espermatozoides
- início precoce de pré-eclampsia
√ Quase sempre feto coexistente com anormalidades graves + IUGR
√ Placenta com numerosos espaços císticos
√ Oligo-hidrâmnio
Prognóstico:
  (1) frequentemente aborto espontâneo (não reconhecido como mola pela falta de cariotipagem do aborto)
  (2) nenhuma sobrevida de feto triploide
  (3) 3% de risco de neoplasia trofoblástica gestacional persistente

HIDRO/HEMATOMETROCOLPO

= acumulação de líquido estéril (hidro-)/sangue (hemato-)/pus (pio-) dentro do útero (-métrio) + vagina (-colpo);
  (a) pré-menarcalmente = secreções + muco
  (b) pós-menarcalmente = sangue
Incidência: 1÷16.000 nascidas
- vago desconforto pélvico
- dor durante defecação/micção
- assintomático
√ Aumento simétrico liso resultando em útero em forma de pera ± vagina distendida
√ Quantidades variáveis de ecos internos de baixo nível centralmente dentro do útero contínuos com canal vaginal
√ Hematossalpinge ± endometriose
OB-US:
√ Massa retrovesical ecogênica cística/nível médio (secreções mucosas secundárias à estimulação por estrogênios maternos durante a vida fetal)
√ Massa cística ± nível líquido–detritos (vagina distendida)
√ Bexiga muitas vezes não identificada (compressão pela vagina distendida)
DDx: cisto ovariano, cisto de duplicação, cisto de mecônio, cisto mesentérico, fístula retovesical, meningocele anterior, tumor cístico, doença trofoblástica, liomioma/liomiossarcoma em degeneração
Cx: endometrite, miometrite, parametrite (= linfangite pélvica), abscesso pélvico, tromboflebite pélvica séptica, infecção do trato urinário

Hidro/Hematométrio Adquirido
Causa: obstrução neoplástica do canal endocervical/vagina, infecção pós-parto, tentativa de aborto, estenose cervical após radioterapia, cicatrização pós-cirúrgica (*e.g.*, dilatação e curetagem, parto traumático), contração senil

Hematométrio/Hematometrocolpo Congênito
Idade: puberdade
Causa:
  (a) seio urogenital persistente = câmara única de saída da bexiga + vagina; orifício separado para o ânus; causado por virilização de feto feminino/anomalia intersexo/parada do desenvolvimento vaginal normal
    Frequentemente associado a: genitália ambígua
    Idade: período neonatal
  (b) malformação cloacal = orifício perineal único para bexiga + vagina + reto; causada por parada embriológica precoce
    Frequentemente associada a: trato genital duplo
    Idade: período neonatal
  (c) hímen imperfurado, septo vaginal transverso, atresia vaginal segmentar, colo imperfurado, corno cego de útero bicorne, síndrome de Mayer-Rokitansky-Küster-Hauser (agenesia de útero + vagina com primórdio uterino ativo)
  ◊ Hematometrocolpo/hematocolpo são decorrentes de hímen imperfurado/septo vaginal transverso
  ◊ Hematométrio é decorrente de disgenesia cervical + agenesia vaginal/síndrome de Mayer-Rokitansky-Küster-Hauser/corno uterino obstruído
- amenorreia primária = "menarca retardada"
- dor abdominal cíclica
- massa interlabial
Pode ser associado a:
  ânus imperfurado, hidronefrose, agenesia/displasia renal, rins policísticos, duplicação da vagina + útero, hipoplasia sacral, atresia de esôfago

TERATOMA IMATURO DO OVÁRIO

= TERATOMA EMBRIONÁRIO = TERATOMA MALIGNO
= TERATOMA SÓLIDO
Histologia: tecido imaturo semelhante àqueles do embrião; grau 0–3 reflete quantidade de tecido neuroectodérmico imaturo
Pode ser associado a: gliomatose peritoneal = múltiplos implantes peritoniais de tecido glial maturo
- níveis elevados de AFP (50%)
- sem elevação dos níveis de hCG séricos
√ Tumor predominantemente sólido com numerosos cistos de tamanho variado
√ Calcificações esparsas (decorrentes da associação invariável com teratoma maturo)

COLO INCOMPETENTE

= colo amplamente aberto geralmente se desenvolve durante 2º trimestre/começo do 3º trimestre

Comprimento Normal do Colo		
	Transabdominal	*Transvaginal*
1º trimestre (< 14 semanas)	53 ± 17 mm	40 ± 8 mm
2º trimestre (14–28 semanas)	44 ± 14 mm	42 ± 10 mm
3º trimestre (≥ 28 semanas)	40 ± 10 mm	32 ± 12 mm

◊ Bexiga distendida melhora a visualização, mas aumenta o comprimento cervical em US transabdominal!
◊ Diferença entre mulheres nuli e multíparas 10%!

Predispostas: trauma cervical (D e C, cauterização), exposição a DES *in utero* com hipoplasia cervical, medicação com estrogênio
- exame físico tende a subestimar o comprimento verdadeiro do colo
◊ Aspecto do colo pode mudar durante o curso do exame sonográfico!

Causa: contração uterina/pressão manual sobre o fundo/paciente ereta (teste de esforço do colo)/grau de distensão da bexiga
- √ Dilatação do canal cervical começando no óstio interno + estendendo-se para o óstio externo:
  - √ Forma de bico/tunelização do canal cervical
  - √ Saliência das membranas através do óstio externo (= líquido amniótico dentro do canal endocervical)
  - √ Visualização de partes fetais dentro do canal endocervical dilatado
- √ Encurtamento do colo a < 25 mm

Prognóstico: 14ª–18ª semana melhor tempo para tratamento antes de dilatação cervical importante

DISPOSITIVO CONTRACEPTIVO INTRAUTERINO
- √ Dupla linha ecogênica com IUD de plástico
- √ Ecos de reverberação com IUD de metal

Tipos de IUD:
1. Alça de Lippes
   - √ 4–5 pontos ecogênicos na vista SAG (sagital)
   - √ Linha horizontal/ponto na vista TRV (transversa)
2. Saf-T-coil
   - √ Linha sólida ecogênica na vista SAG
   - √ Série de ecos/ponto na vista TRV
3. Copper 7/Copper T/Progestasert®
   - √ Ponto no fundo + linha sólida no corpo na vista SAG
   - √ Linha sólida no fundo + ponto no corpo na vista TRV
4. Dalkon shield (não mais fabricado)

Cx: (1) doença inflamatória pélvica (risco 2–3 vezes em comparação com não usuárias de IUD) em 35%; actinomicose com IUD no lugar durante > 6 anos
(2) perfuração (0,1%) através do miométrio na colocação
(3) migração encaminhando-se para dentro de cicatriz cirúrgica

"IUD Perdido"
= aparelho localizador não palpado
Causa:
1. Expulsão do IUD
2. Migração do fio
3. Desprendimento do fio
4. Perfuração uterina do IUD
◊ Radiografia simples de abdômen está indicada se IUD não for identificado por US!

IUD e Gravidez
√ IUD pode não ser visualizado depois do 1º trimestre (à medida que o útero cresce o IUD é impelido para cavidade)
Prognóstico: alto risco de aborto séptico
Rx: remoção precoce do IUD se cordão permaneceu na vagina

RESTRIÇÃO DO CRESCIMENTO INTRAUTERINO
= RETARDO DO CRESCIMENTO FETAL
= neonato com um peso no/abaixo do 10º percentil para a idade gestacional ocorrendo como resultado de um processo patológico que inibiu a expressão do potencial de crescimento intrínseco normal

<u>para gravidez gemelar:</u> peso discordante > 25%
◊ Peso fetal no/abaixo do 10º percentil para a idade classificará 7% dos fetos normais como com retardo do crescimento!

Prevalência: 3–7% de todos os partos; em 12–47% de todas as gravidezes gemelares; em 25% dos fetos subsequentes ao nascimento de um irmão com retardo do crescimento/natimorto
- altura do fundo como teste de triagem (37–60% positivo-verdadeiro, 40–55% falso-negativo; 26–60% falso-positivo)
◊ IUGR é principalmente um diagnóstico ultrassonográfico!

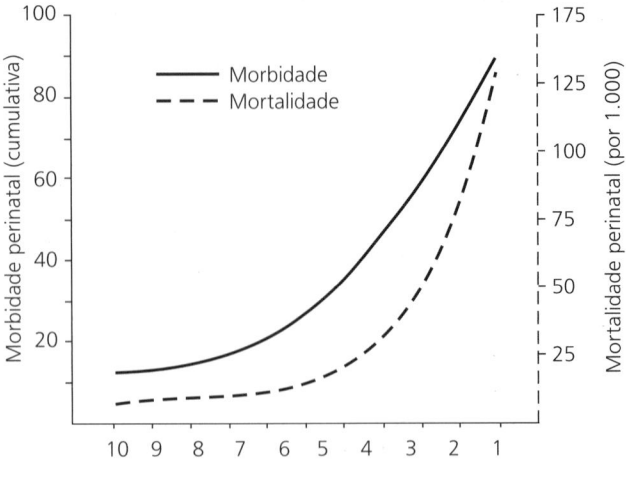

Efeito do Peso ao Nascimento sobre a Morbidade e a Mortalidade Perinatais

Sequência de eventos na hipóxia fetal:
CST não reativo > ausência de respiração fetal > NST não reativo > movimentos fetais diminuídos > ausência de movimentos fetais > ausência de tônus fetal (CST = teste de estresse de contração; NST = teste sem estresse)

Etiologia:
A. INSUFICIÊNCIA UTEROPLACENTÁRIA (80%)
   = lesão durante período de hipertrofia celular resultando em tamanho celular diminuído com características de inanição intrauterina + reflexo de redistribuição protetora do débito cardíaco
   - ausência de gordura corporal
   - glicogênio hepático e muscular diminuído
   1. Causas maternas
      √ IUGR assimétrica/IUGR simétrica (em casos graves)
      (a) suprimento deficiente de nutrientes
          cardiopatia cianótica, anemia grave (em 10–25% da anemia falciforme), inanição materna, vida em altas altitudes, drogas (anticonvulsivos, metotrexato, warfarina), abuso de álcool (relacionado com dose), drogas ilícitas (até 50% com vício de heroína, 30% com abuso de cocaína), anomalia uterina, gestação múltipla (em 15–20%)
      (b) doença vascular materna resultando em perfusão placentária inadequada
          liberação de catecolaminas induzida por nicotina, diabetes pré-conceptual, pré-eclampsia, doença colagenovascular renal crônica (SLE)
      (c) demografia materna
          idade materna (adolescência/avançada), mãe nulípara, compleição baixa pequena, influência racial (asiáticas)
   2. Causas placentárias primárias
      infartos placentários extensos, descolamento parcial crônico, mola parcial, mola de Breus, corioangioma, placenta prévia, implantação baixa, metástases placentárias (mama, melanoma), placentite (sífilis, malária)
      Histologia: redução na área de superfície vilosa placentária + no número de vasos capilares
      √ Insuficiência assimétrica do crescimento
B. CAUSAS FETAIS PRIMÁRIAS (20%)
   = lesão durante o período de hiperplasia celular (= embriogênese) produzindo redução profunda no número de células através de todas as linhagens celulares

√ IUGR simétrica (crescimento intrínseco globalmente diminuído)
√ Volume de líquido amniótico normal/aumentado
1. Anormalidades cromossômicas (em 2–6%)
triploidia, tetraploidia, trissomia 13 + 18 + 21, aneuploidia (síndrome de Turner), deleção parcial (4p, 5p [cri-du-chat], 13q), trissomia parcial (4p, 18p, 10q. 18q), translocação desbalanceada (cromossomos 4 + 15), translocação balanceada (cromossomos 5 + 11)
2. Anomalias estruturais
cardiopatia congênita, anomalias geniturinárias, anomalias do CNS, nanismo
3. Infecção viral
rubéola (em 40–60%), CMV, varicela (em 40%)
◊ Todos os fetos com IUGR necessitam passar por uma pesquisa detalhada e, muitas vezes, repetida de anomalias estruturais!

Métodos de Ultrassom Diagnóstico na IUGR
◊ Uma determinação precisa da idade fetal dita a precisão do diagnóstico de IUGR (exame US precoce, datas clínicas, exame físico precoce, teste de gravidez!)
◊ Todo esforço precisa ser feito para determinar a causa subjacente de insuficiência de crescimento, uma vez que ela afeta o tratamento + morbidade e mortalidade perinatais!

Critérios Sonográficos de IUGR		
Achado Sonográfico	PPV [%]	NPV [%]
Grau placentário avançado	16	94
Relação elevada FL÷AC	18–20	92–93
Traçado UA anormal	17–37	
Baixo volume intrauterino total	21–24	92–97
Pequeno BPD	21–44	92–98
Velocidade de crescimento lenta do BPD	35	97
Baixo EFW	45	99
Oligo-hidrâmnio	55	92
Relação elevada HC÷AC	62	98

1. **Índices morfométricos fetais**
os três parâmetros chaves para diagnosticar IUGR são
(1) baixo peso fetal estimado (EFW)
(2) baixo volume do líquido amniótico (AFV)
(3) hipertensão materna (HBP)!
(a) proporções intrafetais
√ Relação elevada HC÷AC (circunferência da cabeça/circunferência abdominal) para IUGR dismaturo (globalmente 36% sensível, 90% específica, 67% PPV, 72% NPV; 93% sensível em feto > 28 semanas MA com IUGR dismaturo grave)
◊ IUGR dismaturo de início precoce não detectável!
◊ Não podem ser usadas em fetos anômalos!
(b) taxa de crescimento = velocidade de crescimento
√ Medidas HC, AC, FL (comprimento do fêmur) permitem DDx (diagnóstico diferencial) entre datas errôneas + feto pequeno normal + feto com anormalidade intrínseca
√ Plotar curvas de crescimento
◊ Intervalo de tempo mínimo de 2 semanas é necessário!
2. **Volume do líquido amniótico**
◊ Triagem para volume diminuído de líquido amniótico é de valor no feto com IUGR dismaturo (60–84% sensível, 79–100% preciso!)
√ Líquido amniótico normal não exclui IUGR
√ Oligo-hidrâmnio significa IUGR dismaturo em um feto com trato GU normal até prova em contrário (DDx: trissomia 13 + 18)
3. **Avaliação morfológica + distribuição de gordura fetais**
√ Circunferência da coxa diminuída
√ Corpo adiposo paraespinhal ausente (pescoço posterior)
√ Corpos adiposos malares reduzidos/ausentes
√ Tamanho desproporcionalmente pequeno do fígado
√ Ecogenicidade aumentada do intestino delgado (= gordura omental ausente)
4. **Avaliação da placenta**
√ Deposição de cálcio placentária aumentada
5. **Perfil biofísico**
Precisão: taxa falso-negativa de morte fetal de 0,645/1.000 fetos dentro de 1 semana do último BPP normal; 33% sensibilidade, 17% valor preditivo positivo
6. **Testagem fetal invasiva**
análise sanguínea fetal para cariotipagem, hipoxemia, hipercapnia, acidemia, hipoglicemia, hipertrigliceridemia
7. **Teste sem estresse** (NST)
8. **Teste de estresse de contração** (CST)

Métodos Diagnósticos Doppler no IUGR
A. PERFUSÃO PLACENTÁRIA
1. Velocimetria da artéria umbilical (UA)
◊ Não útil com datas desconhecidas/para triagem!
◊ Melhor preditor de resultado perinatal adverso do que índice de pulsatilidade da MCA ou da RA
Fisiopatologia: menor número de vilos terminais decorrente do defeito de desenvolvimento/infarto viloso
√ Relação sistólica÷diastólica elevada (relação S/D > 3,0 além de 30–34 semanas GA) indica um aumento na resistência vascular dentro da circulação placentária
√ Fluxo diastólico ausente = taxa de mortalidade 50–90%
√ Fluxo diastólico invertido = colapso fetal iminente (em decorrência de hipóxia fetal grave)
Observação: relação S/D aumenta com local de amostragem mais perto do feto + frequência cardiofetal aumentando; relação S/D diminui com avanço da idade gestacional; relação S/D pode diminuir na posição de decúbito lateral
2. Traçado da artéria uterina
Método: volume amostra no ponto de superposição da artéria uterina com artéria ilíaca externa
√ Relação S/D > 2,6 depois de 26 semanas GA
√ Persistência da incisura diastólica inicial
Fisiopatologia: falta da invasão trofoblástica das artérias espirais
Regras:
– invasão trofoblástica pode não ocorrer até 20–22 semanas GA em algumas pacientes
– um traçado anormal às 24 semanas GA nunca se tornará normal
– um traçado normal nunca reverterá a um traçado altamente resistivo
– ambas/uma artéria uterina pode ser anormal
B. CIRCULAÇÃO FETAL
Fisiopatologia: *shuntagem* preferencial de sangue para o cérebro ("poupança do cérebro") em resposta à hipoxemia

1. Artéria cerebral média (MCA) fetal
    ◊ Correlação importante entre hipoxemia na cordocentese e índice de pulsatilidade da MCA
    ◊ Se o índice de pulsatilidade da MCA for normal é improvável que o feto venha a ter um resultado adverso importante
    Método: volume de amostra na MCA de campo próximo 1 cm distal à sua origem
    √ Redução na relação S/D 2,5 a 3,0 (normalmente cerca de 6,0)
2. Traçado da artéria renal (RA)
    Método: volume de amostra na artéria renal proximal em imagem coronal que visualiza a artéria renal inteira
    √ Aumento do índice de pulsatilidade
3. Volume de fluxo aórtico fetal (sem utilidade provada)
    √ Diminuição no fluxo sanguíneo para < 185–246 mL/kg/min

Cx: risco aumentado de asfixia perinatal, aspiração de mecônio, desequilíbrio eletrolítico por acidose metabólica, policitemia
Cx neonatal: hemorragia pulmonar + vasoconstrição, circulação fetal persistente, hemorragia intracraniana, isquemia intestinal, enterocolite necrosante, insuficiência renal aguda
Prognóstico: aumento de 6–8 vezes no risco de morte intraparto + morte neonatal
    ◊ 20% de todos os fetos natimortos têm retardo do crescimento!
DDx de feto pequeno para idade gestacional (SGA):
    (1) feto normal pequeno (80–85%)
    (2) feto anormal pequeno (5–10%)
    (3) feto dismaturo (10–15%)

IUGR Simétrico Puro
= IUGR DE NÚMERO DE CÉLULAS DIMINUÍDO = IUGR DE INSULTO PRECOCE = IUGR DE BAIXO PERFIL
= redução proporcional de todas as medidas fetais em virtude de
    (a) alteração intrínseca no potencial de crescimento (geralmente decorrente de anormalidades cromossômicas)
    (b) privação nutricional grave dominando mecanismo protetor de poupança cerebral ocorrendo antes de 26 semanas MA + persistindo até o parto
√ Diminuição proporcional na HC e AC mantendo relações HC÷AC normais
√ Peso fetal estimado < 10º percentil para a idade por volta do meio do 2º trimestre

IUGR Misto
= instalação de IUGR durante período de hiperplasia/hipertrofia mista com potencial de crescimento fetal inerente quase normal mas tamanho diminuído + função prejudicada da placenta
√ Crescimento fetal prejudicado ± assimetria
√ Velocidade de fluxo Doppler anormal na artéria umbilical (decorrente da resistência vascular placentária aumentada)
√ Oligo-hidrâmnio progressivo

IUGR Assimétrico
= IUGR DE TAMANHO CELULAR DIMINUÍDO
= IUGR DE INÍCIO TARDIO = IUGR ACHATADO TARDIO (75%)
= redução desproporcionada das medidas fetais em decorrência da insuficiência uteroplacentária com *shuntagem* preferencial de sangue para o cérebro fetal ocorrendo depois de 26 semanas de GA
    ◊ IUGR geralmente não detectável antes de 32–44 semanas GA (época do crescimento fetal máximo)!
Tempo efetivo para triagem: 34 semanas MA

Vigilância de rotina: cada 4 semanas começando às 26 semanas MA
√ AC > 2 SD abaixo da média para a idade = altamente suspeita; AC > 3 SD abaixo da média para a idade
    = diagnóstica (AC de parâmetro fetal isolado mais efetivo para detecção de IUGR assimétrico)
√ Altas relações HC÷AC e FL÷AC (tamanho da cabeça + comprimento do fêmur menos afetados)
√ Percentil de peso fetal útil para acompanhamento
√ Maturidade placentária acelerada
√ Volume de líquido amniótico diminuído
√ Relação S/D elevada na artéria umbilical
◊ Relação FL÷AC + relação S/D da artéria umbilical são as únicas técnicas efetivas para triagem de IUGR em um único exame com tratamento pré-natal tardio no 3º trimestre!

TUMOR DE KRUKENBERG
= tumores ovarianos a partir de câncer GI (cólon/estômago = 2÷1) agora incluindo primários pancreáticos + biliares; 2% das mulheres com câncer gástrico desenvolvem tumor de Krukenberh
    ◊ Tumores de Krukenberg precedem a descoberta da lesão primária em até 20%!
Idade: qualquer idade, mais comuns na 5ª–6ª décadas
√ Em 80% massa hipo/hiperecoica bilateral ± degeneração cística

COMPLEXO MEMBROS–PAREDE CORPORAL
Prevalência: 1÷10.000 nascidos vivos
Causa: ? forma grave de síndrome de banda amniótica;? interrupção vascular precoce;/? displasia embrionária decorrente da malformação de placoides ectodérmicos
A. DEFEITOS EXTERNOS
    1. Anomalia de parede ventral
        √ Grande defeito excêntrico
        Localização: E÷D = 3÷1 (DDx: gastrosquise)
    2. Defeitos craniofaciais
        anencefalia, cefalocele, fenda facial
    3. Reduções de membros
    4. Defeitos espinhais: disrafismo, escoliose
B. DEFEITOS INTERNOS (em 95%)
    1. Defeitos cardíacos
    2. Ausência diafragmática
    3. Atresia intestinal
    4. Anormalidades renais
        agenesia, hidronefrose, displasia
√ Persistência do celoma extraembrionário (= separação de âmnio + córion)
Prognóstico: invariavelmente fatal logo depois do nascimento

MACROSSOMIA
= ACELERAÇÃO DO CRESCIMENTO FETAL
= feto grande para a idade gestacional (LGA) com EFW > 90º percentil para a idade/> 4.000 g a termo
√ AC > 3 SD acima da média para a idade (medida mais confiável + maior)
√ Peso fetal estimado (EFW) incluindo cabeça fetal, abdômen, comprimento do fêmur > 90º percentil (± 15% precisão)
√ Baixa relação FL÷AC
√ Baixa relação HC÷AC
√ Circunferência aumentada da coxa
√ Baixa relação FL ÷ circunferência da coxa
√ Crescimento em intervalo maior do que o esperado
√ Poli-hidrâmnio
Risco: distocia de ombro, trabalho de parto prolongado, aspiração de mecônio

EDEMA MASSIVO DO OVÁRIO
= condição semelhante a tumor com aumento acentuado de um/(ocasionalmente) ambos os ovários em decorrência da acumulação de líquido de edema no estroma
Idade: 6–33 (média 21) anos
Causa:
   (1) torção parcial/intermitente (obstrução da drenagem linfática + venosa)
   (2) proliferação estromal ovariana com aumento do ovário suscetível a torção
Histologia: estroma ovariano edematoso + fibromatose extensa rodeando folículos primordiais, células luteinizadas
- dor abdominal inferior aguda/intermitente durante meses
- masculinização (na fase crônica)
√ Massa anexial sólida/multicística
√ Diâmetro ovariano de 5–40 (média 11,5) cm
Rx: ooforectomia/salpingo-oforectomia/ressecção em cunha com suspensão ovariana

SÍNDROME DE MEIGS
[Joe Vincent Meigs, 1892–1963, obstetra e ginecologista na Harvard University e Massachusetts General Hospital]
= caracterizada por
   (1) ascite
   (2) derrame pleural
   (3) tumor ovariano benigno [fibroma/fibrotecoma (91%), tumor de células da granulosa (5%), tumor de Brenner (2%)]
   Pseudossíndrome de Meigs
   (4) teratoma maturo/liomioma/cistoadenoma/malignidade ovariana
Patogênese: ? fatores de crescimento vasoendoteliais e de fibroblastos + citocinas; pressão de tumor sobre vasos linfáticos
- CA-125 pode estar elevado

TUMOR MUCINOSO DO OVÁRIO
Incidência: 20% de todos os tumores ovarianos; 2º neoplasma epitelial benigno do ovário mais comum (depois do neoplasma seroso do ovário)
Histologia: camada única de epitélio colunar alto não ciliado com citoplasma claro de alto conteúdo de mucina (similar a epitélio da endocérvix e intestinal)
Idade: meio da vida adulta, raro antes da puberdade + depois da menopausa
Cx: (1) ruptura pode levar a pseudomixoma peritoneal
   (2) torção
DDx: tumor seroso do ovário (menor, unilocular)

Cistoadenoma Mucinoso (80%)
Prevalência: 20% de todos os neoplasmas benignos do ovário
Idade: 3ª–5ª década de vida
√ Cisto multilocular com numerosos septos finos
√ Cistos frequentemente têm alto conteúdo de proteína:
   √ Ecos de baixo nível nos cistos
   √ Alta atenuação em CT
   √ Hiperintenso em T1WI
√ Geralmente unilateral, bilateral em 5%

Cistoadenoma Mucinoso Maligno Fronteiriço (Borderline) (10%)
Cistoadenocarcinoma Mucinoso (10%)
Histologia: material mucoide nos cistos, às vezes acompanhado por detritos hemorrágicos/celulares; difícil de diferenciar de variedade benigna + metástase de primário intestinal
√ Multilocular com numerosos cistos de paredes finas
√ Áreas de tecido sólido: septos espessos + outros elementos de tecidos moles dentro de cisto septado
√ Geralmente unilateral; bilateral em 5–10% dos casos estádio I
√ Infiltração capsular com perda de definição + fixação
CT:
   √ Tumor multisseptado de baixa atenuação
   √ Material proteináceo de alta atenuação (20–30 HU) em alguns lóculos
MR:
   √ Intensidade variável de sinal em diferentes lóculos (conteúdo proteináceo/mucinoso, hemorragia)

CORDÃO NUCAL
= cordão umbilical circundando o pescoço fetal: alça única > duas alças (2–3%) > 3 ou mais alças (< 1%)
Incidência: 25% das gravidezes; frequentemente transitório
Associado a: comprimento aumentado do cordão, feto pequeno, apresentação de vértex, poli-hidrâmnio
- geralmente não de significado clínico: nenhuma diferença no escore de Apgar de 5 min, nenhum aumento na mortalidade de lactente
√ Dois cortes transversais adjacentes de cordão em vista longitudinal do pescoço (diagnóstico facilitado por Doppler de fluxo em cores)
√ Indentação da pele pelo cordão nucal sugere alça apertada
Risco: sinais de sofrimento fetal (bradicardia fetal, desacelerações variáveis, escore de Apgar de 1 min deprimido)
Manejo OB:
   1. Avaliar bem-estar fetal (perfil biofísico quinzenal, NST, crescimento fetal)
   2. Parto vaginal permissível se sem evidência de comprometimento fetal
   3. Intervenção somente para sinais de sofrimento fetal

ONFALOCELE
= defeito mediano da parede abdominal anterior em virtude da falha em formar o anel umbilical durante a 3ª à 4ª semana de gestação com herniação de conteúdo intra-abdominal para dentro da base do cordão umbilical
Prevalência: 1÷4.000 a 1÷5.500 gravidezes
Causa:
   (a) falha da migração das pregas mesodérmicas laterais
      √ Onfalocele contém fígado
   (b) persistência do pedículo corporal primitivo além da 12ª semana MA
      √ Onfalocele contém principalmente intestino
Idade: detecção mais precoce às 12 semanas de idade menstrual
Alta incidência de ANOMALIAS ASSOCIADAS (45–88%):
   1. Cromossômicas (10–30–58%): trissomia 13, 18, 21, síndrome de Turner (13% com fígado na onfalocele, 77% com intestino na onfalocele), triploidia
   2. Geniturinárias (40%): extrofia da bexiga
      ◊ Complexo OEIE = **O**nfalocele + **E**xtrofia da bexiga + **I**mperfuração anal + anomalias **E**spinhais
   3. Cardíacas (16–30–47%): VSD, ASD, tetralogia de Fallot, *ectopia cordis* em pentalogia de Cantrell, ventrículo direito com dupla saída *DORV*
   4. Defeitos de tubo neural (4–39%): holoprosencefalia, encefalocele, hipoplasia cerebelar
   5. IUGR (20%)
   6. Síndrome de Beckwith-Wiedemann (5–10%)
   7. Trato GI
      atresia intestinal (comprometimento vascular); má rotação; fixação anormal do fígado, atresia esofágica, fenda facial, hérnia diafragmática
   8. Deficiência de membro–parede corporal; higroma cístico
- MS-AFP ≥ 2,5 em 40–70% (AFP do soro materno)

√ Defeito central mediano na base da inserção do cordão umbilical:
  √ Defeito na parede abdominal ventral inteira (tamanho médio 2,5–5 cm)
  √ Cordão alargado onde ele se junta à pele do abdômen
√ Cordão inserindo-se no ápice do defeito
√ Herniação de vísceras abdominais na base do cordão umbilical: fígado (27%) ± estômago ± intestino
√ Membrana amnioperitoneal cobrindo (camada interna = peritônio; camada externa = âmnio); pode-se romper em até 15% dos casos
√ Tecido mesenquimal frouxo hipoecoico (= geleia de Wharton) entre camadas de membrana
√ Ascite dentro do saco herniado (comum)
√ Poli-hidrâmnio (ocasionalmente oligo-hidrâmnio)

Mnemônica: OMPHALOCele
  Outras anomalias (comum)
  Membrana rodeando as vísceras
  Perfeitamente mediana
  Heart anomalies (anomalias cardíacas)
  Ascite
  Liver (fígado) comumente herniado
  O de "zero" complicações intestinais
  Cromossômicas, anormalidades (comuns)

Cx: (1) infecção, inanição
  (2) imaturidade (23%)
  (3) ruptura do saco da hérnia
  (4) obstrução intestinal

Taxa de mortalidade: 10% de mortalidade se anormalidade isolada; 80% com uma/mais malformações concomitantes; quase 100% com anormalidades cromossômicas + cardiovasculares

DDx: (1) gastrosquise (geralmente defeito direito)
  (2) complexo membros–parede corporal (geralmente defeito esquerdo)

Pseudo-Onfalocele
(1) deformação do abdômen fetal pela pressão do transdutor acoplada com uma orientação oblíqua de imageamento pode dar a aparência de uma onfalocele
  √ Ângulo obtuso entre pseudomassa e parede abdominal fetal
(2) herniação fisiológica do tubo digestivo intermediário para dentro do cordão umbilical entre a 8ª e a 12ª semana de gestação
  √ Saco herniado nunca contém fígado
  √ Saco herniado geralmente < 7 mm
  √ Desaparece pela 12ª semana GA

CISTO DE DUCTO ONFALOMESENTÉRICO
Etiologia: persistência + dilatação de um segmento do ducto onfalomesentérico/vitelino unindo o tubo digestivo médio e o saco vitelino primário, o qual é formado durante a 3ª semana e fechado pela 16ª semana de gestação
Histologia: cisto revestido por epitélio gastrointestinal colunar mucinossecretor
M÷F = 3÷5
Localização: geralmente em estreita proximidade ao feto
√ Cisto do cordão umbilical com até 6 cm de diâmetro
√ Sob a superfície amniótica do cordão (= excêntrico)
Cx: (1) compressão dos vasos umbilicais pelo cisto em expansão
  (2) erosão da veia umbilical pelo revestimento da mucosa gástrica produtor de ácido
DDx: cisto alantoico, hematoma do cordão umbilical

CÂNCER DO OVÁRIO
8ª principal causa de câncer em mulheres (4% de todos os cânceres em mulheres); 2ª malignidade ginecológica mais comum; 5ª principal causa de morte por câncer em mulheres após pulmão, mama, cólon, pâncreas (principal causa de morte por câncer de todos os cânceres femininos); responsabiliza-se por 50% das mortes por câncer do trato genital feminino
◊ 1÷70 mulheres desenvolverá câncer de ovário (risco por toda a vida)
◊ 1÷100 mulheres morrerá de câncer de ovário

Etiologia: epitélio de superfície do ovário prolifera temporariamente para reparar defeito após ruptura de óvulo, o que pode resultar em um "corpo de inclusão"/"cistoma"; um erro na replicação do DNA dentro do corpo de inclusão pode ocorrer resultando em inativação/perda de um gene supressor tumoral

Incidência: afeta 1÷2.000 mulheres; 50 casos por ano por 100.000 mulheres (33 casos por ano por 100.000 mulheres > idade 50); 26.700 novos casos + 14.500 mortes em 1996

Idade: aumentando com a idade; chegando ao máximo aos 55–59 anos (80% dos casos em mulheres > 50 anos)

Estadiamento do Câncer de Ovário	
Estádio	(sistema FIGO) com base em laparotomia de estadiamento
I	Limitado ao ovário
Ia	limitado a um ovário
Ib	limitado a ambos os ovários
Ic	+ lavado peritoneal positivo/ascite
II	Limitado à pelve
IIa	comprometimento do útero/tubas uterinas
IIb	extensão a outros tecidos pélvicos
IIc	+ lavado peritoneal positivo/ascite
III	Limitado ao abdômen = extensão intra-abdominal fora da pelve/linfonodos retroperitoneais ou inguinais/extensão ao intestino delgado/omento
IIIa	disseminação peritoneal microscópica
IIIb	implantes ≤ 2 cm do peritônio abdominal
IIIc	implantes > 2 cm do peritônio abdominal
IV	Doença hematogênica (parênquima hepático)/disseminação além do abdômen

◊ 50–70–75% das pacientes têm doença estádio III/IV ao tempo do diagnóstico!

Histologia: a proporção de tumores malignos aumenta com a idade
  < 20 anos de idade   4%
  > 50 anos de idade   40%

A. TUMORES EPITELIAIS MALIGNOS (85%)
  = originados do epitélio de superfície/mesotélio
  Pico etário: 6ª–7ª, década; raro antes da puberdade
  (a) tumor seroso assemelhando-se a células colunares ciliadas das tubas de Falópo (60–80%)
  (b) tumor mucinoso similar ao epitélio do canal endocervical (15%)
  (c) tumor endometrioide semelhante a adenocarcinoma endometrial (8–15%)
  (d) carcinoma de células claras = tumor mesonefroide (5%)
  (e) tumor indiferenciado (4%) = desdiferenciação não permite classificação
  (f) tumor de Brenner (2,5%)

B. TUMORES DE CÉLULAS GERMINAIS MALIGNOS (7%)
   Frequência: 2/3 das malignidades ovarianas em mulheres < 20 anos de idade
   Idade: 4–27 anos
   (a) teratoma maturo (10%) = a única variedade benigna
   (b) disgerminoma (1,9%)
   (c) teratoma imaturo (1,3%)
   (d) tumor de seio endodérmico (1%)
   (e) tumor de células germinais misto maligno (0,7%)
   (f) coriocarcinoma (0,1%)
   (g) carcinoma embrionário (0,1%)
C. METÁSTASES (5–10%)
D. TUMORES ESTROMAIS DE CORDÕES SEXUAIS (7%)
   Tamanho versus risco de malignidade: < 5 cm em 3%
                                             5–10 cm em . . 10%
                                             > 10 cm em . . . 65%

Epidemiologia:
(1) esporádicos: "hipótese da ovulação" = o risco de câncer de ovário é uma função direta do número de ciclos ovulatórios durante a vida de uma mulher
(2) hereditários (1–5%) = definidos como câncer ovariano ocorrendo em pelo menos duas parentes de 1° grau
   ◊ 50% probabilidade durante a vida de desenvolver câncer de ovário
   (a) síndrome câncer de mama–câncer de ovário
   (b) síndrome de câncer de ovário somente
   (c) síndrome de câncer familial de Lynch tipo II = herança de câncer colorretal não polipose, câncer endometrial e (mais raro) câncer de ovário

Risco aumentado:
nuliparidade, menarca precoce, menopausa tardia, raça caucasiana, grupo socioeconômico mais alto, história de família positiva para câncer de ovário (fator de risco 3 com uma parente próxima, fator de risco 30 com duas parentes próximas afetadas com câncer de ovário), história de câncer de mama (fator de risco 2)/câncer colorretal precoce (fator de risco 3,5)

Risco diminuído = efeito protetor:
multiparidade, uso de anticoncepcional oral, amamentação

Laparotomia de estadiamento:
= histerectomia abdominal + salpingo-oforectomia bilateral + omentectomia + biopsia peritoneal ao acaso + biopsia linfonodal

Disseminação:
(1) extensão direta através do espaço subperitoneal (mesocólon sigmoide à esquerda, ceco + íleo distal à direita), útero, tubas uterinas, ligamento largo
(2) implantação intraperitoneal = esfoliação de células tumorais a partir da cápsula ovariana para dentro do espaço peritoneal (muitas vezes microscópica)
   com frequente semeadura para:
   – fundo de saco posterior na bolsa de Douglas
   – ligamentos infundibulopélvicos
   – omento
   – aspecto superior do sigmoide
   – goteira paracólica direita
   – terminação do mesentério do intestino delgado
   – superfície inferior do hemidiafragma direito
   com semeadura menos frequente para:
   – bolsa de Morison
   – superfície do fígado
   – *porta hepatis*
   – fissura intra-hepática
(3) disseminação linfática
   – cranialmente, paralela às veias gonadais no ligamento infundibulopélvico terminando ao nível dos vasos renais
   – lateralmente através dos ligamentos largos terminando na parede lateral pélvica: cadeias ilíaca externa, obturatória, hipogástrica
   √ Diâmetro do eixo curto dos linfonodos de > 1 cm (em 88% positivo para câncer ovariano)
   √ Hidronefrose (2ª forma mais comum de morbidade relacionada com tumor após obstrução intestinal)
   √ Adenopatia torácica (linfonodos paracardíacos > 5 mm em 28% da doença estádio II/III + em 29% linfadenopatia mediastinal na autopsia)
(4) disseminação hematogênica (% na autopsia): fígado (45–48%), pulmão (34–39%), glândula suprarrenal (15–21%), pâncreas (11–21%), baço 15–20%, osso (11%), rim (7–10%), pele (5%), cérebro (3–6%)
   √ Derrame pleural maligno (metástases pleurais em 28–60%, metástases parenquimatosas pulmonares em 7%, metástases pericárdicas em 5%)

• muitas vezes "silenciosa" sem sinais/sintomas óbvios
• ocasional dor pélvica-abdominal
• constipação, frequência urinária
• saciedade precoce
• ascite
• hipercalcemia paraneoplásica
• níveis elevados de CA-125 (= marcador associado a câncer = glicoproteína de alto peso molecular com nível normal de < 35 unidades/mL):
   — > 35 U/mL em 29–50% da doença em estádio I
   — > 65 U/mL em 21% da doença em estádio I
   ◊ Níveis de CA-125 elevados em 80% dos cânceres de ovário (60% dos tumores mucinosos + 20% dos tumores não mucinosos) e em 40% dos pacientes com malignidade não ovariana intra-abdominal avançada!
   ◊ Níveis de CA-125 elevados em 30% dos processos benignos (em 1% de pessoas sadias, fibroma, gravidez no primeiro trimestre, menstruação, endometriose, PID, tumores benignos de ovário, cirrose hepática, pancreatite)!

Limitações do imageamento:
   ◊ Doença peritoneal microscópica não detectável!
Benefício do imageamento:
   ◊ Cirurgia de segunda inspeção pode ser evitada se houver evidência de tumor residual/recorrente!

US:
   ◊ Triagem encontra cistos anexiais em 1–15% das mulheres pós-menopáusicas; apenas 3% dos cistos ovarianos < 5 cm são malignos!
   @ critérios morfológicos tumorais (85–97% sensíveis, 56–95% específicos, 99% NPV):
      √ Paredes irregulares espessas e septações espessas (DDx: endometrioma, abscesso, cisto peritoneal, cistoadenofibroma, cistoadenoma mucinoso)
      √ Projeções papilíferas ≥ 3 mm (em 67%, 38%, 9% dos neoplasmas fronteiriços, malignos, benignos)
      √ Lóculos sólidos/moderadamente ecogênicos
      √ Volume ovariano pós-menopáusico > 9 cm^3
   @ critérios Doppler de tumor (50–100% sensíveis, 46–100% específicos, 49% PPV; mais sensíveis + específicos em mulheres pós-menopáusicas):
      √ Presença de fluxo a cores (em 93% dos tumores malignos + 35% dos benignos) geralmente dentro de parede espessa, septos, projeções papilíferas, áreas inomogêneas sólidas
      √ Traçado Doppler de baixa resistência (em virtude da falta de camada muscular da parede arterial + presença de *shunts* arteriovenosos nos neoplasmas):
         RI < 0,40, PI < 1,0 (37–47% PPV)

Falso-positivo: alteração fisiológica do fluxo sanguíneo ovariano durante o ciclo menstrual, tumor benigno, doença inflamatória aguda, endometriose
@ doença metastática
√ Massas omentais/peritoneais ("bolo omental")
√ *Pseudomixoma peritoneal* (com ruptura do tumor)
√ Metástases no fígado
√ Ascite
CT (precisão 70–90% para estadiamento pré-operatório)
@ tumor primário
√ Diâmetro da lesão > 4 cm
√ Projeções papilares contrastando
√ Septos e paredes > 3 mm espessura
√ Massa parcialmente sólida, parcialmente cística
√ Massa sólida lobulada
√ Vasos tumorais em imagens realçadas com contraste
@ extensão local
√ Distorção localizada do contorno uterino
√ Interface irregular entre tumor e miométrio
√ Perda de plano tecidual entre tumor e parede do cólon sigmoide/bexiga
√ Enclausuramento do cólon sigmoide
√ Distância tumoral da parede lateral pélvica < 3 mm
√ Vasos ilíacos rodeados/desviados pelo tumor
@ achados secundários
√ Ascite:
√ Muitas vezes ascite no saco menor com desvio do fundo e parede posterior do estômago anteriormente (DDx a ascite benigna) + ligamento gastrosplênico lateralmente
√ Ascite loculada decorrente de aderências
√ Implantes peritoneais nodulares/semelhantes a placas > 10 mm:
√ Indentação da superfície hepática/esplênica
√ ± calcificações
√ Linfadenopatia, pode ser calcificada
√ Implantes omentais:
√ Pequenos nódulos/filamentos de tecido mole hiperdenso aumentando a atenuação da gordura omental/marcado espessamento omental ("bolo omental")
√ Plano de gordura obscurecido entre parede abdominal anterior + parede intestinal
√ Depósitos mesentéricos:
√ Massas pouco definidas redondas/irregulares/lesões estreladas de mesentério do intestino delgado
√ Fixação de alças de intestino delgado
√ Invasão do intestino:
√ Obstrução intestinal (forma mais comum de morbidade associada a câncer ovárico)
√ Lesões nodulares/semelhantes a placas ao longo/projetando-se das superfícies peritoneais
√ Espessamento da parede intestinal
√ *Pseudomixoma peritoneal*
MR (combina melhores características da US e da CT)
BE:
√ Espiculação da serosa/fixação
√ Constrição anular/obstrução completa
Rx:
estádio I: histerectomia total abdominal (TAH) + salpingo-oforectomia bilateral (BSO) ± melfalan/fósforo 32 intraperitoneal
estádio > I: TAH-BSO + citorredução cirúrgica + 6 ciclos de quimioterapia (ciclofosfamida + cisplatina)

Prognóstico (sem alteração nos últimos 60 anos):
46% taxa de sobrevida de 5 anos global, 5–8% para estádio IV, 14–30% para estádio III, 50% para estádio II, 80–90% para estádio I
DDx: abscesso tubovárico, cisto dermoide, andometrioma

CISTO DE OVÁRIO

Folículo Dominante
Causa: fisiológica
- dor pélvica por
  (a) estiramento da cápsula do ovário
  (b) ovulação (Mittelshmerz) desencadeada por onda de LH
  (c) ruptura de cisto/hemorragia
- sensível a estrogênio
Número: 1 ou 2 folículos dominantes
√ Aumento folicular a uma taxa de 2 mm por dia durante a primeira metade do ciclo menstrual (sob a influência do FSH)
√ Folículo de Graaf de 18–25 mm no momento da ovulação
√ Conversão em corpo lúteo depois da ovulação
DDx: folículo não ovulatório (< 10 mm); cisto ovariano (> 2,5 cm)
Cx: torção ovariana

Cisto Funcional/de Retenção
Causa:
(a) falta de involução de folículo/corpo lúteo com alterações no ciclo menstrual
(b) excessiva estimulação hormonal de folículos impedindo regressão folicular normal (*e.g.*, cistos de tecaluteínical)
Prognóstico: regressão espontânea é comum mas imprevisível; tipicamente resolvem-se dentro de 2 ciclos menstruais (menos provável se cisto > 5 cm)
Cx: torção
Rx: (1) manipulação hormonal
(2) cirurgia (indicada absolutamente se cisto aumentar)
(3) aspiração percutânea (se chance de malignidade for nenhuma como em lactentes)
DDx: teratoma cístico, neoplasma epitelial benigno simples, endometrioma em resolução, cisto paraovárico, hidrossalpinge quiescente.

Cisto Folicular (a Partir de Folículo Pré-Ovulatório)
Causa:
(a) folículo de Graaf não roto por falha em ovular
(b) folículo de Graaf com falta de regressão/involução
(c) folículo de Graaf roto que se vedou imediatamente (após estimulação continuada)
- dor com aumento cístico rápido/ruptura/hemorragia
- pode elaborar estrogênio, extremamente comum
- sinal de ciclo anovulatório
Predisposição: pacientes durante puberdade + menopausa; S/P salpingectomia
√ Cisto unilocular de paredes finas
√ Localizado dentro do ovário comprimindo o parênquima ovariano adjacente contendo folículos
√ Tamanho geralmente 3–8 cm/ocasionalmente até 10 cm (se cisto permanecer hormonalmente sensível)/até 25 cm (sob influência de gonadotropina placentária na gravidez)
√ Geralmente múltiplo/pode ser único
US:
√ Contém cisto anecoico com transmissão por meio posterior
√ ± mínimos ecos internos de baixo nível móveis
CT:
√ Coleção de líquido simples redonda bem definida

√ Parede fina não contrastando
√ Atenuação interna de < 15 HU
Prognóstico: geralmente resolve-se depois de 1–2 ciclos menstruais (acompanhamento melhor nos dias 5–10 do ciclo menstrual subsequente)
DDx: cistoadenoma (maior, persistente, em mulheres mais velhas)

Cisto de Corpo Lúteo (a Partir de Folículo Pós-Ovulatório)
= hemorragia dentro de corpo lúteo maduro
Fisiologia: cresce sob a influência do LH; células da granulosa sofrem marcada neoangiogênese frequentemente causando hemorragia
Tipos:
1. **Corpo lúteo da menstruação**
   = formado após ruptura do folículo ± aumentando em tamanho até 22° dia do ciclo menstrual
   √ Geralmente > 12–17 mm em tamanho
   • elabora progesterona com liberação para dentro da circulação materna causando menstruação retardada/sangramento persistente
   Prognóstico: resolve-se dentro de 1–2 ciclos menstruais
2. **Corpo lúteo da gravidez**
   = mantido pela β-hCG circulante durante a gravidez com efeito similar ao do LH
   • pode ser doloroso temporariamente
   √ Tamanho usual 30–40 mm, pode crescer até 15 cm em diâmetro
   ◊ Cisto excessivamente grande com parede fina sugere má função (= baixos níveis de progesterona)
   √ Atinge tamanho máximo após 8–10 semanas
   √ Ocorre no mesmo lado que a gravidez ectópica em 85%
   Prognóstico: normalmente se resolve pelas 12–16 semanas (à medida que a placenta se torna a fonte dominante de progesterona); ocasionalmente persiste além do 1° trimestre com falta de involução

US:
√ Vascularidade periférica aumentada com componente de alto fluxo diastólico
√ Cisto geralmente unilateral com paredes espessas irregulares
√ Ecogênico (coágulo organizado)/isoecoico com ecos internos de baixo nível (hemorragia)/sonotrasparente (sangue reabsorvido)
√ Transmissão por meio posterior

CT:
√ Cisto unilocular com parede contrastada crenulada espessa
√ Produtos de sangue intracísticos com alta atenuação
√ Líquido circundando os anexos (após ruptura)

Cx:
(1) corpo lúteo hemorrágico aumentando com
  – aderências pélvicas graves impedindo ovulação de folículos luteinizados
  – NSAIDs que podem causar síndrome de folículo luteinizado não roto
  – anticoagulação excessiva
  – endometriose
(2) ruptura com hemorragia intraperitoneal ameaçando a vida na ovulação

DDx: endometrioma, tumor ovariano, coágulo organizado em qualquer espaço fechado

Cisto de Corpus Albicans
= a partir do corpo lúteo em seguida à regressão do tecido lúteo; nenhuma produção de hormônio

Cisto de Teca Luteínica
= múltiplos cistos de corpo lúteo bilaterais
• em ovário hiperestimulado por drogas estimuladoras do ovário, gêmeos, doença trofoblástica
• elabora estrogênio

Cisto de Inclusão Epitelial de Superfície
comum em mulheres pós-menopáusicas
Idade: qualquer; em recém-nascidas (influência de estrogênio materno)
Incidência: 3–5–17% em mulheres pós-menopáusicas
• geralmente assintomático
• dor pélvica unilateral aguda (por hemorragia)/pressão)
√ Até 8–10 cm de diâmetro

Classificação de Imagem no Cisto Ovariano
A. **Cisto ovariano simples**
   √ Cisto de paredes lisas unilocular + parede fina nitidamente definida de < 3 cm
   √ Conteúdo anecoico = SEM septações internas/nódulos murais
   √ Contraste acústico posterior
   √ Fluxo Doppler na parede do cisto (detectado em 19–61%) com índice de pulsatilidade > 1,0/RI > 0,4 (inconfiável)
   √ Isointenso à urina em T1WI + T2WI
   DDx: cistoadenoma seroso

B. **Cisto ovariano hemorrágico**
   = cisto funcional (cisto folicular/corpo lúteo) que desenvolveu hemorragia interna
   US:
   √ Nível do hematócrito em sangramento agudo
   √ Padrão de "vidro despolido" = ecos de baixo nível difusos
   √ Padrão em redemoinho de ecogenicidade mista
   √ Padrão "trançado como rede de pesca" = finas septações interdigitando-se/padrão reticular rendilhado durante primeiras 24 h (ESPECÍFICO)
   √ Massa ecogênica (= coágulo em retração) com regiões ecogênicas triangulares/curvilíneas na parede do cisto
   √ Nível líquido-detritos
   √ SEM sinais de color Doppler no interior do cisto
   √ Transmissão por meio posterior
   CT:
   √ Cisto unilocular com uma atenuação de 25–100 HU
   √ Nível líquido-líquido + hemoperitônio (após ruptura do cisto)
   MR:
   √ Intensidade intermediária/alta em T1WI
   √ Intensidade intermediária/alta com área central distinta de hipointensidade em T2WI
   Cx: ruptura para dentro do espaço intraperitoneal

C. **Cisto ovariano complexo**
   = não satisfaz critérios de cisto hemorrágico/endometrioma
   √ Septações internas/nódulos murais/ecos internos
   √ Intensidade mista de sinal, hipointenso em T2WI

D. **Cisto ovariano no que diz respeito a neoplasia**
   √ Componente sólido de ecogenicidade intermediária (nódulos/formações papilíferas)
   √ Ausência de septações finas
   √ Presença de septações grossas > 3 mm
   √ Vascularidade central no componente ecogênico/septação
   √ Fluxo de baixa resistência (RI < 0,4, PI < 1,0)
   √ Ascite
   √ Nódulos peritoneais

Tratamento do Cisto de Ovário
   A. NEONATAL
      √ Alteração na posição entre exames sugere pediculação com potencial de torção
      √ Nível líquido-detritos/ecos de baixo nível/coágulo retraindo-se sugerem torção
   B. PRÉ-MENOPÁUSICO
      Risco de malignidade: 0,8%; mais alto para lesão > 7,5 cm
      1. Cisto unilocular ≤ 2,5 cm ± hemorragia
         Rx: nenhum acompanhamento a não ser com pílulas anticoncepcionais
      2. Cisto unilocular de paredes finas 2,5–6 cm sem hemorragia (vasta maioria)
         Rx: acompanhamento clínico/sonográfico em 1–2 meses ± adição de hormônios
      3. Cisto unilocular 2,5–6 cm com hemorragia
         Rx: acompanhamento sonográfico em 1 mês ± adição de hormônios
      4. Cisto unilocular > 6 cm
         Rx: cirurgia
      Observação: todas as USs de acompanhamento devem ter lugar no período pós-menstrual imediato (= início da fase proliferativa), quando cistos foliculares não devem estar presentes!
         ◊ Hemorragia sem componente de tecido mole vascular constitui um indicador confiável de lesões benignas
   C. PÓS-MENOPÁUSICO
      Risco de malignidade: 1,0–9,6%
         ◊ Triagem de 1.300 mulheres sintomáticas
            — em 2,5% anormalidades na US
            — em 1,9% tumores ovarianos benignos
            — em 0,15% cânceres de ovário
      1. Cisto unilocular de paredes finas não septado < 3 cm
         Incidência: 5–17%
         √ Alto índice resistivo (RI) de > 0,7 (índice resistivo < 0,40 é suspeito de malignidade!)
         Prognóstico: 56% diminuem em tamanho/desaparecem; 28% permanecem inalterados durante até 2 anos
         DDx: cisto ovariano seroso, cisto peritubário, hidrossalpinge
         Rx: acompanhamento seriado
      2. Cisto septado/cisto > 3 cm/cisto com baixo RI
         ◊ 18% dos cistos complexos são malignos!
         Rx: determinação de CA-125 + exploração cirúrgica

FIBROMA DE OVÁRIO
Incidência: 3–4% de todos os tumores de ovário; bilateral em < 10%
   ◊ Mais comum dos tumores estromais de cordão sexual!
Idade: 4ª–6ª décadas
Patologia: massa branca firme sólida
Histologia: tumor mesenquimal puro consistindo em feixes enovelados intersecionados de fibroblastos em forma de fuso + colágeno; graus variados de edema muitas vezes separam as células
Associação: fibromas ocorrem em 17% das pacientes com a síndrome de nevos basocelulares (Gorlin) (comumente tumores calcificados bilaterais + idade média de 30 anos)
• geralmente assintomático (fibromas puros não são estrogênicos, mistura de células da teca causa efeito estrogênico)
• síndrome de Meigs (em apenas 1%)
   √ Ascite (em 15–40% dos tumores > 10 cm)
   √ Derrame pleural (raro)
   √ Ascite + derrame pleural regridem após remoção do tumor
Associado a: síndrome de nevos basocelulares em fibromas bilaterais
Localização: unilateral (comum); bilateral em 4–8%
√ ± degeneração cística e edema em lesões maiores
√ Calcificação + hemorragia (< 10%)
US:
   √ Massa hipoecoica sólida com marcada atenuação sonora
   √ Ocasionalmente hiperecoico/através de transmissão aumentada
MR:
   √ Massa bem circunscrita com baixa intensidade de sinal em T1WI + T2WI menor ou igual a miométrio em virtude do conteúdo abundante de colágeno (RAZOAVELMENTE DIAGNOSTICÁVEL)
   √ Áreas esparsas de alta intensidade de sinal (edema/degeneração cística) em T2WI
   √ Contraste retardado com gadolínio
CT:
   √ Massa sólida bem definida homogênea/ligeiramente heterogênea/ligeiramente hipoatenuada
   √ Pouco realce retardado com contraste
Rx: pode ser tratado conservadoramente; raramente recidiva após excisão
DDx: liomioma uterino pediculado, tumor de Brenner, adenofibroma, neoplasma maligno do ovário

SÍNDROME DE HIPERESTIMULAÇÃO OVARIANA
Incidência: OHSS grave em 1,5–6% sob terapia com Pergonal®
Etiologia:
   (1) induzida por terapia com hCG com gonadotropina menopáusica humana (Pergonal®), ocasionalmente com clomifeno (Clomid®)
   (2) mola hidatiforme
   (3) coriopitelioma
   (4) gravidezes múltiplas
Patologia: ovários aumentados com múltiplos cistos foliculares + de teca luteína, estroma edematoso (desvio líquido secundário a permeabilidade capilar aumentada)
• dor abdominal (100%) + distensão (100%)
• náusea (100%), vômito (36%)
• abdômen agudo (17%)
• dispneia (16%)
• tromboflebite (11%)
• acentuada hemoconcentração
• desmaio (11%)
• visão turva (5%)
• anasarca (5%)
• hidrotórax
• fertilidade aumentada
√ Ovário > 5 cm na mais longa dimensão contendo grandes folículos geometricamente aproximados
√ Cisto ovariano > 10 cm (100%): geralmente desaparece após 20–40 dias; pode persistir por 12–16 semanas durante gravidez
√ Ascite (33%)
√ Derrame pleural (5%)
√ Hidroureter (11%)
Cx: (relacionadas com depleção de volume)
   (1) hipovolemia + hemoconcentração
   (2) oligúria, desequilíbrio eletrolítico, azotemia
   (3) morte por hemorragia intra-abdominal/evento tromboembólico

TROMBOSE DE VEIA OVÁRICA

Etiologia:
(1) disseminação bacteriana a partir de endometrite puerperal com trombose secundária (gravidez + puerpério são estados hipercoaguláveis) = **tromboflebite de veia ovárica puerperal**
(2) doença inflamatória pélvica
(3) cirurgia ginecológica
(4) tumores malignos
(5) quimioterapia

Incidência: 1÷600 –1÷2.000 partos
- apresenta-se no 2º/3º dia pós-parto
- dor no abdômen inferior/flanco (> 90%)
- massa abdominal semelhante a uma corda dolorosa à palpação (50%)
- febre se o diagnóstico for retardado

Localização: veia ovárica direita (80%), bilateral (14%), veia ovárica esquerda (6%)

CT:
√ Estrutura tubular na localização da veia ovárica com centro de baixa densidade + realce (contraste) periférico

Cx: trombose IVC; embolia pulmonar (25%); septicemia; formação de abscesso metastático
   Mortalidade: 5%

Rx: antibióticos IV + heparina; ligadura do vaso comprometido no ponto mais proximal de trombose depois da falta de melhora após 3–5 dias

DDx: apendicite, fleimão/hematoma do ligamento largo, torção de cisto de ovário, urolitíase, pielonefrite, liomoma pedunculado degenerado, celulite pélvica, abscesso pélvico/abdominal

CISTO PARAOVARIANO

= resto vestigial do ducto de Wolff na mesossalpinge

Frequência: 10–20% de todas as massas anexiais
Idade média: 3ª–4ª décadas
Embriologia:
   corpo de Wolff (= mesonefro) consiste em
   (a) ducto mesonéfrico (= ducto de Wolff)
      na mulher degenera para estruturas vestigiais de cistos revestidos por epitélio (= canais/ducto de Gartner)
      Localização: na margem lateral do útero e vagina estendendo-se do ligamento largo ao vestíbulo da vagina
   (b) túbulos mesonéfricos
      na mulher degeneram para estruturas vestigiais de
      1. Epioóforo (na parte lateral da tuba uterina)
      2. Paraóforo (na parte medial da tuba uterina)
      Localização: entre a tuba e o hilo do ovário dentro das camadas peritoneais do ligamento largo

Tamanho: diâmetro médio de 8 cm, até 18 cm
- geralmente incidental/pode ser sintomático

1. **Cisto de ducto de Gartner**
   cisto de inclusão lateral à vagina + parede uterina
2. **Paraóforo**
   localização medial entre a tuba + hilo do ovário
3. **Epioóforo**
   localização lateral entre a tuba e o hilo do ovário
4. **Hidátides de Morgagni** (= apêndices vesiculosos): extremidade mais lateral + externa do ducto de Gartner
   √ ≥ 1 vesícula(s) fixada às fímbrias da tuba + cheia com líquido seroso transparente

√ Cisto unilocular de paredes finas separado do ovário sem alteração com o tempo
√ Pode originar-se fora da pelve (se pediculado + móvel)
√ ± ecos internos de baixo nível (de hemorragia)
√ Ocasionalmente múltiplo; raramente bilateral

Cx: torção, hemorragia, ruptura, degeneração neoplásica
DDx: cisto ovariano (funcional, teratoma cístico, neoplasma epitelial benigno), cisto de inclusão peritoneal, hidrossalpinge

CISTOADENOMA PARAOVARIANO

Pode ser associado a: doença de von Hippel-Lindau
Localização: tipicamente unilateral
√ Cisto simples
√ Um ou mais pequenos nódulos ao longo de uma parede interna lisa (86%)
√ ± septações

Cx: degeneração maligna em 2–3%
DDx:
(1) hidrossalpinge (forma tubular, pregas/linhas ecogênicas curtas salientando-se na luz)
(2) cisto de inclusão peritoneal (circundando grande parte do ovário, história de cirurgia/PID)
(3) neoplasma cístico da tuba uterina (componentes mais sólidos)
(4) cisto paraovariano com coágulo sanguíneo (resolução de coágulo na ultrassonografia de acompanhamento)
(5) massa ovariana complexa exofítica

DOENÇA INFLAMATÓRIA PÉLVICA

= PID
= síndrome clínica aguda geralmente associada à disseminação ascendente de microrganismos a partir da vagina/colo do útero, tubas uterinas e estruturas pélvicas adjacentes, não relacionada com cirurgia/gravidez

Incidência: 24% das visitas ao departamento de emergência por dor ginecológica; 10% das mulheres em idade reprodutiva (17% em negras); 1 milhão de mulheres americanas/ano

Fatores de risco: idade precoce de iniciação sexual, múltiplos parceiros sexuais, história de doença sexualmente transmitida, ducha

Predispostas: ex-casadas > casadas > nunca casadas; dispositivo contraceptivo intrauterino (aumento de 1,5–4 vezes no risco)

Etiologia:
(a) bilateral: doença venérea, IUD, aborto S/P (*status post abortion* prévio)
(b) unilateral = não ginecológica: ruptura de apêndice, divertículo, S/P cirurgia pélvica (*status post cirurgia pélvica* prévia)

Doenças Sexualmente Transmitidas (STD)			
Clamídia	33%	Papilomavírus humano (verrugas)	6,0%
Tricomoníase	25%	*Herpes simplex* genital	4,0%
Uretrite inespecífica	10%	Vírus hepatite B	1,2%
Gonorreia	9%	Sífilis	1,0%
Cervicite mucopurulenta	8%	HIV	0,3%

Organismo:
(1) *Chlamydia trachomatis* + *Neisseria gonorrhoeae* (> 50% com prevalência de coinfecção) danificam a barreira protetora do canal endocervical com alastramento às tubas (30–50%) produzindo fibrose + aderências
(2) aeróbios: *Streptococcus, Escherichia coli, Haemophilus influenzae*
(3) anaeróbios: *Bacteroides, Peptostreptococcus, Peptococcus*
(4) *Mycobacterium tuberculosis* (hematogênico)

(5) actinomicose em usuárias de IUD
= infecção supurativa crônica caracterizada por abscessos múltiplos, abudante tecido de granulação, fibrose
(6) *Herpesvirus hominis* tipo 2, *Mycoplasma*

Pode ser associada a: **síndrome de Fitz-Hugh-Curtis**
(= peri-hepatite gonocócica)

- geralmente dor abdominal inferior surda bilateral (em virtude de irritação peritoneal) 7–10 dias após a menstruação
- corrimento vaginal anormal/sangramento uterino
- disúria, dispareunia, náusea, vômito
- dor à palpação abdominal inferior + anexial + ao movimento cervical
- febre, leucocitose, ESR elevada
- nível sanguíneo elevado de proteína C-reativa

US:
√ Ausência de achados
√ Perda de planos teciduais normais + útero mal definido
√ Aumento uterino

CT:
√ Filamentação inespecífica da gordura parapélvica
√ Espessamento dos ligamentos uterossacrais

MR:
√ Área hiperintensa mal definida em T2WI com gordura suprimida + realce intenso em MR realçada com contraste com supressão da gordura (= extensão da inflamação)

Dx: clinicamente, laparoscopicamente
◊ Imageamento empregado apenas para diferenciar entre condição clínica e cirúrgica!

Cx: (1) infertilidade decorrente da oclusão tubária (25%): 8% depois de episódio único, 20% após 2 episódios, 40% após ≥ 3 episódios de PID
(2) gravidez ectópica (6 × mais frequente)
(3) dor pélvica crônica (por aderências pélvicas)

Prognóstico: infertilidade, gravidez ectópica, dor pélvica crônica
DDx: apendicite aguda, endometriose, hematoma de corpo lúteo, gravidez ectópica, cisto paraovariano

Endometrite
√ Proeminência endometrial
√ Pequena quantidade de líquido dentro da luz uterina
√ Reflexão de gás dentro da cavidade uterina (mais específica)
√ Dor sobre o útero

Endometrite Pós-Parto
Incidência: 2–3% dos partos vaginais; até 85% das cesarianas
Associada a: trabalho de parto prolongado, ruptura prematura das membranas, coágulos retidos, produtos retidos da concepção
- febre (causa mais comum de febre pós-parto)
√ Ultrassom normal
√ Endométrio heterogêneo espessado
√ Líquido intracavitário
√ Ar intrauterino

Salpingite
◊ NÃO demonstrada por técnicas de imageamento
- muitas vezes começando durante/imediatamente depois da menstruação (em virtude da barreira menos eficaz de muco no colo)

MR:
√ Parede espessada da tuba uterina + conteúdo de baixa intensidade de sinal em T2WI
√ Detritos/hemorragia no componente líquido mais conspicuamente hipointensos em relação à urina em T2WI pesadamente

Cx: tubovarite = salpingo-oforite = fímbrias da tuba aderem ao ovário

Salpingite Ístmica Nodosa
Etiologia: desconhecida; comumente associada à doença inflamatória pélvica, infertilidade, gravidez ectópica
Localização: uni/bilateral
- espessamento nodular da porção ístmica da tuba
√ Irregularidade + múltiplos divertículos de 2–3 mm/obstrução da porção ístmica da tuba uterina em HSG

Cisto de Tuba Uterina
Causa: doença inflamatória pélvica, endometriose, aderências, microcirurgia tubária, histerectomia total abdominal sem salpingo-oforectomia, gravidez ectópica, tumor (raro)
Prevalência: em 8% das mulheres com PID ou endometriose
Localização: entre útero + anexos; muitas vezes bilateral
Local de obstrução: porção ampular/infundibular da tuba
√ Estrutura tubular ondulada/dobrada em localização extraovariana cheia de líquido estéril/detritos/pus
√ Sinal do "ovário beijando" = aderências puxam ovários e tubas na direção da linha mediana
√ Massa anexial cístico-sólida complexa em forma de serpentina ou de C ou S decorrente do enclausuramento do ovário pela tuba uterina
◊ Achar o ovário ipsilateral!

Cx: torção tubária
DDx: veia uterina/ovariana dilatada, TOA, abscesso tubovárico, neoplasia ovariana cística, endometrioma, folículo em desenvolvimento, intestino delgado cheio de líquido (peristalse)

Hidrossalpinge
= acumulação de secreção continuada do epitélio tubário (líquido estéril) para dentro da luz de uma tuba uterina obstruída em dois locais
- assintomática/dor abdominal inferior recorrente

US (sensibilidade de 34%):
√ Estrutura tubular/em saca-rolha de paredes finas separada dos ovários
√ Sinal "da roda dentada" = projeções lineares curtas/redondas pequenas de pregas da mucosa fazendo saliência para dentro da luz da tuba cheia de líquido similarmente aos raios de um roda dentada em imagens de eixo curto
√ Sinal "da cintura" = indentações diametralmente opostas na parede da hidrossalpinge
√ Sinal "de contas em um colar" = pregas submucosas nodulares achatadas
√ Pregas longitudinais na porção ampular

HSG:
√ Ausência de derramamento peritoneal
√ Porção ampular dilatada da tuba (visualização de pregas da mucosa confirma acumulação de contraste intratubária) (DDx: coleção de contraste adjacente às tubas em virtude de aderências peritubárias)

Observação: prescrever profilaxia antibiótica pós-procedimento (*e.g.*, doxiciclina) para prevenir infecção relacionada com o procedimento!

MR:
√ Alta intensidade de sinal do líquido em T2WI em virtude do fluido proteináceo (DDx: hemorragia)
√ Pregas longitudinais incompletas = pregas mucosas/submucosas parcialmente apagadas (ESPECÍFICO)

Piossalpinge
= tuba uterina cheia de pus
- dor pélvica aguda
- febre, leucocitose
- dor ao movimento do colo

Localização: mais provavelmente bilateral do que hidrossalpinge
√ Parede e septos espessados da tuba uterina contrastando bem
√ Ligamentos uterossacrais espessados
√ Edema da gordura pré-sacral
√ Íleo do intestino delgado
Prognóstico: pus sofrendo proteólise transforma piossalpinge em hidrossalpinge

Hematossalpinge
= tuba uterina cheia de sangue
Causa: endometriose, gravidez ectópica tubária, doença inflamatória pélvica, torção anexial, malignidade, trauma
√ Conteúdo tubário de ecos de baixo nível homogêneos em US
√ Conteúdo tubário de alta atenuação em CT
√ Conteúdo tubário de sinal alto em imagem de T1 com gordura suprimida

Abscesso Tubovárico (TOA)
Causa: doença sexualmente transmitida, IUD (20%), diverticulite, apendicite, cirurgia pélvica, malignidade pélvica
Organismo: bactérias anaeróbicas tornam-se dominantes
Localização: geralmente no fundo de saco posterior estendendo-se bilateralmente
√ Desvio anterior do ligamento largo em virtude da posição posterior do mesovário (DDx de outro abscesso pélvico)
√ Massa complexa multilocular muitas vezes com detritos, septações, parede espessa irregular
√ Pode conter níveis líquido-líquido ou gás
√ Realce contrastado intenso da parede do abscesso
DDx: endometrioma, tumor de ovário, cisto infectado, abscesso de outras fontes (e.g., doença de Crohn, apendicite)

FENÓTIPO DE PENA-SHOLKER
= síndrome recessiva autossômica (45% esporádica, 55% familial) caracterizada por acinesia fetal
Causa: movimento fetal diminuído/ausente secundário a anormalidades do músculo/nervos/tecido conectivo fetais ("sequência de deformação de acinesia fetal")
Tempo da primeira detecção: 16–18 semanas MA
@ coluna: escoliose, cifose, lordose
@ tórax: hipoplasia pulmonar, anomalias cardíacas
@ rim: displasia renal
@ membros: movimento limitado, ancilose de joelho + quadril (artrogripose), forma + posição anormais, desmineralização, camptodactilia, pé torto
√ Anomalias craniofaciais
√ Poli-hidrâmnio
√ IUGR
√ Cordão umbilical curto
Prognóstico: natimorto
DDx: síndrome de pterígios múltiplos, síndrome de Neu-Laxova, dermatopatia restritiva, síndrome de Larsen, trissomias 13 + 18

PENTALOGIA DE CANTRELL
= anomalia muito rara esporádica
Causa: falha das pregas corporais laterais em se fundirem na região torácica com extensão variável inferiormente
1. Onfalocele + defeito do esterno inferior
2. *Ectopia cordis*
3. Deficiência do diafragma anterior (herniação de órgãos intra-abdominais para dentro da cavidade torácica é rara)
4. Deficiência do pericárdio diafragmático
5. Malformação cardiovascular: defeito septal atrioventricular (50%), VSD (18%), tetralogia de Fallot (11%)
Associada a: trissomias
√ Exteriorização do coração
Prognóstico: morte dentro de alguns dias após o nascimento

CISTO DE INCLUSÃO PERITONEAL
= PSEUDOCISTO PERITONEAL = CISTO OVARIANO APRISIONADO = CISTO DE INCLUSÃO MULTILOCULAR
Causa: endometriose; doença inflamatória pélvica; trauma; cirurgia pélvica prévia em 30–100% (retardo de tempo de 6 meses a 20 anos)
Patogênese: aderências pélvicas extensas → remoção peritoneal prejudicada → acumulação de líquido ovulado
Patologia: cisto aderente à superfície do ovário
Histologia: cisto revestido por células mesoteliais hiperplásticas + tecido fibroglandular com inflamação crônica
Idade: pré-menopáusica (ovários ativos)
• ± dor pélvica + distensão
√ Cisto único/multiloculado conformando-se à forma da cavidade peritoneal + contíguo com ovário
√ Sinal "do ovário no cisto" = ovário de aspecto normal rodeado por líquido loculado
√ Forma geométrica incomum com limites anatômicos
√ Septos fibrosos finos + filamentos mesoteliais (comuns) assemelhando-se a uma teia de aranha
MR:
√ Padrão de sinal típico de líquido seroso = baixo em T1WI, alto em T2WI
√ Sem contraste
√ Pode conter hemorragia
Cx: infertilidade
Rx: cirurgia (risco de recorrência 30–50%)
DDx: cisto paraovariano (cisto ovoide fora do ovário), hidrossalpinge (pregas visíveis, localizada fora do ovário), neoplasia de ovário, linfangioma

SÍNDROME DE PERLMAN
= rara doença de excesso de crescimento fetal caracterizada por visceromegalia, lesões renais, características faciais típicas, alta mortalidade neonatal
Causa: ? recessiva autossômica com anormalidades descritas do cromossomo 11
• hipotonia muscular generalizada
• hiperplasia de células das ilhotas pancreáticas
• hipertrofia das ilhotas de Langerhans
√ Higroma cístico
√ Macrossomia fetal
√ Macrocefalia
√ Agenesia do corpo caloso
√ Cisto do plexo corioide
√ Nefromegalia + hidronefrose
√ Hepatomegalia
√ Criptorquidismo
√ Poli-hidrâmnio
Prognóstico: morte dentro dos primeiros dias de vida

DESCOLAMENTO DA PLACENTA
= HEMORRAGIA PLACENTÁRIA
= separação prematura da placenta do miométrio secundária à hemorragia materna dentro da decídua basal entre a 20ª semana e o nascimento
Incidência: 0,5–1,3% das gestações
Fatores de risco: mnemônica: VASCULAR

Vascular, doença + hipertensão
Abrupto (história pregressa)
Smoking – fumo
Cocaína
Unknown – desconhecido (idiopático)
Liomioma
Anomalia (malformação fetal)
Reckless driving – dirigir sem atenção (trauma)

Associado a: infarto/hematoma intraplacentário
- sangramento vaginal (80%): vermelho-vivo (agudo), vermelho-acastanhado (crônico)
- dor abdominal (50%)
- coagulopatia de consumo = DIC (30%)
- rigidez uterina (15%)

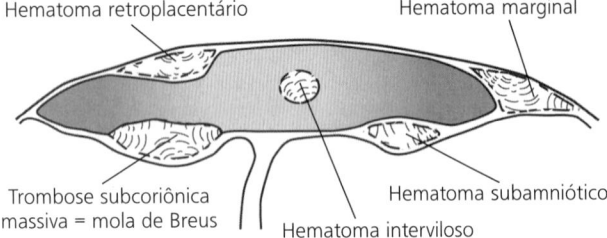

Hematomas Placentários

Ecogenicidade da hemorragia:
√ Hematoma hiperecoico/isoecoico (inicialmente difícil de distinguir da placenta)
  √ Placenta anormalmente espessa + heterogênea (se sangue isoecoico)
√ Coleção hipoecoica/complexa entre parede urterina + placenta em 50% dentro de 1 semana (hematoma/infarto placentário)
√ Coleção anecoica dentro de 2 semanas
◊ Um ultrassom normal não exclui descolamento se
  (a) separação ocorrer SEM hematoma
  (b) hematoma isoecoico à placenta

Prognóstico:
(1) apenas grandes hematomas (ocupando > 30–40% da superfície materna) resultam em hipóxia fetal
(2) descolamentos com hematoma contido têm pior prognóstico
(3) responsáveis por até 15–25% de todas as mortes perinatais
(4) partos a termo normais em 27% dos hematomas detectados > 20 semanas GA
(5) parto normal em 80% dos hematomas intrauterinos detectados < 20 semanas GA

Cx: (1) mortalidade perinatal (20–60%), até 15–25% de todas as mortes perinatais
(2) sofrimento/morte fetal (15–27%)
(3) trabalho de parto prematuro + parto prematuro (23–52%) (aumento de 3 vezes)
(4) aborto ameaçado durante primeiras 20 semanas
(5) feto pequeno para a idade gestacional (6–7%)

DDx: (1) veias basais drenando normais
(2) tecido uterino normal
(3) mioma retroplacentário
(4) contração focal
(5) corioangioma
(6) mola coexistente

Hemorragia Retroplacentária (16%)

= DESCOLAMENTO DA PLACENTA
= acumulação de sangue embaixo da placenta separando a placenta do miométrio

Fisiopatologia: hipertensão + doença vascular → ruptura de artérias espirais → sangramento de alta pressão (hemorragia pode dissecar para dentro da placenta/miométrio)

Incidência: 4,5%; 16% de todos os descolamentos da placenta
- sangramento externo
√ Placenta parecendo heterogênea espessada (hematoma de ecogenicidade similar à da placenta)
√ Torna-se anecoica em 1–2 semanas
√ Margens placentárias arredondadas + sonotransparências intraplacentárias

Prognóstico: clinicamente importante se 30–40% da superfície materna da placenta for comprometida

Cx: (1) parto precipitado
(2) coagulopatia
(3) morte fetal (responsabiliza-se por 15–25% de todas as mortes perinatais); risco de morte fetal com hematomas > 60 mL: 6% antes de 20 semanas GA; 29% depois de 20 semanas GA

DDx: contração miometrial, fibroma, rede venosa subplacentária

Hemorragia Subcoriônica (79%)

= HEMORRAGIA PLACENTÁRIA MARGINAL
= HEMORRAGIA PLACENTÁRIA SUBMEMBRANOSA
= separação da membrana coriônica da decídua com acumulação de sangue no espaço subcoriônico (membranas placentárias são mais facilmente extirpadas do miométrio que da placenta)

Fisiopatologia: sangramento de baixa pressão em virtude das lacerações das veias marginais; associada a fumar cigarros

Incidência: 79% de todos os descolamentos da placenta; em 91% antes de 20 semanas MA
- pode levar à hemorragia vaginal após dissecção através da decídua (18% de todas as causas de sangramento no 1º trimestre)
√ Margem placentária destacada do miométrio adjacente (60%)
  √ Separação/arredondamento da margem placentária
  √ Elevação da membrana corioamniótica
  (DDx: fusão corioamniótica incompleta durante o 2º trimestre, gêmeo gorado)
√ Hematoma contíguo com margem placentária (100%)
  = hematoma marginal
√ Hemorragia predominante muitas vezes separada da placenta, mesmo no lado oposto da placenta

Prognóstico: piora com (1) idade materna aumentada, (2) idade gestacional mais precoce, (3) tamanho do hematoma (> 60 mL), taxa de 9% de aborto espontâneo global; risco de morte fetal duplica uma vez que o hematoma atinja 2/3 da circunferência do córion

Hemorragia Pré-Placentária

= MOLA DE BREUS = HEMORRAGIA SUBCORIAL = TROMBOSE SUBCORIAL MASSIVA
= variante de descolamento da placenta com sangramento lento <u>intracotiledonar</u>

Incidência: em 4% de todos os descolamentos de placenta
Etiologia: acumulação massiva + estase em decorrência da obstrução venosa
Tempo de início: 18 semanas MA
√ Perda total da arquitetura placentária normal

√ Caráter gelatinoso da placenta provocado por movimento fetal/solavanco abdominal
√ Hematoma salientando-se para dentro do líquido amniótico
√ IUGR simétrico grave
Risco de morte fetal: 67% global; 100% com hematomas > 60 mL
DDx: hematoma subamniótico

Hemorragia Intraplacentária
= hematoma retroplacentário massivo dissecando para dentro da placenta; relacionado com infartos placentários
√ Massa focal de ecogenicidade variável dentro da placenta

Hematoma Intra-Amniótico
√ Ecos internos no líquido amniótico

PLACENTA ACCRETA
= defeito na decídua basal normal por trauma precedente permite aderência anormal + penetração de vilos coriônicos ao/para dentro do miométrio
Prevalência: 1÷2.500–7.000 partos relacionada com aumento na cirurgia uterina; em 5% das pacientes com placenta prévia
Risco de placenta accreta vs. cesariana:
em 10% da placenta prévia; em 24% da placenta prévia + 1 cesariana; em 48% da placenta prévia + 2 cesarianas; em 67% da placenta prévia + 4 cesarianas
Predisposta: áreas de cicatriz uterina com decídua basal deficiente: dilatação + curetagem prévia, endometrite, liomioma submucoso, síndrome de Asherman, remoção manual da placenta, adenomiose, paridade aumentando
Associada a: placenta prévia (20%)
Tipos:
1. *Placenta accreta* (76%)
   = vilos coriônicos em contato direto com miométrio
2. *Placenta increta* (18%)
   = vilos invadem miométrio
3. *Placenta percreta* (6%)
   = vilos penetram através da serosa uterina

US (77–93% sensível, 71–96% específica):
√ Perda do espaço claro retroplacentário normal
√ Adelgaçamento a < 1 mm/ausência de zona miometrial hipoecoica entre a placenta + serosa uterina ecodensa/parede vesical posterior (zona hipoecoica retroplacentária de decídua + miométrio + canais venosos periuterinos dilatados mede 9,5 mm espessura > 18 semanas GA)
√ Adelgaçamento/irregularidade/interrupção focal de eco limite hiperecoico linear (= interface serosa uterina–parede vesical)
√ Elevações semelhantes a massas focais/extensões de tecido placentário ecogênico além da mucosa uterina
√ > 6 lacunas intraplacentárias irregulares (= espaços vasculares irregulares mal marginados com fluxo turbulento) têm o mais alto valor preditivo positivo

MR (80–88% sensível, 65–100% específica):
√ Placenta hiperintensa heterogênea em T2WI
√ Bandas intraplacentárias escuras (= lacunas) em T2WI
√ Interrupção da zona juncional
√ Adelgaçamento focal de miométrio hipointenso
√ Proeminência uterina anormal
Cx: (1) hemorragia ameaçando a vida no 3º período do trabalho de parto exigindo histerectomia de emergência
(2) morte materna
(3) retenção de tecido placentário
(4) sangramento pós-parto persistente
Rx: (1) histerectomia
(2) medidas conservadoras: curetagem, sutura por cima do leito placentário, ligadura das artérias uterinas

PLACENTA PRÉVIA
= implantação anormalmente baixa do óvulo com a placenta cobrindo toda/uma parte do óstio cervical interno > 15 semanas GA
Incidência: 0,5% de todos os partos; 3,5% de todas as gravidezes são complicadas por sangramento no 3º trimestre; destes, 7–11% são decorrentes de placenta prévia; em 0,26% com útero sem cicatriz
Risco de placenta prévia vs. cesariana:
0,65% após 1 cesariana, 1,8% após 2 cesarianas, 3% após 3 cesarianas, 10% após 4 cesarianas
Causa: vascularização decidual defeituosa em áreas de cicatriz endometrial causando adelgaçamento placentário compensador; placenta ocupa uma superfície maior do útero com probabilidade aumentada de tomar lugar sobre o óstio interno
Predisposta:
(1) incisão uterina prévia (cesariana, miomectomia)
(2) mulheres mais velhas
(3) mulheres multíparas
• sangramento vaginal indolor em 93% (geralmente 3º trimestre/tão cedo como com 20 semanas)

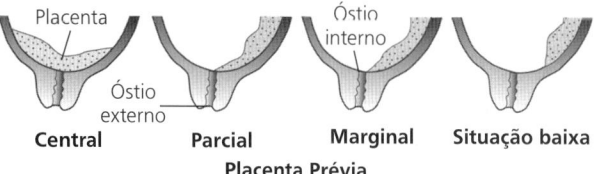

Placenta Prévia: Central, Parcial, Marginal, Situação baixa

Tipos ao exame clínico:
1. Implantação normal da placenta = margem inferior da placenta > 2 cm da margem do óstio interno
2. Prévia completa/total (1/3) = cobertura completa do óstio interno
3. Prévia central = placenta implantada diretamente sobre o óstio interno
4. Prévia parcial = óstio interno parcialmente mas não inteiramente coberto pela placenta
5. Prévia marginal = placenta estende-se até a margem do óstio interno
6. Placenta em situação baixa = margem placentária baixa dentro de 2 cm do óstio interno sem o cobrir; palpável pelo dedo examinador

US – Falso-positivos (5–7%):
1. "Migração"/rotação da placenta
   = taxas diferenciais de crescimento entre segmento inferior do útero + placenta
   ◊ 63–93% terão implantação normal a termo
   — conversão para a posição normal: parede anterior > parede posterior do útero
   — NENHUMA conversão se placenta se fixar a ambas as paredes posterior + anterior
2. Bexiga urinária excessivamente cheia
   compressão induzida pela bexiga leva à aposição das paredes uterinas anterior inferior + posterior (comprimento cervical > 3,5–4 cm) simulando uma placenta prévia
3. Contração miometrial focal (espessura miometrial > 1,5 cm) na região do segmento inferior uterino

Mnemônica: ABCD e F
Abrupto (descolamento – pode simular placenta prévia)
Bladder (bexiga – deve estar vazia)
Contração (pode ter de aguardar 15–20 min)

Datas (desconfie na 1ª metade da gravidez)
Fibroma
US – Falsos-negativos (2%):
1. Cabeça fetal obscurecendo
   remediado por posição de Trendelenburg/delicada tração para cima sobre a cabeça fetal
2. Posição lateral da placenta prévia
   remediada obtendo-se escaneamentos oblíquos
3. Sangue na região do óstio interno
   tomado erradamente por líquido amniótico

Cx: secundárias à separação prematura da placenta do segmento uterino inferior)
   (1) hemorragia materna (sangue a partir do espaço interviloso)
   (2) parto prematuro
   (3) IUGR
   (4) morte perinatal (5%)
Rx: exclui parto vaginal + exame pélvico

DOENÇA TROFOBLÁSTICA DO LOCAL PLACENTÁRIO
= neoplasma muito raro (? tipo de coriocarcinoma)
Patologia: tumor microscópico/substituição nodular difusa do miométrio
Histologia: proliferação predominantemente de trofoblastos intermediários mas não sincício- ou citotrofoblastos
- sangramento anormal/amenorreia
- baixos níveis de β-hCG (em virtude da falta de proliferação sinciciotrofoblástica)
√ Lesões císticas/sólidas ± componente central
√ Miométrio geralmente invadido
Prognóstico: evolução benigna/altamente maligna
Rx: histerectomia

SÍNDROME DE PÓS-MATURIDADE
= incapacidade da placenta em envelhecimento de suportar as demandas do feto
Incidência: em 15% de todas as grávidas pós-termo
- líquido amniótico corado de mecônio
√ Placenta grau 3 (em 85%), grau 2 (em 15%), grau 1 (em 0%)
√ Gordura subcutânea diminuída + enrugamento da pele
√ Unhas longas das mãos
√ Vérnix diminuída
Cx: aspiração de mecônio, asfixia perinatal, instabilidade térmica

Feto Pós-Termo
= feto não parido pela 42ª semana MA
Incidência: 7–12% de todas as gravidezes
Risco de mortalidade perinatal: 2 vezes mais às 43 semanas MA, 4–6 vezes mais às 44 semanas MA

PRÉ-ECLAMPSIA
= TOXEMIA GRAVÍDICA
Incidência: 5% das gravidezes, tipicamente durante o 3º trimestre
- tríade clínica:
  - hipertensão induzida/agravada pela gravidez
  - proteinúria
  - edema periférico + ganho de peso
Histologia: invasão amortecida dos *vasa media* das arteríolas espirais + vasculite focal + degeneração ateromatosa + depósitos de fibrina na íntima das arteríolas placentárias maternas
√ Deposição pesada de cálcio (em áreas de degeneração placentária)
√ IUGR (6% com pré-eclampsia de início tardio, 18% com pré-eclampsia de início precoce)

Cx:
@ CNS
@ fígado: hematoma, infarto
@ rim

Eclampsia
- convulsões + coma

RUPTURA PREMATURA DAS MEMBRANAS
= ruptura espontânea das membranas corioamnióticas antes do início do trabalho de parto
Tipos:
(a) ruptura prematura pré-termo das membranas (PPROM) < 37 semanas GA
(b) ruptura prematura a termo das membranas (TPROM) > 37 semanas GA
Incidência: global 2,1–17,1%; PPROM 0,9–4,4%; em 29% de todos os partos pré-termo; em 18% de todos os partos a termo
Risco de recorrência: 21% das mulheres com PPROM
Causa: ? infecção das membranas
Cx:
(a) TPROM:
   — > 24 h pode resultar em febre intraparto
   — > 72 h pode resultar em corioamnionite + natimorto
(b) PPROM: síndrome de angústia respiratória (9–43%), sepse neonatal (2–19%)

CORIOCARCINOMA OVARIANO PRIMÁRIO
= CORIOCARCINOMA NÃO GESTACIONAL
Incidência: extremamente raro; 50 casos na literatura mundial
Idade: < 20 anos
- hCG sérica elevada
√ Tumor predominantemente sólido com áreas de hemorragia + necrose
DDx: metástase ao ovário de coriocarcinoma gestacional (idade reprodutiva)

SÍNDROME DE SECKEL
= NANISMO DE CABEÇA DE PÁSSARO
= rara doença recessiva autossômica (44 casos)
- baixa estatura pós-natal proporcional
- postura característica: ligeira flexão dos quadris e joelhos
- retardo mental
- sulco simiesco
- criptorquidismo
@ crânio
   √ Microcefalia grave
   √ Testa recuada, nariz grande em forma de bico, micrognatia
@ esqueleto
   √ Luxação da cabeça do rádio + hipoplasia da extremidade proximal do rádio
   √ Ausência de epífise falângica
   √ Clinodactilia do 5º dedo
   √ Espaço entre 1º e 2º dedo do pé
   √ Luxação de quadril
   √ Hipoplasia da fíbula proximal
   √ Ausência de patela
   √ 11 pares de costelas
OB-US:
   √ IUGR grave
   √ Oligo-hidrâmnio
   √ Comprimento ósseo diminuído (fêmur, tíbia, fíbula)
   √ AC, HC diminuídas

TUMOR OVARIANO SEROSO
◊ Neoplasia mais comum na categoria benignos + malignos
Incidência: 30% de todos os tumores de ovário; 60–80% de todas as neoplasias ovarianas malignas
Patologia: áreas de componentes de tecido sólido + hemorragia e necrose (mais comuns em tumores malignos)
Histologia: revestidos por células epiteliais colunares altas (similares às tubas uterinas), cheios de líquido seroso, corpos de psamoma (= calcificações microscópicas em até 30% dos tumores malignos)
Idade: 20–50 anos (variedade maligna mais tarde)

Cistoadenoma Seroso (60%)
◊ Segundo mais comum tumor benigno do ovário (depois do cisto dermoide); 20% de todas as neoplasias benignas do ovário
√ Geralmente cisto unilocular (ocasionalmente multilocular) de parede fina com até 20 cm de diâmetro
√ Apenas pequena quantidade de tecido sólido: ocasional septo/nódulo mural (projeções papilíferas em 9%)
√ Bilateral em 7–20–30%

Cistoadenoma Seroso Fronteiriço Maligno (Boderline) (15%)
√ Projeções papilares dentro do cisto (em 67%)

Cistoadenocarcinoma Seroso (25%)
= 60–80% de todos os carcinomas de ovário
√ Cisto multilocular com grande quantidade de tecido sólido: excrescências papilomatosas dentro do cisto (= carcinoma seroso papilífero) em 38%
√ Pode ter calcificações
√ Bilateral em 50–70%
√ Perda de definição capsular + fixação do tumor
√ Ascite secundária à implantação na superfície peritoneal
√ Aumento linfonodal (periaórtico, mediastinal, supraclavicular)
CT:
√ Calcificações psamomatosas (12%)

TUMOR DE CÉLULAS DE SERTOLI–ESTROMAIS DO OVÁRIO
= ANDROBLASTOMA = ARRENOBLASTOMA
Origem: das células hilares do ovário
Incidência: < 0,5%
Idade: qualquer idade; mais comum na 2ª–3ª décadas
Histologia: componentes de células de Sertoli, células de Leydig, fibroblastos
• androgênico
√ Massa hipoecoica simulando fibroma
√ Pode ter degeneração cística/hemorrágica

Tumor de Células de Sertoli-Leydig
◊ Mais comum tumor virilisante do ovário!
Incidência: 0,5% de todas as neoplasias ovarianas
Idade média: 25 anos (variação, 15–66 anos); 75% ocorrem em pacientes < 30 anos de idade
Patologia: áreas sólidas ± císticas; hemorragia é rara
Histologia: 6 subtipos em combinações de células de Sertoli + células de Leydig + fibroblastos; tecidos são tão variados que ele frequentemente é confundido com outros tumores
• não funcionantes (50%)
• virilização (30%): amenorreia, características sexuais secundárias masculinas
• estrogênicos (20%); sem manifestações hormonais (50%)
• massa ± dor abdominais
√ Massa pequena muitas vezes difícil de visualizar por US/CT
√ Maximamente 5–27 cm de diâmetro
√ Massa sólida ± componentes císticos (hemorragia e necrose)
√ Massa hipoecoica bem definida ± cistos intramurais
√ Calcificações são incomuns
√ Realçado com contraste
√ Unilateral (98%)
MR:
√ Predominantemente baixa intensidade de sinal (em virtude de fibroblastos) + áreas esparsas de alta intensidade de sinal em T2WI
Cx: transformação maligna em 10–18%
Prognóstico: bom quando detectado como estádio I (em 92%)
Recorrência: logo depois do diagnóstico inicial (em 20%)
DDx: tumor de células da granulosa (multicístico semelhante a esponja com áreas de hemorragia)

ARTÉRIA UMBILICAL ÚNICA
= CORDÃO COM DOIS VASOS
Etiologia:
(1) agenesia primária de uma artéria umbilical (geralmente aparece primeiro na 5ª semana menstrual)
(2) atrofia/atresia secundária de uma artéria umbilical
(3) persistência de artéria alantoica única do pedículo corporal
Incidência: 0,2–1% dos nascidos únicos; 5% em gêmeos dizigóticos; 2,5% em abortos; incidência aumentada em trissomia D/E, mães diabéticas, pacientes brancas, abortos espontâneos
Associada a:
(a) anomalias congênitas (21%)
 1. Cardiopatia congênita (mais frequente): VSD, anomalias conotronculares
 2. Abdômen: defeito da parede ventral, hérnia diafragmática
 3. CNS: hidrocefalia, holoprosencefalia, espinha bífida
 4. GU: hidronefrose, rim displástico
 5. Atresia de esôfago, higroma cístico, fenda labial
 6. Polidactilia, sindactilia
(b) IUGR
(c) parto prematuro
(d) mortalidade perinatal (20%); natimorto (66%)
(e) inserção marginal (18%)/velamentar (9%) do cordão umbilical
(f) anomalias cromossômicas (67%): trissomia 18 > trissomia 13 > síndrome de Turner > triploidia
Sítio: artéria esquerda ligeiramente mais frequentemente ausente que a direita
√ Vista axial do cordão mostra 2 vasos
√ Artéria umbilical única quase tão grande quanto veia umbilical (relação veia umbilical para artéria umbilical < 2)
√ Encurvamento da aorta distal na direção da artéria ilíaca comum no lado da artéria umbilical patente
√ Artéria ilíaca comum ipsilateral hipoplástica
√ Ausência da porção abdominal da artéria umbilical no lado ipsilateral da artéria umbilical que falta
√ Imageamento de fluxo em cores permite diagnóstico mais precoce (15–16 semanas) + maior confiança
Prognóstico:
(1) aumento de 4 vezes na mortalidade perinatal (14%) com anormalidade importante concomitante
(2) artéria umbilical única isolada não afeta o resultado clínico
DDx:
(1) variante normal = duas artérias na extremidade fetal podem-se fundir perto da extremidade placentária em artéria umbilical única (artérias umbilicais normalmente se unem com artéria alantoica perto da inserção placentária)
(2) convergência arterial de 2 em 1 artéria umbilical

SÍNDROME DE STEIN-LEVENTHAL
= SÍNDROME DE OVÁRIOS POLICÍSTICOS
= diagnóstico funcional SEM de imageamento

Incidência: 2,5–8% de todas as mulheres
Etiologia: deficiente atividade de aromatase (catalisador para conversão de androgênio em estrogênio) resulta em excesso de androgênio (= hiperandrogenismo); liberação pulsátil exagerada de LH estimula secreção continuada de androgênio ovariano à custa de estradiol; redução do estrogênio local prejudica a atividade de FSH; isto resulta em acumulação de folículos atrésicos de pequeno + médio tamanho sem maturação final para folículos de Graaf (= ciclos ovulatórios incompletos)
Patologia: ovários brancos aperolados com múltiplos cistos embaixo da cápsula, os quais são revestidos por uma camada de teca interna hiperplástica mostrando luteinização pronunciada; células da granulosa estão ausentes/degenerando; corpos lúteos estão ausentes
Idade: 2ª década avançada
Associada a: síndrome de Cushing, adenoma basófilo da hipófise, amenorreia pós-pílula, tumor ovariano/suprarrenal virilizante

- infertilidade esterilidade/reduzida
- hirsutismo generalizado facial brando/grave
- obesidade
- amenorreia secundária (causa mais comum)
- irregularidades menstruais/oligomenorreia
- acne cística
- perda de cabelo cefálico
- desconforto abdominal periódico
- níveis elevados de LH sem onda de LH + FSH normal/diminuído = relação aumentada LH/FSH
- níveis elevados de androstenodiona/testosterona
- estrona/estradiol elevados

√ Ovários aumentados bilateralmente > 15 cm³ (70%)
√ Tamanho ovariano normal (em 30%), ovários policísticos têm um volume de 6–30 cm³
√ Número excessivo de folículos em desenvolvimento:
  √ Múltiplos (mais de 5–12) pequenos cistos de 5–8 mm em localização subcapsular (40%)
    ◊ 20–30% das mulheres jovens normais podem ter ovários de aparência semelhante!
  √ Ovários hipoecoicos (25%)
  √ Ovários isoecoicos (5%)
Cx: câncer endometrial < 40 anos de idade (em virtude da estimulação estrogênica crônica sem oposição)
DDx: ovários na hiperplasia suprarrenal congênita, ovários normais
Rx: (1) indução da ovulação com clomifeno (Clomid®)/menotropinas (Pergonal®)
     (2) ressecção em cunha (efeito transitório apenas)

TUMORES DE CÉLULAS ESTEROIDES
= TUMORES DE CÉLULAS LIPÍDICAS/LIPOIDES
= caracterizados por células semelhantes a células secretoras de esteroides típicas
Incidência: 0,1–0,2% de todos os tumores ovarianos
Idade: larga faixa de idades: geralmente 5ª–6ª décadas
Tipos: (1) luteoma estromal (60% estrogênico, 12% androgênico)
        (2) tumor de células de Leydig/hilares (75% androgênico)
        (3) tumor esteroide não especificado de outro modo
Patologia: geralmente nódulo amarelo < 3 cm com rica vascularidade; raramente cístico
Histologia: abundante citoplasma claro + quantidades variáveis de lipídio assemelhando-se a células corticossuprarrenais

- virilizante (maioria): amenorreia, hirsutismo
- síndrome de Cushing (raro)

√ Pequeno tumor sólido unilateral (< 3 cm)
√ Transformação cística/necrose (raro)
CT:
  √ Áreas de baixa atenuação (= conteúdo lipídico abundante)
MR:
  √ Sinal de alta intensidade em T1WI (conteúdo lipídico)
  √ Intenso realce de contraste (alta vascularidade do tumor)
Prognóstico: clinicamente maligno (33%)

GÊMEO COLADO
= um gêmeo com IUGR residindo dentro de um saco oligo-/anidroamniótico de uma gravidez gemelar diamniótica
√ Âmnio invisível secundariamente a contato estreito com partes fetais
√ Feto fixado em relação à parede uterina sem mudança durante desvio na posição materna
√ Movimento fetal ativo diminuído/ausente
√ Ausência de entremeação de partes fetais entre os gêmeos
Prognóstico: morte fetal *in utero*

LOBO SUCENTURIADO DA PLACENTA
= LOBO ACESSÓRIO
= massa separada de vilos coriônicos conectados à placenta principal por vasos dentro de membrana
Causa: vilos placentários atrofiam-se em área de suprimento sanguíneo inadequado + proliferam em duas direções opostas (trofotropismo) com vasos fetais permanecendo no local da atrofia vilosa
Incidência: 0,14–3%
Cx: (1) retida *in utero* com hemorragia pós-parto
     (2) placenta prévia com hemorragia intraparto
     (3) *vasa previa* = vasos sucenturiados atravessando óstio interno, os quais podem romper resultando em perda sanguínea fetal

TERATOMA DO PESCOÇO
= tumor de células germinais do pescoço (orofaringe, língua)
√ Poli-hidrâmnio em 30% (por obstrução esofágica)
√ Massa complexa na região cervical
Cx: obstrução da via aérea
DDx: higroma cístico, bócio, cisto de fenda branquial, meningocele cervical, neuroblastoma do pescoço, hemangioma do pescoço

TERATOMA DO OVÁRIO
= derivados imaturos de todas as 3 camadas de células germinais
Incidência: raro
Idade: infância/adolescência
√ Massa cística/complexa (mais frequentemente)
√ Geralmente grande massa sólida com ecos internos

TUMOR DE CÉLULAS DA TECA DO OVÁRIO
= TECOMA = TECOMA FIBROSADO = FIBROTECOMA
= tumor estromal benigno de cordão sexual similar a fibroma
Histologia: espectro de tumores com quantidades variadas de células da teca
  (= células estromais inchadas ricas em lipídio com atividade estrogênica)
  + fibroblastos
Incidência: 0,5–1% de todos os neoplasmas ovarianos; 50% de todos os tumores estromais gonadais
Idade: idade média de 59 anos
  > 30 anos (30%); pós-menopáusico (80%)
Pode ser associado a: hiperplasia endometrial; carcinoma endometrial (> 20%)

- atividade estrogênica com sangramento uterino (60%)

√ Unilateral

US:
- √ Massa ecogênica com atenuação sonora/massa hipoecoica bem definida/lesão anecoica com alta transmissão através de som
- √ Espessamento endometrial

MR:
- √ Baixa intensidade de sinal em T1WI
- √ Baixa intensidade de sinal em T2WI de componente fibrótico
- √ Alta intensidade de sinal em T2WI de componentes com pouca/nenhuma fibrose ± edema/degeneração cística
- √ Alargamento da listra endometrial

Prognóstico: quase sempre benigno com baixo potencial maligno

Tecoma Luteinizado
= raro subtipo de fibrotecomas associados à virilização (11%) ou atividade estrogênica (50%)
Idade: mais jovem

CISTO DE TECA LUTEÍNICA
= múltiplos cistos de corpo lúteo bilaterais como uma forma de hiperestimulação ovariana
- associado a níveis anormalmente altos de β-hCG secundariamente a
  (a) múltiplas gestações
  (b) doença trofoblástica gestacional (em 40%)
  (c) hidropisia fetal
  (d) estimulação farmacológica com β-hCG
  (e) gravidez normal (incomum)
- √ Cistos multiloculados, muitas vezes bilaterais
- √ Ovários com vários cm de tamanho
- √ Involução dentro de alguns meses depois de removida a fonte de gonadotropinas

TORÇÃO DE OVÁRIO
= TORÇÃO ANEXIAL
= resultado da rotação do ovário ± tuba sobre seu eixo produzindo estase arterial, venosa e linfática, em última análise, infarto hemorrágico

Causa:
(1) ovário aumentado (grande cisto/tumor, cisto paraovariano)
  ◊ Teratoma cístico benigno é a neoplasia mais comum
(2) hipermobilidade dos anexos (mais frequente em meninas pré-púberes + durante gravidez às 8–16 semanas EGA)

Associada a: lesão ovariana ipsilateral (em 50–81%)
Idade: geralmente afeta meninas pré-púberes, pode ocorrer pré-natalmente, risco aumentado durante gravidez
Patologia: necrose hemorrágica
Fisiopatologia: estase circulatória é inicialmente venosa; torna-se arterial à medida que torção + edema progridem; obstrução completa do suprimento sanguíneo arterial leva à necrose gangrenosa + hemorrágica

- início gradual/súbito de dor abdominal inferior grave
- dor intermitente/dor regredindo
- náusea, vômito, febre
- massa palpável em 50%

Localização: D÷E =3÷2 (? efeito protetor do mesentério sigmóideo)

- √ Desvio do útero para o lado da torção (36%)
- √ Ingurgitamento de vasos sanguíneos no lado da torção
- √ Pequena quantidade de ascite transparente (64%)/hemorrágica (8%)

US:
- √ Massa mediana hipo-/hiperecoica marcadamente aumentada
- √ Múltiplos cistos periféricos (= transudação de fluido para dentro de folículos não ovulatórios) medindo 8–12 mm de diâmetro (64–74%)
- √ Boa transmissão sonora (ingurgitamento vascular + edema estromal)
- √ Líquido livre inespecífico no fundo de saco (32%)
- √ Traçados de Doppler arterial ausentes/de alta resistência (nem sempre confiáveis em virtude do duplo suprimento sanguíneo por artéria ovárica + uterina)
  ◊ Traçados arteriais normais NÃO excluem torção!
- √ Fluxo venoso ausente
- √ "Sinal do redemoinho" = pedículo ovárico torcido
- √ ± massa complexa (se secundária a cisto/tumor)

CT:
- √ Massa semelhante a um alvo (84%) entre massa anexial + útero decorrente de espessamento tubário > 10 mm
  Observação: o diâmetro da tuba normal mede até 4 mm na porção ístmica, 8 mm na ampular, 10 mm na infundibular
- √ Estrutura em redemoinho fazendo contato com a massa (= pedículo vascular torcido)
- √ Massa ovariana cística com espessamento liso da parede (76%)
  √ > 10 mm de espessura sugere infarto hemorrágico
- √ Obliteração de planos de gordura em torno do ovário torcido
- √ Atenuação > 50 HU significa infarto hemorrágico em CT sem uso de contraste
- √ Ausência de contraste de componente sólido

MR:
- √ Parede de cisto espessada/nódulo mural
- √ Alta intensidade de sinal em T1WI com gordura suprimida (= hemorragia/congestão vascular)
- √ Ausência de realce de contraste de componente sólido em MR de subtração dinâmica realçada com contraste
- √ Espessamento da tuba (imagem SAG [sagital] melhora detecção)

Prognóstico:
(1) destorção espontânea é comum (história de episódios similares precedentes = torção intermitente)
(2) infecção do ovário torcido com peritonite local ± obstrução intestinal

Rx: cirurgia imediata (maioria dos ovários não é salvável)

TRIPLOIDIA
= 69 cromossomos
Incidência: 1% das concepções; 0,04% dos fetos de 20 semanas
NENHUM padrão óbvio!
- √ IUGR precoce assimétrica grave (CARACTERÍSTICA MAIS PROEMINENTE); desproporção cefalocorporal
- √ Oligo-hidrâmnio
- √ Grande placenta hidrópica com espaços vesiculares dispersos (mola hidatiforme parcial)
- √ Cardiopatia congênita: ASD, VSD
- √ Anomalias cerebrais: hidrocefalia, holoprosencefalia, defeito de tubo neural
- √ Fenda labial/palatina
- √ Sindactilia dos dedos
- √ Onfalocele
- √ Anormalidades renais

Prognóstico: maioria terminando em aborto espontâneo

TRISSOMIA 13
= SÍNDROME DE PATAU
Incidência: 1÷5.000 nascidos vivos

@ OB: IUGR grave, hidrâmnio
@ CNS: holoprosencefalia alobar, encefalocele posterior, defeito de tubo neural
@ face: fenda labial mediana, probóscide, hipotelorismo, ciclopia, anoftalmia
@ esqueleto: polidactilia pós-axial, pé em cadeira de balanço
@ coração: (CHD em 90%) VSD, cordas tendíneas ecogênicas, ventrículo hipoplástico, tetralogia de Fallot, transposição
@ rim: rim policístico, rim em ferradura
@ GI: onfalocele (ocasionalmente)
Prognóstico: poucos lactentes vivem mais que alguns dias/horas; morte pelos 3 meses de idade
DDx: síndrome de Meckel-Gruber

TRISSOMIA 18
= SÍNDROME DE EDWARDS
Incidência: 1÷3.000 nascidos vivos
- teste de triagem com três marcadores
  - alfafetoproteína materna diminuída
  - hCG diminuída (DDx: aumentada na síndrome de Down)
  - estriol diminuído
√ Sem anomalias (14%) no sonograma do início do 2º trimestre apenas devido a idade gestacional/incompleta inicial
@ OB: IUGR simétrica grave (28% < 24 semanas MA), artéria umbilical única (30%), poli-hidrâmnio (ocasionalmente)
@ face: micrognatia, hipotelorismo, fenda facial (10–40%)
@ cabeça: cabeça em forma de morango (50%), higroma cístico
@ CNS: holoprosencefalia, cisto de plexo corioide (30–51–75%), cerebelo ≤ 10º percentil com cisterna magna proeminente (45%), mielomeningocele
@ mão: mão cerrada com superposição do dedo indicador (33%, ALTAMENTE CARACTERÍSTICA), posição anormal do punho (27%)
@ braço: raio radial encurtado, antebraço em bastão
@ pé: pé torto, pé de cadeira de balanço
@ coração: CHD em 90%) VSD (82%), ASD (8%), canal AV completo, RV com dupla saída (DORV)
@ GI: hérnia diafragmática, onfalocele (30–40%), fístula traqueoesofágica
@ rim: rim policístico, rim em ferradura, obstrução da UPJ
Prognóstico: geralmente partejado por cesariana de emergência em decorrência de IUGR + sofrimento fetal, se não detectada pré-natalmente; morte por volta de 1 ano de idade

SÍNDROME DE EMBOLIZAÇÃO GEMELAR
= rara complicação de gravidez monocoriônica subsequente à morte de um gêmeo cuja pressão arterial cai a zero
Fisiopatologia:
1. Reversão aguda de transfusão para o cogêmeo ao tempo da morte intrauterina de um gêmeo com alterações isquêmicas no sobrevivente
2. Embolização de sangue enriquecido de tromboplastina/detritos do gêmeo morto para o vivo através de anastomoses vasculares na placenta
Órgãos embolizados: CNS (72%), trato GI (19%), rins (15%), pulmões
√ Ventriculomegalia, atrofia cortical, cisto porencefálico, encefalomalacia cística dentro de 2 semanas da morte do cogêmeo

SÍNDROME DE TRANSFUSÃO INTERGEMELAR
= SÍNDROME DE TRANSFUSÃO FETOFETAL = TRANSFUSÃO GEMELAR MONOVULAR = SÍNDROME PARABIÓTICA INTRAUTERINA
= complicação de gemelarização monozigótica com uma placenta ou uma placenta fundida de gêmeos mono-/dizigóticos
Incidência: 5–18% das gravidezes gemelares; 5–15% das gravidezes múltiplas monozigóticas; 15–30% das gestações gemelares monocoriônicas
Causa: *shuntagem* intrauterina desequilibrada de sangue através de vasos placentários compartilhados
Tempo de início: 2º trimestre com volumes discordantes de líquido amniótico
Patologia: grande comunicação entre a circulação arterial de um gêmeo e a circulação venosa do outro gêmeo através de *shunt* arteriovenoso (= distrito viloso comum) profundo no interior da placenta
√ Volume discrepante de líquido amniótico (75%)
√ BPD discordante por > 5 mm (57%)
√ Peso fetal estimado discordante > 25% (67–100%)
A. GÊMEO DOADOR
= gêmeo que transfunde o gêmeo receptor + permanece ele próprio subperfundido
- anemia + hipovolemia
- insuficiência cardíaca de alto débito + hidropisia (rara)
√ Oligo-hidrâmnio (75–80%)/"gêmeo colado" = oligo-hidrâmnio grave (60%) por oligúria
√ Restrição do crescimento intrauterino (comum) diagnosticada por EFW discordante de > 25%
√ Morfologicamente normal
B. GÊMEO RECEPTOR
- policitemia (hemoglobina mais alta)
- pletora = hipervolemia (sobrecarga de volume)
√ Poli-hidrâmnio (70–75%) por micção fetal aumentada
√ Hidropisia fetal (10–25%): derrames pericárdico + pleurais, ascite, espessamento da pele
√ Organomegalia
√ *Fetus papyraceus* = feto morto macerado
√ Inserção velamentar do cordão (64%)
Prognóstico: 80–100% mortalidade perinatal se apresentando < 28 semanas MA e não tratada
Cx: amniorrexe, trabalho de parto pré-termo
Rx: terminação eletiva, amniocentese para redução de volume do saco poli-hidramniótico (diminuindo taxas de mortalidade para 34%), feticídio seletivo, ablação a *laser* de anastomoses vasculares
DDx: IUGR de um gêmeo dizigótico (duas placentas separadas, dois sexos diferentes)

ANOMALIAS UTERINAS
= ANOMALIAS DE DUCTO DE MÜLLER
= anomalias da fusão de ducto mesonéfrico (= DUCTO DE MÜLLER) completada pela 18ª semana de vida fetal
Incidência: 0,1–3%
◊ Anomalias uterinas são encontradas em 9% das mulheres com infertilidade/repetidos abortos espontâneos!
◊ 25% das mulheres com anormalidades uterinas têm problemas de infertilidade!
Associadas a: anomalias do trato urinário em 20–50%; possivelmente ocorrência familial aumentada de redução de membro
Embriologia:
(a) ductos de Müller desenvolvem-se às 5–6 semanas GA a partir do epitélio celômico e formam canal uterovaginal por **fusão lateral** às 7–9 semanas GA
(b) pelas 8 semanas o canal uterovaginal atinge o seio urogenital no tubérculo de Müller enquanto uma placa vaginal se desenvolve distalmente resultando em **fusão vertical** (2/3 a

4/5 superiores a vagina são de origem em ducto de Müller, 1/3 ou 1/5 da vagina originam-se do seio urogenital)
Risco: aborto espontâneo, prematuridade, IUGR, posição fetal anormal, distocia
Classificação:
[classes entre parênteses referem-se à classificação da American Fertility Society]
A. DESENVOLVIMENTO SUSTADO DO DUCTO DE MÜLLER
  1. Bilateral: **agenesia/hipoplasia uterovaginal** (classe I)
  Incidência: 1÷5.000; 5–10% das anomalias uterinas
  Muitas vezes associada a: agenesia/hipoplasia vaginal
  Idade de detecção: menarca
  - amenorreia primária
  - características sexuais secundárias normais
  √ Útero pequeno/ausente com canal endometrial pequeno
  √ ± camada endometrial
  √ Pouca diferenciação zonal + miométrio anormal T2-hipointenso
  2. Unilateral: **útero unicorne** = *uterus unicornis unicollis* (classe II)
  = falha de um ducto de Müller em se alongar/alcançar o seio urogenital durante a 9ª semana de gestação
  (a) com corno rudimentar contralateral
    – cavitário = tecido endometrial funcionante ("corno rudimentar funcional)
      – comunicante com cavidade contralateral (10%)
      – não comunicante (22%)

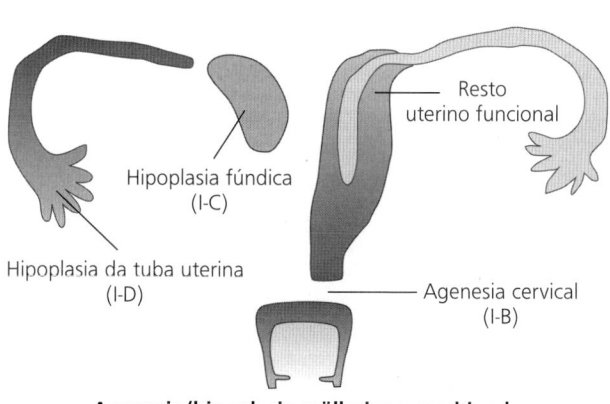

Agenesia/hipoplasia mülleriana combinada
(de acordo com o esquema de classificação da American Society of Reproductive Medicine)

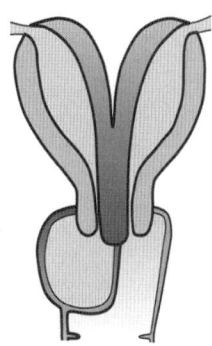

Útero septado
com lado esquerdo obstruído

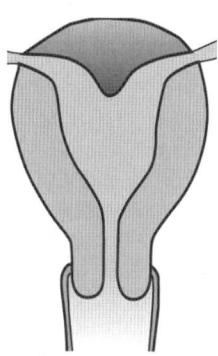

Útero subseptado
(septo parcial)

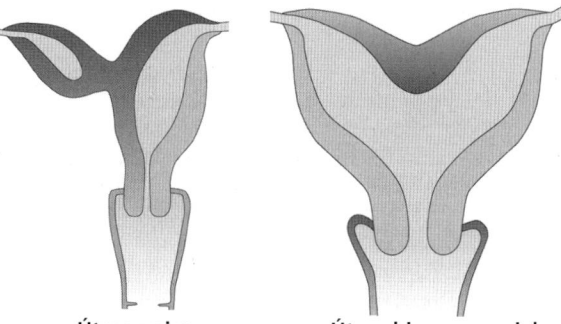
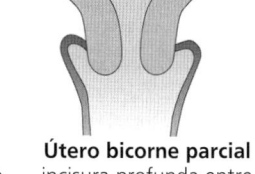

Útero unicorne
corno uterino direito obstruído não comunicante funcional

Útero bicorne parcial
incisura profunda entre 2 cornos uterinos

Útero didelfo
com hematocolpo direito em hemivagina direita obstruída

Útero arqueado
com pequena indentação do canal endometrial fúndico

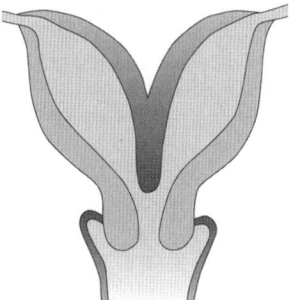

Útero bicorne unicolo
divisão até o óstio cervical interno

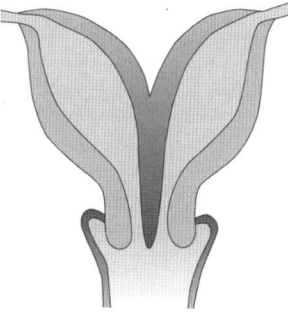

Útero bicorne bicolo
divisão até o óstio cervical externo

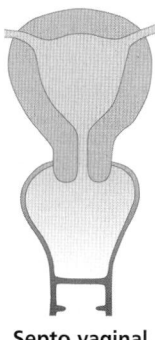

Septo vaginal transverso
com hematometrocolpo

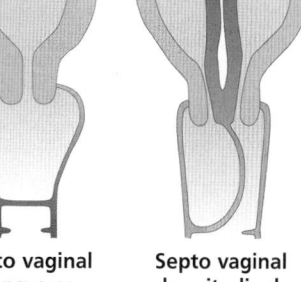

Septo vaginal longitudinal
em útero didelfo com hematocolpo direito

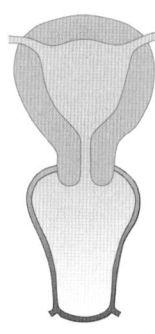

Hímen imperfurado
com hematometrocolpo

- não cavitário (33%) = ausência de tecido endometrial
- não cavitário com listra endometrial (32%)
(b) sem corno rudimentar

Incidência: 3–6–20% das anomalias uterinas
Pode ser associado a: agenesia renal ipsilateral
- infertilidade em 5–20%
√ Volume uterino reduzido
√ Configuração uterina elipsoidal assimétrica localizada no aspecto lateral da pelve
√ Cavidade uterina fusiforme solitária "em forma de banana" com desvio lateral dentro da pelve terminando em uma tuba de Falópio única na HSG
√ Corno rudimentar não funcional de baixa intensidade de sinal em T2WI com perda da anatomia zonal normal
√ Grande cavidade com sinal de alta intensidade em T1WI + T2WI no corno rudimentar funcional (hematométrio)
Cx: endometriose decorrente de criptomenorreia dentro do corno rudimentar contendo endométrio; gravidez ectópica (decorrente de migração transperitoneal de espermatozoide); posição fetal anormal, IUGR; parto pré-termo

3. **Síndrome de Mayer-Rokitansky-Küster-Hauser**
(1) agenesia vaginal/hipoplasia dos segmentos proximal + médio
(2) ovários + tubas uterinas normais intactos
(3) anomalias variáveis do útero (agenesia/hipoplasia, uni ou bicorne)
(4) anomalias variáveis do trato urinário (agenesia renal, rim pélvico em 40–50%) + sistema esquelético (12%)

Frequência: 1÷4.000–1÷5.000
Causa: falta de desenvolvimento dos ductos de Müller
- genitália externa normal
- bolsa vaginal distal superficial (derivada do seio urogenital)
- amenorreia
- dor pélvica cíclica (secundária a endométrio funcionante dentro de tecido uterino rudimentar) em 6–10%
◊ 2ª causa mais comum de infertilidade primária
Rx: neovaginoplastia

B. FALHA TOTAL/PARCIAL DA FUSÃO DOS DUCTOS DE MÜLLER = defeitos de duplicação = transtornos da fusão lateral (75%) das anomalias uterinas

1. **Útero didelfo** (classe III)
= falta de fusão dos ductos paramesonéfricos em 9 semanas de gestação → duplicação completa com 2 vaginas + 2 colos + 2 cornos uterinos
Incidência: 11% das anomalias uterinas
Pode ser associado a: agenesia renal
- geralmente assintomático; frequentemente diagnosticado pela primeira vez durante sonografia obstétrica de rotina
√ Dois corpos uterinos largamente espaçados com anatomia zonal e volume normais, cada um com uma única tuba uterina
√ Cornos uterinos divergentes amplamente separados
√ Grande fenda fúndica
√ Duplicação cervical
√ Septo vaginal longitudinal (em 75%)
√ Septo hemivaginal unilateral
  √ Septo vaginal transverso obstrutivo entre o terço superior e os dois terços inferiores da vagina conectando-se com septo longitudinal (comumente com agenesia renal ipsilateral)
√ Opacificação de corno desviado único na HSG
DDx: útero bicorne bicolo (comunicação entre cornos uterinos mantida)
Cx: hidro-/hematocolpo unilateral (se septo vaginal transverso presente) com endometriose de refluxo
Rx: metroplastia raramente é efetuada

2. **Útero bicorne** = *uterus bicornis* (classe IV)
= falta de fusão do corpo
(a) *bicornis bicollis* = divisão completa até o óstio externo
(b) *bicornis unicollis* = divisão até o óstio interno
Incidência: 10% de todas as anomalias uterinas
√ Contorno fúndico uterino externo (MR)
  √ Depressão da superfície em forma de coração côncava > 1–2 cm de profundidade
  √ Grande fenda fúndica
√ Separação dos cornos uterinos
√ Ângulo intercornual de > 75–105° (demonstrado em US na fase luteínica em conjunção com HSG)
√ Distância intercornual (= distância entre extensão lateral máxima do endométrio hiperintenso em imagem transaxial) > 4 cm
√ Divisória entre os cornos compreendida por miométrio/tecido fibroso/ambos
√ Forma fusiforme de cada corno uterino com margens convexas laterais
√ Discrepância em tamanho dos 2 cornos uterinos
√ Alongamento + alargamento do canal cervical + istmo
Laparoscopia: indentação fúndica externa típica
Cx: abortos espontâneos repetidos em 30% (frequentemente no 2°–3° trimestres), ruptura prematura das membranas, trabalho de parto prematuro (20%), recém-nascido SGA, más apresentações persistentes (posição transversa)
DDx: útero septado (contorno externo convexo)
  ◊ HSG é inconfiável para distinguir útero bicorne de septado!
  ◊ US tridimensional é 90–92% precisa!
  ◊ MR é quase 100% precisa!
Rx: cirurgia transabdominal para fundir cornos uterinos (metroplastia abdominal/aberta)

C. NÃO REABSORÇÃO DO SEPTO UTERINO SAGITAL
1. **Útero septado** (classe V)
= falha da reabsorção do septo pela 12ª semana EGA
◊ Anomalia mais comum (55%) associada à falha reprodutiva em 26–65–94% não relacionada com o comprimento do septo
Patologia: septo pode ser composto de tecido fibroso (sinal de baixa intensidade), miométrio (sinal de intensidade intermediária), ou ambos
- geralmente assintomático ± obstrução unilateral, dismenorreia, menstruação normal, endometriose
√ Contorno fúndico externo convexo/plano/indentado (≤ 1 cm)
√ Ângulo intercornual de ≤ 75° (MR mais precisa que HSG com seus problemas de projeção)
√ Duplicação de cornos uterinos em HSG (DDx em relação a útero bicorne inconfiável)
√ Porção distal do septo hipoecoico ao miométrio/com sinal de baixa intensidade em T2WI (= tecido fibroso)

Tipos:
(a) **Uterus septus**
= septo completo estendendo-se até o óstio interno
√ Canais endometriais completamente separados por tecido isoecoico em relação ao miométrio estendendo-se ao canal endocervical
(b) **Uterus subseptus**
= septo parcial comprometendo canal endometrial
Cx: taxa de aborto 90% (pouca vascularidade septal)
Rx: metroplastia histeroscópica (= excisão do septo)
2. **Uterus arcuatus** (classe VI)
= septo uterovaginal quase completamente reabsorvido
◊ Anomalia mais comum não associada à falha reprodutiva = variante normal
√ NENHUMA divisão dos cornos uterinos
√ Contorno fúndico normal
√ Indentação suave do canal endometrial fúndico
√ Diâmetro transverso aumentado da cavidade uterina
√ Canal uterino único com fundo em forma de sela na HSG
D. ESTIMULAÇÃO HORMONAL INADEQUADA DURANTE O DESENVOLVIMENTO FETAL
= anormalidades relacionadas com DES (= dietilestilbestrol) (classe VII)
- hormônio sintético usado até 1971 para evitar aborto espontâneo; raramente visto hoje
- pode causar morfologia uterina anormal (com fertilidade diminuída)
- risco aumentado de carcinoma de células claras da vagina
1. **Hipoplasia uterina**
associada à exposição do DES *in utero*
√ Volume médio uterino = 50 cm³
2. **Útero em forma de T**
Incidência: 15% das mulheres expostas ao DES *in utero*.
√ Baixo volume uterino
√ Fundo uterino mais delgado que o colo
√ Maior largura do que profundidade do corpo + fundo sobre o colo
√ Luz em forma de T no histerossalpingograma
E. ANOMALIA DO SEPTO VAGINAL
1. **Septo vaginal transverso**
= falta de fusão vertical entre placa vaginal (a partir do seio urogenital) + ductos de Müller por volta do 5º mês de gestação
- AUSÊNCIA de transiluminação (DDx em relação a hímen imperfurado)
Localização: vagina superior (46%), vagina média (40%), vagina inferior (14%)
√ Hematocolpo (sonocolpografia com balão)
√ Medição da espessura do septo é necessária
DDx: ausência congênita de colo *versus* septo alto (é crucial a identificação do colo)
2. **Septo vaginal longitudinal**
Causa: (a) falta de fusão dos ductos müllerianos laterais resultando em duplicação do útero, colo (útero didelfo), vagina
(b) reabsorção incompleta do septo vaginal
- dificuldades com intercurso sexual/parto vaginal
√ Septo com sinal de baixa intensidade distinto do sinal de alta intensidade da mucosa e secreções vaginais em T2WI

3. **Hímen imperfurado**
= falta do próprio extremo do processo de recanalização vaginal
Prevalência: 0,1%; geralmente achado isolado
- amenorreia primária + dor pélvica cíclica
- ± introito saliente na lactente (por muco vaginal)
- transiluminação positiva de membrana azulada
√ Vagina distendida (hidro-/hematocolpo) fazendo saliência no introito
√ Hematocolpo com sinal de alta intensidade em T1WI + T2WI (episódios de sangramento subagudo)

LIOMIOMA UTERINO
= FIBROMA = MIOMA
= excessivo crescimento de músculo liso + tecido conectivo
◊ Mais comum neoplasia ginecológica! Causa mais comum de aumento uterino depois de gravidez!
Incidência: em 20–25% das mulheres brancas; em 50% das mulheres negras; mulheres negras/brancas = 3÷1 a 9÷1; 0,3–2,6% durante gravidez; responsabiliza-se por 30% de todas as histerectomias nos USA
Patologia: tumor mesenquimal trabeculado semelhante a um enovelado rodeado por pseudocápsula; pode ultrapassar seu suprimento sanguíneo resultando em:
(a) degeneração hialina/fibrose (> 60%)
= bandas/placas eosinofílicas homogêneas de material proteináceo em espaço extracelular
(b) degeneração mixoide (50%)
= focos intratumorais gelatinosos de mucopolissacarídeos ricos em ácido hialurônico
(c) degeneração cística (4%)
= sequela extrema de edema
(d) degeneração vermelha/hemorrágica/cárnea (10%)
= infarto hemorrágico massivo em decorrência de trombose venosa/ruptura de artérias intertumorais; muitas vezes durante gravidez/durante uso de anticoncepcionais orais
(e) calcificação (4%)
= calcificações amorfas densas no interior de tecido hialinizado
Tipos específicos:
(1) **lipoliomioma** (0,8%) = quantidade substancial de gordura decorrente de metamorfose gordurosa
(2) **liomioma mixoide** = rara massa transparente mole decorrente de abundante material mixoide entre células musculares lisas, por ser clinicamente maligno
(3) **liomiomatose intravenosa** = massas vermiformes crescendo dentro de veias pélvicas
(4) **liomioma metastatizante benigno**
(5) **liomiomatose difusa** = desenvolvimento de inúmeros pequenos liomiomas
√ Aumento simétrico do útero
(6) **liomiomatose disseminada peritoneal**
- frequentemente associada à gravidez
√ Nódulos múltiplos na superfície peritoneal
Histologia: proliferação monoclonal de células musculares lisas (SEM hiperplasia miometrial) separadas por quantidades variáveis de tecido conectivo fibroso
Dependência hormonal:
◊ Relação de receptores a estrogênio:progesterona mais alta que no miométrio normal!
(1) crescimento durante gravidez em 15–32% por um volume médio de 12 ± 6% dentro do 1º trimestre (NÃO durante o resto da gravidez)
◊ Quanto maior o mioma, maior a probabilidade de crescimento!

(2) crescimento sob terapia com estrogênio
(3) retração no puerpério + depois da menopausa

Idade: geralmente > 30 anos, raro em meninas < 18 anos + em mulheres pós-menopáusicas
- assintomático em 70–75%
- massa abdominopélvica palpável
- pressão pélvica
  - frequência urinária (em virtude da compressão da bexiga)
  - constipação (devido a colisão sobre o retossigmoide)
- dor (em até 30%) em virtude de infarto hemorrágico agudo + necrose, torção de fibroma subseroso pedunculado, prolapso de fibroma submucoso pedunculado, compressão de estruturas adjacentes
- dismenorreia (= dor pélvica tipo cólica com a menstruação)
- sangramento uterino anormal
  - menorragia/hipermenorreia = fluxo menstrual volumoso + prolongado)
  - metrorragia (= sangramento uterino fora da época da menstruação)
- infertilidade + perda fetal espontânea precoce (em decorrência da interferência com a transferência + implantação do embrião no caso de liomioma subseroso/intracavitário)

Localização: principalmente no fundo + corpo; colo (3–8%); tuba uterina; ligamento largo; ovário

Classificação pela localização no útero:
1. **Fibroma intramural** (dentro dos limites do contorno uterino) em 95%
   - assintomático (predominantemente)
   - ocasionalmente menorragia (decorrente da interferência com a contratilidade uterina normal)
   - ocasionalmente infertilidade (devido a compressão da porção intersticial da tuba uterina/deformação da cavidade endometrial)
2. **Fibroma subseroso/exofítico/pedunculado**
   - geralmente assintomático
   - dor por infarto em virtude de torção
   - √ Sinal de ponte vascular = múltiplos vasos nutridores originados das artérias uterinas fazem ponte na interface entre o útero e qualquer liomioma justauterino > 3 cm
   (a) **fibroma intraligamentar** (crescimento lateral entre as pregas do ligamento largo
       - simula massa ovariana
       - ocasionalmente infertilidade (em virtude da compressão da porção ístmica/ampular da tuba uterina)
       Cx: hidroureteronefrose (em virtude da compressão do ureter)
   (b) **fibroma parasítico** = fibroma subseroso, que se tornou destacado secundariamente à oclusão circulatória de vasos no pedículo; revitalizado através de suprimento sanguíneo omental/mesentérico
3. **Fibroma submucoso** (4–5–18%) = que se projeta dentro do canal endometrial
   ◊ Tipo de fibroma mais frequentemente sintomático:
     - dismenorreia, menorragia, infertilidade
     - prevalência aumentada de aborto precoce
   Cx: hemorragia, ulceração
   (a) fibroma pólipo (2,5%) = extrusão parcial/completa de fibroma submucoso pedunculado para dentro do canal cervical/vagina

√ Aumento uterino
√ Distorção lobulada/nodular do contorno uterino (liomioma subseroso) + indentação da bexiga urinária
√ Distorção/obliteração do contorno da cavidade uterina (liomioma submucoso)
√ Massa de tecido mole intramural (mais frequente), geralmente múltipla, solitária em 2%
√ Calcificação pontilhada/anular/em pipoca

HSG:
√ Efeito de massa sobre a cavidade endometrial
√ Ausência de opacificação tubária com liomioma cornual

US (sensibilidade 60%, especificidade 99%, precisão 87%):
√ Massa concêntrica sólida hipoecoica (< 33%) (componente muscular prevalente)
√ Massa ecogênica atenuadora (= fibrose densa prevalente)
√ Sombras refratárias individualizadas nítidas (de limites entre tecido fibroso e músculo liso, margens de liomioma com miométrio normal, bordos de redemoinhos, feixes de músculo liso)
√ Características anecoicas (secundárias à degeneração interna: atrófica, hialina, cística, mixomatosa, lipomatosa, calcárea, cárnea, necrobiótica, hemorrágica, degeneração proteolítica)
√ Sombreamento acústico (= calcificações)
◊ Presença de uma artéria proeminente por color Doppler sugere potencial de crescimento durante gravidez

CT:
√ Massa hipo-/iso- (geralmente)/hiperdensa
√ Contorno uterino deformado
√ Calcificações (comum)
@ liomioma degenerado
   √ Região central de baixa atenuação
   √ Contraste heterogêneo

MR (86–92% sensível, 100% específica, 97% precisa; mais precisa + desejável para planejar miomectomia):
Observação: classificação subserosa, intramural e submucosa possibilitada pela anatomia zonal uterina
√ Orla hiperintensa em T2WI em 33% (= pseudocápsula de linfáticos/veias dilatados/edema
√ Padrão de contraste (geralmente mais tarde que o miométrio): 65% hiperintenso, 23% isointenso, 12% hipointenso em relação ao miométrio
@ liomioma não degenerado
   √ Massa bem circunscrita:
      √ De intensidade homogeneamente baixa de sinal em T2WI em comparação com miométrio (no liomioma com quantidades variáveis de colágeno)
      √ Isointenso em relação ao útero circundante em T1WI
   √ Intensidade de sinal ligeiramente mais alta + realce de contraste em T2WI (no liomioma com pouco/nenhum colágeno)
@ liomioma degenerado
   √ Baixa intensidade de sinal em T2WI (na degeneração hialina/calcificada)
   √ Sinal de alta intensidade em T2WI (na degeneração cística) sem realce de áreas císticas
   √ Intensidade muito alta de sinal em T2WI (na degeneração mixoide) com mínimo realce de contraste
   √ Sinal de intensidade variável em T1WI + baixa intensidade de sinal em T2WI (na necrose hialina/coagulativa)
   √ Sinal de alta intensidade periférico/difuso em T1WI (em virtude de conteúdo proteináceo de sangue) + intensidade variável de sinal em T2WI (na degeneração vermelha)

Histerossalpingografia (9% sensível, 97% específica, 76% precisa)

Cx:
(1) infertilidade em 35%
   (a) estreitamento da porção ístmica da tuba

(b) colisão com miométrio interferindo com a implantação; taxas de infertilidade mais altas com liomiomas submucosos
(2) complicações durante gravidez
◊ Significativamente aumentadas com miomas > 6 cm em tamanho/múltiplos em número/miomas > 200 cm³ e quando fibroma é retroplacentário
(a) frequência aumentada de abortos espontâneos
(b) frequência aumentada de gravidezes ectópicas
(c) frequência aumentada de IUGR
(d) trabalho de parto pré-termo em 7% + ruptura prematura das membranas
(e) descolamento da placenta
(f) discinesia uterina, inércia uterina durante trabalho de parto
(g) distocia, obstrução do canal do parto durante parto vaginal (se próximo do óstio interno)
(h) apresentação anormal
(i) hemorragia pós-parto
(j) produtos retidos da concepção
(3) hidroureteronefrose
(4) edema de pernas (em decorrência de compressão dos vasos pélvicos)
(5) transformação sarcomatosa (em < 0,1%)

Rx: (1) histerectomia para dor, menorragia, compressão visceral (depois de completado o parto)
(2) miomectomia para perda fetal no 2° trimestre/anemia decorrente de hipermenorreia/dor pélvica
◊ Liomiomas submucosos podem ser tratados com miomectomia histeroscópica
(3) embolização de artéria uterina para fibromas sintomáticos

DDx de liomioma necrótico;
(1) massa ovariana (cisto ovariano, cisto hemorrágico, endometrioma, dermoide cístico, cistoadenoma, malignidade)
(2) gravidez ectópica intersticial
(3) saco gestacional intrauterino
(4) coleção líquida intrauterina
(5) mola hidatiforme
(6) contração miometrial (dura 15–30 min)
(7) tumor cervical
(8) hematoma do ligamento largo

DDx de liomioma subseroso pedunculado:
(1) ovário: usar US transvaginal/MR para identificar folículos!

DDx de liomioma por MR:
(1) adenomiose
(2) massa anexial sólida (tumor de Brenner, fibroma)
(3) contração miometrial focal (transitória)
(4) liomiossarcoma uterino

Lipoliomioma Uterino

= neoplasia uterina benigna incomum
Causa: metamorfose gordurosa de células musculares lisas
Histologia: músculo liso + gordura + tecido conectivo
Associado a: liomiomas
Localização: corpo; predominantemente intramural, endofítico ou exofítico
US:
√ Massa hiperecoica bem definida rodeada por um anel hipoecoico de miométrio
CT:
√ Massa predominantemente gordurosa + áreas de tecido de densidade de tecido mole não gorduroso originando-se do útero

MR:
√ Gordura hiperintensa em T1WI + T2WI com artefato de desvio químico

Liomioma Metastatizante Benigno

= tumores de músculo liso no pulmão, linfonodos, abdômen
Incidência: < 60 casos
Classificação:
(1) liomioma metastatizante benigno
Origem: útero em mulheres maduras; progressão com estrogênio + regressão com progesterona
• liomioma uterino benigno removido muitos anos antes
Rx: histerectomia, ooforectomia bilateral, hormonioterapia a longo prazo; bom prognóstico
(2) liomioma metastático
Origem: primário extrauterino em homens + crianças (? sarcoma de crescimento lento)
Rx: ressecção cirúrgica com sucesso misto
(3) hamartoma fibroliomiomatoso múltiplo
Origem: pulmão; comportamento totalmente benigno
Disseminação: linfonodos fora da pelve, superfície peritoneal, canais venosos, pulmão, coração
• assintomático na maioria dos casos
• febre, tosse improdutiva branda
Histologia: células musculares lisas bem diferenciadas com aparência benigna
√ Múltiplos nódulos pulmonares
√ Padrão miliar
√ Liomioma pulmonar pedunculado com formação de cisto
√ Cisto gigante

LIOMIOSSARCOMA DO ÚTERO

Incidência: 0,67÷100.000; 25% de todos os sarcomas uterinos
Causa: (a) crescimento *de novo* independente de liomioma!
(b) transformação sarcomatosa de liomioma preexistente (em < 1% dos liomiomas)
Histologia: margens infiltrativas, atipia nuclear, figuras mitóticas aumentadas
• útero aumentando rapidamente (< 3%)
√ Massa com margens irregulares
√ Alteração rápida no tamanho + aparência
√ Degeneração extensa
√ Perda de cápsula externa bem definida
Dx: muitas vezes estabelecido primeiro pelo patologista

RUPTURA UTERINA NA GRAVIDEZ

= ruptura de todas as camadas que rodeiam o feto (membranas, decídua, miométrio, serosa)
Prevalência: 3–5% das cesarianas clássicas
1–2% das cesarianas do segmento inferior
Classificação:
1. Ruptura espontânea durante trabalho de parto
2. Ruptura traumática durante o parto
3. Ruptura decorrente de cicatrizes/doença miometriais
Predisposição: cirurgia uterina prévia, trabalho de parto previamente, excessivamente longo/difícil
Localização:
(a) corpo, com ruptura antes do início do trabalho
(b) segmento inferior do útero durante trabalho, E > D
Cx: hipofibrinogenemia (desencadeada por perda sanguínea excessiva, trauma, embolia de líquido amniótico)
Mortalidade: 2–20% mortalidade materna;
10–25% mortalidade fetal
DDx: deiscência uterina = ruptura apenas do miométrio

TRAUMA UTERINO DURANTE GRAVIDEZ
Incidência: 6–7%
Causa: acidente de veículo a motor (70%), violência física (10%)
1. Descolamento da placenta: completo (6–66%)/incompleto (30–80%)
2. Ruptura uterina (0,6%)
3. Lesão fetal (*e.g.*, lesão cerebral)
4. Morte fetal
◊ A principal causa de morte fetal é morte materna
US: avaliar movimento fetal, respiração, frequência cardíaca, placenta

AGENESIA VAGINAL
◊ 2ª causa mais comum de amenorreia primária
Incidência: 1÷4.000–5.000 mulheres
- dor abdominal cíclica

Pode ser associada a:
(1) agenesia uterina + tubária parcial (90%)
(2) agenesia/ectopia renal unilateral (34%)
(3) malformações esqueléticas (12%)
(4) síndrome de McKusick-Kaufman (hidrometrocolpo + polidactilia + defeitos cardíacos)
(5) síndrome de Ellis-van Creveld

VASA PREVIA
= presença de vasos fetais anormais dentro das membranas amnióticas que não são suportados por geleia de Wharton e atravessam o óstio interno do colo do útero

Causa:
(a) vasos do cordão de inserção velamentar (membranosa) do cordão a partir de placenta em baixa situação conectando-se ao corpo principal da placenta
(b) vasos conectando partes de uma placenta bilobada
(c) vasos conectando lobo sucenturiado à parte principal da placenta
√ Ultrassom Doppler demonstra fluxo dentro de vasos aberrantes sobrejacentes ao óstio interno
Risco: (1) hemorragia fetal catastrófica a partir de vasos fetais lacerados depois da ruptura das membranas/decorrente da lesão direta durante o trabalho de parto
(2) compressão do cordão pela parte de apresentação durante trabalho de parto
(3) prolapso do cordão
Prognóstico: 50–100% de mortalidade fetal
DDx: vasos sinusais maternos proeminentes na borda de prévia marginal

INSERÇÃO VELAMENTAR DO CORDÃO
= inserção do cordão umbilical nas membranas antes de entrar na placenta = fixação do cordão ao *chorion laeve*
Incidência: 0,09–1,8%
Associada a:
(a) gestação múltipla, anomalia uterina, IUD
(b) anomalias congênitas (em 5,9–8,5%)
forma assimétrica da cabeça, espinha bífida, atresia esofágica, uropatia obstrutiva, VSD, fenda palatina
Cx: (1) IUGR
(2) trabalho de parto pré-termo
Risco: (1) compressão do cordão
(2) ruptura do cordão com tração durante o parto

MEDICINA NUCLEAR

Tabela de Doses, Energia, Meia-Vida, Doses de Radiação

Órgão	Fármaco	Dose	keV	$T_{½}$ Físio	$T_{½}$ Bio
Cérebro	Tc-99m pertecnetato	10–30 mCi	140	6 h	
	Tc-99m DTPA	10 mCi	140	6 h	
	Tc-99m gluco-heptonato	10 mCi	140	6 h	
	Tc-99m Ceretec®	20 mCi	140	6 h	
	I-123 Spectamine®	3–6 mCi	159	13,6 h	
CSF	In-111 DTPA	500 µCi	173, 247	2,8 d	
	Tc-99m DTPA	1 mCi	140	6 h	
Coração	Tl-201	1–2 mCi	72, 135, 167	73 h	
	Tc-99m pirofosfato	15 mCi	140	6 h	
	Tc-99m pertecnetato	15–25 mCi	140	6 h	
	Tc-99m-hemácias marcadas	10–20 mCi	140	6 h	
	Tc-99m setamibi	25 mCi	140	6 h	
	Tc-99m teboroxime	30 mCi	140	6 h	
Fígado	Tc-99m enxofre coloidal	3–5 mCi	140	6 h	
	Tc-99m DISIDA	4–5 mCi	140	6 h	
Pulmão	Xe-127	5–10 mCi	172, 203, 375	36,4 d	13 s
	Xe-133	10–20 mCi	81, 161	5,3 d	20 s
	Kr-81 m	20 mCi	176, 188, 190	13 s	
	Tc-99m MAA aerosol	3 mCi	140	6 h	8 h
Rim	Tc-99m DTPA	15–20 mCi	140	6 h	
	Tc-99m DMSA	2–5 mCi	140	6 h	
	Tc-99m gluco-heptonato	15–20 mCi	140	6 h	
	Tc-99m mercaptoacetiltriglicina	10 mCi	140	6 h	
	I-131 Hippuran	250 µCi	365*	8 d	18 min
	I-123 Hippuran	1 mCi	159	13,2	
Tireoide	Tc-99m pertecnetato	5–10 mCi	140	6 h	
	I-123	50–200 µCi	159	13,2 h	
	I-125	30–100 µCi	27, 35	60 d	
	I-131	30–100 µCi	365*	8 d	
Testículos	Tc-99m pertecnetato	10 mCi	140	6 h	
Mucosa gástrica	Tc-99m pertecnetato	50 µCi/kg	140	6 h	
Gálio	Ga-67 citrato	3–5 mCi	93, 184, 296, 388	3,3 d	
Leucócitos (WBC)	In-111 oxina	550 µCi	173, 247	2,8 d	
	Tc-99m Ceretec	10–20 mCi	140	6 h	

mnemônica: * = como os dias de um ano

Dose de Radiação		
Radiofármaco	*Órgão Crítico*	*rad/mCi*
I-131	Tireoide	1.000
I-125	Tireoide	900
In-111 oxina leucócitos marcados	Baço	26
I-123	Tireoide	15
In-111 DTPA	Medula espinhal	12
Tl-201	Rim	1,5
Ga-67 citrato	Cólon	1,0
Tc-99m MAA	Pulmão	0,4
Tc-99m microesferas de albumina	Pulmão	0,4
Tc-99m DISIDA	Intestino grosso	0,39
Tc-99m enxofre coloidal	Fígado	0,33
Tc-99m pertecnetato	Intestino	0,3
	Tireoide	0,15
Tc-99m gluco-heptonato	Rim	0,2
Tc-99m pertecnetato (+ perclorato)	Cólon	0,2
Tc-99m pirofosfato	Bexiga	0,13
Tc-99m fosfato	Bexiga	0,13
Tc-99m DTPA	Bexiga	0,12
Tc-99m-hemácias (RBCs) marcadas	Baço	0,11
Tc-99m albumina	Sangue	0,015
Xe-133	Traqueia	

Dose Pediátrica

As doses atuais para pacientes pediátricos podem variar em instituições diferentes baseadas em dados empíricos. Conforme as orientações gerais, usar:

1. Regra de Clark (peso corporal): $Dose_{Ped} = $ Peso corporal [em kg] $150 \times dose_{Adulto}$
2. Regra de Young (criança até 12 anos de idade): $Dose_{Ped} = $ Idade da criança/(Idade da criança + 12) $\times dose_{Adulto}$
3. Área de superfície: $Dose_{Ped} = $ (peso [em kg] ^{0,7}/11)/1,73 $\times Dose_{Adulto}$

Pacientes Lactantes

1. As mães em aleitamento devem ser orientadas sobre a necessidade de interromper/descontinuar a amamentação
2. O leite bombeado deve ser refrigerado e usado após a radioatividade ter decaído

<u>Interrupção completa da amamentação:</u>

Citrato de Ga-67
Terapia de iodeto de sódio I-131

<u>Interrupção da amamentação durante 12 horas:</u>

Tc-99m albumina macroagregada
Tc-99m-hemácias marcadas (rotulagem *in vivo*)
In-111-leucócitos marcados

<u>Interrupção da amamentação durante 24 horas:</u>

Tc-99m pertecnetato
I-123 metaiodobenzilguanidina
Tc-99m-hemácias marcadas

<u>Interrupção da amamentação durante 168 horas:</u>

Tl-210 cloreto

CONTROLE DE QUALIDADE

◊ Os registros de controle de qualidade devem ser mantidos durante 3 anos!

RADIOFÁRMACOS
Produção de Radionuclídeos
Radionuclídeos Produzidos em Reator
◊ Nenhum transportador livre = contaminação com outras formas
>> nêutrons térmicos capturados por nuclídeos estáveis
>> usados para produzir geradores padrão

(1) Gerador Mo-99/Tc-99m
    (isótopo-pai) (isótopo-filho)
    ^{99}Mo → ^{99m}Tc → ^{99}Tc → ^{99}Ru
    67 h   6 h $2,1 \times 10^5$ anos   estável

coluna de vidro preenchida com alumínio (Al_2O_3); isótopos pai e filho são absorvidos solidamente no alumínio na parte superior da coluna; o isótopo-filho pode ser separado/eluído pela passagem de solução isotônica de NaCl livre de oxidantes

(2) Gerador Kr-81 m
    (isótopo-pai) (isótopo-filho)
    ^{81}Rb → ^{81m}Kr → ^{81}Kr
    4,7 h   13 s   estável

Radionuclídeos Produzidos em Aceleradores – Cíclotrons
◊ Geralmente produto livre de transportador
- colisão de partículas carregadas (prótons, dêuterons, hélio, partículas alfa) com nuclídeo-alvo
- usado para produzir Ga-67, I-123, T1-201

Radionuclídeos Produzidos com Reator de Fissão
◊ Produto livre de transportador
- divisão de um núcleo pesado dentro de núcleos menores
- usado para produzir I-131, Mo-99

Impureza de Radionuclídeos
= quantidade (μCi) de radiocontaminante por quantidade (μCi/mCi) de radionuclídeo pretendido

Teste de Passagem de Mo-99
Frequência do teste: com cada eluição
(a) contaminação permitida pela Comissão Nuclear Reguladora (NRC) de 1÷1.000
    = 1 μCi Mo-99 por 1 mCi Tc-99m
(b) limite USP f 0,15 μCi Mo-99 por 1 mCi Tc-99m
(c) < 5 μCi Mo-99 por dose administrada (A NRC retirou este requisito, porém, em caso de não concordância, este requisito pode ainda ser solicitado
(d) avaliação química: o eluato contaminado de Mo-99 forma complexos coloridos com fenilidrazina (para reatores geradores de produtos)
- medido em calibrador de dose com proteção plumbífera de frasco-ampola (filtros de 140 keV, porém, permitem a passagem de 740 e 780 keV de Mo-99)

Efeito de impureza: aumento da dose de radiação, qualidade da imagem insatisfatória

Impureza Radioquímica
Frequência do teste: com cada eluição
registro exato de compostos diferentes de Tc-99m, por exemplo:
— tecnécio hidrolisado e reduzido (HR Tc)
  um radiocoloide [$TcO(OH)_2 \cdot H_2O$]
  Limite: < 2% (atualmente nenhum limite legal)
— pertecnetato livre [TcO^4]$^{-1}$
- pode ser monitorado por cromatografia em papel (mono e bidimensional)

Efeito de impureza com Tc hidrolisado e reduzido: captação pelo sistema reticuloendotelial (RES), qualidade de imagem insatisfatória, aumento da dose de radiação

Impureza Química
produtos químicos do processo de eluição são restritos em suas quantidades (limite da NRC):
Tc-99m: < 10 μg Al^{3+} por eluato de 1 mL se o radionuclídeo for proveniente de gerador de fissão; < 20 μg Al^{3+} por eluato de 1 mL se o radionuclídeo for proveniente de gerador de ativação térmica

Teste de Passagem de Íons de Alumínio
Frequência do teste: com cada eluição
- uma gota de eluato de gerador colocada em uma extremidade de papel de teste especial contendo reagente de alumínio
- uma gota do mesmo tamanho de uma solução padrão de Al^{3+} (10 ppm) é colocada na outra extremidade da tira de papel
- se a cor no centro do eluato da gota for mais clara do que a cor da solução padrão, o eluato passou no teste colorimétrico

Efeito de impureza: degradação da qualidade da imagem

Esterilidade e Pirogenicidade dos Radiofármacos
Teste XX da USP
monitorar a temperatura retal de 3 coelhos adequados após a injeção de material através de veia da orelha

Resultados aceitáveis: nenhum coelho evidenciou um aumento > 0,6°C; o aumento total para todos os três coelhos foi < 1,4°C

Teste de Lisado de Amebócitos de Limulus (LAL)
◊ Altamente específico para endotoxinas bacterianas gram-negativas, sensibilidade 10 × maior do que o teste XX da USP

amebócito = célula sanguínea primitiva de caranguejo ferradura (*Limulus poyphebus*); lisado formado pela hidrólise de amebócito

resultado positivo: na presença de pequenas quantidades de LAL de endotoxinas forma um gel opaco; a resposta para outros pirogênios (contaminações particuladas, produtos químicos) é duvidosa

CALIBRADORES
Controles de Qualidade para Calibradores de Dose

Teste	Quando	Limite	Isótopos de Teste
Constância	Diariamente*	< ± 5%	Cs-137
Verificação de canal	Diariamente*	< ± 5%	Cs-137
Linearidade	Trimestralmente*	< ± 5%	Tc-99m
Exatidão	Anualmente*	< ± 5%	Cs-137, Co-57, Ba-133
Geometria	*	< ± 1,6%	Tc-99m

* = após instalação/reparo

Calibrador de Dose
= câmara de ionização de gás que transforma fluxo de prótons dentro da corrente com leitura digital

Desvantagens:
(1) geometria de abertura superior
(2) não linearidade entre a energia de fótons e a corrente medida (corrigida com um fator de calibração)

Constância = Precisão
= reprodutibilidade durante o período
Frequência do teste: diariamente

Método: medição de uma fonte de longa duração, normalmente um padrão Cs-137
Avaliação: a medição deve enquadrar-se dentro de ± 5% da atividade calculada

Linearidade
= medição exata sobre uma ampla gama de níveis de atividade
Frequência do teste: 4 × por ano
Método: a atividade da fonte de 1 mCi é medida a cada 4 horas para 10/mais medições (até 10–100 μCi)
Avaliação: as medições devem enquadrar-se dentro de ± 5% do cálculo da curva física de decaimento

Exatidão
Frequência do teste: anualmente
Método: medições de três padrões de atividades diferentes cujas quantidades são certificadas pelo National Bureau of Standards (NBS); os valores dos padrões decaem matematicamente para a data do calibrador

Tc-99m:	140 keV,	meia-vida de 6,01 horas
Co-57:	123 keV,	meia-vida de 270 dias
Ba-133:	356 keV,	meia-vida de 10,5 anos
Cs-137:	662 keV,	meia-vida de 30,1 anos

Avaliação: as medições devem enquadrar-se dentro da faixa esperada

Geometria
= para garantir que a medida não seja dependente do local do traçador dentro da câmara ionizadora, geralmente feita pelo fabricante
Frequência do teste: na instalação/após o reparo de fábrica/recalibragem
Método: 0,5 mL de Tc-99m (atividade de 25 mCi) é medido em uma seringa de 3 mL; o conteúdo da seringa é então diluído com água para 1,0 mL, 1,5 mL, e 2,0 mL e cada nível é medido novamente; o teste é repetido com um frasco-ampola de 10 mL

CÂMARA DE CINTILAÇÃO

Controle de Qualidade para Câmaras Gama

Teste	Quando	Resultado do Teste
Picos	diariamente	Tc-99m e Co-57
Resolução de energia	diariamente	< 14% em FWHM
Uniformidade de campo extrínseco	diariamente	< 5% variação de RMS
Fantasma de barras	semanalmente	avaliação visual
Uniformidade de campo	mensalmente	avaliação visual
Centro de rotação	mensalmente	avaliação visual
Fantasma Jaczak	trimestralmente	avaliação visual

Picos
= garante que a janela do seletor de altura de pulsos seja ajustada corretamente para o fotópico pretendido
(a) para a fonte de Tc-99m: entre 137 e 143 keV
(b) para a fonte de Co-57: entre 117 e 123 keV
Frequência de controle de qualidade: diariamente

Uniformidade de Campo
= habilidade da câmara para reproduzir uma distribuição radioativa uniforme = variabilidade de densidade de contagem observada com um fluxo homogêneo
(a) uniformidade integral = desvio máximo
(b) uniformidade diferencial = taxa máxima de alteração por uma distância especificada (5 pixels)

Causas de não uniformidade:
(1) alta tendência da kilovoltagem dos tubos fotomultiplicadores (FM)
(2) danos físicos do colimador
(3) configuração inadequada do fotópico
(4) contaminação
Frequência de controle de qualidade: diariamente
Avaliação:
(1) comparar com imagens corretas e incorretas. Observar o tempo de aquisição!
(2) fornecer correção de fluxo
(3) registrar novamente a imagem com fluxo corrigido + verificar a uniformidade
(4) a variação na imagem deve ser < 5% RMS

Teste de Uniformidade Intrínseca do Campo
(sem colimador)
1. Remover o colimador + substituir o anel de chumbo (para eliminar concentração nas bordas)
2. Colocar uma fonte em ponta em uma distância de, pelo menos, 5 diâmetros de cristal do detector (120–150 cm para o pequeno, 210–270 cm para grandes cristais)
3. A superfície em ponta contém 200–400 μCi de Tc-99m para a mínima exposição do pessoal (evite a contaminação do cristal)
4. Regular a taxa de contagem para abaixo do limite do instrumento (< 30.000 contagens)
5. Ajustar o seletor de altura de pulso para configuração de janela normal, centrando a 140 keV com uma janela de 15% (apenas para estudos com Tc-99m)
6. Utilizar o mesmo dispositivo fotográfico
7. Adquirir 1,25 milhão de contagens para um campo de 10" de visão, e 2,5 milhões de contagens para um campo de 15" de visão
8. Registrar a contagem, tempo, intensidade do CRT, configurações do analisador, iniciais do controlador

Teste de Uniformidade Extrínseca do Campo
(com colimador)
1. O colimador é mantido em posição
   ◊ Apenas 1 de 2.000 raios gama que alcançam o colimador são transmitidos para o cristal de iodeto de sódio!
2. Fonte da chapa/fluxo de 2–10 mCi de atividade é colocada no colimador
   (a) fluxos que preenchem: misturar completamente, evitar bolhas de ar, verificar a superfície plana
   (b) fluxos que não preenchem: fonte de Co-57 comercialmente disponível
3. Demais etapas conforme descrito acima

Resolução/Linearidade Espacial
A. RESOLUÇÃO ESPACIAL
= parâmetro da câmara de cintilação que caracteriza sua habilidade para determinar precisamente a localização original de um raio gama no plano X, Y;
medido em ambas as direções X e Y; expressa como largura completa na metade máxima (FWHM) da função da dispersão da linha em mm
(a) resolução espacial intrínseca
(b) resolução espacial do sistema

B. LINEARIDADE ESPACIAL INTRÍNSECA
= parâmetro de uma câmara de cintilação que caracteriza a quantidade de distorção posicional causada pela câmara com respeito aos eventos gama entrando no detector
(a) linearidade diferencial = desvio padrão da função de dispersão da linha separação de pico (em mm)
(b) linearidade absoluta = quantidade máxima de deslocamento espacial (em mm)
Frequência do controle de qualidade: toda semana

Método:
1. Cobrir o detector até o campo de visão colimado (anel de chumbo)
2. Um fantasma de chumbo é acoplado na frente do cristal
   (a) padrão de quatro quadrantes de barras (3 tomadas cada uma após 90° de rotação para testar o cristal por inteiro)
   (b) espaçamento igual em linha paralela (*parallel-line equal line* — PLES) (duas tomadas)
      ◊ Alterar semanalmente os ângulos de direção das barras
   (c) teste do padrão do orifício ortogonal de Smith (Smith *orthogonal hole test pattern* — OHP) (uma tomada apenas)
   (d) fantasma de Hine-Duley (2 tomadas)
3. Ajustar a janela simétrica do analisador para a largura utilizada normalmente
4. Colocar uma fonte emissora (1–3 mCi) em uma distância fixa de, pelo menos, 5 diâmetros do cristal do detector, no eixo central (remova todas as fontes da área imediata de modo que a taxa de contagem de fundo seja baixa)
5. Adquirir 1,25 milhão de contagens para um campo pequeno, 2,5 milhões de contagem para um grande campo, no mesmo meio usado para estudos clínicos
6. Registrar as contagens, tempo, intensidade do CRT, ajustes do analisador, iniciais do controlador

(Todas as novas câmaras são equipadas com um circuito de correção de distorção espacial)

Avaliação:
Avaliação visual de:
(1) resolução espacial sobre todo o campo
(2) linearidade

Resolução da Energia Intrínseca
= habilidade para distinguir entre os eventos gama primários e eventos esparsos; executada sem colimador; expressa como relação entre fotópico FWHM (largura completa na metade máxima — *full width at half maximum* — FWHM) e energia do fotópico (em%)
Limite: 11% para SPECT, 14% para algumas câmaras planares
Frequência do controle de qualidade: diariamente (pode ser semanalmente para algumas câmaras)

CRT-Saída/Dispositivo Fotográfico
(1) verificação de sujeira, manchas, marcas de queimadura nas placas de superfície do CRT
(2) ajustar a escala de cinza + ajustes do contraste para adequação ao filme

CONTROLE DE QUALIDADE DO SPECT
= TOMOGRAFIA COMPUTADORIZADA POR EMISSÃO DE FÓTONS ISOLADOS
= câmara gama girando sobre uma paleta apoiando o paciente para obter 60–120 visões durante uma rotação de 180°/360° com um campo de visão de 40–50 cm através do paciente e 30–40 cm na direção axial
Resolução espacial: ~8 mm para estudo de alta contagem

Uniformidade da SPECT
1. Matriz de 64 × 64 = fluxo de contagem de 30 milhões com colimador, orientação e aumento iguais para o estudo de pacientes
2. É necessário fonte de Co-57 com < 1% de variação de uniformidade
3. Matriz de 128 × 128 = fluxo de contagem de 120 milhões com colimador, orientação e aumento iguais para o estudo de pacientes

Frequência de controle de qualidade: semanalmente

Centro de Rotação (COR)
1. Fonte linear de Tc-99m (5–8 mCi) posicionada 3–5 cm de distância do centro de rotação, enquanto é mantida a paleta de varredura fora do campo de visão
2. A direção de rotação deve ser a mesma usada para estudo de paciente
3. O número de etapas (32, 64 ou 128) deve ser o mesmo para estudo do paciente
4. Tempo por etapa de tal modo que sejam adquiridas ao menos 100K de contagens
5. O centro de rotação (COR) deve ser feito com o mesmo colimador, orientação e aumento utilizado em estudo de paciente

Frequência de controle de qualidade: semanalmente

Estudo da SPECT com Fantasma Jaczak
testes em sistemas de câmaras múltiplas com uma imagem final
- fantasma contém diversos objetos de vários tamanhos (hastes quentes e frias e bolas frias)
- imagem final reconstruída é avaliada virtualmente

SPECT das Fontes de Artefatos
1. Paleta de varredura no campo de visão
2. Deslocamento do colimador + rotação na frente da câmara
3. Órbita não circular da cabeça da câmara
4. Insuficiência do tubo fotomultiplicador
5. Não acoplamento do tubo fotomultiplicador
6. Cristal quebrado
7. Pico impróprio da câmara

FONTES DE ARTEFATOS
A. Atenuador entre fonte e detector
   Materiais: cabo, marcador de chumbo, solda derramada dentro do colimador durante o reparo, fivelas de cinto/relógios/chave no paciente, colimador defeituoso
   (a) no momento da correção do procedimento de fluxo
      √ Mancha quente
   (b) após a correção do procedimento de fluxo
      √ Mancha fria
B. Cristal quebrado
   √ Banda branca com bordas quentes
C. Insuficiência do PMT (tubo fotomultiplicador) + perda do acoplamento óptico entre o PMT e o cristal
   √ Defeito frio
D. Problemas durante a exposição + processamento do filme
   1. Filme duplamente exposto
   2. Vazamento de luz em câmara de multiformato
   3. Linhas de água oriundas do processamento do filme
   4. Obturador congelado
      √ Parte do filme cortado
   5. Variações no processamento do filme
E. Configuração imprópria da janela
   1. Fotópico da janela ajustado muito alto
      √ Tubos quentes
   2. Fotópico da janela ajustado muito baixo
      √ Tubos frios
F. Administração do isótopo errado
   √ Órgãos visualizados atipicamente
G. Quantidades excessivas de Tc-99m pertecnetato livre
   √ Captação muito alta no plexo coroide, glândulas salivares, tireoide, estômago
H. Técnica de injeção falha
   por exemplo, coágulo de células sanguíneas marcadas inadvertidamente na seringa levando ao embolismo pulmonar iatrogênico
I. Contaminação com radiotraçador
   na pele do paciente, maca, colimador, cristal
J. Problemas com o tubo de raios catódicos (CRT)
   1. Mancha de queimadura na película de fósforo do CRT
   2. Sujeira/poeira na superfície do CRT

TOMOGRAFIA POR EMISSÃO DE PÓSITRONS

= PET = técnica que permite o exame de metabolismo *in vivo* não invasivo, fluxo sanguíneo, atividade elétrica, neuroquímica

Conceito:
dimensionamento da distribuição de um biocomposto como uma função de tempo, após a radiomarcação e injeção no paciente

Marcação:
os compostos da PET são radiomarcados com radionuclídeos emissores de pósitrons

Física:
reação da aniquilação de matéria e antimatéria (pósitron) com um elétron resulta na formação de aniquilação de prótons, que são emitidos em direções exatamente opostas (511 KeV cada); detectada pelo circuito de coincidência através da chegada simultânea aos detectores (germanato de bismuto-68) em lados opostos do paciente (= colimação eletrônica através do circuito de coincidência);
colimadores de chumbo não são necessários (= vantagens na resolução + sensibilidade sobre SPECT – Tomografia Computadorizada por Emissão de Fóton Único); reconstrução espacial similar à Tomografia Computadorizada por transmissão

Produção de Radionuclídeos
em acelerador de partículas/gerador de nuclídeos (ciclotron de íons negativos e positivos); acelerador linear)
Quantidade esperada de radionuclídeos: 500–2.000 mCi

Características do gerador:
energia dos feixes (a taxa de produção de radionuclídeos aumenta monotonicamente com a energia dos feixes), corrente dos feixes (taxa de produção diretamente proporcional à corrente dos feixes), partícula acelerada, requerimento de blindagem, tamanho, custos

Produção Radiofarmacêutica
(1) inicializar o acelerador, configurar
(2) irradiação
(3) síntese
(4) teste de esterilidade, composição

Características da Imagem PET

Sensibilidade
= fração de decaimentos radioativos no paciente que são detectados pelo *scanner* como eventos verdadeiros (medidos em contagens por segundo, por microcurie, por milímetro)
◊ 30–100 vezes mais sensível do que SPECT (em virtude da colimação eletrônica ao contrário da colimação de chumbo)!

Resolução
= capacidade de resolução = objetos menores lado a lado que podem ser distinguidos como objetos separados em imagens com um número infinito de contagens (medidos em mm); determinado por
– distância que um pósitron viaja antes de ocorrer a aniquilação (geralmente 0,5–2 mm dependendo da energia)
– variação de ângulo de 180° ($\pm 5° = 0,5$ mm)
– tamanho físico do detector (1–3 mm)
◊ Resolução espacial típica: 4–7 mm

Medida da Distribuição de Radioatividade
valores de pixels proporcionais à radioatividade por volume
Unidade: mg de glicose por minuto por 100 g de tecido
Tempo de imagem: 1–10 minutos

Concentração Órgão-Específica
(a) coração, cérebro: contêm pouca glicose-6-fosfatase resultando em alta concentração de fluordeoxiglicose F-18
 – a taxa metabólica de glicose é proporcional à taxa de fosforilação de FDG (fluordeoxiglicose)
(b) fígado: abundância de glicose-6-fosfatase + níveis baixos de hexoquinase resultando em rápida desobstrução de FDG
(c) urina: 50% de atividade injetada excretada de forma não metabolizada na urina
(d) neoplasia: glicose elevada com aumento da atividade de hexoquinase + outras enzimas

Distribuição de FDG
acúmulo acentuado no: cérebro, miocárdio, sistema coletor intrarrenal + uretra + bexiga
acúmulo moderado no: fígado, baço, medula óssea, córtex renal, volume de sangue no mediastino

Sítios de captação fisiológica variável:
@ gordura marrom
= aquecimento altamente especializado produzindo tecido em resposta à exposição ao frio/ingestão de alimento (= termogênese induzida pela dieta/sem aumento da produção de calor)

Localização:
cervical suboccipital e região supraclavicular; região paraespinhal do pescoço e tórax; espaços intercostais em articulação costovertebral; axila; retrocural; mediastino adjacente aos vasos torácicos; gordura periférica
◊ Manter o espaço de captação aquecido; usar cobertores quentes

Radiofarmacêuticos Comuns na Tomografia por Emissão de Pósitrons

Isótopo		Uso	Meia-Vida (min.)	Energia Média de Pósitrons (keV)	Reação Típica	Campo em 10 MeV (mCi/μA EOSB)
Rubídio	Rb-82		1,23	1.409	gerador de Sr/Rb	—
Fluorina	F-18	metabolismo da glicose	109	242	O-18(p,n)F-18	120
Oxigênio	O-15	O_2, H_2O, CO_2, CO	2,1	735	N-15(p,n)O-15	70
Nitrogênio	N-13	perfusão de NH_3	10	491	C-13(p,n)N-13	110
Carbono	C-11	metabolismo de carbono	20,3	385	N-14(p,)C-11	85

P = próton injetado; n = nêutron ejetado; = partícula alfa; EOSB = final do bombardeamento saturado (irradiação infinitamente longa, na qual os números de radionuclídeos produzidos são iguais ao número de radionuclídeos que decaem) por microamperes de corrente do feixe (= número de partículas por segundo emergindo do acelerador e interferindo no material-alvo)

@ cérebro e medula
captação intensa no córtex cerebral > cerebelo, gânglios basais, tálamo; captação moderada na cervical + espinha torácica superior
◊ Muitas vezes usada como uma referência para semiquantificação
@ medula óssea
geralmente captação leve com distribuição homogênea; captação moderada a intensa após quimioterapia + tratamento com GCsF (fator estimulador de colônias de granulócitos) + em pacientes anêmicos
@ nasofaringe
anel de Waldeyer (correlação negativa entre idade e intensidade de captação); glândulas sublinguais (glândula mucosa com captação em forma de V invertido no assoalho da boca)
@ glândula tireoide
captação moderada/intensa em 1/3 dos pacientes eutireoidianos; consistente com tireoidite crônica, doença de Graves
@ timo
intensidade leve a moderada; hiperplasia de rebote + aumento da captação durante 3 meses a 1 ano
@ trato digestivo
Causa: músculo liso metabolicamente ativo + mucosa, secreções deglutidas, captação microbiana
– esôfago: mais acentuado na junção gastroesofágica
– estômago:
valor padronizado de captação (SUV) geralmente < 3,8, pode ser tão elevado quanto 5,6
– intestino delgado: focos isolados com SUV < 4
– cólon
o cólon direito pode ter um SUV tão elevado quanto 10 (células linfáticas); captação moderada a intensa no reto
◊ Os enemas não reduzem a captação
@ fígado
os hepatócitos apresentam uma concentração mais elevada de enzimas fosfatase resultando em desfosforilação de FDG-6-fosfato + um *washout* (período de interrupção) mais rápido de FDG
◊ Imagem postergada para lesão indeterminada do fígado
@ músculo esquelético
fontes das principais energias: gordura e glicose (em repouso 9÷1, em exercício de baixa intensidade 6÷4, em exercício de alta intensidade 1÷9);
– diabéticos recebem a medicação com a refeição da manhã dentro de 4 horas antes da imagem
◊ Nenhum esforço muscular durante 24 horas antes da imagem PET
◊ Nenhuma goma de mascar/tabaco, leitura e conversação durante a fase de captação
Localização:
músculos extraoculares; músculos paravertebrais no pescoço + tórax (estresse induzido, ansiedade do paciente); músculos laríngeos intrínsecos (fala); diafragma (hiperventilação, respiração forçada)
@ miocárdio
ácidos graxos livres são predominantes no substrato metabólico; a utilização de glicose + níveis de insulina aumentam após a captação de carboidratos
◊ Jejum (≥ 4 horas desde a última refeição) altera predominantemente o metabolismo de ácidos graxos
@ trato geniturinário
reservatório no cálice do polo superior, ureter redundante dilatado, divertículo da bexiga, captação endometrial, testículos (pacientes jovens)
◊ Cateterização da bexiga para reduzir a atividade + enchimento com 200 mL de solução salina, apenas antes da imagem pélvica
Sítios de captação patológica benigna:
@ cicatrização óssea
@ linfonodos
doença granulomatosa ativa (tuberculose, sarcoidose), infecção, instrumentação recente
@ articulações
doença articular degenerativa/inflamatória (com frequência nas articulações do ombro + esternoclavicular + acromioclavicular)
@ infecção/inflamação
infiltração leucocitária em abscesso, pneumonia, sinusite, pancreatite aguda, cicatrização por intenção secundária, reparo das feridas, reabsorção de tecidos necrosados, hematoma

IMAGEM PET FDG em Oncologia

FDG = traçador análogo de glicose 2-[fluorina-18] flúor-2-deoxi-D-glicose
Fisiopatologia:
a glicose sérica compete com FDG para entrada nas células tumorais; retido por via intracelular como FDG-6-fosfato; as células malignas apresentam uma taxa elevada de glicose
Preparação:
(1) jejum durante 4 (–18) horas
(2) em diabéticos nível de glicose sanguínea < 200 mg/dL
Razão: a captação de FDG no tumor é reduzida por um nível elevado de glicose sérica

Efeito do Nível de Glicose Sanguínea na Captação de FDG

Nível de Glicose Sanguínea (mg/Dl)	Captação Máxima de SUV no Cérebro
< 80	13,3 ± 3,7
80–110	12,1 ± 3,2
110–150	9,8 ± 2,4
150–200	7,8 ± 3,1
> 200	4,8 ± 1,8

Dose: 10 mCi (370 MBq)
Meia-vida física: 110 min.
Tempo de imagem: 45–60–70 min após a administração (compensação entre a redução da atividade de fundo e o declínio da estatística de contagem)
Correção da distorção na imagem de corpo inteiro:
a correção de atenuação pode ser alcançada com uma transmissão de varredura antes/após a emissão da aquisição de imagem em cada posição correspondente

Valor de Captação Padronizado (SUV):

= medida do alvo-fundo para permitir a comparação entre diferentes pacientes e doenças regularizados para a massa corporal
SUV = FDG $_{região}$ [mCi/mL]/(FDG $_{dose}$ [mCi]/WT [kg])
FDG $_{região}$ = decaimento corrigido da concentração do radiotraçador regional
FDG $_{dose}$ = dose injetada de radiotraçador
WT = peso corporal em quilogramas (corrigido para gordura corporal, considerando a falsa elevação do SUV)

Valores típicos:
```
tecido mole ............................. 0,8
volume sanguíneo (em 1 hora) .............. 1,5–2,0
fígado .................................. 2,5
córtex renal ............................ 3,5
neoplasia maligna ....................... 2–20
câncer de pulmão de não pequenas células ...... 8,2
câncer de mama .......................... 3,2
```
PET – avaliação visual: sensível 98%, específica 69%
PET – medição de SUV: sensível 92%, específica 90%

IMAGENS HÍBRIDAS PET/CT
= a combinação de *scanner* PET de alta resolução + *scanner* CT permite a aquisição de imagens 3-dimensionais
Indicações:
1. Câncer de pulmão
2. Câncer de mama
3. Recorrência de câncer de cólon
4. Câncer de pescoço e de cabeça
5. Tumor cerebral
6. Câncer pancreático (sensível 96% + específico)
7. Linfoma (estágio inicial + resposta ao tratamento)

Linfoma Maligno
grau de malignidade:
√ Captação mais baixa para o linfoma indolente comparado ao agressivo (SUV > 10 probabilidade da existência de doença agressiva)
√ Transformação agressiva (= alteração de linfoma de baixo grau para linfoma de alto grau) em 5–10%; requer a repetição de biopsia
Estadiamento: PET/CT trata dos tumores de segundo plano
√ Captação esplênica > hepática indica envolvimento esplênico
√ Captação heterogênea e dispersa no envolvimento da medula óssea
Armadilhas:
(a) linfoma cerebral + gástrico difícil de detectar em virtude do acúmulo fisiológico
(b) aumento da captação após o tratamento com o fator estimulador de colônias de granulócitos (GCSF)
(c) captação em gordura marrom do mediastino
(d) captação em Lnn com envolvimento sarcoide
(e) captação fisiológica colônica pode ser errônea para linfoma
(f) lesões de pequeno volume podem ser indetectáveis
Resposta ao tratamento:
(1) avaliação precoce da resposta após um ciclo de quimioterapia apresenta um alto valor prognóstico
(2) resíduos de captação anormal de FDG após terapia sugere prognóstico insatisfatório!

Linfoma de Hodgkin
97% dos sítios da doença identificados pela PET com FDG
◊ A adjacência da lesão é CARACTERÍSTICA!

Tumor Cerebral
ver "PET em Tumor Cerebral" na página 1110

Carcinoma de Células Escamosas de Cabeça e Pescoço
(1) fase primária da mucosa não identificada (em 1–5%): sensível 25–35%
(2) estadiamento: detecção de envolvimento nodal contralateral
(3) reestadiamento (sensível 88–100%, específico 75–100%): mais sensível e específico do que CT/MR

Carcinoma de Tireoide
os carcinomas de tireoide bem diferenciados não são ávidos por FDG

Câncer Esofágico
(1) tumor primário não identificado em até 20% (sensibilidade de 33% comparada com 81% para o ultrassom endoscópico)
(2) metástase locorregional (sensibilidade de 32–41%)
(3) reestadiamento
– recorrência local (sensível de 100%, específica de 57%)
– doença regional recorrente (sensível de 92%, específica de 83%)
– metástases distantes (sensível de 95%, específica de 80%)

Cânceres Gastrointestinais com Captação de FDG Variável/Baixa
1. Qualquer câncer bem diferenciado
2. Carcinoma mucinoso
3. Lesão precoce de MALT (Tecido linfoide associado a mucosa de baixo grau)
4. Carcinoma hepatocelular

Captação Patológica no Intestino
@ esôfago
1. Esofagite de refluxo
2. Esofagite por radiação
3. Esôfago de Barrett
4. Acantose glicogênica
5. Câncer esofágico
@ estômago
1. Gastrite (drogas anti-inflamatórias não esteroidais – NSAID, Helicobacter pylori)
2. Tumor estromal gastrointestinal ou (GIST)
3. Linfoma
4. Adenocarcinoma (variável)
@ intestino delgado
1. Doença intestinal inflamatória
2. Tumor estromal gastrointestinal ou (GIST)
3. Linfoma
4. Metástases (melanoma)
@ cólon
1. Enterocolite inflamatória
2. Apendicite, diverticulite, abscesso
3. Câncer de cólon ou câncer colorretal

Câncer de Pulmão
ver "Imagem de Tumores Pulmonares" na página 1116

Câncer de Mama
(1) diagnóstico inicial
√ 40% dos cânceres primários de mama não são visualizados
(2) estadiamento
√ Sensível de 61%, específico de 80% para nódulos ou gânglios axilares
√ Doença insuspeita detectada em 30% da cadeia mamária interna/mediastino
(3) reestadiamento
√ Sensível de 92–100% para recorrência, especificidade de 72–82% altera-se com o período de intervalo da terapia
√ PET/CT pode alterar em 36% no controle clínico

IMUNOCINTILOGRAFIA

= imagens com anticorpos monoclonais [= população de anticorpos homogêneos direcionada contra um único antígeno (p. ex., célula cancerosa)], que são marcados com um radiotraçador

Técnica de hibridomas:
os linfócitos B de produção de anticorpos são extraídos do baço de camundongos, que foram imunizados com um tipo específico de célula cancerosa; os linfócitos B são fusionados com células imortais de mieloma (= hibridoma)

Agentes:
Indium-111 satumomab pendetide = Indium-111 CYT-103 (OncoScint™ CR/OV) = anticorpo monoclonal de murinos produto derivado por radiomarcação de sítio específico do anticorpo B27.3-GYK-DTPA conjugado com Indium-111

Uso: detecção + estadiamento de cânceres ovariano + colorretal

Dose: 1 mg de anticorpo radiomarcado com 5 mCi de Indium-111 injetado por via intravenosa (IV)

Biodistribuição: fígado, baço, medula óssea, glândulas salivares, genitália masculina, reservatório sanguíneo, rins, bexiga

Imagens: dois (2) conjuntos de imagens 2–5 dias após a injeção + 48 horas de intervalo

LINFOCINTILOGRAFIA

Técnica em Linfocintilografia
Tc-99m solução de albumina injetada intradermicamente para aumentar uma pápula no primeiro espaço interdigital de pés e mãos
Dose: 500 µCi (18,5 MBq); 92–98% de albumina são firmemente ligados ao Tc-99m
Volume: 0,05 mL; > 98% de macromoléculas de albumina (peso molecular de 60 kDa) entram nos vasos linfáticos
Imagens: em 1 min, 10–40 min e 3–5 horas com colimador de orifícios paralelos passando sobre o paciente

O Índice de Transporte (TIS)
= medição semiquantitativa de critérios objetivos + subjetivos de transporte de radiotraçador linfático e periférico
TIS = K + D + 0,04•T + N + V
- K = cinética de transporte = grau de atraso de transporte
- D = padrão de distribuição de radionuclídeos = grau de refluxo dérmico
- T = cronometragem da aparência dos radionuclídeos nos linfonodos regionais (em minutos regularizado para 200 minutos como atraso máximo)
- N = demonstração + intensidade de linfonodos
- V = demonstração + intensidade de coletores linfáticos

DISTÚRBIOS DO FLUXO LINFÁTICO

Displasia Linfática Primária
- inchaço unilateral e bilateral das extremidades superiores e inferiores
- semelhante a outras síndromes angiodisplásicas
  1. Síndrome de Klippel-Trénaunay-Servelle
     = anormalidades linfáticas + venosas
  2. Síndrome de Klippel-Trénaunay-Weber
     = distúrbios arteriais + linfáticos + venosos
  3. Doença de Milroy
     = distúrbio autossômico dominante com alta penetrância caracterizada pelo linfoedema de uma ou de ambas as extremidades superior e inferior, face, e outras partes do corpo

Displasia Linfática Secundária
= obstrução do fluxo linfático, a partir de uma causa adquirida
Causa:
  1. Tratamento de câncer: obliteração de linfonodos por ressecção (ou excisão) ou irradiação
     ◊ O linfoedema pode aparecer meses ou anos após o tratamento, em virtude da deterioração gradual na força contrátil intrínseca da incompetência da válvula/parede linfática
  2. Filariose
     = nematódeo (*Wuchereria bancrofti, Brugia malayi*) reside dentro de vasos linfáticos periféricos + nódulos + obstrui o fluxo linfático
     - genitália/extremidades paquidérmicas/com aspecto de elefantíase
     - quilúria, hidrocele, refluxo quiloso, menorragia quilosa, vesículas quilosas, edema genital, ingurgitamento mamário de grande amplitude
  3. Doença venosa de longa duração/após decapagem venosa
  4. Obstrução linfática por câncer, sarcoma de Kaposi
  5. Inflamação linfática: uso tópico de Cantharone® (para a eliminação de verrugas plantares); tratamento injetável de varizes
  6. Traumas menores de ossos e tecidos moles
  7. Condição sedentária: por exemplo, confinamento em cadeira de rodas
  8. Obesidade mórbida
  9. Linfoedema tardio
     = linfoedema congênito com manifestação tardia após causa secundária sobreposta

Linfoedema Primário
- nenhum histórico de quimioterapia para câncer, extirpação de nódulo/irradiação, trauma grave
Idade: do nascimento a > 25 anos
Causa: primária/distúrbio linfático adquirido
√ Ausência completa/atraso do transporte do radiotraçador
√ Ausência/escassez de coletores linfáticos (fluxo troncular)
√ Dispersão dérmica intensa/refluxo
  - vesículas (ou lesões) quilosas da pele
  - fuga externa de linfa leitosa
√ A displasia linfática pode envolver vísceras
Armadilha: a injeção subcutânea conduz à falha fictícia do movimento do radiotraçador

Linfoedema Congênito
Idade: do nascimento aos 5 anos

Linfoedema Precox (Precoce)
Idade: da puberdade aos 25 anos
(a) congênito
    √ Falta de coletores intactos, difusão dérmica, transporte tardio
(b) adquirido
    √ Coletores intactos, transporte regional rápido, difusão dérmica tardia

Linfoedema Secundário
√ Troncos linfáticos proeminentes:
  √ A obstrução linfática de longa duração conduz à obliteração (*die-back*) dos vasos linfáticos em virtude da deposição de gel-coágulo intraluminal/inflamação reativa
√ Difusão dérmica (refluxo) de intensidade variável
√ Transporte de radiotraçador tardio
√ Linfonodos regionais visualizados vagamente (ou levemente)

CINTILOGRAFIA DE CORPO INTEIRO PARA ÓRGÃOS NÃO ESPECÍFICOS

Indicações para Imagens de Corpo Inteiro para Órgãos Não Específicos

1. Tumor
   Agentes: citrato de gálio-67 (Ga-67), I-131 MIBG, In-111 pentetreotide (Octreoscan™), In-111 anticorpo anti-prostático (ProstaScint®), In-111 OncoScint®, Tc-99m anticorpo anti-CEA (CEA-Scan®), F-18 desoxiglicose
2. Inflamação/infecção
   Agentes: citratro de gálio-67 (Ga-67), leucócitos (WBC) marcados com In-111 oxime, leucócitos marcados com Tc-99m HMPAO

AGENTES PARA INFLAMAÇÃO

Cintilografia com Citrato de Gálio-67 (Ga-67)

sensibilidade global de 58–100%; especificidade de 75–100% (inferior para a inflamação abdominal, em virtude da atividade abdominal problemática)

Indicação: gálio-67 limitado principalmente para
   (a) tórax: pneumonia intersticial, infecção oportunista, sarcoidose, toxicidade de drogas
   (b) osso: osteomielite

Fisiopatologia:
fuga de gálio-67 ligado a proteína no espaço extracelular, secundária ao aumento da permeabilidade capilar + hiperemia; o gálio-67 é ligado preferencialmente aos leucócitos polimorfonucleares (PMN) + macrófagos
1. Incorporação de leucócitos (rica em lactíferos)
2. Captação bacteriana (sideróforos quelantes de ferro)
3. O tecido inflamatório estimula a produção de lactoferrina

Gálio na Inflamação Abdominal Crônica

sensibilidade de 67%, especificidade de 64%, taxa de 13% de falso-negativo, taxa de 5% de falso-positivo

Dose: 5 mCi
Imagens: rotina em 48–72 horas (após a eliminação da alta atividade de fundo); opcional em 6–24 horas (antes da excreção gastrointestinal + renal); imagens tardias, quando necessário

√ Captação difusa em peritonite
√ Captação localizada em abscesso piogênico agudo, fleumão (ou fleugmão), colecistite aguda, pancreatite aguda, gastrite aguda, diverticulite, doença inflamatória intestinal, ferida cirúrgica, pielonefrite, abscesso perinefrético

Cintilografia com Leucócitos Marcados

= método de imagens primárias para inflamação/infecção
Indicação:
   (1) febre de origem desconhecida/bacteremia
   (2) infecção abdominal/abscesso
   (3) osteomielite
   (4) doença inflamatória intestinal
   (5) infecção de enxerto vascular

Preparação (período de 3 horas):
   » 30–40 mL de sangue total em uma seringa contendo um anticoagulante
   » a seringa permanece em posição vertical durante 1–2 horas com a adição de hidroxietila de amido (para a sedimentação de eritrócitos – RBCs ou glóbulos vermelhos ou hemácias)
   » com a centrifugação os leucócitos formam uma esfera no fundo do tubo (permitindo a separação de leucócitos das plaquetas)

Requisitos:
1. Contagem de leucócitos > 2.000/mm^3
2. Processo inflamatório mediado por neutrófilos

Biodistribuição: bem próxima da medula hematopoieticamente ativa

Captação fisiológica:
   @ feridas em granulação = cicatrização secundária (ou por segunda intenção) (por exemplo ostomias, enxerto de pele)
      ◊ Leucócitos não se acumulam em feridas de cicatrização normal
   @ pulmão
      √ Captação por fisiologia de difusão pulmonar até 4 horas
         ◊ captação pulmonar > 24 horas em virtude de pneumonia/ARDS (síndrome do desconforto respiratório do adulto [SDRA])
      √ Captação por fisiologia de difusão pulmonar em paciente com sepse grave (em virtude da liberação de citoquinas no sítio da infecção + a ativação subsequente do endotélio vascular pulmonar)

Leucócitos Marcados com In-111

= leucócitos autólogos marcados com In-111-oxime com sensibilidade de 80%; especificidade de 97%, exatidão de 91% (superior ao citrato de gálio-67); sem atividade no conteúdo intestinal/urina

Indicação:
sepse oculta (febre pós-operatória), infecção piogênica aguda, abscesso renal + abdominal, doença inflamatória intestinal, infecção não pulmonar com positividade para HIV, infecção de enxerto protético (enxerto cardiovascular/ósseo), infecção de articulação/óssea complicada + crônica + aguda

Técnica:
agentes quelantes (oxime = 8-hidroxiquinolina/tropolona) usados para a marcação de leucócitos; o complexo lipofílico oxime-índio penetra a membrana celular de células brancas; as proteínas intracelulares recuperam o índio do oxime; o oxime difunde-se da célula; requer 2 horas de período de preparação

Taxa de recuperação: 30% em 1–4 horas após a injeção
Limitações: acesso IV calibre 19, leucopenia, quimiotaxia prejudicada, leucócitos anormais, crianças
Dose: 0,5 mCi
Meia-vida: 67 horas
Fotópicos úteis: 173 keV (89%), 247 keV (94%)
Dose de radiação:
13–18 rad/mCi para o baço; 3,8 rad/mCi para o fígado; 0,65 rad/mCi para a medula vermelha; 0,45 rad/mCi para o corpo inteiro; 0,29 rad/mCi para os testículos; 0,14 rad/mCi para os ovários (comparado com a dose mais alta de gálio-67 [Ga-67] para o baço, exceto a dose mais baixa para todos os outros órgãos)

Biodistribuição: baço, fígado, medula óssea; meia-vida de depuração sanguínea de 6–7 horas; nenhuma atividade intestinal

Imagens:
melhores em 18–24 horas após injeção para preparação celular; opcional em 2–6 horas (por exemplo doença inflamatória intestinal); imagens tardias, quando necessário; a captação de medula óssea proporciona referências úteis

• imagens por SPECT » imagens planares padrão

√ Atividade focal maior do que no baço é típica para abscesso (comparação baseada na atividade da medula óssea, baço e fígado)
√ Atividade igual ao fígado (foco inflamatório significativo)
√ Atividade abdominal é sempre anormal
(por exemplo pseudomembranosa, colite isquêmica, doença inflamatória intestinal, sangramento gastrointestinal)

Falsos-positivos:
  @ tórax: insuficiência cardíaca congestiva (CHF), síndrome do desconforto respiratório (RDS), embolização de células, fibrose cística, linhas de acesso vascular, cateter de diálise
  @ abdômen: baço acessório, acúmulo no trânsito colônico, rejeição de transplante renal, hemorragia gastrointestinal ativa, vasculite, doença isquêmica intestinal, ressuscitação cardiopulmonar (CPR), uremia, terapia pós-radiação, granulomatose de Wegener, leucemia linfoide aguda ou linfoblástica (ALL), punção lombar
  @ diversos: Injeção IM, linfoma histiocítico, infarto cerebral, artrite, metástase esquelética, tromboflebite, hematoma, prótese de quadril, carcinoma do ceco ou cecal, pseudoaneurisma pós-cirúrgico, tumores necróticos que colhem leucócitos

Falsos-negativos:
infecção crônica, enxerto aortofemoral, abscesso do quadrante superior esquerdo, hematoma pélvico infectado, abscesso esplênico, abscesso hepático (ocasionalmente)

Desvantagens:
procedimento de 2 dias, imagens de baixa qualidade, especialmente das extremidades

Vantagens:
nenhuma atividade nos tratos geniturinário e gastrointestinal normais (preferido em paciente no pós-operatório + enxertos vasculares); possibilidade de varredura simultânea da medula óssea + leucócitos com marcador de coloide de enxofre (ou enxofre coloidal)

Leucócitos Marcados com Tc-99m-HMPAO

Uso ideal: osteomielite nas extremidades
Biodistribuição: medula óssea, poucos tecidos moles, atividade da bexiga + renal, baço > fígado
Excreção: na bile + urina
Vantagens sobre a imagem de leucócitos marcados por In-111:
  (a) melhoria do fluxo de fótons com dose mais baixa
  (b) imagem mais precoce (mesmo dia)
Desvantagens:
  (1) excreção biliar conduz para atividade intestinal, o que pode obscurecer o abscesso de enxerto e abdominal se não houver uma imagem precoce
  (2) atividade do coração e reservatório sanguíneo
  (3) acúmulo não específico no pulmão pode obscurecer a doença pulmonar
Técnica:
agentes quelantes (exametazina oxime) usados para a marcação de leucócitos; Ceretec Tc-99m liga-se com leucócitos autólogos e é reinjetado
Dose: até 10 mCi
Imagem:
30 min (ideal para uso em abdômen), 60 min, 3–4 horas, 4–8 horas (ideal fora do abdômen); 24 horas (opcional)
Falsos-positivos:
podem ser decorrentes da distribuição incomum da medula, correlação com a varredura (coloide de enxofre) de medula óssea pode ser necessária

CITRATO DE GÁLIO-67

O gálio-67 (Ga-67) atua como um análogo do íon férrico; usado como citrato de gálio (forma solúvel em água)
Produção: bombardeamento de alvos de zinco (Zn-67, Zn-68) com prótons (ciclotrons); praticamente isento de transportador após o processo de separação
Decaimento: pela captura de elétrons para o estado estável de Zn-67
Níveis de energia:
  (a) usado: 93 keV (38%), 184 keV (24%), 296 keV (16%), 388 keV (8%)
  (b) não usado: 91 keV (2%), 206 keV (2%)

Meia-vida física: 3,3 dias (= 78 horas)
Meia-vida biológica: 2–3 semanas
Dose para adultos: 3–6 mCi ou 50 µCi/kg
Dose de radiação:
0,3 rad/mCi para o corpo total; 0,9 rad/mCi para o cólon distal (= órgão crítico); 0,58 rad/mCi para a medula vermelha; 0,56 rad/mCi para o cólon proximal; 0,46 rad/mCi para o fígado; 0,41 rad/mCi para os rins; 0,24 rad/mCi para as gônadas

Sítios de Ligação do Citrato de Gálio-67

Fisiologia:
o gálio-67 está ligado aos sítios de ligação de ferro de várias proteínas (ligação mais forte com a transferrina no plasma, e lactoferrina em tecidos); multiexponencial + desaparecimento lento do plasma; melhoria da razão alvo-fundo pelo aumento da excreção de gálio-67

A. Espaços fluidos
  1. Transferrina, haptoglobina, albumina, globulinas em soro sanguíneo (90%)
  2. Espaço fluido intersticial (aumento da permeabilidade capilar e hiperemia na inflamação + tumor)
  3. Lactoferrina em tecidos
B. Ligação celular
  1. Polimorfonucleares (PMNs) viáveis incorporam 10% de gálio-67 (ligados à lactoferrina em grânulos intracitoplásmicos)
  2. Polimorfonucleares não viáveis + seus exsudatos de proteínas (proteínas ligadas ao ferro são depositadas em sítios de inflamação; esse processo remove o ferro do espaço extracelular; o ferro não está mais disponível para o crescimento bacteriano)
  3. Os linfócitos apresentam receptores de superfície de ligação para a lactoferrina
  4. Macrófagos fagocíticos envolvem os complexos de ferro-proteína
  5. Bactérias + fungos (siderófaros = lisossomas = quelatos de baixo peso molecular produzidos pela bactéria) apresentam o mecanismo de proteína transportadora de ferro
  6. Célula tumoral associada ao receptor de transferrina + transporte dentro das células (os linfócitos ligam-se ao gálio-67 com menor avidez do que os polimorfonucleares (PMNs); os glóbulos vermelhos (ou eritrócitos) não se ligam ao gálio-67)

Mnemônica (auxiliar de memória): LFT'S
  Lactoferrina (leucócitos)
  Ferritina
  Transferrina
  Siderófaros (bactéria)

Captação de Citrato de Gálio-67

em 24 horas: mais acentuado no sistema reticuloendotelial (RES), fígado, baço (4%), medula óssea (coluna lombar, articulações sacroilíacas), parede intestinal (principalmente atividade colônica em imagens tardias), córtex renal, mucosa nasal, glândulas salivares + lacrimais, reservatório sanguíneo (20%), pulmão (< 3% = equivalente à atividade de fundo), mamas
em 72 horas: 75% da dose permanece no corpo com sua atividade distribuída igualmente entre tecido mole (órbitas, mucosa nasal, intestino grosso), fígado, ossos ou medula óssea (occipital); a atividade renal não é mais detectável; as glândulas salivares + lacrimais podem estar ainda proeminentes

Excreção de Citrato de Gálio-67

(a) pelo trato urinário (10–25% dentro de 24 horas)
  nenhuma atividade renal + bexiga urinária após 24 horas

(b) pelo trato gastrointestinal (10–20%)
via hepatobiliar + excreção pela mucosa colônica
◊ Enemas + laxantes promovem a limpeza e a desobstrução da atividade intestinal
◊ Limpeza intestinal não eficiente quanto o gálio permanece também dentro da parede colônica
(c) por vários fluidos corporais
por exemplo o leite humano (determina a interrupção do aleitamento durante 2 semanas)

Imagens de Citrato de Gálio-67
geralmente (6, 24), 48–72 horas (até 7 dias)
◊ Melhor razão alvo-fundo geralmente em 72 horas
◊ Razão alvo-fundo ideal em 6–24 horas para abscesso
◊ Razão alvo-fundo ideal em 24–48 horas para tumor
- contagem de 500.000 pontos por visualizações/corpo inteiro
- SPECT útil

Fatores de Degradação das Imagens de Gálio-67
√ Lesões < 2 cm não são detectáveis
√ Dispersão de fótons dentro de tecidos sobrejacentes
√ Alta atividade fisiológica do fígado, baço, ossos, rins trato gastrointestinal pode obscurecer a lesão

Variantes Normais da Captação de Gálio-67
1. Mamas
captação aumentada sob o estímulo da menarca, estrogênios, gravidez, lactação, medicação de fenotiazina, insuficiência renal, lesão hipotalâmica
2. Fígado
captação suprimida pelos agentes quimioterapêuticos/altos níveis de ferro circulante/irradiação/doença aguda grave do fígado
3. Pulmão
captação proeminente após lifangiografia
4. Baço
captação aumentada em esplenomegalia
5. Timo
captação em crianças
6. Glândulas salivares
captação dentro dos primeiros 6 meses após a terapia de radiação para pescoço (pode persistir durante anos)
7. Placas epifisiárias em crianças
8. Terapia prévia com esteroides, quimioterapia e terapia de radiação podem reduzir a captação de Gálio
9. Cicatrização de incisão cirúrgica

Nenhuma Captação de Gálio-67
a maioria das neoplasias benignas; hemangioma; cirrose; doença cística da mama, fígado, tireoide; linfadenopatia; doença granulomatosa inativa

Indicações para as Imagens com Gálio-67
A. Infecção
o gálio tem sido amplamente substituído com imagens de leucócitos (glóbulos brancos), porém pode ser usado em infecção crônica
1. Intestino inflamado/infartado (por exemplo doença de Crohn)
DDx: excreções normais do intestino (devem ser eliminadas pelo enema; a patologia intestinal evidencia atividade persistente)
2. Captação pulmonar difusa
sarcoidose, infecções difusas (TB [tuberculose], CMV [citomegalovírus], PCP [pneumonia por *pneumocystis carinii*]), metástase linfangítica, pneumoconiose (asbetose, silicose), fibrose intersticial difusa (UIP) [pneumonia intersticial usual], pneumonia induzida por drogas (bleomicina, ciclofosfamida, bussulfano), pneumonite aguda por radiação, contraste linfoangiográfico recente
3. Envolvimento de linfonodos
sarcoidose, TB, MAI (*micobacterium avium intracellulare*), doença de Hodgkin
DDx: NÃO observado no sarcoma de Kaposi, uma diferenciação útil em pacientes com AIDS e nódulos hilares
B. Tumor
a captação neoplásica é variável; a captação proeminente é observada normalmente em:
1. Linfoma não Hodgkin (especialmente Burkitt)
2. Doença de Hodgkin
3. Hepatoma
4. Melanoma
Útil em:
— detecção de recorrência de tumor
— DDx de lesões hepáticas focais frias na varredura com coloide de enxofre de Tc-99m

Gálio em Imagens Ósseas
Atividade aumentada em:
1. Osteomielite ativa (a sensibilidade de 90% é mais alta do que para metileno difosfonato de tecnécio-99 (Tc-99m MDP).
2. Sarcoma
3. Celulite (varredura óssea seguida por varredura com gálio)
4. Artrite séptica, artrite reumatoide
5. Doença de Paget
6. Metástases (sensibilidade de 65%, menos do que para os agentes ósseos)

Gálio em Imagens Tumorais
Particularmente útil para avaliar a extensão de doença tumoral conhecida + a detecção de recorrência tumoral
A. CATEGORIA ÚTIL
1. Linfoma
(a) doença de Hodgkin: sensibilidade de 74–88%
(b) linfoma Não Hodgkin (NHL): a sensibilidade varia
— forma histiocítica: sensibilidade de 85–90%
— linfocítico bem diferenciado: sensibilidade de 55–70%
sensibilidade de 95% para doença do mediastino, sensibilidade de 80% para lesões cervicais + superficiais; sensibilidade reduzida abaixo do diafragma
2. Linfoma de Burkitt: quase 100% de sensibilidade
3. Rabdomiossarcoma: sensibilidade > 95%
4. Hepatoma: sensibilidade de 85–95%
5. Melanoma: sensibilidade de 69–79%
B. POSSIVELMENTE ÚTIL
1. Linfoma Não Hodgkin (NHL): bom para lesões grandes + mediastino
2. Metástases nodais de carcinoma de células embrionárias + seminoma: sensibilidade de 87%
3. Câncer de pulmão de células não pequenas: sensibilidade de 85% para o câncer primário de qualquer tipo histológico, probabilidade de 90% para captação em nódulos no mediastino, probabilidade de 67% para captação em nódulos no mediastino normal, probabilidade de 90% para captação em metástases extratorácicas
C. SEM UTILIDADE
tumores de cabeça e pescoço, tumores gastrointestinais (especialmente adenocarcinomas: sensibilidade de 35–40%), tumor de mama (sensibilidade de 52–65%), tumores ginecológicos (sensibilidade < 26%), tumores pediátricos

Gálio em Imagens Pulmonares
◊ Varreduras obtidas em 48 horas, considerando que 50% de normais evidenciam atividade em 24 horas
  A. CAPTAÇÃO FOCAL
    1. Malignidade pulmonar primária (sensibilidade > 90%)
    2. Distúrbios benignos: granuloma, abscesso, pneumonia, silicose
  B. CAPTAÇÃO DIFUSA/MULTIFOCAL
    (a) infecção
      1. Tuberculose
        √ Captação acentuada em lesões ativas (97%) = parâmetro de atividade
        √ Captação difusa em tuberculose miliar + pneumonia e tuberculose rapidamente progressivas
      2. *Pneumocystis carinii*
        √ Aumento de captação no período em que os sinais físicos, sintomas e as alterações radiográficas são inexpressivas
      3. Citomegalovírus
    (b) inflamação
      1. Sarcoidose
        sensibilidade de 70% para doença do parênquima ativa, sensibilidade de 94% para adenopatia hilar
        = indicador de resposta terapêutica para esteroides
      2. Doença pulmonar intersticial
        pneumoconiose, fibrose pulmonar idiopática, carcinomatose linfangítica
      3. Fase exsudativa de pneumonite por exsudação
    (c) drogas
      1. Toxicidade pela bleomicina
      2. Amiodarona
    (d) linfangiografia por contraste (em 50%)
  C. CAPTAÇÃO DE GÁLIO + FILME TORÁCICO NORMAL
    1. Toxicidade pulmonar por droga
    2. Infiltração tumoral
    3. Sarcoidose
    4. *Pneumocystis carinii*

Sinal de Panda
= captação facial de gálio-67 em ambas as glândulas parótidas + ambas as glândulas lacrimais + nariz
  1. Sarcoidose
    ◊ Especificidade de 100% para sardoidose se houver infiltração pulmonar!
  2. Linfoma tratado
  3. Lúpus eritematoso sistêmico
  4. Síndrome de Sjögren

Gálio em Imagens Renais
captação anormal em imagens tardias em 48–72 horas
  A. Tumor renal
    1. Tumor renal primário (captação variável)
    2. Linfoma/leucemia
    3. Metástases (p. ex., melanoma)
  B. Inflamação renal
    1. Pielonefrite aguda (sensibilidade de 88%)
      √ Captação focal/difusa
    2. Nefronia lobar
    3. Abscesso renal
  C. Outros
    1. Doença colágeno-vascular, vasculite, granulomatose de Wegener
    2. Amiloidose, hemocromatose
    3. Insuficiência hepática
    4. Administração de drogas antineoplásicas
  D. Transplante
    1. Rejeição crônica/aguda
    2. Necrose tubular aguda
  E. Bexiga urinária
    1. Cistite
    2. Tumor

Mnemônica: CHANT An OLD PSALM
  Chemotherapy (**Q**uimioterapia)
  Hemocromatose, insuficiência **H**epatorrenal
  Aguda, necrose tubular; **A**guda, nefronia lobar
  Neoplasma
  Transfusão, esclerose **T**uberosa
  Abscesso
  Obstrução
  Linfoma
  Drogas (Ferro [Fe], drogas que causam necrose tubular aguda [ATN])
  Pielonefrite, **P**oliarterite nodosa
  Sarcoidose
  Amiloidose, **A**loenxerto
  Leucemia
  Metástase, **M**ieloma

Imagens de Gálio em Linfoma
= principal aplicação de gálio em imagens tumorais antes + após terapia por radiação/quimioterapia
  √ Captação persistente de gálio-67 indica tumor residual
  √ Reversão ao normal de uma massa previamente ávida por Ga-67 indica fibrose
  √ Nova captação de Ga-67 durante a terapia indica a progressão de tumor
  A. Doença de Hodgkin
    sensibilidade média de 50–70% dependente do tamanho, local, técnica
  B. Linfoma Não Hodgkin
    sensibilidade de 30% para subtipo linfocítico, sensibilidade de 70% para subtipo histiocítico

Sensibilidade:
  90% para nódulos do mediastino
  80% para nódulos do pescoço
  48% para nódulos periaórticos
  47% para nódulos ilíacos
  36% para nódulos axilares

Imagens de Gálio em Melanoma Maligno
Tipos:
  1. Lentigo maligno (ou melanoma lentiginoso): baixa invasividade, baixo potencial metastático
  2. Melanoma de dispersão superficial: prognóstico intermediário
  3. Melanoma nodular: o mais letal

Prognóstico (nível de invasão versus 5 anos de sobrevida):
  nível I   (*in situ*) (no local) 100%
  nível II   (dentro da derme papilar) 100%
  nível III (estendendo-se para a derme reticular) ... 88%
  nível IV   (invadindo a derme reticular) 66%
  nível V   (infiltração subcutânea) 15%

Ga-67:
  sensibilidade > 50% para sítios metastáticos + primários
  Detectabilidade *versus* tamanho tumoral:
    sensibilidade de 73% > 2 cm; sensibilidade de 17% > 2 cm

Cintilografias ósseas, hepáticas e cerebrais:
  evidenciam muito baixa produtividade na detecção de metástases no período de avaliação pré-operatória, e não são indicadas

CINTILOGRAFIA ÓSSEA

AGENTES ÓSSEOS
A. Polifosfatos = FOSFATOS LINEARES
   = FOSFATOS CONDENSADOS
   primeiros agentes descritos: contêm até 46 resíduos de fosfato; a forma mais simples contém 2 fosfatos = pirofosfato (PYP)
B. DISFOFONATOS
   análogos orgânicos de pirofosfato caracterizados pela ligação P-C-P (fosfato-carbono-fosfato); quimicamente mais estáveis; não suscetíveis a hidrólise *in vivo*; agentes mais amplamente usados:
   1. Hidroxidifosfonato de etileno (EHDP)
      = etano-1-hidroxi-1,1-difosfonato
   2. Difosfonato de metileno (MDP)
C. Imidodifosfonatos (IDP)
   caracterizados pela ligação P-N-P

Biodistribuição de Agentes Ósseos

Captação Fisiológica de Agentes Ósseos
(a) rápida distribuição dentro do líquido extracelular – ECF (78% da dose injetada com meia-vida biológica de 2,4 min.) relacionado diretamente com o fluxo sanguíneo + vascularidade; a taxa de eliminação sanguínea determina a atividade do líquido extracelular (= fundo) (em 4 horas 1% para difosfonatos, 5% para pirofosfato/polifosfato secundário ao grau maior de ligação às proteínas)
(b) quimissorção (ou adsorção) em cristais de hidroxiapatita nos ossos + em cristais de cálcio nas mitocôndrias; concentração de MDP (difosfonato de metileno) em 3 horas é proporcional diretamente ao teor de cálcio dos tecidos (14–24% de cálcio nos ossos, 0,005% de cálcio nos músculos); 50–60% (58% para MDP, 48% para EHDP, 47% para PYP) são localizados nos ossos por aproximadamente 3 horas dependendo do fluxo sanguíneo + atividade osteoblástica; 2–10% da dose estão presentes dentro dos tecidos moles; a captação miocárdica depende ao menos de alguma revascularização do músculo infartado

Excreção de Agentes Ósseos
através do trato urinário por 6 horas em 68% de MDP/EHDP, em 50% de PYP, em 46% de polifosfatos
◊ Administração forçada de líquidos + micção frequente reduz a dose de radiação para a bexiga!

Indicações para Imagens Ósseas
1. Imagens ósseas, miocárdicas/infarto cerebral, calcificações ectópicas, alguns tumores (neuroblastoma)
2. Tratamento para a doença de Paget, miosite ossificante progressiva, calcinose universal (inibe formação + dissolução de cristais de hidroxiapatita)

Indicações Pediátricas para a Varredura Óssea
A. Dor nas costas
   1. Discite
   2. Defeito da *pars interarticularis:* as imagens de SPECT acrescentam sensibilidade
   3. Osteoma osteoide: pode ser no intraoperatório para garantir a remoção do *nidus*
   4. Infecção sacroilíaca
B. Trauma não acidental

Imagens com Agentes Ósseos
@ osso: 2–3 horas após injeção
   ◊ As fraturas podem não apresentar captação positiva até 3–10 dias, dependendo da idade do paciente
@ miocárdio: 90–120 min após injeção
   ◊ O período de imagem ideal é de 1–3 dias após o infarto

Dose usual: 20 mCi (740 MBq)
Dose de radiação: 0,13 rad/mCi para bexiga (órgão crítico),
   0,04 rad/mCi para ossos,
   0,01 rad/mCi para o corpo inteiro
Marcação: Tc (VII) é eluído como um íon pertecnetato; redução química com cloreto de estanho (Sn) (II); quelado dentro de um complexo de Tc-99m-fosfato de estanho (IV)
Controle de qualidade:
   (1) < 10% coloide de estanho de tecnécio (Tc-99m)/pertecnetato de Tc-99m livre (uma boa preparação está limitada a 95%)
   (2) o agente não deve ser usado antes de 30 minutos após a preparação
   (3) evitar a injeção de ar em preparação de frascos-ampola multidose (a oxidação resulta em ligação de tecnécio deficiente)
   (4) a atividade do *kit* é de 4–5 horas após a preparação

Escaneamento Ósseo em Três Fases
sobre a área de interesse
1. Estudo de fluxo de sequência rápida (2–5 segundos/quadro) = fluxo arterial inicial = 1^a fase
2. Imagens imediatas após o fluxo (contagens de 1 milhão para o corpo central + contagens de 0,5 milhões para as extremidades) = reservatório sanguíneo = 2^a fase
3. Imagens tardias (contagens de 0,5–1,0 milhão) entre 3–4 horas após a injeção = 3^a fase

AGENTES DA MEDULA ÓSSEA
Para avaliação de hematopoiese e fagocitose por RES (sistema reticuloendotelial)
1. Coloide de enxofre marcado com tecnécio Tc-99m (captação de 10% em medula óssea)
2. Cloreto de índio (111-In)
3. Tc-99m MMAA
   = minimicroagregados de albumina coloidal marcados com tecnécio Tc-99m para fígado, baço, medula hematopoiética
   Tamanho de partícula: 30–100 µm
   Dose: 10 mCi
   Dose de radiação para a medula: 0,55 rad
   Acúmulo de radiação na medula em 1 hora:
      6 × mais alta do que para o coloide de enxofre
      3 × mais alta do que para o antimônio-enxofre coloidal

Indicações para Imagens da Medula Óssea
(a) expansão de medula óssea hematopoieticamente ativa
   1. Distúrbios hematológicos para revelar a presença de expansão periférica de medula funcional
(b) defeito focal a partir do deslocamento por doença infiltrante
   1. Distúrbios da substituição de medula: por exemplo, doença de Gaucher
   2. Infarto ósseo: por exemplo, anemia falciforme (Diagnóstico a partir de osteomielite)
   3. Necrose avascular em crianças

Superscan
Causa:
A. Metabólica
   1. Osteodistrofia renal
   2. Osteomalacia
      √ Sítios focais de intensa atividade distribuídos aleatoriamente = zonas de Looser = pseudofraturas = fraturas de Milkman (mais característica)
   3. Hiperparatireoidismo
      √ A captação focal intensa corresponde ao sítio de tumores marrons

4. Hipertireoidismo
   taxa de reabsorção óssea mais elevada do que a taxa de formação (= redução na massa óssea)
   - hipercalcemia (ocasionalmente)
   - fosfatase alcalina elevada
   √ NÃO visível em radiografias
   √ Suscetível a fraturas

B. Lesões ósseas generalizadas
   1. Metástases esqueléticas difusas (as mais frequentes) provenientes da próstata, mama, mieloma múltiplo, linfoma, pulmão, bexiga, cólon, estômago
   2. Mielofibrose/mieloesclerose
   3. Anemia aplástica (ou aplásica), leucemia
   4. Macroglobulinemia de Waldenström
   5. Mastocitose sistêmica
   6. Doença de Paget generalizada

√ Atividade óssea difusamente aumentada: acentuada especialmente no esqueleto axial, calvária, mandíbula, articulações costocondrais (= "contas de rosário"), esterno (= "esterno limitado"), ossos longos
√ Aumento da atividade periarticular + metafisária
√ Aumento da razão de ossos relacionados com os tecidos moles
√ "Sinal renal ausente" = pouca/nenhuma atividade renal, porém boa visualização da bexiga urinária
√ Os córtices femorais tornam-se visíveis

CUIDADO: a varredura pode ser interpretada como normal, especialmente nos pacientes com função renal deficiente!

Lesões Ósseas Quentes

Mnemônica: NATI MAN
- **N**eoplasia
- **A**rtropatia
- **T**rauma
- **I**nfecção
- **M**etástase
- **A**sséptica, **N**ecrose

Captação Diafisária Segmentar Longa

A. SIMÉTRICA BILATERALMENTE
   1. Osteoartropatia pulmonar hipertrófica
   2. Coxa/fraturas tibiais = entesopatia mecânica
   3. Doença de Ribbing
   4. Doença de Engelmann = displasia diafisária progressiva

B. UNILATERAL
   1. Injeção arterial inadvertida
   2. Melorreostose
   3. Estase venosa crônica
   4. Osteogênesis imperfeita
   5. Toxicidade de vitamina A
   6. Osteomielite
   7. Doença de Paget
   8. Displasia fibrosa

Lesões Ósseas Fótons-Deficientes

= redução da captação de radiotraçador (ou radiofármaco)

A. Interrupção no fluxo sanguíneo ósseo local
   = trauma dos vasos ou obstrução vascular por trombos/tumor
   1. Osteomielite precoce
   2. Terapia por radiação
   3. Necrose asséptica pós-traumática
   4. Crise falsiforme

B. Substituição óssea pelo processo destrutivo
   1. Metástases (causa mais comum): eixo central esqueleto > extremidade, mais comumente no carcinoma de rim + pulmão + mama + mieloma múltiplo
   2. Tumor ósseo primário (excepcional)

Mnemônica: HM RANT
- **H**istiocitose X
- **M**ieloma múltiplo
- **R**enais, carcinoma de células
- **A**naplásicos, tumores (sarcoma de células reticulares)
- **N**euroblastoma
- **T**ireoide, Carcinoma de

Lesões Ósseas Benignas

A. SEM CAPTAÇÃO DE TRAÇADOR
   1. Ilhas ósseas
   2. Osteopoiquilose
   3. Osteopatia estriada
   4. Defeito fibroso cortical
   5. Fibroma não ossificante (Defeito fibroso metafisário)

B. AUMENTO DE CAPTAÇÃO DO TRAÇADOR
   1. Displasia fibrosa
   2. Doença de Paget
   3. Granuloma eosinofílico
   4. Melorreostose
   5. Osteoma osteoide
   6. Encondroma
   7. Exostose

Captação em Tecidos Moles

A. Fisiológica
   1. Mama
   2. Rins: captação acentuada com desidratação, drogas antineoplásicas, gentamicina
   3. Intestino: desvio cirúrgico do trato urinário

B. Preparação incorreta (falha) com impureza radioquímica
   (a) pertecnetato livre (TcO4-)
       Causa: introdução de ar dentro do frasco de reação
       √ Atividade na boca (saliva), glândulas salivares, tireoide, estômago (células produtoras de muco), trato gastrointestinal (secreção direta + transporte intestinal de sucos gástricos), plexo coroide
   (b) tecnécio-99m difosfonato metileno (MDP) coloidal
       Causa: excesso de íons de alumínio na eluição do gerador/ingestão de antiácidos pelo paciente; hidrólise de cloreto de estanho para hidróxido de estanho, excesso de tecnécio hidrolisado
       √ Atividade difusa no fígado + baço

C. Condições neoplásicas
   (a) tumor benigno
       1. Calcinose tumoral
       2. Miosite ossificante
   (b) neoplasia maligna primária
       1. Osteosarcoma extraesquelético/sarcoma de tecidos moles: formação óssea
       2. Neuroblastoma (35–74%); tumor calcificante
       3. Carcinoma de mama
       4. Meningioma
       5. Carcinoma broncogênico (raro)
       6. Tumor do pericárdio
   (c) metástases com atividade extraósseas
       1. Para fígado: carcinoma mucinoso de cólon, carcinoma de mama, câncer de pulmão, osteossarcoma
          Mnemônica: 5CS + 1M
          - **C**âncer de pulmão
          - **C**arcinoma esofágico
          - **C**arcinoma de cólon
          - **C**arcinoma de células pequenas (ou de *"células de grãos de Aveia"*)
          - **C**arcinoma de mama
          - **S**arcoma osteogênico
          - **M**elanoma

2. Para pulmão: 20–40% de osteossarcomas metastáticos para pulmão demonstraram captação de tecnécio-99m difosfonato de metileno (MDP)
   3. Efusão pleural maligna, ascite, efusão pericárdica
D. Inflamação
   1. Processo inflamatório (abscesso, infecção piogênica/fúngica):
      (a) adsorção sobre depósitos de cálcio
      (b) ligação a proteínas desnaturadas, depósitos de ferro, colágeno imaturo
      (c) hiperemia
   2. Artropatia cristalina (p. ex., gota)
   3. Dermatomiosite, esclerodermia
   4. Radiação: por exemplo, pneumonite por radiação
   5. Enterocolite necrosante
   6. Pericardite difusa
   7. Bursite
   8. Pneumonia
E. Trauma
   1. Cicatrização de feridas de tecidos moles
   2. Rabdomiólise
      lesão por esmagamento, trauma cirúrgico, queimaduras elétricas, queimaduras ou úlceras do frio (*frostbite*), exercícios severos, abuso de álcool
   3. Sítios de injeções intramusculares
      especialmente Imferon® (= ferro-dextrano) injeções com resultado de quimioabsorção: meperidina
   4. Infarto isquêmico do intestino (captação tardia)
   5. Hematoma: tecido mole, subdural
   6. Ossificação heterotópica
   7. Contusão miocárdica, desfibrilação, *angina pectoris* instável
   8. Linfoedema (ou edema linfático)
F. Metabólica
   1. Hipercalcemia (p. ex., hiperparatireoidismo)
      (a) captação aumentada pelo ambiente alcalino no estômago (mucosa gástrica), pulmão (paredes alveolares), rins (túbulos renais)
      (b) captação com doença grave no miocárdio, baço, diafragma, tireoide, músculo esquelético
   2. Calcificações pulmonares intersticiais difusas: hiperparatireoidismo, estenose mitral
   3. Depósitos amiloides
G. Calcificações distróficas de tecidos moles
   = necrose com calcificação distrófica
   @ baço: infarto (anemia falciforme em 50%), microcalcificações secundárias ao linfoma, talassemia maior, hemossiderose, deficiência em glicose-6-fosfato desidrogenase (G6PD)
   @ fígado: necrose hepática maciça
   @ coração: infarto transmural do miocárdio, calcificação valvar, deposição amiloide
   @ músculo: lesão isquêmica da musculatura esquelética/traumática
   @ cérebro: infarto cerebral (danos na barreira hematoencefálica)
   @ rim: nefrocalcinose
   @ vasos: parede calcificada, trombo calcificado

Captação Anormal dentro dos Rins
1. Efeito de drogas quimioterápicas
   bleomicina, ciclofosfamida, doxorrubicina, mitomicina C, 6-mercaptopurina
2. Terapia de radiação S/P (S = radiação gerada por equipamento e P = radiação gerada por material nuclear especial)
3. Calcificação metastática
4. Pielonefrite
5. Necrose tubular aguda
6. Sobrecarga de ferro
7. Mieloma múltiplo
8. Trombose venosa renal
9. Obstrução uretral

Captação Anormal dentro da Mama
1. Carcinoma de mama
2. Prótese
3. Droga-induzida

Captação Anormal em Ascite, Efusão Pericárdica, Pleural
1. Doença urêmica renal
2. Infecção
3. Efusão maligna

Anormalidades Secundárias do Trato Urinário
> 50% da dose injetada de Tecnécio-99m MDP (difosfonato de metileno) são excretados em 3 horas
A. Aumento da captação difusa bilateral
   = captação maior do que da coluna lombar
   (a) excesso de cálcio tecidual
      1. Hiperparatireoidismo
      2. Hipercalcemia
      3. Osteossarcoma metastático do rim
   (b) dano tissular
      1. Nefrotoxicidade droga-induzida
         — quimioterapia (p. ex., ciclofosfamida, vincristina, doxorrubicina, bleomicina, mitomicina C, S-6-mercaptopurina, mitoxantrona)
         — aminoglicosídeos
         — anfotericina B
      2. Terapia de radiação
      3. Carcinoma de células necróticas renais (raro)
      4. Metástase renal (rara)
      5. Pielonefrite aguda
      6. Necrose tubular aguda
      7. Mieloma múltiplo
   (c) sobrecarga de ferro
      1. Anemia falciforme
      2. Talassemia maior
   Mnemônica: CONQTSH
      Calcificação (metastática), **C**arcinoma
      Obstrução (urinária)
      Nefrite, variante normal
      Quimioterapia (citoxano, vincristina, doxorrubicina)
      Terapia de radiação para rim
      Sobrecarga de ferro
      Hiperparatireoidismo
B. Redução da captação renal bilateral
   (a) perda de função renal
      1. Doença renal em estágio final (ou terminal)
   (b) aumento da atividade osteoblástica (= *superscan*)
C. Captação renal focalmente reduzida
   (a) lesão ocupante de espaço substituindo parênquima renal normal
      1. Abscesso
      2. Cisto
      3. Neoplasia metastática renal/Primária
   (b) cicatriz
      1. Infarto
      2. Pielonefrite crônica
      3. Nefrectomia parcial

D. Aumento da captação geniturinária focalmente unilateral/bilateral em virtude do acúmulo de urina
   1. Cálices do polo superior normais (posição supina)
   2. Desvio do trato urinário/conduto ileal
   3. Urinoma
E. Alteração no local do rim
   1. Anomalia congênita (p. ex., rim pélvico)

Insuficiência Protética

Etiologia:

(a) **afrouxamento protético**

Incidência: 50% após 10 anos; 30% necessitam de revisão

Via de acesso: resíduos de partículas suscitam resposta imune/inflamatória → destruição malsucedida de resíduos enzimáticos → citocinas e enzimas proteolíticas causam danos aos ossos e cartilagens → osteólise

Histologia: pseudomembrana como membrana sinovial de histiócitos (95% de espécimes), células gigantes (80%), linfócitos e células plasmáticas (25%), neutrófilos (< 10%)

(b) **infecção protética**

Incidência: < 2% artroplastias primárias (1/3 dentro de 3 meses, 1/3 dentro de 1 ano, 1/3 > 1 ano); < 5% de revisões

Via de acesso: bactéria ligada ao implante

Histologia: presença de grande número de neutrófilos

- sinais clínicos de infecção muitas vezes ausentes
- aspiração articular: número elevado de FP + FN

Cintilografia combinada de leucócitos e enxofre coloidal (estudo de escolha; exatidão de 88–98%):
– positiva para infecção
   √ Osteomielite estimula a captação de leucócitos + deprime a captação de enxofre coloidal
– negativa para infecção
   √ Qualquer outro padrão de captação

Cintilografia óssea (elevado valor preditivo negativo (NPV))
   √ Captação periprotética indistinguível do osso circundante não articular = nenhuma anormalidade protética
   √ Distribuição de captação (não confiável na separação de infecção de afrouxamento):
      √ A captação periprotética focal favorece o afrouxamento
      √ A captação periprotética difusa favorece a infecção
   √ A atividade periprotética geralmente diminui com o tempo:
      √ Padrões variáveis de captação no primeiro ano após o implante
      √ Captação persistente > 1 ano é frequente em substituições de quadril com revestimentos porosos/não cimentados

Cintilografia com gálio-67 combinada com a cintilografia óssea (exatidão de 60–80%, melhoria pouco acentuada de resultados em relação à cintilografia óssea isolada):
– negativa para infecção
   √ Distribuição normal de gálio apesar dos achados nas imagens ósseas
   √ Distribuição espacialmente congruente dos dois radiotraçadores + intensidade de gálio inferior ao difosfonato
– equívoca
   √ Distribuição de radiotraçadores espacialmente congruente + intensidade de captação similar para ambos os radiotraçadores
– positiva para infecção
   √ Distribuição espacialmente incongruente dos 2 radiotraçadores
   √ Distribuição espacialmente congruente + intensidade de captação de gálio excede aquela do difosfonato

Cintilografia com leucócitos marcados:
– positiva para infecção
   √ Intensidade excede aquela de um ponto de referência
   √ Atividade fora da distribuição normal

Cintilografia óssea combinada com cintilografia com leucócitos

CINTILOGRAFIA CEREBRAL

ANGIOGRAFIA DE RADIONUCLÍDEOS
Aumento de perfusão em:
1. Tumor cerebral metastático/Primário
2. Malformações arteriovenosas (AVM), aneurisma grande, derivações de tumores
3. Perfusão de luxo após o infarto
4. Infecções (p. ex., encefalite por herpes simples)
5. Lesões extracranianas: metástase óssea, displasia fibrosa, doença de Paget, granuloma eosinofílico, fraturas, orifícios de trepanação, defeitos de craniotomia

Agentes da Barreira Hematoencefálica
= agentes de configuração mais antiga necessitam de uma ruptura da barreira hematoencefálica para difundir dentro do cérebro
A. Gluco-heptonato marcado com Tecnécio-99m
   injeção em *bolus* de 15–20 mCi em solução salina < 2 mL; 30 imagens de fluxo com uma duração de 2 segundos; imagens estáticas com 1 milhão de contagens após 4 horas; imagem tardia após 24 horas (relação alvo-radiação de fundo mais alta do que DTPA [ácido dietilenotriamina pentacético])
B. Tc-99m DTPA
C. Tálio-201: o melhor preditor para carga tumoral

Agentes de Perfusão Cerebral
= agentes lipofílicos cruzando rapidamente a barreira hematoencefálica com acúmulo no cérebro
Aplicações:
qualquer doença com aumento ou redução de perfusão regional
1. Morte cerebral (a mais comum)
2. Distúrbio de convulsão refratária
3. Demência
Potencial: AVC (acidente vascular cerebral), imagem do receptor, estudos de ativação, recorrência tumoral

HMPAO-99mTc
= hexametilpropilenoneamina oxima = exametazina
Produto: Ceretec®
Dose: 10–30 mCi
Imagem: a partir de 15 minutos após a injeção
Farmacocinética:
distribuição de radiofármacos lipofílicos através de uma barreira hematoencefálica funcionando de forma proporcional ao fluxo sanguíneo cerebral; sem redistribuição
Indicação:
imagem de infarto cerebral agudo antes da evidência da patologia por CT (tomografia computadorizada) e MR (ressonância magnética); achados positivos dentro de 1 hora do evento

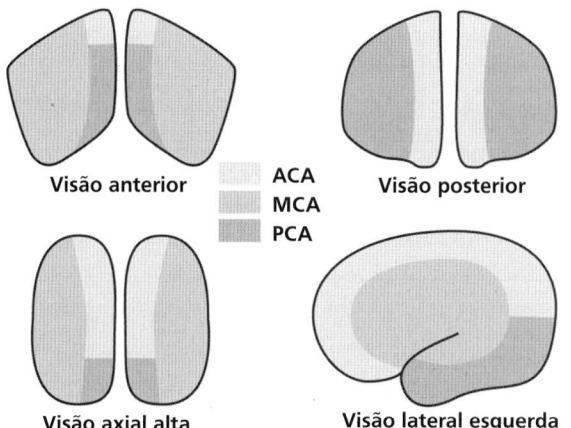

Projeções de Territórios Vasculares na Cintilografia Cerebral

ECD-99mTc
= etil cisteinato dímero = bicisato
Produto: Neurolite®
Dose: 10–30 mCi
Imagem: 30–60 minutos após a injeção

Iofetamina de Iodo (123-I)
= N-isopropil-p-iodoanfetamina (IMP) marcado com iodo-123
= Iodo-123-IMP
Produto: Spectamine®
Farmacocinética:
inicialmente, distribui-se de forma proporcional ao fluxo sanguíneo cerebral regional com aumento de fluxo para os gânglios da base e cerebelo; captação homogênea na massa cinzenta; redução de atividade na massa branca; redistribuição ao longo do tempo
√ Atividade em uma área de déficit inicial na reformulação (após 4 horas) implica em um prognóstico melhor

Indicações para Angiografia de Radionuclídeos

Convulsões
angiografia de radionuclídeos cerebrais anormais dentro de 1 semana de atividade convulsiva, mesmo sem lesão orgânica subjacente
Etiologia:
(1) tumores cerebrais em 35% (meningioma em 34%, metástases em 17%)
(2) doença cerebrovascular (mais comum em idade acima de > 50 anos)
(3) trauma, inflamação, efeitos no CNS de doença sistêmica
√ Hiperperfusão transitória de hemisfério envolvido

IMAGEM DE FOCO CONVULSIVO
para localizar convulsões intratáveis
√ Hipoperfusão focal durante a injeção de traçador no período interictal (menos sensível)
√ Hiperperfusão focal durante a injeção de traçados no período ictal (melhor detecção)

Doença de Alzheimer
√ Hipoperfusão temporoparietal bilateral

Tumor Cerebral
Etiologia:
√ Boa correlação entre a hiperperfusão e o alargamento dos vasos de suprimento sanguíneo:
(1) meningioma (aumento de atividade em 60–80%)
(2) metástases (aumento de atividade em 11–23%)
(3) metástases vasculares: tireoide, célula renal, melanoma, tumores anaplásicos de pulmão e mama
√ Perfusão assimétrica reduzida nas lesões de massa encefálica:
(1) tumor
(2) hemorragia
(3) hematoma subdural

Morte Cerebral
Fisiopatologia: aumento da pressão intracraniana resultando na redução acentuada da perfusão cerebral, trombose, infarto cerebral
Vias para a ocorrência: edema cerebral grave, necrose liquefativa difusa
√ Artérias carótidas visualizadas (= confirmação de bom *bolus*)
√ A atividade cessa abruptamente na base craniana

√ Seio sagital não visualizado
√ Atividade nas artérias da face + escalpo com sinal de "nariz quente"
DDx por EEG:
a intoxicação barbitúrica grave pode produzir uma resposta de EEG plano na ausência de morte cerebral

Estenose Arterial
◊ Angiografia de radionuclídeos de valor limitado!
√ Redução da perfusão assimétrica na doença cerebrovascular aguda e crônica:
(1) oclusão completa/> 80% de estenose da artéria carótida interna (ICA)
sensibilidade de 53–80%
(2) 50–80% de estenose da artéria carótida interna (ICA)
sensibilidade de 50%
(3) > 50% de estenose da artéria carótida interna (ICA)
sensibilidade de 10%
Lesões problemáticas:
(1) grau de estenose similar bilateralmente
(2) oclusão da artéria cerebral média (MCA) + artéria cerebral anterior (ACA) unilateral
(3) doença vertebrobasilar oclusiva (sensibilidade de 20%)

AVC (Acidente Vascular Cerebral)
√ Fenômeno *"flip-flop"* (= redução da perfusão na fase arterial, equalização de atividade na fase capilar, aumento de atividade na fase venosa) secundário à chegada tardia de sangue por meio de acessórios + redução lenta

TOMOGRAFIA POR EMISSÃO DE PÓSITRONS
A. FLUXO SANGUÍNEO CEREBRAL REGIONAL
(a) inalação de monóxido de carbono (C-11 e O-15), que se concentra nos eritrócitos (hemácias ou glóbulos vermelhos)
(b) inalação de xénon-133/injeção dentro da ICA (artéria carótida interna)/injeção IV após dissolução em solução salina: a distribuição de volume está no espaço aquoso do cérebro; não é necessária nenhuma correção para a recirculação, pois todo o xénon (Xe) é exalado durante a passagem pulmonar, porém é necessária a correção para a atividade do escalpo + calvária (para método de inalação)
√ Taxa de redução de massa cinzenta ÷ massa branca = 4–5÷1
B. METABOLISMO DE GLICOSE
para as medições da taxa metabólica + mapeamento da atividade funcional
(a) glicose C-11: captação rápida, metabolização e excreção pelo cérebro
(b) fluorodesoxiglicose F-18 (FDG): é difundida através da barreira hematoencefálica e compete com a glicose para a fosforilação pela hexoquinase, que captura FDG-6-fosfato dentro das mitocôndrias; FDG–6-fosfato não pode entrar na maioria das vias metabólicas (p. ex., glicólise, armazenamento como glicogênio) e é <u>acumulada de forma proporcional à atividade glicolítica intracelular</u>; FDG-6-fosfato é desfosforilada lentamente pela glicose-6-fosfatase e depois libera a célula
Indicações:
1. **Epilepsia focal** antes da cirurgia para convulsões
√ Redução da captação interictal de FDG de > 20% em foco epilético (sensibilidade de 70%, 90% para o hipometabolismo do lobo temporal)
√ Hipermetabolismo dentro de 30 minutos de convulsão
√ Medição da densidade dos receptores de opiatos com carfentanil marcado com carbono-11 (C-11) (= agonista opiáceo de elevada afinidade) captada pelos receptores de μ (encontrado no tálamo, estriado [*striatum*], massa cinzenta periaquedutal, amígdala), que são mediadores da analgesia e da depressão respiratória
2. **Doença de Alzheimer**
• diagnóstico clínico falso-positivo em 35%
√ Hipoperfusão temporoparietal bilateral + hipometabolismo resultando na redução da captação de FDG (sensibilidade de 92–100%)
√ Preservação do córtex motor e sensorial + gânglios basais + tálamo
DDx: demência do lobo frontal, afasia progressiva primária sem demência, hidrocefalia de pressão normal, demência multi-infarto
3. **Doença de Parkinson**
= terminais pré-sinápticos deficientes com receptores pós-sinápticos dopaminérgicos
• diagnóstico clínico com exatidão de 50–70%
DDx: coreia induzida por droga, doença de Huntington, discinesia tardia, paralisia supranuclear progressiva, síndrome de Shy-Drager, degeneração estrionígrica, disfunção cerebelar relacionada com o álcool, atrofia olivopontocerebelar
4. **Doença de Huntington**, coreia senil
√ Hipometabolismo de gânglios basais
5. **Esquizofrenia**
√ Redução da anormalidade da atividade de glicose nos lobos frontais
√ Receptores de dopamina nas regiões do caudado/putâmen elevados para 3 × aqueles receptores de níveis normais
6. **AVC** (acidente vascular cerebral), vasospasmo cerebral
√ Dissociação do metabolismo de oxigênio + fluxo sanguíneo cerebral

PET (Tomografia por Emissão de Pósitrons) em Tumor Cerebral

Classificação e Prognóstico para Gliomas

Grau	Razão da Captação	Patologia	Média de Sobrevida
0	nenhuma captação	em 86% grau I/II	2,3 anos
1	tumor ≤ a massa branca normal		
2	tumor > massa branca e < córtex normal	em 94% grau III/IV	11 meses
3	tumor ≥ córtex normal		

Indicações:
(1) classificação de tumores + estimativa de prognóstico
◊ Aparentemente gliomas de baixo grau sem aumento de contraste por CT/MR são malignos em 30%
(2) localização de sítio ideal para a biopsia
◊ As áreas mais malignas evidenciam o máximo de captação

Não comprovadas:
(3) detecção de recorrência *versus* radionecrose
◊ Afetada pela baixa especificidade de 22% (limite de corte maior do que a massa branca) e 56% (limite de corte maior do que o córtex)
(4) avaliação de resposta para a terapia
◊ O SUV (valor padronizado de captação) aumenta dentro de semanas após a radiação/quimioterapia em virtude de um aumento dos elementos inflamatórios metabolicamente ativos + consumo de energia para a apoptose
(5) definição do volume-alvo para a radioterapia (?)}

Avaliação: 35–50 minutos após a injeção
- valor padronizado de captação (SUV)
- razão tumor para massa branca (T/WM): 1,5
- razão tumor para córtex (T/C): > 0,6
◊ A atividade tumoral + área de referência aumenta constantemente no período após a injeção

CISTERNOGRAFIA COM RADIONUCLÍDEOS
Indicações:
1. Suspeita de hidrocefalia de pressão normal
2. Rinorreia oculta do líquido cefalorraquidiano (CSF)
3. Derivação ventricular
4. Cisto porencefálico, cisto leptomeníngeo, cisto de fossa posterior

Técnica:
1. Medição da pressão do espaço subaracnóideo espinhal
2. Amostra do CSF (líquido cefalorradiano) para análise
3. Injeção subaracnóidea de radiotraçador (ou radiofármaco)

Estudo normal (completado dentro de 48 horas):
atividade simétrica sequencialmente a partir de cisternas basais, até a fissura silviana + comissura anterior, ascensão eventual sobre córtices com concentração parassagital
√ Imagem da região lombar imediatamente após a injeção para garantir a injeção subaracnóidea
√ Atividade na cisterna basal durante 2–4 horas
√ Atividade no vértex durante 24–48 horas
√ Nenhuma atividade/atividade ventricular lateral mínima (pode ser transitória em pacientes mais idosos)

Agentes:
1. **Índio-111 DTPA** (ácido dietilenotriamina pentacético)
   Meia-vida física: 2,8 dias
   Fótons gama: 173 keV (90%), 247 keV (94%) detectados com analisador de altura de pulso duplo
   Dose: 250–500 μCi
   Dose de radiação: 9 rad/500 μCi para cérebro + medula espinhal (em pacientes normais)
   Imagens: em intervalos de 10 minutos/500.000 contagens até 4–6 horas; repetir as varreduras em 24, 48 e 72 horas
2. **DTPA-tecnécio-99m**
   não é totalmente adequado para imagens até 48–72 horas; o DTPA apresenta a tendência de ter uma taxa de fluxo mais rápida do que o líquido cefalorraquidiano; usado para avaliar derivações + estudo de fuga do líquido cefalorraquidiano (CSF), considerando que essa fuga aumenta o fluxo do CSF
   Dose: 4–10 mCi
   Dose de radiação: 4 rad para cérebro + medula espinhal
3. **Albumina sérica humana marcada com Iodo-131 (RISA)**
   protótipo de agente; betaemissor
   Meia-vida física: 8 dias; alta dose de radiação de 7,1 rad/100 μCi; não usada mais de forma secundária às reações pirogênicas
4. **Itérbio-169 DTPA**
   Meia-vida física: 32 dias
   Decaimento gama: 63 keV; 177 keV (17%); 198 keV (25%); 308 keV; analisador de altura de pulso duplo ajustado para 177 + 198 keV
   Dose: 500 μCi
   Dose de radiação: 9 rad/500 mCi para cérebro + medula espinhal (em pacientes normais)

Estudo de Fuga de Líquido Cefalorraquidiano (CSF)
Objetivo: localização da origem da fuga do CSF no paciente com rinorreia/otorreia do CSF
Causas de fístula dural:
  (a) traumática: em 30% das fraturas cranianas basilares
  (b) não traumática: tumores cerebrais, cranianos e hipofisários; infecções cranianas; defeitos congênitos
Localização da fístula dural:
  placa cribriforme > células etmoidais > seio frontal
Método:
  ›› pesar compressas (chumaços ou tampões) de algodão
  ›› compressas (chumaços ou tampões) colocadas pelo cirurgião otorrinolaringologista (ENT) nas conchas nasais anterior e posterior, bilateralmente
  ›› radiofármaco injetado por via intratecal por meio de punção lombar; imediatamente após a injeção, observar a região lombar para assegurar a colocação intratecal
  ›› compressas (chumaços ou tampões) removidas e pesadas 4–6 horas após a injeção lombar
  ›› atividade das compressas contada + indexada ao peso
  ›› resultados comparados com amostras séricas de 0,5 mL obtidas no período de remoção das compressas (*pledgets* = chumaços ou tampões de algodão)
  ›› compressa para a razão de contagem sérica de > 1,5 é evidência de fuga de CSF (líquido cefalorraquidiano)
  ›› com paciente de fuga ativa devem ser colocadas compressas em várias posições e de várias maneiras para acentuar a fuga

Hidrocefalia
A. Hidrocefalia de pressão normal
   √ Reversão da dinâmica do fluxo de CSF normal = movimento do traçador a partir das cisternas basais dentro do terceiro ventrículo, quarto ventrículo e dos ventrículos laterais
   √ Perda de sinal
B. Hidrocefalia obstrutiva
   √ Atraso (até 48 horas) para o traçador circundar as convexidades + alcançar as vilosidades aracnoides
   √ Positiva com sinal

CINTILOGRAFIA DA TIREOIDE E PARATIREOIDE

CINTILOGRAFIA DA TIREOIDE
Indicações:
(1) classificação de hipertireoidismo
(2) avaliação de nódulo dominante/solitário
(3) detecção e estadiamento de câncer da tireoide no pós-operatório
(4) avaliação de massa mediastinal superior
(5) avaliação de hipotireoidismo neonatal
(6) avaliação de anomalias de desenvolvimento

A. VARREDURA RELATIVA AO TESTE DE SUPRESSÃO
= para definir a autonomia de um nódulo
√ supressão de um nódulo quente após a administração de T_3/T_4 é prova de que não existe autonomia

B. VARREDURA RELATIVA AO TESTE DE ESTIMULAÇÃO
= para demonstrar tecido tireoidiano reprimido pelo nódulo hiperfuncionante
√ A administração de TSH documenta o tecido tireoidiano funcionante (realizada raramente)

C. TESTE DE ELIMINAÇÃO (WASHOUT) DE PERCLORATO
= para demonstrar defeito de organificação
√ Repetir a medição de captação de radioiodo após o perclorato de potássio oral evidenciar valores mais baixos, se houver a presença do defeito de organificação

◊ Mais bem interpretado pela comparação direta com sonografia!

Pertecnetato de Tecnécio Tc-99m
Decaimento físico: 10 mCi de Tc-99m decaem para $2{,}7 \times 10^{-7}$ mCi de Tc-99m
Meia-vida física: 2×10^5 anos
Meia-vida biológica: 6 horas
Decaimento: pela emissão de fótons de 140 keV
Controle de qualidade:
(1) < 0,1% de Mo-99 (= 1μCi/mCi), máximo de Mo-99 em 5 μCi
(2) < 0,5 mg de alumínio/10 mCi Tc-99m
(3) < 0,01% de impurezas de radionuclídeos
Administração: oral/IV
Dose: 3–5 mCi administrados por IV 20 minutos antes da imagem (100–300 mrad/mCi)
Farmacocinética:
  Captação: em tireoide, glândulas salivares, mucosa gástrica, plexo coroide
  Excreção: a maior parte nas fezes, alguma parte na urina
Captação na tireoide:
0,5–3,7% em 20 minutos (período de captação máxima) somente avaliação da função de captação; nenhuma organificação; pode ser descarregado quase completamente pelo perclorato
Imagem:
(a) colimador: geralmente com colimador tipo *pinhole* (orifício–buraco de alfinete) para magnificação da imagem (orifício de 5 mm)

(b) distância: selecionada de modo que aquele órgão alcance até 2/3 do campo visual; ocorre uma distorção significativa do órgão periférico, se o detector estiver muito próximo
(c) contagens: 200.000–300.000 contagens são obtidas geralmente dentro de 5 minutos após uma dose de 5–10 mCi de pertecnetato de tecnécio-99m
(d) imagem deve incluir marcadores para escala + pontos de referência anatômicos + achados paupatórios

Vantagens:
(1) baixo custo
(2) exposição reduzida à radiação
(3) fluxo maior de fótons do que iodo = detectabilidade de pequenas lesões da tireoide (> 8 mm) é melhorado
(4) características físicas ideais

Desvantagens:
(1) fundo de pescoço alto (razão alvo-fundo menos favorável com iodo)
(2) lesões com a discordância pertecnetato-iodo (= quente em pertecnetato de tecnécio-99m + fria em radioiodo) são muitos raras + decorrente do câncer ávido por tecnécio-99m (Tc-99m)
(3) insuficiente para avaliação do subesterno

Iodo-123
◊ Agente de escolha para imagem da tireoide!
Produção: no acelerador linear; contaminação com Iodo-124 dependente da origem (Tc-122 em ~5%, Xe-123 em ~5%); a contaminação com Iodo-125 aumenta com o período decorrido após a produção
Meia-vida física: 13,3 horas
Decaimento: pela captura de elétrons com emissão de fótons em 159 keV (abundância de 83%) + raios X de 28 KeV (abundância de 87%)
Dose: 200–400 μCi por via oral 24 horas antes da imagem (dose de radiação de 7,5 mrad/μCi)
Captação: iodo prontamente absorvido a partir do trato gastrointestinal (10–30% por 24 horas), distribuído principalmente nos espaços extracelulares; capturado + organificado pela glândula tireoide; capturado pelo estômago + glândulas salivares
Excreção: pelos rins em 35–75% durante as primeiras 24 horas + trato gastrointestinal

Vantagens:
(1) baixa exposição à radiação
(2) características físicas excelentes
(3) captação + varredura com um agente (organificado)

Desvantagens comparadas com o pertecnetato de tecnécio-99m (Tc-99m):
(1) mais dispendioso
(2) menor disponibilidade com prazo de validade curto
(3) mais demorado (mais consumo de tempo)
(4) impurezas de radionuclídeos
(5) dose mais elevada para a tireoide (porém menor para o corpo inteiro)

Iodo-131
Indicação: estudo de captação da tireoide, imagem da tireoide, tratamento de hipertireoidismo, tratamento de câncer da tireoide com nódulo funcionante, imagens de metástases funcionantes
Produção: pelo decaimento por fissão

Agentes Tireoidianos

	I-131	I-123	Tc-99m
Meia-vida física	8 dias	13 horas	6 horas
Fotópico principal	364 keV	159 keV	140 keV
Dose usual	50–100 μCi	100–300 μCi	2–10 mCi
Dose absorvida	50–100 rad	2–5 rad	0,2–1,8 rad
Administração	Oral	Oral	IV
Intervalo para imagem	24 horas	6 horas	20 minutos

Meia-vida física: 8,05 dias (permite o armazenamento durante períodos longos)
Decaimento: energia gama de 364 keV (abundância de 82%) + fração de decaimento beta significativa de uma energia média de 192 keV (abundância de 92%)
Dose: 30–50 μCi (1,2 rad/μCi = 50 rad para tireoide)
Dose de radiação:
(90% a partir do decaimento beta, 10% a partir da radiação gama) 0,6 mrad/mCi para o corpo inteiro; 1,2 mrad/μCi para tireoide (órgão crítico)
Farmacocinética: idêntica para Iodo-123 (I-123)
Vantagens:
(1) baixo custo
(2) pesquisa de tecido ectópico
(3) captação e varredura ao mesmo tempo
Desvantagens:
(1) muito energético para câmera gama, bem adequado para *scanner* retilíneo com resolução limitada
(2) a exposição a alto nível de radiação (em virtude do decaimento beta) não permite o uso para propósitos de diagnósticos
(3) tecido tireoidiano ectópico também detectável com Iodo-123 ou pertecnetato de tecnécio-99m (Tc-99m)

Imagem de Fluorescência com Iodo
Técnica: feixe colimado de 60 keV fótons gama a partir de uma fonte de Am-241 (amerício-241) é direcionado à tireoide, resultando na produção de raios X de característica K de 28,5 keV; os raios X são detectados pelo detector semicondutor
Vantagens:
(1) nenhuma interferência com o reservatório contendo capacidade excedente de iodo/medicação para a tireoide
(2) medições do teor total de iodo
(3) exposição à baixa radiação (15 mrad) aceitável para crianças + mulheres grávidas
Desvantagem: é necessário equipamento dedicado

Medições de Captação da Tireoide
Agentes: I-123/I-131 (mais fáceis de usar), pertecnetato de tecnécio-99m (Tc-99m) (requer calibração)
Método:
» isótopo de iodo administrado por via oral é absorvido a partir do trato gastrointestinal superior
» mistura do traçador com o reservatório de iodo intravascular
» o iodo é liberado pela tireoide em competição com os rins
» captação paralela de depuração tireoidiana de iodeto plasmático inorgânico
» todas as medições são realizadas durante 3 minutos em 4 e 24 horas (as medições em 4 e 24 horas evitam a falta de controle da rápida rotatividade ocasional do paciente hipertireoidiano, retornando ao normal por 24 horas)
Captação de iodo radioativo (RAIU):
RAIU = contagens da tireoide*/contagens de cápsulas$^?$
* = fundo corrigido (coxa) + decaimento corrigido
? = decaimento corrigido
Interpretação:
(a) normal: < 25% em 4 horas, < 35% em 24 horas
(b) aumentada: na doença de Graves
(c) reduzida: na tireoidite subaguda
Observação: valores de captação não diagnosticam hipertireoidismo, o que é realizado com valores laboratoriais (T4, T3, TSH) e histórico clínico

CINTILOGRAFIA DA PARATIREOIDE
para a avaliação de hiperparatireoidismo primário após terem sido excluídas outras causas para hipercalcemia

[Imagem de Subtração com Tecnécio-Tálio]
substituído pelo Tc-99m MIBI na maioria dos centros
= CINTILOGRAFIA COM DUPLO ISÓTOPO
Sensibilidade: 72–92% (dependendo do tamanho, adenoma menor foi de 60 mg)
Especificidade: 43% (adenomas benignos da tireoide, alterações focais de bócio, tireoidite de Hashimoto, carcinoma paratireoidiano, câncer metastático do pescoço, linfoma, sarcoidose, lifonodos (ou gânglios linfáticos) concentrados também no tálio)
Método:
» injeção IV de 1–3,5 mCi de cloreto de tálio-201 (Tl-201); imagens registradas durante 15 minutos com o colimador *pinhole* de 2 mm
√ Concentração na tireoide normal + glândulas da paratireoide alargadas (extração proporcional ao fluxo sanguíneo regional + celularidade tecidual)
» injeção IV de 1–10 mCi de pertecnetato de tecnécio-99m (Tc-99m); imagens registradas em intervalos de 1 minuto durante 20 minutos
√ O pertecnetato concentra-se somente na tireoide
» subtração computadorizada
√ Excesso de Tl-201 focal/multifocal
Limitações:
(1) dosimetria desfavorável + imagens de qualidade insatisfatória de Tl-201
(até 3,5 mCi, fótons com 80 keV)
(2) imobilização prolongada do paciente (artefato de movimentos)
(3) artefatos de processamento (p. ex., excesso/falta de subtração)
(4) captação insatisfatória da tireoide com tecnécio-99m (Tc-99m) a partir da interferência de medicações/meio de contraste iodado recente
(5) a patologia da paratireoide pode ser mimetizada por doença tireoidiana coexistente (p. ex., adenoma não funcionante, bócio multinodular)
Indicações: localização de um ou mais adenomas paratireoidianos (hiperplasia não visualizada, pode ser mais sensível do que a CT ou MR na detecção de tecido paratireoidiano ectópico no mediastino e no contexto pós-operatório)

Tecnécio-99m Sestamibi
= Tc-99m MIBI
Indicação: hipercalcemia recorrente após cirurgia da paratireoide
Sensibilidade: 79–100% (adenoma melhor com o peso de 150 mg); 79% para colimador *pinhole* precoce, 85% para colimador *pinhole* tardio, 86% para subtração, 83% para imagens SPECT
◊ Afetada de forma negativa por doença de múltiplas glândulas
◊ Por razões desconhecidas, mesmo os tumores maiores (2 g) não podem acumular MIBI suficiente para a detecção!
Farmacocinética:
MIBI é localizado no miocárdio + tumores ricos em mitocôndrias proporcionais ao fluxo sanguíneo regional + atividade metabólica celular; MIBI é eliminado rapidamente da tireoide, porém é retido nas paratireoides anormais (= necessidade para estudo de duas fases)
Método:
» injeção IV de 20–25 mCi de tecnécio-99m MIBI
» 10–15–30 minutos após a injeção para as imagens da região cervicotorácica anterior (5 minutos/visão) com câmera de

campo de visão amplo equipada com colimador de orifícios paralelos de alta resolução e baixa energia
>> repetir o conjunto de imagens em 2–4 horas após a injeção (10 minutos/visão)
>> imagens adjuvantes de fase dupla com agente tireoide-seletivo para as subtrações assistidas por computador é opcional (I-123, Tc-99m)
>> imagens combinadas de CT e câmara gama com a sobreposição (corregistro) são mais efetivas

Vantagens (sobre o tálio):
A. Propriedades físicas:
   — emissão gama ideal (140 keV)
   — fótons abundantes (alta dose de 20 mCi)
   — dosimetria favorável
   — razão de altos níveis de paratireoide para tireoide
   — não afetadas pelas medicações/contraste iodado
B. Características técnicas
   — radiofármaco isolado disponível prontamente
   — protocolo simples de imagens precoces + tardias
   — imobilização do paciente não prolongada
   — nenhum estudo de subtração/processamento computadorizado
   — SPECT/possíveis projeções múltiplas
C. Interpretação de varredura (*Scan*)
   — imagens nítidas
   — visualização clara de glândulas paratireoides anormais
   — sítios ectópicos pesquisados

CINTILOGRAFIA PULMONAR

AGENTES DE PERFUSÃO
Macroagregados de Albumina marcados com Tecnécio-99m (MAA)
Preparação:
albumina sérica humana (HSA) é desnaturada termicamente + pH ajustado; a adição de cloreto de estanho precipita a albumina dentro de microagregados contendo estanho (*tin*); a liofilização prolonga a estabilidade; o pertecnetato de tecnécio-99m adicionado é reduzido pelo $SnCl_2$ (cloreto de estanho) e marcado para as partículas de MAA

Controle de qualidade (parâmetros USP):
(1) 90% de partículas devem ter um diâmetro entre 10 e 90 μm
(2) nenhuma partícula deve exceder 150 μm
(3) deve ser ao menos 90% pura (por cromatografia ascendente)
(4) um lote de MAA de tecnécio-99m não deve ser usado > 8 horas após a preparação
(5) preparação não deve ser retrolavada com sangue dentro da seringa, pois esse procedimento causa "pontos quentes" nos pulmões

Meia-vida física: 6 horas
Meia-vida biológica: 6 horas
Dose: aproximadamente 2–4–6 mCi + 0,14 μg/kg de albumina, que corresponde a > 60.000 partículas (o número recomendado de partículas é de 200.000–700.000 partículas para a distribuição espacial uniforme + boa qualidade de imagem
  Observação: reduzir o número de partículas para 50.000–80.000 em:
    (a) pacientes criticamente doentes com doença pulmonar obstrutiva crônica (COPD), com suporte de ventilação mecânica, hipertensão arterial pulmonar documentada, derivações cardíacas de direita para a esquerda significativas que necessitam da redução no número de partículas, mas não de atividade marcada!
    (b) crianças até a idade de 5 anos necessitam da redução no número de partículas + atividade marcada!

≫ injeção IV na posição supina para proporcionar uma distribuição regular entre a base + ápice do pulmão (o gradiente dorso-ventral persiste)
≫ imagens na posição vertical para permitir a expansão pulmonar máxima, especialmente nas bases pulmonares

Dose de radiação (rad/mCi): 0,013 para o corpo inteiro, 0,25 para os pulmões (órgão crítico), 0,01 para as gônadas

Fisiologia:
90% de partículas de MAA funcionam como microembolias, e serão capturadas nos capilares pulmonares na primeira etapa; existe um número estimado de 600 milhões de arteríolas pulmonares de tamanho reduzido o suficiente para capturar as partículas; o efeito é fisiologicamente insignificante, considerando que somente 500.000 partículas são injetadas por estudo; 0,22% dos capilares tornam-se ocluídos (= 2 de 1.000); a proteína é lisada dentro de 6–8 horas e absorvida pelo sistema reticuloendotelial (RES);
partículas < 1 μm são submetidas a fagocitose pelo RES (sistema reticuloendotelial) no fígado + baço

Imagem: câmara de cintilação de campo de visão amplo + colimador de orifícios paralelos de baixa energia, com períodos de registro idênticos para as visões correspondentes

Visões:
– anterior, posterior
– oblíqua posterior (oblíqua posterior esquerda – LPO, oblíqua posterior direita – RPO): informação adicional em 50% em virtude da demarcação segmentar de segmentos basais e separação de ambos os pulmões
– oblíqua anterior (oblíqua anterior esquerda – LAO, oblíqua anterior direita – RAO): informação adicional em 15%
– lateral: "transparece" a partir do pulmão contralateral
◊ Visões oblíquas reduzem os achados clínicos equivocados a partir de 30% a 15%

Contagens: 750.000–1.000.000 contagens para cada imagem

Microesferas de Albumina Humana Marcadas com Tecnécio-99m (Tc-99m)
Tamanho da partícula: 20–30 μm
Meia-vida biológica: 8 horas

AGENTES DE VENTILAÇÃO PULMONAR
Xe-133, Xe-127, Xe-125, Kr-81 m, N-13, O_2–15, CO_2-11, CO-11, aerosol radioativo (Tc-99m-DTPA, Tc-99m PYP, Tc-99m marcado com dispersão de "fuligem" de carbono seca, ultrafina)

Xenônio-133
Produto de fissão de Urânio-235
Decaimento: para Cs-133 estável sob a emissão de partícula beta (374 keV), raio gama (81 keV), raios X (31 keV); componente beta responsável pela alta dose de radiação de 1 rad para pulmão)
Meia-vida física: 5,24 dias
Meia-vida biológica: 2–3 minutos
Propriedades físicas: altamente solúvel em óleo + graxa, absorvido pela seringa plástica
Administração: injeção dentro do bocal de uma unidade de respiração descartável, no início de uma inspiração máxima
Dose: 15–20 mCi
Técnica:
estudo de ventilação realizado preferencialmente <u>antes</u> da varredura de perfusão para evitar a interferência da energia mais alta de Tc-99m (dispersão de Compton a partir de Tc-99m dentro do fotópico mais baixo de Xenônio-133); [pode ser viável após a varredura de perfusão se a dose de MAA-Tc-99m (Microagregado de Albumina Humana marcado com Tecnécio-99m) for mantida abaixo de 2 mCi + concentração de Xe-133 estiver acima de 10 mCi/L de ar, e se períodos de aquisição de Xenônio-133 para as imagens de lavagem, equilíbrio e eliminação forem mantidos durante 30 segundos]
◊ Rotina de imagens posteriores, de preferência na posição vertical

Fase 1 = imagem de respiração única
= inalação de Xenônio-133 na concentração de 10–20 mCi para capacidade vital com suspensão da respiração durante 10–30 segundos (sensibilidade de 65% para anormalidades)
√ Ponto frio é anormal

Fase 2 = fase de equilíbrio
= respiração cíclica = reinalação em circuito fechado de Xenônio-133 + oxigênio durante 3–5 minutos para o traçador entrar inadequadamente nas áreas ventiladas; funciona também como controle interno para as fugas de ar; imagens oblíquas posteriores = imagens posteriores são obtidas para melhorar a correlação com a varredura de perfusão.
√ A distribuição de atividade corresponde ao pulmão aerado

Fase 3 = fase de eliminação
= fase de depuração após reajustar as válvulas de admissão do espirômetro, permitindo ao paciente inalar o ar ambiente para exalar Xenônio-133 dentro de uma armadilha de carvão ativado protegida; a fase de eliminação deve durar > 5 minutos
≫ imagens realizadas em intervalos de 30–60 segundos durante > 5 minutos

√ Depuração rápida dentro de 90 segundos com ligeira retenção nas zonas superiores é normal
√ Retenção do traçador (ponto quente) em 3 minutos revela áreas de captura de ar
√ Qualidade insatisfatória de imagens após dispersão significativa
√ Varredura anormal:
  (a) COPD (doença pulmonar obstrutiva crônica)/doença obstrutiva aguda
    √ *Wash-in* tardio (durante os 30 segundos iniciais de respiração fluente ou tidal)
    √ Acúmulo de traçador nas visualizações de equilíbrio (obstrução parcial com derivação colateral de ar + difusão na área afetada pela corrente sanguínea)
    √ Eliminação (*wash-out*) tardia = retenção > 3 minutos em virtude da retenção de ar
    √ Retenção do traçador em regiões não observadas na visão da respiração única inicial (a partir da derivação colateral dentro das zonas pulmonares anormais)
  (b) doença pulmonar consolidada
    √ Nenhuma captação de traçador durante toda a sequência de imagens

Xenônio-127
produzido em ciclotrons com custo elevado
Meia-vida física: 36,4 dias
Energias de fótons: 172 keV (22%), 203 keV (65%)
Vantagens:
  (1) fótons de alta energia permitem o estudo de ventilação após o estudo de perfusão
  (2) dose reduzida de radiação (0,3 rad)
  (3) capacidade de armazenamento em virtude da meia-vida física longa

Críptonio-81 m
gás inerte insolúvel; eluído do gerador Rb-81 (meia-vida de 4,7 horas); decai para Kr-81 por transição isomérica
Meia-vida física: 13 segundos
Meia-vida biológica: < 1 minuto
Energia do fóton principal: 190 keV (abundância de 65%)
Vantagens:
  (1) fóton de energia mais elevada do que Tc-99m, de modo que a varredura de ventilação pode ser realizada após o estudo de perfusão
  (2) cada varredura de ventilação pode ser adequada para a varredura de perfusão sem movimentar o paciente
  (3) pode ser usado em pacientes com respirador (não há contaminação em virtude da meia-vida curta)
  (4) dose de baixa radiação (durante a inalação contínua para 6–8 visualizações são liberados 100 milirradianos [mrad])
Desvantagens:
  (1) custo elevado
  (2) disponibilidade limitada (bom gerador para apenas um dia, de modo que a disponibilidade para um fim de semana pode não ser possível
  (3) não existe a possibilidade de imagens de eliminação (*wash-out*) em virtude da meia-vida curta
  (4) resolução reduzida em virtude da penetração septal com colimadores de baixa energia
√ Ausência de atividade = área anormal (a atividade do traçador é proporcional à distribuição de volume corrente [tidal] em virtude da meia-vida biológica curta, fase de eliminação (*wash-out*) não disponível)

Tc-99m DTPA Aerosol
= radioaerossol de ácido dietilenotriamina pentacético marcado com Tc-99m
= UntraVent®
Meia-vida biológica: 55 minutos
Administração: liberação através de um nebulizador durante a inspiração
Dose: 30–50 mCi em 2–3 mL de solução salina adicionada à unidade do nebulizador e conectada ao oxigênio de parede em uma taxa de fluxo de 8–10 L/minuto
Fisiologia:
  radioaerossóis são partículas pequenas que ficam impactadas nas vias aéreas centrais, sedimentam nas vias aéreas mais distais, apresentam contato aleatório com as paredes alveolares durante a difusão nos alvéolos; cruzam o epitélio respiratório com remoção rápida pela corrente sanguínea
  ◊ Menor indicação fisiológica de ventilação + uso da técnica de nebulização
  ◊ Posição ereta é preferível para os defeitos de perfusão basilar (dependendo da região pulmonar recebe mais ventilação + radiotraçador)
Técnica:
  ◊ Aerossol aplicado de forma mais conveniente antes da perfusão; é possível obter-se imagens após a perfusão com aerossol para avaliar o "preenchimento" de aerossol na região de defeito de perfusão
  » inalar do nebulizador durante 3–5 minutos
  » imagens registradas em projeções múltipas, cada uma para 100.000 contagens
√ Varredura anormal:
  (a) COPD
    √ Redução de atividade na região periférica pulmonar (o fluxo de ar vagaroso e turbulento impede que uma quantidade normal de aerossol alcance o pulmão envolvido)
    √ Deposição nas vias aéreas centrais (o aerossol penetra na traqueia + paredes bronquiais)
  (b) doença pulmonar consolidada
    √ Traçador ausente

Traçador de Dióxido de Carbono
Dióxido de carbono marcado com oxigênio-15
Meia-vida física: 2 minutos (necessita de ciclotron no local)
Fisiologia: inalação de dióxido de carbono; difusão rápida através da membrana alveolocapilar; depuração pulmonar dentro de segundos
√ Ponto frio em virtude da falha de entrada de traçador nas vias aéreas = doença das vias aéreas
√ Ponto quente em virtude da depuração de traçador ausente/tardio = defeito de perfusão (sensibilidade de 87%, especificidade de 92%)
Indicações:
  1. Os êmbolos podem ser detectados na doença cardiopulmonar preexistente
  2. Estudos equivocados/indeterminados de V/Q (quantificação vetorial) para a perfusão e ventilação pulmonar

IMAGENS DE TUMORES PULMONARES
Tomografia por Emissão de Pósitrons
Dose: 10 mCi de FDG (fluordeoxiglicose)
Técnica:
  » jejum do paciente durante 4 horas
    ◊ A glicose sérica elevada pode causar uma redução na captação de FDG
    ◊ Nível de glicose no sangue do diabético deve ser < 200 mg/dL
  » imagens de 30–45–60 minutos após a injeção IV em planos de imagem de 30–45 (campo de visão axial de 15 cm; resolução de 5 mm)
  » cálculo do valor máximo da razão de captação padronizada (SUV) na região de interesse
    ◊ SUV > 2,5 indica doença maligna
Indicações:
  (1) avaliação de **nódulo pulmonar solitário**
    √ Tamanho detectável de lesão metabolicamente ativa: (4–7 mm)

√ Captação baixa de FDG = tuberculose (TB) ativa, infecção fúngica (histoplasmose), nódulo reumatoide, sarcoidose, silicose

√ Aumento da captação de FDG = câncer (sensibilidade de 94–97%, especificidade de 78–92%, exatidão de 92%)

Falso-negativo: carcinoma broncoalveolar (até 57% é indetectável), tumor carcinoide

(2) estadiamento (PET-TC melhores do que qualquer outra técnica)

◊ Metástases ocultas detectadas em até 40% dos casos!

(a) linfonodos intratorácicos

√ Linfonodo com diâmetro de eixo curto > 1 cm por CT + não ávido por FDG = valor preditivo negativo (NPV) 100%

√ Linfonodo pequeno por CT + captação intensa de FDG = valor preditivo positivo (PPV) 100%

√ Nódulos cancerosos no mediastino (sensibilidade 91%, especificidade 86%) melhor do que CT isolada (sensibilidade 75%, especificidade 66%)

◊ 21% dos nódulos de tamanho normal abrigam doença metastática

◊ 40% dos nódulos maiores estão livres de doença metastática

(b) metástases suprarrenais

√ Varredura por PET: sensibilidade 100%, especificidade 80–95%

√ FDG pode diferenciar o "incidentaloma" suprarrenal da metástase

(c) metástase óssea

√ Varredura óssea: sensibilidade 80–94%, especificidade 67–75%

√ Varredura PET: sensibilidade 92–96%, especificidade 98%

(3) doença recorrente = tumor residual *versus* alterações pós-tratamento

√ Radioterapia + quimioterapia alteram a morfologia causando confusão para CXR (raios X de tórax), CT, MR

√ Aumento da captação de FDG nos sítios de anormalidade radiográfica residual > 8 semanas após completar a terapia

Falso-positivo: pneumonite por radiação (a avaliação deve ser postergada por 2–4 meses)

IMAGEM QUANTITATIVA DE PERFUSÃO PULMONAR

Indicação:
determinação da função pulmonar pós-ressecção, quando combinada com o teste de função pulmonar (FEV_1)

Técnica:
» obter a imagem de perfusão anterior e posterior (MAA) e calcular a média geométrica
» separar na direita + esquerda e nas 2 zonas pulmonares iguais, a partir da parte superior para a parte inferior, produzindo 4 segmentos (esquerda superior, direita inferior etc.)

Resultado:
a atividade em cada segmento é comparada com a atividade total, que produz a perfusão% para cada campo do pulmão

Perfusão Pulmonar Unilateral

Incidência: 2%

A. EMBOLIA PULMONAR (23%)
B. DOENÇA DAS VIAS AÉREAS
 (a) doença do parênquima pulmonar/pleural unilateral (23%)
 (b) obstrução brônquica
  1. Carcinoma broncogênico (23%)
  2. Adenoma brônquico
  3. Corpo estranho endobrônquico aspirado
C. DOENÇA CARDÍACA CONGÊNITA (15%)
D. DOENÇA ARTERIAL
 1. Síndrome de Swyer-James (8%)
 2. Hipoplasia congênita da artéria pulmonar/estenose
 3. Procedimento de derivação para a artéria pulmonar (p. ex., derivação Blalock-Taussig)
E. PULMÃO AUSENTE
 1. Pneumonectomia (8%)
 2. Agenesia pulmonar unilateral

Mnemônica: SAFE POET
 Síndrome de Swyer-James
 Agnesia (pulmonar)
 Fibrose (mediastinal ou do mediastino)
 Efusão (pleural)
 Pneumonectomia, **P**neumotórax
 Obstrução pelo tumor
 Embolia (pulmonar)
 Tampão mucoso pulmonar

Defeitos de Perfusão

A. DOENÇA VASCULAR
 (a) embolia pulmonar prévia/aguda
  1. Doença pulmonar tromboembólica
  2. Embolia gordurosa
   √ Defeito de perfusão não segmentar
  3. Embolia aérea
   √ Aparência característica de decorticação na parte mais elevada na cintilografia de perfusão
  4. Êmbolo tumoral/algodão/balão para a oclusão de AVM (malformação arteriovenosa)/obstrução pelo cateter de Swan-Ganz, outro corpo estranho
  5. *Dirofilaria immitis* (Dirofilariose Canina) doença que ataca preferencialmente os cães: grupos de vermes de dirofilariose rompem as paredes cardíacas + embolizam a árvore arterial pulmonar
  6. Doença falciforme
 (b) vasculite
  1. Doença vascular do colágeno: sarcoidose
  2. Abuso de drogas IV
  3. Terapia de radiação prévia
   √ Defeito localizado para a porta de radiação
  4. Tuberculose
 (c) compressão vascular
  1. Carcinoma broncogênico
   √ Defeito de perfusão dependendo do tamanho do tumor + localização
  2. Linfoma/ampliação do linfonodo
  3. Sarcoma da artéria pulmonar
  4. Mediastinite fibrosante em virtude de histoplasmose
  5. Fibrose pulmonar idiopática:
   √ Defeitos subsegmentares pequenos em ambos os pulmões
  6. Aneurisma aórtico (sacular grande/dissecante)
  7. Estômago intratorácico
 (d) circulação pulmonar alterada
  1. Ausência/hipoplasia da artéria pulmonar
  2. Estenose da artéria pulmonar periférica
  3. Sequestro broncopulmonar
  4. Hipertensão pulmonar primária
   √ Redistribuição ascendente + defeitos hilares grandes
   √ Múltiplos defeitos pequenos de perfusão periférica
  5. Doença veno-oclusiva pulmonar
  6. Doença da válvula mitral
   √ Predileção para o lobo médio direito + segmentos superiores dos lobos inferiores
  7. Insuficiência cardíaca congestiva
   √ Divergência da quantificação vetorial (V/Q) não segmentar difusa
   √ Silhueta cardíaca aumentada + regiões peri-hilares

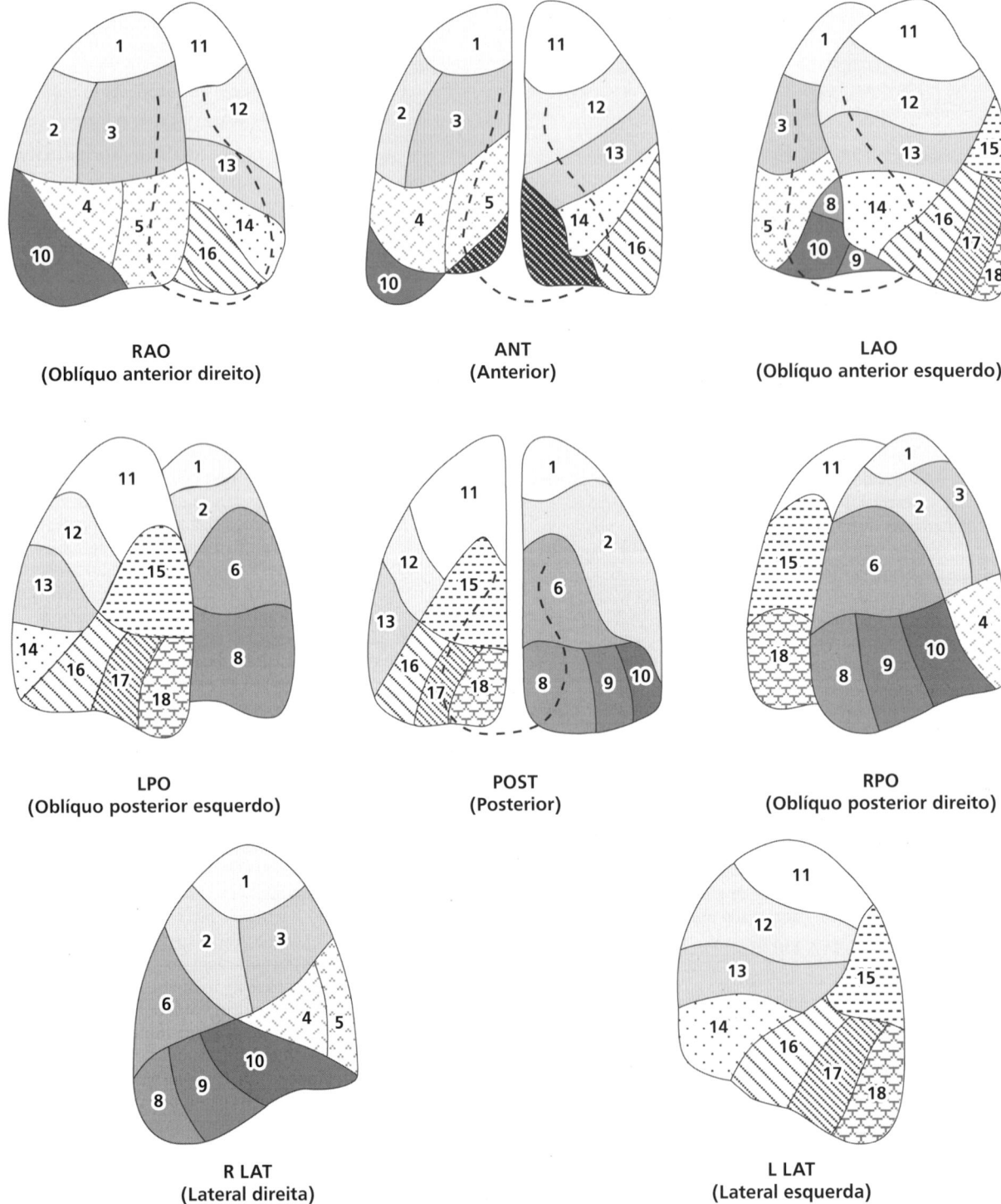

Segmentos Pulmonares

RUL
(Lobo superior direito)
1. apical
2. posterior
3. anterior

RML
(Lobo médio direito)
4. lateral
5. medial

RLL
(Lobo lateral direito)
6. superior
7. mediobasal
8. posterobasal
9. laterobasal
10. anterobasal

LUL
(Lobo superior esquerdo)
11. apicoposterior
12. anterior
13. lingual-superior
14. lingual-inferior

LLL
(Lobo lateral esquerdo)
15. superior
16. basal anteromedial
17. laterobasal
18. posterobasal

√ Distribuição reversa: maior atividade anteriormente do que posteriormente
√ Aumento de fissuras
√ Achatamento das margens posteriores do pulmão (visão lateral)
√ Efusão pleural

B. DOENÇA DAS VIAS AÉREAS
◊ Quase toda doença pulmonar produz a redução do fluxo sanguíneo pulmonar para as zonas dos pulmões afetados!
1. Asma, bronquite crônica, broncospasmo, tampão mucoso
2. Bronquiectasia (destruição bronquiolar)
3. Enfisema (bolha/cisto)
4. Pneumonia/abscesso pulmonar
5. Carcinomatose linfangítica
√ Defeitos de perfusão em área de hipóxia (vasoconstrição reflexa autorreguladora)
√ Ventilação anormal para um grau mais grave/semelhante
√ Principalmente defeitos múltiplos não anatômicos (em 20%)

TROMBOEMBOLISMO PULMONAR

Princípios fundamentais para a varredura de ventilação-perfusão (V/Q = quantificação vetorial):
◊ Um êmbolo pulmonar apresenta-se como segmentos hipoperfundidos, porém normalmente em pulmões ventilados (divergência de V/Q)
◊ Uma varredura de perfusão normal exclui um êmbolo para os objetivos práticos
◊ Um defeito de perfusão requer avaliação complementar com uma varredura de ventilação e radiografia torácica (CXR) para determinar a etiologia mais provável
◊ Se a varredura de ventilação e a radiografia torácica estiverem normais deve haver a suspeita da existência de um êmbolo
◊ Uma varredura de ventilação detecta doença pulmonar obstrutiva, pois uma radiografia torácica é insensível para esta condição

Terminologia:
não segmentar = não está de acordo com o segmento pulmonar (p. ex., estruturas hilares aumentadas/aorta, pequena efusão pleural, hemidiafragma elevado, cardiomegalia)
subsegmentar = envolve 25–75% de um segmento broncopulmonar conhecido
segmentar = envolve > 75% de um segmento broncopulmonar conhecido
equivalência V/Q = área de ventilação anormal idêntica ao defeito de perfusão no tamanho, forma e localização
equivalência Tripla = defeito de ventilação-perfusão combinado com uma área equivalente associada de aumento de opacidade nos raios X torácicos (CXR)
divergência V/Q = ventilação normal/CXR (raios X torácicos) normais na região de defeito de perfusão ou de defeito de perfusão maior do que defeito de ventilação/anormalidade de CXR

Probabilidades:
alta = > 85%
intermediária = anormalidade de perfusão abaixo da confiança no diagnóstico para PE – embolia pulmonar (p. ex., divergência segmentar isolada)
indeterminada = pulmões não podem ser avaliados adequadamente por causa de consolidação subjacente/doença obstrutiva
baixa = < 15%

As imagens de perfusão farão a detecção de:
(a) 90% de êmbolos que ocluem completamente um vaso > 1 mm em diâmetro
(b) 90% de defeitos de perfusão de superfície que são maiores do que 2 × 2 cm

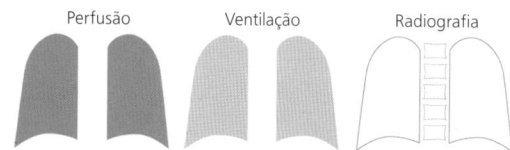

Nenhum defeito de V/Q & ventilação normal & CXR normal = **normal**

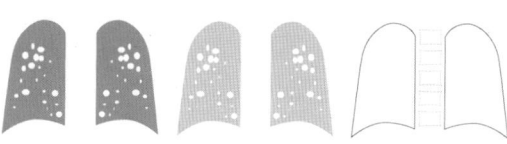

Equivalência de defeitos de V/Q não segmentares & CXR normal = **baixa probabilidade**

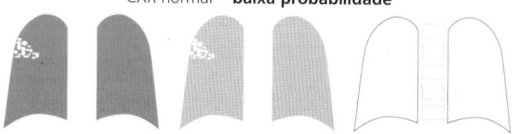

Divergência de V/Q não definida & CXR normal = **moderada probabilidade**

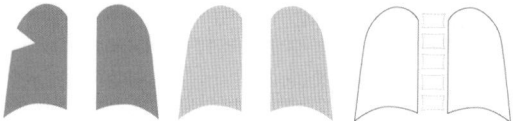

Defeito de perfusão segmentar & ventilação normal = **alta probabilidade**

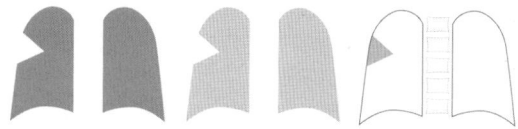

Equivalência de defeito de V/Q segmentar & opacidade de CXR = **indeterminada**

Interpretação Combinada de Varreduras de V/Q e Raios X de Tórax

(c) 26% de êmbolos que ocluem parcialmente um vaso
• uma história de embolia pulmonar (PE) anterior reduz a probabilidade de embolismo agudo em virtude de divergências de V/Q que nunca se resolvem!

Implicações terapêuticas:
(a) varredura de alta probabilidade: tratar para embolia pulmonar (PE)
(b) varredura indeterminada: angiograma pulmonar
(c) varredura de baixa probabilidade: considerar outro diagnóstico, a não ser que a suspeita clínica seja muito alta

Algoritmo interpretativo:
– nenhum defeito de perfusão
  Dx: normal
  Interpretação: nenhuma embolia pulmonar (PE)
– defeito de perfusão sem doença pulmonar
  (= ventilação normal + CXR normal = divergência de V/Q)
  Dx: PE
  Interpretação: alta probabilidade para PE, > 1 defeito de perfusão necessário para aumentar a certeza
– defeito de perfusão com doença pulmonar
  (a) anormalidade de ventilação + raios X torácicos com imagem clara
    Dx: COPD (doença pulmonar obstrutiva crônica)
    Interpretação: baixa probabilidade para PE (embolia pulmonar)
  (b) ausência de ventilação + consolidação na CXR (radiografia torácica)
    Dx: infarto pulmonar/pneumonia/atelectasia
    Interpretação: indeterminada

Critérios de Interpretação para as Varreduras Pulmonares de Ventilação e Perfusão

Probabilidade de PE	Critérios de Biello Modificados	Critérios de PIOPED Modificados (Investigação Prospectiva do Diagnóstico da Embolia Pulmonar)
Normal	√ perfusão normal	√ perfusão normal
Baixa (0–19%)	√ pequenas (segmento < 25%) divergências de V/Q	√ defeitos de perfusão pequenos independente do número/achados de varreduras de ventilação/achados de CXR
	√ equivalências focais de V/Q sem a consolidação de CXR correspondente	√ defeito de perfusão substancialmente menor do que a anormalidade de CXR; achados de ventilação irrelevantes
	√ defeitos de perfusão substancialmente menores do que a anormalidade de CXR	√ equivalência de V/Q em ≤ 50% de um pulmão/≤ 75% das zonas superior, média e inferior do pulmão; CXR normal/quase normal
		√ defeito de perfusão moderado isolado com CXR normal; achados de ventilação irrelevantes
		√ defeitos de perfusão não segmentares
Intermediária ou Indeterminada (25–50%)	√ COPD grave com defeitos de perfusão	√ 1 grande (segmentar) ± 1 moderado (subsegmentar) divergência de V/Q
	√ defeito de perfusão com a consolidação de CXR correspondente	√ 1–3 divergências moderadas de V/Q (subsegmentares)
	√ divergência de V/Q grande/moderada isolada sem anormalidade de CXR correspondente	√ 1 V/Q correlacionado com CXR normal
Alta (> 85%)	√ defeitos de perfusão substancialmente maiores do que as anormalidades de CXR	√ ≥ 2 grandes defeitos de perfusão (segmentares) sem correlação
	√ ≥ 2 moderadas (segmento de 25–90%)/≥ 2 grandes (segmento > 90%) divergências de V/Q; nenhuma anormalidade correspondente de CXR	√ > 2 grandes defeitos de perfusão (segmentares) substancialmente maiores do que a equivalência de ventilação/anormalidade de CXR
		√ ≥ 2 moderados (subsegmentares) + 1 grande (segmentar) defeitos de perfusão sem equivalência

V/Q = quantificação vetorial

Efeito de uma suspeita a priori para embolia pulmonar:
— aumento em pacientes com fatores de risco (imobilização, cirurgia recente, existência de estado hipercoagulável, malignância, embolia pulmonar anterior, trombose venosa profunda [DVT], terapia com estrogênio)
— a incidência de PE para uma varredura de baixa probabilidade aumenta a partir de 15% a 40% em pacientes com um alto risco clínico!

Exatidão global:
68% somente para a varredura de perfusão
84% para a varredura de ventilação e perfusão
◊ 100% de sensibilidade na detecção de PE é decorrente da ocorrência de êmbolos múltiplos (geralmente > 6–8), e pelo menos um desses êmbolos causa um defeito de perfusão!
◊ Uma varredura de perfusão normal exclui virtualmente a PE!
◊ Em um indivíduo com < 45 anos de idade, um defeito de perfusão subsegmentar + dor torácica pleurítica na mesma região é indicativo de embolia pulmonar em 77% dos casos! (DDX [diagnóstico diferencial]: pleurisia viral/idiopática)
◊ 73–82% dos pacientes apresentam varreduras de perfusão equivocadas (ou seja, probabilidade baixa e intermediária)!
◊ A variabilidade interobservadores para as varreduras de probabilidade baixa e intermediária é de 30%!

Varreduras Pulmonares de V/Q Indeterminadas

Critérios	PPV
√ Defeito de Q << consolidação de CXR	14%
√ Defeito de Q igual ao CXR	26%
√ Defeito de Q >> consolidação de CXR	89%

Varreduras de falso-positivo: embolia pulmonar não trombótica, abuso de drogas IV, vasculite, redistribuição de fluxo, asma aguda (em virtude do tampão mucoso)
Varreduras de falso-negativo: embolia em sela
√ "Sinal de listra" = borda de atividade periférica preservada para um defeito de perfusão geralmente indica
(a) causa não metabólica
(b) resolução da embolia pulmonar/antiga

Indicações para angiografia pulmonar:
1. Embolectomia é uma opção terapêutica
2. Varredura indeterminada de V/Q com alta suspeita clínica + terapia arriscada de anticoagulação
3. Diagnóstico específico necessário para o tratamento adequado (vasculite, droga induzida, câncer pulmonar com envolvimento vascular predominante)

RESOLUÇÃO TEMPORAL
(1) resolução da anormalidade dentro de semanas/meses (na maioria dos casos)
(2) a anormalidade pode durar permanentemente

Efeito da Probabilidade Clínica de PE na Varredura de V/Q na Presença de PE

Varredura de V/Q	Probabilidade Clínica	Presença de PE
Alta probabilidade	> 80%	96%
Baixa probabilidade	< 20%	4%
Indeterminada	Presença de DVT	93%

Resultados do Estudo de Investigação Prospectiva de Diagnóstico de Embolia Pulmonar (PIOPED)

Probabilidade de PE	Em	Angiograma Positivo em
Alta	13%	88%
Intermediária	39%	33%
Baixa	34%	16%
Normal	14%	9%

◊ Estudo de base de referência para detectar novos êmbolos!
√ Opacidade pulmonar focal + não ventilado + não perfundido = "varredura indeterminada"
  Causa: pneumonia, embolia pulmonar com infarto, atelectasia segmentar
√ Defeito de perfusão maior do que a opacidade de CXR = alta probabilidade para PE
√ Defeito de perfusão substancialmente menor do que a opacidade de CXR
  = baixa probabilidade para PE
√ Defeito de perfusão de tamanho comparável = probabilidade intermediária
√ Opacidade pulmonar focal (não alterada > 1 semana) + não ventilado + não perfundido = baixa probabilidade para PE
◊ Quando houver opacidade pulmonar, avaliar as áreas bem aeradas para a detecção de defeitos de perfusão!
◊ COPD (doença pulmonar obstrutiva crônica) não diminui a utilidade da varredura de V/Q (ventilação e perfusão), mas não aumenta a probabilidade de um resultado indeterminado!
◊ 75% dos pacientes com edema pulmonar + sem embolia pulmonar apresentam uma varredura de perfusão normal!

Critérios para a Interpretação de Probabilidade Muito Baixa de Varreduras de V/Q (ventilação e perfusão) Pulmonares
(< 10% de PPV para tromboembolismo)

Critérios	PPV
√ anormalidade de perfusão não segmentar	8%
√ defeito de perfusão menor do que o defeito radiográfico correspondente	8%
√ sinal de listra	7%
√ defeito triplo combinado na zona pulmonar média e superior	4%
√ defeitos combinados de ventilação e perfusão em 2/3 zonas de um pulmão isolado + CXR normal	3%
√ 1 a 3 defeitos pequenos de perfusão segmentar	1%

Influência de Doença Cardiopulmonar (CPD) e Varredura de V/Q (ventilação e perfusão) na presença de PE

Probabilidade de V/Q	CXR Normal	Nenhuma CPD anterior	Alguma CPD Anterior	COPD (*)
Alta	67%	93%	83%	100%
Intermediária	24%	39%	26%	22%
Baixa	17%	15%	14%	6%
Quase normal	3%	4%	4%	0%

(*) = doença pulmonar obstrutiva crônica

Correlação entre Varredura de V/Q (ventilação e perfusão) e Radiografia Torácica (CXR)

(CXR deve ser realizada dentro de 6–12 horas da varredura)	
Categoria de CXR	Varredura de V/Q (Ventilação e Perfusão) Não Diagnóstica
Nenhuma anormalidade aguda	12%
Atelectasia linear	12%
Edema pulmonar	12%
Efusão pleural	36%
Consolidação do parênquima pulmonar	82%

CINTILOGRAFIA CARDÍACA

OPÇÕES DAS IMAGENS CARDÍACAS
1. Imagem PLANAR
   √ O defeito do traçador pode ser visível em apenas uma projeção de imagens
   √ Uma variação de 15–20% na intensidade do traçador regional é normal
2. Imagem SPECT (tomografia computadorizada por emissão de fóton único)
   melhora o contraste da região alvo pela remoção dos tecidos sobrejacentes; exibe a cinemática de movimento das paredes regionais; cálculo da fração de ejeção (EF)
   √ O defeito do traçador deve ser visível em mais do que um conjunto de imagens
   √ Até 30% de redução de intensidade do traçador regional comparada com a atividade de pico é normal
   (a) padrão
      aquisição de 180° com extensão a partir de 45° do lado oblíquo anterior direito a 45° do lado oblíquo posterior esquerdo para a câmera de cabeça única
   (b) Gated SPECT (tomografia computadorizada por emissão de fóton único em sistema fechado ou bloqueado) dados tomográficos adquiridos fechados para o ECG (8 quadros por ciclo cardíaco)
      √ Viável embora o miocárdio hipoperfundido possa demonstrar contração sistólica + espessamento das paredes
      √ Cálculo geométrico da fração de ejeção (EF) com base na liberação de informações (ROIs) extraídas dos quadros sistólicos finais + diastólicos finais (diferente das varreduras de reservatórios sanguíneos)
3. Análise QUANTITATIVA
   = perfis circunferenciais
   = demarcação de contagens médias ao longo de raios espaçados igualmente provenientes do centro do ventrículo esquerdo (LV) torna a interpretação mais objetiva e mais reprodutível

ISQUEMIA MIOCÁRDICA E VIABILIDADE
Imagem de Doença da Artéria Coronária
(1) DIRETAMENTE com <u>imagem de perfusão miocárdica</u> oferecendo uma representação pictórica da perfusão relativa de tecido miocárdico viável usando imagens da fisiologia de exercício + repouso
   (a) imagem SPECT usando cloreto de tálio (Tl-201) (sensibilidade de 92%, especificidade 68%)
   (b) imagem SPECT usando Tc-99m sestamibi/tetrofosmina (sensibilidade de 89%, especificidade 90%)
   (c) PET
(2) INDIRETAMENTE com <u>imagem de função ventricular</u>, ou seja, avaliação de movimento das paredes + fração de ejeção
   (a) estudos de aquisições multibloqueadas (MUGA)
      – glóbulos vermelhos marcados com Tc-99m
      – albumina sérica humana marcada com Tc-99m
   (b) angiografia com radionuclídeos de primeira passagem
      – pertecnetato de sódio
      – ácido dietilenoltriamina pentacético (DTPA)
      – coloide sulfuroso
      – ouro-195 m
      – irídio-191 m
(3) avaliação SIMULTÂNEA de perfusão miocárdica + função ventricular
   = angiografia com radionuclídeos de primeira passagem + imagem de perfusão com Gated SPECT (tomografia computadorizada por emissão de fóton único em sistema fechado ou bloqueado)

Interpretação:
Miocárdio normal:
   √ Perfusão homogênea
   √ Aparência semelhante em repouso + com exercícios físicos
Miocárdio isquêmico viável:
   √ Perfusão normal em repouso
   √ Hipoperfusão relativa com exercícios físicos (= defeito reversível)
DDx:
   (1) defeito de septo reversível no bloqueio do ramo esquerdo
   (2) difere do artefato de atenuação de tecidos moles
Infarto do miocárdio:
   √ Massa muscular reduzida
   √ Ausente/captação reduzida em repouso + com exercícios físicos (= defeito fixo)
DDx:
   (1) **"miocárdio hibernante"** = hipoperfusão miocárdica crônica produzindo função ventricular regional anormal
   (2) artefatos de atenuação de tecidos moles
      √ Variabilidade acentuada na captação do traçador do ventrículo esquerdo (LV) de parede inferior (atenuação diafragmática) + parede anterior (atenuação das mamas)

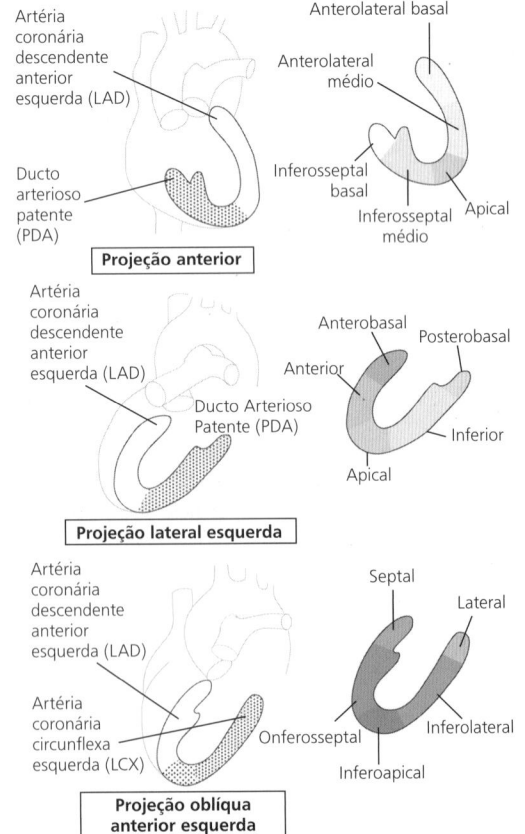

Planos de Reconstrução Planar

LAD supre: 2/3 superiores do septo interventricular, parede anterior + parte da parede lateral, ápice do ventrículo esquerdo (na maioria dos pacientes)

LCX supre: região posterior do ventrículo esquerdo (em 10%) região lateral do ventrículo esquerdo

RCA supre: 1/3 inferior do septo interventricular, parede inferior do ventrículo esquerdo (LV) + ventrículo direito (RV) completo (RCA = artéria coronária direita)

PDA supre: (através da RCA) a parede posterior (em 90%)

(3) distúrbios infiltrativos
DDx de um defeito fixo leve:
(1) cicatriz
(2) miocárdio hibernante
(3) Artefato de atenuação

Avaliação da Viabilidade Miocárdica
1. Perfusão
   Tl-201 injetado em repouso com redistribuição de imagens é preferível em relação ao sestamibi
   √ Captação > 50% de máximo
2. Atividade metabólica
   FDG (Fluorodesoxiglicose) pode proporcionar melhor avaliação (o miocárdio normal usa ácidos graxos como principal substrato metabólico, porém pode alterar para o metabolismo da glicose)
   √ Aumento de captação de glicose pelo miocárdio viável ou isquêmico

IMAGEM PLANAR
Anatomia ventricular Esquerda e Projeções
A. AP (anteroposterior)
   √ Exibe a parede anterolateral, ápice e parede inferior
   √ Redução de atividade no ápice do LV (ventrículo esquerdo) em virtude do adelgaçamento em 50%
B. LATERAL ESQUERDA
   √ Exibe parede inferior + anterior
C. LAO 40°/LAO 70° (LAO = oblíqua anterior esquerda)
   ◊ Projeção usada com maior frequência; para todos os estudos de exercícios físicos
   √ Exibe o septo interventricular, a parede posterior e a parede inferior
   √ Melhor projeção para separar os ventrículos esquerdo + direito
   √ Melhor projeção para avaliar o movimento da parede septal + parede posterior do ventrículo esquerdo
D. RAO 45° (RAO = oblíqua anterior direita)
   √ Exibe a parede ventricular inferior + anterior
   √ É útil durante os estudos de primeira passagem com a separação temporal de ventrículos
E. LPO 45° (raramente usada) (LPO = oblíqua posterior esquerda)
   10° de inclinação caudal minimiza a contaminação anterolateral (LA) da região do ventrículo esquerdo (LV)
   √ Exibe a parede ventricular inferior + anterior
   √ É preferida em relação à RAO 45°, considerando que o LV está mais próximo da câmera
F. LAO angulada (colimador de orifício inclinado/inclinação caudal)
   √ Separa a atividade ventricular da atividade atrial
   √ Salienta a discinesia apical

Localização de Defeitos de Perfusão na Imagens Planares
(1) artéria coronária direita (RCA) mais bem observada nas projeções AP/LAT esquerda (LAT = posição lateral esquerda) (AP = anteroposterior)
   √ Segmentos inferior + posterosseptal
(2) ramo circunflexo da artéria coronária esquerda (LCX) mais bem observado na projeção LAO
   √ Segmento posterolateral
(3) ramo descendente anterior da artéria coronária esquerda (LAD = descendente anterior esquerda)
   √ Segmentos anterosseptal, anterior, anterolateral
Observação: a redução de atividade nos segmentos posterior + apical não apresenta probabilidade de que esteja correlacionada com doença de qualquer vaso!

IMAGENS POR SPECT DE PERFUSÃO MIOCÁRDICA (MPI)
Exibição de Imagens por SPECT
SPECT = tomografia por emissão de fóton único

- estudo sobre estresse = linha superior
- estudo sobre repouso = linha secundária
1. Vistas do eixo curto (SA)
   ápice → base
2. Eixo longo horizontal (HLA)
   inferior → superior (anterior)
3. Eixo longo vertical (VLA)
   septo → lateral

Imagens Planares (Cine) Rotativas
= *cine loop* (vídeo de plano contínuo) de imagens de estresse + imagens planares em repouso para uma revisão de dados brutos (ou originais) não processados para o reconhecimento
1. Movimento do paciente
   (a) superior → inferior
   (b) lateralmente
   (c) "reposicionamento ascendente" em virtude do aumento da excursão respiratória após exercício extenuante
   ◊ Movimento ≥ 2 pixels necessita repetir a aquisição da imagem
   √ "Sinal de furacão"/"chama apical"
2. Tamanho cardíaco
3. Atividade pulmonar
   aumento na disfunção ventricular esquerda grave
4. Captação do ventrículo direito (RV)
   geralmente a intensidade do RV é 50% do pico de intensidade do LV (ventrículo esquerdo); aumento em
   (a) hipertrofia do RV (secundária à hipertensão pulmonar)
   (b) reduzida globalmente a captação do ventrículo esquerdo (LV)
5. Atividade extracardíaca
   – contaminação de pele/roupas
   – atividade subdiafragmática hepática intensa/trato gastrointestinal
     √ Artefato com filtro rampa
     ◊ Repetir a aquisição de imagem após atraso + ingestão de água
   – lesões neoplásicas
     pulmão, mama, sarcoma, linfoma, timoma, tumor de paratireoide, anormalidade da tireoide, tumor renal, tumor hepático
6. Atenuação (em até 40% de todos os estudos)
   – sobreposição de tecidos de mamas (mulheres)
   – diafragma (homens)
   ◊ Método de correção de atenuação ± imagem em posição prona

Análise de Cortes Tomográficos

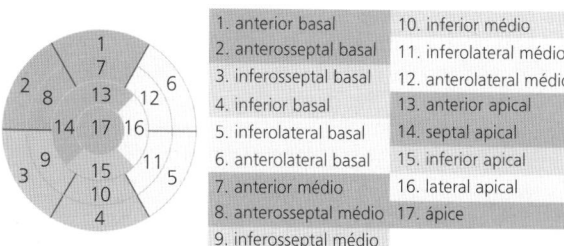

Artéria Coronária Descendente Anterior Esquerda (LAD)
Artéria Coronária Direita (RCA)
Ramo Circunflexo da Artéria Coronária Esquerda (LCX)

Mapa Polar para Imagem de Perfusão Miocárdica por SPECT
(modelo de 17 segmentos)

◊ Verificar as pontuações estatísticas adequadas (ruim, razoável, bom, excelente)
– o pico da atividade dos *pixels* no miocárdio do ventrículo esquerdo (LV) deve exceder 100 contagens para Tl-201 e 200 contagens para Tc-99m

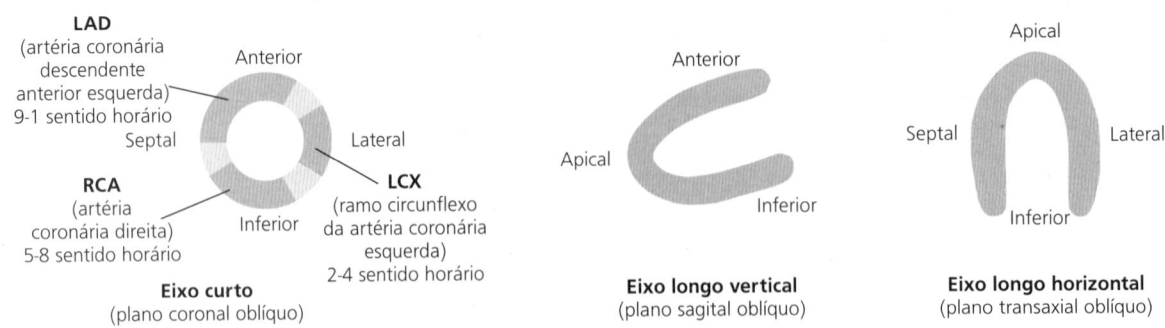

Planos de Reconstrução por SPECT

TAMANHO DA CAVIDADE
- razão da cavidade/espessura da parede
- imagens pós-estresse com cavidade maior do que as imagens em repouso
    = **dilatação isquêmica transitória** (TID) > 1,22 em virtude da isquemia subendocárdica induzida por estresse como um marcador de doença multiarterial
- dilatação em imagens de estresse + repouso indica disfunção do ventrículo esquerdo (LV)/sobrecarga de volume

GRAVIDADE DE DEFEITO DE PERFUSÃO
- qualitativa
    - leve = redução de 10% no pico de atividade do traçador, com significado clínico desconhecido
    - moderada
    - grave
- semiquantitativa (usando o sistema de pontuação com 20 segmentos)
    0 = perfusão normal
    1 = perfusão levemente reduzida/equívoca
    2 = perfusão moderadamente reduzida
    3 = perfusão gravemente reduzida
    4 = ausência de perfusão
    - pontuação somada de estresse (SSS)
        (a) normal = SSS < 4
        (b) levemente anormal = SSS 4–8
        (c) moderadamente a gravemente anormal = SSS 9–13
        (d) gravemente anormal = SSS >13
    - pontuação somada de repouso (SRS)
    - pontuação somada da diferença (SDS) = SRS − SSS
        = medida de reversibilidade (≥ 2 graus de melhora representa isquemia considerável)
        (a) isquemia leve/ausente = SDS ≤ 4

DIMENSÃO DO DEFEITO DE PERFUSÃO
- pequeno = 5–10% do ventrículo esquerdo (LV)
- médio = 15–20% do ventrículo esquerdo (LV)
- grande = ≥ 20% do ventrículo esquerdo (LV)

TIPO DE ANORMALIDADE DE PERFUSÃO
- defeito fixo
    = cicatriz miocárdica/isquemia miocárdica grave
- defeito reversível
    = anormalidade de perfusão em imagens pós-estresse que normaliza nas imagens de repouso
- defeito parcialmente reversível
    = 20–30% de melhora na atividade regional

LOCALIZAÇÃO DA ANORMALIDADE DE PERFUSÃO
apical, anterior, inferior, lateral
- ◊ Evitar o termo posterior, pois essa designação tem sido determinada variavelmente para a parede lateral (LCX – ramo circunflexo da artéria coronária esquerda) ou para a parede inferior basal (RCA – artéria coronária direita)

Perfusão Miocárdica por SPECT para a Detecção e Controle de Doença Arterial Coronariana (CAD)			
	Normal	Levemente Anormal	Moderadamente a Gravemente Anormal
Soma da pontuação de estresse	< 4	4–8	> 8
Probabilidade de doença arterial coronariana	Baixa	Alta	Alta
Risco de infarto do miocárdio	Baixo	Intermediário	Intermediário
Risco de morte cardíaca	Baixo	Baixo	Intermediário

ANÁLISE QUANTITATIVA
usando um perfil de referência (com dados específicos por sexo, medicamentos radiofarmacêuticos e população) apresentado como um mapa polar/projeção-alvo e perfil circunferencial funciona como um "observador secundário"
√ Segmento obscurecido = área de atividade abaixo do limiar considerado como normal (> 2,5 de desvio padrão [SD] abaixo da média)

ECG – Gated SPECT
(tomografia computadorizada por emissão de fóton único em sistema fechado ou bloqueado)
exibida como cortes individuais/vídeo de plano contínuo em 3-D (8 quadros por ciclo cardíaco); alterações temporais + espaciais na atividade do traçador refletem a movimentação das paredes miocárdicas regionais + espessamento;
Avaliação para
- função global
    √ Fração de ejeção do ventrículo esquerdo (LV) normal/≥ 60%
    √ Volumes sistólico final e diastólico final do LV
        volume diastólico final (EDV) normal: 95 ± 27 mL (homens), 64 ± 19 mL (mulheres)
        volume sistólico final (ESV) normal: 41 ± 17 mL (homens), 22 ± 12 mL (mulheres)
- superfície endocárdica
- movimentação das superfícies endocárdica + epicárdica
- espessamento miocárdico (luminosidade)
- anormalidades da movimentação das paredes do LV regional representadas graficamente como plotagem 3-D
    0 = normal
    1 = levemente hipocinética
    2 = moderadamente hipocinética
    3 = gravemente hipocinética
    4 = acinética
    5 = discinética
- tamanho do ventrículo direito (RV) + movimentação das paredes

Cálculo automático do algorítmo (QPS, Cedars-Sinai):
(a) contorno miocárdico das superfícies endocárdicas e epicárdicas sobrejacentes aos quadros sistólico final e diastólico final exibidos em 3 imagens de eixo curto (apical, médio-ventricular, basal) na imagem de eixo longo da cavidade média horizontal e da cavidade média vertical
(b) plotagens polares quantitativas medindo a perfusão miocárdica regional na diástole final e na sístole final (em %), movimentação (em 10 mm) e espessamento das paredes (em %)
(c) exibição tridimensional das superfícies endocárdica (sólida) e epicárdica (grelha) do ventrículo esquerdo
(d) curva de volume-tempo do endocárdio durante o intervalo R-R (frequência cardíaca), volumes diastólico final e sistólico final e fração de ejeção do ventrículo esquerdo (LVEF)

Interpretação: um defeito não reversível de estresse e repouso que corresponde ao espessamento normal da parede regional/movimentação das paredes representa um artefato de atenuação

Valor da revisão de imagens gated SPECT (tomografia computadorizada por emissão de fóton único em sistema fechado ou bloqueado):
- redução no número de interpretações limítrofes
- aumento nas interpretações "definitivamente normais" de 74% para 93%

FRAÇÃO DE EJEÇÃO

Fração de ejeção (EF) = volume sistólico (SV) dividido pelo volume diastólico final (EDV)

volume sistólico = volume diastólico final (EDV) menos o volume sistólico final (ESV)

$$EF = [EDV - ESF]/[EDV]$$

= $[ED_{contagens} - ES_{contagens}]/[ED_{contagens} - BKG_{contagens}]$
indicador sensível da função ventricular esquerda

@ ventrículo esquerdo
– calculado conforme a visão oblíqua anterior esquerda superficial
valor normal .... 50–65% (variação de 5%)
definitivamente anormal...... < 50%
miocárdio hipertrófico .... > 65%
◊ Fração de ejeção do ventrículo esquerdo (LVEF) no pico do esforço é um prognóstico independente de doença arterial coronariana

@ ventrículo direito
valor médio normal.......... > 45%
(a fração de ejeção (EF) do ventrículo direito (RV) é menor do que a EF do LV, pois apresenta um EDV maior do que o LV, porém com o mesmo volume sistólico)

Variabilidade de EF:
a LVEF não é um número fixo para qualquer paciente, porém varia com:
frequência cardíaca, pressão sanguínea, nível de catecolaminas circulantes, posição do paciente e medicações

Exatidão para detectar doença arterial coronariana:
(a) EF durante esforço: 87% de sensibilidade; 92% de especificidade
(b) ECG sob esforço: 60% de sensibilidade; 81% de especificidade

Interpretação:
◊ Função ventricular em repouso é insensível à doença arterial coronariana (CAD)!
(1) em repouso
√ EF pode ser reduzida na CAD
DDx: cardiomiopatia, doença valvular
√ Correlacionamento evidente com gravidade clínica + distribuição regional de infarto do miocárdio
(2) durante esforço
√ Redução (hipocinética)/ausência (acinética)/paradoxal (discinética) a movimentação das paredes indica os graus de variação da CAD/infarto do miocárdio
√ Acinética focal/área discinética = aneurisma
√ Movimento paradoxal do septo (= o movimento do septo para a direita em sístole) pode refletir infarto septal, bloqueio de ramo esquerdo, condições ou estado após (S/P = *status post*) cirurgia de revascularização

Lacunas ou falhas:
estudo insatisfatório em pacientes com fibrilação atrial em virtude da incapacidade de atingir a sincronização cardíaca adequada (o exercício MUGA pode produzir uma avaliação sensível de doença arterial coronariana)

Falso-positivo com (a) esforço inadequado
(b) ingestão recente de refeição

AGENTES DO RESERVATÓRIO SANGUÍNEO

DTPA marcado com Tc-99m/Coloide Sulfúrico marcado com Tc-99m

(DTPA = Dietilenotriamina Pentacético)
preferidos para os estudos cardíacos de primeira passagem, considerando que esses agentes permitem estudos múltiplos com poucos resíduos de qualquer estudo precedente

Leucócitos (RBCs) Autólogos Marcados com Tc-99m

= agente de escolha decorrente da boa relação pulmão-coração
Técnica:
(1) MARCAÇÃO *IN VIVO*
>> injeção IV de pirofosfato de estanho, agente redutor (1 frasco-ampola de pirofosfato diluído com 2 mL de solução salina estéril = 15 mg de pirofosfato de sódio contendo 3,4 mg de cloreto de estanho anidro)
>> 15–20–30 minutos posteriormente, injeção de pertecnetato de Tc-99m (+7), que se liga aos leucócitos marcados pelo sistema de "pré-estanização" (redução para Tc-99m [+4])
◊ Morosidade mínima + método mais fácil!
◊ Deterioração da eficiência de marcação (30% não marcados para leucócitos + excretados na urina)!
(2) MARCAÇÃO *IN VITRO*
= MODIFICADA NO MÉTODO *IN VIVO*
◊ Preferida sobre o método *in vivo*, em virtude da alta eficiência de marcação dentro da seringa, o que reduz a exposição aos componentes do plasma + produz pouco pertecnetato livre!
>> injeção IV de 1 mg de pirofosfato de estanho
>> 10 minutos depois, 2–5–10 mL de sangue são coletados em uma seringa heparinizada
>> período de incubação de 10–20 minutos com pertecnetato de Tc-99m
>> reinjeção da preparação pela técnica de torneira de 3 vias
Observação: marcação insatisfatória em
(a) paciente heparinizado
(b) injeção através da linha IV (aderência à parede)
(c) seringa fluxionada com dextrose em vez de solução salina
(3) MARCAÇÃO *IN VITRO*
◊ Método de marcação mais confiável!
>> 50 mL de sangue coletado e incubado com Tc-99m reduzido por íon de estanho; leucócitos lavados e reinjetados
Observação: Kit de marcação (com substâncias quelantes + oxidantes) permite excelente marcação *in vitro* com apenas 3 mL de sangue e um período de incubação de 15 minutos!

Dose: 15–20–30 mCi (dose maior necessária para estresse MUGA + pacientes obesos)
para crianças: 200 µCi/kg (dose mínima de 2–3 mCi)
Dose de radiação: 1,5 de radiação para coração, 1,0 de radiação para sangue, 0,4 de radiação para o corpo todo

Albumina Sérica Humana marcada com Tc-99m

HSA = albumina sérica humana
Indicação: interferência da droga com a marcação de leucócitos (p. ex., paciente heparinizado)

Fisiologia:
(a) a albumina estabiliza lentamente através do espaço extracelular
(b) a relação pulmão-coração é mais insatisfatória do que com os leucócitos marcados

FUNÇÃO VENTRICULAR
Ventriculografia de Primeira Passagem
= ANGIOGRAFIA COM RADIONUCLÍDEOS DE PRIMEIRA PASSAGEM
= PRIMEIRO TRÂNSITO
= registro do período de trânsito inicial de um *bolus* fechado de Tc-99m administrado por via intravenosa através do coração + pulmões; número limitado de ciclos cardíacos disponível para interpretação; projeções adicionais/estudos de séries necessitam de injeção de *bolus* adicional

Exatidão: boa correlação com a ventriculografia de contraste
Agentes: pertecnetato, pirofosfato, albumina, DTPA, coloide sulfúrico (quase qualquer composto marcado com Tc-99m exceto partículas de varredura pulmonar), leucócitos autólogos marcados com Tc-99m
Indicações:
(1) apenas 15 segundos de cooperação necessária do paciente
(2) cálculo de débito cardíaco + fração de ejeção (leucócitos)
(3) estudos subsequentes de primeira passagem dentro de 15–20 minutos do possível estudo inicial (DTPA)
(4) avaliação separada de câmaras cardíacas individuais na projeção oblíqua anterior direita (separação temporal sem átrios sobrejacentes, artéria pulmonar, trato do fluxo aórtico), por exemplo, para a EF ventricular esquerda e desvios intracardíacos

Dose mínima: 10 mCi
Técnica:
›› canulação da veia jugular externa/veia antecubital com agulha ≥ calibre 20 fixada no dispositivo com torneiras de 3 vias e duas seringas:
›› a seringa 1 contém ≤ 1 mL de radiotraçador (ou radiofármaco)
›› a seringa 2 contém uma solução salina (10–20 mL)
›› a injeção de radiotraçador é seguida por uma solução salina concentrada

Acoplamento:
melhores imagens obtidas pela seleção do intervalo de tempo correspondente apenas à passagem do *bolus* pelo ventrículo direito, calculado sobre a média de diversos batimentos individuais (3–5); o acoplamento pode ser realizado de forma intrínseca ou com a orientação do ECG

Imagem: região de interesse (ROI) sobre a silhueta do ventrículo direito na projeção oblíqua anterior direita; atividade de fundo ocupada pela parede ventricular em forma de ferradura; contagens na ROI exibidas como função de tempo; de 25 quadros/segundo para 20–30 segundos

Controle de qualidade
(a) adequação do *bolus*:
• boa = largura total a meia altura (FWHM) da curva de tempo de atividade < 1 segundo
• satisfatória = FWHM de 1–1,5 segundo
• tardia = FWHM de > 1,5 segundo
• separada = mais do que um pico discreto
Problema: o *bolus* tardio pode causar excesso de subtração de fundo resultando em aumento falso no fator de ejeção do ventrículo esquerdo, redução no volume do ventrículo esquerdo, e superestimativa de movimento da parede regional do LV

(b) contagem estatística
> 4.000–5.000 cps de contagens diastólicas finais no ciclo representativo

(c) tempo de trânsito do traçador
exame visual do trânsito do *bolus* pela circulação central
(d) seleção de batimentos
apenas batimentos com contagens diastólicas finais de ≥ 70% de pico
contagens diastólicas finais
(e) seleção de fundo
um quadro próximo ao início da fase do LV

Passagem normal do bolus: veia cava superior (SVC), átrio direito (RA), ventrículo direito (RV), pulmões, átrio esquerdo (LA), ventrículo esquerdo (LV), aorta

<u>*Desvio da direita para a esquerda:*</u> o traçador aparece no lado esquerdo do coração antes da passagem através dos pulmões

Avaliação de:
1. Obstrução na região da veia cava superior (SVC)
2. Refluxo do átrio direito dentro da veia cava inferior/veia jugular
3. Estenose na via de saída pulmonar
4. Desvio direita-esquerda
5. Contratilidade do ventrículo direito
6. Batimento sequencial do átrio direito e ventrículo direito
7. Fração de ejeção do ventrículo direito e ventrículo esquerdo

Frequência cardíaca e condução:
movimento da parede regional + fração de ejeção do ventrículo esquerdo (LVEF) podem ser realizados por:
(1) frequentes contrações ventriculares prematuras (PVCs)
(2) bigeminismo ventricular
(3) fibrilação atrial muito irregular
(4) frequência do marca-passo: iniciando no ápice e prosseguindo para a base
(5) bloqueio de ramo esquerdo (LBBB)
√ Anormalidades do movimento das paredes anteroapical/inferoapical
Observação: movimento paradoxal do septo não detectável na projeção oblíqua anterior direita

Imagens de Equilíbrio ou Estabilização
= "reservatório sanguíneo" na cardioangiografia de radionuclídeos
Agentes: leucócitos autólogos marcados com Tc-99m (mais comumente)/albumina sérica humana
Imagem: após mistura completa de radiotraçador durante todo o espaço vascular

›› aquisição de imagens durante as porções selecionadas de ciclo cardíaco desencadeado pela onda R; cada imagem é composta de > 200.000 contagens (2–10 minutos) obtidas sobre 500–1.000 batimentos após atingir a estabilização; imagens de alta qualidade podem ser obtidas em projeções diferentes

›› aquisição fechada a partir de 16–32 subdivisões iguais do ciclo R-R (compartimentos eletrônicos) permite a exibição de imagens cinemáticas sincronizadas (montadas para compor a sequência de imagens isoladas) de uma média do ciclo cardíaco
√ Podem ser exibidas como curvas de tempo de atividade refletindo alterações nas contagens ventriculares durante todo o intervalo R-R
— índices funcionais medidos: período de pré-ejeção (PEP), tempo de ejeção ventricular esquerda (LVET), tempo de enchimento rápido do ventrículo esquerdo (LVFT), tempo de enchimento vagaroso do ventrículo esquerdo (LVFT), razão do tempo de ejeção ventricular esquerda/período de pré-ejeção, taxa de ejeção + enchimento do ventrículo esquerdo (LV)

›› em repouso: densidade de contagem de 200–250/pixels geralmente necessita de 7–10 minutos de tempo de aquisição para contagens de 200.000–250.000/quadro

>> durante esforço: as contagens de 100.000–150.000/quadro necessitam de um tempo de aquisição de 2 minutos

Avaliação de:
1. Fração de ejeção do LV
2. Movimento da parede regional
3. Regurgitação valvular

Interpretação:
1. Insuficiência cardíaca: redução da fração de ejeção (EF), prolongamento do período de pré-ejeção, diminuição do tempo de enchimento do ventrículo esquerdo, redução da taxa de ejeção
2. Hipertensão cardíaca: índices sistólicos normais, fração de ejeção normal, tempo de enchimento do ventrículo esquerdo prolongado
3. Hipotireoidismo: período de pré-ejeção prolongado, fração de ejeção normal
4. Estenose aórtica: leve redução da fração de ejeção, tempo de esvaziamento do ventrículo esquerdo prolongado, redução da taxa de ejeção, taxa normal de enchimento

√ Área de captação periventricular reduzida, secundário a
 (a) efusão pleural > 100 mL
 (b) hipertrofia ventricular

Imagem de Reservatório Sanguíneo Fechado

= AQUISIÇÃO MÚLTIPLA FECHADA (MUGA)
= imagens de equilíbrio fechado descrevem a média de contração cardíaca pelo somatório de vários minutos

Registro de:
(1) fração de ejeção (EF) do ventrículo esquerdo antes + após esforço (> 6 milhões contagens, 32 quadros)
(2) movimento da parede regional das câmaras ventriculares (> 4,5 milhões de contagens, 24 quadros)
 (a) em repouso : infarto do miocárdio, aneurisma, contusão
 (b) durante exercício : discinesia isquêmica (detectável em 63%)
(3) índice regurgitante
 Projeção:
 (a) melhor visão septal (normalmente 45° oblíqua anterior esquerda) para a fração de ejeção; necessita muitas vezes de alguma inclinação cefálica da cabeça do detector
 (b) duas visões adicionais para avaliação do movimento da parede (geralmente visões anterior + lateral esquerda)

Imagem:
desencadeador fisiológico provido pelo intervalo R-R de ECG ("batimento ruim" em programa de rejeição desejável); intervalo R-R dividido normalmente dentro de 20 quadros; várias centenas de contrações cardíacas são somadas (dependendo da densidade de contagem) para cada projeção planar
(a) imagens fechadas obtidas durante 5 minutos
(b) 2 minutos de tempo de aquisição de imagem para cada estágio de exercício

PRÓS: (1) maior densidade de informação do que o método de primeira passagem
(2) avaliação de possível efeito farmacológico
(3) "batimento ruim" de possível rejeição

CONTRAS: (1) atividade de fundo significativa
(2) incapacidade para monitorar câmaras individuais além da projeção oblíqua anterior esquerda de 45°
(3) plano da válvula atrioventricular difícil de identificar

Dose de radiação: 1,5 de radiação para coração; 1,0 de radiação para sangue; 0,4 de radiação para o corpo inteiro

Avaliação quantitativa:
(1) tamanho da câmara
(2) espessura da parede
(3) movimento da parede regional

AGENTES PARA IMAGENS DE PERFUSÃO MIOCÁRDICA

Potássio-43
não é adequado para uso clínico decorrente de seu nível elevado de energia

Cloreto de Tálio-201
= cátion produzido em cíclotron a partir de Tl-203 estável
= agente de imagem de escolha para avaliar a viabilidade miocárdica

Cíclotron: por (p,3n) reação para Pb-201 radioativo (meia-vida de 9,4 horas), que decai pela captura de elétrons para T-201
Decaimento: pela captura de elétrons para Hg-201
Espectro de energia: 69–83 keV de raios X de Hg-K (abundância de 98%); fótons gama de 135 keV (2%) + 167 keV (abundância de 8%)
Meia-vida física: 74 horas
Meia-vida biológica: 10 ± 2,5 dias

Interpretação de Imagens de Estresse com Tálio		
Imagem Imediata	Imagem Tardia	Diagnóstico
Normal	Normal	Normal
Defeito	Preenchimento	Isquemia por esforço
Defeito	Persistente	Cicatriz miocárdica
Defeito	Preenchimento parcial	Cicatriz + isquemia/ isquemia persistente

Dose: baixas doses de 3–4 mCi (as doses maiores para SPECT) em virtude da meia-vida longa e a depuração corporal lenta

Dose de radiação:
3 radiações para rins (órgão crítico) (1,2 radiações/mCi); 1,2 radiações para as gônadas (0,6 radiações/mCi); 0,7 radiações para coração + medula (0,34 radiações/mCi); 0,5 radiações para o corpo inteiro (0,24 radiações/mCi)

Controle de qualidade: deve conter < 0,25% de Pb-203 (chumbo), 0,5% de Tl-202 (tálio) (439 keV)

Indicações:
1. Infarto agudo do miocárdio
2. Doença arterial coronariana
útil principalmente sobre o ECG nos seguintes casos:
 (a) distúrbios de condução (p. ex., bloqueio de ramo, síndrome de pré-excitação)
 (b) infarto prévio
 (c) influência sob drogas (p. ex., digitálicos)
 (d) hipertrofia ventricular esquerda
 (e) hiperventilação
 (f) depressão do segmento ST sem sintomas
 (g) se for impossível obter o ECG de estresse

Captação e distribuição de Tálio:
– captação intracelular via Na/K-ATPase (análogo ao potássio iônico), porém com liberação mais lenta a partir de células do que o potássio
– distribuição é proporcional ao fluxo sanguíneo regional
– captação depende de
 (1) qualidade da perfusão regional
 (2) células viáveis com integridade da bomba de Na/K (sódio e potássio)

@ reservatório sanguíneo
< 5% permanece no reservatório sanguíneo 15 minutos após a injeção

@ miocárdio
a captação depende de
 (a) perfusão miocárdica
 (b) massa miocárdica
 (c) integridade celular do miocárdio

◊ A eficiência da extração de primeira passagem é de 88%! LEMBRAR: 90% em 90 segundos!

- 4% da dose total fica localizada no miocárdio em repouso (fluxo sanguíneo do miocárdio = 4% de débito cardíaco)
- o pico de atividade do miocárdio ocorre em 5–15 minutos após a injeção
- a captação pode ser aumentada para 8–10% sob estresse com dipiridamol
- a depuração do miocárdio é proporcional à perfusão regional + inicia-se dentro de poucos minutos após a injeção ("eliminação"); as áreas de captação inicial mais elevada apresentam uma eliminação mais rápida do que as áreas de baixa captação (= "redistribuição")

@ músculo esquelético + esplâncnico:
a eficiência da extração de primeira passagem é de 65%
- acumulado de 40% de dose injetada
- 4–6 horas rapidamente + o exercício reduz o fluxo para o esplâncnico e aumenta a captação cardíaca

@ pulmão:
10% da dose total localiza-se no pulmão
- aumento da extração pulmonar com disfunção ventricular esquerda, carcinoma broncogênico, linfoma de pulmão
√ < 5% de atividade sobre o pulmão é normal
√ Redução da relação pulmão/coração com doença triarterial

@ rim:
acumula 4% de dose injetada
- excreção de 4–8% dentro de 24 horas

@ tireoide:
√ Aumento da captação > 1% na doença de Graves + carcinoma de tireoide

@ cérebro:
√ Captação apenas se houve ruptura da barreira hematoencefálica

Técnica:
A. **Método de dose única**
   » 3 mCi injetados no pico do exercício para a imagem imediata do esforço + imagem de repouso 3 horas mais tarde
B. **Método de dose dividida**
   » 2 mCi injetados para imagem de esforço
   » 1 mCi reinjetado em repouso após 3 horas com imagem de repouso realizada 30 min mais tarde
C. **Técnica de reinjeção de reforço**
   » reinjeção de tálio seguida por imagem após 18–24–72 horas de aumentos da concentração de isótopos no sangue
   = a reversibilidade tardia proporciona a evidência de isquemia miocárdica regional + viabilidade não valorizada, mesmo nas imagens de redistribuição muito tardias (24–72 horas); prognóstico de melhora cintilográfica pós-intervenção
   Motivo ou razão: 50% de defeitos persistentes irreversíveis melhoram significativamente após a reinjeção de reforço

Imagem:
1. IMAGEM DE ESFORÇO = IMAGEM DE DISTRIBUIÇÃO
   = imagem de estresse com tálio
   = mapa de perfusão regional obtida dentro de poucos minutos após a injeção no pico do esforço; distribuição inicial proporcional ao fluxo sanguíneo miocárdico, concentração arterial de radioisótopos, e massa muscular; 300.000–400.000 contagens/visão (aproximadamente 5–8 minutos de tempo de amostragem), deve estar completa em 30 minutos
2. IMAGEM DE REDISTRIBUIÇÃO
   = equilíbrio entre a captação de traçador e o efluxo dependente do fluxo sanguíneo + massa de tecido viável + gradientes de concentração
   = mapa de evento isquêmico hipoperfundido, porém miocárdio viável obtido em repouso após 2–3–4–6 horas; meia-vida de eliminação do miocárdio normal é de 54 minutos
3. IMAGEM TARDIA (opcional)
   = estudo de viabilidade em 24 horas

Interpretação:
√ "Adelgaçamento apical" = menor massa miocárdica de ápice cardíaco como um achado normal
√ Captação do traçador diminuída normalmente em porções basais do ventrículo (próxima do plano da válvula mitral) em vitude da maior formação de tecido fibroso + menos massa muscular
√ Variação na intensidade do traçador em 15–20% entre regiões nas imagens planares pode ser normal (em vitude dos artefatos de atenuação de tecidos moles, a partir do conteúdo abdominal subdiafragmático ou do tecido da região mamária)

1. Fase inicial = extração de primeira passagem
   √ Defeito temporário acentuado por esforço ou exercício
   √ Defeito > 15% da superfície ventricular sugere > 50% de estenose da artéria coronariana
   √ Região cardíaca direita bem observada durante o teste de estresse, taquicardia/sobrecarga de pressão
   √ Cavidade cardíaca dilatada em imagens de estresse (porém não em imagens de repouso) em vitude da disfunção do ventrículo esquerdo induzida por exercício
2. Fase de redistribuição (em imagens de 2–4 horas)
   √ Eliminação em áreas normais
   √ Acúmulo lento e contínuo de traçador para áreas de perfusão grandemente reduzida
   √ Aumento da captação em áreas isquêmicas viáveis ("redistribuição")
   √ Defeito permanente = miocárdio não viável como no infarto do miocárdio/fibrose
   √ Aumento da atividade pulmonar (ou seja, > 50% contagem do miocárdio) indicativo de
      (a) insuficiência ventricular esquerda em virtude da doença grave da artéria coronária esquerda (LCA)/infarto do miocárdio
      (b) hipertensão pulmonar venosa em vitude da cardiomiopatia/doença da válvula mitral
   √ Área cardíaca direita visualizada vagamente durante repouso (15% de perfusão para o lado direito); aumento de atividade no ventrículo direito (RV) em decorrência de
      (a) aumento na pressão sistólica ventricular
      (b) aumento na pressão da artéria pulmonar média
      (c) aumento na resistência vascular pulmonar total

Sensibilidade: global de 82–84% para estresse com Tl-201 (60–62% para ECG com exercício)
(a) <u>aumento com</u>:
   (1) de estenose
       (86% + 67% de sensibilidade com estenose > 75% + > 75%)
   (2) número maior de artérias envolvidas
   (3) estenose de artéria principal esquerda > LAD (artéria descendente anterior esquerda) > RCA (artéria coronária direita) > LCX (artéria cincunflexa esquerda)
   (4) infarto prévio
   (5) carga de trabalho elevada durante os testes de exercícios em pacientes com doença uniarterial
(b) <u>redução com</u>:
   (1) presença de agentes ou efeitos colaterais
   (2) betabloqueadores
   (3) intervalo de tempo para imagens pós-estresse

Especificidade: global de 91–94% para estresse com Tl-201 (81–83% para ECG com exercício)

Teste falso-positivo com tálio (37–58%):
A. Doença infiltrativa do miocárdio
   1. Sarcoidose
   2. Amiloidose
B. Disfunção cardíaca
   1. Cardiomiopatia

2. Estenose subaórtica hipertrófica idiopática (IHSS)
  3. Estenose aórtica valvar
  4. Prolapso da válvula mitral (raro)
 C. Redução da perfusão cardíaca além do infarto do miocárdio
  1. Contusão cardíaca
  2. Fibrose miocárdica
  3. Espasmo das artérias coronárias
   (angina instável grave pode causar defeito após estresse + em imagens de redistribuição, porém estará normal em repouso!)
 D. Variante normal
  1. Adelgaçamento apical do miocárdio
  2. Atenuação em virtude do diafragma, mama, implante, marca-passo
Mnemônica: EI CELSC
 Estenose subaórtica hipertrófica idiopática
 Infarto do miocárdio sem doença da artéria coronária
 Cicatriz
 Espasmo
 Lesão metastática/infiltrativa
 Sarcoidose
 Cardiomiopatia
Teste falso-negativo com tálio:
 1. Sob influência de betabloqueador (p. ex., propranolol)
 2. "Isquemia balanceada" = doença triarterial simétrica
 3. Obstrução insignificante
 4. Estresse inadequado
 5. Falha na realização de imagem tardia
 6. Técnica insatisfatória
Mnemônica: SR DEMLEV
 Superestimativa de estenose em angiografia
 Redistribuição (precoce/tardia)
 Doença triarterial (rara)
 Estenose não crítica
 Medicações interferentes
 Lesão da coronária direita (isolada)
 Exercício submáximo
 Vasos sanguíneos colaterais (coronária)
Vantagens comparadas com os compostos de Tc-99m:
 (1) acúmulo total mais elevado no miocárdio
 (2) oferece informação de redistribuição
Desvantagens:
 (1) raios X de baixa energia resultam em resolução insatisfatória (são melhorados com SPECT – Tomografia Computadorizada por Emissão de Fóton Único)
 (2) a dose é limitada por sua meia-vida longa
 (3) a espessura de 3 cm de metade do valor resulta no aparecimento menos ávido do miocárdio: parede inferior (parte mais profunda do miocárdio)/parede anterolateral (sobreposta pela mama)
 (4) a imagem deve ser completada durante 45 minutos após a injeção ou ocorre a redistribuição

Tc-99m MIBI (Sestamibi)

= complexo catiônico lipofílico de isonitrila, que se associa à mitocôndria dos miócitos
Farmacocinética:
 – depuração relativamente rápida da circulação (40% de extração de primeira passagem) em virtude da difusão passiva através das membranas celulares
 – acúmulo elevado no miocárdio (4%) com captação não linear proporcional à perfusão regional (queda na extração em taxas mais elevadas de fluxo)
 – eliminação lenta com um período longo de retenção no miocárdio e pouca recirculação
 – atividade hepática + vesícula biliar significativas
Excreção: através da árvore biliar (dar leite antes da injeção e após a imagem para diminuir a atividade da vesícula biliar)
Dose: 25–30 mCi (Cardiolite®)
Imagens: imagens de ótima qualidade 1 hora após a injeção (podem ser reproduzidas durante um período de até 3 horas)
Técnica: separar as injeções para os estudos de estresse e de repouso, tendo em vista a eliminação lenta
 A. PROTOCOLO DO PRIMEIRO DIA (protocolo de estresse e repouso):
  melhora da detecção de reversibilidade comparada com o protocolo de estresse e repouso
  >> injetar 5–8 mCi de sestamibi com Tc-99m
  >> imagens de repouso 60–90 minutos após a injeção
  >> esperar de 0–4 horas
  >> paciente do protocolo de estresse seguido por injeção de 15–25 mCi de sestamibi com Tc-99m no pico do estresse (o aumento do fluxo sanguíneo do miocárdio significa o aumento da captação miocárdica)
  >> imagem 30–60 minutos mais tarde (período de imagens de ótima qualidade dos defeitos estresse-induzidos)
 B. PROTOCOLO DO SEGUNDO DIA (protocolo impraticável de estresse e repouso):
  >> imagens de estresse no primeiro dia: sestamibi com Tc-99m administrado no pico do estresse; imagens tardias após 30–60 minutos para permitir alguma compensação ou ajuste da atividade hepática
  >> repetir no segundo dia se houver cenários anormais de estresse
 C. ESTRATÉGIA DO TRAÇADOR DUPLO
  >> Tl-201 para a injeção inicial
  >> Sestamibi com Tc-99m como 2ª injeção imediatamente depois (considerando que seus fótons de alta energia não são afetados pelo Tl-201 residual)
Vantagens sobre o tálio:
 (1) dose de baixa radiação relacionada com a meia-vida mais curta, permitindo doses maiores com menos radiação para o paciente
 (2) imagens com características excelentes em virtude de
  (a) melhora do fluxo de fótons, o que significa imagens mais rápidas + capacidade para sincronização cardíaca
  (b) fótons de alta energia que significam um efeito menor do artefato de atenuação do tecido mamário/diafragma + menor dispersão
 (3) nenhuma redistribuição
 (4) a separação temporal entre injeção e imagem permite a injeção durante o infarto agudo do miocárdio, quando o paciente pode não estar estável para imagens; após a estabilização + intervenção (angioplastia/uroquinase) as imagens podem demonstrar o defeito pré-intervenção
 (5) baixo custo
 (6) fácil disponibilidade
 (7) planejamento ou programação flexível
 (8) aumento da produtividade do paciente
Desvantagem: menor adequação para avaliar a viabilidade

Teboroxima de Tc-99m

= complexo de oxima e ácido barônico neutro
Farmacocinética:
 – período de depuração muito rápido a partir da circulação (captação rápida pelo miocárdio com alta eficiência de extração)
 – distribuição proporcional para o fluxo sanguíneo cardíaco MESMO em níveis elevados de fluxo sanguíneo (sestamibi + platô de tálio em níveis elevados de fluxo)
 – eliminação biexponencial do miocárdio
 – alta radiação de fundo a partir de pulmão + fígado
Dose: 25–30 mCi (CardioTec®)
Imagem: deve iniciar imediatamente após a injeção em virtude da rápida eliminação; a imagem de repouso pode ser realizada imediatamente após a imagem de estresse

Tetroformina de Tc-99m
= complexo de difosfina (Myoview™)
Compostos relacionados: Tc-99m Q12 (furifosmina), Q3
Farmacocinética:
- acúmulo e extração de primeira passagem mais baixos do que com o tálio
- eliminação miocárdica lenta
- depuração de fundo rápida
- excreção hepática mais rápida do que com sestamibi

Tomografia por Emissão de Pósitrons
Agentes de perfusão: amônia N-13, água O-15, Rb-82 (disponível a partir de um gerador de estrôncio)
Agentes metabólicos: Flúor-18-deoxiglicose = FDG (glicólise), carbono-11-palmitato (betaoxidação), carbono-11-acetato (ciclo de ácido tricarboxílico)
Fisiopatologia: aumenta na glicólise da isquemia miocárdica (utilização de glicose) enquanto reduz a β-oxidação mitocondrial de ácidos graxos!
Sensibilidade: > 95%
Técnica:
>> administrar carga oral de glicose
>> injetar 10 mCi de FDG
>> realizar imagem após 30 minutos
Variação: simultaneamente, injeção de traçador de perfusão
Interpretação:
√ Defeito incompatível (= perfusão reduzida porém com melhora do metabolismo indicada pela captação de FDG) indica miocárdio viável (= miocárdio disfuncional recuperável pelo procedimento de revascularização)
√ Defeito compatível (= fluxo + acúmulo de FDG, ambos reduzidos) indica miocárdio inviável
  ◊ 80–90% dos defeitos de compatibilidade não melhoram após a revascularização
√ C-11-acetato mais elevado para FDG (reflete exatamente a oxidação metabólica global, não influenciada pela utilização de substratos miocárdicos)
Comparação com tálio:
exatidão para lesões fixas semelhantes: mais elevada para isquemia reversível

TESTE DE ESTRESSE
Fundamentação:
  ◊ Imagens após injeção em repouso pode separar o miocárdio viável do inviável + detectar isquemia muito grave (com estenose de > 90–95%), porém não pode detectar a maioria das doenças arteriais coronarianas (CAD)!
  ◊ O esforço ou exercício aumenta o trabalho miocárdico e a demanda de oxigênio; no pico do exercício, o fluxo sanguíneo pode aumentar 5 vezes a partir da base de referência através da dilatação da artéria coronária + aumento na frequência cardíaca; o exercício revelará a hipoperfusão regional relacionada com CAD (doença arterial coronariana), se houver estenose da artéria coronária > 50%

Teste de Estresse Físico
  ◊ Exercício em posição ereta (pico de frequência cardíaca inferior se estiver na posição supina) em esteira ou bicicleta; o exercício isométrico de aperto de mão aumenta em menor escala a pressão sanguínea (porém é adequado para avaliação)
  ◊ Ponto de partida de carga de trabalho selecionada de acordo com os resultados dos exercícios preliminares (em uma média de 440 quilowatts/kg
  Protocolo de esteira de Bruce:
>> grau de exercício aumentado progressivamente pela inclinação + velocidade da esteira (440 quilowatts/kg)
>> exercício graduado em estágios de 3 minutos de aumento de carga de trabalho
>> parâmetros para interromper o exercício:
  (1) obtenção de 85% de frequência cardíaca máxima prevista = 220 – idade em anos
  (2) incapacidade para continuar por causa de fadiga, dispneia, cãimbras das pernas, vertigens, dor no peito
  (3) angina grave/hipotensão
  (4) alterações isquêmicas graves no ECG/arritmia
  (5) queda na pressão sanguínea > 10 mmHg abaixo do estágio anterior
  (6) taquicardia ventricular
  (7) corrida de 3 batimentos ventriculares prematuros sucessivos
  ◊ Cardiologista com carrinho de choque deve estar disponível!
Problemas com imagens de exercício:
  (1) sensibilidade para detectar lesões isquêmicas com exercício abaixo do ideal (de forma especial para a população mais idosa)
  (2) índice mais elevado de testes falsos-positivos em mulheres (artefatos a partir de tecido mamário sobrejacente)
  (3) propranolol (betabloqueador) interfere com o teste de estresse, e, dessa forma, deve ser interrompido 24–48 horas antes do teste

Teste de Estresse Farmacológico
Vantagens:
  (1) reprodutibilidade
  (2) independente da motivação do paciente
  (3) autonomia ou independência a partir de enfermidades do paciente, por exemplo, doença vascular periférica grave, artrite, dor
Drogas vasoativas:
  A. Vasodilatadores
    Ação: a ligação aos receptores A2 afeta os níveis cíclicos intracelulares de AMP (monofosfato de adenosina), GMP (monofosfato de guanosina) e de cálcio, resultando em hiperemia coronária
    Observação: interromper o uso de cafeína, chá, chocolate e bebidas de cola durante 24 horas antes do teste
    ◊ Não podem ser usados em pacientes recebendo a administração de teofilina!
    (1) infusão IV de 140 µg/kg/minuto de dipiridamol (= Persantine®) causa um aumento de 3–5 vezes no fluxo sanguíneo nas artérias coronárias
    Dose total: 0,84 mg/kg
    Ação da droga: 30 minutos
    Efeitos colaterais: ruborização, náuseas, broncospasmo (reversível com aminofilina)
    • injeção de dipiridamol durante 4 minutos
    • esperar 10 minutos para o efeito máximo
    • injetar radiotraçador
    ◊ Supervisão prolongada após o teste necessário
    (2) infusão IV de 140 µg/kg/minuto de adenosina (= Adenocard®, Adenoscan®)
    Ação da droga: 2–3 minutos (meia-vida de 15 segundos)
    Efeitos colaterais: ruborização, náuseas, bloqueio atrioventricular (AV) transitório, broncospasmo
    Reversão da droga: teofilina
    >> infusão IV contínua durante 3 minutos
    >> injeção de radiotraçador
    >> infusão contínua durante um período adicional de 3 minutos
    ◊ Não é necessária a supervisão após o teste

Contraindicação: doença pulmonar significativa demandando o uso de inaladores
B. Inotrópicos
Ação da droga: agonista beta-1 aumenta a contratilidade miocárdica + trabalho, e, dessa maneira, a demanda de oxigênio
Candidatos: pacientes com COPD (doença pulmonar obstrutiva crônica), asma, alergia a vasodilatadores, pacientes recebendo a administração de preparações de teofilina
(1) infusão IV de 5 μg/kg/minuto de dobutamina durante 5 minutos, aumento nas etapas de 5 μg/kg a cada 5 minutos para uma taxa máxima de infusão de 30–40 μg/kg/minuto titulada para a resposta do paciente
>> radiotraçador injetado no início dos sintomas significativos/alterações do ECG/alcance da taxa máxima de infusão ou de frequência cardíaca
>> infusão mantida durante um período adicional de 2 minutos com a dose ajustada de acordo com a condição do paciente
(2) infusão IV de arbutamina com seu próprio sistema de liberação computadorizada para a titulação automática da taxa de dosagem
Contraindicação: hipertensão grave, *flutter* ou arritmia atrial/fibrilação
Aplicado a:
1. IMAGENS COM O USO DE TÁLIO (imagens de redistribuição após o teste de estresse):
>> injeção de 1,5–2 mCi de Tl-201 durante o pico do exercício, prosseguimento do exercício durante um período adicional de 60 segundos antes de iniciar as imagens
Referências para imagens de estresse:
√ Miocárdio do ventrículo direito bem visualizado
√ Pouca atividade de fundo pulmonar
√ Pouca atividade no fígado, estômago e baço
√ Distribuição mais uniforme após estresse durante o repouso
◊ Grau de captação hepática útil como medida direta de nível de exercício!
Origens de erros técnicos:
Mnemônica: NADA DE PTS
Não uniformidade do campo da câmera
Atenuação a partir de mama/diafragma sobrejacentes
Drogas
Alimentação/Exercício entre as imagens tardias + de estresse
Dose, Infiltração da
Exercício submáximo
Posicionamento entre as imagens tardias + de estresse, Variação do
Tardias, Imagens (excessivamente)
Subtração excessiva de fundo
2. IMAGEM DE RESERVATÓRIO SANGUÍNEO FECHADO (resposta do Fator de Ejeção [EF])
√ Aumento na fração de ejeção a partir de 63–93% em indivíduos normais
√ Aumento no movimento das paredes ventriculares (anterolateral > posterolateral > septal)

IMAGEM DE INFARTO ÁVIDO
= imagem de pontos quentes
Agente: pirofosfato de Tecnécio Tc-99m (padrão), cloromerodrina Hg-203, tetraciclina marcada com Tc-99m, glucoheptonato Tc-99m, fluoreto de sódio F-18, anticorpo antimiosina marcado com Indium-111 (anticorpos monoclonais murinos para miosina), fragmento Fab do anticorpo monoclonal antimiosina marcado com Tc-99m

Pirofosfato de Tc-99m
Fisiopatologia no INFARTO DO MIOCÁRDIO:
o pirofosfato é absorvido pela necrose miocárdica através da complexação com depósitos > 10–12 horas após o infarto
– requer a presença de fluxo sanguíneo colateral residual
– 30–40% de acúmulo máximo em células hipóxicas com uma redução de 60–70% no fluxo sanguíneo (níveis maiores de oclusão reduzem a captação)
Captação após o infarto:
– captação mais rápida durante 6–12–24 horas
– pico de captação durante 48–72 horas
– captação persistente observada durante um período de até 5–7 dias, com retorno ao normal em 10–14 dias
Sensibilidade: 90% para infarto transmural, 40–50% para infarto subendocárdico (não transmural)
Especificidade: baixa de 64%
Dose: 15–20 mCi IV (requisito de contagem mínima de 500.000/visão)
Imagem: em 3–6 horas (60% absorvidos pelo esqueleto dentro de 3 horas)
Indicações:
1. Padrão de perdas enzimáticas = paciente internado 24–48 horas após o infarto
2. ECG equivocado + angina atípica
   (a) bloqueio do ramo ventricular esquerdo
   (b) hipertrofia ventricular esquerda
   (c) impossibilidade para realizar o teste de estresse
   (d) paciente sob a administração de digitálicos
3. Depressão do segmento ST sem sintomas
4. Padrão enzimático equivocado + sintomas equivocados
5. Situação após a cirurgia cardíaca (infarto peroperatório em 10%, enzimas rotineiramente elevadas, ECG sempre anormal), requer estudo da base de referência pré-operatória, considerando o percentual de 40% de condições anormais pré-operatórias
6. Para a detecção do infarto ventricular direito
NÃO É ÚTIL OU POSITIVO:
1. Na diferenciação de doença coronariana uniarterial ou multiarterial
2. Angina típica
3. Teste de estresse com ECG normal + sem sintomas
Interpretação de varreduras:
[grau 2+ e acima são positivos]
grau 0   sem atividade
grau 1+   captação fraca
grau 2+   ligeiramente menor do que o esterno e igual às costelas
grau 3+   igual ao esterno
grau 4+   maior do que o esterno
√ Padrão de "rosca" = defeito frio central (necrose em infarto amplo) geralmente nos casos de infartos amplos anteriores + infartos das paredes anterolaterais
√ Captação na extensão da parede inferior atrás do esterno (projeção anterior) sugere infarto do ventrículo direito (RV)
◊ A imagem por SPECT melhora a sensibilidade (elimina a sobreposição das costelas
√ A captação difusa pode ser observada na angina, cardiomiopatia, infarto subendocárdico, pericardite e reservatório sanguíneo normal (o reservatório sanguíneo normal pode ser eliminado com imagens tardias)
FALSOS-POSITIVOS (10%):
A. Causas cardíacas
1. Lesão recente: contusão miocárdica, ressuscitação, cardioversão, lesão por radiação, cardiotoxicidade com Adriamycin®, miocardite, pericardite aguda

2. Lesão prévia: aneurisma ventricular esquerdo, trombo mural, angina instável, infarto prévio com captação persistente
3. Válvulas cardíacas calcificadas/artérias coronárias calcificadas (raro)/pericardite crônica
4. Cardiomiopatia: por exemplo, amiloidose
B. Causas extra-cardíacas:
1. Captação de tecidos moles: tumor de mama/inflamação, lesão da parede torácica, queimaduras de eletrodos após a cardioversão, dreno cirúrgico, tumor de pulmão
2. Ósseas: cartilagem costal calcificada (mais comum), lesões na costela/esterno
3. Aumento da atividade do reservatório sanguíneo secundário à disfunção renal/técnica de marcação insatisfatória (melhora nas imagens tardias)

Mnemômica: CIAAA
Cardiomiopatia/miocardite
Infarto subendocárdico (extenso)
Angina instável
Atividade do reservatório sanguíneo
Amiloidose

FALSOS-NEGATIVOS (5%)
  metástase miocárdica

VARREDURA POSITIVA PERSISTENTEMENTE (>2 semanas)
  = necrose miocárdica persistente, contínua ou em andamento, indicando prognóstico insatisfatório, pode prosseguir para aneurisma cardíaco, recidiva de infarto, morte cardíaca
  — em 77% de *angina pectoris* instável/persistente
  — em 41% de insuficiência cardíaca congestiva compensada
  — em 51% de evidência por ECG de dissinergia ventricular

Prognóstico: o aumento da área, o agravamento da mortalidade + morbidade

Fragmentos Fab do Anticorpo de Antimiosina marcado com Tc-99m

= marcador específico para dano aos miócitos
= fragmentos Fab de um anticorpo criado contra cadeias pesadas de miosina cardíaca insolúveis em água, que foram expostas em virtude de necrose
Sensibilidade: 95%
√ Captação APENAS no infarto agudo com redução de intensidade conforme a cicatrização e cura do infarto

IMAGEM DE INFARTO NÃO ÁVIDO REALÇADO

= IMAGEM DE PONTOS FRIOS
= estudo de perfusão miocárdica para o infarto agudo do miocárdio
Agente: Tl-201 (em repouso)
Sensibilidade após o início dos sintomas:
  96% dentro de 6-12 horas, 79% após 48 horas, 59% em infarto remoto; sensibilidade para SPECT (tomografia de sete orifícios) 94% > cintilografia planar de 75%
√ Defeito permanente fixo no infarto agudo
√ Defeito permanente fixo em repouso + em estresse com tálio + imagens de redistribuição no infarto antigo
√ "Defeito frio" em repouso pode representar isquemia transitória na angina instável

Observação: O Tl-201 não pode fazer a distinção entre o infarto remoto e o infarto recente!

DESVIOS INTRACARDÍACOS

Agentes do reservatório sanguíneo administrados por injeção IV periférica:
  pertecnetato de Tecnécio-Tc-99m, DTPA, coloide sulfúrico, albumina macroagregada, eritrócitos (ou glóbulos vermelhos [RBCs]) marcados

Método:
  o método C2÷C1 mede o significado hemodinâmico de um desvio; os dados brutos obtidos a partir da curva de atividade pulmonar (método de variância gama, razão $Q_p \div Q_s$ = método da razão de duas áreas, método de contagem); a exatidão depende da forma de entrada do *bolus* (pico único de < 2 segundos de duração); medição de C1, C2, T1, T2

A. Normal
  C2÷C1 é < 32%
B. Desvio esquerdo-direito
  Indicação: defeito do septo atrial (ASD), defeito do septo ventricular (VSD), canal atrioventricular (AV), janela aortopulmonar, ruptura do aneurisma do seio de Valsalva
  √ C2÷C1 > 35%) área A = circulação pulmonar primária;
    área B = desvio esquerdo-direito;
    área (A – B) = circulação sistêmica;
    $Q_p \div Q_s$ = área A/área (A – B) > 1,2
C. Desvio direito-esquerdo
  Indicação: tetralogia de Fallot, transposição, troncos arteriais, anomalia de Ebstein
  √ Chegada antecipada do traçador no lado esquerdo do coração + aorta (método de primeira passagem) antes da chegada da atividade a partir dos pulmões para o ventrículo esquerdo (LV)
  √ A quantificação é possível apenas pelo registro da soma de atividade de macroagregados e microesferas alojados no cérebro + rins

Causas de atividade anormal não relacionada com os desvios:
(1) desagregação do radiofármaco
  √ Atividade de pertecnetato livre nas glândulas salivares, mucosa gástrica, tireoide, rim
(2) cirrose hepática
  canais vasculares pulmonares anormais contornando o pulmão (em 10-70%)
(3) malformação arteriovenosa (AVM) pulmonar

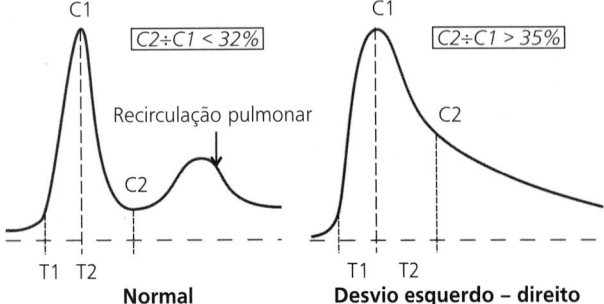
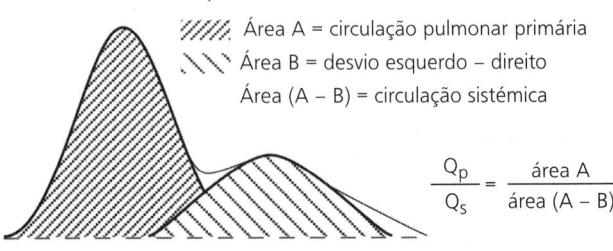

Curvas da Atividade Pulmonar

CINTILOGRAFIA DOS TRATOS HEPÁTICO E GASTROINTESTINAL

CINTILOGRAFIA BILIAR
Aplicação:
1. Colecistite aguda
2. Atresia biliar congênita
3. Avaliação de vazamento biliar
4. Cisto de colédoco
5. Fístula entérica biliar
6. Disfunção crônica da vesícula biliar

Análogos da Acetanilida Ácido Iminodiacético (IDA) marcados com Tecnécio-99m = Agentes HIDA
= análogos da acetanilida ácido iminodiacético (IDA) marcados com Tc-99m
dependendo da lipofilidade da substância, existe um equilíbrio entre a excreção renal + captação hepática (BIDA é a mais lipofílica e HIDA a menos lipofílica)
1. HIDA (derivado de 2,6-dimetil): [H = hepático] limiar de bilirrubina de < 18 mg/dL; 15% de excreção renal
2. BIDA (derivado de parabutil): limiar de bilirrubina de < 20 mg/dL
3. PIPIDA (derivado de paraisopropil): 2% de excreção renal
4. DIDA (derivado de dietil)
5. DISIDA (derivado de di-isopropil) = Disida®. Disofenin®, Hepatolite®: limiar de bilirrubina de < 30 mg/dL
6. TMB-IDA (m-bromotrimetil IDA) = Mebrofenin®, Choletec®: captação de $T_{1/2}$ é 6 minutos, excreção de $T_{1/2}$ é 14 minutos em resultados normais; os níveis de bilirrubina podem ser superiores a 30 mg/dL

Controle de qualidade: o composto final deve conter
— 90–100% de IDA marcados com Tc-99m
— < 10% de estanho coloidal marcados com tecnécio-99m
— < 10% de pertecnetato sódico de tecnécio-99m

Farmacocinética:
@ corrente sanguínea
o traçador liga-se predominantemente à albumina, que reduz a excreção renal (excreção renal observada na maioria dos resultados normais);
dissociação de albumina + IDA marcada com tecnécio-99m ocupa o lugar no espaço de Disse
@ fígado
pico da atividade hepática 5–15 minutos após a injeção
= fase hepática; 85% extraídos pelos hepatócitos; o traçador entra na via de ânions de bilirrubina
◊ a captação hepática tardia implica na disfunção de hepatócitos/insuficiência hepática crônica (CHF) (menos provável)
◊ Identificar as lesões hepáticas nas imagens iniciais
@ bile
secreção pelos hepatócitos sem conjugação; CBD + ducto cístico visualizado dentro de 10–30 minutos (nem sempre visualizado nos resultados normais); vesícula biliar visualizada durante 20–60 minutos
◊ Atividade na calha paracólica direita/espaço intraperitoneal implica em vazamento biliar pós-operatório
@ intestino
excreção no duodeno durante 30 minutos; intestino visualizado dentro de 1 hora; nenhuma recirculação êntero-hepática

Dose: 2–8 mCi para adultos
Dose de radiação: 2 radiações para a parte superior do intestino grosso; 0,55 radiações para a vesícula biliar; 3 radiações/mCi para o intestino delgado; 0,01 radiação/mCi para o corpo inteiro

Preparação do paciente:
» jejum durante ao menos (2-) 4 horas para evitar uma vesícula biliar contraída (considerando que a colecistoquinina endógena contrai a vesícula biliar)
» injeção de 0,02 µg/kg de Kinevac® durante > 3 minutos para a vesícula biliar vazia, cerca de 30 minutos antes da injeção de traçador em pacientes sob jejum prolongado (jejum > 24 horas causa uma sobredistenção da vesícula biliar)
» narcóticos (opiatos) + sedativos aumentam o tônus do esfíncter de Oddi e devem ser interrompidos 6–12 horas antes do exame

Equipamento:
câmera de cintilação com amplo campo de visão ajustado com o colimador LEAP; espectrômetro posicionado em 140 keV com uma janela de 20%
software para a análise desconvolucional permite a determinação do percentual da artéria hepática e o percentual do fluxo venoso portal para o fígado (útil na avaliação de transplantes do fígado)

Imagens: em intervalos de 5–10 minutos para 60 minutos; se a vesícula biliar não for visualizada durante ao menos 4 horas; projeções RLAT, RAO, LAO para confirmar a posição da vesícula biliar
◊ Identificar o refluxo enterogástrico como uma causa de gastrite biliar!

Sulfato de morfina IV (0,04 mg/kg ou até 3 mg):
contrai o esfíncter de Oddi + aumenta a pressão intrabiliar com preenchimento retrógrado da vesícula biliar; efeito máximo 5 minutos após a injeção; reduz o período de estudo nos casos de não visualização da vesícula biliar; aumenta a exatidão de 88% a 98% e especificidade de 83% a 100%
» alterar a dose do paciente com uma quantidade menor de radiotraçador
» injetar morfina em 45–60 minutos se houver traçador no intestino
» realizar imagem 45 minutos após a injeção

Parâmetros normais:
√ Aparência da vesícula biliar dentro de 60 minutos (90% dentro de 30 minutos)
◊ Exclui o diagnóstico de colecistite aguda
√ Visualização da vesícula biliar dentro de 30 minutos após a administração de morfina
√ Atividade do intestino delgado dentro de 90 minutos (80% dentro de 60 minutos)

Varredura Falso-Positiva DISIDA
Mnemônico: AJC2PAD
Alimento (refeição dentro de 4 horas = vesícula biliar vazia)
Jejum/nutrição parenteral total (vesícula biliar cheia)
Colangiocarcinoma de ducto cístico
Colecistite crônica
Pancreatite aguda
Alcoolismo (= hepatite tóxica alcoólica)
Disfunção hepática (hepatite)

Varredura Falso-Negativa DISIDA
Mnemônica: CD2
Colecistite acalculosa
Divertículo duodenal simulando vesícula biliar
Ducto cístico acessório

Sinal de Borda
= borda pericolecística curvilínea de aumento da atividade do traçador hepático adjacente a uma fossa fotopênica da vesícula biliar
Causa: hiperemia local com aumento de perfusão + lesão dos hepatócitos com excreção prejudicada de radiotraçador
1. Colecistite aguda (sensibilidade de 34–61%)
2. Colecistite aguda complicada (não visualização da vesícula biliar @ 1 hora: 94–100% PPV, 95–100% específica)
3. Colecistite crônica

Fração de Ejeção da Vesícula Biliar (GBEF)

$GBEF = [GB_{inicial} - GB_{posterior}] \div GB_{inicial}$

Indicações:
(1) para aumentar a sensibilidade de estudo para colecistite aguda (acauculosa)
(2) para pacientes com dor atípica da GB e sem colelitíase

Técnica:
1. Selecionar a região de interesse (ROI) sobre a GB
2. Administrar Sincalide 1 hora após HIDA em uma dose de 0,02 µg/kg de peso corporal IV durante 30 minutos (com bomba de infusão)
3. Aquisição de imagem durante mais 30 minutos

Resultado normal: > 30% GBEF

CINTILOGRAFIA HEPÁTICA

Coloide Sulfuroso marcado com Tecnécio-99m

= VARREDURA DE FÍGADO-BAÇO

Indicações: fígado, baço, medula óssea, rejeição aguda no transplante renal, sangramento gastrointestinal inferior, esvaziamento gástrico

Fisiologia: partículas coloidais pequenas são fagocitadas pelo sistema reticuloendotelial (RES); 90% do RES encontra-se dentro do fígado + baço, 10% primariamente dentro da medula óssea

Preparação:
o pertecnetato de Tc-99m e o trissulfato de sódio são aquecidos em um banho de água (95 ± 5°C) durante 10 ± 2 minutos; átomos de enxofre agregam-se para formar um "coloide" (tamanho médio de partícula 0,1–1 µm com uma variação de 0,001–1 µm; o coloide verdadeiro apresenta um tamanho de partícula de 0,001–0,5 µm); a gelatina é adicionada para evitar um crescimento adicional de partículas

Controle de qualidade:
(a) > 92% permanecem no princípio da cromatografia ascendente
(b) o limite superior para tamanho de partícula é de 1 µm
— a causa comum para a preparação insatisfatória é aquecimento prolongado/excessivo ou um pH > 7
— a preparação não deve ser usada > 6 horas (aglomeração de partículas com envelhecimento)

Dose: geralmente 3–6 mCi (8 mCi para SPECT)

Dose de radiação: 0,3 rad/mCi para fígado (órgão crítico); 0,02 rad/mCi para o corpo inteiro; 0,025 rad/mCi para a medula óssea

Imagens: 15–30 minutos após a injeção IV

Farmacocinética: acúmulo no fígado (85%), baço (10%), medula óssea (5%); a localização no pulmão é rara (provavelmente secundária às endotoxinas circulantes + infiltração de macrófagos)

A. LOCALIZAÇÃO RETICULOENDOTELIAL
√ Dispersão coloidal distante do fígado em disfunção hepática difusa/redução da perfusão hepática
√ Aumento da atividade da medula óssea na anemia hemolítica
√ Aumento da atividade esplênica em hiperesplenismo de esplenomegalia/câncer/doença sistêmica

B. LOCALIZAÇÃO DA MEDULA ÓSSEA
o sistema hematopoiético estende-se dentro de ossos grandes em crianças; recua-se para o esqueleto axial, regiões femoral e umeral com a idade
◊ A distribuição da medula óssea não pode ser usada para determinar os locais de eritropoiese!

C. LOCALIZAÇÃO DO ABSCESSO
coloide de enxofre fagocitado por PMNs + monócitos

Marcação:
(a) *in vivo:* baixo rendimento de marcação
(b) *in vitro:* 40% de eficiência de marcação, porém difícil + preparação demorada

Deslocamento de Coloides
= aumento da captação de coloides injetados pela medula óssea

A. Disfunção hepática
1. Cirrose
2. Hepatite
3. Congestão passiva crônica

B. Aumento da perfusão de baço + medula óssea
1. Distúrbios hematopoiéticos
2. Terapia de corticosteroides de longa duração

Lesão Hepática Focal Quente
1. Obstrução de IVC/SVC
√ Aumento de perfusão do lobo quadrado localizado no aspecto posterior do segmento medial do lobo hepático esquerdo (vias colaterais por meio da veia umbilical)
2. Síndrome de Budd-Chiari
√ "Aumento" de perfusão do lobo caudado (efetivamente, redução de atividade em outra parte do fígado)
3. FNH (hiperplasia nodular focal) (quantidade variável de células de Kupffer)
√ Quente (DIAGNÓSTICO)/ frio/isoativo com parênquima adjacente
4. Regeneração de nódulos de cirrose

Defeitos no Sistema Porta-Hepático
1. Variante normal (adelgaçamento do tecido hepático sobrejacente às veias portas + vesícula biliar)
2. Causas biliares: dilatação dos ductos biliares, hidropisia da vesícula biliar
3. Gânglios linfáticos do portal alargados
4. Metástases
5. Cisto hepático
6. Doença do parênquima hepático (pseudotumor)
7. Compressão hepática por massa extrínseca adjacente
8. Alterações pós-cirúrgicas após colecistectomia

Defeitos Hepáticos Focais
A. NEOPLÁSICOS
(a) tumor hepático primário: hepatoma, hemangioma, adenoma hepático, FNH
(b) metástases: 85% de sensibilidade, 75–80% de especificidade (para lesão > 1–2 cm)
B. DOENÇA INFECCIOSA/ABSCESSO
C. CISTO BENIGNO
D. TRAUMA
E. PSEUDOTUMOR = variante normal

Mnemônica: L-CHAIM
Linfoma
Cisto
Hematoma
Abscesso
Infarto
Metástase

Captação Hepática Mosqueada
1. Cirrose
2. Hepatite aguda
3. Linfoma
4. Amiloidose
5. Doença granulomatosa (sarcoide, fúngica, viral, parasítica)
6. Quimioterapia/terapia por radiação

CINTILOGRAFIA ESPLÊNICA
1. Coloide sulfuroso marcado com Tc-99m: 3–5 mCi
2. Eritrócitos desnaturados por calor marcados por tecnécio-99m
   Indicação:
   (1) trauma esplênico
   (2) baço acessório + baço ectópico
   Técnica:
   20–30 minutos após a injeção de pirofosfato IV, 15–20 mL de sangue são retirados + incubados com 2 mCi de pertecnetato; o sangue é aquecido a 49,5°C durante 35 minutos e reinjetado
   ◊ A fragmentação de eritrócitos decorrente do superaquecimento aumenta a captação hepática!
   Imagem: 20 minutos após a injeção

Hipoesplenismo
= nenhuma captação de coloide sulfuroso marcado com tecnécio-99m
A. AUSÊNCIA ANATÔMICA DE BAÇO
   1. Asplenia congênita = síndrome de Ivemark
   2. Esplenectomia
B. ASPLENIA FUNCIONAL
   = redução acentuada na função fagocítica esplênica dentro do corpo
   1. Distúrbios circulatórios
      oclusão da artéria esplênica/veia, hemoglobinopatias (anemia falciforme, doença da hemoglobina-SC, talassemia), policitemia vera, púrpura trombocitopênica idiopática
   2. Alteração da atividade do sistema reticuloendotelial (RES)
      torotraste, irradiação, irradiação esplênica combinada + quimioterapia, substituição de RES por tumor/infiltrado, anóxia esplênica (cardiopatia congênita cianótica), espru
   3. Doença autoimune
   Cx: (diagnóstico): crianças em risco para pneumonia pneumocócica (o fígado domina parcialmente a resposta imune mais tarde)
C. ASPLENIA FUNCIONAL + ATROFIA ESPLÊNICA
   colite ulcerativa, doença de Crohn, doença celíaca, espru tropical, dermatite herpetiforme, tireotoxicose, púrpura trombocitopênica idiopática, torotraste
D. ASPLENIA FUNCIONAL + BAÇO NORMAL/AUMENTADO
   sarcoidose, amiloidose, anemia falciforme (se não for infartada), após transplante de medula óssea
- eritrócitos (acantócitos, siderócitos)
- linfocitose, monocitose
- corpos de Howell-Jolly (inclusões intraeritrocíticas)
- trombocitose
√ Baço não visualizado por meio do coloide sulfuroso marcado com tecnécio-99m
√ Eritrócitos danificados pelo calor e marcados pelo tecnécio-99m/plaquetas marcadas com In-111 podem demonstrar o tecido esplênico se o coloide sulfuroso marcado pelo tecnécio-99m não evidenciar
Cx: (diagnóstico): aumento de risco de infecção (pneumococos, miningococos, influenza)

CINTILOGRAFIA GASTROINTESTINAL
Esofagrama com Radionuclídeos
Preparação: 4–12 horas de jejum; imagens em posição ereta/supina
Dose: 250–500 µCi coloide sulfuroso marcado com tecnécio-99m em 10 mL de água retirada através de um tubo ou canudo
Imagens: quando iniciar a deglutição
√ Tempo de trânsito normal: 15 segundos com 3 picos sequenciais distintos prosseguindo de forma afastada da boca
√ Tempo de trânsito prolongado: acalásia, esclerose sistêmica progressiva, espasmo esofágico difuso, distúrbios motores não específicos, esôfago em "quebra nozes", divertículo de Zenker, estenose + obstrução esofágica
Dificuldade de interpretação em: hérnia hiatal ou de hiato, refluxo gastroesofágico, fundoplicatura de Nissen

Refluxo Gastroesofágico
89% de correlação com o teste de refluxo ácido
Causa:
(1) redução da pressão do esfíncter esofágico inferior (LES)
    (a) relaxamento completo transitório do LES
    (b) baixa pressão de repouso do LES
(2) aumento transitório na pressão intra-abdominal
(3) segmento esofágico intra-abdominal curto
Idade da população: geralmente 6–9 meses, até 2 anos
- ganho de peso insatisfatório
- vômitos, aspiração, engasgamento ou asfixia
- episódios asmáticos, estridor, apneia
Detecção: exame do trato gastrointestinal superior com bário, medições da pressão do esfíncter esofágico, pHmetria de 24 horas no esôfago distal (padrão ouro) exame com radionuclídeos
Preparação: jejum durante a noite/4 horas; espigmomanômetro abdominal (para adultos)
Dose: 0,5–1,0 mCi de coloide sulfuroso marcado com tecnécio-99m em 300 mL de suco de laranja acidificado (150 mL de suco + 150 mL de ácido clorídrico 0,1 N) seguido por suco de laranja acidificado "frio"
Imagens: em intervalos de 30–60 segundos durante 30–60 minutos, imagens realizadas na posição supina da região anterior; espigmomanômetro inflado em 20, 40, 60, 80, 100 mmHg
Interpretação:
refluxo (em%) = ([contagens esofágicas – fundamentos]/contagens gástricas) × 100
√ Até 3% a amplitude do refluxo é normal
√ Evidência de aspiração pulmonar (válida no grupo de idade pediátrica)
Cx: (diagnóstico): esofagite de refluxo secundária a
(a) tempo de depuração tardia de carga de ácido esofágico: contrações esofágicas repetitivas/terciárias, posição supina de refluxo, aspiração de saliva, estimulação do fluxo salivar, membrana frenoesofágica distendida na hérnia de hiato
(b) esvaziamento gástrico tardio: aumento da pressão intragástrica (obstrução da saída gástrica), gastropatia viral, diabetes
Prognóstico:
(1) processo autolimitante com resolução espontânea no final da infância (na maioria dos pacientes)
(2) sintomas persistentes até os 4 anos de idade (1/3 dos pacientes)
(3) morte por inanição/pneumonia recorrente (5%)
(4) causa de infecções respiratórias recorrentes, asma, insuficiência de crescimento, esofagite, estenose esofágica, perda crônica de sangue, síndrome da morte súbita infantil (SIDS)
Rx: (1) terapia conservadora
    evitar alimentos + drogas que reduzem a pressão no esfíncter esofágico inferior, elevação da cabeça durante o sono, neutralização de ácidos, cimetidina/ra-

nitidina (redução de produção de ácidos), metoclopramida/domperidona (aumento da pressão do esfíncter + promover o esvaziamento gástrico)
(2) cirurgia antirrefluxo

Esvaziamento Gástrico
◊ As taxas de esvaziamento gástrico variam amplamente entre os indivíduos, e mesmo no mesmo indivíduo em períodos diferentes
Dose: 0,5–1 mCi
(a) coloide sulfuroso marcado com tecnécio-99m cozido com ovo branco/patê de fígado como alimento sólido
(b) DTPA (ácido dietileno triamino pentacético) marcado com índio-111 em leite, água, fórmula, suco para medicação simultânea de fase líquida
Imagens: 1 minuto de imagens abdominais da região anterior obtidas em 0, 10, 30, 60 e 90 minutos na posição ereta se houver a disponibilidade de uma câmera de cabeça dupla; imagens das regiões anterior e posterior realizadas com a média geométrica calculada da atividade
Farmacocinética:
79% de atividade do traçador no estômago para a fase sólida em 10 minutos; 65% em 30 minutos; 33% em 60 minutos; 10% em 90 minutos
Resultado normal: 50% de atividade no estômago em tempo zero; deve esvaziar por 60 ± 30 minutos
√ Esvaziamento gástrico profundamente tardio em estresse (dor, frio), drogas (morfina, anticolinérgicos, L-DOPA, nicotina, antagonistas adrenérgicos), íleo pós-operatório, gastroenterite viral aguda, hiperglicemia, hipocalemia
√ Esvaziamento gástrico cronicamente tardio na obstrução de saída gástrica, pós-vagotomia, úlcera gástrica, pseudo-obstrução intestinal idiopática crônica, refluxo gastroesofágico, esclerose sistêmica progressiva, dermatomiosite, lesão da medula espinhal, distrofia miotônica, disautonomia familiar, anorexia nervosa, hipotireoidismo, *diabetes mellitus*, amiloidose, uremia
√ Esvaziamento gástrico de forma rápida anormal na cirurgia gástrica, síndrome de Zollinger-Ellison, doença de úlcera duodenal, má absorção (insuficiência pancreática exócrina/espru celíaco)

Sangramento Gastrointestinal
A detecção depende de:
(1) taxa de hemorragia
 ◊ Se o sangramento não for detectável pela cintilografia com eritrócitos, não será detectável pela angiografia!
 • a varredura de eritrócitos detecta sangramentos tão baixos quanto 0,1 mL/minuto
 • a angiografia por cateter requer taxas de sangramento de 0,5 mL/minuto:
 63% sensível para sangramento GI superior
 39% sensível para sangramento GI inferior
 ◊ Somente 50% das angiografias serão positivas após uma cintilografia positiva!
 ◊ Uma cintilografia positiva aumenta a probabilidade de uma angiografia positiva de 22% a 53%!
 ◊ Pacientes hemodinamicamente instáveis com pressão sistólica < 100 mmHg devem submeter-se à angiografia!
(2) sangramento intermitente *versus* contínuo (a maioria das hemorragias GI são intermitentes)
(3) local da hemorragia
(4) características de agentes contendo radionuclídeos

Eritrócitos (RBCs) marcados com Tecnécio-99m (A Marcação In Vitro é Preferida)
◊ Geralmente é preferido e aceito o método de imagens mais sensível para o sangramento GI inferior
◊ É utilizado para triagem de pacientes para angiografia, considerando que um exame negativo é previsão de um arteriograma negativo
Indicações: sangramento intermitente/agudo (0,35 mL/minuto); NÃO é útil no sangramento oculto
Farmacocinética:
— permanece no sistema vascular durante um período prolongado
— as atividades fígado + baço são baixas, permitindo a detecção de hemorragia no trato GI superior
— baixa relação alvo-fundo (alta atividade nos grandes vasos, fígado, baço, rins, estômago, cólon; provavelmente relacionada com a fração de pertecnetato livre)
Dose: 10–25 mCi
Imagens:
(a) a cada 2 segundos durante 64 segundos
(b) imagens estáticas durante 500.000–1.000.000 contagens em 2, 5, e cada 5 minutos consecutivos até 30 minutos + cada 10 minutos até 90 minutos; vídeos de clipes com necessidade de aquisições de um quadro por minuto
(c) imagens tardias em 2, 4, 6, 12 horas até 24/36 horas, cada período acoplado com um ciclo de vídeo
◊ O paciente pode ser submetido a novas imagens dentro de 24 horas sem eritrócitos remarcados, quando a cintilografia inicial for negativa!
Localização da área de sangramento:
pode haver dificuldade após o período de trânsito GI rápido (motilidade intestinal reduzida com 1 mg de glucagon IV), ou após intervalos de tempo amplamente espaçados; correlação positiva global de 83% com a angiografia
√ Acúmulo progressivo de traçador durante o período de localização anormal
√ Local de sangramento conforme a anatomia intestinal (a informação do local pode ser imprecisa em virtude dos movimentos da peristalse ou peristaltismo intestinal)
√ Alteração na aparência ao longo do tempo consistente com a peristalse intestinal
Sensibilidade:
local de sangramento identificado corretamente em 83–93% (50–85% dentro da primeira hora, pode tornar-se positivo em 33% apenas após 12–24 horas); uma coleção menor do que 5 mL pode ser detectada; superior ao coloide sulfuroso
— 50% de sensibilidade para perda sanguínea < 500 mL/24 horas
— > 90% de sensibilidade para perda sanguínea > 500 mL/24 horas
Falsos-positivos (5%):
(a) fração de pertecnetato livre: captação fisiológica no estômago + intestino, pelve renal + captação da vesícula biliar
 ◊ Visão de manchas da tireoide evidencia contaminação!
(b) hemangioma hepático, varizes, inflamação, processo vascular isolado (AVM [malformação arteriovenosa], enxerto arterial/venoso)
Falsos-negativos:
9% para sangramento de < 500 mL/24 horas

Coloide Sulfuroso marcado com Tecnécio-99m
Indicação: o sangramento deve estar ativo no momento da administração do traçador; a duração da imagem ativa pode ser aumentada pelo fracionamento da dose
— meia-vida de eliminação de 2,5–3,5 minutos (liberado rapidamente do sangue pelo sistema reticuloendotelial [RES] + baixa atividade de fundo)
— locais de sangramento ativo detectados com taxas em um nível tão reduzido quanto 0,05–0,1 mL/minuto

— não é útil para o sangramento GI superior (interferência de alta atividade no fígado + baço) ou sangramento próximo das flexuras hepática e esplênica

Dose: 10 mCi (370 MBq)

Imagens:
cada imagem deve apresentar-se para 500.000–1.000.000 contagens com imagens laterais + oblíquas, quando necessário
(a) cada 5 segundos para 1 minuto ("estudo de fluxo" = angiografia por radionuclídeos)
(b) imagens de 60 segundos em 2, 5, 10, 15, 20, 30, 40 e 60 minutos; o estudo é concluído se não houver anormalidade até 30 minutos
(c) imagens tardias em 2, 4, 6 e 12 horas

√ Extravasamento de traçador observado no sangramento ativo

Especificidade: quase 100% (com raros falsos-positivos em decorrência do tecido ectópico do sistema reticuloendotelial)

Falsos-positivos: rim transplantado, tecido esplênico ectópico, alteração da captação da medula, genitália masculina, enxerto arterial, aneurisma aórtico

Pertecnetato de Tecnécio-99m

Indicação: no sangramento proveniente do funcionamento da mucosa gástrica heterotópica no divertículo de Meckel/duplicação intestinal; considerar em adulto até 25 anos de idade; independente da taxa de sangramento

Fisiopatologia: acúmulo de traçador nas células secretoras de muco

◊ Evitar estudos GI com bário + endoscopia + preparação do intestino irritável antes do estudo!

Dose: 5–10 mCi (185–370 MBq)

Imagens:
(a) angiografia por radionuclídeos 2–3 segundos/quadro durante o primeiro minuto
(b) imagens sequenciais de 5 minutos até 20 minutos com 500.000–1.000.000 contagens por imagem

Sensibilidade: > 80%
intensificada por
— jejum durante 3–6 horas para reduzir a passagem das secreções gástricas através do intestino
— sucção pelo tubo nasogástrico para remover as secreções gástricas
— pré-medicação com pentagastrina (6 μg/kg por via subcutânea, 15 minutos antes do estudo) para estimular a secreção gástrica de pertecnetato
— pré-medicação com cimetidina (300 mg 4 × dia durante 48 horas) para reduzir a liberação de pertecnetato da mucosa
— esvaziamento exatamente antes da injeção

Falsos-positivos:
inflamação intestinal (esôfago de Barrett, úlcera duodenal, colite ulcerativa, doença de Crohn), duplicação entérica, hemangioma, malformação arteriovenosa, aneurisma, vólvulo ou volvo (obstrução intestinal), intussuscepção, obstrução urinária, rubor uterino

Falsos-negativos:
epitélio ulcerado

Desobstrução da Derivação de Denver/Levine

Técnica: injeção estéril de 0,5–1 mCi de coloide sulfuroso/agregado de albumina marcado com tecnécio Tc-99m por meio de paracentese

Imagens: sobre o abdômen (ou tórax) para detectar a captação no fígado (ou pulmão), que confirma a desobstrução

CINTILOGRAFIA RENAL E SUPRARRENAL

AGENTES RENAIS
1. Agentes para função renal: Tecnécio-99m DTPA, I-131 Hippuran
2. Agente cortical renal: Tecnécio-99m DMSA
3. Agente de combinação renal: Gluco-heptonato tecnécio-99m

Tecnécio-99m DTPA
= ácido dietileno triamino pentacético marcado com tecnécio-99m
= agente de escolha para a avaliação de
(1) perfusão
(2) filtração glomerular = taxa de filtração glomerular (GRF) relativa
(3) uropatia obstrutiva
(4) refluxo vesicoureteral

Farmacocinética:
agente quelante: 5–10% ligado à proteína plasmática; extraído com eficiência de 20% em cada passagem através dos rins (= fração de filtração); excretado exclusivamente pela filtração glomerular (semelhante à inulina) sem reabsorção/excreção tubular/metabolismo

Desempenho durante o período de atividade:
— aorta abdominal (15–20 segundos)
— rins + baço (17–24 segundos); o fígado aparece mais tarde por causa do suprimento venoso portal
— atividade cortical renal (2–4 minutos); a média do tempo de trânsito é de 3,0 ± 0,5 minutos; imagens estáticas do córtex são realizadas em 3–5 minutos
— atividade pélvica renal (3–5 minutos): pico em 10 minutos; depuração da pelve renal em 50%; acelerada pela furosemida

Meia-vida biológica: 20 minutos
Dose: 10–20 mCi
Dose de radiação: 0,85 rad/mCi para o córtex renal
0,6 rad/mCi para os rins
0,5 rad/mCi para a bexiga
0,15 rad/mCi para as gônadas
0,15 rad/mCi para o corpo inteiro
Complemento: administração de Lasix (20–40 mg IV) 20 minutos dentro do exame permite avaliar a depuração pélvica renal com exatidão equivalente ao teste de Whitaker (diagnóstico diferencial de obstruído, a partir do sistema pelvicalicial dilatado, porém não obstruído)

[Gluco-heptonato marcado com Tecnécio-99m]
◊ Tc-99m GHA é amplamente substituído por Tc-99m MAG3

Farmacocinética:
rápida depuração plasmática + excreção urinária com excelente definição do sistema pelvicalicial durante a primeira hora; extraído por
(a) filtração glomerular e
(b) excreção tubular (30–45% dentro da primeira hora); 5–15% da dose é acumulada nas células tubulares durante 1 hora, 15–25% durante 3 horas; o acúmulo cortical permanece por 24 horas

Imagens:
(a) sistema de coleta dentro dos primeiros 30 minutos
(b) parênquima renal após 1–2 horas (atividade interferente no sistema de coleta)

Meia-vida biológica: 2 horas
Dose: 15 (variação de 10–20) mCi
Dose de radiação: 0,17 rad/mCi para rins
0,008 rad/mCi para o corpo inteiro; 0,015 rad/mCi para as gônadas

Tc-99m DMSA
= ácido dimercaptosuccínico marcado com tecnécio-99m
= disponível para imagens de funcionamento da massa cortical: pseudotumor *versus* lesão

Farmacocinética:
alta ligação às proteínas + depuração plasmática lenta; 4% extraídos por passagem renal; 4–8% de filtração glomerular dentro de 1 hora e 30% durante 14 horas; 50% de dose acumulou-se nas células tubulares renais distais + proximais durante 3 horas (= agente cortical)

Imagens: após 1–3–24 horas (ideal em 34 horas)
melhoria da sensibilidade para defeitos estruturais com SPECT

Meia-vida biológica: > 30 horas
Dose: 5–10 mCi
Dose de radiação: 0,014 rad/mCi para as gônadas
0,015 rad/mCi para o corpo inteiro

Agentes para Cintilografia Renal			
Agente	*Dose*	*Farmacocinética*	*Características das Imagens*
AGENTES MORFOLÓGICOS			
Tc-99m GHA	5 mCi	Captação tubular proximal + filtração glomerular	Sistema de coleta visualizado nas imagens tardias
Tc-99m DMSA	2-5 mCi	Captação tubular distal + proximal	Disponibilidade limitada, dose de radiação relativamente alta, sistema de coleta não visualizado nas imagens tardias
AGENTES FUNCIONAIS			
I-131 OIH	200-400 µCi	80% segregados, 20% filtrados	Usadas rotineiramente para a medição de ERPF, análogo de PAH, fração de extração renal mais alta, alta dose de radiação, requer colimador de alta energia
Tc-99m DTPA	10-15 mCi	Aproximadamente 100% filtrados	Cálculo de GFR, período de pico tardio com depuração lenta
Tc-99m MAG$_3$	2-10 mCi	99% segregados	Estimativa de ERPF, bons detalhes corticais, alta relação alvo-fundo

[I-131 OIH]
amplamente substituído pelo Tc-99m MAG3
= I-131 ortoiodo-hipurato (Hippuran®)
= bom para a avaliação da função tubular renal/fluxo plasmático renal efetivo; agente com razão de extração mais elevada sem ligação ao parênquima renal; visualiza os rins mesmo na insuficiência renal grave

Farmacocinética: 80% segregados pelos túbulos proximais; 20% filtrados por glomérulos; concentração renal máxima dentro de 5 minutos; tempo de trânsito normal de 2–3 minutos; aproximadamente 2% de iodo livre
◊ A solução de Lugol é administrada para proteger a tireoide

Imagens: em intervalos de 15–60 segundos durante 20 minutos; a captação renal é determinada a partir de imagens obtidas durante 1–2 minutos (paciente na posição supina para a equidistância dos rins em relação à câmera)

Meia-vida biológica: 10 minutos (com função renal normal)
Dose: 200 (variação de 150–300 µCi
Dose de radiação: 0,06 rad/200 µCi para bexiga; 0,02 rad/200 µCi para rins; 0,02 rad/200 µCi para o corpo inteiro; 0,02 rad/200 µCi para as gônadas

Mercapto-Acetil-Triglicina (MAG3) marcado com Tecnécio-99m

= agente de fluxo plasmático renal semelhante ao OIH, porém com os benefícios das imagens marcadas com Tc-99m (com melhor dosimetria)

Farmacocinética: relacionada com o fluxo plasmático renal; a depuração é menor do que com o Hippuran
Dose: 10 mCi
Avaliação: fluxo plasmático renal verdadeiro = fluxo MAG_3 (obtido fora da curva do renograma) multiplicado por uma constante (varia entre 1,4 e 1,8)

Cintilografia dos Inibidores da Enzima Conversora de Angiotensina (ACE)

= teste de triagem ou rastreamento para hipertensão renovascular (não estenose da artéria renal) com o desafio dos inibidores da enzima conversora de angiotensina (ACEI)

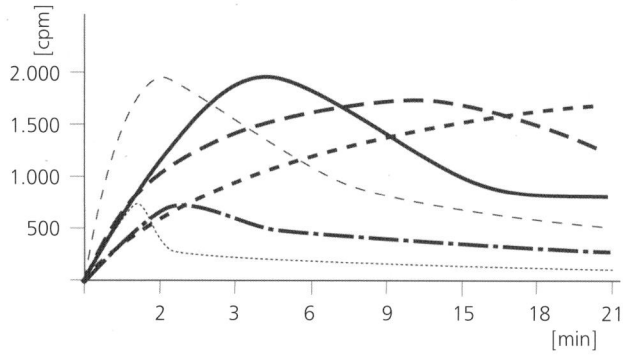

— Anormalidades menores com $T_{máx}$ > 5 minutos e 20 minutos/pico, razão de captação > 0,3
– – – Excreção tardia acentuada com fase de eliminação preservada
····· Curva de acumulação = excreção tardia sem fase de eliminação
–·–·– Padrão de insuficiência renal com captação renal mensurável
······ Padrão de insuficiência renal sem captação renal mensurável = fundo do reservatório sanguíneo
– – – – Renograma normal após vasotec

Renogramas - Períodos de Atividade

◊ A inibição da ACE pode prejudicar a função renal global, em virtude da interrupção do mecanismo autor-regulador da taxa de filtração glomerular (com estenose da artéria renal em ambos os rins/único rim)

Farmacologia:
o rim afetado responde à redução do fluxo arteriolar pela liberação de renina + angiotensina II (= vasoconstritor extremamente potente atuando na arteríola eferente renal para aumentar a pressão de filtragem) em aparelho justaglomerular; inibidores de ACE (p. ex., captopril, enalapril) bloqueiam a enzima conversora de angiotensina que reduz a taxa de filtração glomerular (51–96% de sensibilidade, 80–93% de especificidade)

√ Retenção do parênquima unilateral após ACEI (a redução da taxa de filtração glomerular resulta na redução do débito urinário e no aumento da retenção do radiotraçador)
= > 90% de probabilidade de hipertensão renovascular
√ Mudança da base de referência de grau 0/1 por > 1 grau
= alta probabilidade para estenose da artéria renal
√ Curva anormal da base de referência sem alteração
= indeterminada para hipertensão renovascular
√ Melhora funcional após o desafio de ACEI
= baixa probabilidade para hipertensão renovascular

Interpretação semi-quantitativa de períodos de atividade dos renogramas:
√ Cintilografia normal dos inibidores da ACE (< 10% de probabilidade para hipertensão renovascular)
√ Critérios para alta probabilidade (> 90%):
 √ Piora da curva cintilográfica
 √ Redução na captação relativa com alteração > 10% após a inibição da ACE
 √ Prolongamento do tempo de trânsito do parênquima com > 2 minutos de atraso de excreção no interior da pelve renal
 √ Aumento em 20 minutos/razão do pico de captação > 0,15 a partir da base de referência
 √ Prolongamento de $T_{máx}$ de > 2 minutos/40%
√ Assimetria de captação renal < 40% de captação renal total
√ As alterações simétricas bilaterais são geralmente decorrentes de:
 (a) hipotensão
 (b) depleção de sal
 (c) uso de bloqueadores dos canais de cálcio
 (d) baixa taxa de fluxo urinário

Redução da exatidão com:
(1) estenose da artéria renal bilateral
(2) função renal prejudicada
(3) obstrução urinária
(4) terapia crônica dos inibidores da ACE

Fontes de erro:
(1) falha na administração correta dos inibidores da enzima conversora de angiotensina (ACEIs)
 (a) ingestão de alimento dentro de 4 horas da administração de captopril
 (b) infiltração paravenosa
(2) causas de renogramas dos rins completos, anormais
 (a) retenção pélvica renal
 (b) desidratação
 (c) hipotensão
 (d) bexiga cheia prejudicando a drenagem

Enalaprilat (Vasotec®) – Renografia Facilitada
Técnica:
>> verificação da pressão sanguínea (para evitar testes excessivos em pacientes hipertensos
>> descontinuar captopril/lisinopril 3 dias após o estudo
>> descontinuar enalaprilat
>> interromper qualquer outra medicação anti-hipertensiva durante a noite (exceto os bloqueadores)
>> jejum (líquidos aceitáveis)

» cateterização da bexiga para monitorar o débito urinário
» perfusão IV de 1/2 de solução salina normal em 75 mL/hora em uma dose de 10 mL/kg de peso corporal (para garantir a hidratação adequada)
» furosemida (= Lasix®) IV
   20 mg se a creatinina sérica for < 1,5 mg/dL
   40 mg se a creatinina sérica for > 1,5 mg/dL
   60 mg se a creatinina sérica for > 3,0 mg/dL
   (não exceder a 1,0 mg/kg)
» 2,5–5 mCi de MAG3 IV marcado com Tc-99m para o estudo da base de referência
   (a) fase de fluxo com 1 segundo/quadro para 60 quadros
   (b) fase (dinâmica) da cinética do traçador com 15 segundos/quadro para 120 quadros
» reidratação com metade de solução salina normal mantendo um equilíbrio fluídico negativo de 250–300 mL
» imagem pós-miccional (ou cateter de Foley com volume residual pós-miccional (PVR)
» 0,04 mg/kg de enalaprilat IV (até um máximo de 2,5 mg) infundidos durante 5 minutos + verificações da frequência cardíaca e pressão sanguínea a cada 5 minutos
» repetir a furosemida (= Lasix®) IV
» 5–7,5 mCi de MAG3 IV marcado com Tc-99m [ou 10 mCi de MAG3 IV marcado com Tc-99m em estudo após enalaprilat isolado para pacientes que já estão sob a terapia de ACEI]
» aquisição de Imagens:
   – 1–3 segundos/quadro para os primeiros 60 segundos
   – 10–30 segundos/quadro, posteriormente
   – exibição de imagens em intervalos de 1–3 minutos
   – período total de aquisição de 20–30 minutos
» região de interesse (ROI) do rim de forma global (melhor estatística de contagem)/região de interesse cortical (para retenção incomum na pelve renal)

Protocolo de 2 dias:
   – renografia de ACEI em 1 dia
   – se o teste for anormal, o paciente deve retornar no 2° dia para um estudo de base de referência para maximizar a especificidade

Captopril (Capoten®) – Renografia Facilitada
Dose: 1 mg/kg por via oral para paciente pediátrico; 25 ou 50 mg por via oral para paciente adulto (esmagar os comprimidos + dissolver em 200 mL de água)

Técnica:
» não ingerir sólidos durante quatro horas antes do estudo
» hidratação moderada com 7 mL de água/kg de peso corporal ingeridos 30–60 minutos antes do estudo
» radiofármaco injetado 60 minutos após a ingestão de captopril
» ao mesmo tempo 20 mg de furosemida IV (para a eliminação do radifármaco do néfron distal + cálices + pelve, desse modo melhorando a detecção da retenção cortical)

Defeito Frio na Varredura Renal
Mnemônica: CHAT CIN
   Cisto
   Hematoma
   Abscesso
   Tumor
   Cicatriz
   Infarto
   Neoplasia

FUNÇÃO RENAL DIFERENCIAL
Agentes:
   (1) DTPA marcado com Tecnécio-99m:
      medições antes da excreção dentro dos primeiros 1–3 minutos; imagens realizadas em intervalos de 1,5 segundo durante 30 segundos, seguidas por imagens em série durante os próximos 30 minutos
   (2) hippuran marcado com I-131
      medições antes da excreção dentro dos primeiros 1–2 minutos

Avaliação: geração de curvas de atividade de tempo
   √ Ascendente (= fase de acreção)
   √ Pico de atividade (fase de captação máxima)
   √ Descendente (frase de excreção)
   √ Aumento de captação hepática + tecidos moles com função renal prejudicada
   √ Medições geralmente não significativas afetadas com diferenças na profundidade renal
   √ Medições são exatas na obstrução renal, se forem obtidas dentro de 1–3 minutos
   √ Previsão sobre a recuperação funcional não é possível após o alívio cirúrgico da obstrução

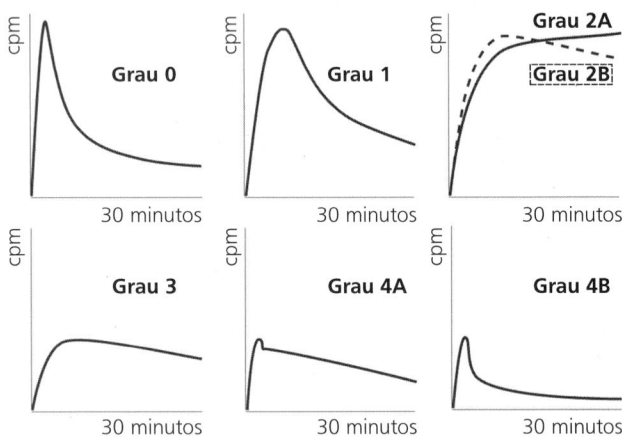

Classificação da Função Renal Diferencial

CISTOGRAMA COM RADIONUCLÍDEOS
Uso: avaliação de volume da bexiga em refluxo, volume urinário por refluxo, volume urinário residual, tempo de drenagem do refluxo ureteral

Técnica:
   (a) indireta: Injeção IV de DTPA marcado com tecnécio-99m
   (b) direta: instilação de 0,5–1 mCi de mistura salina de pertecnetato de tecnécio-99m no interior da bexiga (mais sensível para refluxo durante a fase de enchimento, que ocorre em 20%)

Imagens:
   visões verticais posteriores durante todas as fases de enchimento e esvaziamento; é importante revisar as cadeias cinéticas; o volume residual de urina na bexiga pode ser calculado

Vantagem:
   dose de radiação mais baixa para as gônadas do que para a cistografia de contraste por fluoroscopia (5 mrad)!

CINTILOGRAFIA ADRENOCORTICAL
1. NP-59
2. Selênio-75 6-- selênio-metil-norcolesterol (Scintadrin®)

Iodocolesterol
Agente: I-131 6--iodometil-19-norcolesterol (NP-59); não existe aprovação da FDA (disponível com droga nova investigacional)

Indicações: imagens adrenocorticais
   (1) síndrome de Cushing ACTH-independente [hormônio adrenocorticotrófico] (adenoma, hiperplasia nodular cortical)

(2) carcinoma adrenocortical
√ Espectro de não funcionante para funcionante
(3) aldosteronismo primário (adenoma, hiperplasia suprarrenal bilateral) a melhoria da discriminação cintilográfica necessita da supressão de dexametasona antes e durante as imagens
(4) hiperandrogenismo (adenoma suprarrenal, hiperplasia da zona reticular, doença do ovário policístico, hiperplasia do estroma ovariano, neoplasia ovariana secretora de androgênios)
(5) incidentaloma (= massa suprarrenal)
√ Localização da massa suprarrenal representada por tomografia computadorizada (= captação concordante) sugere adenoma hiperfuncionante
√ Captação acentuadamente diminuída/ausente (= captação discordante) ou captação simétrica (= sem lateralização) sugere massa ocupante de espaço (p. ex., cisto), massa suprarrenal maligna

Farmacocinética:
NP-59 é incorporado em lipoproteínas de baixa densidade (LDL), circula para o córtex suprarrenal, absorvido do complexo de LDL por receptores de lipoproteínas de baixa densidade, esterificados no córtex suprarrenal; captação adrenocortical afetada pelos secretagogos adrenocorticais (corticotropina, angiotensina II); excreção êntero-hepática pode obscurecer as glândulas suprarrenais (antes do benefício da administração de laxantes)

Dose: 1 mCi (37 MBq) com administração lenta de injeção IV
Dose de radiação: 26 rad/mCi para as glândulas suprarrenais, 8,0 rad/mCi para os ovários, 2,4 rad/mCi para o fígado, 2,3 rad/mCi para os testículos, 1,2 rad/mCi para o corpo inteiro
Método: solução de Lugol administrada por via oral (50 mg de iodo por dia) durante 4–5 dias, iniciando no dia antes da injeção (para bloquear a captação de iodo livre pela tireoide); laxante suave é administrado para reduzir a atividade do intestino
Imagens:
(a) 5–7 dias de intervalo entre injeção + imagens;
(b) 3–5 dias de intervalo entre injeção + imagens no caso de supressão da dexametazona (1 mg quatro vezes ao dia, durante 7 dias antes e durante todo o período de 4–5 dias de intervalo de imagens após a injeção)

CINTILOGRAFIA DE TUMORES NEUROENDÓCRINOS

Origem: células neuroendócrinas da formação de tecidos da crista neural embrionária + tumores neuroendócrinos
Localização: hipotálamo, glândula hipofisária, glândula tireoide, medula suprarrenal, trato gastrointestinal
Função: células neuroendócrinas sintetizam aminas a partir de moléculas precursoras → aminas decarboxiladas → polipeptídeos (= neurotransmissores + hormônios); nome anterior: Células APUD (captação de precursores de aminas e decarboxilase) + APUDomas

Radiofármacos
semelhantes na estrutura molecular aos hormônios que o tumor sintetiza/incorpora dentro dos processos metabólico + celular

Análogos da Somatostatina
= peptídeo de 14-aminoácidos que inibe a síntese de peptídeos + hormônios pelas células neuroendócrinas ("hormônio anticrescimento") na hipofisária anterior (ACTH, prolactina, TSH) no pâncreas + trato gastrointestinal (insulina, glucagon, gastrina, VIP, secretina, motilina, colecistocinina ou colescistoquinina)
Meia-vida biológica: 2–4 minutos (molécula desagregada por várias enzimas plasmáticas em circulação)

Octreotida = Sandostatin®
= análogo composto de 8 aminoácidos de somatostatina
Meia-vida plasmática: 2 horas

PENTETREOTIDA DE ÍNDIO-III = OCTREOSCAN®
Indicação: tumor hipofisário, gastrinoma, paraganglioma, carcinoide, neuroblastoma, câncer do pulmão de pequenas células, feocromocitoma
Meia-vida física: 68 horas
Emissão: 171 e 245 keV
Agente quelante: ácido dietilentriaminopentacético
Sensível a: 2 (80% de tumores neuroendócrinos enteropancreáticos) e 5 subtipos receptores de somatostatina
Distribuição: rins, baço, vesícula biliar, fígado, bexiga urinária, intestinos, tireoide, glândula hipofisária
Dose: 3–5–6 mCi
Preparação: laxante oral (em pacientes sem diarreia); interrupção de terapia com octreotida 72 horas antes da administração
Vantagem: superior ao MIBG (metaiodobenzilguanidina)
Protocolo de imagens:
> SPECT de área de interesse após 4 horas (para evitar excreção fisiológica biliar no intestino grosso + delgado)
> imagens tardias por SPECT em 18–24 horas
> imagens planares do corpo inteiro

Análogos da Guanetidina
Indicações:
tumor medular suprarrenal produtor de catecolaminas (feocromocitoma intrarrenal + paraganglioma extrassuprarrenal) e tumor de células cromafinas (células C da tireoide, melanócitos da pele, células cromafinas da medula suprarrenal, células pancreáticas, células de Kulchitsky)
(1) feocromocitoma (80–90% de sensibilidade, > 90% de especificidade); tumores tão pequenos como 0,2 g têm sido detectados
(2) neuroblastoma, carcinoide, carcinoma medular da tieroide, tumor neuroendódrino retroperitoneal não funcionante, paraganglioma do mediastino médio, metástase suprarrenal de coriocarcinoma, tumor de Merkel (pele)

Farmacocinética:
transporte ativo pela membrana celular (= mecanismo de captação tipo I) do sistema simpatomedular, que apresenta grânulos neurossecretores com capacidade para acumular MIBG; não metabolizado em qualquer limite apreciável.
Atividade normal é observada no fígado, baço, bexiga, glândulas salivares, miocárdio, pulmões; 85% da dose injetada é excretada de forma inalterada pelos rins

Preparação:
(1) solução de Lugol administrada por via oral (50 mg de iodo por dia) durante 4–5 dias, iniciando no dia antes da injeção (para bloquear a captação de iodo livre pela tireoide)
(2) para evitar a interrupção da varredura de falsos-negativos de simpatomiméticos, reserpina, bloqueadores dos canais de cálcio, antidepressivos tricíclicos, labetalol durante 3–4 dias antes da administração

I-131 METAIODOBENZILGUANIDINA (MIBG)
Sensibilidade: 77–100%
Emissão: 159 keV (para I-123); 364 keV (para I-131)
Dose: 0,5–1,0 mCi
Dose de radiação: 35 rad/mCi para medula suprarrenal, 1,0 rad/mCi para ovários, 0,4 rad/mCi para fígado, 0,22 rad/mCi para o corpo inteiro
Imagens: imagens estáticas planares do corpo inteiro em 48–72 horas (a razão alvo-fundo melhorou em 72 horas) de

tórax, abdômen, pelve com 100.000 contagens/20 minutos por imagem em cada local ± SPECT

I-123 METAIODOBENZILGUANIDINA (MIBG)
agente de escolha em virtude das imagens de melhor qualidade + carga de radiação mais baixa + resultados mais rápidos, permite imagens por SPECT
Dose: 5–10 mCi
Dose de radiação: 2,76 rad/mCi para suprarrenais
0,07 rad/mCi para ovários
0,05 rad/mCi para fígado
0,02 rad/mCi para o corpo inteiro
Imagens: em 6 horas e 24 horas

Análogos da Glicose
2-[F-18] FLÚOR-2-DESOXI-D-GLICOSE (FDG)
Captação: acúmulo em células de tumor de crescimento rápido em virtude do metabolismo acelerado de glicose (fosforilação para FDG-6-fosfatase)
FDG-positivo: tumor neuroendócrino agressivo
FDG-negativo: tumor de crescimento lento em 50% dos tumores neuroendócrinos

ESTATÍSTICAS

TERMINOLOGIA

Incidência = número de pessoas doentes por 100.000 habitantes por ano
Prevalência = número de casos existentes por 100.000 habitantes em uma data limite
Mortalidade = número de mortes por 100.000 habitantes por ano
Fatalidade = número de mortes por número de doentes

Matriz de Decisão					
PADRÃO OURO					
TESTE		*normal*	*anormal*	*subtotal*	
	normal	TN	FN	T–	NPV
	anormal	FP	TP	T+	PPV
	subtotal	D–	D+	Total	Preval
		especificidade	sensibilidade		exatidão

TP = teste positivo em pessoa doente
FP = teste positivo em pessoa não doente
FN = teste negativo em pessoa doente
TN = teste negativo em pessoa não doente
T+ = resultado de teste anormal
T– = resultado de teste normal
D+ = pessoas doentes
D– = pessoas não doentes

Sensibilidade
= capacidade para detectar doença
= probabilidade de ter um teste anormal em determinada doença
= número de testes positivos corretos/número com doença
= taxa de verdadeiros-positivos = TP/(TP + FN) = TP/D+
• coluna D+ na matriz de decisão
◊ Independente de prevalência

Especificidade
= habilidade para identificar ausência de doença
= probabilidade de ter um teste negativo determinado sem nenhuma doença
= número de testes negativos corretos/número sem doença
= taxa de verdadeiros-negativos = TN/(TN + FP) = TN/D–
• coluna D– na matriz de decisão
◊ Independente de prevalência

Exatidão
= número de resultados corretos em todos os testes
= número de testes corretos/número total de testes
= (TP + TN)/(TP + TN + FP + FN) = (TP + TN)/total
◊ Depende muito da proporção de doentes + indivíduos não doentes na população estudada
◊ Sem validade para comparação de testes
Exemplo: a mesma exatidão de testes de 90% para dois testes A e B

Valor Preditivo Positivo
= exatidão de teste positivo
= probabilidade de que um resultado de teste positivo identifique realmente a presença de doença
= número de testes positivos corretos/número de testes positivos
= TP/(TP + FP) = TP/T+
• fila T+ na matriz de decisão
◊ Dependente da prevalência

Teste A: Exatidão de 90%				
(número **equivalente** de doentes e não doentes)				
Matriz de Decisão				
	normal	*anormal*	*subtotal*	
TESTE *normal*	90	10	100	90%
TESTE *anormal*	10	90	100	90%
TESTE *subtotal*	100	100	200	50%
	90%	90%		90%

Teste B: Exatidão de 90%				
(número **não equivalente** de doentes e não doentes)				
Matriz de Decisão				
	normal	*anormal*	*subtotal*	
TESTE *normal*	170	20	190	89%
TESTE *anormal*	0	10	10	100%
TESTE *subtotal*	170	30	200	15%
	100%	33%		90%

◊ O valor preditivo positivo (PPV) aumenta com o aumento da prevalência para determinada sensibilidade + especificidade
◊ O PPV aumenta com o aumento da especificidade para determinada prevalência

Valor Preditivo Negativo
= exatidão do teste negativo
= probabilidade de que um resultado de teste negativo realmente identifique a ausência de doença
= número de testes negativos corretos/número de testes negativos
= TN/(TN + FN) = TN/T–
• fila T– na matriz de decisão
◊ Dependente da prevalência
◊ Valor preditivo negativo (NPV) aumenta com a redução da prevalência para determinada sensibilidade + especificidade
◊ NPV aumenta com o aumento da sensibilidade para determinada prevalência

Taxa de Falso-Positivo
= proporção de pacientes não doentes com resultados anormais dos testes
• coluna D– na matriz de decisão
= FP/(FP + TN) = FP/D–
= 1 – especificidade = (TN + FP – TN)/(TN + FP)

Taxa de Falso-Negativo
= proporção de pacientes doentes com resultados normais dos testes
• coluna D+ na matriz de decisão
= FN/(TP + FN) = FN/D+
= 1 – sensibilidade = (TP + FN – TP)/(TP + FN)

Prevalência da Doença
= proporção de indivíduos doentes no total da população
= (TP + FN)/(TP + TN + FP + FN) = D+/total
◊ Sensibilidade + especificidade são independentes da prevalência
◊ Afeta os valores preditivos + exatidão de um resultado de testes
Exemplo:
   teste A, C, D: sensibilidade 90% + especificidade 90%

Teste C: Prevalência de 10%, Sensibilidade 90% + Especificidade 90%					
Matriz de Decisão					
		normal	anormal	subtotal	
TESTE	normal	162	2	164	99%
	anormal	18	18	36	50%
	subtotal	180	20	200	10%
		90%	90%		90%

Teste D: Prevalência de 90%, Sensibilidade 90% + Especificidade 90%					
Matriz de Decisão					
		normal	anormal	subtotal	
TESTE	normal	18	18	36	50%
	anormal	2	162	164	99%
	subtotal	20	180	200	90%
		90%	90%		90%

TEOREMA DE BAYES
= a exatidão preditiva de qualquer resultado de teste que for menor do que um teste diagnóstico perfeito é influenciada por
(a) probabilidade de pré-teste de doença
(b) critérios usados para definir um resultado de teste

CARACTERÍSTICAS DE OPERAÇÃO DO RECEPTOR (ROC)
= grau de discriminação entre pacientes doentes + não doentes usando critérios diagnósticos variados, em vez de um valor isolado para a fração TP + TN
= gráfico curvilíneo gerado pela plotagem da taxa TP como uma função da taxa FP para diversos critérios diagnósticos diferentes (variando de definidamente normais a definidamente anormais)
eixo-Y: taxa de verdadeiro positivo = sensibilidade
eixo-X: taxa de falso-positivo = 1 – especificidade; revertendo os valores nos resultados do eixo-X em uma curva idêntica de "sensibilidade-especificidade"
Uso: as variações nos critérios diagnósticos são relatadas como uma variação contínua de respostas identificadas como definidamente anormais a equivocadas a definidamente normais em virtude da subjetividade + desvio ou erro sistemático de radiologista individual

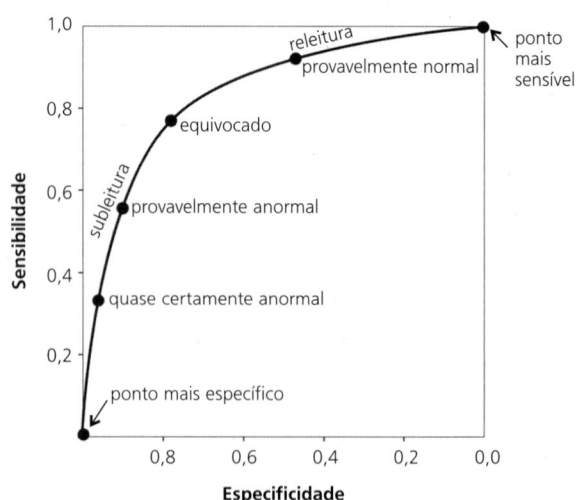

Interpretação das Características de Operação do Receptor

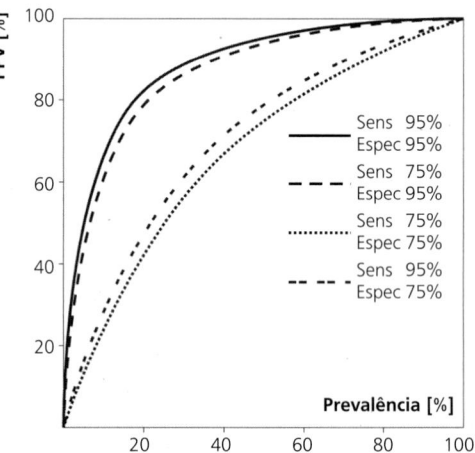

Características de Operação do Receptor para Valor Preditivo Positivo de Vários Testes com Sensibilidades e Especificidades Diferentes

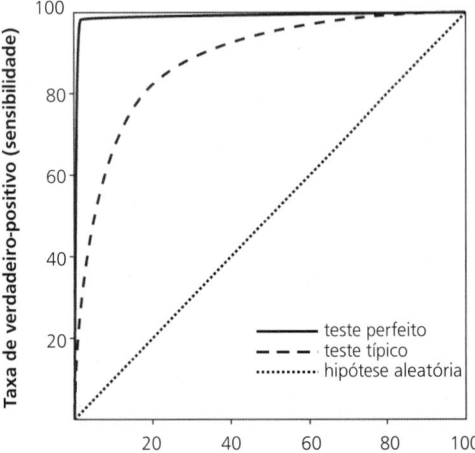

Características de Operação do Receptor para 3 Testes Diferentes

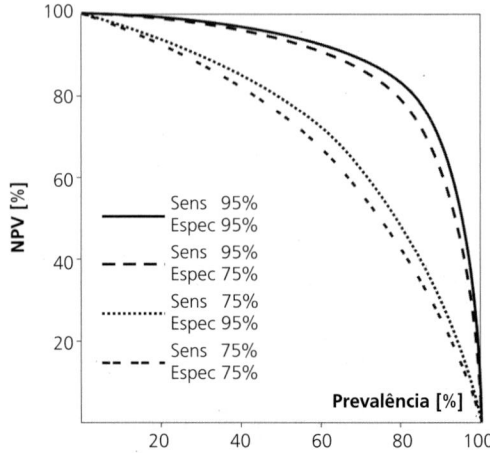

Características de Operação do Receptor para Valor Preditivo Negativo de Vários Testes com Sensibilidades e Especificidades Diferentes

◊ São necessários no mínimo 4–5 pontos de dados de critérios diagnósticos!
Dificuldade: avaliação subjetiva de características de imagens; interpretação diagnóstica subjetiva; os dados devem ser ordinais (= escala de classificação discreta de definitivamente negativo para definitivamente positivo)
Interpretação:
◊ O aumento na sensibilidade leva para a redução na especificidade!
◊ O aumento na especificidade leva para a redução na sensibilidade!
◊ O ponto mais sensível é aquele com a taxa TP mais elevada — equivalente à "releitura" pelo uso de critérios diagnósticos menos rígidos (todos os relatos lidos como anormais)
◊ O ponto mais específico é aquele com a taxa FP mais baixa — equivalente à "subleitura" pelo uso de critérios diagnósticos mais severos (todos os relatos lidos como normais)
◊ A curva ROC mais próxima do eixo-Y representa o melhor teste diagnóstico
◊ Não considera a prevalência de doença na população

LIMITE DE CONFIANÇA
= grau de certeza de que a proporção calculada de uma amostra de determinado tamanho está dentro de uma faixa específica (teorema binomial)
◊ Análogo para a média ± 2 SD

EPIDEMIOLOGIA CLÍNICA
= aplicação de princípios epidemiológicos + métodos para problemas encontrados na medicina clínica com o objetivo de desenvolvimento + métodos de aplicação de observação clínica que conduzirão a conclusões clínicas válidas
Epidemiologia = ramo da ciência médica que trata da incidência, distribuição e determinantes no controle de determinada doença dentro de uma população definida.

Técnicas de Triagem
Questão principal: A detecção precoce pode influenciar a história natural da doença de um modo positivo?
Medição do resultado: Detecção precoce + terapia efetiva deve reduzir a morbidade + mortalidade, ou seja, deve aumentar as taxas de sobrevida (estudo observacional)!
Desvios ou erros sistemáticos:
Período de preparação = intervalo entre a detecção da doença em triagem + o período usual de manifestação clínica; o diagnóstico precoce sempre parece melhorar a sobrevida ao menos nesse intervalo, mesmo quando o tratamento é ineficaz
Período de duração = diferenças nas taxas de crescimento de tumores:
(a) tumores de crescimento lento subsistem durante um período longo antes da manifestação, e, dessa forma, aumenta a probabilidade para a detecção
(b) tumores de crescimento rápido subsistem durante um período curto antes da manifestação, e, dessa forma, oferecem menos possibilidade para a detecção na triagem
"cânceres de intervalo" = detectados clinicamente entre exames de triagem programada são provavelmente tumores de crescimento rápido; pacientes com tumores detectados por meio de testes de triagem terão um prognóstico melhor do aqueles com cânceres de intervalo
Erro sistemático de autosseleção = decisão para participar no programa de triagem; ocorre geralmente com pacientes de melhor educação + mais conhecimento + consciência de saúde; expectativas de taxas de mortalidade provenientes de causas não cancerosas mais inferiores do que na população em geral
Solução: randomização
Superdiagnóstico = detecção de lesões de malignidade questionável, por exemplo, cânceres *in situ* (não invasivos), os quais nunca poderiam ter sido diagnosticados sem triagem + apresentam um prognóstico excelente

Seleção de Erros Sistemáticos
1. Definir a população-alvo (para a qual o estudo é direcionado)
2. Definir a população acessível (critérios de inclusão + exclusão)
3. Desenvolver esquema de amostragem (direcionado para uma população específica)
4. População do estudo (= população inscrita)

Erro sistemático de amostragem = a amostra pretendida não reflete adequadamente o espectro de características na população-alvo/má seleção de voluntários do grupo de controle
Consequência: exatidão de diagnóstico superestimada; o teste em questão parece mais específico
Erro sistemático por perdas de acompanhamento = indivíduos no estudo de coorte que perderam o acompanhamento diferem daqueles que permaneceram no estudo até o término/desfecho
Erro sistemático do espectro da doença = estão incluídos somente casos com uma variação limitada de espectro da doença
Consequência: sensibilidade superestimada
Erro sistemático de orientação = preferências individuais (p. ex., grupos clínicos distintos usam indicações diferentes para ordenar um teste)/práticas locais (por exemplo, centro de cuidados terceirizados) determinam quais indivíduos são referenciados
Erro sistemático de participação = fatores que afetam a inscrição final da amostra pretendida (p. ex., alguns indivíduos recusam a participar, certos registros não disponíveis para revisão, participantes excluídos inadvertidamente)
Erro sistemático de seleção baseada em imagens = indivíduos participantes dependem da submissão a um determinado estudo de imagens
Erro sistemático de análise do estudo = exclusão de estudos tecnicamente limitados/incompletos ou inclusão prospectiva apenas de pacientes que são considerados competentes para produzir uma análise tecnicamente adequada
Consequência: sensibilidade superestimada + especificidade pela exclusão de resultados de imagens não interpretáveis

Erro Sistemático de Observação
= diferenças metodológicas pelas quais a informação é coletada sobre/dos indivíduos do estudo
Consequência: classificação incorreta
Erro sistemático de *recall* (alerta para correção) = apresentar a informação da classificação incorreta para os indivíduos com e sem doença (p. ex., pacientes com resultados positivos e tratamento subsequente responderão melhor, e podem apresentar uma manifestação excessiva de sintomas)
Erro sistemático do entrevistador = o entrevistador pode inadvertidamente motivar indivíduos
Solução: usar um entrevistador não envolvido/interessado no resultado do estudo
Verificação/erro sistemático de avaliação = diferenças no modo pelo qual o estado (ou a atividade) da doença é determinado
Acompanhamento/erro sistemático de vigilância médica = indivíduos submetidos de forma diferenciada ao acompanhamento do estado da doença

Erro sistemático de resposta = dados ausentes são evidenciados de forma não aleatória para indivíduos do estudo que ainda estão incluídos na análise

Erro sistemático do revisor = dados de coleta/de revisão de indivíduos são inadequadamente cegos

Erro sistemático de diagnóstico e revisão = os resultados dos testes de referência não são definidos + resultados dos testes do estudo afetam o modo como o diagnóstico final é estabelecido

Erro sistemático de revisão dos testes = o conhecimento do diagnóstico pode afetar a interpretação dos testes em um estudo retrospectivo, se o teste subjetivo for realizado após o diagnóstico ter sido estabelecido

Solução: grupo de controle adequado

Erro sistemático de incorporação = os resultados dos testes do estudo são incorporados como evidências para o diagnóstico final se o teste de referência não puder ser realizado

Erro sistemático de padrão imperfeito = o padrão de referência não apresenta exatidão de 100% ou usa o teste de referência alternativo em virtude dos custos/considerações éticas

Erro sistemático da sequência de leitura = o conhecimento retido de resultados de um estudo influencia a interpretação do segundo estudo

Solução: randomização

Erro sistemático de medição = discrepância nas medições obtidas com uma nova técnica comparada com a técnica de referência nos mesmos indivíduos e sob as mesmas condições

Erro sistemático de medições repetidas/agrupamentos de dados = medições múltiplas/observações obtidas do mesmo indivíduo

Consequência: distorção de desvio padrão etc.

Erro sistemático de contexto = efeito de prevalência alterada da doença nas estimativas de determinados padrões, como sensibilidade, especificidade e ROC

Erro sistemático de publicação = na metanálise, se os jornais revisados favorecerem a publicação de estudos com resultados positivos

Consequência: resultados demasiadamente otimistas

Confusão = em estudos observacionais e epidemiológicos, fatores adicionais/variáveis associadas à exposição e o estado da doença (p. ex., idade, sexo)

Solução: randomização, restrição, adequação, estratificação

Ensaios Randomizados

Desenho: dois grupos consistindo de (a) grupo de estudo e (b) grupo de controle com pacientes designados para cada grupo em base randomizada

Desfecho: diferença nas taxas de mortalidade de ambos os grupos

Poder (estatístico): o estudo deve ser de tamanho + duração suficientes para detectar uma diferença, se houver alguma; análogo à sensibilidade de um teste diagnóstico

Impacto no tamanho efetivo dos grupos:

Conformidade = proporção de mulheres posicionadas em um grupo de triagem de ensaio clínico, as quais foram submetidas a rastreamento

Contaminação = proporção de mulheres posicionadas em um grupo de controle de ensaio clínico, as quais foram submetidas a rastreamento

Estudos de Casos-Controle

Investigação retrospectiva, a qual é menos dispendiosa, apresenta menor duração, é mais fácil para realizar:

(a) determina o número de óbitos de mulheres causados pelo câncer de mama
(b) seleciona o mesmo número de óbitos de mulheres de idade comparável, cujas causas não foram determinadas pelo câncer de mama
(c) determina o número de mulheres que foram rastreadas + aquelas que não foram rastreadas em ambos os grupos

Cálculo de razão de probabilidade = ad/bc

Estudos de Casos-Controle		
	Casos de Óbitos Provenientes de Câncer de Mama	*Controles de Óbitos não Provenientes de Câncer de Mama*
rastreados	a	b
não rastreados	c	d

COEFICIENTE DE KAPPA

= medida estatística de concordância entre 2 observadores (= concordância interobservadores) para itens categóricos considerados para probabilidade

P_O = proporção da concordância observada
P_C = proporção hipotética de concordância de probabilidade

$$K = \frac{P_O - P_C}{1 - P_C}$$

Valor preditivo de K (Força de Concordância)
< 0,00   insatisfatório
0,00–0,20   leve
0,20–0,40   justo
0,40–0,60   moderado
0,60–0,80   substancial
0,80–1,00   quase perfeito

MEIOS DE CONTRASTE SOLÚVEIS EM ÁGUA

Iônico = dissociação em água
Não iônico = solúvel em água (hidrofílico); não há dissociação em solução
Razão de iodo para partículas:
  = quociente de átomos de iodo (atenuação dos raios X) e número de partículas (efeito osmotóxico)
  razão de 1,5 agentes = meios de contraste de alta osmolaridade (HOCM)
  razão de 3,0 agentes = meios de contraste de baixa osmolaridade (LOCM)
  razão de 6,0 agentes = meios de contraste isotônicos (IOCM)

MONÔMEROS IÔNICOS
= sais monoacídicos compostos de derivados de ácido benzoico, com 3 átomos de hidrogênio substituídos por átomos de iodo + 3 átomos de hidrogênio substituídos por cadeias simples de amido
Em solução: ácido orgânico forte completamente dissociado (ionizado) dentro de íons/ânions carregados negativamente
Cátions conjugados:
  (1) sódio
  (2) metilglutamina (meglumina)
  (3) combinação de (1) e (2)
Concentração de iodo: até 400 mg/mL
Razão de iodo para partículas: 3÷2 ou 1,5÷1
Osmolaridade: 1.400–2.100 mOsm/kg = HOCM

DÍMEROS IÔNICOS
Construção:
  2 anéis benzênicos iodados contendo 6 átomos de iodo, um dos quais contém um grupo carboxílico ionizante; os anéis benzênicos são ligados por uma cadeia lateral de amido comum
Conjugação com: sódio + meglumina

Acetrizoato
O meio de contraste tri-iodado original no primeiro uso clínico: o anel benzênico é ligado a um grupo carboxílico (COO⁻) na posição de carbono-1 e conjugado com sódio / meglumina

Diatrizoato
O hidrogênio não substituído de acetrizoato tem sido trocado por uma outra unidade de acetamida levando a uma tolerância biológica mais elevada através do grau mais elevado de ligação às proteínas

Ioxaglato (Hexabrix®)
Sódio + meglumina são conjugados com o grupo carboxílico

Composto: ioxaglato (o único disponível)
Concentração de iodo: 320 mg/mL
Razão de iodo para partículas: 6÷2 ou 3÷1
Osmolalidade: 600 mOsm/kg = LOCM

MONÔMEROS NÃO IÔNICOS
Construção:
  ácido benzoico do grupo carboxila substituído por amido; as cadeias laterais têm sido modificadas pela adição dos grupos 4-6 hidroxila (OH), que permite a solubilidade em água
Concentração de iodo: até 350 mg/mL
Razão de iodo para partículas: 3÷1
Compostos: ioexol, iopamidol, ioversol, iopental, iopromida (Ultravist®), iobitridol (Xenetix®), ioxilan (Oxilan®)
Osmolalidade: 616–796 mOsm/kg

Metrizamida
O primeiro composto com 4 grupos de hidroxila posicionados em uma extremidade da molécula na porção de glucosamida

Ioexol (Omenipaque®)
Contém 6 grupos hidroxila (OH) distribuídos mais equilibradamente ao redor da molécula melhorando a toxicidade subaracnóidea

Iopamidol (Isovue®)
Este monômero não iônico contém 5 grupos hidroxila (OH)

Ioversol (Opetiray®)
Este monômero não iônico contém 6 grupos hidroxila (OH)

DÍMEROS NÃO IÔNICOS

Construção:
contém até 12 grupos hidroxila para eliminar ionicidade, aumentar a hidrofilicidade, reduzir a osmotoxicidade e aumentar os átomos de iodo por molécula
Compostos: iodecol, iotrolan (Isovist®), iodixanol (Visipaque®)
Razão de iodo para partículas: 6÷1
Osmolalidade: hipo-/iso-osmolar

Urografia Excretora

Depuração: > 99% de material de contraste eliminado através dos rins (< 1% através do fígado, bile, intestinos grosso e delgado, suor, lágrimas, saliva); excreção vicária com injúria/insuficiência renal (pode ser unilateral como na uropatia obstrutiva)
Meia-vida: 1–2 horas (duplicada em pacientes sob diálise)
Concentração: 60% por peso
 (a) sódio contendo HOCM
  √ Menor distensão do sistema de coleta
 (b) meglumina apenas com HOCM
  √ Melhora da distensão do sistema de coleta (em virtude da reabsorção tubular reduzida de água)
 (c) LOCM
  √ Nefrograma mais denso + pielograma levemente mais denso do que HOCM (em virtude da concentração tubular mais elevada)

Iotrolan (Iotrol®)
Este dímero não iônico contém 12 grupos hidroxila (OH)

Angiografia

Sensação de ardência:
 (a) intensa com a concentração de 60–76% HOCM
 (b) reduzida com a concentração de ≤ 30% HOCm/LOCM
 ◊ A incidência global de reações adversas de característica alérgica (por razões desconhecidas) é muito menor com o uso de meios de contraste intra-arteriais do que com os intravenosos!

Propriedades Físico-Químicas de Meios de Contraste Radiográficos Usados Comumente

Meios de Contraste	Composto	mOsm/kg H$_2$O	Viscosidade (cps) a 37°C	Iodo mg/mL
Monômeros iônicos				
URORRADIOLOGIA				
Cysto-Conray® II (Mallinckrodt)	Meglumina-iotalamato	1.300	4,0	202
GASTROINTESTINAL				
Hypaque® Solução Oral de Sódio (Nycomed Amersham)	Diatrizoato de Sódio	1.300	4,0	249
Gastrografin® (Bracco)	Diatrizoato sódico de meglumina	1.940	8,4	370
INTRAVASCULAR				
Renovue®-Dip (Bracco)	Iodamida de meglumina	433	1,8	111
Conray-60® (Mallinckrodt)	Iotalamato de meglumina	1.400	4,0	282
Renografin®-60 (Bracco)	Diatrizoato sódico de meglumina	1.450	4,0	292
Dímeros iônicos				
Hexabrix® (Mallinckrodt)	Ioxaglato sódico de meglumina	600	7,5	320
Monômeros não iônicos				
Oxilan® 300 (Cook)	Ioxilano	585	5,1	300
Ultravist® 300 (Berlex)	Iopramida	607	4,9	300
Isovue® 300 (Bracco)	Iopamidol	616	4,7	300
Optiray® 300 (Mallinckrodt)	Ioversol	651	5,5	300
Omnipaque® 300 (Nycomed Amersham)	Ioexol	672	6,3	300
Omnipaque® 140 (Nycomed Amersham)	Ioexol	322	1,5	140
Omnipaque® 240 (Nycomed Amersham)	Ioexol	520	3,4	240
Omnipaque® 350 (Nycomed Amersham)	Ioexol	844	10,4	350
Dímeros não iônicos				
Iotrol® 300 (Schering AG)	Iotrolano	~310	9,1	300
Visipaque®-320 (Nycomed Amersham)	Iodixanol	290	11,8	320

Δ A osmolalidade do soro humano é de 290 mOsm/kg!

Δ O número mais elevado de grupos hidroxilas, o tamanho mais amplo + a viscosidade mais elevada + a hidrofilicidade mais elevada! Isto reduz as propriedades de ligação de tecidos e proteínas, tornando o composto biologicamente mais inerte!

Venografia
(1) desconforto, pressão ou ardência da panturrilha/pé
 (a) ~24% com 60% de HOCM
 (b) ~5% com 40% de HOCM/300 mg de iodo/mL de LOCM
 ◊ A adição de 10–40 mg de lidocaína/50 mL de meio de contraste reduz o desconforto do paciente!
(2) pós-flebografia de trombose venosa profunda
 (a) 26–48% com 60% de HOCM
 (b) 0–9% com HOCM diluído/LOCM
 ◊ A infusão de 150–200 mL de dextrose a 5% em água/dextrose a 5% em 0,45% de solução salina/solução salina heparinizada através do local da injeção imediatamente após o exame reduz a probabilidade de DVT!

MATERIAL DE CONTRASTE EM PEDIATRIA
Dose convencional: 1 mL/kg até 150 mL
Dose máxima: 280–300 mg I/mL

Prevalência de Reações Adversas ao Meio de Contraste		
	Alta Osmolaridade Iônica	Baixa Osmolaridade Não Iônica
Reação sem risco de vida	1-2%	0,2-0,4%
Reação com risco de vida	0,2%	0,04%
Mortalidade	1:100.000	1:100.000
Reação tardia		6%

REAÇÕES ADVERSAS AO MEIO DE CONTRASTE
A. Reações não idiossincráticas (= dose-relacionada)
 Causa: efeito quimiotóxico direto/hiperosmolar
 • náuseas, vômitos
 • arritmia cardíaca
 • insuficiência renal
 • edema pulmonar
 • colapso cardiovascular
B. Reações idiossincráticas (= anafilactoides)
 = reações que ocorrem imprevisivelmente + independentemente de dose/concentração = uma reação não verdadeira mediada pelo anticorpo contra o antígeno-IgE, nem uma reação iodo/iodeto
 Causa: desconhecida
 • urticária, coceira
 • edema laríngeo/facial
 • broncospasmo, colapso respiratório
 • colapso circulatório
C. Reações tardias
 • erupções eritematosas, prurido
 • febre, calafrios, sintomas de gripe
 • dor articular
 • perda de apetite, alterações do paladar
 • dor de cabeça, fadiga, depressão
 • dor abdominal, constipação, diarreia
Condições médicas subjacentes significativas
 (a) doença renal
 (b) doença cardíaca
 (c) discrasias sanguíneas
 (d) feocromocitoma
 (e) aumento dos sintomas com COPD mais hipertensão pulmonar
 (f) aumento de depranocitose em pacientes com doença de anemia falciforme
 ◊ Aproximadamente 20–40% da população estão sob aumento de risco para reações adversas aos meios de contraste!
 ◊ Nos pacientes com reações adversas aos HOCM (Meios de Contraste de Alta Osmolaridade) as reações repetidas serão reduzidas para 5% pelo uso de LOCM (Meios de Contraste de Baixa Osmolaridade)
 ◊ Não há correlação direta/associação com a solução de limpeza da pele a base de iodopovidona (Betadine®)

Fatores de Risco e a Incidência de Reações Adversas para os Meios de Contraste de Alta e Baixa Osmolaridade		
Tipo de Reação	HOCM [%]	LOCM [%]
Incidência global		
Austrália (Palmer *et al.*)	3,80	1,20
Estados Unidos (Wolf *et al.*)	4,20	0,70
Japão (Katayama *et al.*)	12,70	3,10
Reações adversas graves	0,22	0,04
Alergias graves a drogas, alimentos etc.	23,40	6,90
Asma	19,70	7,80
Reações repetidas aos meios de contraste	16-44	4,1-11,2

NEFROTOXICIDADE
Insuficiência Renal Transitória Não Oligúrica
= declínio transitório de função renal
• picos do nível de creatinina sérica em 3–5 dias
• retorno da creatinina sérica aos valores basais dentro de 14–21 dias
• excreção fracionada de sódio < 0,01 (CARACTERÍSTICA DISTINTA comparada com outras causas)

Insuficiência Renal Aguda
= deterioração repentina + rápida da função renal
= aumento da creatinina sérica de > 25% ou para > 2 mg/dL dentro de 2 dias da administração do material de contraste
Frequência: 1–30%; terceira causa mais comum de internação hospitalar por insuficiência renal após hipotensão e cirurgia
Fatores de risco:
1. Insuficiência renal preexistente (creatinina sérica > 1,5 mg/dL)
2. *Diabetes mellitus* com insuficiência renal (possivelmente relacionada com desidratação/hiperuricemia)
 ◊ A razão 3 do LOCM não iônico parece ser 50% menos nefrotóxica do que a razão 1,5 do HOCM
 ◊ Diabéticos com função renal normal não apresentam probabilidade de aumento de risco!
3. Desidratação
4. Doença cardiovascular
5. Uso de diuréticos
6. Idade avançada > 70 anos
7. Mieloma múltiplo (em pacientes desidratados)
8. Hipertensão
9. Hiperuricemia/uricosúria
10. Dose elevada de material de contraste
CUIDADO:
 ◊ Pequenas reduções na função renal podem exacerbar grandemente a mortalidade causada por uma condição subjacente!
 ◊ A metformina (Glucophage®) deve ser descontinuada por 48 horas após a administração do meio de contraste (o acúmulo de metformina pode resultar em acidose lática, que é fatal em 50% dos casos)!
 ◊ Não é necessário interromper a metformina após a administração de gadolínio, pois esse produto não é nefrotóxico!

◊ Evitar o uso concomitante de drogas nefrotóxicas (p. ex., gentamicina, NSAIDS)

Mecanismo proposto:
- agentes de contraste estão concentrados em néfrons + túbulos coletores
1. Vasoconstrição
   (a) aumento na pressão intrarrenal induzida pela hipertonicidade
   (b) contração do músculo liso intrarrenal em resposta às substâncias hipertônicas
2. Agregação de células sanguíneas vermelhas na circulação medular
3. Lesão direta à célula tubular

Antídotos potenciais:
hidratação (solução salina a 0,9% em 100 mL/hora) 12 horas antes + 12 horas após a angiografia
   ◊ A expansão de volume extracelular é a medida mais efetiva e mais amplamente recomendada!
√ Nefrograma denso imediato persistindo durante até 24 horas (em 75%)
√ Nefrograma denso aumentando gradualmente assemelhando-se à obstrução ureteral bilateral aguda (em 25%):
   √ Rins lisos com alargamento bilateral
   √ Pouca opacificação das estruturas condutoras de urina
   √ Supressão do sistema coletor (edema intersticial)

Cx: mortalidade de 34% (0,4% de todos os pacientes)
Rx: 0,1% necessitam de terapia de substituição renal

Avaliação de Pacientes antes da Injeção de Contraste

A. Condição geral
   avaliar o estado hemodinâmico, neurológico, nutricional geral e de ansiedade
B. Histórico de alergias significativas
   1. Antes de resposta anafilática a qualquer alérgeno
   2. Asma
C. Doença renal
   1. Disfunção renal: obter os valores basais de BUN + creatinina
   2. *Diabetes mellitus*
   3. Mieloma múltiplo
   ◊ Hidratar os pacientes e limitar a dose de contraste!
D. Doença cardíaca
   1. Angina
   2. Insuficiência cardíaca congestiva com esforço mínimo
   3. Estenose aórtica grave
   4. Hipertensão pulmonar primária
   5. Cardiomiopatia grave
   ◊ Limitar a dose de contraste!

Agentes de Contraste à Base de Gadolínio					
Meio de Contraste	*Composto*	*Ligante em Excesso (%)*	*Relaxividade T1 no Plasma [L/(mmol•segundo)] Em 37°, 1,5 T*	*Log K_{cond} (pH 7,4)*	*Excreção*
Não iônico, linear					
Omniscan (GE)	Gadodiamida (Gd-DTPA-BMA)	5,0	4,6	14,9	renal
Optimark™ (Mallinckrodt)	Gadoversetamida (Gd-DTPA-BMEA)	10,0	5,2	15,0	renal
Iônico, linear					
Multihance® (Bracco)	Gadobenato (Gd-BOPTA)	0,1	6,7	18,4	Renal 96%, biliar 4%
Magnevist® (Bayer)	Gadopentetato (Gd-DTPA)	0,1	4,3	17,9	renal
Eovist® (Bayer)	Gadoxetato (Gd-EOB-DTPA)	0,6	6,9	18,7	50% renal, 50% biliar
Vasovist® (Bayer)	Gadofosveset	0,1	19,0	18,9	95% renal, 5% biliar
Não iônico, macrocíclico					
ProHance® (Bracco)	Gadoteridol (Gd-HP-DO3A)	0,1	4,4	17,1	renal
Iônico, macrocíclico					
Dotarem® (Guerbert)	Gadoterato (Gd-DOTA)	0,0	3,6	18,0	renal
Gadovist® (Bayer)	Gadobutrol (Gd-BT-DO3A)	0,1	5,2	15,5	renal

◊ Quanto maior a relaxividade (proporcional à magnitude do momento magnético, sua frequência de queda, seu tempo de relaxação do *spin* do elétron) menor a dose necessária para alcançar um determinado nível de desenvolvimento
◊ Quanto mais elevada a dissociação constante (Log K) maior a estabilidade de um agente

Abreviações: BMA = bis-metilamida; BMEA = bis-metoxietilamida; BOPTA = tetra-acetato propiônico de benziloxi; BT = butrol; DOPTA = ácido tetracético tetrazaciclododecano; DOTA = ácido tetracético-dedecano; DO3A = ácido triacético-1,4,7,10-tetrazaciclododecano 1,4,7; DTPA = ácido dietilenotriamina pentacético; EOB = etoxibenzila; Gd = gadolínio (Gd^{3+} é tóxico); HP = hidroxipropila

◊ Distribuição é intra e extravascular em todos, com exceção do Vasovist, que é predominantemente intravascular
◊ Dissociação $T_{1/2}$ = > 1.000 anos para todos os compostos macrocíclicos

FIBROSE SISTÊMICA NEFROGÊNICA
= condição de fibrose debilitante potencialmente rara envolvendo os sistemas de múltiplos órgãos
Causa: agentes de contraste à base de gadolínio
Fatores de risco:
(1) agente de contraste à base de altas doses de gadolínio
(2) insuficiência renal crônica/aguda: especialmente síndrome hepatorrenal, período peroperatório de transplante de fígado, insucesso de transplante renal
(3) trombose venosa
(4) cirurgia vascular
- inchaço das extremidades distais inferiores com extensão subsequente para as coxas + abdômen inferior + extremidades superiores
- pápulas eritematosas coalescendo dentro de placas com a aparência de casca de laranja
- espessamento da pele desenvolvendo uma textura semelhante a escleromixedema
    Histologia: feixes de colágeno espessos em virtude da proliferação de fibrobalstos + células dentríticas (CD-68, fator XIIIa-positivo) com quantidades variáveis de mucina e fibras elásticas
- dor, redução da amplitude de movimento

TRATAMENTO DE REAÇÕES DE CONTRASTE
◊ 94–100% de reações anafilactoides graves + fatais ocorrem dentro de 20 minutos da administração da injeção de meio de contraste
⇒ usar uma cânula plástica para acesso IV
⇒ manter o acesso IV durante 30 minutos
⇒ manter drogas de emergência próximas da sala onde as injeções de contraste forem administradas
⇒ colocar uma lista de medicações disponíveis + suas doses comuns na sala

Protocolo de Pré-Medicação de Esteroides Orais
⇒ 32 mg de metilprednisolona (Medrol®) via oral 12 e 2 horas antes da injeção de contraste
⇒ 50 mg de prednisona via oral 13+7+1 horas antes da injeção de contraste, mais
  50 mg de difenidramina (Benadryl®) IV/IM/PO 1 hora antes da injeção de contraste
⇒ agente de contraste de baixa osmolaridade não iônico
Indicação: reação adversa anterior do trato respiratório pela administração de contraste, história de alergias significativas/asma grave
Cuidado nos pacientes com: tuberculose ativa, *diabetes mellitus*, úlcera péptica
◊ Os anti-histamínicos isolados não são efetivos!

Tratamento de Pacientes Pré-Medicados
A. Paciente com β-bloqueador
   se a resposta à epinefrina for inadequada
   ⇒ 1–5 mg de glucagon IV + gotejamento lento subsequente de 5 mg de glucagon durante 60 minutos
B. Paciente sob a administração de bloqueadores dos canais de cálcio (p. ex., nifedipina, nicardipina)
   ⇒ cálcio IV
C. Vasoconstrição excessiva com a administração de epinefrina IV
   ⇒ infusão de 0,5–10 µg/kg/min de nitroprussiato de sódio reconstituído (Nipride®) (50 mg em 500–1.000 mL de glicose a 5% embalada em folha metálica durante o uso para proteger a solução da luz)
D. Metformina (Glucophage®)
   ⇒ interromper a medicação de metformina no período da administração da injeção de contraste + durante 48 horas subsequentes
   ⇒ reiniciar a medicação se a função renal permanecer normal
   ◊ Material de contraste é contraindicado se o paciente estiver com insuficiência renal, por causa do risco de acidose lática!

Medicações Úteis
1. **Agentes alfa e β-adrenérgicos:**
   Ação: vasoconstrição, aumento do débito cardíaco
   ♦ **Epinefrina**
     - frascos-ampola de vidro de 1 mL de epinefrina 1:1.000
       Dose para adultos: 0,1–0,2 mL de epinefrina (1:1.000) (= 0,1–0,2 mg) Subcutânea
       Dose pediátrica: 0,01 mL/kg até 0,3 mL/dose
       Repetir em 15–30 minutos, se necessário
       Indicações: broncospasmo, edema facial, urticária grave, laringospasmo
     - seringas de epinefrina 10 mL pré-embaladas 1÷10.000
       Dose para adultos: 1–3 mL de epinefrina (1÷10.000) (= 0,1 mg) IV lentamente
       Dose pediátrica: 0,1 mL/kg IV lentamente
       Repetir a cada 5–15 minutos, se necessário
       Indicações: broncospasmo/laringospasmo com colapso vascular periférico
       Dose máxima: 1,0 mg
   ♦ **Dopamina** (Inotropin®)
     Dose para adultos: 2–5 pg/kg/min IV; raramente precisa exceder 20 pg/kg/min
     Indicações: hipotensão
     Cx: arritmia, isquemia miocárdica, náuseas, vômitos, tremores, dor de cabeça
2. **Sulfato de atropina**
   Dose para adultos: 0,6–1,0 mg IV lentamente
   Dose pediátrica: 0,02 mg/kg IV lentamente (0,2 mg/kg da solução de 0,1 mg/mL); dose mínima de 0,1 mg (crianças) + 1,0 mg (adolescentes)
   Repetir após 5 minutos
   Dose máxima: 0,04 mg/kg (2–3 mg) em adultos
   Indicações: bradicardia, hipotensão
   Cx: angina, infarto do miocárdio
3. **Inaladores com dosadores** de broncodilatadores β-adrenérgicos
   ♦ Metaproterenol (Alupent®)
   ♦ Terbutalina (Brethaire®)
   ♦ Albuterol (Proventil®, Ventolin®)
   Dose: 2 pulverizações ou acionamentos a cada 20–30 minutos, quando necessário
4. **Antagonistas H_1** = anti-histamínicos
   ♦ Difenidramina (Benadryl®)
     Dose para adultos: 25–50 mg via oral/IM/IV
     Dose pediátrica: 1–2 mg/kg IV, até 50 mg
   ♦ Hidroxizina (Vistaril®)
     Dose: 25–50 mg PO/IM/IV
   Indicações: urticária, erupção da pele, coceira
   Cx: hipotensão, sedação
5. **Bloqueadores dos receptores H_2**
   ♦ Cimetidina (Tagamet®)
     Dose: 300 mg PO/IV lentamente (diluída em 10 mL de solução D5W)

♦ Ranitidina (Zantac®)
  Dose: 50 mg PO/IV lentamente (diluída em 10 mL de solução D5W)
  Indicações: hipotensão; broncospasmo
6. **Aminofilina**
   • 250 mg em 250 mL de glicose a 5%
   Dose: 6 mg/kg IV em solução D5W durante 15–20 minutos (dose de carga); a seguir 0,4–1,0 mg/kg/hora
   Indicações: broncospasmo, edema pulmonar
   Cx: hipotensão, arritmia cardíaca
7. **Terbutalina**
   • 0,25–0,50 mg IM/subcutânea
8. Sedativos
   ♦ **Midazolam** (Versed®)
     Dose: 0,5–1,0 mg IV; ação curta
     Indicações: sedação
   ♦ **Diazepam** (Valium®)
     Dose: 2–10 mg IV
     Indicações: convulsões
   ♦ **Pentobarbital** (Nembutal®)
     Dose: < 50 mg/minuto IV; 150–200 mg IM
     Indicações: convulsões tóxicas
   Cx: depressão respiratória, apneia, laringospasmo, hipotensão
9. Dor
   ♦ **Fentanila**
     Dose: 25–50 mg IV; ação curta
   ♦ **Morfina**
     Dose: 1–3 mg IV
     Indicações: dor; edema pulmonar
   ♦ **Demerol**
     Cx: depressão respiratória
10. **Expansor de volume**
    ♦ **Solução cristaloide** como solução salina a 0,9%
    ♦ **Amido hidroxietílico** (coloide de alto peso molecular)
11. **Furosemida** (Lasix®)
    Dose para adultos: 20–40 mg por administração IV de forma lenta/via oral
    Dose pediátrica: 1 mg/kg/dose IV até 40 mg
    Efeito: 5–15 minutos após IV; 60 minutos após PO
    Indicações: edema pulmonar agudo, insuficiência cardíaca congestiva, emergência hipertensiva
12. Corticosteroides
    ♦ **Metilprednisolona** (Solu-Medrol®)
      Dose: (a) 32 mg PO; 12 horas e 2 horas antes
             (b) 100–1.000 mg (anafilaxia com choque)

ÍNDICE REMISSIVO

A

AAA (Aneurisma da Aorta Abdominal), 624
  aterosclerótico, 625
Abaulamento
  discal, 207
ABC (Cisto Ósseo Aneurismático), 49
  intraósseo, 49
  extraósseo, 49
Abdômen
  agudo, 769
    em crianças, 769
  de neonatos, 773
    aparência no, 773
      de bolha de sabão, 773
  fetal, 1023, 1024
    massa no, 1023, 1024
    cística, 1024
Abdominal(is)
  AAA, 624
  AC, 1037
  adenopatia, 803
    com baixa atenuação, 803
  angina, 875
  ar intra-abdominal, 771
    anormal, 771
  calcificações, 773, 774
    vasculares, 774
  cisto, 775
    intra-abdominal, 775
    na infância, 775
  fluido intra-abdominal, 774
    anormal, 774
  gravidez ectópica, 1056
  massa, 771
    em bebê, 771
    em criança, 771
    em neonatos, 771
  parede, 774
    calcificações 774
    fetal, 1023
      defeito da, 1023
  pseudotumor, 778
  sarcoidose, 540
  síndrome compartimental, 832
  trauma, 822
    fechado, 822
ABER (Abdução + Rotação Externa), 33
Aberração
  cromossomal, 10
Aberrante
  artéria, 360, 621, 697, 929
    carótida interna, 360
    hepática, 697
    pulmonar esquerda, 621
    renal, 929
  baço, 768
  ducto biliar, 699
    intra-hepático, 699
  papila, 912
Ablação
  de resíduos de tecido, 409
    da tireoide, 409
Abordagem
  à artrite, 13
  para doença cardíaca, 598
    adquirida, 598
  prática, 561
  avaliação diagnóstica, 561
    de assimetria focal, 561
    de massa, 561
    na mamografia, 561
    de triagem, 561
Aborto
  em progresso, 1045
  espontâneo, 1045
    ameaça de, 1045
      diagnóstico de não viabilidade, 1045
    completo, 1045
    iminente, 1045
    incompleto, 1046
      pólipo placentário, 1046
    inevitável, 1045
    retido, 1046
Abrasão
  cortical, 63
  subperiosteal, 63
Abscesso, 24
  amebiano, 732
  da faringe, 403
  da órbita, 350
  de Bezold, 400
  de Brodie, 144
  do cérebro, 266
    granulomatoso, 266
    piogênico, 266
  do fígado, 732
  em forma, 732
    de molho de chocolate, 732
    de pasta de anchova, 732
  epidural, 211
    da coluna, 211
  escrotal, 990
  frio, 577
  hepático, 732
    amebiano, 732
    microabscessos, 733
    piogênico, 732
  intratesticular, 923
  na mama, 577
    crônico, 577
  no baço, 694
  pancreático, 758
  pericolecístico, 714
  perinéfrico, 973
  perirrenal, 973
  piogênico, 693
  pós-transplante, 982
    renal, 982
  prostático, 924
  renal, 973
  retrofaríngeo, 404
Absidia, 552
Abuso
  de crianças, 55
  de drogas recreacional, 663
    complicações do, 663
      cardiovasculares, 664
      esqueléticas, 664
      neurológicas, 664
      no tecido mole, 664
      respiratórias, 664
      viscerais, 664
AC (Circunferência Abdominal), 1037
ACA (Artéria Cerebral Anterior), 262
Acalasia
  cricofaríngea, 833
  do ureter, 954
  secundária, 812
Acantose
  nigricans, 63
  por glicogênio, 846, 855
Acardia, 1046
Accutane®, 71
ACE (Enzima Conversora da Angiotensina), 540
  I, 542, 1139
    inibidores da, 1139
      cintilografia dos, 1139
    títulos da, 542
    na sarcoidose, 542
  inibidores da, 930
Acesso
  dispositivos de, 467
    implantáveis, 467
Acetábulo
  fraturas do, 92
  protuso, 21
    bilateral, 21
    unilateral, 21
Acetilcolinesterase, 1014
Achado(s)
  no primeiro trimestre, 1016
    anormais, 1016
      b-hCG positiva sem IUP, 1016
      colo dilatado, 1016
      complexo de cavidade central espessada, 1016
      GS, 1016
        em posição baixa, 1016
        vazio, 1016
      membrana intrauterina na gravidez, 1016
      sangramento, 1016
      sonográficos, 1016
      útero grande para as datas, 1016
    normais, 1016
Acidemia
  metilmalônica, 248
Acidificação
  renal, 930
    mecanismo de, 930
Ácido
  teste de, 847
    na esofagite de refluxo, 847
Acidose
  tubular, 157
    renal, 157
Acinar (es)
  carcinoma celular, 750
    pancreático, 750
  nódulo, 430
  rosetas, 421
  sarcoidose, 541
Acinesia, 652
Ácinos, 460
ACL (Ligamento Cruzado Anterior), 37, 41
  fratura do, 94
    por avulsão, 94
  lesão do, 64
  ruptura, 64
    crônica, 64
    parcial, 64
    subaguda, 64
    sinal da gaveta, 64
Aclasia
  diafisária, 139
  tarsoepifisária, 75
Acne
  conglobata, 163
Acolchoamento
  antral, 751
  sinal do, 751
Acondrogênese, 46
Acondroplasia
  heterozigota, 46
  hiperplásica, 127
  homozigótica, 47
Acordeão
  padrão de, 881
    escleroderma gastrointestinal, 881
  sinal do, 800, 882
Acrania, 266
Acrocefalopolissindactilia
  tipo 2, 58
Acrocefalossindactilia, 47
  tipo I, 50
Acromegalia, 47, 191
Acromelia, 10
Acromiale(s), 161
Acromicria, 74
Acrômio
  tipos de, 32, 33
  IST, 32
  LHBB, 32
  SSC, 32
  SST, 32
  TM, 32
Acropaquia
  tireoidiana, 175
Acro-osteólise
  adquirida, 20
  familiar, 30, 47, 79
  idiopática, 79
Acro-osteosclerose, 20
ACTH (Hormônio Adrenocorticotrópico), 256
  independente, 939
    hiperplasia macronodular, 939
  tumor produtor de, 752
Actinomicose, 47
  abdominal, 48
  abdominopélvica, 48
  cervicofacial, 48
  ileocecal, 48
  mandíbulofacial, 48
  pleuropulmonar, 48
  torácica, 48
Adam
  síndrome de, 301
Adamantinoma, 48
  da mandíbula, 186
ADC (Complexo de Demência por AIDS)
  em derrame agudo, 303
  mapa de DWI e, 303
Addison
  doença de, 936
ADEM (Encefalomielite Disseminada Aguda), 287

Adenite, 24
  cervical, 364
    tuberosa, 364
Adenocarcinoma, 484
  da bexiga urinária, 917
  do intestino delgado, 813
  ductal, 750
    pancreático, 750
      celular, 750
  duodenal, 789
  pancreático, 750
  pulmonar, 484
  renal, 976
Adenocard®, 1130
Adenolinfoma, 411
Adenolipoma
  de mama, 581
Adenoma
  adrenocortical, 937, 938
    hiperfuncionante, 938
    não hiperfuncionante, 938
  brônquico, 479
    carcinoide, 480
    carcinoma, 481
      mucoepidermoide, 481
    cilindroma, 480
    pleomórfico, 480, 481
  cístico, 957
  colônico, 812
    tuboviloso, 812
    tubular, 812
    viloso, 812
  da célula hepática, 733
  da tireoide, 367, 368, 408
    autônomo, 368
  do intestino delgado, 812
  esofágico, 783
  folicular, 408
  hepático, 733
  hepatocelular, 733
  hipofisário, 325
    ativo, 325
      corticotrófico, 325
      de célula, 326
        gonadotrófica, 326
        tirotrófica, 326
      pluri-hormonal, 326
      prolactinoma, 325
      somatrófico, 325
    inativo, 326
      de células nulas, 326
      oncocitoma, 326
      macroadenoma, 326
      microadenoma, 326
      somatotrófico, 325
  lactante, 582
  macrocístico, 747
    do pâncreas, 747
  maligno, 879
    do cérvix, 879
  metanéfrico, 955
  nefrogênico, 959
  oxifílico, 960
    benigno, 960
  papilar, 759
    dos ductos biliares, 759
  paratireóideo, 403
  pleomórfico, 403
    da parótida, 403
  renal, 973
  sebáceo, 334
  suprarrenal, 937
  tóxico, 410

  tubular, 960
    proximal, 960
  viloso, 891
    do cólon, 891
    do duodeno, 891
Adenoma-Carcinoma
  sequência, 829
  prova da, 829
Adenomatose
  vilosa, 742
  mucinosa, 742
Adenomioma
  da vesícula biliar, 741
  uterina, 1047
Adenomiomatose
  da vesícula biliar, 741
Adenomiose
  difusa, 1047
  focal, 1047
  uterina, 1046
Adenopatia
  abdominal, 803
    com baixa atenuação, 803
  hilar, 427
    reticulações e, 427
Adenoscan®, 1130
Adenose
  da mama, 580
    esclerosante, 580
    florida, 580
    tumoral, 580
Adenosina, 1130
Adenossarcoma
  de mama, 587
Aderência(s)
  da tuba uterina, 1026
ADH (Hiperplasia Ductal
  Atípica), 553
ADH (Hormônio Antidiurético), 930
Aditus ad Antrum, 377
ADPKD (Doença Policística Renal
  do Adulto), 963
Adrenarca, 1044
  prematura, 1025
    isolada, 1025
Adrenoleucodistrofia, 266
Adrenomieloneuropatia, 267
Adson
  manobra de, 670
Adulto(s)
  CoA tipo, 639
  doença do, 963
    policística, 963
    renal, 963
  escorbuto em, 164
  humor vítreo do, 354
  síndrome no, 469
    da angústia respiratória, 469
  tipo de fibroadenoma, 578
Aeração
  anormal, 421
  em neonato, 421
AF-AFP (Alfafetoproteína no
  Líquido Aminiótico)
  elevada, 1014
Afogamento
  em água, 526
    doce, 526
    salgada, 526
  seco, 526
  secundário, 527
AFP (Alfafetoproteína), 699
  baixa, 1014

  elevada, 1013
    AF-AFP, 1014
    MS-AFP, 1014
  na triagem sérica, 1013
    materna, 1013
    níveis de, 1013
  no teste, 699
    do fígado, 699
Afundamento
  fratura com, 212
  do crânio, 212
Aganglionose
  do cólon, 858
Agênese
  gonadal, 926
    XY, 926
Agenesia
  da vesícula biliar, 700
  do corpo caloso, 267
    parcial, 267
  do labirinto ósseo, 399
  pulmonar, 510
    unilateral, 551
  renal, 973
    bilateral, 974
      sequência de Potter, 974
    unilateral, 973
  sacral, 204
  uterovaginal, 1085
  vaginal, 1090
Agger Nasi
  células de, 370
Agiria, 307
AHLM (Corno Anterior do Menisco
  Lateral), 41
AHMM (Corno Anterior do
  Menisco Medial), 41
AICA (Artéria Cerebelar Inferior
  Anterior), 264
AICD (Cardioversor Desfibrilador
  Automático Implantável), 466
AIDS (Síndrome da
  Imunodeficiência Adquirida)
  ADC, 268
  atrofia, 268
  cistite, 935
  colangite relacionada com a, 711
  condições pulmonares, 468
  desordens torácicas e, 468
    ARC, 469
  distúrbios renais e, 935
  envolvimento gastrointestinal, 813
  infecção renal, 935
    com Pneumocystis carinii, 935
  lesão, 268
    expansiva, 268
    intra-axial, 268
    sem efeito de massa, 268
  linfoma relacionado com a, 935
    renal, 935
  nefropatia por HIV, 935
  neoplasias associadas à, 815
    NHL, 815
    sarcoma de Kaposi, 815
  outras infecções, 815
    angiomatose bacilar, 815
    Isospora belli, 815
  patógenos na, 813
    bacterianos, 814
    fúngicos, 814
    protozoários, 814
    virais, 813
  PCNSL, 268

  pneumonia na, 469
    bacteriana, 469
  pseudodoença na, 814
    de Whipple, 814
Ainhum
  doença de, 48
AIP (Pnuemonia Intersticial Aguda),
  421, 510
Alagille
  síndrome de, 723
Alargamento
  da articulação, 16
    sacroilíaca, 16
    da sínfise púbica, 16
  fisário, 12
  mediastinal, 448
    agudo, 448
  metafisário, 12
Albers-Schönberg
  doença de, 144
Albuterol, 1151
Alça de Balde
  fratura em, 93
Alça(s)
  aferente, 813
    síndrome de, 813
  intestinais, 791
    separação de, 791
  síndrome da, 813
    aferente, 813
    cega, 813
    proximal, 813
Alcaptonúria, 135
Aldosterona, 930
Aldosteronismo
  primário, 896, 943
Alendronato, 847
Alexander
  displasia de, 399
  doença de, 269
Alfa
  1-antitripsina, 470
    deficiência de, 470
ALH (Hiperplasia Lobular
  Atípica), 553
Aliasing, 388
Allen
  teste de, 617
Allis
  sinal de, 68
Aloenxerto
  renal, 981
    disfunção do, 981
Alport
  síndrome de, 948
ALPSA (Avulsão Labroligamentar
  Periosteal Anterior), 20, 72
ALSA (Artéria Subclávia Esquerda
  Aberrante)
  RAA com, 665
ALT (Alanina Aminotransferase), 699
Alteração(ões)
  da medula óssea, 207
  do platô, 207
  endometriais, 1031
    relacionadas
      com o tamoxifeno, 1031
  no tamanho, 686
    da vesícula biliar, 686
  orbitárias, 342
    pós-terapia, 342
Altman
  classificação, 226
    de teratoma sacrococcígeo, 226

Alumínio
  fezes de cor de, 704
  íons de, 1093
    teste de passagem de, 1093
  toxicidade pelo, 895
Alupent®, 1151
Alveolite
  alérgica, 414, 503
    extrínseca, 414, 503
      aguda, 503
      crônica, 504
      subaguda, 504
  esclerosante, 512
    crônica, 512
    difusa, 512
  fibrosante, 512
    criptogênica, 512
    tipo descamativa, 513
    tipo mural, 512
Alzheimer
  doença de, 269, 1110
    cerebral, 269
    PET, 1110
Amastia, 553, 563
Amaurose
  fugaz, 234
Amazia, 563
AMBRI (Atraumática, Multidirecional, Bilateral, responsiva à Reabilitação, desvio capsular Inferior), 20
Amebíase, 815
Ameboma, 816
Ameixa Seca
  síndrome da, 968
Amelia, 11
Ameloblastoma
  da mandíbula, 186
  maligno, 187
Amenorreia
  primaria, 1026
  secundária, 1027
Amiloide
  deposição de, 895
    na CRF, 895
Amiloidoma
  no esqueleto axial, 49
  no estômago, 816
Amiloidose
  associada a mieloma, 816
    múltiplo, 816
  cardiovascular, 621
  cerebrais, 237
  formadora de tumor, 816
  gastrointestinal, 816
  idiopática, 816
  nodular, 471
  órgão-limitada, 816
  óssea, 49
  parenquimal, 471
    difuso, 471
  primária, 816
  pulmonar, 471
  renal, 940
  secundária, 816
  traqueobrônquico, 471
Aminofilina, 1152
Amiodarona
  atenuação hepática por, 680
  dano por, 414
    pulmonar, 414
AML (Angiomiolipoma)
  associado, 941
    à esclerose tuberosa, 941

    à neurofibromatose, 941
    à síndrome de von Hippel-Lindau, 941
  esporádico, 940
  isolado, 940
aML (Folheto da Válvula Mitral Anterior), 610
Amniocentese
  diagnóstica, 1038
  terapêutica, 1038
Amniografia, 1041
Amnionicidade, 1040
Amolecimento
  ósseo, 108
    no HPT, 108
Amônia, 491
  excreção de, 931
  pneumonite por, 491
Amosita, 472
Ampola
  de Vater, 702
Amputação
  do cólon, 796
    sinal de, 796
  fetal, 1019
    na displasia esquelética, 1019
    fetal, 1019
Amsterdam
  nanismo de, 63
Anafilaxia, 416
Anastomose(s)
  arteriais, 263
    do cérebro, 263
Anatomia
  broncopulmonar, 459
  cardiovascular, 608-620
    aorta, 611
    arco aórtico, 611
      padrões de ramificação, 611
    artéria(s), 611
      coronárias, 611
      pulmonar, 611
    átrios, 609
    circulação colateral, 617
      da mão, 617
      extremidade inferior, 618
        sistema venoso da, 618
    hemoglobina, 620
    pericárdio, 615
    pulsatilidade, 620
    tamanho do, 609
    triângulo femoral, 619
      conteúdo do, 619
    válvulas cardíacas, 609
    veia cava, 616
      embriogênese da, 616
  da aorta, 611
  da coluna, 198-202
    biomecânica da, 200
    cone vertebral, 202
      posição normal do, 202
    junção craniovertebral, 198
    meninges da medula espinhal, 199
  da glândula, 932
    suprarrenal, 932
    vascular, 932
  da janela AP, 452
  da junção, 201
    discovertebral, 201
  da mama, 563-566
    desenvolvimento mamário, 563
    lóbulos, 563
    padrão parenquimal, 564

    parênquima, 564
      aumento de, 564
      componentes de, 564
    TDLU, 563
  da órbita, 344-358
    compartimentos orbitários, 344
    conexões orbitárias, 344
    cristalino, 345
    globo, 345
    medidas da, 344
    nervo óptico, 345
      bainha do, 345
  da RCA, 611
  do baço, 695-703
    características da imagem, 703
    embriologia, 702
    histologia, 702
    peso, 702
    tamanho, 702
  do cérebro, 255-265
    classificação da, 256
    couro cabeludo, 255
    embriologia, 255
    fissuras peri-hipocampais, 261
    glândula, 256, 258
      hipofisária, 256
      pineal, 258
    líquido cefalorraquidiano, 261
    meninges, 255
    nervo, 259
      do trigêmeo, 259
      facial, 260
      óptico, 259
    núcleos da base, 258
    septo pelúcido, 258
    vasos, 261, 264
      cerebelares, 264
      cerebrais, 261
  do crânio, 198-202
    forames da base, 198
  do fígado, 695-703
    arterial, 697
      classificação de Michel da, 697
    atenuação, 699
    da artéria hepática, 697
    ecogenicidade, 699
    fissuras, 698
    funcional segmentar, 696, 697
    parâmetros hemodinâmicos, 698
      normais, 698
    sistema venoso portal, 695
      intra-hepático, 695
    tamanho, 698
    terceiro influxo ao, 698
    testes enzimáticos, 699
    veia esplênica, 696
      nível da, 696
    veia hepática, 696, 698
      do lobo direito, 698
      padrão de drenagem da, 698
      nível de junção da, 696
    veia porta, 695, 696, 697
      extra-hepática, 695
      intra-hepática, 695
      nível da, 696
  do osso, 30-45
    articulação normal, 31
      do ombro, 31
    cotovelo, 35
    do carpo, 35
      canal de Guyon, 36
      escafoide, 35

      ligamentos estabilizadores do punho, 36
      lunato, 35
      suprimento sanguíneo, 35
      variação ulnar, 35
    extremidade inferior, 36
      articulação do joelho, 41
        ligamentos colaterais da, 41
      bursas, 36, 41
        do joelho, 41
        do quadril, 36
      cistos, 36, 41
        do joelho, 41
        do quadril, 36
      extensores do joelho, 37
      inervação da pelve, 40
      ligamentos cruzados, 37
      músculo da coxa, 40
      pata de ganso, 37
      pes anserimus, 37
      tendão do jarrete, 37
      trato iliotibial, 37
    fise, 31
    medula óssea, 30
      reconversão da, 30
    pé, 41
      bursas do, 42
      cistos do, 42
      compartimentos do, 42
      ossículos acessórios do, 45
      tendões flexores mediais, 41
    tornozelo, 41
      bursas do, 42
      cistos do, 42
      ossículos acessórios do, 45
      tendões do, 41
  do pâncreas, 695-703
    desenvolvimento, 701
    ducto pancreático, 701
      variações do, 701
    fisiologia, 701
    junção pancreaticobiliar, 702
      variações da, 702
    tamanho, 701
  do pulmão, 459-467
    circulação pulmonar, 463
    mediastino, 464
    timo, 466
    vias aéreas, 459
  do sistema reprodutor feminino, 1033-1044
    avaliação fetal, 1037, 1038
      do bem-estar, 1037
      invasiva, 1038
    da gestação, 1033
    maturação fetal, 1036
    ovário, 1043
    placenta, 1035
    útero, 1041
  do trato, 804-811, 927-934
    GI, 804-811
      cólon, 809
      embriologia do trato alimentar, 805
      esôfago, 807
      estômago, 808
      intestino delgado, 808
      peritônio, 810
      suprimento vascular do intestino, 805
    urogenital, 927-934
      bexiga, 932
      desenvolvimento sexual, 928
      embriologia urogenital, 927

escroto, 932
glândula suprarrenal, 932
renal, 928
retroperitônio, 929
uretra, 933
zonal da próstata, 933
dos ductos biliares, 695-703
GB, 700
anomalias congênitas, 700
capacidade, 700
espessura da parede, 700
flutuante, 700
hipoplasia da, 700
tamanho, 700
torcida, 701
tamanho, 699
normal, 699
variantes, 699, 700
da inserção, 700
e funcionamento, 370-382
dos órgãos do pescoço, 370-382
cavidade oral, 373
desenvolvimento da fenda
branquial, 372
espaços profundos
da cabeça, 374
glândula, 380
paratireóideas, 380
parótida, 380
tireoide, 380
hipofaringe, 373
laringe, 373
linfonodos do, 381
orelha, 380
interna, 380
média, 380
orofaringe, 373
osso temporal, 377
pilares faciais, 372
seios paranasais, 370
supra-hióideo, 374
unidade ostiomeatal, 371
esofágica, 807
inferior, 807
esfincter esofágico, 807
junção GI, 807
linha Z, 807
vestíbulo esofágico, 807
hepática, 697
funcional segmentar, 697
intersticial, 462
interstício pulmonar, 462
mamária, 563
drenagem linfática, 565
lóbulos, 563
padrão parenquimal, 564
parênquima, 564
aumento de, 564
componentes de, 564
TDLU, 563
pancreática, 701
transversal, 462
dos segmentos pulmonares, 462
vascular, 928, 932, 933
gonadal, 933
artéria, 933
veia, 933
renal, 928
suprarrenal, 932
zonal, 933, 1042
da próstata, 933
uterina, 1042
Anderson
doença de, 730
lesão de, 227

Anderson-Carr-Randall
teoria de, 1004
Androblastoma, 1081
Anel(is)
calcificação de, 602
aórticos, 602
mitral, 602
tricúspide, 602
de gordura, 802
sinal do, 802
de Schatzki, 885
mucoso, 885
esofágico, 885
inferior, 885
musculares, 807
do esôfago, 807
A, 807
B, 807
vasculares, 599
Anemia
aplástica, 131
arregenerativa, 547
de Cooley, 173
de Fanconi, 79
do Mediterrâneo, 173
falciforme, 165
asplenia funcional, 167
autoesplectomia, 167
b-talassemia, 167
característica falciforme, 167
desossificação, 165
decorrente de hiperplasia
medular, 165
doença, 167
falciforme-Thal, 167
SC, 167
efeitos no crescimento, 166
hematopoese extramedular, 165
infarto do osso, 166
osteomielite secundária, 166
sequestro esplênico agudo, 167
crise do, 167
traço falciforme, 167
trombose do osso, 166
hemolítica, 105
por deficiência de ferro, 112
Anencefalia, 269
Aneurisma(s)
aórtico, 121, 623, 624, 625, 626
AAA, 624
agudo, 624
rompimento de, 624
aterosclerótico, 625
com vazamento, 625
contido, 624
rompimento de, 624
degenerativo, 625
falso, 623
inflamatório, 625
micótico, 625
na síndrome, 121
de Marfan, 121
rompimento iminente de, 624
sifilítico, 626
torácico, 626
verdadeiro, 623
fusiforme, 623
sacular, 623
arteriovenoso, 531
pulmonar, 531
da artéria, 362, 650, 652, 666, 914
carótida, 362
coronária, 652
esplênica, 666

pulmonar, 650
congênito, 650
renal, 914
extrarrenal, 914
intrarrenal, 914
da veia, 335
de Galeno, 335
de CNS, 269, 270, 964
da carótida supraclinoide, 271
do seio cavernoso, 270
gigante, 270
micótico, 271
múltiplos, 271
saculares, 964
em amora, 964
de Rasmussen, 549
do seio de valsalva, 666
em amora, 269, 271
rompido, 271
intrarrenal, 914
múltiplos, 605
na artéria esplênica, 666
no ducto arterioso, 644
no seio, 666
de Valsalva, 666
ósseo, 148
maligno, 148
rompimento de, 624
agudo, 624
contido, 624
iminente, 624
tipos de, 623
ventricular, 655, 676
pseudoaneurisma, 676
esquerdo, 676
adquirido, 676
congênito, 676
falso, 676
verdadeiro, 676
Anexo(s)
massas anexiais, 1028
lesão anexial, 1028
em T1W1, 1028
hemorrágica, 1028
na gravidez, 1028
tumor ovariano, 1028
de células germinativas, 1029
do epitélio de superfície, 1029
estromal de cordão sexual, 1029
funcionante, 1030
secundário, 1030
sólido, 1030
Angiite
alérgica, 492
Angina
abdominal, 875
de Ludwig, 396
Angioblastoma
da coluna, 218
ósseo, 48
Angiodisplasia
de cólon, 817
Angiofibroma
facial, 334
juvenil, 394
Angiografia(s)
de artéria coronária, 613
de dominância variada, 613
de radionuclídeos, 1109, 1110
cerebral, 1109
na estenose arterial, 1110
e material de contraste, 1148
solúvel em água, 1148

Angiolipoma, 118
da glândula, 383
parótida, 383
na extremidade, 118
do tronco, 118
Angioma(s)
cavernoso, 276
do cérebro, 276
cerebrais, 275, 284
capilar, 275
venoso, 284
pulmonar, 531
Angiomatose
bacilar, 815
de tecido mole, 50
encefalotrigeminal, 329
meningofacial, 329
óssea, 50
cística, 50
visceral, 50
retinal, 337
retinocerebelar, 337
visceral, 50
Angiomiolipoma, 334
hepático, 734
renal, 940
Angiomixoma
do cordão umbilical, 1018
Angiopatia
amilóide, 278
cerebral, 278
Angiorreticuloma, 218
Angiossarcoma, 50, 193, 236
cardíaco, 637
da mama, 588
esplênico, 766
hepático, 734
Angiotensina
II, 930
efeito da, 930
Angulação
calcânea, 44
da fratura, 85
Ângulo(s)
acetabular, 68, 70
anorretal, 810
basal, 199
de Welcher, 199
cárpico, 19
aumento do, 19
diminuição do, 19
cerebelopontino, 250, 359
tumor de, 250
craniovertebral, 199
da articulação, 199
atlantoccipital, 199
das cabeças, 44
dos metatarsianos, 44
de Boehler, 44
de inclinação, 44
do calcâneo, 44
de Kite, 44
gastroesofágico, 847
de His, 847
intermetatarsal, 44
posteromedial, 41
do joelho, 41
talocalcâneo, 44
Angústia
respiratória, 469, 538
síndrome da, 469, 538
no adulto, 469
no recém-nascido, 538
transitória, 539
do recém-nascido, 539

Aniodrose
  dor com, 62
    insensibilidade à, 62
      congênita, 62
Aniquilação
  reação da, 1096
Aniridia
  esporádica, 958, 1010
    nefroblastomatose, 958
    Tumor de Wilms, 1010
Anisaquíase, 817
Ann Arbor
  classificação de, 508
  de estágios, 508
Anomalia(s)
  brônquicas, 540
  caliceais, 911
  cervicais, 1026
  congênitas, 17
    das costelas, 17
      bífidas, 17
      bifurcadas, 17
      cervical, 17
      curtas, 17
      fusão de, 17
      hipoplásica, 17
      intratorácica, 17
      número anormal de, 17
      pélvica, 17
      ponte óssea, 17
      pseudoartrose da, 17
    congênitas, 17
    rudimentar, 17
  das artérias, 614, 615
    coronárias, 614, 615
  da fenda branquial, 365, 383
    cisto da, 383
      primeira, 383
      segunda, 383
      terceira, 384
    fístula da, 384
      quarta, 384
      terceira, 384
  da junção craniovertebral, 188
  de ducto, 1084
    de Müller, 1084
  de Ebstein, 645
  de redução dos membros, 11
    osso pubiano, 11
    mau desenvolvimento do, 11
    rádio, 11
      aplasia do, 11
      hipoplasia do, 11
  de segmentação, 189
    dos corpos vertebrais, 189
      assomia, 189
      bloco vertebral, 190
      fenda coronal, 189
      hemivértebra, 189
      síndrome de Klippel-Feil, 190
      vértebra, 190
        em borboleta, 190
        hipoplásica, 190}
  do atlas, 188
  do áxis, 188
  do CNS, 235
    classificação das, 235
      ausência de septo
        pelúcido, 235
      da indução, 235
        dorsal, 235
        ventral, 235
      de migração neuronal, 235
      facomatoses, 236

  lesões destrutivas, 235
  proliferação neuronal, 235
  e histogênese, 235
  vasculares, 236
  do desenvolvimento, 284
    venoso, 284
  do labirinto membranoso, 399
  dos gases sanguíneos, 464
    arteriais, 464
  espinhais, 189
    caudais, 189
  esqueléticas, 81
  fetais, 1019
    cardíacas, 1022
      cardiopatia congênita, 1022
      detecção in utero de, 1022
      estruturais, 1022
      foco ecogênico
        intracardíaco, 1023
      hidropisia fetal, 1022
      reformatações
        ecocardiográficas
        fetais, 1023
    do CNS, 1019
      calcificações intracranianas
        pré-natais, 1020
      cisterna magna
        anormal, 1020
      lesão intracraniana
        cística, 1020
      sinal do limão, 1020
      ventriculomegalia fetal, 1019
    do pescoço, 1020
      espessamento nucal, 1020
      língua protusa, 1021
    do tórax, 1021
      derrame pleural, 1021
      hipoplasia pulmonar, 1021
      massa, 1021
        da parede torácica, 1021
        intratorácica, 1021
    do trato urinário, 1025
    GI, 1023
      ascite fetal, 1025
      calcificações
        intra-abdominais
        no feto, 1024
      defeito da parede
        abdominal, 1023
      hepatomegalia fetal, 1023
      intestino, 1024
        dilatado no feto, 1024
        fetal hiperecoico, 1024
      massa, 1023, 1024
        cística no abdômen
        fetal, 1024
        ecogênica intra-abdominal
        no feto, 1023
      não visualização do estômago
        fetal, 1023
      sinal da dupla bolha, 1023
    orbitárias, 1020
      hipertelorismo, 1020
      hipotelorismo, 1020
      massas, 1020
        orbitárias, 1020
        periorbitárias, 1020
  na artéria coronária, 614, 615
    de origem, 615
    de término, 615
    do curso da PA, 615
  ósseas, 540
    no CXR, 540

  pancreáticas, 690
    congênitas, 690
  renais, 902
    do desenvolvimento, 902
      ectopia, 902
      numerária, 902
      subdesenvolvimento, 902
  suturais, 181
    do crânio, 181
      craniossinostose, 182
      suturas alargadas, 181
  uracrais, 1000
    cisto uracal, 1000
    divertículo, 1001
      uracal, 1001
      vesicouracal, 1001
    fistula umbilical-uracal, 1000
    seio, 1000, 1001
      alternante, 1000
      uracal, 1001
    úraco patente, 1000
  uretrais, 924
    congênitas, 924
    de forma, 924
    de número, 924
    do sulco uretral, 924
  uterinas, 1084
Anopsia
  cegueira, 339
    monocular, 339
    no adulto, 339
  defeitos, 339
    heterônimos, 339
      bilaterais, 339
    homônimos, 339
      bilaterais, 339
      monoculares, 339
  tipos de, 339
Anormal(is)
  achados no primeiro trimestre,
    1016
  ar intra-abdominal, 771
  cisterna magna, 1020
  fluido intra-abdominal, 774
  LVOT, 600
  nefrograma, 910
    por função tubular, 910
      anormal, 910
    por perfusão prejudicada, 910
    por transito tubular, 910
      prejudicado, 910
  padrões pulmonares, 421
  peristalse esofágica, 780
  pregas, 781, 791
    esofágicas, 781
    no intestino delgado, 791
  tamanho da placenta, 1016
  vista de quatro câmaras, 1022
Anormalidade(s)
  cardíacas, 1022
    estruturais, 1022
    da válvula, 795
    ileocecal, 795
  de hiperperfusão hepática, 683
  GI, 770
    em falência renal crônica, 770
    em transplante renal, 770
  ovarianas, 1026
Anorretal
  ângulo, 810
  junção, 810
  malformações, 817
Anquilose
  das articulações, 16
    interfalangianas, 16

Antebraço
  fratura do, 89
    de Barton, 89
    de Colles, 90
    de Essex-Lopresti, 90
    de Galeazzi, 90
    de Monteggia, 90
    de Smith, 90
    do chofer, 90
Antepé
  compartimentos do, 43
  plantares, 43
Anticorpo(s)
  antimembrana basal, 505
    glomerular, 505
    doença, 505
Antofilita, 472
Antoni
  tecido do tipo, 224
Antracose, 493
Antracossilicose, 493
  conglomerado de, 530
Antro
  corte transversal pelo, 375
    inferior, 375
    superior, 375
  gástrico, 884
    retido, 884
Ânus
  ectópico, 817
  espaço pré-sacral, 800
    aumentado, 800
  fossa isquiorretal, 800
    lesões da, 800
  imperfurado, 818, 859
Aorta
  anatomia da, 611
    istmo aórtico, 611
      variantes do, 611
  anéis vasculares, 599
  ascendente, 630
    doença da, 630
      primária, 630
  aumentada, 598
    carga de volume, 598
      aumentada, 598
    dilatação pós-estenótica, 598
    fraqueza do mural, 598
    infecção, 598
    laceração, 598
      da parede aórtica, 598
  bulbo em tulipa, 121
  calcificações aórticas, 598
  de três canais, 628
    sinal de Mercedes-Benz, 628
  LVOT, 600
  pseudocoarctação da, 661
  rompimento, 624
    iminente, 624
  tamanho da, 591
    em desvios, 591
  torácica, 672
    trauma fechado até, 672
  úlcera da, 658
    aterosclerótica, 658
    penetrante, 658
  válvula aórtica, 598
    espessamento da, 598
Aortite
  luética, 667
  sifilítica, 667
  síndrome de, 667
Aortoarterite, 667

ÍNDICE REMISSIVO

Aortopatia
  medial, 667
    idiopática, 667
AoV (Válvula Aórtica), 609
  calcificação da, 601
  doença na, 630
    intrínseca, 630
  espessamento da, 598
AP (Aórtico-Pulmonar)
  janela, 452, 465, 606, 633
    anatomia, 465
    desvio de, 606
    massa da, 452
AP (Fosfatase Alcalina), 699
Apendagite
  epiploica, 842
Apêndice(s)
  anatomia, 809
  anormal, 819
    sinal do alvo, 819
  atriais, 590
    justaposição de, 590
  carcinóide do, 828
  cutâneo, 24
    lesão de, 24
  do testículo, 932, 933
  duplo, 840
  mucocele do, 877
    mixoglobulose, 877
  neoplasias primárias do, 795
    vesiculosos, 1075
Apendicite, 818
Apendicolito, 818
Apert
  síndrome de, 50, 63
    sem sindactilia, 63
Ápice
  petroso, 250
    massa abrangendo o, 250
    de halteres, 250
Apicite
  petrosa, 383
Aplasia
  da cóclea, 399
  do dente, 214
  do rádio, 11
  do seio maxilar, 361
  pulmonar, 510
  pura, 547
    de células vermelhas, 547
Apodia, 9
Apoplexia
  hipofisária, 326
  suprarrenal, 936
Aprisionamento
  da artéria poplítea, 660
    síndrome do, 660
APUD (Precursor da Captação e Descarboxilação de Aminas), 480, 751
  células, 748, 1141
APUDoma, 751, 1141
Aqueduto
  bifurcação do, 271
  cerebral, 261
  vestibular, 400
    grande, 400
Aquiria, 9
Aquiles
  tendão de, 41
Ar
  aprisionamento de, 430, 448
    na HRCT, 430
    no desvio do mediastino, 448

bloqueio de, 532
  fenômeno de, 532
  em crescente, 436, 474, 479, 550, 552
    no pulmão, 436, 474, 479, 550, 552
    cavitação de nódulo com
  intra-abdominal normal, 771
    aparência de bolha de sabão, 773
    no abdômen de neonatos, 773
    concentração de ar anormal, 771
    pneumoatose intestinal, 773
    pneumoperitônio, 771
    pneumoretroperitônio, 773
    pseudopneumoperitônio, 772
  massas contendo, 365
    cervicais, 365
  progressão do, 775
    em neonatos, 775
  vazamentos de, 421
    no tórax neonatal, 421
Aracnodactilia
  manifestações, 120
    abdominais, 121
    cardiovasculares, 121
      aneurisma aórtico, 121
      dissecção aórtica, 121
      ectasia anuloaórtica, 121
    musculoesqueléticas, 120
      índice metacárpico, 120
      sinal de Steinberg, 120
    oculares, 121
    pulmonares, 121
  no CHD, 590
Aracnoidite, 203
  fibrosante, 181
ARC (Complexo Relacionado com AIDS), 469
Arcada(s), 807
  pancreatoduodenal, 806
  de Riolan, 805
Arco Aórtico, 644, 650
  de Edwards, 644
  duplo, 644
  em forma de chaminé, 661
  embriológicos, 608
  esquerdo, 652, 666
    com artéria subclávia direita, 652
      aberrante, 652
    interrupção do, 666
      distal ao ducto arterioso, 666
      proximal ao ducto arterioso, 666
  interrupção do, 650
  padrões de ramificação do, 611
    cervical, 611
  síndrome do, 667
Arco
  branquial, 372, 373
    primeiro, 372
    quarto, 373
    quinto, 373
    segundo, 373
    sexto, 373
    terceiro, 373
  coracoacromial, 31
  de Riolan, 806
  duodenal, 788
    alargado, 788
  hióideo, 373
  maxilomandibular, 372
  permanente, 381
    sistema de numeração para, 381
    dos dentes, 381

ARDS (Síndrome Respiratória Aguda Grave), 469
  idiopática, 510
Área(s)
  císticas, 367
    em tireoide, 367
  nua, 810
    do fígado, 810
ARF (Insuficiência Renal Aguda), 895
  nefrotoxicidade e, 1149
Argentafinoma, 826
Arma de Fogo
  lesão por, 103
Armazenamento
  do glicogênio, 730
    doença do, 730
      de Anderson, 730
      de Cori, 730
      de Forbes, 730
      de Hers, 730
      de McArdle, 730
      de Pompe, 730
      de Von Gierke, 730
Arnold
  nervo de, 402
Arnold-Chiari
  malformação de, 279
Arranhadura
  do gato, 364
    doença da, 364
Arrenoblastoma, 1081
Arrinencefalia, 298
Artefato(s)
  em cauda de cometa, 687
    na GB, 687
    no fígado, 687
  fontes de, 1095
    controle de qualidade, 1095
  no fígado, 687
    em cauda de cometa, 687
Artéria(s)
  ACA, 262
  acústica, 263
    primitiva, 263
  AICA, 264
  anastomoses, 263
    do cérebro, 263
  aneurisma da, 362, 650
    carótida, 362
    pulmonar, 650
      congênito, 650
  angular, 263
  AVNA, 612
  braquiocefálica, 666
    esquerda, 666
      aberrante, 666
      RAA com, 666
  calosomarginal, 263
  caroticotimpânica, 262
  carótida, 261, 360, 381, 384
    arteriosclerose da, 384
    comum, 261
      bifurcação da, 261
    ECA, 261
    estenose da, 384
      placa da, 386
      ultrassom duplex da, 385, 387
      erros em, 387
    externa, 261
      ramos da, 261
    ICA, 261
    identificação de, 381
      duplex, 381

    interna, 261, 360
      aberrante, 360
      segmento, 261, 262
        cavernoso, 262
        cervical, 261
        petroso, 262
        supraclinoide, 262
  CB, 611
  central, 263
  cervicocefálicas, 390
    dissecção de, 390
  comunicante, 262
    posterior, 262
  coroide, 262
    anterior, 262
  coronária(s), 466, 603, 611, 642
    anatomia, 611, 612
      da LCA, 612
      da RCA, 611
    angiografias de, 613
      de dominância variada, 613
    anomalias das, 614, 615
      de origem, 615
      de término, 615
      do curso da PA, 615
    arteriografia coronariana, 614
    colaterais da, 614
    dominância da, 612
    fístula na, 642
    stent de, 466
    território da, 612
    triângulo de calcificação da, 603
    visualização das, 614
      AP, 614
  desvio, 238
    no cérebro, 238
  dissecção, 390, 391
    carótida, 391
    craniocervical, 390
    vertebral, 391
  espessamento das, 633
  estenose, 1110
    angiografia de radionuclídeos na, 1110
  frontal, 263
    ascendente, 263
  frontopolar, 262
  gases sanguíneos, 464
    anomalias dos, 464
  gonadal, 933
  hepática, 684, 697
    aberrante, 697
    anatomia da, 697
    aumento da, 684
  hialoide, 354
  hipertensão, 897
  hipofisária, 262
  hipoglossa, 263
    primitiva, 263
  hipotensão, 898
  inominada, 621
    anômala, 621
    síndrome de compressão da, 621
  LCx, 612
  lusoria, 784
  marginal, 806
    de Drummond, 806
  MCA, 262, 263, 302
    hiperdensa, 302
  meníngea, 262, 264
    anterior, 262, 264
  na base do cérebro, 263
    anastomoses através de, 263

oftálmica, 262
orbitofrontal, 262
   medial, 262
ótica, 263
   primitiva, 263
parietal, 263
   anterior, 263
   posterior, 263
PCA, 263
PDA, 611
pericalosa, 263
poplítea, 660
   aprisionamento da, 660
      síndrome do, 660
pós-Rolândica, 263
pterigóide, 262
pulmonar, 462, 593, 603, 611, 621, 651, 661, 663
   ausência de, 661
      congênita, 661
   calcificação da, 603
   diâmetro da, 593
      diminuído, 593
   dilatação da, 593
   direita, 462
      nível da, 462
   enchimento da, 593
      defeito de, 593
   esquerda, 621
      aberrante, 621
   fluxo de sangue pulmonar, 593
      desigual, 593
   interrupção da, 651
   periférica, 663
      estenose na, 663
   principal, 593
      invisível, 593
   pseudoaneurisma na, 661
   sling da, 621
recorrente, 262
   de Heubner, 262
renais, 928, 929, 974, 975 983
   aberrante, 929
   acessórias, 929
   anatomia das, 929
   doença da, 975
      arteriosclerótica, 975
   estenose da, 974, 983
      displasia
         fibromuscular da, 976
      doença
         ateriosclerótica da, 975
      neurofibromatose, 976
      resultados Duplex para, 975
   normal, 975
      ondas Doppler da, 975
   trombose da, 983
   variantes anatômicas das, 929
      aberrante, 929
      acessória, 929
      capsular, 929
      múltiplas, 929
      polar, 929
      ramificação extra-hilar, 929
      suplementar, 929
Rolândica, 263
SANA, 611
SCA, 265
SMA, 888
subclávia, 652, 666
   direita, 652
      aberrante, 652
         arco aórtico esquerdo com, 652

esquerda, 666
   isolada, 666
      RAA com, 666
suprarrenais, 932
temporal, 263
   anterior, 263
   média, 263
   posterior, 263
têmporo-occipital, 263
tortuosidade, 166
trigeminal, 263
   persis*tente*, 263
   primitiva, 263
umbilical, 1036, 1081
   única, 1081
      Doppler da, 1036
vertebral, 264
   segmento, 264
      atlântico, 264
      intracraniano, 264
      médio-cervical, 264
      pré-vertebral, 264
vidiana, 262
Arteriografia
   coronariana, 614
Arteriograma
   cortical, 931
Arteriopatia
   pulmonar, 660
      flexogênica, 660
Arteriosclerose, 241, 247
   da artéria carótida, 384
Arterite, 667, 668
   de células gigantes, 668
   de Takayasu, 667
   pulmonar, 540
   temporal, 668
      craniana, 668
      granulomatosa, 668
Arthus
   reação de, 503
Articulação(ões)
   artrite, 13
      abordagem à, 13
      classificação das, 13
      com desmineralização, 13
      com periostite, 14
      deformante, 14
         não erosiva, 14
      sem desmineralização, 13
      sinais de, 13
   atlantoaxial, 199
   atlantoccipital, 199
      ângulo da, 199
   cisto, 14
      periarticular, 14
      subcondral, 14
   complexo de
      histocompatibilidade, 13
      HLA-B 27 positivo, 13
   condrocalcinose, 14
   corpos, 14
      em arroz, 14
      intra-articulares, 14
         soltos, 14
   da região, 200
      occipitoatlantoaxial, 200
   de Charcot, 133, 134
      saco de ossos, 134
   desordens articulares, 15
      de mão, 15
      de punho, 15
   DIP, 14, 16
      artrite envolvendo as, 16
      erosão de, 14

do joelho, 41
   ligamentos colaterais da, 41
      ângulo posteromedial, 41
      complexo arqueado, 41
      fibular, 41
      lateral, 41
      medial, 41
      tibial, 41
do punho radioulnar distal, 36
   com os seis compartimentos extensores, 36
   secção transversa da, 36
do quadril, 68
   posição da, 68
      linhas radiográficas da, 68
   doença da, 13, 14
      degenerativa, 13
      sinovial, 14
         com diminuição da intensidade do sinal, 14
   espondiloartrite, 13
   interfalangianas, 16
      anquilose das, 16
      artrite nas, 16
      distais, 16
      do hálux, 16
   monoartrite, 13
   neurotrófica, 133
   normal, 31
      do ombro, 31
         anatomia da, 31
   osteoartrite, 14
      prematura, 14
   processo intra-articular, 14
      com erosão cortical, 14
   sacroileíte, 16
   sacroilíaca, 16
      alargamento da, 16
      fusão da, 16
   sínfise púbica, 16
      alargamento da, 16
   temporomandibular, 184, 377
      destruição da, 184
Artrite
   abordagem à, 13
   classificação das, 13
      artropatia enteropática, 13
      bioquímica, 3
      da doença do colágeno, 13
      doença, 13
         degenerativa da articulação, 13
         inflamatória intestinal, 13
      séptica, 13
      traumática, 13
   com desmineralização, 13
   com periostite, 14
   de Lyme, 118
   de mão e punho, 15
      gotosa, 15
      psoriática, 15
      reumatoide, 15
   deformante, 14
      não erosiva, 14
   desordens articulares, 15
      da mão, 15
      do punho, 15
   destrutiva, 57
      brucelar, 57
   gotosa, 15
   hemofílica, 105
   nas articulações interfalangianas, 16
      distais, 16
      do hálux, 16

processo intra-articular, 14
   com erosão cortical, 14
psoriática, 153
reumatoide, 157
   cística, 159
   juvenil, 159
   subluxações na, 157
sem desmineralização, 13
séptica, 164
sinais de, 13
tuberculosa, 177
Artrografia
   do ombro, 73
      com gadolínio, 73
Artrogripose
   múltipla, 51
      congênita, 51
Artropatia
   amilóide, 49
   de Jaccoud, 112
   enteropática, 13
   erosiva, 109
      no HPT, 109
   hemofílica, 106
Artroplastia
   do quadril, 21, 22
      total do, 21, 22
         avaliação da, 21, 22
Artrosteíte
   pustulosa, 163
Árvore
   biliar, 687, 725
      gás na, 687
      rabdomiossarcoma da, 725
         embrionário, 725
   brônquica, 460
      em projeção lateral, 460
AS (Estenose Aórtica), 631
   subvalvular, 632
   supravalvular, 632
   valvular, 632
Asa
   de anjo, 449
      sinal, 449
   de morcego, 267, 416
      configuração de, 279, 471
         na malformação de Chiari II, 279
         na proteinose alveolar, 471
      edema pulmonar, 416
      ventrículos laterais com aparência de, 267
         na agenesia do corpo caloso, 267
   esfenoide, 310
      meningioma da, 310
Asa Maior
   do esfenoide, 183
      ausência da, 183
Asbesto
   doença relacionada com o, 472
   malignidade relacionada com, 473
      câncer de pulmão, 473
      mesotelioma maligno, 473
      neoplasia gastrointestinal, 473
   pleurisia relacionada com, 472
      benigna, 472
   pseudotumor pelo, 473
      atelectásico, 473
Asbestose
   pulmonar, 472
Ascaridíase
   fígado, 705
   gastrointestinal, 820

Ascite
    de alta densidade, 774
    fetal, 1025
    gelatinosa, 883
    neonatal, 774
    quilosa, 775
    urinária, 775
ASD (Defeito Atrial Septal), 633
    benéfico, 635
ASH (Hipertrofia Septal
    Assimétrica), 638
Asherman
    síndrome de, 1048
Ash-leaf
    spots, 333
Askin
    tumor de, 457
Asma
    aguda, 416
        com edema pulmonar, 416
    atópica, 476
    extrínseca, 476
    intrínseca, 476
ASO (Arteriosclerose
    Obliterante), 633
Asomia, 189
Aspergillus
    clavatus, 503
Aspergiloma, 474
Aspergilose, 473
    alérgica, 474, 475
        broncopulmonar, 474, 475
            aguda, 474
            crônica, 475
    angioinvasiva, 479
    não invasiva, 474
    necrotizante, 474
        crônica, 474
    pleural, 475
    pulmonar, 474
        invasiva, 474
    saprofítica, 474
    semi- invasiva, 474
Aspiração, 413
    de corpos estranhos, 475
        sólidos, 475
            bronquiolite aspirativa, 475
    meconial
        síndrome de, 523
    pneumonia por, 476
        aguda, 476
        crônica, 476
            síndrome de Mendelson, 476
    traqueal, 808
Asplenia
    coronária, 651
        aguda, 651
            síndrome de, 648
    funcional, 167
    síndrome de, 648
Assimbolia, 133
Assimilação
    atlantoaxial, 188
Assincronia
    cardiovascular, 652
Assoalho
    pélvico, 809
        mensurações do, 809
        na MR, 809
        relaxamento do, 809
AST (Aspartato
    Aminotransferase), 699
Asterisco
    sinal de, 54

Astrocitoma
    anaplásico, 274
    bem diferenciadao, 273
    cerebelar, 278
    cerebral, 291
        superficial, 291
            ligado à dura, 291
    classificação de, 273
        da WHO, 273
    da medula espinhal, 217
    da retina, 355
    de baixo grau, 273
    de células gigantes, 334
    infantil, 291
        e desmoplásico, 291
    pilocítico, 274, 352
        cerebelar, 274
        cerebral, 274
        da via óptica, 274
        do tronco cerebelar, 274
        hipotalâmico, 274
        juvenil, 274, 352
            na via óptica, 352
    xantoastrocitoma pleomórfico, 274
Ataxia-Telangiectasia, 275
Atelectasia(s), 438
    adesiva, 439
    congestiva, 469
    não obstrutiva, 439
    obstrutivas, 439
        reabsorvíveis, 439
    redonda, 473
    subsegmentares, 447
        derrame pleural e, 447
Atenuação
    em vidro fosco, 431
    hepática, 679, 699
        aumentada, 679
Ateroma, 384
Atlas
    anomalias do, 188
    do arco, 188
        anterior, 188
        posterior, 188
    centros de ossificação, 188
        primária, 188
        secundária, 188
    fraturas do, 214, 215
    occipitalização do, 189
Atonia
    do sistema coletor, 911
        renal, 911
    gástrica, 785
        aguda, 785
        crônica, 785
Atresia
    aórtica, 649
    brônquica, 481
    colônica, 829
    congênita, 722, 833
        biliar, 722
        intestinal, 833
    de coana, 388
    duodenal, 838
    esofágica, 832
        com fístula, 833
        congênita, 832
        e TEF, 832
        sem fístula, 833
    fibrosa, 392
        do canal auditivo, 392
            externo, 392
    gástrica, 784
    jejunal, 863

    pulmonar, 650, 661
        com septo
            interventricular, 650, 661
            intacto, 650, 661
    retal, 817
    tricúspide, 673
        com transposição, 674
        sem transposição, 674
Átrio(s)
    direito, ver RA
    esquerdo, ver LA
    septo interatrial, 609
Atrofia
    cerebral, 237
        atrofia cerebelar com, 237
        atrofia cerebelar sem, 238
    da vesícula seminal, 926
    de pregas, 792
        do intestino delgado, 792
    do cérebro, 237
        cerebelar, 237
        cerebral, 237
        difusa, 237
        focal, 237
        hipocampal, 238
        processo simulando, 237
        reversível, 237
    do pâncreas, 690
    medular, 196
    renal, 966, 972
        de refluxo, 972
        pós-inflamatória, 966
        pós-obstrutiva, 966
    testicular, 112
Atropina
    sulfato de, 1151
Audição
    déficit de, 359
        perda auditiva, 359
        condutiva, 359
        SNHL, 359
    perda da, 400
Auerbach
    plexo de, 858
Aumento
    atrial, 597
        direito, 597
        esquerdo, 597
    bulboso, 18
        da junção costocondral, 18
    cardíaco, 540
        da artéria, 684
            hepática, 684
    do timo, 454
        difuso, 454
    do volume hepático, 679
        difuso, 679
        epididimal, 923
            com focos hipoecoicos, 923
        generalizado, 680
            na ecogenicidade hepática, 680
    hilar, 446
        derrame pleural e, 446
    uterino, 1031
        difuso, 1031
    ventricular, 597
        direito, 597
        esquerdo, 597
Ausência
    congênita, 658, 661
        de artéria pulmonar, 661
        do pericárdio, 658
    de delimitação renal, 903
        na radiografia, 903

    de gás, 775
        em neonatos, 775
        causa de, 775
    de septo pelúcido, 235
Austin Flint
    murmúrio de, 630
Autoamputação
    tofos terminais, 882
Autoesplenectomia, 167
Autonefrectomia, 1000
AV (Atrioventricular)
    bloqueio, 1060
        fetal, 1060
    canal, 646, 676
        comum, 646
            persistente, 646
            VSD tipo, 646
        defeito septal, 646
        ostium, 646
            comum, 646
            persistente, 646
    Avaliação
        de desvio, 591
            de E para D, 591
                com LA normal, 591
                tamanho da aorta em, 591
        fetal, 1037, 1038
            do bem-estar, 1037
                BPP, 1037
                índice de líquido
                    amniótico, 1037
                teste de estresse, 1038
            invasiva, 1038
                amniocentese, 1038
                cordocentese, 1039
                CVS, 1038
        mamográfica, 553
        de risco, 553
AVC (Acidente Vascular Cerebral),
    233, 1109, 1110
    completo, 234
    lento, 234
    progressivo, 234
    e intermitente, 234
AVM (Malformação Arteriovenosa)
    cerebrais, 272
        síndrome de
            Wyburn-Mason, 273
    da mandíbula, 187
    da medula espinal, 204
    de fluxo baixo, 350
    do cólon, 817
    do útero, 1048
    intraóssea, 49
    renal, 941
    sem fluxo, 350
AVN (Necrose Avascular), 51
    classificação de, 52
        em MR, 52
        de Mitchell, 52
    de osso lunato, 53
    do corpo vertebral, 53
    do escafóide do tarso, 53
    do quadril, 52
    idiopática, 53
        da cabeça femoral, 53
    infarto, 56
        cortical, 56
        medular, 56
    talar, 54
AVNA (Artéria do Nó
    Atrioventricular), 612
Avulsão
    aguda, 130
        lesão por, 130

da artéria renal, 998
da manga patelar, 167
fratura por, 85, 88, 94
    do ACL, 94
    do complexo arqueado, 94
    do PCL, 94
    do tendão, 94
        bicipital femoral, 94
        quadricipital, 94
        semimembranoso, 94
    do trato iliotibial, 94
Áxis
    anomalias do, 188
        erosão odontoide, 188
        centros de ossificação, 188
            primária, 188
            secundária, 188
    fraturas do, 214, 215
Azzopardi
    tumor de, 997

B

Ba (Bário), 133, 1094
Baart de la Faille
    sinal de, 1056
Baço, 679-768
    aberrante, 768
    abscesso no, 694
    acumulado, 768
    anatomia do, 695-703
        características da imagem, 703
        embriologia, 702
        histologia, 702
        peso, 702
        tamanho, 702
    DDx dos distúrbios esplênicos, 679-694
        calcificação, 694
        densidade aumentada, 694
        esplenomegalia, 692
        lesão, 693
            cística, 693
            sólida, 693
        não visualização do, 692
        pequeno, 692
        quadrante superior direito, 679
        dor no, 679
    deslocado, 768
    distópico, 768
    distúrbios do, 704-768
        acessório, 704
        angiossarcoma, 766
        cisto epidermoide, 725
        errante, 768
        esplenose, 767
        hemangioma, 766
        infarto, 767
        peliose, 760
        síndrome de Richter, 764
        torotrastose, 767
    estraçalhado, 823
    flutuante, 768
    metabolismo do ferro, 703
    prolapsado, 768
    ptótico, 768
    trauma no, 822
        fechado, 822
Bagaçose, 503
Bailey
    classificação de, 383
Bainha
    do nervo óptico, 345, 353
        meningioma da, 353
    nervosa, 223
        tumor da, 223
            benigno, 223
    tendínea, 81
        fibroma da, 81
Baker
    cisto de, 170
Balão
    epífises em, 159
    na corda, 1003
        sinal, 1003
            na obstrução da UPJ, 1003
    septostomia com, 606
        atrial, 606
Balkan
    nefrite de, 1007
Bambu
    coluna em, 151, 203
        na espondilite anquilosante, 203
        na poliomielite, 151
Banana
    forma de, 1086
        cavidade uterina em, 1086
            fusiforme solitária, 1086
    fratura da, 130
    sinal da, 222, 279
Banda(s)
    amniótica, 1047
        síndrome de, 1047
    de Ladd, 865
    metafisárias, 3
        densas, 3
        panrenquimais, 430
        e distorção arquitetural, 430
Bankart
    lesão de, 20, 72
Bannayan-Riley-Ruvacaba
    síndrome de, 820
Banti
    síndrome de, 705
Bantu
    siderose de, 731
Baritose, 477
Barlow
    doença de, 164
    síndrome de, 655
    teste de, 68
        de deslocamento, 68
Barotrauma, 538
Barrett
    esôfago de, 820
Barril
    tórax em, 17
Bartholin
    glândula de, 1032
    cisto de, 1032
Barton
    fratura de, 89, 91
    reversa, 90
Bartter
    síndrome de, 913
Báscula
    cecal, 832
Base
    núcleos da, 248, 258, 297
        calcificação de, 248
            congênita, 249
            de desenvolvimento, 249
            endócrina, 248
            fisiológica, 248
            infecção, 249
            inflamação, 249
            metabólica, 248
            tóxica, 249
            trauma, 249
        focos ecogênicos lineares, 249
            no tálamo, 249
            nos gânglios basais, 249
        hematoma de, 297
        infarto dos, 304
        bilaterais, 248
        de baixa atenuação, 248
        lesões hipotalâmicas, 249
        baixa atenuação em, 248
        bilaterais na infância, 248
        múltiplas lesões pequenas, 249
        com realce, 249
        sinal do olho-do-tigre, 249
    do crânio, 183, 198, 212, 375
        central, 183
            tumores da, 183
        corte transversal, 375
        forames, 198
        fratura, 212
Básio, 199
Batson
    plexo de, 231
    venoso, 231
    paravertebral, 231
Battle
    sinal de, 213
Battledore
    placenta de, 1017
Bayes
    teorema de, 1144
BD (Basiodental)
    intervalo, 210
BE (Enema de Bário), 779
Beckwith-Wiedemann
    síndrome de, 1048
Behçet
    síndrome de, 477, 821
    doença intestinal, 821
Bellini
    ducto de, 953
    carcinoma do, 953
Bennett
    fratura de, 91
Bergqvist
    tríade de, 499
Beriliose
    aguda, 477
    crônica, 477
Bertin
    grande coluna de, 908
β-hCG
    positiva, 1016
    sem IUP, 1016
    no primeiro trimestre, 1016
β-talassemia, 167, 173
Bexiga
    atônica, 960
    câncer de, 1008
        estadiamento do, 1008
    contusão da, 999
    instável, 919
    lesão da, 999
        intersticial, 999
    neurogênica, 960
    parede da, 932, 945
        camadas da, 932
        edema bolhoso da, 945
    pseudotumor da, 950
        inflamatório, 950
    ruptura da, 999
        combinada, 999
        extraperitoneal, 999
        intraperitoneal, 999
    TCC de, 1008, 1009
        metacrônico, 1009
    urinária, 916, 917, 947, 999
        adenocarcinoma da, 917
        calcificação da, 918
            cálculo vesical, 918
            da parede, 918
        capacidade reduzida da, 917
        em pera, 916
            invertida, 916
        estreitamento da, 916
            bilateral, 916
        hemangioma, 947
        massas extrínsecas à, 918
        parede da, 917
            espessamento da, 917
            massas da, 917
        traumatismo da, 999
            rombo, 999
        tumor da, 917
Bezoar
    fitobezoar, 821
    tricobezoar, 821
Bezold
    abscesso de, 400
BHP (Hiperlasia Prostática Benigna), 941
    degeneração da, 924
    cística, 924
Bíceps
    braquial, 32
    tendão do, 32
Bichat
    fissura de, 261
    transversa, 261
Bico
    antral, 859
    talar, 23
Bifurcação
    da carótida, 261
    do aqueduto, 271
BIH (Hipertensão Intracraniana Benigna), 301
Bile
    de alta densidade, 685
    espessada, 742
        síndrome da, 742
Bilharziose, 990
Bilirrubina, 699
Binswanger
    doença de, 275
Biomecânica
    da coluna vertebral, 200
        anterior, 200
        média, 200
        posterior, 200
        torácica, 200
        toracolombar, 202
            vértebras transicionais, 202
Biopsia
    estereoestática, 576
    papel da, 576
        no câncer de mama, 576
BI-RADS® (Relatório de Imaginologia e Sistema de Dados de Mamas)
    categorias, 562
    contagem, 575
        para MR de mama, 575
    densidade, 553
        em uma projeção, 553
        focal, 553
            assimétrica, 553

distorção arquitetural, 553
tecido de mama, 553
   assimétrico, 553
Blalock-Hanlon
  desvio de, 606
  procedimento de, 606
Bland-White-Garland
  síndrome de, 615
Blastema
  metanéfrico, 928
Blastomicose
  europeia, 495
  norte americana, 477
Bleomicina
  dano por, 414
    pulmonar, 414
Bloco
  vertebral, 190
Bloqueio
  AV, 1060, 1061
  fetal, 1060
  de ar, 532
    fenômeno de, 532
Blount
  doença de, 53
Blueberry muffin
  síndrome de, 960
Bócio
  adenomatoso, 392
  difuso, 392, 393
    tóxico, 393
  intratorácico, 393
  multinodular, 392, 410
    tóxico, 410
  nodular, 393
    tóxico, 393
  por deficiência de iodo, 392
Boeck
  sarcoidose de, 540
Boehler
  ângulo de, 44
Boerhaave
  síndrome de, 825
Bola
  de fungo, 957
  de queratina, 942
  e soquete, 46
    encaixe do tornozelo em, 172
    epífise em, 46
  valva tipo, 170
    cisto poplíteo, 170
Bolande
  tumor de, 955
Bolha(s)
  desenvolvimento prematuro de, 469
    e AIDS, 469
Bolo
  omental, 801
Bolsa
  endolinfática, 337
    neoplasia da, 337
Bonnevie-Ullrich
  síndrome de, 178
BOOP (Bronquiolite Obliterante com Pneumonia em Organização)
  idiopática, 511
BOS (Síndrome de Bronquiolite Obliterante), 517
Botallo
  ligamento de, 599
Bouchard
  nódulos de, 136
Bourneville
  doença de, 333

Bouveret
  síndrome de, 848
Boxeador
  fratura do, 92
BPD (Diâmetro Biparietal)
  e LMP, 1037
    EDC discordante por, 1037
BPP (Perfil Biofísico), 1037
  escore de, 1038
  resultados de, 1038
Braquicefalia, 182
Braquidactilia, 20
Brenner
  tumor de, 1048
Breus mole, 1017
Brevicolo, 218
Brodie
  abscesso de, 144
Broncolitíase, 456
Broncopneumonia, 419
  bacteriana, 439
Bronquiectasia(s)
  cilíndrica, 481
  cística, 481
  de tração, 481
  fusiforme, 481
  sacular, 481
  tubular, 481
  varicosa, 481
Brônquio(s), 454
  broncolitíase, 456
  cardíaco, 459
    acessório, 459
  espessamento da parede, 455
  fratura de, 478, 504
  intermediário, 466
    parede posterior do, 466
  obstrução, 455
  paracardíaco, 459
  traqueal, 459
  tumor, 455
    endobrônquico, 455
Bronquiolite, 419
  aspirativa, 475
  constritiva, 482
  HRCT na, 431
    aprisionamento de ar focal na, 431
    aspecto de árvore em brotamento, 431
    perfusão em mosaico, 431
  obliterante, 482
  proliferativa, 511
  respiratória, 511
Bronze
  batido, 299
  aparência do crânio, 299
Brucelar
  artrite, 57
  destrutiva, 57
Brucelose, 56
Brunner
  de glândula, 825
  hamartoma de, 825
  hiperplasia de, 825
Budd-Chiari
  síndrome de, 706, 707
    aguda, 707
    crônica, 707
    subaguda, 707
Buerger
  doença de, 635
Buford
  complexo de, 33

Buftalmo, 346
Bulbo
  da carótida, 261
  jugular, 360
    deiscente, 360
Burkitt
  linfoma de, 825
    forma de, 825
      endêmica, 825
      esporádica, 825
      não endêmica, 825
Burow
  veia de, 698
Bursa(s), 14
  do joelho, 41
  do ombro, 33
  do pé, 42
  do quadril, 36
  do tornozelo, 42
  sinoviais comuns, 42
    localização das, 42
Bursite
  subacromial-subdeltóidea, 162
Busulfan
  dano por, 414
    pulmonar, 414
Butler-Albright
  síndrome de, 986

C

C. difficile (*Clostridium difficile*)
  doença por, 882
C4
  corte transversal por, 376
C6
  corte transversal por, 377
C7
  corte transversal por, 377
Cabeça
  de pássaro, 1080
    nanismo de, 1080
  espaços profundos, 374
    da carótida, 374
    da parótida, 374
    mastigador, 374
    mucoso da faringe, 374
    parafaríngeo, 374
    pré-vertebral, 374
    retrofaríngeo, 374
    submandibular, 377
  femoral, 53, 78
    AVN da, 53
      idiopática, 53
    epífise da, 78
      deslizamento da, 78
    epifisiólise da, 78
CABG (Cirurgia de Revascularização da Artéria Coronária), 466
Cabo
  de Dwyer, 197
CAD (Doença na Artéria Coronária), 651
Caffey
  doença de, 112
Caffey-Kempe
  síndrome de, 55
Caisson
  doença de, 57
Caixão(ões)
  doença dos, 57
Calásia, 828
Calcâneo
  fratura do, 96, 97

  inclinação do, 44
  ângulo de, 44
  tendão do, 41
Calcanhar
  tecidos moles do, 24
  espessamento dos, 24
Calcificação(ões)
  abdominais, 773
    difusas, 774
    e opacidades, 773
      material opaco no intestino, 773
    focais, 774
      no trato alimentar, 774
      na parede abdominal, 774
      vasculares, 774
  aórticas, 598
    da íntima, 598
    medial, 599
  cardíacas, 601
  da artéria pulmonar, 603
  da bexiga, 918
    cálculo vesical, 918
    da parede, 918
  da tireoide, 367
    corpos de psamoma, 367
  de núcleos da base, 248
    congênita, 249
    de desenvolvimento, 249
    endócrina, 248
    fisiológica, 248
    focos ecogênicos lineares, 249
      no tálamo, 249
      nos gânglios basais, 249
    infecção, 249
    inflamação, 249
    metabólica, 248
    múltiplas lesões pequenas, 249
      com realce, 249
    sinal do olho-do-tigre, 249
    tóxica, 249
    trauma, 249
  de tecido mole, 25, 26, 156, 109
    DDx de, 26
    distrófica, 26
      calcinose generalizada, 26
    idiopática, 26
    metabólica, 25
    metastática, 25
    no HPT, 109
  do disco intervertebral, 194
  do trato genital, 925, 1027
    feminino, 1027
      corpos de *psammoma* em tumores, 1027
    masculino, 925
  dos nódulos, 454
    em casca de ovo, 454
  esplênica, 694
  focais, 774
    no trato alimentar, 774
  hepática, 683
  inadequada, 183
    da calota craniana, 183
  intracraniana(s), 240, 1020
    arteriovenosa, 241
    embriológica, 241
    endócrina, 241
    fisiológicas, 240, 241
      arteriosclerose, 241
      dura, 241
      foice, 241
        cerebral, 241
        do cerebelo, 241

habênula, 241
  ligamento, 241
    interclinóideo, 241
    petroclinóideo, 241
  núcleos da base, 241
  pineal, 241
  plexo coroide, 241
  tentório, 241
infecção, 240
Ls residuais, 241
neoplasia, 240
pré-natais, 1020
mamárias, 557
  benignas, 557
    lobulares, 557
  malignas, 557
    agrupadas, 557
    granulares, 557
    ramificadas, 558
      com opacidade tubular, 558
nas pontas dos dedos, 20
no feto, 1024
  intra-abdominais, 1024
    esparsas, 1024
    focal, 1024
orbitárias, 342
  alterações pós-terapia, 342
  extraoculares, 342
  intraoculares, 342
pancreática, 690
periventriculares, 246
  na infância, 246
pleural, 448, 472
pulmonares, 438
  múltiplas, 438
  nódulos calcificados, 438
renal, 913
  nefrocalcinose, 913
  retroperitoneal, 913
suprarrenal, 901
ureteral, 916
Calcinose
  generalizada, 26
  intersticial, 26
    circunscrita, 26
    universal, 27
  tumoral, 156, 177
  urêmica, 156
Cálcio
  absorção, 30
  deficiência de, 160
    raquitismo por, 160
  excreção, 30
  no osso, 30
  sabão de, 747
  sérico, 30
Calcitonina, 31
Cálculo(s)
  não radiopacos, 1006
  ureterais, 1006
    obstrução por, 1006
      aguda, 1006
  vesical, 918
    com ninho, 918
      de corpo estranho, 918
    de estase, 918
    endêmico, 918
    idiopático, 918
    migrante, 918
    primário, 918
Calibrador (es)
  controle de qualidade, 1093
    constância, 1093
    de dose, 1093

exatidão, 1094
geometria, 1094
linearidade, 1094
precisão, 1093
Calibre
  do intestino, 793, 809
    delgado, 793
    normal, 809
Cálice
  abortivo, 935
Calo
  formação de, 12
    excessiva, 12
Calota
  craniana, 183
    calcificação da, 183
    inadequada, 183
Calvária, 255
Calvé-Künnek-Verneuil
  doença de, 53
Cam
  FAI tipo, 80
CAM (Malformação Adenomatoide
  Cística), 495
Câmara
  cardíaca, 596
    dimensões anormais da, 596
    hipertrofia
      ventricular, 596, 597
    sobrecarga de volume
      ventricular, 596, 597
  de cintilação, 1094
    controle de qualidade, 1094
      linearidade espacial, 1094
      picos, 1094
      resolução espacial, 1094
      uniformidade de campo, 1094
Camurati-Engelmann
  doença de, 77
Canal
  auditivo, 245, 392
    externo, 392
      atresia fibrosa do, 392
  AV, 646, 676
    comum, 646
      persistente, 646
    VSD tipo, 676
  condilar, 198
    anterior, 198
  de Guyon, 36, 179
    síndrome do, 179
  do hipoglosso, 198
  endometrial, 1031
    coleção líquida dentro do, 1031
  falopiano, 260
  óptico, 344
  pterigóideo, 198
  vidiano, 198
Canavan
  doença de, 275
Câncer (es)
  cervical, 1049
    carcinoma, 1050
      recorrente, 1050
    estadiamento do, 1049
    cintilografia óssea no, 126
    de mama, 126
    de próstata, 126
  colorretal, 830
    classificação de, 830
    síndrome hereditária de, 831
      não poliposo, 831
  da tireoide, 408, 409
    folicular, 409
      tratamento para, 409

induzido por radiação, 408
medular, 409
papilar, 409
  tratamento para, 409
de bexiga, 1008
  estadiamento do, 1008
de mama, 567
  avaliação de, 572
    localização das massas, 573
    metastático, 573
    sinais localizados, 572
    sinais não localizados, 573
  epidemiologia do, 571
    fatores de risco, 571
  invasivo, 568
    carcinoma lobular
      infiltrante/invasivo, 569
    IDC, 569
  não invasivo, 567
    carcinoma papilar
      intracístico in situ, 568
    DCIS, 567
    LCIS, 568
  pacientes assintomáticos, 573
    triagem de, 573
  papel, 573, 575
    da biopsia estereoestática, 576
    da mamografia, 573
    da MR, 575
    do ultrassom, 575
  subtipos bem diferenciados, 570
    de IDC, 570
de próstata, 966
  estadiamento do, 967
de pulmão, 473
  e asbesto, 473
do ovário, 1070
  estadiamento do, 1070
endometrial, 1057
esofágico, 842
  forma, 843, 844
    infiltrativa, 844
    polipode, 843
    ulcerativa, 844
    varicoide, 844
  lesão no, 843
    de centro de maça, 843
gástrico, 850
  avançado, 850
  prematuro, 850
imagens híbridas PET/CT de, 1098
  de mama, 1098
  de pulmão, 1098
  esofágico, 1098
  gastrointestinais, 1098
    com captação de FDG, 1098
limitado, 1001
  ao úraco, 1001
periampular, 690
pulmonar, 483, 484, 486
  estágios no, 483
    sistema internacional de, 484
    TNM, 483
  primários, 486
  múltiplos, 486
retal, 831
  classificação de, 831
    patológica, 831
testicular, 994
  classificação do, 994
  estadiamento do, 994
uroteliais, 1009
  multicentricidade dos, 1009

Candidíase, 489, 846
  do fígado, 707
  e AIDS, 814
Cano de Chumbo
  fratura em, 85
Cantrell
  pentalogia de, 1077
Capa
  apical, 448
Capacidade(s)
  da bexiga, 917
    reduzida, 917
  pulmonares, 463
    de difusão, 464
Caplan
  síndrome de, 158, 539, 543
Cápsula
  massa hepática com, 682
  ótica, 399
    displasia da, 399
      anomalias do labirinto
        membranoso, 399
      aplasia da cóclea, 399
      aqueduto vestibular
        grande, 400
      cóclea de cavidade única, 399
      giros cocleares
        insuficientes, 399
      IAC pequeno, 399
      vestíbulo grande, 399
Capsuloma, 980
Captação
  de marcador radioativo, 367
    aumentada, 367
    nenhuma, 367
    reduzida, 367
  de partículas, 682
    de óxido de ferro, 682
      superparamagnético, 682
  patológica, 1098
    no intestino, 1098
      imagens híbridas
        PET/CT de, 1098
  tardia, 196
    de contraste hidrossolúvel, 196
    em lesão medular, 196
Caput
  succedaneum, 233
Carbamato(s)
  pneumonite por, 491
Carbúnculo, 970, 973
Carcinoide, 826
  atípico, 480
  clássico, 480
  colorretal, 828
  do apêndice, 828
  duodenal, 827
  gástrico, 827
  ileal, 828
  jejunal, 828
Carcinoma
  adrenocortical, 938
    neoplasma, 938
      em crianças, 938
  alveolar, 482
    celular, 482
  ameloblástico, 187
  anaplásico, 409
    da tiróide, 409
  basocelular, 54
    nevoide, 54
      síndrome do, 54
  broncogênico, 483
  bronquiolar, 482

bronquioloalveolar, 482
celular, 750, 995
  acinar, 750
    pancreático, 750
  embrionário, 995
cervical, 1050
  recorrente, 1050
cístico, 383, 480
  adenóideo, 383, 480
    da laringe, 383
    da traqueia, 480
    nas glândulas salivares, 383
colangiocelular, 709
coloide, 570
colorretal, 829
  câncer retal, 831
  síndrome de Lynch, 831
da dobra, 394
  ariepiglótica, 394
da laringe, 394
  glótico, 395
  subglótico, 395
  supraglótico, 394
da tireoide, 408
  câncer, 408
    induzido por radiação, 408
  cintigrama diagnóstico com I-131, 408
  de corpo total, 408
  folicular, 409
  medular, 409
  papilar, 409
  tratamento para câncer, 409
    folicular, 409
    papilar, 409
de célula, 334, 337, 363, 480, 484, 485, 992
  escamosas, 363, 484
  grandes, 485
    indiferenciadas, 485
  pequenas, 480, 484
    diferenciadas, 484
  renal, 334, 337, 992
    escamosas, 992
de cicatriz, 483
de corda vocal, 395
  falsa, 395
de ventrículo laríngeo, 395
disseminado, 844
  superficial, 844
do ducto, 710, 953
  biliar, 710
  coletor, 953
  de Bellini, 953
do seio paranasal, 402
  do etmoide, 403
  maxilar, 402
  nasofaríngeo, 402
em mama, 577
  masculina, 577
endometrioide, 1058
  do ovário, 1058
epidermoide, 144, 484
fibroso, 555
gástrico, 849
  câncer gástrico, 850
    avançado, 850
    prematuro, 850
hepático, 740
  fibrolamelar, 740
hepatocelular, 739
hipofaríngeo, 393
  da parede faríngea, 393
    posterior, 393

do seio piriforme, 393
pós-cricoide, 393
imagens híbridas PET/CT de, 1098
  de células escamosas, 1098
    de cabeça, 1098
    de pescoço, 1098
    de tireoide, 1098
intersticial, 519
lobular, 569
  infiltrante, 569
  invasivo, 569
mamário, 571, 574
  induzido pela radiação, 574
  inflamatório, 571
medular, 570, 953
  renal, 953
mucinoso, 570
mucoepidermoide, 399, 481
  da laringe, 399
  da parótida, 399
neuroendócrino, 480
odontogênico, 187
papilar, 568, 570
  intracístico, 568
  in situ, 568
pulmonar, 483
renal, 942
  cromofobo, 942
sólido, 570
  circunscrito, 570
tímico, 548
tubular, 570
uracal, 1001
urotelial, 1007
Carcinomatose
  linfangítica, 519
  meníngea, 221, 309
    da coluna, 221
  peritoneal, 879
Cardíaca(s)
  anomalias fetais, 1022
    cardiopatia congênita, 1022
    detecção *in utero* de, 1022
    estruturais, 1022
    foco ecogênico intracardíaco, 1023
    hidropisia fetal, 1022
    reformatações ecocardiográficas fetais, 1023
Cardiomegalia
  câmara cardíaca, 596
    dimensões anormais da, 596
      aumento, 597
        atrial, 597
        ventricular, 597
  congênita, 598
  em recém-nascido, 596
    cardiogênico, 596
    não cadiogênico, 596
  falência cardíaca, 597
    neonatal, 597
  pedículo vascular, 596
    largura do, 596
  razão cardiotorácica, 596
Cardiomiopatia, 592
  congênita, 1022
    fatores de risco para, 1022
      pré-natais, 1022
  dilatada, 638
    e isquêmica, 638
  hipertrófica, 638
    hipertensiva, 638
    obstrutiva, 638
      hipertrófica, 638
  restritiva, 639

Carelite, 165
Carga
  de volume, 598
    aumentada, 598
Cariotipagem
  uso da, 1014
Carney
  complexo de, 657
  síndrome de, 657
  tríade de, 866
Caroli
  doença de, 708
Carpenter
  síndrome de, 58
Carpo
  fratura do, 91
    do hamato, 91
    do lunato, 91
    do navicular, 91
    do pisiforme, 91
    do trapézio, 91
    triquetal, 91
  ligamentos do, 36
    extrínsecos, 36
  luxação do, 73
  ossos do, 35
    canal de Guyon, 36
    escafoide, 35
    ligamentos estabilizadores do punho, 36
    lunato, 35
    suprimento sanguíneo, 35
    variação ulnar, 35
  túnel do, 58
    síndrome do, 58
Cartilagem
  formação extraóssea de, 131
    localizada, 131
    não neoplásica, 131
  GCT contendo, 58
  tumores formadores de, 7
    ósseos, 7
Casca de Maçã
  aparência de, 876
    intestino médio com, 876
  intestino delgado em, 801
Castleman
  doença de, 490
    hiperplasia angiofolicular, 490
    de linfonodo, 490
Catarata
  congênita, 347
Cateter
  central, 467
  de CVP, 467
  venoso, 457
    central, 457
      mau posicionamento do, 457
Cauda
  dural, 249
    sinal da, 249
  equina, 181
    síndrome da, 181
Causalgia, 154
Cavador de Argila
  fratura do, 214
Cavernoma, 276
Cavidade(s)
  central, 1016
    espessada, 1016
      complexo de, 1016
  de Meckel, 235
    e seio cavernoso, 235
    e neuropatia do trigêmeo, 235

oral, 373
óssea, 185
  estática, 185
pulmonar, 441
  massa dentro de, 442
  múltiplas, 442
    de paredes finas, 442
uterina, 1086
  fusiforme solitária, 1086
  em forma de banana, 1086
Cavum
  do septo pelúcido, 240
  veli interpositi, 240
  vergae, 240
CB (Artéria do Cone), 611
CBD (Ducto Biliar Comum)
  e ducto pancreático, 702
    união normal entre, 702
  grande, 688
    não obstruído, 688
  perfuração do, 767
    espontânea, 767
cBPD (Diâmetro Biparietal Corrigido), 1037
CCK (Colecistoquinina)
  função da, 804
Ceco
  apêndice, 795
    neoplasia primária do, 795
  em cone, 795
  gordura pericecal, 796
    estriações na, 796
      na CT, 796
  preenchimento cecal, 795
    defeito de, 795
      intussuscepção apendicular, 796
  válvula ileocecal, 795
    anormalidades da, 795
  vólvulo do, 831
Cefalematoma, 233
Cefalização
  dos vasos pulmonares, 641
Cefalocele, 276
Cegueira
  monocular, 339
  no adulto, 339
Célula(s)
  adenoma de, 326
    gonadotrófica, 326
    nula, 326
    tirotrófica, 326
  APUD, 748, 1141
  aracnóide, 309
    de cobertura, 309
  Argentafins, 808
    do estômago, 808
  basais, 54
    nevo de, 54
    síndrome de, 54
  carcinoma de, 480, 484, 485
    escamosas, 484
    grandes, 485
      indiferenciadas, 485
    pequenas, 480, 484
      diferenciadas, 484
  claras, 61
    condrossarcoma de, 61
  da granulosa, 1063
    tumor de, 1063
      adulto, 1063
      juvenil, 1063
  da ilhota, 751
    pancreática, 751
    tumores das, 751

de agger nasi, 370
de Haller, 370
de Kupffer, 734
   sarcoma da, 734
de Langerhans, 514
   granulomatose de, 514
de Schwann, 223
de Sertoli, 996
   tumor da, 996
de transição, 393
   papiloma de, 393
do ovário, 1051, 1062, 1081
   claras, 1051
      neoplasma de, 1051
   tumor de, 1062, 1081, 1082
      da teca, 1082
      de Sertoli-estromais, 1081
      germinais, 1062
do plasma, 403
   granuloma de, 403
do recesso frontal, 371
escamosas, 393, 992
   papiloma de, 393
   renais, 992
      carcinoma de, 992
fisalíforas, 205
fusiforme, 225, 853
   sarcoma de, 225
      neurogênico, 225
G, 893
   antral, 893
      hiperplasia de, 893
germinais, 225
   carcinoma de, 363
   malignas, 225
      tumor de, 225
germinativas, 994, 997
   tumor de, 994, 997
      não seminomatoso, 995
      regressão de, 997
      seminoma, 995
gigantes, 58, 99, 151, 187, 193, 334, 504, 668
   arterite de, 668
   astrocitoma de, 334
   centrais, 187
      granuloma de, 187
   GCT, 58, 151, 193
   granuloma de, 99
      reparador, 99
   pneumonia de, 504
      intersticial, 504
   reação de, 99
globoide, 293
   leucodistrofia da, 293
hepática, 733
   adenoma da, 733
Leydig, 996
   tumor da, 996
não escamosas, 363
   neoplasias de, 363
pequenas, 148
   osteossarcoma de, 148
plasmáticas, 129, 514
   granuloma de, 514
   mieloma de, 129
      espinhal, 129
redondas, 8
   tumores de, 8
renal, 334, 337
   carcinoma de, 334, 337
reticular, 119, 307
   sarcoma de, 119, 307

sarcoma de, 637
   fusiforme, 637
   redonda, 637
T, 507, 868
   doença das, 507
   linfoma de, 868
      periférico, 868
   tumor de, 280, 290, 325, 1029, 1063, 1081, 1082
      da granulosa, 1063
      de Sertoli-Leydig, 1081
      esteroides, 1082
      ganglionar, 290
         gangliocitoma, 290
         ganglioglioma, 290
         ganglioneuroma, 291
      germinativas, 1029
      granulares, 280
      lipídicas, 1082
      lipoides, 1082
      pineais, 325
         pineoblastoma, 325
         pineocitoma, 325
   tumorais, 6
      medula óssea substituída por, 6
vermelhas, 547
   aplasia de, 547
   pura, 547
Celulite, 24
   renal, 970
   orbitária, 350
   periorbitária, 350
   pré-septal, 350
Cementoblastoma, 186
Cementoma, 186
Centro de maçã
   lesão, 843
      no câncer esofágico, 843
Centro(s)
   de ossificação, 1037
      epifisários, 1037
         aparecimento dos, 1037
Centro(s) ósseo(s)
   no cotovelo, 35
      ocorrência de, 35
   no úmero distal, 35
Ceratite
   intersticial, 389
      autoimune, 389
Ceratoma, 388
Ceratose
   obturante, 360
Cerclagem
   articular, 197
   interespinhal, 197
   sublaminar, 196
Cerebelo
   suprimento do, 264
      arterial, 264
   territórios de, 265
      vasculares, 265
Cerebrite, 278
Cérebro
   abscesso do, 266
      granulomatoso, 266
      piogênico, 266
   anastomoses do, 263
      arteriais, 263
   anatomia do, 255-265
      classificação da, 256
         hipotálamo, 256
      couro cabeludo, 255
      CSF, 261
      embriologia, 255

      fissuras peri-hipocampais, 261
      glândula, 256, 258
         hipofisária, 256
         pineal, 258
      meninges do, 255
      nervo, 259
         do trigêmeo, 259
         facial, 260
         óptico, 259
      núcleos da base, 258
      septo pelúcido, 258
      vasos, 261, 264
         cerebelares, 264
         cerebrais, 261
   atrofia do, 237
      cerebelar, 237
      cerebral, 237
      difusa, 237
      focal, 237
      hipocampal, 238
      processo simulando, 237
      reversível, 237
   contusão do, 281
   deslocamento no, 238
      de vasos, 238
      desvio no, 238
      arterial, 238
   doença do, 236
      vascular, 236
         classificação das anomalias, 236
         oclusiva, 236
         sinal de reversão, 237
   em gestação, 256
      de 10-11 semanas, 256
      seção sagital através do, 256
   fistula no, 272
      arteriovenosa, 272
   forame interventricular do, 246
      lesão próxima ao, 246
      densa, 246
   herniação do, 238
      alar, 238
      deslocamento de vasos, 238
      esfenoide, 238
      retroalar, 238
      subfalcina, 238
      transforaminal, 238
      tran*stent*orial, 238
   inchaço do, 239
      congestivo, 239
   malformação do, 236
      vascular, 236
         arterial, 236
         capilar, 236
         combinações, 236
         linfática, 236
         venosa, 236
   meninges do, 255
      calvária, 255
      dura-máter, 255
      espaço, 255
         epidural, 255
         subdural, 255
         subpial, 255
      leptomeninges, 255
      paquimeninges, 255
   tumor do, 236
      vascular, 236
         angiossarcoma, 236
         hemangioendotelioma, 236
         hemangioma, 236
         hemangiopericitoma, 236
Ceruminima, 360

Cérvix
   adenoma do, 879
      maligno, 879
Cesariana
   cicatriz de, 1056
      gravidez ectópica em, 1056
Chagas
   doença de, 828
Chamberlain
   linha de, 198
Chance
   fratura de, 216
   equivalente de, 216
Charcot
   articulação de, 133, 134
   saco de ossos, 134
CHD (Doença Cardíaca Congênita), 589
   abordagem para, 589
   apêndices atriais, 590
      justaposição de, 590
   aracnodactilia na, 590
   compatível, 590
      com vida relativamente longa, 590
      idade em que se apresenta, 590
   incidência de, 589
      em nascidos vivos, 589
   murmúrio cardíaco, 590
      constante, 590
   no primeiro ano de vida, 590
   síndromes com, 590
      de delação 5p, 590
      de Di George, 590
      de Down, 590
      de Ellis van Creveld, 590
      de Holt-Oram, 590
      de Hurler, 590
      de Ivemark, 590
      de Klippel-Feil, 590
      de Marfan, 590
      de Noonam, 590
      de Turner, 590
      de Williams, 591
      osteogênese imperfeita, 590
      pós-rubéola, 590
      trissomia, 590
         13-15, 590
         16-18, 590
CHF (Falência Cardíaca Congestiva) esquerda, 640
   manifestação de, 641
      extratorácica, 641
Chiari
   malformação de, 278
      I, 278
      II, 279
      III, 279
      IV, 279
Chicago
   doença de, 477
Chilaiditi
   síndrome de, 771
Chocolate
   molho de, 732
      abscesso em forma de, 732
Chofer
   fratura do, 90, 91
   de caminhão, 90
Chopart
   fratura de, 96
Choque
   intestinal, 873

Chorioadenoma
   destruens, 1064
Christian-Weber
   doença de, 884
      mesentérica, 884
Chumbo
   intoxicação por, 116
Churg-Strauss
   síndrome de, 492
   p-ANCA na, 492
CI (Índice Cefálico), 1037
Cianose
   fluxo de sangue pulmonar com, 591, 592
      aumentado, 591
      diminuído, 592
   fluxo de sangue pulmonar sem, 592
      aumentado, 592
      normal, 592
   hipertensão com, 592
      pulmonar, 592
      venosa, 592
Ciática, 209
Cicatriz
   de cesariana, 1056
      gravidez ectópica em, 1056
   radial, 587
Cicatrização
   fratura em, 212
   craniana, 212
Ciclo
   ovariano, 1044
Ciclofosfamida
   dano por, 414
      pulmonar, 414
Cifose
   dorsal, 226
   juvenil, 226
Cilindroma, 383, 480
Cílio
   imóvel, 514
      síndrome do, 514
Cintigrafia
   do transplante renal, 981
Cintigrama
   diagnóstico, 408
      de corpo total, 408
         com I-131, 408
Cintilografia
   adrenocortical, 1140
   biliar, 1133
   cardíaca, 1122-1132
      agentes do reservatório sanguíneo, 1125
      agentes para imagens, 1127
         de perfusão miocárdica, 1127
         teste de estresse, 1130
      desvios intracardíacos, 1132
      EF, 1125
      função ventricular, 1126
      imagem de infarto, 1131, 1132
         ávido, 1131
         não ávido realçado, 1132
      imagem planar, 1123
      isquemia miocárdica, 1122
         e viabilidade, 1122
      MPI, 1123
      opções das imagens, 1122
   cerebral, 1109-1111
      angiografia de radionuclídeos, 1109
      cisternografia com radionuclídeos, 1111
      PET, 1110

da paratireoide, 1112-1114
da tireoide, 1112-1114
de corpo inteiro, 1101-1104
   para órgãos não específicos, 1101-1104
      agentes para inflamação, 1101
      citrato de Ga-67, 1102
   de tumores neuroendócrinos, 1141
   dos inibidores, 1139
      da ACE, 1139
   dos tratos, 1133-1137
      GI, 1133-1137
         esplênica, 1135
         hepáticos, 1133-1137
         biliar, 1133
   esplênica, 1135
   óssea, 126, 130 1105-1108
      agentes, 1105
         da medula óssea, 1105
         ósseos, 1105
      no câncer, 126
         de mama, 126
         de próstata, 126
      versus radiografia, 130
      papel da, 126
         nas metástases ósseas, 126
   pulmonar, 1115-1121
      agentes, 1115
         perfusão, 1115, 1117
         ventilação, 1115
      imagem(ns), 1116, 1117
         de tumores pulmonares, 1116
         quantitativa de perfusão pulmonar, 117
         tromboembolismo pulmonar, 1119
   renal, 1138-1142
      agentes renais, 1138
      cistograma com radionuclíceos, 1140
      função diferencial, 1140
      tumores neuroendócrinos, 1141
   suprarrenal, 1138-1142
      adrenocortical, 1140
Cinto
   de segurança, 216
      fratura do, 216
      lesão do, 216
Circulação
   colateral, 617
      da mão, 617
         teste de Allen, 617
   equilibrada, 613
   fetal, 523, 659
      persi*s*tente, 523, 659
      síndrome da, 523
   hepática, 683
      aumento da artéria, 684
      gás na veia porta, 684
      halo hipoatenuante periportal, 684
      perfusão, 683
      realce transitório do parênquima, 683
      redução da onda do Doppler, 684
      da veia hepática, 684
      shunt arterioportal, 684
      veia porta pulsátil, 684
   pulmonar, 463
   uteroplacentária, 1036
      artéria umbilical, 1036
         Doppler da, 1036

fluxo sanguíneo uterino, 1036
   volume de, 1036
   lesões de IUGR, 1036
Cirrose
   biliar, 721
      primária, 721
   doença hepática, 721
      em estágio terminal, 721
      complicações da, 721
   hepática, 720
      lesões nodulares na, 720
         carcinoma hepatocelular pequeno, 721
         nódulo, 720
            displásico, 720
            regenerativo, 720
      padrões hepáticos na, 719
      semiespecíficos, 719
   pseudocirrose, 722
Cirurgia
   cardíaca, 606
      deformidade torácica, 607
         pós-opertória, 607
         procedimentos cirúrgicos, 606
         prótese, 607
            da válvula cardíaca, 607
   de mama, 583
      cosmética, 583
   pneumoencéfalo por, 240
      intracraniano, 240
Cisalhamento
   da substância branca, 285
   lesão de, 285
Cisterna(s)
   causas associadas às, 235
      da neuropatia do trigêmeo, 235
   com nódulo mural, 240
   da linha média, 240
      aracnoide, 240
      Cavum, 240
         do septo pelúcido, 240
         veli interpositi, 240
         vergae, 240
      colóide, 240
   magna, 1020, 1037
      anormal, 1020
      diâmetro da, 1037
   neuroepitelial, 247
   parasselar, 252
Cisticercose
   do cérebro, 282
      estágio, 282
         calcificado, 282
         da invasão do tecido larval, 282
         nodular-granular, 282
         vesicular, 282
         coloidal, 282
   neurocisticercose, 282
      intraventricular, 283
      racemosa, 282
      subaracnoide, 282
      tipo parenquimatoso, 282
Cistinúria, 1005
Cistite, 944
   alcalino-encrustada, 940
   cística, 944
   e AIDS, 935
   edema bolhoso, 945
      da parede da bexiga, 945
   enfisematosa, 944
   eosinofílica, 944
   granulomatosa, 945
   hemorrágica, 945

intersticial, 945
tuberculosa, 945
Cisto(s)
   a partir de folículo, 1072, 1073
      pós-ovulatório, 1073
      pré-ovulatório, 1072
   alantoico, 1018
   amniótico, 1018
      de inclusão, 1018
   aracnoide, 204, 220, 272
      cerebral, 272
      da coluna, 204
      meníngeo, 220
         sacral, 220
   ariepiglótico, 363
   atípico, 362
      da segunda fenda branquial, 362
   biliares, 689
      congênitos, 689
         classificação dos, 690
   broncogênico, 486
      intrapulmonar, 486
      mediastinal, 486
   cervical, 365, 390
      broncogênico, 365
      dermoide, 365, 390
      do timo, 365
      epidermoide, 365, 390
   coloide, 280
   corticais, 908
      múltiplos, 908
         síndrome com, 908
   da fenda, 327, 383
      branquial, 383
         primeira, 383
         segunda, 383
         terceira, 384
      de Rathke, 327
   da túnica albugínea, 922
   da vesícula seminal, 991
      adquirido, 991
      congênito, 991
   de Baker, 170
   de chocolate, 1058
   de colesterol, 389
   de corpo lúteo, 1073
   de *corpus albicans*, 1073
   de duplicação, 716, 839
      colônico, 840
         apêndice duplo, 840
         tubular colorretal, 840
      do intestino delgado, 841
      duodenal, 716, 840
      esofágico, 840
      gástrico, 841
      retal, 841
      toracoabdominal, 841
   de glândula, 1032
      de Bartholin, 1032
   de implantação, 77
   de inclusão, 288, 1073, 1077
      epitelial, 1073
   de superfície, 1073
      peritoneal, 1077
   de órgãos múltiplos, 338
   de ovário, 1072
      classificação de imagem no, 1073
      de retenção, 1072
      folículo dominante, 1072
      funcional, 1072
         tratamento do, 1074
   de Stafne, 185
   de Tarlov, 220

de teca luteínica, 1073
  epitelial, 1073
  multilocular, 1077
de Thornwaldt, 407
de tuba uterina, 1076
  hematossalpinge, 1076
  hidrossalpinge, 1076
  piossalpinge, 1076
dentígeo, 185
dermoide, 389, 1053
do baço, 725
  epidermoide, 725
  primário, 725
do colédoco, 715
  congênitos, 715
  intraduodenal, 716
  tipo I de, 715
do ducto, 365, 407, 1017, 1062, 1070
  de Gartner, 1062
  onfalomesentérico, 1017, 1070
  tireoglosso, 365, 407
do joelho, 41
do ombro, 33
do pé, 42
do plexo coroide, 280
do quadril, 36
do testículo, 995
  de queratina, 995
  epidermoide, 995
do tornozelo, 42
endometriais, 1031
entérico, 842
enterogênico, 716
  da ampola de Vater, 716
  do duodeno, 716
enterógeno, 228
  entérico, 228
  dorsal, 228
ependimal, 318
epidermoide, 77, 272, 288
  adquirido, 272
  de inclusão, 77
  diferenças entre, 272
  secundário, 272
  verdadeiro, 272
epitelial, 725
folicular, 185, 1072
formação de, 316
gasosos, 773
  intestinais, 773
glioependimal, 318
hepático, 735
  adquirido, 735
  congênito, 735
hidático, 193
infundibular, 77
intra-abdominal, 775
  na infância, 775
intraósseo, 77
  de queratina, 77
intratesticular, 922
leptomeníngeo, 219, 272
lesões que lembram, 443
  pulmonares, 443
linfoepitelial, 383
  da parótida, 383
lipídico, 577
  traumático, 577
mamário, 576
  complexo, 576
    aspiração de, 577
  complicado, 576
    aspiração de, 577
  simples, 576
    pneumocistograma, 576

mediastinal, 450
  desenvolvimento do, 450
    frequência do, 450
medular, 230
  pós-traumático, 230
meníngeo, 220
  aracnóideo, 220
  sacral, 220
mesentéricos, 802, 875
mesotelial, 875
mucoso, 399
  de retenção, 399
múltiplos, 334
na mama, 576, 577
  de inclusão epidérmica, 577
neuroentérico, 223
  dorsal, 228
neuroepitelial, 318
oleoso, 577
omentais, 802, 875
ósseo, 168, 185, 193
  aneurismático, 193
  hemorrágico, 185
  simples, 168, 185
  solitário, 168, 185
  traumático, 185
  unicameral, 168
ovariano, 1077
  aprisionado, 1077
pancreático, 691
  com componente sólido, 692
  contendo mucina, 692
  unilocular, 692
paraovariano, 1075
parapélvico, 979
  linfático, 979
parasitário, 694
paratireóideo, 365
periapical, 185
periarticular, 14
  ganglion, 14
  bursa, 14
  meniscal, 14
  sinovial, 14
pericalicial, 969
pericárdico, 658
peripélvico, 979
pielogênico, 969
pineal, 324
placentários, 1017
poplíteo, 170
primordial, 185
prostáticos, 923
  abscesso prostático, 924
  BHP, 924
    degeneração cística da, 924
  de retenção, 924
  do ducto, 923
    ejaculatório, 923
    mülleriano, 923
  do utrículo, 923
  prostatite, 924
    cavitária, 924
    diverticular, 924
pulmonar(es), 442, 443
  múltiplos, 443
radicular, 185
reativo, 230
renal(is), 337, 957, 978, 979
  atípico, 979
  complicado, 979
  corticais, 337, 978
    simples, 978
  de alta densidade, 979

do seio, 979
  hemorrágico, 979
  infestado, 979
  multilocular, 957
  sinal do bico, 978
residual, 185
retal, 888
sacral, 220
  perineural, 220
sebáceo, 77
septal, 1017
sinovial, 170, 207
subcondral, 14
suprarrenal, 936
teratoide, 389
tímico, 546
traumático, 549
  do pulmão, 549
uracal, 1000
vaginal, 1032
Cistoadenocarcinoma
  biliar, 705
  do ducto biliar, 705
  mucinoso, 748, 1069
    do pâncreas, 748
  seroso, 1081
Cistoadenofibroma, 1052
Cistoadenoma
  biliar, 705
  do ducto biliar, 705
  epididimal, 922
    papilar, 922
  microcístico, 765
  mucinoso, 747, 1069
    maligno, 1069
      fronteiriço, 1069
  papilar, 411
    linfomatoso, 411
  paraovariano, 1075
  rico em glicogênio, 765
  seroso, 765, 1081
    fronteiriço, 1081
    maligno, 1081
  do pâncreas, 765
Cistopatia
  diabética, 945
Cistossarcoma
  filoide, 587
Classificação
  Altman, 226
    de teratoma sacrococcígeo, 226
  Amstutz, 147
    de osteossarcomatose, 147
  arteriográfica, 390
  de Lestes, 390
  da pneumoconiose, 438
  das anomalias do CNS, 235
    da indução, 235
      dorsal, 235
      ventral, 235
    de migração neuronal, 235
    facomatoses, 236
    lesões destrutivas, 235
    proliferação neuronal, 235
      e histogênese, 235
    septo pelúcido, 235
      ausência de, 235
    vasculares, 236
      malformação, 236
      tumor, 236
  de Astler-Coller, 830
  de Bailey, 383
  de estágios, 508
  de Ann Arbor, 508

de Michel, 697
  da anatomia arterial, 697
  hepática, 697
Claudicação
  infantil, 1
    de 1-4 anos, 1
    de 4-10 anos, 1
    de 10-15 anos, 1
Clavícula
  afilada, 19
    extremidade da, 19
      distal, 19
  extremidade da, 19
    externa, 19
      ausência de, 19
    medial, 19
      destruição da, 19
Clinodactilia, 20
  fetal, 1019
Clivo
  de Wackenhein, 199
    linha basal do, 199
  linha do, 199
Clonorquíase, 722
Cloroma, 102
CMV (Citomegalovírus)
  esofagite por, 847
  infecção por, 283, 813
    na AIDS, 813
  retinite por, 355
CNS (Sistema Nervoso
  Central), 181-338
  anatomia do cérebro, 255-265
    classificação da, 256
    couro cabeludo, 255
    embriologia, 255
    fissuras peri-hipocampais, 261
    glândula, 256, 258
      hipofisária, 256
      pineal, 258
    líquido cefalorraquidiano, 261
    meninges, 255
    nervo, 259
      do trigêmeo, 259
      facial, 260
      óptico, 259
    núcleos da base, 258
    septo pelúcido, 258
    vasos, 261, 264
      cerebelares, 264
      cerebrais, 261
  anomalias fetais do, 1019
    calcificações intracranianas
      pré-natais, 1020
    cisterna magna anormal, 1020
    lesão intracraniana cística, 1020
    sinal do limão, 1020
    ventriculomegalia fetal, 1019
  cistos do, 240
    minúsculos, 240
    múltiplos, 240
  classificação das anomalias do, 235
    da indução, 235
      dorsal, 235
      ventral, 235
    de migração neuronal, 235
    facomatoses, 236
    lesões destrutivas, 235
    proliferação neuronal, 235
      e histogênese, 235
    septo pelúcido, 235
      ausência de, 235
    vasculares, 236
      malformação, 236
      tumor, 236

crânio, 181-202
  anatomia do, 198-202
    forames da base, 198
  DDx das doenças do, 181-197
    anomalias suturais, 181
    anormalmente fino, 182
    área lítica em retalho cutâneo, 183
    ausência, 183
      da asa maior do esfenoide, 183
      da linha inominada, 183
    espessura aumentada, 182
    fissura orbital superior alargada, 183
    lesão osteolítica do, 183
    mandíbula, 184
    maxila, 184
    ossos wormianos, 182
    sequestro em botão, 183
    síndromes craniofaciais, 184
    tumores da base do, 183
  desordens de, 203-231
    cisto, 220, 223
      meníngeo, 220
      neuroentérico, 223
    fibroma ossificante, 223
    fístula liquórica, 206
    fraturas do, 212
    Lückenschädel, 220
    neuroma traumático, 230
da coluna, 181-202
  anatomia, 198-202
    biomecânica, 200
    junção craniovertebral, 198
    meninges da medula espinhal, 199
    posição normal do cone vertebral, 202
  DDx das doenças, 181-197
    atlas, 188
    áxis, 188
    corpo vertebral, 190
    disco intervertebral, 194
    dispositivos de fixação espinhal, 196
    disrafismo espinhal, 189
    junção craniovertebral, 188
    lombalgia, 181
    massas paravertebrais, 194
    medula espinhal, 195
    sacro, 194
    tumores, 193, 196
      neurogênicos musculoesqueléticos, 196
      vertebrais, 193
  doença(s) de, 203-231
    abscesso epidural, 211
    aracnoidite, 203
    cisto aracnoide, 204
    cisto leptomeníngeo, 219
    cordoma, 205
    de Kümmell, 219
    dermoide, 209
    de Scheuermann, 226
    deslocamento, 210
    diastematomielia, 209
    discal degenerativa, 206
    discite, 209
    divertículo aracnoideo, 204
    epidermoide, 211
    espondilite anquilosante, 203
    espondiloartrite soronegativa, 226
    espondilólise, 228
    espondilolistese, 228
    estenose espinhal, 227
    fixação da rotação atlantoaxial, 204
    fraturas, 213
      cervical, 213
      toracolombar, 215
    glioma da, 217
    hemangioblastoma, 218
    hematoma epidural, 212
    lesão do plexo braquial, 204
    linfoma da medula espinhal, 220
    lipoma, 219
    MAV da medula espinhal, 204
    medula ancorada, 230
    meningioma, 220
    metástases, 220
      para a medula espinhal, 220
      para as vértebras, 220
    mielocistocele, 221, 230
      terminal, 230
    mielomeningocele, 221
    osteomielite da vértebra, 223
    paraganglioma, 223
    PNSP, 223
    seio dérmico dorsal, 211
    síndrome, 204, 218, 227
      de Klippel-Feil, 218
      de regressão caudal, 204
      do notocórdio dividido, 227
    siringo-hidromielia, 229
    teratoma, 225, 230
      sacrococcígeo, 225
    tuberculose da, 231
    tumor neuroectodérmico primitivo, 225
    ventrículo terminal, 231
doenças cerebrais, 233-254, 266-338
  abscesso, 266
  acrania, 266
  adenoma hipofisário, 325
  adrenoleucodistrofia, 266
  AIDS, 268
  anencefalia, 269
  aneurisma, 269, 335
    da veia galeno, 335
  angioma cavernoso, 276
  angiopatia amiloide, 278
  apoplexia hipofisária, 326
  astrocitoma, 273, 278
    cerebelar, 278
  ataxia-telangiectasia, 275
  carcinomatose meníngea, 309
  cefalocele, 276
  cerebrite, 278
  cisticercose, 282
  cisto, 272, 280, 318, 324, 327
    aracnoide, 272
    coloide, 280
    da fenda de Rathke, 327
    do plexo coroide, 280
    neuroepitelial, 318
    pineal, 324
  contusão cortical, 281
  coristoma, 280
  corpo caloso, 267
    agenesia do, 267
  craniofaringioma, 281
  DDx de, 233-254
    atrofia, 237
    AVC, 233
    classificação das anomalias do, 235
    demência, 235
    doença(s), 236
      degenerativas dos hemisférios, 236
      vascular, 236
    elevação de prolactina, 233
    forame interventricular do cérebro, 246
    lesão densa próxima ao, 246
    fossa posterior, 251
    glândula pineal, 253
    herniação do, 238
    lesões, 239, 240, 243, 250
      com realce, 243
      extra-axiais, 250
      hipodensas, 239
      intracranianas hiperdensas, 240
    massas, 241
    meninges, 249
    neuropatia do trigêmeo, 235
    núcleos da base, 248
    pressão intracraniana aumentada, 233
    região periventricular, 246
    sela, 251
    TIA, 234
    trauma de nascimento, 233
    tumor de realce uniforme, 246
      no trígono do ventrículo lateral, 246
    ventrículos cerebrais, 245
  dermoides, 284
  desenvolvimento venoso, 284
    anomalia do, 284
  displasia septo-ótica, 328
  DNET, 286
  doença, 269, 275, 293, 299, 306, 313, 323, 324, 337
    de Alexander, 269
    de Alzheimer, 269
    de Binswanger, 275
    de Canavan, 275
    de Hallervorden-Spatz, 293
    de Jakob-Creutsfeldt, 306
    de Moyamoya, 313
    de Pelizaeus-Merzbacher, 323
    de Pick, 324
    de vHL, 337
    hidátida, 299
  empiema, 287
  encefalite, 287
  ependimoma, 288
  epidermoide, 288
  esclerose, 269, 285, 312, 313, 314
    difusa, 285, 314
      mielinoclástica, 314
    lateral amiotrófica, 269
    múltipla, 313
    temporal mesial, 312
  esquizencefalia, 328
  estenose aqueductal, 271
  fístula arteriovenosa, 272
  GBM, 291
  germinoma, 234, 291
    pineal, 324
  hamartoma, 293, 301
    hipotalâmico, 301
  hemagioblastoma, 295
  hematoma, 289, 296
    epidural, 289
  hemorragia, 315, 329
    intracraniana neonatal, 315
    subaracnoide, 329
  hidranencefalia, 299
  hidrocefalia, 299
  higroma subdural, 332
  hipertensão intracraniana, 301
    idiopática, 301
  hipofisite linfoide, 307
  hipotensão intracraniana, 305
  holoprosencefalia, 298
  infarto cerebral, 302
  infecção, 283, 305
    em imunocomprometidos, 305
    por CMV, 283
  iniencefalia, 305
  KIT, 305
  larva migrans visceral, 337
  lesão axonal, 285
    difusa, 285
  leucodistrofia, 293
    da célula globoide, 293
  leucoencefalopatia, 327, 329
    espongiforme, 329
    multifocal progressiva, 327
  linfoma, 307
  lipoma, 306
  lissencefalia, 307
  macrocefalia benigna, 275
    na infância, 275
  malformação, 278, 283
    de Chiari, 278
    de Dandy-Walker, 283
  MAV, 272
  meduloblastoma, 308
  megalencefalia unilateral, 335
  melanose neurocutânea, 318
  meningioma, 309
  meningite, 311
  metástases, 312
  microangiopatia mineralizante, 313
  microcefalia, 313
  MLD, 312
  neuroblastoma, 317
  neurocitoma intraventricular, 305
  neurofibromatose, 318
  neuroma, 322
  oligodendroglioma, 323
  paragonimíase, 323
  PNET, 327
  porencefalia, 326
  PRES, 327
  revascularização VP, 336
    funcionamento não satisfatório de, 336
  RIND, 305
  sarcoidose, 328
  seio pericraniano, 329
  síndrome, 276, 280, 286, 306, 328, 329
    da sela vazia, 286
    de Cockayne, 280
    de desmielinização osmótica, 276
    de Dyke-Davidoff-Mason, 286
    de Joubert, 306
    de Reye, 328
    de Sturge-Weber-Dimitri, 329

substância cinzenta, 297
　　heterotópica, 297
　　telangiectasia capilar, 275
　　teratocarcinoma pineal, 324
　　teratoma, 324, 332
　　　　de CNS, 332
　　　　pineal, 324
　　toxoplasmose, 332
　　traumatismo craniano, 293
　　trombose, 285
　　　　do seio dural, 285
　　TSC, 333
　　tuberculose, 332
　　tumor, 290, 325, 330
　　　　da célula ganglionar, 290
　　　　de células pineais, 325
　　　　subdural, 330
　　　　ventriculite, 336
　　lesão, 240
　　　　com colesterol, 240
　　ventrículos, 1037
CoA (Coarctação da Aorta)
　　assintomática, 640
　　hipoplasia tubular, 640
　　localizada, 639
　　sintomática, 640
　　tipo adulto, 639
Coágulo
　　cardíaco, 638
Coalizão
　　tarsal, 172
　　　　calcaneonavicular, 172
　　　　talocalcânea, 172
Coana
　　atresia de, 388
Coarctação
　　aguda, 672
　　　　síndrome de, 672
Coats
　　doença de, 347
Coccidioidomicose, 62, 493
　　disseminada, 494
　　primária, 494
　　respiratória, 494
　　　　aguda, 494
　　　　crônica, 494
Cockayne
　　síndrome de, 280
Cockett
　　síndrome de, 653
Cóclea
　　aplasia da, 399
　　de cavidade única, 399
Cocleíte
　　calcificante, 394
　　ossificante, 394
Codman
　　tumor de, 58
Coeficiente
　　de Kappa, 1146
Cogan
　　síndrome de, 389
Colágeno
　　doença vascular do, 27, 426, 427
　　　　manifestações torácicas da, 426
Colagenose
　　mediastinal, 491
Colangiocarcinoma, 708
　　extra-hepático, 710
　　intra-hepático, 709
　　　　central, 709
　　　　periférico, 709
Colângio-Hepatite
　　oriental, 712

Colangiolitíase
　　coledocolitíase, 718
Colangiopatia
　　eosinofílica, 725
Colangite
　　ascendente, 710
　　　　aguda, 710
　　　　　　não supurativa, 710
　　　　　　supurativa, 710
　　esclerosante, 712
　　　　secundária, 712
　　não supurativa, 721
　　　　destrutiva, 721
　　　　crônica, 721
　　obstrutiva, 710
　　　　aguda, 710
　　oriental, 712
　　piogênica, 712
　　　　recorrente, 712
　　primária, 712
　　relacionada com AIDS, 711, 935
　　induzida por quimioterapia, 711
Colapso
　　epifisário, 53
Colateral(is)
　　da artéria coronária, 614
　　　　intercoronarianas, 614
　　　　intracoronarianas, 614
Coleção(ões)
　　agudas, 757
　　de líquido, 757
　　de líquido, 922
　　　　extratesticular, 922
　　extra-axiais, 275
　　　　benignas, 275
　　　　na infância, 275
　　líquida, 982, 1031
　　　　dentro do canal endometrial, 1031
　　　　paratransplante, 982
Colecistite, 713
　　aguda, 713, 714
　　　　acalculosa, 714
　　　　calculosa, 713
　　crônica, 714
　　enfisematosa, 714
　　lipídica, 741
　　xantogranulomatosa, 715
Colecistolitíase, 717
Colecistomegalia, 686
Colecistose
　　hiperplásica, 741
　　　　adenomiomatose da GB, 741
　　　　colesterolose, 741
Colédoco
　　cisto(s) do, 715
　　　　congênitos, 715
　　　　intraduodenal, 716
　　　　tipo de, 715
　　　　I, 715
　　　　III, 716
Coledococele, 716
Coledocolitíase, 718
Colelitíase, 716
　　cálculo(s), 717, 718
　　　　em neonatos, 717
　　　　remanescente, 718
　　　　no ducto cístico, 718
　　　　vesiculares, 717
　　　　　　em crianças mais velhas, 717
　　　　　　em fetos, 717
　　colangiolitíase, 718
　　colecistolitíase, 717

Colesteatoma, 942
　　ático, 388
　　congênito, 288, 388
　　da pars, 388
　　　　flaccida, 388
　　　　tensa, 388
　　inflamatório, 388
　　primário, 288, 388
　　　　adquirido, 388
　　secundário, 388
　　　　adquirido, 388
Colesterol
　　granuloma de, 389
Colesterolose
　　GB em morango, 741
　　pólipo de colesterol, 741
Colite
　　cística, 828
　　　　profunda, 828
　　granulomatosa, 834
　　infecciosa, 860
　　　　no ponto, 863
　　　　de Griffith, 863
　　　　de Sudeck, 863
　　isquêmica, 863
　　neutropênica, 889
　　pseudomembranosa, 800, 882
　　ulcerativa, 890, 891
　　　　doença de Crohn versus, 891
　　　　MR de, 891
　　　　e doença de Crohn, 890
　　　　DDx entre, 890
Colles
　　fratura de, 90, 91
　　reversa, 90
Colo
　　comprimento do, 1065
　　normal, 1065
　　dilatado, 1016
　　　　no primeiro trimestre, 1016
　　incompetente, 1065
Coloboma, 347
Cólon
　　adenoma do, 891
　　　　viloso, 891
　　aganglionose do, 858
　　amputação do, 796
　　　　sinal de, 796
　　anatomia do, 809
　　　　apêndice, 809
　　　　parede colônica, 809
　　　　espessura da, 809
　　angiodisplasia de, 817
　　AVM do, 817
　　catártico, 828
　　doença do, 837
　　　　diverticular, 837
　　　　　　diverticulite colônica, 838
　　　　　　diverticulose colônica, 837
　　　　　　hemorragia diverticular, 838
　　　　　　pré-diverticular, 837
　　esquerdo, 885
　　　　pequeno, 885
　　　　síndrome do, 885
　　estreitamento colônico, 797
　　　　localizado, 797
　　　　microcólon, 797
　　falhas de enchimento, 798
　　　　lesões do, 798
　　　　em carpete, 798
　　　　múltiplas, 798
　　　　simples, 798
　　　　tumor submucoso, 798

　　　impressão colônica, 796
　　　　digitiforme, 796
　　parede do, 797
　　　　lesões em alvo da, 797
　　　　múltiplas, 797
　　pólipo do, 798, 858
　　　　DDx de, 799
　　　　filiforme, 798
　　　　hiperplásico, 858
　　　　pós-inflamatório, 798
　　　　pseudopólipo, 798
　　　　síndromes poliposes, 799
　　secção do, 837
　　　　transversal, 837
　　trânsito de, 796
　　　　tempo de, 796
　　úlceras do, 796, 797
　　　　aftosas, 796, 797
　　　　colônicas, 796
　　urticária colônica, 796
　　　　padrão de, 796
　　via dupla do, 797
　　vólvulo do, 832
　　　　sigmoide, 832
　　　　transverso, 832
Colpocefalia, 246
Coluna
　　abscesso da, 211
　　　　epidural, 211
　　anatomia da, 198-202
　　　　biomecânica da, 200
　　　　junção craniovertebral, 198
　　　　meninges da medula
　　　　　　espinhal, 199
　　　　posição normal do cone
　　　　　　vertebral, 202
　　cervical, 191
　　　　fusão da, 191
　　DDx das desordens da, 181-197
　　　　atlas, 188
　　　　áxis, 188
　　　　corpo vertebral, 190
　　　　disco intervertebral, 194
　　　　dispositivos de fixação
　　　　　　espinhal, 196
　　　　disrafismo espinhal, 189
　　　　junção craniovertebral, 188
　　　　lombalgia, 181
　　　　massas paravertebrais, 194
　　　　medula espinhal, 195
　　　　sacro, 194
　　　　tumores, 193, 196
　　　　　　neurogênicos
　　　　　　　musculoesqueléticos, 196
　　　　　　vertebrais, 193
　　de Bertin, 908
　　　　grande, 908
　　doenças de, 203-231
　　　　abscesso epidural, 211
　　　　aracnoidite, 203
　　　　cisto, 204, 219
　　　　　　aracnoide, 204
　　　　　　leptomeníngeo, 219
　　　　cordoma, 205
　　　　dermoide, 209
　　　　deslocamento da, 210
　　　　diastematomielia, 209
　　　　discite, 209
　　　　divertículo aracnoideo, 204
　　　　doença, 206, 219, 226
　　　　　　de Kümmell, 219
　　　　　　de Scheuermann, 226
　　　　　　discal degenerativa, 206

epidermoide, 211
espondilite anquilosante, 203
espondiloartrite
   soronegativa, 226
espondilólise, 228
espondilolistese, 228
estenose espinhal, 227
fixação da rotação
   atlantoaxial, 204
fraturas, 213
   cervical, 213
   toracolombar, 215
glioma, 217
hemangioblastoma, 218
hematoma epidural, 212
lesão do plexo braquial, 204
linfoma da medula espinhal, 220
lipoma, 219
MAV da medula espinhal, 204
medula ancorada, 230
meningioma, 220
metástases, 220
   para a medula espinhal, 220
   para as vértebras, 220
mielocistocele, 221, 230
   terminal, 230
mielomeningocele, 221
osteomielite da vértebra, 223
paraganglioma, 223
PNSP, 223
seio dérmico dorsal, 211
síndrome, 204, 218, 227
   de Klippel-Feil, 218
   de regressão caudal, 204
   do notocórdio dividido, 227
siringo-hidromielia, 229
teratoma, 225, 230
   sacrococcígeo, 225
tuberculose da, 231
tumor neuroectodérmico
   primitivo, 225
ventrículo terminal, 231
em bambu, 151, 203
   na espondilite anquilosante, 203
   na poliomielite, 151
fracasso pós-cirúrgico da, 181
   síndrome do, 181
lesões da, 196
   extradurais, 196
ossificação da, 192
osteoporose da, 4
vertebral, 189, 200
   biomecânica da, 202
   anterior, 200
   média, 200
   posterior, 200
   torácica, 200
   toracolombar, 202
   pseudossubluxação da, 189
Comedomastite, 583
Comissura
   anterior, 374
   posterior, 374
Compartimento(s)
   do ilipsoas, 905
      aumento do, 905
   do pé, 42
   orbitários, 344
      anterior, 344
      posterior, 344
   plantares, 43
      do antepé, 43
      do médio pé, 43

retroperitoneais, 929
   espaço, 929, 930
   pararrenal, 929, 930
   anterior, 929
   posterior, 930
   perirrenal, 929
Complacência, 464
Complexo
   agiria-paquigiria, 307
   arqueado, 41, 94
      fratura do, 94
      por avulsão, 94
   de Buford, 33
   de Carney, 657
   de cavidade central, 1016
      espessada, 1016
      no primeiro trimestre, 1016
   de Dandy-Walker, 284
   de Eisenmenger, 645
   de hipoperfusão, 822
   de histocompatibilidade, 13
      HLA-B 27 positivo, 13
   de Ranke, 550
   de Von Meyenburg, 748
   do menisco, 852
      de Kirklin, 852
   epispadia-extrofia, 942
   fratura do, 213
   malar, 213
   zigomático, 213
   mamilo-areolar, 563
   membros-parede corporal, 1068
   selar, 252
Complicação(ões)
   abdominais, 336
      da revascularização, 336
      VP, 336
   do abuso, 663
      de drogas recreacional, 663
      cardiovasculares, 664
      esqueléticas, 664
      neurológicas, 664
      no tecido mole, 664
      respiratórias, 664
      viscerais, 664
   pós-operatórias, 788
   do estômago, 788
Compressão
   axial, 216
      fratura por, 216
   síndrome da, 621, 653
      da veia ilíaca, 653
      de artéria inominada, 621
      anômala, 621
      ileocava, 653
   vascular, 599, 888
      do duodeno, 888
      padrões de, 599
      da traqueia, 599
      do esôfago, 599
   vertical, 215
      da coluna cervical, 215
Comprimento
   da fratura, 85
      distração, 85
      encurtamento, 85
      em cavalgadura, 85
      impactado, 85
      sobreposto, 85
Comunicação
   interfascial, 930
   rotas potenciais de, 930
Concepção
   produtos retidos de, 1046

Condroblastoma
   benigno, 58
Condrocalcinose, 14
   familiar, 57
Condrodisplasia
   metafisária, 124
      displasia metafisária, 125
      doença de Pyle, 125
      tipo Jansen, 125
      tipo McKusick, 124
      tipo Schmid, 124
   puntiforme, 59
Condrodistrofia
   calcificante, 59
   congênita, 59
Condroma
   articular, 170
   de partes moles, 168
   de tecidos moles, 168
   extraesquelético, 168
Condromalacia
   patelar, 60
      classificação da, 60
Condromatose
   sinovial, 170
Condrossarcoma, 193
   central, 61
   de células claras, 61
   endosteal, 61
   exostótico, 61
   extraesquelético, 62
      mesenquimal, 62
      mixoide, 62
   intramedular, 61
   laríngeo, 395
   no esqueleto apendicular, 61
      econdroma *versus*, 61
   periférico, 61
   primário, 60
   secundário, 60
Condylus
   tertius, 188
Cone
   ceco em, 795
   medular, 230
      baixo, 230
   vertebral, 202
      posição normal do, 202
Conexão(ões)
   orbitárias, 344
      canal óptico, 344
      espaços orbitários, 344
      fissura orbital, 344
      inferior, 344
      superior, 344
   renal, 941
      AV, 941
      AVM, 941
      fístula AV, 941
Confiança
   limites de, 1145
Congestão
   hepática, 760
      passiva, 760
   mesentérica, 802
      sinal, 802
      do anel de gordura, 802
      do pente, 802
   venosa, 595
Conglomerado
   de antracossilicose, 530
Conn
   síndrome de, 943

Conradi-Hunermann
   doença de, 59
   tipo não rizomélico, 59
Constrição(ões)
   de CBD, 389
      maligna, 689
      versus benigna, 689
   do ducto biliar, 689
      multifocais, 689
      intra-hepáticas, 689
   pericárdica, 641
   ureteral, 916
Contorno
   do globo, 342
      deformidade do, 342
   do intestino delgado, 793
      anormal, 793
   renal, 906
      protuberância local no, 906
   uterino, 1026, 1032
      irregularidade do, 1026
      na HSG, 1032
      anormal, 1032
Contração(ões)
   esofágicas, 780
      peristalse, 780
      primária, 780
      secundária, 780
      terciárias, 780
Contraste
   hidrossolúvel, 196
      em lesão medular, 196
      captação tardia de, 196
   insuficiência renal induzida por, 943
   nefropatia por, 943
   reações de, 1151
      tratamento de, 1151
   urinário, 911
      extravasamento do, 911
      espontâneo, 911
Contratura(s)
   em flexão, 1019
   fetal, 1019
   na mamoplastia, 584
   de aumento, 584
Controle
   de qualidade, 1093-1095
      calibradores, 1093
      câmara de cintilação, 1094
      do SPECT, 1095
      fontes de artefatos, 1095
      radiofármacos, 1093
Contusão
   abdominal, 823
   cerebral, 281
   cortical, 281
      contragolpe, 281
      golpe, 281
   da bexiga, 999
   do cérebro, 281
   muscular, 28, 130
   óssea, 22
      padrão de, 22
   pulmonar, 478
Conversão
   defeito de, 107
Cooley
   anemia de, 173
COP (Pnuemonia em Organização Criptogênica), 420, 511
Cor pulmonale, 595
Coração, 589-677
   esquerdo, 649
      hipoplásico, 649
      síndrome do, 649

tamanho do, 609
razão cardiotorácica, 609
de Taussig-Bing, 644
univentricular, 666
via de saída do, 674
   única, 674
triatrial, 642
DDx de doenças cardiovasculares, 589-607
  calcificações cardíacas, 601
  cardiomegalia, 596
  CHD, 589
  cirurgia cardíaca, 606
  doença cardíaca, 591, 592
    acianótica, 592
    cianótica, 591
  pericárdio, 603
  pulso alterante, 607
  situs, 600
  tumor cardíaco, 601
anatomia cardiovascular, 608-620
  átrios, 609
  pericárdio, 615
    tamanho do, 609
  válvulas cardíacas, 609
doenças cardiovasculares, 621-677
  amiloidose, 621
  aneurisma ventricular, 676
  anomalia de Ebstein, 645
  atresia tricúspide, 673
  cardíaca isquêmica, 651
  cardiomiopatia, 638
  cisto pericárdico, 658
  coágulo cardíaco, 638
  coração triatrial, 642
  de estase venosa crônica, 639
  defeito, 633, 646, 658, 676
    atrial septal, 633
    no coxim endocárdico, 646
    pericárdico, 658
    septal ventricular, 676
  endocardite bacteriana, 635
  estenose, 654, 674
    mitral, 654
    tricúspide, 674
  falência cardíaca congestiva, 640
    esquerda, 640
  fibroelastoma papilar, 657
  fibroelastose endocárdica, 647
  fibroma cardíaco, 636
  hemangioma cardíaco, 636
  infarto do miocárdio, 655
  insuficiência tricúspide, 674
  linfoma cardíaco, 652
  lipoma cardíaco, 636
  mesotelioma pericárdico, 659
  miocardite, 656
  mixoma, 656
  parada cardíaca, 636
  paraganglioma cardíaco, 637
  pericardite constritiva, 641
  rabdomioma do, 665
  regurgitação mitral, 653
  RV, 650
    hipoplásico, 650
  sarcomas cardíacos, 637
  síndrome, 648, 649
    de coração esquerdo
      hipoplásico, 649
    de heterotaxia, 648
  tamponamento cardíaco, 638
  teratoma pericárdico, 659
  válvula mitral, 648, 655
    instável, 648
    prolapso da, 655
  ventrículo único, 666
Coração-membro
  superior, 590
    síndrome, 590
Corcunda
  do dromedário, 908
Corda(s)
  timpânica, 261
  vocal(is), 363, 378, 395
    falsa, 395
      carcinoma de, 395
    paralisia de, 363
    verdadeira, 378
      face inferior de, 378
Cordão
  com dois vasos, 1081
  espermático, 933, 991
    torção do, 991
  inserção do, 1090
    velamentar, 1090
  nucal, 1069
  prolapso do, 1052
  reto, 1018
    não enrolado, 1018
  sexual, 996, 1029
    tumor do, 996, 1029
      estromal, 1029
  umbilical, 1017, 1018, 1034, 1035
    angiomixoma do, 1018
    fixação do, 1017
      anormal, 1017
    hemangioma do, 1018
    hematoma do, 1018
    inserção do, 1035
      variante de, 1035
    lesões do, 1017
      adquirida, 1018
      desenvolvimental, 1017
Cordocentese, 1039
Cordoma, 193
  esfenoccipital, 206
  espinhal, 206
  sacrococcígeo, 205
  vertebral, 206
Cori
  doença de, 730
Corioangioma, 1050
Coriocarcinoma, 996
  não gestacional, 1051, 1080
  ovariano, 1051, 1080
    gestacional, 1051
    primário, 1051, 1080
  uterino, 1051
    gestacional, 1051
Coriodecídua
  córion, 1033
  decídua, 1033
Corionicidade, 1040
Coristoma, 280
  renal, 940
Córnea
  laceração da, 352
Cornelia de Lange
  síndrome de, 63
Corno(s)
  ilíacos, 132
  temporal, 261
  do ventrículo lateral, 261
Corpectomia
  reconstrução após, 197
Corpo(s)
  da carótida, 401
    tumor do, 401
  de *psammoma*, 1027
    em tumores, 1027
  de psamoma, 367
  do vago, 402
    tumor do, 402
  em arroz, 14
  intra-articulares, 14
    soltos, 14
  lúteo, 1044
    atrésico, 1044
    de menstruação, 1044
  sinovial, 14
Corpo caloso
  agenesia do, 267
  disgenesia do, 267
    completa, 267
  lesão do, 251
    com realce anelar, 251
    doença, 251
      da substância branca, 251
    infecção, 251
    trauma, 251
    tumor, 251
  lipoma do, 306
Corpo(s) estranho(s)
  intraocular, 352
  sólidos, 475
    aspiração de, 475
      bronquiolie aspirativa, 475
Corpo(s) vertebral(is)
  aumentado, 191
  AVN do, 53
  coluna cervical, 191
    fusão da, 191
  curvatura escoliótica, 190
    grau de, 190
  destruição do, 190
    infecção, 190
    neoplasia, 190
  em forma de projétil, 192
  esclerose do, 207
    segmentar, 207
    idiopática, 207
  forame vertebral, 191
    aumento do, 191
  gás no, 190
  margem vertebral, 191
    anomalia da, 191
  ossificação da coluna, 192
  pedículo esclerótico, 192
  pequeno, 190
  placa terminal, 192
    vertebral, 192
      anomalia da, 192
  predileção por, 193
    tumores ósseos com, 193
  segmentação dos, 189
    anomalias de, 189
      assomia, 189
      bloco vertebral, 190
      fenda coronal, 189
      hemivértebra, 189
      síndrome de Klippel-Feil, 190
      vértebra, 190
      em borboleta, 190
      hipoplásica, 190}
  vértebra, 190, 191, 192
    com aspecto de osso, 192
    dentro de osso, 192
    em marfim, 192
    plana, 190
    projeções ósseas das, 191
Córtex
  renal, 904
    ecogenicidade aumentada do, 904
Corticotrofinoma, 752
Costela(s)
  anomalias congênitas das, 17
    bifidas, 17
    bifurcadas, 17
    cervical, 17
    curtas, 17
    fusão de, 17
    hipoplásica, 17
    intratorácica, 17
    número anormal de, 17
    pélvica, 17
    ponte óssea, 17
    pseudoartrose, 17
    rudimentar, 17
  aparência enrugada, 140
  curta-polidactilia, 165
    síndrome da, 165
  deformidade torácica, 17
    peito, 17
      de pombo, 17
      em funil, 17
    tórax, 17
      carinado, 17
      em barril, 17
      escavado, 17
  densas, 18
  forma anormal da, 18
    alargadas, 18
    displásica, 18
      em fita torcida, 18
    finas, 18
    incisura costal, 18
      na margem inferior, 18
      na margem superior, 18
    junção costocondral, 18
      aumento bulboso da, 18
  fratura da, 89
  hiperlucentes, 18
    lucentes, 18
      adquiridas, 18
      congenitamente, 18
  lesões das, 17
    desordem costal, 18
      traumática, 18
    expansiva, 18
    infecções granulomatosas, 18
      agressivas, 18
    tumor costal, 17
      benigno, 17
      maligno, 18
Costocondrite, 495
Cotovelo
  bursas do, 35
  centros ósseos no, 35
  ocorrência de, 35
  cistos do, 35
  coxins do, 89
    adiposos, 89
  de tenista, 115
  fratura do, 89
    condilar lateral, 89
    epicondilar medial, 89
    supracondilar, 89
Cotovelo-patela
  síndrome, 132
Cotrel-Dubousset
  haste de, 197
Couro
  cabeludo, 255
    epicrânio, 255
    espaço, 255
      subgaleal, 255
      subperiosteal, 255

gálea aponeurótica, 255
pele, 255
pericrânio, 255
subcutâneo, 255
Cowden
doença de, 834
Cowley
síndrome de, 893
Cowper
glândula de, 924
lesões da, 924
Coxa
direita, 39
distal, 39
secção transversa da, 39
média, 39
secção transversa através da, 39
proximal, 39
secção transversa através da, 39
inserções musculares da, 37
músculos da, 40
plana, 53
Coxim (ns)
adiposos, 40
do quadril, 40
antral, 786
sinal do, 786
Coxite
fugaz, 175
CPAP (Ventilação com Pressão Positiva Contínua)
complicações da, 538
CPDN (Nefroblastoma Diferenciado Parcialmente Cístico), 957
CPPD (Doença da Deposição de Cristais de Pirofosfato di-hidratado de Cálcio), 57
em mão e punho, 15
Crânio
anatomia do, 198-202
forames da base, 198
aparência do, 299
em bronze batido, 299
base do, 198, 375
corte transversal pela, 375
forames da, 198
DDx das desordens do, 181-197
anomalias suturais, 181
anormalmente fino, 182
área lítica em retalho cutâneo, 183
ausência, 183
da asa maior do esfenoide, 183
da linha inominada, 183
espessura aumentada, 182
fissura orbital superior alargada, 183
lesão osteolítica do, 183
mandíbula, 184
maxila, 184
ossos wormianos, 182
sequestro em botão, 183
síndromes craniofaciais, 184
tumores da base do, 183
doenças de, 203-231
cisto, 220, 223
meníngeo, 220
neuroentérico, 223
fibroma ossificante, 223
fístula liquórica, 206
fraturas, 212
Lückenschädel, 220
neuroma traumático, 230

lacunar, 220
trilobado, 182
Cranioestenose, 182
Craniofaringioma
ectópico, 281
Craniolacunia, 220
Craniossinostose
braquicefalia, 182
crânio trilobado, 182
dolicocefalia, 182
escafocefalia, 182
kleeblattschädel, 182
oxicefalia, 182
plagiocefalia, 182
trigonocefalia, 182
turricefalia, 182
cRCC (Carcinoma Cístico de Células Renais)
nódulo mural em, 978
unilocular, 978
Creme
biliar, 747
Crescente Aéreo
sinal do, 436
Crescimento Fetal
aceleração do, 1068
distúrbio de excesso de, 1018
excessivo, 1018
síndromes de, 1018
achados sonográficos antenatais em, 1018
Crescimento
de gêmeos, 1040
velocidades de, 1040
discordantes, 1040
de lesões renais, 906
padrão de, 906
expansivo, 906
infiltrativo, 906
efeitos no, 166
da anemia falciforme, 166
ósseo, 154
distúrbio do, 154
CREST
síndrome de, 880
Cretinismo, 111, 191
CRF (Insuficiência Renal Crônica)
deposição de amilóide na, 895
manifestação da, 895
musculoesquelética, 895
Criança(s)
abdômen agudo em, 769
espancada, 55
síndrome da, 55
Cri-du-chat
síndrome do, 63, 590
Criptococose, 495
e AIDS, 268
Criptorquidismo, 952
Criptosporidiose
e AIDS, 814
Crise
adisoniana, 936
do sequestro esplênico, 167
agudo, 167
falciforme, 28
edema muscular por, 28
Crista
alveolar, 376
corte transversal pela, 376
Cristalino, 345
deslocamento do, 352
fibroplasia por trás do, 357

CRL (Comprimento Cabeça-Nádega), 1036
Cronkhite-Canada
síndrome de, 836
Crouzon
síndrome de, 63
CRT (Terapia de Ressincronização Cardíaca), 466
Crupe, 389
Cruveilhier-von Baumgartem
síndrome, 762
CSF (Líquido Cefaloraquidiano), 233
aqueduto cerebral, 261
espaço de, 251
semeadura de, 221
das neoplasias, 221
intracranianas, 221
CST (Teste de Estresse de Contração), 1038
Curva(s), 57
Curvatura
escoliótica, 190
grau de, 190
Cushing
síndrome de, 943
CVP (Pressão Venosa Central)
cateter de, 467
CVS (Amostragem de Vilo Coriônico), 1038
CWP (Pneumoconiose dos Trabalhadores de Carvão)
simples, 493

D

Dacrioadenite, 347
Dacriocistite, 347
Dacriocistocele, 389
Dactilite, 19
Dactilólise
espontânea, 48
Dandy-Walker
malformação de, 283
complexo de, 284
variante de, 284
Dano
alveolar, 510
difuso, 510
pulmonar, 414
induzido por drogas, 414
citotóxicas, 414
não citotóxicas, 414
DCIS (Carcinoma Ductal *In situ*)
de alto grau nuclear, 567
de baixo grau nuclear, 568
DDH (Displasia Desenvolvimental do Quadril), 67
DDx (diagnóstico Diferencial), 181-197, 203-231
anatomia do, 198-202
forames da base, 198
da coluna, 181-197
atlas, 188
áxis, 188
corpo vertebral, 190
disco intervertebral, 194
dispositivos de fixação espinhal, 196
disrafismo espinhal, 189
junção craniovertebral, 188
lombalgia, 181
massas paravertebrais, 194
medula espinhal, 195
sacro, 194

tumores, 193, 196
neurogênicos musculoesqueléticos, 196
vertebrais, 193
das doenças do crânio, 181-197, 203-231
anomalias suturais, 181
anormalmente fino, 182
área lítica em retalho cutâneo, 183
ausência, 183
da asa maior do esfenoide, 183
da linha inominada, 183
cisto, 220, 223
meníngeo, 220
neuroentérico, 223
espessura aumentada, 182
fibroma ossificante, 223
fissura orbital superior alargada, 183
fístula liquórica, 206
fraturas, 212
lesão osteolítica, 183
Lückenschädel, 220
mandíbula, 184
maxila, 184
neuroma traumático, 230
ossos wormianos, 182
sequestro em botão, 183
síndromes craniofaciais, 184
tumores da base, 183
de calcificação, 26
de tecido mole, 26
de distúrbios da GB, 685
alteração no tamanho, 386
artefato em cauda de cometa, 687
bile de alta densidade, 685
carcinoma, 729
de porcelana, 760
defeitos de preenchimento, 687
deslocada, 685
espessamento da parede, 686
ligamento hepatoduodenal, 687
gordura ecogênica no, 687
metástases, 745
não visualização ao US, 685
síndrome
pós-colecistectomia, 764
sombreamento acústico na fossa, 685
de doenças, 233-254, 339-343, 359-369, 413-458
cerebrais, 233-254
atrofia, 237
AVC, 233
classificação das anomalias, 235
demência, 235
doença(s), 236
degenerativas dos hemisférios, 236
vascular, 236
elevação de prolactina, 233
forame interventricular do cérebro, 246
lesão densa próxima ao, 246
fossa posterior, 251
glândula pineal, 253
herniação, 238
lesões, 239, 240, 243, 250
com realce, 243
extra-axiais, 250
hipodensas, 239

intracranianas
  hiperdensas, 240
massas, 241
meninges, 249
neuropatia do trigêmeo, 235
núcleos da base, 248
pressão intracraniana
  aumentada, 233
região periventricular, 246
sela, 251
TIA, 234
trauma de nascimento, 233
tumor de realce uniforme, 246
  no trígono do ventrículo
    lateral, 246
ventrículos cerebrais, 245
da garganta, 359-369
  faringe, 362
  glândulas salivares, 365
  laringe, 363
  pescoço, 364
  tireoide, 365
  vias aéreas, 363
da orelha, 359-369
  déficit de audição, 359
  desmineralização do osso
    temporal, 359
  massas, 360
  membrana timpânica
    vascular, 359
  paralisia do nervo facial, 359
  zumbido pulsátil, 359
do nariz, 359-369
  massas, 361
  seios, 361
malformação pulmonar, 421
  brônquios, 454
  calcificações pulmonares, 438
  congênita, 421
  diafragma, 456
  DPLD, 424
  lesões pulmonares, 438, 441
    densas, 438
    lucentes, 441
    pleura, 443
  massa pulmonar, 432
  mediastino, 448
  nódulo pulmonar, 432
  padrões, 421
    alveolar, 421
    pulmonares anormais, 421
  parede torácica, 456
  pneumoconiose, 437
  timo, 454
  traqueia, 454
oculares, 339-343
  anopsia, 339
  globo, 341
  oftalmoplegia, 339
orbitários, 339-343
  glândula lacrimal, 343
  massa orbitária, 341
  nervo óptico, 343
  órbita, 339
torácicos, 413-458
  aspiração, 413
  dano pulmonar, 414
    induzido por drogas, 414
  desordens com
    manifestações, 415
      hepáticas, 415
      pulmonares, 415
  doença pulmonar, 414, 421,
    423, 458
    associada ao tabagismo, 414

difusa na HRCT, 428
intersticial, 423
neonatal, 421
edema pulmonar, 415
  pneumonia, 418
hemorragia pulmonar, 413
hipersensibilidade, 414
  ao pó orgânico, 414
de doenças
  cardiovasculares, 589-607
  CHD, 589
  acianótica, 592
  aorta, 598
  artéria pulmonar, 593
  avaliação de desvio, 591
  calcificações cardíacas, 601
  cardiomegalia, 596
  cianótica, 591
  cirurgia cardíaca, 606
  hipertensão pulmonar, 594
  pericárdio, 603
  pulso alternante, 607
  situs, 600
  tumor cardíaco, 601
  vascularidade pulmonar, 593
  vasculite, 605
  veia cava, 604
de doenças GI, 769-803
  abdômen agudo, 769
    em crianças, 769
  anormalidades, 770
    em falência renal crônica, 770
    em transplante renal, 770
  ânus, 800
  ar intra-abdominal, 771
    normal, 771
  calcificações abdominais, 773
    e opacidades, 773
  ceco, 795
  cólon, 796
  duodeno, 788
  enteropatia, 770
  esôfago, 780
  estômago, 784
  estratificação mural, 799
    do trato intestinal, 799
  fluido, 774, 775
    intra-abdominal anormal, 774
    retroperitoneal, 775
  hemoperitônio, 769
  hemorragia, 769
  íleo, 779
  intestino delgado, 790
  linfadenopatia abdominal, 802
  massa abdominal, 771
  mesentério, 801
  obstrução intestinal, 775
    mecânica, 775
  omento, 801
  peritônio, 800
  reto, 800
de doenças ginecológicas, 1013-1032
  anexos, 1028
  ginecologia geral, 1025
  massa pélvica, 1027
  trato genital, 1032
    gás no, 1032
  tumor ovariano, 1030, 1063
    com hiperestrogenismo, 1030
    de células da granulosa, 1063
  útero, 1030, 1084
    anomalias uterinas, 1084
    leiomiossarcoma do, 1089
    liomioma uterino, 1087
  vagina, 1032

de doenças mamárias, 553-562
  abordagem prática, 561
  aumentos de lesões na MR, 554
  avaliação mamográfica, 553
  calcificações, 557
  densidade, 553
  lesões ovais, 554
  mamilo, 558
  padrões de realce na MR, 560
  pele, 558
  relatório da mamografia, 561
  variações no
    desenvolvimento, 553
de doenças obstétricas, 1013-1032
  achados anormais, 1016
    no primeiro trimestre, 1016
  anomalias fetais, 1019
    cardíacas, 1022
    do CNS, 1019
    do pescoço, 1020
    do tórax, 1021
    do trato urinário, 1025
    GI, 1023
    orbitárias, 1020
  cordão umbilical, 1017
  crescimento fetal, 1018
    distúrbio de excesso de, 1018
  displasia esquelética, 1019
    fetal, 1019
  líquido amniótico, 1015
    volume do, 1015
  obstetrícia geral, 1013
  placenta, 1016
  SGA, 1018
  triagem sérica, 1013
    materna, 1013
de pólipos, 799
  colônicos, 799
dos distúrbios biliares, 679-694
  cistos biliares congênitos, 689
  constrições, 689
    multifocais
      intra-hepáticas, 689
  defeito de preenchimento, 689
  estenose papilar, 690
  estreitamento, 689
  gás na árvore biliar, 687
  GB, 685
    alteração no tamanho, 386
    artefato em cauda de
      cometa, 687
    bile de alta densidade, 685
    defeitos de
      preenchimento, 687
    deslocada, 685
    espessamento da parede, 686
    ligamento
      hepatoduodenal, 687
      gordura ecogênica no, 687
    não visualização ao US, 685
    sombreamento acústico na
      fossa da, 685
  grande CBD, 688
    não obstruído, 688
  hemobilia, 687
  hiperbilurribinemia em
    lactentes, 688
  icterícia, 687, 688
    na criança mais velha, 688
    obstrutiva, 687, 688
      do adulto, 687
      neonatal, 688
  papila volumosa, 690
  pneumobilia, 687

quadrante superior direito, 679
  dor no, 679
sinal do ducto duplo, 690
dos distúrbios esplênicos, 679-694
  calcificação, 694
  densidade aumentada, 694
  esplenomegalia, 692
  lesão, 693
    cística, 693
    sólida, 693
  não visualização do baço, 692
  pequeno, 692
  quadrante superior direito, 679
    dor no, 679
dos distúrbios hepáticos, 679-694
  atenuação aumentada, 679
  aumento do volume, 679
    difuso, 679
  circulação, 683
    aumento da artéria, 684
    gás na veia porta, 684
    halo hipoatenuante
      periportal, 684
    perfusão, 683
    realce transitório do
      parênquima, 683
    redução da onda do
      Doppler, 684
    da veia hepática, 684
    shunt arterioportal, 684
    veia porta pulsátil, 684
  doenças do fígado, 679
    difusas, 679
  ecogenicidade, 680
    aumento generalizado na, 680
  hepatoesplenomegalia, 679
  hepatomegalia, 679
  intensidade de sinal em T2, 680
    diminuição acentuada na, 680
  massa, 680
    calcificação, 683
    captação de partículas de
      óxido de ferro, 682
      superparamagnético, 682
    características de
      reforço da, 682
    com cápsula, 682
    com retração capilar, 682
    contendo
      gordura/lipídios, 681
    hemorragia espontânea, 683
    hiperintensa em T1W1, 682
    hipervascular, 683
      na doença crônica, 683
      no fígado normal, 683
    lesão, 681
      cística, 682
      em olho de touro, 681
      múltiplas, 681
      solitária, 681
    tumor com cicatriz
      vascular, 681
    tumor primário, 680
      benigno, 680
      maligno, 680
  peri-hepatite, 680
  quadrante superior direito, 679
    dor no, 679
dos distúrbios
  pancreáticos, 679-694
  anomalias congênitas, 690
  atrofia, 690
  calcificação, 690

cisto, 691
    difusamente aumentado, 691
hiperamilasemia, 692
neoplasias, 691
quadrante superior direito, 679
    dor no, 679
dos distúrbios urogenitais, 895-926
    aldosteronismo primário, 896
    bexiga urinária, 916
    calcificação renal, 913
    diabetes *insipidus*, 896
    doença, 908, 914
        renal cística, 908
        renovascular, 914
    escroto, 920
    esvaziamento, 919
        disfunção do, 919
    genitália ambígua, 925
    glândula suprarrenal, 899
    hipercalcemia, 896
    hipertensão arterial, 897
    hipotensão arterial, 898
    infertilidade masculina, 926
    insuficiência renal, 895
    massas renais, 905
    nefrograma anormal, 909
    pênis, 924
    policitemia, 897
    próstata, 923
    retroperitônio, 898
    rim, 902
    sistema coletor, 911
    trato genital masculino, 925
        calcificações do, 925
    trato urinário, 898
        gases no, 898
        infeção do, 898
    ureter, 915
    uretra, 924
    entre doença de Crohn, 890
    e colite ulcerativa, 890
Dedo(s)
    em marreta, 157
    flexor dos, 42
    longo, 42
    lesão no, 19
        lucente, 19
    pontas dos, 20
        calcificações nas, 20
    pseudotumor dos, 132
        fibro-ósseo, 132
    superposto, 1019
        fetal, 1019
Defecografia, 809
Defeito(s)
    atrial septal, *ver* ASD
    cortical, 56, 63
        benigno, 56
        subperiosteal, 63
    da parede abdominal, 1023
        fetal, 1023
    de conversão, 107
    de Eisenmenger, 645
    de enchimento, 593, 912, 1026, 1032
        da artéria, 593
            pulmonar, 593
        do útero, 1032
            na HSG, 1032
        intrauterino, 1026
        no sistema coletor, 912
    de inclusão, 185
        da glândula salivar, 185
        lingual, 185

de preenchimento, 687, 689, 795, 786, 916
    cecal, 795
        intussuscepção apendicular, 796
    da GB, 687
        fixos, 687
        massa intraluminal móvel, 687
    gástrico, 786
        do remanescente, 786
    nos ductos biliares, 689
        material ecogênico, 689
    ureteral, 916
fibroso, 81
    cortical, 81
medular, 56
    calcificado, 56
no coxim endocárdico, *ver* ECD
ósseo, 8
    não expansivo, 8
        multilocular bem demarcado, 8
        unilocular bem demarcado, 8
pericárdico, 658
    bilateral, 658
    total, 658
    parcial, 658
pós-cricoide, 880
pulmonar, 441
    lucente, 441
    localizado, 441
septal, 646
    AV, 646
Deficiência
    de alfa 1-antitripsina, 470
    de cálcio, 160
        raquitismo por, 160
    de dissacaridase, 837
    de ferro, 112
        anemia por, 112
Déficit
    de audição, 359
        perda auditiva, 359
            condutiva, 359
        SNHL, 359
Deformidade
    de Sprengel, 169
    do contorno, 342
    do globo, 342
    em botoeira, 157
    óssea, 11
        em frasco de Erlenmeyer, 11
    torácica, 17, 607
        peito, 17
        de pombo, 17
        em funil, 17
        pós-opertória, 607
    tórax, 17
        carinado, 17
        em barril, 17
        escavado, 17
Degeneração
    cística, 924, 951
    da BHP, 924
    do linfonodo, 951
    hepatolenticular, 179
    mucoide, 1018
        do cordão umbilical, 1018
Deglutição
    função da, 807
Delação
    5p, 590
        síndrome de, 590

Delimitação
    renal, 903
        ausência de, 903
            na radiografia, 903
Demência, 235
Demorsier
    síndrome de, 328
Denervação
    muscular, 27
    subaguda, 27
Densidade(s)
    da foice cerebral, 241
        aumentada, 241
    da mama, 553
        assimétrica, 553
        aumento difuso na, 553
        BI-RADS®, 553
    esplênica, 694
        aumentada, 694
    lobares, 440, 447
        derrame pleural e, 447
    multifocais, 439
        mal definidas, 439
    pleurais, 447
        múltiplas, 447
    reticulogranulares, 421
        em neonatos, 421
    segmentares, 440
    tubular, 440
Dente
    aplasia do, 214
    hipoplasia do, 214
Depleção
    medular, 153
    focal, 153
    mieloide, 131
Deposição
    amiloide, 49
        difusa, 49
            na medula óssea, 49
    de ferro, 731
        padrões de, 731
    de fibrina, 1017
        perivilosa, 1017
        subcoriônica, 1017
    gordurosa, 727
        focal, 727
        no fígado, 727
Depressão
    das margens renais, 904
    fúndica, 1032
        na HSG, 1032
DeQuervain
    tireoidite de, 410
Derivado(s)
    de toxoide, 414
        dano por, 414
        pulmonar, 414
Dermatofibrossarcoma
    protuberante, 66
Dermatomiosite, 66
Dermátomo(s), 202
Dermoide(s)
    características dos, 1053
        sonográficas, 1053
    da coluna, 209
    de cabeça, 389
    e pescoço, 389
        cisto, 389, 390
        nasal, 389
    de CNS, 284
    teratoma cístico, 1053
        do ovário, 1053
        ruptura de, 1053

Derrame
    agudo, 303
        ADC em, 303
        mapa de DWI e, 303
    isquêmico, 303
        hiperagudo, 303
        CT de perfusão de, 303
    pleural, 427, 445, 1021
        e atelectasias, 447
            subsegmentares, 447
        e aumento hilar, 446
        e densidades lobares, 447
        e grande silhueta, 446
            cardíaca, 446
        fetal, 1021
        reticulações e, 427
        unilateral, 446
            do lado direito, 446
            do lado esquerdo, 446
DES (Exposição a Dietilestilbestrol), 1053
Descolamento(s)
    acromioclavicular, 72
    da placenta, 1077
    da retina, 355
    oculares, 352
        coroidal, 346
            traumático, 352
        do vítreo, 352
        traumático da retina, 352
        focal, 352
        total, 352
Descompressão
    síndrome da, 57
Desconexão
    da revascularização, 336
    VP, 336
Desenvolvimento
    da fenda branquial, 372
    arco, 372
        primeiro, 372
        quarto, 373
        quinto, 373
        segundo, 373
        sexto, 373
        terceiro, 373
    de bolhas, 469
        prematuro, 469
        e AIDS, 469
    mamário, 553, 563
        embriologia, 563
            anatomia variante, 563
            complexo mamilo-areolar, 563
            glândula de Montgomery, 563
        estágios de Tanner, 563
        variações no, 553
            anomalias congênitas, 553
            telarca prematura, 553
            unilateral, 553
    pulmonar, 462
    sexual, 928
        diferenciação, 928
        estágio indiferente de, 928
        formação do testículo, 928
        migração testicular, 928
    sustado, 1085
        do ducto de Müller, 1085
    venoso, 284
        anomalia do, 284
Desfiladeiro
    torácico, 670
        síndrome do, 670
            adquirida, 670
            congênita, 670

Desgerminoma, 324
Desigualdade
　V/Q, 464
Deslizamento
　da epífise, 78
　　da cabeça femoral, 78
Deslocamento
　da coluna, 210
　　atlantoccipital, 210
　　　avaliação do, 210
　　distração, 211
　　　atlantoccipital, 211
　da fratura, 85
　de Barlow, 68
　　teste de, 68
　de vasos, 238
　　desvio arterial, 238
　　no cérebro, 238
　　veias cerebrais, 238
　do cristalino, 352
　do lunato, 73
　do ombro, 72
　　acromioclavicular, 72
　　esternoclavicular, 72
　　　anterior, 72
　　　posterior, 72
　　glenoumeral, 72
　　　anterior, 72
　　　inferior, 73
　　　posterior, 73
　　　subcoracoide, 72
　　　superior, 73
　mediastinal, 421
　　em neonato, 421
　　e aeração anormal, 421
　mediocárpico, 74
　patelar, 23
　　lateral, 23
　perilunato, 73
　testicular, 993
Desmielinização
　osmótica, 276
　　síndrome de, 276
Desmineralização
　artrite com, 13
　artrite sem, 13
　do osso temporal, 359
Desmofibromatose, 66
Desmoide
　cortical, 63
　periosteal, 63
　subperiosteal, 63
Desordem (ns)
　articulares da mão e punho, 15
　　artrite, 15
　　　gotosa, 15
　　　psoriática, 15
　　　reumatoide, 15
　　CPPD, 15
　　esclerodermia, 16
　　osteoartrite, 15
　　　erosiva, 15
　　SLE, 16
　com manifestações, 415
　　hepáticas, 415
　　pulmonares, 415
　costal, 18
　　traumática, 18
　de coluna, 203-231
　　abscesso epidural da, 211
　　aracnoidite, 203
　　cisto, 204, 219
　　　aracnoide, 204
　　　leptomeníngeo, 219

cordoma, 205
dermoide, 209
deslocamento, 210
diastematomielia, 209
discite, 209
divertículo aracnoideo, 204
doença, 206, 219, 226
　de Kümmell, 219
　de Scheuermann, 226
　discal degenerativa, 206
epidermoide, 211
espondilite anquilosante, 203
espondiloartrite soronegativa, 226
espondilólise, 228
espondilolistese, 228
estenose espinhal, 227
fixação da rotação
　atlantoaxial, 204
fraturas, 213
　cervical, 213
　toracolombar, 215
glioma, 217
hemangioblastoma, 218
hematoma epidural, 212
lesão do plexo braquial, 204
linfoma da medula espinhal, 220
lipoma, 219
MAV da medula espinhal, 204
medula ancorada, 230
meningioma, 220
metástases, 220
　para a medula espinhal, 220
　para as vértebras, 220
mielocistocele, 221, 230
　terminal, 230
mielomeningocele, 221
osteomielite da vértebra, 223
paraganglioma, 223
PNSP, 223
seio dérmico dorsal, 211
síndrome, 204, 218, 227
　de Klippel-Feil, 218
　de regressão caudal, 204
　do notocórdio dividido, 227
siringo-hidromielia, 229
teratoma da, 225, 230
　sacrococcígeo, 225
TB da, 231
tumor neuroectodérmico
　primitivo, 225
ventrículo terminal, 231
cisto, 220, 223
　meníngeo, 220
　neuroentérico, 223
fibroma ossificante, 223
fístula liquórica, 206
fraturas do, 212
Lückenschädel, 220
neuroma traumático, 230
do crescimento, 154
　ósseo, 154
do tecido conectivo, 26
　calcificação distrófica por, 26
dos tecidos moles, 46-180
　ABC, 49
　acondrogênese, 46
　acondroplasia, 46
　　heterozigota, 46
　　homozigótica, 47
　　pseudoacondroplasia, 47
　acrocefalossindactilia, 47, 50
　　tipo I, 50
　acromegalia, 47
　acrosteólise familiar, 47

actinomicose, 47
adamantinoma, 48
amiloidose, 49
　artropatia amilóide, 49
　deposição amilóide difusa, 49
　na medula óssea, 49
anemia, 79, 105, 112, 165
　de Fanconi, 79
　falciforme, 165
　hemolítica, 105
　por deficiência de ferro, 112
angiomatose, 50
　cística, 50
　visceral, 50
angiossarcoma, 50
artrite, 118, 157, 164
　de Lyme, 118
　reumatoide, 157
　séptica, 164
artropatia de Jaccoud, 112
AVN, 51
brucelose, 56
calcinose tumoral, 177
cisto, 77, 170
　epidermoide, 77
　sinovial, 170
condrodisplasia, 59
　puntiforme, 59
condroma, 168
condromalacia patelar, 60
　classificação da, 60
CPPD, 57
defeito fibroso, 81
　cortical, 81
depleção mieloide, 131
dermatofibrossarcoma, 66
　protuberante, 66
dermatomiosite, 66
desordens
　mieloproliferativas, 131
displasia, 59, 70
　condroectodérmica, 59
　diastrófica, 70
distrofia reflexa, 154
　simpática, 154
doença, 48, 51, 57, 80, 135, 179
　de ainhum, 48
　de caisson, 57
　de Farber, 80
　de Jeune, 51
　de Osgood-Schlatter, 135
　de Wilson, 179
　dos caixões, 57
elastofibroma dorsal, 76
encondroma, 76
encondromatose, 76
esclerosteose, 164
escorbuto, 164
exostose de Turget, 178
fasciite necrotizante, 132
fenilcetonúria, 150
fibrodisplasia ossificante, 80
　progressiva, 80
fibroma, 60, 81, 135
　condromixoide, 60
　da bainha tendínea, 81
　ossificante, 135
fibromatose(s), 65, 169
　musculoaponeurótica
　　profunda, 65
　superficiais, 169
fratura, 84
ganglion, 97
geladura, 97

gota, 101
granuloma reparador, 99
　de células gigantes, 99
hemangioma, 103
hemangiopericitoma, 104
hematopoese extramedular, 79
hemocromatose, 105
hemofilia, 106
herniação cística, 107
herniation pit, 107
hibernoma, 107
hiperfosfatasia hereditária, 106
hipoparatireoidismo, 111
histiocitoma fibroso, 83
homocistinúria, 107
insensibilidade congênita à
　dor, 62
　com anidrose, 62
LCH, 114
lepra, 116
lesão, 64, 103, 130, 160
　do ligamento cruzado, 64
　do manguito rotador, 160
　musculotendinosa, 130
　por arma de fogo, 103
linfangioma, 119
lipoblastoma, 117
lipoma, 117
lipossarcoma, 118
macrodistrofia lipomatosa, 119
mielofibrose, 128
mucopolissacaridoses, 127
necrose asséptica, 51
neuroma de Morton, 127
neuropatia ulnar, 179
ocronose, 135
osteocondromatose sinovial, 170
osteodistrofia renal, 155
osteoma, 168
pé diabético, 70
PHypoPT, 152
pilomatricoma, 151
PNVS, 150
policondrite recorrente, 155
PPHypoPT, 152
progeria, 151
pseudoxantoma elástico, 152
queloide, 112
rubéola, 163
ruptura, 122, 150, 179
　de menisco, 122
　do LCU, 179
　do tendão patelar, 150
sarcoma, 78, 102, 103, 171
　epitelioide, 78
　granulocítico, 102
　hemangioendotelial, 103
　sinvial, 171
síndrome, 54, 74, 75, 98, 112,
　　116, 120, 132, 135, 150, 151,
　　154, 163, 173, 176, 179
　da superfêmea, 112
　de Down, 74
　de Ehlers-Danlos, 75
　de Gardner, 98
　de Klinefelter, 112
　de Klippel-Trénaunay, 113
　de Laurence-Moon-Biedl, 116
　de Marfan, 120
　de Noonan, 135
　de Pierre Robin, 150
　de Poland, 151
　de Reiter, 154
　de Rubinstein-Taybi, 163

de Treacher-Collins, 176
de Williams, 179
do nevo de células basais, 54
do túnel do tarso, 173
orodigitofacial, 135
SAPHO, 163
talassêmicas, 173
unha-patela, 132
tumor glômico, 101
varíola, 198
metabólica, 10, 26
primária, 10
sem hipercalcemia, 26
calcificação distrófica por, 26
mieloproliferativas, 131
musculoesqueléticas, 1
DDx das, 1
anomalias de redução dos membros, 11
articulações, 13
claudicação infantil, 1
clavícula, 19
costelas, 17
dispositivos de fixação, 28
epífise, 12
esclerose óssea, 1
idade óssea atrasada, 1
joelho, 22
lesão intraóssea, 8
mão, 19
nanismo, 9
ombro, 20
ósseas, 1
osteopenia, 3
pé, 23
periostite, 11
punho, 19
quadril, 21
reação periosteal, 11
supercrescimento ósseo, 11
tecidos moles, 24
trauma ósseo, 12
tumor ósseo, 5
universal, 1
ósseas, 46-180
ABC, 49
acondrogênese, 46
acondroplasia, 46
heterozigota, 46
homozigótica, 47
pseudoacondroplasia, 47
acrocefalossindactilia, 47, 50
tipo I, 50
acromegalia, 47
acropaquia tireoidiana, 175
acrosteólise familiar, 47, 79
idiopática, 79
actinomicose, 47
adamantinoma, 48
amiloidose, 49
artropatia amilóide, 49
deposição amilóide difusa, 49
na medula óssea, 49
anemia, 112
por deficiência de ferro, 112
angiomatose, 50
cística, 50
angiossarcoma, 50
artrite psoriática, 153
artrogripose, 51
AVN, 51
do quadril, 52
talar, 54
células gigantes, 99

granuloma reparador de, 99
tumor de, 99
cisto ósseo, 168
solitário, 168
coalizão tarsal, 172
coccidioidomicose, 62
condroblastoma, 58
condrodisplasia metafisária, 124
condrossarcoma, 60
central, 61
de células claras, 61
econdroma *versus*, 61
extraesquelético, 62
periférico, 61
DDH, 67
defeito cortical, 56
benigno, 56
deformidade, 169
de Sprengel, 169
desmoide cortical, 63
discondroesteose, 75
DISH, 70
disostose, 62
cleidocraniana, 62
displasia, 51, 58, 75, 82, 84, 127, 129, 140, 168, 174
camptomélica, 58
displasia torácica, 51
asfixiante, 51
epifisária, 75, 129
hemimélica, 75
múltipla, 129
espondiloepifisária, 168
fibrosa, 82
focal fibrocartilaginosa, 84
da tíbia, 84
metatrófica, 127
osteofibrosa, 140
tanatofórica, 174
doença, 48, 51, 53, 54, 77, 149, 167, 179
de ainhum, 48
de Blount, 53
de Calvé-Künnek-Verneuil, 53
de Engelmann-Camurati, 77
de Freiberg, 53
de Jeune, 51
de Kienböck, 53
de Köhler, 53
de Legg-Calvé-Perthes, 53
de Paget, 149
de Panner, 54
de Preiser, 54
de Sinding-Larsen-Johansson, 167
de Van Buchem, 179
echinococcus ósseo, 75
encurvamento tibial, 50
anterior, 50
envenenamento, 150
por fósforo, 150
epicondilite lateral, 115
epifisiólise, 78
da cabeça femoral, 78
esclerose diafisária múltipla, 107
hereditária, 107
esferocitose hereditária, 107
exostose subungueal, 169
FAI, 80
fibrocondrogênese, 80
fibroma, 67, 135
desmoplásico, 67
ossificante, 135
fibrossarcoma, 81

fístula arteriovenosa, 51
do osso, 51
fratura, 84
ganglion, 97
hemangioma, 103
hemangiopericitoma, 104
hiperostose cortical, 112
infantil, 112
hipervitaminose, 110
A, 110
D, 110
hipofosfatasia, 111
hipotireoidismo, 111
HPT, 108
ilha óssea, 56
infarto ósseo, 56
cortical, 56
medular, 56
intoxicação por chumbo, 116
LCH, 114
lepra, 116
lesão por radiação, 153
leucemia, 116
linfangioma, 119
linfangiomatose, 119
linfoma, 119
lipoma, 117
luxação, 71
do carpo, 73
do ombro, 72
do punho, 73
do quadril, 71
patelar, 71
melorreostose, 122
metástases, 125
mieloma múltiplo, 129
miosite ossificante, 131
nanismo mesomélico, 124
necrose asséptica, 51
classificação em MR de, 52
osteíte condensante, 136
do ílio, 136
osteoartrite, 136
osteoartropatia, 110, 133
hipertrófica, 110
neuropática, 133
osteoblastoma, 137
osteocondroma, 138
osteocondrose dissecante, 139
osteogênese imperfeita, 140
osteólise essencial, 78
osteoma, 141, 142
osteoide, 141
osteomielite, 142
osteonecrose, 51, 54
metadiafisária, 54
espontânea do joelho, 54
osteopatia, 127, 144
estriada, 144
por metotrexato, 127
osteopetrose, 144
osteopoiquilose, 145
osteoporose regional, 175
transitória, 175
osteossarcoma, 145
oxalose, 148
paquidermoperiostose, 148
paraosteoartropatia, 150
picnodisostose, 153
plasmocitoma solitário, 168
poliomielite, 151
progeria, 151
pseudocondroplasia, 152
pseudofraturas, 152

raquitismo, 159
rupturas labrais, 113
do ombro, 113
sarcoidose, 164
sarcoma, 78
de Ewing, 78
hemangioendotelial, 103
sífilis, 172
síndrome, 50, 55, 58, 63, 74, 107, 113, 132, 135, 165, 174, 176, 178, 179
cerebrocostomandibular, 58
da costela curta-polidactilia, 165
da criança espancada, 55
da trissomia do grupo, 176
D, 176
E, 176
de Apert, 50
de Carpenter, 58
de Cornelia de Lange, 63
de Crouzon, 63
de Down, 74
de Holt-Oram, 107
de Klippel-Trénaunay, 113
de Noonan, 135
de Turner, 178
de Williams, 179
do *cri-du-chat*, 63
do túnel do carpo, 58
TAR, 174
unha-patela, 132
sinovite transitória, 175
do quadril, 175
tuberculose, 177
relacionadas com a diálise, 156
torácicas, 468-552
adenoma, 479
brônquico, 479
agenesia pulmonar unilateral, 551
AIDS, 468
alveolite extrínseca alérgica, 503
amiloidose, 471
asma, 476
aspergilose, 473
aspiração de corpos estranhos, 475
sólidos, 475
atresia, 481
brônquica, 481
baritose, 477
beriliose, 477
blastomicose, 477
bronquiectasias, 481
bronquiolite, 482
obliterante, 482
CAM, 495
candidíase, 489
carcinoma, 482, 483
broncogênico, 483
bronquioloalvelar, 482
carcinomatose linfangítica, 519
cisto, 486, 546, 549
broncogênico, 486
tímico, 546
traumático do pulmão, 549
coccidioidomicose, 493
costocondrite, 495
criptococose, 495
CWP, 493
deficiência, 470
de alfa 1-antitripsina, 470

displasia broncopulmonar, 487
doença, 472, 490, 507, 523, 533, 537
   de Castleman, 490
   de Hodgkin, 507
   hidática, 509
   linfoproliferativa, 523
      após transplante, 523
   relacionada com o asbesto, 472
   tromboembólica
      pulmonar, 533
   veno-oclusiva pulmonar, 537
embolia, 471, 504
   gordurosa, 504
   por líquido aminiótico, 471
empiema, 501
enfisema, 494, 500
   lobar congênito, 494
esquistossomíase
   cardiopulmonar, 489
fibrose, 496 513, 530
   cística, 496
   progressiva maciça, 530
   pulmonar idiopática, 513
fístula broncopleural, 487
fratura, 504
   da traqueia, 504
   do brônquio, 504
granuloma do pulmão, 505
granulomatose, 483, 522, 527, 532, 551
   broncocêntrica, 483
   de Wegener, 551
   linfomatoide, 522
   pulmonar da linha média, 532
   sarcoide necrotizante, 527
hamartoma, 505
   da parede torácica, 505
   do pulmão, 505
hemangiomatose capilar
   pulmonar, 531
hérnia diafragmática, 498
hiperplasia tímica, 547
histoplasmose, 506
IIP, 510
infarto pulmonar, 532
infecção micobacteriana não
   tuberculosa, 527
   do pulmão, 527
IPH, 513
LAM, 517
linfangiectasia congênita, 494
linfangiomatose pulmonar, 532
linfoma, 520
lipomatose mediastinal, 523
líquido pulmonar fetal retido, 539
mediastinite crônica, 491
mesotelioma, 524
metástases, 525, 526
   para pleura, 526
   para pulmão, 525
microlitíase, 470
   alveolar, 470
nocardiose, 527
pambronquiolite, 528
paraganglioma torácico, 546
paragonimíase do pulmão, 528
PAVM, 531
PE séptica, 542
PIE, 532
PLCH, 514
pneumatocele, 529
pneumocistose, 529

pneumonia, 476, 501, 504, 514, 515, 519, 526, 527, 529, 531, 543, 551
   eosinofílica, 501
   intersticial de células gigantes, 504
   linfoide intersticial, 519
   lipoide, 515
   neonatal, 527
   organizante focal, 504
   pneumocócica, 529
   por aspiração, 476
   por *Klebsiella*, 514
   por *Legionella*, 515
   por micoplasma, 526
   por *Pseudomonas*, 531
   por sarampo atípico, 476
   por *staphylococcus*, 543
   por *streptococcus*, 543
   por varicela-zoster, 551
   pós-obstrutiva, 530
pneumonite, 490, 537
   por radiação, 537
   química, 490
proteinose, 471
   alveolar, 471
pseudolinfoma, 530
pseudotumor mioblástico
   inflamatório, 514
pulmão reumatoide, 539
quase afogamento, 526
quilotórax, 493
sarcoidose, 540
sequestração
   broncopulmonar, 487
siderose, 542
silicose, 542
síndrome, 469, 477, 492, 505, 510, 514, 523, 538, 543, 552
   da angústia
      respiratória, 469, 538
      no adulto, 469
      no recém-nascido, 538
   de aspiração meconial, 523
   de Behçet, 477
   de Churg-Strauss, 492
   de Goodpasture, 505
   de Kartagener, 514
   de Swyer-James, 543
   de Williams-Campbell, 552
   de Wilson-Mikity, 552
   pulmonar hipogenética, 510
   venolobar pulmonar
      congênita, 494
SLE, 544
talcose, 545
TB, 549
telangiectasia hemorrágica
   hereditária, 506
timolipoma, 547
timoma, 547
tórax pneumectomizado, 530
torção pulmonar, 548
transplante, 479, 516
   de medula óssea, 479
   pulmonar, 516
traqueobroncomegalia, 548
traqueobroncopatia, 548
   osteocondroplástica, 548
trauma torácico, 478
   fechado, 478
tumor teratoide, 545
   do mediastino, 545

   variz venosa pulmonar, 537
   zigomicose, 552
Desossificação
   decorrente de hiperplasia medular, 165
Destruição
   da sela, 251
   do corpo vertebral, 190
      infecção, 190
      neoplasia, 190
   do septo nasal, 362
   focal, 116
      de ossos, 116
   óssea, 5, 26, 172
      maciça, 26
      padrão de, 5
         em roedura de traça, 5
         geográfica, 5
         permeativa, 5
   seio opacificado e, 361
Destrusor
   esfíncter do, 919, 920
      dissinergia do, 919, 920
   instabilidade do, 919
Desvio(s)
   arterial, 238
      no cérebro, 238
   atrial, 592
   avaliação de, 591
      de E para D, 591
         com LA normal, 591
         tamanho da aorta em, 591
   da linha azigoesofágica, 453
   de Blalock-Hanlon, 606
   de Glenn, 606
   de janela AP, 606
   de Pott, 606
   de Waterston-Cooley, 607
   do mediastino, 448
      aprisionamento de ar no, 448
   em nível, 592
      atrial, 592
      ventricular, 592
   intracranianos, 239
      triângulo Silviano e, 239
   ventricular, 592
Detecção
   in utero, 1022
   de anomalias cardíacas, 1022
Di George
   síndrome de, 590
Diabete(s)
   fosfatêmico, 156
   insipidus, 896
      hipofisária, 896
      hipotalâmica, 896
      intoxicação hídrica, 896
      psicogênica, 896
      nefrogênico, 896
      sensível à vasopressina, 896
   mellitus, 945
      cistopatia diabética, 945
      nefropatia diabética, 945
Diáfise
   pivotal, 22
   lesão de, 22
Diafisite
   luética, 172
Diafragma
   acessório, 495
   ausente, 499
   sinal de, 499
   doença do, 836

   elevação, 456
      bilateral, 456
      unilateral, 456
   mucoso, 818
   antral, 818
Diagrama
   do relacionamento, 610
   das quatro válvulas cardíacas, 610
Diálise
   desordens relacionadas com a, 156
Diarreia
   pregas normais e, 791
   no intestino delgado, 791
Diastematomielia, 209
Dictioma, 351
Diferenciação
   de lesões, 977
   renais, 977
      pela CT, 977
   sexual, 928
      estágio indiferente de, 928
Difusão
   capacidade de, 464
DIL (Lúpus Eritematoso Induzido), 544
Dilatação
   benigna, 275
      dos espaços subaracnoides, 275
   cística, 715
      do ducto biliar, 715
         extra-hepático, 715
   da artéria, 593
      pulmonar, 593
   da epiglote, 363
   da glândula, 252
      hipofisária, 252
   da rede testicular, 922
   da veia, 340, 454
      ázigos, 454
      oftálmica superior, 340
   das glândulas lacrimais, 343
      massas bilaterais das, 343
   de linfonodo cervical, 364
      adenite cervical, 364
      malignos, 364
      normais, 364
   do nervo óptico, 343
      fluido, 343
      inflamação, 343
      tumor, 343
   esofágica, 780
      difusa, 780
   extraocular, 341
      do músculo, 341
         endócrina, 341
         inflamação, 341
         tumor, 341
         vascular, 341
   idiopática, 650
      do tronco pulmonar, 650
   pancreática, 758
      ductal, 758
      irregular, 758
   pós-estenótica, 598
   ureteral, 915
Diminuição
   acentuada, 680
      na intensidade de sinal hepático, 680
      em T2, 680
DIP (Interfalangiana Distal)
   articulações, 14, 16
      artrite envolvendo as, 16
      erosão de, 14

1178 ÍNDICE REMISSIVO

DIP (Pneumonia Intersticial
  Descamativa), 414, 420, 426, 513
Discectomia
  reconstrução após, 197
Discite, 209
  espondilite sem, 231
    tuberculosa, 231
  pós-operatória, 210
Disco
  altura do, 207
    redução da, 207
  extrusão de, 208
  herniação de, 209
    cervical, 209
    lateral, 209
    lombar, 209
    torácico, 209
  intervertebral, 194
    calcificação do, 194
    espaço discal, 194
      perda de, 194
    nódulo cartilaginoso, 194
    ossificação de, 194
    Schmorl, 194
    vácuo espinhal, 194
      fenômeno de, 194
  protuberante, 207, 208
  protusão do, 208
    em base larga, 208
    focal, 208
  sequestro de, 208
Discograma
  classificação de, 206
    de Dallas, 206
      modificada, 206
Discondrodisplasia, 76
Discondroesteose, 75
Disfunção
  do aloenxerto renal, 981
  do esvaziamento, 919
    incontinência, 919
    obstrução prostática, 920
    umedecimento, 920
  do miocárdio, 597
  erétil, 946
Disgênese
  ovariana, 590
Disgenesia
  do corpo caloso, 267
    completa, 267
  gonadal, 925
    agênese XY, 926
    mista, 925
    pura XY, 926
  mülleriana, 1027
  renal, 979
Disgerminoma, 1053
DISH (Hiperostose Difusa
  Esquelética Idiopática), 70, 191
Disjunção
  craniofacial, 212
Dismaturidade
  pulmonar, 552
Dismorfismo
  lobar, 908
Disormonogênese
  congênita, 365
    da tireoide, 365
Disostose, 9
  cleidocraniana, 62
  craniofacial, 63
  epifisária, 70
  mandibulofacial, 175
  mutacional, 62

Displasia, 951
  broncopulmonar, 487
  camptomélica, 58
  caudal, 204
    sequência de, 204
  cementária, 186
    periapical, 186
  cemento-óssea, 186, 187
    florida, 186
    focal, 187
  cística, 923
    congênita, 923
    do testículo, 923
  cleidocraniana, 62
  condroectodérmica, 59
  congênita, 67
    do quadril, 67
  da cápsula ótica, 399
    aqueduto vestibular, 400
      grande, 400
    cóclea, 399
      aplasia da, 399
      de cavidade única, 399
    giros cocleares, 399
      insuficientes, 399
    IAC, 399
      pequeno, 399
    labirinto membranoso, 399
      anomalias do, 399
    vestíbulo grande, 399
  da retina, 351
  de Alexander, 399
  de ossificação, 2
    endocondral, 2
    intramembranosa, 2
  de Scheibe, 399
  diafisária, 77
    progressiva, 77
  diastrófica, 70
  do CAE, 391
  epifisária, 59, 75, 129
    hemimélica, 75
    múltipla, 129
    punctata, 59
  esclerosantes, 2
    mistas, 2
  espondiloepifisária, 168
    congênita, 168
    tardia, 169
  esponjosa, 2
    primária, 2
    secundária, 2
  esquelética fetal, 1019
    amputação, 1019
    clinodactilia, 1019
    contraturas em flexão, 1019
    dedo superposto, 1019
    polegar de carona, 1019
    polidactilia, 1019
    prevalência das, 1019
    redução de membro, 1019
    sindactilia, 1019
  fibromuscular, 647, 976
    atípica, 648
    da artéria renal, 976
  fibrosa, 82, 193, 360
    craniofacial, 82
    familiar, 82
    leontíase óssea, 82
    monostótica, 82
    poliostótica, 82
    querubismo, 82
  focal, 84
    fibrocartilaginosa, 84
    da tíbia, 84

linfática, 1100
  linfocintilografia na, 1100
    primária, 1100
    secundária, 1100
  mamária, 579
  mesodérmica, 59
  metafisária, 125
  metatrófica, 127
  neuroectodérmicas, 236
  óssea, 2, 10
    esclerosante, 2
    letal, 10
  osteofibrosa, 140
  septo-ótica, 328
  tanatofórica, 174
  torácica, 51
    asfixiante, 51
  vascular, 319
Dispositivo(s)
  de fixação, 28, 196
  espinhal, 196
    anterior, 197
      sistemas de, 197
    avaliação da fusão espinhal
      em ponte, 197
    complicações de
      instrumentação
      espinhal, 197
    posterior, 196
    reconstrução, 197
      após corpectomia, 197
      após discectomia, 197
    externa, 29
    interna, 28
      parafusos, 28
      fios de metal, 29
      grampos, 29
      placas, 29
      washer, 28
      intramedulares, 29
  médicos, 466
    na CXR, 466
    cardíacos, 466
    vasculares, 467
Disqueratose, 951
Disrafismo
  espinhal, 189
    corpos vertebrais, 189
      anomalias de
        segmentação dos, 189
    espinha bífida, 189
Disritmia(s)
  cardíacas, 1060
    fetais, 1060
      PAC, 1060
      bloqueio AV, 1060
      taquicardias
        supraventricular, 1060
Dissacaridase
  deficiência de, 837
Dissecção
  aórtica, 121, 627, 629, 672
    atípica, 629
      HIM, 629
    na síndrome de Marfan, 121
    teias de aranha, 629
    traumática, 672
  arterial, 390
    craniocervical, 390
    de artérias, 390, 391
      carótida, 391
      cervicocefálicas, 390
      vertebral, 391

do esôfago, 844
  intramural, 844
  intramural, 861
    hematoma de, 861
  medial, 648
  submucosa, 844
Disseminação
  assimétrica, 538
  surfactante, 538
  causas de, 538
Dissinergia
  do esfíncter, 919, 920
  do destrusor, 919, 920
Dissociação
  do escafolunato, 74
Distenção
  abdominal, 772
Distorção
  arquitetural, 430, 553
    bandas parenquimais, 430
    da mama, 553
Distração
  atlantoccipital, 210, 211
  lesão de, 210
Distribuição
  da doença intersticial, 424
Distrofia
  de Sudeck, 154
  reflexa, 154
  simpática, 154
Distúrbio(s)
  biliares, 679-694
    DDx dos, 679-694
      cistos biliares congênitos, 689
      constrições multifocais
        intra-hepáticas do, 689
      defeito de preenchimento
        nos, 689
      dor no quadrante superior
        direito, 679
      estenose papilar, 690
      estreitamento do, 689
      gás na árvore biliar, 687
      grande CBD não
        obstruído, 688
      hemobilia, 687
      hiperbilirrubinemia em
        lactentes, 688
      icterícia, 687, 688
        obstrutiva, 687, 688
      papila volumosa, 690
      pneumobilia, 687
      sinal do ducto duplo, 690
  da GB, 685
    DDx de, 685
      alteração no tamanho, 386
      artefato em cauda de
        cometa, 687
      bile de alta densidade, 685
      carcinoma da, 729
      de porcelana, 760
      defeitos de
        preenchimento, 687
      deslocada, 685
      espessamento da parede, 686
      gordura ecogênica no, 687
      ligamento
        hepatoduodenal, 687
      metástases, 745
      não visualização ao US, 685
      síndrome
        pós-colecistectomia, 764
      sombreamento acústico na
        fossa, 685

de excesso, 1018
  de crescimento fetal, 1018
do baço, 704-768
  acessório, 704
  angiossarcoma, 766
  cisto epidermoide, 725
  errante, 768
  esplenose, 767
  hemangioma, 766
  infarto, 767
  peliose, 760
  síndrome de Richter, 764
  torotrastose, 767
do fígado, 704-768
  abscesso, 732
  adenoma, 733
  angiomiolipoma, 734
  angiossarcoma, 734
  ascaridíase, 705
  candidíase, 707
  carcinoma hepatocelular, 739
  cirrose, 719
  cisto, 735
  clonorquíase, 722
  congestão passiva, 760
  doença, 705, 718, 723, 730, 737
    do armazenamento do
      glicogênio, 730
    equinocócica, 723
    granulomatosa crônica da
      infância, 718
    policística dominante
      autossômica, 705
    venoclusiva, 737
  esquistossomíase, 764
  fibrose congênita, 723
  fígado gorduroso, 726
  FNH, 727
  hamartoma mesenquimal, 744
  hemangioendotelioma
    epitelioide, 726
  hemangioma, 735
  hemocromatose, 730
  hepatite, 735
  hepatoblastoma, 738
  hiperplasia regenerativa, 749
    nodular, 749
  hipertensão portal, 760
  linfoma, 744
  lipoma, 743
  MEN, 748, 749
  metástases, 745
  peliose, 760
  sarcoma, 768
    indiferenciado, 768
  síndrome, 705, 706, 764
    de Banti, 705
    de Budd-Chiari, 706
    de Richter, 764
  tirosinemia, 768
  torotrastose, 767
  transplante hepático, 743
  trombose da veia porta, 763
do fluxo linfático, 1100
  linfocintilografia nos, 1100
do pâncreas, 679-694, 704-768
  adenocarcinoma ductal, 750
  carcinoma celular acinar, 750
  cistoadenocarcinoma
    mucinoso, 748
  cistoadenoma seroso, 765
  DDx dos, 679-694
    anomalias congênitas, 690
    atrofia, 690

  calcificação, 690
  cisto, 691
  difusamente aumentado, 691
  dor no quadrante superior
    direito, 679
  hiperamilasemia, 692
  neoplasias, 691
ICT, 751
IPMT, 742
lipomatose, 754
MEN, 748, 749
metástases, 746
neoplasia cística, 747
  mucinosa, 747
nesidioblastose, 749
pâncreas anular, 704
pâncreas divisum, 750
pancreatite, 755
pancreatoblastoma, 759
pseudocisto, 754
síndrome de
  Schwachman-Diamond, 765
transplante pancreático, 755
tumor, 704, 765
  ampolar, 704
  sólido pseudopapilar, 765
do trato biliar, 704-768
  adenoma papilar, 759
  árvore biliar, 725
    rabdomiossarcoma
      embrionário da, 725
  atresia congênita, 722
  carcinoma da GB, 729
  cisto do colédoco, 715
  cistoadenocarcinoma, 705
  cistoadenoma, 705
  colangiocarcinoma, 708
  colangiopatia, 725
    eosinofílica, 725
  colangite, 710
  colecistite, 713
  colecistose hiperplásica, 741
  coledococele, 716
  colelitíase, 716
  doença, 708, 718
    de Caroli, 708
    granulomatosa crônica da
      infância, 718
  ducto biliar múltiplo, 748
    hamartomas do, 748
  fístula entérica, 706
  GB de porcelana, 760
  leite biliar, 747
    cálcico, 747
  metástases de GB, 745
  síndrome, 742, 747, 764
    da bile espessada, 742
    de Mirizzi, 747
    pós-colecistectomia, 764
  tumor ampolar, 704
escrotais, 935-1011
  abscesso escrotal, 990
  cordão espermático, 991
    torção do, 991
  infarto testicular, 992
  microlitíase testicular, 993
  orquite, 961
  poliorquidismo, 965
  testículos, 952
    mal posicionados, 952
  traumatismo testicular, 993
  tumor testicular, 993
  varicocele, 1009

  esplênicos, 679-694
    DDx dos, 679-694
      baço pequeno, 692
      calcificação, 694
      densidade aumentada, 694
      dor no quadrante superior
        direito, 679
      esplenomegalia, 692
      lesão, 693
        cística, 693
        solida, 693
      não visualização do baço, 692
  hepáticos, 679-694
    DDx dos, 679-694
      atenuação aumentada, 679
      aumento do volume
        difuso, 679
      circulação, 683
      doenças difusas, 679
      dor no quadrante superior
        direito, 679
      ecogenicidade, 680
        aumento
          generalizado na, 680
      hepatoesplenomegalia, 679
      hepatomegalia, 679
      intensidade de
        sinal em T2, 680
        diminuição
          acentuada na, 680
      massa, 680
        calcificação, 683
        captação de partículas de
          óxido de ferro
          superparamagnético, 682
        características de reforço
          da, 682
        com cápsula, 682
        com retração capilar, 682
        contendo gordura/
          lipídios, 681
        hemorragia
          espontânea, 683
        hiperintensa em
          T1W1, 682
        hipervascular, 683
        lesão, 681
        tumor com cicatriz
          vascular, 683
        tumor primário, 680
      peri-hepatite, 680
  renais, 935-1011
    abscesso, 973
      perirrenal, 973
      renal, 973
    adenoma, 937, 955, 959, 973
      adrenocortical, 937
      metanéfrico, 955
      nefrogênico, 959
      renal, 973
    agenesia renal, 973
    AIDS, 935
    amiloidose, 940
    AML, 940
    artéria renal, 974
      estenose da, 974
    atrofia renal, 966
      pós-inflamatória, 966
      pós-obstrutiva, 966
    cálice abortivo, 935
    carcinoma, 938, 942, 992, 1007
      adrenocortical, 938
      de células escamosas
        renais, 992

  renal cromófobo, 942
  urotelial, 1007
cisto, 936, 978
  renal, 978
  suprarrenal, 936
conexão renal, 941
  AV, 941
diabetes mellitus, 945
disgenesia renal, 979
divertículo pielocalicial, 969
doença, 935, 936, 951, 963, 1011
  cística, 951, 953
    localizada, 951
    medular, 953
  de Addison, 936
  de Wolman, 1011
  policística renal, 963
  renal cística adquirida, 935
feocromocitoma, 962
ganglioneuroblastoma, 946
ganglioneuroma, 947
glândula suprarrenal, 947, 955
  hemangioma de, 947
  metástase na, 955
glomerulonefrite crônica, 942
hemoglobinúria noturna, 962
  paroxística, 962
hemorragia suprarrenal, 937
hidronefrose, 948
hiperplasia adrenocortical, 939
hipoplasia renal, 942
  congênita, 942
infarto renal, 979
leiomioma renal, 980
leucemia, 950
lipomatose do seio, 991
megacalicose, 954
metástase renal, 955
micetoma, 957
mielolipoma, 958
mieloma múltiplo, 957
necrose aguda, 935, 936
  cortical, 935
  tubular, 936
necrose papilar, 961
nefrite aguda, 936
  bacteriana difusa, 936
  intersticial, 936
nefrite crônica, 948
  hereditária, 948
nefrite por radiação, 972
nefroblastomatose, 958
nefroma mesoblástico, 955
nefropatia, 940, 943
  analgésica, 940
  por contraste, 943
neuroblastoma, 959
oncocitoma, 960
pielonefrite, 969
pionefrose, 972
RCC, 976
refluxo, 972
  atrofia de, 972
  nefropatia de, 972
rim, 948, 951, 954, 956, 961,
  992, 1000
  de Page, 961
  displásico multicístico, 956
  em ferradura, 948
  esponjoso medular, 954
  linfoma do, 951
  supranumerário, 992
  unicaliciado, 1000
  unipapilar, 1000

RTA, 985
sarcoma renal, 942
　de células claras, 942
síndrome, 939, 943, 947, 953, 1011
　adrenogenital, 939
　de Conn, 943
　de Cushing, 943
　de Meckel-Gruber, 953
　de Zellweger, 1011
　hemolítico-urêmica, 947
TB, 999
transplante renal, 981
traumatismo renal, 997
tumor, 950, 953, 957, 961, 989, 1010
　de Wilms, 1010
　justaglomerular, 950
　renal, 953, 957, 961, 989
　　cístico multilocular, 957
　　medular, 953
　　ossificante da infância, 961
　　rabdoide, 989
urinoma, 1004
urolitíase, 1004
veia renal, 986
　trombose da, 986
ureterais, 935-1011
　câncer de próstata, 966
　cistite, 940, 944
　　alcalino-encrustada, 940
　colesteatoma, 942
　disfunção erétil, 946
　divertículo ureteral, 1003
　duplicação ureteral, 1001
　fibrose retroperitoneal, 987
　gangrena de Fournier, 946
　hipertrofia prostática, 941
　　benigna, 941
　junção ureteropélvica, 1002
　　obstrução da, 1002
　leiomiossarcoma retroperitoneal, 988
　leucoplaquia, 951
　linfocele, 951
　lipossarcoma retroperitoneal, 988
　megaureter, 954
　pielite, 940
　　alcalino-encrustada, 940
　pieloureterite cística, 972
　priapismo, 966
　rabdomiossarcoma, 989
　　genitourinário, 989
　síndrome, 968
　　da ameixa seca, 968
　TB, 999
　teratoma retroperitoneal, 989
　traumatismo ureteral, 1003
　ureter retrocaval, 987
　ureterocele, 1002
　valvas uretrais, 965
　　posteriores, 965
urogenitais, 895-926
　DDx dos, 895-926
　　aldosteronismo primário, 896
　　bexiga urinária, 916
　　calcificação renal, 913
　　diabetes insipidus, 896
　　disfunção do esvaziamento, 919
　　doença, 908, 914
　　　renal cística, 908
　　　renovascular, 914

escroto, 920
genitália ambígua, 925
glândula suprarrenal, 899
hipercalcemia, 896
hipertensão arterial, 897
hipotensão arterial, 898
infertilidade masculina, 926
insuficiência renal, 895
masculino, 925
　calcificações do trato genital, 925
massas renais, 905
nefrograma anormal, 909
pênis, 924
policitemia, 897
próstata, 923
retroperitônio, 898
rim, 902
sistema coletor, 911
trato urinário, 898
　gases no, 898
　infeção do, 898
ureter, 915
uretra, 924
vesicais, 935-1011
　anomalias uracrais, 1000
　bexiga neurogênica, 960
　carcinoma uracral, 1001
　cistite, 944
　divertículo vesical, 941
　epididimite, 945
　esquistossmíase, 990
　extrofia vesical, 942
　hemangioma, 947
　　da bexiga urinária, 947
　hidrocele, 948
　malacoplaquia, 952
　pseudotumor inflamatório, 950
　　da bexiga, 950
　refluxo vesicouretérico, 1009
　síndrome, 954
　　megabexiga-microcólon, 954
　vesícula seminal, 991
　　cisto da, 991
Divergência
　ureteral, 915
Diverticulite
　colônica, 838
　　direita, 838
　　sinal na, 838
　　de ponta de flecha, 838
Divertículo(s)
　aracnóideo, 204
　atrial, 299
　calicial, 969
　de Kommerell, 652
　de Meckel, 871
　de Zenker, 892
　do CBD, 716
　do intestino delgado, 790
　duodenal, 839, 861
　　intraluminal, 861
　entérico, 228
　dorsal, 228
　esofágico, 782
　　epifrênico, 782
　　interbronquial, 782
　　intraórtico, 782
　　brônquico, 782
　　pseudodiverticulose esofágica, 782
　　intramural, 782
　faringoesofágico, 892
　gástrico, 850

gigante, 837
　do sigmoide, 837
metanéfrico, 927
pielocalicial, 969
uracal, 1001
ureteral, 1003
uretral, 1003
　adquirido, 1003
vesical, 941
　múltiplos, 942
　　em crianças, 942
　primários, 941
　secundários, 941
　vesicouracal, 1001
Diverticulose
　colônica, 837
　jejunal, 864
Divisão
　brônquica, 459
　　anômala, 459
　esofágica, 807
DNET (Tumor Neuroepitelial Disembrioplásico), 286
Dobra(s)
　ariepiglóticas, 374, 394
　　carcinoma da, 394
Doença(s)
　anticorpos, 505
　　antimembrana basal, 505
　　glomerular, 505
　arteriosclerótica, 975
　　da artéria, 975
　　renal, 975
　articular, 16, 136, 137
　　degenerativa, 136
　　rapidamente destrutiva, 137
　　sacroilíaca, 16
　　DDx da, 16
　ateriosclerótica, 975
　　da artéria renal, 975
　brônquica, 430
　　padrão de, 430
　calcificação por, 26
　　distrófica, 26
　　degenerativa, 26
　　neoplásica, 26
　　vascular, 26
　cardíaca, 591, 592, 598, 651
　　acianótica, 592
　　　fluxo de sangue pulmonar, 592
　　　　aumentado, 592
　　　　normal, 592
　　adquirida, 598
　　　abordagem para, 598
　　　complacência diminuída, 598
　　　sobrecarga, 598
　　　de pressão, 598
　　　de volume, 598
　　cianótica, 591
　　　fluxo de sangue pulmonar, 591, 592
　　　　aumentado, 591
　　　　diminuído, 592
　　hipertensão pulmonar venosa, 592
　　isquêmica, 651
　cardiovasculares, 589-607, 621-677
　　abuso de drogas, 663
　　　recreacional, 663
　　amiloidose, 621
　　aneurisma, 632, 644, 666, 676
　　　aórtico, 623
　　　do seio de valsalva, 666

na artéria esplênica, 666
no ducto arterioso, 644
ventricular, 676
anomalia de Ebstein, 645
aortite sifilítica, 667
arco aórtico, 644, 650, 652
　duplo, 644
　esquerdo, 652
　　com artéria subclávia direita aberrante, 652
　interrupção do, 650
artéria, 621
　coronária esquerda, 621
　　anômala, 621
　pulmonar esquerda, 621
　　aberrante, 621
arterite, 667, 668
　de Takayasu, 667
　temporal, 668
ASO, 633
atresia, 661, 673
　pulmonar, 661
　tricúspide, 673
cardíaca isquêmica, 651
cardiomiopatia, 638
circulação fetal, 659
　persistente, 659
cisto pericárdico, 658
CoA, 639
coágulo cardíaco, 638
coração triatrial, 642
DDx de, 589-607
　acianótica, 592
　aorta, 598
　artéria pulmonar, 593
　avaliação de desvio, 591
　calcificações cardíacas, 601
　cardiomegalia, 596
　CHD, 589
　cianótica, 591
　cirurgia cardíaca, 606
　hipertensão pulmonar, 594
　pericárdio, 603
　pulso alterante, 607
　situs, 600
　tumor cardíaco, 601
　vascularidade pulmonar, 593
　vasculite, 605
　veia cava, 604
cerebrais, 233-254, 266-338
　abscesso, 266
　acrania, 266
　adenoma hipofisário, 325
　adrenoleucodistrofia, 266
　AIDS, 268
　anencefalia, 269
　aneurisma, 269, 335
　　da veia galeno, 335
　　de CNS, 269
　angioma cavernoso, 276
　angiopatia amiloide, 278
　apoplexia hipofisária, 326
　astrocitoma, 273, 278
　　cerebelar, 278
　ataxia-telangiectasia, 275
　carcinomatose meníngea, 309
　cefalocele, 276
　cerebrite, 278
　cisticercose do, 282
　cisto, 272, 280, 318, 324, 327
　　aracnoide, 272
　　coloide, 280
　　da fenda de Rathke, 327
　　do plexo coroide, 280

neuroepitelial, 318
pineal, 324
contusão cortical, 281
coristoma, 280
corpo caloso, 267
agenesia do, 267
craniofaringioma, 281
DDx de, 233-254
atrofia, 237
AVC, 233
classificação das
anomalias, 235
demência, 235
doença(s), 236
degenerativas dos
hemisférios, 236
vascular, 236
elevação de prolactina, 233
forame interventricular do
cérebro, 246
lesão densa
próxima ao, 246
fossa posterior, 251
glândula pineal, 253
herniação do, 238
lesões, 239, 240, 243, 250
com realce, 243
extra-axiais, 250
hipodensas, 239
intracranianas
hiperdensas, 240
massas, 241
meninges, 249
neuropatia do trigêmeo, 235
núcleos da base, 248
pressão intracraniana
aumentada, 233
região periventricular, 246
sela, 251
TIA, 234
trauma de nascimento, 233
tumor de realce
uniforme, 246
no trígono do ventrículo
lateral, 246
ventrículos cerebrais, 245
dermoides de CNS, 284
desenvolvimento venoso, 284
anomalia do, 284
displasia septo-ótica, 328
DNET, 286
doença, 269, 275, 293, 299, 306,
313, 323, 324, 337
de Alexander, 269
de Alzheimer, 269
de Binswanger, 275
de Canavan, 275
de Hallervorden-Spatz, 293
de Jakob-Creutsfeldt, 306
de Moyamoya, 313
de Pelizaeus-Merzbacher, 323
de Pick, 324
de vHL, 337
hidátida, 299
empiema, 287
encefalite, 287
ependimoma, 288
epidermoide de CNS, 288
esclerose, 269, 285, 312, 313, 314
difusa, 285, 314
mielinoclástica, 314
lateral amiotrófica, 269
múltipla, 313
temporal mesial, 312

esquizencefalia, 328
estenose aqueductal, 271
fístula arteriovenosa, 272
GBM, 291
geminoma pineal, 324
germinoma, 291
glioma, 292
hamartoma, 293, 301
de CNS, 293
hipotalâmico, 301
hemagioblastoma do CNS, 295
hematoma do, 289, 296
epidural, 289
hemorragia, 315, 329
intracraniana neonatal, 315
subaracnoide, 329
hidranencefalia, 299
hidrocefalia, 299
higroma subdural, 332
hipertensão intracraniana, 301
idiopática, 301
hipofisite linfoide, 307
hipotensão intracraniana, 305
holoprosencefalia, 298
infarto cerebral, 302
infecção, 283, 305
em imunocomprometidos,
305
por CMV, 283
iniencefalia, 305
KIT, 305
larva migrans visceral, 337
lesão axonal, 285
difusa, 285
leucodistrofia, 293
da célula globoide, 293
leucoencefalopatia, 327, 329
espongiforme, 329
multifocal progressiva, 327
linfoma, 307
lipoma, 306
lissencefalia, 307
macrocefalia benigna, 275
na infância, 275
malformação, 278, 283
de Chiari, 278
de Dandy-Walker, 283
MAV, 272
meduloblastoma, 308
megalencefalia unilateral, 335
melanose neurocutânea, 318
meningioma, 309
meningite, 311
metástases, 312
microangiopatia
mineralizante, 313
microcefalia, 313
MLD, 312
neuroblastoma, 317
neurocitoma
intraventricular, 305
neurofibromatose, 318
neuroma, 322
oligodendroglioma, 323
paragonimíase, 323
PNET, 327
porencefalia, 326
PRES, 327
revascularização VP, 336
funcionamento não
satisfatório de, 336
RIND, 305
sarcoidose de CNS, 328
seio pericraniano, 329

síndrome, 276, 280, 286, 306,
328, 329
da sela vazia, 286
de Cockayne, 280
de desmielinização
osmótica, 276
de Dyke-Davidoff-Mason,
286
de Joubert, 306
de Reye, 328
de Sturge-Weber-
Dimitri, 329
substância cinzenta, 297
heterotópica, 297
TB, 332
telangiectasia capilar, 275
teratocarcinoma pineal, 324
teratoma, 324, 332
de CNS, 332
pineal, 324
toxoplasmose, 332
traumatismo craniano, 293
trombose, 285
do seio dural, 285
TSC, 333
tumor, 290, 325, 330
da célula ganglionar, 290
de células pineais, 325
subdural, 330
ventriculite, 336
da garganta, 359-369
DDx de, 359-369
faringe, 362
glândulas salivares, 365
laringe, 363
pescoço, 364
tireoide, 365
vias aéreas, 363
da orelha, 359-369
DDx de, 359-369
déficit de audição, 359
desmineralização do osso
temporal, 359
massas, 360
membrana timpânica
vascular, 359
paralisia do nervo facial, 359
zumbido pulsátil, 359
do nariz, 359-369
DDx de, 359-369
massas, 361
seios, 361
oculares, 339-343, 346-343
astrocitoma da retina, 355
buftalmo, 346
catarata congênita, 347
cisto dermoide, 347
DDx de, 339-343
anopsia, 339
globo, 341
oftalmoplegia, 339
descolamento da retina, 355
deslocamento coroidal, 346
doença, 347, 351, 358
de Coats, 347
de Norrie, 351
de Warburg, 358
drusen óptico, 352
endoftalmite, 348
espectro de, 341
congênitos, 341
trauma, 341
tumor, 341
vitreorretinais, 341

estafiloma, 358
fibroplasia por trás do
cristalino, 357
hemangioma coroidal, 346
meduloepitelioma, 351
melanoma, 346, 358
coroidal, 346
da úvea, 358
osteoma coroidal, 347
retinite por CMV, 355
retinoblastoma, 355
trauma, 351
vítreo primário hiperplásico
persistente, 354
orbitárias, 339-343, 346-343
coloboma, 347
dacrioadenite, 347
dacriocistite, 347
DDx de, 339-343
glândula lacrimal, 343
massa orbitária, 341
nervo óptico, 343
órbita, 339
fístula do seio
carótico cavernoso, 346
glioma da via óptica, 352
hemangioma da órbita, 349
infecção da órbita, 350
linfangioma da órbita, 350
linfoma da órbita, 351
meningioma da bainha do
nervo óptico, 353
metástases para a órbita, 351
neurite óptica, 354
oftalmopatia de Graves, 348
pseudotumor da órbita, 355
rabdomiossarcoma, 357
trombose da veia oftálmica
superior, 358
variz da órbita, 358
torácicas, 413-458
DDx de, 413-458
aspiração, 413
brônquios, 454
calcificações pulmonares, 438
congênita, 421
dano pulmonar, 414
induzido por drogas, 414
densas, 438
desordens com
manifestações, 415
hepáticas, 415
pulmonares, 415
diafragma, 456
doença pulmonar, 414, 421,
423, 428
associada ao
tabagismo, 414
difusa na HRCT, 428
intersticial, 423
neonatal, 421
DPLD, 424
edema pulmonar, 415
hemorragia pulmonar, 413
hipersensibilidade, 414
ao pó orgânico, 414
lesões pulmonares, 438, 441
lucentes, 441
malformação pulmonar, 421
massa pulmonar, 432
mediastino, 448
nódulo pulmonar, 432
padrão(ões), 421
alveolar, 421
pulmonares anormais, 421

parede torácica, 456
pleura, 443
pneumoconiose, 437
pneumonia, 418
timo, 454
traqueia, 454
de Buerger, 635
de estase venosa crônica, 639
defeito, 633, 646, 658, 676
    atrial septal, 633
    no coxim endocárdico, 646
    pericárdico, 658
    septal ventricular, 676
dilatação idiopática, 650
    do tronco pulmonar, 650
displasia fibromuscular, 647
dissecção aórtica, 627
DORV, 644
DVT, 642
Eisenmenger, 645
    complexo de, 645
    síndrome de, 645
endocardite bacteriana, 635
enxerto protético aórtico, 630
    infecção no, 630
estenose, 631, 654, 662, 674
    aórtica, 631
    mitral, 654
    pulmonar, 662
    tricúspide, 674
falência cardíaca congestiva, 640
    esquerda, 640
fibroelastoma papilar, 657
fibroelastose endocárdica, 647
fibroma cardíaco, 636
fistula, 632, 642
    aortoentérica, 632
    na artéria coronária, 642
hemangioma cardíaco, 636
hipertensão pulmonar, 660
    primária, 660
infarto do miocárdio, 655
insuficiência, 662, 674
    pulmonar, 662
    tricúspide, 674
interrupção, 651
    da artéria pulmonar, 651
IVC, 635, 652
    continuação ázigo da, 635
    leiomiossarcoma da, 652
janela aortopulmonar, 633
lesão aórtica, 672
    traumática, 672
linfoma cardíaco, 652
lipoma cardíaco, 636
mesotelioma pericárdico, 659
miocardite, 656
mixoma, 656
MV, 648, 655
    instável, 648
    prolapso da, 655
parada cardíaca, 636
paraganglioma cardíaco, 637
PDA, 657
pericardite constritiva, 641
poliangiite microscópica, 653
poliarterite nodosa, 659
pseudoaneurisma, 661
    na artéria pulmonar, 661
pseudocoarctação, 661
PV, 640
    ausência congênita da, 640
RAA, 665
rabdomioma do, 665

regurgitação, 630, 653
    aórtica, 630
    mitral, 653
retorno venoso pulmonar, 621
    anômalo, 621
rompimento aórtico, 631
RV, 650
    hipoplásico, 650
sarcomas cardíacos, 637
síndrome, 621, 648, 649, 652,
    653, 660, 663, 667, 670, 674
    da SVC, 667
    de compressão artéria
        inominada anômala, 621
    de coração esquerdo
        hipoplásico, 649
    de heterotaxia, 648
    de Kawasaki, 652
    de May-Thurner, 653
    de Raynaud, 663
    de Trousseau, 674
    do aprisionamento da artéria
        poplítea, 660
    do desfiladeiro torácico, 670
    do roubo da subclávia, 667
tamponamento cardíaco, 638
teratoma pericárdico, 659
tetralogia de Fallot, 669
TGA, 670
tronco arterioso, 674
úlcera aórtica, 658
    penetrante, 658
veno-oclusiva, 662
    pulmonar, 662
ventrículo único, 666
celíaca, 887
cística, 579, 935, 951, 953
    adquirida, 935
        da uremia, 935
        renal, 935
    da uremia adquirida, 935
    localizada, 951
    medular, 953
    urêmica, 953
colônica, 837
    pré-diverticular, 837
da aorta, 630
    ascendente, 630
    primária, 630
da arranhadura do gato, 364
da casca de bordo, 503
da membrana, 538
    hialina, 538
da pedra pigmentada, 712
    intra- hepática, 712
das células T, 507
de Addison, 936
    insuficiência suprarrenal
        primária, 936
        aguda, 936
        crônica, 936
de ainhum, 48
de Albers-Schönberg, 144
de Alexander, 269
de Alzheimer, 269, 1110
    cerebral, 269
    PET na, 1110
de Anderson, 730
de Barlow, 164
de Behçet, 821
    intestinal, 821
de Binswanger, 275
de Blount, 53
de Bourneville, 333

de Buerger, 635
de Caffey, 112
de *caisson*, 57
de Calvé-Künnek-Verneuil, 53
de Camurati-Engelmann, 77
de Canavan, 275
de Caroli, 708
de Castleman, 490
    hiperplasia angiofolicular, 490
        de linfonodo, 490
de Chicago, 477
de Coats, 347
de Conradi-Hunermann, 59
    tipo não rizomélico, 59
de contração, 596
de Crohn, 834, 890
    e colite ulcerativa, 890
        DDx entre, 890
    fistulizante, 835
    manifestação da, 834, 836
        intestinal, 834
        intraintestinais, 836
    MR de, 891
    versus colite ulcerativa, 891
    úlceras na, 834
        aftosas, 834
de Dupuytren, 25, 169
de Engelmann-Camurati, 77
de estase venosa, 639
    crônica, 639
de Fairbank, 129
de Farber, 80
de Fong, 132
de Forestier, 70
de Freiberg, 53
de Gilchrist, 477
de Gorham-Stout, 119
de Graves, 393
de Hallervorden-Spatz, 293
de Hand-Schüller-Christian, 115
de Hansen, 116
de Hodgkin, 507, 522
    extranodal, 508
    manifestações, 508
        extrapulmonares, 508
        intrapulmonares, 508
    NHL e, 522
        diferenças ente, 522
de Hong-Kong, 712
de Jakob-Creutsfeldt, 306
de Jeune, 51
de Kienböck, 53
de Köhler, 53
de Krabbe, 293
de Kümmell, 219
de Ledderhose, 25, 169
de Legg-Calvé-Perthes, 53
de Leigh, 248
de Léri, 122
de Letterr-Siwe, 115
de Lhermite-Duclos, 290
de Lichtenstein-Jaffé, 82
de Lobstein, 140
de Madelung, 398
de Marie-Bamberger, 110
de Maroteaux-Lamy, 153
de Mondor, 585
de Morquio, 191
de Moyamoya, 313
de Norrie, 351
de Ollier, 76
de Ormond, 987
de Osgood-Schlatter, 135

de Paget, 106, 149, 193, 359, 571,
    573, 586
    fase, 149
        ativa, 149
        inativa, 149
        média, 149
        mista, 149
        osteolítica, 149
        quiescente, 149
        tardia, 148
    juvenil, 106
    no mamilo, 571, 586
de Panner, 54
de Pelizaeus-Merzbacher, 323
de Pellegrini-Stieda, 131
de Peyronie, 25
de Pfaundler-Hurler, 128
de Pick, 324
de Plummer, 393, 410
de Pott, 231
de Preiser, 54
de Pyle, 125
de Raynaud, 663
de relaxamento, 596
de Ribbing, 107
de Scheuermann, 226
de Schilder, 314
de Schimmel Busch, 579
de Sinding-Larsen-Johansson, 167
de Sipple, 749
de Still, 159
de tecido conectivo, 426
de Trevor, 75
de Van Buchem, 179
de vHL, 337
de von Recklinghausen, 319
de Voorhoeve, 144
de Warburg, 358
de Weber-Christian, 578
de Wilson, 179, 248, 680
de Wolman, 1011
degenerativa, 13, 236, 240, 248
    da articulação, 13
    difusa, 240
    dos hemisférios cerebrais, 236
        desmielinizante, 236
        leucodistrofia, 236
        leucoencefalopatia, 236
        mielinoclástica, 236
desmielinizante, 247, 248
discal, 206
    degenerativa, 206
        abaulamento discal, 207
        disco protuberante, 207
        herniação de disco, 209
            cervical, 209
            lombar, 209
        HNP, 208
diverticular, 864
    jejunoileal, 864
do armazenamento, 730
    do glicogênio, 730
        de Anderson, 730
        de Cori, 730
        de Forbes, 730
        de Hers, 730
        de McArdle, 730
        de Pompe, 730
        de Von Gierke, 730
do colágeno, 13
    artrite da, 13
do espaço aéreo, 422
    difusa, 422
    localizada, 422

do fígado, 679
 difusas, 679
do osso, 119, 144
 de mármore, 144
 fantasma, 119
do pulmão encharcado, 539
 neonatal
dos caixões, 57
dos legionários, 515
equinocócica, 723
 do fígado, 723
falciforme-Thal, 167
fibrocística, 496
fibrosa, 580
 da mama, 580
fibrótica, 587
 focal, 587
ginecológicas, 1013-1032,
 1045-1090
 agenesia vaginal, 1090
 câncer, 1049, 1057, 1070
  cervical, 1049
  do ovário, 1070
  endometrial, 1057
 cisto, 1062, 1075, 1077, 1083
  de inclusão peritoneal, 1077
  de teca luteínica, 1083
  do ducto de Gartner, 1062
  paraovariano, 1075
 cistoadenofibroma, 1052
 cistoadenoma, 1075
  paraovariano, 1075
 coriocarcinoma ovariano, 1080
  primário, 1080
 DDx de, 1013-1032
  anexos, 1028
  gás no trato genital, 1032
  ginecologia geral, 1025
  massa pélvica, 1027
  tumor ovariano, 1030, 1063
   com hiperestrogenismo,
    1030
   de células da
    granulosa, 1063
  útero, 1030, 1084
   anomalias uterinas, 1084
   leiomiossarcoma do, 1089
   liomioma uterino, 1087
  vagina, 1032
 disgerminoma, 1053
 endometriose, 1058
 hematometrocolpo, 1065
 hidrometrocolpo, 1065
 IUD, 1066
 OHSS, 1074
 ovário, 1051, 1058, 1062, 1065,
  1069, 1072, 1074, 1081, 1082,
  1083
  carcinoma
   endometrioide do, 1058
  cisto de, 1072
  edema massivo do, 1069
  fibroma de, 1074
  neoplasma de células
   claras do, 1051
  teratoma imaturo do, 1065
  torção de, 1083
  tumor do, 1062, 1069,
   1081, 1082
   de células de
    Sertoli-estromais, 1081
   de células germinais, 1062
   de células teca do, 1082
   mucinoso, 1069
   seroso, 1081

PID, 1075
 síndrome, 1048, 1069, 1081
  de Asherman, 1048
  de Meigs, 1069
  de Stein-Leventhal, 1081
 trombose, 1075
  de veia ovárica, 1075
 tumor, 1048, 1068, 1082
  de Brenner, 1048
  de células esteroides, 1082
  de Krukenberg, 1068
 útero, 1048
  AVM do, 1048
GIs, 769-803, 812-893
 acalasia, 812, 833
  cricofaríngea, 833
 acantose, 854
  por glicogênio, 854
 adenoma viloso, 891
 AIDS, 813
 amebíase, 815
 amiloidose, 816
 anel de Schatzki, 885
 angiodisplasia, 817
  do cólon, 817
 anisaquíase, 817
 antro gástrico, 884
  retido, 884
 ânus imperfurado, 859
 apendagite epiploica, 842
 apendicite, 818
 ascaridíase, 820
 atresia, 829, 832, 833, 838, 863
  colônica, 829
  duodenal, 838
  esofágica congênita, 832
  intestinal congênita, 833
  jejunal, 863
 bandas de Ladd, 865
 bezoar, 821
 calásia, 828
 câncer, 842
  esofágico, 842
 carcinoide, 826
 carcinoma, 829, 849
  colorretal, 829
  gástrico, 849
 cisto, 839, 842, 875, 888
  de duplicação, 839
  entérico, 842
  mesotelial, 875
  retal, 888
 colite, 828, 860, 863, 882, 890
  cística profunda, 828
  infecciosa, 860
  isquêmica, 863
  pseudomembranosa, 882
  ulcerativa, 890
 cólon, 828, 858
  catártico, 828
  pólipo hiperplásico do, 858
 DDx de, 769-803
  abdômen agudo em
   crianças, 769
  anormalidades, 770
   em falência renal
    crônica, 770
   em transplante renal, 770
  ânus, 800
  ar intra-abdominal
   normal, 771
  calcificações abdominais, 773
   e opacidades, 773
  ceco, 795

cólon, 796
duodeno, 788
enteropatia, 770
esôfago, 780
estômago, 784
estratificação mural, 799
 do trato intestinal, 799
fluido, 774, 775
 intra-abdominal
  anormal, 774
 retroperitoneal, 775
hemoperitônio, 769
hemorragia, 769
íleo, 779
intestino delgado, 790
linfadenopatia
 abdominal, 802
massa abdominal, 771
mesentério, 801
obstrução intestinal
 mecânica, 775
omento, 801
peritônio, 800
reto, 800
de Chagas, 828
de Cowden, 834
de Crohn, 834
de Hirschsprung, 858
de Ménétrier, 873
de Whipple, 892
defeito pós-cricoide, 880
deficiência, 837
 de dissacaridase, 837
diafragma mucoso, 818
 antral, 818
diverticular, 837, 864
 do cólon, 837
 jejunoileal, 864
divertículo, 839, 850, 861,
 871, 892
 de Meckel, 871
 de Zenker, 892
 duodenal, 839, 861
  intraluminal, 861
 gástrico, 850
do diafragma, 836
do enxerto-versus-
 hospedeiro, 855
esofagite, 846
esôfago, 820
 de Barrett, 820
espru, 886
estrongiloidíase, 887
FAP, 848
fístula traqueoesofágica, 832
gastrite, 853
gastroenterite eosinofílica, 842
giardíase, 854
GIST, 853
hérnia, 856
hiperplasia, 825, 866
 de glândula de Brunner, 825
 linfóide, 866
HPS, 858
íleo, 848, 871
 biliar, 848
 meconial, 871
infecção, 855
 por H.pylori, 855
intestino delgado, 812, 813,
 855, 876
 adenocarcinoma do, 813
 adenoma do, 812
 hemangioma do, 855

metástase para o, 876
vólvulo do, 885
vólvulo no, 876
isquemia mesentérica, 873
leiomioma, 865
leiomiossarcoma, 866
lesão, 883
 por radiação, 883
LGV, 866
linfadenite mesentérica, 873
linfangiectasia intestinal, 860
linfangioma, 866
linfoma, 825, 867, 868
 de Burkitt, 825
 do mesentério, 868
 do trato GI, 867
lipoma, 866
lipomatose pélvica, 878
 e fibrolipomatose, 878
má rotação, 869
macroglobulinemia, 891
 de Waldenström, 891
malformações, 817
 anorretais, 817
mastocitose, 870
megacólon tóxico, 888
melanoma maligno, 868
melanose coli, 872
membrana esofágica, 845
mesenterite esclerosante, 884
mesotelioma, 878
 peritoneal, 878
metástases, 875, 876, 879
 colônicas, 875
 para o estômago, 876
 peritoneais, 879
mucocele do apêndice, 877
mucosa antral, 881
 prolapsada, 881
NEC, 877
pâncreas ectópico, 841
paraganglioma
 gangliocítico, 848
peritonite meconial, 872
pólipo, 812, 850
 colônico, 812
  adenomatoso, 812
 gástrico, 850
polipose, 864, 880
 juvenil, 880
 pós-inflamatória, 880
presbioesôfago, 880
pseudodiverticulose
 intramural, 844
 esofágica, 844
pseudomixoma peritoneal, 883
pseudo-obstrução
 intestinal, 860
PSS, 880
púrpura, 855
 de Henoch-Schönlein, 855
rotura esofágica, 861
 intramural, 861
sarcoma de Kaposi, 864
schwannoma, 885
síndrome, 813, 820, 821, 825,
 836, 837, 838, 849, 869, 872,
 879, 885, 888, 889, 893
 da alça aferente, 813
 da artéria mesentérica
  superior, 888
 da úlcera retal solitária, 885
 de Bannayan-Riley-
  Ruvalcaba, 820

de Behçet, 821
de Boerhaave, 825
de Cronkhite-Canada, 836
de Dumping, 838
de Gardner, 849
de Mallory-Weiss, 869
de obstrução intestinal
  distal, 837
de Peutz-Jeghers, 879
de Turcot, 889
de Zollinger-Ellison, 893
do cólon esquerdo
  pequeno, 885
do nevo em bolha de
  borracha azul, 821
do *plug* de mecônio, 872
TB abdominal, 888
tiflite, 889
trauma, 822, 844
  abdominal fechado, 822
  esofágico, 844
tumor, 836, 854
  desmoplásico, 836
  de pequenas células
    redondas, 836
  glômico, 854
    do estômago, 854
úlcera, 839, 851
  duodenal, 839
  gástrica, 851
varizes, 839, 845, 852
  duodenais, 839
  esofágicas, 845
  gástricas, 852
vólvulo, 831, 852
  colônico, 831
  gástrico, 852
yersinioise, 892
granulomatosa, 426, 427, 718, 899
  crônica, 718
  da infância, 718
hepática, 682, 683, 721, 737
  crônica, 683
    massa hipervascular na, 6873
  em estágio terminal, 721
    complicações da, 721
  fibropolicística, 682
  venoclusiva, 737
hidática, 299, 509, 723
  do cérebro, 299
  do fígado, 724
  do rim, 724
inflamatória, 13
  intestinal, 13
instrínseca, 630
  na AoV, 630
intersticial, 423
  sinais de, 423
    aguda, 423
    crônica, 423
intestinal, 13
  inflamatória, 13
leptomeníngea, 250
  infecção, 250
  inflamação, 250
  trauma, 250
  tumor, 250
linfoproliferativa, 517, 523, 984
pós-tranplante, 517, 523, 984
mamárias, 553-562, 567-588
  abscesso crônico, 577
  adenoma lactante, 582
  câncer, 567
  cicatriz radial, 587

cisto, 576, 577
  de inclusão epidérmica, 577
DDx de, 553-562
  abordagem prática, 561
  aumentos de lesões
    na MR, 554
  avaliação mamográfica, 553
  calcificações, 557
  densidade da, 553
  lesões ovais, 554
  mamilo, 558
  padrões de realce na MR, 560
  pele, 558
  relatório da mamografia, 561
  variações no
    desenvolvimento, 553
de Mondor, 585
de Paget, 586
  no mamilo, 586
ectasia ductal, 583
fibroadenoma, 578
galactocele, 581
ginecomastia, 581
hamartoma, 581
hematoma, 582
linfadenopatia, 577
  dermatopática, 577
linfoma, 583
lipoma, 582
mama masculina, 577
  carcinoma, 577
mamoplastia, 583
mastite, 585
metástase, 585
mudanças fibrocísticas, 579
necrose adiposa, 577
nódulo fibroso, 580
papiloma, 586
papilomatose juvenil, 582
PASH, 587
sarcoma, 587
seroma, 588
tumor celular, 581
  granular, 581
tumores filoides, 586
mesentérica, 884
  de Christian-Weber, 884
metabólica, 181
mista, 27
  do tecido conectivo, 27
nodular, 428
  fina, 428
    em paciente afebril, 428
    em paciente febril, 428
  finamente difusa, 428
  e nódulos miliares, 428
obstétricas, 1013-1032 1045-1090
  aborto, 1045
  acardia, 1046
  adenomiose, 1046
  artéria umbilical, 1081
    única, 1081
  cisto de ducto, 1070
    onfalomesentérico, 1070
  colo incompetente, 1065
  complexo membros-parede
    corporal, 1068
  cordão, 1069, 1090
    inserção velamentar do, 1090
    nucal, 1069
  corioangioma, 1050
  coriocarcinoma, 1051

DDX de, 1013-1032
  achados anormais, 1016
    no primeiro trimestre, 1016
  anomalias fetais, 1019
    cardíacas, 1022
    do CNS, 1019
    do pescoço, 1020
    do tórax, 1021
    do trato urinário, 1025
    GI, 1023
    orbitárias, 1020
  cordão umbilical, 1017
  displasia esquelética
    fetal, 1019
  distúrbio de excesso de
    crescimento fetal, 1018
  obstetrícia geral, 1013
  placenta, 1016
  SGA, 1018
  triagem sérica materna, 1013
  volume do líquido
    amniótico, 1015
dermoide, 1053
DES, 1053
disritmias cardíacas fetais, 1060
eclampsia, 1054
ectopia cordis, 1054
fendas faciais, 1059
fenótipo de Pena-Sholker, 1077
gastrosquise, 1062
gêmeo(s), 1051, 1082
  colado, 1082
  conjugados, 1051
gravidez, 1047, 1054, 1089, 1090
  anembriônica, 1047
  ectópica, 1054
  ruptura uterina na, 1089
  trauma uterino durante, 1090
hidropisia fetal, 1061
IUGR, 1066
macrossomia, 1068
mola hidatiforme, 1064
morte, 1056, 1061
  do embrião, 1056
  fetal *in utero*, 1061
onfalocele, 1069
pentalogia de Cantrell, 1077
placenta, 1077, 1079, 1082
  accreta, 1079
  descolamento da, 1077
  lobo sucenturiado da, 1082
  prévia, 1079
pré-eclampsia, 1080
prolapso do cordão, 1052
ruptura das membranas, 1080
  prematura, 1080
separação corioamniótica, 1050
síndrome, 1047, 1048, 1064,
  1077, 1080, 1084
  de banda amniótica, 1047
  de Beckwith-Wiedemann,
    1048
  de embolização gemelar, 1084
  de Perlman, 1077
  de pós-maturidade, 1080
  de Seckel, 1080
  de transfusão intergemelar,
    1084
  HELLP, 1064
teratoma, 1082
  do ovário, 1082
  do pescoço, 1082
trauma fetal, 1062
triploidia, 1083

trissomia, 1083, 1084
  13, 1083
  18, 1084
trofoblástica, 1063, 1080
  do local placentário, 1080
  gestacional, 1063
vasa previa, 1090
óssea, 1, 119
  esclerosante, 1
  constitucional, 1
  evanescente, 119
parenquimatosa, 594
  pulmonar, 594
pleural, 425, 539
  na doença pulmonar, 425
    difusa crônica, 425
  relacionada com o asbesto, 472
policística dominante, 705
  autossômica, 705
    hepática, 705
policística, 705, 963, 964
  dominante, 705
    autossômica, 705
      hepática, 705
  renal, 963, 964
    autossômica, 963, 964
      dominante, 963
      recessiva, 964
    da criança, 964
    infantil, 964
por *C.difficile*, 882
por inalação, 426
proliferativa, 579
  mamária, 579
pulmonar, 414, 421, 423, 428, 456,
  501, 511, 533, 537
  associada ao tabagismo, 414
  com extensão, 456
    para a parede torácica, 456
  difusa, 424, 428
    atenuação em vidro
      fosco, 431
    crônica, 424, 425
      linfadenopatia na, 425
    infiltrativa crônica, 424
    na bronquiolite, 430
    na HRCT, 428
    padrões da, 428
  eosinofílica, 501
    associada a angiite, 502
    de etiologia específica, 501
    e granulomatose, 502
    idiopática, 501
  granulomatosa, 427
  infiltrativa difusa crônica, 424, 25
    com derrame pleural, 425
    com espessamento
      pleural, 425
    com pneumotórax, 425
    com volume pulmonar, 425
      aumentado, 425
      diminuído, 425
    da zona pulmonar, 424, 425
      inferior, 425
      superior, 424
  intersticial, 423, 511
    crônica, 424, 427
    distribuição da, 424
    em fase final, 428
    generalizada, 424
    nodular, 427
    padrão pulmonar em
      CXR, 423
    reticulações, 426
    reticulonodular, 427

macronodular, 427
micronodular, 427
neonatal, 421
  aeração anormal, 421
  densidades
    reticulogranulares, 421
  deslocamento
    mediastinal, 421
  do parenquima
    pulmonar, 420
  hiperinsuflação, 421
  infiltrações pulmonares, 421
  vazamento de ar no tórax, 421
tromboembólica, 533
  classificação clínica da, 533
  crônica, 535
  embolia, 536, 537
    por mercúrio, 537
    tumoral, 536
  tromboembolismo, 533
    agudo, 533
    crônico, 535
  veno-oclusiva, 537
relacionada com o asbesto, 472
  asbestose pulmonar, 472
  malignidade, 473
    câncer de pulmão, 473
    mesotelioma maligno, 473
    neoplasia gastrointestinal, 473
  pleural, 472
  pseudotumor atelestásico, 473
renal, 904, 908, 935
  arteriosclerótica, 980
  ateroembólica, 980
  cística, 908, 935
    adquirida, 908, 935
    características das lesões, 909
    cistos corticais múltiplos, 908
      síndromes com, 908
    classificação de Potter, 908
    genética, 908
    massa multiloculada, 909
    obstrutiva, 908
    sistêmica, 908
      cistos associados à, 908
    tumores císticos, 908
  clínica, 904
    crônica, 904
  renovascular, 914
    aneurisma, 914
    da artéria renal, 914
    Doppler renal, 915
    hemorragia retroperitoneal, 914
    espontânea, 914
SC, 167
secretora, 559, 583
  de mama, 583
  espessamento de secreção, 559
    prolongado, 559
  galactocele, 559
  mastite, 559
    de células plasmáticas, 559
  secreções lactíferas, 559
    retidas, 559
sem pulso, 667
sinovial, 14
  com diminuição da
    intensidade, 14
  do sinal, 14
suprarrenal, 899
  cortical, 899
    hiperfunção
      adrenocortical, 899
  medular, 899

transpilórica, 788
urinária, 248
  de xarope de bordo, 248
vascular, 27, 236, 247, 426, 427
  arteriosclerose, 247
  do cérebro, 236
    classificação das
      anomalias, 236
    oclusiva, 236
    sinal de reversão, 237
  do colágeno, 27
    manifestações
      torácicas da, 426
  enxaqueca, 247
  infartos lacunares, 247
  vasculite, 247
  veno-oclusiva, 662
    pulmonar, 662
Dolicocefalia, 182
Dolorimento
  na canela, 165
Dominância
  da artéria coronária, 612
    variada, 613
      angiografias de, 613
Doppler
  análise do espectro, 387
  da artéria umbilical, 1036
  renal, 915
Dor
  com anidrose, 62
    insensibilidade à, 62
      congênita, 62
  com prótese, 21
    de quadril, 21
  no quadrante superior, 679
    direito, 679
  pélvica, 1028
    na gravidez, 1028
    no grupo pediátrico, 1028
  subacromial, 160
    síndrome de, 160
DORV (Dupla Via de Saída do
  Ventrículo Direito), 644
Down
  síndrome de, 74, 590
DPLD (Doença Difusa do Parenqima
  Pulmonar), 424
Drenagem
  linfática, 565
    da mama, 565
Dressler
  síndrome de, 656
Droga(s)
  dano induzido por, 414
    pulmonar, 414
      citotóxicas, 414
      não citotóxicas, 414
  esofagite induzida por, 846
  reações a, 426
  recreacional, 663
    abuso de, 663
      complicações do, 663
        cardiovasculares, 664
        esqueléticas, 664
        neurológicas, 664
        no tecido mole, 664
        respiratórias, 664
        viscerais, 664
  toxicidade por, 479
Dromedário
  corcunda do, 908
Drummond
  artéria marginal de, 806

Drusen
  óptico, 352
DTC (Doença do Tecido Conectivo)
  mista, 27
Ducto(s) biliar(es), 679-768
  anatomia dos, 695-703
    GB, 700
      anomalias congênitas, 700
      capacidade, 700
      espessura da parede, 700
      flutuante, 700
      hipoplasia da, 700
      tamanho, 700
      torcida, 701
    intra-hepático, 699
      aberrante, 699
      tamanho, 699
      normal, 699
      variantes, 699, 700
      da inserção, 700
  carcinoma do, 710
  DDx dos distúrbios biliares,
    679-694
    cistos biliares congênitos, 689
    constrições do, 689
      multifocais
        intra-hepáticas, 689
    defeito de preenchimento, 689
    estenose papilar, 690
    estreitamento, 689
    gás na árvore biliar, 687
    GB, 685
      alteração no tamanho, 386
      artefato em cauda de
        cometa, 687
      bile de alta densidade, 685
      defeitos de
        preenchimento, 687
      deslocada, 685
      espessamento da parede, 686
      ligamento
        hepatoduodenal, 687
      gordura ecogênica no, 687
      não visualização ao US, 685
      sombreamento acústico na
        fossa da, 685
    grande CBD, 688
      não obstruído, 688
    hemobilia, 687
    hiperbilirrubinemia em
      lactentes, 688
    icterícia, 687, 688
      na criança mais velha, 688
      obstrutiva, 687, 688
        do adulto, 687
      neonatal, 688
    papila volumosa, 690
    pneumobilia, 687
    quadrante superior direito, 679
      dor no, 679
    sinal do ducto duplo, 690
  distúrbios do trato biliar, 704-768
    adenoma papilar, 759
    árvore biliar, 725
      rabdomiossarcoma
        embrionário da, 725
    atresia congênita, 722
    carcinoma da GB, 729
    cisto do colédoco, 715
    cistoadenocarcinoma, 705
    cistoadenoma, 705
    colangiocarcinoma, 708
    colangiopatia, 725
      eosinofílica, 725

    colangite, 710
    colecistite, 713
    colecistose hiperplásica, 741
    coledococele, 716
    colelitíase, 716
    doença, 708, 718
      de Caroli, 708
      granulomatosa crônica da
        infância, 718
    ducto biliar múltiplo, 748
      hamartomas do, 748
    fístula entérica, 706
    GB de porcelana, 760
    leite biliar, 747
      cálcico, 747
      pós-colecistectomia, 764
    metástases de GB, 745
    síndrome, 742, 747, 764
      da bile espessada, 742
      de Mirizzi, 747
      pós-colecistectomia, 764
    tumor ampolar, 704
  múltiplo, 748
Ducto(s)
  cístico, 699
    duplicação do, 700
    entrando no ducto hepático, 699
      direito, 699
    inserção do, 700
    variantes da, 700
  coletor, 953
    carcinoma do, 953
  de Bellini, 953
    carcinoma do, 953
  de Gartner, 1062
    cisto de, 1062
  de Luschka, 699
  de Müller, 1084
    anomalias de, 1084
    desenvolvimento
      sustado do, 1085
    do septo vaginal, 1087
    estimulação hormonal
      inadequada, 1087
    falha da fusão dos, 1086
    não reabsorção do septo
      uterino, 1086
  ejaculatório, 923
    cisto do, 923
  intra-hepáticos, 708
    ectasia dos, 708
      cavernosa comunicante, 708
  mülleriano, 923, 927
    cisto do, 923
  onfalomesentérico, 1017, 1070
    cisto do, 1017, 1070
  pancreático, 702
    acessório, 702
    CBD e, 702
      união normal entre, 702
    de Santorini, 702
    principal, 702
      de Wirsüng, 702
  paramesonéfrico, 927
  tireoglosso, 407
    cisto do, 407
Ductografia, 558
Dumping
  síndrome de, 838
Dunn
  haste de, 197
  sistema de, 197
Duodeno
  adenoma do, 891
    viloso, 891

compressão do, 888
  vascular, 888
 dilatado, 790
 enchimento do, 789
  falha de, 789
 estômago e, 788
  lesões envolvendo, 788
 estreitamento duodenal, 789
 obstrução duodenal, 788
  congênita, 788
 papila de Vater, 789
  aumento da, 789
 pregas duodenais, 788
  espessadas, 788
 pressão extrínseca no, 788
  efeito de, 788
   arco duodenal alargado, 788
 suprimento de sangue do, 806
 tumor duodenal, 789
  benignos, 789
  malignos, 789
 ulceração, 790
  pós-bulbar, 790
Duplicação
 cisto de, 840
  colônico, 840
  do intestino delgado, 841
  duodenal, 840
  esofágico, 840
  gástrico, 841
  retal, 841
  toracoabdominal, 841
 do intestino, 840, 841
  posterior, 840, 841
 do ureter, 1001
  completa, 1001
   regra de Weigert-Meyer, 1001
  incompleta, 1002
  parcial, 1002
 renal, 1001
 tubular, 840
  colorretal, 840
 ureteral, 1001, 1003
  adquirido, 1003
  congênito, 1003
Dupuytren
 doença de, 25, 169
 exostose de, 169
Dura, 199
 calcificação da, 241
Dura-máter, 255
Duret
 hemorragia de, 294
Duverney
 fratura de, 93
DVT (Trombose Venosa
  Profunda), 642
Dwyer
 cabo de, 197
 sistema de, 197
Dyke-Davidoff-Mason
 síndrome de, 286

E

EAC (Canal Auditivo Externo), 359
 displasia do, 391
Eagle-Barrett
 síndrome de, 968
Ebstein
 anomalia de, 645
ECA (Artéria Carótida Externa)
 ramos da, 261
ECD (Defeito no Coxim
  Endocárdico), 646

Ecefalocele, 222
Echinococcus
 cysticus, 723
 granulosus, 723
  ciclo parasítico do, 723
 multilocularis, 725
 ósseo, 75
Eclampsia, 1054, 1080
Ecocardiograma
 da raiz aórtica, 610
 do LV, 610
 do RV, 610
Ecogenicidade
 aumentada, 904, 907
  do córtex renal, 904
 renal, 907
  área focal de, 907
 hepática, 680, 699
  aumento generalizado na, 680
 renal, 928
Econdroma
 versus condrossarcoma, 61
  no esqueleto apendicular, 61
Ectasia
 anuloaórtica, 121, 626
  na síndrome, 121
   de Marfan, 121
 cavernosa, 708
  comunicante, 708
  dos ductos
   intra-hepáticos, 708
 ductal, 559, 583, 742
  mamária, 559, 583
  mucinosa, 742
 tubular, 922
  intratesticular, 922
 vascular, 817
Ectopia
 cordis, 1054
 da GB, 700
 renal, 902
  cruzada, 902
  longitudinal, 902
 tonsilar, 278
 cerebelar, 278
EDC (Data Estimada do Parto), 1036
 discordante, 1037
 por LMP, 1037
 e BPD, 1067
Edema
 cerebral, 239
  citotóxico, 239
  hidrostático, 239
  hipo-osmótico, 239
  inchaço congestivo, 239
  intersticial, 239
  vasogênico, 239
 da órbita, 350
 de encharcamento, 416
  alveolar, 416
 de medula óssea, 5
 de reperfusão, 516
 intersticial, 426
  agudo, 426
 massivo, 1069
 do ovário, 1069
 mesentérico, 802
  sinal, 802
   do anel de gordura, 802
   do pente, 802
 muscular, 27, 28
  infecção, 27
  infiltrado celular, 27
  inflamação, 27

 por síndrome
  compartimental, 28
  rabdomiólise, 27
  trauma, 27
 no espaço aéreo, 641
 nucal, 1020
 pulmonar, 415, 416, 418, 479, 641
  alveolar, 641
  asa de morcego, 416
  asma aguda com, 416
  atípico, 416
  com cardiomegalia, 418
  com doença venoclusiva, 417
  com PE, 417
  de permeabilidade, 417
   após administração de
    citocinas, 417
   de altitude elevada, 417
   induzido por heroína, 417
  de pressão hidrostática, 416
   aumentada, 416
   forma incomum de, 416
   intersticial, 416
  misto hidrostático, 417
   de reexpansão, 417
   de reperfusão, 417
   em decorrencia de embolia
    aérea, 418
  neurogênico, 417
  pós-pneumonectomia, 418
  pós-transplante de
   pulmão, 418
  não cardiogênico, 418
  por embolia aérea, 418
  por pressão, 416
   distúrbio assimétrico de, 416
   sinais radiográficos em, 416
  pós-obstrutivo, 416
  sem cardiomegalia, 418
  unilateral, 418
  transitório, 175
  da medula óssea, 175
Edwards
 síndrome de, 1084
Efeito(s)
 no crescimento, 166
  da anemia falciforme, 166
Efusão
 pericárdica, 603
 pleural, 472
 subdural, 233, 332
  benigna, 233
  traumática, 332
Ehlers-Danlos
 síndrome de, 75
Eisenmenger
 complexo de, 645
 defeito de, 645
 reação de, 645
 síndrome de, 645
Eixo
 paraesternal, 610
  curto, 610
  longo, 610
   visualização do, 610
Elastofibroma
 dorsal, 76
Elefantíase
 neuromatosa, 321
Elevação
 de prolactina, 233
 diafragmática, 456
  bilateral, 456
  unilateral, 456

Ellis van Creveld
 síndrome de, 59, 590
Embolia
 aérea, 418
  edema pulmonar por, 418
 gordurosa, 504
 por líquido amniótico, 471
 por mercúrio, 537
 séptica, 469
  e AIDS, 469
 tumoral, 536
Embolização
 gemelar, 1084
  síndrome de, 1084
Embrião
 atividade cardíaca do, 1034
Embriologia
 do cérebro, 255
  crescimento, 255
  mielinização, 255
  migração neuronal, 255
  neurulação, 255
 do trato alimentar, 805
 urogenital, 927
  mesonefro, 927
  metanefro, 927
  prônefro, 927
  seio urogenital, 928
EMG (Exônfalo, Macroglossia,
  Gigantismo)
 síndrome, 1048
Eminência
 arqueada, 377
Empiema
 cerebral, 287
  epidural, 287
  subdural, 287
 da vesícula, 714
 estágio em organização, 501
 fase, 501
  exsudativa, 501
  fibropurulenta, 501
 necessitatis, 445
Encaixe
 do tornozelo, 172
 em bola e soquete, 172
Encarceramento
 da gordura perinéfrica, 903
Encefalite
 HSE, 287
 por HIV, 268, 287
 pós-infecciosa, 287
  ADEM, 287
  leucoencefalite hemorrágica, 288
  aguda, 288
 subaguda, 268
Encefalocele, 276
 basal, 277
 esfenoidal, 277
 occipital, 277
 sincipital, 277
  frontonasal, 277
  nasoetmoide, 277
 parietal, 277
Encefalomalacia, 317, 326
Encefalomielite
 esclerosante, 266
 e bronzeada, 266
Encefalomielopatia(s)
 mitocondriais, 248
Encefalopatia
 anóxica, 237
 hipertensiva, 327
 subcortical, 275
  progressiva, 275

Encharcamento
  alveolar, 416
    edema de, 416
Enchimento
  da artéria, 593
    pulmonar, 593
      defeito de, 593
  do duodeno, 789
    falha de, 789
  do útero, 1032
    defeito de, 1032
      na HSG, 1032
  esofágico, 783
    falha de, 783
  falhas colônicas de, 798
    lesões, 798
      em carpete, 798
      múltiplas, 798
      simples, 798
      tumor submucoso, 798
  intrauterino, 1026
    defeito de, 1026
  no intestino delgado, 794
    falhas de, 794
      isolado, 794
        lucências semelhanes à areia, 794
      múltiplas, 794
Encondroma, 76
Encondromatose
  múltipla, 76
Encurvamento
  tibial, 50
    anterior, 50
Endocardite
  bacteriana, 635
    vegetações da válvula, 635
Endoftalmite
  esclerosante, 348
  infecciosa, 347
  por nematodos, 348
  por *toxacara canis*, 348
Endométrio
  focalmente espessado, 1031
  irregular, 1030
    difusamente espessado, 1030
  pós-menopáusico, 1042
    normal, 1042
  pós-parto normal, 1043
Endometrioma
  ovariano, 1059
    roto, 1059
  unilocular, 1058
Endometriose
  endometrioma ovariano, 1059
    roto, 1059
  externa, 1058
  interna, 1046
  torácica, 1059
    síndrome de, 1059
Endometrite
  pós-parto, 1076
Endosteoma, 56
Endotelioma, 401
  sinovial, 171
Endovazamento
  tipos de, 627
Enfisema
  acinar, 500, 501
    distal, 501
    proximal, 500
  bolhoso, 773
    do intestino, 773

centroacinar, 500
centrolobular, 500
difuso, 500
gástrico, 785
  intersticial, 785
generalizado, 500
irregular, 501
linear, 501
lobar, 494, 543
  congênito, 494
  unilateral, 543
localizado, 501
panacinar, 500
panlobular, 500
paracicatricial, 501
parasseptal, 501
perifocal, 501
Enforcado
  fratura do, 214
Engelmann-Camurati
  doença de, 77
Enostose, 56, 193
Enterite
  por radiação, 883
  regional, 834
Enterocele, 810
Enteropatia
  com perda proteica, 770
  má absorção, 770
  primária, 860
    com perda proteica, 860
  sensível ao glúten, 887
Entesite, 227
Entesopatia, 12
Envenenamento
  por fósforo, 150
Envolvimento
  intestinal, 790
    predileção anatômica por, 790
Enxaqueca, 247
Enxerto
  doença do, 855
    versus-hospedeiro, 855
  protético, 630
    aórtico, 630
      infecção no, 630
  renal, 983
    necrose do, 983
Eosinofilia
  pulmonar, 502
  simples, 502
Ependimite, 336
  granular, 247
Ependimoma, 288
  da medula espinhal, 217
  mixopapilar, 218
Epicondilite
  lateral, 115
Epidemiologia
  clínica, 1145
Epidermoide
  adquirido, 388
  cisto, 388
  da coluna, 211
  de cabeça, 389
    e pescoço, 389
      cisto, 389, 390
  de CNS, 288
Epidermólise
  bolhosa, 781
  distrófica, 781
Epididimite
  aguda, 945
  crônica, 946

Epidídimo, 933
  aumento do, 923
  hiperemia do, 923
  lesões do, 923
    císticas, 923
  orquite aguda, 945
  tumor no, 922
    adenomatoide, 922
Epífise(s)
  alargamento, 12
    fisário, 12
    metafisário, 12
  da cabeça femoral, 78
    deslizamento da, 78
  deslocada, 12
  em anel, 192
  em balão, 159
  em bola e soquete, 46
  epifisiólise, 12
  irregularidade, 12
    fisária, 12
    metafisária, 12
  lesão, 12
    apofisária, 12
    epifisária, 12
    subarticular, 12
  ossificação epifisária, 12
    prematura, 12
  pontilhadas, 12, 59
    congênita, 59
  supercrescimento, 12
    epifisário, 12
Epifisiólise, 12
  da cabeça femoral, 78
Epifisite
  vertebral, 226
Epiglote
  dialtação da, 363
Epiglotite
  bacteriana, 391
  aguda, 391
Epiploia, 333
Epispádia, 924
Epitélio
  de superfície, 1029
  tumor do, 1029
Epitelioma
  cilíndrico, 393
Epiteliose
  infiltrante, 587
Eptímpano, 380
Equinococose
  pulmonar, 509
Erb-Duchenne
  lesão, 204
Eritroblastose
  fetal, 1061
Erlenmeyer
  frasco de, 11
  deformidade em, 11
Erosão
  cortical, 14
    processo intra-articular com, 14
  de articulações, 14
    DIP, 14
  odontoide, 188
Erro(s)
  em alinhamento, 387
  de cursor correto, 387
  do ângulo Doppler, 387
  em ultrassom, 387
    duplex, 387
Escafocefalia, 182

Escafoide, 35
  do tarso, 53
    AVN do, 53
  fratura do, 91
  subluxação do, 74
  rotatória, 74
Escafolunato
  dissociação do, 74
Escala
  de coma, 293
  de Glasgow, 293
Escápula
  fratura da, 89
Escleroderma
  GI, 880, 881
    padrão de acordeão, 881
  limitado, 880
    esclerose sistêmica com, 880
  pulmonar, 881
Esclerodermia
  cardíaca, 881
  de mão e punho, 16
  musculoesquelética, 881
  renal, 881
Esclerose
  diafisária, 107
    múltipla, 107
      hereditária, 107
  difusa, 285, 314
    mielinoclástica, 314
  focal, 56
  lateral, 269
    amiotrófica, 269
  marcada, 9
    lesão circundada por, 9
    óssea lítica, 9
  múltipla, 313
  óssea, 1
    aparência de osso, 2
    dentro de osso, 2
    bandas metafisárias, 3
    densas, 3
    displasia óssea, 2
    esclerosante, 2
    doença óssea esclerosante, 1
    constitucional, 1
    lesão(ões) osteoclerótica(s), 2
      múltiplas, 2
      solitária, 2
    osteoclerose difusa, 1
  segmentar, 207
    idiopática, 207
    do corpo vertebral, 207
  sistêmica, 880
    com escleroderma limitado, 880
  subperitoneal, 884
    crônica, 884
  temporal, 312
    mesial, 312
  tuberosa, 941
    AML associado à, 941
Esclerosteose, 164
Escorbuto
  em adultos, 164
  infantil, 164
Escotoma
  hemianóptico, 339
  central, 339
Escrófula, 364
Escroto
  agudamente sintomático, 920
  anatomia vascular, 933
  gonadal, 933

aumento epididimal, 923
    com focos hipoecoicos, 923
cordão espermático, 933
epidídimo, 933
fluxo sanguíneo, 921
    testicular, 921
gás escrotal, 921
lesões císticas, 922, 923
    do epidídimo, 923
    dos testículos, 922
massa, 921
    escrotal, 921
        intratesticular, 921
        paratesticular, 922
    líquido extratesticular, 922
        coleção de, 922
    na virilha, 921
parede escrotal, 920
    espessamento da, 920
suprimento arterial, 933
testículo, 932
Esfenoide
    asa maior do, 183
        ausência da, 183
    seio do, 371
Esferocitose
    hereditária, 107
Esfíncter
    do destrusor, 919, 920
        dissinergia do, 919, 920
    esofágico, 807, 812
        inferior, 807, 812
            acalasia no, 812
Esforço
    incontinência por, 919
Esofagite
    aguda, 846
    cáustica, 846
    corrosiva, 846
    crônica, 846
    de refluxo, 847
    induzida por drogas, 846
    por cândida, 846
    viral, 847
        por CMV, 847
        por herpes, 847
        por HIV, 848
Esôfago
    anatomia do, 807
        anatomia esofágica, 807
            inferior, 807
        anéis musculares do, 807
            A, 807
            B, 807
        camadas da parede
            intestinal, 807
            pelo US, 807
        divisão esofágica, 807
    compressão vascular do, 599
        padrões de, 599
    congenitamente curto, 858
    contrações esofágicas, 780
    de Barrett, 820
    dilatação difusa, 780
    dissecção do, 844
        intramural, 844
    divertículo esofágico, 782
    em dupla via de saída, 782
    enchimento esofágico, 783
    falha de, 783
    esofagrama aéreo, 781
    estreitamento esofágico, 782
        focal, 782
        homogêneo longo, 782

felino, 781
impressão esofágica, 783
    extrínseca, 783
inflamação, 781
laceração do, 844
    mucosa, 844
leiomioma do, 865
nódulos esofágicos, 783
perfuração do, 844
    transmural, 844
peristalse anormal, 780
placas mucosas esofágicas, 783
pregas anormais, 781
TEF, 782
úlcera, 781
Esofagrama
    aéreo, 781
Espaço(s)
    de CSF, 252
    de VR, 255
        atípicos, 256
    discal, 194, 214
        anterior, 214
            estreitamento do, 214
        perda de, 194
    do disco intervertebral, 194
        fenômeno de vácuo no, 194
    epidural, 199, 255
    massa do, 362
        carotídeo, 362
            lesão vascular, 362
            tumor, 362
        do mastigador, 362
        mucoso, 362
            da faringe, 362
        parafaríngeo, 362
        pré-vertebral, 363
            inflamação, 363
            pseudotumor, 363
            tumor, 363
        retrofaríngeo, 363
            infecção, 363
            tumor, 363
    orbitários, 344
    pararrenal, 929, 930
        anterior, 929
        posterior, 930
    pélvicos, 1043
    perirrenal, 929
    perivasculares, 247, 255
        de Virchow-Robin, 247
            aumentados, 247
    pré-sacral, 800
        aumentado, 800
    profundos, 374
        da cabeça, 374
            da carótida, 374
            da parótida, 374
            mastigador, 374
            mucoso da faringe, 374
            parafaríngeo, 374
            pré-vertebral, 374
            retrofaríngeo, 374
            submandibular, 377
    retovaginal, 810
    retrobulbar, 344
    retrogástrico, 784
        alargado, 784
    subaracnóideo(s), 199, 275
        dilatação dos, 275
        benigna, 275
    subdural, 255
    subpial, 255
    vasculares, 1017
        da placenta, 1017

Espaço(s) Aéreo(s)
    císticos, 429
        na HRCT, 429
    doença do, 422
        difusa, 422
        localizada, 422
    edema no, 641
    nódulos de, 429, 432
        em vidro fosco, 432
        na HRCT, 429
    opacificação do, 422
        com trauma, 422
    padrão de, 526
        metástases com, 526
        pulmonares, 526
Espasmo
    esofágico, 780
    difuso, 780
Espectro
    de sequestração, 421
    Doppler, 387
        análise do, 387
Espermatocele
    intratesticular, 923
Espessamento
    da AoV, 598
    da parede, 455, 686, 917, 920
        brônquica, 455
        da bexiga, 917
        da GB, 686
            difuso, 686
            focal, 686
        escrotal, 920
        traqueobrônquica, 455
            circunferencial, 455
            sinal do anel de sinete, 455
    da pele da mama, 559, 573
        generalizado, 559
        localizado, 559
    das artérias, 633
    dos tecidos moles, 24
        do calcanhar, 24
    dural, 249
        difuso, 249
    nucal, 1020
    pleural, 447, 472
        circunferencial, 448
        difuso, 472
Espessura
    da parede colônica, 809
    do crânio, 182
        aumentada, 182
            crânio em pelo de escova, 182
            leontíase óssea, 182
Espinha
    bífida, 189
        aberta, 189
        cística, 189
        oculta, 189
Esplenoma, 766
Esplenomegalia, 692
Esplenose, 767
Espondilite
    anquilosante, 191, 203
        coluna em bambu na, 203
    anterior, 227
    posterior, 227
    tuberculosa, 231
        sem discite, 231
Espondiloartrite, 13
    soronegativa, 226
    espondilite, 227
        anterior, 227
        posterior, 227
    espondilodiscite, 227

Espondiloartropatia
    destrutiva, 896
Espondilodiscite
    reumática, 227
Espondilólise, 228
    da coluna cervical, 229
Espondilolistese, 228
    degenerativa, 228
        tipo arco fechado, 228
    ístmica, 228
        tipo arco aberto, 228
    traumática, 214
Espondilose
    deformante, 191, 206
Espru, 886
    celíaco, 887
    doença celíaca, 887
    não tropical, 887
    tropical, 887
Esqueleto
    apendicular, 61
        condrossarcoma no, 61
        encondroma versus, 61
Esquistossomíase, 764, 990
    cardiopulmonar, 489
Esquizencefalia
    de lábio, 328
        aberto, 328
        fechado, 328
Essex-Lopresti
    fratura de, 90
Estado
    hiperdinâmico, 592
    hormonal, 1044
        adrenarca, 1044
        menarca, 1044
        telarca, 1044
Estafiloma, 358
Estágio(s)
    classificação de, 508
    de Ann Arbor, 508
    da rotação, 805
        intestinal, 805
    de Tanner, 563
Estase
    venosa, 639
        crônica, 639
        doença de, 639
Estatística(s), 1143-1146
    exatidão, 1143
    coeficiente de Kappa, 1146
    epidemiologia clínica, 1145
    limites de confiança, 1145
    ROC, 1144
    teoremas de Bayes, 1144
    terminologia, 1143
Estenose
    aórtica, 631
    congênita, 631
    aqueductal, 271
    arterial, 384, 1110
        angiografia de radionuclídeos
            na, 1110
        sítios de preferência de, 384
    cervical, 1032
    da artéria, 384, 974, 983
        carótida, 384
            placa da, 386
            ultrassom duplex da, 385, 387
            erros em, 387
        renal, 974, 983
            displasia
                fibromuscular da, 976

doença
    arteriosclerótica da, 975
    neurofibromatose, 976
    resultados Duplex para, 975
  da veia renal, 984
espinhal, 227
  cervical, 227
  lombar, 227
mitral, 654
  síndrome de Lutembacher, 654
  na PV, 662
    displásica, 662
  papilar, 690
pulmonar, 662
  na artéria pulmonar, 663
    periférica, 663
  subvalvular, 662
  supravalvular, 663
  valvular, 662
subaórtica, 632, 638
subglótica, 407
  adquirida, 407
  congênita, 407
tricúspide, 674
valvular, 662
  pulmonar, 662
    clássica, 662
    típica, 662
Esterilidade
  dos radiofármacos, 1093
Esterno
  fratura do, 89
Estesioneuroblastoma, 391
Estimulação
  estrogênica, 1025
    características pélvicas da, 1025
  hormonal, 1087
    inadequada, 1087
      no desenvolvimento
        fetal, 1087
Estiramento
  lateral, 215
  miotendinoso, 130
Estômago
  anatomia do, 808
    células gástricas, 808
    piloro, 808
    vagotomia bilateral, 808
      efeito de, 808
  atonia gástrica, 785
    aguda, 785
    crônica, 785
  complicações do, 788
    pós-operatórias, 788
  defeitos de preenchimento, 786
    gástrico, 786
    do remanescente, 786
  e duodeno, 788
    lesões envolvendo, 788
  espaço retrogástrico, 784
    alargado, 784
  estreitamento do, 785
    antral, 786
    sinal do coxim antral, 786
  fetal, 1023
    não visualização do, 1023
  leiomioma do, 865
  leiomiossarcoma do, 866
  lesão gástrica, 786, 788
    de alvo, 788
    intramural-extramucosa, 786
  metástase para o, 876
  obstrução gástrica, 784
    congênita, 784

parede do, 785
gás na, 785
pólipo do, 850
  adenomatoso, 850
  de retenção, 850
  hamartomatoso, 850
  inflamatório, 850
  viloso, 850
pregas do, 787, 791
  espessadas, 787, 791
procedimentos gástricos, 787
  cirúrgicos, 787
suprimento de sangue do, 806
totalmente intratorácico, 858
tumor, 784, 854
  gástrico, 784
    classificação, 784
    calcificado, 784
      pelo comportamento
        biológico, 784
    do trato GI, 784
    mesenquimais, 784
  glômico, 854
úlceras no, 834
  aftosas, 854
Estratificação
  mural, 799
  do trato intestinal, 799
    colite
      pseudomembranosa, 800
    sinal, 800
      do acordeão, 800
      do halo de gordura, 800
Estreitamento
  antral, 786
  colônico, 797
    localizado, 797
    microcólon, 797
  da bexiga urinária, 916
    bilateral, 916
    em pera invertida, 916
  do ducto biliar, 689
  do estômago, 785
    antral, 786
    sinal do coxim antral, 786
  duodenal, 789
  esofágico, 782
    focal, 782
      anel esofágico, 782
      distal curto, 783
      distal longo, 783
      do esôfago médio, 783
      membrana esofágica, 782
      homogêneo longo, 782
      inferior, 782
  glótico, 364
  nasofaríngeo, 363
  orofaríngeo, 364
  retal, 800
  retrofaríngeo, 364
  subglótico, 364
  supraglótico, 364
  traqueal, 454
  valecular, 364
Estresse
  fratura de, 85, 86
    por fadiga, 86
    por insuficiência, 85, 86
    do quadril, 86
    femoral, 86
    pélvica, 86
  tibial, 165
    medial, 165
    síndrome do, 165

traumático, 55
  síndrome do, 55
    familiar, 55
    infantil, 55
Estriação(ões)
  na gordura pericecal, 796
  na CT, 796
Estridor
  inspiratório, 363
  em crianças, 363
Estrongiloidíase
  síndrome de superinfecção, 887
  por Strongyloides, 887
Estudo
  de base, 762
  pós-TIPS, 762
  pré-TIPS, 762
Esvaziamento
  disfunção do, 919
    incontinência, 919
    obstrução prostática, 920
    umedecimento, 920
Etmoide
  seio do, 371, 403
    carcinoma do, 403
Evento(s)
  embriológicos, 1039
  na gemelaridade
    monozigótica, 1039
Ewing
  sarcoma de, 78, 193
  tumor de, 78
Excreção
  de amônia, 931
Excrescência
  de Lambl, 657
  gigante, 657
Exencefalia, 266
Exoftalmia
  endócrina, 348
Exostose(s), 360
  de Dupuytren, 169
  de Turget, 178
  múltiplas, 139
    hereditárias, 139
  osteocartilaginosa, 138
  subungueal, 169
Expansão
  seio opacificado e, 361
Explosão
  fratura em, 213
  lesão em, 8
Extensor (es)
  do joelho, 37
Extravasamento
  ativo, 823
  de urina, 982
  de transplante renal, 982
  espontâneo, 911
  do contraste urinário, 911
Extremidade
  inferior, 36, 618
    articulação do joelho, 41
      ligamentos colaterais da, 41
    bursas, 36, 41
      do joelho, 41
      do quadril, 36
    cistos, 36, 41
      do joelho, 41
      do quadril, 36
    extensores do joelho, 37
    inervação da pelve, 40
    ligamentos cruzados, 37
    músculo da coxa, 40

pata de ganso, 37
  pes anserinus, 37
sistema venoso da, 618
tendão do jarrete, 37
trato iliotibial, 37
Extrofia
  cloacal, 818
  vesical, 942
    fechada, 942
    pseudoextrofia, 942
Extrusão
  de disco, 208

F

Faceta(s)
  impactadas, 214, 215, 216
    bilateral, 214, 216
    unilaterais, 215
Facomatoses, 236
Fadiga
  fratura por, 86
    de estresse, 85
    do quadril, 86
FAI (Impacto Femoroacetabular), 80
  tipo Cam, 80
  tipo Pincer, 80
Fairbank
  doença de, 129
Falência
  cardíaca, 597
    congestiva, 598
      e cardiomegalia, 598
    neonatal, 597
      disfunção do miocárdio, 597
      isquemia, 597
      lesões, 597
        não cardíacas, 597
        obstrutivas do lado
          esquerdo, 597
        sobrecarga de volume, 597
  renal, 770
    crônica, 770
      anormalidades GI em, 770
  ventricular, 596, 655
    esquerda, 596, 655
Falha(s)
  da fusão, 1086
    dos ductos de Müller, 1086
    parcial, 1086
    total, 1086
  de enchimento, 798
    colônicas, 798
      lesões em carpete do
        cólon, 798
      múltiplas, 798
      simples, 798
      tumor submucoso, 798
Fallot
  tetralogia de, 669
    cor-de-rosa, 670
    infantil, 670
    pentalogia, 670
Fanconi
  anemia de, 79
  síndrome de, 157
FAP (Polipose Adenomatosa
  Familiar), 813, 848
  síndrome de, 799
Farber
  doença de, 80
Faringe
  abscesso da, 403
  massa do espaço, 362
    carotídeo, 362
    do mastigador, 362

mucoso, 362
parafaríngeo, 362
pré-vertebral, 363
retrofaríngeo, 363
Fármaco(s)
nefrotoxicidade por, 982
Fáscia
de gerota, 930
Fasciite, 24
necrotizante, 132, 946
fulminante, 946
ossificante, 132
plantar, 169
Fase(s)
nefrográficas, 931
normais, 931
cortical, 931
excretora, 931
parenquimal, 931
vascular, 931
Faveolamento, 428
Febre
uveoparotídea, 405
Felty
síndrome de, 158
Feminização
testicular, 1027
Fenda(s)
apical, 671
branquial, 362, 365, 372, 383
anomalias da, 365, 383
cisto, 383, 384
fístula, 384
desenvolvimento da, 372
arco, 372, 373
primeiro, 372
quarto, 373
quinto, 373
segundo, 373
sexto, 373
terceiro, 373
segunda, 362
cisto atípico da, 362
coronal, 189
de Rathke, 327
cisto da, 327
faciais, 1059, 1060
lateral, 1060
labial, 1060
palatina, 1060
mediana, 1060
Fenilcetonúria, 150
Fenômeno
de Jod-Basedow, 392
de Kernohan, 294
de Rauynaud, 663
do vácuo intravertebral, 219
Fenótipo
de Pena-Sholker, 1077
Feocromocitoma, 917, 962
Ferradura
rim em, 902
Ferro
acúmulo de, 694
no baço, 694
deficiência de, 112
anemia por, 112
deposição de, 731
padrões de, 731
metabolismo do, 703
Feto
calcificações no, 1024
intra-abdominais, 1024
esparsas, 1024
focal, 1024

intestino no, 1024
dilatado, 1024
massa no, 1023
ecogênica, 1023
intra-abdominal, 1023
obstrução no, 1024
intestinal, 1024
pós-termo, 1080
Fezes
cor de alumínio, 704
Fibrilação
atrial, 1060
fetal, 1060
Fibrina
deposição de, 1017
perivilosa, 1017
subcoriônica, 1017
Fibroadenolipoma, 581
Fibroadenoma
celular, 579
filoide, 587
gigante, 579, 587
juvenil, 579
tipo adulto de, 578
Fibroadenomatose, 579
Fibroangioma, 401
Fibrocondrogênese, 80
Fibrodisplasia
ossificante, 80
progressiva, 80
anomalias esqueléticas, 81
ossificação ectópica, 81
Fibroelastoma
papilar, 657
Fibroelastose
endocárdica, 647
Fibrolipoma
do filamento terminal, 219
Fibrolipomatose
de substituição, 991
lipomatose pélvica e, 878
pélvica, 991
Fibroma, 1087
ameloblástico, 186
aponeurótico, 168
calcificado, 169
juvenil, 169
cardíaco, 636
cementificante, 186
cemento-ossificante, 186
central, 81
condromixoide, 60
convencional, 186
de crescimento lento, 186
da bainha tendínea, 81
das válvulas, 657
de ovário, 1074
desmoplásico, 67
digital, 169
infantil, 169
exofítico, 1088
hialino, 657
intraligamentar, 1088
intramural, 1088
moluscum, 321
ossificante, 135, 137, 186, 223
agressivo ativo, 186
juvenil, 186
osteogênico, 137
do osso, 137
parasítico, 1088
pedunculado, 1088
pleural, 524
benigno, 524

submucoso, 1088
subseroso, 1088
Fibromatose(s), 636
abdominal, 65
agressiva, 65
cervical, 392
fasciais, 25
superficiais, 25
infantil, 65
agressiva, 65
intra-abdominal, 66
múltipla, 66
congênita, 66
musculoaponeurótica, 65
profunda, 65
superficiais, 169
digital, 169
infantil, 169
fibroma aponeurótico, 169
juvenil, 169
palmar, 169
plantar, 169
Fibromixoma, 955
pleural, 524
Fibroplasia
adventícia, 647
da íntima, 647
medial, 647
perimedial, 647
por trás do cristalino, 357
Fibrose
capilar, 584
cística, 496
da mama, 580
epidural, 181
hepática, 723
congênita, 723
intersticial, 510, 539
difusa, 510, 539
aguda, 510
mediastinal, 491
progressiva, 530, 543
maciça, 530, 543
retroperitoneal, 987
sistêmica, 1151
nefrogênica, 1151
Fibrossarcoma
congênito, 955
fibroma central, 81
periosteal, 81
primário, 81
secundário, 81
variante de, 83
Fibrosteoma, 186
Fibrotecoma, 1082
Fibrotórax, 447
Fibroxantoma(s)
múltiplos, 134
Ficomicose, 552
Fígado, 679-768
anatomia do, 695-703
arterial, 697
classificação de Michel da, 697
atenuação, 699
da artéria hepática, 697
ecogenicidade, 699
fissuras, 698
funcional segmentar, 696, 697
parâmetros hemodinâmicos, 698
normais, 698
sistema venoso portal, 695
intra-hepático, 695
tamanho, 698
terceiro influxo, 698

testes enzimáticos, 699
AFP, 699
veia esplênica, 696
nível da, 696
veia hepática, 696, 698
do lobo direito, 698
padrão de drenagem da, 698
nível de junção da, 696
veia porta, 695, 696, 697
extra-hepática, 695
intra-hepática, 695
nível da, 696
área nua do, 810
artefato no, 687
em cauda de cometa, 687
DDx dos distúrbios
hepáticos, 679-694
atenuação aumentada, 679
aumento do volume, 679
difuso, 679
circulação, 683
aumento da artéria, 684
gás na veia porta, 684
halo hipoatenuante periportal, 684
perfusão, 683
realce transitório do parênquima, 683
redução da onda do Doppler, 684
da veia hepática, 684
shunt arterioportal, 684
veia porta pulsátil, 684
doenças do, 679
difusas, 679
ecogenicidade, 680
aumento generalizado na, 680
hepatoesplenomegalia, 679
hepatomegalia, 679
intensidade de sinal em T2, 680
diminuição acentuada na, 680
massa, 680
calcificação, 683
captação de partículas de óxido de ferro, 682
superparamagnético, 682
características de reforço da, 682
com cápsula, 682
com retração capilar, 682
contendo gordura/lipídios, 681
hemorragia espontânea, 683
hiperintensa em T1W1, 682
hipervascular, 683
na doença crônica, 683
no fígado normal, 683
lesão(ões), 681
cística, 682
em olho de touro, 681
múltiplas, 681
solitária, 681
tumor com cicatriz vascular, 683
tumor primário, 680
benigno, 680
maligno, 680
peri-hepatite, 680
quadrante superior direito, 679
dor no, 679
distúrbios do, 704-768
abscesso, 732
adenoma, 733

angiomiolipoma, 734
angiossarcoma, 734
ascaridíase, 705
candidíase, 707
carcinoma hepatocelular, 739
cirrose, 719
cisto, 735
clonorquíase, 722
congestão passiva, 760
deposição gordurosa, 727
    focal, 727
doença, 705, 718, 723, 730, 737
    do armazenamento do
        glicogênio, 730
    equinocócica, 723
    granulomatosa crônica da
        infância, 718
    policística dominante
        autossômica, 705
    venoclusiva, 737
esquistossomíase, 764
fibrose congênita, 723
fígado gorduroso, 726
FNH, 727
hamartoma mesenquimal, 744
hemangioendotelioma
    epitelioide, 726
hemangioma, 735
hemocromatose, 730
hepatite, 735
hepatoblastoma, 738
hiperplasia, 721
    adenomatosa, 721
    regenerativa nodular, 749
hipertensão portal, 760
infiltração gordurosa, 726
    difusa, 726
linfoma, 744
lipoma, 743
MEN, 748, 749
metástases, 745
peliose, 760
sarcoma, 768
    indiferenciado, 768
síndrome, 705, 706, 764
    de Banti, 705
    de Budd-Chiari, 706
    de Richter, 764
tirosinemia, 768
torotrastose, 767
transplante hepático, 743
trombose da veia porta, 763
lesão no, 823
    categorias de, 823
metabolismo do ferro, 703
trauma no, 823
fechado, 823
Filamento
    terminal, 219, 230
        espessado, 230
            síndrome do, 230
        fibrolipoma do, 219
Filme
    mamográfico, 565
        leitura de, 565
        técnica de, 565
Fise (Placa do Crescimento), 31
Fisiologia
    do sistema reprodutor, 1033-1044
        feminino, 1033-1044
            gestação múltipla, 1039
            hCG, 1033
    renal, 930
        excreção de contraste, 931

fases nefrográficas, 931
    normais, 931
GFR, 930
imagem do rim, 931
no recém-nascido, 931
mecanismo, 930
    de acidificação renal, 930
progressão, 931
RPF, 930
Tm, 930
Fissura(s)
    hepáticas, 698
        acessórias, 698
        para a GB, 698
        para o ligamento, 698
            redondo, 698
            venoso, 698
        transversa, 698
    orbital, 183, 344
        inferior, 344
        superior, 183, 344
            alargada, 183
    peri-hipocampais, 261
        corno temporal, 261
            do ventrículo lateral, 261
        coróidea, 261
        hipocampal, 261
        transversa, 261
        de Bichat, 261
Fístula
    aortoentérica, 630, 632
    arteriovenosa, 51, 272, 531, 941, 983
        do osso, 51
        no cérebro, 272
        pulmonar, 531
        renal, 941, 983
            após transplante, 983
    broncopleural, 487
    broncopulmonar, 487
    da fenda branquial, 384
        quarta, 384
        terceira, 384
    do seio, 346
        carótico-cavernoso, 346
    entérica, 227, 706
        biliar, 706
        dorsal, 227
    liquórica, 206
    na artéria coronária, 642
    perianal, 835
        classificação de Park de, 835
    umbilical-uracal, 1000
    vaginal, 1032
Fitobezoar, 821
Fivela toro
    fratura em, 85
Fixação
    dispositivos de, 28, 196
    espinhal, 196
        posterior, 196
    externa, 29
    interna, 28
        fios de metal, 29
        grampos, 29
        parafusos, 28
        placas, 29
        washer, 28
        intramedulares, 29
    do cordão, 1017
        anormal, 1017
FL (Comprimento do Fêmur), 1037
Flegmão
    renal, 970

Flexão
    da coluna, 214, 215
        cervical, 214, 215
            instabilidade na, 214
        lateral, 215
Flexor (es)
    do quadril, 37
    longo, 42
        do hálux, 42
        dos dedos, 42
Fluido
    intestinal, 809
    intra-abdominal, 774
        anormal, 774
            ascite, 774
            cisto intra-abdominal, 775
    intramural, 791
        aumentado, 791
            pregas anormais e, 791
    pericerebral, 250
        coleta de, 250
        na infância, 250
    retroperitoneal, 775
    subdural, 250
        acúmulo de, 250
    valores de, 822
        alternativos, 822
Fluido-Fluido
    níveis de, 8
    tumores ósseos com, 8
Fluorose, 191
Flutter
    atrial, 1060
    fetal, 1060
Fluxo
    aórtico, 1068
        fetal, 1068
            volume de, 1068
    de sangue pulmonar, 591, 592, 593
        com cianose, 591, 592
            aumentado, 591, 592
            diminuído, 592
        desigual, 593
        sem cianose, 592
            aumentado, 592
            normal, 592
    linfático, 1100
        distúrbios do, 1100
            linfocintilografia nos, 1100
    pielorrenal, 911
        retrógrado, 911
        espontâneo, 911
    retrógrado, 911
        pielotubular, 911
        pielointersticial, 911
        pielolinfático, 911
        pielossinusal, 911
        pielovenoso, 911
    sanguíneo, 1036
        uterino, 1036
            volume de, 1036
        ao testículo, 933
        testicular, 921
    taxa de, 463
    ventricular esquerdo, 595
        trato de entrada do, 595
        obstrução do, 595
FNH (Hiperplasia Nodular
    Focal), 727
    múltipla, 728
        síndrome da, 728
    telangiectásica, 729
Foco(s)
    ecogênicos, 249, 1023
        intracardíaco, 1023

        lineares, 249
            no tálamo, 249
            nos gânglios basais, 249
    esplênicos, 694
        hiperecoicos, 694
        hipoecoicos, 923
            aumento epididimal com, 923
Focomelia, 11
Foice
    cerebral, 241
        calcificação da, 241
        densidade da, 241
            aumentada, 241
    do cerebelo, 241
        calcificação da, 241
Folha
    amniótica, 1016
Folículo
    ascendente, 1044
    de Graaf, 1044
        sinais, 1044
            de falha ovulatória, 1044
            de ovulação, 1044
    dominante, 1044
Fong
    doença de, 132
Fontan
    procedimento de, 606
Fonte(s)
    de artefatos, 1095
    controle de qualidade, 1095
FOOSH (Queda sobre a Mão
    Estendida), 20
Forame(s)
    ciático, 40
        menor, 40
    da base do crânio, 198
        canal, 198
            do hipoglosso, 198
            pterigóideo, 198
        espinhoso, 198
        jugular, 198
        lácero, 198
        magno, 198
        oval, 198
        redondo, 198
    de Rouviére, 33
    de Weitbrecht, 33
    interventricular, 246
        do cérebro, 246
            lesão densa próxima ao, 246
    jugular, 250
        massa de, 250
            lesão óssea primária, 250
            não neoplásica, 250
            neoplasia, 250
    obturador, 39
        secção transversa ao nível do, 39
    parietais, 183
    sublabral, 33
    vertebral, 191
        aumento do, 191
Forbes
    doença de, 730
Forma
    da(s) costela(s), 18
        anormal, 18
            alargadas, 18
            displásica, 18
            em fita torcida, 18
            finas, 18
            incisura costal, 18
                na margem inferior, 18
                na margem superior, 18

junção costocondral, 18
    aumento bulboso da, 18
de banana, 1086
    cavidade uterina em, 1086
    fusiforme solitária, 1086
Formação
    de calo, 12
        excessiva, 12
    do testículo, 928
        migração testicular, 928
    extraóssea localizada, 131
        não neoplásica, 131
            de cartilagem, 131
            de osso, 131
    óssea, 150
        hipertrófica, 150
Fosfato
    metabolismo do, 160
        anormalidade no, 160
        raquitismo por, 160
Fósforo
    absorção, 30
    envenenamento por, 150
    excreção, 30
Fossa
    da GB, 685
        sombreamento acústico na, 685
    de herniação, 107
        sinovial, 107
    isquiorretal, 800
        lesões da, 800
    posterior, 251
        malformação da, 251
            cística, 251
            massa cística, 251
                no hemisfério cerebelar, 251
            tumor da, 251
Fournier
    gangrena de, 946
Fragmento
    em borboleta, 85
    livre, 208, 209
        herniação com, 208
        migração de, 209
Fratura(s), 84
    aberta, 85
    acetabular, 92
    angulação, 85
    cominutiva, 85
    comprimento, 85
        distração, 85
        encurtamento, 85
            em cavalgadura, 85
            impactado, 85
            sobreposto, 85
    condral, 85
    craniana, 212, 233
        basilar, 212
        em cicatrização, 212
    da artéria renal, 998
    da banana, 150
    da coluna
        cervical, 213
            compressão vertical, 215
            estiramento lateral, 215
            flexão lateral, 215
            lesão, 213
                por flexão-rotação, 215
                por hiperextensão, 213
                por hiperflexão, 213
            lombar, 216
                do processo transverso, 216
            torácica, 215, 216
                superior, 215

toracolombar, 215
    da junção, 215
    de Chance, 216
    de Holdsworth, 216
    lesão do cinto de segurança, 216
    sacral, 217
da mão, 91
    de Bennett, 91
    de Rolando, 92
    do boxeador, 92
    polegar do guarda-caça, 92
da massa, 214
    lateral, 214
da parede torácica, 89
    da escápula, 89
    de costela, 89
    do esterno, 89
da tuberosidade, 96
    do quinto metatarso, 96
de Barton, 89
de brônquio, 478, 504
de estresse, 85, 86
    por fadiga, 86
    por insuficiência, 85, 86
        do quadril, 86
        femoral, 86
        pélvica, 86
de Gopyrand, 90
de Hutchinson, 90
de Jefferson, 214, 215
de Maisonneuve, 96
de Piedmont, 90
de Pouteau, 90
de Stieda, 131
de Tillaux, 96
de traquéia, 478, 504
dentais, 214
    variantes, 214
deslocamento, 85
do antebraço, 89
    de Barton, 89
        reversa, 90
    de Colles, 90
        reversa, 90
    de Essex-Lopresti, 90
    de Galeazzi, 90
    de Monteggia, 90
    de Smith, 90
    do chofer, 90
do arco, 214
    anterior, 214
    neural, 214
        de C1, 214
    posterior, 214
do atlas, 214, 215
do áxis, 214, 215
do carpo, 91
    do hamato, 91
    do lunato, 91
    do navicular, 91
    do pisiforme, 91
    do trapézio, 91
    triquetal, 91
do cavador de argila, 214
do cinto de segurança, 216
do complexo, 213
    malar, 213
    zigomático, 213
do cotovelo, 89
    condilar lateral, 89
    epicondilar medial, 89
    supracondilar, 89

do crânio, 212
    com afundamento, 212
    da base, 212
    de LeFort, 212
    do osso, 213
        esfenoide, 213
        temporal, 213
    em explosão, 213
    linear, 212
    zigomaticomaxilar, 213
do enforcado, 214
do escafoide, 91
do joelho, 93
    de Segond, 93
        reversa, 94
    do platô tibial, 94, 95
    do tubérculo tibial, 95
    por avulsão, 94
        do ACL, 94
        do complexo arqueado, 94
        do PCL, 94
        do tendão, 94
            bicipital femoral, 94
            quadricipital, 94
            semimembranoso, 94
        do trato iliotibial, 94
do odontoide, 214
do pé, 95
    de Chopart, 96
    de Jones, 96
    de Lisfranc, 97
    de Sherperd, 97
    do calcâneo, 97
    do tornozelo, 95
        maleolares laterais, 95
    por avulsão, 96
        do fibular curto, 96
do processo espinhoso, 214
do tornozelo, 95
do tranco, 90
em cano de chumbo, 85
em crescimento, 219
em cunha, 214
    simples, 214
em explosão, 215
    burst, 215
em fivela toro, 85
em galho verde, 85
em lágrima, 214, 216
    à extensão, 214
    de flexão, 214
em três planos, 88
em tripé, 213
encurvada, 85
esplênica, 823
fechada, 85
fragmento em borboleta, 85
inclinação, 85
incompleta, 85
linha de, 85
    direção da, 85
na infância, 12
osteocondral, 85, 139
patológica, 85
pélvica, 92
    acetabular, 92
    da coluna, 93
        anterior, 93
        posterior, 93
    da parede, 93
        anterior, 93
        posterior, 93
    de Duverney, 93
    de Malgaigne, 93

em alça de balde, 93
transversa, 93
placa epifisária, 87
    lesão na, 87
por avulsão, 85, 88
    do complexo arqueado, 94
    do PCL, 94
    do tendão do quadríceps, 94
    do trato iliotibial, 94
por compressão, 216
    axial, 216
por fadiga, 86
    do quadril, 86
rotação, 85
segmentar, 85
simples, 85
subcondral, 53
testicular, 993
tipos de, 85
traqueocondral, 85
Freiberg
    doença de, 53
FSH (Hormônio Estimulador de Folículos), 256
Função(ões)
    da deglutição, 807
    do pulmão, 459-467
        dispositivos médicos no CXR, 466
    do trato, 804-811, 927-934
        GI, 804-811
            da deglutição, 807
            hormônios GIs, 804
            intestinal, 809
        urogenital, 927-934
            fisiologia renal, 930
            hormônios renais, 930
    dos hormônios GI, 804
        CCK, 804
        gastrina, 804
        glucagon, 804
        secretina, 805
    intestinal, 809
        assoalho pélvico, 809
            relaxamento do, 809
        defecografia, 809
        fluído intestinal, 809
        gás intestinal, 809
        proctografia de evacuação, 809
        trânsito intestinal, 809
        tempo de, 809
    pulmonar, 463
        anomalias dos gases sanguíneos, 464
            arteriais, 464
        capacidades, 463
            de difusão, 464
        complacência, 464
        desigualdade V/Q, 464
        taxa de fluxo, 463
        volumes, 463
            alterações em, 463
Fundo de Saco
    líquido livre no, 1027
Fungo
    bola de, 957
Funil
    peito em, 17
Fusão
    da articulação, 16
        sacroilíaca, 16
    de costelas, 17

dos ductos de Müller, 1086
  falha da, 1086
    parcial, 1086
    total, 1086
  espinhal, 197
    em ponte, 197
      avaliação da 197
  renal, 902
Fuso
  aórtico, 611

G

GA (Idade Gestacional), 1036
Gadolínio
  artrografia com, 73
    do ombro, 73
Galactocele, 581
Galactografia, 558
  defeito de enchimento da, 559
Galeazzi
  fratura de, 90
Galeno
  veia de, 335
    aneurisma da, 335
Gálio Verde
  fratura em, 85
γGt (Gama Glutamil
  Transpeptidase), 699
Gamma-Gandy
  nódulos, 762
Gancho(s)
  basais, 249, 258
    anatomia, 258
    focos ecogênicos nos, 249
    lineares, 249
  laminares, 197
  sublaminares, 197
Gânglio
  geniculado, 261
Gangliocitoma
  cerebelar, 290
    displásico, 290
Ganglioglioma, 290
  da medula espinhal, 218
  desmoplásico, 291
  infantil, 291
Ganglioglioneuroma, 218
Ganglion, 14
  de tecidos moles, 97
  intraósseo, 97
  periosteal, 98
Ganglioneuroblastoma, 946
Ganglioneuroma, 291, 947
Gangrena
  da GB, 713
  de Fournier, 946
Ganso
  pata de, 37
Gardner
  síndrome de, 98, 849
Garganta
  transtornos da, 359-369, 383-411
    abscesso, 403, 404
      da faringe, 403
      retrofaríngeo, 404
    adenoma, 403
      paratireóideo, 403
      pleomórfico, 403
    angina de Ludwig, 396
    bócio, 392, 410
      multinodular tóxico, 410
    carcinoma, 383, 393, 399
      cístico adenóideo, 383
      hipofaríngeo, 393
      mucoepidermoide, 399

cisto, 407
  do ducto tireoglosso, 407
condrossarcoma, 395
  laríngeo, 395
crupe, 389
DDx de, 359-369
  faringe, 362
  glândulas salivares, 365
  laringe, 363
  pescoço, 364
  tireoide, 365
  vias aéreas, 363
dermoide, 389
dissecção de artérias, 390
  cervicocefálicas, 390
doença, 393, 398
  de Graves, 393
  de Madelung, 398
epidermoide, 389
epiglotite, 391
estenose, 384, 407
  da artéria carótida, 384
  subglótica, 407
fenda branquial, 383
  anomalias da, 383
fibromtose cervical, 392
granuloma, 403
  de células do plasma, 403
  hemangioma da parótida, 403
hemorragia, 404
  retrofaríngea, 404
laringe, 394, 395, 396
  carcinoma da, 394
  papilomatose da, 395
  plasmacitoma da, 396
laringocele, 396
laringomalacia, 396
linfangioma, 397
nódulo toxico, 410
  autônomo, 410
paraganglioma, 401
parotidite, 393
  por HIV, 393
rabdomiossarcoma, 404
rânula, 404
sarcoidose, 404
sialadenite recorrente, 389
  crônica, 389
sialose, 405
síndrome, 389, 403, 406
  de Cogan, 389
  de Pendred, 403
  de Sjögren, 406
tendinite, 396
  do músculo longo do
    pescoço, 396
tireoide, 396, 408
  adenoma da, 408
  carcinoma da, 408
  lingual, 396
  tireoidite, 410
  TB, 411
tumor, 403, 411
  de Pindborg, 403
  de Warthin, 411
Gargulismo, 128, 191
Garré
  osteomielite de, 143
  esclerosante, 143
Gartner
  ducto de, 1062
  cisto de, 1062
Gás (es)
  em neonatos, 775
  causa de ausência de, 775

escrotal, 921
intestinal, 809
na árvore biliar, 687
na parede, 785
  do estômago, 785
na veia porta, 684
no corpo vertebral, 190
no trato, 898, 1032
  genital, 1032
  urinário, 898
sanguíneos, 464
  arteriais, 464
    anomalias dos, 464
Gastrina
  função da, 804
Gastrinoma, 752, 893
Gastrite
  corrosiva, 853
  enfisematosa, 853
  erosiva, 853
  fleimonosa, 853
  hemorrágica, 853
  hipertrófica, 873
    gigante, 873
  por radiação, 883
Gastroenterite
  eosinofílica, 842
Gastropatia
  hiperplásica, 873
Gato
  arranhadura do, 364
  doença da, 364
Gaucher
  doença de, 98
GB (Vesícula Biliar)
  adenomioma da, 741
  adenomiomatose da, 741
  agenesia da, 700
  anomalias congênitas, 700
  capacidade, 700
  DDx de distúrbios da, 685
    alteração no tamanho, 386
    artefato em cauda de
      cometa, 687
    bile de alta densidade, 685
    carcinoma da, 729
    de porcelana, 760
    defeitos de preenchimento, 687
    deslocada, 685
    espessamento da parede, 686
    ligamento hepatoduodenal, 687
    gordura ecogênica no, 687
    metástases de, 745
    não visualização ao US, 685
    síndrome
      pós-colecistectomia, 764
    sombreamento acústico na
      fossa da, 685
  empiema da, 714
  espessura da parede, 700
  flutuante, 700
  gangrena da, 713
  granulomas da, 715
    ceroides, 715
  hipoplasia da, 700
  irregularidades da, 712
  perfuração da, 714
  pólipos na, 687
  tamanho da, 686, 700
    alteração no, 686
  torcida, 701
GBM (Glioblastoma Multiforme), 291
  multifocal, 292

GCT (Tumor de Células Gigantes),
  99, 193
  contendo cartilagem, 58
  maligno, 100
  multifocal, 100
  tenossinovial, 151
Geladura
  adultos, 97
  crianças, 97
Gemelaridade
  monozigótica, 1039
    eventos embriológicos na, 1039
Gemelarização, 1040
Gêmeo(s)
  acardíaco, 1046
  bomba, 1046
  colado, 1082
  conjugados, 1051, 1052
    craniópago, 1052
    isquiópago, 1052
    onfalópago, 1052
    parápago, 1052
    pigópago, 1052
    toracópago, 1052
  crescimento de, 1040
    velocidades de, 1040
      discordantes, 1040
  desaparecido, 1061
  dizigóticos, 1040
  fraternos, 1040
  idênticos, 1039
  monozigóticos, 1039
    dicoriônicos, 1039
      diamnióticos, 1039
    monocoriônicos, 1039
      diamnióticos, 1039
      monoamnióticos, 1039
  perfundido, 1046
Genital
  TB no, 1000
    feminino, 1000
    masculino, 1000
Genitália
  ambígua, 925
    disgenesia gonadal, 925
    hermafroditismo
      verdadeiro, 926
    pseudo-hermafroditismo, 925
      feminino, 925
      masculino, 925
Geode(s), 14
Gerdy
  tubérculo de, 37
Germinoma, 291
  pineal, 324
Gerota
  fáscia de, 930
Gesso
  síndrome de, 888
Gestação(ões)
  anatomia da, 1033
    cordão umbilical, 1034
    coriodecídua, 1033
    córion, 1033
    decídua, 1033
    embrião, 1034
      atividade cardíaca do, 1034
    GS, 1033
      tamanho do, 1033
      visualização do, 1033
    membrana amniótica, 1034
    saco vitelino, 1034
      secundário, 1034

hidronefrose na, 950
   aguda, 950
   dilatação fisiológica, 950
   síndrome da superdistensão, 950
múltipla(s), 1039
   amnionicidade, 1040
   corionicidade, 1040
   gravidez gemelar, 1039
   riscos nas, 1041
      de IUGR, 1041
      de mortalidade perinatal, 1041
GFR (Taxa de Filtração Glomerular), 930
Ghon
   lesão de, 550
GI (Gastrointestinal)
   anomalias fetais, 1023
      ascite fetal, 1025
      calcificações intra-abdominais no feto, 1024
      defeito da parede abdominal, 1023
      hepatomegalia fetal, 1023
      intestino, 1024
         dilatado no feto, 1024
         fetal hiperecoico, 1024
      massa, 1023, 1024
         cística no abdômen fetal, 1024
         ecogênica intra-abdominal no feto, 1023
      não visualização do estômago fetal, 1023
      sinal da dupla bolha, 1023
Giardíase, 854
Gilchrist
   doença de, 477
Ginecologia, 1013-1090
   DDx de doenças ginecológicas, 1013-1032
      anexos, 1028
      ginecologia geral, 1025
      massa pélvica, 1027
      trato genital, 1032
         gás no, 1032
      tumor ovariano, 1030, 1063
         com hiperestrogenismo, 1030
         de células da granulosa, 1063
      útero, 1030, 1084
         anomalias uterinas, 1084
         leiomiossarcoma do, 1089
         liomioma uterino, 1087
      vagina, 1032
   doenças ginecológicas, 1045-1090
      agenesia vaginal, 1090
      câncer, 1049, 1057, 1070
         cervical, 1049
         do ovário, 1070
         endometrial, 1057
      cisto, 1062, 1075, 1077, 1083
         de inclusão peritoneal, 1077
         de teca luteínica, 1083
         do ducto de Gartner, 1062
         paraovariano, 1075
      cistoadenofibroma, 1052
      cistoadenoma, 1075
         paraovariano, 1075
      coriocarcinoma ovariano, 1080
         primário, 1080
      disgerminoma, 1053
      endometriose, 1058
      hematometrocolpo, 1065
      hidrometrocolpo, 1065
      IUD, 1066
      OHSS, 1074
      ovário, 1051, 1058, 1062, 1065, 1069, 1072, 1074, 1081, 1082, 1083
         carcinoma endometrioide do, 1058
         cisto de, 1072
         edema massivo do, 1069
         fibroma de, 1074
         neoplasma de células claras do, 1051
         teratoma imaturo do, 1065
         torção de, 1083
         tumor do, 1062, 1069, 1081, 1082
            de células de Sertoli-estromais, 1081
            de células germinais, 1062
            de células teca, 1082
            mucinoso, 1069
            seroso, 1081
      PID, 1075
      síndrome, 1048, 1069, 1081
         de Asherman, 1048
         de Meigs, 1069
         de Stein-Leventhal, 1081
      trombose, 1075
         de veia ovárica, 1075
      tumor, 1048, 1068, 1082
         de Brenner, 1048
         de células esteroides, 1082
         de Krukenberg, 1068
      útero, 1048
         AVM do, 1048
Ginecomastia, 581
Giro(s)
   cocleares, 399
   insuficientes, 399
GIST (Tumor Estromal Gastrointestinal), 853
GLAD (Ruptura Articular Glenolabral), 20
Glândula(s)
   de Bartholin, 1032
      cisto de, 1032
   de Brunner, 825
      hamartoma de, 825
      hiperplasia de, 825
   de Cowper, 924
      lesões da, 924
   de Montgomery, 563
   hipofisária, 252, 256
      dilatação da, 252
      infundíbulo, 258
      lobo da, 256, 257
         anterior, 256
         posterior, 257
      parte intermediária da, 257
      pedúnculo hipofisários, 258
   lacrimal(is), 343
      dilatação das, 343
         massas bilaterais das, 343
      lesão da, 343
   paratireóideas, 380
      inferiores, 381
      superiores, 380
      supernumerárias, 381
   parótida, 365, 383, 380
      angiolipoma da, 383
      aumento da, 365
         congênito, 365
         doença sistêmica, 365
            relacionada com autoimunidade, 365
         infecção localizada, 365
         inflamação, 365
         neoplasia, 365
         transtorno linfoprolifer ativo, 365
      lesão múltipla da, 365
   pineal, 253, 258
      região pineal, 254
         massa com realce intenso na, 254
      tumores da, 253
         classificação dos, 253
   salivar, 185, 365, 383
      carcinoma cístico, 383
         adenóideo, 383
      lingual, 185
      defeito de inclusão da, 185
   suprarrenal, 899, 932, 947, 955
      anatomia vascular, 932
         artérias, 932
         veias, 932
      calcificação suprarrenal, 901
      doença suprarrenal, 899
         cortical, 899
         medular, 899
      hemangioma de, 947
      hemorragia suprarrenal, 901
      incidentaloma, 899
      massa(s) suprarrenal(is), 899, 900, 901
         bilaterais, 899
         cística, 901
         de funcionamento, 899
         eliminação de, 900
         unilateral incidental, 899
      metástase na, 955
   tireoide, 380
      TBG, 380
Glasgow
   escala de coma de, 293
Glaucoma
   primário, 342
Glenn
   desvio de, 606
Glicogênio
   acantose por, 854
   armazenamento do, 730
      doença do, 730
         de Anderson, 730
         de Cori, 730
         de Forbes, 730
         de Hers, 730
         de McArdle, 730
         de Pompe, 730
         de Von Gierke, 730
Glioma(s)
   célula de origem, 292
   cerebral, 319
   da coluna, 217
      medula espinhal, 217
         astrocitoma da, 217
         ependimoma da, 217
         ganglioglioma da, 218
   da via óptica, 319, 352
   do nervo óptico, 352
   do tronco cerebral, 292
   gangliônico, 218
   intracranianos, 292
      frequência dos, 292
   nasal, 399
   óptico, 353
      maligno, 353
         da vida adulta, 353
   quiasmático-hipotalâmico, 293
   superficiais, 243
      com vasos de tumor grande, 243
      e edema, 243
      massa intracerebral grande, 243
         e heterogênea, 243
      massa intracraniana, 243
         calcificada, 243
Globo, 345
   aberto, 352
      lesão de, 352
   calcificações orbitárias, 342
   contorno do, 342
      deformidade do, 342
   lesão ocular, 342
      não calcificada, 342
   leucocoria, 342
   macroftalmia, 342
   microftalmia, 341
   rompido, 352
   transtornos oculares, 341
      espectro de, 341
   vítreo, 342
      denso, 342
         em grupo etário pediátrico, 342
      hemorragia do, 342
Glomerulocitoma, 401
Glomerulonefrite
   crônica, 942
Glomo
   tumor do, 401, 402
      da jugular, 402
      do vago, 402
      timpânico, 402
Glote, 374
   nível da, 378
Glucagon
   função do, 804
Glucagonoma, 753
Glúten
   enteropatia sensível ao, 887
Gonadoblastoma, 996
Good
   síndrome de, 867
Goodpasture
   síndrome de, 505
Gopyrand
   fratura de, 90
Gordura
   anel de, 802
      sinal do, 802
   ecogênica, 687
      no ligamento hepatoduodenal, 687
   halo de, 800
      sinal do, 800
   massa com, 681, 907
      hepática, 681
      renal, 907
   mediastinal, 449
   medula óssea substituída por, 6
   pericecal, 796
      estriações na, 796
      na CT, 796
   perinéfrica, 903
      encarceramento da, 903
   tumores contendo, 25
      lesões que simulam, 25
      outros, 25
Gorham-Stout
   doença de, 119
Gorlin-Goltz
   síndrome de, 54

Gota
  artrite gotosa aguda, 101
  hiperuricemia assintomática, 101
  nefrolitíase, 101
  nefropatia gotosa, 101
  primária, 101
  secundária, 101
  tofácea crônica, 101
Graaf
  folículo de, 1044
    sinais, 1044
      de falha ovulatória, 1044
      de ovulação, 1044
Gradenigo
  síndrome de, 383, 400
Graduação
  placentária, 1035
    senescência placentária, 1036
    prematura, 1036
Grande(s) Vaso(s), 589-677
  anatomia cardiovascular, 608-620
    aorta, 611
    arco aórtico, 611
      padrões de ramificação, 611
    artérias, 611
      coronárias, 611
      pulmonar, 611
    circulação colateral, 617
      da mão, 617
    extremidade inferior, 618
      sistema venoso da, 618
    hemoglobina, 620
    pulsatilidade, 620
    triângulo femoral, 619
      conteúdo do, 619
    veia cava, 616
      embriogênese da, 616
  DDx de doenças cardiovasculares, 589-607
    aorta, 598
    artéria pulmonar, 593
    avaliação de desvio, 591
    cirurgia cardíaca, 606
    doença cardíaca, 591, 592
      acianótica, 592
      cianótica, 591
    hipertensão pulmonar, 594
    pericárdio, 603
    vascularidade pulmonar, 593
    vasculite, 605
    veia cava, 604
  doenças cardiovasculares, 621-677
    abuso de drogas, 663
      recreacional, 663
    aneurisma, 632, 644, 666
      aórtico, 623
      do seio de valsalva, 666
      na artéria esplênica, 666
      no ducto arterioso, 644
    aortite sifilítica, 667
    arco aórtico, 644, 650, 652
      duplo, 644
      esquerdo, 652
        com artéria subclávia direita aberrante, 652
      interrupção do, 650
    artéria, 621
      coronária esquerda, 621
        anômala, 621
      pulmonar esquerda, 621
        aberrante, 621
    arterite, 667, 668
      de Takayasu, 667
      temporal, 668

ASO, 633
atresia pulmonar, 661
circulação fetal, 659
  persistente, 659
CoA, 639
de Buerger, 635
dilatação idiopática, 650
  do tronco pulmonar, 650
displasia fibromuscular, 647
dissecção aórtica, 627
DORV, 644
DVT, 642
Eisenmenger, 645
  complexo de, 645
  síndrome de, 645
enxerto protético aórtico, 630
  infecção no, 630
estenose, 631, 662
  aórtica, 631
  pulmonar, 662
fistula, 632, 642
  aortoentérica, 632
  na artéria coronária, 642
hipertensão pulmonar, 660
  primária, 660
insuficiência pulmonar, 662
interrupção, 651
  da artéria pulmonar, 651
IVC, 635, 652
  continuação ázigo da, 635
  leiomiossarcoma da, 652
janela aortopulmonar, 633
lesão aórtica, 672
  traumática, 672
PDA, 657
poliangiite microscópica, 653
poliarterite nodosa, 659
pseudoaneurisma, 661
  na artéria pulmonar, 661
pseudocoarctação, 661
RAA, 665
regurgitação aórtica, 630
retorno venoso pulmonar, 621
  anômalo, 621
rompimento aórtico, 631
síndrome, 621, 652, 653, 660, 663, 667, 670, 674
  da SVC, 667
  de compressão artéria inominada anômala, 621
  de Kawasaki, 652
  de May-Thurner, 653
  de Rauynaud, 663
  de Trousseau, 674
  do aprisionamento da artéria poplítea, 660
  do desfiladeiro torácico, 670
  do roubo da subclávia, 667
tetralogia de Fallot, 669
TGA, 670
tronco arterioso, 674
úlcera aórtica, 658
  penetrante, 658
válvula pulmonar, 640
  ausência congênita da, 640
veno-oclusiva, 662
  pulmonar, 662
sanguíneos, 608
  desenvolvimento dos, 608
Granulação(ões)
  de Pacchioni, 183
Granuloma(s)
  ceroides, 715
  da GB, 715

de célula(s), 187, 403, 514
  do plasma, 403
  gigantes, 187
  plasmática, 514
de colesterol, 389
  centrais, 187
de linha média, 552
do pulmão, 505
eosinofílico, 114, 193, 842
mediastinal, 491, 507
reparador, 99
de células gigantes, 99
Granulomatose
  alérgica, 492
  broncocêntrica, 483
  de células de Langerhans, 514
  de Wegener, 551
    limitada, 552
  linfomatoide, 522
  pulmonar, 532
    da linha média, 532
  sarcoide, 527
    necrotizante, 527
Granulosa
  células da, 1063
  tumor de, 1063
    adulto, 1063
    juvenil, 1063
Gravata Borboleta
  sinal em, 23
  ausente, 23
Graves
  doença de, 393
  oftalmopatia de, 348
Gravidez
  anembriônica, 1047
  dor pélvica na, 1028
  ectópica, 1054, 1056
    abdominal, 1056
      litopédio, 1056
    cervical, 1056
    cornual, 1056
    em cicatriz de cesariana, 1056
    heterotópica, 1056
    intersticial, 1056
    ovariana, 1056
    probabilidade de, 1054
    sinais de, 1055
      intrauterinos, 1055
    tubária, 1055
  falhada, 1045
  falhando, 1056
  gemelar, 1039
    gêmeos, 1039
      dizigóticos, 1040
      monozigóticos, 1039
  IUD e, 1066
  massa na, 1028
    anexial, 1028
  membrana intrauterina na, 1016
    no primeiro trimestre, 1016
  perda de, 1045
  ruptura na, 1089
    uterina, 1089
  teste de, 1033
    imunológico, 1033
    RIA, 1033
  trauma durante, 1090
    uterino, 1090
Griffith
  ponto de, 863
GS (Saco Gestacional), 1036
  no primeiro trimestre, 1016
    em posição baixa, 1016
  vazio, 1016

  tamanho do, 1033
  visualização do, 1033
GSV (Veia Safena Grande), 618
Guarda-Caça
  polegar do, 92
Guyon
  canal de, 36, 179
  síndrome do, 179

H

H.pylori (*Helicobacter pylori*)
  infecção por, 855
Habênula, 241
Hadju-Cheney
  síndrome de, 79
HAGL (Avulsão de Descolamento Umeral do Ligamento Glenoumeral Inferior), 20
Haller
  células de, 370
Hallervorden-Spatz
  doença de, 293
Halo
  hipoatenuante, 684
  periportal, 684
Haltere(s)
  massa de, 250
    abrangendo o ápice petroso, 250
Hálux
  articulação do, 16
    interfalangiana, 16
    artrite na, 16
  flexor do, 42
  longo, 42
Hamartoma(s), 957
  cístico, 888
    retrorretal, 888
  corticais, 334
  da parede torácica, 505
  de CNS, 293, 319
  de glândula de Brunner, 825
  de mama, 581
  de *tuber cinereum*, 301
  do ducto biliar, 748
    múltiplo, 748
  do pulmão, 505
  esplênico, 766
  fetal, 955
    benigno, 955
  fibroelástico, 636
  fibrolipomatoso, 118
    do nervo, 118
  fibroso, 636
  hipotalâmico, 301
  intra-hipotalâmico, 301
  leiomiomatoso, 955
  linfóide, 490
    angiomatoso, 490
  mesenquimal, 744
    do fígado, 744
  mioepitelial, 841
  múltiplo, 834
  para-hipotalâmico, 301
  renal, 940, 955
    fetal, 955
  subcorticais, 334
  subependimais, 334
Hamartomatose
  generalizada, 66
Hamman-Rich
  síndrome de, 510
Hamoudi
  tumor de, 765

Hand-Schüller-Christian
  doença de, 115
Hansen
  doença de, 116
Harrington
  haste de, 197
    de compressão, 197
    de distração, 197
Hashimoto
  tireoidite de, 410
Haste(s)
  de Cotrel-Dubousset, 197
  de Dunn, 197
  de Harrington, 197
    de compressão, 197
    de distração, 197
  de Knodt, 197
  de Luque, 197
  mole, 197
  em L, 197
  reta, 197
HC (Circunferência da Cabeça), 1037
hCG (Gonadotropina Coriônica
  Humana)
  teste de gravidez, 1033
    imunológico, 1033
    RIA, 1033
Heberden
  nódulos de, 136
Heerfordt
  síndrome de, 405
Heffner
  tumor de, 400
HELLP (*Hemolysis, Elevated Liver
  enzymes, Low Platelets*)
  síndrome, 1064
Hemácia(s)
  medula óssea substituída por, 6
Hemangioblastoma
  da coluna, 218
  do CNS, 295, 337
Hemangioepitelioma, 103, 236
  benigno, 349
  de tecido mole, 103
  epitelioide, 726
  infantil, 736
    do fígado, 736
  ósseo, 103
Hemangioma, 193, 236
  arteriovenoso, 103
  capilar, 103, 736
  cardíaco, 636
  cavernoso, 103, 276, 736
  coroidal, 346
  da bexiga urinária, 947
  da laringe, 395
    adulto, 395
    infantil, 395
  da órbita, 349
    capilar, 349
    cavernoso, 349
  da parótida, 403
  de glândula, 947
    suprarrenal, 947
  de tecido mole, 104
  sinovial, 104
  do cordão umbilical, 1018
  do intestino delgado, 855
  esclerosante, 514
  esplênico, 766
  hemangioendotelioma, 736
    infantil, 736
      do fígado, 736

hepático, 735, 736
  cavernoso, 735, 736
    gigante, 736
    infantil, 736
  ósseo, 104
  subglótico, 395
  venoso, 103
Hemangiomatose
  capilar, 531
  pulmonar, 531
Hemangiopericitoma, 104, 236
Hemangiossarcoma, 734
Hematoma(s)
  cerebrais, 296, 297
    agudo, 297
    crônico, 297
    estádios de, 296
    subagudo, 297
      precoce, 297
      tardio, 297
  da mama, 582
  de núcleos da base, 297
  do cérebro, 289, 296, 330
    epidural, 289
    subdural, 330
      agudo, 330
      crônico, 331
      inter-hemisférico, 331
      subagudo, 331
  do cordão umbilical, 1018
  epidural, 212
    da coluna, 212
  extradural, 289
  intra-amniótico, 1079
  intracerebral, 295, 296
    evolução do, 295
  intraesplênico, 823
  intramural, 844, 861
    de dissecção, 861
  periesplênico, 823
  placentários, 1078
  pós-transplante, 982
    renal, 982
  subcapsular, 823
  subdural, 330, 336
    de revascularização, 336
    VP, 336
    do cérebro, 330
    agudo, 330
  subgaleal, 233
  testicular, 993
Hematometrocolpo
  adquirido, 1065
  congênito, 1065
Hematopoese
  extramedular, 79, 165
Hematossalpinge, 1076
Hemianopsia
  bitemporal, 339
  homônima, 339
    do lado direito, 339
Hemiatrofia
  cerebral, 286
Hemiconvulsão(ões)
  hemiplegia, 286
  e epilepsia, 286
    síndrome de, 286
Hemimelia, 11
Hemiplegia
  infantil, 286
  congênita, 286
Hemisfério(s)
  cerebelar, 251
    massa cística no, 251

difusamente inchados, 239
  encefalopatia metabólica, 239
  inflamação, 239
  neurovasculares, 239
Hemitórax
  opacificação do, 438
Hemitronco, 675
Hemivértebra, 189
Hemobilia, 687
Hemocromatose
  genética, 730
  hereditária, 730
  idiopática, 105, 730
  primária, 105, 730
  secundária, 105, 731
    siderose de transfusão, 732
  siderose transfusional, 105
Hemofilia
  artropatia hemofílica, 106
  pseudotumor hemofílico, 106
Hemoglobina, 620
Hemoglobinúria
  noturna, 962
  paroxística, 962
Hemoperitônio, 769
  traumático, 822
Hemoptise, 413
Hemorragia
  alveolar, 479
    difusa, 479
  anteparto, 1017
    causas placentárias de, 1017
  cerebral, 296
    hiperaguda, 296
  da tireoide, 367
  de Duret, 294
  diverticular, 838
    colônica, 838
  extracerebral, 295
  GI, 769
    intramural, 769
    sangramento, 769
      em bebês, 769
      em crianças, 769
  hepática, 683
    espontânea, 683
  intracerebral, 295, 296
    aparência de MR de, 296
    contusão cortical, 295
    hematoma, 295
    intraventricular, 295
  intracraniana, 315
    neonatal, 315
      da matriz geminial, 315
      do plexo coroide, 316
      intracerebelar, 316
      intraventricular, 316
      leucoencefalopatia
        periventricular, 316
  intraocular, 352
    do vítreo, 352
    retro-hialoide, 352
  intraparenquimatosa, 241
  intraventricular, 315
    extensa, 315
    leve, 315
  placentária, 1077
    intraplacentária, 1079
    marginal, 1079
    pré-placentária, 1078
    retroplacentária, 1078
    subcoriônica, 1078
    submembranosa, 1078
  pós-parto, 1032

  pré-placentária, 1017
  pulmonar, 413
    hemoptise, 413
  retrofaríngea, 404
  retroperitoneal, 914
    espontânea, 914
      hematoma subcapsular, 915
  subaracnoide, 237, 329
    vasospasmo da, 237
  subcorial, 1078
  subdural, 233, 331
    em recém-nascido, 331
      de fossa posterior, 331
      supratentorial, 331
  suprarrenal, 901, 902, 937
    bilateral, 902
    causa, 937
    unilateral, 901
    causas, 901
Hemossiderose, 731
Hemotórax, 447
Henoch-Schönlein
  púrpura de, 855
Hepatite
  aguda, 737
  crônica, 738
  marcadores virais da, 736
  neonatal, 738
  piogênica, 712
    recorrente, 712
  por radiação, 738
    aguda, 738
    crônica, 738
Hepatoblastoma, 738
Hepatoesplenomegalia, 679
Hepatoma, 739
Hepatomegalia, 679
  fetal, 1023
Hermafroditismo
  verdadeiro, 926
Hérnia
  axial, 857
  concêntrica, 857
  de hiato, 857
    por deslizamento, 857
  diafragmática, 498
    congênita, 498
      de Bochdalek, 498
      de Morgagni, 498
      defeito do septo
        transverso, 499
    de hiato, 499
    eventração, 499
    traumática, 499
  do saco menor, 857
  encarcerada, 856
  esôfago curto, 858
    congenitamente, 858
    estômago intratorácico, 858
    totalmente, 858
  externa, 856
    de Littré, 856
    de Spiegel, 856
    inguinal, 856
  hiatal, 857
    rolante, 857
  iatrogênica, 857
    através do ligamento largo, 857
    transmesentérica, 857
  interna, 856
  paraduodenal, 857
  paraesofágica, 857
  para-hiatal, 857
  umbilical, 858, 1017

Herniação(ões)
  alar, 238
  cística, 107
  com fragmento livre, 208
  de disco, 209
    cervical, 209
    lateral, 209
    lombar, 209
      ciática, 209
      torácico, 209
  do cérebro, 238
    alar, 238
    deslocamento de vasos, 238
    esfenoide, 238
    retroalar, 238
    subfalcina, 238
    transforaminal, 238
    transtentorial, 238
  esfenóide, 238
  pulmonar, 479
    traumática, 479
  retroalar, 238
  sinovial, 107
    fossa de, 107
  Herniation pit, 107
Herpes
  esofagite por, 847
Herpes-zoster
  ótico, 394, 404
Hers
  doença de, 730
Heterotaxia
  síndrome de, 648, 649
Heterotopia
  cerebral, 399
  nasal, 399
Hialosserosite
  pleural, 448
Hiato
  hérnia de, 499, 857
    por deslizamento, 857
    eventração, 499
Hibernoma, 25, 107
Hidranencefalia, 299
Hidrocálice, 949
Hidrocalicose, 949
Hidrocarboneto
  pneumonite por, 491
Hidrocefalia, 319
  compensada, 299
  congênita, 300
  externa, 275
  extraventricular, 300
  infantil, 301
  lesão suprasselar com, 252
    de baixa densidade, 252
  não obstrutiva, 300
  NPH, 301
  obstrutiva, 300
    comunicante, 300
    não comunicante, 300
  pós-hemorrágica, 316
Hidrocele
  congênita, 948
  idiopática, 948
  infantil, 947
  primária, 948
Hidroftalmo, 346
Hidrogênio
  sulfureto de, 491
    pneumonite por, 491
Hidrometrocolpo
  adquirido, 1065
  congênito, 1065

Hidronefrose
  aguda, 948
  congênita, 949
  crônica, 949
  focal, 949
  na gestação, 950
    aguda, 950
    dilatação fisiológica, 950
    síndrome da superdistensão, 950
Hidropisia
  da GB, 686
  fetal, 1022, 1061
    imune, 1061
    não imune, 1061
Hidropneumotórax
  de tensão, 444
Hidrossalpinge, 1076
Hidrotórax
  hepático, 721
Hifema
  traumático, 352
Higroma
  cístico, 365, 397
  de revascularização, 336
    VP, 336
  pseudocístico, 398
  subdural, 332
Hilo
  hepático, 682
    massa do, 682
    de baixa densidade, 682
HIM (Hematoma Aórtico Intramural), 629
Hímen
  imperfurado, 1087
Hinman
  síndrome de, 920
Hiperaldosteronismo
  primário, 943
Hiperamilasemia, 692
Hiperbilurribinemia
  em lactentes, 688
  não conjugada, 688
Hipercalcemia, 896
  desordem sem, 26
    metabólica, 26
  idiopática, 26, 179, 590
    da infância, 179
Hipercalciúria, 1004
Hipercementose, 187
Hipercortisolismo, 943
Hiperestrogenismo
  tumor ovariano com, 1030
    tuba de falópio proximal, 1030
    obstrução da, 1030
Hiperextensão
  deslocamento por, 216
    da coluna torácica, 213
  lesão por, 213, 216
    da coluna cervical, 213
    na junção toracolombar, 216
Hiperflexão
  lesão por, 213, 215
    da coluna cervical, 213
    na junção toracolombar, 215
Hiperfosfatasia
  hereditária, 106
Hiperfunção
  adrenocortical, 899
Hiperinsuflação
  na criança, 421
  no recém-nascido, 421

Hiperinsulinismo
  congênito, 749
Hipernefroma, 976
Hiperostose
  anquilosante, 70
  cortical, 112, 179
    generalizada, 179
    infantil, 112
      crônica, 112
  esternoclavicular, 163
Hiperoxalúria, 1005
  primária, 913
  secundária, 913
Hiperperfusão
  hepática, 683
    anormalidades de, 683
Hiperplasia
  adenomatosa, 408, 721, 749
    da ilhota celular, 749
    da tireóide, 408
    do fígado, 721
  adrenocortical, 939
    lisa, 939
    macronodular, 939
      ACTH-independente, 939
    nodular, 939
      cortical, 939
  angiofolicular, 490
    de linfonodo, 490
      disseminada, 490
      generalizada, 490
      localizada, 490
      multicêntrica, 490
      unicêntrica, 490
    linfática, 490
  da mama, 580
    atípica, 580
    ductal, 580
    lobular, 580
  de células G, 893
    antral, 893
  de glândula de Brunner, 825
  de mama, 579
    generalizada, 579
  de *Torus*, 859
  ductal, 587
    esclerosante, 587
  endometrial, 1030
  epitelial, 579
    descamada, 579
  fibromuscular, 647
  hipofisária, 251
  linfóide, 866
  linfonodular, 490
    gigante, 490
    benigno, 490
  macronodular, 939
    ACTH-independente, 939
  medial, 647
  medular, 165
    desossificação decorrente de, 165
  periadventícia, 647
  regenerativa, 749
    nodular, 749
  subadventícia, 647
  tímica, 547
Hipersensibilidade
  alveolar, 414
  ao pó orgânico, 414
    alveolar, 414
    traqueobrônquica, 414
  pneumonia de, 414
  vasculite de, 653

Hipertelorismo
  fetal, 1020
Hipertensão, 237
  arterial, 897
    renovascular, 897
      em crianças, 897
  com transplante renal, 984
  essencial, 897
  intracraniana, 301
    idiopática, 301
  portal, 760
    conexões cirúrgicas, 762
      portossistêmicas, 762
    segmentar, 762
    TIPS, 762
  portopulmonar, 721
  pré-capilar, 593
  primária, 897
  pulmonar, 660
    persi*s*tente, 659
      do recém-nascido, 659
    primária, 660
    venosa, *ver* PVH
  secundária, 897
  venosa, 415
    pulmonar, 415
Hipertiroidismo, 367
  terapia para, 366
    com iodo radioativo, 366
Hipertrofia
  compensatória, 908
    nodular, 908
  concêntrica, 638
  pilórica, 859
    focal, 859
  prostática, 941
    benigna, 941
  simétrica, 638
  ventricular, 596, 597
    direita, 597
    esquerda, 596
Hiperuricemia, 26
Hiperuricosúria, 1005
Hipervitaminose
  A, 110
  D, 110
Hipodensidade
  periventricular, 246
    encefalomalacia, 246
    hematoma em resolução, 246
    porencefalia, 246
    tumor cístico, 246
Hipofaringe, 373
Hipofisite
  linfoide, 307
Hipofosfatasia, 111
Hipofosfatemia
  primária, 156
Hipogamaglobulinemia
  adquirida, 547
Hipoglicemia
  hiperinsulinêmica, 749
  persi*s*tente, 749
    da infância, 749
Hipoglosso
  canal do, 198
Hipogonadismo
  hipergonadotrópico, 1026
  hipogonadotrófico, 1026
Hipoparatireoidismo, 191
  idiopático, 111
  secundário, 111
Hipoperfusão
  complexo de, 822

Hipoplasia, 563
  basiocciptal, 188
  condilar, 188
  da vesícula, 700
    ectopia, 700
    septações, 700
  do dente, 214
  do rádio, 11
  do seio maxilar, 361
  pulmonar, 510, 1021
    fetal, 1021
  renal, 942
    congênita, 942
  tubular, 640
  uterina, 1087
  uterovaginal, 1085
Hipospádia, 924
Hipotálamo, 256
Hipotelorismo
  fetal, 1020
Hipotensão
  arterial, 898
  intracraniana, 305
Hipotímpano, 380
Hipotireoidismo, 191
  hipotalâmico, 367
  na infância, 111
  na vida adulta, 112
  primário, 366
  secundário, 366
  terciário, 367
  vários tipos de, 111
    diferenças entre os, 111
Hipovitaminose
  C, 164
Hipovolemia, 822
Hirschsprung
  doença de, 858
His
  ângulo de, 847
    gastroesofágico, 847
Histiocitoma
  fibroso, 83, 514
    benigno, 83
      atípico, 83
    maligno, 82
Histiocitose
  X, 114
Histocompatibilidade
  HLA-B 27 positivo, 13
    complexo de, 13
Histogênese
  proliferação neuronal e, 235
Histoplasmona, 507
  e AIDS, 814
Histoplasmose
  pulmonar, 506
    aguda, 506
    crônica, 507
    disseminada, 507
    manifestações tardias, 507
HIV (Vírus da Imunodeficiência
    Humana)
  encefalite por, 268, 287
  esofagite por, 848
  infecção por, 814
    na AIDS, 814
  nefropatia por, 935
  paratidite por, 393
HNP (Herniação do Núcleo
    Pulposo)
  descritor de localização de, 208
    em imagem, 208
      axial, 208
      sagital, 208

lombar, 209
Holdsworth
  fratura de, 216
Holoprosencefalia
  alobar, 298
    cebocefalia, 298
    ciclopia, 298
    configuração em, 298
      ventricular, 298
    etmocefalia, 298
  lobar, 298
  semilobar, 298
Holt-Oram
  síndrome de, 107, 590
Homocistinúria, 107
  e Marfan, 108
    diferenças entre, 108
Hood
  síndrome de, 132
Hormônio(s)
  calcitonina, 31
  GI, 804
    funções dos, 804
      CCK, 804
      gastrina, 804
      glucagon, 804
      secretina, 805
  paratormônio, 30
  renais, 930
    ADH, 930
    mecanismo
      renina-aldosterona, 930
  vitamina D, 30
    metabolismo de, 30
Hospedeiro
  enxerto-versus, 855
    doença do, 855
HPO (Osteoartropatia Hipertrófica
    Pulmonar), 110
HPS (Estenose Pilórica Hipertrófica)
  forma de, 858, 859
    adulta, 859
    infantil, 858
  hipertrofia pilórica, 859
  focal, 859
HPT (Hiperparatireoidismo), 108
  amolecimento ósseo, 108
  artropatia erosiva, 109
  calcificação, 109
    dos tecidos moles, 109
  HPTs, 109
  novo osso, 109
    periosteal, 109
      formação de, 109
  osteosclerose, 108
  paratormônio, 110
    produção ectópica de, 110
  pHPT, 109
  reabsorção óssea, 108
  tHPT, 110
  tumor do, 108, 187
    marrom, 108, 187
HPTs (Hiperparatireoidismo
    Secundário), 109, 156
  pHPT e, 109
    diferenças entre, 109
HRCT
  aprisionamento de ar no, 430
  ar focal na, 431
    aprisionamento de, 431
  doença pulmonar na, 428
  difusa, 428
  espaços aéreos na, 429
    císticos, 429
    nódulos de, 429

na bronquiolite, 430
HSA (Herpes de Encefalite
    Simples), 287
HSG
  contorno uterino na, 1032
    anormal, 1032
  defeito de enchimento na, 1032
  depressão fúndica na, 1032
Hulten
  variação de, 35
Humor
  vítreo, 354
    do adulto, 354
    primário, 354
    secundário, 354
Hurler
  síndrome de, 128, 191, 590
Hutchinson
  fratura de, 90
  síndrome de, 960
Hutchinson-Gilford
  síndrome de, 151

I

IABP (Bomba de Balão
    Intra-Aórtico), 457
IAC (Canal Auditivo
    Interno), 260, 359
  lesão com realce em, 245
  pequeno, 399
IACB (Bomba de Balão Intra-aórtico
    de Contrapulsão), 467
ICA (Artéria Carótida Interna), 261
ICSH (Hormônio Estimulador da
    Célula Intersticial), 256
ICT (Tumor da Ilhota Celular)
  não funcionante, 751
  não sindrômico, 751
Icterícia
  na criança mais velha, 688
  obstrutiva, 687, 688
    do adulto, 687
    neonatal, 688
Idade
  fetal, 1036
    EDC, 1036
    GA, 1036
    LMP, 1036
    MA, 1036
  óssea, 1
    atrasada, 1
IDC (Carcinoma Ductal
    Infiltrante/Invasivo), 569
  subtipos de, 570
    bem diferenciados, 570
      coloide, 570
      medular, 570
      mucinoso, 570
      papilar, 570
      tubular, 570
IGHLC (Complexo Labroligamentar
    Glenoumeral Inferior), 20, 33
IGL (Ligamento Glenoumeral
    Inferior), 33
IHSS (Estenose Subaórtica
    Hipertrófica idiopática), 638
IIP (Pnuemonia Intersticial
    Idiopática), 420
  aguda, 510
  cronica, 512
    DIP, 513
    UIP, 512
  subaguda, 511
    COP, 511

não específica, 511
  com fibrose, 511
Ileíte
  de refluxo, 891
Íleo
  adinâmica, 779
  biliar, 848
  duodenal, 888
    crônico, 888
  localizado, 779
  meconial, 837, 871, 872
    aparência no, 872
      de molho de maçã, 872
  pseudo-obstrução intestinal, 779
Ilha(s)
  compacta, 56
  de substância cinzenta, 334
    heterópticas, 334
      em substância branca, 334
  óssea, 56
    esclerótica, 56
    gigante, 56
Ilhota
  celular, 749
    hiperplasia da, 749
      adenomatosa, 749
  pancreática, 751
    células da, 751
      tumores das, 751
Ílio
  osteíte do, 136
    condensante, 136
Ilipsoas
  compartimernto do, 905
  aumento do, 905
IMA (Artéria Mesentérica
    Inferior), 805
Imagem (ns)
  mamográfica, 566
    fatores que afetam a
      qualidade da, 566
      nitidez radiográfica, 566
      ruído radiográfico, 566
  PET, 1096, 1097, 1098
    características da, 1096
    FDG, 1097
      em oncologia, 1097
  PET/CT, 1098
    imagens híbridas, 1098
Imaturidade
  colônica, 778
  funcional, 778
  pulmonar, 421
  síndrome de, 421
Impacto
  síndrome do, 160
  interno, 161
Impingement, 160
Implantação
  cisto de, 77
Implante
  migração do, 584
    na mamoplastia, 584
    de aumento, 584
Impotência, 946
Impressão
  basilar, 188
  digitiforme, 796
    colônica, 796
  esofágica extrínseca, 783
    causas, 783
      cervicais, 783
      torácicas, 784

Impureza
　de radionuclídeos, 1093
　　teste de passagem de
　　　Mo-99, 1093
　　química, 1093
　　　teste de passagem de íons de
　　　　alumínio, 1093
　　radioquímica, 1093
Imunocintilografia, 1099
Inchaço
　congestivo, 239
　　do cérebro, 239
Incidentaloma, 326, 899
　função endocrinológica no, 901
　　teste da, 901
　suprarrenal, 900
　　bilateralidade do, 900
　　biopsia suprarrenal, 901
　　critérios do, 900
　　　morfológicos, 900
　　lipídio, 900
　　　imagem de detecção de, 900
　　por CT, 900
　　　imagem de perfusão do, 900
Incisura
　costal, 18
　　na margem inferior, 18
　　　arterial, 18
　　　neurogênica, 18
　　　óssea, 18
　　　unilateral, 18
　　　venosa, 18
　　na margem superior, 18
Inclinação
　da fratura, 85
　tibiotalar, 23
Inclusão
　cisto de, 77, 1018
　　amniótico, 1018
　　epidermoide, 77
Incontinência
　bexiga sensível, 919
　destrusor, 919
　　esfíncter do, 919
　　　dissinergia do, 919
　　　instabilidade do, 919
　por esforço, 919
　síndrome de Hinman, 920
Índice
　de líquido amniótico, 1037
　metacárpico, 120
　　na síndrome, 120
　　　de Marfan, 120
　radioulnar, 35
Indução
　anomalia da, 235
　　dorsal, 235
　　ventral, 235
Induração
　peniana, 924
　dolorosa, 924
Inervação
　da pelve, 40
Infância
　fraturas na, 12
Infarto(s)
　cerebral, 302, 303
　　isquêmico, 303
　　　agudo, 303
　do miocárdio, 655
　　aneurisma ventricular, 655
　　falência ventricular, 655
　　　esquerda, 655
　　rompimento, 655
　　do miocárdio, 655

　　do músculo papilar, 655
　　do septo interventricular, 655
　síndrome, 656
　　de Dressler, 656
　　ventricular, 656
　　　direito, 656
　do osso, 166
　e AVN, 56
　　cortical, 56
　　medular, 56
　embólico, 237
　esplênico, 767
　hemorrágico, 304, 317
　　periventricular, 317
　intestinal, 778
　　sinal de, 778
　intratesticular, 923
　isquêmico, 302
　　agudo, 303
　　　precoce, 303
　　　tardio, 303
　　crônico, 304
　　hiperagudo, 302
　　subagudo, 304
　lacunares, 247, 304
　mesentérico, 873
　oclusivo, 873
　múltiplos, 237
　ósseo, 56
　　cortical, 56
　　medular, 56
　placentário, 1017
　pulmonar, 532
　renal, 979, 980
　　agudo, 980
　　crônico, 980
　　doença renal, 980
　　　ateriosclerótica, 980
　　　aterotrombótica, 980
　　lobar, 980
　testicular, 992
　tipo zona de transmissão, 237
　watershed, 237
Infecção(ões)
　aorta aumentada e, 598
　cavitantes, 420
　　oportunistas, 420
　com organismo formador
　　de gás, 240
　da órbita, 350
　　abscesso da, 350
　　celulite, 350
　　　orbitária, 350
　　　periorbitária, 350
　　　pré-septal, 350
　　edema da, 350
　da revascularização, 336
　　VP, 336
　do trato respiratório, 419
　　inferior, 419
　em imunocomprometidos, 305
　granulomatosas, 18
　　agressivas, 18
　intramuscular, 27
　micobacteriana, 527
　　não tuberculosa, 527
　　do pulmão, 527
　na AIDS, 813
　　com vírus herpes simples, 814
　　complexa, 814
　　　por Mycobacterium
　　　　avium, 814
　　outras, 815
　　　angiomatose bacilar, 815
　　　Isospora belli, 815

　　　por CMV, 813
　　　por HIV, 814
　no enxerto, 630
　　protético, 630
　　　aórtico, 630
　no espaço, 363
　　retrofaríngeo, 363
　no trato urinário, 898, 1005
　oportunista, 468
　　e AIDS, 468
　　por CMV, 283
　　por H.pylori, 855
　pós-transplante, 517
　　de pulmão transplantado, 517
　　extrapulmonar, 517
　pulmonar, 419
　　micótica, 419
　　viral, 419
　renal, 935
　　com Pneumocystis carinii, 935
Infertilidade
　anomalias cervicais, 1026
　anormalidades ovarianas, 1026
　contorno uterino, 1026
　　irregularidade do, 1026
　defeito de enchimento, 1026
　　intrauterino, 1026
　masculina, 926
　tuba uterina, 1026
　　aderências da, 1026
　　irregularidade da, 1026
　　oclusão da, 1026
Infestação
　calcificação por, 26
　distrófica, 26
Infiltração(ões)
　gordurosa, 28, 726, 754
　　difusa, 726
　　　no fígado, 726
　　do músculo, 28
　nas suturas, 182
　pulmonares, 421
　　em neonatos, 421
Infiltrado(s)
　alveolar, 422
　　agudo, 422
　　crônico, 422
　crônicos, 440
　difusos, 440
　　em imunocomprometidos com
　　　câncer, 440
　periféricos, 440
　　em asas de morcego
　　　invertidas, 440
　peri-hilares, 440
　　em asa de morcego, 440
　recorrentes, 440
　transitórios, 440
Inflamação
　da tireoide, 367
　esofágica, 781
　fibroxantogranulomatosa, 715
　intramuscular, 27
　no espaço, 363
　　pré-vertebral, 363
Infundíbulo, 258
Infundibuloma, 280
Inibidor(es)
　da ACE, 1139
　　cintilografia dos, 1139
Iniencefalia, 305
Inserção(ões)
　do cordão umbilical, 1035
　　variante de, 1035

　　musculares, 33
　　do ombro, 33
　no platô tibial, 41
　　dos ligamentos cruzados, 41
　　dos meniscos, 41
Instabilidade
　do ombro, 20
　espinhal, 215
　　sinais de, 215
　glenoumeral, 161
　na flexão, 214
　　da coluna cervical, 214
Instrumentação
　espinhal, 197
　　complicações de, 197
Insuficiência
　aórtica, 630
　de revascularização, 336
　　mecânica, 336
　fratura por, 85, 86
　　do quadril, 86
　　femoral, 86
　　pélvica, 86
　mitral, 653
　pulmonar, 469
　　pós-traumática, 469
　renal, 895, 943
　　ARF, 895
　　CRF, 895
　　induzida por contraste, 943
　suprarrenal, 936
　　primária, 936
　　aguda, 936
　　crônica, 936
　tricúspide, 674
Insulinoma, 753
Interrupção
　da artéria pulmonar, 651
　da linha azigoesofágica, 453
Intersexo
　feminino, 925
　verdadeiro, 925
Interstício
　espessamento do, 430
　　liso, 430
　　pleura, 430
　　engrossado, 430
　pulmonar, 462
Intervalo
　basioaxial, 210
　basiodental, 210
Intestino
　afunilamento do, 778
　　sinal do bico, 778
　captação patológica no, 1098
　　imagens híbridas
　　　PET/CT de, 1098
　dilatado, 1024
　　no feto, 1024
　　　obstrução intestinal, 1024
　envelhecido, 830
　fetal, 1024
　　hiperecoico, 1024
　grosso, 806
　　suprimento sanguíneo do, 806
　médio, 876
　　com aparência de casca de
　　　maçã, 876
　　vólvulo no, 876
　suprimento vascular do, 805
　　IMA, 805
　　SMA, 805
　　tronco celíaco, 805

Intestino delgado
    adenocarcinoma do, 813
    adenoma do, 812
    alças intestinais, 791
        separação de, 791
    anatomia do, 808
        calibre do, 809
            normal, 809
        pregas, 808
        presistalse, 809
        segmentos duodenais, 808
    calibre do, 793
    cisto do, 841
        de duplicação, 841
    com má absorção, 771
        nodularidade do, 771
    contorno do, 793
        anormal, 793
    dilatado, 791
        e pregas normais, 791
    divertículos do, 790
    em casca de maçã, 801
    enchimento no, 794
        falha de, 794
            isolado, 794
            lucências semelhanes à
                areia, 794
            múltiplas, 794
    envolvimento intestinal, 790
        predileção anatômica por, 790
    hemangioma do, 855
    leiomioma do, 865
    leiomiossarcoma do, 866
    lesão do, 792
        estenosante, 792
            múltiplas, 794
    líquido no, 790
        aumento de, 790
    metástase para o, 876
    na infância, 778
        obstrução adquirida do, 778
    pregas no, 791
        anormais, 791
            ancoradas, 792
            e fluido intramural
                aumentado, 791
            espessadas, 791
            irregulares espessadas, 792
            lisas espessadas, 791
        atrofia de, 792
        normais, 791
            e diarreia, 791
        semelhante a fita, 792
    trânsito do, 792
        retardado, 792
    tumores no, 794
        benignos, 794
        malignos, 795
            primário, 795
            secundário, 795
    úlcera no, 790
        aftosas, 790
        grandes, 790
            não estenosantes, 790
        lesão cavitária no, 791
        múltiplas, 791
    vólvulo no, 876, 885
Íntima
    laceração da, 672
    retalho da, 672
Intoxicação
    por chumbo, 116
Intussuscepção
    anatomia da, 861
    apendicular, 796
    jejunogástrica, 786
    redução, 862
        hidrostática, 862
        pneumática, 862
    retal, 810
Invaginação
    basilar, 188
Inversão
    papiloma de, 393
    ventricular, 671
Íon(s)
    de alumínio, 1093
        teste de passagem de, 1093
IPF (Fibrose Pulmonar Idiopática),
    512, 513
IPH (Hemossiderose Pulmonar
    Idiopática), 513
IPMT (Tumor Mucinoso Papilar
    Intraductal do Pâncreas)
    do ducto, 742
        do ramo, 742
        principal, 742
Irregularidade(s)
    cortical, 63
        avulsiva, 63
    da medula, 207
    da tuba uterina, 1026
    das vértebras, 191
        anterior, 191
        posterior, 191
    do contorno uterino, 1026
    fisária, 12
    metafisária, 12
Isenção
    de gordura, 754
        pancreática, 754
Isomerismo
    direito, 648
    esquerdo, 648
Isospora belli
    e AIDS, 815
Isquemia
    do miocárdio, 592, 597
    intestinal, 873
    mesentérica, 873, 874
        aguda, 874
        crônica, 875
        não oclusiva, 873
        trombose venosa, 875
    miocárdica, 596
IST (Infraespinhal)
    acrômio, 32
Istmo
    aórtico, 611
        variantes do, 611
            canal divertículo, 611
            fuso aórtico, 611
            tronco bronquial-intercostal
                proeminente, 611
IUD (Dispositivo Contraceptivo
    Intrauterino)
    e gravidez, 1066
    perdido, 1066
IUGR (Restrição do Crescimento
    Intrauterino), 1018, 1066
    achatado, 1068
    tardio, 1068
    assimétrico, 1068
    critérios sonográficos de, 1067
    de baixo perfil, 1068
    de início tardio, 1068
    de insulto precoce, 1068
    de número de células, 1068
        diminuído, 1068
    de tamanho celular, 1068
        diminuído, 1068
    lesões de, 1036
    métodos diagnóstico na, 1067
        de US, 1067
        Doppler, 1067
    misto, 1068
    simétrico, 1068
    puro, 1068
IUP (Gravidez Intrauterina)
    b-hCG positiva sem, 1016
    no primeiro trimestre, 1016
IVC (Veia Cava Inferior), 608
    com continuação da ázigo, 635
        ausência na, 635
        de segmento hepático, 635
    dupla, 604
        com veia renal direita
            retroaórtica, 604
        e continuação de IVC, 604
            ázigo, 604
            hemiázigo, 604
    duplicada, 604
    embriogênese da, 617
    esquerda, 604
        solitária, 604
    interrompida, 604, 635
        com continuação, 604, 635
        de ázigo, 604, 635
        de hemiázigo, 604, 635
    leiomiossarcoma da, 652
    obstrução da, 604
        caminhos colaterais, 605
        compressão extrínseca, 605
        doença cava intrínseca, 605
        funcional, 605
        intrínseca, 604
    transposição de, 604
Ivemark
    síndrome de, 590, 648

J

Jaccoud
    artropatia de, 112
Jaffé-Campanacci
    síndrome de, 134
Jakob-Creutzfeldt
    doença de, 306
Janela
    aorticopulmonar, 606
        desvio de, 606
    AP, 452, 465, 606, 633
        anatomia, 465
        desvio de, 606
        massa da, 452
Jansen
    condrodisplasia tipo, 125
        metafisária, 125
Jarrete
    tendão do, 37
Jefferson
    fratura de, 214, 215
Jeune
    doença de, 51
Jod-Basedow
    fenômeno de, 392
Joelho
    articulação do, 41
        ligamentos colaterais da, 41
            ângulo posteromedial, 41
            complexo arqueado, 41
            fibular, 41
            lateral, 41
            medial, 41
            tibial, 41
    bursas do, 41
    cistos do, 41
    contusão óssea, 22
        padrão de, 22
        de saltador, 167
    extensores do, 37
    fratura do, 93
        de Segond, 93
        reversa, 94
        do platô tibial, 94, 95
        do tubérculo tibial, 95
        por avulsão, 94
            do ACL, 94
            do complexo arqueado, 94
            do PCL, 94
            do tendão, 94
                bicipital femoral, 94
                quadricipital, 94
                semimembranoso, 94
            do trato iliotibial, 94
    gravata borboleta, 23
        sinal em, 23
            ausente, 23
            inclinação, 23
            tibiotalar, 23
        lesões tibiais, 23
            únicas, 23
        osteonecrose do, 54
            espontânea, 54
        PCL, 23
            sinal duplo de, 23
            na MR, 23
Johanson-Blizzard
    síndrome, 691
Jones
    fratura de, 96
Joubert
    síndrome de, 306
Junção
    anorretal, 810
    anterior, 464
        linha de, 464
    costocondral, 18
        aumento bulboso da, 18
    craniovertebral, 188, 198
        anomalia da, 188
        incidência anteroposterior, 199
        relação normal de, 199
        visão lateral, 198
    discovertebral, 201
        anatomia da, 201
    GI, 807
    osteoide, 152
    pancreaticobiliar, 702
        variações da, 702
    toracolombar, 215
        fraturas da, 215
    ureterovesical, 954
        obstrução da, 954
Justaposição
    de apêndices, 590
    atriais, 590

K

Kaneda
    sistema de, 197
Kaposi
    sarcoma de, 815, 864
    e AIDS, 815
Kappa
    coeficiente de, 1146

Kartagener
  síndrome de, 514
Kasabach-Merrit
  síndrome de, 737
Kawasaki
  síndrome de, 652
KCC (Carcinoma de Célula de Kulchitsky). 480
Kernohan
  fenômeno de, 294
Kienböck
  doença de, 53
KIT, 305
Kite
  ângulo de, 44
Klastskin
  tumor de, 709
Klebsiella
  pneumonia por, 514
Kleeblattchädel, 182
Klein
  linha de, 78
    no quadril normal, 78
Klinefelter
  síndrome de, 112
    47,XXX, 112
Klippel-Feil
  síndrome de, 190, 218, 590
Klippel-Trénaunay
  síndrome de, 113
Klumpke
  lesão, 204
Knodt
  haste de, 197
Köhler
  doença de, 53
Kommerell
  divertículo de, 652
Krabbe
  doença de, 293
Krukenberg
  tumor de, 1068
Kümmell
  doença de, 219
Kupffer
  célula de, 734
    sarcoma da, 734

L

LA (Átrio Esquerdo), 609
  normal, 591, 592
    desvio com, 591
Lábio
  hilar, 908
Labirintite, 400
  esclerosante, 394
  herpes-zoster ótico, 394
  meningogênica, 394
  obliterante, 394
  ossificante, 394
  síndrome de Ramsay-Hunt, 394
  timpanogênica, 394
Labirinto
  membranoso, 359, 399
    anomalias do, 399
  ósseo, 359, 399
    agenesia do, 399
Lábrum
  anterior, 113
  ruptura do, 113
Laceração
  aórtica, 672
  da córnea, 352
  da íntima, 672
  da parede aórtica, 598
  do esôfago, 844
    mucosa, 844
  esplênica, 823
  pulmonar, 479
LAD (Descendente Anterior Esquerda), 612
Ladd
  bandas de, 865
Lago(s)
  venoso, 183, 1017
    intraplacentários, 1017
Lágrima
  sinal da, 21
    largura do, 21
    aumento da, 21
LAL (Lisado de Amebócitos de Limulus)
  teste de, 1093
LAM (Linfangiomatose), 517
Lambl
  excrescência de, 657
    gigante, 657
Laringe
  carcinoma da, 383, 394, 399
    cístico, 383
      adenóideo, 383
    glótico, 395
      mucoepidermoide, 399
    subglótico, 395
    supraglótico, 394
  cisto, 363
    ariepiglótico, 363
  dilatação, 363
    da epiglote, 363
  glote, 374
  hemangioma da, 395
    infantil, 395
    adulto, 395
  neoplasias da, 363
    carcinoma, 363
      de células escamosas, 363
      de células não escamosas, 363
  papilomatose da, 395
  paralisia, 363
    de cordas vocais, 363
  plasmacitoma da, 396
  subglote, 374
  supraglote, 373
Laringite
  espasmódica, 389
  viral, 389
  aguda, 389
Laringocele, 365, 396
Laringograma
  frontal, 370
    na fonação, 370
  lateral, 370
Laringomalacia, 396
Laringotraqueobronquite
  aguda, 389
Larva
  migrans, 337, 348
    ocular, 348
    visceral, 337
    do cérebro, 337
Laurence-Moon-Biedl
  síndrome de, 116
LCA (Artéria Coronária Esquerda)
  anatomia da, 612, 613
  angiografias das, 612
  anômala, 621
LCH (Histiocitose de Células de Langerhans)
  doença, 115
    de Hand-Schüller-Christian, 115
    de Letterr-Siwe, 115
    granuloma eosinofílico, 114
LCIS (Carcinoma Lobular *in situ*), 553, 568
LCU (Ligamento Colateral Ulnar)
  ruptura do, 179
LCx (Artéria Circunflexa Esquerda), 612
LDH (Desidrogenase Láctica), 699
Ledderhose
  doença de, 25, 169
LeFort
  fratura de, 212
Legg-Calvé-Perthes
  doença de, 53
Legionário(s)
  doença dos, 515
Legionella
  pneumonia por, 515
Leigh
  doença de, 240
Leiomioma(s), 917
  do esôfago, 865
  do estômago, 865
  do intestino delgado, 865
  leiomiomatose esofágica, 865
  renal, 980
  vasculares, 66
    múltiplos, 66
Leiomiomatose
  esofágica, 865
Leiomiossarcoma
  da IVC, 652
  do estômago, 866
  do intestino delgado, 866
  retroperitoneal, 988
    extravascular, 988
    intramural, 988
    intravascular, 988
  tríade de Carney, 866
Liomiossarcoma
  do útero, 1089
Leite
  biliar, 747
  cálcico, 747
Leontíase
  óssea, 82, 182
Lepra, 116
Leptocitose
  hereditária, 173
Leptomeninge(s), 255
Léri
  doença de, 122
Léri-Layani-Weill
  síndrome de, 75
Lesão(ões)
  anexial, 1028
    em T1W1, 1028
    de alta intensidade, 1028
    de baixa intensidade, 1028
    hemorrágica, 1028
  aórtica, 672
    torácica, 672
    aguda, 672
    traumática, 672
    pseudoaneurisma pós-traumático, 673
  apofisárias, 12, 88
    por avulsão, 88
  axonal, 285
    difusa, 285
  blowout, 193
    dos elementos posteriores, 193
  bulbouretral, 924
  cardíaca, 591
    mista, 591
  categorias de, 822
    esplênica, 822
    no fígado, 823
  cavitária, 791
    no intestino delgado, 791
  cerebrais, 239, 240, 243, 250
    com realce, 243
      anelar, 244, 245
      bem definido, 245
      densa, 245
      em canal auditivo interno, 245
      giral, 243
      leptomeníngeo, 243
      multifocal, 245
      nodular, 244
        cortical, 244
        subcortical, 244
      nódulos cerebrais pequenos com, 245
      padrões de, 244
      paquimeníngeo, 243
      periventricular, 245
    extra-axiais, 250
    hipodensas, 239
      cisto, 240, 241
        com nódulo mural, 240
        da linha média, 240
        de CNS, 240
        de CNS com colesterol, 240
        edema cerebral, 239
        hemisférios difusamente inchados, 239
        mesencefálica de baixa densidade, 240
        pneumoencéfalo intracraniano, 240
      intracranianas hiperdensas, 240
        calcificações, 240
        densidade da foice cerebral, 241
          aumentada, 241
        hemorragia intraparenquimatosa, 241
        massa densa, 241
  cística, 341, 365, 922, 923
    congênita, 365
    do pescoço, 365
  de Cowper, 924
  do epidídimo, 923
    da glândula, 924
  dos testículos, 922
  orbitárias, 341
  colorretal, 830
    de miolo de maçã, 830
  da bexiga, 999
    intersticial, 999
  da coluna, 216, 216
    cervical, 213
      por flexão-rotação, 215
      por hiperextensão, 213
      por hiperflexão, 213
    torácica, 216
  da fossa, 800
    isquiorretal, 800
  da glândula lacrimal, 343
    inflamação, 343
    tumor, 343

da mandíbula, 184, 185, 187
  benigna sólida, 185
  cística, 185
  esclerótica, 187
  maligna sólida, 187
    prevalência de, 187
  radiolucente, 184
  vasculares, 187
da parede, 456
  torácica, 456
da placenta, 1017
  macroscópicas, 1017
da próstata, 924
  hipoecoica, 924
da sela, 252
  hipointensa, 252
da vértebra, 193
  expansiva, 193
das costelas, 17
  desordem costal, 18
    traumática, 18
  expansiva, 18
  infecções granulomatosas, 18
    agressivas, 18
  tumor costal, 17
    benigno, 17
    maligno, 18
de Anderson, 227
de apêndice cutâneo, 24
de Bankart, 20, 72
de cisalhamento, 285
  da substância branca, 285
de diáfise, 22
  pivotal, 22
de distração, 210
  atlantoccipital, 210
de Ghon, 550
de hiperflexão, 215
  na junção toracolombar, 215
de incisura torácica, 450
de isquemia-reperfusão, 516
de IUGR, 1036
de mama, 554
  ovais, 554
    contendo gordura, 555
    em sinal de halo, 555
    espiculada, 555
    estrelar, 555
    massas mamárias, 554, 555
    que imitam tumores, 556
    sólida, 556
  de núcleos da base, 248, 249
    bilaterais na infância, 248
      agudas, 248
      crônicas, 248
    de baixa atenuação, 248
    hipotalâmicas, 249
    múltiplas, 249
      com realce, 249
de Perthes, 20
de romanus, 227
de Stener, 92
de tecido mole, 24
  classificação histológica das, 24
    cartilagem, 25
    fibroso, 24
    gorduroso, 24
    linfa, 25
    músculo, 24
    neural, 25
    osso, 25
    sinovial, 25
    vascular, 24

inflamatória, 24
  abscesso, 24
  adenite, 24
  celulite, 24
  fasciite, 24
  fleimão, 24
  semelhante a tumor, 24
densa, 246
  próxima ao forame, 246
    interventricular do
      cérebro, 246
destrutivas, 235
do arco, 73
  maior, 73
  menor, 73
do cólon, 798
  em carpete do, 798
do cordão umbilical, 1017
  adquirida, 1018
    falso nó, 1018
    hematoma do, 1018
    neoplasma, 1018
    nó verdadeiro, 1018
    variz da veia umbilical, 1018
  desenvolvimental, 1017
    cisto, 1017, 1018
      alantoico, 1018
      amniótico de
        inclusão, 1018
      do ducto
        onfalomesentérico, 1017
    cordão reto não
      enrolado, 1018
    degeneração mucoide, 1018
    hérnia umbilical, 1017
    pseudocisto, 1018
do crânio, 183
  lítica, 183
    múltiplas, 183
    solitária, 183
  osteolítica, 183
do ligamento cruzado, 64
  ACL, 64
  PCL, 64
  ruptura, 64
    completa, 64
    intrassubstancial, 64
    parcial, 64
do manguito rotator, 160
  bursite subacromial-
    subdeltóidea, 162
  instabilidade glenoumeral, 161
  ruptura do, 161
  síndrome, 160
    de dor subacromial, 160
    do impacto, 160
    impingement, 160
  tendinopatia supraespinhal, 162
  tendinose supraespinhal, 162
do menisco, 123
  classificação de, 123
  por MR, 123
do pâncreas, 692
  macrocística, 692
  microcística, 692
do plexo braquial, 204
  Erb-Duchenne, 204
  Klumpke, 204
do tronco cerebral, 235
  e neuropatia do trigêmeo, 235
dos seios, 361
  granulomatosas, 361
em alvo, 797
  múltiplas, 797
    da parede do cólon, 797

em clipe, 23
em hiperextensão, 23
envolvendo estômago, 788
  e duodeno, 788
epifisária, 12
esclerótica, 2
  cortical, 2
    na criança, 2
esplênica, 693, 694
  cística, 693
  sólida, 693
  solitária, 694
estenosante, 792
  do intestino delgado, 792
  múltiplas, 794
extra-axiais, 250
  do corpo caloso, 251
  fluido pericerebral, 250
    coleta de, 250
  massa, 250
    de forame jugular, 250
    de halteres, 250
      abrangendo o ápice
        petroso, 250
  tumor, 250
    de ângulo
      cerebelopontino, 250
extraconal, 340
extraorbitária, 340
  da glândula lacrimal, 340
  da pele, 340
  do seio, 340
  intraorbitária, 340
    tumor, 340
      benigno, 340
      maligno, 340
extradurais, 196
  da coluna, 196
extramedular, 196
  epidural, 196
gástrica, 786, 788
  de alvo, 788
  intramural-extramucosa, 786
  olho de boi, 788
granulomatosa, 336
  de revascularização, 336
  VP, 336
hepática, 681, 745, 824
  cística, 682
  contraste intravenoso para, 745
    estratégias de, 745
  em olho de touro, 681
  múltiplas, 681
  solitária, 681
  traumáticas, 824
    distribuição de, 824
hepatoesplênica, 681
miliar, 681
hiperextensão, 216
  na junção toracolombar, 216
intraconal, 340
  com envolvimento do nervo
    óptico, 340
  sem envolvimento do nervo
    óptico, 340
intracraniana, 1020
  cística, 1020
intramedular, 195
  não neoplásica, 195
  neoplásica, 195
intraóssea, 8
  defeito ósseo não expansivo, 8
    multilocular bem
      demarcado, 8
    unilocular bem demarcado, 8

em explosão, 8
mista, 8
  esclerótica, 8
  lítica, 8
osteólise expansiva, 8
  unilocular bem demarcada, 8
osteolítica mal demarcada, 8
  com reação periosteal, 8
  sem reação periosteal, 8
mandibular, 184, 185, 187
  benignas sólidas, 187
    prevalência de, 187
  cística, 185
    prevalência de, 185
  por localização, 184
medulares, 195, 196
  contraste hidrossolúvel em, 196
  captação tardia de, 196
meniscal, 124
  facilmente omitida, 124
metacromáticas, 337
mistas, 591
  cardíaca, 591
múltiplas, 365
  da glândula parótida, 365
musculotendinosa, 130
  contusão muscular, 130
  estiramento miotendinoso, 130
  por avulsão aguda, 130
na MR de mama, 554
  aumentos de, 554
    dendrítico, 554
    morfologia da, 554
    múltiplas, 554
    na borda, 554
    simétrico redondo, 554
    unilateral difuso, 554
na placa epifisária, 87
  classificação de, 88
  de Salter-Harris, 88
não cardíacas, 597
não encapsulada, 587
  esclerosante, 587
no câncer esofágico, 843
  de centro de maçã, 843
no dedo, 19
  lucente, 19
obstrutiva, 592, 597
  do lado esquerdo, 597
ocular, 342, 352
  da câmara anterior, 352
  de globo aberto, 352
  não calcificada, 342
óssea, 6, 8, 9, 153
  bolhosa, 8
    infecciosa, 8
  cicatricial, 2
  cortical, 6
  diafisária, 6
  epifisária, 6
  forma da, 6
  justacortical, 6
  lítica, 9
    circundada por esclerose
      marcada, 9
  margem da, 6
  medular, 6
    central, 6
    excêntrica, 6
  metafisária, 6
  mista, 8
    com sequestro em botão, 8
    sem sequestro, 9

múltiplas, 9
  e tumor de tecido mole, 9
  em ambos os lados da
    articulação, 9
osteoblástica, 9
osteocleróticas, 9
  disseminadas, 9
periosteal, 6
por radiação, 153
  depleção medular focal, 153
  desordem do crescimento
    ósseo, 154
  necrose por, 154
  neoplasia, 154
    benigna, 154
    maligna, 154
  osteíte por, 154
  osteorradionecrose, 154
  sarcoma por, 154
tamanho da, 6
trabeculada, 9
osteoclerótica, 2
  múltiplas, 2
    doença sistêmica, 2
    familiar, 2
  solitária, 2
    desenvolvimental, 2
    infecção, 2
    inflamação, 2
    outros, 2
    tumor, 2
      benigno, 2
      maligno, 2
    vascular, 2
pancreática, 765
  microcística, 765
periventriculares, 246
  hiperintensas em T2, 246
    doença, 247
      desmielinizante, 247
      vascular, 247
    genética, 248
    infecção, 247
    inflamação, 247
    metabólica, 248
    normal, 246
    trauma, 247
    tumor, 247
polipoide, 842
  fibrosa, 842
por arma de fogo, 103
por avulsão, 130
  aguda, 130
por eversão, 96
  mais rotação externa, 96
por eversão-rotação, 96
  externa, 96
por inversão-adução, 95
por pronação-rotação, 96
  externa, 96
por radiação, 883
  enterite, 883
  gastrite, 883
  no reto, 883
por supinação-adução, 95, 96
pós-traumáticas, 295
proliferativas, 553
  sem atipia, 553
  com atipia, 553
pulmonares, 438, 441
  atelectasias, 438
  densidades, 439, 440
    lobares, 440
    multifocais mal definidas, 439

    segmentares, 440
    tubular, 440
  infiltrados, 440
    crônicos, 440
    difusos, 440
      em imunocomprometidos
        com câncer, 440
    periféricos, 440
      em asas de morcego
        invertidas, 440
    peri-hilares, 440
      em asa de morcego, 440
    recorrentes, 440
    transitórios, 440
  lucentes, 441
    cavidades de paredes
      finas, 442
    defeito localizado, 441
    múltiplas, 442
    oligoemia, 441
    pulmão hiperlucente, 441
  opacificação do hemitórax, 438
  que expande o seio cavernoso, 253
  renais, 906, 909, 977, 998
    císticas, 909
      características das, 909
    diferenciação de, 977
      pela CT, 977
    escala de, 998
    padrão de crescimento de, 906
      expansivo, 906
      infiltrativo, 906
  SLAP, 113, 114
  subarticular, 12
  suprarrenal, 901
    benigno, 901
  suprasselar, 252
    de baixa densidade, 252
    com hidrocefalia, 252
  T, 591
  THAD, 683
  tibiais, 23
    únicas, 23
  uretral, 1003
    sistema de classificação de, 1003
    na uretrografia, 1003
  vascular, 253, 362
    no espaço carotídeo, 362
    perisselar, 253
Letterr-Siwe
  doença de, 115
Leucemia, 308, 950
  do osso, 116
  adultos, 116
  infância, 116
  no testículo, 996
Leucoaraiose, 275
Leucocoria
  com microftalmia, 343
  degenerativa, 343
  desenvolvimento, 342
  em olho de tamanho normal, 343
  infecção, 343
  trauma, 343
  tumor, 342
Leucodistrofia, 236
  da célula globoide, 293
  espongiforme, 275
  fibrinoide, 269
Leucoencefalite
  hemorrágica, 288
  aguda, 288
Leucoencefalopatia, 236
  espongiforme, 329

  induzida, 313
    por radiação, 313
  multifocal, 268, 327
    e progressiva, 268, 327
  periventricular, 316
    PVL, 316
    encefalomalacia, 317
    infarto hemorrágico, 317
  pós-viral, 287
Leucomalacia
  periventricular, 317
    cística, 317
Leucoplaquia, 951
Leudoencefalite
  hemorrágica, 288
    aguda, 288
LGV (Linfogranuloma Venéreo), 866
LH (Hormônio Luteinizante), 257
LHBB (Cabeça Longa do Bíceps
  Braquial), 32
Lhermite-Duclos
  doença de, 290
Lichtenstein-Jaffé
  doença de, 82
Lifadenopatia
  dermatopática, 577
  intramamária, 559
Ligamento(s)
  calcificação do, 241
    interclinóideo, 241
    petroclinóideo, 241
  colaterais, 41
    da articulação, 41
      do joelho, 41
    fibular, 41
    lateral, 41
    medial, 41
    tibial, 41
  cruzados, 37, 41, 64
    ACL, 37
    inserção dos, 41
      no platô tibial, 41
    LCP, 41
    lesão do, 64
      ACL, 64
      PCL, 64
  da região, 200
    occipitoatlantoaxial, 200
  de Botallo, 599
  denteado, 200
  escafolunato, 35, 36
    segmentos dos, 35, 36
      centrais, 36
      dorsal, 36
      palmar, 36
  estabilizadores, 36
    do punho, 36
      importantes, 36
  glenoumerais, 32
    IGL, 33
    MGL, 32
    superior, 32
  hepatoduodenal, 687
    gordura ecogênica no, 687
  lunotriquetral, 35, 36
    segmentos dos, 35, 36
      centrais, 36
      dorsal, 36
      palmar, 36
  pélvicos, 1043
    cardeal, 1043
    largo, 1043
    ovárico, 1043
    redondo, 1043
    suspensor do ovário, 1043

    umbilical, 1043
    lateral, 1043
    mediano, 1043
    uterossacral, 1043
Lightwood
  síndrome de, 986
Limite(s)
  de confiança, 1145
Lindau
  tumor de, 337
Linearidade
  espacial, 1094
    câmara de cintilação, 1094
      absoluta, 1094
      diferencial, 1094
Linfadenite
  mesentérica, 873
Linfadenopatia
  abdominal, 802, 888
    adenopatia abdominal, 803
      com baixa atenuação, 803
    padrões regionais de, 802
    tuberculosa, 888
  axilar, 559
  e AIDS, 468
  generalizada, 469
    síndrome da, 469
  na doença pulmonar, 425
    difusa, 425
    crônica, 425
Linfangiectasia
  adquirida, 860
  congênita, 494
    generalizada, 494
    linfangioma localizado, 494
    pulmonar, 494
      primária, 494
      secundária, 494
  intestinal, 860
    adquirida, 860
    congênita, 860
  parapélvica, 979
Linfangioleiomioma, 518
Linfangioleiomiomatose, 335, 517
Linfangioma, 119, 866, 957
  capilar, 397
  cavernoso, 397
  cístico, 365, 397
  da órbita, 350
  difuso, 494
  higroma cístico, 397
  localizado, 494
  simples, 397
Linfangiomatose
  do osso, 119
  pulmonar, 532
Linfangite
  carcinomatosa, 519
Linfocele, 982
  degeneração cística, 951
  do linfonodo, 951
Linfocintilografia
  fluxo linfático, 1100
  distúrbios do, 1100
    displasia linfática, 1100
    linfoedema, 1100
  técnica de, 1100
  TIS, 1100
Linfoedema
  linfocintilografia no, 1100
    primário, 1100
      congênito, 1100
      precoce, 1100
      precox, 1100
    secundário, 1100

Linfoma, 193
　angiocêntrico, 521
　cardíaco, 652
　　primário, 652
　　secundário, 652
　classificação de, 521
　　histológica, 521
　　　comparação com, 521
　da medula espinhal, 220
　da órbita, 351
　de Burkitt, 521, 825
　　forma de, 825
　　　endêmica, 825
　　　esporádica, 825
　　　não endêmica, 825
　de célula, 521
　　de manto, 521
　　T, 521
　　　periférico, 521
　　　tipo nasal extranodal, 521
　de mama, 583
　　pseudolinfoma, 583
　de osso, 119
　　primário, 119
　do fígado, 744
　do mesentério, 868
　do rim, 951
　do trato GI, 867
　　periférico, 868
　　de célula T, 868
　epidural, 308
　espinhal, 308
　folicular, 520
　grande, 520
　　de célula B, 520
　　difuso, 520
　histiocítico, 119, 307
　imagens híbridas PET/CT de, 1098
　　de Hodgkin, 1098
　　maligno, 1098
　leucemia-linfoma, 521
　　de célula T, 521
　　em adulto, 521
　linfoblástico, 521
　malignidade, 521
　　associada ao vírus Epstein-Barr, 521
　maligno, 520
　MALT, 520
　NK, 521
　no testículo, 996
　renal, 935
　　e AIDS, 935
　secundário, 307
　sistêmico, 307
　tipo de, 520
　　em FDG PET, 520
　　　grau de malignidade versus, 520
　vítreo, 342
Linfonodo(s)
　acessórios, 382
　　espinais, 382
　　　superiores, 382
　aumentados, 803
　　com centro, 803
　　　de baixa densidade, 803
　cervical, 364
　　dilatação de, 364
　　　adenite cervical, 364
　　malignos, 364
　　normais, 364
　degeneração do, 951
　　cística, 951

　do pescoço, 381, 382
　　compartimento, 381
　　　central, 381
　　　lateral, 381
　　nível de, 382
　hiperplasia de, 490
　　angiofolicular, 490
　jugulares, 382
　　internos, 382
　　de Rouvière, 382
　　superiores, 382
　mediastinais, 382
　　superiores, 382
　médio-jugulares, 382
　metástases de, 365
　　por sítio, 365
　retrofaríngeo, 382
　submandibulares, 382
　submentais, 382
　supraclaviculares, 382
　viscerais, 382
Linfopneumatose
　peritoneal, 773
Língua
　protusa, 1021
　　macroglossia, 1021
Linha(s)
　azigoesofágica, 453
　　desvio da, 453
　　interrupção da, 453
　basal, 199
　　do clivo de Wackenhein, 199
　basilar, 199
　bismatoide, 199
　carotídea, 183
　　oblíqua, 183
　central, 467
　de Chamberlain, 198, 199
　de fratura, 85
　　direção da, 85
　de junção, 464, 465
　　anterior, 464
　　posterior, 465
　de Kerley, 423
　　A, 423
　　B, 423
　de Klein, 78
　　no quadril normal, 78
　de MacGregor, 198
　de McRae, 199
　de Swanz-Ganz, 457
　digástrica, 199
　do clivo, 199
　inominada, 183
　　ausência da, 183
　leucêmicas, 116
　média, 240, 361, 532, 552
　　cisto da, 240
　　granuloma de, 552
　　granulomatose da, 532
　　　pulmonar, 532
　　massa nasal da, 361
　　　congênita, 361
　metafisárias, 5
　　lucentes, 5
　　transversas, 5
　paraespinhal, 465
　　direita, 465
　　esquerda, 465
　radiográficas, 68
　　da posição da articulação, 68
　　do quadril, 68
　tênues, 152

　umeral, 89
　　anterior, 89
　venosa, 458
　　central, 458
　　　posição da, 458
　Z, 807
Linite
　plástica, 785
Liomioma
　metastizante, 1087
　　benigno, 1087
　mixoide, 1087
　uterino, 1087
　　lipoliomioma uterino, 1089
　　metastizante, 1089
　　benigno, 1089
Liomiomatose
　difusa, 1087
　disseminada, 1087
　peritoneal, 1087
　intravenosa, 1087
Liomiossarcoma
　do útero, 1089
LIP (Pneumonia Intersticial Linfocítica), 421, 490, 519
Lipídio(s)
　massa hepática com, 681
Lipoblastoma, 117
Lipocalcinogranulomatose, 177
Lipodistrofia
　intestinal, 892
　isolada, 884
　　xantogranuloma, 884
　　peritoneal, 884
　mesentérica, 884
Lipofibroadenoma, 581
Lipogranuloma
　do mesentério, 884
Lipoliomioma, 1087
　uterino, 1089
　metastizante, 1089
　benigno, 1089
Lipoma, 866
　cardíaco, 636
　da coluna, 219
　　fibrolipoma, 219
　　　do filamento terminal, 219
　　intradural, 219
　　lipomielomeningocele, 219
　de mama, 582
　de tecidos moles, 117
　　angiolipoma, 118
　　arborescente, 118
　　infiltrante, 118
　　mesenquimoma benigno, 118
　　neural, 118
　do corpo caloso, 306
　do fígado, 743
　do osso, 117
　　intramuscular, 118
　　intraósseo, 117
　osteolipoma hipotalâmico, 307
　sinovial difuso, 118
Lipomatose, 25
　do seio, 991
　　de substituição, 991
　mediastinal, 523
　pancreática, 754
　　isenção de gordura, 754
　pélvica, 878
　　e fibrolipomatose, 878
　peripélvica, 991
　simétrica, 398
　　benigna, 398

Lipomielomeningocele, 219
Lipossarcoma, 118
　retroperitoneal, 988
Líquido
　amniótico, 471, 1015, 1037
　　embolia por, 471
　　índice de, 1037
　　volume do, 1015
　　　oligo-hidrâmnio, 1015
　　　poli-hidrâmnio, 1015
　extratesticular, 922
　　coleção de, 922
　livre, 1027
　　no fundo de saco, 1027
　no estômago, 790
　　aumento de, 790
　pulmonar, 539
　　fetal, 539
　　retido, 539
Lisch
　nódulos de, 321
Lisfranc
　fratura de, 97
Lisfranc-Deslocamento
　fratura de, 96
Lissencefalia
　completa, 307
　incompleta, 307
Littré
　hérnia de, 856
Lixiviação
　de silicone, 584
LM (Artéria Coronária Principal Esquerda), 612
LMP (Última Menstruação), 1036
　EDC discordante por, 1037
　e BPD, 1037
Lobo
　acessório, 1082
　da glândula hipofisária, 256
　　anterior, 256
　da placenta, 1082
　　acessório, 1082
　　sucenturiado, 1082
　piramidal, 367
　　proeminente, 367
　　na tireoide, 367
　renal, 928
　sucenturiado, 1082
　　da placenta, 1082
Lobstein
　doença de, 140
Lobulação
　fetal, 908
Lóbulo(s)
　mamário, 563
　pulmonar, 460
　　primário, 460
　　secundário, 460
　　　vias aéreas terminais dentro do, 461
　REID, 460
Local
　placentário, 1080
　　doença do, 1080
　　trofoblástica, 1080
Loculação
　aracnoide, 204
Löffler
　síndrome de, 502
Lombalgia
　em adultos, 181
　na infância, 181

síndrome, 181
  da cauda equina, 181
  lombossacral, 181
  pós-cirúrgica, 181
LTH (Hormônio Lactogênico), 256
Lucência(s)
  semelhantes à areia, 794
  no intestino delgado, 794
Lückenschädel, 220, 279
Ludwig
  angina de, 396
Lunato, 35
Lunatomalacia, 53
Luque
  haste de, 197
  placas de, 197
Luschka
  ducto de, 699
Lutembacher
  síndrome de, 654
Luxação
  do ombro, 72
    deslocamento, 72
      acromioclavicular, 72
      anterior, 72
      esternoclavicular, 72
      glenoumeral, 72
      inferior, 73
      posterior, 73
      subcoracoide, 72
      superior, 73
  do punho, 73
  e carpo, 73
    do lunato, 73
    perilunato, 73
  do quadril, 71
  muscular, 28
  patelar, 71
    lateral, 71
    transitória, 71
    sinais de, 71
Luxação-Fratura
  acetabular, 71
  central, 71
Luxatio
  erecta, 73
LV (Ventrículo Direito)
  ecocardiograma do, 610
LVOT (Fluxo de Saída Ventricular Esquerda)
  anormal, 600
Lyme
  artrite de, 118

M

Má absorção, 770
  enteropatia com, 770
  intestino delgado com, 771
    nodularidade do, 771
  sinais de, 771
    na radiografia convencional, 771
Má rotação, 869
  não rotação, 870
  renal, 902
  rotação, 870
    incompleta, 870
    reserva, 870
MA (Idade Menstrual), 1036
MacGregor
  linha de, 198
Macleod
  síndrome de, 543

Macroadenoma
  hipofisário, 326
Macrocefalia
  benigna, 275
  na infância, 275
Macrodistrofia
  lipomatosa, 119
Macroftalmia
  com massa intraocular, 342
  sem massa intraocular, 342
Macroglobulinemia
  de Waldenström, 891
Macrossomia, 1068
Madelung
  doença de, 398
Maffucci
  síndrome de, 77
Maisonneuve
  fratura de, 96
Malacoplaquia, 952
Maleolar (es)
  laterais, 95
  fraturas, 95
Malformação(ões)
  anorretais, 817
    ânus, 817, 818
      ectópico, 817
      imperfurado, 818
    atresia retal, 817
    cloacal, 818
    extrofia cloacal, 818
  cavernosa, 349
  cística, 251
    da fossa posterior, 251
  das vísceras, 488
    broncopulmonares, 488
  de Arnold-Chiari, 279
  de Chiari, 278, 279
    I, 278
    II, 279
      configuração de asa de morcego, 279
    III, 279
    IV, 279
  de Dandy-Walker, 283
    complexo de, 284
    pseudomalformação de, 284
    variante de, 284
  do sulco uretral, 924
  linfática, 350
    venosa, 350
  pulmonar, 421
    congênita, 421
  vascular, 236
    do cérebro, 236
      arterial, 236
      capilar, 236
      combinações, 236
      linfática, 236
      venosa, 236
    vasculolinfática, 397
Malgaigne
  fratura de, 93
Mallory-Weiss
  síndrome de, 869
MALT (Linfoma Associado à Mucosa), 520
Mama, 543-588
  adenossarcoma de, 587
  adenose da, 580
    tumoral, 580
  anatomia da, 563-566
    desenvolvimento mamário, 563
    drenagem linfática, 565

lóbulos, 563
padrão parenquimal, 564
parênquima, 564
  aumento de, 564
  componentes de, 564
TDLU, 563
angiossarcoma da, 588
assimétrica, 553
  densidade da, 553
câncer de, 126
  cintilografia óssea no, 126
composição da, 564
  e padrão parenquimal, 564
distorção arquitetural da, 553
doenças mamárias, 553-562, 567-588
  abscesso crônico, 577
  adenoma lactante, 582
  câncer, 567
  cicatriz radial, 587
  cisto, 576, 577
    de inclusão epidérmica, 577
  DDx de, 553-562
    abordagem prática, 561
    aumentos de lesões na MR, 554
    avaliação mamográfica, 553
    calcificações, 557
    densidade da, 553
    lesões ovais, 554
    mamilo, 558
    padrões de realce na MR, 560
    pele, 558
    relatório da mamografia, 561
    variações no desenvolvimento, 553
  de Mondor, 585
  de Paget, 586
    no mamilo, 586
  ectasia ductal, 583
  fibroadenoma, 578
  galactocele, 581
  Ginecomastia, 581
  hamartoma, 581
  hematoma, 582
  linfadenopatia, 577
    dermatopática, 577
  linfoma, 583
  lipoma, 582
  mamoplastia, 583
  masculina, 577
    carcinoma, 577
  mastite, 585
  metástase, 585
  mudanças fibrocísticas, 579
  necrose adiposa, 577
  nódulo fibroso, 580
  papiloma, 586
  papilomatose juvenil, 582
  PASH, 587
  sarcoma, 587
  seroma, 588
  tumorcelular, 581
    granular, 581
  tumores filoides, 586
hiperplasia da, 580
  atípica, 580
    ductal, 580
    lobular, 580
MR de, 565
  aumento de sinal em, 565
  descritor de, 565

técnica de mamografia, 563-566
  combinação tela-filme, 565
  controle de qualidade, 565
  exposição, 565
  filtro, 565
  leitura de filme mamográfico, 565
  ponto focal, 565
  processamento de filme, 565
  qualidade do feixe, 565
  radiação espalhada, 565
  redução de, 565
  saída do tubo, 565
tuberosa, 563
tumor da, 580
  fibroso, 580
Mamilo
  achatamento do, 573
  antral, 859
    sinal do, 859
  aórtico, 667
  doença, 559, 571, 586
    de Paget, 571, 586
    secretora, 559
  retração do, 558, 573
  secreção no, 558, 573
    galactografia, 558
    ductografia, 558
Mamografia
  no câncer, 573, 574
    papel da, 573, 574
      cânceres não detectados, 574
      carcinoma induzido por radiação, 574
      de triagem, 574
  relatório da, 561
    categorias Bi-RADS®, 562
    conteúdo, 561
      assimetria, 561
      calcificações, 561
      descobertas associadas, 561
      distorção arquitetural, 561
      massa, 561
    descritores lexicais, 562
  técnica de, 563-566
    combinação tela-filme, 565
    controle de qualidade, 565
    exposição, 565
    filtro, 565
    leitura de filme mamográfico, 565
    ponto focal, 565
    processamento de filme, 565
    qualidade do feixe, 565
    radiação espalhada, 565
    redução de, 565
    saída do tubo, 565
Mamoplastia
  de aumento, 583
  redutora, 585
Mandíbula
  adamantinoma da, 186
  ameloblastoma, 186
  AVM da, 187
  corte transversal pela, 376
  DDx de desordens da, 184
    articulação temporomandibular, 184
    destruição da, 184
    hipoplasia mandibular, 184
    lesão, 184, 185, 187
      benigna sólida, 185
      cística, 185
      esclerótica, 187

maligna sólida, 187
mandibular por
  localização, 184
  radiolucente, 184
DDx de desordens da, 184
micrognatia, 184
tumor da, 186
  odontogênico, 186
    adenomatoide, 186
Manguito(s) rotador (es)
  lesões do, 160
    bursite subacromial-
      subdeltóidea, 162
    instabilidade glenoumeral, 161
    ruptura do, 161
    síndrome, 160
      de dor subacromial, 160
      do impacto, 160
      impingement, 160
    tendinopatia supraespinhal, 162
    tendinose supraespinhal, 162
  músculos, 31
    labrum glenoidal, 31
    recesso sublabial superior, 32
    sulco sublabial superior, 32
Manobra
  de Adson, 670
Mão
  articulações da, 15
  circulação da, 617
    colateral, 617
      teste de Allen, 617
  desordens articulares de, 15
    artrite, 15
      gotosa, 15
      psoriática, 15
      reumatoide, 15
    CPPD, 15
    esclerodermia, 16
    osteoartrite, 15
      erosiva, 15
    SLE, 16
  fratura da, 91
    de Bennett, 91
    de Rolando, 92
    do boxeador, 92
    do guarda-caça, 92
  punho e, 19
    acro-osteólise, 20
    acro-oteosclerose, 20
    ângulo cárpico, 19
      aumento do, 19
      diminuição do, 19
    braquidactilia, 20
    calcificações, 20
      nas pontas dos dedos, 20
    clinodactilia, 20
    dactilite, 19
    lesão no dedo, 19
      lucente, 19
    polidactilia, 20
    sinal metacárpico, 19
    sindactilia, 20
    tufos terminais, 19
      reabsorção dos, 19
Marca-passo
  cardíaco, 466
Marco(s)
  ultrassonográficos, 1036
Marfan
  e homocistinúria, 108
    diferenças entre, 108
  síndrome de, 120, 590
    diagnóstico de, 120
      critérios para, 120

    integumento, 121
    manifestações, 120
      abdominais, 121
      cardiovasculares, 121
      musculoesqueléticas, 120
      oculares, 121
      pulmonares, 121
Marfim
  vértebra de, 192
Margem (ns)
  anterior, 191
    retificação da, 191
  renais, 904
    depressão das, 904
  ventriculares, 246
    com realce, 246
  vertebral, 191
    anomalia da, 191
Marie-Bamberger
  doença de, 110
Maroteaux-Lamy
  doença de, 153
Massa(s)
  abdominal, 771
    em bebê, 771
    em criança, 771
    em neonatos, 771
  anexiais, 1028
    lesão anexial, 1028
      em T1W1, 1028
      hemorrágica, 1028
      na gravidez, 1028
  atrofia medular, 196
  avascular, 243, 907
    cerebral, 243
    no rim, 907
  bilaterais, 343
    das glândulas lacrimais, 343
  cerebral, 241
    com vasos de tumor grande, 243
    e edema, 243
    densa, 241
    gliomas superficiais, 243
    intracerebral grande, 243
    e heterogênea, 243
    intracraniana, 243
      calcificada, 243
    tumores de CNS, 241, 242
      apresentação no
        nascimento, 242
      multifocais, 243
      na idade pediátrica, 242
      primários, 241
        classificação de, 241
  cervical, 364, 365
    adiposas, 365
    contendo ar, 365
    sólida, 364
      na infância, 364
      no neonato, 364
  cística, 251, 1024
    no abdômen fetal, 1024
    no hemisfério cerebelar, 251
  com pneumoconiose, 438
  com realce, 253, 254
    intenso, 254
      na região pineal, 254
    intrasselar, 253
    suprasselar, 253
  da janela AP, 452
  da orelha, 360
    externa, 360
    interna, 360

    média, 360
    no promontório, 360
  da parede, 917, 1021
    da bexiga, 917
    torácica, 1021
      fetal, 1021
  da pirâmide nasal, 361
    benignas, 361
    malignas, 361
  de forame jugular, 250
    lesão óssea primária, 250
    não neoplásica, 250
    neoplasia, 250
  de halteres, 250
    abrangendo o ápice petroso, 250
  de tecido mole, 24, 25, 126
    categorias de, 24
      inflamatórias, 24
      neoplásicas, 24
      traumáticas, 24
      vasculares, 24
    contendo tecido gorduroso, 25
      lesões que simulam
        tumores, 25
      outros tumores, 25
      tumores lipomatosos, 25
      variantes de lipoma, 25
    do pé, 24
    e tornozelo, 24
    metástases com, 126
      ósseas, 126
    superficial, 24
      lesão, 24
        de apêndice cutâneo, 24
        inflamatória, 24
        semelhante a tumor, 24
      tumor, 24
        mesenquimatoso, 24
        metastático, 24
  dentro de cavidade, 442
    pulmonar, 442
  do espaço, 362
    carotídeo, 362
      lesão vascular, 362
      tumor, 362
    do mastigador, 362
    mucoso, 362
      da faringe, 362
    parafaríngeo, 362
    pré-vertebral, 363
      inflamação, 363
      pseudotumor, 363
      tumor, 363
    retrofaríngeo, 363
      infecção, 363
      tumor, 363
  do seio, 361
    paranasal, 361
  ecogênica, 1023
    intra-abdominal, 1023
    no feto, 1023
  em triângulo de Raider, 450
  escrotal, 921
    intratesticular, 921
      múltiplas, 921
    paratesticular, 922
      inflamatória, 922
    testicular, 921
      pré-púbere, 921
  esplênicas, 694
    múltiplas, 694
  extra-axial, 250
    versus intra-axial, 250

    extramedular, 196
    intradural, 196
  extrínsecas, 918
    à bexiga urinária, 918
  hemisféricas, 243
    multifocais, 243
    r profundas, 243
  hepática, 680
    calcificação, 683
    captação de partículas de óxido
      de ferro, 682
      superparamagnético, 682
    características de reforço da, 682
    circundada, 681
      por borda ecogênica, 681
    com cápsula, 682
    com retração capilar, 682
    contendo gordura/lipídios, 681
    ecogênica, 681
      solitária, 681
    hemorragia espontânea, 683
    hiperintensa em T1W1, 682
    hipervascular, 683
      na doença crônica, 683
      no fígado normal, 683
    lesão, 681
      cística, 682
      em olho de touro, 681
      múltiplas, 681
      solitária, 681
    tumor com cicatriz vascular, 683
    tumor primário, 680
      benigno, 680
      maligno, 680
  inflamatória, 368
    da tireoide, 368
  intramedular, 195
    não neoplásica, 195
  intramuscular, 27
    infecção, 27
    inflamação, 27
    mionecrose, 27
    neoplasia, 27
    trauma, 27
  intrasselar, 252
  intratesticular, 921
    remanescente de
      suprarrenal, 921
  intratorácica, 437, 1021
    de baixa atenuação, 437
    fetal, 1021
      bilaterais, 1021
      cística, 1021
      complexa, 1021
      mediastinal, 1021
      sólida, 1021
      unilateral, 1021
  lateral, 214
    fratura da, 214
  mamárias, 554, 573
    avaliação mamográfica de, 554
    bem circunscrita, 555
      em mulheres > 40 anos, 555
    localização das, 573
  mediastinal, 450, 451
    anterior, 451
      pré-cardíaca em contato com
        o diafragma, 451
      pré-vascular, 451
      de baixa atenuação, 450
      do ângulo cardiofrênico, 453
        cística, 453
        direito, 453
        gordurosa, 453
        sólida, 453

hilar, 453
hipervascular, 453
lesões, 450
   de incisura torácica, 450
média, 451
   ampliação do espaço
      paratraqueal, 452
   da janela
      aorticopulmonar, 452
   espaço retrocardíaco da lesão
      de Holzknecht, 452
   lesão do espaço
      subcarinal, 452
   posterior, 452
   desvio da linha
      azigoesofágica, 453
mesentérica, 801
mielografia, 196
   extra-aracnóidea, 196
na nasofaringe, 361
na virilha, 921
nasal, 361
   da linha média, 361
   congênita, 361
no sistema coletor, 912
   intraluminal, 912
      não opaca, 912
   mucosa, 912
omental, 801
   bolo omental, 801
orbitária, 341, 1020
   dilatação extraocular, 341
   do músculo, 341
   fetais, 1020
   lesão cística, 341
   na infância, 341
   no quadrante lateral, 341
      superior, 341
   tumores orbitários, 341
      malignos, 341
         primários, 341
         secundários, 341
      vasculares, 341
parasselar, 252
paravertebrais, 194
pélvica(s), 1027
   císticas, 1027
   complexa, 1027
   dor pélvica, 1028
      na gravidez, 1028
      no grupo pediátrico, 1028
   extrauterinas, 1028
   frequência das, 1027
   sólidas, 1028
   gordurosa, 1028
periorbitárias, 1020
   fetais, 1020
peritoneal(is), 800
   múltiplas, 800
pleural, 447
   solitária, 447
pulmonar, 432, 436
   cavitantes, 437
   com aerobroncograma, 436
   grande, 436
   solitária, 432
renal(is), 905, 906, 907, 908, 909
   bilaterais, 905
   calcificada, 906
   contendo gordura, 907
   contorno renal, 906
      protuberância local no, 906
   do seio, 907
   em crianças mais velhas, 905

em neonato, 905
hiperatuante, 907
   no NECT, 907
lesões renais, 906
   padrão de crescimento de, 906
multiloculada, 909
nódulo, 907
   hiperecoico, 907
pseudotumor, 908
sinal do pseudorrim, 908
unilateral, 906
repletas de líquido, 906
sólida, 906
retroperitoneal, 898
   calcificada, 899
   de baixa densidade, 898
superficial, 245
   com realce bem definido, 245
suprarrenal(is), 899, 900, 901
   bilaterais, 899
      doença granulomatosa, 899
   cística, 901
   com atenuação, 901
      da CT específica, 901
   com pequenos focos de
      gordura, 901
   de funcionamento, 899
   eliminação de, 900
      absoluta, 900
      relativa, 900
   maligna, 901
   sólida, 901
      grande, 901
   unilateral, 899
      incidental, 899
suprasselar, 252, 253
   com atenuação mista, 253
   com baixa atenuação, 252
   com calcificação, 253
   com realce uniforme, 253
   hiperintensa, 253
      em T1W1, 253
   na idade adulta, 252
tímica, 454
uterinas, 1032
   cervical, 1032
Mastite
   aguda, 585
      granulomatosa, 585
      não puerpural, 585
      puerpural, 585
   de plasma celular, 583
   fibrosa, 579
      cística, 579
      crônica, 579
   lactacional, 585
   obliterante, 583
   periductal, 583
Mastocitose, 870
Mastoidite
   coalescente, 400
Mastopatia
   fibriosa, 580
   indurativa, 587
Maturação
   fetal, 1036
      AC, 1037
      BPD, 1037
      cBPD, 1037
      centros de ossificação
         epifisários, 1037
         aparecimento dos, 1037
      CI, 1037

      cisterna magna, 1037
         diâmetro da, 1037
      CRL, 1036
      FL, 1037
      GS, 1036
      HC, 1037
      idade fetal, 1036
      marcos ultrassonográficos, 1036
      peso fetal, 1037
         estimado, 1037
      tamanho embrionário, 1036
         inicial, 1036
      TC, 1037
      ventrículos do CNS, 1037
Mau Desenvolvimento
   do osso pubiano, 11
Maxila
   DDx de doençs da, 184
   hipoplasia, 184
Maxilar
   seio do, 402
      carcioma do, 402
Mayer-Rokitansky-Küster-Hauser
   síndrome de, 1086
May-Thurner
   síndrome de, 653
Mazoplasia, 579
MCA (Artéria Cerebral Média), 262, 263
   hiperdensa, 302
McArdle
   doença de, 730
McCune Albright
   síndrome de, 82
MCDK (Rim Disgenético
   Multicístico), 956
MCK (Rim Multicístico), 956
McKusick
   condrodisplasia tipo, 124
      metafisária, 124
McRae
   linha de, 199
MEA (Adenomas Endócrinos
   Múltiplos), 748
Mecanismo
   de acidificação renal, 930, 931
   renina-aldosterona, 930
      efeito da angiotensina II, 930
Meckel
   cavidade de, 235
      e seio cavernoso, 235
      e neuropatia do trigêmeo, 235
   divertículo de, 871
Meckel-Gruber
   síndrome de, 953
Mecônio
   passagem do, 775
   obstrução intestinal por, 775
   plug de, 872
   síndrome do, 872
Mediastenite
   fibrosante, 507
Mediastinite
   crônica, 491
      fibrosante, 491
      granuloma mediastinal, 491
   esclerosante, 491
Mediastino
   alargamento, 448
      agudo, 448
   cisto, 450
   compartimentos do, 464
   desvio do, 448
      aprisionamento de ar no, 448

      desvio do, 448
   do testículo, 933
   gordura, 449
   massa, 450
      anterior, 451
         pré-cardíaca em contato com o diafragma, 451
         pré-vascular, 451
      de baixa atenuação, 450
      do ângulo cardiofrênico, 453
         cística, 453
         direito, 453
         gordurosa, 453
         sólida, 453
      hilar, 453
      hipervascular, 453
      lesões, 450
         de incisura torácica, 450
      média, 451
         ampliação do espaço
            paratraqueal, 452
         da janela
            aorticopulmonar, 452
         espaço retrocardíaco da lesão
            de Holzknecht, 452
         lesão do espaço
            subcarinal, 452
         posterior, 452
         desvio da linha
            azigoesofágica, 453
   nódulos, 454
      calcificação dos, 454
      em casca de ovo, 454
   pneumomediastino, 449
   pulmão mediastinal, 464, 465
      interfaces em CXR do, 464, 465
      frontal, 464
      lateral, 465
   sinais radiográficos do, 448
      convencionais, 448
   veia ázigos, 454
      dilatação da, 454
Medicina nuclear, 1091-1142
   cintilografia, 1101-1142
      biliar, 1133
      cardíaca, 1122-1132
         agentes do reservatório
            sanguíneo, 1125
         desvios intracardíacos, 1132
         EF, 1125
         função ventricular, 1126
         infarto, 1131, 1132
         ávido, 1131
            não ávido realçado, 1132
         isquemia miocárdica, 1122
         MPI, 1123
         opções das imagens, 1122
         perfusão miocárdica, 1127
         planar, 1123
         viabilidade, 1122
      cerebral, 1109-1111
         angiografia de
            radionuclídeos, 1109
         cisternografia com
            radionuclídeos, 1111
         PET, 1110
      da paratireoide, 1112-1114
      da tireoide, 1112-1114
      de corpo inteiro, 1101-1104
         para órgãos não específicos, 1101-1104
      dos tratos, 1133-1137
         GI, 1133-1137
         hepáticos, 1133-1137

esplênica, 1135
óssea, 1105-1108
   medula óssea, 1105
pulmonar, 1115-1121
   perfusão, 1115, 1117
   tromboembolismo, 1119
   tumores, 1116
   ventilação, 1115
renal, 1138-1142
   cistograma com radionuclídeos, 1140
   função diferencial, 1140
   tumores neuroendócrinos, 1141
suprarrenal, 1138-1142
   adrenocortical, 1140
controle de qualidade, 1093-1095
   calibradores, 1093
   câmara de cintilação, 1094
   do SPECT, 1095
   fontes de artefatos, 1095
   radiofármacos, 1093
imunocintilografia, 1099
linfocintilografia, 1100
PET, 1096-1098
   e CT, 1098
      imagens híbridas, 1098
   imagem FDG, 1097
   em oncologia, 1097
tabela de radiação, 1091
   doses, 1091
   energia, 1091
   meia-vida, 1091
Mediterrâneo
   anemia do, 173
Medula
   ancorada, 230
   dividida, 209
   hematopoiética, 6
      tumores na, 6
      anormalidades na infância, 6
   óssea, 5, 6, 30, 49, 175, 207
      alterações da, 207
      amarela, 30
      anormalidades difusas da, 6
         substituída, 6
            por células tumorais, 6
            por gordura, 6
            por hemácias, 6
            por tecido fibroso, 6
      deposição na, 49
         amiloide difusa, 49
      edema de, 5, 175
         transitório, 175
      gordurosa, 30
      reconversão da, 30
      vermelha, 30
Medula espinhal
   astrocitoma da, 217
   atrofia medular, 196
   AVM da, 204
   ependimoma da, 217
      mixopapilar, 218
   ganglioglioma da, 218
   lesão(ões), 195, 196
      extramedular, 196
      epidural, 196
      intramedular, 195
         não neoplásica, 195
         neoplásica, 195
      medulares, 195, 196
         contraste
            hidrossolúvel em, 196
            captação tardia de, 196

massa, 195, 196
   extramedular, 196
   intradural, 196
   intramedular, 195
   não neoplásica, 195
meninges da, 199, 20
   dura, 199
   espaço, 199
      epidural, 199
      subaracnóideo, 199
      perióstea, 199
      pia-máter, 200
metástases para a, 220
   intradural, 221
   intramedular, 220
mielografia, 196
   extra-aracnóidea, 196
subependimoma da, 218
Meduloblastoma, 308
Meduloepitelioma, 351
Megacálice(s)
   congênitos, 954
Megacalicose, 954
Megacólon
   agangliônico, 858
   tóxico, 888
Megaesôfago
   padrão de acalasia, 780
Megalencefalia
   unilateral, 335
Megaureter, 915
   primário, 954
   congênito, 954
Megoftalmo, 346
Meigs
   pseudossíndrome de, 1069
   síndrome de, 1069
Meigs-Salmon
   síndrome de, 445
Meio(s) de Contraste
   solúveis em água, 1147-1152
      dímeros, 1147, 1148
         iônicos, 1147
         não iônicos, 1148
      fibrose sistêmica, 1151
         nefrogênica, 1151
      material em pediatria, 1149
      monômeros, 1147
         iônicos, 1147
         não iônicos, 1147
      nefrotoxicidade, 1149
      reações, 1149, 1151
         adversas, 1149
      tratamento de, 1151
Meissner
   plexo de, 858
Melanoma
   coroidal, 346
   da úvea, 358
   maligno, 868
   para o cérebro, 313
      maligno, 313
      metastático, 313
Melanose
   coli, 872
   neurocutânea, 318
MELAS (Miopatia Mitocondrial, Encefalopatia, Acidose Láctica e Episódios semelhantes a Acidente Vascular), 248
Melorreostose, 122
Membrana(s)
   amniótica, 1034
   antral, 818

esofágica, 845
intrauterina, 1016
   na gravidez, 1016
      no primeiro trimestre, 1016
mucosa, 781
   penfigoide da, 781
      benigno, 781
   ruptura das, 1080
      prematura, 1080
timpânica, 359
   vascular, 359
   zumbido pulsátil e, 359
Membro(s)
   anomalias de redução dos, 11
   osso pubiano, 11
      mau desenvolvimento do, 11
   rádio, 11
      aplasia do, 11
      hipoplasia do, 11
   redução de, 1019
      fetal, 1019
MEN (Neoplasia Endócrina Múltipla)
   síndrome, 748
   I, 748
   2, 749
   3, 749
   tipos de, 748
Menarca, 1044
Mendelson
   síndrome de, 476
Ménétrier
   doença de, 873
Meninge(s)
   cauda dural, 249
      sinal da, 249
   da medula espinhal, 199, 200
      dura, 199
      espaço, 199
         epidural, 199
         subaracnóideo, 199
      perióstea, 199
      pia-máter, 200
   do cérebro, 255
      calvária, 255
      dura-máter, 255
      espaço, 255
         epidural, 255
         subdural, 255
         subpial, 255
      leptomeninges, 255
      paquimeninges, 255
   doença leptomeníngea, 250
      infecção, 250
      inflamação, 250
      trauma, 250
      tumor, 250
   espessamento dural, 249
      difuso, 249
Meningioma
   atípico, 310
   cístico, 310
   hemangiopericitoma meníngeo, 310
   lipoblástico, 310
   xantomatoso, 310
   da asa esfenoide, 310
   da bainha, 353
      do nervo óptico, 353
   da coluna, 220
   e schwannoma, 311
      diferenças entre, 311
   em placa, 309
   globular, 309

multicêntrico, 309
perióptico, 353
suprasselar, 310
Meningite
   bacteriana, 311
   basilar, 311
   fúngica, 311
   granulomatosa, 311
   purulenta, 311
   tuberculosa, 231, 311, 332
      craniana, 332
      espinhal, 333
Meningocele
   craniana, 222, 276
   dorsal, 222
   intratorácica, 320
      anterior, 320
      lateral, 320
   lombar, 222
      lateral, 222
      posterior, 222
   sacral, 220, 222
      anterior, 222
      oculto, 220
   torácica, 222
      lateral, 222
   traumática, 222
Menisco(s)
   de Carman, 852
      sinal do, 852
   de Kirklin, 852
      complexo do, 852
   inserção dos, 41
      no platô tibial, 41
   lesão do, 123
      classificação de, 123
      por MR, 123
   ruptura de, 122
      armadilhas, 124
      em retalho, 123
      lateral, 122
      longitudinal, 122
      medial, 122
      oblíqua, 123
      orientação da, 122
      padrão característico de, 123
      radial, 123
         da raiz, 123
         em bico de papagaio, 123
      separação meniscocapsular, 123
      transversa, 123
Mensuração(ões)
   defecográficas, 810
   do assoalho pélvico, 809
   na MR, 809
Mercedes-Benz
   sinal de, 628
Mercúrio
   embolia por, 537
   pneumonite por, 491
MERRF (Epilepsia Mioclônica com Fibras Vermelhas Irregulares), 248
Mesencéfalo, 256
Mesenquimoma, 505
Mesentério
   cistos mesentéricos, 802
   congestão mesentérica, 802
   curto, 801
   edema mesentérico, 802
      sinal, 802
         do anel de gordura, 802
         do pente, 802
   intestino delgado, 801
      em casca de maçã, 801

linfoma do, 868
lipogranuloma do, 884
massa mesentérica, 801
tumor umbilical, 802
Mesenterite
  esclerosante, 884
    lipodistrofia mesentérica, 884
    paniculite mesentérica, 884
    retrátil, 884
  fibrosante, 884
  crônica, 884
  lipoesclerótica, 884
Mesomelia, 10
Mesonefro
  embriologia do, 927
Mesotelioma
  benigno, 524
    localizado, 524
  fibrosante, 524
  fibroso, 524
    localizado, 524
  maligno, 473, 524
    difuso, 524
    e asbesto, 473
  pericárdico, 659
  peritoneal, 878
    cístico, 878
Mesotímpano, 380
Metabolismo
  anormalidade no, 159, 160
    raquitismo por, 159, 160
      da vitamina D, 159
      do fosfato, 160
  do ferro, 703
  do osso, 30-45
    hormônios, 30
      calcitonina, 31
      de vitamina D, 30
      paratormônio, 30
    minerais ósseos, 30
      cálcio, 30
      fósforo, 30
  erros inatos de, 248
Metáfise(s), 172
  desgastadas, 5
Metanefro
  embriologia do, 927
Metaplasia
  calcificação por, 26
  distrófica, 26
  escamosa, 951
    queratinizante, 951
  mielóide, 130
    agnogênica, 130
Metástase(s), 193, 360
  colônicas, 875
  corticais, 312
  de GB, 745
  de linfonodos, 365
    por sítio, 365
  de mama, 585
    hemorrágica, 585
  de pâncreas, 746
  hepáticas, 745
    calcificadas, 745
    císticas, 746
    de ecogenicidade mista, 746
    ecopênicas, 746
    hemorrágicas, 746
    hipervasculares, 746
    hipovasculares, 746
    hiperintensa, 746
    em T1, 746

    em T2, 746
      acentuadamente, 746
  na glândula, 955
    suprarrenal, 955
  no testículo, 996
  ósseas, 125
    bolhosas, 125
    calcificantes, 126
    com massas, 126
      de tecido mole, 126
    com reação periosteal, 125
      em raios de sol, 125
    esqueléticas, 126
      em adultos, 126
      em crianças, 126
    expansivas, 125
    infiltrativas, 125
    lesão solitária, 125
    mistas, 125
    osteoblásticas, 125
    osteolíticas, 125
    papel da cintilografia nas, 126
      no câncer de mama, 126
      no câncer de próstata, 126
    papel da MR nas, 126
  para a medula espinhal, 220
    intradural, 221
      drop, 221
      vindas de fora do CNS, 221
    intramedular, 220
  para a órbita, 351
    coroidal, 351
  para as vértebras, 220
  para o cérebro, 312
    calcificada, 313
    cística, 313
    hemorrágica, 312
    melanoma, 313
      maligno, 313
      metastático, 313
  para o estômago, 876
  para o intestino delgado, 876
  para pleura, 526
  para pulmão, 525
    com padrão, 526
      de espaços aéreos, 526
      de tumor benigno, 526
      endobrônquicas, 526
      esterilizada, 526
      nódulo solitário, 525
  peritoneais, 879
  pulmonares, 525
    calcificantes, 525
    cavitantes, 525
    frequência de, 525
    hemorrágicas, 526
    na infância, 526
    com padrão de espaços aéreos, 526
  renal, 955
Metotrexato
  dano por, 415
    pulmonar, 415
  osteopatia por, 127
MFH (Histiocitoma Fibroso Maligno), 83
  de tecidos moles, 84
  ósseo, 84
  pulmonar, 84
MGL (Ligamento Glenoumeral Mediano), 32
MHV (Veia Hepática Média), 698
Miado de Gato
  síndrome, 590

Miastenia
  grave, 547
Micetoma, 957
Michel
  classificação de, 697
    da anatomia arterial, 697
    hepática, 697
Micoplasma
  pneumonia por, 526
Microabscesso(s)
  esplênicos, 693
  hepáticos, 733
Microadenoma
  hipofisário, 326
Microadenomatose, 749
Microangiopatia, 247
  mineralizante, 313
Microcefalia, 313
Microcólon, 797
Microftalmia
  bilateral, 341
  leucocoria com, 343
  unilateral, 341
Microglioma, 307
Micro-hamartoma(s)
  biliares, 748
Microlitíase
  alveolar, 470
  testicular, 993
Micromelia, 10
Mielinólise
  osmótica, 276
  pontina, 276
  central, 276
Mielinopatia
  espongiótica, 319
  vacuolar, 319
Mieloblastoma, 102
Mielocistocele, 221
  terminal, 230
Mieloesclerose, 130
Mielofibrose, 130
Mielografia
  extra-aracnóidea, 196
Mielolipoma
  suprarrenal, 958
Mieloma
  múltiplo, 129, 193, 392, 957
    espinhal, 129
    de células plasmáticas, 129
    forma disseminada, 129
    mielomatose, 130
    plasmacitoma solitário, 129
    do osso, 129
  ósseo, 168
    solitário, 168
Mielomatose, 130
Mielomeningocele, 221
  sinais de, 222
    ultrassonográficos, 222
    cranianos, 222
Mieloplexo
  tumor do, 99
Mielosquise, 209
Migração
  da revascularização, 336
    VP, 336
  neuronal, 235
    anomalia de, 235
  testicular, 928
Milkman
  síndrome de, 152
Milwaukee
  ombro de, 137

Mineral(is)
  ósseos, 30
  cálcio, 30
  fósforo, 30
Mioblastoma
  celular, 581
  granular, 581
Miocárdio
  disfunção do, 597
  infarto do, 655
    aneurisma ventricular, 655
    falência ventricular, 655
      esquerda, 655
    rompimento, 655
      do miocárdio, 655
      do músculo papilar, 655
      do septo interventricular, 655
    síndrome, 656
      de Dressler, 656
      ventricular, 656
      direito, 656
  isquemia do, 592, 597
Miocardite, 656
Miofibromatose
  infantil, 66
Miolo de maçã
  lesão de, 830
  colorretal, 830
Mioma, 1087
  complexo, 657
Mionecrose
  intramuscular, 27
  rabdomiólise, 27
Miosite, 341
  ossificante, 80 131, 150
    circunscrita, 131
    progressiva, 80
    variantes de, 132
      fasciite ossificante, 132
      paniculite ossificante, 132
      pseudotumor fibro-ósseo dos dedos, 132
Mirizzi
  síndrome de, 747
Miscarriage, 1045
Mitchell
  classificação de, 52
  de AVN, 52
Mixofibroma, 657
Mixoma
  atrial, 656
    direito, 656
    esquerdo, 656
    complexo de Carney, 657
  das válvulas, 657
  odontogênico, 186
MLCN (Nefroma Cístico Multilocular Benigno), 957
MLD (Leucodistrofia Metacromática)
  forma, 312
    adulta, 312
    infantil, 312
    tardia, 312
    juvenil, 312
MMIH (Hipoperistalse Intestinal-Megabexiga-Microcólon)
  síndrome da, 954
Mobilidade
  alterada, 514
    síndrome com, 514
Mola
  hidatiforme, 1064
    clássica, 1064

completa, 1064
    com feto coexistente, 1064
invasiva, 1064
parcial, 1065
Molho de Maçã
  aparência de, 872
  no íleo meconial, 872
Mondor
  doença de, 585
Mongolismo, 74, 590
Monoartrite
  destrutiva, 13
  não séptica, 13
Monolíase, 846
Monstro
  acardíaco, 1046
Monteggia
  fratura de, 90
Montgomery
  glândula de, 563
Morquio
  doença de, 191
  síndrome de, 128
Morte
  do embrião, 1056
    precoce, 1056
    tardia, 1057
  fetal, 1061
    fetus papyraceus, 1061
    in utero, 1061
      gêmeo desaparecido, 1061
  intrauterina, 1061
Morton
  neuroma de, 127
Mounier-Kuhn
  síndrome de, 548
Moyamoya
  doença de, 313
  síndrome de, 313
MPNST (Tumor Maligno da Bainha do Nervo Periférico), 321
MPNST (Tumor Maligno da Bainha Nervosa Periférica), 196, 225
MPS (Mucopolissacaridoses), 127, 128
  I-H, 128
  IV, 128
  síndrome, 128
    de Hurler, 128
    de Morquio, 128
MR (Ressonância Magnética), 1109
  câncer de mama na, 576
    aumentando lentamente, 576
    sem aumento, 576
  de mama, 575
    contagem BI-RADS® para, 575
    de triagem, 575
      indicação para, 575
    papel da, 575
  padrões de realce na, 560
    fator de, 560
    lesão realçada, 560
      aumento de cinética do contraste, 560
      benigna, 560
      características secundárias, 560
      critérios morfológicos, 560
  papel da, 126
    nas metástases ósseas, 126
  sinal duplo na, 23
    de PCL, 23
MRCP (Colangiopancreatografia por Ressonância Magnética), 825

MS-AFP (Alfafetoproteína Sérica Materna)
  elevada, 1014
MSH (Hormônio Estimulante de Melanocitos), 257
Mucina
  neoplasma hipersecretante de, 742
    intraductal, 742
  tumor produtor de, 742
    pancreático, 742
Mucocele, 398
  do apêndice, 877
    mixoglobulose, 877
Mucormicose
  rinocerebral, 404
Mucosa
  antral, 882
    prolapsada, 882
Mucoviscidose, 496
Mudança(s)
  fibrocísticas, 579
    adenose, 580
      esclerosante, 580
      florida, 580
      tumoral, 580
    classificação de, 580
    fibrose, 580
    hiperplasia atípica, 580
      ductal, 580
      lobular, 580
    papilomatose intraductal, 580
Müller
  ducto de, 1084
    anomalias de, 1084
      desenvolvimento sustado do, 1085
      do septo vaginal, 1087
      estimulação hormonal inadequada, 1087
      falha da fusão, 1086
      não reabsorção do septo uterino, 1086
Mural
  fraqueza do, 598
    aorta aumentada e, 598
Murmúrio
  cardíaco, 590
    constante, 590
  de Austin Flint, 630
Musculatura
  torácica, 31
Músculo(s)
  da coxa, 40
  edema muscular, 27
    infecção, 27
    infiltrado celular, 27
    inflamação, 27
    rabdomiólise, 27
    trauma, 27
  infiltração do, 28
    gordurosa, 28
  longo, 396
    do pescoço, 396
    tendinite do, 396
  manguitos rotadores, 31
  labrum glenoidal, 31
  recesso sublabial, 32
    superior, 32
  sulco sublabial, 32
    superior, 32
  massa intramuscular, 27
    infecção, 27
    inflamação, 27
    mionecrose, 27

neoplasia, 27
trauma, 27
papilar, 655
  rompimento do, 655
Mustard
  procedimento de, 606
MV (Válvula Mitral), 602, 609
  calcificação da, 602
  instável, 648
  prolapso da, 655
  SAM da, 639
Mycobacterium avium
  infecção por, 814
    complexa, 814
    na AIDS, 814

N

Nanismo, 9, 1019
  acromegálico, 10
  de Amsterdam, 63
  de cabeça de pássaro, 1080
  de início tardio, 10
  diastrófico, 70
  feto, 10, 11
    fraturas ósseas no, 11
    hipomineralização do, 10
    macrocefalia no, 10
    ossos longos no, 10
      curvos, 10
    tórax estreito no, 10
  mesomélico, 124
  metatrófico, 127
  micromélico, 10
  não letal, 10
  platispondilia, 10
  rizomegálico, 10
  rizomélico, 10
Nariz
  de tamanduá, 172
  doenças do, 359-369, 383-411
    DDx de, 359-369
      massas, 361
      seios, 361
  em forma de bico, 151
Nascimento
  trauma de, 233
    caput succedaneum, 233
    cefalematoma, 233
    efusão subdural benigna, 233
    fratura craniana, 233
    hematoma subgaleal, 233
    hemorragia subdural, 233
Nasofaringe
  massas na, 361
Nasofaríngeo
  carcinoma, 402
NEC (Enterocolite Necrosante), 877
Necrose
  adiposa, 577
    da mama, 577
    doença de Weber-Christian, 578
  aguda, 935
    cortical, 935
  asséptica, 51, 984
    com transplante renal, 984
    óssea, 51
    classificação em MR de, 52
  do enxerto renal, 983
  laminar, 304
  pancreática, 758
  papilar, 961
  por radiação, 154

tubular, 936, 981
  aguda, 936, 981
  no transplante renal, 981
NECT (Tomografia Computadorizada Sem Contraste), 237
  massa no, 907
  renal, 907
    hiperatuante, 907
Nefrite
  bacteriana, 936, 970
    aguda, 936, 970
    difusa, 936
    focal, 970
  crônica, 948
    hereditária, 948
  de Balkan, 1007
  intersticial, 936
    aguda, 936
  por radiação, 972
Nefroblastoma, 1010
  diferenciado, 957
  cístico, 957
    benigno, 957
  policístico, 957
Nefroblastomatose, 958
  aniridia esporádica, 958
  infantil, 959
  juvenil, 959
  multifocal, 959
  panlobar, 959
  superficial, 959
    difusa, 959
  tardia, 959
    infantil, 959
  universal, 959
Nefrocalcinose, 904
  cortical, 914
  medular, 913
Nefrograma
  anormal, 909, 910
    ausência de, 909
      global, 909
      segmentar, 909
    crescentemente denso, 911
    da borda, 909
    estriado, 909
      angiográfico, 910
    excreção do meio de contraste, 911
    em segundo plano, 911
    persi*s*tente, 910
    por função tubular, 910
      anormal, 910
    por perfusão prejudicada, 910
    por trânsito tubular, 910
      prejudicado, 910
    unilateral, 909
    retardado, 909
  difuso, 931
  generalizado, 931
  tubular, 931
Nefrolitíase, 913, 1004
Nefroma
  cístico, 957
    multilocular, 957
  mesoblástico, 955
Nefronia
  lobar, 970
Nefronoptise
  juvenil, 953
Nefropatia
  analgésica, 940
  de refluxo, 972

diabética, 945
obstrutiva, 948
por contraste, 943
por HIV, 935
Nefrosclerose, 980
Nefrotoxicidade
  ARF, 1149
  insuficiência renal, 1149
    transitória, 1149
      não oligúrica, 1149
  por fármacos, 982
Nematodo(s)
  endoftalmite por, 348
Neonato(s)
  aeração anormal em, 421
    deslocamento mediastinal e, 421
  densidades em, 421
    reticulogranulares, 421
  gás em, 775
    causa de ausência de, 775
    causa de retardo de, 775
  infiltrações em, 421
    pulmonares, 421
  obstrução intestinal em, 776
    com cólon normal, 776
    com microcólon, 776
Neoplasia(s)
  associadas à AIDS, 815
    NHL, 815
    sarcoma de Kaposi, 815
  benigna, 154
  cística, 240
    de baixo grau, 240
  da bolsa endolinfática, 337
  da laringe, 363
    carcinoma, 363
      de células escamosas, 363
      de células não escamosas, 363
  de órgãos múltiplos, 338
  do pâncreas, 747
    cística mucinosa, 747
  epitelial, 765
    sólida, 765
      e papilar, 765
  gastrointestinal, 473
    e asbesto, 473
  intracranianas, 221
    semeadura de CSF das, 221
  intramuscular, 27
  invadindo o seio, 240
  maligna, 154
  pancreáticas, 691
  papilar-cística, 765
  paravaginal, 1032
  primárias, 795
    do apêndice, 795
  sólida, 765
    e papilar, 765
  vaginal, 1032
Neoplasma(s), 1018
  adrenocortical, 938
    em crianças, 938
  de células claras, 1051
    do ovário, 1051
  hipersecretante de mucina, 742
    intraductal, 742
  renais, 905
    sólidos, 905
      idade de apresentação de, 905
  uretral, 925
    maligno, 925
Nervo(s)
  cranianos, 258
  de Arnold, 402
  do trigêmeo, 259
    maxilar, 259
    mandibular, 259
    oftálmico, 259
  envolvimento de, 5
    no tumor ósseo, 5
  estapédio, 261
  facial, 260, 359, 400
    paralisia do, 359, 400
    segmento, 359
      da parótida
        extracraniana, 359
      intracraniano, 359
      intratemporal, 359
    segmento do, 260
      anatomia intracranial do, 260
  fibular, 41
    proximal, 41
    distal, 43
  hamartoma do, 118
    fibrolipomatoso, 118
  óptico, 259 340, 343, 345, 353
    bainha do, 345, 353
      meningioma da, 353
    dilatação do, 343
    lesão intraconal, 340
      com envolvimento do, 340
      sem envolvimento do, 340
    sinal de trilhos de trem do, 340
  petroso, 260
    superficial, 260
      maior, 260
  tibial, 43
    posterior, 43
  vago, 402
    paragânglios do, 402
  vidiano, 260
Nesidioblastose, 749
Neumonia
  numular, 420
Neurilemoma, 224, 322
Neurinoma, 223
Neurite
  óptica, 354
  perióptica, 354
Neuroastrocitoma, 218
Neuroblastoma, 317, 959
  cerebral, 318, 327
    primário, 318, 327
  intraventricular, 305
  olfatório, 318, 391
  secundário, 318
Neurocisticercose
  intraventricular, 283
  racemosa, 282
  subaracnoide, 282
Neurocitoma
  intraventricular, 305
Neuroepitelioma
  da retina, 355
Neurofibroma(s), 224
  difuso, 225
  do cordão, 319
  paraespinhal, 320
  plexiforme(s), 225, 319, 321
    craniofaciais, 319
    saco de minhocas, 321
  pré-sacral, 320
Neurofibromatose, 976
  AML associado à, 941
Neuroganglioma, 218
Neuroglioma, 218
Neuroma(s)
  acústicos, 322
    bilaterais, 322
  de Morton, 127
  do trigêmeo, 323
  gangliocelular, 218
  gangliônico, 218
  interdigital, 127
  localizado, 225
  mucoso, 749
    síndrome do, 749
  schwannoma vestibular, 322
  traumático, 230
Neuropatia
  central, 133
  do trigêmeo, 235
    causas associadas, 235
      às cisternas, 235
      cavidade de Meckel, 235
      e seio cavernoso, 235
    extracraniana, 235
    lesão do tronco cerebral, 235
  periférica, 133
  ulnar, 179
Nevo(s)
  de células basais, 54
    síndrome de, 54
  em bolha de borracha azul, 821
    síndrome do, 821
  simpáticos, 401
NF (Neurofibromatose), 318
  central, 321
  com neuromas acústicos, 322
    bilaterais, 322
  periférica, 319
    lesões, 320
      vasculares, 320
    manifestações, 319
      de CNS, 319
      do esqueleto, 320
      do trato GI, 321
      geniturinárias, 321
      na pele, 321
      oculares, 321
      pulmonares, 320
    tumores, 320
      de crosta neural, 320
NF1 (Neurofibromatose tipo 1), 319, 917
NF2 (Neurofibromatose tipo 2), 322
NHL (Linfoma Não Hodgkin), 119
  de célula, 268, 307, 522
    B, 268, 307
    grandes, 522
    T, 522
  e AIDS, 815
  e doença de Hodgkin, 522
    diferença entre, 522
  envolvimento do, 521
    extranodal, 521
    nodal, 521
  estágios do, 520
    classificação de, 520
  histiocítico, 522
  indiferenciado, 522
  linfoblástico, 522
  na infância, 522
    e no adulto, 522
      diferença entre, 522
  pequeno, 522
    não clivado, 522
Nitidez
  radiográfica, 566
    contraste, 566
    embaçamento, 566
Nitrofurantoína
  dano por, 415
    pulmonar, 415
Nitrosoureia(s)
  dano por, 414
    pulmonar, 414
Nível
  da glote, 378
  do osso hioide, 378
  supraglótico, 378
    alto, 378
    baixo, 378
    médio, 378
NNNB (Bexiga Neurogênica Não Neurogênica), 920
Nocardiose, 527
Nodo(s)
  de baixa densidade, 364
    com realce periférico, 364
Nodularidade
  do intestino delgado, 771
    com má absorção, 771
Nódulo(s)
  acinar, 430
  adenomatoso, 408
  aleatórios, 430
  calcificação dos, 454
    em casca de ovo, 454
  cartilaginoso, 194, 206
  centrolabulares, 429
  cerebrais, 245
    pequenos, 245
    com realce, 245
  coloide, 408
  com ar em crescente, 479
    cavitação de, 479
    no pulmão, 479
  da tireoide, 367
    características por
      ultrassom de, 368
    com borda mal definida, 369
    crescimento de, 369
    ecogenicidade de, 369
    em halo, 368
    formato de, 369
    provavelmente maligno, 369
    tamanho de, 369
    vascularidade de, 369
    com funcionamento, 368
      deficiente, 368
      exagerado, 368
      discordante, 368
      frio, 368
      quente, 368
  de Bouchard, 136
  de espaço aéreo, 429, 432
    em vidro fosco, 432
    na HRCT, 429
  de Heberden, 136
  de Lisch, 321
  degenerativo, 408
    involuído, 408
  esofágicos, 783
  esplênicos, 694
    múltiplos, 694
  fibroso, 580
    da mama, 580
  Gamma-Gandy, 762
  linfático, 560, 652
    malignos, 560
      ultrassom de, 560
    mucocutâneo, 652
      síndrome de, 652
  mural, 240
    cisto com, 240
  na tireoide, 408
    adenomatoso, 408
    necrobióticos, 539

pulmonar(es), 432, 433, 435, 436, 438, 461
　calcificados, 438
　cavitante, 436
　com base na pleura, 437
　e pneumotórax, 437
　hemorrágico, 435
　multinodular, 436
　　sinal da galáxia, 436
　múltiplos, 436
　pequenos, 437
　secundário, 461
　solitário, 432, 433
　　algoritmo de decisão do, 435
　　avaliação de, 433, 434
　　　clínica, 434
　　　da taxa de crescimento, 434
　　　morfológica, 433
　　estratégia de conduta, 434
　　malignidade para, 433
renal, 907
　hiperecoico, 907
subcutâneos, 158
tóxico, 410
　autônomo, 410
Nomenclatura
　da paridade, 1013
Noonan
　síndrome de, 135, 590
Norrie
　doença de, 351
Norwood
　procedimento de, 606
Notocórdio
　dividido, 227
　síndrome do, 227
NPH (Hidrocefalia de Pressão Normal), 301
NSIP (Pneumonia Intersticial Não Específica), 420
NST (Teste Sem Estresse), 1038
Núcleo(s)
　cranianos, 259
　　do tronco cerebral, 259
　　formação reticular, 259
　da base, 241, 248, 258, 297
　　calcificação dos, 241, 248
　　　congênita, 249
　　　de desenvolvimento, 249
　　　endócrina, 248
　　　fisiológica, 248
　　　infecção, 249
　　　inflamação, 249
　　　metabólica, 248
　　　tóxica, 249
　　　trauma, 249
　　focos ecogênicos lineares, 249
　　no tálamo, 249
　　nos gânglios basais, 249
　hematoma de, 297
　infarto dos, 304
　lesões de, 248, 249
　　bilaterais, 248
　　de baixa atenuação, 248
　　hipotalâmicas, 249
　　múltiplas lesões pequenas, 249
　　com realce, 249
　sinal do olho-do-tigre, 249
Numeração
　dos dentes, 381
　　para arco permanente, 381
　　sistema de, 381
Número
　de costelas, 17
　　anormal, 17

O

Obliquidade
　do olho, 176
　　antimongoloide, 176
Obstetrícia, 1013-1090
　DDx de doenças obstétricas, 1013-1032
　　achados anormais, 1016
　　　no primeiro trimestre, 1016
　　anomalias fetais, 1019
　　　cardíacas, 1022
　　　do CNS, 1019
　　　do pescoço, 1020
　　　do tórax, 1021
　　　do trato urinário, 1025
　　　GI, 1023
　　　orbitárias, 1020
　　cordão umbilical, 1017
　　crescimento fetal, 1018
　　　distúrbio de excesso de, 1018
　　displasia esquelética, 1019
　　　fetal, 1019
　　líquido amniótico, 1015
　　　volume do, 1015
　　obstetrícia geral, 1013
　　placenta, 1016
　　SGA, 1018
　　triagem sérica, 1013
　　　materna, 1013
　doença(s) obstétrica(s), 1045-1090
　　aborto, 1045
　　acardia, 1046
　　adenomiose, 1046
　　artéria umbilical, 1081
　　　única, 1081
　　cisto de ducto, 1070
　　　onfalomesentérico, 1070
　　colo incompetente, 1065
　　complexo membros-parede corporal, 1068
　　cordão, 1069, 1090
　　　inserção velamentar do, 1090
　　　nucal, 1069
　　corioangioma, 1050
　　coriocarcinoma, 1051
　　dermoide, 1053
　　DES, 1053
　　disritmias cardíacas fetais, 1060
　　eclampsia, 1054
　　ectopia cordis, 1054
　　fendas faciais, 1059
　　fenótipo de Pena-Sholker, 1077
　　gastrosquise, 1062
　　gêmeo(s), 1051, 1082
　　　colado, 1082
　　　conjugados, 1051
　　gravidez, 1047, 1054, 1089, 1090
　　　anembriônica, 1047
　　　ectópica, 1054
　　　ruptura uterina na, 1089
　　　trauma uterino durante, 1090
　　hidropisia fetal, 1061
　　IUGR, 1066
　　macrossomia, 1068
　　mola hidatiforme, 1064
　　morte, 1056, 1061
　　　do embrião, 1056
　　　fetal in utero, 1061
　　onfalocele, 1069
　　pentalogia de Cantrell, 1077
　　placenta, 1077, 1079, 1082
　　　accreta, 1079
　　　descolamento da, 1077
　　　lobo sucenturiado da, 1082
　　　prévia, 1079
　　pré-eclampsia, 1080
　　prolapso do cordão, 1052
　　ruptura das membranas, 1080
　　　prematura, 1080
　　separação corioamniótica, 1050
　　síndrome, 1047, 1048, 1064, 1077, 1080, 1084
　　　de banda amniótica, 1047
　　　de Beckwith-Wiedemann, 1048
　　　de embolização gemelar, 1084
　　　de Perlman, 1077
　　　de pós-maturidade, 1080
　　　de Seckel, 1080
　　　de transfusão intergemelar, 1084
　　　HELLP, 1064
　　teratoma, 1082
　　　do ovário, 1082
　　　do pescoço, 1082
　　trauma fetal, 1062
　　triploidia, 1083
　　trissomia, 1083, 1084
　　　13, 1083
　　　18, 1084
　　trofoblástica, 1063, 1080
　　　do local placentário, 1080
　　　gestacional, 1063
　　vasa prévia, 1090
　geral, 1013
　　nomenclatura da paridade, 1013
　　US obstétrico, 1013
　　　nível I, 1013
　　　nível II, 1013
　sistema reprodutor, 1033-1044
　　anatomia do, 1033-1044
　　　avaliação fetal, 1037, 1038
　　　　do bem-estar, 1037
　　　　invasiva, 1038
　　　da gestação, 1033
　　　maturação fetal, 1036
　　　ovário, 1043
　　　placenta, 1035
　　　útero, 1041
　　fisiologia do, 1033-1044
　　　gestação múltipla, 1039
　　　hCG, 1033
Obstrução
　adquirida, 778
　　do intestino delgado, 778
　　na infância, 778
　aguda, 1006
　　por cálculos ureterais, 1006
　brônquica, 455
　da IVC, 604
　　caminhos colaterais, 605
　　compressão extrínseca, 605
　　doença cava intrínseca, 605
　　funcional, 605
　　intrínseca, 604
　da junção, 954
　　ureterovesical, 954
　da revascularização, 336
　　VP, 336
　da tuba de falópio, 1030
　　proximal, 1030
　da UPJ, 1002, 1003
　　sinal balão na corda, 1003
　das vias aéreas, 363
　　em crianças, 363
　do trato de entrada, 595
　　do fluxo ventricular, 595
　　　esquerdo, 595
　　duodenal, 788
　　　congênita, 788
　　gástrica, 784
　　　congênita, 784
　　intestinal, 775, 837
　　　distal, 837
　　　　síndrome de, 837
　　　mecânica, 775
　　　　causas comuns em crianças, 775
　　　colônica, 778
　　　duodenal, 776
　　　ileal, 776
　　　jejunal, 776
　　　na via de saída gástrica, 776
　　　passagem do mecônio, 775
　　　progressão do ar em neonatos, 775
　　linfática, 426
　　neonatal, 776
　　　com cólon normal, 776
　　　com microcólon, 776
　　prostática, 920
　　ureteral, 982
　　　do transplante renal, 982
　　venosa, 426
Occipitalização
　do atlas, 189
Oclusão
　da tuba uterina, 1026
Ocronose, 135
O'Donaghue
　tríade de, 23
Odontoma, 185
Oftalmopatia
　da tireoide, 348
　de Graves, 348
Oftalmoplegia, 339
Ogilvie
　síndrome de, 860
OHSS (Síndrome de Hiperestimulação Ovariana), 1074
Olho
　antimongolóide, 176
　obliquidade do, 176
　tamanho normal, 343
　leucocoria em, 343
Olho-do-Tigre
　sinal do, 249
Oligemia
　generalizada, 641
Oligodendroglioma
　subependimal, 323
Oligoemia
　pulmonar, 441
　generalizada, 441
　regional, 441
Ollier
　doença de, 76
Ombro
　articulação normal do, 31
　　anatomia da, 31
　　　ligamentos glenoumerais, 32
　　　músculos manguitos rotadores, 31
　　　tendão do bíceps braquial, 32
　　　tipos de acrômio, 33
　　　variantes de, 33
　artrografia do, 73
　　com gadolínio, 73
　bursas do, 33
　cistos do, 33
　de Milwaukee, 137

inserções do, 33
  musculares, 33
instabilidade do, 20
luxação do, 72
  deslocamento, 72
    acromioclavicular, 72
    anterior, 72
    esternoclavicular, 72
    glenoumeral, 72
    inferior, 73
    posterior, 73
    subcoracoide, 72
    superior, 73
  rupturas do, 113
    labrais, 113
      do lábrum anterior, 113
      lesão SLAP, 113
Ombro-Mão
  síndrome, 154
Omento
  cistos omentais, 802
  massa omental, 801
    bolo omental, 801
  tumor umbilical, 802
Oncocitoma, 326, 960
Oncologia
  imagem PET FDG em, 1097
  SUV, 1097
Onfalocele, 1069
  pseudo-onfalocele, 1070
Onico-osteodisplasia
  familiar, 132
  hereditária, 132
Opacidade(s)
  em vidro fosco, 431, 432
    e alterações reticulares, 432
    e linhas septais, 432
    interlobulares, 432
    halo de, 432
    nodular, 431
    regiões simétricas de, 431
      grandes, 431
  pulmonares, 422
    midratórias, 422
    transitórias, 422
Opacificação
  do espaço aéreo, 422
    com trauma, 422
  do hemitórax, 438
Órbita
  abscesso da, 350
  anatomia da, 344-345
    compartimentos orbitários, 344
    conexões orbitárias, 344
    cristalino, 345
    globo, 345
    medidas da, 344
    nervo óptico, 345
      bainha do, 345
  DDX, 339-343
    de doenças, 339-343
      oculares, 339-343
      orbitárias, 339-343
  dilatação, 340
    da veia oftálmica, 340
      superior, 340
  doenças, 339, 343-346
    oculares, 343-346
      astrocitoma da retina, 355
      buftalmo, 346
      catarata congênita, 347
      cisto dermoide, 347
      descolamento da retina, 355
      deslocamento coroidal, 346

doença, 347, 351, 358
  de Coats, 347
  de Norrie, 351
  de Warburg, 358
drusen óptico, 352
endoftalmite, 348
estafiloma, 358
fibroplasia por trás do
  cristalino, 357
hemangioma coroidal, 346
meduloepitelioma, 351
melanoma coroidal, 346
melanoma da úvea, 358
osteoma coroidal, 347
PHPV, 354
retinite por CMV, 355
retinoblastoma, 355
trauma, 351
orbitárias, 339, 343-346
  coloboma, 347
  dacrioadenite, 347
  dacriocistite, 347
  espectro de, 339
  fístula do seio
    carótico-cavernoso, 346
  glioma da via óptica, 352
  hemangioma da órbita, 349
  infecção da órbita, 350
  linfangioma da órbita, 350
  linfoma da órbita, 351
  meningioma da bainha do
    nervo óptico, 353
  metástases para a órbita, 351
  neurite óptica, 354
  oftalmopatia de Graves, 348
  pseudotumor da órbita, 355
  rabdomiossarcoma, 357
  trombose da veia oftálmica
    superior, 358
  variz da órbita, 358
lesão, 340
  extraconal, 340
  intraconal, 340
média, 344
  tomografia orbitária através da,
    344
  coronal, 344
  sagital, 344
quadrante lateral da, 341
  superior, 341
  massa no, 341
Orbitária(s)
  anomalias fetais, 1020
    hipertelorismo, 1020
    hipotelorismo, 1020
    massas, 1020
Orelha
  direita, 379
    normal, 379
    varredura da, 379
  doenças da, 359-369, 383-411
    DDx de, 359-369
      déficit de audição, 359
      desmineralização do osso
        temporal, 359
      massas da, 360
      membrana timpânica
        vascular, 359
      paralisia do nervo facial, 359
      zumbido pulsátil, 359
    displasia, 391, 399
      da cápsula ótica, 399
      do CAE, 391

granuloma de colesterol, 389
labirintite, 394
otite externa, 398
  maligna, 398
otomastoidite, 400
otosclerose, 400
sarcoidose, 404
síndrome, 404
  de Ramsay-Hunt, 404
tumor do saco endolinfático,
  400
  papilar, 400
interna, 380
  aqueduto, 380
  coclear, 380
  vestibular, 380
canais semicirculares, 380
cóclea, 380
vestíbulo, 380
média, 380
  epitímpano, 380
  hipotímpano, 380
  mesotímpano, 380
Órgão(s)
  do pescoço, 370-382
    anatomia dos, 370-382
      desenvolvimento da fenda
        branquial, 372
      e funcionamento, 370-382
      espaços profundos da
        cabeça, 374
      glândula, 380
        paratireóideas, 380
        parótida, 380
        tireoide, 380
      hipofaringe, 373
      laringe, 373
      linfonodos do, 381
      orelha, 380
        interna, 380
        média, 380
      osso temporal, 377
      pilares faciais, 372
      seios paranasais, 370
      supra-hióideo, 374
      unidade ostiomeatal, 371
Orifício
  sublabral, 33
Ormond
  doença de, 987
Orodigitofacial
  síndrome, 135
Orofaringe, 373
Orquite, 961
  aguda, 945
    epidídimo, 945
  focal, 961
Ortolani
  teste de, 68
  de redução, 68
Osgood-Schlatter
  doença de, 135
Ossículo(s)
  acessórios, 45
  de tornozelo, 45
  do pé, 45
  terminal, 214
Ossificação
  da coluna, 192
  de disco intervertebral, 194
  de tecido mole, 27
  displasia de, 2
    endocondral, 2
    intramembranosa, 2

ectópica, 81, 150
epifisária, 12
  prematura, 12
esquelética, 26
heterotrópica, 131
Osso(s)
  anatomia do, 30-45
    articulação normal, 31
      do ombro, 31
      cotovelo, 35
      do carpo, 35
        canal de Guyon, 36
        escafoide, 35
        ligamentos estabilizadores do
          punho, 36
        lunato, 35
        suprimento sanguíneo, 35
        variação ulnar, 35
      extremidade inferior, 36
        articulação do joelho, 41
          ligamentos colaterais da,
            41
        bursas, 36, 41
          do joelho, 41
          do quadril, 36
        cistos, 36, 41
          do joelho, 41
          do quadril, 36
        extensores do joelho, 37
        inervação da pelve, 40
        ligamentos cruzados, 37
        músculo da coxa, 40
        pata de ganso, 37
        pes anserimus, 37
        tendão do jarrete, 37
        trato iliotibial, 37
      fise, 31
      medula óssea, 30
        reconversão da, 30
      pé, 41
        bursas do, 42
        cistos do, 42
        compartimentos do, 42
        ossículos acessórios do, 45
        tendões flexores mediais, 41
      tornozelo, 41
        bursas do, 42
        cistos do, 42
        ossículos acessórios do, 45
        tendões do, 41
  aparência de, 2
    dentro de osso, 2
  AVN do, 53
  de mármore, 144
  doença do, 144
  destruição de, 116
    focal, 116
  esponjoso, 141
    osteoma osteoide do, 141
  fantasma, 119
    doença do, 119
  fibroma do, 137
    osteogênico, 137
  fístula do, 51
    arteriovenosa, 51
  formação extróssea, 131
    localizada, 131
    não neoplásica, 131
  frágil, 140
  fratura do, 213
    esfenoide, 213
    temporal, 213
      longitudinal, 213
      transversa, 213

hioide, 378
    nível do, 378
infarto do, 166
linfangiomatose do, 119
linfoma de, 119
longos, 12
    pseudoartrose de, 12
lunato, 53
metabolismo do, 30-45
    hormônios, 30
        calcitonina, 31
        de vitamina D, 30
        paratormônio, 30
    minerais ósseos, 30
        cálcio, 30
        fósforo, 30
odontoide, 214
periosteal, 109
    novo, 109
        formação de, 109
plasmacitoma do, 129
    solitário, 129
pubiano, 11
    mau desenvolvimento do, 11
temporal, 359, 377, 379
    ático, 377
    desmineralização do, 359
    porção, 377, 380
        escamosa, 377
        estiloide, 380
        mastoide, 377
        petrosa, 377
        timpânica, 380
    tomograma do, 379
        axial, 378
        coronal, 378
trombose do, 166
tumor do, 101
    glômico, 101
tumores formadores de, 7
wormianos, 182
Osteíte
    condensante, 136
        do ílio, 136
    deformante, 149
    fibrosa, 82
        disseminada, 82
    por radiação, 154
Osteoartrite, 136, 206
    com ímpeto, 133
    de mão e punho, 15
        erosiva, 15
    doença articular, 137
        rapidamente destrutiva, 137
    erosiva, 137
    ombro de Milwaukee, 137
    precoce, 137
    prematura, 14
Osteoartropatia
    hipertrófica, 110, 148
        causas, 110
            extratorácicas, 110
            torácicas, 110
        primária, 148
    neuropática, 133
        adquirida, 133
        congênita, 133
        fibroxantomas múltiplos, 134
        iatrogênica, 133
        síndrome de
            Jaffé-Campanacci, 134
Osteoblastoclastoma, 99
Osteoblastoma, 137, 193
Osteoclastoma, 99, 108

Osteoclerose
    difusa, 1
Osteocondrite
    dissecante, 139
        no capítulo, 140
Osteocondrodisplasia, 9, 10
Osteocondroma(s), 138, 193
    exostoses múltiplas, 139
        hereditárias, 139
    múltiplos, 139
    solitário, 139
    variantes, 139
        osteocondromatosas, 139
Osteocondromatose
    familiar, 139
    sinovial, 170
        primária, 170
        secundária, 171
Osteocondrose
    dissecante, 139
    espinhal, 226
    intervertebral, 206
    vertebral, 53
Osteodistrofia
    fibrosa, 82
    renal, 155, 895
        calcificações, 156
            de tecidos moles, 156
        congênita, 156
        diálise, 156
            desordens relacionadas
                com a, 156
        HPTs, 156
        osteopenia, 155
        osteosclerose 156
        raquitismo, 156
Osteogênese
    imperfeita, 140, 360, 590
        congênita, 140
        letal, 140
        tardia, 140
        tipo I, 140
        tipo II, 140
        tipo III, 141
        tipo IV, 141
        deformante, 141
            progressivamente, 141
        grave, 141
Osteolipoma
    hipotalâmico, 307
Osteólise
    essencial, 78
    expansiva, 8
        unilocular bem demarcada, 8
    idiopática, 10
    maciça, 119
Osteoma, 360
    coroidal, 347
    de partes moles, 168
    de tecidos moles, 168
    fibroso, 142
    osteoide, 137, 141, 193
        cortical, 141
        do osso esponjoso, 141
        gigante, 137
        subperiosteal, 142
Osteomalacia, 4
    carencial, 160
Osteomielite
    abscesso de Brodie, 144
    aguda, 142
        na infância, 143
        na lactância, 143

        neonatal, 143
        no adulto, 143
    carcinoma epidermoide, 144
    crônica, 143, 172
        esclerosante de Garré, 143
        recorrente multifocal, 143
        sífilis semelhante à, 172
        terciária, 172
    da vértebra, 223
    estéril, 143
    secundária, 166
    tuberculosa, 177
Osteonecrose, 51
    espontânea, 54
        do joelho, 54
    metadiafisária, 54
Ósteo-onicodisostose, 132
Osteopatia
    condensante, 145
        disseminada, 145
    estriada, 144
    por metotrexato, 127
Osteopenia, 155
    difusa, 3, 116
    edema, 5
        de medula óssea, 5
    linhas metafisárias, 5
        lucentes, 5
        transversas, 5
    localizada, 4
    metáfises, 5
        desgastadas, 5
    osteomalacia, 4
    osteoporose, 3
        da coluna, 4
    regional, 3
Osteopetrose
    adulta, 144
        benigna, 144
            autossômica dominante, 144
    infantil, 144
        autossômica recessiva, 144
Osteopoiquilose, 145
Osteoporose, 3
    da coluna, 4
    pós-traumática, 154
    regional, 175
        migratória, 175
        parcial, 175
        transitória, 175
            do quadril, 175
Osteorradionecrose, 154
Osteosclerose, 156
    metafisária, 116
    no HPT, 108
Osteossarcoma, 193
    bem diferenciado, 146
    central, 145
    convencional, 145
    de células pequenas, 148
    esclerosante, 146
    esclerótico, 147
        múltiplo, 147
    extraesquelético, 145
    gnático, 146
    intracortical, 146
    intramedular, 145
        de alto grau, 145
    intraósseo, 146
        de baixo grau, 146
    mandibular, 146
    multifocal, 147
    osteossarcomatose, 147
    parosteal, 147

    periosteal, 147
    secundário, 148
    superficial, 146
        de alto grau, 146
    telangiectásico, 148
Osteossarcomatose, 147
    classificação Amstutz, 147
Ostium
    AV, 646
        comum, 646
            persi*s*tente, 646
Otite
    externa, 398
        maligna, 398
Otoespongiose, 400
Otomastoidite, 400
Otosclerose, 359
    coclear, 400
    estapedial, 400
    fenestral, 400
    retrofenestral, 400
Otossífilis, 360
Ouro
    sais de, 414
        dano por, 414
            pulmonar, 414
Ovário(s), 1043
    câncer do, 1070
        estadiamento do, 1070
    carcinoma do, 1058
        endometrioide, 1058
    células do, 1051, 1062, 1081, 1082
        claras, 1051
            neoplasma de, 1051
        tumor de, 1062, 1081, 1082
            da teca, 1082
            de Sertoli-estromais, 1081
            germinais, 1062
    ciclo ovariano, 1044
    cisto de, 1072
        classificação de imagem no,
            1073
        de retenção, 1072
        folículo dominante, 1072
        funcional, 1072
        tratamento do, 1074
    edemas do, 1069
        massivo, 1069
    estado hormonal, 1044
    fibroma de, 1074
    folículo de Graaf, 1044
    morfologia ovariana, 1044
    policísticos, 1082
        síndrome de, 1082
    seio endodérmico do, 1057
        tumor de, 1057
    sinais Doppler, 1044
        ovarianos, 1044
    tamanho ovariano, 1044
    teratoma do, 1053, 1065, 1082
        cístico, 1053
            ruptura de, 1053
        imaturo, 1065
    torção de, 1083
        anexial, 1083
    tumor do, 1069, 1081, 1082
        mucinoso, 1069
            cistoadenocarcinoma, 1069
            cistoadenoma, 1069
        seroso, 1081
            cistoadenocarcinoma, 1081
            cistoadenoma, 1081
    visualização dos, 1044

Ovo
  choco, 1047
Oxalose, 148
Oxicefalia, 182
Óxido de Ferro
  superparamagnético, 682
    captação de partículas de, 682
Oxigênio
  toxicidade pelo, 469

P

PAC (Contrações Atriais Prematuras)
  fetal, 1060
Pacchioni
  granulações de, 183
Paciente(s)
  imunocomprometidos, 305
    infecção em, 305
Padrão(ões)
  alveolar, 421
    consolidante, 421
    espaço aéreo, 422
      doença do, 422
        difusa, 422
        localizada, 422
        opacificação com trauma do, 422
    infiltrado, 422
      agudo, 422
      crônico, 422
    opacidades pulmonares, 422
      migratórias, 422
      transitórias, 422
    sinal do angiograma, 422
      na CT, 422
  da doença pulmonar, 428
    difusa, 428
      na HRCT, 428
  de compressão vascular, 599
    do esôfago, 599
    da traqueia, 599
  de crescimento, 906
    de lesões renais, 906
      expansivo, 906
      infiltrativo, 906
  de deposição, 731
    de ferro, 731
  de doença, 430
    brônquica, 430
  de realce na MR, 560
    fator de, 560
    lesão realçada, 560
      aumento de cinética do contraste, 560
      benigna, 560
      características secundárias, 560
      critérios morfológicos, 560
  de urticária, 796
    colônica, 796
  parenquimal, 564
    de mama, 564
      composição da, 564
  pulmonares, 421, 423
    anormais, 421
      intersticial, 423
        em CXR, 423
Page
  rim de, 961
Paget
  doença de, 106, 149, 193, 359, 571, 586
    juvenil, 106
    fase, 149
      ativa, 149
      inativa, 149
      média, 149
      mista, 149
      osteolítica, 149
      quiescente, 149
      tardia, 148
    no mamilo, 571, 586
PAH (Hipertensão Arterial Pulmonar)
  causa, 594
    hipercinéticas, 595
    obliterantes, 595
    pós-capilar, 595
    pré-capilar, 594
    cor pulmonale, 595
    doença parenquimatosa, 594
PALM (Maturação Pulmonar Acelerada no Prematura), 421
Pambronquiolite, 528
PAN (Periarterite Nodosa), 659
p-ANCA (Anticorpos Dirigidos Contra o Citoplasma dos Polinucleares Neutrófilos)
  na síndrome de Churg-Strauss, 492
Pancoast
  síndrome de, 456
  tumor de, 485
Pâncreas, 679-768
  anatomia do, 695-703
    desenvolvimento, 701
    ducto pancreático, 701
      variações do, 701
    fisiologia, 701
    junção pancreaticobiliar, 702
      variações da, 702
    tamanho, 701
  anular, 704
  atrofia do, 690
  DDx dos distúrbios pancreáticos, 679-694
    anomalias congênitas, 690
    atrofia, 690
    calcificação, 690
    cisto, 691
    difusamente aumentado, 691
    hiperamilasemia, 692
    neoplasias, 691
    quadrante superior direito, 679
    dor no, 679
  distúrbios do, 704-768
    adenocarcinoma ductal, 750
    carcinoma celular acinar, 750
    cistoadenocarcinoma mucinoso, 748
    cistoadenoma seroso, 765
    ICT, 751
    IPMT, 742
    lipomatose, 754
    MEN, 748, 749
    metástases, 746
    neoplasia cística, 747
      mucinosa, 747
    nesidioblastose, 749
    pâncreas anular, 704
    pâncreas *divisum*, 750
    pancreatite, 755
    pancreatoblastoma, 759
    pseudocisto, 754
    síndrome de Schwachman-Diamond, 765
    transplante pancreático, 755
    tumor, 704, 765
      ampolar, 704
      sólido pseudopapilar, 765
  do suprimento de sangue, 806
  ectópico, 841
  trauma no, 824
    fechado, 824
Pancreatite, 755
  aguda, 756, 757
    discreta, 757
    grave, 757
    gravidade da CT para, 757
    índice de Balthazar de, 757
  autoimune, 759
  crônica, 758, 759
    alcoólica, 759
    ductodestrutiva, 759
    não alcoólica, 759
    obstrutiva, 758
    esclerosante, 759
    linfoplasmática, 759
    primária, 759
Pancreatoblastoma, 759
Pandora
  pneumonite de, 503
Paniculite
  mesentérica, 884
  ossificante, 132
Panner
  doença de, 54
Panturrilha
  direita, 39
  secção transversa através da, 39
PAP (Pneumonia Primária Atípica), 526
PAP (Proteinose Alveolar Pulmonar), 471
Papila
  aberrante, 912
  de Vater, 702
    aumento da, 789
  duodenal, 702
    maior, 702
    menor, 702
  volumosa, 690
  câncer periampular, 690
Papilite
  necrotizante, 961
Papiloma(s)
  da mama, 586
    central, 586
    solitário, 586
    periféricos, 586
      múltiplos, 586
  das válvulas, 657
  de células, 393
    de transição, 393
    escamosas, 393
  de inversão, 393
  de Schneider, 393
  endofítico, 393
  escamoso, 783
  fibroelástico, 657
  fibrovascular, 783
  invertido, 393
Papilomatose
  da laringe, 395
  intraductal, 580
  juvenil, 582
  pulmonar, 395
  respiratória, 395
  recorrente, 395
  traqueobrônquica, 395
PAPVR (Retorno Venoso Pulmonar Anômalo Parcial), 622
  tipo I, 623
Paquidermoperiostose, 148
Paquigiria, 307
Paquimeninge(s), 255
Parada
  cardíaca, 636
Parafuso(s)
  pediculares, 197
  translaminar, 197
  transpediculares, 197
Paragânglio(s)
  do nervo vago, 402
  jugular, 402
    superior, 402
    nodoso, 402
    inferior, 402
Paraganglioma, 223, 917
  ativo, 401
  cardíaco, 637
  gangliocítico, 848
  não cromafim, 401
  suprarrenal, 962
  torácico, 546
  tumor, 401, 402
    do corpo, 401, 402
      da carótida, 401
      do vago, 402
      do glomo, 402
      da jugular, 402
      do vago, 402
      timpânico, 402
Paragonimíase
  do cérebro, 323
  do pulmão, 528
  pleuropulmonar, 528
Paralisia
  de cordas vocais, 363
  do nervo facial, 359, 400
    segmento, 359
      da parótida extracraniana, 359
      intracraniano, 359
      intratemporal, 359
Parâmetro(s)
  hemodinâmicos, 698
    normais, 698
  do fígado, 698
Paraosteoartropatia, 150
Paraquat
  pneumonite por, 491
Paratormônio, 30
  produção de, 110
    ectópica, 110
Parede(s)
  abdominal, 774
    calcificações 774
    fetal, 1023
      defeito da, 1023
  aórtica, 598
    laceração da, 598
  brônquica, 455
    espessamento da, 455
  colônica, 809
    espessura da, 809
  da bexiga, 917, 918, 932, 945
    calcificação da, 918
    camadas da, 932
    edema bolhoso da, 945
    espessamento da, 917
    massas da, 917
  da GB, 686
    espessamento da, 686
      difuso, 686
      focal, 686

do cólon, 797
　lesões em alvo da, 797
　　múltiplas, 797
do estômago, 785
　gás na, 785
escrotal, 920
　espessamento da, 920
faríngea, 393
　posterior, 393
　　carcinoma da, 393
finas, 442
　cavidades de, 442
　　múltiplas, 442
intestinal, 807
　camadas da, 807
　　pelo US, 807
nasal, 371
　lateral, 371
　　visão da, 371
posterior, 466
　do brônquio, 466
　　intermediário, 466
torácica, 89, 456
　doença com extensão para a, 456
　　pulmonar, 456
　fratura da, 89
　　da escápula, 89
　　de costela, 89
　　do esterno, 89
　lesões da, 456
　　síndrome de Pancoast, 456
　tumor da, 457
　　em crianças, 457
Parênquima
　de mama normal, 564
　　aumento de, 564
　　　na MR, 564
　　componentes de, 564
　hepático, 683
　　realce transitório do, 68
　pulmonar, 420
　　no 1º dia de vida, 421
　　　doença do, 421
　renal, 929
　　suprimento sanguíneo do, 929
Paridade
　nomenclatura da, 1013
Parinaud
　síndrome de, 324
Parkes-Weber
　síndrome de, 113
Parótida
　carcinoma da, 399
　　mucoepidermoide, 399
　cisto da, 383
　　linfoepitelial, 383
　tumor da, 403
　　misto, 403
　　　benigno, 403
Parotidite
　por HIV, 393
Parrot
　pseudoparalisia de, 172
PASH (Hiperplasia Estroma Pseudoangiomatosa), 553
　forma tumoral de, 587
Passagem
　do mecônio, 775
　　obstrução intestinal por, 775
Pasta
　de anchova, 732
　　abscesso em forma de, 732
　de ganso, 37

Patau
　síndrome de, 1083
Pavimentação
　em mosaico, 432
PAVM (Malformação Arterial Pulmonar), 531
PCA (Artéria Cerebral Posterior), 263
PCL (Ligamento Cruzado Posterior), 41
　fratura do, 94
　　por avulsão, 94
　lesão do, 64
　sinal duplo de, 23
　　na MR, 23
PCNSL (Linfoma Primário de Sistema Nervoso Central) e AIDS, 268
PDA (Artéria Descendente Posterior), 611
PDA (Persistência do Canal Arterial), 657
　benéfica, 658
　em bebê prematuro, 658
　não benéfica, 658
PE (Embolia Pulmonar)
　edema com, 417
　probabilidade clínica de, 533
　　escore de Wells, 533
　séptica, 542
Pé, 41
　bico talar, 23
　bursas do, 42
　calcanhar, 24
　　tecidos moles do, 24
　　　espessamento dos, 24
　chato, 23
　em gangorra, 23
　cistos do, 42
　compartimentos do, 42, 43
　　médio, 43
　　plantares, 43
　diabético, 70
　fratura do, 95
　　de Chopart, 96
　　de Jones, 96
　　de Lisfranc, 97
　　de Sherperd, 97
　　do calcâneo, 97
　　do tornozelo, 95
　　　maleolares laterais, 95
　　por avulsão, 96
　　do fibular curto, 96
　ossículos do, 45
　　acessórios, 45
　posições do, 23
　　anormais, 23
　　antepé, 23
　　retropé, 23
　talipes equinovarus, 23
　talo, 23
　　crista do, 23
　　　hipertrofia da, 23
　　vertical, 23
　tecidos moles do, 24
　　massas de, 24
　　e tornozelo, 24
　tendões flexores mediais, 41
　torto, 23
Pedículo
　esclerótico, 192
　vascular, 596
　　largura do, 596

Pedúnculo
　hipofisários, 258
Peito
　de pombo, 17
　em funil, 17
Pele
　da mama, 558, 572
　　espessamento da, 559, 573
　　　generalizado, 559
　　　localizado, 559
　lifadenopatia, 559
Peliose, 760
Pelizaeus-Merzbacher
　doença de, 323
Pellegrini-Stieda
　doença de, 131
Pelo de Escova
　crânio em, 182
Pelve
　inervação da, 40
Pena-Sholker
　fenótipo de, 1077
Pendred
　síndrome de, 366, 403
Penetração
　laríngea, 808
Penfigoide
　benigno, 781
　　da membrana mucosa, 781
Pênis
　induração peniana, 924
　　dolorosa, 924
Pentalogia
　de Cantrell, 1077
　de Fallot, 670
Pentamidina
　aerossolizada, 530
Pepper
　síndrome de, 960
Perda
　auditiva, 359
　　condutiva, 359
　da audição, 400
　de gravidez, 1045
　de sinal discal, 207
　protéica, 770, 860
　　enteropatia com, 770, 860
　　primária, 860
Perfuração
　da vesícula, 714
　do esôfago, 844
　　transmural, 844
　do septo nasal, 362
　esofágica, 844
　　distal, 845
　　média, 845
　　superior, 845
　espontânea, 767
　do CBD, 767
Perfusão
　hepática, 683
Periaortite
　crônica, 987
Pericárdio
　ausência do, 658
　　congênita, 658
　efusão pericárdica, 603
　fibroso, 615
　pneumopericárdio, 604
　recessos pericárdicos, 616
　seios pericárdicos, 616
　seroso, 615
　tumor pericárdico, 604

Pericardite
　constritiva, 641
Peridiverticulite, 838
Peri-Hepatite, 680
Períneo, 810
Periósteo, 199
Periostite, 11
　artrite com, 14
　diafisária, 172
　isolada, 116
　reativa, 132
　　florida, 132
Peristalse
　esofágica, 780
　　anormal, 780
　　primária, 780
　　secundária, 780
Peritelioma, 401
Peritoneocele, 810
Peritônio
　anatomia do, 810
　　espaços peritoneais, 810
　　　no abdômen superior, 810
　　ligamentos, 810
　　　no abdômen superior, 810
　massa peritoneal, 800
　　múltiplas, 800
Peritonite
　meconial, 872
　tuberculosa, 888
Perlmann
　síndrome de, 1077
　tumor de, 957
Permeabilidade
　capilar, 415
　　aumentada, 415
Perna
　distal, 43
　　secção transversa através da, 43
Perthes
　lesão de, 20
Pes anserinus, 37
Pescoço
　anomalias do, 1020
　　fetais, 1020
　　　espessamento nucal, 1020
　　　língua protusa, 1021
　lesões do, 365
　　císticas, 365
　　congênita, 365
　linfonodo, 364, 381
　　cervical, 364
　　dilatação de, 364
　　compartimento, 381
　　central, 381
　　lateral, 381
　　nível de, 382
　massa(s) cervical(is), 364, 365
　　adiposas, 365
　　contendo ar, 365
　　sólida, 364
　músculo longo do, 396
　　tendinite do, 396
　órgãos do, 370-382
　　anatomia dos, 370-382
　　desenvolvimento da fenda branquial, 372
　　e funcionamento dos, 370-382
　　espaços profundos da cabeça, 374
　　glândula(s), 380
　　　paratireóideas, 380
　　　parótida, 380
　　　tireoide, 380

hipofaringe, 373
laringe, 373
linfonodos do, 381
orelha, 380
  interna, 380
  média, 380
osso temporal, 377
pilares faciais, 372
seios paranasais, 370
supra-hióideo, 374
unidade ostiomeatal, 371
Peso
fetal, 1037
  estimado, 1037
PET (Tomografia por Emissão de Pósitrons), 1096-1098
e CT, 1098
  imagens híbridas, 1098
imagem, 1096, 1097
  características da, 1096
  FDG, 1097
    em oncologia, 1097
na doença, 1110
  de Alzheimer, 1110
produção, 1096
  de radionuclídeos, 1096
  radiofarmacêutica, 1096
radiofarmacêuticos
  comuns na, 1096
Petrosite, 400
apical, 383
Peutz-Jeghers
síndrome de, 879
Peyronie
doença de, 25
Pfaundler-Hurler
doença de, 128
PHLM (Corno Posterior do Menisco Lateral), 41
PHMM (Corno Posterior do Menisco Medial), 41
pHPT (Hiperparatireoidismo Primário), 109
e HPTs, 109
  diferenças entre, 109
PHPV (Vítreo Primário Hiperplásico Persistente), 343, 354
PHypoPT (Pseudo-Hipoparatireoidismo)
e PPHypoPT, 152
  sinais diferentes entre, 152
Pia-máter, 200
PICA (Artéria Cerebelar Inferior Posterior), 264, 265
PICC (Cateter Central de Inserção Periférica), 467
Pick
doença de, 324
Picnodisostose, 153
PID (Doença Inflamatória Pélvica), 1075
cisto de tuba uterina, 1076
endometrite, 1076
salpingite, 1076
TOA, 1077
PIE (Enfisema Pulmonar Intersticial), 532
PIE (Infiltrado Pulmonar com Sangue/Eosinofilia Tecidual), 501
Piedmont
fratura de, 90
Pielectasia
fetal, 911

Pielite
alcalino-encrustada(s), 940
enfisematosa, 971
Pielonefrite, 969
aguda, 936, 970
  supurativa, 936
  focal, 970
atrófica, 972
  crônica, 972
enfisematosa, 971
fúngica, 971
pielite enfisematosa, 971
xantogranulomatosa, 971
Pieloureterite
cística, 972
Pierre Robin
síndrome de, 150
Pilar (es)
faciais, 372
Pilomatricoma, 25, 151
Piloroplasma
infantil, 859
PIN (Neoplasia Intraepitelial Prostática), 967
Pinagem
percutânea, 197
Pincer
FAI tipo, 80
Pindborg
tumor de, 186, 403
Pinealoma, 324
Pineoblastoma, 325
Pineocitoma, 325
Pionefrose, 972
Piossalpinge, 1076
Pirâmide(s)
nasal, 361
  massas da, 361
    benignas, 361
    malignas, 361
renais, 904
  hiperecoicas, 904
    em crianças, 904
Pirogenicidade
dos radiofármacos, 1093
Placa Terminal
vertebral, 192
  anomalia da, 192
  epífise em anel, 192
Placa(s)
da carótida, 386
  densidade da, 386
  superfície da, 387
    características de, 387
  teoria de formação, 386
  textura da, 386
de Luque, 197
de Roy-Camille, 197
de Steffee, 197
epifisária, 87
  lesão na, 87
    classificação de Salter-Harris de, 88
mucosas, 783
esofágicas, 783
pleurais, 472
focais, 472
Placenta
accreta, 1079
bilobada, 1035
circulação uteroplacentária, 1036
  artéria umbilical, 1036
    Doppler da, 1036
  fluxo sanguíneo uterino, 1036
    volume de, 1036

lesões de IUGR, 1036
de Battledore, 1017
descolamento da, 1077
  hematoma, 1079
    intra-amniótico, 1079
  hemorragia, 1078
    intraplacentária, 1079
    placentária, 1078
    pré-placentária, 1078
    subcoriônica, 1078
espaços vasculares da, 1017
extracorial, 1035
  circum-marginada, 1035
  circunvalada, 1035
graduação placentária, 1035
  senescência placentária, 1036
  prematura, 1036
hemorragia anteparto, 1017
  causas placentárias de, 1017
inserção do cordão umbilical, 1035
  variante de, 1035
lesões da, 1017
  macroscópicas, 1017
lobo da, 1082
  acessório, 1082
  sucenturiado, 1082
membranácea, 1035
morfologia placentária, 1035
  variante, 1035
prévia, 1079
tamanho da, 1016
  anormal, 1016
transfusão intergemelar, 1017
  não balanceada, 1017
tumor placentário, 1017
veias basais da, 1017
Plagiocefalia, 182
Plasma
celular, 583
  mastite de, 583
células do, 403
  granuloma de, 403
Plasmacitoma, 193
da laringe, 396
extramedular, 392
renal, 963
solitário, 129, 168
  do osso, 129, 168
    extramedular, 168
    mieloma ósseo, 168
Platibasia, 188
Platô
alterações do, 207
tibial, 41, 94, 95
  fratura do, 94, 95
  por avulsão, 94, 95
  inserção no, 41
    dos ligamentos cruzados, 41
    dos meniscos, 41
PLCH (Histicitose Pulmonar de Células de Langerhans), 414, 514
Pleura
base na, 437
  nódulo pulmonar com, 437
calcificação, 448
capa apical, 448
densidades, 447
  múltiplas, 447
derrame, 445
espessamento, 447
hemotórax, 447
massa solitária, 447
mestástases para, 526
pneumotórax, 443

Pleurisia
benigna, 472
relacionada com asbesto, 472
Plexo
coroide, 241, 280
  calcificação do, 241
  cisto do, 280
  papiloma do, 280
de Auerbach, 858
de Meissner, 858
lombossacro, 40
venoso, 231
  paravertebral, 231
  de Batson, 231
PLSA (Artérias do Segmento Posterolateral), 612
Plug
de mecônio, 872
  síndrome do, 872
Plummer
doença de, 393, 410
Plummer-Vinson
síndrome de, 393, 845
pML (Folheto da Válvula Mitral Posterior), 610
rastreamento diastólico do, 654
anterior, 654
PNET (Tumor Neuroectodérmico Primitivo), 193, 327
Pneumatocele
associada à infecção, 529
pneumatocisto, 529
pulmão pulverizado, 529
traumática, 529
Pneumatocisto, 529
Pneumatose
cística, 785
  intestinal, 785
intestinal, 773
  cistoide, 773
Pneumobilia, 687
Pneumocistose, 529
e AIDS, 814
Pneumoconiose, 437
classificação da, 438
com massa, 438
complicada, 530
reumatoide, 539
Pneumocystis carinii
pneumonia por, 529
Pneumoencéfalo
intracraniano, 240
cirurgia, 240
infecção, 240
  com organismo formador de gás, 240
neoplasia, 240
  invadindo o seio, 240
trauma, 240
Pneumomediastino
espontâneo, 449
traumático, 449
Pneumonia, 418
alveolar, 419
bacteriana, 419, 469
  alveolar, 419
  atípica, 419
  lobar, 419
  lobular, 419
  na AIDS, 469
cavitante, 420
  infecções oportunistas, 420
de hipersensibilidade, 414
dos comedores de fogo, 515

eosinofílica, 501
  aguda, 502
  crônica, 502
  eosinofilia pulmonar, 502
    simples, 502
  síndrome hipereosinofilíaca, 503
    idiopática, 503
    aguda, 502
    crônica, 502
gram-negativa, 419
IIP, 420
infecção micótica, 419
  pulmonar, 419
intersticial, 419, 426, 504, 51, 511, 512
  aguda, 426, 510
  de células gigantes, 504
  em organização, 512
  não classificácel, 511
linfoide, 519
  intersticial, 519
lipoide, 515
  exógena, 515
    aguda, 515
    crônica, 515
  macrófaga, 513
    alveolar, 513
neonatal, 527
organizante focal, 504
peribrônquica, 419
pneumocócica, 529
por aspiração, 476
  aguda, 476
  crônica, 476
  síndrome de Mendelson, 476
por Klebsiella, 514
por Legionella, 515
por micoplasma, 526
por *pneumocystis carinii*, 529
por pseudômonas, 531
por sarampo, 476
  atípico, 476
por *staphylococcus*, 543
por *streptococcus*, 543
por varicela-zoster, 551
pós-obstrutiva, 530
recorrente, 420
  na infância, 420
redonda, 420
viral, 419
Pneumonite
  de Pandora, 503
  intersticial, 469
    linfoide, 469
    e AIDS, 469
  por hipersensibilidade, 503
  por radiação, 537
    aguda, 537
    crônica, 537
  química, 490
    amônia, 491
    carbamatos, 491
    hidrocarboneto, 491
    mercúrio, 491
    paraquat, 491
    sulfureto de hidrogênio, 491
Pneumopericárdio, 604
Pneumoperitônio, 771
  causas diversas de, 772
  equilibrado, 772
  espontâneo, 772
  iatrogênico, 772
  pseudpneumoperitônio, 772
  traumático, 772

Pneumoretroperitônio, 773
Pneumotórax
  catamenial, 444
  espontâneo, 443
    idiopático, 443
    primário, 443
  hipertensivo, 444
  tamanho do, 444
    estimado, 444
  traumático, 443
Pneucystis carinii
  infecção com, 935
  renal, 935
PNSP (Tumor da Bainha Nervosa Periférica)
  benigno, 223
    neurilemoma, 224
    schwannoma, 224
  maligno, 225
  neurofibroma, 224
    difuso, 225
    plexiforme, 225
  neuroma localizado, 225
PNVS (Sinovite Vilonodular Pigmentada), 150
  GCT tenossinovial, 151
  intra-articular, 151
Pó orgânico
  hipersensibilidade ao, 414
    alveolar, 414
    traqueobrônquica, 414
Poland
  síndrome de, 151
Polegar
  aduzido, 176
  de carona, 1019
  fetal, 1019
  do esquiador, 92
  do guarda-caça, 92
  largo, 163
    síndrome do, 163
Poliangiite
  microscópica, 653
Poliarterite
  microscópica, 653
  nodosa, 659
Policitemia, 897
Policondrite
  recorrente, 155
Polidactilia, 20
  fetal, 1019
Poliesplenia
  síndrome de, 648
Polimastia, 553, 563
Polimialgia
  reumática, 668
Polimiosite, 67
Poliomielite
  coluna em bambu na, 151
Poliorquidismo, 965
Pólipo(s)
  adenomatosos, 799, 812, 850
    colônicos, 799, 812
      tuboviloso, 812
      tubular, 812
      viloso, 812
  do estômago, 850
  uretrais, 924
  angiomatoso, 405
  antrocoanal, 405
  colônico, 798
    DDx de, 799
    filiforme, 798
    pós-inflamatório, 798

  pseudopólipo, 798
  síndromes polipostes, 799
  do estômago, 850
    adenomatoso, 850
    de retenção, 850
    hamartomatoso, 850
    viloso, 850
  endometrial, 1031
  epitelial, 812
  esofagogástricos, 783
    inflamatórios, 783
  gástrico, 850
  hiperplásico, 850, 858
    do cólon, 858
  no estômago, 850
    inflamatório, 850
    regenerativo, 850
Polipose
  adenomatosa, 848
    familiar, 848
  hamartomatosa, 799
    síndrome de, 799
  juvenil, 864
  pós-inflamatória, 880
  sinonasal, 405
    pólipo, 405
      angiomatoso, 405
      antrocoanal, 405
Politelia, 553, 563
Pombo
  peito de, 17
Pompe
  doença de, 730
Ponta(s)
  dos dedos, 20
  calcificações nas, 20
Ponte
  óssea, 17
Ponto(s)
  coroide, 264
  de Griffith, 863
  de referência óssea, 40
    do quadril, 40
  de Sudeck, 863
  pretos, 248
    multifocais, 248
    em T2, 248
Porencefalia
  adquirida, 326
  agenética, 326, 328
  encefaloclástica, 326
  encefalomalacia, 326
  verdadeira, 328
Porto
  subcutâneo, 467
Posição(ões)
  do pé, 23
    anormais, 23
    antepé, 23
    retropé, 23
  do tumor ósseo, 6
    no plano longitudinal, 6
    no plano transverso, 6
Poste de Barbearia
  sinal do, 876
    no intestino médio, 876
Pott Puffy
  tumor de, 350
Pott
  desvio de, 606
  doença de, 231
Potter
  classificação de, 908
  da doença renal, 908
    cística, 908

  sequência de, 974
  síndrome de, 908
Pouteau
  fratura de, 90
PPHypoPT (Pseudopseudo-Hipoparatireoidismo), 152
  PHypoPT e, 152
    sinais diferentes entre, 152
Precocidade
  isossexual, 1025
  verdadeira, 1025
Pré-eclampsia
  eclampsia, 1080
Preenchimento
  defeito de, 689, 795, 786, 916
  cecal, 795
    intussuscepção apendicular, 796
  gástrico, 786
    do remanescente, 786
  nos ductos biliares, 689
    material ecogênico nos, 689
  ureteral, 916
Prega(s)
  duodenais, 788
    espessadas, 788
  esofágicas, 781
    anormais, 781
  gástricas, 787
    espessadas, 787
  no intestino delgado, 791, 808
    anormais, 791
      ancoradas, 792
      e fluido intramural aumentado, 791
      espessadas, 791
      irregulares espessadas, 792
      lisas espessadas, 791
    atrofia de, 792
    normais, 791
      e diarreia, 791
      intestino dilatado e, 791
  uretrais, 934
    normais, 934
    em LPO, 934
Preiser
  doença de, 54
PRES (Síndrome da Leucoencefalopatia Reversível Posterior), 327
Presbioesôfago, 880
Presistalse
  do intestino delgado, 809
Pressão(ões)
  extrínseca, 788
    no duodeno, 788
      efeito de, 788
  hidrostática, 415
    aumentada, 415
  intracraniana, 182, 233
    aumentada, 233
    elevação da, 182
  intraluminal, 598
    aumentada, 598
  osmótica, 415
    coloidal, 415
    diminuída, 415
  pulmonar, 595
    venosa, 595
      aumentada, 595
  sanguíneas, 608
    normais, 608
Priapismo, 966

Primeiro trimestre
  achados, 1016
    anormais no, 1016
      β-hCG positiva sem IUP, 1016
      colo dilatado, 1016
      complexo de cavidade central espessada, 1016
      GS, 1016
        em posição baixa, 1016
        vazio, 1016
      membrana intrauterina, 1016
      na gravidez, 1016
      sangramento, 1016
      sonográficos, 1016
      útero grande para as datas, 1016
    normais, 1016
Problema(s)
  no transplante renal, 982, 983
    gastrointestinais, 984
    urológicos, 982
    vasculares, 983
Procedimento(s)
  cirúrgicos, 606, 787
    Blalock-Hanlon, 606
    de Fontan, 606
    de Mustard, 606
    de Norwood, 606
    de Rashkind, 606
    de Rastelli, 606
    de Wladheusen, 606
    desvio, 606
      de Blalock-Hanlon, 606
      de Glenn, 606
      de janela aorticopulmonar, 606
      de Pott, 606
      de Waterston-Cooley, 607
    gástricos, 787
Processo
  espinhoso, 214
    fratura do, 214
  inflamatório, 240
    difuso, 240
  intra-articular, 14
    com erosão cortical, 14
Proctografia
  de evacuação, 809
Progeria, 151
Progressão
  do ar, 775
    em neonatos, 775
      ausência de gás em, 775
      retardo de gás em, 775
Projeção(ões)
  ósseas, 191
    das vértebras, 191
      adultos, 191
      infância, 191
Projétil
  forma de, 192
    corpo vertebral em, 192
Prolactina
  elevação de, 233
Prolactinoma, 325
Prolapso
  da VM, 655
  do cordão, 1052
  mucoso, 885
    síndrome do, 885
  retal, 810
Proliferação(ões)
  ductal, 587
    esclerosante, 587
  gordurosa, 991
    peripélvica, 991

miofibroblásticas, 25
  benignas, 25
  neuronal, 235
  e histogênese, 235
Prônefro
  embriologia do, 927
Prosencéfalo, 256
Próstata
  anatomia zonal da, 933
  câncer de, 126, 966
    estadiamento do, 967
    cintilografia óssea no, 126
  cistos prostáticos, 923
    abscesso prostático, 924
    BPH, 924
      degeneração cística da, 924
    de retenção, 924
    do ducto, 923
      ejaculatório, 923
      mülleriano, 923
    do utrículo, 923
    prostatite, 924
      cavitária, 924
      diverticular, 924
    lesão da, 924
      hipoecoica, 924
    sinal da, 924
      hipointenso em T2, 924
    utrículo grande, 923
Prostatite
  cavitária, 924
  diverticular, 924
Proteinose
  alveolar, 471
    configuração em asa de morcego, 471
    peri-hilar, 471
Prótese
  da válvula cardíaca, 607
  de quadril, 21
    dor com, 21
  rompimento de, 584
    na mamoplastia, 584
      extracapsular, 584
      intracapsular, 584
Protuberância
  local, 906
    no contorno renal, 906
Protusão
  do disco, 208
    em base larga, 208
    focal, 208
PSA (Antígeno Prostático Específico)
  densidade, 967
  velocidade de, 967
Psamoma
  corpos de, 367
Psatirose, 140
Pseudoacondroplasia, 47
Pseudoaneurisma, 623
  aórtico, 626, 673
    crônico, 626
    pós-traumático, 673
      crônico, 673
      traumático, 626
  do ventrículo, 676
  na artéria, 661, 983
    pulmonar, 661
  renal, 983
Pseudoartrose
  da primeira costela, 17
  de ossos longos, 12
Pseudocirrose, 722

Pseudocisto
  agudo, 758
  de LCR, 336
    da revascularização, 336
    VP, 336
  do cordão umbilical, 1018
  necrótico, 14
  pancreático, 754
  peritoneal, 1077
  subarticular, 14
  suprarrenal, 937
Pseudocondroplasia, 152
Pseudocriptorquidismo, 952
Pseudodiverticulose
  esofágica, 782, 844
    intramural, 782, 844
Pseudodoença
  de Whipple, 814
  na AIDS, 814
Pseudoespondilolistese, 228
Pseudoextrofia, 942
Pseudofratura(s), 152
Pseudoglioma, 347
Pseudogota, 57
Pseudo-hermafroditismo
  feminino, 925
  masculino, 925
Pseudoleucemia, 130
Pseudolinfoma, 530
  de mama, 583
Pseudomalformação
  de Dandy-Walker, 284
Pseudomembrana, 398
Pseudomixoma
  peritoneal, 883
Pseudômona(s)
  pneumonia por, 531
Pseudo-obstrução
  colônica, 860
    aguda, 860
  intestinal, 779, 860
    crônica, 861
    síndrome de, 861
Pseudoparalisia
  de Parrot, 172
Pseudopneumoperitônio, 772
Pseudopolipose, 880
Pseudoporencefalia, 326
Pseudoprecocidade
  sexual, 1025
Pseudopuberdade
  precoce, 1025
Pseudorim
  sinal do, 908
Pseudosiringe, 229
Pseudossíndrome
  de Meigs, 1069
  de Zollinger-Ellison, 893
Pseudossubluxação
  da coluna vertebral, 189
Pseudotronco
  arterioso, 675
Pseudotumor
  atelectásico, 473
    pelo abesto, 473
  cerebral, 301
  da órbita, 355
  fibro-ósseo, 132
    dos dedos, 132
  fibroso, 922
  hemofílico, 106
  inflamatório, 355, 842, 950
    da bexiga, 950
    orbitário, 355
      idiopático, 355

mioblástico, 514
  inflamatório, 514
  no espaço, 363
    pré-vertebral, 363
  renal, 908
Pseudo-Turner, 134
Pseudoureterocele, 1002
Pseudoxantoma
  elástico, 152
PSS (Esclerose Sistêmica Progressiva), 16
  esclerodermia, 880
    GI, 880
    pulmonar, 881
  esclerodermia, 881
    cardíaca, 881
    musculoesquelética, 881
    renal, 881
Puberdade
  precoce, 1025
    adrenarca prematura, 1025
      isolada, 1025
    central, 1025
    completa, 1025
    incompleta, 1025
    periférica, 1025
    pseudopuberdade precoce, 1025
    telarca prematura, 1025
      isolada, 1025
    verdadeira, 1025
PUBS (Amostragem de Sangue Umbilical Percutânea), 1039
Pulmão
  ar em crescente no, 436, 474, 479, 550, 552
    cavitação de nódulo com, 479
  câncer de, 473
  cisto do, 549
    traumático, 549
  de acesso, 467
    implantáveis, 467
  de choque, 469
  de respirador, 469, 487
  do criador de pássaros, 503
  do fazendeiro, 503
  do plantador de cogumelos, 503
  do trabalhador, 503
  do malte, 503
  em favo de mel, 426, 428
  encharcado, 539
    neonatal, 539
      doença do, 539
  enrolado, 473
  granuloma do, 505
  hamartoma do, 505
  hiperlucente, 441, 543
    bilateral, 441
    unilateral, 441, 543
      idiopático, 543
  mediastinal, 464, 465
    interfaces em CXR do, 464, 465
      frontal, 464
      lateral, 465
  metástase(s) para, 525
    com padrão, 526
      de espaços aéreos, 526
      de tumor benigno, 526
      endobrônquicas, 526
      esterilizada, 526
    nódulo solitário, 525
  paragonimíase do, 528
  pulverizado, 529
  reumatoide, 539
    anomalias, 540
      brônquicas, 540

ósseas, 540
  arterite pulmonar, 540
  aumento cardíaco, 540
  doença pleural, 539
  fibrose intersticial, 539
    difusa, 539
  nódulos necrobióticos, 539
  pneumoconiose reumatoide, 539
  síndrome de Caplan, 539
síndrome do, 469
  hemorrágica, 469
  rígido, 469
Pulsatilidade, 620
Pulso
  alternante, 607
  doença sem, 667
Pump Lung, 469
Punho
  articulações do, 15
  deslocamento do, 74
  desordens articulares de, 15
    artrite, 15
      gotosa, 15
      psoriática, 15
      reumatoide, 15
    CPPD, 15
    esclerodermia, 16
    osteoartrite, 15
      erosiva, 15
    SLE, 16
  e mão, 19
    acro-osteólise, 20
    acro-osteosclerose, 20
    ângulo cárpico, 19
      aumento do, 19
      diminuição do, 19
    braquidactilia, 20
    calcificações, 20
      nas pontas dos dedos, 20
    clinodactilia, 20
    dactilite, 19
    lesão no dedo, 19
      lucente, 19
    polidactilia, 20
    sinal metacárpico, 19
    sindactilia, 20
    tufos terminais, 19
      reabsorção dos, 19
  ligamentos do, 36
    estabilizadores, 36
    importantes, 36
  luxação do, 73
  radioulnar distal, 36
    articulação do, 36
      com os seis compartimentos extensores, 36
      secção transversa da, 36
Púrpura
  de Henoch-Schönlein, 855
PV (Válvula Pulmonar), 609
  ausência congênita da, 640
  calcificação da, 602
  displásica, 662
    estenose na, 662
PVH (Hipertensão Pulmonar Venosa), 593
  com cianose, 592
  crônica, 595
PVL (Leucomalacia Periventricular), 316
  cística, 317
Pyle
  doença de, 125

Q

QCO (Queratocisto Odontogênico), 185
Quadrantanopsia
  do lado direito, 339
  superior, 339
Quadrante
  superior, 679
    direito, 679
      dor no, 679
Quadríceps
  tendão do, 94
  fratura do, 94
    por avulsão, 94
Quadril(is)
  acetábulo protuso, 21
  articulação do, 68
    posição da, 68
    linhas radiográficas da, 68
  artroplastia total do, 21, 22
    avaliação da, 21, 22
      achados radiográficos na, 22
    inicial, 21
  AVN do, 52
    avançada, 53
    colapso epifisário, 53
    fratura subcondral, 53
    precoce, 53
  bursas do, 36
  cistos do, 36
  clique do, 68
  de observação, 175
  deslocado, 68
    excêntrico, 68
  direito, 40
    coxins do, 40
      adiposos, 40
  displasia do, 67
    congênita, 67
  flexores do, 37
  fratura do, 86
    por fadiga, 86
    por insuficiência, 85
  frouxo, 68
  instável, 68
    deslocado, 68
    concêntrico, 68
  luxação do, 71
    deslocamento do, 71
      anterior, 71
      posterior, 71
  normal, 68
    linha de Klein no, 78
  osteoporose do, 175
    transitória, 175
  pontos de referência do, 40
    óssea, 40
  prótese de, 21
    dor com, 21
  ressalto do, 21
    síndrome do, 21
      extra-articular, 21
      intra-articular, 21
  sinal da lágrima, 21
    largura do, 21
      aumento da, 21
  sinovite do, 175
    transitória, 175
  sonográficos, 69
  tipos de, 69
  subluxado, 68
    descentralizado, 68
  subluxável, 68
  vista coronal do, 69

Quase afogamento, 526
Quatro câmara(s)
  anormal, 1022
  vista de, 1022
Queloide, 112
Queratina
  bola de, 942
  cisto de, 77
    intraósseo, 77
Queratossulfatúria, 128
Querubismo, 82
Quilotórax, 493
Química
  pneumonite, 490
    amônia, 491
    carbamatos, 491
    hidrocarboneto, 491
    mercúrio, 491
    paraquat, 491
    sulfureto de hidrogênio, 491
Quimiodectoma, 401, 546

R

RA (Átrio Direito), 609
RAA (Arco Aórtico Direito)
  com ALSA, 665
  com artéria, 666
    braquiocefálica esquerda, 666
      aberrante, 666
    subclávia esquerda, 666
      isolada, 666
  com ramificação, 666
  em espelho, 666
Rabdomiólise, 27
Rabdomioma, 337
  do coração, 665
Rabdomiossarcoma, 357, 404
  embrionário, 725
    da árvore biliar, 725
  genitourinário, 989
    bexiga-próstata, 989
    feminino, 990
    vaginal, 990
    paratesticular, 990
Radiação
  dose de, 1092
    lactentes, 1092
    pediátrica, 1092
  lesão óssea por, 153
    depleção medular focal, 153
    desordem do crescimento ósseo, 154
    necrose por, 154
    neoplasia, 154
      benigna, 154
      maligna, 154
    osteíte por, 154
    osteorradionecrose, 154
    sarcoma por, 154
  leucoencefalopatia por, 313
  nefrite por, 972
Rádio
  aplasia do, 11
  hipoplasia do, 11
Radiofarmacêutica
  produção, 1093
Radiofármaco(s)
  esterilidade dos, 1093
  impureza, 1093
    química, 1093
    radioquímica, 1093
  pirogenicidade dos, 1093
  radionuclídeos, 1093
    impureza de, 1093
    produção de, 1093

Radiografia
  ausência na, 903
  de delimitação renal, 903
  de tórax, 457
  no leito, 457
Radiologista
  papel do, 5
    na avaliação da agressividade, 5
    do tumor ósseo, 5
Radionuclídeo(s)
  impureza de, 1093
    teste de passagem de Mo-99, 1093
  produção de, 1093, 1096
    em aceleradores, 1093
    em reator, 1093
    de fissão, 1093
Raider
  triângulo de, 450
    massa em, 450
Raiz
  aórtica, 610, 611
    dimensão in utero da, 1022
      aumentada, 1022
      diminuída, 1022
    ecocardiograma da, 610
Ramificação
  do arco aórtico, 611
    padrões de, 611
    cervical, 611
Ramo
  meníngeo, 264
  posterior, 264
Ramsay-Hunt
  síndrome de, 394, 404
Ranke
  complexo de, 550
Rânula, 404
Raquitismo, 159
  causas do, 159
    anormalidade no metabolismo, 159, 160
      da vitamina D, 159
      do fosfato, 160
    deficiência de cálcio, 160
  classificação do, 160
    gastroenterogênico, 160
    hipofosfatêmico, 156
      familiar, 156
    resistente à vitamina D, 156
Rashkind
  procedimento de, 606
Rasmussen
  neurisma de, 549
Rastelli
  procedimento de, 606
Rastreamento
  anterior diastólico, 654
  de pML, 654
Rathke
  fenda de, 327
  cisto da, 327
Rauynaud
  doença de, 663
  fenômeno de, 663
  síndrome de, 663
    forma de, 663
      espástica, 663
      obstrutiva, 663
Razão
  cardiotorácica, 596, 609
  de potência, 210, 211

RB-ILD (Bronquiolite Respiratória Associada à Doença Pulmonar Intersticial), 414
RCA (Artéria Coronária Direita)
  anatomia da, 611, 613
  angiografias das, 612
RCC (Carcinoma de Células Renais), 976
  cístico, 978
    nódulo mural em, 978
    unilocular, 978
  multilocular, 978
  na infância, 978
  papilar, 978
RDS (Síndrome da Angústia Respiratória)
  complicações da, 538
    agudas, 538
    crônicas, 538
    subagudas, 538
Reabsorção
  dos tufos terminais, 19
    doença, 19
      do colágeno, 19
      vascular, 19
    herdada, 20
    metabólica, 19
    neuropática, 19
    outros, 20
    trauma, 19
  óssea, 108
    no HPT, 108
Reação(ões)
  adversas, 1149
    ao meio de contraste, 1149
  anafilactoides, 1151
    graves, 1151
    de contraste, 1151
  da aniquilação, 1096
  de Arthus, 503
  de Eisenmenger, 645
  periosteal, 11
    entesopatia, 12
    interrompida, 11
    no bebê, 12
    simétrica, 11
      na infância, 11
      na vida adulta, 11
    sólida, 11
Realce
  lesões cerebrais com, 243
    anelar, 244, 245
      múltiplas, 245
      na margem corticomedular, 244
      profunda, 244
      solitária, 245
    bem definido, 245
    densa, 245
    dural-aracnoide, 243
    em canal auditivo interno, 245
    giral, 243
      inflamatório, 244
      neoplásico, 244
      vascular, 243
    leptomeníngeo, 243
    multifocal, 245
    nodular, 244
      cortical, 244
      subcortical, 244
    nódulos cerebrais pequenos com, 245
    padrões de, 244
    paquimeníngeo, 243

periventricular, 245
pia-aracnoide, 243
massa com, 253, 254
  intenso, 254
    na região pineal, 254
  intrasselar, 253
  suprasselar, 253
Recém-nascido(s)
  angústia respiratória do, 539
    transitória, 539
  cardiomegalia em, 596
    cardiogênico, 596
    não cadiogênico, 596
  hipertensão do, 659
    pulmonar, 659
      persistente, 659
  taquipneia do, 539
    transitória, 539
Recesso(s)
  azigoesofágico, 465
  de ileíte, 891
  frontal, 370, 371
    células do, 371
    varredura do, 370
      coronal, 370
      sagital, 370
  frontoetmoidal, 371
  pericárdicos, 616
  renal, 972
    atrofia de, 972
  sinoviais, 42
    comuns, 42
    localização dos, 42
Reconstrução
  após corpectomia, 197
  após discectomia, 197
Rede
  testicular, 922
    dilatação da, 922
    transformação da, 922
    cística, 922
Redução
  da altura, 207
  do disco, 207
  dos membros, 11, 1019
    anomalias de, 11
      aplasia do rádio, 11
      hipoplasia do rádio, 11
      mau desenvolvimento do osso pubiano, 11
    fetal, 1019
  teste de, 68
    de Ortolani, 68
Refluxo
  adquirido, 1010
  congênito, 1009
  esofagite de, 847
  nasofaríngeo, 808
  nefropatia de, 972
  primário, 1009
  secundário, 1010
  testes de, 847
    de bário, 847
    de Tuttle, 847
    do sifão de água, 847
  gastroesofágico, 847
    com radionuclídeo, 847
  vesicoureteral, 1009
Reforço
  da massa hepática, 682
    características de, 682
    de baixa densidade, 682
    em anel, 682
    hipervascular, 682
    hipovascular, 682

Reformatação(ões)
  ecocardiográficas, 1023
  fetais, 1023
Região(ões)
  de opacidades, 431
    em vidro fosco, 431
      simétricas grandes, 431
  occipitoatlantoaxial, 200
    ângulo da, 200
    ligamentos da, 200
  periventricular, 246
    calcificações na infância, 246
    hipodensidade, 246
    lesões hiperintensas, 246
      em T2, 246
    pontos pretos multifocais, 248
      em T2, 248
  pineal, 254
    realce intenso na, 254
    massa com, 254
Regra
  de Weigert-Meyer, 1001
Regurgitação
  aórtica, 630
  mitral, 653
    aguda, 653
    crônica, 653
Reimplantação
  pulmonar, 516
    resposta de, 516
Reiter
  síndrome de, 154
Rejeição
  aguda, 516, 755, 981
    ao transplante, 516, 755, 981
      pancreático, 755
      pulmonar, 516
      renal, 981
        acelerada, 981
  crônica, 517
    ao transplante, 517
      pulmonar, 517
      renal, 982
  hiperaguda, 981
    ao transplante renal, 981
Relatório
  da mamografia, 561
    categorias Bi-RADS®, 562
    conteúdo, 561
      assimetria, 561
      calcificações, 561
      descobertas associadas, 561
      distorção arquitetural, 561
      massa, 561
    descritores lexicais, 562
Relaxamento
  do assoalho pélvico, 809
Rendu-Osler-Weber
  síndrome de, 506
Renículo, 928
Reninoma, 950
Reparo
  de stent-enxerto endovascular, 626
    complicações de, 626
Reperfusão
  edema de, 516
Repleção
  nucal, 1020
Reposição
  de valva cardíaca, 467
Resíduo(s)
  de tecido, 409
    da tireoide, 409
      ablação de, 409

Resposta
  de reimplantação, 516
  pulmonar, 516
Ressalto
  do quadril, 21
    síndrome do, 21
      extra-articular, 21
      intra-articular, 21
Resto(s)
  nefrogênicos, 958
  intralobar, 958
  perilobar, 958
Retalho
  cutâneo, 183
    área lítica em, 183
  da íntima, 672
Retenção
  cisto de, 399, 924
  mucoso, 399
Reticulação(ões)
  difusas, 426
    agudas, 426
    crônicas, 426
  e adenopatia hilar, 427
  e derrame pleural, 427
  finas, 426
    agudas, 426
    crônicas, 426
  grosseiras, 426
Retina
  astrocitoma da, 352, 355
  descolamento da, 352, 355
    traumático, 352
    focal, 352
    total, 352
  displasia da, 351
  neuroepitelioma da, 355
  telangiectasia da, 347
Retinite
  por CMV, 355
Retinoblastoma, 355
  quadrilateral, 356
  trilateral, 35
Retinopatia
  da prematuridade, 357
Reto
  espaço pré-sacral, 800
  aumentado, 800
  estreitamento retal, 800
  fossa isquiorretal, 800
  lesões da, 800
  lesão no, 883
  por radiação, 883
Retocele, 810
Retorno
  venoso, 621
    pulmonar, 621
      anômalo, 621
Retração
  capilar, 682
    massa hepática com, 682
  do mamilo, 558, 571
Retroperitônio
  compartimentos retroperitoneais, 929
  massa retroperitoneal, 898
    calcificada, 899
    de baixa densidade, 898
  tumor, 898
    maligno, 898
      primário, 898
      retroperitoneal, 898
        pelo componente tecidual, 898

Revascularização
  VP, 336
    complicações abdominais, 336
    desconexão da, 336
    funcionamento não satisfatório de, 336
    hematoma subdural de, 336
    higroma de, 336
    infecção da, 336
    lesão granulomatosa de, 336
    mecânica, 336
    migração da, 336
    obstrução da, 336
    pseudocisto da, 336
      de CSF, 336
    síndrome do ventrículo fendido, 336
    vazamentos da, 336
Reversão
  sinal de, 237
Reye
  síndrome de, 328
  tumor de, 169
RHV (Veia Hepática Direita), 698
RIA (Radiomuniensaio)
  teste de gravidez de, 1033
Ribbing
  doença de, 107
Richter
  síndrome de, 764
Rigler
  tríade de, 848
Rim(ns)
  acúmulo de ferro no, 904
  anatomia do, 928
    adulto, 928
    ecogenicidade, 928
    tamanho, 928
    vascular, 928
      artérias, 928
      veias, 929
  anomalias renais, 902
    do desenvolvimento, 902
      ectopia, 902
      numerária, 902
      subdesenvolvimento, 902
    bilaterais, 903
      grande(s), 903
      pequenos, 903
  córtex renal, 904
    ecogenicidade aumentada do, 904
  de Page, 961
  delimitação renal, 903
    ausência de, 903
      na radiografia, 903
  discoide, 902
  displásico, 956
    multicístico, 956
  em ferradura, 902, 948
  em ponto de exclamação, 942
  embriologia do, 927
    anterior, 927
    médio, 927
    permanente, 927
    posterior, 927
  esponjoso medular, 954
  gordura perinéfrica, 903
    encarceramento da, 903
  ilipsoas, 905
    compartimernto do, 905
    aumento do, 905
  linfoma do, 951
  margens renais, 904
    depressão das, 904
  massa no, 907
    avascular, 907
  não visualizado, 903
    na urografia excretora, 903
  panqueca, 902
  parcialmente policístico, 957
  pélvico, 902
  pirâmides renais, 904
    hiperecoicas, 904
      em crianças, 904
  supranumerário, 992
  unicaliciado, 1000
  unilateral, 903, 904
    grande, 903, 904
      de contornos lisos, 903
  unipapilar, 1000
RIND, 305
Riolan
  arcada de, 805
  arco de, 806
Risco
  aneuploide, 1014
    de grandes anomalias, 1014
Rizomelia, 10
RLTL (Ligamento Radiolunotriquetral), 36
ROC (Características de Operação do Receptor), 1144
Rolando
  fratura de, 92
Romanus
  lesão de, 227
Rombencéfalo, 256
Rompimento
  aórtico, 624, 631
    traumático, 672
  de AAA, 624
  de aneurisma, 624
    agudo, 624
    contido, 624
    iminente, 624
  de prótese, 584
    na mamoplastia, 584
      extracapsular, 584
      intracapsular, 584
  do miocárdio, 655
  do músculo papilar, 655
  do septo interventricular, 655
  esofágico, 844
  intramural, 844
Roseta(s)
  acinares, 421
Rotação
  atlantoaxial, 204
    fixação da, 204
  da fratura, 85
  intestinal, 805
  estágios de, 805
Rotura
  esofágica, 861
  intramural, 861
Roubo
  da subclávia, 667
    síndrome do, 667
    oculta, 667
    parcial, 667
Rouviére
  forame de, 33
  linfonodos de, 382
    jugulares internos, 382
Roy-Camille
  placas de, 197
RPE (Epitélio do Pigmento da Retina), 355

RPF (Fluxo Plasmático Renal), 930
RSCL (Ligamento Radioescafocapitato), 36
RTA (Acidose Tubular Renal)
  distal, 985
    permanente, 986
    primária, 986
      tipo adulto, 986
      tipo infantil, 986
    secundária, 986
    transitória, 9686
  proximal, 985
    primária, 985
      tipo infantil, 985
    secundária, 985
Rubéola
  congênita, 163
Rubinstein-Taybi
  síndrome de, 163
Ruído
  radiográfico, 566
    artefatos, 566
    nuances, 566
Ruptura(s)
  anular, 207
  da bexiga, 999
    combinadas, 999
    extraperitoneal, 999
    intraperitoneal, 999
  das membranas, 1080
    prematura, 1080
  de menisco, 122
    armadilhas, 124
    em retalho, 123
    lateral, 122
    longitudinal, 122
    medial, 122
    oblíqua, 123
    orientação da, 122
    padrão característico de, 123
    radial, 123
      da raiz, 123
      em bico de papagaio, 123
    separação meniscocapsular, 123
    transversa, 123
  de teratoma cístico, 1053
    do ovário, 1053
  diafragmática, 499
  do LCU, 179
  do manguito rotador, 161
  do tendão, 28, 150
    espontânea, 28
    patelar, 150
    traumática, 28
  esplênica, 694
    espontânea, 694
  labrais, 113
    do ombro, 113
      do lábrum anterior, 113
      lesão SLAP, 113
  precoce, 1047
    do âmnio, 1047
      síndrome de, 1047
  testicular, 993
  traqueobrônquica, 478
  traqueobronquiolar, 504
  uterina, 1089
    na gravidez, 1089
Ruvacalba-Myhre-Smith
  síndrome de, 820
RV (Ventrículo Direito), 608
  ecocardiograma do, 610
  hipoplásico, 650
  hipoplásico, 650

S

Sabão
  de cálcio, 747
Saco
  de minhocas, 273, 321
    AVM, 273
      cerebral, 273
    neurofibroma plexiforme, 321
  de ossos, 134
    articulação de Charcot, 134
  endolinfático, 400
    papilar, 400
      tumor de, 400
  vitelino, 996, 1034, 1057
    secundário, 1034
    tumor do, 996, 1057
Sacro
  lesão do, 194
    destrutiva, 194
  tumor sacral, 194
    do canal, 194
    ósseo, 194
Sacroileíte
  bilateral, 16
  assimétrica, 16
  simétrica, 16
  unilateral, 16
SAE (Encefalopatia Arteriosclerótica Subcortical), 275
Sal(is)
  de ouro, 414
  dano por, 414
  pulmonar, 414
Salpingite
  ístmica, 1076
  nodosa, 1076
Salter-Harris
  classificações de, 88
    adições às, 88
    de Rang e Ogden, 88
    de lesão da placa epifisária, 88
SAM (Movimento Anterior Sistólico) da MV, 639
SANA (Artéria do Nó Sinusal), 611
Sangramento
  vaginal, 1016, 1030
    no primeiro trimestre, 1016
    pós-menopáusico, 1030
    pré-puberal, 1030
Sangue
  suprimento de, 806
    do duodeno, 806
    do estômago, 806
    do pâncreas, 806
Santorini
  ducto pancreático de, 702
    acessório, 702
SAPHO (Sinovite, Acne, Pustulose Palmoplantar, Hiperostose, Osteíte)
  síndrome, 163
Sappey
  veia de, 698
    inferior, 698
    superior, 698
Sarampo
  alemão, 163
  atípico, 476
  pneumonia por, 476
Sarcoidose, 164, 311, 404, 540
  abdominal, 540
  acinar, 541
  alveolar, 541
  de Boeck, 540

de CNS, 328
de outros órgãos, 542
de pele, 541
febre uveoparotídea, 405
gastrointestinal, 541
geniturinário, 541
ósseo, 541
síndrome de Heerfordt, 405
torácica, 541
Sarcoma(s)
cardíacos, 637
angiossarcoma, 637
indiferenciado, 637
da célula, 734
de Kupffer, 734
de célula, 119, 225, 307, 637
fusiforme, 225, 637
neurogênico, 225
redonda, 637
reticular, 119, 307
de Ewing, 78, 193
de Kaposi, 815, 864
e AIDS, 815
de mama, 587
angiossarcoma, 588
do fígado, 768
indiferenciado, 768
embrionário, 768
epitelioide, 78
granulocítico, 102
hemangioendotelial, 103, 734
mieloide, 99
pleomórfico, 637
por idade, 6
renal, 942, 981
de células claras, 942
sinovial, 171
sinovioblástico, 171
tendossinovial, 171
SCA (Artéria Cerebelar Superior), 265
Schatzki
anel de, 885
Schilder
doença de, 314
Schimmel Busch
doença de, 579
Schmid
condrodisplasia tipo, 124
metafisária, 124
Schmorl, 194
Schneider
papiloma de, 393
Schwachman-Diamond
síndrome de, 765
Schwann
célula de, 223
Schwannoma, 224, 885
acústico, 322
do trigêmeo, 323
maligno, 225
meningioma e, 311
diferenças entre, 311
vestibular, 322
Secção
transversa, 36
da articulação do punho
radioulnar distal, 36
com os seis compartimentos
extensores, 36
Seckel
síndrome de, 1080
Secreção(ões)
do seio, 361
hiperdensas, 361

no mamilo, 558, 571
ductografia, 558
galactografia, 558
Secretina
função da, 805
Segmento(s)
dos ligamentos, 35
escafolunato, 35, 36
centrais, 35
dorsal, 36
palmar, 36
lunotriquetral, 35, 36
centrais, 35
dorsal, 36
palmar, 36
duodenais, 808
pulmonares, 462
nível dos, 462
Segond
fratura de, 93
reversa, 94
Seio(s)
anomalias no, 1000, 1001
alternante, 1000
uracal, 1001
carótico-cavernoso, 346
fístula do, 346
cavernoso, 235, 253, 256, 270
cavidade de Meckel e, 235
e neuropatia do trigêmeo, 235
lesão que expande o, 253
síndrome do, 270
de Valsalva, 666
aneurisma no, 666
dorsal, 211, 228
dérmico, 211
entérico, 228
endodérmico, 996, 1057
tumor de, 996, 1057
do ovário, 1057
lesões dos, 361
granulomatosas, 361
maxilar, 361
aplasia do, 361
com destruição óssea, 361
hipoplasia do, 361
sem destruição do osso, 361
opacificado, 361
e destruição, 361
e expansão, 361
paranasal, 361, 370, 402
bulla etmoidal, 370
carcinoma do, 402
do etmoide, 403
maxilar, 402
nasofaríngeo, 402
células, 370
de agger nasi, 370
de Haller, 370
do esfenoide, 371
do etmoide, 370
frontal, 371
massas do, 361
maxilar, 370
pericárdicos, 616
pericraniano, 329
piriforme, 393
carcinoma do, 393
renal, 907
hipoecoico, 907
massa do, 907
secreções do, 361
hiperdensas, 361
sigmoide, 400
tromboflebite do, 400

trombose do, 285
dural, 285
sagital, 285
superior, 285
venosa, 285
urogenital, 928
embriologia do, 927
bexiga, 928
úraco, 928
Sela
cisto parasselar, 252
complexo selar, 252
destruição da, 251
dilatada, 251
espaço de CSF, 252
hiperplasia hipofisária, 251
tumor primário, 251
vaso, 252
em formato de J, 251
lesão da, 252
hipointensa, 252
que expande o seio
cavernoso, 253
vascular, 253
perisselar, 253
massa, 252
com realce, 253
intrasselar, 253
suprasselar, 253
intrasselar, 252
parasselar, 252
suprasselar, 252
na idade adulta, 252
vazia, 286
primária, 286
secundária, 286
síndrome da, 286
Semeadura
de CSF, 221
das neoplasias, 221
intracranianas, 221
Seminoma, 545
Senescência
placentária, 1036
prematura, 1036
Sensibilidade
muscular, 28
de início tardio, 28
Separação
corioamniótica, 1050
de alças intestinais, 791
meniscocapsular, 123
Septação(ões)
da GB, 700
Septo
engrossado, 430
broncovascular, 430
interlobular, 430
interatrial, 609
interventricular, 655, 661
intacto, 661
atresia pulmonar com, 661
rompimento do, 655
nasal, 362
destruição do, 362
perfuração do, 362
orbitário, 350
pelúcido, 235, 258
ausência de, 235
subaracnóideo, 200
dorsal, 200
uterino, 1086
não reabsorção do, 1086

vaginal, 1087
anomalia do, 1087
longitudinal, 1087
transverso, 1087
ventricular, 650, 661
intacto, 650, 661
atresia
pulmonar com, 650, 661
Septostomia
atrial, 606
com balão, 606
Sequência
de Potter, 974
Sequestração
broncopulmonar, 487, 488
extralobar, 488
intralobar, 488
pulmão, 489
esofágico, 489
gástrico, 489
espectro de, 421
Sequestro
de disco, 208
em botão, 183
esplênico, 167
agudo, 167
crise do, 167
Sequiose, 503
Seroma
de mama, 588
pós-transplante, 982
renal, 982
SGA (Feto pequeno para a Idade
Gestacional), 1018
Sheehan
síndrome de, 326
Sherperd
fratura de, 96, 97
Shone
síndrome de, 649
Shunt(s)
arterioportal, 684
espontâneos, 761
portossistêmicos, 761
Sialadenite
mioepitelial, 406
recorrente, 389
crônica, 389
Sialose, 405
Sicca
síndrome de, 406
Siderose, 542
de transfusão, 732
de Bantu, 731
transfusional, 105
Siderossilicose, 542
Sifão
carotídeo, 262
Sífilis
adquirida, 172
óssea, 172
adquirida, 172
congênita, 172
terciária, 172
semelhante à osteomielite, 172
crônica, 172
Sigmoide
divertículo do, 837
gigante, 837
Silicone
disseminação de, 585
extracapsular, 585
lixiviação de, 584

Silicoproteinose, 542
Silicose
  aguda, 542
  complicada, 543
  crônica, 543
    simples, 543
  silicotuberculose, 543
  síndrome de Caplam, 543
Silicosiderose, 542
Silicotuberculose, 543
Simpatoblastoma, 401
Sinal(is)
  antral, 751, 786
    de acolchoamento, 751
    do coxim, 786
  asa de anjo, 449
  balão na corda, 1003
    na obstrução da UPJ, 1003
  da banana, 222, 279
  da cauda dural, 249
  da dupla bolha, 1023
  da lágrima, 21
    largura do, 21
      aumento da, 21
  da próstata, 924
    hipointenso em T2, 924
  da tampa pleural, 672
    apical, 672
  de Allis, 68
  de amputação, 796
    do cólon, 796
  de artrite, 13
  de asterisco, 54
  de Baart de la Faille, 1056
  de *battle*, 213
  de diafragma, 499
    ausente, 499
  de doença intersticial, 423
    aguda, 423
    crônica, 423
      formação de favo de mel, 424
      linearidade, 423
      nodularidade, 423
      reticulações, 423
  de instabilidade, 215
    espinhal, 215
  de Kussmaul, 641
  de Mercedes-Benz, 628
  de ponta de flecha, 838
    na diverticulite, 838
  de reversão, 237
  de Steinberg, 120
    na síndrome, 120
      de Marfan, 120
  de trauma vertebral, 215
    cervical, 215
      significativo, 215
  de Wimberger, 172
  discal, 207
    perda de, 207
  do acordeão, 800
  do alvo, 819
    apêndice anormal, 819
  do anel de gordura, 802
  do bico, 778, 978
    cisto renal, 978
    na obstrução intestinal, 778
      em alça fechada, 778
  do chapéu de Napoleão, 228
  do crescente aéreo, 436
  do ducto duplo, 690
  do halo, 435
    na CT, 435
  do limão, 1020
  do mamilo antral, 859
  do menisco, 852
    de Carman, 852
  do olho-do-tigre, 249
  do pente, 802
  do poste de barbearia, 876
    no intestino médio, 876
  do pseudorrim, 908
  Doppler, 1044
    ovarianos, 1044
  duplo, 23
    na MR, 23
    de PCL, 23
  em gravata borboleta, 23
    ausente, 23, 122
  hepático, 680
    intensidade em T2, 680
      diminuição acentuada na, 680
  metacárpico, 19
  renal, 1106
    ausente, 1106
Sindactilia, 20
  fetal, 1019
Sinding-Larsen-Johansson
  doença de, 167
Síndrome(s)
  angiomatosas, 50
  blueberry muffin, 960
  carcinoide, 826
  cardioesplênicas, 648
  cerebrocostomandibular, 58
  cérebro-hepatorrenal, 1011
  com CHD, 590
    de delação 5p, 590
    de Di George, 590
    de Down, 590
    de Ellis van Creveld, 590
    de Holt-Oram, 590
    de Hurler, 590
    de Ivemark, 590
    de Klippel-Feil, 590
    de Marfan, 590
    de Noonam, 590
    de Turner, 590
    de Williams, 591
    osteogênese imperfeita, 590
    pós-runéola, 590
    trissomia, 590
      13-15, 590
      16-18, 590
  com cistos corticais, 908
    múltiplos, 908
  com mobilidade alterada, 514
  compartimental, 28, 812
    abdominal, 812
    edema muscular por, 28
  coração-membro, 590
    superior, 590
  cotovelo-patela, 132
  craniofaciais, 184
  cri-du-chat, 590
  Cruveilhier-von Baumgartem, 762
  da alça, 813
    aferente, 813
    cega, 813
    proximal, 813
  da ameixa seca, 968
  da angústia respiratória, 469, 538, 721
    aguda, 721
    no adulto, 469
    no recém-nascido, 538
      causas, 538
      complicações, 538
  da bile espessada, 742
  da cauda equina, 181
  da circulação fetal, 523
    persistente, 523
  da costela curta-polidactilia, 165
  da criança espancada, 55
  da descompressão, 57
  da FNH, 728
    múltipla, 728
  da leucoencefalopatia, 327
    posterior, 327
    reversível, 327
  da linfadenopatia, 469
    generalizada, 469
  da MMIH, 954
  da sela vazia, 286
  da SMA, 888
  da superfêmea, 112
  da SVC, 667
  da trissomia do grupo, 176
    D, 176
    E, 176
  da úlcera retal, 885
    solitária, 885
  de Apert, 50, 63
    sem sindactilia, 63
  de Asherman, 1048
  de aspiração, 523
    meconial, 523
  de Bannayan-Riley-Ruvacalba, 820
  de Banti, 705
  de Barrett, 820
  de Beckwith-Wiedemann, 1048
  de Behçet, 477, 821
    doença intestinal, 821
  de Bland-White-Garland, 615
  de Boerhaave, 825
  de Bonnevie-Ullrich, 178
  de Bouveret, 848
  de Budd-Chiari, 706
  de Butler-Albright, 986
  de Caffey-Kempe, 55
  de câncer colorretal, 831
    hereditária de, 831
    não poliposo, 831
  de Caplan, 158, 539, 543
  de Carney, 657
  de Carpenter, 58
  de Chilaiditi, 771
  de Churg-Strauss, 492
  de Cockayne, 280
  de Cockett, 653
  de Cogan, 389
  de compressão, 621, 653
    artéria inominada, 621
      anômala, 621
    da veia ilíaca, 653
    ileocava, 653
  de Conn, 943
  de coração esquerdo, 649
    hipoplásico, 649
  de Cornelia de Lange, 63
  de Cowley, 893
  de CREST, 880
  de Cronkhite-Canada, 836
  de crouzon, 63
  de Cushing, 943
  de Demorsier, 328
  de desmielinização osmótica, 276
  de dor subacromial, 160
  de Down, 74
  de Dressler, 656
  de Dumping, 838
  de Dyke-Davidoff-Mason, 286
  de Eagle-Barrett, 968
  de Edwards, 1084
  de Ehlers-Danlos, 75
  de Eisenmenger, 645
  de Ellis-Van-Creveld, 59
  de embolização, 1084
    gemelar, 1084
  de excessivo crescimento fetal, 1018
    achados sonográficos antenatais em, 1018
  de Fanconi, 157
  de FAP, 799
  de Felty, 158
  de Gardner, 98, 849
  de Good, 867
  de Goodpasture, 505
  de Gorlin-Goltz, 54
  de Gradenigo, 383, 400
  de Hadju-Cheney, 79
  de Hamman-Rich, 510
  de Heerfordt, 405
  de hemiconvulsões, 286
    hemiplegia, 286
    e epilepsia, 286
  de heterotaxia, 648, 649
  de Hinman, 920
  de Holt-Oram, 107
  de Hood, 132
  de Hunter, 191
  de Hurler, 128, 191
  de Hutchinson, 960
  de Hutchinson-Gilford, 151
  de imaturidade pulmonar, 421
  de Ivemark, 648
  de Jaffé-Campanacci, 134
  de Joubert, 306
  de Kartagener, 514
  de Kasabach-Merrit, 737
  de Kawasaki, 652
  de Kearns-Sayre, 248
  de Klinefelter, 112
  de Klippel-Feil, 190, 218
  de Klippel-Trénaunay, 113
  de Laurence-Moon-Biedl, 116
  de Léri-Layani-Weill, 75
  de Lightwood, 986
  de Löffler, 502
  de Löfgren, 540
  de Lutembacher, 654
  de Macleod, 543
  de Maffucci, 77
  de Mallory-Weiss, 869
  de Marfan, 120
    diagnóstico de, 120
      critérios para, 120
    integumento, 121
    manifestações, 120
      abdominais, 121
      cardiovasculares, 121
      musculoesqueléticas, 120
      oculares, 121
      pulmonares, 121
  de Mayer-Rokitansky-Küster-Hauser, 1086
  de May-Thurner, 653
  de McCune Albright, 82
  de Meckel-Gruber, 953
  de Meigs-Salmon, 445
  de Mendelson, 476
  de Milkman, 152
  de Mirizzi, 747
  de Morquio, 128
  de Mounier-Kuhn, 548
  de nódulo linfático, 652
    mucocutâneo, 652

de Noonan, 135
de obstrução intestinal distal, 837
de Ogilvie, 860
de ovários policísticos, 1081
de Pancoast, 456
de Parinaud, 324
de Patau, 1083
de Pendred, 366, 403
de Pepper, 960
de Perlman, 1077
de Peutz-Jeghers, 879
de Pierre Robin, 150
de Plummer-Vinson, 393, 845
de Poland, 151
de poliesplenia, 648
de polipose, 799
    hamartomatosa, 799
de pós-maturidade, 1080
    feto pós-termo, 1080
de Potter, 908
de pseudo-obstrução intestinal, 861
    crônica, 861
de Ramsay-Hunt, 394, 404
de Rauynaud, 663
    doença, 663
    fenômeno, 663
    forma, 663
        espástica, 663
        obstrutiva, 663
de regressão caudal, 204
    sirenomelia, 205
de Reiter, 154
de Rendu-Osler-Weber, 506
de Reye, 328
de Richter, 764
de Rubinstein-Taybi, 163
de ruptura precoce, 1047
    do âmnio, 1047
de Ruvacalba-Myhre-Smith, 820
de Schwachman-Diamond, 765
de Seckel, 1080
de Sheehan, 326
de Shone, 649
de Sicca, 406
de Sjögren, 158, 406
    primária, 406
    secundária, 406
de Sotos, 47
de Stauffer, 977
de Stein-Leventhal, 1081
de Stewart-Treves, 50
de Sturge-Weber-Dimitri, 329
    manifestação, 329
        de CNS, 329
        facial, 329
        orbitária, 329
        visceral, 329
de superinfecção, 887
    por *Strongyloides*, 887
de Swyer-James, 543
de transfusão, 1084
    fetofetal, 1084
    intergemelar, 1084
de Treacher-Collins, 176
de Trousseau, 674
de Turner, 134, 178
    do homem, 134
de Turcot, 889
de van der Hoeve-de Kleyn, 360
de vHL, 941
    AML associado à, 941
de Weissman-Netter, 50
de Wermer, 748
de Wilkie, 888

de Williams, 179
de Williams-Campbell, 552
de Wilson-Mikity, 552
de Wyburn-Mason, 273
de Zellweger, 1011
de Zollinger-Ellison, 893
do aprisionamento, 660
    da artéria poplítea, 660
do canal de Guyon, 179
do carcinoma, 54
    basocelular, 54
    nevoide, 54
do cílio imóvel, 514
do cólon esquerdo, 885
    pequeno, 885
do *cri-du-chat*, 63
do desfiladeiro torácico, 670
    adquirida, 670
    congênita, 670
do estresse tibial, 165
    medial, 165
do estresse traumático, 55
    familiar, 55
    infantil, 55
do filamento terminal, 230
    espessado, 230
do fracasso pós-cirúrgico, 181
    da coluna, 181
do gesso, 888
do impacto, 160
    interno, 161
do neuroma mucoso, 749
do nevo, 54, 821
    em bolha de borracha azul, 821
    de células basais, 54
do notocórdio, 227
    dividido, 227
do *plug* de mecônio, 872
do polegar largo, 163
do prolapso mucoso, 885
do pulmão, 469
    hemorrágica, 469
    rígido, 469
do ressalto do quadril, 21
    extra-articular, 21
    intra-articular, 21
do roubo, 667
    da subclávia, 667
        oculta, 667
        parcial, 667
do seio cavernoso, 270
do túnel, 58, 173
    do carpo, 58
    do tarso, 173
do ventrículo fendido, 336
EMG, 1048
HELLP, 1064
hemolítico-urêmica, 947
hepatopulmonar, 721
hipereosinofilíaca, 503
    idiopática, 503
ileocecal, 889
Johanson-Blizzard, 691
lombossacral, 181
    pós-cirúrgica, 181
        causa de tecido mole, 181
        causa óssea, 181
        erros cirúrgicos, 181
megabexiga-microcólon, 954
MEN, 748
    I, 748
    2, 749
    3, 749
miado de gato, 590

mieloproliferativa, 130
neoplásica, 834
neurocutâneas, 236
ombro-mão, 154
orodigitofacial, 135
orofaciodigital, 135
parabiótica, 1084
    intrauterina, 1084
paraneoplásica, 1029
    de tumor ovariano, 1029
poliposes, 799
    hamartomatosa, 799
pós-colecistectomia, 764
pulmonar, 569
    hipogenética, 510
SAPHO, 163
solear, 165
talassêmicas, 173
    talassemia, 173
        alfa, 173
        beta, 173
        intermediária, 174
        maior, 173
        menor, 173
TAR, 174
unha-patela, 132
venolobar, 494, 510
    pulmonar, 494, 510
        congênita, 494, 510
Sínfise
    púbica, 16
        alargamento da, 16
Sinostose
    craniofacial, 63
Sinovioma
    maligno, 171
Sinovite
    nodular, 151
        intra-articular, 151
    tóxica, 175
    transitória, 175
        do quadril, 175
Sinusite
    aguda, 405
    bacteriana, 406
    crônica, 405
    fúngica, 406
        alérgica, 406
        micótica, 406
Sipple
    doença de, 749
Sirenomelia, 205
Siringe, 229
Siringocele, 221
Siringo-hidromielia
    adquirida, 229
    cisto reativo, 230
    hidromielia, 229
    secundária, 229
    siringomielia, 229
Siringomielia, 229
Sistema(s)
    coletor, 911
        alargado, 911
        & ureter, 911
        anomalias caliceais, 911
        apagado, 912
        contraste urinário, 911
            extravasamento espontâneo do, 911
        defeito de enchimento no, 912
        massa no, 912
            intraluminal não opaca, 912
            mucosa, 912

        renal, 911
            atonia do, 911
    de classificação, 1003
        de lesão uretral, 1003
            na uretrografia, 1003
    de fixação, 197
        anterior, 197
        de Dunn, 197
        de Dwyer, 197
        de Kaneda, 197
        de Zielke, 197
        das vértebras, 197
            anterior, 197
    de numeração para, 381
        dos dentes, 381
            para arco permanente, 381
    musculoesquelético, 1-29
        desordens
            musculoesqueléticas, 1
            DDx das, 1
    reprodutor, 1033-1044
        anatomia do, 1033-1044
            avaliação fetal, 1037, 1038
                do bem-estar, 1037
                invasiva, 1038
            da gestação, 1033
            maturação fetal, 1036
            ovário, 1043
            placenta, 1035
            útero, 1041
        fisiologia do, 1033-1044
            gestação múltipla, 1039
            hCG, 1033
    venoso, 616, 618, 619, 695
        da extremidade
            inferior, 618, 619
            profundo, 618
            superficial, 619
        maior, 616
            desenvolvimento do, 616
        portal intra-hepático, 695
        variações do, 695
Situs
    ambíguo, 600
    anomalias de, 600
    inversus, 600
    mau posicionamento cardíaco, 600
    solitus, 600
Sjögren
    síndrome de, 158, 406
        primária, 406
        secundária, 406
SLAP (Anterior para Posterior do Lábrum Superior)
    lesões, 113, 114
SLE (Lúpus Eritematoso Sistêmico), 426
    cutâneo, 544
    DIL, 544
    em mão e punho, 16
    gastrointestinal, 544
    renal, 544
    torácico, 544
SMA (Artéria Mesentérica Superior)
    síndrome da, 888
Smith
    fratura de, 90, 91
SNHL (Perda Auditiva Sensorioneural)
    coclear, 359
    retroclear, 359
SOB (Obstrução do Intestino Delgado), 776
    em abdômen virgem, 778
    na idade adulta, 778

estrangulada, 778
  adquirida, 778
  na infância, 778
  na idade adulta, 778
Sobrecarga
  de volume, 597
    falência cardíaca e, 597
    neonatal, 597
    ventricular, 596, 597
      direito, 597
      esquerdo, 596
Somatostatinoma, 754
Sombreamento
  acústico, 685
    na fossa da GB, 685
Sonotransparência
  nucal, 1020
Sotos
  síndrome de, 47
SPECT
  controle de qualidade do, 1095
    COR, 1095
    estudo da, 1095
      com fantasma Jaczak, 1095
    uniformidade da, 1095
Spiegel
  hérnia de, 856
Sprengel
  deformidade de, 169
SSC (Subescapular)
  acrômio, 32
SST (Supraespinhal)
  acrômio, 32
SSV (Veia Safena Pequena), 619
Stafne
  cisto de, 185
Staphylococcus
  pneumonia por, 543
Stauffer
  síndrome de, 977
STD (Doenças Sexualmente
  Transmitidas), 1075
Steffee
  placas de, 197
Steinberg
  sinal de, 120
    na síndrome, 120
    de Marfan, 120
Stein-Leventhal
  síndrome de, 1081
Stent
  de artéria coronária, 466
Stewart-Treves
  síndrome de, 50
STH (Somatotropina), 156
Stieda
  fratura de, 131
Still
  doença de, 159
Streptococcus
  pneumonia por, 543
Strongyloides
  superinfecção por, 887
  síndrome de, 887
Sturge-Weber-Dimitri
  síndrome de, 329
    manifestação, 329
      de CNS, 329
      facial, 329
      orbitária, 329
      visceral, 329
Subdesenvolvimento
  renal, 902

Subependimoma
  da medula espinhal, 218
Suberose, 503
Subglote, 374
Subluxação(ões)
  atlantoaxial, 189
  da coluna cervical, 214
    anterior, 214
    posterior, 214?
  na artrite reumatoide, 157
  rotatória, 74
  do escafoide, 74
Subossificação
  congênita, 181
Substância
  branca, 285
    cisalhamento da, 285
    lesão de, 285
  cinzenta, 297
    heterotópica, 297
  gordurosa, 754
Sudeck
  distrofia de, 154
  ponto de, 863
Sulco
  uretral, 924
    malformação do, 924
Sulfato
  de atropina, 1151
Sulfureto
  de hidrogênio, 491
    pneumonite por, 491
Supercirculação, 593
Supercrescimento
  epifisário, 12
  ósseo, 11
    deformidade, 11
    em Frasco de Erlenmeyer, 11
    superdesenvolvimento, 11
Superdesenvolvimento
  ósseo, 11
Superfêmea
  síndrome da, 112
Superinfecção
  por *Strongyloides*, 887
  síndrome de, 887
Supraglote, 373
Suprimento
  arterial, 264, 933
    do escroto, 933
    do cerebelo, 264
  de sangue, 806
    do duodeno, 806
    do estômago, 806
    do pâncreas, 806
  sanguíneo, 35, 806, 929
    do intestino grosso, 806
    do osso carpiano, 35
    do parênquima renal, 929
  vascular, 805
    do intestino, 805
      IMA, 805
      SMA, 805
      tronco celíaco, 805
Surfactante, 462
Sutura(s)
  alargadas, 181
  do crânio, 181
SUV (Valor de Captação
  padronizado), 1097
SVC (Veia Cava Superior)
  esquerda, 604
  persistente, 604
  síndrome da, 667

SVT (Taquiarritmias
  Supraventricular), 1060
Swanz-Ganz
  linha de, 457
Swyer-James
  síndrome de, 543

T

Tabagismo
  doença associada ao, 414
  pulmonar, 414
Takayasu
  arterite de, 667
Tálamo
  focos ecogênicos no, 249
  lineares, 249
Talassemia
  alfa, 173
  beta, 173
  intermediária, 174
  maior, 173
  menor, 173
Talcose, 545
  pulmonar, 532
Talipes equinovarus, 23
Talo
  crista do, 23
  hipertrofia da, 23
  vertical, 23
Tamanduá
  nariz de, 172
Tamanho
  embrionário, 1036
  inicial, 1036
Tamoxifeno
  alterações relacionadas com, 1031
  endometriais, 1031
Tampa
  pleural, 672
  apical, 672
  sinal da, 672
Tamponamento
  cardíaco, 638
Tanner
  estágios de, 563
TAPVR (Retorno Venoso Pulmonar
  Anômalo Total), 621
  infradiafragmática, 622
  subdiafragmática, 622
  supradiafragmática, 622
  tipo I, 622
  tipo misto de, 622
Taquicardia(s)
  supraventricular, 1060
  fetal, 1060
Taquipneia
  transitória, 539
  do recém-nascido, 539
TAR (Trombocitopenia e Ausência
  de Rádio)
  síndrome de, 174
Tarja
  aorticopulmonar, 465
  paratraqueal, 465
    direita, 465
    esquerda, 465
  traqueal, 465
    posterior, 465
  traqueoesofágica, 465
    posterior, 465
Tarloy
  cisto de, 220
TARP (Sequência de Perfusão
  Arterial Invertida Gemelar), 1046

Tarso
  escafoide do, 53
  AVN do, 53
  túnel do, 173
  síndrome do, 173
Taussig-Bing
  coração de, 644
Taxa
  de fluxo, 463
TB (Tuberculose), 411
  abdominal, 888
  do trato GI, 889
  linfadenopatia abdominal, 888
  peritonite, 888
  acinar, 549
  atípica, 527
  cavitária, 549
  da coluna, 231
    espondilite tuberculosa, 231
    meningite tuberculosa, 231
  e AIDS, 814
  endobrônquica, 549
  meningite tuberculosa, 332
    craniana, 332
    espinhal, 333
  no genital, 1000
    feminino, 1000
    masculino, 1000
  óssea, 177
    artrite tuberculosa, 177
    osteomielite tuberculosa, 177
  pulmonar, 549
    pós-primária, 550
      exsudativa local, 550
      fibroprodutiva local, 551
    primária, 549
    miliar, 550
  reativação de, 550
  recrudescente, 550
  renal, 999
    sinais extrarrenais de, 999
      na radiografia abdominal, 999
    simples, 999
  suprarrenal, 999
  tuberculoma, 333, 549
  ureteral, 1000
  vesical, 1000
TBG (Globulina Ligadora de
  Tiroxina)
  elevação de, 380
  inibição ligando-se à, 380
  de T4, 380
  redução em, 380
TC (Circunferência Torácica), 1037
TCC (Carcinoma Celular
  Transicional)
  de bexiga, 1008, 1009
    metacrônico, 1009
  no trato urinário, 1008
    superior, 1008
    metacrônico, 1008
  renal, 1007
  síncrono, 1009
  ureteral, 1007
TDLU (Unidade Lobular do Ducto
  Terminal), 563
  doença da, 579
  benigna, 579
Teca
  do ovário, 1082
  células da, 1082
  tumor de, 1082
  luteínica, 1083
  cisto de, 1083

Tecido
    adiposo, 7
        tumores de origem em, 7
    conectivo, 7, 26, 27
        desordem do, 26
            calcificação distrófica por, 26
        doença do, 27
        fibroso, 7
            tumores do, 7
    de mama, 553
        assimétrico, 553
    do tipo Antoni, 224
    fibroso, 6
        medula óssea substituída por, 6
    pancreático, 841
        embrionário, 841
        restos de, 841
Tecido(s) Mole(s)
    angiomatose de, 50
    calcificação de, 25, 26
        DDx de, 26
        distrófica, 26
            calcinose generalizada, 26
        idiopática, 26
        metabólica, 25
        metastática, 25
    calcinose, 26
        intersticial, 26
            circunscrita, 26
            universal, 27
    desordens dos, 46-180
        ABC, 49
        acondrogênese, 46
        acondroplasia, 46
            heterozigota, 46
            homozigótica, 47
            pseudoacondroplasia, 47
        acrocefalossindactilia, 47, 50
            tipo I, 50
        acromegalia, 47
        acrosteólise familiar, 47
        actinomicose, 47
        adamantinoma, 48
        amiloidose, 49
            artropatia amilóide, 49
            deposição amilóide difusa, 49
            na medula óssea, 49
        anemia, 79, 105, 112, 165
            de Fanconi, 79
            falciforme, 165
            hemolítica, 105
            por deficiência de ferro, 112
        angiomatose, 50
            cística, 50
            visceral, 50
        angiossarcoma, 50
        artrite, 118, 157, 164
            de Lyme, 118
            reumatoide, 157
            séptica, 164
        artropatia de Jaccoud, 112
        AVN, 51
        brucelose, 56
        calcinose tumoral, 177
        cisto, 77, 170
            epidermoide, 77
            sinovial, 170
        condrodisplasia, 59
            puntiforme, 59
        condroma, 168
        condromalacia patelar, 60
            classificação da, 60
        CPPD, 57

defeito fibroso, 81
    cortical, 81
depleção mieloide, 131
dermatofibrossarcoma, 66
    protuberante, 66
dermatomiosite, 66
desordens
    mieloproliferativas, 131
displasia, 59, 70
    condroectodérmica, 59
    diastrófica, 70
distrofia reflexa, 154
    simpática, 154
doença, 48, 51, 57, 80, 135, 179
    de ainhum, 48
    de caisson, 57
    de Farber, 80
    de Jeune, 51
    de Osgood-Schlatter, 135
    de Wilson, 179
    dos caixões, 57
elastofibroma dorsal, 76
encondroma, 76
encondromatose, 76
esclerosteose, 164
escorbuto, 164
exostose de Turget, 178
fasciíte necrotizante, 132
fenilcetonúria, 150
fibrodisplasia ossificante, 80
    progressiva, 80
fibroma, 60, 81, 135
    condromixoide, 60
    da bainha tendínea, 81
    ossificante, 135
fibromatose(s), 65, 169
    musculoaponeurótica
        profunda, 65
    superficiais, 169
fratura, 84
ganglion, 97
geladura, 97
gota, 101
granuloma reparador, 99
    de células gigantes, 99
hemangioma, 103
hemangiopericitoma, 104
hematopoese extramedular, 79
hemocromatose, 105
hemofilia, 106
herniação cística, 107
herniation pit, 107
hibernoma, 107
hiperfosfatasia hereditária, 106
hipoparatireoidismo, 111
histiocitoma fibroso, 83
homocistinúria, 107
insensibilidade
    congênita à dor, 62
    com anidrose, 62
LCH, 114
lepra, 116
lesão, 64, 103, 130, 160
    do ligamento cruzado, 64
    do manguito rotador, 160
    musculotendinosa, 130
    por arma de fogo, 103
linfangioma, 119
lipoblastoma, 117
lipoma de, 117
lipossarcoma, 118
macrodistrofia lipomatosa, 119
mielofibrose, 130
mucopolissacaridoses, 127

necrose asséptica, 51
neuroma de Morton, 127
neuropatia ulnar, 179
ocronose, 135
osteocondromatose sinovial, 170
osteodistrofia renal, 155
osteoma, 168
pé diabético, 70
PHypoPT, 152
pilomatricoma, 151
PNVS, 150
policondrite recorrente, 155
PPHypoPT, 152
progeria, 151
pseudoxantoma elástico, 152
queloide, 112
rubéola, 163
ruptura, 122, 150, 179
    de menisco, 122
    do LCU, 179
    do tendão patelar, 150
sarcoma, 78, 102, 103, 171
    epitelioide, 78
    granulocítico, 102
    hemangioendotelial, 103
    sinovial, 171
síndrome, 54, 74, 75, 98, 112, 116, 120, 132, 135, 150, 151, 154, 163, 173, 176, 179
    da superfêmea, 112
    de Down, 74
    de Ehlers-Danlos, 75
    de Gardner, 98
    de Klinefelter, 112
    de Klippel-Trénaunay, 113
    de Laurence-Moon-Biedl, 116
    de Marfan, 120
    de Noonan, 135
    de Pierre Robin, 150
    de Poland, 151
    de Reiter, 154
    de Rubinstein-Taybi, 163
    de Treacher-Collins, 176
    de Williams, 179
    do nevo de células basais, 54
    do túnel do tarso, 173
    orodigitofacial, 135
    SAPHO, 163
    talassêmicas, 173
    unha-patela, 132
tumor glômico, 101
varíola, 198
do calcanhar, 24
    espessamento dos, 24
DTC, 27
    mista, 27
envolvimento de, 7
    malignidade com, 7
lesões de, 24
    classificação histológica das, 24
        cartilagem, 25
        fibroso, 24
        gorduroso, 24
        linfa, 25
        músculo, 24
        neural, 25
        osso, 25
        sinovial, 25
        vascular, 24
massas de, 24, 25
    categorias de, 24
        inflamatórias, 24
        neoplásicas, 24
        traumáticas, 24
        vasculares, 24

contendo tecido gorduroso, 25
    lesões que simulam
        tumores, 25
    outros tumores, 25
    tumores lipomatosos, 25
    variantes de lipoma, 25
do pé, 24
e tornozelo, 24
superficial, 24
    lesão, 24
        de apêndice cutâneo, 24
        inflamatória, 24
        semelhante a tumor, 24
    tumor, 24
        mesenquimatoso, 24
        metastático, 24
músculo, 27
    edema muscular, 27
    infiltração gordurosa do, 28
    massa intramuscular, 27
ossificação de, 27
tendão, 28
    ruptura do, 28
tumor de, 9, 25
    cartilaginosos, 25
    fibrosos, 25
        benignos, 25
    lesões ósseas múltiplas e, 9
    mais frequentes, 25
        benignos, 25
        malignos, 25
        ósseos, 25
Técnica
    de mamografia, 563-566
        combinação tela-filme, 565
        controle de qualidade, 565
        exposição, 565
        filtro, 565
        leitura de filme
            mamográfico, 565
        ponto focal, 565
        processamento de filme, 565
        qualidade do feixe, 565
        radiação espalhada, 565
            redução de, 565
        saída do tubo, 565
Tecoma
    fibrosado, 1082
    luteinizado, 1083
TEF (Fístula Traqueoesofágica), 782
    atresia esofágica com, 832
    em forma de H, 833
    sem atresia, 833
Telangiectasia
    capilar, 275
    da retina, 347
    hemorrágica, 506
        hereditária, 506
    pulmonar, 531
Telarca, 563, 1044
    prematura, 1025
    isolada, 1025
Tendão(ões)
    de Aquiles, 41
    do bíceps braquial, 32
    do jarrete, 37
    do quadríceps, 94
        fratura do, 94
            por avulsão, 94
    do tornozelo, 41
        flexores, 41
        medial, 41
        posterior, 41
        de Aquiles, 41

do calcâneo, 41
   plantar, 41
   fratura por avulsão do, 94
      bicipital femoral, 94
      quadricipital, 94
      semimembranoso, 94
   patelar, 150
      ruptura do, 150
   ruptura do, 28
      espontânea, 28
      traumática, 28
   tibial, 41
      posterior, 41
Tendinite, 115
   do músculo longo, 396
      do pescoço, 396
   retrofaríngea, 396
      calcificada, 396
         aguda, 396
Tendinopatia
   supraespinhal, 162
Tendinose
   supraespinhal, 162
Tenista
   cotovelo de, 115
Tentório
   calcificação do, 241
Teorema
   de Bayes, 1144
Teoria
   de Anderson-Carr-Randall, 1004
Terapia
   com iodo radioativo, 366
      para hipertiroidismo, 366
Teratocarcinoma
   pineal, 324
Teratoma, 545, 995
   atípico, 324
   cístico, 1053
      do ovário, 1053
         ruptura de, 1053
         maturo, 1053
   da coluna, 230
   de CNS, 332
   do ovário, 1065, 1082
      imaturo, 1065
   do pescoço, 1082
   embrionário, 1065
   maligno, 1065
   pericárdico, 659
   pineal, 324
   retroperitoneal, 989
   sacrococcígeo, 225 226
      classificação, 226
         Altman, 226
      imaturo, 225
      maduro, 225
         tumor de células germinais, 225
            malignas, 225
   sólido, 1065
Teratoneuroma, 351
Terceiro
   influxo, 698
      ao fígado, 698
Território(s)
   da artéria coronária, 612
   vasculares, 265
      de cerebelo, 265
      do tronco cerebral, 265
Teste(s)
   de ácido, 847
      na esofagite de refluxo, 847

de Allen, 617
   clínico, 617
   Doppler, 618
   modificado, 618
      para colheita de artéria radial, 618
de Barlow, 68
   de deslocamento, 68
de estresse, 1038
de gravidez, 1033
   imunológico, 1033
   RIA, 1033
de passagem, 1093
   de íons, 1093
      de alumínio, 1093
      de Mo-99, 1093
de redução, 68
   de Ortolani, 68
de refluxo, 847
   de bário, 847
   de Tuttle, 847
   do sifão de água, 847
   gastroesofágico, 847
      com radionuclídeo, 847
enzimático, 699
   do fígado, 699
      AFP no, 699
      AP, 699
      bilirrubina, 699
      γGt, 699
      LDH, 699
      transaminase, 699
LAL, 1093
XX, 1093
da USP, 1093
Testículo(s), 932
   apêndice do, 932, 933
   cisto do, 995
      de queratina, 995
      epidermoide, 995
   displasia do, 923
      cística, 923
      congênita, 923
   fluxo sanguíneo ao, 933
   formação do, 928
      migração testicular, 928
   lesões dos, 922
      císticas, 922
   leucemia do, 997
   linfoma do, 996
   mal posicionados, 952
      criptorquidismo, 952
      ectópicos, 953
      pseudocriptorquidismo, 952
      que não desceram, 953
   mediastino do, 933
   metástases no, 996
   não descidos, 952
   retrátil, 953
   supranumerários, 965
   tumor do, 997
      queimado, 997
   túnica, 933
      albugínea, 933
      vasculosa, 933
Teto
   acetabular, 38
      secção transversa através do, 38
Tetralogia
   de Fallot, 669
      cor-de-rosa, 670
      infantil, 670
      pentalogia, 670

TGA (Transposição de Grandes Artérias)
   completa, 670
   corrigida, 671
   variantes de, 671
THAD (Defeitos Transitórios de Atenuação Hepática)
   lesão, 683
Thornwaldt
   cisto de, 407
tHPT (Hiperparatireoidismo Terciário), 110
   e HPTs, 109
      diferenças entre, 109
TIA (Ataque Isquêmico Transitório), 234
   acelerado, 235
   crescente, 235
   da carótida, 234
   vertebrobasilar, 234
Tíbia
   displasia da, 84
      focal, 84
      fibrocartilaginosa, 84
   encurvamento da, 50
      anterior, 50
Tiflite, 889
Tillaux
   fratura de, 96
Timo, 466
   aumento do, 454
      difuso, 454
   ectópico, 466
   massa, 454
Timolipoma, 547
Timoma, 547
   benigno, 548
   invasivo, 548
   maligno, 548
   não invasivo, 548
TIPS (Shunt Portossistêmico Intra-Hepático Transjugular), 762
   insuficiência do, 763
Tireoide
   adenoma da, 367, 368, 408
      autônomo, 368
      folicular, 408
      nódulo adenomatoso, 408
   áreas císticas em, 367
   calcificações da, 367
      corpos de psamoma, 367
   captação de marcador radioativo, 367
      aumentada, 367
      nenhuma, 367
      reduzida, 367
   carcinoma da, 408
      câncer, 408
         induzido por radiação, 408
      cintigrama diagnóstico com I-131, 408
         de corpo total, 408
      folicular, 409
      medular, 409
      papilar, 409
      tratamento para câncer, 409
         folicular, 409
         papilar, 409
   disormonogênese congênita, 365
   glândula, 380
      TBG, 380
   hiperplasia da, 408
      adenomatosa, 408

hipertiroidismo, 366
hipotiroidismo, 366
hormônios da, 380
lingual, 396
lobo piramidal proeminente, 367
massa da, 368
   inflamatória, 368
nódulo da, 367, 408
   adenomatoso, 408
   características por ultrassom de, 368
      com borda mal definida, 369
      crescimento de, 369
      ecogenicidade de, 369
      em halo, 368
      formato de, 369
      provavelmente maligno, 369
      tamanho de, 369
      vascularidade de, 369
   com funcionamento, 368
      deficiente, 368
      exagerado, 368
   discordante, 368
   frio, 368
   quente, 368
oftalmopatia da, 348
supurativa, 410
   aguda, 410
tirotoxicose, 366
Tireoidite
   de DeQuervain, 410
   de Hashimoto, 410
   indolor, 410
   linfocítica, 410
   crônica, 410
   subaguda, 410
Tirosinemia, 768
Tirotoxicose, 366
TIS (Índice de Transporte)
   na linfocintilografia, 1100
TM (Redondo Menor), 32
Tm (Secreção Tubular), 930
TOA (Abscesso Tubovárico), 1077
Tofo(s)
   terminais, 882
   autoamputação, 882
Tomografia
   orbitária, 344
      através da órbita média, 344
      coronal, 344
      sagital, 344
Toracotomia
   tubo de, 457
Tórax, 413-552
   anatomia do pulmão, 459-467
      circulação pulmonar, 463
      mediastino, 464
      timo, 466
      vias aéreas, 459
   anomalias fetais do, 1021
      derrame pleural, 1021
      hipoplasia pulmonar, 1021
      massa, 1021
         da parede torácica, 1021
         intratorácica, 1021
   carinado, 17
   DDx de transtornos torácicos, 413-458
      aspiração, 413
      brônquios, 454
      calcificações pulmonares, 438
      dano pulmonar, 414
         induzido por drogas, 414

desordens com
    manifestações, 415
    hepáticas, 415
    pulmonares, 415
diafragma, 456
doença pulmonar, 414, 421, 423, 428
    associada ao tabagismo, 414
    difusa na HRCT, 428
    intersticial, 423
    neonatal, 421
DPLD, 424
edema pulmonar, 415
hemorragia pulmonar, 413
hipersensibilidade, 414
    ao pó orgânico, 414
lesões pulmonares, 438, 441
    densas, 438
    lucentes, 441
malformação pulmonar, 421
    congênita, 421
massa pulmonar, 432
mediastino, 448
nódulo pulmonar, 432
padrões, 421
    alveolar, 421
    pulmonares anormais, 421
parede torácica, 456
pleura, 443
pneumoconiose, 437
pneumonia, 418
timo, 454
traquéia, 454
doenças torácicas, 468-552
    adenoma, 479
        brônquico, 479
    agenesia pulmonar
        unilateral, 551
    AIDS, 468
    alveolite extrínseca alérgica, 503
    amiloidose, 471
    asma, 476
    aspergilose, 473
    aspiração de corpos
        estranhos, 475
        sólidos, 475
    atresia, 481
        brônquica, 481
    baritose, 477
    beriliose, 477
    blastomicose, 477
    bronquiectasias, 481
    bronquiolite, 482
        obliterante, 482
    CAM, 495
    candidíase, 489
    carcinoma, 482, 483
        broncogênico, 483
        bronquioloalvelar, 482
    carcinomatose linfangítica, 519
    cisto, 486, 546, 549
        broncogênico, 486
        tímico, 546
        traumático do pulmão, 549
    coccidioidomicose, 493
    costocondrite, 495
    criptococose, 495
    CWP, 493
    deficiência, 470
        de alfa 1-antitripsina, 470
    displasia broncopulmonar, 487
    doença, 472, 490, 507, 523, 533, 537
        de Castleman, 490
        de Hodgkin, 507
        hidática, 509
        linfoproliferativa, 523
            após transplante, 523
        relacionada com o asbesto, 472
        tromboembólica pulmonar, 533
        veno-oclusiva pulmonar, 537
    embolia, 471, 504
        gordurosa, 504
        por líquido aminiótico, 471
    empiema, 501
    enfisema, 494, 500
        lobar congênito, 494
    esquistossomíase
        cardiopulmonar, 489
    fibrose, 496, 513, 530
        cística, 496
        progressiva maciça, 530
        pulmonar idiopática, 513
    fístula broncopleural, 487
    fratura, 504
        da traqueia, 504
        do brônquio, 504
    granuloma do pulmão, 505
    granulomatose, 483, 522, 527, 532, 551
        broncocêntrica, 483
        de Wegener, 551
        linfomatoide, 522
        pulmonar da linha média, 532
        sarcoide necrotizante, 527
    hamartoma, 505
        da parede torácica, 505
        do pulmão, 505
    hemangiomatose capilar pulmonar, 531
    hérnia diafragmática, 498
    hiperplasia tímica, 547
    histoplasmose, 506
    IIP, 510
    infarto pulmonar, 532
    infecção micobacteriana não tuberculosa, 527
        do pulmão, 527
    IPH, 513
    LAM, 517
    linfangiectasia congênita, 494
    linfangiomatose pulmonar, 532
    linfoma, 520
    lipomatose mediastinal, 523
    líquido pulmonar fetal
        retido, 539
    mediastinite crônica, 491
    mesotelioma, 524
    metástases, 525, 526
        para pleura, 526
        para pulmão, 525
    microlitíase, 470
        alveolar, 470
    nocardiose, 527
    pambronquiolite, 528
    paraganglioma torácico, 546
    paragonimíase do pulmão, 528
    PAVM, 531
    PE séptica, 542
    PIE, 532
    PLCH, 514
    pneumatocele, 529
    pneumocistose, 529
    pneumonia, 476, 501, 504, 514, 515, 519, 526, 527, 529, 531, 543, 551
        eosinofílica, 501
        intersticial de células gigantes, 504
        linfóide intersticial, 519
        lipoide, 515
        neonatal, 527
        organizante focal, 504
        pneumocócica, 529
        por aspiração, 476
        por Klebsiella, 514
        por Legionella, 515
        por micoplasma, 526
        por pseudômonas, 531
        por sarampo atípico, 476
        por *staphylococcus*, 543
        por *streptococcus*, 543
        por varicela-zoster, 551
        pós-obstrutiva, 530
    pneumonite, 490, 537
        por radiação, 537
        química, 490
    proteinose, 471
        alveolar, 471
    pseudolinfoma, 530
    pseudotumor mioblástico inflamatório, 514
    pulmão reumatoide, 539
    quase afogamento, 526
    quilotórax, 493
    sarcoidose, 540
    sequestração broncopulmonar, 487
    siderose, 542
    silicose, 542
    síndrome, 469, 477, 492, 505, 510, 514, 523, 538, 543, 552
        da angústia respiratória, 469, 538
            no adulto, 469
            no recém-nascido, 538
        de aspiração meconial, 523
        de Behçet, 477
        de Churg-Strauss, 492
        de Goodpasture, 505
        de Kartagener, 514
        de Swyer-James, 543
        de Williams-Campbell, 552
        de Wilson-Mikity, 552
        pulmonar hipogenética, 510
        venolobar pulmonar congênita, 494
    SLE, 544
    talcose, 545
    telangiectasia hemorrágica hereditária, 506
    timolipoma, 547
    timoma, 547
    tórax pneumectomizado, 530
    torção pulmonar, 548
    transplante, 479, 516
        de medula óssea, 479
        pulmonar, 516
    traqueobroncomegalia, 548
    traqueobroncopatia, 548
        osteocondroplástica, 548
    trauma torácico, 478
        fechado, 478
    tuberculose, 549
    tumor teratoide, 545
        do mediastino, 545
    variz venosa pulmonar, 537
    zigomicose, 552
em barril, 17
escavado, 17
função do pulmão, 459-467
    dispositivos médicos na CXR, 466
    neonatal, 421
        vazamento de ar no, 421
    pneumectomizado, 530
    radiografia de, 457
        no leito, 457
Torção
    de ovário, 1083
        anexial, 1083
    do cordão espermático, 991
    pulmonar, 548
    testicular, 991, 992
        aguda, 992
        crônica, 992
        não diagnosticada, 992
        subaguda, 992
Tornozelo, 41
    bursas do, 42
    cistos do, 42
    encaixe do, 172
        em bola e soquete, 172
    fratura do, 95
        maleolares laterais, 95
    ossículos do, 45
        acessórios, 45
    pé e, 24
        tecido mole do, 24
            massas de, 24
    tendões do, 41
        flexores, 41
        medial, 41
        posterior, 41
            de Aquiles, 41
            do calcâneo, 41
            plantar, 41
    valgo, 44
Torotrastose, 767
Tortuosidade
    arterial, 166
Torulose, 495
Torus
    hiperplasia de, 859
Touraine-Solente-Golé, 148
Toxacara
    canis, 348
        endoftalmite por, 348
Toxemia
    gravídica, 1080
Toxicidade
    pelo alumínio, 895
    pelo oxigênio, 469
    por droga, 479
Toxoide
    derivados de, 414
    dano por, 414
        pulmonar, 414
Toxoplasmose
    do cérebro, 332
    infecção, 332
        de AIDS, 332
        intrauterina, 332
    e AIDS, 268
Tranco
    fratura do, 90

Transecção
  aórtica, 672
Transformação
  cística, 922
    da rede testicular, 922
Transfusão
  gemelar, 1084
  intergemelar, 1017
    não balanceada, 1017
  siderose de, 732
  síndrome de, 1084
    fetofetal, 1084
    intergemelar, 1084
Trânsito
  de cólon, 796
    tempo de, 796
  intestinal, 809
    tempo de, 809
  retardado, 792
    do intestino delgado, 792
Transplante
  de medula óssea, 479
    complicações pulmonares, 479
      da fase neutropênica, 479
      em fase precoce, 479
      em fase tardia, 479
  hepático, 743
    complicações no, 743
      biliares, 744
      parenquimatosas, 744
      vasculares, 743
  pancreático, 755
    rejeição ao, 755
      aguda, 755
  pulmonar, 516
    complicações, 516, 517
      anastomóticas, 517
      imediatas, 516
      infecção pós-transplante, 517
      intermediárias, 516
        rejeição aguda, 516
      precoces, 516
        edema de reperfusão, 516
        pleurais agudas, 516
      tardias, 517
        doença
          linfoproliferativa, 517
        rejeição crônica, 517
  renal, 770, 981, 984
    anormalidades GI em, 770
    cintigrafia do, 981
    doença após, 984
      linfoproliferativa, 984
    hipertensão com, 984
    necrose aguda no, 981
      tubular, 981
    necrose com, 984
      asséptica, 984
    nefrotoxicidade por
      fármacos, 982
    problemas no, 982, 983
      gastrointestinais, 984
      urológicos, 982
      vasculares, 983
    rejeição do, 981
      aguda, 981
        acelerada, 981
      crônica, 982
      hiperaguda, 981
Transposição
  atresia tricúspide com, 674
  atresia tricúspide sem, 674
  congenitalmente corrigida, 671
  D, 670
    de IVC, 604
    L, 671
Traqueia
  carcinoma da, 480
    cístico, 480
      adenóideo, 480
  compressão vascular da, 599
    padrões de, 599
  estreitamento, 454
  fratura de, 478, 504
  tumor, 455
Traqueobroncomegalia, 548
Traqueobroncopatia
  osteocondroplástica, 548
Trato biliar
  distúrbios do, 704-768
    adenoma papilar, 759
    árvore biliar, 725
      rabdomiossarcoma
        embrionário da, 725
    atresia congênita, 722
    carcinoma da GB, 729
    cisto do colédoco, 715
    cistoadenocarcinoma, 705
    cistoadenoma, 705
    colangiocarcinoma, 708
    colangiopatia, 725
      eosinofílica, 725
    colangite, 710
    colecistite, 713
    colecistose hiperplásica, 741
    coledococele, 716
    colelitíase, 716
    doença, 708, 718
      de Caroli, 708
      granulomatosa crônica da
        infância, 718
    ducto biliar múltiplo, 748
      hamartomas do, 748
    fístula entérica, 706
    GB de porcelana, 760
    leite biliar, 747
      cálcico, 747
      pós-colecistectomia, 764
    metástases de GB, 745
    síndrome, 742, 747, 764
      da bile espessada, 742
      de Mirizzi, 747
    tumor ampolar, 704
Trato gastrointestinal, 769-893
  anatomia do, 804-811
    cólon, 809
    embriologia, 805
      do trato alimentar, 805
    esôfago, 807
    estômago, 808
    intestino delgado, 808
    peritônio, 810
    suprimento vascular, 805
      do intestino, 805
  DDx de doenças GI, 769-803
    abdômen agudo, 769
      em crianças, 769
    anormalidades, 770
      em falência renal crônica, 770
      em transplante renal, 770
    ânus, 800
    ar intra-abdominal, 771
      normal, 771
    calcificações abdominais, 773
      e opacidades, 773
    ceco, 795
    cólon, 796
    duodeno, 788
    enteropatia, 770
    esôfago, 780
    estômago, 784
    estratificação mural, 799
      do trato intestinal, 799
    fluido, 774, 775
      intra-abdominal anormal, 774
      retroperitoneal, 775
    hemoperitônio, 769
    hemorragia, 769
    íleo, 779
    intestino delgado, 790
    linfadenopatia abdominal, 802
    massa abdominal, 771
    mesentério, 801
    obstrução intestinal, 775
      mecânica, 775
    omento, 801
    peritônio, 800
    reto, 800
  doenças GIs, 812-893
    acalasia, 812, 833
      cricofaríngea, 833
    acantose, 854
      por glicogênio, 854
    adenoma viloso, 891
    AIDS, 813
    amebíase, 815
    amiloidose, 816
    anel de Schatzki, 885
    angiodisplasia, 817
      do cólon, 817
    anisaquíase, 817
    antro gástrico, 884
      retido, 884
    ânus imperfurado, 859
    apendagite epiploica, 842
    apendicite, 818
    ascaridíase, 820
    atresia, 829, 832, 833, 838, 863
      colônica, 829
      duodenal, 838
      esofágica congênita, 832
      intestinal congênita, 833
      jejunal, 863
    bandas de Ladd, 865
    bezoar, 821
    calásia, 828
    câncer, 842
      esofágico, 842
    carcinoide, 826
    carcinoma, 829, 849
      colorretal, 829
      gástrico, 849
    cisto, 839, 842, 875, 888
      de duplicação, 839
      entérico, 842
      mesotelial, 875
      retal, 888
    colite, 828, 860, 863, 882, 890
      cística profunda, 828
      infecciosa, 860
      isquêmica, 863
      pseudomembranosa, 882
      ulcerativa, 890
    cólon, 828, 858
      catártico, 828
      pólipo hiperplásico do, 858
    de Chagas, 828
    de Cowden, 834
    de Crohn, 834
    de Hirschsprung, 858
    de Ménétrier, 873
    de Whipple, 892
    defeito pós-cricoide, 880
    deficiência, 837
      de dissacaridase, 837
    diafragma mucoso, 818
      antral, 818
    diverticular, 837, 864
      do cólon, 837
      jejunoileal, 864
    divertículo, 839, 850, 861, 871, 892
      de Meckel, 871
      de Zenker, 892
      duodenal, 839, 861
        intraluminal, 861
      gástrico, 850
    do diafragma, 836
    do enxerto-versus-hospedeiro, 855
    esofagite, 846
    esôfago, 820
      de Barrett, 820
    espru, 886
    estrongiloidíase, 887
    FAP, 848
    fístula traqueoesofágica, 832
    gastrite, 853
    gastroenterite eosinofílica, 842
    giardíase, 854
    GIST, 853
    hérnia, 856
    hiperplasia, 825, 866
      de glândula de Brunner, 825
      linfóide, 866
    HPS, 858
    íleo, 848, 871
      biliar, 848
      meconial, 871
    infecção, 855
      por H. pylori, 855
    intestino delgado, 812, 813, 855, 876
      adenocarcinoma do, 813
      adenoma do, 812
      hemangioma do, 855
      metástase para o, 876
      vólvulo, 876, 885
    isquemia mesentérica, 873
    leiomioma, 865
    leiomiossarcoma, 866
    lesão, 883
      por radiação, 883
    LGV, 866
    linfadenite mesentérica, 873
    linfangiectasia intestinal, 860
    linfangioma, 866
    linfoma, 825, 867, 868
      de Burkitt, 825
      do mesentério, 868
      do trato GI, 867
    lipoma, 866
    lipomatose pélvica, 878
      e fibrolipomatose, 878
    má rotação, 869
    macroglobulinemia, 891
      de Waldenström, 891
    malformações, 817
      anorretais, 817
    mastocitose, 870

megacólon tóxico, 888
melanoma maligno, 868
melanose *coli*, 872
membrana esofágica, 845
mesenterite esclerosante, 884
mesotelioma, 878
    peritoneal, 878
metástases, 875, 876, 879
    colônicas, 875
    para o estômago, 876
    peritoneais, 879
mucocele do apêndice, 877
mucosa antral, 881
    prolapsada, 881
NEC, 877
pâncreas ectópico, 841
paraganglioma gangliocítico, 848
peritonite meconial, 872
pólipo, 812, 850
    colônico adenomatoso, 812
    gástrico, 850
polipose, 864, 880
    juvenil, 864
    pós-inflamatória, 880
presbioesôfago, 880
pseudodiverticulose
    intramural, 844
    esofágica, 844
pseudomixoma peritoneal, 883
pseudo-obstrução intestinal, 860
PSS, 880
púrpura, 855
    de Henoch-Schönlein, 855
rotura esofágica, 861
    intramural, 861
sarcoma de Kaposi, 864
schwannoma, 885
síndrome, 813, 820, 821, 825, 836, 837, 838, 849, 869, 872, 879, 885, 888, 889, 893
    da alça aferente, 813
    da artéria mesentérica superior, 888
    da úlcera retal solitária, 885
    de Bannayan-Riley-Ruvalcaba, 820
    de Behçet, 821
    de Boerhaave, 825
    de Cronkhite-Canada, 836
    de Dumping, 838
    de Gardner, 849
    de Mallory-Weiss, 869
    de obstrução intestinal distal, 837
    de Peutz-Jeghers, 879
    de Turcot, 889
    de Zollinger-Ellison, 893
    do cólon esquerdo pequeno, 885
    do nevo em bolha de borracha azul, 821
    do *plug* de mecônio, 872
TB abdominal, 888
tiflite, 889
trauma, 822, 844
    abdominal fechado, 822
    esofágico, 844
tumor desmoplásico, 836
    de pequenas células redondas, 836
tumor glômico, 854
    do estômago, 854
úlcera, 839, 851
    duodenal, 839
    gástrica, 851

varizes, 839, 845, 852
    duodenais, 839
    esofágicas, 845
    gástricas, 852
vólvulo, 831, 852
    colônico, 831
    gástrico, 852
yersiniose, 892
estratificação mural do, 799
    colite pseudomembranosa, 800
    sinal, 800
        do acordeão, 800
        do halo de gordura, 800
funções do, 804-811
    da deglutição, 807
    hormônios GIs, 804
    intestinal, 809
linfoma do, 867
    periférico, 868
    de célula T, 868
TB do, 889
trauma no, 824
    fechado, 824
tumores do, 784
    mesenquimais, 784
Trato urogenital, 895-1011
    anatomia, 927-934
    bexiga, 932
    desenvolvimento sexual, 928
    embriologia urogenital, 927
    escroto, 932
    glândula suprarrenal, 932
    renal, 928
    retroperitônio, 929
    uretra, 933
    zonal, 933
        da próstata, 933
DDx dos distúrbios urogenitais, 895-926
    aldosteronismo primário, 896
    bexiga urinária, 916
    calcificação renal, 913
    diabetes insipidus, 896
    doença, 908, 914
        renal cística, 908
        renovascular, 914
    escroto, 920
    esvaziamento, 919
        disfunção do, 919
    genitália ambígua, 925
    glândula suprarrenal, 899
    hipercalcemia, 896
    hipertensão arterial, 897
    hipotensão arterial, 898
    infertilidade masculina, 926
    insuficiência renal, 895
    masculino, 925
        calcificações do, 925
    massas renais, 905
    nefrograma anormal, 909
    pênis, 924
    policitemia, 897
    próstata, 923
    retroperitônio, 898
    rim, 902
    sistema coletor, 911
    trato urinário, 898
        gases no, 898
        infeção do, 898
    ureter, 915
    uretra, 924
distúrbios escrotais, 935-1011
    abscesso escrotal, 990

    cordão espermático, 991
        torção do, 991
    infarto testicular, 992
    microlitíase testicular, 993
    orquite, 961
    poliorquidismo, 965
    testículos, 952
        mal posicionados, 952
    traumatismo testicular, 993
    tumor testicular, 993
    varicocele, 1009
distúrbios renais, 935-1011
    abscesso, 973
        perirrenal, 973
        renal, 973
    adenoma, 937, 955, 959, 973
        adrenocortical, 937
        metanéfrico, 955
        nefrogênico, 959
        renal, 973
    agenesia renal, 973
    AIDS, 935
    amiloidose, 940
    AML, 940
    artéria renal, 974
        estenose da, 974
    atrofia renal, 966
        pós-inflamatória, 966
        pós-obstrutiva, 966
    cálice abortivo, 935
    carcinoma, 938, 942, 992, 1007
        adrenocortical, 938
        de células escamosas renais, 992
        renal cromófobo, 942
        urotelial, 1007
    cisto, 936, 978
        renal, 978
        suprarrenal, 936
    conexão renal, 941
        AV, 941
    diabetes mellitus, 945
    disgenesia renal, 979
    divertículo pielocalicial, 969
    doença, 935, 936, 951, 963, 1011
        cística, 951, 953
            localizada, 951
            medular, 953
        de Addison, 936
        de Wolman, 1011
        policística renal, 963
        renal cística adquirida, 935
    feocromocitoma, 962
    ganglioneuroblastoma, 946
    ganglioneuroma, 947
    glândula suprarrenal, 947, 955
        hemangioma de, 947
        metástase na, 955
    glomerulonefrite crônica, 942
    hemoglobinúria noturna, 962
        paroxística, 962
    hemorragia suprarrenal, 937
    hidronefrose, 948
    hiperplasia adrenocortical, 939
    hipoplasia renal, 942
        congênita, 942
    infarto renal, 979
    leiomioma renal, 980
    leucemia, 950
    lipomatose do seio, 991
    megacalicose, 954
    metástase renal, 955

    micetoma, 957
    mielolipoma, 958
    mieloma múltiplo, 957
    necrose aguda, 935, 936
        cortical, 935
        tubular, 936
    necrose papilar, 961
    nefrite aguda, 936
        bacteriana difusa, 936
        intersticial, 936
    nefrite crônica, 948
        hereditária, 948
    nefrite por radiação, 972
    nefroblastomatose, 958
    nefroma mesoblástico, 955
    nefropatia, 940, 943
        analgésica, 940
        por contraste, 943
    neuroblastoma, 959
    oncocitoma, 960
    pielonefrite, 969
    pionefrose, 972
    RCC, 976
    refluxo, 972
        atrofia de, 972
        nefropatia de, 972
    rim, 948, 951, 954, 956, 961, 992, 1000
        de Page, 961
        displásico multicístico, 956
        em ferradura, 948
        esponjoso medular, 954
        linfoma do, 951
        supranumerário, 992
        unicaliciado, 1000
        unipapilar, 1000
    RTA, 985
    sarcoma renal, 942
        de células claras, 942
    síndrome, 939, 943, 947, 953, 1011
        adrenogenital, 939
        de Conn, 943
        de Cushing, 943
        de Meckel-Gruber, 953
        de Zellweger, 1011
        hemolítico-urêmica, 947
    TB, 999
    transplante renal, 981
    traumatismo renal, 997
    tumor, 950, 953, 957, 961, 989, 1010
        de Wilms, 1010
        justaglomerular, 950
        renal, 953, 957, 961, 989
            cístico multilocular, 957
            medular, 953
            ossificante da infância, 961
            rabdoide, 989
    urinoma, 1004
    urolitíase, 1004
    veia renal, 986
        trombose da, 986
distúrbios ureterais, 935-1011
    câncer de próstata, 966
    cistite, 940, 944
        alcalino-encrustada, 940
    colesteatoma, 942
    disfunção erétil, 946
    divertículo ureteral, 1003
    duplicação ureteral, 1001

fibrose retroperitoneal, 987
gangrena de Fournier, 946
hipertrofia prostática, 941
   benigna, 941
junção ureteropélvica, 1002
   obstrução da, 1002
leiomiossarcoma
   retroperitoneal, 988
leucoplaquia, 951
linfocele, 951
lipossarcoma
   retroperitoneal, 988
megaureter, 954
pielite, 940
   alcalino-encrustada, 940
pieloureterite cística, 972
priapismo, 966
rabdomiossarcoma, 989
   genitourinário, 989
síndrome, 968
   da ameixa seca, 968
TB, 999
teratoma retroperitoneal, 989
traumatismo ureteral, 1003
ureter retrocaval, 987
ureterocele, 1002
valvas uretrais, 965
   posteriores, 965
distúrbios vesicais, 935-1011
   anomalias uracrais, 1000
   bexiga neurogênica, 960
   carcinoma uracral, 1001
   cistite, 944
   divertículo vesical, 941
   epididimite, 945
   esquistossomíase, 990
   extrofia vesical, 942
   hemangioma, 947
      da bexiga urinária, 947
   hidrocele, 948
   malacoplaquia, 952
   pseudotumor inflamatório, 950
      da bexiga, 950
   refluxo vesicouretérico, 1009
   síndrome, 954
      megabexiga-microcólon, 954
   vesícula seminal, 991
      cisto da, 991
função, 927-934
   fisiologia renal, 930
   hormônios renais, 930
Trato
   alimentar, 774, 805
      calcificações no, 774
      focais, 774
      embriologia do, 805
   de entrada, 595
      do fluxo ventricular esquerdo, 595
      obstrução do, 595
   genital, 925, 1027, 1032
      feminino, 1027
         calcificações do, 1027
         gás no, 1032
      masculino, 925
         calcificações do, 925
   iliotibial, 37, 94
      fratura do, 94
      por avulsão, 94
   respiratório, 419
      inferior, 419
         infecção do, 419

urinário, 898, 1005, 1008, 1025
   fetal, 1025
      anomalias do, 1025
   gases no, 898
   infecção do, 898, 1005
   superior, 1008
      TCC metacrônico no, 1008
Trauma
   abdominal, 822
      fechado, 822
         complexo de
            hipoperfusão, 822
         hemoperitônio
            traumático, 822
         hipovolemia, 822
         na vesícula, 824
         no baço, 822
         no fígado, 823
         no pâncreas, 824
         no trato GI, 824
   calcificação por, 26
      distrófica, 26
   de CNS, 293
   de nascimento, 233
      caput succedaneum, 233
      cefalematoma, 233
      efusão subdural benigna, 233
      fratura craniana, 233
      hematoma subgaleal, 233
      hemorragia subdural, 233
   esofágico, 844
      dissecção intramural, 844
      laceração mucosa, 844
      perfuração transmural, 844
   fechado, 672
      até aorta torácica, 672
   fetal, 1062
   intramuscular, 27
      contusão, 28
      crise falciforme, 28
      denervação subaguda, 27
      luxação, 28
      sensibilidade, 28
         de início tardio, 28
      síndrome compartimental, 28
   não acidental, 55
   ocular, 351
      corpo estranho, 352
         intraocular, 352
      descolamentos oculares, 352
      deslocamento, 352
         do cristalino, 352
      globo rompido, 352
      hemorragia intraocular, 352
      lesão, 352
         da câmara anterior, 352
         de globo aberto, 352
      opacificação com, 422
         do espaço aéreo, 422
   ósseo, 12
      fraturas na infância, 12
      pseudoartrose, 12
      de ossos longos, 12
      formação de calo, 12
         excessiva, 12
      pneumoencéfalo, 240
         intracraniano, 240
   torácico, 478
      fechado, 478
         contusão pulmonar, 478
         fratura, 478
            de brônquio, 478
            de traquéia, 478

         herniação pulmonar
            traumática, 479
         laceração pulmonar, 479
   uterino, 1090
      durante gravidez, 1090
   vertebral cervical, 215
      significativo, 215
      sinais de, 215
Traumatismo
   craniano, 293
      hemorragia, 295
         extracerebral, 295
         intracerebral, 295
         lesões pós-traumáticas, 295
   renal, 997, 999
      penetrante, 999
      rombo, 999
         da bexiga urinária, 999
      sistema de classificação do, 997
   testicular, 993
      deslocamento testicular, 993
      fratura testicular, 993
      hematoma testicular, 993
      ruptura testicular, 993
   ureteral, 1003
Treacher-Collins
   síndrome de, 176
Trevor
   doença de, 75
Tríade
   de Bergqvist, 499
   de Carney, 866
   de O'Donaghue, 23
   de Rigler, 848
Triagem
   sérica, 1013
      materna, 1013
      AFP, 1013
      uso da cariotipagem, 1014
Triângulo
   de calcificação, 603
      da artéria coronária, 603
   de Raider, 450
      massa em, 450
   femoral, 619
      conteúdo do, 619
   Silviano, 239
      e desvios intracranianos, 239
Tricobezoar, 821
Trigêmeo
   neuropatia do, 235
      causas associadas, 235
      às cisternas, 235
      cavidade de Meckel, 235
      e seio cavernoso, 235
      extracraniana, 235
      lesão do tronco cerebral, 235
Trígono
   do ventrículo lateral, 246
      tumor no, 246
         de realce uniforme, 246
Trigonocefalia, 182
Tripé
   fratura em, 213
Triploidia, 1083
Trissomia
   13, 1083
   13-15, 590
   16-18, 590
   18, 1084
   21, 590

   síndrome da, 176
      do grupo, 176
      D, 176
      E, 176
Trocanter
   maior, 38
      secção transversa através do, 38
   menor, 39
      secção transversa ao nível do, 39
Trombo
   subcoriônico, 1017
   maciço, 1017
Tromboangiite
   obliterante, 635
Tromboembolismo
   paraneoplásico, 674
   pulmonar, 533
      agudo, 533
      crônico, 535
Tromboflebite
   de veia ovárica, 1075
      puerperal, 1075
   do seio sigmoide, 400
Trombose
   da artéria renal, 983
   da veia, 358, 763, 764, 984, 986, 1075
      ilíaca, 984
      oftálmica, 358
         superior, 358
      ovárica, 1075
      porta, 763, 764
         crônica, 764
         aguda, 763
      renal, 984, 986
         aguda, 986
         crônica, 987
         subaguda, 987
   do osso, 166
   do seio, 285
      dural, 285
      sagital, 285
         superior, 285
      venosa, 285
   intervilosa, 1017
   venosa, 237, 875
      mesentérica, 875
Tronco
   arterioso, 674
      hemitronco, 675
      persistente, 674
      pseudotronco, 675
      variações no, 675
   celíaco, 805
   cerebral, 235, 256, 259, 265
      lesão do, 235
         e neuropatia do trigêmeo, 235
      núcleos cranianos do, 259
         formação reticular, 259
      territórios do, 265
         vasculares, 265
   extremidade do, 118
      angiolipoma, 118
   meningo-hipofisário, 262
   pulmonar, 650
      dilatação do, 650
         idiopática, 650
Trousseau
   síndrome de, 674
TSC (Esclerose Tuberosa)
   envolvimento, 333, 334
      de pulmão, 335

     do CNS, 333
     do coração, 335
     e pele, 334
     ocular, 334
     ósseo, 335
     renal, 334
     vascular, 335
     viscerais, 335
TSH (Hormônio Estimulador da Tireoide), 256
Tuba
  de falópio, 1030
     proximal, 1030
       obstrução da, 1030
  uterina, 1026, 1076
     aderências da, 1026
     cisto de, 1076
       hematossalpinge, 1076
       hidrossalpinge, 1076
       piossalpinge, 1076
     irregularidade da, 1026
     oclusão da, 1026
TUBCS (Traumática, Unidirecional, Bankart, Cirúrgica), 20
Tuber Cinereum
  hamartoma de, *301*
Tubérculo
  de Gerdy, 37
  tibial, 95
     fratura do, 95
       por avulsão, 95
Tuberculoma, 333, 549
Tuberosidade(s)
  corticais, 334
  do quinto metatarso, 96
     fratura da, 96
  subcorticais, 334
Tubo
  de toracotomia, 457
  mau posicionamento do, 457
     nasogástrico, 457
     traqueal, 457
Tufo(s)
  terminais, 19
     reabsorção dos, 19
       doença do
         colágeno-vascular, 19
       herdada, 20
       metabólica, 19
       neuropática, 19
       outros, 20
       trauma, 19
Tumor (es)
  adenomatoide, 186, 922
     da túnica escrotal, 922
  odontogênico, 186
     da mandíbula 186
  ampolar, 704
  benigno, 223
     da bainha nervosa, 223
  cardíaco(s), 601
     benigno, 601
       em adultos, 601
     congênito, 601
     malignos, 601
     por localização, 601
  cartilaginosos, 25
  celular, 581
     granular, 581
  cerebrais, 242
     incidência de, 242
  cístico mucinoso, 742
     ductal, 742
       do pâncreas, 742

     contendo gordura, 25
       lesões que simulam, 25
       outros, 25
  corpos de *psammoma* em, 1027
  costal, 17
     benigno, 17
     maligno, 18
  da base do crânio, 183
     central, 183
  da bexiga, 917
  da fossa posterior, 251
  da glândula pineal, 253
     classificação dos, 253
  da parede torácica, 457
     em crianças, 457
       benignos, 457
       malignos, 457
  da parótida, 403
     misto, 403
     bcnigno, 403
  das células da ilhota, 751
     pancreática, 751
       gastrinoma, 752
       glucagonoma, 753
       ICT não funcionante, 753
       insulinoma, 753
       produtor de ACTH, 752
       somatostatinoma, 754
       VIPoma, 754
  de ângulo cerebelopontino, 250
  de Askin, 457
  de Azzopardi, 997
  de Bolande, 955
  de Brenner, 1048
  de células, 225, 280, 290, 325, 1062, 1063, 1081, 1082
     da granulosa, 1063
       adulto, 1063
       juvenil, 1063
     de Sertoli-Leydig, 1081
     esteroides, 1082
     ganglionar, 290
       gangliocitoma, 290
       ganglioglioma, 290
     germinais, 225, 1062
       do ovário, 1062
     malignas, 225
     granulares, 280
     lipídicas, 1082
     lipoides, 1082
     pineais, 325
       pineoblastoma, 325
       pineocitoma, 325
  de cérebro, 241
  de CNS, 241, 242
     com metástases, 243
       para fora do CNS, 243
     multifocais, 243
     na idade pediátrica, 242
       infratentorial, 242
       supratentorial, 242
     no nascimento, 242
       apresentação de, 242
     pediátricos, 242
       diferenças de, 242
     primários, 241
       classificação de, 241
  de Codman, 58
  de Ewing, 78
  de Hamoudi, 765
  de Heffner, 400
  de Klastskin, 709

  de Krukenberg, 1068
  de Lindau, 337
  de meninges, 241
  de Pancoast, 485
  de pequenas células, 836
     redondas, 836
       intra-abdominal, 836
  de Perlmann, 957
  de Pindborg, 186, 403
  de Pott Puffy, 350
  de realce uniforme, 246
     no trígono do ventrículo lateral, 246
  de resíduos embrionários, 242
  de Reye, 169
  de seio endodérmico, 1057
     do ovário, 1057
  de tecido mole, 9, 25
     cartilaginosos, 25
     fibrosos, 25
       benignos, 25
     lesões ósseas e, 9
       múltiplas, 9
     mais frequentes, 25
       benignos, 25
       malignos, 25
     mesenquimatoso, 24
     metastático, 24
     ósseos, 25
     outros, 24
  de Warthin, 411
  de Wilms, 955, 957, 1010
     aniridia esporádica, 1010
     congênito, 955
     benigno, 955
     estágio do, 1010
     policístico, 957
     bem diferenciado, 957
  desmoide, 65, 67
     extra-abdominal, 65
     intraósseo, 67
  desmoplásico, 836
     de pequenas células redondas, 836
  do glomo, 401
  do mieloplexo, 99
  do ovário, 1069, 1081, 1082
     de células, 1081, 1082
       de Sertoli-estromais, 1081
       teca, 1082
     mucinoso, 1069
       cistoadenocarcinoma, 1069
       cistoadenoma, 1069
     seroso, 1081
       cistoadenocarcinoma, 1081
       cistoadenoma, 1081
  do peritônio, 836
     desmoplásico, 836
  do retroperitônio, 898
     maligno, 898
     primário, 898
  do saco endolinfático, 400
     papilar, 400
  do saco vitelino, 1057
  do seio endodérmico, 996
  duodenal, 789
     benignos, 789
     malignos, 789
  e AIDS, 469
  endobrônquico, 455
  epiteliais, 547
     tímicos, 547
       classificação da WHO para, 547

     epitelioide, 853
     extra-axial, 250
     extraesqueléticos, 25
       ósseos, 25
  fibromixoide, 950
     pseudossarcomatoso, 950
  fibroso, 524, 580, 586
     da mama, 580
     da pleura, 524
       localizado, 524
       solitário, 524
  filoide(s)
     benignos, 587
     malignos, 587
  gástrico, 784
     calcificado, 784
     classificação, 784
       pelo comportamento biológico, 784
     do trato GI, 784
       mesenquimais, 784
  germinal, 545
     maligno, 546
       não seminomatoso, 546
     mediastinal, 545
  glômico, 101, 854
     do estômago, 854
     do osso, 101
  hepático, 680, 681, 683
     com cicatriz vascular, 683
     primário, 680, 681
       benigno, 680, 681
       maligno, 680
  imagens híbridas PET/CT de, 1098
     cerebral, 1098
  intraventricular(es), 246
     supratentoriais, 246
  justaglomerular, 950
  lipomatosos, 25
     benignos, 25
     malignos, 25
  marrom, 108, 187
     no HPT, 108, 187
  mesenquimatoso, 955
     fetal, 955
  mesonefroide, 1051
  na tireoide, 368
     benigno, 368
     maligno, 368
  não odontogênico, 186
     primário, 186
       da mandíbula, 186
  neuroectodérmico, 225, 457
     da coluna espinhal, 225
     primitivo, 225, 457
  neuroendócrino, 753
     muito pouco diferenciado, 753
  neurogênico, 196
     musculoesqueléticos, 196
  no 3º ventrículo, 246
  no 4º ventrículo, 246
  no espaço, 362, 363
     carotídeo, 362
       benigno, 362
       maligno, 363
     pré-vertebral, 363
     retrofaríngeo, 363
       benigno, 363
       maligno, 363
  no intestino delgado, 794
     benignos, 794
     malignos, 795
       primário, 795
       secundário, 795

odontogênico, 185, 403
　epitelial, 186, 403
　　calcificado, 186
　　calcificante, 403
　primário, 185
　　da mandíbula, 185
orbitários, 341
　malignos, 341
　　primários, 341
　　secundários, 341
　vasculares, 341
ósseo(s), 5, 6, 7, 131
　benignos, 6
　　mais frequentes, 6
　com níveis de fluido-fluido, 8
　condições semelhantes ao, 5
　　aparência pseudomaligna, 5
　de células redondas, 8
　de origem, 7
　　em tecido adiposo, 7
　　histiocítica, 7
　　neural, 8
　　vascular, 8
　destruição óssea, 5
　　padrão de, 5
　do tecido conectivo, 7
　　fibroso, 7
　envolvimento, 5
　　de nervo, 5
　　de vaso, 5
　formadores, 7
　　de cartilagem, 7
　　de osso, 7
　lesão óssea, 6
　　forma da, 6
　　margem da, 6
　　tamanho da, 6
　malignos, 6
　　incidência de, 6
　　mais frequentes, 6
　matriz tumoral de, 7
　na medula hematopoiética, 6
　　anormalidades na infância, 6
　papel do radiologista, 5
　　avaliação da agressividade, 5
　posição do, 6
　　no plano longitudinal, 6
　　no plano transverso, 6
　pseudomaligno, 131
　　de tecido mole, 131
ovariano(s), 1028, 1029, 1030, 1063
　com hiperestrogenismo, 1030
　　tuba de falópio proximal, 1030
　com hiperestrogenismo, 1030
　obstrução, 1030
　de células, 1029, 1063
　　da granulosa, 1063
　　germinativas, 1029
　do epitélio de superfície, 1029
　epitelial, 1029
　estromal de cordão sexual, 1029
　funcionante, 1030
　secundário, 1030
　síndrome de, 1029
　　paraneoplásica, 1029
　sólido, 1030
　subclassificação dos, 1029
pancreáticos, 691, 742
　hipervasculares, 691
　pediátricos, 691
　produtor de mucina, 742
paratesticular, 922
　benigno, 922
　maligno, 922

pericárdico, 604
placentário, 1017
primário, 251
pulmonar, 435
　benigno, 435
　na infância, 435
rabdoide, 989
renal, 942, 953, 957, 961, 989
　cístico, 957
　　multilocular, 957
　medular, 953
　　carcinoma, 953
　　　do ducto coletor, 953
　　　medular renal, 953
　metastático ósseo, 942
　　da infância, 942
　ossificante, 961
　　da infância, 961
　rabdoide, 989
retroperitoneal, 898
　pelo componente tecidual, 898
sacral, 194
　do canal, 194
　ósseo, 194
sólido, 765
　e cístico, 765
　pseudopapilar, 765
　　do pâncreas, 765
subdural, 330
submucoso, 798
　do cólon, 798
suprarrenal, 901
teratoide, 545
　do mediastino, 545
　　benigno, 545
　　maligno, 545
testicular, 993
　celular, 996
　　intersticial, 996
　de células germinativas, 994, 997
　　regressão de, 997
　do cordão sexual, 996
　estromal, 996
　grupo etário de, 993
　não primários, 996
　segundo, 997
traqueal, 455
traqueobrônquico, 437
umbilical, 802
uretrais, 924
　benigno, 924
varicocele, 583
　da mama, 583
vascular, 236
　do cérebro, 236
　　angiossarcoma, 236
　　hemangioendotelioma, 236
　　hemangioma, 236
　　hemangiopericitoma, 236
vertebrais, 193
　lesão expansiva, 193
　ósseos com predileção, 193
　　por corpos vertebrais, 193
　primários, 193, 194
　　dos elementos posteriores, 194
　　em crianças, 193
von Hippel, 337
Túnel
　síndrome do, 58, 173
　do carpo, 58
　do tarso, 173
Túnica
　albugínea, 933

escrotal, 922
　tumor da, 922
　　adenomatoide, 922
　vasculosa, 933
Turcot
　síndrome de, 889
Turget
　exostose de, 178
Turner
　síndrome de, 134, 590
　do homem, 134
Turricefalia, 182
TV (Válvula Tricúspide), 609
　calcificação da, 602

U

UGI (Estudo Gastrointestinal
　Superior), 813
UIP (Pnuemonia Intersticial Usual),
　420, 426, 512
Úlcera(s)
　aftosas, 790, 797, 834
　　do cólon, 797
　　na doença de Crohn, 834
　　no estômago, 834
　　no intestino delgado, 790
　aórtica, 658
　　penetrante, 658
　colônicas, 796
　　aftosas, 796
　duodenal, 839
　esofágica, 781
　　grande, 782
　　pequena, 782
　gástrica, 851
　　benigna, 851
　　maligna, 851
　no intestino delgado, 790
　　aftosas, 790
　　grandes, 790
　　não estenosantes, 790
　　lesão cavitária, 791
　　múltiplas, 791
　retal, 885
　　solitária, 885
　　síndrome da, 885
Ulceração
　pós-bulbar, 790
US (Ultrassom)
　de mama, 575
　　papel do, 575
　　no câncer de mama, 575
　de nódulos, 560
　　linfáticos, 560
　　malignos, 560
　duplex, 385, 387
　　da carótida, 385
　　　análise do traçado de onda, 36
　　　classificação de, 385
　　　variações
　　　　hemodinâmicas, 386
　　　erros em, 387
　lesão mamária pelo, 556
　　sólida, 556
　　　características
　　　　sonográficas, 556
　　benignas, 556
　　malignas, 556
　não visualização ao, 685
　　da GB, 685
　obstétrico, 1013
　　nível I, 1013
　　nível II, 1013

Umedecimento
　agenese sacral, 920
　enurese, 920
　epispadia, 920
　miscelânea, 920
　refluxo vaginal, 920
　sinéquia vulvar, 920
　ureter ectópico, 920
　　infraesfinctérico, 920
　　extravesical, 920
Úmero
　distal, 35
　　centros ósseos no, 35
　　ocorrência de, 35
Unha-patela
　síndrome, 132
Unidade
　ostiomeatal, 371
　　varredura da, 372
　　coronal, 372
UPJ (Junção Ureteropélvica)
　obstrução da, 1002, 1003
　　sinal balão na corda, 1003
Úraco
　câncer limitado ao, 1001
　patente, 1000
Uremia
　doença cística da, 935
　　adquirida, 935
Ureter
　acalasia do, 954
　calcificação ureteral, 916
　circumcaval, 987
　constrição ureteral, 916
　da metade, 1002
　　inferior, 1002
　　superior, 1002
　dilatação ureteral, 915
　divergência ureteral, 915
　duplicação do, 1001
　　completa, 1001
　　　regra de Weigert-Meyer, 1001
　　incompleta, 1002
　　parcial, 1002
　em dentes de serra, 1000
　megaureter, 915
　preenchimento ureteral, 916
　　defeito de, 916
　retrocaval, 987
Ureterectasia
　terminal, 954
Ureterocele
　ectópica, 1002
　ortotópica, 1002
　pseudoureterocele, 1002
　simples, 1002
Ureterolitíase, 1006
Uretra
　anomalias uretrais, 924
　　congênitas, 924
　feminina, 934
　lesão(ões), 924
　　bulbouretral, 924
　　da glândula de Cowper, 924
　masculina, 933
　　bulbosa, 934
　　membranosa, 934
　　pendular, 934
　　peniana, 934
　　prostática, 933
　tumores uretrais, 924
　　benigno, 924
　　neoplasma maligno, 925

Uretrografia
  anterógrada, 1004
  ascendente, 1004
  descendente, 1004
  pericateter, 1004
    ascendente, 1004
    descendente, 1004
  retrógrada, 1004
  sistema de classificação na, 1003
    de lesão uretral, 1003
Uretrograma
  pregas uretrais, 934
    normais, 934
    em LPO, 934
Urina
  extravasamento de, 982
    de transplante renal, 982
Urinoma, 982, 1004
Urografia
  excretora, 903, 1148
    rim não visualizado na, 903
Urolitíase, 1004
  cálculos, 1006
    associados à infecção, 1006
    não radiopacos, 1006
    frequência da, 1005
    obstrução aguda, 1006
      por cálculos ureterais, 1006
    opacidade da, 1005
      radiográfica, 1005
Uropatia
  obstrutiva, 948
Urticária
  colônica, 796
    padrão de, 796
  pigmentosa, 870
Útero
  anatomia zonal, 1042
    uterina, 1042
      padrão de contraste, 1042
      zonas cervicais, 1042
  aumento uterino, 1031
    difuso, 1031
  AVM do, 1048
  bicorne, 1086
  canal endometrial, 1031
    coleção líquida dentro do, 1031
  cistos endometriais, 1031
  didelfo, 1086
  em forma de T, 1087
  endométrio, 1030, 1031, 1042
    focalmente espessado, 1031
    irregular, 1030
      difusamente espessado, 1030
    pós-menopáusico, 1042
    pós-parto normal, 1043
  espaços pélvicos, 1043
  estenose cervical, 1032
  grande, 1016
    para as datas, 1016
      no primeiro trimestre, 1016
  hemorragia, 1032
    pós-parto, 1032
  ligamentos pélvicos, 1043
  liomiossarcoma do, 1089
  massa(s) uterina(s), 1032
    cervical, 1032
    na HSG, 1032
      contorno anormal, 1032
      defeito de enchimento, 1032
      depressão fúndica, 1032
  sangramento vaginal, 1030
    pós-menopáusico, 1030
    pré-puberal, 1030

  septado, 1086
  tamanho uterino, 1041
  unicorne, 1085
Uterus
  arcuatus, 1087
  septus, 1087
  subseptus, 1087
Utrículo
  cisto do, 923
  grande, 923
Úvea
  melanoma da, 358

V

Vácuo
  espinhal, 194
    fenômeno de, 194
  intravertebral, 219
    fenômeno do, 219
VAD (Dispositivo de Assistência Ventricular), 467
Vagina
  cisto vaginal, 1032
  fístula vaginal, 1032
  neoplasia, 1032
    paravaginal, 1032
    vaginal, 1032
Valsalva
  seio de, 666
    aneurisma no, 666
Valva(s)
  cardíaca, 467
    reposição de, 467
  tipo bola, 170
  tipo Bunsen, 170
  uretrais, 965
    posteriores, 965
Válvula(s)
  aórtica, *ver AoV*
  cardíaca(s), 607, 609, 610
    posições da, 609
    prótese da, 607
    relacionamento das quatro, 610
      diagrama do, 610
  ileocecal, 795
    anormalidades da, 795
  mitral, *ver MV*
  pulmonar, *ver PV*
  tricúspide, *ver TV*
  vegetações da, 635
Van Buchem
  doença de, 179
van der Hoeve-de Kleyn
  síndrome de, 360
Variação
  de Hulten, 35
  ulnar, 35
Varicela-zoster
  pneumonia por, 551
Varicocele
  graduação da, 1009
  idiopática, 1009
  intratesticular, 923
  primária, 1009
  secundária, 1009
Varíola, 168, 198
Variz (es), 839, 845, 852
  da órbita, 358
  da veia umbilical, 1018
  duodenais, 839
  esofágicas, 845
    ascendentes, 845
    descendentes, 845

  gástricas, 852
  venosa, 537
    pulmonar, 537
Vasa
  prévia, 1090
Vascularidade
  pulmonar, 593
    diminuída, 593
    normal, 593
      coração normal, 593
Vasculatura
  no peito ereto, 595
    filme pulmonar da, 595
    avaliação do, 595
  pulmonar, 593
    aumentada, 593
      efeitos colaterais
        proeminentes, 593
        aortopulmonares, 593
        sistêmicos, 593
      hipertensão, 593
        pré-capilar, 593
        venosa pulmonar, 593
      supercirculação, 593
    normal, 593
Vasculite(s), 237, 247
  aneurismas múltiplos, 605
  de hipersensibilidade, 653
  de vaso, 605
    grande, 605
    de tamanho médio, 605
  leucocitoclástica, 653
  não infecciosas, 605
  nos pequenos vasos, 605
  reumatoide, 158
Vaso(s)
  cerebelares, 264
    AICA, 264
    artéria, 264
      vertebral, 264
    PICA, 264
    SCA, 265
  cerebrais, 261
    ACA, 262
    anastomoses arteriais, 263
    artéria carótida, 261
      comum, 261
      externa, 261
      interna, 261
    MCA, 263
    PCA, 263
    sifão carotídeo, 262
    veias cerebrais, 264
  deslocamento de, 238
    desvio arterial, 238
    veias cerebrais, 238
  envolvimento de, 5
    no tumor ósseo, 5
  pulmonares, 641
    cefalização dos, 641
Vasospasmo
  da hemorragia, 237
  subaracnoide, 237
  primário, 663
  secundário, 663
Vater
  ampola de, 702
  papila de, 702, 789
    aumento da, 789
Vazamento(s)
  da revascularização, 336
  VP, 336

  de ar, 421
    no tórax, 421
    neonatal, 421
Veia(s)
  ázigos, 454, 617
    dilatação da, 454
    diâmetro da, 617
  basais, 1017
    da placenta, 1017
  cava, 604, 616
    anomalias na, 604
    embriogênese da, 616
    IVC, 617
    veia ázigo, 617
    obstrução da IVC, 604
  cerebrais, 238, 263, 264
  comunicantes, 619
    lateral, 619
    medial, 619
  da extremidade inferior, 618
    profundas, 618
    superficiais, 618
  de Burow, 698
  de Galeno, 335
    aneurisma da, 335
  de Sappey, 698
    inferior, 698
    superior, 698
  do músculo sóleo, 618
  emissária, 183
  esplênica, 696
    nível da, 696
  femoral, 618
    comum, 618
    profunda, 618
    superficial, 618
  fibulares, 618
  gastrocnêmicas, 618
  gonadal, 933
  hepática, 620, 684, 696, 698
    do lobo direito, 698
    padrão de drenagem da, 698
    Doppler da, 620, 684
    formas de onda de, 620
    redução da onda do, 684
    nível de junção da, 696
  ilíaca, 984
    trombose da, 984
  intercalares, 698
  oftálmica, 340, 358
    superior, 340, 358
    dilatação da, 340
    trombose da, 358
  ovárica, 1075
    puerperal, 1075
    tromboflebite de, 1075
    trombose de, 1075
  perfurantes, 619
  poplítea, 618
  porta, 684, 695, 696, 697, 763, 764
    anatomia da, 697
    diâmetro transeccional
      máximo da, 698
    direita, 696
      nível da, 696
    esquerda, 696
      nível da, 696
    extra-hepática, 695
    tributárias da, 695
    gás na, 684
    intra-hepática, 695
    ramos da, 695

pulsátil, 684
trombose da, 763, 764
  aguda, 763
  crônica, 764
renal(is), 604, 929, 984, 986
  esquerda, 604
    circumaórtica, 604
    retroaórtica, 604
  estenose da, 984
  trombose da, 984, 986
    aguda, 986
    crônica, 987
    subaguda, 987
  variantes anatômicas das, 929
    direitas múltiplas, 929
    esquerda, 929
      circum-aórtica, 929
      retroaórtica única, 929
      veias lombares que se
        juntam à, 929
safena
  grande, ver GSV
  pequena, ver SSV
suprarrenais, 932
tibiais, 618
  anteriores, 618
  posteriores, 618
  anteriores, 618
umbilical, 1018
  variz da, 1018
Venografia, 1149
Ventriculite, 336
Ventrículo(s)
  cerebrais, 245
    colpocefalia, 246
    margens com realce, 246
    tumor intraventricular, 246
    ventriculomegalia, 245
  do CNS, 1037
  esquerdo, 462
    nível do, 462
  fendido, 336
    síndrome do, 336
  laríngeo, 395
    carcinoma de, 395
  lateral, 246, 261, 267
    com aparência de asa de
      morcego, 267
    na agenesia do corpo
      caloso, 267
    corno temporal do, 261
    trígono do, 246
      tumor de realce
        uniforme no, 246
  pseudoaneurisma do, 676
  terminal, 231
  único, 666
    de entrada dupla, 666
Ventriculomegalia
  fetal, 1019
    branda isolada, 1020
  macrocefalia, 245
  microcefalia, 245
  normocefalia, 245
Vértebra(s)
  cervicais, 200
    típicas, 200
  com aspecto de osso, 192
    dentro de osso, 192
  em borboleta, 190
  em marfim, 192
  em sanfona, 104
  hipoplásica, 190}

irregularidade das, 191
  anterior, 191
  posterior, 191
metástases para as, 220
plana, 53, 190
projeções ósseas das, 191
  adultos, 191
  infância, 191
sistemas de fixação, 197
  anterior, 197
transicionais, 202
Vesícula(s)
  biliar, 686, 700, 712, 741
    adenomioma da, 741
    adenomiomatose da, 741
    agenesia da, 700
    irregularidades da, 712
    tamanho da, 686
      alteração no, 686
  metanéfricas, 928
  seminal, 926, 991
    atrofia da, 926
    cisto da, 991
      adquirido, 991
      congênito, 991
    trauma na, 824
      fechado, 824
Vestíbulo
  esofágico, 807
  grande, 399
vHL (von Hippel-Lindau)
  doença de, 337
  cistos, 338
    de órgãos múltiplos, 338
  coração, 337
  fígado, 338
  labirinto, 337
  manifestação, 337
    no CNS, 337
  neoplasias, 338
    de órgãos múltiplos, 338
  outros, 338
  pâncreas, 337
  rins, 337
  síndrome de, 941
    AML associado à, 941
Via
  auditiva, 359
    intra-axial, 359
  de saída, 674, 776, 782
    do coração, 674
      única, 674
    dupla, 782
      esôfago com, 782
    gástrica, 776
      obstrução na, 776
  dupla, 797
    do cólon, 797
  óptica, 319, 352
    glioma da, 319, 352
Via(s) Aérea(s), 460
  ácinos, 460
  anatomia intersticial, 462
  desenvolvimento pulmonar, 462
  divisão brônquica, 459
    anômala, 459
  embriologia das, 459
  estridor inspiratório, 363
  lóbulo pulmonar, 460
    primário, 460
    secundário, 460
  obstrução das, 363
    em crianças, 363

estreitamento, 363, 364
  glótico, 364
  nasofaríngeo, 363
  orofaríngeo, 364
  retrofaríngeo, 364
  subglótico, 364
  supraglótico, 364
  valecular, 364
surfactante, 462
terminais, 461
  dentro do lóbulo pulmonar, 461
  secundário, 461
VIPoma, 754
Virchow-Robin
  espaços de, 247
    perivasculares, 247
    aumentados, 247
Vírus
  herpes simples, 814
    infecção com, 814
    na AIDS, 813
Víscera(s)
  broncopulmonares, 488
  malformação das, 488
Vista
  odontoide, 199
  de boca aberta, 199
Vitamina
  D, 30, 159
    anormalidade no
      metabolismo da, 159
    raquitismo por, 159
    metabolismo de, 30
Vítreo
  denso, 342
    em grupo etário pediátrico, 342
  descolamemto do, 352
  hemorragia do, 342, 352
  linfoma, 342
Volume(s)
  carga de, 598
    aumentada, 598
  de fluxo aórtico, 1068
    fetal, 1068
  de fluxo sanguíneo, 1036
    uterino, 1036
  do líquido amniótico, 1015
    oligo-hidrâmnio, 1015
    poli-hidrâmnio, 1015
  hepático, 679
    aumento do, 679
    difuso, 679
  pulmonares, 463
    alterações em, 463
  ventricular, 596, 597
    sobrecarga de, 596, 597
      direito, 597
      esquerdo, 596
Vólvulo
  colônico, 831
  cecal, 831
  do cólon transverso, 832
  sigmoide, 832
  do ceco, 831
  do cólon, 832
    sigmoide, 832
  do intestino delgado, 885
  gástrico, 852
  mesenteroaxial, 852
  no intestino, 876
    delgado, 876
    médio, 876
  organoaxiais, 852

Von Gierke
  doença de, 730
von Hippel
  tumor de, 337
Von Meyenburg
  complexo de, 748
von Recklinghausen
  doença de, 319
Voorhoeve
  doença de, 144
VP (Ventrículo-Peritoneal)
  revascularização, 336
    complicações abdominais, 336
    desconexão da, 336
    funcionamento
      não satisfatório de, 336
    hematoma subdural de, 336
    higroma de, 336
    infecção da, 336
    lesão granulomatosa de, 336
    mecânica, 336
    migração da, 336
    obstrução da, 336
    pseudocisto da, 336
    de LCR, 336
    síndrome do ventrículo
      fendido, 336
    vazamentos da, 336
VR (Virchow-Robin)
  espaço de, 255
  atípicos, 256
VSD (Defeito Septal Ventricular)
  membranoso, 676
  muscular, 676
  perimembranoso, 676
  posterior, 676
  supreacristal, 676
  tipo, 676
    canal AV, 676
    coxim endocárdico, 676
VUR (Refluxo Vesicoureteral), 898
  graduação do, 1010
  graus de, 1010

W

Wackenhein
  clivo de, 199
  linha basal do, 199
Waldenström
  macroglobulinemia de, 891
Warburg
  doença de, 358
Warthin
  tumor de, 411
Waterston-Cooley
  desvio de, 607
Weber-Christian
  doença de, 578
Wegener
  granulomatose de, 551
  limitada, 552
Weigert-Meyer
  regra de, 1001
Weissman-Netter
  síndrome de, 50
Weitbrecht
  forame de, 33
Welcher
  ângulo de, 199
  basal, 199
Wermer
  síndrome de, 748

Whipple
   doença de, 892
   pseudodoença de, 814
      na AIDS, 814
Wilkie
   síndrome de, 888
Williams
   síndrome de, 179, 591
Williams-Campbell
   síndrome de, 552
Wilms
   tumor de, 955, 957, 1010
      aniridia esporádica, 1010
      congênito, 955
         benigno, 955
      estágio do, 1010
      policístico, 957
         bem diferenciado, 957

Wilson
   doença de, 179, 248, 680
Wilson-Mikity
   síndrome de, 552
Wimberger
   sinal de, 172
Wirsüng
   ducto pancreático de, 702
      principal, 702
Wladheusen
   procedimento de, 606
Wolman
   doença de, 1011
Wyburn-Mason
   síndrome de, 273

X

Xantinúria, 1005
Xantoastrocitoma
   pleomórfico, 274
Xantofibroma, 514
Xantogranuloma, 514
Xantoma, 514
   fibroso, 83
      maligno, 83
Xantomatose
   familiar, 1011
      primária, 1011
Xantossarcoma, 83

Y

Yersinia enterocolitis, 797
Yersioniose, 892

Z

Zellweger
   síndrome de, 1011
Zenker
   divertículo de, 892
Zielke
   sistema de, 197
Zigomicose
   forma, 552
      pulmonar, 552
      rinocerebral, 552
Zollinger-Ellison
   síndrome de, 893
   pseudossíndrome de, 893
Zona(s)
   tênues, 152
Zumbido
   pulsátil, 359
      e membrana timpânica, 359
      vascular, 359

TRATAMENTO DE REAÇÕES ADVERSAS AO CONTRASTE

REAÇÃO ANAFILACTOIDE
= reação sistêmica rapidamente progressiva aguda e generalizada caracterizada por envolvimento de múltiplos sistemas
- taquicardia (pulso > 100 bpm)
- hipotensão (pressão sanguínea sistólica < 80 mmHg)
- vertigem, diaforese
- perda de consciência

Hipotensão com Taquicardia
⇒ elevação da perna > 60° + posição de Trendelenburg
⇒ monitore: ECG; oxímetro de pulso; BP
⇒ O_2 6-10 L/min (via máscara, sem cânulas nasais)
⇒ infusão IV rápida de solução de Ringer lactato isotônica/solução salina normal
⇒ sucção, conforme necessário

se a resposta à fluidoterapia for precária adicione vasopressores
⇒ chame CODE
⇒ **epinefrina IV** (1÷10.000) lentamente durante 2-5 min IV 1,0 mL (= 0,1 mg);
[pediátrica: 0,02 mg/kg IV; dose inicial mínima de 0,1 mg até a máxima de 0,6 mg; pode ser repetida até a dose total de 2 mg]
repita após 15 min até um máximo de 1,0 mg (titulada até o efeito)
⇒ dopamina

se a resposta ainda for precária:
transferir para a ICU
em adultos sem acesso IV:
⇒ **epinefrina SQ** (1÷1.000) 0,3 mL (= 0,3 mg)
em lactentes/crianças:
⇒ epinefrina SQ (1÷1.000) com o peso corporal determinando a dose correta

Ataque Convulsivo/Convulsão
⇒ proteja o paciente contra lesão
⇒ monitore via aérea para obstrução pela língua
⇒ sucção, se necessário
⇒ O_2 6-10 L/min (por máscara)

se não for controlado:
⇒ **diazepam** (Valium®) 5 mg/**midazolam** (Versed®) 2,5 mg IV
⇒ monitore: ECG, saturação de O_2 (oxímetro de pulso), BP

se for necessário efeito mais longo:
⇒ obter consulta
⇒ infusão de **fenitoína** (Dilantin®) 15-18 mg/kg em 50 mg/min
⇒ considere CODE para intubação

Edema Pulmonar
⇒ torso elevado
⇒ aplique torniquetes giratórios para compressão venosa
⇒ O_2 6-10 L/min (via máscara)
⇒ **furosemida** (Lasix®) 40 mg IV, injeção lenta
⇒ considere morfina
⇒ transferência para ICU
⇒ corticosteroides opcionais

HIPERTENSÃO GRAVE
⇒ monitore: ECG, oxímetro de pulso, BP
⇒ fluidos IV muito lentamente para manter o acesso
⇒ **nitroglicerina** comprimido de 0,4 mg sublingual; pode-se repetir 3×; tira tópica 1-2 pol. de pomada a 2%
⇒ acesso arterial para **nitroprussiato de sódio** (é necessário bomba de infusão para titular)
⇒ transferência para ICU
Para feocromocitoma:
⇒ **fentolamina** (Regitine®)
Dose adulta: 5 mg IV; dose Pediátrica: 1 mg IV

ANGINA
⇒ O_2 6-10 L/min (via máscara, sem cânulas nasais)
⇒ fluidos IV, muito lentamente
⇒ **nitroglicerina** 0,4 mg, sublingualmente; pode-se repetir a cada 15 min
⇒ **morfina** 2 mg IV

EMBOLIA AÉREA
- falta de ar, dispneia, sibilo expiratório, tosse
- dor torácica, edema pulmonar, taquicardia, hipotensão
- acidente vascular cerebral (diminuição do débito cardíaco/embolia aérea paradoxal/AVM pulmonar/*shunt* intracardíaco da direita para a esquerda)

Tratamento: ⇒ administração de O_2 a 100%
⇒ posição de decúbito lateral esquerdo

EXTRAVASAMENTO DE CONTRASTE
Incidência: 0,1-0,4%; relacionada à taxa de fluxo de injeção (frequente com injetores elétricos)
Risco: veias frágeis, cateter de demora IV por muitos dias, múltiplas tentativas de punção durante a inserção IV
Efeito:
(a) resposta inflamatória aguda (pico em 24-48 horas) relacionada à hiperosmolalidade do material de contraste
(b) síndrome compartimental
(c) ulceração + necrose tecidual (já em 6 horas)
(d) fibrose
(e) atrofia muscular

Avalie quanto a:
(1) lesão cutânea (clareamento, descoloração)
(2) comprometimento do nervo
(3) comprometimento vascular

Tratamento:
(1) elevação da extremidade afetada acima do coração (diminuição da pressão hidrostática capilar)
(2) compressas frias (diminuição da captação celular)
(3) compressas quentes (a vasodilatação promove absorção)
(4) consulta cirúrgica, se
 – extravasamento > 50 mL
  – aumento de edema/dor após 2-4 h
  – diminuição do tempo de reenchimento capilar
  – alteração da sensação no membro afetado
  – ulceração da pele/vesiculação
(5) documentação em registro médico
(6) notificação do médico encaminhador
(7) acompanhamento por 24h (telefonema, exame)

---

*__Nota do Tradutor:__ CODE team = geralmente é "CODE H (HELP) team", equipes com esse código [AJUDA/SOCORRO] em hospitais americanos. No Brasil, pode ser equipes de emergência.